医療問題の本全情報
2003-2012

日外アソシエーツ

Complete List
of
Books of Medical Problems
in Japan
2003 - 2012

Compiled by

Nichigai Associates, Inc.

©2012 by Nichigai Associates, Inc.

Printed in Japan

本書はディジタルデータでご利用いただくことができます。詳細はお問い合わせください。

●編集担当● 小川 修司
カバーイラスト：赤田 麻衣子

刊行にあたって

　1999年に日本の医療費が30兆円を超えると、政府は診療報酬を削減するなどの医療費抑制政策を次々と打ち出した。そして、赤字経営に悩まされることになった地方の病院は、さらに新臨床研修制度によって大都市に医師を奪われ、壊滅的な状況に陥っている。とりわけ、医療事故の過熱報道のため、医療リスク、訴訟リスクが高まった外科や産科を敬遠する医師・病院経営者が増えたことから、妊婦たらい回しなどの問題が生まれるほどになった。いまや、医療は危機に瀕している。

　制度的な問題のみならず、国内では、2005年にアスベスト含有製品や建築部材等からの健康被害が明らかとなったのをはじめ、タミフル薬害も問題になった豚由来の新型インフルエンザや鳥インフルエンザ等が大流行し、2011年には放射能汚染が懸念されている福島第一原子力発電所事故を含む東日本大震災が起きるなど、目が離せない状況が続いている。

　本書は「医療問題の本全情報45/96」(1996年11月刊行)、「同1996-2003」(2004年1月刊行)の継続版であり、収録期間は2003年(平成15年)7月から2012年(平成24年)6月までの9年間である。なお、一般の人々にも役立つことを目的に、高度に専門的な医学書などは原則として収録対象外とした。また、医療行政・医療福祉など医療全般に関する図書から、エイズ・ガンなど社会的な関心が高い病気に関する図書まで、幅広い収録に努めたが、至らぬ点もあろうかと思われる。お気づきの点などご教示いただければ幸いである。

　本書が前版同様に多くの方に活用されることを期待したい。

　2012年8月

　　　　　　　　　　　　　　　　　　　　　日外アソシエーツ編集部

目 次

凡　例 …………………………………………………… (6)
見出し一覧 ……………………………………………… (8)

医療問題の本　全情報

医療問題全般 ……………………………………………　1
医療と行政 ………………………………………………　55
医薬品 ……………………………………………………　185
医療施設・医療者 ………………………………………　234
医療と社会・福祉 ………………………………………　300
医療と倫理 ………………………………………………　569
病気・難病 ………………………………………………　632
東洋医学 …………………………………………………　833
医療と健康 ………………………………………………　848

事項名索引 ………………………………………………　965

凡　例

1. 本書の内容

　　本書は、医療問題に関する図書を網羅的に集め、主題別に排列した図書目録である。

2. 収録対象

　　2003年（平成15年）7月から2012年（平成24年）6月までの9年間に日本国内で刊行された商業出版物、政府刊行物、私家版など13,899冊を収録した。またそれ以前に刊行され、前版に掲載されなかった図書も併せて収録した。

3. 見出し
   (1) 各図書を「医療と行政」「医薬品」「医療施設・医療者」「医療と社会・福祉」「医療と倫理」「病気・難病」「東洋医学」「医療と健康」の8分野に区分し、これらのいずれにも分類できない、あるいはこれらの多くと関わる内容の図書は「医療問題全般」として先頭に配した。
   (2) 特定の見出しの下に多数の文献が集中するのを避けるため、上記の見出しの下にさらに小見出しを設けた。詳細については「見出し一覧」を参照されたい。

4. 図書の排列
   (1) 各見出しの下で書名の五十音順に排列し、欧文の書名については末尾にABC順で排列した。
   (2) 同一書名の図書は原則出版年月順とした。
   (3) 濁音・半濁音は清音扱いとし、ヂ→シ、ヅ→スとみなした。また拗促音は直音扱いとし、長音（音引き）は無視した。なお日本語助詞の「は」「へ」「を」は、各々「ワ」「エ」「オ」として排列した。

(4)「日本」の読みは、原則として「ニホン」に統一した。

5. 図書の記述

記述の内容と順序は次の通りである。

書名／副書名／巻次／各巻書名／著者表示／版表示／出版地（東京以外を表示）／出版者／出版年月／ページ数または冊数／大きさ／叢書名／叢書番号／注記／定価（刊行時）／ISBN（Ⓘで表示）／NDC（Ⓝで表示）／内容

6. 事項名索引

本文の各見出しに関連する用語、テーマなどを五十音順に排列し、その見出しと掲載ページを示した。

7. 書誌事項等の出所

本書に掲載した各図書の書誌事項は、概ねデータベース「BOOKPLUS」及びJAPAN/MARCに拠ったが、掲載にあたっては編集部で記述形式などを改めたものがある。

見出し一覧

医療問題全般 … 1

- 辞書・事典 … 2
- 用語事典 … 4
- 外国語辞典・用語集 … 8
- 家庭の医学 … 9
- 年鑑・白書 … 13
- 書誌・目録 … 16
- 名簿 … 17
- 医療情報 … 18
- 医療史 … 18
  - 医療人類学 … 21
  - 日本の医療史 … 21
    - 病気別医療史 … 24
    - 明治以前 … 24
  - 世界の医療史 … 25
- 医療経済 … 26
- 医療機器 … 29
- 医療の現況 … 30
  - 遠隔医療 … 38
  - 医療の未来 … 39
- 世界の医療 … 42
  - アメリカの医療 … 46
  - イギリスの医療 … 50
  - ドイツの医療 … 51
  - 中国の医療 … 51
  - 北欧の医療 … 52

医療と行政 … 55

- 年鑑・白書 … 55
- 統計・報告 … 58
- 厚生労働省 … 59
- 衛生行政 … 59
  - 年鑑・白書 … 61
  - 保健行政 … 61
    - 北海道地方 … 67
    - 東北地方 … 68
    - 関東地方 … 69
    - 中部・北陸地方 … 74
    - 近畿地方 … 77
    - 中国・四国地方 … 78
    - 九州・沖縄地方 … 79
- 薬事行政 … 81
- 医療関連法規 … 81
  - 衛生関係法規 … 84
  - 保健関係法規 … 84
  - 放射線関係法規 … 85
  - 障害者関係法規 … 86
    - 医療観察法 … 86
    - 精神保健福祉法 … 87
  - 医事法 … 88
  - 医療法 … 90
  - 看護関係法規 … 90
  - 薬事法 … 92
- 医療事故 … 97
  - 訴訟 … 98
  - 安全対策 … 102
  - ルポルタージュ・体験記 … 111
- 医療制度 … 113
  - 介護・育児休暇制度 … 123
  - 高齢者医療制度 … 126
  - 医療保障 … 127
  - 医療保険 … 128
  - 介護保険 … 134
    - 介護保険法 … 150
    - 介護予防 … 152
  - 医療費 … 154
    - 介護費 … 156
    - 診療報酬 … 159
    - 診断群分類包括評価 … 161
    - 老人医療費 … 162
    - 特定健診・特定保健指導（メタボ健診） … 163
  - 死因究明制度 … 164
  - 救急医療 … 165
  - 予防医療 … 167

見出し一覧

　　健康診断 ……………………… 168
　　人間ドック …………………… 170
　　予防接種 ……………………… 171
　　災害医療 ……………………… 173
　　　阪神大震災 ………………… 176
　　　東日本大震災 ……………… 176
　　国際医療協力 ………………… 179
　　　ルポルタージュ・体験記 … 180
　　外国人の医療 ………………… 184

医薬品 ……………………………… 185

　　辞書・事典 …………………… 188
　　薬がわかる本 ………………… 191
　　ジェネリック医薬品 ………… 197
　　年鑑・白書 …………………… 200
　　薬の歴史 ……………………… 206
　　薬価 …………………………… 208
　　新薬 …………………………… 208
　　　治験 ………………………… 212
　　添加物 ………………………… 213
　　製薬産業・製薬会社 ………… 213
　　　医薬情報担当者 …………… 220
　　薬局・薬店 …………………… 220
　　薬剤師 ………………………… 222
　　医薬分業 ……………………… 223
　　薬害 …………………………… 223
　　　副作用 ……………………… 224
　　　安全対策 …………………… 227
　　　サリドマイド ……………… 229
　　　スモン ……………………… 230
　　　薬害エイズ ………………… 231
　　　薬害肝炎 …………………… 232
　　　クロイツフェルト・ヤコブ病 … 232

医療施設・医療者 ………………… 234

　　医師 …………………………… 235
　　　医者のかかり方 …………… 237
　　　医師と患者 ………………… 241
　　　医師教育 …………………… 246
　　　　大学教育 ………………… 247
　　　　研修医 …………………… 247
　　　医学会 ……………………… 248
　　　医師会 ……………………… 248
　　　組合 ………………………… 249
　　看護師 ………………………… 249
　　　統計・報告 ………………… 251
　　　倫理 ………………………… 252
　　　看護教育 …………………… 255
　　　つきそい婦 ………………… 256
　　　保健師 ……………………… 256
　　　助産師 ……………………… 257
　　病院・診療所 ………………… 258
　　　病院・検査のわかる本 …… 260
　　　国立病院 …………………… 264
　　　自治体病院 ………………… 264
　　　大学病院 …………………… 264
　　　診療所 ……………………… 265
　　　保健所 ……………………… 266
　　病院経営 ……………………… 266
　　　院内感染 …………………… 278
　　医者・病院ガイド …………… 284

医療と社会・福祉 ………………… 300

　　医療と福祉 …………………… 301
　　　介護福祉・介護者 ………… 302
　　　　法制 ……………………… 316
　　　　介護の知識 ……………… 317
　　　医療ソーシャルワーカー … 326
　　　日本赤十字社 ……………… 327
　　地域医療 ……………………… 328
　　　開業医・家庭医 …………… 331
　　　プライマリー・ケア ……… 335
　　　僻地医療 …………………… 335
　　老人医療・介護 ……………… 336
　　　介護・看護の知識 ………… 343
　　　シルバー産業 ……………… 355
　　　老人医療施設 ……………… 364
　　　老人保健施設 ……………… 364
　　　老人ホーム ………………… 371
　　　グループホーム …………… 381
　　　デイサービス ……………… 387
　　　ユニットケア ……………… 391

(9)

高齢者虐待	392	境界性パーソナリティー障害	526
リハビリテーション	394	統合失調症	529
在宅介護・看護	396	性同一性障害	533
男性と介護	403	不安障害	535
女性と介護	404	パニック障害	535
老々介護	405	強迫性障害	537
ホームヘルパー	405	社会不安障害（SAD）	537
ロコモティブシンドローム	409	心的外傷後ストレス障害	540
骨粗鬆症	409	トラウマ	541
認知症・アルツハイマー病	411	適応障害	542
介護・看護の知識	422	うつ病	542
闘病記・介護記録	432	チック障害・トゥレット障害	565
寝たきり老人	436	てんかん	566
在宅医療	437	自律神経失調症	567
訪問看護	439	起立性調節障害	568
終末期医療	441		
ホスピス	443		
グリーフケア	449	**医療と倫理**	569
スピリチュアルケア	452		
延命治療	455	医療と思想（哲学・宗教）	572
小児医療	455	患者の権利	574
川崎病	458	医療情報開示	576
乳幼児突然死	458	電子カルテ	577
障害者医療・介護	459	インフォームド・コンセント	578
介護・看護の知識	462	クオリティ・オブ・ライフ	578
リハビリテーション	464	生命倫理	578
ダウン症	465	死生観	585
色覚異常	466	死生学	586
口唇口蓋裂	467	安楽死	591
精神病・神経症医療	467	尊厳死	591
介護・看護の知識	484	脳死	592
障害者虐待	486	生体工学・生体材料	593
精神医療史	487	臓器移植	593
精神障害者の犯罪	488	法制	595
施設	493	腎移植	596
発達障害	496	肝移植	597
愛着障害	508	人工臓器	597
学習障害・ディスレクシア	508	人工器官	598
自閉症	510	ES細胞・iPS細胞	598
アスペルガー症候群	516	血液・血清	600
注意欠陥多動性障害	520	生殖医療	601
ミュンヒハウゼン症候群	524	不妊症	605
人格障害	524	男性不妊症	609
解離性同一性障害	526	体外受精	610

見出し一覧

　　代理母 …………………… 611
　　計画出産 ………………… 611
　　人工中絶 ………………… 611
　　リプロダクティブヘルス …… 612
　　出生前診断 ……………… 613
　　優生保護法 ……………… 613
　　遺伝子・遺伝学 ………… 614
　　遺伝病・遺伝子治療 …… 615
　　ヒトゲノム ……………… 617
　　優生学 …………………… 619
　　バイオテクノロジー …… 621
　　ライフサイエンス ……… 623
　　クローン ………………… 626
　　遺伝子組み換え食品 …… 627
　戦争と医療・人体実験 …… 628
　動物実験 …………………… 630

病気・難病 …………………… 632

　治療学 ……………………… 637
　　ペインクリニック ……… 638
　　リハビリテーション …… 641
　免疫 ………………………… 644
　エイズ・治療法 …………… 646
　　予防・治療法 …………… 648
　　闘病記・ルポルタージュ … 649
　ガン ………………………… 650
　　統計・報告 ……………… 657
　　予防・治療法 …………… 658
　　　がん検診・がん登録 … 678
　　介護・看護の知識 ……… 681
　　告知 ……………………… 682
　　治療薬 …………………… 682
　　末期ガン患者 …………… 686
　　　痛みの治療 …………… 686
　　　闘病記 ………………… 689
　　白血病 …………………… 695
　　　骨髄バンク・移植 …… 695
　　　リンパ浮腫 …………… 696
　　　闘病記 ………………… 697
　　小児ガン ………………… 698
　　婦人科ガン ……………… 698
　　　乳ガン ………………… 699

　　　卵巣ガン ……………… 706
　　　子宮ガン ……………… 706
　　肺ガン …………………… 707
　　消化器ガン ……………… 709
　　　口腔ガン ……………… 709
　　　胃ガン ………………… 710
　　　食道ガン ……………… 711
　　　大腸ガン ……………… 711
　　　肝ガン ………………… 714
　　　膵臓ガン ……………… 714
　　甲状腺ガン ……………… 715
　　前立腺ガン ……………… 715
　　腎・泌尿器ガン ………… 717
　筋ジストロフィー ………… 717
　筋萎縮性側索硬化病 ……… 717
　脳疾患 ……………………… 718
　　脳溢血・脳卒中・脳梗塞 … 718
　　脳腫瘍 …………………… 724
　　高次脳機能障害 ………… 725
　　失語症 …………………… 728
　　むち打ち（脳脊髄液減少症）… 729
　　もやもや病 ……………… 730
　パーキンソン病 …………… 730
　ハンセン病 ………………… 732
　感染症・伝染病 …………… 739
　　統計・報告 ……………… 746
　　ウィルス ………………… 747
　　インフルエンザ・風邪 … 751
　　　タミフル ……………… 761
　　ヘリコバクター・ピロリ … 762
　　SARS …………………… 762
　　肝炎 ……………………… 763
　　寄生虫 …………………… 765
　　結核 ……………………… 766
　　人畜共通感染症 ………… 767
　　性感染症 ………………… 769
　　風土病 …………………… 769
　　国立感染症研究所 ……… 769
　公害病 ……………………… 770
　　イタイイタイ病 ………… 770
　　水俣病 …………………… 771
　　　訴訟 …………………… 776
　　四日市喘息 ……………… 777
　　アスベスト ……………… 778

(11)

黄砂 ………………………………… 782
　　食品公害 …………………………… 783
　　　狂牛病 …………………………… 783
　　　トリインフルエンザ …………… 785
　　　口蹄疫 …………………………… 785
　　　カネミ油症 ……………………… 786
　職業病・労災 ………………………… 786
　　突然死・過労死 …………………… 789
　　じん肺 ……………………………… 791
　　白ろう病 …………………………… 795
　臓器障害・器官障害 ………………… 795
　　心臓病 ……………………………… 796
　　腎臓病 ……………………………… 801
　　　慢性腎臓病（CKD）……………… 806
　　消化器疾患 ………………………… 807
　　　クローン病 ……………………… 809
　　　潰瘍性大腸炎 …………………… 809
　　　過敏性腸症候群 ………………… 809
　　呼吸器疾患 ………………………… 810
　　　慢性閉塞性肺疾患（COPD）…… 810
　　肝臓病 ……………………………… 811
　　膵臓病 ……………………………… 814
　　甲状腺疾患 ………………………… 815
　　　バセドウ病 ……………………… 816
　　睡眠障害 …………………………… 816
　　　睡眠時無呼吸症候群 …………… 818
　　放射線障害 ………………………… 820
　　　医用放射線 ……………………… 822
　　　原子爆弾 ………………………… 824
　　　原発事故 ………………………… 826

東洋医学 ……………………………… 833

　中国医学 ……………………………… 834
　日本の伝統医学 ……………………… 834
　漢方 …………………………………… 836
　インド伝統医学 ……………………… 839
　鍼灸 …………………………………… 840
　生薬 …………………………………… 841
　薬草 …………………………………… 842
　民間療法 ……………………………… 844

医療と健康 …………………………… 848

　サプリメント・健康食品 …………… 851
　アレルギー …………………………… 854
　　花粉症 ……………………………… 860
　　ぜんそく …………………………… 862
　　アトピー性皮膚炎 ………………… 864
　　化学物質過敏症 …………………… 867
　　シックハウス症候群 ……………… 868
　生活習慣病 …………………………… 869
　　高血圧 ……………………………… 878
　　糖尿病 ……………………………… 883
　　メタボリックシンドローム ……… 896
　摂食障害 ……………………………… 900
　毒物・中毒 …………………………… 903
　　農薬 ………………………………… 906
　　食中毒 ……………………………… 907
　　　統計 ……………………………… 908
　　　事件録 …………………………… 908
　　　O-157 …………………………… 909
　　　ノロウイルス …………………… 909
　　　食品添加物 ……………………… 909
　依存症 ………………………………… 912
　　アルコール中毒 …………………… 915
　　　闘病記 …………………………… 917
　　ニコチン中毒 ……………………… 918
　　薬物依存・中毒 …………………… 925
　歯の治療 ……………………………… 929
　　フッ素 ……………………………… 942
　　ドライマウス ……………………… 942
　　インプラント ……………………… 943
　眼の治療 ……………………………… 950
　皮膚の治療 …………………………… 955
　リウマチ・膠原病 …………………… 955
　　膠原病類縁疾患 …………………… 960

医療問題全般

◇医学の限界　Edward S. Golub著, 坂本なほ子訳　新興医学出版社　2004.4　210p　21cm　3500円　Ⓘ4-88002-471-6　Ⓝ490.2

◇医学は科学ではない　米山公啓著　筑摩書房　2005.12　203p　18cm　（ちくま新書）　680円　Ⓘ4-480-06278-5　Ⓝ490.4
　内容　第1章 統計学が医学なのか　第2章 医学は芸術であった　第3章 医者は科学的根拠で治療しているか　第4章 人間的だからこそ科学ではない　第5章 医学を科学と誤解する人たち　第6章 患者は医療に何を求めるのか　第7章 健康食品と代替医療　第8章 医学をどう考えるべきか

◇命を脅かす医学常識—あなたは寿命を縮める診断を受けていないか!?　浜六郎著　宝島社　2011.3　133p　26cm　（別冊宝島 1727号 home）　933円　Ⓘ978-4-7966-8115-5　Ⓝ490.4

◇命を脅かす医学常識　浜六郎著　宝島社　2012.2　253p　16cm　（宝島sugo文庫 Dは-1-1）〈2011年刊の改訂〉　600円　Ⓘ978-4-7966-8996-0　Ⓝ490
　内容　1 かぜ、インフルエンザ—インフルエンザは怖くない！怖いのは薬！　2 生活習慣病、加齢病—血圧とコレステロールは薬で下げてはいけない　3 アトピー性皮膚炎、喘息、片頭痛—炎症はアレルギーがなくても起こる　4 不眠症、不安・パニック障害、うつ病、せん妄、認知症—医者がつくる病気　5 がん—予防に勝る治療なし 本当に効く固形がん治療法はまだ確立されていない　6 検(健)診—人間ドックの診断を信じるな！

◇医療百論 2012　先見創意の会編　日本医療総合研究所　2012.3　206p　21cm　（発売：東京法規出版）　1524円　Ⓘ978-4-924763-32-6
　内容　1 医療・福祉　2 政治・行政　3 経済　4 法律・倫理　5 社会　6 視点

◇医療問題：議論の基礎にデータを　井伊雅子述, 伊藤元重聞き手　総合研究開発機構　2009.1　8p　30cm　（NIRA対談シリーズ no.41）

◇お医者さんだけが知っている新・医学常識のウソ・ホント—ここまでわかった！　米山公啓監修　永岡書店　2011.6　255p　15cm　（ナガオカ文庫）　486円　Ⓘ978-4-522-47639-0　Ⓝ490.4

◇患者と作る医学の教科書　ヘルスケア関連団体ネットワーキングの会, 『患者と作る医学の教科書』プロジェクトチーム, 酒巻哲夫編著　名古屋　日総研出版　2009.8　279p　26cm　2667円　Ⓘ978-4-7760-1458-4　Ⓝ491.61

◇現代医学に残された七つの謎—研究者の挑戦を拒み続ける人体の神秘　杉晴夫著　講談社　2009.9　247, 4p　18cm　（ブルーバックス B-1652）〈並列シリーズ名：Blue backs〉　900円　Ⓘ978-4-06-257652-9　Ⓝ491.3
　内容　第1章 鍼灸の治療効果の謎—ツボと経絡路は実在するか　第2章 磁場の人体に及ぼす影響の謎—人体内に磁石はあるか　第3章 睡眠の謎—睡眠物質は存在するか　第4章「病は気から」の謎—プラセボ効果とはなにか　第5章「天然のリニアモーター」筋肉の謎—意志はどのように筋肉を動かすのか　第6章 記憶のメカニズムの謎—記憶はどのように貯蔵されているか　第7章 人体の設計図の謎—鍵を握る細胞質

◇公害薬害職業病被害者補償・救済の改善を求めて制度比較レポート—シンポジウム　第2集　公害薬害職業病補償研究会編　公害薬害職業病補償研究会　2012.2　101p　30cm〈会期：2012年2月4日　第2集のタイトル関連情報：原爆症・森永ヒ素ミルク中毒・医薬品副作用被害／第1集各事例の追記　折り込2枚〉　Ⓝ369.9

◇公害・薬害・職業病被害者補償・救済の改善を求めて制度比較レポート集—シンポジウム 水俣病・サリドマイド・カネミ油症・大気汚染・アスベスト　公害薬害職業病補償研究会編　国分寺　東京経済大学学術研究センター　2009.5　117p　30cm〈会期：2009年5月30日　折り込1枚〉　Ⓝ369.9

◇長寿のための医療非常識—「正常値を外れています」といわれても　岡田正彦著　光文社　2004.7　245p　19cm　（Kappa books）　1300円　Ⓘ4-334-97457-0　Ⓝ490.4
　内容　第1章 身近な話題—常識と非常識の逆転　第2章 病気の背景—大勢に流されず真実を見抜く　第3章 信頼を損なう医療—相手を忘れると解釈を誤ってしまう　第4章 健康を害する医療—比べてみなければわからない　第5章 医療の裏側事情—日本の常識は世界の非常識　第6章 医療費の疑問—良いところも理解しておこう　第7章 これからの医療—狭い視野、広い視野

◇24プラス12プラス8—医学と医療をめぐる44の話題　田中健一著　亀岡　大声社　2005.5　195p　19cm　1300円　Ⓘ4-88756-066-4　Ⓝ490.4
　内容　第1部 病気をめぐって　第2部 人物評と書評　第3部 それから

◇ねぎを首に巻くと風邪が治るか？—知らないと損をする最新医学常識　森田豊著　角川SSコミュニケーションズ　2010.3　173p　18cm　（角川SSC新書 094）〈発売：角川グループパブリッシング〉　Ⓘ978-4-04-731517-4　Ⓝ490.4
　内容　第1章 さまざまな思い込み医学常識　第2章 食べもの・飲みものに関する思い込み医学常識　第3章 妊婦・子供に関する思い込み医学常識　第4章 薬に関する思い込み医学常識　第5章 風邪やインフルエンザに関する思い込み医学常識　第6章 脳に関する思い込み医学常識　第7章 病院に関する思い込み医学常識

◇美容医療にかかわる消費者被害の未然防止にむけて―調査研究報告書　国民生活センター　2004.9　122p　30cm　953円
　内容　美容医療にかかわる消費者被害の未然防止に向けて―概要　第1章「美容医療」の現状と特徴　第2章「美容医療」にかかわる相談　第3章　美容医療に関連する雑誌広告の実態　第4章「美容医療」関連の判例にみる被害者への対応　第5章　被害の未然防止等の方策と消費者へのアドバイス　参考資料

◇美容医療にかかわる消費者被害の未然防止にむけて―調査研究報告書　国民生活センター相談調査部調査室　2004.9　122p　30cm　953円　Ⓝ365

◇病気の迷信―信じてはいけないのだ「買ってはいけない」の著者が語る病気の真実　三好基晴著　福岡　花書院　2004.2　227p　21cm　1524円　Ⓘ4-938910-64-0　Ⓝ490.4
　内容　第1章 病気の迷信 第2章 ケガの迷信（冷してはいけない　傷口の「ジュクジュク」は自然治癒力の現われ）　第3章 薬の迷信　第4章 現代病の迷信　第5章 生活環境の迷信

◇福祉・医療における排除の多層性　藤村正之編著　明石書店　2010.11　199p　20cm　（差別と排除の「いま」第4巻）　2200円　Ⓘ978-4-7503-3302-1　Ⓝ369.021
　内容　序章 福祉・医療における排除の多層性　第1章 生活保護と差別　第2章 多重債務の社会的世界　第3章 認知症をめぐる排除と包摂―老い衰えといかに生きるか？　第4章 障害者問題解決に向けた「ゆらぎの学習」へ―障害疑似体験から考える　第5章 社会的排除と健康格差　第6章 ハンセン病療養所で生きることのアクチュアリティ―ある「職工」の生活史にみる生業と自己

◇ベーシック医療問題　池上直己著　第3版　日本経済新聞社　2006.11　191p　18cm　（日経文庫）　1000円　Ⓘ4-532-11810-7　Ⓝ498.021
　内容　1 医療問題の構造(患者の立場　保険者の立場　医療サービスの特徴　医療における利害調整)　2 日本の医療制度(患者の不満と立場　保険制度の特徴　医師、医療機関の特徴　診療報酬体系による調整　診療報酬体系を補完する調整)　3 2006年からの医療改革(日本の医療の問題点　改革の先駆け2006年の改革　残された課題)　4 介護保険の概要と改革の課題(介護保険利用者の立場　施行前の状況　介護保険の仕組み　2005年の改革と残された課題)

◇ベーシック医療問題　池上直己著　第4版　日本経済新聞出版社　2010.8　216p　18cm　（日経文庫 1817）〈初版：日本経済新聞社1998年刊〉　1000円　Ⓘ978-4-532-11817-4　Ⓝ498.021
　内容　1 医療問題の構造(患者の立場　健康者の立場　医療サービスの特徴　医療における利害調整)　2 日本の医療制度(患者の不満　保険制度の特徴　医師・医療機関の特徴　診療報酬体系による調整　診療以外の国の施策)　3 医療改革の課題(マスコミ報道の検証　改革の課題)　4 介護保険の概要と改革の課題(介護と医療の違い　施行前の状況　介護保険の仕組み　介護費の増加とその対策　改革私案)

医療問題全般

辞書・事典

◇医学書院医学大辞典―CD-ROMハイブリッド版　伊藤正男, 井村裕夫, 高久史麿総編集　〔電子資料〕　ver.1.01　医学書院　2003.10　CD-ROM1枚　12cm〈外箱入(23cm)〉　20000円　Ⓘ4-260-19838-6　Ⓝ490.33

◇医学書院医学大辞典　伊藤正男, 井村裕夫, 高久史麿総編集　第2版　医学書院　2009.2　3538p　22cm　18000円　Ⓘ978-4-260-00582-1　Ⓝ490.33

◇介護・医療・福祉小辞典　橋本篤孝, 古橋エツ子編集代表　京都　法律文化社　2004.3　243p　19cm　1800円　Ⓘ4-589-02730-5　Ⓝ369.033

◇介護・医療・福祉小辞典　橋本篤孝, 古橋エツ子編集代表　第2版　京都　法律文化社　2006.6　250p　19cm　1800円　Ⓘ4-589-02906-5　Ⓝ369.033

◇介護福祉学習事典　吉田宏岳監修　第2版　医歯薬出版　2007.4　1100p　22cm　5000円　Ⓘ978-4-263-71932-9　Ⓝ369.036

◇カラー図説医学大事典　A. Domart, J. Bourneuf編, 森岡恭彦総監訳　新装版　朝倉書店　2008.7　1150p　27cm〈背のタイトル：医学大事典〉　85000円　Ⓘ978-4-254-30096-3　Ⓝ490.33

◇看護・介護・福祉の百科事典　糸川嘉則総編集, 交野好子, 成清美治, 西尾祐吾編　朝倉書店　2008.6　652p　22cm　12000円　Ⓘ978-4-254-33040-5　Ⓝ492.9
　内容　第1編 看護(総合看護　基礎看護　母性看護　小児看護　成人看護)　第2編 介護(介護の概念　介護の歴史　介護福祉政策　介護保険サービス　介護技法　継続医療、医療処置　介護技術各論　介護関係維持のための技法　介護従事者と他職種との連携)　第3編 福祉(基本理論　福祉の制度　福祉の領域　社会福祉援助の方法　関連する福祉領域　関連領域と福祉との関連)

◇看護・介護・福祉の百科事典　糸川嘉則総編集, 交野好子, 成清美治, 西尾祐吾編集　普及版　朝倉書店　2012.5　652p　21cm　8500円　Ⓘ978-4-254-33007-6　Ⓝ492.9
　内容　第1編 看護(総合看護　基礎看護　母性看護　小児看護　成人看護　精神看護　老年看護　地域看護)　第2編 介護(介護の概念　介護の歴史　介護福祉政策　介護保険サービス　介護技法　継続医療、医療処置　介護技術各論　介護関係維持のための技法　介護従事者と他職種との連携)　第3編 福祉(基本理論　福祉の制度　福祉の領域　社会福祉援助の方法　関連する福祉領域　関連領域と福祉との関連)

◇看護学習辞典　大橋優美子, 吉野肇一, 相川直樹, 菅原スミ監修　第3版　学習研究社　2008.3　1698p 図版22p　22cm　5800円　Ⓘ978-4-05-152392-3　Ⓝ492.9

◇看護学事典　見藤隆子, 小玉香津子, 菱沼典子総編集　日本看護協会出版会　2003.5　837p　27cm　9500円　Ⓘ4-8180-0992-X　Ⓝ492.9

医療問題全般　　　　　　　　　　　　　　　　　　　　　　　　　辞書・事典

◇看護学事典　見藤隆子, 小玉香津子, 菱沼典子総編集　コンパクト版　日本看護協会出版会　2006.5　968p　22cm　5400円　Ⓣ4-8180-1205-X　Ⓝ492.9
◇看護学事典　見藤隆子, 小玉香津子, 菱沼典子総編集　第2版　日本看護協会出版会　2011.7　1184p　22cm　6600円　Ⓣ978-4-8180-1601-9　Ⓝ492.9
◇看護師のための看護基礎知識事典　村中陽子, 川西千恵美, 渡邉亜紀子著　秀和システム　2010.10　374p　19cm　1700円　Ⓣ978-4-7980-2734-0　Ⓝ492.9
 内容 体温・体液の看護知識　呼吸の看護知識　循環の看護知識　栄養・消化の看護知識　代謝の看護知識　排泄の看護知識　脳神経系の看護知識　小児の看護知識　感染の看護知識　術前・術後の看護知識　リハビリテーションの看護知識　薬の看護知識　その他の看護知識
◇看護大事典　和田攻, 南裕子, 小峰光博総編集　第2版　医学書院　2010.3　3021p　22cm　14000円　Ⓣ978-4-260-00513-5　Ⓝ492.9
◇看護に役立つ疾患・症候事典―病態がわかるケアがわかる　永井良三監修　メヂカルフレンド社　2008.4　1638p　22cm　9500円　Ⓣ978-4-8392-1389-3　Ⓝ492.926
◇現代看護キーワード事典　現代看護キーワード事典企画・編集委員会編　桐書房　2005.8　1冊　21cm　3500円　Ⓣ4-87647-672-1　Ⓝ492.9
 内容 序章 現代社会と看護・医療活動のあり方　第1章 経済・社会の変化と看護領域のひろがり　第2章 医療技術の進歩と看護活動　第3章 情報化の進展と患者の人権　第4章 保健・医療・介護に関する制度とケアの市場化　第5章 看護労働の専門分化と専門性　第6章 看護活動の改善と諸集団・運動　第7章 看護教育の現状と課題
◇最新医学大辞典　最新医学大辞典編集委員会編　第3版　医歯薬出版　2005.4　2500p　22cm　13000円　Ⓣ4-263-20563-4　Ⓝ490.33
◇最新医学大辞典―携帯電話版利用権付き　最新医学大辞典編集委員会編　第3版　医歯薬出版　2006.3　2500p　21cm　〈付属資料：別冊1〉　16000円　Ⓣ978-4-263-20637-9
◇最新命を守る医療と薬の事典　奈良信雄監修　学習研究社　2004.5　296p　18cm　〈奥付のタイトル：命を守る最新医療と薬の事典〉　1500円　Ⓣ4-05-402269-3　Ⓝ490.36
 内容 1 病気発生のメカニズム　2 検診・診療最前線　3 治療・看護最前線　4 薬の最前線　5 人体のしくみ
◇最新介護・福祉のことがわかる事典　コミュニティケア・プロジェクト編著　日本実業出版社　2007.9　307, 3p　19cm　1500円　Ⓣ978-4-534-04263-7　Ⓝ369.021
 内容 第1章 現代社会における「高齢化問題」　第2章 社会福祉とはどういうものか　第3章 介護保険制度の問題点と改正のポイント　第4章 介護保険制度の仕組み　第5章 地域包括ケアと新予防給付　第6章 介護サービスの種類とサービス内容　第7章 医療保険制度と障害者福祉の仕組み　第8章 社会福祉を支える人たちと仕事　第9章 福祉事業・業界の現状とこれからの課題　第10章 ゼロからの介護これから介護とかかわるすべての人たちへ

◇実用介護事典　大田仁史, 三好春樹監修　講談社　2005.11　717p　23cm　（新しい介護シリーズ）　3800円　Ⓣ4-06-259352-1　Ⓝ369.033
◇心身健康事典　笠谷和司著　現代書館　2009.10　619p　21cm　2600円　Ⓣ978-4-7684-5611-8　Ⓝ498.3
 内容 1 食　2 健康　3 教育　4 化学物質　5 社会問題　6 遊び　7 災害　8 その他
◇図説福祉・介護ハンドブック　三菱総合研究所ヒューマン・ケア研究グループ編　第2版　東洋経済新報社　2006.4　304, 4p　21cm　2400円　Ⓣ4-492-22272-3　Ⓝ369.021
 内容 第1章 わが国の福祉・介護を取り巻く環境　第2章 社会保障の仕組みと役割　第3章 福祉の新しい流れ　第4章 介護保険制度と二〇〇六年制度改正　第5章 介護保険サービス利用の仕組み　第6章 介護保険サービスの内容　第7章 高齢者福祉の仕組み　第8章 年金の仕組み　第9章 高齢者と社会保障
◇生命・医療・福祉ハンドブック　早稲田大学生命・生体・福祉研究所編　コロナ社　2007.2　181p　21cm〈執筆：石井康智ほか〉　2400円　Ⓣ978-4-339-07091-0　Ⓝ490.36
 内容 予防医学　健康科学　病院組織　医療機器　医療技術　治療手技　福祉・リハビリ　精神医療
◇ナース版ステッドマン医学辞典―英和・和英　ナース版ステッドマン医学辞典改訂第2版編集委員会編　改訂第2版　メジカルビュー社　2003.10　1150, 350p 図版16枚　20cm　6000円　Ⓣ4-7583-0008-9　Ⓝ492.9
◇南山堂医学大辞典　19版　南山堂　2006.3　3160p　22cm　12000円　Ⓣ4-525-01029-0　Ⓝ490.33
◇南山堂医学大辞典　19版　豪華版　南山堂　2006.3　3160p　27cm　28000円　Ⓣ4-525-01019-3　Ⓝ490.33
◇南山堂医学大辞典CD-ROMプロメディカ　〔電子資料〕　Ver.3　南山堂　2007.3　CD-ROM1枚　12cm　〈外箱入(22cm)〉　18000円　Ⓣ978-4-525-01061-4　Ⓝ490.33
◇早わかり介護なんでも事典―その場で役立つポケット判　主婦の友社編, 梅沢佳裕監修　主婦の友社　2010.9　287p　17cm　（主婦の友ポケットbooks）　1429円　Ⓣ978-4-07-273815-3　Ⓝ369
 内容 巻頭特集 介護のことが　目でわかる7つのポイントと身体介護のコツ（介護の原因がわかる7つのポイント　介護保険制度がわかる7つのポイント　介護保険を利用するための7つのポイント　介護保険のお金の仕組みがわかる7つのポイント　介護施設のことがわかる7つのポイント　身体介護のコツ）　知りたい用語がその場でわかる重要介護用語1000　巻末付録 介護の現場で役立つ情報集（知っておきたい人体の仕組み　検診やドックの基本的検査の基準値と異常値のときに疑われる病気　ヘルパー必携お年寄りの好きなかんたん料理100レシピ―そこにある材料で、パパッと作れて、喜ばれる　介護疲れ・こり・痛みをその場で癒やすコツ　この年に流行したこと、この年に起こった事件）
◇病院&介護大事典　ダイヤモンド社　2011.4　201p　28cm　（ダイヤモンドMOOK）〈『週刊ダイヤモンド』特別編集〉　838円　Ⓣ978-4-478-01581-0　Ⓝ369

辞書・事典　　　　　　　　　　　　　　　　　　　　　　　　　　医療問題全般

◇福祉・介護のキーワード事典―幸せってどんなこと？助け合う気持ちを大切にしよう　高橋利一監修　PHP研究所　2008.4　79p　29cm　2800円　Ⓣ978-4-569-68766-7　Ⓝ369
内容　第1章 児童福祉のキーワード　第2章 障がい者福祉のキーワード　第3章 高齢者福祉のキーワード

◇福祉サービスの基礎知識―人間一代のライフサイクルからみた実用福祉事典　三浦文夫編著　改訂新版　自由国民社　2006.4　337p　21cm　2100円　Ⓣ4-426-39504-6　Ⓝ369.021
内容　第1章 社会保障・社会福祉の基礎知識―社会保障・社会福祉のしくみと考え方・将来像　第2章 安心して子供を産み育てる―妊娠・出産・母子のための保健福祉サービス　第3章 子どもの健やかな成長と巣立ち―児童のための保健福祉サービス　第4章 障害を持つ人の自立と社会参加―障害者(児)のための保健福祉サービス　第5章 お年寄りの安心する老後と生きがい―高齢者のための医療・保健福祉サービス　第6章 介護を要する人への介護支援―介護保険による居宅・施設・介護予防サービス　第7章 生活の自立と安定を図る―低所得者のための援護サービス　第8章 老後の生活を支える年金―公的年金の給付と各種サービス　第9章 健康で安全なくらしを守る―医療保険サービスと医療体制　第10章 地域福祉の推進―地域に根ざした重層的な福祉サービスを目指して　巻末資料 福祉関連の問い合わせ先―行政機関や民間の相談窓口先　など

◇福祉サービスの基礎知識―人間一代のライフサイクルからみた実用福祉事典　三浦文夫編著　改訂新版　自由国民社　2008.4　333p　21cm　2100円　Ⓣ978-4-426-10464-1　Ⓝ369.021
内容　第1章 社会保障・社会福祉の基礎知識―社会保障・社会福祉のしくみと考え方・将来像　第2章 安心して子供を産み育てる―妊娠・出産・母子のための保健福祉サービス　第3章 子どもの健やかな成長と巣立ち―児童のための保健福祉サービス　第4章 障害を持つ人の自立と社会参加―障害者(児)のための保健福祉サービス　第5章 お年寄りの安心する老後と生きがい―高齢者のための医療・保健福祉サービス　第6章 介護を要する人への介護支援―介護保険による居宅・施設・介護予防サービス　第7章 生活の自立と安定を図る―低所得者のための援護サービス　第8章 老後の生活を支える年金―公的年金の給付と各種サービス　第9章 健康で安全なくらしを守る―医療保険サービスと医療体制　第10章 地域福祉の推進―地域に根ざした重層的な福祉サービスを目指して　巻末資料 ボランティアセンターなど

◇福祉サービスの基礎知識―人間一代のライフサイクルからみた実用福祉事典　三浦文夫編著　改訂8版　自由国民社　2011.2　333p　21cm　2100円　Ⓣ978-4-426-11047-5　Ⓝ369.021
内容　第1章 社会保障・社会福祉の基礎知識―社会保障・社会福祉のしくみと考え方・将来像　第2章 安心して子供を産み育てる―妊娠・出産・母子のための保健福祉サービス　第3章 子どもの健やかな成長と巣立ち―児童のための保健福祉サービス　第4章 障害を持つ人の自立と社会参加―障害者(児)のための保健福祉サービス　第5章 お年寄りの安心する老後と生きがい―高齢者のための医療・保健福祉サービス　第6章 介護を要する人への介護支援―介護保険による居宅・施設・介護予防サービス　第7章 生活の自立と安定を図る―低所得者のための援護サービス　第8章 老後の生活を支える年金―公的年金の給付と各種サービス　第9章 健康で安全なくらしを

守る―医療保険サービスと医療体制　第10章 地域福祉の推進―地域に根ざした重層的な福祉サービスを目指して

◇メイヨー・クリニック健康医学大事典　メイヨー・クリニック編著・監訳　法研　2006.11　1494p　27cm　5700円　Ⓣ4-87954-517-1　Ⓝ598.3
内容　1 健康に暮らす　2 一生の健康管理：一般的な状態と病気　3 あなたの症状を理解する　4 応急手当てと救急医療　5 病気と障害　6 検査と治療

◇メルクマニュアル―日本語版　マーク・H. ビアーズ、ロバート・バーコウ英語版編集、福島雅典日本語版総監修　日経BP社　2006.12　3369p　21cm〈発売：日経BP出版センター〉　11800円　Ⓣ4-8222-0398-0　Ⓝ490.36

◇メルクマニュアル医学百科―最新家庭版　マーク・H. ビアーズ英語版編集長、福島雅典日本語版総監修翻訳、日経BP社医療情報開発、日経メディカル編　日経BP社　2004.6　1924p　25cm〈発売：日経BP出版センター〉　7000円　Ⓣ4-8222-1116-9　Ⓝ598.3
内容　知っておきたい基礎知識　薬についての基礎知識　心臓と血管の病気　肺と気道の病気　骨、関節、筋肉の病気　脳、脊髄、神経の病気　心の健康問題　口と歯の病気　消火器の病気　肝臓と胆嚢の病気　腎臓と尿路の病気　栄養と代謝の障害　ホルモンの病気　血液の病気　癌　免疫の病気　感染症　皮膚の病気　耳、鼻、のどの病気　目の病気　男性の健康上の問題　女性の健康上の問題　小児の健康上の問題　事故と外傷　その他の話題

《用語事典》

◇あったか介護・看護のための用語集　太田貞司、三苫博、山本則子編、水澤英洋監修　照林社　2010.2　373p　21cm　2200円　Ⓣ978-4-7965-2212-0　Ⓝ369.26

◇医学・医療用語ハンドブック　日本医療福祉実務教育協会編　建帛社　2005.11　178p　22cm　2000円　Ⓣ4-7679-3665-9　Ⓝ490.36

◇医学・看護用語のカタカナ語・略語〈便利〉辞典　エキスパートナース編集部編　照林社　2004.4　563p　21cm　2400円　Ⓣ4-7965-2079-1　Ⓝ490.33
内容　1 医学・看護用語のカタカナ語辞典　2 医学・看護用語のアルファベット略語辞典　付録

◇医学ユーモア辞典―カラー版　長谷川榮一著　改訂第3版　エルゼビア・ジャパン　2008.7　680p　21cm　4200円　Ⓣ978-4-86034-587-7　Ⓝ490.33

◇医学用語　鈴木俊彦著　改訂版　建帛社　2006.3　103p　26cm（医療秘書実務シリーズ 8）　1600円　Ⓣ4-7679-3666-7　Ⓝ490.33

◇医学用語。その批判的脱構築　小川徳雄、永坂鉄夫著　診断と治療社　2006.4　197p　21cm　1800円　Ⓣ4-7878-1521-0　Ⓝ490.34
内容　第1章 古代の名付けの巧拙　第2章 不可解な造語　第3章 紛らわしい語意　第4章 玉石混淆の形態概写　第5章 事象の喩えにもたつき　第6章 カタカナ・漢字訳語の巧拙　第7章 冠名用語の問題点　第8章 混線する類字・類語　第9章 和名にも類語の混乱　第10章 用語の乱用とマスコミ汚染

医療問題全般　　　　　　　　　　　　　　　　　　　　　　　　　　　　　　　　辞書・事典

◇医学略語へのサポート——ナースのポケットに強い味方　後藤幸生著　4版　南山堂　2004.4　312p　19cm　2400円　Ⓘ4-525-51784-0　Ⓝ490.33

◇医学略語コンパクト　富野康日己監修　医歯薬出版　2006.4　2017p　16cm　6000円　Ⓘ4-263-20589-8　Ⓝ490.33

◇医学略語辞典　医学略語編集委員会編　改訂4版　京都　金芳堂　2011.2　660p　21cm　6400円　Ⓘ978-4-7653-1461-9　Ⓝ490.33

◇イラストでみる介護福祉用語事典　用語事典編集委員会編　第3版　福祉教育カレッジ　2006.2　471p　19cm（発売：医学評論社）2400円　Ⓘ4-87211-711-5　Ⓝ369.033

◇医療職のための臨床倫理のことば48　浅井篤著　日本看護協会出版会　2011.12　207p　21cm　1800円　Ⓘ978-4-8180-1619-4
　[内容] 臨床倫理とは、患者ケアに関わる人々の日々の道徳的意思決定である—ダニエル・キャラハン　人間性を、いつでもまたいかなる場合にも同時に目的として使用し、決して単なる手段として使用してはならない—カント　私の人生はそのメッセージである—モハンダス・カラムチャンド・ガンジー　医者をほんとに信頼することができないのに、しかも医者にないではやっていけない人間の大きな悩みがあります—ゲーテ　目的は手段を正当化しない　医学、法学、ビジネス、工学…これらはすばらしい仕事であり人の生を維持するに必要です。しかし、詩、美、物語、愛…私たちはそのために生きているのです—映画『いまを生きる』ジョン・キーティング　なぜ今頃になって目覚めなくてはいけないのか—レナード・ロウ　死は限界状況である—カール・ヤスパース　己れの欲せざる所を人に施すことなかれ—孔子　すべての立場に一理ある—アンソニー・ウェストン〔ほか〕

◇医療の質用語事典　飯田修平,飯塚悦功,棟近雅彦監修,医療の質用語事典編集委員会編著　日本規格協会　2005.9　359p　19cm　3000円　Ⓘ4-542-20310-7　Ⓝ490.36
　[内容] 第1章 基本概念　第2章 質マネジメント（マネジメントシステム　質マネジメント（QM）要素・管理　文書化・標準化）　第3章 医療安全（医療事故リスクマネジメント（危険管理）　医療事故分析　医療安全推進　ヒューマンファクター　ヒューマンエラー）　第4章 運用・推進技術　第5章 手法・技法

◇医療用語　医療秘書教育全国協議会編,井上薫,瀧本美也共著　建帛社　2012.3　121p　26cm（新医療秘書実務シリーズ 5）1900円　Ⓘ978-4-7679-3691-8
　[内容] 1 病院・診療機関に関する用語　2 人体の名称　3 薬に関する用語　4 診療科別用語（各診療科にまたがる用語　循環器科　呼吸器科　消化器科　泌尿器科　血液科　内分泌科　アレルギー科・膠原病科　脳神経科（精神科含む）　産婦人科　整形外科　感覚器系　感染症科）　5 その他の医学・看護用語　6 検査に関する用語（生化学検査　免疫検査　その他の検査　病理検査　画像検査）

◇おたすけハンドブック—医療関連用語集　2005　ユート・ブレーン編　ユート・ブレーン　2004.11　406p　17cm　1800円　Ⓘ4-946440-89-5　Ⓝ498.033

◇おたすけハンドブック—医療関連用語集　2007-2008　ユート・ブレーン編著　ユート・ブレーン　2006.12　301p　17cm　1800円　Ⓘ4-946440-93-3　Ⓝ498.033

◇おたすけハンドブック—医療関連用語集　2009-2010　ユート・ブレーン編著　大阪　ユート・ブレーン　2008.11　332p　17cm　1800円　Ⓘ978-4-946440-96-0　Ⓝ498.033

◇おたすけハンドブック—医療関連用語集　2011-2012　ユート・ブレーン編著　大阪　セジデム・ストラテジックデータユート・ブレーン事業部（発売）2010.11発売　335p　17cm　1800円　Ⓘ978-4-946440-99-1　Ⓝ498.033

◇お役立ちディクショナリー——カタカナ語・難読語・難解熟語　お役立ちディクショナリー編集部編　学習研究社　2005.10　107p　18cm　1000円　Ⓘ4-05-152323-3　Ⓝ490.33

◇外国人のための看護・介護用語集——日本語でケアナビ　英語版　国際交流基金関西国際センター編集著作　凡人社　2009.1　240p　18cm　2100円　Ⓘ978-4-89358-694-0　Ⓝ492.907
　[内容] 第1部 場面から調べる（基本的ケア　診療処置　職場で）　第2部 英語から調べる　第3部 日本語から調べる　付録

◇介護・社会福祉用語辞典　寺出浩司監修　新星出版社　2005.11　399p　19cm　1500円　Ⓘ4-405-03612-8　Ⓝ369.033
　[内容] 第1章 社会福祉と社会保障　第2章 児童福祉　第3章 障害者福祉　第4章 高齢者福祉　第5章 社会福祉援助技術　第6章 介護と介護技術　第7章 介護保険　第8章 福祉用具　第9章 医学・心理学・法学・社会学

◇介護職のための実務用語集——介護・医療・福祉　日本介護福祉士会監修　改訂版　エルゼビア・ジャパン　2003.7　312p　19cm〈執筆：加藤直英,澤井滋,三井祐司〉2500円　Ⓘ4-86034-129-5　Ⓝ369.033

◇介護に携わる人のための医療用語集　医療コミュニケーターテキスト編集委員会編　日本医療企画　2010.4　63p　19cm　1000円　Ⓘ978-4-89041-899-2　Ⓝ369.033

◇介護の用語と英語——やさしくわかるキーワード242　秋山美栄子編著,森恭了,萩原裕子執筆　大阪　NOVA　2006.12　183p　19cm　1400円　Ⓘ4-86098-146-4　Ⓝ369.036
　[内容] 介護問題の社会的背景　介護の基本手法　要介護者の症例　要介護者の心身の問題　生活補助　介護用品・装置　要介護者の心理ケア　死　介護者の問題と対策　介護を支える制度・機関　介護関連資格　コミュニケーションスキル　これからの課題と動向　介護ビジネスの現状と今後　海外の制度・取組み

◇介護・福祉・医療用語集　小松真監修,吉本光一編著　改訂版　エルゼビア・ジャパン　2008.8　411p　18cm　2700円　Ⓘ978-4-86034-591-4　Ⓝ369.033

◇介護福祉用語辞典　中央法規出版編集部編　3訂増補版　中央法規出版　2006.2　428p　22cm　2500円　Ⓘ4-8058-2669-X　Ⓝ369.033

◇介護福祉用語辞典　中央法規出版編集部編　4訂　中央法規出版　2007.2　392p　22cm　2500円　Ⓘ978-4-8058-2842-7　Ⓝ369.033
◇介護福祉用語辞典　住居広士, 笠原幸子, 國定美香, 日高正巳, 吉田繁子編　京都　ミネルヴァ書房　2009.10　328p　19cm　2200円　Ⓘ978-4-623-03948-7　Ⓝ369.033
◇介護福祉用語辞典　中央法規出版編集部編　5訂　中央法規出版　2010.3　400p　22cm　2600円　Ⓘ978-4-8058-3246-2　Ⓝ369.033
◇介護福祉用語事典―イラストでみる　福祉教育カレッジ編　第4版　医学評論社　2010.11　649p　19cm　〔初版：福祉教育カレッジ1998年刊〕　2600円　Ⓘ978-4-86399-050-0　Ⓝ369.033
◇介護福祉用語辞典　中央法規出版編集部編　6訂　中央法規出版　2012.2　334p　22cm　2600円　Ⓘ978-4-8058-3598-2　Ⓝ369.033
◇介護保険・保健福祉辞典　村川浩一編集代表　最新版　京都　ジャパンインターナショナル総合研究所　2006.6　376p　19cm　2000円　Ⓘ4-921222-10-X　Ⓝ369.033
◇介護用語これだけは200―医療用語・横文字省略もOK!!　前田万亀子編著, 堀清記, 堀和子監修　大阪　ひかりのくに　2010.11　127p　15cm　(安心介護ハンドブック 4)　1000円　Ⓘ978-4-564-43114-2　Ⓝ369.033
　内容 アクティビティ　アセスメント　圧迫骨折　アルコール依存症　アルツハイマー病　アルブミン　アレルギー　胃潰瘍　意識混濁　意識障害〔ほか〕
◇環境・健康科学辞典　日本薬学会編　丸善　2005.2　795p　22cm　25000円　Ⓘ4-621-07536-5　Ⓝ498.033
◇関係法令集・介護サービス用語集　長寿社会開発センター　2007.2　224p　26cm　(介護職員基礎研修テキスト 第12巻)　Ⓝ369.036
◇看護医学用語の読み方と意味　改訂版　医学芸術社　2004.12　295p　19cm　952円　Ⓘ4-87054-218-8　Ⓝ490.33
　内容 解剖・生理　微生物・感染　薬理　栄養　公衆衛生・関係衛生法規　基礎看護　内科系疾患・看護　外科系疾患・看護　母性・小児　精神疾患　皮膚疾患　腎・泌尿器疾患　耳鼻咽喉疾患　眼疾患　歯・口腔疾患　放射線・理学療法
◇看護・医学略語・用語ガイドブック―使いやすいすぐ引ける　飯田恭子監修　改訂・増補版　医学芸術社　2004.10　331p　18cm　1600円　Ⓘ4-87054-212-9　Ⓝ490.33
◇看護・医学略語・用語ガイドブック―使いやすいすぐ引ける　飯田恭子監修　改訂・増補2版　医学芸術社　2006.10　354p　18cm　1800円　Ⓘ4-87054-274-9　Ⓝ490.33
◇看護・介護サービスのための目で見る用語事典　島内節, 佐藤美穂子, 下平唯子編　3訂版　東京法令出版　2007.3　475p　21cm　3800円　Ⓘ978-4-8090-3110-6　Ⓝ492.9
◇看護用語・聞き言葉ポケット辞典―パッと引けてしっかり使える ナースに必要な最新・すぐ引き用語集! オールカラー　栗原毅監修　成美堂出版　2009.3　287p　15cm　1200円　Ⓘ978-4-415-30540-0　Ⓝ492.9

　内容 第1章 一覧表でわかる! 基本の用語と項目　第2章 看護用語・聞き言葉　第3章 欧文略語　第4章 薬剤名　第5章 人体の名称
◇基本医学略語事典　奈良信雄編　中外医学社　2005.6　295p　19cm　3600円　Ⓘ4-498-00988-6　Ⓝ490.33
◇現役医師がやさしく教える病院のことば　友利新著　小学館　2009.4　191p　19cm　1000円　Ⓘ978-4-09-310763-1　Ⓝ490.33
　内容 第1章 耳慣れない漢字の熟語　第2章 ややこしいカタカナ語　第3章 まぎらわしい英略語　第4章 医療現場の業界用語　付録「診療科の説明」
◇これでわかる! 介護用語―知っておきたい常識 介護用語がすぐわかる!　スタジオ・レゾン編著　日東書院本社　2010.8　271p　19cm　1200円　Ⓘ978-4-528-01237-0　Ⓝ369.033
◇最新医学略語辞典　橋本信也監修, 斎藤泰一, 清水哲也編　第4版　中央法規出版　2005.3　859p　19cm　4200円　Ⓘ4-8058-2507-3　Ⓝ490.33
◇最新医学略語辞典　斎藤泰一, 清水哲也編, 橋本信也監修　第5版　中央法規出版　2010.5　934p　19cm　4600円　Ⓘ978-4-8058-3289-9　Ⓝ490.33
◇最新看護学用語事典　山口瑞穂子編著　医学芸術社　2006.3　890p 図版16p　22cm　(BN books)　4800円　Ⓘ4-87054-266-8　Ⓝ492.9
◇最新看護用語辞典　最新看護用語辞典編集委員会編　第7版　メヂカルフレンド社　2003.11　552p　18cm　2800円　Ⓘ4-8392-1244-9　Ⓝ492.9
◇知っているようで知らない医療用語小事典　三浦雅一監修　ライフサイエンス出版　2011.4　62p　19cm　1200円　Ⓘ978-4-89775-289-1　Ⓝ490.33
◇実用介護・福祉・ケア用語辞典―家庭で職場で学校ですぐ役に立つ　川上正夫, 辻和男監修　土屋書店　2004.1　479p　22cm　5000円　Ⓘ4-8069-0711-1　Ⓝ369.033
◇実用介護・福祉・ケア用語辞典―家庭で職場で学校ですぐ役に立つ　川上正夫, 辻和男監修　土屋書店　2006.5　479p　22cm　5000円　Ⓘ4-8069-0863-0　Ⓝ369.033
◇新読み方つき医学・看護略語辞典　南江堂　2007.4　412p　19cm　2800円　Ⓘ978-4-524-24778-3　Ⓝ490.33
◇すぐ引ける医学・看護用語ハンドブック　兼高達貳, 栗原毅監修　成美堂出版　2006.1　255p　18cm　1300円　Ⓘ4-415-03123-4　Ⓝ490.33
　内容 第1章 カタカナ語　第2章 検査項目　第3章 薬剤　第4章 難解・難読漢字　第5章 略語　資料
◇すぐ引ける介護用語ハンドブック　下正宗監修　成美堂出版　2007.7　319p　18cm　1400円　Ⓘ978-4-415-30044-3　Ⓝ369.033
◇ステッドマンポケット医学略語辞典　ステッドマンポケット医学略語辞典編集委員会編　メジカルビュー社　2009.3　526p　19cm　3000円　Ⓘ978-4-7583-0027-8　Ⓝ490.33

医療問題全般　　　　　　　　　　　　　　　　　　　　　　　　辞書・事典

◇速引! 医学語ブック　シンシア・L. クライダー著, 秋田カオリ訳, 石野祐三子監修　東京図書　2010.7　232p　21cm　2800円　Ⓘ978-4-489-02081-0　Ⓝ490.33
[内容] 医療業界は専門用語でいっぱい! 医療用語以外にもおさえておきたい用語たち　医療系の接尾語　医療系の接頭語　中央にくる単語　紛らわしい単語のペア　この他にもある! 要注意の単語たち　ギリシャ文字の使い方　頭文字語と略語に関する短期講座　人体の臓器を系統で捉える　厄介なバクテリアの記述について　脚注のマークの順番　書いた文章はきちんと自分で見直そう　活用できるいろいろな情報源

◇違いのわかる医療用語集　土橋洋史著　新潟考古堂書店(発売)　2006.10　79p　30cm　3000円　Ⓘ4-87499-666-3　Ⓝ490.33

◇日本医学会医学用語辞典—英和　日本医学会医学用語管理委員会編　第3版　南山堂　2007.4　1240p　22cm　14000円　Ⓘ978-4-525-01423-0　Ⓝ490.33

◇パッと引けてしっかり使える看護用語聞き言葉ポケット辞典　栗原毅監修　第2版　成美堂出版　2012.6　319p　15cm　1200円　Ⓘ978-4-415-31275-0
[内容] 第1章 これだけ押さえる! 基本の用語と項目(バイタルサイン　検査と基準値　よく使う単位・表現　医学用語の言い換え　読めますか? 難漢字の医学用語)　第2章 看護用語・聞き言葉　第3章 欧文略語　第4章 薬剤名　第5章 人体の名称(骨格　筋肉　内臓　頭部　神経系　血液循環　眼球・目　鼻・口　心臓・肺　胃・肝臓　膵臓・皮膚　リンパ　ホルモン)

◇ハーマン医学用語辞典—英日中・日英中　谷口雅紹著　鴻巣　メデカジャパン・ラボラトリー　2006.3　2728,7p　22cm　〈発売: イデア出版局　奥付のタイトル: ハーマン英日中医学用語辞典〉　15000円　Ⓘ4-900561-40-1　Ⓝ490.33

◇早引き 介護用語ハンドブック—オールカラー　菅山信子監修　ナツメ社　2009.1　439p　15cm　1500円　Ⓘ978-4-8163-4635-4　Ⓝ369.033

◇早引き 介護用語ハンドブック—オールカラー　菅山信子監修　第2版　ナツメ社　2010.4　471p　15cm　1500円　Ⓘ978-4-8163-4863-1　Ⓝ369.033

◇早引き 介護用語ハンドブック—オールカラー　菅山信子監修　第3版　ナツメ社　2012.3　503p　15cm　1500円　Ⓘ978-4-8163-5191-4　Ⓝ369.033

◇早引き 看護・医学略語辞典　唐澤由美子監修　ナツメ社　2006.2　399p　18cm　1600円　Ⓘ4-8163-4037-8　Ⓝ492.9
[内容] 1章 早わかり看護・医学略語　2章 早わかり臨床検査略語　3章 早わかり薬剤略語　4章 早わかりカタカナ用語

◇早引き 看護・医学略語辞典　唐澤由美子監修　第2版　ナツメ社　2009.2　447p　18cm　1680円　Ⓘ978-4-8163-4637-8　Ⓝ492.9
[内容] 1章 早わかり看護・医学略語　2章 早わかり臨床検査略語　3章 早わかり薬剤略語　4章 早わかりカタカナ用語

◇早引き 看護・カルテ用語辞典　飯田恭子著　第2版　ナツメ社　2008.12　431p　18cm　1700円　Ⓘ978-4-8163-4574-6　Ⓝ490.33
[内容] 口絵 人体の名称　1章 早わかりカルテ用語　2章 代表的な医薬品名　3章 医療で使う欧文略語　4章 実践に役立つカタカナ用語

◇早わかり医学・看護略語ノート　エキスパートナース編集部編　照林社　2007.7　287p　15cm　1400円　Ⓘ978-4-7965-2150-5　Ⓝ490.33

◇早わかり医学・看護略語ノート　エキスパートナース編集部編　増補・改訂第2版　照林社　2010.9　383p　15cm　1500円　Ⓘ978-4-7965-2231-1　Ⓝ490.33

◇「病院語」がわかる本　チームM1著　白誠書房　2009.5　111p　18cm　〈発売: 長崎出版〉　1000円　Ⓘ978-4-86095-162-7　Ⓝ490.33
[内容] 悪性腫瘍　イレウス　インスリン　院内感染　インフォームドコンセント　ウイルス　鬱血　鬱病　ADL　エビデンス〔ほか〕

◇病院で聞くことば辞典　浜六郎著　新版　岩波書店　2010.1　250p　19cm　1900円　Ⓘ978-4-00-001949-1　Ⓝ490.33

◇病院で使う言葉がわかる本　和田ちひろ著, 中川恵一, 蓮岡英明監修　実業之日本社　2010.10　270p　21cm　1500円　Ⓘ978-4-408-45301-9　Ⓝ490.36
[内容] 1 病院に関する言葉(医師　病院　治療　救急　入院　薬　医療費　医療ミス)　2 病気に関する言葉　3 健康診断の言葉(検査表　身体計測　聴力　血圧　脂質代謝　貧血　腎尿路系　通風　肝機能　糖尿病　眼圧・眼底　感染症　呼吸器・心臓　乳がん　大腸　オプション検査)

◇福祉医療用語辞典　宮原伸二編著　大阪　創元社　2006.3　343p　21cm　2400円　Ⓘ4-422-32064-5　Ⓝ490.36
[内容] 第1章 身体に関する用語　第2章 器官機能に由来する用語　第3章 精神・心理に由来する用語　第4章 疾病要因に由来する用語　第5章 ノーマライゼーション・リハビリテーションに由来する用語　第6章 広義のケアに由来する用語　第7章 社会・医療制度に由来する用語　第8章 薬に由来する用語　第9章 その他、よく見る用語　第10章 略語

◇福祉医療用語辞典　宮原伸二監修　第2版　大阪　創元社　2011.5　359p　21cm　2400円　Ⓘ978-4-422-32059-5　Ⓝ490.36
[内容] 一般用語　循環器　呼吸器　消化器　血液・免疫・アレルギー・膠原病　泌尿器・生殖器　内分泌　皮膚　骨・関節　感覚器　口腔　感染症　神経疾患・脳障害　精神　心理　環境・公害・中毒　寄生虫　リハビリテーション　薬　検査　ターミナルケア　緩和ケア　介護・看護・在宅医療　公衆衛生・健康づくり・チームケア　医の倫理　医療福祉　医療・介護システム　略語

◇プラクティカル医学略語辞典　後藤幸生著　5版　南山堂　2005.3　390p　19cm　5200円　Ⓘ4-525-01325-7　Ⓝ490.33

◇プラクティカル医学略語辞典　後藤幸生著　第6版　南山堂　2011.1　416p　19cm　5400円　Ⓘ978-4-525-01326-4　Ⓝ490.33

◇マンガでわかる! 看護聞き言葉使い方辞典　志田京子編著　エクスナレッジ　2011.4

287p 15cm 1300円 Ⓘ978-4-7678-1053-9 Ⓝ490.33
◇ミッフィーの早引き看護聞き言葉・略語ハンドブック 志田京子監修 エクスナレッジ 2011.10 303p 15cm 1300円 Ⓘ978-4-7678-1198-7 Ⓝ490.33
 [内容] 看護用語・略語・聞き言葉 付録
◇メディカルアンカー看護・医学略語辞典 メディカルアンカー編集委員会編 学習研究社 2006.4 397p 18cm 2600円 Ⓘ4-05-152333-0 Ⓝ490.33
◇わかりやすく役に立つ介護専門用語集 教材開発委員会専門用語編集部会編, 山中健次郎, 岡村清子執筆者代表 介護労働安定センター 2006.3 196p 18cm 952円 Ⓘ4-903303-29-2 Ⓝ369.033
◇わかりやすく役に立つ介護専門用語集 教材開発委員会専門用語編集部会編, 山中健次郎, 岡村清子執筆者代表 改訂版 介護労働安定センター 2007.3 225p 18cm 952円 Ⓘ978-4-903303-36-9 Ⓝ369.033
◇わかりやすく役に立つ介護専門用語集 教材開発委員会専門用語編集部会編, 山中健次郎, 岡村清子執筆者代表 新改訂版 介護労働安定センター 2010.12 225p 18cm 952円 Ⓘ978-4-903303-79-6 Ⓝ369.033
◇WHOヘルスプロモーション用語集 WHO著, 佐甲隆翻訳責任 第2版 〔松阪〕 〔松阪保健所〕 〔2003〕 14p 30cm Ⓝ498.033

《外国語辞典・用語集》

◇医学英語活用辞典—CD-ROM Michael & Ingrid Friedbichler編著, J. Patrick Barron総監訳, Raoul Breugelmans, 篠塚規監訳 〔電子資料〕 メジカルビュー社 2012.4 CD-ROM 1枚 12cm 〈ホルダー入(27cm)〉 10000円 Ⓘ978-4-7583-0431-3 Ⓝ490.33
◇医学英語ハンドブック 岡田一義著 第2版 東京医学社 2007.9 547p 18cm 〈英語併記〉 2300円 Ⓘ978-4-88563-169-6 Ⓝ490.33
 [内容] 第1章 医学英語(病院 人体 診療though、カルテ 医学検査 診断 治療 看護) 第2章 病院における英会話(患者 医師 看護師 薬剤師 臨床検査技師 放射線技師 事務員)
◇医学英語表現辞典 横井川泰弘著 京都 金芳堂 2009.12 662p 19cm 12000円 Ⓘ978-4-7653-1405-3 Ⓝ490.33
◇医学英単語—リズムでしみこむ,ゴカンでひらめく メディエイゴ編集部編, 富田りか監修 シナジー 2009.5 138p 21cm 〈メディエイゴbooks〉 2400円 Ⓘ978-4-916166-21-0 Ⓝ490.7
◇医学英和大辞典 佐藤登志郎監修, 西元寺克禮編 改訂12版 南山堂 2005.3 2731p 19cm 10000円 Ⓘ4-525-01132-7 Ⓝ490.33
◇医学英和大辞典 佐藤登志郎監修, 西元寺克禮編 改訂12版 南山堂 2005.3 3543p 21cm 14000円 Ⓘ4-525-01162-9 Ⓝ490.33
◇医学書院 医学用語辞典—英和・略語・和英 伊藤正男, 井村裕夫, 高久史麿監修 医学書院 2012.5 978p 19×12cm 4200円 Ⓘ978-4-260-00364-3
◇医療英語がおもしろい—最新medspeakの世界 山田政美, 田中芳文著 医歯薬出版 2006.4 491p 18cm 2800円 Ⓘ4-263-20588-X Ⓝ490.33
◇医療現場で使える日中英—中日英辞典—医療従事者・患者のための 国際語学社編集部編 国際語学社 2008.8 315p 19cm 3000円 Ⓘ978-4-87731-435-4 Ⓝ490.33
◇英和・和英プチナビ 英和・和英プチナビ編集委員会編 学習研究社 2007.4 176p 15cm 〈Petit navi〉 1600円 Ⓘ978-4-05-152402-9 Ⓝ492.9
◇エッセンシャル医学英和辞典 藤田拓男編著 改訂第2版 大阪 永井書店 2008.4 911p 19cm 5500円 Ⓘ978-4-8159-1803-3 Ⓝ490.33
◇暮らしの医学用語辞典—スペイン語・日本語/日本語・スペイン語 中萩三尾エルザ祐乙子編, ニバルド・アグレダ・カネドスペイン語訳 インターナショナルプレスジャパン 2003.3 230p 19cm 3429円 Ⓘ4-901920-01-4 Ⓝ490.33
◇暮らしの医学用語辞典—ポルトガル語・日本語/日本語・ポルトガル語 中萩三尾エルザ祐乙子編 6版 インターナショナルプレスジャパン 2006.2 223p 19cm 3429円 Ⓘ4-901920-00-6 Ⓝ490.33
◇暮らしの医学用語辞典—スペイン語・日本語/日本語・スペイン語 中萩三尾エルザ祐乙子編, ニバルド・アグレダ・カネドスペイン語訳 第3版 インターナショナルプレスジャパン 2006.4 230p 19cm 3429円 Ⓘ4-901920-01-4 Ⓝ490.33
◇研究社医学英和辞典 石田名香雄編者代表 第2版 研究社 2008.7 2569p 20cm 12000円 Ⓘ978-4-7674-3462-9 Ⓝ490.33
◇コ・メディカル版ステッドマン医学辞典—英和・和英 コ・メディカル版ステッドマン医学辞典編集委員会編 メジカルビュー社 2010.4 1304, 229p 図版16枚 20cm 6000円 Ⓘ978-4-7583-0033-9 Ⓝ490.33
◇スタンダード医学英和辞典 佐藤志郎監修, 吉村博邦主編集 2版 南山堂 2008.2 1328p 19cm 4800円 Ⓘ978-4-525-01142-0 Ⓝ490.7
◇ステッドマン医学大辞典—英和・和英 ステッドマン医学大辞典編集委員会編 改訂第6版 メジカルビュー社 2008.2 1冊 22cm 16000円 Ⓘ978-4-7583-0021-6 Ⓝ490.33
◇バイオ・メディカル22万語—英和・和英 CD・専門用語対訳集 日外アソシエーツ株式会社, アルファベータ, インタープレス対訳研究センター著 〔電子資料〕 日外アソシエーツ 2003.6 CD-ROM1枚 12cm 〈付属資料:取扱説明書(34p ; 21cm) 箱入〉 19200円 Ⓘ4-8169-8169-1 Ⓝ490.33

医療問題全般　　　　　　　　　　　　　　　　　　　　　　　辞書・事典

◇病気を英語で言うと　成田宏著　新風舎　2005.8　287p　21cm　1900円　Ⓘ4-7974-6649-9
　内容　第1章 基本的表現　第2章 色々の病気の話題

◇福祉・介護・リハビリ英語小事典　吉田聡編著　英光社　2008.4　203p　19cm　1300円　Ⓘ978-4-87097-101-1　Ⓝ369.033
　内容　1 福祉・介護の制度、施設、概論に関する語　2 介護・リハビリ技術関連用語　3 福祉に関する医療関連用語　4 介護・福祉に関する心理学、家政学、教育学等の用語　5 身体部位名称　6 病名・症状に関する語句　7 実践介護会話表現集　付録 代表的な福祉用具図説

◇プラクティカル医学英語辞典　羽白清著　京都　金芳堂　2010.5　839p　19cm　4800円　Ⓘ978-4-7653-1423-7　Ⓝ490.36

◇メディカル英語小事典—重要語句・基本会話・医療ミニ情報　吉田聡、藤平英一編著　第2版　英光社　2005.7　155p　19cm　〈初版：北星堂書店刊〉　1100円　Ⓘ4-87097-086-4　Ⓝ490.7
　内容　1 身体の部位に関する語句　2 診療科と診療医に関する語句　3 薬に関する語句　4 一般的な病名・症状に関する語句　5 病院・病気・治療に関する語句　6 初診・通院・入院時の書式記入項目　7 状況別基本会話　8 部位別基本英会話　9 医療ミニ情報　10 補遺・医療に関する用語

◇CD-ROMステッドマン医学大辞典—英和・和英 for Windows　ステッドマン原著、ステッドマン医学大辞典編集委員会編　〔電子資料〕　改訂第6版　メジカルビュー社　2008.2　CD-ROM1枚　12cm〈箱入(22cm)〉　23000円　Ⓘ978-4-7583-0023-0　Ⓝ490.33

◇CD-ROMステッドマン医学大辞典改訂第5版「英和・和英」+医学略語辞典 for Windows　ステッドマン原著、ステッドマン医学大辞典編集委員会、ステッドマン医学略語辞典編集委員会編　〔電子資料〕　メジカルビュー社　2004.2　CD-ROM1枚　12cm〈「ステッドマン医学大辞典」改訂第5版と「ステッドマン医学略語辞典」のCD-ROM版　箱入(22cm)〉　30000円　Ⓘ4-7583-0201-4　Ⓝ490.33

◇CD-ROMステッドマン医学大辞典改訂第6版「英和・和英」+医学略語辞典 for Windows　ステッドマン原著、ステッドマン医学大辞典編集委員会、ステッドマン医学略語辞典編集委員会編　〔電子資料〕　メジカルビュー社　2008.2　CD-ROM1枚　12cm〈「ステッドマン医学大辞典」改訂第6版と「ステッドマン医学略語辞典」のCD-ROM版　箱入(22cm)〉　30000円　Ⓘ978-4-7583-0024-7　Ⓝ490.33

◇CD-ROMステッドマン医学略語辞典　ステッドマン医学略語辞典編集委員会編　〔電子資料〕　メジカルビュー社　2003.4　CD-ROM1枚　12cm〈付属資料：ユーザーズガイド(113p ; 21cm)〉　12000円　Ⓘ4-7583-0005-4　Ⓝ490.33

◇PDA版ステッドマン医学大辞典—英和・和英 for Palm OS & Pocket PC　ステッドマン著、高久史麿総監修　〔電子資料〕　メジカルビュー社　2004.1　CD-ROM1枚　12cm〈「ステッドマン医学大辞典」改訂第5版のCD-ROM版 箱入(22cm)〉　15000円　Ⓘ4-7583-0200-6　Ⓝ490.33

《家庭の医学》

◇赤ちゃん・子ども病気百科—0-6才 最新版　細谷亮太監修, 主婦の友社編　主婦の友社　2008.2　243p　24cm　（主婦の友新実用books mother & baby）　1300円　Ⓘ978-4-07-260043-6　Ⓝ598.3
　内容　1 症状別・赤ちゃん&子どもの病気チェックシート　2 症状別・病気のときのホームケア　3 症状別・赤ちゃんと子どもの病気事典　4 病気のときの離乳食・幼児食　5 日で見る病気図鑑　6 病院の検査・入院のこと　7 予防接種と定期健診　8 けがや事故の応急手当

◇赤ちゃんと子どもの薬&ホームケア大百科　片岡正監修, 主婦の友社編　主婦の友社　2004.12　175p　21cm　（主婦の友ベストbooks）　1200円　Ⓘ4-07-245090-1　Ⓝ493.9
　内容　1章 薬の飲ませ方&使い方　2章 赤ちゃんと子どもの薬図鑑　3章 症状別病気ケアのポイント　第4章 赤ちゃんと子どもがよくかかる病気ガイド　5章 これで安心! 予防接種&定期検診(予防接種のじょうずな受け方　定期検診とその後の過ごし方)

◇赤ちゃんの体の気がかりと病気・薬図鑑　学習研究社　2003.10　104p　26cm　(Gakken hit mook　おはよう赤ちゃんムックシリーズ)　520円　Ⓘ4-05-603220-3　Ⓝ493.9

◇赤ちゃんの病気全百科—0～3才病気とケガこれで安心　加部一彦総監修　学習研究社　2006.10　218p　30cm　(Gakken hit mook)　1400円　Ⓘ4-05-604482-1　Ⓝ493.9

◇赤ちゃんの病気全百科—0～3才 初めての病気とケガもこれで安心! 落ち着いて対応できる本オールカラー最新版　加部一彦総監修　新訂版　学研パブリッシング　2010.9　226p　30cm　(Gakken hit mook)〈発売：学研マーケティング　初版：学習研究社2006年刊〉　1400円　Ⓘ978-4-05-605936-6　Ⓝ493.9

◇赤ちゃんの病気大全科—病気&ケガの症状・治療とケアがよくわかる!　原朋邦総監修　新版　主婦の友社　2010.4　105p　30cm　(主婦の友生活シリーズ)〈『Baby-mo』特別編集〉　1333円　Ⓘ978-4-07-271064-7　Ⓝ598.3

◇赤ちゃんの病気&ホームケア大百科　柳沢正義総監修　多摩　ベネッセコーポレーション　2004.9　234p　30cm　(ベネッセ・ムック　たまひよブックス　たまひよ大百科シリーズ)　1400円　Ⓘ4-8288-5694-3　Ⓝ598.3

◇1億人の家庭の医学—症状・原因・最新の治療法　主婦の友社編　主婦の友社　2003.11　337p　24cm　(主婦の友新実用books clinic)　1600円　Ⓘ4-07-235625-5　Ⓝ598.3
　内容　とっさのときの応急手当　各部の構造　病気の解説

◇1億人の家庭の医学　主婦の友社編　最新版　主婦の友社　2008.11　399p　24cm　(主婦の友新実用books clinic)　1800円　Ⓘ978-4-07-262148-6　Ⓝ598.3

辞書・事典

◇うちのお医者さん―いざというときの最新医学大事典　主婦と生活社編　新版　主婦と生活社　2007.11　655p　25cm　2800円　Ⓐ978-4-391-13434-6
　内容　第1章　大人の症状別チャート―不安になったときは即自己チェック　第2章　いざというときの応急手当―病院に行くまでの心構え　第3章　病気の知識―患者の立場でやさしく解説　第4章　子どもの症状別チャート―子どもの異常に気がついたら　第5章　子どもの発育と病気―手遅れにならないように　第6章　健康診断と検査値の見方―検査結果をどう読む

◇お母さんに伝えたい子どもの病気ホームケアガイド　日本外来小児科学会編著　第2版　医歯薬出版　2003.8　904p　26cm　2000円　Ⓐ4-263-23422-7　Ⓝ598.3
　内容　1 基本的な家庭でのケア　2 外来でみる感染症　3 他科関連の病気　4 長びく病気、くり返す病気　5 アレルギーの病気　6 赤ちゃんの病気　7 健康診査　8 病気の予防、事故の予防　9 説明図

◇お母さんに伝えたい子どもの病気ホームケアガイド　日本外来小児科学会編著　第3版　医歯薬出版　2010.1　1冊　26cm　2000円　Ⓐ978-4-263-23533-1　Ⓝ598.3

◇お母さんのための症状による小児急病ガイド　山田勝巳著　〔木更津〕　〔山田勝巳〕　2006.8　82p　21cm　500円　Ⓝ598.3

◇家族を守る健康管理&応急手当ハンドブック　中安邦夫監修　家の光協会　2011.9　127p　26cm　1200円　Ⓐ978-4-259-56342-4　Ⓝ598.5
　内容　第1章 生活習慣を見直してみよう！（「生活習慣病」ってなに？　「メタボリックシンドローム」ってなに？　生活習慣病の症状と原因　生活習慣病チェック　ストレス・チェック　生活習慣の改善法）　第2章 健康診断・人間ドックの受診を（健康診断のススメ　健康診断メニュー　検査結果の読み方そして疑われる疾患）　第3章 いざというときの応急手当（けがや事故のときどうする？　急な症状のときどうする？　子どもに起こりやすい事故と病気/お年寄りに起こりやすい事故と病気　家庭内の事故を防ごう　在宅療養での事故）

◇家庭医学事典―知りたいことがすぐわかる　新星出版社編　改訂第2版　新星出版社　2004.6　823p　23cm　3400円　Ⓐ4-405-09087-4　Ⓝ598.3
　内容　1部 症状で知る病気・疾患　2部 応急手当てと救急措置　3部 気になる病気の知識と対応（がん（悪性腫瘍）、心の病気 ほか）　4部 病気の百科―病状と治療・対応　5部 自分でする療養・介護と看護　巻末付録 健康と医療のべんり帳

◇家庭医学大事典―ホームメディカ　小学館・ホームメディカ編集委員会編　新版　小学館　2008.11　2431p　23cm　6000円　Ⓐ978-4-09-304504-9　Ⓝ598.3
　内容　第1部「図解ポイント」応急手当　第2部 健康診断の結果の見かたと対策　第3部 症状から見る病気の判断　第4部 病気の知識と治療（生活習慣病の予防と抗加齢　がん（悪性腫瘍）ほか）　第5部 家族のための健康知識（家庭での介護（看護）　家椿でのリハビリテーション ほか）

医療問題全般

◇家庭医学大全科―ビッグ・ドクター　最新版　高久史麿ほか総合監修　法研　2004.10　3229, 46p　23cm　〈付属資料：31p〉　7000円　Ⓐ4-87954-477-9　Ⓝ598.3
　内容　体の仕組みとはたらき　症状からみた病気　病気とけがの知識　健康生活の基礎知識

◇家庭医学大全科―BIG DOCTOR　高久史麿, 猿田享男, 北村惣一郎, 福井次矢総合監修　6訂版　法研　2010.10　2980, 64p　23cm　7000円　Ⓐ978-4-87954-820-7　Ⓝ598.3
　内容　体の仕組みとはたらき　症状からみた病気　病気とけがの知識（子どもの病気　お年寄りの病気　女性の病気と妊娠・出産　こころの病気　生活習慣病の基礎知識　循環器の病気　呼吸器の病気　脳・神経・筋の病気　運動器系の病気（外傷を含む）　眼の病気　耳の病気 ほか）　健康生活の基礎知識（臨床検査の基礎知識　救命・応急手当の基礎知識　上手な医療の利用法　漢方の基礎知識

◇家庭医療事典―操体食漢方現代医学　橋本行生著　第2版　農山漁村文化協会　2006.3　322p　19cm　〈健康双書〉　1714円　Ⓐ4-540-05192-X　Ⓝ598.3
　内容　1 どんな病気にも共通のこと　2 救急治療　3 皮膚に出る病気　4 熱が出る病気　5 冷え症とそれにともなう病気　6 成人がかかりやすい病気　7 消化器の病気　8 がん

◇家庭の医学―新全科　木村哲ほか編　改訂新版　社会保険出版社　2004.3　1575p　27cm　7000円　Ⓐ4-7846-0195-3　Ⓝ598.3

◇家庭の医学―すぐ役立つよくわかる　新版　主婦の友社　2004.10　896p　26cm　〈主婦の友百科シリーズ〉〈付属資料：外食用コレステロールカウンター1個〉　3800円　Ⓐ4-07-242690-3　Ⓝ598.3

◇家庭の医学―ハンディ新赤本　新編　保健同人社　2005.8　16, 1951p　19cm　3524円　Ⓐ4-8327-0380-3　Ⓝ598.3
　内容　1 応急処置と症状（医師の選び方・かかり方　救急処置と応急手当　症状とセルフケア）　2 病気の知識　3 健康な生活のために

◇家庭の医学―新赤本　新編　保健同人社　2005.8　16, 1951p　22cm　4190円　Ⓐ4-8327-0370-6　Ⓝ598.3
　内容　1 応急処置と症状（医師の選び方・かかり方　救急処置と応急手当　症状とセルフケア）　2 病気の知識　3 健康な生活のために

◇家庭の医学―新赤本　第6版　保健同人社　2008.10　112, 1918p　22cm　5500円　Ⓐ978-4-8327-0390-2　Ⓝ598.3
　内容　第1部 応急処置と症状　第2部 病気の知識　第3部 健康な生活のために

◇家庭の医学―すぐわかる、よくわかる　〔2010年〕最新決定版　主婦の友社　2010.4　720p　26cm　〈主婦の友百科シリーズ〉　3800円　Ⓐ978-4-07-269541-8　Ⓝ598.3

◇家庭医学　主婦の友社編　ハンディ版（新訂）　主婦の友社　2010.8　751p　19cm　2400円　Ⓐ978-4-07-269564-7　Ⓝ598.3
　内容　とっさのときに役に立つ応急手当　がんの正しい知識　病気編

医療問題全般　　　　　　　　　　　　　　　　　　　　　　　　　　　　辞書・事典

◇家庭の医学　主婦の友社編　文庫版　主婦の友社　2010.11　959p　16cm　1419円　Ⓘ978-4-07-269587-6　Ⓝ598.3

◇家庭の医学―オールカラー版　野村馨総監修　成美堂出版　2010.12　959p　22cm　2800円　Ⓘ978-4-415-30957-6　Ⓝ598.3
　内容　第1章 病気の基礎知識　第2章 生活習慣病の知識と予防法　第3章 リハビリテーション　第4章 家庭での介護　第5章 応急手当　第6章 妊娠・出産と育児　第7章 薬の正しい使い方　第8章 医者・病院のかかわり方　第9章 医学用語解説

◇家庭の医学用語辞典　星川英輝著、中山健夫、杉森裕樹、前田範次、岡本茂、三品浩基監修　保健同人社　2006.12　301p　19cm　1800円　Ⓘ4-8327-0331-5　Ⓝ598.033

◇救急ママ―赤ちゃんと子どもの医学事典　松峯寿美監修　梧桐書院　2004.7　254p　26cm　1500円　Ⓘ4-340-01016-2　Ⓝ598.3
　内容　1章 これだけは知っておきたいケアの基本　2章 赤ちゃん110番―こんなときの対処法を知りたい　3章 感染症と予防接種　4章 赤ちゃんの発育の目安と悩み　5章 事故とけがの応急処置　6章 からだの部位別病気事典

◇ぐんぐん健康になる食事・運動・医学の事典―性格・健康ランク別―ステップアップ式　高久史麿総監修、島田和幸編集指導　法研　2009.9　735p　24cm　3800円　Ⓘ978-4-87954-735-4　Ⓝ598.3

◇ケガ&病気の予防・救急マニュアル―保護者の信頼を得るために 0～5歳児担任必携本!!　永井裕美著、鈴木洋、鈴木みゆき監修　大阪 ひかりのくに　2010.3　159p　19cm　（ハッピー保育books 6）　1200円　Ⓘ978-4-564-60754-7　Ⓝ376.14
　内容　予防マニュアル（あなたの保育環境、要チェック！　あなたの衛生管理、要チェック！　子どもの「おかしいな？」チェック！　子どもの生活、要チェック！）　救急マニュアル（ケガの手当て・対応　症状別の手当て・対応・感染症の症状・対応　その他の病気の症状・対応）

◇現代病気解説事典―誰にも役立つ 自分の健康は自分で守るための本　高木健太郎監修、桐ケ谷紀昌著　冬至書房　2005.3　248p　26cm　2857円　Ⓘ4-88582-137-1　Ⓝ598.3

◇最新赤ちゃんの病気大全科―病気&ケガの症状・治療とケアがよくわかる！　原朋邦監修、主婦の友社　2006.3　165p　30cm　（主婦の友生活シリーズ）　1219円　Ⓘ4-07-249449-6　Ⓝ598.3

◇最新赤ちゃんの病気大百科　田村正徳総監修　多摩 ベネッセコーポレーション　2008.3　189p　30cm　（ベネッセ・ムック　たまひよブックス　たまひよ大百科シリーズ）　1300円　Ⓘ978-4-8288-6337-5　Ⓝ598.3

◇最新家庭の医学百科　主婦と生活社編　主婦と生活社　2003.10　1269p　22cm　5800円　Ⓘ4-391-12722-9　Ⓝ598.3
　内容　最新の検査　人体のしくみ　先端の医学　いざというときの応急手当　症状からみた病気の知識と治療　子供の病気　薬の知識　家庭看護の基本　医療機関の知識

◇最新0～6歳赤ちゃんと子どもの病気事典　武隈孝治監修　ナツメ社　2009.11　239p　24cm　（ママを応援する安心子育てシリーズ）　1300円　Ⓘ978-4-8163-4781-8　Ⓝ598.3
　内容　赤ちゃん・子どもの病気と賢くつきあうために　症状&ホームケア　ケガ・事故&応急手当て　薬の知識と使い方　予防接種　心のトラブル・発達遅延　病気事典

◇35歳からの家庭の医学―疑問&不安をスッキリ解決！　横山泉監修、主婦と生活社編　主婦と生活社　2007.10　195p　21cm　1400円　Ⓘ978-4-391-13503-9　Ⓝ598.3
　内容　1 人体の不思議体のしくみを知ってこそ、健康体になれる（脳　心臓と血管　胃腸　肝臓　腎臓・泌尿器　感染症と免疫　ホルモン）　2 生活習慣病の傾向と対策まだ間に合う！予防と治療の最新知識を学ぼう（検査値の読み方　内臓脂肪の脅威　沈黙の殺し屋高血圧）　3 差が出るダイエット&美容法流行りのネタより正しい知識で効果倍増！（リバウンドしないダイエット　美肌&美髪の最新情報　男性の加齢臭）　4 薬とサプリメントの知識効き目アップの服用・使用のまる得情報！（薬の正しい使用法　外用薬の選び方　サプリメント活用法）

◇自分で治す健康大百科 一気になる血圧や血糖値から、かぜ、胃の痛み、肌荒れまで 食べて治す・使って治す生活の知恵がぎっしり　主婦の友社編、長屋憲監修　主婦の友社　2010.4　223p　24cm　（主婦の友新実用books Clinic）〈2004年刊の加筆修正、再編集〉　1500円　Ⓘ978-4-07-271271-9　Ⓝ498.583
　内容　1 メタボリックシンドロームを予防・改善する　2 全身の不調を予防・改善する　3 呼吸器の困った症状　4 消化器系、泌尿器系の困った症状　5 脳、神経、代謝障害などの困った症状　6 皮膚の困った症状　7 歯、口、目の困った症状

◇症状からすぐにひける家庭の医学事典　大前利道総監修　西東社　2010.2　815p　22cm　1780円　Ⓘ978-4-7916-1648-0　Ⓝ598.3
　内容　口絵　症状早わかりチャート　症状別解説編 大人編　症状別解説編 子ども編　応急手当と家庭介護　家庭介護の基本

◇新家庭の医学　堀原一、細田瑳一監修　新版（第13次改訂版）　時事通信出版局　2005.6　1396, 58p　23cm　〈発売：時事通信社〉　5500円　Ⓘ4-7887-0555-9　Ⓝ598.3

◇新家庭の医学　堀原一、細田瑳一監修　ソフト付き版　時事通信出版局　2008.2　1396, 58p　23cm　〈発売：時事通信社〉　5700円　Ⓘ978-4-7887-0777-1　Ⓝ598.3
　内容　病気の知識と治療1（子どもの病気　女性の病気　高齢者の病気）　病気の知識と治療2（頭部　胸部　腹部　背骨と手足　全身）　妊娠・出産　病気の予防と家庭での健康知識

◇新・病気とからだの読本　第6巻　骨・筋肉と皮膚の病気　南和文、松野丈夫、中村茂、中村利孝、山本博司、福田宏明、埜中征哉、松永佳世子、竹原和彦、島田眞路、松尾聿朗、相馬良直、伊藤雅章、南光弘子、原田敬之、日野治子、本田まりこ、川島眞、溝口昌子、渡辺晋一、大塚藤男、波利井清紀著、岩田誠、織田敏次、小坂樹徳、杉本恒明、長野昭、溝口昌子監修　暮しの手帖社　2005.6　459,

辞書・事典　　　医療問題全般

15p　22cm　〈背・表紙のタイトル：病気とからだの読本〉　2381円　①4-7660-0118-4　Ⓝ598.3
[内容]骨折と捻挫と脱臼　骨腫瘍　変形性関節症　骨粗鬆症　腰椎の病気（椎間板ヘルニア・脊柱管狭窄症など）　五十肩　筋肉の病気（筋ジストロフィー・筋無力症など）　接触皮膚炎（かぶれ）　アトピー性皮膚炎　じんましん〔ほか〕

◇新・病気とからだの読本　第7巻　眼と耳と鼻の病気　増田寛次郎、澤充、加藤桂一郎、久保田伸枝、坂上達志、小原喜隆、新家眞、北野滋彦、湯沢美都子、戸張幾生、樋田哲夫、大野重昭、石川哲、小林一女、奥野妙子、神崎仁、佐藤恒正、八木聰明、飯沼壽孝、洲崎春海、馬場廣太郎、古川仭著、岩田誠、織田敏次、小坂樹徳、杉本恒明、増田寛次郎、野村恭也監修　暮しの手帖社　2005.12　380, 13p　22cm　2381円　①4-7660-0124-9　Ⓝ598.3
[内容]眼の病気と症状　まぶたと結膜と角膜の病気　近視と遠視と乱視（屈折異常）　斜視と弱視　老視と調節マヒと眼筋マヒ　白内障　緑内障　糖尿病網膜症　加齢黄斑変性症　網膜中心静脈閉塞症と網膜中心動脈閉塞症〔ほか〕

◇新・病気とからだの読本　第8巻　女性の病気　武谷雄二ほか著, 岩田誠ほか監修　暮しの手帖社　2003.7　383, 10p　22cm　〈背・表紙のタイトル：病気とからだの読本〉　2190円　①4-7660-0102-8　Ⓝ598.3
[内容]月経の異常　摂食障害　避妊とピル　妊娠から出産までの異常　産後の精神障害　不妊　子宮内膜症　子宮筋腫　性器の炎症と感染症　乳がん　子宮がん　卵巣嚢腫と卵巣がん　更年期

◇新・病気とからだの読本　第9巻　こどもの病気　戸苅創, 加藤達夫, 森島恒雄, 大林昭夫, 伊藤克己, 松浦信夫, 吉岡章, 細谷亮太, 近藤直実, 飯沼一宇, 諸岡啓一, 宮本信也, 清野佳紀, 清水將之, 北村邦夫, 日暮眞, 納村晋吉著, 岩田誠, 織田敏次, 小坂樹徳, 杉本恒明, 奥山和男監修　暮しの手帖社　2004.11　428, 12p　22cm　〈背・表紙のタイトル：病気とからだの読本〉　2381円　①4-7660-0113-3　Ⓝ598.3
[内容]新生児は素晴らしい　こどもの予防接種　脳炎と髄膜炎　こどもの消化器の病気　こどもの腎炎とネフローゼ　こどもの糖尿病　血友病　小児がん　こどものアレルギー　こどものてんかん　運動と精神・言語の発達障害（脳性まひ・精神遅滞・発達性言語障害・自閉症など）　こどもの心身症　こどもの成長障害　思春期の心の悩み　思春期の体の悩み　出生前カウンセリング　こどもの歯列矯正

◇新・病気とからだの読本　第10巻　のど・歯の病気と全身の症状　西村忠郎, 福田諭, 池田稔, 廣瀬肇, 大西正俊, 田上順次, 石川烈, 早川巌, 相馬邦道, 島田馨, 山中龍宏, 岩田誠, 永井良三, 杉本恒明, 福地義之助, 藤井潤, 工藤翔二, 三木一正, 大西眞, 井廻道夫, 山田明, 菅野健太郎, 里見和彦, 山本一彦, 辻省次, 江藤538史, 溝口秀昭, 増田寛次郎, 小林一女, 高山幹子, 門脇孝著, 岩田誠, 織田敏次, 小坂樹徳, 杉本恒明, 野村恭也, 石川烈監修　暮しの手帖社　2006.3　447, 12p　22cm　〈背・表紙のタイトル：病気とからだの読本〉　2381円　①4-7660-0127-3　Ⓝ598.3
[内容]のどの病気と症状　頭頸部のがん　味覚障害　声の病気　顎関節症　虫歯　歯周病　入れ歯　歯の

矯正　発熱　頭痛　失神と意識障害　胸痛　動悸　脈の乱れ（不整脈）　息切れと呼吸困難　血圧の異常　咳と痰、血痰と喀血　腹痛　悪心と嘔吐　おなかが張る　嚥下障害　黄だん　むくみ　吐血と下血　肩こり　腰痛　関節の痛み　しびれと脱力　けいれん　かゆみ　出血しやすい（出血傾向）　リンパ節が腫れる　見えにくい　聞こえにくい　いびき　食欲と体重の異常

◇新編百科家庭の医学　主婦と生活社編, 尾形悦郎, 小林登監修　主婦と生活社　2004.9　873p　22cm　2900円　①4-391-12823-3　Ⓝ598.3
[内容]子どもの病気の見方　女性の病気　老年者の病気と看護　生活の医学　現代医学とインフォームド・コンセント　東洋医学

◇図解症状でわかる医学百科―医者にいく前に読む本　関根今生, 牛山允監修, 主婦と生活社編　最新版　主婦と生活社　2007.11　319p　23cm　1500円　①978-4-391-13506-0　Ⓝ598.3
[内容]大人の症状と病気（大人の症状の見方　全身症状　部位別症状　心にあらわれる症状　男性特有の症状　女性特有の症状）　子どもの症状と病気（子どもの症状の見方）

◇すぐに引ける子どもの病気がわかる事典―小児科の専門医が、子どもの症状に応じて診断　北村享俊監修　成美堂出版　2004.8　535p　22cm　1500円　①4-415-02278-2　Ⓝ598.3
[内容]第1章 症状と病気　第2章 病気の基礎知識・治療法　第3章 心の病気　第4章 生活環境がもたらす病気　第5章 検査・入院・手術の基礎知識　第6章 予防接種の基礎知識

◇すぐに引ける子どもの病気がわかる事典―小児科の専門医が、子どもの症状に応じて診断　北村享俊監修　成美堂出版　2007.5　535p　21cm　1500円　①978-4-415-30192-1
[内容]第1章 症状と病気　第2章 病気の基礎知識・治療法　第3章 心の病気　第4章 生活環境がもたらす病気　第5章 検査・入院・手術の基礎知識　第6章 予防接種の基礎知識

◇0～5歳赤ちゃん・子どもの病気大事典―ケガ・事故の応急処置から症状別の病気のケアまで　山口規容子総監修　成美堂出版　2005.6　207p　30cm　(Seibido mook)　1300円　①4-415-10152-6

◇大安心―健康の医学大事典　黒川清, 武谷雄二, 松尾宣武, 松田暉監修　二訂版　講談社　2004.10　1503p　26cm　〈付属資料：別冊1〉　4700円　①4-06-212423-8
[内容]第1章 症状からわかる病気　第2章 応急手当　第3章 成人の病気と予防　第4章 病気の知識と治療　第5章 手術・人工臓器・臓器移植／形成外科　第6章 がんの予防・診断・治療／痛み治療　第7章 子ども・赤ちゃんの病気　第8章 妊娠・出産とそれに伴う異常　第9章 家庭看護とリハビリテーション／介護保険　第10章 漢方医学

◇大安心―最新版 健康の医学大事典 Family Doctor　武谷雄二, 松尾宣武, 松澤佑次, 松田暉, 武藤徹一郎監修　講談社　2008.10　1398p　26cm　〈別冊付録（総索引）〉　4700円　①978-4-06-215013-2
[内容]第1章 症状からわかる病気　第2章 応急手当　第3章 成人の病気と予防　第4章 病気の知識と治療　第5章 手術・人工臓器・臓器移植／形成外科　第6章

医療問題全般

◇必携健康情報早わかりハンドブック　主婦の友社編　主婦の友社　2006.6　223p　17cm　（主婦の友ポケットbooks）　950円　Ⓣ4-07-251512-4　Ⓝ598.3
[内容]第1章 生活習慣病編　第2章 食生活編　第3章 体にいい栄養素ガイド　第4章 アンチエイジング編　第5章 運動編　第6章 病院編　第7章 応急手当編

◇百科家庭の医学　尾形悦郎、小林登監修、主婦と生活社編　新編大活字版　主婦と生活社　2004.9　873p　27cm　3700円　Ⓣ4-391-12824-1　Ⓝ598.3
[内容]子どもの病気　症状の見方　病気の知識　女性の病気　老年者の病気と看護　生活の医学　現代医学とインフォームド・コンセント　東洋医学

◇病気がわかるからだのビジュアル百科　服部光男、岡島重孝総監修　小学館　2006.3　335p　26cm　（ホーム・メディカ安心ガイド wide版）　2800円　Ⓣ4-09-304541-0　Ⓝ598.3
[内容]細胞と遺伝子　免疫　脳と神経　循環器　血液とリンパ　呼吸器　消化器　代謝と内分泌　腎臓と泌尿器　運動器　感覚器　皮膚　こころ

◇病気がわかる事典―家庭の医学 最新の医学知識を満載した安心ホームドクター　山川達郎監修　改訂新版　成美堂出版　2004.5　815p　22cm　1800円　Ⓣ4-415-02640-0　Ⓝ598.3
[内容]症状と病気　病気の基本知識・治療法　成人病の知識と予防法　食事療法の基礎知識　妊娠・出産・子育て　医者のかかり方と薬の知識　病院で受ける検査と結果の見方　手術・輸血・臓器移植の知識　リハビリテーションと在宅介護　高齢者の健康と家庭内介護　健康を守る暮らしの基本　東洋医学と漢方薬の知識

◇病気がわかる事典―家庭の医学 最新の医学知識がひと目でわかる安心ホームドクター　山川達郎監修　成美堂出版　2007.2　815p　22cm　1900円　Ⓣ978-4-415-30010-8　Ⓝ598.3
[内容]症状と病気　病気の基本知識・治療法　成人病の知識と予防法　食事療法の基礎知識　妊娠・出産・子育て　医者のかかり方と薬の知識　病院で受ける検査と結果の見方　手術・輸血・臓器移植の知識　リハビリテーションと在宅介護　高齢者の健康と家庭内介護　健康を守る暮らしの基本　東洋医学と漢方薬の知識

◇病気がわかる事典―家庭の医学 最新の医学知識がひと目でわかる安心ホームドクター　〔2010年〕　山川達郎監修　成美堂出版　2010.3　815p　22cm　1900円　Ⓣ978-4-415-30688-9　Ⓝ598.3
[内容]第1章 症状と病気　第2章 病気の基本知識・治療法　第3章 生活習慣病の知識と予防法　第4章 食事療法の基礎知識　第5章 妊娠・出産・子育て　第6章 医者のかかり方と薬の知識　第7章 病院で受ける検査と結果の見方　第8章 手術・輸血・臓器移植の知識　第9章 リハビリテーションと在宅介護　第10章 高齢者の健康と家庭内介護　第11章 健康を守る暮らしの基本　第12章 東洋医学と漢方薬の知識

◇病気・けがによくわかる事典―こんなときどうする？ 健康でじょうぶな体をつくろう　巷野悟郎監修　PHP研究所　2006.3　79p　29cm　2800円　Ⓣ4-569-68590-0　Ⓝ598.3
[内容]1 よくかかる身近な病気　2 こんなときどうする？けがや症状　3 目・鼻・口・耳の病気　4 そのほかの病気

◇病気と症状がわかる事典―ホームドクターbook　和田高士総監修　日本文芸社　2006.9　855p　21cm　（実用best books）　2000円　Ⓣ4-537-20479-6　Ⓝ598.3
[内容]1章 病気の基礎知識　2章 がんの予防と治療法　3章 症状からわかる病気と診療科　4章 部位別・病気と治療法　5章 妊娠・出産と新生児の育児　6章 検査についての予備知識　7章 薬の使い方と注意点　8章 日常生活での健康管理　9章 手術を受けるときに心得ておきたいこと　10章 リハビリテーションと家庭介護　11章 保険・年金制度の知識

◇病気と症状がわかる事典―最新の医学知識と健康生活のポイント満載！病名から引ける！症状から引ける！　和田高士総監修　改訂新版　日本文芸社　2009.10　855p　21cm　（実用best books）　2000円　Ⓣ978-4-537-20767-5　Ⓝ598.3
[内容]1章 病気の基礎知識　2章 がんの予防と治療法　3章 症状からわかる病気と診療科　4章 部位別・病気と治療法　5章 妊娠・出産と新生児の育児　6章 検査についての予備知識　7章 薬の使い方と注意点　8章 日常生活での健康管理　9章 手術を受けるときに心得ておきたいこと　10章 リハビリテーションと家庭介護　11章 保険・年金制度の知識

◇「病気予防」百科―100歳まで元気人生！　渡邊昌、和田攻総監修、大内尉義、吉田勝美、久保明、坪田一男編　日本医療企画　2007.10　1075p　27cm　4762円　Ⓣ978-4-89041-763-6　Ⓝ598.3
[内容]健康づくりの基礎編（健康・長寿のための基礎知識　老化の予防　生活習慣病・メタボリックシンドロームの予防）　健康づくりの実践編（食と健康―食べて防ぐ、食べて治す　運動と健康―"部位別・目的別・体力別"メニュー　心の健康と休養―ストレス解消からうつ病予防、リラックス休養法まで）　困ったときの対応編（性と健康―いつまでも健康的な性生活を送るために　くすりと健康―処方薬、市販薬から漢方、サプリメントまで　知っておきたい"おばあちゃんの知恵袋"から、試してみたい健康法まで）　暮らしの安全編（サプリメントの安全性　食の安全性　環境の安全性―汚染物質から身を守る）

◇ほぐすいやす治す安心医学大百科　主婦の友社編　主婦の友社　2008.3　225p　26cm　（主婦の友百科シリーズ）　1695円　Ⓣ978-4-07-259985-3　Ⓝ598.3

◇予防と健康の事典―セルフ・メディカ　栗原毅、福生吉裕、安達知子、水澤英洋総監修　小学館　2007.5　703p　27cm　4600円　Ⓣ978-4-09-304621-3　Ⓝ598.3

年鑑・白書

◇医療廃棄物白書　2007　田中勝編著　自由工房　2007.1　228p　27cm　〈サブタイトル：戦略的マネジメントを探る〉　2800円　Ⓣ4-901450-07-7　Ⓝ498.163

◇医療白書―卒後臨床研修必修化の課題と展望　2003年度版　新時代の医療人をどう育てるか

年鑑・白書　　　　　　　　　　　　　　　　　　　　　　　　　　　　　　　　医療問題全般

◇医療経済研究機構監修　日本医療企画　2003.11　263p　26cm　2800円　Ⓘ4-89041-615-3
　内容　第1編 ニーズ多様化で変貌する医療人教育（臨床研修必修化の課題とこれからの医師教育　これからのコメディカル教育）　第2編 日本の医療費の動向（OECD「A System of Health Accounts」準拠の医療費推計）　第3編 諸外国の医療保障制度（フランス、ドイツ、アメリカ）

◇医療白書―迫られる"疾病予防・管理"への環境整備　2004年度版　地域医療連携の可能性とその将来像　医療経済研究機構監修　日本医療企画　2004.10　337p　26cm　2800円　Ⓘ4-89041-648-X
　内容　第1編 地域医療連携の可能性とその将来像（新連携システムをいかにつくるか　"疾病予防・管理"に向けての環境整備）　第2編 日本の医療費の動向―OECD A System of Health Accounts準拠の医療支出推計（OECD「A System of Health Accounts」準拠の日本の医療支出の動向）　第3編 諸外国の医療保障制度（韓国における医療の質向上への取り組み　イギリス医療保障制度の概要　スウェーデン医療保障制度の概要）

◇医療白書―創造と変革への「指針」と「戦略レポート」　2005年版　徹底検証、日本の医療力！　黒川清監修　日本医療企画　2005.10　462p　26cm　4000円　Ⓘ4-89041-689-7
　内容　第1部 特集 見直し迫られる医師養成と質確保―医局改革、医師再教育、医師免許更新制度導入の今後（日本の医療改革は進んでいるか　医師の再教育を含む生涯教育の現状と課題　医師免許更新制度導入の是非）　第2部 徹底検証、日本の医療力―創造と変革への「指針」と「戦略レポート」（レーダーチャートにみる都道府県別「医療力」　進む医療制度の改革　医療の質の向上と評価　ITが変える日本の医療　2005（平成17）年度医療キーパーソンと各学会テーマ）

◇医療白書―国民が真に求める医療を徹底追究　2006年度版　日本の医療の「未来像」　日本医療政策機構編　日本医療企画　2006.10　331p　26cm　4000円　Ⓘ4-89041-733-8
　内容　第1部 巻頭特集 岐路に立つ日本の医療の選択肢―国民が真に求める医療とは（日本の医療が進むべき道6つの提言　主要政党「医療政策マニフェスト」比較　医療政策に関する2006年世論調査）　第2部 都道府県別「地域医療力ランキング」（「地域医療力」とは何か　先進事例リポート　資料 都道府県・医療指標別ランキング）　第3部 日本の医療2006～07年の「動向」（医療改革カレンダー2006～07年―医療改革は加速するか 安倍新政権の動向に注視　2006年度日本の医療20の「論点」）　第4部 日本の医療2006年の情報源（医療政策のための基礎データ　医療関連情報を知るための主な機関の連絡先ほか　医療関連の学会その他の日程）

◇医療白書―日本の医療を救う国民の選択　2007年度版　医療崩壊から、再生への"新しき潮流"　日本医療政策機構編　日本医療企画　2007.7　333p　26cm　4571円　Ⓘ978-4-89041-769-8
　内容　第1部 2006～07年の日本における問題点と新しき潮流「5つの主張」　第2部 医療政策に関する2007年世論調査　第3部 トップが語る、医療政策の課題　第4部 2007年度日本の医療「論点」　第5部 動き出す地域医療　第6部 資料 日本の医療2007年の情報源

◇医療白書―10年後の医療の「未来像」を描く！　2008年度版　"医療崩壊"の次に来る新しい波　医療白書編集委員会編　日本医療企画　2008.10　247p　26cm　4571円　Ⓘ978-4-89041-809-1
　内容　巻頭座談会 省庁の横断的連携による医療制度の見直しが急務―日本の医療の未来像を描く　第1部 各省が考える日本の医療政策の問題点と進むべき方向性（日本の医療政策と各省庁の役割　省庁インタビュー取材）　第2部 日本の医療の論点―医療政策の現状と課題（医療制度・政策、医療財政　医療提供体制の整備と質の向上　医療事故と安全対策）　第3部 医療産業の現状と展望　医療から見出した地域医療　第5部 年表で見る日本の医療政策・制度改革の流れ―保健・医療、福祉・介護の歩み

◇医療白書　2009年度版　ヘルスケア総合政策研究所企画・制作　日本医療企画　2009.11　271p　26cm　4571円　Ⓘ978-4-89041-862-6
　内容　巻頭言 提言 国民生活を守るための医療とは　特別寄稿 民主党政権によって医療政策はどう変わるのか　第1部 特集：医療崩壊を救うカギは診療所にあり！　第2部 医療政策をめぐる8つの論点（「全国医療費適正化計画」の現状と問題点　医療再建のための財源確保―税か保険（自己負担）か企業負担かほか）　第3部 資料

◇医療白書　2010年度版　検証・日本の医療50年、地域医療再生と医療格差解消への挑戦　ヘルスケア総合政策研究所企画・制作　日本医療企画　2010.11　295p　26cm　4571円　Ⓘ978-4-89041-957-9
　内容　序にかえて 医療における地域差の現状と課題　第1編 地域医療と医療格差における最新状況と問題解決への将来展望　第2編 がん、リハビリ、救急―加速化する「医療格差」解消に向けて　第3編 地域発、地域密着、地域還元で地域医療を支える8つの先進事例　第4編 地域医療再生への新たなる視座、新たなる手法、新たなる構想　第5編 資料 保存版年表で見る日本の医療政策・制度改革の流れ

◇医療白書　2011年度版　少子超高齢・人口減少時代における「国民課題」としての医療問題　西村周三監修、ヘルスケア総合政策研究所企画・編・制作　日本医療企画　2011.9　299p　26cm　4571円　Ⓘ978-4-86439-012-5
　内容　第1部 2011年、「国民の常識」としての医療問題（日本人の病気と医療の未来―寿命が延びて、格差が生まれ、病気が増える！？　超高齢社会を支える仕組み―病院は？そして地域は？　知っておくべき医療制度／医療崩壊をめぐる医師不足問題と医療提供体制を考える　災害医療を考える）　第2部 資料 年表で見る日本の医療政策・制度改革の流れ（戦後の保健・医療・福祉の歩み（1945（昭和20）年～2000（平成12）年）　「介護保険制度」創設以降における保健・医療・福祉・介護の歩み（2000（平成12）年～2011（平成23）年））

◇患者調査　平成14年 傷病分類編　厚生労働省大臣官房統計情報部編　厚生労働省大臣官房統計情報部　2005.3　113p　30cm　Ⓝ498.059

◇患者調査　平成14年 上巻（全国編）　厚生労働省大臣官房統計情報部編　厚生統計協会　2004.7　686p　30cm　9000円　Ⓘ4-87511-201-7　Ⓝ498.059
　内容　1 調査の概要　2 結果の概要（推計患者数　受療率　入院患者の状況　退院患者の状況　主要な傷病の総患者数）　3 統計表　4 参考（用語の解説　作

14　医療問題の本 全情報 2003-2012

医療問題全般　　　　　　　　　　　　　　　　　　　　　　　　　年鑑・白書

業手順　受療率の算出に用いた人口　ICD - 9から ICD - 10への改訂による各章における分類上の主要変更内容)
◇患者調査　平成14年　下巻(都道府県・二次医療圏編)　厚生労働省大臣官房統計情報部編　厚生統計協会　2004.7　775p　30cm　12000円　Ⓘ4-87511-202-5　Ⓝ498.059
　内容 1 調査の概要　2 統計表　3 参考(用語の解説　作業手順　二次医療圏—市区町村対応表　受療率の算出に用いた人口　ICD - 9からICD - 10への改訂による各章における分類上の主要変更内容)
◇健康に関する世論調査　平成16年9月調査　東京都生活文化局広報広聴部広聴管理課編　東京都生活文化局広報広聴部広聴管理課　2005.27，173p　30cm　(世論調査結果報告書)　Ⓝ498.059
◇健康に関する世論調査　平成19年12月調査　東京都生活文化スポーツ局広報広聴部都民の声課編　東京都生活文化スポーツ局広報広聴部都民の声課　2008.3 7,164p　30cm　(世論調査結果報告書)　Ⓝ498.059
◇国民医療年鑑　平成14年度版　21世紀の日本の医療 その3　日本医師会編　春秋社　2003.9　518p　26cm　6190円　Ⓘ4-393-70134-8
　内容 世界に誇る日本の医療を支えるために　医療政策　生命倫理・医の倫理　学術・生涯教育　日本医学会の活動　国際関係の動向　平成14年度における保健医療の展開　委員会の活動成果　緊急レセプト調査集計結果　日医総研レポート　委託調査研究　医療関連統計　年表・一覧表　国民医療年鑑総目次
◇国民医療年鑑　平成15年度版　医療の質と安全確保をめざして　日本医師会編　春秋社　2004.9　716p　26cm　6857円　Ⓘ4-393-70135-6
　内容 第1章 医療の質と安全確保をめざして　第2章 医療政策　第3章 生命倫理・医の倫理　第4章 学術・生涯教育　第5章 日本医学会の活動　第6章 国際関係の動向　第7章 平成15年度における保健医療の展開　第8章 委員会の活動成果　第9章 日医総研レポート　第10章 委託調査研究　第11章 医療関連統計　第12章 年誌・一覧表
◇国民医療年鑑　平成16年度版　医療改革の視点　日本医師会編　春秋社　2005.9　452p　26cm　5619円　Ⓘ4-393-70136-4
　内容 第1章 日本医師会の政策展開　第2章 医療政策　第3章 生命倫理・医の倫理　第4章 学術・生涯教育　第5章 日本医学会の活動　第6章 国際関係の動向　第7章 平成16年度における保健医療の展開　第8章 日医総研レポート　第9章 医療関連統計　第10章 年誌・一覧表　第11章 平成16年度医療関連目次
◇国民医療年鑑　平成17年度　医療改革の視点(その2)　日本医師会編　春秋社　2006.9　790p　26cm　7238円　Ⓘ4-393-70137-2
　内容 日本医師会の政策展開　医療政策　生命倫理・医の倫理　学術・生涯教育　日本医学会の活動　国際関係の動向　医療保険制度改革の経緯　委員会の活動成果　日医総研レポート　委託調査研究　医療関連統計　年誌・一覧表
◇我が国の精神保健福祉 — 精神保健福祉ハンドブック　平成14年度版　精神保健福祉研究会監修　太陽美術　2003.6　643p　21cm　2191円　Ⓘ4-906276-62-8
　内容 第1章 精神保健の基礎知識　第2章 精神保健福祉行政のあらまし　第3章 精神障害者対策　第4章 精神保健における個別課題への取り組み　第5章 諸外国における精神医療　第6章 関連法規及び施設資料編
◇我が国の精神保健福祉 — 精神保健福祉ハンドブック　平成15年度版　精神保健福祉研究会監修　太陽美術　〔2004.6〕　723p　21cm　2191円　Ⓘ4-906276-65-2
　内容 第1章 精神保健の基礎知識　第2章 精神保健福祉行政のあらまし　第3章 精神障害者対策　第4章 精神保健における個別課題への取り組み　第5章 諸外国における精神医療　第6章 関連法規及び施設資料編
◇我が国の精神保健福祉 — 精神保健福祉ハンドブック　平成16年度版　精神保健福祉研究会監修　太陽美術　2005.6 749p　21cm　2191円　Ⓘ4-906276-67-9
　内容 第1章 精神保健の基礎知識　第2章 精神保健福祉行政のあらまし　第3章 精神障害者対策　第4章 精神保健における個別課題への取り組み　第5章 諸外国における精神医療　第6章 関連法規及び施設資料編
◇我が国の精神保健福祉 — 精神保健福祉ハンドブック　平成18年度版　精神保健福祉研究会監修　太陽美術　〔2007.8〕　854p　21cm　2381円　Ⓘ978-4-906276-75-2
　内容 第1章 精神保健の基礎知識　第2章 精神保健福祉行政のあらまし　第3章 精神障害者支援施策　第4章 精神保健における個別課題への取り組み　第5章 諸外国における精神医療　第6章 関連法規及び施設　資料編
◇我が国の精神保健福祉 — 精神保健福祉ハンドブック　平成19年度版　精神保健福祉研究会監修　太陽美術　〔2008.9〕　854p　21cm　2381円　Ⓘ978-4-906276-77-6
　内容 第1章 精神保健の基礎知識　第2章 精神保健福祉行政のあらまし　第3章 精神障害者支援施策　第4章 精神保健における個別課題への取り組み　第5章 諸外国における精神医療　第6章 関連法規及び施設　資料編
◇我が国の精神保健福祉 — 精神保健福祉ハンドブック　平成21年度版　精神保健福祉研究会監修　太陽美術　〔2009.10〕　818p　21cm　2381円　Ⓘ978-4-906276-79-0
　内容 第1章 精神保健の基礎知識　第2章 精神保健福祉行政のあらまし　第3章 精神障害者支援施策　第4章 精神保健における個別課題への取り組み　第5章 諸外国における精神医療　第6章 関連法規及び施設　資料編
◇我が国の精神保健福祉 — 精神保健福祉ハンドブック　平成22年度版　太陽美術　〔2010.12〕　818p　21cm　2381円　Ⓘ978-4-906276-81-3
　内容 第1章 精神保健の基礎知識　第2章 精神保健福祉行政のあらまし　第3章 精神障害者支援施策　第4章 精神保健における個別課題への取り組み　第5章 諸外国における精神医療　第6章 関連法規及び施設　資料編
◇我が国の精神保健福祉 — 精神保健福祉ハンドブック　平成23年度版　太陽美術　〔2011.9〕　814p　21cm　2381円　Ⓘ978-4-906276-83-7
　内容 第1章 精神保健の基礎知識　第2章 精神保健福祉行政のあらまし　第3章 精神障害者支援施策　第

4章 精神保健における個別課題への取り組み　第5章 関連法規及び施設　資料編

書誌・目録

◇医学生・レジデントのための医学書ガイド—52の講座・研究室の必読書を網羅！　富野康日己監修　エクスナレッジ　2011.5　119p　21cm　1800円　①978-4-7678-1146-8　Ⓝ490
◇醫籍総覧―東日本版　第80版　醫事公論社　2004.4　1冊　27cm　94000円　①4-900136-06-9　Ⓝ490.35
◇醫籍総覧―西日本版　第81版　醫事公論社　2005.7　1冊　27cm　94000円　①4-900136-07-7　Ⓝ490.35
◇いま読んでおきたい介護の本50冊　小梛治宣著, 朝文社ウェルフェア事業部編　朝文社　2004.11　102p　26cm　1000円　①4-88695-175-9　Ⓝ598.4
　内容　1 家族による介護体験　2 専門家による介護体験　3 自分の介護体験　4 介護施設の取り組み方　5 介護全般の教養書　6 海外の介護事情　7 アメリカの介護事情
◇医療問題の本全情報　1996-2003　日外アソシエーツ株式会社編　日外アソシエーツ　2004.1　766p　22cm　〈発売：紀伊國屋書店〉　26000円　①4-8169-1822-1　Ⓝ498.031
　内容　医療問題全般　医療と行政　医薬品　医療施設・医療者　医療と社会・福祉　医療と倫理　病気・難病　東洋医学　医療と健康
◇介護問題文献目録　2000-2006　日外アソシエーツ株式会社編　日外アソシエーツ　2007.6　971p　27cm　〈発売：紀伊國屋書店〉　36190円　①978-4-8169-2047-9　Ⓝ369.031
　内容　介護全般　認知症介護全般　介護保険制度と介護保険法　介護サービス事業全般　居宅介護サービス　施設介護サービス　介護用品　ケアマネージャー(介護支援専門員)とケアマネジメント業務　介護と医療　介護予防　障害者ケアマネジメント・介護
◇からだといのちに出会うブックガイド　健康情報棚プロジェクト, からだとこころの発見塾編　読書工房　2008.11　243p　26cm　2400円　①978-4-902666-19-9　Ⓝ490.31
　内容　1章 いのちのリレー　2章 生と性　3章 ぼくのからだ・わたしのからだ　4章 病気・障害と生きる　5章 自分で守る大切ないのち　6章 こころとなかま　7章 いのちと災害, 戦争　8章 プレパレーション　9章 つくってみよう！！からだといのちの図書コーナー
◇現行医学雑誌所在目録―医・歯・薬学及関係誌　2005年度受入　日本医学図書館協会編　日本医学図書館協会　2005.5　493p　30cm　12000円　Ⓝ490.31
◇現行医学雑誌所在目録―医・歯・薬学及関係誌　2006年度受入　日本医学図書館協会編　日本医学図書館協会　2006.6　500p　30cm　12000円　Ⓝ490.31
◇現行医学雑誌所在目録―医・歯・薬学及関係誌　2007年度受入　日本医学図書館協会編　日本医学図書館協会　2007.5　562p　30cm　12000円　Ⓝ490.31
◇現行医学雑誌所在目録―医・歯・薬学及関係誌　2008年度受入　日本医学図書館協会編　日本医学図書館協会　2008.6　544p　30cm　12000円　Ⓝ490.31
◇健康・食事の本全情報　1993-2004　日外アソシエーツ株式会社編　日外アソシエーツ　2004.11　799p　22cm　〈発売：紀伊國屋書店〉　14000円　①4-8169-1876-0　Ⓝ498.031
　内容　健康　医学・医療　健康管理　健康法　食事と健康　健康食　栄養　薬　病気の知識　治療法　病気別治療法
◇公共図書館のための「健康情報の本」選定ノート　「市民への健康情報サービスのための基本図書およびweb情報源リスト」を作成する会編　〔府中〕　「市民への健康情報サービスのための基本図書およびweb情報源リスト」を作成する会　2008.3　5, 49p　30cm　Ⓝ490.31
◇JAPIC医薬資料ガイド―医薬情報を調べる人のための　2004年版　日本医薬情報センター附属図書館編　日本医薬情報センター附属図書館　2004.4　182, 16p　30cm　Ⓝ490.31
◇JAPIC医薬資料ガイド―医薬情報を調べる人のための　2005年版　日本医薬情報センター附属図書館編　日本医薬情報センター附属図書館　2005.5　224p　30cm　3150円　Ⓝ490.31
◇日本醫籍年鑑―西日本版　1(近畿)　日本醫學新報社編　第39版　日本醫學新報社　2004.10　1冊　27cm　70000円　Ⓝ490.35
◇日本醫籍年鑑―西日本版　2(中国・四国・九州)　日本醫學新報社編　第38版　日本醫學新報社　2003.7　1冊　27cm　65000円　Ⓝ490.35
◇日本醫籍年鑑　医育機関編(全国医科大学)　日本醫學新報社編　第39版　日本醫學新報社　2004.10　194p　26cm　非売品　Ⓝ490.35
◇日本醫籍録　東日本版　第77版　医学公論社　2004.3　1冊　27cm　81550円　Ⓝ490.35
◇日本醫籍録　西日本版　第78版　医学公論社　2005.3　1冊　27cm　81550円　Ⓝ490.35
◇日本歯科医師会蔵書目録　歯科関係編　和書 平成15年9月　日本歯科医師会調査室編　日本歯科医師会　2003.10　291, 277p　30cm　Ⓝ497.031
◇日本歯科医師会蔵書目録　歯科関係編　和書 平成16年9月　日本歯科医師会(調査室)編　日本歯科医師会　2004.10　305, 290p　30cm　Ⓝ497.031
◇日本歯科医師会蔵書目録　歯科関係編　和書 平成18年2月　日本歯科医師会(調査室)編　日本歯科医師会　2006.3　279, 264p　30cm　Ⓝ497.031
◇日本歯科医師会蔵書目録　歯科関係編　和書 平成18年12月　日本歯科医師会(調査室)編　日本歯科医師会　2007.1　295, 279p　30cm　Ⓝ497.031
◇日本歯科医師会蔵書目録　歯科関係編　和書 平成20年3月　日本歯科医師会(調査課)編　日本歯科医師会　2008.3　317, 303p　30cm　Ⓝ497.031

医療問題全般　　　　　　　　　　　　　　　　　　　　　　　　書誌・目録

◇日本歯科医師会蔵書目録　歯科関係編 和書 平成21年3月　日本歯科医師会編　日本歯科医師会　2009.3　319, 303p　30cm　〈共同刊行：日本歯科医師会図書館〉　Ⓝ497.031

◇日本歯科医師会蔵書目録　歯科関係編 和書 平成23年3月　日本歯科医師会編　日本歯科医師会　2011.3　314, 300p　30cm　〈共同刊行：日本歯科医師会図書館〉　Ⓝ497.031

◇日本歯科医師会蔵書目録　歯科関係編 和書 平成24年3月　日本歯科医師会編　日本歯科医師会　2012.3　333, 316p　30cm　〈共同刊行：日本歯科医師会図書館〉　Ⓝ497.031

◇病気になった時に読むがん闘病記読書案内　パラメディカ, ライフパレット編　三省堂　2010.3　192p　19cm　1600円　Ⓘ978-4-385-36453-7　Ⓝ916.031
　内容　第1章 お薦めがんの闘病記案内―がんの部位別1〜14　第2章 古今東西闘病記事情　第3章 闘病記の魅力を探る　第4章「闘病記専門古書店パラメディカ」と「闘病記サイトライフパレット」の誕生　第5章 闘病記を探すためのいろいろ情報

◇福祉・介護レファレンスブック　日外アソシエーツ株式会社編　日外アソシエーツ　2010.10　332p　21cm　〈発売：紀伊國屋書店〉　8000円　Ⓘ978-4-8169-2282-4　Ⓝ369.031
　内容　福祉（社会保障　福祉用語　社会福祉政策・行財政・法令　公的扶助・生活保護・救貧制度　高齢社会　高齢者福祉・老人福祉　障害者福祉　精神保健福祉　児童福祉　医療福祉　福祉産業・シルバー産業　大学・専門学校　視覚・仕事ガイド）　介護（看護学　看護法令　介護用語　介護休業　介護実践　介護福祉　介護保険　高齢者介護　老人介護　訪問介護・ホームヘルパー　在宅介護　介護産業　介護施設　介護支援専門員・ケアマネジャー　大学・専門学校　資格・仕事ガイド）

◇福祉の時代を読む―介護, 医療, 環境から子育て, 災害まで2005年新刊の203冊 介護・医療からの新刊読書エッセイ　小川吉造著　本の泉社　2006.5　254p　19cm　1429円　Ⓘ4-88023-945-3　Ⓝ369.031
　内容　第1章 介護・看護　第2章 医療・健康　第3章 老いを生きる　第4章 仕事もしたい赤ちゃんもほしい　第5章 環境・ごみ　第6章 働くということ　第7章 地震・災害・災難　第8章 食生活　第9章 いまどき

◇福祉の本出版目録　2003年版　全国社会福祉協議会出版部　2003.3　133p　21cm　500円　Ⓘ4-7935-0718-2　Ⓝ369.031

◇福祉文献大事典　1(1945(昭和20)年―1994(平成6)年)　遠藤興一監修, 文献情報研究会編著　日本図書センター　2006.1　574p　27cm　Ⓘ4-284-30025-3, 4-284-30024-5　Ⓝ369.031

◇福祉文献大事典　2(1995(平成7)年―2004(平成16)年)　遠藤興一監修, 文献情報研究会編著　日本図書センター　2006.9　p576-1366　27cm　Ⓘ4-284-30026-1, 4-284-30024-5　Ⓝ369.031

◇JAPIC医薬資料ガイド―医薬情報を調べる人のための　2006年版　日本医薬情報センター附属図書館編　日本医薬情報センター附属図書館　2006.5　211p　30cm　3150円　Ⓝ490.31

《名　簿》

◇医育機関名簿　2003-2004　羊土社　2003.11　601p　30cm　〈企画：中外製薬〉　9800円　Ⓘ4-89706-377-9　Ⓝ490.35

◇医育機関名簿　2004-2005　羊土社　2004.11　630p　30cm　〈企画：中外製薬〉　9800円　Ⓘ4-89706-537-2　Ⓝ490.35
　内容　北海道大学大学院医学研究科・病院　北海道大学遺伝子病制御研究所　北海道大学電子科学研究所　札幌医科大学　旭川医科大学・病院　弘前大学医学部・病院　岩手医科大学医学部・病院　秋田大学医学部・病院　山形大学医学部・病院　東北大学大学院医学系研究科・医学部・病院　東北大学加齢医学研究所〔ほか〕

◇医育機関名簿　2005-2006　羊土社名簿編集室企画・編集・製作　羊土社　2005.12　618p　30cm　13000円　Ⓘ4-89706-539-9　Ⓝ490.35
　内容　北海道・東北　関東　信越・北陸・東海　近畿　中国・四国　九州・沖縄

◇医育機関名簿　2006-2007　羊土社名簿編集室企画・編集・製作　羊土社　2006.12　656p　30cm　14000円　Ⓘ4-89706-891-6　Ⓝ490.35
　内容　北海道・東北　関東　信越・北陸・東海　近畿　中国・四国　九州・沖縄

◇医育機関名簿　2007-2008　羊土社名簿編集室企画・編集・製作　羊土社　2007.12　669p　30cm　14000円　Ⓘ978-4-89706-892-3　Ⓝ490.35

◇医育機関名簿　2008-2009　羊土社名簿編集室企画・編集・製作　羊土社　2008.12　685p　30cm　16000円　Ⓘ978-4-89706-893-0　Ⓝ490.35

◇医育機関名簿　2009-'10　羊土社名簿編集室企画・編集・製作　羊土社　2009.12　700p　30cm　16000円　Ⓘ978-4-89706-894-7　Ⓝ490.35

◇医育機関名簿　2010-'11　羊土社　2010.12　714p　30cm　24000円　Ⓘ978-4-89706-895-4　Ⓝ490.35

◇医育機関名簿　2011-'12　羊土社　2011.12　729p　30cm　24000円　Ⓘ978-4-89706-896-1　Ⓝ490.35

◇医科学研究者名簿―ライフサイエンス 全国国公私立研究所・薬学部・歯学部　2003-2004　羊土社名簿編集部編集・製作　羊土社　2003.2　470p　26cm　15000円　Ⓘ4-89706-294-2　Ⓝ490.35

◇医科学研究者名簿―ライフサイエンス 全国国公私立研究所・薬学部・歯学部　2005-2006　羊土社名簿編集室編集・製作　羊土社　2005.3　452p　26cm　15000円　Ⓘ4-89706-538-0　Ⓝ490.35

◇医学研究者名簿　2003-2004　『医学研究者名簿』編集室編　医学書院　2003.10　849p　26cm　38000円　Ⓘ4-260-12710-1　Ⓝ490.35
　内容　1 大学〜研究所名簿（大学医学部〜医科大学〜附属研究施設　大学附置研究所　国立研究所　公立研究所　私立研究所　大学歯学部〜歯科大学〜附属研究施設）　2 専門別名簿（医学）　3 五十音別名簿

◇医学研究者名簿　2004-2005　『医学研究者名簿』編集室編　医学書院　2004.10　16, 866p　26cm　38000円　Ⓘ4-260-12727-6　Ⓝ490.35

◇医療機関名簿―精神科・神経科 東京都立中部総合精神保健福祉センター編 東京都立中部総合精神保健福祉センター 2004.3 231p 30cm 〈付・心療内科〉 Ⓝ498.16

◇医療機関名簿―精神科・神経科・心療内科 東京都立中部総合精神保健福祉センター編 東京都立中部総合精神保健福祉センター 2006.3 125p 30cm Ⓝ498.16

◇医療機関名簿―精神科・神経科・心療内科 東京都立中部総合精神保健福祉センター編 東京都立中部総合精神保健福祉センター 2008.3 161p 30cm Ⓝ498.16

◇最新全国医科大学名鑑―醫籍総覧（医育機関編） 第80版 醫事公論社 2004.1 224p 26cm 〈奥付のタイトル：全国医科大学名鑑〉 非売品 Ⓝ490.35

◇最新全国医科大学名鑑―醫籍総覧（医育機関編） 第81版 醫事公論社 2004.12 180p 26cm 〈奥付のタイトル：全国医科大学名鑑〉 非売品 Ⓝ490.35

◇福祉などの相談機関・団体ガイドブック 東京都社会福祉協議会 2005.3 253p 21cm 762円 Ⓘ4-902198-73-8 Ⓝ369.035
　［内容］相談機関・団体　参考資料

◇明治医師人名鑑―日本医史学会総会発表資料合冊 樋口輝雄編 〔新潟〕 〔樋口輝雄〕 2006.6 1冊 26cm Ⓝ498.14
　［内容］明治前期における医師試験制度と奉職履歴医について　明治12年から16年までの東京府における医術開業旧試験について　明治8年から16年までに実施された内務省医術開業試験について　横井寛編「東京府内墨郡文曆師住所一覧」（明治18年刊）に掲載された医師人名　明治17年から21年までの医籍登録者について　明治期発行の医籍誌に掲載された新潟県内の医師・歯科医師人名　『日本杏林要覧』（明治42年刊）に掲載された九州八県下の医師・歯科医師人名

医療情報

◇医療IT化による医療の安全性と質の改善の評価に関する研究（17-医療-046）総括研究報告書 〔長谷川友紀〕 2007.3 32p 30cm 〈平成18年度厚生労働省医療技術総合研究事業　主任研究者：長谷川友紀〉

◇医療IT化による医療の安全性と質の改善の評価に関する研究（17-医療-046）総合研究報告書 〔長谷川友紀〕 2007.3 76p 30cm 〈平成17-18年度厚生労働省医療技術総合研究事業　背のタイトル：医療IT化による医療の安全性と質の改善の評価に関する研究総合研究報告書　主任研究者：長谷川友紀〉 Ⓝ498

◇新IT医療革命―スマホ、タブレットが変えるTeam医療3.0著　アスキー・メディアワークス 2011.12 219p 18cm （アスキー新書 207）

〈発売：角川グループパブリッシング〉 743円 Ⓘ978-4-04-870675-9 Ⓝ498.021
　［内容］序章 現場からの革新者たち、集まる　第1章 医療「崩壊」から「解放」へ―ITで仕組みを変える　第2章 iPad、iPhoneで医療教育を変える　第3章 他職種との連携で今後の在宅医療ニーズを支える　第4章 ITで情報を共有し、最良の医療を実現する　第5章 日本の医療をITで救え！

◇ITが医療を変える―現場からの課題解決への提言　Team医療3.0著, 杉本真樹編　アスキー・メディアワークス 2012.2 271p 21cm 〈発売：角川グループパブリッシング〉 2400円 Ⓘ978-4-04-886217-2 Ⓝ498.021
　［内容］第1章 オープンソース、スマートデバイスによる医"領"解放」構想　第2章 脳卒中における遠隔画像診断 治療補助システムi-Strokeの開発　第3章 超高齢社会とITの進化による新医療モデル　第4章 在宅医療におけるスマートフォン、クラウドの活用　第5章 病院イノベーション―地域で患者情報を「SHARE」するために　第6章 臨床教育を変える「SHARE」の仕組み　第7章 患者参加型医療の実現に向けたICT活用―開業医の立場から　第8章 医療とSNS―TwitterとFacebookを中心に　第9章 医療者が開発するアプリの可能性　第10章 医療3.0の意味と目指すもの

◇ITで可能になる患者中心の医療　秋山昌範著　日本医事新報社 2003.3 220p 21cm 2400円 Ⓘ4-7849-7278-1 Ⓝ498.163

医療史

◇医学が歩んだ道　フランク・ゴンザレス・クルッシ著, 堤理華訳　ランダムハウス講談社 2008.6 294p 20cm （クロノス選書） 2300円 Ⓘ978-4-270-00365-7 Ⓝ490.2
　［内容］第1章 解剖学の誕生　第2章 外科学の誕生　第3章 生気論と機械論　第4章 生殖の謎　第5章 疫病と人類　第6章 病気の概念　第7章 診断の過程　第8章 治療　第9章 おわりに

◇医学がヒーローであった頃―ポリオとの闘いにみるアメリカと日本　小野啓郎著　吹田 大阪大学出版会 2008.6 223p 19cm （阪大リーブル 7） 1700円 Ⓘ978-4-87259-240-5 Ⓝ490.2
　［内容］第1章 ポリオに苦しんだ人類　第2章 ワクチン開発までの苦闘の歴史　第3章 ヒーローがなぜアメリカに誕生したのか―ポリオ制圧前史　第4章 日本におけるポリオ制圧の問題点　第5章 日本の医学はなぜヒーローを生まなかったのか

◇医学の歴史　梶田昭著　講談社 2003.9 360p 15cm （講談社学術文庫） 1200円 Ⓘ4-06-159614-4 Ⓝ490.2
　［内容］第1章 人類と医学のあけぼの　第2章 イオニアの自然哲学とヒポクラテス　第3章 アテナイの輝きとアレクサンドリアの残光　第4章 イエス、ガレノス、そして中世　第5章 インドと中国の古代医学　第6章 シリア人とアラブ人の世界史的役割　第7章 芸術家と医師のルネサンス―中世からの「離陸」　第8章 科学革命の時代　第9章 近代と現代のはざまで　第10章 進歩の世紀の医師と民衆　第11章 西欧医学と日本人　第12章 戦争の世紀、平和の世紀

医療問題全般　　　　　　　　　　　　　　　　　　　　　医療史

◇医学の歴史　ルチャーノ・ステルペローネ著, 小川熙訳　原書房　2009.11　327p　20cm　〈医学史監修：福田眞人〉　2800円　Ⓘ978-4-562-04514-3　Ⓝ490.23
　内容　1章 原始・古代　2章 古典時代　3章 中世からルネサンスまで　4章 15世紀の医学　5章 16世紀の医学　6章 17世紀の医学　7章 18世紀の医学　8章 19世紀の医学　9章 20世紀の医学
◇医学の歴史―医学の夜明けを尋ねて　1　ヘンリー・E. ジゲリスト著, 大津章訳　大津　三学出版　2009.2　493p　21cm　5000円　Ⓘ978-4-903520-34-6　Ⓝ490.2
◇医学の歴史―医学の夜明けを尋ねて　2　ヘンリー・E. ジゲリスト著, 大津章訳　大津　三学出版　2009.2　301p　21cm　3000円　Ⓘ978-4-903520-35-3　Ⓝ490.2
◇医と病い　二宮宏之, 樺山紘一, 福井憲彦責任編集　藤原書店　2011.1　249p　21cm　〈叢書・歴史を拓く　『アナール』論文選〈新版〉3〉コメント：立川昭二　解説：樺山紘一　並列シリーズ名：Economies Societes Civilisations　下位シリーズの並列シリーズ名：Annales〉　3200円　Ⓘ978-4-89434-780-9　Ⓝ490.2
　内容　解説 医と病いの歴史学（樺山紘一著）　病気の歴史研究序説（ミルコ・D. グルメク著　樺山紘一訳）　黒死病をめぐって（エリザベート・カルパンティエ著　池上俊一訳）　能力・理性・献身（ダニエル・ロッシュ著　谷川多佳子訳）　病いを癒す術（ジャン＝ピエール・グーベール著　宮崎揚弘訳）　労働現場の病いと医（アルレット・ファルジュ著　福井憲彦訳）　悪疫の流行と階級憎悪（ルネ・ベレル著　中原嘉子訳）　コメント 病いのフォークロア（立川昭二著）
◇命と医学を考えるとき知っておきたい科学者と科学史　園部利彦著　近代文芸社　2011.3　117p　26cm　1000円　Ⓘ978-4-7733-7759-0　Ⓝ490.2
　内容　医の原点から近代化へ　近代医学の基礎（麻酔法　防腐法）　解剖学と実験生理学　細菌学と医薬品の開発―ペニシリンの場合　医学と放射線
◇医療技術と器具の社会史―聴診器と顕微鏡をめぐる文化　山中浩司著　吹田　大阪大学出版会　2009.8　276p　19cm　〈阪大リーブル 016〉〈並列シリーズ名：Handai livre〉　2200円　Ⓘ978-4-87259-301-3　Ⓝ492.8
　内容　1 プロローグ―器具から見る社会　2 「不可解な過去」―技術と社会の奇妙な関係　3 聴診器が使えない？―現代医療の落とし穴　4 マホガニーの神託―聴診器と19世紀医学　5 電気松葉枕なんかいらない―聴診器と医療のシンボル　6 怪物のスープ―顕微鏡の社会的イメージ　7 顕微鏡のように見ない―実験室の医学　8 エピローグ―器具のパラダイス・器具のパラダイム
◇近代医学のあけぼの―外科医の世紀　トールヴァルト著, 小川道雄訳　へるす出版　2007.4　527p　21cm　3600円　Ⓘ978-4-89269-567-4　Ⓝ490.23
　内容　第1篇 長い暗黒　第2篇 世紀の目覚め　第3篇 手術熱　第4篇 救済者　第5篇 成果　文献
◇外科の歴史　W. J. ビショップ著, 川満富裕訳　時空出版　2005.8　248p　22cm　3000円　Ⓘ4-88267-037-2　Ⓝ494.02

　内容　第1章 外科の夜明け　第2章 古代オリエント　第3章 古代ギリシアと古代ローマ　第4章 中世ヨーロッパ　第5章 ルネッサンス　第6章 十七世紀　第7章 十八世紀　第8章 十九世紀前半　第9章 疼痛と感染の克服　第10章 リスター以後の手術
◇健康科学の史的展開　多田羅浩三, 高鳥毛敏雄著　放送大学教育振興会　2010.3　289p　21cm　〈放送大学大学院教材〉〈発売：〔日本放送出版協会〕　生活健康科学プログラム〉　3000円　Ⓘ978-4-595-13931-4　Ⓝ498.02
　内容　1 医学の歩み（ヒポクラテスの医学　液体病理学・瘴気論　瘴気論・症状の医学）　2 イギリスのプライマリケアの歩みに学ぶ（人々の健康を支えるシステム　人々の健康を支える施設　人々の健康を支える多様な専門職）　3 現代の地平（現代社会の健康課題　人口政策と母子保健　労働者に対する健康への挑戦　都市と健康　健康の危機管理　人々の健康を支える事業）　4 21世紀の展望（公衆衛生の役割と展望　健康日本21の開く地平―制度と知恵をつなぐ社会を支える制度の歩みと展望）
◇現代外科のいしずえ―外科医の帝国　上　トールヴァルト著, 小川道雄訳　へるす出版　2011.7　375p　21cm　2800円　Ⓘ978-4-89269-733-3　Ⓝ494.02
　内容　第1篇 先駆者の苦悩（コッヘル―ベルンの悲劇　胆石症と闘った4人の医師　バッシーニ）　第2篇 疼痛に対する第二の闘い―全身麻酔から局所だけの麻酔へ（表面麻酔　伝達麻酔と浸潤麻酔　腰椎麻酔（脊椎麻酔）　浸潤麻酔のその後の展開―ハインリッヒ・ブラウン）　第3篇 運命の瞬間（シカゴ―熱狂的な「赤い海つばめ」　ミクリッツとザウエルブルッフ―開胸手術への道のり）
◇疾患別医学史　1　K. F. カイブル編, 酒井シヅ監訳　朝倉書店　2005.12　246, 9p　22cm　〈科学史ライブラリー〉　5400円　Ⓘ4-254-10584-3　Ⓝ491.61
　内容　悪性腫瘍（癌）　アテネの疫病　アフリカトリパノソーマ症（睡眠病）　アメーバ赤痢　Alzheimer病　アルボウイルス　アレナウイルス　萎黄病　異食症　いちご腫（フランベジア）〔ほか〕
◇疾患別医学史　2　K. F. カイブル編, 酒井シヅ監訳　朝倉書店　2006.1　p248-489, 9p　22cm　〈科学史ライブラリー〉　5400円　Ⓘ4-254-10585-1　Ⓝ491.61
　内容　紅斑性狼瘡　黒死病　黒色肺と褐色肺　骨粗鬆症　コレラ　細菌性赤痢　サイトメガロウイルス感染症　産褥熱　猩紅熱　子癇〔ほか〕
◇疾患別医学史　3　K. F. カイブル編, 酒井シヅ監訳　朝倉書店　2006.2　p492-735, 9p　22cm　〈科学史ライブラリー〉　5400円　Ⓘ4-254-10586-X　Ⓝ491.61
　内容　突然死症候群　トレポネーマ症　鉛中毒　日本脳炎　乳糖不耐症および吸収不良　乳幼児突然死症候群　乳様突起炎（乳突炎）　ニューモシスティス肺炎（旧形質細胞肺炎、ニューモシスティス症）　尿路結石　嚢胞性線維症〔ほか〕
◇瀉血の話　藤倉一郎著　近代文芸社　2011.11　114, 12p　20cm　952円　Ⓘ978-4-7733-7811-5　Ⓝ492.27
　内容　はじめに　古代における瀉血　中世における瀉血　パラケルズスの登場　ルネッサンスの幕開け　近代医学の誕生　ハーベイの血液循環理論　一七世紀の医学　一八世紀の医学　一九世紀の医学　アメ

医療問題の本 全情報 2003-2012　19

医療史　　　　　　　　　　　　　　　　　　　　　　　　　　　　医療問題全般

リカ初代大統領ワシントンの死　瀉血反対論　一九世紀アメリカ医学における瀉血　わが国における瀉血の歴史　明治の医療改革　C型肝炎治療のための瀉血

◇手術器械の歴史　C.J.S.トンプソン著，川満富裕訳　時空出版　2011.11　146p　22cm　2500円　Ⓘ978-4-88267-051-3　Ⓝ492.8
[内容] メス　切断ナイフ　ノコギリ　穿頭器　膣の拡張器と検鏡　頭蓋ノコ　異物鉗子と動脈鉗子　銃弾鉗子と銃弾摘出器　瀉血と静脈切開の器械—ランセット，吸角器，乱切器　ターニケット　トロッカ　手術台

◇人体を戦場にして—医療小史　ロイ・ポーター著，目羅公和訳　法政大学出版局　2003.12　220, 27p　20cm　（りぶらりあ選書）　2800円　Ⓘ4-588-02219-9　Ⓝ490.2
[内容] 第1章 病気　第2章 医者　第3章 体　第4章 研究所　第5章 治療法　第6章 外科手術　第7章 病院　第8章 現代社会における医療

◇身体と医療の教育社会史　望田幸男，田村栄子編　京都　昭和堂　2003.10　312, 8p　22cm　（叢書・比較教育社会史）　3800円　Ⓘ4-8122-0324-4　Ⓝ780.2
[内容] 第1部 身体教育と身体の規律化　第2部 医の制度化による統合と排除（医師の「量」と「質」をめぐる政治過程—近代日本における医師の専門職化　専門医制度の成立とオルタナティブ医療—ドイツのホメオパティー医にとっての医師職業団体と患者組織　医療の専門分化と産科学の台頭—アメリカ医学界における産科学の地位）　第3部 医の世界とジェンダー

◇新編・医学史探訪—医学を変えた巨人たち　二宮陸雄著　医歯薬出版　2006.3　314p　27cm　〈「医学史探訪」（日経BP社1999年刊）の増補〉　8000円　Ⓘ4-263-23851-6　Ⓝ490.28

◇清潔の歴史—美・健康・衛生　ヴァージニア・スミス著，鈴木実佳訳　東洋書林　2010.3　416p　22cm　3800円　Ⓘ978-4-88721-764-5　Ⓝ498.02
[内容] 第1章 生物としての身体　第2章 化粧　第3章 ギリシアの衛生　第4章 ローマ風呂　第5章 禁欲　第6章 中世の道徳　第7章 プロテスタントの養生法　第8章 清潔は市民の美徳　第9章 健康十字軍　第10章 美しい身体

◇セレンディピティと近代医学—独創，偶然，発見の100年　モートン・マイヤーズ著，小林力訳　中央公論新社　2010.3　404p　20cm　2600円　Ⓘ978-4-12-004103-7　Ⓝ490.2
[内容] 序論 セレンディピティ—自然科学の知られざる秘密　第1章 近代医学の夜明け—感染症と魔法の弾丸　第2章 対がん戦争の火蓋を切ったニンニクの臭い　第3章 震える水晶の糸が心臓の謎を解く　第4章 問題は人格にはなく，化学にある—精神安定剤，抗うつ薬，覚せい剤　結論 チャンスにチャンスをつかむ—セレンディピティの重要性

◇ためになる医学史・年表　2010年度版　久保千春監修，久保千春，千田要一，平本哲哉，砂押吉良執筆　光原社　2010.10　116p　22cm　4800円　Ⓘ4-906690-04-1　Ⓝ490.32

◇人がつなげる科学の歴史　1　ワクチンと薬の発見—牛痘から抗生物質へ　キャロル・バラード著，西川美樹訳，堀本泰介，堀本研子日本語版監修　文溪堂　2010.3　63p　29cm　2900円　Ⓘ978-4-89423-660-8　Ⓝ402
[内容] すり傷が命とりに？　現代の薬が生まれる前　最初のワクチン　微生物が病気の原因？　感染症を予防する　薬を殺る　微生物を殺す　現代のワクチン　現代の抗生物質　現代における感染症の予防　最新の研究　年表　薬とワクチンの開発につくした科学者たち　この本を読んだみなさんへ—感染症とのたたかい

◇人がつなげる科学の歴史　4　再生医療への道—顕微鏡づくりから幹細胞の発見へ　サリー・モーガン著，徳永優子訳，依馬秀夫日本語版監修　文溪堂　2010.3　63p　29cm　2900円　Ⓘ978-4-89423-663-9　Ⓝ402
[内容] 不思議な細胞　顕微鏡の登場　幹細胞の研究　移植と免疫　幹細胞をふやす　問題になっていること　再生医療　これからのこと　再生医療のいま　年表　再生医療の発展につくした科学者たち　この本を読んだみなさんへ 人口多能性幹細胞ってどんな幹細胞？

◇病気の社会史—文明に探る病因　立川昭二著　岩波書店　2007.4　307p　15cm　（岩波現代文庫　社会）　1100円　Ⓘ978-4-00-603152-7　Ⓝ498.02
[内容] 序章　第1章 「戦史」の主役・疫病　第2章 神の白き手—ハンセン病　第3章 夜明け前—ペスト　第4章 ルネサンスのあだ花—梅毒　第5章 産業革命と結核　第6章 近代文明の谷間—ガン　第7章 コレラをめぐる政府と民衆　第8章 「富国強兵」の病歴　第9章 病気・明治百年　終章

◇麻酔科学のルーツ　松木明知著　克誠堂出版　2005.5　331p　21cm　5000円　Ⓘ4-7719-0289-5　Ⓝ494.24
[内容] 麻酔科学の歴史（麻酔科学の歴史—古代から現代まで　麻酔科学の歴史—近代を中心に　日本麻酔科学前史　清水健太郎教授と日本麻酔科学会の創立）　高峰徳明の事績（高峰徳明に関する諸家の意見　高峰徳明の事績に関する基本的史料の再検討）　華岡青洲のことなど（華岡青洲に関する研究・最近の知見　医史学研究の先取権を巡って　華岡青洲の「乳巌治験録」の新研究　「乳巌治験録」は青洲の自筆ではない　華岡青洲のことなど　華岡青洲　大麻とケシの文化史）　麻酔科学史とパイオニアたち（「麻酔」誌1-50巻に見られる麻酔科学史の論考　"麻酔科学"の歴史　Anesthesiology誌に最初に論文を執筆した日本人はだれか　わが国における脊椎麻酔の先駆者・朴蘭сь[原文ママ]の事績　斎藤眞教授と脊椎麻酔　日本における脊椎麻酔死　50年振りに真相が明らかにされたイギリス脊椎事件）　「麻酔」の語史について（「麻酔」の語史学的研究　「麻酔」の語史学的研究—補遺）　麻酔薬開発と麻酔法の歩み（麻酔薬の発見と歴史的経緯　コカインの局所麻酔作用　産婦人科麻酔の歴史　八甲田雪中行軍の被救助者はどんな麻酔法を受けたのか　江戸時代における青森県の医師が全国に及ぼした影響）　その他（第2回麻酔科学史国際シンポジウム印象記　Book review"Notable names in anaesthesia"）

◇まんが医学の歴史　茨木保著　医学書院　2008.3　350p　21cm　2200円　Ⓘ978-4-260-00573-9　Ⓝ490.2

◇臨床医学の誕生　ミシェル・フーコー著，神谷美恵子訳　みすず書房　2011.11　368, 19p　20cm

医療問題全般　　　　　　　　　　　　　　　　　　　医療史

（始まりの本）〈1969年刊の新編集〉　3800円　Ⓘ978-4-622-08341-2　Ⓝ492.02
内容：第1章 空間と分類　第2章 政治的意識　第3章 自由な場　第4章 臨床医学の淵源　第5章 施療院の教訓　第6章 徴候と症例　第7章 見ること、知ること　第8章 屍体解剖　第9章 不可視なる可視　第10章 熱病の問題

◇ロマンとアンチロマンの医学の歴史　古井倫士著　名古屋　黎明書房　2011.6　199p　20cm　2500円　Ⓘ978-4-654-07621-5　Ⓝ490.2
内容：1 アスクレピオスの杖　2 病草紙　3 解体新書の謎　4 栄光と挫折

◇Disease　一人類を襲った30の病魔　Mary Dobson著、小林力訳　医学書院　2010.1　262p　26cm　3800円　Ⓘ978-4-260-00946-1　Ⓝ498.02

《医療人類学》

◇医療人類学―基本と実践　アンドリュー・ストラサーン、パメラ・スチュワート著、成田弘成監訳　古今書院　2009.7　225p　22cm　3400円　Ⓘ978-4-7722-2005-7　Ⓝ389
内容：序論　治療法の形態―体液システム（1）体液システム（2）―パプアニューギニアのメルパ族　治療師とヒーラーたち―メルパ族 デュナ族の儀礼・慣習と癒し　医学多元論　病いと感情　民族精神医学　精神の癒し―カリスマを信仰するカトリックたち　空気、水、場所　豊饒化（受胎）　医師と患者のコミュニケーション　批判的医療人類学　結論―治療と癒し

◇医療人類学のレッスン―病いをめぐる文化を探る　池田光穂、奥野克巳共編　学陽書房　2007.10　268p　21cm　2100円　Ⓘ978-4-313-34016-9　Ⓝ389
内容：1 医療人類学の可能性―健康の未来とは何か？　2 病気と文化―人間の医療とは何か？　3 呪術―理不尽な闇あるいはリアリティか？　4 憑依―病める身体は誰のものか？　5 シャーマニズム―シャーマンは風変わりな医者か？　6 グローバル化する近代医療―医療は帝国的権力か？　7 リプロダクション―「産むこと」は単純ではないのか？　8 女性の身体―身体は所与のものか？　9 エイジングと文化―老いはどのように捉えられているか？　10 心と社会―狂気をどのように捉えればいいか？　11 今日における健康問題―なぜある人びとは病気にかからないのか？

◇看護人類学入門　池田光穂著　文化書房博文社　2010.4　265p　21cm　2400円　Ⓘ978-4-8301-1164-8　Ⓝ492.9
内容：異文化看護への道　いのちの諸相　苦しみの諸相　出産にまつわる文化　生殖補助技術時代における人間　うんこの哲学De Modo Cacandi　文化現象としての痛み　心霊手術の道徳論　近代医療の起源　感染症の隠喩　病気と人生　苦悩の慣用句　コミュニケーションと現場力

◇現代医療の民族誌　近藤英俊, 浮ヶ谷幸代編著　明石書店　2004.3　290p　22cm　3200円　Ⓘ4-7503-1864-7　Ⓝ498.021
内容：序章 現代医療の民族誌―その可能性　第1章 「病気である」と「病気ではない」を生きる―1型糖尿病者の事例から　第2章 「普通」を望む人たち―日韓比較からみえる日本の美容外科医療　第3章 「治すこと」をめぐる葛藤―先端医療のオルターナティヴについて考える　第4章 脳死臓器移植医療における諸問題―医療現場からの問題認識　第5章 ポストモダン医療におけるモダン―補完代替医療の実践と専門職化　第6章 生物医療と日常世界の弁証法―新潟県宇門村保健婦のがん検診勧奨活動とその普及　第7章「抑制」をめぐる知識と現実

◇帝国医療と人類学　奥野克巳著　横浜　春風社　2006.2　229p　20cm　2190円　Ⓘ4-86110-062-3　Ⓝ389
内容：第1章 グローバル化する近代医療―帝国医療を手がかりとして　第2章 土者の実践から民族医療へ―過剰化する近代医療　第3章 帝国医療の実相を探る―マラヤのラターをめぐって　第4章 帝国医療の亡霊―サラワクのコンタクトゾーンから

◇トラウマの医療人類学　宮地尚子著　みすず書房　2005.7　375p　20cm　3500円　Ⓘ4-622-07150-9　Ⓝ493.74
内容：1 トラウマの医療人類学　2 トラウマ・暴力・法（想像力と「意味」―性暴力と心的外傷試論　PTSD概念を法はどう受け止めるべきか？　精神医療と日本文化―「失調」と「障害」についての一考察　拷問とトラウマ）　3 文化精神医学と国際協力（医療人類学と自らの癒し　フィールドの入り口で―あるいは文化精神医学らしさという呪縛　揺らぐアイデンティティと多文化間精神医学　移住者のこころの健康と「ヘルスケア・システム」　マイノリティのための精神医学　難民を救えるか？―国際医療援助の現場に走る世界の断層）

◇脳死と臓器移植の医療人類学　マーガレット・ロック著、坂川雅子訳　みすず書房　2004.6　332, 53p　22cm　5000円　Ⓘ4-622-07083-9　Ⓝ490.154
内容：事故死　不鮮明な世界と不確実なモラル　最先端技術　うまい死ぬかの努力　日本と脳死問題　他者としての科学技術―日本の近代性と科学技術　行きづまりの打開―脳死論争の暫定的解決　社会的な死と葬送儀礼　日本人の死後も肉体が生き続ける場合　人格が留まっている場合　超越する肉体―キリスト教の伝統と臓器移植　人間の臓器の社会的生命　臓器不足と新しいドナー候補

《日本の医療史》

◇駆け足でつづる日本の医療史―看護と介護を志す人へ　今井眞一郎著　名古屋　日総研出版　2010.12　175p　21cm　2381円　Ⓘ978-4-7760-1499-7　Ⓝ498.021

◇技術からみた日本衛生行政史　横田陽子著　京都　晃洋書房　2011.3　231p　22cm　3400円　Ⓘ978-4-7710-2229-4　Ⓝ498.15
内容：序章 衛生の科学技術　第1章 化学分析の導入　第2章 細菌学の制度化　第3章 衛生行政における新たな展開　第4章 公衆衛生の「専門職」化　第5章 地方衛生研究所の誕生　終章 科学と社会が交錯する現場としての衛生行政

◇近代日本における衛生の展開と受容　宝月理恵著　東信堂　2010.2　315p　22cm　3800円　Ⓘ978-4-88713-970-1　Ⓝ498.021
内容：序章 課題と方法　第1章 近代医事衛生制度の成立と衛生思想　第2章 学校口腔衛生の確立と歯科

学の専門職化　第3章 衛生経験の聞き取り　第4章 新中間層家族における母親の衛生戦略　補遺「京城府」の衛生経験　第5章 身体化される/されない衛生実践　終章 近代日本の衛生経験

◇健康の社会史―養生,衛生から健康増進へ　新村拓著　法政大学出版局　2006.10　247, 8p　20cm　2500円　Ⓘ4-588-31210-3　Ⓝ498.021
　内容　第1章 生命の尊厳と養生　第2章 生き切り、死に切るための養生　第3章 後藤新平の衛生思想とその周縁　第4章 健康を監視する衛生社会　第5章 衛生警察に従事する巡査の苦労と苦悩　第6章 衛生の内面化に向けた健康教育　第7章 国民の義務としての健康

◇健康の社会史　島浩二著　名古屋　晃学出版　2009.4　161p　21cm　1650円　Ⓘ978-4-903742-08-3　Ⓝ498.6

◇現代医療の原点を探る―百年前の雑誌「医談」から　前田久美江編著　京都　思文閣出版　2004.5　293, 4p　19cm　2500円　Ⓘ4-7842-1193-4　Ⓝ490.21
　内容　第1部 明治時代の話　第2部 医学史関連の話　第3部 江戸時代の話

◇肛直外科迫害史　三枝純郎著　静岡　羽衣出版　2006.4　234p　27cm　9000円　Ⓘ4-938138-60-3　Ⓝ494.658

◇助産史―100周年のあゆみ　助産史編纂委員会編　和歌山　日本助産師会和歌山県支部　2005.11　142p　26cm　Ⓝ498.14

◇戦後の看護改革―封印を解かれたGHQ文書と証言による検証　ライダー島崎玲子, 大石杉乃編著　日本看護協会出版会　2003.9　374p　26cm〈英文併録〉　8000円　Ⓘ4-8180-1015-4　Ⓝ492.9
　内容　第1部 概論編　看護改革へのプロローグ　看護改革に参画した人々　看護政策の策定過程と看護改革　看護改革の地方への浸透　看護改革のもたらしたもの）　第2部 史料編

◇戦時医学の実態―旧満洲医科大学の研究　軍医学校跡地で発見された人骨問題を究明する会編, 末永恵子講演　樹花舎　2005.10　71p　21cm〈発売：星雲社〉　500円　Ⓘ4-434-06764-8　Ⓝ490.7
　内容　はじめに　旧満洲医科大学歴史研究の意義　1 満洲医科大学とは？　2 医学研究の特徴（微生物学教室　生理学教室　病理学教室　実習用屍体が豊富にあった解剖学教室　戦後も活用された組織標本）　3 満洲医科大学の人体標本はいかにして収集されたのか？　質疑応答

◇日本医療史　新村拓編　吉川弘文館　2006.8　323, 43p　20cm　3500円　Ⓘ4-642-07960-2　Ⓝ490.21
　内容　死と病と医　1 古代の医療　2 中世の医療　3 戦国期の医療　4 近世の医療　5 近世の西洋医学と医療　6 西洋医学体制の確立　7 産業社会と医療　8 戦時体制下の医療　9 戦後の医療

◇日本近代医学史―幕末からドイツ医学導入までの秘話　金津赫生著　悠飛社　2009.12　174p　20cm（Yuhisha hot-nonfiction　Yuhisha best doctor series）　1600円　Ⓘ978-4-86030-141-5　Ⓝ490.21
　内容　序章 オランダ通詞の医術から蘭学へ　第1章 開港から戊辰戦争終結まで　第2章 明治改元から廃藩前夜まで　第3章 廃藩から明治改暦まで　第4章 文部省医務課から内務省衛生局へ　終章 ドイツ医学の採用からその定着まで

◇日本近代医学史　小高健著　新潟　考古堂書店　2011.7　599p　22cm　8000円　Ⓘ978-4-87499-768-0　Ⓝ490.21

◇日本近代医学の黎明（あけぼの）―横浜医療事始め　荒井保男著　中央公論新社　2011.3　245p　20cm〈タイトル：日本近代医学の黎明〉　1800円　Ⓘ978-4-12-004204-1　Ⓝ498.02137
　内容　1 近代西洋医事始め―ヘボン　2 近代外科学のはじめ―横浜軍陣病院とウィリス　3 感染症予防のはじめ　4 横浜医療とシモンズ　5 西洋歯科医学のはじめ　6 医療の周辺で　7 横浜医療の流れ―日本における英米医学の展開

◇日本近代医学の展望―医科大学民主化の課題　神谷昭典著　新協出版社　2006.7　286p　22cm〈発売：桐書房〉　2858円　Ⓘ4-87647-690-X　Ⓝ490.21
　内容　第1章「特高月報」から見た名古屋帝大医学部（特高とその時代　青木文次とSCM革反民医連について　青木文次と米沢進（名古屋無産者中央医院）　"京都帝大医学部共産主義グループ"検挙ならびに取調状況　"名帝大医学部共産主義グループ"の活動状況）　第2章 戦時下医育と戦後処理（満洲国立佳木斯（ジャムス）医科大学　日本国の医師免許を求めて　"陸軍士官学校に準じた"医学教育　「興亜医学館」等、限定特業医師の養成）　第3章 米軍占領と医（歯）学教育（米軍は日本の医学教育をどう見たか　日本の医学教育改革　歯科医学教育の再編）　第4章「国民のための医学と医療」を求めて（名古屋セツルメント運動小史　名古屋セツルメント同窓会の成立と伊勢湾台風救援活動）　第5章 名古屋大学医学部民主化のたたかい（戦後の名大医学部　系列から見た日本の医系大学　なぜこうなるか―戦後日本の医学と医療　学部内諸階層のたたかい　小児科後任教授問題（名大事件）起こる）

◇日本歯科医事衛生史　第5巻　日本歯科医師会（調査室）編　日本歯科医師会　2006.3　464p　30cm　非売品　Ⓝ497

◇日本における伝染病との闘いの歴史　菅又昌実編著　みみずく舎　2010.12　176, 6p　19cm〈発売：医学評論社〉　1600円　Ⓘ978-4-86399-054-8　Ⓝ498.6
　内容　感染症との新たな闘いに向けて（菅又昌実著）　感染症はどのように広がるのか、それをどう抑えるのか（井上栄著）　ヒトから動物へ、動物からヒトへ―人獣共通感染症（吉川泰弘著）　いまだに猛威をふるう結核（島尾忠男著）　いかにして日本脳炎はなくなっていったのか（大谷明著）　地上から消えた天然痘（北村敬著）　日本から消えた小児麻痺（橋爪壮著）　変貌するB型肝炎（宮村達男著）　HIV・AIDSとの闘い（木村哲著）　最後の風土病・日本住血吸虫症はどのように撲滅されたのか（太田伸生, 保阪幸男著）

◇日本における麻酔科学の受容と発展　松木明知著　真興交易医書出版部　2011.10　278p　21cm　5200円　Ⓘ978-4-88003-857-5
　内容　1 日本麻酔科学史の新研究　2 華岡青洲に見る蘭漢の医学　3 杉田玄白、立卿、成卿三代と草創期の日本麻酔科学　4 明治期のドイツ語圏留学と日本麻酔科学の発達―外科専攻留学者の動向　5「ヤコビー線」の謎―どのような経路で情報が日本へ伝えられたか　6 Saklad博士の日本麻酔科学に及ぼし

た影響―来日前後の麻酔科学書に見る参考文献の言語　7 稲本晃京都大学教授とハローセン麻酔

◇日本の看護120年―歴史をつくるあなたへ　日本看護歴史学会編，川島みどり，草刈淳子，氏家幸子，高橋みや子監修　日本看護協会出版会　2008.11　231p　26cm　3800円　①978-4-8180-1371-1　Ⓝ492.9
[内容] 日本の看護の「いま」　戦後看護の夜明け―保健師助産師看護師法制定60年の歴史　看護師の生活と仕事　保健医療制度と看護　看護教育の変遷　疾患とテクノロジーの変化と看護　外国看護の移入　看護の学術団体　災害と看護活動　戦争と看護活動　看護の草創期

◇日本麻酔科学史の新研究　松木明知著　克誠堂出版　2010.4　190p　21cm　3500円　①978-4-7719-0367-8　Ⓝ494.24
[内容] 1 日本麻酔科学史の新しい時代区分の提唱―なぜ時代区分をしなければならないか　2 なぜ太平洋戦争前の日本では麻酔科学の発達が遅れたのか　3 なぜ「麻酔学」という誤った語が造られたのか―「麻酔」から「麻酔学」へ，そして「麻酔学」から「麻酔科学」へ　4 杉田成卿訳の「亞的耳吸法試説」について―日本で最初に翻訳された西欧麻酔科学書について　5 日本における吸入麻酔の起源―エーテル，クロロホルム麻酔を中心に　6 日本における最初のコカイン臨床使用者　7 三輪徳寛と日本で最初の本格的麻酔科学書　8 日本における最初のエンフルラン麻酔の臨床　9 エーテルおよびクロロホルム麻酔の興奮期を解明した前田正隆―前田正隆の研究とその後の展開　10 Sir Frederick Hewittと華岡青洲―麻酔科学史を飾る東西の巨人

◇幕末から廃藩置県までの西洋医学　吉良枝郎著　築地書館　2005.5　239p　20cm　2000円　①4-8067-1306-6　Ⓝ490.21
[内容] 明治維新と矢継早な諸改革　日本医学の変貌　ペリー来航直前のわが国の西洋医学，洋学　ペリー来航と，幕府の洋学，西洋医学の導入　維新の西洋医学：官立医学校，東校の立ち上げからドイツ医学教育開始まで　維新当初から廃藩置県にいたるまでの各藩の洋学，西洋医学の振興　各藩の洋学，医学教育を押しつぶした廃藩置県

◇はじめての病院ができる―中世　加藤文三，渡部喜羊子編，中西立太絵　農山漁村文化協会　2008.1　47p　25×26cm　（日本人いのちと健康の歴史 2）（汐文社1991年刊の改訂）　2381円　①978-4-540-07216-1　Ⓝ490.21
[内容] 荘園のある風景　武士の世の中が来る　市がたつ　子どもたちは自由だった　薬に使われたお茶らい患者を背負って　極楽寺に病舎ができた　臨終のみとり　疱瘡に苦しむ少女　お産を助ける　トイレのいろいろ　精進料理を食べる　床の間と畳のある生活　敵味方なく手当する　薬をつくる医者　田植えをする女たち　はり，きゅうの治療　ポルトガル人の建てた病院　秀吉の前のコンサート

◇病院の世紀の理論　猪飼周平著　有斐閣　2010.3　330p　22cm　4000円　①978-4-641-17359-0　Ⓝ498.16
[内容] 序章 病院の世紀という構想について　第1章 病院の世紀の理論　第2章 所有原理型医療システムの原型―明治期日本における開業医の形成　第3章 専門化する日本の医師―20世紀前半日本における医師のキャリア　第4章 医療の社会化運動の時代―20世紀前半日本における医師の地理的分布　第5章 開業医の経済的基盤と公共性―20世紀前半日本における開業医の病院経営　第6章 病院の世紀の終焉―健康戦略の転換の時代　第7章 治療のための病床―20世紀日本における病床の変遷　第8章 医局制度の形成とその変容

◇病気が変えた日本の歴史　篠田達明著　日本放送出版協会　2004.12　216p　18cm　（生活人新書）　680円　①4-14-088128-3　Ⓝ498.021
[内容] 第1章 飛鳥の地に跋扈した疫病　第2章 平安貴族を悩ませた糖尿病　第3章 病死した鎌倉・室町幕府の将軍たち　第4章 生活習慣病に制зались戦国武将たち　第5章 徳川家の屋台骨を揺さぶった病いの数々　第6章 幕末・明治を震撼させた伝染病

◇病気日本史　中島陽一郎著　新装版　雄山閣　2005.3　359p　22cm　5000円　①4-639-01882-7　Ⓝ490.21
[内容] 第1章 日本人の病気観　第2章 史料にあらわれた日本人の病気（日本の流行病　風邪（流行性感冒）ほか）　第3章 歴史的人物と病患の実態　第4章 社会世相と病気　第5章 日本の医療

◇病気の日本近代史―幕末から平成まで　秦郁彦著　文藝春秋　2011.5　294p　20cm　1762円　①978-4-16-374050-8　Ⓝ498.021
[内容] 第1章 黎明期の外科手術　第2章 脚気論争と森鷗外　第3章 伝染病との戦い　第4章 結核との長期戦　第5章 戦病の大量死とマラリア　第6章 狂聖たちの列伝　第7章 肺ガンとタバコ

◇明治期医療・衛生行政の研究―長与専斎から後藤新平へ　笠原英彦，小島和貴著　京都　ミネルヴァ書房　2011.6　238, 4p　22cm　（Minerva人文・社会科学叢書 168）　5000円　①978-4-623-05724-5　Ⓝ498.1
[内容] 第1章 長与専斎の衛生行政論と内務省の衛生行政　第2章 長与専斎の医療改革　第3章 内務省の医療・衛生行政とコレラ流行―明治一二年を中心として　第4章 内務省衛生事務諮問会の開催と意義　第5章 後藤新平と衛生概念の形成　第6章 いわゆる「明治一九年の頓挫」の実相　第7章 環境衛生政策の進展　第8章 地方官官制改革と内務省の衛生行政―明治二七年前後を中心として　第9章 伝染病予防法の成立

◇明治期におけるドイツ医学の受容と普及―東京大学医学部外史　吉良枝郎著　築地書館　2010.4　211p　20cm　2400円　①978-4-8067-1398-2　Ⓝ490.7
[内容] ミュルレル，ホフマンの着任　明治四，五年の医学校の変革　動き出したドイツ人医学教師　当時の予科，本科医学生　医学校教育の拡大　卒業生及び医学士の各府県立医学校への赴任　府県立医学校の廃止と医学校の改編　県立医学校廃止後も各県に彼らは赴任した　医学士の赴任先は国内だけではなかった　医学校廃止後の県での医学士の活動成果　近代医学の国内への普及に貢献した医師達

◇黎明期のウイルス研究―野口英世と同時代の研究者たちの苦闘　鳥山重光著　創風社　2008.10　177p　21cm　2000円　①978-4-88352-155-5　Ⓝ615.82
[内容] 第1部 欧米と日本における黎明期のウイルス研究　第2部 野口英世とロックフェラー医学研究所

◇黎明期の日本近代医学・薬学　日本国際医学協会　2012.1　132p　26cm　〈日独交流150周年記念出版　英語併記〉　非売品　①978-4-9903313-1-3　Ⓝ490.21

◆病気別医療史

◇透析医療の歴史―先人達の軌跡をたどって　太田和夫著　吹田　メディカ出版　2008.6　293p　21cm　2800円　ⓘ978-4-8404-2464-6　Ⓝ494.93
　内容 1章 透析の創生期―世界の透析事情1　2章 透析の黎明期―世界の透析事情2　3章 技術の開発―バスキュラーアクセスから透析液まで　4章 透析の発展期―さまざまな改良のもとに　5章 日本における透析医療の幕開け―研究会・学会の発足　6章 透析医療への思い―東京女子医科大学での活動と臨床工学技士誕生まで　7章 透析医療の課題と今目指すべきこと、そして移植

◇日本梅毒史の研究―医療・社会・国家　福田眞人，鈴木則子編　京都　思文閣出版　2005.6　363, 13p　22cm　7000円　ⓘ4-7842-1247-7　Ⓝ210.5
　内容 序論：医学的見地からの日本の梅毒今昔（荻野篤彦著）　梅毒の登場と近世社会の変化：江戸時代の医学書に見る梅毒観について（鈴木則子著）　江戸時代の湯治と梅毒（鈴木則子著）　養生・衛生の世界と性の陰鬱（瀧澤利行著）　近代国家と梅毒：検黴のはじまりと梅毒の言説（福田眞人著）　日本最初の梅毒検査とロシア艦隊（宮崎千穂著）　近代検黴制度の導入と梅毒病院（大川由美著）　サルヴァルサンと秦佐八郎（金澤真希著）　梅毒紀行：駆梅処方の変遷史話（中西淳朗著）

◆明治以前

◇江戸期文化人の死因　杉浦守邦著　京都　思文閣出版　2008.7　324p　21cm　2500円　ⓘ978-4-7842-1422-8
　内容 中江藤樹―喘息　山鹿素行―急性肝炎　井原西鶴―脳卒中　近松門左衛門―慢性気管支炎　新井白石―老衰　荻生徂徠―慢性腎炎　荷田春満―脳卒中　賀茂真淵―慢性気管支炎　平賀源内―破傷風　与謝蕪村―心筋梗塞　林子平―尿毒症　円山応挙―脳卒中　上田秋成―老衰　伊能忠敬―慢性気管支炎　大田南畝―脳卒中　鶴屋南北―慢性気管支炎　一九―脳卒中　鈴木牧之―脳卒中　間宮林蔵―梅毒　葛飾北斎―老衰　二宮尊徳―結核　梁川星巌―コレラ

◇江戸時代の医学―名医たちの三〇〇年　青木歳幸著　吉川弘文館　2012.6　291p　19cm　3200円　ⓘ978-4-642-08077-4
　内容 1 江戸初期―曲直瀬医学の成立（領主的医療の展開　江戸初期の庶民と医療　西洋医学との出会い）　2 江戸前期―古方派の成立（文治政治の展開と医学　古方派の成立　養生への関心　紅毛流医学の展開）　3 江戸中期―実証的精神の成長（享保の改革と医学　江戸の医学と医療―自然をみる目の発達　古方派の新展開　庶民とともに生きる医師　『解体新書』の時代　蘭学の興隆　解剖の広がり　医学教育の新展開）　4 江戸後期―西洋医学の普及（シーボルトと鳴滝学派　日本外科学の発達　牛痘法の伝来　地域の医学教育）　5 幕末・維新―近代医学の始まり（幕末の西洋医学教育　維新から明治の医学）

◇江戸の阿蘭陀流医師　杉本つとむ著　新装版　早稲田大学出版部　2004.12　381, 18p　21cm　5800円　ⓘ4-657-04924-0　Ⓝ490.21
　内容 1 大槻玄沢とその医学思想（大槻玄沢と『重訂解体新書』　『瘍医新書』と西洋医学思想）　2 東西

の"本草学"と"薬学・医化学"（本草学と薬学　化学と医学）　3 日本近代医学の源流（長崎通詞とオランダ医学の導入　江戸の蘭方医と医学書の翻訳　蘭方医と医療器具と西洋科学　近代医学のあけぼの　来日の蘭医と近代医学）　4 "解剖"への挑戦

◇江戸の博物学者たち　杉本つとむ著　講談社　2006.5　380p　15cm　（講談社学術文庫）〈青土社1985年刊の増訂〉　1200円　ⓘ4-06-159764-7　Ⓝ499.9
　内容 第1章 本草学の起源と展開　第2章 蘭山と本草学の形成　第3章 畔田翠山の時代と名物学

◇江戸の流行り病―麻疹騒動はなぜ起こったのか　鈴木則子著　吉川弘文館　2012.4　211p　19cm　（歴史文化ライブラリー 342）　1700円　ⓘ978-4-642-05742-4　Ⓝ498.021
　内容 江戸麻疹世界―プロローグ　麻疹への注目　医療の広がりとマニュアル化　麻疹景気をめぐる攻防　麻疹本を読む人々　文久麻疹クライシス　遠ざかる江戸の麻疹世界―エピローグ

◇江戸の病　氏家幹人著　講談社　2009.4　237p　19cm　（講談社選書メチエ 437）〈並列シリーズ名：Kodansha sensho metier〉　1600円　ⓘ978-4-06-258437-1　Ⓝ498.021
　内容 病気の章　産と乳の章　医者の章　薬の章　終章「飼い殺し」と「看病断」

◇江戸の養生所　安藤優一郎著　PHP研究所　2005.1　228p　18cm　（PHP新書）　720円　ⓘ4-569-64159-8　Ⓝ498.021361
　内容 プロローグ 江戸の養生　第1章 大都会・江戸の医療事情　第2章 町奉行大岡忠相と小石川養生所　第3章 養生所の入所生活　第4章 寛政の医療改革―養生所と医学館・町会所　第5章 養生所の病巣―劣悪な療養環境　第6章 養生所改革の挫折　エピローグ 養生所の遺産

◇近世医療の社会史―知識・技術・情報　海原亮著　吉川弘文館　2007.10　373, 9p　22cm　10000円　ⓘ978-4-642-03424-1　Ⓝ498.021
　内容 序論 近世医療の社会史をめぐって　1 地域社会の構造と医療（近世医療の諸形態　在村の社会構造と医療環境―駿河国山之尻村の事例から　病の克服と地域医療―彦根藩小脇郷を事例として　藩領における医療の展開―越前国府中を例として）　2 近世医療の獲得と展開（彦根藩医学寮の設立と藩医中―藩医河村純碩の記録から　福井藩医学所の役割と特質　藩医の就学と都市社会）　結論 研究史の新たな展開に向けて

◇近代医療のあけぼの―幕末・明治の医事制度　青柳精一著　京都　思文閣出版　2011.6　569p　22cm　4700円　ⓘ978-4-7842-1583-6　Ⓝ498.021
　内容 第1章 序論　第2章 明治新政府の発足とその医事政策　第3章 明治中期の医事問題　第4章 明治後期の医事問題

◇日本本草学の世界―自然・医薬・民俗語彙の探究　杉本つとむ著　八坂書房　2011.9　462, 8p　22cm　4800円　ⓘ978-4-89694-981-0　Ⓝ499.9
　内容 第1部 日本本草学の歩み　第2部 日本本草学の世界　第3部 日本本草学への小径　資料（小野蘭山『飲膳摘要』（影印）　岩崎灌園『武江産物志』（翻刻））

◇本草学と洋学―小野蘭山学統の研究　遠藤正治著　京都　思文閣出版　2003.4　409, 33p　22cm　7200円　ⓘ4-7842-1150-0　Ⓝ499.9

医療問題全般　　　　　　　　　　　　　　　　　　　　　　　　　　　　　　　　医療史

内容 1 博物的本草学への道（中国本草学の移入と日本文化　江戸期の薬園―尾張御薬園の事例　将軍吉宗の和薬開発政策とオランダ薬材調査　江戸期の物産会のはじまり）　2 小野蘭山とその学統（小野蘭山と幕府医学館の本草学　小野蘭山学統の本草と博物学）　3 本草学と洋学（『泰西本草名疏』から『草木図説』へ　本草図から写真術へ　明治期の博物学―小野職愨と伊藤圭介）

◇まるわかり江戸の医学　酒井シヅ監修　ベストセラーズ　2011.4　237p　15cm　（ワニ文庫P-213）〈並列シリーズ名：WANIBUNKO〉　648円　①978-4-584-39313-0　Ⓝ490.21
内容 第1章 江戸の医療事情　第2章 江戸の医師　第3章 江戸の病（江戸末期に猛威をふるった伝染病―コレラ（三日コロリ）　江戸を襲った高熱の病―麻疹ほか）　第4章 江戸の薬　第5章 江戸の民間療法と信仰　第6章 江戸の医学の雑学

◇病いの世相史―江戸の医療事情　田中圭一著　筑摩書房　2003.11　196p　18cm　（ちくま新書）　680円　①4-480-06142-8　Ⓝ498.021
内容 第1章 江戸時代の福祉　第2章 山野草で薬をつくる　第3章 温泉・鍼・灸　第4章 修験者の役割　第5章 病を考える新しい目　第6章 幕末・村の医療　終章 明治の世相

《世界の医療史》

◇アルツハイマー―その生涯とアルツハイマー病発見の軌跡　コンラート・マウラー、ウルリケ・マウラー共著、新井公人監訳、喜多内・オルブリッヒゆみ、羽田・クノープラオホ眞澄訳　保健同人社　2004.10　342p　20cm　3000円　①4-8327-0295-5　Ⓝ289.3
内容 アウグステ・Dの記録　アロイス・アルツハイマーの先祖と幼少年時代　医学部学生時代　ヴュルツブルクからフランクフルトへ　ハイデルベルクを経てミュンヘンへ　ブレスラウ　アルツハイマー病の経歴

◇感染症の中国史―公衆衛生と東アジア　飯島渉著　中央公論新社　2009.12　212p　18cm　（中公新書 2034）　760円　①978-4-12-102034-5　Ⓝ498.6
内容 第1章 ペストの衝撃（ペストのグローバル化―雲南・香港から世界へ　感染症の政治化―列強の思惑と国際ペスト会議）　第2章 近代中国と帝国日本モデル（公衆衛生の日本モデル―植民地台湾と租借地関東州　中華民国と「公衆衛生」）　第3章 コレラ・マラリア・日本住血吸虫病（コレラ―九世紀の感染症　台湾のマラリア―開発原病）　終章 中国社会と感染症

◇近代医学の光と影　服部伸著　山川出版社　2004.8　90p　21cm　（世界史リブレット 82）　729円　①4-634-34820-9　Ⓝ490.234
内容 近代医学とオルタナティブ医療　1 近代医学の発展　2 医業の専門職化　3 二つのオルタナティブ医療　4 民間人によるオルタナティブ医療運動

◇近代上海と公衆衛生―防疫の都市社会史　福士由紀著　御茶の水書房　2010.12　322p　22cm　6800円　①978-4-275-00904-3　Ⓝ498.022221
内容 序章 課題設定と先行研究　第1章 伝統中国社会における伝染病と防疫措置　第2章 上海共同租界における公衆衛生行政機関の設立とその活動　第3章 20世紀初頭上海華界における公衆衛生事業の展開　第4章 1920年代前半期アジアの衛生をめぐる国際環境と上海の公衆衛生事業の制度化　第5章 上海特別市衛生局の設立とその活動　第6章 1930年代のコレラ撲滅運動―国際連盟による対華協力と華租両界の公衆衛生行政　第7章 日中戦争期上海の公衆衛生行政―コレラ予防運動を例として　第8章 戦後内戦期から中華人民共和国建国初期上海における公衆衛生行政　終章 近代上海と公衆衛生

◇黒死病―ペストの中世史　ジョン・ケリー著、野中邦子訳　中央公論新社　2008.11　409p　20cm　（Inside histories）　3200円　①978-4-12-003988-1　Ⓝ20.4
内容 オイメダム―さまよう病　「やつらは怪物だ、人間ではない」　恐怖の跫音　シチリアの秋　ヴィラーニにかく記せり　テンプル騎士団総長の呪い　新しいガレノス医学　死という日常風景　頭を西に、足を東に向けて　ユダヤ人大虐殺　「ああ、信仰薄き者たちよ」　始まりの終わり

◇コレラの世界史　見市雅俊著　オンデマンド版　晶文社　2007.1　284,15p　21cm　（晶文社オンデマンド選書）　4500円　①978-4-7949-1081-3
内容 第1章 風土病から世界的流行病へ　第2章 イギリス上陸　第3章 コレラとどう戦ったか　第4章 コレラと治療医学　第5章 生水、酒、紅茶　第6章 コレラ暴動　第7章 解剖の社会史　第8章 流行のあと

◇ジェイムズ・パーキンソンの人と業績―1755-1817-21世紀へ向けて　ジェイムズ・パーキンソン著、豊倉康夫ほか編著　診断と治療社　2004.4　224p　19cm　3500円　①4-7878-1229-7　Ⓝ493.74
内容 原典 An Essay on the Shaking Palsy 全訳　振戦麻痺に関する論文　パーキンソンの原本は何palper残っているか　ジェイムズ・パーキンソンの生涯（1755-1824）　パーキンソンからシャルコーまでパーキンソン病の初期の歴史　パーキンソン病に関する研究小史―パーキンソンの記載から今日まで

◇18世紀イギリスのデンティスト―歯科医療の起源、そして「これから」　水谷惟紗久著　日本歯科新聞社　2010.7　224p　22cm　3800円　①978-4-931550-18-6　Ⓝ497.0233

◇身体と政治―イギリスにおける病気・死・医者,1650-1900　ロイ・ポーター著、目羅公和訳　法政大学出版局　2008.5　413,89p　20cm　（叢書・ウニベルシタス 887）　5500円　①978-4-588-00887-0　Ⓝ498.0233
内容 第1章 序―全貌の輪郭　第2章 グロテスクで奇怪な体　第3章 健康で美しい体　第4章 病気の推断　第5章 開業医の典型　第6章 患者のプロフィール　第7章 アウトサイダーと侵略者　第8章 職業上の諸問題　第9章 政治体を診断する政治家　第10章 ヴィクトリア朝での展開

◇西洋医学史ハンドブック　ディーター・ジェッター著、山本俊一訳　普及版　朝倉書店　2005.10　458p　22cm　9800円　①4-254-10198-8　Ⓝ490.2

◇台湾医学発展史　台湾医学発展史編集委員会編　八千代　康仁会　2006.9　24p　30cm　Ⓝ490.2224

◇中世ヨーロッパの医療と貨幣危機―ある君主の検屍報告と貨幣不足問題の分析　アールツ教授講

医療問題の本 全情報 2003-2012　25

演会録2　エーリック・アールツ著, 藤井美男監訳　福岡　九州大学出版会　2010.3　89p　21cm　〈会期・会場：2009年4月8日(水)九州大学文学部4階会議室ほか〉　2400円　Ⓘ978-4-7985-0014-0　Ⓝ498.023

◇排出する都市パリ――泥・ごみ・汚臭と疫病の時代　アルフレッド・フランクラン著, 高橋清徳訳　悠書館　2007.4　286p　20cm　〈発売：八峰出版〉　2200円　Ⓘ978-4-903487-07-6　Ⓝ498.02353
　内容　第1章　十二世紀から十六世紀まで　第2章　十六世紀　第3章　十七世紀　第4章　十八世紀

◇病魔という悪の物語――チフスのメアリー　金森修著　筑摩書房　2006.3　143p　18cm　(ちくまプリマー新書 31)　700円　Ⓘ4-480-68729-7　Ⓝ498.6
　内容　第1章　物語の発端　第2章　公衆衛生との関わりのなかで　第3章　裁判と解放　第4章　再発見と, その後　第5章　象徴化する「チフスのメアリー」

◇モンゴル医薬学の世界　徳力格爾者, 伊田喜光, 根本幸夫, 木下優子監修　出帆新社　2005.11　317p　19cm　(伝統医学シリーズ)　3800円　Ⓘ4-86103-032-3　Ⓝ490.2226
　内容　第1章　モンゴル医薬学の背景　第2章　モンゴル医薬学の歴史　第3章　モンゴル医薬学の基礎理論　第4章　モンゴル医薬学の治療　第5章　モンゴルに多く見られる疾病　第6章　モンゴル医薬学の診断　第7章　モンゴル医学でよく用いられる生薬

医療経済

◇アジア諸国のメディカルツーリズム実証分析――我が国の導入可能性 医療のグローバル化調査報告書　羽生正宗著　山口　羽生研究室　2010.4　111p　30cm　Ⓝ498

◇医療を経済する――質・効率・お金の最適バランスをめぐって　長谷川敏彦, 松本邦愛編　医学書院　2006.3　325p　21cm　3200円　Ⓘ4-260-00044-6　Ⓝ498
　内容　1 医療にはなぜ「効率」が必要なのだろうか　2 医療のパフォーマンスを評価する　3 医療保険の経済学(医療保険は必要か？(「保険」の経済理論)　医療保険の制度・歴史 ほか)　4 医療制度と政策――よりよき医療のために(取引コストとエージェント理論　社会医療保険制度を中心に) ほか)

◇「医療関連サービス」最新市場展望――成功企業モデルの徹底分析　布施泰男編著, 長谷川有紀子, 和田信之著　日本医療企画　2003.7　222p　21cm　2857円　Ⓘ4-89041-604-8　Ⓝ498.16
　内容　第1部　医療関連サービスをめぐって(第1部　医療関連サービスの市場動向(裾野が広がる医療関連サービス　院内アメニティの向上をめざして　専門性の追求　安全面への意識の高まり　在宅患者へのサービス拡大　医療関連サービスの市場規模と今後の展望)　第2部　活躍する医療関連サービス企業(病院のアメニティの期待に応える　専門性を追求して基盤を固める　医薬品関連の広がり)　新しい時代の卸業へ向けて――「卸薬粧セミナー」より収録

◇医療関連サービス実態調査報告書　平成15年度　医療関連サービス振興会　〔2003〕　355, 20, 14p　30cm　Ⓝ498.16

◇医療関連サービス実態調査報告書　平成18年度　医療関連サービス振興会　2007.3　321, 19, 14p　30cm　Ⓝ498.16

◇医療関連サービス実態調査報告書　平成21年度　医療関連サービス振興会　2010.3　320, 19, 16p　30cm　Ⓝ498.16

◇医療技術・医薬品　池上直己, 西村周三編著　勁草書房　2005.11　192p　22cm　(講座医療経済・政策学 第4巻)　2600円　Ⓘ4-326-74834-6　Ⓝ498
　内容　第1章　臨床経済学の方法論　第2章　費用効果分析の技法と論今点　第3章　費用便益分析と仮想評価法　第4章　薬剤経済学研究の政策決定への利用と研究ガイドライン　第5章　臨床経済学のためのモデル分析　第6章　予防医学領域における分析事例　第7章　疾病管理の概念とわが国への適用――生活習慣病の管理を中心に

◇医療経済学講義　橋本英樹, 泉田信行編　東京大学出版会　2011.9　330p　22cm　3200円　Ⓘ978-4-13-042137-9　Ⓝ498
　内容　第1部　医療経済学へのいざない(医療経済的考え方　経済学の準備)　第2部　医療市場のメカニズム(医療サービスの需要　保険の経済理論　医療需要の実証分析　医療サービス生産とその計量分析　医療スタッフの労働市場)　第3部　経済合理性の枠組みを超えて(誘発需要と情報の非対称性　医療における価格・計画、競争・規制　生活習慣と行動変容　医療技術の進歩と伝播　所得配分と健康　年齢による医療・介護リスクとケア)　第4部　ミクロとマクロの接合：国際比較を視野に入れて(医療費の範囲と「国民医療費」　医療制度の国際比較)

◇医療経済学　読み解く医療のモンダイ　真野俊樹著　医学書院　2008.7　224p　21cm　2500円　Ⓘ978-4-260-00659-0　Ⓝ498
　内容　第1章　「医療費」のモンダイ　第2章　「保険」のモンダイ　第3章「医療の仕組み」のモンダイ　第4章　海外の医療

◇医療経済学入門　牛越博文著　岩波書店　2009.12　228p　21cm　2900円　Ⓘ978-4-00-022178-8　Ⓝ498
　内容　第1部　医療経済学とは(医療経済学とは　患者と病院の医療経済学　地域レベルの医療経済学　国レベルの医療経済学)　第2部　医療を支えるしくみ(医療保険のしくみ　医療と金融)　第3部　展望(より良い医療のために)

◇医療経済学の基礎理論と論点　西村周三, 田中滋, 遠藤久夫編著　勁草書房　2006.6　208p　22cm　(講座医療経済・政策学 第1巻)　2700円　Ⓘ4-326-74831-1　Ⓝ498
　内容　第1章　医療経済学の潮流　第2章　医療サービスの経済的特性　第3章　医療保険の経済理論　第4章　マクロ経済学と医療費保障　第5章　医療需要曲線と医師誘発需要をめぐって　第6章　医療における競争と規制　第7章　総医療費水準の国際比較と決定因子をめぐる論点と実証研究　第8章　少子高齢化と医療費をめぐる論点と実証研究

◇医療経済・政策学の視点と研究方法　二木立著　勁草書房　2006.11　211p　22cm　2400円　Ⓘ4-326-74837-0　Ⓝ498.07
　内容　第1章　医療経済・政策学の視点と研究方法(医療経済・政策学の特徴と学習方法　医療政策の将来予測の視点と方法　医療政策の分析枠組み――21世紀初頭の医療改革の3つのシナリオ)　第2部　私の研究の

医療問題全般　　　　　　　　　　　　　　　　　　　　　　　　　　　　　　　　　医療経済

視点と方法（私の研究の視点と方法—リハビリテーション医学研究から医療経済・政策学研究へ　資料整理の技法—医療経済・政策学分野を中心に）　付録　大学院「入院」生のための論文の書き方・研究方法論等の私的推薦図書（2006年度版、ver8.2）

◇医療経済論　大森正博著　岩波書店　2008.3　313p　20cm　〈シリーズ・現代経済の課題〉　3400円　Ⓘ978-4-00-027048-9　Ⓝ498.13
[内容]第1章　日本の医療問題　第2章　日本の医療制度—医療サービスの需要、供給、医療保険　第3章　医療サービスの性質と医療制度　第4章　医療保険制度—公的医療保険制度のメカニズム　第5章　医療サービスの供給者の行動　第6章　競争と規制—日本の医療制度における望ましい規制、医療政策

◇医療財源論—ヨーロッパの選択　エリアス・モシアロスほか編著、一圓光彌監訳　光生館　2004.10　331p　22cm　3400円　Ⓘ4-332-60075-4　Ⓝ498.13
[内容]第1章　医療保障の財源政策—序論　第2章　医療保障の財源方式—税とその他の方式　第3章　公的医療保険における財源調達　第4章　民間医療保険と医療貯蓄勘定—理論と実際　第5章　欧州連合における任意健康保険　第6章　医療における自己負担　第7章　介護の財源政策—公的制度と民間制度の選択肢　第8章　戦略的財源配分と財源政策の決定　第9章　ヨーロッパにおける医療保障の財源政策—異なる選択肢の評価

◇医療産業の変革劇的なタイミング—次世代につなげる生き残り戦略　東京大学医学・工学・薬学系公開講座6　東京大学医学・工学・薬学系公開講座6著、木村廣道監修　かんき出版　2010.9　331p　21cm　2300円　Ⓘ978-4-7612-6707-0　Ⓝ498.021
[内容]1　未来の医学のヒントは「臨床」にある　2　進化するグローバルR&D戦略と日本の役割　3　"オープン・イノベーション"が動かす世界の医薬品産業　4　医薬品産業を"変えさせる"ジェネリック医薬品　5　日本発の医療技術イノベーション　6　先進ニーズが切り拓く高度診断・支援ツール　7　医療の物流・情報流に挑む異業種の新勢力　8　高密度化する「医療専門職」の役割　9　医療・社会システム改革への決断

◇医療産業分析—医療産業の経営実態—2002年度決算から　日本医師会総合政策研究機構　2003.12　129p　30cm　〈日本医師会総合政策研究機構報告書　第59号〉　5715円　Ⓝ499.09

◇医療産業分析—医療産業の経営実態—2003年度決算から　日本医師会総合政策研究機構　2004.11　138p　30cm　〈日本医師会総合政策研究機構報告書　第69号〉　5715円　Ⓝ499.09

◇医療ツーリズム—大震災でどうなる日本式成長モデル　水巻中正編著　大阪　医薬ジャーナル社　2011.8　155p　26cm　〈執筆：永武毅ほか〉　2800円　Ⓘ978-4-7532-2512-5　Ⓝ498
[内容]国際医療貢献と新成長戦略の課題　第1部　新成長戦略—医療ツーリズムの光と影（患者の国際的流動化　東日本大震災の影響と後遺症　医療ツーリズムにおける感染症の危機とは何か）　第2部　国際医療交流の行方（医療観光の展望—観光行政からの視点　沖縄における国際医療交流「万国医療津梁」—医療を通じた世界の懸け橋へ！　医療通訳の現状と課題　「医学教育2023年問題」とグローバルな医療—大災害の超克、医療ツーリズムに重ねて）　第3部　病院の新たな潮流（生殖医療を中心とした山王病院の取り組み　観光医療への取り組みと課題　中国における日本式医療展開の試み　リハビリテーションを核とした国際医療交流）　第4部　大震災を乗り越え一新たな挑戦を　第5部　全国病院実態調査　あとがきに代えて　今こそ日本人の英知と医療貢献の力が試されている

◇医療ツーリズム—アジア諸国の状況と日本への導入可能性　羽生正宗著　慶應義塾大学出版会　2011.12　226p　21cm　3200円　Ⓘ978-4-7664-1904-7
[内容]第1章　患者が国境を越える医療ツーリズムの潮流（世界における医療ツーリズムの動向　アジア諸国における医療ツーリズム市場の状況―主要5カ国の現地調査を通して）　第2章　医療ツーリズムに関する医療機関調査　第3章　我が国の医療ツーリズム推進状況（我が国の医療ツーリズムへの取り組みと中国の富裕層に照準）　第4章　中国消費者実態調査分析　第5章　新たな医療産業化の序章—医療ツーリズムの導入　対談　観光庁における医療ツーリズム推進と取り組み

◇医療の経済学—経済学の視点で日本の医療政策を考える　河口洋行著　第2版　日本評論社　2012.1　228p　21cm　2500円　Ⓘ978-4-535-55699-7　Ⓝ498.13
[内容]序章　日本の医療制度の枠組みと政策課題　第1章　病院ランキングは役立つか—情報の非対称性　第2章　医療サービスと自由競争—市場の失敗　第3章　患者はかかりつけ医を持つべきか—エージェンシー問題　第4章　病床規制はなぜ維持されたのか—供給者誘発需要仮説　第5章　社会的入院は解消できるか—サービスの代替補完関係　第6章　公的医療保険はなぜ必要か—需要の不確実性と逆選択　第7章　診療報酬改定は伝家の宝刀か—保険償還の仕組みと経済的誘因　第8章　混合診療解禁のメリット・デメリット—医療制度の効率性と公平性　第9章　「医師不足」は定員増加で解決できるか—ニーズアプローチの限界　第10章　「終末期医療」は無駄なのか—日本人の死生観

◇医療の経済学—経済学の視点で日本の医療政策を考える　河口洋行著　日本評論社　2009.9　188p　21cm　2500円　Ⓘ978-4-535-55608-9　Ⓝ498.13
[内容]序章　日本の医療制度の枠組みと政策課題　第1章　病院ランキングは役立つか—情報の非対称性　第2章　医療サービスと自由競争—市場の失敗　第3章　患者はかかりつけ医を持つべきか—エージェンシー問題　第4章　病床規制はなぜ維持されたのか—供給者誘発需要仮説　第5章　社会的入院は解消できるか—サービスの代替補完関係　第6章　公的医療保険はなぜ必要か—需要の不確実性と逆選択　第7章　診療報酬改定は伝家の宝刀か—保険償還の仕組みと経済的誘因　第8章　混合診療解禁のメリット・デメリット—医療制度の効率性と公平性

◇医療の政治経済学　三木毅著、若晨責任編輯　上海　文匯出版社　2009.8　192p　21cm　Ⓘ978-7-80676-184-7　Ⓝ498

◇医療ビジネスの闇—"病気産生"による経済支配の実態　崎谷博征著　学研パブリッシング　2012.3　373p　20cm　〈発売：学研マーケティング〉　1600円　Ⓘ978-4-05-405152-2　Ⓝ498
[内容]第1章　病気ビジネス　第2章　健康の産業化　第3章　洗脳される医師たち　第4章　惨事を利用する医

療　第5章 食糧支配と人体汚染　第6章 産業がガンをつくる

◇「改革」のための医療経済学　兪炳匡著　吹田　メディカ出版　2006.8　263p　20cm　1900円　Ⓘ4-8404-1759-8　Ⓝ498
[内容]1章 忙しい読者のための総括　2章 比較による医療の相対的な位置付け—3つの分類別に(医療問題の3つの分類　コスト(医療費)の比較　アクセス(医療へのかかりやすさ)の比較　医療の質の比較)　3章 医療経済学に何ができるのか(誤解を解くための医療経済学の定義　医療と経済学の関係—妄信でも嫌悪でもない冷静な距離のとり方　専門大学院(プロフェッショナルスクール)で求められる教育)　4章 医療費高騰の犯人探し　5章 改革へのロードマップ

◇企業トップが語る「医療・ヘルスケア」ビジネス最前線—変貌する巨大市場に挑む　東京大学大学院医学系・薬学系協力公開講座「医療経営学入門」著,木村廣道監修　かんき出版　2005.10　317p　21cm　(東京大学大学院医学系・薬学系協力公開講座)　2200円　Ⓘ4-7612-6287-7　Ⓝ498.021
[内容]転換期にある医療と医療関連産業のゆくえ　日本最大のリゾートホテルチェーンが展開する新予防医療ビジネス　社会システム産業構築に向けたセコムの医療事業　医療と運動を融合するメディカルフィットネスとは　損保が注目する新しいヘルスケアサービス　医療・健康機器のオムロンヘルスケアが提案するディジーズ・マネジメント・プログラム　避妊用ピル世界最大企業シェーリング社が取り組む日本市場　マーケティングとブランドはフリーエンタープライズの思想のもとに育つ　メンタルヘルスケアと組織のリスクマネジメント　ベネッセが取り組む介護事業の現実と将来　エコナ、ヘルシアを世に出した花王の戦略とは　ヘルスケア産業の地図を塗り替える日本最大のドラッグストア　進化する化粧品と医療との接点を探る　内面美容を追究するシュウウエムラがサプリメント事業に参入　パネルディスカッション 拡大する医療関連・周辺産業に期待するもの

◇急成長・医療周辺ビジネス儲けのカラクリ—超巨大市場でのビジネスチャンスがここにある！　安達三郎著　ぱる出版　2009.6　255p　21cm　(Pal NMM books§New medical management)　2000円　Ⓘ978-4-8272-0492-6　Ⓝ498.021
[内容]第1章 医療をめぐる問題　第2章 流動化する病院経営　第3章 改正薬事法に揺れるドラッグストア業界、怒る医薬品通販業界　第4章 新薬開発競争の最前線　第5章 最新医療周辺事業の流れ　第6章 老後を誰に託すのか、介護業界の未来

◇グローバル化する医療—メディカルツーリズムとは何か　真野俊樹著　岩波書店　2009.7　232p　20cm　2500円　Ⓘ978-4-00-022626-4　Ⓝ498
[内容]第1章 興隆するアジアの医療国家(国策としてのメディカルツーリズム—タイの医療　徹底した個人主義—シンガポールの医療　世界の病院を目指す—インドの医療　日本に学んだ医療制度とその変化—韓国・台湾の医療　広がる地域格差—中国の医療)　第2章 グローバル化する医療(メディカルツーリズムとはなにか　なぜ新興国で医療がグローバル化したのか　メディカルツーリズムから見える医療の抱える難しさ)　第3章 いま、世界の国々の医療は(争点としての医療格差—アメリカの医療　医療費抑制政策による医療崩壊—イギリスの医療　国民皆保険の国で何が起きているのか—フランスの医療)　第4章 医療を支えるものは何か(患者主権へ　労働者としての医師—医療者のアイデンティティ・クライシス　医療政策の難しさ)　第5章 日本の医療の明日—医療を育てるために(医療の二つの方向性　問われる医療の質　医師流出のリスク　いい医療者を生み出すために必要なこと—何が医師や医療者のワークライフバランスなのか)

◇健康ビジネス業界がわかる　ヘルスビズウォッチドットコム編　技術評論社　2007.1　229p　19cm　(業界×快進ナビ)　1480円　Ⓘ4-7741-2979-8　Ⓝ498.021
[内容]1章 健康業界入門　2章 健康「モノ」マーケット　3章 健康「物販」マーケット　4章 健康「サービス施設」マーケット　5章 健康「サービス&情報」マーケット　6章 「テーマ別」健康ビジネスの動向　7章 海外ユニーク事例&トレンド　8章 健康ビジネスの未来を占うキーワード　9章 健康業界を取り巻く環境・支える人　付録 健康業界の参考情報

◇国際的視点から学ぶ医療経済学入門　B.マックペイク,L.クマラナヤケ,C.ノルマンド著,大日康史,近藤正英訳　東京大学出版会　2004.10　413p　21cm　4000円　Ⓘ4-13-042119-0　Ⓝ498
[内容]第1部 医療経済学入門　第2部 経済評価　第3部 市場と市場介入の経済学　第4部 保健医療システムの経済学

◇最新医療業界の動向とカラクリがよ～くわかる本—業界人、就職、転職に役立つ情報満載　水田吉彦著　秀和システム　2009.12　231p　21cm　(図解入門業界研究)〈並列書名:How-nual industry trend guide book〉　1300円　Ⓘ978-4-7980-2440-0　Ⓝ498.021
[内容]第1章 医療業界における資格と職場　第2章 医療政策の動向　第3章 病院経営の現状　第4章 医療制度改革の現状　第5章 調剤薬局とドラッグストアーの動向　第6章 新医薬品の動向　第7章 ジェネリック医薬品の動向　第8章 検査薬、臨床検査の動向　第9章 医療機器の動向　第10章 医薬品販売業の動向　第11章 介護ビジネスの動向

◇実例から学ぶ医療経済的評価手法—可能性と限界を探る　日本公定書協会編　じほう　2009.3　69p　26cm　(薬事エキスパート研修会シリーズ25)〈会期:平成20年6月12日〉　2200円　Ⓘ978-4-8407-3856-9　Ⓝ498.04

◇図解健康業界ハンドブック　高橋千枝子著　東洋経済新報社　2004.7　192p　21cm　1600円　Ⓘ4-492-09235-8　Ⓝ498.021
[内容]第1章 健康業界の最新事情　第2章 健康業界の仕組み　第3章 健康ビジネスの市場と構造　第4章 健康ビジネス成功の鍵　第5章 健康ビジネス参考情報

◇成長産業としての医療と介護—少子高齢化と財源難にどう取り組むか　鈴木亘,八代尚宏編　日本経済新聞出版社　2011.11　237p　21cm　(シリーズ・現代経済研究)〈執筆:井伊雅子ほか〉　2400円　Ⓘ978-4-532-13415-0　Ⓝ498.021
[内容]序章 本書の主眼と各章の要約　第1章 医療・介護サービス改革の主要な論点　第2章 医療・介護保険財政をどう安定させるか　第3章 医療・介護保険を通じた所得再分配のあり方　第4章 高齢者医療において政府はどこまで責任を持つべきか　第5章

医療問題全般

日本の医薬品産業をどう発展させるか　第6章 介護産業が成長産業となるための条件　第7章 先進国の医療制度改革と日本への教訓―オランダの家庭医制度を中心に

◇制度と医療の経済分析　知野哲朗著　岡山　岡山大学経済学部　2008.3　131p　21cm　（岡山大学経済学部研究叢書 第35冊）　非売品　Ⓝ498

◇2015年の医療福祉ビジネス―日本社会事業大学・専門職大学院シンポジウム　日本厚生協会出版部　2007.3　96p　26cm　〈会期・会場：2006年9月16日 新橋ヤクルトホール〉　1500円　Ⓘ978-4-931564-49-7　Ⓝ369.13
　内容　特別寄稿 新しい時代にふさわしい社会福祉法人経営を確立するために―社会福祉法人経営研究会報告書を読む　基調講演 次の福祉改革とビジネスマインド　報告1 高齢者の療養と生活支援のビジネスモデルの展開　報告2 2015年への経営戦略―多種法人の活用による複合経営の展開　報告3 地域に密着した医食住サービスモデル　参考資料

◇日本医療の経済分析　宮本守著　多賀出版　2010.1　229p　22cm　3200円　Ⓘ978-4-8115-7531-5　Ⓝ498
　内容　本書の概要　患者のコンプライアンス　病院のコンプライアンス　病院の技術評価　医師免許の更新制　先発薬と後発薬　混合診療の解禁問題　病院の株式会社化　病院の待ち時間　地方における医師不足問題　終末期医療　医療過誤と医師の技術

◇日本の医療関連サービス―病院を取り巻く医療産業の状況　井上貴裕編著　日本医療企画　2010.5　139p　26cm　（医療経営士テキスト 初級 6）　2500円　Ⓘ978-4-89041-906-7　Ⓝ498.16
　内容　第1章 巨大化する医療関連産業(病院を取り巻く環境変化　戦略実行のための院内体制　医療関連産業の範囲と位置づけ）　第2章 さまざまな医療関連産業の動向と展望　第3章 医療関連産業とのかかわり方（外部委託と内部提供　取引業者の選定基準　医療関連産業とのかかわり方）

◇入門医療経済学　柿原浩明著　日本評論社　2004.3　294p　22cm　2800円　Ⓘ4-535-55362-9　Ⓝ498.13
　内容　医療と経済　第1部 医療経済学の基礎医療需要のミクロ経済学的分析　第2部 日本の医療保障制度　第3部 日本の医療供給体制

◇入門医療経済学―「いのち」と効率の両立を求めて　真野俊樹著　中央公論新社　2006.9　250p　18cm　（中公新書）　820円　Ⓘ4-12-101851-6　Ⓝ498
　内容　第1章 医療経済学を理解するために　第2章 医療経済の経済学的基礎　第3章 医療経済学とはなにか　第4章 医療と最新の経済学　第5章 医療の仕組みを経済学で分析する　第6章 医療のプレーヤーとその行動―医療経済学の視点による分析

◇ひと目でわかる病院のアウトソーシング業界―コスト削減&患者サービス向上の決め手　新時代の"医療サポートビジネス"最前線　梛野順三著　ぱる出版　2006.3　255p　21cm　(New medical management)　2000円　Ⓘ4-8272-0244-3　Ⓝ498.163
　内容　第1章 加速する医療界のアウトソーシング　第2章 変わる医療職専用の現場―活性化する派遣・紹介サービス業　第3章 メディカル給食&リネンサプ

ライ業界はこう変わる　第4章 調剤薬局、医薬品卸、中古医療機器業界の変わるしくみとサービス　第5章 医療の裏方業務を支えるアウトソーシング―医療IT…会計、事務、人事管理、物品管理etc.　第6章 医療機関進出を加速させる金融界　第7章 浸透する「医療機関ビジネス」　第8章 広がる"介護"周辺ビジネス　第9章 医療業界のウラ

◇メディカルツーリズム―国境を越える患者たち　ジョセフ・ウッドマン著,斉尾武郎監訳,堤田淳子訳　医薬経済社　2008.5　509p　19cm　2800円　Ⓘ978-4-902968-19-4　Ⓝ498.02

◇やさしい医療経済学　大内講一著　勁草書房　2005.2　184p　22cm　2200円　Ⓘ4-326-70052-1　Ⓝ498
　内容　第1章 国民医療費と医療制度　第2章 医療の経済効果　第3章 医療サービスの供給　第4章 医療サービスの需要　第5章 医薬品の製造・流通　第6章 医療サービスの料金　第7章 医療費の審査支払制度　第8章 医療制度改革

◇やさしい医療経済学　大内講一著　第2版　勁草書房　2008.4　192p　22cm　2200円　Ⓘ978-4-326-70060-8　Ⓝ498
　内容　第1章 国民医療費と医療制度　第2章 医療の経済効果　第3章 医療サービスの供給　第4章 医療サービスの需要　第5章 医薬品の製造・流通　第6章 医療サービスの料金　第7章 医療費の審査支払制度　第8章 医療制度改革

◇よくわかる医療業界　川越満,布施泰男著　日本実業出版社　2006.3　238p　19cm　（業界の最新常識）　1300円　Ⓘ4-534-04044-X　Ⓝ498.16
　内容　第1章 医療業界のしくみと基礎知識　第2章 医療業界の仕事ダイジェスト　第3章 医療を支える制度の新しい流れ　第4章 病院・診療所の生き残り作戦　第5章 医薬品製造と流通のしくみ　第6章 医療機器メーカーの研究・開発・販売戦略　第7章 介護市場の広がりと躍進する関連企業　第8章 拡大する医療関連サービス業のゆくえ　第9章 医療業界の未来　巻末DATA

医療機器

◇いのちを救う先端技術―医療機器はどこまで進化したのか　久保田博南著　PHP研究所　2008.9　219p　18cm　（PHP新書）　720円　Ⓘ978-4-569-70115-8　Ⓝ492.8
　内容　序章 生命の原点を追って　第1章 「生きている証」へのアプローチ　第2章 心電図を"ケータイ"で見る　第3章 心臓のカラクリを解く　第4章 心臓を元気づける　第5章 血液中の酸素が読める　第6章 意識レベルが測れるか　第7章 常時発熱体としての人体　第8章 人は動く　第9章 体内を覗く　終章 400歳の医療機器

◇いのちを守る医療機器―なぜ、患者に届かない？　大村昭人編著　日刊工業新聞社　2011.9　222p　19cm　1600円　Ⓘ978-4-526-06746-4
　内容　第1章 いのちを守るための医療機器　第2章 医療産業は経済活性化の鍵:27兆円の医療機器市場　第3章 日本の医療機器産業を崩壊寸前に追い込んだ審査承認制度　第4章 座談会:医療機器の申請・審査・承認における疑問と問題点について　第5章 ヨーロッパの医療機器審査制度:CEマーク　第6章 米国の医療機器審査制度　第7章 韓国の医療機器審査制

◇医療ガスの事故とその対策―アンケート結果から学ぶ　日本医療ガス学会監修, 渋谷健, 野見山征, 松川公一編　日本医療ガス学会　2005.3　117p　21cm　（Medical gases別冊）〈発売：鍬谷書店〉　1800円　Ⓘ4-87423-032-6　Ⓝ492.8
内容 1 アンケート結果　2 医療ガス関連事故を防ぐには（医療ガス製造・供給者からの提言―アンケート結果をうけて　臨床工学技士の立場から―アンケート結果への提言　手術室看護師としての取り組み―アンケート結果を含めて）　資料 各医療施設に配付したアンケート用紙

◇医療機器が一番わかる―ここまで進んでいる医療現場の最新機器　岡田正彦著　技術評論社　2009.3　211p　21cm　（しくみ図解シリーズ002）　1580円　Ⓘ978-4-7741-3732-2　Ⓝ492.8
内容 第1章 身近にある医療機器・健康器具　第2章 機器の中をのぞいてみよう　第3章 体内で発生する電気信号　第4章 波形でわかる体の調子　第5章 痛くない検査をめざして　第6章 驚異のバーチャルリアリティ　第7章 病気を治すハイテク機器　第8章 夢の医療機器

医療の現況

◇青木雄二のゼニと病気　青木雄二著　青春出版社　2003.11　186p　18cm　（プレイブックスインテリジェンス）　700円　Ⓘ4-413-04077-5　Ⓝ490.4
内容 第1章 ゼニと病院　第2章 ゼニと医者　第3章 ゼニと保険　第4章 ゼニと薬・入院　第5章 ゼニと医療ミス　第6章 ゼニと医学部　第7章 ゼニと医療改革　第8章 ゼニと患者

◇赤ひげへの道―医療現場の認識のために　神野哲夫著　〔出版地不明〕　神野哲夫　2008.9　173p　20cm　〈発売：朝日新聞出版〉　1300円　Ⓘ978-4-02-100152-9　Ⓝ498.14

◇医学・医療の品格　久道茂著　薬事日報社　2006.9　169p　18cm　（薬事日報新書）　1200円　Ⓘ4-8408-0914-3　Ⓝ498.021

◇医師を知る、医療を知る―医師からのメッセージ　辻村啓著　文芸社　2007.9　210p　19cm　1400円　Ⓘ978-4-286-03369-3　Ⓝ498.04
内容 第1部 生活と医療　第2部 医学と人　第3部 医師の資格と病人の選択　第4部 老人問題の考え方まとめ 医療を知る

◇医師の主張―医療崩壊　唐澤祥人著　毎日新聞社　2008.3　174p　20cm　1200円　Ⓘ978-4-620-31843-1　Ⓝ498.021
内容 1 崩壊の現場　2 なぜ、医師は足りなくなったのか　3 患者の責務と信頼関係の構築　4 医療崩壊を食い止める糸口―「かかりつけ医」の存在　5 医療費の確保に向けて　6 こういう医師を育てたい　7 医師として何をなすべきか

◇医者が病院から逃げ出すとき　米山公啓著　筑摩書房　2008.3　217p　15cm　（ちくま文庫）　〈「医者にno！と言うための55の知識」（経済界2004年刊）の増補〉　680円　Ⓘ978-4-480-42421-1　Ⓝ498.021

内容 第1章 果てなく続く病院崩壊　第2章 病院評価の難しさ　第3章 診察室の算盤勘定　第4章 医療は健康の敵である？！　第5章 一寸先の医療を考える

◇医者に聞きたかった本当の話―ハイブリッド人の診療室　武井義雄著　日本経済新聞出版社　2009.2　213p　20cm　1600円　Ⓘ978-4-532-16687-8　Ⓝ490.4
内容 1 同窓会　2 老化現象　3 老化の自覚　4 認知症　5 癌　6 三大成人病　7 メタボリック・シンドローム　8 エイズ　9 ハイブリッド人の頭の運動　10 アメリカで元気に生きる

◇医者になって十年目で思うこと―ある大学病院の医療現場から　小鷹昌明著　近代文芸社　2006.12　293p　20cm　1700円　Ⓘ4-7733-7438-1　Ⓝ498.021
内容 1 医療の現状　2 患者の課題　3 医者たちへ　4 これからの医療

◇医者にno！と言うための55の知識　米山公啓著　経済界　2004.9　207p　19cm　1300円　Ⓘ4-7667-8310-7　Ⓝ498.021
内容 第1章 変わらない医療界　第2章 病院の現状にもの申す！　第3章 医療費はどうすれば安くなるか　第4章 病気と健康、その虚と実とは？　第5章 これからの医療を良くするには、これしかない！

◇医者の三十代―後悔しない生き方とは　小鷹昌明著　近代文芸社　2008.4　289p　20cm　1600円　Ⓘ978-4-7733-7560-2　Ⓝ498.021
内容 第1章 大学病院現場医師の感じる医療の現況　第2章 医師周辺の動きについて　第3章 医師の三十代　第4章 今後の医療の展望

◇医者は現場でどう考えるか　ジェローム・グループマン著, 美沢惠子訳　福岡　石風社　2011.10　311p　22cm　2800円　Ⓘ978-4-88344-200-3　Ⓝ490
内容 第1章 瞬時の判断における思考メカニズム―臨床現場での医学的判断　第2章 医師の感情と診断ミス―心の準備　第3章 救急治療室での「意識的平静」―皿回しの芸　第4章 プライマリーケア医の役割―門番　第5章 家族の愛が専門家を覆す―新米ママ奮闘記　第6章 前例のない症例に向きあう―専門家の不確実性　第7章 外科医A、B、C、Dそれぞれの"診断"―外科手術と達成感　第8章 大量データによるミスとエラー―観察者の眼　第9章 医療市場の怪物―マーケティングとお金と医師の決断　第10章 病でなく人を治療する―魂に奉仕する

◇「医心」総集編―医療情報誌　メディカルアート編　〔金沢〕　メディカルアート　2007.12　111p　30cm　〈発売：北國新聞社（金沢）〉　1524円　Ⓘ978-4-8330-1609-4　Ⓝ498.14
内容 金沢大学病院：医療最前線からのリポート―CLOSE UP NOW！　「医心」スペシャルインタビュー―SPECIAL INTERVIEW（日本医師会常任理事・羽生田俊　石川県医師会会長・小森貴　福井大学医学部附属病院副院長・教授・寺澤秀一）　ドキュメント：現代のヒポクラテス―DOCUMENT OF HIPPOCARATES（石川県白山市国民健康保険吉野谷診療所所長・橋本宏樹　女性クリニック「We富山」院長・種部恭子　慶応大学医学部形成外科非常勤講師・高松ến子　福井県おおい町国民健康保険名田庄診療所所長・中村伸一）

◇「異端」の系譜―現代医療ナンボのもんじゃい！　南淵明宏著　三輪書店　2009.5　288p　19cm　1800円　Ⓘ978-4-89590-330-1　Ⓝ498.049

医療問題全般　　　　　　　　　　　　　　　　　　　　　　　　　医療の現況

◇異端のメス　南淵明宏著　講談社　2008.9
230p　19cm　1400円　①978-4-06-214859-7
Ⓝ498.021
内容 第1章 病院のウソ　第2章 外科医の質を見抜く方法　第3章 心臓外科医の「原罪」　第4章 「異端の医師」の誕生

◇異端のメス―心臓外科医が教える病院のウソを見抜く方法！　南淵明宏著　講談社　2011.9　258p　15cm　（講談社文庫 な88-1）〈2008年刊の加筆・修正〉　600円　①978-4-06-277054-5　Ⓝ498.021
内容 第1章 病院のウソ　第2章 外科医の質を見抜く方法　第3章 心臓外科医の「原罪」　第4章 「異端の医師」の誕生

◇いま医療現場で起きていること―医師と患者、相互理解のために　金子則彦著　健康ジャーナル社　2007.6　198p　19cm　1400円　①978-4-907838-36-2　Ⓝ498.021
内容 第1章 現在、医療現場で起きていること　第2章 院長室から一言　第3章 患者さんといっしょに考えたいこと　第4章 最近の医療周辺の話題から　第5章 医療費の問題点　第6章 終わりにあたって

◇いまどちらを向くべきか　丸山泉著　福岡　石風社　2010.5　201p　20cm　1500円　①978-4-88344-186-0　Ⓝ498.021

◇癒しの医療いたわりの介護　続　碓井静照著　広島　ガリバープロダクツ　2003.7　412p　19cm　（ベストヒットシリーズ）〈続のサブタイトル：介護にかかわるすべての人のために〉　1714円　①4-86107-007-4　Ⓝ498.04
内容 第1章 変わりゆく、いたわりの看護と介護　第2章 医療にかかわる人々のために―新制度解説（医療を取り巻く時代の流れ　二〇〇二（平成十四）年度診療報酬改定を振り返って）　第3章 医療は今　第4章 看護師への語らい

◇医療が切り捨てられていく！－原点としての「出前医療」を求めて　河原田和夫著　悠飛社　2003.8　142p　20cm　（Yuhisha hot-nonfiction　Yuhisha best doctor series）　1400円　①4-86030-030-0　Ⓝ498.04
内容 第1章 医療が切り捨られていく　第2章 「出前医療」の原点　第3章 ひとつの理想としてのニカラグア医療　第4章 医療に政治の壁はない　第5章 北長野医院の体験　第6章 住民が育てる医療

◇医療格差　川田龍平著　角川マーケティング　2011.3　167p　18cm　（角川SSC新書 121）〈発売：角川グループパブリッシング〉　760円　①978-4-04-731544-0　Ⓝ498.021
内容 第1章 家族を看取るとき見えた日本医療の欠陥　第2章 いのちにとって薬とは何か　第3章 必要なワクチンVS必要ないワクチン　第4章 バリアフリーって言葉やめませんか？　第5章 かき消される医師たちの悲鳴　第6章 患者、被害者、そして医師。誰もが「尊厳」を求めている　第7章 いのちが最優先される社会

◇医療格差の時代　米山公啓著　筑摩書房　2008.7　197p　18cm　（ちくま新書）　680円　①978-4-480-06437-0　Ⓝ498.021
内容 第1章 特定健診なんかいらない　第2章 平等医療の崩壊　第3章 なぜ製薬会社だけが儲かるのか　第4章 変わりはじめた医療現場　第5章 追い出される患者たち　第6章 医者の収入格差　第7章 開業医の厳しい現状　第8章 日本の医療に明日はないのか

◇医療革命―医者になんかなったってそれだけじゃダメだ　小鷹昌明著　近代文芸社　2009.6　268p　20cm　1600円　①978-4-7733-7645-6　Ⓝ498.021
内容 第1章 大学病院　第2章 医師個人（私は医者という仕事をまっとうしたいので患者の立場には立ちません！！　医師の恋愛観（女性へ）？　医師の恋愛観（男性へ）？　ほか）　第3章 人間とは、死とは　第4章 そして、これから

◇医療化のポリティクス―近代医療の地平を問う　森田洋司監修, 森田洋司, 進藤雄三編　学文社　2006.9　261p　22cm　（シリーズ社会問題研究の最前線 1）〈執筆：石川憲彦ほか〉　2600円　①4-7620-1602-0　Ⓝ498.04
内容 第1部 医療化のポリティクス（医療化の推進力の変容　医療化のポリティクス―「責任」と「主体化」をめぐって　医療化の再検討―歴史的視点から　障害児・者にとっての医療化　薬物政策における医療的処遇―「逸脱の経済化」の一局面としての「医療化」　制裁としての医療―「心神喪失者等医療観察法」と保安処分）　第2部 医療化の諸相（アルコール依存症と医療化　ひきこもりと医療化　児童虐待と医療化　不登校と医療化　AD/HDと医療化　月経前症候群（PMS）と日本における医療化　外貌の医療化　論説のなかの「健康ブーム」―健康至上主義と社会の医療化の「神話」　生活文化の医療化―テレビテクストにおける病気の物語）

◇医療が悲鳴をあげている―あなたの命はどうなるか　近藤喜代太郎著　西村書店　2007.12　246p　18cm　（Think book）　952円　①978-4-89013-615-5　Ⓝ498.021
内容 1章 医師、看護師が病院から去ってゆく　2章 ぜひ知ってほしい医療と病院の現実　3章 医療の安全と安心　4章 医療と法、裁判　5章 医療崩壊をどう防ぐか―著者の提言　6章 患者本位の医療の仕組み

◇医療から命をまもる　岡田正彦著　日本評論社　2005.12　198, 3p　19cm　1600円　①4-535-98262-7　Ⓝ490.4
内容 第1章 比べてみてわかったこと　第2章 人の命よりも大切なもの　第3章 寿命が縮む話　第4章 結果で言われても　第5章 思い込みが生んだまちがい　第6章 苦しまぎれの言い訳　第7章 早期発見・早期治療のウソ　第8章 なぜ医療は変わらないのか　第9章 自分の健康は自分で守る

◇医療業界大研究　医療業界研究会編　産学社　2009.9　189p　21cm　1400円　①978-4-7825-3273-7　Ⓝ498.021
内容 1 医療業界のすがた　2 医療業界の最新動向　3 病院・診療所経営の現状　4 主要医療法人・大学病院プロフィール　5 医療業界の人と仕事　6 医療業界の課題と未来　7 医療業界企業データ&関連ウェブサイト

◇医療現場は今　小笠原信之著　緑風出版　2006.10　274p　19cm　1900円　①4-8461-0619-5　Ⓝ498.021
内容 第1部 問われる医療の在り方（病院ランキングの波紋　正念場を迎えた生殖補助医療　お寒い、医療者のたばこ事情　足踏みつづくジェネリック医薬品　再燃する延命治療中止の法制化論議）　第2部 揺れる医療システム（もう一つの「混合診療」論議　臨

医療問題の本 全情報 2003-2012　31

床研修必修化の戸惑いと不安　「労働開国」迎える看護と介護　薬学教育六年制、混沌たるスタート）　第3部 後手、後手の厚生行政（高まる新型インフルエンザ発生の脅威 広がるアスベスト汚染への不安 子供の事故防止は情報の共有から）

◇医療再生―脱「医療の商品化・患者の消費者化」　農山漁村文化協会　2008.8　260p　21cm　（現代農業増刊号 81号）　857円　Ⓝ498.021

◇医療鎖国―なぜ日本ではがん新薬が使えないのか　中田敏博著　文藝春秋　2011.3　234p　18cm　（文春新書 799）　770円　Ⓘ978-4-16-660799-0　Ⓝ498.021
　内容 第1章「医療鎖国」の実態　第2章 交民統制を取り戻せ　第3章 複雑怪奇な「身分制度」からの脱却　第4章「開国派」の夢は実現できるのか？　第5章 消費税は日本医療の助け舟か？　第6章 箱モノ志向・自前主義からの脱却　第7章 次世代の高度成長を牽引する医療産業　終章 いまこそ「医療開国」を

◇医療新生―未来を拓く処方箋をデザインする　水巻中正編著、小川陽子、金川仁子、水野晃、石塚稔著　日本医療企画　2008.6　210p　26cm　2500円　Ⓘ978-4-89041-802-2　Ⓝ498.021
　内容 第1部 医療崩壊検証　第2部 医療新生元年　第3部 病院のブランド力　第4部 医療病床の削減・再編の行方　第5部 診療報酬の不正請求にメスを　第6部 医療イノベーションで世界をリードする　第7部 特別対談 政党の壁、患者と医療者の垣根を乗り越え「医療新生」へ向けて国民的運動を起こそう　第8部 医療新生の要件

◇医療大崩壊　藤田紘一郎著　講談社　2009.2　172p　15cm　（講談社文庫 ふ47-8）　495円　Ⓘ978-4-06-276255-4　Ⓝ498.021
　内容 1章 大混乱の日本の医療現場　2章 立派な医者が欲しい　3章 医学教育の改革が必要　4章 医者を選ぶのも寿命のうち　5章 患者主体の医療とセカンドオピニオン

◇医療に関する国民意識調査　健康保険組合連合会　2007.11　39p　30cm　Ⓝ498.021

◇医療に関する国民意識調査報告書　健康保険組合連合会　2011.11　69p　30cm　Ⓝ498.021

◇医療に対する満足度の経済学・心理学的分析―コミュニケーション、セカンドオピニオン、薬剤に注目して　真野俊樹監修・編　医薬経済社　2008.4　104p　21cm　2500円　Ⓘ978-4-902968-26-2　Ⓝ498.021

◇医療の裏側でいま何がおきているのか　大阪大学医学部医療経済経営研究チーム編　ヴィレッジブックス　2009.4　176p　18cm　（ヴィレッジブックス新書 018）〈並列シリーズ名：Village-books shinsho〉　740円　Ⓘ978-4-86332-128-1　Ⓝ498.021
　内容 第1章 ゼロからわかる社会保障　第2章 医療保険制度はこう変わった　第3章 医療をめぐる意見の対立　第4章 診療所からの現場報告　第5章 急性期病院からの現場報告　第6章 個人のニーズに合わせた医療のデザインセンターを作る　第7章 これが日本の医療の現実だ！　第8章 これからどうなる？ 日本の医療　第9章 医療問題に解決策はあるのか？

◇医療のからくり―人生百年時代への処方箋　和田秀樹編　文藝春秋　2008.8　225p　16cm　（文春文庫）「不老の方程式」（2005年刊）の増訂）　552円　Ⓘ978-4-16-775302-3　Ⓝ490.4

内容「大学教授なら安心」か（近藤誠（慶應義塾大学講師））　高血圧より低体温が大敵（安保徹（新潟大学大学院教授））「地域」が命を守る（鎌田實（諏訪中央病院名誉院長））　中高年よ、肉食せよ（柴田博（桜美林大学大学院教授））　処方薬を捨てるセンスも大事（別府宏閣（新横浜ソーワクリニック院長））　計算・音読でぼけ防止を（川島隆太（東北大学教授））「心の若さ」失うなかれ（秋元波留夫（元東京大学教授））　執刀医の技量をどう見抜くか（南淵明宏（心臓外科医・大和成和病院院長））「経営」も病院選びのポイントに（河北博文（河北総合病院理事長））

◇医療の限界　小松秀樹著　新潮社　2007.6　220p　18cm　（新潮新書）　700円　Ⓘ978-4-10-610218-9　Ⓝ498.021
　内容 第1章 死生観と医療の不確実性　第2章 無謬からの脱却　第3章 医療と司法　第4章 医療改革で―虎の門病院での取り組み　第5章 医療における教育、評価、人事　第6章 公共財と通常財　第7章 医療崩壊を防げるか

◇医療のこと、もっと知ってほしい　山岡淳一郎著　岩波書店　2009.10　191p　18cm　（岩波ジュニア新書 637）〈並列シリーズ名：Iwanami junior paperbacks〉　780円　Ⓘ978-4-00-500637-3　Ⓝ498.021
　内容 第1章 ドクターヘリ　第2章 地域医療の最前線　第3章 なぜ医者になるの？　第4章 医療の土台「国民皆保険」

◇医療破綻―漂流する患者、疲弊する医者　中原英臣、岡田奈緒子著　PHP研究所　2008.12　237p　20cm　1400円　Ⓘ978-4-569-70420-3　Ⓝ498.021
　内容 第1章 医療破綻はどこまで進んでいるのか　第2章 患者の悲鳴―どんな痛みを感じているのか…　第3章 医者の悲鳴―医療環境がどうしてこんなに悪いのか…　第4章 矢継ぎ早の医療改革―いったいだれのためのものか　第5章 医療改革への10のキーワード

◇医療崩壊―「立ち去り型サボタージュ」とは何か　小松秀樹著　朝日新聞社　2006.5　280,15p　20cm　1600円　Ⓘ4-02-250183-9　Ⓝ498.021
　内容 1 何が「問題」なのか　2 警察介入の問題　3 社会の安全と法律　4 事件から学ぶこと　5 安全とコスト　6 イギリス医療の崩壊　7 立ち去り型サボタージュ　8 大学・大学院・医局の問題　9 厚生労働省の問題　10 医療の崩壊を防ぐために

◇医療崩壊回避できず　佐藤俊彦著　デジタルメディスン　2008.12　167p　19cm　1143円　Ⓘ978-4-902106-38-1　Ⓝ498.021
　内容 第1章 顧問医への序曲　第2章 放射線科のビジネスモデル　第3章 メッセージ（若い医師へのメッセージ 若い起業家達へのメッセージ）　第4章 顧問医だからできたこと

◇医療崩壊か再生か―問われる国民の選択　小川道雄著　日本放送出版協会　2008.5　213p　20cm　1300円　Ⓘ978-4-14-081294-5　Ⓝ498.021
　内容 序章 日本のすぐれた医療　第1章「医療費亡国論」は真実か？　第2章 医師の数が足りない　第3章 過重労働が招いた「離れ」現象　第4章 浮かび上がる医療の課題　第5章 日本医療の行方　第6章 医療現場の真実　終章 医療再生のための国民の選択

◇「医療崩壊」のウソとホント―国民が知らされていない現場の真実　本田宏著　PHP研究所

2009.10 247p 19cm 1200円 ①978-4-569-77710-0 Ⓝ498.021
内容 第1章「医師不足」についてのQ&A 第2章「医療費」についてのQ&A 第3章「救急、産科、小児科」のQ&A 第4章「医療事故」についてのQ&A 第5章「保険、教育、福祉」Q&A 第6章「医療再生」のポイント

◇医療崩壊の真実 勝又健一著 アスキー・メディアワークス 2009.10 206p 18cm (アスキー新書 123)〈発売:角川グループパブリッシング〉 743円 ①978-4-04-868044-8 Ⓝ498.021
内容 第1章 なぜ年収3000万円でも医者は去るのか 第2章 "聖職"ではやっていけない—医者という孤独な職業 第3章 "儲からない"のが当たり前?—病院という不自由なビジネス 第4章 医療は"当然のサービス"?—患者も行政も意識を変える時期

◇医療崩壊こうすれば防げる! 本田宏編著 洋泉社 2008.7 206p 18cm (新書y) 760円 ①978-4-86248-295-2 Ⓝ498.021
内容 第1章 姥捨て山「後期高齢者医療制度」は即刻廃止に! 第2章 救急車「たらい回し」の解決策はこれだ! 第3章「絶滅危惧種」産科の崩壊を防ぐ現場からの提言 第4章「医師不足=医療不在」の地域医療はこう守れ! 第5章 医療難民・介護難民はこうすれば解決できる! 第6章 小児科医療崩壊を防いだ実例を見よ!—絶望の辞職宣言からの奇跡 第7章 医療紛争の解決策はこれだ! 第8章 日本医療の生き証人の声を聞け!—厚労省への「遺言」

◇医療はここまできた 北國新聞社編集局編 金沢 北國新聞社 2007.7 97p 21cm (健康bookシリーズ 丈夫がいいね 1) 952円 ①978-4-8330-1575-2 Ⓝ492.04
内容「糸のこ」で切り取る—背骨のがんも治せる・上 驚異の8時間手術—背骨のがんも治せる・下 傷口小さく、回復早く—内視鏡で胃がん摘出・上 1センチ弱なら10分で切除—内視鏡で胃がん摘出・下 マイナス200度で細胞死滅—がんを凍らせる・上「元」まで治す夢秘める がんを凍らせる・下 生存率5割の壁に挑む—免疫でがんを治す・上 血から「闘う細胞」誕生—免疫でがんを治す・下 痛み感じぬガンマナイフ—放射線で集中攻撃・上 入院せずにがん治す—放射線で集中攻撃・下〔ほか〕

◇医療は再生できるか—セカンドオピニオンから始まる病院改革 杉町圭蔵著 中央法規出版 2008.3 163p 19cm (シリーズcura) 1200円 ①978-4-8058-3009-3 Ⓝ498.021
内容 第1章 手術が成功したのに自殺した患者 第2章 臓器移植にみる医師の関係 第3章 インフォームドコンセントとセカンドオピニオン 第4章 セカンドオピニオン相談から見えるもの 第5章 患者に信頼されるための病院改革 第6章 安心して医療を受けられるために 第7章 医療崩壊と患者の誤解

◇医療は、どこで間違ったのか 水野肇著 リベルタス・クレオ 2008.7 163p 20cm 1500円 ①978-4-904425-00-8 Ⓝ498.021

◇医は仁術か算術か—田舎医者モノ申す 定塚甫著 社会批評社 2008.9 201p 19cm 1500円 ①978-4-916117-80-9 Ⓝ498.021
内容 第1章 エッチな会話のできる医者は名医 第2章 専門医と開業医はどう違うのか 第3章 地域医療のできる医者の選び方 第4章 都市に集まる若い医者とその変貌 第5章 地域医療の終焉の日

6章 地域医療の中での開業医の役割 第7章 行政による地域医療の切り捨て

◇失われた「医療先進国」—「救われぬ患者」「報われぬ医師」の袋小路 岩本裕、NHK取材班著 講談社 2010.11 221p 18cm (ブルーバックス B-1706)〈並列シリーズ名:BLUE BACKS〉 860円 ①978-4-06-257706-9 Ⓝ498.021
内容 第1章 危機に立つ救急医療 第2章 臨床研修制度の波紋 第3章 勤務医から開業医へ 第4章 病院の責任は問えるか 第5章 ヨーロッパの医療制度改革 第6章 医療改革への挑戦 第7章「家庭医」は根づくか

◇美しい日本の医療—グローバルな視点からの再生 町淳二、津田武、浅野嘉久編著 金原出版 2008.12 326p 20cm 2800円 ①978-4-307-00460-2 Ⓝ498.021

◇オムツがとれない日本の医療—現役医師が政治家になった理由 土田ひろかず著 総合法令出版 2010.2 269p 19cm〈マンガ:やくみつる〉 1500円 ①978-4-86280-194-4 Ⓝ498.021
内容 第1章 病院から医師がいなくなる?—国際的名声とは裏腹にお粗末な病院の内部事情 第2章 病院のベッドは勝手に増やせない—がんじがらめの医療行政 第3章 夜逃げする歯科医—安すぎる医療費をめぐる悲劇 第4章 医療事故はなぜ起こる—揺らぐ医師と患者の信頼関係 第5章 看護師不足を加速させる看護体制と社会保障—限界に来ているその場しのぎの対応 第6章「医療」から「医業」へ—ほとんどの病院は赤字経営 第7章「白い巨塔」の今昔—変わった部分、変わらない部分 第8章 医者・病院との付き合い方—日本の医療再生をめざして

◇崖っぷちの医療 船曳孝彦著 悠飛社 2007.1 211p 20cm (Yuhisha hot-nonfiction Yuhisha best doctor series) 1600円 ①978-4-86030-100-2 Ⓝ498.021

◇神の手の提言—日本医療に必要な改革 福島孝徳著 角川書店 2009.3 194p 18cm (角川oneテーマ21 C-166)〈発売:角川グループパブリッシング〉 705円 ①978-4-04-710170-8 Ⓝ498.021
内容 第1章 こんな医師にあなたの命は救えるのか!? 第2章 能力のない医師が許されない日本のシステム 第3章 日本は先進国最低レベルの医療費国家だ! 第4章 日本の脳外科医に伝えたいこと 第5章 賢い患者が名医に出会える! おわりにすべての人のために

◇患者にやさしい医療最前線—「医療の読売」がおくる最新レポート 読売新聞医療情報部編 技術評論社 2005.7 285p 19cm (@Scienceいざというとき役に立つ最先端医療 2) 1680円 ①4-7741-2415-X Ⓝ492
内容 序章 満足のいく医療を受けるために 第1章 がん治療最新事情 第2章 薬剤最新事情 第3章 より身近になる治療法・検査法 第4章 進化する医療技術

◇患者漂流—もうあなたは病気になれない 中野次郎著 祥伝社 2007.5 234p 18cm (祥伝社新書) 750円 ①978-4-396-11069-7 Ⓝ498.021
内容 第1章 貧乏人は死になさい 第2章 産婦人科医がいない、小児科医がいない 第3章 医療ミスはなぜ起こるのか 第4章 薬あるとて毒飲むべからず

第5章 君たちは医者になるな！　第6章 病院は危険な場所でもある　第7章 良い主治医の選び方　第8章 このままでは医療は崩壊する

◇偽善の医療　里見清一著　新潮社　2009.3　222p　18cm　〈新潮新書 306〉　700円　①978-4-10-610306-3　Ⓝ498.021
　内容　患者さま撲滅運動　消えてなくなれセカンドオピニオン　「有力者の紹介」は有難迷惑　安楽死を人殺し扱いしないでくれ　末期医療を巡る混乱と偽善　ホスピスケアはハッピーエンドか　最期は自ら決められるものなのか　「病院ランキング」は有害である　「告知」の無責任　○○すると癌になるというインチキ　間違いだらけの癌闘病記　インフォームドコンセントハラスメント　「がん難民」の作られ方　癌の「最先端治療」はどこまで信用できるか　贈り物は喜んで受け取るべきである

◇現場が変える日本の医療――医療の危機を回避する新しい視点　和田努著　同友館　2009.5　270p　19cm　1800円　①978-4-496-04540-0　Ⓝ498.021
　内容　動き始めた医療の世界――明細書付き領収書・その1　患者の視点の導入――明細書付き領収書・その2　「断らない救急」は実現できないか――湘南鎌倉総合病院が取り組むER型　小児救急の理想像を追い求めて――八幡病院小児救急センターの場合　在宅医療の明日――在宅医・川島孝一郎の実践と哲学　在宅医療の明日――在宅医療支援、診療所の可能性　産科医療の現場――深刻な医師不足と再生への道　"出産難民"の深層と解決策　地域完結型の医療連携の実践――福岡市東区医師会の取り組み　看護職の確保と定着を目指す――日本看護協会の悲願と挑戦　潜在看護師を掘り起こす――北海道の取り組み　新人看護師を定着させる職場をめざす――聖隷三方原病院の実践　女性医師の働きやすい職場風土――人材を確保するための支援策　女性医師の働きやすい病院評価事業――NPO法人のイージィネットの戦略　医療メディエーションとは何なのか――注目の紛争を解決させる新技法　医療メディエーターへの期待と可能性――福井総合病院のケース　抗がん剤治療――スペシャリストの不在、腫瘍内科医養成への足取り　がん患者・家族の悩みを支援する――静岡がんセンター「よろず相談」　がん基本法が成立して――がん医療は世界標準となったのか　がん対策「島根方式」の牽引ぶり――患者・県民主導の取り組み

◇現場が変える日本の医療 part 2　和田努著　同友館　2010.7　278p　19cm　〈part2のサブタイトル：医療者と患者・市民の地道な歩み〉　2000円　①978-4-496-04678-0　Ⓝ498.021
　内容　患者と医療者は通じ合えるのか――模擬患者活動の現場から考える　市民と医師が向き合うこと――「患者塾」十余年の軌跡　医学教育の新しい波――臨床思考を磨くトレーニング　世界に通用する医師を育てる――札幌・手稲渓仁会病院のケース　医学部の教育は変わったか――共用試験の今とこれから　医療が細分化された時代の専門医とは――質の保証を確保するために　質の高い専門医をどう育成するか――学界主導型を問い直す　ナースプラクティショナーをご存知ですか――大分県立看護科学大学の挑戦　医師不足は"チーム医療"で乗り切れないか――日本胸部外科学会のトライアル　破綻した夕張市の医療再生のために――村上智彦医師の「支える医療」の実践哲学　破綻した夕張市の医療再生のために――村上智彦医師の「支える医療」の実践哲学　崩壊寸前の小児科が再生した――兵庫県立柏原病院の"奇跡"　鎌倉

市に嬉しい"産みの場"誕生――全国初の医師会立産科診療所　急増するクレーマーと病院暴力――COMLの相談にみる医療者の悲痛　院内暴力とどう対峙していくのか――安全と安心を確保する試み　「がん哲学外来」とは何なのか――悩み多い患者の心に響く言葉とは　「健康増進外来」という名の思想――国保藤沢町民病院"健康"への取り組み　自殺者の急増は何を物語るか――日本は幸福感の薄い国なのか　「自殺大国」日本に打つ手はあるのか――岩手県久慈市の地域対策をみる

◇この国の医のかたち　神野哲夫著　本の泉社　2006.9　204p　20cm　1500円　①4-88023-977-1　Ⓝ498.021
　内容　第1章 患者さんとの向き合い方　第2章 海外の医療事情　第3章 よい医者を育てるために　第4章 脳外科医の独り言　第5章 よい病院づくりを目指して　第6章 現代の医療について考える　第7章 亡き母を偲んで

◇これでいいのか日本の医療――日本の医療に挑戦する橋爪プロトコール　「ガン」「生活習慣病」「難病」は西洋医学だけでは治らない　橋爪勝著　桑名　日本代替・統合医療研究所　2007.11　207p　19cm　〈発売：ジーオー企画出版〉　1238円　①978-4-921165-43-7　Ⓝ498.021
　内容　第1章 医療鎖国・日本　第2章 誤った治療　第3章 代替医療のすすめ　第4章 治癒の道　第5章 治療における重要性　第6章 わたしが考える治療（橋爪プロトコール）　Q&A

◇これで良いのか日本の医療――聴診器を忘れたパソコンドクター　柴山豊著　本の泉社　2005.7　181p　20cm　1429円　①4-88023-903-8　Ⓝ498.021
　内容　第1章 患者のための医療とは　第2章 "医師"とは何か　第3章 こんな医師でいいのか　第4章 望まれる医師とは　第5章 老人のケアを見直そう　第6章 終末期のケア　第7章 保険制度と病・医院経営　第8章 医療を取り巻く問題点　第9章 こんな病院でいいのか――著者が経験した病院の実態

◇こんな医療でいいですか？――日本で行われている医療ドイツで行われている医療　南和友著　はる書房　2004.7　236p　19cm　1700円　①4-89984-053-5　Ⓝ498.021
　内容　1部 ドイツ医療に三〇年間従事して　2部 日本の医療　3部 ドイツに学ぶ医療改革　4部 日本の医療を変えるもの

◇こんな医療でいいですか？――ドイツから日本へ――30年ぶりの復帰からみえてきた日本の医療とは　南和友著　増補新装版　はる書房　2009.3　291p　20cm　1900円　①978-4-89984-099-2　Ⓝ498.021
　内容　1部 ドイツから日本へ――30年ぶりの復帰からみえてきた日本の医療とは（母国への思い、そして変わらぬ日本の医療　井の中の蛙――めぐりあったドイツの医療とは　良い病院を作れば患者は集まる――世界最大規模の心臓病センターの誕生　日本に医療にもグローバルスタンダードを！）　2部 日本の医療なぜ？（自分の病気について聞けない患者　病院で診てもらうのは一日がかり　なぜ学会参加は世界一、でも日本の医療は？　医者になるための資格ドイツは医師だけで行うものではない　疲れきった医師たち　医療過誤があとを絶たない理由　健康保険制度の改革はなぜ必要か　なぜ日本製の人口心臓は世界で通用しないのか　なぜ日本には臓器移植が定

◇着しないのか) 3部 ドイツに学ぶ医療改革(日本が手本とした医療制度 良い医者、良い病院が生き残る制度 困難な時代を生きる医師たち 徹底した専門教育を患者中心の医療 安心・安全な医療の提供 ドイツ医療改革の重要な点先進的な予防医学への取り組み) 4部 変わる？日本の医療 対談篇(医師に望むこと、患者に望むこと(対談者・百々秀心氏) 患者に選ばれる病院である、ということ(対談者・ジョン・C・ウォーカー氏) 心臓移植を通してみた二つの医療(対談者・江田博子氏))

◇作法としての生老病死―みんなで日本の医療をよくするために 岡田玲一郎著 厚生科学研究所 2009.6 126p 19cm 1200円 ⓘ978-4-903368-14-6 Ⓝ498.021

◇三流になった日本の医療 若倉雅登著 PHP研究所 2010.1 253p 20cm 1600円 ⓘ978-4-569-77679-8 Ⓝ498.021
内容 第1章 日本の医療費は安すぎる 第2章 医療費三四兆円は国際的に高すぎるのか 第3章 医者と看護師の涙ぐましい献身 第4章 若者が産婦人科医、小児科医になりたがらない理由 第5章 医師不足は産婦人科、小児科ばかりではない 第6章 現場で見る日本の医療の現状 第7章 国民の権利意識の向上 第8章 国民が求めるほんとうの医療 第9章 住民の健康を重視する自治体、しない自治体 第10章 一流の条件と三流になった日本の医療

◇心臓外科医―僕が医療現場をあえて世間にさらけ出す理由 南淵明宏著 講談社 2003.12 229p 20cm 1600円 ⓘ4-06-211890-4 Ⓝ498.021
内容 第1章 医師である根拠とはなにか 第2章 日本の医療システムの表と裏 第3章 困った医局員ととんでもない大学の教授たち 第4章 心臓外科医の隠れたる素顔 第5章 国際レベルの心臓外科医を育てるCOMIC構想

◇心臓外科医の挑戦状 南淵明宏著 中央公論新社 2004.12 240p 20cm 1500円 ⓘ4-12-003593-X Ⓝ498.021
内容 第1章 医者と患者の深い溝 第2章 違和感だらけの医療裁判 第3章 医者同士の壁 第4章 患者の心得

◇心臓外科医の挑戦状 南淵明宏著 中央公論新社 2008.3 247p 16cm (中公文庫) 552円 ⓘ978-4-12-205009-9 Ⓝ498.021
内容 第1章 医者と患者の深い溝 第2章 違和感だらけの医療裁判 第3章 医者同士の壁 第4章 患者の心得

◇心臓外科医の見た医療事情 松田暉著 神戸エピック 2012.1 278p 19cm 1714円 ⓘ978-4-89985-166-0 Ⓝ498.021
内容 2009年 2010年 2011年

◇新治る医療、殺される医療―医者からの警告 小野寺時夫著 〔点字資料〕 桜雲会 2004.5 4冊 28cm 〈原本:中央公論新社 2001 中公新書ラクレ ルーズリーフ〉 全15500円 Ⓝ498.021

◇新聞を読んで健康を考える 梶山方忠著 改訂版 京都 文理閣 2003.4 193p 21cm 2500円 ⓘ4-89259-429-6 Ⓝ

◇信頼に支えられた医療の実現―医療を崩壊させないために 要望 日本学術会議 2008.6 3,21p 30cm Ⓝ498

◇数字でみるニッポンの医療 読売新聞医療情報部著 講談社 2008.11 200p 18cm (講談社現代新書) 720円 ⓘ978-4-06-287967-5 Ⓝ498.021
内容 第1章 日本の医療費は高いのか 第2章 身近な医療費 第3章 高齢者と終末期医療 第4章 がん・生活習慣病 第5章 心の病気 第6章 出産・子育て 第7章 医師の姿 第8章 検査大国 第9章 薬を巡るあれこれ

◇「スーパー名医」が医療を壊す 村田幸生著 祥伝社 2009.12 210p 18cm (祥伝社新書 187) (並列シリーズ名:Shodensha shinsho) 760円 ⓘ978-4-396-11187-8 Ⓝ498.021

◇生活の質を支える医療新事情―「医療の読売」がおくる 読売新聞医療情報部編 技術評論社 2006.7 254p 19cm (@Science いざといういうとき役に立つ最先端医療 3) 1680円 ⓘ4-7741-2802-3 Ⓝ492
内容 序章 より良い人生を送るための医療 第1章 生活の質を高める医療 第2章 女性の病気と最新医療 第3章 がん治療の最新事情 第4章 新しい医療技術・薬剤

◇生と死のシナリオ―医療現場レポート 山本高史著 新潟 新潟日報事業社 2005.6 222p 19cm 1500円 ⓘ4-86132-119-0 Ⓝ490.4
内容 第1章 医療の扉(死との出会い 死なせてほしい! "心臓病"最前線 ロマ・リンダ) 第2章 心臓病に生きて(牧野さんの闘い あの空の向こうに極楽か... 奇跡にかけて) 第3章 父の死 第4章 バングラデシュ聴診記(おとぎの国へ ダッカ都市風景 ボクシーシー リウマチ熱プロジェクト スラム事情) 第5章 現医療の難題(人工呼吸器つけますか? ぼくだって人間だ 幸せな最期のために 終わりに)

◇誰が医療を守るのか―「崩壊」の現場とポリオの記録から 真々田弘著 新日本出版社 2010.7 222p 19cm 1600円 ⓘ978-4-406-05360-0 Ⓝ498.021
内容 第1部 二〇一〇年―再生のために(プロローグ・ある対話 「崩壊」の現場 医師を追い込むもの 医療破壊 医療を守るのは) 第2部 一九六一年―「本日、ポリオの発生なし」(五〇年前のプロローグ 一九五九年夏、集団発生 ワクチンはないのですか 行政、学会、母親たち 叫び、そして決断)

◇誰が日本の医療を殺すのか―「医療崩壊」の知られざる真実 本田宏著 洋泉社 2007.9 220p 18cm (新書y) 780円 ⓘ978-4-86248-171-9 Ⓝ498.021
内容 第1章 今、医療現場で何が起こっているのか 第2章 どこを見渡しても日本に医師は余っていない 第3章 このままでは医療ばかりか日本が崩壊する 第4章 日本の医療費は本当に高いのか 第5章 医療崩壊をもたらす国の「甘いワナ」 第6章 日本の医療に明日はあるのか

◇寺谷夕紀の医療どぉ〜ナル―身近な疑問をさぐります 寺谷夕紀, 大阪府保険医協会, 大阪府歯科保険医協会編著 旬報社 2009.7 94p 21cm 1000円 ⓘ978-4-8451-1132-9 Ⓝ498.021
内容 医療費の窓口負担はどう変わったか 健康保険制度が崩れていく 保険証のない子どもが増えている 医師が足りない 慢性疾患の入院患者が病院を追い出される―療養型病床の削減 自費診療の拡

大と保険診療の縮小―混合診療を知る　後期高齢者医療制度で日本の医療はどうなる？　保険がきく歯科治療を　歯はいのち　医療費助成制度をもっと充実させよう　雇用不安ろ健康問題　あなたの個人情報が流用される？―レセプトのオンライン請求義務化　公立病院が危ない　崩壊寸前の救急医療　保険医協会ってどんなところ？

◇どうなる日本の医学・医療―グローバル化を体感した医学研究者の随想　山本正治著　新潟新潟日報事業社（制作）　2009.2　244p　20cm　1400円　Ⓣ978-4-86132-318-8　Ⓝ498.021
　内容　第1章 異文化体験　第2章 新しい医学教育―基礎医学　第3章 新しい医学教育―臨床医学　第4章 予防医学つれづれ　第5章 世界の中の新潟―がんよもやま話　第6章 地域社会の中で　第7章 どうなる医学・医療

◇ドキュメント医療危機　田辺功著　朝日新聞社　2007.12　261p　20cm　1500円　Ⓣ978-4-02-250360-2　Ⓝ498.021
　内容　第1部 ドキュメント医療危機　第2部 ニッポンERの今　第3部 七不思議ニッポンの医療機器　第4部 歯科医療はもっと悲惨（歯科崩壊の実態　海外製入れ歯、待った！）

◇日本人が知らない日本医療の真実―Successes and Failures of Japan's Healthcare　アキよしかわ著　幻冬舎メディアコンサルティング　2010.9　259p　19cm　〈発売：幻冬舎〉　1500円　Ⓣ978-4-344-99745-5　Ⓝ498.021
　内容　第1章 日本型医療の危機（日本の医療制度は世界一か？　DPCとは何か？　日本医療の本当のレベル）　第2章 不思議な医療制度を持つ国、アメリカ（データで見る日本の医療保険　アメリカの医療、その質と格差　「国民皆保険」を頑なに拒むアメリカ人）　第3章 日本医療は今、80年代のアメリカを経験している（包括支払い制度の導入が意味するもの　病院内改革、その実例に学ぶ　タブーなき分析と情報公開）　第4章 DPC時代に必要な意識改革（病院が淘汰される時代へ　最大の課題は疾病ごとのコスト管理　DPCの限界を知る）　第5章 日本医療の新しいビジョンを描く（DPCで医療の質は上がるか　医療は「お任せする」から「選択する」時代へ　新しい治療技術に妥当なコストはいくらか？）

◇日本長寿の記録　内田啓明著　善本社　2009.7　550p　21cm　3619円　Ⓣ978-4-7939-0452-3　Ⓝ498.021
　内容　昔の寿命は30年　食生活が寿命を左右　死亡率大幅に減少　急速に寿命伸長　寿命は経済力に比例　生活習慣病が増加　長寿化にブレーキ　年代別死亡率　寿命伸びに地域格差　北海道［ほか］

◇日本の医療　こどもくらべ編さん　ほるぷ出版　2010.11　39p　29cm　（世界にはばたく日本力）　2800円　Ⓣ978-4-593-58635-6　Ⓝ498.021
　内容　世界にほこる日本の医療機器（ここがすごい！日本の医療機器　医療機器開発の背景をさぐる　世界にほこる日本人技術者）　世界の研究者がきそう再生医療（ここがすごい！日本の再生医療　日本の再生医療の背景をさぐる　世界をリードする再生医療の研究者）　世界じゅうから信頼される日本の義肢装具

◇日本の医療を崩壊させないために　出月康夫著　インターメディカ　2005.8　322p　21cm　1500円　Ⓣ4-89996-123-5　Ⓝ498.04
　内容　第1章 日本の医療を崩壊させないために　第2章 日本の医療、近年の動きを振り返って

◇日本の医療が危ない　川渕孝一著　筑摩書房　2005.9　237p　18cm　（ちくま新書）　720円　Ⓣ4-480-06256-4　Ⓝ498.04
　内容　第1部 今、なぜ「医療改革」が急務なのか（「機会の平等」さえもない日本の医療システム　「結果の平等」については絶望的！　海外に流出しはじめた日本人患者　行き場のない現状をどう打破するか）　第2部 「よい」医療はこうして実現できる（自分の身は自分で守る　ITを駆使して患者本位の医療を　努力する者が報われる医療システムに）

◇日本の医療に関する意識調査　第2回　日医総研　2006.12　1冊　30cm　（日本医師会総合政策研究機構ワーキングペーパー no.137　日医総研ワーキングペーパー）　Ⓝ498.021

◇日本の医療に関する意識調査　第3回　日医総研　2008.12　1冊　30cm　（日本医師会総合政策研究機構ワーキングペーパー no.180　日医総研ワーキングペーパー）　Ⓝ498.021

◇日本の医療に関する意識調査　第4回　日医総研　2012.4　63,7,5p　30cm　（日本医師会総合政策研究機構ワーキングペーパー no.260　日医総研ワーキングペーパー）　Ⓝ498.021

◇日本の医療の課題：「医療の見える化」に向けて　川渕孝一, 伊藤元重述　総合研究開発機構　2008.9　15p　30cm　（NIRA対談シリーズ v.34）　Ⓝ498.021

◇日本の「医療の質」を問い直す　川上武, 藤井博之, 梅谷薫, 山内常男著　医学書院　2006.7　209p　21cm　2800円　Ⓣ4-260-00165-5　Ⓝ498.021
　内容　序章 患者本位の医療が「医療の質」を向上させる　第1章 日本型医療システムの光と影　第2章 臨床現場の医師―「医療の質」と患者・医師関係　第3章 医師の言葉と患者の訴え　第4章 医師の技術は卒後研修で決まる　第5章 安全性こそ「質」の条件―医療事故・薬害を繰り返さないために　第6章 看護・ケアが患者を癒し、「医療の質」を向上させる　第7章 情報技術（IT）は「医療の質」を向上させるか　終章 日本の医療の明日を拓く道

◇爆弾精神科医―医療崩壊への挑戦状　長岡和著　情報センター出版局　2008.11　238p　19cm　1500円　Ⓣ978-4-7958-4942-6　Ⓝ498.021
　内容　プロローグ 殺人国家・日本　第1章 田舎の精神科医、東京へ出る　第2章 長崎での15年戦争　第3章 東京で見た現実は　第4章 横浜で理想の医療を実現する　エピローグ パブロフの犬

◇パンドラの箱を開けたのか―崩れゆく日本の医療　松本文六著　大分　エヌワイ企画　2007.4　380p　19cm　1800円　Ⓣ978-4-9903296-1-7　Ⓝ498.04

◇病院・医師を味方につける65の知識―病気になる前に知っておきたい医療業界のしきたり　木田健著　実業之日本社　2010.12　223p　18cm　（じっぴコンパクト新書 075）〈並列シリーズ名：JIPPI Compact〉　762円　Ⓣ978-4-408-10879-7　Ⓝ498.021
　内容　第1章 患者が理想と思う病院は儲からない！？　あなたの健康を守る病院・診療所の謎　第2章 命を預かる現場は苛酷な重労働　患者は知らない医師の素顔　第3章 白衣の天使も時にはキレる！患者には

語らない看護師のホンネ　第4章　こんな患者は出入禁止!?病院・医師から好かれる患者とは？　第5章　医薬品、検査機器、清掃、食材…何でもござれ　ソロバン片手に病院へ通う医療業界の秘密(医師の良き相談相手「MR」って何をする人？　一病院・医師に集う企業(1)医薬品メーカー　市販薬と医師の処方箋はどこが違うの？　病気になると分かる薬の威力)

◇病院選びの前に知るべきこと―医療崩壊から再生に向けて　田島知郎著　中央公論新社　2010.6　242p　20cm　1800円　①978-4-12-004129-7　Ⓝ498.021
内容　第1章「見えている問題」と「見えていない病根」　第2章　モラル・ハザードの嫌疑　第3章　医業の仕組みの聖域化と問題点の隠蔽　第4章　現行の仕組みに固執する呪縛状態　第5章　医療改革についての提言　第6章　医療立国を目指す医療者と国民の選択

◇病院化社会をいきる―医療の位相学　米沢慧著　雲母書房　2006.6　193p　20cm　1700円　①4-87672-203-X　Ⓝ490.4
内容　侵襲―からだにダメージを与える現代医療　在宅ホスピス―寄り添うケアの核心　セカンドオピニオン―最適な治療、自分の生を選ぶために　健診と検診―健康を引き出すのか、病気を探すのか　インフォームド・コンセント―「説明と同意」は「信任と契約」　シシリー・ソンダース―近代ホスピス運動の創始者、その理念と思想とは　老齢―"老齢"は超人間の姿である。病人と患者―医師は病人を診ないで患者にする。　疾患―細胞・分子・遺伝子情報　いまこそルーツの見直しを　人工呼吸器(レスピレーター)―ALS呼吸器とともに生きる現実〔ほか〕

◇病院に行っても病気が治らない日　岡部正著　講談社　2008.3　185p　18cm　(講談社+α新書)　800円　①978-4-06-272487-6　Ⓝ498.021
内容　第1章　病気になっても病院に行けなくなる！　第2章　医療の常識は患者の武器！　第3章　患者力が試される！　第4章「不健康期間」はがんとメタボが鍵！　第5章　どう死んでいくかを考える時代

◇病気になったら死ねというのか―医療難民の時代　矢吹紀人著　大月書店　2007.9　166p　19cm　1500円　①978-4-272-36059-8　Ⓝ498.021
内容　第1章「国保」が暮らしを破壊する(長寿を保障した「国民皆保険」が　無差別化する保険証取り上げ　「懲罰的」になる保険証取り上げ　C型肝炎で治療中でも　医療費無料の子どもにも　「資格証明書」以外にも問題が　「セイフティーネット」はどこに　国保にいのちを奪われる　救急搬送され三日で死亡　のしかかる社会状況の重さに　国保行政からいのちを守るため　収納率向上の新たな手段とは　生活費も売掛金も差し押さえ　息子名義の生命保険までも　市民を威圧する「赤い警告書」　法律を無視したやりかたで　それでも滞納者を締めつける)　第2章　医療の「最底辺」を生きる人びと(連続しておきたい都会の孤独死　四七人が孤独死のニュータウン　雪深い地で高齢者は　危機的状況は日本中に　自力で孤独死を防ぐ人びと　路上生活の人たちに医療は　医療に手が届かない人びと　「人間扱いされない」仕事の現場で　「低所得」がいのちを左右する)　第3章　医師不足が地域を崩壊させる(常勤内科医ゼロの病院では　置き去りにされる地域医療　「そこに医療がある」大切さ　ひとりの不足が医療全体に　小児科医がいのちをかけて訴えたこと　未来のある医療のために　「女性医師問題」から見えるもの　根本原因は絶対的な医師不足)　第4章「療養病床」を奪われた患者は(突然の「閉院」が襲いかかる　療養病床追い出しで患者は　医療費削減で狙われるのは誰か　「一五万床」は根拠のない数字　病院から追い出されるのは　医療を破壊するのは誰なのか　「コムスン事件」で介護保険の破綻が　営利企業の参入で介護現場は　介護での採算重視の果てに　利用者から「乖離」する介護)　第5章「リハビリ打ち切り」は死の宣告(患者の声を無視した措置で　症状悪化の仲間のために　新聞への一通の投書から　ようやくたどりついたリハビリ　「私の日常を返してください」　「見なおし」がもたらすものは)

◇広島大学病院の最新治療がわかる本―医科51疾患・歯科19疾患　広島大学病院編著　広島　南々社　2007.9　831p　21cm　2200円　①978-4-931524-62-0　Ⓝ492
内容　医科(がん　脳疾患　心疾患　一般疾患)　歯科(デンタルプライマリ・ケアの実際/口腔総合診療科　血液疾患患者の歯肉出血治療の実際/予防歯科　レーザーを併用した審美歯科治療の実際―むし歯・変色歯診療科1　内科的歯科(歯周炎)治療の実際―むし歯・変色歯診療科2　ほか)

◇文さんのわかりやすいわが家の医療＆介護　音川敏枝監修、山本文郎、成田克明、成田麻衣子著　ビジネス情報企画　2005.6　183p　19cm　(文さんシリーズ　2)〈発売：ビジネス教育出版社〉1300円　①4-8283-0092-9　Ⓝ364.4
内容　第1章　救急医療―家族が突然病気になったら　第2章　病院に行こう―いい病院を探すために　第3章　入院する―快適に過ごすために　第4章　在宅医療―家で治療を受ける　第5章　医療費―医療費はどれくらいかかる？　第6章　介護・障害―介護が必要になったら

◇平均寿命をどう読む？―より平易に、より分かりやすく、より科学的に健康を語りたい　中路重之著　弘前　弘前大学出版会　2011.3　111p　21cm　〈「Dr.中路の健康医学講座」(平成19年刊)の増補改訂版〉　572円　①978-4-902774-74-0　Ⓝ498.02121

◇崩壊する医療の現場を再生させる道はあるのか―今のままでは、あなたの町から病院が消える　船曳孝彦著　河出書房新社　2010.9　217p　18cm　(Kawade夢新書　S370)　760円　①978-4-309-50370-7　Ⓝ498.021
内容　プロローグ　あなたの町から病院が消える！―閉鎖・縮小がすすむ病院の危機的状況とは　1章　いま、病院で何が起きているのか―深刻な赤字と医師不足の実態　2章　医療難民が生まれる本当の原因とは―問題は救急病院や産科だけではない　3章　医療事故をめぐるマスコミ報道の問題―医療崩壊のもうひとつの重大原因　4章　予算削減では医師は育たなくなる―衰える日本の医学研究と医師育成　5章　「経済効率」で医療を切り捨てるな―「市場原理主義」は諸悪の根源である　6章　揺らぐ健康保険制度をどう守るか―「包括医療」「混合診療」「株式会社参入」の問題点　7章　低すぎる診療報酬をどうするか―手術をするほど赤字が増大する矛盾　8章　病院で働く医師を育てるために―新研修医制度の仕組みと問題点　9章　医師不足を解消する決定打はあるか―いますぐ、根本的かつ総合的な対策が必要だ　10

章 医療危機を一刻も早く脱するために—それぞれの立場の人に求められる意識改革

◇ポストモダンの医療論—医学と哲学の接点　小川龍著　真興交易医書出版部　2006.2　165p　21cm　4000円　①4-88003-761-3　Ⓝ498.021

◇マグネットホスピタル—医療崩壊から地域医療を救う　伊藤恒敏編著, 本郷道夫, 金村政輝, 木村秀樹, 小笠原博信, 溝口二郎共著　日本医療企画　2008.8　275, 30p　19cm　2000円　①978-4-89041-807-7　Ⓝ498.021
内容　第1章 名義貸し問題・研究助成金問題　第2章 困窮する日本の医療の現状　第3章 日本の深刻な医師不足　第4章 地域医療崩壊に対する改善策　第5章 地域における医療改革の取り組み　第6章 混迷する医療を建て直す視点　第7章 これからの医療を支えるために　第8章 終わりに

◇みんなで考えよう！ニッポンの医療—市民公開講座ライブレポート　高階經和監修, 臨床心臓病学教育研究会編　インターメディカ　2004.4　249p　21cm　1500円　①4-89996-100-6　Ⓝ498.021
内容　市民公開講座ライブレポート みんなで考えよう！ニッポンの医療（日本の医療の現実とは　市民の立場から見た日本の医療　医療保険 民営化されたらどうなる？　患者中心主義の開かれた医療を実現しよう　看護師の立場から医療現場に期待する　こんなに違う 日米の医学教育　これからどうなる？日本の医療）　なぜ？なに？どうして？ニッポンの医療Q&A（病院の選び方について　救急医療体制について　医療体制全般について　医療保険制度（医療費・医療経済）について　患者・医師関係について　高齢者医療について　予防医学（健康増進）について　代替医療について　ほか）

◇名医の「有害な治療」「死を早める手術」—患者が知らない医の本音　近藤誠著　大和書房　2008.6　365p　16cm　（だいわ文庫）　838円　①978-4-479-30182-0　Ⓝ490.4
内容　第1部 医者はどこまで分かって治療しているのか（症状がなければ検診は不要？（対談者・脚本家・内館牧子）　医者にかからないのが長生きの秘訣！？（対談者・エッセイスト・阿川佐和子））　第2部 医者がすすめる検査・治療に「科学的根拠」はあるのか（医者が「集団検診」に疑問を抱くとき（対談者・重光会佐藤医院・網野皓之）　検診に科学的根拠はあるのか（対談者・大阪府立成人病センター調査部長・大島明）　医者の"相互批判"なき医療の限界（対談者・八王子中央診療所所長・山田真）　医者の理解不足, 勉強不足がもたらすもの（鼎談者・国立がんセンター東病院外来部長・池田恢　国立札幌病院放射線科医長・西尾正道）　なぜ医学界は「近藤理論」に激しく反発するのか（対談者・国立がんセンター名誉院長・市川平三郎）　患者が知らないところで何が起こっているのか（対談者・医薬ビジランスセンター代表・浜六郎）ほか）

◇元東大病院分院長が見たこの国の医療のかたち　大原毅著　人間と歴史社　2007.4　298p　20cm　2000円　①978-4-89007-165-4　Ⓝ498.021
内容　第1章 変貌する医療　第2章 日本の医療の構造　第3章 ゆらぐ現代の医療　第4章 「医療訴訟」はなぜ起こるか　第5章 医療保険制度と高度先進医療　第6章 救急医療の実態　第7章 病院経営の実態　第8章 医学教育と看護教育　第9章 「よい医療」の実現のために

◇病み情報社会　金子義保著　新書館　2007.12　414p　22cm　3800円　①978-4-403-12020-6　Ⓝ491.61
内容　第1部 病の蔓延（複雑系の情報と「病み情報」　病んだ社会情報がもたらす社原病　ありふれた病・多因子病）　第2部 文明病各論（代謝系の病　血管系の病　癌　免疫アレルギー疾患　精神疾患）　第3部 病みにおける病み情報とその修正（医療による病み情報の修正　科学による病み情報の修正）

◇良い医療の条件　髙本眞一編　金原出版　2005.4　134p　26cm　（医の原点 第6集）　2800円　①4-307-00448-5　Ⓝ498.04
内容　1 生と死　2 心暖かな医療をもとめて　3 医の礎　4 アメリカ医療に携わって40年の体験より考える「良い医療の条件」　5 余命宣告から生還 1/1の医療サービスとは？　6 癌—敵も身の内・父吉田富三と私　東大医学部の教育改革と今後の展望

◇よくわかる医療業界　川越満, 布施泰男著　最新2版　日本実業出版社　2010.4　254p　19cm　（最新〈業界の常識〉）〈並列シリーズ名：Industry knowledge〉　1400円　①978-4-534-04695-6　Ⓝ498.021
内容　第1章 医療業界のしくみと最新トレンド　第2章 医療業界の仕事と就職事情　第3章 医療を支える制度の新しい流れ　第4章 病院・診療所の生き残り戦略　第5章 医薬品製造と流通のしくみ　第6章 多種・多様な医療機器メーカー　第7章 介護市場の広がりと関連産業　第8章 拡大する医療関連サービス産業　第9章 医療業界の未来・進むべき道

◇ルポ患者を守る人びと—医療崩壊のなかで　藤田和恵著　旬報社　2011.6　175p　19cm　1500円　①978-4-8451-1219-7　Ⓝ498.14
内容　第1章 現場をむしばむ自殺・過労死　第2章「逃散」—職場から消える医師・看護師　第3章 医療トラブルに萎縮する現場　第4章 夜間に, 働くということ　第5章 自治体病院は今　第6章 周辺労働—医療を支えるワーキングプアたち　第7章 医療制度改革

《遠隔医療》

◇遠隔医療市場の現状と今後の予測　シード・プランニング　2005.7　219p　30cm　（シード・プランニングの専門マーケティング資料）　190000円　①4-87980-431-2　Ⓝ498

◇遠隔医療の現状と今後の展望 2008年版　シード・プランニング　2008.11　270p　30cm　（シード・プランニングの専門マーケティング資料）〈奥付のタイトル：遠隔医療市場の現状と今後の予測〉　190000円　①978-4-87980-642-0, 4-87980-642-0　Ⓝ498

◇遠隔画像診断ネットワークの構築と運用　竹田寛監修, 高田孝広編　日本放射線技師会出版会　2008.11　327p　26cm　4600円　①978-4-86157-029-2　Ⓝ492.8
内容　遠隔画像診断の現状　ネットワークの利用方法　ユーティリティソフトウェア　画像ネットワークで使用するソフトウェア　外部とのネットワーク接続方法　VPN接続とソフトウェアVPNの利用方法　読影ビューアとレポートシステム　遠隔画像診断の構築例・運用事例　遠隔読影システム

遠隔画像診断システムの運用　三重乳がん検診ネットワーク　遠隔画像診断の今後の展望と課題
◇格差なき医療―日本中で世界最高水準の治療が受けられるようになる日　吉田晃敏著　講談社　2007.4　206p　20cm　1500円　Ⓘ978-4-06-213982-3　Ⓝ498
　内容　第1章 離島でも最高の医療　第2章 患者さんが主人公　第3章 「技術」と「心」のアプローチ　第4章 旭川発で世界を結ぶ　第5章 医者が変わる、環境が変わる　第6章 アジアの国々と手を結ぶ　第7章 病気になってもいい国
◇デジタル・デバイド解消のための無線LAN技術―奄美大島・離島遠隔医療実験の事例からの提言　〔総務省〕　2003.6　1冊　30cm　（デジタル・オポチュニティ研究会資料 第111回）Ⓝ498
◇テレメンタリング―双方向ツールによるヘルスケア・コミュニケーション　日本遠隔医療学会編　中山書店　2007.4　136p　26cm　2600円　Ⓘ978-4-521-67801-6　Ⓝ498
◇モバイルヘルスケアサービスの現状と将来展望　シード・プランニング　2009.7　215p　30cm　（シード・プランニングの専門マーケティング資料）　95000円　Ⓘ978-4-87980-710-6　Ⓝ498
◇e-Health革命―ITで変わる日本の健康と医療の未来　日経ビジネスオンライン編　日経BP社　2010.11　196p　18cm　〈発売：日経BPマーケティング〉　900円　Ⓘ978-4-8222-0186-9　Ⓝ498
　内容　第1章 日本の健康と医療の未来を考える　第2章 日本の医療改革について　第3章 超高齢社会を迎える日本と地方の医療と健康でやるべきこと　第4章 GEの考えるe-Health革命とヘルシーマネジネーション　第5章 世界各国におけるe-Healthの取り組み　第6章 e-Healthのある未来―竹内家のケース　第7章 e-Health実現への道

医療の未来

◇あきらめるのはまだ早い―対談ここまできた最新医学 1　渡辺淳一著　講談社　2008.9　287p　20cm　1500円　Ⓘ978-4-06-214123-9　Ⓝ490.4
　内容　1 不妊症　2 腰痛　3 膝痛　4 ED（勃起障害）　5 眼疾患　6 花粉症　7 インフルエンザ　8 美容整形
◇あきらめるのはまだ早い―対談ここまできた最新医学 2　渡辺淳一著　講談社　2008.10　319p　20cm　1500円　Ⓘ978-4-06-214978-5　Ⓝ490.4
　内容　1 乳がん　2 肺がん　3 胃がん　4 肝臓がん　5 子宮・卵巣がん　6 大腸がん　7 前立腺がん
◇あきらめるのはまだ早い―対談ここまできた最新医学 3　渡辺淳一著　講談社　2008.11　285p　20cm　1500円　Ⓘ978-4-06-214979-2　Ⓝ490.4
　内容　1 糖尿病　2 心臓病　3 脳疾患　4 白血病　5 リウマチ膠原病　6 アトピー性皮膚炎　7 アルツハイマー病
◇新しい医療を拓く　藤原研司編　医学書院　2003.10　168p　26cm　2000円　Ⓘ4-260-12713-6　Ⓝ498.04
　内容　特別企画1 直面する医療の課題を問う―あるべき医療の姿を構築するために　特別企画2 ICD-10―消化器疾患の立場から　特別企画3 新しい医療技術と生命倫理　特別講演1 富の医療・貧困の医療　特別講演2 医療人類学の視点から　特別講演3 患者の安全―医療の現状と課題
◇新しい医療のデザイン―崩壊から再生へ　ファイザーヘルスリサーチ振興財団　2008.9　239p　26cm　（ヘルスリサーチワークショップ 出会いと学び 第4回（2008年））〈会期・会場：2008年1月26日～27日 アポロラーニングセンター（ファイザー株式会社研修施設）〉　非売品　Ⓘ978-4-939010-05-7　Ⓝ498.021
　内容　基調講演（よりよい医療制度を目ざして（吉川洋述）　日本型医療制度の崩壊と展望（清水鴻一郎述）
◇安心と希望の医療確保ビジョン　厚生労働省　2008.6　8枚　30cm　Ⓝ498.021
◇安全・安心の医療をめざして　〔吹田〕　循環器病研究振興財団　2009.11　16p　21cm　（知っておきたい循環器あれこれ 健康で長生きするために 77）　Ⓝ498.021
◇生きる力を支える医療―歯科からはじまる医療革命　鶴蒔靖夫著　IN通信社　2012.6　238p　19cm　1800円　Ⓘ978-4-87218-368-9
　内容　第1章 生涯にわたり、「生きる力」を支える歯科医療　第2章 品質力を誇る日本の歯科医療製品　第3章 歯科医療情報の発信とサービスの提供　第4章 日本の歯科材料の進化と歯科医療の発展とともに　第5章 健康長寿社会の実現に向けて
◇医の未来　矢崎義雄著　岩波書店　2011.3　258p　18cm　（岩波新書 新赤版1300）　820円　Ⓘ978-4-00-431300-7　Ⓝ490.4
　内容　第1部 未来の医療と社会（医療を守る（桐野高明）　医療人を育てる（吉岡俊正）　医療の質を極める（上原鳴夫）　医の倫理の未来を育む（赤林朗））　第2部 地球規模の医療（医療の輪が世界を救う（尾身茂）　病気に国境はない（押谷仁））　第3部 未来の医学・医療（臓器はよみがえる（岡野栄之）　ゲノムが医療を変える（中村祐輔）　がんに克つ（垣添忠生）　健康に生きる（内山真一郎）　生命を育む（大澤眞木子））　第4部 生と医の未来（未来をどう生きる（島薗進）　医学研究のめざすところ（永井良三））　第5部 対談 医の未来を語る（矢崎義雄・小川秀興）
◇医療―人は何歳まで生きられるか　小林登監修　リブリオ科学　2003.4　39p　27cm　（科学がつくる21世紀のくらし 3）　2800円　Ⓘ4-86057-085-5　Ⓝ490
　内容　人は何歳まで生きられるか　最先端の技術をあつめた診断　がんをなおす　臓器を移植する　よみがえる体―再生医療　失われた機能を回復させる器械　メスをつかわない手術　手術をするロボット　心臓手術の進歩　ここまですすんだ歯の治療　みえてきた生命のしくみ　DNAで病気を診断　病気の遺伝子をなおす　近未来の医療システム
◇医療が変わるto 2020　―DPC/PDPS・地域連携・P4P・臨床指標・RBRVS・スキルミクス・etc　武藤正樹著　医学通信社　2011.5　252p　22cm　2400円　Ⓘ978-4-87058-444-0　Ⓝ498.021
◇医療のグランドデザイン―Annual report 2017年版　日本医師会総合政策研究機構　2003.6　157p　30cm　（日本医師会総合政策研究機構報告書 第54号）　9524円　Ⓝ498.021

医療の未来

◇医療の最先端―奈良医大からの発信　細井裕司,小林浩,斎藤能彦,長谷川正俊編著　大阪　創元社　2008.9　208p　26cm　2857円　①978-4-422-41077-7　Ⓝ490.4
　内容　第1章 先端医療施設　第2章 頭頚部　第3章 胸腹部　第4章 四肢　第5章 全身

◇医療はどこへ向かうのか―人間にとっての医学の意味を問い直す　水野肇著　草思社　2006.7　214p　20cm　1600円　①4-7942-1512-6　Ⓝ490.4
　内容　医学は人間を幸福にしているか　第1部 文明のなかの医療と人間　第2部 日本の医療行政　第3部 医療の現場で起こっていること

◇変わるべき「医」のために―21世紀の保健・医療・福祉へのメッセージ　後藤修司著　健康ジャーナル社　2003.10　229p　20cm　2000円　①4-907838-17-4　Ⓝ490.4
　内容　1章 医療を見る目線　2章 学んだものを解体したところからの視点　3章 医療教育がめざす心のあり方　4章 国際交流の今日的意義　終章 サイエンスからケアへ（定常型社会を豊かにする新しいケアのモデル）

◇きみが外科医になる日　日本から外科医がいなくなることを憂い行動する会編　講談社　2010.11　221p　19cm　1200円　①978-4-06-216576-1　Ⓝ494
　内容　第1章「世界の王を支える外科医」―医療対談・王貞治×北島政樹　第2章 明日の手術の担い手たち（「今日だけは、私も外科医だ」　これが外科医の仕事だ　臨床研修の現場から　若手外科医インタビュー）　第3章 名医からのメッセージ　第4章 外科医を取り巻く社会環境　第5章 近未来の外科医療（低侵襲化への挑戦　注目される手術支援ロボット）

◇Quality Indicator 2011「医療の質」を測り改善する　聖路加国際病院の先端的試み　福井次矢監修, 聖路加国際病院QI委員会編　インターメディカ　2011.8　179p　26cm　3000円　①978-4-89996-285-4
　内容　医療の質とEBM, Quality Indicator　聖路加国際病院におけるQI測定・公表の経緯・手順と「改善」　病院全体　報告・記録　患者満足　看護　薬剤　手術・処置　生活習慣〔ほか〕

◇グランドデザイン―国民が安心できる最善の医療を目指して　2007 総論　第2版　日本医師会　2007.3　95, 3p　29cm　Ⓝ498.021

◇グランドデザイン―国民が安心できる最善の医療を目指して　2007 各論　日本医師会　2007.8　93, 4p　29cm　Ⓝ498.021

◇高度先進医療　出月康夫編　日本評論社　2005.7　178p　26cm　（からだの科学増刊）　2667円　Ⓝ490.4

◇個別化医療の世界的動向を踏まえた開発・事業戦略　安保公介企画編集　技術情報協会　2011.4　324p　27cm　98700円　①978-4-86104-366-6　Ⓝ498.021

◇これからの先端医療メディカルノート　鈴木正弘監修　掛川　セント・コロンビア大学プレス　2004.10　1冊（ページ付なし）　26cm　（医学生用学習ノート）　700円　①4-434-04902-X　Ⓝ490.4
　内容　進歩した検査機器　遺伝子再生医療　期待される薬物治療

◇最新医療の動向　日本健康教育学会編　保健同人社　2006.3　192p　30cm　（暮らしと健康シリーズ・別冊）　1905円　①4-8327-0313-7　Ⓝ490.4

◇最新の医療とからだにやさしい医療　細山田明義, 川口毅編　保健同人社　2006.3　104p　21cm　（昭和大学公開講座「暮らしと健康」シリーズ 4）　1000円　①4-8327-0327-7　Ⓝ490.4
　内容　第1部 最新の医療（コレステロールについて　最近の肝臓の病気について―脂肪肝　最近増えている網膜剥離について　砂糖とムシ歯菌について　インプラント治療について）　第2部 からだにやさしい医療（なぜ効く鍼灸治療　生活習慣病の原因と結末　上手な病院のかかり方について）

◇最先端医学はここまでできる！　湯浅景元監修　青春出版社　2008.9　201p　15cm　（青春文庫）　562円　①978-4-413-09413-9　Ⓝ490.4
　内容　第1章 心臓と血液の再生医療最前線　第2章 脳と体を救う驚異のテクニック　第3章 難病を制圧する！ ガンの最新治療　第4章 医療を一変させる最先端テクノロジー　第5章 現代の病と闘う最新技術レポート　第6章 人体の限界に挑戦するスポーツ医療

◇最先端医療―いざというとき役に立つ　実例とイラストでよくわかる　読売新聞医療情報部編　技術評論社　2004.3　270p　19cm　1580円　①4-7741-1948-2　Ⓝ492
　内容　序章 二十一世紀の医療が目指す方向は―　第1章 がんに負けない最新医療技術　第2章 脳・心臓の最新医療　第3章 新時代の薬剤治療　第4章 生活の質の向上目指す　第5章 患者に優しい医療

◇知ってる知らないが生死を分ける最新医療技術　上田実監修　PHP研究所　2011.8　143p　26cm　（PHPムック　フューチャーサイエンスシリーズ vol.6）　952円　①978-4-569-25026-7　Ⓝ492

◇生涯を通じた医療と保健と福祉―改革と推進のヴィジョン（2005～2009）　日本医師会総合政策研究機構　2005.12　173p　30cm　（日本医師会総合政策研究機構報告書 第78号）　Ⓝ498.021

◇人類がいどむ「いのち」と再生　坂井建雄監修, 谷田和一郎文　旺文社　2007.2　47p　27cm　（ふしぎナゾ最前線！ 現代科学の限界にいどむ）　2800円　①978-4-01-071929-9　Ⓝ491
　内容　いのちとは？　病気とのたたかい　病気とたたかう　病気をさぐる技術　病気をなおす技術　遺伝子でいのちをさぐる　からだと技術　もっと知りたい！ いのちと再生

◇先端医療―鈴木正弘講演録　鈴木正弘述　Kakegawa St.Columbia University Press（製作）　2005.11　1175p　22cm　（発売：星雲社）　10000円　①4-434-06914-4　Ⓝ490.4
　内容　第1章 うつ病か痛みかそれが問題だ！　第2章 目・耳・鼻・歯・皮膚あなたはどこが悪いの　第3章 今はこの感染の危険でイッパイ！　第4章 タバコか健康かドッチ？　第5章 睡眠と疾呆と骨粗しょう症の最先端　第6章 糖尿病と肥満の最先端　第7章 移植した人工骨が本物の骨に変化する　第8章 生物兵器炭ソ菌ってどんな病気になるの　第9章 遺伝子診断に基づく肥満治療　第10章 大腸ガンに新技術　第11章 遺伝子治療ここまできた！！

◇先端医療の社会学　佐藤純一, 土屋貴志, 黒田浩一郎編　京都　世界思想社　2010.7　229p

19cm （Sekaishiso seminar） 2000円 Ⓘ978-4-7907-1487-3 Ⓝ498
　内容　序章 先端医療、先端性、社会学　第1章 脳死と臓器移植　第2章 出生前診断と選択的人工妊娠中絶　第3章 新遺伝学　第4章 生活習慣病　第5章 ホスピス　第6章 インフォームド・コンセント　第7章 倫理委員会による研究審査
◇提言：日本の医療改革―3.11震災復興をわが国の医療再生に活かせ　日本経済調査協議会　2012.3　113p　30cm　（調査報告 2011-3）　非売品　Ⓝ498.021
◇TPPと医療の産業化　二木立著　勁草書房　2012.5　222p　21cm　2500円　Ⓘ978-4-326-70073-8
　内容　序章 あるべき医療・ある医療と東日本大震災　第1章 TPPと混合診療　第2章 医療産業化論の歴史的・理論的検討　第3章 社会保障と税の一体改革案　第4章 介護保険制度と保健・医療・福祉複合体　第5章 国民皆保険史研究の盲点
◇堂本暁子と考える医療革命―性差医療が日本を変える　堂本暁子,天野惠子著　中央法規出版　2009.2　235p　21cm　2200円　Ⓘ978-4-8058-4862-3　Ⓝ498.02135
　内容　第1章 女性医療への序走（テレビジャーナリスト時代　ジャーナリストから国会議員へ）　第2章 千葉から始まった、医療改革　第3章 千葉県の性差医療　第4章 対談 千葉から日本を変える―性差医療と日本の医療再生（堂本暁子 天野惠子）　資料
◇二十一世紀の日本の医療はどうあるべきか　廣瀬輝夫著　篠原出版新社　2005.12　277,7p　21cm　2000円　Ⓘ4-88412-285-2　Ⓝ498.021
◇20年後の保健医療の将来動向調査2　ヒューマンサイエンス振興財団　2006.10　287p　30cm　（将来動向調査報告書 平成18年度）　（政策創薬総合研究推進事業（調査・予測研究事業））　Ⓝ498
◇20年後の保健医療の将来動向調査2の中間報告　ヒューマンサイエンス振興財団　2006.3　67p　30cm　（将来動向調査報告書 平成17年度）　〈創薬等ヒューマンサイエンス総合研究事業（調査・予測研究事業）〉　Ⓝ498
◇日米比較に学ぶ「国民主役」医療への道―セルフケアが健康を創る、医療を救う！　町淳二,宮城征四郎編著　日本医療企画　2006.12　562p　21cm　4890円　Ⓘ4-89041-752-4　Ⓝ498.021
　内容　1部 患者・家族の思いと願い―日米での受療経験から　2部 日米からの提言―日本の医療の「いま」と「あす」　3部 問われる医師の教育・育成のあり方　4部 大きな岐路に立つ日本の医療制度―崩壊か？再生か？決めるのは国民自身　5部 揺れ動く医療現場、ここが問題！―まず、日本の良い点・悪い点をしっかり把握しよう　6部 信頼できる健康・医療情報の見分け方・使いこなし方―賢い患者になるための第一歩　7部 専門医が解説する主な疾患の最新治療&予防法―医師・医療機関の選び方・かかり方にも「コツ」がある！
◇日本（にっぽん）の「医療」を治療する！　武井義雄著　日本経済新聞出版社　2009.7　236p　18cm　（日経プレミアシリーズ 051）　850円　Ⓘ978-4-532-26051-4　Ⓝ498.021
　内容　第1章 マスコミも地方行政も理解が足りない（医療制度の「不具合」は修復できる　あるテレビの特別番組「医療再建」）　第2章 医師になるには…

（医学部志望者と医学部定員の「偏在」　医学部での教育とその「不具合」　新卒のための臨床研修制度は絶対に必要だ！　専門診療科研修の不具合　医療は内科系と外科系に分けられる）　第3章 医療の「消費者」、患者としての態度は…（医者をもっと大切にしよう　なぜ必要なお医者さんが必要なところにいないの？　医者のジレンマを患者は理解すべきだ）　第4章 医療の治療―不具合の修復（緊急治療のトリアージ　緊急治療後に行う「医療」の健康維持財源確保のための提案）
◇日本の医療を変える―「医療崩壊時代」への提言　和田努編著　同友館　2008.9　291p　19cm　2000円　Ⓘ978-4-496-04456-4　Ⓝ498.021
　内容　未来を鋭く洞察する指導者が必要である（日本大学名誉教授・瀬在幸安）　「寄り添いの医療」を再認識しなければならない（九州大学大学院教授・信友浩一）　生涯一医師の「癒しの医療」とは（杏雲堂病院院長・海老原敏）　患者の声を医療政策にどう反映させるか（社団法人全国社会保険協会連合会理事長・伊藤雅治）　「生活政治」に根ざした医療と福祉を（医療・福祉ジャーナリスト・大熊由紀子）　心の医療を実現するために（聖路加国際病院理事長・日野原重明）　医療の世界にバイオエシックスをどう根づかせるか（恵泉女学園大学学長・木村利人）　日本の"老年学"は何を目指すのか（桜美林大学大学院老年学教授・柴田博）　「医療崩壊」を救う道はあるか（虎の門病院泌尿器科部長・小松秀樹）　がん拠点病院が本気でがん医療に取り組むことが必要（癌研有明病院名誉院長・武藤徹一郎）〔ほか〕
◇日本の医療をどうするのか―医療の質とグローバルスタンダード　小柳仁監修,磯部光章,黒澤博身,米田正始編　大阪　メディカルレビュー社　2007.6　290p　26cm　〈学術季刊誌Cardiovascular Med-Surg社会版特集合本〉　3000円　Ⓘ978-4-7792-0146-2　Ⓝ498.021
◇日本の医療・介護のあるべき姿―緊急提案 これからの日本の医療制度改革に、12の改革案を提言する　廣瀬輝夫著　篠原出版新社　2009.11　256,6p　21cm　1600円　Ⓘ978-4-88412-336-9　Ⓝ498.021
　内容　第1編 医療経営、医療制度の将来（日本の医療経営のあるべき姿　日本における医療経営―日本の医療、これからどうなる―　経済不況下の日本の医療と医療制度）　第2編 今後の医療の重要問題　第3編 日本の医療を支える人材育成
◇日本の医療の未来像―世界から見た日本の医療　日医総研創立10周年記念市民公開講座記録集　日本医師会　2007.5　32p　26cm　Ⓝ498.021
◇日本の医療は変えられる　伊藤元重,総合研究開発機構編著　東洋経済新報社　2009.12　255p　20cm　2400円　Ⓘ978-4-492-70125-6　Ⓝ498.021
　内容　第1部 医療を考える経済学の視点　第2部 日本の医療を変える―先端からの発言（大学病院から見る日本の医療の課題　既存制度の矛盾を見据えて大胆な改革を　医療制度改革は国民の視点から地域の視点へ　「見える化」で医療は変わる　医師の不足」にどう対応するか　医療情報の開示で患者は救えるか　大病院再興への突破口　医療再生への突破口　医療資源の適正配分に向けて）
◇日本の医療はどこへいく―「医療構造改革」と非営利・協同　角瀬保雄監修,非営利・協同総合研

究所いのちとくらし編　新日本出版社　2007.9　238p　20cm　1900円　Ⓘ978-4-406-05061-6　Ⓝ498.021

[内容]序章　無保険、無医村の時代から現代に　第1章　医療保障と非営利・協同　第2章　日本の医療供給体制の現状と今後　第3章　二〇〇六年「医療改革」の行く末　第4章　高齢社会の実態、医療・介護における格差の広がり　第5章　米国の格差医療と非営利組織の役割　第6章　ヨーロッパの医療制度改革と非営利・協同セクター

◇人にやさしい医療をもとめて　橋爪勝著　ごま書房　2005.7　171p　18cm　(Goma books)　952円　Ⓘ4-341-01879-5　Ⓝ498.04

[内容]第1章　これでいいのか、日本の医療　第2章　二十一世紀の医療（QOLとふたつの「C」をキーワードにした医療　QOL(生活の質)ほか）　第3章　統合医療のすすめ　第4章　治療について

◇病院にかかるときに知っておきたい先端医療講座――放射線、臨床検査、薬剤、リハビリテーション　藤元登四郎監修　中央法規出版　2012.6　393p　21cm　3000円　Ⓘ978-4-8058-3638-5　Ⓝ498.021

[内容]序章　受診の流れ　第1章　放射線　第2章　臨床検査　第3章　薬剤　第4章　リハビリテーション

◇プロフェッショナリズム再考―希望と成熟の社会を目指して　ファイザーヘルスリサーチ振興財団　2010.7　119p　26cm　（ヘルスリサーチワークショップ　出会いと学び　第6回(2010年)）〈会期・会場:2010年1月30日―31日　アポロラーニングセンター(ファイザー株式会社研修施設)〉非売品　Ⓘ978-4-939010-09-5　Ⓝ498.021

◇ヘルスケア改革の流れ―これからの日本の医療界はどこに向かうのか？　瀬在幸安、高橋進監修　メディカルトリビューン　2003.12　224p　30cm〈日本大学大学院グローバル・ビジネス研究科主催第11回日大ビジネスセミナー〉　3333円　Ⓘ4-89589-298-0　Ⓝ498.021

◇まだまだ医療はうまくいく―住民が安心できる医療のつくりかた　田中一哉著　リベルタス・クレオ　2012.3　119p　21cm　1500円　Ⓘ978-4-904425-12-1　Ⓝ498.021

[内容]こんな時代だからこそ　安心できる医療と健康づくり(鎌田實氏との対談)　みんなが平等にサービスを受けられる皆保険制度　医療はどうして生まれたのか(前沢政次氏との対談)　最後は医者が覚悟を決めて(増田進氏との対談)　死ぬかもしれない患者を前にして(瀬戸上健二郎氏との対談)　健康づくりはお金がかからない　住民が盛り上げてくれた保健活動(森山操氏との対談)　健康づくりは住民も一緒にがんばる(明神辰子氏との対談)　月に七足の下駄を履きついだ「ナイター保健婦」(大峡美代志氏を語る)　組織をつくる保健師(望月弘子氏との対談)　すべては住民の幸せのため(中村仁氏との対談)　どうすれば日本の医療を守れるか　信頼できる総合医の育成を(水野肇氏との対談)

◇未来の治療に向かって―生命医科学の挑戦　多賀谷光男、柳茂編　東京化学同人　2010.11　158, 4p　19cm　(科学のとびら　48)〈並列シリーズ名:SCIENCE IN ACTION SERIES〉1300円　Ⓘ978-4-8079-1288-9　Ⓝ490

[内容]第1部　治療の医科学(メタボリックシンドローム　iPS細胞から始まる難病治療のブレークスルー　がんを見つけて狙い撃ち―抗体を用いた標的化遺伝

子治療の開発　ペプチドサイエンスを駆使した動脈硬化治療の開発　「1リットルの涙」の病気、マウスで遺伝子治療に成功)　第2部　病気の医科学(細胞周期と発がん　細胞内タンパク質輸送の破綻と病気　統合失調症とグルタミン酸作動性神経伝達　細胞死が支える免疫システム　遺伝子で寿命を延ばす医化学を支えるちっぽけなモデル生物)　第3部　薬の医科学(分子標的薬による難治性疾患の克服　コンピューターで医薬品をデザインする　古くて新しい、天然物由来の疾病治療薬の開発)

◇メディカルタウンの青写真を語る　30年後の医療の姿を考える会編、東尾愛子編　清瀬　to be 出版　2007.7　108p　19cm〈会期・会場:2007年2月18日　聖路加看護大学アリス・S・ジョンメモリアルホール〉　952円　Ⓘ978-4-9902695-4-8　Ⓝ498.04

◇病いに挑戦する先端医学　谷口克編著　ウェッジ　2006.10　228p　19cm　（ウェッジ選書 23「地球学」シリーズ）　1400円　Ⓘ4-900594-96-2　Ⓝ490.4

[内容]第1部　病いに挑戦する先端医学(注目される感染症―何が問題か？　花粉症はなぜ増えたか　肥満とメタボリック・シンドローム　難病へのチャレンジ―幹細胞と中枢神経系の再生戦略)　第2部　病いと文明(感染症が人間をつくってきた　肥満という病気　再生医学の現在)

世界の医療

◇アジアにおける国際保健　宇賀昭二代表編者　神戸　神戸大学国際保健教育研究センター　2012.2　235p　21cm〈英語併載〉　Ⓘ978-4-9906201-1-0　Ⓝ498.022

[内容]アジア諸国における国際保健の現状と課題(International health in Asia Vachel Gay (V. Paller著)　Napalese health system (Shiba Kumar Rai著)　International health science in Thailand (Duangruedee Lasuka著)　ネパール(宇賀昭二著)　ジャワ島バンツール地区の「子供の家」活動(高田哲著)　インドネシアにおける看護教育および災害時の看護活動について(松田宣子、小寺さやか著)　アジアにおける糖尿病(木戸良明著)　アジアの環境(堀江康能著)　タイで学んだ国際保健(上杉裕子著)　フィリピンでの滞在を通して(堀内沙央里著)　国際保健と教育(大学院生の国際保健教育(大澤佳代著)　日本人大学生、国際保健活動への第一歩(新谷路子著)　急発展するアジアにおける英語教育の現状(田中香代著)

◇アジアの医療保障制度　井伊雅子編　東京大学出版会　2009.3　274p　22cm　5000円　Ⓘ978-4-13-040245-3　Ⓝ498.13

[内容]1章　オーストラリア―公的部門と民間部門の併用　2章　シンガポール―国家戦略の一環としての医療　3章　香港―公的医療部門の発展と民間部門との不調和　4章　中国―制度再構築と医療格差縮小への模索　5章　インド―普及の進まない公的医療保障の実態　6章　韓国―医療IT活用の先進国　7章　台湾―新たな国民皆保険制度の試み　国民医療保険(National Health Insurance:NHI)を中心に」　8章　日本―医療保険制度の歩みとその今日的課題

◇イギリス・ドイツ・オランダの医療・介護分野の外国人労働者の実態　多々良紀夫、塚田典子、Sarah

医療問題全般／世界の医療

Harper, George W. Leeson編著　国際社会福祉協議会日本国委員会　2006.8　221p　22cm　1429円　①4-9903255-0-8　Ⓝ369.9

◇医療関連データの国際比較—OECD health data 2010より　2010　日医総研　2010.9　89p　30cm　（日本医師会総合政策研究機構ワーキングペーパー no.223　日医総研ワーキングペーパー）　Ⓝ498.059

◇医療制度の国際比較　財務省財務総合政策研究所　2010.4　408p　30cm　Ⓝ498.13

◇医療制度の国際比較　改訂版　財務省財務総合政策研究所　2010.6　212p　30cm　Ⓝ498.13

◇医療の質国際指標—OECD医療の質指標プロジェクト報告書　OECD編著，岡本悦司訳　明石書店　2006.12　169p　26cm　3000円　①978-4-7503-2473-9　Ⓝ498.02

◇医療の質国際指標—OECD医療の質指標プロジェクト報告書　2　OECD編著，児玉知子，岡本悦司訳　明石書店　2011.3　128p　26cm　2800円　①978-4-7503-3366-3　Ⓝ498.02
　内容　第1章 医療の質に関する情報がなぜ必要なのか？　第2章 医療の質についてどれだけわかっているか？　第3章 情報化：医療の質測定に不可欠な全国的な情報基盤の構築　第4章 医療の改善のために医療の質指標をどう活用すべきか？　第5章 結論と提言（医療の質指標の測定法の改善と活用に関する提言　医療の質指標の適用に関する提言）

◇医療の比較文化論—その原理と倫理を求めて　久間圭子著　京都　世界思想社　2003.12　203p　19cm　(Sekaishiso seminar)　1800円　①4-7907-1024-6　Ⓝ498.02
　内容　二一世紀の医療がめざすもの　1 世界の医療と文化（牧畜民と農耕民の医療と文化　西洋の医療と文化）　2 日本の医療と文化　3 医療における文化摩擦（医療制度による摩擦　医療経済による摩擦）　4 医療のルネサンスに向けて（科学と責任の思想　医療の原理と倫理）

◇欧米諸国における障害認定制度　高齢・障害者雇用支援機構障害者職業総合センター編　千葉　高齢・障害者雇用支援機構障害者職業総合センター　2009.4　289p　30cm　(資料シリーズ no.49)　Ⓝ369.27

◇欧米の介護保障と介護者支援—家族政策と社会的包摂，福祉国家類型論　三富紀敬著　京都　ミネルヴァ書房　2010.10　385p　22cm　(Minerva社会福祉叢書 33)　6500円　①978-4-623-05846-4　Ⓝ369.023
　内容　序章 介護の歴史と社会政策研究　第1章 介護保障の国際比較　第2章 家族政策の形成史と介護者　第3章 介護保障の形成史と介護者支援　第4章 社会的排除と介護者の包摂　第5章 介護者支援の政策体系と福祉国家類型　終章 介護者支援の背景と介護保障の再構成

◇欧米のケアワーカー—福祉国家の忘れられた人々　三富紀敬著　京都　ミネルヴァ書房　2005.11　364p　22cm　(Minerva社会福祉叢書 14)　6500円　①4-623-04430-0　Ⓝ369.17
　内容　欧米のケアワーカー研究　第1部 イギリス　第2部 アメリカ　補論 カナダ　福祉国家の忘れられた人々

◇オランダ医事刑法の展開—安楽死・妊娠中絶・臓器移植　ペーター・タック著，甲斐克則編訳　慶應義塾大学出版会　2009.7　199p　22cm　4000円　①978-4-7664-1556-8　Ⓝ498.12
　内容　第1章 オランダにおける安楽死論議の展開　第2章 オランダにおける緩和的鎮静と安楽死　第3章 オランダの要請に基づく生命終結および自殺幇助（審査手続）法採択から5年を経て　第4章 オランダにおける人工妊娠中絶　第5章 オランダ刑法における後期妊娠中絶　第6章 オランダにおける重度障害胎児および新生児に関する終末期の決定　第7章 オランダの臓器提供法に関する最近の展開

◇オランダの安楽死　山下邦也著　成文堂　2006.3　267p　22cm　5000円　①4-7923-1713-4　Ⓝ490.154
　内容　解説（中山研一著）　オランダにおける安楽死問題の新局面　オランダにおける終末期医療決定と刑法　オランダ医師会の安楽死に関する新ガイドライン（1995年）　オランダのプリンス事件判決をめぐって　オランダにおける医師と看護師のための安楽死ガイドライン（1997年）　オランダにおける最近の安楽死事件判決　ドイツおよびオランダにおける安楽死論議の比較法的考察　オランダ安楽死法　オランダの安楽死

◇海外介護マーケット情報　2010年　エムディーアイ・ジャパン　2010.5　41,44枚　30cm　63000円　Ⓝ369.18

◇海外の患者数の動向　2004年版 上巻　シード・プランニング　2004.9　328p　30cm　（シード・プランニングの専門マーケティング資料）　①4-87980-402-9　Ⓝ498.059

◇海外の患者数の動向　2004年版 下巻　シード・プランニング　2004.9　418p　30cm　（シード・プランニングの専門マーケティング資料）　①4-87980-402-9　Ⓝ498.059

◇各国の医療事情覗き見—そこから見つけた患者側の最善の護身術とは何か　藤野絢著　文芸社　2003.5　174p　19cm　1000円　①4-8355-5654-2　Ⓝ498.02

◇グローバル化した保健と医療—アジアの発展と疾病の変化　加来恒壽編　国際書院　2011.11　176p　20cm　(jfUNUレクチャー・シリーズ 4)〈会期・会場：2010年7月29日 九州大学医学部百年講堂〉　1400円　①978-4-87791-222-2　Ⓝ498.04
　内容　第1部 基調講演（世界の医療と保健—WHOの経験から　グローバルヘルス課題と挑戦—とくにアジアの観点から）　第2部 ショートスピーチ（感染予防—ワクチン戦略に関する提言　B型肝炎からみたアジアとのつながり　循環器病の予防—生活習慣病を中心に　ジェンダーの視点から見た性感染症　先進国型医療から途上国のプライマリー・ヘルスケアへ—私のたどった旅）　第3部 パネルディスカッション—多目的な観点から

◇実例から学ぶ海外における新薬開発の進め方—アクトス成功の秘訣を探る　日本公定書協会編　じほう　2008.1　42p　26cm　(薬事エキスパート研修会シリーズ 9)　1800円　①978-4-8407-3766-1　Ⓝ499.1

◇自由こそ治療だ—イタリア精神病院解体のレポート　ジル・シュミット著，半田文穂訳　社会

評論社 2005.12 211p 20cm 2200円 ①4-7845-0181-9 Ⓝ369.28
内容 第1章 トリエステ精神病院の解体 第2章 カメリーノの開放 第3章 バザーリアとの対話 第4章 ゴリツィアの民主的精神医療化 第5章 イタリア反精神医学の本質 第6章 ロザンナの場合 第7章 オットネッロの民主的精神医療化 第8章 パルマの草の根精神医療 第9章 イタリア共産党の精神医療の基本戦略

◇諸外国の薬剤給付制度と動向 中村健編, 白神誠, 岡部陽二, 亀井美和子, 浦谷久美子, 成川衛, 恩田光子執筆 薬事日報社 2010.5 206p 26cm 3400円 ①978-4-8408-1142-2 Ⓝ499.091
内容 第1章 イギリスにおける薬剤給付の動向 第2章 フランスにおける薬剤給付の動向 第3章 ドイツにおける薬剤給付の動向 第4章 アメリカにおける薬剤給付の動向

◇新世界の医薬品集・薬局方 佐々木宏子著, 日本薬学図書館協議会編 薬事日報社 2005.6 380p 26cm 4800円 ①4-8408-0841-4 Ⓝ499.1

◇図表でみる世界の医薬品政策—グローバル市場で医薬品の価格はどのように決められるのか OECD編著, 坂巻弘之訳 明石書店 2009.6 234p 26cm 3800円 ①978-4-7503-3006-8 Ⓝ499.091
内容 第1章 OECD諸国の医薬品部門の主な特徴 第2章 医薬品業界とその活動状況 第3章 医薬品価格設定と償還及びより広範な医薬品政策環境 第4章 保健医療政策の目標達成に対する医薬品政策の影響 第5章 国の価格設定・償還の実施方法が他国における医薬品価格と利用可能性に及ぼす影響 第6章 医薬品価格政策が医薬品のイノベーションに与える影響

◇図表でみる世界の医療—OECDインディケータ 2003年版 経済協力開発機構編著, 伊藤友里訳 明石書店 2004.4 146p 26cm 2500円 ①4-7503-1888-4 Ⓝ498.059
内容 1 健康状態(出生時平均余命(平均寿命) 65歳時平均余命 ほか) 2 医療資源とその利用 3 医療関連支出と財政(一人あたりの医療関連支出 医療関連支出の対GDP(国内総生産)比 ほか) 4 健康の非医学的決定要因 5 人口学的、経済的背景

◇図表でみる世界の保健医療—OECDインディケータ 2005年版 OECD編著, 鐘ケ江葉子訳 明石書店 2006.5 174p 26cm 3000円 ①4-7503-2341-1 Ⓝ498.059
内容 第1部 健康状態 第2部 保健医療資源とその利用 第3部 保健医療支出と資金供給 第4部 健康の非医学的決定要因(たばこ消費 アルコール消費 食物摂取 太りすぎと肥満) 第5部 人口統計的、経済的背景(総人口と人口構造 出生率 国内総生産(GDP)と所得格差)

◇図表でみる世界の保健医療—OECDインディケータ 2007年版 OECD編著, 鐘ケ江葉子訳 明石書店 2008.5 200p 26cm 3000円 ①978-4-7503-2801-0 Ⓝ498.059
内容 1章 人口と経済の状況 2章 健康状態 3章 健康の非医学的決定要因 4章 保健医療の資源と利用 5章 保健医療支出と財政負担 6章 医療の質

◇図表でみる世界の保健医療—OECDインディケータ 2009年版 OECD編著, 鐘ケ江葉子訳 明石書店 2010.6 206p 26cm 3000円 ①978-4-7503-3225-3 Ⓝ498.059
内容 第1章 健康状態 第2章 健康の非医学的決定要因 第3章 保健医療労働力 第4章 保健医療活動 第5章 医療の質 第6章 医療へのアクセス 第7章 保健医療支出と財政負担 付録A 人口学的・経済的背景、保健医療制度の特徴、保健医療支出と財政負担の追加情報 付録B OECDヘルスデータ2009の変数リスト

◇世界における我が国の健康栄養関連研究の状況と課題—論文を用いた国別・機関別ランキングによる分析 勝野美江, 佐々木敏著 文部科学省科学技術政策研究所第3調査研究グループ 2010.12 8, 104p 30cm (Discussion paper no.72) Ⓝ498.059

◇世界の医薬品産業 吉森賢編 東京大学出版会 2007.3 289p 22cm 4200円 ①978-4-13-040230-9 Ⓝ499.09
内容 序章 世界の医薬品産業 1章 アメリカの医薬品産業 2章 イギリスの医薬品産業—イギリス医薬品産業論: その戦略と構造 3章 ドイツの医薬品産業 4章 フランスの医薬品産業—医薬品産業とフランス経済社会: 制度、産業戦略と成長ダイナミックス 5章 スイスの医薬品産業 6章 日本の医薬品産業

◇世界の医療事情リポート—そして日本を考える 廣瀬輝夫著 メディカルトリビューン 2010.6 261p 21cm 3500円 ①978-4-89589-356-5 Ⓝ498

◇世界の医療制度改革—質の良い効率的な医療システムに向けて OECD編著, 阿萬哲也訳 明石書店 2005.1 151p 26cm 2500円 ①4-7503-2040-4 Ⓝ498.13
内容 第1章 より良い医療を通じた健康水準の向上: 医療の質を求めて(人工全体で見た健康水準の劇的な向上 健康結果(health outcome)の国ごとの違い ほか) 第2章 医療へのアクセス: 向上および維持を求めて 第3章 満足した患者・消費者: ニーズへの対応の在り方の改善を求めて 第4章 医療費支出: 支弁可能なコスト水準と安定的な資金供給を求めて 第5章 医療制度における「バリュー・フォー・マネー」の向上: 効率性を求めて

◇世界の介護保障 増田雅暢編著 京都 法律文化社 2008.10 217p 21cm 2600円 ①978-4-589-03124-2 Ⓝ369.26
内容 序章 高齢者介護保障システムの基本的視点 第1章 イギリスの介護保障 第2章 フランスの介護保障 第3章 ドイツの介護保障 第4章 スウェーデンの介護保障 第5章 アメリカの介護保障 第6章 中国の介護保障 第7章 韓国の介護保障 第8章 台湾・シンガポールの介護保障 第9章 日本の介護保障 補章 日本・ドイツ・韓国の介護保険制度の比較考察

◇世界の健康と環境—日常生活から国際的課題まで 安浪誠祐, Richard S. Lavin編著 松柏社 2008.4 60p 26cm 1900円 ①978-4-88198-608-0 Ⓝ369.26

◇世界の厚生労働—海外情勢白書 2003 厚生労働省編 TKC出版 2003.10 518, 32p 21cm 2900円 ①4-924947-40-7

◆世界の厚生労働―海外情勢白書 2004 厚生労働省編 TKC出版 2004.10 228, 30p 30cm 2900円 ⓣ4-924947-47-4
[内容]特集 諸外国における少子化の動向と次世代育成支援策 定例報告 2003～2004年の海外情勢(国際機関による経済及び雇用・失業等の動向と見通し 各国にみる労働施策の概要と最近の動向 各国にみる社会保障施策の概要と最近の動向) 付属統計表

◆世界の厚生労働―2004～2005年海外情勢報告2006 厚生労働省編 TKC出版 2006.4 289, 30p 30cm 2900円 ⓣ4-924947-56-3
[内容]特集 諸外国における若年雇用・能力開発対策 定例報告 2004～2005年の海外情勢(国際機関による経済及び雇用・失業等の動向と見通し 各国にみる労働施策の概要と最近の動向 各国にみる社会保障施策の概要と最近の動向)

◆世界の厚生労働―2005～2006年海外情勢報告2007 厚生労働省編 TKC出版 2007.4 293, 31p 30cm 2900円 ⓣ978-4-924947-65-8
[内容]特集 諸外国における高齢者雇用対策(EU アメリカ イギリス ドイツ フランス)

◆世界の厚生労働―2007～2008年海外情勢報告2009 厚生労働省編 TKC出版 2009.1 206, 31p 30cm 2900円 ⓣ978-4-924947-81-8
[内容]特集 2008年G8労働大臣会合(新潟会合) 定例報告 2007～2008年の海外情勢(国際機関による経済及び雇用・失業等の動向と見通し 各国にみる労働施策の概要と最近の動向 各国にみる社会保障施策の概要と最近の動向)

◆世界の厚生労働―2009～2010年海外情勢報告2011 厚生労働省編 山浦印刷出版部 2011.4 379p 30cm 2900円 ⓣ978-4-9903175-8-4
[内容]特集 欧米における失業時の生活保護制度及び就労促進に関わる助成制度 定例報告 2009～2010年の海外情勢(国際機関による経済及び雇用・失業等の動向と見通し 各国にみる労働施策の概要と最近の動向 各国にみる社会保障施策の概要と最近の動向)

◆世界の厚生労働―2010～2011年海外情勢報告2012 厚生労働省編 キタジマ 2012.4 374p 30cm (発売:全国官報販売協同組合) 2900円 ⓣ978-4-86458-014-4
[内容]特集 南欧諸国の労働施策(イタリア スペイン ギリシャ ポルトガル) 定例報告 2010～2011年の海外情勢(国際機関による経済及び雇用・失業等の動向と見通し 各国にみる労働施策の概要と最近の動向 各国にみる社会保障施策の概要と最近の動向)

◆世界の高齢者虐待防止プログラム―アメリカ, オーストラリア, カナダ, ノルウェー, ラテン・アメリカ諸国における取り組みの現状 パトリシア・ブラウネルほか著, 多々良紀夫, 塚田典子監訳 明石書店 2004.9 163p 22cm 2500円 ⓣ4-7503-1958-9 Ⓝ369.26
[内容]1 アメリカの高齢者虐待防止プログラムの現状 2 オーストラリアの高齢者虐待防止・発見システム 3 カナダの高齢者虐待早期発見・防止システム 4 ノルウェーの高齢者虐待予防・早期発見システム(家庭外で起こる高齢者の虐待(路上暴力) ノルウェーにおける家庭内高齢者虐待の研究 ほか) 5 ラテン・アメリカの高齢者虐待への取り組みの現状

◆世界の歯科の教育機関 森昌彦著 第一歯科出版 2008.4 42p 28cm (歴史を楽しむ・シリーズ 1-1) 1400円 ⓣ978-4-924858-48-0 Ⓝ497.07

◆世界の新薬2001-2005 村上尚道著 シーエムシー出版 2007.12 276p 30cm 70000円 ⓣ978-4-7813-0003-0 Ⓝ499.1
[内容]1 新薬の動向(2001-2005年の新薬概況 合成医薬品の化学構造と製法 半合成法による新薬 生物学的製品(遺伝子組換え品を含む)) 2 原体シート(合成品・半合成品 生物学的製品) 3 索引(一般名リスト 商品名索引 薬効分類別索引 『世界の新薬1991-2000』掲載品目テスト)

◆世界の精神保健医療―現状理解と今後の展望 新福尚隆, 浅井邦彦編 改訂 へるす出版 2009.12 250p 26cm 3200円 ⓣ978-4-89269-694-7 Ⓝ493.79

◆世界の薬剤師と薬事制度 寺脇大, 小林大高, 坂巻弘之編著, 寺脇康文, 飯島康典監修 ムイスリ出版 2011.5 116p 21cm 〈執筆:加藤幸久ほか〉 1900円 ⓣ978-4-89641-188-1 Ⓝ499.09
[内容]第1章 イギリスにおける薬剤師と薬事制度 第2章 ドイツにおける薬剤師と薬事制度 第3章 フランスにおける薬剤師と薬事制度 第4章 イタリアにおける薬剤師と薬事制度 第5章 スウェーデンにおける薬剤師と薬事制度 第6章 わが国の医薬品制度, 薬剤師制度への示唆

◆世界の薬価・医療制度早引き書 佐藤章弘企画編集 技術情報協会 2011.3 205p 27cm 84000円 ⓣ978-4-86104-364-2 Ⓝ498.13

◆世界ヘルスケア・医療統計データ 2006年 エムディーアイ・ジャパン 2005.11 13, 74枚 30cm 52500円 Ⓝ498.059

◆世界ヘルスケア・医療統計データ 2008年 エムディーアイ・ジャパン 2008.4 10, 80枚 30cm 63000円 Ⓝ498.059

◆世界ヘルスケア・医療統計データ 2010年 エムディーアイ・ジャパン 2010.2 11, 84枚 30cm 73500円 Ⓝ498.059

◆世界ヘルスケア・医療統計データ 2011年 エムディーアイ・ジャパン 2011.6 17, 91枚 30cm 73500円 Ⓝ498.059

◆戦火の爪あとに生きる―劣化ウラン弾とイラクの子どもたち 佐藤真紀著 長崎 童話館出版 2006.4 56p 26×23cm 1800円 ⓣ4-88750-080-7
[内容]1 イラクってどんな国? 2 湾岸戦争がはじまる 3 イラク戦争がはじまる 4 戦後の子どもたち 5 アル・モーメンホテルの子どもたち 6 混乱のつづくイラク 7 アメリカでも 8 わたしたちにできること 9 60年前のヒバクチから現在のヒバクチへの支援

◆体験ルポ 世界の高齢者福祉 山井和則著 岩波書店 2003.5 226p 18cm (岩波新書)〈第30刷〉 740円 ⓣ4-00-430186-6
[内容]1 日本の現状―老人ホームの実習日記から 2 世界の高齢者は, いま(ボランティアが盛んな「元」福祉国家―イギリス 「寝かせきり」老人のいない

国―デンマーク　普通の暮らしができること―スウェーデン　シルバービジネスの光と影―アメリカ　アジア型福祉―シンガポール）　3「寝たきり」の少ない社会、「生活大国」とは　4 再び日本は、いま一老人病院実習日記より　5 脱「寝たきり大国」のために―「高齢者福祉」から「高齢者サービス」へ

◇誰も知らないイタリアの小さなホスピス　横川善正著　岩波書店　2005.5　163p 19cm　2000円　Ⓘ4-00-023765-9　Ⓝ498.16
内容　序章 もうひとつの時間　1章 出会いと誘い　2章 ホスピスを支えるもの　3章 感動をかたちにかえ　終章「ターミナル・アート」の時代

◇中国・韓国・台湾の最新事情　情報機構　2005.9　389p　27cm　69000円　Ⓘ4-901677-48-9　Ⓝ498.0222

◇トリエステ精神保健サービスガイド―精神病院のない社会へ向かって　トリエステ精神保健局編, 小山昭夫訳　現代企画室　2006.4 141p　20×22cm　1800円　Ⓘ4-7738-0602-8　Ⓝ369.28
内容　精神保健と関連法　保健サービス事業体　精神保健局　プロジェクトチーム　プログラム　社会協同組合　トリエステ　変遷の歴史　イエローページ

◇東アジアのクオリティ・オブ・ライフ　猪口孝, ドー・チュル・シン編　東洋書林　2011.2　409p　22cm　8000円　Ⓘ978-4-88721-788-1　Ⓝ365.022
内容　序章 アジアの儒教圏における生活の質―物質的価値から主観的な良い生活へ　第1章 中国における生活の質　第2章 日本における生活の質　第3章 韓国における生活の質　第4章 香港における生活の質　第5章 シンガポールにおける生活の質　第6章 台湾における生活の質　第7章 アジアの儒教圏で確認された幸福感―幸福はどのように分布し、どのようなパターンを持ち、どこからくるのか

◇病気と健康の世界地図　Diarmuid O'Donovan著, 千葉百子訳　丸善　2009.11　128p 25cm　2600円　Ⓘ978-4-621-08119-8　Ⓝ498.02
内容　1 健康像について（平均余命（寿命）　妊産婦保健　小児保健）　2 健康の決定要因（貧困と不平等　教育　食物と栄養　水と衛生設備　住環境　労働環境　健康管理　タバコ　アルコールとドラッグ（飲酒と麻薬））　3 健康問題（がん　心疾患と脳卒中　糖尿病　精神保健（メンタルヘルス）　暴力と虐待　傷害　呼吸器疾患　下痢症　ワクチンで予防可能な疾病　性感染症　HIV/AIDS　結核　マラリア）　4 公衆衛生の挑戦（都市化　気候変動　大流行　抗菌耐性　障害　加齢　不健康な食事　人材　保健研究　健康測定）　年表、定義およびデータ（公衆衛生の重大な出来事紀元前400年〜1899年　公衆衛生の重大な出来事1900〜2007年　用語集　表：健康問題　表：決定要因と挑戦）

◇福祉の世界地図　藤田千枝編, 赤藤由美子著　大月書店　2004.12　39p　21×22cm　（くらべてわかる世界地図 v.4）　1800円　Ⓘ4-272-40524-1　Ⓝ498.02
内容　生まれてくる子どもの数　5歳未満児死亡率　栄養不足　平均寿命　病気と死因　予防接種　安全な水　衛生施設　タバコ　酒　虫歯　喫煙率　感染症　HIV/エイズ　子どものHIV/エイズ感染　貧困　パラリンピック　世界の医学

◇保健・医療にかかわる国際組織　大芝亮監修, こどもくらぶ・著　岩崎書店　2003.3　55p 29cm　（21世紀をつくる国際組織事典 4）　3500円　Ⓘ4-265-04474-3, 4-265-10288-3　Ⓝ498.02
内容　世界保健機関（WHO）　国連人口基金（UNFPA）　人口問題に取りくむ国際組織　国連ハビタット（国連人間居住計画）（UN・HABITAT）　エイズ問題に取りくむ国際組織　水問題に取りくむ国際組織　災害支援に取りくむ国際組織　薬物問題に取りくむ国際組織　国際赤十字（International Red Cross）　国境なき医師団（MSF）〔ほか〕

◇よごれた水をのむ子どもたち―保健・医療　本木洋子, 茂手木千晶著　新日本出版社　2005.6　39p　27cm　（いま、地球の子どもたちは―2015年への伝言 第3巻）　2000円　Ⓘ4-406-03190-1　Ⓝ498.7
内容　3秒に1人の命が失われています　栄養改善と予防接種　安全なのみ水を手にいれよう　お母さんの健康をまもって元気な赤ちゃんの誕生を　20世紀最悪の感染症―エイズ　世界の三大感染症　人も大地もこわしつづける戦争　世界の子どもたちとともに　2015年のあなたへ

◇ヨーロッパの介護政策―ドイツ・オーストリア・スイスの比較分析　松本勝明著　京都　ミネルヴァ書房　2011.3　275p　22cm　（Minerva社会福祉叢書 35）　6000円　Ⓘ978-4-623-05904-1　Ⓝ369.26
内容　比較分析の目的と視点　第1部 ヨーロッパの介護政策（ヨーロッパレベルの政策　各国レベルの政策）　第2部 ドイツ、オーストリア及びスイスの比較分析（現行の介護保障制度　改革政策　現金給付　家族介護者の位置　補完的な給付　介護士と看護師の関係　外国人による介護　我が国の介護政策の位置づけと可能性）

◇EU・国境を越える医療―医療専門職と患者の自由移動　福田耕治, 福田八寿絵著　文眞堂　2009.7　256p　22cm　2800円　Ⓘ978-4-8309-4646-2　Ⓝ498.13
内容　序章 グローバル化時代の医療専門職と患者の越境移動　第1章 EUにおける人の自由移動とその制度的枠組み　第2章 EU各加盟国の医療保険・医療保険制度の比較　第3章 国境を越える医師の自由移動　第4章 国境を越える歯科医師の自由移動　第5章 国境を越える薬剤師の自由移動　第6章 国境を越える看護師・助産師の自由移動　第7章 国境を越える患者の自由移動　第8章 人的資源としての医療専門職とその管理　終章 欧州市民のための医療保障と医療サービス貿易自由化の課題

《アメリカの医療》

◇アメリカ医療改革へのチャレンジ　ウォルター・ツェルマン, ロバート・ベレンソン著, 宮川路子, 宮川義隆訳　東洋経済新報社　2004.9　227p　22cm　3200円　Ⓘ4-492-70100-1　Ⓝ498.13
内容　序章 アメリカ医療制度の過去、現在、未来　第1章 従来の健康保険制度の失敗　第2章 思ったほど良くはなかった旧制度の医療の質　第3章 マネージドケアの台頭　第4章 マネージドケア制度の手法　第5章 医療の質向上の最前線　第6章 マネージドケアに対する反発　第7章 マネージドケアの成績：思ったより優れているマネージドケア　第8章 価格の決まり方、選択の崇拝、医療の質にかかる費用　第9

章 最低ラインの保護 第10章 マネージドケアにおける医療の質を高めるための13のステップ

◇アメリカ医療の光と影——バースコントロール・終末期医療の倫理と患者の権利 続 李啓充著 医学書院 2009.4 263p 19cm 2200円 Ⓘ978-4-260-00768-9 Ⓝ498.0253

◇アメリカおきざりにされる高齢者福祉——貧困・虐待・安楽死 斎藤義彦著 京都 ミネルヴァ書房 2004.6 249p 21cm （Minerva福祉ライブラリー 66） 2500円 Ⓘ4-623-03996-X Ⓝ369.26

内容 第1部 虐待—荒れ野の老人たち（急増する虐待 孤立と貧困 貧しい福祉、無力な政治） 第2部 セーフガードシステム（改革の前に立ちはだかるもの 虐待に挑む諸制度 情報公開とアドボカシー） 第3部 延命中断・安楽死（延命をめぐる対立 延命と文化、制度、法 積極的安楽死） アメリカと日本

◇アメリカ高齢者ケアの光と陰——ケアの質向上のためのマネジメントシステム 澤田如著 岡山 大学教育出版 2012.3 233p 22cm 2800円 Ⓘ978-4-86429-081-4 Ⓝ369.263

◇アメリカ社会保障の光と陰——マネジドケアから介護とNPOまで 住居広士編訳, アンドル・アッカンバウム, MMPG総研, 伊原和人, 須田木綿子著 新版 岡山 大学教育出版 2004.8 363p 22cm 3400円 Ⓘ4-88730-553-2 Ⓝ364.0253

◇アメリカは早死にする——ハンバーガー・フライドチキンはおやめなさい 船瀬俊介著 花伝社 2010.4 285p 19cm 〈発売：共栄書房〉 1600円 Ⓘ978-4-7634-0569-2 Ⓝ498.5

内容 第1章 日本人の体は警告する—いま、なにが起こっているか？ 第2章 「アメリカ型食生活は、まちがっていた！」—『マクガバン報告』 第3章 動物たんぱくは、最大発ガン物質！—『チャイナ・スタディ』の衝撃（大崩壊—ついに栄養学は完全崩壊した！ 正しく食べる—それが、あなたの命を救う（キャンベル博士）ほか） 第4章 偽りの栄養学—"栄養学の父"フォイトの深き罪 第5章 カタカナ食から、ひらがな食へ—和食の復権を！

◇アメリカ人はなぜ肥るのか 猪瀬聖著 日本経済新聞出版社 2010.11 230p 18cm （日経プレミアシリーズ 098） 850円 Ⓘ978-4-532-26098-9 Ⓝ498.0253

内容 第1章 超肥満大国—右も左も肥満だらけ 第2章 貧乏は肥満の始まり—格差社会が生む肥満 第3章 You are what you eat.—病める食生活 第4章 三つ子の魂百まで—深刻化する子どもの肥満 第5章 食えよ肥やせよ—肥満を加速させるアメリカ型資本主義 第6章 アメリカは痩せられるか 第7章 アメリカ発の肥満が世界を覆う 第8章 日本は大丈夫か

◇アメリカの高齢者医療、介護の事情——ミネソタの現場から 笠原政幸編著 保健福祉広報協会 2004.2 178p 22cm 2000円 Ⓝ498.0253

◇アメリカの代理母制の研究 近藤泰尚著 大阪 かんよう出版 2003.9 160p 21cm 2800円 Ⓘ4-900277-25-8 Ⓝ498.12

◇アメリカの中絶問題——出口なき論争 緒方房子著 明石書店 2006.3 405p 20cm （明石ライブラリー 89） 4200円 Ⓘ4-7503-2275-X Ⓝ498.2

内容 中絶が非合法だった世紀転換期 中絶合法化と論争の始まり 保守化する最高裁判所 プロライフ攻勢の一九九〇年代—中絶戦争の時代、過激化するプロライフ プロチョイスとプロライフの指導者と会談して—一九九五年の訪問から 活動家たちの実像と中絶医療の現在 中絶問題と宗教 「部分出産中絶禁止法案」（一九九五年、九七年）をめぐるバトルとプロチョイス運動 「中絶ビル」RU-四八六と緊急避妊薬（ECP）をめぐって 「部分出産中絶禁止法」の復活成立（二〇〇三年） 中絶や性と生殖・避妊をめぐる日米比較 二一世紀の論争

◇アメリカは今日もステロイドを打つ——USAスポーツ狂騒曲 町山智浩著 集英社 2009.2 222p 19cm （Shueisha PB series） 952円 Ⓘ978-4-08-780516-1 Ⓝ780.253

内容 まえがき もっとデカく！強く！速く！ 第1章 強さこそはすべて—All You Need Is To Be Strong 第2章 悪魔に挑む男たち—Daredevils 第3章 スポーツ犯科帳—Sports Crime File 第4章 私を観戦に連れてって—Take Me Out To The Ball Game 第5章 アメリカンスポーツの殿堂—Only In America 第6章 多民族国家のバトルロイヤル—Racism In Sports 第7章 敗れざる者たち—The Undefeateds

◇アメリカはなぜ「ガン」が減少したか 続 ゲリー・F.ゴードン監修, 森山晃嗣著 現代書林 2004.8 190p 19cm 〈続〉のサブタイトル：代替・統合医療へシフトし始めた栄養学先進国からの最新リポート〉 1200円 Ⓘ4-7745-0606-0 Ⓝ498.583

内容 第1章 日本の国民医療費が増加し続けるのはなぜか 第2章 「栄養」から見た海外の医療最前線 第3章 各種栄養素はヒトの体内でどう働くか 第4章 主な生活習慣病のための栄養アドバイス 第5章 私が注目する磁気エネルギーの可能性 第6章 体験者が語る「栄養素療法」—その生活習慣病への効果

◇アメリカン・スーパー・ダイエット——「成人の3分の2が太りすぎ！」という超大国の現実 柳田由紀子著 文藝春秋 2010.7 218p 19cm 952円 Ⓘ978-4-16-372770-7 Ⓝ498.0253

内容 第1章 超肥満国、体重半トンの男 第2章 膨らみ続ける「肥満経済」 第3章 デブで悪いか！「デブ革命」只今進行中 第4章 面倒だから胃を縮めてしまおう 第5章 「デブのシリコンバレー」と呼ばれる街 第6章 ビッグ・ラブ 第7章 「肥満大国」ならではの、こんな職業、あんな仕事 第8章 アメリカには肥満法だってある 第9章 全米に広がる自助グループの輪

◇アメリカNIHの生命科学戦略——全世界の研究の方向を左右する頭脳集団の素顔 掛札堅著 講談社 2004.4 270p 18cm （ブルーバックス） 940円 Ⓘ4-06-257441-1 Ⓝ498.076

内容 第1章 NIHの生い立ち 第2章 NIHで生まれたノーベル賞 第3章 分子生物学の誕生 第4章 NIHクリニカルセンター 第5章 NIHグラント 第6章 研究者の努力と幸運 第7章 ガン研究、過去と未来 第8章 アメリカの国家ガン対策 第9章 日米国際協力 第10章 未来への標的

◇新たな疫病「医療過誤」 ロバート・M.ワクター, ケイヴェ・G.ショジャニア著, 福井次矢監訳, 原田裕子訳 朝日新聞社 2007.3 576p 20cm 2400円 Ⓘ978-4-02-250257-5 Ⓝ498.16

世界の医療　　　　　　　　　　　　　　　　　　　　　　　　　　　　　医療問題全般

◇内容 新たな疫病　第1部 システム（患者の取り違え　「このシステムってものを…」　ジャンボ機墜落）　第2部 医師の犯しがちな過誤（医師の肉筆とその他の薬剤処方過誤　薬物誤用の忘れられた一面　謎を解くには　命か、五体満足か　あれ、忘れ物をしたかな？　練習は完璧の母　申し送りと「へま」　見て、やって、教える　思い上がりとチームワーム　聴診器の向こうに）　第3部 結果（秘密を漏らす　報告すべきか？　医療過誤　責任）　第4部 治療法（新しい病と闘う　政策をいかに立てるか　安全という文化　安全システム　患者にできること）

◇医薬品の安全確保システム——FDA薬時規制改革への25の提言　米国アカデミー・医学研究所著，日本医学ジャーナリスト協会監訳　じほう　2008.2　351p　21cm　4200円　①978-4-8407-3838-5　Ⓝ499.091

◇医療崩壊の原因と再生——アメリカの医療の最前線より医療クライシスの解決法を提案　佐野継男著　早稲田出版　2009.9　158p　19cm　1200円　①978-4-89827-361-6　Ⓝ498.0253
　内容 第1章 病院での医師不足・看護師不足を解決するには　第2章 医療過誤と過訴による訴訟の増加を解決するには　第3章 救急医療の崩壊を解決するには　第4章 医療費の無駄使いを解決するには　第5章 細分化された専門医の養成とチーム医療がない　第6章 終末期医療（ホスピス・ケア）の整備が急務　第7章 医師や病院のオーディット、ピア・レビュー

◇おいしいハンバーガーのこわい話　エリック・シュローサー，チャールズ・ウィルソン著，宇丹貴代実訳　草思社　2007.5　251p　19cm　1300円　①978-4-7942-1587-1　Ⓝ498.5
　内容 第1章 ハンバーガーはこうして生まれた　第2章 子どもは大事なお客さま　第3章 マックジョブってなんのこと？　第4章 フライドポテトの秘密　第5章 スカッとしない清涼飲料の話　第6章 牛や鶏はどんな目にあってる？　第7章 ファストフード中毒　第8章 きみたちにできること

◇介護地獄アメリカ——自己責任追求の果てに　大津和夫著　日本評論社　2005.1　210p　19cm　1600円　①4-535-98246-5　Ⓝ364.0253

◇加速する肥満——なぜ太ってはダメなのか　ディードリ・バレット著，小野木明恵訳　NTT出版　2010.5　286p　19cm　2200円　①978-4-7571-5071-3　Ⓝ498.0253
　内容 はじめに 動物に餌をやってはいけません　第1章 卵が先か、フライドチキンが先か？　第2章 精製しすぎはダメ！　第3章 身体を動かそう　第4章 テレビの枠から抜けだそう　第5章 リッチとスリムには限界がない？　第6章 存在の耐えられた軽さ——医学的に見た理想体重　第7章 信じた道を進もう——個人の取り組み　第8章 社会を変えよう

◇健康格差と正義——公衆衛生に挑むロールズ哲学　ノーマン・ダニエルズ，ブルース・ケネディ，イチロー・カワチ著，児玉聡監訳　勁草書房　2008.7　153, 5p　20cm　〈訳：石川涼子ほか〉　2500円　①978-4-326-15396-1　Ⓝ498.0253
　内容 正義はわれわれの健康にし　格差は問題か　貧困部の存在　機会の平等　政策上の選択肢　政治的な問題　プライマリ・ケア　健康に関する一つのアジェンダ　ロスト・イン・トランスレーション　コメントに対する応答

◇現代アメリカの医療改革と政党政治　天野拓著　京都　ミネルヴァ書房　2009.9　334, 10p　22cm　（Minerva人文・社会科学叢書 152）　6000円　①978-4-623-05530-2　Ⓝ498.13
　内容 序章 本研究の目的と意義　第1章 アメリカの医療保障制度とその問題点　第2章 医療保障制度改革と政党政治—政府、企業、個人　第3章 クリントン政権の国民皆保険制度改革期——一九九〇年代前半　第4章 漸進的な改革期——一九九〇年代後半　ブッシュ政権下の改革期——二〇〇一年以降　終章 現代アメリカ政治への視座と改革に向けた展望

◇ここまで来ている医療の現場最前線　ニューズウィーク日本版編集部編　阪急コミュニケーションズ　2009.10　220p　19cm　（ニューズウィーク日本版ペーパーバックス）〈並列シリーズ名：Newsweek paperbacks〉　952円　①978-4-484-09113-6　Ⓝ498.0253
　内容 1 先端医療（幹細胞　癌　アンチエイジング　テクノロジー　メンタルヘルス）　2 医者と患者（医療ツーリズム　クリニック　医者と患者と家族）　3 最新の研究・治療法（肥満　摂食障害　睡眠障害　依存症　アレルギー　骨粗鬆症　希少疾病薬　救急医療　DNA解析）　4 出産と子供（生殖医療　出産・子供）

◇市場原理が医療を亡ぼす——アメリカの失敗　李啓充著　医学書院　2004.10　268p　19cm　2000円　①4-260-12728-4　Ⓝ498.13
　内容 第1部 市場原理の失敗——反面教師としての米国医療（ウォール・ストリート・メディシン　株式会社病院の「犯罪」　シンデレラ・メディシン——無保険者残酷物語　利害の抵触——コーポレート・グリード（企業の欲望）がゆがめる医療倫理　神の委員会——公正な医療資源の配分をめざして ほか）　第2部 医療制度改革がめざすべきもの—銭勘定でない改革論議のススメ

◇市場原理のアメリカ医療レポート——日本の「医療構造改革」を問う　三浦清春著　京都　かもがわ出版　2003.8　78p　21cm　800円　①4-87699-767-5　Ⓝ498.0253
　内容 1 はじめに——なぜアメリカ医療視察か　2 アメリカの医療制度の概要と特徴　3 営利・市場化の中で歪められるアメリカの医療　4 より良い医療を求める人たちの運動と実践　5 日本はアメリカの医療から何を学ぶべきか　6 おわりに

◇消費者が動かす医療サービス市場——米国の医療サービス変革に学ぶ　レジナ・E. ヘルツリンガー著，岡部陽二監訳，竹田悦子訳　シュプリンガー・フェアラーク東京　2003.11　426p　20cm　（21HR）　2400円　①4-431-70997-5　Ⓝ498.0253
　内容 第1章 消費者が動かす医療サービス市場　第2章 確定給付型医療保険に対する不安と憤慨　第3章 確定給付型医療保険——破綻したセーフティー・ネット　第4章 消費者が動かす医療サービス市場——解決の方法　第5章 消費者が動かす医療保険——有効な方策　第6章 消費者が動かす医療サービス市場と医療サービスの生産性　第7章 消費者が動かす医療サービス市場——静かなる革命　第8章 消費者が動かす医療サービス市場における政府の役割　第9章 医療サービス版SEC——掛け値なき真実を求めて　第10章 消費者が動かす医療サービス市場——実現への道

◇シリコンバレー式で医療費は安くなるのか　アンディ・ケスラー著，桐谷知未訳　オープンナレッ

ジ 2007.8 399p 19cm 2400円 Ⓘ978-4-902444-59-9 Ⓝ498.0253

◇大学病院が倒産する日―アメリカ大学病院の倒産にみる医療崩壊の兆し 照屋純著 はる書房 2004.5 228p 19cm 1700円 Ⓘ4-89984-047-0 Ⓝ498.0253

[内容] 第1部 大学病院が倒産する日 第2部 病めるアメリカ医療 第3部 理想の病院とは(医師としての尊敬 新部門のスタート) 第4部 日米の医療の違い(良い医師とは 日本の医療事故は増えているのか)

◇沈黙の壁―語られることのなかった医療ミスの実像 ローズマリー・ギブソン, ジャナルダン・プラサド・シン著, 瀬尾隆訳 日本評論社 2005.9 315p 20cm 2600円 Ⓘ4-535-98245-7 Ⓝ498.16

[内容] 1 沈黙を破る 2 医療ミスはなぜ起きるのか 3 交わることない走行レーン(覆い隠す文化 訳かざる・言わざる) 4 できることから改革を

◇デブの帝国―いかにしてアメリカは肥満大国となったのか グレッグ・クライツァー著, 竹迫仁子訳 バジリコ 2003.6 261p 20cm 1500円 Ⓘ4-901784-20-X Ⓝ498.0253

[内容] 1 コストダウン！カロリーアップ！―脂肪はどこから来たのか 2 ポテトはいかがですか！―脂肪をとり込ませるのは誰か 3 ゆるぎないベルト―脂肪を招くのは何か 4 健康優良肥満児！？―脂肪はなぜ蓄積されるのか 5 太る機械＝子供の製造―脂肪とは何か、何でないのか 6 死に至る脂肪―脂肪の余剰は何をするのか 7 脂肪地獄からの脱出―脂肪に対して何ができるのか

◇ドラッグ・コート―アメリカ刑事司法の再編 James L. Nolan, Jr.著, 小沼杏平監訳, 小森榮, 妹尾栄一訳 丸善プラネット 2006.7 347p 22cm（発売：丸善出版事業部） 3000円 Ⓘ4-901689 54-1 Ⓝ327.953

[内容] 第1章 薬物と法律：その歴史的展望 第2章 ドラッグ・コート運動 第3章 治療の劇場 第4章 非コモン・ロー 第5章 ドラッグ・コートの物語 第6章 病理モデルへの移行 第7章 司法のもつ意義 第8章 司法の再構成

◇看護師がいなくなる？ フェイ・サタリー著, 出中芳文訳 西村書店 2005.5 278p 19cm 1200円 Ⓘ4-89013-332-1 Ⓝ498.14

[内容] ある看護師の一日―3西病棟 消えた看護師たち ある病院経営者の一日 病院の経営学―どのようにして看護師たちはいなくなるのか 看護師と医師 患者はどうなのか 職場の向上―病院はどうやって看護師たちを失わないようにするのか 看護師たちへの一解決のための方法 健康に対する責任―保健医療提供者側だけの問題ではない アドバンス・ディレクティブ―自分の希望を伝えておくこと 責任問題と保健医療 3西病棟、再び

◇波のまにまに夢―米国医学卒前卒後教育への誘い 坂下勲著 新潟 考古堂書店 2011.3 561p 22cm 3500円 Ⓘ978-4-87499-760-4 Ⓝ490.7

[内容] 米国医学教育の底流 (医学校卒前医学教育 医学校卒後医学教育(卒後医学教育制度の確立 米国卒後医学教育の変遷)) 滞米経験を中心とした回想

◇ノンコンプライアンス・レコード―日本向け米国食肉処理施設におけるBSE違反記録 米国産牛肉の安全性は保障されていない 紙智子事務所編 合同出版 2006.8 221p 21cm 2000円 Ⓘ4-7726-0369-7 Ⓝ648.22

[内容] 第1部 ガイダンス 米国の食肉処理のシステムとその問題点 第2部 ノンコンプライアンス・レコード(タイソンフレッシュミート(245L/ネブラスカ州レキシントン) タイソンフレッシュミート(245C/ネブラスカ州ダコタシティ) カーギルミートソリューション(86M/ネブラスカ州スカイラー)ほか) 第3部 ノンコンプライアンス・レコードを読む 資料編

◇パブリックヘルス市民が変える医療社会―アメリカ医療改革の現場から 細田満和子著 明石書店 2012.1 243p 19cm 2600円 Ⓘ978-4-7503-3523-0 Ⓝ498.0253

[内容] 第1部 アメリカのヘルスケア改革への長い道のり(全米初・マサチューセッツの州民皆保険 連邦(国)におけるヘルスケア改革 医療・専門職・社会) 第2部 健康と社会(個人と共同体 障害と社会 個人と社会のねじれ、あるいは同じコインの表裏) 第3部 みんなの健康のために(当事者の声 誰のための医療か) 第4部 3・11からの私たちの社会(東日本大震災へのボストンからの思い フクシマ便り パブリックヘルス(みんなの健康)のために)

◇ファイザーCEOが語る未来との約束 ハンク・マッキンネル著, 村井章子訳 ダイヤモンド社 2006.2 302p 20cm 2200円 Ⓘ4-478-37503-8 Ⓝ498.04

[内容] 第1部 医療制度の危機(誰のための医療制度か 健康とは何か 医療費が増える理由) 第2部 ヘルスケア業界の課題 第3部 次世代に向けた改革(感染症への挑戦 いまこそ行動のとき 未来との約束)

◇豚インフルエンザ事件と政策決定―1976起きなかった大流行 リチャード・E. ニュースタット, ハーヴェイ・V. ファインバーグ著, 西村秀一訳・解説 時事通信出版局 2009.10 439p 22cm〈発売：時事通信社〉 3800円 Ⓘ978-4-7887-0969-0 Ⓝ498.0253

[内容] 第1部 オリジナル・レポート(インフルエンザ新種出現 センサーの決意 クーパーの支持 フォード大統領の決断 組織立ち上げ 野外試験 法的責任問題 立法措置 開始、そして中止 カリファノ登場 遺産 教訓を踏まえて 専門的あとがき) 第2部 豚インフルエンザの後に、そして将来に向けて その後の展開 教訓の使いみち―授業の題材として 長官からの請負としての論評)

◇太ったインディアンの警告 エリコ・ロウ著 日本放送出版協会 2006.10 229p 18cm (生活人新書 196) 740円 Ⓘ4-14-088196-8 Ⓝ498.0253

[内容] 第1章 世界に先駆けて太ったアメリカ・インディアン 第2章 飢餓で絶滅しかけた民族が、肥満で絶滅寸前にいたった歴史 第3章 アメリカ・インディアンと日本人は親戚民族 第4章 食習慣がアメリカナイズするほど不健康になる 第5章 世界の民族を太らせる、現代アメリカ流飽食ライフ 第6章 スリムでヘルシーな社会を取り戻すには

◇米国医療崩壊の構図―ジャック・モーガンを殺したのは誰か？ レジナ・E. ヘルツリンガー著, 岡部陽二監訳, 竹田悦子訳 一灯舎 2009.1 371, 7p 20cm〈発売：オーム社〉 2200円 Ⓘ978-4-903532-45-5 Ⓝ498.0253

[内容] 第1部 米国医療崩壊の構図―ジャック・モーガンを殺したのは誰か？(医療サービスが崩壊した

日）　第2部 緩やかな死への歩み（殺人者その一 医療保険会社―機能不全の文化がもたらす死　殺人者その二　総合病院―帝国を築いた手が死をもたらす　補遺―病院の診療報酬を減らし、医療の質を高める技術革新　殺人者その三 雇用主企業―ひとつだけの「選択肢」が死を招く　殺人者その四 米国議会―選ばれた国民の代表がもたらす死　殺人者その5 専門家集団―エリートの医療政策立案者の手による死）　第3部 あるべき医療―消費者が動かす医療サービス市場（消費者が動かす医療サービスの仕組み　消費者が動かす医療保険給付―諸外国の事例や他産業からの教訓）　第4部 消費者が動かす医療サービス―実現への道 アメ、ムチ、法律（アメ―医療ビジネスの起業家精神を花咲かせよう　ムチ―情報の流れをよくしよう　消費者が動かす大胆に改革された医療システム―法律と立法議員）

◇米国の医療制度改革と非営利・協同組織の役割　青木郁夫, 上田健二, 高山一夫, 時井聰著　非営利・協同総合研究所いのちとくらし 2006.6　120p 30cm　（非営利・協同総合研究所いのちとくらし研究助成金研究成果報告書 2004年度）　①4-903543-00-5　Ⓝ498.13

◇揺れ動く米国の医療―政策・マネジドケア・医薬品企業　伊原和人, 荒木謙著　じほう　2004.8 267p 26cm 4500円　①4-8407-3160-8　Ⓝ498.13

◇よみがえれ医療―アメリカの経験から学ぶもの　北濱昭夫著 みみずく舎　2008.9 265, 4p 20cm〈発売：医学評論社〉 1800円　①978-4-87211-898-8　Ⓝ498.13
|内容| 第1章 良い医者を作るために　第2章 医者の生活　第3章 良い医療施設を作るために　第4章 医療過誤の問題　第5章 医療経済の問題　第6章 日本の医療の将来

◇より安全な医療を求めて―医療安全に関するエビデンス・レポート　米国医療研究品質局編, 長谷川敏彦監訳, 国際医学情報センター訳　メヂカルフレンド社　2003.11 179p 30cm　（医療安全ハンドブック 3）〈付属資料：CD-ROM1枚 (12cm)〉 5000円　①4-8392-1172-8　Ⓝ498.163

◇ルポ アメリカの医療破綻　ジョナサン・コーン著, 鈴木研一訳　東洋経済新報社　2011.9 309p 20cm　2000円　①978-4-492-22315-4　Ⓝ498.0253
|内容| ある急患の死―ボストン　普通の市民の医療破産―ギルバーツヴィル　悪徳医療保険に気をつけろ―デルトナ　"市場原理"にはさからえない―オースティン　行き詰まる退職者保険制度―スーフォールズ　メディケイド（低所得者向け医療保険）―ローレンス郡　病院は敵か味方か？―シカゴ　無保険者は死ととなり合わせ―ロサンゼルス　精神疾患医療は誤解だらけ―デンバー　国民皆保険の実現に向かって―ワシントン　「健保弱者」への対処は日米共通の課題

《イギリスの医療》

◇イギリス型〈豊かさ〉の真実　林信吾著　講談社　2009.1 198p 18cm　（講談社現代新書 1976）　720円　①978-4-06-287976-7　Ⓝ498.13

|内容| 第1章 一七・五パーセントの意味　第2章 ゆりかごから墓場まで　第3章 低福祉・低負担ニッポン　第4章 「クラウン・ジュエル」　第5章 ところで、若者は…？　第6章 長寿社会と福祉国家

◇イギリスの医療制度（NHS）改革―サッチャー政権からブレア政権および現在　日医総研　2007.1 91p 30cm　（日本医師会総合政策研究機構ワーキングペーパー no.140 日医総研ワーキングペーパー） Ⓝ498.0233

◇イギリスの医療は問いかける―「良きバランス」へ向けた戦略　森臨太郎著　医学書院　2008.12 170p 21cm 2800円　①978-4-260-00710-8　Ⓝ498.0233

◇医療事故・苦情への対応　David Pickersgill, Tony Stanton編, 前田正一, 坂本典子共訳　丸善　2004.1 126p 21cm 2300円　①4-621-07358-3　Ⓝ498.12
|内容| 古いシステム―なぜ改革か？　ウィルソン報告書―聞くこと　院内の苦情手続―ローカル解決あっせんプロセス　独立審査　新・懲戒手続　異議申立て　オンブズマン　NHS審判所　中央医師評議会　地方医療委員会　医療弁護機構の役割　苦情と法システム　苦情を避ける方法とそれに応える方法

◇英国と日本における医療福祉とソーシャルワーク　中村永司著　京都 ミネルヴァ書房　2006.1 361p 22cm 7000円　①4-623-04556-0　Ⓝ369.9
|内容| 英国における医療と福祉の研究（英国の社会福祉の現況　イギリスにおける病院慈善係（ホスピタルアーモナー）の起源とヴィクトリア期の社会的価値　イギリス医療慈善係（アーモナー）の専門職の経緯と展開　英国ソーシャルワークのマンパワー政策　英国の医療制度の機構改革と病院ソーシャルワークの体系　イギリスの社会・医療サービスの改革と医療ソーシャルワークの動向）　社会福祉方法論の研究（社会福祉方法技術の理論化　わが国の社会福祉方法理論における科学的認識の系譜と展開　社会福祉方法論の課題　社会福祉援助方法の新たな展開　J. Habermasの社会科学論と社会福祉技術論の基礎概念の再考）　わが国における医療福祉の展開（戦後日本における医療社会事業の展開　社会福祉と医療ソーシャルワーク　ターミナルケアにおけるソーシャルワークの体系と機能　わが国の社会福祉教育の今日的課題と専門職の動向）

◇英国の医療・福祉制度の歩みと展望―ベバレッジ報告から60年、今後の方向とは　保健福祉広報協会編　保健福祉広報協会　2006.2 101p 22cm 2000円　Ⓝ498.13
|内容| 英国のヘルスケアおよびソーシャルケアの変遷（サラ・ハーパー著）　ヘルスケアとソーシャルケアの変革（ジョージ・リースン著）　21世紀の保健医療および社会福祉における課題（サラ・ハーパー著）

◇公平・無料・国営を貫く英国の医療改革　武内和久, 竹之下泰志著　集英社　2009.7 189p 18cm　（集英社新書）　680円　①978-4-08-720502-2　Ⓝ498.0233
|内容| 第1章 今、日本の医療に何が求められているのか　第2章 英国医療改革とは何か―NHSの果敢なる挑戦（NHSとは―「公平・無料・国営」の揺るぎない理念　英国医療改革の鳥瞰図―決断・戦略・実行）　第3章 医療改革に何が必要か―英国医療改革の実像（「政治の力」―信念とリーダーシップ　「患者中心」―患者の納得と参加　「地域」―医療の地

◇ブレア政権の医療福祉改革―市場機能の活用と社会的排除への取組み　伊藤善典著　京都　ミネルヴァ書房　2006.6　290p　22cm　(Minerva福祉ライブラリー90)　3800円　Ⓘ4-623-04605-2　Ⓝ369.9
　内容　第1部 医療福祉政策の現状と課題(イギリス社会の現状　医療福祉サービスの理念と仕組み)　第2部 NHS変革(NHS改革の方向　NHSの組織運営の見直し　NHSにおける民間部門の活用　NHSの将来)　第3部 高齢者と児童の福祉(高齢者福祉政策の動向　児童家庭政策の動向)　第4部 医療福祉サービスの提供体制(サービス提供主体の動向と官民関係　ボランタリーセクターの動向　医療福祉サービスの労働力)

◇労働党政権による英国NHS改革はどう進んでいるか？　日医総研　2009.12　74p　30cm　(日本医師会総合政策研究機構ワーキングペーパー　no.210　日医総研ワーキングペーパー)　Ⓝ498.0233

◇NHSにおけるスピリチュアルケア―NHS＝National Health Services〈イギリス〉国家医療制度　医療を委託する関係機関(purchasers)と委託されている医療機関(providers)へのガイド　ヴァルデマール・キッペス監修, 関谷英子訳　サンパウロ　2003.11　59p　30cm　〈英文併記〉　500円　Ⓘ4-8056-1015-8　Ⓝ490.16

《ドイツの医療》

◇奇跡の医療・福祉の町ベーテル―心の豊かさを求めて　橋本孝著　西村書店　2009.9　245p　19cm　1500円　Ⓘ978-4-89013-637-7　Ⓝ369.27
　内容　第1章 医療と福祉の町ベーテル　第2章 病人と障害者を守ったベーテル　第3章 ベーテルの歩んだ道　付録 総合医療・福祉施設ベーテルの歴史

◇健康帝国ナチス　ロバート・N.プロクター著, 宮崎尊訳　草思社　2003.9　355, 18p　20cm　2200円　Ⓘ4-7942-1226-7　Ⓝ498.0234
　内容　第1章 ヒューバーの隠された過去　第2章 ガン研究、組織化される　第3章 遺伝と民族に関する学説　第4章 職業病としてのガン　第5章 ナチス・ドイツの食生活　第6章 タバコ撲滅運動　第7章 残虐と凡庸と

◇ドイツと日本「介護」の力と危機―介護保険制度改革とその挑戦　斎藤義彦著　京都　ミネルヴァ書房　2012.2　264, 4p　21cm　2800円　Ⓘ978-4-623-06095-5　Ⓝ364.4
　内容　第1部 介護保険制度の危機(虐待と介護保険　介護保険とは何か　検証―足りない介護保険　介護の質の限界と制度のひずみ)　第2部 動き出した改革(「介護の質」重視へ―第一次改革　量的拡大を模索―第二次改革　要介護認定見直し―第三次改革　負担増と政治)　第3部 介護を支えるシステム、そして日本(ホーム監視局、外国人労働者、成年後見制度　日本の介護保険制度　透明性を確保し負担増を―独日比較)

◇ドイツの介護・医療現場における外国人労働者―調査研究報告書　国際社会福祉協議会日本国委員会編　国際社会福祉協議会日本国委員会　2003.3　66p　30cm　Ⓝ369.0234

《中国の医療》

◇医療保障政策の日中比較分析―中国農村部医療保障の健全化に向けて　徐林卉著　京都　晃洋書房　2008.5　171p　22cm　2200円　Ⓘ978-4-7710-1959-1　Ⓝ364.4
　内容　第1部 中国農村部における医療保障問題(中国医療保障問題に関する研究　中国社会保険制度の現状と展望　中国商業健康保険の位置づけ　中国医療救助制度と発展と制限要素　中国農村部における医療資源、医療費および健康問題　事例研究 北京市農村部における医療保障問題―北京市農村部医療保障問題に関する調査報告の検討　事例研究 中国西部地域における医療保障問題―内モンゴル自治区西烏珠穆沁旗における調査を中心に　中国農村部医療保障システムの展望―公平かつ効率的なシステムを求めて)　第2部 現代日本の医療保障制度(日本医療保険制度の設立過程―皆保険はどう実現されたのか　国際的に見た日本社会保障の特徴　現代日本の医療保険制度および財政課題　日本医療保障制度の改革動向および限界)　第3部 中国農村部医療保障の健全化に向けて―日本の経験からの示唆(中国医療保険制度の政策選択―日本の成功と失敗から何を学ぶべきか)

◇中国汚染―「公害大陸」の環境報告　相川泰著　ソフトバンククリエイティブ　2008.3　239p　18cm　(ソフトバンク新書)　730円　Ⓘ978-4-7973-4501-8　Ⓝ519.222
　内容　第1章 深刻な中国環境汚染―現状(松花江汚染事件―工場の爆発など突発型の汚染　2007年夏、各地で「水道パニック」―広範な原因による慢性型の汚染　淮河をはじめとする「がん村」の出現　大規模抗議行動の出現　「公害大陸」：足尾鉱毒事件から地球環境問題まで同時噴出)　第2章 中国環境汚染の根源さ―背景(十分調査されていない松花江水汚染　統計上は急に悪化したわけではない　1980年代に既に「日本の公害が最悪だった時期並」との評価も　「三廃」「白色汚染」……独自の表現にみる問題意識の推移及あるいる中での悪化)　第3章 中国環境汚染の国際的な広がりと日中民間協力(地球温暖化問題と中国　「環境共同体」再考　進む被害者・支援者協力　日本の市民は中国の環境汚染に何ができるか)

◇葬られた「第二のマクガバン報告」―「動物タンパク神話」の崩壊とチャイナ・プロジェクト　上　T.コリン・キャンベル, トーマス・M.キャンベル著, 松田麻美子訳　グスコー出版　2009.12　349p　20cm　1800円　Ⓘ978-4-901423-14-4　Ⓝ498.583
　内容　第1部「動物タンパク神話」の崩壊(私たちの体は、病気になるように作られているわけではない　「タンパク質神話」の真実　ガンの進行は止められ

る 史上最大の疫学調査「チャイナ・プロジェクト」の全貌）

◇葬られた「第二のマクガバン報告」——あらゆる生活習慣病を改善する「人間と食の原則」 中 T. コリン・キャンベル、トーマス・M. キャンベル著、松田麻美子訳 グスコー出版 2010.6 349p 20cm 1800円 ①978-4-901423-15-1 Ⓝ498.583
[内容] 第2部 あらゆる生活習慣病を改善する「人間と食の原則」（傷ついた心臓が甦る 肥満の行き着く先 糖尿病追放への道 ガン対策はどのように改善されるべきか 自己免疫疾患根絶のために 食が改善する「骨、腎臓、目、脳の病気」 「ビタミンDの働き」について）

◇葬られた「第二のマクガバン報告」 下 政界・医学界・食品医薬品業界が犯した「情報黙殺」の大罪 T. コリン・キャンベル、トーマス・M. キャンベル著、松田麻美子訳 グスコー出版 2011.2 389p 20cm 1800円 ①978-4-901423-16-8 Ⓝ498.583
[内容] 第3部 科学が導き出した「究極の栄養摂取」（私たちの健康と食べ物に関する「八大原則」 「食べ方の基本」を学ぶ） 第4部 「正しい情報」はいかにして葬られるのか（癒着に支えられている「科学」の暗部 消費者に届く情報、届かない情報 業界の発信する情報は、はたして「科学」なのか？ 政府は私たちの味方なのか？ 医学は誰の健康を守っているのか？ 歴史から学ぶべきもの）

《北欧の医療》

◇エーデル改革とその後の動向 野口尚美著 岡山 浅羽医学研究所 2003.12 51p 28cm Ⓝ369.26

◇介護予防—日本と北欧の戦略 笹谷春美、岸見子、太田貞司編著 光生館 2009.8 150p 26cm 2600円 ①978-4-332-60084-8 Ⓝ369.26
[内容] 第1部 北欧の介護予防戦略—3か国の実例（デンマークの介護予防 フィンランドの介護予防 スウェーデンの介護者支援策） 第2部 日本の予防戦略の現状と課題（現代社会における介護"予防"戦略の両義性 地域におけるサポート・ネットワークが要介護状態を予防する 「介護予防」と地域ケアシステム 今後の介護予防政策のあり方と地域における活動 北海道における試験的「予防的家庭訪問」）

◇社会ケアサービス—スカンジナビア福祉モデルを解く鍵 ヨルマ・シピラ編著、日野秀逸訳 本の泉社 2003.7 333p 22cm 2190円 ①4-88023-664-0 Ⓝ369.02389
[内容] 第1章 序説 第2章 新たな政策、新たな言葉—スカンジナビア社会政策におけるサービス概念 第3章 数多くの普遍主義的公共サービス—どのようにして、なぜ、4つのスカンジナビア諸国で、社会ケアサービスモデルを採用したか 第4章 アイスランドにおける地方当局の社会サービスの展開 第5章 救貧から社会権および社会ケアサービス受給者制へ 第6章 スカンジナビアの地方政府：自律的な存在か、それとも福祉国家に統合されているのか 第7章 地方の視点から見たスカンジナビアモデル 第8章 社会ケアサービスはなぜジェンダー問題なのか 第9章 スカンジナビア社会サービスの国際比較 付録 スカンジナビア諸国における児童、高齢者、障害者向け社会サービスの沿革に関する統計的要約

◇スウェーデンにおけるケア概念と実践 アニータ・カンガス フィール、オルガ・ウィルヘルムソン、ハンソン友子、日比野茜、楠野透子訳、古橋エツ子監修 Täby ノルディック出版 2012.2 367p 21cm 〈発売：海象社〉 2381円 ①978-4-903926-04-9 Ⓝ369
[内容] ライフサイクル‐人生の過程 老年学 社会的存在としての人 コミュニケーション‐人との出会い ケアは看護と介護に共通の土壌 生活の質と健康 機能障がい リハビリテーションと補助用具 精神障がい 理想的なケアと介護 人間工学と作業技法 からだの衛生管理 食事 診察と処置 終末期の介護 福祉事業の概要 職業人として成長する

◇スウェーデンにおける施設解体と地域生活支援—施設カールスルンドの誕生と解体までを拠り所に ケント・エリクソン著、河東田博、古関—ダール瑞穂訳 現代書館 2012.1 225p 21cm 2200円 ①978-4-7684-3514-4 Ⓝ369.28
[内容] 第1章 入所施設の展開と閉鎖・解体：課題の整理 第2章 入所施設支援から地域生活支援への移行へ 第3章 福祉社会におけるしょうがいのある人たち 第4章 入所施設退所者に対する地域生活支援サービス 第5章 入所施設閉鎖・解体が対象者に与えた影響：実際の研究の概要 第6章 横断的研究 第7章 縦断的研究 第8章 追跡研究 第9章 地域生活者の地域参加 第10章 二つの伝統的支援の間に見られた移行

◇スウェーデンにみる「超高齢社会」の行方—義母の看取りからみえてきた福祉 ビヤネール多美子著 京都 ミネルヴァ書房 2011.2 301, 2p 21cm （新・minerva福祉ライブラリー 10） 2800円 ①978-4-623-05797-9 Ⓝ369.26
[内容] 1 義母の「老い」と「死」 2 認知症について 3 「福祉」と向き合う 4 人はどう生き、いかに老いるのか これからどうするのか？ そして将来は？

◇スウェーデンの高齢者ケア—その光と影を追って 西下彰俊著 新評論 2007.7 246p 22cm 2500円 ①978-4-7948-0744-1 Ⓝ369.26
[内容] スウェーデンの社会的文化的背景 第1部 スウェーデンと日本の高齢者ケア政策に関する構造的問題（エーデル改革後の社会的入院費支払い責任をめぐる構造的問題 スウェーデンにおけるニーズ判定 日本における要介護認定の現状と問題点 サービス利用時の自己負担額のコミューン間格差に関する構造的問題 介護の付いた特別住宅の運営に関する入札制度と官民間競争原理 高齢者虐待防止法としてのサーラ法の成立とその後の展開 スウェーデンにおける住宅改修サービスの現状と課題 日本における住宅改修サービスの現状と課題） 第2部 スウェーデンと日本のケア実践に関する構造的問題 スウェーデンにおける介護スタッフの勤務スケジュールの現状と問題点 日本における介護スタッフの勤務スケジュールの現状と問題点 スウェーデンの高齢者に対するインフォーマルサポートの過去と現在 スウェーデン高齢者ケア研究からのレッスン）

◇スウェーデンの高齢者ケア戦略 奥村芳孝著 筒井書房 2010.12 292p 21cm 2800円 ①978-4-88720-624-3 Ⓝ369.26
[内容] 社会保障制度論序論 高齢者対策の歴史 高齢者福祉の理念と法律 高齢者福祉行政 エーデル改革と最近の高齢者ケア政策 在宅ケア 特別な住

居　保健医療制度　認知症高齢者ケア　高齢者と家族　高齢者の生活　高齢者ケアの「民営化」　質の保証と監査システム　高齢者ケア費用
◇スウェーデンの高齢者・障害者ケア入門　奥村芳孝著　筒井書房　2005.10　21p　21cm　1300円　Ⓣ4-88720-487-6　Ⓝ369.26
◇スウェーデンの高齢者福祉—過去・現在・未来　ペール・ブルメー，ピルッコ・ヨンソン著，石原俊時訳　新評論　2005.6　186p　20cm　2000円　Ⓣ4-7948-0665-5　Ⓝ369.26
　内容　第1章 背景と内容　第2章 歴史（人口学的に見た高齢者福祉　家が担い手であったとき——七五〇年から一八五〇年　家族から集団的福祉へ——八五〇年から一九五〇年　集団的福祉の確立——九五〇年から一九九〇年）　第3章 未来　第4章 歴史は続く（現実性、白昼夢、心理的抑圧　未来を前に何を変えることが理に適っているのか）
◇スウェーデンのスヌーズレン—世界で活用されている障害者や高齢者のための環境設定法　河本佳子著　新評論　2003.5　193p　20cm　2000円　Ⓣ4-7948-0600-0　Ⓝ369.28
　内容　第1章 スヌーズレンの歴史とその背景　第2章 スヌーズレンとはどういうものか　第3章 スヌーズレンの利用実例（小頭症で自閉症のマルクス　脳性麻痺（CP）のリーヌス　ほか　第4章 スウェーデン国内にあるスヌーズレンの紹介（サフィーレンデイケアセンター（マルメ）　ヒリエデイセンター（マルメ）ほか　第5章 スヌーズレンをつくる—Q&Aと問題点
◇スウェーデンの知的障害者—その生活と対応策　河本佳子著　新評論　2006.5　234p　20cm　2000円　Ⓣ4-7948-0696-5　Ⓝ369.28
　内容　第1章 カール・グルネワルド氏に学ぶスウェーデンの知的障害者の歴史と現在の状況　第2章 知的障害のある子どもたち（ダウン症　知的障害のある男の子—アンデス（仮名）ほか）　第3章 成人知的障害者の日常生活　第4章 豊富な授産施設（仕事をする作業所）（アンテナ（ANTENNEN）　ゴミステーション　ほか）　第5章 スウェーデンにおける知的障害者へのアプローチ（ニーズの沿った知的障害者への対応策—日常のアイデア）
◇スウェーデンの知的障害者福祉の実践—コミュニティでの暮らしを支えるサービスと支援　田代幹康著　京都　久美　2006.4　88p　21cm　1200円　Ⓣ4-86189-021-7　Ⓝ369.28
◇スウェーデンの認知症高齢者と介護　ブリット＝ルイーズ・アブラハムソン著，ハンソン友子訳，天野マキ監修　Taby　ノルディック出版　2006.11　192p　22cm　〈発売：第三館〉　2400円　Ⓣ4-8074-0622-1　Ⓝ369.26
　内容　第1章 年をとるということ　第2章 ケアと介護　第3章 認知症という病気　第4章 認知症高齢者のケア　第5章 接し方と態度　第6章 家族の状況　第7章 終末期のケアと介護　第8章 ケアと介護業務を規制する法律
◇スウェーデン・ノーマライゼーションへの道—知的障害者福祉とカール・グリュネバルド　ヨーラン・グラニンガー，ジョン・ロビーン著，田代幹康，シシリア・ロボス訳著　現代書館　2007.3　187p　21cm　1800円　Ⓣ978-4-7684-3464-2　Ⓝ369.28
　内容　1 決して忘れることのできない記憶　2 学生時代　3 子どもたちを取り巻く現実を知るための研究調査　4 発達を促すための子どもの環境　5 成人の知的障害者　6 人生における転機と変革のための研究　7 ノーマルな生活環境への道筋　8 知的障害者たちと共に働いた40年間の仕事　9 人々の精神（意識）の変化　10 スウェーデンにおける知的障害者の2005年（その後の展開）　カール・グリュネバルドの功績と業績について　資料
◇スウェーデンの老人ホーム—日本型ユニットケアへの警鐘　岡田耕一郎，岡田浩子著　環境新聞社シルバー新報編集部　2011.5　203p　21cm　2200円　Ⓣ978-4-86018-217-5　Ⓝ369.263
　内容　第1章 わが国の老人ホームにおけるユニットケアの現状（介護保険制度以前の小規模型介護　介護保険制度における小規模集団型介護）　第2章 わが国のユニットケア型老人ホームの概要（わが国のユニットケア型老人ホームの組織編成　わが国のユニットケア型老人ホームの課題）　第3章 スウェーデンのユニットケア1—介護サービス提供態勢　第4章 スウェーデンのユニットケア2—介護サービスの実態（S老人ホームで提供されている介護サービス　介護サービスに付随する介護職員の業務）　第5章 日本とスウェーデンにおけるユニットケアの比較分析
◇スウェーデン発・知的障害のある人の生活支援ハンドブック　E. リンストロ-ム，B. ヴェンベーリア著，田代幹康，シシリア・ロボス訳・著　京都　ミネルヴァ書房　2011.3　184p　26cm　〈評価に役立つ記入様式付き〉　3500円　Ⓣ978-4-623-05915-7　Ⓝ369.28
　内容　2つの重要なスターティングポイント　第1部 解説・実践編　第2部 フォーム（記入様式・資料）編（本人による自立の評価—フォーム（様式）1　支援者による自立の評価—フォーム（様式）2　能力活用の評価—フォーム（様式）3 ほか）　第3部 スウェーデンの障害福祉における法律・政策
◇スウェーデンはどう老後の安心を生み出したのか　竹崎孜著　あけび書房　2004.7　159p　21cm　1800円　Ⓣ4-87154-054-5　Ⓝ369.26
　内容　1章 老後不安の少ない超高齢社会　2章 生活の安定をもたらした社会基盤　3章 施設を廃止、そして在宅へ　4章 定年と人生の新スタート　5章 公的主義での保障と政治・行政　6章 将来への課題
◇生殖医療と家族のかたち—先進国スウェーデンの実践　石原理著　平凡社　2010.6　187p　18cm　（平凡社新書531）　700円　Ⓣ978-4-582-85531-9　Ⓝ491.354
　内容　序章 スウェーデンの横顔（スウェーデンの国土と人口　スウェーデンの社会）　第1章 スウェーデンの家族　第2章 スウェーデンの生殖医療のあり方　第3章 アイデンティティと情報　第4章 これからの日本の家族と生殖医療
◇第一線の介護職員がみた、ふれた、感じたスウェーデン高齢者ヘルスケア事情　湖山泰成監修　日本医学出版　2003.12　139p　26cm　2500円　Ⓣ4-931419-89-5　Ⓝ369.26
　内容　第一線の介護職員にスウェーデンをみてもらいたい　座談会 第一線の介護職員がみた、ふれた、感じたスウェーデン高齢者ヘルスケア事情　ゆったり時を過ごすことの大切さを学ぶ　百聞は一見に如かず　これはデイセンター？　現地スタッフの「利用者の自宅にお邪魔して働いているつもり」の言葉にショック　研修で得たものを形に—キャスター付きの椅子の製作にトライ　個人個人に合わせた生活サイクルを大切にして「今」を生きる　スウェーデ

世界の医療　　　　　　　　　　　　　　　　　　　　　　医療問題全般

ンの福祉のめざすもの　ぼけても普通に生きられるということ〔ほか〕

◇デンマーク介護最前線・陽だまりのつどい――闊歩する高齢者・いきいき障害者の国　澤田真智子著　叢文社　2006.1　327p　19cm　1600円　Ⓘ4-7947-0537-9　Ⓝ369.023895
[内容]第1章「ルンデンボー」県営ナーシングホーム　第2章 市営ナーシングホームと在宅訪問看護・介護サービス　第3章 コペンハーゲン近郊の高齢者住宅とそのホスピス機能　第4章「介護の達人」ヘルパーの育て方　第5章 福祉関連機関訪問　第6章 知的障害者、精神障害者のたまり場　第7章 住民の健康生活メモ　第8章 病院訪問と実習　第9章 福祉と医療の融合と社会サービスネットワーク

◇デンマーク介護最前線・陽だまりのつどい――闊歩する高齢者・いきいき障害者の国　澤田真智子著　改訂版　叢文社　2010.4　329p　19cm　1600円　Ⓘ978-4-7947-0646-1　Ⓝ369.023895

◇デンマークで老いたい――福祉大国、キーワードは合意形成　名越文代著　大阪　読売ライフ　2004.10　97p　30cm　150円　Ⓝ369.26

◇デンマークの高齢者が世界一幸せなわけ　澤渡夏代ブラント著　大月書店　2009.3　212p　19cm　1700円　Ⓘ978-4-272-36064-2　Ⓝ369.26
[内容]1章 老いと退職を迎えて（クオリティー・オブ・ライフ　老いを知る　退職を迎えて　退職後の人生）　2章 高齢期を生きる（元気なうちに住み直し　さかんなボランティア活動　高齢者の声の反映「高齢者委員会」）　3章 デンマークの高齢者福祉（高齢者福祉―日本とデンマーク　デンマーク人の価値観　援助が必要になったとき　安心した暮らし　ケアワーカーの教育）　4章 デンマークの今を築いた人々（民主主義を守るために　六八年的なものの求めた社会）　資料 デンマークの国民年金制度

◇デンマークの高齢者福祉と地域居住――最期まで住み切る住宅力・ケア力・地域力　松岡洋子著　新評論　2005.10　366p　20cm　3200円　Ⓘ4-7948-0676-0　Ⓝ369.26
[内容]序章 バルデマーの死―高齢者住宅で最期まで　第1章 デンマーク高齢者住宅の歴史　第2章 地域福祉のビジョン　第3章 デンマークの住宅政策　第4章 デンマークの高齢者ケア政策　第5章 新しいデンマークと地域居住　終章 わたしたち日本のこれから

◇デンマークの旅2001――高齢者福祉対策の専門性と組織力に学ぶ　中里知惠子著　前橋　上毛新聞社出版局（製作）　2003.3　137p　19cm　1500円　Ⓘ4-88058-861-X　Ⓝ369.26

◇デンマーク発・痴呆介護ハンドブック――介護にユーモアとファンタジーを　E. メーリン、R. B. オールセン著、東翔會監収、モモヨ・タチエダ・ヤーンセン訳　京都　ミネルヴァ書房　2003.7　240p　26cm　3800円　Ⓘ4-623-03868-8　Ⓝ369.26
[内容]第1部 痴呆とは何か　第2部 痴呆症患者の心理や行動　第3部 痴呆介護の実践現場

◇日本の理学療法士が見たスウェーデン――福祉先進国の臨床現場をレポート　山口真人著　新評論　2006.4　236p　20cm　2200円　Ⓘ4-7948-0698-1　Ⓝ369.26
[内容]第1章 ヴェクショー―ガラスの王国の玄関口　第2章 エステシュンド―ヤムトランドレーン唯一の都市　第3章 クロコム―ウーヴィクス山脈を望む町

（LSS法に支えられる障害者の暮らし）　第4章 ヤブレとウプサラ―ボスニア湾を望む港町から歴史のある大学町へ

◇ニルスの国の高齢者ケア――エーデル改革から15年後のスウェーデン　藤原瑠美著　ドメス出版　2009.4　244p　21cm　2500円　Ⓘ978-4-8107-0718-2　Ⓝ369.26
[内容]プロローグ　第1章 わが家に住み続けたい　第2章 リハビリが自立を教える　第3章 施設はもはや存在しない　第4章 これがスウェーデンの地方自治　第5章 現場は育てられた　第6章 エーデル改革で医療・看護が変わった　第7章 社会を健康にする　エピローグ―日本の胎動

◇北欧のノーマライゼーション――エイジレス社会の暮らしと住まいを訪ねて　田中一正著、川口政則写真　TOTO出版　2008.9　133p　21cm　1400円　Ⓘ978-4-88706-297-9
[内容]第1章 ノーマライゼーションの国　第2章 シニア住宅「ローデット」ではじまる新しい人生　第3章 グループホームに暮らす　第4章「フォルクヘメット＝国民の家」と「連帯の精神」　第5章 生活者の目線デンマーク　おわりに 北欧の「今」は日本の「将来」

◇見て！聞いて！分かって！知的障害のある人の理解と支援とは――スウェーデン発人間理解の全体的視点　グンネル・ヴィンルンド、スサンヌ・ローセンストレーム＝ベンハーゲン著、岩崎隆彦、二文字理明訳　明石書店　2009.10　283, 32p　21cm　4000円　Ⓘ978-4-7503-3070-9　Ⓝ369.28
[内容]第1章 最初に確認しておきたいことがあります　第2章 支援する人が大切にしなければならないことがあります　第3章 知識を豊かにするためにチェックリストを活用しましょう　第4章 すべての感覚を使います　第5章 全身を使います　第6章 思考すること、理解すること　第7章 コミュニケーション能力は生きる力です　第8章 生活すること、経験すること　第9章 食べること、飲むこと

◇私たちの認知症――自分らしく生きるための「ケア・ツリー」とは？　グスタフ・ストランデル著　幻冬舎メディアコンサルティング　2009.4　159p　19cm　〈発売：幻冬舎〉　1000円　Ⓘ978-4-344-99677-9　Ⓝ369.26
[内容]はじめに「ケア・ツリー」を育てる―福祉社会の理念と合理性　第1章 高齢者福祉への「思い」―日本とスウェーデンの架け橋に　第2章 そのままに暮らすこと―理念がいちばん大切　第3章 電動車いすは「コストカッター」―理念を形にする合理性　第4章 すてきなものがたり―認知症ケアの手法と運用　第5章 私たちができること―「富国強福」をめざして　「ケア・ツリー」でつながる仲間たち　おわりに 私たちのための「ケア・ツリー」―スウェーデンと日本を融合させた新しいモデル

◇Who cares？――スウェーデン人がみた日本の家族とケア　エルスマリー・アンベッケン著、浅野仁、峯本佳世子監訳　中央法規出版　2003.1　225p　21cm　2600円　Ⓘ4-8058-2331-3　Ⓝ369.26

医療と行政

◇医療の政治力学　野村拓編　桐書房　2011.8　254p　21cm　2000円　ⒾSBN978-4-87647-792-0
内容　第1章 なにが医療を動かしているか　第2章 世界の中の日本医療　第3章 診療報酬の政治力学　第4章 医師の政治意識改革　第5章 政権交代と医療　第6章 日・米の医療政策とグローバル化　第7章 地域医療にみる協働・連帯の過程—アクション・リサーチの取り組みから　第8章 求められる主権者のかしこさ

年鑑・白書

◇医療施設等施設・設備整備費補助金の概要　平成15年度版　医療関係施設対策研究会監修、月刊「厚生サロン」編集室編　日本厚生協会出版部　2003.9　392p　30cm　4800円　Ⓘ4-931564-26-7
内容　1 へき地保健医療対策　2 救急医療体策　3 公的医療施設等　4 医療施設等施設整備費地域別1m2当たり基準単価表　5 施設・設備整備事業計画書　6 医療施設等施設・設備整備費国庫補助金の交付申請書及び事業実績報告書　7 その他参考資料　8 社会福祉・医療事業団の融資手続

◇介護白書—5年目を迎えた介護保険制度　平成16年版　全国老人保健施設協会編　ぎょうせい　2004.7　255p　27×21cm　2381円　Ⓘ4-324-07303-1
内容　第1章 少子高齢化の状況（高齢化の状況と推移　地域別に見た高齢化の状況　人口から見た高齢化の要因　少子高齢化の社会経済への影響）　第2章 介護保険の状況（介護保険の実施状況　介護保険制度の見直し検討の状況）　第3章 介護老人保健施設の現況　第4章 参考：各省庁等の高齢者対策

◇介護白書—平成17年改正対応版　平成17年版　全国老人保健施設協会編　ぎょうせい　2006.2　267p　27×21cm　2381円　Ⓘ4-324-07677-4
内容　第1章 少子高齢化の状況　第2章 平成17年における介護保険制度改正　第3章 介護老人保健施設の現況　第4章 参考：各省庁等の高齢者対策

◇介護白書—医療制度改革と療養病床再編　平成18年版　全国老人保健施設協会編　ぎょうせい　2007.1　274p　27×21cm　2381円　Ⓘ978-4-324-08133-4
内容　第1章 平成18年度医療制度改革　第2章 高齢者の健康・介護状況　第3章 少子高齢化の状況　第4章 介護老人保健施設の現況　第5章 参考：各省庁等の高齢者対策

◇介護白書—療養病床の転換とこれからの介護老人保健施設　平成19年版　全国老人保健施設協会編　オフィスTM　2007.10　209p　30cm　〈発売：TAC出版〉　2381円　Ⓘ978-4-8132-8998-2
内容　第1部 2005（平成17）年介護保険制度改正後の現状と課題（介護保険制度の実施状況　介護予防の現状と課題　介護療養型医療施設の転換問題）　第2部 高齢化の状況及び介護老人保健施設の現況（高齢化の状況　介護老人保健施設の現況　各省庁の高齢者対策　参考資料）

◇介護白書—介護老人保健施設経営の現状と課題　平成20年版　全国老人保健施設協会編　オフィスTM　2008.10　203p　30×22cm　〈発売：TAC出版〉　2381円　Ⓘ978-4-8132-8997-5
内容　第1部 介護老人保健施設経営の現状と課題（もっと知って！もっと身近に！介護老人保健施設　介護老人保健施設経営の現状と課題　介護療養型老人保健施設の内容とゆくえ　後期高齢者医療制度（長寿医療制度）の実施）　第2部 介護老人保健施設を取り巻く主な動き（高齢化の状況　介護老人保健施設の現況　各省庁の高齢者対策　参考資料）

◇介護白書　平成21年版　介護老人保健施設経営の持続的発展のために　全国老人保健施設協会編　オフィスTM　2009.10　223p　30cm　〈発売：TAC出版〉　2381円　Ⓘ978-4-8132-8994-4
内容　第1部 介護老人保健施設経営の持続的発展のために（もっと知って！もっと身近に！介護老人保健施設2009　2009（平成21）年度介護報酬改定について　老健施設を取り巻く環境の変化と対応　介護保険のコンパス）　第2部 介護老人保健施設を取り巻く主な動き（高齢化の状況　介護老人保健施設の現況　各省庁の高齢者対策　参考資料）

◇介護白書—介護老人保健施設を取り巻く環境の変化と対応　平成22年版　全国老人保健施設協会編　オフィスTM　2010.10　233p　30cm　〈発売：TAC出版〉　2381円　Ⓘ978-4-8132-8992-0
内容　第1部 介護老人保健施設経営の持続的発展のために（介護老人保健施設のテーマを語る　介護保険制度を取り巻く環境の変化と対応　介護保険制度施行10年を迎えて）　第2部 介護老人保健施設を取り巻く主な動き（高齢化の状況　介護老人保健施設の現況　各省庁の高齢者対策　参考資料）

◇介護白書—介護老人保健施設が地域ケアの拠点となるために　平成23年版　全国老人保健施設協会編　オフィスTM　2011.11　197p　30cm　〈発売：TAC出版〉　2381円　Ⓘ978-4-8132-8989-0
内容　第1部 介護老人保健施設経営の持続的発展のために（2025年のあるべき「介護老人保健施設」の姿　介護老人保健施設経営の現状と課題　2011年の介護保険法改正について）　第2部 介護老人保健施設を取り巻く主な動き（高齢化の状況　介護老人保健施設の現況　各省庁の高齢者対策　参考資料）

◇厚生行政関係公益法人要覧　平成16年版　国政情報センター　2004.1　617p　21cm　6800円　Ⓘ4-87760-078-7　Ⓝ498.035

◇厚生行政関係公益法人要覧　平成17年版　国政情報センター　2005.3　595p　21cm　6800円　Ⓣ4-87760-084-1　Ⓝ498.035
◇厚生行政関係公益法人要覧　平成18年版　国政情報センター　2006.1　589p　21cm　6800円　Ⓣ4-87760-094-9　Ⓝ498.035
◇厚生行政関係公益法人要覧　平成19年版　国政情報センター　2006.12　589p　21cm　6800円　Ⓣ4-87760-137-6　Ⓝ498.035
◇厚生行政関係公益法人要覧　平成20年版　国政情報センター　2008.1　587p　21cm　6800円　Ⓣ978-4-87760-148-5　Ⓝ498.035
◇厚生行政関係公益法人要覧　平成21年版　国政情報センター　2009.1　579p　21cm　6800円　Ⓣ978-4-87760-157-7　Ⓝ498.035
◇厚生行政関係公益法人要覧　平成22年版　国政情報センター　2010.2　561p　21cm　6800円　Ⓣ978-4-87760-163-8　Ⓝ498.035
◇厚生労働白書—活力ある高齢者像と世代間の新たな関係の構築　平成15年版　厚生労働省監修　ぎょうせい　2003.8　528p　27×21cm　〈付属資料：CD・ROM1〉　2762円　Ⓣ4-324-07202-7
　内容　第1部 活力ある高齢者像と世代間の新たな関係の構築　第2部 主な厚生労働行政の動き　資料編（制度の概要および基礎統計　参考　巻末資料）
◇厚生労働白書—情報と協働でつくる安全と安心　平成16年版　現代生活を取り巻く健康リスク　厚生労働省監修　ぎょうせい　2004.6　459,22p　27×21cm　〈付属資料：CD・ROM1〉　2571円　Ⓣ4-324-07409-7
　内容　第1部 現代生活を取り巻く健康リスク—情報と協働でつくる安全と安心　第2部 主な厚生労働行政の動き　資料編
◇厚生労働白書—地域とともに支えるこれからの社会保障　平成17年版　厚生労働省編　ぎょうせい　2005.8　561p　27×21cm　〈付属資料：CD・ROM1〉　2762円　Ⓣ4-324-07704-5
　内容　第1部 地域とともに支えるこれからの社会保障（「地域」という視点　地域社会の変遷と社会保障を取り巻く状況の変化　地域によって様々な国民生活の姿と地域の取組み　地域とともに支える社会保障の構築に向けて）　第2部 主な厚生労働行政の動き　資料編
◇厚生労働白書—「地域」への参加と「働き方」の見直し　平成18年版　持続可能な社会保障制度と支え合いの循環　厚生労働省編　ぎょうせい　2006.9　535p　30cm　〈付属資料：CD1〉　2762円　Ⓣ4-324-08062-3
　内容　第1部 持続可能な社会保障制度と支え合いの循環—「地域」への参加と「働き方」の見直し（人口減少社会を迎えて　我が国の社会保障を取り巻く環境と国民意識の変化　社会保障の各分野の変遷　社会保障制度の基盤の整備と地域・職場の在り方の見直し）　第2部 主な厚生労働行政の動き（平成17年度厚生労働行政年次報告）　資料編
◇厚生労働白書—医療構造改革の目指すもの　平成19年版　厚生労働省編　ぎょうせい　2007.9　303,44p　30×21cm　〈付属資料：カード；CD・ROM1〉　2762円　Ⓣ978-4-324-08303-1
　内容　第1部 医療構造改革の目指すもの（我が国の保健医療をめぐるこれまでの軌跡　我が国の保健医療の現状と課題　保健医療・介護をめぐる地域差の現状と課題　これからの健康づくりと医療—医療構造改革の目指すもの）　第2部 主な厚生労働行政の動き（平成18年度厚生労働行政年次報告）（心身ともに健康な生活と安心で質の高い効率的な医療の確保等のための施策の推進　少子化の流れを変えるための更なる次世代育成支援対策の展開　安心・安全な職場づくりと公正かつ多様な働き方の実現　各世代に必要とされる職業能力の開発・向上の促進　フリーター、ニート等若者の人間力の強化の推進　雇用のミスマッチの縮小等のための雇用対策の推進　高齢者が生きがいを持ち安心して暮らせる社会の実現　障害者の自立支援と地域福祉の推進　医薬品・食品の安全対策等の推進　国際社会への貢献　行政体制の整備）
◇厚生労働白書—生涯を通じた自立と支え合い　暮らしの基盤と社会保障を考える　平成20年版　厚生労働省編　ぎょうせい　2008.8　297,3p　30cm　〈付属資料：CD・ROM1〉　2619円　Ⓣ978-4-324-08561-5
　内容　第1部 生涯を通じた自立と支え合い　暮らしの基盤と社会保障を考える（社会保障と国民生活　近年の社会経済の変化と家計の動向　暮らしの基盤を支える社会保障　生涯を通じた自立と支え合いの構築）　第2部 主な厚生労働行政の動き（平成19年度厚生労働行政年次報告）（心身ともに健康な生活と安心で質の高い効率的な医療の確保等のための施策の推進　がん対策の総合的かつ計画的な推進　公正かつ多様な働き方の実現と働く人たちの安全の確保　経済社会の活力の向上と地域の活性化に向けた雇用・能力開発対策の推進　新たなチャレンジをする若者等への支援　人口減少社会の到来を踏まえた少子化対策の総合的な推進　高齢者がいきいきと安心して暮らせる社会の実現　障害者の自立支援と地域福祉の推進　国民の安心と安全のための施策の推進　国際社会への貢献　行政体制の整備）
◇厚生労働白書—暮らしと社会の安定に向けた自立支援　平成21年版　厚生労働省編　ぎょうせい　2009.8　246,3p　30cm　〈付属資料：付録；CD・ROM1〉　2619円　Ⓣ978-4-324-08857-9
　内容　第1部 暮らしと社会の安定に向けた自立支援（個人の自立とセーフティネット　様々な場面における、個人の自立と社会の安定に向けた取組み　まとめ）　第2部（健康な生活と安心で質の高い医療の確保等のための施策の推進　働く人を大切にする雇用・労働政策の推進　仕事と生活の調和と公正かつ多様な働き方の実現　人口減少社会の到来を踏まえた少子化対策の推進　高齢者等がいきいきと安心して暮らせる福祉社会の実現　障害者の自立支援の推進　国民の安全と安心のための施策の推進　国際社会への貢献と外国人労働者問題等への適切な対応　行政体制の整備）
◇厚生労働白書　平成22年版　厚生労働省編　日経印刷　2010.8　406p　30cm　〈発売：全国官報販売協同組合　付属資料：カルタ〉　2838円　Ⓣ978-4-904260-68-5
　内容　第1部 厚生労働省改革元年—「役所文化」を変える（厚生労働省の反省点　厚生労働省改革への取組み）　第2部 現下の政策課題への対応（国家の危機管理への対応—新型インフルエンザ（A/H1N1）を中心に　参加型社会保障（ポジティブ・ウェルフェア）の確立に向けて）
◇厚生労働白書—社会保障の検証と展望　平成23年版　厚生労働省編　日経印刷　2011.8　401p

30cm 〈発売：全国官報販売協同組合〉 2552円 ①978-4-904260-94-4
[内容] 第1部 社会保障の検証と展望—国民皆保険・皆年金制度から半世紀(どのような時代背景だったのか 時代のニーズに対応した社会保障制度の発展を振り返る 半世紀間の皆保険・皆年金を中心とした社会保障の成果を検証する これからの社会保障を展望する) 第2部 現下の政策課題への対応

◇産業人メンタルヘルス白書 2006年版 社会経済生産性本部メンタル・ヘルス研究所編 社会経済生産性本部メンタル・ヘルス研究所 2006.9 207p 30cm 1500円 ①4-903278-01-8
[内容] 第1部 論文(景気回復・格差拡大時代のメンタルヘルス 労働安全衛生法の改正と過重労働・メンタルヘルス対策について 長時間労働と疲労がメンタルヘルスに及ぼす影響 職場におけるうつ病の現状と職場復帰 JMI電話相談から見た働く人のメンタルヘルス) 第2部 調査研究(「メンタルヘルスの取り組み」に関するアンケート調査結果(上場企業人事労務担当者対象2006年4月実施) 1998年の変換点—JMIの経年変化にみる勤労者意識の変化) 第3部 資料 第4部 年報

◇産業人メンタルヘルス白書 2007年版 社会経済生産性本部メンタル・ヘルス研究所編・監修 社会経済生産性本部メンタル・ヘルス研究所 2007.8 210p 30cm 2000円 ①978-4-903278-02-5
[内容] 第1部 論文(信頼の時代のメンタルヘルス 労働者の心身両面の健康確保をめぐる課題・対策 精神疾患に関する企業の法的責任と復職の際の法的留意点 公務労働者におけるメンタルヘルス問題及び対策の現状 相談室における「疲労」の対応) 第2部 調査研究(「メンタルヘルスの取り組み」に関する自治体アンケート調査結果(自治体職員厚生担当者対象2007年4月実施) 産業人の「信頼」の経年変化) 第3部 取り組み事例報告(マツダのメンタルヘルス活動 旭化成のメンタルヘルス活動) 第4部 資料 第5部 年報

◇産業人メンタルヘルス白書 2008年版 社会経済生産性本部メンタル・ヘルス研究所編 社会経済生産性本部メンタル・ヘルス研究所 2008.8 216p 30cm 2000円 ①978-4-903278-03-2
[内容] 第1部 論文(職場の精神的風土の転換を—産業精神保健の到達点 労働者の心身両面の健康確保をめぐる動向と課題・対策 うつ病のタイプと望まれる対応 パワーハラスメントに対する企業の法的責任と留意点 JMI電話相談から見た働く人のメンタルヘルス) 第2部 調査研究(「メンタルヘルスの取り組み」に関する企業アンケート調査結果(上場企業対象2008年4月実施) 組織の存在証明—良い職場をつくるというメンタルヘルス戦略) 第3部 取り組み事例報告(JFEスチールにおけるメンタルヘルスの取り組み 東海コープ事業連合におけるメンタルヘルスの取り組み 東武百貨店労働組合におけるメンタルヘルスの取り組み) 第4部 資料 第5部 年報

◇産業人メンタルヘルス白書 2010年版 日本生産性本部メンタル・ヘルス研究所編 日本生産性本部生産性労働情報センター 2010.9 237p 30cm 2000円 ①978-4-88372-384-3
[内容] 第1部 調査研究(メンタルヘルスとワーク・ライフ・バランス 第5回「メンタルヘルスの取り組み」に関する企業アンケート調査結果) 第2部 論文(メンタルヘルス対策の現状と将来—内外の取り組みを踏まえて 労災認定における心理的負荷評価表の改訂と企業への影響 労働生産性とメンタルヘルス：うつ病による経済的損失 ワーク・ライフ・バランスと職場のメンタルヘルス 電話相談から見た働く人の心模様) 第3部 取り組み事例報告(伊藤忠商事におけるメンタルヘルスの取り組み コープネット事業連合におけるメンタルヘルスの取り組み 日本貨物航空におけるメンタルヘルスの取り組み) 第4部 資料 第5部 年報

◇産業人メンタルヘルス白書 2011年版 日本生産性本部メンタル・ヘルス研究所編 日本生産性本部生産性労働情報センター 2011.8 205p 30cm 2000円 ①978-4-88372-410-9
[内容] 第1部 調査研究(絆の分析—JMI健康調査の結果から 「東日本大震災とメンタルヘルスへの影響」に関する緊急アンケート調査結果) 第2部 論文(職場におけるメンタルヘルス対策について 海外赴任にかかわる従業員・家族のメンタルヘルスを考える 職場復帰からみた企業のメンタルヘルスへのアプローチ—人事部門の役割 "組織"と"意識"との間—若者のメンタリティーの変化に適応できない企業組織) 第3部 メンタル・ヘルス研究所の動向(JMI電話相談からみた働く人のメンタルヘルス—電話相談で、セルフケアのマネージメント力を引き出す) 第4部 資料 第5部 年報

◇ホスピス・緩和ケア白書 2004 日本ホスピス・緩和ケア研究振興財団「ホスピス・緩和ケア白書2004」編集委員会編 〔大阪〕 日本ホスピス・緩和ケア研究振興財団 2004.1 101p 26cm 非売品 Ⓝ498.16

◇ホスピス緩和ケア白書 2005 日本ホスピス・緩和ケア研究振興財団「ホスピス緩和ケア白書2005」編集委員会編 〔大阪〕 日本ホスピス・緩和ケア研究振興財団 2005.1 86p 26cm 非売品 Ⓝ498.16

◇ホスピス緩和ケア白書 2006 日本ホスピス・緩和ケア研究振興財団「ホスピス緩和ケア白書2006」編集委員会編 〔大阪〕 日本ホスピス・緩和ケア研究振興財団 2006.1 113p 26cm 〈サブタイトル：緩和ケアにおける教育と人材の育成〉 非売品 ①4-903246-02-7 Ⓝ498.16

◇ホスピス緩和ケア白書 2007 日本ホスピス・緩和ケア研究振興財団「ホスピス緩和ケア白書」編集委員会編 〔大阪〕 日本ホスピス・緩和ケア研究振興財団 2007.3 106p 26cm 〈サブタイトル：緩和ケアにおける専門性〉 非売品 ①978-4-903246-05-5 Ⓝ498.16

◇ホスピス緩和ケア白書 2008 日本ホスピス・緩和ケア研究振興財団「ホスピス緩和ケア白書」編集委員会編 大阪 日本ホスピス・緩和ケア研究振興財団 2008.2 98p 26cm 〈サブタイトル：緩和ケアにおける医療提供体制と地域ネットワーク〉 非売品 ①978-4-903246-06-2 Ⓝ498.16

◇ホスピス緩和ケア白書 2009 日本ホスピス・緩和ケア研究振興財団「ホスピス緩和ケア白書」編集委員会編 大阪 日本ホスピス・緩和ケア研究振興財団 2009.3 121p 26cm 〈タイトル関連情報：緩和ケアの普及啓発・教育研修・臨床研究〉 非売品 ①978-4-903246-08-6 Ⓝ498.16

年鑑・白書　　　　　　　　　　　　　　　　　　　　　　　　　　　　　　　　医療と行政

◇ホスピス緩和ケア白書　2010　日本ホスピス・緩和ケア研究振興財団「ホスピス緩和ケア白書」編集委員会編　大阪　日本ホスピス・緩和ケア研究振興財団　2010.3　104p　26cm〈タイトル関連情報：ホスピス緩和ケアにおけるボランティアとサポートグループの活動〉　非売品　ⓟ978-4-903246-09-3　Ⓝ498.16

◇ホスピス緩和ケア白書　2011　日本ホスピス・緩和ケア研究振興財団「ホスピス緩和ケア白書」編集委員会編　大阪　日本ホスピス・緩和ケア研究振興財団　2011.3　116p　26cm〈タイトル関連情報：がん対策基本法とホスピス緩和ケア〉　非売品　ⓟ978-4-903246-14-7　Ⓝ498.16

◇ホスピス緩和ケア白書　2012　日本ホスピス・緩和ケア研究振興財団「ホスピス緩和ケア白書」編集委員会編　大阪　日本ホスピス・緩和ケア研究振興財団　2012.3　122p　26cm〈タイトル関連情報：ホスピス緩和ケアに関する統計とその解説〉　非売品　ⓟ978-4-903246-16-1　Ⓝ498.16

◇OECD医療政策白書―費用対効果を考慮した質の高い医療をめざして：第2回OECD保健大臣会合背景文書　OECD編著，小林大高，坂巻弘之訳　明石書店　2011.11　238p　26cm　3800円　ⓟ978-4-7503-3492-9　Ⓝ498.1
　[内容]　第1章 保健医療支出の財政的持続可能性：医療における費用に見合う価値　第2章 財政逼迫時の保健医療政策：費用対効果を高める政策　第3章 医療における合理的な意思決定：エビデンスに基づく医療と医療技術評価　第4章 医療の質の改善に向けた支払方法：ペイ・フォー・パフォーマンス　第5章 効果的な医療連携：慢性疾患の管理と統合型医療　第6章 医薬品の償還と価格政策：市場競争と技術革新の促進　第7章 情報通信技術の効果的な活用：医療制度の再設計

統計・報告

◇医療・医療経営統計データ集　2010年版　広瀬輝夫監修　三冬社　2009.12　316p　30cm　14800円　ⓟ978-4-904022-55-9　Ⓝ498.059
　[内容]　第1章 医療の概要　第2章 医療に関する患者調査　第3章 医師の実態と医療関係者に対する調査　第4章 高齢者医療　第5章 医療経営　第6章 国際調査

◇介護給付費実態調査報告　平成17年度（平成17年5月審査分―平成18年4月審査分）　厚生労働省大臣官房統計情報部編　厚生労働省大臣官房統計情報部　2007.2　316p　30cm　Ⓝ364.4

◇介護給付費実態調査報告　平成18年度（平成18年5月審査分―平成19年4月審査分）　厚生労働省大臣官房統計情報部編　厚生労働省大臣官房統計情報部　2008.2　355p　30cm　Ⓝ364.4

◇介護給付費実態調査報告　平成19年度（平成19年5月審査分―平成20年4月審査分）　厚生労働省大臣官房統計情報部編　厚生労働省大臣官房統計情報部　2009.2　355p　30cm　Ⓝ364.4

◇介護給付費実態調査報告　平成20年度（平成20年5月審査分―平成21年4月審査分）　厚生労働省大臣官房統計情報部編　厚生労働省大臣官房統計情報部　2010.1　358p　30cm　Ⓝ364.4

◇介護給付費実態調査報告　平成21年度（平成21年5月審査分―平成22年4月審査分）　厚生労働省大臣官房統計情報部編　厚生労働省大臣官房統計情報部　2011.1　363p　30cm　Ⓝ364.4

◇介護給付費実態調査報告　平成22年度（平成22年5月審査分―平成23年4月審査分）　厚生労働省大臣官房統計情報部編　厚生労働省大臣官房統計情報部　2012.1　365p　30cm　Ⓝ364.4

◇介護給付費実態調査報告　平成14年5月審査分―平成15年4月審査分　厚生労働省大臣官房統計情報部編　厚生労働省大臣官房統計情報部　2004.2　237p　30cm　Ⓝ364.4

◇介護給付費実態調査報告　平成15年5月審査分―平成16年4月審査分　厚生労働省大臣官房統計情報部編　厚生労働省大臣官房統計情報部　2005.3　279p　30cm　Ⓝ364.4

◇介護給付費実態調査報告　平成16年5月審査分―平成17年4月審査分　厚生労働省大臣官房統計情報部編　厚生労働省大臣官房統計情報部　2005.12　281p　30cm　Ⓝ364.4

◇介護給付費実態調査報告　平成22年5月審査分～平成23年4月審査分　厚生労働省大臣官房統計情報部編　厚生労働統計協会　2012.1　365p　30cm〈平成21年5月審査分～平成22年4月審査分までの出版者：厚生統計協会〉　5000円　ⓟ978-4-87511-502-1　Ⓝ364.4

◇厚生統計調査総覧―平成12年4月～平成15年3月　厚生労働省大臣官房統計情報部編　厚生労働省大臣官房統計情報部　2003.3　724p　30cm　Ⓝ498.1

◇厚生統計要覧　平成17年度　厚生労働省大臣官房統計情報部編　厚生統計協会　2006.2　323p　19cm　2800円　ⓟ4-87511-259-9
　[内容]　第1編 人口・世帯　第2編 保健衛生　第3編 社会福祉　第4章 老人保健福祉　第5編 社会保険　第6編 社会保障等

◇厚生統計要覧　平成18年度　厚生労働省大臣官房統計情報部編　厚生統計協会　2007.2　315p　19cm　2800円　ⓟ978-4-87511-298-3
　[内容]　第1編 人口・世帯　第2編 保健衛生　第3編 社会福祉　第4章 老人保健福祉　第5編 社会保険　第6編 社会保障等　付録

◇疾病，傷害および死因統計分類提要　第1巻（総論）　厚生労働省大臣官房統計情報部編　厚生労働省大臣官房統計情報部　2005.12　370p　27cm〈ICD-10（2003年版）準拠〉　Ⓝ498.059

◇疾病，傷害および死因統計分類提要　第2巻（内容例示表）　厚生労働省大臣官房統計情報部編　厚生労働省大臣官房統計情報部　2005.12　1070p　27cm〈ICD-10（2003年版）準拠〉　Ⓝ498.059

◇疾病，傷害および死因統計分類提要　第3巻（索引表）　厚生労働省大臣官房統計情報部編　厚生労働省大臣官房統計情報部　2006.8　950p　27cm〈ICD-10（2003年版）準拠〉　Ⓝ498.059

◇統計でみる健康と医療―平成15年度厚生労働科学研究統計情報高度利用総合研究講演会　〔電子資料〕　恩賜財団母子愛育会　〔2004〕　CD-ROM1枚　12cm〈付属資料：説明書1枚　会期・会場：平成16年1月22日 JAビル〉　Ⓝ498.04

◇[内容] 講演(NIPPON DATAを用いた健康度評価図表の作成と生活習慣病予防への応用〔上島弘嗣〔述〕〕 患者調査における患者数推定法と施設階化法の改善についての考察〔吉村功〔述〕〕 医師・歯科医師・薬剤師調査の在り方に関する研究〔島田直樹〔述〕〕 医療機関の専門性と地域連携の評価—厚生統計データウェアハウスの活用事例〔伏見清秀〔述〕〕

◇保健医療に関する世論調査 平成18年2月調査 東京都生活文化局広報広聴部広聴管理課編 東京都生活文化局広報広聴部広聴管理課 2006.4 173p 30cm (世論調査結果報告書) Ⓝ498.059

◇我が国の保健統計 平成16年 厚生労働省大臣官房統計情報部編 厚生労働省大臣官房統計情報部 2005.1 69p 30cm Ⓝ498.059

◇我が国の保健統計 平成19年 厚生労働省大臣官房統計情報部編 厚生労働省大臣官房統計情報部 2008.3 81p 30cm Ⓝ498.059

◇我が国の保健統計 平成22年 厚生労働省大臣官房統計情報部編 厚生労働省大臣官房統計情報部 2011.1 68p 30cm Ⓝ498.059

厚生労働省

◇「薬」が殺される—「安心」と「文化」を破壊する厚労官僚の知られざる実態 足高慶宣著 情報センター出版局 2008.3 231p 20cm 1600円 ①978-4-7958-4822-1 Ⓝ499.09
[内容] 1章「置き薬」という文化—その歴史とルーツ 2章 なぜ「置き薬」が狙われたのか—医薬品販売規制をめぐる攻防 3章 薬業界を破壊する小泉改革の裏と表 4章 ついに改正薬事法成立—置き薬業界内の裏切り 5章 家庭から薬を消さないために—日本置き薬協会の取り組み 終章 生まれ変わる「置き薬」—置き薬業界への提言

◇厚生労働省崩壊—「天然痘テロ」に日本が襲われる日 木村盛世著 講談社 2009.3 217p 20cm 1500円 ①978-4-06-215277-8 Ⓝ317.28
[内容] 第1章 落ちこぼれキャリア官僚としての歩み 第2章 厚生労働省崩壊 第3章 天然痘を根絶した厚生官僚がいた! 第4章 日本の感染症対策の不毛 第5章 テロ容認国・日本 第6章 もし、天然痘テロが日本で起こったら? 第7章 本当の連携を求めて

◇厚労省が国民を危険にさらす—放射能汚染を広げた罪と責任 木村盛世著 ダイヤモンド社 2012.3 204p 19cm 1400円 ①978-4-478-02083-8 Ⓝ498.54
[内容] 第1章 放射線の健康被害—わかっていること、いないこと 第2章 誰のために安全基準があるのか 第3章 放射線規制値は絶対ではない 第4章 放射線だけではない! 国の危機管理の甘さ(国家にとっての「危機」とは何か 誤った危機管理の方法(水際作戦 特攻隊)ほか) 第5章「絶対安全」という宗教からの脱却に向けて

◇厚労省と新型インフルエンザ 木村盛世著 講談社 2009.12 205p 18cm (講談社現代新書2026) ①978-4-06-288026-8 Ⓝ498.1
[内容] 第1章 新型インフルエンザと厚労省迷走記 第2章 悪のバイブル「行動計画」 第3章 公衆衛生学的にみるとどうなのか 第4章 公衆衛生の要—疫学の基礎知識 第5章 これからのインフルエンザ流行に備えて

◇告発!死の官僚—新型インフル禍の真犯人 村重直子著 講談社 2010.1 229p 20cm 1500円 ①978-4-06-216024-7 Ⓝ498.1

◇さらば厚労省—それでもあなたは役人に生命を預けますか? 村重直子著 講談社 2010.8 270p 19cm 1500円 ①978-4-06-216148-0 Ⓝ498.1
[内容] 第1章「後進国」日本の新型インフルエンザ対策(前近代的な「水際作戦」はなぜ始まったか 国際社会で恥ずかしい日本の対応 厚労省指令に屈せず診断をつけた医師たち 「兵站」軽視の大本営) 第2章「鎖国」する日本のワクチン不足(なぜ、ワクチンが使えないの? さらに後退する「後進国」日本の医療 予想どおりの現場の大混乱 自分の身は自分で守る) 第3章 米国医療から見える日本医療(疲れきっている日本の医師たち 「心」なきアメリカの病院での死 疲弊の極みに達している日本の医療) 第4章 医師を「犯罪人」にする「事故調査委員会」(現場の「常識」、医系技官の「非常識」 医療再生への第一歩を目指して) 第5章 患者のための医療再生へ(厚労省からの独立か 看護師を離職させないために)

◇誰も書かなかった厚生省 水野肇著 草思社 2005.7 227, 19p 20cm 1600円 ①4-7942-1419-7 Ⓝ498.1
[内容] 社会保障切り捨て政策 結核対策と厚生省 GHQの抜本改革 社会保障元年の教訓 頻発する薬害事件 医師の薬害責任 高齢化社会の医療費見直される社会保障制度 審議会制度の限界 老人医療に本当に必要なもの 介護保険をめぐる疑問 厚生省の失墜 社会保険庁の特異性 開業医制度をめぐる論戦 岐路に立つ戦後医療制度 厚労省はどこに向かうか

◇舛添メモ—厚労官僚との闘い752日 舛添要一著 小学館 2009.12 189p 19cm 1200円 ①978-4-09-379811-2 Ⓝ498.1
[内容] 第1章 入閣要請 第2章 宙に浮いた年金記録 第3章 医療改革 第4章 薬害C型肝炎 第5章 大臣の24時間 第6章 3人めの総理 第7章 新型インフルエンザ 第8章 解散総選挙 最終章 政権交代

衛生行政

◇いま求められる衛生リスク管理の知識—主にサービス産業を中心として 後藤紀久, 加藤博史共著 川崎 アイ・ケイコーポレーション 2004.5 147p 22cm 1700円 ①4-87492-211-2 Ⓝ498
[内容] 総論(衛生学的リスクマネジメントとは 衛生学的リスクマネジメントの手法 衛生事故発生後の対応 衛生学的リスクマネジメントのこれから) 各論

◇動き出した食品安全行政 農政ジャーナリストの会編 農林統計協会 2004.2 157p 19cm (日本農業の動き 147) 1200円 ①4-541-03120-5, ISSN0289-6931
[内容] 特集 動き出した食品安全行政(消費者の不安は払拭できたか 食品安全基本法について—リスク評価実施を基本原則に 食品の安全を確保するために—食の安全・監視市民委員会の活動を中心に BSE

衛生行政　　　　　　　　　　　　　　　　　　　　　　　　　　　　　　　　医療と行政

報告から見た食品安全行政　消費者の見る食品安全—コープこうべの実践から）　農政の焦点(2003年冷害を現地で見る　米不作情報に振り回された米販売業界　再生か解体か、動き出したJA改革　「BSEの最終報告」を検証する　WTO交渉・裏のウラ）　特別研究会 江戸開府四〇〇年—徳川幕府の地域・農業政策

◇衛生行政大要　柳澤健一郎編著者代表　改訂第20版　日本公衆衛生協会　2004.4　277p　26cm　3700円　Ⓘ4-8192-0184-0　Ⓝ498.1

◇衛生行政大要　下田智久編著者代表　改訂第21版　日本公衆衛生協会　2007.7　285p　26cm　3700円　Ⓘ978-4-8192-0198-8　Ⓝ498.1

◇衛生行政大要　下田智久ほか編著　改訂第22版　日本公衆衛生協会　2009.5　296p　26cm　3700円　Ⓘ978-4-8192-0214-5　Ⓝ498.1

◇疫学公衆衛生研究の潮流—英米の20世紀　Walter W. Holland著、柳川洋、児玉和紀監訳、森岡聖次、小笹晃太郎、本荘哲、坂田清美、尾島俊之訳　日本公衆衛生協会　2004.5　194p　26cm　2100円　Ⓘ4-8192-0185-7　Ⓝ498.0233

◇公衆衛生医師の育成・確保のための環境整備に関する検討会報告書　公衆衛生医師の育成・確保のための環境整備に関する検討会著　〔厚生労働省健康局総務課公衆衛生医師確保推進室〕　2005.1　145p　30cm　Ⓝ498.021

◇公衆衛生学入門—社会・環境と健康　内藤通孝編　京都　昭和堂　2004.4　180p　26cm　2300円　Ⓘ4-8122-0348-1　Ⓝ498

◇公衆衛生学入門—社会・環境と健康　内藤通孝編　第2版　京都　昭和堂　2007.4　201p　26cm　2400円　Ⓘ978-4-8122-0729-1　Ⓝ498.021
内容　1 社会と健康　2 環境と健康　3 健康、疾病、行動に関わる統計資料　4 健康状態・疾病の測定と評価　5 情報社会におけるコミュニケーション　6 生活習慣(ライフスタイル)の現状と対策　7 主要疾患の疫学と予防対策　8 保健・医療・福祉・介護の制度　9 健康・医療・福祉・介護関連法規

◇公衆衛生学入門—社会・環境と健康　内藤通孝編　第3版　京都　昭和堂　2011.4　205p　26cm　2400円　Ⓘ978-4-8122-1134-2　Ⓝ498.021
内容　1 社会と健康　2 環境と健康　3 健康、疾病、行動に関わる統計資料　4 健康状態・疾病の測定と評価　5 情報社会におけるコミュニケーション　6 生活習慣の現状と対策　7 主要疾患の疫学と予防対策　8 保健・医療・福祉・介護の制度　9 健康・医療・福祉・介護関連法規

◇公衆衛生におけるインフォームド・コンセント—齲歯予防と水道水中のフッ化物　二宮一枝著　慧文社　2005.6　88,7p　21cm　2000円　Ⓘ4-905849-28-4　Ⓝ498
内容　第1章 公衆衛生における「生命倫理学」の位置づけ—動向と課題(「生命倫理学」と公衆衛生　公衆衛生における「生命倫理学」の現状と課題)　第2章 歯科保健の動向と水道水フッ化物添加の変遷(我が国における歯科保健のあゆみ　「健康日本21」における歯科保健対策　水道水のフッ化物添加をめぐる動向)　第3章 事例(西宮市及び宝塚市の斑状歯裁判から学ぶこと　旧宝志川村(現久米島町)の動向か

ら学ぶこと)　第4章 公衆衛生における「IC」とそのガイドライン

◇これからの公衆衛生学—社会・環境と健康　田中平三編　南江堂　2010.2　354p　26cm　3200円　Ⓘ978-4-524-24384-6　Ⓝ498

◇社会が病気をつくる—「持続可能な未来」のために　玉城英彦著　角川学芸出版　2010.9　206p　21cm　(アカデミック・ライブラリー)　〈発売：角川グループパブリッシング〉　2095円　Ⓘ978-4-04-653606-8　Ⓝ498

◇昭和期における医療行政を振りかえって　高田文夫著　名古屋　髙田文夫　2004.10　172p　30cm　Ⓝ498.1

◇図説 国民衛生の動向　2010/2011　厚生統計協会編　厚生統計協会　2010.10　123p　21×15cm　1524円　Ⓘ978-4-87511-461-1
内容　特集 少子化対策・健やか親子21　第1編 社会経済状況の動向と衛生行政　第2編 衛生の主要指標　第3編 保健と医療の動向　第4編 医療保険・介護保険　第5編 薬事　第6編 生活環境　第7編 労働衛生　第8編 環境衛生　第9編 学校保健

◇図説 国民衛生の動向　2011/2012　特集 大災害と健康危機管理　厚生労働統計協会編　厚生労働統計協会　2011.10　127p　21cm　1524円　Ⓘ978-4-87511-493-2
内容　特集 大災害と健康危機管理　第1編 社会経済状況の動向と衛生行政　第2編 衛生の主要指標　第3編 保健と医療の動向　第4編 医療保険・介護保険　第5編 薬事　第6編 生活環境　第7編 労働衛生　第8編 環境衛生　第9編 学校保健

◇生命というリスク—二〇世紀社会の再生産戦略　川越修,友部謙一編　法政大学出版局　2008.5　318p　20cm　3400円　Ⓘ978-4-588-67208-8　Ⓝ498.021
内容　序章 生命リスクと二〇世紀社会　第1章 人口からみた生命リスク—近世・近代日本における花柳病罹患とその帰結　第2章 乳児死亡というリスク—第一次世界大戦前ドイツの乳児保護事業　第3章 農村における産育の「問題化」—一九三〇年代の愛育事業と習俗の攻防　第4章 戦時「人口政策」の再検討—「人口政策確立要綱」の歴史的位相　第5章 「生命のはじまり」をめぐるポリティクス—妊娠中絶と「胎児」　第6章 出産のリスク回避をめぐるポリティクス—「施設化」・「医療化」がもたらしたもの　第7章 生命リスクと近代家族—一九六〇・一九七〇年代の西ドイツ

◇21世紀の公衆衛生研究戦略委員会報告書　21世紀の公衆衛生研究戦略委員会編　日本公衆衛生学会　2008.8　136p　30cm　Ⓝ498.07

◇日本人の清潔がアブナイ！　藤田紘一郎著　小学館　2003.7　285p　15cm　(小学館文庫)　〈2000年刊の増補〉　600円　Ⓘ4-09-417242-4　Ⓝ498.04
内容　序章 新型肺炎・サーズ(SARS)騒動を考える　第1章 過敏症に悩んだ日本人　第2章 うんちができない子どもたち　第3章 自分を消したい「平成無臭人」　第4章 ツルツルボーイとサラサラガール　第5章 孤独と疎外に悩む子育て中の専業主婦　第6章 体が危ない子どもたち　第7章 家畜人間に未来はあるか

◇福祉・医療社会その現状と課題　厚生労働省編　政経調査会　2003.12　543p　31cm　39000円　Ⓝ498.1
◇保健医療福祉政策の変容―官僚と新政策集団をめぐる攻防　矢野聡著　京都　ミネルヴァ書房　2009.4　277, 10p　22cm　3500円　Ⓘ978-4-623-05383-4　Ⓝ498.1
　内容　序章 保健医療福祉政策とは　第1章 保健医療福祉政策の転換　第2章 官僚主導型政策形成の完成　第3章 エリート主義政策主導の凋落　第4章 金融市場の荒波と政府の混迷　第5章 ネオリベラリズムの帰結　第6章 保健医療福祉政策のゆくえ　終章 来たるべき保健医療福祉政策への示唆
◇保健・医療・福祉ネットワークのすすめ―ヒューマンサービスの実践　実践のすすめ　宮崎徳子, 立石宏昭編著　京都　ミネルヴァ書房　2005.4　212p　21cm　2400円　Ⓘ4-623-04300-2　Ⓝ498.021
　内容　総論(保健・医療・福祉の座標軸　保健・医療・福祉の動向　保健・医療・福祉を支える法制度)　各論(保健　医療　福祉)　援助活動(保健・医療・福祉と職種　コラボレーション　これからの保健・医療・福祉)
◇保健・医療・福祉ネットワークのすすめ―ヒューマンサービスの実践　実践のすすめ　宮崎徳子, 立石宏昭編著　第2版　京都　ミネルヴァ書房　2007.10　210p　21cm　2400円　Ⓘ978-4-623-05059-8　Ⓝ498.021
　内容　総論(保健・医療・福祉の座標軸　保健・医療・福祉の動向　保健・医療・福祉を支える法制度)　各論(保健　医療　福祉)　援助活動(保健・医療・福祉と職種　コラボレーション　これからの保健・医療・福祉)
◇保健・医療・福祉ネットワークのすすめ―ヒューマンサービスの実践　実践のすすめ　宮崎徳子, 立石宏昭編著　第3版　京都　ミネルヴァ書房　2010.4　210p　21cm　2600円　Ⓘ978-4-623-05756-6　Ⓝ498.021
　内容　総論(保健・医療・福祉の座標軸　保健・医療・福祉の動向　保健・医療・福祉を支える法制度)　各論(保健　医療　福祉)　援助活動(保健・医療・福祉と職種　コラボレーション　これからの保健・医療・福祉)
◇流行病の国際的コントロール―国際衛生会議の研究　永田尚見著　国際書院　2010.1　301p　22cm　5600円　Ⓘ978-4-87791-202-4　Ⓝ498.1
　内容　第1部 国際的予防措置の形成(統一した原則を基礎とするシステム的な国際的予防措置の形成　一般的・客観的な基準の確立と協議会の国際化　各国の予防措置に対する国際機構のシステム的な調整)　第2部 国際的予防措置に関するアクター(専門家　外交官　国際機構)　第3部 国際的予防措置と各国の関係(英国　英国インドと他の英国植民地　トルコ　エジプト　米国と日本)　国際衛生会議の現代的意義
◇My life work ―公衆衛生に夢かけて　加藤竺子著　福岡　梓書院　2006.1　230p　22cm　〈聞き書き: 兼川路子〉　1429円　Ⓘ4-87035-268-0　Ⓝ289.1

◆年鑑・白書
◇全国食品衛生行政担当者名簿　平成15年版　日本食品衛生協会　2003.6　410p　21cm　2500円
　内容　厚生労働省　国立研究機関　関係機関　都道府県　指定都市
◇全国食品衛生行政担当者名簿　平成16年版　日本食品衛生協会　2004.7　391p　21cm　2500円
　内容　厚生労働省　国立研究機関　関係機関　都道府県　指定都市　厚生労働省登録検査機関　社団法人日本食品衛生協会都道府県市食品衛生協会
◇全国食品衛生行政担当者名簿　平成17年版　日本食品衛生協会　2005.8　391p　21cm　2500円
　内容　厚生労働省　国立研究機関　関係機関　都道府県　指定都市　食品等検査機関　社団法人日本食品衛生協会都道府県市食品衛生協会
◇全国食品衛生行政担当者名簿　平成18年版　日本食品衛生協会　2006.8　386p　21cm　2500円
　内容　厚生労働省　国立研究機関　関係機関　都道府県　指定都市　食品等検査機関
◇保健・衛生行政業務報告衛生行政報告例　平成17年度　厚生労働大臣官房統計情報部編　厚生統計協会　2007.2　529p　30cm　8000円　Ⓘ978-4-87511-303-4, ISSN1349-8932
　内容　1 報告の概要　2 結果の概要　3 統計表　4 報告表様式

《保健行政》

◇今考えておきたい保健活動の基本―住民とともに進める健康学習　松下拡著　萌文社　2012.1　134p　26cm　(PHNブックレット)　1500円　Ⓘ978-4-89491-222-9
　内容　1 保健師の活動と住民主体　2 ヘルスプロモーションとは何か　3 住民主体の健康教育　4 高齢者保健について　5 障がい・福祉とは何か―「国際障害者年行動計画」　6 住民の実態を踏まえた保健活動
◇変わりゆく世界と21世紀の地域健康づくり―やってみようプライマリヘルスケア　松田正己, 奥野ひろみ, 菅原スミ, 藤井達也, 小山修編　第2版　さいたま　やどかり出版　2006.3　202p　26cm　2300円　Ⓘ4-946498-84-2　Ⓝ498
◇変わりゆく世界と21世紀の地域健康づくり―やってみようプライマリヘルスケア　松田正己, 奥野ひろみ, 菅原スミ, 藤井達也, 小山修編　第3版　さいたま　やどかり出版　2010.9　242p　26cm　2300円　Ⓘ978-4-904418-15-5　Ⓝ498
◇国がすすめる「地域包括ケア」を考える　京都府保険医協会編　京都　かもがわ出版　2011.6　95p　21cm　800円　Ⓘ978-4-7803-0444-2　Ⓝ369.26
　内容　国がすすめる地域包括ケアについて考える　高齢者のケアと地域生活保障　介護家族の立場から　一開業医の垣間見た現実　住民福祉活動の立場から見た地域包括ケア　自治体ケースワーカーから見た地域包括ケア　地域包括支援センターの現状報告　特別養護老人ホームはどうなるか　私たちの要望―真の地域包括ケアを実現するために
◇健康教育―ヘルスプロモーションの展開　日本健康教育学会編　保健同人社　2003.8　247p　26cm　3200円　Ⓘ4-8327-0283-1　Ⓝ498.07
　内容　第1章 健康教育・ヘルスプロモーション概論　第2章 健康教育のための計画づくり　第3章 健康教育の実践　第4章 健康教育プログラムの評価　第5章 健康教育における社会的アプローチ　第6章 健康

◇健康教育への招待―生涯の健康を支えあう家庭・学校・地域　国立教育政策研究所編著　東洋館出版社　2008.6　293p　26cm　3200円　ⓘ978-4-491-02341-0　Ⓝ498.07
　[内容]第1部 子どもから大人までの健康教育　第2部 健康な生活と心をつくる家庭・学校・地域　第3部 健康教育プログラムの実践　第4部 提言（子どもから大人までの健康と生涯発達　生涯にわたる健康学習の支援）

◇健康教育概論　実務教育出版　2003.9　194p　21cm　（健康心理学基礎シリーズ 4）　2200円　ⓘ4-7889-6094-X　Ⓝ498.07
　[内容]第1章 健康教育とは　第2章 健康行動のモデル　第3章 健康なライフスタイルの形成　第4章 健康教育の方法　第5章 健康教育の手順　第6章 人間形成の場における健康教育　第7章 社会生活の場における健康教育　第8章 医療・福祉場面における健康教育　第9章 ストレス自己管理のための健康教育　第10章 ヘルスケア・システムと健康教育　第11章 健康教育指導者の役割と養成

◇健康教育ナビゲーター―健康教育の"今"がわかる　渡邉正樹著　新版　大修館書店　2008.6　214p　21cm　2100円　ⓘ978-4-469-26650-4　Ⓝ498.07
　[内容]1 新しい健康問題を理解するために　2 性と生、そして保健医療を理解するために　3 健康を支える環境を理解するために　4 健康教育の新しい理論と手法を理解するために

◇「健康自己責任」論と公衆衛生行政の課題―保健から医療構造「改革」を見る　篠崎次男著　自治体研究社　2006.2　102p　21cm　1300円　ⓘ4-88037-453-9　Ⓝ498.1
　[内容]1 健康自己責任の時代へ　2 健康増進法と公衆衛生　3 保健事業の医療保険者への移管のための準備作業をめぐって　4 医療制度構造「改革」と公衆衛生―健康問題を前面に据えた医療構造「改革」　5 保健の保険化と地方自治体　6 揺れる自治体保健師の位置づけ　7 住民と自治体との協同をめざして　8 自治体の保健事業の見直しを　9 自治体の保健活動に求められているもの　10 健康・地域保健問題と社会保障運動

◇健康増進と介護予防　鶴見隆正, 大渕修一責任編集　三輪書店　2004.10　207p　26cm　（理学療法mook 11）　4000円　ⓘ4-89590-217-X　Ⓝ498.07

◇健康増進と介護予防　鶴見隆正, 大渕修一責任編集　増補版　三輪書店　2009.5　207p　26cm　（理学療法mook 11）〈シリーズの編者：黒川幸雄, 高橋正明, 鶴見隆正〉　4000円　ⓘ978-4-89590-327-1　Ⓝ498.07

◇健康なくに　2011 災害が問いかける「公衆衛生とは？」　地域医療振興協会ヘルスプロモーション研究センター編　医療文化社　2011.11　233p　26cm　2380円　ⓘ978-4-902122-43-5
　[内容]健康づくりからまちづくりから　公衆衛生とは　公衆衛生を推し進める理論、理念、方法論、評価法に学ぶ　公衆衛生を推し進めるチカラとは　災害時の公衆衛生　平常時の公衆衛生活動が災害時に役立つ　健康なくにを目指して

◇健康な地域づくりを目指して　住吉廣行編　松本　松本大学出版会　2008.3　190p　21cm　1905円　ⓘ978-4-902915-11-2　Ⓝ498.02152
　[内容]スポーツと健康な地域づくり（予防医療と健康スポーツ（能勢博述）　栄養と健康な地域づくり：食生活と健康（廣田直子述））

◇口腔保健活動の現状と展開―現場レポート―福岡県からひろがる取組み　竹原直道編　福岡　海鳥社　2003.3　214p　19cm　1700円　ⓘ4-87415-434-4　Ⓝ497.9
　[内容]第1章 8020調査からみえてきたこと　第2章 学校歯科保健―私たちの取り組み　第3章 地域歯科保健―私たちの取り組み　第4章 行政の現場から　第5章 職域からの報告　第6章 口の病気をめぐって　第7章 地域でのリスク診断システムの確立を目指して

◇口腔保健推進ハンドブック―地域を支えるオーラルヘルスプロモーション　深井穫博, 池主憲夫, 川口陽子, 米山武義編　医歯薬出版　2009.9　317p　26cm　6400円　ⓘ978-4-263-44297-5　Ⓝ497.9
　[内容]序 医療制度改革のなかでの歯科保健医療の考え方―歯科医師会の組織的役割を中心に　1 これからの歯科保健医療の展開　2 口腔ヘルスケアの実際（疾患の予防法）とその科学的根拠　3 科学的根拠とヘルスプロモーションの理念に基づく口腔ヘルスケアとその評価　4 最新の口腔保健情報と口腔ヘルスケアのキーワード　5 資料編

◇「構造改革」と健康増進法―住民と保健師の協同で切り開く保健活動　篠崎次男著　萌文社　2003.10　188p　21cm　1800円　ⓘ4-89491-060-8　Ⓝ498.07
　[内容]第1章 社会保障「構造改革」とは　第2章 健康増進法をめぐって　第3章 国民健康保健と保健事業―健康増進法を念頭にいれての国保ヘルスアップモデル事業の検討　第4章 健康日本21運動とは　第5章 健康日本21運動と公衆衛生体制の後退　第6章 社会保険の民営化をめぐって　第7章 新しい健康づくりの活動にふみだそう　第8章「健康づくり計画」を住民運動で策定しよう　第9章 地域を保健活動で組織することをめぐって　第10章 保健リーダーの活動などについて

◇行動変容のための健康教育パワーアップガイド―効果を高める32のヒント　松本千明著　医歯薬出版　2011.3　83p　21cm　1800円　ⓘ978-4-263-23548-5　Ⓝ498.07
　[内容]1 健康教育の基本的な考え方　2 マーケティングの考え方を活用する　3 健康教育のブランド化　4 メッセージの伝え方　5 その他　6 まとめ

◇答えを出す健康づくり活動　加藤幸久著　名古屋　三恵社　2006.7　110p　21cm　2400円　ⓘ4-88361-411-5　Ⓝ498

◇個別健康支援プログラム成功のコツ―「国保ヘルスアップ事業個別健康支援プログラム実施マニュアル」の解説　岡山明著　社会保険研究所　2006.8　136p　30cm　2400円　ⓘ978-4-7894-6530-4, 4-7894-6530-6　Ⓝ498.07

◇これからの地域保健サービスへの提案―保健師のインタビュー情報分析　片桐朝美著, 櫻井裕監修　〔所沢〕　防衛医科大学校衛生学公衆衛生学講座　2007.3　37p　26cm　ⓘ978-4-906276-01-1　Ⓝ498.02152

◇これからの保健医療福祉行政論―地域づくりを推進する保健師活動　星旦二, 麻原きよみ編　日本看護協会出版会　2008.12　194p　26cm　(地域看護学習guide)　3000円　①978-4-8180-1374-2　Ⓝ498.1
　内容　第1章 保健医療福祉行政と保健師活動(保健医療福祉行政の理念　保健師活動の理念と特殊)　第2章 保健医療福祉の地域づくりを推進する行政のしくみと機能(保健医療福祉行政の歴史と変遷　保健医療福祉行政の歴史と変遷　保健医療福祉財政のしくみ　公衆衛生ギョウしえのしくみと機能　地域保健の機能　保健医療福祉の計画・実施・評価)　第3章 保健医療福祉の地域づくりを推進する保健師活動の方法(健康づくりを支援する基本理念と実践方法　地域づくりを推進する保健師活動のプロセス)　第4章 保健医療福祉の地域づくりを推進する保健師活動の実際(子育て：家族・育児グループ支援の地域づくり　青少年：喫煙防止教育を通して学校・地域と連携協働　壮年期：メンタルヘルス対策システムの構築　高齢者：改正介護保険法を機会にエンパワメントを実施　障害：コミュニティ・エンパワメントに寄与するシステムの構築　難病：緊急時・災害時対策と地域の難病支援システムづくり　感染症：集団感染事例から地域の小児感染症予防対策へ)　第5章 国際保健と保健師活動(国際保健の根拠となる法律・制度・理念　拡大する活躍の場　ニーズとデマンドの重なりで重要な国際保健活動　海外から期待される日本の保健師　海外と国内の垣根を越えた国際保健活動　2つのプライマリ・ヘルスケア(選択的PHCと包括的PHC)　国際保健のグローバル化　ソーシャル・キャピタルの視点が求められる国際保健)　資料編

◇根拠に基づく健康政策のすすめ方―政策疫学の理論と実際　ロバート・A. スパソフ著, 上畑鉄之丞監訳, 水嶋春朔, 望月友美子, 中山健夫監訳　医学書院　2003.10　296p　21cm　3500円　①4-260-10636-8　Ⓝ498.1
　内容　1 概念、方法およびデータ(政策、公共政策と健康政策　疫学における ツール　集団の健康データ)　2 政策サイクル(集団の健康評価　介入効果の予測　政策の選択　政策の実施　政策の評価)

◇自殺は予防できる―ヘルスプロモーションとしての行動計画と心の健康づくり活動　本橋豊, 渡邉直樹編著　和光　すぴか書房　2005.10　209p　26cm　〈執筆：渡邉直樹ほか〉　3300円　①4-902630-03-6　Ⓝ498
　内容　1 自殺予防への道(原点の確認―ある精神科医の軌跡　自殺予防を公衆衛生の立場で行なうのか)　2 自殺と自殺予防の現在(人はなぜ死のうとするのか　自殺予防の戦略―世界と日本の現状)　3 地域における自殺予防活動の展開(自殺予防活動の実際―北東北3県(秋田県、青森県、岩手県)における取り組み　保健師のための活動指針)　4 ヘルスプロモーションとしての自殺予防活動マニュアル(市町村における自殺予防対策のすすめ方―担当者のための行動計画策定ガイド　評価)

◇市町村合併と保健活動　藤内修二, 福永一郎著　坂出　保健計画総合研究所　2004.6　95p　21cm　1000円　①4-9901753-2-8　Ⓝ498.1

◇市町村保健活動の日常業務を見直す―老人保健法の20年をふり返る　全国保健センター連合会調査研究委員会　2004.3　58p　30cm　Ⓝ498.021

◇市町村保健活動の日常業務を見直す―老人保健法の20年をふり返る　全国保健センター連合会調査研究委員会　2004.6　58p　30cm　1500円　Ⓝ498.021

◇実践ヘルスプロモーション―precede-proceedモデルによる企画と評価　ローレンス・W. グリーン, マーシャル・W. クロイター著, 神馬征峰訳　医学書院　2005.11　361p　26cm　4600円　①4-260-00171-X　Ⓝ498.07
　内容　1章 企画のフレームワーク　2章 社会アセスメント　3章 疫学アセスメントと行動・環境アセスメント　4章 教育/エコロジカル・アセスメント　5章 運営・政策アセスメントとプログラムの実施運営―形成的評価からプロセス評価へ　PRECEDEからPROCEEDへ

◇住民の暮らしを包括的に支えるケアシステムを考える　京都府保険協会編　京都　かもがわ出版　2012.6　87p　21cm　800円　①978-4-7803-0538-8
　内容　第1部 社会保障・税一体改革がめざす地域・介護提供体制における地域包括ケアシステムを考える　第2部 介護保険制度改正と国の考える地域包括ケアシステム(2011年12月17日シンポジウムから)(当事者の立場から―認知症の人への対応が進むとは思えない改定　高齢者の住まいと施設ケア　国の考えている「地域包括ケア」と地方自治体の医療・福祉行政　今、行政の保健師・医療専門職員に求められることは？―国の掲げる「地域包括ケアシステム」を実現するために)　第3部 地域でケアを必要とする人たちの今(2011年12月17日シンポジウムから)(地域医療に従事する一医師より　ケアを必要とする精神に障害のある人たちの今　ケアを必要とする障害のある人たちの今　重なり合うケアへ)　第4部 地域包括ケアから、住んでいる地域で包括できる「尊厳保障型ケア」体制の確立へ　資料(2012年度介護報酬改定に伴う関係省令の一部改正等への意見　第5期介護保険事業支援計画策定にあたっての要望)

◇"住み続ける"を支える―介護予防事業の円滑実施・地域包括支援センター支援等に関する調査・研究報告書　全国保健センター連合会　2008.3　280p　30cm　〈平成19年度老人保健健康増進等補助事業〉　Ⓝ369.26

◇生活習慣病対策と自治体保健師―保健からみた医療制度「構造改革」と健康問題　磯崎次男著　萌文社　2008.1　75p　21cm　(PHNブックレット no.3)　800円　①978-4-89491-143-7　Ⓝ498.1
　内容　2006年の医療制度構造改革とは　医療制度構造改革は1983年から　特定健診をめぐる問題点の数々　生活習慣病対策と医療などへの影響　公衆衛生体制の後退　「21」運動から学ぶべきこと　厚生労働省の保健指導室の態度　自治体の保健指導にもとめられるもの　地域に密着し具体性のある活動から

◇先進地域に学ぶ地域包括支援センター活動事例集　村嶋幸代監修, 全国保健センター連合会編　中央法規出版　2008.11　185p　26cm　2600円　①978-4-8058-4849-4　Ⓝ369.26
　内容　第1章 地域包括支援センターに共通する特色とその概要(背景と目的　取組み事例の紹介)　第2章 地域包括支援センターの実践事例　第3章 地域包括支援センターの課題と今後の展望

◇大都市の地域包括ケアシステム──「見えにくさ」と「描く力」　太田貞司編集代表・編著　光生館　2012.5　207p　21cm　（地域ケアシステム・シリーズ 4）　2500円　Ⓘ978-4-332-70154-5
　内容　第1章 大都市の「見えにくさ」と「地域」を"描く力"　第2章 大都市の「地域包括ケアシステム」構築と地域包括支援センターの現状と課題　第3章 退院援助と地域包括支援センターの援助──東京都の地域連携推進員配置モデル事業を通じて　第4章 介護保険サービスと「生活支援」──東京都N市の生活支援調査から　第5章 地域包括ケアシステムと人材育成──地域で行う人材育成の実践から　第6章「1人暮らし認知症高齢者」への「継続的」支援──成年後見制度の活用を手掛かりに　第7章 地域密着型サービスと地域包括支援センター──「小規模多機能型居宅介護」の取り組みから

◇大日本「健康」帝国──あなたの身体は誰のものか　林信吾,葛岡智恭著　平凡社　2009.8　197p　18cm　（平凡社新書 481）　720円　Ⓘ978-4-582-85481-7　Ⓝ498.1
　内容　第1章 昔兵隊、今高齢者　第2章 昔徴兵、今検診　第3章 昔非国民、今喫煙者　第4章 昔訓戒、今官ック　第5章 昔も今も「大本営発表」　第6章 日本は不健康な国になる

◇「地域型認知症予防プログラム」実践ガイド──地域で行う認知症予防の新しいカタチ　矢冨直美,宇良千秋著　中央法規出版　2008.7　152p　26cm　2600円　Ⓘ978-4-8058-3018-5　Ⓝ369.26
　内容　認知症予防の理論（認知症と軽度認知障害　認知症予防の根拠　認知症予防の対象とアプローチ方法）　プログラムと活動の実際（地域型認知症予防プログラムとは　プログラムの進め方　プログラムの立ち上げから自主化までのプロセス）　資料 ファイブ・コグ検査について

◇地域支援事業におけるハイリスク・アプローチに関する一方法の提案　日本医師会総合政策研究機構　2005.7　133p　30cm　（日本医師会総合政策研究機構報告書 第75号）〈共同刊行：松江市介護保険課〉　5715円　Ⓝ369.26

◇地域支援事業の実施状況等に関する調査研究報告書　平成22年度　三菱総合研究所　2011.3　184p　30cm　Ⓝ369.26

◇地域づくり型保健活動の考え方と進め方　岩永俊博著　医学書院　2003.10　222p　21cm　2800円　Ⓘ4-260-33304-6　Ⓝ498
　内容　序章 いくつかの場面　第1章 活動や事業の組み立てのプロセス　第2章 地域の保健福祉活動の目的としての健康概念　第3章 目的の具体性　第4章 住民と行政の協働　第5章 地域づくり型保健活動（SOJO model）　第6章 参加型目的描写法（PGVM）　第7章 参加型目的描写法（PGVM）の実際　第8章 計画書の作成　第9章 実施と評価　第10章 地域づくり型保健活動（SOJO model）の特徴

◇地域ですすめる閉じこもり予防・支援──効果的な介護予防の展開に向けて　安村誠司編著　中央法規出版　2006.11　182p　26cm　2200円　Ⓘ4-8058-2799-8　Ⓝ369.26
　内容　1部 閉じこもりの定義と現状（今、なぜ閉じこもりなのか　閉じこもり予防・支援の重要性）　2部 介護保険と閉じこもり（介護保険法における介護予防システムと閉じこもり予防・支援　予防の視点から見た閉じこもり）　3部 各地で展開されるプログラム例とその評価（閉じこもり予防・支援プログラム　閉じこもり予防・支援プログラムの評価）

◇地域特性に応じた保健活動──地域診断から活動計画・評価への協働した取り組み　平野かよ子編　横浜　ライフ・サイエンス・センター　2004.2　207p　30cm　3600円　Ⓘ4-89781-036-1
　内容　第1章 地域の実態把握と地域診断　第2章 活動の計画と評価　第3章 保健（公衆衛生）活動の方法論（保健（公衆衛生）活動方法論　公衆衛生看護の定義の試み　ほか）　第4章 保健活動の教育・研修

◇地域における介護予防の効率的・効果的な手法を探る──地域の介護予防における地域包括支援センターの役割・あり方に関する調査研究　全国保健センター連合会　2010.3　199p　30cm　〈平成21年度老人保健事業推進費等補助金（老人保健健康増進等事業）〉　Ⓝ369.26

◇地域福祉権利擁護事業を知ろう！──利用事例と実績から　東京都社会福祉協議会　2003.11　27p　30cm　381円　Ⓘ4-902198-24-X
　内容　地域福祉権利擁護事業とは？（利用できる人は？　お手伝いできる内容や方法は？　利用方法や利用料は？　安心して利用するためのしくみ）　利用事例から　実績統計から　参考資料

◇地域福祉権利擁護事業とは…──制度を理解するために：日常生活自立支援事業　東京都社会福祉協議会編　改訂版　東京都社会福祉協議会　2011.9　31p　30cm　381円　Ⓘ978-4-86353-091-1
　内容　本人の自己決定を尊重し、住み慣れた地域で安心して生活が送れるように　地域福祉権利擁護事業の目的　判断能力が十分でない方をサポートします　利用できる人はどんな人？　3つのサービスで日常生活を支援します　お手伝いできる内容や方法は？　福祉サービスの利用に関する相談を受けます　福祉サービスの利用援助について（基本サービス）　年金の受領や公共料金のお支払いをお手伝いします　日常的金銭管理サービスについて（オプションサービス）　日頃使わない大切な書類を失くさないために…　書類等預かりサービスについて（オプションサービス）　「専門員」と「生活支援員」がお手伝いします　支援してくれるのはどんな人？　お住まいの地域の基幹的社協等が相談に応じます　どうすれば利用できるの？　契約締結後から利用料がかかります　利用料はどのくらいかかるの？　事業の信頼性を担保するために　安心して利用するためのしくみ〔ほか〕

◇地域福祉権利擁護事業とは…──制度を理解するために：日常生活自立支援事業　東京都社会福祉協議会編　東京都社会福祉協議会　2010.3　31p　30cm　381円　Ⓘ978-4-86353-046-1
　内容　地域福祉権利擁護事業の目的　利用できる人はどんな人？　お手伝いできる内容や方法は？　福祉サービスの利用援助について（基本サービス）　日常的金銭管理サービスについて（オプションサービス）　書類等預かりサービスについて（オプションサービス）　支援してくれるのはどんな人？　どうすれば利用できるの？　利用料はどのくらいかかるの？　安心して利用するためのしくみ〔ほか〕

◇地域福祉の理論と実際　都築光一編著　建帛社　2012.4　229p　26cm　（福祉ライブラリ）　2400円　Ⓘ978-4-7679-3368-9
　内容　第1章 地域福祉とは何か　第2章 地域福祉のあゆみ　第3章 地域福祉の展開における役割と実

際　第4章 住民による地域福祉活動　第5章 専門機関による地域福祉の取り組み　第6章 地域福祉の財源　補章 これからの地域福祉に向けて

◇地域包括ケアシステム―その考え方と課題　太田貞司編，太田貞司，森本佳樹編著　光生館　2011.2　213p　21cm　(地域ケアシステム・シリーズ 1)　2400円　①978-4-332-70151-4　Ⓝ369.26
内容 第1章 地域社会を支える「地域包括ケアシステム」　第2章 地域福祉と「地域包括ケア」　第3章 病院機能分化と「地域包括ケア」　第4章 多様な地域社会と「地域包括ケア」　第5章 「地域包括ケアマネジメント」における主体　第6章 ケアマネジメントと「地域包括ケア」―個から地域へ　第7章 市区町村と「地域包括ケア」

◇地域包括ケアシステム　高橋紘士編　オーム社　2012.3　252p　26cm　2800円　①978-4-274-21173-7　Ⓝ369.26
内容 1編 地域包括ケアシステムとは (地域包括ケアシステムへの道　地域包括ケアのスタートと展開　地域包括ケアシステムに関する国際的な研究動向)　2編 地域包括ケアを創る (介護保険の10年とこれからの地域包括ケア　施設機能の地域展開からのアプローチ　地域包括ケアにおける在宅医療の役割　訪問看護が切り開く包括的ケア　地域包括ケアと地域福祉―小規模多機能拠点の意義　地域包括ケアの基盤としての住まい)　3編 地域包括ケア最前線 (ターミナルケアと包括的支援―ホームホスピスの実践から　認知症ケアで必要とされる地域包括ケア　生活困窮者の包括的支援システム　エリアマネジメント機関としての地域包括支援センター　地域包括ケアの確立を目指した介護保険事業計画を考える)

◇地域包括ケアのあり方に関する研究事業―報告書 平成22年度厚生労働省老人保健健康増進事業　浴風会認知症介護研究・研修東京センター　2011.3　157p　30cm　Ⓝ369.26

◇地域包括ケアの行方―「みえ高齢者元気・かがやきプラン」から課題とあり方を探る　レジデンシャルケア研究会議編　筒井書房　2009.11　220p　26cm　1800円　①978-4-88720-603-8　Ⓝ369.26
内容 二重県の地域ケア確立に向けた取組 (三重県の未来予想図―私たちの未来の詰をしませんか　未来予想図の実現に向けた3つの戦略と具体的施策展開―三重の地域住民を支える安心の三重奏)　地域包括ケアの現状と課題をきる (社会保障再構築の「切り札」として地域包括ケアを考える　地域包括ケアの行方を探る　地域の暮らしを支える介護システムの構築　地域リハビリテーションの視点から見た地域包括ケアの現状と課題　地域包括ケアの推進事業を担う立場から見た三重県高齢者元気・かがやきプラン　三重県の未来のために)

◇地域包括支援センター運営の手引　地域包括支援センター運営の手引編集委員会編　中央法規出版　2008.4　272p　26cm　2800円　①978-4-8058-4798-5　Ⓝ369.26
内容 第1章 地域包括支援センターの概要　第2章 地域包括支援センターの設置・運営　第3章 包括的支援業務　第4章 介護予防支援業務　第5章 介護予防支援業務　第6章 地域包括支援センターに関するQ&A

◇地域包括支援センター業務マニュアル　厚生労働省老健局著　東京都社会福祉協議会　2005.12　240p　30cm　953円　①4-903290-01-8

内容 第1章 地域包括支援センター運営の基本方針　第2章 総合相談支援業務　第3章 権利擁護業務　第4章 包括的・継続的ケアマネジメント　第5章 介護予防ケアマネジメント

◇地域包括支援センター地域連携会議の運営状況について―地域ケア会議のヒント　〔大阪〕大阪府地域包括ワーキングチーム　2011.3　62p　30cm　〈平成22年度老人保健事業推進費等補助金　老人保健健康増進等事業〉　Ⓝ369.26

◇地域包括支援センター等が行うネットワークづくりのためのヒント集―地域包括支援センター等が行うネットワークづくりの事例集を掲載　東京都社会福祉協議会センター部会編　東京都社会福祉協議会　2011.11　145p　30cm　952円　①978-4-86353-099-7
内容 第1章 報告書作成までのプロセス (地域住民等との協働によるネットワーク活動に関する調査の実施　ヒヤリング調査の実施)　第2章 ネットワーク構築のために必要な"力"　第3章 地域包括支援センター等のヒヤリング事例集 (足立区基幹型地域包括支援センター (足立あんしんネットワーク事業)　東村山市北部地域包括支援センター (諏訪町ゆっと) (ヒヤリングを受けて・ネットワーク形成のプロセス)　なぎさ和楽苑さわやか相談室 (若年性認知症モデル事業) ほか)

◇地域包括支援センターにおける高齢者虐待対応の困難性と介入手法に関する調査研究事業報告書　西宮 PASネット　2011.3　218p　30cm　〈平成22年度老人保健事業推進費等補助金 (老人保健健康増進等事業分)〉　Ⓝ369.26

◇地域包括支援センターにおける地域づくりとソーシャルキャピタル―地域の自助・互助機能を高めるための企画・実践・評価　仙台 認知症介護研究・研修仙台センター　2011.3　193p　26cm　〈平成22年度老人保健健康増進等事業, 地域高齢者の生きがいと健康づくりモデル構築に向けた自助・互助機能活用とソーシャルキャピタル指標開発の研究事業〉　Ⓝ369.26

◇地域包括支援センターのソーシャルワーク実践　日本社会福祉士会編　改訂版　中央法規出版　2012.6　185p　26cm　2300円　①978-4-8058-3639-2
内容 第1章 介護保険と地域包括支援センター　第2章 地域を基盤としたソーシャルワークの特質と機能　第3章 総合相談の視点と方法　第4章 実態把握とネットワーク構築の意義　第5章 権利擁護の意義と制度の理解　第6章 高齢者虐待と地域包括支援センター　第7章 地域包括支援センターにおける環境整備と業務管理―センターの目的にかなう業務の円滑な推進のために

◇地域包括支援センターの手引き　厚生労働省老健局著　東京都社会福祉協議会　〔2007〕　513p　30cm　〈複製〉　1524円　①978-4-903290-39-3　Ⓝ369.26
内容 1 地域包括支援センター運営関係 (地域包括支援センターについて (概要)　介護保険制度の改正の考え方 ほか)　2 介護予防支援関係 (指定介護予防支援等の事業の人員及び運営並びに指定介護予防支援等に係る介護予防のための効果的な支援の方法に関する基準 (省令)　指定介護予防支援等の事業の人員及び運営並びに指定介護予防支援等に係る介護予防のための効果的な支援の方法に関する基準について

（通知）ほか〕　3 その他関係資料　4 事例紹介（「地域における包括ケア体制の確立を目指して―多職種連携に基づく生活機能評価」（島根県松江市）　「地域包括支援センターと居宅介護支援事業所との連携―前橋市地域包括支援センターにおける実践」（群馬県前橋市）ほか）

◇地域包括支援センターの包括的・継続的ケアマネジメントに関する調査―主任介護支援専門員のケアマネジャー支援に焦点を当てて　平成19年度報告書　東京都社会福祉協議会センター部会地域包括支援センターあり方検討委員会, ルーテル学院大学大学院社会福祉研究室「ケアマネジャー支援研究会」編　東京都社会福祉協議会　2008.3　189p　30cm　〈東京都内11ヶ所の地域包括支援センターの事例を掲載〉　952円　Ⓘ978-4-86353-000-3　Ⓝ369.26
　内容 第1部 調査研究の概要　第2部 ケアマネジャー支援に関する意識調査（集計結果のまとめ　自由記述回答のまとめ）　第3部 ケアマネジャー支援に関するヒアリング調査（事例1・足立区の地域包括支援センター（委託型）　事例2・足立区の地域包括支援センター（基幹型）ほか）　第4部 まとめと提言（まとめと提言）　第5部 参考資料

◇地域保健とマーケティング　佐久間清美著　京都　晃洋書房　2009.2　212p　22cm　2600円　Ⓘ978-4-7710-2012-2　Ⓝ498.021
　内容 第1章 わが国における地域保健の展開　第2章 地域保健対策と健康づくりの推進　第3章 健康日本21と地域保健計画　第4章 先進諸国の地域保健と健康づくり　第5章 健康のためのマーケティング　第6章 地域保健活動と保健マーケティング　第7章 保健マーケティングによる健康づくり支援

◇地域保健・福祉のスキルアップ―研修の企画・運営・評価のてびき　岩永俊博編著, 浅野良一, 佐藤卓, 渡辺志保共著　和光　すぴか書房　2006.10　133p　21cm　1900円　Ⓘ4-902630-05-2　Ⓝ498.07

◇地域保健・老人保健事業報告 地域保健編　平成15年度　厚生労働省大臣官房統計情報部編　厚生統計協会　2005.7　749p　30cm　11000円　Ⓘ4-87511-243-2, ISSN1346-3853
　内容 1 報告の概要　2 結果の概要　3 統計表（総括編　保健所編　市区町村編）　4 用語の解説　5 報告表の様式

◇地域保健・老人保健事業報告 老人保健編　平成15年度　厚生労働省大臣官房統計情報部編　厚生統計協会　2005.7　585p　30cm　7000円　Ⓘ4-87511-244-0, ISSN1346-3861
　内容 1 統計表　2 用語の解説　3 報告表の様式

◇ディジーズマネジメントが医療を変える―疾病管理が切り拓く新しい医療　高原亮治編, 伊藤雅治, 福井次矢, 森山美知子討論　同人社　2011.11　71p　21cm　952円　Ⓘ978-4-904150-05-4　Ⓝ498.021
　内容 なぜ特定健診、保健指導が制度化されたのか？　行動変容につながる専門職、ディジーズマネジャーの必要性　日本には独自のディジーズマネジメントが必要　保険者機能の発揮と市町村保健師の仕事、課題　医療機能の強化には疾病管理機能との連携が必要　専門性があり、判断力のある看護師の養成を　医療コーディネーター的に総合的な見方のできる存在が求められる　セルフマネジメントで

きる患者をどう育てるか　保険者のエシックスとアウトソーサーの対応　看護のプロフェッショナル養成の教育機関を〔ほか〕

◇ディジーズマネジメントの実際―生活習慣病対策の新展開　損保ジャパン総合研究所編, 田中滋, 松田晋哉, 坂巻弘之, 森山美知子監修　日本医学出版　2009.3　116p　26cm　2800円　Ⓘ978-4-902266-36-8　Ⓝ498.021

◇都道府県別死因の分析結果について　厚生労働省老健局老人保健課　2006.3　73p　30cm　Ⓝ498.021

◇トランスセオレティカルモデルに基づく戦略的個別保健指導ガイド　谷口千枝著, 田中英夫編　看護の科学社　2011.1　85p　26cm　〈付〈1冊〉：アナタもできる！生活習慣見直しカード〉　2800円　Ⓘ978-4-87804-050-4　Ⓝ498.07

◇長生きできる街づくり―若者や子供たち、未来世代に贈るTOP構想　千葉大学予防医学センター編　PHPパブリッシング　2010.7　146p　19cm　952円　Ⓘ978-4-904302-53-8　Ⓝ498
　内容 第1章 なぜ今、TOP構想が必要なのか　第2章 医学界からの提言　第3章 柏の葉で目指す、未来世代のための街づくり

◇2030年への羅針盤―人口減少時代の保健医療モデルを探る　ファイザーヘルスリサーチ振興財団　2006.8　172, 18p　26cm　（ヘルスリサーチワークショップ 出会いと学び 第2回（2006年））〈会期・会場：2006年1月28日―29日　アポロ・ラーニングセンター（ファイザー株式会社研修施設）〉非売品　Ⓘ4-939010-01-5　Ⓝ498.021
　内容 基調講演（人口問題と医療政策（島崎謙治述）優しいアーティスト（二木てるみ述）　情報技術による価値創造（國領二郎述））

◇認知症ケアの地域診断に基づいた効果的な地域包括ケア実施のための調査研究事業　浴風会認知症介護研究・研修東京センター　2007.3　123p　30cm　（老人保健健康増進等事業報告書 平成18年度）〈共同刊行：仁至会認知症介護研究・研修大府センターほか〉　Ⓝ369.26

◇認知症の人の地域包括ケアへ多職種で取り組むステージ・アプローチ　永田久美子監修・著　日本看護協会出版会　2006.3　122p　26cm　1800円　Ⓘ4-8180-1201-7　Ⓝ369.26
　内容 第1章 ステージ・アプローチとは（ステージ・アプローチがめざすもの―これからの認知症ケア　認知症の人が生ききることを支える）　第2章 地域で取り組むステージ・アプローチ　第3章 認知症ケアの課題と将来

◇広がれ！まちかど保健室　喜田貞著　少年写真新聞社　2009.4　47p　21cm　（保健室ブックレット 3）　600円　Ⓘ978-4-87981-292-6　Ⓝ498.07
　内容 第1章 「まちかど保健室」の活動（お気軽相談　外部講師を招いての講演会　元気の出る学習会・出張講師　その他の活動）　第2章 「まちかど保健室」ができるまで（私の養護教諭時代　町の中に保健室を作ろう　いざ、始動　活動を通して見えてきたこと―最近の健康問題　広がれ！「まちかど保健室」）

◇保健医療―知る・考える・行動する　兵藤智佳編　WAVOC　2007.3　58p　26cm　Ⓝ498

◇保健医療のためのGIS　中谷友樹ほか編著　古今書院　2004.10　249p　22cm　4400円　Ⓘ4-7722-7014-0　Ⓝ498
　内容　第1章 保健医療と地理情報科学　第2章 GISと疾病地図　第3章 空間疫学分析　第4章 感染症とGIS　第5章 保健医療計画とGIS　第6章 開発途上国の地域保健とGIS　第7章 保健医療における情報配信とWebGIS　付録〈Health GISに関するリソースガイド　RとDCluster〉
◇保健医療福祉のしくみ・看護と法律　小野寺伸夫著者代表　メヂカルフレンド社　2007.11　303p　26cm　（看護学入門 2008年度版 5巻）　2200円　Ⓘ978-4-8392-1375-6, 978-4-8392-1370-1　Ⓝ498
　内容　保健医療福祉のしくみ（小野寺伸夫, 杉本敏夫, 村岡潔著）　看護と法律（山本光昭著）
◇保健医療福祉のしくみ・看護と法律　小野寺伸夫著者代表　メヂカルフレンド社　2009.11　313p　26cm　（看護学入門 5巻）　2300円　Ⓘ978-4-8392-2205-5, 978-4-8392-2200-0　Ⓝ498
◇保健・医療・福祉の私捨夢づくり　山本勝著　篠原出版新社　2007.7　262p　26cm　3000円　Ⓘ978-4-88412-303-1　Ⓝ498
◇ホンネで語る「保健計画」　福永一郎著　坂出保健計画総合研究所　2003.10　110p　21cm　1905円　Ⓘ4-9901753-0-1　Ⓝ498.1
　内容　イントロダクション（これだけはやってはいけない保健計画（最悪パターン）　さいしょに ほか）　概論編（保険計画の基礎知識　（コラム）住民の主体性を確保する方法の例 ほか）　実践編　特論アラカルト　附録
◇レッツ・トライ健康学習―幸せな健康教育実践　福留スミ子著　さいたま　やどかり出版　2007.3　66p　30cm　800円　Ⓘ978-4-946498-93-0　Ⓝ498.07
◇我が国の保健医療の将来―20年後のヒューマンライフを展望する　ヒューマンサイエンス振興財団将来動向調査委員会企画編集　ヒューマンサイエンス振興財団　2007.5　552p　30cm　Ⓘ978-4-903949-01-7　Ⓝ498.021

◆北海道地方
◇上川中部地域健康づくり行動指針　北海道上川保健福祉事務所保健福祉部編　改訂版　旭川　北海道上川保健福祉事務所保健福祉部　2006.3　62p　30cm　〈タイトルは奥付による〉　Ⓝ498.1
◇上川北部すこやかいきいき21―上川北部地域健康づくり行動指針　改訂版　名寄　北海道上川保健福祉事務所名寄地域保健部　2006.3　44p　30cm　Ⓝ498.1
◇上川北部地域保健医療福祉計画　北海道名寄保健所, 北海道上川支庁編　〔名寄〕　北海道名寄保健所　2003.3　117p　30cm　〈共同刊行：北海道上川支庁〉　Ⓝ498.1
◇北渡島檜山地域健康づくり行動指針　北海道八雲保健所編　改訂版　〔八雲町（北海道）〕　北海道八雲保健所　2006.3　49p　30cm　Ⓝ498.1
◇訓子府町健康増進計画―幸せは健康からinくんねっぷ 生きがい＝健康　訓子府町福祉保健課編　〔訓子府町（北海道）〕　訓子府町　2008.3　65p　30cm　Ⓝ498.1

◇健康あさひ21　旭市健康管理課編　旭　旭市　2004.3　122p　30cm　Ⓝ498.1
◇これからの下川町の健康づくりについて―健康づくり活動の評価・見直し事業についての中間報告書　名寄　北海道名寄保健所　2003.3　96p　30cm　〈平成14年度保健所活動推進事業　共同刊行：下川町〉　Ⓝ498.1
◇標茶町特定健診等実施計画―元気への道しるべ 総合住民健康診査を受けよう　〔標茶町（北海道）〕　標茶町　2008.3　95p　30cm　Ⓝ498.1
◇循環型社会推進課行政概要　平成16年度　札幌　北海道環境生活部環境室循環型社会推進課　2005.3　73p　30cm　Ⓝ498.1
◇循環型社会推進課行政概要　平成17年度　札幌　北海道環境生活部環境室循環型社会推進課　2006.3　68p　30cm　Ⓝ498.1
◇循環型社会推進課行政概要　平成18年度　札幌　北海道環境生活部環境局循環型社会推進課　2007.3　66p　30cm　Ⓝ498.1
◇循環型社会推進課行政概要　平成19年度　札幌　北海道環境生活部環境局循環型社会推進課　2008.3　63p　30cm　Ⓝ498.1
◇循環型社会推進課行政概要　平成20年度　札幌　北海道環境生活部環境局循環型社会推進課　2009.3　57p　30cm　Ⓝ498.1
◇循環型社会推進課行政概要　平成21年度　札幌　北海道環境生活部環境局循環型社会推進課　2010.3　54p　30cm　Ⓝ498.1
◇新・北海道保健医療福祉計画―安心して心豊かに暮らすことのできる地域社会の実現のために　北海道保健福祉部総務課企画調整グループ編　〔札幌〕　北海道　2008.3　102p　30cm　Ⓝ498.1
◇健やか・安心・いきいき21―北海道保健医療福祉計画　北海道保健福祉部総務課企画調整室編　改訂版　札幌　北海道　2003.3　194p　30cm　〈奥付のタイトル：北海道保健医療福祉計画〉　Ⓝ498.1
◇すこやか北海道21―北海道健康増進計画 道民のみなさんがもっと生活を楽しむことこそ最大の健康づくり　北海道保健福祉部地域保健課編　改訂版　〔札幌〕　北海道　2006.3　122p　30cm　Ⓝ498.1
◇地域保健―行政概要　平成14年度　札幌　北海道保健福祉部地域保健課　2003.12　126p　30cm　Ⓝ498.1
◇特定健康診査等実施計画　〔富良野〕　北海道富良野市　2008.3　49p　30cm　Ⓝ498.1
◇根室地域保健医療福祉計画　北海道根室保健所企画総務課, 北海道中標津保健所企画総務課, 北海道根室支庁総務部社会福祉課編　根室　北海道根室保健所　2003.3　95p　30cm　Ⓝ498.1
◇函館市の保健衛生　平成23年版　市立函館保健所保健企画課編　函館　市立函館保健企画課　2011.9　115p　30cm　Ⓝ498.1
◇日高地域保健医療福祉計画　北海道浦河保健所, 北海道静内保健所, 北海道日高支庁総務部社会福祉課編　〔札幌〕　北海道　2003.3　103p　30cm　Ⓝ498.1

◇保健福祉事業報告書　平成20年度　〔札幌〕　北海道厚生農業協同組合連合会　〔2010〕　86p　30cm　〈共同刊行：JA北海道健康福祉対策協議会〉　Ⓝ498.0211

◇保健福祉事業報告書　平成21年度　〔札幌〕　北海道厚生農業協同組合連合会　〔2011〕　83p　30cm　〈共同刊行：JA北海道健康福祉対策協議会〉　Ⓝ498.0211

◇保健福祉事業報告書　平成22年度　〔札幌〕　北海道厚生農業協同組合連合会　〔2012〕　75p　30cm　〈共同刊行：JA北海道健康福祉対策協議会〉　Ⓝ498.0211

◇保健福祉事業報告書　平成17年度　第2報（疾病統計編）　〔札幌〕　北海道厚生農業協同組合連合会　〔2006〕　84p　30cm　〈共同刊行：JA北海道健康福祉対策協議会〉　Ⓝ498.0211

◇保健福祉事業報告書　平成18年度　第1報　〔札幌〕　北海道厚生農業協同組合連合会　〔2007〕　76p　30cm　〈第1報のサブタイトル：生活習慣病検診実施報告書・人間ドック実施報告書・高齢者福祉事業実施報告書　共同刊行：JA北海道健康福祉対策協議会〉　Ⓝ498.0211

◇保健福祉事業報告書　平成18年度　第2報　疾病統計編　〔札幌〕　北海道厚生農業協同組合連合会　〔2007〕　91p　30cm　〈共同刊行：JA北海道健康福祉対策協議会〉　Ⓝ498.0211

◇保健福祉事業報告書　平成19年度　第1報　生活習慣病検診実施報告書・人間ドック実施報告書・高齢者福祉事業実施報告書　〔札幌〕　北海道厚生農業協同組合連合会　〔2008〕　76p　30cm　〈共同刊行：JA北海道健康福祉対策協議会〉　Ⓝ498.0211

◇保健福祉事業報告書　平成19年度　第2報　疾病統計編　〔札幌〕　北海道厚生農業協同組合連合会　〔2008〕　94p　30cm　〈共同刊行：JA北海道健康福祉対策協議会〉　Ⓝ498.0211

◇北海道医療費適正化計画　北海道保健福祉部保健医療局国民健康保険課事業推進グループ編　〔札幌〕　北海道　2008.3　29, 38p　30cm　Ⓝ498.13

◇北海道感染症対策マニュアル　改訂版　札幌　北海道保健福祉部疾病対策課　2005.3　292p　31cm　〈ルーズリーフ〉Ⓝ493.8

◇南空知地域保健医療福祉計画　北海道編　岩見沢　北海道岩見沢保健所　2003.3　102p　30cm　Ⓝ498.1

◇南檜山地域健康づくり行動指針─もっと健康・ずっと健康　〔江差町(北海道)〕　北海道檜山保健福祉事務所　2006.3　62p　30cm　Ⓝ498.1

◇山形県保健医療計画　山形県保健福祉部健康福祉企画課編　山形　山形県健康福祉部健康福祉企画課　2008.3　279p　30cm　Ⓝ498.1

◆東北地方

◇青森県がん対策推進計画　〔青森〕　青森県　2008.5　36p　30cm　Ⓝ498.1

◇青森県自治体「病院」勤務医等確保対策資料　青森県自治体病院開設者協議会編　青森　青森県自治体病院開設者協議会　2010.6　69p　30cm　〈共同刊行：青森県国民健康保険団体連合会〉　Ⓝ498.14

◇青森県自治体「病院」勤務医等確保対策資料　青森県自治体病院開設者協議会編　青森　青森県自治体病院開設者協議会　2011.6　71p　30cm　〈共同刊行：青森県国民健康保険団体連合会〉　Ⓝ498.14

◇青森県保健医療計画　青森　青森県健康福祉部健康福祉政策課　2005.3　188p　30cm　Ⓝ498.1

◇青森県保健医療計画　青森　青森県健康福祉部医療薬務課　2008.7　405p　30cm　Ⓝ498.1

◇青森県地域保健医療計画　青森　青森県健康福祉部健康福祉政策課　2005.3　147p　30cm　Ⓝ498.1

◇秋田県医療費適正化計画　〔秋田〕　秋田県　2008.4　39p　30cm　Ⓝ498.13

◇秋田県医療保健福祉計画　秋田　秋田県健康福祉部医務薬事課　2008.4　206p　30cm　Ⓝ498.1

◇医療・看護・介護の地域連携サービスモデル構築事業─連携拡大モデルの実現：全連携×県域への拡大×褥瘡から口腔ケアへの対象疾病の拡大：成果報告書　〔大和町(宮城県)〕　宮城大学　2011.6　108p　30cm　〈厚生労働省平成22年度老人保健健康増進等事業〉　Ⓝ498.02123

◇上十三地域保健医療計画　青森　青森県健康福祉部健康福祉政策課　2005.3　122, 53p　30cm　Ⓝ498.1

◇栗原市病事業経営健全化計画　栗原市医療局医療管理課経営管理係編　栗原　栗原市医療局医療管理課経営管理係　2007.11　62, 2p　30cm　Ⓝ498.163

◇栗原地域医療体制検討専門委員会中間報告書　栗原地域医療体制検討専門委員会著　栗原　栗原地域医療体制検討専門委員会　2006.5　96p　30cm　Ⓝ498.02123

◇栗原地域の医療体制を考える─地域医療体制再構築へのファースト・ステップ　栗原地域医療体制検討専門委員会報告書　栗原地域医療体制検討専門委員会著　栗原　栗原地区地域医療対策委員会　2007.3　43p　30cm　〈共同刊行：栗原地域医療体制検討専門委員会ほか〉　Ⓝ498.02123

◇健康秋田21計画─健康長寿あきたの実現をめざして　改定版　秋田　秋田県健康福祉部健康推進課　2008.3　101p　30cm　Ⓝ498.1

◇健康ひろさき21─いきいき・すこやか・健康づくり運動　弘前　弘前市健康福祉部健康推進課　2003.3　71p　30cm　Ⓝ498.1

◇下北地域保健医療計画　青森　青森県健康福祉部健康福祉政策課　2005.3　168p　30cm　Ⓝ498.1

◇西北五地域保健医療計画　青森　青森県健康福祉部健康福祉政策課　2005.3　180p　30cm　Ⓝ498.1

◇地域医療連携計画　秋田　秋田県健康福祉部医務薬事課　2008.4　315p　30cm　〈秋田県医療保険福祉計画第5章〉　Ⓝ498.1
◇津軽地域保健医療計画　青森　青森県健康福祉部健康福祉政策課　2005.3　125p　30cm　Ⓝ498.1
◇八戸地域保健医療計画　青森　青森県健康福祉部健康福祉政策課　2005.3　139p　30cm　Ⓝ498.1
◇百歳への挑戦―トータルケアのまちづくり　福島県西会津町　福島　財界21　2003.10　239p　20cm　2000円　①4-901554-07-7　Ⓝ498.1
◇山形県医療費適正化計画　山形県健康福祉部健康福祉企画課編　山形　山形県健康福祉部健康福祉企画課　2008.3　47p　30cm　Ⓝ498.13

◆関東地方

◇足立区保健衛生計画―足立区地域保健福祉計画　平成18年度―23年度　足立区衛生部副参事（保健計画）　2006.3　144p　30cm　Ⓝ498.1
◇足立区保健衛生計画―足立区地域保健福祉計画　平成21年度―23年度　足立区衛生部副参事（保健計画）　2009.3　138p　30cm　Ⓝ498.1
◇足立区保健衛生計画―足立区地域保健福祉計画　平成24年度―26年度　足立区衛生部衛生管理課　2012.3　152p　30cm　Ⓝ498.1
◇荒川区健康増進計画―生涯健康都市あらかわの実現をめざして：平成24-28年度　荒川区　健康部健康推進課編　荒川区　2012.3　81p　30cm　Ⓝ498.1
◇荒川区健康増進計画―生涯健康都市あらかわの実現をめざして　平成19～23年度　荒川区　健康部健康推進課編　荒川区　2007.3　18p　30cm　Ⓝ498.1
◇荒川区生涯健康都市づくり戦略　平成19年度版　荒川区健康部健康推進課編　荒川区　2007.3　24p　30cm　Ⓝ498.1
◇荒川区生涯健康都市づくり戦略　平成20年度版　荒川区健康部健康推進課編　荒川区　2008.3　28p　30cm　Ⓝ498.1
◇荒川区生涯健康都市づくり戦略　平成22年度版　荒川区健康部健康推進課編　荒川区　2010.3　28p　30cm　Ⓝ498.1
◇荒川区生涯健康都市づくり戦略　平成23年度版　荒川区健康部健康推進課編　荒川区　2011.6　30p　30cm　Ⓝ498.1
◇安心のカルテ@埼玉―岐路に立つ地域の医療　川嶋三恵子著　さいたま　幹書房　2007.9　221p　21cm　〈奥付のタイトル：安心のカルテ〉　1429円　①978-4-902615-27-2　Ⓝ498.02134　内容　第1部 救急医療　第2部 小児救急　第3部「災害医療」　第4部 生活習慣病　第5部 がん　第6部 医療座談会
◇板橋区健康づくり21計画―健康でいきいきとした暮らしをめざして　板橋区健康生きがい部計画推進課，板橋区健康生きがい部保健サービス課編　板橋区　2003.1　72p　30cm　Ⓝ498.1

◇板橋区健康づくり21計画―中間評価後期行動計画（ヘルスアップ板橋づくり）　板橋区健康生きがい部（板橋区保健所）健康推進課健康づくり推進担当　2007.10　122p　30cm　Ⓝ498.1
◇板橋区国民健康保険特定健康診査等実施計画―詳細版　板橋区健康生きがい部医療制度改革準備対策課　2008.3　52p　30cm　Ⓝ498.1
◇茨城県保健医療福祉データ集　平成7年―平成20年　［水戸］　茨城県　2011.10　642p　30cm　〈共同刊行：茨城県総合健診協会茨城県立健康プラザ〉　Ⓝ498.059
◇医療連携体制構築に係る群馬県保健医療計画追加改定版　脳卒中&急性心筋梗塞編　群馬県健康福祉部医務課編　前橋　群馬県健康福祉部医務課　2008.4　139p　30cm　〈奥付のタイトル：群馬県保健医療計画追加改定版〉　Ⓝ498.1
◇医療連携体制構築に係る群馬県保健医療計画追加改定版　がん・糖尿病&救急医療・災害医療・へき地医療・周産期医療　群馬県健康福祉部医務課編　前橋　群馬県健康福祉部医務課　2009.7　255p　30cm　〈奥付のタイトル：群馬県保健医療計画追加改定版〉　Ⓝ498.1
◇青梅市健康増進計画―豊かな自然に抱かれたほほえみの生まれる健康都市・青海．　青海市健康福祉部健康課企画編集　青梅　東京都青梅市　2010.3　100p　30cm　Ⓝ498.1
◇大阪府健康増進計画　［大阪］　大阪府　2008.8　60p　30cm　Ⓝ498.1
◇課題別地域保健医療推進プラン「学校保健との連携体制整備事業」報告書　東京都多摩小平保健所編　小平　東京都多摩小平保健所　2007.3　104p　30cm　Ⓝ374.9
◇課題別地域保健医療推進プラン「学校保健との連携体制整備事業」報告書　平成16年度　東京都多摩小平保健所編　小平　東京都多摩小平保健所　2005.3　99p　30cm　〈平成16年度のサブタイトル：学校における健康教育活動実態調査結果と今後の展開〉　Ⓝ374.9
◇葛飾区保健医療計画　平成20年度改定版　葛飾区　2009.3　222p　30cm　Ⓝ498.1
◇神奈川県医療費適正化計画　横浜　神奈川県健康福祉部医療課　2008.4　116p　30cm　Ⓝ498.13
◇川口市健康・生きがいづくり計画―後期計画平成19年度～平成22年度　川口　川口市健康増進部保健衛生課　2008.3　76p　30cm　Ⓝ498.1
◇北多摩南部保健医療圏保健医療福祉データ集　平成18年版　東京都多摩府中保健所編　府中（都）　東京都多摩府中保健所　2007.3　130p　21×30cm　Ⓝ498.059
◇北多摩南部保健医療圏保健医療福祉データ集　平成19年版　東京都多摩府中保健所編　府中（都）　東京都多摩府中保健所　2008.3　128p　21×30cm　Ⓝ498.059
◇北多摩南部保健医療圏保健医療福祉データ集　平成20年版　東京都多摩府中保健所編　府中（都）　東京都多摩府中保健所　2009.3　127p　21×30cm　Ⓝ498.059

◇北多摩南部保健医療圏保健医療福祉データ集　平成21年版　東京都多摩府中保健所編　府中（都）　東京都多摩府中保健所　2010.3　130p　21×30cm　Ⓝ498.059

◇北多摩南部保健医療圏保健医療福祉データ集　平成22年版　東京都多摩府中保健所編　府中（都）　東京都多摩府中保健所　2011.3　132p　21×30cm　Ⓝ498.059

◇北多摩南部保健医療圏保健医療福祉データ集　平成23年版　東京都多摩府中保健所編　府中（都）　東京都多摩府中保健所　2012.3　123p　21×30cm　Ⓝ498.059

◇北多摩北部保健医療圏における住民の健康意識調査報告書　東京都多摩小平保健所，多摩東村山保健所編　小平　東京都多摩小平保健所　2004.2　125p　30cm　〈共同刊行：多摩東村山保健所〉　Ⓝ498.021365

◇北多摩北部保健医療圏における住民の健康意識調査報告書　東京都多摩小平保健所編　小平　東京都多摩小平保健所　2008.3　134p　30cm　Ⓝ498.021365

◇「給食施設における健康危機発生時の食の確保地域支援体制整備」報告書─モデル地区での高齢者施設食支援訓練と今後の展望　平成21年度課題別地域保健医療推進プラン　東京都多摩小平保健所編　小平　東京都多摩小平保健所　2010.3　56p　30cm　Ⓝ611.31

◇区民健診・がん検診に関する区民の意識・意向調査報告書　杉並区保健福祉部管理課　2011.3　161，10p　30cm　〈奥付のタイトル：区民健診・がん検診に関する区民の意識・意向調査〉　Ⓝ498.021361

◇区民の健康づくり総合計画　墨田区福祉保健部保健衛生担当保健計画課編　墨田区　2006.3　129p　30cm　Ⓝ498.1

◇区民の健康づくり総合計画─後期計画　墨田区福祉保健部保健衛生担当保健計画課編　墨田区　2011.3　172p　30cm　Ⓝ498.1

◇群馬県医療費適正化計画　群馬県編　前橋　群馬県　2008.3　60p　30cm　Ⓝ498.13

◇群馬県患者調査　平成14年　群馬県保健福祉部医務課編　〔前橋〕　群馬県保健福祉部医務課〔2003〕　413p　30cm　Ⓝ498.059

◇群馬県患者調査　平成19年　群馬県保健福祉部医務課編　〔前橋〕　群馬県保健福祉部医務課　2008.9　39，346p　31cm　〈ルーズリーフ〉　Ⓝ498.059

◇群馬県県立病院改革プラン─計画期間：平成21年度～平成23年度　〔前橋〕　群馬県病院局〔2009〕　88p　30cm　Ⓝ498.163

◇群馬県県立病院改革プラン─計画期間：平成24年度～平成26年度　第2次　〔前橋〕　群馬県病院局　2012.3　92p　30cm　Ⓝ498.163

◇群馬県保健医療計画　〔前橋〕　群馬県　2005.3　223p　30cm　Ⓝ498.1

◇群馬県保健医療計画　平成22年4月　群馬県健康福祉部医務課編　前橋　群馬県健康福祉部医務課　2010.7　433p　30cm　Ⓝ498.1

◇群馬しなやかレポート─衛生環境行政回顧録　1984～1994　大月邦夫著　さいたま　海苑社　2009.5　430p　31cm　2000円　①978-4-86164-071-1　Ⓝ498.1　［内容］老人保健事業─老人保健法　保健予防課の事業─昭和60年度　現代群馬県政史・第4巻第5部・衛生環境部　県議会への対応─昭和59年4月～平成元年5月　県議会本会議における一般質問に対する衛生環境部長の答弁　県議会（厚生常任委員会　厚生常任委員会の県内調査　特別委員会─高齢化対策，地域産業活性化　決算特別委員会）　群馬県民健康憲章，しなやか健康長寿作戦　保健医療計画，健康づくり財団　部長説明・挨拶等，参考資料，新聞記事　年表─衛生環境行政メモ：昭和59年度～平成6年度

◇ぐんま福祉・健康べんり帳　群馬県保健福祉部編　第3版　〔前橋〕　群馬県保健福祉部　2003.3　349p　26cm　〈奥付のタイトル：福祉・健康べんり帳〉　500円　Ⓝ498.1

◇ぐんま福祉・健康べんり帳　群馬県保健・福祉・食品局編　第4版　〔前橋〕　群馬県保健・福祉・食品局　2006.3　270p　26cm　〈奥付のタイトル：福祉・健康べんり帳〉　350円　Ⓝ498.1

◇元気アップ！健康と食育推進プラン─だれもが健やかで幸せに暮らせるまちづくり　行田市健康福祉部保健センター編　〔行田〕　行田市　2011.3　94p　30cm　〈行田市健康増進計画・食育推進計画〉　Ⓝ498.1

◇健康きたいばらき21─元気で明るい北茨城「健康日本21」地方計画　北茨城市市民福祉部北茨城市保健センター企画・編集　〔北茨城〕　北茨城市　2007.7　111p　30cm　Ⓝ498.1

◇健康推進委員活動報告集─生きいき健康づくり　平成17・18年度　東京都台東区台東保健所編　台東区台東保健所　2007.7　98p　30cm　Ⓝ498.021361

◇健康推進委員活動報告集─生きいき健康づくり　平成19・20年度　台東区台東保健所編　台東区台東保健所　2009.6　51p　30cm　Ⓝ498.021361

◇健康推進委員活動報告集─生きいき健康づくり　20周年記念　平成21・22年度　台東区台東保健所編　台東区台東保健所　2011.6　54p　30cm　Ⓝ498.021361

◇健康づくり調査健康づくり活動団体調査報告書　目黒区健康推進課健康推進課編　目黒区　2009.12　315p　30cm　〈調査委託先：パスコ東日本事業部〉　Ⓝ498.1

◇健康づくり調査報告書　目黒区健康福祉部健康推進課編　目黒区　2005.3　118p　30cm　〈委託先：生態空間研究所〉　Ⓝ498.1

◇健康たいとう21推進計画─みんなと地域で健康づくり　台東区保健福祉部地域医療課編　台東区保健福祉部地域医療課　2003.3　149p　30cm　Ⓝ498.1

◇健康たいとう21推進計画─後期計画　台東区保健福祉部保健福祉課編　台東区保健福祉部保健福祉課　2008.3　176p　30cm　Ⓝ498.1

◇健康中央21─健康長寿をめざして　中央区保健衛生部管理課編　中央区　2004.1　91p　30cm　Ⓝ498.1

◇健康中央21 — 健康長寿をめざして 中央区福祉保健部管理課編 2008年版 中央区 2008.3 93p 30cm Ⓝ498.1
◇健康中央21推進委員会中間報告書 健康中央21推進委員会編 中央区福祉保健部管理課 2007.12 4, 182p 30cm Ⓝ498.1
◇健康中央21推進委員会報告書 中央区福祉保健部管理課 2008.2 4, 182p 30cm Ⓝ498.1
◇健康ところ21 — 第2次健康日本21所沢市計画：2011-2015 所沢 所沢市保健福祉部保健センター 2012.3 93p 30cm Ⓝ498.1
◇「健康」に関する区民アンケート調査調査結果報告書 墨田区福祉保健部保健衛生担当保健計画課 2010.3 238p 30cm Ⓝ498.021361
◇健康に関する区民アンケート報告書 足立区衛生部 2003.1 46p 30cm Ⓝ498.021361
◇「健康日本21」中間評価報告書 厚生科学審議会地域保健健康増進栄養部会 2007.4 88p 30cm Ⓝ498.1
◇健康日本21の具体的展開に向けて — どんな花を咲かせ得るか 牧野由美子監修,「健康日本21の具体的展開に向けて」編集委員会編 坂出 保健計画総合研究所 2004.3 117p 30cm 1905円 ④4-9901753-1-X Ⓝ498.1
◇健康まつぶし21計画 — からだも心も健康いきいき町が応援主役はわたし 早起き・あいさつ・朝ごはんこまめにからだを動かそう 松伏町健康増進課企画・編集 〔松伏町（埼玉県）〕 松伏町 2007.3 152p 30cm Ⓝ498.1
◇健康めぐろ21 — 21世紀の健康なまちめぐろをめざして 後期計画（平成18-22年度） 目黒区健康福祉部健康推進課編 目黒区 2006.3 39p 30cm Ⓝ498.1
◇健康めぐろ21 — 健康なまちめぐろをめざして 平成23〜27年度 目黒区健康推進部健康推進編 目黒区 2011.3 62p 30cm Ⓝ498.1
◇健康もりや・健やか親子21計画 — 生き活き安心ふれあい守谷 家庭と地域と行政が助け合うまちづくり 守谷市保健センター編 〔守谷〕 守谷市 2004.3 118p 30cm Ⓝ498.1
◇県西保健医療圏地域保健医療計画 栃木県保健福祉部保健福祉課, 県西健康福祉センター地域支援部編 宇都宮 〔栃木県〕保健福祉部保健福祉課 2004.8 102p 30cm 〈共同刊行：県西健康福祉センター地域支援部〉 Ⓝ498.1
◇健診受診者生命予後追跡調査事業報告書 — 県内38市町村における基本健診受診者の10年間の追跡結果 茨城県保健福祉部保健予防課監修, 茨城県立健康プラザ編 水戸 茨城県立健康プラザ 2005.10 64p 30cm Ⓝ498.02131
◇健診受診者生命予後追跡調査事業報告書 — 県内38市町村における基本健診受診者の15年間の追跡結果 心臓病・脳卒中の死亡率は半減できるか？ -循環器疾患死亡の原因 茨城県保健福祉部保健予防課監修, 茨城県立健康プラザ編 水戸 茨城県立健康プラザ 2010.3 108p 30cm Ⓝ498.02131

◇健診受診者生命予後追跡調査事業報告書 — 県内38市町村における基本健診受診者の12年間の追跡結果 心臓病・脳卒中の死亡率は半減できるか？ -循環器疾患死亡の原因 茨城県保健福祉部保健予防課監修, 茨城県立健康プラザ編 水戸 茨城県立健康プラザ 2008.1 68p 30cm Ⓝ498.02131
◇健診受診者生命予後追跡調査事業報告書（市町村別集計） — 県内38市町村における基本健診受診者の12年間の追跡結果 茨城県保健福祉部保健予防課監修, 茨城県立健康プラザ編 水戸 茨城県立健康プラザ 2009.3 358p 30cm Ⓝ498.02131
◇県東・央保健医療圏地域保健医療計画 栃木県保健福祉部保健福祉課, 県東健康福祉センター地域支援部編 宇都宮 〔栃木県〕保健福祉部保健福祉課 2004.8 97p 30cm 〈共同刊行：県東健康福祉センター地域支援部〉 Ⓝ498.1
◇県南保健医療圏地域保健医療計画 栃木県保健福祉部保健福祉課, 県南健康福祉センター地域支援部編 宇都宮 〔栃木県〕保健福祉部保健福祉課 2004.8 89p 30cm 〈奥付のタイトル：栃木県県南保健医療圏地域保健医療計画 共同刊行：県南健康福祉センター地域支援部〉 Ⓝ498.1
◇県北保健医療圏地域保健医療計画 栃木県保健福祉部保健福祉課, 県北健康福祉センター地域支援部編 宇都宮 〔栃木県〕保健福祉部保健福祉課 2004.8 85p 30cm 〈共同刊行：県北健康福祉センター地域支援部〉 Ⓝ498.1
◇県民健康・栄養調査報告書 平成21年度 栄養摂取状況調査・身体状況調査編 宇都宮 栃木県保健福祉部健康増進課 2011.3 234p 30cm Ⓝ498.02132
◇県民健康・栄養調査報告書 平成21年度 生活習慣調査編 宇都宮 栃木県保健福祉部健康増進課 2011.3 244p 30cm Ⓝ498.02132
◇県民健康・栄養調査報告書 平成21年度 高校生の食生活等実態調査編 宇都宮 栃木県保健福祉部健康増進課 2011.3 97p 30cm Ⓝ498.02132
◇県民の健康に関する意識及び実態調査報告書 さいたま 埼玉県保健医療部健康づくり支援課 2010.3 161p 30cm Ⓝ498.059
◇在宅療養シンポジウム報告書 平成21年度 新宿区健康部健康推進課編 新宿区健康部健康推進課 2010.3 87p 30cm 〈会期・会場：平成21年10月24日 牛込箪笥区民ホール〉 Ⓝ498.021361
◇埼玉県地域保健医療計画 — 平成20年度〜平成24年度 埼玉県保健医療部保健医療政策課編 さいたま 埼玉県保健医療部保健医療政策課 2008.2 161p 30cm Ⓝ498.1
◇埼玉県地域保健医療計画 — 平成20年度〜平成24年度 埼玉県保健医療部保健医療政策課編 さいたま 埼玉県保健医療部保健医療政策課 〔2010〕 161p 30cm 〈平成22年3月一部変更〉 Ⓝ498.1
◇埼玉県における救急医療・周産期医療の充実について — 提言 〔さいたま〕 埼玉県医療対策協議会 2008.11 78p 30cm Ⓝ498.02134

◇埼玉県における産科・小児科医療の充実について—提言　〔出版地不明〕　埼玉県医療対策協議会　2007.12　61p　30cm　Ⓝ498.02134
◇埼玉県老人医療費適正化推進指針　さいたま　埼玉県保健医療部国保医療課　2006.3　72p　30cm　Ⓝ498.13
◇ざま健康なまちづくりプラン　座間市市民部健康づくり課編　〔座間〕　座間市　2008.3　79p　29cm　Ⓝ498.1
◇事業概要　平成14年度　沼田　沼田保健福祉事務所　2003.9　87p　30cm　Ⓝ498.1
◇事業概要　平成16年度　沼田　沼田保健福祉事務所　〔2005〕　69p　30cm　Ⓝ498.1
◇事業概要　平成17年度　沼田　群馬県利根沼田県民局沼田保健福祉事務所　〔2006〕　60p　30cm　Ⓝ498.1
◇事業概要　平成18年度　沼田　群馬県利根沼田県民局沼田保健福祉事務所　〔2007〕　61p　30cm　Ⓝ498.1
◇事業概要　平成19年度　沼田　群馬県利根沼田県民局沼田保健福祉事務所　〔2008〕　57p　30cm　Ⓝ498.1
◇事業概要　平成20年度　〔沼田〕　群馬県利根沼田県民局利根沼田保健福祉事務所　〔2009〕　61p　30cm　Ⓝ498.1
◇事業概要　平成21年度　〔沼田〕　群馬県利根沼田県民局利根沼田保健福祉事務所　〔2010〕　62p　30cm　Ⓝ498.1
◇事業概要　平成22年度　〔沼田〕　群馬県利根沼田県民局利根沼田保健福祉事務所　〔2011〕　59p　30cm　Ⓝ498.1
◇新宿区健康づくり区民意識調査報告書　新宿区健康部健康推進課　2010.10　227p　30cm　Ⓝ498.021361
◇新宿区健康づくり行動計画　平成15年度—平成19年度　新宿区衛生部保健計画課編　〔新宿区〕　2003.3　92p　30cm　〈健康づくり新宿の輪運動の展開〉　Ⓝ498.1
◇新宿区健康づくり行動計画　平成20年度—平成23年度　新宿区健康部健康いきがい課編　新宿区　2008.3　113p　30cm　「心身ともに健やかにくらせるまち」の実現に向けて〉　Ⓝ498.1
◇新宿区健康づくり行動計画　平成24年度—平成29年度　新宿区健康部健康推進課編　新宿区健康部健康推進課　2012.3　113p　30cm　〈タイトル関連情報：わたしの健康まちの元気新宿区健康アップ宣言！〉　Ⓝ498.1
◇新世紀ちば健康プラン—中間評価・見直し　千葉　千葉市保健福祉局健康部健康企画課　2010.2　151p　30cm　Ⓝ498.1
◇杉並区における地域医療体制の充実に向けて—杉並区地域医療体制に関する調査検討委員会報告書　杉並区地域医療体制に関する調査検討委員会, 杉並区保健福祉部管理課編　杉並区保健福祉部管理課　2010.4　45p　30cm　Ⓝ498.1

◇杉並区保健福祉計画（案）—平成21年度～25年度　杉並区介護保険事業計画（案）—平成21年度～23年度　第4期　杉並区保健福祉部管理課編　杉並区保健福祉部管理課　2008.10　235p　30cm　Ⓝ498.1
◇杉並区保健福祉計画—平成21年度～25年度　杉並区介護保険事業計画—平成21年度～23年度　第4期　杉並区保健福祉部管理課編　杉並区保健福祉部管理課　2009.3　243p　30cm　900円　Ⓝ498.1
◇生活習慣調査報告書—平成15年度県民健康・栄養調査　宇都宮　栃木県保健福祉部健康増進課　2005.2　152p　30cm　Ⓝ498.02132
◇大学との共同による神津島生活習慣実態調査健康づくり活動推進事業報告書　平成20年度　帝京大学医学部熱帯医学研究会　2009.3　157p　30cm　（地域医療研究　第1号）　Ⓝ498.021369
◇大学との共同による神津島生活習慣実態調査健康づくり活動推進事業報告書　平成21年度　帝京大学医学部熱帯医学研究会　2010.3　204p　30cm　（地域医療研究　第2号）〈共同刊行：東京都神津島村〉　Ⓝ498.021369
◇台東区健康危機管理の手引き　東京都台東区台東保健所生活衛生課編　東京都台東区台東保健所生活衛生課　2008.3　1冊　30cm　Ⓝ498.1
◇台東区の医療費分析—区民一人ひとりが健やかに暮らすために　東京都台東区健康部国民健康保険課編　東京都台東区健康部国民健康保険課　2011.3　54p　30cm　Ⓝ498.13
◇台東区の医療費分析—区民一人ひとりが健やかに暮らすために　東京都台東区健康部国民健康保険課編　東京都台東区健康部国民健康保険課　2012.3　76p　30cm　Ⓝ498.13
◇台東区民の基本健康診査　台東区台東保健所保健総務課編　台東区台東保健所保健総務課　2007.2　61, 83p　30cm　（台東区健康白書 2）　Ⓝ498.021361
◇台東区民の健康に関する意識調査報告　台東区台東保健所保健総務課　台東区台東保健所保健総務課　2006.3　120, 67p　30cm　（台東区健康白書 1）　Ⓝ498.021361
◇地域保健医療推進プラン—東京都南多摩保健医療圏　平成20年度～平成24年度　東京都南多摩保健所編　多摩　東京都南多摩保健所　2009.2　171p　30cm　〈共同刊行：南多摩地域保健医療協議会〉　Ⓝ498.1
◇地域保健医療推進プラン—島しょ地域保健医療圏　平成20年度～平成24年度　島しょ地域保健医療協議会編　島しょ地域保健医療協議会　2009.1　130p　30cm　Ⓝ498.1
◇地域保健医療推進プラン—南多摩保健医療圏　平成15年度～平成19年度　東京都南多摩保健所編　多摩　東京都南多摩保健所　2004.3　145p　30cm　Ⓝ498.1
◇中央区第二次保健医療福祉計画検討委員会中間報告書　中央区第二次保健医療福祉計画検討委員会編　中央区福祉部児童家庭課　2004.11　89p　30cm　Ⓝ498.1

◇中央区第二次保健医療福祉計画検討委員会報告書　中央区第二次保健医療福祉計画検討委員会編　中央区福祉部児童家庭課　2005.3　109p　30cm　Ⓝ498.1
◇中央区保健医療福祉計画　第3次　中央区福祉保健部管理課　2009.3　221p　30cm　Ⓝ498.1
◇中央区保健医療福祉計画推進委員会中間報告書　中央区保健医療福祉計画推進委員会編　中央区福祉保健部管理課　2008.12　166p　30cm　Ⓝ498.1
◇中央区保健医療福祉計画推進委員会報告書　中央区保健医療福祉計画推進委員会編　中央区福祉保健部管理課　2008.3　169p　30cm　Ⓝ498.1
◇中央区保健医療福祉計画推進委員会報告書　中央区保健医療福祉計画推進委員会編　中央区福祉保健部管理課　2009.3　165p　30cm　Ⓝ498.1
◇中央区保健医療福祉計画評価報告書　第3次　中央区保健医療福祉計画推進委員会編　中央区福祉保健部管理課　2011.3　111p　30cm　Ⓝ498.1
◇中央区民の健康・食育に関する意識調査報告書　中央区福祉保健部管理課編　中央区福祉保健部管理課　2007.11　182p　30cm　Ⓝ498.021361
◇調布市特定健診・特定保健指導実施計画 ― 平成20年度～平成24年度　調布　調布市市民部国保年金課　2008.3　84p　30cm　Ⓝ498.1
◇調布市特定健診・特定保健指導実施計画中間評価報告書　調布　調布市福祉健康部保険年金課　2011.3　139p　30cm　Ⓝ498.1
◇調布市民健康づくりプラン ― 健康づくり始める続ける楽しんで　平成17-平成22年度　調布　調布市福祉部健康課　2005.3　85p　30cm　Ⓝ498.1
◇調布市民健康づくりプラン推進連絡会活動報告　調布市福祉部健康課編　調布　調布市　2007.3　34p　30cm〈共同刊行：調布市健康づくりプラン推進連絡会〉　Ⓝ498.1
◇東京都医療費適正化計画 ― 平成20年度～平成24年度　東京都福祉保健局生活福祉部国民健康保険課　東京都福祉保健局生活福祉部国民健康保険課　2008.3　121p　30cm　Ⓝ498.13
◇東京都医療費分析報告書　平成19年度　東京都福祉保健局生活福祉部国民健康保険課編　東京都福祉保健局生活福祉部国民健康保険課　2007.9　5, 481p　30cm　Ⓝ498.13
◇東京都がん対策推進計画　東京都福祉保健局医療政策部編　東京都福祉保健局医療政策部　2008.3　55p　30cm〈折り込1枚〉　Ⓝ498.1
◇東京都北多摩西部保健医療圏地域保健医療推進プラン ― 平成20年度から平成24年度まで　北多摩西部地域保健医療協議会編　平成21年2月改定〔立川〕北多摩西部地域保健医療協議会　2009.2　188p　30cm　Ⓝ498.1
◇東京都北多摩南部地域保健医療推進プラン　平成20年度―24年度　東京都多摩府中保健所編　府中〔都〕東京都多摩府中保健所　2009.3　169, 29p　30cm〈共同刊行：北多摩南部地域保健医療協議会〉　Ⓝ498.1

◇東京都北多摩南部保健医療圏地域保健医療推進プラン　東京都府中小金井保健所編　府中　東京都府中小金井保健所　2004.3　154p　30cm　Ⓝ498.1
◇東京都北多摩北部保健医療圏地域保健医療推進プラン ― かがやく健康ほくほく（北北）プラン　北多摩北部地域保健医療推進協議会著，東京都多摩小平保健所，多摩東村山保健所編　小平　東京都多摩小平保健所　2004.3　161p　30cm〈共同刊行：多摩東村山保健所〉　Ⓝ498.1
◇東京都北多摩北部保健医療圏地域保健医療推進プラン ― 動きをつくる健康ほくほく（北北）プラン　平成20年度～平成24年度　北多摩北部地域保健医療協議会著，東京都多摩小平保健所編　小平　東京都多摩小平保健所　2009.2　185p　30cm　Ⓝ498.1
◇東京都島しょ保健医療圏地域保健医療推進プラン　東京都島しょ地域保健医療推進協議会編　東京都島しょ地域保健医療推進協議会　2004.3　140p　30cm　Ⓝ498.1
◇東京都における看護師等業務従事者届集計報告 ― 東京発医療改革　平成18年　東京都福祉保健局医療政策部医療人材課編　東京都福祉保健局医療政策部医療人材課　2007.9　97p　30cm　Ⓝ498.14
◇東京都における看護師等業務従事者届集計報告 ― 東京発医療改革　平成20年　東京都福祉保健局医療政策部医療人材課編　東京都福祉保健局医療政策部医療人材課　2009.9　97p　30cm　Ⓝ498.14
◇東京都における看護師等業務従事者届集計報告 ― 東京発医療改革　平成22年　東京都福祉保健局医療政策部医療人材課編　東京都福祉保健局医療政策部医療人材課　2011.9　102p　30cm〈奥付のタイトル：看護師等業務従事者届集計報告〉　Ⓝ498.14
◇東京都西多摩保健医療圏地域保健医療推進プラン　東京都多摩川保健所編　青梅　東京都多摩川保健所　2004.3　113p　30cm〈共同刊行：西多摩地域保健医療推進協議会〉　Ⓝ498.1
◇東京都西多摩保健医療圏地域保健医療推進プラン　平成20年度　西多摩地域保健医療協議会編〔青梅〕西多摩地域保健医療協議会　2009.2　132p　30cm　Ⓝ498.1
◇東京都保健医療計画　東京都福祉保健局医療政策部医療政策編　平成20年3月改定　東京都福祉保健局医療政策部医療政策　2008.3　335p　30cm　Ⓝ498.1
◇豊島区がん対策推進計画　豊島区保健福祉部がん対策担当課編　豊島区保健福祉部がん対策担当課　2011.3　102p　30cm　Ⓝ498.1
◇豊島区健康プラン ― 平成24（2012）年3月改定　豊島区保健福祉部地域保健課編　豊島区保健福祉部地域保健課　2012.3　123p　30cm〈折り込1枚〉　Ⓝ498.1
◇栃木県医療費適正化計画　1期計画　2008-2012　栃木県編　宇都宮　栃木県　2008.3　78p　30cm　Ⓝ498.13

◇とちぎ健康21プラン――みんなでつくろう生涯健康とちぎ　栃木県編　改定版　宇都宮　栃木県　2006.3　141p　30cm　Ⓝ498.1
◇とちぎ健康21プラン――みんなでつくろう生涯健康とちぎ　栃木県編　改定版　修正版　宇都宮　栃木県　2006.3　141p　30cm　Ⓝ498.1
◇栃木県保健医療計画　栃木県編　宇都宮　栃木県　2003.6　135p　30cm　〈健やかに暮らし、安心して生活できる"とちぎ"づくり〉　Ⓝ498.1
◇栃木県保健医療計画(5期計画)――2008-2012　栃木県編　宇都宮　栃木県　2008.3　220p　30cm　Ⓝ498.1
◇栃木県保健医療計画(5期計画)　別冊　機能別医療機関名及び数値目標等の一覧　〔宇都宮〕　栃木県　2008.3　15p　30cm　Ⓝ498.1
◇内視鏡による胃集団検診――「越谷方式」43年間のあゆみ　越谷市健康福祉部市民健康課、越谷市医師会編　〔越谷〕　越谷市健康福祉部市民健康課　2004.3　134p　27cm　〈共同刊行：越谷市医師会〉　Ⓝ498.02134
◇難病患者に対する保健活動ガイドライン　東京都健康局医療サービス部疾病対策課編　東京都健康局医療サービス部疾病対策課　2004.7　64p　30cm　Ⓝ498.1
◇認知症の人と家族を支えるための医療支援体制のあり方――東京都認知症対策推進会議医療支援部会報告書　東京都認知症対策推進会議医療支援部会編　東京都福祉保健局高齢社会対策部在宅支援課　2009.3　50p　30cm　Ⓝ498.1
◇「日野人げんき！」プラン　日野市健康課編　〔日野〕　日野市　2004.3　121p　30cm　Ⓝ498.021365
◇「日野人げんき！」プラン　第2期　日野市健康福祉部健康課編　〔日野〕　日野市　2011.6　56p　30cm　Ⓝ498.1
◇「日野人げんき！」プラン策定のための市民アンケート調査報告書　日野市健康課編　日野市　2004.3　118p　30cm　Ⓝ498.021365
◇文京区健康に関するニーズ調査報告書　文京区　2012.3　153p　30cm　Ⓝ498.021361
◇平成20年度群馬県医療施設機能調査――調査結果報告書　〔前橋〕　群馬県健康福祉部医務課　2009.3　31, 28, 21p　31cm　〈ルーズリーフ〉　Ⓝ498.059
◇ヘルシー・フロンティア埼玉行動計画――すこやか彩の国21プラン「2006年―2010年版」　さいたま　埼玉県保健医療福祉づくり支援課　2005.12　58p　30cm　〈共同刊行：ヘルシー・フロンティア埼玉県民会議〉　Ⓝ498.1
◇包括外部監査報告書――栃木県立がんセンターの財務に関する事務の執行及び経営に係る事業の管理について　平成20年度　〔宇都宮〕　栃木県包括外部監査人　〔2009〕　84p　30cm　〈栃木県包括外部監査人：佐藤行正〉　Ⓝ498.1
◇保健医療に関する県民アンケート調査結果報告書　平成20年度　前橋　群馬県健康福祉部医務課　2009.1　184p　31cm　〈タイトルは背・表紙による　ルーズリーフ〉　Ⓝ498.1

◇保健福祉の総合的な推進をめざして――公的なサービスと住民の力による支えあい活動をつなぐ　中野区保健福祉総合推進計画第4期中野区介護保険事業計画第2期中野区障害福祉計画　中野区保健福祉部経営分野　2009.3　277p　30cm　Ⓝ498.1
◇町田市医療費分析報告書　平成21年度　いきいき健康部保険年金課編　町田　町田市　2009.12　258p　30cm　Ⓝ498.13
◇町田市保健医療計画――みんなでつくる「健康のまち」まちだ　2007(平成19)年改定　〔町田〕　町田市　2007.3　93p　30cm　〈共同刊行：町田市保健医療計画推進協議会、町田市保健医療計画改定検討委員会〉　Ⓝ498.1
◇町田市民の保健医療意識調査報告書　町田市健康福祉部健康課編、町田市シルバー人材センター集計・編集　町田　町田市健康福祉部健康課　2006.5　263, 115p　30cm　Ⓝ498.1
◇武蔵村山市健康増進計画――平成24年度～平成28年度：わたしの笑顔家族の健康みんなでつくる元気なまちむさしむらやま　武蔵村山市健康福祉部健康推進課編　〔武蔵村山〕　武蔵村山市　2012.3　70p　30cm　Ⓝ498.1
◇目黒区保健医療福祉計画第5期目黒区介護保険事業計画　目黒区健康福祉部健康福祉計画課・介護保険課編　目黒区　2012.3　204p　30cm　Ⓝ498.1
◇目黒区保健医療福祉計画目黒区介護保険事業計画――だれもが担い手だれもが受け手みんなで支えあうまち"めぐろ"　目黒区健康福祉部健康福祉計画課・介護保険課編　目黒区　2006.3　232p　30cm　Ⓝ498.1
◇目黒区保健医療福祉計画目黒区介護保険事業計画　目黒区健康福祉部健康福祉計画課・介護保険課編　目黒区　2009.3　237p　30cm　Ⓝ498.1
◇横須賀市健康増進計画――新健康よこすか21　よこすか元気アップ21　横須賀　横須賀市健康福祉部健康保健所健康づくり課　2006.2　110p　30cm　Ⓝ498.1
◇両毛保健医療圏地域保健医療計画　栃木県保健福祉部保健福祉課, 安足健康福祉センター地域支援部編　宇都宮　〔栃木県〕保健福祉部保健福祉課　2004.8　91p　30cm　〈共同刊行：安足健康福祉センター地域支援部〉　Ⓝ498.1
◇ALS患者の在宅療養の支援について――家族以外の者によるたんの吸引に関する法的解釈　平林勝政述、東京都健康局医療サービス部疾病対策課編　東京都健康局医療サービス部疾病対策課　2004.3　46p　30cm　Ⓝ498.12

◆中部・北陸地方
◇愛知県医療圏保健医療計画　名古屋　愛知県健康福祉部医療福祉計画課　2006.3　411p　30cm　Ⓝ498.1
◇愛知県医療圏保健医療計画　名古屋　愛知県健康福祉部医療福祉計画課　2008.3　402p　30cm　Ⓝ498.1
◇愛知県医療圏保健医療計画　名古屋　愛知県健康福祉部医療福祉計画課　2011.3　696p　30cm　Ⓝ498.1

◇愛知県医療費適正化計画　第1期　名古屋　愛知県健康福祉部医療福祉計画課　2008.4　35, 17p　30cm　Ⓝ498.13
◇愛知県地域保健医療計画　名古屋　愛知県健康福祉部医療福祉計画課　2006.3　211p　30cm　Ⓝ498.1
◇愛知県地域保健医療計画　名古屋　愛知県健康福祉部医療福祉計画課　2008.3　194p　30cm　Ⓝ498.1
◇愛知県地域保健医療計画　名古屋　愛知県健康福祉部医療福祉計画課　2011.3　231p　30cm　Ⓝ498.1
◇動き出したファルマバレー構想—健康長寿の国・静岡をめざして　地域情報化研究所編　静岡　静岡新聞社　2004.7　243p　21cm　1429円　①4-7838-2209-3　Ⓝ498.1
[内容] 序章 ファルマバレー構想とは何か—その理念と戦略　第1章 動き出したファルマバレー構想　第2章 二一世紀の地域づくりとファルマバレー構想　第3章 ファルマバレー構想と静岡県の未来戦略　第4章 ファルマバレー構想の展開ビジョン　第5章 ファルマバレー構想をけん引する現場から　終章 明日の健康長寿の国・静岡づくりにむけて（座談会）
◇御前崎市地域医療改善方策策定調査報告書　電源地域振興センター　2009.3　118p　30cm　Ⓝ498.02154
◇黒部市健康増進計画—輪になってみんなでつくろう健康黒部　黒部市健康増進課編　黒部　黒部市健康増進課　2009.3　71p　30cm　Ⓝ498.1
◇元気な福井の健康づくり応援計画　福井　福井県福祉環境部健康増進課　2004.3　84p　30cm　Ⓝ498.1
◇元気な福井の健康づくり応援計画　改定版　福井　福井県健康福祉部健康増進課　2008.3　139p　30cm　Ⓝ498.1
◇健康意識・港湾振興　〔福井〕　福井県総務部県民サービス室　〔2004〕　61p　30cm　（県政アンケート結果報告書 平成15年度）　Ⓝ498.02144
◇「健康づくり豊田21」計画—最終評価報告書 平成13年度—平成22年度　豊田市福祉保健部健康増進課編　豊田　豊田市福祉保健部健康増進課　2011.3　83p　30cm　Ⓝ498.1
◇健康なごやプラン21—なごやはもっと元気になる！　名古屋市健康福祉局健康部健康増進課編　名古屋　名古屋市健康福祉局健康部健康増進課　2003.3　114p　30cm　Ⓝ498.1
◇健康な地域づくり事例集—情報管理活用システム構築事業平成14年度報告書　〔福井〕　福井県健康福祉センター所長・医監会　2003.3　108p　30cm　Ⓝ498.1
◇健康にいがた21実行計画—県民の一人ひとりが健康づくりに取り組み、「すこやかで、いきがいに満ちた生活のできる社会」の実現を目指す　改定版　新潟　新潟県福祉保健部健康対策課　2009.1　102p　30cm　Ⓝ498.1
◇検診のあゆみ　金沢市医師会編　金沢　金沢市医師会　2008.10　428p　31cm　Ⓝ498.02143
◇県民健康・栄養の現状—平成16年度県民健康・栄養調査成績　長野　長野県衛生部健康づくりチーム　〔2006〕　206p　30cm　Ⓝ498.059

◇県民健康基礎調査検討会報告書　平成14年度　静岡県県民健康基礎調査検討会著, 静岡県健康福祉部長寿健康総室健康増進室監修, 静岡県総合健康センター健康科学課編　静岡　静岡県健康福祉部長寿健康総室健康増進室　2003.3　39p　30cm　Ⓝ498.02154
◇県民健康基礎調査報告書　平成20年　静岡県総合健康センター健康づくりスタッフ編　静岡　静岡県厚生部医療健康局健康増進室　2009.12　338p　30cm　Ⓝ498.059
◇こころとからだの健康調査—震災後5年間の集計報告書　新潟県長岡市山古志地域調査結果より　長岡　長岡市山古志支所市民生活課　2010.2　169p　30cm　〈背のタイトル：「こころとからだの健康調査」報告書　共同刊行：新潟県精神保健福祉協会こころのケアセンター〉　Ⓝ498.02141
◇滋賀県保健医療計画　平成15年3月改定　大津　滋賀県健康福祉部健康福祉政策課　2003.3　135p　30cm　Ⓝ498.1
◇滋賀県保健医療計画　平成20年3月改定　滋賀県健康福祉部医務薬務課編　〔大津〕　滋賀県　2008.4　176p　30cm　Ⓝ498.1
◇静岡県医療費適正化計画　静岡　静岡県厚生部医療室　2008.4　38p　30cm　Ⓝ498.13
◇静岡県保健医療計画　追補版　静岡　静岡厚生部医療室　2008.3　123p　30cm　Ⓝ498.1
◇集団検診実施状況　平成14年度　石川県成人病予防センター編　金沢　石川県成人病予防センター　2004.2　115p　30cm　Ⓝ498.059
◇集団検診実施状況　平成15年度　石川県成人病予防センター編　金沢　石川県成人病予防センター　2004.11　120p　30cm　Ⓝ498.059
◇集団検診実施状況　平成16年度　石川県成人病予防センター編　金沢　石川県成人病予防センター　2005.11　110p　30cm　Ⓝ498.059
◇集団検診実施状況　平成17年度　石川県成人病予防センター編　金沢　石川県成人病予防センター　2006.12　110p　30cm　Ⓝ498.059
◇集団検診実施状況　平成18年度　石川県成人病予防センター編　金沢　石川県成人病予防センター　2007.12　110p　30cm　Ⓝ498.059
◇集団検診実施状況　平成19年度　石川県成人病予防センター編　金沢　石川県成人病予防センター　2008.12　112p　30cm　Ⓝ498.059
◇集団検診実施状況　平成20年度　石川県成人病予防センター編　金沢　石川県成人病予防センター　2009.12　110p　30cm　Ⓝ498.059
◇集団検診実施状況　平成21年度　石川県成人病予防センター編　金沢　石川県成人病予防センター　2010.12　110p　30cm　Ⓝ498.059
◇集団検診実施状況　平成22年度　石川県成人病予防センター編　金沢　石川県成人病予防センター　2011.12　108p　30cm　Ⓝ498.059
◇新かすがい健康プラン21—あなたの健康まちの健康みんなで育む元気なまちかすがい　春日井　春日井市健康福祉部健康増進課　2010.3　150p　30cm　Ⓝ498.1

◇新・健康づくり豊田21計画―まちぐるみ心とからだの健康づくり　平成19年度―平成22年度　豊田　豊田市福祉保健部健康増進課　2007.3　131p　30cm〈折り込8枚〉　Ⓝ498.1

◇新富山県医療計画　富山県厚生部医務課編　改訂版　富山　富山県厚生部医務課　2005.3　275p　30cm　Ⓝ498.1

◇精神保健福祉愛知　2003　愛知県精神保健福祉センター編　名古屋　愛知県精神保健福祉センター　2004.3　106p　30cm　Ⓝ498.02155

◇精神保健福祉愛知　2004　愛知県精神保健福祉センター編　名古屋　愛知県精神保健福祉センター　2005.3　102p　30cm　Ⓝ498.02155

◇精神保健福祉愛知　2005　愛知県精神保健福祉センター編　名古屋　愛知県精神保健福祉センター　2006.3　96p　30cm　Ⓝ498.02155

◇精神保健福祉愛知　2006　愛知県精神保健福祉センター編　名古屋　愛知県精神保健福祉センター　2007.3　58p　30cm　Ⓝ498.02155

◇精神保健福祉愛知　2007　愛知県精神保健福祉センター編　名古屋　愛知県精神保健福祉センター　2008.3　34, 62p　30cm　Ⓝ498.02155

◇精神保健福祉愛知　2008　愛知県精神保健福祉センター編　名古屋　愛知県精神保健福祉センター　2009.3　55p　30cm　Ⓝ498.02155

◇精神保健福祉愛知　2009　愛知県精神保健福祉センター編　名古屋　愛知県精神保健福祉センター　2010.3　62p　30cm　Ⓝ498.02155

◇精神保健福祉愛知　2010　愛知県精神保健福祉センター編　名古屋　愛知県精神保健福祉センター　2011.7　65p　30cm　Ⓝ498.02155

◇丹南の健康福祉　〔鯖江〕　福井県丹南健康福祉センター　2003.10　174p　30cm　Ⓝ498.1

◇丹南の健康福祉　〔鯖江〕　福井県丹南健康福祉センター　2004.12　169p　30cm　Ⓝ498.1

◇丹南の健康福祉　〔鯖江〕　福井県丹南健康福祉センター　2005.12　122p　30cm　Ⓝ498.1

◇丹南の健康福祉　福井県丹南健康福祉センター編　〔鯖江〕　福井県丹南健康福祉センター　2006.11　113p　30cm　Ⓝ498.1

◇丹南の健康福祉　福井県丹南健康福祉センター編　〔鯖江〕　福井県丹南健康福祉センター　2007.11　93p　30cm　Ⓝ498.1

◇丹南の健康福祉　福井県丹南健康福祉センター編　〔鯖江〕　福井県丹南健康福祉センター　2008.10　93p　30cm　Ⓝ498.1

◇丹南の健康福祉　福井県丹南健康福祉センター編　〔鯖江〕　福井県丹南健康福祉センター　2009.10　94p　30cm　Ⓝ498.1

◇丹南の健康福祉―平成21年度実績　福井県丹南健康福祉センター編　〔鯖江〕　福井県丹南健康福祉センター　2010.10　99p　30cm　Ⓝ498.1

◇丹南の健康福祉―平成22年度実績　福井県丹南健康福祉センター編　〔鯖江〕　福井県丹南健康福祉センター　2011.9　98p　30cm　Ⓝ498.1

◇特定健康診査等実施計画書―「糖尿病等の生活習慣病の減少・医療費適正化」をめざして　〔伊豆の国〕　伊豆の国市　2008.3　43p　30cm　Ⓝ498.1

◇砺波市健康プラン21　一人すこやかに心なごやか緑さわやか　砺波市民生部健康福祉課編　砺波　砺波市民生部健康福祉課　2003.9　101p　30cm　Ⓝ498.1

◇富山県の生活習慣病―その推移と現状　富山　富山県厚生部健康課　2005.6　49p　30cm　Ⓝ498.02142

◇とよたの保健医療福祉と市民文化―澁谷朗一人と仕事　豊田　澁谷朗一人と仕事―監修委員会　2008.6　208p　31cm　Ⓝ498.02155

◇長野県保健医療計画　第5次　長野県衛生部編　長野　長野県衛生部　2008.3　272p　30cm　Ⓝ498.1

◇長野県保健医療計画　第5次　別冊　機能別医療機関の一覧　長野県衛生部編　長野　長野県衛生部　2008.3　25p　30cm　Ⓝ498.1

◇「なぜか健康長寿」を考える―「こころ・からだ・しゃかい」の視点から　福井県立大学健康長寿研究総括班編　永平寺町（福井県）　福井県立大学　2009.3　229p　19cm　（福井県立大学県民双書　第9号）　762円　①978-4-903496-09-2　Ⓝ498.02144
　内容　健康長寿と地域性（杉村和彦, 石原一成著）　福井の地域差（塚本利幸ほか著）　こころの健康（大森晶夫ほか著）　からだの健康：体の健康を支える生活習慣（寺島喜代子, 笠井恭子, 吉村洋子著）　健康長寿と運動・体力（石原一成著）　しゃかいの健康：三世代居住の再生産構造（塚本利幸著）　家持ち田畑持ちサラリーマン社会の高齢者像と健康長寿（杉村和彦著）　健康長寿と「信心」（津村文彦著）

◇新潟県地域保健医療計画　第4次　一部改定　新潟　新潟県福祉保健部保健福祉　2008.12　292p　30cm　Ⓝ498.1

◇新潟県中越地震保健活動記録集―小千谷市における7年間の歩み　小千谷市保健福祉課, 新潟こころのケアセンター企画・編集　〔小千谷〕　新潟県小千谷市　2012.2　268p　30cm〈共同刊行：新潟県精神保健福祉協会こころのケアセンター〉　Ⓝ498.02141

◇新潟市健康づくり推進実施計画―スマイル新潟ヘルスプラン　みんなが主役！生涯健康でいきいきと　新潟　新潟市食育・健康づくり推進本部食育・健康づくり推進課　2008.3　156p　30cm　Ⓝ498.1

◇新潟に多い病気　山本正治ほか著　新潟　新潟日報事業社　2003.4　68p　21cm　（ブックレット新潟大学　13）　1000円　①4-88862-962-5　Ⓝ498.02141
　内容　第1章　新潟県に多い病気を考える　第2章　胃がん　第3章　胆道がん　第4章　脳血管疾患（脳卒中）―小児期からの予防　第5章　小児外科疾患　第6章　新潟で注目されている感染症　第7章　ツツガムシ病　第8章　自殺

◇福井県医療費適正化計画　〔福井〕　福井県　2008.3　29, 57p　30cm　Ⓝ498.13

◇福井県がん対策推進計画―「がん予防・治療日本一」を目指して　福井　福井県福祉保健部健康増進課　2008.3　39p　30cm　Ⓝ498.1

◇福井県保健医療計画　福井県福祉環境部医務薬務課編　福井　福井県福祉環境部医務薬務課　2003.3　233p　30cm　Ⓝ498.1

◇ふくいの健康長寿の謎解き―福井県健康長寿調査分析報告書　福井　福井県福祉環境部健康増進課　2005.3　184p　30cm　Ⓝ498.02144
◇福光町健康プラン21　福光町健康福祉課編　福光町(富山県)　福光町健康福祉課　2004.6　69p　30cm　Ⓝ498.1
◇平成16年度愛知県医療実態調査集計結果　名古屋　愛知県健康福祉部医療福祉計画課　2005.3　99p　30cm　Ⓝ498.059
◇御嵩町健康増進計画　〔御嵩町(岐阜県)〕　〔御嵩町〕　2009.3　51p　30cm　Ⓝ498.1
◇幼児の生活習慣に関する調査報告書　第2回　静岡県総合健康センター健康科学課編　三島　静岡県総合健康センター健康科学課　2009.3　82p　30cm　Ⓝ498.02154
◇若狭の健康福祉　小浜　福井県嶺南振興局若狭健康福祉センター　2009.10　86p　30cm　Ⓝ498.1
◇若狭の健康福祉　平成22年度　小浜　福井県嶺南振興局若狭健康福祉センター　〔2010〕　93p　30cm　Ⓝ498.1
◇若狭の健康福祉　平成23年度　小浜　福井県嶺南振興局若狭健康福祉センター　〔2011〕　87p　30cm　Ⓝ498.1

◆近畿地方
◇医療施設調査　〔京都〕　京都府保健福祉部　〔2004〕　55p　30cm　Ⓝ498.059
◇大阪府医師会の府民調査―医療制度改革に対する大阪府民の意識と意見　報告書　〔大阪〕　大阪府医師会　2010.3　262, 20p　30cm　Ⓝ498.13
◇大阪府医師会の府民調査―社会保障としての医療のあり方とその提供体制に関する意識調査　報告書　〔大阪〕　大阪府医師会　2008.3　224, 19p　30cm　Ⓝ498.13
◇大阪府健康増進計画中間評価報告書　大阪　大阪府健康福祉部保健医療室健康づくり課　2011.2　65p　30cm　Ⓝ498.1
◇北区健康づくりリーダー養成講座(健康こうべ21市民推進員養成講座)活動報告集―5年間のまとめ(平成13～17年度)　神戸市北区保健福祉部健康福祉課あんしすこやか係編　神戸　神戸市北区保健福祉部健康福祉課あんしすこやか係　2006.3　22p　30cm　Ⓝ498.1
◇京丹後市健康増進計画―みんなで進めるこころとからだの健康づくり　健康長寿のさとをめざして　京丹後市保健福祉部健康推進課編　〔京丹後〕　京丹後市　2007.3　92p　30cm　Ⓝ498.1
◇京都市民健康づくりプラン―中間評価及び見直し　京都　京都市保健福祉局保健衛生推進室健康増進課　2008.3　110p　30cm　Ⓝ498.1
◇京都府患者調査結果報告書　平成14年　京都府保健福祉部保健福祉総務課編　京都　京都府保健福祉部保健福祉総務課　2004.3　370p　30cm　Ⓝ498.059
◇京都府患者調査結果報告書　平成17年　京都府保健福祉部保健福祉企画室編　京都　京都府保健福祉部保健福祉企画室　2006.8　226p　30cm　Ⓝ498.059
◇京都府保健医療計画―健やか長寿の京都ビジョン　〔京都〕　京都府　2008.3　72, 59p　30cm　Ⓝ498.1
◇京都府保健医療計画　平成16年3月策定　〔京都〕　京都府　2004.3　180p　30cm　Ⓝ498.1
◇健康づくり生活習慣調査(3歳児及び飲酒・喫煙等)報告書　平成18年度　京都　京都市保健福祉局保健衛生推進室健康増進課　2008.3　70p　30cm　Ⓝ498.02162
◇スマイル新潟ヘルスプラン―新潟市健康づくり推進基本計画　みんなが主役！生涯健康でいきいきと　新潟　新潟市食育・健康づくり推進本部食育・健康づくり推進課　2007.9　266p　30cm　Ⓝ498.1
◇地域保健医療計画　〔奈良〕　奈良県福祉部健康局医務課　2003.4　1冊　30cm　Ⓝ498.1
　［内容］奈良地域保健医療計画　東和地域保健医療計画　西和地域保健医療計画　中和地域保健医療計画　南和地域保健医療計画
◇地域保健医療計画　大津保健医療圏編　平成15年3月改定　大津　滋賀県健康福祉部健康福祉政策課　2003.3　74p　30cm　Ⓝ498.1
◇地域保健医療計画　湖北保健医療圏編　平成15年3月改定　大津　滋賀県健康福祉部健康福祉政策課　2003.3　74p　30cm　Ⓝ498.1
◇地域保健医療計画　東近江保健医療圏編　平成15年3月改定　大津　滋賀県健康福祉部健康福祉政策課　2003.3　79p　30cm　Ⓝ498.1
◇地域保健医療計画　湖南保健医療圏編　平成15年3月改定　大津　滋賀県健康福祉部健康福祉政策課　2003.3　66p　30cm　Ⓝ498.1
◇地域保健医療計画　湖西保健医療圏編　平成15年3月改定　大津　滋賀県健康福祉部健康福祉政策課　2003.3　69p　30cm　Ⓝ498.1
◇地域保健医療計画　湖東保健医療圏編　平成15年3月改定　大津　滋賀県健康福祉部健康福祉政策課　2003.3　62p　30cm　Ⓝ498.1
◇地域保健医療計画　甲賀保健医療圏編　平成15年3月改定　大津　滋賀県健康福祉部健康福祉政策課　2003.3　55p　30cm　Ⓝ498.1
◇長岡京市国民健康保険特定健康診査等実施計画　長岡京　長岡京市健康福祉部保険年金課　2008.3　62p　30cm　〈背のタイトル：特定健康診査等実施計画〉　Ⓝ498.1
◇奈良県保健医療計画　奈良　奈良県福祉部健康局医務課　2003.4　186, 11p　30cm　Ⓝ498.1
◇奈良県保健医療計画―安心して健やかに暮らせる健康長寿の奈良県をめざして　〔奈良〕　奈良県　2010.4　232p　30cm　Ⓝ498.1
◇ひめじ健康プラン(姫路市保健計画)中間評価計画―市民一人ひとりの生涯にわたる健康づくりを支援することをめざして　姫路市保健所編　姫路　姫路市保健所　2006.3　139p　30cm　Ⓝ498.1
◇和歌山県医療費適正化計画　和歌山　和歌山県福祉保健部健康局健康づくり推進課　2008.3　48p　30cm　Ⓝ498.13
◇和歌山県がん対策推進計画　和歌山　和歌山県福祉保健部健康局健康づくり推進課　2008.3　31p　30cm　Ⓝ498.1

◇和歌山県健康増進計画　第2次　和歌山　和歌山県福祉保健部健康局健康づくり推進課　2008.3　88p　30cm　Ⓝ498.1
◇和歌山県の医療費状況　〔和歌山〕　和歌山県国民健康保険団体連合会　〔2004〕　161p　30cm　Ⓝ498.13
◇和歌山県の医療費状況　平成16年度版　〔和歌山〕　和歌山県国民健康保険団体連合会　〔2005〕　175p　30cm　Ⓝ498.13
◇和歌山県の医療費状況　平成18年度版　和歌山　和歌山県国民健康保険団体連合会　2007.3　117p　30cm　Ⓝ498.13
◇和歌山県の医療費状況　平成19年度版　和歌山　和歌山県国民健康保険団体連合会　2008.3　39p　30cm　Ⓝ498.13
◇和歌山県の医療費状況　平成21年度版　和歌山　和歌山県国民健康保険団体連合会　2009.7　37p　30cm　Ⓝ498.13
◇和歌山県の医療費の現状と保健事業のあり方を考える—医療費の動向と保健事業等の有効性調査研究業務報告書　和歌山　和歌山県福祉保健部長寿社会推進課国民健康保険室　2003.3　288p　30cm　〈委託先：富士総合研究所経済・福祉研究部〉　Ⓝ498.13
◇和歌山県保健医療計画　和歌山　和歌山県福祉保健部健康局医務課　2008.3　295p　30cm　Ⓝ498.1

◆中国・四国地方
◇赤磐市健康増進計画「赤磐市母子保健計画」—「みんなでつくる健康なまち・赤磐市」をめざして　赤磐　赤磐市　2007.3　79p　30cm　Ⓝ498.1
◇愛媛県がん対策推進計画　松山　愛媛県保健福祉部管理局保健福祉課　〔2008〕　42p　30cm　Ⓝ498.1
◇愛媛県県民健康調査報告書　平成22年　松山　愛媛県保健福祉部健康衛生局健康増進課　2011.5　198p　30cm　Ⓝ498.02183
◇愛媛県地域保健医療計画　第5次　松山　愛媛県福祉保健部管理局保健福祉課　〔2008〕　222p　30cm　Ⓝ498.1
◇愛媛県地域保健研究集会—健康実現えひめ2010　平成14年度　愛媛県健康増進センター編　〔松山〕　愛媛県　2003.3　98p　30cm　〈会期・会場：平成15年3月13日　愛媛看護研修センター　奥付のタイトル：愛媛県地域保健研究集会抄録集〉　Ⓝ498.02183
◇愛媛県地域保健研究集会—健康実現えひめ2010　平成15年度　愛媛県健康増進センター編　松山　愛媛県健康増進センター　2004.3　102p　30cm　〈会期・会場：平成16年3月11日　愛媛看護研修センター　奥付のタイトル：愛媛県地域保健研究集会抄録集〉　Ⓝ498.02183
◇愛媛県地域保健研究集会　平成16年度　愛媛県健康増進センター編　松山　愛媛県健康増進センター　2005.3　100p　30cm　〈会期・会場：平成17年3月15日　愛媛看護研修センター　奥付のタイトル：愛媛県地域保健研究集会抄録集〉　Ⓝ498.02183

◇「選ばれ競争の時代」を迎えた愛媛の医療業界—県内中小病院の現状と今後の経営戦略　業界調査報告書　松山　いよぎん地域経済研究センター　2005.3　139p　30cm　Ⓝ498.02183
◇岡山県の健康づくり　平成13年度版　〔岡山〕　岡山県保健福祉部健康対策課　2003.3　66p　30cm　Ⓝ498.02175
◇岡山県の健康づくり　平成14年度版　〔岡山〕　岡山県保健福祉部健康対策課　2004.3　67p　30cm　Ⓝ498.02175
◇岡山県の健康づくり　平成16年度版　〔岡山〕　岡山県保健福祉部健康対策課　2006.3　70p　30cm　Ⓝ498.02175
◇岡山県の健康づくり　平成18年度版　〔岡山〕　岡山県保健福祉部健康対策課　2008.1　70p　30cm　Ⓝ498.02175
◇岡山県の健康づくり　平成19年度版　〔岡山〕　岡山県保健福祉部健康対策課　2009.2　73p　30cm　Ⓝ498.02175
◇岡山県の健康づくり　平成20年度版　〔岡山〕　岡山県保健福祉部健康対策課　2010.2　62p　30cm　Ⓝ498.02175
◇岡山県保健医療計画　〔岡山〕　岡山県　2011.4　464p　30cm　Ⓝ498.1
◇健康おかやま21セカンドステージ—21世紀における県民健康づくり運動　追加・増補版　岡山　岡山県保健福祉部健康対策課　2008.3　27p　30cm　Ⓝ498.1
◇健康よしのがわ21計画—みんないきいき！！健康なまちづくりをめざして　吉野川　吉野川市健康福祉部健康推進課　2008.3　86p　30cm　Ⓝ498.1
◇静岡県における健康寿命の延伸を阻害する疾患に関する研究報告書　静岡県総合健康センター健康科学課　三島　静岡県総合健康センター健康科学課　2004.3　42p　30cm　Ⓝ498.02175
◇島根県患者調査　平成17年　〔松江〕　島根県健康福祉部　〔2007〕　234p　30cm　Ⓝ498.059
◇島根県患者調査　平成20年　島根県健康福祉部編　〔松江〕　島根県健康福祉部　2010.3　180p　30cm　Ⓝ498.059
◇健やかまるがめ21 —みんないきいきわがまち丸亀　丸亀　香川県丸亀市健康福祉部健康課　2007.4　71p　30cm　Ⓝ498.1
◇地域医療サービス提供マップ作成支援研究報告書—入退院・入退所の流れがわかる「都道府県地域医療・介護資源連携マップ（圏域単位）」のあり方の研究及び作成事業　医療経済研究・社会保険福祉協会医療経済研究機構　2008.3　7,84,29p　30cm　〈老人保健健康増進等事業による研究報告書　平成19年度〉　Ⓝ498.02175
◇中和の方々の医療に対する思いそして湯原温泉病院の思い—インタビュー調査から　矢嶋剛著　ブリッジQ　2009.11　74p　15cm　非売品　Ⓝ498.02175
◇はるかなる公衆衛生——医師の岡山県における公衆衛生実践の書　昭和45年5月〜平成21年3月　私家版　髙木寛治編著　〔総社〕　〔髙木寛治〕　2009.3　1138p　30cm　Ⓝ498.02175

◇東広島市健康増進計画 ─ いきいきヘルスプラン元気発信・ひがしひろしま　東広島　東広島市　2006.12　56p　30cm　Ⓝ498.1
◇東広島市健康増進計画 ─ いきいきヘルスプラン元気発信・ひがしひろしま　東広島市福祉部健康長寿課編　改訂版　〔東広島〕　東広島市　2011.1　71p　30cm　Ⓝ498.1
◇広島県医療機能調査結果報告書　〔広島〕　広島県　2007.8　1冊　30cm　Ⓝ498.02176
◇広島県医療費適正化計画 ─ みんなで支え合う医療システムをめざして　広島　広島県　2008.3　73p　30cm　Ⓝ498.13
◇広島県患者調査報告書　〔広島〕　広島県保健医療計画検討委員会　2006.5　195p　30cm　Ⓝ498.059
◇広島県がん対策推進計画 ─ がん患者と共に明日への希望を育むがん医療をめざして　〔広島〕　広島県　2008.3　61p　30cm　Ⓝ498.1
◇広島県健康増進計画 ─ 健康ひろしま21 健康は自分でつくる！みんなで応援！　〔広島〕　広島県　2008.3　101p　30cm　Ⓝ498.1
◇広島県病院事業経営計画 ─ 平成17年3月策定平成20年3月一部改定　平成17年度─平成21年度　〔広島〕　広島県福祉保健部　〔2008〕　35, 17p　30cm　Ⓝ498.163
◇広島県病院事業経営計画　平成21年度─平成25年度　〔広島〕　広島県　2009.3　24, 8p　30cm　Ⓝ498.163
◇広島県病院事業経営計画 ─ 中間見直し　平成21年度─平成25年度　広島県病院事業局県立病院課編　一部改定　広島　広島県病院事業局立病院課　2012.3　36, 36p　30cm　Ⓝ498.163
◇広島県保健医療計画 ─ 生活習慣により築く健康・みんなで支える医療　〔広島〕　広島県　2007.3　221p　30cm　Ⓝ498.1
◇広島県保健医療計画 ─ 生活習慣で築く健康連携で築くより安全・安心な医療　広島　広島県健康福祉局保健医療部医療政策課　2008.3　289p　30cm　Ⓝ498.1
◇広島県保健医療計画 ─ 生活習慣で築く健康連携で築くより安全・安心な医療 地域保健医療計画　広島　広島県健康福祉局保健医療部医療政策課　2008.3　245p　30cm　Ⓝ498.1
◇広島県保健医療計画 ─ 生活習慣により築く健康・みんなで支える医療 地域保健医療計画　〔広島〕　広島県　2007.3　231p　30cm　Ⓝ498.1
◇山形県患者調査　平成17年　〔山形〕　山形県健康福祉部　〔2007〕　375p　30cm　Ⓝ498.059

◆九州・沖縄地方
◇芦北地域保健医療計画　熊本　熊本県健康福祉部地域医療推進課　2003.6　38, 24p　30cm　〈計画決定：平成15年6月25日〉　Ⓝ498.1
◇芦北地域保健医療計画　第5次(平成20年度─平成24年度)　〔熊本〕　熊本県　2008.4　82p　30cm　Ⓝ498.1
◇阿蘇地域保健医療計画　熊本　熊本県健康福祉部地域医療推進課　2003.6　76p　30cm　〈計画決定：平成15年6月25日〉　Ⓝ498.1
◇阿蘇地域保健医療計画　第5次(平成20年度─平成24年度)　〔熊本〕　熊本県　2008.4　103p　30cm　Ⓝ498.1
◇天草地域保健医療計画　熊本　熊本県健康福祉部地域医療推進課　2003.6　69p　30cm　〈計画決定：平成15年6月25日〉　Ⓝ498.1
◇天草地域保健医療計画　第5次(平成20年度─平成24年度)　〔熊本〕　熊本県　2008.4　91p　30cm　Ⓝ498.1
◇有明地域保健医療計画　熊本　熊本県健康福祉部地域医療推進課　2003.6　79p　30cm　〈計画決定：平成15年6月25日〉　Ⓝ498.1
◇有明地域保健医療計画　第5次(平成20年度─平成24年度)　〔熊本〕　熊本県　2008.4　84p　30cm　Ⓝ498.1
◇壱岐地域保健医療計画 ─ 長崎県保健医療計画　〔長崎〕　長崎県　2006.3　123p　30cm　Ⓝ498.1
◇茨城地域保健医療計画　茨城県保健福祉部厚生総務課編　〔水戸〕　茨城県　2004.4　223p　30cm　Ⓝ498.1
◇宇城地域保健医療計画　熊本　熊本県健康福祉部地域医療推進課　2003.6　83p　30cm　〈計画決定：平成15年6月25日　折り込ミ1枚〉　Ⓝ498.1
◇宇城地域保健医療計画　第5次(平成20年度─平成24年度)　〔熊本〕　熊本県　2008.4　91p　30cm　Ⓝ498.1
◇嬉野市健康総合計画 ─ さあ！はじめよう！健康うれしの　嬉野市市民生活部保健環境課編　〔嬉野〕　佐賀県嬉野市　2008.3　101p　30cm　Ⓝ498.1
◇大分県医療計画　平成19年度改訂版　大分県福祉保健部医務課編　大分　大分県福祉保健部医務課　2008.3　187p　30cm　Ⓝ498.13
◇大分県医療費適正化計画　〔大分〕　大分県　〔2008〕　40, 61p　30cm　Ⓝ498.13
◇大分県地域保健医療計画　平成15年度改訂版　大分県福祉保健部医務薬事課編　大手町(大分県)　大分県福祉保健部医務薬事課　2004.3　276p　30cm　Ⓝ498.1
◇大分県保健所機能強化計画　平成15年度　大分県地域保健検討協議会編　人分　大分県福祉保健部福祉保健課　〔2004〕　58p　30cm　Ⓝ498.16
◇小城の医学と地域医療 ─ 病をいやす 佐賀大学・小城市交流事業特別展　佐賀　佐賀大学地域学歴史文化研究センター　2011.10　120p　30cm　〈会期・会場：2011年10月15日─11月27日 小城市立歴史資料館〉　Ⓝ498.02192
◇親子健やか生活習慣定着事業報告書　H22親子で健康づくりコース事例集　〔熊本〕　熊本県健康福祉部健康づくり推進課　2011.3　65p　30cm　Ⓝ498.16
◇鹿児島県医療施設機能等調査　上巻　鹿児島　鹿児島県保健福祉部　2007.3　558p　30cm　Ⓝ498.16
◇鹿児島県医療施設機能等調査　下巻　鹿児島　鹿児島県保健福祉部　2007.3　p559-1059　30cm　Ⓝ498.16

衛生行政　　　　　　　　　　　　　　　　　　　　　　医療と行政

◇鹿児島県医療費適正化計画　〔鹿児島〕　鹿児島県　2008.3　67p　30cm　Ⓝ498.13
◇鹿児島県保健医療計画　〔鹿児島〕　鹿児島県　2008.3　431p　30cm　Ⓝ498.1
◇鹿児島県民保健医療意識調査—調査報告書　鹿児島　鹿児島県保健福祉部　2007.3　522p　30cm　Ⓝ498.02197
◇上五島地域保健医療計画—長崎県保健医療計画　〔長崎〕　長崎県　2006.3　138p　30cm　Ⓝ498.1
◇上益城地域保健医療計画　熊本　熊本県健康福祉部地域医療推進課　2003.6　74p　30cm〈計画決定：平成15年6月25日〉　Ⓝ498.1
◇上益城地域保健医療計画　第5次（平成20年度—平成24年度）　〔熊本〕　熊本県　2008.4　80p　30cm　Ⓝ498.1
◇鹿本地域保健医療計画　熊本　熊本県健康福祉部地域医療推進課　2003.6　84p　30cm〈計画決定：平成15年6月25日〉　Ⓝ498.1
◇鹿本地域保健医療計画　第5次（平成20年度—平成24年度）　〔熊本〕　熊本県　2008.4　94p　30cm　Ⓝ498.1
◇菊池地域保健医療計画　熊本　熊本県健康福祉部地域医療推進課　2003.6　45p　30cm〈計画決定：平成15年6月25日　活力と健康はぐくむ飛翔の郷づくり〉　Ⓝ498.1
◇菊池地域保健医療計画　第5次（平成20年度—平成24年度）　〔熊本〕　熊本県　2008.4　79p　30cm　Ⓝ498.1
◇球磨地域保健医療計画　熊本　熊本県健康福祉部地域医療推進課　2003.6　47p　30cm〈計画決定：平成15年6月25日〉　Ⓝ498.1
◇球磨地域保健医療計画　第5次（平成20年度—平成24年度）　〔熊本〕　熊本県　2008.4　92p　30cm　Ⓝ498.1
◇熊本県健康づくりモデル市町村支援事業報告書　〔熊本〕　熊本県健康福祉部健康増進課　〔2003〕　98p　30cm　Ⓝ498.1
◇熊本県健康づくりモデル市町村支援事業報告書—温泉を活用した健康づくり事業　熊本県健康福祉部健康づくり推進課編　熊本　熊本県健康福祉部健康づくり推進課　2005.3　54p　30cm　Ⓝ498.1
◇熊本県健康増進推進計画—第2次くまもと21ヘルスプラン　熊本　熊本県健康福祉部健康づくり推進課　2008.3　92p　30cm〈背・表紙のタイトル：熊本県健康増進計画〉　Ⓝ498.1
◇「熊本県における医療費の見通しに関する計画」の進捗状況報告書　〔熊本〕　熊本県　2011.6　31p　30cm　Ⓝ498.13
◇熊本県の基本健康診査　平成16年度　〔熊本〕　熊本県健康福祉部高齢者支援総室　〔2004〕　73p　30cm　Ⓝ498.059
◇熊本県へき地保健医療計画　平成20年度—平成24年度　〔熊本〕　熊本県　2008.12　48p　30cm　Ⓝ498.1
◇熊本県保健医療計画　第4次計画　熊本　熊本県健康福祉部地域医療推進課　2003.6　154p　30cm〈計画決定：平成15年6月〉　Ⓝ498.1

◇熊本県保健医療計画　第5次（平成20年度—24年度）　〔熊本〕　熊本県　〔2008〕　231p　30cm　Ⓝ498.1
◇熊本地域保健医療計画　熊本　熊本県健康福祉部地域医療推進課　2003.6　113p　30cm〈計画決定：平成15年6月25日〉　Ⓝ498.1
◇熊本地域保健医療計画　第5次（平成20年度—平成24年度）　〔熊本〕　熊本県　2008.4　120p　30cm　Ⓝ498.1
◇くまもと21ヘルスプラン—熊本県健康づくり計画　熊本県健康福祉部健康増進課編　熊本　熊本県健康福祉部健康増進課　2003.3　74p　30cm　Ⓝ498.1
◇県央地域保健医療計画—長崎県保健医療計画　〔長崎〕　長崎県　2006.3　135p　30cm　Ⓝ498.1
◇健康かごしま21　—心豊かに生涯を送れる健康長寿文化県の創造　一人ひとりの健康づくりを県民全体で支援するための健康づくり計画　改訂版　鹿児島　鹿児島県保健福祉部健康増進課　2008.3　1冊　30cm　Ⓝ498.1
◇「健康西彼21」西彼保健所の健康づくり支援計画　長崎県西彼保健所編　長崎　長崎県西彼保健所　2004.2　69p　30cm　Ⓝ498.1
◇健康ながさき21　—長崎県健康づくり計画　中間見直し版　長崎　長崎県福祉保健部国保・健康増進課　2006.3　97p　30cm　Ⓝ498.1
◇健康ふくつ21計画—福津市まちづくり計画　健康づくりは、幸せづくり、まちづくり　平成19年度〜平成28年度　福津市編　福津　福津市　2007.3　110p　30cm　Ⓝ498.1
◇健康みやざき市民プラン—みんな元気でいいこっちゃー：2003-2012　宮崎市健康福祉部保健総務課編　〔宮崎〕　宮崎市　2003.3　105p　30cm　Ⓝ498.1
◇健康みやざき市民プラン—中間評価＆見直し：2003-2007 2008-2012（セカンドステージ）：みんな元気でいいこっちゃー　宮崎　宮崎市健康管理部保健総務課　2008.3　101p　30cm　Ⓝ498.1
◇県南地域保健医療計画—長崎県保健医療計画　〔長崎〕　長崎県　2006.3　143p　30cm　Ⓝ498.1
◇県北地域保健医療計画—長崎県保健医療計画　〔長崎〕　長崎県　2006.3　81p　30cm　Ⓝ498.1
◇県民健康・栄養調査報告書　平成18年度　〔熊本〕　熊本県　2007.3　117p　30cm　Ⓝ498.02194
◇五島地域保健医療計画—長崎県保健医療計画　〔長崎〕　長崎県　2006.3　130p　30cm　Ⓝ498.1
◇子どもドック事業報告書—子どもの生活習慣病予防改善のために　平成16年度　熊本　熊本県健康福祉部健康づくり推進課　2005.3　71p　30cm　Ⓝ498.02194
◇佐賀県医療費適正化計画　第1期　〔佐賀〕　佐賀県　2008.10　37p　30cm　Ⓝ498.13
◇佐世保地域保健医療計画—長崎県保健医療計画　〔長崎〕　長崎県　2006.3　145p　30cm　Ⓝ498.1

◇すすめよう！「健康こばやし21」─健康こばやし21行動計画冊子 愛can笑顔あふれるまち小林 〔小林〕 小林市 2005.3 66p 30cm Ⓝ498.1
◇高めよう沖縄の精神保健福祉 地域精神保健看護研究会「でいごゼミ」編 那覇 地域精神保健看護研究会「でいごゼミ」 2003.4 132p 21cm （対米協助成シリーズ no.18） 300円 Ⓝ498.02199
◇地域保健医療計画─出水保健医療圏 〔鹿児島〕 鹿児島県 2003.4 83p 30cm Ⓝ498.1
◇対馬地域保健医療計画─長崎県保健医療計画 〔長崎〕 長崎県 2006.3 151p 30cm Ⓝ498.1
◇長崎県保健医療計画 〔長崎〕 長崎県 2006.3 225p 30cm Ⓝ498.1
◇長崎県保健医療計画─疾病又は事業ごとの医療連携体制の構築に向けて 〔長崎〕 長崎県 2008.3 52p 30cm Ⓝ498.1
◇長崎地域保健医療計画─長崎県保健医療計画 〔長崎〕 長崎県 2006.3 131p 30cm Ⓝ498.1
◇なぜ宮崎に医師はいないのか─誰も語らない医師不足の本当の理由 清山知憲著 宮崎 宮日文化情報センター（印刷） 2010.9 165p 19cm 1000円 ①978-4-904186-20-6 Ⓝ498.02196
◇人を不幸にしない医療─患者・家族・医療者 山城紀子著 岩波書店 2011.7 256p 15cm （岩波現代文庫 S227）〈2003年刊の加筆〉 860円 ①978-4-00-603227-2 Ⓝ498.02199
　内容：第1部「抑制」ゼロへ（あるひとことがきっかけに 試行錯誤の日々） 第2部 医師はどのような働き方をしているのか（医師に何が起きたのか 立ち上がる医師たち） 第3部 患者に添って（白衣を着ないわけ 施設長のチャレンジ 患者がわかるカルテ）「人を不幸にしない医療」─その後
◇「姫島発！あったかなむらづくり事業」報告書 姫島村（大分県） 姫島村 2011.3 99p 30cm 〈平成22年度厚生労働省老人保健健康増進等事業〉 Ⓝ498.02196
◇保健所企画調整部門活動報告会記録集─地域保健の充実強化をめざして 平成15年度 大分県福祉保健部福祉保健課編 大分 大分県福祉保健部福祉保健課 2004.3 80p 30cm 〈共同刊行：大分県地域保健検討協議会〉 Ⓝ498.02195
◇宮崎県がん対策推進計画 〔宮崎〕 宮崎県 2008.3 37p 30cm Ⓝ498.1
◇八代地域保健医療計画 熊本 熊本県健康福祉部地域医療推進課 2003.6 82p 30cm 〈計画決定：平成15年6月25日〉 Ⓝ498.1
◇八代地域保健医療計画 第5次（平成20年度─平成24年度） 〔熊本〕 熊本県 2008.4 92p 30cm Ⓝ498.1
◇臨床研究連携基盤構築事業─平成21年度成果報告書 〔那覇〕 沖縄県 2010.3 52, 48p 30cm Ⓝ498.02199

《薬事行政》

◇医薬品・医療機器等製造販売後安全対策業務指針 2010 薬事日報社 2010.4 418p 26cm 6000円 ①978-4-8408-1134-7 Ⓝ499.091
◇医薬品、医療機器等の審査・承認体制のあるべき姿─戦略イニシアティブ 科学技術振興機構研究開発戦略センター 2008.3 27p 30cm Ⓝ499.091
◇最近の薬務行政 16・17年版 薬事研究会監修 薬務公報社 2005.12 430p 26cm 5600円 ①4-89647-157-1
　内容：本編 資料・統計編（第1章関係（最近の主な動き） 第2章関係（医薬品産業等） 第3章関係（医療機器等） 第4章関係（医薬品・医療用具等の製造承認等）ほか）
◇消費者の安全、有効な医薬品監視体制─FDAガイダンス 和英対訳 米国FDA生物学評価研究センター編, サーベイ・ジャパン国際研究所訳 〔サーベイ・ジャパン国際研究所〕 2009.3 11枚 30cm 28000円 Ⓝ499.091
◇独立行政法人医薬品医療機器総合機構─医薬品承認審査・安全対策の現状と将来 日刊薬業シンポジウム じほう日刊薬業シンポジウム企画・取材班編 じほう 2004.9 99p 28cm （日刊薬業別冊）〈会期：2004年8月31日〉 2000円 Ⓝ499.091
　内容：対談：独立行政法人医薬品医療機器総合機構（宮島彰, 青木初夫述） 講演：改正薬事法と承認審査の動向（川原章述） シンポジウム：医薬品総合機構に期待するもの（石井庸一述） 医薬品医療機器総合機構における審査関連業務について（古澤康秀述） 総合機構設立後の業界の対応と要望について（高橋春男述） 総合機構設立後の業界の要望について（前田博述） 総合機構における安全対策関連業務について（伏見環述）
◇日本の薬はどこかおかしい！ 福田衣里子, 中井まり述, 鳥越俊太郎聞き手 青志社 2008.7 223p 19cm 1400円 ①978-4-903853-33-8 Ⓝ499.091
　内容：第1章 国と闘った二人の女性 第2章 実名を公表するということ 第3章 知るということ 第4章 これからの薬事行政
◇日本の薬事行政─和英対訳 2007 薬事研究会監修 薬事日報社 2007.10 357p 26cm 5000円 ①978-4-8408-1000-5 Ⓝ499.091
◇薬務行政概要 平成14年度版 〔徳島〕 徳島県保健福祉部薬務課 〔2003〕 82p 30cm Ⓝ499.091

医療関連法規

◇「医療安全の確保に向けた保健師助産師看護師法等のあり方に関する検討会」まとめについて 〔厚生労働省医政局看護課〕 2005.11 2, 13枚 30cm Ⓝ499.091

◇医療関連法規―医療従事者必携　水口錠二著　第2版　大阪　水口医療システム研究所　2005.5　303p　26cm　2600円　Ⓘ4-9902431-4-5　Ⓝ498.12

◇医療関連法規―医療秘書・医療事務実務教育講座　小野寺伸夫監修・著　メディカルエデュケーション　2007.3　195p　26cm　2200円　Ⓘ4-903383-06-7　Ⓝ498.12

◇医療刑務所―殺人の贖罪　林田宗栄著　かや書房　2005.1　238p　19cm　1800円　Ⓘ4-906124-59-3　Ⓝ326.52
　内容　第1部 ダイヤモンドと腐ったりんご　第2部 創造者　第3部 人間博物館

◇医療行為と法　大谷實著　新版補正第2版　弘文堂　2004.12　294,6p　19cm　(弘文堂法学選書11)〈平成11年刊(新版補正第2版)2刷〉を原本としたオンデマンド版〉　3200円　Ⓘ4-335-35322-7　Ⓝ498.12

◇医療従事者のためのこれだけは知っておきたい61の法律　河野公一, 田邉昇, 森田大, 米田博, 鈴木俊明編　京都　金芳堂　2012.1　388p　26cm　4400円　Ⓘ978-4-7653-1512-8　Ⓝ498.12

◇医療で求められるリーガルマインド―歯科の事例・判例を中心に　加藤仁資著　医歯薬出版　2004.11　143p　26cm　4000円　Ⓘ4-263-44190-7　Ⓝ498.12

◇医療と法　下田寛己, 中澤厚志著, ヘルス・システム研究所編　ヘルス・システム研究所　2004.3　131p　26cm　2500円　Ⓘ4-902527-05-7　Ⓝ498.12

◇医療と法　ヘルス・システム研究所監修, 下田寛己, 中澤厚志著　第2版　ヘルス・システム研究所　2006.3　130p　26cm　2500円　Ⓘ4-902527-44-8　Ⓝ498.12

◇医療と法―医療同意に関する一考察　2008-2010年度　植木哲編　〔千葉〕　千葉大学大学院人文社会科学研究科　2010.3　36p　30cm　(人文社会科学研究科研究プロジェクト報告書 第209集)　Ⓝ324.65
　内容　身上監護総論(小賀野晶一著)　医療行為における患者の代諾(石田瞳著)

◇医療と法を考える―救急車と正義　樋口範雄著　有斐閣　2007.10　236p　22cm　(法学教室library)　2200円　Ⓘ978-4-641-12523-0　Ⓝ498.12
　内容　「Why＝なぜ」で始まる医事法入門　医師・患者関係の性格　産業医や診療医―雇用や保険加入の場面で　倫理委員会　医師の資格と処分―医師になるために、医師であるために　医師の応召(応招)義務・診療義務　対面診療から遠隔医療へ―医師法20条　医行為・医業独占と業務の縦割り―医師法17条　医療事故と警察届出・刑事司法―医師法21条　医療の守秘義務と例外　個人情報保護法と医療　救急車と正義　医療の課題と3人の法律家

◇医療と法を考える　続　樋口範雄著　有斐閣　2008.11　261p　22cm　(法学教室library)〈「続」のサブタイトル：終末期医療ガイドライン〉　2300円　Ⓘ978-4-641-12532-2　Ⓝ498.12
　内容　臨床研究―インフォームド・コンセントと倫理委員会　ヘルシンキ宣言を読む　予防接種被害と救済　人工生殖で生まれた子の親子関係　終末期医療とプロセス・ガイドライン　出生と中絶　人体試料と法の考え方　医療過誤訴訟(1)―アメリカの場合　医療過誤訴訟(2)―日本の場合　医療過誤訴訟(3)―インフォームド・コンセント訴訟　さまざまな課題　医療と法―法のあり法再考

◇医療の法律学　植木哲著　第2版　有斐閣　2003.9　399p　20cm　2900円　Ⓘ4-641-13340-9　Ⓝ498.12
　内容　医療の法律学―統合的医事法の方法　紛争(解決)の法律学―医療紛争の実態と解決方法(日本, アメリカ, ドイツ)　意識の法律学―(歯科)医師のタテマエとホンネ　ムンテラの法律学―医学・医療の伝統と反省　カルテの法律学―診療録と医療情報　医薬品の法律学―薬害と製造物責任　疫学の法律学―薬害・公害における因果関係　薬事行政の法律学―薬の安全性と国の危険管理　被害の法律学―予防接種の強制と被害　バイオ・メディカルの法律学―先端医療・脳死・臓器移植　告知の法律学―癌告知と説明義務　ターミナル・ケアの法律学―東海大学裁判と尊厳死・安楽死

◇医療の法律学　植木哲著　第3版　有斐閣　2007.11　383p　22cm　3000円　Ⓘ978-4-641-13487-4　Ⓝ498.12
　内容　医事法の法律学―統合的医事法の提唱　紛争(解決)の法律学―医療紛争の実態と解決方法(日本, アメリカ, ドイツ)　意識の法律学―(歯科)医師のタテマエとホンネ　ムンテラの法律学―医学・医療の伝統と反省　カルテの法律学―診療録と医療情報　医療水準の法律学―医療機関(病院)の法的責任　クスリの法律学―薬害と製造物責任　集団被害の法律学―薬害・公害における因果関係　薬事行政の法律学―薬の安全性と国の危険管理責任　予防接種の法律学―予防接種の強制と被害　バイオ・メディカルの法律学　告知の法律学　ターミナル・ケアの法律学

◇医療法律相談　畔柳達雄, 児玉安司, 樋口範雄編　有斐閣　2008.3　434p　22cm　(新・法律相談シリーズ)　3500円　Ⓘ978-4-641-00645-4　Ⓝ498.12
　内容　第1部 医療・倫理・法　第2部 医業・医療従事者　第3部 医療提供体制　第4部 診療情報の利用と保護　第5部 医学研究をめぐる問題　第6部 医療事故の問題　第7部 出生をめぐる問題　第8部 臓器移植・終末期医療　第9部 様々な患者をめぐる問題

◇医療・福祉を学ぶ人のための法学入門　久塚純一, 長沼建一郎, 森田慎二郎編　京都　法律文化社　2012.4　249p　21cm　2400円　Ⓘ978-4-589-03413-7
　内容　医療・福祉を学ぶ人のための法学(「医療・福祉」と「法」　医療・福祉の専門職養成と法　法学の基礎知識)　第1章 民法(民法総則　物権　債権　親族　相続)　第2章 憲法(憲法の基本原理　基本的人権　統治機構)　第3章 行政法(行政法の基本原理　行政のしくみ　行政作用　行政手続、情報公開　行政不服審査　行政事件訴訟　国家賠償)　終章 社会生活と法(医療・福祉と契約　ソーシャルワークと関連法　刑法と医療・福祉の関わり　医療・福祉専門職の法的責任)

◇医療法学入門　大磯義一郎, 加治一毅, 山田奈美恵著　医学書院　2012.5　247p　21cm　3800円　Ⓘ978-4-260-01567-7
　内容　第1章 なぜ医療法学なのか　第2章 医師法, コメディカル法　第3章 医療法　第4章 公衆衛生に関する法規　第5章 刑事責任, 行政責任　第6章 民

事医療訴訟　第7章 保険診療　第8章 薬事法と医療　第9章 生命倫理と法
◇刑事施設内医療を考える―刑務所から見えるもう一つの医療問題　近畿弁護士会連合会人権擁護委員会編著　現代人文社　2009.2　191p　21cm　〈発売：大学図書〉　2600円　Ⓘ978-4-87798-400-7　Ⓝ326.52
◇健康安全関係法令集　平成20年版　日本人事行政研究所編　日本人事行政研究所　2008.3　847p　22cm　〈発売：PM出版〉　8000円　Ⓘ978-4-903541-08-2　Ⓝ366.34
　内容　国家公務員法　人事院規則一〇一四（職員の保健及び安全保持）/人事院規則一〇一四の運用について（通知）　有害物質の使用等の制限について（通知）　一般定期健康診断における胸部エックス線検査の実施について（通知）　精神障害に係る就業禁止について（通知）　VDT作業従事職員に係る環境管理、作業管理及び健康管理について（通知）　指針 VDT作業従事職員に係る環境管理、作業管理及び健康管理について（通知）　手引 職員の心の健康づくりのための指針について（通知）　医療機関等におけるB型肝炎の予防について（通知）　職員に対するC型肝炎抗体検査の実施について（通知）〔ほか〕
◇健康増進法・食育基本法・食品安全基本法　〔点字資料〕　日本点字図書館（製作）　2007.3　153p　26cm　〈厚生労働省委託法令図書　原本１：総務省法令データ提供システム他　ルーズリーフ〉　Ⓝ498.12
◇健康増進法逐条解説　健康増進法研究会監修　中央法規出版　2004.1　371p　22cm　3200円　Ⓘ4-8058-4513-9　Ⓝ498.12
　内容　第1編 健康増進法制定の趣旨と経緯（法律制定の趣旨　法律制定の経緯）　第2編 健康増進法逐条解説　第3編 参考資料（健康増進法案提案理由説明　健康増進法要綱　健康増進法（平成一四年法律第一〇三号）ほか）
◇健康増進法と地域保健法―実行ある健康増進施策の推進のために　河原和夫著　サンライフ企画　2003.6　111p　26cm　1000円　Ⓘ4-921086-23-0　Ⓝ498.12
　内容　第1章 これまでの健康づくり対策の流れ（戦前の体力向上運動　戦後の健康づくり運動の動き　第1次国民健康づくり対策（昭和53（1978）年〜）　第2次国民健康づくり事業（昭和63（1988）年〜）　第3次国民健康づくり対策「健康日本21」（平成12（2000）年〜）　第2章 健康増進法と地域保健法の概要、解釈（健康増進法　地域保健法）　第3章 健康増進法と地域保健法を日々の業務に役立たせるために　参考資料
◇「健康増進法」のねらいを考える―「健康日本21」の法制化　日本教職員組合養護教員部編　アドバンテージサーバー　2003.7　28p　21cm　（学習シリーズ 12）　200円　Ⓘ4-901927-04-3
　内容　"医療制度改革関連法案成立"「健康増進法」制定　「健康増進法」の概要　「健康増進法」の骨格　「健康増進法」制定までの流れ　「健康日本21」とは？　「健康日本21」の問題点　「健康日本21」の問題点　学校での問題点　今後、予想されること　資料1 具体的な動き　資料2 「健康増進法」に関連する法律の改正部分
◇自己再想像の〈法〉―生権力と自己決定の狭間で　仲正昌樹著　御茶の水書房　2005.1　256p　21cm　2600円　Ⓘ4-275-00360-8　Ⓝ498.12

　内容　第1章 私的領域における「法」　第2章 医事法における「公/私」の境界線の曖昧さ―人体の公的管理と自己決定権の狭間で　第3章 「人体実験」とインフォームド・コンセントの法理―金沢大学医学部附属病院無断臨床試験訴訟を素材として　第4章 医事訴訟におけるQOLと「自己決定」―金沢大学附属病院無断臨床試験訴訟を起点として　第5章 「自由」と「暴力」
◇実践講座 実践医療法―医療の法システム　山口悟著　信山社　2012.2　319p　21cm　5000円　Ⓘ978-4-7972-3631-6
　内容　第1部 医療の法システム総論　第2部 医療の重要な課題（医療情報の保護と利用　医療の安全の確保）　第3部 患者中心の医療―医療行為法（患者と医師の法律関係　医師の義務と患者の義務）　第4部 医療提供体制（病院と診療所に対する規律　医療計画）　第5部 医療法人
◇図解福祉の法律と手続きがわかる事典　若林美佳監修　三修社　2008.11　253p　21cm　1800円　Ⓘ978-4-384-03956-6　Ⓝ369.11
　内容　第1章 母子をめぐる福祉サービスと法律　第2章 生活保護　第3章 医療保険制度と高齢者を保護する制度　第4章 公的年金制度　第5章 障害者をめぐる福祉サービスと法律　第6章 介護保険制度　第7章 成年後見制度
◇図解福祉の法律と手続きがわかる事典　若林美佳監修　改訂新版　三修社　2011.9　263p　21cm　1800円　Ⓘ978-4-384-04436-2　Ⓝ369.11
◇成年後見と医療行為　新井誠編　日本評論社　2007.3　279p　21cm　3800円　Ⓘ978-4-535-51441-6　Ⓝ498.12
　内容　成年後見法における医療行為の同意権　第1部 実務からの問題提起（認知症高齢者の医療同意をめぐる成年後見制度の課題―医師を対象とした全国アンケート調査結果　認知症高齢者における医療選択と意思能力―「認知症高齢者の医療行為におけるインフォームド・コンセントに関する研究」より　成年後見と、実務における医療行為）　第2部 理論的検討（医療契約・医療行為の法的問題点　医療行為に関する成年後見人等の権限と機能　医療行為に対する承諾の相対化と法的評価　医療同意と身上監護）　第3部 比較法的検討（精神科病院への非強制入院を考える―イギリスBournewood事件よりの示唆　オランダにおける高齢者の医療行為に関する意思決定―生命終結に関して　ドイツ世話制度における医療行為の同意）　同意能力のない者に対する医療行為の法的問題点と立法提言
◇日本の医療関連法規―その歴史と基礎知識　平井謙二著　日本医療企画　2010.5　85p　26cm　（医療経営士テキスト 初級 3）　2500円　Ⓘ978-4-89041-903-6　Ⓝ498.12
　内容　第1章 医療関連法規の全体像（医療関連法規とは　主な医療関連法規（その1）―狭義の医療関連法規　ほか）　第2章 医事法　第3章 医療従事者に関する法規　第4章 医療保険制度に関する法規　第5章 広義の医療関連法規
◇法改正は花ひらく　木村角次著, 出版記念会編〔横浜〕　出版記念会　2005.5　250p　21cm　Ⓝ498.12
◇法システム1―生命・医療・安全衛生と法　中嶋士元也, 町野朔, 野ရှ豊弘著　放送大学教育振興

◇会　2006.9　241p　21cm　(放送大学大学院教材 2006)　2200円　ⓘ4-595-12627-1　Ⓝ498.12
◇保健師助産師看護師法60年史 — 看護行政のあゆみと看護の発展　保健師助産師看護師法60年史編纂委員会編　日本看護協会　2009.12　416p　26cm　3800円　ⓘ978-4-8180-1449-7　Ⓝ498.12
　内容 総論 保健師助産師看護師法60年史総論　第1部 保助看法60年を振り返る　第2部 保助看法の改正経緯　第3部 厚生労働省等の看護行政の足跡　第4部 保助看法の変遷と看護行政のトピックス　第5部 都道府県の看護行政のあゆみ　資料
◇民事法および医療法に関する日中の比較研究　2008-2010年度　植木哲編　〔千葉〕　千葉大学大学院人文社会科学研究科　2010.3　68p　30cm　(人文社会科学研究科研究プロジェクト報告書 第204集)　Ⓝ324.922
◇よくわかる医療・福祉関係法規の手引き　本井治著　京都　共和書院　2008.12　390p　26cm　3500円　ⓘ978-4-905681-30-4　Ⓝ498.12
　内容 1章 法の理解　2章 法と社会保障　3章 医事関係法規　4章 薬事関係法規　5章 保健衛生関係法規　6章 環境衛生関係法規　7章 福祉関係法規　8章 その他の関係法規
◇よくわかる医療・福祉関係法規の手引き　本井治著　2版　京都　共和書院　2011.4　432p　26cm　3500円　ⓘ978-4-905681-40-3　Ⓝ498.12
　内容 1章 法の理解　2章 法と社会保障　3章 医事関係法規　4章 薬事関係法規　5章 福祉関係法規　6章 保健衛生関係法規　7章 環境衛生関係法規　8章 その他の関係法規　参考法令
◇立法百年史 — 精神保健・医療・福祉関連法規の立法史　広田伊蘇夫著　批評社　2004.7　412p　22cm　4300円　ⓘ4-8265-0403-9　Ⓝ498.12
　内容 第1章　～1900年—精神病者監護法前史　第2章 1900年—精神病者監護法　第3章 1911年—精神病院設置に関する建議案　第4章 1919年—精神病院法　第5章 1950年—精神衛生法の制定　第6章 1965年—精神衛生法改正　第7章 1987年—精神保健法　第8章 1993年—精神保健法一部改正　第9章 1995年—精神保健及び精神障害者福祉に関する法律　第10章 1999年—精神保健福祉法の一部改正
◇わかりやすい関係法規　杉本正子ほか編　ヌーヴェルヒロカワ　2003.2　288p　26cm 〈付属資料：80p(21cm)：整理ノート〉　2200円　ⓘ4-902085-40-2　Ⓝ498.12
◇私たちの拠りどころ保健師助産師看護師法　田村やよひ著　日本看護協会出版会　2008.11　180p　21cm　1800円　ⓘ978-4-8180-1370-4　Ⓝ498.12

《衛生関係法規》

◇衛生法規の要点 — 保健・医療に従事する人のために　北川定謙監修, 中原俊隆編　新訂　日本公衆衛生協会　2005.7　180p　26cm 〈執筆：中原俊隆ほか〉　2800円　ⓘ4-8192-0190-5　Ⓝ498.12
◇実務衛生行政六法　平成16年版　衛生法規研究会監修　名古屋　新日本法規出版　2003.12　3227p　22cm　5900円　ⓘ4-7882-0610-2　Ⓝ498.12
◇実務衛生行政六法　平成17年版　衛生法規研究会監修　名古屋　新日本法規出版　2004.12　3426p　22cm　6000円　ⓘ4-7882-0734-6　Ⓝ498.12
◇実務衛生行政六法　平成18年版　衛生法規研究会監修　名古屋　新日本法規出版　2005.12　3302p　22cm　6000円　ⓘ4-7882-0859-8　Ⓝ498.12
◇実務衛生行政六法　平成19年版　衛生法規研究会編　新日本法規出版　2006.12　3418p　22cm　6000円　ⓘ4-7882-0976-4　Ⓝ498.12
◇実務衛生行政六法　平成20年版　衛生法規研究会編　名古屋　新日本法規出版　2007.12　3466p　22cm　6100円　ⓘ978-4-7882-7021-3　Ⓝ498.12
◇実務衛生行政六法　平成21年版　衛生法規研究会編　名古屋　新日本法規出版　2008.12　3540p　22cm　6200円　ⓘ978-4-7882-7145-6　Ⓝ498.12
◇実務衛生行政六法　平成22年版　衛生法規研究会編　名古屋　新日本法規出版　2009.11　3326p　22cm　6200円　ⓘ978-4-7882-7252-1　Ⓝ498.12
◇実務衛生行政六法　平成23年版　衛生法規研究会編　名古屋　新日本法規出版　2010.11　3263p　22cm　6200円　ⓘ978-4-7882-7362-7　Ⓝ498.12
◇実務衛生行政六法　平成24年版　衛生法規研究会編　名古屋　新日本法規出版　2011.11　3114p　22cm　6200円　ⓘ978-4-7882-7472-3　Ⓝ498.12

《保健関係法規》

◇高齢者保健福祉六法　平成16年版　高齢者保健福祉法制研究会監修　中央法規出版　2003.12　2432p　19cm　5500円　ⓘ4-8058-4507-4　Ⓝ369.26
　内容 第1章 老人保健法関係　第2章 老人福祉法関係　第3章 介護保険　第4章 社会福祉　第5章 関係法令　第6章 資料
◇高齢者保健福祉六法　平成17年版　高齢者保健福祉法制研究会監修　中央法規出版　2004.11　2432p　19cm　5500円　ⓘ4-8058-4564-3　Ⓝ369.26
　内容 第1章 老人保健法関係　第2章 老人福祉法関係　第3章 介護保険　第4章 社会福祉　第5章 関係法令　第6章 資料
◇高齢者保健福祉六法　平成18年版　高齢者保健福祉法制研究会監修　中央法規出版　2005.11　2425p　19cm　5500円　ⓘ4-8058-4630-5　Ⓝ369.26
　内容 第1章 老人保健法関係　第2章 老人福祉法関係　第3章 介護保険　第4章 社会福祉　第5章 関係法令　第6章 資料

◇高齢者保健福祉六法　平成19年版　高齢者保健福祉法制研究会監修　中央法規出版　2006.12　2899p　19cm　5500円　Ⓘ4-8058-4700-X　Ⓝ369.16
　内容　第1章 老人保健法関係　第2章 老人福祉法関係　第3章 介護保険　第4章 社会福祉　第5章 関係法令　第6章 資料　付録 高齢者の医療の確保に関する法律

◇老人保健制度の解説　平成16年4月版　社会保険研究所　2004.8　438p　26cm　3000円　Ⓘ4-7894-2202-X　Ⓝ364.4

◇老人保健法関係法令通知集　平成15年版　老人保健制度研究会監修　第一法規　2003.9　3000p　22cm　〈出版者の名称変更：平成14年版までは第一法規出版〉　6600円　Ⓘ4-474-01723-4　Ⓝ364.4

◇老人保健法関係法令通知集　平成17年版　老人保健制度研究会監修　第一法規　2005.6　3062p　22cm　6600円　Ⓘ4-474-01892-3　Ⓝ364.4
　内容　1 法令編（法律　政令　省令　告示）　2 通知編

◇Q&A改正老人保健法のポイント　ぎょうせい　2003.11　114p　26cm　1429円　Ⓘ4-324-07187-X　Ⓝ364.4

《放射線関係法規》

◇アイソトープ法令集　2　2007年版　医療放射線防護関係法令　日本アイソトープ協会編　日本アイソトープ協会　2007.12　488p　26cm　〈発売：丸善〉　3200円　Ⓘ978-4-89073-191-6
　内容　医療法関係（医療法（昭和23年法律第205号）（抄）　医療法施行令（昭和23年政令第326号）ほか）　薬事法関係（薬事法（昭和35年法律第145号）（抄）　薬事法施行令（昭和36年政令第11号）（抄）ほか）　診療放射線技師法関係（診療放射線技師法（昭和26年法律第226号）（抄）　診療放射線技師法施行令（昭和28年政令第385号）（抄）ほか）　臨床検査技師等に関する法律関係（臨床検査技師等に関する法律（昭和33年法律第76号）（抄）　臨床検査技師等に関する法律施行規則（昭和33年厚生省第24号）（抄）ほか）

◇医療放射線法令・立入検査手引書　山口一郎監修，清堂峰明，諸澄邦彦編　ピラールプレス　2010.7　230p　30cm　〈共同刊行：日本放射線公衆安全学会〉　3800円　Ⓘ978-4-86194-009-5　Ⓝ498.16

◇最新放射線障害防止法令集　平成17年　原子力安全技術センター放射線障害防止法令集編集委員会編　原子力安全技術センター　2005.7　876p　22cm　3300円　Ⓝ539.68

◇最新放射線障害防止法令集　平成20年　原子力安全技術センター編　原子力安全技術センター　2008.10　876p　21cm　3300円　Ⓝ539.68

◇詳解テキスト医療放射線法令　西澤邦秀編　名古屋　名古屋大学出版会　2011.4　208p　26cm　4600円　Ⓘ978-4-8158-0666-8　Ⓝ539.68

◇電離放射線障害防止規則の解説　中央労働災害防止協会編　第2版　中央労働災害防止協会　2006.5　499p　21cm　2600円　Ⓘ4-8059-1062-3　Ⓝ539.68
　内容　1 総説（電離放射線障害防止規則にかかる歴史　電離放射線障害防止規則等の改正（平成17年6月1日厚生労働省令第98号）の経緯と概要）　2 電離放射線障害防止規則の逐条解説（総則（第1条〜第2条）　管理区域並びに線量の限度及び測定（第3条〜第9条）ほか）　3 関係告示の解説（電離放射線障害防止規則第3条第3項並びに第8条第5項及び第9条第2項の規定に基づき、厚生労働大臣が定める限度及び方法を定める件（昭和63年労働省告示第93号）　エックス線装置構造規格（昭和47年労働省告示第149号）ほか）　4 労働安全衛生法（抄）（労働安全衛生法施行令（抄）、労働安全衛生規則（抄））の解説　5 付録

◇電離放射線障害防止規則の解説　中央労働災害防止協会編　第3版　中央労働災害防止協会　2011.2　499p　21cm　2600円　Ⓘ978-4-8059-1346-8　Ⓝ539.68
　内容　1 総説（電離放射線障害防止規則にかかる歴史　電離放射線障害防止規則等の改正（平成17年6月1日厚生労働省令第98号）の経緯と概要）　2 電離放射線障害防止規則の逐条解説　3 関係告示の解説　4 労働安全衛生法（抄）（労働安全衛生法施行令（抄）、労働安全衛生規則（抄））の解説　5 付録

◇放射性同位元素等による放射線障害の防止に関する法律の一部を改正する法律案（内閣提出40号）に関する資料　衆議院調査局文部科学調査室　2010.3　74p　30cm　〈第174回国会〉　Ⓝ539.68

◇放射性同位元素等による放射線障害の防止に関する法律の一部を改正する法律案（内閣提出第90号）（参議院送付）に関する資料　衆議院調査局文部科学調査室　2004.5　73p　30cm　〈第159回国会〉　Ⓝ539.68

◇放射線関係法規概説—医療分野も含めて　川井恵一著　通商産業研究社　2006.1　193p　26cm　2800円　Ⓘ4-86045-018-3　Ⓝ539.68
　内容　第1章 法令の構成と放射線関係法規（法体系と法令の構成　放射線関係法規）　第2章 放射線障害防止法　第3章 医療法施行規則　第4章 労働法関係法令と放射線防護関係法令の比較　第5章 診療放射線技師法（診療放射線技師法の解説　診療放射線技師法（抄））

◇放射線関係法規概説—医療分野も含めて　川井恵一著　第2版　通商産業研究社　2007.3　205p　26cm　2800円　Ⓘ978-4-86045-017-5　Ⓝ539.68
　内容　第1章 法令の構成と放射線関係法規（法体系と法令の構成　放射線関係法規）　第2章 放射線障害防止法　第3章 医療法施行規則　第4章 労働法関係法令と放射線防護関係法令の比較　第5章 診療放射線技師法（診療放射線技師法の解説　診療放射線技師法（抄））

◇放射線関係法規概説—医療分野も含めて　川井恵一著　第3版　通商産業研究社　2009.2　205p　26cm　2800円　Ⓘ978-4-86045-035-9　Ⓝ539.68

◇放射線関係法規概説—医療分野も含めて　川井恵一著　第4版　通商産業研究社　2011.1　205p　26cm　2800円　Ⓘ978-4-86045-069-4　Ⓝ539.68
　内容　第1章 法令の構成と放射線関係法規　第2章 放射線障害防止法　第3章 医療法施行規則　第4章 労働法関係法令と放射線防護関係法令の比較　第5章

診療放射線技師法〔診療放射線技師法の解説　診療放射線技師法(抄)〕

◇放射線障害の防止に関する法令―概説と要点　日本アイソトープ協会編　改訂7版　日本アイソトープ協会　2005.11　168p　21cm　〈発売：丸善〉　1500円　Ⓘ4-89073-173-3　Ⓝ539.68

《障害者関係法規》

◇精神障害法　池原毅和著　三省堂　2011.7　389p　21cm　3400円　Ⓘ978-4-385-32320-6　Ⓝ369.18

|内容|第1編 総論(精神障害法の意義　国際人権規範および憲法上の基本規定　精神障害のある人に対する差別立法と反差別立法)　第2編 医療と精神障害法(総説　精神医療における患者の自己情報コントロール権　強制医療の許否とその限界)　第3編 精神障害のある人の経済的、社会的、文化的権利(障害のある人に関する経済的、社会的、文化的権利　経済的、社会的、文化的権利を具体化する法制度)　第4編 成年後見・保護者制度と権利擁護制度(成年後見制度と保護者制度　精神保健福祉法と医療観察法の人権擁護システム　その他の利権擁護制度)　第5編 刑事事件と精神障害法(責任能力　訴訟能力　刑事収容施設内処遇と社会内処遇における精神医療福祉)

◇精神保健法から障害者自立支援法まで―解説と資料　谷野亮爾, 井上新平, 猪俣好正, 門屋充郎, 末安民生編　精神看護出版　2005.11　226p　30cm　3500円　Ⓘ4-902099-83-7　Ⓝ369.28

◇知的障害者福祉六法　平成19年版　知的障害等法規研究会監修　中央法規出版　2007.4　12, 3401p　19cm　6000円　Ⓘ978-4-8058-4728-2　Ⓝ369.28

|内容|第1章 福祉基本　第2章 障害者自立支援　第3章 知的障害者福祉　第4章 知的障害児福祉　第5章 発達障害者支援　第6章 社会福祉　第7章 手当・年金　第8章 教育　第9章 就業　第10章 関係法令資料

◇知的障害者福祉六法　平成20年版　知的障害等法規研究会監修　中央法規出版　2007.11　3402p　19cm　6000円　Ⓘ978-4-8058-4780-0　Ⓝ369.28

|内容|第1章 福祉基本　第2章 障害者自立支援　第3章 知的障害者福祉　第4章 知的障害児福祉　第5章 発達障害者支援　第6章 社会福祉　第7章 手当・年金　第8章 教育　第9章 就業　第10章 関係法令

◇日本のサイコポリティクス―私の個人的体験から　日本の精神保健福祉政策はどのようにして決められたか決められるべきか　竹村堅次著　国分寺　自由企画・出版　2006.2　63, 17p　26cm　〈折り込1枚〉　1000円　Ⓘ4-88052-005-5　Ⓝ369.28

|内容|日本の精神科医療の流れ　わが国の精神科医療の特徴　外国における精神科病床・住居施設入居者数とわが国の比較(1万人)　人口1000人あたりの精神病床(OECD調査から)　マスタープラン調査における「精神症状」　マスタープラン調査における「能力障害」　精神保健・福祉政策の急激な流れ　医療観察法の意義　精神保健福祉施策の進展と今後の課題　精神病床数・入院患者数・措置入院患者数・措置率・利用率の推移〔ほか〕

◆医療観察法

◇医療観察法と事例シミュレーション　武井満編著　星和書店　2008.5　159p　22cm　3800円　Ⓘ978-4-7911-0666-0　Ⓝ326.48

◇動き出した「医療観察法」を検証する　岡崎伸郎, 高木俊介編　批評社　2006.4　237p　21cm　(メンタルヘルス・ライブラリー 16)　2000円　Ⓘ4-8265-0441-1　Ⓝ326.48

|内容|インタビュー 歴史のなかの「医療観察法」―岡田靖雄・(聞き手)岡崎伸郎　施行前に指摘していた問題点がやはり露呈した「医療観察法」　「医療観察法」の現状と課題　「医療観察法」と地域処遇　今改めて反保安処分を、そして強制入院制度の撤廃を　国立病院機構花巻病院「医療観察法」病棟見学記　「医療観察法」施行7ヶ月の適用申請の実態　「医療観察法」に対する法関係者の対応―施行後の問題点　曖昧さに満ちた日本の「医療観察法」　リスク評価パラダイムへの転換―司法精神医学と一般精神医学の包摂　精神科医療・医学における「予測」の新しい展開　よくわかる！初心者のための？精神科医療チャート　資料 心神喪失等の状態で重大な他害行為を行った者の医療及び観察等に関する法律

◇心神喪失者等医療観察法案の国会審議―法務委員会の質疑の全容　中山研一著　成文堂　2005.11　216p　22cm　(刑事法研究 第11巻)　3800円　Ⓘ4-7923-1699-5　Ⓝ326.48

◇心神喪失者等医療観察法関係法令集　平成17年度版　法務省保護局　〔2005〕　352, 164p　21cm　Ⓝ326.48

◇心神喪失者等医療観察法による地域処遇ハンドブック―精神障害者の社会復帰をすすめる新しい地域ケア体制の確立のために　法務省保護局編　法務省保護局　2006.2　100p　21cm　Ⓝ326.48

◇心神喪失者等医療観察法の性格―「医療の必要性」と「再犯のおそれ」のジレンマ　中山研一著　成文堂　2005.3　253p　22cm　(刑事法研究 第10巻)　4500円　Ⓘ4-7923-1666-9　Ⓝ326.48

|内容|第1章 触法精神障害者の対策論―精神科医の最近の論議の検討　第2章 「隠れた保安処分」ではないのか―刑法から見た法案の問題点　第3章 触法精神障害者の「強制入院」の正当化根拠について　第4章 新処遇法案の成立過程とその評価―法案に対する精神科医・法律家の評価　第5章 心神喪失者処遇法案の性格―保安処分か保護処分か　第6章 「再犯のおそれ」と「医療の必要性」―心神喪失者処遇法案のジレンマ　第7章 「再犯のおそれ」―法的な観点から　第8章 二つの顔を持った心神喪失者等医療観察法―新法の性格をめぐる評価　第9章 心神喪失者等医療観察法の意義と問題点―新法の性格をめぐる精神科医・法律家の評価　第10章 心神喪失者法と最近の刑事立法―責任主義の帰趨をめぐって

◇「心神喪失等の状態で重大な他害行為を行った者の医療及び観察等に関する法律」及び「心神喪失等の状態で重大な他害行為を行った者の医療及び観察等に関する法律による審判の手続等に関する規則」の解説　最高裁判所事務総局　2005.3　682p　30cm　(刑事裁判資料 第284号)　Ⓝ326.48

◇心神喪失等の状態で重大な他害行為を行った者の医療及び観察等に関する法律の規定の施行の状況に関する報告—平成十七年七月十五日から平成二十二年七月三十一日まで 〔厚生労働省〕 2010.11 50p 30cm Ⓝ326.48
◇精神医療と心神喪失者等医療観察法 町野朔編 有斐閣 2004.3 290p 26cm （ジュリスト増刊） 3200円 Ⓘ4-641-11386-6 Ⓝ326.48
〔内容〕心神喪失者等医療観察法：立法の経緯（白木功著） 審判手続を中心に（白木功著） 医療を中心に（三好圭著） 保護観察所の役割について（蛯原正敏著） 司法と精神医療：触法精神障害者（中谷陽二著） 刑事施設における精神医療（黒田治著） 人格障害に罹患した犯罪者の処遇（柑本美和著） 精神保健福祉法と心神喪失者等の医療観察法（町野朔著） 責任能力の概念（西山詮著） 責任能力の概念（岩井宣子著） 責任能力の概念と精神鑑定のあり方（山上皓著） 司法的判断と医療的判断（前田雅英著） 触法精神障害者の危険性をめぐって（五十嵐禎人著） 被害者ケアから見た触法精神障害者の問題（小西聖子著） 強制入院と強制治療：強制治療システムとその正当化根拠（横藤田誠著） 責任能力制度と精神医療の強制（林美月子著） 警察・検察と措置入院（近藤和哉著） 強制治療システムのこれから（川本哲郎著） 触法精神障害者と検察官の訴追裁量権（加藤久雄著） 処遇：精神医療における自由と強制（丸山英二著） 精神医療における自由と強制（斎藤正彦著） 精神病院の処遇（浅井邦彦著） 心神喪失者等医療観察法における「医療を受ける義務」（東雪見著） 心神喪失者等医療観察法における社会内処遇（柑本美和著） 地域精神医療（本間玲子著） 触法精神障害者と処遇困難患者の問題（高柳功著） 措置入院制度の運用と処遇困難患者問題（武井満著） 心神喪失者等医療観察法施行後の規制薬物乱用者に対する処遇（平井愼二著） 精神障害者による他害事故と損害賠償責任（辻伸行著） 精神障害者の医療（池原毅和著） これからの日本の精神医療を考える：わが国の精神科医療の歴史（風祭元著） 現状と問題点（仙波恒雄著） 日本の精神医療の今後と課題（林憲著） 今後の展望と課題（趙岳容著） 刑法改正問題と精神医療（浅田和茂著） 精神医療へのアクセス（山本輝之著） 精神保健福祉施策の現状と課題（三好圭著） 司法精神看護の役割と課題（羽山由美子著） 「心神喪失者等医療観察法」における社会復帰・地域支援制度の諸問題（三澤孝夫著） 国際人権原則と心神喪失者等医療観察法（永野貫太郎著） マスコミから見た精神医療（南砂著）
◇Q&A心神喪失者等医療観察法解説 日本弁護士連合会刑事法制委員会編 三省堂 2005.12 280p 21cm （Sanseido law capsule） 3500円 Ⓘ4-385-32272-4 Ⓝ498.12
〔内容〕序章 心神喪失者等医療観察法の概要 第1章 医療観察法に関与する者 第2章 対象者に対する審判手続 第3章 指定入院医療機関に入院中の対象者の立場 第4章 指定通院医療機関に通院中の対象者の立場 第5章 処遇決定に対する不服申立て 第6章 その他

◆精神保健福祉法
◇精神保健福祉関係法令通知集 平成15年版 精神保健福祉研究会監修 ぎょうせい 2003.9 1528p 22cm 6000円 Ⓘ4-324-07180-2 Ⓝ498.12

〔内容〕法令 通知編（総括的通知 精神医療審査会 精神保健指定医及び精神病院 医療及び保護 精神障害者保健福祉手帳関係 保健及び福祉 精神障害者社会復帰促進センター 国庫補助（負担）関係） 参考資料
◇精神保健福祉関係法令通知集 平成18年版 精神保健福祉研究会監修 ぎょうせい 2006.1 1537p 21cm 6000円 Ⓘ4-324-07830-0 Ⓝ498.12
〔内容〕法令 通知編 参考資料
◇精神保健福祉関係法令通知集 平成19年版 精神保健福祉研究会編 ぎょうせい 2007.7 1775p 21cm 6571円 Ⓘ978-4-324-08221-8 Ⓝ498.12
〔内容〕法令編 通知編（総括的通知 精神医療審査会 精神保健指定医及び精神科病院 医療及び保護 精神障害者保健福祉手帳関係 保健及び福祉 精神障害者社会復帰促進センター 「心神喪失等の状態で重大な他害行為を行った者の医療及び観察に関する法律」関係 国庫補助（負担）関係） 参考資料
◇精神保健福祉関係法令通知集 平成22年版 精神保健福祉研究会編 ぎょうせい 2010.1 1729p 21cm 6571円 Ⓘ978-4-324-08948-4 Ⓝ498.12
〔内容〕法令編 通知編（総括的通知 精神医療審査会 精神保健指定医及び精神科病院 医療及び保護 精神障害者保健福祉手帳関係 保健及び福祉 精神障害者社会復帰促進センター 「心神喪失等の状態で重大な他害行為を行った者の医療及び観察に関する法律」関係） 参考資料
◇精神保健福祉関係法令通知集 平成23年版 精神保健福祉研究会編 ぎょうせい 2011.9 1855p 21cm 7048円 Ⓘ978-4-324-09395-5 Ⓝ498.12
〔内容〕法令編（精神保健及び精神障害者福祉に関する法律（昭和25年法律第123号） 精神保健及び精神障害者福祉に関する法律施行令（昭和25年政令第155号） 精神保健及び精神障害者福祉に関する法律施行規則（昭和25年厚生省令第31号） 精神障害者社会復帰施設の設備及び運営に関する基準（平成12年厚生省令第87号）ほか） 通知編
◇精神保健福祉法講義 大谷實著 新版 成文堂 2010.10 270p 21cm 3000円 Ⓘ978-4-7923-3274-7 Ⓝ498.12
〔内容〕序章 法および法規 第1章 精神保健福祉法の基礎 第2章 精神保健福祉法の目的および対象者 第3章 精神障害者の医療保護 第4章 精神科病院における医療保護 第5章 精神科入院形態と手続き 第6章 入院患者の人権保護 第7章 地域精神保健と福祉 第8章 精神保健福祉法に関連する諸課題 第9章 精神科医療と法的責任
◇精神保健福祉法詳解 精神保健福祉研究会監修 3訂 中央法規出版 2007.7 1054p 22cm 6000円 Ⓘ978-4-8058-4742-8 Ⓝ498.12
〔内容〕第1編 精神保健福祉行政のあゆみ 第2編 逐条解説 第3編 資料編（精神保健福祉法関係法令 精神保健福祉法に至るまでの経緯 参考資料）
◇精神保健福祉法第34条に基づく移送にかかるマニュアル 全国保健所長会精神保健福祉研究班編 日本公衆衛生協会 2004.9 81p 21cm （地域保健総合推進事業「精神保健福祉法改正に伴う保健所の対応に係る調査研究」報告書 平成15年度） 500円 Ⓘ4-8192-0186-7 Ⓝ498.12

◇精神保健福祉法の最新知識―歴史と臨床実務 日本精神科病院協会監修, 髙柳功, 山角駿編著 改訂 中央法規出版 2007.8 478p 21cm 4200円 ①978-4-8058-2914-1 Ⓝ498.12
[内容]第1章 精神保健福祉法の要点 第2章 入院形態と行動の制限 第3章 精神障害者と人権擁護 第4章 精神保健指定医 第5章 障害者自立支援法と地域医療 第6章 触法精神障害者対策と心神喪失者等医療観察法 第7章 精神保健福祉法改正とその背景―戦後精神科医療の歩み 第8章 これからの精神科医療 第9章 精神保健指定医のケースレポート 第10章 よりよき実務のために 付録 関係法令・資料

《医事法》

◇医事刑法への旅 1 甲斐克則著 現代法律出版 2004.8 259p 21cm 〈発売:立花書房〉 2762円 ①4-8037-2392-3 Ⓝ326
◇医事刑法への旅 1 甲斐克則著 新版 イウス出版 2006.6 268p 21cm 〈発売:成文堂〉 3000円 ①4-7923-8805-8 Ⓝ326
◇医事刑法入門―ポストゲノム社会における 加藤久雄著 新訂版 東京法令出版 2004.7 606p 21cm 4200円 ①4-8090-1092-9 Ⓝ326
◇医事刑法入門―ポストゲノム社会における 加藤久雄著 新訂(補正)版 東京法令出版 2005.3 606p 21cm 4400円 ①4-8090-1107-0 Ⓝ326
◇医事法学概論 菅野耕毅著 第2版 医歯薬出版 2004.8 366p 26cm 6000円 ①4-263-45574-6 Ⓝ498.12
◇医事法講義 前田和彦著 全訂第6版 盛岡 信山社 2004.5 352p 22cm (SBC大学講義シリーズ 2) 〈発売:信山社販売〉 4000円 ①4-86075-066-7 Ⓝ498.12
◇医事法講義 前田和彦著 全訂第7版 盛岡 信山社 2007.6 322p 22cm (SBC大学講義シリーズ 39) 〈発売:星雲社〉 4000円 ①978-4-434-10584-5 Ⓝ498.12
[内容]第1章 法とは何か 第2章 医療法および医療・福祉従事者資格法 第3章 予防衛生法規 第4章 薬事法規 第5章 保健衛生法規 第6章 社会保険関係法規 第7章 社会福祉関係法規 第8章 環境衛生法規 第9章 医療関係者と患者の権利関係 第10章 医療過誤と法 第11章 限界的医療と生命倫理 資料
◇医事法講義 前田和彦著 全訂第8版 盛岡 信山社 2008.4 347p 22cm (SBC大学講義シリーズ 41) 〈発売:星雲社〉 4000円 ①978-4-434-11808-1 Ⓝ498.12
[内容]法とは何か 医療法および医療・福祉従事者資格法 予防衛生法規 薬事法規 保健衛生法規 社会保険関係法規 社会福祉関係法規 環境衛生法規 医療関係者と患者の権利関係 医療過誤と法 限界的医療と生命倫理
◇医事法講義 前田和彦著 新編 信山社 2011.3 362p 22cm 4200円 ①978-4-7972-8586-1 Ⓝ498.12

◇医事法セミナー 前田和彦著 新版 医療科学社 2004.4 217p 21cm 2000円 ①4-86003-327-2 Ⓝ498.12
◇医事法セミナー 前田和彦著 新版 第2版 医療科学社 2009.4 209p 21cm 2000円 ①978-4-86003-396-5 Ⓝ498.12
◇医事法入門 手嶋豊著 有斐閣 2005.6 230p 19cm (有斐閣アルマ advanced) 1800円 ①4-641-12244-X Ⓝ498.12
[内容]医事法総論 医療関係者の資格と業務 医療提供体制 診療情報の保護 感染症対策および保健法規 人の出生に関わる諸問題 人体組織と遺伝子・性の決定をめぐる問題 医学研究と医薬品をめぐる問題 医療事故をめぐる問題 脳死問題と臓器移植 [ほか]
◇医事法入門 手嶋豊著 第2版 有斐閣 2008.4 267p 19cm (有斐閣アルマ advanced) 1900円 ①978-4-641-12350-2 Ⓝ498.12
[内容]医事法総論 医療関係者の資格と業務 医療提供体制 診療情報の保護 感染症対策および保健法規 人の出生に関わる諸問題 医学研究と医薬品をめぐる問題 人体組織と遺伝子・性の決定をめぐる問題 医療事故をめぐる問題 脳死問題と臓器移植 終末期医療 特別な配慮を必要とする患者
◇医事法入門 手嶋豊著 第3版 有斐閣 2011.5 301p 19cm (有斐閣アルマ) 2100円 ①978-4-641-12440-0 Ⓝ498.12
[内容]医事法総論 医療関係者の資格と業務 医療提供体制 診療情報の保護 感染症対策および保健法規 人の出生に関わる諸問題 医学研究と医薬品をめぐる問題 人体組織と遺伝子・性の決定をめぐる問題 医療事故をめぐる問題 脳死問題と臓器移植 終末期医療 特別な配慮を必要とする患者
◇医事法の構想 金川琢雄著 信山社 2006.9 338p 22cm 10000円 ①4-7972-9148-6 Ⓝ498.12
[内容]インフォームド・コンセントの法理(インフォームド・コンセントの法理・概説 インフォームド・コンセントの法的側面 インフォームド・コンセントと医薬品の臨床試験 インフルエンザ予防接種の実施方法の変更とインフォームド・コンセント 死因不明と医師の説明義務 インフォームド・コンセント取得義務違反と損害賠償額の算定 脳動静脈奇形(AVM)手術の説明義務違反事件 死因解明処置義務否定事件) 民事過失と医療水準(未確立治療法に関する医師の説明義務 最近の歯科医療事故判例の動向 輸血梅毒事件判決の研究 診療契約に基づき医療機関に要求される医療水準 検査機関の誤った報告を信頼した医師の責任) 脳死・臓器移植と法(脳死と法 死体に関する権利と献体法 新しい臓器移植法とその法的問題点 臓器移植法に関する国会公述人意見陳述 Organ transplantation and right to the dead body) 医療事故と病院の責任(判例にあらわれた病院の使用者責任 医療事故における病院の自己責任) その他(人体実験の主張が排斥された事例 三宅島内障誤診事件 往診と診療報酬 乳がんの確定診断遅延事件 死因事後説明過誤事件 患者の人権) 自著紹介(患者の医療における説明と承諾の法理と実情(泉正夫著) 金川琢雄著現代医事法学(菅野耕毅著))
◇医事法の方法と課題―植木哲先生還暦記念 古村節男, 野田寛編集代表 信山社出版 2004.6

730p　22cm　25000円　①4-7972-3148-3　Ⓝ498.12
[内容] 1 医事法の方法(医事法の方法と体系)　2 医事法と公法(食品の安全性と国の責任　公害健康被害救済・補償制度に関する覚書—熊本水俣病事故の経験を踏まえて)　3 医事法と私法　4 医療事故と医療水準　5 医事法と医学・医療

◇医事法六法　甲斐克則編　信山社　2010.6　548p　19cm　2200円　①978-4-7972-5921-6　Ⓝ498.12

◇医療政策六法　平成16年版　医療法制研究会監修　中央法規出版　2004.3　1冊　19cm　5800円　①4-8058-4523-6　Ⓝ498.12
[内容] 第1編 保健医療施設　第2編 保健医療関係者等　第3編 薬事　第4編 保健医療対策　第5編 参考法令　第6編 資料

◇医療政策六法　平成17年版　医療法制研究会監修　中央法規出版　2005.3　1冊　19cm　5800円　①4-8058-4585-6　Ⓝ498.12
[内容] 第1編 保健医療施設　第2編 保健医療関係者等　第3編 薬事　第4編 保健医療対策　第5編 参考法令　第6編 資料

◇医療六法　平成18年版　医療法制研究会監修　中央法規出版　2006.3　1冊　19cm〈「医療政策六法」の改題〉　5800円　①4-8058-4645-3　Ⓝ498.12
[内容] 第1編 保健医療施設　第2編 保健医療関係者等　第3編 薬事　第4編 保健医療対策　第5編 参考法令　第6編 資料

◇医療六法　平成19年版　医療法制研究会編　中央法規出版　2007.6　1冊　19cm　5800円　①978-4-8058-4732-9　Ⓝ498.12
[内容] 第1編 保健医療施設(医療法関係　救急医療及びへき地保健医療関係　独立行政法人福祉医療機構法関係　独立行政法人国立病院機構法関係)　第2編 保健医療関係者　第3編 薬事　第4編 保健医療対策　第5編 参考法令

◇医療六法　平成20年版　医療法制研究会編　中央法規出版　2008.5　1冊　19cm　6000円　①978-4-8058-4809-8　Ⓝ498.12
[内容] 第1編 保健医療施設　第2編 保健医療関係者等　第3編 薬事　第4編 保健医療対策　第5編 参考法令　第6編 資料

◇医療六法　平成21年版　医療法制研究会編　中央法規出版　2009.4　1冊　21cm　6200円　①978-4-8058-4863-0　Ⓝ498.12

◇医療六法　平成22年版　医療六法編集委員会編　中央法規出版　2010.3　1冊　21cm　6200円　①978-4-8058-4925-5　Ⓝ498.12
[内容] 第1編 保健医療施設　第2編 保健医療関係者等　第3編 薬事　第4編 保健医療対策　第5編 参考法令　第6編 資料

◇医療六法　平成23年版　中央法規出版　2011.3　2850p　21cm　6200円　①978-4-8058-3457-2　Ⓝ498.12
[内容] 第1編 保健医療施設　第2編 保健医療関係者等　第3編 薬事　第4編 保健医療対策　第5編 参考法令　第6編 資料

◇医療六法　平成24年版　中央法規出版　2012.3　2854p　21cm　6200円　①978-4-8058-3632-3

◇[内容] 第1編 保健医療施設　第2編 保健医療関係者等　第3編 薬事　第4編 保健医療対策　第5編 参考法令　第6編 資料

◇インフォームド・コンセントと医事法　甲斐克則編　信山社　2010.12　280p　22cm　〈医事法講座 第2巻〉〈並列シリーズ名：A Series of Medical Law〉　9000円　①978-4-7972-1202-0　Ⓝ498.12
[内容] インフォームド・コンセント法理の歴史と意義(手嶋豊著)　インフォームド・コンセントの法理の法哲学的基礎づけ(野崎亜紀子著)　治療行為とインフォームド・コンセント(田坂晶著)　終末期とインフォームド・コンセント(加藤摩耶著)　生殖医療とインフォームド・コンセント(中村恵著)　遺伝子検査とインフォームド・コンセント(永水裕子著)　臨床研究とインフォームド・コンセント(甲斐克則著)　疫学研究とインフォームド・コンセント(佐藤恵子著)　ヒトゲノム研究とインフォームド・コンセント(佐藤雄一郎著)　高齢者医療とインフォームド・コンセント(寺沢知子著)　精神科医療とインフォームド・コンセント(神野礼斉著)　小児医療とインフォームド・コンセント(多田羅竜平著)

◇確認医事法用語250WORDS　甲斐克則編　成文堂　2010.11　97p　21cm〈奥付・背のタイトル：確認医事法用語250〉　500円　①978-4-7923-9210-9　Ⓝ498.12

◇基本医療六法　平成16年版　基本医療六法編纂委員会編　中央法規出版　2003.12　1冊　19cm　3500円　①4-8058-4508-2　Ⓝ498.12

◇基本医療六法　平成17年版　基本医療六法編纂委員会編　中央法規出版　2004.12　1冊　19cm　3500円　①4-8058-4573-2　Ⓝ498.12
[内容] 第1章 基本法　第2章 医療施設　第3章 医療関係者　第4章 臓器移植・死体解剖　第5章 薬事　第6章 予防衛生　第7章 保健衛生　第8章 環境　第9章 社会保障　第10章 国際医療　第11章 医療関係判例解説

◇基本医療六法　平成18年版　基本医療六法編纂委員会編　中央法規出版　2005.12　1冊　19cm　3600円　①4-8058-4635-6　Ⓝ498.12
[内容] 第1章 基本法　第2章 医療施設　第3章 医療関係者　第4章 臓器移植・死体解剖　第5章 薬事　第6章 予防衛生　第7章 保健衛生　第8章 環境　第9章 社会保障　第10章 国際医療　第11章 医療関係判例解説

◇基本医療六法　平成19年版　基本医療六法編纂委員会編　中央法規出版　2006.12　1冊　19cm　3600円　①4-8058-4707-7　Ⓝ498.12
[内容] 基本法　医療施設　医療関係者　臓器移植・死体解剖　薬事　予防衛生　保健衛生　環境　社会保障　国際医療　医療関係判例解説

◇基本医療六法　平成20年版　基本医療六法編纂委員会編　中央法規出版　2007.12　1冊　19cm　3600円　①978-4-8058-4782-4　Ⓝ498.12
[内容] 第1章 基本法　第2章 医療施設　第3章 医療関係者　第4章 臓器移植・死体解剖　第5章 薬事　第6章 予防衛生　第7章 保健衛生　第8章 環境　第9章 社会保障　第10章 国際医療　第11章 医療関係判例解説

◇基本医療六法　平成21年版　基本医療六法編纂委員会編　中央法規出版　2009.1　1冊　19cm　3600円　①978-4-8058-4852-4　Ⓝ498.12

◇基本医療六法　平成22年版　基本医療六法編纂委員会編　中央法規出版　2009.12　1冊　19cm　3800円　Ⓘ978-4-8058-4909-5　Ⓝ498.12
　内容 第1章 基本法　第2章 医療施設　第3章 医療関係者　第4章 臓器移植・死体解剖　第5章 薬事　第6章 予防衛生　第7章 保健衛生　第8章 環境　第9章 社会保障　第10章 国際医療　第11章 医療関係判例解説
　内容 基本法　医療施設　医療関係者　臓器移植・死体解剖　薬事　予防衛生　保健衛生　環境　社会保障　国際医療　医療関係判例解説　資料・医療関係法用語
◇実務医事法講義　加藤良夫編著　民事法研究会　2005.9　693p　21cm　（実務法律講義 12）〈法科大学院テキスト対応〉　5600円　Ⓘ4-89628-272-8　Ⓝ498.12
　内容 第1章 患者の人権　第2章 医療契約　第3章 医療過誤訴訟　第4章 生命倫理　第5章 医事法制　第6章 医事刑法　第7章 医療政策・医療制度
◇事例別医事法Q&A　髙田利廣著　改訂第3版　日本医事新報社　2004.3　261p　21cm　4000円　Ⓘ4-7849-7055-X　Ⓝ498.12
◇事例別医事法Q&A　髙田利廣著　第4版　日本医事新報社　2006.8　283p　21cm　4300円　Ⓘ4-7849-7042-8　Ⓝ498.12
◇事例別医事法Q&A　髙田利廣、小海正勝著　第5版　日本医事新報社　2011.12　320p　21cm　4800円　Ⓘ978-4-7849-7043-8　Ⓝ498.12
　内容 1 診療義務　2 診療行為と医事事故　3 患者の同意　4 診療記録類の取扱い　5 診断書の取扱い　6 守秘義務　7 医療従事者　8 倫理
◇はじめての医事法　久々湊晴夫、旗手俊彦編著　成文堂　2009.3　215p　26cm〈執筆：森元拓ほか〉　2000円　Ⓘ978-4-7923-9187-4　Ⓝ498.12
　内容 医療と法　患者の権利　医療従事者　医療施設　薬事制度　医療情報　生殖補助医療　人工妊娠中絶・出生前診断　終末期医療　臓器移植　臨床試験・臨床研究　看護と介護　医療訴訟　医師の説明責任　医療安全管理
◇はじめての医事法　久々湊晴夫、旗手俊彦編著　第2版　成文堂　2011.10　241p　26cm〈執筆：森元拓ほか〉　2200円　Ⓘ978-4-7923-2610-4　Ⓝ498.12
　内容 医療と法　患者の権利　医療従事者　医療施設・医療制度　薬事制度　医療情報　生殖補助医療　人工妊娠中絶・出生前診断　終末期医療　臓器移植〔ほか〕
◇ポストゲノム社会と医事法　甲斐克則編　信山社　2009.12　229p　22cm　（医事法講座 第1巻）〈並列シリーズ名：A series of medical law〉　9000円　Ⓘ978-4-7972-1201-3　Ⓝ498.12
　内容 医事法学の回顧と展望（日本の医事法学（甲斐克則著）　医事（刑）法のパースペクティブ（アルビン・エーザー著　甲斐克則、福山好典訳））　ポストゲノム時代に向けた比較医事法学の展開（〈序論〉現代バイオテクノロジーの挑戦下における医事法のパースペクティブ（アルビン・エーザー著　甲斐克則、新谷一朗、三重野雄太郎訳））　人体利用と法的ルール（人体商品化論（栗屋剛著）　フィリピンにおける腎臓提供（ラリーン・シルーノ著　甲斐克則、新谷一朗訳）　人格性と人体の商品化（ジョージ・ムスラーキス著　一家綱邦、福山好典、甲斐克則訳）　日本法における人体・臓器の法的位置づけ（岩志和一郎著））　ゲノム・遺伝情報をめぐる比較医事法（ポストゲノム時代における遺伝情報の規制（ドン・チャーマーズ著　新谷一朗、原田香菜訳）　日本における遺伝情報の扱いをめぐるルール作り（山本龍彦著）　人体組織・遺伝情報の利用に起因する紛争等の処理のための法的枠組みについて（手嶋豊著）　比較法的観点からみた先端医療・医学研究の規制のあり方（甲斐克則著））　ポストゲノム社会における生命倫理と法（位田隆一著））
◇やさしい医事法学　久々湊晴夫著　第2版　成文堂　2004.6　314p　22cm　2800円　Ⓘ4-7923-9126-1　Ⓝ498.12
　内容 第1章 医療と法　第2章 医療制度と法　第3章 医療倫理と法　第4章 医療事故と法　第5章 医療管理と法

《医療法》

◇第五次医療法改正のポイントと対応戦略60　川渕孝一編著　日本医療企画　2006.11　185p　19cm　（New・JMPシリーズ 75　病医院経営シリーズ 34）　1429円　Ⓘ4-89041-731-1　Ⓝ498.12
◇第五次改正医療法―改正法と主要関連法新旧対照表　医療法制研究会監修　中央法規出版　2006.12　202p　26cm　2200円　Ⓘ4-8058-4689-5　Ⓝ498.12
　内容 第1編 医療提供体制の改革の概要―医療法等の一部改正　第2編 改正医療法全文　第3編 主要関連法新旧対照表　第4編 参考資料
◇良質な医療を提供する体制の確立を図るための医療法等の一部を改正する法律案（内閣提出第38号）参考資料　衆議院調査局厚生労働調査室　2006.3　228p　30cm〈第164回国会　背のタイトル：良質な医療を提供する体制の確立を図るための医療法等の一部を改正する法律案参考資料〉　Ⓝ498.12

《看護関係法規》

◇看護・介護法令ハンドブック　清水嘉與子, 門脇豊子編　第2版　医学書院　2004.4　436p　21cm　3400円　Ⓘ4-260-33345-3　Ⓝ498.12
　内容 1 保健師・助産師・看護師関係法令　2 保険・医療関係法令　3 介護保険関係法令　4 社会福祉関係法令　5 労働関係法令　6 学校関係法令、その他　7 看護関係資料
◇看護関係法令　森山幹夫, 小島喜夫著　第39版　医学書院　2007.3　306p　26cm　（系統看護学講座 専門基礎 10　社会保障制度と生活者の健康 4）　2300円　Ⓘ978-4-260-00388-9　Ⓝ498.12
◇看護関係法令　森山幹夫著　第40版　医学書院　2008.3　310p　26cm　（系統看護学講座 専門基礎 10　社会保障制度と生活者の健康 4）　2300円　Ⓘ978-4-260-00574-6　Ⓝ498.12
　内容 第1章 法の概念　第2章 医事法　第3章 保健衛生法　第4章 薬務法　第5章 環境衛生法　第6章 社会保障法　第7章 労働法と社会基盤整備　第8章 環境法　附録 看護関係法令の抄録

◇看護業務をめぐる法律相談　看護法務研究会編　名古屋　新日本法規出版　2011.2-　冊（加除式）　26cm　Ⓝ498.12

◇看護師の注意義務と責任―Q&Aと事故事例の解説　加藤済仁，蒔田覚編著，小林弘幸，大平雅之著　名古屋　新日本法規出版　2006.7　402p　22cm　2400円　Ⓘ4-7882-0940-3　Ⓝ498.12

◇看護と法―人権・看護実践・現代医療　大森武子，山内義廣著　医歯薬出版　2004.5　210p　26cm　2800円　Ⓘ4-263-23449-9　Ⓝ498.12

◇看護と法律　小海正勝著　南山堂　2004.4　195p　21cm　1900円　Ⓘ4-525-50601-6　Ⓝ498.12

◇看護の法的側面　B. ダイアモンド著，柳井圭子，岡本博志共訳　京都　ミネルヴァ書房　2006.5　376p　22cm　7000円　Ⓘ4-623-04270-7　Ⓝ498.12
　内容　責任の4領域，法制度および人権　刑事訴訟と被疑事実への抗弁　過失を理由とする民事訴訟事件の責任　民事責任における特殊問題領域：看護師の個人責任，使用者の代位責任および管理監督問題　NHSの制定法上の権限とその管理運営　民事訴訟の進行：抗弁と損害賠償　処置への同意と患者への説明　データ保護：秘密保持とアクセス　記録の保管・陳述書・裁判所での証言　看護師と雇用法　登録された専門職者としての看護師　健康および安全と看護師

◇看護法令要覧　平成16年版　門脇豊子，清水嘉与子，森山弘子編　日本看護協会出版会　2004.3　28, 847p　21cm　4200円　Ⓘ4-8180-1048-0　Ⓝ498.12
　内容　第1編 基本　第2編 保健　第3編 予防　第4編 医事　第5編 保険　第6編 社会福祉　第7編 労働　第8編 学校教育

◇看護法令要覧　平成17年版　門脇豊子，清水嘉与子，森山弘子編　日本看護協会出版会　2005.3　28, 869p　21cm　4200円　Ⓘ4-8180-1130-4　Ⓝ498.12
　内容　第1編 基本　第2編 保健　第3編 予防　第4編 医事　第5編 保険　第6編 社会福祉　第7編 労働　第8編 学校教育

◇看護法令要覧　平成18年版　門脇豊子，清水嘉与子，森山弘子編　日本看護協会出版会　2006.3　28, 885p　21cm　4200円　Ⓘ4-8180-1203 3　Ⓝ498.12
　内容　第1編 基本　第2編 保健　第3編 予防　第4編 医事　第5編 保険　第6編 社会福祉　第7編 労働　第8編 学校教育　付

◇看護法令要覧　平成19年版　門脇豊子，清水嘉与子，森山弘子編　日本看護協会出版会　2007.3　32, 855p　21cm　4200円　Ⓘ978-4-8180-1265-3　Ⓝ498.12
　内容　第1編 基本　第2編 保健　第3編 予防　第4編 医事　第5編 保険　第6編 社会福祉　第7編 労働　第8編 学校教育

◇看護法令要覧　平成20年版　門脇豊子，清水嘉与子，森山弘子編　日本看護協会出版会　2008.3　31, 889p　21cm　4200円　Ⓘ978-4-8180-1325-4　Ⓝ498.12
　内容　第1編 基本　第2編 保健　第3編 予防　第4編 医事　第5編 保険　第6編 社会福祉　第7編 労働　第8編 学校教育　付

◇看護法令要覧　平成21年版　門脇豊子，清水嘉与子，森山弘子編　日本看護協会出版会　2009.3　27, 937p　21cm　4200円　Ⓘ978-4-8180-1392-6　Ⓝ498.12
　内容　第1編 看護　第2編 保健　第3編 予防　第4編 医事　第5編 保険　第6編 社会福祉　第7編 労働　第8編 学校教育

◇看護法令要覧　平成22年版　門脇豊子，清水嘉与子，森山弘子編　日本看護協会出版会　2010.3　958p　21cm　4200円　Ⓘ978-4-8180-1499-2　Ⓝ498.12
　内容　第1編 看護　第2編 保健　第3編 予防　第4編 医事　第5編 保険　第6編 社会福祉　第7編 労働　第8編 学校教育　付

◇看護法令要覧　平成23年版　門脇豊子，清水嘉与子，森山弘子編　日本看護協会出版会　2011.3　882, 30p　21cm　4200円　Ⓘ978-4-8180-1599-9　Ⓝ498.12
　内容　第1編 看護　第2編 保健　第3編 予防　第4編 医事　第5編 保険　第6編 社会福祉　第7編 労働　第8編 学校教育

◇看護六法　平成16年版　看護行政研究会監修　名古屋　新日本法規出版　2004.3　1301, 14p　19cm　3700円　Ⓘ4-7882-0633-1　Ⓝ498.12

◇看護六法　平成17年版　看護行政研究会監修　名古屋　新日本法規出版　2005.3　1303, 14p　19cm　3700円　Ⓘ4-7882-0761-3　Ⓝ498.12

◇看護六法　平成18年版　看護行政研究会監修　名古屋　新日本法規出版　2006.3　1385, 14p　19cm　3700円　Ⓘ4-7882-0881-4　Ⓝ498.12
　内容　第1編 基本法令及び通知　基本通知　第2編 参考法令及び通知　第3編 資料

◇看護六法　平成19年版　看護行政研究会編　名古屋　新日本法規出版　2007.3　1415, 14p　19cm　3700円　Ⓘ978-4-7882-6024-5　Ⓝ498.12
　内容　第1編 基本法令及び通知（基本法令　基本通知）　第2編 参考法令及び通知（保健　予防　社会福祉　医事　労働　学校教育　免許・登録手数料・地方自治　守秘義務等　行政手続）　第3編 資料（看護制度の変遷　基本法令の改正経緯　統計資料　保健師・助産師・看護師教育制度の推移（図表））

◇看護六法　平成20年版　看護行政研究会編　名古屋　新日本法規出版　2008.3　1501, 14p　19cm　3800円　Ⓘ978-4-7882-7044-2　Ⓝ498.12

◇看護六法　平成21年版　看護行政研究会編　名古屋　新日本法規出版　2009.3　1543, 14p　19cm　3800円　Ⓘ978-4-7882-7168-5　Ⓝ498.12

◇看護六法　平成22年版　看護行政研究会編　名古屋　新日本法規出版　2010.3　1531, 14p　19cm　3800円　Ⓘ978-4-7882-7275-0　Ⓝ498.12

◇看護六法　平成23年版　看護行政研究会編　名古屋　新日本法規出版　2011.3　1575, 14p　19cm　3800円　Ⓘ978-4-7882-7385-6　Ⓝ498.12

◇看護六法　平成24年版　看護行政研究会編　名古屋　新日本法規出版　2012.3　1579,

14p 19cm 3800円 Ⓘ978-4-7882-7518-8 Ⓝ498.12

[内容] 第1編 基本法令及び通知(基本法令 基本通知) 第2編 参考法令及び通知(保健 予防 社会福祉 医事 労働) 第3編 資料(看護制度の変遷 基本法令の改正経緯 統計資料 保健師・助産師・看護師キョイ区政土の推移(図表))

◇患者給食関係法令通知集 日本メディカル給食協会編 16訂版 ぎょうせい 2012.5 531p 21cm 2857円 Ⓘ978-4-324-09489-1

[内容] 医事法規関係 保健衛生法規関係 介護・福祉法規関係 予防衛生法規関係 環境衛生法規関係 医療保険法規関係 その他関連法規

《薬事法》

◇安全な血液製剤の安定供給の確保等に関する法律関係法令通知集 血液製剤調査機構 2003.9 116p 30cm Ⓝ499.091

◇医薬品製造指針 追補 2004 薬事審査研究会監修 じほう 2004.10 628p 30cm 7000円 Ⓘ4-8407-3354-6

[内容] 第1章 生物由来製品(生物由来製品の指定の考え方 生物由来製品の製造(輸入)管理者ほか) 第2章 医薬品医療機器総合機構 第3章 オンライン申請・届出システム 第4章 一般医薬品の承認審査

◇医薬品の範囲基準ガイドブック — 無承認無許可医薬品流通防止のための 薬事監視研究会監修 第4版 じほう 2004.10 348p 26cm 5000円 Ⓘ4-8407-3350-3 Ⓝ499.091

[内容] 第1章 無承認無許可医薬品の指導取締りについて 第2章 無承認無許可医薬品関係薬事法条文及び関係通知 第3章 「医薬品の範囲に関する基準」解説 第4章 Q&A 第5章 関係通知 第6章 関係判例集 第7章 関係法令・通知等 第8章 英訳

◇医薬品の範囲基準ガイドブック — 無承認無許可医薬品流通防止のための 薬事監視研究会監修 第5版 じほう 2008.4 315p 26cm 6000円 Ⓘ978-4-8407-3796-8 Ⓝ499.091

[内容] 第1章 無承認無許可医薬品の指導取締りについて 第2章 無承認無許可医薬品関係薬事法条文及び関係局長通知 第3章 「医薬品の範囲に関する基準」 第4章 Q&A 第5章 関係通知 第6章 関係判例集 第7章 関係法令・通知等 第8章 英訳

◇医薬品・バイオ研究の実用化に向けて — 知っておきたい薬事規制 〔茨城〕 医薬基盤研究所 〔2009〕 23p 30cm Ⓝ499.091

◇医薬品GMP事例集及び関係法令通知 2003年版 薬事日報社 2003.10 288p 28cm 1800円 Ⓘ4-8408-0764-7 Ⓝ499.091

◇医薬品GQP/GMP解説 2009年版 日本製薬団体連合会品質委員会編 薬事日報社 2009.9 423p 26cm 6000円 Ⓘ978-4-8408-1098-2 Ⓝ499.091

◇改正薬事法とGQP・GMP 日本製薬団体連合会GMP委員会編 じほう 2005.10 338p 26cm 3400円 Ⓘ4-8407-3491-7 Ⓝ499.091

[内容] GQP(医薬品、医薬部外品、化粧品及び医療機器の品質管理の基準に関する)省令 GQP省令通知 GQP事例集 GMP(医薬品及び医薬部外品の製造管理及び品質管理の基準に関する)省令 薬局等構造

設備規則 GMP・薬局等構造設備規則等に関わる局長通知(薬事法及び採血及び供血あつせん業取締法の一部を改正する法律の施行に伴う医薬品、医療機器等の製造管理及び品質管理(GMP/QMS)に係る省令及び告示の制定及び改廃について) GMP・薬局等構造設備規則等に関わる課長通知 原薬GMPのガイドラインについて 原薬GMPのガイドラインに関するQ&Aについて GMP適合性調査申請の取扱いについて〔ほか〕

◇化粧品・医薬部外品関係通知集 2011 薬事日報社 2011.5 433p 30cm 10000円 Ⓘ978-4-8408-1179-8 Ⓝ499.091

[内容] 法令・告示関係(薬事法)(抄) 薬事法施行令(抄) 薬事法施行規則(抄)ほか) 通知・事務連絡 業界団体関連通知

◇最新の薬事法への対応 — 実務資料集 薬事体系研究会著 技術情報協会 2006.3 284p 27cm 88200円 Ⓘ4-86104-102-3 Ⓝ499.091

◇実証薬事関係法規 — 薬事法規は生きている 山本いづみ著 京都廣川書店 2010.4 423p 26cm 5800円 Ⓘ978-4-901789-46-2 Ⓝ499.091

◇実証薬事関係法規 — 薬事法規は生きている 山本いづみ著 第2版 京都廣川書店 2012.3 423p 26cm 5800円 Ⓘ978-4-901789-89-9 Ⓝ499.091

◇図解で学ぶGMP — Q7A(原薬GMPガイドライン)を中心として 榊原敏之著 じほう 2005.10 219p 28cm (ファームテクジャパン別冊) 6000円 Ⓘ4-8407-3480-1 Ⓝ499.5

◇図解で学ぶGMP — 原薬GMPガイドライン(Q7)を中心として 榊原敏之著 第2版 じほう 2009.5 320p 28cm 8000円 Ⓘ978-4-8407-3946-7 Ⓝ499.5

◇毒物・劇物・薬物取締法コンプリートガイド 團野浩著 ドーモ 2010.10 143p 26cm 〈発売:薬事日報社〉 2400円 Ⓘ978-4-8408-1159-0 Ⓝ498.12

◇日本のGMP関係法令集2003 Tokyo Yakuji nippo c2003 181p 30cm 〈英文併記〉 Ⓘ4-8408-0761-2 Ⓝ499.091

◇日本薬局方 第15改正 厚生労働省 〔2006〕 1741p 31cm Ⓝ499.121

◇日本薬局方 第15改正 日本公定書協会編 じほう 2006.4 1741, 35, 26p 27cm 24000円 Ⓘ4-8407-3566-2 Ⓝ499.121

[内容] 通則 生薬総則 製剤総則 一般試験法 医薬品各条 参照紫外可視吸収スペクトル 参照赤外吸収スペクトル 参考情報 附録

◇日本薬局方 第15改正 条文と注釈 日本薬局方解説書編集委員会編 廣川書店 2006.5 2冊 27cm 全35000円 Ⓘ4-567-01510-X Ⓝ499.121

◇日本薬局方 第16改正 厚生労働省 〔2011〕 2190p 31cm Ⓝ499.121

◇日本薬局方 第16改正 日本公定書協会編 じほう 2011.4 2186, 104p 27cm 〈付(28p):関連告示・通知〉 28000円 Ⓘ978-4-8407-4216-0 Ⓝ499.121

[内容] 通則 生薬総則 製剤総則 一般試験法 医薬品各条 参考情報 附録 索引

◇日本薬局方　第16改正　条文と注釈〔1〕日本薬局方解説書編集委員会編　廣川書店　2011　2752p　27cm　Ⓣ978-4-567-01520-2　Ⓝ499.121
◇日本薬局方　第16改正　条文と注釈〔2〕　日本薬局方解説書編集委員会編　廣川書店　2011.5　p2753-5428　27cm　Ⓣ978-4-567-01520-2　Ⓝ499.121
◇日本薬局方―学生版　第14改正　第1追補解説書　日本薬局方解説書編集委員会編　廣川書店　2003.3　1冊　19cm　1900円　Ⓣ4-567-01415-4　Ⓝ499.121
◇日本薬局方　第14改正　第1追補解説書　日本薬局方解説書編集委員会編　廣川書店　2003.3　1冊　27cm　40000円　Ⓣ4-567-01413-8　Ⓝ499.121
◇日本薬局方　第14改正　第1追補　条文と注釈　日本薬局方解説書編集委員会編　廣川書店　2003.3　713p　27cm　15000円　Ⓣ4-567-01412-X　Ⓝ499.121
◇日本薬局方　第14改正　第2追補　厚生労働省〔2004〕　211p　30cm　Ⓝ499.121
◇日本薬局方　第14改正　第2追補　日本公定書協会編　じほう　2005.3　211, 44p　26cm　5000円　Ⓣ4-8407-3403-8　Ⓝ499.121
◇日本薬局方　第14改正　第2追補　日本薬局方解説書編集委員会編　廣川書店　2005.3　1冊　27cm　35000円　Ⓣ4-567-01418-9　Ⓝ499.121
◇日本薬局方　第14改正　第2追補　条文と注釈　日本薬局方解説書編集委員会編　廣川書店　2005.3　492p　27cm　12000円　Ⓣ4-567-01417-0　Ⓝ499.121
◇日本薬局方　第15改正　第1追補　厚生労働省〔2007〕　258p　30cm　Ⓝ499 121
◇日本薬局方　第15改正　第1追補　日本公定書協会編　じほう　2007.12　258, 56p　26cm　6000円　Ⓣ978-4-8407-3794-4　Ⓝ499.121
◇日本薬局方　第15改正　第1追補　条文と注釈　日本薬局方解説書編集委員会編　廣川書店　2008.1　618p　27cm　15000円　Ⓣ978-4-567-01513-4　Ⓝ499.121
◇日本薬局方　第15改正　第1追補解説書　日本薬局方解説書編集委員会編著　廣川書店　2008.2　1冊　27cm　40000円　Ⓣ978-4-567-01514-1　Ⓝ499.121
◇日本薬局方　第15改正　第2追補　厚生労働省〔2009〕　291p　30cm　Ⓝ499.121
◇日本薬局方　第15改正　第2追補　日本公定書協会編　じほう　2009.11　291, 64p　26cm　7000円　Ⓣ978-4-8407-4038-8　Ⓝ499.121
◇日本薬局方　第15改正　第2追補　条文と注釈　日本薬局方解説書編集委員会編　廣川書店　2009.11　730p　27cm　13000円　Ⓣ978-4-567-01517-2　Ⓝ499.121
◇日本薬局方　第15改正　第2追補　日本薬局方解説書編集委員会編　廣川書店　2009.11　1冊　27cm　45000円　Ⓣ978-4-567-01518-9　Ⓝ499.121

◇日本薬局方解説書　第15改正　日本薬局方解説書編集委員会編　廣川書店　2006.6　5冊　27cm　全95000円　Ⓣ4-567-01511-8　Ⓝ499.121
　[内容] 1 通則・生薬総則・製剤総則・一般試験法　2 医薬品各条 化学医薬品 あ行～さ行　3 医薬品各条 化学医薬品 た行～わ行　4 医薬品各条 生薬等 あ行～わ行　5 参照紫外可視吸収スペクトル・参照赤外吸収スペクトル・参考情報・附録
◇日本薬局方解説書　第16改正〔1〕　通則　生薬総則　製剤総則　一般試験法　日本薬局方解説書編集委員会編　〔机上版〕　〔廣川書店〕　〔2011〕　90, 165, 1078p　27cm　Ⓣ978-4-567-01521-9　Ⓝ499.121
◇日本薬局方解説書　第16改正〔2〕　医薬品各条　化学医薬品〈あ行〉～〈さ行〉　日本薬局方解説書編集委員会編　〔机上版〕　〔廣川書店〕　〔2011〕　2616p　27cm　Ⓣ978-4-567-01521-9　Ⓝ499.121
◇日本薬局方解説書　第16改正〔3〕　医薬品各条　化学医薬品〈た行〉～〈や行〉　日本薬局方解説書編集委員会編　〔机上版〕　〔廣川書店〕　〔2011〕　p2617-5077　27cm　Ⓣ978-4-567-01521-9　Ⓝ499.121
◇日本薬局方解説書　第16改正〔4〕　医薬品各条　化学医薬品〈ら行〉～〈わ行〉　生薬等〈あ行〉～〈わ行〉　日本薬局方解説書編集委員会編　〔机上版〕　〔廣川書店〕　〔2011〕　p5078-5397, 852p　27cm　Ⓣ978-4-567-01521-9　Ⓝ499.121
◇日本薬局方解説書　第16改正〔5〕　参照紫外可視吸収スペクトル　参照赤外吸収スペクトル　参考情報　附録　日本薬局方解説書編集委員会編　〔机上版〕　廣川書店　2011.6　1冊　27cm　Ⓣ978-4-567-01521-9　Ⓝ499.121
◇日本薬局方要説　菊川清見, 長坂達夫編　第5版　廣川書店　2004.2　246p　26cm　〈執筆：伊奈郊二ほか〉　3600円　Ⓣ4-567-01125-2　Ⓝ499.121
◇日本薬局方要説　菊川清見, 長坂達夫, 伊奈郊二, 加藤哲太編　第6版　廣川書店　2007.3　247p　26cm　〈執筆：伊奈郊二ほか〉　3600円　Ⓣ978-4-567-01126-6　Ⓝ499.121
◇日本薬局方要説　菊川清見, 長坂達夫, 伊奈郊二, 加藤哲太編　第7版　広川書店　2012.2　278p　26cm　〈執筆：青柳裕ほか〉　3600円　Ⓣ978-4-567-01127-3　Ⓝ499.121
◇法制化30年を迎えた医薬品GMPの現状と将来への課題―PIC/S加盟に関する最新動向　日本公定書協会編　じほう　2010.2　79p　26cm　（薬事エキスパート研修会シリーズ 31）　2200円　Ⓣ978-4-8407-4069-2　Ⓝ499.5
◇薬剤師が知っておきたい法律・制度―キャリアデザインを考えて　白神誠編　じほう　2011.6　287p　26cm　（『法律からわかる薬剤師の仕事』改訂 (2007年刊) の改定）　2300円　Ⓣ978-4-8407-4209-2　Ⓝ499.09
　[内容] 制度と法律―イントロダクション　わが国の社会保障制度（医療と健康　共助と公助　老後の安心・安全）　法令のしくみ　薬剤師になるということ　薬局を開設する　調剤業務に従事する　保険調剤を始める　調剤報酬を理解する　麻薬を扱う　医薬品の販売業を始める　医薬品を販売する　医療機

医療関連法規　　　　　　　　　　　　　　　　　医療と行政

器等を販売する　毒物や劇物を販売する　病院・診療所で薬剤師として働く　大学や研究機関で研究に従事する　製薬企業で医薬品の研究・開発・生産に従事する（承認まで　承認されてから）　医療機器等を扱う企業に勤める　毒物や劇物を取り扱う企業に勤める　薬事衛生行政に従事する

◇薬剤師と法　　三浦泉著　　京都　　法律文化社　2004.5　88, 22p　21cm　1600円　Ⓘ4-589-02752-6　Ⓝ499.091
内容 第1章 薬剤師　第2章 薬剤師の業務と責任（刑事責任　行政責任　民事責任）　第3章 医薬品の被害と救済（製造物責任法　医薬品副作用被害救済の問題）

◇薬剤師法の一部を改正する法律案（内閣提出第97号）（参議院送付）参考資料　衆議院調査局厚生労働調査室　2004.5　181p　30cm　〈第159回国会　背のタイトル：薬剤師法の一部を改正する法律案参考資料〉　Ⓝ499.09

◇薬事衛生六法　2003年版　日本公定書協会編　薬事日報社　2003.4　1334p　21cm　4700円　Ⓘ4-8408-0728-0　Ⓝ499.091

◇薬事衛生六法　2004　学生版　薬事日報社　2004.4　837p　21cm　3200円　Ⓘ4-8408-0781-7　Ⓝ499.091

◇薬事衛生六法　2004年版　日本公定書協会編　薬事日報社　2004.4　1311p　21cm　4700円　Ⓘ4-8408-0777-9　Ⓝ499.091

◇薬事衛生六法　2005年版　日本公定書協会編　薬事日報社　2005.4　1483p　21cm　4700円　Ⓘ4-8408-0830-9　Ⓝ499.091

◇薬事衛生六法　2005年版　学生版　薬事日報社　2005.4　837p　21cm　3200円　Ⓘ4-8408-0831-7　Ⓝ499.091

◇薬事衛生六法　2006年版　日本公定書協会編　薬事日報社　2006.4　1595p　21cm　4700円　Ⓘ4-8408-0889-9　Ⓝ499.091

◇薬事衛生六法　2006年版　学生版　薬事日報社　2006.4　923p　21cm　3200円　Ⓘ4-8408-0890-2　Ⓝ499.091

◇薬事衛生六法　2007年版　日本公定書協会編　薬事日報社　2007.4　1699p　21cm　4700円　Ⓘ978-4-8408-0962-7　Ⓝ499.091

◇薬事衛生六法　2008年版　日本公定書協会編　薬事日報社　2008.4　1639p　21cm　4700円　Ⓘ978-4-8408-1013-5　Ⓝ499.091

◇薬事衛生六法　2008年版　学生版　薬事日報社　2008.4　975p　21cm　3200円　Ⓘ978-4-8408-1014-2　Ⓝ499.091

◇薬事衛生六法　2009　学生版　薬事日報社　2009.4　1003p　21cm　3200円　Ⓘ978-4-8408-1073-9　Ⓝ499.091

◇薬事衛生六法　2009　日本公定書協会編　薬事日報社　2009.4　1554p　21cm　4700円　Ⓘ978-4-8408-1072-2　Ⓝ499.091

◇薬事衛生六法　2010　日本公定書協会編　薬事日報社　2010.4　1620p　21cm　4700円　Ⓘ978-4-8408-1130-9　Ⓝ499.091

◇薬事衛生六法　2010　学生版　薬事日報社　2010.4　1015p　21cm　3200円　Ⓘ978-4-8408-1132-1　Ⓝ499.091

◇薬事衛生六法　2011年版　日本公定書協会編　薬事日報社　2011.4　1592p　21cm　4700円　Ⓘ978-4-8408-1174-3　Ⓝ499.091

◇薬事衛生六法　2012年版　薬事日報社　2012.4　1214p　24cm　4700円　Ⓘ978-4-8408-1205-4　Ⓝ499.091
内容 薬事関係法　麻薬関係法　毒劇物関係法　医療保険関係法　保健医療関係法　食品・家庭用品関係法　その他の法令　憲法関係

◇薬事関係法規及び薬事関係制度解説　2003年版　薬事衛生研究会編　薬事日報社　2003.4　361p　28cm　〈付属資料：26p；追補〉　2500円　Ⓘ4-8408-0732-9　Ⓝ499.091

◇薬事関係法規及び薬事関係制度解説　2004年版　薬事衛生研究会編　薬事日報社　2004.4　380p　28cm　2500円　Ⓘ4-8408-0778-7　Ⓝ499.091

◇薬事関係法規及び薬事関係制度解説　2005年版　薬事衛生研究会編　薬事日報社　2005.4　406p　28cm　2600円　Ⓘ4-8408-0833-3　Ⓝ499.091

◇薬事関係法規及び薬事関係制度解説　2007-2008年版　薬事衛生研究会編　薬事日報社　2007.4　415p　28cm　2800円　Ⓘ978-4-8408-0969-6　Ⓝ499.091

◇薬事関係法規及び薬事関係制度解説　2008-2009年版　薬事衛生研究会編　薬事日報社　2008.4　417p　28cm　2800円　Ⓘ978-4-8408-1015-9　Ⓝ499.091

◇薬事関係法規及び薬事関係制度解説　2009-2010年版　薬事衛生研究会編　薬事日報社　2009.4　435p　28cm　2800円　Ⓘ978-4-8408-1071-5　Ⓝ499.091

◇薬事監視指導関係通知集　2007　じほう　2007.9　1413p　30cm　16000円　Ⓘ978-4-8407-3759-3　Ⓝ499.091
内容 第1章 基本的事項　第2章 製造販売業・製造業　第3章 販売業　第4章 表示　第5章 広告　第6章 再審査関係　第7章 再評価関係　第8章 安全性関係

◇薬事関連法規　鈴木政雄、秋本義雄、宮本法子、福島紀子、鈴木順子共著　南江堂　2006.5　503p　26cm　5000円　Ⓘ4-524-40219-5　Ⓝ499.091

◇薬事関連法規　三輪亮寿編著、秋本義雄、鈴木政雄、宮本法子、鈴木順子、福島紀子共著　改訂第2版　南江堂　2008.4　461p　26cm　5000円　Ⓘ978-4-524-40243-4　Ⓝ499.091

◇薬事関連法規　三輪亮寿編著、秋本義雄、鈴木政雄、宮本法子、鈴木順子、福島紀子共著　改訂第3版　南江堂　2011.4　471p　26cm　5000円　Ⓘ978-4-524-40276-2　Ⓝ499.091

◇薬事法―平成15年版・平成16年版・平成17年版　薬事日報社　2003.7　137, 8p　21cm　1200円　Ⓘ4-8408-0745-0　Ⓝ499.091

◇薬事法コンプリートガイド　團野浩著　ドーモ　2010.10　159p　26cm　〈発売：薬事日報社〉　2400円　Ⓘ978-4-8408-1155-2　Ⓝ499.091

◇薬事法とGQP・GMP　平成21年度版　日本製薬団体連合会品質委員会編　じほう　2009.10　522p　26cm　5400円　Ⓘ978-4-8407-4030-2　Ⓝ499.091

○薬事法における一変と軽微変更に関する課題　医薬品医療機器レギュラトリーサイエンス財団編　じほう　2012.3　175p　26cm　4200円　Ⓘ978-4-8407-4330-3　Ⓝ499.091

○薬事法の一部を改正する法律案（内閣提出第67号）（参議院送付）参考資料　衆議院調査局厚生労働調査室　2006.5　161p　30cm　〈第164回国会　背のタイトル：薬事法の一部を改正する法律案参考資料〉　Ⓝ499.091

○薬事法の基礎　Tokyo Regulatory Affairs Professionals Society　2010.2　364p　26cm　〈発売：薬事日報社〉　4600円　Ⓘ978-4-8408-1117-0　Ⓝ499.091

○薬事法ハンドブック　技術情報協会　2006.3　243p　19cm　10500円　Ⓘ4-86104-103-1　Ⓝ499.091

○薬事法・薬剤師法関係法令集—法律・施行令・施行規則3段対照収載　平成16年版　薬事行政研究会監修　薬務公報社　2004.5　1418p　26cm　7000円　Ⓘ4-89647-145-8　Ⓝ499.091

○薬事法・薬剤師法関係法令集—法律・施行令・施行規則3段対照収載　平成17年版　薬事行政研究会監修　改訂版　薬務公報社　2005.6　1417p　26cm　7400円　Ⓘ4-89647-152-0　Ⓝ499.091

○薬事法・薬剤師法関係法令集—法律・施行令・施行規則3段対照収載　平成18年版　薬事行政研究会監修　薬務公報社　2006.5　1446p　26cm　7600円　Ⓘ4-89647-161-X　Ⓝ499.091

○薬事法・薬剤師法関係法令集—法律・施行令・施行規則3段対照収載　平成19年版　薬事行政研究会監修　薬務公報社　2007.6　1494p　26cm　7600円　Ⓘ978-4-89647-170-0　Ⓝ499.091

○薬事法薬剤師法関係法令集—法律・施行令・施行規則3段対照収載　平成20年版　薬事行政研究会監修　薬務公報社　2008.5　1544p　26cm　8000円　Ⓘ978-4-89647-179-3　Ⓝ499.091

○薬事法・薬剤師法関係法令集　平成21年版　薬事行政研究会監修　薬務公報社　2009.6　1581p　26cm　8200円　Ⓘ978-4-89647-187-8　Ⓝ499.091

○薬事法薬剤師法関係法令集　平成22年版　薬事行政研究会監修　薬務公報社　2010.6　1583p　26cm　8200円　Ⓘ978-4-89647 197-7　Ⓝ499.091

○薬事法・薬剤師法関係法令集　平成23年版　薬事行政研究会監修　薬務公報社　2011.6　1593p　26cm　8200円　Ⓘ978-4-89647-206-6　Ⓝ499.091

○薬事法・薬剤師法関係法令集　平成16年版　別冊・追補版　薬事行政研究会監修　薬務公報社　2004.12　570p　21cm　3000円　Ⓘ4-89647-149-0　Ⓝ499.091

○薬事法・薬剤師法関係法令集　平成17年版　別冊・追補版　薬事行政研究会監修　薬務公報社　2006.3　970p　21cm　4000円　Ⓘ4-89647-158-X　Ⓝ499.091

○薬事法・薬剤師法関係法令集　平成19年版　別冊・追補版　薬事行政研究会監修　薬務公報社　2007.1　1009p　21cm　5000円　Ⓘ978-4-89647-167-0　Ⓝ499.091

○薬事法・薬剤師法関係法令集　平成20年版　別冊・追補版　薬事行政研究会監修　薬務公報社　2008.3　1167p　21cm　6000円　Ⓘ978-4-89647-176-2　Ⓝ499.091

○薬事法・薬剤師法関係法令集　平成21年版　別冊・追補版　薬事行政研究会監修　薬務公報社　2009.6　1491p　21cm　6800円　Ⓘ978-4-89647-186-1　Ⓝ499.091

○薬事法・薬剤師法関係法令集　平成22年版　別冊・追補版　薬事行政研究会監修　薬務公報社　2010.4　1624p　21cm　7000円　Ⓘ978-4-89647-195-3　Ⓝ499.091

○薬事法・薬剤師法関係法令集　平成23年版　別冊・追補版　薬事行政研究会監修　薬務公報社　2011.4　1902p　21cm　7400円　Ⓘ978-4-89647-202-8　Ⓝ499.091

○薬事法・薬剤師法・毒物及び劇物取締法解説　青柳健太郎ほか著　第14版　薬事日報社　2004.2　840p　21cm　〈関連法規抄録付〉　3800円　Ⓘ4-8408-0771-X　Ⓝ499.091

○薬事法・薬剤師法・毒物及び劇物取締法解説—改正薬事法対応版　青柳健太郎，翁健，鮎澤照夫，木村豊彦，中塚宗次，山川洋平著　第15版　薬事日報社　2005.3　803p　21cm　〈関連法規抄録付〉　3800円　Ⓘ4-8408-0815-5　Ⓝ499.091

○薬事法・薬剤師法・毒物及び劇物取締法解説—改正薬事法対応版　青柳健太郎，翁健，鮎澤照夫，木村豊彦，中塚宗次，山川洋平著　第16版　薬事日報社　2006.2　829p　21cm　〈関連法規抄録付〉　3800円　Ⓘ4-8408-0883-X　Ⓝ499.091

○薬事法・薬剤師法・毒物及び劇物取締法解説—改正薬事法対応版　青柳健太郎，翁健，鮎澤照夫，木村豊彦，中塚宗次，山川洋平著　第17版　薬事日報社　2007.3　901p　21cm　〈関連法規抄録付〉　3800円　Ⓘ978-4-8408-0964-1　Ⓝ499.091

○薬事法・薬剤師法・毒物及び劇物取締法解説—改正薬事法対応版　青柳健太郎，翁健，鮎澤照夫，木村豊彦，山川洋平著　第18版　薬事日報社　2008.2　948p　21cm　〈関連法規抄録付〉　3800円　Ⓘ978-4-8408-1012-8　Ⓝ499.091

○薬事法・薬剤師法・毒物及び劇物取締法解説—医薬品販売制度改正対応版　青柳健太郎，翁健，鮎澤照夫，木村豊彦，山川洋平著　第19版　薬事日報社　2009.4　980p　21cm　〈関連法規抄録付〉　3800円　Ⓘ978-4-8408-1074-6　Ⓝ499.091

○薬事法・薬剤師法・毒物及び劇物取締法解説—医薬品販売制度改正対応版　青柳健太郎，翁健，鮎澤照夫，木村豊彦，山川洋平著　第20版　薬事日報社　2010.2　1004p　21cm　〈関連法規抄録付〉　3800円　Ⓘ978-4-8408-1122-4　Ⓝ499.091

○薬事法・薬剤師法・毒物及び劇物取締法解説　青柳健太郎，翁健，鮎澤照夫，木村豊彦，山川洋平著　第21版　薬事日報社　2011.2　1012p　21cm　〈関連法規抄録付　医薬品販売制度改正対応版〉　3800円　Ⓘ978-4-8408-1170-5　Ⓝ499.091

○薬事法・薬剤師法・毒物及び劇物取締法解説　青柳健太郎，翁健，鮎澤照夫，木村豊彦，山川洋平著　第22版　薬事日報社　2012.2　1028p　21cm　〈関連法規抄録付〉　3800円　Ⓘ978-4-8408-1199-6　Ⓝ499.091

◇薬事法, 薬事法施行令, 薬事法施行規則医薬品医療機器総合機構法―日英対訳　2005-2006　じほう　2006.9　591p　26cm〈英語併記　奥付・背のタイトル：薬事法, 同施行令, 同施行規則, 機構法〉　20000円　Ⓘ4-8407-3542-5　Ⓝ499.091

◇薬事法, 薬事法施行令, 薬事法施行規則医薬品医療機器総合機構法―日英対訳　2009-2010　じほう　2009.9　601p　26cm〈背のタイトル：薬事法, 同施行令, 同施行規則, 機構法〉　28000円　Ⓘ978-4-8407-3999-3　Ⓝ499.091

◇薬事法, 薬事法施行令, 薬事法施行規則―日英対訳　2003-2004　じほう　2003.9　519p　26cm〈英文併記〉　13000円　Ⓘ4-8407-3097-0　Ⓝ499.091

◇薬事法令ハンドブック―薬事法、薬事法施行令、薬事法施行規則　平成21年度施行版　薬事日報社　2007.5　297p　21cm　1200円　Ⓘ978-4-8408-0978-8　Ⓝ499.091

◇薬事法令ハンドブック―薬事法、薬事法施行令、薬事法施行規則　平成21年度版　薬事日報社　2004.10　266p　21cm〈付属資料：4p〉　1200円　Ⓘ4-8408-0802-3　Ⓝ499.091

◇薬事法令ハンドブック―薬事法、薬事法施行令、薬事法施行規則　平成21年度版　薬事日報社　2009.5　313p　21cm　1200円　Ⓘ978-4-8408-1077-7　Ⓝ499.091

◇薬事法令ハンドブック―薬事法、薬事法施行令、薬事法施行規則　平成22年度版　薬事日報社　2010.5　323p　21cm　1200円　Ⓘ978-4-8408-1141-5　Ⓝ499.091
[内容] 薬事法　薬事法施行令　薬事法施行規則

◇薬事法令ハンドブック―薬事法、薬事法施行令、薬事法施行規則　平成23年度版　薬事日報社　2011.5　325p　21cm　1200円　Ⓘ978-4-8408-1183-5　Ⓝ499.091
[内容] 薬事法　薬事法施行令（別表第1（医療機器の範囲・第1条関係））　薬事法施行規則　付録

◇薬事法令ハンドブック―薬事法、薬事法施行令、薬事法施行規則　平成24年度版　薬事日報社　2012.5　333p　21cm　1200円　Ⓘ978-4-8408-1212-2
[内容] 薬事法　薬事法施行令　薬事法施行規則

◇薬事法令ハンドブック承認許可要件省令―構造設備規則,GQP、GVP、GMP、GLP、GCP、GPSP、QMS　第3版　薬事日報社　2008.4　255p　21cm　1200円　Ⓘ978-4-8408-1025-8　Ⓝ499.091

◇薬事法令ハンドブック承認許可要件省令―構造設備規則,GQP、GVP、GMP、GLP、GCP、GPSP、QMS　第4版　薬事日報社　2009.5　270p　21cm　1200円　Ⓘ978-4-8408-1078-4　Ⓝ499.091

◇薬事法令ハンドブック承認許可要件省令―構造設備規則,GQP、GVP、GMP、GLP、GCP、GPSP、QMS　平成17年版　薬事日報社　2005.8　274p　21cm　1200円　Ⓘ4-8408-0852-X　Ⓝ499.091

◇薬事法令ハンドブック承認許可要件省令―構造設備規則,GQP、GVP、GMP、GLP、GCP、GPSP、QMS　平成19年版　薬事日報社　2006.10　287p　21cm　1200円　Ⓘ4-8408-0935-6　Ⓝ499.091

◇薬事法令用語註解　薬事法令用語研究会編　第5版　薬務公報社　2005.10　30, 403p　19cm　3000円　Ⓘ4-89647-155-5　Ⓝ499.091

◇薬事法―和英対訳　平成17年施行版　日本医療機器関係団体協議会編　薬事日報社　2004.2　231p　21cm　3600円　Ⓘ4-8408-0773-6　Ⓝ499.091

◇やさしい薬事法―医薬品のライフサイクルを追って　薬事法規研究会編　第5版　じほう　2006.10　482p　21cm　3600円　Ⓘ4-8407-3598-0　Ⓝ499.091
[内容] 1 薬事法とは（薬事法のなりたち　薬事法で規制されるもの）　2 医薬品と薬事法　3 医薬部外品と薬事法　4 化粧品と薬事法　5 医療機器と薬事法　資料

◇やさしい薬事法―医薬品開発から新医薬品販売制度まで　薬事法規研究会編　第6版　じほう　2009.8　545p　21cm　4000円　Ⓘ978-4-8407-4004-3　Ⓝ499.091
[内容] 1 薬事法とは　2 医薬品と薬事法　3 医薬部外品と薬事法　4 化粧品と薬事法　5 医療機器と薬事法　資料

◇よくわかる改正薬事法―カラー図解　新薬事法研究会監修, ドーモ編　薬事日報社　2005.4　187p　28cm　3000円　Ⓘ4-8408-0825-2　Ⓝ499.091

◇よくわかる改正薬事法―カラー図解　新薬事法研究会監修, ドーモ編　改訂版　薬事日報社　2007.5　241p　28cm　3200円　Ⓘ978-4-8408-0975-7　Ⓝ499.091

◇よくわかる改正薬事法―カラー図解　ドーモ編　第3版　薬事日報社　2009.9　295p　26cm　3400円　Ⓘ978-4-8408-1099-9　Ⓝ499.091

◇よくわかる改正薬事法―カラー図解　医薬品販売制度と登録販売者編　ドーモ編　薬事日報社　2008.7　210p　28cm　2200円　Ⓘ978-4-8408-1033-3　Ⓝ499.091

◇よくわかる改正薬事法―カラー図解　医薬品販売制度改革編　新薬事法研究会監修, ドーモ編　薬事日報社　2006.8　121p　28cm　1900円　Ⓘ4-8408-0916-X　Ⓝ499.091

◇よくわかる改正薬事法―カラー図解　医療機器編　新薬事法研究会監修, ドーモ編　薬事日報社　2005.11　235p　28cm　3000円　Ⓘ4-8408-0871-6　Ⓝ499.091

◇よくわかる改正薬事法―カラー図解　医療機器編　ドーモ編　改訂版　薬事日報社　2009.11　214p　26cm　3200円　Ⓘ978-4-8408-1108-8　Ⓝ499.091

◇FDA情報　4　サーベイ・ジャパン国際研究所訳・編　〔サーベイ・ジャパン国際研究所〕　2004.6　1冊　30cm　60000円　Ⓝ499.091

◇FDA情報　5（2004年6月より2005年11月までEメール配信分）　サーベイ・ジャパン国際研究所訳編　〔サーベイ・ジャパン国際研究所〕　2005.11　1冊　30cm　60000円　Ⓝ499.091

医療と行政　　　　　　　　　　　　　　　　　　　　　　　　　　　　　　　　　　　　　　医療事故

◇FDA情報　6（2005年12月より2006年11月までE-メール配信分）　サーベイジャパン国際研究所訳編　〔サーベイジャパン国際研究所〕　2006.11　1冊（ページ付なし）　30cm　60000円　Ⓝ499.091
◇FDA対応におけるQ&A解説集―米国薬事規制／申請／査察　情報機構　2011.6　354p　27cm　61000円　Ⓘ978-4-904080-84-9　Ⓝ499.091
◇FDAの事典　石居昭夫著　第2版　薬事日報社　2006.8　356p　21cm　3200円　Ⓘ4-8408-0918-6　Ⓝ499.091
◇FDAの事典　石居昭夫著　薬事日報社　2004.11　339p　21cm　3200円　Ⓘ4-8408-0810-4　Ⓝ499.091
◇FDAの正体―米国食品医薬品局　上　レギュラトリーサイエンスの政治学（ポリティクス）　フラン・ホーソン著，栗原千絵子，斉尾武郎共監訳　篠原出版新社　2011.5　356p　22cm　〈各巻タイトル：レギュラトリーサイエンスの政治学〉　2800円　Ⓘ978-4-88412-297-3　Ⓝ499.091
◇FDA：法規制コンプライアンス―Q&A解説CGMP遵守と品質保証および査察への対応　高橋俊夫著　ソフトサイエンス社　2008.6　279p　27cm　25000円　Ⓘ978-4-88171-118-7　Ⓝ499.091
[内容] 1 米国（FDA）および欧州連合（EMEA）法規制へのコンプライアンス（米国での、特にFDAに関連するコンプライアンスとは？また、関連する法規制にはどのようなものがありますか？　FDAとはどんな政府機関ですか、また独立行政法人（Agency）としての組織と権限は？ ほか）　2 制度としてのドラッグ・マスターファイル（DMF）（FDAのDMF（Drug Master File）とはどんな制度ですか？　DMFの作成、FDAへの登録、その他の関連手続はどのようなことがありますか？ ほか）　3 FDAの「品質システム」：Quality by Designへ―リスク・ベースCGMPの背景にあるもの（「リスク・ベースCGMP（2002.8）」とは？FDAは何を意図しているのですか？　「リスク・ベースCGMP」の真の意味は？ ほか）　4 CGMP適合要件としての企業内教育訓練：FDA査察への準備　5 電子記録、電子署名に関する法規制と監査証跡の対応（電子記録、電子署名に関する法規制（Part11）とは？　Microsoft Excel使用の監査証跡（Audit trail）について、どのように対応すべきでしょうか？）
◇FDA輸出改革促進法における輸出入　米国FDA編，サーベイジャパン国際研究所訳　〔サーベイジャパン国際研究所〕　2004.5　28枚　30cm　75000円　Ⓝ499.091
◇GQP・GMP関係省令集―和英対訳　2005　薬事日報社　2006.3　237p　21cm　3000円　Ⓘ4-8408-0842-2　Ⓝ499.091

医療事故

◇医師法21条と診療関連死の警察届出―日本医師会会員を対象とする意識と行動に関する調査研究　日医総研　2011.3　51p　30cm　（日本医師会総合政策研究機構ワーキングペーパー no.237　日医総研ワーキングペーパー）　Ⓝ498.12
◇医薬品添付文書をください―大病院で殺されない24の知恵　船瀬俊介，平澤正夫著　光文社　2004.6　206p　19cm　（Kappa books）　1300円　Ⓘ4-334-97451-1　Ⓝ498.12
[内容] 第1章 抗がん剤薬殺事件　第2章 私たちの失敗と悔恨　第3章 医療過疎の大学病院　第4章 今日もどこかで悲劇が…　第5章 大病院で殺されない方法
◇医療過誤そのパラダイム　池本卯典著　医療科学社　2005.2　171p　19cm　（医療科学新書）　1200円　Ⓘ4-86003-501-1　Ⓝ498.12
[内容] 第1章 医療関連法の概略　第2章 薬事関連法の概略　第3章 医療関係者、医療施設、医療経済の概略　第4章 医療保険の概略　第5章 医療過誤の多様性　第6章 医療過誤への対応　第7章 医療過誤の予防　第8章 医療過誤とヒューマン・エラー　第9章 医療水準と患者の期待権
◇医療・看護事故の真実と教訓　隈本邦彦著　ライフサポート社　2008.4　233p　21cm　2400円　Ⓘ978-4-904084-03-8　Ⓝ498.14
◇医療関連死を科学する―オーストラリア・ビクトリア州における行政解剖制度の調査報告　全日本民主医療機関連合会視察団編著　京都　かもがわ出版　2007.10　80p　21cm　800円　Ⓘ978-4-7803-0127-4　Ⓝ498.12
[内容] ビクトリア法医学研究所　コロナーの任務と活動　コロナー法廷　臨床連絡サービス（CLS）　CLSケース検討会　国立コロナー情報システム（NCIS）　ヘルスサービス・コミッショナー（HSC）　医師免許登録委員会（MPB）　臨床法医学者が語る　弁護士が語る医療紛争の現状と解決の方向　ジャーナリストが語るマスコミと医療　倫理学者が語る外科手術成績の公表　アルフレッド病院・モナシュ大学医療安全研究所
◇医療事故―なぜ起こるのか、どうすれば防げるのか　山内桂子，山内隆久著　朝日新聞社　2005.1　277，5p　15cm　（朝日文庫）〈2000年刊の増訂〉　580円　Ⓘ4-02-261461-7　Ⓝ498.12
[内容] 第1部 医療事故を理解するために（医療事故研究元年　医療事故の現状　裁判でできること、できないこと）　第2部 医療事故の原因を探る（医療事故はなぜ起こるのか　医療事故を招く組織の失敗）　第3部 医療事故を繰り返さないために（事故防止、個から組織へ　期待される事故調査　信頼・納得できる医療の条件　患者にも医療者にもほしいサポートシステム　医療に安全文化を）
◇医療事故―知っておきたい実情と問題点　押田茂實著　祥伝社　2005.5　251p　18cm　（祥伝社新書）　760円　Ⓘ4-396-11006-5　Ⓝ498.12
[内容] はじめに一期一会や運命の出会いの不思議さに感動しています。　第1章 医療事故とは何か　第2章 医療事故の管理体制　第3章 病院の医療事故対策　第4章 医療裁判とは　第5章 病院の医療事故対策　第6章 医療事故に遭ってしまったら
◇医療事故がとまらない　毎日新聞医療問題取材班著　集英社　2003.12　222p　18cm　（集英社新書）　660円　Ⓘ4-08-720223-2　Ⓝ498.12
[内容] 序章 ある医療ミス　第1章 東京女子医大病院事件　第2章 リピーターと呼ばれる医師たち　第3章 ミス隠しの実態　第4章 情報公開と日本医師会　第5章 改革は進むか
◇医療事故ケースファイル―医師の視点で読み解く　福山正紀著　南山堂　2011.4　234p　19cm　2300円　Ⓘ978-4-525-00231-2　Ⓝ498.12

◇医療事故情報をめぐる諸問題―医療事故情報センター総会記念シンポジウム　名古屋　医療事故情報センター　2003.1　86p　26cm　〈会期：2002年5月25日〉　Ⓝ498.12
◇医療事故情報センター20年間のあゆみ―医療事故の被害回復と再発防止に向けて　名古屋　医療事故情報センター　2010.5　18p　30cm　Ⓝ498.12
◇医療事故初期対応　前田正一編　医学書院　2008.11　216p　26cm　3800円　Ⓘ978-4-260-00740-5　Ⓝ498.12
◇医療事故と医事法　甲斐克則編　信山社　2012.2　317p　21cm　（医事法講座　第3巻）9200円　Ⓘ978-4-7972-1203-7
　内容　未熟児網膜症姫路日赤事件最高裁判決と医療現場感覚との落差―司法と医療の認識統合を求めて　医療事故に対する刑事処分の最近の動向　医療事故に対する行政処分の最近の動向　医療水準論の機能について―医療と司法の相互理解のために　診療ガイドラインと民事責任　注意義務論と医療慣行―日米比較の視点から　術後管理と過失　看護と過失　診療録の記載内容と事実認定　医療過誤紛争におけるADR（裁判外紛争解決）　医療事故と刑事過失責任―イギリスにおける刑事医療過誤の動向を参考にして　刑事医療過誤と過失の競合および管理・監督過失　医療事故の届出義務・医事審判制度・被害者補償
◇医療事故に関する行政評価・監視結果に基づく勧告　総務省　2004.3　28p　30cm　Ⓝ498.12
◇医療事故に関する行政評価・監視結果報告書　総務省行政評価局　2004.3　128p　30cm　Ⓝ498.12
◇医療ミスでは？と思ったら読む本　医療事故研究会著　日本評論社　2011.3　209p　19cm　1600円　Ⓘ978-4-535-51801-8　Ⓝ498.12
　内容　第1部　どんな医療事故があるか　第2部　医療事故手続の進め方
◇院内事故調査委員会について考える―医療事故情報センター総会記念シンポジウム　名古屋　医療事故情報センター　2006.3　84p　26cm　〈会期・会場：2005年5月21日　愛知県産業貿易館本館5階特別会議室〉　Ⓝ498.12
　内容　医療事故調査活動の実例「ルートコーズ分析」と「アクションプランの立案」（後藤克幸述）　医療事故調査委員会：現状と課題（上田裕一述）　院内事故調査委員会について考える―医療事故被害者の視点から（勝村久司述）　院内事故調査委員会について考える（加藤良夫述）
◇院内事故調査の手引き　生存科学研究所医療政策研究会編著, 上田裕一監修　医歯薬出版　2009.9　64p　26cm　2000円　Ⓘ978-4-263-20668-3　Ⓝ498.12
　内容　院内事故調査のフロー　院内事故調査委員会の目的と役割　重大有害事象発生時の初期対応　緊急対応会議　院内事故調査委員会設置基準　院内事故調査委員会の組織　院内事故調査委員会の進め方　院内事故調査委員会における事務局体制　事故調査報告書の書き方　事故調査報告書の取り扱いと公表　患者側当事者への対応　医療側従事者への対応　再発防止策の策定と実施状況の検証　医療安全調査委員会設置に向けての提言　院内事故調査の実効性を担保するための提言

◇"誤診"に学ぶ―貴重な症例から　神保勝一編　中山書店　2008.8　112p　26cm　3800円　Ⓘ978-4-521-73047-9　Ⓝ490.15
◇更なる医療の信頼に向けて―無罪事件から学ぶ日医総研シンポジウム　日本医師会　2011.11　124p　26cm　953円　Ⓘ978-4-924763-31-9　Ⓝ498.12
　内容　基調講演　医師法21条を考える　シンポジウム（東京女子医大事件　杏林大学割り箸事件　県立大野病院事件　医療刑事裁判の現状と課題　プレスコメント　医療事故調査委員会への取り組み）　パネルディスカッション　医療事故と刑事裁判
◇不審な死をどう裁く―医療事故情報センター総会記念シンポジウム　名古屋　医療事故情報センター　2007.3　71p　26cm　〈会期・会場：2006年5月27日　ウィルあいち大会議室〉　Ⓝ498.12
　内容　医療事故の届出義務と医療事故防止（甲斐克則述）　我が国の医療安全対策について（田原克志述）　我が国における医療事故調査体制の現在（畑中綾子述）
◇やぶ医者！―誤診、ミス、事故はこうして起こる　東海林茂樹著　千葉　都築事務所　2004.5　270p　20cm　〈発売：祥伝社〉　1600円　Ⓘ4-396-69316-8　Ⓝ490.4
　内容　達人の盲腸手術　鍛錬はホラー映画で　遺体は北海道に流れ着く　北見美人美容師殺人事件　マダムはなぜ凍死したのか　奴隷の日々が始まった　手術場に怒号が響く　研修医、気管切開を決行す　麻酔事故はこうして起こる　不思議な症例〔ほか〕
◇リピーター医師―なぜミスを繰り返すのか？　貞友義典著　光文社　2005.6　269p　18cm　（光文社新書）740円　Ⓘ4-334-03311-3　Ⓝ498.12
　内容　プロローグ　「リピーター医師」との出会い　第1章　リピーター医師の誕生　第2章　リピーター医師はなぜ医療を続けられるのか　第3章　「大病院」は安全か　第4章　改ざんされるカルテ　第5章　鑑定について　第6章　リピーター医師「国家賠償訴訟」へ　第7章　リピーター医師から身を守るために　エピローグ　三人目のリピーター医師との出会い

《訴　訟》

◇医療過誤事件症例報告集　第6集　医療事故情報センター編　名古屋　医療事故情報センター　2004.3　42p　26cm　Ⓝ498.12
◇医療過誤事件症例報告集　第7集　医療事故情報センター編　名古屋　医療事故情報センター　2007.3　52p　26cm　Ⓝ498.12
◇医療過誤事件マニュアル　大阪弁護士会医療過誤事件マニュアルプロジェクトチーム編著　大阪　大阪弁護士協同組合　2005.1　226p　21cm　2000円　Ⓘ4-902858-03-7　Ⓝ498.12
　内容　第1章　医療過誤訴訟の特徴　第2章　相談の心構え　第3章　証拠保全　第4章　調査・他の救済方法　第5章　訴訟手続　第6章　立証（書証・証人尋問・鑑定）　第7章　類型別検討
◇医療過誤訴訟鑑定書集　第15集　医療事故情報センター編　名古屋　医療事故情報センター　2004.3　380, 50p　26cm　Ⓝ498.12

◇医療過誤訴訟鑑定書集　第16集　医療事故情報センター編　名古屋　医療事故情報センター　2005.3　533p　26cm　Ⓝ498.12

◇医療過誤訴訟鑑定書集　第17集　医療事故情報センター編　名古屋　医療事故情報センター　2006.3　490p　26cm　Ⓝ498.12

◇医療過誤訴訟鑑定書集　第18集　医療事故情報センター編　名古屋　医療事故情報センター　2007.3　382p　26cm　Ⓝ498.12

◇医療過誤訴訟鑑定書集　第19集　医療事故情報センター編　名古屋　医療事故情報センター　2008.3　542p　26cm　Ⓝ498.12

◇医療過誤訴訟鑑定書集　第20集　医療事故情報センター編　名古屋　医療事故情報センター　2009.3　434p　26cm　Ⓝ498.12

◇医療過誤訴訟鑑定書集　第21集　医療事故情報センター編　名古屋　医療事故情報センター　2010.3　533p　26cm　Ⓝ498.12

◇医療過誤と訴訟―その実態と対策Q&A　医療過誤訴訟実務研究会編　改訂版　三協法規出版　2005.3　546p　21cm　5500円　Ⓘ4-88260-146-X　Ⓝ498.12

◇医療過誤判例の研究　塩崎勤編著　民事法情報センター　2005.12　436p　22cm　4286円　Ⓘ4-9901805-4-2　Ⓝ498.12
内容　第1章 心疾患患者に対する医療過誤　第2章 がん患者に対する医療過誤　第3章 脳・肺疾患患者に対する医療過誤　第4章 妊産婦・新生児に対する医療過誤　第5章 胃・腎・肝疾患患者に対する医療過誤　第6章 骨折・傷害患者に対する医療過誤　第7章 咽頭痛・風邪患者に対する医療過誤　第8章 歯科の医療過誤　第9章 その他の医療過誤

◇医療過誤判例の研究　2　塩崎勤編著　民事法情報センター　2009.12　534p　22cm　4571円　Ⓘ978-4-9904391-5-6　Ⓝ498.12
内容　第1章 心疾患患者に対する医療過誤　第2章 がん患者に対する医療過誤　第3章 脳・肺疾患患者に対する医療過誤　第4章 妊産婦・新生児に対する医療過誤　第5章 胃・腎・肝疾患患者に対する医療過誤　第6章 骨折・傷害患者に対する医療過誤　第7章 咽頭痛・風邪患者に対する医療過誤　第8章 歯科の医療過誤　第9章 その他の医療過誤

◇医療・看護過誤と訴訟　稲葉一人著　吹田　メディカ出版　2003.3　164p　21cm　2600円　Ⓘ4-8404-0757-6　Ⓝ498.12

◇医療・看護過誤と訴訟　稲葉一人著　改訂2版　吹田　メディカ出版　2006.10　191p　21cm　2600円　Ⓘ4-8404-1832-2　Ⓝ498.12
内容　第1章 医療・看護過誤と法律　第2章 刑事責任からみた看護過誤　第3章 民事責任からみた看護過誤　第4章 最高裁判所判例の動向　第5章 医療情報の公開・共有・保護　第6章 臨地実習における医療・看護過誤　第7章 病院における医療紛争解決のための新しいシステム　第8章 医療・看護過誤と訴訟の事例集―Q&A

◇医療機関はトラブルがいっぱい―法律・接遇・患者クレームの解決事例42幕　楡一郎著　2005年改訂版　医学通信社　2005.11　295p　21cm（アカシア病院物語 pt.2）　1500円　Ⓘ4-87058-266-X　Ⓝ498.12
内容　無断駐車は病院の責任か　入院保証金と証書業界の"常識"　診断書の正しい書き方教えます　医療費の説明はむずかしい　隠語・カタカナ語　未集金と"善管注意"　"ロスタイム"と預かり金　来院時心肺機能停止状態（DOA）と保険請求　少額訴訟制度と"逆転思考"　"交通事故は扱ってません!!"〔ほか〕

◇医療刑事裁判について　日医総研　2010.5　65p　30cm　（日本医師会総合政策研究機構ワーキングペーパー no.213　日医総研ワーキングペーパー）　Ⓝ498.12

◇医療コンフリクト・マネジメントの考え方　認定病院患者安全推進協議会　2009.11　53p　30cm（患者安全推進ジャーナル別冊）　Ⓝ498.12

◇医療コンフリクト・マネジメント―メディエーションの理論と技法　和田仁孝,中西淑美著　シーニュ　2006.5　224p　26cm　3400円　Ⓘ4-9903014-0-4　Ⓝ498.12
内容　1 医療コンフリクト・マネジメントの基礎理論（なぜ,医療コンフリクト・マネジメントが必要なのか　医療コンフリクトとは何か　紛争のIPI構造（イシュー,ポジション,インタレスト）　メディエーションのモデル　医療コンフリクト・マネジメント・ラダーとメディエーションの応用）　2 医療メディエーションのスキル（メディエーションスキルとは　羅針盤スキル―紛争を分析し,解決へのパスを見出す　エンパワメント・スキル―傾聴と信頼の構築のために　問題変容（リフレーミング）と問題解決のスキル　流れを管理するスキル）　3 コンフリクト・マネジメント・ラダーの展開に沿ったスキル・トレーニング（1対1直接対応　初期ケアリング・メディエーション　高次問題解決メディエーション）

◇医療裁判から医療ADRへ―動き始めた新たな医療紛争処理システム　植木哲編著　ぎょうせい　2011.4　273p　21cm　2857円　Ⓘ978-4-324-08988-0　Ⓝ498.12
内容　第1章 医療裁判の限界と克服（医療裁判の現状と課題　医療裁判の限界と克服）　第2章 医療ADRの目的と機能　第3章 医療紛争相談センターの設立と役割　第4章 医療ADRへの各界の期待と意見（本研究会主催シンポジウムより）　第5章 医療ADRの過去・現在・未来

◇医療事故と裁判　谷口郁雄著　日本評論社　2012.3　159p　20cm　2500円　Ⓘ978-4-535-51885-8　Ⓝ498.12
内容　第1章 医療事故における過失の推定（医療過誤訴訟の動向　医療過誤訴訟における法律構成　過失の「一応の推定」　ドイツにおける「表見証明」　英米におけるres ipsa loquitur原則　訴訟上の証明と自然科学的証明―ルンバール事件　現代型訴訟としての医療過誤訴訟）　第2章 作為型と不作為型医療過誤訴訟の差異（不作為型医療事故における因果関係―肝がん事件　注意義務違反とその判断基準―輸血梅毒事件　医学水準―未熟児網膜症事件　最高裁が示した医学水準―未熟児網膜症　割り箸事件―民事上の判決の判決の差異　損害賠償　因果関係の推定―新潟水俣事件　英米におけるネグリジェンス）　まとめ

◇医療事故の刑事判例　中山研一,甲斐克則編著　新版　成文堂　2010.8　313p　22cm　4000円　Ⓘ978-4-7923-1875-8　Ⓝ498.12
内容　1 医療事故刑事判例の動向　2 診療行為の意義　3 診断行為と過失　4 注射と過失　5 麻酔と過失　6 輸血と過失　7 手術と刑事責任　8 与薬・調

剤と過失　9 看護上の過失　10 管理・監督上の過失　11 医療事故の届出義務とリスクマネジメント

◇医療事故の責任―事故を罰しない、過誤を見逃さない新時代へ　神谷惠子編著、秋元秀俊、尾崎雄、長谷川幸子、山田奈美惠著　毎日コミュニケーションズ　2007.10　177p　26cm　3500円　Ⓘ978-4-8399-2416-4　Ⓝ498.12
　〔内容〕1章 刑事責任の現状と問題点　2章 刑事判決評価表を用いた判決評価　3章 行政処分の現状と問題点　4章 民事責任の問題と医療紛争防止対策　5章 第三者機関設立への提言　Appendix 医療過誤刑事・行政処分一覧表

◇医療者の刑事処罰　米田泰邦著　成文堂　2012.6　324p　21cm　（医事法シリーズ 2）7000円　Ⓘ978-4-7923-1951-9
　〔内容〕医療と刑事裁判70'―医療過誤刑事事件を中心として　医事紛争と刑事裁判84'　医療者刑事問題の諸相84'　医療刑事問題の動向93'　世紀末の医療と裁判　世紀末の医療の先端で　リスク・マネジメント　刑事裁判の風土の変化　世紀末の処罰緩和と暗転　新世紀の医療と民事裁判　新世紀の民事裁判　新世紀の医療刑事規則　新世紀の医療業過処罰　新世紀の医学療法　有害事象防止の限界　医療の裁判批判　医療業過裁判の転機　最高裁の緩やかな動き　医事法学の動向　欧米医事刑法の動き　刑事処理基準

◇医療者のための医療紛争対処ハンドブック　竹中郁夫著　日本医療情報センター　2003.8　255p　21cm　3000円　Ⓘ4-931382-04-5　Ⓝ498.12
　〔内容〕第1章 医療紛争の実際（医療トラブルをめぐる三つの言葉　医療法律相談の現場から）　第2章 医療訴訟　第3章 時代のトレンドを示す三題噺　第4章 医療トラブル対策　第5章 判（決）例からみた医療トラブル

◇医療訴訟ケースファイル　v.1　東京・大阪医療訴訟研究会編著　判例タイムズ社　2004.11　398p　21cm（付属資料：CD-ROM1枚(12cm)）5600円　Ⓘ4-89186-110-X　Ⓝ498.12
　〔内容〕循環器内科　呼吸器内科　消化器内科　神経内科　その他内科　小児科・新生児科　循環器外科　呼吸器外科　消化器外科　脳神経外科〔ほか〕

◇医療訴訟ケースファイル　v.2　東京・大阪医療訴訟研究会編著　判例タイムズ社　2007.3　519p　21cm　4700円　Ⓘ978-4-89186-136-0　Ⓝ498.12
　〔内容〕循環器内科　呼吸器内科　消化器内科　神経内科　その他内科　小児科・新生児科　循環器外科　呼吸器外科　消化器外科　脳神経外科　整形・形成外科　泌尿器科　産婦人科　眼科　耳鼻咽喉科　歯科　麻酔科　美容整形　皮膚科　精神科・心療内科　その他

◇医療訴訟ケースファイル　vol.3　東京・大阪医療訴訟研究会編著　判例タイムズ社　2010.7　468p　21cm　4750円　Ⓘ978-4-89186-168-1　Ⓝ498.12
　〔内容〕循環器内科　呼吸器内科　消化器内科　神経内科　その他内科　小児科　循環器外科　呼吸器外科　消化器外科　脳神経外科　整形外科　泌尿器科　産婦人科　眼科　耳鼻咽喉科　歯科　麻酔科　美容整形　放射線科　皮膚科　精神科　その他

◇医療訴訟ケースファイル　vol.4　東京・大阪医療訴訟研究会編著　判例タイムズ社　2010.7　455p　21cm　4750円　Ⓘ978-4-89186-169-8　Ⓝ498.12
　〔内容〕循環器内科　呼吸器内科　消化器内科　神経内科　その他内科　小児科　循環器外科　呼吸器外科　消化器外科　脳神経外科　整形外科　泌尿器科　産婦人科　眼科　耳鼻咽喉科　歯科　麻酔科　美容整形　放射線科　皮膚科　精神科　その他

◇医療訴訟の「そこが知りたい」―注目判例に学ぶ医療トラブル回避術　日経メディカル編　日経BP社　2010.6　278p　21cm（発売：日経BP出版センター）　3800円　Ⓘ978-4-8222-6128-3　Ⓝ498.12
　〔内容〕第1章 この10年の医療訴訟のトレンド（医療訴訟件数の推移　判決・訴訟内容の傾向　民事の最高裁判例について　今後の見通し　医療機関の今後の対応）　第2章 『47の裁判事例に学ぶ』

◇医療訴訟判例データファイル　医療訴訟判例研究会編　名古屋　新日本法規出版　2010.5-　冊（加除式）　27cm　Ⓝ498.12

◇医療と裁判―弁護士として、同伴者として　石川寛俊著　岩波書店　2004.3　223, 7p　20cm　2000円　Ⓘ4-00-022140-X　Ⓝ498.12
　〔内容〕実例紹介 ある日突然被害者に（娘を失った母親　子どもを亡くした夫婦）　第1章 なぜ裁判に訴えるのか　第2章 裁判の実際　第3章 勝敗を超えて　終章 弁護士として、同伴者として（弁護士に向けられる視線　弁護士が果たすべき役割）

◇医療被害にあったとき―患者・家族にできること　石川寛俊監修、医療情報の公開・開示を求める市民の会編著　神戸　さいろ社　2007.2　101p　19cm　1000円　Ⓘ978-4-916052-20-9　Ⓝ498.12
　〔内容〕真実を知りたい―プロローグ　医療被害に立ち向かうために―どう考え何をすべきか　自分でできるカルテの証拠保全―弁護士に頼らず確かめてみよう　自分でできるレセプト開示―医療費の中身を知っておこう　悪質病院は行政に申し立てよう―もしも「カルテはない」と言われたら　ニセ助産師を保健所に通報しよう―もしも無資格者に内診されたら　解剖で死因を究明しよう―「原因不明」で被害を大きくしないために　判決以外の決着方法―もしも判決や賠償より謝罪や約束が大事なら

◇医療紛争解決とADR(Alternative Dispute Resolution)　日本弁護士連合会ADRセンター編　弘文堂　2011.9　244p　21cm　（日弁連ADRセンター双書 4）　2800円　Ⓘ978-4-335-32094-1　Ⓝ498.12
　〔内容〕第1部（医療訴訟における紛争解決のあり方　医療事故紛争とADR―日本の医師会医師賠償責任保険制度とドイツ州医師会が設立した医療事故鑑定委員会・調停所制度との比較　厚生労働省による取組み）　第2部 ADRによる医療事故紛争解決を考える―パネルディスカッション（東京三会医療版ADRの現状と分析　東京三会の医療ADR仲裁人等を経験して　日弁連医療ADRの上手な利用方法　まとめ）　第3部 東京三弁護士会医療関係事件検討議会―医療ADR：東京三会モデルの現状と展望（東京三会医療ADR　医療ADRのアンケート結果の中間報告　医療ADRに関する取組み事例紹介　パネルディスカッション）

◇医療はかく裁かれた―患者の人権は護られているか　上田文雄著　札幌　クルーズ　2003.3

271p　19cm　1429円　ⓘ4-905756-19-7　Ⓝ498.12

◇想いをつないで―医療過誤原告の会20年のあゆみ　〔東村山〕　医療過誤原告の会　2011.12　96p　26cm　1000円　Ⓝ498.12

◇眼科医療事故の法的責任　深谷翼著　メディカル葵出版　2007.1　307p　22cm　8000円　ⓘ978-4-89635-232-0　Ⓝ498.12

◇患者側弁護士と家族のための医療事故訴訟　吉川壽純著　清文社　2006.3　216p　21cm　2000円　ⓘ4-433-25285-9　Ⓝ498.12
　内容　第1章 医療事故訴訟の特色　第2章 法律相談からのスタート　第3章 証拠保全による強力な証拠の確保　第4章 専門性に立ち向かう戦力のアップ　第5章 民事訴訟の提起　第6章 訴訟の進行　第7章 証人尋問の実際　第8章 鑑定方法の実際　第9章 和解の実際　第10章 第一審判決

◇患者の期待権と無過失補償制度―民事訴訟における過失責任主義の限界　日医総研　2009.12　60p　30cm　（日本医師会総合政策研究機構ワーキングペーパー no.209　日医総研ワーキングペーパー）　Ⓝ498.12

◇患者のための医療法律相談―よりよい医療を実現するために　石川順夫, 谷直樹編　法学書院　2010.9　184p　19cm　（弁護士の知恵・series 7）　1400円　ⓘ978-4-587-21850-8　Ⓝ498.12
　内容　第1部 弁護士からのアドバイス患者の力で医療をよくする　第2部 弁護士が明快に回答しますよりよい医療実現のための70のQ&A

◇期待権侵害―医療過誤裁判と老人介護　南波悠紀子著　文芸社　2007.12　218p　19cm　1400円　ⓘ978-4-286-03858-2　Ⓝ498.12
　内容　裁判に（弁護士探し　提訴まで　裁判始まる　鑑定結果出る　一審判決、相手方控訴　二審判決、相手方上告受理申し立て）　母の介護（リハビリテーション　肥育　保育）　きょうだいとの関係

◇岐路に立つ医療過誤訴訟―医療事故情報センター総会記念シンポジウム　名古屋　医療事故情報センター　2003.11　58p　26cm　〈会期・会場：2003年5月24日　愛知県産業貿易館〉　Ⓝ498.12

◇刑事医療過誤　2　飯田英男著　判例タイムズ社　2006.4　680p　22cm　6000円　ⓘ4-89186-124-X　Ⓝ498.12
　内容　最近の刑事医療過誤事件の動向と問題点　1 注射に関する過誤　2 投薬に関する過誤　3 麻酔に関する過誤　4 輸血に関する過誤　5 手術・手技に関する過誤　6 医療機器の操作に関する過誤　7 診断・治療に関する過誤　8 看護に関する過誤　9 その他

◇刑事医療過誤　2　飯田英男著　増補版　判例タイムズ社　2007.7　924p　22cm　8000円　ⓘ978-4-89186-142-1　Ⓝ498.12
　内容　最近の刑事医療過誤事件の動向と問題点　1 注射に関する過誤　2 投薬に関する過誤　3 麻酔に関する過誤　4 輸血に関する過誤　5 手術・手技に関する過誤　6 医療機器の操作に関する過誤　7 診断・治療に関する過誤　8 看護に関する過誤　9 その他

◇こうして事故は起こった―岐北厚生病院異型輸血事故の検証　岐北厚生病院編著　山県　岐阜県厚生農業協同組合連合会岐北厚生病院　2004.4　146p　21cm　〈発売：日総研出版（名古屋）〉　1000円　ⓘ4-89014-924-4　Ⓝ498.163

◇古今未曾有のミステリアス医療事件と裁判―医療事件と断罪されぬ裁判の実態　知っておきたい腰治療の知識　入蔵功著　大阪　パレード　2009.11　214p　19cm　（Parade books）〈発売：星雲社〉　800円　ⓘ978-4-434-13797-6　Ⓝ498.12

◇ごめんなさいと言って―大学病院との戦いの記録　立花ゆかり著　日本文学館　2011.5　123p　15cm　600円　ⓘ978-4-7765-2836-4　Ⓝ498.12

◇「裁判」を訴えたい―民事裁判の錬金術　坂本利子著　富山　桂書房　2006.4　481p　22cm　2000円　ⓘ4-903351-05-X　Ⓝ498.12

◇裁判事例に学ぶ精神科看護の倫理と責任　藤野邦夫, 藤野ヤヨイ著　精神看護出版　2006.10　197p　26cm　3000円　ⓘ4-902099-89-6　Ⓝ498.12

◇裁判例から読み解く看護師の法的責任　荒井俊行, 井上智子, 髙瀬浩造, 平林明美著　日本看護協会出版会　2010.6　163p　26cm　2400円　ⓘ978-4-8180-1525-8　Ⓝ498.12

◇更なる医療の信頼に向けて―無罪事件から学ぶ：日医総研シンポジウム　日本医師会　2011.11　124p　26cm　〈会期・会場：平成23年7月24日　日本医師会大講堂・小講堂〉　Ⓝ498.12
　内容　医師法21条を考える（樋口範雄述）　東京女子医大事件（弁護人の立場から（喜田村洋一述）　当事者の立場から（佐藤一樹述））　杏林大学割り箸事件（耳鼻科医の立場から（長谷川誠述）　弁護人の立場から（小林充述））　県立大野病院事件（弁護人の立場から（平岩敬一述）　特別弁護人の立場から（澤倫太郎述）　当事者の立場から（加藤克彦述））　医療刑事裁判の現状と課題（水谷渉述）　プレスコメント（前村聡述）　医療事故調査委員会への取り組み（高杉敬久述）　医療事故と刑事裁判（喜田村洋一ほか述）

◇歯科医療過誤訴訟の課題と展望―新しい医療の指針を求めて　若松陽子編　京都　世界思想社　2005.3　263p　22cm　2300円　ⓘ4-7907-1104-8　Ⓝ498.12
　内容　第1章 歯科医療と医療（歯科医療過誤訴訟の考察意義　境界）　第2章 医療過誤訴訟の到達点　第3章 歯科医療過誤に関する裁判例の動向　第4章 裁判例から得た今後の方向性　資料編

◇慈恵医大青戸病院事件―医療の構造と実践的倫理　小松秀樹著　日本経済評論社　2004.9　208p　19cm　1600円　ⓘ4-8188-1711-2　Ⓝ498.12
　内容　第1部 医療と刑事責任―倫理と法律のはざまで　第2部 大学と医局―社会学的分析　第3部 医の倫理と医療の安全―思想の重要性

◇『人体実験』と法―金沢大学附属病院無断臨床試験訴訟をめぐって　仲正昌樹, 打出喜義, 安西明子, 仁木恒夫著　御茶の水書房　2006.3　190p　21cm　2000円　ⓘ4-275-00425-6　Ⓝ498.12
　内容　第1章 「人体実験」とインフォームド・コンセント―金沢大学医学部附属病院無断臨床試験訴訟で浮上した問題　第2章 人体実験裁判に内部から係わってきて　第3章 事後的インフォームド・コンセントとしての「専門訴訟」運用　第4章 訴訟内外で連続する紛争交渉の展開―金沢大学医学部附属病院事件を素材に

◇すぐに役立つ患者・家族のための医療訴訟実践手続きマニュアル　藤田裕監修　三修社　2008.8　216p　21cm　1600円　①978-4-384-04189-7　Ⓝ498.12
　内容　第1章 医療事故が発生したらどうすべきか　第2章 損害賠償の法律知識　第3章 裁判をする前に　第4章 裁判になったときの法律と手続き　第5章 証拠保全や解剖など訴訟での対抗策・テクニック　巻末資料（後遺障害別等級表—労働能力喪失率つき　手数料額一覧表）(抜粋)ほか

◇すぐに役立つ病院や医療事故をめぐる法律とトラブル解決マニュアル　藤田裕監修　三修社　2007.11　231p　21cm　1600円　①978-4-384-04128-6　Ⓝ498.12
　内容　プロローグ 医療事故が発生したらどうすべきか　1 損害賠償の法律知識　2 病院や医師の法律常識　3 裁判になったときの法律と手続き　4 病院内の器具・設備・安全性についての問題　5 医療事故と責任の所在をめぐる問題　6 病院スタッフや薬害をめぐる問題　7 医師の義務や患者・家族との問題　8 損害賠償や示談・裁判の問題

◇『先端医療』の落し穴—姫路赤十字病院小児リンパ腫男児死亡訴訟をめぐって　仲正昌樹, 篠原聖二, 佐藤功行, 原純一, 宮脇正和著　御茶の水書房　2008.10　162p　21cm　1800円　①978-4-275-00592-2　Ⓝ490.15
　内容　訴訟の歴史的意義　父親としてはじめての裁判を闘って　弁護士の立場から　医学研究の倫理と小児がんに対する医療体制（がん治療における臨床試験と標準治療（ガイドライン治療）　小児がん（白血病、悪性リンパ腫）の治療の歴史 ほか）　篠原聖二さんの勝訴的和解、ごくろうさまでした

◇『大学病院』の罠—福岡大肺気腫手術訴訟をめぐって　仲正昌樹, 山本美代子, 藤井久代, 白石由香著　御茶の水書房　2007.4　137p　21cm　1500円　①978-4-275-00526-7　Ⓝ498.12
　内容　大学病院と「人体実験」　患者の妻として私が裁判の過程で知り得たこと　姉の裁判を支援して　看護師として見たおじとおばの裁判　資料 鑑定意見書

◇「爪のケア」に関する刑事事件—経緯と支援の実際　日本看護協会編　日本看護協会出版会　2011.8　68p　30cm　1000円　①978-4-8180-1605-7　Ⓝ498.12

◇判決文から読み解く医療過誤—看護師・医師の刑事責任　奥津康祐著　名古屋　ブイツーソリューション　2005.7　182p　21cm　〈発売：星雲社　付・モンスター理論〉　1300円　①4-434-06306-5　Ⓝ498.12
　内容　序章 はじめに　第1章 医療過誤事例紹介　第2章 法的基礎理論　第3章 判決の要旨と解説　第4章 長期的感覚麻痺事例の責任評価基準の提言：モンスター理論　補章 現場の医療従事者の方々に：医療の現場で正論を主張すること

◇人の一生と医療紛争　植木哲著　青林書院　2010.12　497p　21cm　4800円　①978-4-417-01530-7　Ⓝ498.12
　内容　第1部 医療紛争の基本問題（医療行為（作為・不作為）と注意義務違反　医療行為と因果関係　医療行為と損害）　第2部 医療現場と医療紛争（生殖医療技術と医療裁判　周産期医療と医療裁判　検査と医療裁判　通常医療と医療裁判　先端・新規医療と医療裁判　救急医療と医療裁判　終末期医療と医療裁

判　医療関連死と医療裁判）　第3部 医療裁判から裁判外紛争処理制度（医療ADR）へ（医療裁判から医療ADRへ　医事紛争裁判の現状と課題　医療ADR機関の具体化）

◇弁護医師による医療訴訟とリスクマネジメント—Q&Aで学ぶ　田邉昇編著　医療文化社　2008.5　187p　21cm　2400円　①978-4-902122-30-5　Ⓝ498.12

◇メディカルクオリティ・アシュアランス—判例にみる医療水準　古川俊治著　第2版　医学書院　2005.5　518p　26cm　5600円　①4-260-12734-9　Ⓝ498.12

◇わかりやすい医療裁判処方箋—医師・看護師必読の書　畔柳達雄, 高瀬浩造, 前田順司編　判例タイムズ社　2004.3　346p　26cm　4000円　①4-89186-107-X　Ⓝ498.12

◇Stop！医事紛争—医師も患者も、思いは同じ　医師はまず、法律を知る。患者との信頼関係を築く　神保勝一, 森谷和馬対談　メディカルクオール　2007.3　214p　21cm　2000円　①978-4-903681-03-0　Ⓝ498.12

《安全対策》

◇あなたの医療は安全か？ —異業種から学ぶリスクマネジメント　危機管理システム研究学会メディカルリスクマネジメント分科会編　南山堂　2011.6　13, 215p　21cm　2800円　①978-4-525-43161-7　Ⓝ498.163

◇安全医療行動計画—医療事故現場からみた事例とその対策　愛知県医師会編　医歯薬出版　2003.10　234p　26cm　4800円　①4-263-20191-4　Ⓝ498.163

◇安全で質の高い医療を実現するために—医療事故の防止と被害の救済のあり方を考える　日本弁護士連合会第51回人権擁護大会シンポジウム第2分科会実行委員会編　あけび書房　2009.6　355p　21cm　2800円　①978-4-87154-083-4　Ⓝ498.12
　内容　第1編 本編（患者の権利　医療事故の実情と問題点　医療事故の被害救済の実情と問題点　医療事故調査の実情と問題点　医療安全に関する厚生労働省政策の概要と問題点　医療安全調査委員会制度の実情と問題点　医療事故調査、被害救済制度に関する諸外国の取り組み　医療の安全に関わるその他の実情　提言「安全で質の高い医療の実現のために」）　第2編 院内事故調査ガイドライン　第3編 資料編

◇安全で質の高い医療を実現するために—医療事故の防止と被害の救済のあり方を考える　第51回人権擁護大会シンポジウム第2分科会基調報告書　日本弁護士連合会第51回人権擁護大会シンポジウム第2分科会実行委員会編　日本弁護士連合会第51回人権擁護大会シンポジウム第2分科会実行委員会　2008.10　561p　30cm　〈会期・会場：2008年10月2日 ANAクラウンプラザホテル富山　3階鳳）　Ⓝ498.12

◇安全な薬剤投与のための医療材料の選び方・使い方　杉浦伸一, 橘田亨, 中西弘和編著　じほう　2010.3　117p　26cm　3200円　①978-4-8407-4084-5　Ⓝ492.89

[内容] 1 医療材料と薬剤調整・投与の基礎知識　2 薬剤調製のための医療材料　3 薬剤投与のための医療材料

◇5日間で学ぶ医療安全超入門　日本医療マネジメント学会監修, 坂本すが責任編集　学習研究社　2008.5　111p　21cm〈執筆:坂本すがほか〉1400円　Ⓘ978-4-05-153000-6　Ⓝ498.163
[内容]　概論　組織のマネジメント　エラー・マネジメント　コンフリクト・マネジメント

◇いのちの脚―組織医療に殺されるのか？　一条成行著　文芸社　2010.1　130p　20cm　1000円　Ⓘ978-4-286-08079-6　Ⓝ498.16

◇医療安全へのヒューマンファクターズアプローチ―人間中心の医療システムの構築に向けて　河野龍太郎著　日本規格協会　2010.5　151p　19cm　（JSQC選書 12）〈シリーズの監修者:日本品質管理学会〉　1500円　Ⓘ978-4-542-50463-9　Ⓝ498.163
[内容]　第1章 序論―ヒューマンエラーとは　第2章 医療システムの問題点　第3章 ヒューマンファクター工学　第4章 人間の特性とエラー誘発環境　第5章 安全なシステム構築の方法　第6章 対策の発想手順：ヒューマンエラー対策の戦略と戦術　第7章 日常業務における活動

◇医療安全を向上させるための組織・システムに関する調査研究報告書　医療経済研究・社会保険福祉協会医療経済研究機構　2010.3　7, 164p　30cm　〈平成21年度医療経済研究機構自主研究事業〉　Ⓝ498.163

◇医療安全学　森本剛, 中島和江, 種田憲一郎, 柳田国夫編著, 日本医学教育学会医療の質・安全学会合同ワーキンググループ監修　篠原出版新社　2010.7　141p　26cm　2400円　Ⓘ978-4-88412-349-9　Ⓝ498.163

◇医療安全管理事典　長谷川敏彦編　朝倉書店　2006.6　391p　26cm　13000円　Ⓘ4-254-30086-7　Ⓝ498.163

◇医療安全管理体制に関する調査研究報告書　愛知県弁護士会人権擁護委員会医療部会編　名古屋　愛知県弁護士会　2012.3　56p　30cm　Ⓝ498.163

◇医療安全管理テキスト―医療安全管理者必携　四病院団体協議会医療安全管理者養成委員会編著　日本規格協会　2005.8　255p　26cm　2800円　Ⓘ4-542-30632-1　Ⓝ498.163
[内容]　なぜ医療安全なのか―医療安全の概念として　医療安全にかかわる法律の用語および概念　安全管理の必要性・重要性の理解　医療事故と損害保険　医療の質向上　質マネジメント概論　病院組織概論　医療安全の具体的な取組み　情報提供・収集　ミスや事故等の事例分析による事故防止　モノの管理、情報の管理・伝達　データ解析の理解と統計分析のリスクマネジメントへの応用　道具としてのPC

◇医療安全管理テキスト―医療安全管理者必携　飯田修平編　新版　日本規格協会　2010.7　263p　26cm　2800円　Ⓘ978-4-542-30647-9　Ⓝ498.163
[内容]　なぜ医療安全なのか―医療安全の概論として　医療安全にかかわる法律の概念　セーフティマネジメント（安全管理）の必要性・重要性の理解　ヒューマンファクターの観点から　安全に関する取組みの現状　医療事故と損害保険　医療の質向上　質マネジメント概論　病院組織概論　医療安全への具体的な取組み　情報収集・提供　ミスや事故等の事例分析による事故防止。モノの管理、情報の管理・伝達　データ解析の理解と統計分析の安全管理への応用　情報技術の利活用

◇医療安全管理ハンドブック―株式会社日本病院共済会創立30周年記念　記念誌編集委員会監修, 中山耕作総監修　日本病院共済会　2005.3　480p　30cm　Ⓝ498.12

◇医療安全管理ポケットマニュアル　東北大学病院医療安全推進室編　日本医事新報社　2004.10　61p　18cm　900円　Ⓘ4-7849-7282-X　Ⓝ498.163
[内容]　1 はじめに　2 医療安全管理体制　3 事故防止のためのチェックポイント　4 事故対応マニュアル付録

◇医療安全教育テキスト―リスク感性向上につながる　カレスサッポロ北光記念病院看護部リスクマネジメント部会編集・執筆　名古屋　日総研出版　2007.4　167p　26cm　2667円　Ⓘ978-4-7760-1264-1　Ⓝ498.163

◇医療安全キーワード50　阿部好文著　診断と治療社　2005.7　146p　26cm　5200円　Ⓘ4-7878-1415-X　Ⓝ498.163
[内容]　第1章 医療安全の概念と枠組み　第2章 医療の質とマネジメント　第3章 医療の標準化　第4章 患者中心の医療　第5章 リスクマネジメントの手法　第6章 医療安全を支える機構　第7章 医事法制

◇医療安全研修マニュアル―小規模医療機関を中心に　嶋森好子編　じほう　2011.12　173p　30cm　4200円　Ⓘ978-4-8407-4230-6　Ⓝ498.163

◇医療安全ことはじめ　中島和江, 児玉安司編　医学書院　2010.11　302p　21cm　3000円　Ⓘ978-4-260-01196-9　Ⓝ498.163

◇医療安全・サービス向上のための基準・手順マニュアル集―わかば病院版 改善事項を視覚化！チーム連携強化！看護・医事・医療技術部門必携！　相生会わかば病院医療安全総合対策委員会編　産労総合研究所出版部経営書院　2010.7　370p　26cm　7000円　Ⓘ978-4-86326-075-7　Ⓝ498.163

◇医療安全推進ハンドブック―病院・施設機能別部署別取組み23事例　産労総合研究所編著　産労総合研究所出版部経営書院　2004.5　392p　26cm　8300円　Ⓘ4-87913-888-6　Ⓝ498.16
[内容]　第1章 病院・施設安全管理の視点　第2章 組織全体の取組み事例　第3章 病院・施設の機能別事例（雪ノ聖母会聖マリア病院（急性期病院）―モデル病棟で安全項目別にグループ化　高木病院（急性期病院）―患者さんに信頼される組織づくりから　ほか）　第4章 部署別の事例（練馬総合病院（薬剤部）―インシデントレポートからRCAの実践事例　済生会熊本病院（検査部）―患者急変時の検査室マニュアル　ほか）　第5章 財務戦略（病院の財務戦略とリスクマネジメント）

◇医療安全対策ガイドライン―ヒヤリ・ハットや事故事例の分析による　嶋森好子編集代表　じほう　2007.7　185p　26cm　〈執筆:長瀬啓介ほか〉　2700円　Ⓘ978-4-8407-3733-3　Ⓝ498.12

内容 第1章 医薬品(注射・点滴・内服薬等医薬品および輸血)に関連する事故防止のための安全対策ガイドライン 第2章 チューブ・カテーテルに関連する事故防止のための安全対策ガイドライン 第3章 医療機器の安全管理のためのガイドライン 第4章 転倒転落防止のための安全対策ガイドライン 第5章 検査に関連する事故防止のための安全対策ガイドライン 第6章 食事・栄養に関連する事故防止のための安全対策ガイドライン 第7章 医療機関の安全管理に共通する課題に関するガイドライン—医療安全管理の実際と安全管理者の役割 安全管理の効率性の観点から

◇医療安全チェックノート 順天堂大学医学部附属順天堂医院看護部編著 メヂカルフレンド社 2004.3 164p 26cm (新人ナースの看護技術) 2600円 ①4-8392-1234-1 Ⓝ492.911
内容 観察 環境の調整 食事の援助 排泄の援助 清潔の援助 移動の援助 褥瘡の予防 感染予防対策 静脈血採血 経口的与薬法〔ほか〕

◇医療安全とコミュニケーション 山内桂子著〔柏〕 麗澤大学出版会 2011.6 148p 21cm〈発売：廣池学園事業部(柏)〉 1600円 ①978-4-89205-603-1 Ⓝ498.163
内容 1章 コミュニケーションの基本的理解 2章 コミュニケーションの失敗と医療事故 3章 誤伝達を防ぐ 4章 エラー回復のコミュニケーション 5章 医療安全のためのコミュニケーションスキル 6章 事故後のコミュニケーション 7章 事故後の医療者へのサポート 8章 患者・市民の医療参加とコミュニケーション

◇医療安全とリスクマネジメント 嶋森好子, 任和子編 ヌーヴェルヒロカワ 2008.10 271p 26cm〈執筆：秋山剛ほか〉 2400円 ①978-4-86174-010-7 Ⓝ498.163

◇医療安全における教育手法の探求—平成22年度文部科学省特別経費医療安全能力向上のための効果的教育・トレーニングプログラムの開発—医療安全学の構築と人材育成 〔吹田〕 大阪大学医学部附属病院中央クオリティマネジメント部 2011.3 84p 30cm (国公私立大学附属病院医療安全セミナーパネルディスカッション報告書 平成22年度) (平成22年度医療安全教育トレーニングプログラム開発事業) Ⓝ498.163

◇医療安全のエビデンス—患者を守る実践方策 United States, Agency for Healthcare Research and Quality著, 今中雄一監訳 医学書院 2005.4 22, 490p 24cm (訳：京都大学大学院医学研究科医療経済学教室) 8000円 ①4-260-12731-4 Ⓝ498.163
内容 1 概要(医療以外の産業における安全実践方策 エビデンスに基づくレビューの方法論) 2 患者安全の問題への対応と報告(インシデント報告 根本原因分析) 3 患者安全の実践とその対象 4 安全実践の推進と実施 5 実践の分析

◇医療の経済分析 安川文朗著 勁草書房 2004.5 174p 22cm 2400円 ①4-326-70051-3 Ⓝ498.163
内容 第1章 医療の不確実性と医療リスク—問題の所在 第2章 看護師における認知差 第3章 チーム医療におけるジレンマとその回避—医療ミスの背景と防止についてのゲーム論的考察 第4章 病院経営者のリスク・マネジメントにおける意思決定—医療の安全と経営安定のトレード・オフ問題 第5章 医療事故の責任ルールに関する経済学的考察 第6章 患者にとっての医療安全 第7章 医療安全とコスト—残された研究課題

◇医療安全用語事典 日本病院管理学会監修, 濃沼信夫企画・編集 エルゼビア・ジャパン 2004.5 128p 22cm 2300円 ①4-86034-514-2 Ⓝ498.163

◇医療安全ワークブック 川村治子著 医学書院 2004.10 216p 26cm 2800円 ①4-260-33367-4 Ⓝ492.9
内容 1 知らねばならない「危険」の知識 2 看護業務に必要な計算「ml」に換算して取り出す 注入速度(流量, 滴数)計算 酸素ボンベの残量, 使用可能時間を計算する) 3 リスクセンストレーニング

◇医療安全ワークブック 川村治子著 第2版 医学書院 2008.3 228p 26cm 2800円 ①978-4-260-00614-9 Ⓝ492.9

◇医療エラー「こうして防ぐ」ガイド—起こりやすいエラー事例と防止策 嶋森好子責任編集 照林社 2004.8 130p 26cm (別冊エキスパートナース) 2000円 ①4-7965-1417-1 Ⓝ498.14

◇医療・介護施設のためのリスクマネジメント入門 山本雅司, 石尾肇著 じほう 2004.3 180p 26cm (医療・介護施設経営入門シリーズ 6) 2800円 ①4-8407-3238-8 Ⓝ498.163
内容 第1章 リスクマネジメントの入り口 第2章 財務面からのリスクマネジメント 第3章 医療事故紛争の現状と法的責任 第4章 介護施設に関わる介護事故裁判例 第5章 リスクマネジメント体制の構築 第6章 実践的なリスクマネジメント活動 資料

◇医療機関の内部通報システム—HSR(病院の社会的責任)体制の構築 羽生正宗著 中央経済社 2006.12 286p 22cm 3600円 ①4-502-94690-7 Ⓝ498.163
内容 1 医療を取り巻く環境 2 内部告発の概念 3 内部告発の現状 4 公益通報者保護法の概要 5 内部告発者保護に関わる各国の法制度 6 求められる倫理とHSR(病院の社会的責任)体制 7 病院内部システムの策定 8 病院の社会的責任：HSRマネジメントによる病院内部通報システム(HIDS)の策定

◇医療機関の内部統制とリスクマネジメント 黒田雅美, 稲垣隆一著 清文社 2006.6 297p 22cm 2800円 ①4-433-33806-0 Ⓝ498.163
内容 第1部 医療機関におけるリスク概念とリスクマネジメント態勢(リスクのとらえ方とリスクマネジメントの必要性 リスクマネジメント態勢 リスクマネジメント態勢の構築) 第2部 医療機関におけるリスクマネジメントの実践(統合的なリスクマネジメントシステムとしてのリスクマネジメント態勢 医療機関における医療安全管理 医療機関における情報セキュリティマネジメント 医療機関における内部統制 医療機関の事業価値向上のための医療経営マネジメント)

◇医療機関まさかのトラブル対策—こじらせないための処方箋 大阪府保険医協会編著 大阪プリメド社 2007.5 110p 21cm 1400円 ①978-4-938866-33-4 Ⓝ498.163
内容 トラブル対応専門家からのアドバイス 事例にみるトラブル対策

◇医療現場におけるヒューマンエラー対策　加地浩, 堀江正知, 佐野嘉彦, 川波祥子著　労災保険情報センター　2011.3　90p　21cm　1143円　Ⓘ978-4-903286-37-2　Ⓝ498.163
◇医療現場の安全管理とリスクマネジメント　日本リスク・マネジメント協会編, 山崎英樹, 乗越勇美, 川口整著　同友館　2004.5　230p　19cm　(医療現場シリーズ 3)　1600円　Ⓘ4-496-03772-6　Ⓝ498.163
　内容 第1章 医療機関における安全管理の意義　第2章 一般産業における安全管理の基本的捉え方　第3章 一般産業における基本的安全管理活動について　第4章 医療現場の安全管理　第5章 医療従事者の安全管理　第6章 医療機関の安全管理組織　第7章 医療事故を安全管理から見る
◇医療現場の暴力と攻撃性に向き合う―考え方から対処まで　Paul Linsley著, 池田明子, 出口禎子監訳, 池田明子, 出口禎子, 荒井有美, 宮澤正幸訳　医学書院　2010.2　236p　21cm　2600円　Ⓘ978-4-260-00811-2　Ⓝ498.163
◇医療現場のリスク・マネジメント―感性と実務 art & science　日本リスク・マネジメント協会編, 祖慶実doctor著　第一法規　2007.5　213p　19cm　1800円　Ⓘ978-4-474-02294-2　Ⓝ498.163
　内容 序章 リスク・マネジメントアートの時代　第1章 リスク・マネジメントの視点と実効性　第2章 人間の質の形成(はるかなる生命の質と質の形成「こころ」と「思考」)　第3章 リスク・マネジメントアート(感性)とサイエンス(実務)(安全と人的要因　管理型リスク・マネジメントの実務)　第4章 医療現場の果たすべき役割
◇医療現場のリスクマネジメント読本―新しい医療をめざして　内山隆久著　東京図書出版会　2010.12　275p　21cm　(発売:リフレ出版)　1800円　Ⓘ978-4-86223-463-6　Ⓝ498.163
　内容 基礎編(リスクの理解　リスクマネジメントの役割:改善への道)　応用編(医療事故への対応　クレーム　医療の質　医療過誤の予防)
◇医療事故を防ぐ　労働科学研究所編　川崎労働科学研究所出版部　2005.4　68p　18cm　(ISL paperbacks 1)　810円　Ⓘ4-89760-305-6　Ⓝ498.163
◇医療事故を未然に防ごう―ナースに必要な危険予測　石井トク編著　中央法規出版　2004.2　156p　21cm　2000円　Ⓘ4-8058-2430-1　Ⓝ498.14
　内容 1 注射・静脈内点滴注射に関するミス・ニアミス　2 内服薬に関するミス　3 食事および配膳に関するミス・ニアミス　4 検査・手術に関するミス・ニアミス　5 外来におけるミス・ニアミス　6 乳幼児に関するミス　7 高齢の患者に関するミス　8 人工呼吸器に関するミス　9 輸液ポンプに関するミス　10 看護ケアに関するミス
◇医療事故から学ぶ―事故調査の意義と実践　加藤良夫, 後藤克幸編著　中央法規出版　2005.6　165p　26cm　2800円　Ⓘ4-8058-2590-1　Ⓝ498.12
◇医療事故緊急対応マニュアル―医療機関のクライシス・コミュニケーション　大江和郎著　産労総合研究所出版部経営書院　2009.5　239p　19cm　2000円　Ⓘ978-4-86326-044-3　Ⓝ498.16

◇医療事故削減戦略システム―事例から学ぶ医療安全　日本医師会　2010.3　58, 4p　26cm　Ⓝ498.12
◇医療事故とクライシスマネジメント―基本概念の理解から危機的状況の打開まで　安川文朗編著　日本医療企画　2010.11　80p　26cm　(医療経営士テキスト 上級 8)　3000円　Ⓘ978-4-89041-935-7　Ⓝ498.163
　内容 第1章 医療リスクとリスクマネジメント　第2章 医療機関の危機管理(クライシスマネジメント)　第3章 病院のリスクマネジメント　第4章 医療リスクマネジメントの標準化とは何か―ISOの考え方と指針　第5章 精神科医療のリスク/クライシスマネジメント
◇医療事故の根絶を目指して―眼科医療と訴訟事例より　岩瀬光著　文芸社　2006.1　194p　20cm　1400円　Ⓘ4-286-00725-1　Ⓝ498.12
◇医療事故の予見的対策―医療のFMEA実践ガイド　Joint Commission on Accreditation of Healthcare Organizations著, 久繁哲徳, 車谷典男監訳　じほう　2004.10　227p　26cm　3500円　Ⓘ4-8407-3359-7　Ⓝ498.163
　内容 第1章 基本的な質問と回答　第2章 危険の高い過程を選択し、チームを編成する　第3章 過程を図解する　第4章 潜在的失敗様式についてブレイン・ストームを行い、その影響を分析する　第5章 失敗様式の優先順位をつける　第6章 失敗様式の根本原因を把握する　第7章 過程を再設計する　第8章 新しい過程を分析、試行、実行、監視する　終章 医療事故減少の目標を達成するために―根拠に基づく患者安全
◇医療事故防止のリスク・マネジメント―患者を守り、病院を守るには、システムづくりとそのマネジメントが必要だ　山崎英樹, 乗越勇美, 内山隆久著, 医療の質向上研究会監修　ぱる出版　2006.7　222p　21cm　(New medical management)　3500円　Ⓘ4-8272-0273-7　Ⓝ498.163
　内容 第1章 医療改革の方向と問題点　第2章 厚生労働省が進める安全管理とリスクマネジメント　第3章 医療現場のリスク・マネジメント　第4章 患者の心得と病院の対応　第5章 大学病院におけるリスクマネジメントの現状　第6章 医療事故報道からの考察
◇医療事故は予防できるか―安全な医療を提供するために　日本学術協力財団編　日本学術協力財団　2005.3　205p　21cm　(学術会議叢書 9)〈発売:ビュープロ　会期:2004年8月28日〉　1800円　Ⓘ4-939091-18-X　Ⓝ498.163
　内容 医療事故の実態:医師による医療事故の実態(福家伸夫著)　医療事故は防止できるか(嶋森好子著)　医療後、実態は改善されたのか(横浜市立大学医学部付属病院における患者取り違え事故とその後のリスクマネジメントの取り組み(岡崎薫著)　レーザー照射による気道内熱傷経験とその後の麻酔管理　インフォームドコンセント(石原弘規著)　インシデント・アクシデントの活用について(長谷川幸子著)　)　医療事故のエッセンス(安全な医療を提供するために(鈴木まち子著)　病棟のエッセンス(貫田岡正史著)　事故予防のエッセンス(菅原浩幸著)
◇医療従事者のための医療安全対策マニュアル　日本医師会　2007.11　181p　26cm　Ⓝ498.163

医療事故／医療と行政

◇医療職と福祉職のためのリスクマネジメント―介護・医療サービスの向上を視野に入れて　小木曽加奈子著　学文社　2010.4　199p　26cm　2700円　①978-4-7620-2006-3　Ⓝ498.163
　内容　第1章 リスクマネジメントが求められる背景　第2章 患者満足度（Patient Satisfaction）　第3章 リスクマネジメントの概要　第4章 療養の場におけるリスクマネジメント　第5章 エラーを防ぐコミュニケーション　第6章 医療サービスの今後のあり方

◇医療におけるヒューマンエラー―なぜ間違えるどう防ぐ　河野龍太郎著　医学書院　2004.7　174p　26cm　2800円　①4-260-33356-9　Ⓝ498.163

◇医療のための安全学入門―事例で学ぶヒューマンファクター　篠原一彦著　丸善　2005.1　162p　19cm　1900円　①4-621-07526-8　Ⓝ498.163
　内容　第1章 なぜいまヒューマンファクターか？　第2章 ヒューマンファクターの基礎　第3章 ハードウエアとヒューマンエラー　第4章 ソフトウエアからみたヒューマンエラー　第5章 自動化にともなう新たな事故　第6章 ヒューマンエラーと安全教育　第7章 安全と社会

◇医療法務/医療の安全管理―訴訟になる前に知っておくべきこと　須田清著　日本医療企画　2010.6　77p　26cm　（医療経営士テキスト　中級　一般講座 10）　2800円　①978-4-89041-918-0　Ⓝ498.163
　内容　第1章 総論―問題提起に代えて　第2章 医療事故を発生させない方策　第3章 医療事故の対応　第4章 個人情報（保護・開示）と訴訟　第5章 民事訴訟手続　第6章 刑事裁判手続

◇医療リスクマネジメント心得帳　真野俊樹編　日本医学出版　2006.6　171p　21cm　2200円　①4-902266-14-8　Ⓝ498.163
　内容　1 今何が求められているのか（医療の変化と医療リスクマネジメントの考え方　医療リスクと定量的アプローチ　保険とリスクマネジメント―医療機関が知っておくべき保険の動向　米国病院における医療リスクマネジメント）　2 何を学べばよいのか（チームによるリスクマネジメント―内視鏡検査を中心として　医療訴訟対策とリスクマネジメント　危機管理とコンプライアンス　医薬品に関するリスクマネジメント　コミュニケーショントレーニングとリスクマネジメント　医療と情報セキュリティ）

◇医療安全マネジメントに向けて　柿田章編　医歯薬出版　2003.8　170p　26cm　（別冊・医学のあゆみ）　3600円　Ⓝ498.163

◇院内トラブル・スケッチ40幕―患者応対と法律グレイゾーン解決事例集　楡一郎著　2005年改訂版　医学通信社　2005.11　271p　21cm　（アカシア病院物語 pt.1）　1500円　①4-87058-265-1　Ⓝ498.16
　内容　診断書とプライバシーの悩ましき問題　守秘義務の"ほんのちょっと"の死角　死亡届文書料徴収事件　医療費請求に時効はあるやなしや　領収書ってなんだろう？　「主任、印鑑がありません！」　「知る権利」と「守秘義務」のせめぎあい　エックス線写真の保存期間は何年？　診察せずに薬剤投与していいの？　診療契約をめぐる賑やかな講義〔ほか〕

◇院内メディエーターのあり方を考える―'09.5.30 医療事故情報センター総会記念シンポジウム　名古屋　医療事故情報センター　2010.3　92p　26cm　Ⓝ498.163
　内容　報告（院内メディエーターのあり方を考える～行政の立場から（佐原康之述）　院内メディエーターについて（和田仁孝述）　院内メディエーターのあり方を考える（豊田郁子述）　事故発生後の対応とコミュニケーション（岡本左和子述）　医療ADRを考える（稲葉一人述）

◇うそをつかない医療―患者と医療者をつなぐ仕事　豊田郁子著　亜紀書房　2010.3　190p　19cm　1600円　①978-4-7505-1003-3　Ⓝ498.12
　内容　第1章 被害者の気持ちを知る（息子を失ったとき　被害者の対応に傷つく）　第2章 被害者・医療者の心のケア（被害者の心は変わっていく　被害者を支えることとは　当事者同士のコミュニケーションが癒しに）　第3章 病院の文化をつくる（訴訟になるまえにできること　人材養成でなく、病院全体の「文化」をつくる　被害者を支え救済するために）　第4章 患者と医療者の「架け橋」に（セーフティー・マネージャーの仕事　基本は、向き合うこと）

◇お医者さんが逮捕されないために―日本の医療を守るための提言　菅谷良男著　冬至書房　2009.11　194p　19cm　1143円　①978-4-88582-165-3　Ⓝ498.12

◇学生のためのヒヤリ・ハットに学ぶ看護技術　川島みどり監修　医学書院　2007.12　142p　26cm　〈執筆：川島みどりほか〉　2400円　①978-4-260-00484-8　Ⓝ492.9

◇看護・医療事故防止自己学習CD-ROMプログラム　内海眞, 清原洋子, 鈴木俊夫編　医歯薬出版　2004.9　126p　26cm　〈付属資料：CD-ROM1枚（12cm）〉　執筆：大西幸恵ほか〉　3600円　①4-263-23452-9　Ⓝ492.9
　内容　看護・医療事故防止のための基本的知識　1 医師の指示業務での事故（与薬　注射　輸血　人工呼吸　検査）　2 療養上の世話での事故（転倒・転落　摂食　嚥下障害　経管栄養　熱傷）　感染予防の基本的な考え方　針刺し・切創事故への対応

◇看護師のための「医療材料」の事故防止・安全管理のポイント―すべてのナース、医療従事者必読！　事故が起こる原因・理由がよくわかる！　武藤正樹編　ぱる出版　2010.8　191p　21cm　（Pal NMM books§New medical management）　2500円　①978-4-8272-0579-4　Ⓝ492.8
　内容　DPCの導入と医療材料・医療機器の安全　医療事故報告から見た医療材料の安全　注射器の事故防止対策　中心静脈カテーテルの感染防止対策　チューブ・ドレーンの事故防止対策　膀胱留置カテーテルの感染防止対策　輸液ポンプのヒヤリ・ハットと事故防止　人工呼吸器のヒヤリ・ハットと事故防止　人工呼吸器関連肺炎予防のための取り組み　周術期の医療安全と医療材料　生物由来製剤の安全性　ニヤ・イベント・リストから見た医療材料・医療機器の安全　医療機器の事故点検

◇看護の現場でヒヤリ・ハット発生！とっさの対処法76　東京海上日動メディカルサービス株式会社企画部メディカルリスクマネジメント室著　名古屋　日総研出版　2008.11　191p　19cm　2476円　①978-4-7760-1399-0　Ⓝ492.911

◇看護部のための医療・看護事故防止読本―リスクマネジメントのすすめ イラスト・チャート入り 萩原輝久著 産労総合研究所出版部経営書院 2003.1(第2刷) 234p 26cm 6500円 ⓘ4-87913-767-7 Ⓝ498.14

◇患者安全学入門 Charles Vincent原著, 池田俊也監訳 エルゼビア・ジャパン 2007.8 317p 21cm 3300円 ⓘ978-4-86034-892-2 Ⓝ498.12

内容 医療被害小史 患者安全の発展 医療におけるエラーや有害事象に関する研究―問題の性質と大きさ 報告と学習のシステム ヒューマンエラーとシステム思考 どのようにして物事がうまくいかなくなるのかを理解する 有害事象後の余波―医療により被害を被った患者に対するケア 重大なインシデント後にスタッフをサポートすること 安全のための文化とリーダーシップ より安全な医療のために―臨床的介入とプロセスの改善 エラー低減のためのIT活用 安全は人がつくるもの

◇患者安全のシステムを創る―米国JCAHO推奨のノウハウ JCAHO著, 相馬孝博監訳 医学書院 2006.1 205p 26cm 〈訳:池田真理ほか〉 3800円 ⓘ4-260-00147-7 Ⓝ498.163

内容 Introduction 医療界における医療事故の現状 1 今日の医療安全において求められる医師の役割 2 手術や術後のエラーと合併症から患者を守る 3 部位間違い/患者間違い/手技間違い手術から患者を守る 4 誤薬事故から患者を守る 5 治療の遅れによる悪い結果から患者を守る 6 身体拘束による重篤な傷害や死亡から患者を守る 7 自殺から患者を守る Appendix 安全と医療:エラー削減のための基準

◇患者さん参加型医療のすすめ―医療事故はみんなで防ぐ 古川俊治著 かんき出版 2005.1 239p 19cm 1400円 ⓘ4-7612-6224-9 Ⓝ498.04

内容 第1章 医療事故はなぜ繰り返されるのか(社会問題になった医療の現場と医療事故 現代医療の現状 最も多い事故は薬の間違え 病院が取り組むリスクマネジメント 医療事故は増えているのか) 第2章 受け身の医療から参加型の医療へ(患者さん参加型医療事故を防ぐ 自分の名前と薬はそのつど確認する 輸血時には自分の血液型を言う 病気をよく知り事故から身を守る) 第3章 自分でつくる安心医療 第4章 医療事故から自分を守る20の方法(自らが医療チームの中心になる 薬は絶えずチェックする 病院や医療チームを選ぶ) 第5章 インフォームド・ディシジョンの医療を目指して(医療行為の社会的な意味 患者さんのための医療へ)

◇患者と減らそう医療ミス―患者は安全パートナー よりよき医療プロフェッショナルを目指して Patrice L. Spath著, 長谷川友紀監訳, 平原憲道, 和田ちひろ訳 エルゼビア・ジャパン 2005.7 225p 21cm 2800円 ⓘ4-86034-851-6 Ⓝ498.12

内容 第1章 患者の視点から見る医療安全 第2章 医療安全における患者の役割:ある医師の視点から 第3章 医療事故防止への患者参加の機会をつくる 第4章 患者を安全活動に参加させる際の障壁とその解決策 第5章 賠償責任リスクを増加させずに患者参加を可能にする方法 第6章 いざ行動へ:患者安全における現場リーダーの役割 第7章 ケーススタディー:ある病院における安全活動への患者参加

◇患者トラブル解決マニュアル 日経ヘルスケア編集部企画・編集, 三木明子, 澤井直樹, 和田仁孝, 中西淑美, 日経ヘルスケア編集部著 日経BP社 2009.6 191p 28cm 〈発売:日経BP出版センター〉 ⓘ978-4-8222-1623-8 Ⓝ498.163

◇患者取り違え事故はなぜ起きたか―横浜市立大学医学部附属病院での手術体験から 吉田敏子著 文芸社 2004.6 225p 19cm 1400円 ⓘ4-8355-7674-8 Ⓝ498.16

◇患者の安全を守る―医療・看護の労働環境の変革 米国ナースの労働環境と患者安全委員会, 医学研究所著, アン・ペイジ編, 日本医学ジャーナリスト協会, 井部俊子監訳 日本評論社 2006.8 387p 21cm 3600円 ⓘ4-535-98242-2 Ⓝ498.14

内容 全体の概要 患者の安全は今も脅かされている 第1章 看護―患者の安全を担っている職種 第2章 看護の労働環境に患者安全を組み込む 第3章 患者をケアするナース―ナースはどこで, どんな仕事をしているのか 第4章 変革型リーダーシップとエビデンス・ベースト・マネジメント 第5章 職員の能力を最大限に活かす 第6章 エラーを予防し, 減らすための労働・作業空間のデザイン 第7章 安全文化の創出と維持 第8章 勧告を実行するためのポイントと必要とされる研究

◇患者不満とリスクマネジメント―紛争の医療から共創の医療へ 前田泉著 シービーアール 2008.10 196p 21cm 1800円 ⓘ978-4-902470-47-5 Ⓝ498.12

◇危険予知トレーニングブック 認定病院患者安全推進協議会 2005.8 61p 30cm (患者安全推進ジャーナル別冊) 2500円 Ⓝ498.163

◇急性期医療の危機管理―チーム医療とヒューマンファクター M. セントピエール, G. ホーフィンガー, C. ビュアシャーパー著, 澤智博監訳 シュプリンガー・ジャパン 2009.9 239p 26cm 5800円 ⓘ978-4-431-10063-8 Ⓝ498.163

◇業務システム標準化による医療事故予防策実例集 味草すが監修, 貝瀬友子編 メヂカルフレンド社 2004.11 160p 30cm (医療安全ハンドブック 4) 3400円 ⓘ4-8392-1173-6 Ⓝ498.163

◇クリニカルヒューマンファクターズ―新しい医療安全教育へのアプローチ 〔吹田〕 大阪大学医学部附属病院中央クオリティマネジメント部 c2009 12p 30cm 〈平成21年度医療安全教育・トレーニングプログラム開発事業 英語併記〉 Ⓝ498.163

◇外科病棟・手術室のリスクマネジメント 松野正紀, 押田茂實, 根岸七雄編著 中外医学社 2004.2 323p 21cm 4800円 ⓘ4-498-05040-1 Ⓝ494.2

内容 1 総論的事項(手術をめぐる医事紛争―医療事故の現状 手術看護エラーの現状と対策―看護のヒヤリ・ハット415事例の分析より 医療評価から見た外科手術 外科病棟・手術室におけるリスクマネジメント 手術と病院のリスクマネジメント) 2 各

領域におけるリスクマネジメント　3　座談会：外科をめぐる医療事故

◇こうすればできる安全な看護―KYT事例で磨く医療事故防止のための「感性」と「思考力」　東京医科大学病院看護部安全対策委員会監修　改訂版　アンファミエ　2005.6　163p　26cm　（ナース専科books）〈前版の出版者：ディジットブレーン〉　2400円　Ⓘ4-938936-64-X　Ⓝ492.9
[内容]第1章 転倒・転落　第2章 与薬　第3章 ラインチューブ　第4章 周産期　第5章 管理　資料 まさかの時の法律知識

◇行動目標達成のための「安全管理」ポイント60　村үм隆三著　日本医療企画　2004.6　181p　19cm　（New JMP 卒後臨床研修対応サポートテキストシリーズ 1）〈背のタイトル：「安全管理」ポイント60〉　1429円　Ⓘ4-89041-634-X　Ⓝ498.16
[内容]第1章 総論　第2章 各論

◇公立病院改革と患者が参加する事故防止・安全管理　福岡　福岡アジア都市研究所　2004.11　141p　30cm　（NIRA研究報告書 no.20040037）　Ⓝ498.163

◇50の医療事故・判例の教訓―日常診療の落とし穴　日経メディカル編　日経BP社　2004.10　280p　26cm　〈発売：日経BP出版センター〉　5400円　Ⓘ4-8222-0391-3　Ⓝ498.12
[内容]第1章 患者はなぜ提訴に踏み切るか　第2章 医事紛争解決の基礎知識　第3章 判例の徹底検証臨床への教訓　第4章 医療事故と刑事責任　第5章 判例統計

◇今後の医療安全対策について報告書　医療安全対策検討ワーキンググループ　2005.5　14p　30cm　Ⓝ498.12

◇最新事例に学ぶ医療訴訟対策―リスク回避に向けて　2　深谷翼著　日本医療情報センター　2005.10　296p　21cm　3000円　Ⓘ4-931382-11-8　Ⓝ498.12

◇裁判例から学ぶ！薬剤師と医療コミュニケーション　秋本義雄, 鈴木政雄監修　川越 薬ゼミ情報教育センター　2009.9　134p　21cm　（薬ゼミファーマブック）　2000円　Ⓘ978-4-904517-09-3　Ⓝ499.09

◇事故を防ぐ看護技術―事故やトラブルを防ぐ注意点と失敗した時の対処法　医学芸術社書籍編集部編　医学芸術社　2012.5　167p　26cm　2600円　Ⓘ978-4-87054-327-0
[内容]1 バイタルサイン　2 ベッド・メーキングと環境整備　3 栄養　4 排泄援助　5 清潔援助　6 体位変換　7 移動・移送　8 筆注　9 検体の採取と取扱い　10 与薬　11 酸素吸入法　12 気道内吸引　13 ドレーン管理　14 心肺蘇生法

◇事故事例で学ぶ医療リスクマネジメント―医療トラブルを未然に防ぐ！　宗像豊, 嶋森好子編　学習研究社　2007.4　140p　26cm　（Nursing mook 40）〈執筆：宗像雄ほか〉　2000円　Ⓘ978-4-05-152382-4　Ⓝ492.9

◇実践医療リスクマネジメント　梁井皎, 大坂顯通編　じほう　2003.9　214p　26cm　3800円　Ⓘ4-8407-3185-3　Ⓝ498.163
[内容]総論　各論―各種RM小委員会と他RM関連委員会活動の実際　付録

◇実践エラーマネジメント―医療事故事例から組織的対応を考える　飯田裕康著　川崎 労働科学研究所出版部　2006.5　59p　30cm　953円　Ⓘ4-89760-311-0　Ⓝ498.16

◇実践から学ぶ病院リスクマネジメント　内田宏美, 桑原安江著　診断と治療社　2005.8　168p　21cm　2400円　Ⓘ4-7878-1478-8　Ⓝ498.163

◇知っておきたい医療監視・指導の実際　櫻山豊夫著　医学書院　2004.11　226p　21cm　3200円　Ⓘ4-260-24081-1　Ⓝ498.12
[内容]第1章 医療監視の実際　第2章 事例からみた苦情対応　第3章 事例からみた医療事故の防止　第4章 事例からみた院内感染の実際　第5章 医療関連各法が問題となった事例　第6章 良質な医療の実現のために

◇実例から学ぶ医療事故防止への取り組み―医薬品・医療機器の現状と今後の展望　日本公定書協会編　じほう　2008.4　93p　26cm　（薬事エキスパート研修会シリーズ 14）　2200円　Ⓘ978-4-8407-3805-7　Ⓝ499.09

◇写真でわかる看護安全管理―事故・インシデントの背景要因の分析と対策　村上美好監修　インターメディカ　2007.7　115p　26cm　2500円　Ⓘ4-89996-180-2　Ⓝ492.9
[内容]輸液ボトルと穿刺部位の落差 点滴が早く終了してしまった！　その点滴はだれのもの？ 2つの輸液ボトルを取り違えた！　抗癌薬は小さな変化を見逃さず 抗癌薬が、血管外に漏出した！　配合禁忌を知っていますか？ 側管注で、ルート内が白濁した！　輸液ルートを指差し確認 接続部が外れ、血液が逆流した！　点滴が落ちないワケは？ フィルターが詰まりました！　中心静脈カテーテルの固定 カテーテルが抜けてしまった！　隔壁のあるタイプの薬剤 輸液の隔壁開通を忘れた！　投与ルートは正しいですか？　高カロリー輸液を末梢に接続！　原則を守って、正しく与薬 濃度の違うブドウ糖を与薬！〔ほか〕

◇新人薬剤師・薬学生のための医療安全学入門―調剤過誤防止から副作用の早期回避まで　小茂田昌代編　川越 薬ゼミ情報教育センター　2009.4　186p　21cm　（薬ゼミファーマブック）　3000円　Ⓘ978-4-904517-03-1　Ⓝ498.163

◇ストップ！病医院の暴言・暴力対策ハンドブック―医療機関における安全で安心な医療環境づくりのために　相澤好治監修, 和田耕治編　メジカルビュー社　2008.7　239p　21cm　3000円　Ⓘ978-4-7583-0025-4　Ⓝ498.163
[内容]1章 意義　2章 現状　3章 対策　4章 様々な暴力：対策と解決アドバイス　5章 外部機関との連携　6章 実際の取り組み

◇整形外科と医事紛争―判例から読み解く医療過誤の現況　山崎典郎著, 日本整形外科学会広報室編　金原出版　2003.5　200p　21cm　3000円　Ⓘ4-307-25123-7　Ⓝ498.12

◇精神科ナースのための医療事故防止・対策マニュアル　日本精神科看護技術協会編　改訂版　精神看護出版　2006.5　142p　26cm　1800円　Ⓘ4-902099-87-X　Ⓝ492.927

◇訴訟事例から学ぶ看護業務のリスクマネジメント―フレッシュナースなす子とベテランナースお松のホンネトーク付き　日山亨, 楠見朗子, 倉本富美編著　新興医学出版社　2012.3

◇63p 26cm 2000円 Ⓘ978-4-88002-731-9 Ⓝ498.14

◇ソーリー・ワークス！―医療紛争をなくすための共感の表明・情報開示・謝罪プログラム　ダグ・ヴォイチェサック，ジェームズ・W. サクストン，マギー・M. フィンケルスティーン著，前田正一監訳，児玉聡，高島響子訳　医学書院　2011.12　190p　21cm　2600円　Ⓘ978-4-260-01493-9　Ⓝ498.12

◇ダイジェスト版医療事故予防マニュアル　東京都病院経営本部サービス推進部患者サービス課　2006.7　115p　18cm　Ⓝ498.163

◇注射・点滴エラー防止―「知らなかった」ではすまない！ 事故防止の必須ポイント　川村治子編　医学書院　2007.5　128p　26cm　（JJNブックス）　2200円　Ⓘ978-4-260-00203-5　Ⓝ498.14
[内容] 1 注射・点滴事故を防ぐことの重要性（注射・点滴事故はなぜこわいのか　新人にとって重要な注射・点滴エラーとは？）　2 業務プロセスからみた事故防止　3 薬剤からみた事故防止　4 輸液ポンプ，シリンジポンプの事故防止

◇内科医のための訴訟事例から学ぶ日常診療のクリティカルポイント　外来・刑事責任編　日山亨，日山恵美，吉原正治編著　新興医学出版社　2010.9　131p　26cm　3200円　Ⓘ978-4-88002-707-4　Ⓝ498.12
[内容] 第1部 近年の医療訴訟にみられる傾向　第2部 外来編　第3部 刑事責任編　Q&A（医師の行政処分はどうなっている？　患者に生じた検査や治療の合併症は，すべて病院（医師）側の責任だ　個別検診と集団検診で，X線写真の読影の過失判断に差はある？ ほか）

◇内科医のための訴訟事例から学ぶ日常診療のクリティカルポイント　入院・医療従事者の健康管理編　日山亨，日山恵美，吉原正治編著　新興医学出版社　2011.4　111p　26cm　3000円　Ⓘ978-4-88002-717-3　Ⓝ498.12

◇ナースのための医療事故防止のポイント―事例分析と倫理の視点　石井トク監修・執筆，黒住アキコ画・シナリオ　照林社　2006.7　159p　26cm　3000円　Ⓘ4-7905-2130-5　Ⓝ498.12
[内容] 第1章 患者の訴えとアセスメント　第2章 医師との連携と患者擁護　第3章 生命の尊重と医療体制　第4章 インフォームドコンセント　第5章 先端医療技術と患者の安全

◇ナースのための看護過誤判例集　奥津康祐編著　名古屋　ブイツーソリューション　2008.10　138p　21cm〈発売：星雲社〉　1600円　Ⓘ978-4-434-12428-0　Ⓝ498.12
[内容] 1 注射・点滴　2 機器　3 患者のケア・管理　4 診療記録　5 労災・管理者責任　6 その他

◇ナースのためのクレーム対応術―苦情を「患者満足」へつなげるポイント　関根健夫，杉山真知子著　中央法規出版　2010.2　181p　21cm　2000円　Ⓘ978-4-8058-3393-3　Ⓝ498.163
[内容] 第1章 クレーム対応の基礎知識　第2章 クレーム対応の基礎技法　第3章 ハードクレーマーへの対応技法　第4章 クレーム対応能力をさらに高めるために（組織としての対応法）　第5章 事例で学ぶクレーム対応

◇ナースのためのトラブル法律相談所―ケースで学ぶQ&A 50　稲葉一人著　吹田　メディカ出版　2008.1　157p　19cm　（Hon deナースビーンズ・シリーズ）　1600円　Ⓘ978-4-8404-2192-8　Ⓝ498.14

◇なぜ，医療事故になったか？―忍び寄る医事紛争　患者と歯科医療者の安全を求めて　戸田恭司著　個人書店（製作）　2007.8　265p　21cm　1800円　Ⓘ978-4-86091-357-1　Ⓝ498.12

◇早わかり医療安全ハンドブック―誰もがつらい目にあわないために　飯塚病院，早稲田大学棟近研究室編著　改訂版　飯塚　飯塚病院　2011.3　182p　15cm　1470円　Ⓘ978-4-9905702-1-7　Ⓝ498.163

◇早わかり医療事故防止ノート―quick notes　飯塚病院，早稲田大学棟近研究室編著　照林社　2005.5　121p　15cm　1100円　Ⓘ4-7965-2097-X　Ⓝ498.163

◇「必携」医療安全に活かす医療人間工学　佐藤幸光，佐藤久美子著　医療科学社　2007.7　165p　21cm　2500円　Ⓘ978-4-86003-376-7　Ⓝ498.163

◇ひとりで学べる医療安全　矢野真，杉山良子編　照林社　2011.12　123p　26cm　2000円　Ⓘ978-4-7965-2255-7　Ⓝ492.9
[内容] 1 医療安全の基本（医療安全の考え方とよく使われる言葉　医療事故発生のメカニズム（1）ヒューマンエラーと人間特性　医療事故発生のメカニズム（2）情報伝達のエラー　事故の分析方法　医療事故後の対応）　2 医療安全対策の進め方（与薬　輸血　検査　人工呼吸器関連　チューブ・ドレーン管理　感染　食事　歩行，移乗　入浴，清潔介助　療養環境，看護業務　医療事故による患者状態急変への対応）

◇ヒヤリとしないための日常診療安全マニュアル―必ず知っておきたい医療事故・トラブル防止のポイント　杉山貢監修，長谷川修編著　羊土社　2005.11　397p　22cm　4500円　Ⓘ4-89706-594-1　Ⓝ498.163
[内容] 総論 インシデント報告　1章 医療人として必要な基本姿勢・態度　2章 患者・医師関係　3章 基本的な身体診察法　4章 基本的な臨床検査　5章 基本的手技　6章 基本的治療　7章 医療記録　8章 診療記録　9章 頻度の高い症状・病態　11章 感染防御

◇ヒヤリ・ハット11,000事例によるエラーマップ完全本　川村治子著　医学書院　2003.7　123p　30cm〈付属資料：15枚〉　2800円　Ⓘ4-260-33289-9　Ⓝ498.14

◇ヒヤリ・ハットや事故事例の分析による医療安全対策ガイドライン作成に関する研究―平成17年度～18年度総合研究報告書 厚生労働科学研究費補助金医療技術評価総合研究事業　［京都］〔嶋森好子〕　2007.3　1冊　30cm　Ⓝ498.14

◇ヒューマンファクターからみた医療安全―病院でのヒューマンエラーを減らすために　釘宮豊城編　真興交易医書出版部　2005.4　166p　21cm　3800円　Ⓘ4-88003-746-X　Ⓝ498.163

◇病院で殺される―医療ミスから身を守る方法　トーマス・A. シャロン著，椿正晴訳　主婦の友社　2004.6　287p　20cm　1800円　Ⓘ4-07-242163-4　Ⓝ490.4

◇安全な病院の見つけ方　救急外来で注意すべきこと　入院生活を安全に送るための基礎知識　病院で転ばないようにするには　集中治療室(ICU)で医療事故に遭わないために　外科手術を受けることになったら　「母子ともに健康！」と言えるお産をするために　床ずれの予防と治療について知っておくべきこと　院内感染から身を守る　医師や看護師とのコミュニケーションの取り方　外部機関による病院評価と病院が行うリスク管理の危うい実態　大量破壊兵器を使ったテロへの対処法

◇病院の進め方―5Sで医療ミス・医療事故をなくす！　高原昭男,竹田綜合病院著　日本プラントメンテナンス協会　2005.2　191p　21cm　2000円　Ⓘ4-88956-274-5　Ⓝ498.163
　内容　病院と5S　病院における5S活動とは　5Sの意味を考える　病院5Sの進め方　整理の進め方　整頓の進め方　清掃の進め方　清潔な職場のつくり方　しつけと定着化　竹田綜合病院の5S活動が目指すもの　5S活動始まる！　現場が実践する病院5S活動　未来を見つめて

◇ヘンダーソンの基本的ニードに基づく看護学実習ヒヤリ・ハット防止マニュアル　山田静子,鈴木俊大編,今井範子,河村律子,敷根せつ代,杉山三枝子,永美佐子執筆　医歯薬出版　2006.1　108p　26cm　2300円　Ⓘ4-263-23479-0　Ⓝ492.907

◇マンガでわかる！医療制度・病院のしくみに学ぶ「患者トラブル」防止法　秋元聡編著,小山規作画　日本医療企画　2009.2　106p　26cm　1200円　Ⓘ978-4-89041-825-1　Ⓝ498.163
　内容　第1章 医療制度編　第2章 医療機能編　第3章 医療機関運用編

◇身近に起きる医療ミス医療事故対処法―医療過誤と闘うには　医療過誤事例研究会,田中匡編　平和出版　2003.1　228p　19cm　1800円　Ⓘ4-86056-980-6　Ⓝ498.12

◇ミス・事故をなくす医療現場の5S―ものの5Sから業務の5Sまで　高原昭男,竹田綜合病院,磐田市立総合病院著　JIPMソリューション　2011.1　239p　21cm　2500円　Ⓘ978-4-88956-380-1　Ⓝ498.163
　内容　医療機関と5S　医療機関における5S活動とは　クリニカル5Sの意味を考える　クリニカル5Sの進め方　整理の進め方　整頓の進め方　清掃の進め方　清潔な職場のつくり方　しつけと定着化　業務の5Sへの展開　竹田綜合病院の5S活動が目指すもの　5S活動始まる！　現場が実践する病院5S活動　未来を見つめて

◇よくわかる医療安全ガイドブック　Patrice L. Spath著,東京都病院協会診療情報管理委員会監訳　学習研究社　2008.2　141p　26cm（Nursing mook 45）　2000円　Ⓘ978-4-05-605000-4　Ⓝ498.163

◇よくわかる医療のトラブル法的対応のコツ―病院法務セミナー　院内暴力・暴言、クレーム、未収金etc…あなたの病院は万全ですか？　井上清成編著　毎日コミュニケーションズ　2008.12　175p　21cm　3400円　Ⓘ978-4-8399-2919-0　Ⓝ498.163
　内容　第1章 院内暴力・暴言、逸脱したクレームへの対処　第2章 未収医療費対策　第3章 インフォームドコンセント対策　第4章 個人情報の照会と対応　第5章 異状死体の届け出について（クレーム、訴訟にしないための異状死体等の届け出　異状死体届け出　疑問解決Q&A）　巻末資料

◇らくらく楽しい医療安全教育研修にそのまま使えるヒヤリ・ハット小劇場実録26事例　佐野厚生総合病院編著　吹田　メディカ出版　2012.4　95p　26cm　5800円　Ⓘ978-4-8404-4047-9　Ⓝ498.163

◇「リスク感性」を磨くOJT ―人を育てるもうひとつのリスクマネジメント　釜英介著　日本看護協会出版会　2004.4　176p　26cm　2200円　Ⓘ4-8180-1069-3　Ⓝ498.14

◇リスク管理―その解釈と統合〜積極的な理学療法を目指して　神先秀人編　文光堂　2010.5　194p　26cm　（実践mook・理学療法プラクティス）〈シリーズの編者：嶋田智明,大峯三郎〉　4800円　Ⓘ978-4-8306-4370-5　Ⓝ492.5
　内容　1 多くのリスク因子を有する高齢患者を受け持ったらどうするか　2 ICFから見た理学療法介入のポイント（機能障害に対して　活動制限・参加制約に対して）　3 理学療法治療場面におけるリスク対策　4 システムとしてのリスク管理

◇リスクマネジメント　櫻庭繁責任編集　中山書店　2004.5　199p　26cm　（精神看護エクスペール 1）　2600円　Ⓘ4-521-01741-X　Ⓝ498.14
　内容　第1章 総論　第2章 精神科におけるハイリスク要因と予防　第3章 院内感染　第4章 医療安全管理室（医療安全管理室の機能と役割）

◇リスクマネジメント　櫻庭繁,松下正明責任編集　第2版　中山書店　2009.9　211p　26cm　（精神看護エクスペール 1）〈執筆：五十嵐寛ほか〉　2800円　Ⓘ978-4-521-73158-2　Ⓝ498.163
　内容　第1章 総論（リスクマネジメントとは　リスクマネジャーの役割　精神科医療における医療事故と法的課題）　第2章 精神科におけるハイリスク要因と予防（医療行為におけるハイリスク　精神科の臨床におけるハイリスク　治療環境におけるハイリスク　看護におけるハイリスク）　第3章 院内感染（精神病院における院内感染の特徴─主な疾患とガイドライン　院内感染に対する看護師の役割とその活動　精神科病院における院内感染対策　針刺し事故）　第4章 医療安全管理室（医療安全管理室の機能と役割）

◇リスクマネジメントの実際産婦人科領域―医療安全管理のポイント　杉本充弘編　大阪　医薬ジャーナル社　2003.9　335p　19cm　3200円　Ⓘ4-7532-2055-9　Ⓝ495
　内容　総論（医療安全管理の基本的考え方　産婦人科医事紛争の実態　産婦人科診療所におけるヒヤリ・ハット事例の解析　産婦人科におけるインフォームドコンセントとバース・プラン）　各論（産科（妊娠・周産期の異常　産科手術・処置）　婦人科（婦人科疾患　婦人科検査・治療）

◇リスクマネジャーのための医療安全実践ガイド―欲しい答えがココにある！　東京海上日動メディカルサービス株式会社企画部メディカルリスクマネジメント室著　日本看護協会出版会　2009.8　175p　26cm　2400円　Ⓘ978-4-8180-1440-4　Ⓝ498.163

◇ICUエラーブック　リサ・マルクッチ、エリザベス A. マーティネス、エリオット R. オウト、アンソニー D. スロニム、ホセ I. スアレス編,福家伸夫監訳　メディカル・サイエンス・インター

◇Q&A「医療トラブル」対策ハンドブック　桑原博道著　セルバ出版　2006.11　295p　21cm　〈発売：創英社〉　2800円　Ⓘ4-901380-58-3　Ⓝ498.12
[内容]医療トラブル・医療事故予防の基礎知識　クレーム対応の基本ポイント　医療事故発生時後の対応ポイント　医療過誤をめぐる民事責任と対策ポイント　医療行為・看護行為をめぐるトラブル・法的責任と対策　入院患者をめぐる管理トラブル・法的責任と対策　医事裁判での民事責任の判断・取扱い　患者や遺族への説明同意の要否をめぐるトラブルと対策　説明や同意の要否をめぐるトラブルと対策　民事手続の流れと手続のポイント　民事裁判がはじまったときの準備と対応　医師法をめぐるトラブル・法的責任と対策　医師法関連法規をめぐるトラブル・法的責任と対策　医療トラブルと刑事責任・行政責任　参考資料/医事訴訟判決にみる医療トラブルの典型例と対応ポイント一覧

◇Stop!メディケーションエラー——チームで防ぐ与薬事故　スタッフ間の相互理解のために　古川裕之監修・執筆, 荒井有美, 相馬孝博執筆　学習研究社　2007.11　178p　21cm　〈奥付のタイトル：メディケーションエラー〉　2000円　Ⓘ978-4-05-152429-6　Ⓝ492.3
[内容]第1章　医療安全管理の基本　第2章　エラー事例で確認！5R+1F　第3章　各立場におけるエラー防止の注意点　第4章　リスクを確認！ハイリスク薬剤10（ハイリスク薬剤とは　高濃度カリウム（potassium）ほか）　第5章　エラー防止に向けた取り組み（初めての本格的な取り組み　2000年以降の取り組み）

《ルポルタージュ・体験記》

◇明香ちゃんの心臓—〈検証〉東京女子医大病院事件　鈴木敦秋著　講談社　2007.4　303p　20cm　1700円　Ⓘ978-4-06-213322-7　Ⓝ498.12
[内容]第1章　明香ちゃんが病院で死んだ　第2章　手術室で何が起きたのか　第3章　両親への報告はこうして行われた　第4章　屍を乗り越えて—東京女子医大附属日本心臓血圧研究所（心研）の戦後史　第5章　二医師の逮捕　第6章　病院が変わることを信じて

◇明香ちゃんの心臓—東京女子医大病院事件　鈴木敦秋著　講談社　2010.9　376p　15cm　（講談社文庫す32-2）　695円　Ⓘ978-4-06-276758-3　Ⓝ498.12
[内容]第1章　明香ちゃんが病院で死んだ　第2章　手術室で何が起きたのか　第3章　両親への報告はこうして行われた　第4章　屍を乗り越えて—東京女子医大附属日本心臓血圧研究所（心研）の戦後史　第5章　二医師の逮捕　第6章　病院が変わることを信じて

◇医師失格—あるジャーナリストの告発　本澤二郎著　長崎出版　2007.7　351p　19cm　1800円　Ⓘ978-4-86095-213-6　Ⓝ498.12
[内容]第1章　地獄日記　第2章　厳しい自宅介護　第3章　消えたカルテ？　第4章　医療事故はなくせる　第5章　人間性回復の二一世紀医療へ

◇医療の安全を願って—克彦の死を無駄にしないために　稲垣克巳著　名古屋　風媒社　2011.12　259p　20cm　1500円　Ⓘ978-4-8331-5232-7　Ⓝ498.12
[内容]第1章　病院の過誤と裁判をふり返って　第2章　医療の安全と質の向上を願って　第3章　克彦との別れ（克彦との別れ　稲垣克彦基金の設立）　第4章　これからの医療に望むこと

◇医療ミスで老父を喪って　松林経明著　杉並けやき出版　2004.10　198p　19cm　〈発売：星雲社〉　1200円　Ⓘ4-434-05065-6　Ⓝ498.12

◇失われた歯を返して！—信頼を裏切る歯科治療体験記　八代和子著　新生出版　2008.6　110p　19cm　905円　Ⓘ978-4-86128-239-3　Ⓝ498.12
[内容]私の歯科治療の始まり　ブリッジ治療を受け入れて　募る不安、深まる不信　試行錯誤のスパイラル　新たな光をたよりに　これだけは伝えたい—失敗のない歯科治療を受けるために

◇『公』にされなかった病名　田辺光世著　新風舎　2005.7　36p　15cm　（Toppu）　700円　Ⓘ4-7974-7389-4　Ⓝ498.12

◇風になったしいある—軽井沢産婦人科医療事故遺族の手記　鈴木美津子著　マガジンランド　2008.12　246p　19cm　1429円　Ⓘ978-4-944101-55-9　Ⓝ498.12
[内容]第1章　面影　第2章　長い夜　第3章　I've Got to See You Again　第4章　始まった闘い　第5章　裁判、そして、しいある再び　第6章　いつの日か、法が変わることを信じて

◇風になったしいある—軽井沢産婦人科医療事故遺族の手記　鈴木美津子著　マガジンランド　2009.1　246p　19cm　1429円　Ⓘ978-4-944101-59-7
[内容]第1章　面影　第2章　長い夜　第3章　I've Got to See You Again　第4章　始まった闘い　第5章　裁判、そして、しいある再び　第6章　いつの日か、法が変わることを信じて

◇風になったしいある—軽井沢産婦人科医療事故遺族の手記　鈴木美津子著　新装改訂版　文芸社　2011.6　246p　19cm　〈初版：マガジンランド2009年刊〉　1400円　Ⓘ978-4-286-10384-6　Ⓝ498.12

◇黒い巨塔—医療過誤ノンフィクション　1　佐々木庸平著　文芸社　2010.4　191p　19cm　1000円　Ⓘ978-4-286-06813-8　Ⓝ498.12

◇黄金色に輝いた道—大学病院で発生した医療事故そして家族の戦いの軌跡　伊達浩二著　太陽出版（発売）　2007.6　159p　19cm　1200円　Ⓘ978-4-88469-516-3　Ⓝ498.12

◇誤診一八回の手術　藤沢ゆき子著　大阪　朝日カルチャーセンター（制作）　2009.3　75p　20cm　Ⓝ498.12

◇殺人罪に問われた医師—川崎協同病院事件　終末期医療と刑事責任　矢澤曻治編著　現代人文社　2008.11　196p　21cm　2200円　Ⓘ978-4-87798-393-2　Ⓝ498.12

◇3時間!!—富山市民病院水死事故の真実　宮本昌哉著　トーホウ出版会　2010.11　195p　16cm　1000円　Ⓘ978-4-9904576-4-8　Ⓝ498.12
[内容]浴室内死亡事故の実態　危険な70代　2005年5月16日（退院前日の悲劇）　富山市民病院と市民病院患者権利章典　3時間とフタ　森市長・泉院長はよ

◇産婦人科医事紛争の症例に学ぶ　奥山通雄著　新風舎　2004.5　415p　22cm　3300円　Ⓘ4-7974-3835-5　Ⓝ498.12
　内容　第1章 医事紛争事例の概要（大阪府医師会産婦人科医事紛争事例のあらまし　産婦人科医事紛争処理の状況　産婦人科医事紛争の内容のあらまし）　第2章 臨床的分類別にみた医事紛争の具体的事例　第3章 医事紛争事例の問題点と今後の展望

◇真実のカルテ―仙台・筋弛緩剤事件北陵クリニックで何が起きたか　半田康延責任編集　仙台本の森　2010.2　222p　19cm　1600円　Ⓘ978-4-904184-24-0　Ⓝ326.23
　内容　第1部 真実のカルテ（発端―平成十二（2000）年十月三十一日　疑惑―平成十二（2000）年十一月七日　確信―平成十二（2000）年十一月十三日　灰色のカルテより―平成十二（2000）年十一月十七日　恐怖―平成十二（2000）年十一月二十四日　筋弛緩剤―平成十二（2000）年十一月三十日　告発―平成十二（2000）年十二月二日　展開―平成十二（2000）年十二月三日　深夜―平成十二（2000）年十二月三日　笑顔―平成十二（2000）年十二月四日　ほか）　第2部 解説

◇大学病院でなぜ心臓は止まったのか　読売新聞社会部著　中央公論新社　2006.1　189p　18cm（中公新書ラクレ）　720円　Ⓘ4-12-150203-5　Ⓝ498.16
　内容　第1章 犠牲者　第2章 疑惑の病院　第3章 証拠保全　第4章 崖っぷち　第5章 混迷　第6章 逆転　第7章 願い

◇大学病院に、メス！―密着1000日医療事故報道の現場から　鈴木敦秋著　講談社　2003.7　277p　20cm　1600円　Ⓘ4-06-211804-1　Ⓝ498.16
　内容　第1章 笑美ちゃんの死　第2章 反響を追って　第3章 ある医師の告白　第4章 平成のブラックジャック　第5章 見えてきた闇　第6章 研修医の世界　第7章 信頼の糸を　第8章 大学病院よどこへ

◇断罪された「医療事故隠し」―都立広尾病院「医療過誤」事件　永井裕之著　あけび書房　2007.10　218p　19cm　1600円　Ⓘ978-4-87154-074-2　Ⓝ498.12
　内容　1章 永遠の別れが突然に　2章 ともに歩いた40年の日々　3章 病院の医療体制へのつのる不信　4章 「被害者」は誰なのか　5章 医療の良心を守るために

◇東京女子医大事件　平柳利明著　新風舎　2004.5　63p　19cm　1000円　Ⓘ4-7974-4354-5　Ⓝ498.12
　内容　心研　手術当日　事故隠し　心研の隠蔽体質　証拠保全へ　意外な展開　医療界を揺るがす事件へ　告訴　話し合い（示談）へ　医師名逮捕へ〔ほか〕

◇父さんは人間ドックから帰ってこなかった―ドキュメント/家族が「医療ミス」に遭ったとき　本多憲児著　扶桑社　2008.4　261p　19cm　1400円　Ⓘ978-4-594-05638-4　Ⓝ498.12
　内容　第1章 思いがけない電話　第2章 医師への怒り　第3章 告訴　第4章 ミスをひた隠しにする医師　第

5章 自称「医療事故訴訟相談医」の登場　第6章 深まりゆく敗訴の色　第7章 起死回生のひらめき　第8章 病院に勝った

◇菜穂へ、そして未来を絶たれた天使たちへ　櫛毛冨久美著、油井香代子企画監修　小学館　2003.10　254p　19cm　1300円　Ⓘ4-09-387467-0　Ⓝ498.12
　内容　第1章 たった一日の命　第2章 わが子の死の真相を知りたい　第3章 正しい裁きを求めて　第4章 もう赤ちゃんは死なせない　第5章 ママたちの10年戦争　第6章 子どもからの宿題

◇ねじれ―医療の光と影を越えて　志治美世子著　集英社　2008.5　285p　20cm　1600円　Ⓘ978-4-08-781393-7　Ⓝ498.12
　内容　第1章 娘はなぜ死んだのか？　第2章 ある医師の決断　第3章 医師・患者・報道、「ねじれ」の構造　第4章 花束の伝えたもの　第5章 追い詰められた小児科医　第6章 それからを生きる　第7章 医療の光を越えて

◇ネットで暴走する医師たち―〈医療崩壊〉の深部で何が起きているか　鳥集徹著　WAVE出版　2009.1　237p　19cm　1500円　Ⓘ978-4-87290-383-6　Ⓝ498.12
　内容　第1章 カルテを流出させたのはだれか―奈良県立大淀病院事件　第2章 追い詰められる遺族―杏林大学割り箸事件　第3章 真実を求める遺族は「モンスター」か―福島県立大野病院事件　第4章 「テロリスト」と呼ばれた被害者　第5章 ネット医師たちはなぜ暴走するのか

◇一粒の涙―夫を医療ミスで亡くした妻が起こした医療裁判の日々　高橋富子著　新風舎　2007.12　171p　19cm　1400円　Ⓘ978-4-7974-8817-3　Ⓝ498.12
　内容　第1章 病院に殺された　第2章 夫の死　第3章 長く苦しい裁判　第4章 一審の敗訴から勝訴するまで　特別付録 医療裁判に勝つための10個条

◇富士見産婦人科病院事件―私たちの30年のたたかい　富士見産婦人科病院被害者同盟、富士見産婦人科病院被害者同盟原告団編著　一葉社　2010.6　741p　21cm　5000円　Ⓘ978-4-87196-045-8　Ⓝ498.12

◇防衛医大の場合は―ドキュメント医療裁判　井上静著、国領協会製作・編集　世論時報社　2008.3　238p　19cm　1619円　Ⓘ978-4-915340-64-2　Ⓝ498.12
　内容　防衛医大生の紹介　些細な発端　ナチス賛美者が学内講演　突然の治療拒否　手術を強要される　脅迫的な医師の態度　想像を絶する手術　結果に苦笑する医師　防衛医大が再び診療拒否　手術の異常すぎる実態〔ほか〕

◇ぼくの「星の王子さま」へ―医療裁判10年の記録　勝村久司著　幻冬舎　2004.12　303p　16cm（幻冬舎文庫）　600円　Ⓘ4-344-40586-2　Ⓝ498.12
　内容　第1章 命―つながり　第2章 真―からくり　第3章 心―こだわり　第4章 夢―ひろがり

◇「桃香」ごめんね。―娘は小児歯科医院でいのちを奪われた　佐々木富雄著　熱海ジャパンマシニスト社　2008.2　267p　19cm　1238円　Ⓘ978-4-88049-181-3　Ⓝ498.12
　内容　第1章 小児歯科医院「やまの」で起こったこと　第2章 警察、弁護士との闘い　第3章 岡歯科医師の

決断　第4章　裁判で明らかになったこと　第5章　八尋光秀弁護士が語る医療過誤事件の現実　第6章　内野博行歯科医師が語る犠牲者を生む医療制度　終章　医療が変わるまで

◇ルポ医療事故　出河雅彦著　朝日新聞出版　2009.3　394p　18cm　（朝日新書 168）〈並列シリーズ名：Asahi shinsho〉　860円　Ⓘ978-4-02-273268-2　Ⓝ498.12
内容　第1章　遺族の願い、医療者の思い—京都大学病院エタノール誤注入事故　第2章　真相を求めて　第3章　モデルになった事故調査　第4章　否定された内部調査報告書—東京女子医科大学病院心臓手術事故　第5章　医師逮捕の衝撃—福島県立大野病院事件　第6章　医療事故から身を守るには　第7章　医療事故調査の課題　第8章　遺族の執念—パロマ社製ガス湯沸かし器CO中毒事故　第9章「病死」が一転「傷害致死」へ—大相撲力士傷害致死事件　第10章　日本の死因究明の問題点

◇私がしたことは殺人ですか？—この本を手にとってくださったあなたにお聞きしたいのです。須田セツ子著　青志社　2010.4　247p　19cm　1400円　Ⓘ978-4-903853-83-3　Ⓝ498.12

医療制度

◇安全保障としての医療と介護　鈴木厚著　朝日新聞出版　2010.1　231p　20cm　1700円　Ⓘ978-4-02-250675-7　Ⓝ498.13
内容　医療事件から学ぶこと　医療崩壊への推移　医療現場の悲鳴　人材不足と医療空白地対策　高齢化社会の医療費　医療費抑制政策　医療崩壊の責任　医療の国際比較　医療の無駄　日本の介護危機　医療と介護を082ための具体策　将来に対する責任

◇違憲の医療制度—混合診療を解禁せよ　混合診療で健康保険停止そして医療難民へ　清郷伸人著　ごま書房　2006.6　235p　19cm　1200円　Ⓘ4-341-08323-6　Ⓝ498.13
内容　第1章　事件のはじまり　第2章　混合診療禁止制度ってなんだろう　第3章　どう闘ったらいいのだろう　第4章　行動を起こす　第5章　がんからの贈りもの

◇いざという時にあなたを守る医療保険と介護保険—完全ガイド　自由国民社法律書編集部、生活と法律研究所編、セカンドライフ設計委員会著、桶谷浩監修　自由国民社　2010.1　96p　29cm　（人生設計応援mook　Jiyu kokumin life plan series）　1000円　Ⓘ978-4-426-10765-9　Ⓝ498.13

◇磯野家の年金・医療・介護　熊井憲章著　労働調査会　2012.6　237p　19cm　1500円　Ⓘ978-4-86319-224-9
内容　第1章　波平の定年近し—、老後の年金はどうなる？—年金・医療・介護と社会保険　第2章　カツオとワカメが小学生へ—、磯野家の暮らしはどうなる？—第3号被保険者と被扶養者　第3章　サザエは専業主婦へ、パートに出たらどうなる？—少子高齢化と世代間扶養　第4章　伊佐坂先生は小説家へ—、自営業者の老後はどうなる？—国民皆保険制度

◇命に値段がつく日—所得格差医療　色平哲郎、山岡淳一郎著　中央公論新社　2005.6　216p　18cm　（中公新書ラクレ）　760円　Ⓘ4-12-150181-0　Ⓝ498.04
内容　序章　手術体験と小さな不満　第1章　ドクターの偏在が医療事故を招く—都市にも広がる医師不足　第2章　混合診療と医者どろぼう—平等・公平な医療サービスの亀裂　第3章　健康長寿・長野モデルの謎—顔の見える互助の網と経済による管理の網の間に　第4章　医療教育が病院を変革する—揺れ動く医者の卵たち

◇いのちの格差社会—「医療制度改革」と患者の権利　患者の権利オンブズマン編　明石書店　2009.10　207p　19cm　2200円　Ⓘ978-4-7503-3087-7　Ⓝ498.13
内容　はじめに　患者の権利を基軸として医療再生への道を切り開こう　第1章　呻吟する医療の現場—シンポジウム「許されんばい！いのちの格差社会」報告から　第2章「医療制度改革」と患者の権利—シンポジウム「許されんばい！いのちの格差社会」報告から　第3章　患者の権利促進宣言と世界の歩み　第4章　終末期における患者の権利　第5章　患者の権利オンブズマンの一〇年と医療再生への道

◇命の値段が決まる時　米山公啓著　集英社　2005.7　274p　16cm　（集英社文庫）〈「いのちはカネで買え」(2002年刊)の増訂〉　419円　Ⓘ4-08-747845-9　Ⓝ498.13

◇命の値段が高すぎる！—医療の貧困　永田宏著　筑摩書房　2009.7　238p　18cm　（ちくま新書 792）〈並列シリーズ名：Chikuma shinsho〉　740円　Ⓘ978-4-480-06498-1　Ⓝ498.13
内容　第1章「医療の終わり」の始まり—二〇〇八年四月一日　第2章　小泉医療改革が目指したもの　第3章　医療費負担の世代間対立—後期高齢者医療制度　第4章　メタボリック狂想曲　第5章「善意の医療」が消える！？—レセプト並み収書がもたらすもの　第6章　健康監視社会の到来—レセプトのオンライン化の意味　第7章　医療は国や会社に頼るな！—社会保障カードと個人勘定　第8章　日本の医療に「希望」はあるのか—国民の選択

◇医療を動かす—HSP（東京大学医療政策人材養成講座）の活動記録　HSP活動報告委員会編著　幻冬舎　2007.12　109p　21cm　1200円　Ⓘ978-4-344-01438-1　Ⓝ498.13
内容　はじめに　医療は誰のものなのか？—「医療を動かす」人材養成に挑む　第1章　なぜ医療を動かそうと思ったのか—医療政策に挑む4つの横顔　第2章　患者の声を、いかに医療の場に反映させるか—実例：患者が参加して診療ガイドラインを作成　第3章　医療問題はひとつの視点では解決できない！—HSPにおける医療問題への多彩なアプローチ　第4章　医療の実態に迫る講義に注目—実録・HSP共通講義「医療財政」「市民主体の医療」　おわりに　医療政策の現場に、あなたも参画を—HSPが動かす医療は、あなたが動かす医療でもある

◇医療を崩壊させないために—医療システムのゆくえ　日本学術協力財団編、日本学術会議事務局編集協力　日本学術協力財団　2008.9　180p　21cm　（学術会議叢書）〈発売：ビュープロ〉　1800円　Ⓘ978-4-939091-24-7
内容　1　医療を崩壊させないために（巻頭言　日本の医療提供体制の構造的問題　病院医療の崩壊は防げるか　大学病院における臨床・教育・研究の在り方　臨床研修制度—光と影　医師偏在問題の原因を考える　医療の量と質を確保するには費用がかかる　医

革改革のために、今できることは専門医制度の確立である　自己形成するアメリカ医療）　2 シンポジウム 医療システムのゆくえ（開会あいさつ　趣旨説明　高度専門医療機関の立場から　日本の経済社会と医療　医療行政の立場から　少子高齢化を支える地域医療の将来像　利用者の立場から　医学教育・医師養成の立場から　総合討論）

◇医療を崩壊させないために——医療システムのゆくえ　日本学術協力財団編　日本学術協力財団　2008.9　180p　21cm　（学術会議叢書 15）〈執筆：金澤一郎ほか〉　Ⓝ498.021

◇医療改革——危機から希望へ　二木立著　勁草書房　2007.11　235p　22cm　2700円　Ⓘ978-4-326-70057-8　Ⓝ498.13
　内容 第1章 世界の中の日本医療とよりよい医療制度をめざした改革（世界の中の日本医療　よりよい医療制度をめざして　敢えて「希望を語る」　効率的診療と医療費抑制とは別の次元　医療経済学から見たリハビリテーション医療の効率　医療・社会保障についての国民意識の「矛盾」　私はなぜ医療者の自己改革を強調するのか？　厚生労働省が医療費・医師数抑制制作の軌道修正を考え始めた？）　第2章 後期小泉政権の医療改革（混合診療解禁論争とその帰結　2004・2006年の診療報酬改定の特徴　2005年総選挙前後の医療改革案　2006年医療制度改革関連法と療養病床の再編・削減）　第3章 安倍政権の医療政策（安倍政権の医療政策の方向を読む　安倍政権の半年間の医療政策の複眼的評価　「基本方針2007」と「規制改革推進3か年計画」を読む　厚労省「医療政策の経緯、現状及び今後の課題について」を読む）　第4章 医療改革と医療ソーシャルワーカー、認知症ケアビジネス（医療・医療制度改革と増大する医療ソーシャルワーカーの役割　認知症ケアのビジネスモデルを考える）　第5章 医療満足度と医療費の常識のウソ（医療満足度の国際比較調査の落とし穴　医療費についての常識のウソとトンデモ数字）

◇医療改革と経済成長——改革論争の常識は誤り！"日本版医療ニューディール計画"成功への提言　松山幸弘著　日本医療企画　2010.11　227p　20cm　2500円　Ⓘ978-4-89041-958-6　Ⓝ498.13
　内容 第1章 迫りくる危機と医療改革の大局観（日本国民に迫りくる危機　わが国の医療改革を巡る常識の誤り）　第2章 公的制度を核に地域医療経営ガバナンスの改革を推進する国々　第3章 経済成長のエンジンであり続ける米国の医療産業　第4章 日本版医療ニューディール計画（公的医療保険にオプション導入日本版IHN創造）

◇医療改革と財源選択　二木立著　勁草書房　2009.6　227p　22cm　2700円　Ⓘ978-4-326-70063-9　Ⓝ498.13
　内容 序章 世界同時不況と日米の医療・社会保障　第1章 医療改革の希望の芽の拡大と財源選択　第2章 小泉・安倍政権の医療改革——新自由主義的改革の登場と挫折　第3章 福田・麻生政権下の医療政策と論争　第4章 今後の医療制度改革とリハビリテーション医療　第5章 医療費と医師数についての常識のウソ　補章 医療政策をリアルにとらえる視点

◇医療改革と統合ヘルスケアネットワーク——ケーススタディにみる日本版IHN創造　松山幸弘、河野圭子著　東洋経済新報社　2005.11　208p　22cm　2800円　Ⓘ4-492-70114-1　Ⓝ498.163
　内容 第1章 グローバル競争に挑むIHN創造と医療改革　第2章 医療産業の主役として進化を続ける米国のIHN　第3章 医療サプライチェーン（GPO（医療共同購買会社）　GPOを超えるIHNが登場 ほか）　第4章 急拡大するGPO投資　第5章 医療ベンチマーキングと経営専門人材育成

◇医療改革と病院——幻想の「抜本改革」から着実な部分改革へ　二木立著　勁草書房　2004.4　259, 9p　20cm　2700円　Ⓘ4-326-75047-2　Ⓝ498.13
　内容 第1章 小泉政権の医療改革の中間総括——「抜本改革」から部分改革へ　第2章 21世紀初頭の医療改革の三つのシナリオと医療者の自己改革　第3章 医療提供制度の二つの「抜本改革」論の挫折と崩壊　第4章 診療報酬制度の部分改革　第5章 病院の外来分離で「第二薬局」の歴史に照らして考える——今後の規制強化は必至　補章 2004年診療報酬改定の特徴

◇「医療改革法」でどうなる、どうする　日野秀逸, 寺尾正之著, 国民医療研究所監修　新日本出版社　2006.12　173p　19cm　1400円　Ⓘ4-406-03335-1　Ⓝ498.021
　内容 第1部 国民にとっての医療と「構造改革」（医師不足の原因はどこに　「医療構造改革」推進勢力としての米日金融資本）　第2部「医療改革法」で何が変わったか、それにどう対応するか

◇「医療クライシス」を超えて——イギリスとの医療・介護のゆくえ　近藤克則著　医学書院　2012.3　315p　21cm　2800円　Ⓘ978-4-260-00833-4　Ⓝ498.13

◇医療構造改革と地域医療——医師不足から日本の医療を考える　日野秀逸著　自治体研究社　2006.12　93p　21cm　1200円　Ⓘ978-4-88037-475-8　Ⓝ498.021
　内容 はじめに 医師不足の原因はどこに——政策の誤りが主因　1 現在の医師不足の実態とその考え方　2 イタリアとスウェーデンの制度改革を学ぶ　3 医療構造改革とは　4 医療構造改革が現実のものになって　5 どうする日本の医療　おわりに——人権と平和をつなげて運動を

◇医療構造改革と地域医療——後期高齢者医療と財政問題から日本の医療を考える　日野秀逸著　新版　自治体研究社　2008.4　134p　21cm　1333円　Ⓘ978-4-88037-508-3　Ⓝ498.021
　内容 1 医療費抑制政策からの転換を　2 国際比較で見た日本の医療費　3 医療運動は画期的段階に入っている　4 後期高齢者医療制度はアキレス腱　5 医療は社会的に支えるべき　6 地域医療を考える　7 運動の前進と消費税増税論　8 平和と人権を礎石として国民医療の再建を

◇医療再建——絶望の現場から希望の医療へ　井上清成著　毎日コミュニケーションズ　2008.10　207p　21cm　3000円　Ⓘ978-4-8399-2740-0　Ⓝ498.13
　内容 第1章 公的医療の崩壊　第2章 国民すべての健康的生存権の再評価　第3章 公的医療の不均衡ながらの発展のために　第4章 患者の利益擁護の方法　第5章 刑事司法の暴走を止めるために　第6章 医療事故調査委員会の創設　特別対談 医療と司法の視点で語る日本医療再建のための手がかり　巻末資料

◇医療再生は可能か　川渕孝一著　筑摩書房　2008.4　221p　18cm　（ちくま新書）　700円　Ⓘ978-4-480-06422-6　Ⓝ498.13

◇ 内容 第1部 誰も幸せにならない医療システム（医師不足のからくり　努力する者が報われない日本の診療報酬　国は一体何をしているのか　医療格差の現状と課題　患者が日本の病院を見捨てる日）　第2部 健全な医療財政のための提言（公的医療保険でどこまで面倒を見るのか　後期高齢者医療制度に必要な三つのヒント　まだまだ医療費は削減できる!?　医療の「見える化」をめざして）

◇医療資源の適正配分に向けて　近藤正晃ジェームス述, 伊藤元重聞き手　総合研究開発機構　2009.2　12p　30cm　（NIRA対談シリーズ no.42）　Ⓝ498.13

◇「医療政策」入門―医療を動かすための13講　東京大学医療政策人材養成講座編　医学書院　2009.4　287p　21cm　2400円　Ⓘ978-4-260-00858-7　Ⓝ498.1
内容 なぜ、医療、そして医療政策を知るべきなのか　喫緊の医療政策課題　医療とは、ケアとは、ニーズとは　医療財政　医療政策論　医療経済学　医療の効率性と資源配分　市民主体の医療　地域主導の医療　医療の質と情報　医療事故　政策評価　社会調査法・研究倫理　これまでとこれからの医療政策

◇医療政策は選挙で変える　権丈善一著　慶應義塾大学出版会　2007.7　362p　19cm　（再分配政策の政治経済学 4）　1800円　Ⓘ978-4-7664-1395-3　Ⓝ364.1
内容 忙しいあなたのために―ともかく、これだけは読んでください（日本の社会保障と医療―小さすぎる政府の医療政策　医学部人気と医療崩壊の間にある政治の無責任）　第1部 医療問題を考える　第2部 年金問題を考える　第3部 この国の未来を考える

◇医療政策は選挙で変える　権丈善一著　増補版　慶應義塾大学出版会　2007.10　396p　19cm　（再分配政策の政治経済学 4）　1800円　Ⓘ978-4-7664-1445-5　Ⓝ498.021
内容 忙しいあなたのために―ともかく、これだけは読んでください（日本の社会保障と医療　小さすぎる政府の医療政策　医学部人気と医療崩壊の間にある政治の無責任）　第1部 医療問題を考える　第2部 年金問題を考える　第3部 この国の未来を考える

◇医療制度改革―先進国の実情とその課題　ブルーノ・パリエ著, 林昌宏訳, 近藤純五郎監修　白水社　2010.4　150, 4p　18cm　（文庫クセジュ 946）　1050円　Ⓘ978-4-560-50946-3　Ⓝ498.13
内容 第1章 医療システムの発展　第2章 さまざまな医療制度　第3章 なぜ、どのように医療制度を改革するのか　第4章 医療制度改革　第5章 社会保障の政治的舵取り

◇医療制度改革で仕事はこう変わる　武藤正樹著　ぱる出版　2007.11　287p　21cm　（New medical management）　2500円　Ⓘ978-4-8272-0378-3　Ⓝ498.13
内容 実施段階に入る医療制度改革　高齢化社会と団塊世代一長野の秘密　少子化時代―女子教育の影響　健康寿命―新たな健康指標　メタボリック症候群と疾病管理　アメリカの疾病管理のしくみ　がんの疾病対策　地域連携クリティカルパス　DPCマネジメント　ジェネリック医薬品　アメリカのP4P　イギリスのP4P　後期高齢者介入プログラム　医師需給とスキルミックス　医療制度改革のタイムスケジュール

◇医療制度改革と地域ケア―急性期病院から慢性期病院、そして地域・在宅へ　太田貞司編, 杉崎千洋, 金子努, 小野達也編著　光生館　2009.9　251p　21cm　（地域ケアシステム・シリーズ 2）　2600円　Ⓘ978-4-332-70152-1　Ⓝ498.02173
内容 病院改革と地域ケアシステム―急性期病院～慢性期病院～地域・在宅をつなぐ地域連携　第1部 マネジメント編（医療制度改革・行政計画と地域ケア機能特化と在院日数短縮の一層の促進と地域連携　慢性期病院機能の変化と地域連携―長期療養機関から短・中期入院と在宅支援を提供する機関へ）　第2部 実践編（医療・介護サービス提供のタイムラグ縮小をめざす中間ケアシステム　2病院間の交流会から松江二次医療圏全体の地域連携へ　実践者、利用者・家族からみた中間ケア―5事例の報告　地域包括支援センターによる地域包括ケア実践の展開要因―医療職との連携とインフォーマル資源の利用による支援事例をもとに　中間ケア座談会）　第3部 エビデンス編（中間ケアのアウトカム評価研究―利用者・家族の急性期病院～慢性期病院～自宅退院6か月後の追跡調査より　医療ソーシャルワーカーによる初期・短期支援　生活世界からみた中間ケア―中間ケア利用者の質的調査より）　松江における中間ケアと地域連携の総合的評価―地域ケアシステム構築・実践への示唆

◇医療制度改革に対する大阪府民の意識と意見―調査結果の概要 〔大阪〕　大阪府医師会調査委員会　2010.3　21p　30cm　Ⓝ498.02173

◇医療制度改革の解説―改革の基本的な考え方としくみ 平成18年度実施　社会保険出版社　2006.8　190p　30cm　2400円　Ⓘ4-7846-0211-9　Ⓝ498.13

◇医療制度改革の研究―持続可能な制度の構築に向けて　貝塚啓明, 財務省財務総合政策研究所編著　中央経済社　2010.3　288p　22cm　3800円　Ⓘ978-4-502-67340-5　Ⓝ498.13
内容 序章 医療制度を巡る諸問題　第1章 高齢化と医療需要の変化　第2章 病院経営が抱える諸問題　第3章 医療現場の諸問題　第4章 地域の医療供給体制の現状と課題―地域医療崩壊を考えて　第5章 日本の医療問題―国際比較の視点から　第6章 医療制度の国際比較　第7章 医療システムの中長期的課題　第8章 日本の医療制度の問題点と今後の医療制度の方向性について　付章 論文合評会における議論

◇医療制度改革の国際比較　田中滋, 二木立編著　勁草書房　2007.1　174p　22cm　（講座・医療経済・政策学 第6巻）　2600円　Ⓘ978-4-326-74836-5　Ⓝ498.13
内容 第1章 先進諸国の医療保障・提供制度の類型論と制度改革の動向　第2章 公的医療制度下の民間保険の国際比較　第3章 患者負担の国際比較　第4章 プライマリーケアの国際比較　第5章 診断群分類導入の国際的動向と医療費への影響　第6章 英米の医療政策評価と日本への示唆　第7章 グローバル化の下での比較医療政策

◇医療制度改革の論点　丸尾直美, 藤井良治編　社会経済生産性本部生産性労働情報センター　2003.9　202p　21cm　2000円　Ⓘ4-88372-181-7　Ⓝ498.13
内容 第1部 提言「医療制度改革に関する提言」　第2部（市場指向の医療福祉改革―効率的で人間的な医療福祉実現のために　医療保障制度のあり方―「自由」基底的社会保障法理論の視点から　高齢化社会の医

療保険改革　社会保険制度を通じた所得移転と医療保険制度改革　医療保険制度改革と保険者機能の強化　患者の権利擁護のための医療サービスに関する苦情解決の考察—オーストラリア・ビクトリア州を参考に)

◇医療制度改革はどうすべきか　菊地公則著　新風舎　2004.9　60p　19cm　1000円　Ⓣ4-7974-4619-6　Ⓝ498.13
内容　1 国が進めてきた改革　2 現在の医療状況(老人医療　健康保険　国民健康保険)　3 国のこれからの医療改革は　4 今後どうすればいいのか

◇医療制度構造改革試案　厚生労働省　2005.10　116p　30cm　Ⓝ498.13

◇医療制度の社会学—日本とイギリスにおける医療提供システム　金子雅彦著　京都　書肆クラルテ　2012.5　198p　19cm　〈発売:朱鷺書房(大阪)〉　2000円　Ⓣ978-4-88602-644-6
内容　第1部 日本における医療提供システム(医療施設　戦時期の医療提供システム　戦時体制の影響—保健所の変遷　医師の供給と地域分布)　第2部 イギリスにおける医療提供システム(GPの変遷　戦時期の医療提供システムとその影響　戦時体制の影響(続)—献血制度)

◇医療戦略の本質—価値を向上させる競争　マイケル・E. ポーター, エリザベス・オルムステッド・テイスバーグ著, 山本雄士訳　日経BP社　2009.6　626p　22cm　〈発売:日経BP出版センター〉　1800円　Ⓣ978-4-8222-6120-7　Ⓝ498
内容　第1章 医療の問題点を俯瞰する　第2章 根本的な原因は何か　第3章 改革はなぜ失敗したのか　第4章 医療の価値を向上させる原則　第5章 医療提供者の取るべき戦略　第6章 医療者の取るべき戦略　第7章 医療関連メーカー, 消費者, 雇用主の取るべき戦略　第8章 医療政策と医療の価値を向上させる競争 政府の取るべき戦略

◇医療提供体制に関する意見　社会保障審議会医療部会　2005.12　20p　30cm　Ⓝ498

◇医療と介護の世代間格差—現状と改革　田近栄治, 佐藤主光編　東洋経済新報社　2005.9　342p　22cm　Ⓣ4-492-70111-7　Ⓝ498.13
内容　第1部 医療費の現状(自己負担率の変化と患者の受診行動　老人医療の価格弾力性の計測と最適自己負担率—国保レセプトデータを用いた検証　特定疾病における医療費格差—診療行為の標準化に向けて)　第2部 医療供給体制(高齢者医療費の格差, 公私医療機関の併存, および公的規制　平成14年診療報酬マイナス改定は機能したのか—整形外科レセプトデータを利用した医師誘発需要の検証　保険の経済理論から見なおした「混合診療」)　第3部 医療制度改革・政策提言

◇医療と介護の融合—2012年への提言と実践　水巻中正, 安藤高朗編集・著　日本医療企画　2010.4　249p　26cm　〈特別寄稿:北島政樹〉　2500円　Ⓣ978-4-89041-882-4　Ⓝ498.13
内容　第1部 医療と介護の融合—新ビジョン　第2部 医療と介護の密接な連携—取り組み事例　第3部 医療・介護・福祉の融合経営戦略—理論と実践　第4部 介護療養病床の廃止凍結とケア・政策への提言(慢性期力と高齢者の安心　病院機能分類(急性期〜慢性期)と地域連携の問題点 ほか)　第5章 診療報酬改定(2010年度の診療報酬のプラス改定の構図)　特別寄稿 新しい医学教育とチーム医療　関連原稿「連携ワーク」の取り組み

◇医療と福祉における市場の役割と限界—イギリスの経験と日本の課題　郡司篤晃編著　上尾 聖学院大学出版会　2004.3　199p　22cm　(聖学院大学研究叢書 4)　5000円　Ⓣ4-915832-56-2　Ⓝ498.13
内容　第1部 シンポジウム「医療と福祉における市場の役割とその限界」(イギリスの新しい医療政策と福祉政策:市場の役割の変化　国家と市場と福祉 最良の質と価値のための介入:イギリスにおける社会的ケア市場)　第2部 ディスカッション「日本の医療と福祉における市場の役割とその限界」(日本における福祉国家と市場　日本における医療制度の分析　日本の介護保険制度をめぐる争点と政策的論議)

◇医療年金問題の考え方　権丈善一著　慶應義塾大学出版会　2006.8　650p　22cm　(再分配政策の政治経済学 3)　3800円　Ⓣ4-7664-1199-4　Ⓝ364.1
内容　1 医療と年金の政治経済学(医療経済学の潮流—新古典派医療経済学と制度派医療経済学　総医療費水準の国際比較と決定因子をめぐる論点と実証研究　医療保険制度の課題と将来　2004年, 年金改革の意味と意義と年金議論の撹乱要因—再分配政策の政治経済学からみた最近の年金論議への感想　公的年金における世代間格差をどう考えるか—世代間格差論議の学説史的考察)　2 学問二疊ル匆レ

◇医療の効率性測定—その手法と問題点　河口洋行著　勁草書房　2008.5　171p　22cm　2400円　Ⓣ978-4-326-70059-2　Ⓝ498.13
内容　第1部 医療分野における効率性評価手法の概要(医療分野における効率性測定の諸手法　効率性測定の前提条件と外応策について)　第2部 日本の医療制度の特徴と効率性測定の留意点(わが国病院市場の競争形態に関する研究　多変量解析を利用した民間病院の経営指標のベンチマーク手法)　第3部 問題点に対応した実証研究(パネル・データを用いた自治体病院の効率性の推定に関する研究　病院の効率性測定におけるDEAの領域制限の効果に関する研究　Composite Indicatorを用いた病院の効率性測定に関する研究)

◇医療費窓口負担と後期高齢者医療制度の全廃を—医療保障のルネッサンス　相澤輿一著　創風社　2010.10　209p　21cm　1800円　Ⓣ978-4-88352-174-6　Ⓝ498.13
内容　序章 患者窓口負担と後期高齢者医療制度の全廃を　第1章 医療保障の原理と原則　第2章 医療保障制度の成立史　第3章 敗戦前の日本における「国民皆保険」の形成と挫折　第4章 戦後日本における国民の権利としての医療保障の成立　第5章 医療保障の逆流的リストラの開始—経済危機, 財政難を契機とする広鋼「行革」による国庫負担削減主導の医療リストラ攻撃　第6章 小泉「構造改革」における不平等化・貧困化と「医療構造改革」　むすびにかえて

◇医療・福祉改革への提言—現場で活躍する医療・福祉専門家たちが, 改革の哲学と具体的戦略を熱烈に語る。　在宅ケアを支える診療所・市民全国ネットワーク, 日本アビリティーズ協会企画・編集　日本アビリティーズ協会　2009.2　185p　30cm　(アビリティーズ選書 6)　2858円　Ⓣ978-4-902569-07-0　Ⓝ498.13
内容　より良き社会づくりへの提言(医師はいかにして在宅医になるか(黒岩卓夫述)　高齢者医療制度

の「改造私案」(宮武剛述) 心身機能、生活自立維持期のリハビリは必須(伊東弘泰述) 地域と一体化した自立支援法下の展開(及川忠人述) これからの地域リハのあり方(澤村誠志述) スタートした韓国「老人長期療養保険」の現状と課題(山路憲夫述) 移動障害のある国民に、移動の自由を確保するために(ジェリー・オコナー述) NPO法人在宅ケアを支える診療所・市民全国ネットワーク第13回全国の集いin東京2007より(21世紀後半の医療・介護システムの展望(辻哲夫述) 少子高齢社会と地域医療の将来像(唐澤祥人述) アメリカの医療は今、そしてこれ(ローレント・アドラー述)

◇医療・福祉政策のゆくえを読む——高齢者福祉・介護制度/障害者自立支援法/子ども・子育て新システム 伊藤周平著 新日本出版社 2010.12 231p 19cm 1600円 Ⓘ978-4-406-05413-3 Ⓝ364.021
[内容] 序章 問題の所在―民主党政権の新自由主義路線への急旋回 第1章 社会保障の機能不全と社会保障政策の課題 第2章 高齢者医療政策と医療政策 第3章 介護政策と高齢者福祉政策 第4章 障害者自立支援法と障害者福祉政策 第5章 保育制度改革と子ども・子育て新システム 終章 医療・福祉政策のゆくえと課題

◇医療崩壊の真犯人 村上正泰著 PHP研究所 2009.10 213p 18cm (PHP新書 633)〈並列シリーズ名：PHP shinsho〉 700円 Ⓘ978-4-569-77377-3 Ⓝ498.13
[内容] 第1部 危機に瀕する日本の医療制度(増加する救急患者の「たらいまわし」 医療事故の頻発で増幅される医師と患者の相互不信 深刻化する医師不足問題 病院閉鎖と病床削減で崩壊する地域医療 増加する患者負担と保険料負担) 第2部「医療崩壊」の原因と求められる処方箋(「医療崩壊」の原因を探る 医療政策の決まり方 二〇〇六年度医療制度改革の舞台裏 安全・安心の医療再生に向けて)

◇医療保険・介護保険高額負担払い戻しガイド 平成21年5月版 社会保険研究所 2009.6 319p 26cm 2000円 Ⓘ978-4-7894-2114-0 Ⓝ364.4

◇医療保険・介護保険法コンプリートガイド 團野浩著 ドーモ 2010.10 142p 26cm〈発売：薬事日報社〉 2400円 Ⓘ978-4-8408-1160-6 Ⓝ304.4

◇医療保険と介護保険の際限ない膨張を抑制するために——社会保障制度改革2 中垣陽子著 Tokyo 世界平和研究所 2004.3 24p 30cm (平和版レポート IIPS policy paper 305J) Ⓝ364.4

◇医療立国論――崩壊する医療制度に歯止めをかける! 大村昭人著 日刊工業新聞社 2007.5 209p 19cm 1800円 Ⓘ978-4-526-05880-6 Ⓝ498.13
[内容] 第1章「医療費亡国論」から「医療立国論」へ 第2章 先進国の犯した過ち―アメリカ、イギリス、カナダの医療制度改革 第3章 先進3ケ国の医療制度改革の失敗から学ぶべきことは、何か? 第4章 日本の医療環境と医療事故を考える―病院勤務医師や看護師は疲労困憊している 第5章 混合診療と特定療養費の問題にみる、医療市場原理化論について 第6章 日本の医療制度の現状を見てみよう 第7章 社会保障制度はこれでよいのか 第8章 日本の医療制度の将来像は? 第9章 改正薬事法と医療にしり込みする大企業 第10章 医療立国論—医療技術で世界をリードして国民を幸せにできる!

◇医療立国論 2 厚生労働省解体—医療庁を設置せよ 大村昭人著 日刊工業新聞社 2008.12 227p 19cm 1800円 Ⓘ978-4-526-06184-4 Ⓝ498.13
[内容] 第1章 医療崩壊は既に始まっている 第2章 まず「日本の医療制度の問題点」を整理する 第3章 医療再生：すぐにできることはいくらでもある 第4章 対談：医療崩壊を深刻に憂う医療現場から提言 第5章 医療庁を設置せよ! 4省にまたがる縦割り医療行政を再編統合しなければ医療再生はありえない(すぐにできることはいくらでもある) 医療は負債ではなく、投資であり経済活性化の鍵、実現には"医療庁創設"が必須である)

◇医療立国論 3 民主党政権で医療制度はこう変わる 大村昭人著 日刊工業新聞社 2009.11 179p 19cm 1800円 Ⓘ978-4-526-06365-7 Ⓝ498.13
[内容] 第1章 社会保障は国家の要であり、市場経済を活性化させる 第2章 後期高齢者医療制度の誤りと行き場をなくす患者 第3章 地域医療再生のための具体的政策提案 第4章 民主党政権の実行力が問われる医療現場の再生案 第5章 医療を再生させるためにも整えるべき環境

◇「改革」にダマされるな!——私たちの医療、安全、教育はこうなる 関岡英之, 和田秀樹著 PHP研究所 2007.4 207p 19cm 1300円 Ⓘ978-4-569-65449-2 Ⓝ304
[内容] 第1章「改革」が日本人の「安心」を奪う 第2章「改革」が日本人の「健康」を侵す 第3章「改革」が日本人の「安全」を脅かす 第4章「改革」が日本人の「教育」を蝕む 第5章「改革」を封印せよ—いまこそ、信念あるリーダーが求められている

◇介護を知る——くらしを豊かにするハンドブック 白澤政和, 佐藤富士子監修 地方公務員等ライフプラン協会 [2008] 56p 30cm Ⓝ304

◇介護保険・医療保険完全ガイド—制度のしくみと上手な利用法 2011-2012 セカンドライフ設計委員会著, 自由国民社法律書編集部, 生活と法律研究所編, 桶谷浩監修 自由国民社 2011.7 96p 29cm (人生設計応援mook Jiyu kokumin life plan series) 1200円 Ⓘ978-4-426-11243-1 Ⓝ304

◇患者・国民のための医療改革 連合総合生活開発研究所編 連合総合生活開発研究所 2004.11 169p 26cm (連合総研ブックレット no.5 現代福祉国家の再構築シリーズ 2) Ⓝ498.021

◇患者・国民のための医療改革 山崎泰彦, 連合総合生活開発研究所編 社会保険研究所 2005.10 289p 21cm 2400円 Ⓘ4-7894-0210-X Ⓝ498.13

◇患者見殺し医療改革のペテン—「年金崩壊」の次は「医療崩壊」 崎谷博征著 光文社 2004.8 237p 19cm (Kobunsha paperbacks 40) 952円 Ⓘ4-334-93340-8 Ⓝ498.13
[内容] 1「聖域なき改革」が国民を追い詰める 2 日本の医療はもはや崩壊寸前 3 医療さえもアメリカに占領される 4 アメリカの医療も事実上崩壊している 5 ハゲタカが日本の医療を食い物にする 6 官僚の情報操作に騙されるな 7 自立した医療に向かって歩む

医療制度　　　　　　　　　　　　　　　　　　　　　　　医療と行政

◇完全図解医療のしくみ　読売新聞医療情報部編著　講談社　2011.9　159p　26cm　（健康ライブラリースペシャル）　1500円　①978-4-06-259663-3　Ⓝ498.021
　[内容] 第1章 日本の医療が抱える問題　第2章 医療費の中身を解剖する　第3章 医療機関の種類やサービス　第4章 医療に従事する人々　第5章 主な病気の治療医療最前線　第6章 くすりのしくみ　第7章 患者のための医療を実現するために

◇虐待・暴力に対する法制度/医療制度改革　日本社会保障法学会編　札幌　日本社会保障法学会　2011.5　217p　21cm　（社会保障法 第26号）〈発売：法律文化社（京都）〉　3300円　①978-4-589-03348-2, ISSN1342-9566
　[内容] 第57回大会 シンポジウム 近親者からの虐待・暴力に対する法制度の課題―各国比較をふまえて　第58回大会 シンポジウム 医療制度改革の到達点と今後の課題　書評　判例回顧　学会関連情報

◇行列のできる審議会―中医協の真実　新井裕充著　ロハスメディア　2010.10　349p　19cm　（ロハスメディカル叢書 03）　1600円　①978-4-9903461-7-1　Ⓝ364.4
　[内容] 第1章 中医協へようこそ　第2章 中医協は何のためにあるのか　第3章 これが厚労省のやり方だ　第4章 中医協は変わるのか　第5章 議論すべきは何か

◇キーワードで読む医療制度改革　2006　メディカルエデュケーション　2006.7　89p　21cm〈サブタイトル：2006年診療報酬改定・介護報酬改定・医療制度改革〉　2415円　①4-903383-05-9　Ⓝ498.13

◇キーワードで読む医療制度改革　2008　メディカルエデュケーション　2008.7　92p　21cm〈サブタイトル：医療制度改革・2008年診療報酬・薬価基準改定〉　2300円　①978-4-903383-14-9, 4-903383-14-8　Ⓝ498.13

◇ケーススタディから学ぶ医療政策―エビデンスからポリシーメーキングへ　津谷喜一郎, 渡邉裕司編　ライフサイエンス出版　2007.9　213p　28cm　4500円　①978-4-89775-234-1　Ⓝ498.1

◇健康・医療から考える公共性　市野川容孝, 金泰昌編　東京大学出版会　2006.6　348p　22cm　（公共哲学 19）　4500円　①4-13-003439-1　Ⓝ498
　[内容] 1 健康と医療と福祉 その社会的側面　2 健康と医療と福祉における専門家支配論　3 看護学から見た医療の公共性　4 ケアの公共哲学―宗教社会学の観点から　5 漢方医学からみる健康と公共性　6 医療の質と公共性　7 医療・福祉政策と公共性　8 人間の健康と社会の健康　9 一市民の立場から

◇健康格差社会―何が心と健康を蝕むのか　近藤克則著　医学書院　2005.9　197p　21cm　2500円　①4-260-00143-4　Ⓝ498
　[内容] 1 社会と心と身体と（健康格差社会―何が心と健康を蝕むのか　生活習慣病対策と介護予防はなぜ難しい？）　2 社会・人間関係と健康（生物・医学モデルを超えてーパラダイムとは何か　上位層は健康で、底辺層は不健康！？―社会経済状態と健康　なぜ結婚や友達が健康によいのか―社会関係と健康）　3 社会と健康をつなぐもの―心の大切さ（なぜ学歴・職業・所得（社会経済的因子）が健康に影響するのか　うつは心の風邪か―抑うつの重要性　「病は気から」

はどこまで実証されているのか―主観的健康観・心理・認知の重要性　ポジティブな「生き抜く力」は命を救う―ストレス対処能力）　4 社会のありようと健康（人はまわりと比べて生きている―相対所得仮説　コミュニティの力、再発見！―ソーシャル・キャピタル　介入すべきは個人か社会か―ハイリスク・ストラテジーの限界）　5 社会と健康をめぐる課題（基礎科学としての社会疫学の課題　「健康によい社会政策」を考えよう）

◇「健康格差社会」を生き抜く　近藤克則著　朝日新聞出版　2010.1　250p　18cm　（朝日新書 217）〈並列シリーズ名：Asahi shinsho〉　780円　①978-4-02-273317-7　Ⓝ498
　[内容] 第1部「健康格差社会」の現実（「健康格差社会」日本　なぜ「健康格差」を問題にするのか）　第2部「健康格差社会」発生のメカニズム（「見かけ上の関係」か？　なぜ健康格差は生まれるのか　社会疫学とは何か　格差拡大は国民を不健康にする）　第3部「健康格差社会」を生き抜くために（「健康格差社会」を生き抜く　一人の力では生き抜けるか　健康によい社会を考える　本書で伝えたかったこと―「well-beingな社会」を目指して）

◇健康と医療の公平に挑む　国際的展開と英米の比較政策分析　松田亮三編著　勁草書房　2009.2　266p　22cm　3200円　①978-4-326-70061-5　Ⓝ498
　[内容] 序章 社会格差・健康・医療　第1章 政策課題としての健康格差　第2章 政策課題としての医療格差　第3章 健康格差と医療格差―政策的対応の可能性　第4章 イングランドにおける「健康の不平等対策」の展開―その理念、政策体系、ガヴァナンス構造　第5章 欧州における健康格差―研究と政策の展開　第6章 アメリカ合衆国における健康乖離―1990年代以降の問題化と対策の展開　第7章 イングランドにおける医療アクセスの公平の追求―資源配分から多様な方策へ　第8章 アメリカ合衆国における医療格差　終章 健康と医療の公平に挑む

◇健康ニッポンを造る！―国と人をつなぐ平成の竜馬　あきの公造著　潮出版社　2010.3　127p　19cm　762円　①978-4-267-01841-1　Ⓝ289.1
　[内容] 序章 国民は怒っている！　第1章 戦争はど残酷なものはない　第2章 絶対にあきらめない医療　第3章 研究の舞台は世界　第4章 厚生労働者で「官僚の常識」を覆す　第5章 新型インフルエンザから国民を守る　第6章 国と人をつなぐ政治

◇現代医療をどう改革していくか―消費税を上げる前に考える　水野肇著　社会保険出版社　2011.10　179p　19cm　1400円　①978-4-7846-0250-6
　[内容] 第1章 医療崩壊の危機を招いた小泉内閣　第2章 社会労働省の医療をめぐる戦争の具にするな―国民のコンセンサスが必要　第3章 社会保障改革の最大の課題―老人医療　第4章 公的医療保険の抜本的見直しを　第5章 公的医療保険の抜本的見直しを　第6章 国民医療費・診療報酬・中医協　第7章 医療のグランドデザインを提示せよ

◇講座医療政策史　野村拓著　新版　桐書房　2009.8　261p　19cm　（初版：医療図書出版社1968年刊）　2300円　①978-4-87647-745-6　Ⓝ498.13

◇行動目標達成のための「医療の社会性」ポイント60　真野俊樹著　日本医療企画　2004.6　181p　19cm　（New JMP 卒後臨床研修対応サポート

118　医療問題の本 全情報 2003-2012

医療と行政　　　　　　　　　　　　　　　　　　　　　　医療制度

テキストシリーズ 2)〈背のタイトル：「医療の社会性」ポイント60〉　1429円　Ⓣ4-89041-635-8　Ⓝ498.13
　内容 第1章 保健医療関連法規　第2章 医療保険関連　第3章 医の倫理

◇これからの医療・介護はどうなる？―改革のための提言　廣瀬輝夫著　メディカルトリビューン　2011.2　239p　21cm　2800円　Ⓣ978-4-89589-362-6　Ⓝ498.13
　内容 第1章 日本の医療・介護制度　第2章 日本の医療供給体制　第3章 融合医療　第4章 米国の医療制度(米国で成立した医療保険改革法　医療保険改革法成立のその後)

◇これでわかる！医療のしくみ―大事典　読売新聞大阪本社著　中央公論新社　2011.3　548p　18cm　(中公新書ラクレ 382)〈並列シリーズ名：Chuko Shinsho La Clef〉　1400円　Ⓣ978-4-12-150382-4　Ⓝ498.021
　内容 医療で損をしないための必須知識　医療機関を選ぶ時、これだけは知っておこう　患者の権利と安全の確保　医療保険を理解しよう　医療の基本を押さえておこう　さまざまな制度を活用する　医療事故に遭ったら　人の死をめぐって　医師の義務と不正行為　どうする医療政策　くすりをめぐる問題　精神科・生殖医療などの課題　感染症と免疫　主な検査を知る　知っておきたい臨床の知識

◇死活ライン―「美しい国」の現実　平舘英明著　金曜日　2007.6　179p　19cm　1100円　Ⓣ978-4-906605-26-2
　内容 第1章「ワーキング・プア」の現実(前近代的労働の復活―搾取される流浪の労働者たち　露呈する「小さな政府」のツケ―公共サービスを侵蝕する賃金破壊　規制緩和がもたらす貧困―生存権も奪われたタクシー労働者　劣悪なヘルパー労働―介護の質的低下で高齢化社会に暗雲　黄金の国ジパングの暗部―外国人労働者に強いる奴隷労働　弱い者いじめの重税国家―市場淘汰される中小業者)　第2章 小さな政府大きな格差(自治体リストラの正体―「痛み」を強いる道庁改革　「郵便局はなくならない」のウソ―過疎地の切り捨てがはじまる　希望なき郵政民営化―郵便局員の悲鳴が聞こえる　現代版「楢山節考」―生活保護・老齢加算廃止の非情　生存権も教育権も奪われて―母子の棄民化がはじまる　これでは病院に行けない　国民健康保険証を奪せ　弱者切り捨ての障害者自立支援法―福祉はカネで買えない！)　生存権を保障する社会に向けて

◇市場化の中の「医療改革」―国民皆保険制の行方　日野秀逸編著, 国民医療研究所監修　新日本出版社　2005.9　293p　20cm　2100円　Ⓣ4-406-03200-2　Ⓝ498.13
　内容 序章 財界の医療情勢認識と国民運動の視点　第1章 医療「構造改革」と国民皆保険体制　第2章 医療保障における「構造改革」路線と国民医療路線―日本医療の何を守り、何を変えるべきか、運動の基点は何か　第3章 診療報酬と日本医療の動向　第4章「構造改革」の現段階と医療改革の背景　第5章 医療「構造改革」と規制緩和

◇市場原理主義が日本の医療にもたらしたもの―これまでの構造改革の総括　日医総研　2009.4　51p　30cm　(日本医師会総合政策研究機構ワーキングペーパー no.187　日医総研ワーキングペーパー)　Ⓝ498.021

◇次世代型医療制度改革　田近栄治, 尾形裕也編著　京都　ミネルヴァ書房　2009.8　230p　22cm　4000円　Ⓣ978-4-623-05425-1　Ⓝ498.13
　内容 本書の目的と構成　第1部 次世代型医療制度の提言(次世代型医療制度の改革　医療サービス提供のあり方の改革)　第2部 次世代型医療制度をささえる仕組み(各国医療保険制度―保険者改革への含意　保険者機能の強化について　医療保険者による保健事業への取り組みの意義と効果　診療報酬制度におけるDPC包括評価の意義　民間医療保険の役割)

◇実践ガイド・医療改革をどう実現すべきか　マーク・ロバーツ, ウィリアム・シャオ, ピーター・バーマン, マイケル・ライシュ著, 中村安秀, 丸井英二監訳, ハーバード大学卒業生翻訳チーム訳　日本経済新聞出版社　2010.2　345p　22cm　4500円　Ⓣ978-4-532-13380-1　Ⓝ498.13
　内容 第1部 医療制度分析　第2部 コントローラー

◇社会格差と健康―社会疫学からのアプローチ　川上憲人, 小林廉毅, 橋本英樹編　東京大学出版会　2006.8　244p　22cm　3400円　Ⓣ4-13-060406-6　Ⓝ498
　内容 社会疫学―その起こりと展望(社会疫学とは　社会疫学の歴史　社会疫学における重要概念　社会疫学の主要な研究領域　社会疫学における測定　社会疫学から健康政策、社会政策へ)　第1部 経済・社会制度と健康(貧困と健康　所得分布と健康　医療へのアクセスと健康　職業階層と健康)　第2部 文化・教育・社会関係と健康(教育の不平等と健康　ジェンダーと健康　文化と健康　社会関係と健康)　第3部 研究の方法と倫理(社会経済要因の多重レベル分析　社会疫学と個人、社会、倫理)

◇社会的共通資本としての医療　宇沢弘文, 鴨下重彦編　東京大学出版会　2010.3　366p　22cm　(Social common capital)　3500円　Ⓣ978-4-13-030250-0　Ⓝ498
　内容 社会的共通資本としての医療を考える　第1部 社会的共通資本としての医療を実践する(医の道を歩んで四分の三世紀　住民とともにつくる医療)　第2部 イギリスの医療の歴史から何を学ぶか(「ベヴァリッジ報告」から日本の国民皆保険へ―社会的共通資本としての医療を制度化する　日本の医療崩壊と後期高齢者医療制度―イギリスのNHSの歴史を教訓に　官僚的な管理ではなく、自由な診療を！　イギリスの医療荒廃と労働党政権による改革―成果と課題、日本へのポ唆)　第3部 日本の医療の現状と改革の展望(社会と医療の軋轢　日本の医療に未来はあるか　日本の病院医療を崩壊させないために)　第4部 理想的な医療制度を実現するために(医に対する人間的、社会的信頼を如何にして取り戻すか　医療崩壊を前に、いま、我々は何をなすべきか―日本の医療改革を考える　理想的な医学教育制度を考える　大学から始める大学病院革命)

◇社会保険統合の可能性に関する一考察―医療・介護保険を中心に　川渕孝一著　全国勤労者福祉・共済振興協会　2006.5　59p　26cm　(全労済協会調査研究シリーズ)　Ⓝ364.4

◇社会保障改革と今後の医療環境―京都府医師会医政懇談会　遠藤久夫, 安達秀樹述　〔京都〕京都府医師会　〔2011〕　17p　30cm　Ⓝ364.4

◇社会保障理念にもとづく医療改革を国民とともにすすめよう―大阪府医師会の見解と主張　植松治雄編・著　〔大阪〕　〔大阪府医師会〕

医療問題の本 全情報 2003-2012　　119

2003.9　34p　30cm　（大阪府医師会報別冊）　Ⓝ364.4
◇少子高齢化と医療・介護・福祉問題　石本忠義編著　勁草書房　2005.10　164p　22cm　2400円　Ⓘ4-326-70053-X　Ⓝ364.021
　内容　第1章 少子高齢化の現状と問題点　第2章 介護保険の現状と課題—ある市の実態を踏まえて　第3章 少子高齢化と日本型福祉の枠組み　第4章 少子高齢社会と地域の医療・健康問題　第5章 ドイツにおける21世紀初頭の医療保障制度改革について　第6章 自治方式による医療保険の再構築　第7章 医療福祉総合型施設における経営特性　第8章 アジアにおける少子高齢化と介護保障
◇少子高齢社会における年金・医療問題　飯野靖四著　慶應義塾経済学会　2003.3　20p　21cm　（経済学会ブックレット no.3）　Ⓝ364.1
◇図解入門ビジネス 最新医療制度の基本と仕組みがよ〜くわかる本　水田吉彦著　秀和システム　2012.6　206p　21cm　（How‐nual Business Guide Book）　1400円　Ⓘ978-4-7980-3354-9
　内容　第1章 わが国の医療保険制度　第2章 医療に関する法律　第3章 医療費の仕組み　第4章 病院の仕組み　第5章 病院における診療科目　第6章 わが国の先進医療制度　第7章 わが国の介護保険制度
◇生命と自由を守る医療政策　印南一路，堀真奈美，古城隆雄著　東洋経済新報社　2011.8　484,8p　20cm　3800円　Ⓘ978-4-492-70133-1　Ⓝ498.13
　内容　生命と自由を守る二段階理念（素朴な議論）　第1部 生命政策の歴史と理念（明治から戦前までの医療政策　戦後からの高度経済成長最終期までの医療政策　一九八〇年代の医療政策　一九九〇年代以降の医療政策　日本の医療保障制度の問題点と理念の必要性）　第2部 生命と自由を守る二段階理念論（なぜ憲法論を展開するのか　個人主義と自律の原理　生命権と生命保障の原理　医療保障と共生の原理　現代正義論から考える　現代正義論と二段階理念論）　第3部 理念が要請する医療保障制度改革（理念と原理から導かれる制度原則　理念にもとづく医療保障の構想　救命医療の平等保障に向け　共生のための自立医療保障に向けて）
◇06年医療改革を先読みする50のヒント　田原一編著　イニシア　2005.6　129p　30cm　4500円　Ⓘ4-901436-45-7　Ⓝ498.13
◇どう変わるの? わたしたちの医療制度　鈴木ひろみ著　全国社会保険協会連合会　2006.6　22p　30cm　200円　Ⓘ4-915398-05-6
　内容　主な医療制度改革のスケジュール　70歳以上の高齢者の患者負担がアップします。　療養病床に入院する70歳以上高齢者の食費・居住費の見直します。　高額療養費の自己負担限度額等が見直されます。　その他の一部負担金の見直し。　現金給付が見直（増額、減額、廃止）されます。　標準報酬月額の等級表が変更になります。　標準賞与額の上限が見直されます。　一般保険料率に特定保険料率が含まれることになります。　新しい高齢者医療制度が創設されます。　制度の内容を3つに区分して説明していきます。　全国健康保険協会（政府管掌健康保険の公法人化）が設立されます。　健康保険組合の再編・統合が規制緩和されます。
◇なぜ、病院が大赤字になり、医師たちは疲れ果ててしまうのか!? —医療をつくり変える33の方法　日本の医療を守る市民の会編，本田宏監修　合同出版　2010.6　215p　21cm　1400円　Ⓘ978-4-7726-0454-3　Ⓝ498.021
　内容　第1章 いま、医療の現場で何が起こっているのか　第2章 日本の公的医療保険制度はどこが歪んでいるのか　第3章 お金の問題を通して医療の問題を考える　第4章 患者と医療従事者が信頼関係を築くために　第5章 安心して医療を受けられる社会にするために市民は何をすべきか
◇21世紀の医療政策づくり　国民医療研究所編　本の泉社　2003.11　213p　21cm　（執筆：野村拓ほか）　1800円　Ⓘ4-88023-825-2　Ⓝ498.1
　内容　序章 危機に立つ日本の医療・福祉　第1章 戦争と平和、そして医療　第2章 医療政策を考える　第3章 共通の足場を求めて—医療におけるリストラ連鎖と生き残り志向　第4章 「Emergency（有事）医療」対「日常性の福祉」—海外文献解題的に　第5章 グローバリゼーションと"下から"の保健医療政策　6章 医療政策づくりへの視点　第7章 社会福祉と医療政策　第8章 医療労働組合と政策活動—政策活動の現状と課題　補章 診療報酬支払システムの展望
◇日欧米の包括ケア—医療の質と低医療費の両立　新井光吉著　京都 ミネルヴァ書房　2011.12　263p　22cm　（Minerva社会福祉叢書39）　4500円　Ⓘ978-4-623-06168-6　Ⓝ498.13
　内容　序章 包括ケアと医療の再生　第1章 日本の包括ケア　第2章 アメリカの包括ケア—オンロックを中心とするPACEの活動　第3章 カナダの包括ケア　第4章 スウェーデンの包括ケア　終章 包括ケア活動の意義と課題
◇日米の医療—制度と倫理　杉田米行編　吹田 大阪大学出版会　2008.11　263p　21cm　2400円　Ⓘ978-4-87259-261-0　Ⓝ498.13
　内容　第1部 医療と制度（日米医療制度の現状　アメリカの民間医療保険制度の起源—国家、医師会、第二次世界大戦　1950年「社会保障制度に関する勧告」の再検討　福祉国家に関する意識の日米比較　政府・企業・個人）　第2部 医療と倫理（医師の視点からみた研究倫理—金沢大学附属病院無断臨床試験訴訟を事例として　遺伝子医療時代における倫理規範と法政策—生命倫理学と法学の知的連携にむけて　出生前診断の倫理問題—遺伝子、胎児の資産分析の試み　「脱医療化」する予測的な遺伝学的検査への日米の対応—遺伝病から栄養遺伝学的検査まで　HIV自宅検査をめぐる倫理学的位置考察　社会的構成概念としての脳死—合理的な臓器移植大国アメリカにおける脳死の今日的理解）
◇日本の医療—制度と政策　島崎謙治著　東京大学出版会　2011.4　437p　22cm　4800円　Ⓘ978-4-13-051133-9　Ⓝ498.13
　内容　問題の所在と分析視角　1 歴史—日本の医療制度の沿革（医療制度の基盤形成期　医療制度の確立・拡張期　医療制度の改革期）　2 比較—医療制度・政策の国際比較（医療制度・政策の国際比較—総論およびドイツの医療制度改革　米国の医療制度改革—オバマ大統領の改革と政策的示唆　スウェーデンの医療制度改革と日本への示唆）　3 展望—医療制度の改革の方向性と政策選択（医療保険制度の基本問題　各医療保険制度の構造と政策課題　医療供給制度の構造と改革の方向性　医療供給の改革手法）　総括—要約・結論および課題
◇日本の医療改革—レセプトデータによる経済分析　鴇田忠彦編著　東洋経済新報社　2004.9

192p　22cm　3000円　Ⓣ4-492-70106-0　Ⓝ498.13
［内容］第1部 日本医療の規範分析（日本医療政策―公共経済学的側面　薬剤定価・給付基準額制についての考察　混合診療をめぐる一考察―効率性と公平性について）　第2部 日本医療の実証分析（縦覧点検データによる医療需給の決定要因の分析―国民健康保険4道県について　医療費格差と診療行為の標準化―腎不全レセプトデータを用いた比較分析　医療保険と患者の受診行動―国民健康保険と組合健康保険のレセプトによる分析　レセプトデータによる医療費改定の分析　わが国における医療支出とその主要な決定要因）

◇日本の医療・介護保険財政―2008年度制度改正の概要と2006年度決算分析　日医総研　2009.3　63p　30cm　（日本医師会総合政策研究機構ワーキングペーパー no.184　日医総研ワーキングペーパー）　Ⓝ364.4

◇日本の医療・介護保険財政 2001　日本医師会総合政策研究機構　2003.12　104p　30cm　（日本医師会総合政策研究機構報告書 第61号）　5715円　Ⓝ364.4

◇日本の医療・介護保険財政の分析―2004年度決算を中心に　日医総研　2007.9　54p　30cm　（日本医師会総合政策研究機構ワーキングペーパー no.147　日医総研ワーキングペーパー）　Ⓝ364.4

◇日本の医療行政と地域医療―政策、制度の歴史と基礎知識　村上正泰著　日本医療企画　2010.5　74p　26cm　（医療経営士テキスト 初級 2）　2500円　Ⓘ978-4-89041-946-3　Ⓝ498.13
［内容］第1章 医療保険制度をめぐる政策の変遷と現状　第2章 医療提供体制をめぐる政策の変遷と現状　第3章 地域医療が直面する課題と政策上の対応　第4章 今後の医療政策の展望

◇日本の医療制度―その病理と処方箋　長坂健二郎著　東洋経済新報社　2010.6　295p　22cm　3800円　Ⓘ978-4-492-70126-3　Ⓝ498.13
［内容］第1章 わが国医療制度の概要　第2章 現状と問題点　第3章 わが国の薬価制度　第4章 諸外国の医療制度　第5章 制度に内在する矛盾　第6章 国民のための医療制度改革 付表

◇日本の医療制度改革がめざすもの　辻哲夫著　時事通信社出版局　2008.6　178p　20cm　（発売：時事通信社）　1900円　Ⓘ978-4-7887-0860-0　Ⓝ498.13
［内容］序章 医療制度改革の理念と構図（日本の受療の実態と医療費　医療制度改革の基本戦略）　第1章 生活習慣病予防の戦略的展開（生活習慣病対策の論理　生活習慣病対策の展開）　第2章 医療提供体制の再編成―医療機能の分化・連携と在宅医療の推進（医療費適正化と医療提供体制のあり方との関係　医療機能の分化・連携　療養病床の再編成と在宅医療の推進）　第3章 医療費適正化計画と医療保険改革（医療費適正化計画のめざすもの　医療費適正化計画と医療保険改革との関係）　第4章 医師不足問題と人を診る医療―歯科医療・看護（医師不足問題の構造と対応　人を診る医療・歯科医療・看護の重要性）

◇日本の医療制度討論　マーク・A.コルビー著　薬事日報社　2007.6　187p　21cm　2400円　Ⓘ978-4-8408-0980-1　Ⓝ498.13

◇日本の医療のなにが問題か　吉田あつし著　NTT出版　2009.3　306p　22cm　3400円　Ⓘ978-4-7571-2228-4　Ⓝ498.021
［内容］第1章 日本の医療システム―医療における価格と競争　第2章 過剰診療はなぜ起こるか―医師にとっての診療報酬　第3章 なぜ入院期間は長いのか―患者にとっての医療の価格　第4章 競争は医療をよくするか―医療の過疎と過密　第5章 医者は儲かるのか―医師の収入とキャリア　第6章 保険料はどのように決まっているのか―日本の健康保険の問題点　第7章 誰が医療費を負担するのか―医療保険制度の評価と将来

◇日本の医療崩壊を救う「地域医療経営」―ニュージーランドの医療革命に学ぶ　永野和雄, 家村均著　税務経理協会　2009.1　161p　21cm　2100円　Ⓘ978-4-419-05246-1　Ⓝ498.13
［内容］序章 優等生だった日本医療（世界に冠たる長寿国「日本」　暗雲が立ち込める保健医療制度）　第1章 日本医療の現状　第2章 ニュージーランドに学ぶ　第3章 日本の医療の課題と将来展望　終章

◇日本のお医者さん研究　森剛志, 後藤励著　東洋経済新報社　2012.6　205p　19cm　1600円　Ⓘ978-4-492-04465-0
［内容］序章 日本のお医者さんへの実態調査　第1章 お医者さんのキャリア形成と地域別分布　第2章 お医者さんはどのような働き方をしているのか　第3章 どのようなお医者さんが開業するのか―開業医の地位継承と子どもの教育投資　第4章 お医者さんが理想とする財源の公私分担　第5章 医療の保険適用に関するお医者さんの考え―何を考慮し、どこまで保険適用すべきか　第6章 お医者さんは「命の価値」をどう考えているのか　第7章 医師不足解消の方策―東日本大震災後の東北の医療を考える

◇日本の介護システム―政策決定過程と現場ニーズの分析　結城康博著　岩波書店　2011.6　253p　20cm　2500円　Ⓘ978-4-00-024281-3　Ⓝ369.26
［内容］序章 深刻化する介護現場　第1章 介護保険10年を過ぎての総括　第2章 福祉制度に基づく介護システムの時代　第3章 誰でも利用できる介護システムへ　第4章 介護保険制度創設までの社会的背景　第5章 介護保険制度が発足して　第6章 現場のニーズから乖離する介護システム　終章 現場から乖離しない介護システムに向けて

◇パンドラの箱を開けよう―勇気を出してこの国をチェンジ　梅村聡, 長尾和宏著　神戸エピック　2009.6　222p　19cm　1429円　Ⓘ978-4-89985-151-6　Ⓝ498.021
［内容］尼崎から永田町にもの申す・長尾和宏　梅村聡議員と長尾和宏医師の勝手対談　梅村議員講演録（『医療現場の声を、国会に届けよう』　『医療現場を元気にするために、何が必要なのか』　『医療現場の声を、国会に届けよう』）　この国を本気でチェンジしよう・梅村聡

◇平等社会―経済成長に代わる、次の目標　リチャード・ウィルキンソン, ケイト・ピケット著, 酒井泰介訳　東洋経済新報社　2010.4　313, 32p　20cm　2400円　Ⓘ978-4-492-22302-4　Ⓝ498
［内容］第1部 豊かになったが、社会はめちゃくちゃ（時代の終焉　問題は貧困かそれとも不平等か？　格差に苦しむのはなぜ？）　第2部 格差のコスト（コミュニティ・ライフと社会的関係　精神衛生と薬物濫用　肉体的健康と平均余命　肥満―収入格差が広がるほ

ど胴回りも広がる）　第3部 より良い社会（機能障害を起こした社会　社会的遺産　平等性と持続可能性　未来の建設）

◇福祉国家の医療改革―政策評価にもとづく選択　三重野卓，近藤克則編　東信堂　2003.7　217p　19cm　（シリーズ社会政策研究 3）　2000円　Ⓘ4-88713-508-4　Ⓝ498.13
[内容] 第1部 シンポジウム―医療政策研究の新動向　第2部 報告者と討論者の対話　第3部 フロアを交えた討論　付論 福祉社会における政策評価と健康問題

◇福祉サービス第三者評価とは……―これからの福祉サービスを考える　東京都社会福祉協議会編　東京都社会福祉協議会　2004.1　27p　30cm　286円　Ⓘ4-902198-29-0
[内容] 制度導入までの経緯―なぜ、いま第三者評価なのか？　制度を推進する全国的な取り組み―第三者評価を定着させていくために　東京都の評価制度―評価の手法や基準を教えて！　第三者評価と関連する取り組み―自己評価や監査、ISOとどこが違うの？　制度に対する事業者アンケートの結果から（第三者評価の受審予定と制度への期待　第三者評価の現状と課題を考える）　「モデル試行」を受けた事業者の声―第三者評価によって何が見えてくるの？　公表される評価情報等の見方（利用者等は制度をどう活用すべきなのか　事業者は評価結果の「公表」をどう考えるべきか）　利用者本位の福祉実現に向けて―福祉サービスの質とは何か　制度の定着化と発展をめざして―第三者評価制度のこれから

◇福祉社会における医療と政治―診療報酬をめぐる関係団体の動き　結城康博著　本の泉社　2004.10　263p　22cm　2500円　Ⓘ4-88023-862-7　Ⓝ498.13
[内容] 序章 診療報酬と政治　第1章 戦後の医療政策論研究における分析　第2章 福祉社会における日本の医療制度　第3章 日本における医療技術の変遷　第4章 診療報酬問題をめぐる戦後の政治史　第5章 公正な医療制度構築へむけての課題　終章 政治学をベースとした医療政策論研究

◇不平等が健康を損なう　イチロー・カワチ，ブルース・P．ケネディ著，西信雄，高尾総司，中山健夫監訳，社会疫学研究会訳　日本評論社　2004.10　195p　21cm　2400円　Ⓘ4-535-98237-6　Ⓝ498
[内容] 第1章 経済目標と「人類永久の問題」　第2章 繁栄と幸福　第3章 繁栄と健康　第4章 隣に負けるな　第5章 不平等―私たちの私的および公的な代償　第6章 快楽の踏み車に足をかけて　第7章 消費による病　第8章 政治と健康　第9章 結論

◇ヘルスリサーチを語る―対談集　ファイザーヘルスリサーチ振興財団　2005.3　137p　26cm　非売品　Ⓝ498.04
[内容] 対談：10年間の足跡と新しい息吹（開原成允，鴇田忠彦述）　患者の視点に立った医療のニュー・パラダイム（開原成允，ワット隆子述）　ゲノム創薬、再生医療などが医療に与えるインパクト（開原成允，高久史麿述）　高齢者医療・介護の現状と将来（開原成允，大塚宣夫述）　バイオエシックスの視点から見た日本の医療（開原成允，木村利人述）　新しい潮流（開原成允，川越博美述）　新しい病院像を探る（開原成允，平井愛山述）　政治改革の目指すものは（開原成允，北川正恭述）　総合規制改革会議の残したものは（開原成允，八代尚宏述）　患者主体の医療の実現に向けて（開原成允，大竹美喜述）　医療行政における

ニューパラダイム（開原成允，岩尾總一郎述）　日本医師会の現状と、その見据える未来（開原成允，植松治雄述）

◇ヘルスリサーチの新展開―保健・医療の質と効率の向上を求めて　鴇田忠彦，近藤ông文編　東洋経済新報社　2003.11　228p　22cm　3500円　Ⓘ4-492-70097-8　Ⓝ498.04
[内容] 第1部 保健・医療システム　第2部 医療の質と評価（医療サービスの「質」の計測と評価プロセス　医療の質 集中治療における医療倫理と医療資源配分）　付録 対談：ヘルスリサーチを語る

◇崩壊する日本の医療―医療は私たちの生命、存在そのものを守る ポケット解説　鈴木厚著　秀和システム　2006.11　244p　19cm　（Shuwasystem pocket guide book）　1000円　Ⓘ4-7980-1476-1　Ⓝ498.021
[内容] 第1章 安全保障としての医療　第2章 日本の医療の崩壊　第3章 平成一八年の医療制度改革、診療報酬改定　第4章 日本の財政と医療　第5章 医療の国際比較　第6章 日本の医療の現状　第7章 医療事故　第8章 医療の歴史的背景　第9章 日本の医療をどうするか

◇崩壊寸前日本の鎖国医療制度―ビジネス医療サービスが救う 沈みゆく福祉医療サービス船・日本丸から脱出せよ！　田中耕太郎著　現代書林　2011.10　222p　19cm　1600円　Ⓘ978-4-7745-1333-1　Ⓝ498.13
[内容] 第1章 2歳7ヵ月で逝った我娘さくら　第2章 バンコク病院インターナショナルマーケット部。それが私の職場　第3章 国民皆保険の鎖国医療サービスのもと、日本の医療はガラパゴス化した　第4章 乗員乗客1億3000万人。日本の医療制度は火災炎上中の大型客船だ　第5章 健康は自分で守る。「予防医療サービス」の本格的時代が到来する　第6章 あなたが、バンコク病院の医療サービスを受けると

◇崩壊寸前の医療・介護を救う―危機に直面する日本の医療・介護制度を救うための処方せん　廣瀬輝夫著　篠原出版新社　2007.12　305，5p　21cm　1800円　Ⓘ978-4-88412-310-9，4-88412-310-7　Ⓝ498.02
[内容] 第1章 日本の医療と介護の今後のあり方　第2章 高齢者医療と介護の問題点　第3章 医学生、医師および専門医教育の改革　第4章 発展途上国の医療の現状　第5章 欧米の医療の現状（米国における健康預金口座（HSA）の増勢　米国における診療情報・カルテの開示とプライバシー保護 ほか）

◇保健・医療提供制度　田中滋，二木立編著　勁草書房　2006.9　188p　22cm　（講座医療経済・政策学 第3巻）　2600円　Ⓘ4-326-74833-8　Ⓝ498.13
[内容] 第1章 わが国の医療提供体制の展開　第2章 地域医療計画の課題と新たな展開　第3章 医療と非営利性　第4章 医療の質と原価の評価―根拠に基づく医療経営・経営・政策に向けて　第5章 在宅医療の普及阻害要因　第6章 患者の医療機関選択　第7章 医療提供組織の効率測定の諸手法　第8章 民間病院の経営分析と資金調達

◇保健医療福祉制度論　府川哲夫，磯部文雄著　京都　ミネルヴァ書房　2011.9　190p　21cm　2200円　Ⓘ978-4-623-06130-3
[内容] 第1章 衛生サービス　第2章 医療サービス　第3章 介護サービス　第4章 社会福祉サービス　第5章

保健医療福祉行財政　第6章 先進諸国の保健医療福祉制度　終章 保健医療福祉制度の今後の展望

◇保険化する社会福祉と対抗構想―「改正」された障害者・高齢者の法と社会保障・税一体改革　伊藤周平著　山吹書房　2011.12　214p　19cm　〈発売：JRC〉　1700円　Ⓘ978-4-903295-62-6
内容　序章 東日本大震災と社会保障・税一体改革　第1章 改正障害者自立支援法と障害者福祉のゆくえ　第2章 児童福祉法の改正と障害児の療育・保育のゆくえ　第3章 介護保険法の改正と高齢者福祉のゆくえ　第4章 社会保障・税一体改革と保険化する社会福祉　第5章 対抗構想としての高齢者・障害者総合福祉法　終章 課題と展望—対抗構想の実現に向けて

◇民主党政権の医療政策　二木立著　勁草書房　2011.2　195p　22cm　2400円　Ⓘ978-4-326-70070-7　Ⓝ498.13
内容　第1章 政権交代と民主党の医療政策　第2章 民主党政権の医療政策の逐次的検証　第3章 民主党政権下の混合診療原則解禁論争　第4章 政権交代と今後のリハビリテーション医療　第5章 自公政権末期の医療改革提案批判　第6章 医療費抑制政策の検証と改革提言、川上武氏の業績

◇民主党の医療政策は私たちのいのちを守れるか？―「事業仕分け」に見る民主党の医療政策！　日野秀逸著　自治体研究社　2010.1　140p　21cm　1600円　Ⓘ978-4-88037-544-1　Ⓝ498.13
内容　第1章 「事業仕分け」が示す民主党の政策の本質と矛盾　第2章 生活保護・自殺からみる国民生活の破壊　第3章 私たちの日本医療診断—医療改悪の到達点と反撃の開始　第4章 民主党の医療政策をどのように評価するか　第5章 平和と健康は幸福の必要条件—憲法的人間像を求めよう　第6章 自分たちで生命を守った村・沢内村

◇豊かな社会の構築に向けて　松井温文編著　芦屋　一灯館　2009.3　127p　21cm　1400円　Ⓘ978-4-9901662-7-4　Ⓝ498.021

◇よくみえる！医療・介護のはなし―2006年制度改正対応版　大野大平、大場幸子著　セールス手帖社保険FPS研究所　2006.8　62p　26cm　700円　Ⓘ978-4-86254-027-0　Ⓝ364.4

◇よくみえる！医療・介護のはなし　大野大平、大場幸子、山本ゆかり著　改訂第3版　セールス手帖社保険FPS研究所　2009.3　62p　26cm　700円　Ⓘ978-4-86254-068-3　Ⓝ364.4

◇よくみえる！医療・先進医療・介護のはなし　大野大平、大場幸子、山本ゆかり、上田香十里著　セールス手帖社保険FPS研究所　2011.7　72p　26cm　1200円　Ⓘ978-4-86254-085-0　Ⓝ364.4

◇療養病床の勝ち残り50のtips ―06年医療制度改革への対応　イニシア編　イニシア　2005.9　78p　30cm　4500円　Ⓘ4-901436-46-5　Ⓝ498.13

◇わたしのリハビリ闘争―最弱者の生存権は守られたか　多田富雄著　青土社　2007.12　170p　20cm　1200円　Ⓘ978-4-7917-6362-7　Ⓝ498.13
内容　1 診療報酬決定—リハビリ中止は死の宣告　2 小泉医療改革の実態—リハビリ患者見殺しは酷い　3 四四万人の署名を厚労省に提出したときの声明文（六月三〇日）　4 リハビリ医療—国は四四万人の叫びを聴け　5 鶴見和子さんとリハビリ　6 患者から見たリハビリテーション医学の理念　7 メッセージ（一〇月二六日、リハビリ日数制限の実害告発と緊急改善を求める集会）　8 コスト削減のためのリハビリ打ち切りは「弱者は死ね」と言うに等しい　9 リハビリ制限は、平和の否定である　10 リハビリ制度・事実誤認に基づいた厚労省の反論　11 リハビリ打ち切り問題と医の倫理　12 ここまでやるのか厚労省―リハビリ患者を欺く制度改悪の狙いは何か

◇GHQサムス准将の改革—戦後日本の医療福祉政策の原点　C.F.サムス著、竹前栄治訳編　桐書房　2007.11　314, 15p　20cm　〈「DDT革命」（岩波書店1986年刊）の新版〉　2800円　Ⓘ978-4-87647-719-7　Ⓝ498.1
内容　日本進駐　前進区域　東京への進出　GHQ公衆衛生福祉局の設置　食糧・栄養問題への緊急措置　予防医学の導入　衛生・保健所制度の改革　医療制度・医学教育の改革　製薬・医薬品産業の復興　社会福祉改革　社会保障の改革　人口問題　改革のゆくえ

《介護・育児休暇制度》

◇育児介護休業・出産・母性保護のことならこの1冊―はじめの一歩　岡田良則、桑原彰子著　自由国民社　2010.3　191p　21cm　1500円　Ⓘ978-4-426-10938-7　Ⓝ366.32
内容　巻頭 労働者の出産・育児・介護と最近の法改正　第1章 社員の妊娠・出産に関する実務と手続き　第2章 社員の育児に関する実務と手続き　第3章 社員の介護に関する実務と手続き　第4章 解雇・不利益な取り扱いの禁止と実務　第5章 出産・育児・介護に関する保険給付と助成金　巻末資料 モデル規程と各種書式集

◇育児介護休業・出産・母性保護のことならこの1冊　岡田良則、桑原彰子著　第2版　自由国民社　2012.6　189p　21cm　（はじめの一歩）　1500円　Ⓘ978-4-426-11416-9
内容　巻頭 育児介護休業法主な改正ポイント　序章 出産・育児・介護に関するQ&A　第1章 社員の妊娠・出産に関する実務と手続き　第2章 社員の育児に関する実務と手続き　第3章 社員の介護に関する実務と手続き　第4章 解雇・不利益な取り扱いの禁止と実務　第5章 出産・育児・介護に関する保険給付と助成金　巻末 モデル規程と各種書式集

◇育児・介護休業法改正と両立支援の課題―育児・介護休業の対象労働者の拡大と次世代育成支援対策推進法の本格実施を受けて　佐藤博樹著　労働政策研究・研修機構　2005.11　61p　30cm　（ビジネス・レーバー・トレンド研究会）〈2005年2月15日報告〉　Ⓝ366.32

◇育児・介護休業法のあらまし―育児休業、介護休業等育児又は家族介護を行う労働者の福祉に関する法律　厚生労働省都道府県労働局雇用均等室　2011.2　147p　30cm　（パンフレットno.2）　Ⓝ366.32

◇育児・介護休業法の解説　日刊労働通信社編　新版　日刊労働通信社　2005.4　319p　21cm　3334円　Ⓝ366.32
内容　第1章 仕事と家庭との両立をめぐる状況　第2章 法律の解説（平成十六年の改正　条文解説）　第

医療制度　　　　　　　　　　　　　　　　　　　　　　　　　　医療と行政

3章 就業規則の取扱い―育児休業・介護休業等規則資料
◇育児休業、介護休業等育児又は家族介護を行う労働者の福祉に関する法律等の一部を改正する法律案（内閣提出、第159回国会閣法第35号）参考資料　衆議院調査局厚生労働調査室　2004.10　220p　30cm　〈背のタイトル：育児休業、介護休業等育児又は家族介護を行う労働者の福祉に関する法律等の一部を改正する法律案参考資料 第161回国会〉　Ⓝ366.32
◇育児・出産・介護をめぐる法律と助成金申請マニュアル―事業者必携 改正育児・介護休業法に完全対応！　浜田京子監修　三修社　2011.4　239p　21cm　1800円　Ⓘ978-4-384-04403-4　Ⓝ366.32
[内容] 1 産休・育休・介護休業の基礎知識　2 産前産後休暇のしくみ　3 育児休業のしくみ　4 介護休業のしくみ　5 その他こんな休暇制度も利用できる　6 妊娠・出産・育児にともなう社会保険の手続き　7 介護にともなう社会保険の手続き　8 休暇の取得を促進するさまざまな助成金　9 就業規則・育児介護休業規程を変更する
◇介護休業制度の導入・実施の実態と課題―厚生労働省「女性雇用管理基本調査」結果の再分析　労働政策研究・研修機構編　労働政策研究・研修機構　2005.3　122p　30cm　（労働政策研究報告書no.21）　Ⓝ366.32
◇介護休業制度の導入・実施の実態と課題―厚生労働省「女性雇用管理基本調査」結果の再分析　労働政策研究・研修機構編　労働政策研究・研修機構　2005.3　9p　30cm　（労働政策研究報告書サマリー no.21）　Ⓝ366.32
◇介護休業制度の利用拡大に向けて―「介護休業制度の利用状況等に関する研究」報告書　労働政策研究・研修機構編　労働政策研究・研修機構　2006.11　278p　30cm　（労働政策研究報告書no.73）　Ⓝ366.32
◇介護休業制度の利用拡大に向けて―「介護休業制度の利用状況等に関する研究」報告書　労働政策研究・研修機構編　労働政策研究・研修機構　2006.11　9p　30cm　（労働政策研究報告書サマリー no.73）　Ⓝ366.32
◇改正育児・介護休業法の基本と実務早わかり―導入・見直しのための重要ポイント総チェック 規程・協定・書式例助成金一覧付き！ 2010年法律改正！　小磯優子, 島中豪著　労務行政　2010.2　212p　21cm　2200円　Ⓘ978-4-8452-0264-5　Ⓝ366.32
[内容] ここが変わった！ 改正育児・介護休業法の早わかり（確認！ これが改正内容　注目！ 改正後はこうなる　規程！ 改正後はこうする）　妊娠〜出産〜育児・子育てフローで理解する母性保護・育児休業制度と介護休業制度の実務（確認！ 妊娠〜出産〜育児・子育てに関する基本と実務　検討！ 育児・介護休業等に関する助成金）
◇改正育児・介護休業法の施行に向けて　山口正行述　労働政策研究・研修機構　2010.5　141p　30cm　（ビジネス・レーバー・トレンド研究会）〈2010年2月5日報告〉　Ⓝ366.32

◇均等法、育児・介護休業法、パート法の実務Q&A　石井妙子著　三協法規出版　2009.4　355p　21cm　3800円　Ⓘ978-4-88260-201-9　Ⓝ366.31
[内容] 第1章 社員の採用から退職まで　第2章 育児・介護休業（育児休業制度　介護休業制度）　第3章 パートタイマー（募集・採用 処遇 雇止め）
◇均等法・母性保護・育児介護休業Q&A　神田遵著　労務行政　2008.1　275p　21cm　（労働法実務相談シリーズ 7）　3300円　Ⓘ978-4-8452-8132-9　Ⓝ366.31
[内容] 第1章 均等法　第2章 母性（妊産婦等）保護（労基法における母性保護規定　均等法における母性保護（母性健康管理措置））　第3章 育児休業・介護休業　第4章 セクシュアル・ハラスメント
◇均等法・母性保護・育児介護休業Q&A　神田遵著　第2版　労務行政　2010.11　255p　21cm　（労働法実務相談シリーズ 7）　3300円　Ⓘ978-4-8452-0353-6　Ⓝ366.31
[内容] 第1章 均等法（論点整理　Q&A）　第2章 母性（妊産婦等）保護　第3章 育児休業・介護休業等　第4章 セクシュアル・ハラスメント　巻末資料
◇健康安全・育児休業関係法令集 平成15年版　健康安全育児休業法令研究会監修, 日本人事行政研究所編　財務省印刷局　2003.3　1043p　22cm　8000円　Ⓘ4-17-186011-3　Ⓝ366.34
[内容] 第1編 基本法令　第2編 職員の保健及び安全・放射線障害の防止　第3編 女子及び年少職員の健康、安全及び福祉　第4編 育児休業等　第5編 セクシュアル・ハラスメントの防止等　第6編 職員のレクリエーション等
◇こうして法律は生まれた 回想・育児休業法―法律の誕生と成長の軌跡　前編　大村賢三著　早稲田出版　2011.10　300p　19cm　1400円　Ⓘ978-4-89827-396-8
[内容] 1章 育児のための休業制度は、どのような歴史を経て生まれたのか？（一九九〇年四月前）（育児のための休業制度が社会に登場した経緯　特定職種（女性教員, 看護婦等）のための育児休業法の制定ほか）　2章 育児休業制度の法制化は、どのようにして決まったのか？（一九九〇年四月〜同年秋）（育児休業を取り巻く社会情勢―福祉課（担当課）への異動当時　法制化へ向けて、政治を動かし、政策転換をもたらした時代の追い風は何か？ ほか）　3章 法制化の企画・設計は、どのように行われたのか？（一九九〇年末〜一九九一年三月）　4章 法律・規則・通達は、どのように作られたのか？（一九九一年四月〜一九九二年三月）
◇こうして法律は成長した 回想・育児休業法―法律の誕生と成長の軌跡　後編　大村賢三著　早稲田出版　2011.10　283p　19cm　1400円　Ⓘ978-4-89827-397-5
[内容] 5章 「小さく産んで大きく育てる」―権利の拡大と実効性の確保（一九九二年四月〜現在）　6章 「安んじて育児休業できるように」―休業中の経済的援助の充実（一九九二年四月〜現在）　7章 悔いが残った公務の育児休業法の問題点とその是正（一九九九年近年）　8章 公務の非常勤職員の悲哀（一九九二年四月〜現在）　9章 育児休業を巡る「法律の誕生と成長の軌跡」を振り返って
◇ここが変わった！ 改正育児・介護休業法　労働調査会出版局編　全国労働基準関係団体連合会　2010.4　174p　26cm　〈発売：労働調査会　平成

22年6月30日施行！〉　1200円　①978-4-86319-128-0　Ⓝ366.32
　内容 第1章 法改正にみるこれからの両立支援―役割分業を超えて、ワーク・ライフ・バランスを実現（改正点は働き方を変える指標　「男性の育児参加支援」の意味　「介護」との両立　女性への統計的差別が機会ロスを生む　ワーク・ライフ・バランスの考え方　最後に―働き方のイノベーションへ）　第2章 法改正のポイント解説（育児・介護休業法が改正されるまで　育児休業制度の見直し　子育て期間中の働き方の見直し　仕事と介護との両立支援の強化　不利益取扱いの禁止　実効性を確保するための仕組み）　第3章 育児・介護休業等に関する規定例・社内様式例（育児・介護休業等に関する規則の規定例　育児・介護休業等に関する労使協定の例　社内様式例）

◇これだけはやっておく改正労働基準法・育児介護休業法の対応業務チェックリスト　峰隆之, 北岡大介共著　日本法令　2010.2　77p　26cm　800円　①978-4-539-72156-8　Ⓝ366.15
　内容 改正労働基準法編（改正労働基準法成立の背景とそのポイント　現行の労働時間規制はどうなっている？　改正法施行と「中小事業主」　割増賃金率引上げへの対応チェック　長時間労働への対応チェック　代替休暇制度導入と対応（中小事業主以外）　限度基準告示の改正と36協定への影響　時間単位年休制度と対応チェック）　改正育児介護休業法編（改正育児介護休業法でここが変わった　改正育児介護休業法の適用猶予　短時間勤務制度義務化への対応　所定時間外労働免除の義務化への対応　男性の育児参加支援への対応　子の看護休暇、介護休暇制度の新設・変更と対応　育児休業取得申請時の書面交付義務化　育児休業の再度取得の見直し（省令改正事項）　改正法施行後の行政監督指導の動向）

◇実務家のための育児・介護休業法―平成17年4月法改正対応　育児・介護休業法の運用と実務を詳細に解説した実務家必携の書　吉川孝著　〔国分寺〕　武蔵野法規出版　2005.11　252p　21cm　〈発売：ティーアンドティー（国分寺）〉　2000円　①4-9902730-0-1　Ⓝ366.32

◇実務家のための改正労働基準法、育児・介護休業法完全対応マニュアル―現場のあらゆる疑問に答える　岩崎仁弥著　日本法令　2010.2　421p　21cm　2500円　①978-4-539-72150-6　Ⓝ366.15
　内容 第1章 改正労働基準法のポイント整理　第2章 限度時間を超える時間外労働に係る割増賃金率　第3章 5割以上の割増賃金率　第4章 代替休暇　第5章 時間単位年休　第6章 改正育児・介護休業法の概要　第7章 モデル規程・協定　第8章 資料

◇詳説育児・介護休業法　労務行政編　改訂版　労務行政　2005.10　574p　21cm　5714円　①4-8452-5227-9　Ⓝ366.32
　内容 第1編 仕事と家庭の両立を求めて―育児・介護休業法の背景（育児休業法制定まで　育児休業制度の法制化　平成九年改正（女子保護規定の解消及び深夜業の制限の制度の創設）とその後の動き　就業しつつ子の養育等を行うことを容易にするための環境整備に向けた法制化　就業しつつ子の養成又は家族の介護を行うことを容易にするための育児休業制度等の見直し）　第2編 育児・介護休業法の解説（基本的考え方　逐条解説）

◇すぐ使える育児・介護規程のつくり方　荻原勝著　産労総合研究所出版部経営書院　2007.12　229p　21cm　1800円　①978-4-86326-012-2　Ⓝ366.38
　内容 第1章 育児休職規程　第2章 介護休職規程　第3章 子の看護休暇規程　第4章 時間外労働の制限規程　第5章 深夜業の制限規程　第6章 育児のための勤務時間短縮等の措置の規程　第7章 介護のための勤務時間短縮等の措置の規程　第8章 仕事と育児・介護の両立支援規程　第9章 育児・介護資金の支援規程　第10章 職業家庭両立推進者等の規程

◇男女雇用機会均等法育児・介護休業法のしおり　滋賀県商工観光労働部労政能力開発課編　改訂版　大津　滋賀県商工観光労働部労政能力開発課　2003.3　127p　21cm　Ⓝ366.31

◇男女雇用機会均等法育児・介護休業法のてびき　平成17年度版　滋賀県商工観光労働部労政能力開発課編　大津　滋賀県商工観光労働部労政能力開発課　2006.3　127p　21cm　Ⓝ366.31

◇男性の育児休業―社員のニーズ、会社のメリット　佐藤博樹, 武石恵美子著　中央公論新社　2004.5　190p　18cm　（中公新書）　740円　①4-12-101738-2
　内容 第1章 なぜ男性は育児休業をとらないのか　第2章 企業にとって子育て支援はマイナスか　第3章 男性の子育て参加モデル　第4章 海外にみる男性の子育て支援策　第5章 企業がとるべきアクションとは何か

◇わかりやすい育児・介護休業法　吉川照芳著　産労総合研究所出版部経営書院　2006.10　251p　21cm　1800円　①4-87913-971-8　Ⓝ366.32
　内容 第1章 育児休業に関する解説　第2章 介護休業に関する解説　第3章 子の看護休暇　第4章 不利益取扱いの禁止　第5章 時間外労働の制限　第6章 深夜業の制限　第7章 勤務時間の短縮等の措置　第8章 事業主が講ずべき措置　第9章 公務員に関する特例　第10章 職業家庭両立推進者の選任

◇わかりやすい育児介護休業法　労働新聞社編　労働新聞社　2010.6　370p　26cm　1905円　①978-4-89761-331-4　Ⓝ366.32

◇わかりやすい改正育児・介護休業法の解説―平成22年6月30日施行　労働法令協会編　労働法令　2010.7　24ｐ　21cm　1429円　①978-4-86013-308-5　Ⓝ366.32
　内容 1 今回の育児・介護休業法の改正の背景及び経緯　2 今回の育児・介護休業法の改正の概要　3 今回の育児・介護休業法の改正の内容　4 改正後の育児・介護休業法の概要　5 改正後の育児・介護休業法の内容　6 参考資料

◇Q&A育児・介護休業制度の急所　厚生労働省雇用均等・児童家庭局職業家庭両立課編　改訂版　労働調査会　2004.3　261p　21cm　2000円　①4-89782-810-4　Ⓝ366.32
　内容 第1編 育児休業　第2編 介護休業　第3編 時間外労働、深夜業の制限　第4編 公務員の育児休業、介護休業、深夜業の制限

◇Q&Aでわかる育児休業・介護休業の実務　大沢正子著　日本法令　2010.9　703p　21cm　3500円　①978-4-539-72184-1　Ⓝ366.32
　内容 平成22年改正法をふまえた育児休業制度・介護休業制度の概要　第1章 育児休業　第2章 介護休

業　第3章 職場における母性保護（職場における母性保護　実務上の疑問点Q&A）　第4章 資料

《高齢者医療制度》

◇新たな高齢者医療制度—高齢者の医療の確保に関する法律 概説と新旧対照表　高齢者医療制度研究会監修　中央法規出版　2006.12　243p　26cm　2200円　Ⓘ4-8058-4704-2　Ⓝ498.13
　内容 第1編 新たな高齢者医療制度の概説（医療制度改革と高齢者の医療の確保に関する法律　老人保健法の一部改正（平成18年10月施行）　高齢者の医療の確保に関する法律（平成20年4月施行）　第2編 法令と新旧対照表（法令　新旧対照表）　第3編 資料

◇後期高齢者医療がよくわかる　寺尾正之監修　リヨン社　2008.7　155p　19cm〈発売：二見書房〉　1100円　Ⓘ978-4-576-08096-3　Ⓝ498.13
　内容 第1章 年寄りからも医療費とろうなんて、そりゃあんまりだ！―店子たち（前期・後期高齢者）のホンネ　第2章 面倒見たいんですが、苦しくなっちゃって…—大家（国・地方自治体）とお手伝いさん（後期高齢者医療広域連合）のホンネ　第3章 暮らすだけで大変なのに、医療費の負担が重いよ―大家の息子（現役世代）のホンネ　第4章 暮らし全般を見直さないといけないんじゃない？―周りを取り巻く人々（担当医、家族、ご近所）のホンネ

◇後期高齢者医療制度—高齢者からはじまる社会保障の崩壊　伊藤周平著　平凡社　2008.10　254p　18cm　（平凡社新書）　760円　Ⓘ978-4-582-85437-4　Ⓝ498.13
　内容 序章 悲鳴続出！後期高齢者医療制度　第1章 高齢者医療制度の仕組み　第2章 後期高齢者医療制度はなぜ導入されたのか　第3章 後期高齢者医療制度のここが問題1―増える負担　第4章 後期高齢者医療制度のここが問題2―制限される医療　第5章 支援金負担とメタボ健診—高齢者だけの問題ではない　第6章 後期高齢者医療制度と社会保障のゆくえ

◇後期高齢者医療制度を再考する—豊かな長寿社会に向けての13の提言　松村眞吾, 冨井淑夫編著　京都　ミネルヴァ書房　2010.4　218, 9p　20cm　2200円　Ⓘ978-4-623-05714-6　Ⓝ498.13
　内容 新制度「創設」までの流れと論証を欠いた「廃止」への道のり（わが国の老人保健制度の変遷と袋小路に迷い込んだ「後期高齢者医療制度」の議論）　2 豊かな長寿社会に向けての13の提言　3 医療を受ける側から行う問題提起（ポスト「後期高齢者医療制度」デザインへの視点）　用語解説

◇後期高齢者医療制度と医療費「適正化」戦略　篠崎次男著　自治体研究社　2008.8　101p　21cm　1300円　Ⓘ978-4-88037-519-9　Ⓝ498.13
　内容 第1章 なぜ後期高齢者医療制度は創設されたか　第2章 70年代からはじまった高齢者医療の見直し　第3章 12の法律からなる医療制度構造改革　第4章 後期高齢者医療制度—その仕組み・負担と給付について　第5章 なぜ後期高齢者医療制度なのか　第6章 休まずねばり強く—当面の運動課題　第7章 まちづくり・健康づくりにつながる社会保障運動づくりを　終章 健康づくり・まちづくりを住民運動で—くらしの協同・提案・制度要求を生活地域での社会保障運動として

◇後期高齢者医療制度被保険者実態調査報告　平成20年度　厚生労働省保険局　2010.3　137p　30cm　Ⓝ364.4

◇後期高齢者医療制度被保険者実態調査報告　平成21年度　厚生労働省保険局　2010.11　134p　30cm　Ⓝ364.4

◇後期高齢者医療制度被保険者実態調査報告　平成22年度　厚生労働省保険局　2011.5　134p　30cm　Ⓝ364.4

◇後期高齢者医療制度被保険者実態調査報告　平成23年度　厚生労働省保険局　2012.5　138p　30cm　Ⓝ364.4

◇高齢者医療確保法基本法令集　平成20年版　高齢者医療制度研究会監修　中央法規出版　2008.2　397p　26cm　2800円　Ⓘ978-4-8058-4792-3　Ⓝ364.4
　内容 第1編 制度の概要（平成18年医療制度改革　高齢者の医療の確保に関する法律（平成20年4月施行）ほか）　第2編 基本法令　第3編 関係法令・告示　第4編 通知（健康保険法等の一部を改正する法律の施行について（抄）　高齢者の医療の確保に関する法律施行令の施行について ほか）

◇高齢者医療確保法基本法令集　平成21年版　高齢者医療制度研究会監修　中央法規出版　2009.7　440p　26cm　3200円　Ⓘ978-4-8058-4886-9　Ⓝ364.4
　内容 第1編 制度の概要（平成18年医療制度改革　高齢者の医療の確保に関する法律（平成20年4月施行）　制度の改善策 ほか）　第2編 基本法令　第3編 関係法令・告示

◇高齢者医療制度に関する世論調査　平成22年9月調査　内閣府大臣官房政府広報室　〔2010〕　174p　30cm　（世論調査報告書）〈附帯・節水に関する特別世論調査〉　Ⓝ498.13

◇高齢者医療難民—介護療養病床をなぜ潰すのか　吉岡充, 村上正泰著　PHP研究所　2008.12　203p　18cm　（PHP新書）　700円　Ⓘ978-4-569-70591-0　Ⓝ498.13
　内容 第1部 医療と介護の現場から（「介護療養病床の廃止」問題とは何か　「介護療養病床の廃止」になぜ反対なのか　「医療・介護難民」を生じさせないために）　第2部 医療制度改革の現場から（療養病床23万床削減決定の舞台裏　後期高齢者医療制度の問題点）

◇高齢者の医療の確保に関する法律の解説　土佐和男編著　法研　2008.2　461p　26cm〈付・高齢者の医療の確保に関する法律〉　4500円　Ⓘ978-4-87954-714-9　Ⓝ498.13
　内容 1 序論　2 医療費適正化計画　3 特定健康診査・特定保健指導　4 新しい高齢者医療制度　付 高齢者の医療の確保に関する法律

◇高齢者のためのより良い医療制度をめざして。—自民党政治活動用パンフレット　自由民主党本部　2008.12　6p　21cm　Ⓝ498.13

◇ご存知ですか？後期高齢者医療制度—どうする老人医療これからの老人病院（part29）第29回全国シンポジウム　老人の専門医療を考える会編　老人の専門医療を考える会　〔2007〕　130p　30cm〈会期・会場：平成19年3月24日 大手町サンケイプラザ〉　Ⓝ498.13
　内容 基調講演（後期高齢者医療制度とは？（神ノ田昌博述）　後期高齢者医療制度設計への日医の基本姿勢（天本宏述））　現場からの発言（病院併設老人保健施設の立場から（山上敦子述）　後期高齢者医療

に対してリハビリテーションの観点からの要望（柴田勝博述））

◇10問10答とことんわかる後期高齢者医療制度　日本共産党中央委員会出版局　2007.12　17p　21cm　（文献パンフ 2）　95円　Ⓘ978-4-530-01579-6　Ⓝ498.13

◇10問10答とことんわかる後期高齢者医療制度　改訂版　日本共産党中央委員会出版局　2008.3　17p　21cm　（文献パンフ）　95円　Ⓘ978-4-530-01582-6　Ⓝ498.13

◇図説"高負担の時代"の高齢者　日本生活協同組合連合会医療部会編　自治体研究社　2008.5　101p　26cm　1800円　Ⓘ978-4-88037-510-6　Ⓝ498.13

　内容　第1部 図説—医療構造改革下の高齢者（人口・世帯・家族　所得・就業　医療・保健　介護・福祉　高齢者のくらし）　第2部 論説—医療構造改革と日本の高齢者（医療制度「構造改革」と後期高齢者医療　老人保健法の「廃止」と高齢期の健康問題　診療報酬制度とその役割

◇長寿医療制度の解説—高齢者医療確保法と後期高齢者医療制度　平成20年7月特別対策対応版　社会保険研究所　2008.9　176p　26cm　2000円　Ⓘ978-4-7894-2203-1　Ⓝ498.13

◇長寿医療制度の解説—高齢者医療確保法と後期高齢者医療制度　平成20年7月特別対策対応版　法令付　社会保険研究所　2008.9　448p　26cm　4200円　Ⓘ978-4-7894-2233-8　Ⓝ498.13

◇どうなる！？高齢者の医療制度　阿部とも子, 保坂展人著　熱海　ジャパンマシニスト社　2008.6　109p　21cm　740円　Ⓘ978-4-88049-183-7　Ⓝ498.13

　内容　第1章 後期高齢者医療制度のココがいけません！（こんな医療制度で老後はどうなるのでしょう）　第2章 新「国民皆保険」で支えあう老後を（講演「格差社会と後期高齢者医療制度」より　阿部とも子さんとの対談の前に　対談「医療や教育にもっとお金をかけていい」（阿部とも子・保坂展人））

◇入門長寿「後期高齢者」医療制度　結城康博著　ぎょうせい　2008.5　141p　21cm　1429円　Ⓘ978-4-324-08520-2　Ⓝ498.13

　内容　序章 創設の背景　第1章 被保険者と保険者　第2章 窓口患者自己負担と保険料　第3章 後期高齢者医療の診療報酬　第4章 広域連合と市区町村　第5章 財政運営の仕組み　第6章 「特定健診・保健指導」と支援金　終章 後期高齢者医療制度における問題と課題　巻末資料 厚生労働省資料抜粋

◇廃止しよう！後期高齢者医療制度—社民党ハンドブック　社会民主党全国連合政策審議会「後期高齢者医療制度」廃止本部編　社会民主党全国連合機関紙宣伝委員会　2008.6（第3刷）　16p　21cm　190円　Ⓘ978-4-89089-000-2　Ⓝ498.13

◇真秀の医療—後期高齢者医療制度は人にやさしくないばかりではなく、国を滅ぼす！？　吉澤久雄著　講談社出版サービスセンター　2009.1　194p　27cm　1400円　Ⓘ978-4-87601-860-4　Ⓝ498.13

　内容　第1章 医療事故や医療ミス—日常の油断　第2章 医療費と平均寿命　第3章 高齢になるほど、亡くなる時の医療費はあまりかからない…　第4章 高齢者の自己負担 保険料に税金を…どのくらいの負担か具体的に知っていますか？　第5章 地域医療の重要性とちょっと変わった見方　第6章 医療費と寿命との相関関係 互いに長寿県の長野と沖縄の違い…　第7章 特集 座談会 保健・医療・介護・福祉の真秀の医療をめざして　第8章 20年4月からの医療制度のすべて　第9章 新しい高齢者医療制度とは？　第10章 まとめ

◇良質な高齢者医療＆ケアの実現に関する研究—社会的入院問題の本質と政策提言 フォローアップ研究報告書　健康保険組合連合会　2009.3　244p　30cm　〈平成20年度医療保障総合政策調査・研究基金事業〉　Ⓝ498.13

◇良質な高齢者医療＆ケアの実現に関する研究—社会的入院問題の本質と政策提言 報告書 第1冊（研究・調査総括）　健康保険組合連合会　2007.10　46p　30cm　〈平成18年度医療保障総合政策調査・研究基金事業〉　Ⓝ498.13

《医療保障》

◇医療保障ガイド—病気やケガに備える生命保険活用術　2011年9月改訂　生命保険文化センター〔2011〕　47p　26cm　190円　Ⓘ978-4-902180-62-6　Ⓝ339.47

◇医療保障が壊れる　相野谷安孝著　旬報社　2006.3　226p　19cm　1600円　Ⓘ4-8451-0975-1　Ⓝ498.13

　内容　第1章 拡がる格差と貧困化　第2章 「構造改革」が社会保障を破壊する　第3章 「医療制度改革大綱」がねらう医療破壊　第4章 形骸化する「国民皆保険制度」　第5章 国民健康保険の崩壊　第6章 介護保険制度「改革」のねらいと背景　第7章 大増税と社会保障・福祉

◇医療保障の法政策　井原辰雄著　福村出版　2009.5　125p　22cm　2200円　Ⓘ978-4-571-42021-4　Ⓝ498.13

　内容　第1章 医療保障政策の目標（医療保障政策の目標　医療保障政策の評価方法　医療保障の内容　医療保障政策の資料）　第2章 医療保障の資料

◇医療保障法—医療制度改革の新たなフレームワーク　井原辰雄著　明石書店　2006.10　203p　22cm　3300円　Ⓘ4-7503-2429-9　Ⓝ498.13

　内容　序章 医療保障法の概念　第1章 医療保障法の枠組み　第2章 利用可能性　第3章 無差別　第4章 物理的アクセス可能性　第5章 経済的アクセス可能性　第6章 情報アクセス可能性　第7章 受容可能性　第8章 質　第9章 参加　資料

◇図表で見る医療保障　平成22年度版　健康保険組合連合会企画部社会保障研究グループ編　ぎょうせい　2010.7　242p　21cm　2381円　Ⓘ978-4-324-09070-1　Ⓝ364.4

◇図表で見る医療保障　平成23年度版　健康保険組合連合会企画部社会保障研究グループ編　ぎょうせい　2011.8　237p　21cm　2571円　Ⓘ978-4-324-09381-8　Ⓝ364.4

　内容　第1部 国民医療費（国民医療費の推移と構造　医療費の変動と要因　国民医療費の今後の動向）　第2部 医療保険制度（医療保険制度の現状　諸外国の医療保障　介護保険制度　医療保険制度の財政状況、保険料と国庫負担　医療保険を取り巻く諸課題）　第3部 保険医療機関と診療報酬（保険医療機関・

医療制度　　　　　　　　　　　　　　　　　　　　　　　　　　　医療と行政

保険医制度　医療提供体制　診療報酬制度　審査支払機()　資料編

◇だまされないための年金・医療・介護入門—社会保障改革の正しい見方・考え方　鈴木亘著　東洋経済新報社　2009.2　280p　20cm　1900円　Ⓘ978-4-492-70123-2　Ⓝ364.021
〔内容〕第1章 社会保障制度の「危機」はなぜ起きるのか　第2章 本当に重要なことを最小限にまとめた社会保障入門　第3章 年金改革の現状と論点　第4章 医療保険・介護保険改革の現状と論点　第5章 最初で最期の社会保障抜本改革

◇誰でも安心できる医療保障へ—皆保険50年目の岐路　二宮厚美, 福祉国家構想研究会編　大月書店　2011.12　217p　19cm　(シリーズ新福祉国家構想 1)　1900円　Ⓘ978-4-272-36071-0　Ⓝ364.4
〔内容〕序章 医療保障をめぐる現代的対決点と新福祉国家(医療保障と現物給付原則　医療保障と保険原理の衝突関係　国民皆保険をめぐる「人権原理 vs. 保険原理」の攻防ライン　新自由主義的バックラッシュ期の医療政策　本書の見通し)　第1章 民主党政権と医療政策の新自由主義化(新自由主義的改革の基本的性格と民主党　新自由主義的社会保障改革の構図　民主党政権の社会保障改革　民主党政権における医療政策の新自由主義化　医療政策の市場化・分権化・保険主義に対抗する視点と課題)　第2章 二一世紀の医療保障をめぐる争点と焦点(国保の危機と曲がり角に立つ地域医療　後期高齢者医療制度のねらいと構造　高齢者と地域医療の将来をめぐる争点)　第3章 医療保障をめぐる対決点と国民皆保険体制の展望(医療保障をめぐる対決点とは　医療制度構造改革は, いかに進められたか　対抗の方向と具体的構想)　第4章 社会保障・医療財政の現状と財政原則(社会保障財政の現状　医療費の現状　医療・社会保障の財政原則)

◇日本の社会保障と医療　権丈善一著　慶應義塾大学出版会　2005.9　394p　22cm　(再分配政策の政治経済学 1)「再分配政策の政治経済学」(2001年刊)の第2版　3400円　Ⓘ4-7664-1167-6　Ⓝ364
〔内容〕1 分析視覚と理論(再分配政策形成における利益集団と未組織有権者の役割—再分配政策の政治経済学序論　制度派経済学としての医療経済学—ガルブレイスの依存効果と医師誘発需要理論の類似性　社会保障と経済政策—平等イデオロギー形成の事実解明的分析)　2 事実解明と問題設定(日本における少子・高齢社会危機論への疑問—社会保障研究の問題設定と価値判断について　再分配政策としての医療政策　医療費と所得, そして高齢化)　3 モデル構築と政策分析(社会保障の財政選択と政府の政治戦略—目的税・普通税の間の財政選択をめぐって　日本の医療政策と「看護婦不足」議論—医療保障政策の政治経済学　平均医療費の経済分析—医療保障政策指向モデル)

◇病気になったらどうすればいいの？ — 知っておきたい社会保障の活用法　近藤隆著　文芸社　2007.2　146p　19cm　1100円　Ⓘ978-4-286-02507-0　Ⓝ364
〔内容〕第1章 社会保障制度の5つの柱　第2章 病気になったらどうすればいいの？(脳梗塞になった時　仕事中, 骨折した時　田舎の母に介護が必要になった時)　第3章 社会保障について(社会保険の概要　社会福祉と公的扶助の概要　公衆衛生及び医療の概要　老人保健の概要)　巻末資料

◇まるごと医療保障　第2版　セールス手帖社保険FPS研究所　2004.6　116p　26cm　1800円　Ⓘ4-902223-47-3　Ⓝ339.47
〔内容〕医療保険　がん保険　介護保険　医療保険制度の改正について　医療保険制度の種類　健康保険の保険料　健康保険の給付　健康保険の一部負担金と限度額　特定療養費制度と高度先進医療　介護保険制度について　保険給付の内容　施設・在宅サービスの種類　保険料を支払ったとき(生命保険料控除)　保険金を受け取ったとき　年間で10万円を超える医療費を支払ったとき(医療費控除)

《医療保険》

◇あなたの医療保険すぐに見直さないとアブナイ！ — 今のままでは入院しても保険金がおりない？　日本実業出版社　2010.1　112p　28cm (エスカルゴムック 262)　1200円　Ⓘ978-4-534-60262-6　Ⓝ339.47

◇挑む医師—国民皆保険制度を守れ！　西島英利著　東京書籍　2008.12　231p　20cm　1300円　Ⓘ978-4-487-80323-1　Ⓝ498.13
〔内容〕第1章 誇るべき国民皆保険制度　第2章 国会議員として, 精神科医として　第3章 うつ病は心の風邪　第4章 私たちと認知症

◇医療　唐鎌直義編, 工藤浩司, 末永睦子, 林泰則著　旬報社　2007.12　123p　21cm　(どうする！あなたの社会保障 1)　1300円　Ⓘ978-4-8451-1047-6　Ⓝ364.4
〔内容〕1 あなたと家族の健康を守る医療のシステム　2 活用！医療保険制度　3 医療をめぐる重大問題

◇医療保険・診療報酬制度　池上直己, 遠藤久夫編著　勁草書房　2005.3　272p　22cm　(講座医療経済・政策学 第2巻)　2900円　Ⓘ4-326-74832-X　Ⓝ364.4
〔内容〕第1章 わが国の医療保険制度の歴史と展開　第2章 診療報酬制度の理論と実際　第3章 わが国の診療報酬政策の展開と今日的課題　第4章 DRG(DPC)方式の機能性とPPSの経済的特徴　第5章 急性期以外の入院医療のための新たな支払方式　第6章 薬価の現状と課題　第7章 レセプト情報を用いた医療分析の可能性と限界　第8章 保険者機能強化論の経済・政策学　第9章 医療保険の給付範囲をめぐる論点

◇医療保険制度と年齢階層別にみた受診行動　内閣府政策統括官室(経済財政分析担当)　2006.6　5, 63p　30cm　(政策効果分析レポート no.20)　Ⓝ498.13

◇医療保険制度における外来受診適正化方策の効果分析　佐々木修, 郡司康幸著　Tokyo　内閣府経済社会総合研究所　2003.2　38p　30cm (ESRI調査レポート no.2)　Ⓝ498.13

◇医療保険制度における財政調整と財源負担に関する調査研究　平成18年度 中間報告書　健康保険組合連合会　2007.9　106p　30cm　Ⓝ364.4

◇医療保険制度における財政調整と財源負担に関する調査研究報告書　健康保険組合連合会　2008.3　205p　30cm　Ⓝ364.4

◇医療保険制度の安定的運営を図るための国民健康保険法等の一部を改正する法律案(内閣提出第28号) 参考資料 衆議院調査局厚生労働調査室 2010.3 112p 30cm 〈第174回国会 背のタイトル：医療保険制度の安定的運営を図るための国民健康保険法等の一部を改正する法律案 参考資料〉 Ⓝ364.4
◇医療保険制度の一元化と新たな医療制度改革 島添悟亨著 時事通信出版局 2010.5 322p 20cm 〈発売：時事通信社〉 2500円 Ⓘ978-4-7887-1061-0 Ⓝ498.13
[内容] 第1章 政権交代と後期高齢者医療制度の廃止 第2章 後期高齢者医療制度の教訓 第3章 医療制度改革の見直し 第4章 新たな高齢者医療制度と地域医療の実現 第5章 医療制度の一元化と新たな医療制度改革
◇医療保険で損をしたくないならこの1冊——はじめの一歩 三田村京著 自由国民社 2010.2 150p 21cm 1300円 Ⓘ978-4-426-10937-0 Ⓝ339.47
[内容] 第1章 なぜ医療保険が必要なのか(民間の医療保険が必要な理由—病気・ケガは絶対にしない、はありえない 今までの医療保障のありかた—添え物としての"医療保障"でいいのか 何歳まで医療保険があればいいのか—人生の最後を無保障で迎えたいですか？ 医療保険は、何歳で入ればトクか) 第2章 今ある医療保険のかたち(医療保険と「死亡保険金」—死亡保険金の役割を知っておこう 医療保険と「解約返戻金」—解約しない前提の保険だから、なぜ解約金があるのか 医療保険と「保障期間」—「金の切れ目が縁の切れ目」では困る 医療保険と「保険料支払い期間」 医療保険と「初期入院」 医療保険と「入院日額限度」 医療保険と「手術給付金」 医療保険と「先進医療」) 第3章 医療保険の選び方・使い方(医療保険は、簡単に入れると思うな一入り口が狭い保険が良い保険。だから告知が大事！ 医療保険を選ぶポイント—おさえるべき所をおさえる医療保険の使い方—まず保障内容を把握するのが一番 医療保険における保険料節約術 持病がある人のための医療保険 こんな医療保険には入らない方がよい 保険会社の選び方)
◇医療保険なんていりません！ 荻原博子著 洋泉社 2009.10 191p 18cm 〈新書y 224〉 740円 Ⓘ978-4-86248-430-7 Ⓝ339.47
◇医療保険に関する基礎資料 厚生労働省保険局調査課 2008.9 87p 30cm Ⓝ364.4
◇医療保険に関する基礎資料 厚生労働省保険局調査課 2009.1 89p 30cm Ⓝ364.4
◇医療保険に関する基礎資料 厚生労働省保険局調査課 2009.10 109p 30cm Ⓝ364.4
◇医療保険に関する基礎資料 厚生労働省保険局調査課 2010.12 79p 30cm Ⓝ364.4
◇医療保険に関する基礎資料 厚生労働省保険局調査課 2011.11 87p 30cm Ⓝ364.4
◇医療保険にだまされるな！—元世界NO.1保険セールスマンが警告！！ あなたは保険金をもらえない?！ 納寛文著 しののめ出版 2010.12 213p 19cm 〈発売：星雲社〉 1400円 Ⓘ978-4-434-14791-3 Ⓝ339.47
[内容] 第1章 保険会社の「不誠実」？—保障してもらえない事例 第2章 「不払い」の憂き目に遭わないためのチェック方法 (不払いが成り立たない

る医療保険のしくみ 不払いされにくい保険を選ぶには) 第3章 医療保険の選び方 第4章 医療保険の選び方(保険会社側が「参考資料」として用意したものは本当に適正か？ 医療保険に本当に必要な保険とは？)
◇医療保険の構造改革—平成18年改革の軌跡とポイント 栄畑潤著 法研 2007.2 283p 26cm 3500円 Ⓘ978-4-87954-649-4 Ⓝ364.4
[内容] 1 医療保険制度の現状と課題(医療保険制度の仕組みと特色 経済社会の変動と医療保険制度の課題) 2 平成18年医療保険制度改革の軌跡 3 平成18年医療保険制度改革のポイント(基本的方向 主要な改正事項) 4 関連資料(平成15年3月健康保険法等の一部を改正する法律附則第2条第2項の規定に基づく基本方針(医療保険制度体系及び診療報酬体系に関する基本方針について) 平成16年12月いわゆる「混合診療」問題に係る基本的合意 ほか)
◇医療保険のことがなんでもわかる本 井戸美枝著 日本実業出版社 2008.9 166p 21cm 1400円 Ⓘ978-4-534-04427-3 Ⓝ339.47
[内容] 1 医療費と医療サービスの素朴な疑問を解決！ 2 医療保険の給付と届出・手続きのしかた 3 医療費の準備と民間医療保険の活用のしかた
◇医療保険は入ってはいけない！—うまい広告コピーに騙されるな！ 内藤眞弓著 ダイヤモンド社 2006.7 184p 19cm 1429円 Ⓘ4-478-60051-1 Ⓝ339.47
[内容] プロローグ あなたの医療保険、実は必要ありません！ 第1章 「かかる医療費」と「かける医療費」は違う！ 第2章 公的医療保障を使い切る！ 第3章 民間医療保険の限界と弱点を知ろう 第4章 それでも入るならここをチェック！ 第5章 大きな勘違いをしていませんか？ 第6章 ケーススタディ 「あなたにあった医療保険はコレ！」
◇医療保険は入ってはいけない！ 内藤眞弓著 新版 ダイヤモンド社 2010.1 197p 19cm 1429円 Ⓘ978-4-478-01183-6 Ⓝ339.47
[内容] プロローグ あなたの医療保険、必要ありません 第1章 大きすぎる期待が落胆につながる民間医療保険 第2章 ここが変！民間医療保険のセールストークにだまされるな 第3章 民間医療保険の限界を知ろう 第4章 それでも入るならコレ！ 第5章 ケーススタディ10のケースで知るあなたが入ってもいい保険とは？
◇がん保険を疑え！—保険会社が教えてくれない「あなたの損得」 後田亨著 ダイヤモンド社 2011.8 204p 19cm 1300円 Ⓘ978-4-478-01659-6 Ⓝ339.47
[内容] 第1章 「がん保険」は霊感商法に似ている？ 第2章 あまりにも情報開示が遅れている 第3章 「がん保険」の保険料は異様に高い！? 第4章 3つの「がん保険」の価格を検証する 第5章 そもそも「がん」に罹るといくらお金が必要か？ 第6章 それでも「がん保険」に入るなら(1)—がん保険選びの3つのポイント 第7章 それでも「がん保険」に入るなら(2)—しいておすすめ5つのがん保険 第8章 すべての疑問に答える「がん保険」Q&A 第9章 本書への想定される「反論」に反論します 終章 保険会社の志はどこへ？
◇国の補助金等の整理及び合理化等に伴う国民健康保険法等の一部を改正する法律案(内閣提出第8号) 参考資料 衆議院調査局厚生労働調査室 2005.3 139p 30cm 〈第162回国会 背のタイ

◇警鐘!　漢方保険診療　秋葉哲也, 中村常太郎著　源草社　2010.10　175p　19cm　1800円　①978-4-906668-78-6　Ⓝ364.4
　[内容] 第1章 漢方と保険、現実と課題 (審査の動向が問いかける問題とは　紙上討論―問題レセプトの実例　併用の問題例―国保の再審査請求例から　投与期間の問題を考える)　第2章 時代からとらえなおす漢方と保険 (漢方保険診療の歴史が指し示すもの　爆発的な普及と国民の選択)　第3章 漢方の覚悟 (漢方を使えることの意義を問う　薬の効きめのわかる使い方　将来像は描けるのか?)
◇健康保険ガイドブック　サンライフ企画制作　サンライフ企画　2005.11　17p　30cm　250円　①4-921086-71-0
　[内容] 医療保険制度のあらまし　退職者医療制度　老人保健制度　健康保険に加入する人　健康保険のしくみ　こんなときはこんな届出を　健康保険の給付　病気やケガで診療を受けるとき (療養の給付・家族療養費)　入院したときの食事の費用 (入院時食事療養費・家族療養費)　在宅で訪問看護を受けるとき (訪問看護療養費・家族訪問看護療養費)　[ほか]
◇健康保険基本法令集―平成15年4月版　法研　2003.4　798p　21cm　3000円　Ⓝ364.4
◇健康保険制度のしくみ―政府管掌健康保険　社会保険制度編集委員会編　横浜　健康と年金出版社　2004.3　52p　26cm　600円　①4-901354-09-4
　[内容] 第1章 総説　第2章 被保険者及び被扶養者　第3章 標準報酬月額及び標準賞与額　第4章 費用の負担　第5章 保険給付　第6章 日雇特例被保険者　第7章 雑則　第8章 審査請求　第9章 老人保健制度
◇健康保険制度のしくみ―政府管掌健康保険　平成16年版　健康保険制度編集委員会編　横浜　健康と年金出版社　2004.3　52p　26cm　600円　①4-901354-06-X　Ⓝ364.4
◇健康保険と厚生年金保険のしくみQ&A　平成22年度版　年友企画　2010.6　35p　30cm　381円　①978-4-8230-3019-2　Ⓝ364.4
◇健康保険と厚生年金保険のしくみQ&A　平成23年度版　年友企画　2011.5　35p　30cm　381円　①978-4-8230-3020-8　Ⓝ364.4
◇健康保険と厚生年金保険の話と実務―おもしろくてよくわかる　池田悦子著　日本法令　2003.10　266p　21cm　2000円　①4-539-71870-3　Ⓝ364.4
　[内容] 第1章 社会保険とは　第2章 健康保険の給付　第3章 厚生年金保険の給付等　第4章 様式記載例 (健康保険　厚生年金保険)
◇健康保険のしくみ―制度のすべてがよくわかる　社会保険制度編集委員会編　横浜　健康と年金出版社　2006.10　62p　26cm　800円　①4-901354-19-1　Ⓝ364.4
　[内容] 第1章 総説　第2章 被保険者及び被扶養者　第3章 標準報酬月額及び標準賞与額　第4章 費用の負担　第5章 保険給付　第6章 日雇特例 (法第3条第2項) 被保険者　第7章 雑則　第8章 審査請求　第9章 健康保険組合制度　第10章 老人保健制度 (平成20年度から後期高齢者医療制度に全面改定)

◇健康保険のしくみ　横浜　健康と年金出版社　2010.9　130p　21cm　940円　①978-4-901354-39-4　Ⓝ364.4
　[内容] 総説　被保険者及び被扶養者　標準報酬月額及び標準賞与額　費用の負担　保険給付　被保険者 雑則　審査請求　健康保険組合制度　共済組合制度　後期高齢者医療制度　健康保険と公費医療
◇健康保険のてびき　社会保険研究所　2007.6　84p　21cm　500円　①978-4-7894-2120-1　Ⓝ364.4
◇健康保険被扶養者認定Q&A　廣部正義編　横浜　健康と年金出版社　2009.9　150p　21cm　1000円　①978-4-901354-34-9　Ⓝ364.4
　[内容] 医療保険制度の財源負担と被扶養者制度　被扶養者認定の基本事項　被扶養者制度及び被扶養者の範囲　被扶養者 (異動) 届に添付する書類 (証明書) について　認定基準の具体的取扱い (運用) について　高齢者医療制度と被扶養者認定　被扶養者認定に関する通知について　関連法律・資料
◇健康保険扶養者認定Q&A―100問100答事例集　横浜　健康と年金出版社　2006.10　46p　30cm　750円　①4-901354-20-5
　[内容] 被扶養者認定参考事項　被扶養者制度及び被扶養者の範囲　被扶養者 (異動) 届に添付する書類 (証明書) について　被扶養者認定基準の具体的取扱 (運用) について　被扶養者認定に関する通達について
◇健康保険法総覧　川上雪彦編　平成19年4月版　社会保険研究所　2007.7　1127p　21cm　4800円　①978-4-7894-2101-0　Ⓝ364.4
◇健康保険法等の一部を改正する法律案 (内閣提出第37号) 参考資料　衆議院調査局厚生労働調査室　2006.3　273p　30cm 〈第164回国会〉　Ⓝ364.4
◇健康保険法の解釈と運用　第11版　法研　2003.3　1冊　22cm　12381円　Ⓝ364.4
◇健保連六十年の歩み　健康保険組合連合会編　健康保険組合連合会　2004.3　677p　26cm　Ⓝ364.4
◇公的医療保険の給付範囲―比較法を手がかりとした基礎的考察　笠木映里著　有斐閣　2008.3　321p　22cm (九州大学法学叢書 2)　6200円　①978-4-641-14388-3　Ⓝ364.4
◇公的医療保険の財源について　日医総研　2010.5　36p　30cm (日本医師会総合政策研究機構ワーキングペーパー no.214　日医総研ワーキングペーパー)　Ⓝ364.4
◇公法人"協会けんぽ"が動き出す―後期高齢者医療構造につづく医療構造改革　安達智則編著　東京自治問題研究所　2009.5　127p　26cm　1429円　①978-4-902483-10-9　Ⓝ364.4
　[内容] 1章 構造改革のなかの協会けんぽ (フーテンの寅「労働者諸君、医療保険は貧しいな」「協会けんぽ」は、公法人「構造改革」の代表格　厚生省はGHQ・都道府県案に抗し政管健保を作った　健康保険の財政分析―財政問題にまどわされるな　中小企業の社会保障はどうなっているのだろうか?　遠ざかる政府―公法人の活用による「都道府県」再編)　2章「協会けんぽ」とは何か (「今そこにある危機」―国民皆保険制度は維持できるか?　日本の医療保険制度のしくみ　協会けんぽ―そのしくみと問題点　国民参加の後退と分断統治の促進)　3章 図表で読み解く「協会けんぽ」(保険料率の調整方式にみる

新自由主義　地方で際だつ「協会けんぽ」の存在感　組合健保と協会けんぽの項目　「生活習慣病」の神話　すすまない生活習慣病健診の普及）　おわりに　公法人"協会けんぽ"の問題とその対応

◇国保広域化でいのちは守れない―提言国民皆保険の土台、顔の見える市町村国保再生へ　寺内順子, 寺越博之, 平澤章編　京都　かもがわ出版　2010.11　159p　21cm　1500円　①978-4-7803-0394-0　Ⓝ364.4
内容　第1章 国保広域化は何を狙うのか―なぜ市町村国保でなければいのちは守れないのか　第2章 高すぎる国民健康保険料と国保等の広域化　第3章 社会保障運動は国保をどう充実してきたか　第4章 国民健康保険の歴史―市町村国保はいかにつくられたのか（戦前から一九五八年新国保法まで―国民医療を守ろうとしてきた自治体の歴史　新国民健康保険法成立ての背景）　第5章 提言・住民の健康とくらしを守る国保へ―国民皆保険の土台、顔の見える市町村国保再生へ―（国庫負担の増額と改革―国保料（税）を抜本的に引き下げる　だれもが払える国保料（税）に改革する　ほか　資料・平成20年度全国市町村国保会計収支

◇国保の危機は本当か？―作られた赤字の理由を知るために　寺内順子, 国保会計研究会著　大阪　日本機関紙出版センター　2011.12　165p　21cm　1429円　①978-4-88900-876-0　Ⓝ364.4
内容　序章 いまなぜ「国会計の本」なのか？　第1章 国保財政の基本的な仕組みと収支の費目　第2章 国保財政はなぜこんなに複雑になったのか―国保制度の歴史と財政難の根本原因　第3章 国保財政の現状と住民運動の課題―"取り立て機関"への変質か、本当の国保再建か　第4章 実践編1 わが町の国保会計を分析するために　第5章 実践編2 市町村国保会計を分析してみる　終章 国保の本当の「危機」を打開するために　資料 2009年度全国市町村国保会計収支決算

◇国保はどこへ向かうのか―再生への道をさぐる　芝田英昭編著, 尾崎詩, 岩下明夫著　新日本出版社　2010.3　197p　19cm　1500円　①978-4-406-05345-7　Ⓝ364.4
内容　1 崩壊の危機にあえぐ国保　2 ルポ病院にかかれない人々―国保は患者を救えるか（無保険という現実　見えはじめた支援の輪）　3 口腔健康破壊にみる経済格差　4 国保受難の時代を乗り越えて―再生への提案

◇国民皆保険オーラル・ヒストリー―報告書　1 幸田正孝―元厚生省事務次官　幸田正孝述, 印南一路, 中静未知, 清水唯一朗インタビュアー　医療経済研究機構・社会保険福祉協会医療経済研究機構　2011.3　158p　30cm　〈平成21・22年度医療経済研究機構自主研究事業〉　Ⓝ364.4

◇国民皆保険が危ない　山岡淳一郎著　平凡社　2011.8　215p　18cm　（平凡社新書 599）　720円　①978-4-582-85599-9　Ⓝ364.4
内容　プロローグ―国民皆保険五〇年　第1章 世界に冠たる日本の皆保険？　第2章 貧困という「内」なる危機　第3章 医療を突き崩すのは誰か―国際化という「外」からの圧力　第4章 国民皆保険へのけわしい道のり　第5章 医療の「公平さ」と「先進性」をどう両立するか

◇国民皆保険50周年～その未来に向けて―平成22年度医療政策シンポジウム　日本医師会　2011.5　88p　26cm　〈会期・会場：平成23年2月2日 日本医師会館大講堂〉　Ⓝ364.4
内容　講演（韓国医療の光と影（文太俊述）　医療への市場原理導入論の30年（二木立述）　皆保険50年の軌跡と我々が次世代に残した未来（権丈善一述）　医療危機を乗り越えるために（田中秀一述）　日本の医療費水準と財源を考える（遠藤久夫述））

◇国民皆保険制度を考える　岩瀬俊郎著　本の泉社　2004.10　155p　22cm　1905円　①4-88023-863-5　Ⓝ364.4
内容　第1章 国民皆保険制度の歩み　第2章 市場原理の原理的批判　第3章 医療サービスの経済的得性　第4章 いま医療における個人の背景を考える　第6章 社会保障制度の統一を目指して

◇国民皆保険制度の崩壊を止めるために―患者一部（窓口）負担割合引き下げ等の検討　日医総研　2009.5　15p　30cm　（日本医師会総合政策研究機構ワーキングペーパー no.190　日医総研ワーキングペーパー）　Ⓝ364.4

◇国民皆保険の時代―1960,70年代の生活と医療　新村拓著　法政大学出版局　2011.11　259,4p　20cm　2800円　①978-4-588-31211-3　Ⓝ498.13
内容　第1章 国民皆保険への途　第2章 国民皆保険が進める医療の社会化　第3章 医療を支える仕組みの変化　第4章 変貌する社会のなかでの保険医療　第5章 薬好きと名づけ医療のはざま　第6章 結核から成人病（生活習慣病）の時代へ　第7章 医療施設からみた高度経済成長期　第8章 変化する開業医と患者の関係　第9章 社会的関心が高まった高齢者の医療と介護　第10章 増えつづける医療費の重圧　第11章 注視される医療倫理と医師患者関係の転換

◇国民皆保険はまだ救える―崩れ去る「公助」「共助」から「自衛」の時代へ　川渕孝一著　自由工房　2011.11　278p　19cm　1800円　①978-4-901450-12-6　Ⓝ498.13
内容　第1章 日本の医療が危ない―増幅する医療不信　第2章 どうして医療改革は進まないのか―官僚は臨床現場がわからない　第3章 政権交代でわが国の医療はよくなったのか―口先だけの政治主導　第4章 日本の医療はどうしたらよいのか―抜本改革などありえない

◇国民健康保険　結城康博著　岩波書店　2010.7　62p　21cm　（岩波ブックレット no.787）　500円　①978-4-00-270877-7　Ⓝ364.4
内容　第1章 保険証一枚で医療サービスが受けられる　第2章 保険料の高騰とその滞納問題　第3章 国民健康保険制度の役割変容　第4章 後期高齢者医療制度と市町村国保の関係　第5章 国民皆保険を守れるのか

◇国民健康保険関係法令例規集　平成15年度　法研　2004.3　1771p　22cm　4600円　Ⓝ364.4

◇国民健康保険関係法令例規集　平成17年版　法研　2005.5　1840p　22cm　4800円　Ⓝ364.4

◇国民健康保険関係法令例規集　平成19年版　法研　2007.1　1923p　22cm　4900円　Ⓝ364.4

◇国民健康保険関係法令例規集　平成20年版　法研　2008.6　2181p　22cm　5400円　Ⓝ364.4

◇国民健康保険関係法令例規集　平成21年版　法研　2009.7　2343p　22cm　5800円　Ⓝ364.4

◇国民健康保険関係法令例規集　平成22年版　法研　2010.7　2441p　22cm　6500円　Ⓘ364.4

◇国民健康保険基本通知集—平成15年3月31日現在　増補改訂第5版　厚生出版社　2003.11　96,2827,117p　22cm　12000円　Ⓘ4-905981-57-3　Ⓝ364.4

◇国民健康保険・国民年金・老健・後期高齢者医療・福祉医療事業概要　平成23年度　平成22年度実績　小牧市健康福祉部保険年金課編　小牧　愛知県小牧市　2012.3　141p　30cm　Ⓝ364.4

◇国民健康保険七十年史　国民健康保険七十年史編集委員会編　国民健康保険中央会　2009.8　841p　22cm　Ⓝ364.4

◇国民健康保険の創設と筑前（宗像・鞍手）の定礼—日本における医療扶助活動の源流を探る　宮下和裕著　自治体研究社　2006.7　111p　21cm　1000円　Ⓘ4-88037-462-8　Ⓝ364.4

◇国民健康保険の保険者—制度創設から市町村公営までの制度論的考察　新田秀樹著　信山社　2009.4　308p　23cm　（学術選書 26　社会保障法）　6800円　Ⓘ978-4-7972-5426-6　Ⓝ364.4

◇国民健康保険法の一部を改正する法律案（内閣提出第19号）参考資料　衆議院調査局厚生労働調査室　2012.3　54p　30cm　〈第180回国会　背のタイトル：国民健康保険法の一部を改正する法律案参考資料〉　Ⓝ364.4

◇これでわかる医療保険制度Q&A　植村尚史監修，ミズ総合企画編著　京都　ミネルヴァ書房　2006.10　108,25p　21cm　（シリーズ・暮らしを支える福祉の制度 5）　2000円　Ⓘ4-623-04686-9　Ⓝ364.4

内容　1章 医療保険の仕組みはどうなっているの　2章 医療にはどんなお金がかかるのか　3章 これから医療保険はこう変わる　4章 お年寄りの医療制度はこう変わる　5章 医療制度改革で変わる病院　資料編

◇最新医療保険の基本と仕組みがよ〜くわかる本—医療制度改革関連法に対応！　北村庄吾著　秀和システム　2006.12　235p　21cm　（図解入門ビジネス）　1600円　Ⓘ4-7980-1526-1　Ⓝ364.4

内容　第1章 医療保険の基礎知識　第2章 日本の医療保険制度の歩み　第3章 なぜ、医療制度改革が必要なのか　第4章 医療保険改正の内容をみる　第5章 健康保険の仕組はどうなる　第6章 高齢者医療制度はどうなる　第7章 健康保険の登場人物　第8章 保険料はどうやって決まる？　第9章 どんなときに保険がきく？　第10章 健康保険の財源は何？　第11章 民間の医療保険はどんな内容？

◇持続可能な医療保険制度をめざして—ISSAイニシアティブ日本プロジェクト　国際共同研究医療経済研究機構，健康保険組合連合会編　法研　2006.3　469p　21cm　3500円　Ⓘ4-87954-592-9　Ⓝ498.13

内容　国際シンポジウム　比較研究 フランス、ドイツ、日本およびオランダにおける医療保険制度に関する戦略　国際共同研究・各国レポート（フランスにおける医療保険制度に関する戦略　ドイツにおける医療保険制度に関する戦略　日本における医療保険制度に関する戦略　オランダにおける医療保険制度に関する戦略）

◇知っておきたい健康保険と厚生年金保険のしくみQ&A　平成17年度版　年友企画　2005.4　31p　30cm　350円　Ⓘ4-8230-3015-X　Ⓝ498.13

◇社会保険六法　平成15年版 医療保険編　全国社会保険協会連合会　2003.3　2191p　22cm　Ⓝ364.3

◇社会保険六法　平成16年版 医療保険編　全国社会保険協会連合会　2004.3　2175p　22cm　Ⓝ364.3

◇社会保険六法　平成17年版 医療保険編　全国社会保険協会連合会　2005.3　2000p　22cm　Ⓘ4-915398-00-5　Ⓝ364.3

◇社会保険六法　平成18年版 医療保険編　全国社会保険協会連合会　2006.3　1936p　22cm　6667円　Ⓘ4-915398-02-1　Ⓝ364.3

◇社会保険六法　平成19年版 医療保険編　全国社会保険協会連合会　2007.3　2327p　22cm　6667円　Ⓘ4-915398-07-0　Ⓝ364.3

内容　第1編 行政組織・財務関係等　第2編 健康保険関係　第3編 国民健康保険関係　第4編 老人保健関係　第5編 介護保険関係　第6編 船員保険関係　第7編 労働者災害補償保険関係　第8編 雇用保険関係

◇社会保険六法　平成20年版 医療保険編　全国社会保険協会連合会　2008.3　2冊　21cm　全6667円　Ⓘ978-4-915398-11-7　Ⓝ364.3

◇社会保険六法　平成23年版 医療保険編　上巻　全国社会保険協会連合会　2011.7　1315p　21cm　Ⓘ978-4-915398-23-0, 978-4-915398-22-3　Ⓝ364.3

◇社会保険六法　平成23年版 医療保険編　下巻　全国社会保険協会連合会　2011.7　p1321-2730　21cm　Ⓘ978-4-915398-24-7, 978-4-915398-22-3　Ⓝ364.3

◇社会保険六法 医療保険編　平成21年版　全国社会保険協会連合会　2009.3　2冊（セット）　21cm　7619円　Ⓘ978-4-915398-17-9

内容　上巻（行政組織・財務関係等　健康保険関係　国民健康保険関係　高齢者医療関係）　下巻（介護保険関係　船員保険関係　労働者災害補償保険関係　雇用保険関係）

◇社会保障における医療のあり方に関する意識調査報告書　〔大阪〕　大阪府医師会　2006.3　192,16p　30cm　Ⓝ498.13

◇10年後、あなたは病気になると家を失う—国民皆保険崩壊の真実　津田光夫, 馬場淳, 三浦清春, 寺尾正之著　日本経済新聞出版社　2009.4　206p　20cm　1700円　Ⓘ978-4-532-49049-2　Ⓝ364.4

内容　第1章 病める国民健康保険　第2章 後期高齢者医療制度の問題点　第3章 産業競争力をも蝕むアメリカの医療モデル　第4章 絶対数が足りない医師不足の現状　第5章 病院を取り巻く問題　第6章 日本の医療費は高くない

◇新時代に生きる医療保険制度—持続への改革論　西田在賢著　薬事日報社　2004.4　224p　20cm　〈執筆：橋本英樹ほか〉　2400円　Ⓘ4-8408-0783-3　Ⓝ364.7

◇「図解」医療保険の改正早わかりガイド　井戸美枝著　日本実業出版社　2006.3　158p　21cm　1400円　①4-534-04034-2　Ⓝ364.4
　内容　1 医療保険の制度改革で何がどう変わるのか　2 知っておきたい医療保険のしくみ　3 おさえておきたい民間医療保険のしくみ
◇すぐに役立つ医療保険と公的年金のしくみと手続き―最新版　森本幸人監修　三修社　2011.8　247p　21cm　1800円　①978-4-384-04424-9　Ⓝ339.4
　内容　第1章 保険の全体像　第2章 生命保険・個人年金のしくみ　第3章 保険の選び方・入り方　第4章 契約のしくみと税金の知識　第5章 医療保険・医療特約のしくみ　第6章 健康保険のしくみと手続き　第7章 年金のしくみと手続き
◇すぐわかる制度のほん医療保険　大野大平監修　改訂第2版　セールス手帖社保険FPS研究所　2008.3　25p　21cm　300円　①978-4-86254-033-1　Ⓝ339.4
◇すぐわかる制度のほん医療保険　改訂第4版　セールス手帖社保険FPS研究所　2010.6　25p　21cm　300円　①978-4-86254-110-9　Ⓝ339.4
◇すぐわかる制度のほん医療保険　第5版　セールス手帖社保険FPS研究所　2011.4　25p　21cm　350円　①978-4-86254-126-0　Ⓝ339.4
◇政管健保の国庫負担「肩代わり」を取り巻く問題　日医総研　2007.12　18p　30cm　（日本医師会総合政策研究機構ワーキングペーパー no.155　日医総研ワーキングペーパー）　Ⓝ364.4
◇政府管掌健康保険現金給付受給者状況調査報告　平成16年度　社会保険庁　〔2005〕　141p　30cm　Ⓝ364.4
◇政府管掌健康保険現金給付受給者状況調査報告　平成17年度　社会保険庁　〔2006〕　141p　30cm　Ⓝ364.4
◇政府管掌健康保険現金給付受給者状況調査報告　平成18年度　社会保険庁　〔2007〕　143p　30cm　Ⓝ364.4
◇全国保険者番号簿　平成17年6月版　医事様式編纂　サンライズ　2005.6　1冊　26cm　9048円　①4-901509-33-0　Ⓝ364.4
◇全国保険者番号簿　2006年6月版　医事様式編纂　サンライズ　2006.6　1冊　26cm　9048円　①4-901509-34-9　Ⓝ364.4
◇全国保険者番号簿　2007年6月版　医事様式編纂　サンライズ　2007.6　1冊　26cm　9048円　①978-4-901509-35-0　Ⓝ364.4
◇全国保険者番号簿　2008年6月版　医事様式編纂　サンライズ　2008.6　1冊　26cm　9048円　①978-4-901509-36-7　Ⓝ364.4
◇全国保険者番号簿　2009年6月版　医事様式編纂　サンライズ　2009.6　1冊　26cm　9048円　①978-4-901509-37-4　Ⓝ364.4
◇全国保険者番号簿　2010年6月版　医事様式編纂　サンライズ　2010.6　1冊　26cm　9048円　①978-4-901509-38-1　Ⓝ364.4
◇全国保険者番号簿　2011年6月版　医事様式編纂　サンライズ　2011.6　1冊　26cm　9048円　①978-4-901509-39-8　Ⓝ364.4

◇そうだったのか！「医療保険」の本当のところ―保険会社はここを教えてくれない　佐藤立志著　光文社　2005.10　215p　19cm　1000円　①4-334-97490-2　Ⓝ339.47
　内容　プロローグ 宣伝ラッシュに惑わされない　1 医療保険の"本質"を知ろう　2 医療保険の"落とし穴"を検証する　3 あなたの"最適"を選ぶ
◇誰でもわかる医療保険　全国消費生活相談員協会　（製作・発売）　2006.2　80p　30cm　（ブックレットシリーズ 64）　600円　Ⓝ339.47
◇「電話相談110番」「生命保険会社・損害保険会社の医療保険110番」報告書　平成17年度　全国消費生活相談員協会　2006.3　30p　30cm　〈奥付のタイトル：電話相談「生命保険会社・損害保険会社の医療保険110番」報告書〉　300円　Ⓝ339.47
◇なんで損する？ 生命保険・医療保険―プロが教える「いらない保険の判断法」　藤原龍雄著　三五館　2007.7　101p　21cm　1100円　①978-4-88320-395-6　Ⓝ339.4
　内容　第1章 本当にその生命保険・医療保険で大丈夫？　第2章 これが生保の「騙しのテクニック」　第3章 あなたの金銭感覚、間違っていませんか？　第4章 生命保険会社の「裏」の読み方　第5章 あなたの生活力にあった生保・医療保険の選び方　第6章 保険のプロが教える「あなたを守るためのケース別保険術」
◇日本医療保険制度史　吉原健二, 和田勝著　増補改訂版　東洋経済新報社　2008.12　904, 6p　22cm　12000円　①978-4-492-70122-5　Ⓝ364.4
　内容　第1部 明治、大正から昭和の終戦までの時代―制度の創設と拡充　第2部 終戦から高度成長の時代―制度の再建と発展　第3部 石油危機から昭和の終わりまでの時代―制度の調整と抑制　第4部 平成の時代―制度の構造改革（激変と混迷の平成時代　医療保険の構造改革を促した要因（供給と利用をめぐる問題）ほか）
◇日本の医療保険 ―Q&Aでわかる医療費節減に役立つ知識　木村辰男著　保健同人社　2005.9　155p　19cm　1429円　①4-8327-0299-8　Ⓝ364.4
　内容　第1部 医療保険制度の基礎知識　第2部 医療保険の仕組みQ&A　第3部 70歳以上の人が入院する場合―給付と手続き　巻末資料
◇日本の医療保険制度と財政問題　川瀬晃弘著　三菱経済研究所　2010.3　47p　21cm　1000円　①978-4-943852-31-5　Ⓝ364.4
　内容　第1章 医療保健制度の現状（加入制度　保険料　公費　保険給付と自己負担）　第2章 医療保険政策の変遷（戦前の医療保険　戦後の医療保険　医療費と医療需要　高齢化への対応　医療費抑制政策への転換）　第3章 医療費の現状（国民医療費の現状　高齢化と老人医療費　医療費高騰の要因　医療費の分析）　第4章 高齢化と医療費に関する国際比較（高齢化の国際比較　医療費の国際比較　高齢化と医療費の関係　医療支出の将来に関する国際比較）
◇日本の医療保険制度と費用負担　小松秀和著　京都　ミネルヴァ書房　2005.4　146p　22cm　（Minerva社会福祉叢書 13）　3500円　①4-623-04408-4　Ⓝ364.4
　内容　第1章 日本の医療保険制度　第2章 医療保険制度間の保険料負担格差　第3章 国民健康保険にお

ける保険料負担格差　第4章 被用者保険における制度内扶養　第5章 老人保健制度における医療費負担　第6章 医療制度改革に向けて

◇販売員も知らない医療保険の確率　永田宏著　光文社　2007.2　235p　19cm　(Kobunsha paperbacks business 2)　952円　Ⓘ978-4-334-93403-3　Ⓝ339.47
[内容] 第1章 保険は確率　第2章 医療保険の仕組み　第3章 入院する確率—あなたが実際に入院する確率　第4章 入院日数の確率—あなたが1回の入院で何日間入っているかの確率　第5章 手術の確率—あなたの受ける手術が給付対象のものである確率　第6章 医療保険制度の確率—入院1回あたりの費用ともらえる給付金の確率　第7章 死ぬ確率—あなたがいつ死ぬかという確率　第8章 確率に基づいた「損得」の計算

◇保険者、公費負担番号・記号表　平成16年4月版　メディカルデータ編　社会保険研究所　2004.5　555p　26cm　7600円　Ⓘ4-7894-1465-5　Ⓝ364.4

◇保険者、公費負担番号・記号表　平成17年4月版　社会保険研究所調査室編　社会保険研究所　2005.5　497p　26cm　(付属資料：追補1枚)　7600円　Ⓘ4-7894-1466-3　Ⓝ364.4

◇保険者、公費負担番号・記号表　平成18年4月版　社会保険研究所調査室編　社会保険研究所　2006.5　461p　26cm　7600円　Ⓘ4-7894-1710-7　Ⓝ364.4

◇保険者、公費負担番号・記号表　平成19年4月版　社会保険研究所調査室編　社会保険研究所　2007.5　480p　26cm　7600円　Ⓘ978-4-7894-1711-2　Ⓝ364.4

◇保険者、公費負担番号・記号表　平成20年4月版　社会保険研究所調査室編　社会保険研究所　2008.5　565p　26cm　7600円　Ⓘ978-4-7894-1712-9　Ⓝ364.4

◇保険者、公費負担番号・記号表　平成21年4月版　社会保険研究所調査室編　社会保険研究所　2009.5　547p　26cm　7600円　Ⓘ978-4-7894-1713-6　Ⓝ364.4

◇保険者、公費負担番号・記号表　平成22年4月版　社会保険研究所調査室編　社会保険研究所　2010.5　519p　26cm　7600円　Ⓘ978-4-7894-1714-3　Ⓝ364.4

◇民間医療保険の戦略と課題　堀田一吉編著　勁草書房　2006.6　256p　22cm　2800円　Ⓘ4-326-50280-0　Ⓝ339.47
[内容] 序章 本書の目的と構成　第1章 公的医療保障と国民生活　第2章 医療保険の経済的特徴　第3章 医療保険への消費者ニーズと民間医療保険市場　第4章 医療保険をめぐる商品開発の動向　第5章 医療保険をめぐるアンダーライティングの諸課題　第6章 医療技術の進歩と民間医療保険　第7章 医療保険をめぐる経営battle戦略とビジネスモデル　第8章 医療保険におけるリスク管理の課題　第9章 医療保障における民間医療保険の課題

◇目で見る医療保険白書—医療保障の現状と課題　平成16年版　医療保険制度研究会編　ぎょうせい　2004.3　198p　21cm　2000円　Ⓘ4-324-07348-1
[内容] 第1部 国民医療費（国民医療費の推移と構造　医療費の増加要因　国民医療費の今後の動向）　第2部 医療保険制度（医療保険制度の現状　医療保険の財政状況、保険料と国庫負担　医療保険をとりまく諸問題）　第3部 保険医療機関と診療報酬　（保険医療機関・保険医制度　診療報酬制度　審査・支払制度）

◇目で見る医療保険白書—医療保障の現状と課題　平成17年版　医療保険制度研究会編　ぎょうせい　2005.7　212p　21cm　2000円　Ⓘ4-324-07732-0
[内容] 第1部 国民医療費（国民医療費の推移と構造　医療費の増加要因　国民医療費の今後の動向）　第2部 医療保険制度（医療保険制度の現状　医療保険の財政状況、保険料と国庫負担　医療保険をとりまく諸問題）　第3部 保険医療機関と診療報酬（保険医療機関・保険医制度　診療報酬制度　審査・支払制度）

◇薬剤師と医療保険　漆畑稔監修　エルゼビア・ジャパン　2006.9　118p　29cm　2500円　Ⓘ4-86034-575-4　Ⓝ364.4
[内容] 1 平成18年度診療報酬改定のポイント（薬局薬剤師業務　病院薬剤師業務）　2 医療保険と介護保険（医療保険と介護保険のすみわけ）　3 薬剤師と医療保険のかかわり（医療にかかわる法の仕組み　保険医療の仕組み　保健診療のルール）　4 業務と算定のポイント（薬局薬剤師業務　病院薬剤師業務）　5 これからの薬剤師業務に関係する制度の今後（薬局薬剤師業務　病院薬剤師業務）

◇わが国の医療保険制度　竹下昌三著　岡山　大学教育出版　2003.9　191p　21cm　2000円　Ⓘ4-88730-533-8　Ⓝ364.4

◇わが国の医療保険制度　竹下昌三著　新版　岡山　大学教育出版　2004.10　194p　22cm　2000円　Ⓘ4-88730-591-5　Ⓝ364.4
[内容] 第1章 診療報酬点数表の仕組み　第2章 薬価基準制度　第3章 医薬分業　第4章 高齢化社会と老人医療　第5章 急性期医療　第6章 外来医療の役割分担　第7章 かかりつけ医制度　第8章 卒後臨床研修制度　第9章 特定機能病院と医学部附属病院

◇わが国の医療保険制度　竹下昌三著　第3版　岡山　大学教育出版　2006.10　234p　22cm　2100円　Ⓘ4-88730-721-7　Ⓝ364.4

《介護保険》

◇新しい介護保険制度Q&A —平成17年改正法の要点　介護保険研究会監修　中央法規出版　2006.9　201p　26cm　2800円　Ⓘ4-8058-4642-9　Ⓝ364.4
[内容] 第1編 介護保険制度見直しの概要（介護保険制度見直しの背景　介護保険制度見直しの概要）　第2編 改正のポイントQ&A（予防重視型システムへの転換　新たなサービス体系の確立　サービスの質の向上　負担の在り方・制度運営の見直し）　第3編 資料

◇新しい介護保険Q&A —2006年4月改正　阿部崇著　じほう　2005.11　129p　21cm　1800円　Ⓘ4-8407-3497-6　Ⓝ364.4
[内容] 序章 介護保険制度改正のポイント—3つの理念と5つの柱　第1章 「地域」が主役の新しいサービス—新たなサービス体系の確立　第2章 介護保険も予防の時代へ—予防重視型システムへの転換　第3章 施設サービスの負担が変わる—施設給付の見直し　第4章 QOLのためのQOS (quality of service)

―サービスの質の向上　第5章 制度運営の修正―負担のあり方と制度運営の見直し　付録

◇新しい介護保険Q&A　2007　阿部崇　じほう　2007.4　127p　21cm　1800円　①978-4-8407-3731-9　Ⓝ364.4
内容　序章 介護保険制度改正のポイント―3つの理念と5つの柱　第1章 制度改正を具体化する介護報酬改定―2006年4月改定の全体像　第2章「地域」が主役の新しいサービス体系の確立　第3章 介護保険も予防の時代へ―予防重視型システムへの転換　第4章 施設サービスの負担が変わる―施設給付の見直し（2005年10月改定）　第5章 QOLのためのQOS(quality of service)―サービスの質の向上　第6章 制度運営の修正―負担のあり方と制度運営の見直し

◇医業・介護事業者のための新しい介護保険制度と経営対応策　海来美鶴, 内藤博次編著　TKC出版　2005.8　277p　26cm　3400円　①4-924947-48-2　Ⓝ364.4
内容　第1章 介護保険制度の現状と課題　第2章 改正介護保険法のポイント　第3章 病医院・介護事業者の経営対応策

◇おかしいよ！改正介護保険　市民福祉情報オフィス・ハスカップ編　現代書館　2006.3　258p　19cm　1800円　①4-7684-3456-8　Ⓝ364.4
内容　第1部 おかしいよ！介護保険　第2部 おかしいよ！介護予防　第3部 おかしいよ！地域密着型サービス（大丈夫？ 小規模多機能型居宅介護　幻想を捨て、地域にあったしくみづくりと人づくりを）　第4部 おかしいよ！居住系・施設サービス　第5部 もっとたくさんの声を！

◇改革提言介護保険―高齢者・障害者の権利保障に向けて　伊藤周平著　青木書店　2004.12　251p　21cm　（現代のテキスト）　2200円　①4-250-20434-0　Ⓝ364.4
内容　序章 介護保険見直しの動向　第1章 介護保険の給付をめぐる諸問題　第2章 要介護認定をめぐる諸問題　第3章 介護保険ケアマネジメントをめぐる諸問題　第4章 介護事業者・介護従事者とサービス利用をめぐる諸問題　第5章 介護保険料負担をめぐる諸問題　第6章 要介護者の権利擁護をめぐる諸問題　終章 介護保険と社会保障のゆくえ

◇介護　唐鎌直義編, 工藤浩司, 末永睦子, 林泰則著　旬報社　2008.1　105p　21cm　（どうする！あなたの社会保障 2）　1300円　①978-4-8451-1048-3　Ⓝ364.4
内容　1 介護保険の基礎知識　2 徹底利用！介護保険　3 介護をめぐる重大問題

◇「介護サービス情報の公表」制度理解を深めるQ&A　シルバーサービス振興会介護サービス情報公表支援センター編　シルバーサービス振興会介護サービス情報公表支援センター　2009.9　87p　21cm　〈東京 中央法規出版（制作・発売）〉　1200円　①978-4-8058-4900-2　Ⓝ369.26
内容　第1章「介護サービス情報の公表」制度創設の背景と意義　第2章 対象となるサービス・事業所　第3章「基本情報」の基本的理解　第4章「調査情報」の基本的理解　第5章 報告・調査の枠組み

◇介護サービスの基礎知識―正しい知識とサービスが上手に使える実用介護事典　三浦文夫, 竹内孝仁編著　改訂新版　自由国民社　2003.9　302p　21cm　2100円　①4-426-84201-8　Ⓝ364.4
内容　巻頭特集 介護保険で日本の介護サービスはこう変わる！　第1章 介護とはなにか―介護の本質を理解して自立に役立てよう　第2章 高齢者介護の基礎知識―からだとこころの状態を正しく理解して予防を心がける　第3章 介護保険と介護サービスのしくみを知る―介護保険とその周辺のさまざまな介護サービス　第4章 要介護認定を申請する―申請手続きと要介護認定のシステム　第5章 介護保険サービスの種類と利用法―各サービスの詳細と上手な利用のポイント　第6章 ケアプランをつくる―上手なケアプラン作成のための手順と実際　第7章 介護保険の費用負担―保険財政のしくみと制度を支える重層システム　第8章 保健福祉サービスと介護保険―医療・保健・福祉など他法・他施策との関係　第9章 民間の有料介護サービス―民間介護保険などシルバーサービスの活用

◇介護サービスの基礎知識―正しい知識とサービスが上手に使える実用介護事典　三浦文夫, 竹内孝仁編著　改訂新版　自由国民社　2006.10　358p　21cm　2100円　①4-426-39402-3　Ⓝ364.4
内容　巻頭特集 介護対策の変遷と介護対策の展開・将来像　第1章 介護とはなにか―介護の本質を理解して自立に役立てよう　第2章 高齢者介護の基礎知識―からだとこころの状態を正しく理解して予防を心がける　第3章 介護予防の理論と実践―地域支援事業や新予防給付の介護予防ケアマネジメント　第4章 介護保険と介護サービスのしくみを知る―介護保険とその周辺のさまざまな介護サービス　第5章 要介護認定を申請する―申請手続きと要介護認定のシステム　第6章 介護保険サービスの種類と利用法―各サービスの詳細と上手な利用のポイント　第7章 ケアプランをつくる―上手なケアプラン作成のための手順と実際　第8章 介護保険の費用負担―保険財政のしくみと制度を支える重層システム　第9章 保健福祉サービスと介護保険―医療・保健・福祉など他法・他施策との関係　第10章 民間の有料介護サービス―民間介護保険などシルバーサービスの活用

◇介護サービスの基礎知識―正しい知識とサービスが上手に使える実用介護事典　三浦文夫, 竹内孝仁編著　〔2009年〕改訂新版　自由国民社　2009.10　358p　21cm　2100円　①978-4-426-10640-9　Ⓝ364.4
内容　巻頭特集 介護対策の変遷と介護保険の展開・将来像　第1章 介護とはなにか―介護の本質を理解して自立に役立てよう　第2章 高齢者介護の基礎知識―からだとこころの状態を正しく理解して予防を心がける　第3章 介護予防の理論と実践―地域支援事業や新予防給付の介護予防ケアマネジメント　第4章 介護保険と介護サービスのしくみを知る―介護保険とその周辺のさまざまな介護サービス　第5章 要介護認定を申請する―申請手続きと要介護認定のシステム　第6章 介護保険サービスの種類と利用法―各サービスの詳細と上手な利用のポイント　第7章 ケアプランをつくる―上手なケアプラン作成のための手順と実際　第8章 介護保険の費用負担―保険財政のしくみと制度を支える重層システム　第9章 保健福祉サービスと介護保険―医療・保健・福祉など他法・他施策との関係　第10章 民間の有料介護サービス―民間介護保険などシルバーサービスの活用

◇介護情報Q&A　小竹雅子著　岩波書店　2007.5　133, 11p　21cm　（岩波ブックレット no.700）　700円　①978-4-00-009400-9　Ⓝ369.26

[内容] 介護保険のしくみ　介護保険にかかる費用　サービスを利用するための手続き　介護保険のメニュー　サービスを利用するには　自宅などを訪問してもらい利用するサービス　通って利用するサービス　泊まって利用するサービス　自宅などで利用するそのほかのサービス　新しく登場した地域密着型サービス　介護保険以外の在宅サービス　住み替えて利用するサービス　施設で利用するサービス　介護保険とほかの制度の関係　高齢期の悩み　介護する人たちの悩み　支える人たち

◇介護情報Q&A ― 介護保険を使いこなすために　小竹雅子著　第2版　岩波書店　2009.5　134, 10p 21cm　〈岩波ブックレット no.757〉　800円　Ⓣ978-4-00-009457-3　Ⓝ369.26

[内容] 介護保険のしくみ　介護保険にかかる費用　サービスを利用するための手続き　介護保険のメニュー　サービスを利用するには　自宅などを訪問してもらい利用するサービス　通って利用するサービス　泊まって利用するサービス　自宅で利用するそのほかのサービス　市区町村ごとにつくられる地域密着型サービス　介護保険以外の在宅サービス　住み替えて利用する在宅サービス　施設で利用するサービス　介護保険と、ほかの制度の関係　介護する人たちの悩み　支える人たち

◇介護政策評価支援システム資料　地域ケア政策ネットワーク　2011.3　207p 30cm　〈平成22年度老人保健事業推進費等補助金老人保健健康増進等事業〉　Ⓝ364.4

◇介護にいくらかかるのか？ ― いざという時、知っておきたい介護保険の知恵　長谷川嘉哉著　学研教育出版　2011.5　202p 18cm　〈学研新書 093〉〈発売：学研マーケティング　並列シリーズ名：Gakken Shinsho〉　780円　Ⓣ978-4-05-404975-8　Ⓝ369.261

[内容] 序章「介護」の何が怖いのか　第1章 介護サービスの全容を知ろう　第2章 誰がみるのか、どこでみるのか　第3章 介護にはいったい、いくらかかるのか　第4章 介護にかかる「お金のストレス」を少しでも軽くするために

◇介護にかかるお金 ― 介護保険だけでまかなえるのか？　LTC研究会著　講談社　2008.3　141p 26cm　1400円　Ⓣ978-4-06-214230-4　Ⓝ369

[内容] 第1章 介護の費用、介護サービス、介護計画を知る　第2章 いろいろな介護実例ゆとりある介護のために　第3章 在宅介護の制度を利用するためのポイント　第4章 施設介護の種類と費用　第5章 在宅介護に有利な住まいの選び方、リフォーム　第6章 民間介護保険を活用して不足分をまかなう

◇介護認定 ― 介護保険サービス、利用するには　小竹雅子, 水下明美著　岩波書店　2009.11　63p 21cm　〈岩波ブックレット no.770〉　500円　Ⓣ978-4-00-009470-2　Ⓝ369.26

[内容] 1 介護認定は、サービスを利用する入り口です　2 訪問調査は、認定審査のための面接です　3 認定通知が届くまで、1カ月くらいかかります　4 通知が届いたら、ケアプランを作ってサービス利用スタートです　5 認定結果に疑問があるときは　6 2009年度には、介護認定の再見直しがありました

◇介護のための安心読本 ― わが家のベストケアプランをつくろう　島村八重子著　春秋社　2003.6　179, 21p 21cm　〈春秋〈暮らし〉のライブラリー〉〈付属資料：CD-ROM1枚(12cm)〉　1800円　Ⓣ4-393-72602-2　Ⓝ369

[内容] 第1章 介護ことはじめ（ある日突然、介護者に ― ケイコさんの物語　転ばぬ先の介護保険 ― ユウコさんの物語）　第2章 介護保険のいろは　第3章 ケアプランを自分で立ててみよう（ケアプランを自分で立てるということ　ケアプランを立ててみよう）　第4章 介護者のための介護道 ― 達人・羽după幸子さんに聞く　終章 マイケアプランに思いをこめて

◇介護保険運営における自治体の課題　佐藤進著　京都　法律文化社　2003.11　229p 21cm　3000円　Ⓣ4-589-02695-3　Ⓝ364.4

[内容] 1 日本の介護政策の展開（高齢社会と社会的介護政策　介護保険法の実施準備過程をみて　公的介護保険制度の現状）　2 自治体の運営実態　3 補論（日本の社会福祉基礎構造改革と福祉行政 ― 公的福祉措置サービス提供から福祉サービス利用契約福祉への法的諸問題　介護保険運営と地方自治体の対応（オランダの場合　オーストラリアの場合））

◇介護保険改革と障害者グランドデザイン ― 新しい社会保障の考え方　京極高宣著　中央法規出版　2005.3　180p 21cm　2000円　Ⓣ4-8058-2578-2　Ⓝ369.27

[内容] 序章（二〇〇五年の社会保障・社会福祉を展望する　社会保障の動向と介護保険・支援費制度の改革課題）　第1章 社会保障の動向と福祉改革（社会保障改革とその福祉分野への影響　三位一体改革と社会保障）　第2章 社会保障と社会市場（社会保障における「社会市場」の意味　社会市場と経済市場の関係　市場原理主義を批判する）　第3章 障害者施策と介護保険（新しい障害者基本計画と支援費制度　支援費制度の改革と障害者グランドデザイン）　第4章 介護保険の見直しと福祉改革（介護保険制度の見直しと改革の方向　変わりゆく地域の福祉拠点）

◇介護保険活用ガイド　矢野輝雄著　緑風出版　2006.12　218p 21cm　1700円　Ⓣ4-8461-0621-7　Ⓝ364.4

[内容] 第1章 介護保険の仕組みは、どのようになっているのですか　第2章 介護保険を利用する手続は、どのようにするのですか　第3章 介護保険のサービスの内容と利用料金は、どのようになっていますか　第4章 介護を要する人を援助するための制度には、どんなものがありますか　第5章 介護保険法の平成18年4月施行の大改正の内容は、どんな内容ですか

◇介護保険給付データ分析 ― もう1つの介護行政　平野隆之編著　中央法規出版　2012.1　268p 26cm　3800円　Ⓣ978-4-8058-3596-8　Ⓝ364.4

[内容] 第1部 基礎編1 ― 設計思想と介護行政の方法（介護保険給付実績分析ソフトの設計思想と活用方法　介護費用の規定要因と給付実績分析ソフトの特徴）　第2部 基礎編2 ― 分析ソフトの事業計画への活用（介護保険給付実績分析ソフトの活用方法　介護保険事業計画のための分析方法）　第3部 応用編1 ― 認知症地域ケア推進のためのデータ分析（認知症高齢者の利用特性と地域ケアの普及　地域密着型サービスの計画的推進 ― 事例からみる介護行政の方法）　第4部 応用編2 ― 政策課題検討のためのデータ分析（中山間地域における在宅介護サービス事業の持続性　介護保険段階による介護サービス利用の相違）　おわりに ― 本書が提示した論点の意義と課題

◇介護保険サービスの安定的供給に向けた調査研究報告書　エム・アール・アイリサーチアソシエイツ　2011.3　84, 7p 30cm　Ⓝ369.26

◇介護保険サービス百科 ― 困ったときのQ&A　橋本泰子編　医歯薬出版　2008.10　226p

21cm　2400円　①978-4-263-71941-1　Ⓝ369.26
内容 第1部 よく知れば、老後の強い味方！―介護保険の概要　第2部 知っておきたい、費用のこと―保険料と利用料　第3部 サービス利用の上限を示す―要介護認定　第4部 家庭で自分らしく暮らし続けたい―居宅サービスいろいろ　第5部 家庭を離れても自分らしく暮らし続けたい―施設サービスいろいろ　第6部 住み慣れた地域で介護を受けよう！―地域密着型サービス　第7部 知っておけば暮らしの強い味方―関連サービス・制度のあらまし

◇介護保険サービスQ&A　2010年版　中央法規出版　2010.9　436p　26cm　2800円　①978-4-8058-3362-9　Ⓝ364.4
内容 第1章 全サービス共通　第2章 居宅サービス　第3章 居宅介護支援サービス　第4章 施設サービス　第5章 住宅改修サービス　第6章 地域密着型サービス

◇介護保険事業計画見直し策定のための実態調査報告書　〔静岡〕　静岡市　2008.3　100p　30cm　Ⓝ364.4

◇介護保険事業等に関する行政評価・監視結果に基づく勧告　総務省　2008.9　69p　30cm　Ⓝ364.4

◇介護保険事業等に関する行政評価・監視結果報告書　総務省行政評価局　2008.9　119p　30cm　Ⓝ364.4

◇介護保険実践ハンドブック　川廷宗之ほか編　改訂版　エルゼビア・ジャパン　2003.7　318p　21cm　3000円　①4-86034-127-9　Ⓝ364.4
内容 第1章 介護保険の基本的仕組み　第2章 申請・認定・サービスの利用　第3章 ケアプランの作成　第4章 介護サービス　第5章 健康障害の把握と、生活上の困難と援助　第6章 高齢者の生活支援

◇介護保険集約Q&A　Q&Aから始める法令の理解　介護支援専門員必携 介護支援専門員が知っておきたい　vol.1　日本介護支援専門員協会居宅介護支援事業所部会編　日本介護支援専門員協会　2008.2　111p　30cm　1500円　Ⓝ364.4

◇介護保険集約Q&A　Q&Aから始める法令の理解　介護支援専門員必携 介護支援専門員が知っておきたい　vol.2　日本介護支援専門員協会居宅介護支援事業所部会編　日本介護支援専門員協会　2010.2　200p　30cm　1500円　Ⓝ364.4

◇介護保険上手に使うカンどころ　おちとよこ著　大阪　創元社　2003.12　158p　21cm　（今すぐ役立つ介護シリーズ 1）　1400円　①4-422-32071-8　Ⓝ364.4
内容 第1章 男も女も介護する時代　第2章 目からウロコの介護保険入門　第3章 介護保険スイスイ利用法　第4章 介護サービス使いこなし術　第5章 介護費用の節約技と取り戻し法

◇介護保険上手に使うカンどころ　おちとよこ著　改訂新版　大阪　創元社　2006.9　190p　21cm　（今すぐ役立つ介護シリーズ 8）　①978-4-422-32078-6, 4-422-32078-5　Ⓝ364.4
内容 第1章 男も女も介護する時代　第2章 目からウロコの介護保険入門　第3章 介護保険スイスイ利用法　第4章 介護サービス使いこなし術（要支援1、2の方向けの介護予防サービス　要介護1～5の方向けの介護サービス）　第5章 介護費用の節約技と取り戻し法

◇介護保険制度及び介護報酬の改定に適応した介護情報システムの開発に関する調査研究報告書　住商情報システム　2005.3　56, 91p　30cm　〈平成16年度経済産業省委託　平成16年度先導的分野戦略的情報化推進事業〉　Ⓝ364.4

◇介護保険制度改革を考える　東京市政調査会　2005.3　73p　21cm　（「都市問題」公開講座ブックレット 3）〈会期・会場：2005年1月22日　日本プレスセンター〉　476円　①4-924542-22-9　Ⓝ364.4
内容 基調講演（介護保険と私　介護保険見直しの視点　見直しのいくつかの論点　障害者施策への介護保険応用）　パネルディスカッション

◇介護保険制度改革の概要―介護保険法改正と介護報酬改定　厚生労働省　〔2006〕　27p　30cm　Ⓝ364.4

◇介護保険制度改正点の解説―介護保険制度の解説　平成17年10月改正対応・平成18年4月改正準備版　社会保険研究所　2005.11　176p　26cm　1800円　①4-7894-7030-X　Ⓝ364.4

◇介護保険制度改正点の解説―法令付 介護保険制度の解説　平成17年10月改正対応・平成18年4月改正準備版　社会保険研究所　2005.11　542p　26cm　3200円　①4-7894-7035-0　Ⓝ364.4

◇介護保険制度と社会保障制度―特別研究―連続講座　大阪府市町村振興協会おおさか市町村職員研修研究センター編　大阪　大阪府市町村振興協会おおさか市町村職員研修研究センター　2007.3　243p　30cm　Ⓝ364.4
内容 連続講座講演録（改正介護保険制度と自立支援（澤井勝述）　改正介護保険制度の目指すもの（吉田英二述）　認知症支援についての現状（沖田裕子述）　保険者・事業者の今後（藤井賢一郎述）　介護予防のまちづくり（塩見美抄述）　わが国の社会保障と介護保険（堤修三述）

◇介護保険制度と政策形成過程　島津淳著　京都　久美　2008.6　164p　26cm　1800円　①978-4-86189-084-0　Ⓝ364.4

◇介護保険制度とは…―制度を理解するために　2003全面改訂　東京都社会福祉協議会編　改訂第7版　東京都社会福祉協議会　2003.6　27p　30cm　286円　①4-902198-03-7
内容 制度の導入まで―どうして介護保険なの？　保険財源と加入のしくみ―介護保険制度のあらまし　標準的なサービスの流れ―申請からサービス開始まで　要介護認定のしくみと支給限度額―介護サービスの種類―どんなサービスが受けられるの？　介護支援専門員の業務と養成のしくみ―介護支援専門員（ケアマネジャー）とは？　介護報酬のしくみ―事業者には介護報酬の情報提供と契約―サービスの「契約」が基本　不服や苦情に対応するしくみ―苦情は受けとめてもらえるの？　保険料や利用料の軽減策等のあれこれ―負担が軽減されるのはどんなとき〔ほか〕

◇介護保険制度とは…―制度を理解するために　藤井賢一郎監修, 東京都社会福祉協議会編　改訂第8版　東京都社会福祉協議会　2005.9　31p　30cm　381円　①4-902198-82-7
内容 2005年の改正では、どこが変わったの？―2005年法改正のポイント　介護保険制度ってどんなしくみ？―保険財源と加入のしくみ　申請からサービス開始まで―標準的なサービスの流れ　介護サー

ビスを受けるには―要介護認定のしくみと支給限度額 どんなサービスが受けられるの？―サービスの種類 新予防給付・地域支援事業と地域密着型サービスとは？―介護保険法改正で新たに創設されたサービス 介護支援専門員（ケアマネジャー）とは？―介護支援専門員の業務と養成のしくみ サービス利用は「契約」が基本―情報提供と契約、「介護サービス情報の公表」制度 苦情はきちんと受け止めてもらえるの？―不服や苦情に対応するしくみ 事業者には介護報酬が支払われる―介護報酬のしくみ〔ほか〕

◇介護保険制度とは…―制度を理解するために 藤井賢一郎監修, 東京都社会福祉協議会編 改訂第9版 東京都社会福祉協議会 2006.4 31p 30cm 381円 ①4-903290-09-3
[内容]2006年度からの法改正のポイント―2006年度からの改正では、どこが変わったの？ 保険財源と加入のしくみ―介護保険制度ってどんなしくみ？ 標準的なサービスの流れ―申請からサービス開始まで 要介護認定のしくみと支給限度額―介護サービスを利用するには サービスの種類―どんなサービスが利用できるの？ 介護保険法改正で新たに創設されたサービス―介護予防事業と予防給付とは？ 施設サービスの利用方法―施設サービスは、どのように変わったの？ サービスの利用と選択を支えるケアマネジメントのしくみ―ケアマネジメントとは？ 情報提供と契約、「介護サービス情報の公表」制度―サービス利用は「契約」が基本 不服や苦情に対応するしくみ―苦情はきちんと受け止めてもらえるの？〔ほか〕

◇介護保険制度とは…―制度を理解するために 2006年度施行の法改正に対応 藤井賢一郎監修, 東京都社会福祉協議会編 改訂第10版 東京都社会福祉協議会 2007.4 31p 30cm 381円 ①978-4-903290-48-5
[内容]2006年度からの法改正のポイント―2006年度からの改正では、どこが変わったの？ 保険財源と加入のしくみ―介護保険制度ってどんなしくみ？ 標準的なサービスの流れ―申請からサービス開始まで 要介護認定のしくみと支給限度額―介護サービスを利用するには サービスの種類―どんなサービスが利用できるの？ 介護保険法改正で新たに創設されたサービス―介護予防事業と予防給付とは？ 施設サービスの利用方法―施設サービスは、どのように変わったの？ サービスの利用と選択を支えるケアマネジメントのしくみ―ケアマネジメントとは？ 情報提供と契約、「介護サービス情報の公表」制度―サービス利用は「契約」が基本 不服や苦情に対応するしくみ―苦情はきちんと受け止めてもらえるの？〔ほか〕

◇介護保険制度とは…―制度を理解するために 東京都社会福祉協議会編 改訂第11版/藤井賢一郎/監修 東京都社会福祉協議会 2009.5 31p 30cm〈2009年度からの見直しに対応〉381円 ①978-4-86353-019-5

◇介護保険制度における平成24年度介護報酬・指定基準の改定資料集―24.1.25社会保障審議会介護給付費分科会答申 東京都社会福祉協議会編 東京都社会福祉協議会 2012.1 357p 30cm 1524円 ①978-4-86353-108-6
[内容]1 平成24年度介護報酬改定について―骨子 2 平成24年度介護報酬改定の概要 3 諮問書（平成24年度介護報酬改定について）4 介護報酬・指定基準等の見通し案 5 介護報酬の算定構造（案）6 要介護認定に係る有効期間の見直しについて 7 介護報酬改定検証・研究委員会（仮称）について（案）8 平成24年度介護報酬改定に関する審議会報告

◇介護保険制度における平成24年度介護報酬・指定基準の改定資料集 2 24.2.23-全国介護保険・高齢者保健福祉担当課長会議資料- 厚生労働省老健局編 東京都社会福祉協議会〔2012.3〕684p 30cm 1714円 ①978-4-86353-114-7
[内容]平成24年度介護報酬改定関係の改正について（介護報酬改定に関する省令及び告示の改正案 介護報酬改定に関する通知の改正案（原案））参考資料（介護保険計画課関係 振興課関係）

◇介護保険制度に関する世論調査 平成22年9月調査 内閣府大臣官房政府広報室〔2010〕246p 30cm（世論調査報告書）Ⓝ364.4

◇介護保険制度入門―成立の背景・法のしくみ・制度の見直し 長谷憲明著 瀬谷出版 2004.7 239p 26cm〈最新「資料集」付き〉2600円 ①4-902381-03-6 Ⓝ364.4
[内容]しくみ編（介護保険制度の概要 介護保険制度の意義と創設された背景）法令編（介護保険制度と法令のポイント 介護保険法）資料集

◇「介護保険制度」のあるべき姿―利用者主体のケアマネジメントをもとに 白澤政和著 筒井書房 2011.2 246p 21cm 1800円 ①978-4-88720-628-1 Ⓝ364.4
[内容]第1部 ケアマネジメント研究の軌跡（ケースワークからケアマネジメントへ ケアマネジメントの理論的・実践的追究 ケアマネジメントを可能にする地域社会のシステム作り 生活ニーズを捉えることができるケアマネジメント人材の養成 介護保険制度へのケアマネジメントの導入 障害者領域へのケアマネジメントの導入 ケアマネジメントとソーシャルワークの関係 ソーシャルワーク機能としてのネットワーキング ストレングスモデルのケアマネジメント）第2部 介護保険制度の改正とケアマネジメント（介護保険制度の基本 介護支援専門員のあり方 韓国の高齢者長期療養保険制度との比較 介護保険制度でのサービス・デリバリー・システムの特徴 社会保障国民会議の最終報告書に対する意見 介護保険制度での在宅ケア・施設ケア 介護保険法改正での地域包括ケアの課題 地域包括支援センターの今後に向けて 介護保険法改正で議論されたことへの意見 まとめ―介護保険制度のあるべき方向）

◇介護保険制度の解説―平成15年度版 社会保険研究所 2003.10 1047p 26cm〈「法令編」を含む〉3500円 ①4-7894-2589-4 Ⓝ364.4

◇介護保険制度の解説―平成18年10月版 社会保険研究所 2007.3 392p 26cm 2400円 ①978-4-7894-2590-2 Ⓝ364.4

◇介護保険制度の解説―平成18年10月版 社会保険研究所 2007.3 1046p 26cm〈法令付〉4000円 ①978-4-7894-2595-7 Ⓝ364.4

◇介護保険制度の解説―平成21年5月版 社会保険研究所 2009.8 1212p 26cm〈法令付〉4200円 ①978-4-7894-2596-4 Ⓝ364.4

◇介護保険制度の解説―平成21年5月版 社会保険研究所 2009.8 416p 26cm 2500円 ①978-4-7894-2591-9 Ⓝ364.4

◇介護保険制度の再設計に関する調査研究最終報告　野村総合研究所　2003.9　63p　30cm　Ⓝ364.4

◇介護保険制度のしくみがカンタンにわかる本　金田弘編著, 島津淳監修　厚有出版　2009.10　158p　21cm　〈2009年度改定介護保険法・改定介護報酬に準拠　付：介護職員処遇改善交付金Q&A, 介護・福祉関連用語解説　『改正介護保険制度のしくみがカンタンにわかる本』(平成18年刊)の改訂版〉　1333円　Ⓘ978-4-906618-60-6　Ⓝ364.4
　内容　第1章 2009年から3年間 介護分野に緊急経済危機対策が施行される!　第2章 介護保険法 改正のポイント(2005年〜2010年)　第3章「介護保険」とは何かを理解する　第4章 介護保険サービスのしくみ　第5章 サービス利用の際のポイント　第6章 サービスの内容を知ろう

◇介護保険制度の持続・発展を探る — 介護保険改定の影響調査報告書　「改定介護保険制度」調査委員会　2008.2　245p　30cm　5000円　Ⓝ364.4

◇介護保険制度の充実に向けて — 制度改正の検証と国民合意形成への今後の展望 2005東京シンポジウム 報告書　全労済協会　2006.1　152p　30cm　〈会期・会場：2005年11月9日 全労災ホールスペース・ゼロ〉　Ⓝ364.4
　内容　基調講演：予防重視型介護システムと長寿社会(井形昭弘述)

◇介護保険制度の政策過程 — 日本・ドイツ・ルクセンブルク国際共同研究　和田勝編著　東洋経済新報社　2007.9　589p　22cm　5800円　Ⓘ978-4-492-70120-1　Ⓝ364.4
　内容　第1部 3カ国の介護保険制度比較(3カ国の制度の相違点比較　3カ国の介護保険の制度化の背景　3カ国の介護保険制度の主な相違点とその要因考察)　第2部 日本の介護保険制度(日本の介護保険制度の基本的な特徴　介護保険制度創設議論の底流　介護保険制度創設をめぐる利害関係と調整　介護保険氏江戸の創設過程　日本の介護保険制度の5年後を見る　平成18(2006)年度の介護報酬改定)　第3部 ドイツの介護保険制度(法定介護保険　第1次改革　評価と展望　20年間に及ぶ論議の回顧)　第4部 ルクセンブルク大公国の介護保険制度(ルクセンブルクの介護制度の動向　介護保険の構造　3カ国に共通する今後の課題)　付録 ドイツ, ルクセンブルク訪問調査記録

◇介護保険制度の総合的研究　二木立著　勁草書房　2007.2　304p　22cm　3200円　Ⓘ978-4-326-70056-1　Ⓝ364.4
　内容　序章 もう1つの介護保険史　第1章 介護保険論争の原点　第2章 介護保険法成立直前の論争と中間総括　第3章 介護保険開始直後の評価・予測と保健・医療・福祉複合体　第4章 介護保険開始直後の検証　第5章 2005年介護保険制度改革と新予防給付礼賛

◇介護保険制度の被保険者・受給者の範囲に関する有識者調査報告書　医療経済研究・社会保険福祉協会医療経済研究機構　2007.3　64p　30cm　(老人保健福祉増進等事業による研究報告書 平成18年度)　Ⓝ364.4

◇介護保険制度の評価 — 高齢者・家族の視点から　杉澤秀博, 中谷陽明, 杉原陽子編著　三和書籍　2005.1　198p　22cm　3400円　Ⓘ4-916037-72-3　Ⓝ364.4
　内容　序章 本書のねらい　第1章 介護保険制度の導入と高齢者・家族の介護サービスに対する意識の変化　第2章 サービスニーズは充足したのか　第3章 介護の社会化や在宅重視の理念はどの程度達成されたか　第4章 介護保険制度下における2つの格差 — 経済と家族介護態勢による違い　第5章 ケアマネジメントは「利用者本位」に行われているか　第6章 在宅介護サービス提供業者に対する評価　第7章 自治体担当職員から見た介護保険制度　終章 まとめと今後の課題

◇介護保険制度の見直しに向けた東京都からの提案　東京都福祉局保険部介護保険課　2004.4　44p　30cm　Ⓝ364.4

◇介護保険制度の見直しに向けて — 社会保障審議会介護保険部会報告・介護保険4年間の検証資料　中央法規出版　2004.10　229p　30cm　2800円　Ⓘ4-8058-4555-4　Ⓝ364.4
　内容　介護保険制度の見直しに関する意見(平成16年7月30日社会保障審議会介護保険部会)(制度見直しの基本的な考え方　制度見直しの具体的内容「被保険者・受給者の範囲」について)　第2編 資料編 — 介護保険4年間の検証(平成16年6月28日第14回社会保障審議会介護保険部会資料)

◇介護保険制度論　村川浩一, 矢部正治, 松井奈美, 村田美由紀編著　第一法規　2006.4　289p　26cm　(大学社会福祉・介護福祉講座)　2700円　Ⓘ4-474-01958-X　Ⓝ364.4

◇介護保険制度論　和田謙一郎編著, 梓川一, 枝松三佳, 大場幸子, 鈴木大介, 武田盛夫共著　新版　建帛社　2006.6　202p　26cm　(福祉事務管理シリーズ 6)　2400円　Ⓘ4-7679-3669-1　Ⓝ364.4
　内容　第1章 介護保険の運営と加入　第2章 介護サービス利用の前段階　第3章 介護保険給付　第4章 財源と費用負担　第5章 介護保険制度の改正について — その背景と論点　第6章 介護保険制度と周辺制度との調整　第7章 介護保険制度にかかわる権利擁護手段　第8章 介護保険制度の理解　付録 介護保険制度関係資料

◇介護保険徹底活用術 — いま介護しているあなた、これから介護が始まるあなたのために　熊野以素著　大阪　かんぽうサービス　2007.6　216p　19cm　〈発売：かんぽう(大阪)〉　857円
　内容　第1編 はじめに知っておきたいこと(三人の親を看て 在宅介護の条件　認知症になっても人間らしく暮らせます　豊かな老いとはなんでしょう)　第2編 介護保険制度と高齢者が利用できる福祉の仕組み(介護保険の仕組みをお話しします　申請から認定へ　ケアプランの作成　サービス利用契約を結ぶ　どんなサービスがあるのでしょうか)　第3編 認知症について解説します(認知症とは　適切な対応のために)

◇介護保険徹底活用術 — いま介護をしているあなた、これから介護が始まるあなたのために　熊野以素著　[大阪]　かんぽうサービス　2007.6　216p　19cm　〈発売：かんぽう(大阪)〉　857円　Ⓘ978-4-900277-97-7　Ⓝ364.4

◇介護保険転換期―新制度のしくみとドイツ制度の現状　東京都高齢者研究・福祉振興財団編　東京都高齢者研究・福祉振興財団　2005.1　198p　26cm　2400円　Ⓘ4-902042-15-0　Ⓝ364.4

◇介護保険と21世紀型地域福祉―地方から築く介護の経済学　山田誠編著　京都　ミネルヴァ書房　2005.4　238p　21cm　（Minerva福祉ライブラリー 80）　2800円　Ⓘ4-623-04310-X　Ⓝ364.4
　内容　序章　東京からの発見―介護保険の安定軌道と現代的な相互扶助の理論　第1章　地方の高齢者介護と介護保険の基礎モデル　第2章　サービス受給権と地方の保険財政　第3章　医療・リハビリテーション・介護と日本の社会保険制度　第4章　要介護者の満足度とケアマネジャー　第5章　介護のボランティア活動と地域プログラム　第6章　給付負担関係と21世紀型の社会保障

◇介護保険なんでも質問室　鏡諭, 石田光広編著　改訂版　ぎょうせい　2006.9　290p　21cm　2762円　Ⓘ4-324-07780-0　Ⓝ364.4
　内容　総論　被保険者　要介護認定　ケアマネジャー　居宅サービス　施設サービス　地域密着型サービス　介護予防サービス　地域支援事業　地域包括支援センター　権利擁護・成年後見・虐待防止・認知症　福祉のまちづくり　保険給付　保険料・利用料　計画　サービスの質の向上

◇介護保険における介護サービスの標準化と専門性　住居広士著　岡山　大学教育出版　2007.2　291p　27cm　3800円　Ⓘ978-4-88730-736-0　Ⓝ369.26

◇介護保険における財政安定化基金を適切な基金規模に保つため、都道府県が基金の一部を拠出者に返還することが適切と判断した場合に、基金規模を縮小できるような制度に改めるよう厚生労働大臣に対して改善の処置を要求したもの―会計検査院法第30条の2の規定に基づく報告書　会計検査院　2008.5　18p　30cm　Ⓝ369.26

◇介護保険の歩み―自立をめざす介護への挑戦　岡本祐三著　京都　ミネルヴァ書房　2009.11　197, 45p　22cm　2800円　Ⓘ978-4-623-05616-3　Ⓝ369.26
　内容　介護保険の10年―介護の社会化は達成されたか　高齢社会前夜　高齢者像の変遷　高齢者介護問題と家族　高齢者と医療と福祉　高齢者医療の新しい方法論　高齢者医療と福祉の統合―介護保険　高齢障害者への自立支援　高齢者福祉と福祉の地域システム化　高齢社会と新しい経済モデル　変貌する終末期医療と介護　高齢者福祉への期待と課題

◇介護保険の意味論―制度の本質から介護保険のこれからを考える　堤修三著　中央法規出版　2010.10　158p　21cm　2000円　Ⓘ978-4-8058-3383-4　Ⓝ364.4
　内容　第1部　介護保険の仕組み　第2部　介護保険の意味論　第3部　介護保険―これまで/これから、そして今（これまでの10年　これからの10年　当面の問題・最近の議論）

◇介護保険の基礎知識　藤田和司著　文芸社　2008.4　95p　19cm　1000円　Ⓘ978-4-286-04410-1　Ⓝ364.4
　内容　第1章　仕組み　第2章　要支援・要介護（要支援・要介護（在宅サービス）　要支援　共通的サービス　ほか）　第3章　その他（サービスに対する苦情（クレーム）　今後の制度の問題点　高額医療・高額介護合算制度　ほか）

◇介護保険の基本と仕組みがよ～くわかる本―制度運営の仕組みとサービス利用の手続き　高室成幸監修, ケアマネジメント研究フォーラム著, エディポック編　秀和システム　2004.12　239p　21cm　（図解入門ビジネス）　1400円　Ⓘ4-7980-0962-8　Ⓝ364.4
　内容　介護の社会化と介護保険　第1章　介護保険の仕組み　第2章　サービス利用の手続き　第3章　サービスの利用と負担の仕組み　第4章　サービスの利用とケアマネジメント　第5章　居宅サービスの種類と利用方法　第6章　施設サービスの種類と利用方法　第7章　サービスを提供する事業者　第8章　これからの介護保険　付録　巻末資料

◇介護保険の苦情に関する記録　平成12年度―平成14年度　中央区福祉部高齢者介護課　2003.3　59p　30cm　Ⓝ364.4

◇介護保険の経済と財政―新時代の介護保険のあり方　坂本忠次, 住居広士編著　勁草書房　2006.5　273p　22cm　2800円　Ⓘ4-326-70054-8　Ⓝ364.4
　内容　介護保険制度における経済と財政を考える　介護サービス事業における地域経済と地方財政　要介護認定と経済の経済と財政　ケアマネジメントと介護報酬の経済と財政　介護保険導入による基礎自治体福祉関連費の経済と財政　年金保険制度と介護保険制度の経済と財政　今日の医療保険改革と介護保険改正の経済と財政　介護保険制度と障害者保健福祉制度の経済と財政　介護保険事業における社会福祉法人の会計と税務　介護保険者としての経済と財政　世界の介護保険における経済と財政　新時代を迎える介護保険制度のあり方

◇介護保険の現状と制度改革の視点　参議院企画調整室　2004.7　109p　30cm　Ⓝ364.4

◇介護保険の再出発―医療を変える・福祉も変わる　宮武剛著　保健同人社　2006.7　239p　21cm　1905円　Ⓘ4-8327-0317-X　Ⓝ364.4
　内容　序章　介護や医療を取り巻く時代と環境　第1章　介護保険の理念や仕組みを再考する　第2章　介護保険の過去・現在・近未来　第3章　二〇〇五年改正・その全体像　第4章　予防重視型システムの大事さ・難しさ　第5章　財政構造と新しい介護報酬　第6章　医療改革へ、介護保険のインパクト　第7章　積み残された宿題の重さ　終章　地域福祉・医療の時代へ

◇介護保険のしくみ　牛越博文著　日本経済新聞社　2005.9　181p　18cm　（日経文庫）　830円　Ⓘ4-532-11055-6　Ⓝ364.4
　内容　1　介護保険制度の成り立ちと見直し　2　「保険給付」の条件・内容（被保険者）　3　さまざまな事業者と施設（事業者・施設）　4　国・都道府県・市町村の役割（保険者）　5　要介護認定/要支援認定　6　「介護給付/予防給付」の対象サービス　7　介護保険の今後

◇介護保険の施行とその課題―京都府下市町村の動向と介護問題の現状　佛教大学総合研究所編　京都　佛教大学総合研究所　2005.2　164p　26cm　（佛教大学総合研究所紀要別冊）　Ⓝ364.4
　内容　介護保険法と社会連帯（藤井透著）　中山間地域で生活する在宅高齢者の生活の条件（金澤誠一著）　特産品の生産からみた町おこしの取り組み（森脇丈子著）　介護保険制度下のホームヘルプ労働（佐藤卓

◇介護保険の住宅改修マニュアル―Q&Aと事例写真でよくわかる　西村伸介著　東京法令出版　2007.12　183p　26cm　1800円　Ⓘ978-4-8090-3129-8
内容 第1章 住宅改修費支給制度の概略（住宅改修フローチャート「償還払い」の場合　住宅改修フローチャート「受領委任払い」の場合）　第2章 Q&Aで知る住宅改修の制度と方法　第3章 支給対象工事の基本技術　第4章 写真でわかる工事事例集　参考資料

◇介護保険の手引　平成16年版　ぎょうせい　2004.8　240p　21cm　1429円　Ⓘ4-324-07475-5　Ⓝ364.4
内容 第1 高齢者介護問題の背景　第2 介護保険制度の目的と実施状況　第3 介護保険の仕組み　第4 介護サービスの利用　第5 被保険者・利用者の権利保護と義務　第6 介護サービス基盤整備と事業運営　第7 実施時期と経過措置　第8章 他の制度との関係　第9 介護予防・地域支え合い事業の推進と介護サービスの質の向上への取組み

◇介護保険の手引　平成18年版　ぎょうせい　2006.2　406p　21cm　2667円　Ⓘ4-324-07867-X　Ⓝ364.4
内容 第1 介護保険制度の目的　第2 介護保険制度の実施状況　第3 平成17年度における介護保険制度改正　第4 介護保険の目的と仕組み　第5 介護サービスの利用　第6 被保険者・利用者の権利保護と義務　第7 介護サービス基盤整備と事業運営　第8 経過措置と他の制度との関係　第9 認知症高齢者対策等の推進　参考資料

◇介護保険の手引　平成19年版　ぎょうせい　2007.6　415p　21cm　2857円　Ⓘ978-4-324-08234-8　Ⓝ364.4
内容 第1 介護保険制度の目的　第2 介護保険制度の実施状況　第3 平成17年度における介護保険制度改正　第4 介護保険の目的と仕組み　第5 介護サービスの利用　第6 被保険者・利用者の権利保護と義務　第7 介護サービス基盤整備と事業運営　第8 経過措置と他の制度との関係　第9 認知症高齢者対策・高齢者虐待防止等の推進　参考資料

◇介護保険の手引　平成23年版　ぎょうせい　2010.11　213p　21cm　1714円　Ⓘ978-4-324-08856-2　Ⓝ364.4
内容 第1 介護保険制度の目的　第2 介護保険の目的と仕組み　第3 介護サービスの利用　第4 被保険者の権利保護と義務　第5 介護サービス基盤整備と事業運営　第6 経過措置と他の制度との関係　第7 認知症高齢者対策・高齢者虐待防止等の推進

◇介護保険の手引　平成24年版　ぎょうせい　2012.7　227p　21cm　1905円　Ⓘ978-4-324-09525-6
内容 第1 介護保険制度の目的　第2 介護保険の目的と仕組み　第3 介護サービスの利用　第4 被保険者の権利保護と義務　第5 介護サービス基盤整備と事業運営　第6 経過措置と他の制度との関係　第7 認知症高齢者対策・高齢者虐待防止等の推進

◇介護保険の謎―疎外とシステムを越えて　野坂きみ子著　札幌　柏艪舎　2011.11　191p　19cm　〔柏艪舎エルクシリーズ〕）〈発売：星雲社〉　1400円　Ⓘ978-4-434-16207-7　Ⓝ364.4
内容 1 「介護」を考える（「介護」ということば　「要介護」に含まれる本質的問題　介護とは何か）　2 「介護保険」を考える（「老い」は社会保険になじむのか　システムの不条理　ケアマネ研修という洗脳）　3 シフトされる高齢者（連動する高齢者の医療・介護施設　高齢者の移動　終わりなき移動）　4 介護保険における疎外とシステム（逆転している素朴な「疎外」　踏み倒してしまった「システム」の壁　社会福祉の戦い）　5 高齢者福祉への提言（要介護認定の廃止　"生活サービス"保険としての一般化　QOLの向上のために　医療は医療の手に　移動の少ない高齢期を　地域福祉？）

◇介護保険の被保険者・受給者の範囲に関する外国調査報告書―介護保険の被保険者・受給者の範囲に関する有識者調査及び外国調査　医療経済研究・社会保険福祉協会医療経済研究機構　2007.3　5, 182, 7p　30cm　（老人保健健康増進等事業による研究報告書 平成18年度）　Ⓝ364.4

◇介護保険ハンドブック　月刊介護保険編集部編　平成18年改訂版　法研　2006.8　590p　26cm　4500円　Ⓘ4-87954-631-3　Ⓝ364.4
内容 序章 介護サービスの内容と介護保険制度の検討経緯　第1章 保険料と財政　第2章 市町村等の事務処理体制　第3章 介護サービスの基盤整備　第4章 要介護認定と介護支援サービス　第5章 保険給付と介護サービス提供事業者　第6章 介護報酬と審査・支払業務

◇介護保険分析―小樽市5年間のデータから介護予防を考える　伊康春樹、橋本伸也著　筒井書房　2005.10　94p　26cm　1800円　Ⓘ4-88720-489-2　Ⓝ364.4

◇介護保険見直しへの提言―5年目の課題と展望　増田雅暢著　法研　2004.1　191p　21cm　1800円　Ⓘ4-87954-502-3　Ⓝ364.4
内容 第1章 5年目を迎える介護保険の評価　第2章 介護保険施行上の課題　第3章 介護保険見直しの課題　第4章 介護保険と社会福祉法人　第5章 介護保険の今後の展望

◇介護保険見直しと介護予防サービス　イニシア企画編集部編著　イニシア　2005.2　81p　30cm　4500円　Ⓘ4-901436-43-0　Ⓝ364.4

◇介護保険見直しの争点―政策過程からみえる今後の課題　増田雅暢著　京都　法律文化社　2003.7　225p　22cm　2200円　Ⓘ4-589-02681-3　Ⓝ364.4

◇介護保険見直しの要点と対応のしかた　朝日健二, 矢部広明著　桐書房　2005.5　162p　21cm　1200円　Ⓘ4-87647-666-7　Ⓝ364.4
内容 第1章 これまでの介護保険と見直しへの課題　第2章 介護保険見直しのポイント　第3章 制度見直しとどう向き合うか　参考資料 介護予防モデル事業（抜粋）

◇介護保険論　村川浩一, 矢部正治, 宮武剛, 村田美由紀編著　第一法規　2009.5　318p　26cm　（新大学社会福祉・介護福祉講座）　2700円　Ⓘ978-4-474-02485-4　Ⓝ364.4
内容 介護保険の意義と課題　保険者・被保険者　要介護認定・要支援認定　介護支援サービス（ケアマネジメント）　居宅介護サービス―その特質と運営基準　介護保険施設　介護予防と地域リハビリテー

ション（地域支援事業を含む）　認知症高齢者への介護・支援　介護保険財政と介護保険料　利用者と権利擁護、苦情対応　地方自治体と介護サービス基盤の整備（介護保険事業計画）　介護サービスの質と情報開示をめぐる課題　介護保険と各種制度の関連・連携　介護保険改革から2020年代への展望

◇介護保険論―福祉の解体と再生　池田省三著　中央法規出版　2011.3　372p　22cm　3400円　①978-4-8058-3442-8　Ⓝ364.4
[内容]序章 社会政策を転換する介護保険　第1章 介護保険の思想　第2章 介護保険のめざすシステム構築　第3章 介護保険の一〇年と現在　第4章 介護保険の改革方策　補章 介護保険創設と二〇〇〇年施行の過程

◇介護保険は老いを守るか　沖藤典子著　岩波書店　2010.2　244,3p　18cm　（岩波新書 新赤版 1231）　800円　①978-4-00-431231-4　Ⓝ364.4
[内容]第1章 介護保険はなぜ創設されたのか（介護保険サービスの夜明け　高齢社会の到来と新しい事態　介護の社会化　介護保険サービスの推移）　第2章 介護保険サービスの「適正化」（同居家族と「生活援助」　生活援助利用制限の波紋　なぜ厳しい、外出支援　福祉用具貸与にも「適性化」の嵐　直撃された小規模事業所）　第3章 解決されるか、介護現場の危機（介護で働く人たちの叫び　介護保険施設の新たな課題　ホームヘルパーは「社会の嫁」か　ケアマネジャーの悩みと責任）　第4章 迷走した要介護認定（要介護認定とは何か　衝撃の二〇〇九年版テキスト　経過措置と基準緩和）　第5章 老いを守る介護保険への道（第4期（二〇〇九～一一年度）の介護報酬改定　利用者にとっての介護報酬改定　介護保険一〇年で見えたもの　老いを守る介護保険への道）

◇介護保険memo　田中滋監修, 石田光広, 鏡諭編　新日本法規出版　2006.10　301p　26cm　3000円　①4-7882-0962-4　Ⓝ364.4

◇改正介護保険サービス・しくみ・利用料がわかる本―ここが変わった！　2012～2014年度版　川村匡由監修　自由国民社　2012.4　175p　21cm　1450円　①978-4-426-10862-5　Ⓝ364.4
[内容]第1部 ここが変わった！ 介護保険改正のポイント（介護保険の改正点　介護報酬の改定）　第2部 介護保険で利用できるサービスと利用料　第3部 介護保険のしくみとケアプラン（介護保険のしくみ　ケアプラン）

◇改正介護保険制度のしくみがカンタンにわかる本　金田弘編著, 島津淳監修　厚有出版　2006.3　142p　21cm　1333円　①4-906618-51-0　Ⓝ364.4
[内容]第1章 「介護保険」とは何かを理解する　第2章 改正介護保険法のポイント　第3章 介護保険サービスのしくみ　第4章 サービス利用の際のポイント　第5章 サービスの内容を知ろう（居宅サービス(1) 訪問介護/介護予防訪問介護とは？　居宅サービス(2) 訪問看護/介護予防訪問看護とは？　ほか）

◇改正介護保険で仕事はここは変わる―現場の介護スタッフ、サービス提供事業者必読！　田中元著　ぱる出版　2006.3　191p　21cm　1500円　①4-8272-0246-X　Ⓝ369.4
[内容]第1章 介護保険はこう変わる　第2章 予防サービスの導入で現場の仕事はどこを変えないといけないのか　第3章 「施設給付見直し」の衝撃にどう対応するか　第4章 地域密着型サービスに課せられた役割　第5章 事業者が果たすべき新たな義務・

課題はこれだ　第6章 従事者の質を向上するために現場で何が行なわれるのか　第7章 今回の改正で浮上した大いなる「現場の不安と不満」

◇「改正」介護保険と社会保障改革　伊藤周平著　山吹書店　2005.12　202p　21cm　（発売：績文堂出版）　2000円　①4-88116-085-0　Ⓝ364.4
[内容]社会保障の現状と社会保障改革　社会保障改革と生存権　介護保険法と介護保険—要介護の生存権保障の観点から　介護保険改革と改正介護保険法　社会保障改革の動向とゆくえ　「改正」介護保険と社会保障改革を越えて

◇「改正」介護保険何が決まり、いま何ができるか―緊急解説「総合事業」「定期巡回型サービス」と「第5期介護保険料問題」に地域から取り組むために　日下部雅喜著, 大阪社会保障推進協議会編　大阪　日本機関紙出版センター　2011.9　85p　21cm　（介護保険活用ブックレット 2）　857円　①978-4-88116-085-0　Ⓝ364.4
[内容]第1章 「改正」介護保険法で何が決まったのか（「介護保険法等改正」の概要　介護現場に大きな影響与える改定　これでは解決しない「介護保険料問題」）　第2章 これから何ができるか（国に向けて私たちができること　自治体に対してできること）

◇改正介護保険の要点―2006年4月施行　浅野靖著　名古屋　日総研出版　2005.8　119p　26cm　2476円　①4-7760-1101-8　Ⓝ364.4
[内容]第1章 改正介護保険法の要点（改正の趣旨　介護保険法の一部改正）　第2章 介護予防ケアマネジメント（新予防給付対象者の選定手法概論　新介護予防ケアマネジメント）　第3章 ケアマネジメント業務に必要な関連事業と関連法規の改正　第4章 介護保険のリハビリテーション概論

◇改正介護保険早わかりハンドブック　浅野靖著　名古屋　日総研出版　2006.5　170p　26cm　2381円　①4-7760-1179-4　Ⓝ364.4

◇改正介護保険法施行後の区市町村―介護保険制度に関する区市町村アンケート報告書　東京都社会福祉協議会　2006.11　123p　30cm　762円　①4-903290-28-X　Ⓝ364.4
[内容]1 実施のあらまし　2 調査項目ごとの結果のあらまし（地域包括支援センターの設置状況　地域包括支援センターの実施事業　地域支援事業の実施状況　地域密着型サービスの実施状況　利用者支援、事業者支援の取組み　第三期介護保険事業計画と今後の課題）　3 調査結果（区市町村別）（地域包括支援センター設置の取組みについて　地域支援事業について　介護予防ケアマネジメントの実施状況について　地域密着型サービスについて　介護サービス利用支援の取組みについて　介護事業者に対する支援について　第三期介護保険事業計画について　その他、介護保険制度に関する独自の取組み　国ならびに東京都の制度施策上の課題）

◇疑問あり！ 介護保険統合論―どこへ行く支援費制度　井上泰司, 伊藤周平執筆　京都　かもがわ出版　2004.4　102p　21cm　（シリーズ・障害者の自立と地域生活支援 5）　900円　①4-87699-810-8　Ⓝ369.27
[内容]1 介護保険統合論をめぐる22の疑問　2 障害者福祉をめぐる混乱はどこからきているのか　3 支援費制度と介護保険制度はどう違う？　4 社会的支援の実現のために―現状と提言　5 新たな共同をもとめて―権利としての社会保障を　特別寄稿 介

保険からみた「介護保険・支援費制度統合論」―理念なき統合論の問題点と介護保険の改革案

◇ケアマネジャーが教える改正介護保険利用のしかた　コンデックス情報研究所編著　成美堂出版　2006.5　167p　22cm　1200円　Ⓘ4-415-20159-8　Ⓝ364.4
[内容]1章 介護保険のサービスは、予防重視型に変わります　2章 サービスを提供する体系と質が変わります　3章 介護保険利用の仕組み　4章 介護サービスと介護予防サービスの内容と利用方法のコツ　5章 介護保険制度の基本理念と原則　6章 実際のケアプランはこうなります

◇現役ケアマネが教える最新介護保険利用のしかた　コンデックス情報研究所編著　成美堂出版　2008.9　143p　22cm　1200円　Ⓘ978-4-415-20582-3　Ⓝ364.4
[内容]1章 介護保険利用のしくみ　2章 介護サービスの内容と利用方法のコツ（訪問介護（ホームヘルプサービス）は身近なサービス―訪問介護は利用者参加型です―訪問入浴介護は浴槽と介護者が提供されます―訪問入浴介護を受けるためには、医師の入浴許可が必要です ほか）　3章 介護予防サービスと介護予防事業の内容と利用のしかた　4章 介護保険制度の基本理念と原則　5章 実際のケアプランはこうなります―要支援2/要介護1/要介護2/要介護3/要介護4

◇現役ケアマネが教える最新介護保険利用のしかた　コンデックス情報研究所編著　成美堂出版　2009.11　159p　22cm　1200円　Ⓘ978-4-415-20783-4　Ⓝ364.4
[内容]1章 改定介護報酬の内容　2章 介護保険利用のしくみ　3章 介護サービスの内容と利用方法のコツ　4章 介護予防サービスと介護予防事業の内容と利用のしかた　5章 介護保険制度の基本理念と原則　6章 実際のケアプランはこうなります

◇現役ケアマネが教える最新介護保険利用のしかた　コンデックス情報研究所編著　成美堂出版　2012.7　175p　21cm　1200円　Ⓘ978-4-415-21381-1
[内容]1章 改定介護報酬の内容　2章 介護保険利用のしくみ　3章 介護サービスの内容と利用方法のコツ　4章 介護予防サービスと介護予防事業の内容と利用のしかた　5章 介護保険制度の基本理念と原則　6章 実際のケアプランはこうなります

◇現代日本の介護保険改革　森詩恵著　京都　法律文化社　2008.4　193p　22cm　（大阪経済大学研究叢書 第60冊）　3100円　Ⓘ978-4-589-03083-2　Ⓝ364.4
[内容]第1章 高齢者介護保障政策の萌芽とその発展　第2章 高齢者介護保障政策の新展開―介護保険構想を中心に　第3章 介護保険給付とその限界―具体的な費用試算をもとに　第4章 ソーシャルワークの視点からみた介護保険の位置づけ―日常生活の維持・自立支援を視野に入れた介護サービス提供に向けて　第5章 2005年介護保険改正と高齢者介護保障政策　補論1 2005年介護保険改正後のケアマネジメントの状況とその課題―大阪府内の介護支援専門員に対するアンケート調査をもとに　補論2 男性家族介護者の介護実態とその課題

◇こう変わる介護保険―2006年介護保険制度改正のポイント　全国社会福祉協議会編　全国社会福祉協議会　2005.7　121p　26cm　800円　Ⓘ4-7935-0811-1　Ⓝ364.4

◇こう変わる！介護保険　小竹雅子著　岩波書店　2006.2　61p　21cm　（岩波ブックレット no.670）　480円　Ⓘ4-00-009370-3　Ⓝ364.4
[内容]こう変わる！改正介護保険　さらにくわしく！改正介護保険　増える利用者負担（施設サービスの利用料は、なぜ上がったのですか？　値上げ分を払えないと、施設を出なければなりませんか？）　もっとくわしく！改正介護保険　改正介護保険のこれからの課題（若者も介護保険料を払わなければならないのですか？　障害者サービスも介護保険になるのですか？）

◇こう変わる介護保険plus―2006年介護保険制度改正のポイント　全国社会福祉協議会編　改訂版　全国社会福祉協議会　2005.9　167p　26cm　1000円　Ⓘ4-7935-0813-8　Ⓝ364.4

◇高齢者に対する支援と介護保険制度　成清美治，峯本佳世子編著　学文社　2009.4　233p　26cm　（イントロダクションシリーズ 3）〈執筆：成清美治ほか〉　2500円　Ⓘ978-4-7620-1932-6　Ⓝ369.26
[内容]高齢者の生活実態と社会情勢　高齢者の福祉需要　高齢者の介護需要　高齢者福祉政策の発展と経緯　介護の概念と対象　介護予防　介護過程　認知症ケア・ターミナルケア　高齢者と居住環境　介護保険制度　介護保険法における組織および団体の役割と実際　地域包括支援センターの役割と実際　老人福祉法　高齢者・家族に対する相談援助技術

◇国際介護保険用語辞典―介護保険の国際化　住居広士，澤田如編著　岡山　大学教育出版　2012.2　424p　21cm　3800円　Ⓘ978-4-86429-119-4　Ⓝ364.4

◇国民皆介護―介護保険制度の改革　京極高宣著　北隆館　2005.3　175p　21cm　1900円　Ⓘ4-8326-0817-7　Ⓝ364.4
[内容]介護保険の歩み―過去・現在・未来（介護保険と私　介護保険見直しの視点　見直しの論点　障害者施設への介護保険活用）　第1部 介護保険制度の見直しと障害福祉（障害者支援費制度の歴史的意義　障害者支援費制度と介護保険改革　障害者福祉と介護保険）　第2部 介護保険の見直しとケアマネジメントの在り方（ハードケアマネジメントの必要性　新しいケアマネジメントと福祉用具・住宅改修の活用　介護予防とケアマネジメントの目的性）　第3部 介護保険と障害者自立支援法（介護保険の制度改革　障害者と介護保険）　むすび―障害者自立支援法の成立を期待する

◇ここが変わった！介護の現場　三上博至著　エクスメディア　2006.12　169p　21cm　（超図解介護）　1800円　Ⓘ4-87283-704-5　Ⓝ364.4
[内容]制度改革の背景とポイント　ここが変わった介護給付サービス　新設された介護給付サービス　成年後見制度・障害者自立支援法・保険外サービス　高齢者虐待防止法・福祉サービス第三者評価事業　介護福祉施設の概要　介護保険制度の利用について―介護福祉士制度のこれから

◇これからの介護保険を考える―制度改正にあたっての政策論と福祉援助技術論　結城康博著　本の泉社　2004.10　117p　21cm　1200円　Ⓘ4-88023-867-8　Ⓝ364.4
[内容]序章 介護保険における政策論的側面　第1章 制度改正のポイント　第2章 措置制度から介護保険へ　第3章 介護保険の仕組みと問題点　第4章 在宅ケアマネジメントと社会福祉援助技術　第5章 在宅

◇これでいいのか介護保険―ホームヘルパー・夏子は吠える　石原夏子著　松戸　ストーク　2007.5　335p　19cm〈発売：星雲社〉1000円　Ⓘ978-4-434-10622-4　Ⓝ369.26
　内容　1章 ホームヘルパー・石原夏子、始動(最初の利用者・堀よし子(八十四歳、痴呆)、素っ裸で現れるフル回転の日 ほか)　2章 介護保険の現場　3章 ヘルパー・夏子は吠える　4章 これでいいのか「介護保険」　5章 平成十八年度介護保険、既に崩壊のきざし

◇これでわかる介護保険制度Q&A　袖井孝子監修, ミズ総合企画編著　京都　ミネルヴァ書房　2005.10　108, 25p　21cm　(シリーズ・暮らしを支える福祉の制度 4)　2000円　Ⓘ4-623-04523-4　Ⓝ364.4
　内容　1章 介護保険の仕組みはどうなっているの　2章 2005年改正で介護保険はどう変わるの　3章 要介護の申請から介護認定までは　4章 在宅介護サービスはどう変わるの　5章 施設介護サービスはどう変わるの

◇これならわかるスッキリ図解介護保険　高野龍昭著　翔泳社　2012.4　215p　21cm　1500円　Ⓘ978-4-7981-2514-5
　内容　第1章 介護保険とはどういうもの？　第2章 介護保険はこう変わる！　第3章 介護保険はこう使う！　第4章 ケアマネジメントはどのように行われる？　第5章 介護保険で利用できる介護サービスは？　第6章 今後の課題とは？―これからの高齢者介護　資料

◇最新介護保険の基本と仕組みがよ～くわかる本―制度運営の仕組みとサービス利用の手続き　高室成幸監修, ケアマネジメント研究フォーラム著, エディポック編　第2版　秀和システム　2007.9　239p　21cm　(図解入門ビジネス)　1400円　Ⓘ978-4-7980-1752-5　Ⓝ364.4
　内容　第1章 介護の社会化と介護保険　第2章 介護保険の仕組み　第3章 サービス利用の手続き　第4章 サービスの利用と負担の仕組み　第5章 サービスの利用とケアマネジメント　第6章 居宅サービスの種類と利用方法　第7章 地域密着型サービスの種類と利用方法　第8章 施設サービスの種類と利用方法　第9章 サービスを提供する事業者　付録 巻末資料

◇最新介護保険の基本と仕組みがよ～くわかる本―制度運営の仕組みとサービス利用の手続き　ケアマネジメント研究フォーラム著, エディポック編, 高室成幸監修　第3版　秀和システム　2011.4　239p　21cm　(図解入門ビギナーズ)〈並列シリーズ名：How-nual Beginners Guide Book〉　1400円　Ⓘ978-4-7980-2909-2　Ⓝ364.4
　内容　第1章 介護の社会化と介護保険　第2章 介護保険の仕組み　第3章 サービス利用の手続き　第4章 サービスの利用と負担の仕組み　第5章 サービスの利用とケアマネジメント　第6章 居宅サービスの種類と利用方法　第7章 地域密着型サービスの種類と利用方法　第8章 施設サービスの種類と利用方法　第9章 相談窓口となる事業者とサービスを提供する事業者

◇最新図解でわかる介護保険のしくみ　服部万里子著　日本実業出版社　2007.5　213p　21cm　1500円　Ⓘ978-4-534-04216-3　Ⓝ364.4
　内容　第1章 介護保険が導入されてどうなった？　第2章 介護保険の改正ポイント　第3章 介護保険のあらましと保険料　第4章 介護サービスの申請から利用まで　第5章 要支援1・2の人のサービスと利用のしくみ　第6章 要介護1～5のサービスと利用上の注意点　第7章 介護サービスの内容、指定基準、金額　第8章 介護保険指定事業者と今後の課題　巻末資料

◇最新よくわかる！介護保険の人のしくみと活用法　望月幸代著　高橋書店　2012.3　151p　21cm　1100円　Ⓘ978-4-471-21049-6　Ⓝ364.4
　内容　第1章 ここが変わった介護保険　第2章 介護保険のしくみ　第3章 要介護認定　第4章 在宅サービス　第5章 施設サービス　資料

◇ザ・介護　2　竹本直一編著　ぎょうせい　2005.11　177p　19cm〈「2」のサブタイトル：介護保険制度改正をふまえて〉　1429円　Ⓘ4-324-07793-2　Ⓝ369.26
　内容　第1章(座談会)これからの介護保険　第2章「介護保険」はどう変わったか(介護保険の歩んだ五年間　介護保険制度の五つの見直し　介護保険制度見直しの意義)　第3章 北欧の高齢者福祉―ノルウェー・スウェーデンを訪問して(北欧に何を学ぶか　両国の概況　ノルウェーの高齢者施策　スウェーデンの社会福祉)　第4章 持続可能な介護保険制度の確立に向けて

◇自治体の介護保険制度改革―その対応と運営　介護保険実務研究会編　ぎょうせい　2005.8　273p　21cm　2286円　Ⓘ4-324-07666-9　Ⓝ364.4
　内容　第1章 座談会―2015年の介護のまちづくり展望　第2章 介護保険制度改革と自治体の対応　第3章 第3期市町村介護保険事業計画の策定　第4章 介護給付実績の分析評価　第5章 日常生活圏域設定と地域包括支援センター　第6章 新予防給付と地域支援事業　第7章 地域密着型サービスの創設と保険者機能の強化　第8章 新保険料と保険財政　第9章 新市町村介護保険条例―I市の場合　第10章 都道府県の役割と都道府県介護保険事業支援計画の策定　第11章 国民健康保険団体連合会の市町村支援―T県国保連合会の実施例

◇知っていれば得する介護保険サービス利用のヒント集　2　頼富淳子, 加藤江示子編著　新企画出版社　[2004]　48p　19cm　(みんなの健康とくらしシリーズ)　Ⓝ364.4

◇知っておきたい！介護サービス利用の手引き　東京都社会福祉協議会　2006.11　222p　21cm　952円　Ⓘ4-903290-23-9　Ⓝ369.26
　内容　第1章 介護保険制度とは　第2章 要介護認定のことを知っておきましょう　第3章 サービスを上手に活用するためのケアマネジメント　第4章 利用の目的に合ったサービスを選びましょう　第5章 利用料が軽減されるときって？　第6章 サービスに気になること、不満があったら

◇知っておきたい！介護サービス利用の手引き　改訂版　東京都社会福祉協議会　2009.9　210p　21cm　952円　Ⓘ978-4-86353-029-4　Ⓝ369.26
　内容　第1章 介護保険制度とは…　第2章 介護保険の申請や要介護認定のことを知っておきましょう　第3章 サービスを上手に活用するためのケアマネジメント　第4章 利用の目的に合ったサービスを選びましょう(介護保険で使えるサービス　訪問型の介護サービス　通所型の介護サービス　宿泊型の介護サービス　多機能型の介護サービス　福祉用具と

ビス）　第5章 利用料が減額されるときって？　第6章 サービスに気になること、不満があったら　介護サービスナビ　地域包括支援センターってどんなところ？

◇少子化時代の福祉と教育―介護保険制度改正・社会参加・教育改革　金貞任, 山本豊著　圭文社　2006.3　168p　21cm　2000円　Ⓣ4-87446-062-3　Ⓝ364.4
内容 第1章 介護保険制度の仕組みと現況　第2章 介護保険制度改正　第3章 高齢者の社会参加　第4章 学校教育と人的環境としての教職員―教育改革と教職員の役割

◇上手に制度を使う―新介護保険のポイントと活用術　大貫稔監修, 織田つや子著　学習研究社　2005.10　111p　26cm　(在宅介護応援シリーズ 4)　1600円　Ⓣ4-05-402592-7　Ⓝ364.4
内容 第1章 新介護保険5つのポイント　第2章 新介護保険のしくみ　第3章 新介護保険の上手な使い方　第4章 介護予防サービスのいろいろ　第5章 さまざまなサービスを活用する（NPOのサービスを利用する　企業のサービスを利用する

◇事例でわかる！自分に合った介護保険の利用のすべて――一日でも早く動かないと損をする。今のままだと介護貧乏！？　介護ライフ徹底応援ガイド　松下やえ子監修　宝島社　2010.4　80p　28cm　(TJ mook)　857円　Ⓣ4-7966-7656-4　Ⓝ364.4

◇新・介護保険で現場はこう変わる―09年介護報酬改正！徹底図解　田中元著　ぱる出版　2009.3　189p　21cm　1500円　Ⓣ978-4-8272-0473-5　Ⓝ369.021
内容 第1章 今回の介護報酬改定のポイントは何か？　第2章 人材の確保と処遇の改善は進むのか　第3章 どうなる？介護と医療の役割分担と働き方　第4章 認知症ケアにさらなる力が注がれる？　第5章 08年改正で生まれたサービスの見直し　第6章 その他のサービスの質向上と効率化など　第7章 今回の報酬改定で、結局何が変わるのか？

◇新要介護認定・給付適正化へのとりくみ　篠崎次男執筆　日本生活協同組合連合会医療部会　2009.6　114p　21cm　(虹のブックレット no.82)　667円　Ⓝ364.4

◇図解介護保険・成年後見・相続がわかる事典　大門則亮監修　三修社　2008.10　253p　21cm　1800円　Ⓣ978-4-384-04196-5　Ⓝ369.26
内容 プロローグ 介護保険・成年後見・相続の全体像　第1章 介護保険　第2章 成年後見　第3章 相続・贈与・登記手続き　第4章 遺産分割・遺言　巻末 書式集

◇図解 介護保険・成年後見・相続がわかる事典　大門則亮監修　改訂新版　三修社　2012.7　263p　21cm　1800円　Ⓣ978-4-384-04506-2
内容 序章 介護保険・成年後見・相続の全体像　第1章 介護保険　第2章 成年後見　第3章 相続・贈与・登記手続き　第4章 遺産分割・遺言　巻末 書式集

◇「図解」介護保険の改正早わかりガイド　井戸美枝著　日本実業出版社　2005.3　166p　21cm　1300円　Ⓣ4-534-03883-6　Ⓝ364.4
内容 1 介護保険の改正で何がどう変わるのか　2 知っておきたい介護保険のしくみ　3 介護サービ

スのしくみと利用のしかた　4 新しい介護サービスと介護ビジネスの今後

◇〈図解〉介護保険の改正早わかりガイド　2012年度　井戸美枝著　日本実業出版社　2011.12　157p　21cm　1400円　Ⓣ978-4-534-04890-5　Ⓝ364.4
内容 1 介護保険の改正でなにが、どう変わるのか　2 知っておきたい介護保険のしくみ　3 介護サービスのしくみと利用のしかた

◇図解介護保険のサービス内容・料金早わかりガイド　中村聡樹著　日本実業出版社　2006.4　174p　21cm　1400円　Ⓣ4-534-04059-8　Ⓝ364.4
内容 1章 介護保険はこう変わった　2章 介護保険の利用にかかるお金　3章 地域包括ケアと地域包括支援センター　4章 新予防給付の中身と介護予防マネジメント　5章 新しい介護予防で何をする？　6章 介護保険を上手に使いこなすために

◇図解介護保険のサービス内容・料金早わかりガイド　2009→2011年度版　中村聡樹著　日本実業出版社　2009.5　166p　21cm　1400円　Ⓣ978-4-534-04551-5　Ⓝ364.4
内容 第1章 介護保険はこう変わった！　第2章 報酬改定のポイントと介護保険の利用料金（介護保険の毎月の支給限度額―介護度別の支給限度額に変更はありません　訪問介護（ホームヘルプサービス）―在宅介護を支えるホームヘルプサービスはこうなっています ほか）　第3章 地域密着型サービスを利用するときの費用（市町村が提供する地域密着型サービス―住み慣れた地元で暮らし続けるためのサービスです（介護予防）小規模多機能型居宅介護―デイサービスだけでなく泊まりも組み合わせて利用できます ほか）　第4章 介護保険施設を利用するときの費用（居住型の介護保険施設―施設の種類、部屋の種類によっていくつかのタイプがあります　介護老人福祉施設（特別養護老人ホーム）―自宅と同じように日常生活を送る場所です ほか）　第5章 高齢者の居場所と介護・在宅医療の連携

◇図解 介護保険のサービス内容・料金早わかりガイド　2012‐2014年度版　中村聡樹著　日本実業出版社　2012.5　206p　21cm　1400円　Ⓣ978-4-534-04949-0
内容 第1章 新しい介護保険の姿　第2章 介護保険改正のポイント　第3章 報酬改定のポイントと介護保険の利用料金　第4章 地域密着型サービスを利用するときの費用　第5章 介護保険施設を利用するときの費用　第6章 介護保険の上手な使い方とさまざまな介護問題

◇図解介護保険の上手な利用術―申請の手続きから使い方まで　國光登志子監修, 主婦と生活社編　主婦と生活社　2007.4　159p　26cm　1500円　Ⓣ978-4-391-13363-9　Ⓝ364.4
内容 第1章 介護サービスを利用する前に　第2章 ケアプランの作成からサービス利用まで　第3章 要介護度別 こんなケアプランでサービスの活用を　第4章 居宅サービスの実際と利用のコツ　第5章 施設サービスを利用するときのポイント　第6章 要支援・非該当の人の介護保険利用法　資料編

◇図解介護保険のすべて　山井和則, 斉藤弥生著　第2版　東洋経済新報社　2005.3　230p　21cm　1600円　Ⓣ4-492-09242-0　Ⓝ364.4
内容 第1章 介護とは？　第2章 介護保険制度の意義　第3章 介護保険のしくみ　第4章 介護保険と介

護サービス　第5章 介護保険はどう評価されているか？　第6章 ケアプラン（介護サービス計画）　第7章 介護保険に関する仕事

◇図解介護保険のすべて　山井和則,上田理人著　第3版　東洋経済新報社　2009.9　178p　21cm　1600円　①978-4-492-09280-4　Ⓝ364.4
内容　第1章 介護とは？　第2章 介護保険とは？　第3章 介護サービスを利用するには？　第4章 さまざまな介護保険　第5章 介護保険Q&A　第6章 ケアプラン（介護サービス計画）

◇図解でわかる介護保険・介護報酬の改正ガイド　藤田英明,山田芳子著　アニモ出版　2012.3　182p　21cm　1500円　①978-4-89795-137-9　Ⓝ364.4
内容　1 介護保険制度はどうなる？どうする？　2 介護保険法の改正でここが変わる！　3 介護保険のしくみこれだけは知っておこう　4 介護報酬の改定早わかりポイント

◇図解でわかる介護保険のしくみ　服部万里子著　最新 改訂4版　日本実業出版社　2009.7　213p　21cm　1500円　①978-4-534-04574-4　Ⓝ364.4
内容　第1章 介護保険が導入されてどうなった？　第2章 介護保険法改正と平成18年、平成21年の改訂のポイント　第3章 介護保険のあらましと保険料　第4章 介護サービスの申請から利用まで　第5章 要支援1・2の人のサービスと利用のしくみ　第6章 要介護1～5のサービスと利用上の注意点　第7章 介護サービスの内容、指定基準、金額　第8章 介護保険指定事業者と今後の課題　巻末資料

◇図解『2012年改正介護保険』のポイント・現場便利ノート―新しい介護のしくみがわかる84のポイント　田中元著　ぱる出版　2012.3　187,4p　21cm　（New health care management）　1500円　①978-4-8272-0703-3　Ⓝ364.4
内容　第1章 早わかり！2012年度改正のポイント整理　第2章 新たに誕生した地域密着型の2つのサービス　第3章 変わる「軽度者へのしくみ」　第4章 利用者の重篤化に対応する新しい諸施策　第5章 増え続ける認知症高齢者への支援の流れはどうなっているのか　第6章 ケアラーとは何か？どのように支援していくか？　第7章 現場スタッフの処遇改善はどうなるのか　第8章 介護現場はこれからどう変わっていくのか

◇図解入門ビギナーズ 最新介護保険の基本と仕組みがよーくわかる本　高室成幸監修　第4版　秀和システム　2012.6　238p　21cm　（How-nual Beginners Guide Book）　1400円　①978-4-7980-3369-3
内容　第1章 介護の社会化と介護保険　第2章 介護保険の仕組み　第3章 サービス利用の手続き　第4章 サービスの利用と負担の仕組み　第5章 サービスの利用とケアマネジメント　第6章 居宅サービスの種類と利用方法　第7章 地域密着型サービスの種類と利用方法　第8章 施設サービスの種類と利用方法　第9章 相談窓口となる事業者とサービスを提供する事業者　巻末資料

◇図解よくわかる介護保険―しくみ編＋実践編　田中元著　ナツメ社　2007.6　207p　21cm　1500円　①978-4-8163-4337-7　Ⓝ364.4
内容　しくみ編―介護保険ってなに？（介護保険のしくみを理解しよう　介護保険で受けられるサービスとは？　新たに生まれた介護予防サービスとは？）　実践編―介護保険を使いこなそう（申請からサービス利用まで　よりよい介護サービスの選び方　もっと賢く介護保険を使うための知恵）　付録（介護保険Q&A　都道府県・政令指定都市介護保険担当窓口　高齢者総合相談センター（シルバー110番）一覧　介護に関する民間の相談窓口　その他の相談窓口　介護サービス情報公表センターの利用方法　索引）

◇図解わかりやすい新・介護保険ガイド―新制度完全対応　保健同人社　2006.6　95p　26cm　〈校閲：佐藤ちよみ〉　750円　①4-8327-0319-6　Ⓝ364.4
内容　第1章 介護保険制度のあゆみとしくみについて（介護保険制度のあゆみについて　介護保険制度の運営のしかたについて　介護保険制度の基本理念と介護予防について　介護保険サービスの全体像）　第2章 地域支援事業における介護予防事業の利用のしかた（地域支援事業における介護予防事業とは　介護予防特定高齢者施策　介護予防一般高齢者施策）　第3章 予防給付と介護給付の介護保険サービスの利用のしかた（予防給付および介護給付とは　要支援1および要支援2の方の場合　要介護認定まで　要支援1および要支援2の方の場合　介護予防ケアプランの作成からサービス利用のしかた　要介護1から要介護5の方の場合　ケアプランの作成からサービスの利用のしかた）

◇すぐに役立つ介護保険と成年後見のしくみと手続　若林美佳監修　三修社　2008.7　255p　21cm　1600円　①978-4-384-04182-8　Ⓝ369.26
内容　第1章 介護保険制度のしくみ　第2章 介護保険で受けられるサービス　第3章 介護サービス利用のための手続き　第4章 介護サービスを受けるときのポイント　第5章 成年後見制度のしくみ　第6章 法定後見制度・任意後見制度のしくみと登記　巻末資料

◇すぐわかる制度のほん介護保険　大場幸子監修　セールス手帖社保険FPS研究所　2008.5　17p　21cm　300円　①978-4-86254-035-5　Ⓝ369.26

◇すぐわかる制度のほん介護保険　大場幸子監修　第2版　セールス手帖社保険FPS研究所　2011.3　17p　21cm　350円　①978-4-86254-116-1　Ⓝ369.26

◇図説統計でわかる介護保険 2006　厚生統計協会編　厚生統計協会　2006.3　179p　26cm　1400円　①4-87511-266-1　Ⓝ364.4

◇図説統計でわかる介護保険―介護保険統計データブック 2007　厚生統計協会編　厚生統計協会　2007.5　331p　26cm　2286円　①978-4-87511-305-8　Ⓝ364.4

◇図説統計でわかる介護保険―介護保険統計データブック 2008　厚生統計協会編　厚生統計協会　2008.8　238p　26cm　2286円　①978-4-87511-358-4　Ⓝ364.4

◇図説統計でわかる介護保険―介護保険統計データブック 2009　厚生統計協会編　厚生統計協会　2009.8　227p　26cm　2286円　①978-4-87511-398-0　Ⓝ364.4

◇ゼロから学ぶ「介護保険」と「介護生活」―図解まんが付き　伊藤周平,岡田稔子,東村直美著　農山漁村文化協会　2008.3　227p　21cm　（健康双書）　1429円　①978-4-540-07311-3　Ⓝ364.4
内容　1章 親が倒れた！そのときあわてないために　2章 自宅介護が始まる　3章 介護施設に入るには　4

章 もしかして認知症？ 5章 これで納得！よくわかる「これからの介護保険と社会保障のゆくえ」 ケース別 起こりやすいトラブルと解決法

◇全国介護保険・高齢者保健福祉担当課長会議資料 22.3.5 厚生労働省老健局著 東京都社会福祉協議会 〔2010〕 320p 30cm 〈複製〉 1238円 Ⓘ978-4-86353-053-9 Ⓝ364.4
内容 1.「新需要創造・リーダーシップ宣言」 2.6つの戦略分野の基本方針と目標とする成果 3.豊かな国民生活の実現を目指した経済運営と今後の進め方

◇全国介護保険・高齢者保健福祉担当課長会議資料 23.2.22 厚生労働省老健局著 東京都社会福祉協議会 〔2011〕 371p 30cm 〈複製〉 1238円 Ⓘ978-4-86353-076-8 Ⓝ364.4
内容 総務課関係 介護保険指導室関係 介護保険計画課関係 高齢者支援課/認知症・虐待防止対策推進室関係 社会・援護局障害保健福祉部精神・障害保健課関係 振興課関係 老人保健課関係 内閣府関係

◇全国介護保険・高齢者保健福祉担当課長会議(19.2.19)資料 厚生労働省老健局著 東京都社会福祉協議会 〔2007〕 298p 30cm 〈背のタイトル:全国介護保険・高齢者保健福祉担当課長会議資料 複製〉 1048円 Ⓘ978-4-903290-38-6 Ⓝ364.4
内容 介護保険課関係 介護保険指導室関係 計画課関係 振興課関係 老人保健課関係 地域ケア・療養病床転換推進室関係

◇全国介護保険・高齢者保健福祉担当課長会議(20.2.27)資料 厚生労働省老健局著 東京都社会福祉協議会 〔2008〕 257p 30cm 〈背のタイトル:全国介護保険・高齢者保健福祉担当課長会議資料 複製〉 1143円 Ⓘ978-4-903290-81-2 Ⓝ364.4
内容 総務課関係 介護保険指導室関係 介護保険課関係 計画課関係 振興課関係 老人保健課関係 地域ケア・療養病床転換推進室関係

◇全国介護保険担当課長会議・介護報酬担当者会議(17.8.5)資料 厚生労働省老健局編 東京都社会福祉協議会 〔2005〕 590p 30cm 〈背のタイトル:全国介護保険担当課長会議・介護報酬担当者会議資料 複製〉 1524円 Ⓘ4-902198-86-X Ⓝ364.4
内容 介護予防について 要介護認定について 第3介護保険事業(支援)計画について 認知症対策等について 施設給付の見直し(制度の具体的内容、Q&A)について 市町村事務受託法人について 保険料設定のスケジュールについて 事務処理システムの変更にかかる留意事項等について (連絡事項)介護保険の特別徴収にかかる仮徴収額の変更に伴う照会対応等について 新予防給付の実施に向けた準備について 悪質住宅リフォームに関する消費者トラブルへの対応策について 住宅改修の理由書について

◇全国介護保険担当課長会議(16.11.10)資料 厚生労働省老健局編 東京都社会福祉協議会 〔2004〕 323, 92, 52p 30cm 〈背のタイトル:全国介護保険担当課長会議資料 複製〉 1524円 Ⓘ4-902198-57-6 Ⓝ364.4
内容 1 介護保険制度改正関係(第1号保険料及び給付費の見通し(ごく粗い試算)について 施設給付の見直しについて サービスの質の確保・向上等につ いて 介護予防について 新たなサービス体系の確立 制度運営の見直しについて 被保険者・受給者の範囲について) 2 連絡事項(計画課関連事項 振興課関連事項) 3 参考資料

◇全国介護保険担当課長会議(17.10.31)資料 厚生労働省老健局編 東京都社会福祉協議会 〔2005〕 281p 30cm 〈付・介護予防に関する事業の実施に向けての実務者会議資料 背のタイトル:全国介護保険担当課長会議資料 複製〉 1048円 Ⓘ4-902198-93-2 Ⓝ364.4
内容 1 介護予防サービス関係(老人保健事業・介護予防事業に関するQ&Aについて 「新規サービス等の報酬体系に関する議論等の整理(案)」について 「『目標の達成度に応じた評価の仕組み』に係る議論の整理(案)」について 平成17年10月改定Q&A(追補版)) 2 地域密着型サービス関係(地域密着型サービスの報酬・基準について(案)) 3 地域支援事業関係(平成18年度予算における介護保険特別会計の款項目節区分等について 地域包括支援センターの業務内容について) 4 その他 介護保険料設定の弾力化について(案) 要介護認定の有効期間の取扱いについて 第3期介護保険事業計画等について 養護老人ホームの見直しについて)

◇全国介護保険担当課長会議(17.4.12)資料 厚生労働省老健局編 東京都社会福祉協議会 〔2005〕 92p 30cm 〈背のタイトル:全国介護保険担当課長会議資料 複製〉 572円 Ⓘ4-902198-72-X Ⓝ364.4
内容 1 地域介護・福祉空間整備等交付金について 2 介護保険法施行法の一部を改正する法律の施行及び特定標準負担額減額認定等の取扱いについて 3 特定入所者介護サービス費等の取扱いについて 4 新予防給付及び地域支援事業について 5 第3期介護保険事業(支援)計画作成について 6 介護サービス情報の公表の準備について 7 「介護支援専門員名簿管理支援システム」及び「介護保険事業者の指定及び更新支援システム」の整備について 8 介護報酬改定に関する今後のスケジュール(案) 9 その他

◇全国介護保険担当課長会議(17.6.27)資料 厚生労働省老健局編 東京都社会福祉協議会 〔2005〕 236p 30cm 〈背のタイトル:全国介護保険担当課長会議資料 複製〉 953円 Ⓘ4-902198-83-5 Ⓝ364.4
内容 施設給付の見直しに伴う低所得者等に関する措置等 特別徴収範囲の拡大(平成18年4月1日施行)について 地域包括支援センターに関するQ&A(追補) 地域支援事業における権利擁護事業について 介護報酬の見直しについて 介護予防について 要介護認定について 新予防給付のケアマネジメントにおけるアセスメントツール等の検討状況、今後のスケジュールについて 「介護サービス情報の公表」制度施行準備・支援について 第3期介護保険事業(支援)計画等について ほか

◇全国介護保険・老人保健事業担当課長会議(17.12.19)資料 厚生労働省老健局編 東京都社会福祉協議会 〔2006〕 456p 30cm 〈付・地域包括支援センター業務マニュアル 背のタイトル:全国介護保険・老人保健事業担当課長会議資料 複製〉 1429円 Ⓘ4-902198-98-3 Ⓝ364.4
内容 1 平成18年度における老人保健事業の実施について(保健事業実施要領の主な改正事項(案) 保健事業平成18年度計画(案)ほか) 2 基本チェックリストの活用等について 3 老人保健事業・介護予

防事業に関するQ&A　4 介護報酬の平成18年4月改定について　5 その他(介護保険制度改正関係)　連絡事項

◇全国介護保険・老人保健事業担当課長会議(17.9.26)資料　厚生労働省老健局編　東京都社会福祉協議会　〔2005〕314p 30cm〈背のタイトル:全国介護保険・老人保健事業担当課長会議資料　複製〉1429円　①4-902198-89-4　Ⓝ364.4
[内容]1 老人保健事業関係　2 地域支援事業関係(地域支援事業交付金について　地域支援事業交付金に関するQ&A　地域支援事業の具体的内容について(概要)ほか)　3 介護保険制度改正関係(要介護認定モデル事業(第二次)について　認定支援ネットワークシステムの見直しについて　第3期保険料設定について　ほか)　連絡事項

◇総括・介護保険の10年—2012年改正の論点　鏡諭編,介護保険原点の会著　公人の友社　2010.4　198p 21cm　2200円　①978-4-87555-566-7　Ⓝ364.4
[内容]第1部 介護保険原点の会・合宿(介護保険創設時を顧うて　介護保険について思うこと 「地方分権改革推進会議の厚生労働省の対応方針」について　介護保険制度在位10年を祝う! 介護保険事業仕分けテスト)　第2部 討論 2012年改正に向けて一政策課題と論点　第3部 復命記録に見る介護保険の政策論点(復命記録から拾った「研究会での主な議題」と「厚生省職員の印象的な一言」 復命記録1〜復命記録41)

◇提言・こうあってほしい介護保険　認知症の人と家族の会編　京都　クリエイツかもがわ　2008.9　79p 21cm〈発売:かもがわ出版(京都)〉1000円　①978-4-86342-031-0-6　Ⓝ364.4
[内容]第1部 提言「私たちが期待する介護保険」詳解(基本的な考え方　具体的な改善提案)　第2部 緊急座談会「どうすれば提言は実現するか」(なぜ「要望」ではなく「提言」なのか　提言はどう受け止められたのか 「何よりも命と暮らしが大事」というコンセンサスを)

◇提言・要介護認定廃止—「家族の会の提言」をめぐって…　認知症の人と家族の会編　京都　クリエイツかもがわ　2010.12　107p 21cm〈発売:かもがわ出版(京都)〉1000円　①978-4-86342-058-8　Ⓝ364.4

◇どう変わったの? わたしたちの介護保険　鈴木ひろみ著　全国社会保険協会連合会　2006.10　22p 30cm　①4-915398-06-4
[内容]主な改正内容　改正後のサービス等の種類　新しく始まった制度(地域支援事業が始まりました　地域包括支援センターが設置されました　地域密着型サービスが始まりました　事業者情報の公表制度、指定の細分化、更新制が始まりました　介護予防ケアマネジメントシステム(介護予防支援)が始まりました)　従来制度から変更になった制度(第1号被保険者の保険料が見直されました　要介護状態の区分が変更されました　予防給付が新予防給付へ変更されました　ケアマネジャー資格が強化されました　施設サービスの自己負担が変更されました　居宅サービスの拡充と見直しが行われました)　その他の制度(療養病床のあり方が変わります)

◇21世紀の介護保険政策集—政党を中心に　松井圭三,今井慶宗編著　岡山　大学教育出版　2008.4　184p 21cm　1800円　①978-4-88730-839-8　Ⓝ364.4

◇はじめて使う介護保険不安・お悩み解決ブック—キギモンと不安にプロが答えます!　独立ケアマネ・ネットワーク有志編著,本間清文監修　成美堂出版　2010.6　159p 22cm　1400円　①978-4-415-20905-0　Ⓝ364.4
[内容]第1章 介護保険Q&A(介護保険を使える条件とお金のことが知りたい!　サービス利用の手順が知りたい!　どんなサービスを使えばいいのか知りたい!　サービス利用中に気になることが知りたい!)　第2章 介護保険で受けられるサービス(介護保険サービス一覧　ケアマネジメント業務　居宅サービス　介護予防サービス　地域密着型サービス　地域密着型介護予防サービス　施設サービス　住宅改修サービス)　第3章 介護保険サービス利用のモデルケース(Aさん(要介護4・重度の認知症で足腰が弱っている)　Bさん(要介護1・一人暮らしで、最近、物忘れが目立ち始めている)　Cさん(要介護5・寝たきりですべての生活場面で介護が必要)　Dさん(要介護1・人付き合いが苦手で、介護者である夫も要支援1)　Eさん(要支援1・大方の家事はできるが、浴槽掃除が難しい))

◇はじめての介護手続一切　寺本倫夫著　日本法令　2009.2　147p 21cm〈届出・申請様式一覧表つき〉1400円　①978-4-539-72100-1　Ⓝ369.021
[内容]第1部 介護保険について　第2部 社会福祉と障害者手帳について　第3部 医療保険について　第4部 家庭のバリアフリーについて　第5部 仕事・旅行・介護の両立　第6部 年金について　第7部 日常生活を通して

◇保険者・事業者・介護従事者のためのよくわかる! 介護保険事業運営Q&A—疑問を解決! 平成21年度介護保険法改正対応　上巻　土屋典子,平野道代,田中真理子,長谷憲明監修・著,東京都福祉保健財団編　東京都福祉保健財団　2010.1　271p 26cm　2200円　①978-4-902042-38-2　Ⓝ364.4
[内容]1章 居宅介護支援　2章 訪問看護　3章 居宅療養管理指導　4章 福祉用具貸与　5章 特定福祉用具販売　6章 住宅改修　資料

◇保険者・事業者・介護従事者のためのよくわかる! 介護保険事業運営Q&A—疑問を解決! 平成21年度介護保険法改正対応　下巻　土屋典子,平野道代,田中真理子,長谷憲明監修・著,東京都福祉保健財団編　東京都福祉保健財団　2010.1　326p 26cm　2200円　①978-4-902042-39-9　Ⓝ364.4
[内容]1章 訪問介護　2章 短期入所生活介護　3章 認知症対応型共同生活介護　4章 通所介護　5章 認知症対応型通所介護　資料

◇ユーキャンの介護保険利用マニュアル—はじめて使う! そろそろ備える!!　ユーキャン学び出版部編　ユーキャン　2007.11　111p 21cm〈発売:主婦の友社〉1280円　①978-4-07-258610-5　Ⓝ364.4
[内容]第1章 介護保険のしくみ　第2章 介護保険を利用するための手続き　第3章 介護保険で利用できるサービス　第4章 賢く介護をするために　巻末資料(用語解説)

◇U-CANの介護保険利用マニュアル―はじめて使う!そろそろ備える!! ユーキャン学び出版介護保険研究会編 3訂版 ユーキャン学び出版部 2012.4 119p 21cm 〈発売:自由国民社〉 1400円 ①978-4-426-60380-9 Ⓝ364.4
 内容 第1章 介護保険のしくみ 第2章 介護保険を利用するための手続き 第3章 介護保険で利用できるサービス 第4章 賢く介護をするために

◇要介護認定調査ハンドブック―82項目のポイントと特記事項の記入例 東京都介護福祉士会編 第4版 エルゼビア・ジャパン 2006.3 194p 26cm 2500円 ①4-86034-572-X Ⓝ364.4

◇要介護認定とは何か 住居広士著 一橋出版 2004.1 151p 21cm (介護福祉ハンドブック70) 1100円 ①4-8348-0069-5 Ⓝ364.4
 内容 1 要介護認定を受けるために 2 認定調査を受けるために 3 要介護認定のコンピュータ判定(一次判定改訂版) 4 介護認定審査会における最終判定(二次判定) 5 要介護認定を受けてから 6 要介護認定による介護報酬から介護保険料まで 7 要介護認定からケアマネジメントまで 8 要介護認定の開発から変遷まで 9 世界の要介護認定 10 要介護認定の光と陰―ケアマネジメントからマネジドケアまで

◇よくわかる!新しい介護保険のしくみ 平成21年改正対応版 長谷憲明著 瀬谷出版 2009.5 255p 26cm 2600円 ①978-4-902381-16-0 Ⓝ364.4
 内容 新・介護保険法のポイント しくみ編(介護保険制度のしくみ 介護保険制度の意義と創設された背景) 法令編(介護保険制度と法令のポイント 介護保険法) 資料集

◇よくわかる!新しい介護保険のしくみ 平成24年改正対応版 長谷憲明著 瀬谷出版 2012.6 255p 26cm 2600円 ①978-4-902381-22-1 Ⓝ364.4
 内容 新・介護保険法のポイント しくみ編(介護保険制度のしくみ 介護保険制度の意義と創設された背景) 法令編(介護保険制度と法令のポイント 介護保険法)

◇よくわかる!新しい介護保険のしくみ―最新データ&情報に基づき、やさしく解説!! 平成18年改正対応 長谷憲明著 瀬谷出版 2006.5 255p 26cm (「介護保険制度入門」(2004年刊)の改訂版) 2600円 ①4-902381-07-9 Ⓝ364.4

◇よくわかる介護保険制度イラストレイテッド 澤田信子,島津淳,戸栗栄次,菊地和則著 第3版 医歯薬出版 2006.7 216p 26cm 2600円 ①4-263-23347-6 Ⓝ364.4

◇よくわかる!介護保険徹底活用法 望月幸代著 改訂新版 高橋書店 2006.3 159p 21cm 1100円 ①4-471-21053-X Ⓝ364.4
 内容 第1章 介護保険の仕組みを知る 第2章 新しくなった要介護認定 第3章 在宅サービス 第4章 施設サービス 第5章 事業者選びと事業者契約

◇よくわかる介護保険のすべて―介護保険を上手に利用するために 中井博文著 改訂新版 佐久書房 2004.3 225p 19cm 1400円 ①4-88387-066-9 Ⓝ364.4
 内容 第1章 介護保険制度創設の背景とその実態とは! 第2章 介護保険のあらまし(介護保険は社会保険の一つとして位置づけられる! 介護保険制度の保険者は市(区)町村及び特別区である! ほ

か) 第3章 介護サービスを上手に利用するために(市(区)町村の窓口や介護保健施設へ申請書を提出する! 要介護認定の申請をすると訪問調査が行われる! ほか) 第4章 介護サービスを利用するときの利用料金・保険料の金額・納入方法について 第5章 新しい介護報酬の背景とその内容とは(平成一五年四月一日施行)

◇よくわかる介護保険のすべて―介護保険を上手に利用するために 中井博文著 最新 佐久書房 2005.5 241p 19cm 1400円 ①4-88387-083-9 Ⓝ364.4
 内容 第1章 介護保険制度創設の背景とその実態とは! 第2章 介護保険初の大幅見直しへ二〇〇六年度(平成一八年)からの主な改正内容 第3章 介護保険制度のあらまし 第4章 介護サービスを上手に利用するために 第5章 サービスを利用するときの利用料金・保険料の金額・納入方法等について 第6章 利用出来るサービスの内容と介護報酬について

◇よくわかる介護保険のすべて―介護保険を上手に利用するために 中井博文著 改訂新版 佐久書房 2007.1 192,50p 19cm 1500円 ①978-4-88387-094-3 Ⓝ364.4
 内容 第1章 介護保険制度創設の背景とその実態とは! 第2章 介護保険制度大幅見直しへ二〇〇六年度(平成一八年)からの主な改正内容 第3章 介護保険制度のあらまし 第4章 介護サービスを上手に利用するために 第5章 サービスを利用するときの利用料金・保険料の金額・納入方法等について 第6章 利用出来るサービスの内容と介護報酬について 資料・関係書式

◇よくわかる05年介護保険制度見直し―介護予防及び高齢者リハビリ対策先取りマニュアル イニシア編著 イニシア 2004.9 79p 30cm (イニシアのなるほど! 9) 4500円 ①4-901436-40-6 Ⓝ364.4

◇読み解き!!介護保険 全国社会福祉協議会編 全国社会福祉協議会 2007.9 815p 26cm 4500円 ①978-4-7935-0910-0 Ⓝ364.4

◇利用者と共有する介護保険のポイント―2012年4月改正で何が変わったか:Q&Aでわかる 阿部崇著 じほう 2012.2 118p 26cm 2000円 ①978-4-8407-4311-2 Ⓝ364.4

◇利用者とケアマネジャーのための介護保険ガイド 朝日健二著 桐書房 2003.9 225p 21cm 1500円 ①4-87647-613-6 Ⓝ364.4
 内容 第1章 介護保険はどう変わったか 第2章 介護保険の申請から利用まで 第3章 介護サービスの基準と料金 第4章 利用者の権利と減免制度 第5章 介護保険制度の改善の視点

◇利用者とケアマネジャーのための介護保険ガイド 朝日健二著 改訂版 桐書房 2004.10 226p 21cm 1500円 ①4-87647-655-1 Ⓝ364.4
 内容 第1章 介護保険はどう変わったか 第2章 介護保険の申請から利用まで 第3章 介護サービスの基準と料金 第4章 利用者の権利と減免制度 第5章 介護保険制度の改善の視点

◇Dr.のための介護保険ノート 折茂賢一郎,新井健五,安藤繁著 日本医事新報社 2008.1 289p 26cm 5000円 ①978-4-7849-5360-8 Ⓝ490

◇U-CANの介護保険利用マニュアル―はじめて使う！ そろそろ備える！！　ユーキャン学び出版介護保険研究会編　改訂版　ユーキャン学び出版　2009.5　111p　21cm　〈発売：自由国民社　背のタイトル：ユーキャンの介護保険利用マニュアル　初版：ユーキャン2007年刊〉　1400円　①978-4-426-60018-1　Ⓝ364.4
　内容　第1章 介護保険のしくみ　第2章 介護保険を利用するための手続き　第3章 介護保険で利用できるサービス　第4章 賢く介護をするために

◆介護保険法

◇新しい介護保険法―平成17年改正法に対応　介護保険法規研究会監修　中央法規出版　2005.8　436p　21cm　（介護保険六法別冊）　1600円　①4-8058-4615-1　Ⓝ364.4
　内容　第1章 改正のポイント　第2章 介護保険法等（介護保険法（平九法律一二三）　介護保険法施行法（抄）（平九法律一二四）　介護保険法施行令（平一〇政令四一二）ほか）　第3章 関係法律条文（新旧対照表）（介護保険法（抄）（昭三八法律一三三）　老人保健法（抄）（昭五七法律八〇）　健康保険法（抄）（大一一法律七〇）ほか）　資料

◇「介護サービス情報の公表」関連法令通知集　シルバーサービス振興会介護サービス情報公表支援センター編　中央法規出版　2006.7　458p　21cm　2000円　①4-8058-4670-4　Ⓝ364.4
　内容　1法（介護保険法（抄）　介護保険法施行令（抄）　介護保険法施行規則（抄）ほか）　2通知（介護保険法等の一部を改正する法律等の施行について　「介護サービス情報の公表」制度における調査事務等に関する手数料について）　3参考法令（介護保険法　個人情報の保護に関する法律　医療・介護関係事業者における個人情報の適切な取扱いのためのガイドラインについて）

◇「介護サービス情報の公表」関連法令通知集　平成19年版　シルバーサービス振興会介護サービス情報公表支援センター編　中央法規出版　2007.5　525p　21cm　2000円　①978-4-8058-4737-4　Ⓝ364.4
　内容　1法令　2通知　3参考法令（介護保険法　個人情報の保護に関する法律　医療・介護関係事業者における個人情報の適切な取扱いのためのガイドラインについて）

◇介護サービスの基盤強化のための介護保険法等の一部を改正する法律案（内閣提出第50号）―参考資料　衆議院調査局厚生労働調査室　2011.5　231p　30cm　〈第177回国会　背のタイトル：介護サービスの基盤強化のための介護保険法等の一部を改正する法律案〉　Ⓝ364.4

◇介護保険法及び老人福祉法の一部を改正する法律案（内閣提出第67号）参考資料　衆議院調査局厚生労働調査室　2008.4　117p　30cm　〈第169回国会〉　Ⓝ364.4

◇介護保険法改正のポイント　福島敏之著　大成出版社　2005.10　106p　26cm　（福祉相談実務の手引　問答式　追録第188号附録）　Ⓝ364.4

◇介護保険法施行法の一部を改正する法律案（内閣提出第15号）参考資料　衆議院調査局厚生労働調査室　2005.3　29p　30cm　〈第162回国会　背のタイトル：介護保険法施行法の一部を改正する法律案参考資料〉　Ⓝ364.4

◇介護保険法施行法の一部を改正する法律案（内閣提出第7号）参考資料　衆議院調査局厚生労働調査室　2010.3　27p　30cm　〈第174回国会　背のタイトル：介護保険法施行法の一部を改正する法律案参考資料〉　Ⓝ364.4

◇介護保険法等の一部を改正する法律案資料集　東京都社会福祉協議会　2005.2　70p　30cm　476円　①4-902198-65-7　Ⓝ364.4
　内容　介護保険法等の一部を改正する法律案要綱　介護保険法等の一部を改正する法律案（概要）　民間事業者による老後の保健及び福祉のための総合的な施設の整備の促進に関する法律（WAC法）の一部改正―地域介護・福祉空間整備等交付金（仮称）の創設　介護保険制度改革関連法案参考資料　参考資料　障害者自立支援法案の概要

◇介護保険法等の一部を改正する法律案（内閣提出第30号）参考資料　衆議院調査局厚生労働調査室　2005.3　373p　30cm　〈第162回国会　背のタイトル：介護保険法等の一部を改正する法律案参考資料〉　Ⓝ364.4

◇介護保険法と権利保障　伊藤周平著　京都　法律文化社　2008.10　462p　22cm　6500円　①978-4-589-03125-9　Ⓝ364.4
　内容　序章 問題の所在―社会保障改革と介護保険法　第1章 介護保険法の現状と諸問題　第2章 介護保険法の給付と給付受給権　第3章 要介護認定と被保険者の権利　第4章 介護保険ケアマネジメントと要介護者の権利　第5章 介護事業者・介護労働者とサービス利用者の要介護者の権利　第6章 介護保険料負担と被保険者の権利　第7章 介護保険行政争訟と被保険者・要介護者の争訟権　第8章 介護保険法と要介護者の権利擁護　第9章 介護保険法と社会保障立法の変容　終章 介護保険法のゆくえと権利保障の課題

◇介護保険法の解説　長瀬二三男著　3訂版　一橋出版　2004.1　120p　21cm　660円　①4-8348-3564-2　Ⓝ364.4
　内容　介護保険法の成立過程　総則　被保険者　介護認定審査会　保険給付　事業者および施設　介護保険事業計画　費用等　社会保険診療報酬支払基金の介護保険関係業務　国民健康保険団体連合会の介護保険事業関係業務　介護給付費審査委員会　審査請求　雑則　罰則　附則

◇介護保険法の解説　長瀬二三男著　4訂版　一橋出版　2005.12　135p　21cm　720円　①4-8348-3570-7　Ⓝ364.4
　内容　介護保険法の成立過程　総則　被保険者　介護認定審査会　保険給付　介護支援専門員ならびに事業者および施設　地域支援事業　介護保険事業計画　費用等　社会保険診療報酬支払基金の介護保険関係業務　国民健康保険団体連合会の介護保険事業関係業務　介護給付費審査委員会　審査請求　雑則　罰則

◇介護保険六法　平成16年版　京極高宣編　名古屋　新日本法規出版　2003.9　1465p　22cm　3500円　①4-7882-0585-8　Ⓝ364.4

◇介護保険六法　平成16年版　介護保険法規研究会監修　中央法規出版　2003.12　1冊　19cm　4400円　①4-8058-4509-0　Ⓝ364.4
　内容　第1章 介護保険　第2章 老人福祉　第3章 保健医療　第4章 社会福祉　第5章 関係法令　資料

◇介護保険六法　平成16年版　中井博文監修　佐久書房　2004.6　814p　15cm　2500円　Ⓘ4-88387-070-7　Ⓝ364.4
　内容　介護保険法　介護保険法施行法抄　介護保険法施行令　介護保険法施行規則　厚生労働大臣が定める福祉用具貸与に係る福祉用具の種目　介護保険法施行令第四条第二項に規定する厚生労働大臣が定める看護婦その他の従業者の員数及び厚生労働大臣が定める看護の体制その他の看護に関する基準に適合する病床等　要介護認定等に係る介護認定審査会による審査及び判定の基準等に関する省令　指定居宅サービス等の事業の人員、設備及び運営に関する基準　厚生労働大臣が定める特例居宅介護サービス費等の支給に係る離島その他の地域の基準　厚生労働大臣が定める居宅介護福祉用具購入費等の支給に係る特定福祉用具の種目〔ほか〕

◇介護保険六法　平成17年版　京極高宣編　名古屋　新日本法規出版　2004.9　1518p　22cm　3500円　Ⓘ4-7882-0709-5　Ⓝ364.4

◇介護保険六法　平成17年版　介護保険法規研究会監修　中央法規出版　2004.12　1冊　19cm　4400円　Ⓘ4-8058-4575-9　Ⓝ364.4
　内容　第1章 介護保険(基本法　要介護認定関係　保険給付関係　介護報酬関係　事業者関係　介護支援専門員関係　介護保険施設関係介護保険事業計画関係　介護保険財政関係　介護納付金・支払い基金関係　介護保険審査会関係)　第2章 老人福祉　第3章 保健医療　第4章 社会福祉　第5章 関係法令

◇介護保険六法　平成17年版　中井博文監修　佐久書房　2005.6　838p　15cm　2500円　Ⓘ4-88387-082-0　Ⓝ364.4
　内容　介護保険法　介護保険法施行法抄　介護保険法施行令　介護保険法施行規則　厚生労働大臣が定める福祉用具貸与に係る福祉用具の種目　介護保険法施行令第四条第二項に規定する厚生労働大臣が定める看護師その他の従業者の員数及び厚生労働大臣が定める看護の体制その他の看護に関する基準に適合する病床等　要介護認定等に係る介護認定審査会による審査及び判定の基準等に関する省令　指定居宅サービス等の事業の人員、設備及び運営に関する基準　厚生労働大臣が定める特例居宅介護サービス費等の支給に係る離島その他の地域の基準　厚生労働大臣が定める居宅介護福祉用具購入費等の支給に係る特定福祉用具の種目〔ほか〕

◇介護保険六法　平成18年版　介護保険法規研究会監修　中央法規出版　2006.8　1冊　19cm　5000円　Ⓘ4-8058-4646-1　Ⓝ364.4
　内容　第1章 介護保険(基本法　要介護認定　保険給付(介護報酬)　保険給付 ほか)　第2章 老人福祉(老人福祉　高齢者虐待防止　成年後見制度)　第3章 社会福祉　第4章 医療　第5章 関係法令　資料

◇介護保険六法　平成18年版　介護保険実務研究会編　名古屋　新日本法規出版　2006.8　2522p　22cm　3900円　Ⓘ4-7882-0948-9　Ⓝ364.4

◇介護保険六法　平成19年版　介護保険法規研究会監修　中央法規出版　2007.5　1冊　22cm　5000円　Ⓘ978-4-8058-4733-6　Ⓝ364.4
　内容　第1章 介護保険(基本法　要介護認定　保険給付(介護報酬)　保険給付 ほか)　第2章 老人福祉(老人福祉　高齢者虐待防止　成年後見制度)　第3章 社会福祉　第4章 医療　第5章 関係法令　資料

◇介護保険六法　平成19年版　介護保険実務研究会編　名古屋　新日本法規出版　2007.8　2645p　22cm　4400円　Ⓘ978-4-7882-6091-7　Ⓝ364.4

◇介護保険六法　平成20年版　介護保険法規研究会監修　中央法規出版　2008.6　1冊　22cm　5000円　Ⓘ978-4-8058-4819-7　Ⓝ364.4
　内容　第1章 介護保険(基本法　要介護認定　保険給付(介護報酬)　保険給付　介護支援専門員　事業者　介護保険施設　介護サービス情報の公表　地域支援事業等　介護保険事業計画　保険財政　介護納付金・支払基金　介護保険審査会)　第2章 老人福祉(老人福祉　高齢者虐待防止　成年後見制度)　第3章 社会福祉　第4章 医療　第5章 関係法令

◇介護保険六法　平成20年版　介護保険実務研究会編　名古屋　新日本法規出版　2008.9　2389p　22cm　4400円　Ⓘ978-4-7882-7128-9　Ⓝ364.4

◇介護保険六法　平成21年版　介護保険法規研究会監修　中央法規出版　2009.6　1冊　21cm　5000円　Ⓘ978-4-8058-4884-5　Ⓝ364.4
　内容　第1章 介護保険　第2章 老人福祉　第3章 社会福祉　第4章 医療　第5章 関係法令　資料

◇介護保険六法　平成21年版　介護保険実務研究会編　名古屋　新日本法規出版　2009.10　2603p　22cm　4600円　Ⓘ978-4-7882-7247-7　Ⓝ364.4

◇介護保険六法　平成22年版　介護保険六法編集委員会編　中央法規出版　2010.6　1冊　21cm　5000円　Ⓘ978-4-8058-4929-3　Ⓝ364.4
　内容　第1章 介護保険　第2章 老人福祉　第3章 社会福祉　第4章 医療　第5章 関係法令　資料

◇介護保険六法　平成22年版　介護保険実務研究会編　名古屋　新日本法規出版　2010.8　2621p　22cm　4600円　Ⓘ978-4-7882-7350-4　Ⓝ364.4
　内容　第1章 介護保険(介護保険法　介護保険法施行法)　第2章 老人福祉(老人福祉法)　第3章 社会福祉等

◇介護保険六法　平成23年版　中央法規出版　2011.8　1冊　21cm　5000円　Ⓘ978-4-8058-3503-6　Ⓝ364.4
　内容　第1章 介護保険　第2章 老人福祉　第3章 社会福祉　第4章 医療　第5章 関係法令

◇介護保険六法　平成23年版　介護保険実務研究会編　名古屋　新日本法規出版　2011.9　2797p　22cm　4800円　Ⓘ978-4-7882-7454-9　Ⓝ364.4

◇介護保険六法　平成17年8月版　京極高宣編　名古屋　新日本法規出版　2005.8　1738p　22cm〈改正法収載〉　3500円　Ⓘ4-7882-0823-7　Ⓝ364.4

◇介護六法　平成15年版　介護六法編纂委員会編　ぎょうせい　2003.9　1冊　22cm　5714円　Ⓘ4-324-07128-4　Ⓝ364.4

◇介護六法　平成16年版　介護六法編纂委員会編　ぎょうせい　2004.9　1冊　22cm　6000円　Ⓘ4-324-07522-0　Ⓝ364.4

◇介護六法　平成18年版　介護六法編纂委員会編　ぎょうせい　2006.10　2744p　21cm　5714円　Ⓘ4-324-08076-3　Ⓝ364.4
　内容　第1章 介護保険(介護保険法　介護保険法施行法　通知)　第2章 老人保健・老人福祉(老人保健法　老人福祉法)

◇改正介護保険法関連資料集　2006　東京都社会福祉協議会　2006.8　429p　30cm　〈付：市町村・都道府県における高齢者虐待への対応と養護者支援について〉　1429円　①4-903290-20-4　Ⓝ364.4
　内容　全国介護保険指導監査担当課長会議資料(保険者の介護給付適正化システムの活用　国保連に寄せられる苦情の保険者への情報提供　介護保険事業分析ソフトについて・介護保険事業実績(サービス利用・ケアプラン)分析報告書　高齢者虐待防止法施行における留意点について　ほか)　市町村・都道府県における高齢者虐待への対応と養護者支援について(高齢者虐待防止の基本　養護者による虐待への対応(市町村における業務)　市町村と地域包括支援センターの関係　養介護施設従事者等による虐待への対応)

◇速報！改正介護保険法―平成24年4月からの介護保険はこう変わる　中央法規出版　2011.8　491p　26cm　3200円　①978-4-8058-3502-9　Ⓝ364.4
　内容　第1編　改正法の概要(介護保険制度の見直し　介護サービスの基盤強化のための介護保険法等の一部を改正する法律　高齢者の居住の安定確保に関する法律等の一部を改正する法律　地域の自主性及び自立性を高めるための改革の推進を図るための関係法律の整備に関する法律)　第2編　主要関連法改正後条文(介護サービスの基盤強化のための介護保険法等の一部を改正する法律　高齢者の居住の安定確保に関する法律等の一部を改正する法律)　第3編　主要関連法新旧対照表(介護サービスの基盤強化のための介護保険法等の一部を改正する法律　高齢者の居住の安定確保に関する法律等の一部を改正する法律　地域の自主性及び自立性を高めるための改革の推進を図るための関係法律の整備に関する法律)　第4編　資料(附帯決議　通知)

◆介護予防
◇医師がすすめる介護予防―健康寿命をのばそう　松谷之義著　東大阪　新元社　2005.9　160p　21cm　2300円　①4-902674-01-7　Ⓝ369.26

◇絵を見てできる介護予防―運動・食事・住まいの工夫で自立した高齢期を　大渕修一編著　法研　2005.7　135p　26cm　1500円　①4-87954-583-X　Ⓝ498.3
　内容　第1章　いつまでも元気でいるために　第2章　転ばない生活のヒント　第3章　認知症にならない生活のヒント　第4章　老化を防ぐ食生活のヒント　第5章　日常生活でできる介護予防のヒント　第6章　いつまでも元気で―イキイキ体操　第7章　介護保険のしくみと利用方法

◇介護に縁のないくらし37のノウハウ　上農哲朗監修　吹田　メディカ出版　2004.1　121p　21cm　1800円　①4-8404-0666-9　Ⓝ493.185
　内容　春のころ―こんなカラダの変化に注意を　夏のころ―水分コントロールがカギをにぎる　秋のころ―ココロとカラダの不安定にご注意　冬のころ―寒いからじっとしているのがコツ

◇介護予防―健康長寿の第一歩　東京都高齢者研究・福祉振興財団東京都老人総合研究所編　東京都高齢者研究・福祉振興財団東京都老人総合研究所　2007.9　55p　21cm　〈老年学公開講座　第92・94回〉　286円　Ⓝ498.38
　内容　誰がどうする介護予防(鈴木隆雄述)　しゃきしゃき噛んで介護予防(那須郁夫述)　筋トレで心と体をリフレッシュ(大渕修一述)

◇介護予防動ける体をつくる本―にこにこ生活・老化にかつ！　大渕修一,竹本朋代著　一橋出版　2005.9　127p　26cm　1200円　①4-8348-0346-5　Ⓝ498.38
　内容　第1章　これからは介護予防の時代　第2章　自分に合ったトレーニングとは(自分を知ることから始めましょう　続けることが大切です(運動継続の心理学))　第3章　トレーニング方法のいろいろ　第4章　介護予防サービスのいろいろ

◇介護予防を普及推進する人材の養成事業報告書　健康・生きがい開発財団　2006.3　61p　30cm　Ⓝ369.26

◇介護予防ガイドライン　鳥羽研二監修,長寿科学痴呆・骨折研究,介護予防ガイドライン研究班著　厚生科学研究所　2006.6　254p　30cm　3000円　①4-903368-03-3　Ⓝ369.26

◇介護予防完全マニュアル　続　鈴木隆雄,大渕修一監修,東京都高齢者研究・福祉振興財団編　東京都高齢者研究・福祉振興財団　2005.1　230p　26cm　4000円　①4-902042-14-2　Ⓝ369.26

◇介護予防完全マニュアル　続　鈴木隆雄,大渕修一監修,東京都福祉保健財団編　軽装版　東京都福祉保健財団　2011.3　230p　26cm　3400円　①4-902042-41-2　Ⓝ369.26

◇介護予防事業を普及推進するための研修事業報告書　平成18年度　健康・生きがい開発財団　2007.3　64p　30cm　Ⓝ369.26

◇介護予防事業の円滑実施・地域包括支援センター支援等に関する調査研究報告書―介護予防支援業務の重点化・効率化及び地域包括支援センターの体制整備に向けて　全国保健センター連合会　2007.3　117p　30cm　〈平成18年度老人保健事業推進費等補助金(老人保健健康増進等事業分)〉　Ⓝ369.26

◇介護予防事業の円滑実施・地域包括支援センター支援に関する調査研究事業―調査報告書　3　日本健康倶楽部　2011.3　94p　30cm　〈平成22年度老人保健事業推進費等補助金老人保健健康増進等事業〉　Ⓝ369.26

◇介護予防事業の円滑実施・地域包括支援センター支援に関する調査研究事業報告書　日本訪問看護振興財団　2011.3　1冊　30cm　〈平成22年度老人保健事業推進費等補助金老人保健健康増進等事業〉　Ⓝ369.26

◇介護予防事業の効果的な推進に関する調査研究報告書　平成16年度　21世紀ヒューマンケア研究機構長寿社会研究所調査研究　神戸　兵庫県　2005.3印刷　86p　30cm　Ⓝ369.26

◇介護予防事業の指針策定に係る調査研究事業報告書　三菱総合研究所人間・生活研究本部　2012.3　91,136p　30cm　〈平成23年度老人保健事業推進費等補助金(老人保健健康増進等事業)〉　Ⓝ369.26

◇介護予防事業の推進に関する調査研究事業―報告書　東京大学大学院医学系研究科健康科学・看護学専攻地域看護学分野編　東京大学大学院医学系研究科健康科学・看護学専攻地域看護学

分野　2011.3　151p　30cm　〈平成22年度老人保健事業推進費等補助金(老人保健健康増進等事業分)〉　Ⓝ369.26
◇介護予防事業の推進に関する調査研究事業　日本公衆衛生協会　2011.3　296p　30cm　〈平成22年度老人保健事業推進費等補助金老人保健健康増進等事業〉　Ⓝ369.26
◇介護予防事業の推進に関する調査研究事業　日本公衆衛生協会　2012.3　72p　30cm　〈平成23年度老人保健事業推進費等補助金老人保健健康増進等事業〉　Ⓝ369.26
◇介護予防事業の推進に関する調査研究事業事業実施報告書　〔大府〕　国立長寿医療研究センター　2011.3　18p　30cm　〈平成22年度厚生労働省老人保健事業推進費等補助金(老人保健健康増進等事業分)〉　Ⓝ369.26
◇介護予防事業の推進に関する調査研究事業報告書　三菱総合研究所人間・生活研究本部　2011.3　125, 60p　30cm　〈平成22年度厚生労働省老人保健事業推進費等補助金(老人保健健康増進等事業)〉　Ⓝ369.26
◇介護予防市町村モデル事業中間報告　厚生労働省老健局　2005.4　58p　30cm　Ⓝ369.26
◇介護予防実践の基礎―介護予防事業の円滑な実施をめざして　介護予防に関する各研究班マニュアル　社会保険研究所　2006.12　451p　26cm　4300円　Ⓘ978-4-7894-7862-5, 4-7894-7862-9　Ⓝ369.26
◇介護予防実践マニュアル―運動器の機能向上のための　科学的根拠に基づく効果的かつ安全な実践に向けて　久野譜也, 松田光生, 福永哲夫, 川口毅, 烏帽子田彰編　社会保険研究所　2007.8　179p　30cm　3000円　Ⓘ978-4-7894-7863-2　Ⓝ369.26
◇介護予防実践論―キリスト教ミード社会館の足跡から　大阪地域福祉サービス研究所編　中央法規出版　2006.12　195p　26cm　2400円　Ⓘ4-8058-2808-0　Ⓝ369.26
◇介護予防実態調査報告書―若々しく暮らすための秘訣・杉並区からの発信　杉並区保健福祉部高齢者在宅サービス課編　杉並区保健福祉部高齢者在宅サービス課　2004.3　110p　30cm　〈背のタイトル：杉並区介護予防実態調査報告書〉　Ⓝ369.26
◇介護予防でハツラツ人生―「寝たきり」にならないために　丹羽國子著　京都　ミネルヴァ書房　2007.3　205p　21cm　(シリーズ・高齢期介護の現在 1)　2200円　Ⓘ978-4-623-04777-2　Ⓝ369.26
　内容　第1部　「生活機能」の自立ってどんなこと(まず、からだの仕組みを考えてみよう　ライフサイクルと加齢を理解しよう　人間の行動のもとを理解しよう)　第2部　暮らし方のリフォーム(1)・からだと身の回りのこと　第3部　暮らし方のリフォーム(2)・となり近所とのかかわり
◇介護予防入門―まちづくりから考える介護予防　松田晋哉著　社会保険研究所　2005.7　103p　26cm　1800円　Ⓘ4-7894-7860-2　Ⓝ369.26

◇「介護予防のケアマネジメントに関する調査研究事業」報告書　〔直方〕　ヘルスアンドライツサポートうりずん(若夏)　2011.3　60p　30cm　〈平成22年度厚生労働省老人保健事業推進費等補助金(老人保健健康増進等事業分)受託事業体：ヘルスアンドライツサポートうりずん(若夏)分析担当事業体：産業医科大学ヘルスマネジメントシステム〉　Ⓝ369.26
◇介護予防の健康科学―高齢者・障害者のライフスタイル研究　波多野義郎編著　不昧堂出版　2008.9　142p　26cm　2900円　Ⓘ978-4-8293-0467-9　Ⓝ498
　内容　第1章　介護予防の健康科学　第2章　ライフスタイルの健康科学　第3章　健康・体力づくりの実際
◇介護予防の戦略と実践　竹内孝仁著　年友企画　2006.2　159p　26cm　(介護科学シリーズ)　2096円　Ⓘ4-8230-5160-2　Ⓝ369.26
　内容　序章　介護保険を持続可能な制度とするために　第1章　介護予防総論　第2章　介護予防の全体像(課題の整理　介護予防のシステム(総論)ほか)　第3章　地域支援事業　第4章　新予防給付による介護予防
◇「介護予防」のそこが知りたい！　鏡諭編著　ぎょうせい　2005.7　281p　21cm　2667円　Ⓘ4-324-07519-0　Ⓝ364.4
　内容　第1章　介護保険制度の改正と介護予防の創設(2005年の介護保険制度改正　これまでの介護予防事業　「新予防給付」概念)　第2章　介護予防とは何か　第3章　介護予防取組み事例に学ぶ(自治体の介護予防事業　「寝たきりを防ぐ」という視点から)　第4章　今後の自治体福祉のあるべき姿―地域包括ケアシステムへの展望　第5章　座談会・介護予防への対応を考える
◇介護予防のための健康トレーニング　久野譜也編　成美堂出版　2006.4　143p　24cm　1000円　Ⓘ4-415-03587-6　Ⓝ498.38
　内容　1 自分で始める介護いらずの健康生活　2 どこでもできる毎日の健康体操　3 簡単にできる毎日の筋力アップ体操　4 健康ウォーキングで持久力アップ(健康ウォーキングの基本プログラム　あなたの歩き癖チェック)　付録　あなたに合った健康体操プログラム・カレンダー
◇介護予防のねらいと戦略　辻一郎著　社会保険研究所　2006.1　195p　22cm　2400円　Ⓘ4-7894-7861-0　Ⓝ369.26
◇介護予防マニュアル　介護予防マニュアル改訂委員会著　改訂版　三菱総合研究所人間・生活研究本部　2012.3　135p　30cm　〈平成23年度老人保健事業推進費等補助金(老人保健健康増進等事業分)介護予防事業の指針策定に係る調査研究事業〉　Ⓝ369.26
◇家族みんなの介護予防運動マニュアル　大渕修一著, 東京都高齢者研究・福祉振興財団編　東京都高齢者研究・福祉振興財団　2005.9　89p　26cm　1800円　Ⓘ4-902042-20-7　Ⓝ498.38
　内容　第1部　「元気で長生きする」ための体づくり　第2部　実践！！運動トレーニング　第3部　いつまでもイキイキと暮らすために
◇暮らしの視点から考える介護予防―表でわかるリスクと支援のポイント　田中甲子編著　中央法規出版　2009.5　123p　26cm　1800円　Ⓘ978-4-8058-4869-2　Ⓝ369.26

医療制度　　　　　　　　　　　　　　　　　　　　　　　　　　　　　　　　　医療と行政

[内容] 1 転倒・骨折予防/運動機能向上　2 栄養改善/食生活改善　3 口腔清掃/口腔機能向上　4 日常生活動作(ADL)/手段的日常生活動作(IADL)の向上　5 閉じこもり予防　6 うつ予防　7 軽度認知障害(MCI)/軽度認知症の予防　8 慢性の疾病/健康管理

◇高齢期における介護予防と生活習慣病予防・重症化予防のための包括的な介護予防事業に関する調査研究事業報告書　全国国民健康保険診療施設協議会　2012.3　12, 165p　30cm〈平成23年度老人保健事業推進費等補助金老人保健健康増進等事業〉　Ⓝ369.26

◇高齢者の生活習慣病等の予防に関する調査研究事業報告書　医療経済研究・社会保険福祉協会医療経済研究機構　2009.3　6, 82p　30cm　（独立行政法人福祉医療機構（長寿社会福祉基金）助成による研究報告書 平成20年度）Ⓝ498.021

◇自分でできる介護予防―高齢者の介護予防支援ガイドブック　厚生出版社　2005.2　191p　21cm　1400円　Ⓘ4-905981-16-6　Ⓝ498.38
[内容] 第1章 介護予防は在宅でひとりでも始められます　第2章 いつでも・どこでもできる毎日の筋力運動　第3章「安全・安心」をつくる転ばぬ先の転倒予防　第4章 メディカルフットケアで足のトラブル解消　第5章 ウォーキングでいつまでも若々しく　第6章 家庭でおこなう口腔ケアがQOLを高めます　第7章 多様な食品摂取が老化から身を守ります　第8章 尿失禁を改善して「快適生活」の実現を　第9章 認知症（痴呆）は生活習慣の改善で予防できます　第10章 早めにキャッチして、早めに手を打つ「水際作戦」

◇のばそう健康寿命―老化と老年病を防ぎ、介護状態を予防する　東浦町（愛知県）　長寿科学振興財団　2005.3　261p　26cm　(Advances in aging and health research 2004)　Ⓝ493.185

◇保健師・看護師のための介護予防の知識と技術　石垣和子, 北池正, 宮崎美砂子監修, 総合健康推進財団編　中央法規出版　2005.12　196p　26cm　2000円　Ⓘ4-8058-4621-6　Ⓝ369.26
[内容] 第1章 介護予防の考え方と高齢者の理解（介護予防の意義と考え方　高齢者の理解）　第2章 介護予防の知識と技術　第3章 介護予防に向けた活動の展開（介護予防活動の基本的考え方　介護予防活動を展開するための焦点　個別アプローチの展開方法　地域を基盤とした事業の展開方法　介護予防に向けた地域支援のネットワークづくり）

◇めざせ介護予防！―健康で自立した老いの秘訣　東京都老人総合研究所編　東京都老人総合研究所　2003.5　55p　21cm　（老年学公開講座　第72-73回）〈会期・会場：2003年5月31日 清瀬市民センターほか〉　286円　Ⓝ498.38

◇めざせ介護予防！―健康で自立した老いの秘訣2004　東京都老人総合研究所編　東京都老人総合研究所　2004.11　55p　21cm　（老年学公開講座　第79回）〈会期・会場：2004年11月15日 北とぴあさくらホール〉　286円　Ⓝ498.3
[内容] 講演：サクセスフルエイジング（健やかな老い）（新開省二述）　健康と自立のための新しい健康（鈴木隆雄述）　今からでも遅くない介護予防の取り組み（大渕修一述）

◇よくわかる介護予防　ヒューマン・ヘルスケア・システム介護予防研究班編　ヒューマン・ヘルスケア・システム　2005.12　87p　26cm　（介護予防叢書　2）2000円　Ⓘ4-902884-05-4　Ⓝ369.26

◇よりよい特定高齢者介護予防ケアマネジメントをめざして―地域包括支援センターのネットワーク化と業務の重点化・効率化に関する調査研究報告書　全国保健センター連合会　2009.3　195p　30cm〈平成20年度老人保健健康増進等補助事業〉　Ⓝ369.26

《医療費》

◇一般/療養病床の機能分化が医療供給及び地域の医療費に及ぼした影響に関する調査研究―別冊報告書 平成17年度厚生労働科学研究費補助金政策科学推進研究事業による研究報告書　医療経済研究・社会保険福祉協会医療経済研究機構　2006.3　5, 82p　30cm　Ⓝ369.26

◇イラスト図解医療費のしくみ―診療報酬と患者負担がわかる　木村憲洋, 川越満著　日本実業出版社　2009.1　157p　21cm　1500円　Ⓘ978-4-534-04488-4　Ⓝ498.13
[内容] 1章 医療費検定―この場合はいくらになる？　2章 医療を支える公的医療保険の基礎知識　3章 スッキリわかる診療報酬点数表のしくみ　4章 治療ステージ別・病院のベッド代と医療費　5章 領収証とレセプトの書き方・読み方　6章 医療機関が診療報酬を請求するしくみ　7章 診療報酬がわかると医療機関がよりわかる　8章 ケース別 おもな病気・検査の医療費はこう決まる！

◇イラスト図解 医療費のしくみ　平成24年度改定対応　木村憲洋, 川越満著　最新3版　日本実業出版社　2012.5　157p　21cm　1500円　Ⓘ978-4-534-04953-7
[内容] 1章 医療費検定―この場合はいくらになる？　2章 医療を支える公的医療保険の基礎知識　3章 スッキリわかる診療報酬点数表のしくみ　4章 治療ステージ別・病院のベッド代と医療費　5章 明細書とレセプトの出し方・読み方　6章 医療機関が診療報酬を請求するしくみ　7章 診療報酬がわかると医療機関がよりわかる　8章 ケース別 おもな病気・検査の医療費はこう決まる！

◇医療・介護の報酬制度のあり方　非営利・協同総合研究所いのちとくらし　2004.2　55p　21cm　（総研いのちとくらしブックレット no.1）150円　Ⓝ364.4

◇医療・介護費用の長期推計と将来の労働需要―2008年度の国民医療費等を踏まえた推計　上田淳二, 堀内義裕, 筒井忠著　Kyoto　京都大学経済研究所　2011.1　45p　30cm　(Discussion paper no.1017)　Ⓝ364.4

◇医療費及び医療財政の将来推計　上田淳二, 堀内義裕, 森田健作著　Kyoto　京都大学経済研究所　2010.3　32p　30cm　(Discussion paper no.0907)　Ⓝ364.4

◇医療費と保険が一番わかる―豊富な症例で費用の明細が読み解ける　坂本憲枝, 長谷川聖治共著　技術評論社　2009.11　239p　21cm　（しくみ図解シリーズ 006）1580円　Ⓘ978-4-7741-4024-7　Ⓝ498.13

医療と行政　　　　　　　　　　　　　　　　　　　　　　　　　　　　　　　　　　　　　医療制度

◇内容　1章 日本の医療システム　2章 基本診療料　3章 入院費　4章 特掲診療料　5章 DPC・急性期入院の新システム　6章 在宅医療にかかる医療費　7章 混合診療　8章 薬局と調剤報酬の仕組み　9章 医療にかかわる保険制度　10章 知って得する医療費の知識

◇「医療費の将来見通しに関する検討会」議論の整理　〔厚生労働省〕　2007.7　14p　30cm　Ⓝ498.13

◇医療費の審査―知られざるその現実　橋本巖著　大阪　清風堂書店　2004.10　223p　21cm　1500円　Ⓘ4-88313-346-X　Ⓝ498.13
内容　序章 医療費の審査は厳しければ良いか　第1章 医療保険制度の概要と支払基金　第2章 審査はどのように行われるか　第3章 審査をめぐる攻防　第4章 国民医療の充実と審査　第5章 審査を民間に開放してもよいのか　第6章 審査を機械に任せてよいか　第7章 審査と審査機関のあるべき姿　補章1 医療保険制度の歩み　補章2 支払基金創設以前の審査と支払い

◇医療費の長期推計に関する一考察―OECDの先行研究に基づく日本の将来推計　北浦修敏, 京谷翔平著　〔京都〕　京都大学経済研究所　2007.3　18p　30cm　(Discussion paper no.0607)　Ⓝ498.13

◇医療費早わかりBOOK ―Q&A図解でわかる医療費のしくみケーススタディ13　2011年版　医学通信社　2011.3　70p　30cm　1200円　Ⓘ978-4-87058-419-8　Ⓝ498.13

◇医療費抑制政策下での医療費分析―調剤医療費の伸びについての一考察　日医総研　2009.5　32p　30cm　（日本医師会総合政策研究機構ワーキングペーパー no.191　日医総研ワーキングペーパー）　Ⓝ498.13

◇「医療費抑制の時代」を超えて―イギリスの医療・福祉改革　近藤克則著　医学書院　2004.5　319p　21cm　2800円　Ⓘ4-260-12720-9　Ⓝ498.13
内容　第1部 公的医療費抑制は医療現場の荒廃を招く―医療費拡大に転じたイギリスから学ぶ第三次医療革命　第2部 ブレアのNHS改革　第3部 イギリスの高齢者介護・福祉政策　第4部 イギリスのホスピス・緩和ケアプログラム　第5部 「評価と説明責任の時代」に向けて　第6部 介護政策における政策科学の試み

◇医療保険と介護保険の給付調整―資料集 平成21年度介護報酬改定に伴う　社会保険研究所　2009.6　64p　26cm　1200円　Ⓘ978-4-7894-1175-2　Ⓝ364.4

◇「カラー図解」みんなの医療費と制度―あなたが払っている医療費にはこんなにムダがある　亀岡秀人著　PHP研究所　2005.5　95p　26cm　952円　Ⓘ4-569-64143-1　Ⓝ498.13
内容　図解 ひと目でわかる「医療費と制度」　10ページでわかる私たちと医療・制度　知っておこう医療の基本　知っておこう医療の基本"保険料編"　知っておこう医療の基本"医療費編"　医療費は戻ってくる!?　"入院編"　医療費は戻ってくる!?　医療費と入院　その他の医療給付　高齢者と医療制度　知っておきたい医療の問題点　知っておきたい医療の問題点『医療と情報開示編』　医療と医薬　生活と病気　医療制度改革

◇Q&A図解でわかる医療費早わかりBOOK ―医療費のしくみケーススタディ13　2012-2013年版　医学通信社　2012.5　85p　30cm　1200円　Ⓘ978-4-87058-466-2　Ⓝ498.13

◇国及び都道府県レベルでの医療費の決定要因分析調査研究報告書　医療経済研究・社会保険福祉協会医療経済研究機構　2007.3　72p　30cm　〈平成18年度医療経済研究機構自主研究事業〉　Ⓝ498.13

◇交通事故における医療費・施術費問題　江口保夫, 江口美葆子, 古笛恵子共著　保険毎日新聞社　2006.8　192p　26cm　〈「交通事故における医療費単価と濃厚治療」（平成2年刊）の改題改訂版〉　2800円　Ⓘ4-89293-014-8　Ⓝ498.13

◇国際比較可能な医療の質指標開発に関する日韓共同研究―成果報告　岡本悦司, 南商堯, 西山孝之著　〔出版地不明〕　〔岡本悦司〕　2006.12　71p　30cm　〈ファイザーヘルスリサーチ振興財団助成〉　Ⓝ364.4

◇国保医療費分析マニュアル―科学的根拠に基づいた保健事業を目指して　大分県福祉保健部福祉保健企画課, 大分県福祉保健部高齢者福祉課国民健康保険室編　〔大分〕　大分県福祉保健部福祉保健企画課　2005.3　33p　30cm　〈共同刊行：大分県福祉保健部高齢者福祉課国保医療室〉　Ⓝ498.13

◇国民医療費・介護費の現状分析と国民医療費の将来推計　2004年度版　日医総研　2006.9　27p　30cm　（日本医師会総合政策研究機構ワーキングペーパー no.135）　Ⓝ498.13

◇国民医療費の伸びの要因分析　日医総研　2008.9　64p　30cm　（日本医師会総合政策研究機構ワーキングペーパー no.175　日医総研ワーキングペーパー）　Ⓝ498.13

◇国民負担率の算出プロセスと米国との対比等からみた問題点―算出プロセスの明確化と私的医療保険を含む米国との比較を中心とした分析　日本医師会総合政策研究機構　2005.3　126p　30cm　（日本医師会総合政策研究機構報告書第71号）　5715円　Ⓝ364.4

◇こんなにかかる医療費　平成15年度　谷康平監修, 巽文雄企画編集　改訂新版　大阪　新日本保険新聞社　2003.4　43p　26cm　667円　Ⓝ364.4

◇こんなにかかる医療費　平成16年度　谷康平監修, 巽文雄企画編集　改訂新版　大阪　新日本保険新聞社　2004.6　43p　26cm　667円　Ⓝ364.4

◇こんなにかかる医療費　平成17年度　谷康平監修, 巽文雄企画・編集　大阪　新日本保険新聞社　2005.5　48p　26cm　667円　Ⓘ4-903030-02-4　Ⓝ364.4

◇こんなにかかる医療費　平成18年度　谷康平監修, 巽文雄企画・編集　大阪　新日本保険新聞社　2006.7　48p　26cm　667円　Ⓘ4-903030-24-5　Ⓝ364.4

◇こんなにかかる医療費　平成19年度版　谷康平監修　大阪　新日本保険新聞社　2007.10　44p　26cm　667円　Ⓘ978-4-903030-45-6, 4-903030-24-5　Ⓝ364.4

医療制度　　　　　　　　　　　　　　　　　　　　　　　　　　　医療と行政

◇こんなにかかる医療費　2009年版　谷康平監修　大阪　新日本保険新聞社　2008.11　48p　26cm　714円　①978-4-903030-66-1, 4-903030-24-5
　内容　1 公的医療保険の仕組みと内容　2 がんの5年生存率と再発率　3 主な傷病別医療費　4 医療関連データ

◇こんなにかかる医療費　2010年版　巽文雄企画編集, 谷康平監修　大阪　新日本保険新聞社　2010.2　48p　26cm　714円　①978-4-903030-82-1
　内容　1 公的医療保険の仕組みと内容　2 がんの5年生存率と再発率　3 主な傷病別医療費　4 医療関連データ

◇こんなにかかる医療費　2011年版　巽文雄企画編集, 谷康平監修　大阪　新日本保険新聞社　2011.3　48p　26cm　714円　①978-4-903030-93-7

◇最近の医療費の動向―2010年度診療報酬改定まで　日医総研　2010.8　41p　30cm　（日本医師会総合政策研究機構ワーキングペーパー no.221　日医総研ワーキングペーパー）　Ⓝ498.13

◇最近の医療費の動向とその要因―「平成21年度国民医療費」の分析　日医総研　2011.10　50p　30cm　（日本医師会総合政策研究機構ワーキングペーパー no. 244　日医総研ワーキングペーパー）　Ⓝ498.13

◇最新イラスト図解医療費のしくみ―診療報酬と患者負担がわかる　木村憲洋, 川越満著　日本実業出版社　2010.4　157p　21cm　（奥付・背のタイトル：〈イラスト図解〉最新医療費のしくみ）　1500円　①978-4-534-04707-6　Ⓝ498.13
　内容　1章 医療費検定―この場合はいくらになる？　2章 医療を支える公的医療保険の基礎知識　3章 スッキリわかる診療報酬点数表のしくみ　4章 治療ステージ別・病院のベッド代と医療費　5章 明細書とレセプトの出し方・読み方　6章 医療機関が診療報酬を請求するしくみ　7章 診療報酬がわかると医療機関がわかる　8章 ケース別おもな病気・検査の医療費はこう決まる！

◇最新医療費の基本と仕組みがよ～くわかる本―診療報酬と薬価、材料価格がわかる！　及川忠著, 菊地敏夫監修　秀和システム　2009.9　253p　21cm　（図解入門ビジネス）〈並列シリーズ名：How-nual business guide book〉　1600円　①978-4-7980-2358-8　Ⓝ498.13
　内容　医療費の基礎知識　医療保険のさまざまな給付　医療費は「診療報酬」で決まる　診療報酬の仕組み　入院費の仕組み　薬剤料の仕組み　特定保険医療材料と材料価格基準　交通事故と労働災害の費用　予防医療にかかる費用　病気別の医療費を試算してみよう！　こんなときの医療費はどうなる！？

◇最新医療費の基本と仕組みがよ～くわかる本―診療報酬と薬価、材料価格がわかる！　及川忠著, 菊地敏夫監修　第2版　秀和システム　2010.12　253p　21cm　（図解入門ビジネス）〈並列シリーズ名：How-nual Business Guide Book〉　1500円　①978-4-7980-2798-2　Ⓝ498.13
　内容　第1章 医療費の基礎知識　第2章 医療保険のさまざまな給付　第3章 医療費は「診療報酬」で決まる　第4章 診療報酬の仕組み　第5章 入院費の仕組み　第6章 薬剤料の仕組み　第7章 特定保険医療材料と材料価格基準　第8章 交通事故と労働災害の

費用　第9章 予防医療にかかる費用　第10章 病気別の医療費を試算してみよう！　第11章 こんなときの医療費はどうなる！？

◇知っておきたい「病気の値段」のカラクリ　隅恵子ほか執筆　宝島社　2003.8　127p　26cm　（別冊宝島 810号）　952円　①4-7966-3420-7　Ⓝ498.13

◇新・差額ベッド料Q&A ―入院する前に知っておきたい　さきあい医療人権センターCOML編　岩波書店　2011.1　52, 12p　21cm　（岩波ブックレット no.800）　500円　①978-4-00-270800-3　Ⓝ498.13
　内容　差額ベッド料とは　請求される場合、されない場合　差額ベッド料に関する国の通知　"差額"の設定条件　料金は病院によって異なる　病院からの説明　同意書とは　個室の料金とはかぎらない　治療上の必要　感染症の場合　空きベッドがない場合　払えない場合　病院との交渉方法　同意書にまつわるトラブル　相談機関　返還請求　患者が気をつけるべきこと

◇2010年度上期の医療保険医療費の分析―2010年度診療報酬改定後の動向　日医総研　2011.2　55p　30cm　（日本医師会総合政策研究機構ワーキングペーパー no.229　日医総研ワーキングペーパー）　Ⓝ364.4

◇病気でムダなお金を使わない本―図解　福島安紀著, 川渕孝一監修　WAVE出版　2009.9　207p　19cm　1300円　①978-4-87290-429-1　Ⓝ498.13
　内容　第1章 絶対、間違えない！病院の選び方　第2章 絶対、損をしない！「お金の知識」　第3章 こんなときどうする？病状別の対応法　第4章 絶対、得する！薬の選び方

◆介護費

◇介護従事者のための居宅サービス報酬算定ハンドブック―09年改定対応　結城康博, 後藤佳苗編著　ぎょうせい　2009.4　114p　26cm　1524円　①978-4-324-08679-7　Ⓝ364.4
　内容　序章 09年介護報酬改定の概要　第1章 指定居宅介護支援・介護予防支援の改定ポイント（記載例）　第2章 訪問介護サービス　第3章 指定居宅療養費の改定ポイント　第4章 通所介護サービス　第5章 通所リハビリテーション　第6章 短期入所系サービス　第7章 福祉用具貸与の改定のポイント　第8章 介護保険施設サービス

◇介護の値段―老後を生き抜くコスト　結城康博著　毎日新聞社　2009.12　157p　19cm　1000円　①978-4-620-31963-6　Ⓝ369.26
　内容　序章 民主党政権で「介護」は、大丈夫か！？　第1章 介護という災いは突然やってくる！　第2章 介護施設の使い方　第3章 あなたも認知症になるかも！？　第4章 「孤独死」と人間関係の重要さ　第5章 使いづらい介護保険制度　第6章 高齢者と医療制度　終章 民主党政権への期待と不安

◇介護費用の長期推計について　北浦修敏, 京谷翔平著　〔京都〕　京都大学経済研究所　〔2007〕　1冊　30cm　（Discussion paper no.0704）　Ⓝ369.26

◇介護報酬改正点の解説　平成15年4月　社会保険研究所　2003.3　1014, 16p　30cm　3000円　①4-7894-1791-3　Ⓝ364.4

◇介護報酬改正点の解説―介護報酬の解釈―平成17年10月一部改訂版　平成17年10月　社会保険研究所　2005.10　664p　26cm　3000円　Ⓘ4-7894-1793-X　Ⓝ364.4
◇介護報酬改正点の解説　平成21年4月　社会保険研究所　2009.3　624,304p　26cm　(Monthly介護保険情報臨時増刊)　3600円　Ⓘ978-4-7894-7070-4　Ⓝ364.4
◇介護報酬改定　2003　イニシア編著　イニシア　2003.4　100p　26cm　4500円　Ⓘ4-901436-25-2　Ⓝ364.4
◇介護報酬改定関係資料―(別冊)全国介護保険・高齢者保健福祉担当課長会議資料　調布市　福祉健康部高齢者支援室介護保険担当編　〔調布〕調布市　2012.3　52欄,607p　30cm　〈平成24年4月施行〉　Ⓝ364.4
◇介護報酬改定後の影響分析と2004年度介護保険費用および当然増の推計　日本医師会総合政策研究機構　2003.12　217p　30cm　(日本医師会総合政策研究機構報告書 第62号)　5715円　Ⓝ364.4
◇介護報酬改定資料集―介護支援専門員に係る介護報酬改正点の解説　平成21年4月版　日本介護支援専門員協会　〔2009〕　532p　30cm　2858円　Ⓝ364.4
◇介護報酬加算・減算ハンドブック―2009年度改定対応　厚有出版株式会社編著　厚有出版　2009.7　159p　30cm　2000円　Ⓘ978-4-906618-59-0　Ⓝ364.4
　内容　第1章 2009年度介護報酬改定の概要(基本的な考え方 おもな見直しのポイント)　第2章 サービス別 改定後の介護報酬算定ポイント解説(居宅サービス 居宅介護支援サービス 施設サービス 地域密着型サービス)
◇介護報酬・指定基準の改定資料集―介護保険制度における　平成21年度 2　東京都社会福祉協議会　2009.3　488p　30cm　〈平成21年度 2のサブタイトル:21.2.19全国介護保険・高齢者保健福祉担当課長会議資料(抜粋)〉　1333円　Ⓘ978-4-86353-015-7　Ⓝ364.4
　内容　1 平成21年度介護報酬改定について(介護報酬改定の概要　中山間地域等における利用者負担の軽減措置)　2 介護報酬改定関係省令及び告示の改正案について(新旧対照表)　3 介護報酬改定関係通知の改正案(たたき台)について(新旧対照表)(指定居宅サービスに要する費用の額の算定に関する基準(訪問通所サービス、居宅療養管理指導及び福祉用具貸与に係る部分)及び指定居宅介護支援に要する費用の額の算定に関する基準の制定に伴う実施上の留意事項について　指定居宅サービスに要する費用の額の算定に関する基準(短期入所サービス及び特定施設入居者生活介護に係る部分)及び指定施設サービス等に要する費用の額の算定に関する基準の制定に伴う実施上の留意事項について ほか)　参考資料
◇介護報酬・指定基準の改定資料集―介護保険制度における　20.12.26社会保障審議会介護給付費分科会答申　平成21年度　東京都社会福祉協議会　2009.1　322p　30cm　1143円　Ⓘ978-4-86353-013-3　Ⓝ364.4
　内容　平成21年度介護報酬改定について―骨子　平成21年度介護報酬改定の概要　諮問書(平成21年度介護報酬改定について)　介護報酬・指定基準等の見直し案　介護報酬の算定構造(案)　介護サービス算定実績(居宅サービス・地域密着型サービス)　介護サービス算定実績(施設サービス)　介護予防サービス算定実績　「調査実施委員会(仮称)」の設置について(案)　平成21年度介護報酬改定の経緯〔ほか〕
◇介護報酬単位表―平成18年4月改正版　中和印刷　2006.4　400p　21cm　2000円　Ⓘ4-924447-10-2　Ⓝ364.4
◇介護報酬の解釈―サービス提供と算定の実際　平成15年4月版　社会保険研究所　2003.6　1459p　26cm　5000円　Ⓘ4-7894-1146-X　Ⓝ364.4
◇介護報酬の解釈　平成18年4月版 1(単位数表編)　社会保険研究所　2006.7　1263p　26cm　4000円　Ⓘ4-7894-1148-6　Ⓝ364.4
◇介護報酬の解釈　平成18年4月版 2(指定基準編)　社会保険研究所　2006.7　1247p　26cm　3600円　Ⓘ4-7894-1150-8　Ⓝ364.4
◇介護報酬の解釈　平成21年4月版 1(単位数表編)　社会保険研究所　2009.7　1413p　26cm　4200円　Ⓘ978-4-7894-1115-8　Ⓝ364.4
◇介護報酬の解釈　平成21年4月版 2(指定基準編)　社会保険研究所　2009.7　1343p　26cm　3800円　Ⓘ978-4-7894-1116-5　Ⓝ364.4
◇介護報酬の見直し案　〔宇都宮〕　〔栃木県保健福祉部高齢対策介護保険班〕　〔2006〕　209p　30cm　(資料 2)　Ⓝ364.4
◇介護報酬早見表―介護報酬単位から関連通知まで　平成15年4月版　医学通信社　2003.6　387p　26cm　2200円　Ⓘ4-87058-093-4　Ⓝ364.4
　内容　第1部 介護保険制度の要点解説　第2部 介護給付費単位数表(指定居宅介護支援に要する費用の額の算定方法　指定居宅介護支援に要する費用の額の算定方法　指定施設サービス等に要する費用の額の算定方法)　第3部 別に厚生労働大臣が定める告示等　第4部 単位数サービスコード表(指定居宅サービス介護給付費サービスコード　指定居宅介護支援介護給付費サービスコード　指定施設サービス介護給付費サービスコード)　第5部 人員・施設・設備基準一覧表
◇介護報酬早見表―介護報酬単位から関連通知まで　平成15年4月版　平成16年4月補訂　医学通信社　2004.5(3刷)　387p　26cm　2200円　Ⓘ4-87058-254-6　Ⓝ364.4
　内容　第1部 介護保険制度の要点解説(介護保険制度の概要　介護報酬の請求)　第2部 介護給付費単位数表　第3部 別に厚生労働大臣が定める告示等　第4部 単位数サービスコード表　第5部 人員・施設・設備基準一覧表
◇介護報酬早見表―介護報酬単位から関連通知まで　平成15年4月版　平成17年4月補訂　医学通信社　2005.6(第4刷)　392p　26cm　2200円　Ⓘ4-87058-272-4　Ⓝ364.4
　内容　第1部 介護保険制度の要点解説(介護保険制度の概要　介護報酬の請求)　第2部 介護給付費単位数表　第3部 別に厚生労働大臣が定める告示等　第4部 単位数サービスコード表　第5部 人員・施設・設備基準一覧表　追補 介護保険制度改革の内容(平成17年10月・18年4月施行)

医療制度　　　　　　　　　　　　　　　　　　　　　　　　　　　　　　　　医療と行政

◇介護報酬早見表—介護報酬単位から関連通知まで　2006年4月版　医学通信社　2006.7　948p　26cm　2500円　Ⓘ4-87058-295-3　Ⓝ364.4
　内容　第1部 介護保険制度の要点解説　第2部 介護給付費単位数表　第3部 別に厚生労働大臣が定める告示等　第4部 介護改定Q&A　第5部 人員・施設・設備基準の概要一覧表　第6部 単位数サービスコード表

◇介護報酬早見表—介護報酬単位から関連通知まで　2008年5月増補版　医学通信社　2008.7　1139p　26cm　2800円　Ⓘ978-4-87058-368-9　Ⓝ364.4

◇介護報酬早見表—介護報酬単位から関連通知まで　2009年4月版　医学通信社　2009.5　1157p　26cm　3200円　Ⓘ978-4-87058-393-1　Ⓝ364.4
　内容　第1部 介護保険制度の要点解説　第2部 介護給付費単位数表　第3部 別に厚生労働大臣が定める告示等　第4部 介護改定Q&A　第5部 人員・施設・設備基準の概要一覧表　第6部 単位数サービスコード表

◇介護報酬ハンドブック　改定2012年版　大阪　シルバー産業新聞社　2012.4　185p　21cm　714円　Ⓘ978-4-921195-02-1
　内容　介護サービス（指定居宅サービス介護給付費　指定居宅介護支援介護給付費　指定施設サービス等介護給付費）　介護予防サービス（指定介護予防サービス介護給付費　指定介護予防支援介護給付費）　地域密着型サービス（指定地域密着型介護サービス介護給付費　指定地域密着型介護予防サービス介護給付費）　介護報酬改定算定の留意事項変更点

◇介護保険、介護のお金がわかる本—介護度別のかかるお金がひとめでわかる　ほっとくる編集部編　主婦の友社　2007.3　191p　19cm　（ほっとくるブックス）　1200円　Ⓘ978-4-07-255817-1　Ⓝ364.4
　内容　第1章 もし家族に介護が必要になったら　第2章 介護保険の基礎知識　第3章 在宅介護でかかるお金　第4章 施設介護でかかるお金　第5章 遠距離介護でかかるお金　第6章 介護費用のねん出のしかた　第7章 相続について知っておこう

◇最新介護にかかるお金がわかる本—ポケット図解　介護費用研究グループ著, 鈴木幸雄監修　秀和システム　2007.12　194p　19cm　（Shuwasystem health guide book）　1000円　Ⓘ978-4-7980-1856-0　Ⓝ364.4
　内容　第1章 介護保険サービスを受ける前にかかるお金　第2章 要介護度別、在宅介護のサービス内容と料金　第3章 施設介護のサービス内容と料金　第4章 介護保険を賢く使って介護費用を安くする　第5章 介護保険以外で介護費用を安くする　第6章 遠距離介護でかかる費用を安くする　第7章 介護費用をどうやってつくるか

◇図説平成21年介護報酬改定のポイント　介護保険研究会編　中央法規出版　2009.6　297p　21cm　2200円　Ⓘ978-4-8058-4876-0　Ⓝ364.4
　内容　第1部 平成21年介護報酬改定の概要（見直しの背景　見直しの基本的視点）　第2部 報酬改定のポイント（各サービス共通の見直し　訪問介護　訪問入浴介護　訪問看護　訪問リハビリテーション　居宅療養管理指導　通所介護　通所リハビリテーション　短期入所生活介護　短期入所療養介護　特定施設入居者生活介護　福祉用具貸与・販売、住宅改修　居宅介護支援・介護予防支援　介護老人福祉施設　介護老人保健施設　介護療養型医療施設　夜間対応型訪問介護　認知症対応型通所介護　小規模多機能型居宅介護　認知症対応型共同生活介護　地域密着柄特定施設入居者際克介護　地域密着型介護老人福祉施設）

◇超高齢社会だれもが気になる介護の値段　谷康平, 塩谷昌子監修　大阪　新日本保険新聞社　2004.7　27p　26cm　（新時代のコンサルティングシリーズ）　553円　Ⓝ364.4

◇超高齢社会だれもが気になる介護の値段　平成19年度版　谷康平, 塩谷昌子監修　大阪　新日本保険新聞社　2007.7　24p　30cm　（新時代のコンサルティングシリーズ）　648円　Ⓘ978-4-903030-42-5　Ⓝ364.4

◇超高齢社会だれもが気になる介護の値段　2010年版　谷康平, 塩谷昌子監修　大阪　新日本保険新聞社　2010.2　24p　30cm　648円　Ⓘ978-4-903030-81-4
　内容　1 他人事ではない介護問題　2 公的介護保険制度の概要（介護保険の給付の仕組みと流れ　自宅で受けることのできるサービス　施設に日帰りで通うサービス　地域密着型サービス　介護保険施設での短期入所サービス　福祉用具・住宅改修　施設サービス　高額介護サービス費・介護保険の地域加算）　3 事例にみる自己負担額（迷惑をかけたくない　閉じこもりの生活を何とかしたい　昔のように安心して外出したい　生活能力の低下を防ぎたい　家族の留守中を施設で過ごす　地域のグループホームで暮らす　互いに病気を持ちながら助けあって暮らしたい　寝たきりの生活を支える　施設入所させて見守る）

◇超高齢社会だれもが気になる介護の値段　2011年度版　谷康平, 塩谷昌子監修　大阪　新日本保険新聞社　2011.7　27p　30cm　648円　Ⓘ978-4-905451-02-0

◇2003年「介護報酬改定」ポイント解説と経営シミュレーション　中林梓編著　日本医療企画　2003.3　106p　30cm　2381円　Ⓘ4-89041-583-1　Ⓝ364.4

◇もう限界!!介護費用を「1円でも安くしたい」ときに読む本　高室成幸監修　自由国民社　2011.4　191p　21cm　1400円　Ⓘ978-4-426-11210-3　Ⓝ369.26
　内容　第1章「介護費用に困った!!」6事例　第2章 不安になったら、まずは介護保険を申請しましょう　第3章 介護保険のお金についてもっと知ろう　第4章 さあ、1円も「ムダ」にしないケアプランを作成しましょう　第5章 自分で選ぶ介護サービス　第6章 介護費用を捻出・節約する方法

◇利用者と共有できる介護報酬ナビ　日本医師会総合政策研究機構編著　日本医師会総合政策研究機構　2003.4　416p　30cm　2667円　Ⓝ364.4

◇利用者と共有できる介護報酬ナビ　阿部崇著　2006年4月版　じほう　2006.6　595p　30cm　3500円　Ⓘ4-8407-3546-8　Ⓝ364.4
　内容　第1章 2006年4月改定の概要（改定のポイントとその趣旨・考え方　具体的な改定単位数とそのポイント）　第2章 サービス種類別の介護報酬（介護保険サービス(1)在宅サービス　介護保険サービス(2)施設サービス　介護予防サービス　地域密着型サービス）　付録（介護給付費単位数等サービスコード表（平成18年4月施行版）　厚生労働省告示）

◇利用者と共有できる 介護報酬ナビ―2012年4月版 阿部崇著 じほう 2012.6 305p 30cm 〈付属資料：CD・ROM1〉 3500円 ⓘ978-4-8407-4303-7
内容 第1章 2012年4月改定の概要（基本的な考え方 主な改定項目のポイント 診療報酬との同時改定） 第2章 サービス種類別の介護報酬（共通項目（通則） 居宅サービス 地域密着型サービス 施設サービス 介護予防サービス 居宅介護支援（介護予防支援））

◇利用者と共有できる 介護報酬ナビ 2009年4月版 阿部崇著 じほう 2009.6 509p 30cm 3500円 ⓘ978-4-8407-3993-1 Ⓝ364.4
内容 第1章 2009年4月改定の概要（改定の考え方とポイント 具体的な改定単位数（改定ダイジェスト）） 第2章 サービス種類別の介護報酬（介護保険サービス（1）在宅サービス 介護保険サービス（2）施設サービス 介護予防サービス 地域密着型サービス） 付録

◆診療報酬

◇医療の値段―診療報酬と政治 結城康博著 岩波書店 2006.1 207p 18cm （岩波新書） 700円 ⓘ4-00-430989-1 Ⓝ498.13
内容 序章 病気を治すのにいくらかかる 第1章 医療の値段の決められ方 第2章 利益団体と医療―医療費をめぐる政治史（1） 第3章 医師会と医療費―医療費をめぐる政治史（2） 第4章 かかりつけ医制度と医療費 第5章 「医療の値段」と政治―日歯連事件からの検証 終章 公正な医療の値段とは何か

◇公害診療報酬の手引 平成19年度版 社会保険研究所 2007.10 469p 26cm 6000円 ⓘ978-4-7894-1853-9 Ⓝ364.4

◇在宅医療の完全解説―診療報酬点数表 在宅診療・指導管理・適応疾患・使用材料の全ディテール 2010-11年版 川人明著 医学通信社 2010.8 68p 26cm 1200円 ⓘ978-4-87058-438-9 Ⓝ364.4 ほか

◇諸外国（英・仏・独・米）の診療報酬―診療原価やドクター・フィーは明確化されているか？ 日医総研 2010.11 32p 30cm （日本医師会総合政策研究機構ワーキングペーパー no.224 日医総研ワーキングペーパー） Ⓝ364.4

◇知る権利にこたえる外来点数マニュアル 2006年度 工藤高著 日本医療総合研究所 2006.4 161p 30cm 〈発売：東京法規出版〉 2858円 ⓘ4-924763-17-9 Ⓝ364.4

◇診療所外来点数マニュアル―患者さんと共有できる 診療報酬研究会編著 2006年4月版 じほう 2006.6 248p 30cm 3000円 ⓘ4-8407-3544-1 Ⓝ364.4
内容 第1章 基本診療料（初・再診料） 第2章 特掲診療料（医学管理等 在宅医療 検査 画像診断 投薬 注射 リハビリテーション 精神科専門療法 処置 手術 麻酔） 第3章 介護報酬（居宅療養管理指導費）

◇診療所外来点数マニュアル―患者さんと共有できる 診療報酬研究会編著 2008年4月版 じほう 2008.6 339p 30cm 3000円 ⓘ978-4-8407-3833-0 Ⓝ364.4
内容 第1章 基本診療料（初・再診料） 第2章 特掲診療料（医学管理等 在宅医療 検査 画像診断 投薬 注射 リハビリテーション 精神化専門療法 処置 手術 麻酔 病理診断 届出関連） 第3章 介護報酬（居宅療養管理指導費）

◇診療報酬（介護報酬）―その仕組みと看護の評価 岩下清子ほか著 第5版 日本看護協会出版会 2003.1 345p 26cm 3400円 ⓘ4-8180-0967-9 Ⓝ364.4

◇診療報酬（介護報酬）―その仕組みと看護の評価 2004年改訂対応 岩下清子, 奥村元子, 石田昌宏, 野村陽子, 神田裕二, 皆川尚史著 第6版 日本看護協会出版会 2004.8 395p 26cm 3800円 ⓘ4-8180-1087-1 Ⓝ364.4
内容 第1部 診療報酬の仕組みを理解する 第2部 看護サービスの評価 第3部 Q&A（入院基本料の届出Q1～Q9 入院基本料の算定要件（看護職員配置・平均在院日数）ほか） 第4部 看護報酬評価の変遷 第5部 看護管理者にとっての診療報酬改定

◇診療報酬・介護報酬の手引―平成18年同時改定対応 日本看護協会編 日本看護協会出版会 2007.5 199p 26cm 2500円 ⓘ978-4-8180-1273-8 Ⓝ364.4

◇診療報酬・介護報酬の手引―平成20年改定対応 日本看護協会編 第2版 日本看護協会出版会 2008.11 313p 26cm 3300円 ⓘ978-4-8180-1360-5 Ⓝ364.4

◇診療報酬・介護報酬の手引―平成20・21年改定対応 日本看護協会編 第3版 日本看護協会出版会 2009.9 351p 26cm 3900円 ⓘ978-4-8180-1445-9 Ⓝ364.4

◇診療報酬・介護報酬の手引―平成21・22年改定対応 日本看護協会編 第4版 日本看護協会出版会 2010.11 337p 26cm 3800円 ⓘ978-4-8180-1548-7 Ⓝ364.4
内容 第1章 医療制度改革後の診療報酬・介護報酬（平成18（2006）年医療制度改革の経緯 医療制度改革後に顕在化した諸問題 ほか） 第2章 診療報酬 第3章 介護報酬 第4章 訪問看護 第5章 Q&A

◇診療報酬介護報酬2012年度W改定政策シナリオの全貌―環境変化に負けない「自立型」医療経営戦略30：2014年4月までに策定・実行すべきビジョンとアクション 長英一郎著 日本医療企画 2012.2 125p 26cm （背・奥付のタイトル：2012年度診療報酬・介護報酬W改定政策シナリオの全貌） 2000円 ⓘ978-4-86439-040-8 Ⓝ364.4
内容 序章 点数後追いではなく、先行投資による事業モデル確立のために（医事課だけでは対応できなくなった診療報酬・介護報酬改定 1病院に1人は配置したい「中医協」「社保審」担当者） 第1章 中医協読み、厚労省資料の読み方 第2章 中医協資料を読み、どのように5年計画を立てるか 第3章 2012年改定の資料を読み、何を準備するか 診療報酬編 第4章 2012年度改定資料を読み、何を準備するか 介護報酬編

◇診療報酬改定速報 平成22年 じほう 2010.2 656p 30cm 4000円 ⓘ978-4-8407-4066-1 Ⓝ364.4

◇診療報酬改定速報 平成24年 じほう 2012.2 730p 30cm 4000円 ⓘ978-4-8407-4294-8 Ⓝ364.4

◇診療報酬改定の影響分析　2006年度　じほう新聞事業本部編　じほう新聞事業本部　2006.3　144p　28cm　〈Japan medicine特別編集版　マネジメント・ビュー〉　2000円　Ⓝ498.163

◇診療報酬改定のポイント―「病院勤務医の負担の軽減」「療養病床、在宅医療関連」「がん医療関連」「後期高齢者の診療報酬」　2008年度　厚生福祉編集部編, 医療・介護経営研究会編　時事通信社　2008.8　72p　26cm　〈時事通信オンデマンドブックレット no.39〉　840円　Ⓝ364.4

◇診療報酬点数表改正点の解説―医科・調剤　平成18年4月版　社会保険研究所　2006.3　1160, 80p　26cm　4000円　Ⓘ4-7894-1080-3　Ⓝ364.4

◇診療報酬点数表改正点の解説―歯科・調剤　平成18年4月版　社会保険研究所　2006.3　524, 16p　26cm　2000円　Ⓘ4-7894-1090-0　Ⓝ364.4

◇診療報酬点数表改正点の解説―医科・調剤　平成20年4月版　社会保険研究所　2008.3　1339p　26cm　4200円　Ⓘ978-4-7894-1082-3　Ⓝ364.4

◇診療報酬点数表改正点の解説―歯科・調剤　平成20年4月版　社会保険研究所　2008.3　701p　26cm　2000円　Ⓘ978-4-7894-1091-5　Ⓝ364.4

◇診療報酬点数表改正点の解説―医科・調剤　平成22年4月版　社会保険研究所　2010.3　1000p　26cm　4200円　Ⓘ978-4-7894-1050-2　Ⓝ364.4

◇診療報酬点数表改正点の解説―歯科・調剤　平成22年4月版　社会保険研究所　2010.3　522p　26cm　2000円　Ⓘ978-4-7894-1092-2　Ⓝ364.4

◇診療報酬の変遷と今後の課題―歯科医療活性化に向けて　石川県保険医協会歯科部主催学術講演会講演録　宇佐美宏述, 石川県保険医協会編　金沢　石川県保険医協会　2010.7　32p　30cm　〈会期・会場：2009年8月9日 ホテル金沢4階エメラルド〉　953円　Ⓝ364.4

◇診療報酬Q&A　2005年版　杉本恵申著　医学通信社　2005.2　497p　26cm　2800円　Ⓘ4-87058-269-4　Ⓝ364.4
内容　第1章 保険診療・明細書・点数表(保険診療　明細書　点数表(全体))　第2章 点数表(各部)　第3章 社会保険制度等

◇診療報酬Q&A　2007年版　杉本恵申著　医学通信社　2007.4　552p　26cm　3000円　Ⓘ978-4-87058-356-6　Ⓝ364.4
内容　第1章 保険診療・明細書・点数表　第2章 点数表"各部"　第3章 社会保険制度等

◇診療報酬Q&A　2009年版　杉本恵申著　医学通信社　2009.3　526p　26cm　3000円　Ⓘ978-4-87058-391-7　Ⓝ364.4

◇診療報酬Q&A　2011年版　杉本恵申著　医学通信社　2011.3　540p　26cm　3000円　Ⓘ978-4-87058-441-9　Ⓝ364.4
内容　第1章 保険診療・明細書・点数表(保険診療　明細書(レセプト)【全体】ほか)　第2章 点数表『各部』　第3章 社会保険制度等

◇すぐわかる診療報酬―医科&調剤等医療費の仕組み227問227答　2004　仲野豊著　ユート・ブレーン　2004.5　424p　26cm　3600円　Ⓘ4-946440-87-9　Ⓝ364.4

◇すぐわかる診療報酬―医科&調剤等医療費の仕組み300問300答　2006　仲野豊著　デンドライトジャパン　2006.7　552p　26cm　3800円　Ⓘ4-946440-92-5　Ⓝ364.4

◇すぐわかる診療報酬―医科・調剤・DPC&診療報酬の仕組み350問350答　2008　仲野豊, 尾濱浩著　大阪　ユート・ブレーン　2008.8　532p　26cm　4000円　Ⓘ978-4-946440-95-3　Ⓝ364.4

◇スーパー図解・診療報酬のしくみと基本―5分でわかる、保険診療&看護に役立つポイント120　平成22年度改定対応版　岩崎充孝著　吹田　メディカ出版　2010.7　335p　21cm　2400円　Ⓘ978-4-8404-3315-0　Ⓝ364.4
内容　1 自由診療と保険診療　2 外来診療　3 入院　4 指導料　5 在宅医療　6 検査　7 処置　8 手術　9 投薬・注射・輸血　10 リハビリテーション　11 材料

◇ズバリわかる！診療報酬改定―2012年診療報酬改定の重要ポイント集　木村憲洋著　照林社　2012.6　91p　26cm　2200円　Ⓘ978-4-7965-2270-0
内容　1 看護、チーム医療と診療報酬改定　2 診療報酬点数のキホンの"キ"　3 医療・看護の先を読もう！　4 病院医療の改定 ここがポイント　5 流れは確実に在宅医療・ケアに！　6 2012年診療報酬改定と現場の対応

◇病医院への影響と診療科別・機能別シミュレーション―2010診療報酬改定　中林梓, 富田敏夫編著　TKC出版　2010.8　175p　26cm　2400円　Ⓘ978-4-924947-92-4　Ⓝ364.4
内容　1 2010診療報酬改定基本的考え方(重点課題と4つの視点関係)　2 2010診療報酬改定重要ポイントの解説　3 診療科別・機能別シミュレーションと経営対応策(シミュレーションによる改定の影響度　2010年度診療報酬改定を乗り越えるための対応策)

◇訪問診療・訪問看護のための在宅診療報酬Q&A　医学通信社編集部編　第5版　医学通信社　2003.7　195p　26cm　〈付・介護報酬と訪問看護療養費Q&A〉　2200円　Ⓘ4-87058-238-4　Ⓝ364.4
内容　第1章 在宅医療の診療報酬　第2章 在宅診療報酬Q&A(在宅患者診療・指導料　在宅療養指導管理料　薬剤　特定保険医療材料　老人保健)　第3章 介護保険・介護報酬の要点解説　第4章 介護保険Q&A　第5章 訪問看護と介護保険

◇訪問診療・訪問看護のための在宅診療報酬Q&A　栗林令子監修, 医学通信社編集部編　2004年版　医学通信社　2004.10　221p　26cm　〈付・介護報酬と訪問看護療養費Q&A〉　2200円　Ⓘ4-87058-263-5　Ⓝ364.4
内容　第1章 在宅医療の診療報酬　第2章 在宅診療報酬Q&A　第3章 介護保険・介護報酬の要点解説　第4章 介護保険Q&A　第5章 訪問看護ステーションQ&A

◇訪問診療・訪問看護のための在宅診療報酬Q&A　栗林令子監修, 医学通信社編集部編　2006-2007年版　医学通信社　2006.10　233p　26cm　〈付・介護報酬と訪問看護療養費Q&A〉　2200円　Ⓘ4-87058-339-9　Ⓝ364.4
内容　第1章 在宅医療の診療報酬(医科・診療報酬点数表の構成と算定上の留意点　在宅医療の診療報酬　在宅医療点数一覧表　併算定マトリックス　各在宅療養指導管理(料)の概念と算定上の要点　施設入所

者に対する在宅医療点数の算定）　第2章 在宅診療報酬Q&A（在宅患者診療・指導料　在宅療養指導管理料　薬剤料　特定保険医療材料）　第3章 介護保険・介護報酬の要点解説（介護保険制度の概要　介護報酬の算定　介護報酬の請求システム　介護保険と医師のかかわり）　第4章 介護保険Q&A（介護報酬算定時の医療、施設入所者の医療の算定方法を含む）　第5章 訪問看護ステーションQ&A（医療保険）（訪問看護　介護保険の訪問看護　訪問看護ステーション療養費（医療保険）　訪問看護ステーションQ&A（医療保険）

◇訪問診療・訪問看護のための在宅診療報酬Q&A　栗林令子監修, 医学通信社編集部編　2008-2009年版　医学通信社　2008.11　204p　26cm　〈付・介護報酬と訪問看護療養費Q&A〉　2400円　①978-4-87058-383-2　Ⓝ364.4

◇訪問診療・訪問看護のための在宅診療報酬Q&A　2010-11年版　医学通信社編集部編, 栗林令子監修　医学通信社　2010.11　215p　26cm　〈付・介護報酬と訪問看護療養費Q&A〉　2400円　①978-4-87058-431-0　Ⓝ364.4
内容 第1章 在宅医療の診療報酬　第2章 在宅診療報酬Q&A　第3章 介護保険・介護報酬の要点解説　第4章 介護報酬算定時の医療、施設入所者の医療の算定方法を含む）　第5章 訪問看護ステーションQ&A（医療保険）

◇ホスピタルフィーのあり方について―研究報告書　全日本病院協会　2010.3　52p　30cm　〈共同刊行〉　Ⓝ364.4

◇'08診療報酬改定セーフティマネジメントで医療の質をup！　エルゼビア・ジャパン　2008.9　50p　29cm　（医療経営情報別冊 2008夏）　1400円　①978-4-86034-196-1　Ⓝ364.4

◇2003年4月改定対応Q&A　田原一著　改訂第2版　イニシア　2003.4　26p　26cm　4500円　①4-901436-24-4　Ⓝ364.4

◇2004年診療報酬改定と機能別対応マニュアル　イニシア編著　イニシア　2004.3　152p　30cm　（イニシアのなるほど！ 5）　4500円　①4-901436-36-8　Ⓝ364.4

◇2006年「介護報酬改定」ポイント解説と経営シミュレーション　中林梓編著　日本医療企画　2006.4　167p　30cm　2500円　①4-89041-709-5　Ⓝ364.4
内容 第1部 2006年度介護報酬改定概要（2006年度介護報酬改定の狙い　主な改定内容とポイント）　第2部 主要項目解説（介護サービス別改定のポイント）（居宅サービス　ケアマネジメント　施設サービス　地域密着型サービス　改定の影響と今後の対応）　第3部 タイプ別影響度シミュレーション　資料 介護報酬の算定構造

◇2006年診療報酬改定・介護報酬改定で医業・介護事業経営はこう変わる　中林梓, 富田敏夫編著　TKC出版　2006.9　341p　26cm　3400円　①4-924947-60-1　Ⓝ364.4
内容 1 診療報酬改定編（平成18年診療報酬改定の背景　平成18年診療報酬項目別の改定のポイント　平成18年診療報酬改定シミュレーション（診療科別・機能別））　2 介護報酬改定編（平成18年介護報酬改定の背景　平成18年介護報酬改定のポイント（介護サービス別）　平成18年介護報酬改定シミュレーション（介護サービス別））

◇2008年度診療報酬改定後の医療費の動向分析　日医総研　2009.8　34p　30cm　（日本医師会総合政策研究機構ワーキングペーパー no.199　日医総研ワーキングペーパー）　Ⓝ498.13

◇2008年4月の診療報酬改定の影響について　日医総研　2008.12　26p　30cm　（日本医師会総合政策研究機構ワーキングペーパー no.179　日医総研ワーキングペーパー）　Ⓝ364.4

◇2009年介護報酬改定ポイント解説と経営シミュレーション　祐川尚素, 安永享紀編著　日本医療企画　2009.3　203p　30cm　3000円　①978-4-89041-826-8　Ⓝ364.4
内容 第1部 2009年度介護報酬改定概要（2009年度介護報酬改定の視点　主な改定内容とポイント）　第2部 主要項目解説―介護サービス別改定のポイント　第3部 タイプ別影響度シミュレーション　資料 介護報酬の算定構造

◇2010診療報酬改定―算定と対応のポイント57　医療マネジメント研究会編著　川越 薬ゼミ情報教育センター　2010.5　119p　26cm　2000円　①978-4-904517-18-5　Ⓝ364.4

◇2010年度診療報酬改定でこうなる！―2010年度診療報酬改定の影響を予測する　井上貴裕寄稿, 市川剛志編集主幹　野村證券法人企画部　2010.3　35p　30cm　（Healthcare note（公共・公益法人レポート・シリーズ）no.10-5）　Ⓝ364.4

◇2010年度診療報酬改定ポイント解説と病医院経営シミュレーション―2012年度診療報酬・介護報酬ダブル改定へ向けた経営戦略ガイドブック　最新医療経営「フェイズ3」編集部編, 工藤高執筆, 川渕孝一監修　日本医療企画　2010.5　150p　30cm　2500円　①978-4-89041-900-5　Ⓝ364.4

◇P4Pのすべて―医療の質に対する支払方式と医療の質に基づく支払い（P4P）研究会編　医療タイムス社　2007.12　229p　21cm　2800円　①978-4-900933-30-9　Ⓝ364.4
内容 P4Pが変える日本の診療報酬体系　第1章 P4P概論　第2章 欧米にみるP4Pの現状　第3章 P4Pの日本への応用　座談会 日本版P4Pへの期待と不安　資料編

◆診断群分類包括評価

◇明日の医療に活かすDPCデータの分析手法と活用　藤森研司, 松田晋哉編　じほう　2010.1　132p　26cm　2200円　①978-4-8407-4064-7　Ⓝ498.163

◇医療費の総額管理制度の導入をどう考えるか　みずほ総合研究所　2005.8　19p　30cm　（みずほリポート）　Ⓝ498.163

◇基礎から読み解くDPC―正しい理解と実践のために　松田晋哉著　医学書院　2005.4　160p　21cm　2600円　①4-260-24084-6　Ⓝ498.13
内容 第1章 診断群分類とは何か　第2章 DPCを何に使うのか　第3章 今後の課題　第4章 諸外国の状況（アメリカにおける診断群分類動向　その他の国の動向）　第5章 まとめ

◇基礎から読み解くDPC―正しい理解と実践のために　松田晋哉著　第2版　医学書院　2007.4　182p　26cm　3000円　①978-4-260-00429-9　Ⓝ498.13

◇|内容|第1章 診断群分類とは何か 第2章 DPCによる包括評価の実際 第3章 DPCと医療の質 第4章 DPCを用いた病院マネジメント 第5章 DPCと医療職 第6章 諸外国の状況 第7章 DPCと医療制度改革 第8章 まとめ

◇基礎から読み解くDPC ―実践的に活用するために 松田晋哉著 第3版 医学書院 2011.3 222p 26cm 3400円 ⓘ978-4-260-01205-8 Ⓝ498.13

◇国立大学病院医療に及ぼすDPC導入の影響―主要老年病の医療・治療の標準化・充実化を目指して 平成16年度総括研究報告書 厚生労働科学研究費補助金長寿科学総合研究事業 〔西岡清〕 2005.4 370p 30cm Ⓝ498.13

◇国立大学病院医療に及ぼすDPC導入の影響―主要老年病の医療・治療の標準化・充実を目指して 平成17年度総括研究報告書 厚生労働科学研究費補助金長寿科学総合研究事業 〔横浜〕〔西岡清〕 2006.4 285p 30cm Ⓝ498.13

◇図説医療費はどう変わるか―DPC時代の到来 中村健二著 医文研 2006.3 178p 26cm〈背のタイトル：医療費はどう変わるか〉 2000円 ⓘ4-9902795-0-6 Ⓝ498.13

|内容|医療保険の仕組みがわかる DPCがわかる エピローグ―これからの日本の医療に何が求められるのか 資料

◇特定機能病院における入院医療の包括評価の概要 平成15年4月版 社会保険研究所 2003.3 634p 30cm 5500円 ⓘ4-7894-1182-6 Ⓝ364.4

◇21世紀の医療と診断群分類―DPCの実践とその可能性 松田晋哉編著 じほう 2003.9 115p 26cm〈執筆：阿南誠ほか〉 1800円 ⓘ4-8407-3184-5 Ⓝ498.163

|内容|第1章 診断群分類とは何か 第2章 特定機能病院における診断群分類別包括評価制度の導入 第3章 DPCと病院医療 第4章 DPCと病院管理 第5章 DPCと保険者 第6章 DPCとこれからの医療制度改革

◇平成19年度データ集計 〔厚生労働省〕 2008.5 517p 30cm （参考資料2） Ⓝ498.163

◇平成20年度データ集計 〔厚生労働省〕 2009.5 501p 30cm （参考資料2） Ⓝ498.163

◇平成21年度データ集計 〔厚生労働省〕 2010.6 491p 30cm （参考資料2） Ⓝ498.163

◇民間病院DPC導入事例集 伏見清秀, 松田晋哉編著 じほう 2005.9 120p 26cm 2000円 ⓘ4-8407-3486-0 Ⓝ498.163

◇DPC基礎調査のてびき 平成17年度版 松田晋哉監修 社会保険研究所 2005.9 250p 26cm 2400円 ⓘ4-7894-1751-4 Ⓝ498.163

◇DPCデータ活用ブック 伏見清秀編著 じほう 2006.4 224p 26cm 5000円 ⓘ4-8407-3575-1 Ⓝ498.163

|内容|1 DPCの基礎知識（DPCとは何か DPCとICDコーディング） 2 DPCデータの作成と活用（DPCデータの作成 DPCデータ分析の実際） 3 モデル病院によるDPCデータ分析レポート実例集（大規模急性期病院 特定機能病院 大都市の中規模急性期病院 地方都市の中規模急性期病院 亜急性期・療養型病院） 資料

◇DPCデータ活用ブック 伏見清秀編著 第2版 じほう 2008.10 198p 26cm〈執筆：阿南誠ほか〉 5200円 ⓘ978-4-8407-3737-1 Ⓝ498.163

◇DPCデータ分析 アクセス・SQL活用編 藤森研司, 中島稔博著 じほう 2009.11 277p 26cm 4200円 ⓘ978-4-8407-4036-4 Ⓝ498.163

◇「DPC導入の影響評価に関する調査結果および評価」最終報告概要（案） 平成20年度 診療報酬調査専門組織DPC評価分科会 2009.5 1冊 31cm Ⓝ498.13

◇DPC日本版DRGで何が起こるか―包括支払い方式導入の功罪 阿部俊子著 ユート・ブレーン（発売） 2003.8 166p 26cm 2800円 ⓘ4-946440-83-6 Ⓝ498.163

◇DPC入門―基礎から応用へ 杉原弘晃, 中村健二, 渡井有, 亀田俊忠, 澤田健, 尾石紀之, 松尾毅共著, メディカルデータ編 社会保険研究所 2005.6 128p 26cm 2700円 ⓘ4-7894-1736-0 Ⓝ498.13

◇DPCの基礎知識 平成17年7月版 社会保険研究所 2005.7 70p 26cm 1000円 ⓘ4-7894-1184-2 Ⓝ498.13

◇DPCの基礎知識 平成18年4月版 社会保険研究所 2006.6 64p 26cm 1000円 ⓘ4-7894-1185-0 Ⓝ498.13

◇DPCの基礎知識 平成20年4月版 社会保険研究所 2008.6 78p 26cm 1000円 ⓘ978-4-7894-1186-8 Ⓝ498.13

◇DPCの基礎知識 平成22年4月版 社会保険研究所 2010.6 106p 26cm 1000円 ⓘ978-4-7894-1580-4 Ⓝ498.13

◇DRGとDPC環境下で成功するためのアクションプラン―日米の成功事例から学ぶ グローバルヘルス研究所編 日本医学出版 2008.4 97p 26cm 1800円 ⓘ978-4-902266-30-6 Ⓝ498.163

◇Q&AでわかるDPC 基礎編 イニシア編著 イニシア 2003.8 87p 21cm 2500円 ⓘ4-901436-29-5 Ⓝ498.163

◇Q&AでわかるDPC 基礎編 イニシア編著 04年改定対応増補改訂版 イニシア 2004.4 99p 21cm （イニシアのなるほど！7） 2500円 ⓘ4-901436-38-4 Ⓝ498.163

◆老人医療費

◇後期高齢者の死亡前入院医療費の調査・分析 日医総研 2007.7 16p 30cm（日本医師会総合政策研究機構ワーキングペーパー no.144 日医総研ワーキングペーパー） Ⓝ498.13

◇後期高齢者の診療報酬体系のあり方について 日本医師会 2007.10 14p 30cm Ⓝ498.13

◇高齢者の医療費の地域格差に関する研究―平成19年度総括・分担研究報告書 平成十九年度長寿医療研究委託費 〔出版地不明〕 〔荒井由美子〕 2008.3 194p 30cm〈主任研究者：荒井由美子〉 Ⓝ498.13

◇高齢者の医療費の地域格差に関する研究—平成20年度総括・分担研究報告書 平成18年度〜20年度総合研究報告書 平成20年度長寿医療研究委託費 [出版地不明] 〔荒井由美子〕2009.3 361p 30cm〈研究代表者：荒井由美子〉Ⓝ498.13

《特定健診・特定保健指導（メタボ健診）》

◇健康社会づくりの担い手になろう—特定健診・特定保健指導を乗り越えて 服部真著 萌文社 2009.4 71p 21cm（PHNブックレット 8）〈シリーズの企画・編集者：全国保健師活動研究会〉 800円 Ⓘ978-4-89491-177-2 Ⓝ498.81
[内容] 1 はじめに 2 特定健診制度には日本政治の2大害悪（大企業と米国のいいなり）が現れている 3 改めて健康政策と健診・保健指導の目的について考える 4 健康についての「確かな事実」は社会的決定要因の重要性 5 健康支援は健康を守る力の支援 6 特定健診で至急見直しが必要な項 7 特定健診を通じて、見直しとペナルティを認めさせない根拠を集めよう

◇健康保険組合の特定健康診査・特定保健指導の実施に関する調査 2008年版 シード・プランニング 2008.2 188p 30cm（シード・プランニングの専門マーケティング資料） 95000円 Ⓘ978-4-87980-594-2 Ⓝ364.4

◇健康保険組合の特定健康診査・特定保健指導の実施に関する調査 2009年版 シード・プランニング 2009.2 171p 30cm（シード・プランニングの専門マーケティング資料） 95000円 Ⓘ978-4-87980-670-3 Ⓝ364.4

◇健康保険組合の特定健康診査・保健指導の実施に関する調査 シード・プランニング 2007.4 1冊 30cm（シード・プランニングの専門マーケティング資料） 95000円 Ⓘ978-4-87980-545-4 Ⓝ364.4

◇国保ヘルスアップモデル事業の実績をふまえた特定保健指導を核とした市町村国保における保健事業実施のための手引書—完全収載 社会保険研究所 2007.8 12,111p 30cm（社会保険旬報臨時増刊）〈背のタイトル：特定保健指導を核とした市町村国保における保健事業実施のための手引書〉 1400円 Ⓘ978-4-7894-6523-6 Ⓝ364.4

◇これでわかる特定健診制度 名和田新, 大江和彦監修, 奥真也, 中島直樹編 じほう 2007.11 250p 21cm〈執筆：市川太祐ほか〉 2800円 Ⓘ978-4-8407-3790-6 Ⓝ498.81

◇これでわかる特定健診制度 名和田新, 大江和彦監修, 奥真也, 中島直樹編 改訂版 じほう 2009.4 262p 21cm〈執筆：市川太祐ほか〉 2800円 Ⓘ978-4-8407-3963-4 Ⓝ498.81
[内容] 第1章 特定健診制度導入の背景と理念 第2章 特定健診制度と特定保健指導制度の梗概 第3章 特定健診制度と健診データ 第4章 特定健診と連携する医療・健康サービス 第5章 特定健診制度からみたディジーズマネジメント 第6章 特定健診制度とアウトカム評価 第7章 特定健診制度とレセプト分析 第8章 特定健診制度における個人情報保護 第9章 特定健診制度をいかすディジーズマネジメント事例 第10章 産業保健が抱える問題点と解決策

◇これでわかる特定保健指導 奥真也, 中島直樹編著 じほう 2011.5 241p 21cm 2600円 Ⓘ978-4-8407-4175-0 Ⓝ498.07
[内容] 第1章 特定保健指導の背景 第2章 特定保健指導制度を検証する 第3章 特定保健指導事業の実際 第4章 特定保健指導の今後の展開 特別寄稿 放射線被曝に関する健診の今後 第5章 特定保健指導のピットフォール

◇「脱メタボ」に騙されるな！ 佐藤純一, 浜六郎, 和田知可志著 洋泉社 2008.10 190p 18cm（新書y） 740円 Ⓘ978-4-86248-322-5 Ⓝ498.1
[内容] 第1部 メタボ基準の非科学性と罪業を暴く（不可解なメタボ基準 ちょっと太めでコレステロール高めが長生き 本当の「危険」は薬剤にある） 第2部 メタボ健診は病んだ厚生行政の産物だ（「メタボ健診」をめぐる噂の真相 矛盾だらけの特定健診目的は国民の健康より医療費削減） 第3部 メタボ概念を取り巻く社会の"思惑"（"ヘルシズム"とメタボの流行 "近代医学"がみる"病気"の概念 "国家"が創作する病い）

◇特定健康診査・特定保健指導事業者実態調査 第1巻（健診機関・医療機関編） シード・プランニング 2008.4 216p 30cm（シード・プランニングの専門マーケティング資料 アウトソーシング委託先事業者実態調査シリーズ） 95000円 Ⓘ978-4-87980-606-2 Ⓝ498.81

◇特定健診・特定保健指導に関する調査—2007年9月〜2007年10月実施／2007年12月〜2008年1月実施 日医総研 2008.3 76p 30cm（日本医師会総合政策研究機構ワーキングペーパー no.159 日医総研ワーキングペーパー） Ⓝ498.81

◇特定健診・保健指導—わかるとかわる 古井祐司著 カザン 2009.5 249p 21cm 2000円 Ⓘ978-4-87689-595-3 Ⓝ498.81
[内容] 第1章 新しい保健指導は予防の1丁目1番地 第2章 国民の健康増進プロジェクトX 第3章 保健指導の現状と課題 第4章 現場力を高めよう！ 第5章 予防事業のこれから（1年目の評価と2年目以降の狙い 予防事業の未来）

◇特定健診・保健指導代行機関事業者要覧—健診保健指導の予約精算代行・データとりまとめ 2009年版 シード・プランニング 2008.10 174p 30cm（シード・プランニングの専門マーケティング資料） 95000円 Ⓘ978-4-87980-643-7 Ⓝ498.81

◇特定保健指導における運動指導マニュアル—効果的な運動の理論と指導法 日本健康運動指導士会編 サンライフ企画 2007.10 165p 26cm 1300円 Ⓘ978-4-904011-01-0 Ⓝ498.81
[内容] 1 健康づくりのための運動基準2006—身体活動・運動・体力 2 特定保健指導における運動・身体活動支援 3 行動変容を意識した運動指導 4 運動指導の実践と応用 5 評価手法と運動処方 巻末付録

◇入門特定健診・保健指導—メタボ対策の制度を知ろう 結城康博著 ぎょうせい 2007.12

129p 21cm 1429円 ⓘ978-4-324-08376-5 Ⓝ493.12
[内容]序章 特定健診・保健指導が導入される社会的背景 第1章 特定健診・保健指導によってどう変わる？ 第2章 制度のポイントはアウトソーシング？ 第3章 健診・保健指導のデータ管理 第4章 後期高齢者医療制度の支援金 第5章 介護保険制度における影響 終章 社会保障制度におけるメタボリック対策

◇平成20年度特定健診・特定保健指導の契約状況等の調査―2008年6月~7月実施　日医総研　2008.9　68p　30cm　（日本医師会総合政策研究機構ワーキングペーパー no.174　日医総研ワーキングペーパー）　Ⓝ498.81

◇平成20年度における特定健診等の実施状況と平成21年度の特定健診委託契約に関する考察―特定健診・特定保健指導等の実施状況に関する調査　日医総研　2009.12　87p　30cm　（日本医師会総合政策研究機構ワーキングペーパー no.208 日医総研ワーキングペーパー）　Ⓝ498.81

◇マンガでわかる！「特定健診・特定保健指導」事業の理解と対策　秋元聡編著, 小山規作画　日本医療企画　2008.3　126p　26cm　1200円　ⓘ978-4-89041-787-2　Ⓝ492.1
[内容]第1章 制度解説編（「特定健診・特定保健指導」が始まる！　「特定健診・特定保健指導」で医療機関はどう変わる？　「特定健診・特定保健指導」で健診受診者はどう変わる？　「特定健診・特定保健指導」と医療保険者　「特定健診・特定保健指導」の実施と契約の流れ）　第2章 取り組み準備編（目標値を設定せよ！　体制を整備せよ！　届出事項を協議せよ！　営業戦略を決定せよ！　広報内容を検討せよ！）　第3章 取り組み実践編（診療所での特定健診・特定保健指導　特定健診の実施手順　特定保健指導1―初回面談　特定保健指導2―保健指導プログラムづくり　特定保健指導3―電話による指導）

◇メタボ対策のからくり―特定健診・特定保健指導を徹底分析　中沢正夫著　萌文社　2008.1　62p　21cm　（PHNブックレット no.5）　800円　ⓘ978-4-89491-146-8　Ⓝ498.1
[内容]1 根拠不十分な「メタボリック・シンドローム」　2 健項目の不備とはじめから予定されている委託化　3 美味しいところ取りの対象選定　4 理念倒れの「保健指導理念」　5 お粗末で独りよがりな支援の実際　6 これはポピュレーションアプローチではない！―生活を深くみつめよう　7 生活習慣病はなぜおこるのか　8 これまで行われたシュミレーションから　9 "美しく"舞ったつもりでも舞台は悪い方へ流れる

◇メタボの常識・非常識―健康な人を「異常」にする日本だけのシステム　田中秀一著　講談社　2010.5　177p　18cm　（ブルーバックス B-1685）（並列シリーズ名：BLUE BACKS）　800円　ⓘ978-4-06-257685-7　Ⓝ493.12
[内容]第1章 メタボリックシンドロームとは　第2章 メタボ健診の問題点　第3章 コレステロールの常識・非常識　第4章 高血圧の常識・非常識　第5章 糖尿病の常識・非常識　第6章 ゆがめられる科学　第7章 健康診断の常識・非常識　第8章 高齢者の健康

◇メタボの暴走―「強制」健診の、あとに地獄のクスリ漬け　船瀬俊介著　花伝社　2008.3　250p　19cm　〈発売：共栄書房〉　1500円　ⓘ978-4-7634-0514-2　Ⓝ493.12
[内容]第1章 「メタボの陰謀」―三〇六〇万人を病院送り！　第2章 「基準」を引き下げ健康人を"病人"に　第3章 高血圧のハードルを下げたのはだれだ？　第4章 「降圧剤」でフラフラ―記憶喪失、心臓マヒ、尿漏れ、インポに！　第5章 「コレステロール低下薬」年間一万人が"殺される"　第6章 「血糖降下剤」酸血症で急死する！低血糖症で衝動暴力へ　第7章 薬物療法のワナ 薬はほんらい"毒"だ　第8章 「メタボ健診」暴走で、医療費大爆発 医療は、大崩壊　第9章 食い改めよ！万病のもとは動物食品だ　第10章 「インタビュー」六人の識者に聞く

◇メタボリックシンドロームの予防と対策―特定健診・特定保健指導の課題と提言　日本健康教育士養成機構編　保健同人社　2009.11　179p　30cm　3200円　ⓘ978-4-8327-0641-5　Ⓝ498.1
[内容]1 総論（特定健診・特定保健指導と健康教育の今日的な意義　なぜ今特定健診・特定保健指導が開始されたか？　特定健診プログラムの基準値・評価）　2 各論（市町村における特定健診・特定保健指導の実施・課題・提言　職域における特定健診・特定保健指導の実施・課題・提言　特定健診・特定保健指導と健康教育・ヘルスプロモーション　これからの特定健診・特定保健指導の課題）

◇わかる！できる！特定保健指導―メタボ予防成功のために　岡本茂雄編著, 広瀬輝夫ほか著　シード・プランニング　2008.8　330p　21cm　2600円　ⓘ978-4-87980-616-1
[内容]第1章 動き始めた「メタボ予防ビジネス」　第2章 市場　第3章 疾病予防とは　第4章 成功の秘訣

《死因究明制度》

◇異状死等について―日本学術会議の見解と提言 報告　日本学術会議第2部・第7部　2005.6　50p　30cm　Ⓝ498.12

◇ゴーゴーAi（エーアイ）―アカデミズム闘争4000日　海堂尊著　講談社　2011.2　443p　19cm　〈タイトル：ゴーゴーAi〉　1600円　ⓘ978-4-06-216785-7　Ⓝ491.6
[内容]第1部 海堂以前（土壌―1961年・1999年　播種―1999年・2001年　発芽―2002年・2003年　双葉―2004年・2005年）　第2部 海堂以後

◇死因究明―葬られた真実　柳原三佳著　講談社　2005.9　255p　19cm　1400円　ⓘ4-06-213095-5　Ⓝ498.94
[内容]1 警察と学校に奪われた「息子の未来」　2 「夫の死」は"カラ解剖"で裁かれたのか　3 法医学教室の実態　4 変死体とは何か　5 「木村事件」その後―過ちを認めた北海道警察

◇死因究明制度を考える―'08.5.24医療事故情報センター総会記念シンポジウム　名古屋 医療事故情報センター　2008.8　73p　26cm　Ⓝ498.9
[内容]報告（死因究明制度を考える（矢作直樹述）　診療行為に関連した死亡の調査分析モデル事業（池田洋述）　日本の検死制度について（岩瀬博太郎述））

◇死因不明社会―Aiが拓く新しい医療　海堂尊著　講談社　2007.11　278p　18cm　（ブルー

バックス B-1578) 900円 ⓘ978-4-06-257578-2 Ⓝ491.6
◇地域医療安全に貢献するAiセンターの設立 山本正二著 千葉日報社 2008.11 81p 21cm （千葉学ブックレット 県土と県民の豊かな未来に向けて 千葉の健康 1） 762円 ⓘ978-4-904435-00-7 Ⓝ491.6
◇なぜAiが必要なのか―死因不明社会 2 海堂尊編著, 塩谷清司, 山本正二, 飯野守男, 高野英行, 長谷川剛著 講談社 2011.8 252p 18cm （ブルーバックス B-1735）〈並列シリーズ名：BLUE BACKS〉 900円 ⓘ978-4-06-257735-9 Ⓝ491.6
 内容 第1章 Aiの概念 第2章 Aiの歴史 第3章 Aiと医療 第4章 Aiと捜査 第5章 Aiと司法 第6章 Aiと倫理
◇法医学者、死者と語る―解剖室で聴く異状死体、最期の声 岩瀬博太郎著 WAVE出版 2010.8 222p 19cm 1500円 ⓘ978-4-87290-487-1 Ⓝ498.94
 内容 1章 解剖室で聴く最期の声 2章 死者から学ぶこと 3章 いくつもの死、いくつもの生 4章 死を診る医学 5章 未来へ向かって
◇法医鑑定と検死制度 福島至編著 日本評論社 2007.5 382p 22cm （龍谷大学社会科学研究所叢書 第74巻） 6500円 ⓘ978-4-535-51551-2 Ⓝ498.9
 内容 総論―研究の視角について 第1部 座談会 司法解剖と法医学鑑定―法医学と刑事法学との対話 第2部 法医鑑定について―司法解剖・鑑定（法医学）と法律学（司法解剖の実際 理論編(1) 鑑定試料の保存と証拠能力 理論編(2) 法医鑑定と刑事事実認定 実務編(1) 法医鑑定と刑事弁護 実務編(2) 法学部・法科大学院で求められる法医学教育） 第3部 検死制度について―死因究明のあり方について（検死制度の現状 被拘禁者の死亡原因究明 諸外国の検死制度） 第4部 事例研究（横浜市営住宅変死事件 医療刑務所看護士暴行事件 草加事件 松戸市会社員殺人事件 菊池事件） 総括―21世紀のあるべき制度に向けて
◇剖検率100%の町―九州大学久山町研究室との40年 裕津加奈子著 改訂 ライフサイエンス出版 2004.2 158p 21cm （ライフサイエンス選書） 1905円 ⓘ4-89775-152-7 Ⓝ498.6
◇ほんとうの診断学―「死因不明社会」を許さない 海堂尊著 新潮社 2012.5 281p 19cm （新潮選書） 1300円 ⓘ978-4-10-603703-0
 内容 第1部 診断学とはなにか（医学と医療 医学検査の基本 治療効果判定について―古くて未熟な、改変されないその診断手法 オートプシー・イメージング (Ai) の誕生） 第2部 厚生労働省公募科学研究 深山班研究批判（深山班の結果報告と社会的評価 深山班の解体 放射線専門医による深山班症例再検討 海堂尊報告書） 第3部 死因不明社会の現状と改革提言（解剖制度批判（崩壊)寸前の社会システム・解剖の現実） 情報学としての医学 Aiセンターの可能性）
◇有害事象の報告・学習システムのためのWHOドラフトガイドライン―患者安全のための世界同盟：情報分析から実のある行動へ 日本救急医学会診療行為関連死の死因究明等の在り方検討特別委員会, 中島和江監訳 へるす出版

2011.10 76p 30cm 3000円 ⓘ978-4-89269-736-4 Ⓝ498.16
 内容 第1章 序説 第2章 報告システムが患者安全の向上に果たす役割 第3章 報告システムの構成 第4章 患者安全に関する報告システム以外の情報源 第5章 各国の報告システム 第6章 成功する報告システムの特性 第7章 国レベルでの有害事象報告と学習を目的としたシステムに関する必要条件 第8章 WHO加盟各国への勧告

救急医療

◇新しい救急医療体制の構築―救急医療体制改善のための提言 小濱啓次編著 へるす出版 2009.11 218p 26cm 3400円 ⓘ978-4-89269-690-9 Ⓝ498.021
 内容 救急医療機関の現状と問題と今後のあり方（診療所における救急医療の現状と問題と今後のあり方（角田光男著） 私的病院における救急医療の現状と問題と今後のあり方（加納繁照著） 公的医療機関における救急医療の現状と問題と今後のあり方（吉澤大, 佐々木勝著） 大学病院における救急医療の現状と問題と今後のあり方（鶴田良介, 前川剛志著） 地域医療の現状と大学病院を中心とした支援のあり方（熊田恵介, 吉田隆浩, 豊田泉, 小倉真治, 村上啓雄, 福田充宏著） 大学病院の救急医療体制の現状と問題（小濱啓次著） 地域救急医療体制における医療連携とプレホスピタルケアのあり方（救命救急センターを中心とした医療機関の連携と集約化のあり方（鈴木宏昌著） 全国救命救急センターへのアンケート調査結果と救急搬送患者の収容不能理由からみた現状把握を踏まえて（小関一英著） 都道府県を中心とした広域救急医療体制のあり方（野口宏著） 大隅・離島救急医療体制のあり方（福田充宏, 熊田恵介著） ドクターヘリの病院間連携と集約化における有効性（益子邦洋, 鈴川正之, 阪井裕一, 鈴木真, 岡田真人, 坂田久美子著） ドクターカーによる病院間連携と集約化における有効性（甲斐達朗, 林靖之, 小林誠人著） 救急診療体制の問題, 特に二次, 三次救急医療機関（厚生労働省）と救急告示医療機関（消防庁）との関係はどうなっているのか（小濱啓次著） わが国のメディカルコントロール体制 (MC体制) の現状と問題（小濱啓次著） 総務省消防庁の救急業務への取り組みと今後の展望（溝口津弘著） これからのわが国の救急医療体制のあり方と構築（小濱啓次著）
◇あなたは救命されるのか―わが国の救急医療の現状と問題解決策を考える 小濱啓次著 へるす出版新書 2009.4 127p 18cm （へるす出版新書）〈発売：へるす出版〉 1200円 ⓘ978-4-89269-644-2 Ⓝ498.1
 内容 1 救命されるために必要な時間 2 わが国の救急医療体制の仕組みはどうなっているのか 3 わが国の救急医療体制の問題とその解決策 4 過去の災害・事件の救急医療対応の問題と今後のあり方 5 今後のわが国の救急医療体制のあるべき姿（大学病院や公的・準公的総合病院は軽重症を含めた救急患者を診る総合救急医療機関としての役割を果たすべき―総合病院を中心とした救急医療体制の構築 救急医療改革―役割分担, 連携, 集約化と分散） 資料
◇救急医療改革―役割分担, 連携, 集約化と分散 小濱啓次編著 東京法令出版 2008.5

360p　21cm　2400円　①978-4-8090-2247-0　Ⓝ498.021

内容 救急医療体制の現状とあり方　都道府県を中心とした救急医療体制の現状とあり方　へき地・離島のある都道府県の救急医療体制の現状とあり方　救命救急センターを中心とした救急医療体制の現状とあり方　救命率向上のためのドクターヘリ・ドクターカーの導入　メディカルコントロール（MC）体制の現状とあり方　小児・周産期救急医療における役割分担、連携、集約化と分散　災害医療体制の現状とあり方　二次救急医療機関（私的医療機関）の現状とあり方　国公立救急医療機関の現状とあり方　休日・夜間診療所の現状とあり方　救急医療と医療経済

◇救急医療40年―救急医学・救急医療改革への道程：零からの出発─回顧と将来への展望　小濱啓次著　へるす出版　2011.6　153p　26cm　2800円　①978-49269-732-6　Ⓝ498.021

内容 1 筆者の略歴　2 救急医学（救急医療）実践のために、お世話になった先生　3 わが国の救急医学の現状と問題、今後のあり方　4 わが国の救急医療の現状と問題、今後のあり方　5 救急医学関連学会　6 発表小論文　7 老医の戯言

◇救急外来でのキケンな一言─トラブル事例に学ぶ診療のピットフォールとtips　岩田充永著　羊土社　2008.10　226p　21cm　3300円　①978-4-7581-0652-8　Ⓝ492.29

◇救急活動の法律相談　救急活動法務研究会編　名古屋　新日本法規出版　2010.1-　冊（加除式）27cm　Ⓝ317.79

◇救急・救助六法　救急救助問題研究会編　3訂版　東京法令出版　2006.4　3465p　22cm〈平成18年2月1日現在〉　6000円　①4-8090-2205-6　Ⓝ317.79

内容 第1編 基本法令　第2編 救急業務　第3編 救助業務　第4編 航空消防防災体制　第5編 財政　第6編 参考法令　第7編 参考資料

◇救急・救助六法　救急救助問題研究会編　4訂版　東京法令出版　2008.11　1冊　22cm〈平成20年8月1日現在〉　6400円　①978-4-8090-2261-6　Ⓝ317.79

内容 第1編 基本法令　第2編 救急業務　第3編 救助業務　第4編 航空消防防災体制　第5編 財政　第6編 参考法令　第7編 参考資料

◇救急・救助六法　平成14年12月31日現在　救急救助問題研究会編　東京法令出版　2003.3　2450p　22cm　6000円　①4-8090-2161-0　Ⓝ317.79

◇救急・救助六法　平成22年8月1日現在　救急救助問題研究会編　東京法令出版　2010.10　1冊　22cm　6600円　①978-4-8090-2314-9　Ⓝ317.79

内容 第1編 基本法令　第2編 救急業務　第3編 救助業務　第4編 航空消防防災体制　第5編 財政　第6編 参考法令　第7編 参考資料

◇救急業務のあり方に関する検討会報告書　平成23年度　救急業務のあり方に関する検討会編　消防庁　2012.3　104p　30cm　Ⓝ317.79

◇救急隊員必携救急活動と法律問題─救急紛争を防ぐための事例研究　上巻　丸山富夫監修・著、神戸市消防局法令研究部編　新版　東京法令出版　2009.10　501p　21cm　2600円　①978-4-8090-2287-6　Ⓝ317.79

内容 1 序論（救急隊員が法律を学ぶ意義と予備知識　救急業務の法的性質の検討　救急業務に対する国家賠償法の適用）　2 救急現場活動（救急現場における屋内進入事例　傷病者の所持品拾集管理事例　犯罪に係る救急事故現場保存事例　酩酊傷病者による救急隊員の負傷事例　救急隊員に対する公務執行妨害事例）　3 救急通報と搬送（119番救急通報者への心肺蘇生法口頭指導事例　119番救急通報受信の注意義務事例　救急搬送先の病院選定事例　救急隊員の行うトリアージ事例　救急出動途上の新たな救急事案への対応事例）　4 搬送拒否と搬送（傷病者の搬送拒否事例　搬送辞退書面作成事例　搬送拒否判例研究事例　繰り返し要請者の不搬送事例）　5 救急隊員の応急処置（救急隊員の応急処置の不作為事例　特定行為実施中の医師の具体的指示中断事例　医師の具体的指示を受けない特定行為実施事例　インフォームド・コンセントを経ない救急救命処置事例　延命治療の拒否を理由とする搬送拒否事例）　6 市民の応急手当（勤務時間外における救急隊員の活動事例　普通救命講習受講者の応急手当事例　非医療従事者によるAED使用の除細動事例）　救急事件京都市救急事件京都地方裁判所判決　資料 佐賀市救急事件佐賀地方裁判所判決　資料 佐賀市救急事件福岡高等裁判所判決

◇救急対応の実情に関する調査報告書─救急対応に関するアンケート調査結果　三鷹　消防研究所　2005.3　63p　30cm（消防研究所研究資料 第67号）　①4-88391-070-9　Ⓝ317.79

◇詳解救急救命士法　救急救命士教育研究会編　第一法規　2004.7　450p　21cm　4600円　①4-474-01848-6　Ⓝ498.14

◇消防・救急に関する世論調査　平成15年5月調査　内閣府大臣官房政府広報室〔2003〕　190p　30cm（世論調査報告書）　Ⓝ317.79

◇迅速・適切な救急医療の確保について─救急医療対策協議会報告　救急医療対策協議会著、東京都福祉保健局医療政策部救急災害医療課編　東京都福祉保健局医療政策部救急災害医療課　2008.1　62p　30cm　Ⓝ498.02136

◇テキスト救急活動をめぐる法律問題　橋本雄太郎著　荘道社　2008.5　60p　26cm　1200円　①978-4-915878-64-0　Ⓝ317.79

◇日本の救急医療を斬る─急患は死ねというのか　解決策を緊急提言する　中村信也著　日新報道　2008.9　202p　19cm　1300円　①978-4-8174-0666-8　Ⓝ498.021

内容 第1部 急患は死ねというのか─救急医療の崩壊は誰の責任だ！？（まず、医師に責任がある　患者も悪い　厚生労働者が悪い　魔女狩り報道によるマスコミの責任も大きい　司法が萎縮させている）　第2部 患者を救う究極の解決策─新たな救急医療制度への大胆提言（救急医学教育が第一だ　救急医療を生かすも殺すも患者自身　国は救急制度を確立せよ　マスコミは報道に哲学を持て　救急裁判は医療の専門家が裁け　医師会は勤務医にも視線を向けよ）

◇病院前医療を読み解く─救急救命士制度改革に向けて　鈴木哲司著　知玄舎　2005.1　135p　26cm〈発売：星雲社〉　1800円　①4-434-05228-4　Ⓝ492.29

内容 第1部 救急業務高度化に関する総合的考察─"病院前医療の空白"、わが国救急業務の現状とその課題　第2部 プレホスピタルケアにおけるドクターカーに関する考察─その現状と課題　第3部 メ

◇病院前救護をめぐる法律問題　橋本雄太郎著　東京法令出版　2006.11　224p　21cm　1400円　Ⓘ4-8090-2214-5　Ⓝ498.12

◇病院前救護とメディカルコントロール　日本救急医学会,厚生労働省,総務省消防庁監修,日本救急医学会メディカルコントロール体制検討委員会編　医学書院　2005.1　352p　26cm　6500円　Ⓘ4-260-12262-2　Ⓝ317.79

[内容]第1章 救急医療システム　第2章 消防組織と救急業務　第3章 現場出動型救急医療と消防救急との連携　第4章 リスクマネージメント　第5章 救急救命士制度　第6章 病院前救護におけるメディカルコントロール　第7章 オンライン・メディカルコントロール　第8章 オフライン・メディカルコントロール　第9章 災害医療　第10章 病院前の心肺蘇生法の教育指導法　第11章 外傷現場の観察処置法の教育指導法　第12章 コラボレーションとコミュニケーション

◇病院前救護におけるメディカルコントロール　日本救急医学会メディカルコントロール体制検討委員会編,日本救急医学会監修　へるす出版　2010.8　319p　30cm　5400円　Ⓘ978-4-89269-706-7　Ⓝ498

[内容]メディカルコントロールの概要　救急医療を支える法律　救急医療体制とそれを担う組織　メディカルコントロールにかかわる人的資源とその養成　隊員の活動に対するメディカルコントロール　医療機関選定と搬送に対するメディカルコントロール　救急要請・救急指令に対するメディカルコントロール　市民の行うCPRとメディカルコントロール　災害におけるメディカルコントロール　データベースと分析　病院前救護に関する研究　危機管理　メディカルコントロール活動を支える財源の確保　地域の特殊性とメディカルコントロール

予防医療

◇あなたを病気にさせない予防医療　池森賢二,久保明著　幻冬舎メディアコンサルティング　2012.1　190p　19cm　〈発売:幻冬舎〉　1400円　Ⓘ978-4-344-99780-6

[内容]第1章 健康は自分で守る―池森賢二(あなたの健康を守る予防医療とは?　健康を守る予防医療に貢献する　「健康院」でできること、目指すこと　もうひとつの夢、"予防薬"の開発　健康は、お金をかけて守るもの　永遠のテーマ「美と健康」をかなえるために)　第2章 自分を知ることが予防医療の第一歩―久保明(予防医療の拠点をつくる　「無理なこと」が健康につながるのか?　大切なのは「自分を知る」こと　健康院クリニックでできること)　第3章 Special Cross Talk予防医療の可能性―鳥越俊太郎・池森賢二・久保明

◇健康科学―知っておきたい予防医学　津田謹輔著　丸善　2003.8　161p　19cm　(京大人気講義シリーズ)　1900円　Ⓘ4-621-07176-9　Ⓝ498

[内容]第1章 日本人の死因とその変遷　第2章 がんと日常生活　第3章 動脈硬化と日常生活　第4章 糖尿病―平成の国民病ともう一つの糖尿病　第5章 ひとり暮らしの食生活　第6章 アルコールとタバコ　第7章 肥満と肥満症　第8章 肥満―倹約遺伝子と環境　第9章 何を食べるか、食べないか―食の自己責任　第10章 運動不足がもたらすもの　第11章 こころと体　第12章 未病

◇健康診断・人間ドックが病気をつくる　中原英臣,矢島新子著　ごま書房　2006.10　205p　19cm　1300円　Ⓘ4-341-08335-X　Ⓝ492.1

[内容]第1章 健康診断が病気をつくる　第2章 人間ドック神話への疑問　第3章 本当に正しい正常値　第4章 有効な健康診断とは　第5章 理想の健康診断　資料 年代別基準範囲

◇検査と数値を知る事典―ワイド版　和田高士著　日本文芸社　2006.6　327p　21cm　(実用best books)　1400円　Ⓘ4-537-20456-7　Ⓝ492.1

[内容]1 定期健診・人間ドックについて知っておきたいこと(病院の早期発見・早期治療には定期健診が欠かせない　こんな時は、人間ドックの検査を受ける　検査を受けるときに注意すべきこと　知っておきたい健診の結果表の見方　「画像検査」について知っておきたいこと)　2 各種検査の検査値とアドバイス　3 日常の健康管理10のポイント　ふろく 人間ドックでの基本的な検査

◇検査と数値を知る事典　和田高士著　改訂新版　日本文芸社　2009.4　327p　21cm　(実用best books)　1400円　Ⓘ978-4-537-20746-0　Ⓝ492.1

[内容]1 定期健診・人間ドックについて知っておきたいこと　2 各種検査の検査値とアドバイス　3 日常の健康管理10のポイント

◇健診・予防接種　日本放送出版協会(NHK出版)編,宮田章子監修　日本放送出版協会　2010.11　94p　19cm　(NHKすくすく子育て育児ビギナーズブック 4)　780円　Ⓘ978-4-14-011295-3　Ⓝ498.7

[内容]はじめに 健診・予防接種を育児の味方に　第1章 これでばっちり!赤ちゃん健診　第2章 便利な母子手帳を使いこなそう　第3章 これだけは知っておきたい!予防接種　第4章 かかりつけ医を見つけよう!　おわりに 子どもに向き合い、心で感じて

◇死なない!生きかた―学校じゃあ教えちゃくれない予防医療NHKためしてガッテン　北折一著　東京書籍　2010.6　301p　19cm　1300円　Ⓘ978-4-487-80300-2　Ⓝ498

[内容]病原菌・ウイルスが起こす病気　関節系の病気　病気以前のキホンのキ　三大死因とその原因　謎だらけの症状を起こす病気　女性がかかる病気　ちょっとシモ系

◇死なないための智恵　上野正彦著　イースト・プレス　2009.3　214p　20cm　1400円　Ⓘ978-4-7816-0120-5　Ⓝ498.9

[内容]第1章 「街」で死なないために(ターゲットはあなたです―「無差別犯」に出くわした時(秋葉原無差別殺傷事件)　「頚動脈」が生死をわける―刃物を突きつけられたら(十四歳少年バスジャック事件)ほか)　第2章 「学校」に潜む危険から子どもを守る(「神経性ショック」の恐怖―喧嘩に巻き込まれた

ら(牛久中学生傷害致死事件)　「危機管理」の徹底を─子どもは常に危険にさらされている(池田小児童殺傷事件)ほか　第3章「家庭」は危険で溢れている(お酒と上手に付き合う─アルコールが引き起こす恐怖(急性アルコール中毒死事件)　ダイエットは生理学をふまえたうえで─病気になっては元も子もない(女性のダイエット死)ほか　第4章「災害(地震・火事・水害)」に遭ったら(「助かった」からと油断は禁物─災害の後に考えること　火よりも煙に注意する─火事に遭ったら(新宿西口バス放火事件)ほか　第5章「毒物・薬物」への対処法(「毒」は身近に溢れている─誤って毒を飲んでしまったら(和歌山毒カレー事件)　ガスに対する正しい知識を─有毒ガスが発生したら(ガス自殺の連鎖)ほか)

◇死なない方法──日常に潜む「死」の危険から身を守るために　上野正彦著　イースト・プレス　2011.2　221p　19cm　〈『死なないための智恵』(2009年刊)の改題〉　476円　Ⓘ978-4-7816-0540-1　Ⓝ498.9
　内容　第1章「街」で死なないために　第2章「学校」に潜む危険から子どもを守る　第3章「家庭」は危険で溢れている　第4章 災害(地震、火事、水害)に遭ったら　第5章「毒物・薬物」への対処法

◇発症予防医学のすすめ──生活習慣病にならない生活法　周東寛著　本の泉社　2006.10　247p　19cm　1300円　Ⓘ4-88023-986-0　Ⓝ498.3
　内容　第1章「触れ合い」が、医療の基本　第2章 ガンも、早く見つければ怖くない　第3章 成人病、生活習慣病から、メタボリック症候群へ　第4章 最も大切なのは「自然治癒力」　第5章 病気にならない「よい生活習慣」　第6章 正しい食生活で「病気体質」の改善を　第7章 老化とガンの大敵・活性酸素を撃退する　第8章 便秘を解消し、大腸ガンを防ぐ　第9章 運動で、病気にならない体に　第10章 プラス思考で「病気にならない体質」を

◇病気になった人、ならなかった人の気になる寿命　高田明和著　廣済堂あかつき出版事業部　2009.2　181p　18cm　(健康人新書 016)　800円　Ⓘ978-4-331-51368-2　Ⓝ498.38
　内容　私たちの3人に1人はガンで死ぬ?─死んだ人の統計とは何か　あなたはまずガンで死なない─生きている人の統計とは何か　ガンが完全に治る病気になっても寿命は3歳じか延びない　抗がん剤はどれだけ寿命を延ばしてくれるか　「ガンもどき説」が正しければ意味がない放射線治療はどこまで有効なのか　ガンで死ぬ人は増えているのに、ガンの死亡率は減っている　ガン検診のマンモグラフィーを受けた人は死亡率が上がる?　ガン検診を受けた人と受けなかった人の死亡率に大差はない?　ガンの「5年生存率」は実際よりも高く低い　生存率が高い病院が優れているとはいえない〔ほか〕

◇病気にならない一生の習慣　池谷敏郎著　ワニブックス　2012.4　191p　18cm　(ワニブックス─PLUS─新書 077)　760円　Ⓘ978-4-8470-6530-9　Ⓝ498.3
　内容　第1章 未病に気づけば、大病は防げる　第2章 必ず知っておきたい大病の見つけ方─日本人によくある8つの症状を正しく理解する　第3章 まだまだある、気づけないと危険な症状　第4章 あなたを大病にさせない一生の習慣

◇病気にならない本──予防医学へのいざない　江藤敏治著　岡山　大学教育出版　2005.12　143p　22cm　1200円　Ⓘ4-88730-650-4　Ⓝ498

◇病気になるのはもうやめよう──"治す"医療はもう古い　石黒伸著　悠飛社　2011.12　140p　20cm　(Yuhisha hot-nonfiction　Yuhisha best doctor series)　1400円　Ⓘ978-4-86030-170-5　Ⓝ498
　内容　第1章 現代医学の限界　第2章 人生に必要なことはすべて魚から学んだ　第3章 医師としての覚醒　第4章 予防医学とヒーリング・自然療法　第5章 命を支える水　第6章 病気にならないために、そして医療の核心へ　終章 すべてのものは人生の糧である

◇ベジタリアンの医学　蒲原聖可著　平凡社　2005.2　227p　18cm　(平凡社新書)　780円　Ⓘ4-582-85262-9　Ⓝ498.583
　内容　第1章 ベジタリアンとは　第2章 ベジタリアンのための食生活指針　第3章 生活習慣病を予防し改善するベジタリアン食　第4章 栄養素とベジタリアン食　第5章 ベジタリアンの社会史　第6章 日本でベジタリアン食を選ぶために

◇未病医学入門──次世代の医学・医療がわかる　日本未病システム学会編　京都　金芳堂　2006.12　212p　26cm　〈編集代表:都島基夫ほか　執筆:井口昭久ほか〉　3200円　Ⓘ4-7653-1276-3　Ⓝ498.04

◇未病を克服──おなかすっきり免疫力アップ　平田千春著　新風舎　2006.9　93p　19cm　1000円　Ⓘ4-289-00585-3　Ⓝ498.3
　内容　1 未病を制して健康に至る　2 快便こそ健康の絶対条件　3 便秘は万病のもと　4 未病をチェックしよう　5 未病を克服する　6 快便へのステップ　7 予防医学を考えよう

◇未病息災──いま、たおやかに生きるコツ　三浦於菟、福生吉裕、波平恵美子著　農山漁村文化協会　2005.12　191p　19cm　(健康双書)　1238円　Ⓘ4-540-05281-0　Ⓝ498.3
　内容　1 あなたも"未病医"になろう(なぜ今、未病なのか　自分が自分の未病医になるために　一日でわかる未病のチェックポイント　未病の目指す生き方)　贈談 未病は自分が参加する新しい空間(未病の時代へ　欠けているもの、見出すべきもの　共に見つめる心と身体　伝統と新たな空間)　これだけは知っておきたい東洋医学養生法の大原則(東洋医学でとらえる予防法─呼吸/食事/体を動かす/考える　自分を知るいくつかのポイント　食物養生法の基本─果物/野菜/穀物/肉・魚介類/酒類)　今日から始める養生法実践編

◇未病に克つ!──食養生、漢方からアロマコロジーまで:あんず薬局の健康読本　ワーカーズ・コレクティブあんず著、于爾康監修　ゆうエージェンシー　2011.3　223p　21cm　1400円　Ⓘ978-4-901349-35-2　Ⓝ498.3

◇未病にきく15のワザ　未病にきくワザ取材チーム編　JAF Mate社　2009.2　111p　21cm　1381円　Ⓘ978-4-903444-11-6　Ⓝ498.3

《健康診断》

◇医者が増えると、病気が増える?──医者が答える!検診のメリットとデメリット!　中原英臣, 矢island新子著　ごま書房新社　2010.7　239p　19cm　〈『健康診断・人間ドックが病気をつくる』

(ごま書房2006年刊)の加筆・編集、改題） 1300円　⒤978-4-341-08446-2　Ⓝ492.1
内容 第1章 健康診断、あなたの「正常値」を知る　第2章 生活習慣病を防ぎ健康は自分で守る時代　第3章 がんは早期発見と早期治療で治る時代　第4章 積極的に定期的な検診が望まれる婦人科検診　第5章 もっと医者と信頼関係を深めるコツ！

◇一家に一冊！ 目からウロコの健康診断書の中身—ここがわかれば、自分のカラダがもっと見えてくる！　吉田たかよし執筆　学習研究社　2006.12　95p　26cm　1000円　⒤4-05-403342-3　Ⓝ492.1
内容 体の部位別インデックス　検査項目別インデックス　健康診断の5つのポイント　健康診断の基礎知識　毎日1分！ 健康セルフチェック　コレステロール・脂質の基礎知識　肝臓の基礎知識　腎臓の基礎知識　糖についての基礎知識　血圧についての基礎知識〔ほか〕

◇命を脅かす！！「健康診断」の恐怖　別冊宝島編集部編　宝島社　2011.8　95p　26cm　（別冊宝島 1791号 Nonfiction)　857円　⒤978-4-7966-8426-2　Ⓝ492.1

◇お母さんが元気になる乳児健診—健診を楽しくすすめるエビデンス&テクニック 小児科医の一言がお母さんを楽にする！　水野克巳著　吹田メディカ出版　2010.9　158p　26cm　⒤978-4-8404-3327-9　Ⓝ498.7
内容 第1部 おさえておきたい乳児健診の基本　第2部 キーエイジ別乳児健診マニュアル

◇からだの通信簿—健康診断66項目、いますぐわかる！　高久史麿, 松下正明監修, 北村聖, 林直樹執筆　新訂版　ニュートンプレス　2010.6　157p　28cm　（ニュートンムック　ニュートン別冊)　1900円　⒤978-4-315-51880-1　Ⓝ498.7

◇気になる症状と検査数値—対処法がわかる！　林泰著, 郷龍一編　ナツメ社　2003.5　284p　21cm　1500円　⒤4-8163-3493-9　Ⓝ492.1
内容 第1章 身体のサインを見逃すな　第2章 私たちの身体と病気　第3章 健康診断・専門検査を利用しよう　第4章 精密検査を考える

◇教育としての健康診断　日本教育保健研究会健康診断プロジェクト編, 藤田和也ほか著　大修館書店　2003.4　157p　26cm　2000円　⒤4-469-20520-9　Ⓝ374.93
内容 1 学校健康診断の意義と役割　2 学校健康診断の教育的役割（子どもや保護者を巻き込んだ健康診断づくり　子ども・担任・学校医・保護者と共に創る健康診断　一人ひとりの疑問や不安に答える「健康評価」を組み込んだ健康診断　生徒の実態に合わせて実施し、トータルにケアする健康診断をめざして 生徒が生きていくために得となる健康診断への模索　五つの実践が示唆するもの）　3 見えてきた「子どものための健康診断」の実践像　4 戦後学校健康診断の歩みとその性格　5 これからの学校健康診断

◇健康診断を見つめなおす！！　日本教職員組合養護教員部編　アドバンテージサーバー　2005.7　21p　21cm　（学習シリーズ 14）　200円　⒤978-4-901927-29-1, 4-901927-29-9　Ⓝ374.93

◇健康診断の基礎知識　中村信也, 辻村拓夫共著　環境出版社　2008.6　155, 3p　19cm　（環境のステップアップ選書)〈発売：三冬社〉　1200円　⒤978-4-904022-33-7　Ⓝ498.81

◇健康診断の検査値がとことんわかる事典　西崎統監修, 主婦と生活社編　主婦と生活社　2008.11　191p　18cm　950円　⒤978-4-391-13721-7　Ⓝ492.1
内容 1章 あなたは今、本当に健康ですか？（生活習慣病が急増している　特定健診・特定保健指導について知っておこう）　2章 検査を受ける前に知っておきたいこと　3章 病気を早期発見する主な検査　4章 健康診断で見つかる主な病気

◇検査でわかること—健康診断ガイドブック　日本放送出版協会　2007.5　143p　26cm　（別冊NHKきょうの健康）　1000円　⒤978-4-14-794145-7　Ⓝ492.1

◇検診で寿命は延びない　岡田正彦著　PHP研究所　2010.5　241p　18cm　(PHP新書 669)〈並列シリーズ名：PHP SHINSHO〉　700円　⒤978-4-569-77784-9　Ⓝ492.1
内容 第1章 なぜ検診を受けなければならないのか　第2章 検査の意味を知っておこう　第3章 がん検診のナンセンス　第4章 目的がわからない人間ドック　第5章 怪しげなメタボ健診　第6章 脳ドックの隠された目的とは　第7章 検査データを忘れて気楽に生きよう

◇検診の検査値にあわてるな！　竹川広三著　主婦の友社　2003.7　159p　19cm　1100円　⒤4-07-237305-2　Ⓝ492.1
内容 第1章 検査や検査値をめぐるウソとホント　第2章 検査値、この数値までなら心配なし　第3章 がん検査の腫瘍マーカーはどこまでわかるのか

◇「健診病」なんかに負けるな！—検査、検査でかえって病気をつくってませんか？　松本光正著　日新報道　2010.6　250p　19cm〈『「健診病」にならないために』(2005年刊)の新版〉　1400円　⒤978-4-8174-0698-9　Ⓝ492.1
内容 第1章 健康診断を通して医療を考える　第2章 日常の診療の中で—国やマスコミ、医師に惑わされないために　第3章 私を震撼させた恐るべき日本の医療

◇『健診病』にならないために—健診数値なんか気にするな！　松本光正著　日新報道　2005.3　222p　19cm　1400円　⒤4-8174-0593-7　Ⓝ492.1
内容 第1章 健康診断を通して医療を考える　第2章 日常の診療の中で—国やマスコミ、医者に惑わされないために（高血圧症　糖尿病　高尿酸血症　私の経験した癌の手術について　風邪と薬を通して「健診」を考える）　第3章 私を震撼させた恐るべき日本の医療（ハンセン病からの反省　医原性エイズ　医原性クロイツフェルド・ヤコブ病　サリドマイド薬害　やはり10年遅れのスモン病　時代遅れのBCG神話）

◇「五大検診」は病人狩りビジネス！—受けた人ほど早死にする：1 人間ドック 2 脳ドック 3 ガン検診 4 メタボ健診 5 定期健診—今すぐやめなさい！　船瀬俊介著　ヒカルランド　2012.1　342p　20cm　（超☆いきいき 002）　1700円　⒤978-4-905027-86-7　Ⓝ492.1
内容 第1章 「人間ドック」は"病人狩り"ビジネス　第2章 「人間ドック」は無用。即、廃止せよ！　第3章 「CT被ばく」発ガン大国ニッポン　第4章 PET検査も誤診だらけで"ガン"に？　第5章 脳ドックも、まったく「効果なし」　第6章 ガン検診 受けた

ひとほどガンで死ぬ　第7章 健診を受けるひとほど、早死にする！　第8章 健診の"正常値"が「異常」だ

◇ササッとわかる検査数値と健康度　北村聖著　講談社　2007.8　110p　18cm　（図解大安心シリーズ　見やすい・すぐわかる）　952円　Ⓘ978-4-06-284706-3　Ⓝ492.1
[内容] 第1章 まずは知りたい健康診断の基礎知識　第2章 体中をめぐる生命線血液の検査数値でわかること（γ-GTP―「肝臓・胆道の異常」をみつける役割　ALP（アルカリホスファターゼ）―「胆道」が詰まると増える　AST（GOT）、ALT（GPT）―「心臓・筋肉・肝臓」をみつけるばかり）　第3章 気になる症状があるなら知っておきたい病気と検査

◇サラリーマンが健康診断の数値を良くする一番いい方法　牧田善二著　三笠書房　2011.6　237p　15cm　（知的生きかた文庫ま42-1）　571円　Ⓘ978-4-8379-7947-0　Ⓝ492.1
[内容] はじめに サラリーマンが「自分の体を劇的に変える」一番ラクな方法　1章 あなたが「健康で長生きする」簡単なる習慣　2章 「炭水化物に気をつける」だけで、全部うまくいく！　3章 誰もが今日からできる「一生太らない」生き方　4章 糖尿病・ガン・高血圧…サラリーマンの病気を未然に防ぐ！　5章 次回の健康診断「あなたの数値」は劇的に改善している！

◇図解雑学健康診断　蒲原良篤監修、伊藤幸夫著　ナツメ社　2003.4　235p　19cm　〈奥付タイトル：健康診断〉　1300円　Ⓘ4-8163-3479-3　Ⓝ492.1
[内容] 1　「健康診断」とは何か　2 検査の分類方法　3 検体の種類と意義　4 血液学（血球）検査　5 生化学検査　6 代謝検査　7 免疫血清検査　8 一般検査　9 生体検査（生理検査）　10 オプション検査

◇そろそろ健診について考えてみませんか？　石野重著　東京図書出版会　2005.6　72p　20cm　〈発売：リフレ出版　折り込み1枚〉　1000円　Ⓘ4-901880-49-7　Ⓝ492.1
[内容] 健診、その意義と問題点、受診者の心構え　検査結果についての解説（血圧　肝機能　脂質代謝　糖代謝　尿酸代謝　貧血　前立腺癌）　一次健診における問題点　参考症例の解説と今後に望むこと

◇たんぽぽ先生がやさしく教える健康診断ガイドブック　遠藤博之監修　オークラ出版　2008.4　95p　26cm　（Oak mook 202号）　1143円　Ⓘ978-4-7755-1173-2　Ⓝ492.1

◇ひと目でわかる！健康診断―検査項目と結果の見方万全ブック　船津和夫監修　小学館　2010.1　111p　26cm　（ホーム・メディカ安心ガイドwide版）　1200円　Ⓘ978-4-09-304543-8　Ⓝ492.1
[内容] 1章 メタボリックシンドロームと特定健診　2章 健康診断の検査結果の見方（脂質代謝・動脈硬化の検査　循環器の検査　糖代謝の検査　肝臓・膵臓　胆道の検査　胃・腸の検査　腎臓・泌尿器の検査　呼吸器の検査　骨・関節・筋肉の検査　目・耳の検査　血液の病気の検査　女性の病気の検査　その他の検査　がんの検査　脳の病気の検査）

《人間ドック》

◇命びろいの脳ドック―40歳になったら惑わず走れ！　竹内東太郎著　大阪　メディカルレビュー社　2005.4　127p　18cm　800円　Ⓘ4-89600-840-5　Ⓝ493.73
[内容] 第1章 働き盛りは脳の曲がり角　第2章 脳の病気を治す！予防する！　第3章 脳の健康を保つKのキーワード11　第4章 脳の総合チェック「脳ドック」とは？　第5章 画期的な全身ガン検査PET（働き盛りの人の三人に一人はガンで死んでいる！　PETとは？世界有数のPETセンター）

◇賢く活用する人間ドック　集英社　2005.4　35p　30cm　（集英社健康百科　読む人間ドック危ない現代病30 15）　533円　Ⓝ493.73

◇検査がわかる、結果がわかる「人間ドック」健康百科　日野原重明監修、日本総合健診医学会編、田村政紀責任編集　増補新版　日本放送出版協会　2007.6　292, 27p　21cm　〈付〉全国版・人間ドック施設ガイド）　1900円　Ⓘ978-4-14-011235-9　Ⓝ492.1
[内容] 第1章 人間ドックを受診する前に（人間ドック（総合健診）のメニュー　メタボリックシンドロームと特定健診・特定保健指導　正常と異常の狭間　人間ドックを受診する前に、そして受診した後に　人間ドックとハイテク　ほか）　第2章 検査の結果が出たら

◇「デキる人」ほどなぜ人間ドックに行（い）くのか　馬渕知子著　講談社　2009.5　180p　18cm　（講談社＋α新書439-1B）　838円　Ⓘ978-4-06-272555-2　Ⓝ498.81
[内容] 第1章 あなたは人間ドックを誤解している！！　第2章 人間ドックで何がわかるのか？　第3章 血液検査は人間ドックの肝である　第4章 行ってはいけない人間ドック　第5章 自分にピッタリな人間ドックの見つけ方　第6章 人間ドックの医師との「会話術」　第7章 これからの人間ドック

◇人間ドックが「病気」を生む―「健康」に縛られない生き方　渡辺利夫著　光文社　2009.9　221p　19cm　1400円　Ⓘ978-4-334-97591-3　Ⓝ498
[内容] 第1章 病気とは「気を病む」ことである　第2章 早期発見は不幸を早める　第3章 医療はすでに限界にきている　第4章 不安を遠ざけることは危険である　第5章 人間の幸福は仕事の中にある　第6章 文学から病と死を考える　第7章 死ねるときに死にたい

◇ほんとうの人間ドック―二十年・四千万人の受診者データから健康を考える　笹森典雄著　日本病院共済会出版部 日本病院会出版　2006.9　186p　21cm　1200円　Ⓘ4-903448-02-9　Ⓝ492.1
[内容] 第1章 人間ドックの成り立ちと、今（人間ドックは、こうしてできた　人間ドックと健診）　第2章 もしや、がんはこわくない！　第3章 ドックで防ぐ、生活習慣病　第4章 ヘルスプランニングで健康社会をつくろう（人間ドックのヘルスプランニング　いろいろな人間ドック、新しい人間ドック）　第5章 ドックのかかり方と、今さら聞けないQ&A（人間ドックは何を調べるのか　人間ドックQ&A）

◇Dr.福島の40才からの頭の健康診断脳ドック―人間ドックだけでは足りない　福島孝徳、田辺功著　最新版　西村書店　2006.12　220p　19cm　1500円　Ⓘ4-89013-608-8　Ⓝ492.1
[内容] 第1章 今、脳ドック　第2章 脳の仕組みと働き　第3章 ドックで見つける脳の病気　第4章 ドックの実際　第5章 脳ドックで異常が見つかっ

ら　第6章 脳血管をどう守るか　第7章 進化する脳ドック

《予防接種》

◇いのちの杜に歌声起こる　いのちの尊厳を考える会編集企画　大船渡　イー・ピックス出版（発売）　2007.12　398p　19cm　1900円　①978-4-901602-20-4　Ⓝ498.6
◇お母さんのためのワクチン接種ガイド―VPD（ワクチンで防げる病気）って何？　「VPDを知って、子どもを守ろう。」の会編、薗部友良監修　日経メディカル開発　2011.2　71p　26cm　〈発売:日経BPマーケティング〉　1600円　①978-4-931400-61-0　Ⓝ493.938
　内容 1 VPDって何ですか？　2 ワクチンで防げる子どもの病気　3 ワクチンに副作用はないの？　4 ワクチンを接種する前に知っておきたいこと　5 ワクチンQ&A もっと詳しく知りたい人のために　6 日本の予防接種制度はどうなっているの？　7 おすすめ予防接種スケジュール
◇お母さんのためのワクチン接種ガイド―VPDって何？　薗部友良監修、VPDを知って、子どもを守ろうの会編　改訂版　日経メディカル開発　2012.7　87p　26cm　〈発売:日経BPマーケティング〉　1600円　①978-4-931400-67-2　Ⓝ493.938
　内容 1 VPDって何ですか？　2 ワクチンで防げる子どもの病気　3 おすすめ予防接種スケジュール　4 ワクチンに副作用はないの？　5 同時接種は赤ちゃんを守るためのもの　6 ワクチンを接種する前に知っておきたいこと　7 ワクチンQ&Aもっと詳しく知りたい人のために　8 日本の予防接種制度はどうなっているの？
◇京都ジフテリア予防接種禍事件―69人目の犠牲者　田井中克人著　新風舎　2005.8　319p　15cm　（新風舎文庫）〈「69人目の犠牲者」（ウインかもがわ2003年刊）の増訂〉　800円　①4-7974-9580-4　Ⓝ498.6
　内容 第1章 犠牲　第2章 宿命　第3章 事件　第4章 証言（被害者から・安田隆氏　家族から・土屋誼氏）　エピローグ 生存者の弁　資料 社説
◇子どものための予防接種―各国の状況　2004年度版　平山宗宏、中村安寿、岡部信彦監修、母子衛生研究会企画・編集　母子保健事業団　2005.4　115p　26cm　2000円　①4-89430-318-3　Ⓝ498.6
◇こどもの予防接種―知っておきたい基礎知識　金子光延著　大月書店　2010.7　143p　21cm　（子育てと健康シリーズ 28）　1400円　①978-4-272-40328-8　Ⓝ493.938
　内容 1 予防接種ことはじめ　2 日本の予防接種事情　3 日本における予防接種の諸問題
◇18年目に届いた国の詫び状―早春の風になった娘に　前田きよ子著　福岡　海鳥社　2008.6　209p　20cm　1300円　①978-4-87415-682-7　Ⓝ498.6
　内容 発病　予防接種による副作用　残された時間　わかれ　九州地区予防接種被害者の会　司法の判断を仰ぐ　行政との闘い　控訴審はじまる　十八年目に届いた国の「詫び状」

◇新・予防接種へ行く前に　ワクチントーク全国・「新・予防接種へ行く前に」編集委員会編　ジャパンマシニスト社　2011.11　187p　18cm　（ジャパンマシニスト育児新書 J003）　1000円　①978-4-88049-613-9　Ⓝ493.938
　内容 第1章 どう考える？ うつる病気と予防接種（病気とつきあいながら丈夫に育つ　ワクチンの誕生と記憶に残したいこと）　第2章 ワクチン別アドバイス（ポリオ―病気そのものがありません　DPT/三種混合（ジフテリア・百日せき・破傷風）―D、DTを選べないのが大問題　MR/麻しん（はしか）・風しん―単独ワクチンという選択も　ほか）　第3章 副作用かな、と思ったら（医師への受診から被害届けまでのポイント）
◇戦後行政の構造とディレンマ―予防接種行政の変遷　手塚洋輔著　藤原書店　2010.2　302p　20cm　4200円　①978-4-89434-731-1　Ⓝ498.6
◇予防接種へ行く前に―受けるこどもの側にたって　ワクチントーク全国・「予防接種と子どもの健康」攻略本編集委員会編　改訂版　熱海　ジャパンマシニスト社　2006.7　166p　19cm　1200円　①4-88049-126-8　Ⓝ493.938
　内容 第1章 定期接種―あなたのこどもには、なにが必要？　第2章 任意接種―病気を防ぐ？ 軽くすむ？（水痘（水ぼうそう）―効果は五〇パーセントからせいぜい七〇パーセント　おたふくかぜ―専門家も知らなかった副作用被害救済の実態　B型肝炎―一般の赤ちゃんには接種いりません　インフルエンザ―乳幼児には「おすすめできるものではない」と厚労省）
◇予防接種ガイドブック―予防接種と子どもの健康　母子衛生研究会編　母子保健事業団　2005.3　32p　15cm　Ⓝ493.938
◇予防接種ガイドブック―予防接種と子どもの健康　平山宗宏編集指導、母子衛生研究会編　母子保健事業団　2006.4　32p　15cm　Ⓝ493.938
◇予防接種ガイドブック―予防接種と子どもの健康　平山宗宏編集指導、母子衛生研究会編　母子保健事業団　2009.5　33p　15cm　Ⓝ493.938
◇予防接種ガイドブック―予防接種と子どもの健康　平山宗宏編集指導　母子保健事業団　2010.5　33p　15cm　Ⓝ493.938
◇予防接種関係法令通知集　予防接種法研究会監修　改訂　太陽美術　2003.8　508p　21cm　2858円　①4-906276-63-6　Ⓝ498.6
◇予防接種関係法令通知集　予防接種法研究会監修　改訂　太陽美術　2005.8　565p　21cm　2858円　①4-906276-69-5　Ⓝ498.6
◇予防接種関係法令通知集　予防接種法研究会編　改訂　太陽美術　2006.8　595p　21cm　3143円　①4-906276-71-7　Ⓝ498.6
◇予防接種健康被害救済制度の手引　予防接種法研究会監修　予防接種リサーチセンター予防接種健康被害者保健福祉センター　2003.8　208p　21cm　Ⓝ498.6
◇予防接種に関するQ&A集　2003　岡部信彦, 多屋馨子監修　細菌製剤協会　2003.10　81p　30cm　Ⓝ493.82
◇予防接種に関するQ&A集　2004　岡部信彦, 多屋馨子監修　細菌製剤協会　2004.9　87p　30cm　Ⓝ493.82

◇予防接種に関するQ&A集　2005　岡部信彦, 多屋馨子監修　細菌製剤協会　2005.9　98p　30cm　Ⓝ493.82

◇予防接種に関するQ&A集　2006　岡部信彦, 多屋馨子監修　細菌製剤協会　2006.9　98p　30cm　Ⓝ493.82

◇予防接種に関するQ&A集　2007　岡部信彦, 多屋馨子監修　細菌製剤協会　2007.8　104p　30cm　Ⓝ493.82

◇予防接種に関するQ&A集　2008　岡部信彦, 多屋馨子監修　細菌製剤協会　2008.8　128p　30cm　Ⓝ493.82

◇予防接種に関するQ&A集　2009　岡部信彦, 多屋馨子監修　細菌製剤協会　2009.9　137p　30cm　Ⓝ493.82

◇予防接種に関するQ&A集　2010　岡部信彦, 多屋馨子監修　細菌製剤協会　2010.8　155p　30cm　Ⓝ493.82

◇予防接種に関するQ&A集　2011　岡部信彦, 多屋馨子監修　日本ワクチン産業協会　2011.9　178p　30cm　Ⓝ493.82

◇予防接種の手帖―乳児から高齢者まで、予防接種を上手に受けるために　木村三生夫, 堺春美著　第8版　近代出版　2007.6　121, 6p　19cm　840円　Ⓘ978-4-87402-132-3　Ⓝ493.82
内容　これからの予防接種　予防接種とは　ワクチンの働きと副反応　予防接種の制度　子どもの予防接種　思春期・成人の予防接種　高齢者の予防接種　全年齢層が受ける予防接種　海外渡航時の予防接種

◇予防接種の手びき　木村三生夫, 平山宗宏, 堺春美編著　第9版　近代出版　2003.10　642p　21cm　6500円　Ⓘ4-87402-094-1　Ⓝ493.82

◇予防接種の手びき　木村三生夫, 平山宗宏, 堺春美編著　第10版　近代出版　2005.8　603p　21cm　〈付属資料：4p〉　6500円　Ⓘ4-87402-114-X　Ⓝ493.82
内容　1 わが国の予防接種　2 予防接種不適当者、接種要注意者　3 予防接種の評価、予防接種後健康状況調査・予防接種後副反応報告　4 健康被害救済制度・ワクチンの副反応と因果関係　5 ワクチンと受動免疫　6 ワクチンの概要　7 ワクチン別の注意　8 海外渡航時の予防接種

◇予防接種の手びき　木村三生夫, 平山宗宏, 堺春美編著　第11版　近代出版　2006.8　611p　21cm　6500円　Ⓘ4-87402-126-3　Ⓝ493.82
内容　1 わが国の予防接種　2 予防接種不適当者、接種要注意者　3 予防接種の評価、予防接種後健康状況調査・予防接種後副反応報告　4 健康被害救済制度・ワクチンの副反応と因果関係　5 ワクチンと受動免疫　6 ワクチンの概要　7 ワクチン別の注意　8 海外渡航時の予防接種　付録

◇予防接種の手びき　木村三生夫, 平山宗宏, 堺春美編著　第12版　近代出版　2008.11　592p　21cm　6500円　Ⓘ978-4-87402-148-4　Ⓝ493.82

◇予防接種の手びき　木村三生夫, 平山宗宏, 堺春美編著　第13版　近代出版　2011.10　590p　21cm　6500円　Ⓘ978-4-87402-170-5　Ⓝ493.82

◇予防接種被害の救済―国家賠償と損失補償　秋山幹男, 河野敬, 小町谷育子編　信山社　2007.1　178p　19cm　（ポケット双書）　1000円　Ⓘ978-4-7972-5604-8　Ⓝ498.6

◇予防接種へ行く前に一受けるこどもの側にたって　ワクチントーク全国・「予防接種と子どもの健康」攻略本編集委員会編　熱海　ジャパンマシニスト社　2004.9　139p　19cm　1100円　Ⓘ4-88049-123-3　Ⓝ493.938
内容　第1章 どれをどう受ける？　定期接種　第2章 病気を防ぐ？　軽くすむ？任意接種（水痘（水ぼうそう）　おたふくかぜ　B型肝炎　インフルエンザ）

◇予防接種法及び新型インフルエンザ予防接種による健康被害の救済等に関する特別措置法の一部を改正する法律案（第174回国会内閣提出第54号、参議院送付）参考資料　改訂版　衆議院調査局厚生労働調査室　2011.5　91p　30cm　〈第177回国会〉　Ⓝ498.6

◇予防接種法及び新型インフルエンザ予防接種による健康被害の救済等に関する特別措置法の一部を改正する法律案（内閣提出第54号）（参議院送付）参考資料　衆議院調査局厚生労働調査室　2010.5　123p　30cm　〈第174回国会　背のタイトル：予防接種法及び新型インフルエンザ予防接種による健康被害の救済等に関する特別措置法の一部を改正する法律案参考資料〉　Ⓝ498.6

◇予防接種法詳解　感染症法研究会編　中央法規出版　2007.6　381p　22cm　4000円　Ⓘ978-4-8058-4741-1　Ⓝ498.6
内容　第1編 予防接種法の概要（予防接種法の構造　予防接種法の概要　予防接種法の課題　予防接種法の変遷）　第2編 逐条解説（総則　予防接種の実施　予防接種による健康被害の救済措置　雑則）　第3編 法令・通知（法律　政令　省令　告示　通知）　第4編 参考資料

◇予防接種は「効く」のか？―ワクチン嫌いを考える　岩田健太郎著　光文社　2010.12　217p　18cm　（光文社新書 495）　740円　Ⓘ978-4-334-03598-3　Ⓝ493.82
内容　1章 ワクチンをめぐる、日本のお寒い現状　2章 ワクチンとは「あいまいな事象」である　3章 感染症とワクチンの日本史―戦後の突貫工事　4章 京都と島根のジフテリア事件―ワクチン禍を振り返る　5章 アメリカにおける「アメリカ的でない」予防接種制度に学ぶ　6章 1976年の豚インフルエンザ―アメリカの手痛い失敗　7章 ポリオ生ワクチン緊急輸入という英断―日本の成功例　8章 「副作用」とは何なのか？　9章 「インフルエンザワクチン」は効かないのか？―前橋レポートを再読する　10章 ワクチン嫌いにつける薬

◇予防接種は「効く」のか？―ワクチン嫌いを考える　岩田健太郎著　〔点字資料〕　大阪　リブート　2012.1　3冊　28cm　〈原本：東京　光文社 2010 光文社新書495　ルーズリーフ〉　全13000円　Ⓝ493.82

◇69人目の犠牲者―京都ジフテリア予防接種禍事件　田井中克人著　京都　かもがわ出版　2003.9　227p　20cm　〈発売：かもがわ出版（京都）〉　1600円　Ⓘ4-87699-770-5　Ⓝ498.6
内容　第1章 犠牲　第2章 宿命　第3章 事件　補章 社説

◇ワクチンと予防接種の全て―見直されるその威力　大谷明,三瀬勝利著　金原出版　2009.7　211p　26cm　4500円　①978-4-307-17058-1　Ⓝ493.82
　内容　第1部 ワクチンと予防接種のあらまし―ワクチン概論 新時代を迎えつつあるワクチン(ワクチンの歴史　ワクチンの光と影　ワクチンという名の医薬品)　第2部 いろいろなワクチン―ワクチン各論(我が国で使われているワクチン　海外渡航時に使うワクチン(トラベラーズワクチン)　近く導入されるかも知れないワクチン　新興感染症用ワクチンとバイオテロ用ワクチン　将来のワクチン(抗毒素抗体と免疫グロブリン製剤)　第3部 予防接種時の注意とワクチン関連の法令(予防接種時の注意事項　予防接種関連の法規制)　第4部 予防接種に関するQ&A

災害医療

◇生き残るということ―えひめ丸沈没事故とトラウマケア　前田正治,加藤寛編著　星和書店　2008.4　288p　20cm　2500円　①978-4-7911-0660-8　Ⓝ493.74
　内容　第1部(悪夢のはじまり　生還生徒の苦悩　一体、生徒に何があったのか　地域の苦闘　ハワイにおける遺族ケア　保健所活動の展開　補償交渉と元艦長の謝罪　何が生徒の回復をもたらしたのか)　第2部(海の男たちの苦悩　危機介入としての入院治療　トラウマからの回復と成長―生徒の言葉から)　資料 宇和島中央保健所(当時)の関わりの経緯
◇いのちとこころを救う災害看護　小原真理子監修　学習研究社　2008.6　131p　26cm　1800円　①978-4-05-153001-3　Ⓝ492.916
　内容　INTRO 災害サイクル別・活動場所別による援助内容　第1章 災害看護の基礎知識　第2章 実践 災害サイクルからみた各期の対応　第3章 静穏期とこれからの災害看護　第4章 COLUMN 近年に発生した主な災害の特徴と看護の実際　付録 災害看護でよく使われる用語&略語
◇小千谷総合病院の記録―新潟県中越大震災 地震直後の状況と復旧の経緯　小千谷　小千谷総合病院　〔2006〕　17p　30cm　Ⓝ492.916
◇関東大震災―消防・医療・ボランティアから検証する　鈴木淳著　筑摩書房　2004.12　232p　18cm　(ちくま新書)　720円　①4-480-06207-6　Ⓝ369.31
　内容　第1章 震災当時の防災体制(震災前の災害と対応、地震前後の災害と対応)　第2章 猛火と戦った人々　第3章 放置された重傷者―江東地区における罹災者医療　第4章 大正の震災ボランティア
◇グローバル災害看護マニュアル―災害現場における災害支援活動　災害人道医療支援会・災害看護研修委員会編　真興交易医書出版部　2007.12　282p　26cm　3200円　①978-4-88003-583-3　Ⓝ498.89
◇経験から学ぶ大規模災害医療―対応・活動・処置　丸川征四郎編著　大阪　永井書店　2007.4　490,6p　26cm　9500円　①978-4-8159-1784-5　Ⓝ498
　内容　1 総論　2 災害救急医療活動の準備　3 施設内の災害発生時の対応　4 地域災害発生時の現場医療活動　5 発災時の病院医療活動　6 発災時の不安定要素と対応　7 救護班の派遣　8 集団災害の種類と医療対応　9 報告書と疫学調査
◇健康危機管理準備戦略―複合的な医学的事象における考慮事項の計画　国家バイオテロ民間医療対応センター著,佐々木隆一郎,中瀬克己訳　日本公衆衛生協会　2008.9　137p　26cm　(地域保健シリーズ 4)　1600円　①978-4-8192-0207-7　Ⓝ369.3
◇心の傷を癒すということ―大災害精神医療の臨床報告　安克昌著　増補改訂版　作品社　2011.6　443p　19cm　1900円　①978-4-86182-339-8　Ⓝ369.31
　内容　第1部 震災直後の心のケア活動―1995年1月17日〜3月　第2部 震災が残した心の傷跡―1995年4月〜96年1月　第3部 災害による"心の傷"と"ケア"を考える　増補第1部 被災地の復興と災害精神医学　増補第2部 安克昌と本書に寄せて
◇心のケア―阪神・淡路大震災から東北へ　加藤寛,最相葉月著　講談社　2011.9　229p　18cm　(講談社現代新書 2121)　760円　①978-4-06-288121-0　Ⓝ493.74
　内容　はじめに―本書の成り立ちについて(最相葉月)　第1章 東日本大震災後五十日の記録　第2章 被災者の心の傷　第3章 阪神・淡路大震災でできたこと、できなかったこと―復興期の心のケア　第4章 回復への道のり―肉親を失った二人の経験から　第5章 支援者へのメッセージ　巻末ルポ 1・17から3・11へ―兵庫県心のケアチームの百十一日(最相葉月)
◇こころのケアとソーシャルアプローチ　21世紀文明研究委員会,阪神・淡路大震災記念協会,21世紀ヒューマンケア研究機構地域政策研究所著,阪神・淡路大震災記念協会編　神戸　阪神・淡路大震災記念協会　2005.12　105p　30cm　「21世紀文明の創造」調査研究事業研究報告書 こころのケアのあり方)　Ⓝ493.79
◇災害医学　山本保博,鵜飼卓,杉本勝彦監修,災害人道医療支援会編　改訂2版　南山堂　2009.3　484p　26cm　6800円　①978-4-525-41172-5　Ⓝ498
◇災害カウンセリング研究序説　鶴田一郎著　岡山　ふくろう出版　2012.1　83p　26cm　1905円　①978 4 86186-190-7
　内容　第1章 臨床心理学者にとって「災害」とは何か　第2章 「災害カウンセリング」とは何か　第3章 グリーフ・カウンセリング　第4章 冤罪被害者の心理―厚生労働省・村木厚子元局長の場合　第5章 地下鉄サリン事件被害者の心理　第6章 災害救援者の心のケア　第7章 関東大震災時の学生の救援活動―東京帝国大学学生救護団を中心に
◇災害・健康危機管理ハンドブック　石井昇,奥寺敬,箱崎幸也編　診断と治療社　2007.5　329p　26cm　5200円　①978-4-7878-1531-6　Ⓝ498.89
　内容　序章 わが国の災害・健康危機管理システムの構築に向けて　第1章 総論　第2章 災害・健康危機管理の計画/調整/実行　第3章 自然災害　第4章 人為災害　第5章 特殊災害　第6章 集団感染等に関わる健康危機管理　第7章 教育・訓練
◇災害時のこころのケア―サイコロジカル・ファーストエイド実施の手引き　アメリカ国立子どもトラウマティックストレス・ネットワーク,アメ

◇リカ国立PTSDセンター著, 兵庫県こころのケアセンター訳　医学書院　2011.7　193p　21cm　1200円　Ⓘ978-4-260-01437-3　Ⓝ493.74
内容　サイコロジカル・ファーストエイドを提供する準備　サイコロジカル・ファーストエイドの8つの活動内容(被災者に近づき、活動を始める　安全と安心感　安定化(必要に応じて)　情報を集める―いま必要なこと、困っていること　現実的な問題の解決を助ける　周囲の人々との関わりを促進する　対処に役立つ情報　紹介と引き継ぎ)　付録

◇災害時のヘルスプロモーション―こころと身体のよりよい健康をめざして　山本保博監修, 山崎達枝編　荘道社　2007.4　145p　21cm　1900円　Ⓘ978-4-915878-57-2　Ⓝ369.3

◇災害時のヘルスプロモーション　2　減災に向けた施設内教育研修・訓練プログラム　奥寺敬, 山崎達枝監修　荘道社　2010.9　315p　26cm　3800円　Ⓘ978-4-915878-79-4　Ⓝ369.3
内容　第1章　災害教育研修・訓練に必要なシステム化　第2章　多数傷病者発生を想定した受け入れ訓練の実際　第3章　災害の種類・対象者別の訓練の実際　第4章　職員と被災者家族を守る訓練の実際

◇災害時の保健師活動マニュアル―平常時・災害時発生から復興期まで　保健所保健師活動編　名古屋市健康福祉局健康部保健医療課編　〔名古屋〕　名古屋市健康福祉局　2006.12　121p　30cm　〈共同刊行：保健所保健師連絡協議会〉　Ⓝ498.14

◇災害ストレス―直接被災と報道被害　保坂隆編著　角川書店　2011.6　191p　18cm　〈角川oneテーマ21 C-202〉〈発売：角川グループパブリッシング〉　724円　Ⓘ978-4-04-710290-3　Ⓝ493.74
内容　序章　「災害ストレス」について考える　第1章　災害時や災害後に特有のストレス症状　第2章　災害ストレスをどのように乗り越えるか　第3章　ストレスに悩む人をどうケアすべきか　第4章　ストレスと向き合う基本的な考え方　第5章　知っておきたいストレス解消法

◇災害ストレスから子どもの心を守る本　内海裕美監修　河出書房新社　2011.6　117p　19cm　952円　Ⓘ978-4-309-25252-0　Ⓝ493.937
内容　第1章　あなたのお子さん、こんなサインを出していませんか?　第2章　親ができること、してあげられること　第3章　ひとりで抱え込まず、周囲の力も借りよう　第4章　こんな時は専門家のところに!　第5章　PTSDってどんなもの?

◇災害ストレスの対処法　山口昌樹, 中島康, 中山友紀著　講談社　2011.12　136p　21cm　2000円　Ⓘ978-4-06-153142-0　Ⓝ493.49
内容　第1章　ストレスを考える　第2章　災害ストレスとその対処　第3章　災害ストレスと病気およびそのケア　第4章　ストレスの可視化　第5章　ストレスより良く生きる　付録　ストレスが関連する病気

◇災害で傷ついたあなたへ―自分のこころをケアする方法　イレーナ・シンガー著, 栗原泉訳　阪急コミュニケーションズ　2012.2　255p　19cm　1800円　Ⓘ978-4-484-12102-4
内容　第1章　茫然自失　第2章　どうしてちっともよくならないのか?　第3章　どうしてこんなに忘れっぽいんだ?　第4章　被災疲れ　第5章　うつ―トラウマへの反応　第6章　不安の波―トラウマの波紋　第7章　子供たち　第8章　ティーンエージャー　第9章　高齢者　第10章　Q&A

◇災害の心理―隣に待ち構えている災害とあなたはどう付き合うか　清水將之著　大阪　創元社　2006.8　226p　19cm　1800円　Ⓘ4-422-11376-3　Ⓝ493.79
内容　災害って、なんだろう　自然災害と人為災害は区別できるか　戦争は災害である　子どもと災害　児童虐待という子どもの災害　大型災害時、子ども施設はどうなっていたか　犯罪の被害　個人災害という視点　トラウマ(心の傷)とは何か　外傷性ストレス障害の歴史　こころのケア　受難者同士の助け合い　ボランティアの勧め　災害をどう捉えるか

◇災害の心理学とその周辺―北海道南西沖地震の被災地へのコミュニティ・アプローチ　若林佳史著　多賀出版　2003.5　395p　22cm　4800円　Ⓘ4-8115-6631-9　Ⓝ369.31
内容　災害の心理学とその周辺(日本における災因論小論　自然災害にあった人への心理的・精神保健的接近　死別や身体障害を体験した人の心的過程の段階論)　ケース・スタディ(災害にあった人や社会のケース・スタディ　北海道南西沖地震直後の奥尻島住民の行動　北海道南西沖地震後の奥尻島における民間の自発的な救援活動　北海道南西沖地震1年後の奥尻島青苗地区住民の心理的側面　北海道南西沖地震4年後の奥尻島青苗地区住民の心理的側面　北海道南西沖地震にあった奥尻島青苗地区への町内会を通したコミュニティ・アプローチ―失われた町並みのミニチュアによる復元活動を中心に)　付録　北海道南西沖地震後の奥尻島青苗地区における住民のまちづくり活動

◇災害ボランティア健康管理マニュアル　岩田健太郎, 國島広之, 具芳明, 大路剛, 賀来満夫編　中外医学社　2012.3　107p　19cm　〈執筆：具芳明ほか〉　1200円　Ⓘ978-4-498-07114-8　Ⓝ498
内容　1　現地に行く前に(必要な健康チェック　携行すべき医薬品など　もともと病気のある人のために必要な予防接種　こういうときは現地に行ってはならない)　2　現地にて(感染症など　熱中症　外傷　放射線・放射性物質について　こころの問題)

◇災害列島に生きる―「こころのケア」：最先端医療の現場から　菅原誠著　平凡社　2011.11　222p　18cm　〈インタビュー：島内晴美〉　1500円　Ⓘ978-4-582-83549-6　Ⓝ493.74
内容　1　こころのケア活動の記録から―被災初期のこころのケア活動　2　中・長期のこころのケア活動　3　災害ストレスを乗り越えるには　4　災害時ストレス相談Q&A(著者からのアドバイス)

◇惨事ストレスへのケア　松井豊編著　ブレーン出版　2005.3　195p　21cm　1900円　Ⓘ4-89242-769-1　Ⓝ493.74
内容　第1部　惨事ストレスとは(惨事ストレスとはストレスの理解　惨事ストレスの基礎理論　災害救援者の惨事ストレス)　第2部　惨事ストレスへのケア(日常のストレスケア　外傷性ストレス障害の臨床　惨事ストレスのカウンセリング　リラクセーション　グループミーティング)　第3部　惨事ストレス対策の現状

◇惨事ストレスへのケア　松井豊編著　おうふう　2009.3　195p　21cm　1900円　Ⓘ978-4-273-03534-1　Ⓝ493.74

◇[内容]第1部 惨事ストレスとは(惨事ストレスとはストレスの理解 外傷後ストレス障害の基礎理論 災害救援者の惨事ストレス) 第2部 惨事ストレスへのケア(日常のストレスケア 外傷性ストレス障害の臨床 惨事ストレスのカウンセリング リラクセーション グループミーティング) 第3部 惨事ストレス対策の現状(惨事ストレス対策の歴史と現状)

◇惨事ストレスケア―緊急事態ストレス管理の技法 G.S.エヴァリー,J.T.ミッチェル著,飛鳥井望監訳,藤井厚子訳 誠信書房 2004.2 219p 20cm 2600円 ⓘ4-414-40416-9 Ⓝ493.74
[内容]第1章 危機介入と緊急事態ストレス管理の基礎 第2章 公衆衛生上の難問としての心理的危機 第3章 急性の危機の査定 第4章 危機における基本的なコミュニケーションの技術―緊急事態ストレス管理の基礎 第5章 効果的な危機介入の「秘訣」 第6章 緊急事態ストレス管理介入法 第7章 緊急事態ストレス管理における作用メカニズム 第8章 緊急事態ストレス管理―有効性についての再検討 第9章 緊急事態ストレス管理と標準的ケアの問題 付録 緊急事態ストレス管理においてとくに考慮すべき事項

◇歯科における災害対策―防災と支援 中久木康一編著 砂書房 2011.5 151p 26cm 〈執筆:相沢朋代ほか〉 2800円 ⓘ978-4-901894-87-6 Ⓝ498.16

◇歯科における震災時の対応―能登半島地震の体験から 金沢 石川県保険医協会 2008.9 103p 30cm 1143円 Ⓝ498.16

◇自然災害とストレスマネジメント―それでも僕らは歩み出す 磯野清person 文芸社 2012.3 286p 19cm 1500円 ⓘ978-4-286-11091-2 Ⓝ493.74

◇知っておきたい医師の目から見た「災害」―備え、最前線、そして連携 白濱龍興著 内外出版 2005.9 182p 22cm 1800円 ⓘ4-931410-83-9 Ⓝ498.89

◇消防士を救え!―災害救援者のための惨事ストレス対策講座 加藤寛著 東京法令出版 2009.11 176p 19cm 1200円 ⓘ978-4-8090-2290-6 Ⓝ493.74
[内容]第1章 阪神・淡路大震災と災害救援者 第2章 惨事ストレスとは何か 第3章 惨事ストレスを理解するために―さまざまな事例から 第4章 救援者を救う方法

◇知られざる「自衛隊災害医療」 白濱龍興著 悠飛社 2004.6 155p 20cm (Yuhisha hot-nonfiction) 1400円 ⓘ4-86030-054-8 Ⓝ498.89
[内容]第1章 自衛隊の基礎知識と医療職 第2章 災害医療と救急医療 第3章 NBCの災害は起きるのか 第4章 災害の頻発国、日本 第5章 カンボジア、ザイール、そしてイラクへ 第6章 災害対処における今後の課題

◇「震度7」を生き抜く―被災地医師が得た教訓 田村康二著 祥伝社 2005.3 251p 18cm (祥伝社新書) 740円 ⓘ4-396-11003-0 Ⓝ369.31

◇雪害事故による健康への影響及びその緊急医療体制の現状と今後の課題―新潟県の雪害事故統計から見える地域住民の健康への対策 小池武嗣,藤野邦夫著 〔新潟〕 日本積雪連合 2005.11 16p 30cm (日本積雪連合資料 no.179) Ⓝ369.3

◇大事故災害への医療対応―現場活動と医療支援 イギリス発,世界標準 Advanced Life Support Group著,小栗顕二,吉岡敏治,杉本壽監訳 大阪 永井書店 2005.4 217,8p 30cm 4700円 ⓘ4-8159-1720-5 Ⓝ498
[内容]1 序論 2 組織 3 準備 4 現場の医療活動 5 医療支援 6 実用技術 7 付録 MIMMS翻訳第二版追補

◇大事故災害における管理システム―医療対応のための現場活動メモ Timothy J Hodgetts, Crispin Porter著,長谷貴将,嶋津岳士,秋冨慎司訳 大阪 永井書店 2006.11 106p 24cm 〈ルーズリーフ〉 5000円 ⓘ4-8159-1770-1 Ⓝ498

◇丹後震災救護史料集―京丹後市史資料編 京丹後市史編さん委員会編 京丹後 京丹後市 2011.3 351p 22cm Ⓝ369.31

◇東海地震、生き残るために―市民との医療連携を検証 静岡新聞社編 静岡 静岡新聞社 2007.7 149p 18cm (静新新書) 857円 ⓘ978-4-7838-0337-9 Ⓝ369.31
[内容]第1章 静岡県災害医療救護計画とDMAT 第2章 市民との災害医療訓練の必要性について 第3章 県内人工透析施設の地震対策の現状と課題 第4章 災害に備える地域の体制について 第5章 中学生から始める救急蘇生教育 第6章 その時、どうすべきか―東海地震発生直後における市民との医療連携を再検証する

◇とっさの時に人を救えるか―災害救急最前線 橋爪誠著 中央労働災害防止協会 2003.10 184p 18cm (中災防新書) 900円 ⓘ4-8059-0902-1 Ⓝ498.89

◇新潟県中越地震における災害救護に関する実態調査報告書 日本赤十字社 2006.3 423p 30cm Ⓝ369.31

◇新潟県中越地震における保健活動報告 名古屋市健康福祉局健康部保健医療課編 〔名古屋〕 名古屋市健康福祉局 2005.2 106p 30cm Ⓝ369.31

◇新潟県中越地震保健師派遣活動報告書―越後を想うこころと人工透析対策保健福祉局保健政策部保健政策課保健指導調整係編 東京都福祉保健局保健政策部保健政策課保健指導調整係 2005.3 93p 30cm Ⓝ369.31

◇新潟県中越大震災と長岡歯科医師会 長岡 長岡歯科医師会 2005.10 56p 30cm Ⓝ369.31

◇「新潟県中越大震災」における薬剤師の活動記録 新潟 新潟県薬剤師会 2005.9 171p 30cm Ⓝ499.09

◇非常災害時における子どもの心のケアのために 文部科学省著 改訂版 文部科学省 2003.8 100p 30cm Ⓝ374.9

◇非常時(災害、事故)におけるこころのケアシステム 21世紀文明研究委員会, 阪神・淡路大震災記念協会, 21世紀ヒューマンケア研究機構地域政策研究所, 阪神・淡路大震災記念協会編 神戸 阪神・淡路大震災記念協会 2005.12 80p 30cm (「21世紀文明の創造」調査研究事業研究報告書 こころのケアのあり方) Ⓝ493.79

◇病院・施設の防災"実戦"ハンドブック―この事例に学べば災害対策は大丈夫　医療経営情報研究所編　産労総合研究所出版部経営書院　2006.12　291p　26cm　9000円　Ⓘ4-87913-981-5　Ⓝ498.16
〔内容〕第1章 体験で語る災害対策心得　第2章 体験現場からみた災害対策　第3章 地域の責任医療機関の対策(患者受け入れ(トリアージ)訓練—大型バスと普通乗用車の交通災害を想定　全員参加の非常訓練の要点—都心部の病院としての災害対策の視点 ほか)　第4章 部門別災害対策の実際　第5章 災害に強い病院建築のポイント(過去の災害からの警告—ハード面での災害対策を考える)

◇保健室は震災救護センター　藤岡達也監著, 藤森和美著　少年写真新聞社　2009.7　47p　21cm　(保健室ブックレット 4)　〔執筆：米原美佐子ほか〕　600円　Ⓘ978-4-87981-293-3　Ⓝ374
〔内容〕第1章 震災現場からの声(兵庫県南部地震　新潟県中越地震　地震の概要)　第2章 学校の危機管理(学校における事前の計画や備え　災害時における学校の対応と養護教諭の役割　日常からの心構えが大切)　第3章 子どもの心のケア(心のケアの基本的な考え方　災害から授業再開まで　教師や保護者の対応　最後に)

◇ホスピタルMIMMS ―大事故災害への医療対応　病院における実践的アプローチ　Simon Carley, Kevin Mackway-Jones著, MIMMS日本委員会監訳　大阪　永井書店　2009.3　156p　30cm　〈表紙のタイトル：ホスピタル・ミムズ〉　4500円　Ⓘ978-4-8159-1825-5　Ⓝ498.89
〔内容〕1 序論(大事故災害の疫学および発生頻度　来るべき大事故災害に対する準備はできているか？　病院対応の体系的アプローチ)　2 準備(大事故災害対応計画の立案　大事故災害用資器材　訓練)　3 運営(折りたたみ可能な階層構造の考え方　診療組織の階層構造　看護組織の階層構造　病院管理組織の階層構造)　4 支援(大事故災害の宣言と計画の発動　受入期　トリアージ　根本治療期　回復期)　5 特殊な事故災害(有害化学物質の関連した事故災害　多数の熱傷者が発生する事故災害　多数の小児傷病者が発生する事故災害)

◇民間病院における集団災害対策　山本保博監修, 石原哲編　全日本病院出版会　2004.3　105p　19cm　1000円　Ⓘ4-88117-092-9　Ⓝ498.16

《阪神大震災》

◇震災後10年 ―何が変わったか？ これから目指すべきものは何か？ 医学系学術シンポジウム　神戸大学阪神・淡路大震災10周年事業メモリアル学術シンポジウム報告書　〔神戸〕　神戸大学阪神・淡路大震災10周年事業委員会　2005.3　52p　30cm　〈会期・会場：2004年11月20日 神戸市勤労会館7階大ホール　共同刊行：神戸大学大学院医学系研究科〉　Ⓝ498.02164
〔内容〕基調講演：震災10年, 災害医療の何が変わったのか：今後の課題と展望(石井昇著)　シンポジウム「震災後10年：何が変わったか？ これから目指すべきものは何か？」(神戸市における独居死の変遷(上野易弘著)　災害医療活動の展開に不可欠なもの(中山伸一著)　大規模災害被災者のメンタルヘルスケア(前田潔著)　阪神淡路大震災から学んだ内科系疾患マネージメント(石川雄一著)　地域保健活動(黒田裕子著)　都市生活と健康リスク(柳沢振一郎著)　震災と国際協力(新福尚隆著)　新潟県中越地震の報告(中尾博之, 橋本健志著))

◇阪神・淡路大震災 ―医師として何ができたか　医療救護・復旧・復興10年の道のり　後藤武著　じほう　2004.10　333p　21cm　2800円　Ⓘ4-8407-3341-4　Ⓝ498.02164
〔内容〕兵庫県南部地震の発生　初動活動と医療救護　災害医療対策の実態　避難所の医療救護　保健衛生の確保　慢性期の医療対応　医療復旧への取り組み　災害医療対策の確立　災害医療センターと日赤新病院　WHO神戸センターと海外支援 ほか

◇被災地での生活と医療と看護 ―阪神・淡路大震災の経験と記憶を語り継ぐ 避けられる死をなくすために　兵庫県保険医協会西宮・芦屋支部編　京都　クリエイツかもがわ　2011.2　135p　21cm　〈発売：かもがわ出版(京都)〉　1500円　Ⓘ978-4-86342-062-5　Ⓝ498.02164
〔内容〕1 看護ボランティアからの学び(看護ボランティアについて—どうして看護ボランティアははじまったのか　災害時に大きく専門性を発揮する看護　被災地での看護ボランティアの体験を踏まえ, 原点・ナイチンゲールの看護を学ぶ　生命を守り, 生活の回復と再建を支える看護　「震災時看護ボランティアマニュアル」を考える　看護ボランティアどうかかわり, 何を学んだか)　2 被災地での開業医の課題(災害と第一線医療の課題—地域医療の課題の変化と対応　「私のできることありませんか。水くみでも…阪神・淡路大震災西宮看護ボランティアの記録」に寄せて)　3 阪神・淡路大震災15年の集い—被災地の生活・暮らし, 防災と減災の視点, 災害時の医療と対策(阪神淡路大震災被災者の生活と健康 西宮での継続調査の中から　生活を基礎にした減災の考え方　災害時の医療 避けられる死をなくすために　東京都中野区医師会の「災害時医療対策マニュアル」)

◇病院が大震災から学んだこと ―震災から10年　澤田勝寛編著　神戸　エピック　2005.1　158p　19cm　1238円　Ⓘ4-89985-126-X　Ⓝ498.16

《東日本大震災》

◇石巻からの活動報告 ―東日本大震災から1年の軌跡　宮城県東部保健福祉事務所企画総務班企画調整グループ編　石巻　宮城県東部保健福祉事務所　2012.3　167, 115p　30cm　〈共同刊行：宮城県石巻保健所〉　Ⓝ498.02123

◇石巻赤十字病院, 気仙沼市立病院, 東北大学病院が救った命 ―東日本大震災医師たちの奇跡の744時間　石丸かずみ取材・文, 久志本成樹監修　アスペクト　2011.9　180p　19cm　1476円　Ⓘ978-4-7572-1966-3　Ⓝ498.16
〔内容〕0 宮城県では2日前に地震が起きていた　1 石巻赤十字病院—混乱する医療チームをひとつにまとめあげる　2 気仙沼市立病院—透析患者を大規模・長距離搬送する　3 東北大学病院—後方支援として, すべての患者を受け入れる　4 崩壊した医療システムを, どうやって機能させたのか？　5 "そのとき"を知らない人へ, "そのとき"を知る人からの言葉

◇石巻赤十字病院の100日間―東日本大震災医師・看護師・病院職員たちの苦闘の記録　石巻赤十字病院，由井りょう子著　小学館　2011.10　223p　19cm　1500円　Ⓘ978-4-09-388207-1　Ⓝ498.02123
　内容 1章 地震発生　2章 石巻二二万人の瀬戸際　3章 終わらない災害医療
◇大槌町保健師による全戸家庭訪問と被災地復興―東日本大震災後の健康調査から見えてきたこと　村嶋幸代，鈴木るり子，岡本玲子編著　明石書店　2012.3　249p　21cm　2600円　Ⓘ978-4-7503-3556-8　Ⓝ498.02122
　内容 第1章 調査の発端と意義　第2章 大槌町の概要　第3章 調査の準備から報告会まで　第4章 全戸家庭訪問で行った調査の結果　第5章 大槌町から学んだこと，復興への提言　第6章 保健師活動に向けた提言　第7章 全戸家庭訪問におけるマネジメント
◇「恐らく，人生で一番長い1週間」のひとりの歯科医の東日本大震災ボランティアの記　山内義之著　〔出版地不明〕　〔山内義之〕　2011.9　35p　19cm　Ⓝ498.02122
◇語り継ぐ記憶と記録―東日本大震災と新田目病院　中島孝子，緑川義章，山根幸雄編　いわき精神医学研究所　2012.2　109p　30cm　Ⓝ498.163
◇かばくんのきもち―災害後のこころのケアのために　とみながよしきさく，しむらはるのえ　三鷹　遠見書房　2011.8　24p　19×26cm　(絵本で学ぶ災害マネジメント 1)　1200円　Ⓘ978-4-904536-25-4　Ⓝ493.937
◇がれきの中の天使たち―心に傷を負った子どもたちの明日　椎名篤子著　集英社　2012.1　188p　19cm　1200円　Ⓘ978-4-08-775406-3　Ⓝ493.937
◇救命―東日本大震災，医師たちの奮闘　海堂尊監修　新潮社　2011.8　253p　20cm　1500円　Ⓘ978-4-10-330921-5　Ⓝ498.0212
　内容 その時，「お前は医者じゃないのか！」という声が聞こえました（宮城県南三陸町 公立志津川病院内科医（被災当時）・菅野武）　心のケアの専門家だから傷つかないわけではないんです（宮城県名取市 東北国際クリニック院長・桑山紀彦）　この避難所「ビッグパレットふくしま」で命を失った方は一人も出ません。それが一番の誇りです（福島県双葉郡 富岡中央医院院長・井坂晶）　心の問題で自殺する人を一人でも減らしたい（千葉県松戸市 旭神経内科リハビリテーション病院院長・旭俊臣）　震災を機に医療の力を見直してほしい（岩手県上閉伊郡 大槌町 植田医院・植田俊郎）　日本のような先進国で身元不明者がいることを絶対に許せません（宮城県歯科医師会 大規模災害対策本部身元確認班班長・江澤康博）　災害時の医療統括の重要性を痛感しました（千葉県市原市 五井病院理事長・川越一男）　医療がないと人は離れていく。医療が立ち上がれば安心する（岩手県陸前高田市 県立高田病院院長・石木幹人）　患者さんと話していると，自分まで癒されている（岩手県宮古市 国民健康保険田老診療所所長・黒田仁）　いのちを救い，死を悼む（海堂尊）
◇3・11後に心のフタが壊れてしまった人たち―「疑似被災」という病　堀之内高久著　産經新聞出版　2011.9　197p　19cm　〈発売：日本工業新聞社〉　1300円　Ⓘ978-4-8191-1139-3　Ⓝ493.74
　内容 第1章 東日本大震災で被災した人たちの心の傷　第2章 日本中がバーチャル被災者で溢れている　第3章 災害ストレスから心を守る方法　第4章 震災後の社会でどのように生きるべきか？　付録 直接被災者とバーチャル被災者のための心のエクササイズ
◇3・11後の心を立て直す　香山リカ著　ベストセラーズ　2011.7　191p　18cm　（ベスト新書 333）〈並列シリーズ名：BEST SHINSHO〉　714円　Ⓘ978-4-584-12333-1　Ⓝ369.31
　内容 プロローグ震災で露わになった二分化思考の弱さ　第1章 復旧か復興か　第2章 自粛か買い占めか　第3章 利己か利他か　第4章 ネットかリアルか　第5章 真か偽か　第6章 個人主義か共同体幻想か　第7章 善意か迷惑か
◇3.11の記録―震災が問いかけるコミュニティの医療　大久保満男，大島伸一編　中央公論新社　2012.4　297p　19cm　（歯科医師会からの提言 食べる 生きる力を支える 3）　1500円　Ⓘ978-4-12-004353-6
　内容 序にかえて 3・11が，問いかけるもの　被災地への支援の輪を　身元確認にあたった歯科医師たちの150日―ドイツ人1人でも多く，1日でも早く　大規模災害と誤嚥性肺炎 何をすべきであったか，何故できなかったか　待つ医療，出かける支援―災害時の医療と保健　仮設歯科診療所―コミュニティ復活の核として　被災地から始まる高齢社会のコミュニティづくり　『8020の里づくり』の報告　東日本大震災の記録を上梓するにあたって　生きがいを支える歯科医療に期待し，提言する
◇3.11東日本大震災 看護管理者の判断と行動　山崎達枝監修　名古屋　日総研出版　2011.10　173p　26cm　2381円　Ⓘ978-4-7760-1570-3
　内容 東日本大震災からの学び　津波で病院機能が失われた中で　大震災の中いかに看護を継続したか　原発事故の不安の中で　被災地支援の立場から
◇慈悲の怒り―震災後を生きる心のマネジメント　上田紀行著　朝日新聞出版　2011.6　157p　18cm　1000円　Ⓘ978-4-02-250886-7　Ⓝ369.31
　内容 1章 創造のきっかけを作る　2章 天災と人災をはっきり分ける　3章 「空気」に自分を合わせない　4章 生きる意味を見直す　5章 慈悲からの怒りを持つ
◇地元開業医の十二ヵ月―南三陸町・巨大津波から生き残った　本田剛彦著　仙台　創栄出版　2012.4　175p　19cm　〈発売：星雲社〉　1429円　Ⓘ978-4-434-16584-9
　内容 2011年3月11日（金曜日）午後2時46分　避難所にて　避難所での二日目　仙台へ避難　想定外　生と死を分けたもの　ボランティアの人たち　被災七カ月後の心境　私の東日本大震災　被災地医師の11カ月　親父への手紙　東日本大震災で分かったこと，教えられたもの
◇震災と心のケア―子どもの心の傷がPTSDになる前に　片山和子，湯汲英史共著，石崎朝世監修　日東書院本社　2011.7　222p　19cm　1300円　Ⓘ978-4-528-01697-2　Ⓝ493.937
　内容 0章 災害を受けると，子どもはどうなる？　1章 親が子にしてあげられる心のケアQ&A　2章 メ

◇震災トラウマ　和田秀樹著　ベストセラーズ　2011.7　198p　18cm　〈ベスト新書 332〉〈並列シリーズ名：BEST SHINSHO〉　781円　Ⓘ978-4-584-12332-4　Ⓝ493.74
　内容　序章 震災の心のケアで必要なこと　第1章 トラウマとは？　第2章 トラウマ治療の原則　第3章 トラウマと疎外感　第4章 トラウマうつ病　第5章 震災トラウマをどう克服するか　第6章 トラウマ治療の重要性について

◇震災トラウマと復興ストレス　宮地尚子著　岩波書店　2011.8　63p　21cm　〈岩波ブックレット no.815〉　500円　Ⓘ978-4-00-270815-7　Ⓝ493.74
　内容　1章 震災とトラウマ―"環状島"を描く　2章 被災者の位置―"内斜面"　3章 支援者の位置―"外斜面"　4章 被災地から遠い人たちの位置　5章 復興とストレス

◇震災の「心の傷み」を癒す方法―気持ちがふさぐ、眠れない、イライラする…　倉成央著　大和出版　2011.6　95p　21cm　1200円　Ⓘ978-4-8047-6187-9　Ⓝ498.39
　内容　第1章 震災後こんな状態になっていませんか？　第2章 つらいトラウマから抜けだすヒント　第3章 自分でできる！心も身体もラクになる方法

◇そのとき薬剤師は医療チームの要になった―ドキュメント東日本大震災　日経ドラッグインフォメーション東日本大震災取材班編著　日経BP社　2011.6　257p　19cm　〈日経BPブックス 1〉〈発売：日経BPマーケティング〉　2000円　Ⓘ978-4-8222-1138-7　Ⓝ499.09
　内容　第1章 ドキュメント石巻（3・11 薬剤師は医療チームの要になった）　第2章 岩手県（中田薬局・中田義仁氏―1カ月たってようやく服薬指導ができました　三重大学病院総合診療科助教・北村大氏―薬を変更する際の医師へのフォローに感謝）　第4章 福島県　第5章 千葉県（浦安市薬剤師会―「処方箋なしでも薬」に患者が殺到し混乱）

◇大災害と子どもの心―どう向き合い支えるか　冨永良喜著　岩波書店　2012.2　63p　21cm　〈岩波ブックレット no.829〉　500円　Ⓘ978-4-00-270829-4　Ⓝ493.937
　内容　1章「心のケア」についての考え方の変化　2章 東日本大震災後の心のケアモデル　3章 こころのサポート授業　4章 ストレス対処法を学ぶ　5章 成長につながる表現活動　6章 未来に向かってつなぐ

◇大災害と子どものストレス―子どものこころのケアに向けて　藤森和美,前田正治編著　誠信書房　2011.10　142p　26cm　1800円　Ⓘ978-4-414-40068-7　Ⓝ493.937
　内容　子どもが体験する災害　乳幼児のストレスマネジメント　低学年児童のストレスマネジメント　高学年児童のストレスマネジメント　思春期の子どもの災害反応　子どもにみられやすい身体化症状　子どもと睡眠障害　災害と発達障害　子どものPTSD診断　子どものPTSDの歴史［ほか］

◇なぜ院長は「逃亡犯」にされたのか―見捨てられた原発直下「双葉病院」恐怖の7日間　森功著　講談社　2012.3　254p　20cm　1500円　Ⓘ978-4-06-217588-3　Ⓝ498.02126
　内容　第1章 発生―三月十一日 修羅場と化した医療現場　第2章 迷走―三月十二日 バス「災害避難」の現実　第3章 孤立―三月十二日 医師たちの覚悟　第4章 空白―三月十三日 病院の中と外で　第5章 裏切―三月十四日 自衛隊救出の実態　第6章 苦悩―三月十五日「置き去り」誤報の真実　第7章 落命―三月十六日 救出後の悲劇　第8章 誤報―三月十七日 なぜ事実はねじ曲げられたか

◇東日本大震災―民医連の救援活動　神馬悟写真・文　仙台　宮城民医療共済会連絡会　2011.7　1冊（ページ付なし）　19×19cm　Ⓝ369.31

◇東日本大震災―救護活動の記録　盛岡　盛岡赤十字病院　2012.3　22p　30cm　Ⓝ498.02123

◇東日本大震災石巻災害医療の全記録―「最大被災地」を医療崩壊から救った医師の7カ月　石井正著　講談社　2012.2　270p　18cm　〈ブルーバックス B-1758〉　940円　Ⓘ978-4-06-257758-8　Ⓝ498.02123
　内容　第1章 発災　第2章 備え　第3章 避難所ローラー　第4章 エリアとライン　第5章 協働　第6章 人と組織　第7章 取り残された地域　第8章 フェードアウト　終章「次」への教訓

◇東日本大震災活動記録集　埼玉医科大学総合医療センター災害対策本部編　［川越］　埼玉医科大学総合医療センター災害対策本部　2011.11　140p　30cm　Ⓝ498.0212

◇東日本大震災活動報告―2011年3月11日～4月13日　多摩　日本医科大学多摩永山病院救急救命センター　2011.7　141p　30cm　Ⓝ498.02123

◇東日本大震災における東京都薬剤師会の支援活動報告書　東京都薬剤師会　〔2011〕　371p　30cm　Ⓝ499.09

◇東日本大震災の記録―破壊・絆・甦生　陽捷行,緒方武比古,古矢鉄矢編著　養賢堂　2012.3　214p　21cm　（北里大学農医連携学術叢書）　4000円　Ⓘ978-4-8425-0495-7
　内容　第1章 この国の生いたち　第2章 破壊・喪失・互助・再生（小さな体験から　大学安全の視点から）　第3章 東日本大震災の記録（海洋生命学部の東日本大震災対応　学生の健康　東日本大震災における北里大学の医療支援）　第4章 地震による三陸津波の歴史　第5章 座談会：未来に向けて―破壊・忍耐・和・絆・奉仕・甦生・胎動・復興　付 関東大震災と北里柴三郎

◇東日本大震災JMATおかやま活動報告書　岡山　岡山県医師会　2011.12　120p　30cm　Ⓝ498.02123

◇被災者と支援者のための心のケア　聖学院大学総合研究所カウンセリング研究センター編　上尾　聖学院大学出版会　2011.10　103p　21cm　600円　Ⓘ978-4-915832-93-2　Ⓝ369.31

◇被災地に寄りそう医療―震災最前線の絆　稲光宏子著,全日本民主医療機関連合会監修　新日本出版社　2011.11　228p　19cm　1500円　Ⓘ978-4-406-05515-4　Ⓝ498.0212
　内容　第1章 再生できる可能性を拾う　第2章 行こう！北から南から　第3章 限りなく「住民の生活実態」へ（「まるふく物語」―宮城県・仙台市　民医連・医療生協活動の真髄―宮城県・山元町）　第4章 ここに人がいる限り―原発事故に立ち向かう

医療と行政　　　　　　　　　　　　　　　　　　　　　　　　　　　　　　　　　　国際医療協力

◇「病院」が東北を救う日　北原茂実著　講談社　2011.11　186p　18cm　（講談社+α新書 549-2C）　838円　①978-4-06-272725-9　Ⓝ498.0212
　内容　はじめにいま、私たちにできること　第1章 被災地で見た医療の需給ギャップ　第2章 コンクリートの復興に未来はあるか？　第3章 医療による復興支援プロジェクト　第4章 消えた復興、動き始めた復興　終章 国民一人ひとりに残された課題

◇弘前大学医学部附属病院東日本大震災医療支援活動記録集　弘前大学医学部附属病院編　弘前　弘前大学出版会　2012.1　160p　30cm　Ⓝ498.0212

◇ボランティアナースが綴る東日本大震災—ドキュメント　全国訪問ボランティアナースの会キャンナス編　三省堂　2012.2　230p　19cm　1500円　①978-4-385-36581-7　Ⓝ369.31
　内容　東日本大震災とキャンナス—医師の視点から　第1章 キャンナス災害支援医療チーム出動　第2章 できることを精いっぱいに　第3章 石巻に入ります　第4章 一人ひとりが自己判断と自己責任で　第5章 支援の始まりはトイレ掃除から！！　第6章 GWの被災地　第7章 梅雨をひかえて環境整備　第8章 医療チーム、いったん撤退　第9章 避難所から仮設住宅へ　第10章 ありがとうにありがとう　あとがきに代えて　日本の医療・介護の未来を東北から

◇南相馬10日間の救命医療—津波・原発災害と闘った医師の記録　太田圭祐著　時事通信出版局　2011.12　197p　19cm　（発売：時事通信社）　1400円　①978-4-7887-1169-3　Ⓝ498.02126
　内容　第1章 3.11—激震　第2章 3.12—原発、新たな被災　第3章 3.14—「被曝地区」南相馬　第4章 3.17　20〜30キロ圏内の孤立　第5章 3.29—再び南相馬へ　附章 東日本大震災と原発災害における南相馬の医療

◇「脇役」たちがつないだ震災医療—ドキュメント・東日本大震災　辰濃哲郎、医薬経済編集部著　医薬経済社　2011.6　250p　19cm　1500円　①978-4-902968-38-5　Ⓝ498.0212

◇AMDA被災地へ！—東日本大震災国際緊急医療NGOの活動記録と提言　菅波茂編著　小学館スクウェア　2011.12　455p　19cm　1429円　①978-4-7979-8735 5　Ⓝ490.6

国際医療協力

◇海外歯科ボランティアの道—子どもたちに笑顔を！　香月武著　日本歯科新聞社　2010.5　151p　21cm　1800円　①978-4-931550-17-9　Ⓝ498.02

◇国際緊急人道支援　内海成治、中村安秀、勝間靖編　京都　ナカニシヤ出版　2008.9　347p　21cm　3600円　①978-4-7795-0247-7
　内容　第1部 国際緊急人道支援とは何か（被災地を歩きながら考えたこと　人道危機への国際的取組みと人道支援）　第2部 国際緊急人道支援の組織と活動（国連人道問題調整室（OCHA）　国連難民高等弁務官事務所（UNHCR）　国連児童基金（ユニセフ）　ジャパン・プラットフォーム（JPF）　国際緊急援助隊（JDR））　第3部 国際緊急人道支援の活動領域（食糧支援　保健医療　地雷対策　教育　心理社会的ケ

ア）　第4部 国際緊急人道支援の現場（アフガニスタン　南部スーダン　東ティモール　ソマリア）

◇国際貢献—医療に携わる人たちのために　大塚吉兵衛編著　ヒョーロン・パブリッシャーズ　2008.1　223p　26cm　3000円　①978-4-930881-83-0　Ⓝ498
　内容　なぜ、国際医療貢献なのか？（不平等と不公平の概念（宮田隆著）　不平等の国際的コンセンサス（牧本小枝著）　貧困の概念（宮田隆著）　貧困の国際的コンセンサス（牧本小枝著）　貧困と不平等が原因の誤った歴史（宮田隆著））　開発途上国と医療（開発途上国の医療の実態（牧本小枝著）　開発途上国の医療事情（牧本小枝著）　開発途上国の社会指標（尾崎哲則著）　開発途上国の感染症（藤田紘一郎著）　開発途上国の母子保健（垣本和宏、野崎威功真著）　開発途上国に必要な保健衛生とは（尾崎哲則著）　感染症を知る（熱帯感染症とは（嶋田雅曉著）　新興・再興感染症とは？（一瀬休生著）　開発途上国の人たちの全身を蝕む口腔疾患（宮田隆著）　感染症の専門家としての歯科医師になる意義（宮田隆著））　国際医療活動の基盤（国際貢献の歴史（尾崎哲則著）　日本の国際医療支援の仕組みと国際医療貢献の種類（尾崎哲則著）　歯学生に必要な医療の基礎知識（大塚吉兵衛著））　NGO活動の実際（国際医療貢献の現場（鵜飼卓著）　歯科系NGOの活動（宮田隆著）　日本人歯科・歯科医師の海外での歯科医療の適用と制限について（牧本小枝著）　聖路加国際病院における国際歯科医療協力活動（村田千年著）　トンガ王国での歯科医療活動（河村康二著）　フィリピンでの国際的医療貢献（中島幸一著）　ネパールでの歯科医療協力（中村修一著）　歯科保健医療国際協力協議会（JAICOH）の活動とNGOの役割（深井穫博著）　（特活）国際歯科学教育医療支援機構（OISDE）の国際医療貢献活動（宮田隆著）　日本大学歯学部によるラオス人民民主共和国への口腔保健活動の取り組み（中島一郎著）　日本口唇口蓋裂協会の国際医療貢献活動（夏目長門著）

◇国際保健医療のお仕事—あなたもチャレンジしてみませんか　中村安秀編著　改訂2版　南山堂　2008.7　241p　21cm　2500円　①978-4-525-18282-3　Ⓝ498

◇国際保健・看護　丸井英二、森口育子編　弘文堂　2005.11　181p　26cm　2200円　①4-335-76009-4　Ⓝ498
　内容　1 なぜ世界の健康を考えるのか（国際保健とは？　なぜ国際保健なのか：地球規模で見た健康の問題　それぞれの国の動機：国際保健の歴史　国際保健・看護の場と対象　国際保健のためのツール　国際保健の専門家）　2 だれが、何をするのか（だれが活動しているのか　どのような問題と活動の身近な活動対象）　3 どのように実践するのか：地域・病院・災害の看護から（地域看護の視点から　病院看護の視点から　災害看護の視点から）　4 あなたが歩みたい道は？（海外での国際協力の仕事　国内での国際協力の仕事　一歩進んだ勉強をしたい人のために〜進学の道　国際協力への道〜その歩き方　海外での生活）

◇国際保健の優先課題　Dean T. Jamison, Joel G. Breman, Anthony R. Measham, George Alleyne, Mariam Claeson, David B. Evans, Prabhat Jha, Anne Mills著　竹内勤、中谷比呂樹、武井貞治、齋藤智也、畔上佳枝訳　保健同人社　2007.8　195p　26cm　2800円　①978-4-8327-

0340-7 Ⓝ498
◇心の救援―災害救援新時代 海外編 山下亭編著 近代消防社 2005.10 313p 19cm 1800円 Ⓘ4-421-00725-0 Ⓝ369.3
内容 1 松阪ブラザーズ―アルジェリア・スリランカでの救急救命士たちの活躍 2 アルジェリアのバラ―被災地での診療支援と看護師の思い 3 インド洋の楽園・モルディブ―医療支援の看護師が見たインド洋大津波の被災地 4 タイ王国での心の援助―スマトラ島沖地震津波災害でのJDR医療チームの支援 5 ドエンジェル―タイ王国津波災害での国際消防救助隊の救援活動 6 台湾大地震の教訓―大震災と消防活動 7 決死の救出―台湾大地震での国際消防救助隊の闘い 8 アフガニスタン戦争と難民支援―日本人看護師の見たアフガニスタン
◇子どもたちの命―チェルノブイリからイラクへ カラー版 鎌田實,佐藤真紀著 岩波書店 2006.6 69p 21cm (岩波ブックレット no.677) 667円 Ⓘ4-00-009377-0 Ⓝ498
内容 はじめに 1 医師の社会へのかかわり方 2 国際貢献とは 3 医療支援が必要な子どもたち 4 命を考える
◇コミットメントの力―人と人がかかわるとき 三砂ちづる著 NTT出版 2007.9 244p 19cm (NTT出版ライブラリーレゾナント 37) 1600円 Ⓘ978-4-7571-4155-1 Ⓝ498
内容 第1部 コミットメントの力(国際保健とは何か 世界の流れを読む プライマリー・ヘルスケアとは何か 健康とは。医療とは、福祉とは 国際保健という仕事) 第2部 現場では何が起こっているのか―女性の健康を例として(より「安全」な妊娠・出産をめざして 「光のプロジェクト」とお産のヒューマニゼーション リプロダクティブ・ヘルスとリプロダクティブ・ライツ 文化的背景を知る) 第3部 国際保健から世界を読む(必須医薬品計画 母乳哺育とWHOコード HIV/エイズの二〇年 参加型学習と「生を全うするまち」)
◇写真でみる海外紛争地医療 提箸延幸著〔君津〕提箸延幸 2004.8 32p 21×30cm〈発売:医学書院 英文併記〉 2600円 Ⓘ4-260-70046-4 Ⓝ498.02
◇なぜ医師たちは行くのか?―国際医療ボランティアガイド 吉田敬三編 羊土社 2003.10 253p 19cm 2200円 Ⓘ4-89706-840-1 Ⓝ498
内容 第1章 国際ボランティア活動に参加するために(国際ボランティアとは 医療NGOの歴史と現在―二十一世紀の課題を展望して 医療従事者として国際医療ボランティアに参加するにあたって) 第2章 国際医療ボランティアの現場から(NGOによる活動(緊急医療援助 医療支援 保健衛生) 政府機関などNGO以外の団体による活動) 第3章 国際協力を美談に終わらせないために 第4章 国際医療ボランティア団体情報一覧
◇日本の保健医療の経験―途上国の保健医療改善を考える 国際協力機構国際協力総合研修所調査研究グループ 2004.3 23,259p 30cm〈付属資料1枚〉 4-902715-05-8 Ⓝ498.021
◇病人が薬やワクチンで治るように 杉下恒夫監修・指導 学習研究社 2004.3 48p 29cm (きみもやってみよう国際協力 地球市民としてできること 第4巻)〈協力:国際協力機構ほか〉 3000円 Ⓘ4-05-201872-9 Ⓝ369.9

内容 クイズ 子どもたちの健康のための医療は足りているのかな? 第1章 医療や保健の問題はいま… 第2章 主に医療や保健問題で活躍するNGOや地方自治体 第3章 ぼくらは医療・保健支援で何を始めた 第4章 国際協力を始めるために役立つ情報源
◇保健医療分野のODA―陰から光へ 我妻堯著 勁草書房 2006.10 265p 19cm 2800円 Ⓘ4-326-65318-3 Ⓝ498
内容 第1章 過去編(陰の部分) 第2章 陰から光への胎動 第3章 光を求めて経験を積む 第4章 見えてきた光―国立国際医療センターの設立 第5章 様々な国際協力の形 第6章 これからの国際協力
◇やさしく学べる国際保健・看護の基礎と実践 山崎明美,當山紀子編 桐書房 2012.3 199p 26cm (ナーシング・アプローチ) 2000円 Ⓘ978-4-87647-799-9 Ⓝ492.9
内容 序章 国際協力と国際保健 第1章 世界の健康課題 第2章 健康実現へのこれまでの取り組み 第3章 健康に関わる社会資源・社会環境 第4章 国際保健・看護の現場から 終章 国際保健・看護への進路と学び方

《ルポルタージュ・体験記》

◇アジアの瘤ネパールの瘤―ヨード欠乏症への医学的・社会学的挑戦 山本智英,熱田親嘉著 横浜 春風社 2003.4 309p 21cm 2857円 Ⓘ4-921146-74-8 Ⓝ493.12
内容 1部 ネパールのコブ―コブとりへの社会学的挑戦 2部 アジアのコブ―医学的挑戦と日本の援助 3部 アジアのコブとり対策の現況
◇アフガニスタンに住む彼女からあなたへ―望まれる国際協力の形 山本敏晴著 白水社 2004.8 254p 19cm 1400円 Ⓘ4-560-04968-8 Ⓝ498.02271
内容 第1章 イランのアフガン難民 第2章 アフガニスタンへ 第3章 二つのクリニック 第4章 バルフ中央病院開設準備 第5章 噂と結末 第6章 バルフ中央病院開設 第7章 未来へ続くシステム 第8章 突然の邂逅 第9章 生と死 第10章 将来の計画
◇アフガニスタンの診療所から 中村哲著 筑摩書房 2005.2 221p 15cm (ちくま文庫) 580円 Ⓘ4-480-42053-3 Ⓝ498.02271
内容 帰郷―カイバル峠にて 縁―アフガニスタンとのかかわり アフガニスタン―闘争の歴史と風土 人びととともに―らい病棟の改善と患者たちとのふれあい 戦乱の中で―「アフガニスタン計画」の発足 希望を求めて―アフガニスタン国内活動へ 平和を力へ―ダラエ・ヌール診療所 支援の輪の静かな拡大―協力者たちの苦闘 そして日本は…
◇アフガニスタン母子診療所 梶原容子著 白水社 2008.10 190p 19cm 1600円 Ⓘ978-4-560-03192-6 Ⓝ498.02271
内容 第1章 砂漠の冬 第2章 短い春 第3章 暑すぎる夏
◇医者、用水路を拓く―アフガンの大地から世界の虚構に挑む 中村哲著 福岡 石風社 2007.11 285p 20×13cm 1800円 Ⓘ978-4-88344-155-6
内容 序章 九・一一事件とアフガン空爆 第1章 爆弾よりパンを 第2章 復興支援ブームの中で―医療活動の後退 第3章 沙漠を緑に―緑の大地計画と用

水路建設の開始　第4章 取水口と沈砂池の完成—〇四年三月から〇五年四月　第5章 第一次灌漑の実現へ　第6章 沙漠が緑野に　第7章 人災と天災　第8章 第一期工事十三キロの完成

◇医者よ、信念はいらないまず命を救え！—アフガニスタンで「井戸を掘る」医者中村哲　中村哲著　羊土社　2003.10　171p　19cm　1800円　Ⓘ4-89706-839-8　Ⓝ498.02271
[内容] 中村哲講演録 病気はあとでも治せるからまず生きておりなさい　中村哲医師と参加者の質疑応答　本当のことを知ってほしいからありのままを話そう　インタビュー:中村哲医師のメッセージ　無鉄砲に生きてもいいじゃないか　ペシャワール会医師の報告 アフガニスタン・パキスタンで実際に行われている医療について　本当は何をやっているのか何が行われているのか—アフガニスタンにおけるNGO活動の現実とペシャワール会

◇イラク難民への心理社会的ケア—ヨルダンにおけるイラク難民支援学際的調査シンポジウム「イラク難民のこころ」報告書　人道支援に対する地域研究からの国際協力と評価—被災社会との共生を実現する復興・開発をめざして—（共生人道支援班）著，石井正子編　吹田 文部科学省世界を対象としたニーズ対応型地域研究推進事業「人道支援に対する地域研究からの国際協力と評価：被災社会との共生を実現する復興・開発をめざして」　2010.3　106p　30cm　〈「文部科学省」世界を対象としたニーズ対応型地域研究推進事業〉　Ⓝ369.38

◇おひさまの心—それでも何とかなるもんだ　久保昌子著　文芸社　2006.10　309p　19cm　1400円　Ⓘ4-286-01887-3　Ⓝ498.16

◇神の慈しみの島東ティモール—草の根医療チームの記録　亀崎善江著　女子パウロ会　2003.12　253p　19cm　1400円　Ⓘ4-7896-0576-0　Ⓝ498.02246
[内容] 潜入、初めての医療視察—第一回・一九九一年七月十九日〜七月二十九日　ロロサエの降りそそぐ国—第二回・一九九二年七月十八日〜八月七日　結核、皮膚病、マラリアとの闘い—第三回・一九九三年七月十六日〜八月十四日　レントゲン機をもち込んで—第四回・一九九四年七月二十日〜八月十一日　苦悩する現地の教会—第五回・一九九五年七月十九日〜七月二十二日　聖霊に満ちた地、フィロロ　第六回・一九九六年七月十八日〜八月四日　センチメンタル・ジャーニー—第七回・一九九七年七月二十四日〜八月十日　つらい雨期を耐える人々とともに—第八回・一九九八年二月二十三日〜三月一日　東ティモールの春？—第九回・一九九八年七月二十三日〜八月十三日　修道会による識別の旅、「東ティモールに来よう！」—第十回・一九九八年十二月十五日〜十二月二十日〔ほか〕

◇境界線のない空の下。—いのち、笑顔、人道 フォトエッセイ　谷合正明著　鳳書院　2004.3　109p　21cm　952円　Ⓘ4-87122-134-2　Ⓝ369.38

◇車いすがアジアの街を行く—アジア太平洋障害者センター（APCD）の挑戦　二ノ宮アキイエ著　ダイヤモンド・ビッグ社　2010.12　205p　19cm　〈地球選書 002〉〈発売：ダイヤモンド社〉　1500円　Ⓘ978-4-478-05998-2　Ⓝ369.27

[内容] 序章 障害者抜きではありえない　第1章 APCDの船出　第2章 インドへ初の海外視察ミッション　第3章 パキスタンで自助団体形成・能力向上研修　第4章 パキスタン北部大地震と障害者支援　第5章 なにもかも新鮮な国パプアニューギニア　第6章 追悼：トポンの死　第7章 キルギスと中央アジアの障害者たち　第8章 フィリピンの障害者に住みよい街づくり　第9章 APCDの活動をふりかえって

◇国際人道支援におけるこころのケア—アフガニスタンでの試み　河野貴代美編著　新水社　2007.6　174p　21cm　2400円　Ⓘ978-4-88385-098-3　Ⓝ498.39
[内容] 紛争と国際人道支援（紛争と国際人道支援について（田中香著）　紛争後のこころのケアの実践と課題（遠藤みち恵著））　こころのケア・マニュアル・ガイドラインの作成（アフガニスタンにおける教育と心理にかかわる調査研究の経過（遠藤みち恵著）　お茶の水女子大学における「こころのケア・マニュアル・ガイドライン」の作成（河野貴代美著）　海外における取り組みの実態（河野貴代美著）　カブール大学における「こころのケア」授業（河野貴代美著））

◇こちらナイジェリア・日本大使館医務室です　室塚あや子著　悠飛社　2003.7　150p　19cm　〈Yuhisha woman president series〉　1200円　Ⓘ4-86030-029-7　Ⓝ498.02445
[内容] 第1章 さらば日本、いざナイジェリアへ　第2章 医務位は根性なしでは務まらない!?　第3章 不可思議な最後　エピローグ アフリカの生活が教えてくれたこと

◇国家救援医—私は破綻国家の医師になった　國井修著　角川書店　2012.1　265p　19cm〈発売：角川グループパブリッシング〉　1400円　Ⓘ978-4-04-110076-9　Ⓝ498.16
[内容] 序章 世界最悪の破綻国家、ソマリアで国をつくる　第1章 国に跳ね返された若き日—日本の僻地とソマリア　第2章 激烈な生と死が český巡るアジア　第3章 鎮魂の鐘が鳴り続けた西アジア・中近東　第4章 徹底した格差のアメリカ大陸　第5章 動乱と騒擾のアフリカ　第6章 ミャンマーの軍事政権の下で国づくり　終章 ソマリアの症状は必ず快方に向かう

◇国境なき医師が行く　久留宮隆著　岩波書店　2009.9　177p　18cm　（岩波ジュニア新書 635）〈並列シリーズ名：Iwanami junior paperbacks〉　740円　Ⓘ978-4-00-500635-9　Ⓝ329.36
[内容] プロローグ 1章 ミッションはじまる　2章 痛い経験　3章 スタッフの面々　4章 リベリアでの生活　5章 体調を崩す　6章 忘れられない患者　エピローグ

◇国境なき医師団とは　梅津ちお文　大月書店　2005.6　37p　21×22cm　（国境なき医師 写真絵本 1）　1800円　Ⓘ4-272-40551-9　Ⓝ329.36
[内容] 命のうでわ　水　手当てする医師たち　予防接種　心のケア　「国境なき医師団」とは　「国境なき医師団」の誕生　「国境なき医師団」のしくみ　ロジスティックセンターとエピセンター　「国境なき医師団日本」〔ほか〕

◇子どもたちに寄り添う—カンボジア—薬物・HIV・人身売買との闘い　工藤律子文，篠田有史写真　JULA出版局　2008.7　80p　21cm　（JULA booksブックレット 6）　700円　Ⓘ978-4-88284-125-8　Ⓝ368.2

◇この小さな笑顔のために―日本人ナースのカンボジア奮闘日記　赤尾和美著　フレンズ・ウィズアウト・ア・ボーダーJapan　2008.7　251p　21cm　〈発売：朝日新聞出版〉　1400円　Ⓘ978-4-02-100151-2　Ⓝ498.02235
　[内容] 1 なぜ子どもたちは苦しめられているのか？　2 プノンペンの路上で何が起きているのか？　3 スラムの危機、農村の貧困　4 わが身を売る少女たち　5 国境地帯の闇　6 希望の種をまく　7 子どもたちに寄り添う

◇砂漠とハイヒール―ドクター・カズエが見たアラブ　高柳和江著　春秋社　2003.7　228p　19cm　1500円　Ⓘ4-393-33701-8　Ⓝ302.2782
　[内容] クウェート国立病院での一〇年　アラブのお医者さん　砂漠の国でのあるお正月　クウェートのお医者さん、アラビア語の話　クウェートのドライブ事情　アラブの国の紳士淑女の物語　アラブ美人のベールの下は？　アラブ文化の中のコーヒーの味　アラブ式紅茶はいかが？　アラブ人の生と死　ミュージック・イン・クウェート

◇サンガイジゥナコラギー　みんなで生きるために　岩村史子、篠浦千史文、金斗鉉絵　松山　ディヨ伊予　2008.12　28p　21×22cm　〈発売：日本キリスト教団出版局　ネパール文併記　ネパール語訳：ディヨ三木〉　1500円　Ⓘ978-4-8184-5506-1　Ⓝ498.022587

◇シエラレオネ―5歳まで生きられない子どもたち　山本敏晴著・写真　アートン　2003.7　70p　26cm　1500円　Ⓘ4-901006-53-3　Ⓝ498.024424

◇死にゆく子どもを救え―途上国医療現場の日記　吉岡秀人著　冨山房インターナショナル　2009.7　241p　19cm　1300円　Ⓘ978-4-902385-74-8　Ⓝ498.02238
　[内容] はじめに―「知恵の杖」を持って　第1章 途上国の医療現場―世界でいちばん蛇で死ぬ国　第2章 途上国の子どもに自分は何ができるのか？―ジャパンハートの活動　第3章 現地医師との軋轢の中で―イラワジ川の濁りに気づかされること　第4章 他人にコントロールされない人生を―「本気」の分だけ見込みがある　第5章 死んだ子の七千円の貯金―寄付の話　第6章 天職の見つけ方―目の前の仕事に同化できること　第7章 子どもが三百ドルで売られていく！―国境の貧しい子どもたちを救え！　第8章 体温のある医療を求めて　おわりに―組織を頼らず自分に自信を持つこと　ジャパンハート―医療の届かないところに医療を届ける

◇手術の前に死んでくれたら―ボスニア戦争病院36カ月の記録　シェリ・フィンク著、中谷和男訳　アスペクト　2004.12　375p　20cm　1900円　Ⓘ4-7572-1088-4　Ⓝ239.34
　[内容] はじめに　戦士に変身した医師たち　第1部 友愛と団結　第2部 勇士たちの流した血　第3部 安全地域　第4部「世界は壊滅した」

◇小児科医、海を渡る―僕が世界の最貧国で見たこと　黒岩宙司著　いそっぷ社　2008.7　255p　20cm　1600円　Ⓘ978-4-900963-42-9　Ⓝ498.02481
　[内容] 第1章 小児科研修医、二年目の秋　第2章 青年海外協力隊　第3章 アフリカの最貧国、マラウイ　第4章 地獄の小児病棟　第5章 難民景気　第6章 絶望の果てにあるもの　第7章 アジアの最貧国、ラオス　第8章 ポリオ根絶活動　第9章 国際協力の光と影

◇地雷に奪われた夢車椅子がくれた希望―NGOが国際支援の現場で出会った13の物語　難民を助ける会著　扶桑社　2009.4　143p　19cm　1200円　Ⓘ978-4-594-05909-5　Ⓝ369.38
　[内容] 支援馴れから立ち直ったナデル　女性理学療法ヘルパーが残した足跡　ムヒブジョンのはちみつ　義足の理容師　ウィンさんから学んだ共助の精神　車椅子のポイントゲッター　12歳のHIV感染野菜作りで手に入れたノート　エイズ教育に力を尽くす若きリーダー　リーダーに必要なもの、私に足りなかったもの　故郷の土を踏む日を夢見て　未来を切り開いたジョゼ　15人で分けたひとつのハンバーガー

◇スペシャル・ガール―リベリアの少女と日本の看護師の物語　沢田俊子文　汐文社　2007.12　106p　22cm　1300円　Ⓘ978-4-8113-8416-0　Ⓝ369.38
　[内容] 1 リベリアの少女　2 日本の少女　3 看護師さんになろう　4 試練の月日　5 国境なき医師団へ　6 朋子さんの決心　7 日本でのマーサちゃん　8 マーサちゃんの一週間　9 スペシャル・ガール（特別な子）　マーサからトモコへの手紙

◇すべての人に医療を　梅津ちお文　大月書店　2005.12　37p　21×22cm　（国境なき医師団 写真絵本 5）　1800円　Ⓘ4-272-40555-1　Ⓝ329.36
　[内容] 医療に手のとどかない人びと（ストリートチルドレン　へき地での医療活動　野宿者支援）　自然災害（自然災害の緊急援助　パキスタン北部地震　スマトラ沖地震・津波　中米ハリケーン　阪神・淡路大震災）　「国境なき医師団」といっしょになにができるだろう？

◇絶望のなかのほほえみ―カンボジアのエイズ病棟から　後藤勝著　めこん　2005.4　95p　15×21cm　〈英語併記〉　2000円　Ⓘ4-8396-0182-8　Ⓝ302.235
　[内容] バッタンバン州リファラル病院　モム　ソフィアリム　イン　ラッタナー　サオ　サビンとリン　変わりゆく首都　売られる子供たち［ほか］

◇戦争で傷ついた人びと　菊池好江文　大月書店　2005.7　37p　21×22cm　（国境なき医師団 写真絵本 2）　1800円　Ⓘ4-272-40552-7　Ⓝ369.37
　[内容] 危険な戦場で（レバノン）　難民キャンプでの第一歩（タイ）　国境をこえて（アフガニスタン）　国を持たない人びと（クルド人難民）　繰りかえされる争い（ソマリア）　孤立した人びとのもとへ（ボスニア・ヘルツェゴビナ）　恐怖のなかで過ごす毎日（ブルンジ）　悲劇のなかで生きる人びと（ルワンダ）　医療を受けられない人びと（コンゴ民主共和国）　対立する2つの民族（コソボ）　「国境なき医師団」といっしょになにができるだろう？　読者のみなさんへ

◇空飛ぶ車いす―挑みつづける工業高校生　栃木県立栃木工業高等学校・愛媛県立新居浜工業高等学校・学校法人大森学園大森工業高等学校　日本社会福祉弘済会編　空飛ぶ車いすを応援する会　2004.8　267p　19cm　〈発売：筒井書房〉　1600円　Ⓘ4-88720-448-5　Ⓝ369.27

◇空飛ぶ車いす―心がつながるおくりもの　ノンフィクション童話　井上夕香文，鴨下潤画　素朴

社 2008.2 157p 22cm 1200円 ⓘ978-4-903773-06-3 Ⓝ369.27

◇タイ・ビルマ国境の難民診療所―女医シンシア・マウンの物語 宋芳綺著,松田薫編訳 新泉社 2010.7 213p 20cm 1800円 ⓘ978-4-7877-1008-6 Ⓝ289.2

内容 プロローグ 1988年、ビルマ 1 ある女医の物語 2 国境なき愛―ボランティアたちの物語 3 タイ・ビルマ国境を訪ねて 4 難民画家―マウンマウンティンの絵画と詩 5 日本人医療ボランティアスタッフ―看護師・梶藍子の報告

◇飛べない鳥たちへ―無償無給の国際医療ボランティア「ジャパンハート」の挑戦 吉岡秀人著 名古屋 風媒社 2009.5 208p 20cm 1500円 ⓘ978-4-8331-3155-1 Ⓝ498.02238

内容 第1章 決断のとき 第2章 船出のとき 第3章 成長のとき 第4章 進化のとき

◇南海の真珠カモテス―元学徒兵のフィリピン医療奉仕 土田修著,吉岡範武抄訳 松戸 邂逅社 2010.1 203p 21cm 1600円 ⓘ978-4-9904919-0-1 Ⓝ302.248

◇なんにもないけどやってみた―ブラ子のアフリカボランティア日記 栗山さやか著 岩波書店 2011.10 215p 18cm (岩波ジュニア新書) 780円 ⓘ978-4-00-500696-0

内容 1 無防備に―無防備に飛び込んだアフリカ。そこで見たものは… 2 無力―無力を感じること 3 無心に―目の前の現実

◇難民となった人びと 菊池好江文 大月書店 2005.9 37p 21×22cm (国境なき医師団 写真絵本 3) 1800円 ⓘ4-272-40553-5 Ⓝ369.38

内容 難民とは 長い内戦に踏みあらされた国(スーダン) 私たちは患者とともに(チェチェン) 「自由」への願い(リベリア) 難民キャンプ一人びとが暮らしはじめるために 住居―仮の住まい 食料と水―生きていくために 栄養失調を防ぐ 診療―さまざまな施設によって命を守る 地雷―おそろしい兵器 戦争を描く子どもたち 「国境なき医師団」といっしょになにができるだろう? 読者のみなさまへ

◇日本人診療所と海外医療事情―日本人医師だからできること 海外邦人医療基金編 はる書房 2004.9 277p 19cm 2000円 ⓘ4-89984-054-3 Ⓝ498.04

内容 1章 シンガポールで知った家庭医の偉大さ―医療は双方向のコミュニケーション 2章 マニラ日本人会診療所と胃健診 3章 インドネシアの医療と"ゴトンヨロン"の精神 4章 「巨大な実験」、中国の医療改革を前に考えたこと 5章 フランスの国際病院における初の日本人医師 6章 日本はイギリス医療の失敗に学ぶことができるか 7章 ノクスビルの不幸―海外進出企業の産業医の役割 解説にかえて―海外在留邦人への医療支援がたどった道

◇ネパールの田舎医療に飛びだして 羽根田敏著 〔出版地不明〕羽根田敏 2007.8 110p 19cm 〈発売:伝道文書販売センター(鳩山町(埼玉))〉 762円 ⓘ978-4-88703-072-5 Ⓝ498.0221

◇ハイチいのちとの闘い―日本人医師の300日 山本太郎著 京都 昭和堂 2008.1 195p 19cm 2400円 ⓘ978-4-8122-0754-3 Ⓝ302.593

内容 第1章 西半球の最貧国ハイチへ 第2章 不思議の国ハイチ 第3章 カボジ肉腫・日和見感染症研究所 第4章 ハイチで出逢った医療関係者たち 第5章 ハイチ騒乱

◇ハイチ復興への祈り―80歳の国際支援 須藤昭子著 岩波書店 2010.10 63p 21cm (岩波ブックレット no.794) 500円 ⓘ978-4-00-270794-5 Ⓝ498.02593

内容 ゼロから始まった医療支援 生きる道との出会い 炭焼きからの国づくり 大地震―希望の苗を見つめて

◇遥かなる天空の村で―ネパール歯科医療協力活動17年間の記録 中村修一編著,奥野真人構成 草風館 2006.5 293p 21cm 2400円 ⓘ4-88323-168-2 Ⓝ497.9

内容 第1部 自立型国際協力を目指して―理論編 第2部 「やってみんとわからん」精神で取り組んだネパールでの活動―実践編 第3部 ネパールで何を学んだか―活動(13~18次隊)に参加した隊員の感想 第4部 わたしの考える国際理解・協力とは―インタビュー「わたしは地球人」

◇パルテーラとともに地域保健―ニカラグアの村落で33人の記録 若井晋監修,花田恭,青木公編 ぱる出版 2005.6 310p 19cm 1800円 ⓘ4-8272-0167-6 Ⓝ498.02575

内容 第1章 ニカラグアの素顔 第2章 なぜ地域保健か 第3章 グラナダ県の日々 第4章 伝統と現代つなぐ 第5章 若者を知ろう 第6章 修理屋は走る 第7章 喜びも悲しみも 第8章 ニカラグアで学ぶ 第9章 日本で学ぶ 第10章 未来につながる

◇パレスチナ「戦傷外科」の日々―行った、診た、切った 指山浩志著 彩流社 2010.12 230p 19cm 1900円 ⓘ978-4-7791-1570-7 Ⓝ498.02279

内容 はじめに 命は平等にはなっていない 第1章 再びのパレスチナ 第2章 「戦傷外科」とは何か ERも激務 第3章 ほんとうに有効な援助とは何か 第4章 三〇〇万の人々が、自由を奪われている あとがき その後のパレスチナ

◇被災者を救え!―災害看護師奮闘記 矢嶋和江著 文芸社 2009.3 227p 19cm 1400円 ⓘ978-4-286-06063-7 Ⓝ369.3

内容 第1章 海外の災害救援現場から 第2章 難民救援活動の現場から(カンボジア難民救援―一九八〇年九月~十二月・カンボジア、サケワ・カオイダン難民救援活動 ヨルダン・イラク難民救援―二〇〇三年三月・ヨルダン、ルワシッドキャンプでの活動) 第3章 日本の災害救援現場から(阪神・淡路大震災 新潟中越地震災害)

◇人は愛するに足り、真心は信ずるに足る―アフガンとの約束 中村哲著,澤地久枝聞き手 岩波書店 2010.2 242p 20cm 1900円 ⓘ978-4-00-024501-2 Ⓝ289.1

内容 1 高山と虫に魅せられて 2 アフガニスタン、命の水路 3 パシュトゥンの村々 ペシャワール

◇病気や飢えとたたかう 梅津ちお,菊池好江文 大月書店 2005.10 37p 21×22cm (国境なき医師団 写真絵本 4) 1800円 ⓘ4-272-40554-3 Ⓝ498.6

内容 必須医薬品キャンペーン HIV/エイズ 結核 顧みられない病気 予防接種活動 コレラ(モザンビーク) 届かない食料(ニジェール) 内戦と飢えで苦しむ国(アンゴラ) たび重なる飢えに(エチオピ

◇ベトナムの障害者にリハビリテーションを―私たちのタイニン省CBR支援　尾崎望，藤田大輔，大城春美，塩見明子編　京都　文理閣　2006.4　136p　21cm　1500円　Ⓘ4-89259-507-1　Ⓝ369.27
　内容　第1章 ベトナムにかかわって10年―タイニンにCBRを築く　第2章 2005年8月タイニン省訪問の記録―健康実態調査の報告 障害の概要および障害児者のおかれている実態―集団健診からみえてくるもの　第3章 ツーズー病院と平和村―ベトナム枯葉剤被害児者医療・援助の原点(歴史と現状　素朴な夢　西村先生ご夫妻のこと)　第4章 旅のまにまに
◇辺境で診る辺境から見る　中村哲著　福岡　石風社　2003.5　250p　20cm　1800円　Ⓘ4-88344-095-8　Ⓝ498.02271
◇丸腰のボランティア―すべて現場から学んだ　ペシャワール会日本人ワーカー著，中村哲編　福岡　石風社　2006.9　399p　19cm　1800円　Ⓘ4-88344-139-3　Ⓝ498.02271
◇もうひとつのスーダン―日本人医師川原尚行の挑戦　川原尚行文，内藤順司写真・文　主婦の友社　2010.4　143p　22×24cm　2857円　Ⓘ978-4-07-271590-1　Ⓝ498.02429
◇Kobe発災害救援―支えあいは国境を越えて　CODE海外災害援助市民センター編著　神戸　神戸新聞総合出版センター　2004.2　191p　19cm　1300円　Ⓘ4-343-00266-7　Ⓝ369.3

外国人の医療

◇異国でこころを病んだとき―在外メンタルヘルスの現場から　鈴木満編著　弘文堂　2012.1　220p　22cm　2400円　Ⓘ978-4-335-65152-6　Ⓝ493.79
　内容　第1章 在外生活とこころの危機　第2章 事例と見立て・対応　第3章 各都市の取り組み　第4章 在外生活でのセルフケア　第5章 適応の向こう側
◇外国人をめぐる生活と医療―難民たちが地域で健康に暮らすために　森恭子監修，難民支援協会編　現代人文社　2010.3　83p　21cm　〈発売：大学図書〉　900円　Ⓘ978-4-87798-447-2　Ⓝ369.38
◇講座外国人の医療と福祉―NGOの実践事例に学ぶ　外国人医療・生活ネットワーク編　移住労働者と連帯する全国ネットワーク　2006.12　127p　21cm　〈移住連ブックレット 3〉〈発売：現代人文社〉　1200円　Ⓘ4-87798-319-8　Ⓝ498.021
　内容　入管手続から見える外国人の生活(ビザで変わる生活のありよう(長谷川祥子著)　精神疾患で入院中、夫は失踪。生活保護と在留資格の手続きはどうなる？(礒田尚他著)　在留特別許可までの長い困難を乗り越えて(山岸素子著)　医療関係の入管申請のポイント(長谷川祥子著)）　DV・人身売買被害者の保護の現場から(シェルターの現場からくるもの(新倉久乃著)　事例にみるDV被害者の生活保護(坂田治子著)　在留資格にかかわらず利用できる「無料低額診療事業」(萩本郁著)　DV被害者への支援(山根珠妃著)）　医療通訳のあり方を考える(「MICかながわ」の活動にみる医療通訳(鶴田光子著)　事例にみる、医療通訳を支える連携(鶴田光子著)　医療通訳は誰のため？(沢田貴志著)　医療通訳の公的制度を求めて(松野勝民著)）　医療諸制度の活用から見えるもの(福祉制度の適用を(小林洋子著)　在留特別許可取得16日の記録(石川雅子著)　過酷な労働条件が引き起こした心筋梗塞(重松富久子著)　地域格差を乗り越える(高山俊雄著)）　難民が日本で生活するために(日本で暮らす難民の現在(新島彩子著)　在日難民/移住労働者の健康をはばむもの(山村淳平著)　難民申請中の生活と、就労禁止で奪われる人権(佐藤直子著)　難民のバックグラウンドを知る(新島彩子著)）
◇ことばと医療―医療通訳派遣システムをつくろう！　西村明夫編著　横浜　多言語社会リソースかながわ　2003.4　58p　30cm　1000円　Ⓝ498.021
◇在住外国人医療サービスに関する調査研究報告書　西村明夫編著　〔横浜〕　多言語社会リソースかながわ　2007.4　71p　30cm　Ⓝ498.021
◇在日外国人医療におけるコミュニケーションギャップの現状調査と改善策の研究―調査報告書　KDDI総研編　KDDI総研　2004.3　305p　30cm　〈国際コミュニケーション基金委託研究〉　Ⓝ498.021
◇地域医療における外国人登録者の母子保健事業のあり方に関する研究　日本医師会総合政策研究機構　2003.8　127p　30cm　（日本医師会総合政策研究機構報告書 第57号）　5715円　Ⓝ498.7
◇地域医療における外国人登録者の母子保健事業のあり方に関する研究―2003年度研究報告書　日本医師会総合政策研究機構　2004.10　98p　30cm　（日本医師会総合政策研究機構報告書 第67号）　5715円　Ⓝ498.7
◇まるわかり外国人医療―これであなたも六法いらず　外国人医療・生活ネットワーク編　移住労働者と連帯する全国ネットワーク　2004.1　93p　21cm　（移住連ブックレット 1）〈発売：現代人文社〉　800円　Ⓘ4-87798-202-7　Ⓝ498.021

医薬品

◇あなたの命にかかわる薬のいちばん大事な話　別府宏圀著　河出書房新社　2003.12　206p　18cm　（Kawade夢新書）　720円　Ⓘ4-309-50280-6　Ⓝ499.1
　内容　1 もはや見過ごせない、薬をとりまく現実と　2 知っておかねばならない薬の飲み方の重要知識　3 あなたの健康を守る薬との安全なつき合い方（店頭販売薬（OTC薬）との正しいつき合い方　「コンビニで薬が買える」のは喜ばしいことか ほか）　4 知らないと命にかかわるこの副作用の恐怖　5 信用できる医薬品情報をいかに手に入れるか

◇意外と知らなかった薬の常識　柳川忠二監修　宝島社　2007.4　95p　26cm　（別冊宝島 1409号）　1000円　Ⓘ978-4-7966-5741-9　Ⓝ499.1

◇医者が教える薬が止められる本—薬を飲み続けることは健康ではありません!!　高島正広著　しののめ出版　2009.11　141p　19cm　〈発売：星雲社〉　1300円　Ⓘ978-4-434-13357-2　Ⓝ498.3
　内容　第1章 あなたの知らない薬の真実　第2章 データで探る世界との大きな差　第3章 病院に行く前に治療できる方法ってなに?　第4章 サプリメントの正しい使い方と考え方　第5章 そしてもっと健康になるために

◇老いを遅らせる薬—脳と心にここまで効いている　石浦章一著　PHP研究所　2011.9　206p　18cm　（PHP新書 756）　〈並列シリーズ名：PHP SHINSHO〉　720円　Ⓘ978-4-569-79966-7　Ⓝ499.1
　内容　序章 サプリメントはほんとうに効いているのか　第1章 心の病に効く薬—うつと統合失調症　第2章 認知症になりやすい人、なりにくい人　第3章 脳の老いに効く薬—血管障害とアルツハイマー病　第4章 認知症は予防できる?　第5章 パーキンソン病と老化現象　第6章 元気になる薬—疲労回復とアンチエイジング　第7章 薬はどのようにつくられるのか

◇思いがけない薬の効果　三輪明著　新風舎　2005.1　93p　19cm　1000円　Ⓘ4-7974-5580-2　Ⓝ499.1
　内容　第1章 非ステロイド系解熱鎮痛剤で癌が予防できる　第2章 瞳孔を拡げる点眼薬でアルツハイマー病が分かる　第3章 抗高血圧薬で記憶力が良くなる　第4章 ニコチンで記憶力が良くなる　第5章 キノホルムはアルツハイマー病に有効　第6章 精神安定薬とマラリア治療薬はクロイツフェルト・ヤコブ病に効く　第7章 緑内障治療薬で睫毛が生えてきた　第8章 高血圧治療薬が毛生え薬で　付録 本当にその医学情報は正しいのだろうか

◇香りの薬効とその秘密　日本薬学会編、山本芳邦著　丸善　2003.1　125p　19cm　（健康とくすりシリーズ）　1200円　Ⓘ4-621-07129-7
　内容　第1章 歴史が物語る香りの効き目　第2章 スパイスの香りと薬効　第3章 ニオイのメカニズムとヤコブソン器官の役割　第4章 アロマセラピーとは?　第5章 香りの薬効を検証する　第6章 香りに関するQ&A

◇からだビックリ! 薬はこうしてやっと効く—苦労多きからだの中の薬物動態　中西貴之著　技術評論社　2009.1　231p　19cm　（知りたい!サイエンス）　1580円　Ⓘ978-4-7741-3681-3　Ⓝ491.5
　内容　1 人間の身体は薬を排除したがっているのか?　2 人間の体と薬との巧みな知恵比べ　3 すごい技術で人間の体と仲良くなった医薬品の歴史　4 未来の医薬品はこうやって飲む

◇偽薬のミステリー　パトリック・ルモワンヌ著、小野克彦、山田浩之訳　紀伊國屋書店　2005.8　286p　20cm　2000円　Ⓘ4-314-00991-8　Ⓝ490.14
　内容　1 偽薬にまつわる諸問題　2 神秘の魔術　3 手がかりは増える　4 時代が変わり、場所が変われば、風習も変わる?　5 魔法使い医師の夢　6 医学への脅威　7 真実という試練　8 最終的な理解　最後の新たな展開

◇薬　1（わたしたちが使う薬）　丸山敬著　小峰書店　2005.4　47p　29cm　（考えよう、わたしたちの体と生き方 3）　3200円　Ⓘ4-338-21103-2　Ⓝ499.1
　内容　第1章 人の病気の原因　第2章 抗生剤　第3章 解熱剤　第4章 薬の副作用

◇薬　2（薬による害）　丸山敬著　小峰書店　2005.4　47p　29cm　（考えよう、わたしたちの体と生き方 4）　3200円　Ⓘ4-338-21104-0　Ⓝ499.1
　内容　第1章 ドリンク剤の謎　第2章 酒は万病に効くのか?　第3章 タバコは百害あって一利なし（なぜタバコを喰うの?　ニコチン）　第4章 ホルモンのはたらき

◇薬を育てる薬を学ぶ　澤田康文著　東京大学出版会　2007.9　190, 12p　19cm　2000円　Ⓘ978-4-13-063400-7　Ⓝ499.1
　内容　プロローグ—医療の中で「薬」はどうあるべきか　第1部 薬を育てる—育薬（医薬品の創薬、適正使用と育薬—よい医薬品を創って、正しく使って、上手に育てる　育薬による医薬品の進化　医薬品不適正使用と投薬ミスとその回避　患者と服薬ノンコンプライアンス—育薬で対処できない究極の課題　育薬を達成するための人々の連携）　第2部 薬を学ぶ—薬育（これまでの薬育とこれからの薬育　学校と一般社会での薬育　薬育の実践のための教育コンテンツ）　エピローグ—真の医薬分業と安全のために

◇薬と毒の見分け方—薬の診察室　浜六郎著　講談社　2004.3　246p　19cm　（健康ライブラリー）　1300円　Ⓘ4-06-259252-5　Ⓝ499.1
　内容　1 薬不要の体づくり　2 慢性疾患と薬　3 その薬の常識、本当?　4 薬のチェックは命のチェック

医薬品

　　5 薬の正しい使い方、飲み方(薬がよく効くように、薬の副作用を防ぐために 何の薬？ どんなときに使われるのか？(効能・効果)ほか〕

◇薬なしで生きる―それでも処方薬に頼りますか　岡田正彦著　技術評論社　2009.12　239p　19cm　(tanQブックス 2)　1380円　①978-4-7741-4035-3　Ⓝ499.1
　内容 第1章 薬はなぜ効き、どうして副作用があるのか　第2章 身近な風邪薬・胃腸薬に潜む危険　第3章 薬で血圧を下げても寿命は延びない　第4章 それでも薬をのみますか　第5章 抗がん剤―がんを治す薬はない　第6章 薬を巡るスキャンダル　終章 薬に頼らない生活

◇薬の「安全なのみ方」チェック　稲津教久著　三笠書房　2008.4　237p　15cm　(知的生きかた文庫)　533円　①978-4-8379-7702-5　Ⓝ499.1
　内容 1章 いま、薬をのんでいる人へ、薬をのみたくない人へ―あなたが考えている以上に薬には「リスク」がある！　2章 絶対確認！ この「副作用」は知らなければいけない―特に注意しなければならない人(「副作用」はこうして起こる 「副作用」に特に注意しなければならない人)　3章 のみ続けなければいけない薬、やめてもいい薬―「市販薬」「病院でもらった薬」「常備薬」の必須常識　4章 「薬のリスク」を未然に防ぐために―狙い通りに「効き目」を得る方法

◇くすりの裏側―これを飲んで大丈夫？　堀越勇著　集英社　2006.9　266p　16cm　(集英社文庫)　476円　①4-08-746082-7　Ⓝ499.1
　内容 第1章 こんなにおかしい！ 日本の薬事情　第2章 すべての薬がいい薬とは限らない　第3章 間違った使い方が命取り　第4章 それでもまだ取りますか？　第5章 漢方薬はすべて安全と思い込んでいませんか

◇薬の効き方・効かせ方―その仕組みから先進技術DDSまで　寺田弘著　オーム社　2009.4　133p　19cm　(東京理科大学・坊っちゃん選書)　1200円　①978-4-274-20637-5　Ⓝ499.1
　内容 第1章 「薬が効く」とはどういうことか？　第2章 「薬」に関する法律とその分類　第3章 日本の医薬品と医薬分業の現状　第4章 薬が効くまでの体内メカニズム　第5章 薬の「体内宅配便」―DDSに注目　第6章 これから薬学を学ぼうと考えている若い人たちへ

◇薬の常識はウソだらけ　三好基晴著　廣済堂あかつき　2009.12　214p　18cm　(健康人新書 023)　800円　①978-4-331-51431-3　Ⓝ499.1
　内容 序章 薬は毒である　第1章 医療薬のウソ　第2章 大衆薬のウソ　第3章 健康食品のウソ　第4章 大切な生活環境の改善

◇くすりの地図帳―The atlas of medication　伊賀立二, 小瀧一, 澤田康文監修　講談社　2007.11　169p　30cm　4000円　①978-4-06-206402-6　Ⓝ491.5
　内容 1 くすりの体内での動き(くすりの形と投与場所 くすりの吸収 くすりの循環・分布 くすりの脳への分布 くすりの代謝 くすりの排泄) 2 くすりの動きや働きを変化させる条件(くすりの相互作用 食事とくすり 喫煙(たばこ)とくすり 飲酒(アルコール)とくすり 妊娠とくすり こふぉもとくすり 高齢者とくすり 肝臓病・腎臓病とくすり くすりの副作用) 3 治療薬の働きと効くしくみ(精神・神経系用薬 感覚器系用薬 循環器・血液系用薬 呼吸系用薬 消化器系用薬 痔疾用薬・生殖器系用薬 代謝・内分泌系用薬 炎症・アレルギー治療薬 感染症治療薬 ホルモン薬、ビタミン類)

◇薬の？ がわかる本　森川明信監修, 主婦と生活社編　主婦と生活社　2004.9　207p　21cm　1300円　①4-391-12944-2　Ⓝ499.1
　内容 1 薬の飲み方・使い方　2 薬の効き方　3 薬の副作用　4 薬の飲み合わせ・食べ合わせ　5 薬の名称・剤形・規格　6 市販薬について　7 子どもと薬　8 お年寄りと薬　9 妊娠と薬　10 薬のできるまで

◇くすりの話　北國新聞社編集局編　金沢　北國新聞社　2010.9　135p　21cm　(健康bookシリーズ 丈夫がいいね 26)　1143円　①978-4-8330-1766-4　Ⓝ499.1
　内容 選び方(処方薬と大衆薬は別物 自分を知り、伝える)　風邪薬―治さず、症状抑える　風邪を治すには―薬に依存せず、休養を　胃腸薬(相反する2つの効果 ほかの薬と併用注意)　頭痛薬(痛み抑える2つの作用 痛みの原因に注意)　飲み合わせ―「お薬手帳」利用が有効　薬と食べ物―有用な栄養素も悪影響〔ほか〕

◇薬は体に何をするか―「あの薬」が効くしくみ…　矢沢サイエンスオフィス編著　技術評論社　2006.9　239p　19cm　(知りたい！ サイエンス)　1580円　①4-7741-2859-7　Ⓝ491.5
　内容 抗うつ剤―気分を高揚させ前向きな精神を生み出す魔法の薬？　アルツハイマー病治療薬―脳細胞の不可逆的崩壊を防ぐことはできるか　ステロイド剤―劇的な治療効果とやっかいな副作用が表裏をなす　頭痛薬―痛みをごまかす薬から痛みを消し去る薬へ　抗生物質―細菌を殺し、その増殖を抑えて病気の源を断つ　糖尿病治療薬―原因も対処法も異なる「1型糖尿病」と「2型糖尿病」　抗がん剤―がん細胞の分裂・増殖を遺伝子レベルでくい止める　てんかん治療薬―脳の神経細胞の過剰な興奮を抑える　インフルエンザ治療薬―タミフルは感染直後のウイルスの増殖を阻止する　アレルギー治療薬(抗ヒスタミン剤)―アレルギーを引き起こすヒスタミンのはたらきを抑える　エイズ治療薬―エイズウイルスの増殖を抑えて免疫系の完全崩壊を防ぐ　パーキンソン病治療薬―「L・ドーパ」の問題点と新薬への期待　ピル(経口避妊薬)―世界標準から遅れた日本女性の抵抗感とピルの効用　モルヒネ―がん患者を耐え難い痛みから解放する最良の痛み止め

◇薬はなぜ効くのか？―病気をよく知り薬に賢く　岡源郎著　奈良　奈良新聞社　2006.11　153p　18cm　800円　①4-88856-062-5　Ⓝ491.5
　内容 薬の本質―体にとっての異物　薬の副作用―主作用と表裏一体　薬が作用を現すまで―体も薬に働きかける　薬の相互作用(1) 血中タンパクとの結合をめぐって　薬の相互作用(2) 薬の代謝(分解)をめぐって　薬と食品の相互作用―薬と食べ物との相性を知ろう　薬の飲み方―自己流はやめましょう　薬の作用型式―アルコールとカフェイン　薬の作用部位(1) 情報伝達物質の受け皿(受容体)　薬の作用部位(2) 情報伝達物質の代謝系〔ほか〕

◇健康と薬とっておきの話　朝長文彌, 茂木徹編　日本地域社会研究所　2005.11　275p　21cm　(グッドライフ・ブックス)　2190円　①4-89022-843-8　Ⓝ498.3
　内容 1 おくすりQ&A　2 知っておきたい病気の話　3 健康雑学・ちょっとお耳を…

医薬品

◇抗生物質の本質と正しく向き合う―ウィルスとの戦いに打ち克つための正しい理解と知恵 レオン・チャイトー著,玉嶠敦子訳 ガイアブックス 2008.9 238p 21cm〈発売:産調出版〉 1400円 ①978-4-88282-678-1 Ⓝ492.31
内容 第1章 抗生物質の危機 第2章 細菌―善玉菌,悪玉菌そして恐るべき耐性菌 第3章 抗生物質小史 第4章 主な抗生物質の作用と問題点 第5章 免疫の強化1:ライフスタイルの改善/断食による解毒/精神が身体に及ぼす影響 第6章 免疫の強化2:サプリメント、ハーブ、水治療法、鍼治療 第7章 抗生物質がもたらす体内環境のダメージ:酵母菌の異常増殖 第8章 抗生物質、腸内フローラ(細菌叢)、病気 第9章 プロバイオティクス:抗生物質を使用しなければならない時 第10章 子どものために考える抗生物質とプロバイオティクス

◇知っておきたいクスリのきほん―「使用期限」から「飲み合わせの危険」まで 喜古康博著 同文書院 2004.3 219p 18cm 1200円 ①4-8103-3144-X Ⓝ499.1
内容 第1章 クスリってどんなもの? 第2章 病気別 クスリの「作用」と「使い方」 付録 サプリメント

◇知っておきたいくすりの正しい使い方―自分の健康は自分で守ろう 加藤哲太著 少年写真新聞社 2007.12 47p 27cm (新体と健康シリーズ 写真を見ながら学べるビジュアル版)〈奥付のタイトル:くすりの正しい使い方〉 1900円 ①978-4-87981-244-5 Ⓝ499.1
内容 第1章 わたしたちの体とくすり(わたしたちがもっている自然治ゆ力 くすりの役割 セルフメディケーション セルフメディケーションの強い味方、薬剤師) 第2章 くすりの種類(くすりのかたちとはどんなものがあるまで おもなくすりの形―内用薬(内用剤) おもなくすりの形―外用剤・注射剤 くすりはどこで手に入るの?) 第3章 くすりの正しい使い方(体の中をめぐるくすり くすりの使い方―Q&A くすりの副作用 くすりとうまくつき合おう くすりの使用説明書を読みましょう) 第4章 症状別くすりの種類(どんなくすりがあるのかな? 自分の体の声に耳をかたむけよう)

◇知っておきたい薬の知識 川井龍美著 クインテッセンス出版 2005.4 91,3p 26cm (待合室のほん) 2500円 ①4-87417-839-1 Ⓝ499.1
内容 あなたが病院で診療を受けるときは… お医者さんから処方せんをもらったら… 病院や薬局で薬をもらったら… 飲んでいる薬について知っていますか? 外用剤の正しい使い方 禁煙時代のタバコのやめ方 おわりに―後発医薬品ジェネリックについて

◇知っておきたいくすりのQ&A 廣田憲威,東久保隆,立岡雅子監修,全日本民主医療機関連合会編 新日本出版社 2005.8 157p 21cm 1400円 ①4-406-03208-8 Ⓝ499.1
内容 第1章 くすりって何?―医薬品の定義 第2章 知っておきたいQ&A 第3章 くすりと上手につき合おう 第4章 全日本民医連の薬剤活動(有効で安全な薬物療法のために 独自の副作用モニターのとりくみ)

◇新困ったときのくすりQ&A 大阪府病院薬剤師会編 薬事日報社 2003.11 157p 21cm 1500円 ①4-8408-0763-9 Ⓝ499.1

◇図解雑学薬のしくみ 赤羽悟美監修 ナツメ社 2003.2 223p 19cm〈奥付のタイトル:薬のしくみ〉 1300円 ①4-8163-3462-9 Ⓝ499.1
内容 1 外から来る敵と戦う薬 2 内から来る敵と戦う薬 3 体内での薬のゆきさ 4 薬を分子レベルで見ると 5 病気が治るしくみとは

◇なるほど!くすりの原料としくみ―基礎知識と正しい使い方 岡希太郎,加藤哲太監修 素朴社 2007.3 47p 29cm (知の森絵本) 1800円 ①978-4-903773-01-8 Ⓝ499.1
内容 くすりの歴史 くすりができるまでのしくみ くすりのかたちと吸収のしくみ くすりの作用と副作用 おもなくすりの使い方 薬物乱用(麻薬や覚せい剤の恐さ) くすりの正しい飲み方・使い方

◇日本の「薬漬け」を斬る―薬は万能ではない!患者は必要以上に薬を飲んでないか? 内海聡,中村信也著 日新報道 2011.2 195p 19cm 1300円 ①978-4-8174-0710-8 Ⓝ499.1
内容 第1部 日本の薬漬け、薬害問題の現況 第2章 日本の薬漬け、薬害問題を防ぐために(提言)(医師の意識改革が必要 患者の意識改革が必要 国、マスコミ、製薬会社の意識改革が必要)

◇プラシーボの治癒力―心がつくる体内万能薬 ハワード・ブローディ著,伊藤はるみ訳 日本教文社 2004.7 372,33p 20cm 2190円 ①4-531-08140-4 Ⓝ141.2
内容 プラシーボ反応とは? プラシーボ反応の歴史をたどる プラシーボ反応はどんな人に起こりやすいか? 体内の製薬工場 プラシーボ反応と期待 条件づけ理論とプラシーボ反応 意味づけ仮説 ノシーボ効果 意味づけからからだの変化へ―生化学的経路 プラシーボ反応とまぎらわしいもの 接点としての体内の製薬工場―西洋医学と代替医療をつなぐもの 体内の製薬工場を邪魔するものを取りのぞく―欲求と許し 物語を通して意味づけを深める 人とのつながりをもつ 自分の健康に関して主導権をにぎる 協力関係を保つ―医療専門家と主導権を共有する

◇丸ごとわかる薬の常識〈Q&A〉―素朴な疑問から新情報まで 檜山幸司,山本葉子著,堀越勇監修 小学館 2009.1 191p 19cm (ホーム・メディカ・ブックス) 1300円 ①978-4-09-304537-7 Ⓝ499.7
内容 第1章 薬の常識・非常識 第2章 間違った使い方が命取り 第3章 知らないと怖い外用薬 第4章 今、注目の病気の正体と対処法 第5章 生活習慣病をコントロール 第6章 子供と女性のための薬

◇身近なクスリの効くしくみ―薬理学はじめの一歩 枝川義邦著 技術評論社 2010.7 254p 19cm (知りたい!サイエンス) 1580円 ①978-4-7741-4281-4 Ⓝ491.5
内容 第1章 薬とはなにか 第2章 「薬が効くしくみ」を知るために 第3章 「痛み」を知りたい 第4章 頭が痛いときの薬 第5章 胃が痛いとき、おなかが痛いときの薬 第6章 アレルギーの薬 第7章 「かぜ」をひいたときの薬

◇薬剤師があなただけにソッと教える薬の裏話 加藤三千尋著 マイクロマガジン社 2007.12 175p 19cm 1300円 ①978-4-89637-274-8 Ⓝ499.1
内容 第1章 薬の裏話 第2章 健康市場の裏話 第3章 医薬品業界の裏話 第4章 目からウロコの健康話

◇よくわかる一般用医薬品　ドーモ編著　薬事日報社　2008.11　187p　26cm　2600円　①978-4-8408-1055-5　Ⓝ499.7
◇よくわかる最新「薬」の基本としくみ——薬品が効く仕組みを図解で学ぶ！薬の不思議　ジェイ・シー・エヌ編　秀和システム　2008.11　223p　21cm　（図解入門）　1400円　①978-4-7980-2051-8　Ⓝ499.1
　内容　1 薬に関する一般的な基礎知識　2 人はなぜ病気になるか　3 薬の基本作用　4 さまざまな症状と薬
◇わかりやすい薬の知識　二宮英編著　改訂版　名古屋　新日本法規出版　2004.8　582p　26cm　3500円　①4-7882-0706-0　Ⓝ499.1
◇OTC医薬品の基礎知識　中島恵美監修、じほう編　じほう　2008.8　37, 219p　17cm　2200円　①978-4-8407-3857-6　Ⓝ499.7
　内容　第1章 基礎知識編　第2章 店頭対応編　第3章 薬効解説編（OTC医薬品薬効解説　代表的な漢方処方）　資料編
◇OTC医薬品の基礎知識　中島恵美監修、じほう編　第2版　じほう　2009.3　28, 259p　17cm　2400円　①978-4-8407-3962-7　Ⓝ499.7
　内容　第1章 基礎知識編　第2章 店頭対応編　第3章 薬効解説編（OTC医薬品薬効解説　代表的な漢方処方）　資料編

辞書・事典

◇新しい薬学事典　笠原忠、木津純子、諏訪俊男編　朝倉書店　2012.6　477p　26cm　14000円　①978-4-254-34029-7
　内容　A 基礎薬学　B 医療薬学　C 医薬品開発　D 薬事法規等　E 薬学教育と倫理
◇医薬バイオテクノロジー事典　医薬バイオテクノロジー事典編集委員会編　廣川書店　2003.6　526p　27cm　13000円　①4-567-00240-7　Ⓝ499.033
◇医薬用語事典　日本医薬品卸勤務薬剤師会監修, 日本医薬品卸業連合会編　第8版　じほう　2005.8　252, 14p　19cm　2400円　①4-8407-3469-0　Ⓝ499.033
◇OTC医薬品事典——一般用医薬品集　2012-13　日本OTC医薬品情報研究会編集　じほう　2012.4　1冊　26cm　5000円　①978-4-8407-4314-3　Ⓝ499.7
　内容　製品情報（医薬品）　製品情報（指定医薬部外品）（指定医薬部外品(新指定医薬部外品・新範囲医薬部外品)　のど清涼剤　含嗽薬　口腔咽喉薬　ほか）
◇オレンジブック　保険薬局版　2012年4月版　日本薬剤師会企画編集　薬事日報社　2012.4　33, 427p　26cm　〈付属資料：CD‐ROM1〉　5500円　①978-4-8408-1204-7
　内容　後発医薬品に係る調剤報酬点数　薬価基準と後発医薬品　後発医薬品とその発生　販売名索引　一般名索引　内用薬　外用薬　注射薬　歯科用薬剤　メーカーリスト　オレンジブック保険薬局版2012年4月版付録CD‐ROM取扱説明

◇基本薬事典——ポケット版　岡島重孝、野口實編著　第3版　照林社　2005.5　36, 579p　19cm　2600円　①4-7965-2727-3　Ⓝ499.1
　内容　第1部 基本薬解説　第2部 薬効別分類解説
◇薬好き日本人のための薬の雑学事典　天野宏著　講談社　2009.5　237p　15cm　（講談社文庫あ111-1）　581円　①978-4-06-276353-0　Ⓝ499.1
　内容　1 薬の"文化社会学"　2 薬の"民俗学"　3 手軽で身近な薬の雑学　4 薬の"不思議"な話　5 薬の待ち時間に考えたい雑学　6 日本の製薬あれこれ
◇薬大百科　谷口光弘著　データハウス　2008.7　618p　22cm　4800円　①978-4-88718-979-9　Ⓝ499.1
　内容　精神賦活薬　睡眠薬　抗精神病薬　抗不安薬　抗躁薬　三環系抗うつ薬　四環系抗うつ薬　その他の抗うつ薬　SSRI（選択的セロトニン再取り込み阻害薬）　SNRI（セロトニン・ノルアドレナリン再取り込み阻害薬）　RIMA（MAO阻害型抗うつ薬）　処方箋医薬品　劇薬指定医薬品　コンプレックス薬　サプリメント　ダイエット薬　美容・アンチエイジング薬　大衆薬　スマートドラッグ　脱法ドラッグ　非合法ドラッグ　嗜好品　日常生活用品
◇薬と社会をつなぐキーワード事典　「薬と社会をつなぐキーワード事典」編集委員会編　本の泉社　2011.3　391p　21cm　2381円　①978-4-7807-0600-0　Ⓝ499.033
◇くすりの作用と効くしくみ事典——なるほど! カラー図解でよくわかる!　鈴木順子、青野治朗監修　永岡書店　2009.6　191p　21cm　1300円　①978-4-522-42567-1　Ⓝ491.5
◇薬の事典　宮崎利夫、朝長文彌編　普及版　朝倉書店　2007.6　774p　22cm　18000円　①978-4-254-10211-6　Ⓝ499.1
　内容　総論　各論
◇くすりの事典——病院からもらった薬がよくわかる　2004年版　小林輝明監修　成美堂出版　2003.8　367, 655p　21cm　2000円　①4-415-02371-1　Ⓝ499.1
　内容　薬に示された名前や記号などから調べましょう。病院でもらった薬の調べ方　薬の名前で調べてください。製品名・成分名リスト　薬の名前がわからなくても調べられます。薬剤識別コード表　あなたの薬のあらゆることがわかります。成分別薬の作用と安全な使い方　抗がん剤　コラム・抗がん剤と抗がん剤の基礎知識——重大な副作用リスト（成分別症状）　巻末付録
◇薬の事典——大活字　2005年版　林泰著　ナツメ社　2004.6　1216p　21cm　2340円　①4-8163-3750-4　Ⓝ499.1
　内容　薬を見る　薬を理解する解説文　用語と基礎知識　女性のための頁　副作用の人について　併用してはいけない薬・食品　薬を探す
◇くすりの事典——病院からもらった薬がよくわかる　2005年版　小林輝明監修　成美堂出版　2004.8　367, 655p　21cm　2000円　①4-415-02698-2　Ⓝ499.1
　内容　病院でもらった薬の調べ方　くすりの名前・成分名リスト　薬剤識別コード表　成分別 薬の作用と安全な使い方　抗がん剤　重大な副作用の初期症状リスト

◇薬の事典―大活字 2006年版 林泰著 ナツメ社 2005.7 1180p 21cm 2340円 Ⓘ4-8163-3951-5 Ⓝ499.1
 内容 薬を見る 薬を理解する解説文 用語と基礎知識 妊娠と薬 副作用 併用してはいけない薬・食品 薬を探す
◇くすりの事典―病院からもらった薬がよくわかる 2006年版 小林輝明監修 成美堂出版 2005.7 1039p 21cm 2000円 Ⓘ4-415-03060-2 Ⓝ499.1
 内容 病院でもらった薬の調べ方 くすりの名前・成分名リスト 薬剤識別コード表 成分別 薬の作用と安全な使い方 抗がん剤 重大な副作用の初期症状 巻末付録
◇薬の事典―大活字 2007年版 林泰著 ナツメ社 2006.7 1119p 21cm 2340円 Ⓘ4-8163-4146-3 Ⓝ499.1
 内容 薬を見る 薬を理解する解説文 用語と基礎知識 女性のための頁 妊娠と薬 副作用について 併用してはいけない薬・食品 薬を探す
◇くすりの事典―病院からもらった薬がよくわかる 2007年版 小林輝明監修 成美堂出版 2006.8 1055p 21cm 2000円 Ⓘ4-415-04203-1 Ⓝ499.1
◇薬の事典―大活字 2008年版 林泰著 ナツメ社 2007.7 1023p 21cm 2340円 Ⓘ978-4-8163-4330-6 Ⓝ499.1
 内容 薬を見る 薬を理解する解説文 副作用について 併用してはいけない薬・食品 女性のための頁 妊娠と薬 薬を探す
◇くすりの事典―病院からもらった薬がよくわかる 2008年版 小林輝明監修 成美堂出版 2007.7 1087p 21cm 2300円 Ⓘ978-4-415-30119-8 Ⓝ499.1
 内容 病院からもらった薬を写真でさがす(錠剤 カプセル 散剤(細粒・顆粒) その他) 索引 くすりの名前・成分名リスト 内服薬・外用薬 成分別・薬の作用と安全な使い方 抗がん剤 漢方製剤
◇くすりの事典―病院からもらった薬がよくわかる 2009年版 小林輝明監修 成美堂出版 2008.7 1087p 21cm 2300円 Ⓘ978-4-415-30341-3 Ⓝ100.1
 内容 病院からもらった薬を写真でさがす 索引 くすりの名前・成分名リスト 内服薬・外用薬 成分別 薬の作用と安全な使い方 抗がん剤 漢方製剤 抗がん剤の基礎知識 漢方医療の基礎知識 「生活習慣病」と薬 薬はなぜ効くのか? 重大な副作用の初期症状一覧 医学用語解説索引 主な製薬会社の情報提供窓口一覧 薬剤師会が開設する消費者くすり相談窓口一覧
◇薬の事典―大活字 2009年版 林泰著 ナツメ社 2008.7 1023p 21cm 2340円 Ⓘ978-4-8163-4522-7 Ⓝ499.1
 内容 薬を理解する解説文 妊娠と薬 副作用について 併用してはいけない薬・食品 薬を探す
◇くすりの事典―病院からもらった薬がよくわかる 2010年版 小林輝明監修 成美堂出版 2009.7 1087p 21cm 2300円 Ⓘ978-4-415-30639-1
 内容 薬の名前・成分から調べる 病院からもらった薬を写真でさがす(錠剤 カプセル 散剤(細粒・顆粒) その他) 索引 くすりの名前・成分名リスト 内服薬・外用薬―成分別・薬の作用と安全な使い方 抗がん剤 漢方製剤

◇くすりの事典 2011年版 小林輝明監修 成美堂出版 2010.7 1103p 21cm〈2011年版のサブタイトル:病院からもらった薬がよくわかる〉2300円 Ⓘ978-4-415-30861-6 Ⓝ499.1
 内容 病院からもらった薬を写真でさがす(錠剤 カプセル 散剤(細粒・顆粒) その他) 索引 くすりの名前・成分名リスト 内服薬・外用薬・インスリン注射液―成分別・薬の作用と安全な使い方 抗がん剤 漢方製剤 がんと抗がん剤の基礎知識 漢方医療の基礎知識 重大な副作用の初期症状一覧 医学用語解説索引 主な製薬会社の情報提供窓口一覧 薬剤師会が開設する消費者くすり相談窓口一覧
◇くすりの事典 2012年版 小林輝明監修 成美堂出版 2011.7 1135p 22cm〈2012年版のサブタイトル:病院からもらった薬がよくわかる〉2300円 Ⓘ978-4-415-31072-5 Ⓝ499.1
 内容 病院からもらった薬を写真でさがす(錠剤 カプセル 散剤(細粒・顆粒) その他) 索引 くすりの名前・成分名リスト 内服薬・外用薬・インスリン注射液 成分別・薬の作用と安全な使い方 抗がん剤 漢方製剤
◇くすりの事典―病院からもらった薬がよくわかる 2013年版 小林輝明監修 成美堂出版 2012.6 1151p 21cm 2300円 Ⓘ978-4-415-31341-2
 内容 病院からもらった薬を写真でさがす 索引 くすりの名前・成分名リスト 内服薬・外用薬・インスリン注射液 成分別・薬の作用と安全な使い方 抗がん剤 漢方製剤 がんと抗がん剤の基礎知識 漢方医療の基礎知識 重大な副作用の初期症状一覧 症状別くすり索引 医学用語解説索引 主な製薬会社の情報提供窓口一覧 薬剤師会が開設する消費者くすり相談窓口一覧
◇今日のOTC薬―解説と便覧 中島恵美, 伊東明彦編 改訂第2版 南江堂 2012.4 692p 21cm 3800円 Ⓘ978-4-524-26445-2 Ⓝ499.7
◇今日のOTC薬―解説と便覧 中島恵美, 伊東明彦編 南江堂 2009.4 624p 21cm 3800円 Ⓘ978-4-524-24784-4 Ⓝ499.7
◇人活字薬の事典 2010年版 林泰著 ナツメ社 2009.6 1019p 21cm 2340円 Ⓘ978-4-8163-4726-9 Ⓝ499.1
 内容 薬を見る 薬を理解する解説文 妊娠と薬 副作用について 併用してはいけない薬・食品 薬を探す
◇大活字薬の事典 2011年版 林泰著 ナツメ社 2010.7 1023p 21cm 2340円 Ⓘ978-4-8163-4926-3 Ⓝ499.1
 内容 中枢神経系の薬 消炎・鎮痛・解熱の薬 呼吸器系の薬 心臓・循環器系の薬 消化器系の薬 代謝・ホルモン系の薬 血液疾患の薬 感染症の薬 他61の薬 外用薬 がん治療薬 漢方薬
◇大衆薬事典 2004-2005 日本大衆薬情報研究会編 じほう 2004.4 1冊 26cm〈一般用医薬品集第9版〉 5000円 Ⓘ4-8407-3279-5 Ⓝ499.7
◇大衆薬事典 2006-2007 日本大衆薬情報研究会編 じほう 2006.4 1冊 26cm〈一般

辞書・事典　　　　　　　　　　　　　　　　　　　　　　　　　　　　　　　医薬品

用医薬品集第10版〉　5000円　①4-8407-3547-6　Ⓝ499.7
　[内容] 最近の使用上の注意改訂　知っておきたいクスリの知識(添付文書の読み方　疾患と注意が必要な大衆薬(成分)ほか)　製品紹介　製品情報(薬効別)

◇治療薬事典―50音順・商品名でひける　西崎統, 岡元和文, 伊東明彦編, 黒川清, 山内豊明監修　総合医学社　2010.6　21, 1443p　19cm　5000円　①978-4-88378-810-1　Ⓝ499.1

◇懐かしの家庭薬大全―家庭常備本　町田忍著　角川書店　2003.5　191p　19cm　1480円　①4-04-883833-4　Ⓝ499.7
　[内容] 一之巻　ワザありの薬名　二之巻　練りに練った広告戦略　三之巻　修験道と伝統薬　四之巻　薬の伝統が息づく町　五之巻　近代家庭薬秘話　おまけこんな薬も出ています

◇早引き介護のための薬の事典―オールカラー　苛原実監修・著　ナツメ社　2010.8　335p　15cm　1800円　①978-4-8163-4933-1　Ⓝ499.1
　[内容] 第1章　薬の基礎知識(薬の種類　薬の使用法(用量・用法)ほか)　第2章　服用により生じる作用　第3章　高齢者によくみられる疾患とその薬　付録・索引

◇早引き薬事典　西崎統, 井上忠夫監修　第2版　ナツメ社　2004.11　583p　18cm　2200円　①4-8163-3787-3　Ⓝ499.1

◇早引き薬事典　西崎統, 井上忠夫監修　第3版　ナツメ社　2008.11　583p　18cm　2300円　①978-4-8163-4578-4　Ⓝ499.1
　[内容] 第1章　基本の薬　第2章　薬剤の種類と解説

◇早引き薬事典　西崎統, 井上忠夫監修　第4版　ナツメ社　2012.4　623p　18cm　2300円　①978-4-8163-5217-1
　[内容] 第1章　基本の薬　第2章　薬剤の種類と解説

◇早引き薬の基礎知識事典　井上忠夫著　ナツメ社　2007.10　247p　18cm　1900円　①978-4-8163-4396-4　Ⓝ499.1
　[内容] 1章　知っておきたい薬の基礎知識(薬の作用　薬の剤形　薬の取扱い　もっと薬に詳しくなる)　2章　疾病別治療薬のポイント(心不全の薬　不整脈の薬　高血圧の薬　狭心症の薬　血栓を防ぐ薬　気管支喘息の薬　鎮咳薬　去痰薬　結核の薬　食道・胃に関する薬　腸に作用する薬)　3章　誤薬防止(誤薬防止、ここがポイント　気をつけたい薬の取扱い　投与のポイント)

◇ぴあおくすり大事典―薬局やドラッグストアで買える市販薬約540点を徹底ガイド!!　ぴあ　2012.4　122p　29cm　(ぴあmook)　838円　①978-4-8356-2086-2　Ⓝ499.1

◇ピルブック―薬の事典　2004年版　橘敏也著　ソシム　2003.8　1冊　21cm　〈東京 じほう(製作)〉　2400円　①4-88337-127-1　Ⓝ499.1

◇ピルブック―薬の事典　2005年版　橘敏也著　ソシム　2004.7　1冊　21cm　〈東京 じほう(製作)〉　2400円　①4-88337-128-X　Ⓝ499.1
　[内容] 薬の名前索引　薬の記号索引(数字識別記号　英字識別記号)　主な会社識別マーク一覧表　薬の作用と飲むときの注意(成分別解説)　漢方薬の適応　薬に関する相談窓口　薬価一覧

◇ピルブック―薬の事典　2006年版　橘敏也著　ソシム　2005.7　1冊　21cm　〈東京 じほう(製作)〉　2400円　①4-88337-129-8　Ⓝ499.1

◇ピルブック―薬の事典　2007年版　橘敏也著　ソシム　2006.7　1冊　21cm　〈東京 じほう(製作)〉　2400円　①4-88337-275-8　Ⓝ499.1
　[内容] 薬の名前索引　薬の記号索引(数字識別記号　英字識別記号)　主な会社識別マーク一覧表

◇ピルブック―薬の事典　2008年版　橘敏也著　ソシム　2007.7　1冊　21cm　〈東京 じほう(製作)〉　2400円　①978-4-88337-276-8　Ⓝ499.1

◇ピルブック―薬の事典　2009年版　橘敏也著　ソシム　2008.7　1冊　21cm　〈東京 じほう(制作)〉　2400円　①978-4-88337-277-5　Ⓝ499.1
　[内容] ピルブックの特長　くすりの調べ方　薬の形と特徴　薬の飲み方の常識　実物カラー写真索引　薬の名前索引　薬の記号索引　主な会社識別マーク一覧表　薬の作用と飲むときの注意(成分別解説)　漢方薬の適応　薬に関する相談窓口　薬価一覧

◇ピルブック―薬の事典　2010年版　橘敏也著　ソシム　2009.7　1冊　21cm　〈制作:じほう〉　2400円　①978-4-88337-278-2　Ⓝ499.1

◇ピルブック―薬の事典　2011年版　橘敏也著　ソシム　2010.7　1冊　21cm　〈制作:じほう〉　2400円　①978-4-88337-279-9　Ⓝ499.1
　[内容] くすりの調べ方　薬の形と特徴　薬の飲み方の常識　実物カラー写真索引　薬の名前索引　薬の記号索引(数字識別記号　英字識別記号)　主な会社識別マーク一覧表　薬の作用と飲むときの注意(成分別解説)　漢方薬の適応　薬に関する相談窓口　薬価一覧

◇ピルブック―薬の事典　2012年版　橘敏也著　ソシム　2011.6　1冊　21cm　〈東京 じほう(制作)〉　2400円　①978-4-88337-773-2　Ⓝ499.1
　[内容] 薬の名前索引　薬の記号索引(数字識別記号　英字識別記号)　主な会社識別マーク一覧表

◇メディカルアンカーくすりのミニ事典　村本淳子, 澤井映美, 金澤トシ子監修　学習研究社　2007.2　404p　18cm　〈執筆:玉田章ほか〉　2600円　①978-4-05-152370-1　Ⓝ499.1

◇薬局のクスリ事典　2004年版　郷龍一編著, 阿部和也監修　ナツメ社　2003.12　414p　21cm　1600円　①4-8163-3626-5　Ⓝ499.7
　[内容] 解熱鎮痛の薬　かぜの薬　鎮静・眠気防止の薬　鎮咳・去痰の薬　心臓循環器の薬　胃腸の薬　整腸の薬　その他消化器官の薬　アレルギーの薬　目の薬　耳鼻科の薬　歯科・口腔の薬　肛門の薬　外皮用消毒薬　ニキビの薬　外皮用鎮痛薬　かゆみ・水虫の薬　その他の外皮用薬　女性用の薬　滋養強壮の薬　漢方薬・生薬

◇JAPIC日本医薬品名事典―医療薬・一般薬　日本医薬情報センター　2007.11　1134p　21cm　〈発売:薬事日報社〉　3800円　①978-4-8408-1001-2　Ⓝ499.1

◇JAPIC日本医薬品名事典―医療薬・一般薬　日本医薬情報センター　2007.11　1134p　21cm　非売品　Ⓝ499.1

◇OTC医薬品事典　2008-2009　日本OTC医薬品情報研究会編　じほう　2008.4　1冊　26cm　〈一般用医薬品集第11版〉　「大衆薬事典」の改題〉　5000円　①978-4-8407-3851-4　Ⓝ499.7
　[内容] 知っておきたいクスリの知識(添付文書の読み方　疾患と注意が必要なOTC医薬品(成分)　用語の解説　おクスリQ&A　クスリの飲みあわせ　妊婦・授乳婦とクスリ　ドライバーとクスリ　クスリ

の剤形（クスリの形）　スイッチOTC情報　スイッチOTCは指定医薬品から第1類医薬品へ　OTC医薬品・医療用医薬品の両方に使われる成分の用量比較　医薬品添加物の用途と役割）　製品情報（薬効別）（精神神経用薬　呼吸器官用薬　循環器官用薬　消化器官用薬　アレルギー用薬　感覚器官用薬　歯科口腔用薬　肛門用薬　外皮用薬　女性用薬　滋養強壮保健薬）

◇OTC医薬品事典　2010-2011　日本OTC医薬品情報研究会編　じほう　2010.4　1冊　26cm〈一般用医薬品集第12版〉　5000円　Ⓘ978-4-8407-4096-8　Ⓝ499.7
内容　索引　製品情報（医薬品）　製品情報（指定医薬部外品）

薬がわかる本

◇あなたに合う睡眠薬と精神安定剤　福西勇夫著　法研　2011.10　119p　21cm　〈『詳しくわかる睡眠薬と精神安定剤』(2003年刊)の改訂〉　1100円　Ⓘ978-4-87954-852-8　Ⓝ493.72
内容　第1章　眠れなくてつらい、こんなときどうしていますか？　第2章　睡眠薬　第3章　精神安定剤　第4章　睡眠薬と精神安定剤を使うときの注意

◇アメリカの市販薬ラクラク活用ブック　アンドリュー・テンヘイブ,當麻あづさ著　日経BP社　2005.7　173p　18cm　〈発売：日経BP出版センター〉　1200円　Ⓘ4-8222-4461-X　Ⓝ499.7
内容　1　その症状にはこんな薬　2　個々の薬の飲み方と注意点

◇医者からもらった薬がわかる本　木村繁,医薬制度研究会共著　第27版　法研　2010.7　1冊　21cm　2381円　Ⓘ978-4-87954-785-9　Ⓝ499.1
内容　第1部　薬剤名50音索引（内服薬　外用薬　在宅で管理する注射薬　漢方薬　2010年5月承認のジェネリック医薬品（後発品））　第2部　薬の知識編（内服薬・知識編　外用薬・知識編　在宅で管理する注射薬・知識編　漢方薬・知識編　2010年5月承認のジェネリック医薬品（後発品）一覧）　第3部　がんに使われる薬

◇医者からもらった薬がわかる本　2004年版　木村繁著　法研　2003.7　1冊　21cm　2200円　Ⓘ4-87954-478-7　Ⓝ499.1

◇医者からもらった薬がわかる本　2005年版　木村繁著　法研　2004.7　1冊　21cm　2200円　Ⓘ4-87954-523-6　Ⓝ499.1

◇医者からもらった薬がわかる本　2006年版　木村繁著　法研　2005.7　1冊　21cm　2300円　Ⓘ4-87954-579-1　Ⓝ499.1
内容　第1部　薬剤名50音索引（内服薬　外用薬　漢方薬）　第2部　薬の知識編（内服薬・知識編　外用薬・知識編　漢方薬・知識編（漢1～漢154））　第3部　がんに使われる薬（抗がん薬掲載にあたって　抗がん薬50音索引　抗がん薬（内服・外用）製剤識別コード一覧表ほか）

◇医者からもらった薬がわかる本　2007年版　木村繁,医薬制度研究会共著　法研　2006.7　1冊　21cm　2300円　Ⓘ4-87954-624-0　Ⓝ499.1
内容　第1部　薬剤名50音索引（内服薬　外用薬　漢方薬）　第2部　薬の知識編　第3部　がんに使われる薬

（抗がん薬掲載にあたって　抗がん薬50音索引　抗がん薬のあらまし　抗がん薬・知識編）

◇医者からもらった薬がわかる本　2008年版　木村繁,医薬制度研究会共著　法研　2007.7　1冊　21cm　2300円　Ⓘ978-4-87954-656-2　Ⓝ499.1
内容　第1部　薬剤名50音索引（内服薬　外用薬　漢方薬）　第2部　薬の知識編　第3部　がんに使われる薬

◇医者からもらった薬がわかる本　2009年版　木村繁,医薬制度研究会共著　法研　2008.7　1冊　21cm　2381円　Ⓘ978-4-87954-705-7　Ⓝ499.1
内容　第1部　薬剤名50音索引（内服薬　外用薬　漢方薬）　第2部　薬の知識編（内服薬・知識編　外用薬・知識編　漢方薬・知識編）　第3部　がんに使われる薬（抗がん薬掲載にあたって　抗がん薬50音索引　抗がん薬のあらまし　抗がん薬・知識編）　付録　略称・メーカー名対照表

◇医者からもらった薬がわかる本　2010年版　木村繁,医薬制度研究会共著　法研　2009.7　1冊　21cm　2381円　Ⓘ978-4-87954-747-7　Ⓝ499.1
内容　第1部　薬剤名50音索引　第2部　薬の知識編　第3部　がんに使われる薬

◇医者からもらった薬がわかる本　2012-2013年版　医薬制度研究会編　法研　2012.5　1773p　21cm　2500円　Ⓘ978-4-87954-858-0　Ⓝ499.1
内容　内服薬　外用薬　注射薬（在宅で管理する注射薬　がんに使われる注射薬）　漢方薬

◇医者からもらった薬早わかり事典　2004年度版　森川明信監修,主婦と生活社編　主婦と生活社　2003.8　848p　21cm　1800円　Ⓘ4-391-12768-7　Ⓝ499.1
内容　循環器系の薬　神経系の薬　呼吸器系の薬　消化器系の薬　血液系の薬　糖尿病治療剤（血糖降下剤）　痛風治療剤　泌尿・生殖器系の薬　ホルモン剤　抗炎症剤　感染症治療剤　滋養強壮剤　感覚器系の薬　その他の製剤　漢方製剤　抗がん剤

◇医者からもらった薬早わかり事典　2005年度版　森川明信監修,主婦と生活社編　主婦と生活社　2004.8　871p　21cm　1800円　Ⓘ4-391-12984-1　Ⓝ499.1
内容　医者からもらった薬の調べ方　医者からもらった薬（製品識別コード表　製品名さくいん　分類名・製剤（成分）名さくいん）　製薬会社の略称と正式名称一覧　薬との上手なつき合い方　医者からもらった薬の解説編（循環器系の薬　神経系の薬　呼吸器系の薬　消化器系の薬　血液系の薬　糖尿病治療剤（血糖降下剤）　痛風治療剤　泌尿・生殖器系の薬　ホルモン剤　抗炎症剤　ほか

◇医者からもらった薬早わかり事典　2006年度版　森川明信監修,主婦と生活社編　主婦と生活社　2005.8　875p　21cm　1800円　Ⓘ4-391-13067-X　Ⓝ499.1
内容　医者からもらった薬の調べ方　薬の使い方の基本的なルール　医者からもらった薬製品識別コード表　医者からもらった薬製品名さくいん　医者からもらった薬分類名・製剤名（成分）名さくいん　製薬会社の略称と正式名称一覧　医者からもらった薬の解説編

◇医者からもらった薬早わかり事典　2007年度版　森川明信監修,主婦と生活社編　主婦と生活社　2006.8　887p　21cm　1800円　Ⓘ4-391-13279-6　Ⓝ499.1
内容　医者からもらった薬の調べ方　薬の使い方の基本的なルール　医者からもらった薬　製品識別コー

◇ド表　医者からもらった薬 製品名さくいん　医者からもらった薬 分類名・製剤名(成分)名さくいん　製薬会社の略称と正式名称一覧　医者からもらった薬の解説編

◇医者からもらった薬早わかり事典　2008年度版　森川明信監修, 主婦と生活社編　主婦と生活社　2007.8　895p　21cm　1900円　Ⓣ978-4-391-13414-8　Ⓝ499.1

内容　医者からもらった薬の調べ方　薬の使い方の基本的なルール　医者からもらった薬 製品識別コード表　医者からもらった薬 製品名さくいん　医者からもらった薬 分類名・製剤名(成分)名さくいん　製薬会社の略称と正式名称一覧　医者からもらった薬の解説編

◇医者からもらった薬早わかり事典　2009年度版　森川明信監修, 主婦と生活社編　主婦と生活社　2008.8　899p　21cm　1900円　Ⓣ978-4-391-13618-0　Ⓝ499.1

内容　医者からもらった薬の調べ方　薬の使い方基本的なルール　医者からもらった薬 製品識別コード表　医者からもらった薬 製品名さくいん　医者からもらった薬 分類名・製剤名(成分)名さくいん　製薬会社の略称と正式名称一覧　製薬会社の解説編(循環器系の薬　神経系の薬　呼吸器系の薬　消化器系の薬　血液系の薬　糖尿病治療剤(血糖降下剤)　痛風治療剤　泌尿・生殖器系の薬　ホルモン剤　抗炎症剤　感染症治療剤　滋養強壮剤　感覚器系の薬　その他の製剤　漢方製剤　抗がん剤)

◇お医者さんの薬ガイドブック―もらった薬がよくわかる　岡島重孝, 野口實監修　永岡書店　2003.8　447, 376p　21cm　2100円　Ⓣ4-522-42174-5　Ⓝ499.1

◇お母さんに伝えたい子どものくすり安心ガイド　日本外来小児科学会編著　第2版　医歯薬出版　2005.12　1冊　26cm　2000円　Ⓣ4-263-71060-6　Ⓝ499.1

内容　1 くすりについて知っておこう　2 くすりのじょうずな使いかた　3 よく使われる子どものくすり

◇お薬ハンドブック―セルフメディケーションの時代がやってきた! 薬選びで失敗しないために!　石尾徹著　PHP研究所　2010.4　237p　19cm　476円　Ⓣ978-4-569-77826-6　Ⓝ499.7

内容　第1章 本書の使い方　第2章 クスリを知ってリスクを避けて病気を治そう(YES/NOテストで分かる!「あなたのセルフメディケーションタイプ」―セルフメディケーションタイプをチェックして、クスリとのつきあい方を見直そう!　知ってそうで知らないクスリの知識)　第3章 症状別、クスリを活かした使い方で自分の良薬を見つけよう!

◇介護者が知っておきたい薬のはたらき　藤澤節子著　中央法規出版　2006.2　145p　26cm　(基礎から学ぶ介護シリーズ)　1600円　Ⓣ4-8058-2720-3　Ⓝ499.1

内容　1 薬の基礎知識　2 病気から薬を考える　3 こんなとき、副作用の可能性を考えてみよう!　4 Q&Aでみる、薬の「なぜ」「どうして」(のみ方 相互作用(のみ合わせ)ほか)　5 困難事例から考えてみよう―その人が望む暮らしのサポート

◇介護者が知っておきたい薬のはたらきとつかいかた　藤澤節子著　中央法規出版　2010.10　154p　26cm　(基礎から学ぶ介護シリーズ)　1600円　Ⓣ978-4-8058-3301-8　Ⓝ499.1

内容　1 薬を取り巻く環境　2 薬の成り立ちと効果　3 疾病と症状からみる薬の効用と注意事項　4 症状からみる薬の副作用　5 他職種との連携　6 服薬に関するQ&A

◇介護職必携! お年寄りの薬おたすけブック―カリスマ薬剤師堀美智子先生が教える服薬介助Q&Aと症状から副作用に気づける逆引き事典　堀美智子監修　吹田　メディカ出版　2012.3　175p　19cm　1900円　Ⓣ978-4-8404-4033-2　Ⓝ499.1

◇介護のための薬の図鑑　饗庭三代治監修　エクスナレッジ　2012.4　207p　26cm　1800円　Ⓣ978-4-7678-1295-3　Ⓝ499.1

内容　1章 高齢者によく処方される薬データ集(循環器の病気と薬　内分泌代謝の病気と薬　腎臓・泌尿器の病気と薬　肝臓・胆のう・膵臓の病気と薬　消化器の病気と薬　呼吸器の病気と薬　精神・神経の病気と薬　骨・関節の病気と薬　皮膚の病気と薬　目の病気と薬　そのほかの病気と薬)　2章 高齢者の薬の基礎知識(高齢者のからだの特徴と服薬の注意　薬の種類と正しい使い方を知っていますか　薬を飲む時点と回数　こんなときどうする?　こんな副作用が出たら要注意)

◇介護場面ですぐ使えるなるほど! 薬の本―生活上の注意点が分かる!　山本隆一著　名古屋　日総研出版　2008.4　206p　22cm　2381円　Ⓣ978-4-7760-1349-5　Ⓝ499.1

◇薬を買う前に読む本　岡田正彦著　日本評論社　2008.2　246p　20cm　1700円　Ⓣ978-4-535-98296-3　Ⓝ499.1

内容　序章 薬の予備知識　第1章 内服薬とその効き目　第2章 外用薬の使い方　第3章 治療に必要な医療用品(傷の手当と消毒　健康チェック)　第4章 症状から選ぶ薬

◇くすりと健康についてくすりになる話―わかる調べる使えるハンドブック　大野誠, 北村正樹監修, くすりの適正使用協議会編　レーダー出版センター　2005.2　108p　26cm　〈発売:丸善出版事業部〉　1000円　Ⓣ4-9902064-1-X　Ⓝ498

内容　1 病気にならない身体づくり　2 もし、病気になったら…(医療機関(医師)の選び方　病院で受けられる検査 ほか)　3 もっとくすりを理解して　4 あなたが医療の主人公

◇薬の選び方を学び実践するOTC薬入門―薬効別イメージマップ付き　上村直樹, 鹿村恵明監修　改訂版　川越　薬ゼミ情報教育センター　2011.4　158p　21cm　(薬ゼミファーマブック)　1800円　Ⓣ978-4-904517-30-7　Ⓝ499.7

◇薬の買い方ガイドブック　2003-2004年版　医薬情報研究所, エス・アイ・シー編, 堀美智子監修　学習研究社　2003.8　176p　21cm　1500円　Ⓣ4-05-402048-8　Ⓝ499.1

内容　第1章 薬の正しい買い方　第2章 胃腸の薬　第3章 かぜの薬　第4章 皮膚の薬　第5章 鼻炎の薬　第6章 目薬　第7章 解熱鎮痛薬　第8章 肩こり・筋肉痛の薬　第9章 滋養強壮保健薬　第10章 その他の薬

◇クスリのことがわかる本―クスリを扱う人のための医薬品応用学　渡辺泰雄, 梅垣敬三, 山田静雄編著　地人書館　2004.4　185p　21cm　〈執筆:内田信也ほか〉　2000円　Ⓣ4-8052-0742-6　Ⓝ499.1

|内容| 第1章 医薬品と漢方・食の考え方—ヒトの体にとっての"クスリ"ってナニ？ 第2章 医薬品の吸収・分布・代謝・排泄—ヒトの体に"吸収"され、"代謝"されるってナニ？ 第3章 医薬品・漢方薬・食品と健康危害—ヒトの体にとって"安全性"ってナニ？ 第4章 医薬品の相互作用—"クスリ"になるものの取り合わせってナニ？ 第5章 医薬品に限らないクスリと医療—入院患者が本当に必要な"クスリ"ってナニ？ 第6章 医薬品の基本的知識—意外に知らない"クスリの話"ってナニ？ 第7章 医薬品常識テスト—"クスリ"の正しい知識と扱い方ってナニ？

◇くすりの上手な買い方・選び方—自分の健康は自分で守る時代　矢澤久豊著　長野　ほおずき書籍　2012.4　196p　19cm　(発売：星雲社)　1400円　Ⓘ978-4-434-16577-1
|内容| "くすり"とは　草木から"くすり"　生薬はいろいろ　戦乱と薬　飢饉と救荒植物　生薬から合成薬へ　アスピリンとペニシリン　もらう薬と買う薬　ジェネリック医薬品　新しい医薬品の販売制度 ほか

◇薬の手引き—病院でもらった薬がわかる　平成17年版　桝渕幸吉編著　小学館　2004.9　885p　22cm　(ホーム・メディカ安心ガイド)　2200円　Ⓘ4-09-304141-5　Ⓝ499.1
|内容| 第1部 薬の正しい飲み方・使い方(薬を使用するときの注意点　薬の剤型と、そのじょうずな服用法・使用法　薬の使用に注意が必要な人と対策)　第2部 もらった薬はどんな薬(抗炎症薬　感染症治療剤(抗生物質、合成抗菌剤、抗真菌剤、抗原虫剤、駆虫剤、抗ウイルス剤)　神経系の薬 ほか)　第3部 期待される薬の動向(海外の抗ガン剤　治験中の薬)

◇薬の手引き—病院でもらった薬がわかる　2009-2010年版　桝渕幸吉、齋藤彌、桝渕紀子編著　小学館　2008.10　869p　22cm　(ホーム・メディカ安心ガイド)　2300円　Ⓘ978-4-09-304142-3　Ⓝ499.1
|内容| 第1部 薬の正しい飲み方・使い方(薬を使用するときの注意点　薬の剤型と、そのじょうずな服用法・使用法　薬の使用に注意が必要な人と対策)　第2部 もらった薬はどんな薬(抗炎症薬　感染症治療剤(抗生物質、合成抗菌剤、抗真菌剤、抗原虫剤、駆虫剤、抗ウイルス剤)　神経系の薬　循環器系の薬(循環器系の薬)　呼吸器系の薬　消化器系の薬　泌尿器・生殖器用剤、痔疾患治療剤、血液系の薬　ホルモン剤　滋養強壮剤　血糖降下剤(糖尿病治療剤)　痛風治療剤　皮膚科用剤　眼科疾患治療剤　耳鼻咽喉科・歯科・口腔用剤　漢方製剤　他に分類できない薬剤　抗ガン剤)　第3部 期待される薬の動向(海外の抗ガン剤　治験中の薬)

◇薬の手引き—病院でもらった薬がわかる　2011-12年版　桝渕幸吉、齋藤彌、桝渕紀子編著　小学館　2010.11　865p　22cm　(ホーム・メディカ安心ガイド)　2400円　Ⓘ978-4-09-304143-0　Ⓝ499.1
|内容| 第1部 薬の正しい飲み方・使い方(薬を使用するときの注意点　薬の剤型と、そのじょうずな服用法・使用法　薬の使用に注意が必要な人と対策)　第2部 もらった薬はどんな薬(抗炎症薬　感染症治療剤(抗生物質、合成抗菌剤、抗真菌剤、抗原虫剤、駆虫剤、抗ウイルス剤)　神経系の薬 ほか)　第3部 期待される薬の動向(海外の抗ガン剤　治験中の薬)

◇クスリ早わかりガイドブック—引きやすい！理解がすすむ！　浜田康次監修　医学芸術社　2005.7　243p　18cm　1800円　Ⓘ4-87054-245-5　Ⓝ499.1
|内容| 第1章 循環器系の薬　第2章 呼吸器系の薬　第3章 消化器系の薬　第4章 胃・泌尿器系の薬　第5章 内分泌・代謝系の薬　第6章 血液・造血器の薬　第7章 感染症の薬　第8章 精神・神経系の薬　第9章 鎮痛・解熱・抗炎症薬　第10章 アレルギーの薬　第11章 そのほかの薬

◇くすりやさん—家庭医薬品ガイド　2008年版　産經新聞メディックス　2007.10　103p　30cm　800円　Ⓘ978-4-87909-778-1　Ⓝ499.1

◇くすり屋さんの書いた薬の本　赤木さえ子著　〔南あわじ〕　赤木さえ子　2008.8　79p　19cm　〈神戸 神戸新聞総合出版センター(製作・発売)〉　500円　Ⓘ978-4-343-00484-0　Ⓝ499.049
|内容| 登録販売者の登場　しもやけとお灸　葛根湯シップの威力　便秘薬　やっかいな歯周病　イボ、タコ、ウオノメ　きずテープ　乾燥肌とロコベース　発毛剤リアップ　美肌　健康食品　鎮痛剤、風邪薬、鼻炎薬　保健薬と処方箋薬　情報入手の方法

◇詳しくわかる「痛み」を抑える薬　谷藤泰正、井上大輔共著　法研　2003.12　183p　21cm　1200円　Ⓘ4-87954-498-1　Ⓝ493.1
|内容| 第1章 「痛み」はどうして起こるのか　第2章 「痛み」を抑える薬といろいろな治療法(鎮痛薬の種類　「痛み」の治療法と用いる薬)　第3章 体の部分ごとにわかる「痛み」と薬　第4章 病気別にわかる「痛み」と薬　付録 本書に掲載している薬剤リスト

◇向精神薬の減薬・断薬 メンタルサポートハンドブック—ドクター・患者さん・御家族・カウンセラーのための how to survive severe withdrawal syndrome？　常葉まり子著　名古屋　ブイツーソリューション　2011.3　66p　21cm　1050円　Ⓘ978-4-902218-46-6　Ⓝ493.72

◇高齢者ケア必携 よく使われる薬ハンドブック　播本高志、岩川精吾編著　中央法規出版　2007.1　658p　22cm　3400円　Ⓘ978-4-8058-2837-3　Ⓝ499.1
|内容| 第1部 高齢者ケアに役立つ「病気と薬の解説」　第2部 高齢者ケアに役立つ「薬1200」

◇高齢者の薬よろずお助けQ&A100—高齢者はここが違う！症例に合わせた薬の安全処方 使い分けとさじ加減　桒島巖編　羊土社　2012.6　275p　21cm　3800円　Ⓘ978-4-7581-1724-1
|内容| 第1章 高齢者に多い疾患に対する薬の使い方　第2章 生活習慣病に対する薬の使い方　第3章 知っておきたい重症疾患の治療法　第4章 高齢者で頻用される薬の使い方　第5章 高齢者診療で重要な薬の使い方　第6章 禁忌あるいは用量調整が必要な薬

◇ココロの薬の本　別冊宝島編集部編　宝島社　2008.11　233p　16cm　(宝島sugoi文庫)〈『「ココロの薬」とつきあう本』(1999年刊)の改訂〉　590円　Ⓘ978-4-7966-6699-2　Ⓝ493.72
|内容| 1 みんなの精神安定剤 "職業別"ケース・スタディ　2 マイ・ディア向精神薬　3 クスリはわが人生の"杖"である(正しい「薬物依存」のススメ(不安神経症患者編—「レキソタン」で人生救われた私　"神経症哲学"　うつ病患者編—僕が十数年鑑精神科に通って、やっとわかったこと)　薬といかにつきあうか？—「エマージェンシー・カプセル」としての向精神薬 ほか)　4 医者にとっての「いい患者」、患者にとっての「いい医者」(「錬金術師」と

しての精神科医―詐欺師と医者はプラセボがお好き？　精神科医が作った"ニセ医者&ニセ患者マニュアル"―あなたが、本物の「患者」なら…)　5人はいかにクスリとつきあうべきか？

◇心の病気の薬がわかる本　中河原通夫著　新版　法研　2005.3　304p　21cm　1600円　Ⓘ4-87954-563-5　Ⓝ499.1
内容 第1部 心の病気と薬物療法(心の病気で起こる症状　心の病気の治療法　薬物療法の実際　心の薬の名前と効き方　起こりやすい副作用とその対策)　第2部 薬の索引　第3部 薬の解説(抗うつ薬　気分安定薬　抗不安薬　抗精神病薬　抗てんかん薬　睡眠薬　漢方薬　精神科治療薬で起こる副作用を治す薬)

◇こころの病に効く薬―脳と心をつなぐメカニズム入門　渡辺雅幸著　星和書店　2004.12　222p　19cm　2300円　Ⓘ4-7911-0562-1　Ⓝ493.72
内容 こころの病に効く薬の発見　こころの病とは何か　神経の働きの基礎知識　統合失調症の治療薬について　覚せい剤とフェンサイクリジン　特発性パーキンソン病の生化学と薬物療法　躁うつ病の治療薬について　抗不安薬について　睡眠薬について　セロトニン取り込み阻害薬と精神障害との関係　器質性精神障害の薬物療法　アルコール依存症と抗酒薬　まとめ

◇子どもに薬を飲ませる前に読む本　山田真著　講談社　2010.10　238p　19cm　(健康ライブラリースペシャル)　1300円　Ⓘ978-4-06-259294-9　Ⓝ493.9
内容 薬を飲ませすぎていませんか？　第2章 子どもの薬の基礎知識　第3章 かぜの薬について知っておきたいこと　第4章 抗生物質と抗ウイルス薬について知っておきたいこと　第5章 子どもがよくかかる病気の薬について知っておきたいこと

◇これからの薬剤情報―あつめ方, よみ方, つたえ方　折井孝男編　新版　中山書店　2005.8　415p　21cm　3400円　Ⓘ4-521-60231-2　Ⓝ499.1
内容 1 薬剤情報の今までとこれから　2 薬剤情報のながれ(薬剤情報の送り手と受け手　薬剤情報をつたえる文書・手段)　3 薬剤情報のあつめ方とよみ方　4 薬剤情報のつたえ方(病院　保険薬局)　5 薬剤情報をとりまく課題

◇これは便利！セルフメディケーションのヒント　Kirsten Lennecke, Kirsten Hagel, Klaus Przondziono著, 武政文彦監訳　じほう　2005.8　263p　19cm　2500円　Ⓘ4-8407-3401-1　Ⓝ499.1

◇知っててよかった新しい家庭介護のくすり　西村美智代, 板垣晃之著　日本医療企画　2008.9　159p　30cm　〈「介護に役立つ薬の本」(年友企画2001年刊)の増刊〉　2200円　Ⓘ978-4-89041-775-9　Ⓝ499.1
内容 1 高齢者と薬　2 暮らしと薬―高齢者の日常生活　3 病気と薬―薬物治療とQOL　付録

◇市販薬ガイドブック　2005-2006　山崎幹夫監修, 三木卓編　碧天舎　2005.7　12,755p　30cm　9500円　Ⓘ4-7789-0115-0　Ⓝ499.7
内容 中枢神経用薬　感覚器官用薬　循環器官用薬　呼吸器官用薬　歯科口腔咽喉用剤　胃腸薬　瀉下薬, 浣腸薬, 駆虫薬　外皮用薬　肛門用薬　泌尿生殖器官用薬　ビタミン主要製剤等　抗アレルギー用薬　漢方製剤, 症状別漢方服薬指導・説明表, 生薬製剤　一般用検査薬　公衆衛生用薬　その他の製品

◇知らずに飲んでる最新「薬」常識88　池谷敏郎著　祥伝社　2012.2　219p　16cm　(祥伝社黄金文庫 Gい17-2)　543円　Ⓘ978-4-396-31566-5　Ⓝ499.1
内容 1章 あなたの知らない薬常識　2章 最新情報ベスト10　3章 飲みかた・保管方法　4章 副作用　5章 風邪　6章 胃痛・下痢・便秘　7章 頭痛・うつ病　8章 ケガ・外傷　9章 漢方薬　10章 ダイエット・サプリメント　11章 あのウワサは本当？

◇ステロイド薬がわかる本―病気別 使い方と副作用の正しい知識　宮坂信之編著　法研　2008.6　196p　21cm　1500円　Ⓘ978-4-87954-690-6　Ⓝ492.38
内容 第1章 ステロイド薬について知りましょう(基礎知識)　第2章 ステロイド薬の副作用(ステロイド薬の適切な使い方　ステロイド薬の副作用と対処法)　第3章 ステロイド薬を使うおもな病気

◇精神科のくすりを語ろう―患者からみた官能的評価ハンドブック　熊木徹夫著　日本評論社　2007.9　203p　21cm　1800円　Ⓘ978-4-535-98269-7　Ⓝ493.72
内容 序章 精神科薬物の官能的評価, 活用のすすめ　第1章 抗不安薬　第2章 睡眠導入薬　第3章 抗うつ薬　第4章 抗精神病薬　第5章 感情調整薬　終章 精神科医からみた官能的評価

◇精神科の薬がわかる本　姫井昭男著　医学書院　2008.11　207p　21cm　2000円　Ⓘ978-4-260-00763-4　Ⓝ493.72

◇精神科の薬がわかる本　姫井昭男著　第2版　医学書院　2011.6　215p　21cm　2000円　Ⓘ978-4-260-01385-7　Ⓝ493.72

◇世界一やさしいうつの薬がわかる本―抗うつ薬、睡眠薬から漢方薬まで　三村路子, 横尾郁取材・文, 汐月アヤコマンガ, 久保田亮監修　エクスナレッジ　2010.3　176p　21cm　(まんがメンタルケアシリーズ 3)　1400円　Ⓘ978-4-7678-0915-1　Ⓝ493.764
内容 第1章 うつの治療と薬に関する疑問　第2章 薬の処方と飲み方に関する疑問　第3章 それぞれの薬に関する疑問(抗うつ薬とはどういう薬ですか？　どんな効果がありますか？　抗うつ薬1SSRI(選択的セロトニン再取り込み阻害薬)とは、どんな薬ですか？　抗うつ薬に関するセロトニン仮説は本当に正しいのでしょうか？ほか)

◇セルフメディケーションのためのくすりの話　那須正夫著　吹田　大阪大学出版会　2011.3　101p　19cm　(阪大リーブル 027)　〈並列シリーズ名：HANDAI Livre〉　1100円　Ⓘ978-4-87259-309-9　Ⓝ499.1
内容 身近なくすり　経験を科学で裏付ける　健康食品・サプリメント　気をつけておきたいこと　薬学の話題　リスクを理解して服用

◇チェアーサイドの薬のインフォームド・コンセントガイドブック　金子明寛著　デンタルダイヤモンド社　2004.3　61p　26cm　2500円　Ⓘ4-88510-931-0　Ⓝ497.2
内容 あんな・こんなときに処方する消炎鎮痛剤あれ・これ　○○をのんでいるのですが―注意したい相互作用　重篤な薬剤のアナフィラキシーへの対応　薬をのんだ後, 妊娠していることわかった　授乳中

◇添付文書の読み方―医薬品を正しく理解するために　望月眞弓著　改訂　じほう　2004.2　187p　21cm　2300円　Ⓘ4-8407-3259-0　Ⓝ499.1

◇統合失調症の薬がわかる本　八木剛平著　改訂第3版　全国精神障害者家族会連合会　2004.9　255p　19cm　（ぜんかれん外）　1238円　Ⓘ4-901932-07-1　Ⓝ493.763

◇統合失調症の薬がわかる本　八木剛平著　改訂第4版　市川　地域精神保健福祉機構　2010.7　262p　19cm　（改訂第3版の出版者：全国精神障害者家族会連合会）　1400円　Ⓘ978-4-904378-04-5　Ⓝ493.763

◇トコトンやさしい薬の本　加藤哲太著　日刊工業新聞社　2012.1　159p　21cm　（B&Tブックス　今日からモノ知りシリーズ）　1400円　Ⓘ978-4-526-06817-1　Ⓝ499.1
　内容　第1章 医薬品とは　第2章 薬ができるまで　第3章 薬の種類と工夫　第4章 体内における薬の旅　第5章 薬の相互作用　第6章 薬の効く仕組み　第7章 薬の正しい使い方　第8章 薬の未来

◇軟こうのひみつ　望月恭子構成, 田中久志漫画　学習研究社コミュニケーションビジネス事業室　2009.9　127p　23cm　（学研まんがでよくわかるシリーズ 47）　Ⓝ499.7

◇日本の伝承薬―江戸売薬から家庭薬まで　鈴木昶著　薬事日報社　2005.3　431p　20cm　3200円　Ⓘ4-8408-0821-X　Ⓝ499.7

◇日本の名薬　山崎光夫著　文藝春秋　2004.2　244p　16cm　（文春文庫）〈東洋経済新報社平成12年刊の増訂〉　552円　Ⓘ4-16-765698-1　Ⓝ499.7
　内容　一等丸　越中反魂丹　宝丹　ホシ胃腸薬　松井煉参丸　万金丹　太田胃散　恵命我神散　御岳百草丸／陀羅尼廃　赤玉はら薬　[ほか]

◇妊娠・授乳と薬の知識―飲んで大丈夫？　やめて大丈夫？　村島温子, 山内愛編著　医学書院　2010.12　165p　21cm　2000円　Ⓘ978-4-260-01162-4　Ⓝ495.6

◇「脳と心の病」に効く薬―あなたの心は健康ですか？　薬の知識と正しい服用法　榊原洋一, 福田倫明, 木津純子著　かんき出版　2004.1　221p　21cm　1500円　Ⓘ4-7612-6144-7　Ⓝ493.72
　内容　1 脳の働きと心の動き　2 脳に作用する薬（中枢神経に効く薬）（抗てんかん薬）（抗けいれん薬）―てんかんの薬　精神刺激薬―ADHD（注意欠陥多動性障害）の薬と作用　3 神経に作用する薬（脳と心の周辺に効く薬）　4 薬の飲み方Q&A

◇のんではいけない薬―必要な薬と不要な薬　浜六郎著　金曜日　2006.5　243p　19cm　1000円　Ⓘ4-906605-09-5　Ⓝ499.7
　内容　第1章 必要な薬と不要な薬　第2章 薬局・コンビニの薬（リアップで死亡, かぜ薬で間質性肺炎　コンビニで買える医薬部外品, ここが危ない！　すべてのがんを増やすフッ素は有害無用）　第3章 薬の未来を考える（抗がん剤とうまくつきあうにはどうすればいいか　副作用の初期症状を見逃さない　良い薬は生まれる？　薬の暴走は止められる？）

◇のんではいけない薬―必要な薬と不要な薬　浜六郎著　新版　金曜日　2012.5　318p　19cm　1300円　Ⓘ978-4-906605-81-1
　内容　第1章 処方率が高い薬　神経, 脳循環・代謝の薬　かぜ・インフルエンザの薬　関節・骨・膠原病の薬／ホルモン剤　精神に作用する薬　皮膚・呼吸器の薬　胃・腸・肝臓の薬　心臓の薬　ワクチン　がんの薬　泌尿器の薬　その他

◇早引き心の薬事典―精神科で用いられる薬の使いやすいハンドブック　古賀良彦監修　ナツメ社　2011.1　247p　18cm　2400円　Ⓘ978-4-8163-4995-9　Ⓝ493.72
　内容　第1章 抗てんかん薬　第2章 抗うつ薬　第3章 抗精神病薬　第4章 睡眠薬　第5章 抗不安薬　第6章 精神刺激薬・気分安定薬　第7章 その他の治療薬

◇皮膚のクスリがわかる本―美容皮膚・お肌トラブルのための最新療法学　渡邉泰雄編著, 奥田知規, 林明男, 堀祐輔著　地人書館　2008.4　246p　21cm　2200円　Ⓘ978-4-8052-0799-4　Ⓝ494.8
　内容　第1部 皮膚の疾患と治療法　第2部 皮膚科の薬　第3部 美容皮膚の薬　第4部 安心して医療を受けるために（現代医療を受ける心構え　皮膚科の医療とクスリに関するQ&A）

◇ヒーリー精神科治療薬ガイド　デイヴィッド・ヒーリー著, 田島治, 江口重幸監訳, 冬樹純子訳　みすず書房　2009.7　474p　21cm　4500円　Ⓘ978-4-622-07474-8　Ⓝ493.72
　内容　1 精神病への対処　2 うつ病への対処　3 双極性障害への対処　4 子どもと向精神薬　5 不安への対処　6 睡眠障害および不眠症への対処　7 認知障害への対処　8 性的障害への対処　9 依存および離脱症状への対処　10 インフォームドコンセント, 不当な薬物療法, 法的責任　11 心の薬のマーケティング

◇本当は子どもに"使えない"薬の話―実際と, これをどう打開するか　小嶋純編　医歯薬出版　2011.11　108p　26cm　（別冊・医学のあゆみ）　3800円　Ⓝ493.92

◇身近なOTC薬で健康は自分で守る！―最新OTC医薬品ハンドブック 市販薬　日本OTC医薬品協会監修　角川SSコミュニケーションズ　2009.6　143p　19cm　1200円　Ⓘ978-4-8275-3162-6　Ⓝ499.7
　内容　第1章 知っておきたい薬の基本知識　第2章 正しく賢く薬を使いこなす　第3章 お薬何でもQ&A　第4章 今日から始めるセルフメディケーション

◇「名薬」探訪―決定版 確かな効能で時代を超えて愛され続ける日本の薬　加藤三千尋著　同時代社　2003.1　253p　21cm　2000円　Ⓘ4-88683-490-6　Ⓝ499.7

◇薬局で買う薬がわかる事典―成分・調剤量・効能全比較 Pill guide 2004年版　西崎統著　成美堂出版　2003.10　359p　21cm　1300円　Ⓘ4-415-02454-8　Ⓝ499.7
　内容　じょうずな薬の買い方・使い方のポイント　かぜ薬　胃腸薬　皮膚の薬　鎮痛薬　目薬　痔の薬　乗り物酔いの薬　花粉症の薬　栄養剤・ドリンク剤　女性の薬　子供の薬　漢方薬

◇薬局で買える薬がよくわかる本　佐川賢一著　法研　2006.3　287p　21cm　1500円　Ⓘ4-87954-608-9　Ⓝ499.7

薬がわかる本　　　　　　　　　　　　　　　　　　　　　　　　　　　　　　医薬品

内容 1章 薬局で買える薬を賢く活用しよう　2章 総合（複合）胃腸薬、便秘・下痢の薬、痔の薬の効能、選び方、使い方　3章 かぜの薬、鼻炎の薬、花粉症の薬の効能、選び方、使い方　4章 目の薬、水虫の薬の効能、選び方、使い方　5章 女性と子どものための薬の効能、選び方、使い方　6章 肩こり、歯痛、頭痛の薬の効能、選び方、使い方　7章 目薬の効能、選び方、使い方　8章 催眠・鎮静薬の効能、選び方、使い方　9章 ビタミン剤、ドリンク剤の効能、選び方、使い方　巻末附録 漢方薬

◇薬局で買える薬がよくわかる本—OTC薬の賢い選び方・使い方　佐川賢一、伊東俊雅共著　改訂新版　法研　2011.5　319p　21cm　1600円　①978-4-87954-796-5　⑩499.7

内容 選び方、使い方が見てよくわかるOTC薬カタログ　1 いまのあなたの病気・症状には、この薬が効く！　2 薬を買う前、使う前に知っておきたい基礎知識　3 身近な三大疾患「かぜ、胃腸・皮膚病」の薬はここをチェックする　4 QOL（生活の質）がアップする「女性と子どもの病気」の薬　5 その薬はあなたの病気・症状に合っている？　「生活改善薬」

◇薬局で買える子どもの薬がよくわかる本　佐川賢一著　法研　2007.8　239p　21cm　1500円　①978-4-87954-674-6　⑩493.92

内容 1章 子どもに薬を飲ませる前に—お母さんはわが家の主治医兼薬剤師です　2章 まるわかり！子どもの薬の基礎知識—これが薬局で買える薬との上手な付き合い方です　3章 かぜ薬の賢い選び方、使い方—これで安心！わが家のかぜ対策　4章 皮膚の病気と賢い薬の選び方、使い方—これで安心！わが家の肌トラブル対策　5章 消化器の病気と賢い薬の選び方、使い方—これで安心！わが家の腹痛・嘔吐・下痢・便秘対策　6章 子どもが元気に成長するための賢い薬の選び方、使い方—これで安心！わが家の健康保持対策　7章 子どものための漢方薬の賢い選び方、使い方—これで安心！わが家の病気を未然に防ぐ対策　8章 病院で渡される子どもの薬の賢い使い方—これで安心！わが家の病気対策

◇薬局で買える女性の薬がよくわかる本　佐川賢一、伊東俊雅共著　法研　2009.5　230p　21cm　1300円　①978-4-87954-723-1　⑩499.7

内容 第1章 OTC薬を賢く使ってセルフメディケーション　第2章 女性特有のつらい症状・病気の薬　第3章 皮膚の薬　第4章 呼吸器の薬　第5章 消化器の薬　第6章 からだの痛みの薬　第7章 点眼薬　第8章 精神神経薬、乗り物酔いの薬　第9章 保健薬、滋養強壮薬

◇「薬局・薬店で買える薬」とかしこくつきあう本　京極三朗著　PHP研究所　2004.6　381p　19cm　1400円　①4-569-63704-3　⑩499.1

内容 薬について必要な基礎知識　剤形ごとの薬の使い方　胃腸薬（胃の薬）　下痢の薬　便秘の薬（緩下薬）　痔の薬　乗り物酔いの薬　かぜ薬（感冒薬）　鎮咳・去痰薬（咳と痰の薬）　鼻炎の薬・花粉症の薬　目薬（点眼薬）　解熱・鎮痛薬　肩こりと腰痛の薬　消炎・鎮痛薬外用剤　疲労と滋養強壮薬　高年齢者のための滋養強壮薬　皮膚の薬

◇よくわかる精神科薬物ハンドブック　風祭元監修・編集　照林社　2009.12　313p　21cm　3800円　①978-4-7965-2211-3　⑩493.72

内容 1 向精神薬の概念と分類　2 向精神薬の特徴と使い方　3 精神症状のアセスメントと対応　4 向精神薬の副作用のアセスメントと対応（精神症状一いわゆる行動毒性　錐体外路症状（パーキンソニズム、ジストニア、アカシジア、ジスキネジア）ほか）　5 病気の知識と服薬スキルの獲得の援助

◇よむ薬・きく薬　山田勝士監修、下瀬拓郎著、鹿児島大学医学部・歯学部附属病院薬剤部編　〔鹿児島〕　南日本新聞社　2006.3　153p　19cm　〈発売：南日本新聞開発センター（鹿児島）〉　952円　①4-86074-058-0　⑩499.1

◇わかりやすいセルフメディケーションとOTC医薬品の使い方　中島恵美、渡辺謹三監修　改訂版　厚木　ネオメディカル　2011.3　311p　26cm　3900円　①978-4-904634-03-5　⑩499.7

◇わかりやすいOTC薬の使い方—セルフケア・カウンセリングと受診勧告フローチャート付き　中島恵美監修　厚木　ネオメディカル　2006.10　174p　26cm　3100円　①4-9901970-9-7　⑩499.7

◇OTC薬ガイドブック—選ぶポイントすすめるヒント　堀美智子監修、福生吉裕臨床監修、医薬情報研究所エス・アイ・シー編　じほう　2007.9　730p　21cm　3800円　①978-4-8407-3738-8　⑩499.7

内容 第1章 総論（一般用医薬品の販売にあたって一目でわかる体の異常（医師は患者のここを見ている））　第2章 顧客の訴えに基づくOTC薬選択・受診勧告チャート　第3章 成分解説　第4章 商品別成分一覧表　第5章 漢方処方と主な商品　付録

◇OTC薬ガイドブック—選ぶポイントすすめるヒント　医薬情報研究所エス・アイ・シー編、堀美智子監修、福生吉裕臨床監修　第2版　じほう　2009.9　850p　21cm　4000円　①978-4-8407-4001-2　⑩499.7

内容 第1章 総論（一般用医薬品の販売にあたって一目でわかる体の異常（医師は患者のここを見ている））　第2章 顧客の訴えに基づくOTC薬選択・受診勧奨チャート　第3章 成分解説　第4章 商品別成分一覧表　第5章 漢方処方と主な商品　付録

◇OTC薬とセルフメディケーション—症状からの適剤探し　宮田満男、村上泰興、渡辺和夫編著　金原出版　2009.1　363p　26cm　4700円　①978-4-307-47038-4　⑩499.7

◇OTC薬とセルフメディケーション—症状からの適剤探し　宮田満男、村上泰興、渡辺和夫編著　改訂第2版　金原出版　2012.2　391p　26cm　4700円　①978-4-307-47041-4　⑩499.7

◇OTC薬の選び方・使い方—症状別チェック式　武政文彦、安部好弘編著　じほう　2006.3　176p　26cm　2400円　①4-8407-3564-6　⑩499.1

◇OTC薬の知識—FDAと日本　石居昭夫著　薬事日報社　2011.4　422p　19cm　3600円　①978-4-8408-1171-2　⑩499.7

内容 第1章 OTC薬の生い立ちとセルフメディケーション—期待できないOTC薬の拡大　第2章 OTC薬の承認プロセス—消費者行動に関するデータの要求（OTC薬の承認申請書（NDA）　OTC薬評価に必要な実用研究と表示理解研究 ほか）　第3章 OTC薬モノグラフの公示プロセス—安全かつ有効と認められるOTC薬の基準（「一般に安全かつ有効と認められ、不正表示でない」とする一般条件　モノグラフの審査と公示）　第4章 表示—ドラッグ・ファクツ　第5章 OTC薬モノグラフ—公示された20種類のモノグラフ

ジェネリック医薬品

◇あなたの薬代が半額になる！―こうしたら買える！話題のジェネリック医薬品　中野次郎著　祥伝社　2004.5　303p　19cm　1524円　Ⓘ4-396-41056-5　Ⓝ499.09
　内容　第1章 医療と薬剤費最前線―いま、病院からもらう薬代を半額にできる　第2章 医療費に対するコスト意識を持とう―日本は薬代が高いのか　第3章 新薬はなぜ高いのか？―ジェネリック医薬品をご存じですか　第4章 生活習慣病のケースで検証する―症例別に見た、ジェネリック医薬品で薬代がどれほど安くなるか　第5章 味、大きさ、取り扱いやすさの工夫も！―ジェネリック医薬品は安全か、品質を検証する　第6章 諸外国のジェネリック医薬品普及率が高い理由―奨励先進国アメリカ、ヨーロッパ諸国のお家事情　第7章 国もやっとジェネリック医薬品奨励策を打ち出した―なぜ普及しない、日本の場合　第8章 医者のホンネとタテマエを知る―ジェネリック医薬品を使いたいあなたへのアドバイス　第9章 ここで相談すれば大丈夫―ジェネリック医薬品を処方する病院・医院リスト　第10章 医療人をさらに推し進めよう―日本医療界の変遷とジェネリック医薬品の展望　巻末付録2004年度版 新薬VSジェネリック医薬品銘柄価格比較一覧表

◇FDAの知識　ジェネリック薬―不安と期待　石居昭夫著　薬事日報社　2012.5　293p　19cm　2400円　Ⓘ978-4-8408-1206-1
　内容　第1章 ジェネリック承認システムの確立―承認申請書の簡略化　第2章 ジェネリック薬の発展―ジェネリック経済と戦略　第3章 ジェネリック審査体制と承認プロセス―ジェネリック薬審査は新薬審査とは別な組織が担当　第4章 ANDAに要求される情報とデータ―申請書に含めなければならないデータとは何か　第5章 生物学的利用性と生物学的同等性―定義とガイドライン　第6章 生物学的同等性の統計学的評価―薬物動態パラメーターの統計分析　第7章 医薬品マスターファイル(DMF)の意義―FDAへの提出は会社の自由裁量にゆだねられる　第8章 ジェネリック薬の効果問題―ジェネリック薬への期待度　付録

◇お医者さんに言いにくい人のためのジェネリック医薬品にかえる本　郷龍一著　竹書房　2006.12　253p　19cm　1600円　Ⓘ4-8124-2984-6　Ⓝ499.7
　内容　第1章 ジェネリック医薬品とは何か？　第2章 ジェネリック医薬品関係者からのメッセージ　第3章 ジェネリック医薬品が発売されるまで　第4章 ジェネリック医薬品どれくらい安くなるのか？　第5章 ジェネリック医薬品利用方法　第6章 新薬(先発品)から変更可能なジェネリック医薬品 内服薬　第7章 新薬(先発品)から変更可能なジェネリック医薬品 外用薬　第8章 ジェネリック医薬品に変更できない薬

◇賢いジェネリック医薬品との付き合い方―これ1冊でジェネリック医薬品の疑問がスパッと解決！！数量ベース30%時代の保険点数のインセンティブを勝ち取るために　横井正之著　大阪 メディカルドゥ　2010.9　163p　21cm　2800円　Ⓘ978-4-944157-79-2　Ⓝ499.1

◇患者指向で考えるジェネリック医薬品選びのヒント　網岡克雄監修，ジェネリック推進委員会編　じほう　2012.4　116p　26cm　2800円　Ⓘ978-4-8407-4333-4
　内容　総論　ジェネリック医薬品の選び方(安定供給のチェックポイント　メーカーの対応のチェックポイント　各剤形に共通の項目のチェックポイント　錠剤・カプセル剤のチェックポイント　散剤・液剤のチェックポイント　点眼剤のチェックポイント　点鼻剤のチェックポイント　貼付剤のチェックポイント　皮膚塗布剤のチェックポイント)　付録

◇くらべてわかるジェネリック医薬品データブック―ベストチョイス150　地域薬局GE研究会編　薬事日報社　2006.6　15,301p　30cm　4300円　Ⓘ4-8408-0909-7　Ⓝ499.1

◇決定版！！ジェネリック医薬品　2006　フロム出版　2006.8　80p　29cm　(フロムムック1)　943円　Ⓘ4-89447-310-0　Ⓝ499.1

◇後発医薬品を上手に使うために　政田幹夫，中村敏明著　メジカルビュー社　2008.11　71p　21cm　3000円　Ⓘ978-4-7583-0072-8　Ⓝ499.09

◇後発医薬品検索システム―2006年7月データ〔電子資料〕　じほう　2006.10　CD-ROM1枚　12cm〈日本医薬品集医療薬2007年版アンケート特典　ホルダー入り(19cm)〉　非売品　Ⓝ499.1

◇後発医薬品参入と法制度間調整―薬事規制、知的財産法と独占禁止政策　中川晶比兒著　知的財産研究所　2007.3　1冊　30cm　(産業財産権研究推進事業報告書　平成18年度)〈英語併記特許庁委託〉　Ⓝ499.091

◇後発医薬品の使用状況に関する調査―使用促進できるほど後発医薬品は信頼できるか？　日医総研　2007.11　160p　30cm　(日本医師会総合政策研究機構ワーキングペーパー no.152　日医総研ワーキングペーパー)　Ⓝ499.09

◇後発医薬品の上手な使い方ガイドブック―患者志向のジェネリック医薬品77のQ&A　堀美智子，松山賢治，荒木博陽，三輪亮寿編集・執筆　じほう　2008.10　164p　26cm　2800円　Ⓘ978-4-8407-3918-4　Ⓝ499.1

◇後発医薬品名一覧―平成21年5月版　中和印刷　2009.6　399p　30cm　2800円　Ⓘ978-4-924447-72-1　Ⓝ364.4

◇後発医薬品リスト―先発・代表薬でさがす　医薬情報研究所制作　平成18年4月版　社会保険研究所　2006.5　321,120p　21cm　2800円　Ⓘ4-7894-1298-9　Ⓝ364.4

◇後発医薬品リスト―先発・代表薬でさがす　平成16年4月版　医薬情報研究所制作　じほう　2004.5　193,89p　21cm〈平成16年診療報酬改定対応〉　2800円　Ⓘ4-8407-3252-3　Ⓝ364.4

◇後発医薬品リスト―先発・代表薬でさがす　平成17年4月版　医薬情報研究所制作　じほう　2005.5　265,116p　21cm　2800円　Ⓘ4-8407-3427-5　Ⓝ364.4

◇後発医薬品リスト―先発・代表薬でさがす　平成18年4月版　医薬情報研究所制作　じほう　2006.5　321,120p　21cm　(平成18年診療報酬改定対応)　2800円　Ⓘ4-8407-3529-8　Ⓝ364.4

◇後発医薬品はわれわれを幸せにするか―後発医薬品の経済的側面からの考察　日医総研　2007.12　35p　30cm　〈日本医師会総合政策研究機構ワーキングペーパー no.154　日医総研ワーキングペーパー〉Ⓟ499.09

◇今日のジェネリック医薬品　水島裕監修, 北村正樹,「今日の治療薬」編集室編　南江堂　2006.10　449, 165p　19cm　2800円　Ⓘ4-524-24375-5　Ⓝ499.1
[内容]病原微生物に対する薬剤　抗悪性腫瘍薬、免疫抑制薬　炎症、アレルギーに作用する薬剤　糖尿病治療薬、高脂血症治療薬、痛風・高尿酸血症治療薬　ホルモン剤、骨・カルシウム代謝薬　ビタミン製剤、輸液・栄養製剤　血液製剤、血液に作用する薬剤　循環器系に作用する薬剤　呼吸器系に作用する薬剤　消化器系に作用する薬剤　神経系に作用する薬剤　感覚器官用剤　その他

◇今日のジェネリック医薬品　水島裕監修, 北村正樹,「今日の治療薬」編集室編　第2版　南江堂　2007.10　445, 171p　19cm　2800円　Ⓘ978-4-524-25021-9　Ⓝ499.1

◇今日のジェネリック医薬品　水島裕監修, 北村正樹,「今日の治療薬」編集室編　第3版　南江堂　2008.10　464, 176p　19cm　2800円　Ⓘ978-4-524-25362-3　Ⓝ499.1

◇今日のジェネリック医薬品　2010-2011　増原慶壮, 北村正樹,「今日の治療薬」編集室編　南江堂　2010.7　482, 264p　19cm　2900円　Ⓘ978-4-524-26389-9　Ⓝ499.1
[内容]総論　病原微生物に対する薬剤　抗悪性腫瘍薬、免疫抑制薬　炎症、アレルギーに作用する薬剤　代謝系に作用する薬剤　内分泌系薬剤　ビタミン製剤、輸液・栄養製剤　血液製剤、血液に作用する薬剤　循環器系に作用する薬剤　呼吸器系に作用する薬剤　消化器系に作用する薬剤　神経系に作用する薬剤　感覚器官用剤　その他

◇今日のジェネリック医薬品　2011-2012　増原慶壮, 北村正樹,「今日の治療薬」編集室編　南江堂　2011.8　486, 340p　19cm　〈執筆：山村真一〉　3200円　Ⓘ978-4-524-26485-8　Ⓝ499.1
[内容]総論　病原微生物に対する薬剤　抗悪性腫瘍薬、免疫抑制薬　炎症、アレルギーに作用する薬剤　代謝系に作用する薬剤　内分泌系薬剤　ビタミン製剤、輸液・栄養製剤　血液製剤、血液に作用する薬剤　循環器系に作用する薬剤　呼吸器系に作用する薬剤　消化器系に作用する薬剤　神経系に作用する薬剤　感覚器官用剤　腎・泌尿器系薬　その他

◇今日のジェネリック医薬品　2012‐2013　増原慶壮, 北村正樹,「今日の治療薬」編集室編　南江堂　2012.6　236p　19cm　3200円　Ⓘ978-4-524-26871-9
[内容]総論　病原微生物に対する薬剤　抗悪性腫瘍薬、免疫抑制薬　炎症、アレルギーに作用する薬剤　代謝系に作用する薬剤　内分泌系薬剤　ビタミン製剤、輸液・栄養製剤　血液製剤、血液に作用する薬剤　循環器系に作用する薬剤　呼吸器系に作用する薬剤　消化器系に作用する薬剤　神経系に作用する薬剤　腎・泌尿器系薬　感覚器官用剤　その他

◇最新ジェネリック医薬品戦略―市場動向・製造開発・バイオシミラーも含めた　情報機構　2009.8　300p　27cm　69000円　Ⓘ978-4-904080-32-0　Ⓝ499.09

◇ササッとわかるジェネリック医薬品　武藤正樹著　講談社　2007.5　109p　18cm　〈図解大安心シリーズ　見やすい・すぐわかる〉　952円　Ⓘ978-4-06-284702-5　Ⓝ499.7

◇ジェネリック医薬事業戦略調査　2006　国際ライフサイエンス調査・編集　国際ライフサイエンス　2006.5　174枚　30cm　〈医薬事業研究シリーズ〉　210000円　Ⓘ4-903517-04-7　Ⓝ499.09

◇ジェネリック医薬品がわかる本―薬代を下げるための活用ガイド　日本ジェネリック研究会編著　法研　2006.10　345p　21cm　1700円　Ⓘ4-87954-637-2　Ⓝ499.1
[内容]患者さんとジェネリック医薬品をめぐるQ&A　第1部　ジェネリック医薬品を有効に活用するために（ジェネリック医薬品とは　先発医薬品の開発過程とジェネリック医薬品が発売されるまで　ジェネリック医薬品のメリット、デメリット　ジェネリック医薬品を活用すべきケース　ジェネリック医薬品と製剤改良　実際のジェネリック医薬品の求め方　日本ジェネリック研究会の活動について）　第2部　主要ジェネリック医薬品リスト（内服薬　外用薬）

◇ジェネリック医薬品業界の国内・海外動向と開発情報　橋本光紀監修　シーエムシー出版　2011.4　250p　26cm　75000円　Ⓘ978-4-7813-0339-0　Ⓝ499.09
[内容]概論（日本のジェネリック市場における外資系のジェネリック企業　ジェネリック医薬品普及に向けての行政の取り組み　2010年戦略的中核企業の戦略）　業界展望（医薬品原体・中間体受託企業の役割と課題　医薬品開発のグローバル化と受託企業の動向　バイオシミラーの欧州での展望と製造プロセス　バイオ医薬のための受託の展望）　海外市場・企業動向（アメリカ　中国の医薬産業の近況　インドの医薬品原体・中間体企業の動向―拡大を続ける受託製造）　開発（ジェネリック医薬品の製剤設計（概論）　ジェネリック医薬品の製剤設計（局所皮膚適用製剤）　特許戦略）　資料　医薬品化合物データ集

◇ジェネリック医薬品講座　澄見公雄, 武藤正樹編著　ぎょうせい　2011.9　157p　19cm　1429円　Ⓘ978-4-324-09379-5　Ⓝ499.1
[内容]第1章　ジェネリック医薬品とはどんな薬？　第2章　ジェネリック医薬品はどのくらい安くなる　第3章　ジェネリック医薬品の有効性・安全性　第4章　ジェネリック医薬品を処方してもらうには　第5章　気になる、医師の意見とジェネリック医薬品普及のカギ

◇ジェネリック医薬品最新リサーチ　2005　日本ジェネリック研究会編　じほう　2005.3　263p　21cm　2800円　Ⓘ4-8407-3431-3　Ⓝ499.1
[内容]第1部　アンケート編（アンケートについて　解説：ジェネリック医薬品採用の現状　日本ジェネリック研究会からのお知らせ）　第2部　ランキング編（全国主要病院に聞く―ジェネリック医薬品採用品目ベスト300）　第3部　採用上位300品目　リスト編（適応・用法・警告・禁忌・重大な副作用から識別コード・包装数量まで）　第4部　ジェネリック医薬品　採用事例

◇ジェネリック医薬品使用促進の先進事例等に関する調査―平成23年度調査：報告書　三菱UFJリサーチ&コンサルティング　2012.3　162p　30cm　〈厚生労働省医政局経済課委託事業〉　Ⓝ499.09

◇ジェネリック医薬品使用促進の先進事例に関する調査報告書　三菱UFJリサーチ&コンサルティング　2011.3　221p　30cm　〈厚生労働省医政局経済課委託事業〉　Ⓝ499.09
◇ジェネリック医薬品・長期収載品データブック 2010-2011 no.1　企業編　東京マーケティング本部第二事業部メディカルグループ調査・編集　富士経済　2010.11　255p　30cm　140000円　Ⓘ978-4-8349-1355-2　Ⓝ499.09
◇ジェネリック医薬品・長期収載品データブック 2010-2011 no.2　市場編　東京マーケティング本部第二事業部メディカルグループ調査・編集　富士経済　2011.1　328p　30cm　140000円　Ⓘ978-4-8349-1356-9　Ⓝ499.09
◇ジェネリック医薬品データブック　2005　富士経済　2005.10　304p　30cm　200000円　Ⓘ4-8349-0846-1　Ⓝ499.09
◇ジェネリック医薬品データブック　2006　東京マーケティング本部第三事業部メディカルグループ調査・編集　富士経済　2006.10　398p　30cm　200000円　Ⓘ4-8349-0940-9　Ⓝ499.09
◇ジェネリック医薬品データブック　2007　東京マーケティング本部第二事業部調査・編集　富士経済　2007.11　411p　30cm　200000円　Ⓘ978-4-8349-1044-5　Ⓝ499.09
◇ジェネリック医薬品データブック　2009　東京マーケティング本部第二事業部調査・編集　富士経済　2009.10　441p　30cm　200000円　Ⓘ978-4-8349-1239-5　Ⓝ499.09
◇ジェネリック医薬品導入ガイドブック―採用の手順と事例　上野和行,川勝一雄,楠本正明,中村洋編著　じほう　2006.9　185p　26cm　2400円　Ⓘ4-8407-3637-5　Ⓝ499.1
◇ジェネリック医薬品ビジネス―マーケティング戦略と展望　遠藤伸彦著　じほう　2006.10　111p　26cm　1800円　Ⓘ4-8407-3636-7　Ⓝ499.09
内容 第1章 ジェネリック医薬品市場概況　第2章 先発品メーカーのジェネリック医薬品ビジネス　第3章 ジェネリック医薬品市場の近未来　第4章 ジェネリック医薬品使用促進策　第5章 厚生労働省の対応　第6章 市場環境変化で二極化　第7章 卓 海外市場と外資の動向　第8章 使用促進の鍵は薬剤師
◇ジェネリック医薬品ポケットマニュアル―先発医薬品と比較できる　2006-2007　緒方宏泰,伊東明彦,増原慶壮監修　大阪　メディカルレビュー社　2006.10　334p　16cm　3000円　Ⓘ4-7792-0022-9　Ⓝ499.1
◇ジェネリック医薬品リスト―先発・代表薬でさがす　平成19年4月版　医薬情報研究所制作　じほう　2007.5　416, 140p　21cm　2800円　Ⓘ978-4-8407-3703-6　Ⓝ364.4
◇ジェネリック医薬品リスト―先発・代表薬でさがす　平成19年4月版　医薬情報研究所制作　社会保険研究所　2007.5　416, 140p　21cm　2800円　Ⓘ978-4-7894-1299-5　Ⓝ364.4
◇ジェネリック医薬品リスト―先発・代表薬でさがす　平成20年4月版　医薬情報研究所制作　じほう　2008.5　423, 147p　21cm　2800円　Ⓘ978-4-8407-3829-3　Ⓝ364.4
◇ジェネリック医薬品リスト―先発・代表薬でさがす　平成20年4月版　医薬情報研究所制作　社会保険研究所　2008.5　423, 147p　21cm　2800円　Ⓘ978-4-7894-1540-8　Ⓝ364.4
◇ジェネリック医薬品リスト―先発・代表薬でさがす　平成20年12月版　医薬情報研究所制作　じほう　2008.12　461, 157p　21cm　2800円　Ⓘ978-4-8407-3928-3　Ⓝ499.1
◇ジェネリック医薬品リスト―先発・代表薬でさがす　平成21年6月版　医薬情報研究所制作　じほう　2009.6　459, 155p　21cm　2800円　Ⓘ978-4-8407-3953-5　Ⓝ499.1
◇ジェネリック医薬品リスト―先発・代表薬でさがす　平成22年6月版　医薬情報研究所制作　じほう　2010.7　466, 159p　21cm　2800円　Ⓘ978-4-8407-4054-8　Ⓝ499.1
◇ジェネリック医薬品リスト―先発・代表薬でさがす　平成22年6月版　医薬情報研究所制作　社会保険研究所　2010.7　466, 159p　21cm　2800円　Ⓘ978-4-7894-1542-2　Ⓝ499.1
◇ジェネリック医薬品リスト―先発・代表薬でさがす　平成23年8月版　医薬情報研究所制作　じほう　2011.8　487, 164p　21cm　2800円　Ⓘ978-4-8407-4201-6　Ⓝ499.1
◇ジェネリック医薬品リスト―先発・代表薬でさがす　平成23年8月版　医薬情報研究所制作　社会保険研究所　2011.8　13, 487, 164p　21cm　2800円　Ⓘ978-4-7894-1543-9　Ⓝ499.1
◇ジェネリック医薬品Q&A―後発医薬品を的確・適正に理解し使用するために 今これだけは知っておきたい!　松山賢治,柳川忠二,堀美智子編著　じほう　2006.10　140p　21cm　1600円　Ⓘ978-4-8407-3639-1　Ⓝ499.1
内容 1 ジェネリック医薬品とは　2 ジェネリック医薬品の有効性・安全性・副作用　3 ジェネリック医薬品の品質と情報・MR活動　4 ジェネリック医薬品と患者・処方せん・調剤　5 ジェネリック医薬品の流通と安定供給　6 ジェネリック医薬品とDPC　7 海外との比較・医師へのフィードバック・その他　8 付録
◇ジェネリック革命―国民が薬を選ぶ時代へ　鶴蒔靖夫著　IN通信社　2009.10　254p　20cm　1800円　Ⓘ978-4-87218-320-7　Ⓝ499.09
内容 第1章 ジェネリック医薬について、正しく知ろう　第2章 ジェネリック医薬品がもたらす大きなメリット　第3章 ジェネリック医薬品と日本の医療環境　第4章 ジェネリック医薬品を使いたい―患者とジェネリック医薬品　第5章 ジェネリック医薬品市場と日本ジェネリック　対談 日本の医療制度持続のカギを握るジェネリック医薬品の普及
◇先発医薬品・後発医薬品適応症相違一覧　2006年5月版　薬事日報社編　薬事日報社　2006.6　94p　26cm　1300円　Ⓘ4-8408-0906-2　Ⓝ499.1
◇日本のジェネリック医薬品市場とインド・中国の製薬産業　久保研介編　千葉　アジア経済研究所　2012.3　184p　21cm　（情勢分析レポート no.5）　1500円　Ⓘ978-4-258-30005-1　Ⓝ499.09
内容 序章 日本のジェネリック医薬品市場とインド・中国の製薬産業　第1章 ジェネリック促進政策とイ

ンド・中国企業の日本進出　第2章 インド製薬産業—発展の制度的背景とTRIPS協定後の変化　第3章 インド医薬品産業が抱える課題　第4章 インド医薬品産業のアウトソーシングビジネスと知的財産権保護　第5章 中国医薬品産業—産業の全体像　第6章 中国医薬品産業—企業の行動　第7章 ジェネリック原薬産業における国際競争力と特許制度　第8章 ジェネリック医薬品産業における垂直構造と研究開発

◇平成14年度診療報酬改定のジェネリック医薬品の使用に対する影響　日本医師会総合政策研究機構　2003.9　105p　30cm　（日本医師会総合政策研究機構報告書　第58号）　5715円　Ⓝ499.1

◇わが国の医療におけるジェネリック医薬品の役割と期待　日本公定書協会編　じほう　2009.8　123p　26cm　（薬事エキスパート研修会シリーズ 29）　2200円　Ⓘ978-4-8407-4012-8　Ⓝ499.1

年鑑・白書

◇一般薬日本医薬品集　2004-2005　日本医薬情報センター編　じほう　2003.7　176, 1140, 39p　26cm　17000円　Ⓘ4-8407-3145-4　Ⓝ499.7
　[内容]精神神経官能用薬　消化器官用薬　循環器官用薬　呼吸器官用薬　泌尿生殖器官及び肛門用薬　滋養強壮保健薬　女性用薬　アレルギー用薬　外皮用薬　眼科用薬　耳鼻科用薬　歯科口腔薬　禁煙補助剤　漢方製剤　生薬製剤（他の薬効群に属さない製剤）　公衆衛生薬　一般用検査薬　その他（いずれの薬効群にも属さない製剤）

◇一般用医薬品データブック　2003 上巻　富士経済　2003.3　235p　30cm　90000円　Ⓘ4-8349-0595-0　Ⓝ499.7

◇一般用医薬品データブック　2003 中巻　富士経済　2003.5　206p　30cm　90000円　Ⓘ4-8349-0596-9　Ⓝ499.7

◇一般用医薬品データブック　2003 下巻　富士経済　2003.7　235p　30cm　〈タイトルは奥付による〉　90000円　Ⓘ4-8349-0597-7　Ⓝ499.7

◇一般用医薬品データブック　2004 上巻　富士経済　2004.3　231p　30cm　90000円　Ⓘ4-8349-0693-0　Ⓝ499.7

◇一般用医薬品データブック　2004 中巻　富士経済　2004.4　203p　30cm　90000円　Ⓘ4-8349-0694-9　Ⓝ499.7

◇一般用医薬品データブック　2004 下巻　富士経済　2004.6　241p　30cm　90000円　Ⓘ4-8349-0695-7　Ⓝ499.7

◇一般用医薬品データブック　2006 no.1　東京マーケティング本部第二事業部Health care div.調査・編集　富士経済　2006.5　227p　30cm　90000円　Ⓘ4-8349-0892-5　Ⓝ499.7

◇一般用医薬品データブック　2006 no.2　東京マーケティング本部第二事業部Health care div.調査・編集　富士経済　2006.5　209p　30cm　90000円　Ⓘ4-8349-0893-3　Ⓝ499.7

◇一般用医薬品データブック　2006 no.3　東京マーケティング本部第二事業部Health care div.調査・編集　富士経済　2006.7　242p　30cm　90000円　Ⓘ4-8349-0894-1　Ⓝ499.7

◇一般用医薬品データブック　2006 no.4　東京マーケティング本部第二事業部Health care div.調査・編集　富士経済　2006.8　219p　30cm　100000円　Ⓘ4-8349-0895-X　Ⓝ499.7

◇一般用医薬品データブック　2007 no.1　東京マーケティング本部第二事業部Health care div.調査・編集　富士経済　2007.4　235p　30cm　90000円　Ⓘ978-4-8349-0984-5　Ⓝ499.7

◇一般用医薬品データブック　2007 no.2　東京マーケティング本部第二事業部Health care div.調査・編集　富士経済　2007.5　234p　30cm　90000円　Ⓘ978-4-8349-0985-2　Ⓝ499.7

◇一般用医薬品データブック　2007 no.3　東京マーケティング本部第二事業部Health care div.調査・編集　富士経済　2007.6　257p　30cm　90000円　Ⓘ978-4-8349-0986-9　Ⓝ499.7

◇一般用医薬品データブック　2007 no.4　東京マーケティング本部第二事業部Health care div.調査・編集　富士経済　2007.9　213p　30cm　100000円　Ⓘ978-4-8349-0987-6　Ⓝ499.7

◇一般用医薬品データブック　2008 no.1　東京マーケティング本部第二事業部Health care div.調査・編集　富士経済　2008.2　245p　30cm　90000円　Ⓘ978-4-8349-1065-0　Ⓝ499.7

◇一般用医薬品データブック　2008 no.2　東京マーケティング本部第二事業部Health care div.調査・編集　富士経済　2008.3　229p　30cm　90000円　Ⓘ978-4-8349-1066-7　Ⓝ499.7

◇一般用医薬品データブック　2008 no.3　東京マーケティング本部第二事業部Health care div.調査・編集　富士経済　2008.4　240p　30cm　90000円　Ⓘ978-4-8349-1067-4　Ⓝ499.7

◇一般用医薬品データブック　2008 no.4　東京マーケティング本部第二事業部Health care div.調査・編集　富士経済　2008.6　220p　30cm　100000円　Ⓘ978-4-8349-1080-3　Ⓝ499.7

◇一般用医薬品データブック　2009 no.1　東京マーケティング本部第二事業部Health care Div.調査・編集　富士経済　2009.7　272p　30cm　120000円　Ⓘ978-4-8349-1170-1　Ⓝ499.7

◇一般用医薬品データブック　2010 no.1　東京マーケティング本部第二事業部Health care Div.調査・編集　富士経済　2010.3　245p　30cm　100000円　Ⓘ978-4-8349-1274-6　Ⓝ499.7

◇一般用医薬品データブック　2010 no.2　東京マーケティング本部第二事業部Health care Div.調査・編集　富士経済　2010.4　241p　30cm　100000円　Ⓘ978-4-8349-1275-3　Ⓝ499.7

◇一般用医薬品データブック　2010 no.3　東京マーケティング本部第二事業部Health care Div.調査・編集　富士経済　2010.5　250p　30cm　100000円　Ⓘ978-4-8349-1276-0　Ⓝ499.7

◇一般用医薬品データブック　2010 no.4　東京マーケティング本部第二事業部ヘルスケアグループ編集　富士経済　2010.8　295p　30cm　120000円　Ⓘ978-4-8349-1277-7　Ⓝ499.7

◇一般用医薬品データブック　2011 no.1　東京マーケティング本部第二事業部調査・編集　富士経済　2011.2　266p　30cm　150000円　Ⓘ978-4-8349-1379-8　Ⓝ499.7

◇医薬品製造販売指針　2010　じほう　2011.2　18p　26cm　7000円　Ⓘ978-4-8407-4148-4　Ⓝ499.7

◇医療薬日本医薬品集　2004年版　日本医薬情報センター編　じほう　2003.10　228, 2599, 290p　26cm　23500円　Ⓘ4-8407-3171-3　Ⓝ499.1

◇医療薬日本医薬品集　2005年版　日本医薬情報センター編　じほう　2004.10　1冊　26cm　〈付属資料：CD-ROM1枚(12cm)＋56p　外箱入〉　42000円　Ⓘ4-8407-3356-2, 4-8407-3357-0　Ⓝ499.1

◇医療薬日本医薬品集　2005年版　日本医薬情報センター編　じほう　2004.10　1冊　26cm　23500円　Ⓘ4-8407-3356-2　Ⓝ499.1

◇医療用医薬品集　2006年版　日本医薬情報センター編　日本医薬情報センター　2005.9　2冊（別冊とも）　26cm　〈発売：丸善出版事業部　付属資料：CD-ROM1枚(12cm)　別冊(194p)：薬剤識別コード一覧　2005年版までのタイトル：医療薬日本医薬品集　2005年版までの出版者：じほう〉　非売品　Ⓝ499.1

◇医療用医薬品集　2007年版　日本医薬情報センター編　日本医薬情報センター　2006.9　2冊（別冊とも）　26cm　〈発売：丸善出版事業部　別冊(204p)：薬剤識別コード一覧〉　13000円　Ⓘ4-903449-25-4　Ⓝ499.1

◇医療用医薬品集　2008年版　日本医薬情報センター編　日本医薬情報センター　2007.9　2冊（別冊とも）　26cm　〈発売：丸善出版事業部　別冊(210p)：薬剤識別コード一覧〉　非売品　Ⓝ499.1

◇医療用医薬品集　2008年版　日本医薬情報センター編　日本医薬情報センター　2007.9　198, 2944, 132p　26cm　〈発売：丸善出版事業部〉　13000円　Ⓘ978-4-903449-36-4　Ⓝ499.1

◇医療用医薬品集　2006追補〔更新情報2005年9月―2006年1月分〕　日本医薬情報センター編　日本医薬情報センター　2006.1　99p　26cm　非売品　Ⓝ499.1

◇医療用医薬品データブック　2003 no.3　富士経済　2003.3　267p　30cm　160000円　Ⓘ4-8349-0592-6　Ⓝ499.09

◇医療用医薬品データブック　2003 no.4　富士経済　2003.4　278p　30cm　〈表紙・背のタイトル：医療用医薬品データーブック〉　160000円　Ⓘ4-8349-0593-4　Ⓝ499.09

◇医療用医薬品データブック　2003 no.5　富士経済　2003.6　304p　30cm　〈表紙・背のタイトル：医療用医薬品データーブック〉　160000円　Ⓘ4-8349-0594-2　Ⓝ499.09

◇医療用医薬品データブック　2004 no.1　富士経済　2004.3　246p　30cm　160000円　Ⓘ4-8349-0690-6　Ⓝ499.09

◇医療用医薬品データブック　2004 no.2　富士経済　2004.3　276p　30cm　160000円　Ⓘ4-8349-0691-4　Ⓝ499.09

◇医療用医薬品データブック　2004 no.3　富士経済　2004.6　249p　30cm　160000円　Ⓘ4-8349-0692-2　Ⓝ499.09

◇医療用医薬品データブック　2005 no.4　富士経済　2005.2　202p　30cm　160000円　Ⓘ4-8349-0783-X　Ⓝ499.09

◇医療用医薬品データブック　2005 no.5　富士経済　2005.3　266p　30cm　160000円　Ⓘ4-8349-0784-8　Ⓝ499.09

◇医療用医薬品データブック　2005 no.6　富士経済　2005.6　249p　30cm　160000円　Ⓘ4-8349-0785-6　Ⓝ499.09

◇医療用医薬品データブック　2006 no.1　東京マーケティング本部第三事業部メディカルグループ調査・編集　富士経済　2006.3　228p　30cm　160000円　Ⓘ4-8349-0878-X　Ⓝ499.09

◇医療用医薬品データブック　2006 no.2　東京マーケティング本部第三事業部メディカルグループ調査・編集　富士経済　2006.3　294p　30cm　160000円　Ⓘ4-8349-0879-8　Ⓝ499.09

◇医療用医薬品データブック　2006 no.3　東京マーケティング本部第三事業部メディカルグループ調査・編集　富士経済　2006.5　293p　30cm　160000円　Ⓘ4-8349-0880-1　Ⓝ499.09

◇医療用医薬品データブック　2006 no.4　東京マーケティング本部第二事業部調査・編集　富士経済　2007.3　240p　30cm　160000円　Ⓘ978-4-8349-0970-8　Ⓝ499.09

◇医療用医薬品データブック　2007 no.5　東京マーケティング本部第二事業部調査・編集　富士経済　2007.4　295p　30cm　160000円　Ⓘ978-4-8349-0971-5　Ⓝ499.09

◇医療用医薬品データブック　2007 no.6　東京マーケティング本部第二事業部調査・編集　富士経済　2007.7　291p　30cm　160000円　Ⓘ978-4-8349-0972-2　Ⓝ499.09

◇医療用医薬品データブック　2008 no.1　東京マーケティング本部第二事業部メディカルグループ調査・編集　富士経済　2008.3　256p　30cm　160000円　Ⓘ978-4-8349-1071-1　Ⓝ499.09

◇医療用医薬品データブック　2008 no.2　東京マーケティング本部第二事業部メディカルグループ調査・編集　富士経済　2008.4　321p　30cm　160000円　Ⓘ978-4-8349-1072-8　Ⓝ499.09

◇医療用医薬品データブック　2008 no.3　東京マーケティング本部第二事業部メディカルグループ調査・編集　富士経済　2008.6　319p　30cm　160000円　Ⓘ978-4-8349-1073-5　Ⓝ499.09

◇医療用医薬品データブック　2009 no.6　東京マーケティング本部第二事業部メディカルグループ調査・編集　富士経済　2009.7　288p　30cm　160000円　Ⓘ978-4-8349-1166-4　Ⓝ499.09

◇医療用医薬品データブック　2010 no.1　東京マーケティング本部第二事業部メディカルグループ調査・編集　富士経済　2010.3　306p　30cm　160000円　Ⓘ978-4-8349-1271-5　Ⓝ499.09

◇医療用医薬品データブック　2010 no.2　東京マーケティング本部第二事業部メディカルグループ調査・編集　富士経済　2010.4　368p　30cm　160000円　Ⓘ978-4-8349-1272-2　Ⓝ499.09

◇医療用医薬品データブック 2010 no.3 東京マーケティング本部第二事業部メディカルグループ調査・編集 富士経済 2010.7 370p 30cm 160000円 ⓘ978-4-8349-1273-9 Ⓝ499.09
◇医療用医薬品データブック 2011 no.4 東京マーケティング本部第二事業部調査・編集 富士経済 2011.3 284p 30cm 160000円 ⓘ978-4-8349-1382-8 Ⓝ499.09
◇医療用医薬品 品質情報集―オレンジブック No.30 日本公定書協会編 薬事日報社 2010.5 389p 26cm 4400円 ⓘ978-4-8408-1137-8 内容 1 はじめに 2 医療用医薬品品質情報集の利用にあたって 3 品目リスト(平成20年3月21日時点) 4 溶出曲線測定例 5 物理化学的性質 付録 日本薬局方外医薬品規格第三部
◇医療用医薬品 品質情報集―オレンジブック No.31 日本公定書協会編 薬事日報社 2010.5 256p 26cm 3400円 ⓘ978-4-8408-1138-5 内容 1 はじめに 2 医療用医薬品品質情報集の利用にあたって 3 品目リスト(平成20年11月17日時点) 4 溶出曲線測定例 5 物理化学的性質 付録 日本薬局方外医薬品規格第三部
◇OTCハンドブック 2004-2005 堀美智子監修, 医薬情報研究所エス・アイ・シー編 学術情報流通センター 2004.4 1367p 26cm 〈サブタイトル:セルフメディケーション時代のOTC薬のすべて〉 12381円 ⓘ4-906505-06-6 Ⓝ499.09
◇OTCハンドブック 2006-2007 製品集 堀美智子監修, 医薬情報研究所エス・アイ・シー編 学術情報流通センター 2006.6 591p 26cm 〈サブタイトル:セルフメディケーション時代のOTC薬のすべて〉 ⓘ4-906505-07-4 Ⓝ499.09 内容 解熱鎮痛剤 総合感冒薬 精神神経用剤 鎮咳・去痰剤 うがい薬 口腔内殺菌剤・口内炎用剤、歯痛・歯槽膿漏用剤 抗アレルギー剤・鼻炎用内服薬・点鼻薬 乗り物酔い予防薬 胃腸薬 整腸剤・下痢止め 便秘治療剤(下剤・浣腸剤) 駆虫薬 滋養強壮剤 眼科用剤 外皮用殺菌消毒剤 虫さされ、痒み止め、皮膚炎治療薬 肩こり、筋肉痛治療剤 にきび治療剤 水虫・たむし用薬 痔疾用剤 毛髪用剤 一般検査薬 その他
◇OTCハンドブック 2006-2007 本編 堀美智子監修, 医薬情報研究所エス・アイ・シー編 学術情報流通センター 2006.6 825p 26cm 〈サブタイトル:セルフメディケーション時代のOTC薬のすべて〉 ⓘ4-906505-07-4 Ⓝ499.09
◇OTCハンドブック 2008-2009 本編 堀美智子監修, 医薬情報研究所エス・アイ・シー編 学術情報流通センター 2008.7 959p 26cm 〈タイトル関連情報:セルフメディケーション時代のOTC薬のすべて〉 ⓘ978-4-906505-08-1 Ⓝ499.09
◇OTCハンドブック 2008-2009 製品集 堀美智子監修, 医薬情報研究所エス・アイ・シー編 学術情報流通センター 2008.7 649p 26cm 〈タイトル関連情報:セルフメディケーション時代のOTC薬のすべて〉 ⓘ978-4-906505-08-1 Ⓝ499.09
◇オレンジブック―保険薬局版 2003 日本薬剤師会企画編集 薬事日報社 2003.10 232p 26cm 〈付属資料:CD-ROM1枚(12cm)〉 4300円 ⓘ4-8408-0757-4 Ⓝ499.1

◇オレンジブック―総合版 2003 日本公定書協会監修 薬事日報社 2003.10 201p 30cm 〈付属資料:CD-ROM1枚(12cm)〉 5000円 ⓘ4-8408-0758-2 Ⓝ499.1
◇オレンジブック―保険薬局版 2004 日本薬剤師会企画編集 薬事日報社 2004.11 1冊 26cm 〈付属資料:CD-ROM1枚(12cm)〉 4300円 ⓘ4-8408-0801-5 Ⓝ499.1
◇オレンジブック―総合版 2004 日本公定書協会監修 薬事日報社 2004.11 1冊 30cm 〈付属資料:CD-ROM1枚(12cm)〉 5000円 ⓘ4-8408-0800-7 Ⓝ499.1
◇オレンジブック―総合版 2005 日本公定書協会監修 薬事日報社 2005.11 1冊 30cm 5000円 ⓘ4-8408-0856-2 Ⓝ499.1
◇オレンジブック―総合版 2006 日本公定書協会監修 薬事日報社 2006.9 1冊 30cm 5000円 ⓘ4-8408-0926-7 Ⓝ499.1
◇オレンジブック―保険薬局版 2006年4月版 日本薬剤師会企画編集 薬事日報社 2006.4 1冊 26cm 4300円 ⓘ4-8408-0896-1 Ⓝ499.1
◇オレンジブック―保険薬局版 2006年10月版 日本薬剤師会企画編集 薬事日報社 2006.9 1冊 26cm 4300円 ⓘ4-8408-0927-5 Ⓝ499.1
◇オレンジブック―総合版 2007 日本公定書協会監修 薬事日報社 2007.9 1冊 30cm 5000円 ⓘ978-4-8408-0991-7 Ⓝ499.1
◇オレンジブック―総合版 2008 日本公定書協会監修 薬事日報社 2008.9 1冊 30cm 5000円 ⓘ978-4-8408-1045-6 Ⓝ499.1
◇オレンジブック―総合版 2009 日本公定書協会監修 薬事日報社 2009.8 1冊 30cm 5000円 ⓘ978-4-8408-1093-7 Ⓝ499.1
◇オレンジブック―保険薬局版 2007年10月版 日本薬剤師会企画編集 薬事日報社 2007.9 1冊 26cm 4300円 ⓘ978-4-8408-0992-4 Ⓝ499.1
◇オレンジブック―保険薬局版 2008年4月版 日本薬剤師会企画編集 薬事日報社 2008.4 1冊 26cm 4300円 ⓘ978-4-8408-1016-6 Ⓝ499.1
◇オレンジブック―保険薬局版 2008年10月版 日本薬剤師会企画編集 薬事日報社 2008.9 1冊 26cm 4300円 ⓘ978-4-8408-1046-3 Ⓝ499.1
◇オレンジブック―保険薬局版 2009年8月版 日本薬剤師会企画編集 薬事日報社 2009.8 1冊 26cm 4300円 ⓘ978-4-8408-1094-4 Ⓝ499.1
◇オレンジブック―保険薬局版 2010年4月版 日本薬剤師会企画編集 薬事日報社 2010.4 1冊 26cm 5500円 ⓘ978-4-8408-1131-6 Ⓝ499.1 内容 後発医薬品に係る調剤報酬点数 薬価基準と後発医薬品 後発医薬品とその発生 販売名索引 一般名索引 内用薬 外用薬 メーカーリスト

◇オレンジブック―保険薬局版　2010年8月版　日本薬剤師会企画編　薬事日報社　2010.8　36, 407p　26cm　〈対応後発医薬品調剤加算後発医薬品情報提供料〉　5500円　Ⓘ978-4-8408-1154-5　Ⓝ499.1

◇オレンジブック―保険薬局版　2011年8月版　日本薬剤師会企画編　薬事日報社　2011.8　1冊　26cm　〈対応後発医薬品調剤加算・後発医薬品情報提供料〉　5500円　Ⓘ978-4-8408-1191-0　Ⓝ499.1

◇くすりやさん―家庭医薬品ガイド　2004　産經新聞メディックス　2003.10　127p　26cm　600円　Ⓘ4-87909-713-6　Ⓝ499.1

◇くすりやさん―家庭医薬品ガイド　2005　産經新聞メディックス　2004.11　131p　30cm　600円　Ⓘ4-87909-727-6　Ⓝ499.1

◇今日の治療薬―解説と便覧　2006　水島裕編　第28版　南江堂　2006.2　1112, 159p　19cm　4600円　Ⓘ4-524-24096-9
〔内容〕病原微生物に対する薬剤　抗悪性腫瘍薬、免疫抑制薬　炎症、アレルギーに作用する薬剤　糖尿病治療薬、高脂血症治療薬、痛風・高尿酸血症治療薬　ホルモン剤、骨・カルシウム代謝薬　ビタミン製剤、輸液・栄養製剤　血液製剤、血液に作用する薬剤　循環器系に作用する薬剤　呼吸器系に作用する薬剤　感覚器官用剤　その他

◇今日の治療薬―解説と便覧　2011　浦部晶夫、島田和幸、川合眞一編　第33版　南江堂　2011.2　1184, 148p　19cm　4600円　Ⓘ978-4-524-26362-2
〔内容〕病原微生物に対する薬剤　抗悪性腫瘍薬、免疫抑制薬　炎症、アレルギーに作用する薬剤　代謝系に作用する薬剤　内分泌系薬剤　ビタミン製剤、輸液・栄養製剤　血液製剤、血液に作用する薬剤　循環器系に作用する薬剤　呼吸器系に作用する薬剤　消化器系に作用する薬剤　神経系の作用する薬剤　感覚器官用剤　腎・泌尿器系薬　その他

◇今日の治療薬―解説と便覧　2012　浦部晶夫、島田和幸、川合眞一編　改訂第34版　南江堂　2012.1　1175, 174p　19cm　4600円　Ⓘ978-4-524-26925-9
〔内容〕病原微生物に対する薬剤　抗悪性腫瘍薬　炎症、免疫、アレルギーに作用する薬剤　代謝系に作用する薬剤　内分泌系薬剤　ビタミン製剤、輸液・栄養製剤　血液製剤、血液に作用する薬剤　循環器系に作用する薬剤　呼吸器系に作用する薬剤　消化器系に作用する薬剤　神経系の作用する薬剤　腎・泌尿器系薬　感覚器官用剤　その他

◇最新治療薬リスト　平成16年版　朝長文彌監修、高橋隆一臨床監修　じほう　2004.5　121, 765p　22cm　4600円　Ⓘ4-8407-3255-8　Ⓝ499.1

◇最新治療薬リスト　平成17年版　朝長文彌監修、高橋隆一臨床監修　じほう　2005.5　122, 764p　21cm　4600円　Ⓘ4-8407-3428-3　Ⓝ499.1

◇最新治療薬リスト　平成17年版　朝長文彌監修、高橋隆一臨床監修　社会保険研究所　2005.5　122, 764p　21cm　4600円　Ⓘ4-7894-1287-3　Ⓝ499.1

◇最新治療薬リスト　平成18年版　朝長文彌監修、高橋隆一臨床監修　じほう　2006.5　127, 772p　21cm　4600円　Ⓘ4-8407-3536-0　Ⓝ499.1

◇最新治療薬リスト　平成18年版　朝長文彌監修、高橋隆一臨床監修　社会保険研究所　2006.5　127, 772p　21cm　4600円　Ⓘ4-7894-1288-1　Ⓝ499.1

◇JAPIC一般用医薬品集　2007年版　日本医薬情報センター編　日本医薬情報センター　2006.8　1196, 95p　26cm　〈奥付のタイトル：一般用医薬品集〉　非売品　Ⓝ499.7

◇JAPIC一般用医薬品集　2007年版　日本医薬情報センター編　日本医薬情報センター　2006.8　1冊　26cm　〈発売：丸善出版事業部　奥付のタイトル：一般用医薬品集〉　9000円　Ⓘ4-903449-24-6　Ⓝ499.7
〔内容〕精神神経用薬　消化器官用薬　循環器・血液用薬　呼吸器官用薬　泌尿生殖器官及び肛門用薬　滋養強壮保健薬　女性用薬　アレルギー用薬　外皮用薬　眼科用薬　耳鼻科用薬　歯科口腔用薬　禁煙補助剤　漢方製剤　生薬製剤(他の薬効群に属さない製剤)　公衆衛生用薬　一般検査薬　その他(いずれの薬効群にも属さない製剤)

◇JAPIC一般用医薬品集　2008年版　日本医薬情報センター編　日本医薬情報センター　2007.9　1冊　26cm　〈奥付のタイトル：一般用医薬品集〉　非売品　Ⓝ499.7

◇JAPIC一般用医薬品集　2008年版　日本医薬情報センター編　日本医薬情報センター　2007.9　1299, 103p　26cm　〈発売：丸善出版事業部　奥付のタイトル：一般用医薬品集〉　9000円　Ⓘ978-4-903449-38-8　Ⓝ499.7

◇JAPIC一般用医薬品集　2009年版　日本医薬情報センター編　日本医薬情報センター　2008.9　1冊　26cm　〈奥付のタイトル：一般用医薬品集〉　非売品　Ⓝ499.7

◇JAPIC一般用医薬品集　2009年版　日本医薬情報センター編　日本医薬情報センター　2008.9　1冊　26cm　〈発売：丸善出版事業部　奥付のタイトル：一般用医薬品集〉　9000円　Ⓘ978-4-903449-55-5　Ⓝ499.7

◇JAPIC一般用医薬品集　2010年版　日本医薬情報センター編　日本医薬情報センター　2009.9　1439, 110p　26cm　〈発売：丸善出版事業部〉　9000円　Ⓘ978-4-903449-70-8　Ⓝ499.7

◇JAPIC一般用医薬品集　2011年版　日本医薬情報センター編　日本医薬情報センター　2010.9　1452, 113p　26cm　〈発売：丸善出版事業部〉　9000円　Ⓘ978-4-903449-93-7　Ⓝ499.7
〔内容〕精神神経用薬　消化器官用薬　循環器・血液用薬　呼吸器官用薬　泌尿生殖器官及び肛門用薬　滋養強壮保健薬　女性用薬　アレルギー用薬　外皮用薬　眼科用薬　耳鼻科用薬　歯科口腔用薬　禁煙補助剤　漢方製剤　生薬製剤(他の薬効群に属さない製剤)　公衆衛生用薬　一般用体外診断薬　その他(いずれの薬効群にも属さない製剤)

◇JAPIC一般用医薬品集　2012年版　日本医薬情報センター編　日本医薬情報センター　2011.9　1452, 204p　26cm　〈発売：丸善出版〉　9000円　Ⓘ978-4-905071-37-2　Ⓝ499.7

◇JAPIC医療用医薬品集　2008　日本医薬情報センター編　普及新版　日本医薬情報センター　2008.3　63, 1444p　26cm　非売品　Ⓝ499.7

年鑑・白書　　　　　　　　　　　　　　　　　　　　　　　　　　　　　　　　　　　　医薬品

◇JAPIC医療用医薬品集　2008　日本医薬情報センター編　普及新版　日本医薬情報センター　2008.3　63, 1444p　26cm　〈発売：丸善出版事業部〉　7500円　Ⓘ978-4-903449-44-9　Ⓝ499.1

◇JAPIC医療用医薬品集　2009　日本医薬情報センター編　日本医薬情報センター　2008.9　2冊（別冊とも）　26cm　〈別冊(211p)：薬剤識別コード一覧〉　非売品　Ⓝ499.1

◇JAPIC医療用医薬品集　2009年版　日本医薬情報センター編　日本医薬情報センター　2008.9　2冊（別冊とも）　26cm　〈発売：丸善出版事業部　奥付のタイトル：医療用医薬品集　別冊(211p)：薬剤識別コード一覧〉　13000円　Ⓘ978-4-903449-54-8　Ⓝ499.1

◇JAPIC医療用医薬品集―薬剤識別コード一覧　2009　日本医薬情報センター編　日本医薬情報センター　2008.9　211p　26cm　〈発売：丸善出版事業部〉　2800円　Ⓘ978-4-903449-57-9　Ⓝ499.1

　内容　数字順　英字順（数字を含まない識別コード）マーク順（数字、英字を含まない識別コード）

◇JAPIC医療用医薬品集　2009　日本医薬情報センター編　普及新版　日本医薬情報センター　2009.2　58, 1440p　21cm　非売品　Ⓝ499.1

◇JAPIC医療用医薬品集―薬剤識別コード一覧　2010　日本医薬情報センター編　日本医薬情報センター　2009.8　233p　26cm　非売品　Ⓝ499.1

◇JAPIC医療用医薬品集　2010　日本医薬情報センター編　日本医薬情報センター　2009.8　3080, 138p　26cm　〈発売：丸善出版事業部〉　13000円　Ⓘ978-4-903449-69-2　Ⓝ499.1

◇JAPIC医療用医薬品集　2010　日本医薬情報センター編　普及新版　日本医薬情報センター　2010.3　56, 1487p　21cm　〈発売：丸善出版事業部〉　4800円　Ⓘ978-4-903449-83-8　Ⓝ499.1

◇JAPIC医療用医薬品集　2011　日本医薬情報センター編　日本医薬情報センター　2010.8　1冊　26cm　〈発売：丸善出版事業部〉　13000円　Ⓘ978-4-903449-92-0　Ⓝ499.1

◇JAPIC医療用医薬品集―薬剤識別コード一覧　2011　日本医薬情報センター編　日本医薬情報センター　2010.8　228p　26cm　非売品　Ⓝ499.1

◇JAPIC医療用医薬品集　2011　日本医薬情報センター編　普及新版　日本医薬情報センター　2011.3　54, 1552p　21cm　〈発売：丸善出版〉　4800円　Ⓘ978-4-905071-17-4　Ⓝ499.1

◇JAPIC医療用医薬品集　2012　日本医薬情報センター編　日本医薬情報センター　2011.9　163, 3199, 139p　26cm　〈発売：丸善出版〉　13000円　Ⓘ978-4-905071-36-5　Ⓝ499.1

◇JAPIC医療用医薬品集―薬剤識別コード一覧　2012　日本医薬情報センター編　日本医薬情報センター　2011.9　241p　26cm　〈発売：丸善出版〉　2800円　Ⓘ978-4-905071-42-6　Ⓝ499.1

◇JAPIC医療用医薬品集　2012　日本医薬情報センター編　普及新版　日本医薬情報センター　2012.3　53, 1593p　21cm　〈発売：丸善出版〉　4800円　Ⓘ978-4-905071-53-2　Ⓝ499.1

◇JAPIC医療用医薬品集　普及新版　2009　日本医療情報センター（JAPIC）編　JAPIC　日本医薬情報センター　2009.2　1440p　21cm　〈発売：丸善〉　4800円　Ⓘ978-4-903449-63-0

◇新・一般用医薬品データブック　2005 no.1　富士経済　2005.2　202p　30cm　90000円　Ⓘ4-8349-0779-1　Ⓝ499.7

◇新・一般用医薬品データブック　2005 no.2　富士経済　2005.3　214p　30cm　90000円　Ⓘ4-8349-0780-5　Ⓝ499.7

◇新・一般用医薬品データブック　2005 no.3　富士経済　2005.4　231p　30cm　90000円　Ⓘ4-8349-0781-3　Ⓝ499.7

◇新・一般用医薬品データブック　2005 no.4　富士経済　2005.6　156p　30cm　100000円　Ⓘ4-8349-0782-1　Ⓝ499.7

◇診療科目別治療薬禁忌集　松宮輝彦，小穴康功編，渋谷健監修　普及版　朝倉書店　2010.8　494p　19cm　4800円　Ⓘ978-4-254-34028-0　Ⓝ492.3

　内容　内科　皮膚科　眼科　救急医療　外科　口腔外科　産婦人科　耳鼻咽喉科　小児科　腎臓科　精神神経科　泌尿器科　臨床病理　老年病科

◇製薬関係通知集　追補　2003　じほう　2003.9　658p　30cm　6500円　Ⓘ4-8407-3186-1

　内容　改正通知（薬事法の施行について　鎮咳去痰薬製造（輸入）承認基準について　ほか）　新規収載通知平成13年（ジクロフェナクナトリウム製剤の使用上の注意について　含量が異なる経口固形製剤の生物学的同等性試験ガイドライン及び経口固形製剤の処方変更の生物学的同等性試験ガイドラインに関する質疑応答集（Q&A）について　ほか）　新規収載通知平成14年　新規収載通知平成15年（「新医薬品の製造又は輸入の承認申請に際し承認申請書に添付すべき資料の作成要領について」に関するQ&Aについて　「相互承認に関する日本国と欧州共同体との間の協定」の運用開始に伴う「医薬品の製造（輸入）承認申請の際に添付すべき医薬品の安全性に関する非臨床試験に係る資料の取扱い等について」の一部改正について　ほか）

◇製薬関係通知集　追補　2004　じほう編著・監修　じほう　2004.10　733p　30cm　7200円　Ⓘ4-8407-3355-4

　内容　改正通知　新規収載通知平成15年　新規収載通知平成16年（真空採血管の品質及び安全性確保について　医療用具承認審査におけるサマリー・テクニカル・ドキュメント（STED）試行の受け入れの期間再延長について　独立行政法人医薬品医療機器総合機構設立に伴う承認・許可申請等の自粛のお願いについて　ほか）

◇第十五改正日本薬局方JPDI 2006 セット版　日本公定書協会，日本薬剤師研修センター編　じほう　2006.4　2冊（セット）　26cm　34000円　Ⓘ4-8407-3587-5

◇第十六改正日本薬局方JPDI 2011 セット版　日本公定書協会編，日本薬剤師研修センター編　じほう　2011.4　2冊（セット）　26cm　35000円　Ⓘ978-4-8407-4214-6

　内容　第十六改正日本薬局方　日本薬局方医薬品情報

◇治療薬情報集―薬効別要約と詳細　2005　髙橋隆一臨床監修，朝長文弥監修　じほう　2004.9　2456p　26cm　12000円　Ⓘ4-8407-3351-1

◇治療薬マーケティング・ブック 2003 上巻 国際ライフサイエンス 2003.6 344p 30cm 120000円 Ⓝ499.1

◇治療薬マーケティング・ブック 2004 上巻 国際ライフサイエンス 2004.9 342p 30cm 120000円 Ⓝ499.1

◇治療薬マーケティング・ブック 2004 下巻 国際ライフサイエンス 2004.9 296p 30cm 120000円 Ⓝ499.1

◇投薬禁忌リスト 平成18年版 社会保険研究所 2005.11 605, 112p 26cm〈製作:医薬情報研究所〉 3900円 Ⓘ4-7894-1284-9 Ⓝ492.3

◇投薬禁忌リスト 平成19年版 医薬品情報研究会編 医薬情報研究所 2007.4 590p 21cm〈発売:じほう〉 3900円 Ⓘ978-4-8407-3701-2

◇投薬禁忌リスト 平成19年版 社会保険研究所 2007.4 590, 26p 26cm〈製作:医薬情報研究所〉 3900円 Ⓘ978-4-7894-1240-7 Ⓝ492.3

◇投薬禁忌リスト 平成20年版 医薬情報研究所制作 じほう 2008.4 566, 73p 26cm 3900円 Ⓘ978-4-8407-3828-6

◇投薬禁忌リスト 平成20年版 社会保険研究所 2008.4 566, 73p 26cm〈製作:医薬情報研究所〉 3900円 Ⓘ978-4-7894-1241-4 Ⓝ492.3

◇投薬禁忌リスト 平成21年版 医薬情報研究会編著・監修 じほう 2009.4 553, 72p 26cm 3900円 Ⓘ978-4-8407-3954-2

◇投薬禁忌リスト 平成22年版 医薬情報研究所制作 じほう 2010.4 534, 73p 26cm 3900円 Ⓘ978-4-8407-4053-1

◇投薬禁忌リスト 平成22年版 社会保険研究所 2010.4 534, 73p 26cm〈制作:医薬情報研究所〉 3900円 Ⓘ978-4-7894-1243-8 Ⓝ492.3

◇投薬禁忌リスト 平成23年版 医薬情報研究所制作 じほう 2011.4 524, 74p 26cm 3900円 Ⓘ978-4-8407-4197-2

◇投薬禁忌リスト 平成23年版 社会保険研究所 2011.4 524, 74p 26cm〈制作:医薬情報研究所〉 3900円 Ⓘ978-4-7894-1244-5 Ⓝ492.3

◇投薬禁忌リスト 平成24年版 医薬情報研究所制作 じほう 2012.4 521p 26cm 3900円 Ⓘ978-4-8407-4281-8

◇投薬禁忌リスト 2005 医薬品情報研究会編 医薬情報研究所 2004.11 614, 111p 26cm〈発売:じほう〉 3900円 Ⓘ4-8407-3369-4

◇投薬禁忌リスト 2006 医薬品情報研究会編 医薬情報研究所 2005.11 605, 112p 26cm〈発売:じほう〉 3900円 Ⓘ4-8407-3493-3

◇日本医薬品集 医療薬 2008年版 日本医薬品集フォーラム監修 じほう 2007.9 2851, 244p 26cm〈付属資料:CD・ROM1;別冊1〉 23000円 Ⓘ978-4-8407-3753-1

◇日本医薬品集 医療薬 2008年版 日本医薬品集フォーラム監修 じほう 2007.9 2851, 244p 26cm 13000円 Ⓘ978-4-8407-3716-6

◇日本医薬品集 医療薬 2011年版 日本医薬品集フォーラム監修 じほう 2010.8 3148, 267p 26cm〈付属資料:別冊1;CD・ROM1〉 23000円 Ⓘ978-4-8407-4116-3

◇日本医薬品集 医療薬 セット版 2012年版 日本医薬品集フォーラム監修 じほう 2011.9 3308, 295p 26cm〈付属資料:DVD・ROM1;別冊1〉 23000円 Ⓘ978-4-8407-4203-0
内容 製剤識別コード一覧の見方 製剤識別コード一覧(数字編 アルファベット編 マーク編) 会社コード・マーク一覧 付録(新薬一覧 経過措置期間終了成分一覧 適応外使用・審査事例一覧 会社住所録一覧 薬剤師会が開設する消費者くすり相談窓口一覧)

◇日本医薬品集 医療薬 2006年版 日本医薬品集フォーラム監修, じほう編 じほう 2005.9 1冊 26cm〈2005年版までのタイトル:医療薬日本医薬品集〉 13000円 Ⓘ4-8407-3456-9 Ⓝ499.1

◇日本医薬品集 医療薬 2007年版 日本医薬品集フォーラム監修, じほう編 じほう 2006.9 1冊 26cm 13000円 Ⓘ4-8407-3602-2 Ⓝ499.1

◇日本医薬品集 医療薬 2009年版 日本医薬品集フォーラム監修, じほう編 じほう 2008.9 1冊 26cm 13000円 Ⓘ978-4-8407-3863-7 Ⓝ499.1
内容 製剤識別コード一覧(数字編 アルファベット編 マーク編(社内五十音順)) 会社コード・マーク一覧 付録(新薬一覧 経過措置期間終了成分一覧 適応外使用・審査事例一覧 会社住所録一覧 薬剤師会が開設する消費者くすり相談窓口一覧) 医薬品安全性情報報告書, 医療機器安全性情報報告書

◇日本医薬品集 医療薬 2010年版 じほう編, 日本医薬品集フォーラム監修 じほう 2009.8 3048, 268p 26cm 13000円 Ⓘ978-4-8407-3989-4 Ⓝ499.1
内容 五十音索引 欧名索引 薬効別分類索引 本文 製剤識別コード一覧の見方 製剤識別コード一覧数字編 会社コード・マーク一覧 付録 医薬品安全性情報報告書, 医療機器安全性情報報告書

◇日本医薬品集 医療薬 2010年版 じほう編, 日本医薬品集フォーラム監修 じほう 2009.8 3048, 268p 26cm〈付属資料(DVD-ROM1枚 12cm)付属資料(CD-ROM1枚 12cm ホルダー入)付(46p):日本医薬品集DB操作マニュアル 2009年7月版 付(しおり1枚)〉 23000円 Ⓘ978-4-8407-3990-0 Ⓝ499.1
内容 五十音索引 欧名索引 薬効別分類索引 本文 製剤識別コード一覧の見方 製剤識別コード一覧数字編 会社コード・マーク一覧 付録 医薬品安全性情報報告書, 医療機器安全性情報報告書

◇日本医薬品集 医療薬 2011年版 じほう編, 日本医薬品集フォーラム監修 じほう 2010.8 3148, 267p 26cm 13000円 Ⓘ978-4-8407-4115-6 Ⓝ499.1

◇日本医薬品集 医療薬 2012年版 じほう編, 日本医薬品集フォーラム監修 じほう 2011.9 3308, 295p 26cm 13000円 Ⓘ978-4-8407-4202-3 Ⓝ499.1
内容 製剤識別コード一覧の見方 製剤識別コード一覧(数字編 アルファベット編 マーク編) 会社コード・マーク一覧 付録(新薬一覧 経過措置期間終了成分一覧 適応外使用・審査事例一覧 会社住所録一覧 薬剤師会が開設する消費者くすり相談窓口一覧)

年鑑・白書　　　　　　　　　　　　　　　　　　　　　　　　　　　　　　　　医薬品

◇日本医薬品集 一般薬　2007-2008年版　日本医薬品集フォーラム監修，じほう編　じほう　2006.9　72, 1197, 346p　26cm　9000円　①4-8407-3574-3　Ⓝ499.1
　内容 製品情報　付録(製造販売承認基準・使用上の注意　一般用医薬品成分の相対的リスク分類　会社住所録　薬剤師会が開設する消費者くすり相談窓口一覧)

◇日本医薬品集 一般薬　2008-2009年版　日本医薬品集フォーラム監修，じほう編　じほう　2007.9　1冊　26cm　9000円　①978-4-8407-3728-9　Ⓝ499.1
　内容 精神神経用薬　消化器官用薬　循環器・血液用薬　呼吸器官用薬　泌尿生殖器官および肛門用薬　滋養強壮保健薬　女性用薬　アレルギー用薬　外皮用薬　眼科用薬　耳鼻科用薬　歯科口腔用薬　禁煙補助剤　漢方・生薬剤　公衆衛生用薬　一般用検査薬　その他(いずれの薬効分類にも属さない製剤)

◇日本医薬品集 一般薬　2009-2010年版　日本医薬品集フォーラム監修，じほう編　じほう　2008.9　1冊　26cm　10000円　①978-4-8407-3865-1　Ⓝ499.1
　内容 精神神経用薬　消化器官用薬　循環器・血液用薬　呼吸器官用薬　肛門用薬　滋養強壮保健薬　女性用薬　アレルギー用薬　外皮用薬　眼科用薬〔ほか〕

◇日本医薬品集 一般薬　2010-11年版　日本医薬品集フォーラム監修　じほう　2009.9　1336, 605p　26cm　10000円　①978-4-8407-3986-3　Ⓝ499.1
　内容 精神神経用薬　消化器官用薬　循環器・血液用薬　呼吸器官用薬　肛門用薬　滋養強壮保健薬　女性用薬　アレルギー用薬　外皮用薬　眼科用薬〔ほか〕

◇日本医薬品集 一般薬　2011-12年版　日本医薬品集フォーラム監修　じほう　2010.9　15, 1368, 615p　26cm　10000円　①978-4-8407-4118-7　Ⓝ499.1
　内容 精神神経用薬　消化器官用薬　循環器・血液用薬　呼吸器官用薬　肛門用薬　滋養強壮保健薬　女性用薬　アレルギー用薬　外皮用薬　眼科用薬〔ほか〕

◇日本医薬品集 一般薬　2012-13年版　日本医薬品集フォーラム監修　じほう　2011.9　16, 1342, 692p　26cm　10000円　①978-4-8407-4231-3　Ⓝ499.1
　内容 第一類医薬品一覧　指定第二類医薬品一覧　製品情報　製造販売承認基準・使用上の注意　一般用医薬品の販売制度改正　配置販売品目基準　一般用医薬品の使用上の注意および添付文書の記載要領　第一類医薬品添付文書情報対比表　医療用医薬品の有効成分の一般用医薬品への転用　医療用医薬品関連政省令・告示　一般用医薬品関連通知・事務連絡　国内副作用報告の状況　薬剤師会が開設する消費者くすり相談窓口一覧　会社住所録

◇日本薬局方医薬品情報　2006　日本薬剤師研修センター編　じほう　2006.12　27, 2130p　26cm　26000円　①4-8407-3590-5　Ⓝ499.1

◇日本薬局方医薬品情報　2011　日本薬剤師研修センター編　じほう　2011.4　2364p　26cm　26000円　①978-4-8407-4215-3　Ⓝ499.1

　内容 本文　付録(本文未掲載の第16改正日本薬局方収載医薬品　協力会社および掲載商品名・お問い合わせ一覧)

◇ハイリスク治療薬　2009　櫻井美由紀, 徳島裕子, 河野えみ子, 黒山政一, 木村健編, 堀内龍也, 松山賢治, 阿南節子監修　じほう　2009.1　943p　16cm　3800円　①978-4-8407-3910-8　Ⓝ499.1

◇ハイリスク治療薬　2010　阿南節子ほか編, 松山賢治, 阿南節子監修　じほう　2010.1　1235p　16cm　〈2010のサブタイトル：コンパクト医薬品情報集〉　3800円　①978-4-8407-3959-7　Ⓝ499.1

◇ハイリスク治療薬　2011　阿南節子ほか編, 松山賢治, 阿南節子監修　じほう　2011.1　1276p　16cm　〈2011のサブタイトル：コンパクト医薬品情報集〉　3800円　①978-4-8407-4154-5　Ⓝ499.1

◇ハイリスク治療薬　2012　阿南節子ほか編, 松山賢治, 阿南節子監修　じほう　2012.1　1317p　16cm　〈2012のサブタイトル：コンパクト医薬品情報集〉　3800円　①978-4-8407-4261-0　Ⓝ499.1

◇病名適応医薬品集―標準病名から承認薬がわかる本　2012　村上貴久著, 日本医薬情報センター(JAPIC)編　JAPIC　日本医薬情報センター　2012.6　1201p　26cm　〈発売：丸善出版〉　7400円　①978-4-905071-67-9
　内容 標準病名に対応する医薬品　一般名別商品名リスト

◇薬事工業生産動態統計年報　平成14年　厚生労働省医政局編　じほう　2003.6　491p　26cm　8000円　①4-8407-3203-5
　内容 1 医薬品　2 衛生材料(衛生材料の生産状況　衛生材料の地域別生産状況)　3 医療用具　4 医薬部外品(医薬部外品の生産状況　医薬部外品の地域別生産状況)

◇薬事工業生産動態統計年報　平成16年　厚生労働省医政局編　じほう　2005.6　491p　26cm　8000円　①4-8407-3499-2
　内容 1 医薬品　2 衛生材料(衛生材料の生産状況　衛生材料の地域別生産状況)　3 医療用具　4 医薬部外品(医薬部外品の生産状況　医薬部外品の地域別生産状況)　統計表

◇JAPAN DRUGS日本医薬品総覧　2003～2004年版　JAPAN DRUGS編集委員会編　大阪　メディカルレビュー社　2003.8　1971p　26cm　19000円　①4-89600-614-3

薬の歴史

◇インスリン戦争―失われた日本の技術と名誉　森原和之著, 楽友舎編　ライフリサーチプレス　2008.11　145p　19cm　1000円　①978-4-86071-003-3　Ⓝ499.5

◇印籠と薬―江戸時代の薬と包装　服部昭著　大阪　風詠社　2010.9　255p　19cm　〈発売：星雲社〉　1429円　①978-4-434-14871-2　Ⓝ499
　内容 第1章 印籠は薬の容器―薬携帯の習慣と包装　第2章 印籠の構造と薬の容器―包装・容器の技術　第3章 薬のある暮らし―薬はどのように使われていた

か　第4章 医療と薬の製造販売―医師と薬を作った人たち　第5章 紙が売薬を広めた―薬の包装と紙の利用　第6章 文字社会の成立―包装による情報の伝達　第7章「薬の気」を守る一薬の品質と包装　第8章 蘭学がもたらした薬のガラス瓶―近代包装の夜明け　第9章 薬包装の原点を築いた人たち―曲直瀬道三と貝原益軒

◇江戸時代、漢方薬の歴史　羽生和子著　大阪清文堂出版　2010.7　300p　22cm　5800円　Ⓘ978-4-7924-0925-8　Ⓝ499.8

◇江戸の生薬屋　吉岡信著　新装版　青蛙房　2011.12　251p　20cm　2500円　Ⓘ978-4-7905-0879-3　Ⓝ499.7
　内容　第1章 街角の生薬屋　第2章 病気は自分の力で治そう　第3章 クスリの流通と規制　第4章 賑わう買い　第5章 家業と家伝薬　第6章 生薬屋の生活　第7章 山東京伝の「読書丸」　第8章 あの馬琴も生薬屋だった　第9章 式亭三馬の店・江戸本町延寿丹本店　第10章 物知り生薬屋・山崎美成　第11章 江戸の呼び声・名物売薬

◇家庭薬ロングセラーの秘密―昔も今もこれからも"日本の元気"を守る家庭薬　家庭薬研究会編著　薬事日報社　2010.6　143p　21cm〈協力：全国家庭薬協議会〉　1905円　Ⓘ978-4-8408-1146-0　Ⓝ499.7
　内容　第1章 家庭薬ロングセラー物語　第2章 小さな家庭薬博物館　第3章 家庭薬歴史探訪―家庭薬はいつの時代も暮らしの味方　第4章 家庭薬の現代と未来　第5章 家庭薬データ集

◇近代医薬品の変遷史―薬効・系統・年次別　深井三郎著　新生出版　2008.1　358p　21cm　3619円　Ⓘ978-4-86128-240-9　Ⓝ499.1
　内容　中枢神経用薬　感覚器官用薬　循環器官用薬　呼吸器官用薬　消化器官用薬　その他の代謝性医薬品　腫瘍用薬　アレルギー用薬　抗生物質製剤　化学療法剤　生物学的製剤

◇薬　レスリー・アイヴァーセン著，廣中直行訳　岩波書店　2003.6　172, 9p　19cm　（1冊でわかる）　1400円　Ⓘ4-00-026863-5　Ⓝ499.02

◇「くすり」から見た日本―昭和20年代の原風景と今日　西川隆著　薬事日報社　2004.1　519p　22cm　3700円　Ⓘ4-8408-0769-8　Ⓝ499.021

◇薬のいまむかし　日本医師会，日本学校保健会監修　大塚製薬　2006.3　127p　19cm　（Otsuka新漫画ヘルシー文庫 5《薬の未来とわたしたち編》中巻）〈漫画部分は英語併記〉　Ⓝ499.1

◇薬の生い立ち―モルヒネからインターフェロンまで　中島祥吉著　薬事日報社　2006.3　200p　18cm　（薬事日報新書）　1300円　Ⓘ4-8408-0887-2　Ⓝ499.02

◇くすりの小箱―薬と医療の文化史　湯之上隆，久木田直江編　南山堂　2011.3　160p　21cm　（静岡大学人文学部研究叢書 25）　1800円　Ⓘ978-4-525-70191-8　Ⓝ499.02

◇くすりの社会誌―人物と時事で読む33話　西川隆著　薬事日報社　2010.2　313p　21cm　3400円　Ⓘ978-4-8408-1113-2　Ⓝ499.021

◇薬の社会史　第3巻　杉山茂著　近代文芸社　2003.1　102p　20cm　1200円　Ⓘ4-7733-6963-9　Ⓝ499.7

◇薬の社会史　第4巻　杉山茂著　近代文芸社　2003.6　146p　20cm　1600円　Ⓘ4-7733-7045-9　Ⓝ499.7
　内容　第1章 外郎一世順祖(医家)　第2章 中世日鮮交易における外郎二世宇梁及び三世常祐の活躍　第3章 陳外郎四世祖日　第4章 代表的な漢方薬　第5章 虎屋・京都外郎の既製売薬　第6章 透頂香の由来

◇薬の社会史　第5巻　杉山茂著　近代文芸社　2004.3　172p　20cm　〈第5巻のサブタイトル：薬屋色々〉　1800円　Ⓘ4-7733-7130-7　Ⓝ499.7
　内容　第1章 虎屋・小田原外郎の既製薬　第2章 四つ目屋　第3章 三つ目屋　第4章 黒寿屋　第5章 歯磨屋　第6章 後妃の漢方生立て屋　第7章 現代の薬屋(国際製薬企業)の興亡

◇くすりの誕生―出血を止めるくすりと血栓を防ぐくすり　岡本彰祐，奥宮明子著　日本評論社　2011.9　206p　22cm　《『血液のはたらきを探る』(岩波書店1977年刊)の改訂》　2300円　Ⓘ978-4-535-98360-1　Ⓝ499.1
　内容　第1章 体外に出ると血液は固まる　第2章 止血のしくみを調べる　第3章 フィブリンを取り除くしくみ　第4章 プラスミンの働きを止める物質　第5章 アムチャをつくる　第6章 アムチャのおいたち　第7章 フィブリノゲンのもつ暗号　第8章 トロンビンの働きを止める物質　第9章 アルガトロバンをつくる　第10章 アルガトロバンとトラネキサム酸の働き方　第11章 病気とくすり

◇くすりの発明・発見史　岡部進著　南山堂　2007.4　231p　22cm　2800円　Ⓘ978-4-525-72131-2　Ⓝ499.02

◇薬の品質―本草書からGMPまで　服部昭著　新風舎　2003.7　166p　20cm　1300円　Ⓘ4-7974-3129-6　Ⓝ499.021
　内容　第1章 薬の始まりと産地　第2章 江戸時代の偽薬　第3章 江戸時代における製薬現場　第4章 明治新政府の医薬行政　第5章 日本薬局方の制定と品質　第6章 海人草とサントニン　第7章 ペニシリンとQC(品質管理)　第8章 国際化と医薬品の安全性・有効性　第9章 現代における生薬の品質

◇骨粗鬆症治療の歴史をつくった薬―国産骨粗鬆症治療薬の創薬・育薬物語　折茂肇編著，山内広世，水野初彦，飯沼典雄著　ライフサイエンス出版　2011.10　135p　21cm　(Osteoporosis Japan選書)　1800円　Ⓘ978-4-89775-295-2　Ⓝ499.1
　内容　序章 わが国における骨粗鬆症治療薬の歴史　第1章 ウナギから骨粗鬆症の薬―カルシトニン　第2章 ライバルとの競争そして協力の成果―活性型ビタミンD3　第3章 日本企業だからできた長期間の―50年の研究継続が生み、育てた薬ビタミンK2(開発第1期時代(1960～72年)　中断時期(1973～80年)ほか)

◇史上最大の新薬"スタチン"の発見と開発　遠藤章述　本田財団　〔2007〕　27p　30cm　（本田財団レポート no.123）〈会期・会場：平成19年12月18日　パレスホテル〉　Ⓝ499.1

◇自然からの贈りもの―史上最大の新薬誕生　遠藤章執筆　メディカルレビュー社　2006.4　271p　22cm　3800円　Ⓘ4-89600-961-4　Ⓝ499.1
　内容　カビとキノコとの出会い　コレステロールとの出会い　戦略とリスク　HMG・CoA還元酵素阻害剤の発見　二転三転 ロバスタチンの発見　ロバ

スタチンの開発　コンパクチンのその後　産学共同開発　スタチン時代　コンパクチン発見30周年記念論文集　終章─新聞・雑誌等の論評から

◇正倉院薬物の世界─日本の薬の源流を探る　鳥越泰義著　平凡社　2005.10　260p 18cm　（平凡社新書）　880円　Ⓘ4-582-85296-3　Ⓝ499.8
内容 第1章 正倉院薬物をめぐる人々（聖武天皇五九年の人生とその時代　光明皇后と「種々薬帳」五人の署名人）　第2章 正倉院薬物とは　第3章 奈良時代の医療制度と「風土記」　第4章 現代に生きる正倉院薬物の世界

◇新薬スタチンの発見─コレステロールに挑む　遠藤章著　岩波書店　2006.9　113p　19cm　（岩波科学ライブラリー 123）　1200円　Ⓘ4-00-007463-6　Ⓝ499.1
内容 1 新薬の種を求めて　2 動物実験で二度の危機　3 重症患者には安全でよく効いたのに　4 強力なライバルの出現　5 大規模臨床試験から見えてきたこと

◇世紀の新薬発見その光と影の物語─ストレプトマイシンの発見と救われた少女の命　インゲ・アウワーバッハー、アルバート・シャッツ著，橋本浩明訳　PHPパブリッシング　2009.9　206p　20cm　1400円　Ⓘ978-4-904302-40-8　Ⓝ492.31
内容 プロローグ─二つの命の運命的な出会い　世紀の新薬発見その光と影の失意と栄誉─アルバート・シャッツ博士の物語　私の命は二度救われた─インゲ・アウワーバッハーの物語（発端　幼い日々　穏やかな村の生活　広がる暗雲　クリスタルナハト（水晶の夜）ほか）

◇世界で一番売れている薬　山内喜美子著　小学館　2007.1　251p 20cm　1600円　Ⓘ4-09-389700-X　Ⓝ499.1
内容 第1章 原点はハエトリシメジ　第2章 コレステロールとの出会い　第3章 新薬の種　第4章 障壁　第5章 治験　第6章 メルクとの攻防　第7章 世紀の薬へ　第8章 探索の旅

◇毒と薬の世界史─ソクラテス、錬金術、ドーピング　船山信次著　中央公論新社　2008.11　244p 18cm　（中公新書）　800円　Ⓘ978-4-12-101974-5　Ⓝ499.02
内容 第1章 古代の毒と薬（地球と毒・薬の誕生　古代エジプト・ギリシア・ローマにおける毒と薬　古代インド・中国における毒と薬　古代日本における毒と薬）　第2章 中世の毒と薬　第3章 近世の毒と薬（『本草綱目』と本草学の発展および南蛮医学の導入　近世医学・薬学黎明期における毒や薬にまつわる発見・事件　近代有機化学への出発）　第4章 近代の毒と薬（病原微生物学の誕生と発展　近代薬学および有機化学の誕生と発展　種々の疾病に対抗する療法の黎明）　第5章 現代の毒と薬（抗生物質の再発見と発展　精神を左右する毒と薬　科学の発展と毒と薬　公害と薬害、毒や薬による犯罪）

◇ペニシリン産業事始　武田敬一著，武田晴人監修　丸善プラネット　2007.8　11, 302p 22cm　〈発売：丸善出版事業部〉　2800円　Ⓘ978-4-901689-76-2　Ⓝ499.02

◇薬史こぼれ話　杉山茂著　薬事日報社　2004.7　146p 18cm　（薬事日報新書）　1100円　Ⓘ4-8408-0789-2　Ⓝ499.02

薬価

◇薬価基準制度─その全容と重要通知　2003年版　薬事日報社　2003.3　957p　21cm　6000円　Ⓘ4-8408-0731-0　Ⓝ364.4

◇薬価基準制度─その全容と重要通知　2005年版　薬事日報社　2005.1　976p　21cm　6000円　Ⓘ4-8408-0814-7　Ⓝ364.4

◇薬価基準制度─その全容と重要通知　2007年版　薬事日報社　2007.4　1046p　21cm　6600円　Ⓘ978-4-8408-0965-8　Ⓝ364.4

◇薬価基準制度─その全容と重要通知　2011年版　薬事日報社　2011.3　922p　21cm　7000円　Ⓘ978-4-8408-1173-6　Ⓝ364.4

◇薬価基準のしくみと解説　薬事衛生研究会編　薬事日報社　2007.11　103p　21cm　1400円　Ⓘ978-4-8408-0998-6　Ⓝ364.4

◇薬価基準のしくみと解説　薬事衛生研究会編　改訂版　薬事日報社　2008.9　186p　21cm　2000円　Ⓘ978-4-8408-1041-8　Ⓝ364.4

◇薬価基準のしくみと解説　2010　薬事衛生研究会編　薬事日報社　2010.8　203p　21cm　2200円　Ⓘ978-4-8408-1153-8　Ⓝ364.4
内容 第1編 薬価基準制度の概要（薬価基準制度の経緯　薬価基準の意義　収載基準　収載方式　収載の手続き　収載医薬品の供給確保　薬価調査）　第2編 薬価算定（定義　新規収載医薬品の薬価算定　既収載医薬品の薬価の改訂）　第3編 新医薬品の算定事例（類似薬効比較方式(1) 新有効成分加算なし　類似薬効比較方式(1) 加算（画期性）ほか）　資料（新薬の補正加算の推移　薬価算定の基準（平成22年2月12日・中央社会保険医療協議会了解））

新薬

◇明日をになう新薬─健康な笑顔のために　日本製薬工業協会　〔2009〕　11p 21cm　Ⓝ364.4

◇新しい薬をどう創るか─創薬研究の最前線　京都大学大学院薬学研究科編　講談社　2007.4　301p　18cm　（ブルーバックス B-1541）　1040円　Ⓘ978-4-06-257541-6　Ⓝ499.3
内容 第1章 薬創りは「健康と病気の違いを知ること」から始まる　第2章 薬を合成する─薬創りは王道なし、薬の創造から製造まで　第3章 薬のターゲットタンパク質の構造を決定する　第4章 薬をデザインする─勘と経験からコンピュータナビゲーション　第5章 薬がなぜ効くかを調べる　第6章 抗ウイルス剤の開発　第7章 日本発 世界が驚いたアルツハイマー病治療薬の開発　第8章 生体防御の仕組みから抗菌剤を創る─平成版ガマの油の話　第9章 体の中の薬の動きを自由にあやつる　第10章 ゲノムで変わる医療、創薬

◇医者がくれない世界の良薬─これが薬の「世界標準」だ！　北村正樹，中原英臣著　講談社　2003.10　190p　18cm　（ブルーバックス）　800円　Ⓘ4-06-257421-7　Ⓝ492.3
内容 第1章 医者はなぜ世界の良薬をくれないのか（健康保険制度の落とし穴　「治験」とは何か　薬

◆医薬品開発の国際調和の歩み―ICH 6まで　日本製薬工業協会ICHプロジェクト委員会編集委員会編　じほう　2003.11　256p　26cm　4200円　Ⓟ4-8407-3090-3　Ⓝ499.091
　内容　1 ICH活動の経緯と将来展望（ICHの成り立ちと意義　ICHの構成・運営とその成果　ICH5を終えて　海外から見た日本の視点　ヨーロッパから見た医薬品規制のハーモナイゼーション）　2 各Topicの検討された背景とその意義（Quality（品質分野）　Safety（安全性分野）　Efficacy（有効性分野）　Multidisciplinary（複合領域））

◆医薬品業界の特許事情　杉田健一著　薬事日報社　2006.3　149p　21cm　2000円　Ⓟ4-8408-0884-8　Ⓝ499.1

◆医薬品業界の特許事情　杉田健一著　第2版　薬事日報社　2008.11　187p　21cm　2000円　Ⓟ978-4-8408-1056-2　Ⓝ499.1

◆医薬品の適正使用と安全対策―PMSの歴史―安全管理,製造販売後調査の実施のための　高橋春男著　じほう　2011.4　232p　26cm　4800円　Ⓟ978-4-8407-4211-5　Ⓝ499.09
　内容　第1章 PMSとは　第2章 PMS制度　第3章 製造販売後の実施基準　第4章 安全性情報の収集,評価及び対応　第5章 製造販売後の調査及び試験　第6章 適正使用情報の提供・伝達　第7章 日本と海外のPMS制度の比較

◆医療イノベーションとくすり―その波紋　日本薬学会編　丸善プラネット　2008.5　320p　21cm〈発売：丸善出版事業部〉　2000円　Ⓟ978-4-901689-87-8　Ⓝ499
　内容　1 国家戦略から見た薬学（臨床医学のイノベーションと薬学への期待　科学技術政策について）　2 大学における創薬研究（先端融合領域イノベーション創出拠点　日本薬学会における創薬セミナーを振り返って　文部科学省の創薬推進に関わる政策）　3 企業における創薬戦略（画期的創薬実現のために―治験・臨床研究活性化の課題と新たな治験活性化5カ年計画　創薬活動の活性化―団体の立場から　グローバル企業の開発戦略　創薬支援とレギュラトリーサイエンス）　4 薬剤師の期待像（日本薬剤師会会から見た薬剤師の現状と将来　医療現場から見た薬学・薬剤師望まれる病院薬剤師　専門薬剤師について―日本学術会議の取組み）　5 薬学への期待（日本学術会議としての薬学への期待　メディアからの薬学会への期待）

◆規制動向調査報告書―創薬プロセスの革新へ向けて　医薬品開発におけるバイオマーカーの探索と活用　ヒューマンサイエンス振興財団　2008.4　191, 20, 2p　30cm　（HSレポート no.62）　Ⓝ499.1

◆くすりギャップ―世界の医薬品問題の解決を目指して　津谷喜一郎編　ライフサイエンス出版　2006.5　82p　28cm〈会期・会場：2005年11月5日　東京大学安田講堂〉　3000円　Ⓟ4-89775-221-3　Ⓝ499.09
　内容　世界の医薬品問題とNGOの活動（藤崎智子述）　医薬品へのアクセス向上と適正使用（奥村順子述）　結核における医薬品問題と対策（須知雅史述）　開発途上国の医薬品分野の人材開発（野崎慎仁郎述）　見

捨てられた病気に新薬を！（Chris Brunger述）　appendix〈世界の医薬品状況（WHO, 2004）（白岩健,津谷喜一郎訳）　ヨーロッパと世界のプライオリティ医薬品―エグゼクティブ・サマリー の日本語訳（川島今日子, 川上純一, 津谷喜一郎訳）　エッセンシャル・メディスン（WHO）（津谷喜一郎訳）　グローバリゼーションと薬（白岩健, 川島今日子, 津谷喜一郎著）〉

◆薬づくりの真実―臨床から投資まで　Tamas Bartfai, Graham V. Lees著, 神沼二眞訳, 多田幸雄, 堀内正監修　CBI学会　2008.5　409p　21cm　3000円　Ⓟ978-4-9903708-1-7　Ⓝ499.5

◆くすりの種探し―血管内皮と病気　眞崎知生著　講談社　2004.7　211p　20cm　2800円　Ⓟ4-06-153676-1　Ⓝ491.5
　内容　第1章 薬とは何か　第2章 昔の薬、いまの薬　第3章 血管はたんなるパイプではない　第4章 血管内皮由来弛緩因子の発見　第5章 エンドセリンの発見　第6章 江橋節郎のカルシウム説　第7章 重要な血管収縮弛緩調節系　第8章 血管病ととくすり　第9章 ゲノム創薬と血管病の薬　第10章 薬の種探しと基礎研究　第11章 薬の種が医薬品になるまで

◆ゲノム創薬―合理的創薬からテーラーメイド医療実現へ　田沼靖一編　京都　化学同人　2003.9　199p　26cm　（化学フロンティア 12）　4300円　Ⓟ4-7598-0742-X　Ⓝ499.3
　内容　1部 ゲノム創薬の基礎　2部 ゲノム創薬の手法　3部 ゲノム創薬と医療

◆ゲノム創薬―個別化医療とゲノムデータマイニング　野村仁著　サイエンス社　2005.7　141p　21cm　（新・生命科学ライブラリ　バイオと技術 5）　1600円　Ⓟ4-7819-1101-3　Ⓝ499.3
　内容　第1章 ゲノムとは？　第2章 創薬の歴史　第3章 ゲノム創薬概論　第4章 ゲノム創薬各論―具体的な取り組み

◆ゲノム創薬と未来産業―バイオテクノロジー・ビジネスクラスターの形成へ　石川智久著　エルゼビア・ジャパン　2003.9　109p　26cm　（ミクスライブラリー）　1900円　Ⓟ4-86034-508-8　Ⓝ499.3
　内容　これからの創薬と医療、そしてビジネスチャンス　新規バイオテクノロジーの創出がカギ　新薬探索・毒性予測・遺伝子情報管理などを基本から　最大限の薬理効果・副作用は最小限の分子ターゲットの選択　ターゲット分子「G 蛋白質共役型受容体」をめぐる創薬競争　免疫抑制剤は転写因子を標的とした薬剤開発の始まり　骨形成・骨代謝に核内受容体群が果たす役割の重要さ　新規鎮痛剤開発のターゲットは多様である　ファーマコゲノミクス研究で遺伝子多型を医療に役立てる　遺伝子タイピングで薬理効果がより高く安全な薬剤医療へ　薬剤応答性の遺伝的差異を診断する分子的技術の開発　抗癌剤を細胞外に排出するABCトランスポーターの発見　薬の体内動態に関係する各種の薬物トランスポーター　トキシコゲノミクス、毒性評価のパラダイムシフト

◆ゲノム創薬　坂田恒昭著　薬事日報社　2005.8　132p　21cm　2000円　Ⓟ4-8408-0853-8　Ⓝ499.3

◆ここまで進んだ次世代医薬品―ちょっと未来の薬の科学　中西貴之著　技術評論社　2011.4　239p　19cm　（知りたい！サイエンス）　1580円　Ⓟ978-4-7741-4591-4　Ⓝ499.1
　内容　次世代医薬品・総論　薬ができるまで　第一世代バイオ医薬品　第二世代バイオ医薬品（ガンと

◇3極(日米欧)要求の違いをふまえた市販後安全対策及び市販後調査・審査動向　サイエンス&テクノロジー　2009.3　164p　26cm　40000円　⑤978-4-903413-57-0　Ⓝ499.09

◇次世代医療を見据えた斬新な新薬開発戦略　竹内正弘, L. J. ウェイ編　臨床評価刊行会　2011.5.28, 237p　26cm　5239円　Ⓝ499.1
内容　基調講演(日本のライフサイエンス発展のために(嘉山孝正述)　日本のライフサイエンス進歩のために(庄田隆述))　世界で突出した新薬開発国になるには(日本の医薬品開発を担う企業として(岩崎甫述)　革新的新薬の開発を推進するために(宮田俊男述)　アカデミアの役割とその貢献(成川衛述)　アジア発新薬を見据えたPMDAの国際的取組(東野正明述))　初期の臨床試験の進め方を考える(日本における初期臨床開発(吉川彰一述)　初期の臨床開発戦略・方法論(二井智子述)　アカデミアにおける初期の臨床開発戦略・方法論(長村文希述))　新しい医薬品開発ツールの応用に向けて(Pharmacometrics in US (ジョナサン K. ワグ述)　新規の医薬品開発手法の利用に関する行政的視点(宇山佳明述)　Application of modeling & simulations in oncology drug development (フェン・グォ述)　Personalized medicine (竹内円雅述))　次世代の医療(Vaccine innovation (ジュリー・ガーバーディング述)　日本のワクチンの現状(中山哲夫述)　The role of the European Institutions in the Public Health in Europe (ハイメヘスス・ベレス・マルチン述)　科学的根拠と社会の価値観に基づく政策策定過程(森臨太郎述))

◇次世代ゲノム創薬　日本薬学会編　中山書店　2003.4　276p　26cm　5600円　⑤4-521-01551-4　Ⓝ499.3

◇実践：インシリコ創薬の最前線―次世代創薬テクノロジー　竹田―志鷹真由子, 梅山秀明編　大阪メディカルドゥ　2009.9　212p　26cm　(遺伝子医学mook 14)　5143円　⑤978-4-944157-44-0　Ⓝ499.3

◇実例から学ぶ市販直後調査制度―新薬の安全性確保における役割と今後の展望　日本公定書協会編　じほう　2008.5　83p　26cm　(薬事エキスパート研修会シリーズ 15)　2200円　⑤978-4-8407-3804-0　Ⓝ499.09

◇実例から学ぶ製造販売後調査―経験と改善への提言　日本公定書協会編　じほう　c2006　74p　26cm　(薬事エキスパート研修会シリーズ 1)　2200円　⑤4-8407-3644-8　Ⓝ499.1

◇実例から学ぶ日本および米国における市販後安全対策　日本公定書協会編　じほう　2008.12　67p　26cm　(薬事エキスパート研修会シリーズ 23)　2200円　⑤978-4-8407-3854-5　Ⓝ499.09

◇知らずに飲んでいた薬の中身　大和田潔著　祥伝社　2009.8　275p　18cm　(祥伝社新書 165)　(並列シリーズ名：Shodensha shinsho)　800円　⑤978-4-396-11165-6　Ⓝ499.1
内容　高血圧の薬　リウマチや救命の薬　糖尿病の薬　高脂血症の薬　胃薬　花粉症の薬　心筋梗塞や脳梗塞の薬　細菌感染治療薬　抗ガン剤　ウイルス感染症治療薬　うつ病、片頭痛、パーキンソン病、アルツハイマー病の薬

◇新薬開発の舞台裏―Superサイエンス　星作男著　新潟　シーアンドアール研究所　2009.11　223p　19cm　1500円　⑤978-4-86354-037-8　Ⓝ499.1
内容　1 薬はここまで進化している　2 薬の歴史―古代エジプトから現代まで　3 薬の種類や効果　4 薬はいかにつくられるか　5 薬がつくられる環境　6 変わらない病気と進化する病気　7 世界一のバイオ医薬品はこうして生まれた

◇新薬開発リスト―主要34社、新薬開発動向　大型新薬開発で一気にトップに躍り出るのはどこの製薬メーカーか？　島野清志著　ぱる出版　2006.5　271p　21cm　(New medical management)　3500円　⑤4-8272-0260-5　Ⓝ499.09
内容　第1章 よくわかる製薬業界　第2章 新薬開発で激しい火花を散らす国内大手製薬会社―武田、第一三共、アステラス、エーザイ　第3章 飛躍力を秘めた準大手有力製薬会社の新薬開発動向　第4章 そびえ立つ巨大外資と異業種大手参入組の全貌　第5章 M&Aの本格化で製薬業界はどうなる？　第6章 ジェネリック医薬品と一般用医薬品の今後を探る　第7章 製薬銘柄への株式投資、この5銘柄に要注目！

◇新薬、ください！―ドラッグラグと命の狭間で　湯浅次郎著　新潮社　2007.9　238p　20cm　1400円　⑤978-4-10-305631-7　Ⓝ499.09
内容　プロローグ 新薬をください　第1章 ある難病患者の渡米　第2章 「ドラッグラグ」に殺される　第3章 動き始めた患者とその家族　第4章 「1億3千万分の300＝0」ですか？　第5章 はたして薬事行政は動くのか　第6章 治療薬承認がゴールではない　エピローグ 未来の患者たちのために

◇新薬創製への招待―創薬から市販後臨床試験まで　安生紗枝子, 佐藤光利, 渡辺宰男著　共立出版　2003.10　220p　21cm　2800円　⑤4-320-06146-2　Ⓝ499.09
内容　1章 医療と倫理　2章 日本の医療　3章 医薬品産業　4章 日本の薬事行政　5章 特許制度　6章 医薬品を支えるサイエンス　7章 非臨床試験　8章 臨床試験(治験)　9章 医薬品の承認　10章 市販後の有効性・安全性確保　11章 医薬品の評価法

◇新薬創製への招待―開発から市販後の監視まで　安生紗枝子, 齋藤彌, 佐藤光利, 寺田勝英, 渡辺宰男著　改訂版　共立出版　2006.10　244p　21cm　2900円　⑤4-320-06157-8　Ⓝ499.09
内容　1章 医療と倫理　2章 日本の医療　3章 医薬品産業　4章 日本の薬事行政　5章 医薬品を支えるサイエンス　6章 非臨床試験　7章 臨床試験(治験)　8章 医薬品の承認　9章 市販後の有効性・安全性確保　10章 医薬品の評価法　付録

◇新薬誕生―100万分の1に挑む科学者たち　ロバート・L. シュック著, 小林力訳　ダイヤモンド社　2007.8　467p　20cm　2400円　⑤978-4-478-00550-7　Ⓝ499.1
内容　第1章 エイズと闘う―ノービアとカレトラ　第2章 心の病から人生の再出発―セロクエル　第3章 本当に勝ったインエインスリン―ヒューマログ　第4章 喘息のつらさを救った薬―アドエア　第5章 奇跡のバイオ医薬品―レミケード　第6章 癌治療の扉を開く―グリベック　第7章 世界一の薬はこうして生まれた―リピトール

◇新薬ひとつに1000億円!?―アメリカ医薬品研究開発の裏側　メリル・グーズナー著, 東京薬科大学医薬情報研究会訳　朝日新聞出版　2009.10

367, 24p 19cm （朝日選書 859）〈並列シリーズ名：Asahi sensho） 1600円 Ⓘ978-4-02-259959-9 Ⓝ499.09
内容 第1部 基礎研究とバイオテクノロジー革命（エポたんぱく質からベストセラー医薬「エポジェン」誕生 法が希少疾病薬を儲かる薬へ!? ゲノム解読狂騒） 第2部 応用研究、エイズ、がん（公的資金で民間企業が新薬開発 公的資金開発薬と政府の薬価介入 画期的新薬誕生の舞台裏 がんとの闘い三〇年） 第3部 停滞する製薬業界（氾濫する模倣薬 新薬一つあたりの研究開発費が八億ドル!? 製薬開発の未来）

◇創薬―20の事例にみるその科学と研究開発戦略 山崎恒義、堀江透編 丸善 2008.11 370p 26cm 「創薬化学」(2000年刊)の改訂版 6800円 Ⓘ978-4-621-08055-9 Ⓝ499.3
内容 総論（創薬研究からEvidence-Based Medicineまで 21世紀の創薬科学） 各論（細菌感染症と薬 ウイルス感染症と薬 β受容体遮断薬 ヒスタミンH2-受容体拮抗薬 一酸化窒素（NO）と薬 レニン・アンジオテンシン・アルドステロン系に働く薬 ほか）

◇創薬新時代これからどうなるポスト抗体医薬と次世代ワクチン―がん・感染症・糖尿病・認知症・難病続々と出る新薬は期待できるか？ 石塚稔著, 真野俊樹監修 日本医学出版 2011.4 204p 26cm 2200円 Ⓘ978-4-902266-55-9 Ⓝ499.1

◇創薬の未来―新医薬品産業ビジョンと創薬のための5か年戦略 厚生労働省医政局経済課監修 じほう 2007.12 237p 26cm 3000円 Ⓘ978-4-8407-3798-2 Ⓝ499.091

◇創薬論―プロセスと薬事制度 村川武雄著 京都 京都大学学術出版会 2007.7 364p 22cm 3200円 Ⓘ978-4-87698-681-1 Ⓝ499.1
内容 第1章 医薬品開発プロセスの概要 第2章 原体・治験薬の品質評価と製造 第3章 有効性および安全性の評価 第4章 医薬品開発・承認審査・製造販売における薬事制度および関連業務 第5章 日、米、欧州連合の治験制度および承認審査制度とそのプロセス 第6章 医薬品開発における薬事制度・規制の共通化・国際調和 第7章 医薬品開発業務の委受託 第8章 医薬品開発の動向と薬事規制

◇トップ・ドラッグ その合成ルートをさぐる J.サウンダース著, 大和田智彦, 夏苅英昭訳 京都 化学同人 2003.4 122p 24cm 2000円 Ⓘ4-7598-0951-1 Ⓝ499.34
内容 1章 血圧降下薬としてのアンジオテンシン変換酵素阻害薬 2章 アンジオテンシン-2受容体遮断薬 3章 狭心症と高血圧症治療におけるカルシウムチャネル阻害薬 4章 抗かいよう薬としてのヒスタミンH2受容体拮抗薬 5章 胃酸分泌抑制薬としてのプロトンポンプ阻害薬 6章 うつ病の治療における中枢性セロトニンの調節薬 7章 ベンゾジアゼピン受容体に作用する催眠, 抗不安, 抗けいれんおよび筋弛緩薬 8章 もう一つのヒスタミン受容体：季節性アレルギー鼻炎治療薬としてのヒスタミンH1受容体拮抗薬 9章 ヌクレオシド類縁体：HIV逆転写酵素阻害作用にもとづく抗エイズ薬 10章 DNAジャイレース阻害にもとづくキノロン系抗菌薬

◇トライアルドラッグス―最新治験薬集 2003 エルゼビア・ジャパン編 エルゼビア・ジャパン 2003.9 221p 29×21cm 25000円 Ⓘ4-86034-509-6
内容 治験薬一覧 治験薬総覧（中枢神経系用薬 末梢神経系用薬 感覚器官用薬 循環器官用薬 呼吸器官用薬 消化器官用薬 ホルモン剤 泌尿生殖器官用薬 外皮用薬 歯科口腔用薬 ビタミン剤 滋養強壮薬 血液・体液用薬 その他の代謝性医薬品 腫瘍用薬 放射性医薬品 アレルギー用薬 抗生物質製剤 化学療法剤 生物学的製剤 診断用薬 麻薬）

◇トライアルドラッグス―最新治験薬集 2004-2005 エルゼビア・ジャパン編 エルゼビア・ジャパン 2004.12 209p 29×21cm 25000円 Ⓘ4-86034-550-9
内容 治験薬一覧 治験薬総覧（中枢神経系用薬 末梢神経系用薬 感覚器官用薬 循環器官用薬 呼吸器官用薬 消化器官用薬 ホルモン剤 泌尿生殖器官用薬 外皮用薬 歯科口腔用薬 ビタミン剤 血液・体液用薬 その他の代謝性医薬品 腫瘍用薬 放射性医薬品 アレルギー性用薬 抗生物質製剤 化学療法剤 生物学的製剤 診断用薬 麻薬） 索引（治験番号・略号索引 一般名索引）

◇ドラッグラグの現状と解決に向けた提言 日本公定書協会編 じほう 2008.11 86p 26cm （薬事エキスパート研修会シリーズ 20） 2200円 Ⓘ978-4-8407-3839-2 Ⓝ499.34

◇ナノDDS医薬品の有効性および安全性の検証をいかに行うか―課題と解決策の提示 i2ta 2010.4 12p 30cm （TA（technology assessment）note 技術の社会的影響評価 4） Ⓝ499.1

◇日本で承認されていない薬を安全に使う―コンパッショネート使用制度 寺岡章雄, 津谷喜一郎著 日本評論社 2011.6 199p 19cm 2200円 Ⓘ978-4-535-98350-2 Ⓝ499.091
内容 第1章 世界に広がるCU制度（米国―エイズ流行がうながした未承認薬の公的な供給 欧州―EU（欧州連合）指令を受け各国が多様に運営 ほか） 第2章 日本における未承認薬の人道的供給―これまでの経験 第3章 日本における未承認薬とCUに関連した状況と動き（個人輸入からCUへの動き CUに関連した周辺の動き） 第4章 患者の願いに応えるCU制度とは―CU制度について20のQ&A（コンパショネート使用（CU）とは何か？ 社会でCUが独自の単制度として存在することはどういう意味があるか？ ほか） 第5章 日本におけるCU制度創設への七つの提言

◇日本の新薬変遷史CD-ROM ―1900～2003 薬効・系統・年次別 深井三郎著 〔電子資料〕 じほう 2003.9 CD-ROM1枚 12cm 〈付属資料：操作マニュアル（14p；25cm） 電子内容：テキスト・データ OS Windows 98/2000/Me/XP, Windows NT 4.0（Service Pack 5以降） 機種 Pentiumまたは100%互換のプロセッサを搭載したパーソナルコンピューターでOSが要求する性能を満たしていること モニタ 800×600ピクセル以上が表示可能なディスプレイモニタとビデオアダプタ メモリ Windows 98では32MB以上, Windows 2000/Me/XP/NT 4.0では64MB以上 HD空き容量 20MB以上 ホルダー入〉 28500円 Ⓘ4-8407-3161-6 Ⓝ499.1

◇日本のバイオイノベーション―オープンイノベーションの進展と医薬品産業の課題　元橋一之編著　白桃書房　2009.11　310p　22cm　3800円　Ⓘ978-4-561-26522-1　Ⓝ499.09
〖内容〗第1部 製薬企業におけるオープンモデルへの取り組み（医薬品産業を巡る環境変化と外部連携の実態　医薬品産業におけるアライアンス―全国イノベーション調査結果による研究　日本のバイオ分野の技術優位性と海外からの技術の取り込み　製薬イノベーションにおけるオープンモデル）　第2部 医薬イノベーションにおける外部連携に関する分析（日本の製薬業における共同開発―新薬開発プロジェクト・データからの分析　医薬品アライアンスの統計分析）　第3部 バイオイノベーションにおける大学の役割（医薬・バイオ産業における産学連携―特許出願行動で見るプロパテント政策の効果と産学間の研究契約に関する考察　大学等発ベンチャーの現状と課題―ライフサイエンス分野の大学等発ベンチャーの特徴　大学教育組織の展開と産学連携―ライフサイエンス・バイオテクノロジー分野の実証分析）　第4部 バイオベンチャーとバイオ分野への新規参入（バイオベンチャーの活動に関する日米比較分析　日本の創薬系バイオベンチャーの成長要因―産学官連携の有効性　IT企業によるライフサイエンス分野への参入戦略―日立ソフトに関する事例研究）

◇日本発ブロックバスターを目指して―創薬研究の最前線　鳥澤保廣，杉本八郎，味戸慶一監修　シーエムシー出版　2010.5　329p　27cm　（〔ファインケミカルシリーズ〕）　65000円　Ⓘ978-4-7813-0245-4　Ⓝ499.3
〖内容〗第1編 世界に誇るわが国の創薬　第2編 創薬探索研究の話題（分子標的薬概説―新世紀の魔法の弾丸を求めて　抗体医薬の最近の進歩　抗がん剤「塩酸イリノテカン（CPT-11）」開発の経緯 ほか）　第3編 プロセス研究の話題

◇認知症治療薬開発の最前線　齋藤洋，阿部和穂監修　シーエムシー出版　2006.3　364p　27cm　70000円　Ⓘ4-88231-559-9　Ⓝ499.1
〖内容〗第1章 認知症とは　第2章 認知症の臨床　第3章 記憶の脳メカニズム　第4章 発症のメカニズム　第5章 開発手法1―前臨床試験　第6章 開発手法2―臨床試験　第7章 現在承認済みまたは開発中の治療薬　第8章 認知症の治療に有効と考えられる生薬　第9章 今後期待される新分野

脳と心に効く薬を創る　鍋島俊隆著　岩波書店　2004.4　110p　19cm　（岩波科学ライブラリー　98）　1100円　Ⓘ4-00-006598-X　Ⓝ493.72

◇ヒトゲノム解読10年を経た個別化医療の進展と新たな創薬の方向性を探る　ヒューマンサイエンス振興財団　2011.2　130p　30cm　（国外調査報告書 平成23年度）〈政策創薬総合研究事業（調査・予測研究）〉　Ⓝ499.09

◇ポストゲノム時代のグローバル研究開発と戦略　ヒューマンサイエンス振興財団　2005.3　203, 277p　30cm　（国外調査報告書 平成16年度）〈英語併載　創薬等ヒューマンサイエンス総合研究事業（調査・予測研究事業）〉　Ⓝ499.09

◇ポストゲノムの医薬品開発とエピジェネティクスの新展開―調査報告書　ヒューマンサイエンス振興財団　2011.3　287p　30cm　（HSレポート no.74）　Ⓝ499.09

◇ポストゲノムの医薬品開発とオミックス医療の新展開―調査報告書　ヒューマンサイエンス振興財団　2010.4　359p　30cm　（HSレポート no.71）　Ⓝ499.09

◇ポストゲノムの医薬品開発とシステムバイオロジーの新展開―調査報告書　ヒューマンサイエンス振興財団　2009.4　330p　30cm　（HSレポート no.67）　Ⓝ499.09

◇ポストゲノムの医薬品開発と診断技術の新展開―調査報告書　ヒューマンサイエンス振興財団　2007.4　247p　30cm　（HSレポート no.59）　Ⓝ499.09

◇ポストゲノムの医薬品開発とDDS技術の新展開―調査報告書　ヒューマンサイエンス振興財団　2008.4　340p　30cm　（HSレポート no.63）　Ⓝ499.09

◇未来の薬はこうなるぞ　日本医師会, 日本学校保健会監修　大塚製薬　2006.3　127p　19cm　（Otsuka新漫画ヘルシー文庫 5〔薬の未来とわたしたち編〕下巻）〈漫画部分は英語併記〉　Ⓝ499.5

◇PMSの概要とノウハウ―製造販売後安全管理・調査担当者必携　日本公定書協会企画・編集　じほう　2008.11　350p　26cm　4800円　Ⓘ978-4-8407-3921-4　Ⓝ499.091

◇PMSの歴史　高橋春男著　〔出版地不明〕　〔高橋春男〕　2007.8　170p　27cm　Ⓝ499.09

◇RNAと創薬　中村義一編　大阪 メディカルドゥ　2006.1　11, 228p　26cm　（遺伝子医学mook 4）　5000円　Ⓘ4-944157-34-7　Ⓝ499.1
〖内容〗第1章 創薬ツールとしてのRNA（アプタマー創薬　RNAi創薬　RNA工学プラットフォーム）　第2章 創薬ターゲットとしてのRNA（RNAスプライシング異常と疾患　リボソーム構造と創薬　mRNA品質管理と創薬　翻訳開始因子（eIF）の異常による癌化と創薬）　第3章 未知なるRNAと創薬の地平（創薬科学におけるnon-coding RNAの可能性　RNPアーキテクチャー）

《治験》

◇医薬品・医療機器治験行政通知集　2009-2010　じほう　2009.11　883p　26cm　（GCP expert）　15000円　Ⓘ978-4-8407-4032-6　Ⓝ499.4

◇医薬品の臨床試験とCRC―これからの創薬と育薬のために　日本薬剤師研修センター監修, 中野重行他編　増補版　薬事日報社　2004.9　519p　26cm　5000円　Ⓘ4-8408-0797-3　Ⓝ499.4

◇医薬品の臨床試験とCRC―これからの創薬と育薬のために　日本薬剤師研修センター監修, 中野重行, 神谷晃, 野口隆志編　改訂版　薬事日報社　2006.9　550p　26cm　5000円　Ⓘ4-8408-0919-4　Ⓝ499.4

◇改正GCP省令―そのポイントとSOP改訂モデル　林治久著　情報機構　2009.5　197p　26cm　Ⓘ978-4-904080-22-1　Ⓝ499.4

◇グローバル治験と国内治験の徹底比較と海外当局査察　サイエンス＆テクノロジー　2011.7　224p　27cm　55000円　Ⓘ978-4-86428-022-8　Ⓝ499.4

◇向精神薬開発の現状と課題―CNS領域の治験をめぐって　樋口輝彦,不安・抑うつ臨床研究会編　日本評論社　2010.8　151p　22cm　2800円　Ⓘ978-4-535-98324-3　Ⓝ499.1
[内容]座談会　精神科薬物療法の50年　日本の治験の現状と課題　向精神薬の治験の現状と課題　向精神薬の治験の進め方―抗うつ薬の臨床試験を中心に　うつ病および統合失調症の治療薬の開発―開発ストラテジーの多様化と日本の貢献　抗精神病薬開発の基本問題　ドパミン過剰仮説を越えて―病態生理の新しい知見と抗精神病薬の開発　抗うつ薬の現状と新薬開発の課題　不安・抑うつ障害治療薬の治験を成功させるために　新たな睡眠薬の開発に向けて―睡眠薬の薬効評価の課題　治験経験から学んだこと―プラセボ反応と臨床家のバイアス

◇実例から探るGCPオーバークオリティ問題と解決への提言　日本公定書協会編　じほう　2008.1　66p　26cm　(薬事エキスパート研修会シリーズ 10)　2200円　Ⓘ978-4-8407-3767-8　Ⓝ499.4

◇実例から学ぶグローバル治験―改善に向けた取組みと課題　日本公定書協会編　じほう　2007.12　63p　26cm　(薬事エキスパート研修会シリーズ 8)　2200円　Ⓘ978-4-8407-3765-4　Ⓝ499.4

◇審査の質確保と参加者保護のための臨床研究倫理ガイドブック　中野眞汎著　ライフサイエンス出版　2011.8　171p　21cm　(ライフサイエンス選書)　2600円　Ⓘ978-4-89775-292-1　Ⓝ499.4

◇治験中/市販後における3極安全性情報の収集・報告・評価実務と相違　サイエンス&テクノロジー　2012.3　213p　27cm　55000円　Ⓘ978-4-86428-042-6　Ⓝ499.1

◇治験における「過剰/無駄」なQCの実例とその対策　山脇良平企画編集　技術情報協会　2011.1　256p　27cm　84000円　Ⓘ978-4-86104-341-3　Ⓝ499.4

◇注射1本50万!―新薬実験バイトの真実　仲井悠悟著　彩図社　2007.2　191p　15cm　571円　Ⓘ978-4-88392-579-7　Ⓝ499.4

◇日本における大規模臨床試験のあり方―国際共同研究PROGRESSの経験から　尾前照雄編著　日本医事新報社　2003.11　107p　26cm　2300円　Ⓘ4-7849-5392-2　Ⓝ499.1
[内容]第1章　脳卒中の再発を予防するために　第2章　PROGRESSの組織と運営の実際　第3章　施設選定からランダム化までの経緯　第4章　データマネジメントの難しさ　第5章　わが国初のモニタリングと監査の実施　第6章　試験終了、そして結果発表　第7章　PROGRESSを終えて　第8章　PROGRESSに参加して　第9章　PROGRESSを実施して　第10章　日本における今後の大規模臨床試験のあり方

◇被験者保護と刑法　甲斐克則著　成文堂　2005.11　201p　22cm　(医事刑法研究 第3巻)　2500円　Ⓘ4-7923-1703-7　Ⓝ326.23

◇平成20年2月改正GCP省令及び運用通知の解説　情報機構　2009.5　431p　26cm　「改正GCP省令」の別冊　Ⓘ978-4-904080-22-1　Ⓝ499.4

◇より良い治験の質と信頼性確保に向けて―現状と提言　日本公定書協会編　じほう　2008.9　94p　26cm　(薬事エキスパート研修会シリーズ 17)　2200円　Ⓘ978-4-8407-3819-4　Ⓝ499.1

◇臨床試験研究者の不法行為に対する試験保留―FDAガイダンス　米国FDA生物学的評価研究センター編,サーベイ・ジャパン国際研究所訳　[サーベイ・ジャパン国際研究所]　2009.2　21p　30cm　〈英語併録〉　60000円　Ⓝ499.091

◇わが国における医薬品/治験薬安全性情報管理の現状と問題点―グローバルな視点から　日本公定書協会編　じほう　2009.3　95p　26cm　(薬事エキスパート研修会シリーズ 26)〈会期：平成20年6月17日〉　2200円　Ⓘ978-4-8407-3966-5　Ⓝ499.1

添加物

◇医薬品添加物事典　2005　日本医薬品添加剤協会編　薬事日報社　2005.7　453p　26cm　17000円　Ⓘ4-8408-0839-2　Ⓝ499.6

◇医薬品添加物事典　2007　日本医薬品添加剤協会編　薬事日報社　2007.7　462p　26cm　17000円　Ⓘ978-4-8408-0986-3　Ⓝ499.6

◇医薬品添加物ハンドブック　日本医薬品添加剤協会訳編　改訂　薬事日報社　2007.2　1123p　26cm　28000円　Ⓘ978-4-8408-0968-9　Ⓝ499.6

◇医薬部外品添加物リスト　薬事日報社　2008.7　471p　30cm　5200円　Ⓘ978-4-8408-1032-6　Ⓝ499.6

◇市販薬・医薬部外品危険度チェックブック―商品の成分表示から自分でカンタンに判定できる体験を伝える会添加物110番編　改訂版　情報センター出版局　2004.11　297p　19cm　1200円　Ⓘ4-7958-2783-4　Ⓝ491.5
[内容]1 医薬品・医薬部外品の基礎知識(医薬品・医薬部外品・化粧品の違い)　2 市販薬の危険性(医薬品の基礎知識　医薬品の副作用と毒性　市販薬の危険から体を守る)　3 医薬部外品の危険性(医薬部外品の基礎知識　医薬部外品の危険性と毒性)　4 市販薬データ表(データの見方と危険度チェックの方法)　5 医薬部外品データ表

製薬産業・製薬会社

◇一般用医薬品マーケティング戦略　2004　富士経済　2004.10　202p　30cm　150000円　Ⓘ4-8349-0750-3　Ⓝ499.7

◇医薬事業戦略調査　2003 no.2(内資系企業編)　国際ライフサイエンス　2003.7　456p　30cm　(医薬事業研究シリーズ)　120000円　Ⓝ499.09

◇医薬事業戦略調査　2004 no.1(外資系企業編)　国際ライフサイエンス　2004.4　261p　30cm　(医薬事業研究シリーズ)　120000円　Ⓝ499.09

◇医薬事業戦略調査　2004 no.2(内資系企業編)　国際ライフサイエンス　2004.8　459p　30cm　(医薬事業研究シリーズ)　120000円　Ⓝ499.09

◇医薬事業戦略調査　2005 no.1（外資系企業編）　国際ライフサイエンス　2005.4　273p　30cm　（医薬事業研究シリーズ）　120000円　Ⓝ499.09

◇医薬事業戦略調査　2005 no.2（内資系企業編）　国際ライフサイエンス　2005.7　452p　30cm　（医薬事業研究シリーズ）　120000円　Ⓝ499.09

◇医薬事業戦略調査　2006 no.1　外資系企業編　国際ライフサイエンス調査・編集　国際ライフサイエンス　2006.4　270p　30cm　（医薬事業研究シリーズ）　126000円 Ⓝ499.09

◇医薬事業戦略調査　2006 no.2　内資系企業編　国際ライフサイエンス調査・編集　国際ライフサイエンス　2006.7　421p　30cm　（医薬事業研究シリーズ）　126000円　Ⓘ4-903517-03-9　Ⓝ499.09

◇医薬事業戦略調査　2007 no.1　外資系企業編　国際ライフサイエンス株式会社調査・編集　国際ライフサイエンス　2007.4　294p　30cm　（医薬事業研究シリーズ）　126000円　Ⓘ4-903517-12-8　Ⓝ499.09

◇医薬事業戦略調査　2007 no.2　内資系企業編　国際ライフサイエンス株式会社調査・編集　国際ライフサイエンス　2007.7　416p　30cm　（医薬事業研究シリーズ）　126000円　Ⓘ4-903517-13-6　Ⓝ499.09

◇医薬事業戦略調査　2008 no.1　外資系企業編　国際ライフサイエンス株式会社調査・編集　国際ライフサイエンス　2008.4　9, 273p　30cm　（医薬事業研究シリーズ）　126000円　Ⓘ4-903517-20-9　Ⓝ499.09

◇医薬事業戦略調査　2008 no.2　内資系企業編　国際ライフサイエンス株式会社調査・編集　国際ライフサイエンス　2008.7　430p　30cm　（医薬事業研究シリーズ）　126000円　Ⓘ4-903517-21-7　Ⓝ499.09

◇医薬事業戦略調査　2009 no.1　外資系企業編　国際ライフサイエンス株式会社調査・編集　国際ライフサイエンス　2009.4　266p　30cm　（医薬事業研究シリーズ）　126000円　Ⓘ4-903517-30-6　Ⓝ499.09

◇医薬事業戦略調査　2009 no.2　内資系企業編　国際ライフサイエンス株式会社調査・編集　国際ライフサイエンス　2009.6　443p　30cm　（医薬事業研究シリーズ）　126000円　Ⓘ4-903517-31-4　Ⓝ499.09

◇医薬品　漆原良一著　日本経済新聞出版社　2007.10　188p　18cm　（日経文庫　業界研究シリーズ）　1000円　Ⓘ978-4-532-11707-8　Ⓝ499.09
　内容 プロローグ 医薬品業界を知る　第1章 日本の製薬産業の歴史と発展　第2章 特殊な日本の医薬品市場　第3章 医薬品産業の収益構造　第4章 世界市場の動き　第5章 今後の展開を探る　第6章 主要企業の動向

◇医薬品企業総覧―製薬会社・卸売会社最新データブック　2003　じほう　2003.11　1153p　26cm　21000円　Ⓘ4-8407-3151-9　Ⓝ499.09
　内容 医薬品製造会社編　医薬品卸売会社編　外国企業編　データ編

◇医薬品企業総覧―製薬会社・卸売会社最新データブック　2004　じほう　2004.11　1135p　26cm　21000円　Ⓘ4-8407-3309-0　Ⓝ499.09
　内容 医薬品製造会社編　医薬品卸売会社編　外国企業編　データ編

◇医薬品企業総覧―製薬会社・卸売会社最新データブック　2005　じほう　2005.11　1089p　26cm　21000円　Ⓘ4-8407-3457-7　Ⓝ499.09
　内容 医薬品製造・販売会社編　医薬品卸売会社編

◇医薬品企業総覧―製薬会社・卸売会社最新データブック　2006　じほう　2006.11　1066p　26cm　22000円　Ⓘ4-8407-3619-7　Ⓝ499.09
　内容 医薬品製造・販売会社編　医薬品卸売会社編　外国企業編　データ編

◇医薬品企業総覧―製薬会社・卸売会社最新データブック　2007　じほう　2007.11　1058p　26cm　22000円　Ⓘ978-4-8407-3787-6　Ⓝ499.09

◇医薬品企業総覧―製薬会社・卸売会社最新データブック　2008　じほう　2008.11　1067p　26cm　23000円　Ⓘ978-4-8407-3873-6　Ⓝ499.09

◇医薬品企業総覧　2011　じほう　2010.12　807p　26cm　23000円　Ⓘ978-4-8407-4152-1　Ⓝ499.09

◇医薬品企業総覧　2012　じほう　2011.12　821p　26cm　23000円　Ⓘ978-4-8407-4275-7　Ⓝ499.09

◇医薬品企業総覧　2009-10　じほう　2009.12　761p　26cm　23000円　Ⓘ978-4-8407-4046-3　Ⓝ499.09

◇医薬品業界生き残り地図　内田伸一著　ぱる出版　2009.1　236p　21cm　1600円　Ⓘ978-4-8272-0464-3　Ⓝ499.09
　内容 第1章 医薬品業界に吹き荒れる逆風はどこから来るのか？　第2章 大手医薬品メーカーは「2010年問題」をどう乗り越えるか？　第3章 生き残りをかけた準大手の選択―メガかスペシャリティか、それとも？　第4章 逆風に活路を見出す"強い"中堅・零細メーカーはココが違う　第5章 異業種メーカー参入で加速する医薬品業界再編　第6章 動きが激しくなってきたジェネリック（後発医薬品）市場　第7章 大衆薬市場、生き残りの構図―卸、調剤薬局、ドラッグストア

◇医薬品業界外資vs国内メーカーの攻防―攻める外資の戦略と迎え撃つ国内メーカーの対応策　内田伸一著　ぱる出版　2008.1　223p　21cm　1600円　Ⓘ978-4-8272-0388-2　Ⓝ499.09
　内容 第1章 外資が殺到する国内医薬品業界事情―いつ呑み込まれても不思議ではない外資と国内メーカーの実力差　第2章 攻める外資が図る戦略シナリオ―これまでの日本の商慣行では対抗できない有無を言わせぬデータ主義　第3章 外資の日本進出法を分析する―独自販売網を構築して進出するのか、国内企業を買収して進出するのか　第4章 陶太の時代を迎えた国内医薬品業界―次世代のゲノム創薬までの向こう10年をしのぐために日本市場に専念してくる　第5章 迎え撃つ国内医薬品メーカーの対応―巨大外資の日本市場進出に対して国内メーカーはどう立ち向かうか　第6章 生き残りを賭けた日本メーカーの戦い―国内の中小メーカーに残された選択肢は転身と多角化しかないのか

◇医薬品業界再編地図―この3年、生き残る企業 消え去る企業　溝上幸伸著　ぱる出版　2004.1　238p　21cm　1600円　①4-8272-0068-8　Ⓝ499.09
内容 第1章 塗り変わる医薬品業界地図―医薬品業界の過去・現在・未来および基礎知識　第2章 医薬品メーカーの勢力地図―企業の浮沈を決する要因と生き残りの条件　第3章 外資が迫る業界再編地図―世界第2のおいしい市場へ圧倒的な体力で襲いかかる外資　第4章 後発医薬品の光と影―先発品を脅かす後発品はどこまで浸透するのか　第5章 転換期を迎えた大衆薬市場―提携・系列化で業界再編の目玉になってきた大衆薬メーカー　第6章 変貌する医薬品卸とドラッグストア―再編で半減した卸業界と生死を迫られるドラッグストア業界

◇医薬品業界再編地図―相次ぐ大型合併で終わりのない戦いが始まった！　西島幸夫著　ぱる出版　2006.1　223p　21cm　1600円　①4-8272-0228-1　Ⓝ499.09
内容 第1章 業界再編による1兆円ビッグスリーの誕生　第2章 業界大手の再編と新薬開発の動向　第3章 業界準大手グループの再編の動向　第4章 準大手以下の生き残りをかけた再編動向　第5章 巨大外資による企業買収の脅威　第6章 新薬メーカーを脅かす後発医薬品の動向　第7章 大衆薬メーカーを取り巻く環境の変化　第8章 変貌する医薬品卸とドラッグストア

◇医薬品業界知りたいことがスグわかる！！―図解でスッキリ！ 外資vs.日本、異業種参入、激変する流通のことが一目で見てとれる本　大滝俊一著　こう書房　2005.8　271p　19cm　〈2001年刊の改訂版〉　1400円　①4-7696-0873-X　Ⓝ499.09
内容 第1章 日本にもついに波及したM&A旋風　第2章 国内・外資系が7兆円市場を奪い合う　第3章 大手から中堅まで、医薬専業メーカーの実力　第4章 おいしい市場を逃すな！ 外資や兼業が続々参戦　第5章 ヒトゲノム解読で市場は激変する　第6章 一足先にメガ再編に突入した医薬品流通業界

◇医薬品業界〈新薬戦略・激変地図〉　内田伸一著　ぱる出版　2011.1　206p　21cm　1600円　①978-4-8272-0607-4　Ⓝ499.09
内容 第1章 構造変化を経て迫るパラダイムシフト　第2章 大胆予測！ 3年後の製薬業界　第3章 国内人手メーカーの生き残り戦略　第4章 日本市場再編劇のウラ側　第5章 ジェネリックの再編　第6章 注目される外資系・異業種の動き　第7章 医薬品業界の行方

◇医薬品業界次の成長戦略・15のキーワード　内田伸一著　ぱる出版　2012.1　206p　21cm　1600円　①978-4-8272-0686-9　Ⓝ499.09
内容 第1章 次の10年を生き延びるカギは"M&A"にある！　第2章 次の激変に向けての主要医薬品メーカーの戦略とは　第3章 先を読む力が注目される「企業のM&A」戦略　第4章 変わる新薬開発の流れが再編スピードを加速させる！

◇医薬品業界「特許切れ」後の挑戦　内田伸一著　ぱる出版　2010.1　253p　21cm　1600円　①978-4-8272-0534-3　Ⓝ499.09
内容 第1章 「2010年問題」をどう乗り超えるか―「特許切れ」で塗り替えられる医薬品市場　第2章 巨大市場としての主要疾患治療薬　第3章 大手メーカーがしのぎを削るがん治療薬開発　第4章 本格化するバイオ医薬開発競争―抗体医薬、核酸医薬の最新動向　第5章 再生医療の無限の可能性―先端技術実用化のための「5年計画」　第6章 新薬開発競争に勝つために繰り返される企業合併・買収　第7章 「2010年問題」以後を生き残るための方向転換

◇医薬品業界のしくみ―図解雑学 絵と文章でわかりやすい！　宮重徹也著　ナツメ社　2009.7　279p　19cm　1350円　①978-4-8163-4730-6　Ⓝ499.09
内容 第1部 医薬品業界の構造と仕事（業界に関わる企業や人々など 医薬品の種類と特性 医薬品の研究・開発 医薬品の生産・流通・販売 医薬品業界の仕事）　第2部 医薬品業界の現在と未来（医薬品業界の最新常識 医薬品業界の展望と課題）　第3部 医薬品業界のリーディングカンパニー（医薬品に携わるさまざまな企業）

◇医薬品業界2010年の攻防―主力薬品の特許切れをめぐる業界の動きを先読む　溝上幸伸著　ぱる出版　2007.1　223p　21cm　1600円　①978-4-8272-0304-2　Ⓝ499.09

◇医薬品業界2010年の衝撃　酒井文義著　かんき出版　2009.2　301p　20cm　1800円　①978-4-7612-6578-6　Ⓝ499.09
内容 はじめに―2010年問題は確実にやって来る　第1章 2010年問題と医薬品業界の挑戦　第2章 グローバルでみた医薬品産業の再編地図　第3章 規制に縛られる医薬品業界の現状　第4章 停滞感が強まる医薬品業界　第5章 2010年問題に対峙する主要企業の動向　第6章 勝ち残りへの道を探る―理想の医薬品企業を求めて　おわりに―2010年問題を梃子にして再編、飛躍を目指すべき

◇医薬品クライシス―78兆円市場の激震　佐藤健太郎著　新潮社　2010.1　207p　18cm　（新潮新書 348）　700円　①978-4-10-610348-3　Ⓝ499.09
内容 1章 薬の効果は奇跡に近い　2章 創薬というギャンブル　3章 全ての医薬は欠陥品である　4章 常識の通用しない七十八兆円市場　5章 迫りくる二〇一〇年問題　6章 製薬会社の終わらない使命

◇医薬品ベンチャー企業要覧―政府資金（助成金・補助金・委託費）に採択された開発テーマ　平成17年版　ドーモ編　ドーモ　2005.1　255p　30cm　14286円　①978-4-902968-02-6、4-902968-02-9　Ⓝ499.09

◇医薬品ベンチャー要覧―政府資金（助成金・補助金・委託費）に採択された開発テーマ　平成18年版　ドーモ編　医薬経済社　2006.1　357p　30cm　25239円　①4-902968-06-1　Ⓝ499.09

◇医薬品マーケティング戦略　2003 上巻　富士経済　2003.5　187p　30cm　100000円　①4-8349-0606-X　Ⓝ499.09

◇医薬品マーケティング戦略　2003 下巻　富士経済　2003.7　295p　30cm　100000円　①4-8349-0607-8　Ⓝ499.09

◇医薬品マーケティング戦略　2004 上巻　富士経済　2004.4　209p　30cm　120000円　①4-8349-0705-8　Ⓝ499.09

◇医薬品マーケティング戦略　2004 下巻　富士経済　2004.7　288p　30cm　120000円　①4-8349-0706-6　Ⓝ499.09

◇医薬品マーケティング戦略 2005 no.1 富士経済 2005.4 248p 30cm 120000円 ①4-8349-0798-8 Ⓝ499.09
◇医薬品マーケティング戦略 2005 no.2 富士経済 2005.7 261p 30cm 120000円 ①4-8349-0799-6 Ⓝ499.09
◇医薬品マーケティング戦略 2005 no.3 富士経済 2005.8 208p 30cm 120000円 ①4-8349-0800-3 Ⓝ499.09
◇医薬品マーケティング戦略 2006 no.1 東京マーケティング本部第三事業部調査・編集 富士経済 2006.4 269p 30cm 120000円 ①4-8349-0882-8 Ⓝ499.09
◇医薬品マーケティング戦略 2006 no.2 東京マーケティング本部第三事業部調査・編集 富士経済 2006.7 270p 30cm 120000円 ①4-8349-0883-6 Ⓝ499.09
◇医薬品マーケティング戦略 2006 no.3 東京マーケティング本部第三事業部調査・編集 富士経済 2006.8 231p 30cm 120000円 ①4-8349-0884-4 Ⓝ499.09
◇医薬品マーケティング戦略 2007 no.1 東京マーケティング本部第二事業部調査・編集 富士経済 2007.6 296p 30cm 140000円 ①978-4-8349-0996-8 Ⓝ499.09
◇医薬品マーケティング戦略 2007 no.2 東京マーケティング本部第二事業部調査・編集 富士経済 2007.9 359p 30cm 140000円 ①978-4-8349-0997-5 Ⓝ499.09
◇医薬品マーケティング戦略 2008 no.1 東京マーケティング本部第二事業部調査・編集 富士経済 2008.5 295p 30cm 140000円 ①978-4-8349-1086-5 Ⓝ499.09
◇医薬品マーケティング戦略 2009 no.2 東京マーケティング本部第二事業部調査・編集 富士経済 2009.8 386p 30cm 140000円 ①978-4-8349-1188-6 Ⓝ499.09
◇医薬品マーケティング戦略 2010 no.1 東京マーケティング本部第二事業部メディカルグループ調査・編集 富士経済 2010.6 374p 30cm 140000円 ①978-4-8349-1285-2 Ⓝ499.09
◇医薬品マーケティング戦略 2010 no.2 東京マーケティング本部第二事業部メディカルグループ調査・編集 富士経済 2010.9 425p 30cm 140000円 ①978-4-8349-1286-9 Ⓝ499.09
◇医薬品マーケティング戦略 2011 no.1 東京マーケティング本部第二事業部調査・編集 富士経済 2011.5 323p 30cm 140000円 ①978-4-8349-1397-2 Ⓝ499.09
◇医薬品マーケティングの基本戦略 Mickey C. Smith, E. M. "Mick"Kolassa, Greg Perkins, Bruce Siecker著 植田南人監訳, 日経BP社医薬品マーケティンググループ訳 日経BP社 2005.3 390p 22cm 〈発売:日経BP出版センター〉 4800円 ①4-8222-1118-5 Ⓝ499.09
内容 1 序論(原理の概念 環境の概論 実践概論) 2 Product(製品)(製品の研究と戦略の原理 医薬品業界の外的環境に対する対応 製品の研究開発業務) 3 Price(価格)(医薬品の価格設定の原理 医薬品価格設定を取り巻く環境 医薬品における価格設定の実際) 4 Place(流通)(流通、チャネルシステム、及びチャネルスペシャリストの原理 米国医薬品市場における流通要因:市場を取り巻く環境 米国医薬品市場における流通の実践) 5 Promotion(プロモーション)(原理 環境 実践) 6 結論(将来展望:治療を患者のニーズに結びつける)

◇医薬品メーカー勝ち残りの競争戦略―激変する業界構造と競争ダイナミズム 伊藤邦雄編著 日本経済新聞出版社 2010.10 384p 20cm 2200円 ①978-4-532-31648-8 Ⓝ499.09
内容 いま医薬品産業に何が起きているのか 1 2010年問題と新薬メーカーの戦略(制度が与えるインパクト 根底で起きている市場の変化 アンメット・メディカル・ニーズに特化する 再燃する多角化と新興国市場 迫られる戦略転換) 2 医療費抑制政策とGE・OTCメーカーの戦略(医療費抑制政策が与えるインパクト 成長するGE市場での競争激化 多様な戦略が考えられるOTC市場 変わる競争ダイナミズム)

◇医療・医薬品業界の一般知識 2004 じほう編著監 じほう 2004.3 363, 90p 26cm 3800円 ①4-8407-3246-9
内容 1 医薬品概論 2 倫理 3 医薬関連法規 4 医薬関連制度 5 医薬品の安全対策と適正使用

◇医療・医薬品業界の一般知識 2005 じほう編 じほう 2005.4 113p 26cm 3800円 ①4-8407-3393-7
内容 1 医薬品概論 2 倫理 3 医薬関連法規 4 医薬関連制度(社会保障と医療保障 医療保険制度 診療報酬制度 薬価基準制度) 5 医薬品の安全対策と適正使用

◇医療・医薬品業界の一般知識 2006 じほう 2006.3 344, 78p 26cm 3800円 ①4-8407-3541-7
内容 1 医薬品概論 2 倫理 3 医薬関連法規 4 医薬関連制度 5 医薬品の安全対策と適正使用 付録 医薬品添付文書の基礎知識 資料編

◇医療・医薬品業界のためのリスクマネジメント入門 キャロル・デセイン, シャーメイン・サットン著, 榊原敏之監訳, 松村美也伊訳 薬事日報社 2006.9 137p 26cm 3800円 ①4-8408-0921-6 Ⓝ499.09

◇医療からみた先発・後発医薬品政策のあり方に関する研究 日医総研 2011.9 1冊 30cm (日本医師会総合政策研究機構ワーキングペーパー no. 236 日医総研ワーキングペーパー) Ⓝ499.09

◇医療用医薬品マーケティング―実務者が説く理論と実践 前田英二著 メディカルレビュー社デジタル編集企画部 2010.4 152p 26cm 2500円 ①978-4-7792-0543-9 Ⓝ499.09
内容 第1章 医療用医薬品マーケティングを理解するために(医療用医薬品について 医療用医薬品の顧客の理解 医療用医薬品産業の特徴と課題 マーケティング機能の分類) 第2章 製品企画型マーケティング(研究開発の動向 研究担当領域・疾患の選定 First in class型製剤とBest in class型製剤 創薬時の製品コンセプト 研究テーマ、開発プロジェクトの評価 ライフサイクルマネジメント 研究開発のマネジメント マーケティング部門が関与すべき研究開発関連業務) 第3章 プロモーション型マーケティング(医療用医薬品のマーケティング戦略体系とプロモーション型マーケティング・フロー 調

査・分析、販売予測　戦略策定　戦術(マーケティング・ミックス)策定　実行　成果と評価）　第4章 マーケティング組織―プロダクトマネージャーの役割(プロダクトマネージャー　マーケティングネットワーク　マーケティング機能と営業の関係　クロスファンクショナル組織）　付録 マーケティング機能診断　補遺 医療用医薬品産業の未来

◇オーファンドラッグの開発振興について　茨木　医薬基盤研究所　〔2006〕 31p 30cm　Ⓝ499.1

◇改正薬事法によるOTC医薬品の販売制度大変革と消費者動向調査　シード・プランニング 2009.1 178p 30cm　（シード・プランニングの専門マーケティング資料）　95000円 Ⓘ978-4-87980-654-3 Ⓝ499.7

◇原薬輸入・海外調達における課題/薬事規制への対応　情報機構 2010.8 267p 27cm　69000円 Ⓘ978-4-904080-62-7 Ⓝ499.09

◇ここまで来た医薬品流通改革―主役となった卸の実力に迫る この1冊ですべてが分かる!　保高英児著　エルゼビア・ジャパン 2007.3 289p 21cm　（Monthlyミクス別冊）2200円 Ⓘ978-4-86034-583-9 Ⓝ499.09

◇怖くて飲めない! 一薬を売るために病気はつくられる　レイ・モイニハン, アラン・カッセルズ著　古川奈々子訳　ヴィレッジブックス 2008.1 291p 15cm　（ヴィレッジブックス）760円 Ⓘ978-4-86332-943-0
　[内容] 病気という「商品」の売り込み方　死の恐怖をあおって売り込む―高コレステロール　患者数を多く見積もって売り込む―うつ病　有名人を宣伝に使って売り込む―更年期障害　患者団体と連携して売り込む―注意欠陥障害（ADD）　「病気のリスク」を「病気」にすりかえて売り込む―高血圧　自然現象に病名をつけて売り込む―月経前不機嫌性障害（PMDD）　病名を意図的に変えて売り込む―社会不安障害　検診を習慣づけて売り込む―骨粗しょう症　政府機関を手なずけて売り込む―過敏性腸症候群　個人差を「異常」と決めつけて売り込む―女性性機能障害

◇怖くて飲めない! 一薬を売るために病気はつくられる　レイ・モイニハン, アラン・カッセルズ共著　古川奈々子訳　ヴィレッジブックス 2008.1 291p 15cm　（ヴィレッジブックス）〈発売:ソニー・マガジンズ〉760円 Ⓘ978-4-7897-3246-8 Ⓝ499.09
　[内容] プロローグ 病気という「商品」の売り込み方　第1章 死の恐怖をあおって売り込む―高コレステロール　第2章 患者数を多く見積もって売り込む―うつ病　第3章 有名人を宣伝に使って売り込む―更年期障害　第4章 患者団体と連携して売り込む―注意欠陥障害（ADD）　第5章 「病気のリスク」を「病気」にすりかえて売り込む―高血圧　第6章 自然現象に病名をつけて売り込む―月経前不機嫌性障害（PMDD）　第7章 病名を意図的に変えて売り込む―社会不安障害　第8章 検診を習慣づけて売り込む―骨粗しょう症　第9章 政府機関を手なずけて売り込む―過敏性腸症候群　第10章 個人差を「異常」と決めつけて売り込む―女性性機能障害　エピローグ 我々にできるのは「疑問をもつこと」

◇怖くて飲めない! 一薬を売るために病気はつくられる　レイ・モイニハン, アラン・カッセルズ共著　古川奈々子訳　ヴィレッジブックス 2006.10 317p 20cm 〈発売:ソニー・マガジンズ〉1700円 Ⓘ4-7897-2979-6 Ⓝ499.09
　[内容] 第1章 死の恐怖をあおって売り込む―高コレステロール　第2章 患者数を多く見積もって売り込む―うつ病　第3章 有名人を宣伝に使って売り込む―更年期障害　第4章 患者団体と連携して売り込む―注意欠陥多動性障害（ADHD）　第5章 「病気のリスク」を「病気」にすりかえて売り込む―高血圧　第6章 自然現象に病名をつけて売り込む―月経前不機嫌性障害（PMDD）　第7章 病名を意図的に変えて売り込む―社会不安障害　第8章 検診を習慣づけて売り込む―骨粗しょう症　第9章 政府機関を手なずけて売り込む―過敏性腸症候群　第10章 個人差を「異常」と決めつけて売り込む―女性性機能障害

◇最新医薬品業界とMRの仕事がわかる本　川島和正著　アスペクト 2006.3 245p 19cm 〈奥付のタイトル:医薬品業界とMRの仕事がわかる本〉1400円 Ⓘ4-7572-1239-9 Ⓝ499.09
　[内容] 第1章 医薬品業界の仕組みを知ろう　第2章 MR（医薬情報担当者）ってどんな仕事?　第3章 どうすれば製薬会社に入社できるの?　第4章 MRの資格取得までの道のり　第5章 MRのリアルな日常　現役トップMRに聞く

◇最新医薬品業界の動向とカラクリがよ～くわかる本―業界人、就職、転職に役立つ情報満載　荒川博之著　秀和システム 2004.4 255p 21cm　（図解入門業界研究）1400円 Ⓘ4-7980-0740-4 Ⓝ499.09
　[内容] 第1章 医薬品業界の現状　第2章 ドラッグストアと調剤薬局　第3章 医薬品業界の仕組みと仕事　第4章 医薬品会社の組織　第5章 変わる医薬品の開発視点　第6章 医薬品業界の法律と規制　第7章 医療保険制度と薬価基準　第8章 医薬品業界が抱える問題点　第9章 医薬品業界のトレンドと最新技術　第10章 医薬品業界の未来像

◇最新医薬品業界の動向とカラクリがよ～くわかる本―業界人、就職、転職に役立つ情報満載　荒川博之著　改訂第2版　秀和システム 2006.5 255p 21cm　（図解入門業界研究）1400円 Ⓘ4-7980-1301-3 Ⓝ499.09
　[内容] 第1章 医薬品業界の現状　第2章 ドラッグストアと調剤薬局　第3章 医薬品業界の仕組みと仕事　第4章 医薬品会社の組織　第5章 変わる医薬品の開発視点　第6章 医薬品業界の法律と規制　第7章 医療保険制度と薬価基準　第8章 医薬品業界が抱える問題点　第9章 医薬品業界のトレンドと最新技術　第10章 医薬品業界の未来像

◇最新医薬品業界の動向とカラクリがよ～くわかる本―業界人、就職、転職に役立つ情報満載　荒川博之著　第3版　秀和システム 2008.11 255p 21cm　（図解入門業界研究）1400円 Ⓘ978-4-7980-2105-8 Ⓝ499.09
　[内容] 第1章 医薬品業界の現状　第2章 ドラッグストアと調剤薬局　第3章 医薬品業界の仕組みと仕事　第4章 医薬品会社の組織　第5章 変わる医薬品の開発視点　第6章 医薬品業界の法律と規制　第7章 医療保険制度の薬価基準　第8章 医薬品業界が抱える問題点　第9章 医薬品業界のトレンドと最新技術　第10章 医薬品業界の未来像

◇最新薬事法改正と医薬品ビジネスがよ～くわかる本―大きく変わる医薬品販売の仕組み　林田学著　秀和システム 2006.10 206p 21cm

製薬産業・製薬会社　　　　　　　　　　　　　　　　　　　　医薬品

（図解入門ビジネス）　1300円　①4-7980-1381-1　Ⓝ499.091
[内容]　第1章 改正の要点と薬事法の概要　第2章 医薬品販売の主体が変わる　第3章 医薬品販売の対象が変わる　第4章 医薬品販売の方法が変わる　第5章 医薬品ビジネスに参入する　第6章 医薬品通販のビジネス戦略　第7章 薬事法わかるとネットビジネスに勝利できる

◇知っておきたい医薬品業界のルール―よりよい薬を生み育てる人のために　医薬教育研究会編　じほう　2007.3　295p　26cm　3000円　①978-4-8407-3709-8　Ⓝ499.09

◇知っておきたい医薬品業界のルール―よりよい薬を生み育てる人のために　医薬教育研究会編　第2版　じほう　2010.3　286p　26cm　3000円　①978-4-8407-4088-3　Ⓝ499.09

◇主要製薬企業における開発組織体制の変革 2005　国際ライフサイエンス株式会社調査・編集　国際ライフサイエンス　2005.3　204p　30cm　200000円　Ⓝ499.09

◇新薬創出加算と医薬品業界―仕組みと影響の解明 What is soushutukasan?　井高恭彦著　医薬経済社　2010.3　67p　21cm　1500円　①978-4-902968-34-7　Ⓝ499.093

◇図解医薬品業界ハンドブック　医薬経済社編集部著　東洋経済新報社　2008.10　179p　21cm　1600円　①978-4-492-09276-7　Ⓝ499.09
[内容]　第1章 医薬品業界と規制法　第2章 医療制度の現状と改革がもたらす影響　第3章 メガ再編に突入した医薬品業界　第4章 医薬品産業の業務内容―創業・開発から上市後の流れとかかわる業務　第5章 医薬品企業の生き残り戦略　その他 データ編

◇製薬企業とバイオベンチャー企業等の20年の変遷と動向　ヒューマンサイエンス振興財団　2007.3　133p　30cm　（国外調査報告書 平成18年度）〈政策創薬総合研究推進事業（調査・予測研究事業）〉　Ⓝ499.09

◇製薬企業の国際化分析　2009年　総合企画センター大阪編　大阪　総合企画センター大阪　2009.6　119枚　30cm　87000円　Ⓝ499.09

◇製薬企業の国際化分析　2010年　総合企画センター大阪編　大阪　総合企画センター大阪　2010.7　128枚　30cm　87000円　Ⓝ499.09

◇製薬業界・この会社が危ない―世界大再編時代の乱戦マップ　舘澤貢次著　エール出版社　2004.9　186p　19cm　1500円　①4-7539-2381-9　Ⓝ499.09
[内容]　1章 製薬業界は世界大再編時代に突入した　2章 生産の外部委託のプラス面・マイナス面　3章 二、三社しか生き残れない業界で合併推進企業と合併拒否企業の裏事情　4章 利益率世界3位の超優良企業の秘密　5章 迷走する企業と外資傘下で延命する企業の裏事情　6章 動きの鋭い異業種参入組の戦略を探る　7章 悩める市場・大衆薬業界の乱戦マップ　8章 マツモトキヨシと大手ドラッグストア（DS）の変身　9章 外資や大手製薬が狙いたい中国製薬はどこか　10章 医薬品卸業界の生死をかけた激変マップ

◇製薬業界の闇―世界最大の製薬会社ファイザーの正体　ピーター・ロスト著, 斉尾武郎監訳　東洋経済新報社　2009.12　265p　20cm　1800円　①978-4-492-50199-3　Ⓝ499.09

[内容]　二〇〇五年一二月三一日（土）　獲物を狙うハゲタカ　征服者　解雇の芸術　犯罪と不正行為　おまえはクビだ！　私立探偵　性の乱れ　自殺？　電話の監視　製薬会社の水増し　驚愕の真実　証券取引委員会の介入　業界にはいられないぞ　起爆剤となった書評　すべてを賭けて　政治問題になった尋問　腐りきった製薬業界　米国食品医薬品局のひみつ　攻撃は続く　小さな汚い秘密　米国政府が隠そうとしたもの　メールが使えなくなった！　ファイザーCFOの告白　戦いは続く

◇世界一わかりやすい医薬品業界の「しくみ」と「ながれ」　イノウ業界研究会編著　自由国民社　2008.12　176, 12p　21cm　1300円　①978-4-426-10597-6　Ⓝ499.09
[内容]　序章 医薬品業界の基本　1章 医薬品業界の市場　2章 製薬会社のしくみ　3章 医薬品の基本　4章 医薬品の研究　5章 医薬品の開発　6章 医薬品情報の提供　7章 製薬会社の新しいながれ　終章 医薬品業界のこれから

◇世界一わかりやすい医薬品業界の「しくみ」と「ながれ」　イノウ編著　第2版　自由国民社　2011.9　176, 12p　21cm　1400円　①978-4-426-11337-7　Ⓝ499.09
[内容]　序章 医薬品業界の基本　1章 医薬品業界の製品と顧客　2章 製薬会社のしくみ　3章 医薬品の基本　4章 医薬品の研究　5章 医薬品の開発　6章 医薬品情報の提供　7章 製薬会社の新しいながれ　終章 医薬品業界のこれから

◇ゼロ成長時代における各国薬事規制の新たな潮流と企業の生き残り戦略を探る　ヒューマンサイエンス振興財団　2010.3　113p　30cm　（国外調査報告書 平成21年度）〈政策創薬総合研究推進事業（調査・予測研究事業）〉　Ⓝ499.09

◇創薬力を高める勝ち残り戦略―2010年ブロックバスター特許切れに医薬品業界はどう動くのか　丹羽哲夫著　ぱる出版　2007.3　223p　21cm　(New medical management)　3500円　①978-4-8272-0314-1　Ⓝ499.09
[内容]　第1章 加速化する医薬品業界再編　第2章 再編を突き動かす要因　第3章 再編成の効果を検証する　第4章 創薬戦略の基本と欧米との比較　第5章 日本企業と欧米企業との格差　第6章 創薬力をみる指標と仕掛け　第7章 パイプラインにおける再編成の結末予測　第8章 創薬力を高める戦略と再編の機軸転換

◇治療薬マーケティング・ブック　2006　国際ライフサイエンス調査・編集　国際ライフサイエンス　2006.3　426p　30cm　210000円　Ⓝ499.09

◇治療薬マーケティングブック　2007　国際ライフサイエンス株式会社調査・編集　国際ライフサイエンス　2007.8　309p　30cm　〈タイトル関連情報：患者数、マーケットトレンド、プロモーションを掴む〉　105000円　①4-903517-15-2　Ⓝ499.09

◇治療薬マーケティングブック　2009　国際ライフサイエンス株式会社調査・編集　国際ライフサイエンス　2009.2　321p　30cm　〈タイトル関連情報：16疾患のマーケットトレンドを掴む〉　200000円　①4-903517-27-6　Ⓝ499.09

◇てきすとぶっく製薬産業―くすりを創る、くすりを育てる　2004　日本製薬工業協会広報委

◇てきすとぶっく製薬産業―くすりを創る、くすりを育てる 2005 日本製薬工業協会広報委員会企画・編集 医薬出版センター 〔2004〕 40p 30cm Ⓝ499.09
◇てきすとぶっく製薬産業―くすりを創る、くすりを育てる 2006 日本製薬工業協会広報委員会企画・編集 医薬出版センター 〔2005〕 41p 30cm Ⓝ499.09
◇てきすとぶっく製薬産業―くすりを創る、くすりを育てる 2007 日本製薬工業協会広報委員会企画・編集 医薬出版センター 〔2006〕 41p 30cm Ⓝ499.09
◇てきすとぶっく製薬産業―くすりを創る、くすりを育てる 2008 日本製薬工業協会広報委員会企画・編集 医薬出版センター 〔2007〕 46p 30cm Ⓝ499.09
◇てきすとぶっく製薬産業―くすりを創る、くすりを育てる 2009 日本製薬工業協会広報委員会企画・編集 医薬出版センター 〔2008〕 50p 30cm Ⓝ499.09
◇てきすとぶっく製薬産業―くすりを創る、くすりを育てる 2010 日本製薬工業協会広報委員会企画・編集 医薬出版センター 〔2010〕 52p 30cm Ⓝ499.09
◇てきすとぶっく製薬産業―くすりを創る、くすりを育てる 2011 日本製薬工業協会広報委員会企画・編集 医薬出版センター 〔2010〕 52p 30cm Ⓝ499.09
◇どこへ行く！医薬品産業―勝ち残りの戦略ロジック 北原秀猛、井上良一、保高英児著 ユートシャルム 2008.1 319p 20cm 8400円 Ⓝ499.09
◇特許情報分析（パテントマップ）から見た医薬品30社分析に関する技術開発実態分析調査報告書 インパテック株式会社編 パテントテック社 2008.1 277p 30cm〈背のタイトル：特許情報分析（パテントマップ）から見た「医薬品30社分析」技術開発実態分析調査報告書〉 45440円 Ⓝ499.09
◇日本医薬品企業要覧 平成16年版 卸業編 ドラッグマガジン 2003.11 251p 27cm Ⓝ499.09
◇日本医薬品企業要覧 平成16年版 製薬業編 ドラッグマガジン 2003.11 439p 27cm Ⓝ499.09
◇日本医薬品企業要覧 平成17年版 卸業編 ドラッグマガジン 2004.12 251p 27cm Ⓝ499.09
◇日本医薬品企業要覧 平成17年版 製薬業編 ドラッグマガジン 2004.12 469p 27cm Ⓝ499.09
◇日本医薬品企業要覧 平成18年版 製薬業編 ドラッグマガジン 2005.12 433p 27cm Ⓝ499.09
◇日本医薬品企業要覧 平成18年版 卸業編 ドラッグマガジン 2005.12 255p 27cm Ⓝ499.09
◇日本医薬品企業要覧 平成19年版 製薬業編 ドラッグマガジン 2006.11 475p 27cm Ⓝ499.09
◇日本医薬品企業要覧 平成19年版 卸業編 ドラッグマガジン 2006.11 249p 27cm Ⓝ499.09
◇日本医薬品企業要覧 平成20年版 製薬業編 ドラッグマガジン 2007.11 521p 27cm Ⓝ499.09
◇日本医薬品企業要覧 平成20年版 卸業編 ドラッグマガジン 2007.11 281p 27cm Ⓝ499.09
◇日本医薬品企業要覧 平成21年版 卸業編 ドラッグマガジン 2008.11 273p 27cm Ⓝ499.09
◇日本医薬品企業要覧 平成21年版 製薬業編 ドラッグマガジン 2008.11 521p 27cm Ⓝ499.09
◇日本医薬品企業要覧 平成22年版 製薬業編 ドラッグマガジン 2009.11 457p 27cm Ⓝ499.09
◇日本医薬品企業要覧 平成22年版 卸業編 ドラッグマガジン 2009.11 257p 27cm Ⓝ499.09
◇日本医薬品企業要覧 平成23年版 卸業編 ドラッグマガジン 2010.11 249p 27cm Ⓝ499.09
◇日本医薬品企業要覧 平成23年版 製薬業編 ドラッグマガジン 2010.11 465p 27cm Ⓝ499.09
◇日本医薬品企業要覧 平成24年版 卸業編 ドラッグマガジン 2011.11 249p 27cm Ⓝ499.09
◇日本医薬品企業要覧 平成24年版 製薬業編 ドラッグマガジン 2011.11 465p 27cm Ⓝ499.09
◇ビッグ・ファーマ―製薬会社の真実 マーシャ・エンジェル著、栗原千絵子、斉尾武郎共監訳 篠原出版新社 2005.11 335p 22cm 2300円 Ⓘ4-88412-262-3 Ⓝ499.09
◇ハパリン問題が提起した医薬品・医薬品原料の品質管理の重要性 日本公定書協会編 じほう 2009.2 70p 26cm （薬事エキスパート研修会シリーズ 24）2200円 Ⓘ978-4-8407-3855-2 Ⓝ499.09
◇暴走するクスリ？―抗うつ剤と善意の陰謀 チャールズ・メダワー、アニタ・ハードン著、吉田篤夫、浜六郎、別府宏圀訳 大阪 医薬ビジランスセンター 2005.12 407p 19cm 2800円 Ⓘ4-901402-27-7 Ⓝ499.09
◇よくわかる医薬品業界 野口實著 改訂版 日本実業出版社 2007.4 254p 19cm （業界の最新常識） 1300円 Ⓘ978-4-534-04212-5 Ⓝ499.09
内容 第1章 医薬品業界の仕組み 第2章 これが最新！業界勢力地図 第3章 しのぎを削る新薬開発競争 第4章 事情通になるための流通常識 第5章 知っておきたい業界の最新常識 第6章 医薬品業界の周辺 第7章 ものしりになるための業界史 第8章 主

要メーカーのプロフィール　第9章 覚えておきたい規制と法律　第10章 最新クスリの常識
◇よくわかる医薬品業界　長尾剛司著　日本実業出版社　2009.12　261p　19cm　〈最新〈業界の常識〉〉〈改訂版2007年刊の全面改訂　並列シリーズ名：Industry knowledge〉　1300円　Ⓘ978-4-534-04644-4　Ⓝ499.09
［内容］第1章 6つのカテゴリーでおぼえる医薬品業界の概要　第2章 薬剤師の4つの働きかたと薬科系大学　第3章 製薬企業やバイオベンチャーで薬を創る仕組み　第4章 医薬品を売る製薬企業やドラッグストア　第5章 他業種による幅広い医薬品卸の役割　第6章 薬を選択する医師と薬剤師　第7章 医薬品へ対価を支払う仕組み　第8章 まだまだ変化するこれからの医薬品業界

◇Balance of power ―攻防の中の均衡　ジェネリックvs.先発企業　渡辺敏一著　医薬経済社　2006.8　178p　21cm　2800円　Ⓘ4-902968-11-8　Ⓝ499.09
［内容］第1章 医療費抑制　第2章 世界市場の潮流：グローバライゼーション　第3章 医薬品の使命　第4章 ジェネリックの台頭　第5章 ジェネリック使用促進と政府の役割　第6章 ブランドvs.ジェネリックの攻防　第7章 ジェネリック使用強制とインセンティブ　第8章 米国ジェネリック企業の販売戦略　第9章 ジェネリック批判　第10章 ブランド企業のジェネリック参入　第11章 新時代のジェネリック企業へ

◇Change 2010年問題後の医薬品企業勝ち残りの方程式―臨界点にきた医薬品産業　北原秀猛，永江研太郎，川越満著　大阪　ユート・ブレーン　2009.1　272p　20cm　〈発売：ユートシャルム〉　7000円　Ⓘ978-4-946440-97-7　Ⓝ499.09

◇MBAを超える医薬品ハイブリッド・マーケティング―6兆円市場で勝つための市場戦略　佐藤睦美著　医薬経済社　2006.1　221p　21cm　2667円　Ⓘ4-902968-05-3　Ⓝ499.09
［内容］第1章 医薬品業界を取り巻く環境の変化　第2章 医薬品マーケティングの過去から現在　第3章 マーケティングの基本原則　第4章 勝てる営業部門（MR）の鉄則　第5章 最強のマーケティング部門の鉄則　第6章 業界変化を先取りするマーケティング戦略　第7章 わが国医療界の今後の展望―医療機関の構造改革

《医薬情報担当者》

◇新しい時代に求められるMR像―信頼されるMRをめざして　医薬情報担当者教育センター企画編集　薬事日報社　2005.10　197p　19cm　1500円　Ⓘ4-8408-0858-9　Ⓝ499.09
◇MRの教育研修制度及びMR認定制度の抜本改革報告書　医薬情報担当者教育センター　2007.3　86p　30cm　Ⓝ499.09

薬局・薬店

◇最新調剤薬局の動向とカラクリがよ～くわかる本―業界人、就職、転職に役立つ情報満載　藤田道男著　秀和システム　2012.3　243p　21cm　〈図解入門業界研究〉　1500円　Ⓘ978-4-7980-3277-1　Ⓝ499.095
［内容］第1章 調剤薬局と医薬分業　第2章 調剤薬局業界とは　第3章 医薬分業批判が始まった　第4章 第三の開国を迎えた医薬分業　第5章 薬学教育改革の功罪　第6章 調剤薬局の経営実態　第7章 調剤薬局の実務　第8章 医療人としての薬剤師像　第9章 患者目線で調剤薬局を評価する　第10章 調剤薬局と薬剤師の未来　第11章 日本の調剤薬局

◇最新ドラッグストアの動向とカラクリがよ～くわかる本―業界人、就職、転職に役立つ情報満載　松村清著　秀和システム　2010.4　239p　21cm　〈図解入門業界研究〉〈並列シリーズ名：How-nual industry trend guide book〉　1400円　Ⓘ978-4-7980-2463-9　Ⓝ499.095
［内容］第1章 わが国のドラッグストアの現状と動向　第2章 わが国の医療とドラッグストアの役割　第3章 ドラッグストアの横顔　第4章 ドラッグストアの店作り　第5章 ドラッグストアの顧客戦略　第6章 消費者はドラッグストアに何を期待するか　第7章 勝ち残るドラッグストアの条件

◇最新薬局業務の基本と仕組みがよ～くわかる本―改正薬事法で変わる医薬品販売　尾崎秀子，玉井典子，水野恵司，柳川忠二共著　秀和システム　2007.12　198p　21cm　〈図解入門ビジネス〉　1400円　Ⓘ978-4-7980-1820-1　Ⓝ499.095
［内容］第1章 医薬品を販売するお店の種類　第2章 薬局と薬事法　第3章 薬局と医療保険・介護保険のかかわり　第4章 薬局で取り扱っている商品　第5章 薬局の調剤業務　第6章 薬局とかかわりのある人たち　第7章 薬局でのいろいろな業務　第8章 薬局の経営と運営　第9章 薬局の上手な活用法　第10章 薬はどうやって創られる？　第11章 薬と上手に付き合う方法

◇全国かかりつけ薬局50選―粗利益低下時代の調剤薬局経営　山本武道，松江満之，藤田道男共著　じほう　2004.7　262p　21cm　2400円　Ⓘ4-8407-3306-6　Ⓝ499.095
◇全国ドラッグストア年鑑　2005年版　名古屋　流通企画　2005.6　394p　30cm　78750円　Ⓝ499.095
◇全国ドラッグストア年鑑　2007年版　流通企画編　名古屋　流通企画　2007.6　412p　30cm　84000円　Ⓝ499.095
◇全国ドラッグストア年鑑　2009年版　流通企画編　名古屋　流通企画　2009.6　397p　30cm　84000円　Ⓝ499.095
◇全国ドラッグストア年鑑　2011年版　流通企画編　名古屋　流通企画　2011.4　392p　30cm　84000円　Ⓝ499.095
◇データベース　2003　薬局新聞社　2003.9　120p　29cm　〈ドラッグストアレポート別冊〉　2400円　Ⓘ4-946493-84-0　Ⓝ499.095
［内容］第1章 成長するドラッグストア市場とその課題　第2章 ドラッグストア関連市場解説　第3章 経営に役立つデータバンク

◇電子薬歴システムと薬局向けITシステム市場の動向　シード・プランニング　2009.7　153p　30cm　（シード・プランニングの専門マーケティング資料）　95000円　Ⓘ978-4-87980-699-4　Ⓝ499.095

◇ドラッグストアへようこそ―田舎薬剤師の接客日誌　矢澤久豊著　長野　ほおずき書籍　2007.10　211p　19cm　〈発売：星雲社〉　1400円　Ⓘ978-4-434-11071-9　Ⓝ499.095
[内容]ドラッグストアの薬剤師　処方薬は売っていない　似ている薬に注意　薬の飲み方、保存の仕方　処方も同じ、効き目も同じ？　オロナインとオロナミン　漢方薬の飲み方　処方薬にもどった薬、販売しなくなった薬　よい薬を安い値段で　昔から売られている薬　不眠症やイライラに悩む人　妊婦さん、授乳婦さんの悩み　コエンザイムQ10とアルファリポ酸　みんな美しくなりたい　健康食品は薬ではない　健康食品の安全性　関節痛や腰痛に効きますか　潤滑油はないかね　よく研究されているお客さん　難儀な質問にお答えします　面白い話をするお客さん　蜂刺され、虫刺され　注意したい薬の選択　新技術を使った薬や健康食品　ドラッグストアの四方山話

◇ドラッグストアの常識　基礎編　宗像守著　商業界　2008.6　230p　18cm　1000円　Ⓘ978-4-7855-0320-8　Ⓝ499.095
[内容]第1章 ドラッグストアとは何か？　第2章 覚えておきたいドラッグストアの用語　第3章 知っておきたいドラッグストアの法律　第4章 学んでおきたいドラッグストアの計数

◇ドラッグストアの常識　実務編　宗像守著　商業界　2008.6　238p　18cm　1000円　Ⓘ978-4-7855-0324-6　Ⓝ499.095
[内容]第1章 ドラッグストアのマーチャンダイジング　第2章 ドラッグストアの売場づくり　第3章 ドラッグストアの陳列と演出　第4章 ドラッグストアの販売促進　第5章 ドラッグストアのオペレーション　第6章 ドラッグストアの店舗開発

◇ドラッグストアの数字の基礎　阿部年記著、宗像守監修　商業界　2009.9　274p　18cm　1200円　Ⓘ978-4-7855-0357-4　Ⓝ499.095
[内容]第1章 店の仕事と営業数字の結び付き（営業数値にかかわる基本業務　基本業務の内容と数値の関連性）　第2章 店の仕事にかかわる基本数字（売価　原価　輸入高とPOS荒利益高　荒利益高（売上総利益）　マージンミックス（相乗積）　発注の考え方　売上高　在庫　資金繰り　仕入枠管理　ロス　損益分岐点売上高　予算　利益貢献度　PI値　ABC分析）　第3章 どうしたら営業数字を良くできるのか（店を取り巻く外部環境　問題解決のための特性要因図　売上高対策　荒利益高（率）対策　在庫対策　ロス対策　効率性対策）　第4章 財務数値の基礎を知っておこう（財務諸表はなぜ必要か？　財務諸表の基本　経営分析）

◇ドラッグストアの販売革新　堀口道雄著　同友館　2005.5　263p　21cm　2000円　Ⓘ4-496-03980-X　Ⓝ499.095
[内容]ドラッグストアの発展　1 視覚企画を作ろう―企画俯瞰　2 エンド・Tゾーン・定番―演出俯瞰　3 販促の課題―販促俯瞰　4 POP広告―POP広告俯瞰　5 接客を考えた―接客俯瞰

◇ドラッグストア名鑑　2004　日本ホームセンター研究所編　日本ホームセンター研究所　2003.8　659p　26cm　12381円　Ⓝ499.095

◇ドラッグストア名鑑　2005　日本ホームセンター研究所編　日本ホームセンター研究所　2004.8　667p　26cm　14286円　Ⓝ499.095

◇ドラッグストア名鑑　2006　日本ホームセンター研究所編　日本ホームセンター研究所　2005.9　765p　26cm　14286円　Ⓝ499.095

◇ドラッグストア名鑑　2007　日本ホームセンター研究所編　日本ホームセンター研究所　2006.9　769p　26cm　14286円　Ⓝ499.095
[内容]索引―社名でも店名でも探せます。　ドラッグストア所在地マップ―2006年8月までの市町村合併を反映！　巻頭言 ドラッグストア経営統計ダイジェスト 294社7,625店の傾向分析　便利ページ　本文

◇ドラッグストア名鑑　2008　日本ホームセンター研究所編　日本ホームセンター研究所　2007.9　844p　26cm　17143円　Ⓘ978-4-904051-00-9　Ⓝ499.095
[内容]企業名&店名から調べる（全社全店の50音順索引　大手ドラッグストアの早引き索引　HBC関連の業態別・店名索引）　地域から調べる（ドラッグストアMAP索引）　ドラッグストア業界の動向を把握する（大量出店で3兆円を突破したドラッグストア市場　自らの役割とフォーマットの見直しを　ドラッグストア経営統計ダイジェスト）　企業概要と店舗概要（ドラッグストア/薬局・薬店　ドラッグストア複合業態　HBC関連業態）　掲載総数653社1万4,761店（社数ベース　店舗ベース）

◇ドラッグストア名鑑　2009　日本ホームセンター研究所編　日本ホームセンター研究所　2008.9　808p　26cm　17143円　Ⓘ978-4-904051-03-0　Ⓝ499.095
[内容]企業名&店名から調べる　地域から調べる　ドラッグストア業界の動向を把握する　資料編　企業概要と店舗概要

◇ドラッグストア名鑑　2010　日本ホームセンター研究所編　日本ホームセンター研究所　2009.9　833p　26cm　17143円　Ⓘ978-4-904051-05-4　Ⓝ499.095
[内容]企業名&店名から調べる　地域から調べる　ドラッグストア業界の動向を把握する　資料編　企業概要と店舗概要

◇ドラッグストア名鑑　2011　日本ホームセンター研究所編　日本ホームセンター研究所　2010.9　839p　26cm　19048円　Ⓘ978-4-904051-07-8　Ⓝ499.095
[内容]企業名&店名から調べる　地域から調べる（地図と市区町村名から目的の店とその周辺にある店が分かる！ドラッグストアMAP索引）　企業概要と店舗概要　ドラッグストア経営統計ダイジェスト　資料編　企業概要と店舗概要

◇ドラッグストア名鑑　2012　日本ホームセンター研究所編　日本ホームセンター研究所　2011.9　619p　26cm　20000円　Ⓘ978-4-904051-09-2　Ⓝ499.095

◇ドラッグストアQ&A―薬・健康食品・化粧品・ベビー・生活用品の情報book　大西憲明、小木曽太郎、尾関孝英、戸部敏、宮澤三雄、日澤朗憲、山元俊憲、吉岡正則監修　薬事日報社　2005.4　524p　21cm　3100円　Ⓘ4-8408-0832-5　Ⓝ499.1

◇ドラッグストアQ&A―薬・健康食品・化粧品・ベビー・生活用品の情報BOOK　part 2　尾関孝英、河野武幸、小松龍史、筒井康明、堀美智子、宮澤三雄監修　薬事日報社　2011.5　430p　21cm　〈執筆・編集：浅井慧ほか〉　3000円　Ⓘ978-4-8408-1184-2　Ⓝ499.1

薬局・薬店　　　　　　　　　　　　　　　　　医薬品

内容　医薬品に関する質問　化粧品に関する質問　ベビーに関する質問　健康食品・サプリメントに関する質問　ペット・環境に関する質問　介護に関する質問　生活全般に関する質問　食品に関する質問　医療用医薬品に関する質問　その他の質問　付録

◇薬局3.0―今こそ変わる!　狭間研至著　薬事日報社　2008.12　242p　21cm　2800円　①978-4-8408-1065-4　Ⓝ499.095

◇薬局のしくみ―イラスト図解　井手口直子,木村憲洋編著　日本実業出版社　2006.2　187p　21cm　1400円　①4-534-04027-X　Ⓝ499.095
内容　1章 薬局とは何か　2章 薬局の基礎知識　3章 薬局とその周辺で働く人々　4章 薬局の医薬品と商品　5章 薬局経営のしくみ　6章 薬局の運営のしくみと情報管理　7章 薬局経営とこれからの課題　8章 薬局の上手な活用法

◇有力ドラッグストア・調剤企業要覧　平成16年版　ドラッグマガジン　2004.3　400p　27cm　15000円　Ⓝ499.095

◇有力ドラッグストア・調剤企業要覧　平成17年版　ドラッグマガジン　2005.3　424p　27cm　15000円　Ⓝ499.095

◇有力ドラッグストア・調剤薬局チェーン企業要覧　平成18年版　ドラッグマガジン　2006.3　207p　27cm　15000円　Ⓝ499.095

◇有力ドラッグストア・調剤薬局チェーン企業要覧　平成19年版　ドラッグマガジン　2007.2　261p　27cm　15000円　Ⓝ499.095

◇有力ドラッグストア・調剤薬局チェーン企業要覧　平成20年版　ドラッグマガジン　2007.12　285p　27cm　15000円　Ⓝ499.095

◇有力ドラッグストア・調剤薬局チェーン企業要覧　平成21年版　ドラッグマガジン　2008.12　293p　27cm　15000円　Ⓝ499.095

◇有力ドラッグストア・調剤薬局チェーン企業要覧　平成22年版　ドラッグマガジン　2009.12　293p　27cm　15000円　Ⓝ499.095

◇有力ドラッグストア・調剤薬局チェーン企業要覧　平成23年版　ドラッグマガジン　2010.12　293p　27cm　15000円　Ⓝ499.095

◇良いドラッグストアの条件　Dr.DS著　薬事日報社　2008.11　159p　21cm　1500円　①978-4-8408-1054-8　Ⓝ499.095

薬剤師

◇医療制度改革で変わる薬剤師業務―2008年度診療・調剤報酬改定のポイント　山本信夫監修　エルゼビア・ジャパン　2008.7　140p　29cm　3000円　①978-4-86034-592-1　Ⓝ499.09
内容　1 2008年度診療・調剤報酬改定のポイント(薬局薬剤師業務　病院薬剤師業務)　2 薬剤師をめぐる医療制度改革(後期高齢者医療制度　医薬品の安全管理体制　療養担当規制の改正　薬局(医療)機能情報提供制度　特定健診・特定保健相談)　3 診療・調剤報酬算定のポイント(調剤報酬(薬局薬剤師)　医科診療報酬(病院薬剤師))　4 これからの薬剤師業務(薬局薬剤師　病院薬剤師)

◇薬と社会と法　大久保一徳,山本健次,松家次朗編著　京都　法律文化社　2006.4　2冊(セット)　21cm　4000円　①4-589-02934-0
内容　1 社会薬学入門(くすりと社会　医療と倫理　薬剤師の誕生　薬剤師と法　医療と薬品と薬事法　学問の自由と医薬品の開発　医薬品と消費者)　資料編

◇ケーススタディによる薬剤師の倫理　Robert M. Veatch, Amy Haddad著,渡辺義嗣訳　共立出版　2010.3　385p　22cm　3700円　①978-4-320-06167-5　Ⓝ499.09
内容　序論 倫理学の4つの問い　第1部 薬学における倫理(倫理問題解決のためのモデル　健康と病気における価値　道徳的判断の拠り所は何か)　第2部 薬学倫理の原理(患者およびそれ以外の人たちに利益を与えること:利益を与え、危害を与えない義務　正義:医療資源の配分　自律　誠実:患者に正直に対応すること　忠実:約束の遵守と守秘　殺害の回避)　第3部 具体的な問題領域(人工妊娠中絶、不妊手術および避妊　遺伝学、出産、生物学的革命　精神保健と行動抑制　医薬品集と医薬品流通システム　ヒトを対象とする実験　同意と治療拒否権、生と死にゆくこと)　付録

◇高齢者の暮らしを支える薬剤マネジメント―薬剤師は生活機能の見張り番　木村隆次著　川越　薬ゼミ情報教育センター　2010.1　64p　21cm　(薬ゼミファーマブック　薬ゼミブックレット no.5)　1500円　①978-4-904517-08-6　Ⓝ499.09
内容　1 多職種協働と薬剤マネジメント(薬剤管理)(患者・利用者の暮らしを支える薬剤マネジメント　薬剤マネジメントと医療・介護連携)　2 薬局機能を活かす(生活機能低下防止と「まちかどセルフチェック」事業　事例に見る「健康介護まちかど相談薬局」)

◇これからの社会薬学―社会の変化と、対応する薬剤師への期待　福島紀子,早瀬幸俊,宮本法子編　南江堂　2009.4　200p　26cm　3200円　①978-4-524-40244-1　Ⓝ499
内容　薬と社会　薬剤師をとりまく環境の変化　医薬品の開発と承認　医薬品の流通と市販後調査　医薬品の適正使用　制度・仕組みの動き　社会保障制度　医療経済の基礎　診療報酬制度　高齢社会　地域医療の役割　環境衛生　社会薬学の研究課題

◇セルフメディケーション　大井一弥,根本英一著　南山堂　2009.3　141p　26cm　(薬剤師の強化書)　2200円　①978-4-525-78811-7　Ⓝ499.09

◇調剤室から消えた薬剤師―Mie Kasaiの倫敦メール UK pharmacist now　葛西美恵編著　ドラッグマガジン　2006.2　206p　19cm　1600円　①4-902170-07-8　Ⓝ499.09
内容　1章 英国コミュニティー薬局の今　2章 英国の薬学教育と薬剤師の今　3章 特別座談会・英国薬剤師

◇病院薬剤師の仕事―高校生にも患者の皆さんにも知ってもらいたい　東京都病院薬剤師会著　薬事日報社　2008.6　102p　19cm　(健康とくすりシリーズ)　1000円　①978-4-8408-1030-2　Ⓝ499.09

◇薬学と社会―これからの薬剤師像を求めて　Kevin Taylor, Sarah Nettleton, Geoffrey Harding著,渡辺義嗣訳　共立出版　2004.9　183p　26cm　3300円　①4-320-06150-0　Ⓝ499

◇薬剤師を味方につければ薬はこわくない　西尾典子著　幻冬舎ルネッサンス　2011.6　205p　19cm　1300円　①978-4-7790-0687-6　Ⓝ499.049
　内容　第1章 女性のライフステージの変化と薬　第2章 患者さんが教えてくれたこと　第3章 患者さんが教えてくれたこと　第4章 薬の有効活用法　第5章 セルフメディケーション時代を生き抜くために
◇薬剤師が変える薬物治療　2　乾賢一監修, 京都大学医学部附属病院薬剤部編著　じほう　2007.1　238p　26cm　〈「2」のサブタイトル：安全ながん治療とテーラーメイド医療に向けて　執筆：乾賢一ほか〉　2800円　①978-4-8407-3675-6　Ⓝ499.1
◇薬剤師とくすりと倫理—基本倫理と時事倫理　奥田潤, 川村和美著　改訂6版　じほう　2005.4　246p　21cm　2500円　①4-8407-3411-9　Ⓝ499.09
　内容　A 基本倫理（基本倫理学概論）　B 時事倫理（医療を取り巻く時事倫理　環境を取り巻く時事倫理　医療倫理学と環境倫理学）　C 薬剤師倫理（医薬品の倫理性　薬剤師倫理概論　倫理関連事例集　地域保健薬学の確立　薬剤師倫理教育　薬剤師倫理規定）
◇薬剤師とくすりと倫理—基本倫理と時事倫理　奥田潤, 川村和美著　改訂7版　じほう　2007.5　274p　21cm　2500円　①978-4-8407-3702-9　Ⓝ499.09
　内容　A 基本倫理　B 時事倫理（バイオエシックス（生命倫理学）　医療を取り巻く時事倫理　環境を取り巻く時事倫理　医療倫理学と環境倫理学）　C 薬剤師倫理（医薬品の倫理性　薬剤師倫理概論　倫理関連事例集　地域保健薬学の確立　薬剤師倫理教育　薬剤師倫理規定）　付録 関連規定集
◇薬剤師と社会—変わりゆく職能　小松楠緒子編著　北樹出版　2011.10　118p　26cm　1900円　①978-4-7793-0306-7　Ⓝ499.09
　内容　1 総合人文社会科学の概要・目的　2 新薬の製造販売後（育薬）における薬剤師の役割　3 セルフメディケーションにおける薬剤師の役割　4 在宅療養での薬剤師の役割　5 地域医療における薬剤師の役割　6 病院における薬剤師の役割　7 今後の社会保障制度　8 今後の病院経営における薬剤師の役割　9 我が国における薬剤師職能改革の展望　体験記1 サリドマイドを生きる　体験記2 がんの夫を看取って
◇薬剤師の再教育及び行政処分の在り方等について　薬剤師の行政処分の在り方等に関する検討会　2007.7　33p　30cm　Ⓝ499.09
◇薬剤師のモラルディレンマ　松田純, 川村和美, 渡辺義嗣編　南山堂　2010.2　220p　26cm　3000円　①978-4-525-70161-1　Ⓝ499.09
◇薬局薬剤師の仕事—高校生にも患者の皆さんにも知ってもらいたい　東京都薬剤師会著　薬事日報社　2009.8　141p　19cm　（健康とくすりシリーズ）　1000円　①978-4-8408-1096-8　Ⓝ499.09
◇Q&A薬局・薬剤師の責任—トラブルの予防・解決　小林郁夫編　名古屋　新日本法規出版　2006.3　416p　22cm　4100円　①4-7882-0880-6　Ⓝ499.09
◇Q&A薬局・薬剤師の責任—トラブルの予防・解決　小林郁夫編　補訂版　名古屋　新日本法規出版　2007.7　416p　22cm　4100円　①978-4-7882-6088-7　Ⓝ499.09

医薬分業

◇医薬分業への道—日本調剤の終わりなき挑戦　鶴蒔靖夫著　IN通信社　2005.12　237p　20cm　1800円　①4-87218-268-5　Ⓝ499.095
　内容　第1章「医薬分業」で日本の医療はどう変わる？　第2章「医薬分業」のリーディングカンパニー　第3章 プロの薬剤師の役割と育成システム　第4章「選ばれる薬局」の店舗開発・運営・管理システム　第5章 起業家・三津原博の医療ビジネス哲学　第6章 日本調剤が描く医療サービスの未来
◇医薬分業の歴史—証言で綴る日本の医薬分業史　秋葉保次, 中村健, 西川隆, 渡辺徹編　薬事日報社　2012.1　675p　27cm　7600円　①978-4-8408-1200-9　Ⓝ498.13
◇外科医、薬局に帰る—浪花のあきんどクターの「医薬協業」への挑戦　狭間研至著　薬局新聞社　2005.4　86p　19cm　762円　①4-946493-14-X　Ⓝ498.04
◇昭和期における医薬分業の研究　天野宏著　ブレーン出版　2007.11　876, 15p　22cm　88000円　①978-4-89242-925-5　Ⓝ498.13
　内容　健康保険法と医薬分業　第五十六回帝国議会と医薬分業　健保薬剤師総辞退と薬剤師会の分裂　第五十九回帝国議会と医薬分業　第六十五回帝国議会と医薬分業　第六十七回帝国議会と医薬分業請願　第七十回帝国議会と医薬分業　第七十三回帝国議会と医薬分業　薬事制度調査会と医薬分業　第七十九回帝国議会と国民医療法案　第八十一回帝国議会と薬事法案　健康保険制度下での医薬分業を問うた昭和期
◇100%医薬分業への課題—フランスの現状との比較で考える　中澤圭子著　薬事日報社　2005.3　271p　18cm　（薬事日報新書）　1500円　①4-8408-0827-9　Ⓝ498.13

薬害

◇生きる道を求めて—占い人生よもやま話　小林泰明著　新風舎　2006.12　188p　19cm　1500円　①4-289-01308-2
　内容　第1部 私の生い立ち（学生時代の無責任な日々　サラリーマン時代の挫折　脱サラ者としての道へ）　第2部 プロ占い師として四十年（貴重な人々との出会い　ロイヤルホテルの地下で実白　タクシーで経験した二回の大事故　薬害"ソリブジン"事件）　第3部 占い師の知識とあるべき姿（占い項目の現状と私の考え方　三相占術の方法論　真面目な占い師

と悪質な占い師　占い師が陥る穴と守護霊の導き）　第4部　生きる道を求めて（自己愛と愛の昇華について　人生は意志と努力で創るもの　あなたの心が生きる道を決める）

◇知っておきたい薬害の知識―薬による健康被害を防ぐために　日本公定書協会企画・編集　じほう　2011.2　151p　26cm　〈付属資料（CD-ROM1枚 12cm）：薬害教育研修スライド〉　1900円　①978-4-8407-4174-3　Ⓝ499.1

◇たった一人で国・薬害裁判に勝つ　福田実著　日本評論社　2008.11　262p　20cm　1700円　①978-4-535-58555-3　Ⓝ498.12
　内容　プロローグ　薬害裁判にいたるまで　1　第一回弁論　2　本の反響　3　暗雲　4　激励と中傷のあいだで　5　偽善者たち　6　人の夢は儚いか　7　事実は俺の体にある　8　無敵の三証人　9　国訴訟に勝つ　エピローグ　まだまだ闘いは続く

◇ミクロの侵入者、ワクチンに潜むガンウィルス―SV40と発ガンの謎　横山逸男著　郁朋社　2003.7　230p　19cm　1429円　①4-87302-227-4　Ⓝ493.82
　内容　アレキサンダー・ホーウィンの死　死因のなぞ　ワクチンの功罪　大きな勝利と小さな不幸　含まれるもの　SV40というウィルス　疫病ポリオ　ソークとセービン　ワクチン接種　野生株とワクチン株〔ほか〕

◇薬離栄養学―ドクターとおが教える薬害からの「解放」　星野十著　アチーブメント出版　2005.1　214p　20cm　1600円　①4-902222-20-5　Ⓝ498.583
　内容　第1章　人はどうして病気になるのか　第2章　どうしていま「薬離栄養学」なの？　第3章　薬が病人を増やしている！　第4章　生活習慣病はサプリメントで解決！　第5章　自律神経とホルモンのバランスを整え免疫力を高める　第6章　私はこうして医師になった　第7章　医師は人の死に対しては無力である

◇私は薬に殺される　福田実著　幻冬舎　2003.11　268p　20cm　1500円　①4-344-00428-0　Ⓝ498.12
　内容　第1章　流転　第2章　破調　第3章　断層　第4章　反攻

◇DES薬害―被害と救済の検証　水谷民雄著　本の泉社　2004.6　319p　21cm　1800円　①4-88023-846-5　Ⓝ499.1
　内容　DES薬害のあらまし　DESの開発とFDAによる承認　妊婦に対するDESの投与　妊婦に対するDES療法への懸念と批判　DESによる経胎盤発がん―被害患者の発見　DES薬害の実態解明と被害者支援の取り組み　DES薬害研究の到達点　実験動物におけるDESの影響　DES薬害をめぐる訴訟　米国以外の国におけるDES薬害　DESの販売・規制・使用をめぐる日本の状況　家禽・家畜生産へのDESの利用　DES薬害をめぐる論評と手記から　DES薬害をめぐる年表

◇MMRワクチン薬害事件―新3種混合ワクチンの軌跡　MMRワクチン薬害事件弁護団編著　〔大阪〕　MMRワクチン薬害事件弁護団　2007.7　176p　30cm　非売品　Ⓝ498.12

《副作用》

◇危ない薬の見分け方　浜六郎著　ベストセラーズ　2007.10　175p　18cm　（ベスト新書）　695円　①978-4-584-12162-7　Ⓝ499.1
　内容　第1章　タミフル薬害　第2章　なぜ薬害は起こるのか　第3章　二一世紀型薬害の恐怖　第4章　メタボリックシンドロームのまやかし　第5章　自分の身は自分で守る

◇医薬品・食品相互作用ハンドブック―医療薬とOTC薬・サプリメント・飲食物　堀美智子監修・編集　じほう　2006.7　309p　21cm　3200円　①4-8407-3473-9　Ⓝ491.5
　内容　医薬品と食品の相互作用（アジスロマイシン水和物（15員環マクロライド系抗生物質）　アセタゾラミド（炭酸脱水酵素阻害薬）　アミオダロン（塩酸）（抗不整脈薬）　αグルコシダーゼ阻害薬（食後過血糖改善薬）　アルミニウム含有製剤　ほか）　成分リスト（解熱鎮痛成分を含むOTC薬（解熱鎮痛薬）　解熱鎮痛成分を含むOTC薬（総合感冒薬）　抗コリン作用を示す成分と配合されている薬効群　抗ヒスタミン作用を示す成分と配合されている薬効群　中枢神経抑制作用を示す成分と配合されている薬効群　ほか）

◇医薬品―食品相互作用ハンドブック　Joseph I. Boullata, Vincent T. Armenti著，森本雍憲監訳　第2版　丸善出版　2011.12　560p　27cm　〈初版（丸善2005年刊）のタイトル：食品―医薬品相互作用ハンドブック〉　19000円　①978-4-621-08473-1　Ⓝ491.5

◇医薬品と飲食物・サプリメントの相互作用とそのマネージメント――目でわかる　大西憲明編著　大阪　フジメディカル出版　2003.1　116p　28cm　3000円　①4-939048-21-7　Ⓝ491.5

◇医薬品と飲食物・サプリメントの相互作用とマネジメント――目でわかる　奥村勝彦監修，大西憲明編著　改訂版　大阪　フジメディカル出版　2007.4　251p　21cm　3800円　①978-4-939048-44-9　Ⓝ491.5

◇医薬品副作用被害救済制度―セイフティネットとしていかに活かすか　日本公定書協会編　じほう　2010.2　73p　26cm　（薬事エキスパート研修会シリーズ 32）　2200円　①978-4-8407-4075-3　Ⓝ491.5

◇医薬品副作用要覧　第3集　安全対策研究会監修　エルゼビア・ジャパン　2004.1　1003p　22×26cm　25000円　①4-86034-520-7　Ⓝ491.5

◇医療薬学のための毒性学　吉田武美，竹内幸一編　廣川書店　2003.9　294p　26cm　〈執筆：五十嵐一雄ほか〉　3800円　①4-567-49712-0　Ⓝ491.5

◇飲食物と薬の相互作用―これだけは知っておきたい　藤村昭夫, 藤村昭夫, 大森正規著　大阪　永井書店　2006.6　113, 4p　21cm　1800円　①4-8159-1756-6　Ⓝ491.5
　内容　1　総論　薬物相互作用の基礎　2　各論

◇簡潔！くすりの副作用用語事典―英語対訳付き　くすりの適正使用協議会著・監修　第一メディカル　2003.9　356p　19cm　〈発売：丸善出版事業部〉　2000円　①4-925226-03-7　Ⓝ491.5

◇患者を看る薬の有害反応ハンドブック　根本昌宏, 石井トク著　医歯薬出版　2009.9　165p　19cm　2400円　①978-4-263-23530-0　Ⓝ491.5
　内容　1 総論(薬の有害反応はなぜ起こる)　2 各論(がんを治療する薬　循環器系に使う薬　外科手術時に用いられる薬　脳神経系に用いられる薬　免疫・炎症に用いられる薬　呼吸器系に用いられる薬　消化器系に用いられる薬　内分泌系に用いられる薬　感染症に用いられる薬　婦人科系に用いられる薬　眼疾患(緑内障)に用いられる薬)

◇患者の訴え・症状からわかる薬の副作用　大津史子, 浜六郎編著　じほう　2007.3　321p　26cm　3200円　①978-4-8407-3673-2　Ⓝ491.5

◇緩和医療と薬物相互作用——知っておきたい作用機序と副作用　小川節郎監修, 佐伯茂編著　真興交易医書出版部　2003.3　200p　21cm　〈一目でわかる早見表つき〉　3800円　①4-88003-696-X　Ⓝ491.5

◇危険！薬とサプリメントの飲み合わせ　佐藤哲男著　清流出版　2010.1　205p　19cm　1300円　①978-4-86029-315-4　Ⓝ499.1
　内容　第1章 薬　第2章 食　第3章 住　第4章 デトックス　終章 知っておきたい薬の知識

◇薬をやめたら頭痛が治る——頭痛治療Q&A　清水俊彦著　ワンツーマガジン社　2007.1　231p　21cm　1500円　①978-4-903012-98-8　Ⓝ493.74
　内容　第1章 薬物乱用頭痛の正体に迫る！　第2章 薬物乱用頭痛Q&A　第3章 頭痛治療Q&A　第4章 頭痛治療最前線　第5章 頭痛の怖い症例集——二次性頭痛を合併した薬物乱用頭痛の症例　第6章 インタビュー 薬物乱用頭痛の怖さを知ってください　全国慢性頭痛の会会長秋山扶佐子さん　第7章 頭痛にくわしい病院一覧(2006年12月現在)

◇薬をやめれば病は治る　アトピー編・喘息編　吉野丈夫著　ごま書房　2006.10　287p　19cm　1200円　①4-341-08337-6　Ⓝ491.5
　内容　アトピー編(皮膚粘膜眼症候群　天使と悪魔　竹ား教授に告ぐ『間違いだらけのアトピー治療』は間違っている)　喘息編(喘息が増えれば喘息が増えるEBMに基づいた喘息治療の実態　薬を使わず喘息を治す)

◇薬が毒に変わる危ない食べ合わせ　Pt.2　柳川明著　有楽出版社　2006.11　221p　19cm　〈発売：実業之日本社　正編のタイトル：あなたは大丈夫？ 薬が毒に変わる危ない食べ合わせ　Pt.2のサブタイトル：市販薬、病院薬の間違った飲み方〉　1400円　①4-408-59275-7　Ⓝ491.5
　内容　1 健康食品と薬の食べ合わせ　2 いろいろな食べ物と薬の食べ合わせ　3 果物や野菜と薬の食べ合わせ　4 嗜好品と薬の食べ合わせ　5 サプリメントの本当のコト　6 薬の基礎知識

◇薬と食の相互作用　上巻　澤田康文著　大阪　医薬ジャーナル社　2005.3　199p　26cm　〈上巻のサブタイトル：薬と食・嗜好品の出会いで起こる有害作用〉　4200円　①4-7532-2136-9　Ⓝ491.5

◇薬と食の相互作用　下巻　澤田康文著　大阪　医薬ジャーナル社　2005.4　203p　26cm　〈下巻のサブタイトル：薬と食・嗜好品の出会いで起こる治療の失敗〉　4200円　①4-7532-2148-2　Ⓝ491.5

　内容　1 薬の解毒促進から薬理効果がダウン　2 薬の小腸吸収低下から薬理効果がダウン　3 食が薬の作用部位での働きを減弱させる(薬と高蛋白食(アミノ酸)　薬とビタミンK含有の食・嗜好品・健康食品・栄養剤 ほか)　4 薬がビタミンの作用を無効にする

◇薬と食の相互作用　第3巻　薬と食事の相性　澤田康文著　大阪　医薬ジャーナル社　2012.2　354p　26cm　5800円　①978-4-7532-2533-0　Ⓝ491.5
　内容　非ステロイド性消炎鎮痛薬　糖尿病治療薬　高血圧治療薬　抗生物質・合成抗菌剤　抗ウイルス薬　抗真菌剤　抗寄生虫薬　抗癌剤　脂溶性ビタミン　抗パーキンソン病薬　抗アレルギー薬　利尿薬　抗血小板薬　抗不整脈薬　睡眠薬　その他

◇「薬と食品」毒になる食べ合わせがわかる本　山本弘人著　大和書房　2008.9　179p　16cm　(だいわ文庫)　648円　①978-4-479-30197-4　Ⓝ491.5
　内容　第1章 要注意！風邪とこんな食品の食べ合わせ　第2章 胃腸薬・睡眠薬・水虫薬にも気をつけて　第3章 命にもかかわる慢性病薬の食べ合わせ　第4章 健康志向のサプリメントが逆効果に！　第5章 油断大敵！こんな病気にも影響ある食べ合わせ　第6章 積み重ねがコワい 発ガン物質を生む食べ合わせ

◇薬とリスク　石原清ほか著　新潟　新潟日報事業社　2005.5　70p　21cm　(ブックレット新潟大学 38)　1000円　①4-86132-108-5　Ⓝ491.5
　内容　第1章 薬はなぜ効くのか　第2章 薬物と肝臓について　第3章 薬剤疫学について　第4章 薬害について

◇「くすりの情報」の鍵——薬剤疫学的立場から　有吉康雄著　薬事日報社　2005.9　149p　21cm　2000円　①4-8408-0854-6　Ⓝ491.5

◇薬の相互作用ポケットブック——精神科編　鈴木映二編　星和書店　2003.11　43p　14cm　〈付属資料：47p：〈併用禁忌・注意〉一覧表＋1枚〉　2500円　①4-7911-0519-2　Ⓝ491.5

◇クスリは飲んではいけない!?　船瀬俊介著　徳間書店　2010.3　342p　19cm　1600円　①978-4-19-862935-9　Ⓝ491.5
　内容　「薬」で病気は治せない！　医療は九割の慢性病に無力　飲むと逆に悪化する「胃腸薬」　「風邪グスリ」は飲むな！　インフルエンザの落とし穴　「痛みどめ」は悪魔の薬　「ステロイド」薬漬け地獄　頭痛の原因は「頭痛薬」！　「睡眠薬」を飲んで中毒、薬漬け　「抗うつ剤」で自殺とは！？　ガン検診『抗ガン剤』で殺される　メタボにだまされ薬漬け　「アトピー薬」で悪化する　「便秘薬」で慢性便秘に！　"薬漬け"から自然療法へ

◇こうして治す片頭痛——薬物乱用頭痛といわれたら　寺本純著　講談社　2010.11　223p　19cm　(健康ライブラリー)　1300円　①978-4-06-259656-5　Ⓝ493.74
　内容　プロローグ 片頭痛診療がかかえる問題とは？　1 こんな頭痛なら、あなたは片頭痛—症状を確認しよう　2 現在、片頭痛の治療に使われている薬　3 わりとうまくいっている片頭痛の治療　4 いろいろと問題がある片頭痛の治療　5 薬物乱用頭痛といわれたら　6 今後、片頭痛の治療に使われる可能性のある薬　7 片頭痛診療の将来は？

◇抗精神病薬の「身体副作用」がわかる——the third desease　長嶺敬彦著　医学書院　2006.7

179p　26cm　2400円　①4-260-00279-1　Ⓝ493.763
内容　1 ウサギの治療からカメの治療へ　2 臨床に潜む「身体副作用」20（循環器系　呼吸器系　消化器系　内分泌・代謝系　神経・運動器系　免疫・アレルギー系）　3 副作用を考えるときに知っておきたいこと（主観的副作用にも配慮しよう　「みずから飲む」薬になるために　ドーパミン仮説とサリェンス）

◇サプリメントと医薬品の相互作用診療マニュアル　蒲原聖可著　医学出版社　2006.8　415p　21cm　2300円　①4-87055-100-4　Ⓝ491.5
内容　第1部 サプリメントの基本情報（サプリメント利用の現状　「サプリメント」の定義と制度　サプリメントの現状と科学的根拠）　第2部 サプリメントと医薬品の相互作用（相互作用に関する情報の利用法　相互作用・診療マニュアル）　サプリメントと医薬品の相互利用診療マニュアル

◇自覚症状から探る薬の副作用―重大な副作用・用語集　高橋隆一監修　第一メディカル　2004.10　316p　19cm〈発売：丸善出版事業部〉　4000円　①4-925226-04-5　Ⓝ491.5
内容　1 自覚症状編　2 副作用解説編

◇疾患別これでわかる薬物相互作用　藤村昭夫編著，須藤俊明，杉本孝一，吉山友二共著　第3版　日本医事新報社　2006.1　286p　21cm　3800円　①4-7849-4175-4　Ⓝ491.5

◇実践副作用学―くすりの副作用をどう考えどうとらえたらよいのか？　どんぐり工房編，菅野彊，梅澤智佐江，大波伸子著　大阪　医薬ジャーナル社　2009.2　124p　21cm　2200円　①978-4-7532-2353-4　Ⓝ491.5
内容　第1章 くすりの有害な作用の予防と発見のための副作用機序別分類　第2章 医薬品の副作用情報の検索と提供　第3章 薬物と受容体の相互作用による副作用（受容体とは（リガンド，作用薬，拮抗薬の関係）　薬物・受容体相互作用による情報伝達のメカニズム　Gタンパク質共役型受容体の構造と内因性リガンド・作用薬・拮抗薬 ほか）

◇実例から学ぶ医薬品・医療機器の副作用・有害事象―解析・評価上の課題と改善への提言　日本公定書協会編　じほう　2008.8　88p　26cm（薬事エキスパート研修会シリーズ 16）　2200円　①978-4-8407-3810-1　Ⓝ499.09

◇実例から学ぶファーマコゲノミックス手法の導入―国際的動向を見据えて　日本公定書協会編　じほう　2007.11　59p　26cm（薬事エキスパート研修会シリーズ 6）　2200円　①978-4-8407-3756-2　Ⓝ499.1

◇重篤副作用疾患別対応マニュアル　第1集　日本医薬情報センター　2007.7　372p　26cm　1600円　①978-4-903449-35-7　Ⓝ491.5

◇重篤副作用疾患別対応マニュアル　第2集　日本医薬情報センター　2008.7　238p　26cm　非売品　Ⓝ491.5

◇重篤副作用疾患別対応マニュアル　第3集　日本医薬情報センター　2009.7　469p　26cm　非売品　Ⓝ491.5

◇重篤副作用疾患別対応マニュアル　第4集　日本医薬情報センター　2010.6　284p　26cm　非売品　Ⓝ491.5

◇重篤副作用疾患別対応マニュアル　第5集　日本医薬情報センター　2011.7　218p　26cm　非売品　Ⓝ491.5

◇重篤副作用疾患別対応マニュアル　総合索引　日本医薬情報センター〔2011〕　101p　26cm〈第1集から第5集までの総合索引〉　Ⓝ491.5

◇症状からひく薬の副作用　梅田悦生著　中外医学社　2003.3　498p　22cm　7400円　①4-498-01754-4　Ⓝ491.5
内容　救急救命処置を要する副作用　全身性に現れる副作用症状　感染症状に関連する副作用　神経内科領域の副作用　精神科領域の副作用　心臓・血管系　呼吸器系の副作用　消化器系の副作用　内分泌系の副作用　血液内科領域の副作用　整形外科領域の副作用　泌尿器科領域の副作用　産婦人科　皮膚科領域の副作用　眼科　耳鼻咽喉科　臨床検査上に現れる副作用症状　妊娠と薬

◇食と薬の相互作用―医療・福祉介護者も知っておきたい　山本勝彦，山中克己著　幸書房　2009.5　216p　26cm　2400円　①978-4-7821-0332-6　Ⓝ491.5
内容　序論　薬の基礎知識　疾病治療薬の概要　消化器官からの医薬品の吸収　薬効を効率よく発揮させる食事と服薬の時間　薬効を変化させる高脂肪食及び高タンパク質食　薬効を変化させる食品中の特定成分　ビタミン含有食品と医薬品　健康食品と医薬品の相互作用　サプリメントと医薬品　食欲調節機構と抗肥満薬　食欲に影響を及ぼす医薬品　消化器疾患を起こす医薬品　無機成分の異常及びビタミン欠乏を起こす医薬品

◇食品―医薬品相互作用ハンドブック　Joseph I. Boullata, Vincent T. Armenti編，城西大学薬学部医療栄養学科訳　丸善　2005.3　542p　26cm　9500円　①4-621-07548-9　Ⓝ491.5
内容　1 薬物・栄養素相互作用の概説　2 薬物動態と効果への栄養状態の影響　3 薬物の性質と効果への食物または栄養素の影響　4 栄養状態，栄養素の性質と効果への薬物の影響　5 ライフステージにおける薬物・栄養素相互作用　6 特定状態下での薬物・栄養素相互作用

◇知らないと怖いクスリと食品の危険な関係！　堀美智子著　マガジンハウス　2011.10　271p　19cm　1500円　①978-4-8387-2343-0　Ⓝ491.5
内容　第1章 なぜ効くのか？　第2章 薬は毒にもなる　第3章 薬と食品の相互作用　第4章 薬と薬の相互作用　第5章 ちょっと知ってほしい健康の常識　第6章 主要医療用医薬品とOTC薬・食品の相互作用一覧

◇精神科薬物相互作用ハンドブック　Neil B. Sandson著，上島国利，樋口輝彦監訳，山下さおり，尾鷲登志美，佐藤真由美訳　医学書院　2010.5　406p　21cm　5000円　①978-4-260-00959-1　Ⓝ493.72
内容　第1章 概念と定義　第2章 精神科ケーススタディ　第3章 内科ケーススタディ　第4章 神経内科ケーススタディ　第5章 外科・麻酔科ケーススタディ　第6章 婦人科・腫瘍科・皮膚科ケーススタディ　付録A 向精神病薬の薬物相互作用一総論　付録B P450一覧表　付録C UGTまたは第二相（グルクロン酸抱合）表　付録D P糖蛋白質関連の一覧表

◇成分から調べる医薬品副作用報告一覧―過去5ヵ年累積データ（2004年4月～2009年11月）　日

本医薬情報センター編　日本医薬情報センター　2011.5　43, 628p　21cm　非売品　Ⓝ491.5
◇違いのわかる医薬品の危険度　土橋洋史著　新潟　考古堂書店　2010.10　139p　30cm　4000円　Ⓘ978-4-87499-753-6　Ⓝ491.5
[内容] 循環器系に作用する薬物　中枢神経系に作用する薬物　消化器疾患治療薬　オータコイド　免疫抑制剤　抗炎症薬・抗リウマチ薬・痛風治療薬　呼吸器疾患治療薬　血液系治療薬　泌尿器系治療薬　ワクチン・トキソイド・抗毒素・抗免疫グロブリン製剤　生殖器系治療薬　ホルモン　ビタミン　中毒治療薬　抗病原性微生物薬　抗悪性腫瘍薬　皮膚疾患に用いる薬物　眼に作用する薬物　耳鼻咽喉科用薬　検査・診断薬・放射性医薬品

◇違いのわかる医薬品の重大な副作用　土橋洋史著　新潟　考古堂書店(発売)　2006.10　139p　30cm　4000円　Ⓘ4-87499-667-1　Ⓝ491.5

◇違いのわかる医薬品の重大な副作用　土橋洋史著　改訂第2版　新潟　考古堂書店(発売)　2009.10　139p　30cm　4000円　Ⓘ978-4-87499-734-5　Ⓝ491.5
[内容] 循環器系に作用する薬物　中枢神経系に作用する薬物　消化器疾患治療薬　オータコイド　免疫抑制剤　抗炎症薬・抗リウマチ薬・通風治療薬　呼吸器疾患治療薬　血液系治療薬　泌尿器系治療薬　ワクチン・トキソイド・抗毒素・抗免疫グロブリン製剤　骨　生殖器系治療薬　ホルモン　ビタミン　中毒治療薬　抗病原性微生物薬　抗悪性腫瘍薬　皮膚疾患に用いる薬物　眼に作用する薬物　耳鼻咽喉科作用薬　検査・診断薬・放射性医薬品

◇違いのわかる医薬品の重篤な随伴症状　土橋洋史著　新潟　考古堂書店(発売)　2011.4　127p　30cm　4000円　Ⓘ978-4-87499-763-5　Ⓝ491.5

◇副作用——その薬が危ない　大和田潔著　祥伝社　2005.7　268p　18cm　(祥伝社新書)　760円　Ⓘ4-396-11012-X　Ⓝ491.5
[内容] カルシウムチャンネル拮抗薬で「うつ」になる　高血圧の薬で歯槽膿漏に似た歯肉肥厚になる　高血圧・不整脈の薬でインポテンスになる　降圧薬で起立性低血圧になる　高脂血症の薬で「こむら返り」になる　抗生物質でも横紋筋融解症になる　アレルギーの薬で眠くなる　睡眠薬で記憶障害になる　痛み止めの薬で胃潰瘍になる　内服薬で光線過敏症になる〔ほか〕

◇まぜるな危険！ 薬と食品の食べ合わせガイド　山本弘人著　ダイヤモンド社　2004.10　174, 4p　19cm　1400円　Ⓘ4-478-86048-3　Ⓝ491.5
[内容] 第1章 要注意！ 風邪薬とこんな食品の食べ合わせ——ほんのちょっとした風邪で健康被害　第2章 胃腸薬・睡眠薬・水虫薬にも気をつけて——普段よく使うこんな薬も油断できない　第3章 命にもかかわる慢性病薬の食べ合わせ——増え続ける生活習慣病と食べ合わせの危険　第4章 健康志向のサプリメントが逆効果に！——健康のためのサプリメントなのに…　第5章 油断大敵！ こんな病気にもある食べ合わせ——こんな病気にもある「薬×食品」の危ない組み合わせ　第6章 積み重ねがコワい発ガン物質を生む食べ合わせ——体内に発ガン性物質が蓄積！ 食品添加物に気をつけよう

◇間違うと危ないくすりののみ方——くすりの基本知識から「のみ合わせ」「食べ合わせ」まで　杉山隆、浦江明憲、木村美由紀著　日本文芸社　2004.2　175p　19cm　1100円　Ⓘ4-537-20253-X　Ⓝ499.1
[内容] 1 薬はなぜ効くのか、知っていますか？　2 市販薬のこんなつかい方は危険です　3 医師が処方する薬のつかい方早わかり

◇薬物相互作用禁忌一覧——作用機序・対処法等の解説　表形式　中嶋敏勝監修、米田和子編著　じほう　2007.3　23, 157p　26cm　2700円　Ⓘ978-4-8407-3677-0　Ⓝ491.5
[内容] 収載医薬品の薬効群一覧　A欄 医薬品名索引　相互作用の組み合わせ一覧　B欄 繁用掲載薬剤一覧

◇薬物相互作用トップ100——患者マネジメントガイド　2005　Philip D. Hansten, John R. Horn著、菅家甫子、吉山友二、矢崎知子訳　医歯薬出版　2005.10　137, 299p　15cm　3400円　Ⓘ4-263-20581-2　Ⓝ491.5

◇やさしくわかりやすい食品と薬の相互作用基礎と活用　城西大学薬学部医療栄養学科編著　カザン　2007.12　153p　26cm　2300円　Ⓘ978-4-87689-572-4　Ⓝ491.5
[内容] はじめに　相互作用の考え方　吸収過程における相互作用(1) 食事の影響　吸収過程における相互作用(2)　代謝過程における相互作用　分布・排泄過程における相互作用　薬理学的相互作用　栄養状態への薬物の影響　味覚・食欲に影響する薬物　最近の報告から　栄養士が食品と薬の相互作用を学ぶ意義〔ほか〕

◇OTC医薬品副作用ハンドブック——店頭で早わかり！ 薬剤師・登録販売者が知っておくべき相談対応と副作用事例　望月眞弓監修、日本OTC医薬品協会安全性委員会安全性情報部会編　じほう　2008.7　199p　17cm　1900円　Ⓘ978-4-8407-3858-3　Ⓝ491.5
[内容] 1 知識編(OTC医薬品の位置付けと販売従事者の役割　適正使用のための店頭における情報提供　副作用の相談を受けた時の店頭での対応　薬事法における副作用の取扱い　副作用報告制度　医薬品情報提供のためのツール紹介)　2 事例編(代表的な副作用　知っておきたい副作用　薬物乱用事例)　3 副作用用語集

《安全対策》

◇新しい理念としてのファルマコビジランス概説　鈴木伸二著　大阪　医薬ジャーナル社　2007.1　129p　26cm　2700円　Ⓘ978-4-7532-2233-9　Ⓝ499.1
[内容] 1章 歴史的考察から学ぶファルマコビジランスの理念の理解——今なぜファルマコビジランスなのか　2章 ファルマコビジランスの対象領域　3章 情報還元・共有の効率化——医師、患者、関連企業、海外提携企業、ジェネリック企業など　4章 自己査察——社内査察制度の導入、SOPとの整合性、重篤、未知副作用の認識日などの設定　5章 遺伝薬理学、薬剤ゲノミクス研究——ファルマコビジランスの将来展望/副作用自発報告制度の導入から薬剤疫学への発展、遺伝薬理学ならびに薬剤ゲノミクス研究への進展　6章 育薬の観点からのファルマコビジランス　7章 適正なファルマコビジランス運営に際してのバリアー　8章 薬害とファルマコビジランス　9章 今後の展望　参考資料

◇一般用医薬品使用上の注意ハンドブック―薬屋さんのための虎の巻　今井雄一郎編著　薬事日報社　2008.5　353p　26cm　〈使用上の注意の改訂：平成20年3月21日改定指示分まで〉　4000円　Ⓘ978-4-8408-1024-1　Ⓝ499.7

◇一般用医薬品使用上の注意ハンドブック―薬屋さんのための虎の巻　今井雄一郎編著　改訂版　薬事日報社　2010.2　474p　26cm　〈使用上の注意の改訂：平成21年12月1日改定指示分まで〉　4800円　Ⓘ978-4-8408-1109-5　Ⓝ499.7

◇医薬品安全性監視入門―ファーマコビジランスの基本原理　PATRICK WALLER著、久保田潔監訳　じほう　2011.8　151p　21cm　2500円　Ⓘ978-4-8407-4244-3　Ⓝ499.1
内容　第1章　医薬品安全性監視とは何か？　それはどのように発展したか？　第2章　基本的な概念　第3章　データのタイプと情報源　第4章　医薬品安全性監視のプロセス　第5章　医薬品安全性監視の規制の側面　第6章　国際協力　第7章　倫理的ならびに社会的考察　第8章　今後の方向性　第9章　医薬品安全性監視をさらに学ぶために

◇医薬品過誤プレアボイド―落とし穴に気をつけて！　荒木博陽、野元正弘編　南江堂　2008.1　328p　21cm　〈執筆：宍野友紀ほか〉　3300円　Ⓘ978-4-524-24266-5　Ⓝ492.3

◇医薬品製造・試験現場におけるヒューマンエラー防止策と作業者教育　サイエンス＆テクノロジー　2010.6　171p　26cm　45000円　Ⓘ978-4-903413-99-0　Ⓝ499.5

◇医薬品製造のトラブル防止と対応ハンドブック―GMP／GQP／GVP　医薬品・食品品質保証支援センター編集・監修　大阪　ハイサム技研　2010.2　169p　21cm　4762円　Ⓘ978-4-904217-07-8　Ⓝ499.5

◇医薬品の安全性　長尾拓編　南山堂　2004.4　323p　26cm　4500円　Ⓘ4-525-72641-5　Ⓝ499.1

◇医薬品の安全性学　吉田武美、竹内幸一編　廣川書店　2005.2(2刷)　294p　26cm　〈執筆：五十嵐一雄ほか〉　3800円　Ⓘ4-567-49713-9　Ⓝ499.1

◇「医薬品のうち安全上特に問題がないものの選定に関する検討会」報告書　〔厚生労働省医薬食品局〕　2003.12　288p　30cm　Ⓝ499.1

◇医薬品の適応外使用―20世紀末のエビデンス　津谷喜一郎著　ライフサイエンス出版　2004.12　189p　30cm　5000円　Ⓘ4-89775-188-8　Ⓝ499.1

◇医薬品の包装・表示・剤形における医療現場トラブル・対策事例集　技術情報協会　2004.10　246p　26cm　89250円　Ⓘ4-86104-057-4　Ⓝ499.1

◇医薬品包装に関するクレームとその対策　創包工学研究会編　薬事日報社　2005.1　208p　21cm　3000円　Ⓘ4-8408-0818-X　Ⓝ499.1
内容　クレームの重要性と問題点（川田茂雄著）　医薬品メーカーからの要求事項とその対応（山城貢著）　医薬品メーカーからの要求事項とその対応（田尻一雄著）　医薬品包装材料に関する各種要望と対策（上林庄一著）　医薬品卸販売担当者が収集した包装に関する問題点（岸本紀子著）　システム的な観点からみた医薬品の包装と表示（森久保光男著）　病院薬局からみた医薬品包装への改善要望（櫻井正太郎著）　医薬品包装材料供給業者に対する要望と問題点（三浦秀雄、板屋皓三、土田拓生著）

◇欧米におけるファーマコビジランス制度と日本企業の対応　日本公定書協会編　じほう　2009.4　78p　26cm　（薬事エキスパート研修会シリーズ　27）　2200円　Ⓘ978-4-8407-3977-1　Ⓝ499.09

◇くすりの安全性を科学する―リスクを見極めるために、データをどう分析し、まとめ、解釈するか　MICHAEL J. KLEPPER, BARTON COBERT著、くすりの安全性を科学する会訳　サイエンティスト社　2012.1　296p　30cm　6000円　Ⓘ978-4-8407-4244-3　Ⓝ499.1
内容　1　基礎編　実践編―安全性データの解析、要約、解釈へのアプローチ

◇子供用水薬を中心とした医薬品容器の安全対策　東京都商品等安全対策協議会編　東京都生活文化局消費生活部生活安全課　2011.4　54p　30cm　（東京都商品等安全対策協議会報告書　平成22年度）　Ⓝ499.5

◇実例から学ぶ医薬品のリスクマネジメント―医薬品健康被害の教訓や医療現場のニーズをいかに生かすか　日本公定書協会編　じほう　2007.2　72p　26cm　（薬事エキスパート研修会シリーズ　2）　2200円　Ⓘ978-4-8407-3707-4　Ⓝ499.1

◇実例から学ぶ治験薬・市販薬の安全性情報管理―組織とデータベース　日本公定書協会編　じほう　2010.1　70p　26cm　（薬事エキスパート研修会シリーズ　30）　2200円　Ⓘ978-4-8407-4067-8　Ⓝ499.1
内容　ICHにおけるDSURの検討経緯（赤池典子述）　欧州に拠点を置く開発企業における安全性情報管理（Leyna Mulholland述）　米国におけるグローバルな安全性情報の管理（George Pajovich述）　治験薬及び市販薬のグローバルな安全性評価及び安全性情報管理（和田康彦述）　総合討議（赤城康子、Leyna Mulholland, George Pajovich, 和田康彦、土井脩、小山弘子述）

◇処方せんチェック・ヒヤリハット事例解析―調剤事故防止のためのヒント100　第1集　澤田康文監修, 医薬品ライフタイムマネージメント研究会執筆・編集　じほう　2004.7　281p　26cm　2800円　Ⓘ4-8407-3337-6　Ⓝ499.6

◇処方せんチェック・ヒヤリハット事例解析―調剤事故防止のためのヒント2　第2集　医薬品ライフタイムマネージメントセンター執筆、澤田康文監修　じほう　2012.1　193p　26cm　2800円　Ⓘ978-4-8407-4297-9　Ⓝ499.6

◇事例・トラブル解決から理解する製剤・原薬合成別スケールアップ　綿野哲監修　情報機構　2009.12　604p　27cm　69000円　Ⓘ978-4-904080-36-8　Ⓝ499.6

◇新・薬のリスク管理―製薬企業における薬害回避の手だて　上田芳雄著　薬事日報社　2003.1　299p　18cm　（薬事日報新書）〈「薬のリスク管理」（1999年刊）の改訂版〉　1500円　Ⓘ4-8408-0715-9　Ⓝ499.5

◇日本における医薬品のリスクマネジメント—日英対訳　日本公定書協会企画・編集　じほう　2010.3　202p　26cm　12000円　①978-4-8407-4068-5　Ⓝ499.1

◇ヒヤリ・ハットにさようなら！ 早わかり薬の知識—事例で学べる薬剤・輸液・注射薬　守安洋子編著, 原景子, 二宮洋子著　吹田　メディカ出版　2006.6　155p　26cm　(Hon deナースビーンズ・シリーズ)　2400円　①4-8404-1602-8　Ⓝ499.1
[内容]第1章 知ってたつもりじゃすまされない！ 薬の基礎知識　第2章 ヒヤリ・ハットを防ぐには？ インシデント例を見てみよう (輸液・注射液のインシデント 特に注意が必要な注射薬—カリウム製剤と塩酸リドカイン製剤 内服薬のインシデント)　第3章 事例で学ぶ疾患例、薬剤の基礎知識

◇ヒヤリ・ハットにさようなら！ 早わかり薬の知識—事例で学べる薬剤・輸液・注射薬　守安洋子編著, 原景子, 二宮洋子著　改訂2版　吹田　メディカ出版　2008.6　175p　26cm　(Hon deナースビーンズ・シリーズ)　2400円　①978-4-8404-2470-7　Ⓝ499.1
[内容]第1章 知ってたつもりじゃすまされない！ 薬の基礎知識　第2章 ヒヤリ・ハットを防ぐには？ インシデント例を見てみよう　第3章 事例で学ぶ疾患別、薬剤の基礎知識　付録 頻用薬剤のジェネリック医薬品対照表

◇ファーマコビジランス—市販後監視への新しい取り組み CIOMS WG 5報告書　CIOMS著, くすりの適正使用協議会編・訳　エルゼビア・ジャパン　2003.11　293p　30cm　4200円　①4-86034-513-4　Ⓝ499.1

◇ファーマコビジランスにおけるシグナル検出の実践—CIOMS Working Group 8報告　CIOMS Working Group 8著, くすりの適正使用協議会薬剤疫学部会海外情報研究会監訳　レーダー出版センター　2011.7　155p　26cm (発売：丸善出版)　4500円　①978-4-9902064-6-8　Ⓝ499.1
[内容]第1章 序論とCIOMS 8の目的　第2章 背景—ファーマコビジランスと主要な定義　第3章 シグナル検出へのアプローチの概要　第4章 自発的に報告された医薬品安全性情報　第5章 シグナル検出を支えるデータベース　第6章 シグナル検出の伝統的手法　第7章 より複雑な定量的シグナル検出手法　第8章 シグナル検出戦略の発展方法　第9章 シグナルマネジメントの概観　第10章 シグナル検出、評価、コミュニケーションの今後の方向性

◇保険薬局における調剤過誤対策のマネジメント　川原敏幸編　大阪　医薬ジャーナル社　2004.5　91p　28cm　1500円　①4-7532-2082-6　Ⓝ499.6
[内容]1 チェック表の活用　2 調剤過誤防止対策 (グレード1、2)　3 すぐできるミス・過誤防止対策　4 薬歴の利用 (グレード2、3対策)　5 1人薬剤師の注意点　6 薬歴の有効活用 (POSを中心にグレード3対策)　7 調剤過誤防止対策に取り組む保険薬局の実例　8 調剤過誤防止対策への製薬会社の取り組み　付録

◇薬剤疫学への招き—医薬品の開発と適正使用をめざして　高田充隆編著, 飯原なおみ, 小竹武共著　京都廣川書店　2009.3　312p　26cm　4800円　①978-4-901789-31-8　Ⓝ491.5

◇薬剤疫学ってなあに？—くすりの効用とリスクを考える　くすりの適正使用協議会編　エルゼビア・ジャパン　2004.1　135p　21cm (ミクスライブラリー)　2300円　①4-86034-532-0　Ⓝ491.5

◇薬剤疫学の基礎と実践　景山茂, 久保田潔編　大阪　医薬ジャーナル社　2010.9　335p　26cm　5200円　①978-4-7532-2452-4　Ⓝ491.5
[内容]1 薬物の効果と安全性の評価に果たす薬剤疫学の役割　2 薬剤疫学研究により明らかにされた薬効と安全性　3 薬害　4 研究デザイン　5 薬剤疫学研究の計画　6 販売承認前の臨床試験 (治験) と市販後の調査・試験　7 制度　8 関連領域

◇薬剤師のための徹底リスクマネジメント　澤田康文監修, 医薬品ライフタイムマネジメントセンター編　南山堂　2007.5　232p　26cm　3800円　①4-525-78331-0　Ⓝ499.1

◇薬剤師のための徹底リスクマネジメント 2　澤田康文監修, 医薬品ライフタイムマネジメントセンター編　南山堂　2008.9　246p　26cm　3800円　①978-4-525-78341-9　Ⓝ499.1

◇薬局・薬剤師のための調剤事故防止マニュアル　日本薬剤師会編　薬事日報社　2006.7　100p　26cm　2700円　①4-8408-0903-8　Ⓝ499.6

◇薬局・薬剤師のための調剤事故防止マニュアル　日本薬剤師会編　第2版　薬事日報社　2011.5　112p　26cm　2800円　①978-4-8408-1177-4　Ⓝ499.6

◇要注意医薬品の安全使用手引き　門林宗男監修, 兵庫医科大学病院薬剤部編著　薬事日報社　2003.7　676p　16cm　3300円　①4-8408-0748-5　Ⓝ499.1

◇ワクチン類の取り扱いについて—輸送・保管に当たっての温度管理　2009年　細菌製剤協会 〔2009〕　8p　30cm　Ⓝ499.1

◇ワクチン類の取り扱いについて—輸送・保管における注意点　2010年　細菌製剤協会 〔2010〕　8p　30cm　Ⓝ499.1

◇ワクチン類の取り扱いについて—輸送・保管における注意点　2011年　日本ワクチン産業協会 〔2011〕　8p　30cm　Ⓝ499.1

《サリドマイド》

◇青い鳥はいなかった—薬害をめぐる一人の親のモノローグ　飯田進著　不二出版　2003.7　318p　20cm　2000円　①4-8350-3299-3　Ⓝ498.12
[内容]わが内なる罪　父母の会創設　国際的な連帯を求めて　噴出する矛盾と内部対立　理念と現実のはざまで　集団訴訟をめぐって　親の止まり木を目指して　裁判有利の展開のかげに　疑惑の根源　裁判の終結　和解の落とし穴　父母の会の解散　息子伸一の死

◇サリドマイド事件全史　川俣修壽著　緑風出版　2010.5　542p　22cm　8400円　①978-4-8461-1003-1　Ⓝ498.12
[内容]第1章 サリドマイドの開発と被害の拡大　第2章 原因追究に動き出す被害者家族　第3章 提訴と準備手続き　第4章 口頭弁論の攻防　第5章 和解工作

◇サリドマイド児たちの若栗スノーキャンプ　高野恵美子著　近代文芸社　2011.12　213p　20cm　1429円　Ⓘ978-4-7733-7797-2　Ⓝ369.49
[内容]第1部(薬害の原点:サリドマイド薬害事件　サリドマイド児たちの若栗スノーキャンプ　なぜ"若栗"スノーキャンプ"なのか?　小谷はどんなところ?（雪と山と歴史の村）　デーサ（宮沢寿男）　サリドマイド運動からスノーキャンプ開催へ：車イスの薬学者　一九七〇年代の障害者のスポーツとスキーの環境　「サリドマイド児たちの若栗スノーキャンプ」はどのように開催されたか　ボランティア活動としての「サリドマイド児たちの若栗スノーキャンプ」　「高野哲夫さんとのこと」若栗ロッジ―デーサこと宮沢寿男）　第2部「スノーキャンプ」開催の原動力となったサリドマイド薬害の教訓と、サリドマイド剤の復活―薬の作用、副作用と薬害（サリドマイド薬害の教訓　サリドマイドの復活　サリドマイドの生体への作用のメカニズム　日本の薬害はなぜ事件が戦後の日本で多発したか?　日本の主な薬害年表　サリドマイド殺害事件と、サリドマイド復活等関連年表）

◇典子44歳いま、伝えたい―「典子は、今」あれから25年　白井のり子著　光文社　2006.5　206p　20cm　1143円　Ⓘ4-334-97501-1　Ⓝ369.27
[内容]生まれてきた日　幼少期　小学生　思春期　就職　映画「典子は、今」　結婚　子育て　ファミリー　スマイルビー　飲む、食べる　よく尋ねられること　今を大切に生きる

《スモン》

◇スモンの過去・現在・未来―「平成14年度スモンの集い」から　〔名古屋〕　厚生労働科学研究費補助金（難治性疾患克服研究事業）スモンに関する調査研究班　2004.1　79p　21cm　〈編集：松岡幸彦〉　Ⓝ493.11

◇スモンの過去・現在・未来―「平成15年度スモンの集い」から　2　〔名古屋〕　厚生労働科学研究費補助金（難治性疾患克服研究事業）スモンに関する調査研究班　2004.8　117p　21cm　〈編集：松岡幸彦〉　Ⓝ493.11
[内容]スモンの各種症候とその推移について（松岡幸彦著）　発症後長期経過したスモン患者にみられた電気生理学的所見（大沼歩著）　発症後長期経過したスモン患者にみられた病理学的所見（今野秀彦著）　北海道地区におけるスモン患者の在宅療養と地域ケアシステム（松本昭久著）　岩手県におけるスモンの医療と福祉（千田圭二著）　スモンの合併症（小長谷正明著）　在宅療養におけるスモン患者の問題点とその対策（杉村公也著）　神経難病患者の在宅医療の諸問題：神経難病の地域支援ネットワーク（木村静著）　宮城県における神経難病に対する地域支援システム（柏木誠治著）　パーキンソン病の症候とその進展（齋藤博著）　筋萎縮性側索硬化症の地域医療システム（望月廣著）

◇スモンの過去・現在・未来―「平成16年度スモンの集い」から　3　〔名古屋〕　厚生労働科学研究費補助金（難治性疾患克服研究事業）スモンに関する調査研究班　2005.8　98p　21cm　〈編集：松岡幸彦〉　Ⓝ493.11
[内容]全国スモンについての最近のいくつかの検討（松岡幸彦著）　スモンの合併症骨折と痴呆について（小長谷正明著）　北海道地区におけるスモンの検診の経過（松本昭久著）　道南地区におけるスモン療養実態（藤山博司著）　スモン（SMON）（田代邦雄著）　スモンの介護保険利用状況（宮田和明著）　SMON患者の療養生活に対する理学療法的アプローチ（高橋光彦著）　スモン発症当時のリハビリ（山田晃著）　スモンの鍼灸マッサージ治療（藤本定則著）　釧路地域における鍼灸治療状況（清水尚也著）

◇スモンの過去・現在・未来―「平成17年度スモンの集い」から　4　〔名古屋〕　厚生労働科学研究費補助金（難治性疾患克服研究事業）スモンに関する調査研究班　2006.3　94p　21cm　〈編集：松岡幸彦〉　Ⓝ493.11
[内容]スモン調査研究班の流れとその意義（松岡幸彦著）　最近のスモンの状況―中部地区検診結果から（祖父江元著）　静岡県スモン検診の状況と課題（溝口功一著）　岐阜県スモン患者の現状と今後の課題（渡辺幸夫著）　医師と薬―スモンの教訓（安藤一也著）　全国スモン検診、発症時との症状比較（小長谷正明著）　愛知県スモン患者集団検診における血液・尿検査（鷲見幸彦著）　スモン患者の運動障害とその対策（杉村公也著）

◇スモンの過去・現在・未来―「平成18年度スモンの集い」から　5　〔名古屋〕　厚生労働科学研究費補助金（難治性疾患克服研究事業）スモンに関する調査研究班　2007.1　126p　21cm　〈編集：松岡幸彦〉　Ⓝ493.11
[内容]スモン調査研究班（松岡幸彦著）　全国スモン検診でみる現状（小長谷正明著）　中国四国地区におけるスモン患者の現状（井原雄悦著）　山陰両県におけるスモン患者の現状と今後の課題（下田光太郎著）　山口県におけるスモンさんの現状と課題（川井元晴著）　広島県におけるスモン患者の現状（山田淳夫、大村一郎著）　岡山県におけるスモン患者の現状（井原雄悦著）　香川県におけるスモン患者の現状（山下順章著）　香川県スモン患者のアンケート調査による現状把握（峠哲男著）　徳島県におけるスモン患者の現状（乾俊夫著）　高知県の検診状況（山下元司、高橋美枝著）　SMONの動物実験とその教訓（黒田重和著）　介護保険制度について（中田正明著）　スモン患者と介護保険（宮田和明著）　高齢化に対応する在宅リハビリテーション（椿原彰夫著）

◇スモンの過去・現在・未来―「平成19年度スモンの集い」から　6　〔出版地不明〕　厚生労働科学研究費補助金（難治性疾患克服研究事業）スモンに関する調査研究班　2008.1　91p　21cm　〈編集：松岡幸彦〉　Ⓝ493.11
[内容]全国スモンの現状（小長谷正明著）　近畿地区スモンの現状とスモン調査研究班員の活動について（小西郁郎著）　神経再生医療の現状と将来（岩下靖史著）　スモンと神経難病（西谷裕著）　在宅難病患者の難病支援：スモン患者の今とスモンの風化防止のために（矢倉七美子著）　患者会の立場から（北村正樹著）　在宅医療における地域連携ALS患者の人工呼吸器装着者の症例を通して（伏木マサエ著）　かかりつけ医の立場から（依田純三著）　専門病院看護師の立場から（藤野まり子著）　専門医療施設の立場から（狭間敬憲著）　京都府難病相談・支援センターの取り組み専門医療施設の立場から（水田英二著）　大阪府における難病支援事業（高野正子著）　京都府の難病支援事業（永谷治夫著）　京都市における難病支援事業（木村好美著）

◇緑の天啓―SMON研究の思い出　井上尚英著　福岡　海鳥社　2011.12　159p　19cm　1500円　①978-4-87415-837-1　Ⓝ493.11
[内容]　1 奇病発生　2 病像確立　3 原因判明

《薬害エイズ》

◇安部英医師「薬害エイズ」事件の真実―誤った責任追及の構図　武藤春光, 弘中惇一郎編著　現代人文社　2008.9　249p　21cm　2000円　①978-4-87798-386-4　Ⓝ498.12

◇医師と患者のライフストーリー―輸入血液製剤によるHIV感染問題調査研究最終報告書　第1分冊（論考編）　輸入血液製剤によるHIV感染問題調査研究委員会編　大阪　ネットワーク医療と人権　2009.3　625p　26cm　2857円　①978-4-9904504-1-0　Ⓝ498.6

◇医師と患者のライフストーリー―輸入血液製剤によるHIV感染問題調査研究最終報告書　第2分冊（資料編）　医師の語り　輸入血液製剤によるHIV感染問題調査研究委員会編　大阪　ネットワーク医療と人権　2009.3　899p　26cm　2857円　①978-4-9904504-2-7　Ⓝ498.6

◇医師と患者のライフストーリー―輸入血液製剤によるHIV感染問題調査研究最終報告書　第3分冊　資料編　患者・家族の語り　輸入血液製剤によるHIV感染問題調査研究委員会編　大阪　ネットワーク医療と人権　2009.3　1358p　26cm　2857円　①978-4-9904504-3-4　Ⓝ498.6

◇エイズ教育のこれから―龍平から子どもたちに伝えたいこと　川田龍平著　日本標準　2006.10　62p　21cm　（日本標準ブックレット no.4）　600円　①4-8208-0275-5　Ⓝ375.49
[内容]　第1部 子どもたちから龍平へ―聞いてみたかったこと　第2部 龍平から子どもたちへ―伝えたいこと　第3部 大人たちが知っておくべきこと―エイズの現状と性教育のあり方

◇川田龍平いのちを語る　川田龍平著, 志摩玲写真　明石書店　2007.6　117p　21cm　1400円　①978-4-7503-2563-7
[内容]　1 絶望ではなく、希望を―あきらめないで生きたい　2 いのちを伝える―子どもたちに語る（川田龍平さんへの手紙―子どもたちから　引き継ぎ伝えるいのち）　3 薬害エイズのたたかいを政治につなぐ―31歳の決意　4 環境と平和をつなぐ―キーワードは「いのち」　5 地球のいのち―龍平、アフリカへ行く（期待と不安、アフリカへ／グローバル・ヤング・グリーンズ(GYG)　世界社会フォーラム(WSF)／ヴァンダナ・シヴァさん　ワンガリ・マータイさん／スラム街で見た貧困とエイズ／ナクル湖国立公園）

◇健康被害を生きる―薬害HIVサバイバーとその家族の20年　井上洋士, 伊藤美樹子, 山崎喜比古編著　勁草書房　2010.12　341p　22cm　3800円　①978-4-326-70069-1　Ⓝ498.6
[内容]　HIV被害患者・家族の20年―「健康被害を生きる」を科学する　第1部 薬害HIV感染事件発生から、20年後の生存患者・家族調査　第2部 健康被害を生きる（患者篇）　第3部 病ある人とともに生きること（家族篇）　第4部 病ある人生の再構築―何が変わり、何が変わっていないのか　薬害HIV感染サバイバーとその家族の"生"はどのようなものか―支援のあり方への示唆も含めて　付録

◇真実を直視する―薬害エイズ訴訟の証人医師として　内田立身著　悠飛社　2006.10　149p　20cm　(Yuhisha hot-nonfiction　Yuhisha best doctor series)　1400円　①4-86030-094-7　Ⓝ498.6
[内容]　第1章 無罪判決　第2章 安部医師が逮捕されるまで　第3章 福島医大の患者さん　第4章 非加熱製剤の危険性の認識　第5章 エイズの広がりの中で　第6章 証人尋問　第7章 四国でエイズに向き合う　エピローグ 医療とはなにか？

◇血にまつわる病から生まれたメトセラ―薬害エイズ訴訟和解から十年、僕らはこんなカンジで生きてます　将守七十六著　文芸社　2006.3　245p　20cm　1300円　①4-286-00523-2　Ⓝ498.6

◇日本に生きるということ―薬害エイズ被害者が光を見つけるまで　川田龍平著　講談社　2007.6　199p　19cm　1300円　①978-4-06-214159-8　Ⓝ498.6
[内容]　第1章 感染告知　第2章 差別と偏見　第3章 愛する人との別れ　第4章 政治家への道　第5章 真実の在処　第6章 悪の連鎖　第7章 ドイツへの旅立ち　第8章 新たなる道

◇報告書　〔出版地不明〕　HIV感染被害者遺族等に対する健康被害等の対応に係る調査研究会　2006.3　1冊　30cm　（財団法人友愛福祉財団実施事業）　Ⓝ498.6

◇薬害HIV感染患者とその家族への質問紙調査報告書―薬害HIV感染被害を受けた患者とその家族のいま　薬害HIV感染被害者（患者・家族）生活実態調査委員会編　薬害HIV感染被害者（患者・家族）生活実態調査委員会　2006.10　267p　30cm　Ⓝ498.6

◇薬害HIV感染被害者遺族調査の総合報告書―3年にわたる当事者参加型リサーチ　2003　薬害HIV感染被害者（遺族）生活実態調査委員会編　薬害HIV感染被害者（遺族）生活実態調査委員会　2003.12　243p　30cm　Ⓝ498.6

◇薬害HIV感染被害者遺族の人生―当事者参加型リサーチから　山崎喜比古, 井上洋士編　東京大学出版会　2008.2　277p　22cm　4800円　①978-4-13-066405-9　Ⓝ498.6
[内容]　薬害HIV感染被害者遺族調査の経緯と概要　薬害HIV感染被害者遺族のプロフィール―225遺族家庭の回答より　HIV感染のリスク情報とそれらへの対応　HIV感染の告知と説明の当時のあり方　HIV感染判明後の医療・看病と家族　周囲の人々との関係（偏見・差別、差別不安　サポートネットワーク）　薬害HIV感染被害者を亡くした被害者遺族の心理　遺族の健康問題と生きる支え　遺族の被害についての認識と要望　若手研究者と当事者の調査を通じてのエンパワメント　薬害HIV感染被害者遺族調査の示唆と今後の課題

◇薬害HIV感染被害者（患者・家族）への面接調査報告　薬害HIV感染被害者（患者・家族）生活実態調査委員会編　薬害HIV感染被害者（患者・家族）生活実態調査委員会　2005.5　89p　30cm　Ⓝ498.6

◇HIV・AIDSとともに生きて―石田吉明、岩崎孝祥の作品とメモリアルキルト　石田吉明、岩崎孝祥作、大阪人権博物館編　大阪　大阪人権博物館　2006.4　63p　27cm〈会期：2006年4月18日―6月18日 大阪人権博物館〉　Ⓝ498.6

《薬害肝炎》

◇赤い迷路―肝炎患者300万人悲痛の叫び！　長嶋公榮著　竹内書店新社　2012.2　190p　19cm〈発売：雄山閣〉　1100円　Ⓘ978-4-8035-0358-6

◇覚悟。　福田衣里子著、初沢亜利写真　徳間書店　2009.12　156p　19cm　1400円　Ⓘ978-4-19-862839-0
　内容 第1章 国会議事堂を見据えて（初登院、そして肝炎対策基本法案の成立　一年生議員の日々　私に与えられた試練　薬害肝炎患者救済法の成立）　第2章 長崎二区の空の下（「闘う政治家が必要なんだ」　選挙戦はパンタロンとズックがいいらしい　いつまでも「えりちゃん」で…）　第3章 二九歳の道のり（どうなってるんだ？私の人生　真っ白になった二〇代　ついに治療が始まる　実名を公表する覚悟　私だけが完治した…　命をつなぐ「四一八リスト」　全員一律救済へ！）

◇がんばらんと！―薬害に遭って、見えてきたこと　福田衣里子著　朝日出版社　2009.2　270p　19cm　1500円　Ⓘ978-4-255-00462-4　Ⓝ498.12
　内容 第1章 薬害肝炎問題の中の私　第2章 やんちゃ娘はじゃじゃ馬へ　第3章 闘う相手は、感情のないモンスター？　第4章 風が吹き…山を動かす！　第5章 和解へ　第6章 さらに、がんばらんと！

◇注射器肝炎―誰も語らなかった医原病の真実　美馬聰昭著　桐書房　2010.5　178, 8p　19cm　1500円　Ⓘ978-4-87647-765-4　Ⓝ493.47
　内容 第1部 B型肝炎と集団予防接種（B型肝炎との出会い　B型肝炎はなぜ広がったのか　B型肝炎と裁判）　第2部 C型肝炎と注射器（C型肝炎の疫学調査　興津肝炎の疫学調査と考察の改ざん　猿島肝炎の真実　いつまで国民を騙し続けるのか）

◇ドキュメント検証C型肝炎―薬害を放置した国の大罪　フジテレビC型肝炎取材班著　小学館　2004.8　287p　19cm　1500円　Ⓘ4-09-387511-1　Ⓝ493.47
　内容 第1章 パンドラの箱　第2章 ターゲット　第3章 封印された過去　第4章 スクープ　第5章 遺伝子解析　第6章 隠された危険　第7章 アメリカの汚れた血　第8章 15年目の真実　第9章 終わりなき闘い

◇特定B型肝炎ウイルス感染者給付金等の支給に関する特別措置法案（内閣提出第5号）参考資料　衆議院調査局厚生労働調査室　2011.11　89p　30cm〈第179回国会 背のタイトル：特定B型肝炎ウイルス感染者給付金等の支給に関する特別措置法案参考資料〉　Ⓝ498.12

◇薬害肝炎―誰がC型肝炎を「国民病」にしたか　大西史恵著　金曜日　2005.12　93p　21cm　600円　Ⓘ4-906605-05-7　Ⓝ498.12
　内容 第1章 未知のウイルス―推定と実証　第2章 "フィブリノゲン信者の医師"―"使った、見た、効いた"　第3章 第九因子製剤と肝炎―「即効性」は当たり前　第4章 国と企業と専門家―遅すぎた対応

◇薬害肝炎裁判史　薬害肝炎全国弁護団編　日本評論社　2012.1　567p　21cm〈付属資料：DVD-Video1枚 12cm：命を取り戻せ！〉　4000円　Ⓘ978-4-535-51842-1　Ⓝ498.12
　内容 薬害肝炎訴訟の意義と闘いの経過　1 被害　2 訴訟　3 運動　4 再発防止　5 恒久対策　6 座談会　7 資料

◇薬害肝炎とのたたかい―350万人の願いをかかげて　薬害肝炎全国原告団出版委員会編　桐書房　2009.10　296, 21p　19cm　1300円　Ⓘ978-4-87647-757-9　Ⓝ498.12
　内容 第1章 薬害肝炎はなぜ起きたのか　第2章 患者・家族の苦しみと裁判への決意　第3章 裁判への思いと願い　第4章 和解への道のり　第5章 患者の救済と再発の防止をめざして　第6章 薬害肝炎とのたたかい その意味とこれからの展望

◇薬害C型肝炎女たちの闘い―国が屈服した日　岩澤倫彦、フジテレビ調査報道班著　小学館　2008.4　285p　15cm〈小学館文庫〉　514円　Ⓘ978-4-09-408256-2　Ⓝ493.47
　内容 第1章 悪夢　第2章 真実　第3章 運命　第4章 法廷　第5章 迷路　第6章 決着

◇B型肝炎訴訟―逆転勝訴の論理　与芝真彰著　鎌倉　かまくら春秋社　2011.10　139, 11p　19cm　1400円　Ⓘ978-4-7740-0536-2　Ⓝ498.12
　内容 第1章 和解の基本合意書調印までの道のり　第2章 裁判（原告側証人になるまで　裁判の流れと一審敗訴の理由　一審判決を覆す論理　札幌高裁判決と高裁決着）　第3章 鼎談の予知をめぐる裁判　終わりに　賠償金の一部を我が国独自の治療法の開発へ　付録 B型肝炎訴訟 判決概要

《クロイツフェルト・ヤコブ病》

◇いのちを返せ！―ドキュメント・薬害ヤコブ病とたたかった人びと　矢吹紀人著、薬害ヤコブ病闘いの記録編集委員会企画・編集　あけび書房　2004.3　237p　19cm　1600円　Ⓘ4-87154-050-2　Ⓝ498.12
　内容 1章 愛する家族を奪ったものは…　2章 薬害を許すな　3章 響きあう心と　4章 解決を私たちの手で　5章 薬害を二度とおこすなと

◇薬害ヤコブ病の軌跡　第1巻（裁判編）　薬害ヤコブ病被害者・弁護団全国連絡会議編　日本評論社　2004.3　371p　23cm　7000円　Ⓘ4-535-51374-0　Ⓝ498.12
　内容 論説（薬害ヤコブ病訴訟和解―国家責任における意義と課題　薬害ヤコブ病訴訟和解の意義と今後の課題）　裁判の軌跡（所見、和解案、確認書、和解調書　訴状　原告最終準備書面　証人尋問調書　国際裁判管轄についての意見書　仮払い仮処分）

◇薬害ヤコブ病の軌跡　第2巻（被害・運動編）　薬害ヤコブ病被害者・弁護団全国連絡会議編　日本評論社　2004.3　261p　23cm　5000円　Ⓘ4-535-51375-9　Ⓝ498.12
　内容 論説（薬害ヤコブ病裁判の始まりとその意義　ヤコブのたたかい（運動）をふりかえって　薬害ヤコ

ブ病裁判が問いかけたもの　いしずえの立場として
ほか）　被害・運動の軌跡　薬害ヤコブ病年表

医療施設・医療者

◇医師・歯科医師・薬剤師調査　平成14年　厚生労働省大臣官房統計情報部編　厚生統計協会　2004.4　337p　30cm　5500円　①4-87511-178-9　Ⓝ498.14

◇医療機関における過重労働・メンタルヘルス対策の取組み ― 病床規模別のモデル事例を掲載 専門家のアドバイス付き　労災保険情報センター　2007.12　111p　30cm　1143円　①978-4-903286-20-4　Ⓝ498.14
　内容 1 過重労働対策の概要とモデル事例(過重労働による健康障害を防ぐために　長時間労働者への医師による面接指導制度について)　2 メンタルヘルス対策の概要とモデル事例(心の健康の保持増進(メンタルヘルス対策)　心の健康問題により休業した労働者の職場復帰支援の手引き)　関連資料(過重労働による健康障害防止のための総合対策について　労働者の心の健康の保持増進のための指針について　心の健康問題により休業した労働者の職場復帰支援の手引きについて)　(財)労災保険情報センター本部・地方事務所一覧　都道府県労働局所在地一覧)

◇医療機関における暴力対策ハンドブック ― 患者も医療者も安心できる環境をめざして　和田耕治, 三木明子, 吉川徹編著　中外医学社　2011.5　179p　21cm　3600円　①978-4-498-07646-4　Ⓝ498.14

◇医療人材の確保・育成の課題 ― 連合総研・同志社大学ITEC共同研究報告書 1　連合総合生活開発研究所　2010.9　55p　30cm　〈共同刊行:同志社大学技術・企業・国際競争力研究センター〉　Ⓝ498.14

◇医療人材の確保・育成の課題 ― 連合総研・同志社大学ITEC共同研究報告書 2　連合総合生活開発研究所　2012.3　101p　30cm　〈共同刊行:同志社大学技術・企業・国際競争力研究センター〉　Ⓝ498.14

◇医療・福祉労働者が生き生きと働き続けられるために ― 医療・福祉労働組合の安全衛生活動の手引き　日本医療労働組合連合会の安全衛生対策委員会 編　日本医療労働組合連合会〔2007〕　54p　30cm　〈発売:本の泉社〉　300円　①978-4-7807-0316-0　Ⓝ498.14
　内容 1 医療・福祉労働者が生き生きと働きつづけられるために　2 医療機関におけるストレスマネジメント　3 日本医労連第1回労働安全衛生活動全国交流集会の開催と「問題提起」　4 労働組合の労働安全衛生活動　5 「職場の労働安全衛生活動」実態調査報告　6 関連法令等　7 職場点検チェックリスト

◇健康で働きやすい職場をめざして ― 医療機関における過重労働・メンタルヘルス対策に係る基礎アンケート調査より　労災保険情報センター　2006.6　199p　30cm　477円　①4-903286-10-X　Ⓝ498.14
　内容 1 調査研究の概要　2 調査結果のまとめ　3 調査結果の概要(医療機関の概要(問2～問9)　医療機関の安全衛生管理体制 ほか)　4 参考資料等(アンケート調査票　統計資料)　5 関連資料(過重労働による健康障害防止のための総合対策について　脳血管疾患及び虚血性心疾患等(負傷に起因するものを除く。)の認定基準について ほか)

◇これからの管理栄養士　吉池信男, 石田裕美, 政安静子編　日本評論社　2008.2　127p　26cm　(からだの科学「増刊」)　1714円　Ⓝ498.14
　内容 管理栄養士の今(管理栄養士の制度と歴史(中村丁次著)　管理栄養士になるためには(石田裕美著)　管理栄養士の需給バランス(岡崎眞súchi著)　管理栄養士養成の課題と今後の方向性(田中平三著)　管理栄養士の専門性と活躍の場(管理栄養士の活躍が期待される場(吉池信男著)　チーム医療(川島由紀子著)　栄養・食事療法(外山健二著)　福祉栄養(弘津公子著)　スポーツ栄養(田口素子著)　職域における健康管理と特定健診・特定保健指導(小野真実著)　食育(酒井治子著)　健康・栄養政策(田中久子著)　フードサービス(佐藤愛香著))　科学的アプローチによるこれからの管理栄養士(エビデンスにもとづいた管理栄養士業務(EBN)(伊達ちぐさ, 田路千尋著)　分子栄養学的アプローチによるテーラーメイド予防(酒井美紀子, 宮本賢一著)　新しい食品成分による疾病予防(奥恒行, 中村禎子著)　人びとの行動を変容させるためには(武見ゆかり著)　管理栄養士の業務に必要な疫学研究(佐々木敏著))　ステップアップの道(資格取得後のキャリアアップ(永井成美著)　専門性を高めるためのライセンス(稲本佐和子, 和田政裕著)　専門性を活かした食生活・栄養支援の展開(政安静子著)

◇これからの歯科医はどう活動すべきか ― 歯科保健医療情報資料集　佐藤甫幸著　口腔保健協会　2004.3　144p　28cm　3600円　①4-89605-197-1　Ⓝ498.14

◇これからの認定看護師　坂本すが, 後藤裕子編　日本評論社　2010.7　172p　26cm　(からだの科学「増刊」)　1905円　Ⓝ498.14

◇これからの保健師　水嶋春朔, 鳩野洋子, 杉森裕樹編　日本評論社　2006.9　175p　26cm　(からだの科学増刊)　2095円　Ⓝ498.14

◇世界へ翔ぶ国連機関をめざすあなたへ　玉城英彦著　彩流社　2009.10　270p　19cm　1800円　①978-4-7791-1474-8　Ⓝ498.1
　内容 第1章 国際保健と地域開発　第2章 職員の適性と国連における「健康」　第3章 疫学との出会い　第4章 最初の仕事がエイズ対策　第5章 WHOエイズプログラムの変遷　第6章 国連職員への道　第7章 世界へ翔ぶ　資料 WHOの歴史、役割、プログラム

◇世界保健機関—世界の人びとを健康に　ジリアン・パウエル著　ほるぷ出版　2003.4　35p　27cm　(調べてみよう世界のために働く国際機関)　2800円　④4-593-57603-2　Ⓝ498.1
[内容] 1 WHOってなあに？　2 WHOはどうして生まれたの？　3 WHOの仕事　4 病気と戦う　5 健康教育　6 健全な環境　7 力を合わせて　8 将来の問題
◇ナースの常識！？医者の非常識！？　南渕明宏著　中山書店　2007.4　162p　20cm　1500円　④978-4-521-60441-1　Ⓝ498.049
◇WHOをゆく—感染症との闘いを超えて　尾身茂著　医学書院　2011.10　162p　21cm　2800円　④978-4-260-01427-4　Ⓝ498.6

医師

◇医師確保のための実態調査　日医総研　2008.12　110p　30cm　(日本医師会総合政策研究機構ワーキングペーパー no.178　日医総研ワーキングペーパー)　Ⓝ498.14
◇医師・歯科医師数等の将来予測に関する研究—平成19年度総合研究報告書　厚生労働科学研究費補助金医療安全・医療技術評価総合研究事業　〔京都〕　〔長瀬啓介〕　2008.4　1冊　30cm　Ⓝ498.14
◇医師数の統計分析—医師不足はどこで起きているか　日医総研　2008.6　71p　30cm　(日本医師会総合政策研究機構ワーキングペーパー no.167　日医総研ワーキングペーパー)　Ⓝ498.14
◇医師の過重労働—小児科医療の現場から　江原朗著　勁草書房　2009.10　210p　22cm　2500円　④978-4-326-70064-6　Ⓝ498.14
[内容] 第1章 小児救急外来の受診者はなぜ減少しないのか—少子化と深夜受診増加のパラドクス(小児人口は減少しても小児科外来受診数は横ばい　時間外・休日・深夜の受診傾向　小児の夜間における時間大別受診数と入院率)　第2章 医師のマンパワー、配置および勤務実態(小児科医師数はどう変化してきたのか　小児科医師は偏在しているのか　新臨床研修制度の導入は地域医療にどう影響したのか)　第3章 医師の長時間労働により、患者の安全は脅かされる(小児科勤務医の勤務環境は過酷にならざるをえない　医師の労働時間の国際比較　医師の長時間労働と医療安全への影響)　第4章 医師の勤務環境と労務管理(労働法規による保護が不十分であった医師の勤務環境　労働基準監督署による是正勧告　過労死の認定基準と使用者に問われる安全配慮義務違反　労働法規をめぐる司法判断)　第5章 安全で継続性のある医療構築のために(小児救急医療の問題点　不必要な時間外受診を控える　重点化・集約化　重点化・集約化による住民への影響)
◇医師の需給に関する検討会報告書　〔厚生労働省〕　2006.7　28, 21p　30cm　Ⓝ498.14
◇医師のストレス　保坂隆編著　中外医学社　2009.12　267p　21cm　3400円　④978-4-498-00996-7　Ⓝ498.14
◇医師の働く権利基礎知識　医師の働く権利編集委員会編著, 岡村親宜監修　改訂版　大阪　せらぎ出版　2010.9　169p　21cm　1714円　④978-4-88416-195-8　Ⓝ498.14
[内容] 1 情勢編(医療と医師をめぐる状況)　2 基礎編(医師の労働と権利　労働関係法規と労働者の権利)　3 実践編　4 資料編
◇医師の必要数に関するパイロット調査—仙台地域の産婦人科医調査結果より　日医総研　2010.9　50p　30cm　(日本医師会総合政策研究機構ワーキングペーパー no.222　日医総研ワーキングペーパー)　Ⓝ498.14
◇医師不足、診療科偏在の解消に向けたママさんドクター・リターン支援プログラム—平成20年度成果報告書　東京医科歯科大学　2009.3　42p　30cm　〈文部科学省社会人の学び直しニーズ対応教育推進事業委託〉　Ⓝ498.14
◇医師不足、診療科偏在の解消に向けたママさんドクター・リターン支援プログラム—平成21年度成果報告書　東京医科歯科大学　2010.3　74p　30cm　〈文部科学省社会人の学び直しニーズ対応教育推進事業委託〉　Ⓝ498.14
◇医師不足、診療科偏在の解消に向けたママさんドクター・リターン支援プログラム—平成22年度成果報告書　東京医科歯科大学　2011.3　117p　30cm　〈文部科学省社会人の学び直しニーズ対応教育推進事業委託〉　Ⓝ498.14
◇医師不足問題の現状とその対策に係る最近の動向について　衆議院調査局厚生労働調査室　2010.10　42p　30cm　(厚労レポート　平成22年 第3号)　Ⓝ498.14
◇医者を"殺すな！"　塚田真紀子著　日本評論社　2009.2　244p　20cm　1800円　④978-4-535-98308-3　Ⓝ498.14
[内容] 第1部 父の闘いと志半ばでの死(発端　奔走　勝訴)　第2部 芽生えた疑問(慟哭　犠牲　聖職)　第3部 勤務医の過重労働(背景　改善　潮流)
◇医者を続けるということ　小鷹昌明著　中外医学社　2010.12　260p　19cm　2400円　④978-4-498-00998-1　Ⓝ498.14
[内容] 第1章 医師の思考の切り抜け術を伝授する！　第2章 日本の医療の流れにおける医師哲学　第3章 医師でも男女について語れ！　第4章 これからの医療の行方
◇医者が忙しすぎる—大病院の視点から　落合慈之述, 伊藤元重聞き手　総合研究開発機構　2008.12　11p　30cm　(NIRA対談シリーズ no.39)　Ⓝ498.14
◇医者になってどうする！　小鷹昌明著　中外医学社　2009.8　236p　19cm　2000円　④978-4-498-00994-3　Ⓝ498.14
◇医者になろうとしている君たちへ—憧れの世界のウソとマコト　和田秀樹著　PHP研究所　2006.3　211p　19cm　1200円　④4-569-64867-3　Ⓝ498.14
[内容] 第1部 これが医者の世界の現実だ　第2部 受験勉強が「医者に向く性格」をつくる　第3部 変わる世の中、変わる医学界
◇医者の言い分—放送記者から医師になってわかったこと　野田一成著　中経出版　2009.2　192p　19cm　1400円　④978-4-8061-3282-0　Ⓝ498.14

◇医者の世界の「お約束」一患者さんにはちょっと言えない　富家孝監修　青春出版社　2007.2　216p　15cm　（青春文庫）　543円　ⓘ978-4-413-09360-6　Ⓝ498.14
　内容　1章 "医者の言葉"にひそむウソとホンネ—「とりあえず様子を見ましょう」「糖尿の気があります」…　2章「名医」を見つける10の近道—腕のいい医者は大学病院にはいないってホント？　3章 知っておきたい医学界のウラ序列—医者の給料に学閥、病院の系列…　4章 同じ医者でも、医療科目でこんなにちがう！—外科医の弱点、内科医の盲点、歯科医の欠点…　5章 医者・病院との賢いつき合い方—医療ミス、無駄な手術、たらい回し—を避ける新常識

◇医者は聖人である—有害な医者ほど聖職者と称したがる現実を見つめる　定塚甫著　日本文学館　2005.11　159p　19cm　1200円　ⓘ4-7765-0760-9　Ⓝ498.14
　内容　第1章 聖人を疑うべし　第2章 聖人の行うことに間違いはない　第3章 聖人の後には人の流れが続く　第4章 聖人はすべてを受容する　第5章 聖人は清貧の道を尊ぶ　第6章 聖人は自然を尊ぶ　第7章 聖人は教えを尊ぶ　第8章 聖人の前では皆平等である　終章 医者は聖人にはなれない

◇院内保育所を含む医師就労支援に関する調査　日医総研　2008.4　1冊　30cm　（日本医師会総合政策研究機構ワーキングペーパー no.164　日医総研ワーキングペーパー）　Ⓝ498.16

◇「院内保育所を含む医師就労支援に関する調査」クロス集計表　日医総研　2008.4　79, 26p　30cm　（日本医師会総合政策研究機構ワーキングペーパー no.164別冊　日医総研ワーキングペーパー）　Ⓝ498.16

◇鏡としての医師　神津仁著　現代医学出版　2007.5　207p　19cm　〈発売：草輝出版〉　1300円　ⓘ978-4-88273-902-9　Ⓝ498.04
　内容　在宅医療　未来と夢と医師　鏡としての医師　医療・介護・福祉に問題あり　ITと私　研修医を育てること

◇官僚と医師はなぜ同じ過ちを犯すのか—組織も思考も行動も「ウリ二つ」　河辺啓二著　主婦の友インフォス情報社　2004.12　270p　20cm　〈発売：主婦の友社〉　1600円　ⓘ4-07-245440-0　Ⓝ317.3
　内容　第1章「官僚」っていったい何？—中央官庁と官僚たちの知られざる実態と生態　第2章 凡人が医師になるまで—医学部、医局、病院の初めて明かす舞台裏　第3章 こんなにソックリ！官僚と医師—栄光と悲惨、業績と過誤。なぜかくも似るのか　第4章 誤解されるのも特権。官僚と医師—地位と名誉とお金。でもその内情たるや…　第5章 官僚システムと医学教育。ここが間違い—いい国家といい医者をつくるための処方箋　第6章 地方官僚の無責任、自堕落ぶり—一市民として暴く。こんな不正や不合理、許されていいのか！

◇緊急提言！医師不足をなくすために　竹村敏雄著　文芸社　2010.10　99p　20cm　1000円　ⓘ978-4-286-09622-3　Ⓝ498.14

◇壊れゆく医師たち　岡井崇、川人博、千葉康之、塚田真紀子、松丸正著　岩波書店　2008.2　71p　21cm　（岩波ブックレット no.718）　480円　ⓘ978-4-00-009418-4　Ⓝ498.14
　内容　産婦人科医不足の現状とその原因（岡井崇）　医師は、どのような状態で働いているのか（千葉康之）　壊れる理由を探せ（塚田真紀子）　勤労医の「壊れた」労働現場と過労死・過労自殺（松丸正）　ご遺族の発言より　医師、医療従事者の命と健康を守り、患者のための医療改革を（川人博）

◇こんな医者に殺されてたまるか！　小嶋光太郎著　〔別府〕　〔小嶋光太郎〕　2004.10　55p　19cm　1200円　ⓘ4-9902276-3-8　Ⓝ498.14

◇女性医師を中心とした産婦人科医の就労状況についての調査報告　日医総研　2007.6　36p　30cm　（日本医師会総合政策研究機構ワーキングペーパー no.143　日医総研ワーキングペーパー）　Ⓝ498.14

◇起ちあがれ！日本の勤務医よ—日本医療再生のために　植山直人著　あけび書房　2011.9　219p　19cm　1800円　ⓘ978-4-87154-105-3　Ⓝ498.14
　内容　1章 全国医師ユニオンはなぜできたのか（結成への道のり　結成後の歩み）　2章 医師労働の実態と課題　3章 欧米の動向　4章 日本の医療を考える　5章 福祉国家的医療の再生をめざして

◇二次医療圏別に見た医師の偏在と不足　日医総研　2008.8　75p　30cm　（日本医師会総合政策研究機構ワーキングペーパー no.171　日医総研ワーキングペーパー）　Ⓝ498.14

◇二次医療圏別に見た医師不足と医師偏在 2008年版　日医総研　2010.2　88p　30cm　（日本医師会総合政策研究機構ワーキングペーパー no.211　日医総研ワーキングペーパー）　Ⓝ498.14

◇日本の医者　中井久夫著　日本評論社　2010.9　309p　19cm　（こころの科学叢書）　2000円　ⓘ978-4-535-80424-1　Ⓝ498.14
　内容　第1部「日本の医者」（日本の医者　日本の医療の未来像　「日本の医者」あとがき）　第2部「抵抗的医師とは何か」　第3部「病気と人間」　第4部 榆林達夫『日本の医者』などへの解説とあとがき

◇日本の医者は「がん」を治せない—私が患者だったらかかりたい医者6人　平岩正樹著　講談社　2004.2　261p　16cm　（講談社+α文庫）〈「いばるな！医者おごるな！！病院」（大和書房1998年刊）の増訂〉　680円　ⓘ4-06-256820-9　Ⓝ498.14
　内容　第1章 こんな医者にかかったら殺される　第2章 医者よ、なぜいばる！？　第3章 医療界の古い体質が患者の命を奪っている　第4章 無神経な病院が多すぎる　第5章 医者が医療情報を公開しない理由　第6章 医者・病院との戦い方　第7章 良い医者と悪い医者の見分け方　第8章 医療ビッグバンが始まった

◇日本の医療の課題：医師不足の本質を捉えて新しい仕組みを　山本修三述，伊藤元重聞き手　総合研究開発機構　2008.10　17p　30cm　（NIRA対談シリーズ v.36）　Ⓝ498.14

◇白衣のポケットの中―医師のプロフェッショナリズムを考える　宮崎仁，尾藤誠司，大生定義編　医学書院　2009.4　246p　21cm　2400円　Ⓘ978-4-260-00807-5　Ⓝ498.14
  内容　はじめに　今、なぜプロフェッショナリズム？　1 プロフェッショナリズムつて何だろう（プロフェッショナリズム概論　新ミレニアムにおける医のプロフェッショナリズム（邦訳）ほか）　2 プロフェッショナリズムについて考えてみた　3 プロフェッショナリズムを究める

◇貧乏人は医者にかかるな！―医師不足が招く医療崩壊　永田宏著　集英社　2007.10　189p　18cm　（集英社新書）　660円　Ⓘ978-4-08-720413-1　Ⓝ498.021
  内容　第1章 表面化する医師不足　第2章 医師不足は現実である　第3章 なぜ医師は不足したのか　第4章 医療訴訟が医師不足を加速する　第5章 二〇二五年の真実　第6章 イギリスの惨状　第7章 日本が採り得る医師不足対策　第8章 医師不足時代を生きる

◇ブラック・ジャックはどこにいる？―ここまで明かす医療の真実と名医の条件　南淵明宏著　PHP研究所　2003.7　182p　20cm　1300円　Ⓘ4-569-62960-1　Ⓝ490.4
  内容　第1章 医者だって手術は恐い　第2章 この国の医者のつくり方　第3章 世界に飛び出して見えてきた日本の医療界　第4章 知っておきたい病院選びの裏ワザ24　第5章 ブラック・ジャックはどこにいる

◇本物の医師になれる人、なれない人　小林公夫著　PHP研究所　2011.6　205p　18cm　（PHP新書 741）〈並列シリーズ名：PHP SHINSHO〉　720円　Ⓘ978-4-569-79870-7　Ⓝ498.14
  内容　序章 医師という職業　第1章 患者の望みに正しく応える　第2章 正当な注意力、判断力　第3章 正当な開拓精神　第4章 さらに求められる七つの能力・資質　第5章 医師に訊く「本物の医師の条件」

《医者のかかり方》

◇あなたの病院大丈夫？　加納えり著　新風舎　2005.3　61p　19cm　900円　Ⓘ4-7974-5891-7　Ⓝ498.16
  内容　第1章 病院に勤めて　第2章 医師のこと看護師のこと　第3章 医療事故を心配されているあなたへ

◇あなたの病院大丈夫？―良い病院にかかりたいあなたへ　加納えり著　文芸社　2009.6　61p　19cm〈新風舎2005年刊の増訂〉　800円　Ⓘ978-4-286-06944-9　Ⓝ498.16
  内容　第1章 病院に勤めて　第2章 医師のこと看護師のこと　第3章 医療事故を心配されているあなたへ

◇あなたは先生を知らずに病院を決めていませんか。―福岡県内のお医者さんがあらゆる病気についてあなたへアドバイス　福岡　アドビック　2003.1　175p　26cm　1300円　Ⓘ4-9901395-1-8　Ⓝ498.16

◇あなたは先生を知らずに病院を決めていませんか。―なんでも相談できる、かかりつけ医をおもちですか。　福岡　アドビック　2004.1　159p　26cm　1300円　Ⓘ4-9901395-2-6　Ⓝ498.14

◇あなたは先生を知らずに病院を決めていませんか。　福岡　アドビック　2006.1　115p　26cm　（D-mail ドクターからの手紙 2006年度版）　1300円　Ⓘ4-9901395-4-2　Ⓝ498.14

◇あなたは先生を知らずに病院を決めていませんか。―ドクターからの手紙D-mail　2011年度版　福岡　アドビック　2011.1　111p　26cm〈タイトルはカバーによる　共同刊行：メディミックス出版〉　1800円　Ⓘ978-4-9901395-8-2　Ⓝ498.14

◇危ないお医者さん　富家孝著　ソフトバンククリエイティブ　2009.3　262p　18cm　（ソフトバンク新書 097）　750円　Ⓘ978-4-7973-5235-1　Ⓝ498.021
  内容　第1章 医師不足は本当か？―たらい回しにされないために　第2章 頼れる病院 危ない病院―全国の病院の半数以上は赤字　第3章 名医はどこにいる？―名医の条件と探し方　第4章 それでも医療事故が起きたら―絶対負けない戦い方教えます　第5章 賢い患者になるために―「いざ」に備えるコツとは？　第6章 医療費節約の知恵―ちょっとした工夫でムダをなくす　第7章 最新医療はお金次第―メディカルツーリズムと高級クリニック

◇安心できるドクター・病院の選び方　森功著　幻冬舎　2003.11　264p　16cm　（幻冬舎文庫）　495円　Ⓘ4-344-40458-0　Ⓝ490.14
  内容　第1章 医療過誤・事故は必ず減らせる　第2章 よい病院、悪い医者の見分け方　第3章 命を預けるならこんな病院がいい　第4章 かしこい患者になるために

◇安全な病院をどう選ぶか―医療の安全と第三者評価　医療事故情報センター総会記念シンポジウム　名古屋　医療事故情報センター　2005.3　66p　26cm〈会期・会場：2004年5月22日 愛知県産業貿易館〉　Ⓝ498.163
  内容　医療安全の諸相（橋本廸生述）　病院機能評価の現況と患者安全の推進（大道久述）　病院評価・医師評価の困難さ（近藤誠述）　安全な病院をどう選ぶか（阿部庫一述）

◇いい医者・いい病院の見分け方―ブラックジャックを捜し出せ！　南淵明宏著　二見書房　2003.12　262p　20cm　1600円　Ⓘ4-576-03211-9　Ⓝ498.021
  内容　序章 いま医療が変わろうとしている　第1章 日本式医療現場の闇　第2章 医師の技能が低下してきた理由　第3章 病院の医療格差を見極めよう　第4章 良医と出会うために　第5章 医療裁判っていったい何？

◇いい医者は薬剤師に聞け！　大澤友二著　中経出版　2009.3　190p　15cm　（中経の文庫 お-9-1）　533円　Ⓘ978-4-8061-3300-1　Ⓝ498.021
  内容　プロローグ あなたは、治療を「医師任せ」にしていませんか？　第1章 こうすれば、安心・納得できる「医療機関」がみつかる！　第2章 こうすれば、心から信頼できる「医師」がみつかる！　第3章 こうすれば、患者としての「受診力」が高まる！　第4章 身近な相談役「マイ薬局・薬剤師」をつくる！

医師　　　　　　　　　　　　　　　　　　　　　　　　　　　　医療施設・医療者

　第5章 安全な「薬とのつきあい方」をマスターする！　第6章 気になる「薬代の違い」を検証する！

◇「いい病院」「悪い病院」の見分け方　武田哲男著　PHP研究所　2004.11　248p　15cm（PHP文庫）　533円　㊞4-569-66293-5　Ⓝ498.16
　内容 第1章 大病院・大学病院だからといって安心してはいけない　第2章 ホームドクターを持てば、病院選びがラクになる　第3章 良医の基本条件を徹底チェック！自分にあったドクターの選び方（良医を見抜く10の心得　医者から嫌われる患者　いざという時のために「お医者さんマップ」を作っておこう）　第4章 科目別「いい病院」「悪い病院」の見分け方（診察を受けるとすぐにわかる悪医の見分け方　医師の専門分野を確認しておく（内科編）ほか）　第5章「医療ミス」から身を守る方法教えます

◇生き方上手は死に方上手―上手な病院のかかり方　岡田玲一郎著　厚生科学研究所　2004.12　205p　20cm　2000円　㊞4-905690-94-3　Ⓝ498.021

◇医者が秘密にしておきたい病気の相場―風邪、インフルエンザから生活習慣病、歯科治療まで　富家孝，伊ın日出男著　青春出版社　2008.10　189p　18cm　（青春新書インテリジェンス）　760円　㊞978-4-413-04216-1　Ⓝ498.13
　内容 序章「相場」を知って、賢い患者になる　1章「がん」の検診と治療の相場　2章「循環器系の病気」の相場　3章「代謝系の病気（慢性疾患）」の相場　4章「消化器系・泌尿器系の病気」の相場　5章「呼吸器系・その他の病気」の相場　6章「歯科治療」の相場

◇医者代クスリ代が半分になる方法―最新版　水口錠二著　ゴマブックス　2006.5　222p　21cm〈背のタイトル：医者代＋クスリ代が半分になる方法〉　1300円　㊞4-7771-0391-9　Ⓝ498.13
　内容 まず知っておきましょう！　医療保険制度の基礎の基礎　医療機関の？　診療費の？　診療科目の？　休日・時間外診療の？　子どもの病気・怪我の？　病院や医師の対応の？　入院費についての？　救急医療の？　保険適用についての？　薬代についての？　医療に関する法律の？　保険ってどうなってるの？

◇医者だからいえる「行ってはいけない病院」―"いい医療"を受けるための患者学　ふけ孝著　PHP研究所　2005.12　221p　19cm　1200円　㊞4-569-64543-7　Ⓝ498.04
　内容 第1章 巷にあふれる「行ってはいけない病院」　第2章 ふけ流、いい医者の見分け方　第3章 いい「かかりつけ医」の見つけ方・探し方　第4章 これからの時代の患者学　第5章 知っていると損をしない病院の内情　第6章 これからの医療はどうあるべきか

◇医者に遠慮する患者は長生きできない―医者のかかり方、これだけは知りなさい！　中原英臣著　河出書房新社　2005.3　200p　18cm（Kawade夢新書）　720円　㊞4-309-50301-2　Ⓝ498.14
　内容 1 診察室で、まず医者に何をどう訴えればよいか　2 満足いく説明を受けるために医者に尋ねるべきポイント　3 "医者まかせ"にせず納得の医療を自ら選ぶ知恵　4 言いにくい医者への不満、どう解決するか　5 信頼できる医者・病院の本当の見極め方とは　6 クスリのもらい方、飲み方これだけは

知っておきたい　エピローグ 患者のあなたが変われば医療はもっと良くなる

◇命をあずける医者えらび―医療はことばに始まり、ことばで終わる　今こそ名医より良医　実地医家のための会編　保健同人社　2011.3　247p　19cm　1400円　㊞978-4-8327-0655-2　Ⓝ498.021
　内容 1章 診察の風景　2章 医療の歴史、そして今　3章 医師として心がけていること　4章 かかりつけ医のえらび方、つきあい方

◇かかりつけ医活用法―あなたの健康マネジャー　筒井大八著　近代文芸社　2003.8　184p　18cm（近代文芸社新書）　1000円　㊞4-7733-7052-1　Ⓝ498.14
　内容 かかりつけ医とは　かかりつけ医の役割（初期医療　基幹病院や専門医との連携　セカンドオピニオン　保健予防活動　慢性疾患の管理　介護保険意見書を書きケアプランにかかわりを持つ　氾濫する医療情報に対するアドバイス　最期を看取る医療）雑話

◇かしこい患者損する患者―新常識賢い医者のかかり方　大道正樹著　DAI-X出版　2004.4　170p　19cm　1200円　㊞4-8125-2514-4　Ⓝ498.13
　内容 第1章 医療にまつわるいろいろな不思議　第2章 病院と診療所の違い　第3章 入院費のカラクリ　第4章 保険制度のカラクリ　第5章 How To 節約術　第6章 意外に知らないこんなこと、あんなこと　付録 医療機関のお品書き

◇かしこい患者になろう―得する医療保険制度の活用早わかり　渋川智明著　実業之日本社　2003.1　214p　21cm　1500円　㊞4-408-32205-9　Ⓝ498.13
　内容 第1章 医療保険制度が変わってどうなる、私たちの医療対策　第2章 自分の医療費に注意を向ける　第3章 病院選びとセカンド・オピニオン活用術　第4章 医師を選ぶポイントは何か　第5章 患者の意思は通せるのか　第6章 くすりを上手に飲む　医療新事情編

◇かしこい患者力―よい病院と医者選び11の心得　田辺功著　西村書店　2007.7　254p　18cm　952円　㊞978-4-89013-611-7　Ⓝ498.021
　内容 第1部 これだけ知っていれば安心です（こんな病院は危ない　賢い病院選びと　薬について知っておきたい重大なこと　患者力を高めよう　健康の一般常識は本当か　患者さん中心の医療のために　自己流の勧め）　第2部 医療現場のことを知ろう（快適な病院を選ぶ―新しい病院のスタイル　みんながよく知らない日本の医療制度　日本の医療環境をよくするために　変わりはじめた医師と医療）

◇患者力アップ！―医療危機から家族を守る方法教えます　福田伊津美著，生坂政臣監修　世界文化社　2009.12　167p　21cm　1400円　㊞978-4-418-08402-9　Ⓝ490.145
　内容 第1章 医療戦国時代を生き抜け！　第2章 運命のお医者さんに出会いたい　第3章 治る患者の新常識―日常診療編　第4章 幸せな患者になりたい！　第5章 よく死ぬために、よく生きろ！　付録 がん最新医療と付き合う

◇ケガをしたときのスポーツ医へのかかり方　日本整形外科学会編　改訂第2版　日本整形外科学会　2005.8　181p　21cm〈東京ブックハウ

238　医療問題の本 全情報 2003-2012

ス・エイチディ（製作・発売）〉　1250円　ⓘ4-938335-19-0　Ⓝ494.7
◇後悔しない医者選び―かしこい患者学　土居一丞著　毎日ワンズ　2004.5　205p　19cm　1500円　ⓘ4-901622-06-4　Ⓝ498.04
　内容　第1章 患者を生かす医師、医師を生かす患者　第2章 上手な医者のかかり方、信頼できる病院の選び方　第3章 医師の言葉の聞き方、聞きなおし方　第4章 医者に行く前に―病気の自己診断　第5章 これだけは知っておきたい病気の兆候の読み方
◇3分間診療でも10倍満足する方法―「上手な病院のかかり方」教えます　池上晴彦著　健康ジャーナル社　2004.9　205p　19cm　1300円　ⓘ4-907838-21-2　Ⓝ498
　内容　1 医者が嫌い、医者と上手くいかない理由　2 医者から一言、言わせてほしい　3 医療のシステムを知れば「答え」が見つかる　4 実践編・3分間診療を有意義にするために　付録1 いろいろな症状と、それによって考えられる病気一覧　付録2 患者同士のネットワークを「賢く」作ろう
◇視覚障害者の医療へのかかり方と薬　桜雲会点字出版部編　桜雲会点字出版部　2007.10　112p　30cm　1500円　ⓘ978-4-9901939-4-2　Ⓝ490
◇失敗しない医者えらび―納得して治療を受けるための45のヒント　日経メディカル編　日経BP社　2004.10　135p　26cm　（日経メディカル・ブックス）〈発売：日経BP出版センター〉　1200円　ⓘ4-8222-0387-5　Ⓝ498.16
　内容　1 病院のえらびかた　2 医者のかかりかた　3 医療費にくわしくなる　4 病院・医者の使いこなしかた　5「医者えらび」のための資料編
◇死と不安を乗り越える―「医活」納得のいく医療との出会い方　大津秀一著　筑摩書房　2011.9　227p　20cm　1500円　ⓘ978-4-480-87841-0　Ⓝ490.14
　内容　序章 がんばりすぎと不安をどう乗り越えるか　第1章 自らの治療や死をどう乗り越えるか　第2章 家族の病や死をどう乗り越えるか　第3章 日本の医療をどう乗り越えるか　第4章 日本の社会を乗り越える～幸せになるために　終章 あなたがあなたであることを乗り越える　おわりに 新しい世界へ向かって今を乗り越える、その先に
◇主治医が見つかる診療所―医療のギモンに医師が本音で答える！どんなことでも相談できる、かかりつけの家庭医を持とう　南淵明宏監修, テレビ東京編　アーティストハウスパブリッシャーズ　2006.4　127p　26cm　1200円　ⓘ4-86234-032-6　Ⓝ498.021
　内容　第1章 医療の「常識」これってホント？（よい病院と医師を選ぶ　日本の医療はギモンだらけ 健康情報に振り回されない）　第2章 主治医がほしい（主治医とはなにか？　家庭医としての「主治医」 名医は必ずいる）　第3章 三大疾病、これだけは知っておこう（がん　脳梗塞　心筋梗塞）
◇受診する通院する入院する！120の患者術―病院選びの鉄則、医者にかかる技術、病気と向き合う秘訣　ささえあい医療人権センターCOML監修・執筆　医学通信社　2006.7　194p　21cm　（医学通信社books　100人の体験の知恵シリーズ 1）　1200円　ⓘ4-87058-503-0　Ⓝ498.16

　内容　第1章 わかる！医療と医療費　第2章 100人の体験の知恵　第3章 体験記・乳がん発見（ポジティブに患者生活―麻生玲子）
◇順天堂大静岡病院に学ぶ世界でいちばん良い医者に出会う「患者学」　小林一哉著, 前田稔監修　河出書房新社　2006.9　126p　21cm　1200円　ⓘ4-309-25205-2　Ⓝ498.04
　内容　患者学の基本　検査を受ける　診断と告知　薬のことを知る　良性腫瘍とは　麻酔を知る　合併症の危険を知る　手術を知る　医療事故とは　病院とのつきあい方
◇上手な医者のかかり方　宮川義隆著　〔柏〕麗澤大学出版会　2004.11　251p　19cm　〔発行所：廣池学園事業部〕　1300円　ⓘ4-89205-487-9　Ⓝ498.04
　内容　1 病院はあなたのために　2 病院に入院するということ　3 お医者さんは怖くない　4 がんと上手に闘うには？　5 変わる病院、変わる医療（エビデンス・ベースド・メディスン（EBM）とは？　クリニカル・パスウェイとは？ほか）
◇小児科に行こう！―ドクター＆ナースが、ふたりでおはなしする小児科の選び方、使い方＋症状別安心ホームケア　山本淳, 小林晴美著　主婦と生活社　2005.7　175p　26cm　1300円　ⓘ4-391-12975-2　Ⓝ598.3
　内容　1章 小児科ってどんなところ？　2章 かかりつけの小児科を探そう　3章 症状別のかかり方とホームケア　4章 小児科でよく処方される薬　5章 予防接種を受けましょう　6章 こんなときはどうする？　7章 夜間や休日に困ったら
◇小児科の上手なかかり方がわかる本　片岡正監修　講談社　2011.9　98p　21cm　（健康ライブラリーイラスト版）　1200円　ⓘ978-4-06-259757-9　Ⓝ598.3
　内容　1 子どもの苦しさを医師に伝える　2 かかりつけ医とのよい関係をつくる　3 重大なときこそ冷静に対処する　4 症状を観察して受診を判断する　5 ホームケアで悪化を防ぐ
◇小児科119番―かしこい小児科のかかり方と小児アレルギー疾患　山田勝己著　〔木更津〕〔山田勝己〕　2003.9　160p　21cm　1200円　Ⓝ598.3
◇生死を分ける医者選び―院長が教える70のポイント　米山芳夫著　草思社　2005.12　226p　19cm　1400円　ⓘ4-7942-1467-7　Ⓝ498.14
　内容　第1章 本当に沿せる医師はこうして見分ける　第2章 あなたの常識はまちがっていませんか？　第3章 あとで後悔しないためにいま知っておきたいこと
◇節約時代の病院へのかかり方　前田清貴著　阿部出版　2009.11　155p　19cm　952円　ⓘ978-4-87242-214-6　Ⓝ498.3
　内容　第1章 気付かないうちに忍びよる、命を脅かす病気　第2章 早い対応で生命を救うことができる病気・病状　第3章 よくある症状や病気への対応方法　第4章 医療費の無駄使いをやめ、質の高い医療を
◇先生、別の医者を紹介してください！―納得の医療を受けるための医師との賢いつき合い方　嵯峨崎泰子編著, 南雲吉則監修　日本文芸社　2006.8　222p　18cm　（パンドラ新書）　838円　ⓘ4-537-25414-9　Ⓝ498.04
　内容　第1章 言いにくいことの医師への頼み方・相談の仕方 先生、別の医者を紹介してください！　第2

章 医師のあいまいなコトバを読む 先生の言うことがよくわからないのですが… 第3章 どうしても気になることの医師への聞き方 本当に先生を信用していいですか？ 第4章 大事なことの医師への説明の仕方 先生、ちゃんと診てください！ 第5章 こんな医師・病院とどうつき合うか 先生と私はどうしてもウマが合わないのです

◇「ダメな歯医者」の見分け方—「歯医者えらび」も寿命のうちです。 谷口清者, 谷口悦子監修 A歯科タニグチ会 2007.9 213p 19cm 〈発売：新講社〉 1500円 ①978-4-86081-176-1 Ⓝ498.14
[内容] 第1章 アブナイ歯医者に近づくな 第2章「ダメな歯医者」の見分け方 第3章 それでもアナタは「歯科インプラント」をえらびますか 第4章 医の原点・A歯科流保存治療について 第5章 歯医者と患者の理想的な関係をつくる

◇聴覚障害者のための受診便利帳—病院で役立つ指さしでわかる 高橋英孝著 法研 2006.12 131p 21cm 1800円 ①4-87954-643-7 Ⓝ498
[内容] 受付 問診・診察 検査 診断 病名・人体図 治療 その他

◇手馴れにならない医者選びの常識 米山公啓著 法研 2006.5 246p 19cm 1300円 ①4-87954-552-X Ⓝ498.14
[内容] 初級編—初めての病院、こうすれば診察はスムーズにいく 中級編—「医者の壁」を突破する 上級編—「いい医者」「ダメ医者」を見極める"眼力"を養う 番外編—これからの医療はどう変わる？（「混合診療」について考えてみよう 「医療広告」について考えてみよう）

◇病気のカタログ症状の見本—正しい医者のかかり方 安東満著 毎日コミュニケーションズ 2009.3 271p 21cm 1900円 ①978-4-8399-2891-9 Ⓝ598.3
[内容] 頭が痛い めまいがする 胸が痛い 動悸がする かぜが長引く 咳が続く ものが飲み込みにくい 手がしびれる 足がしびれる おなかが痛い どんどんやせていく 突然、耳が聞こえなくなる 異常に寒い おしっこをしたら痛い 腰が痛い 胸にしこりがある 力が入らない 痛みと発疹が出る 眠れない 昼間眠くてたまらない 自覚症状はないが、健診でひっかかる

◇「病気の値段」の怖い話 有村英明著 講談社 2008.12 176p 18cm （講談社＋α新書 434-1B） 838円 ①978-4-06-272547-7 Ⓝ498.021
[内容] 第1章 医師の能力も「二極化」時代 第2章 医術と算術の狭間で 第3章 薬に関する危ない話 第4章 私が見てきた良い病院・良い医師 第5章 ダメ病院から身を守る方法 終章「理想の病院」を求む

◇本当に「よい治療院」の見つけ方—ひざ・肩・腰の痛みなど…どこへ行けば治る？ 現代書林特別取材班編著 現代書林 2008.11 229p 19cm 1300円 ①978-4-7745-1160-3 Ⓝ498.16
[内容] うぃんぐ整骨院・岡田恵理香先生—痛みを取った後の健康な体づくりを提唱 うえだ整骨院・上田康浩先生—唯一無二の技が瞬時にすべてのゆがみを治す 河村接骨院・河村晃典先生—一心にスポットを当てた新境地の治療に挑む 健向接骨院・中川忠典先生—2万人の臨床経験が必ず治す仕事を支える た

かの整骨院・高野邦博先生—鍼治療を主体に痛みも不定愁訴も改善する とくやま鍼灸整骨院・德山奉孝先生—患者さんと一体になって心と体を癒す整体を追究する 西田整骨院・西田宗平先生—即効性と多彩さを武器に患者の「治る力」を引き出す ひで海岸通り接骨院・山内英嗣先生—一の確な技術と温かな心でトップブランドを目指す ヒロ整骨院・森泰孝先生—揺るぎない技術と志が業界の新しい地平を開く まごころ整骨院・田上昌史先生—スタッフ全員のチーム力で治療に取り組む みやじ整骨院・宮路記人先生—100人に対して100人の完治を目指す 柳澤接骨院・柳澤正和先生—むち打ちとスポーツ障害に圧倒的実績を叩き出す

◇本音で語る治療院の賢いかかり方 菅原道雄著 文芸社 2008.1 265p 19cm 1400円 ①978-4-286-04077-6 Ⓝ498.16
[内容] 第1章 治療院に嫌われる患者、患者に嫌われる治療院 第2章 体を歪める数々の原因 第3章 よくある質問 第4章 山崎老人の話

◇名医選びのソムリエ—信頼できる医者の見つけ方、つきあい方 近藤義之著 PHP研究所 2011.9 188p 19cm 1200円 ①978-4-569-79920-9 Ⓝ498.14
[内容] 第1章 名医について考えてみよう（「有名医」は名医？ 名医の条件とは？） 第2章 名医の探し方（名医探しは自分の「患者タイプ」を知ることから 名医の探し方 病院選びの注意点） 第3章 名医と上手につきあうために（医師に好かれる患者になりませんか？ 患者力アップのために今すぐできる五つのこと 自分の病気をうまく説明しよう）

◇「名医」のウソ—病院で損をしないために 児玉知之著 新潮社 2008.9 223p 18cm （新潮新書） 700円 ①978-4-10-610282-0 Ⓝ498.021
[内容] 序章 名医を作るのは患者である 第1章 病院ですっきりしない理由 第2章 病院選びの前に身につけたい医者との対話法 第3章「薬」は医者も患者も知ってるつもり 第4章 治療経過の履歴書を作る 第5章 医者は万能だという都市伝説 第6章「病院ガイド」ではわからない本当のポイント 終章 日本の医療がわかりづらい理由

◇名医はご近所にいる—「ありふれた病気」は「ありふれた病院」で診てもらおう 永田宏著 ぶんか社 2006.7 221p 19cm 1400円 ①4-8211-0910-7 Ⓝ498.16
[内容] 第1章 ありふれた病気を探す 第2章 診療科目を決める 第3章 病院を探そう 第4章 どんな病気が多いのか 第5章 お医者さんのプロフィール 第6章 専門医を探す 第7章 入院にかかる費用

◇名医はブラック・ジャックと俺に聞け—「腕のいい医者」はどこにいる 富家孝, 南淵明宏著 廣済堂出版 2003.9 218p 19cm 1400円 ①4-331-51002-6 Ⓝ498.021
[内容] 第1章 本音対談—名医はどこにいる？ 第2章 そこはウソで固めた世界—その病院、大丈夫？ 第3章 外科医が見た医療現場—ホントにその医者、大丈夫？ 第4章「腕のいい医者」はどこにいる！—これが医者の世界の現実 第5章 患者への提言—衆愚の時代は去った

◇もう迷わない医療機関のかかりかた—Q&Aでわかるハンディ・ガイド 菊地かほる著 作品社 2005.5 236p 19cm 1600円 ①4-86182-036-7 Ⓝ498.04

◇私、医者に行ったほうがいいですか？──身体の変調に気づいたら読む本　山田修,吉良有二著　日本経済新聞出版社　2010.4　327p　21cm　2000円　①978-4-532-16748-6　Ⓝ498.3
　内容　第1章 あらかじめ、知っておきたいこと　第2章 病院に行くとき　第3章 入院したら　第4章 退院するとき　第5章 退院したあと　第6章 保険・各種制度について
　内容　頭痛とその対応　めまいを感じた時の対応　視力・視野・目の異常とその対応　関節痛とその周辺の痛みを感じたら　腰痛とその対応　筋肉痛が気になったら　体のしびれ、脱力感が気になったら　手足や体にふるえを感じたら　浮腫（むくみ）を感じた時の対応　体の冷え、のぼせ、ほてりを感じたら〔ほか〕

《医師と患者》

◇あなたの患者になりたい──患者の視点で語る医療コミュニケーション　佐伯晴子著　医学書院　2003.10　117p　19cm　1200円　①4-260-12711-X　Ⓝ490.14
　内容　患者の視点で語る医療コミュニケーション　こんな医療者に出会いたい──ふつうの人　異文化との出会いは自己紹介から──あなたとの最初の出会い　キロクブノイタミノセイジョウハ？──通じることば（1）　その一分一秒が待てない──「聴く」から　「わかりました」がわかりません──ありのままを理解してほしい（1）　その手にふれられて──清潔は最初の安心（1）　ご覧の通り、異常ありません──インフォームド・コンセント序章　大きな病気、簡単な検査──通じることば（2）　SP実習をしてくれない──あなたの医療面接実習〔ほか〕

◇医学と利益相反──アメリカから学ぶ　三瀬朋子著　弘文堂　2007.12　347p　20cm　2500円　①978-4-335-35411-3　Ⓝ490.7
　内容　序章 本書の意義と課題　第1章 ゲルシンガー事件とその影響　第2章 ヒトを対象とする医学研究における利益相反問題の背景　第3章 利益相反問題の構造　第4章 連邦法とその改革　第5章 金銭的利益相反とインフォームド・コンセント　第6章 法以外の規制、ガイドライン　第7章 医学研究における利益相反、と被験者の同意の関係──信託法との比較から　終章 医学研究における金銭的利益相反問題と政策

◇医師アタマ──医師と患者はなぜすれ違うのか？　尾藤誠司編　医学書院　2007.3　207p　21cm　2200円　①978-4-260-00404-6　Ⓝ490.14

◇「医師アタマ」との付き合い方──患者と医者はわかりあえるか　尾藤誠司著　中央公論新社　2010.4　218p　18cm　（中公新書ラクレ　344）〈並列シリーズ名:Chuko Shinsho La Clef〉　760円　①978-4-12-150344-2　Ⓝ490.14
　内容　第1章 医師アタマの基本構造　第2章 診療室の中で何が起こっているか　第3章 患者が知らない医師の常識　第4章 医師アタマの価値観　第5章 医師アタマとの付き合い方　第6章 患者として、市民として

◇医師と患者で築く医療の未来　杉本嘉朗著　ルネッサンス・アイ　2008.8　207p　19cm　〈発売:本の泉社〉　1300円　①978-4-904311-03-5　Ⓝ498.021

◇医師の死角、患者の死角──もっと豊かな医師患者関係のために　西寺桂子著　現代医学出版　2007.3　183p　19cm　〈発売:草輝出版〉　1300円　①978-4-88273-061-3
　内容　1 医療の流れが変わった　2 誰も患者を叱らない　3 まず、かかりつけ医を持とう　4 自分が見えない　5 医師の宿題、患者の宿題

◇医者が教える患者力──最良の治療を引き出すために知っておきたい医者の本音　山口喜久雄著　旬報社　2005.11　187p　19cm　1600円　①4-8451-0945-X　Ⓝ490.4
　内容　1 よい医者・よい病院に出会うために　2 病院を上手に使うために　3 検査・薬をよく知るために　4 病気・治療をよく知るために　5 病気に立ち向かうために　6 医者のひとり言

◇医者が患者をだますとき　ロバート・メンデルソン著,弓場隆訳　PHP研究所　2008.4　277p　15cm　（PHP文庫）（草思社1999年刊の増訂）　629円　①978-4-569-67016-4　Ⓝ490.14
　内容　はじめに 治療は病気よりひどい　第1章 医者が患者を診察するとき　第2章 医者が薬を処方するとき　第3章 医者がメスを握るとき　第4章 病院にいると病気になる　第5章 医者が家族にかかわるとき　第6章 死の医学　第7章 医者のあきれた実態　第8章 予防医学という名の魔物　第9章 新しい医学　おわりに 新しい医者を求めて

◇医師─患者の協同参加──意思決定モデルの観点から　小松楠緒子著　名古屋　三恵社　2010.4　155p　30cm　①978-4-88361-742-5　Ⓝ490.14

◇医者と患者　大塚顕著　医療タイムス社　2005.3　196p　19cm　1429円　①4-900933-22-8　Ⓝ490.14

◇医者と患者のカン違い──治る病気も治らない　今充著　ハート出版　2009.6　245p　19cm　1500円　①978-4-89295-648-5　Ⓝ490.14
　内容　1章 ロートル医の提言──ココがおかしい！ 今の医療　2章 ロートル医の考え──"こころ"と"からだ"　3章 ロートル医の経験──病気について考えましょう　4章 ロートル医の試み──患者自身の意識を変えるために　5章 ロートル医からの提案──"賢い患者"になろう！

◇医者と患者の絆──いのちの対話　鎌田實,日野原重明,舘野泉,村上信夫著　岩波書店　2008.6　53p　21cm　（岩波ブックレット　no.729）　480円　①978-4-00-009429-0　Ⓝ498.04
　内容　病気が拓く新しい人生　互いを結ぶ言葉の力　見えないものをこそ　「いのちの対話」追記 ありのままと融通無碍

◇医者と患者の「対話力」　石川恭三著　集英社　2007.11　233p　16cm　（集英社文庫）　438円　①978-4-08-746238-8　Ⓝ490.14
　内容　気のせい　がんの告知はしない　夫婦の絆　心の声　言葉は通じないもの　自殺未遂　未熟な名医　デスパレートな患者　医者泣かせ　口は災いのもと、技ありのもと　目は口ほどにものを言う

◇医者と病院は使いよう　帯津良一著　青春出版社　2011.3　219p　20cm　1333円　①978-4-413-03797-6　Ⓝ498.14
　内容　第1章 より良い治療を受けるための心得、教えます　第2章 気になる健康生活のウソとホントに答えます　第3章 大病を患ってしまった時の不安を解消します　第4章 医療の現場では、こんなことが起きています　第5章 元気に生きて「良い死」を迎えるために

◇医者のトリセツ。─取扱説明書　松本昌和編著　文芸社　2011.5　174p　19cm　1200円　①978-4-286-09876-0　Ⓝ490.14

◇医者の目で見た「患者学」─想い出の診療風景　石川清司著　〔出版地不明〕　パーソンズ・アラン・ジェー　2010.1　324p　21cm　〈那覇 沖縄タイムス社出版部(制作・発売)〉　1800円　①978-4-87127-639-9　Ⓝ490.145
　内容　1 ローカルな死生学各論　2 随想　3 講演　4「沖縄・生と死と老いをみつめる会」十年の歩み　5 闘病日誌─外科医が「癌」を患う　6 読書ノート

◇医者も変わる患者も変わる・患者学　前納宏章著　現代書林　2006.10　212p　19cm　1333円　①4-7745-0800-4　Ⓝ590.3
　内容　第1章 患者学(小児救急医療の危機 小児科勤務医の負担を減らすために　熱があって救急医療が必要なとき(発熱のとき慌てないために)ほか)　第2章 知っておきたい病院の基礎知識(循環器系の病気(高血圧・心臓病)　消化器系の病気(胃腸・肝臓・胆のうの病気)　代謝の病気(糖尿病・コレステロールなど)ほか　第3章 医療費の領収証について

◇医の術・患の術─知っておきたい医療の話　杳掛伸二著　相模原　相模経済新聞社　2006.12　224p　19cm　1500円　①4-9903322-0-2　Ⓝ498.04

◇いのちを救う100の数字─賢い患者学　富家孝著　中央公論新社　2003.10　212p　18cm(中公新書ラクレ)　720円　①4-12-150107-1　Ⓝ498.021
　内容　1 健康についてのいろいろな数字　2 医に関する切実な数字　3 医者、病院にまつわる怪しい数字　4 患者のための重要な数字

◇医療現場のイエローカード暴言・暴力・セクシュアルハラスメント対処法─愛知県医師会の事例調査から　愛知県医師会編　メジカルビュー社　2009.10　186p　21cm　3500円　①978-4-7583-0031-5　Ⓝ490.14
　内容　第1章 暴言・暴力・セクシュアルハラスメントの動向(総論─予防・発生・対応　暴言・暴力の定義とレベルの開示　愛知県医師会における苦情相談センターの立場から　愛知県医師会勤務医部会と全日本病院協会との実態調査から)　第2章 事例(暴言　暴力　セクシュアルハラスメント)　第3章 暴言・暴力・セクシュアルハラスメントへの対応(臨床現場における法的な対応　対応策の心得　安全文化と信頼文化の相互醸成　コンシェルジュ、コードホワイト、メディエーター　事例を通して学んだこと　今後に向けた検討課題と検証)

◇医療現場のクレーマー撃退法─法的クレーム処理＆ケーススタディ99　深澤直之著　東京法令出版　2012.5　501p　21cm　5000円　①978-4-8090-1277-8

内容　第1部 クレームの概念とクレーム処理の基本　第2部 医療現場でのクレーム事例

◇医療従事者のためのモンスターペイシェント「対策」ハンドブック─院内暴言・暴力は許さない！JA徳島厚生連阿南共栄病院教育委員会編　メタ・ブレーン　2011.8　113p　17×12cm　1000円　①978-4-905239-03-1
　内容　1 院内暴言・暴力対応策　2 モンスターペイシェントとの賢い関わり方　3 実際に被害にあった(暴言・暴力の被害者への対応)　4 事例で学ぶ「暴言・暴力、その時どうする？」

◇医療におけるナラティブとエビデンス─対立から調和へ　斎藤清二著　三鷹　遠見書房　2012.3　181p　19cm　2400円　①978-4-904536-35-3　Ⓝ492
　内容　第1部 エビデンス(EBMはどのように誤解されてきたか　EBMをめぐる物語　EBM的思考様式と批判的吟味─EBMのステップ(1)～(3)　臨床判断の共同構成─EBMのステップ(4)～(5))　第2部 ナラティブ(NBMとは何か　物語面接法─NBMの技法(1)　質問technique を中心に─NBMの技法(2)　物語のすり合わせ─NBMの技法(3))　第3部 ナラティブとエビデンス─対立から調和へ(EBMとNBMの統合的理解─実践と研究　臨床心理学におけるEBP概念の変遷─医療関連領域におけるエビデンスとナラティブの展開(1)　脳卒中への理学療法を例にとって─医療関連領域におけるエビデンスとナラティブの展開(2))

◇医療メディエーション─コンフリクト・マネジメントへのナラティヴ・アプローチ　和田仁孝、中西淑美著　シーニュ　2011.12　305p　26cm　3800円　①978-4-9903014-4-6
　内容　1 医療メディエーションとは(医療メディエーションの定義　医療メディエーションの諸前提　医療事故と医療メディエーション　医療メディエーションの適応場面　医療施設における対話文化の醸成と医療メディエーション　医療安全への示唆)　2 医療メディエーションの理論的背景と構造(コンフリクトとコンフリクト・マネジメント　メディエーションの諸類型　ナラティヴ・アプローチによる医療メディエーション　医療のラダーと流れ)　3 医療メディエーションのスキル(医療メディエーターの振る舞い方のポイント　医療メディエーション・スキルの全体像　気づきのためのスキル─認知構造の把握と変容へのパスの発見　エンパワメント・スキル(聴くスキル)─傾聴と信頼関係の構築のために　対話促進のスキル　流れをスムーズにするスキル　まとめの問題)　4 医療メディエーション・ロールプレイ(Phase1：セルフ・メディエーション　Phase2：現場対応メディエーション　専従医療メディエーターによる医療メディエーション)　WORKの解答例・解説

◇医療は負けない！─モンスターペイシェントとどう向き合うか　寺野彰、角藤和久著　医学評論社　2011.12　200p　19cm　1300円　①978-4-86399-113-2　Ⓝ498.163

◇おまかせしない医療─自立した患者になるために　神崎仁、隈部まち子著　慶應義塾大学出版会　2005.10　259p　19cm　1800円　①4-7664-1197-8　Ⓝ498.04
　内容　患者本位の医療とは　医療はサービス業の意味　賢い医療のかかり方　患者と医師のコミュニケーション　患者の満足度とは　医療情報として知っておきたいこと　医療の質と医学教育　日本の

医療費　救急医療　安全な医療のために　病院を変える新しい試み　患者の立場から　今後の医療と問題点　賢い患者になるために

◇賢い患者はトクをする―よい医療を受けるための患者学　西岡文三著　調布　アーバンプロ出版センター　2005.7　233p　19cm　1400円　①4-89981-153-5　Ⓝ498.04

◇かしこくなる患者学　髙柳和江,仙波純一著　放送大学教育振興会　2007.4　205p　21cm　(放送大学教材 2007)　2300円　①978-4-595-30723-2　Ⓝ490.145

◇患者応対トラブル予防・解決ガイド　高橋啓子著　名古屋　日総研出版　2003.3　198p　26cm　2800円　①4-89014-758-6　Ⓝ498.14

◇患者革命　中島みち著　[点字資料]　桜雲会　2004.9　2冊　28cm　(原本:岩波書店 2002 岩波アクティブ新書　ルーズリーフ)　全7000円　Ⓝ490.4

◇患者が主役―命によりそう医療　鎌田實著　日本放送出版協会　2004.6　146p　21cm　(NHK人間講座)〈2004年6月―7月期〉　560円　①4-14-189106-1　Ⓝ498.021

◇患者からみた医療　髙柳和江,仙波純一編著　放送大学教育振興会　2003.3　276p　21cm　(放送大学教材 2003)　2700円　①4-595-23607-7　Ⓝ498.04

◇「患者様」が医療を壊す　岩田健太郎著　新潮社　2011.1　202p　20cm　(新潮選書)〈並列シリーズ名:Shincho Sensho〉　1100円　①978-4-10-603671-2　Ⓝ490.14

内容　第1章　医者と患者はなぜ対立するのか　第2章　医療業界に見られる対立構造　第3章　医療は何を目指すべきなのか

◇患者様とお医者様―必要とする人に適切な医療を　佐藤伸彦,吉田あつし著　日本評論社　2008.8　208p　19cm　1800円　①978-4-535-98299-4　Ⓝ498.021

内容　第1章　「患者様」と「お医者様」　第2章　高齢者医療の始まり　第3章　急性期病院から療養型病院へ　第4章　療養型病院と看取り転院にむけて　第5章　医療の価格―現場と政策を結ぶ視点　第6章　医療の専門性と不確実性　第7章　アメリカ型、イギリス型制度と日本の保険制度　第8章　国全体の医療費―誰が使い、誰が負担するのか　第9章　医療システムの将来―「患者様」と「お医者様」再び　対談　これからの高齢者医療

◇患者術―賢い患者になるための会話テクニック　鱸伸子著　梓出版社　2005.8　215p　21cm　1300円　①4-7779-0383-4　Ⓝ490.145

内容　第1章　体調不良を感じる前にできること/そして感じたら　第2章　病気にコーチングが効く理由　第3章　病院でのマナー(通院編)　第4章　病院でのマナー(入院編)　第5章　ずっと病気と付き合わなくてはならなくなったら―一例えば、私の場合　第6章　家族が患者をコーチする

◇患者になった医師からのメッセージ　日野原重明監修,村上義雄編著　自由国民社　2003.10　214,8p　19cm　1200円　①4-426-65500-5　Ⓝ490.145

内容　巻頭インタビュー　医師は「患者学」を学べ　私も病気をして初めて気づいた―日野原重明・聖路加国際病院理事長に聞く　第1章　医師も一度、患者になってみてはどうか　第2章　患者の知る権利と情報開示の在り方(先生、看護師さん、心の叫びが聞えますか?―医療はIC(インフォームド・コンセント)に始まりICに終わる　説明不足が医療不信を招く―医師と患者は二人三脚で病気に向き合う　「情報」なくして「自己決定権」の行使なし―医者任せではなく、自分の命は自分で守る ほか)　第3章　医師だからこそ持てた希望、克服できた病

◇患者に寄り添う医療　松村豪一著　文芸社　2008.4　135p　19cm　1100円　①978-4-286-04503-0　Ⓝ498.04

内容　第1部　患者生命のさまざまな病態　第2部　生命の身体・精神・霊的側面　第3部　一般的な医療において　第4部　患者に寄り添う医療の実践　第5部　病気のターミナルステージにある患者への対応　第6部　患者の生きがいづくり

◇患者の生き方―よりより医療と人生の「患者学」のすすめ　加藤眞三著　春秋社　2004.11　232p　20cm　1700円　①4-393-71356-7　Ⓝ490.4

内容　第1章　よい医師を求める　第2章　よりよい医療機関を探す　第3章　医療における科学的側面と人間的側面―二項対立でなく主と従の関係で　第4章　よりよいインフォームドコンセントを求める　第5章　セカンドオピニオンを求める　第6章　病気をかかえながら積極的に生活する　第7章　病に倒れる前に決めておくべきこと―普段から家族と話し合っておく　第8章　日本の医療をよりよくするために、私たちにできること　第9章　病とその意味について　第10章　病における癒しと祈り

◇患者の声を医療に生かす　大熊由紀子,開原成允,服部洋一編著　医学書院　2006.2　198p　26cm　1800円　①4-260-00229-5　Ⓝ498.04

◇患者名人―医師とともに歩む快方への道　長尾哲彦著　福岡　西日本新聞社　2010.5　287p　19cm　1524円　①978-4-8167-0812-1　Ⓝ498.021

内容　第1章　問診と診察を基本にした医療　第2章　あなたのかかりつけ医を考える　第3章　医療の側からみた診察の現場　第4章　薬は本当に怖いのか?　第5章　患者名人への道　第6章　生と死を見つめる　第7章　医療崩壊を止める　付録

◇患者よ、もっとワガママになれ！―賢い患者の病院活用術　平沢永子,秋元真由美著　角川SSコミュニケーションズ　2008.2　173p　21cm　(角川SSC健康シリーズ)　1500円　①978-4-8275-3082-7　Ⓝ498.021

内容　第1章　もう迷わない、名医はここにいる　第2章　100%満足できる受診法とは?　第3章　医療費はナゾだらけ　第4章　工夫次第で入院も快適に　第5章　深刻な病気と向き合う　第6章　いざ、退院でも問題はいっぱい

◇患者力―弱気な患者は、命を縮める　南淵明宏著　徳間書店　2004.11　221p　19cm　1300円　①4-19-861933-6　Ⓝ498.04

内容　第1章　「患者力」を発揮した人々　第2章　これを知らずして医者にかかるな！　第3章　「いい病院」はこう選ぶ　第4章　「いい医者」はこう選ぶ　第5章　「病気」について知る　第6章　患者力トレーニング

◇患者力―医師とつくる良い関係　大友信也著　文芸社　2007.7　85p　20cm　1100円　①978-4-286-03088-3　Ⓝ490.14

［内容］第1章 医療を取り巻く環境　第2章 病気の違いを知る　第3章 あなたの心構え　第4章 自己診断せず医療機関へ　第5章 病気は幸運　第6章 かかりつけ医を探す　第7章 健康情報もほどほどに　第8章 医療機関では　第9章 医療機関を出る前に

◇患者力―弱気な患者は、命を縮める　南淵明宏著　中央公論新社　2010.11　238p　16cm　（中公文庫な54-2）　724円　Ⓘ978-4-12-205397-7　Ⓝ498.04
［内容］第1章 「患者力」を発揮した人々　第2章 これを知らずに医者にかかるな！　第3章 「いい病院」はこう選ぶ　第4章 「いい医者」はこう選ぶ　第5章 「病気」について知る　第6章 患者力トレーニング

◇「健康によい」とはどういうことか―ナラエビ医学講座　斎藤清二著　晶文社　2005.10　192p　19cm　1600円　Ⓘ4-7949-6667-9　Ⓝ490.4
［内容］「健康によい」とはどういうことか　ナラエビ医学講座（中央値はなにも語らない　高血圧は実在するか？　ナラティブってなあに？　患者さんはなぜ安心できないのか？　おなかが弱いとはどういうことか？　ストレスについて考える　ライバルを心身症にする方法　ナラティブ3年エビ8年）

◇国民は医療になにを求めているか―患者満足と医療サービスを考える　荒川泰行編　メディカルレビュー社　2005.9　297p　21cm　〈第91回日本消化器病学会総会市民参加特別企画記念書籍〉　1800円　Ⓘ4-89600-901-0　Ⓝ498.04
［内容］医療に関する意識調査から（江口成美著）　患者さんが医療に求めるもの（大井賢一、竹中文良著）　患者さんの視点からみた医療の問題点（桜山豊夫著）　病院ボランティアは患者さんに安らぎをもたらす（竹内和泉著）　患者様満足につながる医療者のあるべき姿（安藤高朗著）　医療事故紛争増加の背景を探る（鈴木利廣著）　医療報道の役割と課題を考える（出河雅彦著）　患者参加型医療とは何か（武藤香織著）　病を診る人、委ねる人（阪口恒雄著）　患者さんが求める医療（佐伯晴子著）　医療と個人情報保護法（藤田康幸著）　賢い医者のかかり方（真野俊樹著）　医療機関のマーケティングと患者満足（碇朋子著）　医療情報の公開と患者中心医療の実現に向けて（坂本憲枝著）　患者サービスを考える（辻本好子著）　患者さんからみて安心、安全、信頼、そして納得の得られる医療サービスを考える（荒川泰行著）

◇最高の医療をうけるための患者学　上野直人著　講談社　2006.7　205p　18cm　（講談社＋α新書）　800円　Ⓘ4-06-272388-3　Ⓝ498.04
［内容］序章 真のチーム医療ががん患者を救う　第1章 がんになっても、あせらない　第2章 コミュニケーションは真剣勝負　第3章 患者の質問力が医者を育てる　第4章 あなたにとって最高の医療とは　第5章 自分らしく生きぬくために　附章 患者が見た全米ナンバーワンの病院

◇伝え上手な患者になる！―「医者と何を話してよいかわからない」あなたへ：便利な3つの「気持ち伝達シート」つき　平松類著　自由国民社　2012.4　185p　19cm　1400円　Ⓘ978-4-426-11503-6　
［内容］第1章 後悔しない治療のための3つのシート　第2章 成功する治療・失敗する治療　第3章 あなたの治療がうまくいく秘訣　第4章 あなたが知らない病院のこと・知っておきたいこと

◇ドクター和江の「元気な病人」になる秘訣　高柳和江著　海竜社　2005.6　198p　19cm　1400円　Ⓘ4-7593-0876-8　Ⓝ490.4
［内容］1章 自然治癒力を高める生活術―元気になろう　2章 人生の主役を生きる患者術―自分らしく　3章 心と体の癒しの環境術―リラックス上手　4章 医療の質を上げるみんなの知識術―賢い医療参加（患者中心の目線で医療システムを組み立てる方法　模擬患者になって医師のレベルを高めよう　自助努力は医療の質を上げる基本原則　「手術の切開は、外科医の手の大きさだけ」ということ　患者の権利はロビーのいすの並べ方でわかる）　5章 元気が出る「死に方」術―豊かに生きる（死は自然の理。死は痛くない、苦しくない　納得した人生を生ききるための「死に方のコツ」　「死に方」がわかると恐怖がなくなり不安も減る　日本のマスコミはペシミスティック？　高齢者だからできる素晴らしい役割　年を重ねるごとに人格も成長する生き方を）

◇ドクターに質問できますか？―初めて患者になったあなたへ　高階經和著　インターメディカ　2007.2　194p　19cm　1300円　Ⓘ978-4-89996-173-4　Ⓝ490.14

◇ドクター・ハラスメント―愛語への径　夏木友著　文芸社　2007.8　110p　19cm　1000円　Ⓘ978-4-286-03321-1
［内容］失われた記憶　マリィの怪我　リハビリ室　こむら返り　愛語との出会い

◇ドクター富家の患者学事始　富家孝著　阪急コミュニケーションズ　2003.10　207p　19cm　1400円　Ⓘ4-484-03219-8　Ⓝ490.4
［内容］医療制度の話　医者の話　患者の話　健康の知恵　富家流「養生術」（男の正しい食事術（健康生活の第一歩は正しい朝食から　富家流"食事メモ"のすすめ）　患者にならないための睡眠学（睡眠不足解消の要諦は"ノン・ストレス"　イビキと睡眠時無呼吸症候群（SAS）の関係　自然な睡眠のための処方箋）ほか）

◇治る患者学―賢い患者になるための闘病生活ハンドブック　千石涼太郎著　札幌 柏艪舎　2012.6　171p　19cm　（シリーズGAKU）　〈発売：星雲社〉　1200円　Ⓘ978-4-434-16661-7
［内容］第1章 賢い患者は自らを助く　第2章 賢い患者は治りが早い　第3章 病院と付き合う方法　第4章 面会、見舞いの心得

◇なぜ、かくも卑屈にならなければならないのか―こんな患者―医療関係でよいわけがない　野笛涼著　へるす出版　2009.1　248p　18cm　（へるす出版新書 002）　1200円　Ⓘ978-4-89269-641-1　Ⓝ498.021

◇なぜ、患者と医者が対立しなければならないのか？―医療の不確実性の認識をめぐって　村田幸生著　へるす出版事業部　2011.9　195p　18cm　（へるす出版新書 018）〈発売：へるす出版〉　1200円　Ⓘ978-4-89269-737-1　Ⓝ498.021
［内容］はじめに 東日本大震災に想う　1 「スーパー名医」が医療を壊す 後日談―いただいた多くの手紙　2 医者とマスコミの視点のズレとすれ違い―なぜ医者はトンデモ批判に反論できないのか　3 なぜ医者はよき「ロスタイム・ライフの審判」たりえないか―義父の闘病で気づいた「医者と患者のすれ違い」　4 日本人の「古きよき心」が医療には逆効果？？？―日本人の長所に対する誤解（日本は西洋化で駄目

になった？―武士道精神で頑張れ？　『永遠の0(ゼロ)』と「死ぬ覚悟」ほか)

◇ナラエビ医療学講座―物語と科学の統合を目指して　斎藤清二著　京都　北大路書房　2011.3　230p　19cm　1900円　①978-4-7628-2752-5　Ⓝ490.14
内容　グールド教授の死　高血圧は実在するか？　ナラティブってなあに？　患者さんはなぜ安心できないのか？　おなかが弱いとはどういうことか？　ストレスについて考える　ライバルを心身症にする方法　再びストレスについて考える　イヤな気分をどうするか　性格は診断できるか？　性格という物語　腰痛のエビデンス　医療と物語　大切だけれど目に見えないもの　ナラティブ三年エビ八年

◇ナラティヴと医療　江口重幸,斎藤清二,野村直樹編　金剛出版　2006.12　270p　20cm　3000円　①4-7724-0944-0　Ⓝ490.14
内容　第1部　ナラティヴの多様性　第2部　医療におけるコミュニケーションとナラティヴ

◇ナラティブ・ベイスト・メディスンの臨床研究　ブライアン・ハーウィッツ,トリシャ・グリーンハル,ヴィーダ・スカルタンス編,斎藤清二,岸本寛史,宮田靖志監訳　金剛出版　2009.7　312p　21cm　4000円　①978-4-7724-1076-2　Ⓝ490.14
内容　第1部　多様な物語　第2部　衝突する物語　第3部　物語を超えて

◇ナラティブ・メディスン―物語能力が医療を変える　Rita Charon著,斎藤清二,岸本寛史,宮田靖志,山本和利訳　医学書院　2011.8　378p　21cm　3500円　①978-4-260-01333-8　Ⓝ490.14
内容　第1部　ナラティブ・メディスンとはなにか　第2部　病いのナラティブ(人生を語る　患者、身体、自己)　第3部　物語能力を開発する　第4部　ナラティブ・メディスンの副産物

◇話を聞かない医師思いが言えない患者　磯部光章著　集英社　2011.5　222p　18cm　(集英社新書 0593I)　740円　①978-4-08-720593-0　Ⓝ490.14
内容　1　コミュニケーションの失敗による不幸　2　コミュニケーションギャップの形成　3　異文化に生きる医師の世界　4　患者の世界　5　医療の世界　6　科学的根拠に基づいて行う医療の功罪　7　患者と医師の新たな接点を求めて

◇病院なんか嫌いだ―「良医」にめぐりあうための10箇条　鎌田實著　集英社　2003.10　222p　18cm　(集英社新書)　660円　①4-08-720214-3　Ⓝ498.021
内容　第1章　日本の医療はやさしいか　第2章　良医にめぐりあうための10箇条　第3章　あたたかな医療システムをつくりたい　第4章　だれだって、いつか死ぬ　第5章　地域で命を支えるために　第6章　つながる医療が大切　第7章　開かれた医療をめざして　第8章　地域を健康にする医療　第9章　知的でしたたかで賢い患者の10箇条

◇病院の言葉を分かりやすく―工夫の提案　国立国語研究所「病院の言葉」委員会編著　勁草書房　2009.3　234p　21cm　2000円　①978-4-326-70062-2　Ⓝ490.14
内容　類型A　日常語で言い換える(イレウス　エビデンス　寛解　誤嚥　重篤　浸潤　生検　せん妄　耐性　予後　ADL　COPD　MRSA)　類型B　明確に説明する(正しい意味を　もう一歩踏み込んで)　類型C　重要で新しい概念の普及を図る(信頼と安心の医療　ふだんの生活を大事にする医療　新しい医療機械)

◇病気を治したいなら医者とこうつき合おう　三井弘著　新講社　2004.4　197p　19cm　1300円　①4-86081-039-2　Ⓝ490.14
内容　第1章　安心して医者とつき合うための「原則」がある　第2章　「医者とつき合う」と「病院とつき合う」の違いを知ろう　第3章　いい医者にめぐり合いたい！　第4章　「三分間診療」を上手く活用するコツ　第5章　「名医」の評判はほんとうに当てにできるか

◇病気の9割は薬なしで治る　高田明和著　廣済堂出版　2008.6　186p　18cm　(健康人新書 9)　800円　①978-4-331-51321-7　Ⓝ490.14
内容　第1章　医者と患者のほどよい関係　第2章　診察室での医者言葉の手引き　第3章　名医の人間模様　第4章　内部と裏側から見た医療　第5章　患者さんには決して言えない本音　第6章　昔の病気、いまの病気　第7章　医者が教える、賢い患者学

◇「プロ患者学」入門　和田静香著　扶桑社　2007.9　259p　16cm　(扶桑社文庫)　552円　①978-4-594-05488-5　Ⓝ498.04

◇名医は幻想―現代に望まれる賢明な患者像　星川英輝著　日本評論社　2005.5　180p　19cm　1800円　①4-535-98253-8　Ⓝ498.04
内容　第1章　病人探し―置き去られた"悩めるこころ"(まず、わが家の経験から　糖尿病がゆきついた糖尿病性腎症という多重病態)　第2章　人はだれもが多重病者―"病い"のとらえ方(一見すると単純な病気に見えても……　多重病者のもうひとつの典型である高齢患者の場合)　第3章　こころの病い―現代病をいろどる演出家たち(うつ病という"病んだこころ"の裏にひそむ　生活習慣病における"こころの病い"の側面)　第4章　病いはつねに個人的である―"正直"のすすめ　第5章　名医は願望の産物―"良医"を求めよ(「名医」の条件を考えてみる　ふたたび、多重病者の問題にかえる)

◇モンスターペアレント―ムチャをねじ込む親たち　本間正人著　中経出版　2007.12　223p　19cm　1300円　①978-4-8061-2917-2
内容　プロローグ　世界の中心でモンスターは叫ぶ？　第1章　なぜ日本にモンスターがあらわれたのか　第2章　モンスターに見える相手とどう接するか　第3章　ケースで見るモンスター・コミュニケーション　第4章　モンスターをつくらないためのコミュニケーション　付録　モンスターとの対話に際して最低限覚えておきたい敬語・婉曲話法

◇モンスター・ペイシェント―崩壊する医療現場　南俊秀著　角川SSコミュニケーションズ　2008.11　185p　18cm　(角川SSC新書)　780円　①978-4-8275-5054-2　Ⓝ498.021
内容　第1章　モンスター・ペイシェントの実態　第2章　逮捕されるかもしれない症候群　第3章　深まる患者と医師の溝　第4章　医療費亡国論のウソ　第5章　「民営化」は医療を救うか　第6章　医療再生への提案

◇Dr.すなみのかしこい患者学　角南典生編著　松山　愛媛新聞社　2008.10　246p　19cm　1429円　①978-4-86087-075-1　Ⓝ490.14
内容　第1章　かしこい患者学　基礎講座　第2章　かしこい患者学10カ条　第3章　かしこい患者学　家族の

《医師教育》

◇医学教育カリキュラムの現状 平成15年度 全国医学部長病院長会議 2004.5 719p 26cm 6000円 Ⓝ490.7

◇医学教育カリキュラムの現状 平成17年度 全国医学部長病院長会議 2006.5 655p 30cm 6000円 Ⓝ490.7

◇医学教育カリキュラムの現状 平成19年度 全国医学部長病院長会議 2008.5 651p 30cm Ⓝ490.7

◇医学教育カリキュラムの現状 平成21年度 全国医学部長病院長会議 2010.5 81, 979p 30cm Ⓝ490.7

◇医学教育カリキュラムの現状 平成23年度 全国医学部長病院長会議 2012.5 248p 30cm Ⓝ490.7

◇医学教育白書 2006年版('02-'06) 日本医学教育学会編 篠原出版新社 2006.7 271p 26cm (医学教育別冊) 4762円 Ⓘ4-88412-508-8 Ⓝ490.7

◇医学教育白書 2010年版('07-'10) 日本医学教育学会編 篠原出版新社 2010.7 8, 291p 26cm (医学教育別冊) 4762円 Ⓘ978-4-88412-509-7 Ⓝ490.7

◇医学教育モデル・コア・カリキュラム―教育内容ガイドライン:平成22年度改訂版 モデル・コア・カリキュラム改訂に関する連絡調整委員会 〔2011〕 152p 30cm 〈共同刊行:モデル・コア・カリキュラム改訂に関する専門研究委員会〉 Ⓝ490.7

◇医学教育モデル・コア・カリキュラム―教育内容ガイドライン 平成19年度改訂版 モデル・コア・カリキュラム改訂に関する連絡調整委員会 〔2007〕 68, 37, 23p 30cm 〈共同刊行:モデル・コア・カリキュラム改訂に関する専門研究委員会〉 Ⓝ490.7

◇医師不足はなぜ―遅れている医学教育が原因? 黒柳允男著 東京医学社 2007.12 94p 19cm 1000円 Ⓘ978-4-88563-173-3 Ⓝ490.7
  内容 遅れている日本の小児医療 医師不足(小児科医不足)はなぜ? 医学教育でも遅れが 日本独特の「医局制度」 「新臨床研修制度」の波紋 徹底した米国の医学教育 「レジデント研修(制度)」の概略 レジデントの日常 忙しいレジデントを支える仕組み 日本も早く「レジデント研修(制度)」の導入を さらなる専門分野の研修―日米の違い 患者と開業医と病院―日米の違い 国家試験にパスした医師に「専門医」の資格を それでは医師不足の解決方法は

◇医師養成の検証と改革実現のためのグランドデザイン―地域医療崩壊と医療のグローバル化の中で―全国医学部長病院長会議の立場から 平成23年度 全国医学部長病院長会議 2011.12 88p 30cm Ⓝ490.7

◇医療に広がる献体の愛―コメディカル解剖学教育の歩み 日本篤志献体協会調査委員会編 日本篤志献体協会 2006.3 125p 30cm Ⓝ491.1

◇医療プロフェッショナリズムを測定する―効果的な医学教育をめざして デヴィッド・トーマス・スターン編著, 天野隆弘監修, B. T. スリングスビー訳, 渡辺賢治, 岡野James洋尚, 神山圭介, 中島理加監訳 慶應義塾大学出版会 2011.8 358p 21cm 6500円 Ⓘ978-4-7664-1709-8
  内容 プロフェッショナリズムを測定する枠組み 医療プロフェッショナリズムとは何か? 倫理, 法, プロフェッショナリズム:医師が知るべきこと 医師のコミュニケーションを評価するための標準臨床面接技法の使用 医学教育と診療業務における道徳的推論評価とプロフェッショナリズム評価 個人および組織のプロフェッショナリズム評価のための調査の使用 プロフェッショナリズムの特定要素の測定:共感, チームワーク, 生涯学習 教員による学生のプロらしい行動の観察 プロフェッショナリズム評価のための重大なハプニングの報告および縦断的観察の使用 同僚評価の内容と状況 プロらしい行動を理解するための省察およびレトリックの使用 プロフェッショナリズムを評価するポートフォリオの使用 医学部への入学:プロフェッショナリズムの可能性を秘めた志望者を選ぶ 認定におけるプロフェッショナリズムの評価 プロフェッショナリズムを測定する:解説

◇えっヘン 藤田紘一郎著 講談社 2005.7 257p 20cm 1700円 Ⓘ4-06-212868-3 Ⓝ498.04
  内容 第1章 医者が「えっヘン」 第2章 病院も「大ヘン」 第3章 病気も「何かヘン」 第4章 現代病も「ちょっとヘン」 第5章 日本人の健康観が「かなりヘン」 第6章 子育ての「ヘン」なカン違い 第7章 日本の若者が「超ヘン」

◇行政処分を受けた医師に対する再教育について報告書 行政処分を受けた医師に対する再教育に関する検討会 2005.4 1冊 30cm Ⓝ498.14

◇献体―遺体を捧げる現場で何が行われているのか 坂井建雄著 技術評論社 2011.7 198p 19cm (tanQブックス 12) 1480円 Ⓘ978-4-7741-4699-7 Ⓝ491.1
  内容 第1章 献体をすること 第2章 献体者を見送る側―遺族の立場 第3章 献体者を受け入れる側―大学側の実務 第4章 遺体の扱い―解剖実習と学生 第5章 献体運動はどのように行われているのか 第6章 世界と日本の献体事情 第7章 日本における人体解剖と献体の歴史 第8章 世界における人体解剖の歴史

◇国立大学における医学教育の現状と今後のあるべき姿を求めて―国立大学医学部長会議からの提言 国立大学医学部長会議編 国立大学医学部長会議 2012.1 40p 30cm Ⓝ490.7

◇死体はみんな生きている メアリー・ローチ著, 殿村直子訳 日本放送出版協会 2005.1 349p 20cm 2000円 Ⓘ4-14-081012-2 Ⓝ491.1
  内容 頭は無駄にできないすごいもの―死体で手術の練習 解剖の罪―人体解剖の始まりから来の死体泥棒などのあさましい物語 死後の生―人間の腐敗と防腐処理 死人が運転する―人体衝撃試験ダミーと恐ろしいが不可欠な耐衝撃性の研究 ブラックボックスを超えて―搭乗者の遺体が衝突のシナリオを語

◇るとき　軍隊に入った死体―弾丸と爆弾の難しい倫理　聖なる死体―はりつけ実験　死んだかどうか見分ける方法―心臓が動いている死体、生き埋め、魂の科学的探究　頭だけ一断ības、蘇生、人間の頭部移植　私を食べなさい―薬としての食人風習と人肉団子事件　火ではなく、コンポストへ―新しい死後の生　著者の遺体―どうなることやら

◇シミュレーション医学教育入門　日本医学教育学会教材開発・SP小委員会編　篠原出版新社　2011.4　324p　26cm　5000円　①978-4-88412-351-2　Ⓝ490.7

◇新医学教育学入門―教育者中心から学習者中心へ　大西弘高著　医学書院　2005.6　164p　21cm　2200円　①4-260-12733-0　Ⓝ490.7
[内容] 医学教育が注目されているのはなぜ？　医学教育の枠組み　教育とは何か？　勉強する人しない人、成人の学習とは？　カリキュラムって何だ？（顕在的か？潜在的か？　現実と理想の違い）　カリキュラム開発の枠組み　カリキュラム開発の基盤となる考え方　学習者は何を求めているか？　教育目標とは？〔ほか〕

◇専門職養成の政策過程―戦後日本の医師数をめぐって　橋本鉱市著　学術出版会　2008.7　443p　22cm　（学術叢書）〈発売：日本図書センター〉　6000円　①978-4-284-10128-8　Ⓝ490.7

◇東大医学部―医者はこうして作られる　安川佳美著　中央公論新社　2012.1　187p　20cm　1300円　①978-4-12-004320-8　Ⓝ490.7
[内容] 第1章 愛すべきモラトリアム、駒場時代　第2章 モラトリアム終了…医学生になる　第3章 試験をやっつづけたストレス学年　第4章 舞台は東大病院へ！　臨床の現場で見たもの　第5章 ついに最終学年…医学生シューカツに苦悩　エピローグ―そして医療の現場へ

◇日本医学教育史　坂井建雄編　仙台　東北大学出版会　2012.2　374p　21cm　3600円　①978-4-86163-183-2　Ⓝ490.7
[内容] 第1章 江戸時代の医学教育　第2章 明治期におけるドイツ医学の受容と普及―東京大学医学部外史・補遺　第3章 明治初期の公立医学校　第4章 明治期における私立医学校の教育　第5章 大学令と大正昭和初期における医学校　第6章 戦時下における外地の医学校　第7章 戦後における医学教育制度改革　第8章 衛生思想と医学教育　第9章 明治期における医学書の動向　第10章 日本における医学用語―用語の浸透と統一を中心に　第11章 戦前期における「医学博士」の社会学的分析

◇日本の医療風土への挑戦―明日の「医者」を育てる　宮城征四郎、黒川清著　医療文化社　2003.3　355p　21cm　2400円　①4-9980670-9-5　Ⓝ490.7

◇バカ学生を医者にするな！―医学部バブルがもたらす3つの危機　永田宏著　毎日新聞社　2010.10　229p　19cm　1300円　①978-4-620-32024-3　Ⓝ490.7
[内容] 第1章 医学部の間口が広がった！　第2章 医師不足は解消されるか　第3章 医師の学力も低下するのか―医学部バブルがもたらす危機1　第4章 100人に1人が医者になる時代―医学部バブルがもたらす危機2　第5章 誰が医療費を払うのか―医学部バブルがもたらす危機3　第6章 医療産業は期待できるか　第7章 医師と医学部の未来

◇変貌する日本の医学教育―米国医学教育者の提言　ゴードン・L.ノエル著，加我君孝監訳　金原出版　2004.7　232p　20cm　2000円　①4-307-00444-2　Ⓝ490.7

◇物語大学医学部　保阪正康著　中央公論新社　2006.9　217p　18cm　（中公新書ラクレ）　760円　①4-12-150223-X　Ⓝ490.7
[内容] 第1部 当世医学部気質の傾向と対策　第2部 昭和の大学医学部とは、いかなる組織だったか　過熱する「医学部受験」をめぐる金の論理　医学教育は十全に行われてきたのか　頂点に君臨しつづけた東京大学医学部　第3部 平成の大学医学部が模索する新医師像

◆大学教育

◇医学部受験の闇とカネ　長澤潔志著　幻冬舎メディアコンサルティング　2011.11　178p　18cm　（経営者新書）〈発売：幻冬舎〉　740円　①978-4-344-99812-4
[内容] 第1章 並大抵のことでは乗り切れない医学部受験の高い壁　第2章 拝金主義と嘘で成り立つ医学部予備校　第3章 親の欲目、無知、思い込みが子供たちをダメにする　第4章 子供の成績が伸びるメカニズム、心が強くなる教育法　第5章 教師と親が持つべき教育観　第6章 できる講師の頭の中身

◆研修医

◇医学部教育・初期臨床研修制度に関するインタビュー調査―卒前教育・卒後研修のシームレスな連携に向けて　日医総研　2011.2　82p　30cm　（日本医師会総合政策研究機構ワーキングペーパー　no.226　日医総研ワーキングペーパー）　Ⓝ490.7

◇研修医　谷川智行、後藤慶太郎著　新日本出版社　2004.4　205p　19cm　1600円　①4-406-03075-1　Ⓝ490.7
[内容] 第1章 日本の医者はどうつくられるか（研修医という生活　日本の医師養成と卒後研修　卒後研修必修化と今後の展望）　第2章 第一線の医師に聞く、研修医時代と生き方（日本大学医学部教授、日本大学医学部附属板橋病院救命救急センター長・林成之さん　洛和会音羽病院副院長、洛和会京都国際医学教育センター所長・松村理司さん　熊本・くすのきクリニック所長、前水俣協立病院院長・板井八重子さん）　第3章 座談会・現場から考える卒後研修（国民のための医師養成と研修の現場　研修医の初心をどう生かすか　制度改革を前向きに生かすために）

◇研修病院選びかた御法度　安藤裕貴、銭瓊毓著　三輪書店　2010.3　187p　21cm　2000円　①978-4-89590-350-9　Ⓝ490.7

◇これでいいのか卒後医師研修―医学部紛争と北米研修から　長田博昭著　医学出版社　2008.3　165p　21cm　1300円　①978-4-87055-110-7　Ⓝ490.7
[内容] アメリカの医療現場の体験に学ぶ　医学部紛争の現代的意義―卒後研修の視点から

◇新医師臨床研修制度と医師偏在化・医師不足に関する調査―新医師臨床研修制度は医師不足を顕在化させたか　日医総研　2008.6　74p　30cm　（日本医師会総合政策研究機構ワーキングペーパー　no.166　日医総研ワーキングペーパー）　Ⓝ490.7

◇新医師臨床研修評価と《診療科別》"よい研修プログラム"事例集　産労総合研究所編　産労総合研究所出版部経営書院　2007.8　317p　26cm　8600円　①978-4-87913-994-8　Ⓝ490.4
　内容　第1章 これからの医師の教育　第2章 新医師臨床研修評価受審事例（新潟市民病院の新医師臨床研修評価受審事例　淀川キリスト教病院の新医師臨床研修評価受審事例）　第3章 よい新医師臨床研修プログラム例（札幌社会保険総合病院新医師研修プログラム策定上のポイント―地域保健医療研修プログラムの場合　新潟市民病院小児科/救急科プログラム　淀川キリスト教病院　聖路加国際病院の研修プログラム）　第4章 新医師臨床研修評価に関する研究会の書面調査（臨床研修調査票：病院データ　自己評価調査票：評価規準（第三者による基準と同じ））

◇テュートリアル教育―新たな創造と実践　東京女子医科大学医学部テュートリアル委員会編　新版　篠原出版新社　2009.3　397p　26cm　〈執筆：宮崎俊一ほか〉　6000円　①978-4-88412-327-7　Ⓝ490.7
　内容　第1章 テュートリアルを理解するために　第2章 テュートリアルの構成と進行　第3章 テュータの実践　第4章 課題（事例）とテュータガイドの作り方　第5章 累進型テュートリアル　第6章 学習者・テュータ・カリキュラム評価　第7章 テュートリアルシステムのインフラストラクチャー　第8章 テュートリアル修了後の卒前臨床教育　資料編

◇崩壊する医師養成制度―新医師臨床研修制度　吉村博昭, 松本昭彦編著　ブレーン出版　2007.6　66p　19cm　1400円　①978-4-89242-908-8　Ⓝ490.7
　内容　1 従来の医師研修制度の問題点　2 新しい研修制度の問題点　3 新研修制度で見直されるべき点

◇臨床研修の現在―全国25病院医師研修の実際　市村公一著　医学書院　2004.4　356p　19cm　1900円　①4-260-12716-0　Ⓝ490.7

◇臨床研修病院ガイドブック　2004　臨床研修協議会監修, 医療研修推進財団編　〔電子資料〕　医療研修推進財団　〔2003〕　CD-ROM1枚　12cm　〈発売：羊土社　ホルダー入(19cm)〉　5400円　①4-89706-679-4　Ⓝ490.7

◇臨床研修病院ガイドブック　2005　臨床研修協議会監修, 医療研修推進財団編　〔電子資料〕　医療研修推進財団　〔2004〕　CD-ROM1枚　12cm　〈発売：羊土社　ホルダー入(19cm)〉　5400円　①4-89706-689-1　Ⓝ490.7

◇臨床研修病院ガイドブック　2006　臨床研修協議会監修, 医療研修推進財団編　〔電子資料〕　医療研修推進財団　〔2005〕　CD-ROM1枚　12cm　〈発売：羊土社　ホルダー入(19cm)〉　5400円　①4-7581-0601-0　Ⓝ490.7

◇Q&Aでわかる新医師臨床研修制度　イニシア著　イニシア　2003.12　75p　21cm　（イニシアのなるほど! 3）　2500円　①4-901436-34-1　Ⓝ490.7

《医学会》

◇学会案内　2008年1月版　医歯薬出版　2007.12　140p　26cm　〈別冊・医学のあゆみ〉　1800円　内容　学会・本部一覧（学会名・会員数・今年度開催月日初日・連絡先）　月別国内学会一覧（会長・会場・問合せ先等）　国際学会一覧

◇日本医学会総会―会誌　第26回（2003福岡）　第26回日本医学会総会編　日本医学会総会事務局　2003.12　3冊　29cm　〈付属資料：CD-ROM2枚（12cm）+25p（21cm）：CD-ROM取扱説明書　関連タイトル：人間科学日本から世界へ　会期：2003年4月4日―6日　サブタイトル：人間科学日本から世界へ　外箱入〉　Ⓝ490.4

◇〔日本医学会総会会誌〕　第27回（2007大阪）　第27回日本医学会総会　2007.12　2冊　28cm　〈会期・会場：2007年4月6日―8日　大阪国際会議場ほか　サブタイトル：生命と医療の原点　タイトルは外箱による　外箱入〉　Ⓝ490.4

◇〔日本医学会総会会誌〕　第28回　2011東京　第28回日本医学会総会　2011.10　2冊　28cm　〈サブタイトル：いのちと地球の未来をひらく医学・医療　タイトルは外箱による　外箱入〉　Ⓝ490.4

《医師会》

◇医師会臨床検査・健診センターの運営実態等に関する調査　日医総研　2009.11　54p　30cm　（日本医師会総合政策研究機構ワーキングペーパー no.205　日医総研ワーキングペーパー）　Ⓝ498.16

◇医療再生命を守る医師会へ―原中勝征の挑戦　原中勝征著　共同通信社　2012.3　228p　19cm　1200円　①978-4-7641-0645-1　Ⓝ490.6
　内容　第1部 現場からの改革（生命倫理こそ基本に　大震災との闘い　地域、お年寄りを見捨てるな）　第2部 医者であること（回想医学への道　アメリカから学んだこと　がんと闘う）　第3部 日本医師会の原点（開かれた医師会へ）

◇医療防衛―なぜ日本医師会は闘うのか　今村聡, 海堂尊著　角川書店　2012.3　231p　18cm　（角川oneテーマ21 A-152）〈発売：角川グループパブリッシング〉　762円　①978-4-04-110206-0　Ⓝ490.6
　内容　一日目 医療とお金の基礎知識　二日目 行政と報道に虐げられる医療　三日目 日本医師会という組織　四日目 日本医療の未来展望

◇誰も書かなかった日本医師会　水野肇著　草思社　2003.8　223, 15p　20cm　1700円　①4-7942-1237-2　Ⓝ498.021
　内容　プロローグ 日本医師会の五〇年　第1章 戦後医療行政のはじまり―武見太郎時代の幕開けへ　第2章 反官僚・反自民―武見政権の樹立と安定　第3章 欲張り村の村長たち―武見太郎の奮闘　第4章 医師優遇税制撤廃―武見時代の終わり　第5章 医療費亡国論―花岡堅而会長時代（1982～83）　第6章 老齢医療の問題―羽田春兎会長時代（1984～91）　第7章「家庭医」構想をめぐって―村瀬敏郎会長時代（1992～95）　第8章 医療のグランドデザインへ―坪井栄孝会長時代（1996～）

◇誰も書かなかった日本医師会　水野肇著　筑摩書房　2008.12　279, 31p　15cm　（ちくま文庫）〈草思社2003年刊の増補〉　800円　①978-4-480-42495-2　Ⓝ498.021

◇[内容] プロローグ 日本医師会の五〇年 第1章 戦後医療行政のはじまり—武見太郎時代の幕開けへ 第2章 反官僚・反自民—武見政権の樹立と安定 第3章 欲張り村の村長たちの奮闘 第4章 医師優遇税制撤廃—武見時代の終わり 第5章 医療費亡国論—花岡堅而会長時代(1982〜83) 第6章 老齢医療の問題—羽田春兎会長時代(1984〜91) 第7章「家庭医」構想をめぐって—村瀬敏郎会長時代(1992〜95) 第8章 医療のグランドデザインへ—坪井栄孝会長時代(1996〜2004) 第9章 新しいリーダーシップの台頭 エピローグ 日本医師会の二十一世紀

◇日本医師会年次報告書 平成19年度版 国民が安心できる安全で充実した医療制度を 日本医師会編 東京法規出版 2008.10 1044p 26cm 7029円 ①978-4-924763-24-1
[内容] 第1章 会長講演・論文等 第2章 医療政策 第3章 生命倫理・医の倫理 第4章 学術・生涯教育 第5章 医療保険制度改革の経緯 第6章 日本医学会の活動 第7章 国際関係の動向 第8章 委員会の答申・報告書等 第9章 日医総研レポート 第10章 委託調査研究 第11章 医療関連統計 第12章 年誌・一覧表

◇日本医師会年次報告書 平成20年度版 医療再生に向けて、安定した社会保障の確立を 日本医師会責任編集 東京法規出版 2009.10 717p 26cm 4572円 ①978-4-924763-26-5
[内容] 第1章 会長講演・論文等 第2章 医療政策 第3章 学術・生涯教育 第4章 日本医学会の活動 第5章 国際関係の動向 第6章 委員会の答申・報告書等 第7章 日医総研レポート 第8章 委託調査研究 第9章 医療関連統計 第10章 年誌・医師会データ 第11章 総目次

◇日本医師会年次報告書 平成21年度版 国のあり方、これからの医療のあり方を考える 日本医師会編 東京法規出版 2010.10 1348p 26cm 6858円 ①978-4-924763-28-9
[内容] 第1章 会長講演・論文等 第2章 医療政策 第3章 生命倫理・医の倫理 第4章 学術・生涯教育 第5章 日本医学会の活動 第6章 国際関係の動向 第7章 委員会の答申・報告書等 第8章 日医総研レポート 第9章 医療関連統計 第10章 年誌・医師会データ

◇日本医師会年次報告書—国民皆保険制度50周年を迎えて 平成22年度(2010〜2011)版 日本医師会責任編集 東京法規出版 2011.11 356p 26cm 3280円 ①978-4-924763-30-2
[内容] 第1章 会長講演・論文等 第2章 医療政策 第3章 学術・生涯教育 第4章 日本医学会の活動 第5章 国際関係の動向 第6章 委員会の答申・報告書等 第7章 日医総研レポート 第8章 医療関連統計 第9章 年誌・医師会データ

◇日本医師会年次報告書 2006・2007(平成18年度版) 国民が安心できる医療制度の構築を 日本医師会編 東京法規出版 2007.10 706p 26cm 4791円 ①978-4-924763-22-7
[内容] 第1章 会長講演・論文等 第2章 医療政策 第3章 医療安全を取り巻く動向 第4章 学術・生涯教育 第5章 日本医学会の活動 第6章 国際関係の動向 第7章 医療制度改革関連法を受けて 第8章 委員会の活動成果 第9章 日医総研レポート 第10章 医療関連統計 第11章 年誌・一覧表 第12章 総目次

◇歪んだ権威—日本医師会積怨と権力闘争の舞台裏 密着ルポ 辰濃哲郎, 医薬経済編集部著 医薬経済社 2010.9 421p 20cm 1800円 ①978-4-902968-21-7 Ⓝ490.6

《組合》

◇21世紀をになうあなたへ—医療・介護・福祉で働く仲間のテキスト 日本医療労働組合連合会編 改訂版 学習の友社 2011.6 95p 21cm 476円 ①978-4-7617-1025-5 Ⓝ366.629
[内容] プロローグ わたしたちの願いは… 第1章 わたしたちの労働組合—日本医労連の組織と役割 第2章 歴史を学び未来をひらこう—日本医労連のあゆみ 第3章 一人はみんなのためにみんなは一人のために—労働者と労働組合 第4章 わたしたちがめざすもの—労働組合の課題 第5章 あかるくたのしく元気よく—労働組合の職場活動 エピローグ 21世紀をになうあなたへ

看護師

◇あなたが患者を傷つけるとき—ヘルスケアにおける権力、抑圧、暴力 ナンシー・L. ディーケルマン編, 堀内成子監修, 梅田麻希, 大久保敦子, 斎藤美貴, 瀬戸屋希, 中島民子訳 エルゼビア・ジャパン 2006.12 311p 21cm (看護学名著シリーズ) 3800円 ①4-86034-875-3 Ⓝ492.9014
[内容] 第1章 クオリティ・オブ・ライフの名の下での患者への加害 第2章 こちらでもなく、あちらでもない—ケアを受けながら、ケアリングを求めた看護師の語り 第3章 メディカルテクノロジーに維持された人生を生きること—「透析が私を殺していく」 第4章 ヘルスケアの日常性に潜む暴力 第5章 苦悩と生存について語ること—女性と暴力

◇荒波を乗り切る賢い看護師確保 医療タイムス社 2007.9 30p 30cm (医療タイムス新ビジョンシリーズ 2) 667円 ①978-4-900933-29-3 Ⓝ492.9014

◇看護ケアのトラブル防止ガイド—ポケット版 陣田泰子監修, 松本喜代子編 照林社 2007.8 263p 19cm 2400円 ①978-4-7965-2732-3 Ⓝ492.0
[内容] 処置・検査編(呼吸管理 循環動態の管理 栄養・代謝状態の管理 輸血 採血 与薬 ドレナージ создеー処置 排泄管理 感染管理 罨法) 観察・アセスメント編(バイタルサイン 疼痛 皮膚:外皮系 食事:咀嚼と嚥下 睡眠 排泄 運動 心肺蘇生法)

◇看護師が辞めない職場環境づくり—新人が育ち自分も育つために 宮脇美保子著 中央法規出版 2012.4 186p 21cm 2400円 ①978-4-8058-3612-5
[内容] 第1章 看護を取り巻く環境の変化 第2章 キャリア初期にある看護師の病棟への適応過程—離職と継続の間で揺れる心— 第3章 安心できる職場環境をつくる 第4章 専門職として後輩を育てる組織風土 第5章 看護で選ばれる病院を目指して

◇看護師の働き方を経済学から読み解く—看護のポリティカル・エコノミー 角田由佳著 医学書院 2007.8 180p 21cm 3200円 ①978-4-260-00511-1 Ⓝ498.14

看護師　　　　　　　　　　　　　　　　　　　　　　医療施設・医療者

[内容]第1章 経済学からみた看護サービス　第2章 社会経済環境の変化と看護師雇用の現状　第3章 診療報酬制度のしくみがもたらす影響1 看護師が他職種の業務を担うメカニズム　第4章 診療報酬制度のしくみがもたらす影響2 看護師の技能評価を妨げるメカニズム　第5章 看護師の労働供給―無視できない結婚と出産・育児　第6章 看護師の労働需要と市場構造―労働市場における搾取と労働力不足　第7章 人的資本論から検証する労働条件格差　第8章 市場の階層性が生み出す賃金格差　第9章 職務価値からみた賃金格差　第10章 看護師の雇用政策とインパクト　第11章 よりよい看護を実現するために

◇看護職が体験する患者からの暴力―事例で読み解く　三木明子, 友田尋子編　日本看護協会出版会　2010.6　230p 21cm　2500円　Ⓘ978-4-8180-1523-4　Ⓝ498.14

◇看護職の社会経済福祉に関する指針　平成15年度版 就業規則編　日本看護協会編　日本看護協会出版会　2004.3　47p 30cm　500円　Ⓘ4-8180-1056-1　Ⓝ498.14

◇看護職の社会経済福祉に関する指針　平成16年度版 労働安全衛生編　日本看護協会編　日本看護協会出版会　2004.12　80p 30cm　〈「平成16年度版 労働安全衛生編」のサブタイトル：看護の職場における労働安全衛生ガイドライン〉　800円　Ⓘ4-8180-1111-8　Ⓝ498.14

◇看護とケア―心揺り動かされる仕事とは　三井さよ著　角川学芸出版　2010.3　190p 21cm　(アカデミック・ライブラリー)〈発売：角川グループパブリッシング〉　2200円　Ⓘ978-4-04-653601-3　Ⓝ492.9

◇看護の危機―人間を守るための戦略　リンダ・エイケン, パトリシア・ベナー, ジーン・ワトソン, ジョイス・クリフォード, スザンヌ・ゴードン, シオバン・ネルソン他著, 和泉成子監訳, 早野真佐子訳　ライフサポート社　2008.4　143p 21cm　1600円　Ⓘ978-4-904084-02-1　Ⓝ492.9

◇看護の危機と未来―今、考えなければならない大切なこと　川島みどり著　ライフサポート社　2009.5　148p 21cm　1800円　Ⓘ978-4-904084-08-3　Ⓝ492.9

◇看護の基本となるもの　ヴァージニア・ヘンダーソン著, 湯槇ます, 小玉香津子訳　新装版　日本看護協会出版会　2006.11　99p 23cm　900円　Ⓘ4-8180-1226-2　Ⓝ492.9

◇看護の原点　岩橋裕子著　健友館　2003.11　146p 20cm　1500円　Ⓘ4-7737-0817-4　Ⓝ492.901
[内容]第1部 看護と社会(看護という営み　現代看護をめぐる二つの問題　看護のあり方)　第2部 看護婦―患者間の「思い」の考察　第3部 日本を考える

◇看護の原理―ケアすることの本質と魅力　菱沼典子, 井上智子, 武田利明編集・執筆　横浜 ライフサポート社　2009.7　509p 25cm　〈執筆：川島みどりほか〉　5000円　Ⓘ978-4-904084-11-3　Ⓝ492.9

◇看護のしくみ―イラスト図解　叶谷由佳, 木村憲洋編著　日本実業出版社　2007.4　180p 21cm　1400円　Ⓘ978-4-534-04211-8　Ⓝ492.9
[内容]1章 看護の歴史と基礎知識　2章 看護師の仕事とスキルアップ　3章 さまざまな場で活躍する看護師の1日の仕事　4章 看護と処置のしくみ　5章 看護師の仕事道具と使い方　6章 看護師になるためのステップ　7章 看護計画の立て方と看護記録の取り方　8章 看護提供方式の種類と内容　9章 看護の未来と課題

◇看護の時代―看護が変わる 医療が変わる　日野原重明, 川島みどり, 石飛幸三著　日本看護協会出版会　2012.3　235p 19cm　1700円　Ⓘ978-4-8180-1606-4
[内容]1 医療の概念を変えるのは、これからの看護である　2 鼎談 これからの医療と看護を語る(医療に果たせること、果たしえぬこと　医療の視点、看護師の視点　看護の原点に立ち返って)　3 なぜ、私は「治す」ことに疑問をもつに至ったのか　4 看護とは何か看護師とは何をする人か

◇看護崩壊―病院から看護師が消えてゆく　小林美希著　アスキー・メディアワークス　2011.1　255p 18cm　(アスキー新書 178)〈発売：角川グループパブリッシング〉　762円　Ⓘ978-4-04-870087-0　Ⓝ498.14
[内容]第1章 医療崩壊を加速させる「看護師不足」の深刻さ　第2章 夜勤と2交代勤務の増加が現場をむしばむ　第3章 制度に翻弄される看護師と患者の悲劇　第4章 やりがいと苦悩のはざまで―看護師が消える理由　第5章 命を守るため今こそ看護問題と向き合おう

◇患者がケアを評価・修正する新しい看護の形―患者参加型看護　北海道大学病院看護部編著, 平山妙子監修　名古屋 日総研出版　2008.2　179p 30cm　2762円　Ⓘ978-4-7760-1332-7　Ⓝ492.9
[内容]第1章 患者参加型看護計画の導入・準備の方法(「患者参加型看護計画」の概要と導入プロセス　「患者参加型看護計画」に関するマニュアル・ツール集)　第2章 看護過程に沿った展開(説明と同意　患者情報の収集(インタビュー)　看護計画の立案　日々の介護計画の活用　クリティカルパス活用の実際　看護の評価　看護添書による情報提供　患者参加型看護における電子看護記録の実際)　第3章 部署別・患者別事例集(部署別事例集　患者別事例集)　第4章 患者参加型看護の質を向上させる院内教育(人材育成　院内集合教育の実際)

◇患者は医療チームの一員という考えの実践―看護が考えるべきこと・すべきこと　井部俊子監修, ワーキング・スマート3検討会執筆　日本看護協会出版会　2006.3　176p 26cm　(ワーキング・スマート 3)　2400円　Ⓘ4-8180-1202-5　Ⓝ492.9

◇国を超えて移住する看護師たち―看護と医療経済のグローバル化　ミレイユ・キングマ著, 井部俊子監修, 山本敦子訳　エルゼビア・ジャパン　2008.8　301p 21cm　(看護学名著シリーズ)　3300円　Ⓘ978-4-86034-738-3　Ⓝ498.14
[内容]「グローバル化」の世界へようこそ　看護師移住の人間的側面　ミニビジネスとビッグビジネス　利権問題, 矛盾, ダブルスタンダード　国際的な取引と移住　頭脳流出, 頭脳流入, 頭脳循環　芝生はより緑に〔ほか〕

◇厚生労働省「新たな看護のあり方に関する検討会」報告書　看護問題研究会監修　日本看護協会出版会　2004.5　203p 26cm　1800円　Ⓘ4-8180-1046-4　Ⓝ498.14

◇交流する身体―〈ケア〉を捉えなおす　西村ユミ著　日本放送出版協会　2007.2　259p　19cm　（NHKブックス　1079）　1070円　①978-4-14-091079-5　Ⓝ492.901
[内容]序「病い」は患者のなかに閉じられているのか　1 身体に耳をすます―看護学生の経験から（動かぬ身体との対話　押し戻す「病い」・引き寄せる「病い」　「患者の立場に立つ」ということ　「病い」の経験が更新されるとき）　2 二人でひとつの「病い」をつくる―新人看護師の経験から（看護がよくわからない　協働する身体　「気がかり」が促す実践　他者の痛みを感じとる―病名告知と「病い」経験）　「ケア」を捉えなおす

◇困難に立ち向かう看護―看護師と患者を傷つけるコスト削減、メディアの無知、医学の傲慢　スザンヌ・ゴードン著,勝原裕美子監修,阿部里美訳　エルゼビア・ジャパン　2006.9　573p　21cm　（看護学名著シリーズ）　4600円　①4-86034-868-0　Ⓝ498.14
[内容]第1部　看護師と患者の関係（医師優位の構造　医師・看護師ゲームの図式　分裂する医療システム　致命的な相乗作用　事態の悪化）　第2部　マスメディアと看護師（実像から乖離したイメージ　ニュースにならない看護師　意見を求められない看護師）　第3部　病院と看護師（看護の崩壊　新しい看護師の世界　ダウン寸前の看護師　後継者のいないみな看護師　激しく変わる経営方針　救命活動の失敗）　おわりに　弱体化に変化をもたらす

◇准看護師就業者の将来推計―准看護師養成課程の運営見通し等人材供給サイドからみた将来推計　日本医師会総合政策研究機構　2005.3　61p　30cm　（日本医師会総合政策研究機構報告書　第72号）　5715円　Ⓝ498.14

◇ストレス分析で導く「困った患者さん」の対処法―つまずかないための問題事例の理解と対応Q&A　福西勇夫著　中央法規出版　2003.3　129p　26cm　（Primary nurse series）　1800円　①4-8058-2338-0　Ⓝ492.9014
[内容]序章「困った患者さん」とナースのストレス―ナースの仕事はストレスフル　第1章 なぜナースはストレスを感じるか―ストレスに関する基礎知識　第2章 患者の言動を理解するために―問題行動に潜む無意識の心を探る　第3章 ナースが陥りやすい危険な心理状態―心に生じた「嫌な」感情を解釈し、看護に生かす　第4章 事例とQ&Aで学ぶ「困った患者さん」「嫌な患者さん」への対応

◇誰でも分かる看護理論―難しいなんて言わせない！モトになる考え方から読み解く入門編　城ヶ端初子監修　改訂・増補版　医学芸術社　2005.6　154p　26cm　（NCブックス）　2200円　①4-87054-244-7　Ⓝ492.9
[内容]看護理論とはどんなものなのか　看護理論の基になる考え　フローレンス・ナイチンゲール　ヴァージニア・ヘンダーソン　ドロセア・E.オレム　シスター・カリスタ・ロイ　ジョイス・トラベルビー　マーサ・E.ロジャース　ヒルデガード・E.ペプロー　アーネスティン・ウィーデンバック　パトリシア・ベナー　マデリン・M.レイニンガー

◇悩むナースたちへ―元気回復のための処方箋　土居由美著　横浜　ライフサポート社　2011.9　243p　21cm　2000円　①978-4-904084-24-3
[内容]1 MISUNDERSTANDING（思い違い、誤解、勘違い、など）　2 TENDENCY（性向、性癖、な

ど）（「ふるまいが雑だといわれたことがある」という人―自分の身体の動きが相手に与えている印象について意識してみましょう　「人の話を聞くと疲れる」という人―一話のなかの3つの要素（事実・感情・計画）を聞いてください　ほか）　3 SELF・IMAGE（自己像、自己認識、など）　4 COMPETENCE（適性、能力、など）

◇ひと目でわかる看護業界―いま、看護現場で何が起こっているかがよくわかる！　梛野順三著　ぱる出版　2008.11　254p　21cm　（New medical management）　2000円　①978-4-8272-0450-6　Ⓝ498.14
[内容]第1章 医師不足がもたらした医療崩壊　第2章 医療崩壊の現場から　第3章 看護師はなぜ「不足」するのか　第4章 看護師第一主義が必要になる理由　第5章 雇用形態の多様化と変わる看護の現場　第6章 広がる看護師の職務領域　第7章 医療現場を荒廃させたのは誰か？　第8章 医療訴訟の激増と看護師の立場

◇目指せ！看護師副院長―看護師が病院を変える！　武弘道編著　名古屋　日総研出版　2008.2　270p　21cm　〈執筆：石垣靖子ほか〉　2286円　①978-4-7760-1344-0　Ⓝ498.163
[内容]第1章 なぜ看護師副院長が必要なのか　第2章 看護師副院長を作る上で妨げになっているもの　第3章 看護師副院長の経験者からの体験談とアドバイス　第4章 看護界の指導的な方々からの期待　第5章 看護師が知っておくべき病院経営上の基礎知識　第6章 激動する病院と看護師を取り巻く環境　第7章 看護師副院長設置の状況

◇やってはいけない看護ケア　川西千恵美編著　照林社　2010.4　212p　26cm　2200円　①978-4-7965-2220-5　Ⓝ492.9
[内容]薬剤のやってはいけない　注射・点滴のやってはいけない　検査のやってはいけない　救急・周術期ケアのやってはいけない　呼吸管理のやってはいけない　皮膚・排泄ケアのやってはいけない　口腔・食事ケアのやってはいけない　観察・移動のやってはいけない　日常生活援助のやってはいけない　コミュニケーションのやってはいけない

◇ISO9001が看護を変える　谷岡哲也,永峰勲,大岡裕子,美馬福惠編著　岡山　西日本法規出版　2005.8　280p　26cm　〈執筆：香川征ほか〉　3200円　①4-86186-237-X　Ⓝ498.14

《統計・報告》

◇看護関係統計資料集　平成15年　看護問題研究会監修,日本看護協会出版会編　日本看護協会出版会　2003.12　194p　30cm　〈本文：日英両文〉　2200円　①4-8180-1029-4
[内容]1 就業状況　2 養成状況　3 参考資料

◇看護関係統計資料集　平成16年　看護問題研究会監修,日本看護協会出版会編　日本看護協会出版会　2005.2　194p　30cm　2200円　①4-8180-1129-0
[内容]1 就業状況　2 養成状況　3 参考資料

◇看護関係統計資料集　平成20年　日本看護協会出版会編　日本看護協会出版会　2009.2　207p　30cm　2400円　①978-4-8180-1393-3
[内容]1 就業状況　2 養成状況　3 参考資料

看護師　　　　　　　　　　　　　　　　　　　　　　　　　　　　　医療施設・医療者

◇看護白書―看護職定着に向けて　平成20年版　多様な勤務形態導入へのチャレンジ　日本看護協会編　日本看護協会出版会　2008.10　294p　26cm　3000円　Ⓘ978-4-8180-1363-6
　内容　総論　各論（私が多様な働き方をすすめる理由　先行事例から見えること　先行事例から取り組みのヒントを学ぶ）　補論　資料篇

◇看護白書―ワーク・ライフ・バランス推進ナビ　平成22年版　変えよう! 看護職の労働条件・労働環境　日本看護協会編　日本看護協会出版会　2010.10　222p　26cm　2800円　Ⓘ978-4-8180-1547-0
　内容　総論（看護労働の今　看護労働の課題と多面的な取り組み　看護職はなぜ離職するのか　離職を防ぐ労働環境改善の取り組み）　各論（調査・研究からみる看護職の労働環境　労働環境改善へ向けた現場の取り組み　労働時間管理Q&A）　補論（育児・介護休業法の改正　日本ナースヘルス研究）　資料編（看護職の年次データ「就業状況」「養成状況」「労働条件」　看護政策関連の動向：看護に関する主な検討会報告書等「2009年4月～2010年3月」　日本看護協会の主な刊行物及び見解・声明　日本看護協会　執行機関および事務局組織　育児休業、介護休業等育児又は家族介護を行う労働者の福祉に関する法律（抄））

◇看護白書―ケアをつなぐ退院支援・退院調整と訪問看護の基盤強化　平成23年版　テーマ　看護がつなぐ・ささえる在宅療養　日本看護協会編　日本看護協会出版会　2011.11　234p　26cm　2800円　Ⓘ978-4-8180-1616-3
　内容　第1部（総論　各論（在宅療養への切れ目ないケアのしくみづくり　訪問看護ステーションの基盤強化の取り組み）　関連資料）　第2部　資料編

◇看護法令要覧　平成24年版　門脇豊子, 清水嘉与子, 森山弘子編　日本看護協会出版会　2012.3　928, 31p　21cm　4200円　Ⓘ978-4-8180-1647-7
　内容　第1編　看護　第2編　保健　第3編　予防　第4編　医事　第5編　保険　第6編　社会福祉　第7編　労働　第8編　学校教育　付

◇新卒看護職員の早期離職等実態調査報告書　2004年　日本看護協会中央ナースセンター編　日本看護協会　2005.3　93p　30cm

◇新卒看護職員の入職後早期離職防止対策報告書　2005年　日本看護協会中央ナースセンター事業部編　日本看護協会　2006.3　33p　30cm　Ⓝ498.14

◇潜在看護職員の就業に関する報告書―ナースセンター登録データに基づく分析　平成14年度版　日本看護協会中央ナースセンター編　日本看護協会　2003.3　148p　30cm　Ⓝ498.14

◇潜在看護職員の就業に関する報告書―ナースセンター登録データに基づく分析　平成15年度版　日本看護協会中央ナースセンター編　日本看護協会　2004.3　163p　30cm　Ⓝ498.14

◇潜在看護職員の就業に関する報告書―ナースセンター登録データに基づく分析　平成16年度版　日本看護協会中央ナースセンター事業部編　日本看護協会　2005.3　217p　30cm　Ⓝ498.14

◇潜在看護職員の就業に関する報告書―ナースセンター登録データに基づく分析　平成17年度版　日本看護協会専門職支援・中央ナースセンター事業部編　日本看護協会　2006.3　174p　30cm　Ⓝ498.14

◇潜在看護職員の就業に関する報告書―ナースセンター登録データに基づく分析　平成18年度版　日本看護協会専門職支援・中央ナースセンター事業部編　日本看護協会　2007.3　175p　30cm　Ⓝ498.14

◇潜在看護職員の就業に関する報告書―ナースセンター登録データに基づく分析　平成19年度版　日本看護協会専門職支援・中央ナースセンター事業部編　日本看護協会　2008.3　185p　30cm　Ⓝ498.14

◇潜在看護職員の就業に関する報告書―ナースセンター登録データに基づく分析　平成20年度版　日本看護協会中央ナースセンター編　日本看護協会　2010.1　225, 4, 3p　30cm　Ⓝ498.14

◇潜在看護職員の就業に関する報告書―ナースセンター登録データに基づく分析　ダイジェスト版　平成20年度　日本看護協会中央ナースセンター編　日本看護協会　2010.2　46p　30cm　Ⓝ498.14

◇潜在看護職員の就業に関する報告書―ナースセンター登録データに基づく分析　平成21年度版　日本看護協会中央ナースセンター編　日本看護協会　2011.3　250p　30cm　Ⓝ498.14

◇潜在看護職員の就業に関する報告書―ナースセンター登録データに基づく分析　平成22年度版　日本看護協会中央ナースセンター編　日本看護協会　2011.12　246p　30cm　Ⓝ498.14

◇潜在看護職員の就業に関する報告書―ナースセンター登録データに基づく分析　ダイジェスト版　平成21年度　日本看護協会専門職支援・中央ナースセンター事業部編　日本看護協会　2011.3　49p　30cm　Ⓝ498.14

◇潜在ならびに定年退職看護職員の就業に関する意向調査報告書　日本看護協会専門職支援・中央ナースセンター事業部編　日本看護協会　2007.3　104p　30cm　Ⓝ498.14

◇総合病院看護師の勤務条件と職業性ストレスおよび疲労蓄積との関連についての調査　〔鳥取〕労働者健康福祉機構鳥取産業保健推進センター　2009.3　39p　30cm　（産業保健調査研究報告書　平成20年度）　Ⓝ498.14

◇「定年退職等看護職員のセカンドキャリア支援モデル事業」報告書　平成16年度　日本看護協会中央ナースセンター著　日本看護協会　2005.3　121, 4p　30cm　Ⓝ498.14

《倫理》

◇いのちと向き合う看護と倫理―受精から終末期まで　ケーススタディ　エルシー・L.バンドマン, バートラム・バンドマン著, 木村利人監訳, 鶴若麻理, 仙波由加里訳　人間と歴史社　2010.3　335p　21cm　3500円　Ⓘ978-4-89007-177-7　Ⓝ492.9015

医療施設・医療者　　　　　　　　　　　　　　　　　　　　　　　　　　　　　　　　看護師

　[内容] 看護における道徳の意義　専門家関係のモデル　看護における倫理的意思決定　家族関係と生殖に関する看護倫理　看護管理と中絶の問題　新生児の看護ケアにおける倫理的問題　子どもの看護ケアにおける倫理的問題　青年期の看護ケアにおける倫理的問題　成人の看護ケアにおける倫理的問題　高齢者ケアにおける倫理的問題　末期ケアにおける倫理的問題

◇看護が直面する11のモラル・ジレンマ　小林亜津子著　京都　ナカニシヤ出版　2010.3　278p　20cm　2400円　①978-4-7795-0396-2　Ⓝ490.15
　[内容] 病院の不正を知ったらどうするか—医療者の倫理的責務と内部告発（whistle・blowing）　「デザイナー・ベビー」は許されるか—着床前診断の現状　患者の秘密を守るべきか　HIV/エイズに出会ったら—予防・差別・プライバシー　性別適合手術は許されるか　胎児組織を研究に利用してよいか—始まっている胎児組織ビジネス　受精卵をほしいと言われたら—受精卵提供とヒト胚の研究利用　動物に権利があるか—動物実験の倫理問題　結合双生児の分離手術—一人を助けるために、もう一人を殺してもよいか　子どもに自己決定権はあるか—ジリック裁判と親権の範囲　認知症高齢者の判断能力をどうやって判断するか—コンピテンス（competence）問題

◇看護実践の倫理—倫理的意思決定のためのガイド　サラ・T.フライ、メガン-ジェーン・ジョンストン著　片田範子、山本あい子訳　第2版　日本看護協会出版会　2005.9　281p　23cm　2200円　①4-8180-1146-0　Ⓝ492.9015
　[内容] 第1部 倫理的意思決定への準備　第2部 看護師の倫理的責任　第3部 看護実践への倫理の応用　付録

◇看護実践の倫理—倫理的意思決定のためのガイド　サラ T.フライ、メガン-ジェーン・ジョンストン著　片田範子、山本あい子訳　第3版　日本看護協会出版会　2010.4　277p　23cm　2200円　①978-4-8180-1512-8　Ⓝ492.9015

◇看護者の基本的責務—基本法と倫理　日本看護協会編　日本看護協会出版会　2003.9　46p　30cm　〈「看護職者の基本的責務」（2002年刊）の増訂〉　500円　①4-8180-1026-X　Ⓝ492.9015

◇看護者の基本的責務—定義・概念/基本法/倫理　日本看護協会監修　新版　日本看護協会出版会　2006.12　77p　26cm　800円　①978-4-8180-1251-6　Ⓝ492.9015

◇看護と人権—職業倫理の再考　ジャン・マクヘイル、アン・ギャラガー著、井部俊子監修、竹花富子訳　エルゼビア・ジャパン　2006.12　285p　21cm　〈看護学名著シリーズ〉　3000円　①4-86034-877-X　Ⓝ492.9015
　[内容] 第1章 人権と看護　第2章 権利と生殖　第3章 人権と治療への同意　第4章 人権と精神衛生ケア　第5章 プライバシー権と医療情報　第6章 権利と医療資源の配分　第7章 研究と権利　第8章 権利と終末期（生命の終期）

◇看護に生かすバイオエシックス—よりよい倫理的判断のために　木村利人監修・執筆　学習研究社　2004.1　201p　21cm　〈執筆：荒川唱子ほか〉　2000円　①4-05-152192-3　Ⓝ492.9015

◇看護のこころ—看護の倫理規定・綱領・宣言集　石井トク編　丸善　2007.1　290p　19cm　1300円　①978-4-621-07837-2　Ⓝ492.9015
　[内容] 1 看護師の職業倫理　2 医療における人権に関する倫理　3 患者の権利に関する倫理　4 医師の職業倫理　5 コメディカル等の職業倫理　6 倫理に関連するその他の書

◇看護の倫理学　石井トク著　第2版　丸善　2008.1　214p　19cm　〈現代社会の倫理を考える 第1巻〉　1900円　①978-4-621-07865-5　Ⓝ492.9015
　[内容] 第1章 看護倫理（現象から看護倫理へのアプローチ　看護の倫理学とは　あらたな看護倫理に向けて）　第2章 看護師のジレンマ（インフォームド・コンセントと意思決定の支援　胎児および新生児の人権　新生児のターミナルケア　暴力と拘束　東海大学「安楽死」事件とターミナルケア　患者と家族「ジレンマ」の倫理的解決方法）　第3章 個人情報とプライバシーの保護（患者の個人情報の擁護　情報の公開とプライバシーの保護）　第4章 看護と地域医療（在宅医療と法　在宅医療における患者の権利）　第5章 看護師の社会的責任（看護師の法的責任とは　看護師の倫理的行動規範　看護研究と倫理　看護倫理の教育）

◇看護の倫理資料集—看護関連倫理規定/綱領/宣言の解説　石井トク、野口恭子編著　丸善　2004.7　296p　26cm　4200円　①4-621-07178-5　Ⓝ492.9015
　[内容] 1 看護師の職業倫理　2 医療における人権に関する倫理　3 患者の権利に関する倫理　4 医師の職業倫理　5 コメディカル等の職業倫理　6 倫理に関連するその他の書

◇看護の倫理資料集—看護関連倫理規定/綱領/宣言の解説　石井トク、野口恭子編著　第2版　丸善　2007.5　432p　21cm　3200円　①978-4-621-07857-0　Ⓝ492.9015
　[内容] 1 看護師の職業倫理　2 医療における人権に関する倫理　3 患者の権利に関する倫理　4 医師の職業倫理　5 コメディカル等の職業倫理　6 倫理に関連するその他の書

◇看護倫理—日本文化に根ざした看護倫理とは　アン・J.デービス、アン・ギャラガー、見藤隆了著、前原澄子監修、相羽利昭編　医学映像教育センター　2007.8　231p　26cm　〈英語併記〉　5000円　①978-4-86243-185-1　Ⓝ492.9015
　[内容] 看護倫理の基礎知識（アン・J.デービス述）　美徳の倫理、ケアリング倫理、原則に基づく倫理（アン・J.デービス述）　患者アドボカシーに関する倫理的意思決定（アン・ギャラガー述）　大学院で看護倫理をどう教育すべきか（アン・J.デービス述）　看護倫理の中心的価値である「尊厳」と日常の看護実践とのかかわり（アン・ギャラガー述）

◇看護倫理 1　ドローレス・ドゥーリー、ジョーン・マッカーシー著、坂川雅子訳　みすず書房　2006.11　193p　20cm　2400円　①4-622-07271-0　Ⓝ492.9015
　[内容] 第1部 患者と看護師の関係（患者の自律性を尊重する　自律性と危険回避のための干渉　真実を告げる　アドボカシーとインテグリティ　患者の秘密を守る　秘密保持のプロセス　看護と医療のインフォームド・コンセント　研究・調査におけるインフォームド・コンセント）

◇看護倫理 2 ドロレース・ドゥーリー, ジョーン・マッカーシー著, 坂川雅子訳 みすず書房 2006.11 p196-395 20cm 2400円 ①4-622-07272-6 Ⓝ492.9015
 内容 第2部 生と死 第3部 医療資源, 正義, 看護師の責務(乏しい医療資源をどう配分するか 看護師の責務と内部告発 ストライキをする権利)

◇看護倫理 3 ドロレース・ドゥーリー, ジョーン・マッカーシー著, 坂川雅子訳 みすず書房 2007.1 542, 35p 20cm 2400円 ①978-4-622-07273-7 Ⓝ492.9015

◇看護倫理を教える・学ぶ—倫理教育の視点と方法 Anne J. Davis, Verena Tschudin, Louise de Raeve編, 小西恵美子監訳, 和泉成子, 江藤裕之訳 日本看護協会出版会 2008.11 272p 26cm 3000円 ①978-4-8180-1373-5 Ⓝ492.9015
 内容 第1部 序論と背景(臨床倫理における歴史、社会的倫理、宗教への序 看護における倫理:歴史的展望 社会的倫理、専門職、社会) 第2部 倫理の理論(原則の倫理 徳の倫理 ケアの倫理) 第3部 倫理を教える(看護倫理の教育概説 看護倫理の教育:倫理的能力の促進 世界のさまざまな倫理的問題と看護 日本における看護倫理の教育) 第4部 看護倫理の将来(国際的展望 看護倫理教育の将来)

◇看護倫理学—看護実践における倫理的基盤 松木光子編 ヌーヴェルヒロカワ 2010.11 310p 27cm 〈執筆:赤川朗ほか〉 3200円 ①978-4-86174-037-4 Ⓝ492.9015
 内容 1 倫理編(倫理学 生命倫理学 医療倫理) 2 看護倫理 3 実践編(看護実践における倫理的基盤 事例とその考察)

◇「看護倫理とリスクマネージメント」報告書 京都 京都府医学振興会 2004.3 77p 30cm 〈会期・会場:平成15年8月12日 京都府立医科大学看護学舎 ほか 「松本仁介医学振興基金」平成15年度事業 共同刊行:京都府立医科大学医学部看護学科〉 Ⓝ492.9015

◇看護倫理のための意思決定10のステップ ジョイス E. トンプソン, ヘンリー O. トンプソン, ケイコ・イマイ・キシ, 竹内博明日本語版監修・監訳, 山本千紗子監訳, 香川大学医学部看護学科訳 日本看護協会出版会 2004.2 276p 26cm 3000円 ①4-8180-1047-2 Ⓝ492.9015
 内容 第1部 生命倫理の理論的基礎 第2部 生命倫理上の意思決定モデル 付録

◇具体的なジレンマからみた看護倫理の基本 坪倉繁美責任編集 医学芸術社 2005.12 199p 22cm (BN books) 2400円 ①4-87054-258-7 Ⓝ492.9015
 内容 第1章 総論(看護倫理を学ぶ意義 看護倫理とは 看護倫理を考える前に押さえておきたい諸要素) 第2章 具体的なジレンマ事例

◇ケアの質を高める看護倫理—ジレンマを解決するために 岡崎寿美子, 小島恭子編著 補訂 医歯薬出版 2005.8 104p 26cm 2400円 ①4-263-23391-3 Ⓝ492.9015

◇ケアの生命倫理 平山正実, 朝倉輝一編著 日本評論社 2004.4 172p 21cm 2200円 ①4-535-98229-5 Ⓝ492.9015
 内容 第1章 看護の中のケア 第2章 ターミナル・ケアについて—臨床死生学と臨床哲学との接点 第3章 看護の質とケア 第4章 患者は私に何を伝えようとしたか 第5章 ブリコラージュ的介護に向けて—老いと介護の「脱構築」 第6章 ケアとは何か—クーラ寓話を手がかりとして 第7章 現代医療とケアの倫理 第8章 終末期の患者像について

◇事例でまなぶケアの倫理 大北全俊, 桑原英之, 高橋綾編 吹田 メディカ出版 2007.6 158, 8p 26cm (G supple 看護共通技法) 2200円 ①978-4-8404-2080-8 Ⓝ492.911
 内容 1章 生まれてくることと死ぬこと(生殖補助医療技術:「家族をつくる」こと 出生前診断と選択的人工妊娠中絶 重症新生児治療のさし控え・中止 安楽死・尊厳死 脳死と臓器移植) 2章 病・障害を抱えながら(子どもにおけるインフォームドコンセント 病気と差別:HIV感染症をめぐって 難病を生きるということ 自己決定と遺伝カウンセリング 慢性疾患の患者に対する療養指導 認知症を抱えてターミナルケア) 3章 研究すること働くこと学ぶこと(研究を進めるに当たって 「配慮」すること 医療が患者に害をもたらすとき 実習とは何か)

◇事例でまなぶケアの倫理—看護共通技法 大北全俊, 桑原英之, 高橋綾編 改訂2版 吹田 メディカ出版 2010.2 166, 8p 26cm (G supple) 〈シリーズの編者:G supple編集委員会〉 2200円 ①978-4-8404-2990-0 Ⓝ492.9015

◇正義と境を接するもの—責任という原理とケアの倫理 品川哲彦著 京都 ナカニシヤ出版 2007.10 325p 21cm 4800円 ①978-4-7795-0164-7
 内容 問題の位置づけ 第1部 責任という原理(ヨナス『責任という原理』の問題提起—自然、環境、人間 環境、所有、倫理 生命の神聖への信仰とその失効とその再考 人間はいかなる意味で存続すべきか—ヨナス、アーベル、ハーバマス 責任原理の一解釈—正義と境を接するもの) 第2部 ケアの倫理(ケアの倫理と問題提起 ノディングスの倫理的自己の観念 ケアの倫理、ニーズ、法 ケア対正義論争—統合から編み合わせへ ケア関係における他者) むすび

◇全人的ケアのための看護倫理 Anne Bishop, John Scudder.著, 田中美恵子監訳 丸善 2005.3 200p 21cm 1900円 ①4-621-07547-0 Ⓝ492.9015
 内容 第1章 なぜ、もう一つの看護倫理の本を? 第2章 一人の良い看護師であるということについて 第3章 全体的で全人的なケア 第4章 ケアする存在(ケアする者として居合わせること) 第5章 ケアへと呼びかけられること 第6章 全人的看護実践における倫理的事柄 第7章 倫理と看護についての内省的対話 付録 看護倫理

◇ベッドサイドの看護倫理事例30 —『看護者の倫理綱領』で読み解く 杉谷藤子, 川合政恵監修, 医療人権を考える会著 日本看護協会出版会 2007.5 141p 26cm 1900円 ①978-4-8180-1272-1 Ⓝ492.9015

◇身近な事例で学ぶ看護倫理 宮脇美保子著 中央法規出版 2008.4 174p 21cm 1800円 ①978-4-8058-2989-9 Ⓝ492.9015

◇やさしい看護者の倫理綱領 東京医科大学看護専門学校執筆, プチナース編集部編 照林社 2006.9 37p 21cm 1600円 〈プチナース特別編集〉 476円 ①4-7965-2136-4 Ⓝ492.9015
 内容 総論 「看護者の倫理綱領」ってなぁに? 看護者は、人間の生命、人間としての尊厳及び権利を

尊重する　看護者は、国籍、人種、民族、宗教、信条、年齢、性別及び性的指向、社会的地位、経済的状態、ライフスタイル、健康問題の性質にかかわらず、対象となる人々に平等に看護を提供する　看護者は、対象となる人々との間に信頼関係を築き、その信頼関係に基づいて看護を提供する　看護者は、人々の知る権利及び自己決定の権利を尊重し、その権利を擁護する　看護者は、守秘義務を遵守し、個人情報の保護に努めるとともに、これを他者と共有する場合は適切な判断のもとに行う　看護者は、対象となる人々への看護が阻害されているときや危険にさらされているときは、人々を保護し安全を確保する　看護者は、自己の責任と能力を的確に認識し、実施した看護について個人としての責任をもつ　看護者は、常に、個人の責任として継続学習による能力の維持・開発に努める　看護者は、他の看護者及び保健医療福祉関係者とともに協働して看護を提供する　看護者は、より質の高い看護を行うために、看護実践、看護管理、看護教育、看護研究の望ましい基準を設定し、実施する　看護者は、研究や実践を通して、専門的知識・技術の創造と開発に努め、看護学の展開に寄与する　看護者は、より質の高い看護を行うために、看護者自身の健康の保持増進に努める　看護者は、社会の人々の信頼を得るように、個人としての品行を常に高く維持する　看護者は、人々がよりよい健康を獲得していくために、環境の問題について社会と責任を共有する　看護者は、専門職組織を通じて、看護の質を高めるための制度の確立に参画し、よりよい社会づくりに貢献する

◇よくわかる看護者の倫理綱領　東京医科大学看護専門学校編著　照林社　2010.10　67p　26cm　〈『プチナース』特別編集版　『やさしい看護者の倫理綱領』(2006年刊)の第2版〉　800円　①978-4-7965-2234-2　Ⓝ492.9015
[内容] 1 条文を理解しよう！　2 事例で理解を深めよう！

◇臨床実践のための看護倫理——倫理的意思決定へのアプローチ　グラディス L. ハステッド、ジェームス H. ハステッド著、藤村龍子、樽井比義監訳、樽井正義、曽山順子、廣瀬佐和子訳　医学書院　2009.7　448p　21cm　3800円　①978-4-260-00015-4　Ⓝ492.9015
[内容] 第1部 倫理的決定モデルを構成する要素（倫理学史の批判　徳とその価値　決定の第一段階　看護師・患者合意　現代の生命倫理の行為規範　諸理論と行為規範　倫理的コンテキスト　コンテキストと倫理的行為　生命倫理の行為規範の間の明らかな対立　行為規範と合意）　第2部 生命倫理と個人の自律の本性（倫理的知識の要素をなす人間の本性の諸側面　欲求と倫理的コンテキスト　倫理的決定における理性の役割　あらゆる行為の前提条件としての生命　目的の役割——倫理的行為の目標　行為能力の役割——倫理的行為の本性）　第3部 ケーススタディ（ジレンマの解決）

《看護教育》

◇看護基礎教育の充実に関する検討会報告書〔看護基礎教育の充実に関する検討会〕　2007.4　1冊（ページ付なし）　30cm　Ⓝ492.9015

◇看護教育の病理——バーンアウト再生産のしくみ　田中マキ子著　多賀出版　2005.3　240p　22cm　5800円　①4-8115-7021-9　Ⓝ492.907
[内容] 第1章 バーンアウトと看護教育　第2章 臨床現場におけるバーンアウトの実態　第3章 看護教育における「焚き付け」のしくみ　第4章 事例にみる看護師のバーンアウトと「教育」の影響　第5章 看護教育の病理——バーンアウト再生産のしくみ　第6章 看護教育と医療現場の再編に向けて

◇看護師のキャリア論——多くの節目を越えて生涯にわたる成長の道筋を見出すために　勝原裕美子著　ライフサポート社　2007.9　209p　21cm　2300円　①978-4-904084-01-4　Ⓝ498.14
[内容] 第1章 看護師にとってのキャリア　第2章 フェイズ1・看護師になる　第3章 フェイズ2・看護師としての成長　第4章 フェイズ3・看護師が直面する壁　第5章 フェイズ4・看護師としての新たな飛躍　第6章 フェイズ5・看護の継承

◇看護師の熟練形成——看護技術の向上を阻むものは何か　下野恵子、大津廣子著　名古屋　名古屋大学出版会　2010.9　252p　22cm　4200円　①978-4-8158-0647-7　Ⓝ498.14
[内容] 看護師の熟練形成のために——本書の目的と構成　第1部 看護師に対する期待と看護師の実践能力（看護師をめぐる医療制度と看護師に対する期待　看護師の経験年数と看護技術の実践能力）　第2部 看護師の労働供給と労働条件（病院における"看護師の忙しさ"——「看護師不足」の意味　日本における看護師の賃金水準と労働環境）　第3部 看護技術教育と看護師の熟練形成（看護師養成制度と看護師国家試験——看護技術の位置づけ　看護基礎教育における「技術教育」——基礎看護技術　職場研修における「技術教育」：看護技術研修）　第4部 看護技術向上のインセンティブ（病院における看護サービスの価格づけの可能性　看護技術向上のためのインセンティブの制度化）　看護師の熟練形成を支援するための提言

◇看護師の学び直しを支援する地域指向型オープン/バーチャル・カレッジの試み——平成19年度成果報告書　上越　新潟県立看護大学看護研究交流センター　2008.3　1冊　30cm　〈委託：文部科学省　平成19年度文部科学省「社会人の学び直しニーズ対応教育推進プログラム」〉　Ⓝ492.907

◇看護師の学び直しを支援する地域指向型オープン/バーチャル・カレッジの試み——平成20年度成果報告書　上越　新潟県立看護大学看護研究交流センター　2009.5　161p　30cm　〈平成20年度文部科学省「社会人の学び直しニーズ対応教育推進プログラム」〉　Ⓝ492.907

◇看護師の学び直しを支援する地域指向型オープン/バーチャル・カレッジの試み——平成21年度成果報告書　上越　新潟県立看護大学看護研究交流センター　2010.3　146p　30cm　〈委託：文部科学省　平成21年度文部科学省「社会人の学び直しニーズ対応教育推進プログラム」〉　Ⓝ492.907

◇看護職のキャリア開発——転換期のヒューマンリソースマネジメント　平井さよ子著　改訂版　日本看護協会出版会　2009.5　167p　21cm　2000円　①978-4-8180-1406-0　Ⓝ498.14

◇日本の看護職教育——戦後からの軌跡　山田里津著　文藝春秋企画出版部（制作）　2010.10　171p　20cm　2000円　Ⓝ492.907

看護師

◇病院のためのOJT ―優秀な看護師をいかに早く育てるか 寺澤弘忠, 寺澤典子著 PHP研究所 2008.8 255p 21cm 1600円 ①978-4-569-70250-6 Ⓝ498.14
　内容 第1章 これからの人材育成(自立型キャリア時代のOJT 成長過程でプラスになったことは何か 教育という言葉の意味 いかにして自立・成長・巣立ちをはかってきたか 職場で見受けられる検討課題 OJT実践の機会と場) 第2章 人材育成の方向性(キャリア開発から学ぶこと 教育という言葉の意味 いかにして自立・成長・巣立ちをはかってきたか) 第3章 新卒看護師の臨床看護実践能力の向上(新卒看護師が就職時に持っていてほしい看護実践能力 新卒看護師が就職一年後に持っていてほしい看護実践能力) 第4章 いかにして自立・成長・巣立ちをはかってきたか(OJTを正しく理解する 部下を理解するためのコミュニケーション 看護実践能力の向上)

◇離職中または在職看護師に対する看護実践力向上プログラム ―文部科学省社会人学び直しニーズ対応教育推進最終成果報告書 伊勢原 東海大学健康科学部 〔2010〕 65p 30cm Ⓝ492.907

◇離職中または在職看護師に対する看護実践力向上プログラム ―文部科学省社会人の学び直しニーズ対応教育推進事業成果報告書 2007年度 東海大学学び直し実行委員会編 〔平塚〕 東海大学学び直し実行委員会 2008.3 29p 30cm (共同刊行:東海大学健康科学部) Ⓝ492.907

◇離退職保育・看護資格保有者のキャリアアップのためのHPS養成教育事業 ―平成19年度社会人の学び直しニーズ対応教育推進プログラム委託業務成果報告書 〔静岡〕 静岡県立大学短期大学部 〔2008〕 103p 30cm Ⓝ492.907

◇離退職保育・看護資格保有者のキャリアアップのためのHPS養成教育事業 ―平成20年度社会人の学び直しニーズ対応教育推進プログラム委託業務成果報告書 〔静岡〕 静岡県立大学短期大学部 〔2009〕 106p 30cm Ⓝ492.907

◇離退職保育・看護資格保有者のキャリアアップのためのHPS養成教育事業 ―平成21年度社会人の学び直しニーズ対応教育推進プログラム委託業務成果報告書 〔静岡〕 静岡県立大学短期大学部 〔2010〕 92p 30cm Ⓝ492.907

◇歴史にみるわが国の看護教育 ―その光と影 佐々木秀美著 相模原 青山社 2005.12 460p 21cm 3600円 ①4-88359-232-4 Ⓝ492.907

◇わが国の占領期における看護改革に関する研究 ―地方への看護政策浸透過程 佐藤公美子著 風間書房 2008.10 193p 22cm 6000円 ①978-4-7599-1691-1 Ⓝ492.9
　内容 序章(問題の所在と研究の目的 先行研究の検討と研究方法 対日占領改革のための組織の形成) 第1章 GHQ/SCAPによる中央における看護政策の成立(日本の看護問題提起とGHQ/SCAPの基本方針の成立 GHQ/SCAPによる看護教育改革の成立 GHQ/SCAPによる病院における看護改革 GHQ/SCAPによる保健所における保健事業改革) 第2章 地方における具体的改革の展開(地方での看護改革の背景 看護教育改革の展開 病院における看護改革の展開 保健所における保健事業の改革の展開) 終章(考察 残された課題)

つきそい婦

《保健師》

◇あなたも地域看護のフロントランナー ―挑み続ける保健師から 望月弘子, 宮崎和加子著 日本看護協会出版会 2008.11 249p 20cm 1800円 ①978-4-8180-1369-8 Ⓝ498.14
　内容 第1章 道を拓く、制度を創る、人を動かす(生きる力が蘇った結核患者―自己解決能力引き出し支援 「マザー&チャイルドセンター」を一生き生き「共同助産所」の経験から 母子保健活動は「人間づくり」のもと―「愛育会」の活動 みる力・創造力で開拓していこう―地域・地区に徹底的にこだわった保健師教育 あなたが動けば、町・村は変わる!―山梨県市町村派遣保健師制度創設 訪問看護制度化への31年 全国に先駆けての取り組みの挑戦 保健師活動もエビデンスをベースに―勤務時間内での研究活動を認めてもらうために 看護大学開設のかけに一力がなければ力のある人に頼み実現する 看護の発展の鍵を握る看護協会活動―横糸と縦糸から紡ぎ出されるパワー 住民と共に築く豊かなまちづくり―"自分たちで"の応援団を自負しよう) 第2章 座談会「本物」であることにこだわって

◇効果的な地域包括支援に関する先進事例集 ―保健師の活動に焦点をあてて 継続と連携が築く―昨日、今日、そして明日 全国保健センター連合会 2007.3 8, 119p 30cm 〈平成18年度老人保健事業推進費等補助金(老人保健健康増進等事業分)地域包括支援センターにおける効果的な地域包括支援体制のあり方に関する調査研究事業〉 Ⓝ369.26

◇住民主体の保健活動と保健師の仕事 ―生活習慣病対策の場合 松下拡著 萌文社 2008.1 110p 21cm (PHNブックレット no.4) 1000円 ①978-4-89491-145-1 Ⓝ498.14
　内容 1 保健師としての活動の原点 2 国の施策をどのように受けとめるか 3 住民の主体化をめざす支援 4 生活習慣病予防と健診(特定健診について 特定健診、事業をどのように進めるか) 5 地域保健計画

◇住民のいのちの問題に保健師はどう向き合うか ―格差社会と健康支援の課題 山本昌江, 佐々木昭三, 篠崎次男著 萌文社 2009.11 70p 21cm (PHNブックレット 9)〈シリーズの企画・編集者:全国保健師活動研究会〉 800円 ①978-4-89491-187-1 Ⓝ498.14

◇地域ケアの実際 ―保健婦活動の軌跡 地域ケア研究会みやぎ編 仙台 宮城県公衆衛生協会連絡事務所 2004.1 138p 26cm Ⓝ498.02123

◇地域包括ケアにおける保健師活動の事例集 全国国民健康保険診療施設協議会保健師活動を中心とした住民参加型地域包括ケアシステム検討委員会 2011.3 17p 30cm 〈平成22年度老人保健事業推進費等補助金老人保健健康増進等事業〉 Ⓝ498.02123

◇保健師活動の原点とかたち—東北大学大学院情報科学研究科博士論文から 二〇〇八年三月 市川禮子編著 仙台 宮城県公衆衛生協会 2011.3 43p 30cm Ⓝ498.14
◇保健師業務要覧 日本看護協会保健師職能委員会監修, 池田信子, 漆崎育子, 金川克子, 新藤京子, 平野かよ子編 日本看護協会出版会 2005.7 634p 26cm〈「保健婦業務要覧」の新版〉 4800円 Ⓘ4-8180-1143-6 Ⓝ498.14
◇保健師業務要覧 日本看護協会保健師職能委員会監修, 佐々木峯子, 井伊久美子, 金川克子, 平野かよ子, 斉藤恵美子編 新版第2版 日本看護協会出版会 2008.10 589p 26cm 4800円 Ⓘ978-4-8180-1359-9 Ⓝ498.14
[内容] 総論(時代の変化と保健師活動 保健の保健活動 地域保健管理 臨地実習における指導体制 実践者による調査・研究) 各論(母子保健 小児保健 思春期保健 成人保健 高齢者保健・介護予防 健康危機管理 感染症保健 地域精神保健福祉 難病対策と在宅ケア 学校保健 産業保健 医療施設における保健師活動)
◇保健師の活動基盤に関する基礎調査報告書 日本看護協会事業開発部編 日本看護協会 2010.3 176p 30cm〈平成21年度先駆的保健活動交流推進事業〉 Ⓝ498.14
◇保健師の活動基盤に関する基礎調査報告書 日本看護協会事業開発部編 日本看護協会 2011.3 196p 30cm〈平成22年度厚生労働省先駆的保健活動交流推進事業〉 Ⓝ498.14

《助産師》

◇院内助産院—佐野病院の成功の軌跡 石村朱美, 高橋八重子, 有岡美子, 茂岡絵里, 日高球実著 名古屋 日総研出版 2008.2 151p 26cm 2381円 Ⓘ978-4-7760-1338-9 Ⓝ498.16
[内容] 第1章 院内助産院の意義と助産師の役割 第2章 院内助産院の立ち上げと運営の経緯 第3章 院内助産院成功のノウハウ 第4章 院内助産院のルールと他職種との共通認識 第5章 院内助産院における活動ガイド 第6章 分娩介助の実際
◇現役助産師が語るお医者さんが教えてくれない妊娠・出産の神秘 長愛子著 文芸社 2009.6 51p 19cm〈新風舎2006年刊の増訂〉 800円 Ⓘ978-4-286-06934-0 Ⓝ495.6
[内容] はじめに お医者さんが教えてくれない妊娠・出産の神秘 第1章 妊娠中の女性の体 第2章 女性の体の不思議 第3章 おなかの中の赤ちゃんは何でも知っている 第4章 生まれてきた赤ちゃんは天才だ
◇現代の助産習俗助産所出産—なぜ助産所で産むのか 山名香奈美著 一藝社 2011.12 101p 21cm 1200円 Ⓘ978-4-86359-033-5 Ⓝ498.16
[内容] 第1章 畳の上のお産 第2章 医療施設としての助産師 第3章 出産介助者の役割と助産師 第4章 人の誕生における医療と現代の助産所出産
◇産科医療機関等の助産師確保促進事業報告書 平成17年度 日本看護協会中央ナースセンター事業部編 日本看護協会 2006.3 118p 30cm〈平成17年度厚生労働省看護職員確保対策特別事業〉 Ⓝ498.14
◇助産師業務要覧 日本看護協会助産師職能委員会監修, 遠藤俊子, 渡部尚子, 山本あい子, 青木康子, 村上睦子編 日本看護協会出版会 2005.7 445p 26cm〈「助産婦業務要覧」(1997年刊)の新版〉 4500円 Ⓘ4-8180-1144-4 Ⓝ498.14
[内容] 第1章 助産師の業務 第2章 助産師の身分 第3章 助産師と倫理綱領 第4章 マタニティサイクルにおける業務 第5章 リプロダクティブ・ヘルスにかかわる業務 第6章 活動場所の特性と業務 第7章 助産師の管理業務 第8章 助産師の教育 第9章 助産師業務改善の取り組みと職能団体の役割
◇助産師業務要覧 日本看護協会助産師職能委員会監修, 遠藤俊子, 渡部尚子, 山本あい子, 青木康子, 村上睦子編 新版増補版 日本看護協会出版会 2008.10 457p 26cm 4500円 Ⓘ978-4-8180-1358-2 Ⓝ498.14
[内容] 第1章 助産師の業務 第2章 助産師の身分 第3章 助産師と倫理綱領 第4章 マタニティサイクルにおける業務 第5章 リプロダクティブ・ヘルスにかかわる業務 第6章 活動場所の特性と業務 第7章 助産師の管理業務 第8章 助産師の教育 第9章 助産師業務改善の取り組みと職能団体の役割 巻末資料
◇助産師適正配置に関する検討会報告書 滋賀県健康福祉部医務薬務課編 大津 滋賀県健康福祉部医務薬務課 2005.3 132p 30cm Ⓝ498.14
◇助産師と産む—病院でも、助産院でも、自宅でも 河合蘭著 岩波書店 2007.7 71p 21cm〈岩波ブックレット no.704〉 480円 Ⓘ978-4-00-009404-7 Ⓝ498.14
[内容] 第1章 助産師の祖先たち 第2章 お産専門店、助産師の出産 第3章 病院での出産と助産師 第4章 産科医のいない地域で活躍する助産師 第5章 助産師の今
◇助産師の声明 日本助産師会業務検討委員会編 日本助産師会 2006.5 15p 30cm 476円 Ⓝ498.14
◇助産師の声明 日本助産師会編 日本助産師会 2006.5 17p 30cm 476円 Ⓘ978-4-930935-00-7 Ⓝ108.14
◇助産師の声明/コア・コンピテンシー 日本助産師会編 日本助産師会 2010.5 26p 30cm 500円 Ⓘ978-4-930935-05-2 Ⓝ498.14
◇助産所業務ガイドライン 日本助産師会助産所部会役員会, 安全対策委員会, 安全対策室編 第4版 日本助産師会 2007.4 42p 30cm 953円 Ⓝ498.16
◇助産所業務ガイドライン 日本助産師会編 2009年改訂版 日本助産師会 2009.12 58p 30cm 953円 Ⓘ978-4-930935-02-1 Ⓝ498.16
◇潜在助産師のための再チャレンジ支援プログラム—平成19年度社会人の学び直しニーズ対応教育推進プログラム委託業務成果報告書〔北海道〕 北海道大学医学部保健学科 2008.3 49p 30cm Ⓝ498.14
◇潜在助産師のための再チャレンジ支援プログラム—平成20年度「社会人の学び直しニーズ対応教育推進プログラム委託業務成果報告書」〔札

◇〔幌〕 北海道大学大学院保健科学研究院 2009.3 62p 30cm Ⓝ498.14
◇潜在助産師のための再チャレンジ支援プログラム—平成21年度「社会人の学び直しニーズ対応教育推進プログラム委託業務成果報告書」〔札幌〕 北海道大学大学院保健科学研究院 2010.3 76p 図版〔10〕枚 30cm Ⓝ498.14
◇地域社会における助産師の活動に関する調査報告書 白井千晶著 〔出版地不明〕 白井千晶 2011.8 675p 30cm Ⓝ498.14
◇未来にひろがる助産師活動—わたしたちだから、できること 齋藤益子編著 吹田 メディカ出版 2008.6 290p 26×21cm 〈「PERINATAL CARE」2008年夏季増刊〉 4000円 Ⓘ978-4-8404-2206-2, ISSN0910-8718
  [内容] 第1部 助産師をとりまく現状（女性のライフサイクルの変化と助産師活動 女性のライフサイクルと健康課題） 第2部 助産師活動の実際 第3部 助産師の新しい姿

病院・診療所

◇医師と看護師の連携強化への提唱—患者中心の医療を築く 福崎恒、多羅尾美智代共著 産労総合研究所出版部経営書院 2007.9 273p 19cm 1800円 Ⓘ978-4-87913-998-6 Ⓝ498.163
  [内容] 第1部（医師と看護師の連携強化を提唱する理由 医師と看護師の連携強化に期待される効果 医師と看護師の連携の現状 医師と看護師の連携強化を阻害する要因 医師と看護師の連携強化のための具体策 筆者自身の入院体験に基づく考察 現在の医療の抱える問題点を探る これからの医療再構築の方途） 第2部（医師と看護師の連携をよりよいものにするために サービス業としての看護 管理機能充実の必要性）
◇完全図解病院のしくみ 石沢武彰編著, 万代恭嗣監修 講談社 2011.9 173p 21cm 〈健康ライブラリースペシャル〉 1400円 Ⓘ978-4-06-259664-0 Ⓝ498.16
  [内容] 第1部 病院の中をのぞいてみよう 第2部 病院を支えるスタッフたち（外科医の仕事（外科医A先生） 内科医の仕事（内科医B先生） 研修医の仕事（研修医C先生）ほか） 第3部 総合病院の診療科案内
◇高度急性期病院の実態調査報告書—地域における医療・介護資源の機能分化と連携の状況把握に関する調査研究事業 医療経済研究・社会保険福祉協会医療経済研究機構 2009.3 9, 177p 30cm （老人保健健康増進等事業による研究報告書 平成20年度） Ⓝ498.163
◇こんな病院では殺される—危ない病院から身を守る51の知恵！ 津島淳著 イースト・プレス 2008.12 238p 19cm 1600円 Ⓘ978-4-7816-0025-3 Ⓝ498.14
  [内容] 1章 こんな医師が病院をダメにする 2章 名医とヤブ医の見分け方 3章 こんな病院では病気は治らない 4章 この"危篤状態"の病院では患者は助からない 5章 医師が病気になったときの病院選び 6章 "神の手"にめぐり合う秘策 7章 危ない病院はここでわかる 8章 危ない病院から身を守る患者学

◇こんな病院やめておけ 五島誠二著 彩図社 2005.7 189p 19cm 1200円 Ⓘ4-88392-497-1 Ⓝ498.04
  [内容] 第1章 危ない手術で殺される 別棟 どうすれば医師と互角に渡り合えるのか？ 第2章 病院が病気を媒介する 別棟 こんな病院やめておけ 第3章 欲望まみれの病院内 別棟 あなたの医療費はぼったくられている 第4章 病院の中のおかしな人たち 別棟 自分の身を自分で守るために
◇最新医療サービスの基本と仕組みがよ〜くわかる本—医療制度改革で医療事務が変わる！ 菊地敏夫著 秀和システム 2007.2 251p 21cm 〈図解入門ビジネス〉 1800円 Ⓘ978-4-7980-1569-9 Ⓝ498.163
  [内容] 第1章 医療事務って何？ 第2章 医療サービスって何？ 第3章 外来業って何？ 第4章 医療保険って何？ 第5章 公費負担医療制度って何？ 第6章 外部委託業務って何？ 第7章 医事関連法って何？ 第8章 医療機関の経営指標って？
◇最新医療サービスの基本と仕組みがよ〜くわかる本—医療制度改革で医療事務が変わる！ 菊地敏夫著 第2版 秀和システム 2009.5 269p 21cm 〈図解入門ビジネス〉〈並列シリーズ名：How-nual business guide book〉 1800円 Ⓘ978-4-7980-2266-6 Ⓝ498.163
  [内容] 第1章 医療事務って何？ 第2章 医療サービスって何？ 第3章 外来業って何？ 第4章 医療保険って何？ 第5章 公費負担医療制度って何？ 第6章 外部委託業務って何？ 第7章 医事関連法って何？ 第8章 医療機関の経営指標って？ 付録
◇再入院に係る調査について 〔厚生労働省〕 2008.5 446p 30cm （参考資料3） Ⓝ498.163
◇再入院に係る調査について 〔厚生労働省〕 2009.5 667p 30cm （参考資料3） Ⓝ498.163
◇再入院に係る調査について 〔厚生労働省〕 2010.6 269p 30cm （参考資料3） Ⓝ498.163
◇殺人病院—誰も書けなかった病院の裏側 五島誠二著 彩図社 2006.7 189p 15cm 571円 Ⓘ4-88392-545-5 Ⓝ498.16
  [内容] 第1章 殺人手術 第2章 院内感染 第3章 不正利権 第4章 職員腐敗
◇知っているとトクする病院のヒミツ 知的発見！探検隊編著, 真野俊樹監修 イースト・プレス 2009.9 239p 19cm 476円 Ⓘ978-4-7816-0214-1 Ⓝ498.16
  [内容] 第1章 病院のマメ知識 第2章 病院のギモン 第3章 最新医療技術 第4章 お金の話 第5章 医療人物列伝 第6章 病院エンタメ
◇図解・賢い患者は知っている病院の使い方 米山公啓監修 永岡書店 2009.1 255p 15cm 〈早わかりN文庫〉〈背のタイトル：病院の使い方〉 600円 Ⓘ978-4-522-42706-4 Ⓝ498.04
◇図解でわかる病院を使いこなす法 川渕孝一監修, 福島安紀著 WAVE出版 2003.9 207p 21cm 1400円 Ⓘ4-87290-161-4 Ⓝ498.13
  [内容] 1章 医療費のカラクリ—病気の値段は？ 2章 クスリと薬局のカラクリ 3章 病院選びに失敗しないために 4章 賢い医選びの決め手 5章 日本の医療体制の実態に迫る
◇図解入門最新病院がまるごとやさしくわかる本 福島安紀著 秀和システム 2011.7 215p

21cm （How-nual visual guide book） 1400円 ①978-4-7980-2988-7 Ⓝ498.16
[内容]第1章 病院の種類と医療界 第2章 治療の流れ 第3章 病院で働く人々 第4章 病院にある検査・治療機器 第5章 病院をめぐるお金 第6章 病院に関わる法律・制度 第7章 医療費削減政策のカラクリ 第8章 病院でのトラブル回避策 第9章 医療が抱えるこれだけの問題

◇図解病院のしくみが面白いほどわかる本 梶葉子著 中経出版 2011.4 191p 21cm 1500円 ①978-4-8061-4021-4 Ⓝ498.16
[内容]図解1 病院案内 図解2 さまざまな検査 病院の基本 診療所について 病院について 大学病院と公立病院 組織としての病院 病院での診療 病院で働く人々―診療系 病院で働く人々―非診療系 病院の収支 病院と地域連携 病院とITについて

◇ナース30人のホンネ!―あなたが病気になったとき 病院に行くのが楽しくなる本 大槻恵子監修, 鈴木泰子著 ホメオシス 2005.12 239p 19cm 1200円 ①4-902919-01-X Ⓝ490.4
[内容]第1章 医師との付き合い方―信頼関係がなにより大事 第2章 目からウロコ、そうだったの!? 病院のしくみ 第3章 困ると きが必ずある! こんなときは… 第4章 長く付き合えるかかりつけ医を見つけるために 第5章 決断すべきときに、なすべきこと 第6章 ナースってどういう人? 第7章 通院と入院―こんなときはどうしたらいいの? 第8章 あふれる情報に振り回されないために

◇入院生活なっとくのQ&A 50章―病院と賢くつきあうための 茨常則編著 四季社 2004.8 255p 19cm 1200円 ①4-88405-289-7 Ⓝ498.16
[内容]1 ファースト・ステージ(病院はじめて物語 入院までのプロセス 入院のしきたり) 2 これで安心、賢い患者の入院生活(自分の身を自分で守る 患者同士のルール、マナー 医療スタッフとの上手なつき合い方 こうすれば、入院生活も快適になる) 3 家族の心得と「こんなとき、どうする?」 「こんなとき、どうする?」の家族の心構え こんなとき、どうする?) 4 上手な後始末(「退院」までのプロセス アフターフォロー 最後のしめくくり)

◇入院・通院&お見舞いいざというとき読む本 内田スミスあゆみ著 主婦の友社 2008.2 191p 19cm 857円 ①978-4-07-257383-9 Ⓝ498.16
[内容]第1章 病院へのかかり方 第2章 突然の入院 第3章 喜ばれるお見舞い 第4章 家族との付き合い方 第5章 退院からのステップアップ 第6章 医療への思い

◇ひと目でわかる病院業界―激変時代の医療・病院事情がわかる! 梛野順三著 ぱる出版 2005.10 255p 21cm （New medical management） 2000円 ①4-8272-0197-8 Ⓝ498.163
[内容]第1章 知っておきたい病院を取り巻く現況と基礎的知識 第2章 医師、看護師、薬剤師、医療介護士などの仕事 第3章 激変する診療報酬のスキーム 第4章 変わりゆく病院経営、そのキーワード 第5章 医療費抑制策と病院経営の微妙な関係 第6章 病院の質を上げる医療サービスの充実 第7章 病院・医療ビジネスのビッグバン 第8章 医療過誤を防ぐ国と病院の取り組み

◇病院選びに迷うとき―良医と出会うコツ 長田昭二著 日本放送出版協会 2007.11 225p 18cm （生活人新書 237） 740円 ①978-4-14-088237-5 Ⓝ498.021

[内容]第1章 病院選びの基礎知識 第2章 相性だけじゃない「かかりつけ医」の選び方 第3章 良医に出会うための患者の努力 第4章 特定の目的を持った病院選び 第5章 看護師、薬剤師も味方につける

◇病院計画総覧 2005年版 産業タイムズ社 2004.12 387p 26cm 21000円 ①4-88353-108-2 Ⓝ498.16

◇病院計画総覧 2007年版 産業タイムズ社 2007.1 318p 26cm 〈サブタイトル:全国の保健医療整備計画概要とその進捗状況を追う〉 21000円 ①978-4-88353-136-3 Ⓝ498.16
[内容]第1章 全国保健医療計画の最新状況 第2章 全国病院の整備計画

◇病院計画総覧 2009年版 産業タイムズ社 2009.2 416p 26cm 〈2009年版のサブタイトル:全国病院チェーン、大学病院、公立病院の生き残り戦略を追う〉 21000円 ①978-4-88353-161-5 Ⓝ498.16
[内容]巻頭特集 待ったなし! 公立病院の経営改革―特別インタビュー・東日本税理士法人代表社員・長隆氏 第1章 主要都道府県の公立病院経営改革プラン 第2章 全国病院チェーンの最新動向 第3章 医療業界の最新トレンド 第4章 全国病院の整備計画

◇病院計画総覧 2011年版 産業タイムズ社 2011.1 524p 26cm 〈2011年版のサブタイトル:積極投資で勝ち残る病院を追う〉 21000円 ①978-4-88353-185-1 Ⓝ498.16
[内容]巻頭特集 地域医療再生の切り札! スーパー総合病院―特別インタビュー・東日本税理士法人代表社員・公認会計士・長隆氏 第1章 都道府県の地域医療再生計画 第2章 全国病院ネットワーク/グループの最新動向 第3章 医療業界の最新トレンド 第4章 病院省エネ化の最新ソリューション 第5章 全国都道府県別の個別病院整備計画

◇病院再生への挑戦 病院再生研究会編 日本医学出版 2011.11 122p 26cm 2800円 ①978-4-902266-59-7 Ⓝ498.021

◇病院長が教える賢く病院と付き合う方法 毛利博著 日刊工業新聞社 2010.1 162p 19cm （B&Tブックス） 1600円 ①978-4-526-06393-0 Ⓝ498.021
[内容]第1章「良い医療」とはいったいどういう意味なのか? （医療に「絶対」はない―だから信頼関係の構築が重要 インフォームド・コンセントの功罪 「良い医療」とは病気の治療だけではない 医師が思う「患者さんの願い」とは何なんだろう?） 第2章 では、具体的に「良い医療」を受けるにはどうするか? （ダメな病院のみきわめかた かかりたくない医師・看護師 病院との上手な付き合い方） 第3章 良き治療を受けるためになっては ならない患者とは?（モンスターペイシェントは医療を委縮させる モンスター・ペイシェントの分類 モンスター・ペイシェントに対する具体的対応策の必要性） 第4章 地方病院や勤務医が今、本当に厳しいことも知って下さい(地域医療の崩壊と自治体病院の危機 すべての人の生命を支える救急医療の危うさ 絶対的に不足する勤務医の数をどうするか 勤務医の厳しい実態 これからの医療のありかた)

◇病院にかかるときの知恵袋―看護師だから、こう思う 宮子あずさ著 講談社 2004.6 200p 18cm （講談社+α新書） 838円 ①4-06-272261-5 Ⓝ490.145

◇病院にかかるときの知恵袋―看護師だから、こう思う　宮子あずさ著　〔点字資料〕　桜雲会　2005.7　2冊　28cm　〈原本：講談社 2004 講談社+α新書　ルーズリーフ〉　全7000円　Ⓝ490.145

◇病院のしくみ―イラスト図解　木村憲洋、川越満著　日本実業出版社　2005.2　180p　21cm　1400円　Ⓘ4-534-03876-3　Ⓝ498.16

　内容　序章　病院とは何か　1章　病院の基礎知識と内部事情　2章　病院の各現場担当者の1日　3章　病院のしくみと最新医療技術　4章　治療のしくみと患者の症状ステージ　5章　病院運営のアウトライン　6章　病院とお金―診療報酬のしくみ　7章　医療政策と病院経営のかかわり　8章　病院・医療ビジネスの最新トレンド

◇病院の「しくみ」と「ながれ」―イラスト&図解でわかる　イノウ社会研究会著　ダイヤモンド社　2008.9　177、13p　21cm　1400円　Ⓘ978-4-478-00698-6　Ⓝ498.16

　内容　序章　病院のきほん　1章　病院のしくみ　2章　病院のながれ　3章　医療制度のきほん　4章　診療・検査・薬局　5章　看護・救急・リハビリ　6章　医事・経営・その他　7章　病院のトレンド　終章　病院のこれから

◇病院の仕事としくみ―図解雑学　絵と文章でわかりやすい！　木村憲洋、秋山健一著　ナツメ社　2009.1　239p　19cm　1450円　Ⓘ978-4-8163-4625-5　Ⓝ498.16

　内容　第1章　医療の現状　第2章　医療機関　第3章　医療従事者―医師編　第4章　医療従事者―コメディカル編　第5章　医療とビジネス

◇病院の上手なつかい方　木村憲洋著　扶桑社　2009.12　268p　16cm　（扶桑社文庫　き9-1）　619円　Ⓘ978-4-594-06113-5　Ⓝ498.021

　内容　医療費　なぜ、その金額なのか？　言われるがままの料金の盲点―もしがんになったら、いったいいくら払わなくてはいけないのか？　患者受け身だからこそ、医者に問うことの重要性―医師から「薬を3日分出します」と言われた。「もっとください」と頼むことは可能か？　病院　どこを選ぶかで生死を左右する場所―よい病院か、そうでない病院かはどこで見分けるのか？　医師と看護師　患者にとっては、まさに"命綱"―肩書きどおり、「教授」医師は「准教授」医師より信頼できるのか？

◇病院早わかり読本　飯田修平編著　第3版　医学書院　2007.1　224p　26cm　2200円　Ⓘ978-4-260-00421-3　Ⓝ498.04

◇病院早わかり読本　飯田修平編著　第4版　医学書院　2011.3　259p　26cm　2200円　Ⓘ978-4-260-01238-6　Ⓝ498.021

◇病院はもうご臨終です　仁科桜子著　ソフトバンククリエイティブ　2009.1　191p　18cm　（ソフトバンク新書　094）　730円　Ⓘ978-4-7973-5092-0　Ⓝ498.14

　内容　第1章　強烈キャラの患者たち　第2章　医者ってやつは…　第3章　医者の人生スゴロク　第4章　病院はご臨終なのか!?　終章

◇病床規模別にみた病院の現状―2010年度診療報酬改定後の中小病院に着目して　日医総研　2011.7　60p　30cm　（日本医師会総合政策研究機構ワーキングペーパー no.238　日医総研ワーキングペーパー）　Ⓝ498.16

◇病診連携　中村眞已著　悠飛社　2004.9　183p　20cm　（Yuhisha hot-nonfiction　Yuhisha best doctor series）　1600円　Ⓘ4-86030-059-9　Ⓝ498.04

　内容　序章　メイヨー家の人々　第1章　日本の医療・世界の医療　第2章　伝説の街へ　第3章　メイヨー・クリニック　第4章　学園紛争の季節に　第5章　「Wの会」　「病診連携」とは何か？　終章　二人三脚の医療をめざして

◇よくわかる病院の仕事のしくみ―超入門！　医療のしくみ・マネジメントの教科書　武藤正樹著　ぱる出版　2007.4　271p　21cm　（New medical management）　2000円　Ⓘ978-4-8272-0329-5　Ⓝ498.163

　内容　病院はどのようにしてできたのか―病院の歴史　病院のしくみと医療現場の仕事―ヒト・モノ・カネから見る病院のしくみ　医療制度改革が必要なわけ　なぜ平均在院日数の短縮が必要なのか　クリティカルパスの基本と実際の活用法　組織をあげての医療安全への取り組み方・進め方　感染管理の基本―「一処置一手洗い」の実行から始める院内感染防止の進め方　DPCとは何か？　なぜ必要なのか？　変わるこれからの医療のしくみと医療経営の基礎知識　ジェネリック医薬品とは何か？　導入でどう変わるのか　これからの医療の主流！地域医療連携のしくみと進め方　地域連携クリティカルパスの役割と進め方　欧米の医療機関で「疾病管理」が注目される理由　EBMとは何か？　臨床指標とは何か？―さまざまな臨床指標の実際　クリニカル・オーディット（臨床監査）とは？　情報開示と個人情報保護―インフォームド・コンセント、カルテ開示、医療事故などの開示　患者クレームと患者相談窓口―どんなクレームがあるの？　どこを直したらに満足してもらえるのか？　患者中心医療とプラタナス病院計画―どうすれば患者中心の医療が実現できるのか

《病院・検査のわかる本》

◇医者に聞けない検査結果の読み方がわかる本　伊藤機一監修, 神永教子著　中経出版　2004.11　287p　21cm　1600円　Ⓘ4-8061-2118-5　Ⓝ492.1

　内容　第1章　からだと数値　第2章　どんな検査があるのか　第3章　女性のからだと検査　第4章　がんの検査

◇1日で家に帰れる「日帰り手術」最新ガイド―最先端医療技術で、治療費削減！　寺田康編著　現代書林　2006.3　204p　19cm　1200円　Ⓘ4-7745-0659-1　Ⓝ494.2

　内容　第1部　日帰り手術とは、どのようなものか（日帰り手術の歴史　日帰り手術の意義と条件　日帰り手術の具体的マネジメント）　第2部　大和徳洲会病院における日帰り手術の実際（日帰り手術（DS）センター　外科領域の日帰り手術　産婦人科領域の日帰り手術　耳鼻咽喉科領域の日帰り手術　ほか）

◇命をつなぐ麻酔のことがわかる本　弓削孟文監修　講談社　2011.6　98p　21cm　（健康ラ

◇イブラリーイラスト版) 1200円 ⓘ978-4-06-259755-5 Ⓝ494.24
　内容 1 麻酔で手術の安全を保ち、命を守る 2 治療法を決める前に知っておきたいこと 3 入念な診察と検査で治療計画が立てられる 4 手術中は麻酔科医が全身を管理する 5 手術後はQOLの回復を目指す

◇家族から家族へ 今困っているあなたへ―経験から気づいたこと 家族へのメッセージ編集委員会編 さいたま やどかり出版 2011.10 90p 21cm (やどかりブックレット・家族へのメッセージ 4) 800円

　内容 1 家でひきこもっている時に… 2 入院することになって… 3 退院後の生活は… 4 いろいろな付き合いは… 5 将来のことを考える 6 家族のことを考える

◇ガン検診革命―陽電子放射断層撮影法(PET)だからガンを見逃さない 山根咲栄著 メタモル出版 2005.2 119p 19cm 1300円 ⓘ4-89595-476-5 Ⓝ492.43
　内容 第1章 異常なしを信じてはいけない! 第2章 人類を救うガン検診の最終兵器・PET 第3章 PETを正しく理解する

◇ガンでは死なない! ボケにもならない! ―最新鋭PET検査があなたの生命を守る 佐藤俊彦著 メタモル出版 2005.6 143p 図版4p 19cm 1300円 ⓘ4-89595-489-7 Ⓝ492.43
　内容 プロローグ PET検査があなたの生命を守る! 第1章 PETはここまできている―確定診断画像 第2章 数ミリ単位のガンを見逃さない検診とは 第3章 アルツハイマー病とPET 第4章 最新の臨床データが明らかにするPETの威力 第5章 画像診断では「読影力」がすべて! 第6章 「顧問医」でかしこく健康に生きる!

◇検査・検査値早引き事典―検査の意味と基準値がひと目でわかる! ポケット版 森三樹雄監修 西東社 2005.3 339p 18cm (折り込み1枚) 1600円 ⓘ4-7916-1316-3 Ⓝ492.1

◇検査・検査値まるわかり事典―すばやく引ける! 森三樹雄監修 西東社 2004.2 339p 21cm (折り込み1枚) 2000円 ⓘ4-7916-1214-0 Ⓝ492.1
　内容 1 検体検査(一般検査 血液の検査 その他の検体検査) 2 患者自身を対象とした生体検査(画像検査 生理機能検査)

◇検査値と病気 間違いだらけの診断基準―初めての「男女別・年齢別検査基準範囲」で知るあなたの本当の正常値 大櫛陽一著 太田出版 2006.5 182p 21cm 1480円 ⓘ4-7783-1015-2 Ⓝ492.1
　内容 第1章 健常者が病人にされ、本当の病人が見逃される 第2章 確かめてみよう自分の検査値確認! 第3章 確かめてみよう理論編 新しい検査基準(男女別・5才ごとの検査数値)範囲の見方と使い方 第4章 日本の医療は本当に世界一か? 第5章 患者も自分の体は自分で守る時代です 付録1 男女別・5才ごとあなたの死亡率と疾病発生率を予測するための計算表 付録3 コレステロール治療ガイドライン

◇検査と数値を知る事典 和田高士著 最新改訂版 日本文芸社 2012.6 351p 21×19cm 1400円 ⓘ978-4-537-21005-7

　内容 1 定期健診・人間ドックについて知っておきたいこと 2 各種検査の検査値とアドバイス 3 6つの健康習慣「一無・二少・三多」

◇検査のしくみ検査値の読み方―知りたいことがパッとわかる! イラスト図解 西崎泰弘著 日本実業出版社 2009.12 190p 21cm 1400円 ⓘ978-4-534-04653-6 Ⓝ492.1
　内容 1 検査についての基礎知識 2 なるほど! 主な検査をみてみよう 3 検査値の読み方(1) 検体検査 4 検査値の読み方(2) 生体検査 5 診療報酬のしくみと検査の費用 ふろく 人体のしくみ&名称、欧文略語、基準値一覧、単位一覧

◇検査の手引き―病院の検査がわかる 安藤幸夫, 真山享, 藤田善幸著 改訂第5版 小学館 2007.1 319p 21cm (ホーム・メディカ安心ガイド) 1800円 ⓘ4-09-304125-3 Ⓝ492.1
　内容 第1章 検査の種類と受け方(検査を受けるときの予備知識 検査の受け方と結果の判定) 第2章 検査結果の見方と注意 第3章 病気別おもな検査と診断 第4章 症状別おもな検査と診断

◇怖い腹痛―内視鏡でみる日本人の胃と腸 神保勝一著 朝日新聞出版 2008.8 263p 18cm (朝日新書) 740円 ⓘ978-4-02-273228-6 Ⓝ492.14
　内容 第1章 消化器の仕組みとはたらき 第2章 はらいたを起こす病気 第3章 腹痛の場所とメカニズム 第4章 腹痛の診断 第5章 ほんとうに怖いはらいた(急性腹症) 第6章 腹痛のさまざまな症状 第7章 高齢者、女性、小児のはらいた 第8章 知っておきたい腹痛の手当て 第9章 がんとはらいた 第10章 大腸がんとはらいた

◇最新決定版 病院の検査数値早わかりハンドブック 小橋隆一郎著 主婦の友社 2012.5 255p 17cm (主婦の友ポケットBOOKS) 950円 ⓘ978-4-07-281890-9
　内容 病気が疑われるときにどのような検査が行われるか(高血圧 脂質異常症(高脂血症) メタボリックシンドローム(内臓脂肪症候群)ほか) 健康診断とドックの基本的検査(血圧測定 身体測定(BMI)・腹囲 尿タンパク検査 ほか) 病気を診断する専門的な検査(ホルター心電図検査(24時間心電図検査) 心臓超音波検査(心エコー) 心臓核医学検査(心シンチ)ほか)

◇最新検査のすべて―定期健診・病院での検査・がん検診・人間ドック・精密検査などの詳しい内容がよくわかる オールカラー 小橋隆一郎著 主婦の友社 2009.4 159p 21cm (主婦の友ベストbooks) 1300円 ⓘ978-4-07-265193-3 Ⓝ492.1
　内容 年に一度は必ず受けたい基本健診 がんを発見・診断するがん検診(胃がん検診(上部消化管X線検査) 大腸がん検診(便潜血反応) 大腸がん検診(注腸X線検査 "下部消化管X線検査")ほか) 治療方法検討のための専門的な検査(ホルター心電図検査(24時間心電図検査) 心臓核医学検査(心シンチ) 心臓カテーテル検査 ほか)

◇最新これならわかる病院の検査のすべて―基準値がひと目でわかる! 稲冨惠子著 同文書院 2004.4 138p 21cm 1300円 ⓘ4-8103-3145-8 Ⓝ492.1

◇最新これならわかる病院の検査のすべて―基準値がひと目でわかる! 稲冨惠子著 第2版 同

文書院　2005.12　138p　21cm　1300円　Ⓣ4-8103-3145-8　Ⓝ492.1
　内容　第1章 自分のからだは自分で守ろう(生活習慣病対策 30歳すぎたら定期検診を　人間ドック・健康診断の受け方　かしこい検査値の利用法)　第2章 検査を受けよう(人間ドックを体験してみよう　病院で行われるおもな検査)　第3章 検査結果の読み方　第4章 生活習慣病と気になる病気の知識(生活習慣病の特徴と概要　がん(悪性新生物) ほか)　付録

◇最新これならわかる病院の検査のすべて――基準値がひと目でわかる!　稲冨惠子著　第3版　同文書院　2008.5　140p　21cm　1300円　Ⓣ978-4-8103-3155-4　Ⓝ492.1
　内容　第1章 自分のからだは自分で守ろう(生活習慣病対策 30歳すぎたら定期検診を　人間ドック・健康診断の受け方　かしこい検査値の利用法)　第2章 検査を受けよう(人間ドックを体験してみよう　病院で行われるおもな検査)　第3章 検査結果の読み方(身体計測　肺機能検査　血液学的検査　血液生化学的検査　血清学的検査　尿検査　便検査)　第4章 生活習慣病と気になる病気の知識(生活習慣病の特徴と概要)

◇最新病気の検査がよくわかる医学百科――健康診断から精密検査まで228の検査を完全解説　主婦と生活社編,関根今生監修　主婦と生活社　2010.10　311p　21cm　1600円　Ⓣ978-4-391-13949-5　Ⓝ492.1
　内容　自分の健康状態を知るセルフチェック　1 上手な検査の受け方　2 おもな検査と結果の見方　3 診療科別の特殊検査　4 症状別の検査と病気　5 おもな病気と検査

◇最新病気別検査と手術――痛くない! 苦しくない!　松井宏夫著　主婦と生活社　2009.2　190p　21cm　1238円　Ⓣ978-4-391-13734-7　Ⓝ492.1
　内容　がん(前立腺がん　肺がん　乳がん　子宮頸がん　舌がん　胃がん)　脳神経・血管(一次性頭痛(慢性頭痛)　脳動脈瘤　頸動脈狭窄症　腹部大動脈瘤)　消化器・肛門(小腸疾患　大腸疾患　B型肝炎痔)　膠原病(関節リウマチ)　歯科(インプラント)

◇知って安心! 病院検査――医療検査の目的と数値の見方　西脇正人監修,スタジオ・レゾン総合資格試験対策グループ編著　日東書院本社　2008.10　215p　21cm　1200円　Ⓣ978-4-528-01226-4　Ⓝ492.1
　内容　1 基本検査　2 検体検査　3 生体検査　4 その他の検査　5 症状別の検査　6 病気別の検査

◇手術を受ける前に読む本――これだけは知っておきたい基礎知識　佐久間哲志著　講談社　2005.9　252p　18cm　(ブルーバックス B-1495)　900円　Ⓣ4-06-257495-0　Ⓝ494.2
　内容　第1部 手術を成功させるには(手術を受ける一成否は手術前から　手術当日―みなさんが実際に体験すること　術後から退院まで―手術後こそ本当の手術である)　第2部 症例別これだけは知っておきたいこと(がんについて知ろう―目を背けずに知っておくべきこと　臓器について知ろう―臓器別の手術のポイント)　第3部 私の手術ノート(手術前の説明メモ　手術後の説明メモ　経過表　よい手術を受けるためのチェックリスト)

◇手術室からの警鐘――いま、安全に手術が受けられるのか　最先端医療の現場から　石黒芳紀著　平凡社　2011.9　210p　18cm　1500円　Ⓣ978-4-582-51324-0　Ⓝ494.2

　内容　1 受診・手術を受けるときの情報収集　2 手術を担当する外科医の要素　3 麻酔に関わる要素　4 医療の限界―医療に完全はない　5 よりよい医療の実現に向けて必要なこと

◇知らないと危ない麻酔の話　フランク・スウィーニー著,瀬尾憲正監修・訳,自治医科大学医学部麻酔科学・集中治療医学講座訳　講談社　2005.10　237p　18cm　(講談社+α新書)　876円　Ⓣ4-06-272340-9　Ⓝ494.24

◇新検査のすべてがわかる本――健康診断と検査結果を生かす　矢冨裕,野田光彦編著　時事通信出版局　2008.7　293p　21cm　(発売:時事通信社)　1900円　Ⓣ978-4-7887-0856-3　Ⓝ492.1
　内容　1 健康診断の受け方と結果の生かし方(健康診断のねらいと結果の受け止め方　特定健診の意義と正しい理解のために　正しい検査の受け方・検査値の見方)　2 各検査の新知識　3 おもな病気と検査のおもな検査の基準値一覧

◇図解すぐわかる検査値の読み方　兼高達貳,栗原毅監修　成美堂出版　2006.2　287p　19cm　1200円　Ⓣ4-415-03122-6　Ⓝ492.926
　内容　第1章 検体検査　第2章 生体検査　資料編

◇図解入門よくわかる検査数値の基本としくみ――病院の検査結果が正しくわかる! 検査数値の意味　オールカラー　鈴木洋通監修　秀和システム　2009.11　223p　21cm　(How-nual visual guide book)　1400円　Ⓣ978-4-7980-2392-2　Ⓝ492.1
　内容　1 検査の種類と利用のしかた　2 一般的な健康診断で行われる検査(血液一般(1) 赤血球に関する検査　血液一般(2) 白血球数 ほか)　3 基本的な検体検査(血液、尿、便など)(血液型　血清鉄(Fe) ほか)　4 がん・感染症の検査　5 機能検査と画像診断

◇高くても受けたい最新の検査ガイド――不安を解消して明るく生きる!　松井宏夫編著　樂書舘　2004.10　191p　21cm　〈発売:中経出版〉　1800円　Ⓣ4-8061-2094-4　Ⓝ492.1
　内容　第1章 発病してからでは遅い! 生活習慣病が健康を蝕んでいる―進化を続ける健康診断技術が、私たちの健康に対する考え方を変える　第2章 これからの常識　早期発見・早期治療　予防医学の時代へ――「二次予防」から「一次予防」へと移りつつある健康診断の意義　第3章 これまで分かる! めざましく進化した画像診断法の技術―最新の画像診断技術で日本の三大生活習慣病である「がん」「心臓病」「脳卒中」を予防する　第4章 最新のPET検査、全身スクリーニングでミリ単位のがんを発見―注目の最新検査PET検査でここまで分かる!　第5章 安心して受診できる人間ドック全国47施設

◇中高年のための "本当に正しい" 検査値の読み方――年齢・性別でこう変わる!　竹川広三著　主婦と生活社　2005.8　191p　19cm　1200円　Ⓣ4-391-13082-3　Ⓝ492.1
　内容　第1章 40歳以上には検査値にズレが!　第2章 いろいろな臨床検査の基準値　第3章 検査値を見るときはここに注意!

◇徹底図解体のしくみと検査数値がわかる本　水野嘉夫監修　新星出版社　2004.7　319p　21cm　1500円　Ⓣ4-405-09116-1　Ⓝ491.3
　内容　1 人体の限界　2 遺伝と細胞　3 骨と筋肉　4 脳・脊髄・神経　5 感覚器　6 血液・リンパ・免疫

◇病院で受ける検査がわかる事典　山門實監修　成美堂出版　2003.9　303p　22cm　1400円　Ⓘ4-415-02271-5　Ⓝ492.1
　内容：第1章 検査の賢い受け方　第2章 健康結果の見方と疑われる病気　第3章 検診や人間ドックでの2次検査と精密検査　第4章 早わかり症状別の主な検査　第5章 早わかり病気別の主な検査

◇病院で受ける検査がわかる本　高木康，田口進共著　4訂版　法研　2010.4　390p　21cm　1800円　Ⓘ978-4-87954-784-2　Ⓝ492.1
　内容：病院で受ける検査のあらまし　チャート式：症状からみる検査と病気　画像などによるおもな生体検査　おもな検体検査　がんの検査・遺伝子の検査（がんの検査　遺伝子の検査）

◇病院の検査がわかる本　小野繁監修・執筆　学習研究社　2003.10　303p　21cm　（学研H&Mシリーズ）　1800円　Ⓘ4-05-402163-8　Ⓝ492.1
　内容：第1章 痛いときに必要な検査　第2章 体調が悪いときに必要な検査　第3章 感染症の疑いがあるときに必要な検査（細菌や寄生虫の感染症　ウイルスの感染症）　検査の解説

◇病院の検査数値早わかりハンドブック　小橋隆一郎著　主婦の友社　2005.5　223p　17cm　（主婦の友ポケットbooks）　900円　Ⓘ4-07-246830-4　Ⓝ492.1
　内容：検査を受ける前に、これだけは知っておこう　健康診断とドックの基本的検査　がんを発見・診断する専門的な検査　病気を診断する専門的な検査

◇病院の検査数値早わかりハンドブック―最新版　小橋隆一郎著　主婦の友社　2008.10　255p　17cm　（主婦の友ポケットbooks）　952円　Ⓘ978-4-07-261769-4　Ⓝ492.1
　内容：「メタボ健診」とメタボ解消のポイントがわかる大特集（特定健康診査・特定保健指導）が始まりました　メタボ健診（特定健診）とは？ほか　健康診断とドックの基本的検査　がんを発見・診断する専門的な検査　病気を診断する専門的な検査（心臓超音波検査（心エコー）　心臓核医学検査（心シンチ）ほか

◇病院の「検査」のことがよくわかる本―その検査で何がわかるのか、あなたの数値は大丈夫なのか　中原英臣著　河出書房新社　2006.9　239p　18cm　（Kawade夢新書）　720円　Ⓘ4-309-50320-9　Ⓝ492.1
　内容：プロローグ これだけは知っておきたい 検査の受け方と活かし方　第1部 定期健診・人間ドック いつもの検査の重要知識　第2部 病気・病状別 どんな検査を受けるか　第3部 精密検査の知識 検査の方法と基準値とは

◇病院の検査のしくみ―ビジュアル図解　藤井俊史監修　同文舘出版　2008.8　230p　21cm　1700円　Ⓘ978-4-495-57891-6　Ⓝ492.1
　内容：1章 病院の検査ってどんなもの？　2章 検体検査1・尿検査　3章 検体検査2・血液検査　4章 検体検査3・血液生化学検査　5章 その他の検体・細胞診　6章 測定と生理機能検査　7章 内視鏡検査　8章 画像検査1・造影剤を使わない画像検査　9章 画像検査2・造影剤を使う画像検査　10章 診療科特有の検査

◇病院の検査まるわかり事典―決定版 知って安心、検査の受け方・結果の見方　日野原重明総監修，林田憲明，平松園枝，武田京子編　PHP研究所　2007.4　263p　21cm　1800円　Ⓘ978-4-569-69027-8　Ⓝ492.1
　内容：第1章 検査を受ける前に知っておきたい基礎知識　第2章 病気の早期発見に役立つスクリーニング検査（基本検査　尿検査　便検査　一般血液検査）　第3章 さらに詳しく病態や原因を調べる検査（生理機能・画像検査（頭部）　生理機能・画像検査（呼吸器）　生理機能・画像検査（心臓）　画像検査（消化器）　画像検査（腹部）ほか　第4章 自宅でできる自己チェック

◇病気がわかる検査値ガイド―読んで上達！　野末源一，大倉久直監修，斉藤嘉禎，岡本英子著　金原出版　2008.10　269p　26cm　3800円　Ⓘ978-4-307-05037-1　Ⓝ492.1

◇病気がわかる検査値ガイド―読んで上達！　野末源一，大倉久直監修，斉藤嘉禎，岡本英子著　改訂第2版　金原出版　2012.5　305p　26cm　3800円　Ⓘ978-4-307-05040-1　Ⓝ492.1
　内容：臨床検査の基礎知識　血液一般検査　肝臓病がわかる検査　糖尿病がわかる検査　脂質異常症がわかる検査　心・血管系の病気がわかる検査　腎臓病がわかる検査　水と電解質・微量元素のわかる検査　甲状腺・副甲状腺の病気がわかる検査　感染症がわかる検査　アレルギー・自己免疫疾患がわかる検査　がんがわかる検査

◇病気と検査のはなし―50人の専門医が教える　日本臨床検査専門医会監修　日本衛生検査所協会　2005.11　245p　19cm　〈発売：星雲社〉　1714円　Ⓘ4-434-06782-6　Ⓝ492.1
　内容：巻頭エッセイ プロスキーヤー三浦雄一郎の私と家族の健康談義　50人の専門医が教える病気と検査のはなし（専門医の検査のはなし　検査結果で分かること）

◇麻酔の科学―手術を支える力持ち　諏訪邦夫著　第2版　講談社　2010.6　218,4p　18cm　（ブルーバックス B-1686）〈並列シリーズ名：BLUE BACKS〉　860円　Ⓘ978-4-06-257686-4　Ⓝ494.24
　内容：麻酔の実際の進み方の大筋　吸入麻酔から静脈麻酔―二つの麻酔法の話　お腹の手術でのどが痛い理由―気道確保　麻酔における麻薬の重要性―麻薬は麻酔に役立つ鎮痛薬　麻酔中の酸素不足―肺がつぶれて酸素が足りなくなる問題　身体の外から動脈の血の色を見る―いろいろな監視装置　医療で死なないために―手術と麻酔の事故　硬膜外麻酔の役割―自律神経系との関係　南米先住民の功妙な狩猟―筋肉をやわらかくする薬　手術中に意識が戻る恐怖―術中覚醒と記憶　手押しの人工呼吸が鉄の肺に勝った―呼吸管理と集中治療　もう一つの麻酔の応用―ペインクリニック　作用のわからない薬の代表が"麻酔薬"―有効性からメカニズムへ

◇PET（陽電子放射断層撮影装置）検診を受ける時に読む本―検査用語集　NPOプロジェクトBC PET用語編集委員会編　秀潤社　2004.12　80p　21cm　1200円　Ⓘ4-87962-279-6　Ⓝ492.43
　内容：第1章 PET検査とは　第2章 検査項目の説明　第3章 医療用語集

◇RI検査で何がわかる？　改訂版　吹田循環器病研究振興財団　2006.10　16p　21cm　（知っ

《国立病院》

◇国民の医療をまもる―国立病院つぶしは許さない 国立中連十五年のあゆみ 国民の医療と国立病院・療養所を守る中央連絡会議 2004.2 88p 30cm ⓃⒶ498.16

◇国立高度専門医療センターの今後のあり方についての有識者会議報告書 国立高度専門医療センターの今後のあり方についての有識者会議編 〔国立高度専門医療センターの今後のあり方についての有識者会議〕 2007.7 24p 30cm ⓃⒶ498.16

◇国立大学附属病院の今後のあるべき姿を求めて―その課題と展望 国立大学附属病院長会議事務局編 〔出版地不明〕 国立大学附属病院長会議事務局 2012.3 161p 30cm 〈付属資料：41p：歯学部附属病院等編〉 ⓃⒶ498.16

《自治体病院》

◇県立病院改革プラン―県民の安心を支える医療の提供を目指して 青森 青森県健康福祉部医療薬務課病院事業改革グループ 2005.12 22p 30cm ⓃⒶ498.16

◇県立病院新成長プラン―改革から進化へ 青森 青森県病院局運営部経営企画室 2011.2 47p 30cm ⓃⒶ498.16

◇公私病院経営の分析―「小泉医療制度構造改革」に抗し、医療の公共性をまもるために 非営利・協同総合研究所いのちとくらし 2006.3 73p 30cm 〈ワーキンググループ報告書 no.1〉 1000円 ⓃⒶ498.163

◇公立病院経営改善事例集 公立病院経営改善事例等実務研究会 2010.1 126p 30cm 〈共同刊行：総務省〉 ⓃⒶ498.163

◇公立病院経営改善事例集 公立病院経営改善事例等実務研究会 2011.3 137p 30cm 〈共同刊行：総務省〉 ⓃⒶ498.163

◇公立病院の生き残りをかけて―地方公営企業法全部適用の検証（兵庫県の4年間） 後藤武著 じほう 2007.2 220p 26cm 2800円 Ⓘ978-4-8407-3748-7 ⓃⒶ498.163
 内容 第1章 公立病院と予算 第2章 公立病院の運営 第3章 兵庫県立病院の沿革 第4章 病院改革に着手 第5章 病院構造改革の推進 第6章 病院改革の軌跡 第7章 想定外の事象への対応 第8章 県立病院の将来構想 第9章 全部適用の検証 第10章 病院事業の将来と医師の資質向上

◇公立病院の経営改革―地方独立行政法人化への対応 あずさ監査法人編 同文舘出版 2010.3 222p 21cm 2800円 Ⓘ978-4-495-19461-1 ⓃⒶ498.163
 内容 第1章 公立病院を取り巻く経営環境 第2章 地方独立行政法人の概要 第3章 目標・計画・評価 第4章 人事制度設計 第5章 財務会計制度 第6章 システムの導入 第7章 経営改善と管理会計制度

◇今後の都立病院の経営形態のあり方について―都立病院経営委員会報告 都立病院経営委員会著, 東京都病院経営本部経営企画部総務課編 東京都病院経営本部経営企画部総務課 2007.11 44p 30cm ⓃⒶ498.163

◇自治体病院経営改革研究 2006年 DELTA i.D.総合研究所 2006.7 227p 30cm 100000円 ⓃⒶ498.163

◇自治体病院再生への挑戦―破綻寸前の苦悩の中で 杉元順子著, 医療経営財務協会編 中央経済社 2007.7 225p 22cm 2400円 Ⓘ978-4-502-39450-8 ⓃⒶ498.163
 内容 合併の前提条件にされた町立病院民営化―人件費削減で経営の健全化を達成（大分県・佐賀関町） 課題残った基幹病院・サテライト方式―重くのしかかる医師確保と経営改善の課題（山形県・置賜地域） 合併で1市に性質の異なる3市立病院―再編協議がまとまらず、独自の運営を決定（岡山県・備前市） 過疎・累積赤字の町の病院が生き返った―公設民営化で病院を再生した国保新大江病院（京都府・大江町） 民間への譲渡で過疎の町に病院が残った―新潟市との合併を前に赤字病院の処理で大英断（新潟県・巻町） 苦闘10数年、県立・市立病院の統合実現―鉄の町から「健康ルネサンス都市」へ新たな挑戦（岩手県・釜石市） 広域医療圏の再編・統合に悩む―合併はしたが病院の再編協議は結論先送り（宮城県・石巻2次医療圏） なぜ進まない中核病院同士の機能分担―県立病院と市立病院の再編・統合問題が停滞（山形県・酒田市） 医師不足が中核病院の経営に深刻な打撃―公立4病院、過疎化と赤字の中で再編協議にも至らず（石川県・能登北部医療圏） 行財政改革への決意が病院改革にも効果―新計画目標達成で21年には経常収支の黒字化へ（長崎県・県立3病院） 県中心部で小児救急医療の集約化が難航（徳島県・東部医療圏） 医師引き揚げの波に飲み込まれ存亡の危機（愛知県・高浜市） 国から市への移譲で様変わりの公立病院（奈良県・奈良市）

◇自治体病院の入院基本料別経営分析―15対1の入院基本料の引き下げは妥当であったか 日医総研 2010.6 27p 30cm 〈日本医師会総合政策研究機構ワーキングペーパー no.217 日医総研ワーキングペーパー〉 ⓃⒶ498.021

◇地域医療をまもる自治体病院経営分析 金川佳弘著 自治体研究社 2008.6 206p 21cm Ⓘ978-4-88037-507-6 ⓃⒶ498.163
 内容 第1章 自治体病院を取り巻く状況とは 第2章 経営分析とは 第3章 決算書をのぞいてみよう 第4章 経営分析で分析する 第5章 地域医療再生・経営改善の政策づくりへ

◇地方の中小病院の現状について―入院基本料15対1に注目した分析 自治体病院の例 日医総研 2011.6 49p 30cm 〈日本医師会総合政策研究機構ワーキングペーパー no.235 日医総研ワーキングペーパー〉 ⓃⒶ498.021

《大学病院》

◇稼ぐ大学病院―教育研究と経営とのはざまで 高崎眞弓著 真興交易医書出版部 2010.6 197p 19cm 2000円 Ⓘ978-4-88003-229-0 ⓃⒶ498.16

◇内容　第1章　大学病院の収入は急激に増えている　第2章　交付金の減額を病院収入で補填する　第3章　トップマネジメントを強化することになった　第4章　医師は労働者になった　第5章　医療現場は女性の職場である　第6章　医療体制はなぜ崩れたか　第7章　教授職の魅力は薄れつつある　第8章　大学病院といえど行う医療に差がある　第9章　大学病院の医療は安全か　第10章　医療の不確実性をわかって欲しい　第11章　官僚支配はいつまで続くか

◇患者さんには絶対言えない大学病院の掟　中原英臣　青春出版社　2009.2　204p　18cm　（青春新書 PI-228　インテリジェンス）〈下位シリーズの並列シリーズ名：Intelligence〉　750円　Ⓘ978-4-413-04228-4　Ⓝ498.021
　◇内容　1章　日本一の医師不足は、なぜ都市部である「埼玉」なのか　2章　「小学生でもしない事故」が止まらない穴だらけのシステム　3章　データ無視の「基準値」でどんどん病人にされる日本人　4章　一流の大学病院であいつぐ院内感染のあっと驚く背側　5章　たった1カ月で112万円！ドル箱「延命治療」の裏側　6章　最先端のはずがもっとも遅れている!?　大学病院の治療の実態　7章　病院のホンネがすぐわかる！「良い大学病院を選ぶポイント」

◇先導的大学改革推進委託事業「10大学附属病院の経営改善に関する調査研究」―DPCによる患者のQOLを配慮した病院運営―報告書　〔弘前〕　弘前大学　2008.5　31, 54p　30cm　Ⓝ498.163

◇大学病院革命　黒川清著　日経BP社　2007.1　227p　19cm　〈発売：日経BP出版センター〉　1300円　Ⓘ978-4-8222-4556-6　Ⓝ498.021
　◇内容　第1章　日本の大学病院はなぜダメになったのか　第2章　"医療事故"は医者のせい？患者のせい？　第3章　間違いだらけの大学医療教育　第4章　アメリカ/カナダのメディカルスクールを見習おう　第5章　こうすれば問題は解決できる！―病院と医療の新しい仕組みをつくろう　第6章　"ダメな医者"、"ダメな病院"につくっているのは"メディア"と"世間"である

◇大学病院のウラは墓場―医学部が患者を殺す　久坂部羊著　幻冬舎　2006.11　214p　18cm　（幻冬舎新書）　720円　Ⓘ4 344 98004 2　Ⓝ498.021
　◇内容　第1章　「大学病院だから安心」ではない　第2章　大学病院の言い分　第3章　大学病院は人体実験をするところか　第4章　必要悪「医局」を崩壊させたのはだれか　第5章　先祖がえりした新臨床研修制度　第6章　産科医、小児科医につづき、外科医もいなくなる　第7章　大学病院の初期化が必要

◇大学病院の使い方がわかる本　真野俊樹著　草思社　2004.9　231p　19cm　1400円　Ⓘ4-7942-1344-1　Ⓝ498.16
　◇内容　第1章　大学病院とはこんなところ　第2章　大学病院にまつわるこんな不安　第3章　医師の正しい選び方　第4章　薬にまつわるこんな疑問　第5章　医療にまつわるこんな疑問

◇特定機能病院としての大学病院の現状について　日医総研　2011.9　59p　30cm　（日本医師会総合政策研究機構ワーキングペーパー no.240　日医総研ワーキングペーパー）　Ⓝ498.16

《診療所》

◇知っておきたい診療所の安全管理対策―事故やトラブルを未然に防ぐために　大阪府保険医協会編　大阪　プリメド社　2011.3　95p　21cm　1400円　Ⓘ978-4-938866-50-1　Ⓝ498.163
　◇内容　1　小規模医療機関に安全管理対策は必要なのか　2　小規模医療機関の安全に向けての課題　3　診療所で起こりやすい投薬ミス　4　医療安全支援センターにみる患者からの相談事例　5　診療所における事故・ヒヤリハット事例　6　医療訴訟にみる診療所の事故　7　診療所における感染症対策　8　患者の暴言・暴力等に対する安全管理対策　9　診療所における医療安全対策工夫例　10　医療安全管理・院内感染対策に関する立入検査の実際

◇診療所医師の医学情報収集と日常診療の現状に関する調査　日医総研　2011.12　47p　30cm　（日本医師会総合政策研究機構ワーキングペーパー no. 248　日医総研ワーキングペーパー）　Ⓝ498.14

◇診療所医師の診療時間および診療時間外活動に関する調査結果―2007年7月実施　日医総研　2007.10　30, 20, 2p　30cm　（日本医師会総合政策研究機構ワーキングペーパー no.151　日医総研ワーキングペーパー）　Ⓝ498.14

◇診療所開設者の年収に関する調査・分析(2006年分)―日本医師会診療所に関する緊急調査　日医総研　2007.12　28,10,5p　30cm　（日本医師会総合政策研究機構ワーキングペーパー no.156　日医総研ワーキングペーパー）　Ⓝ498.16

◇平成20年有床診療所の現状把握のための調査　日医総研　2008.11　57,5p　30cm　（日本医師会総合政策研究機構ワーキングペーパー no.177　日医総研ワーキングペーパー）　Ⓝ498.16

◇「平成20年有床診療所の現状把握のための調査」クロス集計表　日医総研　2008.11　75p　30cm　（日本医師会総合政策研究機構ワーキングペーパー no.177 別冊　日医総研ワーキングペーパー）　Ⓝ498.16

◇有床診療所―ケーススタディからみる今後の課題　日医総研　2011.2　68p　30cm　（日本医師会総合政策研究機構ワーキングペーパー no.230　日医総研ワーキングペーパー）　Ⓝ498.16

◇有床診療所実態調査―平成19年レセプト調査報告と方向性に関する考察　日医総研　2007.9　106p　30cm　（日本医師会総合政策研究機構ワーキングペーパー no.149　日医総研ワーキングペーパー）　Ⓝ498.16

◇有床診療所の現状調査　平成23年　日医総研　2011.10　76, 8p　30cm　（日本医師会総合政策研究機構ワーキングペーパー no. 242　日医総研ワーキングペーパー）　Ⓝ498.16

◇有床診療所の今後の展開にむけて―平成21年有床診療所経営実態調査より　日医総研　2009.11　60, 12, 1p　30cm　（日本医師会総合政策研究機構ワーキングペーパー no.204　日医総研ワーキングペーパー）　Ⓝ498.16

《保健所》

◇保健所管轄区域一覧　厚生労働省大臣官房統計情報部人口動態・保健統計課保健統計室〔2003〕　121p　30cm　〈平成15年4月1日現在〉　Ⓝ498.16

◇保健所管轄区域一覧　厚生労働省大臣官房統計情報部人口動態・保健統計課保健統計室〔2005〕　121p　30cm　〈平成17年4月1日現在〉　Ⓝ498.16

◇「保健所健康危機管理体制整備事業」報告書―課題別地域保健医療推進プラン　訓練実施・研修会開催・圏域版マニュアル策定を通じた体制強化の推進　東京都多摩小平保健所編　小平　東京都多摩小平保健所　2008.3　229p　30cm　Ⓝ498.16

◇「保健所設置主体別分野別等業務量調査」報告書―平成14年度地域保健総合推進事業　福永一郎編　三木町(香川県)　福永一郎　2003.3　100p　30cm　Ⓝ498.16

◇保健所保健活動モデル事業報告書　日本看護協会専門職業務部編　日本看護協会　2003.3　1冊　30cm　〈平成14年度先駆的保健活動交流推進事業〉　Ⓝ498.16

◇ルポ日本の保健所検疫所―金曜日の夜に事件は起きる　山本明文著　日本生活協同組合連合会出版部　2010.9　185p　19cm　〈発売:コープ出版〉　1600円　①978-4-87332-299-5　Ⓝ498.16
　内容　プロローグ―金曜日の夜にドラマは始まる　第1章 O157を追いつめろ！　第2章 新型インフルエンザ攻防の最前線　第3章 変幻自在、ノロウイルス　第4章 体長5ミリの敵　第5章 輸入食品、安全性の虚実　エピローグ―決断の重みと依然残る金曜日の謎　資料編

病院経営

◇赤字民間医療機関のマネジメント上の課題―2007年度の決算データから　日医総研　2009.3　39p　30cm　〈日本医師会総合政策研究機構ワーキングペーパー no.186　日医総研ワーキングペーパー〉　Ⓝ498.163

◇明るい医療現場改革―支え合う職場づくりへの挑戦　麻生泰編著　日本経済新聞出版社　2009.4　212p　19cm　1600円　①978-4-532-31451-4　Ⓝ498.163
　内容　第1章 "病院危機"といわれるなかで(私が感じる病院経営の先行き　明るい職場作り　病院周辺のSWOT分析)　第2章 飯塚病院看護部の挑戦(変革への挑戦―看護部が変わった！　救急・救命への挑戦　クリニカルパスへの挑戦　支え合う職場作りへの挑戦　呼吸器訓練コース構築への挑戦　ISOの考え方の導入への挑戦　魅力ある看護職への挑戦―井部俊子氏を囲んで)　第3章 明るい職場作り(ノウハウよりノウフウ　医療現場の国際化と女性が働きやすい職場環境　企業経営を背景とした文化　次世代への希望と夢)

◇明るい病院改革―誰も泣かせない新しい経営　麻生泰著　日本経済新聞出版社　2007.1　243p　19cm　1500円　①978-4-532-35243-1　Ⓝ498.163
　内容　第1章 飯塚病院のルーツを探る　第2章 病院経営とはどのようなビジネスか　第3章 今日からできる病院改革　第4章 改革はリーダー次第(リーダーの役割とは　VHJのアンケートから)　第5章 日本の病院を進化させていく(大学医学部の使命　公的医療機関の使命)

◇新しい医療法人制度の理解と実務のすべて―経過措置型、基金拠出型、特定・社会医療法人　松田紘一郎著, 日本医療法人協会監修　日本医療企画　2008.7　263p　26cm　4000円　①978-4-89041-800-8　Ⓝ498.163
　内容　第1章 運営等に係るQ&A(医療法人の基礎・運営等に係るQ&A)　第2章 医療法人の新設・移行・その税務Q&A　第3章 規程・書類等のモデル例(内部統制上の共通する規程・議事録等のモデル)　第4章 規程・書類等のモデル記載例(一部様式例)―ダウンロード版(基金拠出型医療法人・新設(認可)の書類モデル記載例　特定医療法人の承認申請のモデル記載例 ほか)

◇新しい医療法人制度Q&A　メディカル・マネジメント・プランニング・グループ編　税務研究会出版局　2007.7　224p　21cm　2200円　①978-4-7931-1606-3　Ⓝ498.163
　内容　第1章 概要　第2章 改正のポイント　第3章 経過措置型医療法人　第4章 基金拠出型法人　第5章 社会医療法人　第6章 特別医療法人　第7章 特定医療法人　参考資料

◇新しい医療法人の制度と実務―従来型医療法人から新設・社会医療法人まで　高橋茂樹著　海馬書房　2009.5　221p　21cm　3200円　①978-4-907704-62-9　Ⓝ498.163
　内容　第1章 医療法人に関する基礎知識　第2章 医療法人の設立　第3章 医療法人の機関　第4章 医療法人の業務と社会医療法人　第5章 定款の変更・寄附行為の変更　第6章 医療法人の監督　第7章 医療法人の解散　第8章 医療法人の合併等　第9章 医療法人の倒産

◇生き残る病院淘汰される病院―「病院再生ファンド」による「持たざる経営」のすすめ　川目庄良著, ジャレコ・ホールディングループ日本中央地所ヘルスケア事業部編　すばる舎リンケージ　2008.6　221p　22cm　〈発売:すばる舎〉　2500円　①978-4-88399-711-4　Ⓝ498.163

◇医業参謀―どうなる医療改革どうする病医院経営　西田在賢著　薬事日報社　2005.8　151p　21cm　2000円　①4-8408-0848-1　Ⓝ498.163

◇逸脱する"病院ビジネス"―NHK追跡！AtoZ　NHK取材班著　宝島社　2010.9　254p　19cm　1238円　①978-4-7966-7867-4　Ⓝ498.163
　内容　第1章 闇の病院―医者が手を染めた貧困ビジネス　第2章 行路病院ネットワーク―病院間でトレードされる生活保護患者　第3章 コトリバス―反社会的勢力の餌食になる病院と"患者"　第4章 乗っ取られる病院―経営を裏で支配する闇のM&A人脈　第5章 病院ビジネスのグレーゾーン―儲けの手口を指南する医療コンサルタントの暗闇　第6章 食い物にされる老人介護―医療の外にも広がるグレーゾーンの"錬金術"　第7章 医療崩壊に処方箋はあるか？―不正な診療、不適切な診療報酬請求を防ぐには

◇医療への「患者参加」を促進するリレーションシップ・マーケティング ヘルスケア・リレーションズ編 名古屋 日総研出版 2008.6 126p 21cm 〈執筆：椎名美純ほか〉 1800円 ①978-4-7760-1383-9 Ⓝ498.163

◇医療ガバナンス―医療機関のガバナンス構築を目指して 内田亨編著 日本医療企画 2010.11 65p 26cm (医療経営士テキスト 上級 5) 3000円 ①978-4-89041-932-6 Ⓝ498.163
[内容]第1章 ガバナンスとは何か(ガバナンスの言語学的意味 ガバナンスの種類 コーポレート・ガバナンスと医療機関のガバナンス) 第2章 コーポレート・ガバナンス(コーポレート・ガバナンスの取り組みと高まる関心 コーポレート・ガバナンスの基準と定義 コーポレート・ガバナンスの実務) 第3章 欧米の医療機関におけるガバナンス(医療機関におけるガバナンスの黎明 ガバナンスの形成と日本の病院経営への適用) 第4章 ホスピタル・ガバナンスの理論(ホスピタル・ガバナンスとは ホスピタル・ガバナンスの要素 ホスピタル・ガバナンスにおけるITの活用 ホスピタル・ガバナンス推進のための自己点検マニュアル) 第5章 ガバナンスを取り入れた病院経営の実践(シンガポール国立大学病院の事例 フランス・マルセイユ国立大学病院の事例 美原記念病院の事例)

◇医療関係PFIにおける公務員の利活用・移籍等に関する検討調査報告書 三井物産戦略研究所 2005.3 170p 30cm 〈厚生労働省平成16年度民間資金活用等経済政策推進事業〉 Ⓝ498.163

◇医療機関の安定的・持続的存続のための施設整備資金調達に関する研究 日医総研 2009.5 1冊 30cm 〈日本医師会総合政策研究機構ワーキングペーパー no.195 日医総研ワーキングペーパー〉 Ⓝ498.163

◇医療経営白書 2004年版 病院経営勝ち残りの条件 西村周三編集委員代表, ヘルスケア総合政策研究所企画・制作 日本医療企画 2004.8 533p 26cm 4571円 ①4-89041-647-1
[内容]総力特集(診療報酬改定にみる医療改革の可能性―「国に先んじて行動すること」が成功の鍵 病院会計準則見直しのインパクトと医療法人会計基準の方向性) 第1編 最新医療経営事情分析 第2編 病院経営の動向と展望 第3編 選ばれる病院への最重要キーワード―患者満足度とリスクマネジメント 第4編 病院経営最新事例研究(注目病院の経営改善・改革ポイント)

◇医療経営白書 2005年版 医療経営白書編集委員会編 日本医療企画 2005.9 497p 26cm 4571円 ①4-89041-688-9
[内容]総力特集 病院大再編時代への対応戦略(2つのシステムのマネジメント―ControlとHarnessing 急性期以外の入院医療に対する新しい支払方式を求めて(病棟基準から患者基準へ) 健保連・調査研究事業の経緯とその概要 DPC時代の戦略的院内体制構築 ほか) 第1編 病医院「勝ち残り」の戦略的キーワード 第2編 病医院経営最新事例研究(経営改革・向上に取り組む病院の姿) 第3編 病医院経営の動向と展望

◇医療経営白書 2006年版 病医院「勝者」の創造的経営思考 医療経営白書編集委員会編, 西村周三編集委員代表, ヘルスケア総合政策研究所企画・制作 日本医療企画 2006.10 598p 26cm 4571円 ①4-89041-734-6
[内容]総力特集 病医院「勝者」の創造的経営思考(2006年度診療報酬改定の分析と医療経営・医療政策の展望 医療提供体制改革の全貌解明と将来予測―第五次医療法改正で病医院のマネジメントはどうすべきか 医療法人制度改革の全体像―"社会医療法人"と医療法人会計基準の分析と展望 多様化への途が開かれた医療機関の資金調達―問われる直接金融への機動的対応力) 医療トピック 本格化する自治体病院の再編―統廃合か、民営化か 第1編 病院組織の活性化―部門別に考える組織・人材マネジメント 第2編 病院経営最新事例研究(経営改革・向上に取り組む病院の姿) 第3編 病院経営の動向と展望(病床種別/規模別、開設主体別にみる病院経営 診療科目・サービス別にみる病院経営 医院経営の現状と展望―依然、増加傾向が続く診療所の開業に歯止めがかかるのか 都道府県別にみる病院経営)

◇医療経営白書 2007年度版 病院経営革命への布石 西村周三編集代表, ヘルスケア総合政策研究所企画・制作 日本医療企画 2007.10 631p 26cm 5524円 ①978-4-89041-770-4
[内容]総力特集 病院経営革命への布石 第1編 最新医療経営事情分析 TOPICS 医療トピックス(医師・看護師確保のカギを握る病院長の経営スキル―4つの経営資質の充実から"医療従事者満足度"を向上させる 医療は崩壊するのか？ 医療制度改革が病医院経営に及ぼす影響と今後の方向性) 第2編 最新病院経営事例研究(経営改革・向上に取り組む病院の姿) 第3編 病院経営の動向と展望

◇医療経営白書 2008年度版 病院「再生」成功への軌跡 医療経営白書編集委員会編, 西村周三編集委員代表, ヘルスケア総合政策研究所企画・制作 日本医療企画 2008.9 568p 26cm 5524円 ①978-4-89041-810-7
[内容]総力特集 病院「再生」成功への軌跡(特別インタビュー 病院改革リーダーに聞く！ 特別寄稿 病院崩壊から「再生」への工程) 第1編 最新医療経営事情分析と対応戦略 TOPICS 医療トピックス 第2編 最新病院経営事例研究(経営改革・向上に取り組む病院の姿) 第3編 病院経営の動向と展望

◇医療経営白書 2009年度版 病医院"大恐慌時代"を生き抜く「経営の処方箋」 西村周三編集委員代表, ヘルスケア総合政策研究所企画・制作 日本医療企画 2009.10 397p 26cm 5524円 ①978-4-89041-860-2
[内容]総力特集 病医院"大恐慌時代"を生き抜く「経営の処方箋」 総力特集 病医院"大恐慌時代"を生き抜く「経営の処方箋」 資料編 病院経営関連データ集(都道府県別医療経営情報 注目病院グループ事業・財務データ(2007年度))

◇医療経営白書 2010年度版 ヘルスケア総合政策研究所企画・制作, 西村周三編集委員代表 日本医療企画 2010.9 393p 26cm 5000円 ①978-4-89041-955-5
[内容]総力特集 医療経営士の誕生により浮上する"次代の人的資源像"(座談会 病院経営の総括と将来展望 7人のホープが語るこれからの病院経営 人材と経営本部の役割―"次代の人的資源像") 第1編 最新医療経営事情病院"2010年問題"への対応戦略 第2編 病医院・調剤薬局経営の動向と展望 資料編 病院経営関連データ集(都道府県別医療経

◇医療経営白書 2011年度版 混乱社会を救う医療、その道筋を付けるこだわりの経営道 吉原健二編集委員代表, ヘルスケア総合政策研究所企画・制作 日本医療企画 2011.9 466p 26cm 5000円 Ⓘ978-4-86439-011-8
内容 巻頭言 社会保障財源をどこから持ってくるのか？ 総力特集 混乱社会を救う医療、その道筋を付けるこだわりの経営道 第1編 最新医療経営事情―2012年度、同時改定に向けた戦略立案 第2編 病医院・医療業界の経営動向と展望 特別寄稿 社会福祉法人による医療経営の現状と課題 資料編 病医院経営関連データ集

◇医療制度"激変"時代の院内「改革」マニュアル―改革パス・企画実例・医療関連データ付き 2006-2007年版 梅津勝男, 佐合茂樹, 中村彰吾監修 医学通信社 2006.8 212p 26cm 2400円 Ⓘ4-87058-286-4 Ⓝ498.163

◇医療の質・安全と財務向上による持続的組織成長のための人材養成―平成19年度経済産業省医療経営人材育成事業報告書 [京都] 京都大学 2008.3 176枚 30cm Ⓝ498.163

◇医療の質向上への革新―先進6病院の事例研究から 飯田修平, 田村誠, 丸木一成編著 日科技連出版社 2005.6 285p 21cm 4500円 Ⓘ4-8171-9150-3 Ⓝ498.163
内容 第1部 医療の総合的質経営 第2部 わが病院の医療の総合的質経営の取り組み―6病院の院長・理事長へのトップインタビュー（総合的質経営（TQM）とビジョン経営 財団法人東京都医療保健協会練馬総合病院 ほか） 第3部 医療の総合的質経営の実践―6病院の実態調査と事例研究 第4部 医療の総合的質経営の今後

◇医療の質向上を目指して―総合的質経営（TQM）としての質マネジメントシステム （社）日本品質管理学会・（社）全日本病院協会共催第96回シンポジウム 講演要旨集 日本品質管理学会 2004.3 55p 30cm〈会期・会場：平成16年3月2日 早稲田大学理工学部 奥付のタイトル：第96回シンポジウム講演要旨集〉 Ⓝ498.163

◇医療の質と患者満足―サービス・マーケティング・アプローチ 島津望著 千倉書房 2005.7 202, 3p 22cm (Marketing & distributionシリーズ) 2600円 Ⓘ4-8051-0849-5 Ⓝ498.163
内容 第1章 医療とプロフェッショナル・ヒューマンサービス 第2章 サービス評価の二面性その1 医療の質と患者満足 第3章 サービス評価の二面性その2 医療と専門職 第4章 利用者の変容性 第5章 期待の不明確性 第6章 連続性 終章 尊厳のある対等な関係のために

◇医療の質と経営の質―病院の本質と病院の基盤 9病院が明かすDPCデータの活用法 グローバルヘルス研究所編 日本医学出版 2009.1 224p 26cm 2800円 Ⓘ978-4-902266-34-4 Ⓝ498.163
内容 1 旭川赤十字病院の取り組み 2 岩手県立中央病院の取り組み 3 千葉県がんセンターDPC導入3年間の軌跡―医療の質の向上を経営の中核に 4 小牧市民病院の地域医療に根ざした変革の歩み 5 DPC導入の軌跡 6 DPC情報を用いた経営分析 7 佐久総合病院におけるDPC導入―医療の質の向上をめざして 8 DPC時代の医療の質と経営の質 9 DPC導入前後における医療の質と経営の質 10 病院の本質と病院の基盤―DPCデータの料理法とベンチマーク

◇医療の質マネジメントシステム―医療機関におけるISO 9001の活用 上原鳴夫ほか著 日本規格協会 2003.10 333p 21cm (Management system ISO series) 2600円 Ⓘ4-542-30616-X Ⓝ498.163
内容 第1章 基本的な概念 第2章 ISO 9001活用上のポイント 第3章 医療機関における適用のためのISO 9001の逐条解説 第4章 QMS構築のための参考例

◇医療の質マネジメントシステム―医療機関必携 質向上につながるISO導入ガイド 飯塚悦功, 棟近雅彦, 上原鳴夫監修 日本規格協会 2006.10 364p 21cm (Management system ISO series) 2900円 Ⓘ4-542-30627-5 Ⓝ498.163
内容 第1章 医療の質向上に関する素朴な疑問 第2章 質マネジメントの基本概念 第3章 質を実現するための マネジメントシステム 第4章 ISO9001について（主要な要求事項の解説 要求事項の全貌） 第5章 ISO9001を活用したQMS構築

◇医療の生産性向上と組織行動―黒字経営へのプロセス改革 渡邉孝雄, 小島理市, 佐藤美香子著 診断と治療社 2010.11 286p 26cm 2800円 Ⓘ978-4-7878-1817-1 Ⓝ498.163

◇医療の品質改革―医療事故撲滅のためのQIP（品質革新プログラム）のすすめ 山内茂樹監修, 日本能率協会コンサルティングQIP研究会, 豊田会刈谷総合病院, 康生会武田病院編著 日本能率協会マネジメントセンター 2003.11 202p 21cm 2800円 Ⓘ4-8207-4194-2 Ⓝ498.163
内容 序章 21世紀には解決しておきたい品質経営課題 第1章 品質革新が組織体を活性化する 第2章 品質経営課題解決の成功法QIPとは何か 第3章 医療事故撲滅のためのQIP導入事例研究（刈谷総合病院におけるQIP導入事例研究 武田病院におけるQIP事例検証・研究） 終章 医療現場でのQIPの取り組みと改善成果（刈谷総合病院における取り組みと成果 武田病院における取り組みと成果）

◇医療福祉抑制の時代マイナス診療報酬下の経営戦略 開原成允監修, 水巻中正編 日本医学出版 2006.5 344p 21cm 2800円 Ⓘ4-902266-15-6 Ⓝ498.163
内容 医療保険制度の改革とマイナス報酬（医療制度構造改革と抑制の時代（水巻中正著） 療養病床の大幅削減と課題（水巻中正著）） 多元的な包括的地域ケアの推進（医療と福祉の連携、サービスの継続（水巻中正著） 新入院棟「Kタワー」と医療の質（亀田信介著） 医療福祉と複合体経営（山田禎一著） 山谷地域の高齢者支援とケア（吐師秀典著） トヨタの病院経営（稲垣春夫著） いるかの家の医療・福祉・教育（福嶋啓祐, 福嶋裕美子著） 医療の本質（河北博文著） 銀座から全国展開（湖山泰成著） 確固たる企業理念に基づいた介護サービスの実践（頭島潔著） 高齢者住宅の行方（橋本俊明著） 医療と福祉の新たな構築：障害者福祉の歴史的転換点（安田武晴著） 認知症の治療とケア（現状とこれから（長谷川和夫著） 自治体病院の現状と課題（岩崎榮著） 病院と在宅ケアのシームレスな連携へ（村上紀美子著） 患者にやさしい建築とは（安井秀夫著）） コラム（医療制度改革への注文（石塚稔著） 健康寿命を

◇延ばす医療を(前田きくの著)　寝かせきりにしないケアにも診療報酬の加算を(渡辺美佐緒著)　「お産難民」について(前山直美著)　告知は万能か(落合直美著)　高齢者ターミナルケアの視点(大谷聡著)　介護予防と美容(南彌生著)　目標を持つことのすばらしさ(山形由美子著)　少子・高齢時代を生きる(札本篤著)　究極のサービス(佐藤孝宏著)　情報の共有の広がりに期待(渡部新太郎著)　デンマークにおける高齢者住宅(山下貴志著)　自立した尊厳ある生活とは(遠藤慶子著)

◇医療法改正で変わる医療法人経営——一人医師医療法人から社会医療法人まで　長英一郎著　清文社　2007.8　338p　21cm　2600円　Ⓘ978-4-433-33827-5　Ⓝ498.163
[内容]第1部 全医療法人に係る改正　第2部 医療法人の設立、機関、業務　第3部 基金拠出型法人　第4部 社会医療法人　第5部 特定医療法人　第6部 特別医療法人

◇医療法人・医療生協の会計改革——決算効率化・戦略会計・会計に強い経営づくり　森川和行著　同時代社　2004.6　211p　21cm　1714円　Ⓘ4-88683-530-9　Ⓝ498.163
[内容]第1章 日常の会計業務簡単・確実に　第2章 月次決算業務こうすれば早くなる　第3章 間違いだらけの保険未収金管理　第4章 業務改善・効率化のポイント　第5章 稼働職員数管理の改善　第6章 これからの会計の未来像

◇医療法人/社会福祉法人組織改革経営改革の実践・実例マニュアル——減収時代に対応するマネジメントシステム　嶋田利広編著　マネジメント社　2004.6　243p　26cm　4800円　Ⓘ4-8378-0422-5　Ⓝ498.163
[内容]第1章 医療法人・社会福祉法人の減収対応経営が喫緊の課題　第2章 理念から方針、部門具体策が連動する「方針管理」　第3章 「内務規程」づくりのススメ、物事の是非を曖昧にするな　第4章 これからの医療法人・社会福祉法人の「業績連動賃金制度」　第5章 小集団カイゼン活動でコスト削減、サービス品質の向上と言えば　第6章 マニュアルよりも「業務手順書」が必要　第7章 某介護施設の「減収対応経営」への取り組みプロセスとドキュメント

◇医療法人制度改革の考え方——医療提供体制の担い手の中心となる将来の医療法人の姿　医業経営の非営利性等に関する検討会報告〔医業経営の非営利性等に関する検討会〕　2005.7　22p　30cm　Ⓝ498.163

◇医療法人ものがたり　田中重代著,日本医療法人協会監修　松本SEC出版　2012.3　169p　21cm　(SECブックス)〈発売：星雲社〉　953円　Ⓘ978-4-434-16522-1
[内容]医療法人創設をめぐる同床異夢　法人制度の濫用から財団への課税まで　特定医療法人への移行　税制と要件の変遷　大蔵省、厚生省、協会の三者会談とその後　富士見産婦人科事件を機に第一次医療法改正へ　会長交代劇のなかで葬られた出資額限度法人　交代騒動後の多根会長と一人医師医療法人誕生　相続税評価の新方式導入で税負担が三割減　医療法人法の挫折とその後の模索　八王子事件で顕在化した「非営利のねじれ」　出資額限度法人と伏兵・内閣法制局　出資額限度法人のその後の顛末と課税問題　医療界最悪の選択となった消費税「非課税」　会計基準制定の頓挫と第五次医療法改正　総括——協会活動を回顧して　余滴——医療法人と私

◇医療マーケティング　真野俊樹著　新版　日本評論社　2011.7　229p　21cm　2100円　Ⓘ978-4-535-98303-8　Ⓝ498.163
[内容]情報化社会の医者選び　マーケティングとは何か　医療にマーケティングがなぜ必要なのか　サービスマーケティングの考え方　ソーシャルマーケティングの考え方　ITとマーケティング　現代の医療がかかえる問題点　米国での医療マーケティング　日本の医療にもマーケティング思考を　マーケティング思考で医療の変化を乗り切る——選ばれる医療機関になるために　患者満足度を高めるために　新しい医師・患者関係を求めて

◇医療マーケティング　実践編　真野俊樹著　日本評論社　2009.8　236p　19cm　1900円　Ⓘ978-4-535-98438-0　Ⓝ498.163
[内容]序章「医療崩壊」のなかで　第1章 産業のなかの医療：医療はサービス産業　第2章 サービスマネジメントの方法論　第3章 病院へのサービスマネジメント手法の応用　第4章 サービスマネジメントの成功例　第5章 病院での実践例　第6章 海外の進んだ医療サービスマネジメント

◇院長「定年制」宣言　高椋正俊著　悠飛社　2005.1　139p　20cm　(Yuhisha hot-nonfiction Yuhisha best doctor series)　1200円　Ⓘ4-86030-065-3　Ⓝ498.04
[内容]1章 がんになってわかったこと　2章 六三歳の再出発　3章 いつかは"自分の城"を　4章 てんやわんやの診療所経営　5章 お金の苦労もありました　6章 医には算術も必要です——医療経済の話　7章 まじめな医師が報われる制度を

◇エクセレントホスピタル——人事賃金改革の進め方　看護管理者が推し進める人材育成活用処遇戦略　齋藤清一編著　名古屋　日総研出版　2008.10　197p　26cm　3048円　Ⓘ978-4-7760-1394-5　Ⓝ498.163
[内容]第1部 人事賃金改革の進め方　第2部 先進病院の人事賃金戦略に学ぶ〔エクセレントカンパニーを目指す——特定・特別医療法人慈泉会相澤病院〕　第3部 経営危機を乗り越えた病院の人事賃金戦略〔保険医療機関取り消し　逆境から生還した——医療法人秀公会あづま脳神経外科病院、涙の嘆願状で院長を招聘、組織を立て直した——医療法人清和会田畑病院〕

◇株式会社等による医療機関経営の現状　日医総研　2011.4　30p　30cm　(日本医師会総合政策研究機構ワーキングペーパー no.231　日医総研ワーキングペーパー)　Ⓝ498.163

◇患者思いの病院が、なぜつぶれるのか？——Hospitals with missions must survive！　渡辺さちこ著　幻冬舎メディアコンサルティング　2009.12　297p　19cm〈発売：幻冬舎〉　1500円　Ⓘ978-4-344-99706-6　Ⓝ498.163
[内容]第1章 病院経営虚像の実態——"いい病院"についての5つの誤解　第2章 "病院の特殊性"を言い訳にしていないか？——あなたの病院が赤字である5つの原因　第3章 なぜ医療にも経営カイゼンが必要なのか？——あなたの病院を再建する3つのキーワード　第4章 医療の質と経営は両立できるのか？——有名病院の経営カイゼン5つのケース(医療の標準化——済生会吹田病院(大阪)、旭川赤十字病院(北海道)手術室運用の効率化——相澤病院(長野)、千葉県がん

センター(千葉)ほか) 第5章 2010年時代の病院経営—未来型病院の6つの条件

◇原価計算が病院を変える—これからの病院経営のための理論と実践事例 トーマツヘルスケアグループ編著 清文社 2008.3 251p 21cm 2600円 ⓣ978-4-433-33837-4 Ⓝ498.163
内容 第1章 原価計算の必要性(病院の経営環境 病院原価計算の目的 病院における原価計算の体系) 第2章 診療科別原価計算の計算手順(原価計算全体のプロセス 目的の明確化(Step0) 部門の設定(Step1) 原価の分類(Step2) 配賦基準の設定(Step3)) 第3章 患者別原価計算(患者別原価計算とは 患者別原価計算実施への動機づけ 患者別原価計算の意義 患者別原価計算の手順 患者別原価計算の計算方法と留意点) 第4章 診療科別原価計算を活用した経営改善方法(経営改善の全体スケジュール 病院の現状分析手法 診療科別の経営改善目標の設定事例) 資料(病院原価計算要綱(案) 公立病院改革ガイドライン)

◇原価計算から始める病院経営入門—新時代に求められる病院のコスト経営の教科書! 新日本監査法人著 ぱる出版 2007.9 207p 21cm (New medical management)〈「収益力がグンと高まる病院の原価計算」の改訂〉 2500円 ⓣ978-4-8272-0357-8 Ⓝ498.163
内容 第1章 病院の経営管理指標の基礎知識 第2章 病院を"改善"する経営計画の策定と原価管理 第3章 病院の原価計算の種類 第4章 診療科別原価計算の方法 第5章 患者別原価計算によるマネジメント 第6章 病院原価計算の有効活用

◇原価計算による病院マネジメント—DRG/PPS時代に向けた診療科別・疾患別原価計算 朝日監査法人, KPMGヘルスケアジャパン, KPMGメディカルソリューション編 第2版 中央経済社 2003.8 178p 21cm 2400円 ⓣ4-502-36970-5 Ⓝ498.163
内容 第1章 変革期における病院経営の課題 第2章 病院経営改革のための業績評価基準 第3章 診療科別原価計算の導入法 第4章 疾患別原価計算—標準原価計算と実際原価計算 第5章 自治体病院における一般医療と政策医療の区分把握

◇原価計算による病院マネジメント—DPC時代に向けた診療科別・疾患別原価計算 あずさ監査法人, KPMGヘルスケアジャパン, KPMGビジネスアシュアランス編 第3版 中央経済社 2004.11 182p 21cm 2400円 ⓣ4-502-37670-1 Ⓝ498.163
内容 第1章 変革期における病院経営の課題 第2章 病院経営改革のための業績評価基準 第3章 診療科別原価計算の導入法 第4章 疾患別原価計算~標準原価計算と実際原価計算 第5章 自治体病院における一般医療と政策医療の区分把握

◇これからの医療と病院のあり方 東京大学医院企画室編 金原出版 2005.9 251p 26cm 4700円 ⓣ4-307-00450-7 Ⓝ498.163
内容 変わらなきゃ, 東大病院!(北澤京子述) アメリカの大学運営(岩ъ裕一述) 地域中核総合病院のミッションと経営戦略(落合慈之述) リスクマネージメントの重要性(加藤良夫述) これからの医療, これからの病院(矢崎義雄述) 国立大学法人附属病院の現状と問題点(石野村和述) 国立大学附属病院に対する財投資金投入について(石堂正信述) 国立大学法人附属病院の経営分析結果と今後の戦略

(川渕孝一述) 東京大学医学部附属病院のミッションと経営戦略(牧健太郎述) 病院改革に挑む(今村知明述) 東京大学医科学研究所附属病院の過去・現在・未来(岩本愛吉述) 日本の医療システムと大学病院のあり方(永井良三述)

◇これからの中小病院経営 松原由美著 医療文化社 2004.7 223p 21cm 2800円 ⓣ4-902122-08-1 Ⓝ498.163
内容 第1章 中小病院の経営と今後の役割(中小病院の特徴 医療政策の方向性 医療をめぐる環境変化 これからの中小病院に期待される役割) 第2章 中小病院の経営事例の考察(地域特性の分類 中小病院の経営事例の考察に当たって 経営事例を考察する 中小病院経営マネジメント戦略 ケア連携) 第3章 民間病院の資金調達(私的経営主体の資金調達 病院の資金調達方法を考える前提 資金調達多様化商品の検討 米国における民間非営利病院の資金調達とわが国への示唆 資金調達に関するアンケート調査)

◇実践!患者満足度アップ 前田泉著 日本評論社 2005.6 133p 21cm 1600円 ⓣ4-535-98251-1 Ⓝ498.163
内容 第1章 患者視点による医療変革の波 第2章 患者満足度の解剖学 第3章 患者の受療行動を決める患者満足度 第4章 効果的に患者満足度を高めるコミュニケーションの実践 第5章 患者満足度による医療経営の実践 第6章 患者調査の新しい潮流

◇収益力がグンと高まる病院の原価計算—コスト経営を実現する病院マネジメントの進め方 新日本監査法人著 ぱる出版 2005.8 207p 21cm (New medical management) 2500円 ⓣ4-8272-0188-9 Ⓝ498.163
内容 第1章 病院の経営管理指標の基礎知識—病院の経営分析基礎のキソ 第2章 病院を"改善"する経営計画の策定と原価管理 第3章 病院原価計算の種類 第4章 診療科別原価計算の方法 第5章 患者別原価計算の方法 第6章 病院原価計算の有効活用

◇新医療法人制度詳解—移行・会計・税務 第5次医療法改正完全対応平成20年度税制改正対応 羽生正宗著 大蔵財務協会 2008.6 493p 21cm 3143円 ⓣ978-4-7547-1501-4 Ⓝ498.163
内容 第1章 第5次医療法改正 第2章 医療法人の類型 第3章 医療法人新たな制度 第4章 医療法人の会計 第5章 医療法人の課税関係 第6章 新しい医療計画制度のスタート 医療法人制度改革に係るQ&A

◇新医療法人制度の実務ガイダンス 塩井勝, 人見貴行著 中央経済社 2007.9 300p 21cm 3200円 ⓣ978-4-502-95750-5 Ⓝ498.163
内容 1 新医療法人制度の概要 2 医療法人の組織と運営 3 社会医療法人 4 基金制度と出資額限度法人 5 特定医療法人 6 医療法人の会計 7 医療法人の税務 参考資料

◇新・医療法人制度Q&A—設立・運営・税務・事業承継 なにがどのように変わるのか 塩谷満著 同文舘出版 2006.7 209p 21cm 2400円 ⓣ4-495-37611-X Ⓝ498.163
内容 新しい医療法人制度のポイント Q&A・新医療法人制度 Q&A・新医療法人の税務(医療法人設立時の税務手続き 医療法人設立のメリット(税金面) 設立事業年度の会計期間 設立初年度の消費税は免除される ほか) 資料編

◇信頼回復の病院経営　真野俊樹編著　薬事日報社　2005.11　207p　21cm　2100円　①4-8408-0867-8　Ⓝ498.163
内容　病院で信頼が得られなくなった（なぜ病院で信頼が得られないのか（真野俊樹著）　なぜ信頼を得られないのか：医療機関の選択に関するアンケート結果分析（小林慎著）　財務と病院属性（塚原康博著）　病院組織におけるビュロクラタイゼーション（田尾雅夫著）　病院経営とボランティア（桜井政成著）　医療機関の非営利・営利性に関する意識の実態（堀真奈美著））　病院の信頼回復に向けて（信頼回復のための病院マネジメント（中島和人著）　公設民営の課題と解決（吉田忠彦著）　ITの利用と信頼（山内一信、加藤憲著）　病院組織の経営ガバナンス（桜井政成著）　地域医療による信頼回復（伊藤雄二著）　病院の信頼回復に向けて（真野俊樹著）

◇「第18回医療経済実態調査（医療機関等調査）報告―平成23年6月実施」の分析　日医総研　2011.11　59p　30cm　（日本医師会総合政策研究機構ワーキングペーパー no. 245　日医総研ワーキングペーパー）　Ⓝ498.163

◇楽しくわかる医療経営（雑）学―最新医療用語の基礎知識 医療制度改革・マーケティング編　工藤高著　医療タイムス社　2004.4　126p　18cm　905円　①4-900933-19-8　Ⓝ498.163
内容　第1部 医療制度改革編　第2部 マーケティング編（病院は物的要素、労働集約度、個別対応性が高い　PPM（プロダクト・ポートフォリオ・マネジメント）　効率性とは何　品質イメージはフォーカスから　満足・不満足とは何か ほか）

◇だれでもわかる！医療現場のための病院経営のしくみ―医療制度から業務管理・改善の手法まで、現場が知りたい10のテーマ　木村憲洋、医療現場を支援する委員会編　改訂版　日本医療企画　2012.5　221p　21cm　2000円　①978-4-86439-066-8
内容　序章 病院経営の予備知識（日本の医療制度早わかり―素晴らしきかな！？日本医療　あなたは今の医療業界に満足できますか）　第1章 病院経営を知ろう！（医療・福祉事業経営のしくみ―企業経営も病院経営もしくみは同じ　病院経営のしくみ―人・物・金・情報・医療の質が病院経営の要素　病院組織のしくみ―病院組織のしくみと部門の課題　病院収入のしくみ―診療報酬のしくみと点数の解説）　第2章 病院経営に問題あり！（病院経営にとって一番大事なこと―「医療の質を高める」病院経営のしくみを身につけよう　医療現場のサービス効率を高める手法―問題を発見し、改善するしくみを身につけよう　コンピュータを用いた医療現場の情報処理―ITツールを駆使して、院内情報を有効活用しよう　医療現場を助ける医用機器）　終章 病院経営の羅針盤（日本の医療経営はどこへいく―米国の医療政策を知り、日本の医療制度の将来を考えよう）

◇データで分かる病院経営の実学　北川博一著　豊中　マスプレーン　2012.1　287p　21cm　2381円　①978-4-904502-08-2
内容　第1章 成長する市場で潰れる病院の不思議（医療市場は順調に拡大　病院は淘汰の時代　病院倒産は、医療崩壊の象徴ではない）　第2章 日本の病院の置かれている環境（甘やかされた外部環境　未成熟な内部環境　事業経営として対応が遅れている点は？　これからの医療は、どのように変容するか）　第3章 病院事業の産業特性と改善の着眼点（顧客は増え続ける成長産業　労働集約的な産業　売り上げ費目、単価が同一の産業　装置型の産業（建設投資、設備投資が必要）　エネルギー消費型の産業（空腸、熱源、水の使用）　多種多様な診療材料・消耗品を消費する産業　オーナーシップの強い産業）　第4章 健全な事業形態・産業形態を目指して（医療財政が崩壊しても自立可能な医療産業を目指して（自立主義）　強制財源が投入される産業として健全化しなければならない（透明主義）　地域の社会資源として貢献し続けなければならない（現場主義）　事業内部の管理方式を改善し続けなければならない（現場主義）　地域で考え行動する姿を目指して（地域経営）　産業としての効率化を目指して（新陳代謝）　より良き医療人を増やすことを目指して（人材発掘）　国民科医負担を目指して（新負担論）

◇にぎやかなトラブルの雨音―医療現場の法律・患者応対の「灰色事例」解決法40幕　楡一郎著　第2版　医学通信社　2005.11　332p　21cm　（アカシア病物語 pt.3）　1500円　①4-87058-284-8　Ⓝ498.16
内容　保険証の確認・TVドラマ編　予約時間の遅れと"落とし前"　医療制度改革案をめぐる"ディープ"な取材　呪われた一部負担金と自己負担金の謎　小児科メルヘンクリニック開業？　ロウサイは品切れです　"コスト管理の徹底、それでいこうよ』　むずかしい"説明と同意"　"敢然たるデタラメです！！』　ちっとも面白くない診療報酬改訂入門講座〔ほか〕

◇21世紀の医療経営―非営利と効率の両立を目指して　真野俊樹編著　薬事日報社　2003.7　304p　22cm　3200円　①4-8408-0743-4　Ⓝ498.163

◇BCG流病院経営戦略―DPC時代の医療機関経営　植草徹也、堤裕次郎、北沢真紀夫、塚原月子著　エルゼビア・ジャパン　2012.6　189p　21cm　2400円　①978-4-86034-201-2
内容　1 なぜ今、病院に経営戦略が必要なのか？　2 病院経営改善の本質　3 本質的病院改革の肚決要因　4 病院改革に向けた提言1：クリニカルパスで診断・治療プロセスを標準化せよ！　5 病院改革に向けた提言2：複数診療科・病棟にまたがった人・病床・設備の全体最適利用の仕組みをつくれ！　6 病院改革に向けた提言3：地域内医療機関の連携、役割分担を明確にせよ！　7 病院改革に向けた提言4：「総合」病院から「尖り」のある病院へ進化を遂げよ！　8 病院改革に向けた提言5：「在院日数」と「新入院患者数」を必ず含むKPIを設定し、モニターせよ！　9 医薬品・医療機器産業に向けた提言　10 わが国医療機関のグローバルな競争力向上に向けて

◇病・病院経営のための個人情報保護対策―解決策175例　羽生正宗著　ビジネス情報企画　2005.8　169p　21cm　〈発売：ビジネス教育出版社〉　1600円　①4-8283-0101-1　Ⓝ498.163
内容　1 「個人情報」とは何か（「個人情報」の定義　プライバシーの権利と個人情報保護法との関係　対象となる事業者（医療・介護関係事業者）の範囲 ほか）　2 個人情報保護法と医療機関のとるべき対応―解決策　3 医療機関における個人情報保護―マネジメントシステムの構築

◇病医院トラブル110番日記　日経ヘルスケア編集部企画・編集、尾内康彦,日経ヘルスケア編集部著　日経BP社　2009.6　151p　28cm　〈発売：

日経BP出版センター　患者トラブル解決マニュアル付録）　Ⓣ978-4-8222-1623-8　Ⓝ498.163
◇病医院のための職員トラブル解決マニュアル―労務管理の悩みを解消する秘策を公開！　日経ヘルスケア編集部企画・編集　日経BP社　2011.11　302p　28cm　〈発売：日経BPマーケティング〉　21429円　Ⓣ978-4-8222-1722-8　Ⓝ498.163
◇「病院」がトヨタを超える日―医療は日本を救う輸出産業になる！　北原茂実著　講談社　2011.1　200p　18cm　（講談社＋α新書 549-1C）　838円　Ⓣ978-4-06-272698-6　Ⓝ498.163
　内容　序章 医療は日本最大の成長産業だ　第1章 八王子から始まる医療立国プロジェクト　第2章 国民皆保険幻想を捨てよう　第3章 医療がこれからの日本の基幹産業になる　第4章 日本人だけが知らない世界の医療産業の実態　第5章 日本医療を輸出産業に育てる方法　終章 医療崩壊こそ大チャンス
◇病院経営を改善する10の視点―「病院機能評価」解体新書　大石洋司著　日本厚生協会出版部　2008.4　248p　19cm　（生き残る病院になるヒントシリーズ 4）　1800円　Ⓣ978-4-931564-57-2　Ⓝ498.163
　内容　第1章 病院機能評価って何だろう？（機能評価　病院機能評価の概略　病院機能評価は儲かりますか？　受審の効果と利点）　第2章 なぜ病院機能評価が経営改善に必要なのか（病院機能評価を受審する　機能評価の10年間の変遷　第1領域の構成）　第3章 評価の客観性とMB賞（評価の客観性　妥当性を担保するMB賞の審査手続き）　第4章 第1領域を"解体"する（自己評価の記載方法　病院の理念と基本方針　病院の役割と将来計画　病院管理者・幹部のリーダーシップ　病院組織の運営　情報管理機能の整備と活用　関係法令の遵守　職員の教育・研修　医療サービスの改善活動　地域の保健・医療・福祉施設などとの連携と協力　地域に開かれた病院）
◇病院経営を科学する！　実践編　遠山峰輝, 堤達朗ほか著　日本医療企画　2008.5　302p　21cm　〈実践編のサブタイトル：「問題解決型思考」実践6つのスキル〉　2800円　Ⓣ978-4-89041-803-9　Ⓝ498.163
　内容　第1章 問題解決スキルの全体像　第2章 問題解決プロセスのスキル　第3章 問題解決の思考スキル　第4章 情報収集のスキル　第5章 分析のスキル　第6章 フレームワークのスキル　第7章 コミュニケーションのスキル
◇病院経営をはじめとした非営利組織の経営に関する調査研究報告書　〔厚生労働省医政局〕　2005.3　61p　30cm　〈委託先：明治安田生活福祉研究所　医療施設経営安定化推進事業〉　Ⓝ498.163
◇病院経営改善マニュアル　社会経済生産性本部コンサルティング部編, 渡辺孝雄, 小島круいち, 中間弘和, 熊木登著　WAVE出版　2007.6　423p　32cm　（WAVE出版メディカルシリーズ）〈ルーズリーフ〉　86000円　Ⓝ498.163
◇病院経営管理指標に関する調査研究報告書　明治安田生活福祉研究所　〔2007〕　2冊（別冊とも）　30cm　〈平成18年度厚生労働省医政局委託医療施設経営安定化推進事業　別冊(261p)：病院経営管理指標〉　Ⓝ498.163

◇病院経営合理化・改善の戦略的手順―本格的・実用経営ガイドブック　長島総一郎著　第3版　生産性出版　2003.7　429p　21cm　4700円　Ⓣ4-8201-1760-2　Ⓝ498.163
　内容　病院をとりまく経営環境　病院の経営診断　医療効率分析　病院の経営シミュレーション　病院の経営計画　病院のマーケティング　患者リレーションズ　医療過誤を防止する　医療業務の組織化・効率化　病院のコストダウン　誰のための病院か　病院事務の能率化　行政側からみた医療監視について
◇病院経営ことはじめ　久道茂著　医学書院　2004.3　195p　21cm　3000円　Ⓣ4-260-24079-X　Ⓝ498.163
　内容　1 自治体・公的病院の現状と役割　2 地方公営企業法における病院事業　3 国立病院および自治体病院の独立行政法人化とは　4 自治体病院における経営　5 根拠に基づく病院経営とは　6 誰のための病院か　7 がんばれ自治体病院　8 付章：病院経営判断分析について
◇病院経営実態調査報告　平成15年　全国公私病院連盟, 日本病院会編　全国公私病院連盟　2004.2　779p　30cm　11000円
　内容　1 調査方法の概要　2 調査票　3 用語の説明及び指標の計算式　4 調査結果の概要　5 調査結果の年次推移　6 統計表（病院概要　経営状況　医業収益の状況　給与費の状況　薬品費および経費の状況　減価償却費および支払利息の状況　付加価値額および付加価値率の状況　労働生産性、労働分配率および労働装備率の状況　有形固定資産額、有形固定資産回転率および資本生産性の状況）
◇病院経営実態調査報告　平成15年　全国公私病院連盟編　全国公私病院連盟　2004.2　779p　30cm　11000円
　内容　1 調査方法の概要　2 調査票　3 用語の説明及び指標の計算式　4 調査結果の概要　5 調査結果の年次推移　6 統計表
◇病院経営実態調査報告　平成16年　全国公私病院連盟著　全国公私病院連盟　2005.3　779p　30cm　11000円
　内容　1 調査方法の概要　2 調査票　3 用語の説明及び指標の計算式　4 調査結果の概要　5 調査結果の年次推移　6 統計表
◇病院経営実態調査報告　平成17年　全国公私病院連盟著　全国公私病院連盟　2006.3　779p　30cm　11000円
　内容　1 調査方法の概要　2 調査票　3 用語の説明及び指標の計算式　4 調査結果の概要　5 調査結果の年次推移　6 統計表
◇病院経営実態調査報告　平成18年　全国公私病院連盟著　全国公私病院連盟　2007.3　783p　30cm　11000円
　内容　1 調査方法の概要　2 調査票　3 用語の説明及び指標の計算式　4 調査結果の概要　5 調査結果の年次推移　6 統計表（病院概要　経営状況　医業収益の状況　給与費の状況　薬品費および経費の状況　減価償却費および支払利息の状況　付加価値額および付加価値率の状況　労働生産性、労働分配率および労働装備率の状況　有形固定資産額、有形固定資産回転率および資本生産性の状況）
◇病院経営実態調査報告　平成19年　全国公私病院連盟著　全国公私病院連盟　2008.3　783p　30cm　11000円

◇病院経営実態調査報告　平成20年　全国公私病院連盟　2009.3　783p　30cm　11000円
　内容　1 調査方法の概要　2 調査票　3 用語の説明及び指標の計算式　4 調査結果の概要　5 調査結果の年次推移　6 統計表
◇病院経営実態調査報告　平成21年　全国公私病院連盟　2010.3　783p　30cm　11000円
　内容　1 調査方法の概要　2 調査票　3 用語の説明及び指標の計算式　4 調査結果の概要　5 調査結果の年次推移　6 統計表(病院概要　経営収支の状況　医業収益の状況　給与費の状況　薬品費および経費の状況　減価償却費および支払利息の状況　付加価値額および付加価値率の状況　労働生産性、労働分配率および労働装備率の状況　有形固定資産額、有形固定資産回転率および資本生産性の状況)
◇病院経営実態調査報告　平成22年　全国公私病院連盟　2011.3　783p　30cm　11000円
　内容　1 調査方法の概要　2 調査票　3 用語の説明及び指標の計算式　4 調査結果の概要　5 調査結果の年次推移　6 統計表(病院概要　経営収支の状況　医業収益の状況　給与費の状況　薬品費および経費の状況　減価償却費および支払利息の状況　付加価値額および付加価値率の状況　労働生産性、労働分配率および労働装備率の状況　有形固定資産額、有形固定資産回転率および資本生産性の状況)
◇病院経営実態調査報告　平成23年　全国公私病院連盟編　全国公私病院連盟　2012.3　783p　30cm　11000円
　内容　1 調査方法の概要　2 調査票　3 用語の説明及び指標の計算式　4 調査結果の概要　5 調査結果の年次推移　6 統計表(病院概要　経営収支の状況　医業収益の状況　給与費の状況　薬品費および経費の状況　減価償却費および支払利息の状況　付加価値額および付加価値率の状況　労働生産性、労働分配率および労働装備率の状況　有形固定資産額、有形固定資産回転率および資本生産性の状況)
◇病院経営失敗の法則　医療経営を考える会著　幻冬舎メディアコンサルティング　2007.8　222p　19cm　(発売:幻冬舎)　1500円　①978-4-344-99591-8　Ⓝ498.163
　内容　序章 病院経営が行き詰まる「破綻の方程式」　第1章 地域ニーズとのミスマッチ　第2章 技術・リーダーの陳腐化　第3章 経営管理の甘さと慢心　第4章 無謀な投資と金融機関のミス　第5章 医療制度改革への無理解　終章 病院経営が蘇生する「再生のシナリオ」
◇病院経営新時代のDPC対応収支分析マニュアル　島本和明監修、藤森研司、松田晋哉、石井孝宜編著　じほう　2007.6　262p　26cm　(執筆:石井孝宜ほか)　3800円　①978-4-8407-3739-5　Ⓝ498.163
　内容　第1章 収支分析の新しい視点(DPCが導く病院経営新時代　財務からみたDPC収支分析の論点)　第2章 すべての病院のための収支分析システム(なぜ今、収支分析か　収支分析と医療情報システム　収支分析システム導入のプロセス　収支分析システムの実行環境　使えるシステムにするための考え方)　第3章 収支分析システム構築の実際(病院会計準則と収支分析　行為区別にみる収入・支出の論点　勘定科目別にみる支出の論点　分析結果の表示　システム構築のポイント)　第4章 収支分析システムの可能性(再び、「なぜ今、収支分析か」を考える　収支分析の応用　限界と展望)

◇病院経営と情報化―医療機関CIOのための基礎知識　開原成允監修、岡田美保子、外山比南子編、開原成允,田中博,大江和彦他著　平成17年度「医療情報管理者育成のためのモデルプログラム開発事業」モデルプログラム標準化委員会　2005.12　301p　26cm　〈平成17年度医療情報管理者育成のためのモデルプログラム開発事業〉　Ⓝ498.163
　内容　医療を取り巻く環境と病院における情報化の意義(開原成允著)　医療マネジメント総論(青木則明著)　病院情報システムと診療所システム(阿曽沼元博著)　診療報酬請求の情報化と注意点(特にレセプト電算処理システム)(小出大介著)　診療情報の電子化(田中博著)　病院のサプライ管理と情報化(西村由美子著)　リスクマネジメントのための情報技術(秋山昌範著)　医療情報の相互運用性と標準化(波多野賢二、大江和彦著)　電子カルテシステムの導入コストおよび影響と効果(阿曽沼元博著)　病院情報システム導入のための手順と組織(小山博史著)　病院情報システムを維持するための組織と教育(田中博著・医療情報技術者)(山内一信、岡田美保子著)　診療情報を利用した病院経営(外山比南子、宇都由美子著)　医療におけるマーケティング(遠山峰輝、堤達朗著)　医療の質を向上させるIT技術(宮崎久義著)　情報セキュリティとプライバシーの保護(相澤直行著)　診療のIT化(村瀬澄夫、澤井高志著)
◇病院経営分析調査報告　平成15年　全国公私病院連盟、日本病院会編　全国公私病院連盟　2004.2　688p　30cm　15000円
　内容　1 調査方法の概要　2 調査票　3 用語の説明及び指標の計算式　4 調査結果の概要　5 調査結果の年次推移　6 統計表
◇病院経営分析調査報告　平成16年　全国公私病院連盟著　全国公私病院連盟　2005.3　701p　30cm　15000円
　内容　1 調査方法の概要　2 調査票　3 用語の説明及び指標の計算式　4 調査結果の概要　5 調査結果の年次推移　6 統計表
◇病院経営分析調査報告　平成17年　全国公私病院連盟著　全国公私病院連盟　2006.3　705p　30cm　15000円
　内容　1 調査方法の概要　2 調査票　3 用語の説明及び指標の計算式　4 調査結果の概要　5 調査結果の年次推移　6 統計表
◇病院経営分析調査報告　平成18年　全国公私病院連盟編　全国公私病院連盟　2007.3　692p　30cm　15000円
　内容　1 調査方法の概要　2 調査票　3 用語の説明及び指標の計算式　4 調査結果の概要　5 調査結果の年次推移　6 統計表
◇病院経営分析調査報告　平成19年　全国公私病院連盟著　全国公私病院連盟　2008.3　683p　30cm　15000円
　内容　1 調査方法の概要　2 調査票　3 用語の説明及び指標の計算式　4 調査結果の概要　5 調査結果の年次推移　6 統計表
◇病院経営分析調査報告　平成20年　全国公私病院連盟　2009.3　678p　30cm　15000円

病院経営　　　　　　　　　　　　　　　　　　　　　　　　　　　　　　　医療施設・医療者

内容 1 調査方法の概要　2 調査票　3 用語の説明及び指標の計算式　4 調査結果の概要　5 調査結果の年次推移　6 統計表

◇病院経営分析調査報告　平成21年　全国公私病院連盟　2010.3　669p　30cm　15000円
内容 1 調査方法の概要　2 調査票　3 用語の説明及び指標の計算式　4 調査結果の概要　5 調査結果の年次推移　6 統計表(病院数・病床数・病床利用率・院内システム　患者数・特定療養費　診療科・在宅医療・設備、機器保有状況　病院の黒字・赤字分布　延床面積・有形固定資産　入院基本料・看護単位　研究・研修費　死亡数・剖検数　平均在院日数　職員数　医師1人あたり職員数および患者数　患者1人当たり診療収入　医師1人1日当たり診療収入　100床当たり手術件数および処方せん枚数　部門職員1人1日当たり業務量、診療収入　食事材料費および薬品使用効率　加算の状況　一般病院の経営関連指標)

◇病院経営分析調査報告　平成22年　全国公私病院連盟　2011.3　810p　30cm　15000円
内容 1 調査方法の概要　2 調査票　3 用語の説明及び指標の計算式　4 調査結果の概要　5 調査結果の年次推移　6 統計表(病院数・病床数・病床利用率・院内システム　患者数・特定療養費　診療科・在宅医療・設備、機器保有状況　病院の黒字・赤字分布　延床面積・有形固定資産　入院基本料・看護単位　研究・研修費　死亡数・剖検数　平均在院日数　職員数　医師1人あたり職員数および患者数　患者1人当たり診療収入　医師1人1日当たり診療収入　100床当たり手術件数および処方せん枚数　部門職員1人1日当たり業務量、診療収入　食事材料費および薬品使用効率　加算の状況　一般病院の経営関連指標)

◇病院経営分析調査報告　平成23年　全国公私病院連盟編　全国公私病院連盟　2012.3　779p　30cm　15000円
内容 1 調査方法の概要　2 調査票　3 用語の説明及び指標の計算式　4 調査結果の概要　5 調査結果の年次推移　6 統計表

◇病院経営マネジメント「人事制度の現状と課題—人事制度改革にむけて」　日本医師会総合政策研究機構, 福岡県メディカルセンター保健・医療・福祉研究機構, 福岡県医師会編　日本医師会総合政策研究機構　2004.3　161p　30cm（日本医師会総合政策研究機構報告書 第64号）5715円　Ⓝ498.16

◇病院原価計算—医療制度適応への経営改革　荒井耕著　中央経済社　2009.1　306p　22cm　3600円　Ⓘ978-4-502-29060-2　Ⓝ498.163
内容 第1部 日本病院界における原価計算の現状(日本病院界における原価計算の史的展開　原価計算の実施状況：実施率と実施依存度　日本病院界における原価計算の普及阻害要因と実施成功要因　日本病院界における原価計算実務の詳細な実態　聖路加国際病院における部門別原価計算実務の転回：先進事例研究)　第2部 病院原価計算の新たな展開(病院原価計算対象の多様化　病院原価計算対象の同質性の検証：サービス種類区分設定の妥当性評価　病院原価計算の簡便法の検証：RCC法と外部RVU法の妥当性評価　病院原価計算の洗練化の方向性と必要性)

◇病院再生—戦略と法務 医療事業再構築のマネジメント　阿部賢則, あさひ・狛法律事務所著　日経メディカル開発　2005.12　406p　22cm〈発売：日経BP出版センター〉　3900円　Ⓘ4-931400-32-9　Ⓝ498.163
内容 第1章 医療機関を取り巻くマクロ環境と今後医療機関に必要とされる機能　第2章 医療事業再生の概観　第3章 戦略的医療事業再生の視点　第4章 医療事業再生の手法　第5章 医療機関を取り巻く法規制　第6章 医療機関におけるガバナンス　第7章 医療業界再編の流れと人材育成　資料編

◇病院再生の設計力　久米設計病院設計タスクチーム著　幻冬舎メディアコンサルティング　2010.9　159p　19cm　（発売：幻冬舎）　1300円　Ⓘ978-4-344-99752-3
内容 第1章 病院設計の「いま」—特有の難しさと問題点　第2章 設計力の可能性—病院の活性化に向けて　第3章 病院設計の「明日」—柔軟な対応能力の確立（病院が設計に参加できるメニューをつくる　病院留学を通じて、設計力を高める　実効的「提案」によって設計プロセスを構築する）

◇病院職種別モデル退職金実態資料　2005年版　産労総合研究所附属病院経営情報研究所編　産労総合研究所出版部経営書院　2005.3　367p　26cm　8300円　Ⓘ4-87913-920-3　Ⓝ498.163
内容 第1部 調査結果の概要と分析（退職金制度の現状　退職金支給率　実支給退職金と退職金費用　退職金に関する病院の意識　職種別モデル退職金）　第2部 モデル退職金集計結果一覧（職種別にみた勤続年数別モデル退職金　職種別勤続年数別モデル退職金のばらつき　地域別にみた職種別勤続年数別モデル退職金）　第3部 個別病院モデル退職金実支給退職金一覧（職種別勤続年数別モデル退職金（病院都合・自己都合）および実際に退職金を支払った事例（最近の退職者から遡って5名の退職金））　第4部 病院の退職金規程例（解説・退職金制度改革のための生きた退職金制度のつくり方　病院の退職金規程例　退職金・年金制度Q&A）　第5部 病院の退職金制度事例（美原記念病院—貢献度と責任性を反映させた退職金制度の構築　永生病院—成果主義人事制度導入で退職金制度の改革を　道ノ尾病院—職種、等級別にポイントを設定し支給率に格差を設定　松田病院—自己都合支給係数0.6で人件費への負担をカバー）

◇病院賃金実態資料—2002年職種別・職位別賃金水準　2003年版　病院経営情報研究所編　産労総合研究所出版部経営書院　2003.3　399p　26cm　9200円　Ⓘ4-87913-838-X　Ⓝ498.163
内容 第1編 調査結果の概要と集計結果（解説—民間病院における賃金決定の特徴と支給実態をみる　職種別経験年数別賃金集計表）　第2編 個別病院賃金実態一覧（職種別・経験年数別月額賃金と賞与・一時金　職位別月額賃金と役付手当および賞与・一時金）　付帯資料 PT、OT、STの賃金実態調査

◇病院賃金実態資料—2003年職種別・職位別賃金水準　2004年版　医療経営情報研究所編　産労総合研究所出版部経営書院　2004.2　433p　26cm　9200円　Ⓘ4-87913-879-7　Ⓝ498.163
内容 解説 民間病院にみる賃金決定の特徴と支給実態（職種別・経験年数別の月額賃金と年間賃金　職位別月額賃金・役付手当と年間賃金）　第2編 個別病院賃金実態一覧（職種別・地域別—職種別・経験年数別実在者賃金（月額賃金、賞与・一時金）　地域別—職位別月額賃金と賞与・一時金および付役手当）　付帯資料 2003年PT、OT、STの配置状況と賃金実態

◇病院賃金実態資料—2005年職種別・職位別賃金水準　2006年版　医療経営情報研究所編　産

労合総研究所出版部経営書院　2005.12　406p　26cm　9200円　Ⓘ4-87913-948-3　Ⓝ498.163
　内容　第1編 調査集計結果（職種別・経験年数別の月額賃金と年間賃金　職種別・経験年数別・役付手当と年間賃金）　第2編 個別病院賃金実態一覧（職種別・地域別―職種別・経験年数別実在者賃金（月額賃金、賞与・一時金）　地域別―職位別月額賃金と賞与・一時金および役付手当）　付帯資料 2005年PT・OT・STの配置状況と賃金実態（PT・OT・STの病院別賃金実態）

◇病院賃金実態資料―2006年 職種別・職位別賃金水準　2007年版　医療経営情報研究所編　産労総合研究所出版部経営書院　2007.2　409p　26cm　9200円　Ⓘ978-4-87913-985-6　Ⓝ498.163
　内容　解説 病院の賃金実態とこれからの賃金決定　第1編 調査集計結果（職種別・経験年数別の月額賃金と年間賃金　職位別月額賃金・役付手当と年間賃金）　第2編 個別病院賃金実態一覧（職種別・地域別―職種別・経験年数別実在者賃金（月額賃金、賞与・一時金）　地域別―職位別月額賃金と賞与および役付手当）

◇病院賃金実態資料―2007年 職種別・職位別賃金水準　2008年版　医療経営情報研究所編　産労総合研究所出版部経営書院　2007.12　398p　26cm　9200円　Ⓘ978-4-86326-011-5　Ⓝ498.163
　内容　解説 近年の病院賃金の傾向と賃金実態の分析　第1編 調査集計結果（職種別・経験年数別の月額賃金と年間賃金　職位別にみた月額賃金・役付手当と年間賃金）　第2編 個別病院賃金実態一覧（職種別・地域別　職種別・経験年数別実在者賃金（月額賃金、賞与・一時金）　地域別―職位別月額賃金と賞与・一時金および役付手当　病院別・職種別年俸額一覧）

◇病院賃金実態資料―2008年 職種別・職位別賃金水準　2009年版　医療経営情報研究所編　産労総合研究所出版部経営書院　2008.12　414p　26cm　9200円　Ⓘ978-4-86326-036-8　Ⓝ498.163
　内容　解説 医療崩壊の影を背にした、病院賃金の実態を分析　第1編 調査集計結果（病院計・規模別・地域別）（職種別・経験年数別の月額賃金と職位別にみた月額賃金・役付手当と年間賃金）　第2編 個別病院賃金実態一覧　第3編 病院別諸手当ての実態（家族（扶養）手当て　住宅手当　ほか）

◇病院賃金実態資料―2009年 職種別・職位別賃金水準　2010年版　医療経営情報研究所編　産労総合研究所出版部経営書院　2010.1　398p　26cm　9200円　Ⓘ978-4-86326-062-7　Ⓝ498.163
　内容　解説 病院の賃金実態の分析とこれからの賃金施策　第1編 調査集計結果（病院計・規模別・地域別）（職種別・経験年数別にみた月額賃金と年間賃金　職位別にみた月額賃金・役付手当と年間賃金　役職者の年俸制導入状況（病院計））　第2編 個別病院賃金実態一覧（職種別・経験年数別にみた実在者賃金（月額賃金と賞与・一時金）　地域別・職位別にみた月額賃金と賞与・一時金および役付手当　病院別・職種別にみた年俸額一覧）

◇病院賃金実態資料―2010年 職種別・職位別賃金水準　2011年版　医療経営情報研究所編　産労総合研究所出版部経営書院　2011.1　462p　26cm　9200円　Ⓘ978-4-86326-093-1　Ⓝ498.163
　内容　第1部 病院の賃金実態の分析とこれからの賃金施策　第2部 調査集計結果（病院計・病床規模別・地域別）（職種別・経験年数別にみた月額賃金と年間賃金　職位別にみた月額賃金・役付手当と年間賃金）　第3部 個別病院賃金実態一覧（職種別・地域別　職種別・経験年数別にみた実在者賃金　職位別にみた月額賃金と賞与・一時金および役付手当　病院・職種別にみた年俸額一覧）　第4部 付帯調査（解説 非常勤（医師・看護師・准看護師）職員の賃金）

◇病院賃金実態資料―2011年 職種別・職位別賃金水準　2012年版　医療経営情報研究所編　産労総合研究所出版部経営書院　2011.12　415p　26cm　9200円　Ⓘ978-4-86326-112-9　Ⓝ498.163
　内容　第1部 解説 病院賃金実態の分析とこれからの賃金施策　第2部 調査集計結果（病院計・病床規模別・地域別）（職種別・経験年数別にみた月額賃金と年間賃金　職位別にみた月額賃金・役付手当と年間賃金）　第3部 個別病院賃金実態一覧（職種別・経験年数別にみた実在者賃金（月額賃金、賞与・一時金）　地域別・職位別にみた月額賃金と賞与・一時金および役付手当　病院別・職種別にみた年俸額一覧）　第4部 付帯調査 非常勤コメディカルの賃金（非常勤職員の職種別賃金水準について）

◇病院内の自殺対策のすすめ方　日本医療機能評価機構認定病院患者安全推進協議会　2011.1　97p　30cm　（患者安全推進ジャーナル別冊）　3150円　Ⓝ498.163

◇「病院」の教科書―知っておきたい組織と機能　今中雄一編　医学書院　2010.7　238p　26cm　3800円　Ⓘ978-4-260-00595-1　Ⓝ498.163

◇「病院の業務」まるまる改善―今すぐ使える、効果が出る！　白濱伸也,大西弘倫編著　日本医療企画　2006.7　303p　26cm　2800円　Ⓘ4-89041-705-2　Ⓝ498.163
　内容　第1章 病院を取り巻く環境と業務改善の必要性（医療業界の動向とその影響　病院におけるコストダウン活動の高まりとその背景　コストダウン活動と業務改善　病院改善の3つの視点）　第2章 収入を増やす改善（延べ患者数を増やす改善　患者1人当たりの収入を増やす改善）　第3章 費用を下げる改善（業務改善　業務委託費削減　院内にかかわる費用削減）　第4章 業務改善活動を推進していくマネジメントのあり方（病院管理　情報管理　危機管理　人材育成　第三者評価　改善マネジメント）　第5章 優秀事例（総合病院国保旭中央病院（千葉県旭市）　愛知県厚生農業協同組合連合会渥美病院（愛知県田原市）　医療法人財団天翁会新天本病院（東京都多摩市）　福井大学医学部附属病院（福井県吉田郡）　医療法人社団藤原眼科（広島県世羅郡））

◇病院のクレーム対応の基本―できるナースの必須スキル！プロの対応法でテキパキ解決　濱川博招,島川久美子共著　ぱる出版　2010.6　206p　21cm　（Pal NMM books§New medical management）　2500円　Ⓘ978-4-8272-0563-3　Ⓝ498.163
　内容　第1章 病院のクレームは患者からのプレゼント　第2章 医療従事者と患者の目から見たクレーム発生のメカニズム　第3章 クレームに強い病院の作り方　第4章 病院のクレーム対応マニュアル・完璧マニュアル　第5章 クレーム対応力がアップする50

◇病院のクレーム対応マニュアル―患者満足度が向上する究極のテクニック　濱川博招著　ぱる出版　2005.6　223p　21cm　（New medical management）　2500円　①4-8272-0169-2　Ⓝ498.163
　内容　第1章 上手なクレーム対応が患者満足度のアップにつながる　第2章 クレーム対応の基礎知識　第3章 病院をもっと良くするクレーム対応&収集術　第4章 実践で使えるクレーム対応マニュアル　第5章 こうしたら病院が良くなった！ スタッフが変わった！　第6章 よくあるクレーム・相談・とっさの対応術

◇病院の仕組み/各種団体、学会の成り立ち―内部構造と外部環境の基礎知識　木村憲洋編著　日本医療企画　2010.5　111p　26cm　（医療経営士テキスト 初級 4）　2500円　①978-4-89041-904-3　Ⓝ498.163
　内容　第1章 病院の基礎知識　第2章 病院の機能　第3章 病院の組織　第4章 病院内の委員会　第5章 病院関連施設　第6章 医療関連官公庁　第7章 医療関連団体　第8章 学会組織　第9章 医療関連ビジネス

◇病院のトラブル解決法―医療経営・現場のトラブル対策&問題解決ヒント集　髙嶋临絃監修　ぱる出版　2006.2　223p　21cm　（New medical management）　2500円　①4-8272-0242-7　Ⓝ498.163
　内容　序章 トラブルの多い病院、ドクター、ナース、医療スタッフには理由がある　第1章 医療訴訟に発展する病院のトラブル　第2章 病院の言い分・納入業者の不満―病院VS業者　第3章 病院と患者のトラブル―患者が起こすトラブルVS病院　第4章 医療法の基準に四苦八苦―病院VS行政等　第5章 病院も人間関係で悩んでいる―病院の内紛　第6章 病院の台所事情―資金・その他　第7章 実際の医療訴訟に学ぶ医療事故の防止法

◇病院の防犯―「安全」と「安心」へのセキュリティガイド　日本病院会監修, 日本設計, 日本ヘルスケアコンサルタンツ編　日本実務出版　2003.3　206p　19cm　（発売：星雲社）　1300円　①4-434-03049-3　Ⓝ498.163
　内容　第1章 いま病院が危ない―病院内の犯罪 現場の声　第2章 犯罪を防ぐ病院づくり―病院のファシリティーマネジメント プロの声　第3章 犯罪を未然に防ぐ設備計画―病院のセキュリティ　第4章 病院セキュリティ 疑問と質問に答える―専門家の提案　第5章 特別座談会―明日の病院セキュリティを探る!!　第6章 セキュリティ機器活用ガイド

◇病院排水の処理状況に関する調査―病院排水のリスクを考える　日医総研　2008.1　117p　30cm　（日本医師会総合政策研究機構ワーキングペーパー no.158　日医総研ワーキングペーパー）　Ⓝ498.163

◇病院法務部奮闘日誌―病院・診療所のトラブルをスッキリ整理！　井上清成著　日本医事新報社　2009.10　297p　21cm　4200円　①978-4-7849-5434-6　Ⓝ498.163
　内容　第1章 医療機関に求められる体制づくり　第2章 苦情・クレーム・問題のある患者への対応　第3章 診療行為と法律にまつわる問題　第4章 医療過誤訴訟の予防・対策　第5章 刑事訴訟への対応

◇病院PFI推進ガイドライン―新たな改革を求めて曙光射す "病院PFI"　日本医業経営コンサルタント協会編　改訂版　日本医業経営コンサルタント協会　2008.5　256p　30cm　10000円　Ⓝ498.163

◇変革期の医療・介護制度を理解するための病医院経営ハンドブック　八木博次著　改訂版　日本医療企画　2003.7　221p　19cm　（NEW・JMPシリーズ 67　病医院経営シリーズ 1）〈1999年刊の増補〉　1429円　①4-89041-593-3　Ⓝ498.163
　内容　第1章 病院の経営環境の厳しさ　第2章 総力結集の病医院経営　第3章 患者に選ばれる病院になる　第4章 経営データ等の把握と活用　第5章 収益アップの対策　第6章 経営の合理化・健全化対策

◇変化の時代に対応するクリニカルパス　副島秀久, 岡田晋吾編　照林社　2007.9　154p　26cm　2400円　①978-4-7965-2154-3　Ⓝ498.163
　内容　1 クリニカルパスの新たな展開　2 クリニカルパスの基本と発展　3 地域連携クリニカルパスの作り方・動かし方　4 クリニカルパスと電子カルテ（電子カルテの利用の仕方―電子カルテの記録と紙の記録は何が違うのか　看護記録と電子カルテ―その問題と方向性）　5 ここが聞きたいクリニカルパス（本音で語る どう作り、どう動かすクリニカルパス―パスを機能させるナースの役割とは　クリニカルパス何でもQ&A―いま知りたい疑問に答える）

◇変身を加速する医療ビジネス再編のリーダーたち　木村廣道監修, 東京大学大学院医学系・薬学系協力公開講座「医療経営学概論」2著　かんき出版　2006.10　331p　21cm　（東京大学大学院医学系・薬学系協力公開講座 2）　2200円　①4-7612-6382-2　Ⓝ498.163
　内容　医療産業新時代―日本が医療で世界をリードするには　医療と関連産業―その現状と課題　グローバル製薬業界における企業戦略　日本製薬企業の合従連衡とグローバル化への展望　包括的ヘルスケア・サービスの提供　コンシューマー・ヘルスケア業界の新展開　グローバル医療機器産業の動向　ベンチャーキャピタル活用法　わが国の医薬品産業の現状と将来展望　アメリカの最先端医療経営からの考察〔ほか〕

◇保険診療マイナス改定打つ手アリ！　飯森誠之, 稲岡勲, 千田利幸, 橋本守, 宮原秀三郎, 和仁達也著　デンタルダイヤモンド社　2007.2　158p　26cm　4000円　①978-4-88510-109-0　Ⓝ498.163
　内容　ズバリ診断型―保険改定等に動じない医院経営・11のポイント　マイデンタル型―経営方針、経営姿勢の根本的な見直し　コミュニケーション進化型―歯科医院の価値をコミュニケーションにシフトする　安定経営型―手取り重視経営への転換　セルフチェック型―今こそ「自分流」を確立して動く好機到来！ 自己認識からスタート　脱★ドンブリ経営型―そして全員参加経営へ

◇未収金に関するアンケート調査報告　厚生労働省保険局　2008.5　40p　30cm　Ⓝ498.163

◇未収金、未然防止・回収実践事例集―未収金、いかになくすか、回収するか！　医療経営情報研究所編　産労総合研究所出版部経営書院　2009.3　298p　26cm　7700円　①978-4-86326-042-9　Ⓝ498.163

医療施設・医療者　　　　　　　　　　　　　　　　　　　　　　　　　　　病院経営

|内容|第1章 未収金未然防止対策編（未収金を未然に防ぐ体制をつくる―未収発生後業務は医事課の本来業務ではない　未収金を発生させない仕組みをつくる　チームで取り組む医療費未収金の発生防止　未収金の削減を目指して病棟クラークを中心とした未収金管理へ　救急病院における未収防止対策　未収金の現象を目指して～未収金業務を確立し発生防止とスムーズな回収に取り組む～　医事課の情報共有による未収金発生の防止　不良債権（医業未収金）防止策―「分娩入院保証金制度」を導入）　第2章 未収金回収対策編（未収金回収業務―入院担当者と未収金業務専任者の業務を明確に区分し、未収金回収を医事業務の1つに位置づける　未収金管理上の督促―法的手段の実際　未収金回収の手段　少額訴訟による回収対策事例　公正証書による不良債権管理　「与信管理」を機能させた回避策　未収金対策―ファイルメーカープロを使った新システムの成果）　第3章 未収金管理規定・誓約書等様式・未収業務マニュアル編（診療費不良債権管理規定をつくる　未収金管理基準を遵守し、未収金削減に取り組む―キーワードは情報の共有化と迅速な対応、未収発生時対策―誓約書等様式を工夫してみましょう　社会福祉法人三井記念病院における「未収業務マニュアル」）　第4章 未収金に関連する実態調査の結果（未収金実態に関するアンケート調査　入院保証金実施調査　時間外外来における「預かり金」実態調査）　第5章 参考資料（厚生労働省「医療機関の未収金問題に関する検討会」報告書）

◇よくわかる医療法人制度Q&A―設立・運営・税務・事業承継　塩谷満著　同文舘出版　2010.2　213p　21cm　2400円　①978-4-495-37921-6　Ⓝ498.163
|内容|医療法人制度のポイント　Q&A・医療法人制度　Q&A・医療法人の税務（医療法人設立時の税務手続　医療法人設立のメリット（税金面）　設立事業年度の会計期間　ほか）　資料編（医療法・医療法施行令・医療法施行規則（抄）　改正医療法附則（抄）　医療法人社団定款例　ほか）

◇甦る病院経営人事賃金制度改革のすすめ方　斎藤清一編著　医療タイムス社　2005.8　230p　21cm　2000円　①4-900933-24-4　Ⓝ498.163
|内容|第1部 能力・成果主義の制度設計はこう進める（人事賃金改善改革成功の秘訣　賃金を上げ続ける優良企業（病院・施設）の条件　能力開発賃金（職能給）とは…　日本型年俸制の導入　能力主義人事の強化・拡充　職能マニュアルの作成　古川Q&A）　第2部 人事賃金制度改革 先進事例に学ぶ（「逆境からの生還。もう何も怖くない」「職員一人ひとりの英知と組織力を活かす」「もっといける。経営充実度日本一」「織田信長の血が騒ぐ。創造と革新で活きる」）

◇2004年度診療報酬改定ポイント解説と病医院経営シミュレーション　川渕孝一監修、最新医療経営「フェイズ3」編集部編、工藤高執筆　日本医療企画　2004.5　133p　30cm　（医療大転換期の病医院経営戦略マニュアル・シリーズ no.8）〈執筆:工藤高〉　2381円　①4-89041-624-2　Ⓝ498.163
|内容|第1部 2004年度改定の意味するもの―ケースミックス色濃く反映し、病棟単位から患者単位の評価へシフト　第2部 主要項目解説―改革と反省が混在した内容、経営安定には届出医療の質アップが不可欠　第3部 タイプ別影響度シミュレーション　資料（平成16年度社会保険診療報酬等の改定概要　「疑義解釈資料の送付について」Q&A）

◇2006年度診療報酬改定ポイント解説と病医院経営シミュレーション―保健・医療・福祉ボーダレス時代を読む経営戦略ガイドブック　川渕孝一監修、最新医療経営「フェイズ3」編集部編, 工藤高執筆　日本医療企画　2006.5　121p　30cm　（医療大転換期の病医院経営戦略マニュアル・シリーズ no.9）　2500円　①4-89041-708-7　Ⓝ498.163
|内容|第1部 2006年度改訂の意味するもの　第2部 主要項目解説2006年度改定のポイント（ルールが変われば戦略・戦術も変わる　対応の良し悪しで2極化が進展する　患者から見て分かりやすく、患者の生活の質（QOL）を高める医療を実現する視点　質の高い医療を効率的に提供するために医療機能の分化・連携を推進する視点　ほか）　第3部 タイプ別影響度シミュレーション

◇2008年度診療報酬改定ポイント解説と病医院経営シミュレーション―保健・医療・福祉ボーダレス時代を読む経営戦略ガイドブック　川渕孝一監修, 最新医療経営「フェイズ3」編集部編, 工藤高執筆　日本医療企画　2008.5　118p　30cm　（医療大転換期の病医院経営戦略マニュアル・シリーズ no.10）　2500円　①978-4-89041-774-2　Ⓝ498.163
|内容|第1部 2008年度改定の意味するもの（成果主義への評価、後発医薬品の使用促進に注目！今後はチェック機能を働かせる制度設計が望まれる　財政確保に難航した今次改定医療崩壊から脱却できるのか　回復期リハの成果主義の導入はP4P実現の可能性を探る格好の材料　3つの「積み残し」問題を解決し、医療界を活気づける「通知」を！）　第2部 主要項目解説2008年度診療報酬改定のポイント（2008年度改定のキーワードは急性期、連携、医療の質　緊急課題産科や小児科をはじめとする病院勤務医の負担の軽減　患者から見て分かりやすく、患者の生活の質（QOL）を高める医療を実現する視点　質の高い医療を効率的に提供するために医療機能の分化・連携を推進する視点　我が国の医療の中で今後重点的に対応していくべきと思われる領域の評価の在り方について検討する視点　医療費の分配の中で効率化の余地があると思われる領域の在り方について検討する視点　後期高齢者の診療報酬について）　第3部 タイプ別影響度シミュレーション（急性期病院　回復期リハビリテーション病棟　亜急性期入院医療管理料　療養病棟　診療所　シミュレーションのまとめ）

◇DPC環境下、医療の質と経営効率は両立できるか？ ―日米のopinions from the front line　グローバルヘルス研究所編　日本医学出版　2007.12　104p　26cm　1800円　①978-4-902266-24-5　Ⓝ498.163
|内容|1 基調講演（アメリカにおける医療の質と病院経営）　2 Opinions from the Front Line―医療最前線からの提言（DPC環境下の医療の質と安全管理　地方病院とDPC　医療の質の分析と改善　医療の質向上と病院経営）　3 DPCと病院経営（DPCデータからみえる医療の質―DPC分析システム「EVE」を使った分析事例　グローバルヘルス研究所（Global Health Institute）主任研究員）

◇DPC時代の病院経営を検証する　メディカルコンソーシアム・ネットワーク・グループ編　日

本医学出版　2008.3　191p　26cm　2800円　①978-4-902266-25-2　Ⓝ498.163
◇DPCという診療報酬政策についての病院経営面からの分析　日医総研　2009.7　60p　30cm　(日本医師会総合政策研究機構ワーキングペーパー no.196　日医総研ワーキングペーパー)　Ⓝ498.163
◇DPCと病院成長の軌跡　グローバルヘルス研究所編　日本医学出版　2009.10　84p　26cm　2000円　①978-4-902266-42-9　Ⓝ498.163
　内容　DPC導入経験—DPCを追い風に　DPC導入と病院成長の軌跡—相澤病院　DPCと周辺領域の取り組みについて—良質な医療を提供するために　DPC環境下、患者さんに優しい医療を　DPC環境下の戦略的病院経営—現在と将来の対応策
◇DPCと病院マネジメント　松田晋哉編著　じほう　2005.8　256p　26cm　2800円　①4-8407-3448-8　Ⓝ498.163
◇DPCによる戦略的病院経営—急性期病院に求められるDPC活用術　松田晋哉著　日本医療企画　2010.9　96p　26cm　(医療経営士テキスト 上級9)　3000円　①978-4-89041-936-4　Ⓝ498.163
　内容　第1章 医療制度改革とDPC(診断群分類が必要になった理由　DPC時代の病院マネジメント職とは)　第2章 DPCとは何か(DPCの構造　DPC関連データ　病院機能係数(指数))　第3章 DPCデータを用いた病院マネジメント(DPC時代の収支管理と品質管理　DPCデータを用いた分析の方法論　DPCデータのバランスト・スコアカードへの活用)　第4章 DPCと我が国の医療提供体制の今後(医療情報の標準化とDPC　医療計画とDPC　DPCの臨床研究への活用)
◇ISOで医療は変わる—激動する医療現場への対処法　古賀総合病院ISO研究会著　京都　久美　2005.10　148p　21cm　1650円　①4-86189-012-8　Ⓝ498.163
◇PFI方式による新しい病院づくりへのこころみ—ハードとソフトからウェットへ!!　〔近江八幡〕　近江八幡市立総合医療センター　2006.12　224p　30cm　(発売:毎日新聞社出版局)　3500円　①978-4-620-90664-5　Ⓝ498.16
　内容　1部 新しい「医療の風景」　2部 理想の新病院誕生まで(聖路加国際病院を視察して　PFI方式による病院づくり　めざすはウエットな病院づくり　進取の気象と始末の心　PFI事業の背景(歴史的背景))　3部 ドキュメント・当センター誕生までの軌跡—荒波を乗り越えて(難航した基本計画　PFI方式始動　職員・市民の理解　募集開始から契約まで(大林組コンペ案に決定、契約)　PFI会社の設立と始動)　4部 ドキュメント・当センター誕生までの軌跡—設計から完成まで(計画・設計・低層病院への挑戦　施工に開かれた現場として)　5部 ドキュメント・当センター誕生までの軌跡—新しい医療センターを目指して(移転・開院式　総合医療情報システム　川のように)　6部 関係者からのメッセージ(あの時私は…　患者さんへ)
◇Q&A改正される医療法人制度　安部勝一著　大蔵財務協会　2005.10　104p　21cm　667円　①4-7547-4236-2　Ⓝ498.163
　内容　第1章 医療法人の基本　第2章 医療法人改革(案)　第3章 認定医療法人(仮称)　第4章 制度改革(案)の運用　第5章 課税関係　第6章 制度改革(案)後の対策

《院内感染》

◇ICTがおさえておきたいMRSA対策のすべて　藤田直久編　吹田　メディカ出版　2007.5　318p　26cm　〈「INFECTION CONTROL」2007年春季増刊(通巻161号)〉　4000円　①978-4-8404-1951-2, ISSN0919-1011
　内容　1章 MRSAのことを知ろう!(黄色ブドウ球菌の微生物学　MRSAとは何か)　2章 まずはここから!感染対策の基本をおさえよう　3章 MRSAの感染対策　4章 要チェック!最新MRSA事情(MRSAに関するガイドライン　MRSAの歴史と現状)　5章 これからの感染対策
◇今、求められている耐性菌対策—感染制御最前線からの提言　三鴨廣繁, 松本哲哉著　国際医学出版　2011.7　20p　30cm　700円　①978-4-86102-184-8
◇医療環境における結核菌の伝播予防のためのCDCガイドライン　米国疾病対策センター編, 満田年宏訳・著　吹田　メディカ出版　2006.10　323p　26cm　(Global standard series 通巻13号)　4200円　①4-8404-1798-9　Ⓝ498.6
◇医療関連感染対策なるほど!ABC　斧康雄編　ヴァンメディカル　2008.4　267p　26cm　「病院感染対策なるほどABC」(2003年刊)の新訂　3500円　①978-4-86092-075-3　Ⓝ498.6
　内容　A ヒトと感染症—医療関連感染の基礎知識　B 医療関連感染を起こす病原微生物　C 世界基準の感染予防策　D 医療と感染リスク・対応策　E 病院環境と感染リスク・対応策　F 医療器具と感染リスク・対応策　G 医療従事者の感染リスク・対応策　H 組織で取り組む感染対策　I 薬剤の基礎知識
◇医療関連感染による追加的医療費に関するsystematic review報告書—アドバース・イベントによる追加的医療費の推計　医療経済研究・社会保険福祉協会医療経済研究機構　2011.3　8, 54p　30cm　〈平成22年度医療経済研究機構自主研究事業〉　Ⓝ498.6
◇医療関連感染の防止対策—患者と医療従事者を守る感染予防のポイント　柴田清監修　医学芸術社　2004.5　125p　26cm　(クリニカル・ナースbook)　2400円　①4-87054-196-3　Ⓝ498.6
◇医療現場における隔離予防策のためのCDCガイドライン—感染性微生物の伝播予防のために　CDC編, 矢野邦夫, 向野賢治訳編　吹田　メディカ出版　2007.3.12　214p　26cm　(Global standard series 通巻16号)〈「病院における隔離予防策のためのCDCガイドライン」(1996年刊)の改訂2版〉　3800円　①978-4-8404-2457-8　Ⓝ493.83
◇医療現場における多剤耐性菌対策のためのCDCガイドライン—『隔離予防策のためのCDCガイドライン』の改訂版第一部　アメリカ合衆国疾病防疫センター編, 矢野邦夫, 向野賢治訳編　吹田　メディカ出版　2007.3　125p　26cm　(Global standard series 通巻15号)　2400円　①978-4-8404-2099-0　Ⓝ493.83

◇医療施設における環境感染管理のためのCDCガイドライン　満田年宏監訳,国際医学出版株式会社編　大阪　サラヤ　2004.2　85p　30cm　〈英文併記〉　非売品　Ⓝ498.16

◇医療施設における消毒と滅菌のためのCDCガイドライン　2008　満田年宏訳・著　ヴァンメディカル　2009.3　222p　26cm　3500円　Ⓘ978-4-86092-082-1　Ⓝ498.6
|内容|医療施設における消毒と滅菌のためのCDCガイドライン2008　訳者による解説編

◇医療者の共同作業による病院感染対策　佐川公嬌,石竹達也,藤丸知子編　五絃舎　2006.3　159,3p　19cm　(久留米大学公開講座 32)　1700円　Ⓘ4-901810-49-9　Ⓝ498.6
|内容|エビデンスに基づく病院感染対策(本田順一著)　感染対策における看護師の役割(安達康子著)　感染対策における臨床検査技師の仕事(橋本好司著)　栄養サポートチームが院内感染症を減少させる(田中粋子著)　ウイルス感染症予防対策はできているのか(吉田典子著)　肺結核症の現状を知っていますか(末安禎子著)　C型肝炎はなぜ恐いのか(佐田通夫,長尾由実子著)　寄生虫感染症を忘れていませんか(高尾善則著)

◇医療従事者のための病院感染予防対策マニュアル―CDC(米国疾病管理センター)ガイドラインに基づいて　静岡県西部病院環境管理懇話会編　日本医学館　2004.3　110p　26cm　1500円　Ⓘ4-89044-552-8　Ⓝ498.6

◇医療保健施設における環境感染制御のためのCDCガイドライン　アメリカ合衆国疾病防疫センター著,倉辻忠俊,切替照雄訳,小林寛伊監訳　吹田　メディカ出版　2004.2　154p　26cm　(Global standard series 通巻6号)　3000円　Ⓘ4-8404-0936-6　Ⓝ498.6

◇院内感染対策ガイド―米国疾病管理予防センター(CDC)による科学的対策　矢野邦夫著　第2版改訂新版　日本医学館　2004.5　209p　21cm　3800円　Ⓘ4-89044-554-4　Ⓝ498.6
|内容|1 手指衛生と標準予防策　2 環境　3 医療器具　4 病原体別感染対策　5 結核対策　6 手術部位感染対策

◇院内感染対策のABC　賀来満夫,渡辺彰監修　協和企画　2004.10　103p　26cm　(ベーシック・レクチャー 2)　2381円　Ⓘ4-87794-064-2　Ⓝ498.6

◇院内感染対策パーフェクトマニュアル　藤田次郎監修,仲松美幸,佐久川廣美,健山正男著　学習研究社　2008.10　255p　26cm　4800円　Ⓘ978-4-05-153005-1　Ⓝ498.6
|内容|1 感染対策の実際　2 処置と感染対策　3 環境整備　4 部署別マニュアル　5 抗菌薬の適正使用　6 感染症に関する内規,その他

◇院内感染べからず集―エビデンスに基づいた　寺田喜平,二木芳人編著　中外医学社　2006.5　110p　26cm　〈執筆：二木芳人ほか〉　3000円　Ⓘ4-498-02108-8　Ⓝ498.6

◇院内感染防止手順―すぐ実践できる　倉辻忠俊ほか編　メヂカルフレンド社　2003.9　187p　30cm　〈付属資料：CD-ROM1枚(12cm)〉　5400円　Ⓘ4-8392-1129-9　Ⓝ498.6

◇院内感染防止手順―すぐ実践できる　倉辻忠俊,吉倉廣,宮崎久義,切替照雄,山西文子,平出朝子編　第2版　メヂカルフレンド社　2006.10　210p　30cm　5400円　Ⓘ4-8392-1387-9　Ⓝ498.6

◇院内感染防止手順―すぐ実践できる　切替照雄,川名明彦,河野文夫,西岡みどり,浅沼智恵,吉倉廣編　第3版　メヂカルフレンド社　2012.4　277p　30cm　6500円　Ⓘ978-4-8392-1440-1　Ⓝ498.6

◇院内感染予防のためのクリーンメンテナンス―clean maintenance　太田久吉ほか著　医歯薬出版　2004.4　129p　26cm　2000円　Ⓘ4-263-20198-1　Ⓝ498.6

◇院内感染予防必携ハンドブック―看護ケアに生かす知識と技術　洪愛子編　中央法規出版　2004.3　169p　26cm　(Primary nurse series)　1800円　Ⓘ4-8058-2435-2　Ⓝ492.911
|内容|感染予防のための基本知識　日常ケアと感染予防(血管内カテーテル留置時の感染予防ケア　尿道カテーテル留置時の感染予防ケア　人工呼吸器装着時の感染予防ケア　手術患者の感染予防ケア)

◇エビデンスに基づく院内感染対策のための現在の常識　矢野邦夫著　大阪　永井書店　2007.9　134,3p　21cm　1800円　Ⓘ978-4-8159-1794-4　Ⓝ498.6
|内容|手指衛生　環境　血管内カテーテル　尿道カテーテル　結核　インフルエンザ　MRSA　院内感染肺炎　血液・体液曝露　手術部位感染　透析室　移植病室(無菌室)　その他の感染対策

◇エビデンスに基づく感染予防対策　浦野美恵子監修　改訂版　医学芸術社　2007.10　183p　26cm　2500円　Ⓘ978-4-87054-298-3　Ⓝ498.6
|内容|1 感染の基礎知識　2 感染管理の必要性　3 感染予防,感染管理の基本―日常における感染予防　4 感染管理の実際/処置および管理　5 洗浄,消毒,滅菌　6 環境管理の実際　7 感染管理Q&A

◇お助け感染対策Q&A　浦野美恵子著　吹田　メディカ出版　2003.3　133p　21cm　(メディカ・マイブックシリーズ 8)　1400円　Ⓘ4-8404-0517-4　Ⓝ498.6

◇隔離予防策のためのCDCガイドライン―医療環境における感染性病原体の伝播予防　2007　米国疾病管理予防センター著,満田年宏訳著　ヴァンメディカル　2007.11　213p　26cm　3200円　Ⓘ978-4-86092-072-2　Ⓝ498.6
|内容|第1部 医療環境における感染性病原体伝播に関する科学的データの検討(2007年のガイドラインの展開　医療環境における標準予防策と感染経路別予防策の理論的根拠　医療環境における感染制御の上から特に重要な医療関連病原体　特定の医療環境に関連する伝播リスク　特殊な患者集団に関連する伝播リスク　伝播の可能性のある感染性病原体に関連する新規治療法)　第2部 医療環境における感染性病原体の伝播予防に必要とされる基本要素(伝播予防のための予防策の有効性に影響を与える医療システムの要素　医療関連感染(HAI)に対するサーベイランス　医療従事者,患者,家族の教育　手指衛生(Hand hygiene)　医療従事者のための個人防護具(Paersonal protective equipment, PPE)　医療従事者の血液媒介病原体への曝露を防ぐための安全な業務の実施　患者の収容　患者の搬送　環境対

策　患者ケア用の機器および器具/器材　布と洗濯物　汚れた廃棄物　食器とカラトリー　補助的対策）　第3部 感染性病原体の伝播予防のための予防策（標準予防策（Standard Precautions）　感染経路別予防策　症候に基づく（syndromic）あるいは経験に基づく（empiric）な感染経路別予防策の適用　感染経路別予防策の中止　外来ケア環境および在宅ケア環境における感染経路別予防策の適用　防護環境（Protective environment, PE）」　第4部 勧告（管理責任　教育とトレーニング　サーベイランス　標準予防策（Standard Precautions）　感染経路別予防策　防護環境（Protective Environment）」

◇看護師のための感染管理ハンドブック　品川長夫, 横山隆編　大阪　医薬ジャーナル社　2005.4　167p 19cm　1500円　Ⓘ4-7532-2147-4　Ⓝ492.9
[内容]院内感染管理の用語　院内感染の関与する微生物　消毒・滅菌の基本　手洗いの基本　感染予防の基本　各種管理時の院内感染対策　手術時の感染管理（手術部位感染防止対策）　院内感染サーベイランスの実際　医療従事者のための感染管理　院内感染対策からみた環境整備　院内感染性廃棄物　付録

◇看護場面における感染防止――新人ナース・指導者必携！　日本看護協会教育委員会監修, 竹股喜代子編　インターメディカ　2007.4　91p 26cm（看護技術DVD学習支援シリーズ）　4000円　Ⓘ978-4-89996-176-5　Ⓝ492.911

◇感染制御ナーシングプラクティス　白倉良太, 朝野和典編　文光堂　2007.4　136p 26cm〈執筆：白倉良太ほか〉　3000円　Ⓘ978-4-8306-4638-6　Ⓝ492.911
[内容]序章 感染制御とは　1 病院感染対策の基本　2 看護ケアと感染防止　3 侵襲処置別感染防止　4 病態別病院感染予防　5 病原微生物別感染予防と感染症発症時の対応

◇感染対策の必守手技――写真だからみるみるわかる！　柴谷涼子著　吹田　メディカ出版　2012.2　171p 26cm　3200円　Ⓘ978-4-8404-3729-5　Ⓝ492.911

◇感染対策らくらく完全図解マニュアル――ICTも現場スタッフも要点＆盲点を即理解！　インフェクションコントロール編集室編　吹田　メディカ出版　2009.5　219p 26cm〈インフェクションコントロール 2009年春季増刊〉　4000円　Ⓘ978-4-8404-2685-5, ISSN0919-1011
[内容]1章 感染対策の基本の技術と知識――患者の感染を拡げない, 医療従事者が感染しない（標準予防策（スタンダードプリコーション）　感染経路別予防策 ほか）　2章 環境を整備する, 物品を管理する――日常的な対策を徹底しよう（病室の管理（日常清掃・退院時清掃）　リネンの処理 ほか）　3章 よくある場面での感染対策―徹底事項を見直そう　4章 感染症が発生したらやるべきこと　5章 部署ごとの感染対策のポイント

◇感染対策nursing note――感染対策看護手帳 すべてのナース必守日常ケアの感染対策　坂本史衣著　吹田　メディカ出版　2008.12　87p 15cm　1000円　Ⓘ978-4-8404-2533-9　Ⓝ492.911

◇感染とケア　広瀬千也子, 髙野八百子, 中村美知子, 三浦規雅監修　第2版　インターメディカ　2005.10　95p 26cm　（ケアのこころシリーズ 9）　1500円　Ⓘ4-89996-122-5　Ⓝ492.9

[内容]1 院内感染の基礎知識　2 感染予防の基本的な考え方―スタンダードプリコーションと感染経路別予防策　3 感染予防の基本手技　4 感染を防ぐケア　5 家庭での感染対策（在宅感染症の予防について正しい知識を持つことが大切です）

◇感染防止と看護ケア　芳尾邦子編　中山書店　2005.11　105p 26cm　（感染管理question book 3）　1800円　Ⓘ4-521-60121-9　Ⓝ492.911
[内容]第1章 血流感染防止と看護ケア　第2章 尿路感染防止と看護ケア　第3章 肺炎感染防止と看護ケア　第4章 手術部位感染防止と看護ケア　第5章 感染リスクが高い患者・感染症患者と看護ケア

◇感染予防と安全対策　高崎眞弓編　文光堂　2004.9　251p 26cm　（麻酔科診療プラクティス 15）　9000円　Ⓘ4-8306-2821-9　Ⓝ494.24
[内容]総説　解説（感染予防　消毒　滅菌　安全対策）

◇感染予防のエビデンス――看護ケアにいかす　洪愛子, 阿部俊子編　医学書院　2004.5　129p 26cm　2000円　Ⓘ4-260-33343-7　Ⓝ492.911
[内容]序章 感染看護とEBN　第1章 感染防止の基本原則　第2章 清潔ケア　第3章 点滴・輸液管理とケア　第4章 チューブケアと管理　第5章 呼吸管理

◇感染予防のためのサーベイランスQ&A――これからはじめるナースに贈る　坂本史衣著　日本看護協会出版会　2010.7　132p 26cm　2200円　Ⓘ978-4-8180-1531-9　Ⓝ498.6

◇かんたんマスター感染対策　島崎豊著　照林社　2008.4　89p 26cm　1600円　Ⓘ978-4-7965-2172-7　Ⓝ498.6
[内容]第1章 感染対策って, どんなことをするの？（まずは「身だしなみを清潔に整える」こと　1つの手技の前後に「手指衛生を行う」こと　マスクや手袋など「個人用防護具を身につける」こと）　第2章 日常的なケアにおける「感染対策」ってどんなもの？（「注射・点滴やカテーテル」が原因で起こる感染を防ぐ！　「尿道カテーテル」が原因で起こる感染を防ぐ！　「気管吸引」が原因で起こる感染を防ぐ！　「術後」に起こる感染を防ぐ！　「経腸栄養」が原因で起こる感染を防ぐ！　「不適切な清潔ケア」による感染を防ぐ！）　第3章 物品管理・環境整備における「感染対策」とは？（「包交車（回診車）」の物品に対する感染対策とは？　日常的に使う器材の「正しい処理方法」は？　感染対策からみた正しい「病室の環境整備」とは？　第4章 感染経路別・感染予防の具体策とは？（「感染経路」には, どんな種類があるの？　「空気感染」による代表的な感染症への対応　「飛沫感染」による代表的な感染症への対応　「接触感染」による代表的な感染症への対応　「血液感染」による代表的な感染症への対応）　第5章 ナース自身の感染を防ぐ！（「針刺し・切創」には, どう対応する？　「感染性廃棄物」には, どう対応する？　「白衣やキーボード」など, 身近な物品の管理は？）

◇基礎から学ぶ医療関連感染対策――標準予防策からサーベイランスまで　坂本史衣著　南江堂　2008.3　221p 26cm　2800円　Ⓘ978-4-524-25045-5　Ⓝ498.6

◇基礎から学ぶ医療関連感染対策――標準予防策からサーベイランスまで　坂本史衣著　改訂第2版　南江堂　2012.3　219p 26cm　2800円　Ⓘ978-4-524-26873-3　Ⓝ498.6

◇今日から始める手術部位感染サーベイランス　小林寛伊著　吹田　メディカ出版　2003.11　206p　26cm　3200円　Ⓘ4-8404-0770-3　Ⓝ494.22
　内容　1 サーベイランスとは　2 SSIサーベイランスの実際　3 SSIサーベイランスとアウトカム　4 SSIサーベイランスの実例　5 SSIサーベイランスの課題・将来像―欧米・日本との比較から

◇現場から生まれた感染対策実用ガイド―中小規模施設にもバッチリ対応！　松本哲朗監修，KRICT（北九州地域感染制御ティーム）編著　吹田　メディカ出版　2006.5　287p　26cm　〈「インフェクションコントロール」2006年春季増刊〉　4000円　Ⓘ4-8404-1553-6
　内容　1章 スッキリ解決！感染対策お悩み相談室　2章 これだけは知っておきたい 感染対策の基本　3章 ここまではやっておきたい！中小規模施設のための感染対策のポイント　4章 地域ネットワークってどんなもの？ KRICTの活動実例集（KRICTってどんな団体なのですか？　具体的にはどんな活動をしているのですか？　"VRE"には、どんな対応をとっていますか？　具体的には、どのような形で運営されているの？）　5章 困ったときの感染対策用語集

◇現場で即役立つ！感染対策パーフェクトガイド―疑問解決　藤田烈編　学研メディカル秀潤社　2011.8　182p　26cm　（Nursing mook 66）〈発売：学研マーケティング〉　2200円　Ⓘ978-4-7809-2011-6　Ⓝ492.911

◇抗菌薬・消毒薬Q&A ―有効・適正使用これだけは必要！ MRSA・院内感染対策のポイント　阿南節子編著，河野えみ子，櫻井美由紀，徳島裕子共著，松山賢治，賀来満夫監修　第2版　じほう　2010.11　304p　21cm　2400円　Ⓘ978-4-8407-4131-6　Ⓝ492.31

◇抗菌薬・消毒薬Q&A ―有効・適正使用これだけは必要！ NRSA・院内感染対策のポイント　松山賢治，賀来満夫監修，阿南節子編著，河野えみ子，桜井美由紀，徳島裕子共著　じほう　2005.9　232p　21cm　1700円　Ⓘ4-8407-3451-8　Ⓝ492.31

◇抗菌薬療法からみた術後感染発症阻止とクリティカルパスによる感染対策 ―消化器外科手術における　品川長夫，小西敏郎著　大阪　ミット　2003.4　26p　30cm　950円　Ⓘ4-944204-23-X　Ⓝ492.31

◇こうして防ぐ院内感染―患者の立場から　金森雅彦，波多江新平著　医歯薬出版　2005.8　173p　21cm　1800円　Ⓘ4-263-44199-0　Ⓝ498.6
　内容　第1章 感染症はどうして起こるのか　第2章 病院にでかける前に　第3章 病院へ行くときには気をつけたらよいのか　第4章 感染症にかからないための一般的対策　第5章 病院内で注意が必要な特定の感染症　第6章 今，病院ではどんな感染対策が行われているのか　第7章 家庭でできる簡便な感染予防対策　第8章 予防接種について　第9章 特別な感染予防対策―新生児・未熟児および免疫不全患者について　第10章 望ましい院内感染予防対策とは

◇こうすれば出来るウイルス院内感染対策―麻疹・風疹・水痘・ムンプス ICD，ICN，ICMT，ICP必携！　浅利誠志著　大阪　最新医学社　2007.3　92p　26cm　3500円　Ⓘ978-4-914909-37-6　Ⓝ498.6
　内容　第1章 ウイルスの院内感染対策（目的と対象疾患　基本的な感染対策（標準予防策と感染経路別予防策）ほか）　第2章 ウイルス感染防止対策の実際（ウイルス感染患者（疑いも含む）発生時の対応）　第3章 ワクチン接種で予防可能なウイルス感染症　第4章 麻疹・風疹・水痘と鑑別が必要な発疹性ウイルス感染症　付録資料

◇こんなときどうする！？実践感染管理　浅利誠志，木下承晧，山中喜代治編　金原出版　2011.1　367p　26cm　5600円　Ⓘ978-4-307-10146-2　Ⓝ498.6

◇最新病院感染対策Q&A ―エビデンスに基づく効果的対策　小林寛伊責任編集　第2版　照林社　2004.12　315p　26cm　2400円　Ⓘ4-7965-2087-2　Ⓝ498.6

◇サーベイランスのためのCDCガイドライン―N-HSNマニュアルより　インフェクションコントロール編，森兼啓太訳，小林寛伊監訳　改訂5版　吹田　メディカ出版　2012.5　207p　19cm　（グローバルスタンダードシリーズ）　3400円　Ⓘ978-4-8404-4027-1
　内容　1 アメリカ合衆国における医療関連感染サーベイランスの歴史　2 NHSNとは～イントロダクション　3 NHSNにおける3つの部門　4 患者安全部門　5 医療従事者安全部門

◇サーベイランスのためのCDCガイドライン―N-HSNマニュアル（2007年版）　米国疾病対策センター編，森兼啓太訳，小林寛伊監訳　改訂4版　吹田　メディカ出版　2008.3　168p　26cm　（Global standard series 通巻17号）　2600円　Ⓘ978-4-8404-2480-6　Ⓝ498.6

◇社会福祉施設職員のための感染症対策Q&A　改訂版　東京都社会福祉協議会　2004.3　49p　21cm　762円　Ⓘ4-902198-32-0　Ⓝ498.6

◇手術部位感染（SSI）対策の実践　竹末芳生編　大阪　医薬ジャーナル社　2005.11　247p　28cm　3800円　Ⓘ4-7532-2176-8　Ⓝ494.22
　内容　1 手術部位感染（SSI）とは　2 SSIサーベイランス　3 周術期医療の要点　4 SSI予防手技　5 SSI発症時の治療　6 周術期における抗菌薬の適性使用　7 SSI予防管理　8 SSI対策におけるICTの関与　ポイント集

◇消毒と滅菌のガイドライン　小林寛伊編　改訂　へるす出版　2004.2　163p　30cm　3200円　Ⓘ4-89269-468-1　Ⓝ498.6

◇消毒と滅菌のガイドライン　小林寛伊編　新版　へるす出版　2011.2　183p　30cm　3600円　Ⓘ978-4-89269-698-5　Ⓝ498.6

◇消毒・滅菌・感染防止のQ&A ―ここが知りたい！　尾家重治編著　照林社　2006.9　15, 137p　26cm　2200円　Ⓘ4-7965-2132-1　Ⓝ498.6
　内容　第1章 ここが大切！消毒・滅菌の基本　第2章 正しく行う！手洗い・手指消毒とスタンダードプリコーション　第3章 知っておきたい消毒薬の基礎知識　第4章 こんな時どうする？器具の消毒・滅菌　第5章 適切な対応は？ケア関連の感染予防・対策　第6章 ここが不安！環境感染でとりたい対応策

◇事例de学ぶ医療関連感染のサーベイランス—EBMに基づく感染管理のために　牧本清子編著　吹田　メディカ出版　2007.1　227p　26cm　3600円　Ⓘ4-8404-1831-4　Ⓝ498.6
　[内容] 第1部 医療関連感染サーベイランスの基礎知識　第2部 事例de学ぶサーベイランス　第3部 サーベイランスとアウトブレイク（医療関連感染アウトブレイクの調査方法　アウトブレイクの調査事例）　第4部 包括的な感染管理のために

◇新・院内感染予防対策ハンドブック　国立病院機構大阪医療センター感染対策委員会, ICHG研究会編　南江堂　2006.7　189p　30cm　4000円　Ⓘ4-524-23976-6　Ⓝ498.6

◇すぐに役立つ！感染対策実践マニュアル—医療安全管理・運営のポイント　順天堂大学医学部附属順天堂医院医療安全推進部編, 順天堂大学大学院COE感染制御科学監修　じほう　2007.8　152p　26cm　2500円　Ⓘ978-4-8407-3762-3　Ⓝ498.6
　[内容] 総論（医療安全における感染対策の重要性　当院の感染制御を支えるインフラストラクチャーとネットワーク　小児診療における感染対策上のポイント　感染管理における指導上の注意点（伝播を制御するためのポイント）　病院感染対策における微生物検査室の役割　職員の健康管理と病院感染のリスク対策）　各論（手指衛生のガイドライン　標準予防策ガイドライン　感染経路別予防策ガイドライン　MRSA対応マニュアル　結核マニュアル　インフルエンザ対応マニュアル　RSウイルス予防対策マニュアル　感染性胃腸炎について　麻疹対応マニュアル　針刺し・粘膜曝露予防ガイドライン　消毒薬・物品管理マニュアル）　付録

◇ステップアップ院内感染防止ガイド—実践できる感染防止！　藤田昌久編　学習研究社　2006.6　151p　26cm　（Nursing mook 35）〈執筆：田中富士美ほか〉　2000円　Ⓘ4-05-152330-6　Ⓝ492.9

◇洗浄・消毒・滅菌と病院環境の整備　小野和代, 雨宮みち編　中山書店　2005.6　138p　26cm　（感染管理question box 1）　1800円　Ⓘ4-521-60101-4　Ⓝ498.6
　[内容] 1 洗浄・消毒・滅菌—おさえておきたい！洗浄・消毒・滅菌の基礎知識（洗浄・消毒・滅菌の基本ケアで用いる器材・物品の取り扱い　感染症患者のケアで用いる器材・物品の取り扱い）　2 病院環境の整備—おさえておきたい！病院環境整備の基礎知識（環境の管理　廃棄物の取り扱い　リネン類の取り扱い）

◇正しい根拠に基づいた介護施設感染防止対策—正しい感染防止対策・消毒剤の使用方法がわかる！　大久保憲監修, 島崎豊執筆　名古屋　日総研出版　2005.12　141p　26cm　2381円　Ⓘ4-7760-1117-4　Ⓝ498.6

◇ドクター&ナースのための病院感染対策ガイドブック　及川慶浩編, 石川豊子共著　真興交易医書出版部　2003.11　144,4p　26cm　3500円　Ⓘ4-88003-572-6　Ⓝ498.6
　[内容] 1 感染対策の基本　2 消毒・滅菌の基本　3 感染対策の基本手技　4 処置別感染対策　5 血液媒介性感染対策　6 MRSA感染対策　7 感染症別防止対策のポイント　8 医療器具・器材の洗浄・消毒・滅菌

◇ナースのための院内感染対策—CDCガイドラインを中心に考える基本と実践　満田年宏著　照林社　2003.9　177p　26cm　2400円　Ⓘ4-7965-2071-6　Ⓝ492.911
　[内容] 1 院内感染対策のアウトライン（院内感染（病院感染）とは何か　米国の院内感染対策の移り変わりほか）　2 病原微生物別感染対策　資料編

◇入院・入所者が主に高齢者で構成される医療機関等における院内感染対策、感染防御対策等に関する研究—総括研究報告書　[出版地不明]〔北川雄一〕　2010.3　1冊　30cm　〈平成21年度長寿医療研究委託費　研究代表者：北川雄一〉　Ⓝ498.6

◇ねころんで読めるCDCガイドライン—やさしい感染対策入門書　矢野邦夫著　吹田　メディカ出版　2007.3　143p　21cm　2000円　Ⓘ978-4-8404-2090-7　Ⓝ498.6

◇必携！感染症対策—バッチリ身につく今すぐ使える　中村哲也著　吹田　メディカ出版　2007.12　123p　21cm　2200円　Ⓘ978-4-8404-2184-3　Ⓝ498.6

◇ひとりで始める院内感染対策　寺田喜平編著　中外医学社　2008.11　177p　21cm　3000円　Ⓘ978-4-498-02116-7　Ⓝ498.6

◇病院感染こんな時どうする!?　中小病院/診療所編　小林寛伊監修, 賀来満夫, 金光敬二編　南山堂　2005.4　138p　26cm　2800円　Ⓘ4-525-23121-1　Ⓝ498.6

◇病院感染サーベイランス　渡邉都貴子編　中山書店　2006.2　128p　26cm　（感染管理question box 4）　1800円　Ⓘ4-521-60131-6　Ⓝ498.6

◇病院感染対策ガイドライン　国立大学医学部附属病院感染対策協議会編　じほう　2004.1　174p　26cm　2400円　Ⓘ4-8407-3231-0　Ⓝ498.6

◇病院感染対策のポイント　小林寛伊, 大久保憲, 吉田俊介著　第2版　協和企画　2003.6　77p　30cm　1905円　Ⓘ4-87794-043-X　Ⓝ498.6

◇病院・施設における寄生虫感染症とその対策　狩野繁之編　フリープレス　2003.7　86p　26cm　2000円　Ⓘ4-902358-00-X　Ⓝ493.88

◇病院内感染対策マニュアル—京大病院感染制御部（ICT）　一山智監修, 飯沼由嗣編　文光堂　2007.1　101p　26cm　〈執筆：飯沼由嗣ほか〉　2800円　Ⓘ978-4-8306-2004-1　Ⓝ498.6
　[内容] 1 標準予防策　2 感染経路別予防策　3 針刺し/血液・体液曝露時の対応　4 その他　5 こんなときどうする（FAQ）　6 資料（京都大学医学部附属病院における感染対策）

◇病院内感染対策マニュアル—京大病院感染制御部（ICT）　一山智監修, 飯沼由嗣編　第2版　文光堂　2008.1　101p　26cm　〈執筆：飯沼由嗣ほか〉　2800円　Ⓘ978-4-8306-2010-2　Ⓝ498.6
　[内容] 1 標準予防策　2 感染経路別予防策　3 針刺し/血液・体液曝露時の対応　4 その他　5 こんなときどうする（FAQ）　6 資料（京都大学医学部附属病院における感染対策の指針）

◇標準予防策実践マニュアル――これからはじめる感染予防対策　ICHG研究会編　南江堂　2005.2　171p　30cm　3800円　Ⓣ4-524-22473-4　Ⓝ498.6

◇標準予防策と感染経路別予防策・職業感染対策　大友陽子, 一木薫編　中山書店　2005.8　144p　26cm　（感染管理question box 2）　2000円　Ⓣ4-521-60111-1　Ⓝ498.6

◇標準予防策と感染経路別予防策職業感染対策　大友陽子, 一木薫編　第2版　中山書店　2009.4　159p　26cm　（感染管理question box 2）　〈執筆：藤田明子ほか〉　2200円　Ⓣ978-4-521-73114-8　Ⓝ498.6

◇マンガでわかる院内感染対策――院内感染対策ガイドブック　〔北九州〕　KRICT（北九州地域感染制御チーム）ワーキンググループ（製作）　2004.1　37p　21cm　Ⓣ4-9901841-0-6　Ⓝ498.6

◇マンガでわかる院内感染対策――院内感染対策ガイドブック　1　基礎編改訂版　〔北九州〕　KRICT（北九州地域感染制御チーム）ワーキンググループ（製作）　2008.1　37p　21cm　500円　Ⓣ4-9901841-4-9　Ⓝ498.6

◇マンガでわかる院内感染対策――院内感染対策ガイドブック　2（MRSA編）　〔北九州〕　KRICT（北九州地域感染制御チーム）ワーキンググループ（製作）　2005.3　33p　21cm　500円　Ⓣ4-9901841-2-2　Ⓝ498.6

◇マンガでわかる院内感染対策――院内感染対策ガイドブック　3（滅菌・消毒編）　〔北九州〕　KRICT（北九州地域感染制御チーム）ワーキンググループ（製作）　2006.7　33p　21cm　500円　Ⓣ4-9901841-3-0　Ⓝ498.6

◇もっといい方法がみつかる目からウロコの感染対策　大湾知子, 藤田次郎編　南江堂　2012.2　156p　26cm　2400円　Ⓣ978-4-524-26929-7　Ⓝ492.911

◇もっとねころんで読めるCDCガイドライン――やさしい感染対策入門書　2　矢野邦夫著　吹田　メディカ出版　2009.2　159p　21cm　2000円　Ⓣ978-4-8404-2554-4　Ⓝ498.6

◇もっとねころんで読めるCDCガイドライン――やさしい感染対策入門書　3　矢野邦夫著　吹田　メディカ出版　2010.2　167p　21cm　2000円　Ⓣ978-4-8404-2995-5　Ⓝ498.6

◇薬剤師のための感染制御マニュアル　日本病院薬剤師会監修, 日本病院薬剤師会感染制御薬剤師部門研修委員会編　第2版　薬事日報社　2008.3　172p　30cm　3600円　Ⓣ978-4-8408-1021-0　Ⓝ498.6

◇薬剤師のための感染制御マニュアル　日本病院薬剤師会感染制御専門薬剤師部門編, 日本病院薬剤師会監修　第3版　薬事日報社　2011.2　415p　30cm　5400円　Ⓣ978-4-8408-1194-1　Ⓝ498.6

◇よくわかる！感染管理　大塚喜人著　メヂカルフレンド社　2007.5　200p　21cm　2200円　Ⓣ978-4-8392-1347-5　Ⓝ498.6

◇リンクナースのための感染防止お役立ちノート　近藤陽子監修, 川上和美編　学習研究社　2006.8　147p　18cm　1400円　Ⓣ4-05-152334-9　Ⓝ498.6

◇わが病院の感染対策　木村哲編　大阪　医薬ジャーナル社　2006.12　303p　26cm　4300円　Ⓣ4-7532-2229-2　Ⓝ498.6
　内容　1　病床数200〜500床　2　病床数501〜900床　3　病床数901〜1,300床

◇CDC最新ガイドラインエッセンス集　3　CDC著, 矢野邦夫訳編　吹田　メディカ出版　2008.4　210p　26cm　（Global standard series　通巻18号）　4000円　Ⓣ978-4-8404-2504-9　Ⓝ498.6

◇CDCの結核ガイドラインエッセンス　CDC著, 矢野邦夫訳編　吹田　メディカ出版　2007.2　183p　26cm　（Global standard series　通巻14号）　3400円　Ⓣ978-4-8404-2089-1　Ⓝ498.6

◇EBMに基づく院内感染予防対策Q&A　国立病院大阪医療センター感染対策委員会編　南江堂　2003.10　190p　30cm　4300円　Ⓣ4-524-22109-3　Ⓝ498.6
　内容　1　院内感染予防対策基本事項　2　消毒の基礎知識　3　疾患別院内感染予防対策　4　部署別院内感染予防対策　5　医療従事者の健康管理　6　感染症法関係

◇ICDテキスト――プラクティカルな病院感染制御　ICD制度協議会監修, ICDテキスト編集委員会編　吹田　メディカ出版　2004.4　269p　26cm　3200円　Ⓣ4-8404-1053-4　Ⓝ498.6
　内容　日本におけるICD制度　ICDの役割・活動　アウトブレイクへの対応　サーベイランス　感染対策の基本　抗菌化学療法　滅菌・消毒・洗浄　ファシリティマネジメント　主要な病院感染と予防策　部門別の感染対策　感染経路別にみた主要な感染症　その他の感染症　参考資料

◇ICPテキスト――感染管理実践者のために　ICPテキスト編集委員会監修・編集　吹田　メディカ出版　2006.2　340p　26cm　3600円　Ⓣ4-8404-1642-7　Ⓝ498.6

◇ICTのための院内ラウンドマニュアル――チェックリストをダウンロードして即実践　洪愛子監修　吹田　メディカ出版　2009.3　158p　26cm　2800円　Ⓣ978-4-8404-2879-8　Ⓝ498.6

◇ICTポケット感染管理ガイドbook――for infection control team　大久保憲編　吹田　メディカ出版　2003.8　203p　15cm　2400円　Ⓣ4-8404-0648-0　Ⓝ498.6

◇ICUにおける感染対策　行岡秀和編　真興交易医書出版部　2005.2　195p　21cm　3800円　Ⓣ4-88003-741-9　Ⓝ498.6

◇MRSAが検出されたらどうするか？　橋本一編, 賀来満夫ほか著　改訂　国際医学出版　2004.7　93p　30cm　2000円　Ⓣ4-86102-029-8　Ⓝ493.83

◇MRSA訴訟の概説　三輪亮寿著　大阪　ミット　2003.9　13p　30cm　750円　Ⓣ4-944204-32-9　Ⓝ493.83

◇MRSAとVREの院内伝播防止のためのSHEAガイドライン　アメリカ病院疫学学会著, 大久保憲訳, 小林寛伊監訳　吹田　メディカ出版　2004.1

92p 26cm (Global standard series 通巻5号) 2000円 ⓘ4-8404-0935-8 Ⓝ493.83
◇MRSAの現状再認識と予防策の展望——資料 大崎勝一郎, 上野満雄, 小川晃弘著 自治体労働安全衛生研究会 2006.3 32p 30cm Ⓝ493.83
◇MRSA問題の包括的理解——MRSA抗菌薬治療・感染症・訴訟問題 島田馨, 村尾裕史, 三輪亮寿著 改訂版 大阪 ミット 2004.5 152p 26cm 2800円 ⓘ4-944204-33-7 Ⓝ493.83

医者・病院ガイド

◇赤ちゃんにやさしい病院 baby friendly hospital データブック 2008年 日本母乳の会 〔2008〕 164p 30cm 〈附・2007年 背のタイトル:赤ちゃんにやさしい病院・BFHデータブック〉 2500円 ⓘ978-4-902783-08-7 Ⓝ498.16
◇あきらめない!もうひとつの治療法——現代の名医21人の挑戦 原山建郎著 厚生科学研究所 2006.7 239p 20cm 1800円 ⓘ4-903368-04-1 Ⓝ490.4
◇明日の医療を支える頼れるドクター——信頼の主治医 ぎょうけい新聞社編著 大阪 ぎょうけい新聞社 2011.5 175p 21cm 〈名医シリーズ 2〉〈発売:浪速社(大阪)〉 1800円 ⓘ978-4-88854-453-5
 内容 あんしんクリニック院長・岩崎安伸 いしおか医院院長・石岡英彦 医療法人社団開運堂上野毛あだちクリニック理事長・院長・足立幸博 クリニックひらまつ院長・平松敬人 こたに糖尿病内科クリニック院長・小谷圭 医療法人翔聖会翔デンタルクリニック理事長・院長・河原康二 心斎橋スリーアロークリニック院長・田中陽一郎 医療法人社団誠和会瀬川外科理事長・院長・松井誠一郎 医療法人豊隆会ちくさセントラルクリニック理事長・院長・加藤豊 中村歯科医院院長・中村公久 〔ほか〕
◇明日の医療を支える頼れるドクター 2 信頼の主治医 ぎょうけい新聞社編, 産經新聞生活情報センター企画 大阪 ぎょうけい新聞社 2012.6 201p 21cm 〈名医シリーズ 3〉〈発売:浪速社(大阪)〉 1800円 ⓘ978-4-88854-464-1
 内容 青木歯科医院(和歌山県岩出市)院長・青木隆典——頭痛・肩こりからうつ・美容まで 全身の健康を考える噛み合わせ医療を 医療法人井上クリニック(大阪市平野区)理事長・院長・井上博司——超高齢社会に対応した理想的な地域医療を推進 在宅医療の最前線をひた走る地域のかかりつけ医 医療法人敬晴会大阪再生医療センター(大阪市北区)総院長・久保周敬——国内初の再生医療によるアンチエイジングセンター わが国の再生医療の第一人者 大阪中之島デンタルクリニック(大阪市福島区)院長・山本彰美——無痛歯科治療のスペシャリスト 安全・安心な快適歯科医療を提供 特定医療法人玄真堂川嶌整形外科病院(大分県中津市)理事長・川嶌眞人——"蘭学の里"中津市から世界トップレベルの医療を提供 骨髄炎と高気圧酸素治療の第一人者 医療法人社団更生会草津病院(広島市西区)院長・佐藤悟朗——開かれた精神科医療のトップランナー「和顔愛語」をモットーに地域社会に貢献 医療法人社団寿量会熊本機能病院(熊本市北区)理事長総院長・米満弘之——地域健康を

支える開かれた理想の病院 24時間体制で救急から自立支援までの一貫医療 栗橋眼科(静岡県浜松市)院長・栗橋克昭——涙器・涙道の日帰り手術にこだわり30年 全国各地から来院が絶えない実力派医院 甲子園栗木皮膚科クリニック(兵庫県西宮市)院長・栗木安弘——体の内側から治療する皮膚科専門クリニック 栄養療法で本当の皮膚の健康を取り戻す さかもと小児科(奈良県香芝市)院長・坂本伸也——故郷・香芝市に根ざし, 子供たちの成長を温かく見守る GH治療に長年携わり確かな診療実績 〔ほか〕
◇あなたは先生を知らずに病院を決めていませんか。——ドクターからの手紙 D-mail 2009 福岡 アドビックメディミックス出版 2009.1 111p 26cm 1300円 ⓘ978-4-9901395-6-8
 内容 「パニック障害」って病気を知っていますか? うえの内科クリニック (1)ご存知ですか? 女性のガン死亡No.1です。大腸ポリープ・大腸癌について (2)クリニックで行える最先端のガン治療とは 医療法人社団天佑会きむらしろうクリニック 新しい肝炎の治療「ペグインターフェロン」——動脈硬化と禁煙治療の話題 こがクリニック 「C型肝炎」と言われたら シーマーケットクリニック 漢方の世界へようこそ 天神山クリニック 緩和医療のあり方 医療法人燦会(さんしゅうかい)どい内科クリニック 糖尿病の効果的な治療について 医療法人二田哲博クリニック 検査なんて、嫌ですね 医療法人輝栄会福岡輝栄会病院 肝細胞癌について 医療法人輝栄会福岡輝栄会病院 総合医? 家庭医? 武石クリニック 〔ほか〕
◇医師がすすめる最高の名医+治る病院——決定版 吉原清児, 月刊現代編集部編著 講談社 2008.3 176p 26cm 〈別冊月刊現代〉 1143円 ⓘ978-4-06-214635-7
 内容 総力特集 切らずに治す体にやさしい7大がん 心臓病 脳卒中 メタボリックシンドローム 虫歯・歯周病・インプラント
◇医師がすすめる最高の名医+治る病院 2005年版 吉原清児, 月刊現代編集部編著 講談社 2004.12 166p 26cm 〈別冊月刊現代〉 1143円 ⓘ4-06-212734-2
 内容 がん 心臓の病気 脳の病気 生活習慣病 漢方・東洋医学 眼の病気
◇医師がすすめる最高の名医+治る病院 2006-2007年版 吉原清児, 月刊現代編集部編著 講談社 2006.3 167p 26cm 〈別冊月刊現代〉 1143円 ⓘ4-06-213286-9
 内容 名医に聞く胃がん——治療の流れ 名医に聞く大腸がん——治療の流れ 名医に聞く肺がん——治療の流れ 名医に聞く肝臓がん——治療の流れ 名医に聞く乳がん——治療の流れ 名医に聞く抗がん剤——治療の流れ 名医に聞く放射線——治療の流れ 名医に聞く心臓手術——治療の流れ 名医に聞く不整脈——治療の流れ 名医に聞く脳卒中——治療の流れ 〔ほか〕
◇医師がすすめる「最高の名医」+治る病院 吉原清児著, 講談社セオリープロジェクト編 講談社 2010.11 191p 26cm 〈別冊セオリー 名医シリーズ最新版〉 1429円 ⓘ978-4-06-378129-8
◇石川県版病院・医院ガイド——ひと目でわかるあなたの町のお医者さん 2009~2010 プロジェクト医心編 金沢 プロジェクト医心 2009.9 281p 21cm 〈発売:北國新聞社出版局(金沢)〉 500円 ⓘ978-4-8330-1711-4 Ⓝ498.16
 内容 能登北部・中部(能登の病院 能登北部の医院・診療所 能登中部の医院・診療所) 石川中央(石川

◇医者がすすめる専門病院　熊本・鹿児島　中村康生編　茅ヶ崎　ライフ企画　2003.9　471p　21cm　2400円　Ⓘ4-947645-39-3　Ⓝ498.16
[内容]消化器・一般内科　消化器・一般外科　肛門科　呼吸器内科　呼吸器外科　循環器科　心臓血管・胸部外科　腎臓病　泌尿器科　腎移植〔ほか〕

◇医者がすすめる専門病院　埼玉県版　中村康生編　茅ヶ崎　ライフ企画　2005.3　342p　21cm　2514円　Ⓘ4-947645-43-1　Ⓝ498.16
[内容]消化器・一般内科　消化器・一般外科　肛門科　呼吸器内科　呼吸器外科　循環器科　心臓血管・胸部外科　腎臓病　泌尿器科　腎移植〔ほか〕

◇医者がすすめる専門病院　神奈川県　中村康生編　全面改訂最新版　茅ヶ崎　ライフ企画　2009.6　525p　21cm　2667円　Ⓘ978-4-947645-55-5　Ⓝ498.16
[内容]消化器・一般内科　消化器・一般外科　呼吸器内科　呼吸器外科　循環器科　心臓血管外科　腎移植　泌尿器科　整形外科　リハビリテーション　形成外科　産婦人科　小児医療　小児医療（外科）　眼科　耳鼻咽喉科・頭頸部外科　歯科口腔外科　皮膚科　糖尿病内分泌科　血液内科　リウマチ・膠原病内科　アレルギー科　感染症　脳神経外科　精神科　心療内科　乳腺・内分泌外科　放射線科　癌化学療法　ペインクリニック　緩和ケア　ホリスティック医学　東洋医学　救急医療

◇医者がすすめる専門病院　神奈川県版　中村康生編　全面改訂part 2　茅ヶ崎　ライフ企画　2004.11　486p　21cm　2667円　Ⓘ4-947645-42-3　Ⓝ498.16

◇医者がすすめる専門病院　千葉茨城　中村康生編　茅ヶ崎　ライフ企画　2005.11　495p　21cm　2667円　Ⓘ4-947645-45-8　Ⓝ498.16
[内容]消化器・一般内科　消化器・一般外科　肛門科　呼吸器内科　呼吸器外科　循環器科　心臓血管・胸部外科　腎臓病　泌尿器科　腎移植　整形外科　リハビリテーション　形成外科　産婦人科　小児医療　小児医療（外科）　眼科　耳鼻咽喉科　歯科・口腔外科　皮膚科　内分泌代謝・糖尿病　リウマチ・膠原病　アレルギ　感染症　神経内科　脳神経外科　精神科　心療内科　老年科　乳腺・内分泌外科　放射線科　癌化学療法　東洋医学　ペインクリニック　緩和ケア　救急医療　ホリスティック医学

◇医者がすすめる専門病院　大阪・奈良・和歌山　中村康生編　全面改訂2007-2010　茅ヶ崎　ライフ企画　2007.8　630p　21cm　2800円　Ⓘ978-4-947645-49-4　Ⓝ498.16
[内容]消化器・一般内科　消化器・一般外科　肛門科　呼吸器内科　呼吸器外科　循環器科　心臓血管・胸部外科　腎臓病　泌尿器科　腎移植〔ほか〕

◇医者がすすめる専門病院　東海版　愛知岐阜三重静岡　中村康生編　第2版　茅ヶ崎　ライフ企画　2008.7　642p　21cm　2800円　Ⓘ978-4-947645-53-1　Ⓝ498.16
[内容]消化器・一般内科　消化器・一般外科　肛門科　呼吸器内科　呼吸器外科　循環器科　心臓血管外科　腎臓内科　泌尿器科　腎移植　整形外科　リハビリテーション　形成外科　産婦人科　小児医療　小児医療（外科）　耳鼻咽喉科　歯科口腔外科　皮膚科　糖尿病内分泌内科　血液内科　リウマチ・膠原病内科　精神科　心療内科　老年科　乳腺・内分泌外科　放射線科　癌化学療法　東洋医学　ペインクリニック　緩和ケア　救急医療　ホリスティック医学

◇医者がすすめる専門病院　東京都版　中村康生編　全面改訂2004-2007　茅ヶ崎　ライフ企画　2004.4　638p　21cm　2800円　Ⓘ4-947645-41-5　Ⓝ498.16
[内容]消化器・一般内科　消化器・一般外科　肛門科　呼吸器内科　呼吸器外科　循環器科　心臓血管・胸部外科　腎臓病　泌尿器科　腎移植〔ほか〕

◇医者がすすめる専門病院　東京都版　中村康生編　茅ヶ崎　ライフ企画　2009.1　677p　21cm　2800円　Ⓘ978-4-947645-54-8　Ⓝ498.16
[内容]消化器・一般内科　消化器・一般外科　肛門科　呼吸器内科　呼吸器外科　循環器科　心臓血管・胸部外科　腎臓病　泌尿器科　腎移植〔ほか〕

◇医者がすすめる専門病院　東北版　中村康生編　茅ヶ崎　ライフ企画　2010.11　557p　21cm　2667円　Ⓘ978-4-947645-57-9　Ⓝ498.16
[内容]消化器・一般内科　消化器・一般外科　肛門科　呼吸器内科　呼吸器外科　循環器科　心臓血管・胸部外科　腎臓病　泌尿器科　腎移植〔ほか〕

◇医者がすすめる専門病院　兵庫・京都・滋賀　中村康生編　全面改訂2008-2011　茅ヶ崎　ライフ企画　2007.12　545p　21cm　2667円　Ⓘ978-4-947645-51-7　Ⓝ498.16
[内容]消化器・一般内科　消化器・一般外科　肛門科　呼吸器内科　呼吸器外科　循環器科　心臓血管・胸部外科　腎臓病　泌尿器科　腎移植　整形外科　リハビリテーション　形成外科　産婦人科　小児医療　小児医療（外科）　内分泌代謝・糖尿病　血液内科　リウマチ・膠原病　アレルギー　神経内科　脳神経外科　救急医療　ホリスティック医学

◇医者がすすめる専門病院　北海道　中村康生編　茅ヶ崎　ライフ企画　2010.5　399p　21cm　2514円　Ⓘ978-4-947645-56-2　Ⓝ498.16
[内容]消化器・一般内科　消化器・一般外科　肛門科　呼吸器内科　呼吸器外科　循環器科　心臓血管外科　腎臓内科　泌尿器科　腎移植〔ほか〕

◇NHKきょうの健康×ここが聞きたい！名医にQ　お医者さん名鑑　「きょうの健康」・「ここが聞きたい！名医にQ」番組制作班, 主婦と生活社ライフ・プラス編集部編　主婦と生活社　2012.4　317p　21cm　1500円　Ⓘ978-4-391-14076-7
[内容]骨・関節の病気　脳・神経の病気　呼吸器の病気　心臓・血管の病気　消化器の病気　泌尿器の病気　生活習慣病　目の病気　鼻・耳・喉の病気　歯や口腔の病気〔ほか〕

◇大分県全市町村病院・老人介護施設マップ　2004年版　大分合同新聞文化センター企画・編集　大分　大分合同新聞社　2004.8　160p　30cm　〈大分　大分合同新聞文化センター（製作・発売）〉　2191円　Ⓘ4-901120-21-2　Ⓝ498.16

◇大分県全市町村病院・老人介護施設マップ　2007年版　大分合同新聞文化センター企画・編集　大分　大分合同新聞社　2007.3　152p　30cm　〈大分　大分合同新聞文化センター（製作・発売）〉　2191円　Ⓘ978-4-901120-28-9　Ⓝ498.16

◇岡山医療ガイド―活躍する専門医250人　2006　岡山　山陽新聞社　2006.10　374p　26cm　1429円　Ⓣ4-88197-724-5　Ⓝ498.14
　内容　満足できる医療へ　患者にやさしい医師　大切な連携プレー　頼りになる医師（ルポ医療最前線）　活躍する専門医250人　地域を支える病院・医院
◇岡山病院ガイド―岡山の137病院を一挙掲載！　山陽新聞社編集局「岡山の病院力」取材班編　岡山　山陽新聞社　2009.11　309p　26cm　1429円　Ⓣ978-4-88197-728-6　Ⓝ498.16
　内容　川崎医大病院　岡山済生会総合病院　倉敷中央病院　岡山労災病院　国立病院機構岡山医療センター　津山中央病院　岡山大学病院　川崎病院　岡山赤十字病院　岡山市立市民病院〔ほか〕
◇お肌の主治医を見つけよう―メディカルエステ完全ガイド　メディカルエステ編集部編　東邦出版　2004.5　112p　28×21cm　1000円　Ⓣ4-8094-0366-1
　内容　美容クリニックってこんなにカジュアル　アンチエイジングの近道、お肌の主治医を見つけよう　あなたの主治医が見つかる全国クリニックガイド15　注目のドクターズコスメカタログ　美肌を守る生活防衛作戦　知りたい！聞きたい！安心・安全な脱毛法　デンタルケアで女優スマイルを手に入れる
◇カリスマ医師50人の神ワザ　松沢実著　小学館　2008.11　222p　19cm　1200円　Ⓣ978-4-09-387809-8　Ⓝ498.021
　内容　第1章　脳と心臓の病気　第2章　生活習慣の病気　第3章　肩・膝などの痛み　第4章　腎臓と排泄の病気　第5章　アレルギー・目・耳・鼻と心の病　第6章　難病と意外な治療法
◇がん―最新治療&予防全国名医307人　医療評価ガイド取材班編　角川SSコミュニケーションズ　2009.4　251p　26cm　（疾患別・全国実力医師シリーズ）　2400円　Ⓣ978-4-8275-3153-4　Ⓝ494.5
　内容　特別企画/がん一気になる症状&検査・治療トピック　肺がん―実力医師35人　食道がん―実力医師18人　胃がん―実力医師30人　大腸がん―実力医師34人　肝・胆・膵がん―実力医師36人　腎臓・泌尿器系がん―実力医師22人　乳がん―実力医師26人　子宮がん・卵巣がん―実力医師24人　頭頸部がん・骨軟部腫瘍・皮膚がん―実力医師19人　血液がん・小児がん―実力医師18人　化学療法―実力医師12人　放射線療法―実力医師8人　緩和ケア・代替療法―実力医師13人　がん一定評のある専門医
◇患者が決めた！いい病院―関東版　オリコン・メディカル株式会社編著　オリコン・メディカル　2003.9　256p　26cm　〈発売：オリコン・エンタテインメント〉　1500円　Ⓣ4-87131-055-8　Ⓝ498.16
◇患者が決めた！いい病院ランキング―近畿・東海版　オリコン・メディカル株式会社編著　オリコン・メディカル　2003.12　288p　26cm　〈発売：オリコン・エンタテインメント〉　1500円　Ⓣ4-87131-061-2　Ⓝ498.16
　内容　内科　小児科　産科　婦人科　外科・小児外科　整形外科　形成外科　美容外科　脳神経外科　眼科　泌尿器科・性病科　肛門科　眼科　耳鼻咽喉科　メンタル系　歯科　エトセトラ
◇患者が決めた！いい病院ランキング―関東版　2007年度版　オリコン・エンタテインメント株式会社編著　オリコン・エンタテインメント　2006.12　208p　26cm　1600円　Ⓣ4-87131-078-7　Ⓝ498.16
　内容　糖尿病　関節リウマチなどの膠原病　ぜんそく　頭痛　胃・大腸の内視鏡検査・治療　心臓カテーテル検査・治療　尿路結石　痔　腰痛　スポーツ障害　不妊治療　妊娠・出産　子どもの急な発熱・発作　アトピー性皮膚炎　花粉症　白内障　うつ病　虫歯
◇患者が決めた！いい病院ランキング―近畿・東海　2007年度版　オリコン・エンタテインメント株式会社編著　オリコン・エンタテインメント　2006.12　237p　26cm　1600円　Ⓣ4-87131-079-5　Ⓝ498.16
　内容　糖尿病　関節リウマチなどの膠原病　ぜんそく　頭痛　胃・大腸の内視鏡検査・治療　心臓カテーテル検査・治療　尿路結石　痔　腰痛　スポーツ障害　不妊治療　妊娠・出産　子どもの急な発熱・発作　アトピー性皮膚炎　花粉症　白内障　うつ病　虫歯
◇「患者力」で選ぶいい病院　伊藤隼也著　扶桑社　2004.2　263p　21cm　1429円　Ⓣ4-594-04529-4　Ⓝ498.16
　内容　第1章　私が考える「いい病院」とは“患者力のある病院”（「医療はサービス」の考え方があるか？「患者主体」を実践しているか？　「癒し」の心があるか？　「信頼される努力」をしているか？）　第2章　病院ランキング　第3章　厳選！病院別データ
◇がん治療の実力病院―日経病院ランキング　日本経済新聞社編　日本経済新聞社　2005.4　287p　21cm　1400円　Ⓣ4-532-31210-8　Ⓝ494.5
　内容　第1部　がん治療の実力病院ランキング（総合評価　肺がん治療の実力病院　胃がん治療の実力病院　肝臓がん治療の実力病院　大腸がん治療の実力病院　乳がん治療の実力病院）　第2部　がん治療最前線（がんと向き合う　抗がん剤治療　ホスピス―末期がん患者のケア　米国のがん治療最新情報）
◇関東病院情報　2003年版　医事日報　2003.6　1260p　26cm　18000円　Ⓣ4-900364-37-1　Ⓝ498.16
◇関東病院情報　2004年版　医事日報　2004.7　1318p　26cm　19000円　Ⓣ4-900364-43-6　Ⓝ498.16
　内容　東京都の部　神奈川県の部　千葉県の部　埼玉県の部　群馬県の部　栃木県の部　茨城県の部　巻末付録　病院異動・老健施設一覧
◇関東病院情報　2005年版　医事日報　2005.7　1212p　26cm　19000円　Ⓣ4-900364-48-7　Ⓝ498.16
　内容　東京都の部　神奈川県の部　千葉県の部　埼玉県の部　群馬県の部　栃木県の部　茨城県の部　巻末付録（病院異動・老健施設一覧）
◇関東病院情報　2006年版　医事日報　2006.6　1292p　26cm　19000円　Ⓣ4-900364-53-3　Ⓝ498.16
　内容　東京都の部　神奈川県の部　千葉県の部　埼玉県の部　群馬県の部　栃木県の部　茨城県の部
◇関東病院情報　2007年版　医事日報　2007.7　1364p　26cm　20000円　Ⓣ978-4-900364-58-5　Ⓝ498.16
　内容　東京都の部　神奈川県の部　千葉県の部　埼玉県の部　群馬県の部　栃木県の部　茨城県の部　巻末付録（病院異動・老健施設一覧）

◇関東病院情報　2008年版　医事日報　2008.7　1364p　26cm　20000円　Ⓘ978-4-900364-63-9　Ⓝ498.16

◇関東病院情報　2009年版 東京・埼玉・群馬　医事日報　2009.8　635p　26cm　15000円　Ⓘ978-4-900364-67-7　Ⓝ498.16
内容　東京都の部(東京都区内(中央・城東地区)の部　東京都区内(城南・城北地区)の部　東京都下の部)　埼玉県の部(さいたま市の部　埼玉県下の部)　群馬県の部　巻末付録(病院異動・老健施設一覧)

◇関東病院情報　2009年版 神奈川・千葉・栃木・茨城　医事日報　2009.8　531p　26cm　15000円　Ⓘ978-4-900364-68-4　Ⓝ498.16
内容　神奈川県の部(横浜市の部　神奈川県下の部)　千葉県の部(千葉市の部　千葉県下の部)　栃木県の部　茨城県の部　巻末付録(病院異動・老健施設一覧)

◇関東病院情報 — 東京・神奈川・千葉・埼玉・群馬・栃木・茨城　2010年版　医事日報　2010.9　1142p　26cm　24000円　Ⓘ978-4-900364-73-8　Ⓝ498.16
内容　東京都の部　神奈川県の部　千葉県の部　埼玉県の部　群馬県の部　栃木県の部　茨城県の部　巻末付録(病院異動・老健施設一覧)

◇関東病院情報 — 東京・神奈川・千葉・埼玉・群馬・栃木・茨城　2011年版　医事日報　2011.9　1152p　26cm　24000円　Ⓘ978-4-900364-78-3　Ⓝ498.16

◇がんの予防・治療バイオブック実用ガイド肺がん — 全国の専門医療施設と医師名一覧　江口研二監修　アルトマーク・バイオ　2005.4　59p　30cm　(広報医療情報誌・メディアbaioシリーズ)　〈発売：ブレーン出版〉　800円　Ⓘ4-89242-227-4　Ⓝ493.385
内容　肺がん予防にまずは禁煙を　発見 — もしかして、肺がん？　検査 — 病院ではどんな検査を受けるのですか？　診断 — 肺がんにはどのような種類がありますか？　治療(外科治療　化学療法　放射線療法　集学的治療　病期ごとの肺がんの「標準治療」)　全国47都道府県肺がん領域専門医療施設診療科目/医師名一覧

◇漢方名医マップ　西日本　源草社編集部編　源草社　2003.9　357p　21cm　1600円　Ⓘ4-906668-34-8　Ⓝ498.14
内容　東海・北陸・中部　滋賀・奈良・和歌山　大阪京都　兵庫　中国・四国　九州・沖縄

◇救急医療機関名簿　平成15年4月1日現在　東京都健康局医療政策部救急災害医療課編　東京都健康局医療政策部救急災害医療課　2003.3　49p　30cm　Ⓝ498.16

◇救急医療機関名簿　平成16年4月1日現在　東京都健康局医療政策部救急災害医療課編　東京都健康局医療政策部救急災害医療課　2004.3　47p　30cm　Ⓝ498.16

◇救急医療機関名簿　平成17年4月1日現在　東京都福祉保健局医療政策部救急災害医療課編　東京都福祉保健局医療政策部救急災害医療課　2005.3　47p　30cm　Ⓝ498.16

◇救急医療機関名簿　平成18年4月1日現在　東京都福祉保健局医療政策部救急災害医療課編　東京都福祉保健局医療政策部救急災害医療課　2006.3　49p　30cm　Ⓝ498.16

◇救急医療機関名簿　平成19年4月1日現在　東京都福祉保健局医療政策部救急災害医療課編　東京都福祉保健局医療政策部救急災害医療課　2007.3　47p　30cm　Ⓝ498.16

◇救急医療機関名簿　平成20年4月1日現在　東京都福祉保健局医療政策部救急災害医療課編　東京都福祉保健局医療政策部救急災害医療課　2008.3　47p　30cm　Ⓝ498.16

◇救急医療機関名簿　平成21年4月1日現在　東京都福祉保健局医療政策部救急災害医療課編　東京都福祉保健局医療政策部救急災害医療課　2009.3　47p　30cm　Ⓝ498.16

◇救急医療機関名簿　平成22年4月1日現在　東京都福祉保健局医療政策部救急災害医療課編　東京都福祉保健局医療政策部救急災害医療課　2010.5　48p　30cm　Ⓝ498.16

◇救急医療機関名簿　平成23年4月1日現在　東京都福祉保健局医療政策部救急災害医療課編　東京都福祉保健局医療政策部救急災害医療課　2011.6　48p　30cm　Ⓝ498.16

◇九州・沖縄病院情報　2003年版　医事日報　2003.10　866p　26cm　18000円　Ⓘ4-900364-39-8　Ⓝ498.16

◇九州・沖縄病院情報　2005年版　医事日報　2005.2　904p　26cm　19000円　Ⓘ4-900364-46-0　Ⓝ498.16
内容　福岡県の部　佐賀県の部　長崎県の部　熊本県の部　大分県の部　宮崎県の部　鹿児島県の部　沖縄県の部　巻末付録(病院異動・老健施設一覧)

◇九州・沖縄病院情報　2006年版　医事日報　2006.4　882p　26cm　19000円　Ⓘ4-900364-52-5　Ⓝ498.16
内容　福岡県の部　佐賀県の部　長崎県の部　熊本県の部　大分県の部　宮崎県の部　鹿児島県の部　沖縄県の部

◇九州・沖縄病院情報　2007年版　医事日報　2007.9　908p　26cm　19000円　Ⓘ978-4-900364-59-2　Ⓝ498.16
内容　福岡県の部(福岡市の部　北九州市の部　福岡県下の部)　佐賀県の部　長崎県の部　熊本県の部　大分県の部　宮崎県の部　鹿児島県の部　沖縄県の部　巻末付録(病院異動・老健施設一覧)　病院名索引

◇九州・沖縄病院情報　2009年版　医事日報　2009.4　935p　26cm　20000円　Ⓘ978-4-900364-66-0　Ⓝ498.16

◇九州・沖縄病院情報　2011年版　福岡・佐賀・長崎・熊本　大分・宮崎・鹿児島・沖縄　医事日報　2010.11　724p　26cm　20000円　Ⓘ978-4-900364-74-5　Ⓝ498.16

◇九州・沖縄病院情報 — 福岡・佐賀・長崎・熊本　大分・宮崎・鹿児島・沖縄　2012年版　医事日報　2012.4　727p　26cm　21000円　Ⓘ978-4-900364-81-3　Ⓝ498.16

◇近畿病院情報　2004年版　医事日報　2003.12　930p　26cm　19000円　Ⓘ4-900364-40-1　Ⓝ498.16

◇近畿病院情報　2005年版　医事日報　2004.12　1004p　26cm　19000円　ⓘ4-900364-45-2　Ⓝ498.16
◇近畿病院情報　2006年版　医事日報　2005.11　926p　26cm　19000円　ⓘ4-900364-50-9　Ⓝ498.16
　内容　大阪府の部　京都府の部　兵庫県の部　奈良県の部　和歌山県の部　滋賀県の部　三重県の部　巻末付録(病院異動・老健施設一覧)
◇近畿病院情報　2007年版　医事日報　2006.12　986p　26cm　19000円　ⓘ4-900364-55-X　Ⓝ498.16
　内容　大阪府の部　京都府の部　兵庫県の部　奈良県の部　和歌山県の部　滋賀県の部　三重県の部
◇近畿病院情報　2008年版　医事日報　2007.12　1022p　26cm　20000円　ⓘ978-4-900364-60-8　Ⓝ498.16
　内容　大阪府の部　京都府の部　兵庫県の部　奈良県の部　和歌山県の部　滋賀県の部　三重県の部
◇近畿病院情報　2009年版　医事日報　2009.2　1059p　26cm　20000円　ⓘ978-4-900364-65-3　Ⓝ498.16
　内容　大阪府の部　京都府の部　兵庫県の部　奈良県の部　和歌山県の部　滋賀県の部　三重県の部
◇近畿病院情報―大阪・京都・兵庫・奈良・和歌山・滋賀・三重　2010年版　医事日報　2010.1　870p　26cm　20000円　ⓘ978-4-900364-70-7　Ⓝ498.16
◇近畿病院情報―大阪・京都・兵庫・奈良・和歌山・滋賀・三重　2011年版　医事日報　2011.1　880p　26cm　20000円　ⓘ978-4-900364-75-2　Ⓝ498.16
◇近畿病院情報―大阪・京都・兵庫・奈良・和歌山・滋賀・三重　2012年版　医事日報　2012.2　896p　26cm　22000円　ⓘ978-4-900364-80-6　Ⓝ498.16
　内容　大阪府の部　京都府の部　兵庫県の部　奈良県の部　和歌山県の部　滋賀県の部　三重県の部　巻末索引(病院異動・老健施設一覧)　三重県名称索引
◇口コミで評判のいい病院―14万人の患者が選んだ　関西版(大阪・兵庫・京都・奈良・三重・滋賀・和歌山)　Q Life編　ゴマブックス　2009.7　218p　21cm　1680円　ⓘ978-4-7771-1460-3　Ⓝ498.16
　内容　口コミで病気を選ぶポイントとは?　歯科　皮膚科　耳鼻咽喉科　眼科　婦人科　小児科　外科　内科　精神科　循環器科　消化器科　肛門・泌尿器科
◇口コミで評判のいい病院―14万人の患者が選んだ　関東版(東京・神奈川・千葉・埼玉・栃木・群馬・茨城)　Q Life編　ゴマブックス　2009.6　291p　21cm　1680円　ⓘ978-4-7771-1354-5　Ⓝ498.16
　内容　口コミで評判のいい病院ガイド(歯科　皮膚科　耳鼻咽喉科　眼科　婦人科　小児科　外科　内科　精神科　循環器科　消化器科　肛門・泌尿器科)　口コミで評判の医師にインタビュー(斉藤歯科クリニック・斉藤正徳院長　松原皮フ科医院・松岡芳隆院長　代々木の森耳鼻咽喉科・森幸子院長　久我山レディースクリニック・青木啓光院長　池ノ上産婦人科・千代倉由子院長　いなみ小児科・稲見誠院長　宮崎整形外科・宮崎祐院長　統合医療機関　吉田クリ

ニック・吉田健太郎院長　東銀座クリニック・大江康雄院長　井上医院・井上毅院長　鳥山肛門大腸泌尿器クリニック　水本医院・水本晋作院長)
◇健診センター人間ドックスポーツ施設GUIDE 2011-12　健康評価施設査定機構編　インターメディカ　2011.11　295p　26cm　2800円　ⓘ978-4-89996-287-8　Ⓝ498.16
◇現代の赤ひげ医療最前線の名医16人　現代書林特別取材班編著　現代書林　2011.5　239p　21cm　1500円　ⓘ978-4-7745-1306-5　Ⓝ498.14
　内容　浅田義正(浅田レディースクリニック院長)　香川英生(香川クリニック院長)　菊池新(慶新会菊池皮膚科医院理事長)　島本敏弘(インプラントセンター・浮間パーク歯科クリニック院長)　スカイ整形外科クリニック理事長(吉野茂雄・院長/瀬戸洋一・副院長/柏木直也)　住田憲是(望クリニック整形外科医長)　野島精二(北津島病院院長)　浜幸宏(江戸川病院放射線科部長)　細井康男(新都心クリニック東京前立腺センター院長)　前田外喜男(前田クリニック院長)〔ほか〕
◇高齢者のためのいい病院　東京編　青山佾編　かんき出版　2004.6　237p　21cm　1600円　ⓘ4-7612-6187-0　Ⓝ498.16
　内容　プロローグ医療の受け方と本書の使い方　第1部 高齢者の安心をつくる医療と病院(高齢者を支える医療と病院　痴呆に取り組む医療と病院　在宅療養を支える医療と病院　病院選びのポイント)　第2部 高齢者が安心して入院できる50病院(「療養」が必要な方に紹介したい病院　「回復期リハビリ」が必要な方に紹介したい病院　「痴呆の治療・療養」が必要な方に紹介したい病院)
◇ご近所ドクターbook ―東大阪・八尾周辺地域の医療機関情報誌　保存版　2010.spring　ドクターBook制作委員会企画・編集　〔東大阪〕エルネットぱど事業部　2010.3　77p　26cm　Ⓝ498.16
◇ここで産みたい!―312人のママによる361産院ガイド 関西大阪府・京都市・神戸市　ナチュラルバースクラブ編　ショパン　2003.2　375p　26cm　2000円　ⓘ4-88364-162-7　Ⓝ498.16
◇ここで産みたい!―100人のママによる282産院ガイド 東京 2008-2009　ナチュラルバースクラブ編　ショパン　2008.2　240p　26cm　2000円　ⓘ978-4-88364-238-0　Ⓝ498.16
　内容　ようこそお産ワールドへ　産院選びのポイント　父より「生まれてくるあなた」へ　産院へのアンケート産婦さんへのアンケート　こんな言葉に傷ついた　23区　都下
◇腰の悩みがすべて解決腰痛に効く!　全国治療院ガイド―腰痛ドットコム公式本　主婦の友社　2010.4　146p　26cm　(主婦の友生活シリーズ)　838円　ⓘ978-4-07-270449-3　Ⓝ498.16
◇この病院で最新治療　東嶋和子著　文藝春秋　2004.7　317p　19cm　1500円　ⓘ4-16-366070-4　Ⓝ498.16
　内容　序章 二一世紀の「医」が向かう地平　第1章 がんを克服する　第2章 働きざかりを突然襲う脳・心血管系の病気　第3章 手術を受けるとき　第4章 かぜ、アレルギー、生活習慣病をあなどるべからず　第5章 歳をとってもはつらつといるために　第

6章 妊娠・出産と子どもの医療　第7章 よい病院をみつけるチェックポイント10カ条

◇この病気にこの名医―最新決定版！日本の医学界をリードする！　松井宏夫著　主婦と生活社　2005.10　367p　21cm　1400円　①4-391-13148-X　Ⓝ498.14

[内容] がん　脳神経　精神神経　眼　耳鼻咽喉　心臓・血管　呼吸器　腎・高血圧　内分泌代謝　消化器　肛門　泌尿器　子宮・卵管　卵巣　骨　関節

◇この病気にこの名医―最新決定版!!日本の医学界をリードする！　pt.2　松井宏夫著　主婦と生活社　2006.10　375p　21cm　1400円　①4-391-13336-9　Ⓝ498.14

[内容] がん　脳神経　精神神経・心療　耳鼻咽喉　口腔・歯　心臓・血管　呼吸器　腎・高血圧・内分泌代謝　消化器　泌尿器　子宮・卵巣　骨・関節　形成　皮膚　一般外科　膠原病　特別編

◇この病気にこの名医―最新決定版!!日本の医学界をリードする！　pt.3　松井宏夫著　主婦と生活社　2007.10　367p　21cm　1400円　①978-4-391-13502-2　Ⓝ498.14

[内容] がん　脳神経　精神神経　耳鼻咽喉　口腔・歯　心臓・血管　循環器　腎・高血圧・内分泌代謝　眼　消化器　泌尿器　婦人　小児　皮膚・形成　肉　九州・沖縄20名

◇最強ドクター治せる！108人　心臓病編（心臓血管外科・循環器内科）　伊藤隼也著　扶桑社　2007.6　111p　26cm　1500円　①978-4-594-05387-1　Ⓝ498.021

[内容] 道井洋吏（特定医療法人社団碩心会心臓血管センター北海道大野病院）　市原哲也（医療法人社団木下会千葉西総合病院）　山口裕己（医療法人社団三記東鳳新東京病院）　吉田成彦（医療法人社団明芳会新葛飾病院）　南和友（日本大学医学部附属板橋病院）　天野篤（順天堂大学医学部附属順天堂医院）　高梨秀一郎（財団法人日本心臓血圧研究振興会附属榊原記念病院）　高橋幸宏（財団法人日本心臓血圧研究振興会附属榊原記念病院）　山本晋（医療法人財団石心会川崎幸病院）　麻生俊英（神奈川県立こども医療センター）〔ほか〕

◇最強ドクターの奇跡　伊藤隼也監修　扶桑社　2008.5　165p　21cm　〈取材：「とくダネ！」医療プロジェクト〉　1400円　①978 4-594-05660-5　Ⓝ498.021

[内容] がんという運命を乗り越えろ！脳血管内治療―坂井信幸ドクター・神戸市立医療センター中央市民病院脳神経外科　小さな命を救う小児心臓外科―佐野俊二ドクター・岡山大学病院心臓血管外科　がんで絶望した女性に…　乳房再建―矢永博子ドクター・矢永クリニック　体内で命を救う胎児治療―川鰭市郎ドクター・長良医療センター産科　認知症を手術で治せ！知られざる病"iNPH"―平田好文ドクター・熊本託麻台病院脳神経外科　脳梗塞患者を救え！新薬"t‐PA"―米原敏郎ドクター・済生会熊本病院脳卒中センター神経内科　難しい症例も神業的な技術で救う　心臓大動脈瘤治療―山本晋ドクター・川崎幸病院大動脈センター　驚異のハイテク医療　変形性股関節症―石部基実ドクター・NTT東日本札幌病院人工関節センター（現職・石田基実クリニック）　年間手術数は国内トップ　小児外科―山高篤行ドクター・順天堂大学医学部附属順天堂医院小児外科　死の恐怖から命を救う　心筋梗塞―光藤和明ドクター・倉敷中央病院循環器内科　現代人の悩み"痛み"を和らげる！ペインクリニックの最前線―大瀬戸清茂ドクター・NTT東日本関東病院ペインクリニック科　くも膜下出血の患者を救え！脳卒中治療―西徹ドクター・済生会熊本病院脳卒中センター脳神経外科

◇最新全国病院〈実力度〉ランキング―hospital guidebook　宝島社　2005.8　255p　26cm　(別冊宝島 1175号)　1500円　①4-7966-4737-6　Ⓝ498.14

◇最新東洋医学の名医134人徹底紹介―治療分野別でわかる医師・治療士のガイドブック　旭丘光志著　有楽出版社　2003.7　421p　19cm　〈発売：実業之日本社〉　2000円　①4-408-59198-X　Ⓝ498.14

[内容] 第1章 日本漢方（矢数圭堂（温知堂矢数医院）　青山廉平（日本漢方医学研究所附属名古屋診療所）ほか）　第2章 中西医結合（江部洋一郎（高雄病院）　帯津良一（帯津三敬病院）ほか）　第3章 鍼灸（石野尚吾（北里研究所東洋医学総合研究所／香雲堂石野医院）　田中邦雄（森ノ宮医療学園附属診療所）ほか）　第4章 第三の医学（石塚玲彦（恵水会・田島クリニック）　伊丹仁朗（すばるクリニック）ほか）

◇在宅ケアをしてくれるお医者さんがわかる本―全国版　在宅ケア医年鑑　2003年版　和田努編　同友館　2003.8　398p　21cm　2500円　①4-496-03538-3　Ⓝ498.14

[内容] 北海道19名　東北22名　関東117名　甲信越26名　北陸・東海41名　近畿104名　中国36名　四国14名　九州・沖縄20名

◇在宅ケアをしてくれるお医者さんがわかる本―全国版　在宅ケア医年鑑　2004年版　和田努編　同友館　2004.6　444p　21cm　2800円　①4-496-03802-1　Ⓝ498.14

[内容] 北海道18名　東北26名　関東141名　甲信越27名　北陸・東海45名　近畿107名　中国37名　四国14名　九州・沖縄32名

◇在宅ケアをしてくれるお医者さんがわかる本―全国版　在宅ケア医年鑑　2005年版　和田努編　同友館　2005.6　444p　21cm　2800円　①4-496-03990-7　Ⓝ498.14

[内容] 北海道 15名　東北 26名　関東 149名　甲信越 26名　北陸・東海 45名　近畿 105名　中国 35名　四国 14名　九州・沖縄 32名

◇在宅ケアをしてくれるお医者さんがわかる本―全国版　在宅ケア医年鑑　2006年版　和田努編　同友館　2006.6　432p　21cm　2800円　①4-496-04160-X　Ⓝ498.14

[内容] 北海道14名　東北26名　関東147名　甲信越25名　北陸・東海46名　近畿104名　中国34名　四国12名　九州・沖縄32名

◇在宅ケアをしてくれるお医者さんがわかる本―全国版　在宅ケア医年鑑　2008年版　和田努編　同友館　2008.7　216p　21cm　2500円　①978-4-496-04419-9　Ⓝ498.14

[内容] 北海道13名　東北22名　関東140名　甲信越24名　北陸・東海43名　近畿99名　中国32名　四国14名　九州・沖縄30名

◇静岡県診療所名簿　平成20年4月1日現在　静岡　静岡県厚生部医療室　2008.6　151p　30cm　Ⓝ498.16

◇静岡県診療所名簿　平成21年4月1日現在　静岡　静岡県厚生部医療室　2009.6　151p　30cm　Ⓝ498.16

◇静岡県診療所名簿　平成22年4月1日現在　静岡　静岡県健康福祉部医療健康局医務課　2010.6　149p　30cm　Ⓝ498.16

◇静岡県診療所名簿　平成23年4月1日現在　静岡　静岡県健康福祉部医療健康局医務課　2011.6　152p　30cm　Ⓝ498.16

◇実力医の履歴書　外科系1（食道癌胃癌大腸癌肝・胆・膵癌肺癌）　中村康生編　茅ヶ崎　ライフ企画　2006.9　602p　21cm　2800円　Ⓘ4-947645-47-4　Ⓝ498.14
[内容] 食道癌（大原正範〈国立病院機構函館病院 北海道〉　奥芝俊一〈KKR札幌医療センター斗南病院 北海道〉ほか）　胃癌（鈴木康弘〈新日鐵室蘭総合病院 北海道〉　高金明典〈函館五稜郭病院 北海道〉ほか）　大腸癌（久須美貴哉〈恵佑会札幌病院 北海道〉　中村文隆〈手稲渓仁会病院 北海道〉ほか）　肝・胆・膵癌（神山俊哉〈北海道大学附属病院 北海道〉　近藤哲〈北海道大学附属病院 北海道〉ほか）　肺癌（渡辺敦〈札幌医科大学附属病院 北海道〉　岡安健至〈恵佑会札幌病院 北海道〉ほか）

◇実力医の履歴書　外科系2（女性の癌・泌尿器癌）　中村康生編　茅ヶ崎　ライフ企画　2007.3　456p　21cm　2514円　Ⓘ978-4-947645-48-7　Ⓝ498.14
[内容] 乳癌（高橋弘昌〈北海道大学附属病院・北海道〉　山崎弘資〈札幌ことに乳腺クリニック・北海道〉　岡崎稔〈札幌乳腺外科クリニック・北海道〉ほか）　子宮・卵巣癌（櫻木範明〈北海道大学附属病院・北海道〉　斉藤豪〈札幌医科大学附属病院・北海道〉　山下剛〈旭川医科大学病院・北海道〉ほか）　腎・膀胱・前立腺癌（篠原信雄〈北海道大学附属病院・北海道〉　富樫正樹〈市立札幌病院・北海道〉　柳瀬雅裕〈砂川市立病院・北海道〉ほか）

◇実力医の履歴書　外科系3　脳神経外科の病気,頭頸部・口腔の癌,甲状腺癌　中村康生編　茅ヶ崎　ライフ企画　2008.3　499p　21cm　2800円　Ⓘ978-4-947645-52-4　Ⓝ498.14
[内容] 脳神経外科疾患（南田善弘〈札幌医科大学附属病院 北海道〉　牛越聡〈手稲渓仁会病院 北海道〉ほか）　頭頸部癌（口腔癌含む）（福田諭〈北海道大学附属病院 北海道〉　坪田大〈北海道大学附属病院 北海道〉ほか）　口腔癌（戸塚靖則〈北海道大学附属病院 北海道〉　野谷健一〈北海道大学附属病院 北海道〉ほか）　甲状腺癌（高橋弘昌〈北海道大学附属病院 北海道〉　高田尚幸〈開成病院 北海道〉ほか）

◇主治医が見つかる診療所完全医療ガイド　永久保存版　南淵明宏監修,テレビ東京編　アーティストハウスパブリッシャーズ　2007.5　147p　19cm　1800円　Ⓘ978-4-86234-069-6
[内容] 第1章 信頼できるかかりつけ主治医を見つける方法（とことん患者につき合う主治医—金武英医師　専門医との強固なネットワークをもつ主治医—小瀧雅亮医師　しっかりと説明をしてくれる主治医—秋津壽男医師）　第2章 いざというとき頼れる専門医（胃がん—宇山一朗医師　大腸がん—加納宣康医師　乳がん—南雲吉則医師　多重がん—山形基夫医師　心筋梗塞—南淵明宏医師　健康な血液—稲葉潤子医師　下肢静脈瘤—新見正則医師　頭痛—清水俊彦医師　冷え性—伊藤剛医師　禁煙—阿部眞弓医師　睡眠時無呼吸症候群—斎藤恒博医師　ナルコレプシー—遠藤拓郎医師　快適な睡眠—山田朱織医師　まぶたの痙攣—若倉雅登医師　白内障—赤星隆幸医師　めまい—古屋信彦医師　脳動脈瘤—上山博康医師　ピロリ菌除菌—藤崎順子医師　歯周病—深田安紀子歯科医師　口臭—加藤興一医師　加齢臭—五味恒明医師　肩こり—池上仁志医師　膝の関節痛—町田英一医師　腱鞘炎—児島忠雄医師　シミ・シワ—森智恵子医師　男性型脱毛症—佐藤明男医師　頻尿—関口由紀医師　痔—山口トキコ医師　水虫—永峯由紀子医師）

◇手術数で選ぶ病院ランキング—決定版　別冊宝島編集部編　宝島社　2003.9　223p　26cm　1300円　Ⓘ4-7966-3598-X　Ⓝ498.16
[内容] 1 心臓実力病院150　2 脳卒中実力病院150　3 胃がん実力病院120　4 食道がん実力病院10　5 結腸がん実力病院60　6 直腸がん実力病院15　7 乳がん実力病院100　8 肺がん実力病院25

◇手術数でわかるいい病院—全国&地方別ランキング 2008　朝日新聞社　2008.2　290p　26cm（週刊朝日mook）　648円　Ⓘ978-4-02-274522-4　Ⓝ498.16

◇手術数でわかるいい病院—全国&地方別データブック 2009　朝日新聞出版　2009.3　372p　26cm（週刊朝日mook）　657円　Ⓘ978-4-02-274530-9　Ⓝ498.16

◇手術数でわかるいい病院—全国&地方別データブック 2010　朝日新聞出版　2010.3　422p　26cm（週刊朝日mook）　657円　Ⓘ978-4-02-274545-3　Ⓝ498.16

◇手術数でわかるいい病院—全国&地方別データブック 2011　朝日新聞出版　2011.3　482p　26cm（週刊朝日mook）　657円　Ⓘ978-4-02-274562-0　Ⓝ498.16

◇手術数でわかるいい病院 2012　全国ランキング　朝日新聞出版　2012.3　602p　26cm（週刊朝日mook）　657円　Ⓘ978-4-02-274577-4　Ⓝ498.16

◇首都圏「安心してかかれる女性外来」病院ガイド　主婦と生活社編,天野恵子監修　主婦と生活社　2004.10　111p　26cm（生活シリーズ）　1200円　Ⓘ4-391-61908-3　Ⓝ498.16

◇女医さんのいる全国病院ガイド—オンナの病,駆け込み本　ブックマン社　2004.11　128p　26cm　1500円　Ⓘ4-89308-565-4　Ⓝ498.16
[内容] 1 子宮・卵巣編—月経トラブルをあなどらないで！（正常な月経と気になる症状　月経にまつわる症状　卵巣の病気　子宮の病気）　2 おっぱい編—セルフチェックで早期発見を！（おっぱいの病気 女医さんのいる全国病院ガイド）　3 ココロ編—心からのSOSは早めにキャッチして！（女性がかかりやすい心の病気　心療内科のある病院ガイド）

◇女性と子どもの病院ガイド埼玉　女性の暮らしネット埼玉著　広島　南々社　2005.8　252p　21cm　1400円　Ⓘ4-931524-46-X　Ⓝ498.16
[内容] 1 納得できるお産がしたい　2 すくすく元気に子どもを育てよう　3 女性特有のこころと体で悩んだら　4 ひとりで悩まないで（悩まず気軽に相談しよう）

◇女性と子どもの病院ガイド広島　あそび・まなびネット広島著　広島　南々社　2004.9　285p　21cm　1400円　Ⓘ4-931524-31-1　Ⓝ498.16
[内容] 1 納得できるお産をしよう　2 すくすく元気に子どもを育てよう　3 思春期のこころとからだのことで悩んだら　4 女性特有のこころとからだのことで悩んだら

◇女性に役立つ広島ホスピタルガイド　2007年版　碓井静照，平松恵一監修　広島　ガリバープロダクツ　2007.1　99p　26cm　1000円　Ⓘ978-4-86107-030-3

◇女性に役立つ広島ホスピタルガイド　2008年版　碓井静照，平松恵一監修　広島　ガリバープロダクツ　2008.1　87p　26cm　1000円　Ⓘ978-4-86107-035-8
内容　産婦人科・産科・婦人科・乳腺科　内科　小児科　皮膚科・泌尿器科　耳鼻咽喉科　眼科　整形外科　形成外科　歯科　矯正歯科　複数の科を持つ病院　心療内科　鍼灸　知っておきたいカラダのはなし

◇女性に役立つ広島ホスピタルガイド　2009年版　碓井静照，平松恵一監修　広島　ガリバープロダクツ　2009.1　63p　26cm　1000円　Ⓘ978-4-86107-040-2
内容　産婦人科・産科・婦人科　乳腺科・乳腺外科　整形外科　形成外科　内科・リウマチ科　小児科　耳鼻咽喉科　総合病院　心療内科　歯科　矯正歯科

◇女性に役立つ広島ホスピタルガイド　2010年版　広島　ガリバープロダクツ　2010.1　63p　26cm　1000円　Ⓘ978-4-86107-044-0
内容　産科・婦人科　乳腺科・乳腺外科　内科・小児科　外科・歯科・形成外科　耳鼻咽喉科　総合病院　心療内科　歯科　矯正歯科

◇女性に役立つ広島ホスピタルガイド　2011年版　特集・知っておきたい医療制度のはなし　碓井静照，平松恵一監修　広島　ガリバープロダクツ　2011.1　63p　26cm　1000円　Ⓘ978-4-86107-048-8
内容　知っておきたい医療制度　産科・婦人科・皮ふ科　乳腺科　内科・胃腸科・小児科　整形外科・形成外科　耳鼻咽喉科　歯科　矯正歯科

◇女性に役立つ広島ホスピタルガイド　2012年版　広島　ガリバープロダクツ　2012.1　79p　26cm　1000円　Ⓘ978-4-86107-052-5
内容　知っておきたい広島県の医療　産科・婦人科　乳腺科　内科・小児科・皮ふ科　整形外科・美容外科・鍼灸　耳鼻咽喉科　歯科　矯正歯科　病院マップ・INDEX

◇女性にやさしい病院ガイド―上手におつきあいして、からだも心もキレイになる！　対馬ルリ子監修　日本テレビ放送網　2004.10　173p　21cm　1429円　Ⓘ4-8203-9898-9　Ⓝ498.16
内容　1　これからの医療に積極的に取り組む新スタイルの病院　2　女性ならではのつらい症状を相談したい！頼れる女医さん名鑑（ウィミンズ・ウェルネス銀座クリニック　板津寿美江先生（産婦人科）　川島産婦人科医院　生駒美穂子先生（産婦人科）ほか）　3「自然治癒力」を引き出す漢方治療が話題！からだにやさしい東洋医学　4　わたしたちの意識改革も、実は重要！？賢い患者になるために

◇心臓病―最新治療&予防全国名医118人　医療評価ガイド取材班編　角川SSコミュニケーションズ　2009.4　179p　26cm　（疾患別・全国実力医師シリーズ）　1800円　Ⓘ978-4-8275-3154-1　Ⓝ493.23
内容　特別企画/心臓病―気になる最新治療、検査&予防（心臓カテーテル治療―薬剤溶出ステントの埋め込みが主流に　心臓手術（虚血性心疾患・弁膜症）―心臓手術の大半を占める心臓の二大疾患　不整脈―安全性と根治性の向上が期待される今後の不整脈治療　血管疾患（大動脈瘤・閉塞性動脈硬化症）―使用機器の開発・承認で治療の低侵襲化進む　先天性心疾患―機器や技術の進歩で手術は低年齢化の傾向　特別提言―心筋梗塞にならないために。もし、なってしまったら。　編集部からの提言―取材から見えた、心臓病の名医に出会うために）　心臓病―実力医師118人（北海道・東北ブロック―実力医師12人　関東ブロック―実力医師47人　中部・北陸・信越ブロック―実力医師15人　近畿ブロック―実力医師24人　中国・四国ブロック―実力医師8人　九州ブロック―実力医師12人）　心臓病―定評のある専門医

◇心臓病治療の実力病院―日経病院ランキング　日本経済新聞社編　日本経済新聞社　2006.4　211p　21cm　1500円　Ⓘ4-532-31273-6　Ⓝ493.23
内容　第1部　心臓病治療の実力病院ランキング（総合評価　内科編　外科編(1)総合　外科編(2)冠動脈バイパス手術　外科編(3)心臓弁膜症手術　外科編(4)胸部大動脈瘤手術　「過程」編　「構造」編）　第2部　心臓病治療最前線「枠組み」を超えて　技術が変わる　心臓病にならないために）　巻末資料（調査に回答した医療機関一覧（都道府県別）　心臓病関連の役立つホームページの例　「心臓病治療の実力病院全国調査」調査票と回答）

◇新・病院受診ガイドブック　全日本難聴者・中途失聴者団体連合会　2005.8　43p　26cm　Ⓝ498.16

◇新「名医」の最新治療―完全読本　この一冊があなたを守る！　朝日新聞出版　2011.9　666p　30cm　（週刊朝日mook）　1500円　Ⓘ978-4-02-274569-9　Ⓝ498.16

◇新腰痛解消！「神の手」を持つ18人―あなたに合った施術の達人が見つかる！　現代書林特別取材班編　現代書林　2010.7　303p　21cm　1500円　Ⓘ978-4-7745-1253-2　Ⓝ494.7
内容　うえだ整骨院院長・上田康浩先生―ミリ単位の微細で正確な調整で、確実に完治へと導く　おおしま接骨院院長・大嶋大輔先生―関節のセンサーを自在に操る調整法の若き提唱者　港南名倉整形外科総院長・自然療法学院代表・奥村耕二先生―腰痛患者を救ってきた四半世紀の実績　東葉コンディショニング代表・加賀谷慶太先生―脳へアプローチする腰痛治療の旗手　加藤整体院院長　医療技術博士　加藤弘和先生―「神の手」「神の心」を持つ腰痛治療の達人　松山針灸接骨院院長・川野先生―腰痛にならない体をつくる達人治療家　整体院京谷・京谷達矢先生―原因治療で医療に挑戦する腰痛治療の「名医」　小林整骨院グループ総院長・学校法人近畿医療学園理事長・小林英健先生―「治る整骨院」の頂点目指すカリスマ　こまつ鍼灸整骨院院長・小松隆央先生―手指の施術で根治をはかる「高麗手指鍼」の旗手　さかい保健整骨院代表院長・酒井慎太郎先生―各界著名人も数多く通う痛み治療のオーソリティー〔ほか〕

◇信頼の主治医名医30　―私の町の頼れるドクター　ぎょうけい新聞社編著　大阪　フジサンケイビジネスアイ　2009.8　196p　21cm　〈発売：浪速社（大阪）〉　1800円　Ⓘ978-4-88854-442-9　Ⓝ498.14
内容　青山内科クリニック院長・青山伸郎―胃・大腸内視鏡、IBD、ピロリに特化　五万件の実績をもつ内視鏡のエキスパート　いしみ歯科院長・石見隆夫

——一人ひとりのお口の健康と笑顔を守る 内科との連携を密に総合的に診療 おおえ乳腺クリニック院長・大江信哉—乳がんの検査から治療までの一貫専門医療 超早期発見による乳がん治療のエキスパート 医療法人偕行会グループ会長・川原弘久—透析合併症の早期発見・治療に大きな実績 最先端医療設備・技術で広域地域医療に貢献 かぎもとクリニック院長・鍵本伸二—地域に根ざしたプライマリーケア医 生活習慣病予防と治療のスペシャリスト 医療法人永ума会川植歯科医院理事長・院長・川植康史—最新の設備と最高の技術で「感動ある治療」最高の治療結果を目指すインプラント治療の第一人者 整形外科・内科きむら心斎橋クリニック院長・木村宜仁—病気になりにくい身体作りのお手伝い 自然治癒力を発揮できる総合クリニック 倉敷光クリニック顧問・柴田病院院長・柴田高志—自然治癒力を引き出すアーユルヴェーダ療法 現代医学を超える統合医療のクリニック 小林整形外科クリニック院長・小林惠三—患者一人ひとりに納得と信頼の医療を提供 予防医療に徹する掛かりつけ医を志向 医療法人社団眞綠会Kobaレディースクリニック院長・小林眞一郎—一組でも多くの不妊のカップルに赤ちゃんを 少子化時代に挑む不妊治療の第一人者〔ほか〕

◇整形外科読本—後悔しない病院選び：首から腰、膝、手足までの痛みを解決！ 岩本幸英編集監修 毎日新聞社 2012.2 127p 28cm （毎日ムック） 952円 ⓘ978-4-620-79388-7 Ⓝ498.14

◇精神科・精神神経科（旧神経科）・心療内科医療機関名簿 東京都立中部総合精神保健福祉センター広報援助課計画調査係編 東京都立中部総合精神保健福祉センター広報援助課計画調査係 2010.3 178p 30cm Ⓝ498.16

◇精神科・精神神経科（旧神経科）・心療内科医療機関名簿 東京都立中部総合精神保健福祉センター広報援助課計画調査係編 東京都立中部総合精神保健福祉センター広報援助課計画調査係 2012.3 185p 30cm Ⓝ498.16

◇精神科・老人医療ガイド 2003年度版 NOVA出版編集部編 NOVA出版 2003.7 143p 30cm 1000円 ⓘ4-930914-77-9
内容 動きはじめたアディクション看護（アディクション問題における看護の役割 アディクションの現場から 実例から学ぶアディクション問題と看護の課題 思春期アディクション患者に対する力動的チーム医療の実践—「専門病棟を持たぬ」我々に何ができるか・薬物依存症の治療を通して） 家族のような共同生活を営む高齢者グループホーム

◇精神科・老人医療ガイド 2004年度版 NOVA出版編集部編 NOVA出版 2004.8 105p 30cm 1000円 ⓘ4-930914-79-5
内容 わたしたちのチーム医療（現場スタッフが語る、チーム医療への思い（医療法人社団五風会さっぽろ香雪病院（北海道）） 良質の精神医療をめざして—チーム医療の過去・現在・未来（医療法人姉帯松風会石越病院（宮城県）） チーム医療に必要なこと—デイナイトケアでの実践を通じて（医療法人社団有朋会栗田病院（茨城県）） 当院におけるチーム医療の現状（医療法人高仁会戸田病院（埼玉県）） 精神科におけるチーム医療—多職種とのかかわりのなかで適応が向上し、退院に至った統合失調症の一例（医療法人静和会浅井病院（千葉県）） TEAM（チーム）医療推進の取り組みと雑感—教えられた他職種との協

働を志せる立場に戻って（京ヶ峰岡田病院（愛知県））「支える」医療への転換を促進するチーム医療—家族心理教室を通して（医療法人桐葉会木島病院（大阪府）） チーム医療実践のための取り組み（医療法人財団北林厚生会五条山病院（奈良県）） チーム医療の取り組み—作業療法士の立場から（雁の巣病院（福岡県）） チームのなかでの臨床心理士の役割—チーム医療の基礎づくりを通じて（医療法人静光園第二病院（福岡県）） 包括的チームワークの実践をめざす（財団法人慈愛会奄美病院（鹿児島県））） 精神科医療・高齢者介護の現場を支える人々

◇精神科・老人医療ガイド 2005年度版 NOVA出版編集部編 NOVA出版 2005.10 127p 30cm 1000円 ⓘ4-930914-82-5
内容 退院、自立への歩み…そのとき看護は、コメディカルは 認知症高齢者が在宅でできること 病院・施設ガイド 県別病院・施設ガイド

◇精神科・老人医療ガイド 2006年度版 NOVA出版 2006.11 118p 30cm 1000円 ⓘ4-930914-85-X
内容 特集1 精神保健福祉士になるために 特集2 認知症リハビリテーションの現場から 特集3 精神科における看護師の業務とは 病院・施設ガイド（愛光病院（神奈川） 浅井病院（千葉）ほか）

◇成人失語症言語訓練関連施設・失語症友の会等一覧 全国失語症友の会連合会 2009.3 290p 30cm （失語症者のリハビリテーションと社会参加に関する調査研究事業調査報告書 資料編）〈独立行政法人福祉医療機構「長寿・子育て・障害者基金」助成事業〉 Ⓝ498.16

◇精神障害者にやさしい内科系医療機関一覧（ガイドまっぷ）—鳥栖・基山・みやき・上峰 石田重信,内野俊郎,大塚裕子編 〔久留米〕 中村直尚 2008.3 46p 21cm Ⓝ498.16

◇全国助産院マップ 2004年度版 日本助産師会助産所部会・出版部編著 日本助産師会 2004.1 399p 26cm （県別開業者一覧表付） 2380円 Ⓝ498.16

◇全国助産院マップ 2009年度版 日本助産師会助産所部会・出版部編著 日本助産師会 2010.3 319p 30cm （県別開業者一覧表付） 2500円 ⓘ978-4-930935-03-8 Ⓝ498.16

◇全国名医・病院徹底ガイド 松井宏夫監修,主婦と生活社編 新版 主婦と生活社 2003.10 647p 21cm 2000円 ⓘ4-391-12795-4 Ⓝ498.16
内容 総合内科 総合外科 消化器内科（内視鏡科含む） 消化器外科 循環器内科 胸部・心臓・血管外科 血液内科・感染症科 内分泌代謝・糖尿病内科 リウマチ・痛風・膠原病科 呼吸器内科

◇全国名医・病院徹底ガイド 松井宏夫監修,主婦と生活社編 最新改訂版 主婦と生活社 2006.11 697p 21cm 2000円 ⓘ4-391-13242-7 Ⓝ498.16
内容 総合内科 総合外科 消化器内科（内視鏡科含む） 消化器外科 循環器内科 胸部・心臓・血管外科 血液内科・感染症科 内分泌代謝・糖尿病内科 リウマチ・痛風・膠原病科 呼吸器内科 内分泌外科 腎臓内外科 泌尿器科 肛門外科 神経内科 脳神経外科 精神科 心療内科 産婦人科 乳腺外科 眼科 小児科 皮膚科 耳鼻咽喉・神経耳科（頭頸科含む） アレルギー・物療内科 老年病科

整形外科　形成外科　リハビリテーション科　ペインクリニック・麻酔科　東洋医学科　歯科・口腔外科　ホスピス科　放射線科　救急医療科　禁煙外来　睡眠外来

◇全国名医・病院徹底ガイド　主婦と生活社編、松井宏夫監修　最新5訂版　主婦と生活社　2010.11　591p　21cm　2000円　Ⓘ978-4-391-13950-1　Ⓝ498.16
　内容 総合内科　総合外科　消化器内科（内視鏡科含む）　消化器外科　循環器内科　胸部・心臓・血管外科　血液内科・感染症科　内分泌代謝・糖尿病内科　リウマチ・痛風・膠原病内科　呼吸器内科　呼吸器外科　泌尿器内科　腎臓内科　泌尿器科　肛門科　神経内科　脳神経外科　精神科・心療内科　産婦人科　乳腺外科　眼科　小児科　皮膚科　耳鼻咽喉科・神経耳科　アレルギー・物療内科　整形外科　形成外科　リハビリテーション科　ペインクリニック科　放射線科

◇全国・優良整骨院・接骨院完全ガイド—つらい体の痛み・悩みを解決する！　2011年版　現代書林特別取材班編著、柔道整復師経営活性化協会監修　現代書林　2010.5　333p　21cm　1500円　Ⓘ978-4-7745-1244-0　Ⓝ494.7
　内容 北海道・東北　関東　信越・北陸　東海　近畿　中国・四国　九州

◇全国優良病院ランキング—医師1万5000人に聞いた　日経メディカル編　日経BP社　2004.10　239p　26cm　（日経メディカル・ブックス）〈発売：日経BP出版センター〉　1200円　Ⓘ4-8222-0388-3　Ⓝ498.16
　内容 胃がんと大腸がんなどの消化器のがん　肺がん　乳がん　子宮がん・卵巣がんなどの婦人科のがん　狭心症・心筋梗塞・肝硬変・肝臓のがん・肝臓の病気　狭心症・心筋梗塞・心不全などの心臓の病気　頭痛やめまいなどを訴える脳血管の病気　痴呆やパーキンソン病などの神経系の病気　糖尿病や高脂血症などの内分泌代謝疾患　骨・関節・筋肉の強い痛みや炎症を伴う病気　アトピー性皮膚炎　気管支喘息　その他の病気

◇専門医が選んだ安心できるホームドクター—愛知県　中村康生編　茅ヶ崎　ライフ企画　2003.12　282p　21cm　1500円　Ⓘ4-947645-40-7　Ⓝ498.16
　内容 内科　小児科　産婦人科　外科　整形外科　耳鼻咽喉科　眼科　歯科　皮膚科　泌尿器科〔ほか〕

◇専門医が選んだ★印ホームドクター　神奈川県　中村康生編　茅ヶ崎　ライフ企画　2006.3　351p　21cm　1800円　Ⓘ4-947645-46-6　Ⓝ498.16
　内容 内科　小児科　産婦人科　外科　肛門科　整形外科　耳鼻咽喉科　眼科　歯科　形成・美容外科

◇専門医が選んだ★印ホームドクター　東京都　中村康生編　茅ヶ崎　ライフ企画　2005.6　301p　21cm　1800円　Ⓘ4-947645-44-X　Ⓝ498.16
　内容 井川内科消化器クリニック　倉井内科医院　島袋内科　西川クリニック　布川医院　東伊興クリニック　横井内科診療所　飯土用内科　鷲谷医院　かどた内科クリニック〔ほか〕

◇代替医療の病院選び全国ガイド—自然治癒力・免疫力を高める患者主体、癒しの144病院（12の動物病院も紹介）　ほんの木編　ほんの木（発売）　2009.2　108p　26cm　（自然治癒力を高める連続講座新シリーズ　ナチュラル・オルタ12）〈執筆：上野圭一、帯津良一、安保徹〉　1500円　Ⓘ978-4-7752-0068-1　Ⓝ498.16
　内容 ますます身近になってくる代替医療を賢く利用するために日本の代替医療の現状とこれからに期待すること（上野圭一）　よく生き、よく病み、よく死ぬための本来の医療を考える（帯津良一）　病気にならない免疫力の高め方（安保徹）　自然治癒力・免疫力を高める患者主体、癒しの144病院・全国ガイド（都道府県別インデックス　北海道・東北　関東　北陸・中部　近畿　中国・四国　九州・沖縄　動物病院）

◇大病院の通信簿—医シュラン　米山公啓著　双葉社　2004.12　261p　19cm　1500円　Ⓘ4-575-29757-7　Ⓝ498.16
　内容 山王病院　榊原記念病院　杏林大学病院　順天堂医院　昭和大学病院　東京逓信病院　聖路加国際病院　東京厚生年金病院　東京女子医大病院　国立がんセンター〔ほか〕

◇中国・四国病院情報　2004年版　医事日報　2004.4　752p　26cm　17000円　Ⓘ4-900364-42-8　Ⓝ498.16

◇中国・四国病院情報　2005年版　医事日報　2005.9　634p　26cm　18000円　Ⓘ4-900364-49-5　Ⓝ498.16

◇中国・四国病院情報　2007年版　医事日報　2007.2　692p　26cm　18000円　Ⓘ978-4-900364-56-1　Ⓝ498.16
　内容 岡山県の部　広島県の部　鳥取県の部　島根県の部　山口県の部　徳島県の部　香川県の部　愛媛県の部　高知県の部　巻末付録（病院異動・老健施設一覧）

◇中国・四国病院情報　2008年版　医事日報　2008.4　700p　26cm　19000円　Ⓘ978-4-900364-62-2　Ⓝ498.16
　内容 岡山県の部　広島県の部　鳥取県の部　島根県の部　山口県の部　徳島県の部　香川県の部　愛媛県の部　高知県の部　巻末付録（病院異動・老健施設一覧）　病院名索引

◇中国・四国病院情報　2010年版　医事日報　2010.3　568p　26cm　19000円　Ⓘ978-4-900364-71-4　Ⓝ498.16
　内容 岡山県の部　広島県の部　鳥取県の部　島根県の部　山口県の部　徳島県の部　香川県の部　愛媛県の部　高知県の部

◇中国・四国病院情報　2011年版　医事日報　2011.6　574p　26cm　20000円　Ⓘ978-4-900364-77-6　Ⓝ498.16
　内容 岡山県の部　広島県の部　鳥取県の部　島根県の部　山口県の部　徳島県の部　香川県の部　愛媛県の部　高知県の部　巻末索引（病院異動・老健施設一覧）　病院名索引

◇中部病院情報　2003年版　医事日報　2003.8　788p　26cm　17000円　Ⓘ4-900364-38-X　Ⓝ498.16
　内容 静岡県の部　愛知県の部　岐阜県の部　福井県の部　石川県の部　富山県の部　新潟県の部　長野県の部　山梨県の部

◇中部病院情報　2004年版　医事日報　2004.9　838p　26cm　18000円　Ⓘ4-900364-44-4　Ⓝ498.16

[内容]　静岡県の部　愛知県の部　岐阜県の部　福井県の部　石川県の部　富山県の部　新潟県の部　長野県の部　山梨県の部　巻末付録(病院異動・老健施設一覧)

◇中部病院情報　2006年版　医事日報　2006.2　798p　26cm　18000円　Ⓘ4-900364-51-7　Ⓝ498.16

◇中部病院情報　2007年版　医事日報　2007.4　852p　26cm　19000円　Ⓘ978-4-900364-57-8　Ⓝ498.16

◇中部病院情報　2008年版　医事日報　2008.10　858p　26cm　19000円　Ⓘ978-4-900364-64-6　Ⓝ498.16
　[内容]　静岡県の部　愛知県の部　岐阜県の部　福井県の部　石川県の部　富山県の部　新潟県の部　長野県の部　山梨県の部　巻末付録(病院異動・老健施設一覧)

◇中部病院情報　2010年版　医事日報　2010.6　710p　26cm　19000円　Ⓘ978-4-900364-72-1　Ⓝ498.16
　[内容]　静岡県の部　愛知県の部　岐阜県の部　福井県の部　石川県の部　富山県の部　新潟県の部　長野県の部　山梨県の部　巻末索引(病院異動・老健施設一覧)　病院名索引

◇中部病院情報―静岡・愛知・岐阜・福井・石川富山・新潟・長野・山梨　2012年版　医事日報　2011.12　714p　26cm　20000円　Ⓘ978-4-900364-79-0　Ⓝ498.16

◇東京精神病院事情　2005年版(1998-2003)　東京精神医療人権センター, 東京都地域精神医療業務研究会編　立川　東京精神医療人権センター　2005.10　244p　30cm〈折り込1枚〉　2000円　Ⓝ498.16

◇東京都医療マップ　2003年度版　グレイゼ　2003.4　143p　29cm〈発売：星雲社〉　880円　Ⓘ4-434-03044-2　Ⓝ498.16

◇東京都・神奈川県医療情報誌　2006年版　秀美社　2006.1　159p　29cm〈発売：星雲社〉　476円　Ⓘ4-434-07497-0　Ⓝ498.16

◇東京都・神奈川県医療情報誌　2007年版　秀美社　2007.1　151p　29cm〈発売：星雲社〉　476円　Ⓘ978-4-434-10269-1　Ⓝ498.16
　[内容]　特集 最新のインプラント治療と審美歯科　特集 緑内障早期発見と緑内障発作を起こさないために　介護保険のポイント　医者が語る病気あれこれ　美しい歯・健康な歯を保つために　看護師等の募集コーナー　東京都　神奈川県

◇東京都・神奈川県・埼玉県・千葉県医療マップ　2004年版　グレイゼ　2004.1　259p　29cm〈発売：星雲社〉　1000円　Ⓘ4-434-04003-0　Ⓝ498.16
　[内容]　特集 予防接種について　特集 女性の健康は女性診療科で　特集 気功医学について　特集 歯科・口腔外科(顎関節症による頭痛・肩こり)　インプラント・ビューティフルスマイル　愛犬・猫の口臭予防)　医療マップ2004年版(東京都　神奈川県　埼玉県　千葉県)

◇東京都・神奈川県・埼玉県・千葉県医療マップ　2005年版　グレイゼ　2005.1　257p　29cm〈発売：星雲社〉　1000円　Ⓘ4-434-05703-0　Ⓝ498.16
　[内容]　東京都　神奈川県　埼玉県　千葉県

◇東京・横浜・川崎五つ星★歯科医院―女性に優しい歯医者さん厳選50　2012年版　芸文社　2011.8　128p　29cm　(芸文ムック 813号)　800円　Ⓘ978-4-86396-147-0　Ⓝ498.16

◇ドクターマップシリーズ　大阪市編 2003　名古屋　三星出版　2003.7　171p　30cm〈奥付のタイトル：ドクターマップ〉　7800円　Ⓘ4-921180-39-3　Ⓝ498.16

◇ドクターマップシリーズ　大阪府編 2003　名古屋　三星出版　2003.9　258p　30cm〈奥付のタイトル：ドクターマップ〉　8800円　Ⓘ4-921180-40-7　Ⓝ498.16

◇ドクターマップシリーズ　愛知県編 2003　名古屋　三星出版　2003.12　279p　30cm〈奥付のタイトル：ドクターマップ〉　8800円　Ⓘ4-921180-41-5　Ⓝ498.16

◇ドクターマップシリーズ　静岡県編 2004　名古屋　三星出版　2004.6　161p　30cm〈奥付のタイトル：ドクターマップ〉　8800円　Ⓘ4-921180-43-1　Ⓝ498.16

◇ドクターマップシリーズ　京都府編 2004　名古屋　三星出版　2004.9　183p　30cm〈奥付のタイトル：ドクターマップ〉　8800円　Ⓘ4-921180-44-X　Ⓝ498.16

◇ドクターマップシリーズ　滋賀県編 2004　名古屋　三星出版　2004.10　116p　30cm〈奥付のタイトル：ドクターマップ〉　7800円　Ⓘ4-921180-45-8　Ⓝ498.16

◇ドクターマップシリーズ　神奈川県編 2005　名古屋　三星出版　2005.5　279p　30cm〈奥付のタイトル：ドクターマップ〉　8800円　Ⓘ4-921180-46-6　Ⓝ498.16

◇ドクターマップシリーズ　東京都編 2005　名古屋　三星出版　2005.6　361p　30cm〈奥付のタイトル：ドクターマップ〉　15000円　Ⓘ4-921180-47-4　Ⓝ498.16

◇ドクターマップシリーズ　埼玉県編 2005　名古屋　三星出版　2005.10　239p　30cm　8800円　Ⓘ4-921180-49-0　Ⓝ498.16

◇ドクターマップシリーズ　兵庫県編 2006　名古屋　三星出版　2006.3　260p　30cm〈奥付のタイトル：ドクターマップ〉　8800円　Ⓘ4-921180-50-2　Ⓝ498.16

◇ドクターマップシリーズ　奈良県・和歌山県編 2006　名古屋　三星出版　2006.9　177p　30cm〈奥付の書名：ドクターマップ〉　9600円　Ⓘ4-921180-51-2　Ⓝ498.16

◇ドクターマップシリーズ　大阪市編 2007　名古屋　三星出版　2007.1　145p　30cm〈奥付のタイトル：ドクターマップ〉　7800円　Ⓘ978-4-921180-52-2　Ⓝ498.16

◇ドクターマップシリーズ　大阪府編 2007　名古屋　三星出版　2007.3　227p　30cm〈奥付のタイトル：ドクターマップ〉　8800円　Ⓘ978-4-921180-53-9　Ⓝ498.16

◇ドクターマップシリーズ　愛知県編 2007　名古屋　三星出版　2007.10　262p　30cm〈奥付のタイトル：ドクターマップ〉　9400円　Ⓘ978-4-921180-54-6　Ⓝ498.16

◇ドクターマップシリーズ　神奈川県編 2008　名古屋　三星出版　2008.4　274p　30cm　〈奥付のタイトル：ドクターマップ〉　9400円　Ⓘ978-4-921180-55-3　Ⓝ498.16

◇ドクターマップシリーズ　東京都北部編 2008　名古屋　三星出版　2008.10　163p　30cm　〈奥付のタイトル：ドクターマップ〉　9400円　Ⓘ978-4-921180-56-0　Ⓝ498.16

◇ドクターマップシリーズ　東京都南部編 2009　名古屋　三星出版　2009.2　179p　30cm　〈奥付のタイトル：ドクターマップ〉　9400円　Ⓘ978-4-921180-57-7　Ⓝ498.16

◇ドクターマップシリーズ　静岡市・浜松市編 2009　名古屋　三星出版　2009.10　61p　30cm　〈奥付のタイトル：ドクターマップ〉　7800円　Ⓘ978-4-921180-59-1　Ⓝ498.16

◇ドクターマップシリーズ　静岡県編 2009　名古屋　三星出版　2009.12　110p　30cm　〈奥付のタイトル：ドクターマップ〉　7800円　Ⓘ978-4-921180-60-7　Ⓝ498.16

◇ドクターマップシリーズ　名古屋市編 2010　名古屋　三星出版　2010.4　106p　30cm　〈奥付のタイトル：ドクターマップ〉　7800円　Ⓘ978-4-921180-61-4　Ⓝ498.16

◇ドクターマップシリーズ　愛知県編 2010　名古屋　三星出版　2010.8　185p　30cm　〈奥付のタイトル：ドクターマップ〉　8800円　Ⓘ978-4-921180-62-1　Ⓝ498.16

◇ドクターマップシリーズ　岐阜県編 2010　名古屋　三星出版　2010.11　113p　30cm　〈奥付のタイトル：ドクターマップ〉　8800円　Ⓘ978-4-921180-63-8　Ⓝ498.16

◇ドクターマップシリーズ　大阪府編 2011　名古屋　三星出版　2011.10　218p　30cm　〈奥付のタイトル：ドクターマップ〉　9400円　Ⓘ978-4-921180-65-2　Ⓝ498.16

◇ドクターマップシリーズ　大阪市・堺市編 2012　名古屋　三星出版　2012.4　197p　30cm　〈奥付のタイトル：ドクターマップ〉　9400円　Ⓘ978-4-921180-66-9　Ⓝ498.16

◇ドクターマップシリーズ　岐阜県・三重県編 2004　名古屋　三星出版　2004.2　214p　30cm　〈奥付のタイトル：ドクターマップ〉　9600円　Ⓘ4-921180-42-3　Ⓝ498.16

◇ドクターマップシリーズ　東京都三多摩編 2005　名古屋　三星出版　2005.6　153p　30cm　〈奥付のタイトル：ドクターマップ〉　8600円　Ⓘ4-921180-48-2　Ⓝ498.16

◇ドクターマップシリーズ　東京都三多摩編 2009　名古屋　三星出版　2009.6　159p　30cm　〈奥付のタイトル：ドクターマップ〉　8600円　Ⓘ978-4-921180-58-4　Ⓝ498.16

◇ドクターマップシリーズ　三重県編 2011　名古屋　三星出版　2011.2　97p　30cm　〈奥付のタイトル：ドクターマップ〉　8800円　Ⓘ978-4-921180-64-1　Ⓝ498.16

◇日経病院ランキング　日本経済新聞社編　日本経済新聞社　2004.6　293p　21cm　1200円　Ⓘ4-532-31145-4　Ⓝ498.16
内容：第1部 いい病院ランキング（いい病院―総合評価　いい病院ランキング（患者にやさしい病院200　安全重視の病院200　医療の質を重視している病院200　経営が充実している病院200）　財務状況）　第2部 いい病院の条件（快適な病院はここが違う　医療の中身、ここを見ろ　これを知れば賢い患者　医療事故）

◇日本の医療 この人を見よ―「海堂ラボ」 vol.1　海堂尊著　PHP研究所　2012.5　251p　18cm（PHP新書）　740円　Ⓘ978-4-569-79937-7
内容：人の生命を等しく尊重する社会へ―國松孝次　Aiを活用し死から学び、医療に役立てる―山本正二　紅蓮・国民に安心を、医療に信頼を―足立信也　"超"一流で日本一―北島康雄　動かなければいけないときは動く―堤晴彦　国民のために、正当な医療を守る―木ノ元直樹　より強く、より優しい治療を目指して―辻井博彦　最高の手術を―赤星隆幸　新時代的な倫理よりも、患者の人生―根津八紘　犯罪対策は社会の大きな柱―藤田眞幸　笑顔と思いやりは薬以上に大切なもの―大友仁　慰められるより慰めることに喜びを得る―香山リカ

◇日本の歯科100選―全国の歯科100医院の最新情報をご紹介　2012年版　日本医院開業コンサルタント協会歯科医院経営研究部会編著, 朝渡悠一郎監修　ごま書房新社　2011.12　223p　21cm　1500円　Ⓘ978-4-341-13209-5　Ⓝ498.16
内容：北海道・東北　関東　中部・東海　近畿　中国・四国　九州・沖縄

◇日本の名医30人の肖像　ドクターズマガジン編著　阪急コミュニケーションズ　2003.11　373p　19cm　1800円　Ⓘ4-484-03223-6　Ⓝ490.28
内容：「よど号」の中で3泊4日をすごし、生と死と老いを突き詰めて考える境地にいた。―聖路加国際病院理事長 日野原重明　UCLAの教授の地位を棄て、日本を変えるために戻ってきた。―東海大学医学部長 黒川清　魂に寄り添う医療。丁寧であたたかな医療を取り戻したい。―諏訪中央病院院長 鎌田實　かつて国に棄てられた子どもが成長した今、日本を救う。―萌気会理事長/在宅ケアを支える診療所全国ネットワーク代表/全国地域医療研究会世話人 黒岩卓夫　少年のころと変わらぬ純朴な心が、出義の地に医療の「神話」をつくった。―島根県立中央病院院長 瀬戸山元一　日本の神経内科の基礎づくりから長寿医療のナショナルセンター創始へ。―国立中部病院・長寿医療研究センター院長 柳沢信夫　看取ったガン患者への想いを胸に日本のゲノム研究を支える。―東京大学医学科学研究所ヒトゲノム解析センター長 中村祐輔　己と民衆の弱さを自覚する強さを持ち、医療の民主化のために闘った55年。―佐久総合病院名誉総長 若月俊一　教えを請う若者をひとりも拒まなかった、偉大な教育者。―沖縄県立中部病院院長 宮城征四郎　一介の小児科医でありたいという本懐と、歪んだ医療界を見すごせない反骨精神のはざ間で。―鹿児島市立病院院長 武弘道［ほか］

◇人気の専門外来を知るガイド―頭痛外来から女性外来まで　専門外来編集委員会編　三省堂　2004.5　277p　21cm　1600円　Ⓘ4-385-36194-0　Ⓝ498.16
内容：更年期外来―東京医科歯科大学医学部附属病院更年期外来（周産女性診療科）　思春期外来―（社）

日本家族計画協会クリニック　頭痛外来―東京女子医科大学病院脳神経センター脳神経外科頭痛外来　ペースメーカー外来―札幌中央病院ペースメーカー外来　喘息外来―昭和大学病院第一内科　性機能外来―東邦大学医学部付属大森病院リプロダクションセンター性機能外来　口臭外来―東京歯科大学千葉病院保存科口臭外来　禁煙外来―東京衛生病院　夜尿症外来―埼玉県立小児医療センター保健発達部夜尿外来　スポーツ外来―順天堂大学医学部附属順天堂医院整形外科・スポーツ診療科〔ほか〕

◇人気の専門外来を知るガイド―頭痛外来から女性外来まで　専門外来編集委員会編　〔点字資料〕　視覚障害者支援総合センター　2005.10　4冊　28cm　〈原本:三省堂 2004　ルーズリーフ〉　全16000円　Ⓝ498.16

◇妊娠できる！病院選び完全ガイド　2011　大特集:HAPPY病院選びのポイント　主婦の友社編　主婦の友社　2011.1　208p　30cm　〈『赤ちゃんが欲しい』特別編集〉　667円　①978-4-07-275872-4　Ⓝ495.48

◇妊娠できる！病院選び完全ガイド　2012　大特集:ベビ待ち先輩300人のホンネに迫る！　主婦の友社編　主婦の友社　2012.1　224p　30cm　743円　①978-4-07-280399-8　Ⓝ495.48

◇認定病院評価結果の情報提供　2003 近畿版　日本医療機能評価機構事業部編　日本医療機能評価機構　2003.10　1202p　21cm　3300円　①4-902379-04-X　Ⓝ498.16

◇認定病院評価結果の情報提供　2003 関東版　日本医療機能評価機構事業部編　日本医療機能評価機構　2003.10　1456p　21cm　3300円　①4-902379-02-3　Ⓝ498.16

◇認定病院評価結果の情報提供　2003 北海道・東北版　日本医療機能評価機構事業部編　日本医療機能評価機構　2003.10　827p　21cm　3300円　①4-902379-01-5　Ⓝ498.16

◇認定病院評価結果の情報提供　2003 中部版　日本医療機能評価機構事業部編　日本医療機能評価機構　2003.10　1070p　21cm　3300円　①4-902379-03-1　Ⓝ498.16

◇認定病院評価結果の情報提供　2003 九州・沖縄版　日本医療機能評価機構事業部編　日本医療機能評価機構　2003.10　1229p　21cm　3300円　①4-902379-06-6　Ⓝ498.16

◇認定病院評価結果の情報提供　2003 中国・四国版　日本医療機能評価機構事業部編　日本医療機能評価機構　2003.10　1086p　21cm　3300円　①4-902379-05-8　Ⓝ498.16

◇脳疾患―最新治療&予防全国名医109人　医療評価ガイド取材班編　角川SSコミュニケーションズ　2009.4　175p　26cm　(疾患別・全国実力医師シリーズ)　1800円　①978-4-8275-3155-8　Ⓝ493.75
　内容　特別企画／脳疾患―気になる最新治療、検査&予防(巻頭提言 メスではなくペン先で治す名医も大切　脳卒中―"寝たきり"を生む3大脳血管疾患の総称　脳腫瘍―良性から悪性まで様々な種類、予後も様々　神経難病―治療が確立していない難病が多い　認知症―認知症は加齢現象ではなく、病気　小児の脳・脊髄疾患(脳神経外科治療)―水頭症はシャント手術のほかに内視鏡手術も　注目される疾患の最新情報―高次脳機能障害の増加　注目される疾患の最新情報―脳脊髄液減少症に対するブラッド・パッチ療法の現状)　脳疾患―実力医師109人(北海道・東北ブロック―実力医師10人　関東ブロック―実力医師42人　中部・北陸・信越ブロック―実力医師15人　近畿ブロック―実力医師18人　中国・四国ブロック―実力医師9人　九州ブロック―実力医師15人)　脳疾患―定評のある専門医

◇脳疾患治療の実力病院―日経病院ランキング　日本経済新聞社編　日本経済新聞出版社　2007.4　212p　21cm　1600円　①978-4-532-31329-6　Ⓝ493.75
　内容　第1部 脳疾患治療の実力病院ランキング(脳卒中治療の実力病院　「構造」部門　「過程」部門　脳卒中の治療法　脳卒中の予防法　未破裂脳動脈瘤の治療成績　未破裂脳動脈瘤の治療法　脳腫瘍の治療成績　脳腫瘍の治療法)　第2部 回復期リハビリテーション(回復期リハビリの治療成績　回復期リハビリの治療法　「リハビリ難民」悲鳴　医師の目・患者の目)　第3部 脳疾患治療の現状(脳ドックの利用法　頭痛やしびれ…つらい脳脊髄液減少症　ボケ防止へウオーキングや旅行　アルツハイマー病に挑む―進む解析、治療薬に光　機械とつなぐ―意思伝え、義手も操作　パーキンソン病克服へ治療法続々)　巻末資料

◇膝痛解消！《神の手》を持つ13人―その痛み、あきらめる必要はありません　現代書林特別取材班編著　現代書林　2008.7　221p　21cm　(「神の手」シリーズ 第3弾)　1400円　①978-4-7745-1136-8　Ⓝ494.7
　内容　港南台駅前治療院総院長　奥村耕二先生―厄介な変形性膝関節症に万全に対応する施術と指導　小林・あすなろ整骨院グループ総院長　小林英健先生―独自の「小林式背骨矯正」が膝の痛みを根本から治す　こまつ鍼灸整骨院院長　小松隆央先生―日本で数少ない高麗手指鍼のスペシャリスト　むずかしい膝痛の根本治療に挑む　さいとう整骨院院長　齊藤孝佳先生―独自理論で膝痛を即効的に取る総合療法のエース　スーパーメディカルセンター院長　齊藤徳翁先生―完成された21世紀型スーパー神経最適化療法　さかいクリニックグループ代表　酒井慎太郎先生―先端機器と「神の手」で痛みを取る信頼の切り札　中野鍼灸整骨院院長　中野伸恭先生―「心と体が喜ぶ感じ」これこそがめざす究極の治療　腰痛館中山整体院院長　中山建三先生―腹部から痛みを解き放す手のひらの魔術師　成瀬整骨院院長　成瀬豪先生―気功治療・背骨矯正さえ膝痛を根本的に改善できる　みゆき鍼灸整骨院院長　馬上昌幸先生―最新物理療法を駆使する若き『膝』のエキスパート　体質研究所主宰・桜ヶ丘整体院院長―松原秀樹先生　モリタ整体院院長―森田茂人先生　元気整体院院長―山本彰先生

◇"病院選び、病院利用"における利用者満足度および利用の実態について　クロス・マーケティング〔2009〕　299p　30cm　(全国医療機関利用実態調査 2009)　170000円　Ⓝ498.16

◇病院・介護・健康・エステガイドマップ―沖縄県版(沖縄本島・久米島)　西原町(沖縄県)　丸広印刷　2008.4　120p　30cm　〈発売:沖縄教販(那覇)〉　1905円　①978-4-900374-93-5　Ⓝ498.16

◇病院の実力　2009　がんと闘う　読売新聞医療情報部編　読売新聞東京本社　2009.6　207p

◇病院の実力　2010　読売新聞医療情報部編　読売新聞東京本社　2010.2　232p　29cm　〈Yomiuri special 47〉　619円　①978-4-643-10003-7　Ⓝ498.16

◇病院の実力　2011　がんに克つ　読売新聞医療情報部編　読売新聞東京本社　2010.12　273p　29cm　〈Yomiuri special 53〉〈発売：中央公論新社読売販売課〉　619円　①978-4-643-10010-5　Ⓝ498.16

◇病院の実力　2011　総合編　読売新聞医療情報部編　読売新聞東京支社　2011.2　321p　29cm　〈Yomiuri special 56〉〈発売：中央公論新社読売販売課〉　619円　①978-4-643-11003-6　Ⓝ498.16

◇病院の診療実績一覧―厚生労働省DPC調査データに基づく　平成20年度版　石川ベンジャミン光一, 松田晋哉編　じほう　2009.9　237p　26cm　3600円　①978-4-8407-4020-3　Ⓝ498.16
　内容　第1部 都道府県別4疾患別症例数上位10病院リスト　第2部 都道府県別がん臓器別症例数上位10病院リスト

◇病院の診療実績一覧―厚生労働省平成19年度DPC調査データに基づく　DPCデータブックス　石川ベンジャミン光一, 松田晋哉編　じほう　2008.12　237p　26cm　3600円　①978-4-8407-3930-6　Ⓝ498.16

◇病院の品格　川渕孝一著　日本医療企画　2008.3　191p　19cm　1500円　①978-4-89041-792-6　Ⓝ498.16
　内容　第1部 病院ランキングは信用できるか？（病院とは　病院を評価する　「病院格付け」をする者の品格　全国No.1病院の品格）　第2部 問われる病院の品格（倒産病院の品格　救急病院の品格　国立病院の品格　大学病院の品格）

◇病気別全国600いい医者いい病院　宝島社　2003.12　95p　26cm　〈TJ mook〉　1048円　①4-7966-3724-9　Ⓝ498.16

◇病診連携のための病院・診療所機能一覧　平成16年度版　金沢　金沢市医師会　2004.10　216p　30cm〈付属資料：1枚（折り込1枚）〉Ⓝ498.16

◇病診連携のための病院・診療所機能一覧　平成18年度版　金沢　金沢市医師会　2006.10　166p　30cm〈折り込1枚〉　Ⓝ498.16

◇病診連携のための病院・診療所機能一覧　平成15年度追補版　金沢　金沢市医師会　2003.8　76p　30cm　Ⓝ498.16

◇ブラック・ジャックはどこにいる？―ここまで明かす医療の真実と名医の条件　南淵明宏著　PHP研究所　2006.1　189p　15cm　〈PHP文庫〉　419円　①4-569-66491-1　Ⓝ490
　内容　第1章 医者だって手術は怖い　第2章 この国の医者のつくり方　第3章 世界に飛び出して見えてきた日本の医療界　第4章 知っておきたい病院選びの裏ワザ24　第5章 ブラック・ジャックはどこにいる？

◇北海道・東北病院情報　2004年版　医事日報　2004.2　838p　26cm　17000円　①4-900364-41-X　Ⓝ498.16
　内容　北海道の部　青森県の部　岩手県の部　秋田県の部　宮城県の部　山形県の部　福島県の部

◇北海道・東北病院情報　2005年版　医事日報　2005.4　732p　26cm　17000円　①4-900364-47-9　Ⓝ498.16

◇北海道・東北病院情報　2006年版　医事日報　2006.9　784p　26cm　18000円　①4-900364-54-1　Ⓝ498.16
　内容　北海道の部　青森県の部　岩手県の部　秋田県の部　宮城県の部　山形県の部　福島県の部

◇北海道・東北病院情報　2008年版　医事日報　2008.2　793p　26cm　19000円　①978-4-900364-61-5　Ⓝ498.16

◇北海道・東北病院情報―北海道・青森・岩手・秋田・宮城・山形・福島　2009年版　医事日報　2009.10　626p　26cm　19000円　①978-4-900364-69-1　Ⓝ498.16
　内容　北海道の部　青森県の部　岩手県の部　秋田県の部　宮城県の部　山形県の部　福島県の部

◇北海道・東北病院情報―北海道・青森・岩手・秋田・宮城・山形・福島　2011年版　医事日報　2011.4　622p　26cm　19000円　①978-4-900364-76-9　Ⓝ498.16

◇北海道内の病院一覧　平成15年4月1日現在〔札幌〕　北海道保健福祉部地域医療課　〔2003〕　25枚　30cm　Ⓝ498.16

◇末期がんを「家」で看とってくれる医療機関―全国版　川越厚編著　保健同人社　2006.3　334p　21cm　1762円　①4-8327-0310-2　Ⓝ498.035
　内容　「家」での看とり・在宅ホスピス　患者さんと家族のための在宅ホスピスケアQ&A　在宅ホスピスケア全国医療機関　北海道・東北　関東・甲信越　東海・近畿　中国・四国　九州

◇迷ったときの医者選び　広島　医療評価ガイド編集部編　決定版　広島　南々社　2010.11　337p　21cm　1800円　①978-4-931524-82-8　Ⓝ498.14
　内容　巻頭カラーリポート1 日本をリードする/広島の名医パート（1）　巻頭リポート2 最新治療の第一人者/広島の名医パート（2）　がん　神経内科　脳神経外科　循環器内科　心臓血管外科　生活習慣病・内分泌代謝系疾患　リウマチ　膠原病　呼吸器疾患〔ほか〕

◇迷ったときの医者選び神奈川―最新版　医療評価ガイド取材班著　角川SSコミュニケーションズ　2008.4　325p　26cm　2400円　①978-4-8275-3085-8　Ⓝ498.14
　内容　がん　神経内科　脳神経外科　循環器内科　心臓血管外科　生活習慣病・内分泌代謝系疾患　リウマチ・膠原病　感染症　呼吸器疾患　肝臓・消化器疾患　腎臓・泌尿器疾患　産科・婦人科・周産期医療　子どもの病気　目の疾患　耳鼻咽喉疾患　皮膚疾患　整形外科　形成外科　歯科口腔外科　心療内科　精神科　よりよい治療を受けるために

◇迷ったときの医者選び関西―最新版　医療評価ガイド取材班著　角川SSコミュニケーションズ　2008.4　485p　26cm　2400円　①978-4-8275-3088-9　Ⓝ498.14
　内容　がん　神経内科・脳血管内科　脳神経外科　循環器内科　心臓血管外科　生活習慣病　内分泌代謝系疾患　膠原病・リウマチ　呼吸器疾患　肝臓・消

◇迷ったときの医者選び埼玉―最新版 医療評価ガイド取材班著 角川SSコミュニケーションズ 2008.4 301p 26cm 2400円 ①978-4-8275-3086-5 Ⓝ498.14
[内容]がん 神経内科 脳神経外科 循環器内科 心臓血管外科 生活習慣病・内分泌代謝疾患 リウマチ・膠原病 呼吸器疾患 肝臓・消化器疾患 腎臓・泌尿器疾患 産科・婦人科・周産期医療 子どもの病気 目の疾患 耳鼻咽喉疾患 皮膚疾患 整形外科 形成外科・歯科口腔外科 心療内科 精神科 よりよい治療を受けるために 医療事故から身を守るために

◇迷ったときの医者選び首都圏 伊波達也、医療評価ガイド取材班編著 広島 南々社 2006.4 478p 26cm 1900円 ①4-931524-49-4 Ⓝ498.14
[内容]がん 神経内科 脳神経外科 循環器内科 心臓血管外科 生活習慣病・内分泌代謝 消化器 腎臓・泌尿器 呼吸器 眼科〔ほか〕

◇迷ったときの医者選び千葉―最新版 医療評価ガイド取材班著 角川SSコミュニケーションズ 2008.4 267p 26cm 2400円 ①978-4-8275-3087-2 Ⓝ498.14
[内容]がん 神経内科 脳神経外科 循環器内科 心臓血管外科 生活習慣病・内分泌代謝疾患 リウマチ・膠原病 呼吸器疾患 肝臓・消化器疾患 腎臓・泌尿器疾患 産科・婦人科・周産期医療 子どもの病気 目の疾患 耳鼻咽喉疾患 皮膚疾患 整形外科 形成外科・歯科口腔外科 心療内科 精神科 よりよい治療を受けるために 医療事故から身を守るために

◇迷ったときの医者選び東海―最新版 医療評価ガイド取材班著 角川SSコミュニケーションズ 2008.4 421p 26cm 2400円 ①978-4-8275-3089-6 Ⓝ498.14
[内容]がん 神経内科 脳神経外科 循環器内科 心臓血管外科 生活習慣病・内分泌代謝疾患 リウマチ・膠原病 感染症 呼吸器疾患 肝臓・消化器疾患 腎臓・泌尿器疾患 産科・婦人科・周産期医療 子どもの病気 目の疾患 耳鼻咽喉疾患 皮膚疾患 整形外科 形成外科・歯科口腔外科 心療内科 精神科 よりよい治療を受けるために 医療事故から身を守るために

◇迷ったときの医者選び東京―最新版 医療評価ガイド取材班著 角川SSコミュニケーションズ 2008.4 477p 26cm 2400円 ①978-4-8275-3084-1 Ⓝ498.14
[内容]がん 神経内科 脳神経外科 循環器内科 心臓血管外科 生活習慣病・内分泌代謝疾患 リウマチ・膠原病 感染症 呼吸器疾患 肝臓・消化器疾患 腎臓・泌尿器疾患 産科・婦人科・周産期医療 子どもの病気 目の疾患 耳鼻咽喉疾患 皮膚疾患 整形外科 形成外科・歯科口腔外科 心療内科 精神科 よりよい治療を受けるために 医療事故から身を守るために

◇迷ったときの医者選び広島 医療評価ガイド編集部編著 新版 広島 南々社 2005.8 328p 26cm 1800円 ①4-931524-45-1 Ⓝ498.14

◇迷ったときの医者選び福岡 医療評価ガイド編集部編・著 広島 南々社 2003.5 333p 26cm 1800円 ①4-931524-17-6 Ⓝ498.14

◇水野肇が選んだ患者のための民間病院 水野肇著 中央公論事業出版 2004.11 265p 20cm 2000円 ①4-89514-234-5 Ⓝ498.16
[内容]伊藤病院(東京都)―「甲状腺を病む方々のために」最良の医療を提供する 医療法人財団神尾記念病院(東京都)―医療はサービス。耳鼻咽喉科で包括医療の展開を図る 医療法人鉄蕉会亀田総合病院(千葉県)―患者のための医療を目指し、最先端の医療・病院システムを構築 医療法人壮幸会行田総合病院(埼玉県)―患者の立場に立って、二次医療の責務を果たす 恵仁会佐々木内科病院(北海道)―教育入院を廃止し、外来での生活指導に重点を置く糖尿病専門病院 医療法人耕仁会札幌太田病院(北海道)―日本生まれの「内観療法」のシステム化に努力し、全人的な精神医療を目指す 医療法人社団十全会心臓病センター榊原病院(岡山県)―「最高の医療を提供できる病院づくり」を目指す、日本の心臓外科医療のパイオニア 財団法人慈山会医学研究所附属坪井病院(福島県)―最新の知識と技術に基づいた高度で人にやさしい人間医学を目指す 財団法人諸山慈風会津山中央病院(岡山県)―"開業医のあつまりからスタートした病院"が地域医療の未来を拓く 医療法人社団三喜会鶴巻温泉病院(神奈川県)―サービス精神溢れるリハビリ病院〔ほか〕

◇みやざき病院ナビ 2010-2011 宮崎 鉱脈社 2010.12 80p 30cm 286円 Ⓝ498.16

◇名医がすすめる最高の「がんの名医」550人+治る病院―最新治療と病院がわかる!日本初・がんの名医ガイドブック 保存版 吉原清児著 講談社 2009.11 224p 26cm (セオリーmook) 1500円 ①978-4-06-378122-9 Ⓝ498.16

◇もういやだ!この疲れた心を休め、甦らせてくれる心の専門家50人 「心とからだの悩み解消プロジェクト」特別取材班編 三楽舎プロダクション 2009.2 198p 19cm 〈発売:星雲社〉 952円 ①978-4-434-12867-7
[内容]日本催眠心理研究所(代々木心理オフィス)米倉一哉先生―心理療法は治すのではなくクライアント自らが治っていくのを支えるだけ。治すのはクライアントさん自身の力です。 横浜催眠心理研究所・イップス研究所 河野昭典先生―初回の相談は無料(1時間程度)!心の病を乗り越えるコツを掴んでください! Studio Cura(ステューディオクーラ)井上賀都子先生―誰でも一人「マイカウンセラー」を持ちましょう!今日のストレス、明日へ持ち越さないでカウンセラーへ マインド・サイエンス 井手無動先生―諦めないで!!マインド・サイエンス独自の「催眠療法」の真の効果と価値を試そう 悦蘭のヒーリングワールド 原エツコ先生―カウンセリングに必要なのは「理論」ではなく「感性」ヒーリングを組み合わせ、多くの魂を救う 気の交流会 千百十一先生―「気こそ心身健康のバロメーター」をモットーに、心理カウンセリング、気の調整(気功・瞑想・風水・天然石オーラ指導等)さらには透視鑑定や供養など霊的部門も加えながら、総合的に魂全体の健全化をクライアントとともに考えていく ジャパンカウンセラー育成協会 竹中豊晴先生―真に人を癒すカウンセラーとなるために ウエマツ自然医療センター 植松誠二先生―「心・体・環境」三位一体の自然療法を提供 八ヶ岳南麓の自然を取り入れたトータルな

入院ケアで絶大な効果　A&Aこころと体の癒し塾　日本潜在心理開発センター　泥谷昭希先生〔ほか〕

◇もっと知りたい京都の病院　2003年版　京都新聞社広告局編　京都　京都新聞出版センター　2003.10　217p　21cm　952円　①4-7638-0525-8　Ⓝ498.16
 [内容]京都の病院　疾病解説と座談会　座談会

◇腰痛がよくなる！ガイドブック—全国の治療院、漢方薬局の情報から自宅で簡単にできるストレッチまでを網羅　主婦の友社　2011.4　129p　26cm　（主婦の友生活シリーズ）　800円　①978-4-07-278020-6　Ⓝ498.16

◇私ががんなら、この医者に行く　海老原敏編著　最新版　小学館　2009.8　319p　19cm　1700円　①978-4-09-387867-8　Ⓝ498.14
 [内容]第1部　新しい医療を求めて—患者さんから多くのことを教えてもらった（がんを特別視する必要はない　「海老原マジック」—機能温存への歩み　自分ががんになってわかったこと）　第2部　私が推薦する全国がん名医（頭頚部がん　脳腫瘍　乳がん　肺がん　胃がん　食道がん　大腸がん　肝胆膵がん　泌尿器がん　婦人科がん　皮膚がん　骨・筋肉がん　血液のがん　内視鏡治療　再建術　放射線治療）

◇私ががんなら、この医者に行く　海老原敏編著　小学館　2005.10　319p　19cm　1700円　①4-09-387595-2　Ⓝ498.14
 [内容]第1部　新しい医療を求めて—患者さんから多くのことを教えてもらった（がんを特別視する必要はない　「海老原マジック」—機能温存への歩み　自分ががんになってわかったこと）　第2部　私が推薦する全国がん名医

医療と社会・福祉

◇明日に希望のもてる医療はあるか―新・医療社会学入門　中野秀一郎著　西宮　関西学院大学出版会　2009.11　220p　19cm　1700円　①978-4-86283-051-7　Ⓝ498
　内容　第1章 ひと、病気になる―災難か自己責任か　第2章 だれが、助けてくれるの―医師と患者　第3章 複雑なシステムと化した現代医療―迷路に放り込まれた医者と患者　第4章 国家権力と病気―厚生、労働、保険　第5章 医療技術の進展―思いもかけぬ落とし穴　第6章 病気と国境―不可欠な人類全体での取り組み　第7章 死ねない身体―慢性疾患時代の医療　戦後日本医療関連年表

◇いのちとライフコースの社会学　藤村正之編　弘文堂　2011.11　288p　21cm　2200円　①978-4-335-55149-9　Ⓝ361
　内容　序 いのちとライフコースの社会学―2011年の日本において　1 生命　2 生涯　3 体験を生きる　4 社会背景（少子高齢化社会　健康化社会と不安）

◇医療と社会　日野秀逸著　新組版　日本生活協同組合連合会医療部会　2007.3　191p　21cm　〈日本生活協同組合連合会医療部会設立50年記念出版〉　1500円　Ⓝ498

◇医療の断章―病気から見えるもの 医療社会学・医療心理学　武田正樹，藤田依久子共著　廣川書店　2012.3　239p　21cm　2300円　①978-4-567-64610-9
　内容　文化と病気　ミクロ分析としての医者-患者関係　メゾ分析―社会統制装置としての病院　マクロ分析としての医療化　犯罪と医療　管理社会　「自己愛社会」に向かって　交流分析　医療と心理学　患者の心理　患者に対する心理的援助

◇格差社会の衝撃―不健康な格差社会を健康にする法　リチャード・G. ウィルキンソン著，池本幸生，片岡洋子，末原睦美訳　書籍工房早山　2009.4　351, 4p　20cm　（社会科学の冒険 2期 6）〈発売：図書新聞〉　1900円　①978-4-88611-514-0　Ⓝ498
　内容　第1章 豊かな社会―経済的成功と社会的失敗　第2章 不平等―敵意に満ち、反社交的な社会　第3章 不安と危険―他人の目　第4章 健康と不平等―ストレスに満ちた短い人生　第5章 暴力と不平等―地位・汚名・尊敬　第6章 協力か対立か―不平等がゲームの名前を決める　第7章 ジェンダー・人種・不平等―蹴落とす　第8章 社会戦略の進化―相互性と優位性　第9章 自由・平等・博愛―経済民主主義

◇看護とヘルスケアの社会学　アビー・ペリー編，原信田実訳　医学書院　2005.11　293p　21cm　2800円　①4-260-00034-9　Ⓝ498
　内容　第1章 社会学的想像力とは何か？―看護教育と看護の仕事の例　第2章 社会における健康の象徴的意味―専門職が行なうケアの中の魂という考え　第3章 社会学の方法―保健医療サービス研究と看護研究　第4章 病いのない世界は？―慢性病の病人であることを「忘れる」　第5章 身体・スティグマ・がん患者の経験を考える　第6章 医学的治療に関係する研究―無作為化比較対照試験による研究の倫理的・法的問題点　第7章 知識に関する社会学とは何か？―健康教育と健康増進の例

◇グローバル社会と医療―変容・対話・展望　ファイザーヘルスリサーチ振興財団　2009.9　115p　26cm　（ヘルスリサーチワークショップ 出会いと学び 第5回（2009年））　非売品　①978-4-939010-07-1　Ⓝ498.04

◇健康幻想の社会学―社会の医療化と生命権　八木晃介著　批評社　2008.10　310p　20cm　2500円　①978-4-8265-0493-5　Ⓝ498
　内容　序章 「治療国家の殺意」とむきあう―ひとまず「生きる」ために　第1章 健康至上主義と「癒し」イデオロギー―禁煙言説にみる健康の義務化　第2章 ヘルシズムの納得強制パワー―健康増進法と優生思想　第3章 「生命の消費」としての医療―パターナリズムと自己決定権　第4章 オソレの回収メカニズムとしての安楽死・尊厳死―医療と差別　第5章 ウチとソトの優生主義を糺す―安楽死・尊厳死の状況的文脈　第6章 自我論からみた脳死・臓器移植―"自己・非自己・他者"の免疫社会学

◇健康社会学への誘い―地域看護の視点から　桝本妙子著　京都　世界思想社　2006.3　185p　19cm　(Sekaishiso seminar)　1800円　①4-7907-1164-1　Ⓝ498

◇健康不安社会を生きる　飯島裕一編著　岩波書店　2009.10　184p　18cm　（岩波新書 新赤版 1211）　700円　①978-4-00-431211-6　Ⓝ498
　内容　第1章 健康不安社会（からだへの不安　健康は個人の責任か　健康権とは何か）　第2章 健康情報とつきあう（フードファディズム　「情報」にどう向き合うか　ニセ科学への対応　「健康言説」の世界）　第3章 健康づくりの光と影（民間療法の社会学　「メタボ」への疑問　「運動器」の痛みとつきあう　運動とのかかわり）

◇検証「健康格差社会」―介護予防に向けた社会疫学的大規模調査　近藤克則編　医学書院　2007.3　182p　26cm　4200円　①978-4-260-00432-9　Ⓝ498

◇時代を織る―医療・福祉のストーリーメイク　野村拓著　京都　かもがわ出版　2007.4　222p　19cm　1700円　①978-4-7803-0094-9　Ⓝ490.1
　内容　第1章 思い出の骨肉化（イントロは、あんだんて　メモランダム―講演余録）　第2章 記憶力のストレッチ（知らないと歴史が読めない「地名漢字」　「声」の社会史）　第3章 ストーリーメイクのための処方箋　第4章 医療・福祉の教養番組　第5章 医療の視点で現代をとらえる

◇実践医療社会学　小松楠緒子著　北樹出版　2007.10　142p　26cm　〈「医療社会学」（三恵

社2005年刊)の増補改訂版〉 1900円 ⓘ978-4-7793-0115-5 Ⓝ498
　内容 告知―知るメリット、知らないメリット　インフォームド・コンセント―納得に至る過程　患者の権利―勝ちとってきた歴史　出生前診断―運命の選択　不妊治療―つくられる命　臓器移植―提供をはばむ壁　終末期医療―希望の探求　統合医療―第三の道　新しい医師―患者関係モデルとその可能性　Deep・Value・Pairingモデルの形成とその論争点　インターネットを利用した医療機関・医者選び

◇先端医療の問題から科学技術と社会の関係を考える　西宮　関西学院大学社会学部立石裕二研究室　2010.3　71p　30cm　(社会調査実習I報告書 2009年度)　Ⓝ498.021

◇〈病〉のスペクタクル―生権力の政治学　美馬達哉著　京都　人文書院　2007.5　257p　20cm　2400円　ⓘ978-4-409-04086-7　Ⓝ498
　内容　1　「感染」の政治学(アウトブレイクの社会的効用―SARS　防疫線上の政治―鳥インフルエンザ　グローバルエイズの政治経済学)　2　「生」のディスクール(「生」のテクノスケープ―ES細胞をつらぬく権力　「脳死」の神話学　病者の光学―視覚化される脳)　3　「恐怖」のイデオロギー(がん恐怖症　ストレスの政治学)

◇優生思想と健康幻想―薬あればとて、毒をこのむべからず　八木晃介著　批評社　2011.7　260p　20cm　2400円　ⓘ978-4-8265-0543-7　Ⓝ498
　内容　序章　原発人災から親鸞を想い、優生批判にいたる　第1章　消える"老人"・消される"老人"―「死なせる医療」とアウトサイダー　第2章　"老い"の可能性とエイジズム―「社会問題としての高齢化社会」論批判　第3章　逸脱の医療化と医療の逸脱化　第4章　「当事者」概念をこえて　第5章　「もつこと」と「あること」―〈いのち〉を考える　第6章　医療的「知足安分」主義と優生思想

◇よくわかる医療社会学　中川輝彦、黒田浩一郎編著　京都　ミネルヴァ書房　2010.10　213p　26cm　(やわらかアカデミズム・〈わかる〉シリーズ)　2500円　ⓘ978-4-623-05821-1　Ⓝ498
　内容　1　医療・病の経験　2　健康・病をめぐる知識と技術　3　医療にかかわる仕事・職業　4　医療をめぐる制度　5　研究者紹介

◇臨床文化の社会学―職業・技術・標準化　山中浩司編　京都　昭和堂　2005.2　335,7p　22cm　3400円　ⓘ4-8122-0439-9　Ⓝ498.04
　内容　第1部　臨床文化論(医療における「臨床」と「技術」―臨床文化のゆくえ　臨床文化の社会学―ロス(喪失)の痛みと鎮めの文化装置　宿命的閉塞からの展開)　第2部　標準化の社会学　第3部　臨床における技術

医療と福祉

◇生きる。―生きる「今」を支える医療と福祉　岡安大仁、市川一宏著　人間と歴史社　2004.7　233p　21cm　2000円　ⓘ4-89007-151-2　Ⓝ498.04
　内容　生きる「今」と向き合う―「生きる」視座に立った医療　「はじまりの記憶」子どもの「生き」かたち　「今日」からの生き方で余命が変わる

「ガン」そのとき―緩和医療と人生への支援　「喪失」心の空白への援助―悲しみを支えるワーク　生きること、死ぬこと、愛すること―生と死の教育における基本的課題　「生きる」ことへの保障と支援―今日の社会福祉の目指すもの　「生きる場」としての社会福祉施設　「生きる歩み」を地域で支える―在宅福祉サービスの本質的課題　「中年期の危機」人間へのより深い理解　「社会の中で治す」―精神保健福祉サービス　「在宅の力」―訪問看護に学ぶ

◇医療・福祉PFIの進化・発展　森下正之編著　岡山　西日本法規出版　2005.8　225p　22cm　4000円　ⓘ4-86186-239-6　Ⓝ498.1

◇医療・福祉PFIの進化・発展　森下正之編著　改訂増補版　岡山　ふくろう出版　2007.4　226p　22cm　4000円　ⓘ978-4-86186-313-4　Ⓝ498.1
　内容　第1章　序論　第2章　PFI第一号病院ダートフォード・アンド・グレーブシャムNHSトラスト(開院前について)　第3章　病院PFI分析　第4章　PFI第一号病院開業―第一段階　第5章　PFI第一号病院の主要な仕組みの分析　第6章　PFI第一号PFI：PFIを支えるインフラとIT　第7章　第二段階に入ったダートフォードPFI第一号病院　第8章　第二段階に入った英国のPFI病院PFIと派生概念　第9章　ダートフォードの事例研究に見る「第三の道」政策の影響・効果　第10章　日本の医療・福祉分野へのPFI導入に対する提言

◇介護・医療サービス概論―介護・医療に対するヒューマンサービスのあり方を新しい視点から提言！　小木曽加奈子、伊藤智佳子著　一橋出版　2007.4　150p　26cm　2762円　ⓘ978-4-8348-0353-2　Ⓝ498
　内容　第1章　医療に対する意識　第2章　患者満足度(患者満足度(Patient Satisfaction)　患者満足度の向上のためにほか)　第3章　よりよい支援・援助関係形成のために(社会福祉援助技術(社会福祉支援・援助の方法論)とソーシャルケースワーク(個別援助技術)　バイステックの7原則　ほか)　第4章　医療サービスの今後のあり方

◇家族のための滞在施設ガイド―子どもが遠くに入院！　ネコ・パブリッシング　2005.6　126p　21cm　1400円　ⓘ4-7770-5094-7　Ⓝ369.91
　内容　知っておいてほしいこと　病児の家族をサポートする　患児家族滞在施設ガイド(ガイドページの見かた　全国滞在施設ガイド)　リスト

◇患者さんにそのまま見せる！医療福祉相談の本―診療科別　11年度版　黒木信之編集・執筆、向山憲男医学監修　名古屋　日総研出版　2011.6　257p　26cm　3048円　ⓘ978-4-7760-1565-9　Ⓝ369.9

◇患者さんにそのまま見せる！「医療福祉相談」の本―診療科別　2008年度版　向山憲男医学監修、黒木信之編集・執筆　名古屋　日総研出版　2008.6　231p　26cm　3048円　ⓘ978-4-7760-1350-1　Ⓝ369.9

◇患者さんにそのまま見せる！医療福祉相談の本―診療科別　2009年度版　向山憲男医学監修、黒木信之編集・執筆　名古屋　日総研出版　2009.2　231p　26cm　3048円　ⓘ978-4-7760-1417-1　Ⓝ369.9

◇人権としての医療・福祉と協同組織―いのち・くらし・協同　鍋谷州春著　あけび書房　2012.1

283p 22cm 2400円 ⓘ978-4-87154-107-7 Ⓝ498.021
内容 協同とは人権とは 人権と協同組織の歴史性 協同組織が開設する医療・福祉事業全国調査 介護福祉労働の変容と医療荒廃下での健康と生命 医療・福祉の連携と統合の連続性 公的制度と相談機能、多様な生活ケアの複合 協同組織による地域づくり活動調査 地域協同組織の人的結合と事業展開の検証 協同組織での専門職の固有の役割と協同 人権としての医療・福祉と協同組織の課題 東日本大震災復旧・復興と協同の課題

◇地域医療福祉システムの構築 鷹野和美著 中央法規出版 2005.1 173p 21cm 2500円 ⓘ4-8058-2525-1 Ⓝ369.9
内容 地域医療福祉システム 概論編(地域医療福祉システムの構築方法 地域医療福祉化のための専門家チーム) 地域医療福祉システム 実践編(地域医療福祉システム構築の実践事例―長野県茅野市・市民と行政のインテグレート 地域医療福祉システム構築の実践事例―北海道本別町・もの忘れ散歩のできるまち・ほんべつ 地域医療福祉システム構築の実践事例―北海道栗山町・地域通貨と地域福祉 地域医療福祉システム構築の実践事例―広島県三原市・地域福祉計画のトップランナー、啓発用ビデオの制作)

◇転換期の医療福祉―難病・公害病・被爆者問題などへの新たな挑戦 牧洋子、和田謙一郎編 大阪せせらぎ出版 2005.4 166p 26cm 1905円 ⓘ4-88416-140-8 Ⓝ369.9

◇保健医療福祉くせものキーワード事典 保健医療福祉キーワード研究会著 医学書院 2008.7 254p 21cm 2000円 ⓘ978-4-260-00616-3 Ⓝ369.9
内容 寝たきり老人 社会的入院 インフォームドコンセント 障害受容 ターミナルケア 認知症カンファレンス 医療行為 尿失禁 往診と訪問診療〔ほか〕

◇保健医療福祉システム入門 田村誠著 医学書院 2004.12 152p 26cm 2200円 ⓘ4-260-33380-1 Ⓝ369.9

◇IPW(Interprofessional work)を学ぶ―利用者中心の保健医療福祉連携 埼玉県立大学編 中央法規出版 2009.4 224p 26cm 2800円 ⓘ978-4-8058-4868-5 Ⓝ369.9
内容 序章 なぜ今、連携なのか 第1章 IPW/IPEの理念とその姿 第2章 IPWの仕組みと実践 第3章 IPEの実際 第4章 IPWの基盤となるヒューマンケア 第5章 初期体験学習からチームで学ぶ 第6章 IPWを担う人々を理解する 第7章 専門領域で学んだ力を発揮してチームで学ぶ 第8章 IPEの展望

《介護福祉・介護者》

◇「愛」なき国―介護の人材が逃げていく NHKスペシャル取材班、佐々木とく子著 阪急コミュニケーションズ 2008.8 276p 20cm 1500円 ⓘ978-4-484-08217-2 Ⓝ369.26
内容 第1章 "介護する人"が、誰もいなくなる! 第2章「恍惚の人」の時代に戻ってもよいのか? 第3章 なぜ、制度がうまく回らないのか? 第4章 規格どおりの介護がよい介護とは限らない

◇愛の労働あるいは依存(いぞん)とケアの正義論 エヴァ・フェダー・キティ著,岡野八代、牟田和恵監訳 白澤社 2010.9 443p 20cm 〈発売:現代書館 タイトル:愛の労働あるいは依存とケアの正義論〉 4400円 ⓘ978-4-7684-7935-3 Ⓝ367.1
内容 第1部 愛の労働―依存は何を要請しているのか(依存と平等の関係 脆弱性と依存関係の道徳) 第2部 政治的リベラリズムと人間の依存(平等の前提 社会的協働の恩恵と負担) 第3部 みな誰かお母さんの子どもである(政策とケアの公的倫理 「私のやり方じゃなくて、あなたのやり方でやればいい。セーシャ。ゆっくりとね。」―個人的な語り 違いのある子どもへの母的思考)

◇新しい介護への提言―心が動けばからだが動く Good Feeling Coordinator(介護サービス開発士)テキスト ロングライフ医療福祉専門学院編著 しののめ出版 2007.6 116p 21cm 〈発売:星雲社〉 1200円 ⓘ978-4-434-10747-4 Ⓝ369
内容 第1章 新しい介護を目指す 第2章 サービスの質を高めるチームケア 第3章 介護サービス開発士(GFC)プログラム 第4章 介護サービス開発士(GFC)の実践 第5章 イベントの企画と実行(おいしんぼ倶楽部からの報告) 第6章 これからのシニアライフ

◇新しい介護福祉士の養成と生涯を通じた能力開発―介護福祉士のあり方及びその養成プロセスの見直し等に関する検討会報告 法研 2006.9 190p 21cm 2000円 ⓘ4-87954-641-0 Ⓝ369.17
内容 第1部 検討会関係者インタビュー(厚生労働省社会・援護局長中村秀一インタビュー 国立社会保障・人口問題研究所長京極高宣(検討会座長)インタビュー) 第2部 検討会報告書(概要「これからの介護を支える人材について―新しい介護福祉士の養成と生涯を通じた能力開発に向けて」 本文「これからの介護を支える人材について―新しい介護福祉士の養成と生涯を通じた能力開発に向けて」) 第3部 検討会での委員・ゲストスピーカーの発表 第4部 関係資料

◇異文化間介護と多文化共生―誰が介護を担うのか 川村千鶴子、宣元錫編著 明石書店 2007.5 364p 20cm 2800円 ⓘ978-4-7503-2539-2 Ⓝ369.26
内容 第1章 異文化間介護の視座 第2章 看護・介護分野の外国人受け入れ政策とその課題 第3章 在日コリアンの高齢化とエスニシティ 第4章 在日コリアン高齢者の介護の現状と課題―在日コリアン高齢者への実態調査から 第5章 中国帰国者の高齢化―帰国二世の視点から見る年金・介護保険の現状と課題 第6章 高齢化する外国人の社会保障、その現在と未来―新宿区のデータから 第7章 介護者送り出し国フィリピンの事情―誰と介護を担うのか 第8章 海外で老後を過ごす可能性―介護・医療を目的に移動する人々、タイ王国の事例から

◇医療介護とは何か―医療と介護の共同保険時代 日本ケアワーク研究所監修,住居広士編 金原出版 2004.6 268,6p 21cm 2800円 ⓘ4-307-70177-1 Ⓝ369

◇医療・介護の連携に関する研究事業報告書 医療経済研究・社会保険福祉協会医療経済研究機構 2007.3 8,54p 30cm 〈独立行政法人福

社医療機構(長寿社会福祉基金)助成による研究報告書 平成18年度) Ⓝ369.021
◇越境するケア労働―日本・アジア・アフリカ 佐藤誠編 日本経済評論社 2010.12 252p 22cm 4400円 Ⓘ978-4-8188-2145-3 Ⓝ366.2
[内容] ケア労働と国際移民の理論的考察―再生産と人間安全保障 第1部 看護・介護・家事ケア労働の国際移動(日本における看護移民労働導入の現状と課題 日本におけるフィリピン人介護労働者の3つの軌跡 フィリピンにおける保健医療格差と医療従事者 西アジアにおけるスリランカ人家事ケア労働者 看護師の国際移動―英国、フィリピン、南アフリカ) 第2部 社会セクターにおける熟練労働者の国際移動―南部アフリカを中心に(南部アフリカにおける熟練移民労働とマクロ経済状況 南アフリカにおけるジンバブエ人移民の流入 英国の社会セクターにおけるジンバブエ人移民労働) 第3部 外国人受け入れの社会的状況(南アフリカにおけるゼノフォビア 外国人介護労働者受け入れをめぐる労使の対立 外国人の子どもの教育と人間安全保障・社会的再生産)

◇エンパワメントのケア科学―当事者主体チームワーク・ケアの技法 安梅勅江著 医歯薬出版 2004.9 128p 26cm 2800円 Ⓘ4-263-23453-7 Ⓝ369.16
[内容] 1 エンパワメントとは何か(エンパワメントとは エンパワメントの過程 エンパワメントの評価 エンパワメントの種類 エンパワメントの関連理論) 2 エンパワメントの技術(段階別・機能別エンパワメント技術の考え方 段階別エンパワメント技術 機能別エンパワメント技術) 3 エンパワメント技術適用の具体例(地域ケアのエンパワメント) 今後の展開に向けて

◇老いじたく覚書き―あなたを守り家族を支える安心ノート 野原すみれ、虹の仲間著 晩聲社 2004.7 187p 21cm 952円 Ⓘ4-89188-317-0
[内容] 1 わたしの覚書き(現在の私 老いじたくチェックシート 老いの始まり―老いの初期 介護が必要になるとき―老いの中期 介護なくしては生活できないとき―老いの後期 シニア生活・実務編) 2 介護の極意 3 私の歴史を書こう

◇介護 澤田信子、中島健一、石川治江編著 中央法規出版 2003.7 219p 21cm (福祉キーワードシリーズ) 2000円 Ⓘ4-8058-2208-2 Ⓝ369
[内容] 1 介護の基本的理解 2 介護の方法 3 介護を支える人 4 介護活動 5 介護を取り巻く話題

◇介護―現場からの検証 結城康博著 岩波書店 2008.5 224p 18cm (岩波新書) 740円 Ⓘ978-4-00-431132-4 Ⓝ369.021
[内容] 第1章 介護サービスが必要となったら 第2章 現場と政策とのあいだ 第3章 介護予防システム―その仕組みと有効性 第4章 介護保険の原点は何か 第5章 介護労働者から見る現場 第6章 障害者福祉における介護 終章 現場へ歩み寄るための道筋

◇介護への道―優しい思いが理解できた 春夏秋冬著 新風舎 2004.7 239p 19cm 1400円 Ⓘ4-7974-4768-0 Ⓝ369.04
[内容] 1部 介護への道―優しい思いが理解できた 2部 ポエム

◇介護が裁かれるとき 横田一著 岩波書店 2007.1 212p 19cm 1600円 Ⓘ978-4-00-022474-1 Ⓝ369.263

[内容] 第1章 「争いのない事実」が争いへ 第2章 各地で行われた「孤独な闘い」 第3章 敵意と歓待のあいだ 第4章 ゆがんだ証言 第5章 安らかなる「死」を日常へ

◇介護・家事労働者の国際移動―エスニシティ・ジェンダー・ケア労働の交差 久場嬉子編著 日本評論社 2007.5 250p 24cm (龍谷大学社会科学研究所叢書 第75巻) 3800円 Ⓘ978-4-535-55530-3 Ⓝ366.89
[内容] 第1章 移住労働者と資本主義的再生産―移住の論理は変わったのか 第2章 日比経済連携協定と外国人看護師・介護労働者の受け入れ 第3章 在日の社会保障・学校教育と国籍―コリア系介護事業所の背景となっていること 第4章 多文化共生に向かうケアサービス―コリア系介護事業所の設立 第5章 介護労働市場とエスニシティ―アメリカ・カリフォルニア州の事例から 第6章 スウェーデンの高齢者ケア労働市場におけるジェンダーとエスニシティ 第7章 スウェーデンの介護労働者育成と外国人労働者 第8章 介護・家事労働者の送り出し国がかかえる問題 第9章 湾岸諸国における出稼ぎ女性をめぐる諸問題―スリランカとインドネシアの事例

◇介護からの悲鳴―スタッフ雇用問題対策委員会報告書 全国老人保健施設協会編 全国老人保健施設協会 2008.7 86p 26cm Ⓝ369.26

◇介護・看護労働者の実態・意識調査結果 長野県企画局編 長野 長野県企画局 2008.3 92p 30cm Ⓝ369.17

◇介護系NPOの最前線―全国トップ16の実像 田中尚輝、浅川澄一、安立清史著 京都 ミネルヴァ書房 2003.10 206p 21cm (Minerva福祉ライブラリー 65) 1900円 Ⓘ4-623-03889-0 Ⓝ369.14
[内容] 第1部 介護系NPOとは何か(NPOと「介護保険法」―介護系NPOの役割 介護系NPOとは何か―全国アンケート調査の結果からみた実態と展開) 第2部 介護系NPOの最前線(ケア付き住宅型―NPOの独自性を最も発揮する「住宅」の提供 訪問介護にこだわる―介護保険前からの活動成果が実る 横浜総合型―生協のワーコレ活動が母体 個性的なデイサービス―サービス拡大へ区切りの目標 グループホームに乗り出す―21世紀型の個別ケアの実現へ ボランティア固執型―郊外住宅地で「仲間の助けあい活動」) 第3部 座談会「介護系NPOのトップ16」(介護系NPOの成功要因 介護系NPOの問題と課題 介護系NPOの可能性)

◇介護現場における医療ケアと介護職の不安 佐々木由惠著 社会評論社 2011.11 204p 21cm 1800円 Ⓘ978-4-7845-0197-7 Ⓝ369.26
[内容] 第1章 介護と医療の連携 第2章 医療的ケアにおける不安の実態 第3章 介護職の医療的ケアに対する不安の背景 第4章 介護のための医療的ケア・教育訓練 第5章 専門職としてのキャリアパス、資格制度 第6章 求められる意識改革―自立した介護職の実現へ:介護サービスの自立と拡大

◇介護現場における看護職と介護職の連携の可能性 井口ひとみ著 〔出版地不明〕 〔井口ひとみ〕 2006.9 128p 21cm 1600円 Ⓝ369.26

◇介護現場におけるリスクマネジメント・ワークブック―ノウハウからドゥハウ「どう取り組めばいいのか」へ 柴尾慶次編著 中央法規出版 2005.6 190p 26cm 1800円 Ⓘ4-8058-2587-1 Ⓝ369

◇ 内容 総論編 ポジティブな価値創造型リスクマネジメント(介護事故予防とリスクマネジメント 介護事故の実態と法的責任 介護事故防止対策) ワークブック編

◇**介護現場の外国人労働者―日本のケア現場はどう変わるのか** 塚田典子編著 明石書店 2010.10 239p 22cm 3800円 ⓘ978-4-7503-3276-5 Ⓝ366.89
内容 第1部 導入編―来る少子高齢社会と外国人介護労働者(経済連携協定(EPA)と外国人介護労働者 日本の介護職員の需給予測と介護福祉士育成の歴史と課題) 第2部 研究編―外国人介護労働者は招かれざる客か、それとも救世主か(外国人介護労働者への期待と不安―EPAによる受入れ前の介護現場への全国意識調査からわかったこと 日本で働くことを選んだ外国人介護スタッフたちの実像) 第3部 実践編―EPAによる外国人介護労働者受入れを成功に導くために 第4部 まとめ―介護現場に外国人労働者は定着するか(外国人労働者受入れの先輩国から学ぶこと 新たな時代を拓くために)

◇**介護現場の雇用トラブルQ&A80―こんな時どうする?** 石井孝治著 名古屋 日総研出版 2007.10 222p 21cm 2667円 ⓘ978-4-7760-1315-0 Ⓝ369.26
内容 第1章 募集・採用 第2章 労働時間・休憩・休日 第3章 休暇・休業 第4章 賃金 第5章 退職金 第6章 服務 第7章 就業規則 第8章 定年・退職・解雇 第9章 その他

◇**介護現場の事故・トラブル防止法―よくわかる介護事故を防ぐプロの仕事術** 田中元著 ぱる出版 2006.12 207p 21cm (介護の仕事・基本とコツ) 1500円 ⓘ4-8272-0298-2 Ⓝ369.021
内容 第1章 介護現場をおそう事故・トラブル―事故防止のノウハウの差がどんどん広がっている 第2章 事故・トラブル防止はまずここからスタート 第3章 ダントツ1位の「転倒・転落事故」を防ぐリスク管理の視点 第4章 命にもかかわる「誤嚥事故」を防ぐポイント 第5章 「介護ミス」が引き起こす意外な重大事故 第6章 現場の「介護トラブル」にどう対処するか? 第7章 事故発生から対処までのマネジメント

◇**介護サービス実施記録の電子的共有を可能とする情報システム基盤に関する調査研究―報告書** 〔京都〕 介護サービス実施記録システム普及コンソーシアム 2005.3 160, 31, 52p 30cm 〈平成16年度先導的分野戦略的情報化推進事業〉 Ⓝ369

◇**介護サービスのリスクマネジメント** 介護労働安定センター 2006.6 138p 26cm 2381円 ⓘ4-903303-33-0 Ⓝ369.26
内容 第1章 なぜリスクマネジメントが必要か 第2章 利用者の安全に関するリスクマネジメント(感染・褥瘡 誤飲・誤嚥) 第3章 介護従事者の安全に関するリスクマネジメント(介護従事者のセルフケア―心と体の健康 セクシュアルハラスメント) 第4章 リスクの軽減のために 第5章 介護事業における新たなリスク(個人情報の漏えいについて 身体拘束・抑制について)

◇**介護サービスのIT化に関する実用化実験報告書** 宇治 宇治市福祉サービス公社 2011.3 63p 30cm 〈平成22年度老人保健事業推進費等補助金老人保健健康増進等事業〉 Ⓝ369

◇**介護支援専門員研修の実態調査及び職能研修体系のあり方検討事業―報告書** 日本介護支援専門員協会 2008.3 70p 30cm 〈平成19年度厚生労働省老人保健事業推進費等補助金(老人保健健康増進等事業分)〉 Ⓝ369.17

◇**介護支援専門員職能研修体系及び研修講師養成システム検討事業報告書** 日本介護支援専門員協会 2009.3 177p 30cm 〈平成20年度厚生労働省老人保健事業推進費等補助金(老人保健健康増進等事業分)〉 Ⓝ369.17

◇**介護支援専門員の資質向上と今後のあり方に関する調査研究事業報告書** 日本総合研究所 2011.3 148p 30cm 〈平成22年度老人保健事業推進費補助金老人保健健康増進等事業 背のタイトル:介護支援専門員の資質向上と今後のあり方に関する調査研究事業報告書〉 Ⓝ369.17

◇**介護支援専門員の質の確保及び研修実施体制に関する調査研究事業報告書** 日本介護支援専門員協会 2011.3 5, 145p 30cm 〈平成22年度厚生労働省老人保健事業推進費等補助金(老人保健健康増進等事業分)〉 Ⓝ369.17

◇**介護事業経営概況調査結果 平成16年** 厚生労働省老健局 2005.9 7枚 21×30cm Ⓝ369.17

◇**介護事業経営実態調査結果 平成17年** 厚生労働省老健局 2005.11 9枚 21×30cm Ⓝ369.17

◇**介護事業所における労働の現状 平成16年版** 介護労働安定センター編 介護労働安定センター 2004.7 208p 30cm (介護労働ガイダンスシリーズ) 1800円 Ⓝ369.17

◇**介護事故裁判例から学ぶ福祉リスクマネジメント 高齢者施設編** 渡辺信英編 南窓社 2006.3 227p 22cm 3200円 ⓘ4-8165-0346-3 Ⓝ369

◇**介護施設で働く人たち―しごとの現場としくみがわかる!** 松田尚之著 ぺりかん社 2011.2 153p 21cm (しごと場見学!) 1900円 ⓘ978-4-8315-1285-7 Ⓝ369.263
内容 1 介護施設ってどんな場所だろう?(介護施設にはなにたくさんの仕事があるんだ! 介護施設をイラストで見てみよう) 2 朝の介護施設をのぞいてみよう 3 昼間の介護施設をのぞいてみよう 4 夜間の介護施設をのぞいてみよう(夜間の介護施設をCheck! 夜間の介護施設を見てみよう(グループホーム編)ほか) 5 介護施設を支える仕事を見てみよう

◇**介護施設における中核的介護職員の確保と定着向上のためのチェックリスト作成に関する調査研究報告書** 雇用開発センター 2008.3 213p 30cm Ⓝ369.17

◇**介護施設の雇用管理と労働者意識―平成19年度介護施設雇用管理実態調査結果** 介護労働安定センター 2008.9 334p 30cm (介護労働ガイダンスシリーズ) 3333円 ⓘ978-4-903303-54-3 Ⓝ369.17
内容 第1章 介護施設雇用管理実態調査の実施概要 第2章 施設事業所調査結果(介護施設における雇用管理実態調査) 第3章 介護労働者調査結果(介護施設における介護労働者の就業意識調査)(介護労働者が勤務している事業所(施設)の状況 勤務先法人の

状況　ほか）　第4章　共通する設問の回答比較（施設事業所調査と介護労働者調査）（調査の概要　結果比較の概要）　第5章　資料編（統計表、調査票）〈統計表　調査票〉

◇介護者と家族の心のケア―介護家族カウンセリングの理論と実践　渡辺俊之著　金剛出版　2005.5　202p　22cm　2800円　④4-7724-0874-6　Ⓝ369.17
　内容　第1部　家族が介護を抱えるとき（介護者の心理　介護のストレス　介護が提供してくれる肯定的感情　さまざまな介護家族）　第2部　介護家族カウンセリングの基礎と実践（介護家族を理解するための家族療法の理論　介護家族カウンセリングとは　介護者への精神療法　介護者への家族療法　介護家族を支える地域サポートネットワーク　介護家族カウンセリングとコラボレーションの事例）

◇介護従事者の雇用状況に関する調査結果報告書　全国老人福祉施設協議会/老施協総研　2007.1　98p　30cm　〈老施協総研報告書 2006 vol.2〉〈平成18年度事業老施協総研〉　Ⓝ369.17

◇介護従事者のストレス対策book―管理職が知っておきたいメンタルケア　夏目誠総監修, 岩崎靖雄, 服部万里子監修　社会保険研究所　2007.4　96p　30cm　〈指導：大塚博巳〉　1428円　④978-4-7894-7060-5　Ⓝ369.17

◇介護職員のためのクレーム解決ブック　山口康夫監修, 足立区介護法制研究会編著　成美堂出版　2005.11　167p　22cm　1200円　④4-415-20122-9　Ⓝ369.26
　内容　事例編　知識編　資料編（苦情処理規則（例）クレーム処理マニュアル（例）都道府県国民健康保険連合会　ほか）

◇介護職の誕生―日本における社会福祉系専門職の形成過程　白旗希実子著　仙台　東北大学出版会　2011.4　254p　22cm　2800円　④978-4-86163-154-2　Ⓝ369.17
　内容　研究の目的と分析枠組み　第1部　社会福祉系専門職の資格制度（国家資格制度創設過程　職業団体・教育団体の組織変容過程）　第2部　社会福祉系専門職の専門性（業務確立と専門的特徴）　第3部　社会福祉系専門職の養成制度（養成校の量的な側面　養成制度の質的な側面）　結論と課題

◇介護職の能力開発と雇用管理　堀田聰子, 大木栄一, 佐藤博樹著　東京大学社会科学研究所人材ビジネス研究寄付研究部門　2005.11　254p　26cm　〈東京大学社会科学研究所人材ビジネス研究寄付研究部門研究シリーズ no.7〉　非売品　Ⓝ369.26

◇介護職のワーク・ライフ・バランスに関する研究調査報告書　財形福祉協会　2008.3　244p　30cm　Ⓝ369.17

◇介護ストレス解消法―介護保険後の戸惑う現場へ　堀之内高久著　中央法規出版　2004.7　229p　21cm　1800円　④4-8058-2474-3　Ⓝ369.17
　内容　第1章　介護現場の現状（仕事への満足と不満足　介護現場のさまざまな不満や不安　利用者との人間関係から生じるストレス　組織・施設の問題から生じるストレス）　第2章　ストレスの起きる背景と解消の戦略（ストレスの起きる背景　心の理解への3つのアプローチ　組織そのものの持つ課題）　第3章　ストレス解消の具体的方法（ソリューションについて　ストレス解消のステップ　具体的事例から解消方法を探る　ストレス解消への道）

◇介護する人の健康をまもるQ&A　車谷典男編　京都　ミネルヴァ書房　2005.5　224p　21cm　〈シリーズ・高齢者の暮らしを支えるQ&A 5〉　2000円　④4-623-04352-5　Ⓝ369.17
　内容　序章　介護する人の健康問題を考える―わが国の介護の現状と介護する人の健康問題　第1章　腰と膝の痛みをまもる　第2章　首・肩・腕の痛みを和らげる　第3章　感染症から身をまもる　第4章　過労とストレスに打ち克つ　第5章　家族介護を支える　第6章　職場を快適にする　第7章　健康的生活習慣をつくる

◇介護と個人情報保護法Q&A　岡村世里奈著　日本医学出版　2006.8　107p　21cm　1000円　④4-902266-07-5　Ⓝ369.26
　内容　1　基礎知識編　2　実践編

◇介護と裁判―よりよい施設ケアのために　横田一著　岩波書店　2012.1　190p　19cm　1700円　④978-4-00-025831-9　Ⓝ369.263
　内容　第1章　世話以前　第2章　ケアとキュア　第3章　もの言う家族、黙する家族　第4章　虐待となれあい―内部告発者へのインタビュー　第5章　開かれていく施設　第6章　ケアと裁きのあいだ

◇介護における医療との隣接行為ハンドブック　東京都介護福祉士会編, 辻彼南雄医療監修　看護の科学社　2008.4　102p　21cm　1600円　④978-4-87804-021-4　Ⓝ369

◇「介護における男性介護職の諸問題に関する実態調査」調査報告書―最終年度　雇用問題研究会　2005.3　190p　30cm　〈奥付のタイトル：介護における男性介護職の諸問題に関する研究調査報告書（平成16年度）〉　Ⓝ369.26

◇介護における労働者の確保に関する研究―事業所ヒアリング　労働政策研究・研修機構編　労働政策研究・研修機構　2010.6　165p　30cm　〈JILPT資料シリーズ no.72〉　Ⓝ369.263

◇介護の国際化―異国で迎える老後　三原博光著　学苑社　2004.3　211p　21cm　2800円　④4-7614-0402-7　Ⓝ369.17
　内容　第1部　高齢者介護の実態―日本とドイツの場合（日本の高齢者介護の実態　ドイツの実態）　第2部　介護に必要とされるマンパワー―日本とドイツを比較して（介護に必要なマンパワーの養成―日本編　介護福祉士養成校（山口県）の学生達の介護に対する思いとは？　介護に必要なマンパワーの養成―ドイツ編　ほか）　第3部　異国に住む日本人、日本に住む外国人の老後問題

◇介護の「質」に挑む人びと―新しい扉をひらいた二十八人　加藤仁著　中央法規出版　2007.5　323p　19cm　1800円　④978-4-8058-2845-8　Ⓝ369.021
　内容　第1章　介護の創造と継承　第2章　介護の「質」を高める　第3章　男たちが変える介護の世界　第4章　「闇」に光を！　第5章　地域パワーを取り込む

◇介護の専門性とは何か　三好春樹著　雲母書房　2005.5　203p　21cm　1800円　④4-87672-174-5
　内容　第1章　介護の専門性とは何か　第2章　入浴ケアから介護を変える（安静看護技術からの脱却　自立支援の入浴ケア　介護保険の見直しは介護をやっ

てから）第3章 市民と厚労省の誤りはつづく　第4章「最後の母」としての介護職

◇介護のちから　森繁樹著　中央法規出版　2011.4　186p　21cm　1800円　Ⓘ978-4-8058-3448-0　Ⓝ369.021
[内容] 第1章 「生活」を支援する介護の仕事　第2章 高齢者の「生活支援」になぜ専門性が求められるのか　第3章 介護のちから―「治さない」介護の視点　第4章 介護コミュニケーションのちから　第5章 認知症介護のちから　第6章 高齢者介護の昨日・今日・明日

◇介護の本質　田中安平著　日野　インデックス出版　2005.12　201p　19cm　1200円　Ⓘ4-901092-45-6　Ⓝ369
[内容] 1 介護とは何か（介護の哲学と倫理　日本における介護と介護専門職）　2 介護教育のあり方（生活支援という視座　養成校における福祉教育―理科系教育との比較のなかで　介護の専門性　多様な介護の意味）　3 資料（資格制度とマンパワー確保に関する提言　特養のあるべき姿―ケアワーカーの体験から提言する　施設（特養）における認知症老人の接遇について）

◇介護の倫理―贈与・身体・時間　藤本一司著　北樹出版　2009.2　167p　20cm　1600円　Ⓘ978-4-7793-0163-6　Ⓝ369.26
[内容] 序章 「有ることのかけがえなさ」を感受する　第1章 介護して「あげて」、育てて「もらっていた」を知る　第2章 介護して「あげる」という「私の位置」とは？　第3章 介護して「あげる」と、よろこびが到来する　第4章 介護して「あげる」とは、「身体に聴く」こと　第5章 介護「身体」は、「あげる」「もらう」の交換を欲している　第6章 「他者の身体の死」は、「時間」を生成させる　終章 「身体」は、「時間」の伝播者である

◇介護福祉教育の展望―カリキュラム改正に臨み　西村洋子, 太田貞司編著　光生館　2008.11　194p　21cm　2200円　Ⓘ978-4-332-60092-3　Ⓝ369.07
[内容] 第1章 日本における介護福祉教育の特色（ホームヘルプサービスの歴史から見た在宅介護を支える教育　介護福祉士養成の特色）　第2章 介護福祉教育の現状と課題（介護福祉教育にみられる家庭生活の経営と管理の意義　介護福祉士などによる専門的実践活動の状況）　第3章 養成制度改正における介護福祉教育　第4章 介護福祉教育のめざすもの　第5章 介護福祉士養成のための教育モデル

◇介護福祉教育の方法と実践―新しいケアワーカー像を求めて　栗栖照雄, 松本由美子, 渡邊一平, 塚口伍喜夫編著　角川学芸出版　2005.12　226p　21cm　（九州保健福祉大学シリーズ）〈発売：角川書店〉　2000円　Ⓘ4-04-651598-8　Ⓝ369.07
[内容] 第1章 介護の専門性　第2章 ケアワーカーの現状　第3章 ケアワーカー養成教育の現状と課題　第4章 ケアワーカー養成に求められる教員の視点　第5章 九州保健福祉大学における介護福祉士養成の実際　第6章 ケアワーカー養成教員に求められる資質　鼎談 テーマ「現場が期待するケアワーカーを養成するために」

◇介護福祉思想の探求―介護の心のあり方を考える　一番ヶ瀬康子, 黒澤貞夫監修, 介護福祉思想研究会編　京都　ミネルヴァ書房　2006.10　248p　21cm　（シリーズ・介護福祉 4）　3000円　Ⓘ4-623-04696-6　Ⓝ369

[内容] 介護福祉思想への助走　第1部 介護保険時代の介護福祉思想　第2部 東洋における介護福祉思想　第3部 西洋における介護福祉思想　介護福祉思想の探求に向けて

◇介護分野におけるリスクマネジメント―リスクマネジャー養成ハンドブック　金子努著　中央法規出版　2005.8　171p　21cm　2000円　Ⓘ4-8058-2614-2　Ⓝ369
[内容] 1 リスクマネジメントとは何か　2 契約行為ということの理解の必要性　3 ケアプラン作成・サービス提供における留意点　4 措置から契約への転換にともなう責任の所在の変化　5 苦情への対応　6 ヒヤリハット・レポート等の取り組み　7 利用者との信頼関係づくりが成功の秘訣―リスクを共有する取り組み　8 個人情報の取り扱いの留意点

◇介護分野における労働者の確保等に関する研究　労働政策研究・研修機構編　労働政策研究・研修機構　2009.6　13p　30cm　（労働政策研究報告書 サマリー no.113）　Ⓝ369

◇介護分野における労働者の確保等に関する研究　労働政策研究・研修機構編　労働政策研究・研修機構　2009.6　203p　30cm　（労働政策研究報告書 no.113）　Ⓝ369.263

◇介護・保育などの事故と家族の悲しみと怒り、行政・法人の責任と役割―いのちの大切さと福祉職員の専門性　髙野範城著　創風社　2011.6　303p　19cm　1800円　Ⓘ978-4-88352-182-1　Ⓝ369
[内容] 第1章 保育事故、介護事故を防止するために―職員の専門性とは　第2章 福祉サービスの質と事故との関係―利用者本位の福祉サービスとは　第3章 社会福祉の法人の運営と利用者の権利保障　第4章 市場社会における福祉施設の役割―いのちを護る社会福祉職員の任務

◇介護保険施設における中核的介護職員の確保と定着のための100のチェック項目とその解説　雇用開発センター　2009.2　68p　30cm　800円　Ⓝ369.17

◇介護問題の社会学　春日キスヨ著　岩波書店　2011.11　257p　19cm　（岩波人文書セレクション）　2400円　Ⓘ978-4-00-028513-1　Ⓝ369.021
[内容] 1 「家族」のなかの人権―高齢者介護問題を中心として　2 介護＝愛の労働　3 男性ケアワーカーの可能性―在宅訪問男性ヘルパーを中心として　4 障害児問題からみた家族福祉　5 老人を介護する家族　6 「家族」という関係の困難と希望―高齢者在宅介護問題を中心として　7 フェミニスト・エスノグラフィーの方法　8 フェミニスト・フィールドワークの方法をめぐって―現代家族への民俗誌的アプローチ　9 セルフヘルプグループと自己回帰

◇介護ライフスタイルの社会学　春日井典子著　京都　世界思想社　2004.9　255p　19cm　(Sekaishiso seminar)　1600円　Ⓘ4-7907-1073-4　Ⓝ369.261
[内容] 序章 高齢者介護のゆくえ　第1章 介護の社会史　第2章 介護ライフスタイルという視点　第3章 介護ライフスタイルに関する実証調査　第4章 介護者の動機からみる介護ライフスタイル　第5章 介護の長期化と介護ライフスタイル　第6章 配偶者間介護と家族ダイナミックス　第7章 介護ライフスタイルとジェンダー　第8章 介護ライフスタイルと親族ネットワーク　第9章 成人期の親子ライフスタイル

◇介護労働を生きる―公務員ヘルパーから派遣ヘルパーの22年　白崎朝子著　現代書館　2009.3　206p　20cm　1600円　Ⓘ978-4-7684-3490-1　Ⓝ369.17
[内容]第1章 コムスンショックからグッドウィル派遣ヘルパーへ　第2章 仲間たちの労働実態　第3章 介護をめぐる経済 介護労働者のメンタリティ 生老病死に向き合う介護労働の混沌の中から）　終章 介護労働に希望はあるか

◇介護労働学入門―ケア・ハラスメントの実態をとおして　篠崎良勝著　一橋出版　2008.1　255p　26cm　2000円　Ⓘ978-4-8348-0350-1　Ⓝ369.26
[内容]第1章 介護労働学（介護労働学とは　介護労働者　介護労働の専門性）　第2章 ケア・ハラスメント（ケア・ハラスメントとは　不適正行為によるケア・ハラスメント　医療行為に関係するケア・ハラスメント　性的嫌がらせ　暴力　意識・態度からケア・ハラスメント　ケア・ハラスメントとストレス　ケア・ハラスメントを相談・報告しない介護労働者）　第3章 声なき声はどこに向かうのか（森を見て、木を見ず　声なき声　「義務」の視点と「権利」の視点）

◇介護労働者定着のための福利厚生施策の考察と提言―平成22年度老人保健健康増進等事業介護労働者の労働環境改善等に関する調査研究事業事業報告書　企業福祉・共済総合研究所　2011.3　341p　30cm　Ⓝ369.26

◇介護労働者の確保・定着等に関する研究会―中間取りまとめ　介護労働者の確保・定着等に関する研究会著　厚生労働省職業安定局　2008.7　30, 18, 33p　30cm　Ⓝ369.26

◇介護労働者の業務内容と心身の負担感に関する研究―調査報告書　平成15年度　雇用開発センター　2004.3　80p　30cm　Ⓝ369.17

◇介護労働者の業務内容と心身の負担感に関する研究―報告書　平成16年度　雇用開発センター　2005.3　83p　30cm　Ⓝ369.17

◇「介護労働者の業務内容と心身の負担感に関する研究」調査報告書　平成14年度　雇用開発センター　2003.3　48, 32p　30cm 〈タイトルは奥付による〉　Ⓝ369.17

◇介護労働者の働く意識と実態―施設系・入所系・通所系介護事業における労働者の意識と労働時間・賃金等の労働条件の実態 実態調査票　平成16年度　介護労働安定センター編　介護労働安定センター　2004.12　223p　30cm　（介護労働ガイダンスシリーズ）　1800円　Ⓝ369.26

◇介護労働者の労働状況に関する調査報告書―介護事業者の経営状況や地域と介護労働者の離職率との関係に関する調査研究事業　医療経済研究・社会保険福祉協会医療経済研究機構　2010.3　8, 148p　30cm　（老人保健健康増進等事業による研究報告書 平成21年度）〈奥付のタイトル：介護労働者の定着と労働状況に関する調査報告書〉　Ⓝ369.26

◇介護労働者問題はなぜ語られなかったのか　高木博史著　本の泉社　2008.12　102p　19cm　700円　Ⓘ978-4-7807-0421-1　Ⓝ369.17
[内容]序章 人材養成現場と介護現場のはざまで　第1章 介護労働者問題とは何か　第2章 なぜ介護労働者の労働条件は悪いのか　第3章 語られなかった介護労働者問題　第4章 介護労働者をめぐる動き　第5章 安心できる介護が保障される社会をめざして　終章 ゆたかな介護はゆたかな労働条件から―私が介護労働を問い続ける理由

◇介護労働における問題対応マニュアルの作成に関する研究―調査報告書　平成15年度　雇用開発センター　2004.3　65p　30cm　Ⓝ369.17

◇介護労働における問題対応マニュアルの作成に関する研究―調査報告書　平成16年度　雇用開発センター　2005.3　190p　30cm　Ⓝ369.17

◇「介護労働における問題対応マニュアルの作成に関する研究」調査報告書　平成14年度　雇用開発センター　2003.3　99p　30cm　Ⓝ369.17

◇介護労働の現状　平成18年版　介護労働安定センター　2006.9　1冊　30cm　（介護労働ガイダンスシリーズ）　2381円　Ⓘ4-903303-34-9　Ⓝ369.26
[内容]第1 事業所における介護労働実態調査の実施概要　第2 事業所における介護労働実態調査結果の要約（事業所の状況　労働者の状況（個別調査結果）ほか）　第3 事業所における介護労働実態調査結果（事業所の状況　労働者の状況（個別調査結果）ほか）　第4 統計編　資料 事業者における介護労働実態調査票

◇介護労働の現状　平成19年版 1　介護労働安定センター　2007.8　160, 82, 17p　30cm　（介護労働ガイダンスシリーズ）〈サブタイトル：介護事業所における労働の現状、3年に一度の大規模調査平成18年度「事業所における介護労働実態調査」結果〉　2857円　Ⓘ978-4-903303-40-6　Ⓝ369.26
[内容]第1章 事業所における介護労働実態調査の実施概要　第2章 事業所における介護労働実態調査結果の要約　第3章 事業所における介護労働実態調査結果　第4章 資料編（統計表　資料 事業者における介護労働実態調査調査票（単純集計結果入り））

◇介護労働の現状　平成19年版 2　介護労働安定センター　2007.8　123, 89p　30cm　（介護労働ガイダンスシリーズ）〈サブタイトル：介護労働者の意識と実態、3年に一度の大規模調査平成18年度「介護労働者の就業実態と就業意識調査」結果〉　2381円　Ⓘ978-4-903303-41-3　Ⓝ369.26
[内容]第1章 介護労働者の就業実態と就業意識調査結果の実施概要　第2章 介護労働者の就業実態と就業意識調査結果の概要（要約）　第3章 介護労働者の就業実態と就業意識調査結果　第4章 資料編（統計編　介護労働者の就業実態と就業意識調査票）

◇介護労働の現状　平成20年版 1　介護事業所における労働の現状―平成19年度「事業所における介護労働実態調査」結果　介護労働安定センター　2008.8　184, 78, 14p　30cm　（介護労働ガイダンスシリーズ）　2857円　Ⓘ978-4-903303-52-9　Ⓝ369.26
[内容]第1章 事業所における介護労働実態調査の実施概要　第2章 事業所における介護労働実態調査結

果の要約　第3章 事業所における介護労働実態調査結果　第4章 資料編(統計表　事業所における介護労働実態調査調査票(単純調査結果入り))

◇介護労働の現状　平成20年版 2　介護労働者の働く意識と実態—平成19年度「介護労働者の就業実態と就業意識調査」結果　介護労働安定センター　2008.8　126, 72, 13p　30cm　(介護労働ガイダンスシリーズ)　2381円　Ⓘ978-4-903303-53-6　Ⓝ369.26
　内容　第1章 介護労働者の就業実態と就業意識調査結果の実施概要　第2章 介護労働者の就業実態と就業意識調査結果の要約　第3章 介護労働者の就業実態と就業意識調査結果　第4章 資料編

◇介護労働の現状　平成21年版 1　介護事業所における労働の現状　介護労働安定センター　2009.8　214, 78, 18p　30cm　(介護労働ガイダンスシリーズ)　2857円　Ⓘ978-4-903303-64-2　Ⓝ369.26
　内容　第1章 事業所における介護労働実態調査の実施概要　第2章 事業所における介護労働実態調査結果の要約　第3章 事業所における介護労働実態調査結果　第4章 資料編(統計表　事業所における介護労働実態調査調査票(単純集計調査結果記載))

◇介護労働の現状　平成21年版 2　介護労働者の働く意識と実態　介護労働安定センター　2009.8　139, 82, 14p　30cm　(介護労働ガイダンスシリーズ)　2381円　Ⓘ978-4-903303-65-9　Ⓝ369.26
　内容　第1章 介護労働者の就業実態と就業意識調査結果の実施概要　第2章 介護労働者の就業実態と就業意識調査結果の要約　第3章 介護労働者の就業実態と就業意識調査結果　第4章 資料編

◇介護労働の現状　平成22年版 1　介護事業所における労働の現状—平成21年度事業所における介護労働実態調査結果　介護労働安定センター　2010.10　176, 63, 16p　30cm　(介護労働ガイダンスシリーズ)　3333円　Ⓘ978-4-903303-77-2　Ⓝ369.26
　内容　第1章 事業所における介護労働実態調査結果の実施概要　第2章 事業所における介護労働実態調査結果の要約　第3章 事業所における介護労働実態調査結果　第4章 資料編(統計表　事業所における介護労働実態調査調査票(単純集計調査結果記載))

◇介護労働の現状　平成22年版 2　介護労働者の働く意識と実態—平成21年度介護労働者の就業実態と就業意識調査結果　介護労働安定センター　2010.10　157, 48, 15p　30cm　(介護労働ガイダンスシリーズ)　2381円　Ⓘ978-4-903303-78-9　Ⓝ369.26
　内容　第1章 介護労働者の就業実態と就業意識調査結果の実施概要　第2章 介護労働者の就業実態と就業意識調査結果の要約　第3章 介護労働者の就業実態と就業意識調査結果　第4章 資料編(統計表　介護労働者の就業実態と就業意識調査調査票(単純集計結果入り))

◇介護労働の現状　平成23年版 1　介護事業所における労働の現状　介護労働安定センター　2011.10　182, 60, 16p　29×21cm　(介護労働ガイダンスシリーズ)(付属資料：CD-ROM1)　3333円　Ⓘ978-4-903303-84-0
　内容　第1章 事業所における介護労働実態調査結果の実施概要　第2章 事業所における介護労働実態調

査結果の要約　第3章 事業所における介護労働実態調査結果　第4章 資料編

◇介護労働の現状　平成23年版 2　介護労働者の働く意識と実態　介護労働安定センター　2011.10　156, 91, 15p　30cm　(介護労働ガイダンスシリーズ)　2381円　Ⓘ978-4-903303-85-7
　内容　第1章 介護労働者の就業実態と就業意識調査結果の要約　第3章 介護労働者の就業実態と就業意識調査結果　第4章 資料編

◇介護労働の実態と課題　林直子, 林民夫編著　平原社　2011.12　282p　22cm　4600円　Ⓘ978-4-938391-49-2　Ⓝ369.26
　内容　第1章 介護労働をめぐる論点—解題に代えて　第2章 社会福祉基礎構造改革による介護労働の変容　第3章 介護労働者をめぐる法的課題　第4章 わが国における介護労働者の労働実態—既存調査にみる現状　第5章 介護労働者の心理社会的ストレスと雇用管理の方向性　第6章 韓国における介護労働者の現状

◇介護IT活用モデルシステムの研究—報告書　東京都介護IT活用研究会編　東京都福祉局保険部介護保険課　2003.3　103p　30cm　Ⓝ369.26

◇危機にある介護労働—これからの介護・雇用管理入門　野寺康幸著　労働新聞社　2008.12　146p　26cm　1200円　Ⓘ978-4-89761-062-7　Ⓝ369.26

◇築く介護の福祉—より良く生きるために　増田樹郎, 山本誠編著　京都　久美　2004.8　165p　21cm　(介護の世界 第2巻)〈執筆：山本誠ほか〉　1800円　Ⓘ4-907757-81-6　Ⓝ369.26
　内容　1 自立と介護そして介護福祉—介護の豊かさを求めて　2 介護サービス契約と消費者の権利—消費者被害と権利擁護の課題　3 介護と看護の協働のために—キュアからケアへの始動　4 いのちの入り口を考えるために—口腔ケアと介護の質　5 最期の1スプーンまで—口から食べられる間は品位と尊厳をもって生きられる　6 生活を豊かに—物的側面からのアプローチ　7 介護は楽しく、明るく、快く—潤いを与えるレクリエーション　8 "ケア"のイロハ—その原像を求めて　9 社会的ケアとしての介護—個の尊厳を中心に　10 利用者の信託に応えるために—介護福祉のフロント　資料

◇きちんとストレス管理—介護職員のためのストレスマネジメント　稲谷ふみ枝著, 全国社会福祉協議会編　全国社会福祉協議会　2008.8　39p　26cm　700円　Ⓘ978-4-7935-0941-4　Ⓝ369.26

◇希望のケア学—共に生きる意味　渡辺俊之著　明石書店　2009.7　220p　20cm　1800円　Ⓘ978-4-7503-3025-9　Ⓝ598.4
　内容　1 私たちをケアへと導くもの　2 感情とケア　3「介護家族」とケア　4 ケアという生き方

◇区市町村社協における地域福祉コーディネーターの必要性と養成について—地域福祉コーディネーター養成等検討委員会報告書　東京都社会福祉協議会　2011.12　91p　30cm　762円　Ⓘ978-4-86353-102-4
　内容　第1章 区市町村社会福祉協議会における地域福祉コーディネーターの必要性　第2章 東京都内社会福祉協議会における小地域福祉活動の現状(区市町村社会福祉協議会地域福祉担当職員ヒアリング調査　区市町村社会福祉協議会活動事例)　第3章 東

京都における地域福祉コーディネーターの配置と基本的考え方　第4章 地域福祉コーディネーターの専門性と養成プログラムの提案　資料編

◇ケアを生み出す力―傾聴から対話的関係へ　佐藤俊一著　川島書店　2011.10　224p　20cm　2200円　①978-4-7610-0881-9　Ⓝ369.16
　内容　第1章 ケアを生み出す基礎とは　第2章 苦悩することから生きる意味が生まれる　第3章 対人援助力を基礎から高める　第4章 傾聴から対話できる関係へ　第5章 自分を、弱さを表わす　第6章 気持ちが動くと行動できる

◇ケア会議の技術　2 事例理解の深め方　上原久著　中央法規出版　2012.6　279p　21cm　2500円　①978-4-8058-3676-7
　内容　第1章 ケア会議概論(ケアマネジメントとケア会議　ケア会議の基本的な知識)　第2章 ケア会議の進め方　第3章 事例理解に必要な知識　第4章 ケア会議の思考法―事例理解を深める技術(情報の分類と種類　事例理解の深め方)　第5章 ケア会議における思考の展開 実践編

◇ケアする人だって不死身ではない―ケアギヴァーの負担を軽くするためのセルフケア　L. M. ブラマー, M. L. ビンゲイ著，森田明子訳　京都　北大路書房　2005.8　193p　21cm　〈訳：池田寿美子ほか〉　2300円　①4-7628-2456-9　Ⓝ598.4
　内容　第1部 コーピングとサヴァイヴァル(縁の下のヒーローたち　適者生存)　第2部 あなたのもっている資質を知る　第3部 困難な感情との直面　第4部 あなたの周辺社会で頼りになるものを知る(あなたのまわりにある助け)　第5部 ウェルネスと再生への計画(健康状態を維持する)

◇ケアする人のハンドブック―家族のケアを支える　奈良　たんぽぽの家　2004.3　110p　21cm　〈福祉医療機構(長寿社会福祉基金)助成事業〉　Ⓝ369

◇ケアその思想と実践　1 ケアという思想　上野千鶴子, 大熊由紀子, 大沢真理, 神野直彦, 副田義也編　岩波書店　2008.4　246, 3p　21cm　2200円　①978-4-00-028121-8　Ⓝ369.04
　内容　ケアという思想　福祉財政の思想―社会的連帯のために　青い芝のケア思想　アクセス・コミュニケーション・ケア―聴覚障害者の立場から　本を読む権利はみんなにある　道転の発想―問題だらけからの出発　リハビリテーションという思想　介助するということか―脱・家族化と有償化の中で　ブリコラージュとしてのケア　有限性という常套句をどう受けるか　自立の神話「サクセスフル・エイジング」を解剖する　生きる権利・死ぬ権利だけでなく　こんなになってまで生きることの意味　老いるという経験

◇ケアその思想と実践　2 ケアすること　上野千鶴子, 大熊由紀子, 大沢真理, 神野直彦, 副田義也編　岩波書店　2008.5　253, 3p　21cm　2200円　①978-4-00-028122-5　Ⓝ369.04
　内容　ケアすることとは―介護労働論の基本的枠組　介護の専門性　「よいケア」とは何か―来るべき「ふつうのケア」の実現のために　介護労働市場と介護保険事業に従事する介護職の実態　感情労働としてのケア労働　ケアする性―ケア労働をめぐるジェンダー規範　介護ワークにおけるストレス　縛り放題！閉じ込め放題！ああ懲りない国ニッポン　老い衰えゆくことをめぐる人びとの実践とその歴史―私たちが自らを守らんために現れてしまう皮肉かつ危うい事態について　ウソつきは認知症ケアのはじまり、なのか？　認知症を生きる人たち　コミュニティ・ケア―幻想と現実

◇ケアその思想と実践　3 ケアされること　上野千鶴子, 大熊由紀子, 大沢真理, 神野直彦, 副田義也編　岩波書店　2008.8　253, 3p　21cm　2200円　①978-4-00-028123-2　Ⓝ369.04
　内容　ケアされるということ―思想・技法・作法　障害当事者の主体性と非力　"ケアされるプロ"として半世紀―日本のケアは変わったか　ケアされる身体　女がケアされること　知的障害者の自立　ビア・カウンセリングの思想―当事者による当事者介護　専門家は当事者から何を学ぶか　夫の母を介護した15年の経験から―「向老学会」の設立へ　認知症と共に生きる人たちはどんなケアを求めているのか　成年後見制度―誰が介護者の代弁をするのか　誰が「払い/律する」のか―ダイレクトペイメント論　ユーザーユニオンの結成に向けて

◇ケアその思想と実践　4 家族のケア家族へのケア　上野千鶴子, 大熊由紀子, 大沢真理, 神野直彦, 副田義也編　岩波書店　2008.9　235, 3p　21cm　2200円　①978-4-00-028124-9　Ⓝ369.04
　内容　家族のケア家族へのケア(樋口恵子著)　ケアする権利/ケアしない権利(森川美絵著)　女が家族介護を引き受けるとき(笹谷春美著)　ケアをめぐる家族の葛藤(竹内孝仁著)　「人間性」の発見という希望と陥穽(井口高志著)　介護家族を支える(高見国生著)　家族介護は軽減されたか(袖井孝子著)　障害児の母親が職業を捨てないということ(玉井真理子著)　高齢者虐待と養護者支援(春日キスヨ著)　家で死ぬ条件(宮崎和加子著)　何のための遺留分制度か？(阿部真大著)

◇ケアその思想と実践　5 ケアを支えるしくみ　上野千鶴子, 大熊由紀子, 大沢真理, 神野直彦, 副田義也編　岩波書店　2008.6　241, 3p　21cm　2200円　①978-4-00-028125-6　Ⓝ369.04
　内容　ケアを支えるしくみ―ビジョンと設計　サービス格差に見るケアシステムの課題　自治体改革と介護保険　自治体福祉の光と影　ケアを支える国民負担意識　介護市場化の可能性と限界　介護保険の通信簿　国際比較の中の日本介護保険　高齢者介護システムの国際比較　ケアマネジャー論―制度と現実　求められる介護教育

◇ケアその思想と実践　6 ケアを実践するしかけ　上野千鶴子, 大熊由紀子, 大沢真理, 神野直彦, 副田義也編　岩波書店　2008.7　280, 3p　21cm　2400円　①978-4-00-028126-3　Ⓝ369.04
　内容　福祉の最適混合を目指して　地域でターミナルケアを支える―ケアタウン小平の取り組みから　先進ケアを支える福祉経営　NPOの実践からみえるもの　介護労働の達成と課題　生協の介護事業　介護施設の福祉経営論　ケア産業論　ケアの人事管理―雇用管理と報酬管理　介護事業と第三者評価　ケアのための空間　市民セクター福祉を育てる　ともに生きる社会と福祉の町づくり　住民参加による地域福祉の実現

◇ケアってなんだろう　小澤勲編著　医学書院　2006.5　294p　21cm　〈シリーズケアをひらく〉　2000円　①4-260-00266-X　Ⓝ490.49
　内容　1部 向かいあって考える　対談(ケアと異界(田口ランディ)　「当事者の時代」に専門家はどこに立つのか(向谷地生良)　情動・ことば・関係性(滝

川一廣) 病いを得るということ(瀬戸内寂聴)) 2部 若手研究者が考える インタビュー+論文(「私」はどこにいるのか(西川勝) なんてわかりやすい人たち(出口泰靖) 治らないところから始める(天田城介)) 3部 認知症を生きるということ 公開講座より 4部 「ぼけ」を読む 認知症高齢者をかかえる家族への手紙

◇ケアとサポートの社会学 三井さよ,鈴木智之編 法政大学出版局 2007.3 301p 20cm 3200円 Ⓣ978-4-588-67206-4 Ⓝ369.021
[内容] 第1章 介護経験とライフストーリー—生活史の継続という観点から 第2章 実の娘による「遠距離介護」経験と「罪悪感」—男きょうだいの有無による老親介護責任配分の位相 第3章 本人の「思い」の発見がもたらすもの—認知症の人の「思い」を聞き取る実践の考察を中心に 第4章 院内家族会とその支援的機能—小児ガン患者の「親の会」の事例から 第5章 職業者として寄り添う—病院内看護職と末期患者やその家族とのかかわり 第6章 ホームヘルプの事業所間比較—ヘルパーによる利用者への対処に着目して 第7章 支援/介助はどのように問題化されてきたか—「福島県青い芝の会」の運動を中心として 第8章 「義務としての自立の指導」と「権利としての自立の支援」の狭間で—生活保護におけるストリート官僚の裁量と構造的制約

◇ケアの現在と現実のはざま 堺 大阪女子大学女性学研究センター 2004.6 140p 21cm (女性学連続講演会第8期) (会期:2003年6月21日〜7月19日) 非売品 Ⓝ369
[内容] ケアという労働(木村涼子述) ヘルパーは『社会の嫁』か?(上野千鶴子述) ケア,感情,ジェンダー(春日キスヨ述) 介護保険制度と市民参加(大谷強述) ケアのグローバル化(足立眞理子述) 不況と女性(足立眞理子述)

◇ケアの社会学—臨床現場との対話 三井さよ著 勁草書房 2004.8 256, 14p 20cm 2600円 Ⓣ4-326-65296-9 Ⓝ369
[内容] 序章 臨床現場と社会学の対話 第1章 他者の「生」を支えようとすること 第2章 キュアからケアへ 第3章 その人らしさを生かすために—看護職による患者への働きかけ 第4章 ケアを支える医療専門職間関係 終章 ケアの社会学へ向けて

◇ケアの社会学—当事者主権の福祉社会へ 上野千鶴子著 太田出版 2011.8 497, 4p 21cm 2850円 Ⓣ978-4-7783-1241-1
[内容] 第1部 ケアの主題化(ケアとは何か ケアとは何であるべきか—ケアの規範理論 当事者とは誰か—ニーズと当事者主権) 第2部 「よいケア」とは何か(ケアに根拠はあるか 家族介護は「自然」か ケアはどんな労働か ケアされるとはどんな経験か 「よいケア」とは何か—集団ケアから個別ケアへ) 第3部 協セクターの役割(誰が介護を担うのか—介護費用負担の最適配分に向けて 市民事業体と参加型福祉 生協福祉 グリーンコープの福祉ワーカーズ・コレクティブ 生協のジェンダー編成 協セクターにおける実践—小規模多機能型居宅介護の事例 官セクターの成功と挫折—秋田県旧鷹巣の場合 協セクターの優位性) 第4部 ケアの未来(ふたたびケア労働をめぐって—グローバリゼーションとケア 次世代福祉社会の構想)

◇ケアの政治学—アジア・アフリカ地域社会からの視座 西真如著 京都 京都大学東南アジア研究所 2011.7 30p 30cm (Kyoto working papers on area studies no. 119 JSPS global COE program series 117) Ⓣ978-4-901668-91-0

◇ケアのゆくえ科学のゆくえ 広井良典著 岩波書店 2005.11 262p 20cm (フォーラム共通知をひらく) 2000円 Ⓣ4-00-026343-9 Ⓝ498.04

◇ケアのリアリティ—境界を問いなおす 三井さよ,鈴木智之編著 法政大学出版局 2012.5 270p 19cm (現代社会研究叢書 6) 3000円 Ⓣ978-4-588-60256-6
[内容] 第1章 "場"の力—ケア行為という発想を超えて 第2章 名付けられぬものとしての「介助」—障害の親をもつ子どものリアリティ 第3章 アイデンティティを保ち作るケア—若年認知症の人の新しい社会関係と自己への移行をめぐって 第4章 受ける側からみる「介護」—ホームヘルプサービスを利用する高齢者の語りから 第5章 遠距離介護と同居問題—「なぜ?」はどのように語られるのか 第6章 悲しむ主体としての看護師—遺族ケアの手前で考えるべきこと 第7章 未決の問いとしてのがん告知—その後を生きる患者の語りから 第8章 死にゆこうとする身体のために—応答としてのケアとその臨界

◇ケアの倫理からはじめる正義論—支えあう平等 エヴァ・フェダー・キテイ著,岡野八代,牟田和恵編・訳 白澤社 2011.8 172p 19cm (発売:現代書館) 1800円 Ⓣ978-4-7684-7940-7 Ⓝ367.1
[内容] 1 ケア,平等,そして正義をめぐって—哲学的伝統に対するキテイの挑戦 2 ケアの倫理から,グローバルな正義へ—二〇一〇年一一月来日講演録 3 インタビュー・社会的プロジェクトとしてのケアの倫理—未知の可能性に心を閉ざすことはできない 4 キテイ哲学の可能性—『愛の労働あるいは依存とケアの正義論』を読む 5 キテイ哲学がわたしたちに伝えてくれるもの

◇ケアマネ白書—現場の声が介護保険を変える よりよい介護をめざすケアマネジャーの会編 大阪 日本機関紙出版センター 2009.5 260p 19cm 1333円 Ⓣ978-4-88900-856-2 Ⓝ369.17
[内容] 第1章 利用者、家族、ヘルパー、ケアマネは語る 第2章 座談会=介護保険9年とこれから 第3章 介護保険制度とケアマネジャーの現状 第4章 利用者本位の介護保険活用のポイント 第5章 介護の仕事とたたかうケアマネジャー 第6章 喜びと学びある介護の実現めざして

◇ケアマネ&ヘルパーの仕事—介護の最前線を担うプロフェッショナル 法学書院編集部編 法学書院 2010.9 193p 21cm (もっと知りたい 14) 〈並列シリーズ名:motto shiritai series〉 1500円 Ⓣ978-4-587-62165-0 Ⓝ369.17
[内容] 1 社会は介護福祉を求めている(なぜ介護福祉は必要なのか 介護の社会化 ケアマネジャーとホームヘルパー) 2 ケアマネジャーの仕事(ケアマネジャー(介護支援専門員)とは ケアプラン作成のプロセス ケアプラン作成の実行とその後の仕事 ケアマネジャーの資質と注意しなければいけないこと 職場インタビュー) 3 ホームヘルパーの仕事(ホームヘルパー(訪問介護員)とは ホームヘルパーの仕事 ホームヘルパーの需要と実態 職場インタビュー) 4 ケアマネジャー・ホームヘルパーの活躍する場所(施設サービス 居宅サービス 地域密着型サー

◇ス ホームヘルパーの派遣元) 5 ケアマネジャー・ホームヘルパーになるには(介護支援専門員実務研修受講試験 ケアマネジャーへのアプローチ ホームヘルパーになるには)

◇ケアラーを支えるために―家族(世帯)を中心とした多様な介護者の実態と必要な支援に関する調査研究事業 介護者サポートネットワークセンター・アラジン編 介護者サポートネットワークセンター・アラジン 2011.3 247p 30cm 〈平成22年度老人保健事業推進費等補助金老人保健健康増進等事業〉 Ⓝ369.16

◇ケアリング研究へのいざない―理論と実践 吉原惠子, 広岡義之編著 風間書房 2011.3 250p 21cm 2800円 Ⓘ978-4-7599-1824-3 Ⓝ371.1
　内容 序章 学際的領域としての「ケアリング研究」の可能性 第1章 「ケアリング」についての哲学的=人間学的·考察―ミルトン・メイヤロフの『ケアの本質』を中心に 第2章 教育における心理学の役割とケアリング概念―学習者に必要なケアリングとは何か 第3章 学校保健領域におけるケアリング―担任と養護教諭がかかわったメンタルヘルスケアの事例から 第4章 小児看護領域におけるケアリング―障がいのある子どもと親の事例から 第5章 ソーシャルワーカーからみたケアリング―在宅介護現場の事例から 第6章 感情社会学とケアリング―感情労働とケアについて考える 第7章 宗教とケアリング―宗教教育とスピリチュアル・ケアに関する一考察 第8章 メイヤロフのケアリング概念における徳論の一考察―ボルノーの徳論および小・中学校の道徳教育の内容項目と対比しつつ 終章 「ケアリング」という視点について

◇ケアリング・ソサエティー「生きやすい社会」へ 奈良, たんぽぽの家 2005.3 134p 21cm 〈福祉医療機構(長寿社会福祉基金)助成事業〉 Ⓝ369.04

◇ケア労働の配分と協働―高齢者介護と育児の福祉社会学 後藤澄江著 東京大学出版会 2012.5 203p 21cm 3500円 Ⓘ978-4-13-056400-7
　内容 ケア労働の配分と協働をめぐって 第1部 ケア労働の分析枠組み(生命再生産労働という分析視点 家族の生命再生産機能と情緒機能) 第2部 日英職の家族政策・地域政策(英国のケア労働の配分をめぐる変質と「家事労働」―サッチャー政権下のコミュニティケア政策 英国におけるコミュニティケアの推進―地縁型「地域労働」・市民型「地域労働」の再編をめざして 日韓のケア労働の配分と協働―21世紀に入ってからの立場の逆転) 第3部 ケア供給の担い手育成と協働(地域活動の実態と「家事労働」「地域労働」―名古屋市調査の結果から 地域を基盤としたネットワークとケア労働―「家事労働」と「地域労働」との協働の促進に向けて)

◇ケアワーカーのQWLとその多様性―ギルド理論による実証的研究 李政元著 西宮 関西学院大学出版会 2011.3 197p 22cm 3200円 Ⓘ978-4-86283-088-3 〈関西学院大学研究叢書 第142編〉 Ⓝ369.16
　内容 ケアワーカーのQWL解明の必要性 第1部 QWLとその多様性に関する理論的枠組み(QWLの理論的枠組 QWLの生態学：ギルド理論の導入) 第2部 QWLの多様性の実証的研究(仮説の特定化と分析方法 仮説の検証と考察) 第3部 提言の部(ケアワーカーのより良い人材マネジメントに向けて) 補章 日本・韓国・中国職員の職務満足構造

◇ケアワーク入門 成清美治著 学文社 2009.8 263p 22cm 2700円 Ⓘ978-4-7620-1967-8 Ⓝ369.16
　内容 第1部 ケアワークとは(ケア論について ケアワーク―その概念と課題 ケアワークの原理と哲学・倫理 ケアワークの展開 対人援助としてのケア ケアワーカーの処遇問題) 第2部 ケアワークに関する諸政策・諸制度(社会福祉基礎構造改革と介護保険制度 介護保険制度の改革とケアサービス 障害者福祉とケアサービス 地域福祉とケアサービス ドイツの介護保険制度に影響を与えたオランダの特別医療費補償制度(AWBZ) 日本の介護保険制度に影響を与えたドイツ介護保険制度)

◇高齢者介護施設における従業員のバーンアウトに関わる組織システムの調査―総合政策学的視座 伴英美子著 〔藤沢〕 慶應義塾大学大学院政策・メディア研究科 2004.7 44p 30cm 〈総合政策学ワーキングペーパーシリーズ no.46〉 Ⓝ369.16

◇高齢者介護施設における派遣スタッフの活用と就業実態 堀田聰子, 佐藤博樹, 大木栄一編 東京大学社会科学研究所人材ビジネス研究寄付研究部門 2010.3 300p 26cm 〈東京大学社会科学研究所人材ビジネス研究寄付研究部門資料シリーズ no.7〉 非売品 Ⓝ366.8

◇コミュニティケアと社会福祉の展望 渡邉洋一著 相川書房 2005.10 288p 22cm 〈「コミュニティケア研究」の改訂版〉 3500円 Ⓘ4-7501-0325-X Ⓝ369
　内容 第1部 コミュニティケアの基礎研究(地域福祉の課題と研究の枠組み 地域福祉理論の系譜と新たな地域福祉研究の枠組み コミュニティ概念の基礎理論の研究 コミュニティケアの構造の研究 コミュニティケアの理論と展望) 第2部 社会福祉運動体認識(コミュニティケア型社会福祉の基礎的考察 社会福祉の思想と社会福祉運動体認識 福祉社会の構築とナラティブソーシャルワーク)

◇コミュニティケアの開拓―宅老所よりあいとNPO笑顔の実践に学ぶ 浜崎裕子著 雲母書房 2008.12 210p 21cm 2200円 Ⓘ978-4-87672-261-7 Ⓝ369.26
　内容 プロローグ 地域で看取る 第1章 長住団地という地域社会 第2章 宅老所よりあいとともに新しい老人ホームをつくる会 第3章 NPO笑顔 第4章 認知症の人とともに暮らす 第5章 地域福祉を拓く 第6章 長住住人の語り エピローグ 三つのチエン

◇これからの介護を支える人材について―新しい介護福祉士の養成と生涯を通じた能力開発に向けて 介護福祉士のあり方及びその養成プロセスの見直し等に関する検討会 2006.7 43p 30cm Ⓝ369.07

◇これでよいのかケアマネジメント―実践現場からの提言 大野勇夫ほか編 大月書店 2003.1 168p 21cm 1700円 Ⓘ4-272-36042-6 Ⓝ369.16
　内容 第1部 座談会・いま、ケアマネジャーは―その奮戦のもよう 第2部 ケアマネジャーの困難の背景(ケアマネジャーの苦悩と介護保険制度 高齢者の生活問題―その実像は ケアマネジメントの限界を

どう克服するか） 第3部 これからのケアマネジメント―実践現場からの提言

◇在宅・施設におけるリスクマネジメント―日々のケアに"安全の視点"を生かす 宮崎和加子総監修, 健和会, 南葛勤医協, すこやか福祉会協力 日本看護協会出版会 2009.5 140p 28×21cm 「コミュニティケア」2009年5月臨時増刊号〕 1500円 ⓘ978-4-8180-1411-4
内容 第1章 総論―"生活の場"におけるリスクマネジメントとは（"生活の場"におけるリスクマネジメントとは―本人の望む生活を尊重する） 第2章 在宅編―在宅ケアにおけるリスクマネジメント 第3章 特養編―施設ケアにおけるリスクマネジメント 第4章 解説―在宅・施設ケアにおける法的責任（在宅・施設ケアにおける法的責任）

◇差異と平等―障害とケア/有償と無償 立岩真也, 堀田義太郎著 青土社 2012.6 342, 17p 19cm 2400円 ⓘ978-4-7917-6645-1
内容 第1部 差異と平等―「どれだけで」への答, そして支払う・支払わない（差異とのつきあい方 無償/有償 ケアと市場 ケアの有償化論と格差・排除―分配パラダイム・制度主義の意義と限界） 第2部 近い過去を忘れないために, 今さらながらのことを復唱する（あの「政権交代」はなんだったのか 言わずもがなのことをそれでも言う短文×3 税の取り方と渡し方―『税を直す』で最低言っておくべきだと思ったこと 変化は言われたが後景に退いた働いて得ることについて・案）

◇時間の止まった家―「要介護」の現場から 関なおみ著 光文社 2005.2 240p 18cm（光文社新書） 720円 ⓘ4-334-03292-3 Ⓝ369.16
内容 第1章 「物あふれ」と家 第2章 「生き物」と「衛生」と家 第3章 「一人暮らし」と家 第4章 「不安」と「介護」と家 第5章 「共依存」と家 第6章 「さすらい」と家

◇社会福祉・介護事業現場における個人情報保護と情報共有の手引き 小嶋正, 森本佳樹, 村井祐一共著 東京都社会福祉協議会 2005.11 277p 21cm （新しい福祉事業経営ブックレット 5）〈背のタイトル：個人情報保護と情報共有の手引き〉 1715円 ⓘ4-902198-92-4 Ⓝ369.13
内容 第1章 個人情報保護法制度のあらましと介護・社会福祉事業 第2章 社会福祉事業における個人情報の特性 第3章 社会福祉事業の実際場面における個人情報の保護・共有・開示についての基本的な視点 第4章 個人情報保護のしくみづくりの取組み事例―援助の質を高めるための個人情報保護（当事者参加で個人情報保護規程を策定。そのプロセスを通じて援助関係にも変化（社会福祉法人コメット） 利用者安全を守るために個人情報の保護を徹底（母子生活支援施設「かもめ荘」（仮名））ほか） 資料編

◇社会福祉士・介護福祉士の仕事がわかる本 法学書院編集部編 新版 法学書院 2004.6 199p 19cm 1400円 ⓘ4-587-61837-3 Ⓝ369.17
内容 1 社会福祉士・介護福祉士をとりまく状況（福祉の分野が変わる 2つの制度が福祉を変える 2つの資格が福祉をささえる より良き福祉大国に求められる人材） 2 社会福祉士（社会福祉士の仕事 社会福祉士の職場 社会福祉士に求められるもの 社会福祉士になるには） 3 介護福祉士（介護福祉士の仕事 介護福祉士の職場 介護福祉士に求められるもの 介護福祉士になるには） 4 社会福祉士・介護福祉士指定養成施設一覧（社会福祉士指定養成施設一覧 介護福祉士指定養成施設一覧）

◇社会福祉における介護時間の研究―タイムスタディ調査の応用 渡邊裕子著 東信堂 2010.1 250p 22cm 5400円 ⓘ978-4-88713-963-3 Ⓝ369.07
内容 第1章 タイムスタディ調査による介護研究の動向と本書の課題 第2章 タイムスタディ調査の方法論的検討 第3章 タイムスタディ調査の分析1―重度身体障害者の在宅介護時間 第4章 タイムスタディ調査の分析2―老人介護施設職員の業務時間 第5章 社会福祉政策へのタイムスタディ調査の応用 補論 参加の段階―必要介護時間の評価のための外的基準

◇少子高齢社会の福祉・介護サービス職 下山昭夫著 学文社 2008.3 217p 22cm 2300円 ⓘ978-4-7620-1772-8 Ⓝ369.26
内容 序章 本書の研究課題と構成 第1章 少子高齢化と福祉・介護サービス 第2章 高齢者介護の現状と問題 第3章 家族変動と「介護の社会化」 第4章 福祉・介護マンパワーの広がり 第5章 福祉・介護サービスの事業化 第6章 福祉・介護サービス事業所の経営実態 第7章 福祉・介護サービス職の労働実態 第8章 福祉・介護サービス職の就労意識と労働市場の特性 第9章 福祉・介護サービス職の職場定着対策 終章 少子高齢社会における福祉・介護サービス職

◇情報通信技術を基盤としたe-ケア型社会システムの形成とその応用の融合研究―文部科学省私立大学学術研究高度化推進事業ハイテク・リサーチ・センター整備事業平成17年度研究成果報告書 〔藤沢〕 慶應義塾大学SFC研究所 2007.3 278p 30cm ⓘ978-4-901616-05-8 Ⓝ369

◇情報通信技術を基盤としたe-ケア型社会システムの形成とその応用の融合研究―文部科学省私立大学学術研究高度化推進事業ハイテク・リサーチ・センター整備事業平成18年度研究成果報告書 〔藤沢〕 慶應義塾大学SFC研究所 2008.2 268p 30cm ⓘ978-4-901616-06-5 Ⓝ369

◇情報通信技術を基盤としたe-ケア型社会システムの形成とその応用の融合研究―文部科学省私立大学学術研究高度化推進事業ハイテク・リサーチ・センター整備事業平成19年度研究成果報告書 〔藤沢〕 慶應義塾大学SFC研究所 2009.1 322p 30cm ⓘ978-4-901616-07-2 Ⓝ369

◇情報通信技術を基盤としたe-ケア型社会システムの形成とその応用の融合研究―文部科学省私立大学学術研究高度化推進事業ハイテク・リサーチ・センター整備事業平成20年度研究成果報告書 〔藤沢〕 慶應義塾大学SFC研究所 2010.3 303p 30cm ⓘ978-4-901616-08-9 Ⓝ369

◇情報通信技術を基盤としたe-ケア型社会システムの形成とその応用の融合研究―文部科学省私立大学学術研究高度化推進事業ハイテク・リサーチ・センター整備事業平成21年度研究成果報告書 〔藤沢〕 慶應義塾大学SFC研究所 2010.3 284p 30cm ⓘ978-4-901616-09-6 Ⓝ369

◇自立力―こころとこころをつなぐ新介護のすすめ 石田和彦著 ごま書房 2007.6 162p 19cm 1200円 ⓘ978-4-341-08357-1 Ⓝ369.26

◇[内容]プロローグ みんなで支え合う「共生の時代」のはじまり 1「老化のサイン」、感じたことがありますか? 2 高齢者がかかりやすい病気の特徴 3 高齢者がかかりやすいこころの病気 4 からだとこころを動かしてみましょう 5 人間らしさを生みだすコミュニケーションの場 6 わかりやすい介護保険の利用の仕方

◇事例で考える介護職と医療行為　大平滋子,野崎和義共著　NCコミュニケーションズ　2004.4　225p　21cm　〈発売:日中出版〉　2000円　①4-8175-9007-6　Ⓝ369
[内容]第1章 介護事故・トラブル　第2章 介護と看護　第3章 介護者の人権、生活の質　第4章 在宅死と介護　第5章 介護職の専門性　第6章 介護職の就業問題

◇新・介護の本質　田中安平著　日野インデックス　2009.5　136p　21cm　1500円　①978-4-901092-52-4　Ⓝ369
[内容] 1 介護とは何か(介護の哲学と倫理　日本における介護と介護専門職) 2 介護教育のあり方 3 資格利用者とマンパワー確保に向けての提言　特養のあるべき姿—ケアワーカーの体験から提言する施設(特養)における認知症老人の接遇について)

◇スタッフに辞める!と言わせない介護現場のマネジメント　田中元著　自由国民社　2012.4　239p　21cm　1900円　①978-4-426-11443-5
[内容]序章 今、介護現場ではどんな「燃え尽き」が発生している?　第1章 基本編 現場に求められる資質をわかっているか?　第2章 モチベーション編 現場スタッフにやる気を出させる基本フロー　第3章 離職申し出編「辞めたい」と相談を受けたときの現場リーダーの対応　第4章 トラブル防止編 スタッフによる虐待、横領等を防ぐには?　第5章 チーム内人間関係編 スタッフ間、対利用者・家族の人間関係を上手に調整するには　第6章 対組織トップ編 上司や幹部をどう動かして現場を改善するには?　第7章 現場実務編 離職率を下げるための現場実務の進め方

◇図で見る介護労働の実態—平成17年度介護労働実態調査結果から　介護労働安定センター　2006.9　90p　26cm　952円　Ⓝ369.17
[内容] 1 調査の概要 2 介護事業所における労働の実態 3 ホームヘルパーの就業実態と就業意識 4 用語の定義等 5 統計表(抜粋)

◇図で見る介護労働の実態—平成18年9月実施の介護労働実態調査結果から　野寺康幸編　介護労働安定センター　2007.9　115p　26cm　1143円　①978-4-903303-42-0　Ⓝ369.17
[内容] 1 調査の概要 2 主な用語の定義等 3 事業所における介護労働の実態(事業所の状況　介護労働者の状況　雇用管理の状況　改正介護保険法への事業所の対応方法等　改正介護保険法に伴う労働者の仕事や職場環境等の状況変化) 5 統計表(抜粋)

◇精神保健福祉士への道—人権と社会正義の確立を目指して　金子努,辻井誠人編著　京都 久美　2009.10　224p　22cm　2500円　①978-4-86189-131-1　Ⓝ369.17
[内容]第1章 日本の精神障害者施策の問題点とその本質(精神障害者を差別・排除する法的規制のはじまり　精神障害者の三種類の置かれた状況　精神病院法成立と精神科病院に入院していた者の状況　私宅監置の状況　民間療法を受けていた者の状況　精神保健福祉士としての留意点)　第2章 精神障害者の人権(権利擁護についての基本的な考え方　精神科病院における権利侵害の実態　精神化病院の社会的、構造的問題　精神科病院における入院者の権利擁護システム　精神化病院入院者の具体的権利　権利擁護と精神保健福祉士)　第3章 社会的入院解消への取り組みと精神保健福祉士の課題(社会的入院解消に向けた大阪府の取り組み—その理念と経緯　精神保健福祉士の課題)　第4章 精神科デイケアと精神保健福祉士(精神科通院医療の概要　精神科デイケアと訪問看護　デイケアにおけるPSWの実践からの提唱)　第5章 日本の障害規定をめぐる問題点と課題(「障害」とは何か—日本における障害規定に関する論点　「精神障害」という言葉の法的定義の変遷)

◇世界一わかりやすい介護—業界の「しくみ」と「ながれ」　イノウ編著　自由国民社　2009.8　176,13p　21cm　1300円　①978-4-426-10750-5　Ⓝ369.26
[内容]序章 介護業界の基本　1章 介護業界の市場　2章 介護事業者のしくみ　3章 介護の基本　4章 訪問サービス、通所サービス　5章 短期入所、施設サービス、特定施設　6章 福祉用具、地域密着型、介護予防　7章 介護事業者の新しいながれ　終章 介護業界のこれから

◇世界一わかりやすい介護—業界の「しくみ」と「ながれ」　イノウ編著　第3版　自由国民社　2012.4　176,13p　21cm　1400円　①978-4-426-11339-1
[内容]序章 介護業界の基礎知識　1章 介護業のサービスと顧客　2章 介護事業者のしくみ　3章 介護の基本　4章 訪問・通所サービス　5章 短期・施設・特定施設サービス　6章 福祉用具、地域密着型、介護予防　7章 介護業の新しいながれ　終章 介護業界のこれから

◇全人ケアの実践—ダイバージョナルセラピーのすすめ　日本ダイバージョナルセラピー協会編,渡辺嘉久,芹澤隆子監修　大阪 朱鷺書房　2004.8　206p　21cm　2000円　①4-88602-630-3　Ⓝ369.26
[内容]第1部 ダイバージョナルセラピーとは何か　第2部 ダイバージョナルセラピーの基礎理論　第3部 生活の中のダイバージョナルセラピー　第4部 ダイバージョナルセラピーの展望(高齢者介護の現状と課題　ダイバージョナルセラピーの展望)　資料編

◇専門介護福祉士の展望—次世代の新しい介護福祉士の養成に向けて 専門介護福祉士養成の研究　小林光俊監修　北隆館　2006.3　287p　26cm　2600円　①4-8326-0824-X　Ⓝ369.17
[内容]第1章 転換期を迎えた介護福祉士の課題と展望　第2章 「専門介護福祉士」の養成と必要性　第3章 介護人材養成講座　第4章 介護福祉士の養成及び職能団体のあり方　第5章 介護福祉士教育における高度専門教育とは—介護福祉士教育における高度専門教育課程研究会報告から

◇「尊厳を支えるケア」をめざして—失敗事例から学ぶ50のヒント　総合ケアセンターサンビレッジ編　中央法規出版　2006.4　247p　21cm　2000円　①4-8058-2689-4　Ⓝ369.26
[内容] 1 「日常のケア」から「尊厳」を考える　2 「認知症ケア」から「尊厳」を考える　3 「住まいのあり方、暮らし方」から「尊厳」を考える　4 「人づくり」から「尊厳」を考える　5 「地域」から「尊厳」を考える　6 「地域の実践」から「尊厳」を考える

医療と福祉　　　　　　　　　　　　　　　　　　　　　　　　　　　　　　　　　　　　　　　医療と社会・福祉

◇尊厳を支えるケアネットワークづくりのためのネットワーク調査ハンドブック　第2版　さわやか福祉財団　2010.5　59p　30cm　Ⓝ369.26
◇だから職員が辞めていく―施設介護マネジメントの失敗に学ぶ　岡田耕一郎, 岡田浩子著　環境新聞社シルバー新報編集部　2008.9　113p　21cm　〈介護の本シリーズ〉　1000円　Ⓘ978-4-86018-149-9　Ⓝ369.263
◇タクティールケア入門―スウェーデン生まれの究極の癒やし術　タクティールケア普及を考える会編著　日経BP企画　2008.9　95p　28cm　〈発売：日経BP出版センター〉　1200円　Ⓘ978-4-86130-340-1　Ⓝ492
　内容　第1章 スウェーデンにおけるタクティールケア　第2章 日本におけるタクティールケアの実際と効果　第3章 タクティールケアを取り入れている施設の紹介　第4章 タクティールケアを学びたいあなたへ
◇誰も気づかなかった介護の真実―疑似体験から聞こえてきた心の声　森田記念会介護老人保健施設プロスペクトガーデンひたちなか編　講談社ビーシー　2012.2　191p　19cm　〈発売：講談社〉　1600円　Ⓘ978-4-06-217615-6　Ⓝ369.26
　内容　はじめに 全職員・フルタイム(8時間)利用者疑似体験プログラム導入のきっかけ　第1章 新鮮な発見「疑似体験って何？」　第2章 私自身の疑似体験「かけ替えのない宝物」　第3章 心の声が聞こえた「我々が疑似体験後から得たもの」　第4章 「プロスペクトガーデンひたちなか」は不平等社会　第5章 リハビリや介護へのちょっとしたアドバイス　終わりの言葉に代えて
◇地域共同ケアのすすめ―多様な主体による協働・連携のヒント　藤井博志監修　仙台　全国コミュニティライフサポートセンター　2011.6　88p　30cm〈付・仮設住宅の集会所を活用した「地域支え合いセンター」構想の概要　平成22年度厚生労働省老人保健健康増進等事業〉　Ⓝ369.021
◇地域ケアシステムとその変革主体―市民・当事者と地域ケア　太田貞司編, 朝倉美江, 太田貞司編著　光生館　2010.9　238p　21cm　〈地域ケアシステム・シリーズ 3〉　2600円　Ⓘ978-4-332-70153-8　Ⓝ369.26
　内容　地域ケアシステムづくりへの挑戦　第1部「市民・当事者発」地域ケアへの挑戦(「市民力」でつくる地域ケアシステム　認知症の人と家族の会と地域ケア―家族の会づくりと医療・福祉のネットワークづくり　地域福祉計画と地域ケアシステム　住民参加型福祉のまちづくり(北秋田市)の一事例から)　第2部 公私協働, 非営利・協同の地域ケアシステム(住民主体の地域ケアシステム　専門職と当事者・住民との協働で生まれた地域ケアシステム　「非営利・協同」で生まれた地域ケアシステム　ソーシャルアクションでつくるケアのミニマムと質)　地域ケアシステムの課題とその変革主体
◇地域ケア体制の円滑な整備の支援策の研究―生活と施設介護・入院医療を包括した地域ケアの実態に関する国際比較研究―ケーススタディを中心として―　医療経済研究・社会保険福祉協会医療経済研究機構　2008.3　76p　30cm　〈老人保健健康増進等事業による研究報告書 平成19年度〉　Ⓝ369.26

◇地域の介護力を高めるために関係者の果たすべき役割―痴呆性高齢者の長期介護の影響要因に関する研究　痴呆性高齢者と家族を支える地域介護力に関する事例調査研究報告書　浴風会高齢者痴呆介護研究・研修東京センター　2003.3　256p　30cm　〈老人保健健康増進等事業報告書 平成14年度〉〈高齢者の自立支援及び元気高齢者づくりのための調査研究事業〉　Ⓝ369.26
◇長寿大国の虚構―外国人介護士の現場を追う　出井康博著　新潮社　2009.8　235p　20cm　1500円　Ⓘ978-4-10-446802-7　Ⓝ369.26
　内容　プロローグ 同床異夢の"介護開国"　第1章 楽園の向こう側―フィリピン介護難民　第2章 ジャパニーズ・ドリームという幻想―介護ヘルパーになったフィリピーナたち　第3章 官僚の罠―外国人介護士を跳ね返す行政の壁　第4章 招かざる客―初手から潰されたインドネシア人介護士受け入れ　第5章 虚妄の「移民国家論」―日本を見限る外国人介護士たち　第6章 国民不在を招いた「政治」の機能不全―"票"につながらないテーマであるがゆえに　エピローグ 外国人「研修制度」と同じ過ちを繰り返すのか
◇創る介護の実践―共に支え合うちから　増田樹郎, 山本誠編著　京都　久美　2004.11　191p　21cm　〈介護の世界 第3巻〉　〈執筆：秋葉都子ほか〉　1800円　Ⓘ4-907757-82-4　Ⓝ369.26
　内容　もうひとつの我が家―「自宅でない在宅」としての老人ホーム　それはお世話の8項目―ホームにおける利用者主体を実現するために　介護は「生き方」―高齢者の生活ケア実践　だれでもこの指とーまれ―赤ちゃんからお年よりまで利用できる富山型デイサービス　自分らしさへの取り組み―「垂直の介護」から「水平の介護」へ　住み慣れた地域でその人らしい暮らしを―地域のニーズに地域住民が応えていく宅老所として　「生きる」を支える医療ケア―医療に介護の心を, 介護に医療の心を　安心のシステムづくり―進化する福祉のために　絆の町―山口県東和町の介護風景より　介護の質への問いかけ―笑顔のあるまちをめざして　学びの中心は実習―カナダの社会福祉大学院の取り組みから　介護の実践知―癒しのまなざしを超えて
◇解く介護の思想―なぜ人は介護するのか　増田樹郎, 山本誠編著　京都　久美　2004.3　151p　21cm　〈介護の世界 第1巻〉　〈執筆：八木誠一ほか〉　1800円　Ⓘ4-907757-80-8　Ⓝ369
　内容　1 コミュニカントとしての介護者―介護の豊かさについて　2 介護への散歩―専門性探求　3 介護力と介護力―地域ケアの意義　4 「貧しい者」の権利―宗教とエンパワメント　5 仏教思想にみる介護―自他の隔たりを越えた慈しみの実践　6 語り合う身体―"場所論的コミュニケーション"でケア試論　7 介護概念の国際化―"A Caring World"に関する基礎考察　8 ケアの新しい地平のために―"口腔から見たケア"　9 老いと介護―介護ということば
◇どこへ行く!?介護難民―フィリピン人介護士にケアを受けるということ　稲森敬子著　ぺりかん社　2008.9　206p　19cm　1900円　Ⓘ978-4-8315-1213-0　Ⓝ369.26
　内容　序章 樋口恵子さんが語る「自分自身で決める生き方」　第1章 危機に直面した日本の介護事情　第2章 国策としてやってくる海外からの介護士たち　第3章 日本で働くフィリピン人介護士たち　第4章

"ハッピーリタイアメント"を求めて　第5章　フィリピンで介護を受ける

◇なぜ介護タクシーの運賃は会社によって異なるのか？　伊集院忍著　文芸社　2009.4　149p　19cm　1100円　Ⓘ978-4-286-06364-5
[内容] 1 介護タクシーとはどんなもの？　2 介護タクシーの利用法とさまざまな問題点　3 なぜ介護タクシーの運賃は会社によって異なるのか？（会社の運営状況、及び経営者の考え方によるもの？　運賃の安い会社の見つけ方）　4 ケーススタディ（五分乗っただけで二、七〇〇円を請求された！（介護輸送の同じサービス内容で年間約三六万円の差額が生じる？（介護輸送サービス）ほか）　5 「介護タクシー日記」

◇日本の医療福祉の原点と奈良　横林宜博著　奈良　横林宜博　2011.10　71p　26cm　非売品　Ⓝ369.021

◇日本発KAIGOが世界を席巻する！　中元秀昭著　アチーブメント出版　2011.9　164p　19cm　1300円　Ⓘ978-4-905154-12-9
[内容] 第1章「おもてなし介護」への道のり　第2章「おもてなし介護」改革へのチャレンジ　第3章「おもてなし介護」世界席巻宣言！

◇人間福祉とケアの世界―人間関係/人間の生活と生存　小池妙子，山岸健編著　三和書籍　2005.9　276p　21cm　3500円　Ⓘ4-916037-86-3　Ⓝ369.04
[内容] 人間の生活と生存の舞台と領域―人間と人間/トポスと道と　利用者の生活を支える介護のあり方　認知症（痴呆症）ケアの理論と実際―介護の視点から捉える記憶障害・認知障害を伴ったおとしよりの生活　介護の専門職としてエイジングをみる　さまざまな高齢者の姿　社会福祉の基礎と技法の視点を考える　高齢の障害者が地域で暮らす　対談―人生の旅びと、人間

◇人間福祉の視点から介護福祉を考える　山岡喜美子著　岡山　大学教育出版　2005.4　162p　22cm　1800円　Ⓘ4-88730-618-0　Ⓝ369
[内容] 第1章　介護福祉の動向と現代社会　第2章　介護福祉の実践訪問介護事例　第3章　介護福祉の精神障害者への援助　第4章　介護援助技術　第5章　海外から日本の介護福祉を考える　第6章　ユニットケアによる介護福祉　第7章　介護保険時代における介護福祉を考える

◇認知症介護従事者研修のあり方に関する研究事業―報告書　認知症介護研究・研修東京センター　2011.3　169p　30cm　〈平成22年度厚生労働省老人保健健康増進等事業〉　Ⓝ369.263

◇認知症介護の質向上のための人材育成の方策に関する研究事業　浴風会認知症介護研究・研修東京センター　2007.3　112p　30cm　（老人保健健康増進等事業報告書　平成18年度）　Ⓝ369.26

◇認知症介護の人材育成に関する研究報告書　浴風会認知症介護研究・研修東京センター　2006.3　90p　30cm　（老人保健健康増進等事業報告書　平成17年度）〈介護保険制度の適正な実施及び質の向上に寄与する調査研究事業〉　Ⓝ369.26

◇認知症介護の人材育成の効果評価に関する研究報告書　浴風会認知症介護研究・研修東京センター　2008.3　198p　30cm　（老人保健健康増進等事業報告書　平成19年度）　Ⓝ369.26

◇一人じゃないよケアする人のケア　静岡新聞社編　静岡　静岡新聞社　2008.7　238p　19cm　1333円　Ⓘ978-4-7838-2225-7　Ⓝ369.021

◇人はなぜひとを「ケア」するのか―老いを生きる、いのちを支える　佐藤幹夫著　岩波書店　2010.11　233p　20cm　1900円　Ⓘ978-4-00-024505-0　Ⓝ369.021
[内容] 老いと死をめぐるいくつかのエピソード　第1部　さまざまなケアのかたち　第2部　終末期のケアと看取り（在宅ホスピスケアと家族―川越厚医師と「グループパリアン」　生活支援としての暖和ケア―的場由木保健師と暖和ケアチーム　人生のおしまいを「ケア」するのか―ケア・マインドについて）　第3部　父を看取る　ケアの公正さについて―本田徹医師と「シェア＝国際保健協力市民の会」）

◇広がれ介護タクシー―介護移送が拓くバリアフリー社会への道　安宅温著　京都　ミネルヴァ書房　2004.6　200p　19cm　（MINERVA21世紀福祉ライブラリー 18）　2000円　Ⓘ4-623-04085-2
[内容] 介護タクシーという小石　介護タクシーが使えていたら　介護タクシーとは　乗降車介助報酬単価見直し　報酬単価見直しに対する利用者の声　こんなにも違う指導　手足が動けばいなる　なぜ運転中は介護にならないのか　規制緩和か、規制強化か　行政の混乱に動き出した人たち　青か白かオレンジか　公共交通としてのタクシー　新時代のタクシー　白ナンバーが介護移送の表舞台へ　真の移動の自由をめざして　やはり介護タクシーでなければ

◇福祉・介護に求められる生活アセスメント　生活アセスメント研究会編，大野勇夫，川上昌子，牧洋子編集代表　中央法規出版　2007.12　239p　26cm　2800円　Ⓘ978-4-8058-2960-8　Ⓝ369
[内容] 第1部　生活をどう捉えるか（生活の総合的理解―生活と貧困―その構造的理解のために　生活アセスメントとは何か―目的、枠組み、方法　生活アセスメントの歴史的位置）　第2部　生活アセスメントの実際（生活アセスメントの項目とその意味　生活アセスメントの進め方　生活アセスメント―総括表とアセスメントの事例　アセスメントの実践事例）　第3部　地域における生活アセスメントの展開（積雪寒冷地の中山間地における高齢者の生活　よき理解者がケアマネジャー　コミュニティづくりに欠かせないアセスメント感覚　要介護高齢者の生活と生活アセスメント　生活アセスメントを踏まえた地域活動　生活アセスメント実践から学ぶこと）　資料編

◇福祉・介護の情報学―生活支援のための問題解決アプローチ　日本福祉介護情報学会編　オーム社　2009.12　131p　26cm　2600円　Ⓘ978-4-274-20788-4　Ⓝ369
[内容] 第1章　生活支援の考え方　第2章　生活支援の実際：ケーススタディ　第3章　問題解決の考え方（問題の捉え方　問題解決のポイント）　第4章　問題解決の思考法と技法　終章　福祉・介護サービスの情報化を進めるために

◇福祉コミュニティの形成と市民福祉活動　豊田保著　萌文社　2005.6　232p　21cm　2200円　Ⓘ4-89491-081-0　Ⓝ369.14
[内容] 第1章　市民福祉事業と福祉コミュニティの形成　第2章　新潟県における先駆的な市民福祉活動　第3章　「市民」概念を用いた「地域福祉の推進主体とし

ての地域住民」についての考察　第4章 市民福祉活動団体が提供する福祉サービスの動向と「家庭福祉員」の役割　第5章 市民福祉活動としての住民参加型在宅福祉サービスの役割と課題　第6章 市民福祉活動団体が提供する在宅福祉サービスの役割　第7章 重度知的障害児・者の地域生活支援と市民福祉活動団体の役割

◇福祉サービス利用者の権利に関する現代的課題―歴史的変遷をふまえて　若穂井透著　社会保険研究所　2010.3　61p　21cm　（ブックレット・シリーズ　日本社会事業大学専門社会福祉士講座 5）　800円　Ⓘ978-4-7894-7684-3　Ⓝ369.26

◇福祉NPOの挑戦―コミュニティケアの経営管理　水巻中正監修、橋口徹、福原康司、水谷正夫著　国際医療福祉大学出版会　2003.4　375p　21cm　（IUHW books）　3000円　Ⓘ4-901384-06-6　Ⓝ369.14

◇看取りの文化とケアの社会学　大出春江編著　松戸　梓出版社　2012.2　208p　21cm　3300円　Ⓘ978-4-87262-233-1
　内容　第1章 家庭看護書からみるターミナルケア（在宅医療と訪問看護の社会的背景　家庭看護の時代と臨死期のケア　過程看護学における戦後の変化　在宅死への希望と看取りの周辺）　第2章 看取りの変遷―明治期以降の看護職による死後処置を中心に（伝染病の脅威―コレラ予防法と遺体の衛生法　明治期の看護書における死後処置―伝染病遺体の場合　伝染病遺体から一般の遺体へ　死後処置と湯灌の一体化―家庭看護書・家政学書の分析から　戦後における死後処置の変化　高度成長期以降の清拭型湯灌と死化粧の顕在化）　第3章 エンゼルメイクの同時代的考察―死後処置からグリーフケアへ（葬儀社へのインタビューから　看護における死後処置の位置づけ・意味づけの変化―処置からケアへ　死後処置にかかわる多機種の動きと看護　訪問看護と死後処置）　第4章 在宅医療を支える訪問看護ステーションの活動―在宅の看取りと死後処置に関わる長野市におけるインタビュー調査から（長野市訪問看護ステーションの概要　訪問看護ステーションに関する地域的特徴と高齢化状況　開設主体別に見た長野市訪問看護ステーション　「ゆれ」を支える訪問看護師と在宅医療の構造　長野市における在宅の看取りと死後処置）　第5章 在宅医療という経験と運動（家で死ぬことから病院で死ぬことへの転換　「在宅医療元年」とその前史　1980年代以降の在宅医療をめぐる制度的変遷　「在宅医療元年」前後の医師の実践　在宅医療を支える医師の仕事と生活のバランス）

◇やりがいのある仕事を求めて―福祉職場への求職希望者意向・動向調査報告書　平成15年度調査研究報告書　東京都社会福祉協議会東京都福祉人材センター　2004.3　62, 10p　30cm　Ⓝ369.17

◇利用者のための介護トラブル解決法―現役ヘルパーの失敗に学ぶ　沖野達也著　家の光協会　2003.12　265p　19cm　1400円　Ⓘ4-259-56064-5　Ⓝ369.17
　内容　第1章 ヘルパー・トラブルはなぜ起こるのか　第2章 買物でのヘルパー・トラブル　第3章 洗濯でのヘルパー・トラブル　第4章 掃除でのヘルパー・トラブル　第5章 調理でのヘルパー・トラブル

◇利用者のための介護トラブル解決法―現役介護職員の失敗に学ぶ　沖野達也、野田洋子著　新版　家の光協会　2009.4　277p　19cm　1400円　Ⓘ978-4-259-56248-9　Ⓝ369.17
　内容　安全で満足な介護サービスを受けるために　買物でのトラブル　洗濯でのトラブル　掃除でのトラブル　調理でのトラブル　更衣の介助でのトラブル　食事の介助と口腔ケアでのトラブル　排泄の介助でのトラブル　入浴の介助でのトラブル　寝返り・起き上がりの介助でのトラブル　立ち・座りの介助でのトラブル　歩行・車イスの介助でのトラブル

◇利用者のための介護トラブル解決法―失敗事例に学ぶ　身体介護編　沖野達也、野田洋子著　家の光協会　2005.3　251p　19cm　1400円　Ⓘ4-259-56106-5　Ⓝ369.17
　内容　第1章 寝返り介助と起き上がり介助でのトラブル　第2章 立ち座り介助でのトラブル　第3章 歩行介助と車イス介助でのトラブル　第4章 更衣介助でのトラブル　第5章 食事介助と口腔ケアでのトラブル　第6章 排泄介助でのトラブル　第7章 入浴介助でのトラブル　第8章 通所サービスでのトラブル　第9章 入居サービスでのトラブル

◇利用者も、介護者も「ありがとう」といえるケアをめざして―介護の未来へ―現場からの創意　山崎勝已著　本の泉社　2008.9　279p　19cm　1429円　Ⓘ978-4-7807-0394-8　Ⓝ369.26
　内容　第1章 "たましい"なき介護がはじまった　第2章 ヘルパーが入ると生活不活発病になる？　第3章 ヘルパー、受難　第4章 ヘルパーの労働条件を考える　第5章 ケアマネジャーの功罪　第6章 制度ビジネスの危うさ　第7章 医療との連携

◇老人保健施設、特別養護老人ホームに配置されている介護支援専門員の役割と評価等のあり方の調査研究事業報告書　日本介護支援専門員協会　2010.3　90p　30cm　〈平成21年度厚生労働省老人保健事業推進費等補助金（老人保健健康増進等事業分）〉　奥付のタイトル：老人保健施設、特別養護老人ホームに配置されている介護支援専門員の役割と評価等のあり方の調査報告書〉　Ⓝ369.263

◇ITによるケア支援に関する調査研究―成果報告書　早稲田大学大学院国際情報通信研究科加納貞彦教授研究室著　セコム科学技術振興財団　2007.7　60p　30cm　〈財団法人セコム科学技術振興財団助成研究〉　Ⓝ369

◆法 制

◇介護の法律入門　梶原洋生著　日野　インデックス出版　2006.8　222p　18cm　1000円　Ⓘ4-901092-46-4　Ⓝ369.26
　内容　第1部 介護職による法的解決―実際にあった話（相談されやすい介護職　目撃しやすい介護職　立ち入りがたい介護職）　第2部 介護とローヤリング（介護技法としての法的対応　介護実務としての法的対応　介護現場でのローヤリング）　第3部 リーガルアプローチの可能性―展望と挑戦

◇社会福祉士及び介護福祉士法成立過程資料集　第1巻（成立過程資料）　秋山智久監修　近現代資料刊行会　2007.9　638p　27cm　22000円　Ⓘ978-4-87742-905-8　Ⓝ369.17

◇社会福祉士及び介護福祉士法成立過程資料集　第2巻　成立後資料 1　秋山智久監修　近現代資料刊行会　2008.1　582p　27cm　22000円　Ⓘ978-4-87742-906-5　Ⓝ369.17

◇社会福祉士及び介護福祉士法成立過程資料集　第3巻　成立後資料2　前史資料　秋山智久監修　近現代資料刊行会　2008.5　659p　27cm　〈付・厚生労働省提供資料, 補遺〉　24000円　Ⓘ978-4-87742-907-2　Ⓝ369.17
◇社会福祉士及び介護福祉士法成立過程資料集　第3巻別冊　解説　秋山智久監修　近現代資料刊行会　2008.5　65p　26cm　Ⓘ978-4-87742-908-9　Ⓝ369.17
◇社会福祉士及び介護福祉士法等の一部を改正する法律案(第166回国会内閣提出第87号, 参議院送付)参考資料　衆議院調査局厚生労働調査室　2007.9　176p　30cm　〈第168回国会　背のタイトル：社会福祉士及び介護福祉士法等の一部を改正する法律案参考資料〉　Ⓝ369.17
◇社会福祉士及び介護福祉士法等の一部を改正する法律案(内閣提出第87号)(参議院送付)参考資料　衆議院調査局厚生労働調査室　2007.5　162p　30cm　〈第166回国会　背のタイトル：社会福祉士及び介護福祉士法等の一部を改正する法律案参考資料〉　Ⓝ369.17
◇社会福祉士・介護福祉士・社会福祉主事関係法令通知集　社会福祉士・介護福祉士・社会福祉主事制度研究会監修　改訂版　第一法規　2009.4　781p　21cm　〈初版：第一法規出版2002年刊〉　3800円　Ⓘ978-4-474-02489-2　Ⓝ369.17
[内容] 1 社会福祉士・介護福祉士関係(法令　通知)　2 社会福祉主事関係(法令　通知)　3 人材確保指針(社会福祉事業に従事する者の確保を図るための措置に関する基本的な指針)　4 参照条文(学校教育法　学校教育法施行規則)　5 参考資料
◇職員と利用者を守る介護現場の法律講座—基礎知識から判例まで　吉岡譲治著　中央法規出版　2010.9　189p　21cm　2000円　Ⓘ978-4-8058-3367-4　Ⓝ369.26
[内容] 第1章 介護現場で働く人たちの法的立場　第2章 利用者の権利を守るために　第3章 利用者と契約　第4章 介護事故が起きたときの法的責任　第5章 判例からみる介護事故の特徴　第6章 介護事故への対応　巻末資料
◇新・介護の法律入門　樫原洋牛著　日野　インデックス出版　2011.4　148p　21cm　1600円　Ⓘ978-4-901092-73-9
[内容] 1 介護による法的解決—実際にあった話(相談されやすい介護職　目撃しやすい介護職　立ち入りがたい介護職)　2 介護とローヤリング(介護技法としての法的対応　介護実務としての法的対応　介護現場でのローヤリング)　3 リーガルアプローチの可能性—展望と挑戦
◇すぐに役立つ介護・福祉の法律しくみと手続き　若林美佳監修　三修社　2011.4　255p　21cm　〈『すぐに役立つ最新介護・福祉の法律しくみと手続き』(2008年刊)の改訂新版〉　1800円　Ⓘ978-4-384-04404-1　Ⓝ369.26
[内容] 序章 介護福祉サービスの全体像　第1章 高齢者のための医療保険制度のしくみ　第2章 介護保険制度のしくみ　第3章 障害者をめぐる福祉サービスと法律　第4章 成年後見制度のしくみ
◇すぐに役立つ最新介護・福祉の法律しくみと手続き　若林美佳監修　三修社　2008.9　247p　21cm　1600円　Ⓘ978-4-384-04192-7　Ⓝ369.26
[内容] 序章 介護福祉サービスの全体像　第1章 高齢者のための医療保険制度のしくみ　第2章 介護保険制度のしくみ　第3章 障害者をめぐる福祉サービスと法律　第4章 成年後見制度のしくみ
◇ドキュメント憲法を医療・福祉の現場から考える　升田和比古編著　本の泉社　2005.12　199p　21cm　952円　Ⓘ4-88023-926-7　Ⓝ323.14
[内容] 第1章 患者・利用者の実態から憲法を考える　第2章 最も困難な人々に寄り添って　第3章 自分が歳をもったとき、こんな国でありたい　第4章 患者・利用者の人権を守る　第5章 高齢者から戦争体験を聞く　第6章 平和と人権を学ぶ　書評『憲法を医療・福祉の現場から考える』を読んで—奥野恒久

◆介護の知識
◇青山式楽らく・ミラクル介助術—スーパートランスで笑顔が戻る！　青山幸広監修　吹田　メディカ出版　2012.4　62p　22cm　4200円　Ⓘ978-4-8404-4043-1　Ⓝ598.4
◇青山流がんばらない介護術—楽ちんスーパーテクニック　青山幸広著　講談社　2011.11　175p　21cm　1500円　Ⓘ978-4-06-216690-4　Ⓝ598.4
[内容] 第1章 力のいらない介助テクニック(寝返りの介助　ベッドからの起き上がりの介助　布団からの起き上がりの介助　椅子からの立ち上がりの介助　床からの立ち上がりの介助　車いすの移乗の介助　自動車への移乗の介助　入浴の介助　排泄の介助　ベッド内での移動の介助)　第2章 介護の気持ちがラクになる話(戻ってきた優しいお父さん　30°の奇跡　介護する奥さんの夢がすぐそこに　元気になるには理由があります　女性のプライドと恥じらいを大切に　想いを共有するということ　介護からはじまる新しい関係　人生の幸せなゴール—僕の父の場合　おわりに—介護は楽しい！)
◇新しい介護—基本の(き)　大田仁史, 三好春樹監修　講談社　2004.11　30p　22cm　〈講談社DVDブック〉〈付属資料：DVD-Video1枚(12cm)〉　3800円　Ⓘ4-06-259355-6　Ⓝ369.26
[内容] 1 寝返り介助　2 起き上がり介助　3 イスからの立ち上がり介助　4 床からの立ち上がり介助　5 食事のケア　6 排泄のケア　7 入浴のケア　特別付録1 介護者の腰痛体操　特別付録2 マヒした手・指・ひじの開き方
◇新しい介護学 生活づくりのシーティング　三好春樹, 福辺節子, 光野有次著　雲母書房　2012.5　251p　21cm　2000円　Ⓘ978-4-87672-314-0
[内容] 1章 坐位がお年寄りの生活をつくる　2章 なぜ、お年寄りのケアにシーティングが必要なのか　3章 介護現場におけるシーティングの実践　4章 シーティングの基本をマスターしよう　5章 「備品」としての車イスから、「生活」の中の車イスへ
◇綾戸智恵、介護を学ぶ　綾戸智恵述, 一志治夫著　講談社　2010.12　205p　19cm　1300円　Ⓘ978-4-06-216456-6　Ⓝ598.4
[内容] 序章 綾戸智恵、介護に倒れる　第1章 母と娘の物語　第2章 脳と老いの謎　第3章 介護生活は変化し続けるもの　第4章 「本当のリハビリ」ってなに？　第5章 老親とともに生きるということ
◇活かそう、福祉用具の「ひやりはっと」　テクノエイド協会監修, 東畠弘子編著　中央法規出

版 2007.10 163p 26cm 1800円 ⓘ978-4-8058-2941-7 Ⓝ369.18
内容 第1章 リスクマネジメントと福祉用具の「ひやりはっと」（福祉用具の「ひやりはっと」を考えるために　事故、ひやりはっと、そしてリスクマネジメント　福祉用具の「ひやりはっと」をとりまく現状　「ひやりはっと」事例　事故・ひやりはっとを防ぐために）　第2章 リスクセンスを磨くための「事故・ひやりはっと」報告書（利用者特性、福祉用具の特徴と「ひやりはっと」の関係　リスクマネジメントに役立つ報告書の書き方）　第3章 現場にみる福祉用具リスクマネジメントの取り組み（社会福祉法人にんじんの会 西恋ヶ窪にんじんホーム　東京北社会保険病院介護老人保健施設 さくらの杜）　巻末資料

◇いちばん幸せな介護のヒント―心と心をつなぐ介護カウンセリング　荒木次也著　リヨン社　2007.11　182p　21cm〈発売：二見書房〉　1300円　ⓘ978-4-576-07196-1　Ⓝ598.4
内容 第1章 「老いる」ということ　第2章 介護は自然なこと　第3章 介護ストレスをケアすることの大切さ　第4章 困った時の対処法　第5章 周囲の力を借りて介護する　第6章 介護されている人が喜ぶこと　第7章 脳と体を若々しく保つために　第8章 介護職のストレスケア

◇イラストでよくわかるはじめての介護―オールカラー　下正宗監修　成美堂出版　2006.11　223p　24cm　1400円　ⓘ4-415-03993-6　Ⓝ598.4
内容 第1章 家庭でする介護の基本（家庭介護の心がまえ　住まいの工夫　介護者の腰を守る工夫　コミュニケーション　介護のプロの事例集）　第2章 日常生活の介助（食事の介助　着替えの介助　入浴の介助　清潔を保つ介助　トイレ/排泄の介助　寝返りと移動の介助　歩行・車いすの介助）　第3章 症状別介護のしかた（認知症　うつ病　片マヒ　褥瘡　骨・関節の病気　パーキンソン病　言語・視聴覚言語）

◇イラストでわかる介護のための急変ノート　堀清記,堀和子編著・監修　大阪　ひかりのくに　2010.3　95p　15cm　（安心介護ハンドブック3）　952円　ⓘ978-4-564-43113-5　Ⓝ492.29
内容 急変対応の重要性　介護における急変対応　介護職の医療行為について　介護職の役割　高齢者の体を知っておこう　急変対応の基本　いざというときの手順　119番通報と救急車の呼び方　基本の対処法　急変時の症状別ケア　いますぐできるのはこれ!

◇イラストでわかる介護のための急変ノート　前田万亀子編著,堀清記,堀和子監修　増補改訂版　大阪　ひかりのくに　2012.3　127p　15cm　（安心介護ハンドブック11）　1000円　ⓘ978-4-564-43121-0　Ⓝ492.29
内容 1 急変時の症状別ケア　2 知っておきたい急変対応の基本

◇イラストでわかるやさしい介護のしかた―家族・ホームヘルパー向け! 介護保険改正に対応!　あい介護老人保健施設監修,田中元著　高橋書店　2006.3　237p　21cm　1400円　ⓘ4-471-21054-8　Ⓝ598.4
内容 序章 やさしい介護の基本　1章 まずは起きあがること　2章 車いす・杖での移動　3章 着替えと身だしなみ　4章 食事の介助　5章 トイレと排泄の介助　6章 入浴と清潔　7章 認知症高齢者への対処　8章 本人と家族の健康

◇絵で見る介護―新編 大活字版　国立病院機構東京病院リハビリテーション科監修, 主婦と生活社編　主婦と生活社　2005.2　191p　21cm　1200円　ⓘ4-391-13021-1　Ⓝ598.4
内容 第1章 介護をはじめる前に　第2章 日常生活の動作と介助　第3章 移動の動作と介助　第4章 家庭でできるリハビリ　第5章 家庭看護の基本　第6章 住まいの工夫　第7章 介護サービスと相談先

◇絵でわかる! 疲れない、疲れさせない介護―みんながラクになるアクティブ・ケアのポイント　播本高志編著　PHP研究所　2007.3　277p　26cm　2500円　ⓘ978-4-569-65762-2　Ⓝ598.4
内容 序章 今日から介護に「こころ」を添えてみよう　第1章 よい介護は、老化を知ることから始まる　第2章 さりげない言葉で信頼関係を築く　第3章 アクティブ・ケアの実践―シーン別のポイント　第4章 認知症のあたらしい10の常識　第5章 介護保険のかしこい利用の仕方　第6章 介護される人・する人のこころのケア　第7章 共楽をかなえる「衣食住」の工夫

◇お年寄りと話そう　日野純子著　横浜　春風社　2009.1　121p　19cm　1600円　ⓘ978-4-86110-168-7
内容 い 発音のしかた　ろ 言葉の選びかた　は 説明のしかた　に 質問のしかた　ほ 話を聞く

◇介護を元気にする本―毎日使えるマニュアル 制度の欠陥に打ち克つ知恵とワザ　秋定啓文著　彩流社　2009.6　223p　19cm　1600円　ⓘ978-4-7791-1048-1　Ⓝ369.26
内容 第1章 介護保険の欠陥に打ち克つ知恵とワザ（介護保険の実状とは　介護が必要になったら一具体的に説明します　介護保険の「欠陥」に打ち克つウラワザ　こんなウラワザがあった!―緊急避難はコレ　改正後、保険料と介護給付の自己負担はどう変わる?）　第2章 介護風景をイメージしよう―家族・近所・介護に関わる人は変わっていく（スタートでつまずかないために―8つのポイント　生き生き生きるために、暮らし方を変える　関係を進化させる5つの言葉を活用しよう）　第3章 どうしたら本人の「元気」を引き出せるか（本人が「元気になること」を見つける　人の役に立つことをする　本人が安心するのがいちばん）　第4章 公的サービス、相談機関を倍以上活用するポイント―ウラワザはこれ!　第5章 介護生活を快適にするお助けグッズ―安心・安い・使いやすいコレコレ!

◇介護をはじめたあなたに―輪と和を重ね笑顔のくらし　森永伊紀著　萌文社　2009.3　173p　19cm　1200円　ⓘ978-4-89491-171-0　Ⓝ598.4
内容 第1章 仲間ふやして家族で介護―無理せず笑顔で　第2章 食事は介護の基礎、土台―健康と元気をめざす　第3章 介護のポイントと工夫―安全で快適に　第4章 認知症を正しく理解する―安定した日常生活を　第5章 気持ちをじっくり聞く―人生を位置づけ直す支え手に

◇介護をはじめる　因利恵監修　成美堂出版　2010.2　159p　22cm　1000円　ⓘ978-4-415-30369-7　Ⓝ369.26
内容 1章 やるべきこと、知っておくこと―介護のはじまり　2章 介護保険のしくみを知る―介護保険&介護サービスの基礎知識　3章 各種サービスの賢い活用法―在宅介護をはじめる　4章 入所後のフォローが大切!―施設介護の上手な利用法　5章 前向

◇介護をはじめるときに読む本　下正宗監修　成美堂出版　2008.2　239p　22cm　1200円　①978-4-415-30323-9　Ⓝ598.4
[内容]第1章 家族が病気で倒れたらどうするか？　第2章 退院後の体のケアのしかた　第3章 退院後の心のケアのしかた　第4章 介護する家族のためのケアのしかた　第5章 介護保険を利用するとき　第6章 家族の事情別、介護のポイント　第7章 家族が「認知症かな？」と感じたら　第8章 施設で暮らすケース　第9章 わたしたちの介護事例

◇介護技術マニュアル　井関智美、藤井敬美編著　第一版改訂版　岡山　西日本法規出版　2004.3　125p　30cm　1800円　①4-86186-122-5
[内容]生活環境　体位と安楽　移動　食事　排泄　清潔　身だしなみ　安眠　バイタルサイン　感染予防　医療対応時　緊急時の対応　ターミナルケア

◇介護経験FPが語る介護のマネー&アドバイス本　飯田道子著　近代セールス社　2011.3　174p　19cm　1600円　①978-4-7650-1093-1　Ⓝ369.26
[内容]第1章 介護に必要なお金はどう準備するの？　第2章 介護成功の決め手は介護プラン　第3章 要介護者が望む自宅での介護　第4章 介護施設の種類と選び方（介護施設の種類と役割　施設選びのポイント）　第5章 介護情報の入手の仕方（介護をしている人の悩みって？　介護情報入手のあれこれ）

◇介護現場のクレーム対応の基本がわかる本　濱川博招、島川久美子著　ぱる出版　2012.6　207p　21cm　（New Health Care Management）　1500円　①978-4-8272-0721-7
[内容]第1章 クレームの正体を知ればそれほど怖くない　第2章 介護現場で求められるコミュニケーション能力とは何か　第3章 介護現場がうまく回り出すコミュニケーション・スキルの基本　第4章 介護現場のクレームを集めるともっと楽しい職場が作れる　第5章 クレーム発生のメカニズムとは何か　第6章 消費者の四大欲求が満たされなかった時にクレームは発生する！　第7章 クレームに強い組織の作り方　第8章 これがクレーム対応の実践スキルだ！　第9章 クレームを未然に防ぐ介護現場のマナーとコミュニケーション術─プロフェッショナルの仕事術　第10章 介護現場ですぐに役立つ人間関係が良くなる会話術

◇「介護」コンサルタント中村寿美子の「介護相談室」─これ1冊でわかる介護"わが家の場合"　中村寿美子著　文星出版　2005.2　188p　21cm　1400円　①4-938916-16-9　Ⓝ369
[内容]35の基礎知識（介護保険　有料老人ホーム）　60のQ&A（老い支度　在宅介護　高齢者の医療　有料老人ホーム）

◇「介護」コンサルタント中村寿美子の「介護相談室」─35の基礎知識と60のQ&Aでわかる介護"わが家の場合"　中村寿美子著　改訂新版　文星出版　2006.8　188p　21cm　1400円　①4-938916-18-5　Ⓝ369
[内容]35の基礎知識（介護保険　有料老人ホーム）　60のQ&A（老い支度　在宅介護　高齢者の医療　有料老人ホーム）

◇介護サービスの選び方・使い方「50のコツ」　田中元、小山朝子著　ぱる出版　2005.3　223p　19cm　1500円　①4-8272-0146-3　Ⓝ369.261

[内容]第1章 どうする？ はじめての介護　第2章 介護サービスに不満を感じている。どうしたらいい？　第3章 ケアマネジャーとの関係を直す方法　第4章 在宅介護をする際の解決法　第5章 介護事情、トラブルの問題解決法　第6章 施設選び、財産管理etc.こんな時どうする？

◇介護施設と社会人のルール　モラル・常識の守らせ方　高橋友恵、久保直也、金恵里子、山崎正徳、泉憲二、小蔵省吾著　名古屋　日総研出版　2011.12　133p　21cm　2190円　①978-4-7760-1580-2
[内容]出勤・超勤・休暇　採用・離職・解雇　対応に困る勤務態度　金銭問題・物品の授受　職場の秩序・環境・設備　人間関係・性格や職場風土

◇介護職のための今すぐ知りたい医療行為実技ガイド　服部万里子編著　大阪　ひかりのくに　2011.7　119p　26cm　（ケアワーク・スキルアップ 8）〈チェックリスト4種付き〉　1900円　①978-4-564-43058-9　Ⓝ369.26
[内容]第1章 医療的ケアに関する倫理、法規及び他職種連携　第2章 高齢者の心身機能の加齢変化と日常生活への影響（高齢期の心理的・精神的な変化と生活　高齢期の身体的変化）　第3章 吸引（呼吸器系のしくみと働き　喀痰を生じる疾患や病態（病状）ほか）　第4章 消化器と経管栄養　第5章 安全管理とリスクマネジメント

◇介護職のための今すぐ知りたい医療行為実技ガイド─吸引・経管栄養・緊急時トラブル対応・誤嚥・心肺蘇生・安全管理とリスクマネジメント　チェックリスト4種付き　服部万里子編著　改訂版　大阪　ひかりのくに　2012.4　119p　25×21cm　（ケアワーク・スキルアップ 9）　1900円　①978-4-564-43059-6
[内容]第1章 医療的ケアに関する倫理、法規及び他職種連携　第2章 高齢者の心身機能の加齢変化と日常生活への影響（高齢期の心理的・精神的な変化と生活　高齢期の身体的変化）　第3章 吸引（呼吸器系のしくみと働き　喀痰を生じる疾患や病態（病状）ほか）　第4章 消化器と経管栄養　第5章 安全管理とリスクマネジメント　関連資料

◇介護職のための医療的行為&薬の基本完全ガイド─介護スタッフの悩みを解決！ 医療的行為薬の基本　服部万里子編著　大阪　ひかりのくに　2007.5　87p　26cm　（ケアワーク・スキルアップ 7）　1800円　①978-4-564-43057-2　Ⓝ369
[内容]序章 介護職にとっての医療的行為とは（介護職が医療的ケアを学ぶ背景、目的、課題　介護的ケアをめぐる国の見解と動向）　第1章 日常ケアの中での医療的行為　第2章 薬にまつわること（薬の取扱いの基本　一包化された内服薬の内服（舌下錠の使用も含む）ほか）　第3章 看護・看護行為の理解のために（経管栄養　輸液療法（輸血・中心静脈栄養）ほか）

◇介護職のための正しい介護術─イラスト図解 負担が軽くなるボディメカニクスを活用！　寺島彰監修、コンデックス情報研究所編著　成美堂出版　2006.6　142p　26cm　1300円　①4-415-20121-0　Ⓝ369.16
[内容]第1章 楽に介護をするためのボディメカニクス　第2章 移動介助　第3章 ベッドまたは布団の上での介助　第4章 食事の介助　第5章 排泄の介助　第6章 入浴の介助

◇介護スタッフのための安心！急変時対応　宮永和夫,岡村真由美監修　秀和システム　2011.10　197p　18cm　1400円　Ⓘ978-4-7980-3089-0　Ⓝ492.29
　内容　1 急変対応に役立つ人体と医療処理の基礎知識　2 急変対応の基礎知識　3 救急処置と蘇生法　4 症状別・急変時の対応とケア　5 基礎疾患別・起こり得る急変症状と観察のポイント

◇介護生活これで安心　川上由里子著　小学館　2006.12　191p　19cm　（ホーム・メディカ・ブックス）　1200円　Ⓘ4-09-304534-8　Ⓝ598.4
　内容　第1章 介護の緊急対応　第2章 介護保険の基礎知識　第3章 介護をサポートする人々との付き合い方　第4章 家族が認知症になったとき　第5章 終の棲家に暮らす

◇介護で幸せになる―介護ストレスを減らす50のヒント　渡辺俊之著　山海堂　2007.8　126p　20cm　1200円　Ⓘ978-4-381-02312-4　Ⓝ598.4
　内容　1章 あなたの介護を振り返ってみる　2章 マイナスの感情と向き合う　3章 介護ストレスと向き合う　4章 介護を自己成長の原動力にする

◇介護で使える！「医行為でない行為」がすぐできるイラスト学習帳　服部万里子総監修　エクスナレッジ　2012.4　110p　26cm　1800円　Ⓘ978-4-7678-1304-2
　内容　第1章 バイタルの測定行為　第2章 整容行為　第3章 薬の使用行為と傷などの処置　第4章 その他の行為

◇介護に教科書はいらない　羽成幸子著　佼成出版社　2008.4　221p　18cm　1143円　Ⓘ978-4-333-02325-7　Ⓝ598.4
　内容　介護はひとりではできません　やさしさ、見えますか？　心のバランス　私の人生、主人公は私　「死にたい病」に効く薬　猫の手より、仏の手　介護者を助けよう　あなたの介護はだれがしますか？　まずは、心のバリアフリー　「ありがとう」という言葉の力　〔ほか〕

◇介護の基本―介護　西村洋子編　メヂカルフレンド社　2008.12　369p　26cm　（最新介護福祉全書 第3巻）　3500円　Ⓘ978-4-8392-3143-9　Ⓝ369
　内容　人間と生活　わが国の介護福祉の発展　介護福祉の概念　諸外国における介護福祉　介護福祉の基本原則　介護における日常生活支援の基本　生活経営と管理　介護における倫理　介護福祉の活動の場　介護福祉サービスの提供のしくみ　介護における安全の確保

◇介護の基本　1 自立に向けた介護福祉の理念と介護福祉士　西村洋子,本名靖,綿祐二,柴田範子著　建帛社　2009.5　199p　26cm　（介護福祉士養成テキスト 5 介護）　2200円　Ⓘ978-4-7679-3351-1　Ⓝ369
　内容　第1章 介護福祉士をとりまく状況　第2章 介護福祉士の役割と機能を支えるしくみ　第3章 介護の概念と基礎理論　第4章 生活を支える介護　第5章 尊厳を支える介護　第6章 介護を支える環境　第7章 倫理的諸問題

◇介護の基本　2 利用者の理解と介護サービス　西村洋子,本名靖,綿祐二,柴田範子編　建帛社　2009.4　190p　26cm　（介護福祉士養成テキスト 6 介護）　2200円　Ⓘ978-4-7679-3352-8　Ⓝ369
　内容　第1章 介護を必要とする人の生活の理解（生活・生活者の理解の視点　利用者の生活の理解　高齢者の生活の理解　障害のある人の生活の理解　生活の支援―事例を通して）　第2章 介護過程の基礎的理解（介護過程とは―2つの視点　ICFと介護過程　介護家庭の道筋　介護計画作成の過程　事例―施設生活に馴染めないIさん）　第3章 介護サービスの提供（介護サービスの概要　介護保険制度における介護サービスの概要　障害者自立支援制度におけるサービスの概要　施設サービスの特性　居宅サービスの特性　自宅でない在宅としての居住系サービスの特性）　第4章 介護実践における連携（多職種連携―チームアプローチ　地域連携）　第5章 安全の保障とリスクマネジメント（介護における安全の確保　介護職の健康と安全）

◇介護のしくみ―イラスト図解　石田路子著　日本実業出版社　2007.12　196p　21cm　1400円　Ⓘ978-4-534-04319-1　Ⓝ369.26
　内容　第1章 介護サービスと事業者の全体像　第2章 介護保険のしくみと関連するサービス　第3章 在宅で介護サービスを受けるということ　第4章 在宅における認知症ケアとターミナルケア　第5章 介護の技術と具体的な方法　第6章 医療機関から受ける介護サービス　第7章 福祉施設・福祉サービス事業所から受ける介護サービス　第8章 福祉用具・住宅改修などのサービス　第9章 介護を仕事として請け負う人たち　第10章 介護に対する社会的支援

◇介護のための医学の基礎　石田信彦総監修　改訂版　介護労働安定センター　2012.5　159p　26cm　1714円　Ⓘ978-4-903303-93-2
　内容　序章　第1章 身体の状態を知る　第2章 高齢者によく見られる症状とその対応　第3章 緊急を要する症状とその対応　第4章 介護保険の特定疾病　第5章 覚えておいてほしい疾患　第6章 感染症　第7章 薬の取り扱い　資料編

◇介護のための『くすり』の本―必携　原広子,平本要,亀山俊,藤崎玲子編　薬事日報社　2007.11　143p　21cm　〔執筆：青木伸也ほか〕　1500円　Ⓘ978-4-8408-0997-9　Ⓝ369.261
　内容　1 老化とくすり　2 こんな症状が出たときはまずチェック　3 くすりの飲み合わせ　4 くすりの飲み方・使い方　5 高齢者介護のために　6 くすり辞典

◇介護の手引き情報源―コミックでガイドする　新津ふみ子監修　学習研究社　2003.2　184p　21cm　（Gakken実用ナビブックス）〈付属資料：19p〉　1500円　Ⓘ4-05-401807-6　Ⓝ369.261
　内容　1章 基本の情報編　2章 在宅介護 在宅介護 納得の情報編　3章 在宅介護 活用の情報編

◇「介護の人間関係」に悩んだとき読む本　おちとよこ著　大和書房　2005.12　230p　19cm　1500円　Ⓘ4-479-01187-0　Ⓝ598.4
　内容　第1章「世間の声」には聞こえないフリ　第2章 見方を変えれば案外、抜け道あり　第3章 お金の話は早めにハッキリと　第4章「割り切り」で乗り切る　第5章 期待しなければ、気がラク　第6章 ガンコな親の本音を知れば　第7章 通い介護は「段取り力」で　第8章 専門家に聞きたいことを上手に聞く方法

◇介護の星―熱闘編　マンガでわかるみんなが元気になる介護の基本　根本哲也画,市川智士原

作，三好春樹監修　法研　2008.12　175p　23cm　1200円　Ⓘ978-4-87954-729-3　Ⓝ369.26
[内容]介護の星―熱闘編（「老人の墓場？」「楽しむことから始めよう」「排泄と入浴」「誰がための介護」）　介護の星―実践編（「寝返り」動作をものにする　「起き上がり」で生活行動を広げる　「ベッド」「イス」から立ち上がる　「床」から立ち上がる　あたりまえの生活づくり　食事ケア　あたりまえの生活づくり　排泄ケア　あたりまえの生活づくり　入浴ケア）

◇介護福祉のための心理学　下垣光，山下雅子編　弘文堂　2007.3　204p　21cm　（介護福祉士のための教養学 1）　1900円　Ⓘ978-4-335-61061-5　Ⓝ140
[内容]事例編　理論編

◇介護ron（論）―みんなの介護教科書　生活介護研究所著　泉大津　関西看護出版　2006.4　199p　26cm　〈奥付のタイトル：介護ron〉　1900円　Ⓘ4-906438-77-6　Ⓝ369.26
[内容]第1章 トイレ編　第2章 私が始めるデイサービス進化論　第3章 認知症在宅ケア　第4章 時代が求めるケアマネージャー　第5章 スーパーバイズ編　第6章 施設の住み心地はいかが　第7章 パーキンソン病編　第8章 遊びリテーション編

◇介助にいかすバイオメカニクス　勝平純司，山本澄子，江原義弘，櫻井愛子，関川伸哉著　医学書院　2011.5　203p　26cm　3900円　Ⓘ978-4-260-01223-2　Ⓝ494.78

◇介助に必要な医学知識　林泰史著　第2版　文光堂　2003.10　115p　26cm　（介護福祉士・ケアマネージャー・ホームヘルパーのための介助テクニックシリーズ 1）　2800円　Ⓘ4-8306-5016-8　Ⓝ492.9
[内容]1 介助に入る前に必要な基本的医学知識　2 介助を要する人にはじめて会った際の医学知識　3 介助を要する人と会話をする際の医学知識　4 介助をはじめて必要となる医学知識　5 介助の経過の中で必要となる医学知識　6 介助に関連した社会の動き

◇介助に必要な人間理解と制度の活用―こんな時，あなたならどうしますか　林泰史編，草水美代子著　文光堂　2005.6　183p　26cm　（介護福祉士・ケアマネージャー・ホームヘルパーのための介助テクニックシリーズ 3）〈「介助に必要な人間理解と社会資源の活用」（1994年刊）の第2版〉　2800円　Ⓘ4-8306-5017-6　Ⓝ369.1
[内容]第1章 支援対象者の特徴的な感情・言動・態度および対処方法（具体例・マニュアル・工夫）　第2章 役立つ社会資源（制度）の紹介　第3章 専門家としての特性・課題・決定権

◇鎌田實のしあわせ介護―苦しみを喜びに変える33のヒント　鎌田實著　中央法規出版　2007.7　253p　19cm　（シリーズCura）　1300円　Ⓘ978-4-8058-3000-0　Ⓝ598.4
[内容]第1章 長生きを喜べるようになりたい　第2章 介護で幸せになる方法　第3章 介護ストレスに打ち勝つ方法　第4章 自分らしく生きるためのサービス活用法　第5章 介護が必要になる前に，今からしておきたい心構え

◇身体から革命を起こす　甲野善紀，田中聡著　新潮社　2005.1　237p　19cm　1400円　Ⓘ4-10-473501-9
[内容]第1章 ナンバ的身体の衝撃　第2章 武術的な動きとは，どのようなものか　第3章 スポーツと工学　第4章 日本人はどのように歩いていたのか　第5章 異分野からの挑戦者たち　対談 動くことと考えること（養老孟司・甲野善紀）

◇看護・介護のためのキネステティク―上手な「接触と動き」による介助　フランク・ハッチ，レニー・マイエッタ，スザンネ・シュミット著，澤口裕二訳　名古屋　日総研出版　2003.7　229p　21cm　2800円　Ⓘ4-89014-814-0　Ⓝ492.9
[内容]第1章 介助におけるキネステティク　第2章 インタラクチョンと介助のプロセス　第3章 機能解剖　第4章 人の動き　第5章 人の機能　第6章 「力」　第7章 環境の整備　第8章 介助への応用法

◇看護・介護のためのキネステティクス―上手な「接触と動き」による介助　フランク・ハッチ，レニー・マイエッタ，スザンネ・シュミット著，澤口裕二訳　岡山　ふくろう出版　2009.6　229p　21cm　2667円　Ⓘ978-4-86186-396-7　Ⓝ492.9
[内容]第1章 介助におけるキネステティクス　第2章 インタラクションと介助のプロセス　第3章 機能からみた解剖　第4章 人の動き　第5章 人の機能　第6章 「力」　第7章 環境整備　第8章 介助への応用法

◇完全図解新しい介護　大田仁史，三好春樹監修・著　講談社　2003.6　359p　27cm　3800円　Ⓘ4-06-259351-3　Ⓝ598.4
[内容]第1部 介護のはじまり　第2部 生活づくりの介護　第3部 介護技術法　第4部 障害・症状を理解する　第5部 痴呆の見方と介護の原則　第6部 介護者の健康のために

◇完全図解介護のしくみ　東田勉編著，三好春樹監修　講談社　2011.9　287p　27cm　（介護ライブラリー）　3000円　Ⓘ978-4-06-282452-1　Ⓝ369.26
[内容]第1章 介護を取り巻く日本の現状　第2章 介護保険のしくみとサービス　第3章 介護の職業　第4章 介護用品と住宅改修　第5章 介護の基本技術　第6章 介護が必要な人をどう支えるか

◇かんたん明解！こころとからだのしくみ&ケアの基本知識を学ぼう―専門介護のための導入work book　横山さつき著　相模原　現代図書　2010.2　100p　26cm　1429円　Ⓘ978-4-86299-016-7　Ⓝ369.16

◇かんたん明解！生活支援技術を身につけよう―事例から学ぶ介護の基本　横山さつき編　岐阜　みらい　2010.11　249p　26cm　〈執筆：真野啓子，高野晃伸〉　2200円　Ⓘ978-4-86015-216-1　Ⓝ369.16

◇頑張らなくてもできる介護　山崎えり子著　家の光協会　2004.10　189p　21cm　1300円　Ⓘ4-259-54662-7　Ⓝ598.4
[内容]序章 ある日突然，介護が始まった　第1章 衣の知恵　第2章 食の知恵　第3章 住の知恵　第4章 清潔を保つ知恵　第5章 そのほかの知恵　終章 やがて訪れる老いの準備

◇基礎介護技能100のチェックポイント―利用者を不快・不安にさせない！　沖野達也，野田洋子著　中央法規出版　2005.3　150p　24cm　2400円　Ⓘ4-8058-2633-9　Ⓝ369.26
[内容]基礎技能1 不潔・不衛生と思われていないか！？―業務以前の準備など（手洗い　身だしなみ　服装　携帯物　健康状態）　基礎技能2 恥ずかしい目

に遭わせて不快に思われていないか！？―利用者のプライバシーの尊重や保護（プライバシーの尊重や保護）　基礎技能3 介護者の都合が優先されていないか！？自立を阻害していないか！？―介護の機器や用品用具の使われ方から（介護の機器や用品用具）　基礎技能4 無言、一方的、したつもりのコミュニケーションになっていないか！？―利用者との未熟なコミュニケーション（コミュニケーションする際の介護職の位置および自身の言動への自覚（＝言動のセルフコントロール技術）　利用者への言葉づかい　ほか）　基礎技能5 利用者を不安・不快にさせていないか！？事故を誘発していないか！？―動作および移動の介助のあり方

◇気持ちが楽になる介護の新常識　上原喜光著　秀和システム　2011.12　223p　19cm　1400円　①978-4-7980-3177-4　Ⓝ369.26
[内容]第1章 高齢者介護の現状　第2章 知っておきたい在宅介護の知恵　第3章 賢い介護サービス・施設の使い方　第4章 介護者の心構えとメンタルケア　第5章 より良い介護の未来のために

◇ケアのしごと基本百科―乳幼児～障がい者～高齢者 健康福祉援助技術　前橋明編著　大阪　ひかりのくに　2006.8　159p　26cm　（ケアワーク・スキルアップ 6）　2200円　①4-564-43056-4　Ⓝ369.16
[内容]1 序論（健康福祉援助技術とは）（健康福祉とは　健康福祉の基本　健康福祉におけるふれあいの大切さ　健康福祉援助技術とは）　2 健康福祉用具・器具（福祉用具はどのようなもの　快適な生活を送るための福祉用具を選定するには　快適な生活を送るための福祉用具制度　実際の福祉機器とは　ユニバーサルデザイン）　3 生活活動援助技術（乳幼児への指導・支援　障がい者への指導・支援　高齢者への指導・支援）　4 健康福祉援助技術（乳児のふれあい（コミュニケーション）あそび　動きでコミュニケーション（乳児期）　幼少児のレクリエーション　幼少児のリズム　障がい者レクリエーション　障がい者のリズム　高齢者レクリエーション　高齢者のリズム）　5 21世紀の健康福祉への期待（健康づくり　具体的な健康づくりの方策として　福祉への援助）

◇ケアリングスキル入門―エンジニアを目指す人のために　髙山直子著　徳島　教育出版センター（印刷）　2009.4　66, 30p　30cm　Ⓝ492.9

◇ケーススタディで学ぶ「介護技術」がすぐに身につくイラスト学習帳　瀧波順子監修　エクスナレッジ　2012.6　127p　26cm　1800円　①978-4-7678-1400-1
[内容]基本事項　排せつ　入浴　着替え　体位変換　食事介助　口腔ケア

◇こうすればできる！これからの介護予防・地域ケア　東内京一著　サンライフ企画　2006.3　277p　26cm　2800円　①4-921086-75-3　Ⓝ369.26
[内容]第1章 これからの介護保険方向性と取り組みのポイント　第2章 介護保険の限界点を見極め、効果が出る介護予防を推進する取り組み　第3章 地域包括ケアの確立を目指す和光市のグランドデザイン　第4章 提案型・参画型の地域ケアを確立し、まちづくりの一翼を担う事業者の方々へ　第5章 これまでに発表した論文から取り組み内容と段階を追って（地域の介護保障を確立する独自施策の展開　介護予防における保険者（自治体）の公的責任　ほか）

◇ここから始める介護　大瀧厚子著　大阪　関西看護出版　2005.6　111p　26cm　1600円　①4-906438-73-3　Ⓝ369.26
[内容]1章 医学一般（人間の身体って、どうなっているの？　食べるときや出すときの、身体の働きは？　年を取ると、心と身体はどうなるの？）　2章 ケアの基本となるもの（ケアってなぁに？　観察ってなぁに？　体温や血圧などの測りかた）　3章 現場で役立つケアの実際（障害に合わせたケアのポイント（知識編　実技編））

◇こころとからだの介護ノート―突然、家族の介護が必要になったとき　家族介護研究会編　労災ケアセンター　2005.10　190p　26cm　〈発売：労働調査会　付属資料：23p〉　2000円　①4-89782-878-3　Ⓝ598.4
[内容]第1章 障害者とその家族のメンタルヘルス　第2章 介護の実務　第3章 健康管理　第4章 症状別介護　第5章 認知症の介護　第6章 在宅介護を応援する各種制度　付録「保存版・日常生活便利帳」

◇こころもからだもスッキリ！一人でできる介護のストレス解消法　川崎美織、菊住彰著　中央法規出版　2008.8　118p　26cm　〈運動指導：田中国彦〉　1800円　①978-4-8058-3040-6　Ⓝ598.4
[内容]1 気づいていますか？あなたの介護ストレス（自分の性格、こころとからだのサインを知る　自分のための時間と居場所　サポーターとシステム）　2 アンケートから浮かび上がる介護職特有のストレス（介護職へのアンケート　介護職の健康行動の実態）　3 セルフケアを実践しよう（人間関係の疲れ　重労働の疲れ　不規則勤務の疲れ）　4 継続こそ力なり（セルフケアの影響　セルフケアを継続するチャンス）

◇古武術介護　実践編　岡田慎一郎著　医学書院　2009.9　144p　22×30cm　3800円　①978-4-260-00889-1　Ⓝ369.16
[内容]第1章 古武術介護の型（上体起こし　添え立ち　膝載せ　抱え上げ　共寝り）　第2章 状況別の応用（ベッド上でのポジショニング　ベッド～車いす間の移乗　床～車いす間の移乗　トイレと浴室　階段と福祉車輌　暴力への対応）　第3章 現場で実践（街介護編　家族介護編　全介護編）

◇古武術介護塾―日々の介護がラクになる！！　岡田慎一郎講師, 古武術介護塾編　スキージャーナル　2009.1　149p　19cm　1200円　①978-4-7899-2119-8　Ⓝ369.16
[内容]第1講「つらい」が「楽しい」に変わる！誰でも参加できるカラダ再発見塾―古武術介護塾とは　第2講 介護による二大弊害 腰痛・肩痛を防ぐには―まずはあなたの身体から　第3講 いにしえの身体技法を介護に活かす―古武術介護塾 入門編　第4講 いにしえの身体技法を介護に活かす―古武術介護塾 実践編　第5講 身体ってこんなに変わる！小黒さん密着レポート―介護の現場から　特講 介護界の風雲児・岡田慎一郎はこうして生まれた―古武術介護誕生話

◇古武術介護入門―古の身体技法をヒントに新しい身体介助法を提案する　岡田慎一郎著　医学書院　2006.8　114p　26cm　3000円　①4-260-00295-3　Ⓝ369.16

◇古武術でラクラクはじめての介護―筋力に頼らず、体を痛めない、介護法 DVDレッスン70分　岡田慎一郎監修, 主婦と生活社編　主婦と生活

社　2008.9　61p　26cm　2000円　①978-4-391-13646-3　Ⓝ369.16
内容　第1章 基本編　第2章 実践編

◇根拠からわかる介護技術の基本　前川美智子著　中央法規出版　2008.5　165p　21cm　1800円　①978-4-8058-2986-8　Ⓝ369.16
内容　コミュニケーション　接遇　居室の環境整備　体位変換　ベッド上の移動　離床 立位 移乗 移動 歩行［ほか］

◇さあさんのかかってキネステティク—つらい体位変換がとっても楽になる介助法超入門　澤口裕二著　改訂版　名古屋　日総研出版　2004.7　263p　26cm　2900円　①4-89014-955-4　Ⓝ492.9
内容　立ち読み読者のためのお試しページ　体位変換の実際　杵捨てて行く（キネステティク）　キネステティクとボディメカニクスの違い　バスタオルとマットレスの話　ブレーデンスケール　Basale Stimulation（バザーレ・スティミュラチオン）　コツ　キネステティクの周りにあるもの　FAQ（よくある質問とマニアックな回答）

◇実践介護のてびきシリーズ　1　新企画出版社　〔2005.6〕　7冊（セット）　19cm　3115円　①4-88000-131-7

◇小学生にもできる！実践カイテキ介護　長瀬教子著　自由国民社　2011.6　159p　21cm　1300円　①978-4-426-11248-6　Ⓝ598.4
内容　第1章 "介護される"ってどんな感じ？　第2章 "生きる"をカイテキにしたい！　第3章 認知症がわかればあなたが変わる！　第4章 "共倒れ" "介護うつ"にならないために　第5章 要介護になっても人の役に立てる！　第6章 アートには力がある！　第7章 介護に希望をくれる人たち

◇自立をささえるケア　小山朝子著　旬報社　2006.2　95p　26cm　（イラスト図解アイデア介護 2）　1800円　①4-8451-0955-7　Ⓝ598.4
内容　1 食べる人の工夫作る人の工夫　2 安全に気持ちよく入浴　3 プライバシーを重視した排泄　4 外に出てみよう　5 地域に出て仲間を作る

◇新・介護を支える知識と技術　西山悦子著, 日野原重明監修　中央法規出版　2009.7　278p　26cm　3000円　①978-4-8058-3169-4　Ⓝ369.26
内容　巻頭カラー 身体の仕組みと働き　第1章 栄養と食事　第2章 排泄　第3章 清潔　第4章 身体の移動援助法　第5章 睡眠　第6章 バイタルサイン　第7章 感染予防　第8章 褥瘡の予防　第9章 薬の正しい使い方

◇新セルフチェック基礎介護技術—根拠から理解して身につける　古谷野亘, 滝波順子著　中央法規出版　2008.10　230p　26cm　2200円　①978-4-8058-3047-5　Ⓝ369
内容　1 専門職として行う「基礎介護技術」の理解　2 セルフチェック基礎介護技術（体位変換　移乗・移動介助　更衣介助　食事介助　清潔介助　排泄介助）　3 介護技術の新しい考え方

◇新セルフチェック基礎介護技術—根拠から理解して身につける　古谷野亘, 滝波順子著　第2版　中央法規出版　2012.3　230p　26cm　2200円　①978-4-8058-3614-9　Ⓝ369.16
内容　1 専門職として行う「基礎介護技術」の理解　2 セルフチェック基礎介護技術（体位変換　移乗・移動介助　更衣介助　食事介助　清潔介助　排泄介助）　3 介護技術の新しい考え方

◇すぐに役立つ！介護のための薬の知識　西村美智代監修, 前鶴学著　介護労働安定センター　2009.2　141p　26cm　1238円　①978-4-903303-51-2　Ⓝ369.26
内容　第1部 薬を知ろう（薬とは何か　薬のゆくえ　薬の形と保管方法　薬の飲み方　服薬管理を行う上での注意点　薬の副作用）　第2部 介護現場での薬の取扱い（高齢の方と薬　介護現場でのリスクを防ぐ）　第3部 高齢の方に多い病気とその薬（高血圧症　糖尿病　がん性疼痛　認知症　関節リウマチ　骨粗鬆症）　第4部 介護現場で今、何が起こっているか（介護者は「薬」とどう関わるのか　「薬」で起こりやすい介護の問題　事例とそこから学ぶこと）

◇すぐ役に立つ介護の基本と実践—改正介護保険徹底利用法決定版　代居真知子著　誠文堂新光社　2008.8　191p　26cm　（あなたの介護サポートします）　2200円　①978-4-416-80852-8　Ⓝ369.26
内容　第1章 ここで決まる介護生活（介護サービスの流れ　どう介護していくか、考えましょう）　第2章 介護保険制度—これに介護の基本あり　第3章 各種介護サービス—使えば介護の日和あり　第4章 高齢者の身体—知ると知らぬは大違い　第5章 家庭での介助—急がば回れの精神で

◇すぐわかる介護—介護保険から、必要なお金、施設、認知症ケアまで、なんでもズバリ答える「介護110番」　主婦の友社編　主婦の友社　2009.4　255p　21cm　（主婦の友ベストbooks§ほっとくるブックス）　1500円　①978-4-07-264154-9　Ⓝ369.26
内容　いざというときその場で役立つ介護の基本知識編　あなたに必要な情報が必ず見つかる介護情報源編

◇ストラウス夫人の心が通う介護—現場から学んだ77の知恵　クローディア・J. ストラウス著, 田辺希久子訳　光文社　2003.9　179p　18cm　1400円　①4-334-96160-6　Ⓝ369.26
内容　序章 介護の現場から生まれた本—自分にできることは何？　1章 心の準備をしよう—心配せずに行動するために　2章 患者の気持ちを知ろう—不安にさせない接し方　3章 話しかけるより、耳を傾けよう—困った要望への対処法　4章 患者のプライドを大切にしよう—していいこと、いけないこと　5章 自分の生活を楽しもう—苦しみから喜びへ

◇生活支援の介護技術　城正子著　一橋出版　2004.4　142p　21cm　（介護福祉ハンドブック 71）　1100円　①4-8348-0070-9　Ⓝ369.26
内容　1 住環境を整える介護　2 観察とコミュニケーションの技術　3 食事の介護　4 身体の移動（身体を動かす）の介護　5 運動（身体を動かす）の介護　6 身体を清潔に保つ介護　7 休養（睡眠と休息）の介護

◇正々堂々がんばらない介護　野原すみれ著　海と月社　2005.7　207p　19cm　1200円　①4-903212-00-9　Ⓝ598.4

◇セルフチェック基礎介護技術　滝波順子著　中央法規出版　2005.1　159p　26cm　1800円　①4-8058-2527-8　Ⓝ369
内容　1 専門職として行う「基礎介護技術」を理解してほしい　2 セルフチェック基礎介護技術（体位変換　移乗・移動介助　更衣介助　食事介助　清潔介助　排泄介助）

◇ゼロからの介護―目的別ナビゲーション　中村聡樹著　中央公論新社　2003.9　191p　19cm　1450円　⑪4-12-003421-6　Ⓝ369.26
　内容　1章 介護を始める前に考えておくべきことはこれだけあります　2章 介護保険を使える介護者になりましょう　3章 在宅介護サービスの中身を理解して、自分のものにして下さい　4章 福祉施設はそれぞれの特徴を理解してから利用法を考えましょう　5章 介護の生命線はケアプランで決まります　6章 ケアプランはこうやってできあがります。事例で学び、納得できるケアプランづくりをしましょう

◇潜在力を引き出す介護―あなたの介護を劇的に変える新しい技術　田中義行著　中央法規出版　2010.4　237p　26cm　2400円　⑪978-4-8058-3277-6　Ⓝ369.26
　内容　第1章 介助の基本（介助の基本的な考え方　介助の基本原理・原則）　第2章 潜在力を引き出す介助（利用者の状態把握のポイント　起居動作の介助　移乗動作の介助　移動動作の介助）　補章 よくある介助の素朴な疑問

◇だれでもできるらくらく身体介護―介護のプロが教える　中田光彦監修, 主婦の友社編　主婦の友社　2007.10　127p　21cm　（セレクトbooks　ほっとくるブックス）　1700円　⑪978-4-07-258230-5　Ⓝ598.4
　内容　第1章 体を動かす　第2章 歩く、外出する（平地を歩く　段階の上り下り（杖で）ほか）　第3章 食事をする　第4章 入浴する、清潔を保つ　第5章 排泄をする

◇チャートでわかる適切な介護ができる本―改正介護保険に完全対応！　伊藤光代監修　日東書院本社　2007.4　191p　21cm　1200円　⑪978-4-528-01390-2　Ⓝ369.26
　内容　第1章 けが・病気で突然倒れたとき　第2章 入院が決まったら　第3章 医療費をうまく節約する　第4章 自宅で介護をする　第5章 自宅で快適に暮らすための工夫　第6章 施設への入所を検討する　第7章 認知症の兆候があらわれたとき

◇テキストでは学べないあたらしい介護技術の提案　歩行介助・移動介助編　貝塚誠一郎編著　日本医療企画　2006.6　143p　26cm　2000円　⑪4-89041-722-2　Ⓝ369
　内容　1 歩行と立ち上がりの介助　2 車いすの介助　3 見守りと移動の介助（見守りの介助　片マヒの移動介助（一部介助）ほか）　4 応用―さまざまな生活場面での介助

◇ナイチンゲールに学ぶ家族ケアのこころえ―やさしい看護と介護のために　日野原重明監修, 葉祥明絵　素朴社　2007.11　62p　22cm　（こころの栞）　1500円　⑪978-4-903773-05-6　Ⓝ598.4
　内容　5歳からりっぱな看護師さん　きれいな空気　太陽の光　清潔な部屋　静けさと音　食事　会話　観察　回復

◇「なぜそうする？」根拠がわかって動ける介護技術―イラストで徹底解説　基礎福祉・介護ブレーン編　誠文堂新光社　2012.1　207p　21cm　1800円　⑪978-4-416-81202-0　Ⓝ369.26
　内容　コミュニケーション　接遇マナー・身だしなみ　環境整備（生活援助）　ボディメカニクス　体位変換　ベッド上の移動　離床（端座位）　立位　移乗・移動　歩行〔ほか〕

◇入院・介護SOS ―不安解消119のツボ　おちとよこ著　大阪　創元社　2008.3　198p　21cm　（今すぐ役立つ介護シリーズ 9）　1500円　⑪978-4-422-32079-3　Ⓝ369.26
　内容　第1章 入院・医療SOS　第2章 介護保険・サービス利用SOS　第3章 毎日のお世話・気になる症状SOS　第4章 遠距離介護・仕事との両立SOS　第5章 認知症の疑問・心配SOS　第6章 医療費・介護費用SOS　第7章 老後の住まいSOS

◇入門基本介護技術　松田美智子, 野尻京子, 若村充子, 田中由美著　京都　久美　2007.4　85p　26cm　2000円　⑪978-4-86189-041-3　Ⓝ369
　内容　第1章 コミュニケーション　第2章 観察とアセスメントの技法　第3章 安全と安楽の技法　第4章 環境整備　第5章 社会生活維持・拡大への援助　第6章 衣生活への援助　第7章 食生活への援助　第8章 排泄の援助　第9章 身体の清潔への援助　第10章 介護現場での相談援助

◇初めての介護―心と技術―イラストで理解する　川島みどり編　中央法規出版　2011.8　219p　30cm　2200円　⑪978-4-8058-3519-7　Ⓝ369.16
　内容　第1章 介護の基本となるもの　第2章 介護に必要な視点　第3章 生活支援の介護　第4章 利用者の状態に応じた介護

◇はじめて学ぶ介護―介護の基本テキスト：介護初学者家族介護介護ボランティア向け　内田千恵子編著　日本医療企画　2012.2　275p　26cm　2400円　⑪978-4-86439-039-2　Ⓝ369.26
　内容　第1章 介護のための基礎知識　第2章 介護保険などの制度とサービス　第3章 高齢者の病気の基礎知識　第4章 利用者や認知症高齢者のこころを支える　第5章 利用者を理解し信頼を形成する　第6章 介護技術の基本　第7章 住み慣れた地域で暮らすために

◇早引き介護の基本技法ハンドブック―オールカラー　福辺節子監修　ナツメ社　2011.12　309p　15cm　1800円　⑪978-4-8163-5149-5　Ⓝ369.16
　内容　1 介助の基本のキ　2 関わりの基本　3 生活場面別介助法（動作編）　4 生活場面別介助法（暮らし方編）　5 状態別介助法

◇必殺！介護の技　米谷馨著　北水　2003.10　267p　19cm　1500円　⑪4-939000-55-9　Ⓝ369.26
　内容　第1章 在宅介護者として　第2章 「必殺！介護の技」　第3章 介護の道を志す　第4章 専門性を高めたい

◇人にやさしい介護技術　野村敬子編著　中央法規出版　2004.10　171p　26cm　2000円　⑪4-8058-2510-3　Ⓝ369
　内容　第1章 介護技術を習得するために必要なこと　第2章 自立支援を考慮した介護技術　第3章 ベッドメイキングとシーツ交換　第4章 ADLとIADLを考慮した介護技術（ADL（日常生活動作）を考慮した介護技術　IADLを考慮した援助の方法）

◇人にやさしい介護技術　野村敬子編著　改訂　中央法規出版　2012.1　219p　26cm　2000円　⑪978-4-8058-3547-0　Ⓝ369.16
　内容　第1章 介護技術を習得するために必要なこと　第2章 介護を行う前の基礎技術（リネン類のたたみ

方 ベッドメイキングの方法) 第3章 1日の生活リズムに沿った介護技術の方法 補章

◇一人でもだいじょうぶ―親の介護から看取りまで おちとよこ著 日本評論社 2009.3 187p 20cm (Ⅰ)978-4-535-56276-9 (Ⅳ)598.4
[内容] その1 ある日突然始まった両親の介護 その2 先の見えないトンネルの中で通い介護の選択… その3 とうとうやって来たターミナル、看取りと葬儀と、あとに残った大仕事 一人でも安心「介護便利帖」

◇不安を解消する介護の本 林泰史監修 ニュートンプレス 2003.11 141p 26cm (ニュートンムック) 1300円 (Ⅰ)4-315-51709-7 (Ⅳ)598.4

◇福辺流力のいらない介助術 福辺節子著 中央法規出版 2008.5 148p 26cm 2000円 (Ⅰ)978-4-8058-2982-0 (Ⅳ)369.16
[内容] 第1章 介助に力は必要ない 第2章 なぜ「介助される人間の力を引き出す介助」が必要なのか 第3章 福辺流介助術の極意 第4章 福辺流介助術の基本 第5章 福辺流介助術練習方法 第6章 基本動作の介助

◇ベッドサイドからはじめるやさしい介助技術―介護職・コメディカル・ご家族のために 細江さよ子著 金原出版 2007.3 105p 26cm 2800円 (Ⅰ)978-4-307-70187-7 (Ⅳ)494.78

◇訪問介護&施設介護笑顔あふれる介護術 朝倉信一考著, 神山五郎監修 サンライフ企画 2005.5 59p 26cm (介護のプロをめざす基礎マニュアル 第2巻) 800円 (Ⅰ)4-921086-63-X (Ⅳ)369.26
[内容] 訪問時の心得と必須事項 起床・就寝介助 洗面・歯みがき介助 食事介助 一般的な調理(配下膳を含む) 特別な配慮を要する調理 服薬介助 シーツ交換 体位変換 身体整容〔ほか〕

◇ポケットブック介護のトリセツ105―介護現場の「あれっ?」に答える、カンタン・早わかりの知識&技術集 島村敦子編著, 諏訪さゆり監修 吹田 メディカ出版 2011.9 230p 19cm 1900円 (Ⅰ)978-4-8404-3676-2 (Ⅳ)369.26
[内容] 第1章 介護の基本 第2章 アセスメント 第3章 介護技術 第4章 高齢者に多い疾患・症状 第5章 認知症 第6章 薬 第7章 応急処置 第8章 制度

◇目からウロコの介護論―しっかり理念をおさえましょう 1 介護の入口基礎の基礎 大阪市ケアのあり方研究会・現場実践交流部会著 尼崎 双葉堂 2008.9 70p 21cm 〈発売:筒井書房〉 800円 (Ⅰ)978-4-88720-559-8
[内容] 第1章 最近のきのこ老健で取り組んでいること 第2章 きのこ老健のユニットケア導入と職員 第3章 職員が変わるきっかけ 第4章 その後の職員・原田さん―HさんからFさんへ 補論1 ユニットケアを理解し、実践するための8つのキーワード 補論2 新人研修発表会の発表原稿

◇目からウロコの介護論―誰のための施設? 2 お年寄りの力、環境の力 大阪市ケアのあり方研究会・現場実践交流部会著 尼崎 双葉堂 2008.9 69p 21cm 〈発売:筒井書房〉 800円 (Ⅰ)978-4-88720-560-4
[内容] 第1章 日中、施設から歩いてまちに出る―広島県庄原市・愛生苑の取り組みから 第2章 環境づくりに必要な視点―お年寄りが居続けることができる条件を考える 第3章 民家に近い環境での介護を考えるには―「居合わせる」視点から宅老所の介護を考える 第4章 施設での環境づくりのヒント―「床」「天井」

「照明」「心遣い」 補論 コミュニケーションを促す共感環境―お年寄りとの会話の「舞台」を点検する視点

◇目からウロコの介護論―記録がすべてのカギを握る 3 職員の力、チームの力 大阪市ケアのあり方研究会・現場実践交流部会著 尼崎 双葉堂 2008.9 63p 21cm 〈発売:筒井書房〉 800円 (Ⅰ)978-4-88720-561-1
[内容] 第1章 宅老所よりあいの職場環境の概要 第2章 壊れそうになった「よりあい」の組織 第3章「意識を変えたら現場は変わる」は幻想だ!! 第4章「事実から出発」するための「記録」に取り組む 第5章 宅老所よりあいのこれからの課題 補論 せっかくの機会なので村瀬さんに聞きました

◇もう限界!!介護で心がいきづまったときに読む本―疲れた心を元気にする介護ガイドブック 鈩裕和, 高室成幸共同監修 自由国民社 2011.8 191p 21cm 1400円 (Ⅰ)978-4-426-11244-8 (Ⅳ)598.4
[内容] 第1章 介護に疲れた!!心の相談室 第2章 あなたは何に疲れているのですか? 第3章 介護でいきづまった心を軽くする方法 第4章「うつ気分」にならないために、なったとき 第5章 ストレス解消に役立つ介護者自身のヘルスケア 第6章 相手の気持ちがわかればストレスはたまらない 第7章 介護を楽にするケアプラン8事例

◇もう限界!!腰を痛めずラクにできる介護術 下正宗監修 自由国民社 2012.1 191p 21cm 1429円 (Ⅰ)978-4-426-11295-0 (Ⅳ)598.4
[内容] 第1章 寝たきりを防ぐ介護の基本 第2章 食事の介助 第3章 清潔・入浴の介助 第4章 排泄の介助 第5章 体位変換と移動の介助 第6章 腰を痛めない介護の基本

◇やさしく学ぶ介護の本―ゼロからはじめる介護の知識と専門家によるアドバイス 中澤建樹監修 ゴマブックス 2006.8 123p 26cm 1200円 (Ⅰ)4-7771-0435-4 (Ⅳ)369.26
[内容] 序論 介護保険の仕組み 1 親が要介護状態になったら 2 在宅介護の手引き 3 施設介護のススメ (さあ、どうする!自宅で看られなくなったとき 介護老人福祉施設(特別養護老人ホーム=特養)ほか) 4 介護まるはだかデータ(介護なぜ?なに?Q&A 介護が必要になったら おぼえておきたい介護用語)

◇要介護度改善ケアガイドブック 岩下由加里著 名古屋 日総研出版 2006.3 151p 21cm 2190円 (Ⅰ)4-7760-1138-7 (Ⅳ)369.26
[内容] 第1章 水分は命の源―介護専門家の力で高齢者の命を守る 第2章 タンパク質とビタミンは長寿の秘訣 第3章 介護の力で褥瘡を治そう! 第4章 認知症、もう治らないとあきらめないで!「学習療法」を積極的に取り入れよう! 第5章 フットケアで寝たきり予防 第6章 車いす脱却―「つくられた歩行不能」は、誰がつくったのか? 第7章 気道感染予防ケア―感染予防は、清潔を保つことから始まる! 第8章 おむつ外し―不必要なおむつ使用は、高齢者の尊厳を奪い取る 第9章 梗塞予防ケア―脳梗塞、心筋梗塞、肺梗塞を介護の力で予防しよう! 第10章 筋力トレーニング―パワーリハビリテーションで若返ろう!

◇よくある現場の介護知識―どうしよう!すぐ知りたい!! 前田万亀子編著, 堀清記, 堀和子監修 大阪 ひかりのくに 2010.11 127p

15cm （安心介護ハンドブック 5） 1000円 Ⓘ978-4-564-43115-9 Ⓝ369.26
[内容] 起床 モーニングケア 朝食 申し送り 排せつ 見守り 家族説明 昼食 散歩・外出 アクティビティ〔ほか〕

◇「よくする介護」を実践するためのICFの理解と活用―目標指向的介護に立って 大川弥生著 中央法規出版 2009.7 135p 26cm 1800円 Ⓘ978-4-8058-3206-6 Ⓝ369
[内容] 序章 介護におけるICFの重要性―よくする介護と専門性確立のために 第1章 ICFの基本的特徴 第2章 「活動」とは 第3章 生活機能の3レベル間の相対的独立性―「よくする介護」の根拠 第4章 ICFの視点に立った介護のあり方―「よくする介護」の考え方と進め方 第5章 ICFに立ったアセスメント―「よくする介護」を行うために 第6章 活動向上に向けた「よくする介護」の進め方 第7章 「目標」の大切さ 第8章 生活不活発病（廃用症候群）と生活機能低下の悪循環

◇よくわかる介護―「する人」も「される人」も楽になる介護の基本とコツ 主婦の友社編 主婦の友社 2009.10 191p 24cm （主婦の友新実用books§ほっとくるブックス Clinic）（付属資料〔DVD-Video1枚 12cm〕：だれでもできるらくらく身体介護） 1500円 Ⓘ978-4-07-267973-9 Ⓝ598.4
[内容] 1 介護を始める人があらかじめ知っておきたいこと 2 よくわかる「介護保険」の基本と100％活用法 3 おいしい、食が進む10分でできる「かんたんお介護食」 4 DVD完全連動 だれでもできる「らくらく身体介護」 5 「認知症」のケアと介護を受ける人の気持ち 6 後悔しない「施設」の選び方、無駄なく抑える介護の「お金」

◇よくわかる介護と予防 阿部博幸監修 大誠社 2007.3 159p 29cm （大誠ムック 2） 1714円 Ⓘ978-4-902577-71-6 Ⓝ598.4

◇リラクセーション・ケアマッサージ―ハツラツ生活・いきいき介護のエッセンス！介護マッサージーの技術を身につけよう 横山さつき著 岐阜みらい 2012.2 74p 21cm 1000円 Ⓘ978-4-86015-251-2
[内容] 1 リフレクソロジーの基礎知識（リフレクソロジーの原理 リフレクソロジーの歴史 リフレクソロジーの効果と活用 リフレクソロジーの施術上の注意事項 知っておきたい医学知識） 2 リフレクソロジーの方法（施術を行う前に 施術にあたっての基本事項 ハンドオイルリフレクソロジーの手技と手順 フットオイルリフレクソロジーの手技と手順）

◇老人、障害者等が活用する制度及びサービスの理解 全国社会福祉協議会 2007.4 209p 26cm （介護職員基礎研修テキスト 第2巻） 2000円 Ⓘ978-4-7935-0862-2 Ⓝ369.26

◇笑う介護士の真技―"SODEYAMA式介護"技術の真髄 袖山卓也著 中央法規出版 2012.4 106p 26cm 1800円 Ⓘ978-4-8058-3636-1
[内容] 00 準備 01 車いす 02 立つ・座る 03 体位変換 04 起きる・寝る 05 歩行 06 移送 07 更衣 08 食事 09 排泄 10 入浴

◇Dr.クロワッサン―してみてわかった介護のコツ． マガジンハウス 2003.11 138p 30cm （Magazine house mook） 933円 Ⓘ4-8387-8421-X

◇DVDでよくわかるやさしい介護入門 ヘルス・ケア・サポートハクビ監修 成美堂出版 2006.8 207p 24cm 1600円 Ⓘ4-415-03881-6 Ⓝ598.4
[内容] 第1章 介護が必要になった時 第2章 食事のお世話 第3章 清潔のお世話 第4章 トイレのお世話 第5章 移動のお世話 第6章 認知症の介護のポイント 第7章 介護に役立つ知識

◇ICFをとり入れた介護過程の展開 黒澤貞夫編著, 小櫃芳江, 鈴木聖子, 関根良子, 吉賀成子共著 建帛社 2007.3 108p 26cm 1800円 Ⓘ978-4-7679-3340-5 Ⓝ369
[内容] 1章 介護過程の展開とICFの位置づけ 2章 介護過程の展開とは何か―体系的考察 3章 ICFにおける自立と参加の歴史的考察（障害者の自立生活運動（IL運動）と介護過程 リハビリテーションと介護過程 ほか） 4章 介護過程における個人因子と環境因子 5章 ICFをとり入れたケアプランの作成

◇ICFに基づく介護概論 丹羽國子, 山田薫夏著 アリスト 2003.7 255p 21cm （対人社会サービスシリーズ 1） 1700円 Ⓘ4-900890-07-3 Ⓝ369
[内容] 第1章 介護の利用者と基礎 第2章 介護と社会政策 第3章 介護の概念 第4章 対人社会サービスを必要とする人々の理解 第5章 介護実践における職業倫理 第6章 介護を科学へ：ICFの活用 第7章 介護事故と責任 第8章 専門的介護プロバイダーのヘルスケアと労働安全衛生

◇Q&A青山式楽ワザ介護入門―家庭に笑顔をとりもどす！ 青山幸広著 廣済堂あかつき出版事業部 2010.11 212p 19cm 1300円 Ⓘ978-4-331-51489-4 Ⓝ598.4
[内容] 第1章 だれにも聞けなかった介護の基礎 第2章 「寝る」「寝返る」「起きる」の楽ワザ介護 第3章 「立つ」「座る」「歩く」の楽ワザ介護 第4章 楽しく、おいしく、食事の楽ワザ介護 第5章 スッキリ、きれいに、排泄の楽ワザ介護 第6章 さっぱり、のんびり、入浴の楽ワザ介護 第7章 ボケる、キレる、暴れる人の楽ワザ介護 第8章 持病や痛みがある人の楽ワザ介護 第9章 心の触れ合い、すれ違い 第10章 SOS！プロの助けを借りるとき

《医療ソーシャルワーカー》

◇医療ソーシャルワーカー新時代―地域医療と国家資格 京極高宣, 村上須賀子編著, 日本医療ソーシャルワーク研究会監修 勁草書房 2005.6 232p 22cm 2000円 Ⓘ4-326-60187-6 Ⓝ369.92
[内容] 序 医療ソーシャルワーカーの国家資格制度化―医療福祉現場からの提言 第1章 新時代の医療ソーシャルワーカーに向けて 第2章 英米における医療ソーシャルワーカーの役割 第3章 医療ソーシャルワーカーをとりまく医療環境 第4章 地域医療のキーパーソンとしての医療ソーシャルワーカー 第5章 地域医療と医療ソーシャルワークの実際 第6章 医療ソーシャルワーカーの養成課程を考える 第7章 国家資格化運動の経過 第8章 医療ソーシャルワーカーの意識調査から

◇医療福祉士への道―日本ソーシャルワーカーの歴史的考察　京極高宣著　医学書院　2008.5　106p　21cm　1600円　Ⓘ978-4-260-00687-3　Ⓝ369.92
　[内容] ソーシャルワーク教育の近未来　第1部 日本ソーシャルワーカーの歴史的位置（日本ソーシャルワーカーの歴史　精神保健福祉士法の成立―ソーシャルワーク至上主義に反論する　精神保健福祉士養成教育への期待）　第2部 医療ソーシャルワーカーの国家資格化（MSW国家資格化の必要性と可能性　21世紀における在宅医療の意義と課題　在宅医療と医療ソーシャルワーカーの役割　社会福祉士・介護福祉士の今後　新しい福祉人材確保指針の今日的意義）　ソーシャルワークの近未来―社会市場とソーシャルワークの相乗的発展

◇50のケースで考える医療ソーシャルワーカーの心得―時代と向き合う実践記録　髙山俊雄著　現代書館　2011.9　222p　21cm　1800円　Ⓘ978-4-7684-3513-7　Ⓝ369.92
　[内容] 1 MSWの心構え　2 関係のサポート　3 相手を知ること　4 行政手続き　5 ソーシャルアクション

◇これがMSWの現場です―医療ソーシャルワーカーの全仕事　心に寄り添う技術ケーススタディ40　菊地かほる著　医学通信社　2010.3　230p　21cm　2000円　Ⓘ978-4-87058-412-9　Ⓝ369.92
　[内容] 第1章 医療ソーシャルワーカーとはどんな仕事か　第2章 医療ソーシャルワーカーにとって必要な知識・価値観・マナー等について　第3章 医療ソーシャルワーカーになる方法　第4章 医療ソーシャルワーカーの365日―いくつもの物語をみつめて　巻末資料（医療ソーシャルワーカー業務指針　医療ソーシャルワーカー倫理綱領）

◇だから面白いソーシャルワーカーの仕事―療養病床で働く仲間への熱いメッセージ　日本療養病床協会ソーシャルワーク部会編著　厚生科学研究所　2004.0　154p　21cm　1800円　Ⓘ4-905690-93-5　Ⓝ369.92

◇日本の医療ソーシャルワーク史―日本医療社会事業協会の50年　50周年記念誌編集委員会編　日本医療社会事業協会　2003.5　276p　27cm　2857円　Ⓘ4-7610-0781-8　Ⓝ369.92

《日本赤十字社》

◇欧米人捕虜と赤十字活動―パラヴィチーニ博士の復権　大川四郎編訳　論創社　2006.1　247p　22cm　5000円　Ⓘ4-8460-0671-9　Ⓝ209.74
　[内容] 解題 第2次大戦中の極東における捕虜問題の再検討―パラヴィチーニ博士の復権　1「POW―元捕虜についての調査」（抄訳）（ワシントンD・C、米連邦政策立案査定局、1980年5月）　2 フレドリック・シオルデ著「戦いの中に慈悲を（インテル・アルマ・カリタス）―第2次世界大戦中の赤十字国際委員会による人道活動」（抄訳）（第3版、赤十字国際委員会、ジュネーブ、1973年）　3 ICRC編『第2次世界大戦中（1939年9月1日～1947年6月30日）の赤十字国際委員会活動に関する報告 第1巻』（抄訳）　4 レベッカ・アーヴィン「赤十字国際委員会と戦争―極限の光景」（『赤十字・赤新月』誌1992年5～8月号、pp.4-5に所収）　5 日本赤十字社編『1938年から1947年にかけての日本赤十字社事業報告書』（抄訳）（東京、1948年）　6 赤十字国際委員会編集『第1次世界大戦中の救恤活動記録集第20巻―在横浜医師フリッツ・パラヴィチーニ博士による日本国内捕虜収容所視察報告（1918年6月30日～同年7月16日）』（ゲオルグ出版社、バーゼル/ジュネーブ、1919年）

◇解説赤十字の基本原則―人道機関の基本理念と行動規範　ジャン・ピクテ著、井上忠男訳　東信堂　2006.7　122p　19cm　1000円　Ⓘ4-88713-701-X　Ⓝ369.15
　[内容] 第1章 人道　第2章 公平　第3章 中立　第4章 独立　第5章 奉仕　第6章 単一　第7章 世界性

◇解説赤十字の基本原則―人道機関の理念と行動規範　ジャン・ピクテ著、井上忠男訳　第2版　東信堂　2010.4　122p　19cm　1000円　Ⓘ978-4-88713-983-1　Ⓝ369.15
　[内容] 第1章 人道　第2章 公平　第3章 中立　第4章 独立　第5章 奉仕　第6章 単一　第7章 世界性

◇国際赤十字―国際紛争や災害の被害者を救う　ラルフ・パーキンス著　ほるぷ出版　2003.4　35p　27cm　（調べてみよう世界のために働く国際機関）　2800円　Ⓘ4-593-57604-0　Ⓝ369.15
　[内容] 1 赤十字の誕生　2 国境をこえた運動　3 赤十字と戦争　4 自然災害とたたかう　5 地域社会のために

◇従軍看護婦と日本赤十字社―その歴史と従軍証言　川口啓子、黒川章子編　京都　文理閣　2008.7　345p　22cm　2800円　Ⓘ978-4-89259-567-7　Ⓝ210.6
　[内容] 第1部 従軍看護婦派遣の歴史的変遷　第2部 海外戦地へ行った看護婦たち（従軍看護婦の証言　証言から読みとく従軍看護婦　その後の石家荘―「人民解放軍白求恩国際和平医院」）　第3部 日本赤十字社創設と全国組織網の形成

◇人道支援―ボランティアの心得　野々山忠致著　集英社　2007.1　221p　18cm　（集英社新書）　680円　Ⓘ978-4-08-720376-9
　[内容] 序章 問われる人道支援のあり方　第1章 人道支援の理念と人道の原則　第2章 公平な人道支援と政治的、社会的権力からの独立　第3章 中立の原則と支援活動の安全確保　第4章 武力紛争下での人道支援　第5章 ボランティア、NGOの人道支援　第6章 難民の救援　第7章 武力による人道的介入　第8章 人道支援のあり方

◇赤十字史料による人道活動の展開に関する研究報告書　河合利修編　〔豊田〕　〔河合利修〕　2007.3　161p　30cm　Ⓝ369.15

◇「赤十字」とは何か―人道と政治　小池政行著　藤原書店　2010.4　247p　20cm　2500円　Ⓘ978-4-89434-741-0　Ⓝ369.15
　[内容] 第1章 赤十字の誕生　第2章 カオスの中の人道活動　第3章 現在の人道機関に求められるものは何か　第4章 未来に向けての「人道支援」とその課題

◇赤十字のふるさと―ジュネーブ条約をめぐって　北野進著　雄山閣　2003.7　237p　22cm　2800円　Ⓘ4-639-01818-5　Ⓝ369.15
　[内容] 第1章 赤十字のふるさと　第2章 アンリー・デュナンと赤十字　第3章 日赤創立と大給恒　第4章 佐野常民・日赤初代社長　第5章 赤一字から赤十字へ―ジュネーブ条約加盟の前後　第6章 赤十字幻灯は語る　第7章 国際貢献とジュネーブ条約　第8章 史料編

◇赤十字標章ハンドブック—標章の使用と管理の条約・規則・解説集　井上忠男編訳、角田敦彦, 河合利修, 森正尚訳　東信堂　2010.3　638p　22cm　6500円　Ⓘ978-4-88713-976-3　Ⓝ329.62

内容　第1編 赤十字標章に関する国際文書（ジュネーブ諸条約　ジュネーブ諸条約追加議定書　標章の使用に関するその他の規則と勧告）　第2編 赤十字標章に関する国内文書（赤十字標章の使用を制限する規定　赤十字標章に関する国民保護関連の規定　赤十字標章に関する自衛隊の規定　赤十字標章に関する赤十字社関連の規定）

◇戦争と救済の文明史—赤十字と国際人道法のなりたち　井上忠男著　PHP研究所　2003.5　268p　18cm　（PHP新書）　740円　Ⓘ4-569-62896-6　Ⓝ329.6

内容　第1章 人類は戦争といかに向き合うか　第2章 赤十字はなぜ誕生したのか　第3章 ジュネーブ条約への道　第4章 ジュネーブ条約と赤十字の試練　第5章 近代戦争と戦争和議の変革　第6章 日本の近代戦争と海戦犠牲者の救済　第7章 世界大戦の過ちを超えて　第8章 現代世界の赤十字と人道法

◇日本赤十字社と人道援助　黒沢文貴, 河合利修編　東京大学出版会　2009.11　326, 15p　22cm　5800円　Ⓘ978-4-13-026221-7　Ⓝ369.15

内容　近代日本と赤十字　第1部 戦時救護と博愛社・日本赤十字社（博愛社から日本赤十字社へ　「文明の戦争」としての日清戦争　病院船の活躍した北清事変　ジュネーブ条約締約国間の日露戦争　軍都広島と戦時救護）　第2部 日本赤十字社の国際的展開と平時事業（第一次世界大戦と看護婦の海外派遣　シベリア出兵とポーランド孤児の救出　日本赤十字社の平時事業　日本赤十字社の国際関係　昭和初期の事変と日本赤十字社）　二つの世界大戦と赤十字

◇日本赤十字の素顔—あなたはご存じですか？　野村拓監修、赤十字共同研究プロジェクト著　あけび書房　2003.7　222p　19cm　1800円　Ⓘ4-87154-045-6　Ⓝ369.15

内容　第1章 町内会と日赤の奇妙な関係—あなたも私も「日赤社員」　第2章 赤十字の誕生と歩み—今、問われる「博愛」と「中立」　第3章 戦争と共に歩んだ日赤—戦時下で日赤の果たした役割は？　第4章 従軍看護婦と日赤一元従軍看護婦たちの貴重な証言　第5章 戦後の日赤看護婦たち—患者のための看護をめざして　第6章 「愛の献血」の裏側で—日赤血液事業の過去・現在・未来　第7章 有事法制でどうなる日赤—再び戦争にかりだされる道筋　第8章 日赤のあるべき姿を考える—誰のため、何のための日赤？

◇武器を持たない戦士たち—国際赤十字　H. M.エンツェンスベルガー編、小山千早訳　新評論　2003.11　245p　20cm　2400円　Ⓘ4-7948-0603-5　Ⓝ369.15

内容　1 ソルフェリーノの思い出　2 アンリ・デュナンとソルフェリーノの戦い—そして赤十字の始まり　3 ルイ・ヘフリガー、人間性を示す一つのケース　4 十字を背負った赤十字—赤十字国際委員会、連盟、そして各国赤十字社・赤新月社　5 バンダルアンザリ・トリポリ・モガディシューある派遣員の回想録　6 派遣代表員なる気質—ペーター＝ゴットフリート・シュトッカーと模索する

◇平和へのカギ—いま赤十字をよく知ること　田島弘著　童話屋　2004.12　74p　15cm　（小さな学問の書 9）　286円　Ⓘ4-88747-050-9　Ⓝ369.15

内容　1 傷ついた兵士に敵味方はない　2 赤十字の誕生　3 ノーベル平和賞　4 人間を人間として扱う　5 平和のときこそ人間の尊厳を　6 赤十字の思想こそが文明　7 日本赤十字社のあゆみ　8 日本赤十字社の現状　9 赤十字の憲法　10 昭憲皇太后基金　11 (Q&A)

地域医療

◇医師不足と地域医療の崩壊—東北大学地域医療シンポジウム講演録　v.1　東北大学大学院医学系研究科地域医療システム学（宮城県）寄附講座編　日本医療企画　2007.5　149p　26cm　〈v.1のサブタイトル：今、医学部に何ができるのか〉　2400円　Ⓘ978-4-89041-765-0　Ⓝ498.021

内容　第1部 巻頭座談会（本当に医師は不足しているのか—ここにきて顕在化した医師不足問題の深層）　第2部 公開シンポジウム—東北6大学医学部地域医療の取り組み（今、大学の中で地域医療に向けて何をするべきか　大学、県、自治体病院の協力体制　本気で地域医療に貢献しようとする若者がいる　地域枠入試導入は地域医療確保に不可欠　地域医療支援機構「総合医学教育センター」を設立　ホームステイ型医学教育研修プログラムを開発　東北大学医学部の取り組み　地域医療システム構築への提言　地域医療実習による学生教育　東北地方のこれからの地域医療を、東北6大学医学部が考える）　巻末資料　東北6大学医学部卒後臨床研修プログラムの概要（弘前大学医学部附属病院医師臨床研修　岩手医科大学附属病院卒後臨床研修センター　秋田大学医学部附属病院卒後臨床研修プログラム　山形大学蔵王協議会研修プログラム　福島県立医科大学ホームステイ型医学教育研修プログラム　東北大学病院卒後研修センター）

◇医師不足と地域医療の崩壊—東北大学地域医療シンポジウム講演録　v.2　東北大学大学院医学系研究科地域医療システム学（宮城県）寄附講座編　日本医療企画　2008.2　311p　26cm　〈v.2のサブタイトル：現場からの「提言」医療再生へのビジョン〉　3000円　Ⓘ978-4-89041-788-9　Ⓝ498.021

内容　第1部 医師不足の現状・問題・展望　第2部 医師の確保と育成「マグネット・ホスピタル」の提言　第3部 医師のキャリア・デザイン構築—「地域」で医師を育てる（若い医師が生涯設計を描けるような地域医療を構築しよう　27病院で運営する群星沖縄における受療者のための医師育成　長崎における離島・へき地の医師養成とキャリア・デザイン（長崎システム）ほか）

◇一歩先行く地域医療—はじめよう住民・行政・医療者の三位一体による地域医療革命　2010年度福井県大学連携リーグ連携企画講座　井階友貴編著　福井　福井県大学連携リーグ　2011.3　239p　19cm　（福井県大学連携リーグ双書 2）　477円　Ⓘ978-4-9905774-0-7　Ⓝ498.021

◇一歩進んだ医療連携実践Q&A　東京都連携実務者協議会編、武藤正樹監修　じほう　2009.4　189p　21cm　2800円　Ⓘ978-4-8407-3972-6　Ⓝ498.16

医療と社会・福祉　　　　　　　　　　　　　　　　　　　　　　　　　　　　　　　　　地域医療

|内容| 第1部 連携の実際(医療連携とは何か　連携クリティカルパスの作り方　医療連携室における各職種の役割と業務　地域における役割と連携―病院機能評価Ver.6.0　地域における連携先)　第2部 連携を取り巻く医療制度(医療制度改革と連携　2008年度診療報酬改定と連携)

◇医療・介護の連携——これからの病院経営のスタイルは複合型　橋爪章編著　日本医療企画　2010.8　86p 26cm　(医療経営士テキスト中級 専門講座 4)　2800円　Ⓘ978-4-89041-922-7　Ⓝ498.163

|内容| 第1章 概論―医療と介護の連携へ(これからの病院経営のスタイルは複合型)　第2章 介護保険のしくみとサービス、経営戦略(介護保険のしくみと内容　ケアマネジャーとケアプラン　居宅サービス　地域密着型サービス　介護保険施設　経営腺らy区としての日本型ry区)　第3章 複合型経営の現状と課題、将来展望(複合型経営の現状　複合型経営の将来展望　複合型経営の具体的計画)　第4章 事例研究―複合型経営の実践(介護事業経営の実践上のポイント　マーケティング　運営管理　財務)

◇医療再生はこの病院・地域に学べ!　平井愛山, 神津仁著　洋泉社　2009.5　190p 18cm　(新書y 214)　740円　Ⓘ978-4-86248-389-8　Ⓝ498.021

|内容| 第1章 "地域力"で自治体病院を再生させる!―わかしお医療ネットワークという挑戦　千葉県東金市(平井愛山)　第2章 救急を断らない「日本型ER」の実践―日本型救急医療と北米型ERを合体　京都府京都市(安田冬彦)　第3章 周産期死亡率ワーストからの再建―地の利を生かした「地域完結型」システム　宮崎県宮崎市(池ノ上克)　第4章 内科医ゼロから再生までの軌跡―総合内科医が地域医療を救う!　北海道江別市(梶井直文)　第5章 医療難民を救済する在宅医療―医療・福祉・保健を一体化した「遠野方式」　岩手県遠野市(貴田岡博史)　第6章 自治体、医療破綻からの復活―福祉や住民意識を"普通"にする「村上スキーム」　北海道夕張市(村上智彦)　第7章 クリニックの連携で全診療科目を網羅・クリニック間で行う「チーム医療」　東京都世田谷区(神津仁)　第8章 母たちの革命が小児科医を救う―県立柏原病院の小児科を守る会からの提言　兵庫県丹波市(丹生裕子)

◇医療システムのモジュール化　アーキテクチャの発想による地域医療再生　秋山和宏著　白桃書房　2008.5　190p 22cm　2700円　Ⓘ978-4-561-51073-4　Ⓝ498.021

|内容| 第1章 序論　第2章 日本の医療の現状　第3章 医療の効率性　第4章 モジュール化パワー　第5章 日本の病院史　第6章 医療のモジュール化　第7章 医療におけるモジュール化の限界　第8章 モジュール化の視点による医界への提言

◇医療の危機に抗して―新しい地域医療の戦略「地域医療研究会全国大会2007」から　地域医療研究会監修, 和田忠志編　医歯薬出版　2008.10　276p 26cm　〈会期・会場:2007年11月24日～25日 かづさアカデミアパーク〉　4200円　Ⓘ978-4-263-71942-8　Ⓝ498.021

|内容| 生きかた上手　医療がやさしさを取り戻すために　医療にはどうあるべきか　若月俊一と佐久総合病院の歴史に学ぶ　介護保険制度改正 新予防給付と地域包括支援センター　これからの地域看護・看護師のあり方　新臨床研修制度の現状と将来　このままでは医療崩壊? 瀬戸際に立つ地域病院医療を考える　在宅医療・在宅療養支援診療所は可能か　ホスピスケアと緩和ケア　地域で子どもを支える

◇医療の地域格差はどれぐらいあるか? 二次医療圏を単位としたデータ分析　病院編　日医総研　2010.6　241p 30cm　(日本医師会総合政策研究機構ワーキングペーパー no.216　日医総研ワーキングペーパー)　Ⓝ498.16

◇医療・福祉における地域・住民エンパワメント―エンパワメントに向けたイノベーション　松田亮三, 棟居徳子編集担当　京都　立命館大学人間科学研究所　2008.2　88p 21cm　(ヒューマンサービスリサーチ オープンリサーチセンター整備事業「臨床人間科学の構築」7)〈会期・会場:2007年2月3日 キャンパスプラザ京都ほか オープンリサーチセンター整備事業「臨床人間科学の構築」CEHSOCプロジェクト〉　Ⓝ498.04

|内容| 親になることの支援(小嶋理恵子, 松島京述)　臨床倫理コンサルテーションの役割と課題(板井孝壱郎述)　Medicina nova(田中祐次述)

◇医療崩壊を超えて―地域の挑戦を追う　田川大介編著　京都　ミネルヴァ書房　2009.6　259, 2p 20cm　2000円　Ⓘ978-4-623-05490-9　Ⓝ498.0219

|内容| 序章 いま何が問題なのか―制度に翻弄されて　第1章 医者はどこに―地域医療の現場　第2章 産み、育てる―産科と小児科　第3章 がんと生きる―最新医療と緩和ケア　第4章 それぞれの生―心の病と認知症　あとがきに替えて見えないものを見る

◇老いる都市と医療を再生する―まちなか集積医療の実現策の提示　総合研究開発機構　2012.1　63p 30cm　(NIRA研究報告書)　Ⓘ978-4-7955-1460-7　Ⓝ498.13

◇介護予防支援と福祉コミュニティ　松村直道著　東信堂　2011.2　210p 20cm　2500円　Ⓘ978-4-7989-0029-2　Ⓝ369.7

|内容| 第1章 分権型福祉社会と地方社会の課題　第2章 高齢者の生活スタイルと近隣居住　第3章 地方社会における介護保険の運営　第4章 地域ケアシステムと在宅ケアチームの実践　第5章 地域包括支援センターの構想と現実　第6章 介護サービス評価の展開と当事者主体の評価　終章 社会関係資本と福祉コミュニティの再生　付論 中小企業従事者の医療環境改革

◇岐路に立つ地域医療　東京市政調査会　2011.2　72p 21cm　(「都市問題」公開講座ブックレット 21)〈会期:2010年10月2日〉　476円　Ⓘ978-4-924542-48-8　Ⓝ498.021

|内容| 基調講演 地域医療最前線からの報告(貴田岡博史・岩手県立遠野病院院長)　パネルディスカッション

◇グッドバイホスピタル―あなたの街から病院が消える!　西松空也著　文芸社　2003.6　274p 19cm　Ⓘ4-8355-5976-2　Ⓝ498.021

◇コミュニティのちから―"遠慮がちな"ソーシャル・キャピタルの発見　今村晴彦, 園田紫乃, 金子郁容著　慶應義塾大学出版会　2010.6　310p 20cm　2500円　Ⓘ978-4-7664-1752-4　Ⓝ498.021

|内容| はじめに―「コミュニティのちから」が社会を変える　第1章 長野県の保健補導員コミュニティ―女性の五人の一人が参加している"不思議"な地域組

織　第2章 "遠慮がちな" ソーシャル・キャピタルの発見　第3章「コミュニティのちから」で「コミュニティのちから」を育てる　第4章「いいコミュニティ」の作り方

◇これからの地域医療連携―診療報酬改定に左右されない地域連携活動を　日本生活協同組合連合会医療部会編　コープ出版　2007.2　144p　19cm　1300円　Ⓘ978-4-87332-249-0　Ⓝ498.021
[内容]地域医療連携の課題と方向性(医療制度改革をふまえて(田城孝雄著))　地域医療連携室の活動(地域医療連携室の担当を命じられたら(瀬尾利加子著)　地域医療連携室の仕事試案(中西邦彦著)　院内連携の重要性(瀬尾利加子著)　地域まるごと地域医療連携(三宅基夫著))　医療生協の地域医療連携室活動事例(宮崎生協病院の活動事例(福永尚子著)　地域連携室の業務報告(瀬尾利加子著)　埼玉協同病院の連携室業務(貞弘朱美著))

◇今後の地域医療制度のあり方と地域住民との関連に関する分析―医療供給体制の維持向上のために地域住民・マスコミに求められる要件に関する考察　農協共済総合研究所調査研究第一部　2009.3　23p　30cm　(JA共済総研研究助成事業研究成果報告書 平成19年度)　Ⓝ498.04

◇'3時間待ち3分診療' と '医療連携' の錯覚と現実―住民本位の地域医療再構築の政策科学的研究　図表　小磯明調査・執筆　小磯明　2004.3　158-327枚　30cm　Ⓝ498.021

◇'3時間待ち3分診療' と '医療連携' の錯覚と現実―住民本位の地域医療再構築の政策科学的研究　本論　小磯明調査・執筆　小磯明　2004.3　156, 12p　30cm　Ⓝ498.021

◇質の高い効率的な地域ケアの実現に向けて―「医療介護関連産業活性化のための事業インフラ研究会」報告書　経済産業省サービス政策課　2005.11　124p　30cm　Ⓝ498.021

◇住民力で地域医療―医療と福祉を超えて暮らしを拓く　医師・宮原伸二の軌跡　最所久美子著　京都　ミネルヴァ書房　2010.8　254p　22cm　3200円　Ⓘ978-4-623-05807-5　Ⓝ369.26
[内容]第1章 農村医への道―東北大学医学部にて　第2章 先進的地域医療を目指して―秋田県上郷町にて　第3章 本物の医療づくり―高知県西土佐村にて　第4章 村づくり方式を街に―岡山にて　第5章 支え合う医療福祉文化を

◇少子高齢化時代の地域経済の活力維持方策に関する調査　〔札幌〕　経済産業省北海道経済産業局産業部産業振興課サービス産業室　2007.3　102p　30cm　〈平成18年度地域活性化推進事業〉　Ⓝ498.02117

◇生老病死を支える―地域ケアの新しい試み　方波見康兼著　岩波書店　2006.1　2p　18cm　(岩波新書)　700円　Ⓘ4-00-430992-1　Ⓝ498.021

◇精神科医がめざす近隣力再建―進む「子育て」砂漠化、はびこる「付き合い拒否」症候群　中澤正夫著　東信堂　2006.8　75p　19cm　(居住福祉ブックレット 10)　700円　Ⓘ4-88713-708-7　Ⓝ361.7
[内容]1 ヒトはどんな動物か―比較生物学から見た「ヒト」　2 現実とは何か　3 近隣力―近隣は豊かな子育ての涵養林であった　4 近隣形成に挑戦した人たちの系譜　5 EUの危機感　6 我が国の街づくり　7 国が変わるのを待ってはいられない

◇多死化社会の到来と地域医療―在宅ターミナルケアと地域再生　京都　地域計画医療研究所　2007.6　142, 4p　21cm　(NIRA助成研究報告書 753)　Ⓝ498.021

◇地域医療―再生への処方箋　伊関友伸著　ぎょうせい　2009.11　318p　21cm　2190円　Ⓘ978-4-324-08911-8　Ⓝ498.021

◇地域医療を担う医師会病院等の運営課題把握のための研究―平成21年度「医師会共同利用施設検討委員会」における調査結果　日医総研　2009.12　1冊　30cm　(日本医師会総合政策研究機構ワーキングペーパー no.207　日医総研ワーキングペーパー)　Ⓝ498.163

◇地域医療を守れ―「わかしおネットワーク」からの提案　平井愛山, 秋山美紀著　岩波書店　2008.1　213p　20cm　2200円　Ⓘ978-4-00-023845-8　Ⓝ498.021
[内容]第1章 病院から医師がいなくなる　第2章 医師不足―問題の本質とは　第3章 「点」から「面」へ―「わかしおネットワーク」とはこれから　第4章 地域で医師を育てる　第5章 医師が来てくれる地域をつくる―住民のできることを　第6章 政策に翻弄されるな　第7章 地域医療を再構築する―進むべき方向とは　終章 わが国の医療はどこへいく

◇地域医療をめぐる諸問題―研究会を終えてNIRA座談会　小峰隆夫, 長谷川敏彦, 山本清, 伊藤元重述　総合研究開発機構　2010.3　11p　30cm　Ⓝ498.021

◇地域医療・介護に関する意識調査報告書　〔大阪〕　大阪府医師会　2004.2　176, 15p　30cm　Ⓝ498.02163

◇地域医療・介護のネットワーク構想　小笠原浩一, 島津望著　千倉書房　2007.8　174p　21cm　3300円　Ⓘ978-4-8051-0883-3　Ⓝ498.021
[内容]第1章 地域包括ケア―健康、医療、介護、ソーシャルワークの連携化　第2章 地域医療・介護の課業変化とネットワーク型供給の必要性　第3章 組織間ネットワークに関する理論の検討　第4章 地域医療・介護ネットワークにおける分析課題　第5章 「地域包括ケア」の構造―ネットワーク・システムの視座から　第6章 地域医療・介護ネットワークの課題

◇地域医療改善の課題　愛知東邦大学地域創造研究所編　唯学書房　2009.3　102p　21cm　(地域創造研究叢書 no.21)　〈発売：アジール・プロダクション〉　1400円　Ⓘ978-4-902225-47-1　Ⓝ498.021
[内容]第1部 公立病院の経営問題を考える(公立病院はどうなっちゃったの？―公立病院の何が問題になっているのか　どうしてこんな問題が起きたのか―医師・看護師不足の原因と背景　公立病院は赤字ではダメなのか？―公立病院はなぜ「公立」なのか　公立病院って民間病院と同じ？―公立病院の「経営問題」とは何か　公立病院も苦労しとるんだわぁ―公立病院が抱える問題と対応策　公立病院はどうしたら安定するの？―利用者にとっての「病院問題」)　第2部 地域医療はどうなっているのか(シンポジウム「地域医療はどうなっているのか」)　第3部 医療問題と福祉のこころ(講演「医療問題と福祉のこころ」)　資料 医療経営の現状

◇地域医療再生への医師たちの闘い　丸山恵也，佐藤洋執筆，愛知東邦大学地域創造研究所編　唯学書房　2008.1　189p　21cm　（地域創造研究叢書 no.8）〈発売：アジール・プロダクション〉2200円　Ⓣ978-4-902225-38-9　Ⓝ498.021

◇地域医療再生と自治体病院―「公立病院改革」を検証する　金川佳弘，藤田和恵，山本裕著　自治体研究社　2010.2　193p　21cm　1900円　Ⓣ978-4-88037-546-5　Ⓝ498.021
　内容　1 地域医療再生と自治体病院―新たな情勢のもとで　2 自治体病院広域的再編の現場―山形「置賜モデル」を検証する　3 自治体病院経営形態見直しの現場―大阪府立病院機構・鋸南病院・駒込病院　4 自治体病院再編の仕組み―制度の特徴と主な問題点　5 自治体病院再編と財政―財政健全化法・ガイドライン　6 地域医療を守るための運動と政策づくり　7 資料・公立病院の統合再編・ネットワーク化，経営形態の見直しの動き

◇地域医療再生の力　非営利・協同総合研究所いのちとくらし編，中川雄一郎監修　新日本出版社　2010.1　237p　20cm　2000円　Ⓣ978-4-406-05333-4　Ⓝ498.021
　内容　第1章 自治体病院はどこへ行く　第2章 京都における医療機関の動向から地域医療の再生を考える　第3章 東北における開業医と住民運動の連携　第4章 佐久総合病院と地域医療　第5章 明日の見えない医療機関経営―経営論点と処方箋　結びにかえて―地域医療と「非営利・協同」

◇地域医療最前線―住民のいのちを守る政策と運動　日野秀逸編著　自治体研究社　2007.11　202p　21cm　1905円　Ⓣ978-4-88037-503-8　Ⓝ498.021
　内容　第1部 医療構造改革と地域医療の現状（医療構造改革がもたらした医療の貧困化と住民への影響　自治体構造改革による自治体こわしと地域医療）　第2部 地域・自治体における医療運動と政策（地域医療崩壊の事例―福島県いわき市の場合　青森県「西北五地域医療を守る住民の会」の取り組みから　宇和島市立吉田病院の公的役割を訴えつづけて―愛媛県・市民二病院の統廃合問題で見えてきたあるべき姿―岩手　舞鶴市民病院の民営化問題に端を発した医療政策づくり運動―京都　生駒総合病院廃止反対から，閉院後の市民のための病院建設を求めて―奈良　地域医療の充実に取り組んだ二〇年間をかりかえって―東京　町と大学が連携した住民全員の健康管理政策（久山方式）の取り組み―福岡）　第3部 地域医療の現状と今後に向けて（患者・住民・医療従事者・自治体職員の運動で住み続けられる地域を）

◇地域医療支援病院―医療連携のかなめ　その準備から承認までのすべて　木津稔編著，中尾喜沙市，杉江進共著　じほう　2003.12　132p　26cm　2500円　Ⓣ4-8407-3232-9　Ⓝ498.16
　内容　第1章 見えてきた国の医療提供体制の改革プラン　第2章 生き延びるための病院機能の分化　第3章 医療連携なくして，明日の病院はない　第4章 医療連携のかなめは，地域医療支援病院　第5章 地域医療支援病院の使命と役割　第6章 地域医療支援病院の承認を受けるには　第7章 承認後に保険算定するために　第8章 大津市民病院が承認を受けるまでの過程　第9章 地域医療支援病院に関するQ&A資料

◇地域医療支援病院と医療連携のありかた　医療マネジメント学会監修，武藤正樹企画・編集　じほう　2004.1　174p　26cm　2200円　Ⓣ4-8407-3239-6　Ⓝ498.16

◇地域医療支援病院の現状分析　日医総研　2011.10　49p　30cm　（日本医師会総合政策研究機構ワーキングペーパー no. 243　日医総研ワーキングペーパー）　Ⓝ498.16

◇地域医療システム構築―東北大学医学部の取り組み　東北大学医学部「地域貢献作業班」編　仙台　東北大学出版会　2005.4　238p　26cm　2400円　Ⓣ4-86163-007-X　Ⓝ498.13
　内容　1 新聞記事に見る医師の名義貸し，研究助成金問題の経緯　2 最終答申「地域医療のシステムを考える」　3 東北大学大学院医学系研究科（医学部）医師（大学院・研究生，研修医，医員および専任職員）の地域病院への勤務実態調査　4 公開シンポジウム「地域医療システム構築と大学医学部が果たすべき役割」　5 将来に向けて

◇地域医療と自治体病院　大阪自治体問題研究所編　自治体研究社　2008.9　191p　21cm　（（社）大阪自治体問題研究所研究年報 11）　1905円　Ⓣ978-4-88037-514-4　Ⓝ498.021
　内容　特集 地域医療と自治体病院　書評　論文（コミュニティ施設への指定管理者制度の導入　大阪府における療養病床転換と地域医療・介護への影響について　大阪市の創造都市政策についての一考察）　研究ノート（徳島県上勝町光ファイバ事業に関する住民の利用実態調査についての報告と若干の考察　自治体の企業誘致政策―その評価における基本的視点）

◇地域医療におけるコミュニケーションと情報技術―医療現場エンパワーメントの視点から　秋山美紀著　慶應義塾大学出版会　2008.4　237p　22cm　（SFC総合政策学シリーズ）　3000円　Ⓣ978-4-7664-1519-3　Ⓝ498.021
　内容　序章 本書の目的と概要　第1章 患者を取り巻く医療―向かっている方向　第2章 地域医療におけるコミュニケーションとその重要性　第3章 電子カルテネットワークの行方　第4章 現場当事者のエンパワーメントという視点　第5章 フィールドにおける実証研究・1―訪問看護師間と医師のコミュニケーション　第6章 フィールドにおける実証研究・2―医師と院外調剤薬局の薬剤師間とのコミュニケーション　第7章 より良い地域医療のコミュニケーションに向けて　資料

◇地域医療の新たなる展開―医科歯科連携事例集　8020推進財団　2009.10　83p　26cm　700円　Ⓝ497.9

◇地域医療の桃源郷をめざして―阿武隈川のほとりで　佐藤喜一著　悠飛社　2005.6　150p　20cm　（Yuhisha hot-nonfiction　Yuhisha best doctor series）　1400円　Ⓣ4-86030-074-2　Ⓝ498.04
　内容　第1章 医療の現実　第2章 医療と経済の関係　第3章 これまでの歩み　第4章 理念　第5章 育みを賜いし人々　第6章 専門性についての考察　第7章 次世代医療への提言

◇地域医療白書　第2号　自治医科大学地域医療白書編集委員会編　下野　自治医科大学　2007.3　221p　30cm　〈第2号のサブタイトル：これからの地域医療の流れ〉　Ⓝ498.021

◇地域医療復興への歩み―2004.10.23新潟県中越地震 その時病院は　負けないあきらめないくじ

けない　新潟　新潟県厚生連労働組合　2005.3　80p　30cm　Ⓝ498.16

◇地域医療崩壊と医療安全をめぐって―医療版リスクマネジメント争論　小島英明監修　医歯薬出版　2009.5　165, 8p　26cm　〈別冊・医学のあゆみ〉　3200円　Ⓝ498.021

◇地域医療崩壊の危機―首都圏でも!?　川眞田喜代子, 尋田絵理子, 本多敏明, 結城康博著　本の泉社　2008.11　119p　21cm　1200円　Ⓘ978-4-7807-0413-6　Ⓝ498.021
[内容]　序章　地域医療崩壊の現状　第1章　埼玉県越谷市の現状　第2章　首都圏の地域医療崩壊の危機　第3章　障害児と地域医療　第4章　看護職を中心としたマンパワー不足を思う　終章　地域医療崩壊を食い止めるには!

◇地域医療連携―生き残るための戦略と戦術　田城孝雄編　Scicus　2009.4　164p　22cm　2800円　Ⓘ978-4-903835-49-5　Ⓝ498.021
[内容]　1章　地域医療連携室ってどんなところ?（「地域社会に貢献する病院」の実現を目指して（宮崎県立日南病院医療企画部・医療連携科）　医療・保健・福祉の包括的ケアを目指す（トヨタ記念病院地域医療連携室）　地域のかかりつけ医と共同で効率的・高度な医療を提供する（筑波メディカルセンター病院地域医療連携室）　専門性の高い医療を支える「顔の見える連携」の実践（前橋赤十字病院地域医療支援・連携センター地域医療連携課）ほか）　2章　どう変わっていく?　地域医療計画と疾患別連携パス

◇地域医療連携と薬局・薬剤師　武藤正樹監修　川越　薬ゼミ情報教育センター　2009.3　70p　21cm　〈薬ゼミファーマブック　薬ゼミブックレット no.3〉　1500円　Ⓘ978-4-904517-00-0　Ⓝ499.09
[内容]　1章　地域医療連携推進の背景・現状（医療機関・保険薬局における情報共有―診療ネットワークと薬局・薬剤師　医療連携クリティカルパス運用と薬局・薬剤師　医療連携と医療安全の視点―医療情報の共有と薬剤の適正使用）　2章　地域医療連携を実践する（退院時共同指導に取り組む―「薬剤師在宅コーディネーター」により医療機関との連携関係を構築　地域医療連携シートの活用―いち早い事前情報の収集に効果的。薬局薬剤師の信頼性向上にも　広域電子カルテの活用―あじさいネットワークに参加。的確な患者情報の収集・把握を実現　地域連携クリティカルパスの活用―外来化学療法をフォロー。患者満足度の向上と、薬局のやりがいに　在宅訪問薬剤師の役割と連携―今、持てる機能で医療連携は可能。他職種の役割を理解することが肝心)　3章　薬局連携と調剤報酬（調剤報酬算定チェックリスト　医療連携における薬学管理料の算定 (2008年改定対応)）

◇地域医療連携mook　―平成18年の大変革に向けて　診療報酬, 介護報酬改定、第5次医療法改正…　田城孝雄編著　名古屋　日総研出版　2004.3　316p　26cm　4000円　Ⓘ4-89014-918-X　Ⓝ498.021

◇地域医療は、今　地域医療振興協会編　メディカルサイエンス社　2011.10　231p　20cm　1700円　Ⓘ978-4-903843-14-8　Ⓝ498.021
[内容]　第1章　ドキュメント地域医療（「地域」に育ててもらった医者として、「地域」で医者を育てたい。―吉村学先生の研修に密着）　第2章　地域医療の実際　第3章　今、改めて地域医療を考える

◇地域医療は再生する―病院総合医の可能性とその教育・研修　松村理司編著　医学書院　2010.6　288p　21cm　2800円　Ⓘ978-4-260-01054-2　Ⓝ498.021
[内容]　1 市立舞鶴市民病院辞職のてんまつ　2 病院崩壊の時代　3 病院の打開策　4 病院総合医（ホスピタリスト）の立場から　5「1つ上の段階の総合医」を目指して　6 洛和会音羽病院の医局と総合診療科　7 いくつかの地域病院における総合診療　8 臨床研究をめぐって　9 教育研究をめぐって　10 展望

◇地域から健康をつくる―医療生協という挑戦　日野秀逸著　新日本出版社　2009.1　364p　20cm　2500円　Ⓘ978-4-406-05147-7　Ⓝ498.021
[内容]　医療生協とは―「地域まるごと健康」に取り組む人々　第1部　わが国で医療生協が形成されたころ（医療生協の理念的伝統―津川武一をナビゲーターとして　医療生協の登場―生協法制定と生協法人の選択　当初から生協法人として出発した医療生協―鳥取医療生協を例として）　第2部　発展する医療生協運動とその実際（医療生協運動の発展―医療部会創設（一九五七年）から第四次五ヵ年計画（二〇〇七年）まで　医療生協の人づくりと仲間づくり―協同的学習活動と協同的人間関係）　第3部　海外の保健・医療分野の協同組合（韓国の医療協同組合―形成に関する一考察　イタリアの医療・介護関連協同組合　福祉国家スウェーデンにおける医療・福祉の協同組合）

◇地域ケアシステム構築の実践―新たな生活支援サービスの機能を求めて　髙橋紘士著　全労済協会　2003.8　92p　26cm　〈調査研究シリーズ no.21〉　Ⓝ369.7

◇地域診断のすすめ方―根拠に基づく生活習慣病対策と評価　水嶋春朔編　第2版　医学書院　2006.10　184p　21cm　2700円　Ⓘ4-260-00365-8　Ⓝ498
[内容]　第1章　根拠に基づく健康政策　第2章　地域診断のすすめ方　第3章　予防医学のストラテジー　第4章　健康増進計画と新しい生活習慣病対策のすすめ方　第5章　統計処理のすすめ方　第6章　エクセルを用いた集計解析のすすめ方

◇地域での医療に係る機能分化・連携が与える医療施設経営への影響調査研究報告書　〔厚生労働省医政局〕　2005.3　102, 38p　30cm　〈委託先：みずほ情報総研　医療施設経営安定化推進事業　表紙のタイトル：地域での医療に係る機能分化・連携が与える医療施設経営への影響調査研究〉　Ⓝ498.16

◇地域におけるシームレスなヘルスケア経営戦略のあり方に関する調査研究報告書―平成20年度総合調査研究　エヌ・ティ・ティ・データ経営研究所　2009.3　147p　30cm　Ⓝ498.13

◇地域における病院・診療所のあり方に関する考察　1　開放型病床　日医研　2010.3　38p　30cm　〈日本医師会総合政策研究機構ワーキングペーパー no.212　日医総研ワーキングペーパー〉　Ⓝ498.16

◇地域の医療を支えるために―市来歯科の経緯　市来英雄著　鹿児島　市来英雄　2006.12　210p　31cm　〈鹿児島　南日本新聞開発センター（製作）〉　非売品　Ⓝ289.1

◇「地域の担い手として求められる人物像とその力」研究報告書　宇都宮　宇都宮まちづくり市民工房　2011.3　27p　30cm　〈2010年度独立行政法人福祉医療機構社会福祉振興助成事業　NPO法人宇都宮まちづくり市民工房限界集落／高齢化集落課題対応事業三依プロジェクト〉　Ⓝ289.1

◇地域保健を支える人材の育成─実態調査と事例から見た将来像　地域保健従事者の資質の向上に関する検討会,地域保健従事者資質向上検討会のための調査研究委員会編　中央法規出版　2004.1　206p　26cm　2600円　Ⓘ4-8058-4514-7　Ⓝ498.14
内容　第1部 地域保健従事者の資質の向上に関する検討会報告　第2部 地域保健従事者資質向上検討会のための調査研究報告(目的　方法　結果　まとめ)

◇地域保健スタッフのための「住民グループ」のつくり方・育て方　星旦二,栗盛須雅子編　医学書院　2010.10　164p　26cm　〈執筆：星旦二ほか〉　2500円　Ⓘ978-4-260-01186-0　Ⓝ498

◇地域保健の現場から　長谷川卓志著　京都　久美　2010.12　103p　21cm　1000円　Ⓘ978-4-86189-165-6　Ⓝ498

◇地域連携クリティカルパス─脳卒中・大腿骨頸部骨折・NST　藤本俊一郎編　メディカルレビュー社　2006.11　107p　30cm　3500円　Ⓘ4-7792-0043-1　Ⓝ498.163
内容　第1章 各時期における地域医療連携の必要性(地域連携ネットワーク(脳卒中・大腿骨頚部骨折)急性期医療　回復期リハビリテーション病棟　ほか)　第2章 シームレスケア研究会の設立と活動(地域医療連携班活動報告　シームレスケア研究会の設立と活動)　第3章 地域連携クリティカルパス　第4章 各施設における標準化のための評価法

◇地域連携クリティカルパス─脳卒中・大腿骨頚部位部骨折・在宅・歯科在宅・NST　藤本俊一郎編　改訂版　メディカルレビュー社　2009.1　153p　30cm　4200円　Ⓘ978-4-7792-0345-9　Ⓝ498.163

◇地域連携クリティカルパスと疾病ケアマネジメント　武藤正樹,田城孝雄,森山美知子,池田俊也編,日本疾病管理研究会監修　中央法規出版　2009.4　217p　30cm　3800円　Ⓘ978-4-8058-3149-6　Ⓝ498

◇地域連携クリティカルパスの進め方─在宅医療成功のカギ！医療連携時代の必須スキル　遠藤英俊,諏訪免典子共著　ぱる出版　2007.12　223p　21cm　〈New medical management〉　2500円　Ⓘ978-4-8272-0385-1　Ⓝ498.163
内容　地域連携クリティカルパスの理論と実践編(地域連携クリティカルパスの推進　医療計画の見直しと地域連携クリティカルパス　なぜ地域連携クリティカルパスが必要なのか　認知症に対する福祉と病院の連携のあり方　終末期における医療と福祉の連携クリティカルパス)　地域連携クリティカルパスの推進とチームづくり編(クリティカルパスはチームビルディング　地域連携クリティカルパスに求められる専門性　ケア理論を活用する　地域密着型のクリティカルパス　連携行動を推進する　患者第一の連携行動)　地域連携クリティカルパスのリスクマネジメント編(地域連携クリティカルパスの基盤は安全　安全管理　安全確保のためのルール化　リ

スクマネジメントの事例　地域密着型サービスの質の向上と危機管理)

◇地域連携診療計画管理料の算定状況に関する全国実態調査報告書─トータルの医療費に及ぼす地域連携パス作成の影響評価に関する実証的調査研究　医療経済研究・社会保険福祉協会　医療経済研究機構　2010.3　14, 126p　30cm　〈平成21年度医療経済研究機構自主研究事業〉　Ⓝ498.163

◇地域連携パスの作成術・活用術─診療ネットワーク作りをめざして　岡田晋吾　医学書院　2007.10　159p　30cm　4000円　Ⓘ978-4-260-00521-0　Ⓝ498.163

◇千葉「わかしおネット」に学ぶ失敗しない地域医療連携─広域電子カルテとヒューマン・ネットワークが成功の鍵　平井愛山責任編集　医学芸術社　2004.12　150p　21cm　〈医療21 books〉　2300円　Ⓘ4-87054-216-1　Ⓝ498.02135
内容　第1章 わかしお以前　第2章 わかしお医療ネットワークの誕生　第3章 診療薬連携とその効果　第4章 病院完結型の在宅医療から地域完結型の在宅医療へ　第5章 生活習慣病と医療連携　第6章 保健・医療の連携　第7章 女性医療と電子カルテ・ネットワーク　第8章 電子カルテ・ネットワークの課題と人材育成

◇地理空間情報に基づいた「医療アクセスの地域格差」─四国のケース・スタディ　日医総研　2012.1　254p　30cm　〈日本医師会総合政策研究機構ワーキングペーパー no. 250　日医総研ワーキングペーパー〉　Ⓝ498.16

◇独立行政法人地域医療機能推進機構法案(内閣提出、第173回国会閣法第8号)参考資料　衆議院調査局厚生労働調査室　2010.4　61p　30cm　〈第174回国会　背のタイトル：独立行政法人地域医療機能推進機構法案参考資料〉　Ⓝ498.16

◇独立行政法人地域医療機能推進機構法案(内閣提出第8号)参考資料　衆議院調査局厚生労働調査室　2009.11　61p　30cm　〈第173回国会〉　Ⓝ498.16

◇日本の開業医　永井友二郎ほか編著　実地医家のための会　2003.2　302p　21cm　〈創立40周年記念〉　Ⓝ490.49

◇病院が危ない！─千葉発医療の崩壊と再生　鈴木久仁直著　アテネ社　2008.11　190p　19cm　1600円　Ⓘ978-4-900841-44-4　Ⓝ498.02135
内容　第1章 医療空白地の出現　第2章 診療削減の悪循環　第3章 医療の基本「救急医療」が危ない　第4章 医療の制度疲労と課題　第5章 地域医療の再生をさぐる

◇病院と地域の連携を促進する早期退院連携ガイドライン　全国訪問看護事業協会編,川越博美監修　日本看護協会出版会　2003.10　125p　28×21cm　〈「コミュニティケア」2003年10月臨時増刊号〉　1500円　Ⓘ4-8180-1032-4
内容　第1章 早期退院連携ガイドラインの目的と根拠(早期退院連携ガイドラインとは　文献に見るガイドラインのエビデンス　全国調査に見るガイドラインのエビデンス)　第2章 病院と訪問看護ステーションの連携システム3つの型(院内に訪問看護師のある病院での連携システム　同一法人内の連携システム　独立型訪問看護ステーションの連携システム

第3章 早期退院連携ガイドライン実践の手引き（ガイドラインの構成と書式の目的　ガイドラインの記入方法と記入例　ガイドラインの活用を試みて（東大和病院と訪問看護ステーションの場合　千葉大学医学部附属病院の場合　ケアマネジャーとしてガイドラインを活用するために　「早期退院連携ガイドライン」の持つ可能性を探る））　資料（早期退院連携ガイドラインで使用する記録票　全国調査に協力したステーションのリスト）

◇崩壊する地域医療―命をどう守るか　東京市政調査会　2007.9　79p　21cm　（「都市問題」公開講座ブックレット 10）〈会議・会場：2007年6月30日 日本プレスセンター10階ホール〉　476円　Ⓘ978-4-924542-33-4　Ⓝ498.021

内容 基調講演（医師の偏在—2つの局面で　医師不足と偏在をいかに是正するのか　医療情報の活用）パネルディスカッション

◇保健・医療・福祉を学ぶ人のための地域ケア総論　松浦尊麿編著　京都　久美　2009.10　214p　26cm　2000円　Ⓘ978-4-86189-132-8　Ⓝ369.7

内容 第1章 ケアの概念と地域ケアの実践理論　第2章「健康」の概念とヘルスケア　第3章 地域ケアの基盤づくり　第4章 地域ケアと社会資源—健康・安心のための社会資源　第5章 地域ケアのマネジメント　第6章 ライフステージと地域ケア　第7章 早世の防止を目的とした地域ケア　第8章 生存の質と社会保障　第9章「健康寿命」と地域ケア　第10章 介護保険制度と地域ケア　第11章「安寧な終末」と地域ケア

◇まちなか集積医療—事例調査から学ぶ　伊藤由希子, 豊田奈穂著　総合研究開発機構　2011.7　31p　30cm　（NIRAモノグラフシリーズ no.32）Ⓝ369.7

◇「まちなか集積医療」の提言—医療は地域が解決する　総合研究開発機構　2010.3　97p　30cm　（NIRA研究報告書）Ⓘ978-4-7955-8459-4　Ⓝ498.021

内容 総論（「まちなか集積医療」の提言（小峰隆夫著））　各論（超高齢社会と医療システムの未来の姿（長谷川敏彦著）　医療サービスの効率化に関する政策の評価（中川雅之著）　まちなか集積医療（伊藤由希子著）　Box自治体病院の経営方式と経営効率（山本清著）　高齢者の医療の近接性と人口移動（辻明子著）　「まちなか集積医療」の実現に向けた政策（中川雅之, 豊田奈穂著））

◇まちに病院を！—住民が地域医療をつくる　伊関友伸著　岩波書店　2010.8　70p　21cm　（岩波ブックレット no.789）　560円　Ⓘ978-4-00-270789-1　Ⓝ498.021

内容 第1章 地域の病院に何が起きているのか　第2章 地域からの実践（母親たちの活動が医療再生のきっかけに—兵庫県西脇市　市区町村初の「地域医療を守る条例」—宮崎県延岡市　「三方よし」の地域医療再生をめざす—滋賀県東近江市　医療者・住民が「当事者」となるローコストの病院建築—岐阜県下呂市）　第3章 地域医療再生に必要なこと

◇まちの病院がなくなる！？—地域医療の崩壊と再生　伊関友伸著　時事通信出版局　2007.12　287p　20cm　〈発売：時事通信社〉　1900円　Ⓘ978-4-7887-0769-6　Ⓝ498.021

内容 第1章 自治体病院・地域医療に何が起きているのか　第2章 医師はなぜ病院から立ち去るのか　第3章 自治体病院の経営はなぜ限界を迎えているのか　第4章 自治体病院の経営をどのようにして変革するのか　第5章 地域医療再生への処方箋　第6章 病院PFIを考える

◇村上スキーム—地域医療再生の方程式　夕張／医療／教育　村上智彦著, 三井貴之聞き手　札幌　エイチエス　2010.7(3刷)　275p　19cm〈発売：無双舎〉　1500円　Ⓘ978-4-86408-915-9　Ⓝ498.021

内容 第1章 原風景 村上少年—歌登・函館・釧路・旭川…　第2章 原点 コペルニクス的転回—薬学・医学・藤町　第3章 デビュー たたかう医師—瀬棚町（現せたな町）・越後湯沢　第4章 ヒューマニティー反カリスマ医師—町づくり　第5章 交差 教育の仕事・医療の使命—教育・医療・日本　第6章 スキーム 町づくりとしての地域医療—夕張市　第7章 ミッション 一人ひとりの「希望」の杜

◇メディカルケアはいま—少子高齢化と地域医療　川端眞一著　京都　ミネルヴァ書房　2006.9　342p　21cm　2500円　Ⓘ4-623-04596-X　Ⓝ498.02162

内容 1 京都府立医科大学（内科・外科系　婦人・小児・マイナー系　救急・検査・手術・病棟　基礎医学系・研究部門　教育・看護）　2 地域の中で（周産期医療　救急医療　小児医療　生活習慣病　高齢社会の医療）

◇よくわかる医療連携Q&A　武藤正樹監修, 東京都連携実務者協議会編　じほう　2007.2　194p　21cm　〈執筆：池谷俊郎ほか〉　2600円　Ⓘ978-4-8407-3708-1　Ⓝ498.16

◇2050年からの警鐘—地方都市はどう生きていくか　吉田威著　文芸社　2009.8　125p　20cm　1200円　Ⓘ978-4-286-07288-3　Ⓝ498.02114

《開業医・家庭医》

◇開業医だからできること　関根博著　栄光出版社　2006.3　207p　20cm　1400円　Ⓘ4-7541-0077-8　Ⓝ498.14

内容 第1章 開業医宣言—何より人間が好き！ 開業医として四十九年、一日も休まずに続けてきたその醍醐味と魅力。　第2章 カルテの向こう側—上手な医者の選び方・かかり方、そして毎日がドラマのような診療のあれこれ。　第3章 医者とくすりの深いカンケイ—「薬は本来、毒です」だれでも持っている自然治癒力を高めるのが医者の役割！　第4章 地域医療のはじまり—家族ぐるみのおつき合いで見えてくる本当の医療。これからは開業医の出番です。（おばあちゃん、聞こえますか？　看護師さん、あなたが頼りです　家内は診察室に入るべからず　不肖、医会会長奮闘記　ボケづくり共和国）　第5章 これからの開業医—世界に例をみない超高齢化社会に向かって、開業医だから果たせる大きな役割。

◇開業医の力—医者と患者さんの心をつなぐ処方箋　関根博著　栄光出版社　2004.9　176p　20cm　1300円　Ⓘ4-7541-0066-2　Ⓝ490.14

内容 第1章 これがいい医者選びのコツ　第2章 賢い患者になろう　第3章 間違いだらけの健康法　第4章 病院選びで後悔しないために　第5章 死ぬ前にやっておきたいこと

◇開業医崩壊—あなたの町から医者が消え去る日　崎村泰斗著　オフィスワイワイ蜜書房　2008.7

282p　19cm　1800円　Ⓘ978-4-903600-10-9　Ⓝ498.021

◇開業医ほど素敵な仕事はない　横山博美, 乾成夫著　人間と歴史社　2009.10　179p　19cm　1600円　Ⓘ978-4-89007-176-0　Ⓝ498.14
　内容　第1部　ピザバイ・バイクに乗ったドクター　第2部「横山ドリーム」はどこまで実現したか　第3部　これからの保健・医療と福祉・介護

◇開業医療の新パラダイム―人生の旅モデル　飯島克巳著　日本医事新報社　2004.9　242p　21cm　3000円　Ⓘ4-7849-6176-3　Ⓝ498.04

◇「総合医」が日本の医療を救う　渡辺賢治監修　アートデイズ　2010.4　149p　19cm　〔執筆：川崎健太ほか〕　1500円　Ⓘ978-4-86119-155-8　Ⓝ498
　内容　第1部　皆保険制度の先輩, イギリスから私たちが学べること（医療先進国イギリスの医療　ジェネラル・プラクティショナー, それが医療提供第一線の現場　安定した医療の供給を可能にするナショナル・ヘルス・サービス　第三機関による医療の監視　日本語総合医（家庭医）へ）第2部　アメリカ家庭医療からの三つの贈り物（アメリカ家庭医入門　健康診断の結果が予防・早期発見・治療に結びついている！　グループ診療が未来を開く！　家庭医療は専門科である！　日本版家庭医に活かす）第3部　日本版総合医（日本版総合医の光と陰　日本版総合医への期待　今, 日本版総合医に必要なものとは…　家庭医療の現場から）第4部　日本版総合医は漢方を活用すべき（漢方は総合医療である　全人医療としての漢方　高齢社会に有用な漢方　総合医が漢方を活用するために）

◇総合医の時代―まず「総合医」に診てもらう　水野肇, 田中一哉編, 高久史麿監修　社会保険出版社　2011.7　226p　20cm　2000円　Ⓘ978-4-7846-0248-3　Ⓝ498
　内容　第1章　総合医時代の到来　第2章　総合医とは　第3章　総合医体制整備のメリット　第4章　総合医の育成・認定　第5章　総合医を語る―水野肇インタビュー　第6章　海外の参考事例　参考資料1　わが国の総合医に関する実態調査結果―わが国の総合医156人のアンケート結果・ヒアリングの概要　参考資料2　総合医に関わる基礎的な統計データ

《プライマリー・ケア》

◇新家庭医プライマリ・ケア医入門―地域で求められる医師をめざして　日本家庭医療学会編　大阪　プリメド社　2010.1　269p　21cm　3600円　Ⓘ978-4-938866-48-8　Ⓝ498
　内容　序　本書における家庭医とは　提言　家庭医がなぜ求められるか　専門医療と家庭医療　家庭医療のためのキャリアパス　家庭医のためのミニマムスキルとミニマムナレッジ　家庭医の診療　家庭医に必要な診療所マネジメント　家庭医と地域とのかかわり

◇21世紀プライマリ・ケア序説　伴信太郎著　改訂版　大阪　プリメド社　2009.6　161p　21cm　2200円　Ⓘ978-4-938866-39-6　Ⓝ492

◇プライマリー　地域へむかう医師のために　松村真司著　医学書院　2008.6　183p　21cm　2200円　Ⓘ978-4-260-00679-8　Ⓝ490.49

　内容　第1章　人間を診る―患者の後ろにある情報・テーマを踏まえて診療する　第2章　地域を基盤とした診療を行う　第3章　コミュニケーション―ことばは難しい, だけど大事（こころはもっと大事）　幕間のクロストーク　ジェネラリストであり続けるために　第4章　的確な診療情報を入手する　第5章　みずからの診療を維持・向上させる―生涯学習と評価　第6章　自分を保ち続けるために　年賀状

◇プライマリ・ケア医の一日―日本プライマリ・ケア学会基本研修ハンドブック　日本プライマリ・ケア学会編　南山堂　2004.2　254p　26cm　3200円　Ⓘ4-525-20161-4　Ⓝ492

◇プライマリ・ケア何を学ぶべきか―米国家庭医療学会研修ガイドラインから　American Academy of Family Physicians著, 亀谷学, 山下大輔監訳　大阪　プリメド社　2004.8　131p　26cm　2400円　Ⓘ4-938866-28-5　Ⓝ492.07
　内容　ライフサイクルにおけるプライマリ・ケア　臓器別にみた患者のケア　健康管理と予防　救急・災害医療　診療所のマネジメント　プライマリ・ケアにおける研究

《僻地医療》

◇西表やまねこ診療所―総合病院を飛び出し, ボクは島医者になった。　岡田豊著　扶桑社　2009.6　235p　19cm　1400円　Ⓘ978-4-594-05991-0　Ⓝ498.02199
　内容　第1章　島医者への道　第2章　そして離島医療の最前線へ　第3章　絶海の孤島で最善を尽くす　第4章　ボクの"記憶のカルテ"から　第5章　"ハッ見"多い島医者生活　第6章　理想と現実のはざまで

◇喜寿からの再就職―伊良部島・下地島で見たもの　としろう, なおこ著　新風舎　2006.12　157p　19cm　1450円　Ⓘ4-289-01140-3　Ⓝ498.02199
　内容　第1章　プロローグ　第2章　カルチャーショック　第3章　妻の見た伊良部　第4章　友人の見た伊良部　第5章　まとめ　第6章　エピローグ

◇霧多布人になった医者―津波の村で命守って　道下俊一著　札幌　北海道新聞社　2004.10　243p　19cm　1429円　Ⓘ4-89453-315-4　Ⓝ498.02112
　内容　1　霧多布へ　2「へき地医者」一年生　3　札幌へ帰れなくなる　4　霧多布人になる　5　カルテの裏側から　6　医者が病気に　7　新しい風

◇精神医療過疎の町から―最北のクリニックでみた人・町・医療　阿部惠一郎著　みすず書房　2012.1　201p　20cm　2500円　Ⓘ978-4-622-07670-4　Ⓝ498.16
　内容　名寄へ　ひとまず, 自殺の減った町　「諦観」と「去勢」　精神科医が足りない？　子どもたちの姿　診断と教育現場　北国のうつ病点描　「統合失調症」を生きる　老人医療の世界　町が死ぬということ　震災と医者　過疎の町で生きる

◇戦後のひめゆり達と　浦野元幸著　日本文学館　2003.10　216p　19cm　1200円　Ⓘ4-7765-0067-1　Ⓝ498.02199
　内容　戦後のひめゆり達と（沖縄の公看活動　復帰前の医療・本土沖縄を結ぶ）　市井の医師だより

◇先生助けて！―Dr.コトーをさがして　西秀人著　小学館　2006.11　213p　15cm　〈小学館文庫〉〈南日本新聞開発センター1998年刊の増補〉　476円　Ⓣ4-09-418708-1　Ⓝ498.02197
　内容　第1章 医者どんを早く！　第2章 聖夜に届いたプレゼント　第3章 老医師の死　第4章 Dr.コトー島に来る　第5章 醒めない夢

◇村医　永井隆著　サンパウロ　2008.2　363p　15cm　〈アルバ文庫〉　900円　Ⓣ978-4-8056-5414-9

◇西山の人々と共に―諏訪市無医地区出張診療の記録　小松道俊著　諏訪　諏訪豊田診療所　2004.3　363p　22cm　非売品　Ⓝ498.02152

◇日本でいちばん幸せな医療　泰川恵吾著　小学館　2004.8　219p　19cm　1300円　Ⓣ4-09-387516-2　Ⓝ490.49
　内容　第1章 電子カルテで島に乗り込む　第2章 おじいやおばあに「医者のご用聞き」　第3章「完全に看取る」ということ　第4章 命の重さは平等か　第5章 宮古島で考える「クオリティ・オブ・ライフ」

◇「僻地」こそ医療の原点　谷尚著　悠飛社　2005.1　139p　20cm　〈Yuhisha hot-nonfiction Yuhisha best doctor series〉　1400円　Ⓣ4-86030-064-5　Ⓝ498.04
　内容　第1章 現在の八鹿病院ができるまで　第2章「病院を経営する」ということ　第3章 僻地医療の進む道

◇へき地病院再生支援・教育機構の歩み―【地域医療人育成プロジェクト】大学発"病院再生"による地域医療人育成プログラム：平成23年4月1日～平成24年3月31日現在まで　平成23年度版〔長崎〕　長崎大学病院　〔2012〕　205p　30cm　Ⓝ490.7

◇へき地病院再生支援・教育機構の歩み―「地域医療人育成プロジェクト」大学発"病院再生"による地域医療人育成プログラム 平成21年4月1日～平成22年3月31日現在まで　平成21年度版〔長崎〕　長崎大学病院　〔2009〕　169p　30cm　Ⓝ490.7

◇へき地病院再生支援・教育機構の歩み―「地域医療人育成プロジェクト」大学発"病院再生"による地域医療人育成プログラム 平成22年4月1日～平成23年3月31日現在まで　平成22年度版〔長崎〕　長崎大学病院　〔2010〕　247p　30cm　Ⓝ490.7

◇無医村に花は微笑む　将基面誠著　新装版　ごま書房　2006.1　199p　19cm　1000円　Ⓣ4-341-08314-7　Ⓝ490.49
　内容　第1章 村にとけこみ村民に愛された妻　第2章 妻の遺した「花笑み」のロマン　第3章 梅の蕾は膨らんで　第4章 素晴らしく厳しい陸の孤島　第5章 傑物村長、自立の村づくり　第6章 僻地医療への私の夢　第7章 無医村への献身は美談か　第8章 心に残る村人・患者さん

◇森の診療所の終の医療　増田進著　講談社　2009.9　222p　19cm　1400円　Ⓣ978-4-06-215775-9　Ⓝ498
　内容　第1章 長く無医村であった沢内村へ　第2章 受ける人が主役の予防活動を始める　第3章 お年寄りが笑顔になる医療　第4章 地域のことは地域で考える　第5章 もっともっと、暮らしの中から　第6章 お

かしな医療、歎きの医療　第7章 もう一度、患者に向き合いたい　第8章 地域医療を問い直す　第9章 なぜ「沢内方式」は全国に広まらなかったのか　第10章 安心できる医療のために　第11章 人間主体の医療とは

◇離島病院奮戦記―宮城県網地島　安田敏明著　東銀座出版社　2008.10　206p　19cm　1429円　Ⓣ978-4-89469-123-0　Ⓝ498.02123
　内容　第1章 離島に病ができた　第2章 病院で島が変わる　第3章 離島医療の現実　第4章 まともな医療とは　第5章 網地島のこれから

◇Dr.瀬戸上の離島診療所日記―Dr.コトーのモデル　瀬戸上健二郎著　小学館　2006.11　222p　19cm　1300円　Ⓣ4-09-387686-X　Ⓝ498.04
　内容　第1部 離島医療（離島医療事始め 島で何をどこまでできる　離島救急　想い出の人々　島に学ぶ）　第2部 直診日記（直診日記 医療は村政の最重要課題〔昭和六十二年一月号〕　島酔い〔昭和六十二年二月号〕　離島・僻地医療の困難さ〔昭和六十二年三月号〕ほか）

老人医療・介護

◇あなたなら「介護」をどうする―高齢先進地域からの発信　筒井大八、溝渕智則著　近代文芸社　2008.2　121p　21cm　1300円　Ⓣ978-4-7733-7546-6　Ⓝ369.26
　内容　第1章 社会をどのように再構築しますか―高齢社会のあり方が問われています　第2章「高齢社会は社会全体で支え合う」はずでしたよね―地方あっての都市　第3章 要介護とは―長寿社会のもたらすもの　第4章 療養病床のゆくえ―高齢社会を側面から支えてきたメニューの終焉　第5章 老人保健施設の役割―高齢社会で多角的役割を担うメニューの始まり　第6章 特別養護老人ホームの役割―集団処遇からユニットケアへ　第7章 在宅支援の試行錯誤―家族介護を有償とすべき　第8章 終の住処はどこに？―自宅がいちばん

◇医者が介護の邪魔をする！　矢嶋嶺著　講談社　2007.8　236p　19cm　〈介護ライブラリー〉　1400円　Ⓣ978-4-06-282427-9　Ⓝ498
　内容　第1章 老人を苦しめる現代医療　第2章 在宅ケアと老人たち　第3章 寝たきり老人と介護

◇いま考える高齢化社会のヒューマンケア　中山科学振興財団20周年記念事業特別委員会編　中山科学振興財団　2011.12　152p　21cm〈発売：中山書店　執筆：長谷川眞理子ほか〉　1200円　Ⓣ978-4-521-73450-7　Ⓝ369.26
　内容　基調講演 ヒューマンケアの人間学　提言 高齢者のヒューマンケアを考える（生物学の立場から 共同体とケアの人類学―ヒトはなぜヒトになったか？　認知症ケアの立場から 認知症の医療とケア―新しい絆を創る　看護の立場から ヒューマンケアに看護の科学が貢献できること―ケアのシステムづくりから考える　介護予防の立場から 疾病予防と介護予防の意義）　ディスカッション 高齢者のヒューマンケアをめぐって

◇医療・介護の連携に関する調査研究事業　資料編〔池田町（岐阜県）〕　校舎のない学校　2011.3　96p　30cm〈平成22年度老人保健事業推進費補助金老人保健健康増進等事業〉　Ⓝ369.26

◇医療・介護の連携に関する調査研究事業―報告書　池田町(岐阜県)　校舎のない学校　2011.3　108p　30cm　〈平成22年度老人保健事業推進費等補助金老人保健健康増進等事業〉　Ⓝ369.26

◇医療と福祉は生活に出会えるか―21世紀高齢社会のみちしるべ　竹内孝仁ほか著　医歯薬出版　2004.7　105p　26cm　(別冊総合ケア)　2400円　Ⓝ498.021
内容　21世紀は「生活」に出会えるか(竹内孝仁著)　命があぶない、医療があぶない(鎌田實著)　癒しの医療と介護(高柳和江著)　〈Symposium〉自立とQOLの向上を目指す援助の本質を探る:地域看護の立場から(木下由美子著)　訪問栄養食事指導の立場から(田中弥生著)　医療の現場から(畑野栄治著)　歯科の立場から(米山武義著)　福祉の立場から(渡部律子著)　〈Discussion〉自立とQOLの向上を目指す援助の本質を探る

◇医療・福祉の市場化と高齢者問題―「社会的入院」問題の歴史的展開　山路克文著　京都ミネルヴァ書房　2003.7　234, 10p　21cm　(Minerva福祉ライブラリー 63)　2600円　Ⓘ4-623-03866-1　Ⓝ369.26
内容　医療・福祉の市場化の論点と課題　第1部 高齢者問題の視座(高齢者問題の視点と論点　高齢者の社会的扶養の展開　老人福祉法と扶養)　第2部 低成長下の高齢者問題対策(「ねたきり老人」の保健・医療問題　転換期の老人福祉政策とシルバービジネス　有料老人ホームと介護問題)　第3部 医療商品化と高齢者問題(第二次医療法改正と「社会的入院」問題　介護保険制度の成立の背景と運用をめぐる諸問題　今日の医療制度改革の論点)

◇上野先生、勝手に死なれちゃ困ります―僕らの介護不安に答えてください　上野千鶴子, 古市憲寿著　光文社　2011.10　254p　18cm　(光文社新書 544)　760円　Ⓘ978-4-334-03647-8　Ⓝ369.26
内容　第1章 何が不安なのか、わからない、という不安　第2章 介護という未知のゾーンへの不安　第3章 介護保険って何?　第4章 それより自分たちのこれからのほうが不安だった　第5章 少子化で先細りという不安　第6章 若者に不安がない、という不安　第7章 不安を見つめ、弱さを認めることからはじまる

◇老い衰えゆくことの発見　大田城介著　角川学芸出版　2011.9　254p　19cm　(角川選書 495)　〈発売:角川グループパブリッシング〉　1800円　Ⓘ978-4-04-703495-2　Ⓝ369.26
内容　序章 できたことが、できなくなる―"どっちつかずの人たち"の心とからだ　第1章 「できる私」へ囚われるということ―生き抜くがために自らを守る　第2章 できなくなっていく家族を介護すること―過去を引きずって現在を生きる　第3章 夫婦で老いるということ―他者に関係を開きつつ閉じてゆく　第4章 施設で老いるということ―耐え難きを耐え、忍び難きを忍ぶ　第5章 これから老いるということ―戦後日本社会のなかの"老い"

◇「老い」に克つ　木田厚瑞著　東京新聞出版局　2003.3　287p　19cm　1500円　Ⓘ4-8083-0781-2　Ⓝ493.185
内容　第1章 パワーのあるお年寄り　第2章 上手な受診　第3章 老いの病気　第4章 老いの生きざま

◇介護をこえて―高齢者の暮らしを支えるために　浜田きよ子著　日本放送出版協会　2004.1　198p　19cm　(NHKブックス)　870円　Ⓘ4-14-001988-3　Ⓝ369.26
内容　1 高齢社会を豊かなものにするために　2 介護から暮らしへ―特別養護老人ホームとの関わりのなかから　3 父母の世界、そして私の世界　4 道具から見えてきた高齢者の生活世界　5 道具を開発する人たち、そのきっかけと開発の思い

◇介護現場での看護と介護の役割等に関する調査研究事業報告書　全国国民健康保険診療施設協議会　2011.3　10, 137p　30cm　〈平成22年度老人保健事業推進費等補助金老人保健健康増進等事業〉　Ⓝ369.26

◇介護再生―元気な介護を創ろう　竹内孝仁著　年友企画　2009.6　59p　30cm　762円　Ⓘ978-4-8230-5180-7　Ⓝ369.26
内容　介護の未来を創り出すために　なぜ離れていくのか―離職の実態　もう1つの離職の原因―職場での人間関係　「自立支援介護」はどこまで進んできているか　どうすれば自立支援への道が拓かれるのか　「介護中心」のチームづくり　チームとしての介護への出発点1　チームとしての介護への出発点2―介護チームのあり方　チームとしての介護への出発点3―ケアプラン作成能力をもつ人材育成を　自立支援介護の実際―「歩行」　自立支援は「諦め」への挑戦　自立支援介護の動き―新しい介護専門職の登場　他の職種は介護を支援しているか　認知症に未来はあるか

◇介護と看護の連携のためのマニュアル―新たな高齢者ケアの創造に向けて　全国高齢者ケア協会編　高齢者ケア出版　2008.9　118p　26cm　1905円　Ⓘ4-907759-11-8　Ⓝ369.26

◇介護福祉学の探究　一番ケ瀬康子著　有斐閣　2003.8　295p　20cm　2300円　Ⓘ4-641-07672-3　Ⓝ369.26
内容　1 介護福祉学の一〇年―今後の展望のために　2 介護福祉学とは何か　3 介護福祉職と介護福祉学　4 介護福祉専門教育と介護福祉学　5 介護福祉学と介護予防および福祉文化　補 スウェーデンのホームヘルプ・サービス

◇介護崩壊　凜次郎著　晋遊舎　2007.12　205p　18cm　(晋遊舎ブラック新書 4)　720円　Ⓘ978-4-88380-702-4　Ⓝ369.26
内容　序章 老婆心　第1章 虐待と介護殺人　第2章 介護ヘルパーの犯罪　第3章 介護離職が止まらない　第4章 介護ビジネスの闇　第5章 介護再編　第6章 介護崩壊へのカウントダウン　最終章 恍惚の人が街にあふれる夢を見た

◇患者追放―行き場を失う老人たち　向井承子著　筑摩書房　2003.8　250p　20cm　1500円　Ⓘ4-480-86349-4　Ⓝ498.021
内容　第1章 老いをみる　第2章 いま現場で　第3章 死を誘う　終章 国民健康運動

◇希望としての介護　三好春樹著　雲母書房　2012.2　221p　19cm　1600円　Ⓘ978-4-87672-313-3　Ⓝ369.26
内容　第1章 3・11以降に介護をする私たちへ　第2章 介護現場の権力性　第3章 近代化と介護　第4章 異文化と出会う　第5章 希望としての介護

◇高齢化社会をどうとらえるか―医療社会学からのアプローチ　ウィリアム C. コッケルハム著、中野進監修, 家森幸男, 西村周三, 服部裕之訳

京都　ミネルヴァ書房　2008.11　313p　22cm　3000円　⑪978-4-623-05286-8　Ⓝ367.7
内容　高齢化の社会的側面　高齢化の人口統計学―北アメリカ　世界における高齢化の人口統計学　高齢化の社会理論　高齢者の身体的健康　高齢者の精神的健康　高齢者の自我　老人差別、ジェンダー、人種的マイノリティの地位　仕事と退職　社会の勢力としての高齢者　高齢化と各国の社会政策　死と死にゆくこと

◇高齢者医療―健康長寿と全人的ケアをめざして　中島澄夫著　オーム社　2008.4　275p　26cm　3800円　⑪978-4-274-20534-7　Ⓝ493.185
内容　高齢者医療の理念と必要性：加齢と高齢社会　長寿と健康づくり　高齢者の特性と薬物療法　加齢に伴う身体の形態、構造、機能の変化　高齢者医療の目指すもの　高齢者医療の特殊性　高齢者によくみられる疾患とその特徴：生活習慣との関連が特に深いもの　高齢者によくみられる疾患とその特徴：症候群　高齢者によくみられる疾患とその特徴：高齢者感染症　高齢者によくみられる疾患とその特徴：循環器疾患　高齢者によくみられる疾患とその特徴：消化器疾患　高齢者によくみられる疾患とその特徴：代謝疾患　高齢者によくみられる疾患とその特徴：泌尿器疾患　高齢者によくみられる疾患とその特徴：脳血管神経疾患　高齢者によくみられる疾患とその特徴：婦人科・乳腺疾患　介護保険制度における高齢者ケア

◇高齢者医療研究の現状についての調査―国立長寿医療センターの機関等の評価に係る研究　平成20年度総括研究報告書　長寿医療研究委託費　〔出版地不明〕　〔研究代表者：柳澤信夫〕　2009.3　61p　30cm（柳澤信夫）　Ⓝ493.185

◇高齢者医療における医療安全や院内感染に関するリスクの評価と効果的な対策等の開発に関する研究―平成19年度総括研究報告書　平成17年度～19年度総合研究報告書　平成19年度長寿医療研究委託費　〔出版地不明〕　〈主任研究者：松浦俊博〉　2008.3　225p　30cm　〈主任研究者：松浦俊博〉　Ⓝ493.185

◇高齢者医療の最前線―福祉の視点・看護の姿　小鯖覚、森脇里香著　三和書籍　2005.6　276p　19cm　2300円　⑪4-916037-80-4　Ⓝ498.16
内容　第1章　病院から追い出myCUプロセス　第2章　これで家に帰れって！　第3章　ピンピンコロリ　第4章　愛すべき患者たち　第5章　病院を変える力　第6章　老人病院の見分け方

◇高齢社会を生きる―老いる人/看取るシステム　清水哲郎著　東信堂　2007.10　208p　19cm（未来を拓く人文・社会科学シリーズ 3）　1800円　⑪978-4-88713-791-2　Ⓝ369.26
内容　1　家庭と医療現場をつなぐ（人生の終末期における医療と介護―意思決定プロセスをめぐって　予め決めておく―事前指示をどう考えるか　食べられなくなったとき―胃瘻という選択肢の意味）　2　地域社会における生と死（「看取りの文化」の再構築へむけて―「間」へのまなざし　「看取り」を支える市民活動―ホスピスボランティアの現場から）　3　高齢化医療システムの現状と課題（さまよえる高齢者の現実―療養病床を持つ医師の個人データから見えてくるもの　高齢者をめぐる医療システムのこれから―お金は大事だがすべてではない？　医師が目指す「ナラティブホーム」）

◇高齢者介護第三者評価システムの構築―福島県の実践的調査から　福島　福島経済研究所　2005.8　108p　30cm　（NIRA研究報告書 no.20050050）　Ⓝ369.26

◇高齢者介護に関する世論調査　平成15年7月調査　内閣府大臣官房政府広報室　〔2003〕　235p　30cm　〈世論調査報告書〉　Ⓝ369.26

◇高齢社会と医療・福祉政策　塚原康博著　東京大学出版会　2005.11　230p　22cm　4800円　⑪4-13-056060-3　Ⓝ498.021
内容　1　逆選択の実証分析（年金における逆選択　医療保険における逆選択）　2　医療と福祉の産業連関分析　3　医療機関選択の実証分析　4　介護サービスの実証分析

◇高齢社会に求められるケアマネジメントサービス　篠田道子著　医学書院　2003.5　154p　26cm　2600円　⑪4-260-33275-9　Ⓝ369.26
内容　1　ケアマネジメント事業の意義と役割　2　退院計画と地域連携　3　在宅医療にふさわしい物と技術　4　新しい時代の痴呆性高齢者のケアマネジメント事業　5　超高齢時代の終末期ケア　6　変わる高齢者住宅事業

◇高齢社会の医療・福祉経営―非営利事業の可能性　野村秀和編　桜井書店　2005.3　213p　20cm　2400円　⑪4-921190-29-1　Ⓝ369.26
内容　第1章　医療・福祉経営が直面する課題―人件費管理とケアの質の向上　第2章　「非営利・協同」の医業経営における管理会計活用の必要性と課題　第3章　現代的生活貧困と要介護高齢者の都道府県別中期予測　第4章　特別養護老人ホーム（介護老人福祉施設）の事業経営　第5章　協同組合福祉による生活支援―生活共同体の形成と介護保険制度への対応　第6章　協同組合における福祉経営の特質と課題　第7章　保健・医療・福祉複合体のマネジメント―東都保健医療福祉協議会にみる現状と課題　第8章　韓国の協同組合医療・福祉の現状と可能性―医療生協・農協の新しい挑戦

◇高齢社会のケアサイエンス―老いと介護のセイフティネット　筒井孝子著　中央法規出版　2004.6　266p　21cm　3000円　⑪4-8058-2467-0　Ⓝ369.26
内容　家族・世間・社会の変容と高齢者介護の現状　第1部　要介護高齢者の特徴と介護負担の構造が示す在宅生活の実際　第2部　「世間」を知り、「社会」で生きるための仕組み　第3部　安心な社会システムの構築をめざして―「公」サービスの向上は、評価と情報公開から（基幹的社会福祉協議会の専門員の連携活動能力および連携職種の有用性の評価―平成14年度全国調査結果から　「連携活動評価尺度」の開発　介護保険制度における「質の高い介護サービス」とは）　「神話」を超えた、老いがいのある社会とは

◇高齢者ケア改革とソーシャルワーク　1　ソーシャルワークからみた高齢者ケア改革の基本問題　金子努著　京都　久美　2004.3　143p　22cm　1900円　⑪4-907757-83-2　Ⓝ369.26
内容　第1章　わが国における高齢者ケア改革の特徴　第2章　介護保険制度とその活用における留意点　第3章　介護保険制度実施後の問題点と新たな課題　第4章　介護保険施設の現状とソーシャルワークの課題　第5章　ソーシャルワークからみた高齢者ケア改革の今後の課題―イギリスのNHS・コミュニティケア改革に学ぶ

◇高齢者ケア改革とソーシャルワーク　2　ケアマネジメントの批判的検討とソーシャルワークの課題　金子努著　京都　久美　2004.3　115p　22cm　1900円　①4-907757-84-0　Ⓝ369.26
　内容 第1章 利用者の自立生活支援とソーシャルワーク（介護保険制度下のケアマネジメントの批判的検討　事例「独り暮し高齢者の自立生活支援の実際」―サービス担当者会議開催の重要性　障害者とソーシャルワークをめぐる現状と課題）　第2章 ソーシャルワークの課題と新たな試み（ソーシャルワークからみた個人情報の取り扱い　痴呆性高齢者とその家族に対する援助方法論の構築―日常性の視点からソーシャルワークを考える　ソーシャルワーク援助としてのケアワークの専門性）　第3章 医療ソーシャルワークとケアマネジメント―20世紀から引き継ぐもの、そして新たな課題（介護保険と医療―医療分野との連携とケアマネジメント　医療ソーシャルワークとケアマネジメント）

◇高齢者ケアが社会を変える―福祉エキスポ2003、アクティブエージング研究会デンマークセミナーからのレポート　日本アビリティーズ協会企画・編集　日本アビリティーズ協会　2003.12　238p　21cm　1429円　①4-930775-04-3　Ⓝ369.26
　内容 教育セミナー（脳卒中の在宅リハビリテーション（稲用利光著）　医療サイドによる痴呆高齢者へのケア（高野喜久雄著）　高齢者の転倒予防と筋力トレーニング（遠藤文雄著）　モジュール型車いすと自立生活の向上（佐野俊也、佐藤晃也著）　自立のための住宅改修と福祉用具（緒形晃著））　現場からの実践報告（ユニットケアへの挑戦（山田尋志著）　三世代交流共生住宅における統合ケア（多湖光宗著）　小規模多機能をめざした「ゆいの里」の歩みから（飯島惠子著）　痴呆性老人グループホームの光と影（大澤誠、伊藤慎一著）　田舎だからできる楽しみ（藤井康広著）　脳血管障害患者の住宅支援（福原司著）　口から食べたい、食べさせたい（加藤武彦著）　食事にあくまでもこだわる暮らしの支援（山崎恵美子著）　グループホームの新しい試み（加藤和彦著））　高齢者の新しい住まいとケア（気の合った者同士で暮らすグループリビング（秋山博之著）　ユニットケアの特別養護老人ホーム（佐藤和夫著）　生活を支える医療・福祉サービス（黒岩卓夫著））

◇高齢者ケア施設における質の高い看護・介護を促進する現任者教育のあり方に関する調査研究事業　佐々木由恵編著　清瀬　日本社会事業大学　2011.3　226, 26, 18p　30cm　〈厚生労働省平成22年度老人保健事業推進等補助金（老人保健増進等事業分）〉　Ⓝ369.26

◇高齢者退院支援の手引き―医療と福祉の多職種連携による安心した生活に向けて　退院後、行き場を見つけづらい高齢者への支援の構築プロジェクト編　東京都社会福祉協議会　2012.3　33p　30cm　476円　①978-4-86353-110-9
　内容 1 退院支援の手引きの全体像　2 退院後、行き場を見つけづらい高齢者　3 退院支援を担う機関とその役割　4 多職種連携に向けて　5 高齢者退院支援チームの提案　6 病院と地域をつなぐ、中間的な機能の提案　7 退院支援連携ツールの提案　8 退院支援の環境を整えていくために―区市町村が退院支援に取り組むための工程表

◇高齢者の認知機能維持、あるいは認知機能の進行性低下に影響する生活習慣、介護予防意識の調査研究事業報告書　浴風会認知症介護研究・研修東京センター　2011.3　98p　30cm　（老人保健健康増進等事業報告書 平成22年度）〈背のタイトル：高齢者の認知機能維持、あるいは認知機能の進行性低下に影響する生活習慣、介護予防意識の調査研究事業〉　Ⓝ369.26

◇高齢者福祉とソーシャルワーク―現代的な課題　アン・マクドナルド著, 杉本敏夫監訳　京都　晃洋書房　2012.4　249p　21cm　2700円　①978-4-7710-2352-9
　内容 第1部 高齢者ソーシャルワーク実践の脈略（人口統計学的枠組みと理論的枠組み　高齢者サービスの発展の歴史　ソーシャルワークの機能）　第2部 ソーシャルワーク実践（ソーシャルワークにおけるアセスメント　ケアプランニング　モニタリングとリビュー）　第3部 ソーシャルワークの方法とインタベンション（個人への援助　家族とグループへの援助　コミュニティの援助）

◇これからの高齢者医療―団塊の世代が老いるとき　これだけは知っておきたい　大久保一郎, 菅原民枝, 武藤正樹, 和田努著　同友館　2005.7　184p　21cm　2000円　①4-496-03992-3　Ⓝ498.021
　内容 第1章 高齢者医療と財源　第2章 「在宅医療を選択するこ」と　第3章 在宅医療の費用と経済評価　第4章 少子高齢化と「ぴんぴんころり」（PPK）　第5章 "老い"を問い直す　第6章 高齢者医療を考える　第7章 座談会・高齢者医療の行方を考える

◇これからの老年学―サイエンスから介護まで　井口昭久編　第2版　名古屋　名古屋大学出版会　2008.1　342p　26cm　3800円　①978-4-8158-0579-1　Ⓝ493.185
　内容 1 老化のサイエンス（老化のメカニズム　ホルモンと老化　NOと老化　脳と老化）　2 高齢者の医療（高齢者の疫学　QOL　高齢者の疾病の特徴　高齢者と癌　高齢者の検査　リハビリテーション　多元的高齢者総合機能評価　高齢者と薬剤　高齢者と漢方医学　高齢者の栄養問題　高齢者の看護）　3 高齢者の疾病（高齢者の神経疾患　高齢者の精神疾患　高齢者の呼吸器疾患　高齢者の循環器疾患　高齢者の消化器疾患　高齢者の腎・泌尿器疾患　高齢者の内分泌・代謝疾患　高齢者の骨・運動器疾患　高齢者の血液疾患　高齢者の感覚器疾患　高齢者の感染症　高齢者の口腔内疾患　高齢者にとくに問題となる症候）　4 介護・医療・福祉（高齢者の生活と福祉　介護の実際　介護保険制度　介護保険の実務とその他の新制度　終末期医療　高齢者医療・介護に関する将来展望）

◇壊れた福祉　中里憲保著　講談社　2008.8　253p　20cm　1500円　①978-4-06-214599-2　Ⓝ369.26
　内容 第1章 続発する孤独死　第2章 老々介護の現場から　第3章 リハビリ難民　第4章 孤立する障害者たち　第5章 生活保護行政の冷酷　第6章 台頭する老人ホーム　第7章 介護報酬泥棒　第8章 苦悩する介護従事者たち

◇自衛する老後―介護崩壊を防げるか　河内孝著　新潮社　2012.5　222p　18cm　（新潮新書）　720円　①978-4-10-610470-1
　内容 序 「答え」は現場に埋まっている　第1章 日本の介護体質をぶち壊す―竹内イズムの挑戦　第2章 介護保険はどこへ行く―「在宅シフト」の矛盾　第3章 地域介護の旗手たち―故郷を守る砦として　第

◇「社会的入院」の研究 — 高齢者医療最大の病理にいかに対応すべきか　印南一路著　東洋経済新報社　2009.4　404p　20cm　3600円　①978-4-492-70124-9　Ⓝ498.021
　内容　第1部 社会的入院とは何か(社会的入院=本当は不適切な入院　社会的入院はイエローゾーン医療の一つ　社会的入院の何が問題なのか)　第2部 社会的入院の実態(長期入院の実態　伝統的な社会的入院の実態　社会的入院の新展開)　第3部 社会的入院の発生原因をひも解く(先行研究が指摘する当事者要因　当事者要因への対策とその評価　在宅介護忌避を誘発する不均衡問題(需要サイドの要因)　病床過剰によるマンパワー分散がもたらす低密度医療問題(供給サイドの要因))　第4部 良質な高齢者医療&ケアを実現する政策(施設体系を再編し、高密度医療&ケアを実現する　在宅医療・介護を促進し、医療&ケアの質を確保する　保険者機能を強化し、入退院の適性化を行う)　国民が自ら考え判断する

◇シルバーサービス論　川村匡由編著　京都　ミネルヴァ書房　2005.11　221p　21cm　(シリーズ・21世紀の社会福祉 12)　2500円　①4-623-04480-7
　内容　第1章 シルバーサービスの位置づけ　第2章 シルバーサービスの沿革　第3章 シルバーサービスの内容　第4章 住宅関連サービス　第5章 金融関連サービス　第6章 ホームヘルプ関連サービス　第7章 福祉用具関連サービス　第8章 ベターエイジング関連サービス　第9章 シルバーサービスの事例

◇人生を狂わせずに親の「老い」とつき合う — 「介護崩壊」時代に親子の絆を守る　和田秀樹著　講談社　2012.2　219p　18cm　(講談社+α新書 484-3C)　876円　①978-4-06-272747-1　Ⓝ369.26
　内容　序章 すでに始まっている「介護崩壊」　第1章 あなたの人生を、老親介護が狂わせる　第2章 「家族で看取る美風」は大ウソ!　第3章 85歳以上の人口爆発で介護は破綻する　第4章 介護崩壊時代の「高齢者の医者選び」　第5章 介護崩壊時代の「賢い介護保険の使い方」　第6章 介護崩壊時代の「介護資源の知識と使い方」　第7章 成年後見と親の財産管理の基礎知識

◇人生でいちばん輝くとき — 定年後のgood time　春山満著　週刊住宅新聞社　2003.10　222p　20cm　1600円　①4-7848-0697-0　Ⓝ369.26
　内容　人生最期のときを朝日のように輝かせたい　第1章 在宅介護とバリアフリー住宅　第2章 日本の介護の現状と海外の取り組み　第3章 介護サービスの実践　第4章 リタイアメントコミュニティ構想　第5章 ブームをつくる

◇人生の最後をどう終えるか　安田千惠子著　講談社出版サービスセンター　2007.10　165p　19cm　1500円　①978-4-87601-828-4　Ⓝ369.26
　内容　第1章 必要とされる医療、介護とは何か(寝たきりにして放り出す病院　入所者の選別をする老人施設　六十四歳以下の悲劇　認知症と精神病の混同　不公平を拡大させる介護保険制度　不適切な老人医療　在宅推進のためのアメはいらない　自宅を終末の場にするための条件　楽して儲けたい開業医、診療所　所新の「かかりつけ医」の強制は間違い　老人には複数の診療科の「かかりつけ医」が必要　療養型病床をなくすなら、施設で終末ケアを　認知症の扱い方がよくわかっていない医療、介護、福祉関係者　病気を治せず、治療費を取る矛盾　自立できるまでちゃんと治すこと　終末の場は自分で選べない)　第2章 自立のための住みやすいバリアフリー住宅とは(体に悪い住環境　バリアフリーのむずかしさ　バリアフリー住宅を造るときに重視したこと)　第3章 老人が自立した生活を送れる社会をめざせ(若者と老人との身体感覚の違い　老人が必要とするモノを売って売れ　生活習慣病予防と経済活動との矛盾　車は走る凶器　生体認証は危険だ　「くわしい情報はホームページで」は使えない　身辺整理を心がけておく　財産の処分　家の構造、生活環境と自立との関係　老人を家の中や地域から解放せよ　シルバーパスは健康の源　昼食会を交流の場に　家事は最高のリハビリ　仕事の適正な配分　人生「有終の美」を飾る　やりがいのある目標を持てば、医療、介護費は減らせる)

◇人生の最後をどう終えるか　安田千惠子著　改訂版　講談社出版サービスセンター　2009.8　201p　19cm　1500円　①978-4-87601-882-6　Ⓝ369.26
　内容　第1章 必要とされる医療、介護とは何か　第2章 自立のための住みやすいバリアフリー住宅とは(体に悪い住環境　バリアフリーのむずかしさ　バリアフリー住宅を造るときに重視したこと)　第3章 老人が自立した生活を送れる社会をめざせ

◇退院後、行き場を見つけづらい高齢者 — 医療と福祉をつなぐ新たなシステムの構築を目指して　東京都社会福祉協議会　2011.6　250p　30cm　952円　①978-4-86353-080-5　Ⓝ369.26
　内容　第1章 調査結果の概要(アンケート調査実施のあらまし　ヒアリング調査実施のあらまし　調査結果の概要　ヒアリング調査結果の概要)　第2章 提言(地域包括ケアシステムにおける医療と福祉の連携による退院支援の確立　病院と地域をつなぐ新たな中間的な機能の確立　広域による退院支援機能の確立　大都市東京における退院後の行き場の確立)　資料編1(病院向けアンケート集計結果　地域包括支援センター向けアンケート集計結果　居宅介護支援事業所向けアンケート集計結果)　資料編2(病院向けヒアリング調査結果(個別ケース)　病院の相談担当者へのヒアリング記録　地域包括支援センター向けヒアリング調査結果(個別ケース)　地域包括支援センターの相談担当者へのヒアリング記録　居宅介護支援事業所ヒアリング調査結果(個別ケース)　居宅介護支援事業所へのヒアリング記録)

◇体験ルポ 日本の高齢者福祉　山井和則,斉藤弥生著　岩波書店　2003.1　240p　18cm　(岩波新書)〈第20刷〉　780円　①4-00-430351-6
　内容　1 家族介護の限界　2 在宅福祉の三本柱　3 高齢者を支える施設と病院　4 さまざまなサービス　5 福祉は市町村の時代へ　6 市民の声をどう福祉に生かすか?　7 高齢社会の取り組み — スウェーデン、ドイツ、そして日本　終章 人間らしく老いるために

◇介(たす)け合い戦記介護社会の現実　中日新聞取材班編著　名古屋　中日新聞社　2010.9　207p　21cm　〈タイトル：介け合い戦記介護社会の現実〉　1429円　①978-4-8062-0615-6　Ⓝ369.26

◇内容　第1部 埋もれる孤独　第2部 俺しかおらんのや　第3部 百万遍の南無阿弥陀仏　第4部 夫婦の告白　第5部 夢の跡　第6部 流老の果て　第7部 看取りビジネス　第8部 付け合い戦記　第9部 介護社会のこれから

◇誰でもすぐ入居できる国営老人村構想―老いをいかに生きるか　杉本尚司著　新風舎　2006.1　98p　19cm　（シンプーブックス）　1100円　①4-7974-7796-2
　内容　第1章 自由死を選ぶ権利と国営老人村構想　第2章 社会の孤独なハミ出し者たち―勇気と自己愛をもって生き抜くための社会的ネットワークを探る（心の病を持っている人たちに関すること　シングルに関すること　国営老人村設置の提唱と開き直りの生き方のすすめ）　第3章 延命医療、安楽死、自由死（自殺）について（植物人間と末期延命医療の実例　安楽死をめぐる現在の状況　超高齢化社会における自由死（自殺）についての私見 ほか）

◇「地域生活の質」に基づく高齢者ケアの推進―フォーマルケアとインフォーマルケアの新たな関係をめざして　冷水豊編著　有斐閣　2009.3　375p　22cm　4800円　①978-4-641-17357-6　Ⓝ369.26
　内容　第1章 研究の設計　第2章 地域における高齢者ケアの現状と課題―家族事例調査から　第3章 フォーマルケアの推進とインフォーマルケアの新たな形成―高齢住民を対象とした統計調査から　第4章 フォーマルケアとインフォーマルケアの現状評価と優先順位―フォーカスグループ面接、デルファイ法調査、ノミナルグループ法を通して　第5章 保健福祉先進地域における本研究の意義と課題―研究チーム外の研究者による評価　終章 研究全体の総括と今後の課題

◇地域と高齢者の医療福祉　小磯明著　御茶の水書房　2009.1　312p　22cm　4600円　①978-4-275-00595-3　Ⓝ369.26
　内容　序章 地域と高齢者の医療福祉の研究課題　第1章 地域と高齢者の医療福祉の研究方法　第2章 高齢者医療福祉の現状と研究　第3章 地域で高齢者を支える医療福祉の構造　第4章 中山間地域の高齢者医療福祉　第5章 過疎山村限界集落の高齢者と地域福祉　第6章 地域と高齢者の医療福祉政策　終章 本研究の意義、課題と展望　資料篇

◇地域と高齢福祉―介護サービスの需給空間　杉浦真一郎著　古今書院　2005.3　269p　22cm　6500円　①4-7722-5095-6　Ⓝ369.26
　内容　第1部 高齢者福祉サービスへの地理学的アプローチ（高齢者福祉研究の展開　高齢者福祉サービスの地域差と地域的公正―措置制度期の広島県のデータから）　第2部 高齢者福祉サービスと地域特性―大都市・中小都市・農山村（大都市における施設福祉の需給と市町村間関係―名古屋市の特別養護老人ホームの事例から　中小都市におけるサービス利用の地域的枠組みとその変化―広島県東広島圏域の事例から　農山村地域における介護保険と事業者間競合―奥能登・石川県穴水町の訪問介護の事例から）　第3部 特別養護老人ホームの整備と施設利用（介護保険導入時における特別養護老人ホームの立地格差―全国の市町村別データから　施設整備と都道府県老人保健福祉計画の役割―広島県と山口県との比較から　特別養護老人ホームの立地と入所先選択をめぐる現実と理想的条件―岐阜県東濃圏域での家族アンケートから）

◇中高年健康常識を疑う　柴田博著　講談社　2003.12　214p　19cm　（講談社選書メチエ287）　1500円　①4-06-258287-2　Ⓝ367.7
　内容　序章 高齢者が社会を支える　第1章 老人の健康常識の嘘　第2章 孤独死する老人は英雄だ　第3章 世代間信頼と相互扶助　第4章 天寿をまっとうするには　終章 豊かな死にむけて

◇中山間地域の高齢者と医療福祉の課題―中部地方G県T市の介護保険サービス利用者の聴き取り調査から　2007年7月28～29日本地域政策学会第6回全国研究（長野）大会個人研究発表　小磯明調査・執筆　小磯明　2007.7　19p　30cm　Ⓝ367.7

◇超高齢者医療の現場から―「終の住処」診療記　後藤文夫著　中央公論新社　2011.12　239p　18cm　（中公新書2142）　780円　①978-4-12-102142-7　Ⓝ369.26
　内容　実の娘の介護放棄　おだやかな死と「死の質」　認知症の合併症による家族とのトラブル　認知症患者の悪口雑言とクレームに疲弊する介護職員　在宅介護と介護ストレス　入院三カ月・これからどこへ？―高齢者介護施設が足りない　要支援・要介護者数の急増に対応できない介護政策　姉が妹の障害年金を流用　超高齢者に多い病気　認知症の種類と症状　安楽死・尊厳死を考える　超高齢期を前向きに生きて呆けの進行を遅らせよう

◇超高齢社会を生きる―介護保険・介護予防の今とこれから　ダイヤ高齢社会研究財団　2009.3　132p　19cm　（ダイヤ財団新書）〈会期・会場：平成20年11月4日 文京シビックホール小ホール　ダイヤ高齢社会研究財団設立十五周年記念シンポジウム〉　Ⓝ367.7
　内容　超高齢社会における二つの挑戦（古谷野亘述）　介護保険の現状と課題（筒井孝子述）　介護予防の今とこれから（新開省二述）　充実した高齢期の実現を目ざして（佐藤眞一述）　パネルディスカッション 超高齢社会を生きる（古谷野亘ほか述）

◇超高齢社会における先制医療の推進―戦略イニシアティブ　科学技術振興機構研究開発戦略センター臨床医学ユニット　2011.3　7, 35p　30cm　Ⓝ491.42

◇超高齢社会の基礎知識　鈴木隆雄著　講談社　2012.1　201p　18cm　（講談社現代新書）　740円　①978-4-06-288138-8
　内容　第1章 二〇三〇年超高齢社会のニッポン　第2章 寿命と健康の変化　第3章 病気予防と介護予防　第4章 老化について科学的に議論するために　第5章 予防の先にあるもの　第6章 超高齢社会に挑む

◇長寿を科学する　祖父江逸郎著　岩波書店　2009.9　184, 2p　18cm　（岩波新書 新赤版1209）　700円　①978-4-00-431209-3　Ⓝ493.185
　内容　1章 押し寄せる高齢化の波　2章 高齢者のQOL　3章 長寿はどこまでわかったのか　4章 長寿社会をどう生きるか

◇長寿科学事典　祖父江逸郎監修　医学書院　2003.4　1164p　22cm　9800円　①4-260-13652-6　Ⓝ493.185
　内容　基礎分野　老年病分野総論　老年病分野各論　漢方・東洋医学分野　リハビリテーション分野　看護・介護分野　社会科学分野　支援機器開発分野

◇低所得高齢者の住宅確保と介護施設の将来像に関する調査・検討―平成23年度老人保健事業推進費等補助金老人保健健康増進等事業：報告書　高齢者住宅財団　2012.3　197p　30cm　Ⓝ369.26

◇低所得層の住まいとケアに関する研究―報告書　平成22年度　東京大学高齢社会総合研究機構　2011.3　45p　30cm　〈平成22年度厚生労働省老人保健事業推進費等補助金（老人保健健康増進等事業）〉　Ⓝ369.26

◇統計データでみる高齢者医療　井ետ英喜,大島伸一,鳥羽研二編　文光堂　2009.6　93p　26cm　2800円　Ⓘ978-4-8306-2020-1　Ⓝ498.021

◇となりの介護事情　大河内直人著　幻冬舎ルネッサンス　2009.3　207p　19cm　1300円　Ⓘ978-4-7790-0407-0　Ⓝ369.26
　[内容]第1章 急激な高齢社会のおとずれ　第2章 ケアマネジャーが見た介護の現場　第3章 介護施設の利用と特徴（介護付有料老人ホーム　特別養護老人ホーム（指定老人介護福祉施設）ほか）　第4章 豊かな老後人生への歩み

◇なぜ老人を介護するのか―スウェーデンと日本の家と死生観　大岡頼光著　勁草書房　2004.2　253,27p　20cm　2800円　Ⓘ4-326-65290-X　Ⓝ369.26
　[内容]問題設定と構成　第1部 老人介護の根拠（老人介護の根拠の児童福祉との違い　老人介護の最終的根拠―人格崇拝）　第2部 福祉国家スウェーデンの"家"（老人介護の基盤としての"家"　"家"の残存の意義―人格崇拝と国家）　第3部 日本とスウェーデンの死と生（日本の伝統的世界観と人格崇拝　死者の追憶と共同性―スウェーデンの葬制と共同墓）個別と普遍

◇二十一世紀の高齢者福祉と医療―日本とアメリカ　中島恒雄著　改訂版　京都　ミネルヴァ書房　2004.3　211,56p　21cm　1905円　Ⓘ4-623-04261-8　Ⓝ369.26
　[内容]第1章 高齢者をどう理解するか　第2章 日本の高齢者福祉　第3章 アメリカの社会福祉論とソーシャルワークの実践方法　第4章 アメリカの医療費支出改善・抑制対策とソーシャルワーカー　第5章 高齢者の自立とリハビリテーション、ノーマライゼーション　第6章 二十一世紀の高齢者福祉を取り巻く課題　終章 福祉と生涯教育　資料編

◇二十一世紀の高齢者福祉と医療―日本とアメリカ　中島恒雄著　第3版　京都　ミネルヴァ書房　2007.4　211,62p　21cm　1905円　Ⓘ978-4-623-04880-9　Ⓝ369.26
　[内容]第1章 高齢者をどう理解するか　第2章 日本の高齢者福祉　第3章 アメリカの社会福祉論とソーシャルワークの実践方法　第4章 アメリカの医療費支出改善・抑制対策とソーシャルワーカー　第5章 高齢者の自立とリハビリテーション、ノーマライゼーション　第6章 二十一世紀の高齢者福祉を取り巻く課題　終章 福祉と生涯教育

◇日本人の死に時―そんなに長生きしたいですか　久坂部羊著　幻冬舎　2007.1　201p　18cm　〈幻冬舎新書〉　720円　Ⓘ978-4-344-98018-1　Ⓝ493.185
　[内容]第1章 長生きは苦しいらしい　第2章 現代の「不老不死」考　第3章 長寿の危険に備えていますか　第4章 老後に安住の地はあるのか　第5章 敬老精神の復活は可能か　第6章 健康な老人にも必要な安楽死　第7章 死をサポートする医療へ　第8章 死に時のすすめ

◇人間回帰のホスピタリティ経営―リエイ式"団塊シニアライフ"の提言　鶴蒔靖夫著　IN通信社　2003.6　253p　19cm　1800円　Ⓘ4-87218-233-2
　[内容]第1章 "老い"に対する新しい価値観　第2章 高齢社会を生き抜くために　第3章 コミュニケア24の実態―企業理念はホスピタリティ精神　第4章 人にしかできない人へのサポート　第5章 シニア向け新事業の取り組み―「タイロングステイサポート」を検証する　第6章 人間回帰の時代へ―リエイが進める三つの事業展望

◇ひとりで暮らす要介護高齢者―語られた介護と暮らし　津止正敏,草薙千尋,岸佑太編集担当　京都　立命館大学人間科学研究所　2009.12　189p　21cm　（ヒューマンサービスリサーチオープンリサーチセンター整備事業「臨床人間科学の構築」17）〈オープンリサーチセンター整備事業「臨床人間科学の構築」コミュニティプロジェクト〉　Ⓝ367.75

◇不老長寿を考える―超高齢社会の医療とスポーツ　山室隆夫著　京都　ミネルヴァ書房　2012.2　195,3p　20cm　（シリーズ・ともに生きる科学）　2500円　Ⓘ978-4-623-06290-4　Ⓝ493.185
　[内容]第1部 不老長寿、その過去、現在、未来（紀元前のアジアの長寿者　不老長寿の生物学　女性はなぜ男性よりも長寿なのか　わが国の超長寿社会を診る　生活習慣病と生活機能病　生活機能病の予防　わが国の介護保険制度はこれでよいか　超高齢社会「日本」のゆくえ　不老長寿と地球社会）　第2部 スポーツと生活機能病（人とスポーツ　成長期のスポーツ障害　中年期のスポーツ　高齢者の身体訓練）

◇学べばわかる介護福祉　西口初江編著　八千代出版　2007.5　174p　22cm　（執筆：坪山孝ほか）　2000円　Ⓘ978-8-4829-1428-2　Ⓝ369.26

◇「要介護者高齢者等に対する新たな移送サービスシステムの構築に関する調査研究事業」報告書　シルバーサービス振興会　2004.3　176p　30cm　Ⓝ369.26

◇要介護者の状況に応じた適切なサービスの提供と利用者負担の在り方についての調査研究報告書　全国老人福祉施設協議会老施協総研　2010.3　68p　30cm　〈老施協総研 2009〉〈平成21年度老人保健事業推進費等補助金（老人保健健康増進等事業分）事業〉　Ⓝ369.26

◇ルポ高齢者医療―地域で支えるために　佐藤幹夫著　岩波書店　2009.2　243,3p　18cm　（岩波新書　新赤版1176）　780円　Ⓘ978-4-00-431176-8　Ⓝ369.26
　[内容]序章 高齢者医療の現場を歩く　第1章 「療養病床再編」はなぜ問題なのか―静岡県浜松市・医療法人社団和恵会湖東病院　第2章 病院化するベッドタウン―東京都多摩市・医療法人財団天翁会あいセーフティネット　第3章 リハビリから在宅支援まで―京都市・医療法人社団行岡京都大原記念病院グループ　第4章 顔の見える「地域包括医療」―秋田県横手市・市立大森病院　第5章 健康づくりと地域の"元気"を結ぶ医療―青森市浅虫・医療法人蛍慈会&NPO法人「活き粋あさむし」　第6章 認知症を

地域医療連携で支える―北海道・砂川市立病院　第7章　認知症を地域の総合診療医が支える―東京都国立市・医療法人社団つくし会新田クリニック　第8章　再び「療養病床再編問題」について―京都市・財団法人仁風会嵯峨野病院　終章　高齢者医療の未来

◇老人駆除―誰も語らない「少子高齢社会」の本質　竹本善次著　光文社　2006.3　231p　19cm（光文社ペーパーバックス）　952円　Ⓘ4-334-93375-0
　内容　第1章　世代間戦争が始まった　第2章　老人は弱者ではない―3つの真実・3つの誤解　第3章　年金一揆が起きる　第4章　金持ち老人・貧乏老人　第5章　少子化は若者の反乱―ウメネーゼからウマネーゼ　第6章　老人支配国家の終焉―6つの処方箋　Epilogue　超高齢社会をめぐる対話

◇老人病院機能評価マニュアル　老人の専門医療を考える会編　新版　厚生科学研究所　2004.12　125p　30cm　2000円　Ⓘ4-905690-95-1　Ⓝ498.16

◇老人病院こぼれ話　松岡豊治, 松岡道子共著　文芸社　2003.1　181p　20cm　1000円　Ⓘ4-8355-4929-5　Ⓝ498.16

◇老人保健事業のすべて―老人保健法20年のあゆみ　老人保健事業研究会監修　社会保険研究所　2004.3　578p　26cm　4600円　Ⓘ4-7894-6840-2　Ⓝ498.1

◇老人保健法等に基づく健康診査及びがん検診の対象人口率調査報告書―平成17年度　東京都福祉保健局保健政策部健康推進課　2006.3　52p　30cm　Ⓝ498.02136

◇老年医学への招待　中村重信, 三森康世著　南山堂　2010.11　291p　21cm　2500円　Ⓘ978-4-525-20911-7　Ⓝ493.185

◇老年医学と老年学―老・病・死を考える　小澤利男著　ライフ・サイエンス　2009.5　225p　21cm　2500円　Ⓘ978-4-89801-315-1　Ⓝ493.185

◇老年医学の先駆者たち―老年医学を学び、研修する人々のために　小澤利男著　ライフ・サイエンス　2006.5　178p　22cm　2000円　Ⓘ4-89801-240-X　Ⓝ493.185
　内容　1　老年医学の先駆者たち　2　老年医学の課題（老年医学は生活機能障害を評価する　米国老年医学会の将来目標と老年病専門医の役割　ターミナル・ケアにおけるQOL　百歳以上高齢者について思う　予防老年医学のすすめ　高齢者医療における人権）

◇老年医療の歩みと展望―養生訓から現代医療の最先端まで　日本老年医学会編　日本老年医学会　2003.12　10, 319p　26cm　〈発売：メジカルビュー社〉　8000円　Ⓘ4-7583-0267-7　Ⓝ493.185

◇老年学のはなし―年寄りの健康、病気、介護がわかる　田村康二著　大阪　永井書店　2011.5　328, 3p　21cm　2800円　Ⓘ978-4-8159-1881-1　Ⓝ367.7
　内容　第1話　年寄りがわかる　第2話　「老いの神話」から「老いの実り」へと変革する　第3話　年寄りを尊敬するか、やっかい者にするか？　それらは互いの鏡像だ　第4話　自立して暮らす気楽さと不安、のけ者になるのを恐れる　第5話　何がどうしてこうなったからこう言われたのか　第6話　年寄りは夢がある希望があるそして持病がある―　第7話　認知症と言われたくない　第8話　年寄りの戸惑い　第9話　年寄の思い込みと周りの思いが違うとき　第10話　ケアとは年寄りの機能を高めることだ　第11話　病める年寄りは、わが身の鏡

◇老年保健の提唱―無介護をめざして　辻達彦著　個人書店（制作）　2010.2　37p　26cm　Ⓝ498.021

◇わが国在宅高齢者の主観的健康感　三徳和子著　西東京　クオリティケア　2008.5　94p　21cm　1800円　Ⓘ978-4-904363-00-3　Ⓝ498.021
　内容　1章　わが国在宅高齢者の主観的健康感とその経年変化に関する関連要因および生存に関する研究（主観的健康感についての背景　高齢者の健康―WHOの定義から　健康の測定）　2章　主観的健康感のレビュー（主観的健康感の背景　主観的健康感とは　主観的健康感の測定）　3章　主観的健康感の関連要因（対象と方法　結果　考察）　4章　主観的健康感の関連要因の変化（対象と調査方法　結果　考察）　5章　主観的健康感と生命予後（方法　結果　考察）

◇2015年の高齢者介護―高齢者の尊厳を支えるケアの確立に向けて　高齢者介護研究会　2003.6　1冊　30cm　Ⓝ369.26

◇The kaigo　―笑い声が響きあう高齢社会の実現に向けて　竹本直一編著　ぎょうせい　2004.9　171p　19cm　1429円　Ⓘ4-324-07521-2　Ⓝ369.26
　内容　序章　これからの高齢者介護（高齢者介護の変化　今後の高齢者介護を展望する）　第1章（対談）「今日も笑い声が響き合う」　第2章　施設介護について思う（介護施設の現状　特別養護老人ホームと老人保健施設　アメリカの介護施設　施設における介護について考える）　第3章（座談会）笑い声の響きあう社会づくり　第4章　私の介護録

《介護・看護の知識》

◇愛情快互―ハードがなくてもハートでできる！　木村省三著　チクマ秀版社　2003.11　222p　19cm　1429円　Ⓘ4-8050-0421-5　Ⓝ369.26
　内容　第1章　木村式解決法ボケ　第2章　木村式解決法排泄　第3章　木村式解決法食事　第4章　木村式解決法入浴　第5章　木村式解決法移動・リハビリ・チームプレイ　第6章　ジャンル別介護用品案内、介護用品選びのコツ　第7章　愛情快互の病院施設

◇あなたの親を支えるための介護準備ブック　小室淑恵, ワーク・ライフバランス著　英治出版　2012.4　94p　26cm　1300円　Ⓘ978-4-86276-130-9
　内容　第1章　知っておくべきこと　第2章　やっておくべきこと　第3章　話し合っておくべきこと　ワークシート「家系図シート」をつくってみよう　地域包括支援センター（高齢者支援センター）に行ってみようほか）

◇あんしん介護アドバイス―お年寄りにやさしい1000の知恵　サッシャ・カー, サンドラ・コーロン著, 日野原重明日本語版監修, アレストラ敦子, 平山登志夫訳　中央法規出版　2008.1　207p　21cm　1800円　Ⓘ978-4-8058-2966-0　Ⓝ369.26
　内容　1　介護の基本（介護のはじまり―介護が必要になったら　お年寄りにやさしい家にしましょう　おしゃれを忘れずに　外出するときに）　2　高齢者の健康の問題（心身の健康を保ちましょう　高齢者に多

い病気や障害を理解しましょう　知っておきたい医療とのつきあい方）　3人はみんな誰かの支援が必要です（お年寄りと上手にふれあう　他の介護者や介護サービス、公的な支援を受け入れましょう　介護者は自分自身を大切に）

◇安全な介護—ポジティブ・リスクマネジメント　山田滋，下山名月著　ブリコラージュ　2004.12　127p　26cm　〈発売：筒井書房〉　1200円　①4-88720-463-9　Ⓝ369.26

◇安全な介護—ポジティブ・リスクマネジメント　こう介助すれば、事故は減らせる！高齢者施設・デイサービス・グループホームの事故防止　山田滋，下山名月著　改訂版　ブリコラージュ　2009.3　126p　26cm　〈発売：筒井書房〉　1200円　①978-4-88720-463-8　Ⓝ369.26

◇安全な介護Q&A—実践！ポジティブ・リスクマネジメント　あいおいリスクコンサルティング監修，山田滋著，ブリコラージュ編　筒井書房　2007.3　131p　21cm　1500円　①978-4-88720-522-2　Ⓝ369.26

◇いまさら聞けない高齢者の医学常識　三宅貴夫著　名古屋　日総研出版　2006.11　303p　26cm　2667円　①978-4-7760-1218-4　Ⓝ493.185

◇イラスト高齢者の生活援助—元気高齢者・虚弱高齢者・要介護高齢者別　その医学的理解と援助のポイント　林泰史編著　文光堂　2007.2　276p　26cm　〈執筆：林泰史ほか〉　3800円　①978-4-8306-4637-9　Ⓝ369.26

[内容] 序章　介護保険制度と高齢者への生活援助（介護保険制度の活用　社会的な支援制度の活用）　第1章　85％の元気高齢者への生活援助—"はつらつ高齢者"から"非該当"まで（健康長寿を目ざして　元気高齢者の医学的背景　身体機能の加齢性変化　生活習慣病予防　元気高齢者にみられる老年症候群の予防　元気高齢者への生活支援）　第2章　8％の虚弱高齢者への生活援助—"要支援"から"要介護1"まで（要支援・虚弱高齢者によく見られる症状（老年症候群）　虚弱高齢者の精神・身体機能の変化　介護予防とその実践　身体機能向上のためのリハビリテーション　虚弱高齢者の医学的特徴　ホームヘルパーや家族による生活支援）　第3章　8％の要介護高齢者への生活援助—"要介護2"から"要介護5"まで（要介護状態に至るまでの経過と原因　要介護者によくみられる症状とその対処　リハビリを日常生活に　居宅療養支援　ヘルパーによる介護）　終章　介護予防・地域支援事業と生活援助は車の両輪で（徐々に生活機能を低下させる高齢者　虚弱、要介護状態をチェック・予防するシステムが本格的にスタート　生活機能が低下しそうな高齢者をチェック　生活機能の向上を図る　21世紀は看護・介助により生活を豊かにする世紀）

◇絵でみる老人介助の基本テクニック—あなたのケアを活かし、評価する199のチェックポイント　宍戸英雄監修，大渕律子，堀内ふき著　第2版　文光堂　2003.9　203p　26cm　3000円　①4-8306-4311-0　Ⓝ492.929

◇おーい老い—一定年が介護元年になってしまったあなたへ　新明侃二著　東京図書出版　2011.12　197p　18cm　（TTS新書）〈発売：リフレ出版〉　800円　①978-4-86223-532-9　Ⓝ367.7

[内容] 第1章　加齢障害　第2章　老いとその周辺

◇「老い」を生きるということ—精神病理とケア　竹中星郎著　中央法規出版　2012.1　254p　21cm　2000円　①978-4-8058-3595-1　Ⓝ493.7

[内容] 第1章　「老い」の多義性　第2章　老いをとりまく諸条件　第3章　ストーリーを読む　第4章　年をとって性格が変わるか　第5章　人格障害—老年期になぜ問題視されるか　第6章　「認知症」という問題　第7章　せん妄の精神医学　第8章　精神症状と異常行動　第9章　家族が「自分らしく生きる」ために

◇「老い方」革命—新しい介護のはじまり　大田仁史著　講談社　2004.7　228p　20cm　1500円　①4-06-212478-5　Ⓝ369.26

[内容] 第1部　「老い」のあり方を変えよう（平成の老いとは何か　なぜ「かばい手の思想」なのか　人の役割、老いの役割）　第2部　「介護」のあり方を変えよう（「介護予防」で老いが変わる！寝たきりにならない、させない　脳卒中は怖くない！）

◇老いとこころのケア—老年行動科学入門　佐藤眞一，大川一郎，谷口幸一編著　京都　ミネルヴァ書房　2010.7　213p　22cm　3000円　①978-4-623-05768-9　Ⓝ143.7

[内容] 第1部　高齢者のこころの理解とケア（高齢者のこころの理解　認知症高齢者の行動の心理的理解　高齢者施設におけるケア　高齢者への心理療法　家族介護者の理解　アセスメントによる高齢者の理解）　第2部　老年行動科学の基礎（老いの生活への適応過程　高齢者と生きがい　高齢者はどうみられているか　老いと疾病）

◇老いる準備—介護することされること　上野千鶴子著　学陽書房　2005.2　278p　19cm　1600円　①4-313-86095-9　Ⓝ369.26

[内容] 第1章　向老学の時代へ　第2章　介護と家族（介護とジェンダー　「よい嫁意識」がさせる「意地」介護—意地を通すなら、契約を）　第3章　介護保険が社会を変える　第4章　市民事業の可能性（福祉ワーカーズ・コレクティブの未来　市民事業の可能性）　第5章　ニューシルバーが老いを変える（ニューシルバーの登場　ああ、生きててよかった）

◇老いる準備—介護することされること　上野千鶴子著　朝日新聞出版　2008.11　285p　15cm　（朝日文庫）　660円　①978-4-02-261599-2　Ⓝ369.26

[内容] 第1章　向老学の時代へ　第2章　介護と家族（介護とジェンダー　「よい嫁意識」がさせる「意地」介護—意地を通すなら、契約を　超家族）　第3章　介護保険が社会を変える（介護保険は家族革命だった　「選択縁」　コミュニティの棲み分け　官・民・協の棲み分け　自治体の経営改革、外部からの人材登用か　ケアの脱私家化へ）　第4章　市民事業の可能性（福祉ワーカーズ・コレクティブの未来　市民事業の可能性）　第5章　ニューシルバーが老いを変える（ニューシルバーの登場　ああ、生きててよかった）

◇おっと危ない！—安全・快適ライフの秘けつ　東京都老人総合研究所編　東京都老人総合研究所　2004.9　57p　21cm　（老年学公開講座　第77回）〈会期・会場：2004年9月17日　タワーホール船堀〉　286円　Ⓝ493.185

[内容] 講演：入浴事故の背景と好ましい入浴法（高橋龍太郎述）　銭湯でからだも心もすっきり（岡部利定述）　今後の街づくりと転倒予防への地域活動（芳賀博述）　転ばぬ先の杖（橋本美芽述）

◇お年寄りにありがちな病気の話—知っておきたい基礎知識　飯島裕一著　厚生科学研究所

2009.10　181p　26cm　2800円　①978-4-903368-17-7　Ⓝ493.185
◇お年寄りの心とからだ―あなたはどれだけ知っていますか　大竹登志子，小島英明著　社会保険新報社（製作）〔2003〕　73p　30cm　Ⓝ493.185
◇お年寄りの病気の知識―よりよき介護のために　改訂版　東京都社会福祉協議会老人福祉部会　2003.12　446p　21cm　2381円　①4-902198-25-8　Ⓝ369.263
　内容　生活を支える医療の基本・四原則―生活の中の医療の四原則は快眠・快食・快便・快感　老人の体の特徴　ベッドサイドにおける異常所見の早期発見　よくある訴えから，どんな病気を考え，どのような対応をしたらよいか　状態から見る病気の理解　代表的な病気　老人の食事　院内感染　ターミナルケア（緩和ケア）　寝たきりにならないために　レクリエーションと音楽療法　漢方薬の活用　急変時の対応
◇親を元気に育てれば，あなたの老後も安心です　米山公啓著　ダイヤモンド社　2008.4　203p　19cm　1300円　①978-4-478-96094-3　Ⓝ369.26
　内容　第1章　超高齢化社会の「新親子論」―今や，「子が親を育てる時代」　第2章　親をがんから守る―死亡原因の一位は，やはり「がん」　第3章　親を寝たきりにさせないために―認知症，脳卒中，骨折を防ぐ　第4章　脳の老化とは，どういうことか？―脳が元気なら人生も楽しい　第5章　親をどう育てるか？―親を元気にしておく環境づくりをする
◇親が倒れる前に必ず読んでおきたい本　望月幸代著　京都　ミネルヴァ書房　2008.5　132p　21cm　1600円　①978-4-623-05152-6　Ⓝ369.26
　内容　1章　ある日突然に親が倒れた　2章　親の入院と賢い病院選び　3章　家庭で介護するとき　4章　快適な暮らしのための工夫　5章　上手に介護保険を活用する　6章　こんな介護施設なら安心
◇親が70歳を過ぎたら読む本―相続・認知症・老人ホーム…について知っておきたいこと　村田裕之著　ダイヤモンド社　2011.2　225p　19cm　1500円　①978-4-478-01461-5　Ⓝ369.26
　内容　第1部　親が70歳を過ぎたら元気なうちにやること　第2部　親の身体が不自由になってきたらやること　第3部　親の判断能力が不十分になってきたらやること（任意後見契約をスタートする　法定後見制度を利用する）　第4部　もっと根本的な「トラブル予防策」
◇親が75歳になったら読む本―子どもは，親の介護を引き受けなければならないのか　林千世子著　本の泉社　2007.8　214p　19cm　1400円　①978-4-7807-0334-4　Ⓝ369.26
　内容　第1章　親が倒れた，ボケた…。親の介護とどう向き合えばいいのか（親自身，子どもに介護を望んではない時代だが…　親の事情，子どもの事情　どうしても介護を避けては通れないならば…）　第2章　親の介護で共倒れしないための介護保険知識（介護保険の概略だけでも予習しておく　介護保険サービス（1）―自宅で介護する　介護保険サービス（2）―施設で介護する　有料老人ホームも視野に入れる）　第3章　親の老後，意外と多いお金のトラブル（老後はお金がかからない？　親のお金を管理についてもう一度考えてみる　なぜ振り込め詐欺や悪徳商法に

引っかかってしまうのか）　第4章　親を「寝たきり」にしないために子どもができること，しておきたいこと（70代半ばから80代初めぐらいまでは，親の元気を応援する姿勢がいちばん　二世代住宅はもう古い？　親の老後の考え方も変わりつつある　自己管理はむずかしい。子どもが親の健康を気づかう　認知症の兆しに早く気づけば，進行を遅らせることができる）
◇親の退院までに必ず！　コレだけ！！しなければならないこと　長岡美代著　すばる舎　2012.5　253p　19cm　1500円　①978-4-7991-0131-5　Ⓝ369.261
　内容　第1章　緊急対応　親の病気・入院に直面したら，まずやるべきことはコレ！　第2章　短期対応　退院前のこの準備が，在宅での介護をラクにする　第3章　中期対応　在宅介護の現実と，各種サービスを利用するコツ　第4章　中長期対応　ここさえ押さえれば，介護施設選びに失敗しない（「介護施設」についての基礎知識を身につける　ダントツ人気は「特別養護老人ホーム（特養）」。入所を考えるなら，早めの申し込みが肝心　ほか）　第5章　予防対応　親の老いが気になりだしたら，早め早めに手を打っていく
◇親の入院・介護が必要になったときに読む本―保険・医療費から在宅介護・施設選びまで　豊田眞弓編著　日本実業出版社　2010.6　221p　21cm　1600円　①978-4-534-04717-5　Ⓝ369.26
　内容　第1章　親が倒れて入院！？うどうする？　第2章　これだけは知っておきたい医療保健制度　第3章　親が要介護状態に！　さあどうする？　第4章　知っておきたい公的介護保険制度のツボ　第5章　介護施設への入所を考える　第6章　知っておきたい“ケア”のスキル　第7章　遠距離介護のポイント　第8章　親が倒れる前にやっておく10のこと
◇親の入院・介護に直面したら読む本　長岡美代著　実務教育出版　2006.8　239p　21cm　1500円　①4-7889-0736-4　Ⓝ369.261
　内容　1　親が病気で倒れたら？―医者や病院の上手な選び方・かかり方　2　親が入院することになったら？―不安な親のために，あなたがサポートできること　3　親にかかる医療費はどうなる？―ムダな出費をしないために，知っておきたいこと　4　自宅での介護を決断したら？―家族のチームワークと介護サービスの利用が決め手　5　介護サービスを上手に使うには？―豊富なメニューの内容を知って，実情に合った利用を　6　安全，快適に生活してもらうには？―知っておきたい暮らしの中の介護の技術　7　介護施設への入所を考えるには？―さまざまな施設の中からベストの選択を　8　離れて暮らす親の面倒をどうする？―心配を少しでも減らすためのさまざまな知恵　9　親に認知症の兆候が出てきたら？―診断のポイントと認知症対応の公的サービス
◇親の入院・介護に直面したら読む本　長岡美代著　新訂版　実務教育出版　2009.9　262p　21cm　1500円　①978-4-7889-0774-4　Ⓝ369.26
　内容　1　親が病気で倒れたら？―医者や病院の上手な選び方・かかり方　2　親が入院することになったら？―不安な親のために，あなたがサポートできること　3　親にかかる医療費はどうなる？―ムダな出費をしないために，知っておきたいこと　4　自宅での介護を決断したら？―家族のチームワークと介護サービスの利用が決め手　5　介護サービスを上手に使うには？―豊富なメニューの内容を知って，実情に合った利用を　6　安全，快適に生活してもらうには？―知っておきたい暮らしのなかの介護の技術

7 介護施設への入居を考えるには？―さまざまな施設のなかからベストの選択が 8 親にかかる介護費用を節約するには？―知っておきたいさまざまな補助や控除 9 離れて暮らす親の面倒をどうする？―心配を少しでも減らすためのさまざまな知恵 10 親に認知症の兆候が出てきたら？―診断のポイントと認知症対応のサービス

◇介護―どうしたらいいの？ そうした疑問に答えます　早川一男著　小金井　山陰ランドドットコム社出版部　2004.11　237p　20cm　〈発売：高木書房〉　1500円　Ⓘ4-88471-701-5　Ⓝ369.26
[内容] 第1章 終焉を考えることからの出発　第2章「1・29」の恐怖　第3章 介護の問題を知っておこう　第4章 自分だけ老後は安泰という幻想　第5章 加入者平均45歳のパワー　第6章 なぜ起こる青少年の残虐事件　第7章 絶対的相互扶助と現物給付という考え方　第8章 夢とロマンで考える人生の意義

◇介護を受ける人の気持ちがわかる本―お年寄りが嫌がる介護してませんか？　主婦の友社編　改訂版　主婦の友社　2006.11　159p　21cm〈ほっとくるブックス〉　1400円　Ⓘ4-07-253706-3　Ⓝ369.26
[内容] 序章 なぜ、心が通わない介護になってしまうのだろう　第1章 お年寄りがいやがる介護をしていませんか　第2章 自宅でできるやさしい介護、気持ちいい介護　第3章 介護のこんなトラブルにはどう対処すればよいか

◇介護がラクになる「たったひとつ」の方法　小山敬子著　サンマーク出版　2011.9　206p　19cm　1400円　Ⓘ978-4-7631-3163-8
[内容] 第1部 あなたの常識は、これからの非常識！（あなたの介護はなぜ苦しいのか　そこに「意欲」はあるか？　家族で「これから」を話し合おう　家族の本当の役割とは何か　満足のいく人生のしめくくりをするために　認知症でも人間の「核」は変わらない　介護する側もされる側も幸せになる！）　第2部 日ごろの悩み、ズバリ解決します―介護なんでもFAQ　まとめ 意欲を引き出す10の鉄則　巻末付録 よい施設を見分けるポイント

◇介護現場でいまさら聞けない病気の常識　三宅貴夫著　名古屋　日総研出版　2010.10　407p　26cm　3619円　Ⓘ978-4-7760-1516-1　Ⓝ493.185

◇介護サービスを上手に使いこなす本―ご家族の負担がグンと軽くなる！　高橋るみ子監修　デイビス　2004.9　144,11p　27cm　（Geibun mooks no.417）〈発売：芸文社〉　1200円　Ⓘ4-87465-672-2　Ⓝ493.185

◇介護サービスの利用のしかた　小山朝子著　旬報社　2006.6　95p　26cm　（イラスト図解アイデア介護 4）　1800円　Ⓘ4-8451-0957-3　Ⓝ369.26
[内容] 1 とっさの介護　2 介護サービスを利用するには　3 どんなサービスがあるの？　4 介護を続けるための心得

◇介護サービスはこうして選びなさい―必要なサービス/いらないサービス　藤本真弓執筆、五十嵐裕二監修　エクスナレッジ　2010.8　131p　26cm　〔エクスナレッジムック〕　1800円　Ⓘ978-4-7678-1019-5　Ⓝ369.26

◇介護事故・トラブル防止完璧マニュアル―イラスト図解でよくわかる"なくしくみ"を作る88の鉄則！　田中元著　ぱる出版　2011.2　207p　21cm　（New health care management）　1500円　Ⓘ4-8272-0616-6　Ⓝ369.26
[内容] 第1章 なぜ介護現場には事故・トラブルが多いのか　第2章 事故・トラブルをなくすにはここからはじめよう！　第3章 ダントツ1位の「転倒・転落事故」を防ぐ15のポイント　第4章 命にもかかわる「誤嚥事故」を防ぐケアのポイント　第5章 重大事故へつながる「介護ミス」をなくすポイント　第6章「介護トラブル防止」の鉄則は現場任せにしないこと　第7章 事故発生から対処までをテキパキ進める完全マニュアル

◇介護事故とリスクマネジメント―法律家と実務家が多くの裁判例をもとに記す　高野範城、青木佳史編　あけび書房　2004.11　167p　21cm（高齢者・障害者の権利擁護実務シリーズ 1）〈執筆：高野範城ほか〉　1800円　Ⓘ4-87154-058-8　Ⓝ369.26
[内容] 1章 介護事故のリスクマネジメントをどうとらえるか　2章 福祉サービス契約における法的責任の基準　3章 裁判例や紛争例から見たリスクマネジメント　4章 事業者におけるリスクマネジメントの取り組み　5章 利用者・家族にとってのリスクマネジメント　6章 法的視点から見たリスクマネジメントの重要課題　7章 事故における具体的対応と損害賠償保険の適切な活用　8章 財務会計管理におけるリスクマネジメント　資料編 介護事故等の裁判例集

◇介護事故の法政策と保険政策　長沼建一郎著　京都　法律文化社　2011.11　388p　22cm　5000円　Ⓘ978-4-589-03378-9　Ⓝ369.26
[内容] 第1章 研究対象としての介護事故　第2章 介護事故に関する調査・統計・先行研究の概観　第3章 介護事故の法制度的位相　第4章 介護事故の概念規定と義務内容の検討　第5章 介護事故の裁判例的検討―裁判事案と判決の全般的傾向　第6章 介護事故の裁判例の横断的分析　第7章 介護事故の金銭的賠償と賠償責任保険　第8章 介護事故による人身損害と保険政策―賠償責任保険と定額保険スキームによる対応　第9章 介護サービス契約の法的構造と介護サービスの安全性―社会保険スキームとの関係を中心に　第10章 総括と展望

◇介護施設の感染症予防基礎知識　青木民子著　小林出版　2004.3　43p　26cm　1200円　Ⓘ4-87596-076-X　Ⓝ493.8

◇介護者のための感染症マニュアル　苛原実編著、日本生活介護監修　雲母書房　2003.4　117p　21cm　1500円　Ⓘ4-87672-131-9　Ⓝ493.8
[内容] 第1章 感染症の基礎知識　第2章 感染予防のテクニック　第3章 結核・インフルエンザ・疥癬・MRSA・食中毒　第4章 在宅ケアでの感染対策

◇介護者のための病気と薬がわかる本―高齢者がかかりやすい疾患、よく使われる薬と副作用　いらはら診療所、友愛メディカル共著　雲母書房　2005.10　162p　26cm　1800円　Ⓘ4-87672-185-8　Ⓝ493.185
[内容] 第1章 薬の基礎知識　第2章 よく見られる病気と薬　第3章 さまざまな身体症状と薬

◇介護者のための病気と薬がわかる本―高齢者がかかりやすい疾患、よく使われる薬と副作用　いらはら診療所、友愛メディカル共著　改訂新

医療と社会・福祉　　　　　　　　　　　　　　　　　　　老人医療・介護

版　雲母書房　2010.9　212p　26cm　2000円　①978-4-87672-295-2　Ⓝ493.185
内容 第1章 薬の基礎知識　第2章 よく見られる病気と薬　第3章 さまざまな身体症状と薬

◇介護者のための病気と薬がわかる本—高齢者がかかりやすい疾患、よく使われる薬と効用　漢方篇　佐渡豊著　雲母書房　2010.7　150p　26cm　2000円　①978-4-87672-289-1　Ⓝ493.185
内容 第1章 漢方の基礎知識　第2章 疾病・症状による34の処方例　第3章 よく使われる21の漢方薬　第4章 よくある疑問と誤解Q&A　資料

◇介護塾—ワンランク上の介護サービス読本　芳賀祥泰著　日本医療企画　2005.6　117p　19cm　1500円　①4-89041-693-5　Ⓝ369.26
内容 1章 介護サービスを始めよう　2章 サービスの顔となる人材を育てよう　3章 1つ上のサービスで差別化を図ろう　4章 介護サービス展望(ますます求められる質の高いサービス)

◇介護職のための医学知識ガイドブック　大瀧厚子著　泉大津　関西看護出版　2009.7　88p　26cm　1700円　①978-4-904145-18-0　Ⓝ493.185
内容 第1章 医学知識　第2章 緊急時対応(緊急時にあわてないための確認ポイント　緊急時の対処法)　第3章 感染症(感染予防について　感染症とその対応について)

◇介護職のためのよくわかる高齢者の「危険な容態」　山本隆一著　名古屋　日総研出版　2006.7　215p　21cm　1905円　①4-7760-1190-5　Ⓝ493.185
内容 第1部 異常の早期発見のためにまずからだの仕組みを知ろう(見ることと観ること—バイタルサインってなんだろう　心臓・循環器について—知っていると病気の理解が断然深まる)　第2部 高齢者の危険な容態(命にかかわる頭痛、そうでもない頭痛　胸痛に関連して注意すべきこと　高齢者、こんな動悸は即電話　高齢者の失神は謎だらけ　高齢者の骨折を疑った時　高齢者にみられる感染症　咳が止まらない時どうする?　危険な腹痛　異常な興奮、それはせん妄)

◇介護職よ、給料分の仕事をしよう　三好春樹著　雲母書房　2008.1　206p　21cm　1800円　①978-4-87672-254-9　Ⓝ369.26
内容 序章 介護職よ、給料分の仕事をしよう　第1章 老いに「近代」は似合わない　第2章 異文化との出会い　第3章 本を読もう、仕事に活かそう　第4章 介護の世界に「事典」ができた　第5章 介護はどこへ向かうのか　終章 対談「ケアの時代に必要な心と方法論」

◇介護疲れを軽くする方法—家族を介護するすべての人へ　介護者サポートネットワークセンター・アラジン編著　河出書房新社　2012.1　222p　19cm　1500円　①978-4-309-25262-9　Ⓝ369.26
内容 第1章 家族介護の現実　第2章 介護保険はどこまで役に立つのか　第3章 介護サポートや介護者の会を活用する(介護保険外サービスの活用　仲間づくりと地域協力)　第4章 介護環境づくりと心構え

◇介護スタッフのための安心! 薬の知識　中澤巧, 長野一勢著　秀和システム　2011.7　309p　18cm　1700円　①978-4-7980-3006-7　Ⓝ369.26

◇介護するとき、されるとき—介護の心と実践への道　岡本五十雄著　横浜　オフィスK　2005.8　241p　22cm　1524円　①4-9902454-1-5　Ⓝ369.26

◇介護する時される時突然でも慌てない!—知って安心! どんどん変わる制度と仕組み 介護ライフ徹底応援ガイド　宝島社　2009.8　111p　28cm (TJ mook)　648円　①978-4-7966-7235-1　Ⓝ369.26

◇介護タブー集　三好春樹著　講談社　2006.6　99p　21cm (介護ライブラリー)　1300円　①4-06-259353-X　Ⓝ369.26
内容 はじめに カイゴのゴカイは深刻だ　介護とは何かの誤解　介護環境の誤解　痴呆(認知症)の誤解　施設の見分け方の誤解　食事ケアの誤解　排泄ケアの誤解　入浴ケアの誤解　病気と障害への誤解

◇介護で仕事を辞めないために 親が元気なうちからやるべきこと52　グループ・けあ&けあ21編著　大阪　創元社　2010.12　206p　21cm　1500円　①978-4-422-32067-0　Ⓝ369.26
内容 第1章 突然の介護で慌てないために　第2章 介護で仕事を辞めないために　第3章 介護の情報入手先と各種サービス　第4章 介護予防で元気でいてもらう　第5章 両立のための別居介護対策　第6章 後悔しない介護のために(そのとき(介護)に備えて、心構えと早めの準備　あなたが男性(夫)なら、介護離婚を避けるための気配りを)

◇介護トラブル相談ハンドブック—契約からみた105の事例　杉岡直人, 山口康夫監修, 渋谷絢子編著, 佐藤みゆき, 児玉良子著　名古屋　新日本法規出版　2003.6　432p　21cm　4000円　①4-7882-0526-2　Ⓝ369.26

◇介護トラブル相談ハンドブック—契約からみた114の事例　杉岡直人, 山口康夫監修, 渋谷絢子編著, 佐藤みゆき, 児玉良子著　新版　名古屋　新日本法規出版　2006.8　470p　21cm　4100円　①4-7882-0947-0　Ⓝ369.26

◇介護に使えるワンポイント医学知識　白井孝子著　中央法規出版　2008.1　206p　26cm (基礎から学ぶ介護シリーズ)　1800円　①978-4-8058-2730-7　Ⓝ490
内容 介護職と医学知識　1 からだの仕組み—加齢の視点から(脳・神経系　骨格系　筋肉系　呼吸器系　循環器系　消化器系　睡液・舌と喉下　泌尿器系　内分泌系　感覚器系)　2 ワンポイント医学知識　3 医行為でない行為を行う際のポイント(体温測定　血圧測定　パルスオキシメーターの装着　切り傷、擦り傷、やけど　医薬品の使用介助　爪切り　口腔内の清潔　耳垢の除去　ストマの排泄物廃棄　自己導尿の補助　たんの吸引)　資料 関連通知

◇介護に使えるワンポイント医学知識　白井孝子著　中央法規出版　2011.4　224p　26cm (基礎から学ぶ介護シリーズ)　2000円　①978-4-8058-3303-2　Ⓝ490
内容 介護職と医学知識　1 からだの仕組み—加齢の視点から　2 ワンポイント医学知識(疾患・症状　医行為など)　3 医行為でない行為を行う際のポイント　資料 関連通知(ALS(筋萎縮性側索硬化症)患者の在宅療養の支援について　在宅におけるALS以外の療養患者・障害者に対するたんの吸引の取扱い

について　医師法第17条、歯科医師法第17条及び保健師助産師看護師法第31条の解釈について　ほか）

◇介護入門―親の老後にいくらかかるか？　結城康博著　筑摩書房　2010.3　222p　18cm　（ちくま新書 833）〈並列シリーズ名：Chikuma shinsho〉　720円　①978-4-480-06538-4　Ⓝ369.26
[内容] 序章 介護は危機的状況だ！　第1章 介護保険を使うには　第2章 いくらかかるの？　介護の値段　第3章 どこまでが介護、どこからが医療？　第4章 認知症をともなう介護　第5章 あなたを介護する人はどこにいる？　終章 介護崩壊の危機を避けるために

◇介護のための医学の基礎　石田信彦総監修　介護労働安定センター　2008.2　155p　26cm　1714円　①978-4-903303-43-7　Ⓝ493.185
[内容] 序章　第1章 身体の状態を知る　第2章 高齢者によく見られる症状とその対応　第3章 緊急を要する症状とその対応　第4章 介護保険の特定疾病　第5章 覚えておいてほしい疾患　第6章 感染症　第7章 薬の取り扱い　資料編

◇介護マスターブック―介護用語事典　全国高齢者社会福祉協会編　同盟出版サービス　2003.10　146p　21cm　1600円　①4-901426-28-1　Ⓝ369.26

◇介護リスクマネジメント―サービスの質の向上と信頼関係の構築のために　増田雅暢、菊池馨実編著　旬報社　2003.4　239p　21cm　2000円　①4-8451-0808-9　Ⓝ369.26
[内容] 第1章 利用者の視点からみたリスクマネジメント　第2章 施設・事業者にとってのリスクマネジメント　第3章 賠償責任保険と介護リスクマネジメント―居宅介護事業者向け賠償責任保険を中心に　第4章 在宅介護現場に望まれるリスクマネジメント―ホームヘルパーの視点から　第5章 民間居宅サービス事業者によるリスクマネジメント　第6章 カリフォルニアにおける施設のリスクマネジメント　第7章 介護事故関連裁判例からみたリスクマネジメント

◇介護旅行にでかけませんか―トラベルヘルパーがおしえる旅の夢のかなえかた　篠塚恭一著　講談社　2011.1　250p　19cm　（介護ライブラリー）　1400円　①978-4-06-282450-7　Ⓝ369.26
[内容] 第1章 「おばあちゃんが踊った！」―宮古島への三代の家族旅行　第2章 「温泉に行きたい」―脳梗塞の夫の願いをかなえる旅　第3章 厳冬の宗谷岬に演歌の心を求めて―七十男のロマンと心意気　第4章 「ブルガリアに行ったのよね」―認知症の母の海外旅行　第5章 介護旅行のパイオニア―トラベルヘルパー誕生物語　第6章 トラベルヘルパー流・介護旅行術―旅の計画から身体介護まで　第7章 旅のプランをつくろう―介護旅行の申し込みまで　第8章 旅の準備をしよう―交通機関の手配から出発の準備まで　第9章 さあ出発だ―旅行中に気をつけたいこと　結びにかえて

◇快適支援の高齢者ケア―その人らしい生活をおくるために　亀山正邦監修、琵琶湖長寿科学シンポジウム実行委員会編　医歯薬出版　2004.9　92p　26cm　（別冊総合ケア）〈会期・会場：2003年11月11日・12日 滋賀県立長寿社会福祉センター〉　2600円　Ⓝ493.185
[内容] 老いをたのしく豊かに（佐々木英忠著）　転倒の疫学（鈴木隆雄著）　日常生活のなかの健康エクササイズ「健康のための運動」の新しい考え方（高野利也著）　日常生活のなかの健康エクササイズ（武田紀子著）　高齢者にとっての爪切りの重要性（宮川晴彰著）　感染症（砂川富正著）　おいしく口から食べる（金谷節子著）　閉じこもりへのアプローチ（安村誠司著）　その人に合った心と体の活性化（柏木美和子著）　高齢者へのナラティヴ・アプローチ（野口裕二著）　ケアの質を問い直す（原慶子著）

◇看護・介護のための基本から学ぶ高齢者ケア　生野繁子編　第2版　京都　金芳堂　2006.4　287p　21cm　〈執筆：阿部智恵子ほか〉　2000円　①4-7653-1232-1　Ⓝ492.929

◇看護・介護のための基本から学ぶ高齢者ケア　生野繁子編　第3版　京都　金芳堂　2011.3　271p　21cm　〈執筆：城ヶ端初子ほか〉　2200円　①978-4-7653-1482-4　Ⓝ492.929

◇緊急時の介護―とっさの症ケ判断・対応マニュアル　橋村あゆみ著、寺本研一監修　介護労働安定センター　2010.3　135p　30cm　1143円　①978-4-903303-72-7　Ⓝ369.26
[内容] 第1章 緊急時に備える（利用者の状態把握　緊急要請の方法）　第2章 急な体調変化の対応（バイタルサインに関連する症状　排泄物、血液に関連する症状）　第3章 事故が起こった際の対応　第4章 緊急時への準備・心構え（連絡先・連絡体制の確認　介護職自身の身を守るために）

◇苦情対応の手引―介護サービス「苦情・事故事例活用研修」対応　サービスの改善に役立てる　シルバーサービス振興会　2003.11　151p　26cm　〈発売：法研〉　1700円　①4-87954-492-2　Ⓝ369.26
[内容] 1 介護サービス事業における苦情・相談に対する基本的な考え方　2 苦情・相談対応の体制、役割　3 苦情・相談への対応　4 サービス改善への取組み　5 記録・報告　事例集

◇薬を上手に使うための高齢者も納得の「ことばがけ」　藤澤節子著　大阪　ひかりのくに　2009.4　95p　15cm　（安心介護ハンドブック 2）　952円　①978-4-564-43112-8　Ⓝ499.1
[内容] 介護職ができる医療行為を法令で確認　薬とはなんでしょう？　薬の剤形の意味　剤形別に薬を学ぶ　耳に関する薬―耳の構造、点耳薬の吸収経路　目に関する薬―目の構造・点眼薬の吸収経路　鼻に関する薬―鼻の構造、点鼻薬の吸収経路（薬剤吸入）に関する薬―喉・肺の構造、薬の吸収経路　口腔内の薬―口腔の構造　内服薬について―胃・腸（消化管）の構造〔ほか〕

◇現役世代の介護手帖―親も自分も大切にする7つの心得　おちとよこ著　平凡社　2010.12　213p　18cm　（平凡社新書 563）　740円　①978-4-582-85563-0　Ⓝ369.261
[内容] 第1章 現役世代を襲う、まさかの介護　第2章 介護と仕事に悩んだら　第3章 現役世代の介護「基本のき」　第4章 認知症もこれで安心　第5章 単身赴任や遠距離介護の不安を解消する　第6章 介護のお値段　第7章 現役世代の看取り

◇元気が出る介護―モコとオヤジは奮戦中 コミックエッセイ　いさやまもとこ著　主婦と生活社　2004.8　159p　21cm　1200円　①4-391-12911-6　Ⓝ369.26
[内容] エッセイ＆コミック 元気が出る介護　巻末資料 介護サービス利用の手引き

◇元気がでる老人介護　三好春樹著　PHP研究所　2011.10　208p　15cm　(PHP文庫 み42-1)《『元気がでる介護術』(岩波書店2002年刊)の改題》　495円　Ⓘ978-4-569-67697-5　Ⓝ369.26
　[内容]第1話 理学療法士、老いにいどむ　第2話 管理栄養士、老いに出会う　第3話 有償ボランティア、問題老人と格闘する　第4話 家族はもう少し訓練してから、と思った　第5話 娘は母に「がんばって」を繰り返した　第6話 訓練好きの人が老人施設に入ってきた　第7話 よい介護はベッドで見分ける　第8話 彼女は自分でケアプランをつくった　第9話 トキさんは「母ちゃん」と呼びはじめた　第10話 家族がデイセンターのボランティアになった　第11話 寮母とシゲ乃さんの二五年

◇高齢者を痛みと感染から守る床ずれ予防の七か条　杉山孝博著　新企画出版社　2003.12　32p　19cm　(みんなの健康とくらしシリーズ)　300円　Ⓘ4-88000-090-6　Ⓝ369.26

◇高齢者介護─the OECD health project　経済協力開発機構著, 浅野信久訳　新社会システム総合研究所　2006.6　151p　30cm　2500円　Ⓝ369.26

◇高齢者介護急変時対応マニュアル─完全図解　美濃良夫編著, 大田仁史, 三好春樹監修　講談社　2007.11　351p　27cm　(介護ライブラリー)　3800円　Ⓘ978-4-06-282416-3　Ⓝ492.29
　[内容]緊急のページ　第1部 クイック見出し(症状別クイック見出し　場面別クイック見出し)　第2部 急変時対応マニュアル(転倒・転落、けがが疑われる場合 つまずいて転んだ(ようだ)　骨折が疑われる場合 転んで骨を折ったようだ ほか)　第3部 異常の早期発見のポイント　第4部 救急蘇生(救命手当て)の手順・資料編(救急蘇生(救命手当て)の手順　資料編 ほか)

◇高齢者介護の緊急事態マニュアル─症状別対応　橋本篤孝著　改訂3版　京都　金芳堂　2009.11　204p　19cm　2200円　Ⓘ978-4-7653-1396-4　Ⓝ493.185

◇高齢者介護のコツ─介護を支える基礎知識　石田一紀, 坪田和史, 藤本文朗, 松田美智子編著　京都　クリエイツかもがわ　2010.4　223p　26cm〈発売：かもがわ出版(京都)〉　2200円　Ⓘ978-4-86342-044-1　Ⓝ369.26
　[内容]実践編　介護の基礎知識　暮らしと生きがい・生活文化

◇高齢者ケア「疑問すっきり」便利事典　阿部芳江編　京都　金芳堂　2006.10　265p　26cm　〈執筆：秋山美栄子ほか〉　3400円　Ⓘ4-7653-1266-6　Ⓝ492.929

◇高齢者ケア「疑問すっきり」便利事典　在宅編　阿部芳江責任編集, 前川厚子, 阿部智恵子編　京都　金芳堂　2006.10　140p　26cm　〈執筆：阿部智恵子ほか〉　2400円　Ⓘ4-7653-1267-4　Ⓝ492.929

◇高齢者ケアにおける介護倫理─ケースから学ぶ　箕岡真子, 稲葉一人編著　医歯薬出版　2008.11　169p　26cm　3200円　Ⓘ978-4-263-23517-1　Ⓝ369.26
　[内容]第1章 介護倫理の基礎(なぜ介護に生命倫理が必要か？　「私は120歳まで生きたいわ」─自己決定と意志能力)　第2章 日常ケアの介護倫理(「縛らないでくれ！わしは犬ではない！」─転倒と拘束　倫理4原則の衝突　「どうか、もう一口だけでも食べてください！」─食事・内服の拒否　「介護中に事故が起こったらどうなるの？」─リスクマネジメント　「虐待の疑いにどうすればいいの？」─虐待と守秘義務　「『本人か家族でなければ教えられない』のは正しいの？」─介護現場における個人情報保護　「休みなしの長時間労働で疲れがとれません」─介護者の労働環境)　第3章 終末期ケアの介護倫理(「早くお父さんにお迎えに来てほしいの」─終末期ケアの介護倫理)　第4章 介護倫理の実践(倫理コンサルテーションの実際　介護事故の裁判外紛争解決─ADRとメディエーションの実際　事前指示書─アドバンス・ディレクティブ作成の実際)　付録『私の四つのお願い』

◇高齢者ケアにおける症状別緊急対応ガイドブック　高齢者ロングタームケア研究会編　中央法規出版　2009.3　109p　26cm　1800円　Ⓘ978-4-8058-3128-1　Ⓝ493.185
　[内容]第1章 高齢者ケアにおける状況・状態に応じた緊急対応　第2章 症状別緊急対応マニュアル(痛がっている　苦しがっている　血や便が出ている　不安・困りごとがある　認知症周辺症状への対応　食欲不振への対応)　第3章 医療機関とのよりよい連携のために

◇高齢者ケアの心理学入門─老いと痴呆に向き合う心　本荘繁者著　大阪　朱鷺書房　2004.3　221p　21cm　2300円　Ⓘ4-88602-541-2　Ⓝ143.7
　[内容]第1章 高齢者に対する見方　第2章 高齢者の知的能力　第3章 老年期の記憶　第4章 老年期の発達課題　第5章 老年期によく起こる精神症状　第6章 痴呆　第7章 ケアの心理

◇高齢者ケアマニュアル　福地義之助責任編集　新版　照林社　2004.7　341p　26cm　(エキスパートナースmook select)　3600円　Ⓘ4-7965-1058-3　Ⓝ492.929

◇高齢者ケアリスクマネジメント・生活支援技術マニュアル　日総研グループ編　名古屋　日総研出版　2009.8　165p　26cm　2381円　Ⓘ978-4-7760-1456-0　Ⓝ369.26

◇高齢者に多い病気と薬の基礎知識─知っておきたい!!　東郷清児, 藤澤節子著　大阪　ひかりのくに　2009.4　95p　15cm　(安心介護ハンドブック 1)　952円　Ⓘ978-4-564-43111-1　Ⓝ499.1
　[内容]高血圧の基礎知識・処方箋　糖尿病の基礎知識・処方箋　脂質異常症の基礎知識・処方箋　脳梗塞症の基礎知識・処方箋　認知症の基礎知識・処方箋　パーキンソン病の基礎知識・処方箋　うつ病の基礎知識・処方箋　睡眠障害の基礎知識・処方箋　インフルエンザとかぜの基礎知識・処方箋　肺炎の基礎知識・処方箋　気管支ぜんそくとCODPの基礎知識・処方箋　心臓病の基礎知識・処方箋　胃・食道の基礎知識・処方箋　急性腸炎の基礎知識・処方箋　便秘症の基礎知識・処方箋　泌尿器の基礎知識・処方箋　骨粗しょう症の基礎知識・処方箋　腰痛症の基礎知識　膝の痛みの基礎知識　腰・膝の処方箋　がん治療における薬の基礎知識

◇高齢者に多い病気と薬の基礎知識─知っておきたい!!　東郷清児, 藤澤節子著　増補改訂版　大阪　ひかりのくに　2012.3　127p　15cm　(安心介護ハンドブック 10)　1000円　Ⓘ978-4-564-43120-3　Ⓝ499.1

◆高齢者に多い病気の対処法&禁忌事項 朝倉信一著,神山五郎監修 サンライフ企画 2005.1 39p 26cm (介護のプロをめざす基礎マニュアル 第1巻) 600円 ⓘ4-921086-53-2 Ⓝ493.185
内容 第1章 病気の基礎知識と薬の処方箋 第2章 節子先生の薬のすべて! ラクラク解説

内容 認知症(痴呆)に対するケア 脳卒中・脳卒中後遺症・脳血管障害に対するケア 高血圧症に対するケア 心不全に対するケア 狭心症・心筋梗塞に対するケア 糖尿病・低血糖に対するケア パーキンソン氏病に対するケア 便秘症、褥瘡に対するケア B型・C型肝炎、MRSA、誤嚥性肺炎に対するケア 肺炎、気管支喘息に対するケア〔ほか〕

◆高齢者のアセスメントからケアの実践へ 鎌田ケイ子編著 厚生科学研究所 2005.11 131p 26cm 2800円 ⓘ4-905690-99-4 Ⓝ369.26

◆高齢者の急変で医師・救急車を呼ぶ判断—ドクターコールする?しない?緊急性の見極めハンドブック 山本隆一著 名古屋 日総研出版 2005.7 175p 21cm 2000円 ⓘ4-7760-1065-8 Ⓝ492.929
内容 第1章 高齢者ケアで日々求められる看護判断の基礎 第2章 これが心不全早期発見のポイントだ 第3章 放置できない頭痛はこう見抜く 第4章 胸痛で見逃せない身体兆候 第5章 高齢者、こんな動悸はドクターコール 第6章 謎多し、高齢者の失神 第7章 高齢者の骨折を疑うポイント 第8章 発熱で見逃せない身体兆候 第9章 咳が止まらない時の判断 第10章 腹痛の判断は看護力の総力戦 第11章 せん妄対応の心得

◆高齢者のこころのケア 曽我昌祺,日下菜穂子編 金剛出版 2006.4 197p 22cm 2800円 ⓘ4-7724-0912-2 Ⓝ493.72
内容 高齢者のこころを支える多様な心理的アプローチ 第1部 高齢者への治療的アプローチ 第2部 高齢者支援における心理的介入(高齢者施設におけるこころのケア 介護スタッフのストレスマネージメント—バーンアウトを防ぐために 介護家族のこころのケア 終末期がん患者に対するこころのケア 高齢者援助における社会資源の活用)

◆高齢者の施設ケアを考える C. Paul Brearley著,杉本敏夫訳 岡山 西日本法規出版 2003.4 232p 21cm 3398円 ⓘ4-86186-049-0
内容 第1章 はじめに 第2章 違いを尊重し、類似点を受け入れること:加齢と老人 第3章 何のためのホームなのか 第4章 ホームは何をするのか 第5章 門番:入所とアセスメントの過程 第6章「もしそれがあなたの母親や兄弟や父親であったならば…」個人的な援助 第7章 共同生活:集団のなかでの援助 第8章 優れた生活と優れた仕事:統合する 第9章 終わりに当たって

◆高齢者のシーティング 廣瀬秀行,木之瀬隆著 三輪書店 2006.5 160p 26cm 2800円 ⓘ4-89590-251-X Ⓝ369.26
内容 1 なぜシーティングなのか 2 シーティングの基礎知識 3 車いすの問題点 4 高齢者の評価 5 椅子・座位保持装置・クッション・車いす 6 シーティングの症例 7 高齢者シーティングの実際 8 車いす座位姿勢と寸法のチェックアウト

◆高齢者の尊厳を支える介護 老人保健福祉法制研究会編 法研 2003.10 415p 21cm 2800円 ⓘ4-87954-503-1 Ⓝ369.26
内容 第1章 高齢者介護研究会報告の構成と概要 第2章 高齢者介護研究会報告「2015年の高齢者介護」(本文) 第3章 高齢者介護研究会報告について(図表による解説資料) 第4章 高齢者介護研究会について 第5章 高齢者介護研究会での委員、ゲストスピーカーの発表内容 第6章 関係資料

◆高齢者のための新しい向精神薬療法 David A. Smith著,上田均,酒井明夫監訳 星和書店 2003.3 143p 19cm 2400円 ⓘ4-7911-0493-5 Ⓝ493.72
内容 1 序説 2 アルツハイマー病治療における革新 3 睡眠障害治療における発展:鎮静・睡眠薬 4 うつ病に対する理解と治療の進歩:抗うつ薬、増強療法、気分安定薬 5 精神病治療における改良点 6 結語

◆高齢者のための介護サービスガイド 2004年版 高齢者のための介護サービスガイド編集委員会編 中央法規出版 2004.7 44p 30cm 500円 ⓘ4-8058-4547-3
内容 第1章 介護保険制度を利用するために 第2章 介護保険制度の在宅サービス 第3章 介護保険制度の施設サービス 第4章 介護保険制度以外の保健医療福祉サービスのあらまし(相談窓口 在宅で利用できるサービス 施設サービス) 資料編 高齢者総合相談センター一覧

◆高齢者のトータルケアと生活マネジメント—生活型介護実践のためのアセスメントと参加プログラム 若松昭昭,後藤真澄,林和代,馬場美穂編集代表 改訂版 名古屋 日総研出版 2005.4 173p 26cm〈付属資料:65p;焦点ケアアセスメントと参加プログラム〉2200円 ⓘ4-7760-1047-X Ⓝ369.26

◆高齢者の容態で迷ったときの医師・救急車を呼ぶ新常識 山本隆一著 名古屋 日総研出版 2009.8 166p 22cm〈『高齢者の急変で医師・救急車を呼ぶ判断』(2005年刊)の全面改訂版〉2286円 ⓘ978-4-7760-1455-3 Ⓝ492.929

◆高齢者の寄りそい介護—考え方・進め方 高齢者アクティビティ開発センター監修,綿祐二編著 名古屋 黎明書房 2009.6 63p 26cm (アクティビティディレクター入門シリーズ イラスト版 3) 2000円 ⓘ978-4-654-05663-7 Ⓝ369.26
内容 高齢者の寄りそい介護 考え方・進め方(福祉の基本理論はじめの一歩—「楽しい生活」から「より楽しい生活」へ 利用者本位の援助のあり方—真のニーズを洞察する力をつける 介護サービスが多様化する時代のケアデザイン—エコマップで利用者を取り囲む関係を整理 社会福祉援助の法益放棄—インフォームドコンセントの大切さを考える 利用者の不自由さとはなんでしょう—個別援助には、その人の不自由さに注目 生活のレクリエーション化—排泄のフォローから考える 生活の質を向上させるということ—食べ物が形でわかるようにすることから 安心・やすらぎの介護テクニック1—利用者が心地よい入浴介助とは 安心・やすらぎの介護テクニック2—安心してもらえる移動介助とは 心地よさを増す介護テクニック1—心地よいおむつ交換のテクニック 心地よさを増す介護テクニック2—心地よい食事介助とは 心地よさを増す介護テクニ

ク3―心地よい着脱介助とは　コミュニケーションの気配り介護テクニック1―個々の利用者のノンバーバルコミュニケーションを把握するには　コミュニケーションの気配り介護テクニック2―利用者との心地よいコミュニケーションとは）　付録 アセスメントについて考えてみましょう

◇高齢者の理解とケア―加齢・症状のメカニズムと対応　芦川和高編　学研メディカル秀潤社　2011.4　158p　26cm　(Nursing mook 64)〈発売：学研マーケティング〉　2200円　①978-4-7809-2009-3　Ⓝ492.929

◇高齢の親をみる家族のための介護大全　須貝佑一監修　すばる舎リンケージ　2008.5　407p　27cm　〈発売：すばる舎〉　3400円　①978-4-88399-694-0　Ⓝ369.26
内容　高齢の親の本音　親の介護をするということ　高齢の親を支える　遠距離介護　親を呼び寄せる　老化と認知症　在宅介護　自宅での身体ケア　介護保険の基礎知識　施設入所　親のための社会的手続き　高齢者がかかりやすい病気とケア

◇ここをチェック！介護サービスの損しない選び方　吉田輝美,結城康博,早坂聡久編著　ぎょうせい　2011.3　137p　21cm　1429円　①978-4-324-09069-5　Ⓝ369.26
内容　介護サービスを上手く使うには　安心できるケアマネジャーの選び方　ヘルパー事業所の選び方　デイサービスの選び方　グループホーム・小規模多機能事業所を選択するには　住宅改修業者・福祉用具事業者の選び方　高齢者住宅を探すには　介護老人保健施設の選び方　有料老人ホームの選び方　特別養護老人ホームの選び方〔ほか〕

◇困った老人と上手につきあう方法　和田秀樹著　宝島社　2008.4　220p　18cm　(宝島社新書)　700円　①978-4-7966-6310-6　Ⓝ493.7
内容　序章 身のまわりの「困った老人」たち　第1章 「困った老人」の脳で起こっていること　第2章 今なぜ「困った老人」が増えているのか　第3章 「困った老人」の心理学　第4章 「うちの親、ボケてきた？」と思ったら　第5章 「困った老人」とのつきあい方　第6章 自分が「困った老人」にならないために

◇困った老人と上手につきあう方法　和田秀樹著　宝島社　2009.6　171p　16cm　(宝島sugoi文庫)〈2008年刊の改訂〉　457円　①978-4-7966-7178-1　Ⓝ493.7
内容　序章 身のまわりの「困った老人」たち　第1章 「困った老人」の脳で起こっていること　第2章 今なぜ「困った老人」が増えているのか　第3章 「困った老人」の心理学　第4章 「うちの親、ボケてきた？」と思ったら　第5章 「困った老人」とのつきあい方　第6章 自分が「困った老人」にならないために

◇これからの高齢者をどうするか―世界の高齢者ケアと比較して　廣瀬輝夫著,日野原重明,井形昭弘対談　メディカルトリビューン　2004.5　205p　19cm　1400円　①4-89589-300-6　Ⓝ493.185
内容　第1章 世界の高齢者医療（高齢者医療とは何か（加齢による生理機能の減退　実質臓器の機能低下　内腔臓器の老化　五感覚器の衰退）　高齢者の病態（生活習慣病　変性疾患）　高齢者介護対策（高齢医療制度　介護保険制度）　世界の高齢者介護の比較（高齢者に対する社会保障　高齢者医療　高齢者の介護　日米の高齢者医療介護施設の比較））　第2章 わが国の高齢者ケアの問題点―日野原重明先生との対談　第3章 医療制度と高齢者ケアの問題点―井形昭弘先生との対談

◇これこそ欲しい介護サービス！―安心できるケア付き住宅を求めて　浅川澄一著　日本経済新聞社　2006.3　287p　19cm　1600円　①4-532-31254-X　Ⓝ369.26
内容　第1部 ケア付き住宅を増やせ！　第2部 置き去りの認知症ケア　第3部 21世紀型ケアは民家暮らし

◇こんなときどうする？高齢者ケア　ポケット版　中島洋子編著　照林社　2006.10　319p　19cm　2600円　①4-7965-2729-X　Ⓝ492.929
内容　高齢者の症状アセスメント　高齢者で注意が必要な疾患のケア　高齢者とのコミュニケーション　薬物管理　栄養管理　嚥下障害へのケア　口腔ケア　感染対策　転倒・転落防止　寝たきりと拘縮へのケア　排泄ケア　清潔ケア　褥瘡・ストーマケア　認知症などへのケア　介護保険制度　その他

◇こんな時どうする高齢者の緊急対応ブック　林泰史,青木民子監修　中央法規出版　2007.5　104p　26cm　(安心・安全の療養生活ガイドシリーズ)　1600円　①978-4-8058-2879-3　Ⓝ598.4
内容　第1章 こんなときは要注意　第2章 いざというときの応急処置と対処法　第3章 緊急時の手当法（心肺蘇生法　止血法）　第4章 高齢者に起こりやすい疾患と緊急時のポイント（心筋梗塞の既往がある人の注意点　慢性閉塞性肺疾患の既往がある人の注意点）

◇最強の老人介護　三好春樹著　講談社　2008.6　219p　19cm　(介護ライブラリー)　1400円　①978-4-06-282434-7　Ⓝ369.26
内容　1 そもそも老人介護とは何か　2 そもそも老人とは何か　3 老人介護施設の見方　4 力任せの介助よ、さようなら！　5 そもそも認知症とは何か　6 脳卒中片マヒの介護のヒント　7 老人の入浴ケアのヒント　8 老人を理解するためのヒント―『実用介護事典』から　9 介護歳時記

◇仕事を続けたい人のがんばりすぎない介護　日本実業出版社　2011.10　95p　26cm　(エスカルゴムック 285)　1300円　①978-4-534-60285-5　Ⓝ369.26

◇事故防止・事故対応の手引―介護サービス「苦情・事故事例活用研修」対応　シルバーサービス振興会　2003.11　191p　26cm　(発売：法研)　2300円　①4-87954-490-6　Ⓝ369.26
内容　1 介護サービスにおけるリスクマネジメント総論（リスクマネジメントの基本的立場　介護サービスにおける事故と損害賠償　チームケアマネジメントとリスクマネジメント　介護サービスの業務マネジメントと事故への対応　介護サービスにおける事故予防・事故発生時の対応）　2 介護サービス提供場面での事故防止と事故発生時の対応（介護サービス提供場面での事故防止と事故発生時の対応　介護サービス提供場面での衛生管理）　3 福祉用具活用現場での事故防止と事故発生時の対応（事故を未然に防ぐためのリスクマネジメント　福祉用具使用時の事故発生時対応と防止策　福祉用具サービス実務と事故防止）

◇知っていると楽になる高齢者の介護30　黒岩恭子,江頭文江,大内基史,鳥谷部俊一,田中とも江,稲川利光,宮川晴乱,下川滝美,須藤紀子,岡田慎一郎著　日本放送出版協会　2010.11　223p　26cm　2400円　①978-4-14-011294-6　Ⓝ369.26

内容　第1章 誤嚥を防いで呼吸も楽に　第2章 床ずれ（褥瘡）の予防とらくらくケア（床ずれ（褥瘡）の原因を知ろう　床ずれを防ぐ（圧力の減少とポジショニング　スキンケアと栄養療法）ほか）　第3章 気持ちのいい排せつケア（高齢者に多い尿失禁と便秘　オムツをはずし、生活習慣で促す快適な排せつ）　第4章 事故の予防と応急処置　第5章 介護に役立つ古武術

◇知っておきたい家族の介護　豊永敏宏監修，労災年金福祉協会編　労災年金福祉協会　2006.10　54p　30cm　(知っておきたいシリーズ 2)　〈発売：日本労務研究会〉　600円　①4-88968-069-1　Ⓝ598.4

◇知っておきたい家族の介護　豊永敏宏監修，労災年金福祉協会編　改訂版　労災年金福祉協会　2007.8　62p　30cm　（知っておきたいシリーズ）　〈発売：日本労務研究会〉　600円　①978-4-88968-072-0　Ⓝ598.4
　内容　1 介護の実際（健康管理　合併症の予防と管理　排尿と排便の管理　呼吸管理　環境調整（福祉用具の活用について）　移動および移乗動作の方法（車いす）　2 日常生活の援助（食事の介助　シーツ交換　清拭）　3 在宅生活を支援する制度（介護保険制度　障害者自立支援制度）

◇知っておきたい年輩者のための医学　福地益人著　〔出版地不明〕　福地益人　2010.1　145p　19cm　〈発売：静岡新聞社（静岡）〉　1200円　①978-4-7838-9771-2　Ⓝ493.185

◇死にゆく者の礼儀　遥洋子著　筑摩書房　2010.3　247p　19cm　1500円　①978-4-480-87816-8　Ⓝ598.4
　内容　第1章 老いを観察する　第2章 いよいよ介護の老い　第3章 死への果てしなき老い　第4章 老いを先取り、今に生かす

◇写真でわかる高齢者ケア—高齢者の心と体を理解し、生活の営みを支える　東京都健康長寿医療センター看護部編著　インターメディカ　2010.3　187p　26cm　（写真でわかるシリーズ）　2500円　①978-4-89996-270-0　Ⓝ492.929

◇知りたいことがすぐわかる高齢者歯科医療—歯科医療につながる医学知識　小谷順一郎，田中義弘編集主幹，足立了平，河合峰雄，佐久間泰司，民田浩一編　永末書店　2008.5　273p　26cm　（臨床の味方シリーズ）　8500円　①978-4-8160-1194-8　Ⓝ497.2

◇シルバー生活「あんしん」サポートブック　2　快適なトイレ・入浴をサポート　溝口千恵子監修，シルバー生活サポートチーム編　三修社　2004.12　143p　26cm　2400円　①4-384-04042-3
　内容　トイレ編（自分に最適なトイレを選ぶ工夫　トイレに自力で行くための工夫　トイレに自力で行けない人のための工夫　トイレに起き上がれない人のための工夫）　入浴編（快適に入浴するための工夫　入浴までの時間を快適にする工夫　身体を快適に洗う工夫）

◇シルバー生活「あんしん」サポートブックシリーズ—住まいや施設・器具・介護用品選びからケアアドバイスまで　シルバー生活サポートチーム編　三修社　2004.8　155p　26cm　2400円　①4-384-04041-5

◇内容　巻頭インタビュー　介護用品がなくてもあんしん生活する工夫　1 屋内で気を付けるための工夫　2 部屋から部屋へ移動するための工夫　3 段差をなくすための工夫　4 室内を歩行器・車いすで移動するための工夫　5 楽に座るための工夫　6 快適に寝起きするための工夫　7 ベッドから立ち上がるための工夫　8 快適に眠るための工夫

◇事例解説介護事故における注意義務と責任　古笛恵子編著　名古屋　新日本法規出版　2008.10　314p　21cm　3400円　①978-4-7882-7138-8　Ⓝ369.26

◇図解老人介護の安心百科—介護者の悩みと不安にこたえる本　最新版　柴田博，七田恵子，竹内孝仁監修，主婦と生活社編　主婦と生活社　2006.11　271p　23cm　1500円　①4-391-13280-X　Ⓝ598.4
　内容　第1章 ゆとりある安心介護のために　第2章 寝たきりにさせないために　第3章 気になる症状とかかりやすい病気　第4章 認知症にどう対応したらよいか　第5章 心が通う日常生活の介助　第6章 健康チェックと家庭看護　第7章 家庭でできるリハビリと介助　第8章 事故・けが・急病の応急手当　第9章 安らかな終末期を迎えるために　第10章 介護保険と福祉サービス

◇すぐに役立つ離れて暮らす親のケア—ゴミ出しから、お金、人間関係、遠距離介護まで　太田差惠子著　七つ森書館　2006.9　225p　21cm　1600円　①4-8228-0628-6　Ⓝ369.261
　内容　第1章 離れた親の暮らしをささえる　第2章 介護サービスを使う　第3章 知っておきたいお金と制度　第4章 介護を行うために　巻末資料

◇すぐに役立つ老後を安心して暮らすための老人ホーム・介護保険のしくみと財産管理マニュアル　若林美佳監修　三修社　2009.11　238p　21cm　1700円　①978-4-384-04274-0　Ⓝ369.263
　内容　第1章 有料老人ホームの上手な選び方　第2章 介護保険制度を上手に活用する　第3章 成年後見制度のしくみと財産管理　第4章 後悔しない遺言書の作成方法　巻末資料 重要事項説明書サンプル集（有料老人ホームの重要事項説明書　指定介護老人福祉施設の重要事項説明書）

◇そろそろ親のこと…　米山公啓著　中経出版　2009.7　191p　15cm　（中経の文庫 よ-1-6）　（『親を元気に育てれば、親の老後も安心です』（ダイヤモンド社2008年刊）の改題、新編集）　505円　①978-4-8061-3402-2　Ⓝ369.26
　内容　第1章 親が元気でないと、あなたもたいへんです！—親は要介護になったらどうしますか？　第2章 親がよく「もの忘れ」をするようになったら—たとえば、親にはゆっくり話しかけよう　第3章 親に元気に暮らしてもらう方法—たとえば、親に好きな人をつくる　第4章 親を寝たきりにさせない方法—たとえば、親子そろって禁煙をする　第5章 親をがんから守る方法—たとえば、ごまや大豆をたくさん食べさせる

◇楽しくなければ介護じゃない！—介護職を始める人の必読本　五味常明，須藤章共著　ハート出版　2003.5　237p　19cm　1300円　①4-89295-474-8　Ⓝ369.26
　内容　序章 介護の仮想体験　1章 これから介護を始める人へ　2章 身体コミュニケーションのコツ

◇団塊世代の高齢者介護—お年寄りも家族も不幸にならないために　阿部道生著　つくばね舎　2004.2　252p　21cm　〈発売：地歴社〉　1900円　①4-924836-63-X　Ⓝ369.26
　内容　第1章 高齢社会の実像　第2章 時代の最前線に立たされる高齢者たち　第3章「老年期痴呆」をどう受け止めるか　第4章 すべては痴呆性高齢者の内面を知ることから始まる　第5章 非優等生的体験介護—「老年期痴呆」を家族の生活といかに共存させるか　第6章 理想的な介護から現実的な介護へ　第7章 特別養護老人ホームを新たな住居として—東京都北区立清水坂あじさい荘を中心に　第8章 高齢者介護の思想—鳥海房枝・清水坂あじさい荘副施設長に聞く　第9章 いまや高齢者介護を政治の中心課題に据えるとき

◇団塊世代のための安心老後の介護入門　沖野達也著　家の光協会　2007.10　229p　19cm　1400円　①978-4-259-56194-9　Ⓝ369.26
　内容　第1章 自分はいったい誰の世話になるのだろう？　第2章 これからの高齢期をリアルに思い描いてみる　第3章 元気なセカンドライフのうちにしておきたい五つのこと　第4章 介護トラブルを引き起こす"過信"を防ぐ10の鉄則　第5章 制度利用をめぐる利用者側の正しい基本認識

◇団塊と介護—「介護受難の時代」にどう備えるか？　大田仁史著　講談社　2011.5　235p　19cm　(介護ライブラリー)　1500円　①978-4-06-282453-8　Ⓝ369.26
　内容　第1章 団塊の世代が直面する介護の大問題　第2章 団塊世代の親たちの老いの心を知る　第3章 認知症者の心理を理解する　第4章 老いるための心の準備　第5章 介護予防の思想　第6章 介護予防で老いが変わる！　第7章 超高齢社会にどう立ち向かうか　第8章 介護予防リハビリ体操のススメ

◇地域における高齢者支援の手引き　東京都社会福祉協議会　2004.9　139p　30cm　858円　①4-902198-48-7
　内容　第1章 暮らしを支える生活費の援助　第2章 地域で暮らしていくための支援　第3章 シルバー人材センターを始めとした就業支援策　第4章 住まいに関する支援　第5章 社会のために財産を役立てること　第6章 生活していく中で気をつけたいこと　第7章 もしものときに　第8章 知っておきたい法律知識　サービスナビゲーション　インターネットでの情報源

◇知識・技能が身につく実践・高齢者介護　第1巻　検証！改正後の介護保険　金子勝, 結城康博編集代表　ぎょうせい　2008.6　225p　21cm　2381円　①978-4-324-08407-6　Ⓝ369.26
　内容　介護保険制度改正は何をもたらしたか　在宅ケアマネジメントと地域包括支援センターの動向　療養病床再編と老人保健施設　特別養護老人ホームを取り巻く課題　小規模多機能型宅介護事業所と地域ケアの課題　改正後の特定施設入居者生活介護における現状と課題　「介護サービス情報の公表」制度と「福祉サービス第三者評価」　介護労働の現場から制度が崩壊する？　諸外国における介護士の状況　家族との介護　権利擁護と高齢者　介護保険における地域格差　少子高齢化社会における専門職のゆくえ

◇知識・技能が身につく実践・高齢者介護　第2巻　これからの訪問介護と施設介護の視点　是枝祥子編　ぎょうせい　2009.1　249p　21cm　2381円　①978-4-324-08408-3　Ⓝ369.26

◇知識・技能が身につく実践・高齢者介護　第3巻　これからの介護予防とケアマネジメントのゆくえ　大渕修一編集代表　ぎょうせい　2008.11　357p　21cm　2381円　①978-4-324-08409-0　Ⓝ369.26

◇知識・技能が身につく実践・高齢者介護　第4巻　医療と介護の連携・調整　大井川裕代編集代表　ぎょうせい　2008.9　277p　21cm　2381円　①978-4-324-08410-6　Ⓝ369.26
　内容　序章 ケアミックスの状況下における専門職の連携について　第1章 介護職の担う医療行為の解釈と対応について　第2章 医師からみた医療と介護の連携・調整の課題　第3章 看護師からみた介護との連携・調整の課題—通所ケアにおける実際から　第4章 医療ソーシャルワーカーから連携・調整を考える　第5章 施設における医療と介護の連携とケアの視点—介護が中心で展開した認知症棟でのユニットケアの実践から見えたこと　第6章 介護における基本姿勢—利用者本位・利用者主体　第7章 個人とチームに求められる状況判断とチームアプローチ　第8章 専門職間の合意形成の蓄積が共通原則・共通目的に繋がる—ファシリテーションスキルの活用の実際から　第9章 介護救急人事件報道から見えてくる課題—専門職に求められる視点と行動　終章 今、求められるケア—個を尊重するケア実践を目指して

◇知識・技能が身につく実践・高齢者介護　第5巻　高齢者の住環境　山本美香編　ぎょうせい　2009.3　210p　21cm　2381円　①978-4-324-08411-3　Ⓝ369.26

◇知識・技能が身につく実践・高齢者介護　第6巻　介護保険再改定と報酬改定の課題　金子勝, 結城康博編　ぎょうせい　2009.4　292p　21cm　2381円　①978-4-324-08412-0　Ⓝ369.26
　内容　介護保険再改正と09年介護報酬3%引き上げの課題　リハビリテーションにおける介護報酬と診療報酬　特養・デイサービスにおける介護報酬　ケアマネジャーから見る介護保険制度　介護保険制度と保険者(市町村)　要介護認定の現状と課題　高齢者虐待と介護保険制度　生活保護制度と介護保険制度　生活保護と介護の問題に生活保護はどう関わるのか　医療ソーシャルワークからみた介護保険制度　社会福祉協議会と介護保険制度　「障害者自立支援法」制度における在宅介護　介護保険を再生するために—社会保障制度のトータルな改革

◇トータルケア—セルフ・ケアからターミナル・ケアまで 事例から学ぶ高齢者介護　河内正広著　学文社　2003.4　231p　21cm　2400円　①4-7620-1184-3　Ⓝ369.26
　内容 1 トータルケアの理論(ケアサービスの意味論　トータルケアの方法論)　2 トータルケアの実践事例(多重問題を抱えた痴呆者の場合—その人の生活再編を基調に、過去の生育歴を中心として、心にアプローチしてケアした事例　脳障害の配偶者を抱えた夫婦問題—脳障害の妻をかかえながら自分の思い通りのケアをしようとして悪戦苦闘した配偶者(夫)の事例)　3 資料編

◇中村博彦の高齢者介護革命　小室豊允編著, 中村博彦述　筒井書房　2004.5　161p　19cm　(小室豊允が聞く 3)　1600円　①4-88720-441-8　Ⓝ369.26

◇日常ケアに活かすICF介護実践読本――国際生活機能分類　井上敏機著　名古屋　日総研出版　2005.6　231p　26cm　2667円　①4-7760-1057-7　Ⓝ369.26

◇日常生活の状態からみる家庭介護高齢者の病気ケア――適切な予防・対処のポイント　水山和之著　日本医療企画　2004.1　143p　30cm　2000円　①4-89041-469-X　Ⓝ598.4
[内容]第1章 お年寄りの病気ケア総論　第2章 こんなときどうする? 家庭介護のSOS　第3章 高齢者のかかりやすい病気　第4章 介護に欠かせない医療処置の知識

◇眠れないお年寄りへのケア　田ヶ谷浩邦著　中央法規出版　2006.9　220p　19cm　1600円　①4-8058-2766-1　Ⓝ493.72
[内容]第1章 睡眠についての基礎知識(睡眠に関する基礎知識　不眠の原因　特殊な睡眠障害　睡眠薬不眠の種類、睡眠障害の症状　問題化する不眠　睡眠薬以外の治療法)第2章 高齢者の睡眠障害(高齢者の睡眠の特徴　高齢者で不眠を引き起こす心身の病気　高齢者で問題を起こしやすい薬剤　高齢者でみられる睡眠障害　高齢者で睡眠薬を服用する際の注意点　睡眠薬によらず自分でできる不眠対策　生活自立度に応じた不眠対策　睡眠薬の服用に当たって高齢者の睡眠の問題の対応)第3章 眠れないお年寄りへのケア(介護職ができること　具体的なかかわりのヒント　事例に見る不眠への対応策)

◇蓮村幸兒の知っておきたい医学知識　蓮村幸兒著　全国社会福祉協議会　2004.9　166p　21cm　1200円　①4-7935-0763-8　Ⓝ493.185

◇離れて暮らす親を介護する方法――遠くに住む親を心配するあなたへ　イーメディア編　三修社　2003.8　158p　21cm　1700円　①4-384-03997-2　Ⓝ598.4
[内容]第1章 離れて暮らす親を安心させたい　第2章 離れて暮らす親の体が心配　第3章 離れて暮らす親の生活が心配(利用できるものは利用するたくましさを持ちましょう　一日も早く介護保険を申請してプロの介護サービスを受ける　高齢者福祉施設(老人福祉施設)に入所させるのは必ずしも不幸ではないほか)

◇離れて暮らす親を介護する方法――遠くに住む親を心配するあなたへ　イーメディア編　第2版　三修社　2004.10　174p　21cm　1700円　①4-384-04061-X　Ⓝ598.4
[内容]第1章 離れて暮らす親を安心させたい　第2章 離れて暮らす親の体が心配　第3章 離れて暮らす親の生活が心配(利用できるものは利用するたくましさを持ちましょう　一日も早く介護保険を申請してプロの介護サービスを受ける　高齢者福祉施設(老人福祉施設)に入所させるのは必ずしも不幸ではないほか)

◇早引き介護のための医学知識ハンドブック――オールカラー　高瀬義昌監修・著, 日本訪問看護振興財団著　ナツメ社　2010.8　335p　15cm　1800円　①978-4-8163-4929-4　Ⓝ490
[内容]第1章 人体の構造と機能　第2章 バイタルサインの読み方　第3章 介護の現場でよくみられる疾患・病態　第4章 医行為ではない行為の手引き　第5章 検査方法と検査値　介護の場面で出会う医学用語集

◇「バリアフリー介護」のすすめ――今、介護にできること　尾高誠一著　日本文学館　2012.2　125p　19cm　800円　①978-4-7765-3071-8　Ⓝ369.26

◇一人から始める老人ケア　三好春樹監修, ブリコラージュ編集部編　雲母書房　2003.10　213p　21cm　1800円　①4-87672-150-5　Ⓝ369.26
[内容]介護現場から社会を変える　保健師ならではの技を活かして　介護出身OTの生き方　丹後福祉応援団の今　いま改めて宅老所のあり方を問い直したい　生活に役立つ社会福祉士　お年寄りとの関わりに全力投球　遊びテーションで病院が、老人が、田舎暮らしが変わった　私はヘルパー1年生　何があってもいいよね　薩摩おごじょが取り組む宅老所づくり

◇病気からみた高齢者感染症ケアマニュアル　河野公一, 島原政司, 佐野浩一編著　京都　金芳堂　2007.7　207p　19cm　(執筆:有吉靖則ほか)　①978-4-7653-1309-4　Ⓝ493.8

◇病気・病状別家庭介護の手引き――認知症、脳卒中、パーキンソン病、慢性呼吸不全、糖尿病、大腿骨頸部骨折　川島みどり総監修　小学館　2009.10　191p　21cm　(ホーム・メディカ安心ガイド)　1500円　①978-4-09-304215-4　Ⓝ598.4
[内容]1 家庭介護は生活づくり　2 日常生活動作の自立をサポート　3 認知症の人の家庭介護　4 脳卒中の人の家庭介護　5 パーキンソン病の人の家庭介護　6 慢性呼吸不全の人の家庭介護　7 その他の障害の予防 糖尿病と大腿骨頸部骨折　8 介護者の健康と上手な手抜き

◇別居介護成功の秘訣　安岡厚子監修　大阪　創元社　2003.12　142p　21cm　(今すぐ役立つ介護シリーズ　2)　1400円　①4-422-32072-6　Ⓝ598.4
[内容]第1章 心構え編　第2章 コミュニケーション編　第3章 お金と時間の工夫編　第4章 安全・安心対策編　第5章 福祉サービス利用編

◇三好春樹のなるほど! なっとく介護――介護者ラクラク高齢者イキイキ NHK福祉ネットワーク　三好春樹著, 大田仁史監修　日本放送出版協会　2008.10　80p　26cm　(生活実用シリーズ)　1700円　①978-4-14-187023-4　Ⓝ598.4

◇もっとらくらく介護マニュアル――寝返りからトランスファーまで　中村惠子監修, 山本康稔, 佐々木良著　医学書院　2005.4　192p　26cm　3600円　①4-260-33402-6　Ⓝ492.929
[内容]1 動作介助の意義と原則　2 トランスファーの分類　3 トランスファーの基礎　4 トランスファー(移乗)1:下肢の支持性があるタイプへのトランスファー　5 トランスファー(移乗)2:下肢の支持性がないタイプへのトランスファー　6 寝返り Roll over　7 起き上がり Sit up　8 立ち上がる Stand up　9 エビデンスへの取り組み　10 まとめ

◇勇気が出る介護の本　羽成幸子著　新潟　シーアンドアール研究所　2007.7　254p　19cm　1400円　①978-4-903111-56-8　Ⓝ598.4
[内容]第1章 介護と向き合うために　第2章 古い「介護」の常識は捨てなさい　第3章 自分流の介護の形を作りなさい　第4章 自分の気持ちをラクにするヒ

◇要介護4・5の人のケア　小山朝子著　旬報社　2005.12　95p　26cm　（イラスト図解アイデア介護1）　1800円　Ⓘ4-8451-0954-9　Ⓝ598.4
　内容　1 いつまでも食を楽しみたい　2 いつでもキレイ、スッキリしていたい　3 気持ちよく暮らしたい　4 今のベッドの上でできるリハビリ

◇老人介護じいさん・ばあさんの愛しかた　三好春樹著　新潮社　2007.12　262p　16cm　（新潮文庫）〈「じいさん・ばあさんの愛しかた」（平成10年法研刊）の改題〉　438円　Ⓘ978-4-10-128652-5　Ⓝ369.26
　内容　第1章 老いとの出会いは偶然だった（ここの老人、かわいそうだと思う？　年をとると個性が煮つまる　"仁ちゃん"のタバコ　風呂に入らない理由）　第2章 介護の発見は必然だった（ウメさんの検査入院　ナイチンゲールはベッドの足を切る　下からは世の中がよく見える）　第3章 専門知識と介護現場をつなぐ（知識が現場に届かない　訓練の持っている致命的欠陥　帰らすくらいならいかさにゃえええじゃないか　遊び離テーションとは？）　第4章 在宅の老人はもうたくましい（「一千万円もろうたよりよかった」　ムショ・キャタピラー　五右衛門風呂のつり革　会話にならない会話　「救急車呼んだほうがたしかだもんね」　フェニックス小野田　ボケた老人のほうが好き　オムツ外し学会　老いと出会ってよかった）

◇老人介護常識の誤り　三好春樹著　新潮社　2006.5　289p　15cm　（新潮文庫）　438円　Ⓘ4-10-128651-5　Ⓝ369.26
　内容　第1章 介護を始めるあなたへ　第2章「寝たきり」をめぐる常識の嘘　第3章「呆け」をめぐる常識の嘘　第4章 介護は生活づくりだ　第5章 介護は関係づくり　第6章 老人が主体の新しい介護技術

◇老人介護大発見─家族・ケアマネ・介護職からの質問88　三好春樹著　雲母書房　2008.10　199p　19cm　1500円　Ⓘ978-4-87672-255-6　Ⓝ369.26
　内容　第1章 関係づくりが大事！　第2章 認知症があっても大丈夫！　第3章 環境づくりでイキイキ！　第4章 寝たきりゼロをめざそう！　第5章 リハビリで元気になる！　第6章 介護施設を改善しよう！

◇老人介護とエロス─子育て右介護を通底するもの　三好春樹，芹沢俊介著　雲母書房　2003.3　268p　20cm　1800円　Ⓘ4-87672-134-3　Ⓝ369.26
　内容　1 母と痴呆と少年犯罪　2 介護と養育の接点（介護職が泥棒にされる理由　子どもと痴呆のイノセンス論　対談 介護と子育てのアポリア）　3 補遺（深沢七郎と"老"　個人主義と"老"）

◇老人ケアの関わり学　岡野純毅著　医学書院　2003.4　167p　24cm　（生きいきケア選書）　2000円　Ⓘ4-260-33273-2　Ⓝ369.26
　内容　第1章 げんり　第2章 あそび　第3章 ちほう　第4章 いやす　第5章 こころ　第6章 まなび　第7章 こども　第8章 じかん　第9章 ちいき　第10章 ねっと

◇老親の看かた、私の老い方─看護師が考えた「老い」と「介護」　宮子あずさ著　集英社　2004.8　252p　15cm　（集英社文庫）　476円　Ⓘ4-08-747733-9
　内容　第1部 親の老いをめぐる10のケース・スタディ　第2部 未来の私の老いを考える10のケース・スタディ

◇老年期のケア　三浦規，水野陽子，中村美知子監修　第4版　インターメディカ　2004.9　107p　26cm　（ケアのこころシリーズ 8）　1500円　Ⓘ4-89996-107-3　Ⓝ492.929
　内容　1 老年期の心と体　2 老年期の病気とケア　3 ベッドサイドのケア　4 痴呆老人のケア

◇笑う介護士の革命─"SODEYAMA式介護"で切り拓け未来！　袖山卓也著　中央法規出版　2010.4　213p　21cm　1800円　Ⓘ978-4-8058-3294-3　Ⓝ369.26
　内容　はじめに 福祉革命　1 意識革命　2 介護革命　3 地域革命　4 社会革命　5 制度革命　おわりに 国家革命

◇笑う介護士の極意─Sodeyama式"笑いの介護"のつくり方　袖山卓也著　中央法規出版　2006.6　227p　21cm　1800円　Ⓘ4-8058-2751-3　Ⓝ369.26
　内容　第1章 "笑う介護士"が生まれるまで　第2章 "笑い"は何をもたらすか　第3章 "笑う介護士"いざ出陣！　第4章 "笑う介護士"こだわりの介護─笑いのウラにある配慮　第5章 笑いは誰にも必要なのか？　第6章 笑い合える介護のツボ

◇笑う介護士の秘伝─"Sodeyama式介護"実践の奥義45　袖山卓也著　中央法規出版　2008.3　187p　21cm　1800円　Ⓘ978-4-8058-2976-9　Ⓝ369.26
　内容　第1章 "SODEYAMA式介護"の本質を探る奥義　第2章 高齢者の"生きる"に寄り添う奥義　第3章 高齢者の心に寄り添う奥義　第4章 介護士の"生きる"を磨く奥義

《シルバー産業》

◇新しい介護スタイルOASIS　第三の選択肢OASISプロジェクトとは　天理秀時著　文芸社　2009.6　142p　19cm　1100円　Ⓘ978-4-286-06988-3　Ⓝ369.26
　内容　第1部 OASISの仕組み（在宅介護の問題点　協働介護　OASISビジネス）　第2部 OASISの課題（OASISの背景　協働介護の課題　OASISキャッシュフロー　OASISの拠点　OASISと税制　OASISと関連法規）

◇あなたのご父母を私に委ねてください　渡邉美樹著　中経出版　2006.11　252p　19cm　1400円　Ⓘ4-8061-2532-6　Ⓝ369.263
　内容　第1章 介護事業を始めた理由　第2章 先の見える老後計画　第3章 介護事業の船出　第4章 介護サービスのめざす方向　第5章 食事のスタンダード　第6章 豊かな食事づくりをめざして　第7章 入居者様との生きがいづくり　第8章 マネープランのスタンダード

◇今しかできない介護起業　荒井信雄，黒木哲至著　税務経理協会　2007.3　206p　22cm　1900円　Ⓘ978-4-419-04898-3　Ⓝ369.26
　内容　第1章 介護サービスの現状　第2章 介護企業必勝法　第3章 実際の事業所開設方法　第4章 エリア戦略について　第5章 居宅介護支援事業所運営の必勝法　第6章 訪問介護事業所運営の必勝法　第7

老人医療・介護

章 介護サービスの数値管理　第8章 事業所経営必勝法　第9章 法人の設立と運営

◇医療福祉・介護産業の現状と展望　交流協会　2006.3　61p　26cm　￠369.18

◇選ばれる事業者になる変革期の介護ビジネス—情報公表制度・第三者評価を活かす事業経営　青木正人,浅野睦共著　学陽書房　2007.8　230p　21cm　2000円　①978-4-313-56002-4　⑩369.26
　[内容] 第1章 新しいステージの介護ビジネスの成功要因　第2章「介護サービス情報の公表」制度の概要　第3章「介護サービス情報の公表」制度の項目ポイント　第4章 経営改善のポイント(記録の活かし方　マニュアル・文書の活かし方)　第5章 仕組みの活用で人材は育成される

◇介護イノベーション—介護ビジネスをつくる、つなげる、創造する　田中滋,栃本一三郎編著,日本介護経営学会編集協力　第一法規　2011.10　314p　19cm　3300円　①978-4-474-02603-2
　[内容] 第1編 介護サービス市場のソーシャル・イノベーション(日本の介護保険制度はINSIGHT　二〇〇〇年以降(二〇一五年まで)の市場トレンド分析　介護事業の経営問題 ほか)　第2編 介護サービス事業のビジネス・イノベーション(社会性と事業性を備えた経営戦略　社会的企業によるイノベーション　事業を継続・発展させるための多角的な視点)　第3編 介護サービス事業のマネジメント・イノベーション

◇介護基盤の不足と営利企業の参入　鎌田繁則著　京都　久美　2004.1　255p　22cm　4800円　①4-907757-72-7　⑩369.26
　[内容] 第1章 措置制度下の高齢者福祉政策とその限界　第2章 介護保険の導入と大都市部における介護基盤整備の遅れ　第3章 介護サービス市場の形成と情報の不確実性—介護サービス需要への対応　第4章 非対称情報市場における供給主体の組織形態とその行動—営利事業者参入の効果

◇介護経営—介護事業成功への道しるべ　小笠原浩一編著　日本医療企画　2010.9　85p　26cm　(医療経営士テキスト上級 13)　3000円　①978-4-89041-940-1　⑩369.021
　[内容] 第1章 介護経営のイノベーション戦略　第2章 地域包括ケアの戦略　第3章 地域包括ケアの実践　第4章 介護人材マネジメントの戦略　第5章 介護サービスの戦略

◇介護経営白書—経営の質、サービスの質を問い直す　2005年版　ヘルスケア総合政策研究所企画・制作　日本医療企画　2005.10　343p　26cm　3500円　①4-89041-687-0
　[内容] 第1章 介護保険制度改革のポイント　第2章 訪問介護事業者の経営評価とサービスの質向上に関する実態調査　第3章 自治体"介護予防"取り組み事例　第4章 介護ビジネスマーケット予測と企業分析　第5章 介護経営の質、サービスの質を問い直す　第6章 介護経営最新事例資料

◇介護経営白書　2006年度版　ヘルスケア総合政策研究所企画・制作　日本医療企画　2006.9　335p　26cm　3800円　①4-89041-723-0
　[内容] 第1章 介護保険制度改正の影響を読む　第2章 介護事業における人材の問題(アンケート調査「介護保険施設における人材採用と研修の実態調査」　福祉・介護サービス事業所における人材確保・定着戦略)　第3章 第3ステージの対応戦略(介護業界6年目

の変化と企業動向　新ビジネスモデルの提案—「介護経営」マーケティング予測　先進的事例に学ぶ)　第4章 資料(介護保険制度改定の影響調査(利用者調査)報告書　介護保険における福祉用具利用実態調査報告書　事業所における介護労働の実態調査/訪問介護労働者(ホームヘルパー)の就業実態と就業調査)　第5章 付録

◇介護経営白書　2007年度版　地域の介護力の検証と勝ち残りのブランド化戦略研究　ヘルスケア総合政策研究所企画・制作　日本医療企画　2007.11　300p　26cm　4000円　①978-4-89041-771-1
　[内容] 第1章 介護経営の現状を読む(2007年の介護経営—大手介護企業の動向　14ぶりに改正された人材確保指針　高齢者に終の住み処を！—高齢者住宅の将来予測と高専賃・有料老人ホームの果たす役割と可能性　高齢者向け暮らし支援ビジネス—介護保険適用外の「自由介護」にビジネスチャンスあり)　第2章 地域で選ばれるための4つの戦略(介護サービスにおける付加価値の創造　コンプライアンスを高め信頼を得よ—アクティブコンプライアンスという発想で　利用者に喜ばれる人材を作れ　介護事業の地域ブランド戦略)　第3章 地域の介護力(都道府県別介護力ランキング　地域の介護力を分析する—1道5県の介護事業関連の情勢とその地域事業者の取り組み)　第4章 付録

◇介護経営白書　2008年度版　制度リスクを乗り越え、現状を打破する攻撃的経営戦略の追究　ヘルスケア総合政策研究所企画・制作　日本医療企画　2008.8　469p　26cm　4476円　①978-4-89041-811-4
　[内容] 第1章 介護経営の羅針盤—2007年度の介護サービス業界の総括と2008年度の現状把握　第2章 2009年度の介護報酬改定がもたらす「経営」のゆくえを読む　第3章 最新介護経営研究—現状を打破し、200%UPさせる5つの戦略　第4章 最新介護保険外サービス情報—シニアマーケットビジネス最前線　第5章 地域の介護力を分析する—5県の介護事業関連の情勢とその地域事業者の取り組み「ケーススタディ」

◇介護経営白書　2009年度版　ヘルスケア総合政策研究所企画・制作　日本医療企画　2009.10　313p　26cm　4476円　①978-4-89041-861-9
　[内容] 第1章 座談会 100年に1度の経済大不況、大変革時代において「介護産業がなすべきこと」　第2章 時原3年！！介護経営の先を読む—2012年までに経営者がなすべきこと　第3章 介護の論点 OPINIONで読む介護業界15の課題　第4章 介護経営の羅針盤—ケース・データでみる介護業界のいま　第5章 最新介護経営研究—介護現場を「底上げ」する7つの方策　第6章 最新介護保険外サービス情報—シニアマーケットビジネス最前線　第7章 地域の介護力を分析する—5つの地域の介護事業関連の情勢とその地域事業者の取り組み

◇介護経営白書　2010年度版　介護保険制度創設10年目の真実・10年後の未来　ヘルスケア総合政策研究所企画・制作　日本医療企画　2010.10　381p　26cm　4476円　①978-4-89041-956-2
　[内容] 第1部 介護保険制度創設10年を総括する　第2部 これからの介護—未来への提言　第3部 データでみる介護業界のいま　第4部 リーダーの実践力—介護業界トップインタビュー　第5部 ビジネスの発想を変える長寿社会の捉え方　第6部 地域の介護力を分析する

◇介護経営白書 2011年度版 介護新時代の経営戦略と新しい人材像 川渕孝一,青木正人監修,ヘルスケア総合政策研究所企画/制作 日本医療企画 2011.9 306p 26cm 4476円 ⓘ978-4-89041-987-6
　内容 第1部 新時代をつくる介護人材(総論 新時代をつくる実践者たち) 第2部 今後の動向と経営戦略(座談会 介護新時代の経営戦略 総論 新時代の介護サービス 最新経営事例) 資料編 介護保険者別データ集
◇介護元気化プロジェクト─進化する介護事業経営 原田匡著 エル書房 2012.6 168p 19cm 〈発売:星雲社〉 1300円 ⓘ978-4-434-15540-6
　内容 第1章 介護業界一参入してみえた大きな違和感 第2章 介護事業における経営者4タイプと5つの柱 第3章 五角形その1 ご利用者・ご家族の幸せの追求 第4章 五角形その2 職員の幸せの追求 第5章 五角形その3 協力企業の幸せの追求 第6章 五角形その4 社会の幸せの追求 第7章 五角形その5 株主の幸せの追求 第8章 総合介護事業経営力
◇介護サービス事業者のための経営分析 井出健二郎著 角川学芸出版 2005.10 213p 21cm (KGビジネスブックス)〈発売:角川書店〉 2000円 ⓘ4-04-621905-X Ⓝ369.26
　内容 座談会 よりよい介護サービスのために、おカネを視点とした後方支援を理解しよう 要介護経営レベル 要支援経営レベル(資産をもっと細かく分けてみると… すぐにおカネに戻る資産って!(流動資産)ほか) 自立経営レベル(資産をさらに一歩ふみこんで細かくみる すぐに現金にかえられる資産って?(当座資産)ほか)
◇介護サービス事業者リスクマネジメントの学校─介護事故・苦情対応&事故報告書作成マニュアル インターリスク総研法務・環境部編著 名古屋 日経研出版 2006.7 158p 26cm 3333円 ⓘ4-7760-1189-1 Ⓝ369.26
◇介護サービス事業のリスクマネジメント 介護サービス事業リスクマネジメント研究会編著 第一法規 2005.8- 冊(加除式) 27cm ⓘ4-474-60452-0 Ⓝ369.26
◇介護サービス市場の管理と調整 佐藤卓利著 京都 ミネルヴァ書房 2008.12 262p 22cm (Minerva社会福祉叢書 28) 4500円 ⓘ978-4-623-05271-4 Ⓝ369.021
　内容 介護の社会化と介護費用の社会問題化 介護の社会化と介護サービス市場の創出 介護保険と介護サービス市場─準市場論の検討 介護保険の導入とホームヘルプサービスの変容 介護サービス事業計画と「住民参加」 介護サービス供給の多元化と福祉公社─財団法人広島市福祉サービス公社の事例 介護サービスの市場化と社会福祉法人の経営改革─社会福祉法人京都福祉サービス協会の事例 介護保険制度下の在宅介護支援センター 介護保険制度の見直しと自治体福祉政策の課題 基礎自治体による介護サービス市場の管理 介護サービス市場のなかの非営利組織 社会のなかの市場、市場のなかの個人と家族、市場を越える非営利組織
◇介護サービス統計資料年報 2003 生活情報センター編 生活情報センター 2003.9 510p 26cm 14800円 ⓘ4-915776-97-2 Ⓝ369.26
　内容 第1章 高齢者の人口・世帯に関するデータ 第2章 高齢者福祉施設等に関するデータ 第3章 介護保険事業に関するデータ 第4章 介護保険利用に関するデータ 第5章 介護に関する生活者意識データ 第6章 高齢者の生活意識に関するデータ
◇介護サービス統計資料年報 2005年版 生活情報センター編集部編 生活情報センター 2005.3 355p 30cm 14800円 ⓘ4-86126-126-0 Ⓝ369.26
◇介護サービス統計資料年報 2006年版 生活情報センター編集部編 生活情報センター 2006.9 351p 30cm 14800円 ⓘ4-86126-300-X Ⓝ369.26
◇介護サービスの経済分析 下野恵子,大日康史,大津廣子著 東洋経済新報社 2003.9 160p 22cm 3200円 ⓘ4-492-39412-5 Ⓝ369.26
　内容 介護サービスの経済分析 第1部 介護サービスのマクロ分析(介護サービスの国際比較と地域間比較 介護サービスにおける公的部門の役割と公的支援の重要性:オーストラリアの介護サービス産業 介護サービス産業の潜在的雇用吸収力とホームヘルパーという職業) 第2部 介護サービスのミクロ分析(公的介護保険下での介護事業者の分析 公的介護保険下における介護サービス需要の価格弾力性の推計:意思決定者の相違を考慮した推計) 第3部 ホームヘルパーの行動分析と介護サービスの質(ホームヘルパーの労働供給:登録ヘルパーのケース 訪問介護サービス実施地における登録ヘルパーの行動分析 介護サービスの質向上への取り組みに関する分析)
◇介護サービスの実証研究─制度変化と政策対応 中澤克佳著 三菱経済研究所 2010.3 127p 21cm 2100円 ⓘ978-4-943852-30-8 Ⓝ369.26
　内容 第1章 家族機能の変化と福祉の社会化 第2章 老人福祉法改正と自治体の老人福祉費─模倣行動の検証 第3章 市町村高齢者福祉政策における相互参照行動の検証─ホームヘルプサービスの供給水準の事例研究 第4章 都市流出における模倣行動の検討─介護保険制度下の老人福祉費を対象に 第5章 東京圏における介護施設の建設と分布に関する実証分析 第6章 営利訪問介護事業所の地域参入要因の実証分析 第6章 介護保険料の決定と変化の考察
◇介護サービスの質の評価に関する調査研究事業報告書 三菱総合研究所人間・生活研究本部 2011.3 1冊 30cm 〈平成22年度厚生労働省老人保健事業推進費等補助金(老人保健健康増進等事業分)〉 奥付のタイトル:介護サービスの質の評価に関する調査研究報告書 Ⓝ369.26
◇介護サービスの質の評価に関する利用実態等を踏まえた介護報酬モデルに関する調査研究事業報告書 三菱総合研究所人間・生活研究本部 2012.3 8,90p 30cm 〈平成23年度老人保健事業推進費等補助金(老人保健健康増進等事業)〉 Ⓝ369.26
◇介護サービスの有効性評価に関する調査研究 第1報 ケアマネジメントの現状と今後のあり方 日本医師会総合政策研究機構 2003.7 137p 30cm (日本医師会総合政策研究機構報告書 第55号) 5715円 Ⓝ369.26
◇介護サービスの有効性評価に関する調査研究 第2報 複数保険者でのケアマネジメントの実態と効果の検証 日本医師会総合政策研究機構 2004.8 168p 30cm (日本医師会総合政策研究機構報告書 第65号) 5715円 Ⓝ369.26

◇介護職・介護事業に関する総合的研究　生活経済政策研究所　2004.4　126p　26cm　（生活研ブックス 19）　1500円　Ⓝ369.26

◇介護人財創造塾―「考える現場」に「考える人」が育つ　早川浩士著　筒井書房　2008.4　142p　19cm　(TN選書 3)　1400円　Ⓘ978-4-88720-548-2　Ⓝ369.13

◇介護ビジネス 2004　小野瀬由一, 小野瀬清江著　同友館　2004.7　325p　21cm　〈2004のサブタイトル：第三者評価制度が示す介護サービスの経営革新と成長要件〉　2200円　Ⓘ4-496-03804-8　Ⓝ369.26
　内容　日本の介護施策の最新動向　1 日本の介護ビジネス最新動向　2 日本の医療・福祉・介護に導入された第三者評価制度　3 中国（上海）・オーストラリアに見る海外介護ビジネス最新動向（中国（上海）の高齢者福祉事情　オーストラリアの高齢者介護システムと先進的第三者評価制度）　4 内外の介護ビジネス成長企業ケーススタディ（日本の介護ビジネス成長企業ケーススタディ　海外の介護ビジネス先進企業ケーススタディ）　介護ビジネス創業と助成制度の活用法

◇介護ビジネス 2005　小野瀬由一, 小野瀬清江著　同友館　2005.8　285p　21cm　〈2005のサブタイトル：新介護保険法と個人情報保護対策〉　2000円　Ⓘ4-496-03914-1　Ⓝ369.26
　内容　日本の介護施策の最新動向　第1部 日本の介護ビジネスの最新動向　第2部 福祉・介護の第三者評価制度の最新動向　第3部 介護関連事業者の個人情報保護対策　第4部 新しい介護予防への取り組み　第5部 韓国とオランダの介護制度の最新動向　新たな"心のケア"を求めて

◇介護ビジネス 2006　小野瀬由一, 小野瀬清江著　同友館　2006.10　313p　21cm　〈2006のサブタイトル：介護経営の再構築と豊かなシニアライフを求めて〉　2500円　Ⓘ4-496-04230-4　Ⓝ369.26
　内容　日本の介護施策の最新動向　第1部 介護報酬新旧比較と新介護報酬収支予測　第2部 日本の介護ビジネスの最新動向　第3部 介護サービス情報の公表と福祉サービス第三者評価制度の最新動向　第4部 医療・介護関連事業者の個人情報保護対策の動向　第5部 韓国と米国（ハワイ州）の介護サービス事情　団塊世代の豊かなシニアライフを求めて

◇介護ビジネス巨大市場で勝ち続ける条件　山崎明敏著　すばる舎　2006.8　223p　19cm　1500円　Ⓘ4-88399-551-8　Ⓝ369.26
　内容　第1章 介護保険法改正で八割の事業者が赤字になる！　第2章 会社を伸ばす経営者の資質　第3章 人材確保が勝負の分かれ目―スタッフ採用と教育　第4章 社員が自発的に動く組織を作れ―介護事業所のマネジメント　第5章 営業体制を強化せよ―顧客獲得のノウハウ　第6章 数字に強い経営者になれ―経営における財務マネジメント

◇介護ビジネスと自治体政策　宣賢奎著　岡山大学教育出版　2006.12　432p　22cm　6800円　Ⓘ4-88730-732-2　Ⓝ369.26

◇介護・福祉業界がわかる　中村憲昭著　技術評論社　2007.3　215p　19cm　（業界×快速ナビ）　1480円　Ⓘ978-4-7741-3029-3　Ⓝ369.021
　内容　1章 介護・福祉業界のキーワード　2章 介護・福祉業界の市場動向　3章 介護保険制度のしくみ　4章 介護・福祉のサービスとビジネス　5章 介護・福祉業界の資格と仕事　6章 施設型サービスの動向と運営のポイント　7章 介護・福祉業界の事業者と代表的な企業　8章 介護・福祉業界の新しいビジネスモデル　9章 介護・福祉業界の課題と論点

◇介護・福祉業界大研究　松田尚之著　産学社　2009.10　198p　21cm　1400円　Ⓘ978-4-7825-3272-0　Ⓝ369.021
　内容　1 介護・福祉業界の課題と最新動向　2 介護保険制度と介護・福祉市場のしくみ　3 介護・福祉のサービスとビジネス　4 介護・福祉業界のプレイヤー　5 介護・福祉業界で働く人々　6 介護・福祉業界の現在と未来　7 介護・福祉業界の仕事と資格　8 介護・福祉業界企業データ

◇介護・保育サービス市場の経済分析―ミクロデータによる実態解明と政策提言　清水谷諭, 野口晴子著　東洋経済新報社　2004.6　278p　22cm　3800円　Ⓘ4-492-31341-9　Ⓝ369.26
　内容　第1章 介護・保育サービス市場の基礎知識　第2章 介護・保育サービス市場の賃金コスト　第3章 介護・保育サービスの質の定量的評価　第4章 介護・保育サービスの供給効率性　第5章 介護・保育サービスの価格・所得弾力性　第6章 介護・保育サービスの利用と家族負担・労働供給　第7章 介護・保育サービス需要の将来予測と財政負担　第8章 実証分析に基づいた介護、保育政策への提言

◇介護保険改正に勝つ！経営　早川浩士著　年友企画　2005.6　206p　26cm　（介護科学シリーズ）　2096円　Ⓘ4-8230-5130-0　Ⓝ369.26
　内容　第1章 介護保険改正で求められるもの　第2章 2005年以降の介護サービスの視点　第3章 小規模多機能・地域密着型サービス立ち上げのポイント　第4章「経営」は「継栄」である　第5章 介護事業におけるマーケティングの基本　第6章 介護事業に必要な「人財」とは？　第7章「人財」に求められる戦略思考　第8章 会議を変えて「人財」を育てる！　第9章 あなたが変わればまわりが変わる

◇介護保険サービス運営ハンドブック―運営基準とその解釈　シルバーサービス振興会編　平成18年改訂版　中央法規出版　2006.11　828p　26cm　4800円　Ⓘ4-8058-4691-7　Ⓝ369.26
　内容　第1編 介護保険サービス事業の概要（介護保険サービスの種類と内容　介護保険サービス事業者　介護サービス情報の公表　苦情処理）　第2編 運営基準

◇介護保険サービス運営ハンドブック―運営基準とその解釈　シルバーサービス振興会編　平成21年改訂版　中央法規出版　2009.8　858p　26cm　5000円　Ⓘ978-4-8058-4887-6　Ⓝ369.26
　内容　第1編 介護保険サービス事業の概要（介護保険サービスの種類と内容　介護保険サービス事業者業務管理体制の整備　介護サービス情報の公表　苦情処理）　第2編 運営基準〔居宅サービス事業　居宅介護支援事業　施設サービス事業　介護予防サービス事業　介護予防支援事業　地域密着型サービス事業　地域密着型介護予防サービス事業〕

◇介護保険サービス事業運営ハンドブック―運営基準とその解釈　シルバーサービス振興会編　中央法規出版　2004.3　518p　26cm　3800円　Ⓘ4-8058-4524-4　Ⓝ369.26
　内容　第1部 介護保険制度の基礎知識　第2部 運営基準とQ&A〔居宅サービス事業　居宅介護支援事業

医療と社会・福祉　　老人医療・介護

◇かんたん！福祉施設のリスクマネジメント80のポイント　砂川直樹,佐藤崇著　筒井書房　2010.8　183p　21cm　〈『かんたん！福祉施設のリスクマネジメント60のポイント』（2003年刊）の改訂版〉　1700円　Ⓘ978-4-88720-618-2　Ⓝ369.13

◇かんたん！福祉施設のリスクマネジメント60のポイント—リスクマネジメントの悩みがこれで解決！　砂川直樹著　筒井書房　2003.12　145p　21cm　1500円　Ⓘ4-88720-421-3　Ⓝ369.13

◇居宅介護サービス事業化と介護報酬算定・請求マニュアル　綜合ユニコム　2003.5　320p　30cm　(シルバーウェルビジネス選書　第9巻)　55000円　Ⓘ4-88150-364-2　Ⓝ369.261

◇「居宅介護支援事業所実態調査」報告書—保険者機能強化特別対策事業　鹿児島　鹿児島県保健福祉部介護国保課　2004.3　297p　30cm　〈平成15年度介護費用適正化特別対策事業による事業報告〉　Ⓝ369.261

◇居宅介護支援事業所におけるサービスの実態に関する調査研究報告書　三菱総合研究所ヒューマン・ケアグループ　2011.3　14,145p　30cm　〈平成22年度厚生労働省老人保健事業推進費等補助金(老人保健健康増進等事業分)　奥付のタイトル:「居宅介護支援事業所におけるサービスの実態に関する調査研究事業」報告書〉　Ⓝ369.261

◇居宅介護支援事業所の適正な運営(あるべき姿)の調査研究事業—平成19年度実務研修実施機関・実務研修指導者へのアンケート報告書　日本介護支援専門員協会　2008.3　41p　30cm　〈平成19年度厚生労働省老人保健事業推進費等補助金(老人保健健康増進等事業分)〉　Ⓝ369.261

◇居宅介護支援事業所の適正な運営(あるべき姿)の調査研究事業報告書　日本介護支援専門員協会　2008.3　43p　30cm　〈平成19年度厚生労働省老人保健事業推進費等補助金(老人保健健康増進等事業分)〉　Ⓝ369.261

◇居宅介護支援事業所の適正な運営(あるべき姿)の調査研究事業報告書　日本介護支援専門員協会　2009.3　107p　30cm　〈平成20年度厚生労働省老人保健事業推進費等補助金(老人保健健康増進等事業分)〉　Ⓝ369.261

◇検証！介護事業の経営リスクとシステム改善—介護ビジネス2008　小野瀬由一著　同友館　2008.7　201p　21cm　2200円　Ⓘ978-4-496-04428-1　Ⓝ369.26
　内容　第1章　緊急検証！大手介護事業者による不正発覚と事業者規制の見直し　第2章　厚生労働省の最新介護施策と介護事業者が取り組むべき課題　第3章　介護事業のリスクマネジメントの鍵　第4章　介護事業のコンプライアンス経営の鍵　第5章　介護事業の社会的責任(CSR)経営の鍵　第6章　介護事業の内部統制の鍵　第7章　介護経営維持のための人材確保と人材育成の鍵

◇高齢者介護・シルバー事業企画マニュアル—介護予防・居宅介護サービス・有料老人ホーム・グループホーム・介護保険施設・保健医療サービス　最新版　エクスナレッジ　2006.3　432p　30cm　(エクスナレッジ・ムック)　5700円　Ⓘ4-7678-0447-7　Ⓝ369.26

◇高齢者介護・シルバー事業企画マニュアル—居宅介護サービス・有料老人ホーム・グループホーム・介護保険施設・保健医療サービス　2005-2006　エクスナレッジ　2005.3　384p　30cm　(エクスナレッジムック)　5700円　Ⓘ4-7678-0391-8　Ⓝ369.26

◇高齢者介護ビジネスの社会的責任　山口厚江著　文眞堂　2005.11　226p　22cm　2700円　Ⓘ4-8309-4534-6　Ⓝ369.26
　内容　第1章　高齢者保健福祉政策の推移と介護保険制度の導入　第2章　介護サービス供給主体の多様化と民間供給主体　第3章　介護サービスの質的向上　第4章　介護サービスの評価　第5章　介護ビジネスと企業倫理　第6章　介護ビジネスにおける専門職の倫理　第7章　企業倫理の制度化

◇高齢社会の介護ビジネス　森宮勝子著　千倉書房　2005.3　287p　22cm　3200円　Ⓘ4-8051-0847-9　Ⓝ369.26

◇高齢者の安否見守りサービス—生活関連サービス情報　国民生活センター　2003.3　76p　30cm　1000円　Ⓝ369.26

◇高齢者福祉サービスの市場化・IT化・人間化—福祉ミックスによる高齢者福祉改革　川野辺裕幸,丸尾直美編著　ぎょうせい　2005.1　229p　21cm　2095円　Ⓘ4-324-07553-0　Ⓝ369.26
　内容　第1部　総論：高齢者福祉サービスの現状・背景・改革の方向(介護保険制度の現状・課題・改革の方向　福祉政策の新しい展開：選別主義の時代から市場指向・資産ベースの福祉へ　福祉の市場化・IT化・人間化：福祉ミックスによる高齢者福祉改革)　第2部　各論：高齢者介護サービスのIT化・ソーシャルネットワーク化(福祉IT化における自治体の役割　高齢者福祉施設のIT化：スウェーデンと日本　高齢者のための地域福祉とIT機器の導入　高齢者への介護施設の提供体制とソーシャルネットワーク化の意義　高齢者医療制度の改革・介護と医療の連携の方向)　第3部　全国の自治体福祉政策担当者と地方議員へのアンケート調査結果(高齢者介護サービスの市場化・ヒューマンネットワーク化・IT化と自治体担当者の意識　高齢者福祉サービスの市場化・ヒューマンネットワーク化・IT化と自治体担当者の意識　高齢者介護サービスへの市場化・ヒューマンネットワーク化・IT化と地方議員の意識)　高齢者介護制度の改革に向けて

◇50のキーワードで知る図解介護福祉ビジネス　加藤美保著　生活情報センター　2006.11　200p　19cm　1400円　Ⓘ4-86126-310-7
　内容　第1章　Now！介護・福祉ビジネス　第2章　Work！介護・福祉ビジネス　第3章　Future！介護・福祉ビジネス

◇最新介護事業申請・設立手続がよ〜くわかる本—介護ビジネス、介護サービスの立ち上げ方　田村正道著　秀和システム　2007.7　323p　21cm　(図解入門ビジネス)　1900円　Ⓘ978-4-7980-1698-6　Ⓝ369.26
　内容　第1章　介護事業立ち上げの前に知っておきたいこと　第2章　訪問介護・介護予防訪問介護　第3章　福祉用具貸与・介護予防福祉用具貸与　第4章　特定福祉用具販売・特定介護予防福祉用具販売　第5章　居宅介護支援事業者　第6章　障害者自立支援法における居宅介護・重度訪問介護　第7章　介護タクシー

老人医療・介護

事業　第8章　訪問介護員などによる自家用自動車の有償運送許可

◇最新介護ビジネス業界の動向とカラクリがよ〜くわかる本―業界人、就職、転職に役立つ情報満載　山田正和著　秀和システム　2005.5　222p　21cm　〈図解入門業界研究〉　1400円　Ⓘ4-7980-1058-8　Ⓝ369.26

内容　第1章　介護ビジネス業界の現状　第2章　介護業界の仕組みと仕事　第3章　公的介護保険制度の仕組みと概要　第4章　介護ビジネス業界の問題点　第5章　介護ビジネス業界の最新動向　第6章　介護ビジネス業界の将来動向　付録　資料編

◇最新介護ビジネスの動向とカラクリがよ〜くわかる本―業界人、就職、転職に役立つ情報満載　川原経営総合センター著　秀和システム　2011.7　223p　21cm　〈図解入門業界研究〉〈並列シリーズ名：How-nual Industry Trend Guide Book〉　1400円　Ⓘ978-4-7980-3023-4　Ⓝ369.26

内容　第1章　介護ビジネスの最新動向と取りまく環境　第2章　介護ビジネスの全体像　第3章　介護ビジネスの根幹をなす介護保険制度　第4章　介護ビジネスが抱える課題　第5章　介護ビジネス業界の最新動向　第6章　介護ビジネスの未来　資料編

◇最新成功する介護ビジネスの起こし方・運営一切　青木正人監修、グローバル・ネットワーク著　日本実業出版社　2006.9　306, 42p　21cm　2000円　Ⓘ4-534-04117-9　Ⓝ369.26

内容　第1章　介護保険制度と広がる介護市場　第2章　事業の開始に当たって押さえておきたいこと　第3章　事業計画の立て方と留意点　第4章　指定申請と介護報酬の請求　第5章　事業を軌道に乗せる営業活動・マーケティング活動　第6章　選ばれる事業者となるために　第7章　サービスの質を高めるヘルパーの採用と雇用管理　第8章　リスクに対処する顧客との契約と苦情処理　第9章　新しくスタートした「障害者自立支援制度」

◇最新福祉業界の動向とカラクリがよ〜くわかる本―業界人、就職、転職に役立つ情報満載　田中元著　秀和システム　2006.10　223p　21cm　〈図解入門業界研究〉　1400円　Ⓘ4-7980-1446-X　Ⓝ369.021

内容　第1章　日本の福祉業界を俯瞰する　第2章　高齢者介護を支える業界　第3章　元気な高齢者を支える業界　第4章　障害者の生活を支える業界　第5章　家族と子育てを支える業界　第6章　福祉業界への就職と進出　巻末資料

◇在宅介護サービス業産業雇用高度化推進事業報告書―労働力有効活用・確保調査事業（初年度事業）　日本在宅介護協会在宅介護サービス業雇用高度化推進事業推進委員会　2003.3　85p　30cm〈雇用・能力開発機構委託事業〉　Ⓝ369.261

◇在宅介護サービス業日本版デュアルシステム導入促進事業報告書　平成17年度　日本在宅介護協会　2006.3　149p　30cm〈厚生労働省委託事業〉　Ⓝ369.261

◇在宅介護サービス業日本版デュアルシステム導入促進事業報告書　平成18年度　日本在宅介護協会　2007.3　63p　30cm〈厚生労働省委託事業〉　Ⓝ369.261

◇在宅介護サービス事業者における優れた経営マネジメントの構築プロセスに関する調査研究事業調査報告書　浜銀総合研究所編　横浜　浜銀総合研究所　2011.3　218p　30cm〈平成22年度厚生労働省「老人保健健康増進等事業」成果報告，平成22年度老人保健事業推進費等補助金老人保健健康増進等事業〉　Ⓝ369.261

◇在宅介護サービス事業者マネジメント事例集　浜銀総合研究所編　横浜　浜銀総合研究所　2011.3　43p　30cm〈平成22年度厚生労働省老人保健健康増進等事業「在宅介護サービス事業者における優れた経営マネジメントの構築プロセスに関する調査研究事業」成果報告〉　Ⓝ369.261

◇実践介護事業者における個人情報保護対応マニュアル―個人情報使用同意書、秘密保持契約等書式サンプル付　中野郁美著　東京法規出版　2005.4　191p　30cm　3000円　Ⓘ4-924763-15-2　Ⓝ369.26

◇指導・監査に負けないケアマネ事業運営のポイント70―初任者から独立事業主まで知っておきたいケアマネ業務のすべて　青木正人，長谷川佳和編著　日本医療企画　2007.8　243, 26p　21cm　2800円　Ⓘ978-4-89041-766-7　Ⓝ369.26

内容　第1章　介護保険制度見直しから読めるケアマネジャーの未来　第2章　既存の介護支援事業所から独立したい！　第3章　居宅介護支援事業所をつくる！　第4章　居宅介護支援事業所を経営する！　第5章　他の福祉・医療機関などと連携する！　第6章　居宅介護支援事業所経営を継続するために

◇シニア・シルバービジネス白書　2004年版　シニア・シルバービジネスのジャパンモデルを探る　大阪　日本ビジネス開発　2004.4　327p　30cm　38000円　Ⓘ4-901586-17-3

内容　1　シニア・シルバービジネスのジャパンモデルを探る　2　シニア・シルバービジネス戦略データ　3　シニア・シルバービジネス市場動向とビジネス事例（衣料・生活・身の回りの市場　食市場　老人ホーム・住宅・住居市場　バリアフリーグッズ市場　健康管理（診断・予防・維持・管理・増進・回復）、医療、医療周辺、介護市場　ほか）　4　大手メーカー・企業のシニア・シルバービジネス戦略　5　全国3190市町村介護パワー指標

◇シニアビジネス―「多様性市場」で成功する10の鉄則　村田裕之著　ダイヤモンド社　2004.5　219p　19cm　1600円　Ⓘ4-478-50231-5

内容　団塊市場を見ているだけでは、団塊市場は見えてこない　多様性への適応力―シニア・団塊市場は「多様なミクロ市場の集合体」になる　「不」の発見者―飽和市場の隣には、新たな「不」が出現する　商品シーズ編集者―商品の形態は「シーズ型」から「ニーズ型」へ向かう　エイジング・スタイリスト―商品の重点は「機能」から「スタイル」へ移る　出張駆込み寺―商品の提供場所は「店頭」から「在宅」へ向かう　プライベート・コンシェルジュ―コンシェルジュ・サービスは「富裕層」から「大衆層」へ向かう　第三の場所―毎日定期的に「行くところのない退職者」が増える　知的合宿体験―生涯学習には「身体を使う学び」が求められる　ナレッジ・ネットワーカー―自分サイズのミニ企業「ナノコーポ」が増えていく　知縁―居住コミュニティでは「知的刺激」が求心力になる　ゆるやかな大家族―「個」と「集団」との境界があいまいになる　「多

様性市場」で成功する10の鉄則 自分の感性で判断し、自ら先駆者として一歩踏み出す
◇シニアビジネス革命―いま、老後の新しいビジョンが開かれる 鶴蒔靖夫著 IN通信社 2009.6 222p 19cm 1500円 ①978-4-87218-317-7
[内容]第1章 自由で、豊かに、楽しい老後を送るために―超高齢社会「ニッポン」を展望する 第2章 シニア向けサービスの総合商社HCM 第3章「あかるく、みぢかな、かいご」―高齢者に寄り添う個性あふれる"仕事人"たち 第4章 豊かなシニアライフを支援する人々―アミカのヴィレッジライフと今後の方向 第5章 山崎明敏が描く経営哲学と企業理念 第6章 介護ビジネスの世界基準づくりとは
◇シニアビジネス業界がわかる 情報列車編 技術評論社 2007.1 215p 19cm (業界×快速ナビ) 1480円 ①4-7741-2983-6
[内容]1章 シニアビジネスとは何か? 2章 シニアビジネスはどう動くか 3章 シニアビジネスの成功事例 4章 シニアの実像を知る 5章 シニアビジネス最前線 6章 キーカンパニー&キーパーソン 7章 シニアビジネスを生み出すキーポイント
◇シニアビジネスの事業性判断・顧客獲得戦略資料集 綜合ユニコム 2005.10 196p 30cm 〈付属資料:CD-ROM1枚(12cm)〉 73000円 ①4-88150-405-3 Ⓝ369.263
◇シニアビジネスは男がつくる 本郷孔洋著 東峰書房 2006.11 194p 19cm (B&L SERIES) 1500円 ①4-88592-071-X
[内容]プロローグ―シニアビジネスは男がつくる 第1章「数字」からシニアビジネスのツボを読む―シルバー産業は成長産業! 第2章 シニアビジネスを成功に導く12のポイント―「あなたのすべてを受け止めます」がお金になる 第3章「シニア」と「富裕層」はこう分ければうまくいく!―ベンツで一〇〇円ショップに出かける人たち 第4章 世界最大「AARP」はなぜ成功したのか―退職者のNPO団体の動きに注目せよ 第5章 「シニアビジネス」生き残り大作戦!―地方から新しいビジネスの息吹を探し出せ! 第6章 シニアが商店街に戻ってくる! 一郊外型、大型店の終焉は新たなビジネスチャンスになる 第7章「一三〇人に一人」のやる気人間になれば成功できる!―オヤジの「隠し味の酒」にも明るい未来はある 第8章 さあ、シニアビジネスで一歩先に抜き出よう!―百花繚乱の中、今、何に取り組むべきか エピローグ―「人」よりも「情報」に頭を下げよ
◇重点解説介護ビジネス経営革新の進め方―介護予防からIT戦略、個人情報保護対策まで 小野瀬由一著,医療経営総合研究協会監修 同友館 2005.5 242p 21cm 2000円 ①4-496-03946-X Ⓝ369.26
[内容]第1部 高齢人口の増大と介護ビジネス市場 第2部 日本の介護保険制度と今後の展開 第3部 日本の介護ビジネス 第4部 介護ビジネス経営革新手法 第5部 介護サービス第三者評価制度と情報開示の標準化 第6部 介護ビジネスのIT戦略 第7部 介護サービスの個人情報保護対策
◇準市場としての介護保険制度における経営状況等に関する調査研究事業―研究報告書 平成22年度 〔出版地不明〕 日本介護経営学会 2011.3 152p 30cm 〈平成22年度厚生労働省老人保健推進費等補助金(老人保健健康増進等事業分)〉 Ⓝ369.021
◇障害者・高齢者等への在宅ケアサービスにおける新たな食事提供のあり方に関する調査研究事業報告書 シルバーサービス振興会 2008.3 210p 30cm Ⓝ369.261
◇少子化・高齢化ビジネス白書 2005年版 子育て支援ビジネスとシニア・シルバービジネスにおける「ツインビジネス」の提唱 藤田英夫著 大阪 日本ビジネス開発 2005.9 328p 30cm 38000円 ①4-901586-25-4
[内容]1 子育て支援ビジネスとシニア・シルバービジネスにおける「ツインビジネス」の提唱 2 少子化ビジネスと高齢化ビジネス企画のための戦略データ 3 少子化ビジネス 4 高齢化ビジネス 5 大手メーカー・企業のシニア・シルバービジネス戦略 6 全国2,402市町村介護パワー指標
◇少子化・高齢化ビジネス白書―少子化・高齢化新規ビジネスの道標 2006年版 藤田英夫編著 大阪 日本ビジネス開発 2006.12 266p 30cm 38000円 ①4-901586-32-7
[内容]1 少子化・高齢化新規ビジネスの道標 2 少子化ビジネス・高齢化ビジネス企画のためのマクロデータ 3 少子化ビジネス(結婚支援ビジネス 出産支援ビジネス 育児・子育て支援ビジネス) 4 高齢化ビジネス 5 介護パワー指標
◇少子化・高齢化ビジネス白書―変化の時代を勝抜く「転換」と「挑戦」の少子化・高齢化ビジネス 2007年版 藤田英夫編著 大阪 日本ビジネス開発 2007.12 294p 30cm 38000円 ①4-901586-37-8
[内容]1 変化の時代を勝ち抜く「転換」と「挑戦」の少子化・高齢化ビジネス 2 少子化ビジネス・高齢化ビジネス企画のためのマクロデータ 3 少子化ビジネス(結婚支援ビジネス 出産支援ビジネス 育児・子育て支援ビジネス) 4 高齢化ビジネス 5 介護パワー指標
◇少子化・高齢化ビジネス白書―多様化・浸透する少子化・高齢化ビジネス 2008年版 大阪 日本ビジネス開発 2008.10 276p 30cm 38000円 ①978-4-901586-43-6
[内容]1 多様化・浸透する少子化・高齢化ビジネス 2 少子化ビジネス 高齢化ビジネス企画のためのマクロデータ 3 少子化ビジネス 4 高齢化ビジネス 5 介護パワー指標
◇少子化・高齢化ビジネス白書―大転換の時代 キッズ&シルバーイノベーション 2010年版 藤田英夫編著 大阪 日本ビジネス開発 2010.12 288p 30cm 38000円 ①978-4-901586-54-2
[内容]1 大転換の時代―キッズ&シルバーイノベーション 2 少子化ビジネス・高齢化ビジネス企画のためのマクロデータ 3 少子化ビジネス(結婚支援ビジネス 出産支援ビジネス 育児・子育て支援ビジネス) 4 高齢化ビジネス 5 介護パワー指標
◇常識への挑戦―福祉から介護サービスへ 「利用者本位」を追求するアースサポートの熱き志士たち 鶴蒔靖夫著 IN通信社 2005.2 254p 20cm 1800円 ①4-87218-255-3 Ⓝ369.261
[内容]序 福祉維新・介護保険制度導入から五年―制度改正を見据えて 第1章 介護のプロフェッショナル「アースサポート」―「介護はサービス業である」 第2章 徹底した訪問入浴サービスへのこだわ

◇シルバーICT革命が超高齢社会を救う　小尾敏夫, 岩崎尚子著　毎日新聞社　2011.9　215p　19cm　1500円　ⓉISBN978-4-620-32090-8
　内容:第1章 東日本大震災と高齢者　第2章 世界一の「超高齢社会」日本　第3章 世界のシルバーICT革命　第4章 36の提言(日本の挑戦と国際貢献　日本は何をすべきか)

◇シルバーサービス振興ビジョン――シルバーサービスの新たな地平をめざして　シルバーサービス振興会　2008.3　53p　30cm　Ⓝ369.26

◇シルバーマーケットの「虚」と「実」――アクティブシニアの意識と行動　熊本　地域流通経済研究所　2004.7　191p　21cm　1905円　Ⓣ4-925195-05-0
　内容:第1章 九州のシルバーマーケット　第2章 アクティブシニアの意識と行動　第3章 これからのシニアマーケティング　資料編「『普段の生活やお買い物に関する調査』結果」「『普段の生活やお買い物に関する調査』調査票」

◇新制度・シニアビジネス事業マニュアル　綜合ユニコム　2006.5　213p　30cm　58000円　Ⓣ4-88150-417-7　Ⓝ364.4

◇成功する介護ビジネスの起こし方・運営一切　青木正人監修, グローバル・ネットワーク著　日本実業出版社　2003.9　349,30p　21cm　2000円　Ⓣ4-534-03628-0　Ⓝ369.26
　内容:介護保険制度と広がる介護市場　事業の開始に当たって押さえておきたいこと　事業計画の立て方と留意点　指定事業者になるための申請の方法　事業を軌道に乗せる営業活動・マーケティング活動　選ばれる事業者となるために　サービスの質を高めるヘルパーの採用と雇用管理　介護報酬の請求と業務の効率化　リスクに対処する顧客との契約と苦情処理　公的助成金・公的融資を活用しよう　介護事業の会計処理と税金　新しくスタートした「支援費制度」　覆面座談会「介護事業経営の実情」

◇世界一わかりやすい介護業界の「しくみ」と「ながれ」　イノウ編著　第2版　自由国民社　2011.1　176,13p　21cm　1300円　Ⓣ978-4-426-11177-9　Ⓝ369.26
　内容:序章 介護業界の基本　1章 介護業界の市場　2章 介護事業者のしくみ　3章 介護の基本　4章 訪問サービス、通所サービス　5章 短期入所、施設サービス、特定施設　6章 福祉用具、地域密着型、介護予防　7章 介護事業者の新しいながれ　終章 介護業界のこれから

◇先進事例に学ぶ介護事業の経営改革術――経営改善・人事考課・リスクマネジメント・職員研修・ISO　高齢者福祉専門誌「ミズ・コミュニティ」編集部編　ヒューマン・ヘルスケア・システム　2005.1　155p　26cm　3000円　Ⓣ4-902884-00-3　Ⓝ369.26
　内容:第1章 介護事業経営を取り巻く環境とこれからの経営課題　第2章 介護の現場で導入がひろがるの経営改善(社会福祉法人の経営革新を推進するバランスト・スコアカードによる経営改善　人事考課制度導入による経営改善　在宅事業所における業務改善例)　第3章 職員研修によるES向上(フォロー

アップ研修のアウトソーシングによる質の向上　接遇マナー研修の必要性と実践例)　第4章 リスクマネジメントによる質の向上(第三者評価と情報公開を通したリスクマネジメント　メンタルヘルス管理によるストレスマネジメントへの取り組み)　第5章 新しい介護事業所の方向性～ISO(介護事業者にも進むISO9001認証取得)

◇総合福祉企業ウイズネットの挑戦――ドミナント戦略が日本の福祉を変える　鶴蒔靖夫著　IN通信社　2004.1　254p　20cm　1800円　Ⓣ4-87218-241-3　Ⓝ369.26
　内容:第1章 介護保険制度の見直しと新たな介護ニーズ　第2章 介護のトータルサービス企業「ウイズネット」　第3章 地域に根ざしたトータル介護サービス　第4章 起業家・高橋行憲の介護ビジネス哲学　第5章 介護予防と医療との連携　第6章 ウイズネットが描く介護・福祉の未来像

◇対人サービスの民営化――行政―営利―非営利の境界線　須田木綿子著　東信堂　2011.4　126p　22cm　2300円　Ⓣ978-4-7989-0056-8　Ⓝ369.021
　内容:第1章 はじめに　第2章 行政役割の拡大と非営利サービス供給組織の変容　第3章 民営化された対人サービス領域の分析枠組み――メゾレベルの議論　第4章 民営化された対人サービスとしての介護保険制度　第5章 対人サービスの民営化をめぐる我が国の課題　補論 介護保険制度の概要

◇対話形式でよくわかる成功する介護事業の改革プログラム――第三者評価を活かす実践ステップアップ・プログラム　岩田修己著　ヒューマン・ヘルスケア・システム　2007.8　237p　21cm　2800円　Ⓣ978-4-902884-12-8　Ⓝ369.26

◇中国・高齢者ビジネス――上海リポート 養老施設のこれから　賈暁海編著, 中澤淳仁訳, 田中穀弘編集・校閲　ヒューマン・ヘルスケア・システム　2008.3　301p　26cm　4600円　Ⓣ978-4-902884-15-9　Ⓝ369.26
　内容:序章 中国におけるシルバー産業需要の拡大　第1章 上海市における高齢者の概況　第2章 上海市における養老施設の状況　第3章 上海市における高齢者の養老施設におけるニーズ　第4章 上海市における養老施設に対する関連政策と今後の予測　第5章 上海市における養老施設の発展に対する総体的な予測　第6章 上海市における老年アパートと住宅介護　第7章 養老施設の投資についての助言　第8章 中外合併による養老施設の設立の手続き　中国・上海市の養老施設に関する法律・法令集　付録

◇超高齢社会における新介護経営――善光会「理念」×「仕組み」×「やりぬく力」の経営　上阪徹著　幻冬舎メディアコンサルティング　2010.3　208p　19cm　(発売:幻冬舎)　1200円　Ⓣ978-4-344-99719-6　Ⓝ369.13
　内容:第1章 これまでの福祉業界　第2章 介護は暗いものなのか　第3章 新しい社会福祉法人をつくる　第4章 「理念」×「仕組み」×「やりぬく力」の経営　第5章 「見直し」から始まったオペレーション　第6章 新しい取り組みに挑む

◇定年・転職からはじめる介護NPOビジネス　小鉢透著　本の泉社　2007.8　181p　21cm　1600円　Ⓣ978-4-7807-0327-6　Ⓝ369.26
　内容:第1章 介護ビジネスとは何か　第2章 介護保険とは何か　第3章 NPO法人をつくろう　第4章 訪

◇入門在宅介護ビジネス—最新の経営ノウハウ　結城康博、佐藤純子、岡島潤子、香取幹編著　ぎょうせい　2010.7　171p　21cm　1619円　⑪978-4-324-09071-8　Ⓝ369
　内容　序章　介護保険制度における在宅介護経営の現状と課題　第1章　大手介護事業者の経営動向と戦略展望　第2章　地域の核となる小規模事業所の経営　第3章　居宅介護支援事業でも黒字化(経営健全化)できる　第4章　魅力ある訪問介護事業所とその経営　第5章　介護事業の経営について　第6章　福祉用具部門の経営実態　第7章　指導・監査と介護事業経営—コンプライアンスは儲かるって本当？　第8章　どうして介護事業はうまくいかないのか—人材定着のために　終章　家族構造の変容と民間サービス供給主体の役割

◇福祉経営の課題—生き残るための賃金政策　宇野裕、江畑直樹著　社会保険研究所　2010.6　85p　21cm　(ブックレット・シリーズ　日本社会事業大学専門社会福祉士講座 6)　800円　⑪978-4-7894-7685-0　Ⓝ369.17

◇福祉サービスの主体と経営　内山治夫著　岐阜　みらい　2009.3　205p　26cm　2200円　⑪978-4-86015-171-3　Ⓝ369.021
　内容　第1部　福祉サービスの経営の基礎知識(福祉サービスの経営をなぜ学ぶのか？　福祉サービス事業の範囲と要件　福祉サービスの基本的枠組み(1)—私私関係　福祉サービスの基本的枠組み(2)—国と地方公共団体　福祉サービスの供給主体)　第2部　政策決定システムとシステムづくりの実際(三位一体の改革と社会福祉の分権化　新しい公共空間の形成と公私協働　福祉サービスの経営と公共経済学　福祉サービスをめぐりまく町村の状況)　第3部　福祉サービスの経営戦略(社会福祉協議会と地域福祉　NPO法人と公共経済—公民連携・協働　地域福祉計画のインパクト—山形県最上町　行政評価と福祉サービス評価)

◇福祉サービスの準市場化—保育・介護・支援費制度の比較から　佐橋克彦著　京都　ミネルヴァ書房　2006.3　258p　22cm　(Minerva社会福祉叢書 17)　6000円　⑪4-623-04545-5　Ⓝ369.021
　内容　序章　構造改革と「準市場」　第1章　わが国における社会福祉の展開と特質　第2章　イギリス国民保健サービスおよびコミュニティケア改革における「市場化」と準市場の原理　第3章　わが国の福祉サービスにみる準市場化の共通性と差異性　第4章　福祉サービスの準市場化と福祉実践　第5章　福祉サービスの脱市場化　終章　「社会福祉サービス」の構築にむけて

◇福祉マネジメント—介護ビジネス経営者塾　芳賀祥泰編著　北九州　エルダーサービス　2007.8　227p　19cm　1800円　⑪978-4-903987-00-2　Ⓝ369.26

◇ヘルスケア産業・生活保障の日米比較研究—リタイアメント・コミュニティを中心として　高田晃子、鹿住倫世、恩蔵三穂、長谷川万希子著　高千穂大学総合研究所　2006.3　124p　22cm　(TRI 05-33)　Ⓝ369.26

◇訪問介護事業・居宅介護支援事業成功の法則—勝ち残る方程式/知らないと損をする起業のコツ　荒井信雄著　税務経理協会　2009.8　338p　21cm　2700円　⑪978-4-419-05345-1　Ⓝ369.261
　内容　第1章　介護サービスの現状　第2章　介護起業必勝法　第3章　実際の事業所開設方法　第4章　訪問介護事業所運営の必勝法　第5章　居宅介護支援事業所運営の必勝法　第6章　介護サービスの数値管理　第7章　起業時の経営　第8章　事業所経営必勝法　第9章　今後の展望

◇やっぱり創(や)ろう！ちいさな介護—自分スタンダードの介護事業創業のススメ　大内俊一著　筒井書房　2009.9　225p　21cm　2000円　⑪978-4-88720-597-0　Ⓝ369.26
　内容　第1部　人を生かす"ちいさな介護"の創業("ちいさな介護"を実現した「選ぶ福祉」　一生涯を貫く仕事を自ら創る"ちいさな介護"　「やりたい」から創る　"ちいさな介護"のヒューマンメリット　求められる素人力　街が生きる"ちいさな介護"の創業　やる気と能力を引き出す"ちいさな介護"　こんなにわかりやすい！介護事業の創業)　第2部　対談　次代を拓く"ちいさな介護"　第3部　事業者指定申請手続きのあらまし(申請から開設までの流れ　各サービスに共通する指定基準　サービスごとの指定基準、介護報酬および申請書式記載例)

◇よくわかる介護・福祉業界　吉村克己著　日本実業出版社　2004.8　222p　19cm　(業界の最新常識)　1300円　⑪4-534-03791-0　Ⓝ369.26
　内容　第1章　介護保険制度の誕生と成長　第2章　介護サービスと事業者の全体像を探る　第3章　在宅型介護サービス・福祉事業の種類　第4章　施設・住宅型介護サービス・福祉事業の種類　第5章　サポート型介護サービス・福祉事業の種類　第6章　主な大手事業者と介護・福祉関連団体の横顔　第7章　介護・福祉ビジネスの仕組みと起業　第8章　介護・福祉の現場から　第9章　知っておきたい介護関連制度とデータ

◇よくわかる介護・福祉業界　吉村克己著　改訂版　日本実業出版社　2007.8　246p　19cm　(業界の最新常識)　1300円　⑪978-4-534-04257-6　Ⓝ369.26
　内容　第1章　介護保険制度の誕生と成長　第2章　介護サービスと事業者の全体像を探る　第3章　在宅型介護サービス・福祉事業の種類　第4章　施設・住宅型介護サービス・福祉事業の種類　第5章　介護予防サービスと地域密着型サービス・福祉事業の種類　第6章　サポート型介護サービス・福祉事業の種類　第7章　主な大手事業者と介護・福祉関連団体の横顔　第8章　介護・福祉ビジネスの仕組みと起業　第9章　介護・福祉の現場から　第10章　知っておきたい介護関連制度とデータ

◇よくわかる介護・福祉業界　吉村克己著　最新3版　日本実業出版社　2012.2　245p　19cm　(最新〈業界の常識〉)　1400円　⑪978-4-534-04911-7　Ⓝ369.26
　内容　第1章　介護保険制度の誕生と成長　第2章　介護サービスと事業者の全体像を探る　第3章　在宅型介護サービス・福祉事業の種類　第4章　施設・住宅型介護サービス・福祉事業の種類　第5章　介護予防サービスと地域密着型サービス・福祉事業の種類　第6章　サポート型介護サービス・福祉事業の種類　第7章　主な大手事業者と介護・福祉関連団体の横顔　第8章　介護・福祉ビジネスの仕組みと起業　第9章　介護・福祉の現場から　第10章　知っておきたい介護関連制度とデータ

◇利用者による介護サービス(事業者)の適切な選択に資する「介護サービス情報の公表」(情報開示の標準化)について報告書　介護サービスの情報開示の標準化に関する調査研究委員会編　シルバーサービス振興会　2005.3　278p　30cm　Ⓝ369.26
◇利用者による介護サービス(事業者)の適切な選択に資する「介護サービス情報の公表」について報告書　介護サービス情報の公表に関する調査研究委員会編　シルバーサービス振興会　2006.3　254p　30cm　〈厚生労働省老人保健事業推進費等補助金事業〉　Ⓝ369.26
◇利用者による介護サービス(事業者)の適切な選択に資する情報開示の標準化について中間報告書　介護保険サービスの質の評価に関する調査研究委員会編　シルバーサービス振興会　2004.3　180, 80p　30cm　Ⓝ369.26
◇Q&A苦情・トラブル・事故の法律相談―高齢者福祉サービス事業者のための　平田厚著　清文社　2007.1　348p　21cm　2800円　Ⓘ978-4-433-34506-8　Ⓝ369.26
　内容　第1章 高齢者福祉サービス契約の内容　第2章 高齢者福祉サービス契約の理論　第3章 苦情解決制度のあり方　第4章 苦情解決の取組み　第5章 サービスにともなうトラブル(利用者の権利侵害)　第6章 サービスに関するその他のトラブル　第7章 介護事故に関する法律問題　第8章 介護事故に対する予防対策　第9章 介護事故に対する管理対策

《老人医療施設》

◇高齢者施設サービスに関する研究―療養病床と看護管理の課題　横山利枝著　名古屋　ブイツーソリューション　2008.11　239p　21cm　〈発売：星雲社〉　2800円　Ⓘ978-4-434-12608-6　Ⓝ498.14
　内容　第1部(ヘルスケアと看護　高齢者医療と看護を取り巻く環境変化　我が国の医療提供体制の現状と課題　我が国医療の目指すべき姿　療養病床)　第2部(調査研究　療養病床の実態と組織変革の実際　高齢者医療施設サービスにおける療養病床と看護管理の課題)
◇高齢者施設における看護師の役割―医療と介護を連携する統合力　鳥海房枝著　雲母書房　2007.3　206p　21cm　1800円　Ⓘ978-4-87672-222-6　Ⓝ498.14
　内容　第1章 生活施設の看護とはなにか　第2章 問題解決の方法　第3章 生活施設の介護力(お年寄りはケアの質を直接映し出す)　第4章 生活モデルのターミナルケア(老いを拒む社会になっていないか　特養で看取られること)

《老人保健施設》

◇あしたも来たいなあ―地域とともに―きぬがさ福祉会の道のり　きぬがさ福祉会編　京都　文理閣　2005.9　258p　19cm　1524円　Ⓘ4-89259-488-1　Ⓝ369.28
　内容　1 実践レポート　2 仲間の限りない発達をめざすきぬがさの取り組み(労働・活動　集団・自治・文化)　3 ノーマライゼーションと地域づくり(地域に向けた文化作りの取り組み―二〇回におよぶ「きぬがさまつり」　地域の中に新たな福祉サービス提供の社会資源を作り出す)　4 きぬがさ福祉会の歴史　5 発達保障をあらためて考える
◇集まって住む「終の住処」　齊藤祐子著　農山漁村文化協会　2009.3　166p　26cm　(百の知恵双書)　2667円　Ⓘ978-4-540-05005-3
　内容　第1章 活き活きと暮らすための知恵と工夫　第2章 集まって住む「終の住処」　第3章 サポートを受けて暮らす　第4章 「終の住処」は地域再生の拠り所
◇あなたが選ぶ介護老人保健施設―岡山県版　福祉オンブズおかやま編　岡山　福祉オンブズおかやま　2006.11　184p　30cm　(福祉オンブズおかやま調査レポート 4)〈発売：吉備人出版(岡山)〉　1200円　Ⓘ4-86069-151-2　Ⓝ369.263
◇あなたは輝いて生きていますか―いのちの現場から愛の心を伝えたい　岡田みどり著　カナリア書房　2010.12　190p　19cm　1300円　Ⓘ978-4-7782-0172-2　Ⓝ369.263
　内容　第1章 憂うことなかれ　第2章 心に生き続ける人々　第3章 ともに歩んだ人々　第4章 一歩ずつ、変えていく　第5章 『愛』の教育を―介護の現場から　第6章 輝いて共に生きる
◇あまいろ(天色)そよそよ―福祉施設からおくる声の便り「あじさいテレフォンメッセージ」　秋山哲之介著　古河　共生社　2005.5　251p　21cm　〈東京　慶應義塾大学出版会(製作・発売)付属資料：CD1枚(12cm)〉　3200円　Ⓘ4-7664-1153-6　Ⓝ369.28
　内容　第1部 社会福祉法人共生社と「あじさいテレフォンメッセージ」(社会福祉法人共生社　「あじさいテレフォンメッセージ」　二十年の時を刻んであじさい学園二十周年に寄せて)　第2部「あじさいテレフォンメッセージ」に関する調査研究報告(「モニターアンケート報告」の抜粋　「『障害』・『福祉』に対する社会一般の意識の啓発を目的とする調査研究報告書」の抜粋)
◇安全・安心のケアとは　林房吉, 水野谷繁編　ぎょうせい　2011.6　179p　21cm　(シリーズ介護施設安全・安心ハンドブック 第1巻)　2381円　Ⓘ978-4-324-08697-1　Ⓝ369.263
　内容　序章 介護施設の生活における安心と安全(介護施設の種類と内容　介護施設の生活実態　入所者の生活内容　上手な介護施設の選び方　おわりに)　第1章 生活・介護場面の安全・安心とリスク(食事のリスク　介護場面での事故　施設における健康管理　感染症の予防と対応)　第2章 施設内での安全・安心とリスク(施設内での転倒・転落・骨折事故　転倒・転落・骨折に係る具体的な事故事例　身体拘束・抑制　介護におけるインシデント(ヒヤリハット)・アクシデント(事故)レポート)　第3章 施設生活における安全・安心と対人トラブル(入所者同士のトラブルにどのように介入するべきか　入所者と職員のトラブル　外出・外泊時のトラブル　利用者とのトラブル　家族とのトラブル)
◇いのちの花が咲いた―老人介護―私たちの試み　「一晩親子」　杉安ひろみ編著　今日の話題社　2003.10　223p　19cm　1500円　Ⓘ4-87565-541-X　Ⓝ369.263

◇イラストで理解する福祉現場の感染対策　東北感染制御ネットワークベストプラクティス部会介護のための感染管理編集委員会編，賀来満夫監修　中央法規出版　2010.9　107p　26cm　2000円　Ⓣ978-4-8058-4926-2　Ⓝ369.263
　内容　第1章 感染対策をはじめましょう（なぜ感染対策が必要なの？　基礎知識—感染対策の考え方と実践　標準予防策（スタンダードプリコーション）を踏まえた感染対策）　第2章 感染対策ケーススタディ　第3章 感染対策に活かす感染症の基礎知識（MRSA感染症　インフルエンザ　結核（肺結核と咽頭結核の場合）ほか）

◇医療・介護関係職種の連携（地域医療連携）強化のための介護老人保健施設の役割に関する調査研究事業報告書　全国老人保健施設協会　2011.3　131p　30cm〈平成22年度老人保健事業推進費等補助金（老人保健健康増進等事業分）〉Ⓝ369.263

◇医療施設・介護施設の利用者に関する横断調査「介護保険施設」報告書—介護療養病床等における入所者の実態に関する調査研究　医療経済研究・社会保険福祉協会医療経済研究機構　2011.3　7,46p　30cm〈老人保健健康増進等事業による研究報告書 平成22年度〉Ⓝ369.263

◇お年よりとともに　高橋利一監修　岩崎書店　2007.4　47p　29cm〈未来をささえる福祉の現場 1〉　2800円　Ⓣ978-4-265-05171-7　Ⓝ369.263
　内容　1 高齢者福祉施設へいってみよう！（特別養護老人ホームって、どんなところ？　介護老人保健施設を訪問）　2 いろいろな社会福祉施設　3 これからの高齢者福祉（お年よりのための施設って、どうしてできたの？　あたらしい問題　これからの高齢者福祉はどうなるの？）

◇介護関連施設等における医療の実態に関する調査研究事業報告書　医療経済研究・社会保険福祉協会医療経済研究機構　2012.3　11,99p　30cm〈老人保健健康増進等事業による研究報告書 平成23年度〉〈平成23年度老人保健事業推進費等補助金老人保健健康増進等事業〉Ⓝ369.263

◇介護サービス施設等の地域との連携のあり方に関する調査研究事業報告書　Uビジョン研究所　2011.3　72p　30cm〈厚生労働省平成22年度老人保健事業推進費等補助金老人保健健康増進等事業〉Ⓝ369.263

◇介護施設でくらす人々・人間模様—相談員現場からのリポート　山田須美子著　新風舎　2007.4　175p　19cm　1400円　Ⓣ978-4-289-01633-4　Ⓝ369.263
　内容　第1章 介護老人福祉施設（特別養護老人ホーム）　第2章 施設入所に至る背景と事例から学ぶ　第3章 呆けてしまえば楽か…？　第4章 施設を退所する時　第5章 要介護状態について　第6章 高齢者がかかりやすい病気とその症状

◇介護施設で暮らす人々・人間模様—相談員現場からのリポート　山田須美子著　文芸社　2009.2　181p　19cm　1400円　Ⓣ978-4-286-06301-0　Ⓝ369.263
　内容　第1章 介護老人福祉施設（特別養護老人ホーム）　第2章 施設入所に至る背景と事例から学ぶ　第3章 呆けてしまえば楽か…？　第4章 施設を退所する時　第5章 要介護状態について　第6章 高齢者がかかりやすい病気とその症状　巻末資料集

◇介護施設と法令遵守　伊藤重夫，結城康博編　ぎょうせい　2010.8　284p　21cm〈シリーズ介護施設安全・安心ハンドブック 第3巻〉　2381円　Ⓣ978-4-324-08699-5　Ⓝ369.263
　内容　介護保険制度と法令遵守　法令遵守の経緯　特別養護老人ホームにおける法令遵守　老人保健施設　通所系サービス・短期入所系サービス　介護付有料老人ホームの契約と顧客満足の介護サービス　訪問介護　グループホーム　ケアマネジャーと法令遵守　介護事故訴訟から学ぶ利用者との関係　指導監査からみた法令遵守　法令遵守と介護現場—措置制度と介護保険

◇介護施設における介護サービスに関連する事故の実態及び対応策のあり方に関する調査研究事業報告書　三菱総合研究所健康・医療政策研究グループ　2011.3　90p　30cm〈平成22年度厚生労働省老人保健事業推進費等補助金（老人保健健康増進等事業分）〉Ⓝ369.263

◇介護施設にだまされるな！—かかる費用と選び方がわかる　窪田望著，湖山泰成監修，ダイヤモンド社編　ダイヤモンド社　2007.10　118p　26cm〈折り込1枚〉　952円　Ⓣ978-4-478-00246-9　Ⓝ369.263
　内容　1章 こんなパンフレットにだまされるな！　2章 安心施設の読み方・選び方—重要事項説明書・簡単読み解き法（情報の宝庫・重要事項説明書はこう読む　重要事項説明書のチェック（1）誰がやっているのか　ほか）　3章 とっても気になる！かかる費用と相場—知って安心のお金の話　4章 有料老人ホームはここをチェックしなさい—ホーム見学で施設を「見抜く」方法　5章 1万人が選んだ、有料老人ホームベスト50

◇介護道楽・ケア三昧—関わりを自在に楽しみながら　山崎英樹，清山会医療福祉グループ著　雲母書房　2006.10　262p　21cm　1800円　Ⓣ4-87672-210-2　Ⓝ369.263
　内容　第1章「関わり」を自在に楽しみながら…　第2章 どっぷり、仕事に浸る　第3章 職業道楽の真っ最中　第4章 豊かな関わりと縁が紡ぐ物語

◇介護保険下の在宅介護支援センター—ケアマネジメントとソーシャルワーク　副田あけみ編著　中央法規出版　2004.8　249p　22cm　3200円　Ⓣ4-8058-2497-2　Ⓝ369.263
　内容　在宅介護支援センターとソーシャルワーク　1 介護保険以前の在宅介護支援センター（在宅介護支援センター事業小史　介護保険直前の実践　組織間協働・職種間協働）　2 介護保険実施後の在宅介護支援センター（介護保険直後の支援センター　タイムスタディにみる業務遂行事例　支援業務と居宅業務　支援業務の阻害要因）　3 介護保険下における在宅介護支援センター（介護保険下でのあり方　介護保険下での役割　ケアマネジメントにおける協働実践）

◇介護保険施設等の居住費・食費に関する実態把握調査研究事業報告書　三菱総合研究所人間・生活研究本部　2011.3　1冊　30cm〈平成22年

度厚生労働省老人保健事業推進費等補助金（老人保健健康増進等事業））　Ⓝ369.263
◇介護保険施設における介護職員の業務のあり方に関する研究報告書　清瀬　日本社会事業大学　2004.3　243p　30cm　（老人保健健康増進等事業による研究報告書 平成15年度）　Ⓝ369.263
◇介護保険施設における施設ケアのあり方と介護支援専門員業務の手引　東京都介護支援専門員支援会議編　東京都福祉局保険部介護保険課　2004.3　103p　30cm　Ⓝ369.263
◇介護保険施設における若年層の生活実態　山崎登志子著　倉敷　社会福祉研究センター　2010.9　62p　26cm　（社会福祉研究シリーズ no.24）　Ⓝ369.263
◇介護保険施設便覧—関東版　板橋区健康生きがい部介護保険課　2003.4　386p　30cm　Ⓝ369.263
◇介護保険時代のグループホーム・高齢者住宅開設マニュアル　2003-2004年版　日経ヘルスケア21編集部企画・編集・執筆　日経BP社　2003.7　299p　28cm　〈発売：日経BP出版センター　奥付のタイトル：グループホーム・高齢者住宅開設マニュアル〉　38000円　①4-8222-1606-3　Ⓝ369.263
　内容　第1章 高齢者住宅のニーズと概要（高齢者住宅に対するニーズ　高齢者住宅のタイプ別分類）　第2章 痴呆性高齢者グループホーム　第3章 ケアハウス　第4章 有料老人ホーム　第5章 資料編
◇介護保険時代のグループホーム・高齢者住宅開設マニュアル　2004-2005年版　日経ヘルスケア21編集部企画・編集・執筆　日経BP社　2004.8　307p　28cm　〈発売：日経BP出版センター　奥付のタイトル：グループホーム・高齢者住宅開設マニュアル〉　38000円　①4-8222-1611-X　Ⓝ369.263
◇介護保険指定高齢者介護施設ガイドブック　中部版　介護施設研究会編　さいたま　恒心社出版　2005.7　350p　26cm　〈付・グループホーム〉　3200円　①4-902703-02-5　Ⓝ369.263
　内容　新潟県　富山県　石川県　福井県　山梨県　長野県　岐阜県　静岡県　愛知県　痴呆対応型共同生活介護施設（グループホーム）
◇介護保険指定高齢者介護施設ガイドブック　関東版　介護施設研究会編　さいたま　恒心社出版　2004.6　324, 35p　26cm　〈付・グループホーム〉　3800円　①4-902703-00-9　Ⓝ369.13
　内容　茨城県　栃木県　群馬県　埼玉県　千葉県　東京都　神奈川県
◇介護保険指定高齢者介護施設ガイドブック　近畿版　介護施設研究会編　さいたま　恒心社出版　2004.12　263, 30p　26cm　〈付・グループホーム〉　3200円　①4-902703-01-7　Ⓝ369.263
◇介護保険制度と介護老人保健施設のあり方に関する検討会報告書　平成15年度 1　介護保険制度下における介護老人保健施設での苦情対応に関する調査研究　全国老人保健施設協会　2004.3　71p　30cm　（平成15年度老人保健事業推進費等国庫補助事業）　Ⓝ369.263

◇介護保険制度と介護老人保健施設のあり方に関する検討会報告書　平成15年度 2　介護老人保健施設における小規模単位処遇のあり方に関する調査研究　全国老人保健施設協会　2004.3　54p　30cm　（平成15年度老人保健事業推進費等国庫補助事業）　Ⓝ369.263
◇介護療養型医療施設の再編に関する調査研究報告書　医療経済研究・社会保険福祉協会医療経済研究機構　2006.3　32p　30cm　（老人保健健康増進等事業による研究報告書 平成17年度）　Ⓝ369.263
◇介護療養型医療施設の再編に関する調査研究報告書　医療経済研究・社会保険福祉協会医療経済研究機構　2007.3　55p　30cm　（老人保健健康増進等事業による研究報告書 平成18年度）　Ⓝ369.263
◇介護療養型老人保健施設の適正な運営に関する研究　日本慢性期医療協会　2010.3　40, 71p　30cm　（平成21年度老人保健事業推進費等補助金事業）　Ⓝ369.263
◇介護老人施設・老人ホーム計画一覧　2011-2012　超高齢化に対応した介護保険施設・民間施設の建設ラッシュを追う　産業タイムズ社　2011.8　199p　26cm　9500円　①978-4-88353-190-5　Ⓝ369.263
　内容　巻頭特集 転換期を迎える高齢者居住・介護事業の行方を追う　第1章 各都道府県の保健福祉計画　第2章 全国介護老人施設・老人ホーム個別整備計画一覧
◇介護老人保健施設関係法令通知集　平成15年度版　介護老人保健施設関係法令通知集編集委員会編　中央法規出版　2003.7　1192p　22cm　4800円　①4-8058-4484-1　Ⓝ369.263
　内容　第1編 介護老人保健施設の概要　第2編 介護老人保健施設関係　第3編 指定居宅サービス（短期入所療養介護、通所リハビリテーション、訪問リハビリテーション）関係　第4編 他法令関係　第5編 参考資料
◇介護老人保健施設関係法令通知集　平成16年版　介護老人保健施設関係法令通知集編集委員会編　中央法規出版　2004.7　1121p　22cm　4800円　①4-8058-4545-7　Ⓝ369.263
　内容　第1編 介護老人保健施設の概要　第2編 介護老人保健施設関係　第3編 指定居宅サービス（短期入所療養介護、通所リハビリテーション、訪問リハビリテーション）関係　第4編 他法令関係　第5編 参考資料
◇介護老人保健施設関係法令通知集　平成19年版　介護老人保健施設関係法令通知集編集委員会編　中央法規出版　2006.11　1305p　22cm　4800円　①4-8058-4699-2　Ⓝ369.263
　内容　第1編 介護老人保健施設の概要　第2編 介護老人保健施設関係　第3編 居宅サービス関係　第4編 他法令関係　第5編 参考資料
◇介護老人保健施設関係法令通知集　平成20年版　介護老人保健施設関係法令通知集編集委員会編　中央法規出版　2008.8　1577p　22cm　4800円　①978-4-8058-4830-2　Ⓝ369.263
　内容　第1編 介護老人保健施設の概要　第2編 介護老人保健施設関係　第3編 居宅サービス関係　第4編 他法令関係　第5編 参考資料

◇介護老人保健施設における介護予防の試行的事業報告書　全国老人保健施設協会　2006.3　105p　30cm　〈平成17年度老人保健事業推進費等国庫補助事業〉　Ⓝ369.263

◇介護老人保健施設における基礎疾患の統計的研究事業報告書　全国老人保健施設協会　2004.3　33p　30cm　〈平成15年度老人保健事業推進費等国庫補助事業〉　Ⓝ369.263

◇介護老人保健施設における入所・短期入所リハビリテーションがもたらす在宅復帰・在宅生活支援に関する調査研究事業報告書　全国老人保健施設協会　2012.3　126,70p　30cm　〈平成23年度老人保健事業推進費等補助金(老人保健健康増進等事業分)〉　Ⓝ369.263

◇介護老人保健施設における要介護高齢者(障害・認知症)の状態像に合わせた短期集中リハビリテーションのあり方に関する試行的事業報告書　全国老人保健施設協会　2006.3　37p　30cm　〈平成17年度老人保健事業推進費等国庫補助事業〉　Ⓝ369.263

◇介護老人保健施設のケアの質の向上に関する検討会報告書　平成15年度　1　痴呆性高齢者の総合的評価に基づくリハビリテーションのあり方に関する調査研究　全国老人保健施設協会　2004.3　80p　30cm　〈平成15年度老人保健事業推進費等国庫補助事業〉　Ⓝ369.263

◇介護老人保健施設のケアの質の向上に関する検討会報告書　平成15年度　2　要介護高齢者の個別性を尊重した介護のあり方に関する調査研究　全国老人保健施設協会　2004.3　91p　30cm　〈平成15年度老人保健事業推進費等国庫補助事業〉　Ⓝ369.263

◇介護老人保健施設のケアの質の向上に関する検討会報告書　平成15年度　3　生活の質に着目した木質材利用に関する調査研究　全国老人保健施設協会　2004.3　54p　30cm　〈平成15年度老人保健事業推進費等国庫補助事業〉　Ⓝ369.263

◇介護老人保健施設のケアの質の向上に関する検討会報告書　平成15年度　4　介護老人保健施設の情報公開のあり方に関する調査研究　全国老人保健施設協会　2004.3　95p　30cm　〈平成15年度老人保健事業推進費等国庫補助事業〉　Ⓝ369.263

◇介護老人保健施設利用者の個別性と時系列的状態像の把握を目的とした指標作成に関する調査研究事業報告書　全国老人保健施設協会　2008.3　77p　30cm　〈平成19年度老人保健事業推進費等補助金(老人保健健康増進等事業分)〉　Ⓝ369.263

◇変わる勇気、変える勇気―こうほうえんのサービス改革　井上邦彦著　生産性出版　2012.6　262p　19cm　2000円　ⓘ978-4-8201-2006-3
　内容　第1章 変革の嵐　第2章 熱き想い　第3章 マネジメント　第4章 人財育成　第5章 プロフェッショナル

◇苦情対応と危機管理体制　江澤和彦,山野雅弘編　ぎょうせい　2011.2　196p　21cm　〈シリーズ介護施設安全・安心ハンドブック第5巻〉　2381円　ⓘ978-4-324-08701-5　Ⓝ369.263

　内容　第1章 苦情対応　第2章 事故防止策の周知　第3章 身体拘束　第4章 個人情報保護・プライバシー保護　第5章 職員の労働災害・個人的なトラブルなど　第6章 自然災害などによる被害　第7章 経営上の危機管理　第8章 その他

◇暮らしを支える新たな介護―レジデンシャルケアをめぐる高齢者福祉施設のあり方　レジデンシャルケア研究会議編　筒井書房　2003.9　176p　26cm　2000円　ⓘ4-88720-417-5　Ⓝ369.263

◇こういうところでケアしてほしい―高齢者施設の選び方　田村明孝監修　日経BP企画　2004.4　183p　19cm　〈発売:日経BP出版センター〉　1250円　ⓘ4-86130-020-7
　内容　第1章 どこで、誰に介護されたいか？　第2章 どんなサービスが受けられるのか？　第3章 いい施設はどこが違うのか？　第4章 どこをチェックして選べばいいか？　第5章 入居までのステップ・バイ・ステップ(入居を希望する方は、今、どのような状態ですか？　高齢者ケア施設に入居するまで)

◇こうすれば施設ケアが変わる―エデン・オルタナティブの挑戦　中島有希著　筒井書房　2003.7　221p　19cm　1400円　ⓘ4-88720-411-6　Ⓝ369.263
　内容　1 アメリカのナーシング・ホーム　2 エデンは、既存施設へのアンチテーゼ　3 エデンの普及を支える仕組み　4 組織改革(自己変革)の難しさ　5 ラナウィーから学ぶ　6 エデン哲学を実践する　おわりに―エデンは国境を越える

◇高齢者医療・介護の提供体制における介護療養型老人保健施設の適正なあり方に関する研究報告書　日本慢性期医療協会　2011.3　73,23p　30cm　〈平成22年度老人保健事業推進費等補助金事業〉　Ⓝ369.263

◇高齢者介護・在宅ケア施設総覧　高齢者社会生活活動推進会編　改訂増補版　文化図書　2003.9　980p　27cm　〈付属資料:23p:別冊補足編〉　15000円　ⓘ4-939017-22-2　Ⓝ369.261
　内容　都道府県別介護保険施設群一覧　在宅介護支援団体(シルバーサービス振興会認定事業者/シルバーサービス振興会　全国労働者協同組合/全国労働者共済組合連合会　在宅配食サービス/全国在宅配食事業協議会　日本在宅サービス事業者/有限責任中間法人日本在宅介護協議会　日本高齢者在宅生活協同組合/日本高齢者生活協同組合連合会　社会福祉士養成施設/(財)社会福祉振興・試験センター　介護福祉士養成施設/(社)介護福祉士養成施設協会　精神保険福祉士養成施設/大阪府立公衆衛生研究所)

◇高齢者ケア施設開設ガイドライン　塩田幸雄監修,長隆,岩堀幸司編　中央経済社　2007.11　205p　22cm　2500円　ⓘ978-4-502-39530-7　Ⓝ369.263
　内容　第1章 高齢者施設とは　第2章 情報収集と開設のポイント　第3章 施設の設計・施工―専門家の視点　第4章 施設の設計―経営者の視点　第5章 資金調達―専門家の視点　第6章 資金計画―経営者の視点　第7章 労務管理とサービス

◇高齢者施設データブック―長寿社会に向けて　愛知県版　2004　名古屋　中部経済新聞社　2003.12　510p　26cm　1800円　ⓘ4-88520-079-2　Ⓝ369.263

老人医療・介護　　　　　　　　　　　　　　　　　　　　　　　　　　　医療と社会・福祉

◇高齢者施設データブック─長寿社会に向けて　愛知県版　2005年版　ひだまりねっと監修　名古屋　中部経済新聞社　2005.5　502p　26cm　2381円　Ⓘ4-88520-091-1　Ⓝ369.263

◇高齢者施設用語事典　小室豊允編集代表　中央法規出版　2007.4　628p　22cm　5000円　Ⓘ978-4-8058-2804-5　Ⓝ369.263
　内容　高齢者施設をとりまく社会の動向　高齢者ケアにかかわる施設　高齢者にかかわる制度　高齢者施設におけるマンパワー　高齢者施設の経営　高齢者ケアと健康　認知症高齢者ケア　リハビリテーションと介護予防　医療・看護ケア　高齢者ケアにおける心理　高齢者のアクティビティ　ソーシャルワークにおけるケアマネジメント　高齢者施設における食生活　高齢者施設と地域社会　介護保険　権利擁護／ターミナルケア

◇高齢者施設のお引っ越しガイド─家族が介護施設を探すとき　ローリー・ホワイト、ベス・スペンサー著、山田裕子監訳、杉原百合子、國立淳子訳　京都　クリエイツかもがわ　2004.11　110p　26cm　〈発売：かもがわ出版（京都）〉　1500円　Ⓘ4-902244-28-4　Ⓝ369.263
　内容　1 身内の引っ越しを決める　2 介護施設への引っ越し（入居することを本人に話すとき　入居当日のための計画　入居当日のこと）　3 施設に引っ越した後

◇こちら介護サービス情報局です。　滝本恒一著　福岡　サードエイジ介護サービス情報局　2005.9　160p　21cm　〈発売：セプト（福岡）〉　1200円　Ⓘ4-901822-04-7　Ⓝ369.263
　内容　プロローグ　はじめまして！　介護人タッキーです　第1章 漫画で読む介護施設の選び方　第2章 福岡の介護施設実感レポート　第3章 事情いろいろ体験談インタビュー　第4章 介護保険のカンタン利用法　第5章 介護用語キーワード解説　エピローグ『介護サービス情報局』は、こちらです。

◇根拠にもとづく高齢者施設ケア　田宮菜奈子，阿部芳進，山本秀樹編　京都　金芳堂　2010.6　343p　21cm　3800円　Ⓘ978-4-7653-1438-1　Ⓝ369.263

◇今後の介護施設のあり方に関する研究報告書　医療経済研究・社会保険福祉協会医療経済研究機構　2008.3　208p　30cm　（老人保健健康増進等事業による研究報告書　平成19年度）　Ⓝ498.16

◇今後の介護施設の在り方に関する調査研究報告書　医療経済研究・社会保険福祉協会医療経済研究機構　2007.3　3,78p　30cm　（老人保健健康増進等事業による研究報告書　平成18年度）　Ⓝ364.4

◇こんな家で死にたい─ヘルパーが探した「終の住処」　栗原道子著　エクスナレッジ　2005.9　271p　19cm　1600円　Ⓘ4-7678-0487-6　Ⓝ365.3
　内容　第1章 新しい生き方で選ぶ「終の住処」　第2章 生涯現役でいられる住まいとロングステイの活用（働く場所がある住まい　リフレッシュするための国内ロングステイ）　第3章 費用負担が少ない住まいを探す　第4章 介護を考えて選ぶ住まい　第5章 「終の住処」探しで心得ておきたいこと

◇さっちゃんのケアプランエッセンス─高齢者介護施設の現場は今日もミルクでいっぱい！　安形幸子著　名古屋　日総研出版　2005.1　125p　26cm　2000円　Ⓘ4-89014-995-3　Ⓝ369.263
　内容　利用者の意欲や希望を考慮したケアプランの巻　施設ケアプランの展開はチームケアが基本の巻　ケアプランの立案に必要な情報の巻　アセスメント不足から起こり得る弊害の巻　ケアプラン作成に必要なアセスメントの視点の巻　「ICF」って何だ？の巻　利用者本人と家族の意向は分けて書くの巻　利用者・家族のニーズと援助方針が異なる場合の巻　解決すべき課題の優先順位と表現方法の巻　実現可能な援助目標と利用者の可能性を広げる援助内容の巻〔ほか〕

◇静岡県の高齢者施設ガイド　静岡新聞社編　改訂新版　静岡　静岡新聞社　2007.3　558p　26cm　2276円　Ⓘ978-4-7838-0759-9　Ⓝ369.263
　内容　座談会 かしこい介護サービスの利用法─施設選びのチェックポイントとは　まず介護保険制度を知ろう（介護保険制度が変わりました　介護保険の仕組みを知りましょう　介護保険に加入する人、利用できる人　要介護（要支援）認定申請から利用まで ほか）　施設紹介（特別養護老人ホーム　養護老人ホーム　グループホーム　有料老人ホーム　軽費老人ホーム（ケアハウスなど）　介護老人保健施設）

◇施設讃歌　鴻池雅夫著　燦葉出版社　2003.10　273p　19cm　1500円　Ⓘ4-87925-070-8　Ⓝ369.263
　内容　第1部「湯野浜思恩園」の老人たち─「安らぎ」の中で輝く（行動）（私との交流、三十八年間！　石栗栄市園長との対談　人生の「今」を語る老人たち─自治会役員の座談会　入所老人たちの言葉─今、私は「しあわせ」です　「老・若」の出会いの中で）　第2部「鶴岡協立病院」の老人患者たち─「明るさ」の中で輝く（笑顔）（私の「しあわせ医療」実践の一〇年間　老人患者と「民医連」　針谷由紀総婦長にきく）　第3部「老健施設「かけはし」痴呆病棟の老人たち」─「やさしさ」の中で輝く（助け合い）（痴呆病棟に「真の友」を見た！　ボランティア（紙芝居）への道─民田保育園との交流の中で　井田智介護課長にきく）　第4部「老人の側に立つ」施設への提言─「老い」の輝きを期待しつつ

◇施設等における高齢者の尊厳を支えるケアの確立のための実態調査（報告書）　〔出版地不明〕　高齢者虐待防止四国共同研究会　2007.3　74p　30cm　Ⓝ369.263

◇施設の地域における総合拠点化の推進に関する調査研究事業報告書　全国老人福祉施設協議会老施協総研　2007.3　55p　30cm　（老施協総研研究報告書 2006 vol.3）（平成18年度老人保健事業推進費等補助事業）　Ⓝ369.263

◇持続可能な介護保険施設経営のあり方に関する調査研究事業報告書　明治安田生活福祉研究所　2011.3　97p　30cm　〈平成22年度老人保健事業推進費等補助金老人保健健康増進等事業〉　Ⓝ369.263

◇指定特定施設における栄養管理の実態調査及び介護予防のための管理業務に係る調査研究報告書─有料老人ホーム食事提供サービスの現状　全国有料老人ホーム協会　2004.3　142p　30cm　Ⓝ369.263

◇市民出資の福祉マンション――NPO法人ぐるーぷ藤の挑戦　鷲尾公子著　全国コミュニティライフサポートセンター　2008.10　117p　21cm　〈発売：筒井書房〉　1400円　Ⓘ978-4-901947-85-5　Ⓝ369.263
　内容 第1章「ぐるーぷ藤一番館・藤が岡」への途　第2章 住民がつくる住民の居場所「ぐるーぷ藤一番館・藤が岡」　第3章 地域に必要なものをすべて入れたらこの形　第4章 新しい働き方が始まった

◇社会福祉法人老後を幸せにする会創立者と法人の歴史　老後を幸せにする会　2003.12　179p　30cm　Ⓝ369.263

◇ショートステイから見える在宅福祉・介護保険の今――ショートステイに関する現状調査報告書　東京都社会福祉協議会センター部会ショートステイのあり方検討委員会編　東京都社会福祉協議会　2008.12　120p　30cm　762円　Ⓘ978-4-86353-010-2　Ⓝ369.263
　内容 第1部 アンケートの概要　第2部 調査結果（利用所・家族向け調査結果　ケアマネジャー向け調査結果　ショートステイ事業所向け調査結果）　第3部 資料編

◇「新」介護老人保健施設サービス評価マニュアル　全国老人保健施設協会編　厚生科学研究所　2003.12　73p　30cm　1800円　Ⓘ4-905690-90-0　Ⓝ369.263

◇人生を豊かに生きるために必要なものは何か――理想の高齢者施設を求めて ジュドソン・リタイアメント・コミュニティに学ぶ 日英対訳　梶村慎吾編・著　秦野　JPS出版局　2010.2　154p　22cm　〈発売：太陽社〉　2000円　Ⓘ978-4-88469-629-0　Ⓝ369.263

◇全国老人福祉施設協議会会員事業所基礎調査報告書（特養・老健・ショート）平成17年度　全国老人福祉施設協議会　2006.2　37p　30cm　〈共同刊行：老施協総研〉　Ⓝ369.263

◇全国老人福祉施設協議会会員事業所基礎調査報告書（養護・軽費・ケアハウス）平成17年度　全国老人福祉施設協議会　2006.2　42p　30cm　〈共同刊行：老施協総研〉　Ⓝ369.263

◇抱きしめておくりたい――看取りの日々を生きる　榮田久美子著　福岡　西日本新聞社　2006.2　156p　19cm　1200円　Ⓘ4 8167 0672 0　Ⓝ369.263
　内容 第1章 幸齢者に寄り添って　第2章 尊ぶべき近きかた　第3章 看取りという時間　第4章 幸せの種をまく――講演会より

◇地域でねばる――アザレアンさなだの挑戦　宮島渡編著　全国コミュニティライフサポートセンター　2004.4　220p　21cm　〈発売：筒井書房〉　1800円　Ⓘ4-88720-430-2　Ⓝ369.263

◇終の棲家を求めて――ある内科医が挑戦した25年の記録　中村美和著　幻冬舎ルネッサンス　2011.3　238p　19cm　1429円　Ⓘ978-4-7790-0671-5　Ⓝ369.263
　内容 第1章 あまたのハードルを越えて（高年者専用住宅構想のきっかけ　光が丘の地に――光が丘パークヴィラ誕生秘話　難航した監督官庁との交渉）　第2章 夢をカタチに（いよいよ建設へ　新しい試みに社会の注目が集まる　忙しさを極めたPR活動　光が丘パークヴィラがついに完成）　第3章 高年者の共同生活（個の尊重を基本に、プライバシーに配慮　社是と社員教育　食事と入浴　目配り・気配り・心配りの健康管理　老化と向き合う）　第4章 終末対応と看取り（着実に進む長寿化　さまよえる老人の受け皿として　尊厳死を考える　旅立ちのお見送り）　第5章 語り尽くせぬ思いを胸に（光が丘パークヴィラで最期の時を過ごした人々　多くの方に知っていただくために　揺れ動く老人対応――その提言）

◇徹底ガイド静岡県の高齢者施設　静岡新聞社編　静岡　静岡新聞社　2005.11　507p　26cm　2276円　Ⓘ4-7838-0757-4　Ⓝ369.263
　内容 高齢社会は、"介護"社会　適切な介護施設を選ぶために　高齢者向け施設表　まず介護保険制度を知ろう　施設データの見方　施設紹介（特別養護老人ホーム　養護老人ホーム　グループホーム　有料老人ホーム　ケアハウス　介護老人保健施設）　施設さくいん（50音順）　静岡県の高齢者施設一覧　福祉・介護用語解説

◇天竜の瀬音が聞こえる――みんなでつくる福祉のまち　太田秋夫,「ゆいの里」職員ほか著　長野　章文館　2010.3　293p　21cm　1600円　Ⓘ978-4-901742-06-1　Ⓝ369.263
　内容 第1部 "ゆい"の心で「福祉のまち」づくり　第2部「ゆいの里」の暮らし（職員の研修と実践レポート　「ゆいの里」事業所の紹介）　第3部 資料

◇ドキュメント京都・美山健康会事件――地方権力の闇を暴く　美里泰伸著　同時代社　2003.9　278p　21cm　1800円　Ⓘ4-88683-507-4　Ⓝ498.16

◇特別養護老人ホーム・介護老人保健施設・ケアハウス整備計画一覧　平成15年度版　産業タイムズ社　2003.9　314p　26cm　5000円　Ⓘ4-88353-095-7
　内容 全国都道府県における介護保険事業支援計画　特別養護老人ホーム・平成15年度施設整備計画一覧　介護老人保健施設・平成15年度施設整備計画一覧　ケアハウス・平成15年度施設整備計画一覧　老人保健施設開設状況一覧

◇特別養護老人ホーム・介護老人保健施設・ケアハウス整備計画一覧　平成16年度版　産業タイムズ社　2004.9　297p　26cm　5000円　Ⓘ4-88353-107-4
　内容 全国都道府県における介護保険事業支援計画　特別養護老人ホーム・平成16年度施設整備計画一覧　介護老人保健施設・平成16年度施設整備計画一覧　ケアハウス・平成16年度施設整備計画一覧　老人保健施設開設状況一覧

◇特別養護老人ホーム・介護老人保健施設・ケアハウス整備計画一覧　2005年度版　産業タイムズ社　2005.9　277p　26cm　5000円　Ⓘ4-88353-120-1
　内容 全国都道府県における介護保険事業支援計画　特別養護老人ホーム・2005年度施設整備計画一覧　介護老人保健施設・2005年度施設整備計画一覧　ケアハウス・2005年度施設整備計画一覧　老人保健施設開設状況一覧

◇特別養護老人ホーム・介護老人保健施設・ケアハウス整備計画一覧　2006年度版　産業タイムズ社　2006.9　271p　26cm　5000円　Ⓘ4-88353-132-5
　内容 全国都道府県における介護保険事業支援計画　特別養護老人ホーム・2006年度施設整備計画一覧　介護老人保健施設・2006年度施設整備計画一覧　ケア

◇特別養護老人ホーム・介護老人保健施設・ケアハウス整備計画一覧 2007年度版 2007年度の全国の新築、増改築計画を網羅 産業タイムズ社 2007.9 267p 26cm 5000円 ⓘ978-4-88353-145-5
　内容 巻頭特集 療養病床転換推進計画の現状を追う 全国都道府県における介護保険事業支援計画 特別養護老人ホーム・2007年度施設整備計画一覧 介護老人保健施設・2007年度施設整備計画一覧 ケアハウス・2007年度施設整備計画一覧 老人保健施設開設状況一覧

◇特別養護老人ホーム・介護老人保健施設・ケアハウス整備計画一覧 2008年度版 産業タイムズ社 2008.8 281p 26cm 5000円 ⓘ978-4-88353-155-4
　内容 巻頭特集 療養病床転換推進計画の現状を追う 全国都道府県における介護保険事業支援計画 特別養護老人ホーム・2008年度施設整備計画一覧 介護老人保健施設・2008年度施設整備計画一覧 ケアハウス・2008年度施設整備計画一覧 老人保健施設開設状況一覧

◇富山からはじまった共生ケア——お年寄りも子どもも障害者もいっしょ 富山県民間デイサービス連絡協議会編 全国コミュニティライフサポートセンター 2003.9 155p 21cm （CLCはじめよう！シリーズ 4）〈発売：筒井書房〉 1600円 ⓘ4-901947-17-6 Ⓝ369.263

◇新潟の高齢者施設——高齢者施設徹底ガイド 新潟日報事業社編 新潟日報事業社 2006.12 514p 26cm 2400円 ⓘ4-86132-193-X Ⓝ369.263
　内容 高齢社会と介護の役割 『新潟県の高齢者施設』発刊にあたって 介護保険の仕組みと高齢者施設 施設データの見方 施設紹介 新潟県の高齢者施設一覧

◇認知症患者と高齢精神障害者の施設サービスについて——報告書 平成22年度 日本精神科病院協会 2011.3 258p 30cm 〈平成22年度老人保健事業推進等補助金老人保健健康増進等事業〉 Ⓝ369.263

◇認知症の「私」が考えること感じること——高齢者介護施設の現実と希望 村田光男著 立川けやき出版 2011.5 166p 19cm 1000円 ⓘ978-4-87751-440-2 Ⓝ369.263
　内容 第1章 現実 第2章 現実を変えられるか 第3章 高齢期を幸福に生きる人々 資料編（後見制度等について その他の情報）

◇ハッスル！「老健」——介護老人保健施設のすべてがわかる本 伊藤建次郎, 鈴木慶監修, 永嶋信晴著 ゆまに書房 2004.4 287p 19cm 1500円 ⓘ4-8433-1166-9 Ⓝ369.263
　内容 1 「老健」って、いったい何？ 2 「老健」食堂の涙の創作メニュー 3 「ユニットケア」が老人介護を根本から変える 4 とんがり屋根の下で… 5 密着取材！「老健」の二一時間 6 「老健」千夜一夜物語

◇ひかわした二丁目8番地——介護老人保健施設のくらし 石黒ナミ子著 南窓社 2004.6 208p 20cm 1500円 ⓘ4-8165-0327-7 Ⓝ369.263

◇まじくる介護つどい場さくらちゃん 上村悦子著, 丸尾多重子監修 雲母書房 2011.3 259p 21cm 1800円 ⓘ978-4-87672-302-7 Ⓝ369.263
　内容 第1章 人のやさしさに出会える「つどい場さくらちゃん」 「つどい場さくらちゃん」って？ 人の力ってすごいんです 「つどい場さくらちゃん」ができるまで 第2章 さくらちゃんに出会えてよかった 第3章 私とさくらちゃん

◇みのり豊かに——オレンジコープの挑戦 笠原優著 幻冬舎ルネッサンス 2008.3 215p 20cm 1429円 ⓘ978-4-7790-0234-2 Ⓝ369.263
　内容 第1部 インタビュー『みのり』の人々 第2部 介護付き住宅みのり 第3部 オレンジコープの挑戦 第4部 生協ではできなかったことその実現のために

◇もう限界!!施設介護を考えるときに読む本 高室成幸監修 自由国民社 2010.8 191p 21cm 1300円 ⓘ978-4-426-11042-0 Ⓝ369.263
　内容 第1章 もう家庭での介護は無理ですか？ 第2章 住み替え先選びのポイント 第3章 介護保険施設やグループホームの賢い選び方 第4章 有料老人ホームの賢い選び方 第5章 有料老人ホーム選びの実践 第6章 シニア向け住宅の賢い選び方 優良老人ホームはココを見る！見学時に役立つチェックリスト＆質問のしかた

◇もう限界!!施設介護を考えるときに読む本 高室成幸監修 第2版 自由国民社 2012.6 191p 21cm 1400円 ⓘ978-4-426-11563-0
　内容 第1章 もう家庭での介護は無理ですか？ 第2章 住み替え先選びのポイント 第3章 介護保険施設やグループホームの賢い選び方 第4章 有料老人ホームの賢い選び方 第5章 有料老人ホーム選びの実践 第6章 シニア向け住宅の賢い選び方

◇要介護者の意欲高揚を図るケアおよび介護目標が解る総合的評価表の開発事業 ライフデザイニング編 ライフ デザイニング 2008.3 144p 30cm 〈独立行政法人福祉医療機構長寿社会福祉基金助成金事業報告書 平成19年度〉 Ⓝ369.263

◇養老事業施設の形成と展開に関する研究 井村圭壯著 岡山 西日本法規出版 2004.3 156p 21cm 3000円 ⓘ4-931220-67-3 Ⓝ369.263

◇「読み」「書き」「計算」で脳がよみがえる——高齢者がいきいき学ぶ、老人介護施設「永寿園」の挑戦 高瀬毅著 くもん出版 2004.3 195p 19cm 1300円 ⓘ4-7743-0753-X Ⓝ369.26
　内容 第1章 驚きの連続で始まった取材 第2章 高齢者が学習するということ 第3章 人間と脳の可能性を考える 第4章 見えはじめてきた新しい高齢者像 第5章 あとがきにかえて——学習療法の将来

◇利用者に喜ばれる高齢者施設づくり——みんなですすめる参加型の共同設計 中央設計編 中央法規出版 2005.6 189p 26cm 2500円 ⓘ4-8058-2588-X Ⓝ369.263
　内容 序章 高齢者が安心して住み続けられる住まいとは 第1章 設計の過程で豊かなケアの手法を見つけ出す 第2章 生活を支える高齢者施設づくりは「参加型の共同設計」 第3章 地域性と地域の人々を支える拠点 第4章 高齢者施設づくりの「前例を検証して、必ず一歩前進」 第5章 多様なケアのあり方とこれからの高齢者施設 第6章 ほんとうに入

居者の満足できる施設とは　終章 高齢者福祉の動向とこれからの高齢者施設のあり方
◇療養病床から転換した介護老人保健施設等の実態調査報告書　医療経済研究・社会保険福祉協会医療経済研究機構　2009.3　9,98p　30cm　〈老人保健健康増進等事業による研究報告書 平成20年度〉　Ⓝ369.263
◇療養病床から転換した介護老人保健施設等の実態調査報告書　医療経済研究・社会保険福祉協会医療経済研究機構　2010.3　10,96p　30cm　〈老人保健健康増進等事業による研究報告書 平成21年度〉　Ⓝ369.263
◇老健利用者の状態像の変化と、医療提供のあり方に関する調査研究事業報告書　全国老人保健施設協会　2011.3　120p　30cm　〈平成22年度老人保健事業推進費等補助金(老人保健健康増進等事業分)〉　Ⓝ369.263
◇老後の居場所——一生後悔しない選び方 老人ホーム・施設のことがよくわかる　藤ケ谷明子著　大阪　創元社　2004.3　142p　21cm　〈今すぐ役立つ介護シリーズ 4〉　1400円　①4-422-32074-2　Ⓝ369.263
　内容 第1章 老後の居場所の現状を知ろう　第2章 多種多様 老人ホーム・施設の種類　第3章 続々誕生 高齢者向け集合住宅　第4章 注目の4つのホームの選び方　第5章 もう一度考えたい在宅老後　第6章 老後の居場所 後悔しない選び方
◇老人福祉施設における地域障害者ケアについての調査研究——法制度及びタイムスタディに見る施設特性　老施協総研　2006.8　108p　30cm　〈老施協総研報告書 2006〉〈平成18年度事業老施協総研〉　Ⓝ369.27
◇老人福祉施設における地域障害者ケアについての調査研究報告書——地域福祉施設としてのあり方に係る提言　全国老人福祉施設協議会老施協総研　2007.4　92p　30cm　〈老施協総研報告書 2006 vol.5〉〈平成18年度事業〉　Ⓝ369.27
◇私たち、主婦だけで、理想の「終の住処」をつくりました！——「介護の本質」がわかる驚きと感動の物語　網中裕之著　PHP研究所　2009.11　201p　19cm　1300円　①978-4-569-77286-8　Ⓝ369.13
　内容 序章 最初は普通の主婦だった　第1章 母親の介護で現実を知る　第2章 介護の常識を打ち破れ　第3章 福祉マンション建設へ　第4章 地域の駆け込み寺として　第5章 スタッフが増え続ける秘密　終章 介護という仕事のすばらしさ
◇PEAP(ピープ)にもとづく認知症ケアのための施設環境づくり実践マニュアル　児玉桂子,古賀誉章,沼田恭子,下垣光編　中央法規出版　2010.8　174p　26cm　〈タイトル：PEAPにもとづく認知症ケアのための施設環境づくり実践マニュアル〉　2000円　①978-4-8058-3345-2　Ⓝ369.263
　内容 施設環境づくりの目的とすすめ方　解説編(ケアと環境への気づきを高める　環境の課題をとらえて、目標を定める　環境づくりの計画を立てる　環境づくりを実施する　新しい環境を暮らしとケアに活かす　環境づくりを振り返る)　実践編(特別養護老人ホームにおける施設環境づくり　従来型特養におけるユニットケアにふさわしい環境づくり　ショートステイにおける施設環境づくり　グループホームにおける施設環境づくり　認知症対応型デイサービスにおける環境づくり　老健施設における施設環境づくり　老人性認知疾患治療病棟における環境づくり　重度認知症高齢者への環境づくり)　施設環境づくり成功へのキーポイント

◆老人ホーム
◇あなたは親を安心してあずけられますか？　嘉戸篤著　広島　南々社　2003.9　389p　19cm　1600円　①4-931524-20-6　Ⓝ369.263
　内容 親を安心してあずけられる施設チェックポイント一〇〇　序章 親とは、この上ない大切な宝物　1章 在宅？ それとも施設？　2章 充実した介護よりも経営優先　3章 あってはならない親族経営　4章 問題のある現場職員たち　5章 危険がいっぱいの施設内　6章 施設内には拘束があちこちに　7章 お年寄りの生活よりも、職員の都合・事情が優先　8章 他の機関との繋がりがあって、余計なこともしなくては　9章 介護保険制度がもたらした弊害　10章 こんな施設なら少しは安心かもしれない
◇「ありがとう」は祈りの言葉——隠岐の離島に生きる幸齢者たち　柴田久美子著　佼成出版社　2004.7　225p　18cm　1200円　①4-333-02076-X　Ⓝ369.263
　内容 第1章 凛として生きる　第2章 この島で逝きたい　第3章 看取りの家で幸せを手に　第4章 生と死の原点を見つめて
◇「安心・安全」の高齢者ホーム——有料老人ホーム・高齢者専用賃貸住宅の選び方　游学社編,ASFON監修　游学社　2010.10　256p　21cm　1300円　①978-4-904827-03-1　Ⓝ369.263
　内容 第1章 介護の現場から見る高齢者福祉サービス(高齢者ホームの種類　高齢者の住まいにはどのようなものがあるか？　介護保険制度とは(1) 介護サービスを支える介護保険制度のしくみ ほか)　高齢者ホーム最前線Part1(人の手に勝る機械なし/板橋やすらぎの園　居心地の良さと安心感を保つ上手な住み替えとは/(株)ニチイケアパレス ほか)　第2章 有料老人ホーム・高専賃に入るまでに知っておくべきこと　第3章「安心・安全」な住まいの選び方　高齢者ホーム最前線Part2　第4章 首都圏1035ホームを紹介！「安心・安全」の住まいリスト
◇安心ぐえらぶ信頼ぐえらぶ厳選有料老人ホームの創意と工夫——高齢者住宅業界をリードするフロンティア　産経新聞生活情報センター編著　大阪　産経新聞生活情報センター　2011.6　199p　21cm　〈発売：浪速社(大阪)〉　1714円　①978-4-88854-454-2　Ⓝ369.263
　内容 有料老人ホームについて　「エリーネス」は、「老いた」の反対造語すべてが等しくハッピーに—エリーネス須磨(株式会社神戸健康管理センター)　『Just is Best』を理念に独自サービスを実践—カルム桃山台(株式会社エンジョイ)　古都ならではの風情に癒される理想の住まい—京都ヴィラ(株式会社愛仁苑)　"最後まで自分の家"を貫く介護・医療・看護の三段構えの終の棲家—グランドビュー甲南(社会福祉法人神戸福生会)　社会保障事業を通じて貢献を高齢社会のモデル事業を展開—サンシティ(株式会社ハーフ・センチュリー・モア)　都会と自然コミュニケーションが生む充実した生活—サンビナス立川(株式会社サンビナス立川)　創始者の精神が息づくシームレスなケアで安心の施設—熟年コミュ

老人医療・介護　　　　　　　　　　　　　　　　　　　　　医療と社会・福祉

ニティせとうち（株式会社ジェイコム）　にぎわいの"街"で心の通うサービスを仲間と生きる喜びを分かち合う―ジョイステージ八王子（株式会社エヌエムライフ）　キリスト教精神に基づく愛と信頼の棲家―聖ハートフルケア福島「十字の園」（株式会社創世）〔ほか〕

◇安心できる老後の住まいのために！―ダイヤ高齢社会研究団講演会　ダイヤ高齢社会研究財団　2007.2　121p　19cm　（ダイヤ財団新書）〈会期・会場：平成18年10月30日　四谷区民ホール（四谷区民センター9階）〉　Ⓝ369.263
　[内容]　高齢者住宅の失敗しない賢い選び方（田村明孝述）　医療・介護面からみた安心できるシニアライフ（安藤高朗述）

◇いつか行く道は道―特養ホーム通信　鈴木實著　文芸社　2003.1　119p　19cm　800円　①4-8355-5033-1　Ⓝ369.263

◇いのちの輪舞―白い船ホーム介護の現場から　堀雅子著　大阪　海風社　2004.11　326p　19cm　1900円　①4-87616-283-2　Ⓝ369.263

◇医療体制の充実をうたった有料老人ホームの契約に係る紛争案件報告書　東京都消費者被害救済委員会著, 東京都生活文化スポーツ局編　東京都消費生活総合センター活動推進課　2009.10　20p　30cm　Ⓝ365.02136

◇老先案内―瀬戸際を生きる　木村有未著　新風舎　2006.7　69p　19cm　900円　①4-7974-8438-1　Ⓝ369.263
　[内容]　1　あなたの知らない世界　2　おいしそうなかぼちゃ　3　非人道的介護　4　介護保険にあやかって　5　バカだと思ってバカにしやがって　6　心身拘束の果てに　7　まめには豆を（気をつけ霊）　8　現在の難　9　瀬戸際を看る

◇老いた人と支える人の楽園と生活設計　内海正彦著　新風舎　2007.1　149p　19cm　1200円　①4-289-01095-4　Ⓝ369.263
　[内容]　第1章　高齢社会と老人ホーム　第2章　高齢者の楽園がここに在った　第3章　一日、一ヶ月、一年の生活（一日、一年の始まり　シスター（介護士）さんの一日　ほか）　第4章　入居と入居費用　第5章　高齢者問題は行政だけでは救えない

◇おかげさま―介護弁護士流老人ホーム選びの掟　外岡潤著　ぱる出版　2011.10　190p　19cm　1400円　①978-4-8272-0667-8　Ⓝ369.263
　[内容]　序章　「おかげさま」と和の心―介護業界のトラブルは他人事ではすまされない　第1章　とある家族の物語―誰も知らない、老人ホームの落とし穴　第2章　落とし穴を避けるには―介護弁護士が教えるホーム選び五つの掟　第3章　『ヘルプマン！』と私―『ヘルプマン！』の名場面に見る、介護の可能性　最終章　介護弁護士として私が目指すもの―「おかげさま」に込めた思い　巻末対談　「エンターテイメントとしての介護の可能性」―介護弁護士「外岡潤」×漫画家「くさか里樹」

◇会員名簿　平成16年8月31日現在　全国老人保健施設協会　〔2004〕　158p　30cm　Ⓝ369.263

◇介護員さん、今晩は―医師・看護師との連携で充実した介護医療を　豊岡茂著　近代文芸社　2005.5　19p　19cm　1200円　①4-7733-7269-9　Ⓝ369.263
　[内容]　1　介護員の医療行為の検討方法　2　医療行為の内容と実情（爪切り　軟膏等の塗布（湿布貼付、狭心症治療薬貼付）　点眼　服薬管理　血圧測定　ほか）　3　もう一度介護医療を考えてみよう

◇介護革命―メディスコーポレーションの挑戦　スマイリングホームの現場から"心の時代"が見える　鶴蒔靖夫著　IN通信社　2006.9　253p　20cm　1800円　①4-87218-279-0　Ⓝ369.263
　[内容]　第1章　自己責任時代のリタイアメントライフ・マネジメントはどうあるべきか　第2章　医療・介護のエキスパート企業・メディスコーポレーションの考え方　第3章　「スマイリングホーム」が提供する高品質サービス―"思い"の共有　第4章　創業者・篠原愛子の医療・介護哲学　第5章　持続可能な医療・介護サービスの確立　第6章　日本の医療・介護ビジネスと「メディスコーポレーション」の未来展望

◇介護型、自立型などタイプ別でみる全国・有料老人ホームランキング1001―最新版　週刊ダイヤモンド編集部編　ダイヤモンド社　2008.3　261p　21cm　（週刊ダイヤモンドbooks）　1600円　①978-4-478-00454-8　Ⓝ369.263
　[内容]　1　"介護難民"大量発生ショック　2　「在宅介護」編―情報や人脈を活用　在宅介護マニュアル　3　「介護施設」編―穴場は郊外　公的施設の暮らしと経営　4　「有料老人ホーム」編―終の住み家の探し方と評判　5　「第三の介護」編―在宅、施設でない介護への期待と懸念　6　有料老人ホームランキング一〇〇一施設

◇介護現場は、なぜ辛いのか―特養老人ホームの終わらない日常　本岡類著　新潮社　2009.5　251p　20cm　1500円　①978-4-10-408304-6　Ⓝ369.263
　[内容]　序章　扉が開いて　第1章　「混沌」への招待　第2章　強ストレス職場の日々　第3章　「高齢」という現実　第4章　真夏の夜の夢　第5章　モラルハザードのはざまで　第6章　出られない人たち　終章　せめてもの未来を

◇介護付き高齢者ホームのすべてがわかる本。―新しい介護のカタチ　マガジンハウス　2006.7　122p　30cm　（Magazine House mook Dr.クロワッサン）　933円　①4-8387-8498-8　Ⓝ369.263

◇介護付有料・軽費老人ホームガイドブック―特定施設入所者生活介護指定　全国版　介護施設研究会編　さいたま　恒心社出版　2005.12　337p　21cm　2500円　①4-902703-03-3　Ⓝ369.263

◇介護付有料・軽費老人ホームガイドブック―特定施設入所者生活介護指定　全国版　介護施設研究会編　改訂第2版　さいたま　恒心社出版　2008.1　471p　21cm　2600円　①978-4-902703-05-4　Ⓝ369.263
　[内容]　北海道・東北　関東　中部　近畿　中国・四国　九州・沖縄　付表　地域密着型の介護施設一覧

◇介護に役立つ思いやりのアイデア―介護付有料老人ホームの現場から　松下電工エイジフリー・ケアサービス株式会社介護付有料老人ホームエイジフリー・ライフ大和田エイジフリー・ライフ星が丘「介護の工夫」編集委員会著　EH春潮社　2006.5　159p　19cm　1200円　①4-915096-83-1　Ⓝ369.263
　[内容]　第1章　「好き」を活かす工夫　第2章　「会話」を引き出す工夫　第3章　「安全」を守る工夫　第4章　「信頼」を生む工夫

◇介護保険法と老人ホーム―利用者の権利と行政・施設の職員の責任　高野範城著　創風社　2003.8　212p　19cm　1500円　①4-88352-078-1　Ⓝ369.263
　内容　序章 老人ホームの利用者の権利を論じる意義　第1章 介護保険法と老人ホームの介護に関する諸問題　第2章 老人ホームの契約について　第3章 利用者の権利の擁護について　第4章 人間の尊厳と老人ホームの職員の任務・役割　第5章 老人ホームの社会的使命の実現のために　終章 すべての人に人間らしい介護を

◇介護老人ホーム狂想の記　坂本遼一著　文芸社　2008.4　141p　19cm　1000円　①978-4-286-04572-6　Ⓝ369.26
　内容　第1章 碧羅の天　第2章 懇話会　第3章 新館へ

◇かしこく選ぶ首都圏有料老人ホームベスト188　中村寿美子著　実業之日本社　2004.8　248p　21cm　1900円　①4-408-10602-X　Ⓝ369.263
　内容　第1部 絶対後悔しない「終のすみか」選び(有料老人ホームのタイプを知ろう　有料老人ホームはどのように選ぶ？　お金についてもっと知りたい！)　第2部 かしこく選ぶ首都圏有料老人ホームベスト188(東京都　神奈川県　千葉県　埼玉県　北関東(栃木県・群馬県・茨城県)　その他(山梨県・静岡県))

◇家族のための有料老人ホーム基礎講座　濱田孝一著　花伝社　2006.3　197p　19cm　〈発売：共栄書房〉　1600円　①4-7634-0460-1　Ⓝ369.263
　内容　第1部 基礎知識篇(有料老人ホームとは何か　介護保険制度と有料老人ホーム)　第2部 ホーム選び篇(有料老人ホーム選びの基本　入居者・家族の状況を確認する　有料老人ホームを比較・検討する　有料老人ホームを見学しよう　入居準備と契約　失敗の体験事例)

◇絆をもとめて―終のすみかを探す旅　杉原美津子著　名古屋　風媒社　2006.7　262p　19cm　1600円　①4-8331-1070-9　Ⓝ369.263
　内容　第1章 シニアハウスで暮らす　第2章 有料老人ホームで暮らす(「帰りたい」けど「帰れない」　"手厚いサービス　セルフサービス　別れのとき")　第3章「家族のように」支え合って―「生活科学運営」の取り組みから(ライフ&シニアハウス井草(東京)　ライフ&シニアハウス緑橋(大阪)　ライフ&シニアハウス神宮前井田(名古屋)　方だち村(静岡県伊豆市))　第4章 支え合う社会を模索して(福祉の街づくり　若手医師たちの連携による訪問医療　これから久楽部　隣近所で助け合う「多世代交流自然村」　高齢者施設を核にしたまちづくりから「あしたの国」へ)　第5章 絆を育てて―あとがきにかえて

◇ケアハウスで暮らす―喜びと生きがいの新しい居住スタイル　ソーシャルワーク機能研究会編　筒井書房　2005.10　178p　26cm　1800円　①4-88720-495-7　Ⓝ369.263

◇ケアハウスという暮らし方―高齢期の住まいを考えるガイドブック　東社協高齢者施設福祉部会軽費分科会ケアハウス分会編　東京都社会福祉協議会　2007.3　88p　21cm　667円　①978-4-903290-35-5　Ⓝ369.263
　内容　第1章 ケアハウスでの暮らし(ケアハウスでの暮らし1　子どもや孫たちと行き来しながらの暮らし　ケアハウスでの暮らし2　ご夫婦で入居し、外出も積極的に)　第2章 ケアハウスとは…？　第3章 東京のケアハウス　第4章 ケアハウスという暮らし方を考える

◇軽費老人ホーム・ケアハウス白書　2009　全国軽費老人ホーム協議会編　〔三木〕　全国軽費老人ホーム協議会　2010.3　160p　26cm　〈発売：筒井書房〉　1905円　①978-4-88720-608-3　Ⓝ369.263
　内容　第1章 軽費老人ホーム・ケアハウス及びその利用者の現状　第2章 アンケート調査からのいくつかの論点　第3章 軽費・ケアハウスの史的考察と類型別検証(軽費・ケアハウスの史的考察　経費・ケアハウスの類型別検証)　第4章 軽費・ケアハウスの現状と新たな「設備及び運営に関する基準」をめぐる課題　第5章 小規模施設・小規模法人対策への位置づけ

◇軽費老人ホームってどんなところ？―厚生労働省令「軽費老人ホームの設備及び運営に関する基準」解説　真下美由起著　大牟田　原交会出版部　2010.2　170p　21cm　〈発売：筒井書房　モデル入居契約書・運営規程付き〉　1428円　①978-4-88720-606-9　Ⓝ369.263
　内容　第1章 総則　第2章 軽費老人ホームのサービス　第3章 サービスの運営について　第4章 施設の管理(施設の設備　災害対策　衛生管理)

◇軽費老人ホームってどんなところ？―厚生労働省令「軽費老人ホームの設備及び運営に関する基準」解説　真下美由起著　改訂版　筒井書房　2011.6　200p　21cm　〈付：モデル入居契約書・運営規程　初版：原交会出版部2010年刊〉　2500円　①978-4-88720-631-1　Ⓝ369.263

◇後悔しない有料老人ホームの選び方がわかる本　中村寿美子著　講談社　2011.11　188p　19cm　〈装画・イラスト：くぼた美樹〉　1300円　①978-4-06-217314-8　Ⓝ369.263
　内容　第1章「入居」を検討するとき　第2章 介護を受けたいと思ったら　第3章「自分」の介護への心がまえ　第4章 介護を頼める施設にはどんなものがあるか　第5章 有料老人ホーム、賃貸住宅、シニアマンション、どれがいいか　第6章 有料老人ホームとお金の問題　第7章 ホームの選び方の実際　第8章 ホーム入居後の「よかった！」「しまった！」

◇高齢者の居場所作り―生かされ活きる老人ホームライフ　佐町豪著　不昧堂出版　2003.8　133p　19cm　(ニューライフ選書 no.9)　1300円　①4-8293-0422-7　Ⓝ369.263
　内容　第1章 私のライフワーク(50年のライフワークの集大成　グローバルな分野から高齢者のライフスタイルを提案)　第2章 親のライフスタイルと母の老人ホームライフ入門(1人暮らしのライフスタイル創り　病院入院から介護老人保健施設入所へ　老人ホームライフへ)　第3章 特養老人ホームの現状・課題・展望(明るい老人ホーム(学生の感想文より)　ホームの現状と将来(さざなみ苑スタッフ座談会)　特養老人ホームの課題と高齢者施設の展望(てい談))

◇高齢者のための施設案内―行って・見て・聞きました　グループ桂台編　〔横浜〕　グループ桂台　2004.4　78p　30cm　500円　Ⓝ369.263

◇高齢者ホーム　2012完全保存版　入居金と月額費用、医療と介護で決める！　朝日新聞出版　2011.9　350p　29cm　(週刊朝日mook)〈2011完全保存版のタイトル：入居金と認知症ケアが

わかる！高齢者ホーム〉　838円　Ⓘ978-4-02-274575-0　Ⓝ369.263

◇心を動かす介護——特別養護老人ホーム道志会感動のシーン　川邊溪子著　文芸社　2007.12　264p　20cm　1500円　Ⓘ978-4-286-03896-4　Ⓝ369.263
|内容| プロローグ　特別養護老人ホーム道志会の「福祉是愛」（一九八一年、五十床からスタート　おもてなしの心）　第1章　道志会スタッフの取り組み「五感を磨く」　第2章　感動のシーン—エピソード1　行事・クラブ活動でのふれあい　第3章　感動のシーン—エピソード2　日常生活でのふれあい　第4章　感動のシーン—エピソード3　お世話できる喜び、家族の感謝

◇心で生きる——老人ホームりんご学園からのメッセージ　塚田俊明著　長野　第一企画　2010.3　153p　19cm　953円　Ⓘ978-4-902676-18-1　Ⓝ369.263

◇子どもの世話にならずに死ぬ方法　俵萠子著　中央公論新社　2005.6　254p　20cm　1700円　Ⓘ4-12-003647-2　Ⓝ369.263
|内容| 第1章　母さん、堂々と病んでください　第2章　親孝行を期待したらダメ　第3章　母の着物に抱かれるしあわせ　第4章　理想のホームを求めて　第5章　親の自立、子の自立

◇子どもの世話にならずに死ぬ方法　俵萠子著　中央公論新社　2009.3　299p　16cm　（中公文庫　た79-1）　648円　Ⓘ978-4-12-205133-1　Ⓝ369.263
|内容| 第1章　母さん、堂々と病んでください（"最後の七年"のはじまりの日　母さん、堂々と病んでください　動けなくなったらどうしよう　人間の能力が減っていく日）　第2章　親孝行を期待したらダメ（母よ、淡くやさしき光ふるなり　介護不安が日本を狂わせる　"アトノ祭リヨ"といいたくないが…　ホネは拾わなくてもいい？）　第3章　母の着物に抱かれるしあわせ（人は老いると、どんなことが起こるか　放っといて。早く死なせて　ホーム行脚、本格的にはじまる　母の着物に抱かれるしあわせ）　第4章　理想のホームを求めて（ペットと暮らせるホームがあった—福祉はどこへ行った？　やっぱり、高齢者虐待はあった）　第5章　親の自立、子の自立（妻の病気に弱い男たち　九十二歳でホームを出た理由　住まい型ホームに体験入居してみる　好みと値段が一致しないホームたち）

◇これで安心！「老人ホーム」の選び方　京都　PHP研究所　2008.5　112p　26cm　（PHPほんとうの時代特別増刊号）　743円　Ⓝ369.263

◇これで失敗しない！有料老人ホーム賢い選び方——介護保険時代の"終のすみか"探し　土屋有，武谷美奈子著，日経ヘルスケア編　日経BP社　2006.11　279p　19cm　〈発売：日経BP出版センター〉　1400円　Ⓘ4-8222-1617-9　Ⓝ369.263
|内容| 第1章　何があるる？高齢者の住まいの種類（こんなにある、高齢者の住まい　高齢者の住まいを選ぶ4つのチェックポイント　第2章　有料老人ホームってどんなとこ？　第3章　失敗しない有料老人ホーム選び　第4章　私はこうして選んだ！有料老人ホーム選び実践編　付録　有料老人ホーム見学チェックリスト

◇こんな介護で幸せですか？——知らなければ絶対に後悔する終の棲家の選び方　中村寿美子著

小学館　2009.2　220p　18cm　（小学館101新書　021）　720円　Ⓘ978-4-09-825021-9　Ⓝ369.263
|内容| 第1章　要介護の高齢者になぜ「胃ろう」が増えているのか？—医療と介護の間で対峙する特別養護老人ホームの実態　第2章　なぜ老人ホームの食事は「おいしい」と感じられないのか？—豪華施設でも「食事内容」への不満はなくならない　第3章　介護付き有料老人ホームなら「介護は安心」のウソ—介護保険を適用した「包括的サービス」の限界　第4章　入居費用が同じに見えても、施設によって異なる総費用—有料老人ホームの入居費用はなぜ高いのか　第5章　家族が入居させたい施設に入居させられない不可思議—認知症高齢者ケアの切り札「グループホーム」が抱える難題　第6章　一人で暮らしたい高齢者の落とし穴—高齢者専用賃貸住宅で暮らすことで生じる"将来不安"　第7章　あなたの「老後の住まい選び」ここが間違っている—本当によい有料老人ホームの見分け方　第8章　それでも幸せな老後を送れるかはあなた次第—「終の棲家」としての介護施設の役割

◇最新ケアハウスガイド——全国ケアハウスの紹介と住み替えのポイント　シニアライフ情報センター編　第2版　中央法規出版　2005.1　479p　26cm　3500円　Ⓘ4-8058-4580-5　Ⓝ369.263
|内容| 第1章　ケアハウスの現状（ケアハウスの歩み）　第2章　ケアハウスガイドの見方と施設の探し方—情報収集から具体的な見方（ケアハウスの探し方）　第3章　ケアハウスに関するQ&A　第4章　全国施設紹介（ルポルタージュ　プロフィール）

◇最新版全国有料老人ホームガイド　ダイナミックセラーズ出版編集部編著　ダイナミックセラーズ出版　2004.5　441p　21cm　2400円　Ⓘ4-88493-295-1　Ⓝ369.263
|内容| ホームのご紹介（カラーページ）　有料老人ホームとは　有料老人ホームの表示について　"お金""介護""医療""生活"について　高齢者住宅について　自分にあったホームを探そう有料老人ホームを選ぶポイント　全国有料老人ホームガイド907施設　高齢者住宅　全国有料老人ホーム一覧表　全国高齢者住宅一覧表

◇最新版全国有料老人ホームガイド　東日本編　ダイナミックセラーズ出版編集部編著　ダイナミックセラーズ出版　2006.6　425p　21cm　2400円　Ⓘ4-88493-301-X　Ⓝ369.263
|内容| ホームのご紹介（カラーページ）　有料老人ホームの選び方　有料老人ホームにも望むのか　有料老人ホームの表示について　「費用」「介護」「医療」「入居・退去」について　「施設」について　「生活」について　自分にあったホームを探すポイント　体験入居までの手順　体験入居でチェックするポイント　有料老人ホーム、高齢者住宅のデータについて　全国有料老人ホームガイド・東日本篇1047施設

◇桜色の最終章——九電ケアタウン誕生物語　塩田博著　福岡　海鳥社　2009.3　206p　20cm　1500円　Ⓘ4-87415-441-7　Ⓝ369.263

◇幸せのある老人ホーム——アナタは御自分の老後に自信を持てますか？　岩城祐子著　扶桑社　2007.9　200p　20cm　1400円　Ⓘ978-4-594-05480-9　Ⓝ369.263
|内容| 第1章　日本の高齢者はなかなかたいへんなのでございます　第2章　幸福な実のある暮らしを営む高齢者とは　第3章　幸福な逝き方のために　第4章　納

得できる有料老人ホームを選ぶために　第5章 八十三歳、当然現役。まだまだやることが目白押しです
◇施設の中は「どこでも相談室」—〈ゆうゆうの里〉の苦情・相談の取組み：ケア・スピリット「私にとってあなたはとても大切な人です」に基づく実践から：湯河原〈ゆうゆうの里〉実践研究「あなたはご入居者の声を聞いていますか？—ご入居者相談業務の取組み—」から　湯河原〈ゆうゆうの里〉,本部サービス支援部編著　日本老人福祉財団　2011.3　102p　21cm　（〈ゆうゆうの里〉ケア実践報告 no. 3）　667円　Ⓘ978-4-931092-01-3　Ⓝ369.263
◇施設利用者のサービス量の把握に関する調査研究—特別養護老人ホームにおける業務分析報告書　全国老人福祉施設協議会/老施協総研　2008.6　106p　30cm　（老施協総研報告書 2007 vol.1）〈平成19年度事業〉　Ⓝ369.263
◇自宅でない在宅—高齢者の生活空間論　外山義著　医学書院　2003.7　146p　21cm　1800円　Ⓘ4-260-33291-0　Ⓝ369.263
◇実録有料老人ホームの暮らし—ロイヤルハウス石岡の20年　大久保貞義著　シニアタイム　2008.4　136p　26cm　（シニアタイム・ブックレット 1）　500円　Ⓘ978-4-9903855-0-7　Ⓝ369.263
◇死ぬまで安心な有料老人ホームの選び方—子も親も「老活！」時代　中村寿美子著　講談社　2010.11　188p　18cm　（講談社+α新書 544-1D）　838円　Ⓘ978-4-06-272689-4　Ⓝ369.263
　内容　第1章 年を取るとどうなるのか？—「老活」に早すぎることはない　第2章 高齢者は家族と住んだほうがいいのか？　第3章 高齢で一人で暮らすということ　第4章 高齢になったら考えておきたいこと　第5章 老い支度適齢期　第6章 年金の計算より大切な老い支度とは　第7章 有料老人ホーム入門　第8章 間違いないホームを見分ける方法　第9章 いざ入居！　第10章 ホーム難民にならないために—受験戦争ならぬ入居戦争？　第11章 自分が入りたい高齢者住宅　第12章 必ずやってくる「自分の死」
◇社団法人全国有料老人ホーム協会会員ガイド　全国有料老人ホーム協会　2004.3　160p　30cm　（輝臨時号）　800円　Ⓝ369.263
◇社団法人全国有料老人ホーム協会会員ホームのご案内—平成21年3月31日現在　全国有料老人ホーム協会　2009.3　281p　30cm　Ⓝ369.263
◇首都圏の老人ホームガイドブック　平成18年度版　老人ホーム研究会編,佐藤望,諸治隆嗣執筆　下田出版　2006.8　151, 35p　21cm　〈発売：星雲社〉　1000円　Ⓘ4-434-08155-1　Ⓝ369.26
　内容　困った時の相談窓口　老人関連施設の種類と特徴　介護療養型医療施設（老人病院）　介護老人保健施設（老健施設）　福祉関係の施設　介護老人福祉施設　介護保険サービスの受け方　老人ホームなどの選び方　老人福祉施設　付録 クイックガイド（教えてください！）
◇（新）あなたが選ぶ特別養護老人ホーム—岡山県版　福祉オンブズおかやま編　岡山　福祉オンブズおかやま　2003.5　271p　30cm　（福祉オンブズおかやま調査レポート 3）〈発売：吉備人出版（岡山）〉　1429円　Ⓘ4-86069-042-7　Ⓝ369.263

◇人生の午後に生きがいを奏でる家—終の棲み家は、どこで誰と暮らすのか　加藤浩子著　中経出版　2003.9　223p　20cm　1400円　Ⓘ4-8061-1875-3　Ⓝ369.263
　内容　序章　「生きがい」ある人生を仲間と一緒につくる　第1章 常に前向きな「憩いの家」の人びと　第2章 幸せはとらえ方次第　第3章 ユーモア上手は、生き方上手　第4章 こんな家で暮らしたい　第5章 ヴェルディはなぜ「憩いの家」を建てたのか？　終章 モタさんがあなたへ贈る「よく生きる」ための言葉—対談・斎藤茂太vs加藤浩子　別記 音楽を生かす老人ホーム「太陽の国」を訪ねて
◇新米おかみ奮闘記—介護保険時代の高齢者ケア　高橋穂世著　ラピュータ　2003.6　173p　19cm　1400円　Ⓘ4-947752-54-8　Ⓝ369.263
　内容　プロローグ「旅館のおかみ」を目指して　理想と現実の間—三十年の思いを実現させたい　施設づくりの第一歩—行政との長い付き合いが始まった　法人の設立—地域の人々が理事になった　行政が動いた—二人三脚でゴールへ向かう　理想の介護施設とは—ありきたりの施設なんていらない　而今、心が一つに—ついに営業開始　別れの朝—介護保険の雨が降る　新米おかみ、奮闘す—職員にはおしゃれができる時間を　介護計画—あなたと私の波長の中で〔ほか〕
◇すぐに役立つ後悔しない老人ホーム選びと介護施設トラブル解決マニュアル　若林美佳監修　三修社　2011.8　255p　21cm　1800円　Ⓘ978-4-384-04415-7　Ⓝ369.263
　内容　第1章 老人ホームの上手な選び方　第2章 有料老人ホーム以外の選択肢　第3章 有料老人ホームに入るには　第4章 契約書・重要事項説明書の読み方　第5章 介護保険制度のしくみと手続き　第6章 こんな場合にどうする！トラブル相談室　巻末資料 有料老人ホームに関する指針や告示
◇すべては「よい介護」から始まった—時代と人をつかむ施設経営　大内俊一著　筒井書房　2007.7　207p　21cm　1800円　Ⓘ978-4-88720-532-1　Ⓝ369.263
◇生活支援で尊厳ある暮らし—軽費老人ホーム・ケアハウスの実践　ソーシャルワーク機能研究会編　筒井書房　2008.3　210p　21cm　1800円　Ⓘ978-4-88720-547-5　Ⓝ369.263
◇制度改正後急増している有料老人ホームに係る実態調査研究報告書　平成20年度　全国有料老人ホーム協会　2009.3　67p　30cm　Ⓝ369.263
◇制度改正後の有料老人ホームの運営実態に関する調査研究報告書　平成19年度　全国有料老人ホーム協会　2008.3　83p　30cm　Ⓝ369.263
◇絶対に失敗しない有料老人ホームの選び方　上岡榮信著　河出書房新社　2010.10　199p　21cm　1600円　Ⓘ978-4-309-27213-9　Ⓝ369.263
　内容　第1章 老いることへの心構え　第2章 日本の高齢者の住まい方　第3章 有料老人ホームの問題点　第4章 世界の高齢者ホーム　第5章 有料老人ホームを選ぶときのチェックポイント　第6章 入居後も住み心地のよさを求めて
◇全国指定病院指定老人ホーム名簿　平成16年4月1日現在　ぎょうせい　2004.6　634p　21cm　1429円　Ⓘ4-324-07437-2　Ⓝ498.16

◇全国老人ホーム基礎調査報告書　第7回（平成20年3月31日現在/平成19年度実績）　全国老人福祉施設協議会　2010.7　188p　30cm　〈共同刊行：老施協総研〉　Ⓝ369.263

◇大往生したいなら老人ホーム選びは他人にまかせるな！　本岡類著　光文社　2012.4　276p　18cm　（光文社新書）　820円　①978-4-334-03679-9　Ⓝ369.263
　内容　プロローグ　「よい老人ホーム」なんて、存在しない？　第1章　特養"入所合格"への傾向と対策　第2章　ああ、有料老人ホームめぐりのバスは行くよ　第3章　介護迷路で使える"ナビ・システム"はあるのか　第4章　有料老人ホーム選びには、「お見合い」を応用せよ！　第5章　1週間の体験入居が、命運を決める　エピローグ　「終の住み家」は2度分けできないのか

◇ダイ・サイレント―ある特別養護老人ホームでの死の迎え方　小村一左美著　文芸社ビジュアルアート　2007.1　123p　19cm　850円　①4-86264-075-3　Ⓝ369.263
　内容　第1章　ナチュラルライフ―ある特別養護老人ホームでの生き方（見事に歩いてのけたスエさん　残存機能が回復したツルさん　多くの問題を抱えているフデさん　温和な八重さんに幻覚が現れた　若年性認知症の勝子さんとの再会）　第2章　ダイ・サイレント―ある特別養護老人ホームでの死の迎え方（太郎さんの『死生観』の変化　意志を貫いた守さん　直一さんは思いどおりの『死』を遂げた　陽気な繁さんの大往生　松さんの意思を無視した結末　娘さんが委ねた母親の看取り　認知症である元教員の妻の選択　最後まで皆と同じ食事席に着いた年子さん　『断食』で死に臨んだ玉子さん）

◇第三者がとらえた高齢者ホーム―入居者が快適に暮らせるために　調査研究報告　国民生活センター　2007.3　207p　30cm　953円　①978-4-906051-55-7　Ⓝ369.263
　内容　第1章　高齢者ホーム入居者の権利擁護の現状と課題　第2章　高齢者の権利擁護と調査の結果　第3章　高齢者ホームの入居者の暮らしに関する調査　第4章　ドイツにおける世話法制度とホーム法―日独比較の観点から　第5章　高齢者ホームの入居者の権利擁護に関する提言　付属資料

◇戦いすんで日が暮れて―老人ホーム物語　2　日野肥著　東宣出版　2004.2　276p　19cm　1800円　①4-88588-049-1
　内容　痴呆　占い師の変　老いた猫　遺産　からし種　あるがままに　苔の庵　お別れ

◇脱・寮母宣言！　横尾恵美子著　日野インデックス出版　2003.5　183p　19cm　1400円　①4-901092-31-6　Ⓝ369.263
　内容　1章　寮母の仕事　2章　寮母日誌　3章　ソーシャルワーカー日誌　4章　実習生研修生日誌　5章　寮母の専門性とは

◇多様化する有料老人ホームに関する実態調査及び成年後見制度活用等に関する調査報告　全国有料老人ホーム協会　2011.3　82p　30cm　〈平成22年度厚生労働省老人保健健康増進等事業〉　Ⓝ369.263

◇多様化する有料老人ホームに関する実態調査及び成年後見制度活用等に関する調査報告　別冊　任意後見制度等の利用に関するアンケート調査参考資料　全国有料老人ホーム協会　2011.3　45p　30cm　〈平成22年度厚生労働省老人保健健康増進等事業　奥付のタイトル：多様化する有料老人ホームに関する実態調査及び成年後見制度活用に関する調査報告〉　Ⓝ369.263

◇多様化する有料老人ホームに関する実態調査及び成年後見制度活用等に関する調査報告　別冊　任意後見制度等の利用に関するアンケート調査参考資料　全国有料老人ホーム協会　2011.3　45p　30cm　〈平成22年度厚生労働省老人保健健康増進等事業〉　Ⓝ369.263

◇多様化する有料老人ホームに関する実態調査及び成年後見制度活用等に関する調査報告書　全国有料老人ホーム協会　2011.3　135p　30cm　〈平成22年度厚生労働省老人保健健康増進等事業〉　Ⓝ369.263

◇多様化する有料老人ホームに関する実態調査報告書及び利用者等に関する調査報告―平成21年度厚生労働省老人保健健康増進等事業　全国有料老人ホーム協会　2010.3　230p　30cm　Ⓝ369.263

◇多様化する有料老人ホームの入居契約に関する調査研究事業報告書　平成20年度　全国有料老人ホーム協会　2009.3　154p　30cm　Ⓝ369.263

◇終の棲み家に翔べない理由　俵萌子著　中央公論新社　2009.7　217p　20cm　1500円　①978-4-12-004042-9　Ⓝ369.263
　内容　1　終の棲み家に翔べない理由（人生は片づかない　最後まで自己決定をし、自分らしく生きたいだれにも決してわからない"自分の終り"　「モエコ財団」とはなにか―老後から終末に向け、萌子さんはどう考えていたのか（木村晋介））　2　家族と自立（嫁と小姑は、人類が滅亡するまで交わらない　対談　自立した生をまっとうするために　年を取ってみないとわからないことがある（香山リカ×俵萌子））

◇出口のない家―警備員が見た特別養護老人ホームの夜と昼　小笠原和彦著　現代書館　2006.7　237p　20cm　1900円　①4-7684-6933-7　Ⓝ369.263
　内容　ビートルズ世代が老人ホームにやってくる　第1部　紫陽花（自然の色　犬も歩けば　老人力）　第2部　彼岸花　第3部　金木犀　第4部　寒椿（エコノミークラス症候群　雪　大晦日　二人の入所者　紫陽花の花が咲いた）　補遺　特別養護老人ホームの選び方

◇特別養護老人ホームへのリハビリ支援にかかる調査研究事業報告書　全国国民健康保険診療施設協議会　2011.3　10, 128p　30cm　〈平成22年度老人保険事業推進費等補助金老人保健健康増進等事業〉　Ⓝ369.263

◇特別養護老人ホーム看護実践ハンドブック―尊厳ある生活を支えるために　伊藤雅治, 井部俊子監修, 特別養護老人ホーム看護実践ハンドブック編集委員会編　中央法規出版　2006.11　296p　26cm　2800円　①4-8058-4685-2　Ⓝ369.263
　内容　第1章　特別養護老人ホームをめぐる状況と看護の課題（特別養護老人ホームをめぐる現状と課題、新たな展開　特別養護老人ホームにおける看護の課題）　第2章　特別養護老人ホームにおける看護のあり方　第3章　特別養護老人ホームにおける看護サービスの方法　第4章　特別養護老人ホームにおける看護サービスの実際　第5章　参考資料

◇特別養護老人ホームにおける医療的ケアの提供体制の整備に関する調査研究事業報告書　三菱総合研究所人間・生活研究本部　2011.3　1冊　30cm　〈平成22年度厚生労働省老人保健事業推進費等補助金(老人保健健康増進等事業分)　奥付のタイトル:特別養護老人ホームにおける医療的ケアの提供体制の整備に関する調査研究報告書〉　Ⓝ369.263

◇特別養護老人ホームにおける介護支援専門員及び生活相談員の業務実態調査研究報告書　全国老人福祉施設協議会/老施協総研　2011.3　130p　30cm　(老施協総研2010)〈平成22年度老人保健事業推進費等補助金(老人保健健康増進等事業分)事業〉　Ⓝ369.263

◇特別養護老人ホームにおけるたんの吸引等実施上のヒヤリハット等の評価に関する調査研究―実施ガイドライン等　日本能率協会総合研究所　2011.3　70p　30cm　〈平成22年度厚生労働省老人保健事業推進費等補助金(老人保健健康増進等事業)〉　Ⓝ369.263

◇特別養護老人ホームにおけるたんの吸引等実施上のヒヤリハット等の評価に関する調査研究―ヒヤリハット等及びアクシデント実態調査報告書　日本能率協会総合研究所　2011.3　91p　30cm　〈平成22年度厚生労働省老人保健事業推進費等補助金(老人保健健康増進等事業)〉　Ⓝ369.263

◇特別養護老人ホームにおける入所申込の実態に関する調査研究報告書―特別養護老人ホームにおける待機者(優先入所申込者)の実態に関する調査研究　医療経済研究・社会保険福祉協会医療経済研究機構　2011.3　12, 87p　30cm　〈老人保健健康増進等事業による研究報告書 平成22年度〉〈背のタイトル:特別養護老人ホームにおける待機者(優先入所申込者)の実態に関する調査研究報告書〉　Ⓝ369.263

◇特別養護老人ホームにおける認知症高齢者の原因疾別アプローチとケアの在り方調査研究報告書　全国老人福祉施設協議会/老施協総研　2011.3　116p　30cm　(老施協総研2010)〈平成22年度老人保健事業推進費等補助金(老人保健健康増進等事業)事業〉　Ⓝ369.263

◇特別養護老人ホームにおける看取り介護の質保証のためのシステム開発と経済効果に関する調査研究事業―看取りケアパスの開発とアウトカム評価　沼田　手をつなごう　2011.3　73p　30cm　〈平成22年度老人保健事業推進費等補助金老人保健健康増進等事業〉　Ⓝ369.263

◇特別養護老人ホームにおけるリハビリテーションの手引き　全国国民健康保険診療施設協議会 特別養護老人ホームのリハビリ支援にかかる調査研究委員会　2011.3　13p　30cm　〈平成22年度老人保健事業推進費等補助金老人保健健康増進等事業〉　Ⓝ369.263

◇特別養護老人ホーム入所者への医療対応と職種連携のあり方に関する調査研究事業報告書　全国老人福祉施設協議会老施協総研　2009.3　151p　30cm　(老施協総研報告書2008 vol.2)〈平成20年度老人保健事業推進費等補助金(老人保健健康増進等事業分)〉　Ⓝ369.263

◇特別養護老人ホーム利用者の看取り介護の在り方に関する調査研究事業報告書　三菱総合研究所人間・生活研究本部　2011.3　49, 22p　30cm　〈平成22年度厚生労働省老人保健事業推進費等補助金(老人保健健康増進等事業分)〉　Ⓝ369.263

◇特養における介護等にかかる記録作成・活用の効率化のための調査研究事業報告書　全国老人福祉施設協議会老施協総研　2009.3　78p　30cm　(老施協総研報告書2008 vol.1)〈平成20年度老人保健事業推進費等補助金(老人保健健康増進等事業分)〉　Ⓝ369.263

◇特養における健康管理、医療提供体制に関する調査研究報告書　老施協総研　2006.3　56p　30cm　(老施協総研報告書2005 第6号)〈平成17年度事業　折り込み2枚〉　Ⓝ369.263

◇特養入所者のQOLの変化に関する調査研究報告書―特養ケアの効果測定指標の策定に向けて　老施協総研　2006.6　1冊　30cm　(老施協総研報告書2005 第7号　特養入所者の経年変化に関する調査研究 3)〈平成17年度事業〉　Ⓝ369.263

◇特養入所者のQOLの変化に関する調査研究報告書―特養ケアの効果測定指標の策定に向けて　老施協総研　2007.4　101p　30cm　(老施協総研報告書2006 vol.4　特養入所者の経年変化に関する調査研究 4)〈平成18年度事業〉　Ⓝ369.263

◇特養入所者のQOLの変化に関する調査研究―報告書 特養QOLケアモデルの効果性検証　老施協総研　2008.7　164p　30cm　(老施協総研報告書2007 vol.2　特養入所者の経年変化に関する調査研究 5)　Ⓝ369.263

◇特養の医療機能に関する調査研究報告書　全国老人福祉施設協議会老施協総研　2007.4　1冊　30cm　(老施協総研報告書2006 vol.6)〈平成18年度事業〉　Ⓝ369.263

◇特養ホームが変わる、特養ホームを変える　本間郁子著　第2版　岩波書店　2005.12　194, 14p　19cm　〈高齢社会の手引き〉　1700円　①4-00-026499-0　Ⓝ369.263
　内容 1 特養ホームが変わる(介護保険とは　介護保険制度下の特養ホーム)　2 特養ホームは、いま(入居者の「声」から　家族の「声」から)　3 看取り、そして認知症ケアの場　4 特養ホームを変える(介護保険制度見直しへの提言　地域住民と施設と行政の連携を築く)

◇特養ホームからの手紙　須藤英一著　伊丹 牧歌舎　2007.10　204p　19cm　〈発売:星雲社〉　1500円　①978-4-434-10996-6　Ⓝ369.263
　内容 第1章 福祉とビジネス(山紫水明　社会福祉法人・施設の生い立ち　ビジネスから福祉へ　介護バブルの館　施設の建設)　第2章 介護現場の課題(個室・ユニットケアは万能か?　認知症ケアの充実　高齢者虐待はなぜ起きるか　介護事故とリスクマネジメントについて　ターミナルケア(看取り介護)について　介護施設をどう評価するか)　第3章 介護現場からのレポート(グループケアへの挑戦　第二紫水園の主　雪の中の大捜索　任地紹介後の難しさ　誤嚥事故　止むを得ない身体拘束)　第4章 特養ホームはどこへ行く(福祉ガエル　介護職員の「自立」と「尊厳」　シャイ福祉法人、特養ホームの課題　福

社事業の継続性 多様化する居住系福祉サービスメニュー 介護保険制度の継続性）

◇特養ホームの実態分析 2 特養ホームを良くする市民の会 2003.3 79p 30cm 500円 Ⓝ369.263
[内容] 2000～2001年度訪問調査・継続調査の結果から（11都道府県430施設）

◇特養ホームは、いま—ひろがるユニットケア・全人的復権 宮城県内全特別養護老人ホーム訪問評価報告書 仙台 介護の社会化を進める一万人市民委員会宮城県民の会 2003.5 247p 30cm Ⓝ369.263

◇特老物語 続編 谷本光典著 津島 泰聖書店 2003.3 155p 21cm 〈「続編」のサブタイトル：ゆたかな自然と人情につつまれて〉 1200円 Ⓝ369.263

◇富美岡荘物語—すべては愛から始まった 佐藤眞一監修, 佐賀由彦著 中央法規出版 2004.9 270p 19cm 1500円 ①4-8058-2500-6 Ⓝ369.263

◇日本の養老院史—「救護法」期の個別施設史を基盤に 井村圭壯著 学文社 2005.9 178p 22cm 2200円 ①4-7620-1452-4 Ⓝ369.263
[内容] 第1章 佐世保養老院の財源 第2章 別府養老院と組織的支援母体 第3章「社会事業法」成立期からの養老院 第4章 福岡養老院と支援組織 第5章「社会事業法」成立からの福岡養老院 第6章 昭和初期の報恩積善会 第7章「社会事業法」期の報恩積善会 第8章「救護法」期の神戸養老院 第9章「社会事業法」期の神戸養老院

◇日本の老人ホームを根本から変えたとかみ共生苑・楽生苑一回想記 松浦猛将著 山形 北方出版 2004.6 122p 21cm 非売品 Ⓝ369.263

◇日本老人残酷物語—有料老人ホームの真実 真鍋秀夫著 元就出版社 2008.5 189p 20cm 1600円 ①978-4-86106-164-6 Ⓝ369.263
[内容] 出家が妻帯しても、差し支えないが… 老人はこの世では、安住の地はないのか？「北谷苑」は福祉なのか？ 八十一歳の老人の怒り！

◇入居金と認知症ケアがわかる！ 高齢者ホーム2011完全保存版 朝日新聞出版 2011.1 323p 29cm （週刊朝日mook）〈正編のタイトル：入居金と月額費用で決める！ 高齢者ホーム〉 838円 ①978-4-02-274561-3 Ⓝ369.263

◇母のいる場所—シルバーヴィラ向山物語 久田恵著 文藝春秋 2004.9 329p 16cm （文春文庫） 562円 ①4-16-752904-1 Ⓝ369.263
[内容] 我が家の決断 シルバーヴィラ向山へ ホームの生活が始まった ふたたび父と同居する 花ちゃんクラブの面々 思い出の草津温泉旅行 村田さんのお葬式 母の容態 介護保険狂騒曲 お花見の夜 ミニコミを出そう アプランドルと花ちゃんショップ 母の死

◇早すぎた老い支度—私の有料老人ホーム顚末記 伊澤次男著 講談社 2004.1 215p 20cm (The new fifties) 1600円 ①4-06-268396-2 Ⓝ369.263
[内容] 第1章 ホームとの"戦い"—改善・改革への苦闘 第2章 退去にいたる日々の思い 第3章 もう一度、老後の生き方を見直す 第4章「心の老い支度」—最後は心の問題 第5章 有料老人ホームに苦言あり—『シルバー新報』連載

◇陽だまりの風景—豊かな老後の日常を提供するアビタシオンの挑戦 鶴蒔靖夫著 IN通信社 2008.10 252p 20cm 1800円 ①978-4-87218-307-8 Ⓝ369.263
[内容] 第1章 自らの老後を設計、マネジメントする時代—クオリティ・オブ・ライフを楽しく美しくデザインする 第2章 高齢者生活サービスの先駆的企業「新陽」—介護業界の老舗的位置づけ 第3章 "老後に住みたい家"を追求し誕生した「アビタシオン」 第4章 自立支援の介護予防サービスが主軸 第5章 創業者・喜多岡陽子の福祉哲学と現場の声 第6章 今後の介護・福祉とターミナルケア

◇碧羅の天—介護老人ホーム酔狂の記 森正次著 碧天舎 2005.1 133p 19cm 1000円 ①4-88346-875-5
[内容] 介護老人ホーム入所 懇話会 新館へ

◇ヘルスケア・デザイン・レポート—湖山医療福祉グループのアーカイブから 湖山泰成監修 ヘルスケア・デザイン・ネットワーク 2011.3 191p 21cm 〈東京 中央公論事業出版（制作発売）〉 1000円 ①978-4-89514-366-0 Ⓝ369.263
[内容] 第1章 タイ・カンボジア視察—最新の活動報告から 第2章 先進の試み—カメリア 第3章 施設と教育機関とのコラボレーション 第4章 コミュニティカフェ 第5章 カメリア・カレッジ 第6章 福祉施設の海外との交流 第7章 福祉施設で地域コミュニティづくり 第8章 グループ内の病院・施設でのイベント 第9章 湖山医療福祉グループについて

◇ぼけてもいいよー「第2宅老所よりあい」から 村瀬孝生著 福岡 西日本新聞社 2006.9 309p 20cm 1800円 ①4-8167-0700-X Ⓝ369.263

◇ホームの窓から「こんにちは」—出あいふれあいひとりごと 田村淳子著 郁朋社 2011.9 213p 19cm 1000円 ①978-4-87302-480-6 Ⓝ369.263

◇また会う日まで—「黄金の人生」という名の老人ホーム 早瀬圭一著 新潮社 2003.8 252p 20cm 1500円 ①4-10-339805-1 Ⓝ369.263
[内容] 誕生日の教え子たち ラビドールの人々 上村夫人の二十四時間介護 有料老人ホームのこれから 倒産の危機 総支配人と若い職員 新たな門出「黄金の人生」 冬の旅

◇間違えてはいけない老人ホームの選び方 本間郁子著 あけび書房 2011.8 125p 21cm 1400円 ①978-4-87154-104-6 Ⓝ369.263
[内容] 序章 特別養護老人ホームの現状 本編 老人ホームを選ぶチェックポイント（自分の希望チェックシート 老人ホームを選ぶ7つのチェックポイント（必要なお金のチェックポイント 法人理念と組織体制のチェックポイント 職員教育システムのチェックポイント 居住環境のチェックポイント サービス内容のチェックポイント 施設観察時のチェックポイント 家族の支援と関わり方のチェックポイント））

◇みつけた！夢ある老人ホーム—暮らしに合わせた15ガイド グループわいふ, 和田好子著 京都 ミネルヴァ書房 2012.2 220p 21cm 2000円 ①978-4-623-06182-2 Ⓝ369.263
[内容] 1 介護付有料老人ホーム 2 ケアハウス 3 高齢者用分譲マンション 4 介護専用型特定施設 5

住宅型ホームとショートステイホテル　後期高齢で引っ越し四回—筆者の老人ホーム入居体験

◇民間版特養ホーム／メディケアホーム　岸本和博著　明石書店　2004.10　221p　19cm　1800円　Ⓘ4-7503-1991-0　Ⓝ369.263
[内容] 第1章 高齢社会と特養ホーム　第2章 類似型老人ホームの新たな展開　第3章 民間版特養ホームの定義と課題　第4章 民間版特養ホームの展望　資料編

◇もっと知りたい有料老人ホーム　第1部（有料老人ホームを知ろう）　全国有料老人ホーム協会　2007.3　75p　30cm　〈雇用・能力開発機構委託事業〉　Ⓝ369.263

◇もっと知りたい有料老人ホーム　第2部（やる気を高める目標管理と評価制度）　全国有料老人ホーム協会　2007.3　84p　30cm　〈雇用・能力開発機構委託事業　折り込み9枚〉　Ⓝ369.263

◇夜勤ヘルパーの告白—ある老人ホームの人々　三峰知子著　文芸社　2009.9　117p　19cm　1000円　Ⓘ978-4-286-07565-5　Ⓝ369.263

◇やっぱりあぶない、有料老人ホームの選び方—お金と老後を守る「虎の巻」　シニアテック研究所編著　三五館　2007.7　122p　21cm　1300円　Ⓘ978-4-88320-394-9　Ⓝ369.263
[内容] 第1章 これだけは知っておきたい有料老人ホームの基礎知識　第2章 体験談に学ぶ1 思わずダマされる、「不当表示」にご用心！　第3章 体験談に学ぶ2 本当にそのホームで大丈夫？ ハンコを押したら最後！　第4章 体験談に学ぶ3「介護」という名の危ない話　第5章 失敗しないための賢い情報の集め方＆見抜き方

◇やっぱり「終のすみか」は有料老人ホーム　滝上宗次郎著　講談社　2006.6　253p　20cm　（介護ライブラリー）　1600円　Ⓘ4-06-282404-3　Ⓝ369.263
[内容] 第1部 介護保険はじり貧で、家族介護は崩壊　第2部 残された選択肢は、有料老人ホームだけ　第3部 認知症（痴ほう）の介護で、ホームの実力がわかる　第4部 ホーム選びの勘どころと、豊かに生きる知恵

◇有料老人ホームをめぐる消費者問題に関する調査研究—有料老人ホームの暮らしが快適であるために　国民生活センター　2006.3　226p　30cm　953円　Ⓘ4-906051-48-0　Ⓝ369.263
[内容] 序章　第1章 有料老人ホーム契約に関する問題点　第2章 有料老人ホームの現況と課題　第3章 有料老人ホームにおける暮らしの実態調査—調査対象：有料老人ホーム　第4章 有料老人ホームの入居者保護等に関する調査—調査対象：都道府県等　第5章 有料老人ホームの重要事項説明書調査　第6章 有料老人ホームの入居者の権利擁護に関する提言　付属資料

◇有料老人ホームがあぶない—崩壊する高齢者住宅事業　濱田孝一著　花伝社　2009.7　220p　19cm　（発売：共栄書房）　1600円　Ⓘ978-4-7634-0551-7　Ⓝ369.263
[内容] 第1章 正念場を迎える高齢化問題　第2章 安易な事業計画、変化する経営環境　第3章 有料老人ホームにおける「安心・快適」の罠　第4章 利用権と入居一時金制度の問題　第5章 入居者保護施策の不備　第6章 見えない高齢者住宅と介護保険の方向性　第7章 崩壊にひんする高齢者住宅事業　第8章 食を止めるために何をすべきか—高齢者の生活を支えるために　解説 介護保険制度の基礎知識

◇有料老人ホームガイド厳選15 —3万件の相談実績と経験を誇る老舗紹介センターが薦める　みんかい編　現代書林　2008.1　191p　19cm　1200円　Ⓘ978-4-7745-1099-6　Ⓝ369.263
[内容] 有料老人ホームは、こうして上手に選びたい「みんかい」推奨！有料老人ホーム厳選15

◇有料老人ホーム完全ガイド—首都圏版　v.1（リニューアル号）　大誠社　2006.9　166p　30cm　（大誠ムック1）　1143円　Ⓘ4-902577-70-4　Ⓝ369.263

◇有料老人ホーム完全ガイド—首都圏版（東京・神奈川・千葉・埼玉）　2007年版　大誠社　2007.4　211p　30cm　（大誠ムック3）　1429円　Ⓘ978-4-902577-72-3　Ⓝ369.263

◇有料老人ホーム完全ガイド—首都圏版（東京・神奈川・千葉・埼玉・茨城）　2008年度版　大誠社　2007.12　197p　30cm　（大誠ムック5）　1429円　Ⓘ978-4-902577-74-7　Ⓝ369.263

◇有料老人ホーム完全ガイド—首都圏版「東京・神奈川・千葉・埼玉」　2008年 春夏特大号　大誠社　2008.7　167p　30cm　（大誠ムック7）　933円　Ⓘ978-4-902577-76-1　Ⓝ369.263

◇有料老人ホーム簡単ガイドbook —関東版　2005年 秋冬号　風林館　2005.10　159p　30cm　（Furin mook 43）　1143円　Ⓘ4-86123-056-X　Ⓝ369.263

◇有料老人ホーム簡単ガイドbook —関東版　2006年 春夏号　風林館　2006.3　160p　30cm　（Furin mook 53）　1143円　Ⓘ4-86123-066-7　Ⓝ369.263

◇有料老人ホーム業産業雇用高度化推進事業報告書—労働力有効活用・確保調査事業（2年度事業）　平成17年度　全国有料老人ホーム協会産業雇用高度化推進事業推進委員会　2006.3　232p　30cm　〈雇用・能力開発機構委託事業　サブタイトル：有料老人ホーム業における雇用環境の改善・処遇向上と雇用促進及び質の向上（教育研修体系）について〉　Ⓝ369.263

◇有料老人ホーム業産業雇用高度化推進事業報告書—労働力有効活用・確保調査事業（初年度調査）有料老人ホーム業における雇用をめぐる現状と問題点、対応策の検討　平成16年度　全国有料老人ホーム協会産業雇用高度化推進事業推進委員会　2005.3　159p　30cm　〈雇用・能力開発機構委託事業〉　Ⓝ369.263

◇有料老人ホーム業産業雇用高度化推進事業報告書—労働力有効活用・確保調査事業（初年度調査）有料老人ホーム業における雇用をめぐる現状と問題点、対応策の検討　平成16年度 自由記述集　全国有料老人ホーム協会産業雇用高度化推進事業推進委員会　2005.3　144p　30cm　〈雇用・能力開発機構委託事業〉　Ⓝ369.263

◇有料老人ホーム事業実態調査報告書　平成18年度　全国有料老人ホーム協会　2007.3　111p　30cm　Ⓝ369.263

◇有料老人ホーム事業におけるサービスの質の向上にかかる研修事業報告書 平成20年度 全国有料老人ホーム協会 2009.3 155p 30cm Ⓝ369.263

◇有料老人ホーム職員の質の向上に係る研修事業報告書 全国有料老人ホーム協会 2008.3 157p 30cm Ⓝ369.263

◇有料老人ホーム大倒産時代を回避せよ 濱田孝一著 花伝社 2010.5 243p 19cm〈発売：共栄書房〉 1700円 Ⓘ978-4-7634-0570-8 Ⓝ369.263
〔内容〕1 直面する倒産の危機（始まる高齢者住宅大量倒産時代） 2 入居者保護の決め手（指導監査体制を強化すべき 高齢者住宅のルールづくり 有料老人ホームの事業再生 高齢者住宅相談支援センターの設立） 3 高齢者住宅の未来へ（介護保険と高齢者住宅 自治体の役割―「高齢者居住安定確保計画」の策定 高齢者住宅の未来）

◇有料老人ホーム徹底ガイド―首都圏版 風林館 2005.3 95p 30cm (Furin mook 28) 933円 Ⓘ4-86123-041-1 Ⓝ369.263

◇有料老人ホームと巨大地震 大久保貞義著 シニアタイム 2011.11 128p 26cm（シニアタイム・ブックレット 5） 476円 Ⓘ978-4-9903855-4-5 Ⓝ369.263

◇有料老人ホームにおける介護予防の検証事業報告書 平成17年度 全国有料老人ホーム協会介護予防検証事業委員会編 全国有料老人ホーム協会 2006.3 95p 30cm Ⓝ369.26

◇有料老人ホーム入居希望者意識調査 全国有料老人ホーム協会 2005.9 223p 30cm（有料老人ホームに関する基礎調査 第6回） 4500円 Ⓝ369.263

◇有料老人ホーム入居者調査、入居意向者調査―結果の概要 全国有料老人ホーム協会 2010.3 27p 30cm Ⓝ369.263

◇有料老人ホーム入居者の「老化予防指標」調査結果報告書 平成20年度 全国有料老人ホーム協会 2009.3 51p 30cm Ⓝ369.263

◇有料老人ホームの絆 大久保貞義著 シニアタイム 2011.4 152p 26cm（シニアタイム・ブックレット 4） 476円 Ⓘ978-4-9903855-3-8 Ⓝ369.263

◇有料老人ホームの基礎知識―輝 平成21年版 全国有料老人ホーム協会 2009.3 53p 30cm Ⓝ369.263

◇有料老人ホームの幸せ 大久保貞義著 シニアタイム 2010.8 144p 26cm（シニアタイム・ブックレット 3） 476円 Ⓘ978-4-9903855-2-1 Ⓝ369.263

◇有料老人ホームの楽しみ 大久保貞義著 シニアタイム 2010.3 112p 26cm（シニアタイム・ブックレット 2） 476円 Ⓘ978-4-9903855-1-4 Ⓝ369.263

◇有料老人ホームの表示の適正化に向けて―有料老人ホームの表示に関する検討会報告書 有料老人ホームの表示に関する検討会編 〔公正取引委員会〕 2003.10 31p 30cm Ⓝ369.263

◇有料老人ホーム法令通知ハンドブック 高齢者福祉専門誌「ミズ・コミュニティ」編集部編 ヒューマン・ヘルスケア・システム 2004.10 110p 26cm 2400円 Ⓘ4-9900717-9-4 Ⓝ369.263

◇有料老人ホーム法令通知ハンドブック ヒューマン・ヘルスケア・システム有料老人ホーム研究班編 2006年4月改訂版 ヒューマン・ヘルスケア・システム 2006.5 300p 21cm 3000円 Ⓘ4-902884-07-0 Ⓝ369.263

◇夢追い人のゆりかご 石田よね子著 文芸社 2007.9 108p 19cm 1000円 Ⓘ978-4-286-03438-6 Ⓝ369.263
〔内容〕初めての仕事 大ショック 悲しい医療 在宅ケアとは 有料老人ホーム 介護のいろいろ 真夜中の脱走作戦 もも色さん 意地っ張り おとぎの国のおばあちゃま 七十四歳の生理 母親の気持ち ふたたびの青春 家に帰りたい 小さな冒険 何がなんでもくやしいよう 介護者の喜び 女が仕事をすると 心の叫び 佐々木教授

◇養護老人ホームにおける生活支援（見守り支援）に関する調査研究事業報告書 全国老人福祉施設協議会 2012.3 128p 30cm〈平成23年度老人保健事業推進費等補助金老人保健健康増進等事業〉 Ⓝ369.263

◇養護老人ホームにおける生活支援（見守り支援）に関する調査研究事業報告書 資料編 全国老人福祉施設協議会 2012.3 128p 30cm〈平成23年度老人保健事業推進費等補助金老人保健健康増進等事業〉 Ⓝ369.263

◇養護老人ホーム入所待機者及び入所者に関する調査報告書 東京都福祉局高齢者部計画課 2004.3 194p 30cm Ⓝ369.263

◇養護老人ホームのあり方について（提言）―養護老人ホームあり方検討部会報告書 東京都福祉保健局高齢社会対策部計画課 2004.8 54p 30cm Ⓝ369.263

◇療養環境向上のための調査研究事業報告書 全国老人保健施設協会 2004.3 88p 30cm〈平成15年度老人保健事業推進費等国庫補助事業〉 Ⓝ369.263

◇ロイヤルの工夫（アイデア）99―有料老人ホーム「ロイヤルライフ多摩」はそのときどう考えたのか何を目指そうとしていたのか ロイヤルの工夫99編集委員会著 PHPパブリッシング 2010.7 237p 26cm〈タイトル：ロイヤルの工夫99〉 2476円 Ⓘ978-4-904302-55-2 Ⓝ369.263
〔内容〕ロイヤルサービスの考え方 介護・看護の知恵と工夫 多摩の自然に抱かれて 豊かな生活を過ごして頂くために スムーズな業務運営のために（ご入居者に向き合って 人材育成でサービス向上）

◇老人ホームをテストする 岡田耕一郎、岡田浩子著 暮しの手帖社 2007.5 286p 21cm〈折り込1枚〉 1700円 Ⓘ978-4-7660-0150-1 Ⓝ369.263
〔内容〕1 介護の現場はどうなっているのだろう 2 老人ホームを選ぶときの見分けかたのヒント 3 ユニットケア施設は、こんなところが問題 4 老人ホームのテスト項目をまとめました 5 テストをするときのプロのコツをお教えします 6 じっさいにある老人ホームをテストしました

医療と社会・福祉　　　　　　　　　　　　　　　　　　　老人医療・介護

◇老人ホーム—淑女・紳士録　岩城祐子著　あすなろ社　2003.11　178p　20cm　1600円　①4-87034-085-2　Ⓝ369.263
　内容　男は純情で弱い　生まれたままの姿で　脚の色気は団十郎level　老妻は冷酷そのもの　のんびりのほほん　どちらが幸せか　元学長様の最期　お葬式って何　老いても男の証　二人の遅い春〔ほか〕

◇老人ホーム進化論—意外と明るい老後生活　日比野正己,佐々木由恵著　阪急コミュニケーションズ　2006.3　205p　20cm　1500円　①4-484-06209-7　Ⓝ369.263
　内容　第1章 既存の老人ホームの問題点　第2章 介護をしながら住み続ける新しい住まい　第3章 認知症でも大丈夫な未来へ　第4章 女性たちが変える「老後の暮らし方」　第5章 先進的な老人ホームの実践例　第6章 団塊世代の未来は楽天的発想でいこう

◇老人ホームに音楽がひびく—作曲家になったお年寄り　野村誠,大沢久子著　晶文社　2006.3　217p　20cm　1900円　①4-7949-6693-8　Ⓝ369.263
　内容　1章 共同作曲の始まり　2章 開かれたホーム—さくら苑　3章 作曲プロセス　4章 桜井苑長の考え方　5章 完成しない作曲　6章 ヘルパーから見た野村氏の活動　7章 縁の下の力もち　8章 個性豊かなさくら苑の人々　9章 さくら苑が教えてくれたこと　10章 野村氏の活動を通して感じたこと

◇老人は人なり—老人介護への提言　錦織義宣著　文芸社　2003.1　109p　19cm　800円　①4-8355-5049-8　Ⓝ369.263

◇わが家で暮らしていたい—在宅で暮らす知恵栄区版　グループ桂台編〔横浜〕　グループ桂台　2005.4　106p　30cm　(高齢者のための施設案内 行って・見て・聞きました 2)　600円　Ⓝ369.263

◇私も入りたい「老人ホーム」　甘利てる代著　日本放送出版協会　2005.12　253p　18cm　(生活人新書 100)　740円　①4-14-088166-6　Ⓝ369.263
　内容　第1章 このゆびとーまれ　第2章 元気な亀さん　第3章 宅老所あいあい　第4章 みんなの家　第5章 花時計　第6章 生活リハビリクラブ きらら　第7章 いい施設を見つける方法

◆グループホーム

◇あじさいの家泣き笑い　宮崎純子著　仙台　創栄出版　2006.7　163p　19cm　①4-7559-0253-3　Ⓝ369.263

◇あなたが始める小規模・多機能ホーム—複合サービス拠点の起業と運営　苛原実著　雲母書房　2004.9　227p　21cm　1800円　①4-87672-163-7　Ⓝ369.263
　内容　第1章 なぜ、小規模・多機能なのか　第2章 小規模・多機能三つのパターン　第3章 小規模・多機能をめぐる誤解　第4章 何からはじめるか　第5章 申請の手続き　第6章 ハードの工夫　第7章 成功へのノウハウ　第8章 医療と小規模・多機能拠点　第9章 小規模・多機能拠点の生活　第10章 これからの高齢者の住まい方

◇あなたが始める小規模・多機能ホーム　実践編　三好春樹監修　雲母書房　2005.9　221p　21cm　1800円　①4-87672-183-1　Ⓝ369.263

◇サービス業に徹する　「小規模」だけではウリにならない　介護困難な利用者に鍛えられる　母の在宅介護を通して得たもの　PTが始めた宅老所あくまでも在宅支援の場　匠笑屋であること

◇あなたは「ひとり」で最期まで生きられますか？—現役ヘルパーが教える老後の知恵　栗原道子著　講談社　2008.8　270p　19cm　(介護ライブラリー)　1500円　①978-4-06-282436-1　Ⓝ369.263
　内容　第1章 介護保険を使って自宅で暮らす—ヘルパーが見た在宅介護のいろいろ　第2章 いろいろなサービスを使えば、こんな生活も楽しめる—さまざまな施設を使えば、こんな生活も楽しめる—さまざまな施設を使えば、こんな生活も楽しめる—さまざまな施設を使えば、こんな生活も楽しめる—さまざまな施設を使えば、こんな生活も楽しめる—さまざまな施設を使えば利用法　第3章 施設や民間有料老人ホームに移り住む時期を考える—「自分の生活」をいつまで維持できるか　第4章 多様化する施設・施設に入るのがイヤという人への選択肢　第5章 有料老人ホームを「終の住処」にしたい人—元気なときに目星をつけたい　第6章 認知症に適した住まいの選び方—グループホームと介護型ケアハウス　第7章 介護力のある病院を探す—在宅での介護は見えにくい　第8章 ここなら入りたいという特別養護老人ホーム—明るい・清潔・楽しい施設もあるんです

◇あれは自分ではなかったか—グループホーム虐待致死事件を考える　下村恵美子,高口光子,三好春樹著　ブリコラージュ　2005.8　139p　21cm〈発売:筒井書房〉　1200円　①4-88720-484-1　Ⓝ369.263
　内容　他人ごとやなか…〈下村恵美子述〉　リスクは介護現場にある、私自身にある〈高口光子述〉　「家庭的ケア」という幻想〈三好春樹述〉　鼎談介護現場のいま〈下村恵美子,高口光子,三好春樹述〉

◇生き方としての宅老所—起業する老人たち　高橋知宏,藤渕安生,菅原英樹,伊藤英樹著,三好春樹監修　ブリコラージュ　2010.9　126p　19cm　(ブリコブックレット 1)〈発売:筒井書房〉　1200円　①978-4-88720-620-5　Ⓝ369.263

◇医療依存度の高い在宅要介護高齢者を対象とした多機能化サービスのあり方に関する調査報告書　みずほ情報総研　2011.3　4,138p　30cm〈平成22年度老人保健事業推進費等補助金老人保健健康増進等事業〉　Ⓝ369.263

◇医療依存度の高い要介護高齢者の在宅生活継続のための短期入所療養介護のあり方に関する調査報告書　みずほ情報総研　2012.3　7,48,9p　30cm〈平成23年度老人保健事業推進費等補助金老人保健健康増進等事業〉　Ⓝ369.263

◇おばけさま—痴ほうがあける心の扉　西村美智代著　東京新聞出版局　2004.6　255p　19cm　1500円　①4-8083-0803-7　Ⓝ369.263
　内容　第1章 おばけさまの手はあたたかい　第2章 おばけさまは色とりどりに咲き誇る　第3章 漕ぎ出せばどこまでも広がる出会いの海　第4章 ひときわ明るく陽がのぼる〜グループホームの日々　第5章 痛みもぬくもりもすべておばけさまの光　第6章 「あちら」にいくおばけさまが「こちら」にくれた贈り物　第7章 グループホームはドリームランドなのだろうか　第8章 おばけさまが生き方を教えてくれた

◇介護戦隊いろ葉レンジャー参上—若者が始めた愛と闘いの宅老所　中迎聡子著　雲母書房　2007.1　261p　19cm　1700円　①978-4-87672-220-4　Ⓝ369.263

◇[内容]第1部 スミゴンが育てた「いろ葉」(スミゴンとの出会い 「いろ葉」をつくる スミゴンがやってきた! スミエさんが歩いてきた道) 第2部「いろ葉」のココロ(せっかく生まれてきたのだから 「いろ葉」に咲く花、華… 「いろ葉」のケアは"しつこい"ケア) 第3部「いろ葉」のイ・ロ・ハ(泣いて、笑って、宅老所経営はてんてこ舞い いろ葉レンジャーとの愛と闘いの日々 日誌で育つ自己表現)

◇介護ビジネスの現場から 高橋行憲著 YSS企画出版 2003.11 162p 19cm〈発売: 悠飛社〉 1200円 Ⓘ4-86030-034-3
[内容]第1章 ゼロから始めた介護ビジネス 第2章 グループホームの展開へ 第3章 グループホームで働くということ 第4章 介護ビジネスのこれから

◇輝くいのちを抱きしめて——「小山のおうち」の認知症ケア NHK福祉ネットワーク 高橋幸男著 日本放送出版協会 2006.1 238p 19cm 1400円 Ⓘ4-14-081083-1 Ⓝ369.263
[内容]第1章 小山のおうちの一日 第2章 物忘れはつらいです——認知症高齢者の心の世界 第3章 お年寄りからもらった"宝物"——デイケアと診療のカルテ 第4章 座談会 ぼけてもわが人生——おじいちゃん・おばあちゃん、大いに語る 第5章 心の相談室——あなたの悩みに答えます

◇奇跡の宅老所「井戸端げんき」物語 伊藤英樹著 講談社 2008.10 236p 19cm (介護ライブラリー) 1500円 Ⓘ978-4-06-282437-8 Ⓝ369.263
[内容]第1章 引きこもり地獄—流されるままに福祉の世界へ 第2章 木更津へ—地下水脈を掘り当てたくて 第3章 宅老所—「井戸端げんき」の顔役たち 第4章 貴婦人の恋—どんな人でも受け入れる 第5章 居場所—共生ケアという新しいかたち 第6章 吹く詩の宴—全国へ広がる木更津物語

◇共生ケアの営みと支援—富山型「このゆびとーまれ」調査から 平野隆之編 全国コミュニティライフサポートセンター 2005.10 233p 21cm (CLC研究シリーズ 2)〈発売: 筒井書房〉 2000円 Ⓘ4-88720-494-9 Ⓝ369.263

◇グループケア型施設の運営および施設サービスのあり方に関する調査研究報告書 医療経済研究・社会保険福祉協会医療経済研究機構 2010.3, 98p 30cm (老人保健健康増進等事業による研究報告書 平成21年度) Ⓝ369.26

◇グループホームをはじめよう!—今後、増える認知症高齢者が地域で、安心して暮らせる"ホーム"が求められている! 草地真著 ぱる出版 2011.4 191p 21cm (New health care management) 2500円 Ⓘ978-4-8272-0632-6 Ⓝ369.263
[内容]プロローグ スピードチェック! まずは知っておきたい様々な"高齢者の住まい"の現状 第1章 グループホームって何?—入門編 第2章 なぜいま地域密着のグループホームサービスが必要なのか 第3章 グループホームの構想と立ち上げマニュアル—実践編 第4章 グループホームの運営ポイント 第5章 グループホームビジネスをめぐる3つのテーマ 第6章 これからの高齢者ケアの形—グループホームとその周辺

◇グループホームケア—認知症の人々のケアが活きる場所 中島紀恵子編著、北川公子、大久保幸積、宮崎直人著 改訂版 日本看護協会出版会 2005.10 219p 26cm 2400円 Ⓘ4-8180-1166-5 Ⓝ369.263

◇グループホーム(ケアホーム)全国基礎調査2009報告書—グループホームの実像を検証する 障害のある人と援助者でつくる日本グループホーム学会・グループホームに関する全国基礎調査実行委員会編〔小平〕 障害のある人と援助者でつくる日本グループホーム学会 2010.3 96p 30cm (障害保健福祉推進事業(障害者自立支援調査研究プロジェクト)報告書 平成21年度) Ⓝ369.27

◇「グループホームサービス評価の活用と展開」研究事業報告書—地域での各種サービスのあり方とサービスの質の確保に関する研究 浴風会高齢者痴呆介護研究・研修東京センター 2005.3 55p 30cm〈平成16年度老人保健健康増進等事業〉Ⓝ369.263

◇グループホーム等のあり方に関する調査研究報告書 三菱UFJリサーチ&コンサルティング株式会社政策研究事業本部編 大阪 三菱UFJリサーチ&コンサルティング政策研究事業本部 2009.3 116p 30cm〈平成20年度障害者保健福祉推進事業補助金(障害者自立支援調査研究プロジェクト)〉Ⓝ369.27

◇グループホームにおける権利擁護に向けた取り組み報告書—神奈川県での権利侵害の防止に向けてのグループホーム世話人研修とネットワークづくりの取り組み 平成21年度厚生労働省障害保健福祉推進事業(障害者自立支援調査研究プロジェクト)〔小平〕 日本グループホーム学会 2010.3 48p 30cm Ⓝ369.27

◇グループホームにおける多機能化と今後の展開に関する調査研究事業報告書—認知症グループホームに求められる役割と機能 日本認知症グループホーム協会 2011.3 112p 30cm (老人保健健康増進等事業による研究報告書 平成22年度)〈奥付のタイトル: グループホームにおける多機能化と今後の展開に関する調査研究〉Ⓝ369.263

◇グループホームにおける知的障害のある人の避難訓練に関する検討〔小平〕 日本グループホーム学会 2010.3 78p 30cm〈平成21年度厚生労働省障害保健福祉推進事業(障害者自立支援調査研究プロジェクト)〉Ⓝ369.28

◇グループホームにおける認知症ケアの価値観—日・豪グループホームの実践をとおして 内出幸美, Richard Fleming著 ワールドプランニング 2009.9 144p 21×21cm 2667円 Ⓘ4-948742-73-2 Ⓝ369.263
[内容]序章 第1章 最終的に選ばれた30枚の写真 第2章 14の価値観に基づく類似点と相違点 第3章 共通の価値観 第4章 価値観に対する振り返りのための質問集 第5章 終章—共同プロジェクトメンバーからのメッセージ

◇グループホームにおける認知症高齢者ケアと質の探究 永田千鶴著 京都 ミネルヴァ書房 2009.3 294p 22cm (Minerva社会福祉叢書 30) 4000円 Ⓘ978-4-623-05360-5 Ⓝ369.263
[内容]問題の所在と研究の視点 第1部 理論編(ケアの本質 ケアの質を保障する評価制度 認知症高齢

者ケアとグループホーム）　第2部 実証編（グループホームにおけるケアの質　グループホームにおけるケアプロセスガイドライン）　認知症高齢者ケアの質の保障と課題　資料編

◇グループホームの安全性確保・向上に関する調査研究事業報告書　グループホームの安全性確保・向上に関する調査研究委員会監修　日本認知症グループホーム協会　2011.3　152p　30cm　（老人保健健康増進等事業による研究報告書 平成22年度）　Ⓝ369.263

◇グループホームの基礎知識　山井和則監修, 上田理人著　改訂新版　リヨン社　2008.4　354p　21cm　〈発売：二見書房〉　2476円　Ⓘ978-4-576-07222-7　Ⓝ369.263
　内容 第1章 グループホームとは何か　第2章 グループホームの生活―ゆったりした毎日を楽しむ　第3章 グループホームケアとは何か―ケアの質をより高めたい　第4章 グループホームスタッフとして働く　第5章「住まい」としての環境づくり―認知症になっても暮らしやすい空間　第6章 開設に向けて―グループホームを開設します　第7章 グループホーム運営Q&A　第8章 実践から生まれた小規模多機能サービス―二四時間三六五日切れ目なく暮らしを支える　第9章 良質なグループホームを増やすために

◇グループホームの質確保ガイドブック―サービス評価の徹底活用のすすめ　永田久美子編著, 認知症介護研究・研修東京センター監修　認知症介護研究・研修東京センター　2006.5　132p　30cm〈東京 中央法規出版（製作・発売）〉　2400円　Ⓘ4-8058-4656-9　Ⓝ369.263
　内容 第1章 サービス評価とは？　第2章 評価の取り組みと活かし方　第3章 改善計画をつくって効果的な改善を　第4章 評価結果からみえること―評価データを活かそう（評価結果の分析結果　家族アンケート数値と意見の集約）　巻末資料

◇グループホームの人生模様―認知症をきずなとして　川上正夫著　金剛出版　2010.2　214p　21cm　3000円　Ⓘ978-4-7724-1126-4　Ⓝ369.263
　内容 第1幕「あかね」に集まる人々のストーリー　第2幕「あかね」をめぐるさまざまな日常

◇グループホームの手引き―開設から運営まで　全国痴呆性高齢者グループホーム協会監修　ワールドプランニング　2004.10　263p　30cm　2667円　Ⓘ4-948742-65-1　Ⓝ369.263

◇グループホームの手引き―開設から運営まで　全国認知症グループホーム協会監修　改訂　ワールドプランニング　2006.10　398p　30cm　2667円　Ⓘ4-948742-84-8　Ⓝ369.263

◇グループホーム豊かな暮らし　辰村泰治, 吉江まさみ, 菅原進, 須藤守夫著　第2版　さいたまやどかり出版　2007.9　88p　21cm　（やどかりブックレット 障害者からのメッセージ 9）　800円　Ⓘ978-4-946498-96-1　Ⓝ369.28

◇高齢者グループホームの開設と運営の手引き　高齢者福祉専門誌「ミズ・コミュニティ」編集部編　2003年改訂版　ヒューマン・ヘルスケア・システム　2003.8　142p　26cm　2600円　Ⓘ4-9900717-4-3　Ⓝ369.263
　内容 第1章 グループホームの概要　第2章 開設までのプロセス　第3章 運営のポイント　第4章 事業収支シミュレーション（前提条件　シミュレーション）　関係法令等

◇高齢者ケアの達人たち　甘利てる代著　全国コミュニティライフサポートセンター　2005.10　207p　19cm　（CLCアートシリーズ 3）〈発売：筒井書房〉　1900円　Ⓘ4-88720-493-0　Ⓝ369.263

◇肢体不自由者に対するグループホーム制度整備のための調査研究　2（第2次）（平成16年度）調査報告書〉　全国肢体不自由児・者父母の会連合会編　全国肢体不自由児・者父母の会連合会　2005.3　91p　30cm　Ⓝ369.27

◇重度身体障害者グループホームに関する実態調査報告書―設立経緯・建築計画・運営実態に関する事例研究 平成18年度課題研究　日本医療福祉建築協会　2007.3　103p　30cm　Ⓝ369.27

◇小規模多機能型居宅介護を成功させる方法　小規模多機能ホーム研究会編　全国コミュニティライフサポートセンター　2007.7　203p　21cm（CLCはじめよう！シリーズ 9）〈発売：筒井書房〉　1900円　Ⓘ978-4-88720-531-4　Ⓝ369.263

◇小規模多機能型居宅介護開設の手引き　小規模多機能ホーム研究会編　全国コミュニティライフサポートセンター　2006.8　156p　30cm（CLCはじめよう！シリーズ 7）〈発売：筒井書房〉　2500円　Ⓘ4-901947-67-2　Ⓝ369.263

◇小規模多機能型居宅介護研修の普及促進のための調査研究事業報告書　全国小規模多機能型居宅介護事業者連絡会　2011.3　86p　30cm（平成22年度老人保健事業推進等補助金老人保健健康増進等事業）　Ⓝ369.263

◇小規模多機能型居宅介護の質および安全性の確保と向上のための調査研究事業報告書　全国小規模多機能型居宅介護事業者連絡会　2011.3　547p　30cm　〈平成22年度老人保健事業推進等補助金老人保健健康増進等事業〉　奥付のタイトル：小規模多機能型居宅介護研修の質および安全性の確保と向上のための調査研究事業報告書）　Ⓝ369.263

◇小規模多機能ケア実践の理論と方法　平野隆之, 高橋誠一, 奥田佑子著　全国コミュニティライフサポートセンター　2007.5　194p　26cm　〈発売：筒井書房〉　2500円　Ⓘ978-4-88720-526-0　Ⓝ369.263

◇小規模多機能ケア叢書 1（2005年最新版・行政資料集）　ヒューマン・ヘルスケア・システム小規模多機能ケア研究班編　ヒューマン・ヘルスケア・システム　2005.8　93p　26cm　2000円　Ⓘ4-902884-02-X　Ⓝ369.26
　内容 第1章 行政資料編（「地域密着型サービス」の創設　地域密着型サービスについて　小規模多機能型居宅介護　地域介護・福祉空間整備等交付金についての基本方針　地域介護・福祉空間整備等交付金についてのまとめ）　第2章 関係法令編（改正介護保険法等　地域介護・福祉空間整備等交付金実施要綱　地域における公的介護施設等の計画的な整備等の促進に関する法律）　第3章 今後の高齢者介護のあり方編（介護制度改革関連法案の概要　介護保険法施行法の一部を改正する法律案（概要）　介護保険かわらばん（2005年1・2月合併号）　2015年の高齢者介護）

◇小規模多機能ケア白書―利用者本位のケアマネジメントを実現する多機能ケア　2004　小規模多機能ホーム研究会編　全国コミュニティライフサポートセンター　2004.2　102p　26cm　〈発売：筒井書房〉　1500円　Ⓘ4-901947-24-9　Ⓝ369.263

◇小規模多機能ケア―地域でその人らしく最後までマンガ　全国コミュニティライフサポートセンター　2006.12　31p　26cm　（認知症ケアシリーズ 1）〈発売：筒井書房〉　286円　Ⓘ4-901947-70-2　Ⓝ369.26
　内容　1 「地域でその人らしく最後まで」を支える小規模多機能ケア　2 自宅と身近な地域で暮らす　3 一人ひとりのお年寄りの暮らしに合わせて支える　4 2種類の「小規模多機能ケア」　5 「小規模多機能ケア」では、こんな暮らし方を支えます

◇小規模多機能サービス拠点の計画―目指すべき方向性と考え方　改訂版　日本医療福祉建築協会　2007.3　144p　30cm　〈平成18年度老人保健事業推進費等国庫補助事業〉　Ⓝ369.263

◇小規模多機能サービス拠点の本質と展開―認知症高齢者が住み慣れた地域で生きることを支援する　杉山孝博, 高橋誠一編　全国コミュニティライフサポートセンター　2005.8　199p　21cm　〈発売：筒井書房〉　2100円　Ⓘ4-88720-482-5　Ⓝ369.263

◇小規模多機能事業の開設・運営マニュアル　綜合ユニコム　2006.5　88枚　21×30cm　〈シニアビジネス事業開発マニュアル新シリーズ 第1集〉　58000円　Ⓘ978-4-88150-418-5　Ⓝ369.263

◇「小規模多機能」の意味論―すでにあった、もうひとつの福祉システム　岩下清子, 佐藤義夫, 島田千穂著　雲母書房　2006.11　181p　21cm　1800円　Ⓘ4-87672-214-5　Ⓝ369.263
　内容　第1部 すでにあった「小規模多機能」―もうひとつの福祉システム（事例紹介 調査対象となった事業所に共通する特徴　多様なニーズに対応し続ける事業体に必要なマネジメント　村の障害者保健福祉活動から生まれたNPO「日高わのわ会」　制度化以前から存在した小規模多機能事業所の本質と存在意義）　第2部 時代の中の「小規模多機能」―いま、改めて定義する（小規模多機能事業所とは何か　福祉国家の未来　いま、ここにある危機　「持続可能な介護保険」の可能性　コミュナルなものの再建）　補論

◇小規模多機能ホームとは何か　小規模多機能ホーム研究会編　全国コミュニティライフサポートセンター　2003.12　135p　21cm　（CLCはじめよう！シリーズ 5）〈発売：筒井書房〉　1400円　Ⓘ4-901947-21-4　Ⓝ369.263

◇小規模多機能ホームの開設とケアシステム―痴呆性高齢者をサポートする「小規模多機能サービス拠点」の立ち上げ手法　綜合ユニコム　2004.3　200p　30cm　54000円　Ⓘ4-88150-374-X　Ⓝ369.262

◇「情報公開調査」対応マニュアル―認知症対応型共同生活介護（グループホーム）小規模多機能型居宅介護版　「情報公開調査」対応マニュアル編集委員会編　福山QOLサービス　2009.7　464p　31cm　〈ルーズリーフ〉　9524円　Ⓘ978-4-901898-63-8　Ⓝ369.263

◇事例を交えて学ぶ認知症高齢者グループホームQ&A　グループホームのケアを考える会編, 森繁樹編集代表　中央法規出版　2007.2　316p　21cm　3000円　Ⓘ978-4-8058-2853-3　Ⓝ369.263
　内容　序(1)認知症高齢者グループホームのあゆみ　序(2)グループホームケアで大切にすべき視点　1 職員のあり方・育て方　2 日常生活の支援　3 利用者・職員の関係性を考える　4 利用者の暮らしを支えるケアプラン　5 勤務体制・労務管理を考える　6 認知症高齢者の住まいの考え方　7 経営者・管理者の役割と業務　8 契約について　9 費用について

◇信州の福祉暴走族―かいご家の「共生・多機能」ケア　かいご家著　雲母書房　2006.4　221p　19cm　1600円　Ⓘ4-87672-196-3　Ⓝ369.263
　内容　序章　「暴走族」が「地の塩」でいいのか？―かいご家に寄す　第1章 小さな福祉をしたい　第2章 素顔で　第3章 手と手　第4章 信州の天然水ケア　第5章 かいご家日記

◇スタッフ・世話人のためのグループホーム援助のポイント―障害のある人の地域の暮らしを支える　〔小平〕　障害のある人と援助者でつくる日本グループホーム学会　2007.9　40p　26cm　〈平成18年度厚生労働省障害者保健福祉推進事業（障害者自立支援調査研究プロジェクト）〉　Ⓝ369.263

◇スタッフ・世話人のためのグループホーム援助のポイント―障害のある人の地域の暮らしを支える　詳細版　〔小平〕　障害のある人と援助者でつくる日本グループホーム学会　2008.3　109p　26cm　〈平成19年度厚生労働省障害者保健福祉推進事業（障害者自立支援調査研究プロジェクト）〉　Ⓝ369.28

◇生と死をつなぐケア―宅老所よりあいの仕事　下村恵美子著　雲母書房　2011.6　148p　21cm　1600円　Ⓘ978-4-87672-303-4　Ⓝ369.263
　内容　第1章 自然な老いの先にある死　第2章 最後に好物のプリンを食べる　第3章 ぼけは神様からのプレゼント　第4章 うれしかばってーが悲しかぁ　第5章 奪われた最期の時間　第6章 よみがえった夫婦の時間　第7章 家族とともに家で生き抜く　第8章 言葉を辿って―6人の生き様、死に様から

◇先達が語る「地域密着・小規模多機能ホーム」　岡山県民間デイ連絡会編　全国コミュニティライフサポートセンター　2005.2　118p　21cm　（CLCはじめよう！シリーズ 6）〈発売：筒井書房〉　1143円　Ⓘ4-88720-466-3　Ⓝ369.263
　内容　実践紹介 先達が語る「地域密着・小規模多機能ホーム」の実践（なじみの関係、なじみの場所で在宅を支えたい　「ゆっくり、のんびり、楽しく」やって11年　今、この瞬間を輝かせるために私たちにできること　制度に振り回されることなく、今必要なことを　地域のゆるやかなネットワークで、だれもが安心して暮らせる社会を）　座談会 小規模多機能ホームを生んだ「宅老所」のこだわり　資料 岡山県民間デイ連絡会

◇全道グループホーム等実態調査報告書　〔札幌〕　北海道　2009.3　92p　30cm　〈共同刊行：北海道知的障がい福祉協会〉　Ⓝ369.28

◇宅老所運動からはじまる住民主体の地域づくり　渡辺靖志著　京都　久美　2005.4　144p　21cm　1800円　Ⓘ4-907757-93-X　Ⓝ369.263

［内容］第1章 現場職員たちが追求したケアのあり方の集大成—ことぶき園　第2章 地域住民から多様な支持へと広がった「宅老所よりあい」　第3章 地道な家族会運動の結実•やすらぎの家　第4章 ボランティアが創造した「お年寄りの家ことぶき」　第5章 地域で暮らすためのネットワークづくり「地域でくらす会」

◇宅老所•グループホーム白書　2003　宅老所•グループホーム全国ネットワーク編　全国コミュニティライフサポートセンター　2003.2　602p　26cm　〈発売：筒井書房〉　3600円　Ⓘ4-901947-04-4
［内容］レポート宅老所•グループホームの今日的な理解　全国連絡会の概要　都道府県連絡会の概要　宅老所•グループホームに関する国の制度•施策　地方自治体等の小規模ケア支援の概要　民間財団の助成制度の概要　現場で働くすばらしい職員を表彰する「クロッカル•ゴーデン基金」

◇宅老所•グループホーム白書　2005　小規模多機能ホームの質を問う　宅老所•グループホーム全国ネットワーク, 小規模多機能ホーム研究会編　全国コミュニティライフサポートセンター　2005.2　566p　26cm　〈発売：筒井書房〉　3800円　Ⓘ4-901947-29-X
［内容］宅老所•グループホームの今日的論点（座談会1•小規模多機能ホームの源流—宅老所•グループホームの先駆的実践とその意義　宅老所•グループホームの発展段階　小規模多機能ケアにおけるケアマネジメントの実際—のぞみホームの実践から　座談会2•小規模多機能ケアの質を考える）　機能別の宅老所•グループホームの実践報告　全国連絡会の概要（宅老所•グループホーム全国ネットワーク　小規模多機能ホーム研究会　特定非営利活動法人全国痴呆性高齢者グループホーム協会）　都道府県連絡会の概要（ルポ•都道府県連絡会の現在、これから　各地の連絡会の概要）　資料（国の施策•制度　地方自治体の小規模ケア支援の概要　民間団体の助成制度の概要　NPO法人に対する融資制度）　現場で働くすばらしい職員を表彰する「クロッカル•ゴーデン基金」

◇宅老所•小規模多機能ケア白書　2008　宅老所•グループホーム全国ネットワーク, 小規模多機能ホーム研究会, 地域共生ケア研究会編　全国コミュニティライフサポートセンター　2008.2　367p　21cm　〈発売：筒井書房　サブタイトル：宅老所•小規模多機能ケアのすべてがわかる　「宅老所•グループホーム白書」の改題〉　3200円　Ⓘ978-4-901947-80-0

◇宅老所•小規模多機能ケア白書　2009　宅老所•グループホーム全国ネットワーク, 小規模多機能ホーム研究会, 地域共生ケア研究会編　全国コミュニティライフサポートセンター　2009.2　367p　21cm　〈発売：筒井書房　2009のサブタイトル：宅老所•小規模多機能ケアのすべてがわかる〉　3200円　Ⓘ978-4-901947-88-3　Ⓝ369.263
［内容］序章 小規模多機能ケアを考える（巻頭座談会　地域でその人らしい暮らしを支える「小規模多機能ケア」の課題と展望）　小規模多機能ケアの新たな動き　第2章 小規模多機能ケア•地域共生ケアの現状と課題　第3章 小規模多機能型居宅介護の現状と課題　資料

◇宅老所•小規模多機能ケア白書　2010　宅老所•グループホーム全国ネットワーク, 小規模多機能ホーム研究会, 地域共生ケア研究会編　全国コミュニティライフサポートセンター　2010.2　279p　21cm　〈発売：筒井書房　2010のサブタイトル：宅老所•小規模多機能ケアのすべてがわかる〉　3200円　Ⓘ978-4-904874-00-4　Ⓝ369.263
［内容］巻頭座談会•これからの「小規模多機能ケア」のあり方を探る　第1章 住民発•当事者発の活動のなかに宅老所•小規模多機能ケアの原点をみる（座談会•制度だけでは解決できない課題を、地域住民と専門職が一緒になって解決する地域ケアの実践　住民と専門職が手をつなぎ、地域を見守る一地域ケア会議の実践　住民参加の地域福祉を考える）　第2章 宅老所•小規模多機能ケアの今日的課題　第3章 小規模多機能型居宅介護の現状と課題

◇宅老所•小規模多機能ケア白書　2011　宿泊付（お泊まり）デイサービスの制度化の動き　宅老所•グループホーム全国ネットワーク, 小規模多機能ホーム研究会, 地域共生ケア研究会編　全国コミュニティライフサポートセンター　2011.2　377p　21cm　〈発売：筒井書房　2011のサブタイトル：宅老所•小規模多機能ケアのすべてがわかる〉　3200円　Ⓘ978-4-904874-04-2　Ⓝ369.263
［内容］第1章 宅老所をめぐる制度　第2章 地域生活を支える柔軟な支援を考える（提言 フレキシブル支援センター（小規模多機能ホーム•地域共生ホーム•コミュニティハウス）の行方—高知発！！「あったかふれあいセンター」を考える　座談会1 フレキシブル支援センターの課題　ほか）　第3章 小規模多機能ケア•地域共生ケアの現状と課題　第4章 小規模多機能型居宅介護の現状と課題　資料

◇「宅老所よりあい」解体新書　豊田謙二, 黒木邦弘著　雲母書房　2009.5　195p　21cm　1800円　Ⓘ978-4-87672-272-3　Ⓝ369.263
［内容］第1章 宅老所よりあいの理念　第2章 若年アルツハイマー症の女性　第3章 地域が動く　第4章 宅老所よりあいの記録とミーティング　第5章 宅老所よりあいに関わる人たち　第6章 家族介護の応援団—地域の中で

◇「宅老所よりあい」解体新書　豊田謙二, 黒木邦弘著　雲母書房　2009.3　195p　21cm　（熊本学園大学付属社会福祉研究所社会福祉叢書 18）非売品　Ⓝ369.263

◇宅老所は「小規模多機能型」で変わるか　pt.1　浅川澄一著　全国コミュニティライフサポートセンター　2008.2　106p　21cm　〈発売：筒井書房　「pt.1」のサブタイトル：制度化の波、次は有料老人ホーム！？〉　1200円　Ⓘ978-4-901947-81-7　Ⓝ369.263

◇地域の家•生活テーマの家　共生のすまい全国ネット編　メディア•ネットワーク　2007.4　111p　21cm　（NPO books no.4　共住年報 2007-2008）　1428円　Ⓘ978-4-9901589-3-4　Ⓝ369.263
［内容］序 共生の住まいの情況（社会テーマに対応し、地域化•多様化）　第1章 地域で共同の家をつくり、共生する（大震災から立ち上がり、地域の家づくり（ココロフ魚崎）　地域から時間、労力、資金を集め、共生の家（風の丘）ほか）　第2章 生活テーマを実現する家（農的活動のある新しい住まい共同体スタート（エコヴィレッジ鶴川）　障害者ノーマライ

ゼーションの家(しまんと荘)ほか〕 第3章「集まって共に暮らす」とは、どんなことか(多世代共生コレクティブの成功(かんかん森) グループリビングは元気で仲良く(ライフリー荏田、COCO湘南)生涯を過ごせることを証明した〕 第4章 共生の家・地域づくりを進める社会システム(介護対策を自分でやろう(マイケアプラン) 「共生の住まい」経営形態の検討〕

◇地域の暮らしを支え続けて——知的障害者グループホーム世話人の業務実態と想い 東京都社会福祉協議会知的発達障害部会生活寮・グループホーム等ネットワーク委員会編 東京都社会福祉協議会 [2007.8] 196p 21cm 857円 Ⓘ4-903290-53-9
[内容]第1章 グループホーム・ケアホームとは 第2章 東京都におけるグループホームを中心とした地域支援の流れ(グループホームの歴史) 第3章 世話人業務について 第4章 世話人業務の1日の流れ 第5章 世話人の想い 第6章 安心して過ごせるグループホーム制度を実現するための提言

◇地域密着型および包括報酬型サービスにおけるライフサポートワークの活用についての調査・研究事業——報告書 熊本コレクティブ 2011.3 99p 30cm 〈平成22年度老人保健事業推進費等補助金老人保健健康増進事業〉 Ⓝ369.263

◇地域密着型サービスにおけるサービスの質の確保と向上に関する調査研究事業報告書 浴風会認知症介護研究・研修東京センター 2007.3 181p 30cm 〈老人保健健康増進等事業報告書 平成18年度〉 〈未来志向研究プロジェクトとして実施する調査研究事業〉 Ⓝ369.263

◇地域密着型サービスの開設と運営 2007年最新版 シリーズ1(総論・小規模多機能ケア) 「シニア・コミュニティ」編集部地域密着型サービス事業研究班編 ヒューマン・ヘルスケア・システム 2007.4 132p 26cm 2600円 Ⓘ978-4-902884-11-1 Ⓝ369.263

◇地域密着型サービスの質の向上ならびに本人、家族ニーズに対応する外部評価結果の開示に関する調査研究事業——報告書 地域生活サポートセンター 2012.3 106p 30cm 〈平成23年度老人保健事業推進費等補助金老人保健健康増進等事業〉 Ⓝ369.263

◇地域密着型サービスの充実に関する調査研究事業 〔札幌〕 北海道小規模多機能型居宅介護サービスネットワーク研究会 2012.3 257p 30cm 〈平成23年度老人保健事業推進費等補助金老人保健健康増進事業〉 Ⓝ369.263

◇地域密着型サービスマニュアル 平成19年度版 藤井賢一郎編著 日本厚生協会出版部 2007.6 484p 26cm 5000円 Ⓘ978-4-931564-52-7 Ⓝ369.263
[内容]徹底解剖「地域密着型サービス」 いえとまちに住まう——地域密着型サービスと暮らし 小規模多機能サービス拠点の計画 目指すべき方向性と考え方 サテライト型特別養護老人ホームの特徴と考え方 先達の声 都市型理念型(独立型)の地域密着型サービスが目指すもの 小規模多機能型居宅介護の認可のポイント 地域密着型サービスの指導監督 参考資料

◇地域密着型施設における在宅支援機能と居住機能の複合連携に関する調査研究報告書 日本医療福祉建築協会 2009.3 147p 30cm 〈平成20年度老人保健事業推進費等国庫補助事業〉 Ⓝ369.263

◇痴呆「生活」介護マニュアル——あなたの「思い」が実現できる! 板谷章文執筆、岸本年史監修 〔名古屋〕 日総研出版 2004.3 222p 26cm 2571円 Ⓘ4-89014-904-X Ⓝ369.263

◇痴呆性高齢者グループホームの質の改革をめざして——さりげないサポート実態調査報告書 さりげないサポート検討委員会編 西東京 サポートハウス年輪 2004.3 153p 30cm 〈福祉医療機構(長寿社会福祉基金)助成事業〉 Ⓝ369.263

◇注目!!介護も安心の高齢者グループリビングをつくろう——グループハウスさくら& Coco湘南台に学ぶ 村田裕子著 筒井書房 2005.12 164p 21cm 1600円 Ⓘ4-88720-498-1 Ⓝ369.263

◇注目!!地域密着の小規模・多機能サービス拠点——高齢者お気に入りの介護サービス開設のために 村田裕子著 筒井書房 2004.6 190p 21cm 1800円 Ⓘ4-88720-439-6 Ⓝ369.263

◇東京認知症高齢者グループホーム白書——東京都内認知症高齢者グループホーム実態調査報告と提言 認知症対応型共同生活介護 東京都社会福祉協議会 2010.1 256p 30cm 952円 Ⓘ978-4-86353-039-3 Ⓝ369.263
[内容]1 実施のあらまし 2 調査結果および提言のあらまし 3 調査結果(グループホームの状況 入居者の状況 職員の状況 運営の状況) 4 提言 5 資料編

◇認知失調症高齢者グループホームにおける空間構成と入居者の滞在様態に関する研究 山田あすか、山田和幸、生田京子、山下哲郎著、第一住宅建設協会編 第一住宅建設協会 2007.4 64p 30cm 〈調査研究報告書〉 非売品 Ⓝ369.263

◇認知症グループホーム法令通知集 平成18年版 全国認知症グループホーム協会編 中央法規出版 2006.9 1011p 22cm 4200円 Ⓘ4-8058-4682-8 Ⓝ369.26
[内容]1 認知症グループホームの制度概要 2 法令・通知 3 関連法令(社会福祉法関係 建築基準法・消防法関係 社会保険関係) 4 参考資料

◇認知症高齢者グループホーム法令通知集 全国痴呆性高齢者グループホーム協会編 中央法規出版 2005.3 735p 22cm 3800円 Ⓘ4-8058-4590-2 Ⓝ369.26
[内容]1 認知高齢者グループホームの概要 2 法令・通知 3 関連法令(社会福祉法関係 建築基準法関係 社会保険関係) 4 参考資料

◇認知症高齢者、知的障害者、精神障害者のグループホームにおける消費者問題と権利擁護に関する調査研究——グループホームの暮らしが快適であるために 国民生活センター 2005.3 235p 30cm〈背のタイトル:グループホームにおける消費者問題と権利擁護に関する調査研究〉 953円 Ⓝ369.26
[内容]第1章 グループホームにおける消費者問題と権利擁護の諸問題(消費者としての本人とグループ

ホーム　入居者としての本人の消費者問題・医療等　入居者の権利擁護　グループホーム自体の問題）　第2章 グループホームの現状と権利擁護（グループホームの現状と特性　グループホームにおける「権利擁護」について）　第3章 グループホームにおける暮らしの実態調査（調査概要　調査結果　グループホームにかかわる自由意見）　第4章 グループホームの暮らしが快適であるための提言

◇認知症高齢者中庭のあるグループホーム　卯月盛夫編著　萌文社　2009.5　224p　21cm　〈執筆：朝比奈ゆりほか〉　2400円　Ⓘ978-4-89491-173-4　Ⓝ369.263
[内容] 第1章 認知症高齢者への正しい理解　第2章 グループホーム設計の工夫　第3章 中庭の多様な役割とそれを支えるボランティア　第4章 グループホームと地域社会とのつながり　第5章 グループホーム開設の計画とプロセス　第6章 特別対談・認知症高齢者・グループホーム・中庭について語る

◇認知症対応型共同生活介護外部評価の質の均質化およびサービス評価関連データを活用した評価およびグループホームの質の確保策の検討（ガイドブックの開発）研究事業報告書　浴風会認知症介護研究・研修東京センター　2006.3　98p　30cm　〈平成17年度老人保健健康増進等事業〉　Ⓝ369.263

◇認知症の人の暮らしを支えるグループホームの生活単位のあり方に関する調査研究事業報告書　日本認知症グループホーム協会　2011.3　190p　30cm　　　　〈老人保健健康増進等事業による研究報告書 平成22年度〉　Ⓝ369.263

◇「みかんの島」の介護日記—23歳のリエとナオミが挑んだ不器用で誠実な福祉の道　山口放送著　ワニ・プラス　2010.8　284p　18cm　（ワニブックス〈plus〉新書 034）〈発売：ワニブックス〉　820円　Ⓘ978-4-8470-6008-3　Ⓝ369.261
[内容] 二〇〇一年夏、出会い　みかんの島の同級生訪問介護の現場から　おじいちゃん、おばあちゃんと向き合って　夢のグループホーム　一進一退の日々　もっともっと、地域に溶け込むこと　夢の階段の途中　住み慣れた家にいたい　別れと移ろい　二人は今　最期まで見守りたい

◇もう施設には帰らない！ 2　「10万人のためのグループホームを！」実行委員会編　中央法規出版　2003.9　197p　21cm　〈2〉のサブタイトル：知的障害のある15人、家族・コーディネーターの声〉　1600円　Ⓘ4-8058-2399-2　Ⓝ369.28
[内容] このまま地域で暮らしたい。そのためにはたくさんの「ひと」が必要です　エキスパートの力で生活が変わった　仕組みを「使えるもの」にする存在が必要です　ピンチを救ってくれたヘルパーさんの外出支援が欲しい　母親も手伝いを楽しめる。そのための支援が欲しい　みんなで一緒に遊ぼう！ 重い障害があっても「生きているっていいものだ」と思ってほしい　離島で重度の障害児が暮らしていくということ　娘が親から離れていく日々　当たり前の親子として地域で生きていきたい〔ほか〕

◇やさしい時間—あるグループホームの暮し　ワーカーズコレクティブとも編　松山　創風社出版　2005.9　78p　19cm　1200円　Ⓘ4-86037-063-5　Ⓝ369.263

◇「結いのき」物語　井上肇著　山形　ぐるうぷ場相澤事務所　2007.11　171p　18cm　（山形新書 5）〈発売：いちい書房〉　952円　Ⓘ978-4-900424-65-4　Ⓝ369.263
[内容] 自分が住みたいホームを作る　こんな生活がしたい　S先生の話　活動の原点「たくろう所」　ふみばあちゃん　組合員ボランティアの力　素人の専門家　「しなければならないこと」で問題解決　今野さんとチヨ子さん　めだかの学校〔ほか〕

◇夢のつづき—「グループホーム来夢」から「グループホーム来夢おおた」への挑戦 生命ある限り元気でいるために　山口誠夫著　筒井書房　2004.11　107p　19cm　1400円　Ⓘ4-88720-461-2　Ⓝ369.263

◇よくわかる小規模多機能ケア　ヒューマン・ヘルスケア・システム小規模多機能ケア研究班編　ヒューマン・ヘルスケア・システム　2005.12　86p　26cm　（小規模多機能ケア叢書 2）　2000円　Ⓘ4-902884-04-6　Ⓝ369.263

◇よくわかる小規模多機能ケア—運営基準と報酬単価付加　ヒューマン・ヘルスケア・システム小規模多機能ケア研究班編　2006年改訂版　ヒューマン・ヘルスケア・システム　2006.4　91p　26cm　（小規模多機能ケア叢書 2）　2400円　Ⓘ4-902884-08-9, 4-902884-05-4　Ⓝ369.263

◇ライフサポートワーク実践テキストブック—小規模多機能型居宅介護・グループホームのケアマネジメント　ライフサポートワーク推進委員会編　中央法規出版　2010.9　167p　30cm　2200円　Ⓘ978-4-8058-3366-7　Ⓝ369.263
[内容] 第1章 高齢者の望みを支援するための地域密着型サービス—「ライフサポートワーク」が生まれたワケ　第2章 ケアマネジメントの視点—生活支援の意義と方法　第3章「ライフサポートワーク」とは　第4章 小規模多機能型居宅介護・認知症グループホームが目指す地域生活支援　第5章 小規模多機能型居宅介護・認知症グループホームにおけるチームケア　第6章 ライフサポートワークのプロセスと様式　第7章 ライフサポートワーク事例検討

◇わたしたちの町のグループホーム—横浜の現状 平成15年度　横浜　横浜市福祉局高齢施設課　2004.1　118p　30cm　〈作成：横浜高齢者グループホーム連絡会〉　Ⓝ369.263

◇わたしたちの町のグループホーム—横浜の現状 平成16年度　横浜　横浜市福祉局高齢施設課　2005.2　194p　30cm　〈作成：横浜高齢者グループホーム連絡会〉　Ⓝ369.263

◆デイサービス

◇あなたが始めるケア付き住宅—新制度を活用したニュー介護ビジネス　浅川澄一著　雲母書房　2008.8　250p　21cm　1800円　Ⓘ978-4-87672-252-5　Ⓝ369.263
[内容]「ケア付き住宅」とは　第1部「ケア付き住宅」が高齢者ケアの本流に　第2部 事例で見る最新の「ケア付き住宅」（13個室の適合高専賃＋小規模型介護—ケアビレッジ楓（広島県福山市）　12個室の住宅型有料老人ホーム＋小規模型介護—風の丘（神奈川県鎌倉市）　小規模多機能＋21室＋精神障害者グループホーム—ぐるーぷ藤一番館・藤が岡（神奈川県藤沢市）ほか）　第3部 資金調達法（少人数私募債　NPOは地域住民からの借金で）

◇あなたが始めるデイサービス―誰でもわかる設立から運営まで　実幸会いらはら診療所,日本生活介護共著　改訂版　雲母書房　2003.9　214p　21cm　1800円　ⓘ4-87672-147-5　Ⓝ369.263
　内容　第1章 デイサービスを始めよう　第2章 何から始めるか　第3章 事業計画をつくろう　第4章 申請手続き　第5章 デイサービスの開始　第6章 成功へのノウハウ　第7章 さらなる前進

◇あなたが始めるデイサービス―誰でもわかる設立から運営まで　実幸会いらはら診療所,日本生活介護共著　3訂版　雲母書房　2012.5　204p　21cm　1800円　ⓘ978-4-87672-316-4　Ⓝ369.263
　内容　第1章 デイサービスを始めよう　第2章 何から始めるか　第3章 事業計画をつくろう　第4章 申請手続き　第5章 デイサービスの開始　第6章 成功へのノウハウ　第7章 さらなる前進

◇あなたが始めるデイサービス―誰でもわかる設立から運営まで　続　佐藤義夫,木村直子編著　雲母書房　2004.11　250, 2p　21cm　1800円　ⓘ4-87672-169-6　Ⓝ369.263
　内容　第1章 介護保険をわが手に　第2章 実際に始めてみよう　第3章 デイサービスの実際　第4章 建築・インテリア・経営　第5章 地域の底力　第6章 デイサービスに役立つ資料

◇あなたが始めるデイサービス　実践編　三好春樹監修　雲母書房　2004.2　267p　21cm　1800円　ⓘ4-87672-159-9　Ⓝ369.263
　内容　共にいることの意味―宅老所かがやき　町内会ごとに一カ所ほしい―宅老所えんどり　事業所間の連携も必要―ミニ介護ホームぶどうの家　合資会社という手もある―宅老所つくしんぼ　霊の漂うジプシーだった―あそびりクラブ瀬川の家　将来は「福祉むら」に―グループホーム栗ちゃんの家　痴呆介護は楽しい―ミニ介護ハウスあしたばの家　経理・総務の経験が活きる―宅老所たかはた菜の花苑

◇稲毛ホワイエ16年の実践―誰にもできる痴呆の介護　稲毛ホワイエ運営委員会編　千葉稲毛ホワイエ千葉市基準該当通所介護事業所　2004.3　245p　20cm　

◇大いに笑い,大いに歌う―東大名誉教授,デイ・サービスに通う　辻村明著　日本経済新聞出版社　2008.11　186p　18cm　1300円　ⓘ978-4-532-16677-9　Ⓝ369.263
　内容　デイ・サービスの一日　人生の達人たち　大いに笑う　ラブ・ラブ談議は隠さず　大いに歌う―情緒豊かな小学唱歌　勇ましくも悲しい軍歌　教養の結晶である寮歌　二周年の成果とパーティ　髪の毛の若返り　二周年記念への祝意〔ほか〕

◇おどろき先進デイサービスのプログラム&アイデア集　妹尾弘幸著,QOLサービス編　福山　QOLサービス　2011.3　5冊（別冊とも）　30cm〈別冊1 (155p)：厚生労働省資料集　別冊2 (75p)：誌上バーチャルデイ探訪〉　全25000円　ⓘ978-4-901898-80-5, 978-4-901898-81-2, 978-4-901898-82-9, 978-4-901898-83-6, 978-4-901898-84-3　Ⓝ369.263

◇介護予防デイサービス起業のすすめ―柔道整復師・鍼灸師などの体験例に学ぶ　佐藤司著　医歯薬出版　2008.7　226p　21cm　3800円　ⓘ4-263-24236-0　Ⓝ369.263

◇頑固ジイさんかかってこんかい！―ヤンキー介護士の心の真剣勝負　袖山卓也著　青春出版社　2004.7　239p　20cm　1300円　ⓘ4-413-03478-3　Ⓝ369.263
　内容　1章 笑顔の挑戦　2章 居場所のない痛み　3章 心の真剣勝負　4章 "自分らしく" なんて生きなくていい

◇逆デイサービスのはじめ方―地域での暮らしの継続を支援する　池田昌弘編　地域生活サポート研究所　2005.8　79p　21cm（発売：筒井書房）　1100円　ⓘ4-88720-481-7　Ⓝ369.13

◇九十五歳デイサービス日記　龍澤サダ著　新風舎　2003.8　60p　19cm　1000円　ⓘ4-7974-3068-0　Ⓝ049.1

◇元気な亀さん物語―幼児から高齢者まで共生ケアの源流　瀧本信吉著　筒井書房　2008.2　153p　21cm　1200円　ⓘ978-4-88720-545-1　Ⓝ369.263

◇高齢者デイサービス通所介護計画（個別援助計画）ハンドブック　東京都社会福祉協議会　2005.7　99p　30cm　1143円　ⓘ4-902198-79-7　Ⓝ369.263
　内容　第1章 デイサービスにおける通所介護計画（個別援助計画）とは（通所介護における通所介護計画（個別援助計画）作成の意義と目的　通所介護計画作成の基本的な考え方）　第2章「通所介護アセスメント・個別援助計画表」記入マニュアル（全体の構成と記入の流れ　各シートの説明と記入に関する留意点　計画作成の実際）　第3章 通所介護計画作成に必要なアセスメントの視点（デイサービス個別援助計画検討委員会の経緯　通所介護計画作成に必要なアセスメントの過程ならびに視点）

◇高齢者デイサービス通所介護計画（個別援助計画）ハンドブック　改訂版　東京都社会福祉協議会　2008.2　110p　30cm　1238円　ⓘ978-4-903290-72-0　Ⓝ369.263
　内容　第1章 デイサービスにおける通所介護計画（個別援助計画）とは（通所介護計画はなぜ必要か　通所介護（デイサービス）を理解する）　第2章「通所介護アセスメント・個別援助計画表」記入マニュアル（居宅サービス計画と（予防）通所介護計画について　各シートの説明と記入に関する留意点　計画作成の実際）　第3章 通所介護計画作成に必要なアセスメントの視点（デイサービス個別援助計画検討委員会の経緯　通所介護計画にかかわるセンター部会としての今後の取り組みについて）

◇高齢者デイサービス・デイケアQ&A　日本デイケア学会編　中央法規出版　2007.10　182p　21cm　2000円　ⓘ978-4-8058-2926-4　Ⓝ369.263
　内容　1 総論　2 制度　3 プログラム　4 スタッフ　5 チームワーク　6 ケアマネジメント　7 権利擁護　8 地域（コミュニティ）　9 対応　10 家族

◇高齢者デイサービスにおける支援効果と支援技術―利用者インタビューから導いた支援効果と誘因分析によって体系化された支援技術　デイサービスの支援効果調査研究報告　東京都社会福祉協議会センター部会デイサービス支援効果調査研究委員会インタビュー分析委員会編　東京都社会福祉協議会　2007.12　247p　30cm　952円　ⓘ978-4-903290-76-8　Ⓝ369.263

◇内容 1 インタビュー調査（今日のデイサービスにおける問題の所在　調査の概要　調査の結果　調査結果から得られたこと）　2 支援効果の誘因分析研究（調査の概要　調査の結果（『支援技術体系』）　『支援技術体系』の概要）　3 誘因分析研究の結果概要（15の支援効果カテゴリーを生み出している「支援技術」の解説　誘因分析研究まとめ）　資料編

◇高齢者デイサービスの開設と運営の手引き　2003年改訂版　高齢者福祉専門誌「ミズ・コミュニティ」編集部編　ヒューマン・ヘルスケア・システム　2004.1　142p　26cm　2600円　Ⓘ4-9900717-6-X　Ⓝ369.263
　内容 第1章 デイサービスの概要（デイサービスの始まりと位置付け　運営に関する基本コンセプト）　第2章 開設までのプロセス　第3章 運営のポイント　第4章 事業収支シミュレーション（前提条件　シミュレーション）　関係法令等

◇これからのデイサービス——介護予防の時代　福祉村編著　筒井書房　2004.6　231p　21cm　1800円　Ⓘ4-88720-440-X　Ⓝ369.263

◇今後の入所施設のあり方に関する研究事業報告書——入所施設及びショートステイにおけるサービスの実態調査　みずほ情報総研　2009.3　32枚　31cm　Ⓝ369.27

◇サービスの活用と連携——介護支援専門員専門研修課程 1 テキスト　真辺一範著　日本介護支援専門員協会　2009.3　37p　30cm　〈介護支援専門員職能研修体系及び研修講師養成システム検討事業〉　Ⓝ369.263

◇事故例から学ぶデイサービスの安全な介護——チェックリスト付き　あいおいリスクコンサルティング監修，山田滋著　筒井書房　2008.10　154p　21cm　1700円　Ⓘ978-4-88720-567-3　Ⓝ369.263
　内容 1 リスクマネジメントの基礎知識　2 事故防止のための具体策　3 事故発生時の対応（事故発生時の対処　事故発生後の家族対応）　4 デイサービスの事故の判例解説（認知症利用者の行方不明溺死事故（静岡地裁浜松支部）　デイサービスでの転倒事故2（横浜地裁）ほか）

◇実録！ 介護のオシゴト——楽しいデイサービス　國廣幸亜希著　秋田書店　2007.11　133p　21cm　（Akita Essay Collection）　900円　Ⓘ978-4-253-10708-2

◇住民参加による認知症デイの10年——私たちの介護NPO　介護支援の会松原ファミリー著，佐瀬美恵子，石田易司編　大阪　エルピス社　2005.11　144p　26cm　1500円　Ⓘ4-900581-27-5　Ⓝ369.263

◇主婦たちがつくった"暮らしの砦"——NPO「コスモスの家」の20年　渡辺ひろみ，本田和隆，山本敏貢編著　自治体研究社　2011.6　178p　21cm　1714円　Ⓘ978-4-88037-572-4　Ⓝ369.263
　内容 第1章 「コスモスの家」の理念（「コスモスの家」の理念　「コスモスの家」の20年の歴史）　第2章 「思い」が形となった「コスモスの家」（「コスモスの家」の事業）　第3章 「コスモスの家」の運営と組織　第4章 支えてきた人々が語る「『コスモスの家』って？」　第5章 これからの「コスモスの家」

◇小規模多機能型サービスを利用した在宅療養支援事業——デイサービスを利用したナイトサービス　〔出版地不明〕　〔小規模多機能型デイサービス研究会〕　〔2006〕　50p　30cm　〈平成18年度厚生労働省「未来志向型プロジェクト」調査研究事業〉　Ⓝ498

◇小規模デイサービスをはじめよう！——アットホームな介護サービスの立ち上げマニュアル　田中元著　ぱる出版　2010.2　239p　21cm　（New health care management）　2500円　Ⓘ978-4-8272-0541-1　Ⓝ369.263
　内容 序章 いま、小規模デイサービスの現場はどうなっているのか　第1章 なぜ「小規模デイ」が注目されるのか　第2章 小規模デイサービスにピッタリ合った立地の探し方　第3章 「小規模デイ」の設備基準のポイント　第4章 デイサービスの立ち上げ手順　第5章 利用しやすい「小規模デイ」の改修の仕方・設備の整え方　第6章 デイサービスの人員基準と採用・人づくりの進め方　第7章 さあスタート！ 利用者を集めるためにしなくてはならないことはこれだ

◇小規模デイサービス開業マニュアル——地域のコミュニケーションステーションのつくり方　田中元著　ぱる出版　2007.5　239p　21cm　（介護の仕事・基本とコツ）　2000円　Ⓘ978-4-8272-0336-3　Ⓝ369.263
　内容 第1章 なぜ"小規模デイ"が注目されるのか　第2章 小規模デイサービスにピッタリ合った立地の探し方　第3章 小規模デイの設備基準のポイント　第4章 小規模デイサービスの立ち上げの手順　第5章 利用しやすい小規模デイの改修の仕方・設備の整え方　第6章 デイサービスの人員基準と採用・人づくりの進め方　第7章 さあスタート！ 利用者を集めるためにすべきことはこれだ

◇全国老人福祉施設協議会会員事業所基礎調査報告書（デイサービス）　平成17年度　全国老人福祉施設協議会　2006.2　24p　30cm　〈共同刊行：老施協総研〉　Ⓝ369.263

◇他施設から学ぶデイの運営と工夫　キラリと光るデイの工夫が満載　QOLサービス監修　福山　QOLサービス　2009.3　156p　30cm　（月刊デイ特別号）　〈書類例付〉　1714円　Ⓘ978-4-901898-62-1　Ⓝ369.263

◇楽しくないと介護じゃないよ　しあわせ家族デイサービスセンター生活相談室著　豊岡　北星社　2011.1　203p　21cm　1500円　Ⓘ978-4-939145-24-7　Ⓝ369.263
　内容 第1章 なんでボケたらアカンのん？（認知症の解釈）　第2章 いつまでも心地良く生きる（しあわせ家族の日常）　第3章 まだまだこんなにやれまっせ——活力ある高齢者像（生きがいづくり　与えるレクから、引き出すレクへ）　第4章 冥土の土産に？——しあわせ家族の四季（だんだんよくなる法華の太鼓）　第5章 知っていつけば楽しめる…だから最後にありがとう（施設介護から在宅介護へ　楽しむために、知っていこう　拝啓 しあわせ家族へ）　付録 より良い介護のための付録（在宅で自立した生活を続けるために——身体介護編　症状に応じた自立支援を——認知症編）

◇誰でもできる小規模デイサービスの始め方——集客力の高い地域密着型介護サービスの進め方　田中元著　改訂新版　ぱる出版　2006.2　223p　21cm　2000円　Ⓘ4-8272-0236-2　Ⓝ369.263

〔内容〕第1章「デイサービス」を始めよう　第2章 ここから始める「小規模デイサービス」の立ち上げ方　第3章 利用者に喜ばれる理想のデイサービスの作り方　第4章 設立スケジュールの立て方と資金計画のポイント　第5章 利用しやすい設備の整備の進め方　第6章 集客力の高いデイサービスは「人づくり」で決まる　第7章 集客力を高めるデイサービスのマネジメント術

◇地域に向かう実践—逆デイサービス白書2003　特養・老健・医療施設ユニットケア研究会編　全国コミュニティライフサポートセンター　2003.12　162p　26cm　〈発売：筒井書房〉　1800円　①4-901947-22-2　Ⓝ369.13

◇「通所系サービスにおける専門的リハビリテーション提供のあり方に関する研究」報告書—リハビリテーションの提供に係る総合的な調査研究事業　平成22年度　〔熊本〕　日本リハビリテーション病院・施設協会　2011.3　100p　30cm　〈平成22年度厚生労働省老人保健事業推進費等補助金（老人保健健康推進等事業分）〉　Ⓝ369.263

◇通所事業所における栄養改善サービスのニーズ及びその対応策のあり方に関する調査研究事業報告書　日本栄養士会　2011.3　348p　30cm　〈平成22年度厚生労働省老人保健事業推進等補助金老人保健健康増進等事業〉　Ⓝ369.263

◇強くなくていい「弱くない生き方」をすればいい　藤原茂著　東洋経済新報社　2010.9　215p　19cm　1500円　①978-4-492-04386-8　Ⓝ369.263
〔内容〕第1章 強くならなくていい「弱くない生き方」をすればいい　第2章「意思」の力—「見えない意思」を見えるように工夫する　第3章「ゆめ階段」のつくり方—「つかめる夢」「つかめそうな夢」「ゆめのまた夢」　第4章「夢の湖」に流れ込む「あなたの源流」　第5章「達成感」と「有能感」から「生きがい」が生まれる　第6章「人生の現役」の条件

◇デイケア　小野木正夫著　〔会津若松〕　小野木正夫　〔2004〕　10p　26cm　Ⓝ369.263

◇デイケアの心理学　浮田徹嗣著　横浜　春風社　2012.3　340p　19cm　3000円　①978-4-86110-306-3
〔内容〕第1章 高齢者医療と心理学　第2章 患者の意思能力（現代社会の「主体」と「個人主義」というフィクション　成年後見制度と司法心理学）　第3章 心理学から見た医療法人とロール・プレイング　第4章 心理療法と感情　第5章 デイケア・カウンセリングと感情

◇デイサービス開設の手引き—ケアへの熱き想いを持つ貴方の夢をお手伝い　各種資料、文書見本例満載　妹尾弘幸編著　福山　QOLサービス　2009.1　304p　30cm　4762円　①978-4-901808-61-4　Ⓝ369.263

◇デイ・サービスからまちづくりへ—主婦達がつくったNPO「コスモスの家」　渡辺ひろみ編著、山本敏貢監修　自治体研究社　2005.4　93p　21cm　1143円　①4-88037-436-9　Ⓝ369.263
〔内容〕はじめに 地域で孤立させない暮らしの砦として　第1章「総務大臣表彰」「川崎市制八〇周年功労賞」受賞！—「コスモスの家デイケア」の理念と到達点　第2章「コスモスの家」の歴史　第3章 私たちの手で三田のまちの「地域福祉計画」づくりを—「地域調査」から三田まちづくり委員会へ　第4章「コスモスの家」の運営と組織　第5章 これからの課題と展望

◇デイサービス生活相談員業務必携　大田区通所介護事業者連絡会編　名古屋　日総研出版　2011.1　173p　26cm　3333円　①978-4-7760-1537-6　Ⓝ369.263
〔内容〕第1章 デイサービスの生活相談員とは　第2章 生活相談員に求められる役割　第3章 経営的側面での役割　第4章 生活相談員の業務手順　第5章 生活相談員の連携・調整業務事例（生活相談員業務（利用開始から終了まで）　生活相談員の連携・調整業務）

◇デイサービスセンターの開設・運営マニュアル—顧客満足度をどう高めるか　改訂新版　綜合ユニコム　2003.8　212p　30cm　〈シルバーウェルビジネス選書 第10集〉〈付属資料：CD-ROM1枚(12cm)〉　54000円　①4-88150-366-9　Ⓝ369.263

◇デイサービスセンターの開発・運営マニュアル　綜合ユニコム　2006.9　106枚　21×30cm　〈シニアビジネス事業開発マニュアル新シリーズ 第4集〉　61000円　①4-88150-425-8　Ⓝ369.263

◇デイサービスセンターの開発・運営マニュアル　改訂版　綜合ユニコム　2011.2　117枚　21×30cm　60000円　①978-4-88150-513-7　Ⓝ369.263

◇デイサービスの支援効果と支援技術がわかる本—基本から学びたいあなたに　東京都社会福祉協議会センター部会デイサービス支援効果研究委員会編　東京都社会福祉協議会　2011.3　190p　30cm　〈よくわかる高齢者デイサービス1〉　2381円　①978-4-86353-078-2　Ⓝ369.263
〔内容〕序章 支援効果を学ぶ前に　第1章 デイサービスとはどんなサービス？　第2章 デイサービスの支援効果を学ぼう！　第3章 デイサービスの支援技術を学ぼう　第4章 より効果的な支援をおこなうために　第5章 事例から学ぼう　第6章 通所介護計画を理解しよう　第7章 支援効果を見逃さないための記録の残し方　第8章 おわりに 理解を深めるために

◇デイサービスふれあい日記　武藤金一著　新風舎　2003.9　169p　19cm　1000円　①4-7974-3207-1　Ⓝ369.263
〔内容〕デイサービスふれあい日記　母と兄と一思い出に戯れて　日々の生活の中で

◇デイセンターまなびや医療的ケア調査・検討事業—参考資料　調布　調布市福祉部障害福祉課　2004.3　64p　30cm　〈奥付のタイトル：調布市デイセンターまなびや医療的ケア調査・検討事業報告書　調査：日本総合研究所〉　Ⓝ369.27

◇デイセンターまなびや医療的ケア調査・検討事業—報告書　調布　調布市福祉部障害福祉課　2004.3　43p　30cm　〈奥付のタイトル：調布市デイセンターまなびや医療的ケア調査・検討事業報告書　調査・編集：日本総合研究所〉　Ⓝ369.27

◇どんとこい！認知症—重度認知症患者デイケアの挑戦　日本精神神経科診療所協会認知症等高齢化対策委員会編　創造出版　2011.11　255p　21cm　1800円　①978-4-88158-318-0
〔内容〕1（特別講演 認知症の医療とケア　シンポジウム 重度認知症患者デイケアの挑戦）2（特別講演 認知症の精神科医療の大切さ　シンポジウム 重度認知症患者デイケアの意義）3（特別講演 認知症への包括的アプローチ　シンポジウム あらためて認知症医療を考える—重度認知症患者デイケアを中心

◇にぎやかな本―禁断のデイケアハウス 阪井由佳子著 ブリコラージュ 2005.10 99p 29cm 〈発売:筒井書房〉 1429円 Ⓘ4-88720-492-2 Ⓝ369.263

◇母をおぶった娘―家で、ここで暮らしたい 小さなほほえみの挑戦 ぽれぽれ野の花編著 大阪 風詠社 2012.3 255p 19cm 〈発売:星雲社〉 1500円 Ⓘ978-4-434-16594-8
内容:第1部〈ぽれぽれって ぽれぽれの看護師―喜寿の天使の心〉 第2部 ここで暮らしていたい

◇また来たい―野方ミニデイケア・つぼみの会活動記録 野方の福祉を考える会・つぼみの会 2004.9 118p 26cm Ⓝ369.263

◇モバイルデイケア(巡回型通所リハビリテーション)の試行的事業に係る調査報告書 全国老人保健施設協会 2006.3 72p 30cm 〈平成17年度老人保健事業推進費等国庫補助事業〉 Ⓝ369.263

◇ゆっくりのんびり楽しく―デイホーム「あいあい」がきづいた痴呆ケアの10年 高木敏江編著 宇都宮 下野新聞社 2004.5 246p 21cm 1429円 Ⓘ4-88286-237-9 Ⓝ369.263

◇よくわかる新しいデイサービス―開設と運営のポイント ヒューマン・ヘルスケア・システムデイサービス研究班編 2006年版 ヒューマン・ヘルスケア・システム 2006.7 190p 26cm (デイサービス叢書 1) 〈奥付のタイトル:よくわかるデイサービス〉 3600円 Ⓘ4-902884-09-7 Ⓝ369.263

◇よくわかる新しいデイサービス―開設と運営のポイント 「シニア・コミュニティ」編集部デイサービス研究班編 2008年版 ヒューマン・ヘルスケア・システム 2008.8 239p 26cm 4400円 Ⓘ978-4-902884-16-6 Ⓝ369.263

◇よくわかる新しいデイサービス―開設と運営のポイント 2011年改訂版 「シニア・コミュニティ」編集部デイサービス研究班編 ヒューマン・ヘルスケア・システム 2011.2 253p 26cm 4400円 Ⓘ978-4-902884-19-7 Ⓝ369.263

◇リスクマネジメント 考え方と書類の実際 妹尾弘幸著・監修 福山 QOLサービス 2008.2 136p 30cm (デイ運営全書 3) 2381円 Ⓘ978-4-901898-42-3 Ⓝ369.263

◇「リハビリ特化型デイサービス&デイケア」開発・運営資料集 綜合ユニコム 2009.11 108枚 21×30cm 35000円 Ⓘ978-4-88150-488-8 Ⓝ369.263

◇療養通所介護の多機能化に関する調査研究事業報告書 日本訪問看護振興財団 2011.3 169,4,4p 30cm 〈平成22年度老人保健事業推進費等補助金老人保健健康増進等事業〉 Ⓝ369.263

◆ユニットケア

◇新しい介護を創るユニットケア―ユニットケア・シンポジウム報告 高齢者痴呆介護研究・研修東京センター編 高齢者痴呆介護研究・研修東京センター 2004.7 93p 21cm 〈東京 中央法規出版(製作・発売) 会期:2004年3月29日〉 1200円 Ⓘ4-8058-4548-1 Ⓝ369.263
内容:第1部 講演(これからの高齢者介護とユニットケア) 第2部 研究概要・事例報告(「ユニットケアにおけるケアのあり方と職員研修カリキュラムに関する研究」概要報告 事例報告「ユニットケアの導入」) 第3部 パネルディスカッション(進化していくユニットケアの工夫と課題)

◇「経年変化を踏まえたユニット型施設の運営実態と地域におけるユニットケアの啓発に関する調査研究事業」報告書 浴風会認知症介護研究・研修東京センターユニットケア推進室 2010.3 147p 30cm (老人保健健康増進等事業報告書 平成21年度)〈背のタイトル:経年変化を踏まえたユニット型施設の運営実態と地域におけるユニットケアの啓発に関する調査研究事業〉 Ⓝ369.263

◇高齢者施設カイゼンの要点―利用者の思いをかなえる126の実践 田辺毅彦監修、大久保幸積、秋葉都子、足立啓執筆代表 名古屋 日総研出版 2008.10 181p 26cm 3238円 Ⓘ978-4-7760-1393-8 Ⓝ369.263
内容:序章 カイゼンの基本「個別ケア実践」の理念を確認!(カイゼンの基本理念) 第1章 個別ケア・グループケアと介護職員のカイゼン(カイゼンのファーストステップ 現状認識 スタッフにはどのようなストレスがかかっているのだろうか カイゼンのセカンドステップ リーダー業務がストレスにならないカイゼン) 第2章 知っていると成功する!カイゼンの基本と個別ケアの原点(施設ケアの検証―個別ケアとユニットケアの関係 高齢者にやさしい環境づくり―認知症高齢者への環境支援のための指針PEAP日本版3 カイゼンの基本とプロセス) 第3章 事例で学ぶ業務カイゼン・労務環境カイゼンの要点(個別ケア実践のためのカイゼン 教育体制のカイゼン 介護業務のカイゼン 管理体制のカイゼン スタッフのストレスマネジメント)

◇高齢者施設の未来を拓く―個室化、ユニットケアの先にある人間本位の施設 原慶子, 大塩まゆみ編著 京都 ミネルヴァ書房 2005.9 214p 21cm (Minerva福祉ライブラリー 84) 2500円 Ⓘ4-623-04438-6 Ⓝ369.263
内容:序章 福祉・保健・医療サービスと高齢者施設 第1章 高齢者総合福祉コンビネーションシステム―愛を基としたヒューマンケアコミュニティ 第2章 地域社会と共存する高齢者福祉施設―施設ケアとコミュニティケア 第3章 福祉と医療の狭間に立って―社会福祉法人経営の老人保健施設 第4章 小規模社会福祉法人の経営戦略―介護保険下での特別養護老人ホーム単独施設 第5章 高齢者コミュニティにおける快適な建築環境―居住福祉の観点から 第6章 官民一体で構築する高齢者福祉サービス―デンマークにおける高齢者在宅支援と住居施策 終章 未来の高齢者福祉施設づくりに向けて

◇高齢者施設のユニット化改修計画ガイドライン 認知症介護研究・研修東京センター編 認知症介護研究・研修東京センター 2008.4 147p 30cm 〈発売:中央法規出版〉 3000円 Ⓘ978-4-8058-4806-7
内容:概要編 改修の基本的な考え方 建築計画編1 建築計画上の具体的な留意点 建築計画編2 単位空間別にみた改修モデルと改修費用 事例編(改修サテライト) 資料編

◇個室・ユニットケアで介護が変わる　外山義監修，髙橋誠一，三浦研，柴崎祐美編　中央法規出版　2003.9　277p　21cm　2000円　Ⓘ4-8058-2396-8　Ⓝ369.263
　内容　第1部〈個室・ユニット化で変わる生活とケア　個室・ユニット化の導入にあたり一最も大切なこと　個室・ユニット化の導入（ハード編　ソフト編）　ユニットケアの今後の展開に向けて　総括〉　第2部〈ユニットケアを取り入れた個室化の先進事例報告（特別養護老人ホーム「風の村」　特別養護老人ホーム「杜の里」　特別養護老人ホーム「けま喜楽苑」　介護老人保健施設「きのこ老人保健施設」〉

◇施設に暮らしを―看護師兼ケアワーカーが入居者，家族，地域から教えてもらったこと　二瓶貴子著　全国コミュニティライフサポートセンター　2009.8　92p　21cm　（発売：筒井書房）　1000円　Ⓘ978-4-901947-94-7　Ⓝ369.263

◇都市の真ん中で二十年―特養幸栄の里　ユニットケアが気づかせてくれたこと　ノテ福祉会幸栄の里編集委員会編　筒井書房　2004.10　263p　21cm　1800円　Ⓘ4-88720-458-2　Ⓝ369.263

◇ユニットケアを味方にする方法―17の試行錯誤に学ぶ　1　特養・老健・医療施設ユニットケア研究会編　全国コミュニティライフサポートセンター　2007.9　157p　21cm　〈発売：筒井書房〉　1200円　Ⓘ978-4-901947-73-2　Ⓝ369.263

◇ユニットケア型施設における入居者サービスの実施把握及びあり方に関する調査研究報告書　医療経済研究・社会保険福祉協会医療経済研究機構　2009.3　11, 212p　30cm　（老人保健健康増進等事業による研究報告書　平成20年度）　Ⓝ369.263

◇ユニットケア個性化大作戦―個別化ケアから個性化ケアへ　坂本宗久著　筒井書房　2005.4　199p　21cm　1800円　Ⓘ4-88720-470-1　Ⓝ369.263

◇ユニットケアで暮らしをつくる―個別ケア実践マニュアル　秋葉都子編著　中央法規出版　2011.4　175p　26cm　2000円　Ⓘ978-4-8058-3456-5　Ⓝ369.263
　内容　序　ケアの視点を整理する　1　個別ケアの基本フォーム　2　住まいをつくる　3　暮らしをつくる（「食べる」（食事）を保障する　「出す」（排泄）を保障する　ほか）　4　暮らしを続ける（情報の伝え方（1）記録　情報の伝え方（2）会議　ほか）

◇ユニットケアという幻想―介護の中身こそ問われている　高口光子著　雲母書房　2004.1　181p　21cm　1600円　Ⓘ4-87672-157-2　Ⓝ369.263
　内容　講演　施設ケアの醍醐味を手放すな　パネルディスカッション　ユニットケアを乗り切る現場の知恵と勇気（コーディネーター・高口光子，パネラー・若山ひとみ（亀山老人保健施設），東美登子（山田赤十字老人保健施設虹の苑））　対談　老人介護はどこに行くのか―小規模・ユニットの落とし穴（三好春樹×高口光子）

◇「ユニットケアの推進に関する調査研究事業」報告書　浴風会認知症介護研究・研修東京センターユニットケア推進室　2008.3　161p　30cm　〈平成19年度老人保健事業推進費等補助金（老人保健健康増進等事業）〉　Ⓝ369.263

◇「ユニットケアの推進に関する調査研究事業」報告書　浴風会認知症介護研究・研修東京センターユニットケア推進室　2009.3　159p　30cm　〈平成20年度老人保健事業推進費等補助金（老人保健健康増進等事業）〉　Ⓝ369.263

◇ユニットケアはいかにして創られてきたか―至誠キートスホームの実践から　至誠ホーム出版会編　中央法規出版　2006.6　261p　21cm　2400円　Ⓘ4-8058-2741-6　Ⓝ369.263
　内容　序章　1996年4月〜2000年3月（開設準備期）　第1章　2000年4月〜2001年3月（試運転期）　第2章　2001年4月〜2003年3月（本格活動開始期）　第3章　2003年4月〜2006年3月（充実発展期）　第4章　ボランティア・家族

◆高齢者虐待
◇親子崩壊―いつから始まり，どこまで進むのか？　山本健治著　三五館　2012.7　253p　19cm　1400円　Ⓘ978-4-88320-560-8
　内容　第1章　進行しつづける「親子崩壊」　第2章　粗暴・未熟・無知・無自覚・貧困が複合した虐待　第3章　複雑な人間関係・孤立した育児による虐待　第4章　世代連鎖による虐待　第5章　しつけに名を借りての虐待　第6章　悪しき競争主義に毒されての虐待　第7章　なぜ虐待は増えつづけるのか？　第8章　「虐待の無限連鎖」を断ち切るために　第9章　決して希望がないわけではない

◇介護・看護職のための虐待防止チェックリスト―ケースアドボケイト実践　有馬良建著　医歯薬出版　2003.7　92p　28cm　1800円　Ⓘ4-263-23426-X　Ⓝ369.26
　内容　第1部　虐待防止のための評価基準（「虐待防止の評価基準」の考えかた　身体的虐待防止のための評価基準　心理・情緒的虐待防止のための評価基準　ネグレクト（放任）防止のための評価基準）　第2部　虐待防止のための評価基準　実践例（介護・看護職における虐待のとらえかた　チェックリスト記入のしかた　介護展開手順における虐待防止のためのケースアドボケイト実践）

◇介護殺人―司法福祉の視点から　加藤悦子著　クレス出版　2005.2　314, 2p　22cm　3800円　Ⓘ4-87733-254-5　Ⓝ369.26
　内容　第1章　介護殺人の全体状況　第2章　介護殺人の分析方法　第3章　典型的な事件の分析　第4章　事件の発生防止に向けて　第5章　規範的解決の前進　第6章　介護殺人の「実体的解決」をめざして　終章　本論文の研究上の位置と課題

◇介護殺人―司法福祉の視点から　加藤悦子著　新装版　クレス出版　2010.10　326, 2p　21cm　2400円　Ⓘ978-4-87733-561-8　Ⓝ369.26
　内容　第1章　介護殺人の全体状況　第2章　介護殺人の分析方法　第3章　典型的な事件の分析　第4章　事件の発生防止に向けて　第5章　規範的解決の前進　第6章　介護殺人の「実体的解決」をめざして　終章―本論文の研究上の位置と課題

◇介護保険施設における身体拘束廃止の啓発・推進事業報告書―平成17年度老人保健健康増進等事業による研究報告書　仙台　認知症介護研究・研修仙台センター　2006.3　343p　30cm　Ⓝ369.263

医療と社会・福祉　　　　　　　　　　　　　　　　　　　　　老人医療・介護

◇家族介護と高齢者虐待　山田祐子著　一橋出版　2004.1　158p　21cm　（介護福祉ハンドブック69）　1100円　Ⓘ4-8348-0068-7　Ⓝ369.261
内容　1 現代社会と家族の変化　2 家族と高齢者介護　3 高齢者福祉の体系　4 職業生活と老親介護　5 高齢者虐待と家族介護　6 介護の社会化への課題

◇くもりガラスの人間関係—子へ、親へ、そして自分へ、虐待の世代間連鎖　金子善彦著　中央法規出版　2008.11　290p　21cm　2500円　Ⓘ978-4-8058-3088-8　Ⓝ369.26
内容　第1章 児童虐待はどこへ（児童虐待の結果　性的虐待の結果　連鎖の事例　攻撃性・暴力とは　脳内けもの道　復讐　連鎖－どうしたら断ち切れるか）　第2章 高齢者虐待はどこから（「定義」はあるか　昔はなかったか　認知症・十人百色のケア　何があったら起こりそう？—くもりガラスの向こう側　高齢者虐待防止法—わかりにくいところなのか　介護者の負担を軽くする方法　児童虐待を減らせ！　高齢者虐待は減る！　介護の花道）　第3章 自分が虐待されないために（能力の低下を防ぐ・遅らせる　自分がなる認知症を「予防する」　自分がされる高齢者虐待を「予防する」）

◇高齢者虐待—実態と防止策　小林篤子著　中央公論新社　2004.7　234p　18cm　（中公新書）　740円　Ⓘ4-12-101756-0　Ⓝ369.26
内容　序章 高齢者虐待とは何か　第1章 家庭での虐待　第2章 施設での虐待　第3章 海外では　第4章 虐待をどう防ぐか

◇高齢者虐待を防ぐ—家庭・施設・地域での取り組み　高齢者虐待防止ネットワークさが編著, 倉田康路, 滝口真監修　京都　法律文化社　2011.9　173p　21cm　2200円　Ⓘ978-4-589-03358-1　Ⓝ369.26
内容　1 現代社会と高齢者虐待防止（高齢者虐待とは　高齢者虐待防止法）　2 家庭での高齢者虐待防止（家族と高齢者虐待防止　介護支援専門員と高齢者虐待防止）　3 高齢者施設での高齢者虐待防止（施設職員と高齢者虐待防止　身体拘束・抑制と高齢者虐待防止）　4 地域での高齢者虐待防止（地域包括支援センターと高齢者虐待防止　民生委員・児童委員と高齢者虐待防止　高齢者虐待防止ネットワークの構築—「高齢者虐待防止ネットワークさが」の試み）

◇高齢者虐待対応 権利擁護実践ハンドブック—高齢者支援に関わるすべての人の必携書　大渕修一監修　法研　2008.4　239p　26cm　3500円　Ⓘ978-4-87954-715-6　Ⓝ369.26
内容　第1章 高齢者虐待とは　第2章 虐待対応の心構えと権利擁護　第3章 全体の流れと役割分担　第4章 受付と緊急性の判断　第5章 事実確認と情報の収集・整理　第6章 支援計画立案とモニタリング　第7章 高齢者虐待防止ネットワークの構築　第8章 演習　第9章 資料集

◇高齢者虐待対応ソーシャルワークモデル実践ガイド　日本社会福祉士会編　中央法規出版　2010.2　305p　30cm　3200円　Ⓘ978-4-8058-3244-8　Ⓝ369.26
内容　第1部 知識編（高齢者虐待防止法の理解　高齢者虐待対応ソーシャルワークモデルと権利擁護　高齢者虐待防止法における市町村の権限行使　初動期アセスメントと支援計画　ネットワークとチームアプローチ）　第2部 実践編（情報収集と整理　個別ケース会議の運営　帳票の解説　事例）

◇高齢者虐待対応マニュアル—ケアに携わるひとのための演習ソースブック　サイモン・ビッグス, クリス・フィリプソン編著, 京都社会福祉士会学術研究委員会訳　京都　ミネルヴァ書房　2005.8　179p　26cm　2800円　Ⓘ4-623-04295-0　Ⓝ369.26
内容　第1章 虐待と放任：その社会的背景　第2章 虐待と放任の定義　第3章 事例検討　第4章 初回アセスメントと介入　第5章 特定状況での虐待と放任　第6章 虐待と放任の予防

◇高齢者虐待とソーシャルワーク　山口光治著　岐阜　みらい　2009.2　202p　21cm　2200円　Ⓘ978-4-86015-160-7　Ⓝ369.26

◇高齢者虐待に挑む—発見、介入、予防の視点　高齢者虐待防止研究会編　中央法規出版　2004.7　285p　26cm　2800円　Ⓘ4-8058-2476-X　Ⓝ369.26
内容　第1章 高齢者虐待を理解する　第2章 高齢者虐待への対処と予防　第3章 高齢者支援機関の役割　第4章 高齢者虐待への取り組みの実際　補章 わが国の高齢者虐待の実態から学ぶこと　資料 高齢者虐待防止研究会のあゆみ

◇高齢者虐待に挑む—発見、介入、予防の視点　高齢者虐待防止研究会編　増補版　中央法規出版　2006.7　308p　26cm　2800円　Ⓘ4-8058-2762-9　Ⓝ369.26
内容　序章 高齢者虐待防止法の内容と課題　第1章 高齢者虐待を理解する　第2章 高齢者虐待への対処と予防　第3章 高齢者支援機関の役割　第4章 高齢者虐待への取り組みの実際　補章 わが国の高齢者虐待の実態から学ぶこと　資料 高齢者虐待防止研究会のあゆみ

◇高齢者虐待の研究—虐待、ネグレクト、搾取究明のための指針と課題　リチャード・J. ボニー, ロバート・B. ウォレス編, 多々良紀夫監訳　明石書店　2008.11　672p　22cm　9800円　Ⓘ978-4-7503-2858-4　Ⓝ369.26
内容　第1部 パネル報告書—高齢者虐待およびネグレクトの発生のリスクと普及率の検討　補遺　第2部 研究資料

◇高齢者虐待の予兆察知—在宅介護における家族支援と対応のポイント　加藤伸司, 矢吹知之編著　ワールドプランニング　2011.9　93p　26cm　1000円　Ⓘ978-4-86351-041-8
内容　家族を支えるために専門職ができる家族支援とは（家族支援の倫理　私たちが理解しておかなければならない在宅（家族）と施設（専門職）の違い）　第1部 家族支援の必要性と専門職の役割　第2部 通所・訪問介護スタッフの家族支援に向けた未然察知のポイント　第3部 通所・訪問介護スタッフの声かけポイントと対応方法

◇高齢者虐待防止トレーニングブック—発見・援助から予防まで　日本高齢者虐待防止センター（高齢者処遇研究会）編　中央法規出版　2006.6　219p　26cm　2800円　Ⓘ4-8058-2753-X　Ⓝ369.26
内容　1 理論編　2 演習編　3 資料編

◇高齢者虐待防止法活用ハンドブック　日本弁護士連合会高齢者・障害者の権利に関する委員会編　民事法研究会　2006.6　246p　21cm　2200円　Ⓘ4-89628-322-8　Ⓝ369.26

◇内容 第1章 高齢者虐待防止法成立の経緯（高齢者虐待の実態 高齢者虐待の特徴 高齢者虐待防止に向けた取組み 高齢者虐待防止法の成立）第2章 高齢者虐待防止法の解説（第1章（総則）第2章（養護者による高齢者虐待の防止、養護者に対する支援等）—在宅の高齢者に対する虐待への対応 第3章（養介護施設従業者等による高齢者虐待の防止等）—施設等利用の高齢者に対する虐待の防止等）第4章（雑則）・第5章（罰則）附則）第3章 高齢者虐待防止法の活用と課題（養護者による虐待への対応 養介護施設従事者等による高齢者虐待の予防・救済に向けた市町村の責務 成年後見制度・地域福祉権利擁護事業の活用 ネットワーク体制の必要性と高齢者虐待の救済）第4章 高齢者虐待防止Q&A—在宅高齢者虐待事案への対応 第5章 今後の課題—法制定を受けた各地方自治体での実践に向けて

◇高齢者の虐待防止・権利擁護の実践 全国社会福祉協議会編 全国社会福祉協議会 2007.3 78p 26cm （全社協ブックレット 2）800円 ⓘ978-4-7935-0905-6 Ⓝ369.26

◇市区町村における高齢者虐待防止のための体制整備の取組みに関する調査報告書—高齢者虐待を中心とした困難事例に対する介入及び地域支援のあり方に関する研究 医療経済研究・社会保険福祉協会医療経済研究機構 2008.3 10, 72p 30cm （老人保健健康増進等事業による研究報告書 平成19年度）Ⓝ369.26

◇市区町村における高齢者虐待防止の標準化のための体制整備状況の関連要因および支援のあり方の検討報告書 医療経済研究・社会保険福祉協会医療経済研究機構 2011.3 16, 158p 30cm （老人保健健康増進等事業による研究報告書 平成22年度）Ⓝ369.26

◇市町村・地域包括支援センター・都道府県のための養護者による高齢者虐待対応の手引き 日本社会福祉士会 2011.3（第2刷）188p 30cm 〈平成22年度老人保健健康増進等事業「養護者による高齢者虐待対応の標準化のためのマニュアル策定並びに施設従事者による虐待対応の実態調査及び対応システムのあり方に関する研究」報告書別冊〉Ⓝ369.26

◇市町村・都道府県における高齢者虐待への対応と養護者支援について 厚生労働省老健局 2006.4 114, 35p 30cm Ⓝ369.26

◇実践から学ぶ高齢者虐待の対応と予防 岸恵美子、小長谷百絵、小野ミツ編、高崎絹子監修 日本看護協会出版会 2010.6 199p 26cm 2600円 ⓘ978-4-8180-1530-2 Ⓝ369.263

◇人権と介護—虐待と認知症 丹波史紀、石倉康次著 名古屋 地域人権ネット 2009.10 93p 21cm ⓘ978-4-904442-01-2
◇内容 高齢者に対する虐待行為と権利擁護 認知症ケアについて本人の立場から考えよう—クリスティーン・ブライデンさんを訪ねて 認知症の人の人権と介護視点の転換—介護者の視点から認知症の人自身の視点へ

◇身体拘束実態調査結果報告書&身体拘束廃止のためのケアの工夫事例集 平成15年度 大津 滋賀県健康福祉部レイカディア推進課 2004.3 99p 30cm Ⓝ369.263

◇「身体拘束ゼロ」を創る—患者・利用者のアドボカシー確立のための知識と技術 高崎絹子編著 中央法規出版 2004.12 212p 26cm 2800円 ⓘ4-8058-2530-8 Ⓝ369.263
◇内容 1 身体拘束をなくすには（身体拘束ゼロを目指して）2 組織改革という視点から 3 拘束要因の視点から（転倒とその要因を考える 身体拘束の予防的アプローチ—在宅高齢者への転倒予防・失禁予防体操の導入と効果評価から 事例から考える転倒防止対策（患者や利用者側の転倒要因を考える スタッフの思考過程と勤務体制から考える）ほか）4 看護・介護職の患者・利用者理解と対応の視点から 5 身体拘束と高齢者虐待

◇身体拘束のない介護をめざして—続・身体拘束廃止に向けての実践事例 東京都福祉局高齢者部計画課編 東京都福祉局高齢者部計画課 2004.2 60p 30cm 〈共同刊行：東京都身体拘束廃止推進会議〉Ⓝ369.263

◇誰が老人を救うのか—高齢者施設内虐待の現実 川越智子著 全日出版 2003.7 250p 20cm 2000円 ⓘ4-921044-75-9 Ⓝ369.263
◇内容 第1章 高齢者虐待という現象 第2章 介護事故の多いホーム 第3章 介護事故 第4章 施設での日常と虐待 第5章 医療という行為のもとに 第6章 施設内虐待はなくせるか

◇養介護施設従事者等による高齢者虐待の防止に向けた研究事業報告書 平成22年度老人保健事業推進費等補助金（老人保健健康増進等事業）報告書 仙台 認知症介護研究・研修仙台センター 2011.3 150p 30cm Ⓝ369.26

◇養護者による高齢者虐待対応の手引き—市町村・地域包括支援センターのための 日本社会福祉士会編 中央法規出版 2011.7 207p 30cm 2600円 ⓘ978-4-8058-3507-4 Ⓝ369.26

◇「養護者による高齢者虐待対応の標準化のためのマニュアル策定並びに施設従事者による虐待対応の実態調査及び対応システムのあり方に関する研究」報告書 日本社会福祉士会 2011.3 141p, 11, 11欄 30cm 〈平成22年度老人保健健康増進等事業〉Ⓝ369.26

◇Q&A高齢者虐待対応の法律と実務 池田直樹、谷村慎介、佐々木育子著 学陽書房 2007.7 352p 21cm 3200円 ⓘ978-4-313-56001-7 Ⓝ369.263
◇内容 1 虐待の実態・高齢者虐待防止法の全体像 2 高齢者虐待の相談・緊急対応の判断基準 3 援助方針の決定と援助の実施 4 養介護施設従事者等による虐待への対応 5 虐待ケースの実際 6 行政・施設等の体制整備

《リハビリテーション》

◇介護・依存から自立へ 2 機能評価と評価表、そして団塊世代へのメッセージ 滝沢茂男編著 藤沢 シビル出版 2004.9 167p 26cm 〈発売：星雲社〉2600円 ⓘ4-434-04829-5 Ⓝ493.185
◇内容 第1章 我々の目指すもの 第2章 団塊世代へのメッセージ 第3章 バイオフィリア リハビリテーション 第4章 機器・手法普及の道は遙か 第5章

使いやすく利用中の評価表　第6章 全国のリハビリテーション関係者の意識　資料
◇介護期リハビリテーションのすすめ　大田仁史著　青海社　2010.10　139p　19cm　1400円　Ⓘ978-4-902249-48-4　Ⓝ369.26
◇介護予防と終末期リハビリテーション　大田仁史著　荘道社　2009.5　104p　19cm　（大田仁史講演集3）　900円　Ⓘ978-4-915878-69-5　Ⓝ369.26
◇高齢者のリハビリQ&A　岡本五十雄著　新版　講談社　2006.2　228p　19cm　（健康ライブラリー）　1300円　Ⓘ4-06-259268-1　Ⓝ369.26
　内容　1 寝たきりにならないために　2 寝たきりになりかかったら　3 寝たきりになったら　4 転んで骨を折る　5 嚥下障害　6 便秘と排尿障害　7 認知症のリハビリテーション　8 生きがい　9 寝たきりの人を抱えた家族　10 利用できる制度と介護保険
◇高齢者リハビリテーション医療のグランドデザイン　日本リハビリテーション病院・施設協会編　青海社　2008.1　114p　26cm　2200円　Ⓘ978-4-902249-30-9　Ⓝ493.185
　内容　医療制度改革について　リハビリテーション医療について　高齢者リハビリテーション医療の現状と今後の展望　急性期リハビリテーション（急性期病床におけるリハ）　回復期リハビリテーション（回復期病棟におけるリハ）　維持期リハビリテーション　通所リハビリテーション　訪問リハビリテーション　短期入所におけるリハビリテーション　慢性期における入院もしくは入所によるリハビリテーション　在宅におけるリハビリテーションの普及　地域リハビリテーション支援体制　リハビリテーション前置の構築と今後の高齢者リハ医療
◇高齢者リハビリテーション学大事典　C. B. ルイス, J. M. ボトムリー著, 岩本俊彦監訳　西村書店　2011.6　462p　27cm　8800円　Ⓘ978-4-89013-410-6　Ⓝ493.185
　内容　1 応用老年学概説　2 高齢者リハビリテーションの臨床　3 高齢者リハビリテーションの基本姿勢と管理・運営
◇高齢者リハビリテーション制度の方向─ドイツ、オランダ、デンマークでの取組みをみる　保健福祉広報協会編著　保健福祉広報協会　2010.3　67p　21cm　700円　Ⓝ369.26
　内容　ドイツにおける高齢者のためのリハビリテーション（マルティン・ルンゲ著）　オランダにおける高齢者リハビリテーション（ルック・P. デウィッテ著）　デンマークの高齢者リハビリテーション（グンナー・ガンボルグ著）
◇高齢者リハビリテーションと介護─決定の自立を支える100のヒント　備酒伸彦著　三輪書店　2008.6　100p　26cm　1800円　Ⓘ978-4-89590-306-5　Ⓝ369.26
　内容　第1章 「治す」のか「支える」のか　第2章 思いこみ　第3章 人を動かすもの　第4章 チームワーク　第5章 技術が大切　第6章 北欧のケア現場から自立について考える　第7章 福祉用具・住宅改修について考える　第8章 人の生活習慣・行動が変わる
◇高齢者リハビリテーションのあるべき方向─高齢者リハビリテーション研究会報告書 平成16年1月　高齢者リハビリテーション研究会著　社会保険研究所　2004.2　82, 62p　30cm　〈奥付のタイトル：高齢者リハビリテーションのあるべき方向性〉　750円　Ⓘ4-7894-7160-8　Ⓝ369.26
◇高齢者リハビリテーションの新時代─急性期、回復期、維持期のフローチャート　伊藤隆夫編著　厚生科学研究所　2005.8　244p　26cm　（高齢者ケアシリーズ 4）　2800円　Ⓘ4-905690-97-8　Ⓝ369.26
◇事例解説 リハビリ事故における注意義務と責任　古笛恵子編著　名古屋　新日本法規出版　2012.4　292p　21cm　3400円　Ⓘ978-4-7882-7579-9
　内容　第1章 概説（リハビリテーションの意義　リハビリテーションに関わる専門職　リハビリテーション事故の現状　リハビリテーション事故の防止　リハビリテーション事故の責任　リハビリテーション事故の保険）　第2章 事例
◇新・老いぬさまでいよう─大田仁史のリハビリトーク　大田仁史著　荘道社　2012.3　224p　21cm　1600円　Ⓘ978-4-915878-90-9　Ⓝ493.185
　内容　メタボって怖いの？　「てんとうよぼう」　転倒予防対策は寝たきり予防対策　転ばぬ先の杖　命取りの大腿骨頸部骨折　みぞうゆう？　認知症の記憶障害と物忘れ　シルバーリハビリ体操指導士の苦労　お嫁さんには通販ごと渡す　上手投げ！と言うわけにもいかない〔ほか〕
◇団塊世代にパラダイムシフトを問う─リハ医学・国民意識の変革を！　滝沢茂男編著　〔藤沢〕シビル出版　2008.6　252p　19cm　（発売：星雲社）　1300円　Ⓘ978-4-434-11962-0　Ⓝ493.185
　内容　希望の革命　現代が問われるパラダイムシフト　人口転換　社会保障と財政　パラダイムシフトとは何か　リハビリテーション医学　新しいリハ医療手法　リハ医学パラダイムシフトのための研究　研究成果と期待　改革挑戦への軌跡　パラダイムシフトの実現　希望の世紀に
◇地域リハビリテーション学テキスト　備酒伸彦, 長野聖, 金沢善智編　南江堂　2008.9　281p　26cm　（シンプル理学療法学シリーズ）〈執筆：備酒伸彦ほか〉　4200円　Ⓘ978-4-524-24711-0　Ⓝ369.16
　内容　地域リハビリテーションの考え方　制度の変遷　制度　行政職としての理学療法士　地域リハビリテーションにおける関連職種との連携　サービスを提供する場面ごとの理学療法 (1) 介護老人保健施設　サービスを提供する場面ごとの理学療法 (2) 介護老人福祉施設（特別養護老人ホーム）　サービスを提供する場面ごとの理学療法 (3) 訪問リハビリテーション　サービスを提供する場面ごとの理学療法 (4) 通所リハビリテーション　サービスを提供する場面ごとの理学療法 (5) 通所介護（デイサービス）〔ほか〕
◇地域リハビリテーションの源流─大田仁史と勇者たちの軌跡　竹内孝仁, 浜村明徳監修, 澤俊二編著　三輪書店　2006.7　387p　26cm　3600円　Ⓘ4-89590-256-0　Ⓝ369.16
◇地域リハビリテーション論　大田仁史編著, 浜村明徳, 下斗米貴子, 澤俊二著　Ver.2　三輪書店　2005.4　109p　26cm　2400円　Ⓘ4-89590-229-3　Ⓝ369.16

◇地域リハビリテーション論　大田仁史編著, 浜村明徳, 下斗米貴子, 澤俊二著　Ver.4　三輪書店　2009.6　123p　26cm　2400円　①978-4-89590-335-6　Ⓝ369.16

◇地域リハビリテーション論　大田仁史編著, 浜村明徳, 下斗米貴子, 澤俊二著　Ver.3　三輪書店　2006.5　117p　26cm　2400円　①4-89590-244-7　Ⓝ369.16

◇福祉領域のリハビリテーション論　山本和儀編　医歯薬出版　2003.4　240p　26cm　(執筆：山本和儀ほか)　2600円　①4-263-23400-6　Ⓝ369

◇リハビリ介護入門―自立に向けた介護技術と環境整備　野尻晋一, 大久保智明著　中央法規出版　2009.7　145p　26cm　(基礎から学ぶ介護シリーズ)　1600円　①978-4-8058-2733-8　Ⓝ369.16
　[内容] 1 リハビリと介護(リハビリ介護の領域　リハビリ介護の方向性　リハビリ介護を始める前に)　2 リハビリ介護の実際　3 人の姿勢・動きをとらえる基本(リハビリ介護の原理・原則　3つのステップ　寝ている姿勢(仰向け)の原理・原則 ほか)

◇リハビリテーション　砂原茂一著　岩波書店　2003.1　222p　18cm　(岩波新書)〈第31刷〉　740円　①4-00-420139-X
　[内容] 第1章 病気から障害へ　第2章 リハビリテーションということ　第3章 思想と技術の出会い　第4章 技術の体系　第5章 リハビリテーションの流れ　第6章 人権の視座から　第7章 問い返される理念　第8章 むすび

◇リハビリテーションという幻想　三好春樹, 高口光子著　雲母書房　2007.8　205p　21cm　1700円　①978-4-87672-226-6　Ⓝ369.26
　[内容] 1 着地―観念世界から介護現場へ　2 越境―老人病院から介護現場へ　3 対談 リハビリテーションという幻想

《在宅介護・看護》

◇イラストでみる高齢者サポートQ&A―介護から支援へ　安岡厚子監編　真興交易医書出版部　2003.1　137p　19cm　(クイックマニュアルシリーズ)　2200円　①4-88003-567-X　Ⓝ369.261

◇イラストでわかる！寝たきりにしない自宅介護　峯村良子著　小学館　2008.4　111p　21cm　1500円　①978-4-09-310727-3　Ⓝ598.4
　[内容] 第1章 寝たきりにならないための介護　第2章 ひとりで歩く　第3章 日常生活での介護　第4章 食事の介護　第5章 心と身体のケア　第6章 知っておきたい介護保険　第7章 介護に疲れないために

◇医療改革時代の在宅ケア―死ぬも生きるも我が家がいちばん　佐藤智編　日本評論社　2004.7　232p　19cm　1900円　①4-535-56216-4　Ⓝ369.261
　[内容] 人生の最高の舞台・わが家―在宅ケア二十年と二十一世紀への期待　在宅ケアの新たなる展開のために(在宅ケアの原風景―絵画と文学に見る在宅ケア　美しき死とは―ラルフ・マッギルとの出会いと別れ　新しい家庭医をめざして―医療の原点に立ちかえって)　在宅ケアの充実と展開をめざして(在宅ケアの変遷と展望―行政の立場から見る　これからの在宅ケア―ライフケアシステムに望むこと　家庭医の現状と展望―家庭医に期待される五つの機能)　「自分たちの健康は自分たちで守る」ための医療と福祉(自立と環境について―健康は勝ち取るもの　安心して生きられる社会とは―日本の福祉の歩みから学ぶ)

◇絵で見てやれる新しい家庭介護のすべて―介護保険も一目でわかる　西原修造著　日本医療企画　2007.9　192p　30cm　2200円　①978-4-89041-778-0　Ⓝ598.4
　[内容] 一目でわかる介護保険制度　1 介護の実際あれこれ　2 認知症(痴呆)の高齢者の介護と対応について(健康な高齢者と認知症(痴呆)の高齢者の違い　認知症(痴呆)の症状の進行段階 ほか)　3 感染症と、いざというときの応急手当の知識(感染症にかかったときの介護　いざというときの応急手当の知識)　4 家庭でできるリハビリテーション(機能回復訓練)(関節を動かす(拘縮の予防)　体幹の運動 ほか)

◇遠距離介護　太田差惠子著　岩波書店　2003.12　63p　21cm　(岩波ブックレット no.610)　480円　①4-00-009310-X　Ⓝ369.261

◇遠距離介護デビュー応援ブック―老親との対話できていますか　太田差惠子著　北斗出版　2003.6　171p　21cm　1700円　①4-89474-030-3　Ⓝ369.261
　[内容] 第1章 デビューは突然やってくる―遠距離介護デビュー・ケーススタディ　第2章 遠距離介護デビュー、その当事者になったとき―遠距離介護経験者へのインタビュー　第3章 親や連れ合いなどとの向き合い方ハウツー―よくある悩みとアドバイス　第4章 遠距離介護デビュー者を通して見えてきたこと―個人的なつぶやき　第5章 たくさんの人の力を借りよう―テーマ別ナビゲーション

◇お悩み解決！在宅介護虎の巻　北國新聞社出版局編　金沢　北國新聞社　2008.11　164p　21cm　1429円　①978-4-8330-1656-8　Ⓝ369.261
　[内容] 第1章 体の介護のコツ　第2章 みんなの介護知恵袋　第3章 認知症のはなし　第4章 在宅介護を支えるサービス　第5章 明日元気に介護するために

◇おひとりさま介護　村田くみ著　河出書房新社　2010.6　190p　19cm　1500円　①978-4-309-01989-5　Ⓝ598.4
　[内容] 第1章 突然降りかかってくる「親の介護」　第2章 何もかもわからない介護保険　第3章 母と私の葛藤の日々　第4章 困ったとき、「救いの手」は必ずある　第5章 おひとりさまの不安が消えるとき

◇親の捨て方―愛憎にまみれた13人の介護記録　高齢者を考える会著　データハウス　2004.11　272p　20cm　1500円　①4-88718-786-6　Ⓝ598.4
　[内容] 二人の弟に背かれながらも、母の看病に明け暮れた十九年間の日々　実母から贈られた老後の生き甲斐。十一年の介護経験をヘルパーに生かす　十年余の在宅介護の後に受けた、肉親からの「あなたは最後に、親を捨てたのよ」という罵り　痴呆、幻覚、幻聴。そんな母でも、感謝こそ、介護の原点だ　「お母さんは生きていても植物人間です。延命処置を続けますか？」　親の長寿は、子の悲劇？　六年の介護の結果が「要介護5」の身に　「辛くても、お祖母さんの面倒見る方がいい」嫁の心で生かされた百一歳の長寿　親と姉兄との愛憎の中で、なぜ私だけがもがいているの？　「食事と洗濯だけが私の務め」生活支えた妻は、理想の嫁さん？　「父の自宅

介護、遠距離介護、養父の介護、兄嫁との軋轢…」そして残る満足感　理想の介護を求めて助け合ってきたつもりが…現実の荒波に『船頭多くして船山に上る』結果に　「介護ヘルパーは高収入」に誘われて何をする？　五年の経験から得たものは？　惨憺たる老人病院の実態を、介護を受ける立場から訴える

◇介護1年生—親や伴侶の面倒を見る家族のための　長瀬教子著　かんき出版　2011.12　174p　21cm　1400円　Ⓘ978-4-7612-6806-0　Ⓝ369.26
[内容]第1章 介護が必要になったら？—まず、市町村の窓口で介護保険の申請を　第2章 自宅介護が始まる！—まず、ケアマネといっしょにケアプランを作る　第3章 介護にはいくらかかる？—自己負担は1割です（居住費や食費などは別）　第4章 自宅介護で何をする？—まず、基本をおさえましょう　第5章 もしかしたら認知症？—まず、専門医に相談しましょう　第6章 介護施設ってどんなところ？—まず、タイプ・内容など情報収集を　第7章 デイサービスはどこを見て選ぶ？—まず、体験利用をしてみましょう　第8章 遠距離介護が始まる！—一心配しすぎず、でも準備は怠りなく

◇介護がラクになるマンガ在宅ケア　島村八重子著、椿しょうマンガ　講談社　2009.11　157p　21cm　（介護ライブラリー）　1500円　Ⓘ978-4-06-282428-6　Ⓝ369.261
[内容]第1話 ひとりで抱え込む介護は、もう限界！　第2話 同居家族がいると不利？　第3話 嫁vs.小姑バトルで、認知症が悪化した？　第4話 ケアスタッフはどこまで関われる？　第5話 「介護予防」ってなに？！　第6話 ヘルパーと合わない場合はどうする？　第7話 ご近所さん、総動員作戦！　第8話 介護に役立つ地域とのつながり　第9話 医療と介護の壁が、利用者を苦しめる　第10話 子どもに頼らない暮らしを考える

◇介護するということ—家族介護の理想と現実　ダイヤ高齢社会研究財団編　ダイヤ高齢社会研究財団　2010.3　100p　19cm　（ダイヤ財団新書 30）〈会期・会場：2009年11月20日 文京シビックホール小ホール　ダイヤ高齢社会研究財団シンポジウム〉Ⓝ369.26
[内容]家族介護の意味を問う（西村昌記述）　なぜ介護するのか（須田木綿子述）　東京の介護と秋田の介護（出雲祐二述）　介護を成就するということ（西村昌記述）　パネルディスカッション：介護するということ（西村昌記ほか述）

◇介護と家族　山中永之佑、竹安栄子、曽根ひろみ、白石玲子編　新装版　早稲田大学出版部　2005.12　318p　21cm　（シリーズ比較家族 第2期 4）　4200円　Ⓘ4-657-05924-6　Ⓝ369.261
[内容]第1部 現代の介護をめぐる課題（介護と家族—その現代的課題　家族介護問題と法政策　介護と家族法—介護をどこまで誰の役割として強制できるか　介護における「個」と「家族」の役割—患者の自己決定権と親権・家族とのかかわり　在宅長期療養高齢者の介護）　第2部 介護とジェンダー—歴史と現状（日本近世の高齢者介護と家族　高齢者の加齢と家族形態の変化—男性と女性の違い・地域による違い　女性地方議員の介護の実態と意識—全国女性地方議員調査より　介護休業とジェンダー）　資料 中国の養老事情について

◇介護の現場がこじれる理由—フリーのケアマネが見た在宅介護の10年　本間清文著　雲母書房 2011.2　236p　21cm　1600円　Ⓘ978-4-87672-301-0　Ⓝ369.261
[内容]第1章 要介護者自身によるこじれ　第2章 介護家族によるこじれ　第3章 市民・社会によるこじれ　第4章 市場原理によるこじれ　第5章 介護保険制度によるこじれ　第6章 保険・福祉・医療によるこじれ

◇介護不安は解消できる　金田由美子著　集英社 2011.3　217p　18cm　（集英社新書）　740円 Ⓘ978-4-08-720583-1　Ⓝ598.4
[内容]まえがき 介護不安とは何か　序章 避けては通れない介護　第1章 いずれは老親の介護が待っている　第2章 介護をするまでの準備　第3章 突然の介護。さあ、あなたはどうする　第4章 介護する方の心とからだのケア　第5章 図解・覚えておきたい介助・介護のコツ　データ 介護保険で受けられる主な介護(予防)サービスと費用の目安

◇家族介護への現金支払い—高齢者介護政策の転換をめぐって　菊池いづみ著　公職研　2010.2 381p　22cm　6000円　Ⓘ978-4-87526-285-5 Ⓝ369.26
[内容]第1章 「家族介護への現金支払い」の理論的検討　第2章 「高齢者介護政策の転換」の含意　第3章 現金給付に対する市町村の主張　第4章 現金給付に対する市町村の主張　第5章 地方単独事業介護手当と家族介護慰労金　第6章 地方単独事業としての「現金給付」　第7章 家族ヘルパー派遣による現金支払い　終章 研究の総括と課題

◇家族介護この究極のドラマ　大沢周子著　講談社　2006.10　267p　19cm　（介護ライブラリー）　1500円　Ⓘ4-06-282412-4　Ⓝ369.26
[内容]第1章 救済のレクイエム—最愛の妻との別れと介護ヘルパーの新しい妻　第2章 覚悟を決めて最期の準備—パーキンソン病の妻との十六年　第3章 赤城山—夫の介護と実母のボケとの狭間で　第4章 私の流儀が世界で一番—母が選んだ終のすみかは有料老人ホーム　第5章 介護三姉妹—坂を転げ落ちるように要介護4になった母　終章 終のすみか

◇家族介護者のサポート—カナダにみる専門職と家族の協働　パム・オルゼック、ナンシー・ガバマン、ルーシー・バリラック編、高橋流里子監訳　筒井書房　2005.10　177p　21cm　1800円 Ⓘ4-88720-488-4　Ⓝ369.26

◇家族介護者の実態と支援方策に関する調査研究事業—別居介護・遠距離介護をめぐる実態と支援のあり方—報告書　みずほ情報総研　2012.3 8, 155p　30cm〈平成23年度老人保健事業推進費等補助金老人保健健康増進等事業　背のタイトル：家族介護者の実態と支援方策に関する調査研究事業報告書〉Ⓝ369.26

◇家族介護者の実態と支援方策に関する調査研究事業報告書—平成23年度老人保健事業推進費等補助金老人保健健康増進等事業　全国国民健康保険診療施設協議会　2012.3　11, 228p　30cm Ⓝ369.26

◇家族がしあわせになる体と心の在宅介護　冨田順子著　有楽出版社　2004.9　262p　19cm〈発売：実業之日本社〉　1500円　Ⓘ4-408-59231-5 Ⓝ369.26
[内容]第1章 ヘルパー仕事はこんなに面白い　第2章 私が出会ったさまざまなお年寄り　第3章 ヘルパーにも家族にも役立つ冨田流介護術22のヒント　第4

章 中高年必読理想的な老人になるために これだけは知っておきたい介護の基礎知識

◇家族だけで抱え込まない介護　市川明壽著　東洋経済新報社　2012.1　190p　19cm　1500円　Ⓘ978-4-492-04434-6　Ⓝ369.26
[内容] はじめに 家族だけで介護を抱え込まないでほしい理由　第1章 知られているようで、じつは知られていない介護のための8つの考え方　第2章 共感する介護現場　第3章 共感介護それぞれの原点　第4章 流動食にこそ高級食材を使う理由　第5章「福祉の心」から「おもてなしの心」へ　第6章 2025年のアイケア　特別付録 共感介護のために注意すべき言づかいと簡単テクニック

◇家族のための介護入門―負担を減らす制度と技術　岡田慎一郎著　PHP研究所　2010.9　206p　18cm　（PHP新書 685）〈並列シリーズ名：PHP SHINSHO〉　720円　Ⓘ978-4-569-79027-5　Ⓝ369.26
[内容] 第1章 介護はなぜ「大変」か　第2章「介護が必要かも…」その時、あなたは何をする？　第3章 家族に合ったケアプランを作ろう　第4章 介護の負担をできるだけ減らそう　第5章 介護生活で起こりがちなトラブル、その予防と対策　第6章 介護者の身体を護る

◇家族のための事例でわかる介護ケアプラン―上手な事例29　高室成幸著　法研　2007.2　143p　26cm　1400円　Ⓘ978-4-87954-654-8　Ⓝ369.26
[内容] 第1章 介護保険のしくみ　第2章 ケアプランの立て方　第3章 ケアプランの事例　第4章 介護保険サービスのいろいろ（訪問を受けるサービス（介護給付）　通所・短期入所サービス（介護給付）ほか）

◇家族介護―大きな文字とイラストでよくわかる　鈴木幸雄監修　全面改訂版　双葉社　2004.5　175p　30cm　（双葉社スーパームック）　1600円　Ⓘ4-575-47643-9　Ⓝ369.26

◇家庭介護の鉄則―プロに学ぶ場面別ノウハウ　袖山卓也著　エクスナレッジ　2006.3　191p　19cm　1500円　Ⓘ4-7678-0481-7　Ⓝ598.4
[内容] 1 立ち上がり・座り介護―だれでも立てる「鉛筆の原理」？　2 歩行介護―転ばぬ先の「小さく前へならえ」？　3 車イス介護―快適・安全な「袖山式車イス操縦法」？　4 食事介護―「は〜い、ア〜ン」を喜ぶのは新婚さんだけ？　5 環境づくり―ベッドやトイレを使いやすくするコツは？　6 排泄介護―リズムをつかめばオムツいらず？　7 服の着脱介護―着替えを楽にする「服の貯金」？　8 入浴介護―風邪予防には「手が命」？　9 寝返り介護―シワシワの服やシーツは凶器？　10 起き上がり介護―「勝利のV」で寝かせきり防止。

◇家庭介護のプロのコツ　東京都社会福祉協議会編　角川学芸出版　2008.3　191p　21cm　〈発売：角川グループパブリッシング〉　1333円　Ⓘ978-4-04-621613-7　Ⓝ369.261
[内容] 第1章 食事、口の衛生　第2章 生活のなかの移動　第3章 衛生を保つ―入浴、排泄　第4章 病気とつきあう―服薬、医者　第5章 認知症を知る　第6章 高齢者・介護者の心理　第7章 住宅改修、福祉用具の工夫　第8章 退院時にあわてない秘訣　第9章 介護サービスを活用しよう

◇家庭でできる介護まるわかりQ&A　島村八重子監修　ブティック社　2004.6　96p　26cm　（ブティック・ムック no.467）　800円　Ⓘ4-8347-5467-7　Ⓝ369.261

◇家庭でも役立つ・共生ケアひやり・はっと集―リスクと上手につきあおう　富山ケアネットワーク編、炭谷靖子監修　全国コミュニティライフサポートセンター　2007.10　50p　26cm　〈発売：筒井書房〉　800円　Ⓘ978-4-901947-76-3　Ⓝ369

◇家庭の介護ハンドブック―今スグ役立つ！よくわかる！図解でわかる介護の技術　鎌田ケイ子監修　新星出版社　2005.3　383p　21cm　1600円　Ⓘ4-405-03167-3　Ⓝ598.4
[内容] 第1章 お年寄りの心と体　第2章 わかりやすい介護の方法　第3章 リハビリ効果のある生活　第4章 お年寄りの健康管理　第5章 介護者の心と体　第6章 介護の制度

◇変わる家族と介護　春日キスヨ著　講談社　2010.12　200p　18cm　（講談社現代新書 2082）　720円　Ⓘ978-4-06-288082-4　Ⓝ367.3
[内容] 第1章 親に依存する同居中年シングルたち　第2章 介護を担うシングル息子の孤立と孤独　第3章 シングル娘の介護と「金縛り」　第4章 娘家族・息子家族と親の関係はどう変わったか　第5章 夫が妻を介護するとき　第6章 希望はあるか―同居家庭内ひとり暮らしの孤独を超えて

◇がんばらないで家庭介護―介護する側、される側にやさしいケア　がんばらない介護生活を考える会監修　法研　2005.3　135p　26cm　1600円　Ⓘ4-87954-550-3　Ⓝ598.4
[内容] 第1章 がんばらない介護生活5つの提案（現状を整理する　まわりの人に協力を呼びかける　介護を受ける人を理解する　介護を楽にする工夫　いろいろなサービスを活用する）　第2章 がんばらない介護技術（移動の介護　食事の介護　排泄の介護　清潔を保つための介護）　第3章 認知症を理解しよう（認知症とは　認知症の経過　認知症への対応）　第4章 介護保険を上手に活用しよう（介護保険サービスとは　介護保険サービスの利用法）

◇「基礎」から学ぶ在宅ケア教本　星though男、比企和昭共著　横須賀　医道の日本社　2003.1　117p　26cm　3600円　Ⓘ4-7529-3066-8　Ⓝ369.261

◇兄弟は他人の始まり―介護で壊れゆく家族　真島久美子著　講談社　2008.1　269p　19cm　（介護ライブラリー）　1500円　Ⓘ978-4-06-282429-3　Ⓝ369.26
[内容] 1 最強の年寄り　2 四十女に出口なし　3 同居への道　4 親が親でなくなるとき　5 親と子の埋まらぬ溝　6 ふたつの永久の別れ　7 それぞれの生きる道

◇高齢者への家族介護に関する心理学的研究　石井京子著　風間書房　2003.12　184p　22cm　5200円　Ⓘ4-7599-1396-3　Ⓝ369.261
[内容] 第1章 高齢者への家族介護研究の意義　第2章 高齢者への家族介護　第3章 高齢者への介護意識に関する実証的研究（調査1）　第4章 高齢者の社会的入院に対する家族の意識に関する実証的研究（調査2）　第5章 高齢者への家族の介護機能に関する実証的研究（調査3）　第6章 高齢者への家族の介護機能の恒常性に関する実証的研究（調査4・5・6）　第7章 高齢者への家族の介護機能に影響する要因に関する実証的研究　第8章 高齢者への家族介護による家族と高齢者の心理的相互作用に関する実証的研究（調査7・8）　第9章 結語と今後の問題

◇高齢社会と家族介護の変容—韓国・日本の比較研究　金貞任著　新装版　法政大学出版局　2004.9　257p　21cm　5600円　①4-588-92010-3　Ⓝ369.261

◇高齢者ケアと在宅医療　佐藤智編集代表, 野中博, 大内尉義編集委員, 平原佐斗司編集幹事　中央法規出版　2008.9　437p　21cm　(明日の在宅医療 第4巻)　4500円　①978-4-8058-3054-3
内容　第1部 高齢者ケアと老年医学の方向性(老年医学と高齢者ケア—老年医学の成果と課題　高齢者の「こころ」と「からだ」の特徴と在宅医療　高齢者の心理　高齢者ケアと在宅看護　高齢者のソーシャルワーク)　第2部 高齢者ケアの実践と課題(高齢者医療制度と高齢者ケアおよび在宅医療　高齢者ケアと高齢者総合機能評価(CGA)　高齢者医療におけるチームアプローチ　高齢者ケアと病院・地域連携　高齢者ケアと権利擁護　高齢者虐待)　第3部 脳卒中・認知症等と在宅医療(脳卒中リハビリテーション　地域リハビリテーションと在宅医療　脳卒中後の在宅ケアとリハビリテーション　認知症ケアの過去、現在、未来　認知症の地域医療システムの課題と方向性　認知症の地域支援システムにおける課題—もの忘れクリニックの活動から　認知症の人の在宅生活を支える介護・看護　認知症の診療体制とケア　認知症と非薬物療法)

◇高齢者の退院支援と在宅医療　大内尉義担当編集　メジカルビュー社　2006.6　232p　26cm　(日常診療に活かす老年病ガイドブック8)　9000円　①4-7583-0283-9　Ⓝ493.185
内容　序論　高齢者の退院支援と在宅医療　退院計画と退院支援の概念と歴史　退院支援の具体的なプロセス　退院支援の必要な患者のスクリーニング法の詳細　介護保険の申請とその利用　退院困難例への対処の実際　在宅医療とその条件　高齢者の在宅医療と医療スタッフの役割　高齢者の在宅医療に向けての住環境の整備[ほか]

◇故郷の親が老いたとき—46の遠距離介護ストーリー　太田差惠子著　中央法規出版　2007.6　176p　21cm　1600円　①978-4-8058-2884-7　Ⓝ369.261
内容　1 時間のこと(遠距離介護と自分の暮らし　遠距離介護と自分の代わり)　2 お金のこと(遠距離介護と帰省費用　遠距離介護と親のお金)　3 健康のこと(遠距離介護と自分の健康　遠距離介護と残した家族)　4 人間関係のこと(遠距離介護と親の価値観　遠距離介護ときょうだいの存在　遠距離介護と夫婦の感情)　5 介護のこと(遠距離介護と親の日常　遠距離介護といわゆる「介護」)

◇コミュニティケア—在宅でのケアとリハビリテーション　64　誤嚥を防ぐ　藤谷順子, 横塚百合子, 英裕雄編著　日本看護協会出版会　2004.10　118p　28×21cm　1500円　①4-8180-1092-8
内容　第1章 誤嚥の基礎生理学　第2章 誤嚥のアセスメント—危険なサインと評価のポイント　第3章 誤嚥を防ぐリハビリテーション—摂食・嚥下リハビリと家庭でできる基礎的訓練　第4章 誤嚥を予防するための工夫　第5章 誤嚥を予防するための食品の工夫—食形態の評価と調理のポイント　第6章 こんなときどうする？—在宅での応急処置の原則

◇最新介護のしかたがわかる本—ポケット図解　家庭介護を楽にする会著, 鈴木幸雄監修　秀和システム　2007.6　184p　19cm　(Shuwasystem health guide book)　900円　①978-4-7980-1674-0　Ⓝ598.4
内容　第1章 介護をはじめる前に　第2章 寝室でのお世話　第3章 車イスでのお世話　第4章 歩行のお世話　第5章 排泄のお世話　第6章 食事のお世話　第7章 清潔にするには　第8章 健康管理　第9章 住まいの工夫　第10章 介護サービスを利用する

◇最新目で見る介護のしかた全ガイド—ヘルパー、家族のための手引書　下正宗監修　成美堂出版　2004.11　287p　24cm　1400円　①4-415-02662-1　Ⓝ598.4
内容　第1章 新しい介護の基本　第2章 日常生活の介助　第3章 移動の介助とリハビリ　第4章 障害・症状別の介護のしかた　第5章 大切な家庭看護　第6章 介護者自身のケアと介護保険

◇最新目で見る介護のしかた全ガイド—ヘルパー、家族のための手引書　下正宗監修　成美堂出版　2006.7　271p　24cm　1400円　①4-415-04246-5　Ⓝ369.26

◇在宅介護—家族がつくるケアプラン　和田要著　NCコミュニケーションズ　2003.10　194p　21cm　〈発売：日中出版〉　1800円　①4-8175-9005-X　Ⓝ369.261
内容　第1章 介護のはじまり　第2章 介護の相談　第3章 介護保険とは何か　第4章 ケアプランの立て方　第5章 介護サービスの選択と苦情処理　第6章 介護保険以外のサービス　第7章 成年後見制度と福祉サービス利用援助事業　第8章 介護ストレスと家族のケア

◇在宅介護サービス便利帳—必要なとき、必要なところへつながる　関東地区版　朝文社ウェルフェア事業部編　第2版　朝文社　2003.9　100, 37p　26cm　〈付・高齢社会ボランティアさまざま〉　1800円　①4-88695-168-6　Ⓝ369.261
内容　東京23区　東京23区以外　千葉県　埼玉県　栃木県　茨城県　神奈川県

◇在宅介護サービス便利帳—必要なとき、必要なところへつながる　首都圏・関東版　朝文社ウェルフェア事業部編　第3版　朝文社　2005.5　136p　26cm　1800円　①4-88695-178-3　Ⓝ369.261
内容　東京都(23区)　東京都(多摩地区)　千葉県　埼玉県　群馬県　栃木県　茨城県　神奈川県　介護保険改正　日王としての介護予防

◇在宅介護支援センター業務実態調査報告書　平成13年度　全国在宅介護支援センター協議会　2003.3　105p　30cm　Ⓝ369.263

◇在宅介護支援センターにおける「介護者の集い、家族の会」活動の現状—「地域ケアにおける在宅介護支援センターの痴呆介護支援に関する研究」報告書　地域での各種サービスのあり方とサービスの質の確保に関する研究　浴風会認知症介護研究・研修東京センター　2005.3　84p　30cm　(老人保健健康増進等事業報告書　介護保険制度の適正な実施及び質の向上に寄与する調査研究事業　平成16年度)　Ⓝ369.263

◇在宅介護支援センターの活用—地域包括支援センターへの移行に向けて　春名苗著　中央法規出版　2006.2　138p　22cm　1500円　①4-8058-7575-5　Ⓝ369.263

◇在宅介護における高齢者と家族―都市と地方の比較調査分析　日米LTCI研究会，高橋龍太郎，須田木綿子編　京都　ミネルヴァ書房　2010.3　282p　21cm　（新・minerva福祉ライブラリー5）　3500円　⒤978-4-623-05529-6　Ⓝ369.261
　内容　第1部 本書の問題意識と概要（都市と農村地域における調査分析―その問題意識と目的　調査の概要）　第2部 介護保険制度と地域（自治体と介護保険行政―都市と地方の比較から　ケアマネジャーと家族介護者　介護保険サービスにおける医師の役割）　第3部 介護保険サービスと在宅高齢者・家族（対人距離意識からみた家族介護　介護保険サービスの利用と家族　日本の家族介護者と介護保険　サービス利用における意思決定ダイナミクス　介護の成就―高齢者との死別と家族介護者の適応　日本の高齢者介護―時間、変化、そして介護者の主体性の視点から）　資料

◇在宅介護入門　介護労働安定センター編　改訂　介護労働安定センター　2005.6（4刷）　170p　21cm　1000円　Ⓝ369

◇在宅介護の医学の基礎　介護労働安定センター編　第8版　介護労働安定センター　2005.8　158p　26cm　1800円　Ⓝ491.61

◇在宅介護のABC―家族とともによりよく生きるセンター　労災サポートセンター編　労災サポートセンター　2010.11　63p　30cm　〈発売：労働調査会〉　600円　⒤978-4-86319-167-9　Ⓝ369.261

◇在宅介護のABC―共に穏やかな日常生活を送るために　労災サポートセンター編　改訂版　労災サポートセンター　2011.6　79p　30cm　〈発売：労働調査会〉　1000円　⒤978-4-86319-204-1　Ⓝ369.261
　内容　第1 在宅介護とは（介護を自宅で行うことになったら　介護の基本　介護を無理なく続けるために）　第2 在宅介護の実際（食事介助　排泄介助　清潔介助）

◇在宅ケアをパワーアップ―家庭で可能な「介護のツボ」を教えます　田中由紀子著　京都　ミネルヴァ書房　2007.10　158p　21cm　（シリーズ・高齢期介護の現在 2）　2200円　⒤978-4-623-04965-3　Ⓝ369.261
　内容　第1部 在宅ケアを始める前に考えておきたいこと（介護は誰にでも必要　在宅介護を上手にするには　実際に介護を始める前に）　第2部 実際の介護場面ではこうします（日常動作と介護　清潔の維持）

◇在宅ケアシステム―手づくりの実践による保健師論　森下浩子著　西東京　クオリティケア　2010.1　156p　21cm　2000円　⒤978-4-904363-10-2　Ⓝ369.261
　内容　1 在宅ケアと保健師の役割（在宅ケアとは　資料を収集する　町の人口動態　町の高齢者対策と人生各期における保健・福祉対策　保健活動が住民から離れていくとき　町の福祉活動の推移　町の高齢者意識調査）　2 実践からみた在宅ケアシステム形成（機能訓練を核とした保健福祉の実践　家庭訪問の充実　健康教育・健康相談と地域組織との連携　健診事業を支えた福祉と地域住民との連携　毎日配食サービス事業　過疎地域Aにおける高齢者支援体制）　3 在宅ケアシステム形成の要因と課題（住民の組織育成　保健福祉医療の連携　行政保健師の役割と課題）

◇在宅ケアの教訓―リスクを回避し、ケアの質向上に役立つ　コミュニティケア編集部編　日本看護協会出版会　2003.7　155p　18cm　（Community care special）　1500円　⒤4-8180-1013-8　Ⓝ369.261
　内容　1 実践こそ宝―"教訓"の読み方　2 在宅ケア100の教訓（技術編　コミュニケーション編　利用者・家族編　100の教訓へのメッセージ）　3 座談会：「ヒヤリハット体験」から得た教訓

◇在宅・訪問リハビリテーションリスク管理実践テキスト―安心・安全なサービス実現のために　石黒友康，牧田光代，大森豊監修　診断と治療社　2009.12　187p　26cm　2800円　⒤978-4-7878-1748-8　Ⓝ369.261

◇在宅要介護高齢者の介護状況実態調査報告書　長寿社会開発センター　2003.3　529p　30cm　Ⓝ369.26

◇在宅リハビリのすすめ―快適な自立生活空間を！　野村恭三著，森野靖雄監修　早稲田出版　2006.5　195p　19cm　1300円　⒤4-89827-316-5　Ⓝ369.261
　内容　プロローグ―ベッドの上での世界　第1章 あなたの大事な寝たままの方にワンチャンスをください　第2章 スライドベッド「リハビリ名人」　第3章 「リハビリ名人」の活用実例集　第4章 ライフサポートコンシェルジュからのアドバイス　第5章 そして「リハビリ名人会」へ

◇「在宅療養」をささえるすべての人へ―わが家がいちばん　在宅医療助成勇美記念財団「在宅療養」編集委員会監修　健康と良い友だち社　2009.9　151p　21cm　500円　⒤978-4-902475-01-2　Ⓝ369.261

◇30～40代独身のための親の介護と仕事を両立させる本　上原喜光著　秀和システム　2010.11　206p　19cm　1200円　⒤978-4-7980-2769-2　Ⓝ369.26
　内容　第1章 高齢者介護の現状（日本の介護の問題点　男性介護者と女性介護者の違い）　第2章 介護保険の基礎知識　第3章 シングル介護の実例　第4章 介護の終わりと社会復帰（要介護者が亡くなった場合の対応　復職について）　第5章 シングル介護の心構え

◇仕事と両立させるための親の介護Q&A―介護しながら働く人が知っておきたい知恵と工夫　望月幸代監修，ミズ総合企画編　京都　ミネルヴァ書房　2011.9　118p　21cm　（シニア世代！あなたの暮らしを考える 1）　1600円　⒤978-4-623-06137-2　Ⓝ369.26
　内容　1章 いざというときにあわてない　2章 働きながら親をみる　3章 両立のためのサポート　4章 離れて暮らす親のために　5章 知っておきたい親のケア　資料編

◇自宅介護のコツとアイデア　いろは塾監修　学習研究社　2004.9　175,17p　21cm　（学研実用ナビブックス）　1400円　⒤4-05-402309-6　Ⓝ598.4
　内容　序章 自宅で介護するとは？―ベテランホームヘルパーからのアドバイス　第1章 こんな介助で介護も楽しくなる―要介護者自身でできる身体介護のコツ　第2章 寝たきりでもゆとりがもてる介護―介護者が楽になる身体介護のコツ　第3章 もっと楽しくなる家事の工夫―生活サポートの知恵　第4章 心

が軽くなる痴呆症の介護—痴呆症の基礎知識と接し方　第5章 あなたを助けてくれる人とのつき合い方—ケアマネジャーやホームヘルパーたちとの上手なつき合い方　第6章 自宅介護の悩みを解決Q&A—こんな時、どうすればいい？

◇死ぬまで元気に自分流—「がんばらない介護」と3つの備え　野原すみれ著　萌文社　2010.8　217p　19cm　1300円　Ⓘ978-4-89491-201-4　Ⓝ598.4
　内容　第1章 介護する・される時代に　第2章 介護するあなたへ　第3章 老い仕度の心得　第4章 人生楽しく自分流

◇「自分の介護」がやってきた　羽成幸子著　春秋社　2003.9　200p　19cm　（春秋〈暮らし〉のライブラリー）　1400円　Ⓘ4-393-72603-0　Ⓝ598.4
　内容　自分の介護が始まった　老いの先取り　自分という友だち　友人の法則　忘れることが体力をつくる　人生の幕は何度でも開く　死は人生のご褒美　国語・算数・理科・社会　家族のわずらわしさを知る　縄張りを確保する〔ほか〕

◇シングル介護—ひとりでがんばらない！50のQ&A　おちとよこ著　日本放送出版協会　2010.2　187p　18cm　（生活人新書 313）　660円　Ⓘ978-4-14-088313-6　Ⓝ369.26
　内容　プロローグ シングル介護の極意 "一人でがんばらない"　1 シングル介護、心の準備　2 突然の入院・介護　3 介護保険をどう使う？　4 一人では大変、毎日のお世話　5 気になるお金の不安　6 どうする？ 仕事と結婚　7 一人では厳しい認知症介護　8 介護ストレスとメンタルヘルス　エピローグ 上砂降りの雨のあとに虹を見るように

◇図解介護のきほんがわかる本—これから家庭介護をはじめる人介護の仕事をめざす人のために　奥田弓子, 盛井利治, 林義智, 高野暢彦共著　池田書店　2006.6　175p　21cm　1300円　Ⓘ4-262-12337-5　Ⓝ369.16
　内容　1 知っておきたい介護の基礎知識　2 実践編・お年寄りにやさしい介護（介護・介助の基本は、明るく手際よく　介護の心得(1) 上手にコミュニケーションをとるには　介護の心得(2) もの忘れと認知症　ほか）　資料編

◇図解在宅介護のコツがよくわかる本　國光登志子監修, 主婦と生活社編　主婦と生活社　2008.11　159p　26cm　1500円　Ⓘ978-4-391-13514-5　Ⓝ369.26
　内容　第1章 安心介護のコツ　第2章 サービス・援助の活用のコツ　第3章 介護保険申請から利用のコツ　第4章 在宅介護をらくにするコツ　第5章 認知症の人の介護のコツ　第6章 遠距離介護のコツ　資料編（平成二〇年八月現在の概要）

◇すぐに役立つ家庭の介護—在宅介護の基礎と実践　第1巻（快食と快便で日常生活にリズムを）　大田仁史総監修　晋遊舎　2006.6　73p　29cm　（晋遊舎ムック）　2381円　Ⓘ4-88380-521-2　Ⓝ369.261

◇すぐに役立つ家庭の介護—在宅介護の基礎と実践　第2巻（快眠と入浴で安定した日常を）　大田仁史総監修　晋遊舎　2006.7　77p　29cm　（晋遊舎ムック）　2381円　Ⓘ4-88380-526-3　Ⓝ369.261

◇すぐに役立つ家庭の介護—在宅介護の基礎と実践　第3巻（行動範囲を広げる介護）　大田仁史総監修　晋遊舎　2006.8　79p　29cm　（晋遊舎ムック）　2381円　Ⓘ4-88380-541-7　Ⓝ369.261

◇住み慣れた地域で24時間365日安心・安全に暮らし続けられるための介護サービス等基盤整備に関する調査研究事業報告書　24時間在宅ケア研究会　2011.3　160p　30cm　〈平成22年度老人保健事業推進費等補助金（老人保健健康増進等事業分）〉　Ⓝ369.261

◇正しく健康を保つ—知らないと困る心とからだの管理術　大貫稔監修, 大貫稔, 城正子著　学習研究社　2005.3　111p　26cm　（在宅介護応援シリーズ 3）〈付属資料：15p〉　1600円　Ⓘ4-05-402591-9　Ⓝ369.261
　内容　第1章 おとしよりの健康管理の基本　第2章 体調管理と注意したい症状　第3章 おとしよりに多い病気と薬の管理　第4章 倒れたとき、けがをしたときの応急手当　第5章 認知症（痴呆症）と介護　第6章 医療制度と介護保険制度の基礎知識

◇地域において24時間在宅ケアを可能にするための体制に関する研究—報告書　平成22年度　東京大学高齢社会総合研究機構　2011.3　37p　30cm　〈平成22年度厚生労働省老人保健事業推進費等補助金（老人保健健康増進等事業分）〉　Ⓝ369.261

◇長時間介護はなぜ解消しないのか？—要介護者世帯への介護サービス利用調査による検証　清水谷諭, 野口晴子著　Tokyo Economic and Social Research Institute Cabinet Office　2003.10　36p　30cm　（ESRI discussion paper series no.70)　Ⓝ369.261

◇床ずれ博士の在宅介護　大浦武彦著　朝日新聞社　2008.1　229p　18cm　（朝日新書）　720円　Ⓘ978-4-02-273193-7　Ⓝ369.261
　内容　第1章 「在宅」介護の時代　第2章 在宅介護を詳しく知ろう　第3章 在宅介護に必要なケアチーム　第4章 介護に入る前に知っておきたいこと　第5章 介護の成否を左右する「床ずれ」治療　第6章 床ずれとの上手なつきあい方　第7章 床ずれを治すには　第8章 在宅介護の現場で　第9章 老人だけではない在宅介護　第10章 うまくいく在宅介護のために

◇認知症介護家族支援ネットワーク調査事業報告書　健康・生きがい開発財団　2007.3　29, 9p　30cm　Ⓝ369.26

◇認知症やひとり暮らしを支える在宅ケア「小規模多機能」　土本亜理子著　岩波書店　2010.8　208, 4p　19cm　1800円　Ⓘ978-4-00-023036-0　Ⓝ369.261
　内容　第1章 「小規模多機能」のある暮らし（七月の日々—「多機能ホームまどか」（埼玉県新座市）　小規模多機能型居宅介護とは ほか）　第2章 それぞれの「小規模多機能」（認知症デイサービスから小規模多機能へ—ななかまど（神奈川県相模原市）　地域の力で最期まで安心を—ひつじ雲（神奈川県川崎市）ほか）　第3章 「小規模多機能」のあした　第4章 「小規模多機能」のある暮らし、ふたたび

◇はじめての介護—突然でもあわてない！　主婦と生活社　2004.3　106p　26cm　（別冊すてきな奥さん）　1300円　Ⓘ4-391-61830-3　Ⓝ369.261

老人医療・介護　　　　　　　　　　　　　　　　　　　　　医療と社会・福祉

◇はじめての介護―家族が倒れた。さあ、どうする　主婦の友社編　主婦の友社　2008.3　159p　26cm　（主婦の友新きほんbooks clinic）　1200円　Ⓘ978-4-07-260014-6　Ⓝ598.4
[内容]　1 介護がはじまったあなたへの応援メッセージ　2 "介護保険"基本の「き」—使いこなすためにまず知っておきたいこと　3 「自宅で介護」する人もされる人もらくになる基本とコツ　4 「認知症」の親、夫、妻とどう向き合えばよいのか　5 親が快適に暮らせる「介護施設」の選び方　6 だれもが気になる「介護のお金・医療のお金」　実践介護アイデア集—食事編・トイレ・入浴編・衣服編・おでかけ・外出編・コミュニケーション編

◇はじめての自宅介護―イラストでわかる！使える！79の知恵　峯村良子著　小学館　2005.5　135p　24cm　1900円　Ⓘ4-09-310375-5　Ⓝ598.4
[内容]　1 ベッドの上での介護　2 介護食レシピと食事の介助　3 排泄のお世話　4 清潔を保つ　5 安全に移動する　6 自宅での健康管理

◇ひとりで悩まない介護―マンガで読む　川島れいこ、都々木美耶、伊東爾子、野口弓子、鈴木日和子、下地のりこ著、在宅介護福祉センター浜田山監修　あおば出版　2006.3　190p　19cm　1200円　Ⓘ4-87317-743-X　Ⓝ598.4
[内容]　序章「介護保険の基礎知識」　第1章「やっぱり家族じゃないですか」—バリアフリー住宅改造、床ずれ　第2章「長男の嫁だもの」—身体ケア、おしゃれ、外出　第3章「老老介護」—下の世話、部分浴、清拭　第4章「男だって！」—食事のつくりかた、入浴法　第5章「新米ヘルパー日記」—介護の現実、ヘルパーの日常　番外編ドキュメント／「新しい介護へ」

◇ヘルパー以前の介護の常識　浜田きよ子編著　講談社　2008.5　187p　21cm　（講談社の実用book）　1400円　Ⓘ978-4-06-274277-1　Ⓝ369.26
[内容]　第1章 今さら人に聞けない介護スタート前のマル基常識　第2章 実際に介護サービスを利用するときのマル必常識　第3章 わかりにくい介護保険の基礎知識　第4章 在宅介護が無理な場合、知っておきたいマル得情報

◇訪問医が見た男の介護・女の介護―夫婦の老後は「語らい」が決める　苛原実著　洋泉社　2010.1　205p　19cm　1300円　Ⓘ978-4-86248-497-0　Ⓝ598.4
[内容]　第1章 熱心に介護する夫、介護をいとう妻—在宅医療から見える「現在の家族像」（悲しみを語らない夫は損をする　相手の気をそらさない「マメさ」が人生を快適にする　老いて頑固にならない努力を　家族の中の「孤独死」　リハビリをするには仕方がある）　第2章 夫や妻が認知症になったら—心に優しさを培う（愛情がもっとも有効な認知症の「薬」　若いころからのボタンのかけ違い　認知症介護の失敗　認知症の夫婦を見守る）　第3章「死」を食卓の会話にしよう—人生には、さわやかな別れがある（末期がんの夫婦の絆が強くなる　訪問医は迷う　問題を先延ばしにしないこと　仲のいい夫婦にもやがて別れがある　最後のステージを生き生きと生きる九カ条）

◇マンガある日突然、介護をすることになった人のための本　樫木八重子監修、ブラボー舎編著、藤みき生マンガ　扶桑社　2008.7　119p　26cm　1400円　Ⓘ978-4-594-05679-7　Ⓝ369.26
[内容]　1 晴信にボケの症状が？　えっどうしたらいいの　2 行政申請→認定を受け介護生活が始まる　3 晴信 住み慣れた町から引越す　息子の家で新しい生活を…　4 晴信 突然倒れて急きょ入院！　退院準備で自宅改修を　5 退院した晴信のようすがヘン…あれ～間違いなく認知症の症状だ！！　6 信一郎夫妻「私たちがしていることは、もしや虐待？」　7 予想できないことが次々と…ついに施設入所を考える　8 晴信 介護の新しい住まいへ好物を持って面会に…　9 介護用語辞典　10 わいわい・ウキウキレクリエーション　11 介護ダイアリーのススメ

◇もう悩まない！家庭介護の安心アドバイス　別府明子著　日本図書館協会　2010.8　191p　19cm　1200円　Ⓘ978-4-259-56298-4　Ⓝ598.4
[内容]　第1章 介護する人とどう接したらいいのかわかりません—要介護者とのコミュニケーションに関する悩み　第2章 介護をこのまま続けていけるのか不安です—自分の将来や介護に関する自分自身の悩み　第3章 介護を始めてから家族がぎくしゃくしています—家族や親戚に関する悩み　第4章「がんばらない介護」のヒント

◇やさしい介護目で見る介護―ストレスをためない家族介護マニュアル　読売新聞社生活情報部編　生活書院　2006.10　261p　21cm　1800円　Ⓘ4-903690-00-8　Ⓝ598.4
[内容]　第1章 家族で介護、社会で介護　第2章 便利な介護用品、色々なサービス　第3章 変わる介護保険とケアプラン、新しい施設のかたち　第4章 快適な生活のためのケア　第5章 認知症のケア　第6章 老化・寝たきり予防とリハビリ

◇やさしい家庭介護―すぐに役立つケアの現場から学ぶ　ホームヘルプ編集部編　オークラ出版　2005.3　141p　26cm　（Oak mook 97）　1714円　Ⓘ4-7755-0528-9　Ⓝ598.4

◇優しくしたいのにできない―親の「老い」と上手につきあう知恵と工夫　アール・A・グロルマン、シャロン・H・グロルマン著、松田敬一訳　春秋社　2008.5　204p　19cm　1800円　Ⓘ978-4-393-36489-5
[内容]　1 あなたのこと—老いゆく親の子どもとして　2 お父さん（お母さん）のこと—老いと喪失の日々　3 自分のためのケア　4 同居する　5 老人ホームに入所する　6 ケアすること、理解すること

◇やさしさの在宅ケア　人見裕江編著　改訂版　岡山　ふくろう出版　2009.7　200p　21cm　2095円　Ⓘ978-4-86186-401-8　Ⓝ369.261
[内容]　第1章 やさしさの在宅ケアを模索して（いつもの朝の騒々しさの中で　その後のE.T　ケア提供者が老人観や障害者観を培うことの意味　高齢者自身の介護や看取りに関する自己決定　やさしさの在宅ケア）　第2章 事例報告 在宅ケアの現場から（免疫機能の老化と生活習慣との関係　難病患者の在宅ケア　完全燃焼したいから家に帰るよ！　人工透析患者の退院連携支援　認知症患者の攻撃的行為と看護の役割と可能性をもとめて　在宅死における食の援助と医療福祉の課題　がん患者のターミナルケア「NO」と言ってもいいんだよ—アルコール依存症・訪問看護での支えながら待つ援助　在宅における褥瘡ケア　高齢者による朝市活動の意義とサクセスフルエイジング　地域における児童の登下校中の安全対策とその課題　特別養護老人ホームにおけるター

ミナルケアに看護職員が果たす役割　訪問看護師の看護観　同世代の3人の子どもを持つ母親の看取りに関わった中で見えてきた看護師の潜在意識　精神障害者の早期退院連携—高齢の精神障害のある当事者と医療職の退院判断は一致しているのか?!　訪問看護をもっと元気に—訪問看護ステーション13年間の利用者動向から見えてきたもの）　第3章 在宅ケアのための法・制度・システム（やさしさの在宅ケアとケアマネジメント　在宅ケアに関連する法・制度）

◇夢見る老人介護—最期まで意欲的に生きたいあなたのために　小山敬三作　くもん出版　2008.10　254p　19cm　1300円　①978-4-7743-1435-8　Ⓝ369.26
[内容]第1章 誰もが責任のある今の「変」　第2章 それは夢ですか　第3章 夢の実現へ　第4章 もっともっと夢を見よう

◇要介護高齢者家族の在宅介護プロセス　北素子著　風間書房　2008.3　240p　22cm　5500円　①978-4-7599-1675-1　Ⓝ369.26
[内容]第1章 序論　第2章 文献検討　第3章 研究方法　第4章 結果　第5章 考察　第6章 結論

◇要介護高齢者の家族介護の現状と家族介護者の"介護役割受け入れ"の基底にあるさまざまな社会規範—主介護者と副介護者をペアとした計量的調査と事例調査の結果をもとに　さいたまWith Youさいたま埼玉県男女共同参画推進センター　2004.6　252p　30cm　（埼玉県男女共同参画推進センター共同研究報告書 平成15年度）〈研究代表者：川見克秀〉Ⓝ369.26

◇要介護者世帯調査に基づく在宅介護サービスの将来需要予測—2003年度データによる再推計　清水谷諭，野口晴子著　Tokyo　内閣府経済社会総合研究所　2005.2　24p　30cm　（ESRI discussion paper series no.128）Ⓝ369.261

◇要介護認定率の上昇と在宅介護サービスの将来需要予測　要介護者世帯への介護サービス利用調査による検証　清水谷諭，野口晴子著　Tokyo　Economic and Social Research Institute Cabinet Office　2003.9　24p　30cm　（ESRI discussion paper series no.60）Ⓝ369.261

◇らくらく動く—不自由をなくす毎日のお世話術　大貫稔監修，山本みよ子著　学習研究社　2005.2　111p　26cm　（在宅介護応援シリーズ 2）〈付属資料:15p〉　1600円　①4-05-402590-0　Ⓝ369.26
[内容]第1章「動く」の基本　第2章 寝返り・歩行・車いすの介助　第3章 日常生活のサポート　第4章 身だしなみを整える　第5章 外出したときの介助　第6章 拘縮と床ずれの予防

◇レスパイトケア介護者支援政策形成—家族介護者の負担感分析　羽生正宗著　日本評論社　2011.12　237p　22cm　2800円　①978-4-535-56298-1　Ⓝ598.4
[内容]序章 老親介護の現状分析—レスパイトプログラムの必要性　第1章 わが国の高齢者介護の現状分析　第2章 在宅介護を生むメカニズム　第3章 家族介護の状況　第4章 レスパイトに係わる先行研究　第5章 Zarit介護負担感尺度日本語版（J-ZBI）を用いた家族介護者の負担感分析—介護負担感要因のモデル化　第6章 海外におけるレスパイトプログラム

第7章 介護保険法施行（2000年）以前と変わらぬレスバイト政策

◇老健・特養からの在宅復帰をすすめる本　竹内孝仁著　年友企画　2006.4　137p　26cm　（介護科学シリーズ）　2096円　①4-8230-5170-X　Ⓝ369.26
[内容]序章 誰も在宅復帰を考えていない　第1章 在宅復帰のための基礎理論　第2章 自立支援のためのシステム　第3章 自立支援実践の考え方　第4章 認知症のケア　第5章 家族へのアプローチ　第6章 退所後のアプローチ　第7章 在宅復帰の戦略

◇老親介護とお金—ビジネスマンの介護心得　太田差惠子著　アスキー・メディアワークス　2008.9　207p　18cm　（アスキー新書）〈発売：角川グループパブリッシング〉　743円　①978-4-04-867359-4　Ⓝ369.26
[内容]序章 介護は恐ろしいですか　第1章 チームを組む　第2章 ビジョンを練る　第3章 情報を収集する　第4章 介護資金をプランする　第5章 時間を調整する　第6章 効果の確認と軌道修正

◇老親ハッピー介護マニュアル90+α—毎日がグンとラクになるアイデア　野原すみれ著　大誠社　2008.11　237p　19cm　1286円　①978-4-902577-20-4　Ⓝ369.26
[内容]基本編（介護の考え方を変えましょう　お年寄りを良く知ることからスタート　幸せな介護者になるための第一歩）　実践編（まわりの人が必ず助けてくれる11のアイデア　家計にやさしい"公的サービス"活用，10のアイデア　日常介護をがんばらない20のアイデア　認知症老親とハッピーにつき合う17のアイデア　老人ホーム活用で得をする7のアイデア）　付録データ

◆**男性と介護**

◇男の介護—失ն という名のほころび　吉田利康著　日本評論社　2010.2　200p　19cm　1600円　①978-4-535-56273-8　Ⓝ598.4
[内容]失敗という名のほころび—私の視点　第1部 体験・男の介護（認知症の妻を介護して　オランダでの尊厳死（セデーション）　交通事故で妻が寝たきりに　ほんとうにだめな男たち?）　第2部 介護の技術・介護のこころ（楽しい介護：これだけは知っていたい，これだけ知っていればなんとかなる　介護と専門家　在宅介護について　脱介護のすすめ—ケアされる立場から　暮らしからケアを見つめなおす）

◇男の介護—認知症介護で困っているあなたに　中村和仁著　新泉社　2010.11　236p　19cm　1600円　①978-4-7877-1019-2　Ⓝ369.26
[内容]序章 わが母，スガ婆介護日記　第1章 実例・介護する男たち　第2章 先輩介護者のアドバイス（何でも相談できる介護者仲間たち　男の介護者が集う「オヤジの会」）　第3章 不良介護のすすめ—介護で自分がつぶされないために　第4章 認知症介護のあれこれQ&A

◇オトコの介護を生きるあなたへ—男性介護者100万人へのメッセージ　男性介護者と支援者の全国ネットワーク編著　京都　クリエイツかもがわ　2010.4　123p　21cm　〈発売：かもがわ出版（京都）〉　1500円　①978-4-86342-042-7　Ⓝ598.4
[内容]応援メッセージ　1 困惑編 どこまでも続く，見えない明日　2 希望編 一人じゃない。苦しいことばかりじゃない　3 行動編 男性介護を支えるグルー

ブが、動き始めている　4 介護で孤立しないネットワークづくり　男性介護ネット資料編

◆家族介護者支援の論理—男性介護者の介護実態と支援の課題　津止正敏, 斎藤真緒編集担当　京都　立命館大学人間科学研究所　2012.2　159p　21cm　（共同対人援助モデル研究 4）〈私立大学戦略的研究基盤形成支援事業「大学を模擬社会空間とした持続的対人援助モデルの構築」　背のタイトル：障害児家族の介護離職の臨床研究〉Ⓝ369.26
内容 「家族介護者支援」の正当性とその論理（津止正敏著）　男性介護者調査研究から見えてきたこと（斎藤真緒著）　男性介護者の介護実態と支援の課題（斎藤真緒著）　介護保険制度の改善課題を検証する（津止正敏著）　「介護の社会化」と家族介護者支援を考える介護保険10年の検証（津止正敏著）

◆男性介護者に対する支援のあり方に関する調査研究事業報告書　全国国民健康保険診療施設協議会　2011.3　14,176p　30cm〈平成22年度老人保健事業推進費等補助金老人保健健康増進等事業〉Ⓝ369.26

◆男性介護者に対する支援のあり方に関する調査研究事業報告書　全国介護者支援協議会　2011.3　244p　30cm〈平成22年度老人保健事業推進費等補助金老人保健健康増進等事業〉Ⓝ369.26

◆男性介護者白書—家族介護者支援への提言　津止正敏, 斎藤真緒著　京都　かもがわ出版　2007.9　199p　21cm　2000円　Ⓘ978-4-7803-0117-5　Ⓝ598.4
内容 男性介護調査に取り組んで　第1部 男が介護するということ（男が介護するということ　データが示す男性介護者）　第2部 全国調査から見る男性介護者の現状（介護者・被介護者の属性と関係　介護生活—家事・介護をめぐる困難　介護をとりまく関係・サービス　自由記述に見る男性介護者の声　小括）　第3部 男性が語る介護の実態—45人へのインタビュー調査結果から（男性介護者へのインタビュー調査　男性が語る介護実態—介護による生活と気持ちの変化　男性介護者からの学び—次世代に伝える介護）　男性介護者研究の視座—今後の研究課題

◆男性介護者100万人へのメッセージ—男性介護体験記　男性介護者と支援者の全国ネットワーク編　京都　クリエイツかもがわ　2009.12　193p　30cm〈発売：かもがわ出版（京都）〉　2000円　Ⓘ978-4-86342-037-3　Ⓝ369.26
内容 1 妻の介護（妻を詠む（俳句）　めげずに明るくヘルパー2級で再出発 ほか）　2 妻の介護録（今は亡き妻 美恵三題　痴呆（認知症）は神様の賜物 ほか）　3 父母の介護　4 家族の介護　5 資料

◆男性介護者100万人へのメッセージ—男性介護体験記 第2集　男性介護者と支援者の全国ネットワーク編　京都　男性介護者と支援者の全国ネットワーク　2010.11　181p　30cm〈発売：かもがわ出版（京都）〉　2000円　Ⓘ978-4-86342-054-0
内容 親の介護　妻の介護　妻や親以外の介護

◆男性介護者100万人へのメッセージ—男性介護体験記 第3集　男性介護者と支援者の全国ネットワーク編　京都　男性介護者と支援者の全国ネットワーク　2012.1　163p　30cm〈発売：クリエイツかもがわ（京都）〉　2000円　Ⓘ978-4-86342-077-9　Ⓝ598.4
内容 1 妻の介護　2 親の介護　3 妻や親以外の介護

◆働きざかり男が介護するとき　藤本文朗, 津止正敏編　京都　文理閣　2003.2　253p　19cm　1800円　Ⓘ4-89259-423-7　Ⓝ369.26
内容 1 働きざかり男だって介護する（子どもになった母さん　夫婦介護を通じて見えてきたもの　障害のある子とスモンの妻を抱えて　義母の介護の再出発　座談会・妻を介護する）　2 高齢者介護と発達の理論（高齢者の家族介護を考える　現代社会と家族介護の行方　老人も痴呆性老人も発達する　困ったときに利用できる制度）

◆ビジネスマンのための男を磨く！老親介護　おちとよこ著　東京新聞出版局　2005.8　301p　19cm　1500円　Ⓘ4-8083-0829-0　Ⓝ598.4
内容 プロローグ 親の老いは、男の明暗分岐点　第1章 元気な親は「財産」と思え　第2章 無知は罪。男を磨く「介護基礎知力」　第3章 ザ・介護・オープニングシミュレーション　第4章 必携・一夜漬け「介護保険マニュアル」　第5章 転勤族の「遠距離介護」乗り切り術　第6章 「認知症」介護のカンどころ　第7章 ビジネスマンの「出社と介護の継続法」　第8章 老親介護で一触即発、「介護離婚」の予防法　エピローグ あなた自身の幸せな老い、「幸齢学」のために

◆女性と介護

◆過疎農村地域における農村女性の介護意識とその地域・文化的背景　芝山江美子著　新風舎　2007.12　95p　21cm　1500円　Ⓘ978-4-289-03490-1　Ⓝ369.26
内容 1 研究の背景と本研究の動機・目的　2 研究方法（エスノグラフィ（Ethnography）　調査対象地 ほか）　3 分析方法（カテゴリを発見する段階（domain analysis）　カテゴリを統合していく段階（taxonomic analysis）ほか）　4 結果　5 考察（本研究の限界）

◆近世の女性相続と介護　柳谷慶子著　吉川弘文館　2007.3　328,6p　22cm　9000円　Ⓘ978-4-642-03420-3　Ⓝ367.21
内容 相続および介護にみる女性と家族　第1部 「家」の相続・運営と女性　第2部 看病・介護をめぐる「家」と家族

◆勤労女性の生活と介護の両立支援に関する研究—地域コミュニティーの機能促進を目指して　橋爪祐美著　全国勤労者福祉・共済振興協会　2008.7　132p　26cm　（公募研究シリーズ 5）Ⓝ366.38

◆妻たちの介護—在宅介護で孤立しないために　中村和仁著　新泉社　2012.6　260p　19cm　1700円　Ⓘ978-4-7877-1207-3
内容 1 夫の介護（夫が突然倒れて寝たきりに　回復を信じて続けるリハビリテーション　問題行動に振り回される日々　もう在宅での介護は限界　一五年間の在宅介護　したくても踏み切れない在宅介護）　2 義理の父母の介護（仲良しだった義母の暴言　義母の両親を同時に介護　義父母の介護がきっかけで離婚　けがと病気に見舞われつづけた義母の介護　義父とふたりで乗り越えた義母の介護　特養を断りデイサービスで介護をやり通す）　3 実の父母の介護（おまえに面倒みてほしい　暴言、暴力を繰り返す母　義理の父母と実の父母の四人を介護）　4 社会とつながる（制度の利用へつなげる　介護士になっ

たフィリピン人妻 母のために介護施設をつくった女性）
◇働く女性の介護生活―在宅介護者の支援へのアプローチ 橋爪祐美著 風間書房 2005.2 173p 22cm 3800円 ⓘ4-7599-1477-3 Ⓝ369.261
◇若者の介護意識―親子関係とジェンダー不均衡 中西泰子著 勁草書房 2009.7 205, 13p 20cm 2600円 ⓘ978-4-326-65342-3 Ⓝ367.3
[内容] 序章 介護志向からみた親子関係の将来像―娘は親を看るのか 第1章「娘」による老親扶養の位置づけ 第2章 親子の愛情と性別分業―視点と枠組み 第3章 老親扶養をめぐる若者たちの意識 第4章 女性のライフコースと老親扶養志向 第5章 介護志向はいかにして決定されるのか 第6章 親の扶養期待にみるジレンマと娘への介護期待 第7章 親と親密であるとはどういうことか 終章 老親介護にみるジェンダー秩序

◆老々介護

◇これからの老老介護にそなえるための心得40―「老いても生きる」ことの介護と支援のあり方 松本一生著 河出書房新社 2011.8 197p 19cm 1500円 ⓘ978-4-309-24560-7 Ⓝ369.261
[内容] 第1章 老老介護はなぜストレスになるのか―高齢になっても生きるということ 第2章 老老介護の現実 第3章 老老介護はどこが問題なのか 第4章 老老介護に必要な心構え 第5章 老老介護の未来 終章 老老介護のありかた
◇老老介護―その人生学と経済学 吉田春樹著 PHP研究所 2008.7 246p 20cm 1500円 ⓘ978-4-569-70100-4 Ⓝ367.7
[内容] 第1章 なぜ老老介護を論じるか 第2章 老老介護の人生学―親子で人生の奪い合い 第3章 続・老老介護の人生学―「晩秋期」への提言 第4章 特異な人口構成、その重い負担 第5章 老老介護、財政の危機はここまで来ている 第6章 老老介護の経済学 第7章 晩秋期への添え書
◇「老々介護に必要なサービスの調査研究事業」調査報告書 医療関連サービス振興会 2005.3 91, 20p 30cm 〈平成16年度独立行政法人福祉医療機構（長寿社会福祉基金）助成（事業）〉 Ⓝ369.26
◇老老介護の現状と課題に関する調査研究 ダイヤ高齢社会研究財団 2004.9 64p 30cm 〈平成15年度厚生労働省老人保健健康増進等事業〉 Ⓝ369.261

◆ホームヘルパー

◇あんしん在宅介護 アースサポート株式会社編 ルネッサンスブックス 2006.11 190p 21cm 〈発売：幻冬舎ルネッサンス〉 1500円 ⓘ4-7790-0093-9 Ⓝ369.261
[内容] 介護が必要になったら 第1章 訪問入浴サービス 第2章 訪問介護サービス 第3章 福祉用具販売レンタルサービス 第4章 住宅改修サービス 第5章 デイサービス/ショートステイ 第6章 訪問理髪美容サービス 第7章 布団乾燥・消毒サービス 第8章 配食サービス 付録 知っておくと便利な予備知識

◇今、ホームヘルパーの置かれている現状から未来への展望を考える ホームヘルパー全国連絡会役員会編 ホームヘルパー全国連絡会 2004.8 150p 30cm （ホームヘルパー全国交流集会「報告集」第4回）〈発売：萌文社 会期・会場：2004年2月15日 シニアワーク〉 667円 ⓘ4-89491-077-2 Ⓝ369.17
[内容] パネルディスカッション 今、ホームヘルパーの置かれている現状から未来への展望を考える 第1分科会 このままでいいの？ ヘルパーの医療行為 第2分科会 介護を通して、痴呆の方への関わりを考える 第3分科会 1000の事例から見たホームヘルパーならではの仕事 第4分科会 これでは安心して働き続けられない。なぜ？ どうすればいい？ 私達の身分・労働条件・専門性 第5分科会 現場に役立つ養成研修・継続研修を考える 第6分科会 これでいいのか！ やってはいけない、やりすぎてはいけない ホームヘルプサービス―主任ヘルパー・サービス提供責任者 第7分科会 家族に精神に障害のある方への援助を通して 第8分科会 本音で語ろう。ホームヘルパー
◇介護スタッフにもとめられる高齢者を理解すること 竹中星郎著 新企画出版社 2003.12 47p 19cm （ホームヘルパー活動心得帳）500円 ⓘ4-88000-087-6 Ⓝ369.17
◇介護の仕事入門―1ランク上の介護力をつけるために 安岡厚子著 介護労働安定センター 2007.8 140p 21cm 1238円 ⓘ978-4-903303-39-0 Ⓝ369.17
[内容] 第1章 介護とは、どんな仕事か。（ホームヘルパーの資質について。 ホームヘルプの心構え。）第2章 ステップアップに必要な能力。（ホームヘルパーに一番必要な「観察する力」。 利用者の背景を知る。 1ランク上のチームケア。）第3章 ホームヘルパーのリスクマネジメント。（高齢者の心身を理解する。 とっさの時の対処法。 服薬管理の基礎知識。 認知症のケア。）第4章 知っておきたい制度とサービス。（介護保険制度とは。 介護保険以外の制度。 現場で遭遇しやすいトラブルについて（解決のヒント））
◇介護の仕事入門―1ランク上の介護力をつけるために 安岡厚子著 改訂版 介護労働安定センター 2012.5 140p 21cm 1238円 ⓘ978-4-903303-91-8 Ⓝ369.17
[内容] 第1章 介護とは、どんな仕事か。（ホームヘルパーの資質について。 ホームヘルプの心構え。）第2章 ステップアップに必要な能力。（ホームヘルパーに一番必要な「観察する力」。 利用者の背景を知る。 1ランク上のチームケア。）第3章 ホームヘルパーのリスクマネジメント。（高齢者の心身を理解する。 とっさの時の対処法。 服薬管理の基礎知識。 認知症のケア。）第4章 知っておきたい制度とサービス。（介護保険制度とは。 介護保険以外の制度。 現場で遭遇しやすいトラブルについて（解決のヒント） ホームヘルパーのキャリアアップ）
◇介護ヘルパーにたのめること、たのめないこと。 松川竜也著, 石川孝子監修, ユーキャン介護ヘルパーサービス研究会編 ユーキャン学び出版部 2012.4 191p 19cm 〈発売：自由国民社〉 1400円 ⓘ978-4-426-60378-6 Ⓝ364.4

｜内容｜1章 介護ヘルパーさんに頼むまでの道のり　2章 訪問介護サービス　3章 通所サービス　4章 施設サービス

◇「介護保険外サービスのあり方に関する調査研究」—生活支援サービス利用の実態調査—報告書—訪問介護サービスの質に関する研究プロジェクト　ダイヤ高齢社会研究財団　2011.3　1冊　30cm　〈平成22年度厚生労働省老人保健健康増進事業　背のタイトル:「介護保険外サービスのあり方に関する調査研究」報告書〉　Ⓝ369.261

◇介護保険見直しの中でヘルパーの役割の重要性を見つめ直す　ホームヘルパー全国連絡会役員会編　ホームヘルパー全国連絡会　2005.7　173p　30cm　〈ホームヘルパー全国交流集会「報告集」第5回〉　発売:萌文社　会期・会場:2005年2月13日 豊島公会堂ほか　952円　Ⓘ4-89491-092-6　Ⓝ369.17

｜内容｜1 全体会―「介護保険の見直しの立場からどう考えるか」(介護保険の見直しの概略説明―ホームヘルパー全国連絡会事務局長　森永紀伊　ホームヘルパーの実践報告から「見直し」を考える)　2分科会(第1分科会:「介護保険の見直しをヘルパーの立場から考える」—助言者・石田一紀(京都女子大学)　第2分科会:「介護保険の見直しで、私たちの労働条件は、どうなるの?」—助言者・丹野弘(全労働局労働組合)　第3分科会:「認知症(痴呆)の人の心が見えますか」—助言者・滝波順子(ダイヤライフ財団研究員)　第4分科会:「ホームヘルパーの質と教育について考える」—助言者・木下安子(新潟青陵大学)　第5分科会:「医療的ニーズを持つ利用者のケアについて考える」—助言者・是枝祥子(大妻女子大学)ほか）

◇高齢者が働きやすい介護事業に向けて—在宅介護サービス業高齢者雇用の手引き　訪問介護ヘルパーの高齢者雇用の進め方と留意点　平成22年度　日本在宅介護協会　〔2010〕　54p　30cm　〈独立行政法人高齢・障害者雇用支援機構委託産業別高齢者雇用推進事業　内刊行に:在宅介護サービス業高齢者雇用推進委員会〉

◇こんなときどうする? ホームヘルパーと家族のための医療講座　和田忠志著　医歯薬出版　2008.9　173p　21cm　2400円　Ⓘ978-4-263-71940-4　Ⓝ369.17

◇幸せをもう一つずつ—介護のプロになる本　平出田鶴子著　横浜　神奈川新聞社　2009.9　283p　19cm　1300円　Ⓘ978-4-87645-448-8　Ⓝ369.17

｜内容｜1章 激動の10年とホームヘルパーのいま　2章 日本の「在宅」の特殊事情　3章 いまこそプロのヘルパーを!　4章「プロ」になるためのテクニック10　5章 在宅介護のトラブルバスター　6章 利用者さんに知ってほしいこと　7章 新しい在宅介護の世界を拓くために

◇質の高い訪問介護サービスを実現できる職業能力を備えたヘルパーの確保・育成に向けた提言　連合総合生活開発研究所　2005.1　57p　30cm　Ⓝ369.17

◇潜在ホームヘルパーの実態に関する調査報告書　日本総合研究所　2011.3　168p　30cm　〈平成22年度老人保健事業推進費等補助金老人保健健康増進事業　ルーズリーフ〉　Ⓝ369.261

◇男性ヘルパーという仕事―高齢・在宅・介護を支える　山口道宏編著　現代書館　2006.3　197p　20cm　1700円　Ⓘ4-7684-3455-X　Ⓝ369.17

｜内容｜1部 ドキュメント・男性ヘルパーという仕事(「いってらっしゃい」同行レポート・男性ヘルパー最前線から―種田誠さん(二一歳)　「ヘルパーになってよかった」—表信満さん(四四歳)　取材ノート・男性ヘルパー労働—燃え尽きる理由 ほか）　2部 解説・資料編(ケアワークのなかのジェンダーと性を超えて—男性ケアワーカーの可能性を探る　介護保険と医療保険とヘルパーと—制度・システムを探る　資料・訪問介護労働者の法定労働条件の確保について)

◇24時間在宅・訪問サービスに関する調査研究事業　24時間地域巡回型訪問サービスのあり方検討会報告書　24時間地域巡回型訪問サービスのあり方検討会著　三菱UFJリサーチ&コンサルティング　2011.2　143p　30cm　〈平成22年度厚生労働省老人保健事業推進費等補助金(老人保健健康増進等事業)〉　Ⓝ369.261

◇24時間対応の定期巡回・随時対応型訪問サービスのあり方に関する調査研究事業報告書　三菱UFJリサーチ&コンサルティング　2012.3　123p　30cm　〈平成23年度厚生労働省老人事業推進費等補助金(老人保健健康増進等事業分)〉　Ⓝ369.261

◇24時間訪問看護サービス提供の在り方に関する調査研究事業報告書　全国訪問看護事業協会編　全国訪問看護事業協会　2011.3　6,225p　30cm　〈平成22年度厚生労働省老人保健健康増進等補助金事業(老人保健健康増進等事業)〉　Ⓝ369.261

◇認知症の人を在宅でいかに支えるか—心に寄りそうホームヘルパーの介護過程　石田一紀編著　京都　クリエイツかもがわ　2009.8　214p　21cm　〈発売:かもがわ出版(京都)〉　2000円　Ⓘ978-4-86342-027-4　Ⓝ369.261

｜内容｜第1部 認知症高齢者へのホームヘルパーの介護過程　第2部 "実践編"住みなれた家・地域で自分らしく生きたい—認知症の人に寄りそうホームヘルパー　おわりに—見失われているホームヘルパーの社会的意義

◇はぁとヘルパー 優しい介護編　清水康代, 佐藤文香著　講談社　2004.5　253p　19cm　860円　Ⓘ4-06-364570-3

｜内容｜1軒目 辰巳くんの場合―「男性・新人ヘルパー登場!」　2軒目 瀬戸さんちの場合―「ヘルパーに頼める仕事・頼めない仕事」　3軒目 布施さんちの場合―「親の介護のためにヘルパーにプロポーズ!?」　4軒目 辻さんちの場合―「ヘルパーに不満がある場合には?」　5軒目 後藤さんちの場合―「老いた妻を老いた夫が見る老々介護のつらさ」　6軒目 新田さんちの場合―「遺産相続問題に巻き込まれて!?」　7軒目 矢部さんちの場合―「家族がいるのに、なぜ介護をヘルパーに!?」　8軒目 小林さんちの場合―「内縁の妻の献身的な介護」

◇ヘルパーの介護現場と収入—成功する人、しない人　高齢者を考える会編　データハウス　2005.5　299p　20cm　〈データハウスの『ミドル選書』2〉　1500円　Ⓘ4-88718-817-X　Ⓝ369.17

｜内容｜第1章 物言う女性ヘルパーが介護現場を変革する　第2章 男性ヘルパー時代がやってくる!　第3

章 骨肉の争いに巻き込まれて　第4章 求められるのは専門性と独自性（一七年間、家事援助の"専門性"にこだわって―"細切れ介護"で、真の介護はできない！　義父母の介護体験から―「介護のための情報誌」を創刊した家族物語）　巻末特集 ヘルパーと年寄りを食イモノにする介護保険制度（悪徳介護産業から搾取されない方法は―「ヘルパーは自衛のために介護保険の陥し穴を勉強すべきね」）

◇ヘルパーの能力開発と雇用管理―職場定着と能力発揮に向けて　佐藤博樹, 大木栄一, 堀田聰子著　勁草書房　2006.9　184p　22cm　2600円　Ⓘ4-326-50282-7　Ⓝ369.17
　内容 序論 ヘルパーの能力開発と雇用・処遇制度：管理者の役割　第1章 ホームヘルパーをめぐる制度とその仕事　第2章 ホームヘルパーの職業能力　第3章 サービス提供責任者の仕事と人事管理能力　第4章 ホームヘルパーの能力開発と事業者・サービス提供責任者の役割　第5章 介護職のストレスと雇用管理のあり方：高齢介護施設をとりあげて　参考資料

◇訪問介護員の職業倫理と適性　日比野清編著　中央法規出版　2005.3　117p　21cm　1200円　Ⓘ4-8058-2565-0　Ⓝ369.17
　内容 第1章 訪問介護員の職業倫理　第2章 訪問介護員としての適性　第3章 利用者援助に求められる真の理解と姿勢　第4章 訪問介護員の医療行為についての理解　第5章 訪問介護の留意点　第6章 訪問介護員の悩み・困りごとQ&A

◇訪問介護員の職業向上に関する調査研究報告書　長寿社会開発センター　2006.3　193p　30cm　（厚生労働省老人保健事業推進費等補助金（老人保健健康増進等事業分）事業）　Ⓝ369.17

◇訪問介護員の定着・能力開発と雇用管理　堀田聰子著　東京大学社会科学研究所人材ビジネス研究寄付研究部門　2008.3　273p　26cm　（東京大学社会科学研究所人材ビジネス研究寄付研究部門研究シリーズ no.11）　非売品　Ⓝ369.17

◇訪問介護員養成研修カリキュラム等検討委員会報告書―介護職の初任者研修のあり方　平成22年度　訪問介護員養成研修カリキュラム等検討委員会編　長寿社会開発センター　2011.3　116p　30cm　Ⓝ369.17

◇訪問介護・居宅介護事業所における職員採用状況調査報告書　東京都社会福祉協議会東京都福祉人材センター人材情報室　2006.3　84p　30cm　（調査報告書 平成17年度）　Ⓝ369.17

◇訪問介護計画に関する実態調査研究報告書　長寿社会開発センター　2005.3　127p　30cm　Ⓝ369.17

◇訪問介護困ったときのQ&A―現場の疑問に現場が答える　日本在宅介護協会編　医歯薬出版　2003.2　175p　21cm　（表紙のタイトル：訪問介護困ったときのQ&A167）　1800円　Ⓘ4-263-23396-4　Ⓝ369.17
　内容 掃除・整理　茶菓・金品　買い物・金銭管理　移動・散歩・外出　調理・食事　排泄　入浴　医療知識　医療行為・類似行為　感染症・疥癬　褥瘡　家族・友人　痴呆　コミュニケーション　会話　苦情・事故　介護保険サービス

◇訪問介護サービスハンドブック―「原則的に医行為でない行為」の理解　和田忠志, セントケア株式会社著　中央法規出版　2007.2　189p　26cm　2000円　Ⓘ978-4-8058-2846-5　Ⓝ369.261
　内容 第1章 訪問介護サービスと医療行為（医療関連行為に関する基本の"き"　医療行為の解釈　ヘルパーと医療行為の関係）　第2章 原則医療行為でない行為の訪問介護サービス（サービスの提供をする前に　医療除外行為ハンドブック　現場で役立つ事例Q&A）　第3章 医療ニーズの高い利用者に対する訪問介護の役割（医療機器を使用する利用者への訪問介護サービスとは）　資料

◇訪問介護従事者間における職域と職能に関する実態調査研究報告書　長寿社会開発センター　2007.3　170p　30cm　（厚生労働省老人保健事業推進費等補助金（老人保健健康増進等事業分）事業）　Ⓝ369.17

◇訪問介護従事者の就労の現状とキャリア育成に関する調査研究報告書　長寿社会開発センター　2009.3　92p　30cm　Ⓝ369.17

◇訪問介護における医療関連情報の把握とサービス提供に関する実態調査研究報告書　長寿社会開発センター　2008.3　102p　30cm　Ⓝ369.261

◇訪問介護におけるサービス提供者の在り方に関する実態調査報告書　長寿社会開発センター　2004.3　233p　30cm　Ⓝ369.261

◇訪問介護に求められる医療関連情報　長寿社会開発センター　2008.3　36p　30cm　Ⓝ369.261

◇訪問介護の現場から―介護サービス利用者の声を聞いてホームヘルパーに何ができるのか？ 生きた福祉制度実現のために　百合澤節子著　文芸社　2009.5　123p　19cm　1100円　Ⓘ978-4-286-06498-7　Ⓝ369.17
　内容 第1章 介護保険制度の現状と問題点（介護保険制度サービスの内容　高齢者福祉における在宅サービスの内容）　第2章 訪問介護の現場から（介護支援サービス（ケアマネジメント）と介護サービス計画（ケアプラン））　第3章 介護技術と介護の実際　第4章 医学の基礎知識

◇訪問介護労働者の法定労働条件の確保のために　厚生労働省労働基準局　2006.6　14p　30cm　Ⓝ369.17

◇ホームヘルパーさん、「福祉の心」を大切に―憲法25条実現のために　赤星俊一著　あけび書房　2010.3　125p　21cm　1400円　Ⓘ978-4-87154-092-6　Ⓝ369.17
　内容 第1章 ホームヘルパー派遣事業の歴史　第2章 ホームヘルパーの身分　第3章 ホームヘルパーさんの常備薬「福祉の心」

◇ホームヘルパーと介護者のための医療サイン　宮原伸二著　大阪　創元社　2006.12　255p　21cm　1800円　Ⓘ4-422-32066-1　Ⓝ369.17
　内容 第1章 気づきの介護　第2章 訴えを受けとめる介護　第3章 緊急に対応する介護　第4章 特別な介護（MRSA（メチシリン耐性黄色ブドウ球菌）　胃瘻ほか）　第5章 資料篇

◇ホームヘルパーの実践ポイント100―こんなときどうする？　日本ホームヘルパー協会・監修　日本医療企画　2007.5　227p　19cm　（New・JMPシリーズ 76　介護・福祉シリーズ 3）　1429円　Ⓘ978-4-89041-764-3　Ⓝ369.17

内容 第1章 ホームヘルパーの基本的事項　第2章 生活援助　第3章 身体介護　第4章 相談援助　第5章 ホームヘルパー自身にかかわること

◇ホームヘルパーのためのリスクマネジメント　森山治, 藤原泰, 朴美蘭著　萌文社　2007.4　93p　21cm　（シリーズ・ホームヘルプ 3）　952円　①978-4-89491-118-5　N369.17
内容 第1章 社会福祉とリスクマネジメント（リスクマネジメントとは何か　福祉サービスにおけるリスクマネジメント）　第2章 リスク回避のための基本姿勢と援助技術（利用者・家族とのコミュニケーション　リスク回避に必要な援助技術）　第3章 ホームヘルプサービスと質の向上（第三者評価の登場背景について　第三者評価とは　介護サービス情報の公表）

◇ホームヘルパーの悲鳴—どうなる介護の未来　ヘルスケア総合政策研究所編　日本医療企画　2005.5　234p　19cm　1300円　①4-89041-684-6　N369.17
内容 はじめに ホームヘルパーの存在価値とは、そして介護の未来は　過酷な労働環境の中で働くホームヘルパーたち　「人間の尊厳」に対する徹底した教育　現場でもがくホームヘルパーたち　ホームヘルパーの怒りはどこに向けたらいいのか　高い志を保つために介護の職場環境を考える　ホームヘルパーを殺すな！—ホームヘルパーへのケア・ハラスメント　社会性を持つ介護は市場原理では進められない　登録型ホームヘルパー縮小論　制度改正の動向と介護現場の波紋〔ほか〕

◇ホームヘルパー働き方のルール—これだけは知っておきたい労働法　清水敏, 深谷信夫編　旬報社　2005.8　151p　21cm　1600円　①4-8451-0939-5　N369.17
内容 1 厚生労働省「通達」を活用するために　2「通達」のポイント解説　3 パートヘルパーの就業規則Q&A　4 就業規則作成の基礎知識　5 モデル就業規則　6 資料・通達

◇ホームヘルパーひやりはっと事例集—具体例で学ぶリスクマネジメント　京都福祉サービス協会編集委員会編　京都　ミネルヴァ書房　2005.9　177p　26cm　2200円　①4-623-04443-2　N369.17
内容 第1章 生活援助サービスにおける「ひやりはっと」　第2章 身体介護サービスにおける「ひやりはっと」（車いす介助（室内）　車いす介助（外出））　第3章 現場で起こるその他「ひやりはっと」　第4章 リスクマネジメントと「ひやりはっと」—事故対応と緊急時の具体的な対応について

◇ホームヘルプ活動と「人間の尊厳」—介護や介助が介入にならないための心構え　石田正治著　福岡　アイネック学術出版　2003.7　36p　21cm　（あした葉ブックレット no.1）　477円　①4-900578-15-0　N369.17
内容 1 はじめに　2 介護の「介」という文字　3 尊厳と権利　4「ヘルプ」とは　5 自己決定と介入　6 技術の重要性　7 おわりに

◇ホームヘルプサービスの事故防止マニュアル—介護現場で生まれた事故防止の知恵!!　太田貞司監修・執筆, 高橋春美, 梅本京子執筆　名古屋　日総研出版　2003.9　150p　21cm　2500円　①4-89014-821-3　N369.17
内容 第1章 ホームヘルプサービスにおける事故防止への取り組み　第2章 事例で学ぶ介護事故対策（器物破損　生活援助場面　身体介護場面）　第3章 苦情対応への取り組み（苦情対応の基本的な考え方　苦情対応を適切に対応することの意義　苦情対応のフローチャートの作成　苦情対応の具体的流れ）　第4章「介護」を実践から学ぶ意味（「介護」の理論化「介護」の歴史　実践からくみとる　日常生活を支える援助を深める）

◇ホームヘルプと医行為　篠崎良勝, 塩野谷高司著　萌文社　2007.4　111p　21cm　（シリーズ・ホームヘルプ 4）　952円　①978-4-89491-119-2　N369.261
内容 第1章 医行為と介護をめぐる様々な歴史的背景—厚生労働省の通知から（医行為と介護をめぐる画期的通知　医行為の法医学的研究）　第2章 医行為に対する介護従事者からの現実的対応・齟齬（生活という場面における「医行為」ってどんなもの？—利用者の変化を介護専門職としての視点で見つめましょう　「医行為」と「介護行為」の境界線ってどこにあるの？）　第3章 介護従事者への医行為の研修とその課題　第4章 介護従事者に対する研修プログラムの提案と実践　第5章「まとめ」（通知1、通知2、通知3はホームヘルパーに対するハラスメント　NIMBY（ニンビー）的発想）

◇ホームヘルプ労働の自立と未来—この仕事にたずさわっている仲間たちへ　これから福祉の世界にたずさわる未来の仲間たちへ　ケアを共有するすべての方たちへ　櫻井和代著　本の泉社　2004.8　191p　19cm　1333円　①4-88023-857-0　N369.17
内容 第1章 日本の高齢者事情—ホームヘルパーはどんなニーズに応えていくのか　第2章 日本のホームヘルパーの現状　第3章 ホームヘルプ労働の職務の本質とは　第4章 ホームヘルパーの養成と教育　第5章 働く者への福祉とこれからの展望　さいごに—ホームヘルパーの未来は利用者の未来

◇「夜間対応型訪問介護」が未来を拓く—ケアコールが支える夜の安心　老齢健康科学研究財団編　筒井書房　2006.11　179, 51p　21cm　2400円　①4-88720-518-X　N369.261

◇夜間の訪問介護サービスへのニーズ及びサービス提供の阻害要因に関する調査報告書　三菱総合研究所人間・生活研究本部　2011.3　1冊　30cm　N369.261

◇利用者と介護者の適切なマッチングに関する調査研究報告書　長寿社会開発センター　2011.3　98p　30cm　N369.17

◇利用者と介護者の適切なマッチングに関する調査研究報告書　長寿社会開発センター　2011.3　116p　30cm　（平成22年度老人保健事業推進費等補助金老人保健健康増進等事業）　N369.17

◇利用者の声に聞くホームヘルパーのケアとマナー—こんなヘルパーさんは困ります　坂本昌子, 松村若共著　日本医療企画　2004.10　142p　21cm　（介護実力アップシリーズ 3）　1200円　①4-89041-649-8　N369.17
内容 第1章 家事全般編　第2章 買い物・外出編（車イスは考えてくれなきゃ困ります　蚊帳の外では困ります・介護者のペースでは困ります　言うだけでは困ります）　第3章 掃除・洗濯編（四角い部屋も丸く掃き」では困ります　アイロンでしわを付けちゃ困ります　トゲのある言葉は困ります）　第4章 調理編　第5章 入浴編

◇「DCMを活用した在宅ケアの有効性に関する調査研究事業」報告書　シルバー総合研究所　2011.3　174p　30cm　〈平成22年度老人保健事業推進費等補助金老人保健健康増進等事業　背のタイトル：「DCMを活用した在宅ケアの有効性に関する調査研究事業」報告書〉　Ⓝ369.261
◇Q&A訪問介護サービスのグレーゾーン―適正な介護サービス費の算定に関するガイドライン　能本守康編著　ぎょうせい　2010.6　185p　26cm　2095円　Ⓘ978-4-324-09089-3　Ⓝ369.17
　内容　第1章 介護保険制度における訪問介護とは？　第2章 ケアマネジメントの中の訪問介護　第3章 通知等の解釈（訪問介護におけるサービス行為ごとの区分等について（H12.3.17老計発第10号通知）指定訪問介護事業所の事業運営の取扱等について（H12.11.16老振発第76号通知）　指定居宅サービスに要する費用の額の算定に関する基準（訪問通所サービス及び居宅療養管理指導に係る部分）及び指定居宅介護支援に要する費用の額の算定に関する基準の制定に伴う実施上の留意事項について（訪問介護部分抜粋）（H12.3.1老企発第36号通知）ほか）　第4章 訪問介護事業所より寄せられた事案および解釈

《ロコモティブシンドローム》

◇知られざる国民病「ロコモ症候群」　平石貴久, 剱木久美子著　小学館　2010.4　205p　18cm　（小学館101新書 073）　720円　Ⓘ978-4-09-825073-8　Ⓝ493.6
　内容　第1章 ロコモはどうして怖いのか　第2章 ロコモに克つための筋肉を知る　第3章 脱ロコモで健康長寿になる　第4章 運動指導研究家に聞く「長続きするトレーニングの秘訣」　第5章 自宅でできる簡単ロコトレメニュー9
◇新国民病ロコモティブシンドローム―長寿社会は警告する　中村耕三著　日本放送出版協会　2010.3　193p　18cm　（生活人新書 315）　700円　Ⓘ978-4-14-088315-0　Ⓝ493.6
　内容　第1章 いま日本人のからだに何がおきているのか　第2章 人体の仕組み1―なぜ膝・腰に負担がかかるのか　第3章 人体の仕組み2―軟骨・椎間板はなぜ劣化するのか　第4章 ロコモをどう治すのか　第5章 ロコモをどう防ぐのか　第6章 ロコモについよいライフスタイル
◇ロコモティブシンドロームと栄養　日本栄養・食糧学会監修, 田中清, 上西一弘, 近藤和雄責任編集　建帛社　2012.5　163p　21cm　2500円　Ⓘ978-4-7679-6165-1
　内容　序章 ロコモティブシンドロームと生活習慣　第1章 ロコモティブシンドロームの疫学―地域住民コホートROADより　第2章 ロコモティブシンドローム、メタボリックシンドロームとカルシウム摂取　第3章 食事リン摂取と骨健康およびQOL　第4章 ロコモティブシンドロームと遺伝子多型性　第5章 骨粗鬆症・骨折におけるビタミンDおよびビタミンKの重要性　第6章 ビタミンKの新しい作用メカニズムと骨における役割　第7章 水溶性ビタミンとロコモティブシンドローム　第8章 ロコモティブシンドローム予防のための栄養・食生活　第9章 ロコモティブシンドロームにおいて栄養療法の果たすべ

き役割　第10章 ロコモティブシンドロームの予後・将来展望

《骨粗鬆症》

◇～かかりつけ医でみる～骨粗鬆症Q&A　西沢良記, 中村利孝編　先端医学社　2010.1　198p　26cm　4000円　Ⓘ978-4-88407-612-2　Ⓝ493.6
◇気候風土に学ぶ―暮らしと健康の歳時記　吉野正敏編, バイオクリマ研究会著　学生社　2004.2　226p　19cm　1950円　Ⓘ4-311-20271-7　Ⓝ498.41
　内容　春　夏　秋　冬
◇気になる骨粗鬆症　集英社　2005.8　35p　30cm　（集英社健康百科 読む人間ドック危ない現代病30 22）　533円　Ⓝ498.41
◇検証骨粗鬆症にならない体質　マリリン・グレンビル著, 折茂肇日本語版監修, 服部由美訳　産調出版　2006.6　225p　22cm　1600円　Ⓘ4-88282-491-4　Ⓝ493.6
　内容　第1章 骨粗鬆症とは何か？　第2章 危険因子　第3章 骨粗鬆症の検査　第4章 薬物療法　第5章 栄養面から骨の健康に取り組む　第6章 カルシウムだけの問題ではない　第7章 骨を強くするエクササイズ　第8章 骨粗鬆症と遺伝子　第9章 骨粗鬆症のための行動計画　第10章 男性と骨粗鬆症　第11章 強い骨を作る食事
◇効率的な介護予防を目指した骨粗鬆症対策報告書―平成22年度老人保健健康増進等事業　骨粗鬆症財団　2011.3　68p　30cm　Ⓝ493.6
◇効率的な要介護低減を目指した骨粗鬆症対第一報告書：平成23年度老人保健事業推進費等補助金老人保健健康増進等事業　骨粗鬆症財団　2012.3　57p　30cm　Ⓝ493.6
◇骨粗鬆症　佐藤達夫監訳　アプライ　c2004　1冊（ページ付なし）　21cm　（変型本）　1800円　Ⓘ4-900223-69-7　Ⓝ493.6
◇骨粗鬆症　安倍千之著　日本医学館　2004.11　111p　19cm　（高齢者のからだと病気シリーズ）　1000円　Ⓘ4-89044-564-1　Ⓝ493.6
　内容　第1章 骨粗鬆症を理解しよう　第2章 骨粗鬆症の治療　第3章 骨粗鬆症の日常生活　第4章 骨粗鬆症発病にいたる機序（仕組み）　第5章 骨粗鬆症の検査法　第6章 各種疾患に伴う骨粗鬆症　第7章 周辺疾患
◇骨粗しょう症　廣田憲二, 廣田孝子著　改訂新版　保健同人社　2007.9　181p　21cm　（専門のお医者さんが語るQ&A 32）　1350円　Ⓘ978-4-8327-0631-6　Ⓝ493.6
　内容　第1部 骨粗しょう症の基礎知識（骨粗しょう症とは　成長・加齢と骨密度の変化　骨粗しょう症と更年期女性　骨粗しょう症の症状・検査・診断　骨粗しょう症の治療　骨粗しょう症とは　骨粗しょう症の診断と治療Q&A（骨粗しょう症とは　骨粗しょう症の症状　骨粗しょう症になりやすい条件　骨粗しょう症で病院に行くとき　骨粗しょう症の検査と診断　骨粗しょう症の治療）　第3部 骨粗しょう症を改善・予防する生活Q&A（骨粗しょう症を改善・予防する食生活　骨粗しょう症を改善・予防する運動　骨粗しょう症のときの日常生活）

◇骨粗鬆症　西沢良記編　改訂版　大阪　医薬ジャーナル社　2007.12　67p　28cm　（インフォームドコンセントのための図説シリーズ）　3800円　⒤978-4-7532-2286-5　Ⓝ493.6
　内容　1 骨粗鬆症とは　2 病態と分類（原発性骨粗鬆症　続発性骨粗鬆症）　3 診断　4 治療（一般療法　薬物療法）　5 骨折を防ぐには

◇骨粗鬆症―骨のアンチエイジング　井上聡著　岩波書店　2008.10　111, 4p　19cm　（40歳からの女性の医学）　1400円　⒤978-4-00-028101-0　Ⓝ493.6
　内容　1 どのような病気なのか　2 閉経後10～20年経つと骨量は2～3割減少する　3 骨粗鬆症の諸症状と検査・診断（骨粗鬆症の症状　骨粗鬆症の種類　骨量（骨密度）の測定　原発性骨粗鬆症の診断）　4 骨粗鬆症の骨折の治療（食事や運動による治療　各種の薬物にしても治療　簡単にできる手作り特効食品　骨折の予防と手術による治療）　5 骨粗鬆症の世代ごとの予防（若年期の予防　中高年者の予防と検診）

◇骨粗鬆症をらくらく予防・改善する100のコツ―強く丈夫な骨をつくって　主婦の友社編　主婦の友社　2009.7　191p　18cm　940円　⒤978-4-07-266962-4　Ⓝ493.6
　内容　1 骨粗鬆症の基本を知って、予防と改善に役立てるコツ　2 骨づくりの材料となる成分、骨を丈夫につくる成分、骨量の減少を防ぐ成分のそれぞれを多く含む食品を知り、じょうずにとるコツ　3 骨量をふやすのにとても効果的で、簡単にできる手作り特効食品　4 毎日のおかずにぴったり! 骨密度をアップするための、おいしい健康料理　5 骨粗鬆症の予防と改善に効果的な運動法、簡単動作、生活法

◇骨粗しょう症の最新治療　細井孝之著　講談社　2003.1　188p　19cm　（健康ライブラリー）　1300円　⒤4-06-259244-4　Ⓝ493.6
　内容　1 骨粗しょう症ではこんなこともおこる　2 あなたにもできる食事対策　3 運動対策と転倒予防　4 骨粗しょう症の原因　5 骨粗しょう症の診断　6 骨粗しょう症の治療　7 骨粗しょう症予防のポイント　8 骨粗しょう症Q&A

◇骨粗鬆症のすべて　遠藤直人編　南江堂　2007.9　267p　26cm　〈執筆：荒井勝光ほか〉　6000円　⒤978-4-524-23994-8　Ⓝ493.6

◇骨粗鬆症の治療と食事療法　林泰史, 小山律子著　日東書院本社　2006.7　218p　21cm　1100円　⒤4-528-01389-4　Ⓝ493.6
　内容　第1章 骨粗鬆症の症状と検査　第2章 診断と最新治療　第3章 骨を丈夫にする生活法　第4章 カルシウムいっぱいの献立

◇骨粗鬆症の予防と管理―WHOテクニカルレポート　WHO著, 森井浩世監訳　大阪　医薬ジャーナル社　2005.12　163p　26cm　（付・日本の立場から―治療薬の評価について）　3600円　⒤4-7532-2181-4　Ⓝ493.6
　内容　1章 序論　2章 骨粗鬆症とその関連骨折　3章 疫学とリスク要因　4章 診断と評価　5章 予防と治療　6章 社会経済的側面　7章 ケアと教育の提供　8章 要約　9章 勧告

◇骨粗鬆症―レディースクリニック　骨折・寝たきりを防ぎ、元気で長生きするために　太田博明著　主婦の友社　2007.10　159p　21cm　（Lady's clinic series）　1300円　⒤978-4-07-257354-9　Ⓝ493.6

　内容　1 もしかして、骨粗鬆症?（骨粗鬆症のリスクを知る　お話しします私の骨粗鬆症治療）　2 骨粗鬆症とはどんな病気か（患者数1100万人の病気）　3 骨粗鬆症の診断と治療（骨粗鬆症が心配なときはどうする?　骨粗鬆症の治療）　4 骨粗鬆症の予防と治療のための食事（予防と治療のための食事　骨を強くするカルシウムたっぷり料理）　5 骨粗鬆症の予防と治療のための運動（運動で骨を強くする　年代別・骨粗鬆症対処法）

◇「背がちぢんだ」ことを「歳のせい」とあきらめていませんか?―骨粗しょう症のお話　和田誠基監修　Astellas　2009.5印刷　14p　21cm　Ⓝ493.6

◇1,100万人の骨粗鬆症―「沈黙の疾患」と上手につきあうための本　折茂肇編集代表　ぎょうせい　2006.5　142p　21cm　1524円　⒤4-324-07554-9　Ⓝ493.6
　内容　序章 骨粗鬆症の現在　第1章 骨粗鬆症の基礎知識　第2章 骨粗鬆症のそこが知りたい―年代別質問篇　第3章 事例から考える骨粗鬆症（なぜカルシウム不足と診断されたのでしょうか?（24歳女性）　骨量は血液検査で判断できますか?（24歳女性）ほか）

◇「ほね」を元気にする本―あなた、そして愛犬の骨粗鬆症予防三原則　福田俊著　研成社　2006.1　139p　19cm　（のぎへんのほん）　1200円　⒤4-87639-141-6　Ⓝ493.6
　内容　1章 正常な骨とは　2章 骨の生活習慣病―骨粗鬆症　3章 骨を元気にするにはまず気骨が重要　4章 健康な骨人生を送るために　5章 最後に

◇骨の健康学　北國新聞社編集局編　金沢　北國新聞社　2009.12　73p　21cm　（健康bookシリーズ　丈夫がいいね 21）　952円　⒤978-4-8330-1726-8　Ⓝ493.6
　内容　足腰丈夫でニコニコ100歳!―骨に適度な圧力刺激を　骨粗しょう症（1）―日ごろの蓄えが大切　骨粗しょう症（2）―圧迫骨折で背中丸く　骨粗しょう症（3）―転倒の危険を回避　骨粗しょう症（4）―量、質ともに目配り　ぎっくり腰―安静にし、まず冷やす　背骨の靭帯肥大―兆候は手足のしびれ　背骨が曲がる―装具療法と手術で矯正　脊柱管が狭まる―歩くと足に痛み、しびれ　腰椎分離症―疲労骨折放置が原因〔ほか〕

◇骨の健康と食因子―骨粗鬆症の予防と修復へのアプローチ　山口正義著　食品資材研究会　2010.8　247p　21cm　3500円　⒤978-4-87991-002-8　Ⓝ493.6
　内容　第1章 ホルモンと生体機能調節　第2章 ホルモンの細胞内への情報伝達とそのしくみ　第3章 カルシウム代謝とそのホルモン調節　第4章 骨代謝とそのホルモン調節　第5章 老化と骨カルシウムホメオスタシス　第6章 栄養性ミネラルと骨粗鬆症の予防　第7章 生体微量元素と骨粗鬆症の予防　第8章 骨粗鬆症を予防する食品由来生理活性因子　第9章 骨粗鬆症を予防する食品素材　第10章 複合食因子の骨効果と新規サプリメントの開発

◇骨の病気と付き合うには―本人と家族のために　清野佳紀監修, 山中良孝編　メディカルレビュー社　2004.9　237p　21cm　1500円　⒤4-89600-764-6　Ⓝ493.6
　内容　第1章 軟骨異栄養症って何だろう　第2章 軟骨異栄養症とともに歩み、ともに生きる　第3章 骨形成不全症って何だろう　第4章 骨形成不全症とともに歩み、ともに生きる

◇骨の病気と付き合うには―本人と家族のために　大薗恵一, 田中弘之, 山中良孝編, 清野佳紀監修　改訂版　メディカルレビュー社　2010.10　357p　21cm　1900円　Ⓘ978-4-7792-0405-0　Ⓝ493.6
◇やさしい骨粗鬆症の自己管理　森井浩世著　改訂版　大阪　医薬ジャーナル社　2006.3　47p　30cm　1300円　Ⓘ4-7532-2189-X　Ⓝ493.6
　内容　1 骨粗鬆症とは　2 検査　3 まず転倒を防ぎましょう　4 食事療法　5 運動療法　6 薬物療法

《認知症・アルツハイマー病》

◇ああ認知症家族―つながれば、希望が見えてくる　髙見国生著　岩波書店　2011.7　162p　19cm　1500円　Ⓘ978-4-00-022066-8　Ⓝ369.26
　内容　序章　認知症新時代がやってきた　第1章 つながってきた家族の歩み　第2章 家族たちの合言葉　第3章 介護の社会化、その光と影　第4章 社会を動かした原動力　第5章 ホンネで語る家族の心得　第6章 希望への道筋
◇あきらめないで痴呆治療―家族の愛情・名医の処方せん　河野和彦著　旬報社　2004.6　223p　19cm　1500円　Ⓘ4-8451-0884-4　Ⓝ493.758
　内容　第1章 痴呆症を診る　第2章 痴呆症を治す　第3章 あきらめないで痴呆治療
◇あきらめない！認知症の予防と改善　神津健一著　ぶんぶん書房　2010.1　185p　19cm　1300円　Ⓘ4-938801-81-6　Ⓝ493.758
　内容　第1章 体験　第2章 認知症を予防・改善する糖鎖栄養素&K・リゾレシチン　第3章 生命現象の鍵を握る糖鎖　第4章 脳細胞を活性化させるK・リゾレシチン　第5章 歳をとったから認知症になるわけではない―どうして認知症になるのか　第6章 認知症患者の脳にはキズがある　第7章 脳に有効な食育メニュー　第8章 「生涯現役」が老化と認知症の予防になる
◇あなたの家族が「もしかしたら認知症かも！？」と思ったとき読む本　内田千惠子著, 今井幸充医学監修　すばる舎　2011.9　255p　19cm　〈表紙のタイトル：もしかしたら認知症かも！？〉　1500円　Ⓘ978-4-7991-0060-8　Ⓝ493.75
　内容　第1章 家族の様子を見て「もしかしたら認知症かも！？」と思うとき（認知症は家族の対応が遅れがちになる　「あれ？おかしいな」と思ったら…認知症のシグナルには、こんな行動があります）　第2章 医療受診へ　第3章 家族が「認知症」と診断されたら　第4章 認知症で介護サービスを受けるために　第5章 介護の不安、イライラから解放され、家族みんなが幸せに生きていく展望を持つために
◇あなたのもの忘れ、「いわゆるボケ」ですか「認知症」ですか？―認知症を早期に発見するために　浦上克哉著　徳間書店　2011.9　193p　19cm　1200円　Ⓘ978-4-19-863231-1　Ⓝ493.758
　内容　第1章 「いわゆるボケ」と「認知症」とではどう違うのか　第2章 あなたは認知症になりやすいタイプ？　第3章 早期発見のための認知症を知ろう　第4章 予防には早期発見がたいせつ　第5章 認知症医療・介護の最前線　第6章 認知症になったときに利用したいもの　おわりに―認知症予防時代に向けて

◇あなたは大丈夫ですか―アルツハイマー・クライシス　山田雅夫著　不空社　2004.9　221p　19cm　〈発売：泉書房〉　1400円　Ⓘ4-900138-81-9　Ⓝ493.758
　内容　父親がアルツハイマー病になっていると気がつくまで　父親がアルツハイマー病になっていると気がついてから　アルツハイマー病について、驚愕の連続　介護制度を活用したいが　戦い―正常と異常の境目は　最期―痴呆症の入院は他界　アルツハイマー最前線―その後の取材で分かったこと　ぜひ知っておく　まだこの病気になっていない人の予防策は
◇アルツハイマーを知るために　佐藤早苗著　新潮社　2003.8　245p　19cm　〈「アルツハイマーに克つ」(2000年刊)の新装版〉　1300円　Ⓘ4-10-441102-7　Ⓝ493.758
　内容　発端―ちょっとおかしい、と感じたら　発病―アルツハイマーと診断されてから　アルツハイマー・正常と異常　最期―痴呆症の入院は他界　アルツハイマー最前線―その後の取材で分かったこと
◇アルツハイマーを知るために　佐藤早苗著　新潮社　2007.3　343p　16cm　（新潮文庫）　〈2003年刊の増補〉　552円　Ⓘ978-4-10-131051-0　Ⓝ493.758
　内容　発端―ちょっとおかしい、と感じたら　発病―アルツハイマーと診断されてから　アルツハイマー・正常と異常　最期―痴呆症の入院は他界　アルツハイマー最前線―その後の取材で分かったこと
◇アルツハイマーになる人、ならない人の習慣　ジーン・カーパー著, 和田美樹訳, 澤登雅一監修　ディスカヴァー・トゥエンティワン　2011.7　350p　19cm　1500円　Ⓘ978-4-7993-1034-2　Ⓝ493.758
　内容　第1部 食べものと飲みものを賢く選ぶ　第2部 頭を使い、体を動かし、人とつきあう　第3部 アルツハイマーにつながる危険を減らす
◇アルツハイマー病―正しい治療がわかる本　栗山勝著, 福井次矢責任編集　法研　2008.1　159p　21cm　（EBMシリーズ）　1400円　Ⓘ978-4-87954-699-9　Ⓝ493.758
　内容　第1章 これが基本となる正しい治療です　第2章 検査はこのように行われます（さまざまな情報を総合的に評価して診断が行われます　アルツハイマー病と症状が似ている病気があります）　第3章 病気に対する正しい知識（認知機能障害を主症状とする進行性の病気です　アルツハイマー病の背景）　第4章 ケアする家族が知っておきたいこと　第5章 ケース・スタディ―こんな場合、こんな対応を
◇アルツハイマー病を理解するために　Linda Teri, Amy Schmidt著, 前田潔監訳　ワールドプランニング　2010.5　65p　26cm　1000円　Ⓘ978-4-86351-028-9　Ⓝ493.758
◇アルツハイマー病が予防できる　シャンクル, エイメン原著, 石橋哲, 大谷良訳　医歯薬出版　2008.3　353p　21cm　3200円　Ⓘ978-4-263-71936-7　Ⓝ493.758
　内容　第1章 認知症は予防できる　第2章 脳の様々な機能　第3章 記憶を失う7つの原因　どのように記憶障害が始まるのか？　第4章 自分自身の危険性を知ろう　シャンクル・エイメン認知症早期発見質問表　第5章 認知症の危険性を減らす方法　第6章 認知症を予防する方法　第7章 正確に診断する方法　第8章 認知症の治療法　第9章 将来の治療法　第10章 介護者の方々へ

◇アルツハイマー病がわかる本——正しい理解と最善の対処のしかた　植木彰著　法研　2003.12　190p　21cm　1500円　①4-87954-500-7　Ⓝ493.758
[内容]はじめに アルツハイマー病と生活習慣病　序章 痴呆という病気の基礎知識　1章 アルツハイマー病の症状　2章 アルツハイマー病の診断　3章 アルツハイマー病の予防　4章 アルツハイマー病の治療　5章 生活の質を保つために　おわりに アルツハイマー病を克服するために

◇アルツハイマー病がわかる本　植木彰著　新版　法研　2012.2　167p　21cm　1500円　①978-4-87954-854-2　Ⓝ493.758
[内容]序章 アルツハイマー病と認知症　第1章 症状（アルツハイマー病の症状　軽度認知障害（MCI）ほか）　第2章 検査と診断　第3章 治療　第4章 介護する方へ　第5章 介護サービス

◇アルツハイマー病とパーキンソン病——克服のために　順天堂大学医学部編　学生社　2005.8　195p　18cm　(順天堂のやさしい医学 7)　780円　①4-311-70057-1　Ⓝ493.758
[内容]アルツハイマー病を疑ったら　アルツハイマー病の治療とは？　アルツハイマー病の病因の探求　パーキンソン病とはどんな病気？　パーキンソン病の治療の進め方　パーキンソン病の原因を追って　質問に答えて

◇アルツハイマー病に克つ　田平武著　朝日新聞出版　2009.8　255p　18cm　(朝日新書 191)〈並列シリーズ名：Asahi shinsho〉　780円　①4-02-273291-0　Ⓝ493.758
[内容]第1章 「もの忘れ」とは、アルツハイマー病とは　第2章 身近にあるアルツハイマー病　第3章 発症メカニズムの解明　第4章 原因物質「ベータアミロイド」　第5章 アルツハイマー病の予防・治療の現状と展望　第6章 安全なアルツハイマー・ワクチン開発の現状と展望　終章 アルツハイマー病にならないために

◇アルツハイマー病にならない！　井原康夫,荒井啓行著　朝日新聞社　2007.8　168,38p　19cm　(朝日選書 827)　1100円　①978-4-02-259927-8　Ⓝ493.758
[内容]はじめに アルツハイマー病は増えている？　1 アルツハイマー病と私たち　2 アルツハイマー病はどんな病気か　3 治療薬の現在　4 アルツハイマー病と生活習慣病　5 アルツハイマー病にならない生活　6 アルツハイマー病対策の近未来

◇アルツハイマー病・認知症(痴呆症)　吉岡充監修　主婦の友社　2005.8　191p　21cm　(よくわかる最新医学)　1500円　①4-07-247189-5　Ⓝ493.758
[内容]第1章 人が認知症になったとき——四つのケースから　第2章 人はなぜ、ぼけるのか？　第3章 早く見つけて、早く治療するために　第4章 病気が進む前に準備しておきたいこと　第5章 在宅ケアか、施設利用か　第6章 在宅ケアのポイント　第7章 ケース別・お年寄りとの接し方/対処法　第8章 介護保険サービスを使いこなす

◇アルツハイマー病の基礎知識——最新の研究成果から学ぶ　伊藤嘉憲著　新企画出版社　2004.8　48p　19cm　(リーダーのための早わかりテキスト)　480円　①4-88000-106-6　Ⓝ493.758

◇アルツハイマー病の誤解——健康に関するリスク情報の読み方　小島正美著　リヨン社　2007.4　222p　18cm　(かに心書)〈発売：二見書房〉　850円　①978-4-576-07075-9　Ⓝ493.758
[内容]1章 アルツハイマー病の予防策はあるか　2章 アルツハイマー病の治療・研究はどこまで進んだか　3章 アルミニウムはアルツハイマー病の原因か　4章 リスクは経済問題である　5章 メディア情報はどう伝わるか　6章 リスク情報チェック機関を設置しよう

◇アルツハイマー病のすべてがわかる本　新井平伊監修　講談社　2006.4　98p　21cm　(健康ライブラリー イラスト版)　1200円　①4-06-259403-X　Ⓝ493.758
[内容]1 気になる症状が現れたら　2 アルツハイマー病とはどんな病気か　3 アルツハイマー病の最新治療　4 困った問題行動を減らす鍵　5 いっしょに暮らしていくために

◇アルツハイマー病の謎を解く　岩田修人,西道隆臣著　中外医学社　2010.5　314p　21cm　4600円　①978-4-498-12870-5　Ⓝ493.758

◇アルツハイマー病はここまでわかった　井原康夫編　クバプロ　2004.8　175p　19cm　〈会期・会場：平成16年2月28日 メルパルクホール熊本〉　1500円　①4-87805-044-6　Ⓝ493.758
[内容]ここまでわかったアルツハイマー病のメカニズム(井原康夫述)　医療機関における痴呆症診療の実際(荒井啓行述)　生活習慣病と痴呆(東海林幹夫述)　簡単にできるもの忘れ自己診断実演コーナー(浦上克哉述)　アルツハイマー型痴呆性患者へのアートセラピーの効果(朝田隆述)　私たちが開発しましたアルツハイマー病治療薬塩酸ドネペジル(杉本八郎述)　高齢者の痴呆と介護の実際(濱田建男述)　まとめと今後の展望(宮川太平述)

◇アルツハイマー病Q&A　——脳細胞はなぜ消えるか　杉山理,恒川幸司著　名古屋　風媒社　2009.1　141p　22cm　1400円　①978-4-8331-5191-7　Ⓝ493.758
[内容]序 アルツハイマー病について学ぶ前に　1 認知症とは脳機能不全　2 アルツハイマー病の原因をさぐる　3 ミトコンドリア　4 認知症の原因となるさまざまな病気　5 アルツハイマー病の歴史的背景と治療法　6 老化のメカニズム

◇医学データにもとづく認知症を予防する生活習慣　羽生春夫著　メディカルトリビューン　2012.2　143p　21cm　1500円　①978-4-89589-377-0　Ⓝ493.758
[内容]第1章 認知症とは　第2章 原因で分類する認知症　第3章 認知症のサイン　第4章 認知症と生活習慣病　第5章 認知症の予防はなぜ大切か　第6章 今日からできる認知症の予防　第7章 認知症の治療と治りうる認知症

◇生き方を変えればボケは必ず治る！　金子満雄著　海竜社　2003.10　229p　19cm　(早期痴呆診療カルテ 1)　1400円　①4-7593-0786-9　Ⓝ493.758
[内容]第1章 早期痴呆は先手必勝で必ず治る　第2章 ここまで進んだボケ診断法、最前線　第3章 ボケはなぜ起こるのか？　第4章 ボケない鍵は感性にあり　第5章 生き方を変えればボケは必ず治る　緊急テスト ボケはどこまで進行しているのか

◇医者も知らない？治せる認知症！——簡単な手術でなおります！　伊藤隼也編著、桑名信匡監

修　宝島社　2010.7　191p　19cm　1143円　①978-4-7966-7755-4　Ⓝ493.75
[内容]第1章 治せる認知症—手術で治せる認知症"iNPH"　第2章 認知症とはどんな病気か—あなたの知らない認知症患者が見ている世界(認知症患者が見ている世界　「ぼける」とはどういうことか(1)　認知症の中核症状—老化現象と認知症の物忘れは違うほか)　第3章 認知症の診断、治療—早期発見で進行を防ぐ!(早期受診が求められる理由—早期発見で進行を抑えられる!　診療はこのように進められる(1)問診・知能検査—患者に信頼されることから始めるほか)　第4章 認知症の看護と介護—「ゆるい」介護を目指そう(認知症看護のいま—かかりつけ医といい関係を持とう!　患者との接し方のコツ(1)症状が起こる理由を考えるほか)　第5章 認知症は予防できるか—アルツハイマー型認知症になる人、ならない人

◇磯野家の介護—もし波平がまだらボケになったら　澤田信子監修、「磯野家の介護」研究会著　G.B.　2012.6　191p　19cm　1400円　①978-4-901841-98-6
[内容]第1章 まだらぼけってどんなもの?(まだらぼけを知る)　第2章 まだらぼけナケースタディ(1)マダラーさんのデリケートな心(物忘れの困った　喜怒哀楽の困った　昼夜逆転の困った)　第3章 まだらぼけ看護ケースタディ(2)日常生活の「困った!」はこう解決(お風呂の困った　身だしなみの困った　食事の困った　料理の困った　外出の困った　トイレの困った)　第4章 行政と二人三脚で快適介護!(要請介護認定　デイサービス　小規模多機能ホーム　ケアマネージャーと上手につきあう　ヘルパーさんと上手につきあう)　第5章 ここが知りたい在宅介護!痒いところに手が届く介護の疑問あれこれ(週末に出かける用事!マダラーさんをだれに頼めばいい?　手すりやスロープ、バリアフリー 介護保険でどこまでできる?　お年寄りの食事、だれかにお願いできますか?　お年寄りの金銭感覚、バカにならない介護帰省の交通費　介護割引きってありますか?　介護をするには仕事はやめないとだめ?　介護保険で使えるサービス　いろいろ知りたい!

◇今すぐできる100歳までボケない生き方　長谷川亨著　総合法令出版　2011.4　156p　19cm　1300円　①978-4-86280-249-1　Ⓝ493.758
[内容]第1章 アルツハイマー病の基本知識　第2章 ストレスがアルツハイマー病を引き起こす　第3章 アルツハイマーを予防する生き方(生活習慣編)　第4章 アルツハイマーを予防する生き方(食習慣編)

◇インターネットで痴ほう外来を　笠間睦著　柏植書房新社　2004.8　222p　19cm　1700円　①4-8068-0509-2　Ⓝ493.758
[内容]第1章 インターネットと病気の診断・治療(私とパソコン、インターネット、医療情報公開、セカンド・オピニオン、カルテ開示、レセプト開示問題　EBM(科学的根拠に基づく医療))　第2章 痴ほう症とインターネット(痴ほう症について　痴ほう症治療成績　痴ほう予防ドック、もの忘れドックの開設)　第3章 痴ほう症インターネット相談室(痴ほう症全般にわたる相談　痴ほう症の予防について　痴ほう症の治療について　痴ほう症の介護について　その他(痴ほう症以外の相談例))　資料(痴ほう症関連のサイト　患者の権利を尊重することが期待される医療機関のサイト　主な医療相談のサイト　インターネット医科大学ガイド　病院でもらった脳の薬

ガイド)

◇「うちの親、認知症かな?」と思ったら読む本—認定専門医による早期発見・介護ガイドブック　奥村歩著　あさ出版　2011.9　214p　19cm　1400円　①978-4-86063-479-7
[内容]第1章 周囲の方が認知症の初期症状に気づく秘訣—12の実例　第2章 「もの忘れ外来」の現場から　第3章 認知症とは何か?—ご本人・ご家族のための認知症のとらえ方と対応の仕方　第4章 ご家族の心がまえ　第5章 「もの忘れ外来」で相談頻度の高い質問Q&A—NG対応例とOK対応例

◇おしゃべり心療回想法—認知症予防のための「脳環境」づくり　小林幹児著　論創社　2007.6　221p　19cm　1500円　①978-4-8460-0319-7　Ⓝ493.72
[内容]第1部 一〇歳から一五歳の記憶回復が認知症を予防する　第2部 認知症を理解すれば怖くない　第3部 だれでもできる心療回想法(心療回想法の基本技法"描画的インタビュー"　心療回想法の"描画的インタビュー"(項目例)ほか)　第4部 認知症は早期発見、早期治療(認知症になったとしたら(認知症予防の時代)　DCL(初期痴呆チェックリスト)で認知症のチェックほか)

◇親がボケても大丈夫です　片山成仁著　洋泉社　2004.12　206p　19cm　1400円　①4-89691-868-1　Ⓝ493.758
[内容]第1章 背筋に鳥肌が立つ日　第2章 早ければ楽になる　第3章 一口に痴呆と言うけれど　第4章 治らなくても打つ手はある　第5章 治る痴呆もある　第6章 痴呆老親との上手な接し方　第7章 痴呆になったらどこへ行く　第8章 薬はそんなに恐くない　第9章 ボケる前にやっておくこと　かんたんな終章 痴呆介護に朗報!待ってましたの介護保険大改正

◇親がボケれば子もボケる—痴呆の見分け方・治し方　金子満雄著　角川書店　2003.12　270p　15cm　(角川文庫)〈関連タイトル:ボケる脳の謎がとけた　「ボケる脳の謎がとけた」(日本放送出版協会平成10年刊)の増補〉　552円　①4-04-356903-3　Ⓝ493.758
[内容]第1章 ボケって何だろう?　第2章 前頭前野が壊れたら…奇妙な症状　第3章 ボケはこう見分ける…前頭前野の本質　第4章 新しいボケ診断テストの開発　第5章 ボケはこう診断できる　第6章 最新のPETスキャンによるボケ診断　第7章 最終的には右脳がボケを左右する　第8章 ボケをどう防ぐ?　廃用型痴呆はこう治す…　各地講演会におけるQ&A　付録(ボケの早期診断のための神経心理機能テスト　ボケの程度を症状からどう見分けるか)

◇親の認知症が心配になったら読む本　岡本成通監修、小川陽子著　実務教育出版　2008.3　239p　21cm　1500円　①978-4-7889-0754-6　Ⓝ369.26
[内容]1 もしかして、認知症?　2 医師の診断を受けるには?　3 親が認知症と診断されたら?　4 親と同居してケアを続けるには?　5 こんな症状には、どう対応したらいいの?　6 介護のプロにサポートしてもらうには?　7 施設を利用するには?

◇親の「ぼけ」に気づいたら　斎藤正彦著　文藝春秋　2005.1　259p　18cm　(文春新書)　750円　①4-16-660424-4　Ⓝ493.758
[内容]病気の始まり　初期の症状　中核となる症状はどんなものか　家族はまずどう受け止めたらいいか　相談窓口、医療機関の探し方　受診の仕方、さ

せ方　検査・診断、疾患の種類　軽症期・中等症期の症状と治療　社会的な制度の利用　失禁、徘徊にどう対処するか　介護者のケア　重傷期の症状と治療　在宅ケアから施設ケアへ　終末期のケア
◇がけっぷちの介護—間違いだらけの認知症介護行政　有田恵子著　明文書房　2010.5　83p　19cm　1000円　①978-4-8391-0913-4　Ⓝ369.26
〔内容〕1 空虚なスローガン「認知症になっても、障害があっても住み慣れた町で生涯を終わらせたい」2 認知症になったら、「地域密着」なんてできっこない　3 高コストを招いている介護保険費用の負担割合　4 在宅介護を推進する仕組みが不十分　5 信じられない特養建設補助金の大盤振る舞い　6 特養をすべて個室にする必要があるのか　7 改造費一億円でできる特養　8 グループホームにスプリンクラーは必要か　9 小規模多機能型在宅介護施設が増えないのはなぜか　10 優遇しすぎの施設入所生活保護受給者
◇家族が認知症と診断されたあなたへ—おすすめ介護術　須貝佑一監修，NHK厚生文化事業団編　NHK厚生文化事業団　2008.6　40p　21cm　Ⓝ369.26
◇家族が認知症と診断されたら読む本—よくわかる最新治療の実際　朝田隆著　日東書院本社　2008.12　202p　21cm　1400円　①978-4-528-01228-8　Ⓝ493.75
〔内容〕第1章 認知症とはどんな病気なのか　第2章 認知症の検査と診断　第3章 認知症の最新治療　第4章 各認知症疾患とその治療法　第5章 BPSDの原因とその対応法　第6章 患者と家族のための家庭介護
◇家族がボケる前に読む本　和田秀樹著　廣済堂あかつき　2010.4　182p　18cm　（健康人新書 025）〈『和田秀樹のわかりやすい痴呆介護の基礎知識』（オークラ出版2004年刊）の加筆・訂正〉　800円　①978-4-331-51454-2　Ⓝ493.758
〔内容〕第1章 イメージ・思い込み・先入観からの脱却　第2章 認知症とはいったいどんな病気なのか　第3章 どうも家族が認知症のような気がする…　第4章 家族を楽にする介護の実践的アドバイス　第5章 介護力をアップさせる〝家族プラスα〟の考え方
◇患者・家族からの質問に答えるための認知症診療Q&A　川畑信也著　日本医事新報社　2007.6　182p　21cm　4300円　①978-4-7849-5349-3　Ⓝ493.75
〔内容〕第1章 診断の問題　第2章 病気の説明　第3章 検査　第4章 薬物療法　第5章 精神症状　第6章 行動障害・行動の変化　第7章 日常生活で困ったこと　第8章 介護　第9章 対応の仕方
◇患者と家族を支える認知症の本　長谷川嘉哉著　増補版　学研メディカル秀潤社　2012.6　128p　21×19cm〈発売：学研マーケティング〉　1800円　①978-4-7809-1076-6
〔内容〕序章 明日はわが身　第1章 認知症の理解　第2章 一生をよりよく生きる　第3章 End of Lifeを Happyにするために　第4章 症状別認知症ケアの実際
◇聞いてみた！重度認知症の治療者に—「精神科医ドクターHK」の挑戦 3　黒澤尚著　へるす出版事業部　2009.9　213p　18cm　（へるす出版新書 011）〈発売：へるす出版〉　1200円　①978-4-89269-677-0　Ⓝ493.758

〔内容〕1 秩父中央病院の現状　2 飯能老年病センターの現状　3 重度認知症治療の現状を語る
◇気になるアルツハイマー病・脳血管性認知症　集英社　2005.4　35p　30cm　（集英社健康百科 読む人間ドック危ない現代病30 14）　533円　Ⓝ493.758
◇高年期認知症の適切な対応　清水允508，清水学著　名古屋　黎明書房　2006.3　184p　21cm　（認知症 2（認知症の症例集））　2400円　①4-654-01954-5　Ⓝ493.758
〔内容〕「嫁がお金を盗った」と言う　嫁にお金を盗られると思い込んでいる　鏡に向かって独りごとを言う　嫁　露骨と嫌味　自分の家にいるのに「家へ帰る」と言う　あなたは夫ではない　優しい頃の妻　夫の顔を見ただけで不機嫌になり暴力的になる　アルツハイマー病（早発性）と脳梗塞〔ほか〕
◇高齢社会と認知症診療　松下正明著　弘文堂　2011.11　237p　22cm　3400円　①978-4-335-65147-2　Ⓝ493.758
〔内容〕現代における多様な高齢者像　第1部 高齢者診療の基本姿勢　第2部 認知症とは何か　第3部 アルツハイマー型認知症（アルツハイマー病）　第4部 血管性認知症、ピック型認知症　第5部 認知症の治療　歴史のなかの長寿観―貝原益軒とジョナサン・スウィフト
◇ここまでわかった認知症　NHK福祉ネットワーク編　旬報社　2008.1　119p　26cm　（シリーズ認知症と向き合う 2）　1800円　①978-4-8451-1054-4　Ⓝ493.75
〔内容〕1 私が私であるために（認知症のつらさをわかってください　私が私であるために　初めての「認知症本人会議」）　2 認知症最前線（軽度認知障害とは　手探りで始まったピック病のケア　ピック病、レビー小体病の質問に答える　アルツハイマー病治療の最前線）　3 認知症の人の心に寄りそう
◇知っていますか？ レビー小体型認知症—よくわかる、病気のこと＆介護のこと　小阪憲司著，レビー小体型認知症家族を支える会編　吹田　メディカ出版　2009.9　63p　21cm　1000円　①978-4-8404-2905-4　Ⓝ493.758
〔内容〕1 認知症とは（認知症は脳の病気　思い出せない、わからない…　認知症の原因は70種類）　2 レビー小体型認知症とは（レビー小体型認知症は三大認知症の1つ　レビー小体型認知症の人は50万人　脳にレビー小体が広がると　見えないものが見える!?　頭がはっきりしたり、ボーッとしたり　パーキンソン病の症状があらわれる　その他の特徴的な症状　まずはチェックリストで　レビー小体型認知症とわかるまでの実例）　3 知りたい！ 教えて！（どんな病院・医師を選べばいいですか？　治療薬はありますか？　幻視があらわれたときの対応は？　夜中に突然大声を出します　よく転びそうになります　これからどんな生活をしていけばいいですか？）　4 困ったときは…（レビー小体型認知症の専門医師一覧　支援組織と関連団体）
◇知っておきたい認知症の基本　川畑信也著　集英社　2007.4　206p　18cm　（集英社新書）　680円　①978-4-08-720386-8　Ⓝ493.758
〔内容〕序章 ある認知症患者さんの物語　第1章 認知症とはどういう状態か？　第2章 認知症における中核症状と周辺症状（行動障害・精神症状）　第3章 アルツハイマー病を理解する　第4章 脳血管性認知症を理解する　第5章 治療可能な認知症を見逃さない

知ってほしい痴ほうへの対応(とりくみ)　長谷川和夫著　マイライフ社　2003.2　116p　21cm　952円　Ⓘ4-943797-00-8　Ⓝ493.758
◇自分で防ぐ・治す認知症・アルツハイマー病―いつまでも元気でいるための最新知識と生活法　ビジュアル版　帯津良一, 林泰史監修　法研　2011.3　191p　21cm　1300円　Ⓘ978-4-87954-808-5　Ⓝ493.758
　内容　その"もの忘れ"気になりませんか?(「最近、もの忘れが多くなった」とお悩みの方へ　認知症は少しでも防ぐ!)　第1章　認知症って、どんな病気?(正しく理解していますか?―認知症　脳に生じた病変が招く認知症　認知症の原因を知ろう)　第2章　認知症を防ぐ食事と生活習慣(認知機能低下防止の最新情報　積極的に日常生活を楽しんで脳にいい刺激を与えよう　生活習慣病を防ごう!　アルツハイマー病の危険因子を排除しよう　ツボを刺激して認知症を防ぐ)　第3章　家族が認知症になったら症状を軽減し、機能低下を防ぐ方法(認知症のある人生を豊かに過ごすために　認知症の家族を支える「接し方・介護」　生活の介助　認知症の人の言動・行動に困った場合　在宅看護に限界を感じたら)　付録　認知症・アルツハイマー病の最新治療(どう治す?　認知症・アルツハイマー病の薬物療法　"治す認知症"の治療法)
◇若年性健忘症を治す　築山節著　講談社　2004.12　186p　19cm　(健康ライブラリー)　1300円　Ⓘ4-06-259253-3　Ⓝ493.73
　内容　1 若者のモノ忘れ、驚くべきその実態　2 情報が整理できない　3 脳が「やる気」を失うとき　4 人の話が聞き取れない　5 考えること、判断することを放棄する　6 反射的行為しかできない!　7 脳の話　8 脳の常識が変わった!　9 脳との賢いつき合い方
◇若年痴ほう患者家族のたたかい―語り始めた家族たち　若年痴呆家族会編　筒井書房　2003.9　117p　19cm　1300円　Ⓘ4-88720-416-7　Ⓝ598.4
　内容　1 若年痴呆とは　2 手記「家族の思い、家族の願い」(逃げたらあかん。逃げたらあんたの人生に悔いが残る」　「わから～ん!　教えてくれ!」　二人の子どもを育て上げ、これから二人だけの生活を楽しもうとした矢先に…　仕事への一途な思いも踏みにじざるを得ない日々　悲しみと苦しみを乗り越え訪問介護事業所を立ち上げる)　3 若年痴呆Q&A(日本には若年痴呆の患者さんが、どのくらいいるのですか　若年痴呆とは、一つの病気なのですか　若年痴呆と老年痴呆は、どこが違うのですか　若年痴呆では、どうして男性が多いのですか　若年痴呆は、どんな原因(原因)ですか
◇若年認知症―本人・家族が紡ぐ7つの物語　若年認知症家族会・彩星の会編, 宮永和夫編集代表　中央法規出版　2006.4　265p　21cm　1800円　Ⓘ4-8058-2713-0　Ⓝ598.4
　内容　第1部 本人の声、家族の思い　第2部 若年認知症を理解するために　第3部 支援体制の実際(支援体制のあり方　支援体制の実際)
◇若年認知症とは何か―「隠す」認知症から「共に生きる」認知症へ　宮永和夫監修, 若年認知症家族会「彩星の会」編　筒井書房　2005.7　226p　21cm　1500円　Ⓘ4-88720-477-9　Ⓝ598.4
◇重度認知症治療の現場から―「精神科医ドクターHK」の挑戦 1　黒澤尚著　へるす出版事業部　2009.1　248p　17cm　(へるす出版新書004)〈発売:へるす出版〉　1200円　Ⓘ978-4-89269-643-5　Ⓝ493.758
◇心配ない物忘れ, 危険な物忘れ　大友英一著　栄光出版社　2005.4　174p　20cm　1300円　Ⓘ4-7541-0070-0　Ⓝ493.75
　内容　記憶のメカニズム　加齢による脳の変化　痴呆の定義及び症状　色々な病気を持っている人の物忘れ　軽度認識能障害　ストレスとぼけ　どんな性格の人がぼけ易いか　生活態度を切り換えるために　痴呆を診断するテスト(知能検査)　大友式ぼけ予測テスト〔ほか〕
◇すこやかな老後をおくろう―痴呆症(アルツハイマー病・血管障害性痴呆)にならないために　板倉徹著　ブレーン出版　2003.11　74p　20cm　952円　Ⓘ4-89242-210-X　Ⓝ493.758
　内容　ロナルド・レーガン　ヤルタ会談に見る三巨頭の症状　丹羽文雄　脳の構造と働き　大脳　大脳皮質の役割分担　左右の脳の役割分担　痴呆の診断基準　図形の記憶　図形の模写〔ほか〕
◇スーパー図解認知症・アルツハイマー病―予防・治療から介護まで, これで安心の最新知識　井藤英喜, 粟田主一監修　法研　2010.1　199p　21cm　(トップ専門医の「家庭の医学」シリーズ)　1300円　Ⓘ978-4-87954-789-7　Ⓝ493.758
　内容　第1章　認知症は先手必勝―シグナルチェックと予防法　第2章　正しく理解しよう、認知症　第3章　認知症の最新治療　第4章　認知症の家族とともに生きる
◇絶対ボケない生活　フレディ松川著　廣済堂あかつき　2009.10　231p　18cm　(健康人新書022)　800円　Ⓘ978-4-331-51415-3　Ⓝ493.758
　内容　1 認知症外来の午後　2 ここまでわかったボケの最新情報　3 どこがちがう?　ボケる人、ボケない人　4 今日からできる、絶対ボケない生活　5 もし、家族がボケてしまったら
◇大活字版最新認知症はここまで治る・防げる―安心介護のコツ 症状別の対処法　小阪憲司著　主婦と生活社　2012.6　239p　19cm　1200円　Ⓘ978-4-391-14199-3
　内容　第1章　認知症とはどんな病気か　第2章　認知症は予防できる　第3章　認知症の検査と最新治療　第4章　介護にあたっての心がまえ　第5章　症状別・接し方の実際　第6章　安心介護のための生活の注意　資料編　介護を助けるサービスのいろいろ
◇第二の認知症―増えるレビー小体型認知症の今　小阪憲司著, 尾崎純郎執筆協力　紀伊國屋書店　2012.5　229p　19cm　1600円　Ⓘ978-4-314-01088-7
　内容　1 認知症という病気　2 レビー小体型認知症を知っていますか?　3 レビー小体型認知症の診断と治療　4 レビー小体型認知症かかえて生きる人たち　5 レビー小体型認知症、その介護と生活の工夫　6 レビー小体型認知症をめぐる課題
◇地域で支える介護と医療　NHK福祉ネットワーク編　旬報社　2008.2　143p　26cm　(シリーズ認知症と向き合う 3)　1800円　Ⓘ978-4-8451-1055-1　Ⓝ493.75

◇|内容| 1 早期発見・早期治療と医療の役割(なぜ見過ごされるのか 「かかりつけ医」が暮らしを支える 早期発見で先手をうつ 反響の答えて 認知症のQ&A) 2 医療とケアの結び付き(その人らしいケアを求めて―認知症ケアマッピング 訪問診療専門医の現場から―認知症と薬を考える 医療と介護にいま求められていること) 3 地域で安心して暮らすには(安心して出歩ける町に 動き出した認知症コーディネーター制度 認知症になったときの介護施設 「下宿」暮らし 笑いとケンカで効果あり)

◇地域の認知症介護の質を向上させるために 認知症介護研究・研修東京センター 2011.3 8p 30cm Ⓝ493.75

◇痴呆を生きるということ 小澤勲著 岩波書店 2003.7 223p 18cm (岩波新書) 740円 Ⓘ4-00-430847-X Ⓝ493.758
|内容| 第1章 痴呆を病む、痴呆を生きる 第2章 痴呆を生きる姿 第3章 痴呆を生きるこころのありか 第4章 痴呆を生きる不自由 第5章 痴呆のケア 終章 生命の海

◇痴呆を生きる人とのコミュニケーション・マニュアル マリー・ピエトロ, エリザベス・オストゥニ著, 小林敏子監訳, 山下真理子訳 じほう 2004.11 262p 26cm 3800円 Ⓘ4-8407-3362-7 Ⓝ493.758
|内容| 老人ホームにおけるコミュニケーション 第1部 アルツハイマー病および関連疾患患者におけるコミュニケーションの特徴(アルツハイマー病および関連疾患患者におけるコミュニケーションの問題点とその状況 アルツハイマー病高齢入所者のコミュニケーション障害を増強するその他の要因) 第2部 コミュニケーションを阻害する環境要因(コミュニケーションをサポートする物理的生活環境づくり コミュニケーションをサポートする心理社会的環境づくり) 第3部 高齢者との個別の場面で:介護専門職が出会うコミュニケーションの難問 第4部 高齢者との個別的対応:アルツハイマー病の人たちとコミュニケーションを行う機会を見つける

◇痴呆症のすべて―よくわかって役に立つ 平井俊策編 改訂第2版 大阪 永井書店 2005.7 335, 8p 26cm 7600円 Ⓘ4-8159-1726-4 Ⓝ493.758
|内容| 痴呆とは何か 痴呆はどのような病気で起こるか 痴呆と間違えられやすい状態 痴呆の前駆状態とは―MCIや類縁状態を中心に 痴呆への社会的対策にはどのようなものがあるか 痴呆と介護保険 痴呆の家族介護者への対応と支援 痴呆性高齢者の人権 痴呆の薬物療法 対症的薬物療法の実際 痴呆の薬物療法 抗痴呆薬開発の現状 [ほか]

◇痴呆とまむかうために 長寿社会文化協会 2004.3 149p 26cm 〈独立行政法人福祉医療機構長寿社会福祉基金助成事業〉 Ⓝ369.26
|内容| 痴呆の老化と上手につきあう(小川紀雄著) 正しく痴ほう症と向き合うために(長谷川和夫著) 痴呆予防に計算が役立つ(川島隆太著) ふさぎがちな高齢者の生活を考える(小野寺敦志著) 成年後見制度について(早川治子著) 高齢者のための住環境を考える(矢作聡著) 痴呆ケアを中心に地域の福祉を考える(新美まり著)

◇徹底図解認知症・アルツハイマー病―いざというときあわてないための知識と生活のしかた 林泰史監修 法研 2006.1 203p 19cm (目でみる医書シリーズ) 1200円 Ⓘ4-87954-577-5 Ⓝ493.75
|内容| 第1章 その"もの忘れ"、本当に「年のせい」? / 身近な問題、「認知症(痴呆症)」 認知症にみられる症状 ほか) 第2章 認知症はどう治す? 第3章 認知症の人への接し方・お世話のしかた 第4章 認知症を未然に防ぐ方法

◇東京都認知症専門医療機関実態調査報告書 東京都福祉保健局高齢社会対策部在宅支援課編 東京都福祉保健局高齢社会対策部在宅支援課 2007.12 92p 30cm Ⓝ498.16

◇なぜ、「回想療法」が認知症に効くのか 小山敬子著 祥伝社 2011.3 192p 18cm (祥伝社新書 235) 〈並列シリーズ名:SHODENSHA SHINSHO〉 760円 Ⓘ978-4-396-11235-6 Ⓝ369.26
|内容| 第1章 認知症になったかもしれない 第2章 認知症は新たな人生の幕開け 第3章 脳を活性化する回想法 第4章 回想法の進化 第5章 あなたにもできる回想法

◇200万人の認知症対策―認知症という病気を知る 伊藤正敏著 ワールドプランニング 2007.9 212p 21cm 1714円 Ⓘ978-4-948742-89-5 Ⓝ493.75

◇認知症―あなたの家族が病気になったときに読む本 福井次矢, 川島みどり, 大熊由紀子編, 須貝佑一, 堀内園子, 橘高通泰執筆 講談社 2006.9 190p 21cm (介護ライブラリー) 2200円 Ⓘ4-06-282410-8 Ⓝ493.75
|内容| 第1ステージ 症状 第2ステージ 受診 第3ステージ 服薬と治療 第4ステージ 症状の悪化 第5ステージ 入院 第6ステージ ターミナル 第7ステージ グリーフワーク

◇認知症―専門医が語る診断・治療・ケア 池田学著 中央公論新社 2010.6 217p 18cm (中公新書 2061) 740円 Ⓘ978-4-12-102061-1 Ⓝ493.75
|内容| 1 根治できない病気が多いのになぜ早期診断が必要なのか(診断のプロセス 脳と認知、脳と行動 行動と心理の症状) 2 主な病気の診断・治療・ケア(血管性認知症 アルツハイマー病 レビー小体型認知症 前頭側頭葉変性症) 3 認知症医療のこれから(若年性認知症 生物学的変化、心理的特徴、社会的背景 認知症と自動車運転 熊本モデル―今後の認知症医療について)

◇認知症―よりよい治療と介護のために 山田正仁総監修 NHK出版 2011.3 111p 26cm (別冊NHKきょうの健康) 1000円 Ⓘ978-4-14-794156-3 Ⓝ493.75

◇認知症・アルツハイマー病 主婦の友社編, 吉岡充監修 新版 主婦の友社 2010.1 191p 21cm (よくわかる最新医学) 1500円 Ⓘ978-4-07-269475-6 Ⓝ493.758
|内容| 第1章 人が認知症になったとき―4つのケースから 第2章 人はなぜ、ぼけるのか? 第3章 早く見つけて、早く治療するために 第4章 病気が進む前に準備しておきたいこと 第5章 在宅ケアか、施設利用か 第6章 在宅ケアのポイント 第7章 ケース別・お年寄りとの接し方/対処法 第8章 介護保険サービスを使いこなす

◇認知症・アルツハイマー病がよくわかる本―認知症と上手に付き合う　遠藤英俊編　主婦の友社　2007.4　159p　21cm　(セレクトbooks ほっとくるブックス)　1300円　Ⓘ978-4-07-255177-6　Ⓝ493.758
内容 1 認知症について正しく知りましょう　2 早期発見・早期治療のためのノウハウ　3 認知症の治療にはどんなものがあるのか　4 認知症の家族の介護のために知っておきたいこと　5 認知症の介護 そのポイントと、困った症状に応じた対応のコツ　6 自宅でできる介護の基本とコツ　7 介護する家族の悩み

◇認知症・アルツハイマー病治療・ケア最前線　主婦の友社　2007.12　98p　26cm　(主婦の友生活シリーズ　ほっとくるムック)　1200円　Ⓘ978-4-07-258767-6　Ⓝ493.758

◇認知症医療学―自治体における認知症対策のために―田尻プロジェクトからの提言　目黒謙一著　新興医学出版社　2011.9　198p　26cm　5000円　Ⓘ978-4-88002-715-9　Ⓝ369.26
内容 第1部 認知症医療学の基本と臨床(認知症の基本知識　原因疾患別の医療介護連携　心理社会的介入　地域への支援介入)　第2部 認知症医療学の実践(1)：地域調査(地域調査の方法論　地域調査の実際　認知症の疫学：最近10年間の動向)　第3章 認知症医療学の実践(2)：保健医療福祉システム(物忘れ外来との連携　介護保険と福祉施設　介護老人保健施設の調査　予防介入の実際)　第4部 認知症対策の組織改革(組織論の基礎　組織改革の実например)

◇認知症を生きる―思い出は薄れても希望の日々は消えない　松本一生著　京都　昭和堂　2008.4　196p　19cm　1700円　Ⓘ978-4-8122-0815-1　Ⓝ493.75
内容 第1章 認知症の人と「仕事」(本人の苦悩と就業の難しさ)　第2章 病気になってもときめく心を忘れない(恋愛感情)　第3章 わずらわしさを超えて(入浴や身だしなみ)　第4章 恥ずかしさと期待感(商店街を抜けて通院するとき)　第5章 旅の楽しみと手助け(旅行に際して)　第6章 家々の花を手折ったあとに(散歩の際に)　第7章 好きな食べ物を好きと言えること(食べたい気持ちと向きあう)　第8章 それでもできることを目指して(ボランティア活動)　終章 思い出は消えても人生は終わらない

◇認知症を「手術で」直す男―L-Pシャント手術の先駆者として　桑名信匡著　悠飛社　2006.1　175p　20cm　(Yuhisha hot-nonfiction)　1400円　Ⓘ4-86030-085-8　Ⓝ494.627
内容 第1章 脳神経外科医の忘れられないエピソード　第2章 治る痴呆「正常圧水頭症」とL・Pシャント手術　第3章 特発性正常圧水頭症との出会い　第4章 医師をめざして　第5章 医学部紛争収拾への道　第6章 これまでもこれからも臨床重視

◇認知症を「知る」―認知症に関わる方たちのために　橋本律夫著　宇都宮　下野新聞社　2007.10　225p　18cm　(下野新聞新書)　1000円　Ⓘ978-4-88286-342-7　Ⓝ493.75
内容 第1章 なぜ「物忘れ外来」か　第2章 認知症と似て非なるもの　第3章 認知症と記憶障害　第4章 認知症の中核症状と周辺症状について　第5章 認知症あれこれ　第6章 認知症への対応

◇認知症を知る―認知症に関心を持つ人のために　伊林克彦著　新潟　考古堂書店　2011.4　118p　21cm 〈画：土井正昭〉　1500円　Ⓘ978-4-87499-761-1　Ⓝ493.75

◇認知症を正しく理解するために　長谷川和夫著　第2版　マイライフ社　2006.4　115p　21cm　1143円　Ⓘ4-943797-05-9　Ⓝ493.75

◇「認知症」を学ぶ―中野区介護予防総合講座講演会記録　リンク東山　2008.5　111p　30cm　100円　Ⓝ493.75
内容 医学的視点から(斎藤正彦述)　認知症の人と上手な付き合い方(和田行男述)　脳活性化のためのトレーニング(浅見大紀述)　臨床心理学の視点から(松田修述)　生活習慣病の視点から(浅野浩述)

◇認知症を理解するために　吹田　循環器病研究振興財団　2008.5　16p　21cm　(知っておきたい循環器病あれこれ　健康で長生きするために　68)　Ⓝ493.75

◇認知症介護のサービスのあり方と質の向上に関する研究報告書　浴風会認知症介護研究・研修東京センター　2006.3　88p　30cm　(老人保健健康増進等事業報告書 平成17年度)〈介護保険制度の適正な実施及び質の向上に寄与する調査研究事業〉　Ⓝ369.26

◇認知症家族を救う劇的新治療―問題行動はコウノメソッドで解決する　河野和彦著　主婦の友社　2011.10　191p　19cm　1400円　Ⓘ978-4-07-278310-8　Ⓝ493.75
内容 第1章 認知症治療10の誤り　第2章 認知症治療を私はすべて患者さんから学んだ　第3章 わたしはなぜ、従来の治療法を断念、「コウノメソッド」を見出したのか　第4章 問題行動が激減する「コウノメソッド」の実際　第5章 「コウノメソッド」で認知症の問題行動はここまで改善した

◇認知症家族を救う対策集―あきらめてはいけない、改善できる手立てがここに！問題行動を防ぐ、改善する、認知症そのものを予防する　主婦の友社編　主婦の友社　2011.3　191p　24cm　(主婦の友新実用books§ほっとくるブックス　Clinic)　1500円　Ⓘ978-4-07-276877-8　Ⓝ493.758
内容 第1章 知っておきたい認知症の正しい知識　第2章 家族を救う認知症治療「コウノメソッド」　第3章 目からウロコの認知症対策(「困った行動」とどう向きあうか)　第4章 これだけは知っておきたい！介護保険の基本の「き」　第5章 認知症を防ぐ50のコツ

◇認知症家族を救う治療革命―あきらめないで！最新医療でここまで改善できる　山野井正之著　現代書林　2011.6　231p　19cm　1400円　Ⓘ978-4-7745-1313-3　Ⓝ493.75
内容 プロローグ 何も知らないと、とんでもないことになる？　第1部 「認知症学校」誰も知らなかった認知症という病気　第2部 認知症治療・最前線の現場から　第3部 認知症の赤裸々な現実を知る・患者さん家族のお話

◇認知症がはじまった？―アルツハイマー初期の人を支える　ダニエル・クーン著, 三宅貴夫監訳, 保科京子訳　京都　クリエイツかもがわ　2006.4　273p　21cm　(発売：かもがわ出版(京都))　2400円　Ⓘ4-902244-49-7　Ⓝ493.75
内容 第1部 アルツハイマー病って何？(正確な診断の必要性　初期段階のアルツハイマー病にみられる症状　アルツハイマー病を引き起こす危険因子)　第2部 アルツハイマー病の人のケア　第3部 自分を大

◇事にする(家族と友達のために自分を一新する 体験談)
◇認知症が目に見えて良くなる改善プログラム——衝撃の事例集 小川眞誠編著 亜紀書房 2007.2 236p 21cm 1700円 ⓘ978-4-7505-0703-3 Ⓝ493.75
[内容] 1 こうして心身機能活性運動療法は生まれた 2 三カ月でここまで改善された! 3 "人間性"が復活していくドラマ 4 改善事例、続々 台湾・上海編 5 心身機能活性運動療法のプログラム
◇認知症がよくわかる本——老々介護・認々介護に備える 大町弥生編,松田暉監修 神戸 エピック 2011.10 179p 21cm 1600円 ⓘ978-4-89985-164-6 Ⓝ493.758
[内容] 1章 認知症の臨床 2章 高齢者への薬物治療の注意点と認知症の薬 3章 認知症の人の介護とケア 4章 認知症の人を支える家族 5章 認知症のリハビリテーション 6章 認知症の人の看取り 7章 要介護と社会的支援・資源
◇認知症疾患患者の地域生活を支えるための医療体制についての研究——報告書 日本精神科病院協会 2008.3 130p 30cm (平成19年度障害者保健福祉推進事業報告書 研究代表者:鮫島健) Ⓝ369.26
◇認知症診療のこれまでとこれから——名医に学ぶ 長谷川和夫著 改訂第2版 大阪 永井書店 2011.1 148,5p 21cm 2800円 ⓘ978-4-8159-1873-6 Ⓝ493.758
[内容] 物語の始まり 痴呆から認知症へ 認知症とは何か 認知症によく似た状態 認知症の疫学 認知症高齢者との面接 長谷川式認知症スケールについて 認知症の精神診査と診断 認知症の原因疾患とその治療 認知症のケア〔ほか〕
◇認知症ぜんぶ図解——知りたいこと・わからないことがわかるオールカラーガイド 三宅貴夫著 吹田 メディカ出版 2011.3 206p 19×19cm 1800円 ⓘ978-4-8404-3660-1 Ⓝ493.758
◇認知症(痴呆) 一宮洋介著 日本医学館 2005.4 143p 19cm (高齢者のからだと病気シリーズ) 1000円 ⓘ4-89044-581-1 Ⓝ493.758
[内容] 第1章 痴呆症の特徴とその実態 第2章 痴呆症の検査 第3章 代表的な痴呆症 第4章 痴呆症の治療 第5章 痴呆症の介護 第6章 痴呆症のリスクファクターと予防 第7章 痴呆症の治療に用いられる主な薬品
◇認知症(痴呆症)の処遇困難例に対する在宅介護サービスのあり方と適切な介護・医療環境の設定に関する研究報告書 浴風会認知症介護研究・研修東京センター 2005.3 54p 30cm (老人保健健康増進等事業報告書 平成16年度) Ⓝ369.261
◇認知症治療28の満足——後悔しないためのベストの選択 河野和彦著 女子栄養大学出版部 2009.11 199p 21cm 1800円 ⓘ978-4-7895-5129-8 Ⓝ493.75
[内容] 第1章 診断 第2章 治療 第3章 介護・予防
◇認知症ってなーに——認知症のお年寄りのこころを理解するために 痴呆高齢者疑似体験プログラム解説書 長寿社会文化協会 2005.2 9p 26cm Ⓝ493.75

◇認知症読本——発症を防ぎ,進行を抑え,地域で支える 宇野正威著 星和書店 2010.11 200p 21cm 2700円 ⓘ978-4-7911-0752-0 Ⓝ493.758
[内容] 第1章 認知症に悩む人たち——カルテから見る生活障害 第2章 認知症にどのように対応するか 第3章 認知症を地域で支える 第4章 心理社会的治療法で生活の質を高める——芸術療法を中心に 第5章 認知症の発症を予防する生活習慣
◇認知症と診断されたあなたへ 小澤勲,黒川由紀子編 医学書院 2006.1 133p 21cm 1600円 ⓘ4-260-00220-1 Ⓝ493.75
◇認知症とたたかう脳——認知症にならないために何をすればよいか あなたは認知症のことをどこまで知っていますか? 阿部和穂著 理工図書 2008.8 221p 21cm 1600円 ⓘ978-4-8446-0733-5 Ⓝ493.75
[内容] 第1章 記憶の成り立ち 第2章 記憶する脳のしくみ 第3章 物忘れは病気じゃない 第4章 認知症とは 第5章 認知症治療の現状 第6章 アルツハイマー病治療薬開発の最前線 第7章 日常的にできる認知症予防
◇認知症と長寿社会——笑顔のままで 信濃毎日新聞取材班著 講談社 2010.11 263p 18cm (講談社現代新書 2079) 760円 ⓘ978-4-06-288079-4 Ⓝ369.26
[内容] 第1部 無数の点滅——介護する家族たち 第2部 居場所探して一家で、施設で 第3部 ベッドは重く——精神科の病棟から 第4部 白衣の苦闘——研究と臨床の現場から 第5部 包み込むまちへ——高齢化する地域 第6部 挑戦の現場から——「認知症と向き合う社会」への道 第7部 「老い」から逃げない——笑顔のままで
◇認知症と他の疾患を併発した高齢者に対する標準的なケア及び医療のあり方に関する調査研究報告書 医療経済研究・社会保険福祉協会医療経済研究機構 2008.3 9,181p 30cm (老人保健健康増進等事業による研究報告書 平成19年度) Ⓝ498.13
◇認知症と他の疾患を併発した高齢者の状態像を踏まえたケア及び医療の実態把握に関する調査研究——報告書 医療経済研究・社会保険福祉協会医療経済研究機構 2009.3 10,108p 30cm (老人保健健康増進等事業による研究報告書 平成20年度) Ⓝ498.13
◇「認知症」とはどんな病気?——「認知症」の正しい理解のために 灰田宗孝著 秦野 東海大学出版会 2005.4 103p 19cm (メディカルサイエンスシリーズ 4) 1500円 ⓘ4-486-01650-5 Ⓝ493.75
[内容] 1章 認知症について 2章 記憶とは何か? 3章 認知症の診断 4章 認知症の分類 5章 家族が認知症になったら 6章 自分が認知症になったら 7章 認知症の予防法と治療
◇認知症とは何か 小澤勲著 岩波書店 2005.3 196p 18cm (岩波新書) 700円 ⓘ4-00-430942-5 Ⓝ493.75
[内容] はじめに——痴呆から認知症へ 第1部 認知症の医学 第2部 認知症を生きる心の世界(ある私小説から ある認知症者の手記 認知症をかかえる不自由 つくられる認知症の行動)

◇認知症にさせられる!　浜六郎著　幻冬舎　2010.7　199p　18cm　(幻冬舎新書 181)　760円　①978-4-344-98182-9　Ⓝ493.758
　内容　第1章 間違いだらけの認知症　第2章 認知症とせん妄　第3章 薬物によるせん妄　第4章 せん妄をどう識別するか　第5章 アリセプトを処方されたら　第6章 それで予防できるか

◇認知症にならない、進ませない　大友英一監修　講談社　2009.6　98p　21cm　(健康ライブラリーイラスト版)　1200円　①978-4-06-259435-6　Ⓝ493.758
　内容　1 認知症はもの忘れと違って悪化する　2 生活習慣の乱れが、ぼけを呼びこむ　3 ぼけにくい人になる一〇の方法　4 認知症を進ませない、最新治療　5 介護をしていくための基礎知識

◇認知症にならないための決定的予防法—アルツハイマー病はなぜ増えつづけるのか　ヴィンセント・フォーテネイス著,東郷えりか訳　河出書房新社　2010.4　382p　20cm　2200円　①978-4-309-25234-6　Ⓝ493.758
　内容　第1部 アルツハイマー病を理解する(将来あなたはアルツハイマーになるのだろうか?　アルツハイマー病―発症する可能性は?　実脳年齢を測る)　第2部 アルツハイマーを防ぐ4ステップの処方箋(アルツハイマー予防食　筋力強化　脳の強化　休息と回復)　第3部 アルツハイマーの診断、治療、そして将来(アルツハイマーかどうかの診断　最新の投薬治療)

◇認知症になるとなぜ「不可解な行動」をとるのか—深層心理を読み解きケアの方法をさぐる　加藤伸司著　河出書房新社　2005.3　206p　19cm　1500円　①4-309-25186-2　Ⓝ493.758
　内容　第1章 不可解な行動のメカニズム(認知症とは何か　認知症になるとどんな行動をとるのか　認知症の種類別行動)　第2章 認知症の「心」を理解する(認知症の持つ心理的な問題　求められる「共感する姿勢」)　第3章 「不可解な行動」の心理　第4章 ともに生きていくために(どう接していけばよいのか　未来へ向けて変わりゆくケア)

◇認知症に向き合う本—治療・予防・介護のアドバイス　宮澤由美著　新日本出版社　2009.4　174p　19cm　1500円　①978-4-406-05238-2　Ⓝ493.758
　内容　第1章 認知症の基礎知識—診断・治療・予防　第2章 家族・介護者へのアドバイス　第3章 認知症をめぐる現状—相互理解のために(医療の現場から　介護の現場から)　第4章 地域・自治体の現場から考える

◇認知症に向き合う本—治療・予防・介護のアドバイス　宮澤由美著　[点字資料]　視覚障害者支援総合センター　2010.6　2冊　28cm　〈原本:新日本出版社 2009　ルーズリーフ〉　全8000円　Ⓝ493.758

◇認知症の安心生活読本—名医の図解　鳥羽研二著　主婦と生活社　2009.9　159p　23cm　1400円　①978-4-391-13741-5　Ⓝ493.758
　内容　1章 認知症の早期発見・早期治療のために　2章 知っておきたい認知症の種類と症状　3章 適切な治療で進行を遅らせる　4章 認知症の家族と生活するために　5章 上手な介護のために知っておきたいこと　6章 介護するあなたへのアドバイス

◇認知症の方の在宅医療　苛原実編著　南山堂　2010.3　235p　21cm　(在宅医療の技とこころ)〈シリーズの監修者:和田忠志〉　3200円　①978-4-525-20801-1　Ⓝ493.758

◇認知症の困った症状が劇的によくなる―怒りっぽい・徘徊・歩行障害・嚥下障害―　山野井正之著　現代書林　2012.6　239p　19cm　1400円　①978-4-7745-1361-4
　内容　プロローグ 認知症は治る、改善する　第1部 認知症と、その解決策の最新情報(なぜ「コウノメソッド」なのか　これだけ知っていれば安心!「認知症を理解する10のポイント」)　第2部 認知症という病気にも希望はある(河野和彦医師・名古屋フォレストクリニック　岩田明医師・長久手南クリニック　ケアマネと施設経営者に聞く―(株)ミヤビハウス・代表取締役小板建太、(有)ミヤビサポートありがとう居宅介護支援事業所・小板美代子　本間良子医師・スクエアクリニック ほか)　エピローグ 20年間、アルツハイマーの妻を介護し続けた男性の物語

◇認知症の正体—診断・治療・予防の最前線　飯島裕一,佐古泰司著　PHP研究所　2011.6　269p　18cm　(PHPサイエンス・ワールド新書 042)〈並列シリーズ名:PHP Science World〉　940円　①978-4-569-79712-0　Ⓝ493.75
　内容　第1章 どこかおかしい　第2章 どんな病気か　第3章 検査と診断　第4章 予防するには　第5章 アルツハイマー病　第6章 レビー小体型認知症　第7章 前頭側頭葉変性症　第8章 脳血管性認知症　第9章 若年性認知症　第10章 明日に向けて

◇認知症の知りたいことガイドブック—最新医療&やさしい介護のコツ　長谷川和夫著　中央法規出版　2006.4　203p　21cm　1600円　①4-8058-2698-3　Ⓝ493.758
　内容　第1章 何かおかしい!?—もの忘れと認知症　第2章 相談に行きましょう—お医者さん・相談機関の扉をたたく　第3章 自宅でお世話するには—認知症の人の世界と上手な対応のしかた　第4章 介護サービスを利用したい　頼れる専門職や施設をチョイス　第5章 認知症の知りたいことQ&A　第6章 これからの認知症の人のケア

◇認知症のすべて—あなたはわかっていますか　十束支朗著　医学出版社　2010.4　152p　26cm　1800円　①978-4-87055-118-3　Ⓝ493.75

◇認知症のすべて—よくわかって役に立つ　平井俊策編　大阪　永井書店　2011.7　384, 8p　26cm　〈『痴呆症のすべて』(2000年刊)の改訂第3版〉　8000円　①978-4-8159-1886-6　Ⓝ493.758
　内容　認知症とは何か　認知症はどのような病気で起こるか　認知症と間違われやすい状態　認知症の前駆状態とMCI　認知症に伴う精神症状と行動異常　認知症はどのくらい多いか―有病率、認知症高齢者数を中心に　認知症の診断はどのように進められるか　認知症の評価にはどのようなスケールが使われるか　認知症の画像診断―ルーチンな画像診断を中心に　認知症の画像診断―脳アミロイドの画像化〔ほか〕

◇認知症のとらえ方・対応の仕方　森敏著　改訂3版　京都　金芳堂　2006.5　153p　21cm　1800円　①4-7653-1235-6　Ⓝ493.758

◇認知症のとらえ方・対応の仕方　森敏著　改訂4版　京都　金芳堂　2010.11　166p　21cm　1900円　①978-4-7653-1457-2　Ⓝ493.758

|内容| 1章 認知症とはどのような状態をいうのか　2章 認知症をどのようにとらえるか　3章 認知症をきたす疾患にはどのようなものがあるか　4章 認知症にどう対応するか　5章 どうすれば認知症を予防できるか　6章 家族の役割

◇認知症の人へのサービス提供のためのインフォームドコンセント実施に関する指針と教育システム開発に関する研究事業報告書　浴風会認知症介護研究・研修東京センター　2006.3　118p　30cm　〈平成17年度厚生労働省老人保健事業推進費等補助金事業報告書　研究事業主体：認知症介護研究・研修センター（大府・東京・仙台センター）〉　Ⓝ369.26

◇認知症の人へのサービス提供のためのインフォームド・コンセント実施に関する指針と教育システム開発に関する研究事業報告書　浴風会認知症介護研究・研修東京センター　2007.3　149p　30cm　〈平成18年度厚生労働省老人保健事業推進費等補助金事業報告書　研究事業主体：認知症介護研究・研修センター（大府・東京・仙台センター）〉　Ⓝ369.26

◇認知症の人の歴史を学びませんか　宮崎和加子著，田邊順一写真・文　中央法規出版　2011.1　273p　19×19cm　2000円　①978-4-8058-3434-3　Ⓝ369.26
|内容| 歴史を学ぶ前に　認知症の人の居場所の変遷　四〇年前のこと　精神病院という場で　身体拘束禁止にたどりつくまで　動き出した特養ホーム　老人保健施設とE型デイサービス　宅老所・グループホームの試み始まる　「呆け老人をかかえる家族の会」発足と市民活動　介護福祉士の登場　二つの視点から四〇年を振り返る　未来に向けて―私の歴史とともに　〈対談〉認知症にまつわる制度はどうつくられてきたか　写真が物語る認知症の人の歴史

◇認知症よい対応・わるい対応―正しい理解と効果的な予防　浦上克哉著　日本評論社　2010.2　207p　19cm　1600円　①978-4-535-98320-5　Ⓝ493.758
|内容| 第1章 認知症とはどんな病気か　第2章 こんな症状があったら病院へ行こう　第3章 認知症と診断されたら　第4章 認知症は予防できる　第5章 これで安心！ よい対応・わるい対応

◇認知症予防―読めば納得！ 脳を守るライフスタイルの秘訣　山口晴保著　協同医書出版社　2008.9　242p　21cm　1800円　①978-4-7639-6020-7　Ⓝ493.758

◇認知症予防学　山口登編　明治書院　2010.2　214p　19cm　〈学びやぶっく 28　たいくて〉　1200円　①978-4-625-68438-8　Ⓝ493.75
|内容| "なってから"では遅すぎる認知症の予防　もの忘れと認知症の見分け方　脳がこわれるとき，認知症がつくられる　「認知症」とは？ 早期発見チェックリストと診断方法　認知症の進み方と最新治療動向　生活習慣病の増加が認知症を招いている！ 知っておきたい生活習慣病予防の知識　認知症を防ぐ生活改善プログラム　うつ病から認知症に移行するとき　"初・初期"からの認知症予防　認知症の人の"心"の世界　その人らしさを重視する認知症のケア

◇認知症はここまで治る・防げる　小阪憲司著　大活字版　主婦と生活社　2006.3　255p　19cm　1200円　①4-391-13214-1　Ⓝ493.758

◇認知症とはどんな病気か　第2章 認知症は予防できる!?　第3章 認知症の検査と最新治療　第4章 介護にあたっての心がまえ　第5章 症状別・接し方の実際　第6章 安心介護のための生活の注意　第7章 介護で倒れないためのサービス活用法

◇認知症は治せる―奇跡が起こる「コウノメソッド」　河野和彦著　マキノ出版　2011.12　220p　19cm　〈ビタミン文庫〉　1333円　①978-4-8376-1235-3　Ⓝ493.758
|内容| 第1章 認知症は治せる　第2章 ここまでわかった認知症の正体　第3章 認知症治療のカギを握るレビー小体型認知症とは　第4章 認知症を治せる医師の見つけ方　第5章 認知症を治すコウノメソッドのすべて　第6章 認知症が治った！ 驚異の症例報告　付録 全国コウノメソッド実践医リスト

◇認知症は治るのか―医師が医療現場から訴える予防と対策　安田和人著　カナリア書房　2010.9　156p　19cm　1300円　①978-4-7782-0160-9　Ⓝ493.758
|内容| 第1章「認知症」とは？　第2章「認知症」の症状　第3章 認知症の診断テストをしましょう　第4章 認知症予防のための最新サプリメント　第5章 認知症の薬について　第6章 認知症の介護とリハビリ　第7章 認知症に関する相談・質問

◇脳外科の名医が答える認知症は手術で治る―たった30分の手術が奇跡を起こす　桑名信匡著　主婦の友社　2011.7　191p　19cm　1200円　①978-4-07-277919-4　Ⓝ494.627
|内容| 第1章 iNPHとは，どんな病気か　第2章 認知症のタイプには，さまざまなものがある　第3章 専門医がわかりやすく回答「iNPHに関する疑問，すべて答えます」　第4章「手術で認知症が治った」幸せな体験談を紹介します

◇「パーキンソン病」「レビー小体型認知症」がわかるQAブック―原因のレビー小体は全身に　小阪憲司, 織茂智之著　吹田　メディカ出版　2011.6　126p　21cm　1400円　①978-4-8404-3677-9　Ⓝ493.74
|内容| 1 レビー小体病とは何ですか？　2 パーキンソン病とはどのような病気ですか？　3 レビー小体型認知症とはどのような病気ですか？　4 レビー小体病の診断を行うための画像検査にはどのようなものがありますか？

◇ハンバーガーに殺される―食肉処理事情とアルツハイマー病の大流行 死にいたる病の謎にせまる　マレー・ウォルドマン, マージョリー・ラム著, 熊井ひろ美訳　不空社　2004.9　431p　19cm　〈発売：泉書房〉　1800円　①4-900138-82-7　Ⓝ493.758
|内容| 第1部 アルツハイマー病小史　第2部 クール，クロイツフェルト・ヤコブ病とその変異型，狂ったウシ　第3部 プリオン病　第4部 危険な食事　第5部 現代の疫病　第6部 予防，治療，そして完治の可能性

◇ぼけとアルツハイマー―生活習慣病だから予防できる　大友英一著　平凡社　2006.11　197p　18cm　〈平凡社新書 349〉　720円　①4-582-85349-8　Ⓝ493.758
|内容| 第1章 アルツハイマー病が増えている　第2章 アルツハイマー病とは　第3章 アルツハイマー病の診断と治療　第4章 アルツハイマー病以外の痴呆症　第5章 アルツハイマー病の原因となる血管病　第6章 脳動脈硬化を防ぐ　第7章 アルツハイマー病と食

◇ぼけない！―認知症にならない生活　皆川正夫著　毎日コミュニケーションズ　2008.6　214p　18cm　(マイコミ新書)　780円　①978-4-8399-2646-5　Ⓝ493.758
　内容　第1章　認知症予防と治療、基礎の基礎　第2章　認知症にならないために認知症を知る　第3章　認知症にならない生活習慣　第4章　認知症にならない食生活　第5章　もしもに備える―家族が認知症になったら

◇ボケない生活―アルツハイマーも生活習慣病だった　大友英一著　祥伝社　2004.12　187p　20cm　1400円　①4-396-61232-X　Ⓝ493.758
　内容　第1章　あなたのボケ危険度をチェック―あなたの脳は大丈夫？　第2章　なぜボケるのか―脳血管性とアルツハイマーの違い　第3章　ボケは生活習慣病―まだ間に合う「予防の3本柱」(アウトプット型のライフスタイルがアルツハイマーを防ぐ　血管性もアルツハイマーも食生活で防げる　新しい運動がボケを寄せつけない)　第4章　これだけ守れば大丈夫！ボケ予防10ヵ条　第5章　ボケてきたらどうするか―家族の力でボケにブレーキをかける

◇ボケない技術―「もの忘れ外来」の現場から　奥村歩著　世界文化社　2007.9　239p　21cm　1400円　①978-4-418-07410-5　Ⓝ493.758
　内容　第1章　「もの忘れ外来」の現場から(典型的アルツハイマー病の患者さん　MCI(軽度認知障害)の患者さん　ほか)　第2章　セルフチェックでわかる自分のボケ危険度　第3章　ボケ予防術―最新・最強8つの技術　第4章　ボケは個人の生活で予防できるのか―世界のボケ予防の研究状況　第5章　私たちの脳と認知症の基本的な知識

◇ボケる人、ボケない人の生活習慣―認知症の予防から介護まで　大友英一著　ベストセラーズ　2010.2　222p　19cm　1300円　①978-4-584-13253-1　Ⓝ493.758
　内容　序章　ボケは高齢化社会の緊急課題になった！　第1章　認知症(ボケ)の症状と治療・予防　第2章　「ボケやすい人」と「ボケにくい人」　第3章　ボケないために何を食べたらいいか？　第4章　認知症は生活習慣病である　第5章　認知症の介護―親や配偶者にどう接するか？　第6章　ボケない脳にする大友式「頭の体操300」

◇ボケは40代に始まっていた―認知症の正しい知識　西道隆臣編著　かんき出版　2011.6　186p　19cm　1400円　①978-4-7612-6757-5　Ⓝ493.758
　内容　第1章　ボケと認知症の深い関係　第2章　ボケない生き方　第3章　ボケてからの生き方　第4章　ボケた人の支え方(介護の現場も高度化している　知っておきたい介護の制度とサービス)

◇ボケは連鎖する　築山節著　光文社　2009.10　237p　16cm　(光文社知恵の森文庫　tつ4-1)　〈『ボケ連鎖』(講談社2001年刊)の加筆修正〉　705円　①978-4-334-78541-3　Ⓝ493.758
　内容　序章　急増する「ボケ連鎖」　第1章　ボケ連鎖の衝撃　第2章　脳を知る　第3章　ボケ連鎖のメカニズム　第4章　ボケ連鎖からの回復方法　第5章　ボケ連鎖の防ぎ方

◇本当の若年性アルツハイマー病―誤解だらけの難病を理解する最新知識　志ري秀樹著　アスペクト　2007.11　207p　19cm　1500円　①978-4-7572-1387-6　Ⓝ493.75
　内容　第1章　若年性アルツハイマー病になると、どんなことが起きるのでしょうか？(アルツハイマー病患者の10%は、65歳未満の勤労世代)　第2章　若年性アルツハイマー病とは、どんな病気なのでしょうか？　第3章　アルツハイマー病は、治るのでしょうか？　第4章　家族や同僚がアルツハイマー病になったらどうすればいいのでしょうか？

◇名医に学ぶ認知症診療のこれまでとこれから　長谷川和夫著　大阪　永井書店　2006.5　141,4p　21cm　2800円　①4-8159-1752-3　Ⓝ493.758
　内容　物語の始まり　痴呆から認知症へ　認知症とは何か　認知症によく似た状態　認知症の疫学　認知症高齢者との面接　長谷川式認知症スケールについて　認知症の精神診査と診断　認知症の原因疾患とその治療　認知症のケア　認知賞デイケアの臨床から　新しい介護サービス　認知症の予防　成年後見制度　認知症対策のこれから

◇メイヨー・クリニックアルツハイマー病―全米屈指の医療機関が提供する最新情報　メイヨー・クリニック著、諸治隆嗣訳　メイヨー・クリニック監訳　法研　2005.4　289p　21cm　2500円　①4-87954-562-7　Ⓝ493.758
　内容　第1部　老化と認知症(正常な老化と認知症　脳はどのように働き、何が故障するのか　ほか)　第2部　アルツハイマー病を理解する　第3部　アルツハイマー病を治療する(アルツハイマー病の症状を治療する　アルツハイマー病治療の新しい流れ)　第4部　アルツハイマー病の介護

◇目を向けよう！重度認知症の世界に―「精神科医ドクターHK」の挑戦2　黒澤尚著　へるす出版事業部　2009.4　225p　18cm　(へるす出版新書006)〈発売：へるす出版〉　1200円　①978-4-89269-645-9　Ⓝ493.758
　内容　1　認知症とはどのような状態なのか(認知症の分類について)　2　私の入院患者への診察法　3　せん妄　4　認知症に関心を持とう　5　高齢者を理解する

◇もの申す！重度認知症の治療現場から　「精神科医ドクターHK」の挑戦4　黒澤尚著　へるす出版事業部　2009.11　205p　18cm　(へるす出版新書014)〈発売：へるす出版〉　1200円　①978-4-89269-680-0　Ⓝ493.758

◇「もの忘れ外来」のボケない技術　奥村歩著　PHP研究所　2012.6　267p　15cm　(PHP文庫)〈『ボケない技術』加筆・修正・改題書〉　571円　①978-4-569-67835-1
　内容　第1章　「もの忘れ外来」の現場から(典型的アルツハイマー病の患者さん　MCI(軽度認知障害)の患者さん　ほか)　第2章　セルフチェックで分かる自分のボケ危険度　第3章　ボケ予防術―最新・最強8つの技術　第4章　ボケは個人の生活で予防できるのか　第5章　私たちの脳と認知症の基本的な知識

◇「もの忘れ外来」100問100答―認知症が気になるあなたとご家族のために　奥村歩著　阪急コミュニケーションズ　2012.5　202p　19cm　1400円　①978-4-484-12211-3
　内容　第1章　ど忘れ・「もの忘れ」が最近とみにひどくなっているのですが、大丈夫でしょうか？　第2章　「もの忘れ外来」最前線の診療情報　第3章　家族が認知症になった時の対応のコツ―これは困った！こん

老人医療・介護　　　　　　　　　　　　　　　　　　　　　　　　医療と社会・福祉

◇な時どうやって対応したらいいの？　第4章「もの忘れ」の予防
◇もの忘れが気になるあなたへ…―認知症の正しい知識　小阪憲司監修、NHK厚生文化事業団編　第4版　NHK厚生文化事業団　2009.9　40p　21cm
◇もの忘れと認知症―"ふつうの老化"をおそれるまえに　ジョーン・カーソン・ブライトン著、都甲崇監訳、内門大丈、勝瀬大海、青木直哉共訳　みすず書房　2010.8　232,28p　20cm　3800円　Ⓘ978-4-622-07549-5　Ⓝ493.75
　内容 第1章 敵を知る―回復可能な認知症と進行性の認知症　第2章 認知症の初期の兆候か？―軽度認知障害について　第3章 そして彼方へ―アルツハイマー病の現実　第4章 ただの憂うつを超えて―一つ病について　第5章 だれが介護するのか？―介護者の問題　第6章 その真実と偽り―認知症について　第7章 事故はつきもの―転倒について　第8章 考えておくべきこと―記憶を失うまえに、死のまえに
◇もの忘れと認知症―よくわかる お医者に行く前にまず読む本　クリストファー・N.マーティン、キャサリン・R.ゲイル著、橋本貴夫監訳、三枝小夜子訳　一灯舎　2007.9　120p　18cm　(わが家のお医者さん7)〈発売：オーム社〉　1000円　Ⓘ978-4-903532-12-7　Ⓝ493.75
　内容 第1章 もの忘れが多くなって心配です　第2章 あなたの記憶をチェックしてみましょう　第3章 もの忘れに対処する　第4章 深刻な病気なのではないでしょうか？　第5章 認知症とはどんな病気なのでしょうか？　第6章 病院ではなにをするのでしょうか？　第7章 家族の気持ち　第8章 介護の支援　第9章 なにができるのでしょうか？　第10章 どうしてこんなことに　第11章 認知症の未来
◇ゆらぐ記憶―認知症を理解する　浅野弘毅著　批評社　2008.3　188p　21cm (メンタルヘルス・ライブラリー 20)　2000円　Ⓘ978-4-8265-0479-9　Ⓝ493.758
　内容 第1部 認知症を理解する(認知症とはなにか　認知症の種類と診断基準　認知症の種類と特徴　中核症状と行動・心理症状　認知症とまぎらわしい病気　仙台市立病院認知症疾患センターの経験　認知症のケアと医療　介護保険と認知症)　第2部 認知症の人のこころの病理(誤出症状の出現率　人物誤認「幻の同居人」症状　もの盗られ妄想　疾病否認)　第3部 認知症の人の尊厳(病名の告知　高齢者虐待　認知症の人の遺言能力)
◇よくわかるアルツハイマー病―実際にかかわる人のために　中野今治、水澤英洋編　大阪 永井書店　2004.4　376,5p　26cm　6800円　Ⓘ4-8159-1687-X
◇よくわかる認知症―早期発見から介護まで　川畑信也著　日本実業出版社　2008.4　206p　19cm　1400円　Ⓘ978-4-534-04374-0　Ⓝ493.75
　内容 第1章 認知症を正しく理解する　第2章 早期発見のためにどうすればよいか？　第3章 認知症の治療にはどんなものがあるか？　第4章 認知症介護のために知っておくべきこと　第5章 事例から考える認知症　第6章 認知症の未来
◇臨床医が語る認知症の脳科学　岩田誠著　日本評論社　2009.11　166p　20cm　1800円　Ⓘ978-4-535-98319-5　Ⓝ493.75
　内容 第1話 脳と記憶とアルツハイマー病　第2話 認知症のいろいろ　第3話「忘れる」という脳の働きについて　第4話 私が見てきた脳と記憶の研究の歩み

◇わかりやすい認知症の医学知識　長谷川和夫著　中央法規出版　2011.3　139p　26cm (基礎から学ぶ介護シリーズ)　1600円　Ⓘ978-4-8058-3302-5　Ⓝ493.758
　内容 1 脳の仕組みの理解　2 認知症の進行の理解　3 認知症の検査・診断・告知　4 原因疾患の理解と中核症状、行動・心理症状　5 家族への支援　6 認知症の薬物療法と非薬物療法　7 認知症の予防
◇「私の四つのお願い」の書き方―医療のための事前指示書　箕岡真子著　ワールドプランニング　2011.2　2冊(セット)　30cm　2000円　Ⓘ978-4-86351-035-7
　内容 1 なぜ医療のための事前指示書が必要なのか(認知症の人は増えています　認知症が進行すると、自分で、自分のことを決めることができなくなってきます　自分で、自分のことを決められるうちに、将来の、自分の治療方針について決めておくことが大切です『私の四つのお願い』は"生きること"を大切にしたいと願っています　2 事前指示書『私の四つのお願い』とは？(私のお願い1の書き方　私のお願い2の書き方　私のお願い3の書き方　私のお願い4の書き方　よい事前指示書を書くために)　3 終末期に何を決断するのか(認知症終末期の緩和ケア　終末期の医療について決断する　決断したことを実行することの難しさ)

◆介護・看護の知識
◇愛する人がアルツハイマー病になった時　アール・A.グロルマン、ケネス・S.コシク共著、松田敬一訳　佼成出版社　2005.5　205p　19cm　1600円　Ⓘ4-333-02138-3　Ⓝ493.758
　内容 第1章 診断を受け入れる人が正常さを失ったことを悲しむ　第2章 克服がはじまる　第3章 支援者を見つける―家族、友人等　第4章 同情し、許す　第5章 アルツハイマー病に関する質問と回答
◇あきらめないで認知症―家庭・施設で役立つ「リハビリ介護」実例集　岡本五十雄著　保健同人社　2008.7　159p　21cm　1300円　Ⓘ978-4-8327-0371-1　Ⓝ598.4
　内容 プロローグ 生きがいのある生活を　1章 回復する知的能力　2章 生きる力を奪うもの　3章 認知症との関わり方　4章 性の問題　5章 生き返る施設や家庭に
◇新しい痴呆の介護読本　竹中星郎、須貝佑一、頼富淳子共著　新企画出版社　2004.5　55p　19cm　(みんなの健康とくらしシリーズ)　500円　Ⓘ4-88000-103-1　Ⓝ598.4
◇アルツハイマーガイドブック　ジュッテ・ロクヴィグ、ジョン・D.ベッカー著、宇丹貴代実訳　オープンナレッジ　2007.3　414p　19cm　2300円　Ⓘ978-4-902444-47-6　Ⓝ493.758
　内容 1 正しい知識と症状―アルツハイマー病とはこんな病気です　2 対処と療法―このような施設と治療で取り組みます　3 介護と心がまえ―相手を受け入れることから始めましょう　4 日常生活の知恵―一緒に楽しみ励ましましょう　5 全身の健康管理―頭から爪先まで見落とさずに　6 自立心をはぐくむ―基本は自尊心と記憶の尊重です　7 家族の心の健康―本人と理解しあい、まわりと助けあいましょう

医療と社会・福祉　　　　　　　　　　　　　　　　　老人医療・介護

◇アルツハイマーのための新しいケア—語られなかった言葉を探して　ジョアン・コーニグ・コステ著, 阿保順子監訳　誠信書房　2007.10　298p　19cm　2400円　①978-4-414-60405-4　Ⓝ369.26

◇アルツハイマー病—介護者のためのガイドブック　完全版　ハワード・グリュツナー著, 菊池貞雄訳　学文社　2010.12　378p　26cm　7000円　①978-4-7620-2107-7　Ⓝ369.26
内容　第1部 介護者の体験　第2部 研究と治療（脳における異常な変化　治療の可能性　精神医学的な薬物と認知症）

◇生きがいをはぐくむ認知症介護—介護家族支援ブックレット　認知症高齢者介護家族支援のための冊子作成委員会作成　健康・生きがい開発財団　[2006]　15p　21cm　Ⓝ369.26

◇〈医師〉〈看護師〉〈患者・家族〉による認知症の本　三宅貴夫, 堀内園子, 内田勝也著　岩波書店　2010.4　151,5p　19cm　（病気を生きぬく1）　1700円　①978-4-00-028263-5　Ⓝ493.75
内容　はじめに 認知症の基礎知識　第1章 「なんだかおかしい」と感じたとき、すぐやるべきこと／やってはいけないこと　第2章 病院に行く前に知っておきたいこと　第3章 病院で診てもらう際のポイント　第4章 病気を知る、治療法を知る　第5章 「もらった薬」のチェックポイント　第6章 在宅で、できること　第7章 入院、入所、入居の方法　第8章 自分たちに合った介護のパートナーとは　第9章 生活の質を落とさないために　第10章 治療費、介護費を知る

◇今、求められる新たな認知症高齢者ケア—社会学的アプローチ　谷田恵美子著　岡山　ふくろう出版　2008.5　134p　31cm　①978-4-86186-353-0　Ⓝ493.758

◇絵を見てわかる認知症の予防と介護　下正宗監修　法研　2009.6　223p　21cm　1500円　①978-4-87954-769-9　Ⓝ493.758
内容　第1章 家族の様子がおかしいと思ったら　第2章 病院に行くことに決めたら　第3章 認知症のことをもっと知ろう!!　第4章 認知症の治療はこう行われる　第5章 介護保険を上手に利用する　第6章 認知症の家族を介護する　第7章 認知症の人との接し方　第8章 認知症にならない生活

◇介護家族をささえる—認知症家族会の取り組みに学ぶ　認知症の人と家族の会愛知県支部編　中央法規出版　2012.3　197p　26cm　2000円　①978-4-8058-3592-0　Ⓝ369.26
内容　1 介護家族を支援するということ—これまでの取り組み（創始期　活動期　充実期　発展期）　2 介護家族支援の実際—多様なアプローチ（介護家族を取り巻く状況　家族支援プログラム　交流会—認知症家族の"つどい"　交流会—若年性認知症の本人&家族の"つどい"　電話相談　会報）　3 介護家族支援の可能性（地域に広がる支援の輪　認知症買い物セーフティーネット　介護家族が作る「介護者憲章」）

◇介護がラクになるマンガ認知症ケア　三好春樹著, 市川リンタロウマンガ　講談社　2008.11　143p　21cm　（介護ライブラリー）　1400円　①978-4-06-282431-6　Ⓝ369.26

内容　第1話 問題行動の原因　第2話 おもらし　第3話 徘徊　第4話 入浴拒否　第5話 盗られ妄想　第6話 暴力行為　第7話 弄便　第8話 性的異常言動

◇介護がラクになるマンガ認知症ケア　2（惚け方3つのタイプ編）　三好春樹著, 市川リンタロウマンガ　講談社　2010.2　142p　21cm　（介護ライブラリー）　1400円　①978-4-06-282446-0　Ⓝ369.26
内容　何のためのテスト？—長谷川式の正しい活用のしかた　認知症の3つのタイプが見えてきた—伝説の入所者豊田トシさんの場合　葛藤型ケース　回帰型ケース　遊離型ケース

◇介護がラクになるマンガ認知症ケア　3（認知症ケアの7原則）　三好春樹著, 市川リンタロウマンガ　講談社　2011.3　134p　21cm　（介護ライブラリー）　1400円　①978-4-06-282451-4　Ⓝ369.26
内容　第1話 原則1 環境を変えない　第2話 原則2 生活習慣を変えない　第3話 原則3 人間関係を変えない　第4話 原則4 介護をより基本的に　第5話 原則5 個性的空間づくり　第6話 原則6 一人ひとりの役割づくり　第7話 原則7 一人ひとりの関係づくり1 仲間づくり　第8話 原則7 一人ひとりの関係づくり2 子どもになって泣いてみる　第9話 原則7 一人ひとりの関係づくり3 介護者は最後の母

◇介護に役立つ! やさしくわかる認知症ケア　本間昭, 六角僚子著　ナツメ社　2011.1　199p　26cm　2200円　①978-4-8163-4993-5　Ⓝ369.26
内容　第1章 認知症の基礎知識を身につける　第2章 病気による不自由さをとりのぞくケアを　第3章 80の症状をケアするためのヒント集　第4章 家族・医師・看護との連携が最高のケアにつながる　第5章 「自分自身」を大切にすればストレスはたまらないだからケア提供者はやめられない!—ポジティブ・エピソード

◇介護の大誤解!　三好春樹著　講談社　2007.9　97p　21cm　（介護ライブラリー）　1300円　①978-4-06-282415-6　Ⓝ369.26
内容　1 いい介護とは何かの誤解　2 老人観の誤解　3 老人との関わり方の誤解　4 介護者とは何かの誤解　5 認知症ケアの誤解　6 病気と障害への誤解

◇改訂・認知症ケアの基礎　日本認知症ケア学会編　第2版　日本認知症ケア学会　2007.9　125p　21cm　（認知症ケア標準テキスト）〈発売：ワールドプランニング〉　1524円　①978-4-948742-90-1
内容　第1章 認知症ケアの理念　第2章 認知症の人の現状　第3章 認知症の医学的特徴　第4章 認知症の人の心理的特徴　第5章 認知症の人を取り巻く社会的環境—否定的意識環境の克服を目指して　第6章 認知症ケアの原理・原則　第7章 ケアの担い手　第8章 認知症予防

◇家族が認知症になったとき—待ち受ける困難とその支援　安田美弥子著　日本評論社　2007.4　227p　19cm　〈『家族の誰かが呆けたとき』（太陽出版1995年刊）の増刊〉　1700円　①978-4-535-98271-0　Ⓝ598.4
内容　第1部 認知症を介護する家族の声　第2部 介護者のメンタルヘルスと認知症への対応（介護者の置かれた現状　原因　では、どうしたらよいのか）　第3部 認知症の相談に行くところ

老人医療・介護　　　　　　　　　　　　　　　　　　　　　医療と社会・福祉

◇家族が認知症になったとき本当に役立つ本　杉山孝博監修　洋泉社　2012.6　127p　23×19cm　1700円　Ⓘ978-4-86248-955-5
[内容] 1 介護する家族の知恵をぜんぶ集めました！Q&A でよくわかる目からウロコの認知症対策（病院　介護　コミュニケーション　日常生活　食事　入浴　睡眠　問題行動　徘徊　排泄　介護サービス）　2 これだけは知っておきたい認知症の人と家族を支える社会制度（介護の負担を軽減する仕組み→介護保険制度　医療費の自己負担を軽減する仕組み→高額療養費制度・障害年金　家計の負担を軽減する制度→精神障害者保健福祉手帳・生活福祉資金貸付制度・特別障害者手当）

◇家族が認知症になったら読む本――正しい知識と理解が介護の苦労を半減させる鍵　杉山孝博著　2008.5　207p　19cm　（リヨンブックス）〈発売：二見書房〉　1100円　Ⓘ978-4-576-08035-2　Ⓝ598.4
[内容] 第1章 大切な家族が認知症になったら　第2章 認知症をよく理解するためのQ&A　第3章 認知症の症状がよくわかる「八大法則と一原則」　第4章 こんな症状にはこんな介護法　第5章 認知症があっても安心して暮らせる社会の実現へ

◇家族で治そう認知症　竹内孝仁著　年友企画　2008.4　48p　26cm　（介護科学シリーズ）　477円　Ⓘ978-4-8230-5090-9　Ⓝ369.261
[内容] 認知症は家族の力ではどうすることもできないと思っていませんか　認知症を治すための基礎知識　認知力の低下から認知症状へ――それはなぜ起きるのか、認知症の方の心理を理解しよう　さあ認知症を治そう　各タイプの症状の治し方　一人暮らしの親に認知症が疑われる場合

◇家族と学ぶ認知症――介護者と支援者のためのガイドブック　松本一生著　金剛出版　2006.5　172p　22cm　2500円　Ⓘ4-7724-0909-2　Ⓝ493.75
[内容] 第1部 認知症と家族（本人の心を理解する　認知症の症状と心の変化　認知症の治療と予防　家族と介護　さまざまな家族の姿）　第2部 認知症への心理教育（家族への心理教育アプローチと家族教室の持ち方）　第3部 家族・支援者の対処能力を高めるために（高齢者虐待への対応　ターミナルケアと自死の遺族ケア　介護支援職の「燃えつき」と心の支援　認知症・介護の肯定的側面）

◇家族のための〈認知症〉入門　中島健二著　PHP研究所　2006.9　278p　18cm　（PHP新書）　760円　Ⓘ4-569-65463-0　Ⓝ493.75
[内容] 第1章 愛する家族が認知症になったら――診察室を訪れた人びとの物語　第2章 認知症とはどんな病気か――さまざまな症状のあらわれ方（認知症（痴呆症）には、いくつもの病気をあらわす症状名　認知症によく見られる症状とその対処法 ほか）　第3章 介護の現場から――その実態と問題点（介護のための具体的実践法　医療と介護に関わる人びと）　第4章 介護者（家族）を守る上手な介護サービスの利用とネットワーク作り（家族が負担を抱え込まない知恵　医療費の問題、法的な問題）

◇患者と家族を支える認知症の本　長谷川嘉哉著　学研メディカル秀潤社　2010.6　112p　21cm　〈発売：学研マーケティング〉　1800円　Ⓘ978-4-7809-1024-7　Ⓝ493.758
[内容] 序章 明日はわが身　第1章 認知症の理解　第2章 一生をよりよく生きる　第3章 End of Life を Happy にするために　第4章 症状別認知症ケアの実際

◇気づいていますか認知症ケアの落とし穴　安西順子編著　中央法規出版　2012.4　59p　26cm　（おはよう21ブックス　基礎から学ぶ介護シリーズ）　2000円　Ⓘ978-4-8058-3620-0
[内容] 1 認知症ケアの落とし穴の構造　2 生活支援の落とし穴　3 地域交流の落とし穴　4 ターミナルケアの落とし穴　5 医療からみる認知症ケアのQ&A

◇こうして乗り切る、切り抜ける認知症ケア――家族とプロの介護者による究極の知恵袋　朝田隆, 吉岡充, 木之下徹編著　新興医学出版社　2010.3　202p　21cm　1700円　Ⓘ978-4-88002-809-5　Ⓝ369.26

◇コミュニケーションからはじまる認知症ケアブック――ケアの9原則と66のシーン　清水裕子編著　学習研究社　2008.9　143p　26cm　2200円　Ⓘ978-4-05-153007-5　Ⓝ493.758
[内容] Prologue 認知症患者を理解するために（認知症ケアとは　これからの高齢者）　1 認知症患者とのコミュニケーション66（考え方のヒントになる認知症ケアの9原則　シーン66）　2 Well-being のためのQ&A18　3 若年認知症ケア　4 認知症ケアの基礎知識

◇これで安心はじめての認知症介護　高瀬義昌著　佼成出版社　2010.7　261p　19cm　1400円　Ⓘ978-4-333-02453-7　Ⓝ493.758
[内容] 第1章 認知症の介護と治療の現状　第2章 認知症の基礎知識と薬物療法　第3章 高瀬式・在宅でみる認知症医療に最適な「家族療法」（もしも家族が認知症になったら（地域包括支援センターに相談しよう　介護の中心に誰がなるかを決めよう　「介護は自分のため」と考えよう）　「家族療法」をベースにした在宅医療 ほか）　第5章 健やかに生き、安らかに逝くために

◇こんなときどうする？　チャートでわかる認知症介護　鎌田ケイ子編著　世界文化社　2010.3　159p　21cm　1600円　Ⓘ978-4-418-09420-2　Ⓝ493.758
[内容] 第1章 認知症かな？　と思ったら　第2章 認知症とわかったら　第3章 介護を楽にするには？　第4章 症状別対応のヒント　第5章 介護サービスを活用する　第6章 わたしの介護体験記

◇施設スタッフと家族のための認知症の理解と家族支援方法　加藤伸司, 矢吹知之編著　ワールドプランニング　2009.5　46p　26cm　500円　Ⓘ978-4-86351-013-5　Ⓝ493.758

◇施設スタッフと家族のための認知症の理解と家族支援方法　加藤伸司, 矢吹知之編著　改訂版　ワールドプランニング　2012.4　79p　26cm　1000円　Ⓘ978-4-86351-048-7
[内容] 1 認知症の理解　2 在宅介護の実態と介護家族の理解　3 家族支援と具体的対応方法　4 若年性認知症の理解と支援方法　5 対応実践事例

◇実践！　タイプ別重症度別認知症ケア――方法と見直し方　伊苅弘之著　名古屋　日総研出版　2011.6　127p　26cm　2095円　Ⓘ978-4-7760-1554-3　Ⓝ369.26

◇自分の親が認知症？　と思ったら……家族でも気づきにくい身体と心の変化がわかる本　長瀬教子著, 稲井徳栄監修　双葉社　2011.8

128p　21cm　1200円　①978-4-575-30340-7　Ⓝ493.758
　内容　第1章 これって認知症？　認知症の家族に戸惑っています　第2章 認知症実例25と症状別対処方法　第2章 知っておくと楽になる認知症と介護の基礎知識　第3章 自宅でできる楽々介護—考え方をほんの少し変えれば介護はずっと楽になる

◇若年認知症実態調査報告書　大阪　大阪府福祉部高齢介護室介護支援課　2011.3　84p　30cm　〈平成22年度老人保健事業推進費等補助金老人保健健康増進等事業〉　Ⓝ369.28

◇症状が重くなった方が、介護が楽になる—認知症患者を介護する家族や介護職員への助言　バルブロ・ベック＝フリス著, 友子・ハンソン訳　新装改訂版　札幌　北欧社会研究協会　2010.9　102p　21cm　（北欧社会研究叢書 1）　1000円　Ⓝ369.26

◇事例で学ぶ新しい認知症介護　小野寺敦志編著　中央法規出版　2008.7　176p　26cm　（基礎から学ぶ介護シリーズ）　1600円　①978-4-8058-2731-4　Ⓝ369.26
　内容　事例を検討するということ（認知症介護の基本的姿勢と「課題分析」の考え方　事例を読み解くにあたって）　基礎編（「課題分析」の考え方のわかりやすい具体例　アセスメントとカンファレンスについて）　応用編（「課題分析」の応用、試行錯誤の仕方・必要性　介護職員の対応、介護職員のあり方　在宅支援、家族支援を考える）

◇新・痴呆性高齢者の理解とケア—old cultureからnew cultureへの視点　江草安彦監修, 今井幸充ほか編　メディカルレビュー社　2004.9　501p　26cm　3200円　①4-89600-762-X　Ⓝ369.26

◇新・ボケても心は生きている—〈認知症ケア〉20年の実践と改革　佐々木健著　大阪　創元社　2005.11　230p　19cm　1400円　①4-422-41072-5　Ⓝ493.758
　内容　プロローグ—いま、その人らしい生活が　1章 もっとできることがある　2章 個性豊かな普通の人たち　3章 「普通の生活」への道　4章 職員たちの試み—全体発表会から　5章 ニューカルチャーと「バリデーション」　エピローグ—どんなに悪くなっても心は生きている

◇杉山孝博Dr.の「認知症の理解と援助」—全国縦断！6時間ぶっとおし講座 完全収録　杉山孝博著, 認知症の人と家族の会編　京都　クリエイツかもがわ　2007.8　209, 21p　21cm　〈発売：かもがわ出版（京都）〉　2200円　①978-4-902244-86-1　Ⓝ493.758
　内容　第1部 認知症の理解と援助（高齢者医療と認知症　ぼけても心は生きている　認知症の特徴　家族のための四つの心理的ステップ　「認知症をよく理解するための8大法則・1原則」　対応の難しい主な症状と対策　徘徊とその対応　若年認知症について　認知症の治療と予後、予防　認知症高齢者グループ・ホームをめぐる動き　特別養護老人ホームにおける終末期医療・介護　グループホームにおけるターミナルケアの可能性）　第2部 質問に答えて（出しても食べ、日々太って困る　病院などが旧態依然とした対応だが、どうしたらいいのか　別居している息子が母親の症状を信じない　食べなくなったときはどう取り組めばよいのか　よだれが出るのを少なくする方法は？　家族の心理的ステ

ップは、どれくらいの期間でステップアップできるか　世界的な長寿時代なのに、いつまでも六五歳を起点にするのはどうか　髄液を抜く手術をしたが、主治医もう一度手術すると……）

◇すぐ役に立つ家族のための認知症介護—日常生活介助・医療・介護サービス・施設・看取り　代居真知子著, 岸川雄介, 安永道生, 青野治朗監修　誠文堂新光社　2010.6　191p　26cm　（あなたの介護サポートします！！）　2000円　①978-4-416-81035-4　Ⓝ369.26
　内容　第1章 認知症介護の心得　第2章 健康に過ごしてもらうための介助の仕方　第3章 認知症の原因となるさまざまな病気　第4章 認知症の症状群とその対応の仕方　第5章 認知症患者が注意したい他の病気　第6章 介護保険サービスの知識と活用　第7章 在宅介護が難しくなったら施設の利用を

◇図説認知症高齢者の心がわかる本　平澤秀人著　講談社　2010.6　159p　21cm　（介護library）　1600円　①978-4-06-282449-1　Ⓝ493.758
　内容　第1章 認知症とはこんな病気　第2章 認知症が進むにつれて心も変化する　第3章 心のステージをチェックする　第4章 心のステージ別言動と心の動きとの向き合い方（とまどい・不安の時期　否認・怒りの時期　焦り・抑うつの時期　無欲・安穏の時期）　第5章 介護を抱えこまないために

◇生活から学ぶ認知症のひとの安全な介護　山田滋著　ブリコラージュ　2009.5　101p　21cm　〈発売：筒井書房〉　1200円　①978-4-88720-583-3　Ⓝ369.26

◇大逆転の痴呆ケア　和田行男著, 宮崎和加子サポーター　中央法規出版　2003.9　276p　21cm　1700円　①4-8058-2398-4　Ⓝ369.26
　内容　1 ばあさんずストーリー　2 どう見る・どう考える「痴呆ケア」　3 どうぶつかる「専門職」—和田vs宮崎の大放談　4 このままでいいのか、宇宙旅行時代の痴呆ケア

◇だいじょうぶ、だいじょうぶ—たすけたすけられる痴呆の人のケア　永田久美子監修, アビリティクラブたすけあい編　筒井書房　2003.8　203p　21cm　1600円　①4-88720-414-0　Ⓝ369.26

◇地域の潜在認知症患者の早期診断に関する調査研究事業報告書　東京都健康長寿医療センター　2012.3　211p　30cm　〈平成23年度老人保健事業推進費等補助金老人保健健康増進等事業〉　Ⓝ498.021

◇痴呆介護へのパーソンセンタードケアの導入と普及に関する調査研究事業　シルバー総合研究所　2005.3　195p　30cm　〈老人保健健康増進等事業報告書 平成16年度〉〈奥付のタイトル：痴呆介護へのパーソンセンタードケアの導入と普及に関する調査研究班報告〉　Ⓝ369.26

◇痴呆介護の基本的技術の開発と体系化に関する研究「痴呆性高齢者の自己選択・自己決定を支援する介護技術の検証研究」報告書　浴風会認知症介護研究・研修東京センター　2005.3　86p　30cm　〈老人保健健康増進等事業報告書 平成16年度〉〈介護保険制度の適正な実施及び質の向上に寄与する調査研究事業　奥付のタイトル：痴呆介護の基本的技術の開発と定型化に関する研

究「痴呆性高齢者の自己選択・自己決定を支援する介護技術の検証研究」報告書）　Ⓝ369.26
◇痴呆介護の手引き―行動障害・精神症状への対応　小林敏子，橋本篤孝編著　ワールドプランニング　2003.7　194p　21cm　2476円　①4-948742-49-X　Ⓝ369.26
◇痴呆ケアサービスの質の確保の方策に関する研究―下部研究：入所施設における個別ケアの研究　「入所施設における個別ケアの研究」委員会編　浴風会高齢者痴呆介護研究・研修東京センター　2004.3　116p　30cm　（老人保健健康増進等事業報告書 平成15年度）　Ⓝ369.263
◇痴呆ケアサービスの質の確保の方策に関する研究―下部研究：ストレスマネジメントに関する研究　「ストレスマネジメントに関する研究」委員会編　浴風会高齢者痴呆介護研究・研修東京センター　2004.3　69p　30cm　（老人保健健康増進等事業報告書 平成15年度）　Ⓝ369.263
◇痴呆性高齢者の介護現場の質の向上のための仕組みに関する研究―下部研究―介護職員のストレスマネジメントに関する研究　介護職員のストレスマネジメントに関する検討研究委員会編著　浴風会高齢者痴呆介護研究・研修東京センター　2003.3　65p　30cm　（老人保健健康増進等事業報告書 平成14年度）〈高齢者の自立支援及び元気高齢者つくりのための調査研究事業〉Ⓝ369.263
◇痴呆性高齢者の長期介護に関する研究のうちの痴呆性高齢者の予後追跡調査研究報告書　浴風会高齢者痴呆介護研究・研修東京センター　2003.3　146p　30cm　（老人保健健康増進事業等事業報告書 平成14年度）〈高齢者の自立支援及び元気高齢者づくりのための調査研究等事業〉Ⓝ369.26
◇痴呆性高齢者の理解とケア　石束嘉和，山中克夫編　学習研究社　2004.12　170p　26cm　2000円　①4-05-152248-2　Ⓝ369.26
[内容]第1章 痴呆を正しく理解しよう　第2章 痴呆の進行を正しくとらえる―アルツハイマー型痴呆の進行をもとに　第3章 進行段階にあわせた対応と治療・サービス　第4章 痴呆性高齢者との接し方・問題行動のコントロール　第5章 身体介護技術と住環境の改善　第6章 痴呆性高齢者のための制度・サービス　付録
◇痴呆性老人ケアの十ケ条―これであなたも老人介護のプロ！？　佐々木健監修，篠崎人理企画・構成，西谷達也漫画・文　筒井書房　2004.1　91p　26cm　1100円　①4-88720-427-2　Ⓝ369.26
◇痴呆の介護に困ったら―痴呆を生きる大事な方のために　岸川雄介著　ワールドプランニング　2003.10　116p　21cm　1524円　①4-948742-51-1　Ⓝ493.758
◇痴呆の旅路―痴呆介護―その最新のアプローチ 痴呆症ケアの先進国オーストラリアに学ぶアルツハイマー・エデュケーション　ボブ・プライス著，グリーンナップ（倉持）千鶴子訳　名古屋ニコム　2003.7　100p　19cm　（発売：人間社（名古屋））　952円　①4-931388-30-2　Ⓝ493.758
[内容] 1 病気としての痴呆　2 痴呆の旅路　3 現実vs非現実　4 痴呆の内的世界　5 ポジティブな引き金、ネガティブな引き金　6 四つの引き金―問題はどこからくるのか？　7 痴呆介護の目標

◇痴呆・ボケ―知っておきたい予防と介護　テレビ東京「医食同源」編　実業之日本社　2004.6　193p　21cm　（医食同源 名医が語る最新医学）〈奥付のタイトル：医食同源「痴呆・ボケ」〉　1500円　①4-408-21044-7　Ⓝ493.758
[内容]第1章 痴呆克服への道―日本でも増えるアルツハイマー病　第2章 アルツハイマー病基礎研究の進歩―アルツハイマー病はどこまでわかってきたのか　第3章 痴呆の早期発見と新しい診断法―単なる物忘れと痴呆を区別する　第4章 痴呆の薬物療法は今―根本的な治療薬の研究開発が進む　第5章 食習慣を見直し、痴呆を予防する―生活習慣病と共通する要素が多い　第6章 脳を鍛えて脳を痴呆から守る―朝刊を一〇分間音読するのが有効　第7章 家族は高齢者にどう接すればいいか―人生の最終期、家族と楽しく豊かな時間を　第8章 ボケは介護者にもうつる！？―痴呆者のペースに合わせた生活が原因
◇手をつなぐ認知症介護―かくさず、おくさず、みんなのなかへ　立花美江著　京都　かもがわ出版　2010.11　175p　19cm　1400円　①978-4-7803-0395-7　Ⓝ369.261
[内容]第1章 気づかぬうちに始まっていた　第2章 できるうちに、できることを　第3章「ありがとう」の言葉に　第4章 支えられ、ゆらぎつつ　第5章 心のなかで泣きながら　第6章 看取りのとき　あとがき―介護には人を変える力がある
◇"なぜ"から始まる認知症ケア―周辺症状への対応・予防の手立て　五島シズ著　中央法規出版　2007.4　239p　19cm　1800円　①978-4-8058-2862-5　Ⓝ369.26
[内容] 1 認知症とは何か　2 認知症のお年寄りを抱える家族　3 認知症のお年寄りに伴うさまざまな状況　4 認知症のお年寄りへの好ましい接し方　5 日常生活の中での認知症のお年寄りの介護　6 周辺症状への対応　7 事故防止　8 介護者に求められるもの　9 さまざまな介護者から学ぶこと
◇認知症・アルツハイマー病介護・ケアに役立つ実例集　杉山孝博監修，主婦の友社編　主婦の友社　2007.10　191p　21cm　1400円　①978-4-07-257377-8　Ⓝ369.26
[内容]第1章 正しい知識と理解が、介護を楽にする　第2章 衣・食から排泄まで、日常生活の不安と混乱　第3章 不可解な言動に、どう対処したらよいか　第4章 医療や福祉サービスを上手に活用するには　第5章 最近の認知症事情　第6章 家族が認知症を受け入れるとき　体験集 認知症の人を介護する「家族の声」
◇認知症・アルツハイマー病―早期発見と介護のポイント 最新医学がとことんわかる　杉山孝博監修　PHP研究所　2011.2　159p　21cm　1400円　①978-4-569-79451-8　Ⓝ493.75
[内容]第1章 認知症とはどんな病気？（認知症とは認知症とまちがいやすい病気・症状）　第2章 認知症の診断と最新治療　第3章 家族の対応と介護のポイント　第4章 在宅でのケア　第5章 社会的支援を上手に利用しよう
◇認知症を生きるということ―治療とケアの最前線　中村尚樹著　草思社　2009.1　271p　20cm　1800円　①978-4-7942-1697-7　Ⓝ493.75
[内容]第1部 認知症とはどういうものか（語りはじめた患者たち　認知症とはどういうものか　「痴呆」

から「認知症」へ 「きみさん」の場合) 第2部 認知症の治療とケアの最前線(認知症の早期発見のために 薬をつかった治療法 薬をつかわない治療法 芸術活動を通した治療法 ほんとうに求められるケアとは?)

◇認知症を介護する人のための本―ケアする家族をストレスから救う 加藤伸司著 河出書房新社 2007.4 206p 19cm 1500円 ①978-4-309-25208-7 Ⓝ598.4
 内容 第1章 工夫をすれば穏やかな介護ができる 第2章 認知症を正しく理解する 第3章 適切なケアで介護負担を減らす(誰にでも見られる「中核症状」のケア 徘徊、暴行など「周辺症状」のケア) 第4章 介護者の心理とケアのポイント 第5章 認知症在宅介護の課題と希望

◇認知症介護―介護困難症状別ベストケア50 本間昭,六角僚子著 小学館 2007.1 127p 21cm 1500円 ①4-09-310399-2 Ⓝ369.26
 内容 第1章 認知症を理解するために 第2章 認知症の人と家族(認知症を抱える家族のいま 認知症という親(身内)を家族が受け入れる過程) 第3章 介護困難50症状 第4章 認知症介護の7箇条 第5章 一人で悩まない、抱え込まない

◇認知症介護―家族の悩み相談室 山田忍著 NCコミュニケーションズ 2007.11 238p 21cm 〈発売:日中出版 「痴呆介護」2002年刊の改訂版〉 1900円 ①978-4-8175-9008-4 Ⓝ369.26
 内容 もの忘れのこと 暮らしのこと 気分や感情のこと 出歩いたり徘徊のこと 睡眠のこと 食事のこと トイレと排泄のこと お風呂のこと 着替えのこと 言葉と会話のこと 足腰や体力のこと ドキッとさせられる行動のこと 不思議な行動のこと 在宅介護に困難を感じたら 家族の心

◇認知症介護研究報告書―若年性認知症に対する効果的な支援に関する研究事業 平成22年度 仁至会認知症介護研究・研修大府センター編 名古屋 若葉印刷 2011.3 97p 30cm (老人保健健康増進等事業による研究報告書 平成22年度) Ⓝ369.28

◇認知症介護研究報告書―若年性認知症に対する効果的な支援に関する研究事業 平成23年度 仁至会認知症介護研究・研修大府センター編 名古屋 若葉印刷 2012.3 95p 30cm (老人保健健康増進等事業による研究報告書 平成23年度) Ⓝ369.28

◇認知症介護こんな時どうする?―困った時にさっとひく認知症ケア事典 伊苅弘之著 名古屋 総研出版 2005.4 198p 26cm 〈「痴呆介護こんな時どうする?」の第2版〉 2800円 ①4-7760-1052-6 Ⓝ369.26

◇認知症介護サポートマニュアル―ものわすれが気になる人・家族・支援者のための 松本一生著 河出書房新社 2007.9 322p 19cm 2200円 ①978-4-309-25213-1 Ⓝ598.4
 内容 第1日 ものわすれとは 第2日 認知症のすがお 第3日 まず、どこに相談する? 第4日 認知症の治療 第5日 認知症の症状への対応 第6日 さまざまな認知症のケア 第7日 認知症の人への不適切行為 第8日 支援者のストレスケアの方法 第9日 認知症の「予防」と「悪化防止」について 第10日 認知症の「本人会議」アピールから見えるもの

◇認知症介護に行き詰まる前に読む本―「愛情を込めたウソ」で介護はラクになる 多賀洋子著 講談社 2011.12 175p 19cm (介護ライブラリー) 1200円 ①978-4-06-282456-9 Ⓝ598.4
 内容 第1部「愛情を込めたウソ」で介護はラクになる(初期に現れる症状 早期受診にこぎつけるコツ 認知症をよく理解する 家族が愛情を込めた認知症対応モードにリセットする デイサービスを始めるコツ(デイサービスは認知症の人が社会生活をする場) 進行した段階にも愛情を込めた認知症対応モードで) 第2部 思い出をたいせつに信頼し合って生きる(『ふたたびのゆりかご』以後の報告)(進行していく症状一二〇〇八年暮れから二〇〇九年秋在宅介護からホーム入所へ―二〇一〇年年明けから二〇一〇年晩秋 思い出がただ温かい湯気のようなものになってしまっても―二〇一一年早春)

◇認知症介護の基本 長嶋紀一編 中央法規出版 2006.2 158p 26cm (基礎から学ぶ介護シリーズ) 1600円 ①4-8058-2721-1 Ⓝ369.26
 内容 1 私たちのとまどい 2 認知症の人の医学知識 3 認知症介護の基礎知識 4 認知症の人とのコミュニケーション 5 虐待防止への介護 6 事例に見る認知症介護―こんなことに遭遇したことありませんか?

◇認知症介護の実践 横尾英子編著,三上孝子,一瀬貴子著 京都 嵯峨野書院 2010.9 143p 26cm 2300円 ①978-4-7823-0510-2 Ⓝ369.26
 内容 第1章 認知症の基本的理解 第2章 認知症の介護技術 第3章 認知症の人の心理 第4章 認知症の人の理解に基づいたケアマネジメント 第5章 認知症における生活の質の保障とリスクマネジメント 第6章 介護環境の環境を整える方策 第7章 家族の支援 第8章 高齢者の人権に関わる政策 第9章 認知症介護の人材育成 第10章 職員における伝達・表現技法

◇認知症家族介護を生きる―新しい認知症ケア時代の臨床社会学 井口高志著 東信堂 2007.6 335p 22cm 4200円 ①978-4-88713-768-4 Ⓝ369.261
 内容 序章 呆けゆく者と生きるということ 第1章 呆けゆく者への「はたらきかけ」の現在 第2章 呆け/呆けゆく者への社会学的まなざし 第3章 呆けゆく者への出会い 第4章 家族介護を生きることの分析に向けて 第5章 認知症家族介護を生きることとは? 第6章 介護者家族会は何を支援するのか?―他者定義への支援(1) 第7章 「人間性」の発見はいかにして可能か?―他者定義への支援(2) 終章 呆けゆく「人間」と生きていくこと―社会学の課題 補遺 フィールドワークの概要

◇認知症看護入門―誠実さと笑いと確かな技術で包む世界 堀内園子著 ライフサポート社 2008.11 275p 21cm (New stage nursing) 2300円 ①978-4-904084-05-2 Ⓝ492.927
 内容 第1部 認知症の人の理解(認知症看護の哲学 認知症をめぐる知識 認知症看護の基本) 第2部 認知症のステージ別看護(認知症の疑い―不安を覚え、それを打ち消そうとする段階 認知症の診断―事実を前に動揺し、これからのことを考える段階 認知症の初期~中期―認知症と共に生きるために歩みだす段階 認知症の中期―症状が悪化する段階 認知症の中期~後期―入院したとき 認知症の後期

◇認知症ケアをもっと"楽"に！―本人と家族のためのセンター方式ガイド　認知症介護研究・研修東京センター監修，永田久美子編著　認知症介護研究・研修東京センター　2008.3　91p　30cm〈東京　中央法規出版（製作・発売）　折り込2枚〉1400円　Ⓣ978-4-8058-4788-6　Ⓝ369.26
[内容] 1 認知症―これからの日々を一緒に，よりよく　2 センター方式を使って一緒に，いいケアを　3 センター方式を使ってみよう！　4 センター方式活用の実践例（「あれ？おかしい…」（発症期）―家族が気づきを記入し，早期診断につながる　故郷の母の変化にびっくり（発症期）―ケアマネジャーと二人三脚での遠隔地介護がスタート　ほか）

◇認知症ケアができる人材の育て方―全図解イラスト　田中元著　ぱる出版　2011.7　191p　21cm　（New health care management）　2500円　Ⓣ978-4-8272-0631-9　Ⓝ369.26
[内容] 序章 認知症ケアのスキルが社会の新常識になる日　第1章 認知症をめぐる基礎知識を整理しておこう　第2章 認知症ケアの基本的な考え方　第3章 認知症ケアに本当に必要なスキルとは何か　第4章 認知症ケアができる人材の育て方　第5章 認知症ケア人材育成のための"スキルアップ・ツール"実践編　第6章 スキルを発揮するためのコミュニケーション術 実践編

◇認知症ケア新常識「食べない」「入浴しない」「眠らない」へのアプローチ　伊苅弘之著　名古屋　日総研出版　2009.11　145p　26cm　2095円　Ⓣ978-4-7760-1466-9　Ⓝ369.26
[内容] 第1章 食事を食べない場合のアプローチ　第2章 入浴しない場合のアプローチ（家庭で入浴しないので困る　施設で入浴しないので困る）　第3章 眠らない場合のアプローチ

◇認知症ケアにおける倫理　日本認知症ケア学会監修，岡田進一編著　ワールドプランニング　2008.10　100p　21cm　1524円　Ⓣ978-4-86351-002-9　Ⓝ369.26

◇認知症ケアの学校―漫画＋フローチャート＋事例でやさしく&楽しく学べる　「その人らしさ」を大切にした新しい認知症ケアのバイブル　きのこエスポアールグループ編，佐々木健監修，西谷達也執筆・漫画　名古屋　日総研出版　2006.4　163p　26cm　2857円　Ⓣ4-7760-1159-X　Ⓝ493.758

◇認知症ケアの考え方と技術　六角僚子著　医学書院　2005.4　168p　26cm　2400円　Ⓣ4-260-33400-X　Ⓝ369.26
[内容] 1 自分の世界を生きる認知症の人　2 認知症の人と家族　3 認知症ケアに求められる姿勢　4 認知症ケアの基本的対応　5 認知症の人の日常生活を支える援助技術　6 認知症の人のアセスメントとケアプラン　7 認知症の人の性と死　8 地域（あなた）の力

◇認知症ケアの基礎知識　日本認知症ケア学会監修，長田久雄編著　日本認知症ケア学会　2008.10　170p　21cm　（発売：ワールドプランニング）　1524円　Ⓣ978-4-86351-006-7　Ⓝ369.26

◇認知症ケアの心―ぬくもりの絆を創る　長谷川和夫著　中央法規出版　2010.11　219p　21cm　1800円　Ⓣ978-4-8058-3386-5　Ⓝ493.758
[内容] 第1部 認知症ケアとは、何か（認知症の人と向き合うということ　認知症ケアで大切な理念　認知症ケアに求められる知識と技術）　第2部 臨床の原点から現在に至るまでの歩み（医師として認知症に取り組むまで　長谷川式認知症スケールの開発と認知症デイケア　治す医療から寄り添う医療へ　ご本人が語る時代を迎えて）　第3部 対談・老いと認知症をみつめる―新福尚武×長谷川和夫

◇認知症ケアの知好楽―神経心理学からスピリチュアルケアまで　山崎英樹著　雲母書房　2011.5　272,15p　21cm　2300円　Ⓣ978-4-87672-306-5　Ⓝ493.758
[内容] 知の章 アタマでわかる認知症ケア（脳の急性症状と慢性症状―意識と知能　脳の病変部位とは関係なくみられる一般的な症状―一般症状　脳の病変部位に応じてみられる特異的な症状―局在症状　"家にいるのに、家にいる自覚がない"という症状　認知症の疾患診断　脳の病変分布とケア　アタマでわかっておいた方がよいいくつかのこと）　好の章 ココロでわかる認知症ケア（あなた自身の物語　「家に帰る」をココロでわかる―支配と孤立　ココロの反応）　楽の章 タマシイにゆだねる認知症ケア（認知症を患った高齢者の臨終を考える　認知症のスピリチュアルケア）

◇認知症ケアのバリデーション・テクニック―より深いかかわりを求める家族・介護者のために　ビッキー・デクラーク・ルビン著，稲谷ふみ枝監訳，飛松美紀訳　筒井書房　2009.5　183p　21cm　1800円　Ⓣ978-4-88720-582-6　Ⓝ369.26

◇認知症ケアの倫理　箕岡真子著　ワールドプランニング　2010.10　172p　21cm　2000円　Ⓣ978-4-86351-029-6　Ⓝ369.26
[内容] 第1章 『認知症ケアの倫理』とは　第2章 生命倫理（バイオエシックス）の基礎知識　第3章 告知　第4章 家族介護者の役割とその意義　第5章 認知症の人のQOL　第6章 尊厳とパーソン　第7章 パーソン・センタード・ケア　第8章 抑制ケアについての意思決定　第9章 自殺企図・自殺幇助と安楽死　第10章 行動コントロールの倫理　第11章 高齢者虐待と守秘義務の解除（通報義務）

◇認知症高齢者と介護者支援　中山慎吾著　京都　法律文化社　2011.9　179p　22cm　2800円　Ⓣ978-4-589-03364-2　Ⓝ369.26
[内容] 序章 介護者への支援の探求　第1章 認知症高齢者・介護者と「楽しさを伴う活動」　第2章 介護者の「楽しさを伴う活動」を増やす　第3章 認知症の症状と「対応困難な行動」　第4章 対応困難な行動への対処方法　第5章 アルツハイマー協会支部の活動　第6章 教育プログラムとサポートグループ　終章 介護者支援の鍵は何か

◇認知症高齢者の徘徊行方不明者ゼロ作戦の構築に向けた調査研究事業―報告書　シルバー総合研究所　2011.3　68p　30cm　（厚生労働省老人保健健康増進等事業報告書 平成22年度）　Ⓝ369.26

◇認知症高齢者の理解と援助―豊かな介護社会を目指して　三原博光，山岡喜美子，金子努編著　学苑社　2008.12　214p　21cm　2600円　Ⓣ978-4-7614-0718-6　Ⓝ369.26

医療と社会・福祉　　　　　　　　　　　　　　　　　　　　　老人医療・介護

◇認知症高齢者のリスクマネジメント　湯浅美千代編著　和光　すぴか書房　2007.12　170p　26cm　〈執筆：酒井郁子ほか〉　2800円　Ⓘ978-4-902630-09-1　Ⓝ369.263

　内容　1 施設に暮らす認知症高齢者のためのリスクマネジメント(介護保険施設におけるリスクマネジメント総論　リスクマネジメントとケア　リスクマネジメントの推進)　2 リスクマネジメント活動推進の実際—研究者と施設スタッフの協働によるアクション(異食のあるAさんへのリスクマネジメント—ケア検討会を起点とした取り組み　事故防止委員会への参加的支援—転倒事故を繰り返す高齢者へのリスクマネジメントを中心に　「予防」から「よいケア」への意識改革—リスクマネジメント活動のサイクルの沿った展開　スタッフとの茶飲みミーティング—主体性の尊重とエンパワメント)　3 認知症看護・介護を担うスタッフの育成(認知症ケアのむずかしさ　認知症ケアを担う人材育成の方法)　4 介護保険施設における認知症高齢者へのケアとリスクマネジメントの実態—全国調査の結果より(調査の概要　調査結果　調査結果から考えられた課題)

◇認知症30カ条—予防から介護まで　認知症予防財団編　岩波書店　2010.10　71p　21cm　(岩波ブックレット no.795)　660円　Ⓘ978-4-00-270795-2　Ⓝ493.758

　内容　1 認知症予防10カ条　2 認知症介護10カ条　3 認知症家族の接し方10カ条

◇認知症(痴呆)の早期発見と早期対応が及ぼす認知症介護のあり方の変容に関する研究報告書　浴風会認知症介護研究・研修東京センター　2005.3　191p　30cm　(老人保健健康増進等事業報告書 平成16年度)　(高齢者の自立支援及び元気高齢者づくりのための調査研究事業)　Ⓝ369.26

◇認知症とともに—家族が認知症になったら　朝日新聞厚生文化事業団編，藤本直規，奥村典子監修　京都　クリエイツかもがわ　2011.8　87p　26cm　(ウィズシリーズ)〈並列シリーズ名：With〈SERIES〉〉　1300円　Ⓘ978-4-86342-069-4　Ⓝ369.26

　内容　1 診断から治療・介護サービスまで　2 「認知症」とは(認知症とは、どのような病気なのでしょうか　認知症の症状(「認知機能障害」・「BPSD(行動・心理症状)」)ほか)　3 認知症ケア(ケアの基本(「心の理解」・「認知機能障害の理解」)　できることはたくさんあります ほか)　4 施設入所？ 看取り(いずれ施設入所を検討する時期がきても　私の介護、私の看取り)

◇認知症なんてこわくない—認知症の認知リハビリ　福島和子著　真興交易医書出版部　2009.8　140p　19cm　1700円　Ⓘ978-4-88003-227-6　Ⓝ493.758

　内容　1 なぜ「痴呆症」ではなく「認知症」と言われるようになったのか？　2 認知症の症状　3 家族が理解できない認知症患者の行動と心の動き　4 認知症の予防って何？　5 行動の問題と認知の障害　6 認知症を起こす病気　7 行動の判別　8 認知症の認知リハビリ　9 認知症は予防できるの？　10 認知症かもしれないと思ったら

◇認知症なんでも相談室—認知症の人への対応がよくわかるQ&Aブック　三宅貴夫著　日本医療企画　2009.3　190p　21cm　1500円　Ⓘ978-4-89041-824-4　Ⓝ493.758

　内容　第1部 こんな症状に要注意！ 認知症チェックリスト　第2部 認知症なんでも相談室 ケース別Q&A集　第3部 認知症を理解しよう　付録 参考資料

◇認知症の新しい家庭介護　NHK福祉ネットワーク編　旬報社　2007.12　139p　26cm　(シリーズ認知症と向き合う 1)　1800円　Ⓘ978-4-8451-1053-7　Ⓝ598.4

　内容　1 「認知症では」と思ったら(変化に「気づく」には　早期受診 どこに？ どうやって？　認知症Q&A)　2 認知症介護の実際(妄想　徘徊　排泄　制度を利用し負担を減らす　介護者の心のケア　認知症Q&A)　3 私の介護体験(義母と歩んだ一四年 介護と仕事と恋愛で)　4 「生命」をめぐる対話

◇認知症の介護のために知っておきたい大切なこと—パーソンセンタードケア入門　トム・キットウッド，キャスリーン・ブレディン著，高橋誠一監訳，寺田真理子訳　筒井書房　2005.11　168p　19cm　1500円　Ⓘ4-88720-496-5　Ⓝ369.26

◇認知症の介護・リハビリテーション・予防—合理的な介護と廃用症候群の阻止　河野和彦著　大阪　フジメディカル出版　2006.11　209p　21cm　(認知症ハンドブック 3)　2500円　Ⓘ4-939048-69-1　Ⓝ369.26

◇認知症のケア—認知症を治す理論と実際　竹内孝仁著　年友企画　2005.6　210p　26cm　(介護科学シリーズ)　2800円　Ⓘ4-8230-5150-5　Ⓝ493.758

　内容　第1編 認知症の基礎理論(認知症の成り立ちを理解するために　認知症の成り立ち　認知症の症状論(概論)ほか)　第2編 認知症の予防(予防のための基本的視点)　第3編 認知症のケア

◇認知症のケアとお薬のガイドブック　諏訪さゆり編著　ワールドプランニング　2011.5　67p　26cm　1000円　Ⓘ978-4-86351-037-1　Ⓝ369.26

　内容　1 認知症について理解しましょう(認知症はどのような病気ですか？　認知症の原因にはどのようなものがありますか？　三大認知症とは何ですか？　認知症になるとどのような症状が出るのでしょうか？　生活リズムが整うとはどのようなことでしょうか？　BPSDと生活リズム障害はどのような関係があるのでしょうか？　生活リズム障害にはどのような状態がありますか？　生活リズムを整えましょう(生活リズム障害を予防し改善するにはどうすればよいでしょうか？　10のケアの具体例)　3 治療と薬について理解しましょう(認知症は治るのでしょうか？　認知症の薬にはどのような作用と副作用があるのでしょうか？　BPSDに対し使用される主な薬　BPSDのケアとお薬による治療とはどのようなものでしょうか？)　4 生活リズムチェック表を使ってみましょう(生活リズムチェック表にはどのようなチェック項目があるのでしょうか？　お薬をきちんと服用できるでしょうか？　どのような薬を服用しているのかを確認しておきましょう　生活リズムチェック表)

◇認知症の世界へようこそ—認知症サポートハンドブック：家族、医師、看護師、介護士などサポートチームづくりのために　苛原実著　ヒポ・

サイエンス出版　2012.1　197p　21cm　1200円　①978-4-904912-01-0　Ⓝ493.758
[内容]第1章 認知症の基礎知識と考え方（認知症ケアは知恵の勝負　BPSDとは何か　変性型認知症の診断）　第2章 BPSD緩和のための基礎知識（BPSDに対する基本的な考え方　即時対応（こんなときどうする）のヒント　一歩進んだリハビリ的な対応　医師の役割、医師との連携　認知症と在宅看護　老後の人生計画、確実なお金の管理）　第3章 認知症と薬（モニタリング（観察）をしっかり行う　中核症状に対する薬　BPSD対応への薬物療法の基本的考え方）　第4章 入浴、排泄、食事介助（入浴介助　排泄介助　食事介助）　第5章 BPSDの対応法　まとめチェックリスト（BPSDに対する理解と介護の基本　ケーススタディ）　用語解説

◇認知症の人と介護者が共にラクになれる！危険な服薬副作用の改善　河野和彦著　名古屋日総研出版　2011.7　157p　21cm　2286円　①978-4-7760-1567-3　Ⓝ493.758

◇認知症の人のケア　小山朝子著　旬報社　2006.5　95p　26cm　（イラスト図解アイデア介護 3）　1800円　①4-8451-0956-5　Ⓝ369.26
[内容]1 知りたい！認知症　2 こんなときにはどうする　3 認知症の人へのアプローチ　4 地域でささえ合う

◇認知症の人のこころを紡ぐケア　谷川良博著　三輪書店　2008.1　100p　21cm　2000円　①978-4-89590-292-2　Ⓝ369.26

◇認知症の人のサポートブック　認知症フレンドシップクラブ編　中央法規出版　2011.9　143p　21cm　1200円　①978-4-8058-3520-3　Ⓝ369.26
[内容]第1章 認知症の人の現在　第2章 認知症は脳の病気　第3章 心のバリアを下ろそう―私たちの心がまえ　第4章 認知症の人とのかかわり方を学ぼう　第5章 地域で認知症の人を支える町づくり　第6章 認知症の人を支える制度

◇認知症の人の心理と対応　小林敏子、福永知子著　ワールドプランニング　2009.10　216p　21cm　2190円　①978-4-86351-018-0　Ⓝ493.758
[内容]第1章 正常加齢にみられる高齢者の心理　第2章 認知症の人にみられる一般的特性　第3章 認知症の人にみられる行動・心理症状とその対応　第4章 認知症の人の介護はどこでどのようにされるのが望ましいか　第5章 認知症の人のケアプランのたて方　第6章 高齢者の心理テスト

◇認知症の防ぎ方と介護のコツ―家族と自分の不安を減らす本　小阪憲司著　角川マーケティング　2011.2　190p　19cm　（毎日が発見ブックス）〈発売：角川グループパブリッシング〉　1200円　①978-4-04-731833-5　Ⓝ493.758
[内容]第1章 認知症は早期発見で怖くない　第2章 認知症を正しく知る　第3章 認知症の治療・予防は可能か　第4章 認知症にならない暮らし方・食べ方　第5章 家族が認知症になったら　第6章 医療・介護サービスで負担を軽減

◇認知症ファミリーブック　森秀生著　日本評論社　2010.7　158p　19cm　1500円　①978-4-535-98334-2　Ⓝ493.75
[内容]序章 変わってきた認知症をめぐる環境　第1章 認知症とはどんな状態か　第2章 認知症をおこす病気　第3章 行動・心理症状とその対処　第4章 認知症患者さんの日常生活　第5章 公的サポートと施設の利用　第6章 認知症に少しでもならないために

◇脳を「介護」する　山田達夫著　悠飛社　2005.5　157p　20cm　（Yuhisha hot-nonfiction Yuhisha best doctor series）　1400円　①4-86030-072-6　Ⓝ493.758
[内容]第1章 私のやってきたこと―お年寄りとの交流　第2章 アルツハイマー病の進行と予防　第3章 パーキンソン病への対応　第4章 プリオン病との闘い　第5章 来るべき介護社会をめざして　第6章 福祉中心の街づくりの提案

◇はじめての認知症ケア―まんがで学ぶ　高瀬直子作、永田久美子監修　小学館　2008.3　255p　19cm　1000円　①978-4-09-310716-7　Ⓝ493.758
[内容]第1章 初期（鐘が鳴ります「トンチンカン」　もの忘れ外来　妄想だよおっ母さん　となり組）　第2章 中期(When？(いつ)、Where？(どこ)、Who？(だれ)―見当識障害　徘徊だよおっ母さん　介護保険を申請　サービスいろいろ　福祉の学校　老健「湯湯婆」　さらば愛しき者よ）　第3章 後期（見事なおにぎり　深夜の老健　暴力だよお医者さん　紅白同・ぼけの花）　認知症ケアお助け情報

◇必察！認知症ケア―思いを察することからはじまる生活ること支援　永島徹著　中央法規出版　2008.8　206p　21cm　1800円　①978-4-8058-3023-9　Ⓝ369.26
[内容]第1章 必察からはじまる認知症ケア（介護とは必察すること　思いはその人らしさの柱）　第2章 認知症ケアに不可欠な3つの「力」と7つの「必察」（認知症ケアに不可欠な3つの力　認知症ケアに不可欠な7つの必察）　第3章 必察認知症ケアのすすめ（必察認知症ケアの要　自分の思いを発揮して生活していきたい　私の生活を必察してくれますか　私が願う生活のままですか　働くことが、生活力　仲間は大切。俺は仲間と生活する）

◇福祉用具の危機―認知症高齢者の生活の安全のために　東畠弘子著　ワールドプランニング　2010.12　146p　21cm　2000円　①978-4-86351-033-3　Ⓝ369.26
[内容]第1章 福祉用具の事故ってなに　第2章 認知症の人の事故ということ　第3章 危うい介護現場　第4章 事故を起こす構造　第5章 事故防止に向けて　わが国の認知症対策について―『福祉用具の危機』の刊行に寄せて（中村秀一）

◇ボケからの脱出　金子満雄著　角川書店　2004.7　200p　15cm　（角川文庫）（折り込1枚）　514円　①4-04-356904-1　Ⓝ493.758
[内容]第1章 初めて痴呆に向き合う人のために　第2章 初期治療編　第3章 長期治療軽快編　第4章 脳リハビリ総まとめ編　第5章 私たちの早期痴呆対策ネットワークの進行状況　付録（ボケの早期診断のための神経心理機能テスト　ボケの程度を症状からどう見分けるか　目下、開発中の国際的早期痴呆診断テスト）

◇本人・家族のための若年性認知症サポートブック　小長谷陽子編著　中央法規出版　2010.11　287p　21cm　2200円　①978-4-8058-3384-1　Ⓝ493.75
[内容]第1部 若年性認知症を理解するために　第2部 若年性認知症の方をサポートするために　第3部 若年性認知症のケア　第4部 若年性認知症サポートQ&A

◇本人と家族のための痴呆症介護百科　須貝佑一，竹中星郎，頼富淳子共著　大阪　永井書店　2003.7　160，4p　21cm　2600円　①4-8159-1668-3　Ⓝ369.26
内容　痴呆の始まりの頃　痴呆の進む頃　痴呆が重くなった時期

◇本人と家族のための認知症介護百科―知りたいことがなんでもわかる　須貝佑一，竹中星郎，頼富淳子共著　大阪　永井書店　2010.10　176，4p　21cm（背のタイトル：認知症介護百科）『本人と家族のための痴呆症介護百科』（平成15年刊）の改訂第2版〉　1500円　①978-4-8159-1870-5　Ⓝ369.26

◇まちがいだらけの認知症ケア―目からウロコ！　三好春樹著　主婦の友社　2008.3　191p　19cm（ほっとくるブックス）　1200円　①978-4-07-260327-7　Ⓝ598.4
内容　第1章「認知症」のこんな常識を疑ってみよう　第2章 さまざまなレベルで「認知症」をとらえよう　第3章「認知症」ケアの大原則　第4章 いわゆる問題行動にはこのように対応しよう　第5章「認知症」になっても普通の生活を続けるために

◇六つのキーワードで理解する認知症老人の異常行動　杉山弘道著　伊丹　牧歌舎　2007.8　234p　21cm〈発売：星雲社〉　1238円　①978-4-434-10920-1　Ⓝ493.758
内容　1章 認知症を理解するためのキーワード（記憶 思考 感情 自我 概日リズム 環境への適応）　2章 従来の病期とキーワード（健忘期 混乱期 痴呆期）　3章 認知症老人の言動とそれへの対応の概要　4章 認知症老人個々の異常行動とそれへの対応

◇ムリをしないで親の認知症とつきあう方法　神定守著　WAVE出版　2008.12　222p　19cm　1500円　①978-4-87290-387-4　Ⓝ369.26
内容　第1章「もしかして認知症？」と思ったら　第2章 認知症とはどのような病気か？　第3章 認知症への対応9つの原則　第4章 こんなときどうする？ ケース別対応法（認知症にみられる精神の症状 ケース別対応法）　第5章 薬と法則の基礎知識（認知症に対する薬物療法　認知症にかかわる法律）

◇もう限界！！認知症の家族を介護するときに読む本　高室成幸監修　自由国民社　2011.2　191p　21cm　1400円　①978-4-426-11158-8　Ⓝ493.758
内容　認知症の進み方と介護のポイント　第1章 家族にこんな変化はありませんか？　第2章 認知症を正しく理解しましょう　第3章 認知症の介護で大事なこと　第4章「もう限界！！」困った行動への対処法　第5章「もう限界！！」となる介護者自身のケア　第6章「もう限界！！」と感じたら施設介護を考える　第7章 認知症の方のケアプラン12事例

◇もう限界！！認知症の家族を介護するときに読む本　高室成幸監修　第2版　自由国民社　2012.6　191p　21cm　1400円　①978-4-426-11562-3
内容　第1章 家族にこんな変化はありませんか？―認知症の発見　第2章 認知症を正しく理解しましょう―認知症の知識　第3章 認知症の介護で大事なこと―認知症の介護　第4章「もう限界！！」困った行動への対処法―問題行動　第5章「もう限界！！」となる前の介護者自身のケア―介護者のケア　第6章「もう限界！！」と感じたら施設介護を考える―施設介護　第7章 認知症の方のケアプラン12事例―認知症のケアプラン

◇目撃！　認知症の現場―専門医が診た家庭介護の実際　芦刈伊世子著　一ツ橋書店　2007.8　223p　19cm　1000円　①978-4-565-08605-1　Ⓝ598.4
内容　プロローグ 認知症の親を介護するということ　第1章 認知症の原因と症状　第2章 認知症の兆候と経過　第3章 診断と治療の実際　第4章 考え方ひとつで明るい気持ちになれる　第5章 良好な関係を保つコミュニケーションのとり方

◇やさしい患者と家族のための認知症の生活ガイド　遠藤英俊著　大阪　医薬ジャーナル社　2012.5　59p　30cm　1800円　①978-4-7532-2548-4
内容　1 認知症を理解する―認知症の早期発見から治療開始まで　2 認知症の治療（薬物療法 非薬物療法）　3 認知症患者との日常生活　4 事前指定書と成年後見制度、公的支援―認知症の人が元気なうちに話しあっておくべきこと　5 認知症の人の世界を理解しよう（患者の思い、家族の受け止め）　6 地域支援、ネットワーク（相談のタイミング、相談先 地域包括ケア）

◇やさしく学ぶ認知症のケア　長谷川和夫編著　大阪　永井書店　2008.3　190，4p　26cm　3000円　①978-4-8159-1804-0　Ⓝ369.26
内容　総論 認知症の医療　認知症の家族の支援　告知の実際　認知症ケアの実際　ケアの基本アセスメント　認知症介護におけるICFの視点　認知症の心理　認知症の心理療法　介護者のストレス　訪問看護の立場から認知症ケアを考える　認知症の予防　認知症の地域啓発活動（実際と課題）

◇U-CANの認知症介護マニュアル―ただ心配するより、正しい情報で万全な備えを！　ユーキャン学び出版認知症介護研究会編　ユーキャン学び出版部　2012.4　111p　21cm〈発売：自由国民社〉　1400円　①978-4-426-60379-3　Ⓝ493.758
内容　第1章 もしかして、認知症…？（もしかして、認知症…？　認知症に共通する症状　認知症に附随する症状　病院に行きましょう　ご受診に当たっては　認知症の人の心理）　第2章 お医者さんに相談は（主な認知症　認知症と診断されたら　認知症の人との付き合い方）　第3章 自宅で看ても大丈夫？（自宅での安心・安楽な介護　バリデーション/回想法）　第4章 介護をしている家族も息抜きを（デイリービス、デイケア ショートステイ グループホーム 入院治療）　資料編（介護保険制度　成年後見制度　日常生活自立支援事業　認知症の人の介護にかかる費用）

◇ルポ認知症ケア最前線　佐藤幹夫著　岩波書店　2011.4　248p　18cm　（岩波新書 新赤版1308）　800円　①978-4-00-431308-3　Ⓝ369.26
内容　認知症ケアの「最前線」はどこにあるか　1 認知症ケアとアクティビティ（「もの忘れカフェ」の挑戦　「京都式えらべるデイサービス」の新しさ）　2 共生型介護の可能性（富山型デイサービスのパワー　幼児たちの介護力）　3 地域連携のつくりかた（広島の地域連携はなぜ先んじているのか　介護する家族も支える地域連携のつくりかた）　4 在宅での「看取り」を支えるために（認知症高齢者の終末期とは　訪問看護師だからできる終末期ケア）　5 ケアする人をケアする仕組み（ケアラー（家族など無償の介護者）の求めていること　家族介護者はなぜ追い詰

◇レビー小体型認知症の介護がわかるガイドブック―こうすればうまくいく、幻視・パーキンソン症状・生活障害のケア　小阪憲司，羽田野政治著，レビー小体型認知症家族を支える会編　吹田　メディカ出版　2010.9　102p　21cm　1400円　Ⓘ978-4-8404-3316-7　Ⓝ493.758

[内容]　1 レビー小体型認知症とは―その特徴を知る　2 幻視と妄想―見えないものが見える　3 パーキンソン症状―歩行などに障害があらわれる　4 認知の変動―頭の状態の差が激しい　5 レム睡眠行動障害―悪夢で大きな寝言　6 自律神経症状―起立性低血圧・体温調節障害・頻尿・めまい　7 抑うつ症状―意欲や気力が低下する　8 薬に対する過敏性―薬で具合が悪くなることも

◇わかるわかる認知症ケア　橋本泰子編　全国社会福祉協議会　2007.6　220p　21cm　1500円　Ⓘ978-4-7935-0906-3　Ⓝ369.26

◇和田秀樹のわかりやすい痴呆介護の基礎知識　和田秀樹著　オークラ出版　2004.1　207p　19cm　1429円　Ⓘ4-7755-0265-4　Ⓝ493.758

[内容]　第1章 日本の医者は痴呆を知らない　第2章 知っておきたい痴呆の知識　第3章 家族と患者をラクにする痴呆介護　第4章 家族以外の人たちにしてほしいこと　第5章 こんな時、どうしたらいい？―ケース別対応例

◆闘病記・介護記録

◇哀々たる妻―アルツハイマー病の妻・介護記　東眞人著　第2版　鹿児島　東眞人　2006.9　217p　21cm　〈鹿児島　南日本新聞開発センター（製作・発売）〉　1429円　Ⓘ4-86074-061-0　Ⓝ598.4

◇足くびの合掌―じっちゃんの通信簿　鈴木潤子著　日本文学館　2005.10　95p　19cm　1000円　Ⓘ4-7765-0754-4　Ⓝ598.4

◇あめが降っても嵐がきても―認知症の母と共に　東けいこ著　名古屋　中日出版社　2006.7　119p　19cm　1429円　Ⓘ4-88519-276-5　Ⓝ598.4

[内容]　母と歩いた公園の道　日常生活でおかしな行動が出始める　入院手術、症状さらに進む　父は病院で苦しみの末に亡くなった　父の死を認識していなかった母　子供思い、厳しかった父　石垣島クルーズで物忘れのひどさを知る　あんただれ？　痴呆を覚悟　出歩くことが好きだった　見た物はなんでも集める〔ほか〕

◇あるつはいまあ十景　大住広人著　水書坊　2008.11　271p　19cm　1500円　Ⓘ978-4-89645-010-1　Ⓝ369.26

[内容]　モトさんの背中　志乃と陽子　於千代さんの家　七月がすぎて　俊介の終焉　新吉さんの旅　幸江さんの光章さん　此岸から　おまつ同行　行さんと行道〔ほか〕

◇アルツハイマーと父　マリー・フランス・ビエ著，藤村奈緒美訳　オープンナレッジ　2008.5　201p　19cm　1500円　Ⓘ978-4-902444-69-8　Ⓝ956

◇いつだって心は生きている―大切なものを見つけよう　認知症ケア研究会作　中央法規出版　2006.10　78p　19×26cm　1200円　Ⓘ4-8058-4692-5　Ⓝ493.758

[内容]　第1章 3つの物語（「こわい夢」「くしゃくしゃ笑顔とや・さ・し顔」「ぼくのおじいさんは冒険家」）　第2章 解説―「認知症」ってなあに？　第3章 子どもたちと一緒に、語り合うために…　みなさんへのメッセージ（越智俊二さん（認知症当事者）　長谷川和夫さん（認知症介護研究・研修東京センター長）　堀田力さん（弁護士、さわやか福祉財団理事長）　高見国生さん（認知症の人と家族の会代表理事）　浦上克哉さん（鳥取大学医学部保険学科生体制御学講座教授）　永田久美子さん（認知症介護研究・研修東京センター主任研究室幹））

◇おおらかな介護力　江村利雄著，井上理津子構成　大阪　リサイクル文化社大阪編集室　2003.4　202p　19cm　〈発売：星雲社〉　1200円　Ⓘ4-434-03033-7　Ⓝ598.4

[内容]　第1章 「介護地獄」からの脱出　第2章 「おもろい介護」で痴呆が治った　第3章 「辛いとき」をこう乗り越えた　第4章 私の老後、妻の老後、みなさんの老後

◇お母さんはまだらボケ―泣き笑い介護体験記　南慶子著　京都　ウインかもがわ　2010.11　214p　19cm　〈発売：かもがわ出版（京都）〉　1500円　Ⓘ978-4-903882-29-1　Ⓝ369.261

[内容]　第1章 認知症の母とふたりで暮らす　第2章 介護の苦労も工夫で楽しく　第3章 介護者の交流の場をつくる　第4章 利用したサービスと介護保険制度

◇お棺は意外に狭かった！　大田仁史著　講談社　2007.4　219p　20cm　〈介護ライブラリー〉　1500円　Ⓘ978-4-06-282420-0　Ⓝ369.26

[内容]　1 なぜ、昨日の昼食は覚えていないのか　2 医者なのにわからないの？　3 母の介護7年間　4 人間は必ず死にます　5 病気の前は元気？　6 団塊世代の介護　7 お棺は意外に狭かった！

◇親送り―アルツハイマー歴二十年　正木ふゆみ著　文芸社　2012.1　169p　19cm　1200円　Ⓘ978-4-286-11228-5　Ⓝ369.261

◇親が子供になっていく―汗かきべそかき恥かき日記　森久美子著　佐賀　佐賀新聞社　2005.11　236p　21cm　1500円　Ⓘ4-88298-155-6　Ⓝ598.4

◇女ひとりで親を看取る　山口美江著　ブックマン社　2008.1　275p　19cm　1400円　Ⓘ978-4-89308-678-5　Ⓝ369.26

[内容]　第1章 小さなあれ？に危機感はなかった　第2章 衝撃の勘違い　第3章 とまどいの日々―在宅介護スタート　第4章 パパがパパだった最後の夏　第5章 今日は何が起こる？　第6章 俺を売ったな　第7章 痴呆病棟の日々　第8章 緊急手術　第9章 来てくれてありがとう

◇母ちゃん―天からの遣い　葉養宇之助著　テクノミック　2006.9　122p　22cm　953円　Ⓘ4-86026-071-6　Ⓝ598.4

◇かいごさぶらい―ただひたすら母にさぶらう　上　介護さぶらい著　大阪　データクロス　2010.1　326p　27cm　〈認知症の母との介護会話日記（2005年2月〜2006年2月迄のブログを収録）〉　2000円　Ⓘ978-4-9904780-0-1　Ⓝ369.26

◇かいごさぶらい―ただひたすら母にさぶらう　下　介護さぶらい著　大阪　データクロス　2011.3　324p　27cm　〈認知症の母との介護会話日記（2006年2月〜2007年2月迄のブロ

グを収録)〉　2000円　Ⓘ978-4-9904780-1-8　Ⓝ369.26
◇カイゴッチ38の心得—燃え尽きない介護生活のために　藤野ともね著　シンコーミュージック・エンタテイメント　2011.7　160p　18cm　1300円　Ⓘ978-4-401-63581-8　Ⓝ369.261
[内容]「認知症~前段階~編」こんな症状が出たら要注意！　「認知症~進行中~編」モンスター老人を相手に四苦八苦！　「高齢者の身体の不調~トラブル続発~編」老化は病気とともに　「介護者の知恵~心構え~編」距離をおきつつ冷静に対処　「介護者の知恵~実践~編」備えあれば憂いなし、たと え報われずとも…　「詐欺事件~高齢者をカモにする甘い罠~編」怪しい商取引には気をつけろ！
◇介護と恋愛　遥洋子著　筑摩書房　2006.9　268p　15cm　（ちくま文庫）　620円　Ⓘ4-480-42264-1　Ⓝ598.4
[内容]恋と痴呆は突然に　ロバートがただしになった日　ゴルチェをウンコがダメにする　玉造とEAST VILLAGE　サバイバルの掟　肉食獣とオカマの接近遭遇　最大の不幸はそのとき起こった　それでも結納は進む　お姿さんと喋ったH　デート中毒になり、私を罵りたまえ　やっぱりリハビリやんの？　ゴキブリほどの正義を抱いて　オムツという宇宙をさまよえば　「もうあかん」が言える関係　リングから下りたボクサーよ、その痛みを称えよ　踊る・踊る・踊る輪舞　死亡通知　それぞれの修羅　恋は介護と共に去りぬ　選択~父の墓の前で
◇介護泣いて笑って　前川三枝子著　文芸社　2007.10　109p　19cm　1000円　Ⓘ978-4-286-03689-2　Ⓝ369.26
[内容]認知症の初期症状いろいろ　父と母　おばあちゃんとトイレ騒動　カギ付きパジャマ　おばあちゃんの第3章　日々是会話　おばあちゃんの夢の世界　気の強いおばあちゃん　おばあちゃんはお姫様　元気があふれ出るおばあちゃん　勝負大好きおばあちゃん　おばあちゃんの命、私の命
◇かいご日記—心のとびらを開いて　松本紀子著　文芸社　2004.1　117p　19cm　1200円　Ⓘ4-8355-6916-4　Ⓝ369.261
◇介護の日々のさまざまな思い　露草掌子著　新風舎　2006.7　62p　19cm　800円　Ⓘ4-289-00042-8　Ⓝ598.4
◇かかりつけ医の患者ケアガイド　認知症編　川畑信也著　真興交易医書出版部　2009.7　126p　21cm　2800円　Ⓘ978-4-88003-828-5　Ⓝ369.26
[内容]第1章 医療に関する相談　第2章 病態に関する相談　第3章 介護方針に関する相談　第4章 行動障害の相談　第5章 精神症状の相談　第6章 金融の問題・その他の相談
◇神様がつくった病—おばあちゃんと私の認知症物語　杉山奈津子著　角川マーケティング　2011.3　115p　21cm　〈発売：角川グループパブリッシング〉　1100円　Ⓘ978-4-04-731836-6
[内容]はじめに　変わっていったおばあちゃん　1 認知症ってどんな病気？　2 おばあちゃんになった認知症　3 アルツハイマー型認知症とは？　4 最先端の薬は今!?　5 脳血管性認知症とは？　6 認知症になりやすい病気のこと　7 それからおばあちゃんは…　8 その日は突然やってきて…

◇こころ輝く世界—アートセラピーを楽しむアルツハイマー病の人びと　宇野正威，金子健二，朝田隆編　遙書房　2004.9　95p　30cm　〈英語併記　おもに図〉　3000円　Ⓘ4-938876-21-3　Ⓝ493.758
[内容]作品集[正月　春　夏　秋　冬　立体]　アートセラピーのカリキュラムとめざすもの（アートセラピー指導上の工夫~ざくろ，筒の新聞工作、さざえ，京人参のネガポジ画　クロッキー—10か月間の成長の足跡　カリキュラム解説　作品制作者のプロフィール　ファミリーカウンセラーの視点から　アートセラピー事始め　感性のトレーニングに期待するアート塾太郎作品集 座談会）
◇心やさしくなれなくて　林里美著　鳥影社　2006.4　213p　20cm　1400円　Ⓘ4-88629-969-5　Ⓝ598.4
[内容]第1章 嫁の居場所　第2章 まだらボケ　第3章 心やさしくなれなくて
◇ごめんね！母さん、妻よ—「認知症」在宅介護体験記　安見道也著　文芸社　2006.1　185p　19cm　1300円　Ⓘ4-286-00610-7　Ⓝ598.4
◇じいちゃんはただいま忍者修行中　寺田志桜里文絵　文芸社　2004.9　31p　27cm　1300円　Ⓘ4-8355-7920-8　Ⓝ493.758
◇「仕舞」としての呆け—認知症の人から学んだことば　石橋典子著　中央法規出版　2007.12　251p　19cm　1600円　Ⓘ978-4-8058-2952-3　Ⓝ493.75
[内容]第1節 社会の中で生きていく　第2節 はじめの一歩　第3節 お年寄りの生きる技　第4節 家族の力　第5節 幸運の女神は準備されたところに　第6節 専門性はどこに　第7節 男と女　第8節 呆けを「仕舞」として　第9節 そして私の父と母
◇若年期認知症—本人の思いとは何か—松本照道・恭子夫妻の場合　呆け老人をかかえる家族の会編　京都　クリエイツかもがわ　2005.11　180p　21cm　〈発売：かもがわ出版（京都）　社団法人呆け老人をかかえる家族の会成25周年記念出版〉　1800円　Ⓘ4-902244-48-9　Ⓝ493.75
[内容]1 若年期認知症の本人と家族の思い（本人の思い/笑顔で安心してすごしたい—松本照道　妻の思い/おとうさん、いっしょにがんばろうね—松本恭子　主治医の思い/大切なのは笑顔が出る生き方です—片山禎夫）　2 座談会・なぜいま「本人の声を聞く」のか　3 「ぼけ」をかかえて生きる（小澤勲）
◇すこやかな時も病める時も　ロバートソン・マクルキン著，羽鳥栄訳　いのちのことば社フォレストブックス　2003.9　70p　19cm　（フォレスト・ブックス）　1000円　Ⓘ4-264-02131-6　Ⓝ936
[内容]大きな決断　束縛は解放に　いつになったら夜明けが　死が二人を分かつまで
◇すみません。介護のしごと、楽しいです。　のちりょうこ文，大越京子マンガ　第三書館　2010.9　190p　21cm　1200円　Ⓘ978-4-8074-1004-0　Ⓝ369.26
[内容]第1章 物語のなかに生きる人々　第2章 芸人さん泣かせな人々　第3章 感情に素直な人々　第4章 帰りたい人々　第5章 過去を生きる人々　第6章 日常を生きる人たち

老人医療・介護　　　　　　　　　　　　　　　　　　　　　　　　医療と社会・福祉

◇セラピードッグの子守歌―認知症患者と犬たちの3500日　真並恭介著　講談社　2011.11　253p　19cm　（介護library）　1400円　Ⓘ978-4-06-282455-2　Ⓝ493.758
　内容　家族が認知症になったら―家と施設の狭間でドッグセラピーの黎明―犬の記憶をたどって　人と世界をつなぐリード―つながりを失った人たち　記憶を呼び起こす子守歌―よみがえる歌と笑顔　記憶に残る出会いと別れ―ふるさとの記憶をめぐって　仕事する犬たち―ただいま修業中　なぜ犬が？―効果を生む要因を探る　あふれ出す笑い―「犬とふたり」の世界　「自己表現」の回復―自分を取り戻す　「情動のゲート」が開く―犬舎に来れば別人　認知症と記憶の脳科学―治療手段としての可能性　認知症ケアへの新たな挑戦―普及のためのエビデンス　記憶の泉へ

◇「先生」と呼ばれる嫁の介護ぶっちゃけ話　MAKO著　新風舎　2006.1　173p　19cm　1000円　Ⓘ4-7974-7786-5　Ⓝ598.4
　内容　第1章　あとになってわかった認知症の症状　第2章　突然の介護到来　第3章　医療と介護、制度の狭間での葛藤　第4章　おかんと私の不思議な関係　第5章　やっと特養入所にたどり着いた！　第6章　行政に言いたいことが山ほどある！　第7章　介護生活の知恵袋

◇千の恩―認知症の母の教え　岡上多寿子絵・文　木耳社　2010.9　101p　21cm　1200円　Ⓘ978-4-8393-6101-3　Ⓝ369.26
　内容　変…　回覧板　兄ちゃん母さんが変よ　ヒリヒリするんです　徘徊…　そんなこと言うもんじゃない　どうしても　機嫌　かあちゃん　このままじゃ〔ほか〕

◇助けられ上手さん―介護を受けるあなたが主役　木原孝久執筆代表、認知症介護研究・研修東京センター監修　認知症介護研究・研修東京センター　2006.10　255p　21cm　（発売：中央法規出版）　1800円　Ⓘ4-8058-4664-X　Ⓝ369.26
　内容　第1章　これも人生　第2章　もっと豊かに　第3章　オープンに　第4章　「同病」同士の助け合い　第5章　助けられ上手　第6章　私も人の役に　第7章　がんばる

◇痴呆介護は格闘技　横手登代子著　新風舎　2004.9　141p　19cm　1100円　Ⓘ4-7974-4832-6　Ⓝ598.4
　内容　迷子三連続　高井戸警察署の巻　救急車　大きな月　パトカー　我が家がわからない

◇痴呆の母に教わったこと　髙橋正視著　イデア出版局　2008.3　128p　15cm　（イデア教養文庫 4）　Ⓘ978-4-900561-57-1　Ⓝ369.26

◇痴呆の母に感謝して　稲葉稔彦著　大阪　シイーム　2003.4　187p　21cm　1143円　Ⓘ4-916100-19-0　Ⓝ598.4

◇痴呆の人の思い、家族の思い　呆け老人をかかえる家族の会編　中央法規出版　2004.2　177p　19cm　1600円　Ⓘ4-8058-2426-3　Ⓝ493.758
　内容　「不安」　「さびしさ」　「哀しみ」　「怒り」　「悔しさ」　「混乱」　「拒否」　「喜び」　「やさしさ」　「感謝」　「しごと」　「思い出」　「後悔」　「苦い思い―医療・介護の場で」

◇連れ合いが呆けてゆく―老後の誤算　田中章介著　新風舎　2007.3　70p　15cm　（新風舎文庫）　550円　Ⓘ978-4-289-50235-6　Ⓝ598.4
　内容　1 異状に気がついたころ　2 家族に負担　3 家族の会に入会　4 介護保険の利用　5 徘徊　6 特別養護老人ホームへ入所　7 外科手術で急性期病棟に入院　8 ホームページ作成　9 特別養護老人ホームでの生活　10 申のつぶやき

◇連れ合いが呆けてゆく―老後の誤算　田中章介著　文芸社　2009.4　73p　15cm　〈新風舎2007年刊の増訂〉　540円　Ⓘ978-4-286-06280-8　Ⓝ598.4
　内容　1 異状に気がついたころ　2 家族に負担　3 家族の会に入会　4 介護保険の利用　5 徘徊　6 特別養護老人ホームへ入所　7 外科手術で急性期病棟に入院　8 ホームページ作成　9 特別養護老人ホームでの生活　10 申のつぶやき

◇手をつないで見上げた空は―認知症の母からの贈り物　藤川幸之助著　ポプラ社　2008.2　171p　19cm　〈『マザー』増補・改題書〉　1400円　Ⓘ978-4-591-10183-4
　内容　母からの手紙　1 手の温かさ　2 家族　3 消しゴム　4 少年と母と　5 こころ　人生の贈り物

◇認知症介護びっくり日記　高口光子著　講談社　2008.4　204p　19cm　（介護ライブラリー）　1300円　Ⓘ978-4-06-282424-8　Ⓝ369.263
　内容　1 未知との遭遇―疾風編　2 七転び八起き―ルーキー編　3 家族の葛藤―解決編　4 介護の質―抱腹編　5 故郷に錦を飾る―感動編

◇認知症の母・その情景　浜口豊裕著　名古屋　ブイツーソリューション　2009.3　199p　15cm　〈発売：星雲社〉　600円　Ⓘ978-4-434-12888-2　Ⓝ369.26
　内容　特別料理法　食事の不満　まぐろ　赤飯　自炊　後片付け　草抜き　仕事　雀の見張り　エンドウ〔ほか〕

◇認知症バーバちゃんの気持ち嫁の気持ち　清水好子著　東洋出版　2010.7　237p　19cm　1143円　Ⓘ978-4-8096-7625-3　Ⓝ369.263
　内容　おばあちゃんの心になって　おばあちゃんの日記　付録 あなたが看ている人の日記

◇「認知症丸」から「永遠丸」へ―母からの宿題―老いをいかに生ききるか　木村敏子著　大阪　清風堂書店　2011.8　158p　19cm　1200円　Ⓘ978-4-88313-664-3　Ⓝ598.4
　内容　1章「認知症丸」の船長・静江さんのプロフィール　2章 嵐の中を迷走する「認知症丸」　3章 母港（自宅）で航海に終止符をうった静江船長　4章 在宅ケアを継続させるための視点　資料編 介護保険制度の活用と課題

◇「認知症丸」に乗って―母と娘の新たな船出　木村敏子著　〔堺〕　〔木村敏子〕　2008.10　191p　19cm　1500円　Ⓝ598.4

◇ばあちゃんの笑顔をわすれない―介護を仕事にえらんだ青年　今西乃子著　岩崎書店　2006.3　182p　22cm　（イワサキ・ノンフィクション 2）　〈写真：浜田一男〉　1200円　Ⓘ4-265-04272-4　Ⓝ369.26
　内容　はじめに　おじいさん、おばあさん　デイサービスセンター「けいあい」　おしゃれなおばあちゃん　萩原さんの想い　入所介護施設「美里敬愛ホーム」　ホームにやってきたスミさん　雅さんの苦しみ　萩原さんのオプション　雅さんとコロ　コロから学ぶ　老いる道

◇花を―若年性アルツハイマー病と生きる夫婦の記録　真鍋弘樹著　朝日新聞社　2006.1　203p　18cm　1200円　Ⓘ4-02-250090-5　Ⓝ598.4
　内容 1 二人で感動することの意味―松本照道さんと恭子さん　2 むしろ幸せでぜいたくな人生ではないか―斎藤朝子さんと清昭さん

◇母―老いに負けなかった人生　高野悦子著　文藝春秋　2003.9　311p　16cm　（文春文庫）619円　Ⓘ4-16-744802-5　Ⓝ598.4
　内容 母の死　父の急死で狂った人生設計　母の一回目の大病　父の残した言葉　母が痴呆症になった　説得より納得　母と私、回生の年　天から授かった映画　曽孫の誕生　猿から羊になる日　母も今も青春を生きる　最後まで子ども孝行　公的介護システムを考える　看護される側になって　不死鳥のように―鶴見和子さんのこと　七十歳の手習い　元始、女性は太陽であった　母と共に生きる

◇母と水仙　水野昭夫著　文芸社　2008.12　94p　20cm　1000円　Ⓘ978-4-286-05602-9　Ⓝ369.261
　内容 母と水仙　十二年間　前兆とその始まり　一枚の便箋　施設見学　家へ帰ろう　母の泣き顔　無縁坂　瓢箪の詩　薪割りのさなかに〔ほか〕

◇母と娘のららばい　櫻井まり子著　文芸社　2003.3　126p　19cm　1200円　Ⓘ4-8355-5305-5　Ⓝ369.26
　内容 精神・神経科　S内科病院入院　うつ病の疑い　母の初婚　母の再婚と私の誕生　おじいちゃん　異母兄　ぬいぐるみの鈴　実家の畑のマイホーム　異母兄の結婚〔ほか〕

◇袋小路の向こうは青空―認知症と生きていくためのヒント　鷹野和美著　法研　2008.3　284p　19cm　1500円　Ⓘ978-4-87954-711-8　Ⓝ369.26
　内容 第1章 認知症の何が問題なのか　第2章 認知症になった人たち、その周りにいる人たち　第3章「もの忘れ散歩のできるまち」北海道本別町　第4章 小さな福祉国デンマークに学ぶ　第5章 北海道栗山町と本別町のさらなる実践　第6章 認知症は「生活丸ごとモデル」地域ケアで

◇ボケた身になってみやしゃんせ―義母の看病記　藤下安子著　銀の鈴社　2004.10　177p　20cm　（銀鈴叢書）　1500円　Ⓘ4-87786-368-0　Ⓝ598.4

◇ぼけの始まったお年寄りと暮らす―プロが伝える生き活き介護術　金田由美子著　筒井書房　2007.12　119p　19cm　（TN選書 2）　1200円　Ⓘ978-4-88720-540-6　Ⓝ598.4
　内容 第1章 介護とは何か　第2章 認知症とは何か　第3章 問題行動は怖くない　第4章「普通の暮らし」に向けての介護　第5章 在宅介護を続けるために大事ないくつかの事柄　第6章 お年寄りから学ぶ

◇ほな！さいなら　鮎川翔著　新風舎　2003.11　191p　15cm　（新風舎文庫）　700円　Ⓘ4-7974-3256-X　Ⓝ598.4
　内容 第1章 泣いて笑って怒って生きて―深層水の汲み上げ　第2章 置き土産の数々　第3章 日本という国に向かって―優しくも冷たくあれ　第4章 あしたに向かって―老人介護の更なる向上に向けて　第5章 ヨーロッパ散歩―イギリス/スウェーデン/デンマーク/オランダ　第6章 いきいきライフに向けて―悲惨な老後を迎えないために

◇マイウェイ―認知症と明るく生きる「私の方法」　太田正博, 菅崎弘之, 上村真紀著　小学館　2007.3　205p　20cm　1300円　Ⓘ978-4-09-387691-9　Ⓝ493.758
　内容 prologue 降っても、晴れても、一人で通います。―太田正博の履歴書　1 発症―私は病気かもしれない　2 告知―長いモヤモヤからの脱出　3 私の使命―認知症のエンターテイナーとして　4 認知症と私―明るく生きるための工夫　5 マイウェイ―今、このときにできること

◇待ってくれ、洋子　長門裕之著　主婦と生活社　2009.5　206p　19cm　1300円　Ⓘ978-4-391-13747-7　Ⓝ369.261
　内容 第1章 洋子の異変　第2章 修羅と安穏の日々　第3章 おしどり夫婦の表と裏　第4章 老いと病気　第5章 終焉に向けて　第6章 二人でどう生きるか

◇ママちゃんおはよう　矢野誠一著　文芸社　2011.2　178p　19cm　1200円　Ⓘ978-4-286-09569-1　Ⓝ598.4

◇メモリーケア―認知症をめぐる177の物語　コムスン事業本部施設運営事業部ほほえみ運営部監修, コムスンプレス編　コムスンプレス　2006.8　272p　19cm　〈発売：星雲社〉　1200円　Ⓘ4-434-08403-8　Ⓝ369.26
　内容 第1章 家族の心の声―大切な家族が認知症になって　第2章 ケアスタッフの心の声―介護の最前線に身を置いて　参考資料

◇病んでもパートナー―認知症十二年間の介護日誌　大倉弥生著　〔三郷〕　〔大倉弥生〕〔2008〕　240p　21cm　Ⓝ369.26

◇夕光の中でダンス―認知症の母と娘の物語　エレノア・クーニー著, 船越隆子訳　オープンナレッジ　2006.2　382p　19cm　1700円　Ⓘ4-902444-33-X　Ⓝ936.7
　内容 神さまが殺したのよ　毒ヘビの牙　生きた屍　獣の胃袋　ガラスの心　ビッグ・バン　とてもひどいやり方　故郷の人々　ユダの復活　薄氷　破壊の神シヴァ　貪欲な亡霊たち　毒薬のせい　古びたレース　クライ・ミー・ア・リバー　みんな、もう日が暮れる　ホテル・カリフォルニア

◇夢浴み　礒村文代著　東京図書出版会　2006.6　76p　20cm　〈発売：リフレ出版〉　1000円　Ⓘ4-86223-041-5　Ⓝ598.4

◇わしが家がええ―痴呆の母と私と家族の泣き笑い介護日記　山本真由美著　文芸社　2004.6　129p　19cm　1200円　Ⓘ4-8355-7569-5　Ⓝ598.4

◇私が何を忘れたか、思い出せない―消されゆく記憶　スー・ハルパーン著, 田中敦子訳, 丸山敬監修　ウェッジ　2009.2　361p　20cm　2400円　Ⓘ978-4-86310-042-8　Ⓝ493.758
　内容 第1章 不安　第2章 未来　第3章 診断　第4章 正常　第5章 遺伝　第6章 五か年計画　第7章 サプリメント　第8章 シグナルとノイズ　第9章 インプットとアウトプット

◇私の介護days―仕事も、おしゃれも。　横森美奈子著　小学館　2005.10　253p　19cm　1400円　Ⓘ4-09-387556-1　Ⓝ598.4
　内容 1 何かがおかしい…？　父と母　三家族同居の自宅介護な日々　いつまで続く介護生活

◇私の原点、そして誓い――遠距離介護五年間の真実　舛添要一著　俊成出版社　2008.1　228p　20cm〈『痴呆の母を看取って』(2001年刊)の増補〉1600円　Ⓘ978-4-333-02315-8　Ⓝ369.26
[内容]第1章 母の死　第2章 母に機棒をあてるとき　第3章 認知症の悲しみ　第4章 親子で戦った都知事選挙　第5章 母の贈り物　第6章 父の面影を追って　第7章 二つのいのち　第8章 母との別れ　第9章 母を葬送る

◇私、バリバリの認知症です　太田正博，菅崎弘之，上村真紀，藤川幸之助著　京都　クリエイツかもがわ　2006.4　162p　21cm〈発売：かもがわ出版(京都)〉1600円　Ⓘ4-902244-54-3　Ⓝ493.758
[内容]1 今、この自分にできることは何だろうか？　2 私は、私の名前がもう書けません　3 忘れてもいいじゃない、いいさ　4 太田さんを通してみた認知症

◇私は誰になっていくの？――アルツハイマー病者からみた世界　クリスティーン・ボーデン著，桧垣陽子訳　京都　クリエイツかもがわ　2003.10　229p　21cm〈発売：かもがわ出版(京都)〉2000円　Ⓘ4-902244-10-1　Ⓝ493.758
[内容]診断 私は誰になっていくの？　アルツハイマー病になると、どんな感じなのか？　見知らぬ世界への旅立ち　これから、どこへ？　後記―驚きにみちた神！　神が担ってくださる！　付録 アルツハイマー病とはどのような病気か？

◇私は私になっていく――痴呆とダンスを　クリスティーン・ブライデン著，馬籠久美子，桧垣陽子訳　京都　クリエイツかもがわ　2004.11　295p　21cm〈発売：かもがわ出版(京都)〉2000円　Ⓘ4-902244-27-6　Ⓝ493.75
[内容]1章 ジェットコースターの旅―出会いと挑戦が変化の波を起こした！　2章 痴呆症がある―それはどんなことなのか、話しましょう(医療の旅―アルツハイマー病の診断　毎日の生活は闘い！　ブラックホール―思い出せない人生)　3章 私たちがしてほしいこと―痴呆とのダンスを踊るパートナーへ(手をさしのべる方法はたくさんある　私を見つけて、ふれて、つながって！)　4章 自己発見の旅―私は私になっていく(私は死ぬ時に誰になっているのか　尊厳を持って痴呆を生き抜く)　付録(FAQ 痴呆についての『よくある質問』　奇跡を信じますか)

《寝たきり老人》

◇あなたの大切な人を寝たきりにさせないための介護の基本――あすなら苑が挑戦する「10の基本ケア」　協同福祉会編　京都　クリエイツかもがわ　2009.12　182p　21cm〈発売：かもがわ出版(京都)〉1800円　Ⓘ978-4-86342-039-7　Ⓝ369.26
[内容]「10の基本ケア」―介護への挑戦(換気をする　床に足をつけて椅子に座る　トイレに座る　あたたかい食事　家庭浴に入る　座って会話をする　町内にお出かけをする　夢中になれることをする　ケア会議をする　ターミナルケアをする)

◇寝たきりにさせない家庭のリハビリ　隆島研吾編著　日本放送出版協会　2007.1　134p　24cm　1600円　Ⓘ978-4-14-011231-1　Ⓝ494.78

[内容]第1章 みんなで覚えるリハビリの基礎知識(リハビリって何？　こんなとき、こんなリハビリ　こんなリハビリはダメ！―よくないリハビリ)　第2章 家族からみたレベル別メニュー　第3章 リハビリをやりやすくする環境づくり

◇寝たきりにさせない慢性期医療――いま高齢者に医療ができること　坂本勇二郎著　出版文化社　2006.10　237p　19cm　1500円　Ⓘ4-88338-349-0　Ⓝ493.185

◇寝たきりにしないために　鹿野和子著　〔八王子〕〔鹿野和子〕2003.7　166p　21cm　1000円　Ⓝ369.26

◇寝たきりにしないために　鹿野和子著　文芸社　2007.2　201p　20cm　1300円　Ⓘ978-4-286-02338-0　Ⓝ369.26
[内容]介護職との出合いと資格取得への道　グループワークのノウハウ　介護記録の役割　高齢者とのコミュニケーションのとり方　緊急時の対応―事業所と家族への連絡調整　運動機能の回復援助―寝たきりにしないために　家事援助―洗濯・衣類・寝具　買い物・家計簿・掃除　身体介護―訪問物の観察　排泄介助・入浴介助・清拭・洗髪・口腔ケアー・衣類着脱　高齢者用食事の工夫――人分の食事　実習生指導の役割　施設での高齢者介護―認知症状のある高齢者への思い　介護者としての新たな道―短期大学での非常勤講師

◇寝たきりにならないための健康寿命の延ばし方　宮田重樹著，介護予防ネットワーク監修　ベストセラーズ　2012.6　212p　19cm　1200円　Ⓘ978-4-584-13422-1
[内容]第1章 寝たきり生活は音もなくやって来る(40～50代からの健康行動が健康寿命を延ばすカギになる　介護生活が始まっても、まだ手遅れじゃない　安静が体をサビつかせる)　第2章 家計に厳しい介護費用(介護にはどれくらいのお金が必要？　日本の介護保険財政は小さな国の国家予算クラス！　さあ、準備はいいですか？)　第3章 やってみよう健康行動 運動編(毎日のトレーニングメニューと運動時間について　運動を始める前に　高齢者でも安心！！つの基本トレーニング　体を若返らせる応用トレーニング　体の歪み度をチェック)　第4章 やってみよう健康行動 日常生活編(日常生活を改善して若返っていこう　体の痛みを和らげていく　日常動作がうまくできなくなった時は…　アンチエイジング食で老化を防ぐ　口をきれいにしよう、歯を大切にしよう　快便で腸をきれいにする　良質な睡眠が若さの秘訣)　第5章 あなたが健康なら、社会が喜ぶ(健康行動を再確認する　笑いは副作用のない万能薬　いつまでも若々しい考えが健康に繋がる　生涯現役でおしゃれも楽しむ　あなたが健康なら、これから先の人生で楽しいことが山ほどある)

◇寝たきりにならないための転倒骨折予防術　林泰史監修　家の光協会　2005.7　135p　21cm　1400円　Ⓘ4-259-56119-7　Ⓝ494.74
[内容]第1章 転ばぬ先の知識と生活習慣　第2章 骨もからだも元気になる食生活　第3章 骨折予防ワーク

◇寝たきりになるまい、ならせまい　大田仁史著　水戸　茨城新聞社　2006.8　251p　19cm　(ドクター大田のリハビリ千話 1)　952円　Ⓘ4-87273-215-4　Ⓝ494.78
[内容]第1章 薬に勝る仲間の存在　第2章 時代から読む"老人の心"　第3章 ころびぬ先の介護予防　第4章 茨城発・ユニーク計画　第5章 在宅介護の基本

5M1S　第6章 超・スローライフのすすめ　第7章 ナイチンゲールの"感性"
◇百歳を過ぎても「寝たきり」から抜け出せる。　中島英司著　半田　一粒社出版部　2009.9　102p　21cm　1429円　Ⓘ978-4-901887-83-0　Ⓝ369.26
◇満足死―寝たきりゼロの思想　奥野修司著　講談社　2007.2　229p　18cm　(講談社現代新書)　720円　Ⓘ978-4-06-149880-8　Ⓝ490.15
　内容 第1章 寝たきりゼロの町　第2章 全村病院構想　第3章 満足死宣言　第4章「満足死」的生き方　第5章 それぞれの満足死　第6章 ケア完備の町づくり　第7章 半歩先の満足死

在宅医療

◇「いのちの最期」を生きる―人としての尊厳を支える在宅医療・介護とは！？　斎藤忠雄著　現代書林　2011.11　191p　19cm　1300円　Ⓘ978-4-7745-1338-6　Ⓝ498.021
　内容 第1章 在宅医療・在宅介護の現場で　第2章 クリニック開業、訪問診療、そして地域密着型介護施設の併設へ　第3章 時代の要請に応じた「終末期医療」　第4章「みとりびとチーム」でスピリチュアルケアを　第5章 在宅ケアネットワークづくりから「終の棲家プロジェクト」まで
◇逆転の発想在宅医療　医療タイムス社　2007.3　30p　30cm　〈医療タイムス新ビジョンシリーズ 1〉　Ⓝ498.021
◇高齢者の在宅医療(退院支援、救急)における地域連携とネットワーク化に関する研究―平成19年度総括研究報告書　長寿医療研究委託費　〔出版地不明〕　〔加知輝彦〕　2008.3　32p, p118-124, p1077-1081　31cm　〈主任研究者：加知輝彦〉　Ⓝ498.021
◇高齢者の在宅医療(退院支援、救急)における地域連携とネットワーク化に関する研究―平成20年度総括研究報告書 平成18年度～20年度総合研究報告書　長寿医療研究委託費　〔出版地不明〕〔加知輝彦〕　2009.3　1冊　31cm　〈研究代表者：加知輝彦〉　Ⓝ498.021
◇在宅医学　日本在宅医学会テキスト編集委員会編　メディカルレビュー社　2008.3　403p　28cm　〈執筆：佐藤智ほか〉　4500円　Ⓘ978-4-7792-0237-7　Ⓝ490
　内容 第1章 総論(在宅医療の真髄―在宅医学の発展を目指して歩んできた道　在宅医学の発展を目指して歩んできた道　在宅医学の発展を目指して歩んできた道　安心ある在宅医療　わが国における在宅医療の歴史　在宅医療における連携 (1) チームケアの重要性　在宅医療における連携 (2) 診診連携・病診連携および医療連携クリティカルパス　住まいと在宅医療　在宅医療の倫理学　在宅医療にかかわる諸制度　死亡診断書の書きかた　在宅医療と法―「医行為」概念および在宅末期医療の問題を中心に　在宅医を育てる医学教育　在宅医療における診断と技術　在宅医療におけるコミュニケーションスキル　在宅での看取り)　第2章 基本的知識と技術(在宅における診療技術　慢性期にみられる臨床課題と管理　在宅での急性期対応)　第3章 在宅医療の対象別諸課題(高齢者　在宅ホスピス・緩和ケア　内科的疾患進行期の医学的管理　精神科領域　小児)

◇在宅医療―午後から地域へ　林泰史, 黒岩卓夫, 野中博, 三上裕司監修・編集　日本医師会　2010.7　346p　26cm　〈日本医師会生涯教育シリーズ〉〈発売：医学書院　シリーズの編者：日本医師会〉　5500円　Ⓘ978-4-260-01052-8　Ⓝ498
◇在宅医療移行管理のあり方に関する研究報告書―退院準備・在宅ケア移行支援システム(リエゾンシステム)のあり方に関する研究　医療経済研究・社会保険福祉協会医療経済研究機構　2008.3　15, 111p　30cm　〈老人保健健康増進等事業による研究報告書 平成19年度〉　Ⓝ498
◇在宅医療を担う診療所の現状と課題―「診療所の在宅医療機能に関する調査」の結果から　日医総研　2011.4　124p　30cm　〈日本医師会総合政策研究機構ワーキングペーパー no.233　日医総研ワーキングペーパー〉　Ⓝ498.021
◇在宅医療・介護連携事業に伴う実証調査研究事業―ITを活用して、医師・訪問看護師・ケアマネジャーの連携は効率化されるのか　〔都〕　ホスピタリティ機構　2012.3　109p　30cm　〈平成23年度老人保健事業推進費等補助金老人保健健康増進等事業〉　Ⓝ498.021
◇在宅医療ガイドブック　田城孝雄編著　中外医学社　2008.11　267p　26cm　〈執筆：大島伸一ほか〉　6400円　Ⓘ978-4-498-02058-0　Ⓝ498
　内容 1 在宅医療の戦略　2 医療機関からみた在宅医療(在宅医療の担い手　入院医療から在宅医療へ　在宅医療を支えるシステム)　3 在宅医療の実際　4 疾患別在宅医療(がん　神経難病　高齢者　小児の在宅医療)
◇在宅医療(在宅医療対応電子カルテ、在宅用医療機器等の在宅医療支援機器開発を含む。)の推進に係る総合的研究開発―長寿医療委託研究事業報告書 平成21年度総括研究報告書　〔出版地不明〕　〔三浦久幸〕　2010.3　334p　30cm　〈背のタイトル：在宅医療の推進に係る総合的研究開発　研究代表者：二浦久幸〉　Ⓝ498
◇在宅医療実践ガイドブック―多分野融合型連携をめざして 今そしてこれから在宅医療を支える皆さんへ 在宅医療がわかる本　東京都福祉保健局医療政策部医療政策課編　東京都福祉保健局医療政策部医療政策課　2008.3　291p　21cm　Ⓝ498
◇在宅医療実践マニュアル―地域ケアをめざす仲間たちへ　在宅ケアを支える診療所・市民全国ネットワーク編著　第2版　医歯薬出版　2006.9　282p　26cm　4200円　Ⓘ4-263-71927-1　Ⓝ498
　内容 第1部 在宅医療なんでもQ&A　第2部 在宅医療の実際　第3部 付録・資料(NPO在宅ケアを支える診療所・市民全国ネットワーク　在宅療養支援診療所関係等資料　在宅医療関連データ一覧)
◇在宅医療と保険薬剤師の役割　鈴木順子編著, 野中博監修　川越　薬ゼミ情報教育センター　2008.11　71p　21cm　〈薬ゼミファーマブック 薬ゼミブックレット no.2〉　1500円　Ⓘ978-4-944205-99-8　Ⓝ499.09
◇在宅医療の在り方に関する調査研究調査研究報告書　健康保険組合連合会　2008.3　172p　30cm　〈奥付のタイトル：在宅医療の在り方に関する調査研究報告書〉　Ⓝ498.021

在宅医療　　　　　　　　　　　　　　　　　　　　　　　　　　　　　　　　医療と社会・福祉

◇「在宅医療の提供と連携に関する実態調査」在宅療養支援診療所調査　日医総研　2009.1　51, 16, 10p　30cm　（日本医師会総合政策研究機構ワーキングペーパー no.183　日医総研ワーキングペーパー）　Ⓝ498.021

◇「在宅医療の提供と連携に関する実態調査」訪問看護ステーション調査　日医総研　2009.3　1冊　30cm　（日本医師会総合政策研究機構ワーキングペーパー no.188　日医総研ワーキングペーパー）　Ⓝ492.993

◇在宅医療Q&A ─服薬支援と多職種協働・連携のポイント　平成23年版　じほう編，日本薬剤師会監修　じほう　2011.8　174p　21cm　2300円　①978-4-8407-4238-2　Ⓝ499.09
内容　第1章 総論　第2章 在宅訪問準備　第3章 在宅訪問　第4章 訪問後の報告・請求　第5章 患者支援，服薬支援のポイント　第6章 多職種連携のポイント　第7章 緩和ケアの知識　第8章 認知症の知識，その他　資料

◇在宅介護・医療と看取りに関する国際比較研究報告書　平成21年度　長寿社会開発センター国際長寿センター　2010.3　130p　30cm（老人保健健康増進等事業による研究報告書）　Ⓝ498

◇在宅介護・医療と看取りに関する国際比較研究報告書　平成22年度　長寿社会開発センター国際長寿センター　2011.3　276p　30cm　（老人保健健康増進等事業による研究報告書）Ⓝ498

◇在宅緩和医療・ケア入門　岡部健編　川越　薬ゼミ情報教育センター　2009.10　77p　21cm　（薬ゼミファーマブック　薬ゼミブックレット no.4）　1500円　①978-4-904517-11-6　Ⓝ498.021
内容　1 在宅緩和ケアとは何か（在宅緩和ケアの必要性　チームで支え，患者・医療・介護サービスをつなぐ　患者の想いと医療者の役割　地域で生き，地域で最後を迎える　在宅緩和ケアの薬剤）　2 薬剤師の関わり方─在宅緩和ケアと薬剤治療サポート（薬剤師と保険薬局の役割を知る　在宅緩和ケアにおける薬物治療と服薬支援の考え方　死の生理を理解する）

◇在宅での看取りと緩和ケア　佐藤智編集代表，鈴木荘一，村松静子編集委員，平原佐斗司編集幹事　中央法規出版　2008.9　346p　21cm　（明日の在宅医療　第3巻）　4500円　①978-4-8058-3053-6
内容　第1部 在宅での看取りと緩和ケアの方向性（在宅での看取りの意味　在宅での看取りにおける看護の役割　ホスピス・家庭医・専門医のトライアングル　緩和ケアの世界的動向と日本における課題─英国と比較して　在宅医からみた看取りと在宅ホスピス・緩和ケアの現状と課題　非がん疾患へのホスピス・緩和ケアをめぐる課題　在宅医療と死生観　看取りを通じた地域づくり）　第2部 在宅での看取りと緩和ケアの実際（がんの在宅ホスピスケアの諸相　がん患者の在宅緩和ケアにおけるがん診療連携拠点病院の役割　在宅療養支援診療所における緩和ケア　地域に開かれたホスピスケア　NPO（市民活動）による在宅緩和ケア─制度・相談活動をはじめとした取り組み　居住系施設における看取り　スピリチュアルケア　家族ケア　終末期における意思決定の支援　医療経済学からみた終末期医療）

◇在宅療養支援診療所実態調査　2007年1月実施　日医総研　2007.5　22, 9p　30cm　（日本医師会総合政策研究機構ワーキングペーパー no.142　日医総研ワーキングペーパー）　Ⓝ498.16

◇自宅で死にたい─老人往診3万回の医師が見つめる命　川人明著　祥伝社　2005.8　212p　18cm　（祥伝社新書）　740円　①4-396-11017-0　Ⓝ498
内容　第1章 今日の往診「訪問診療」とは　第2章 病気を診るのではなく人を診る　第3章 私が看取った人たち　第4章 どこで死を迎えるか　第5章 老親の看取り方　第6章 私の母の場合　第7章 介護保険時代と在宅医療の今後

◇自宅で大往生─「ええ人生やった」と言うために　中村伸一著　中央公論新社　2010.6　210p　18cm　（中公新書ラクレ 352）〈並列シリーズ名：Chuko Shinsho La Clef〉　760円　①978-4-12-150352-7　Ⓝ498.021
内容　第1章 自宅で逝くということ（人生のゴールで「家」をめぐること　看取りのいま・むかし）　第2章 在宅看取りを支えるために（私が看取りにこだわるワケ　医療の隙間から行政との愉快な連携へ）　第3章 地域＝コミュニティーの医療を考える（地域医療の抱える問題　医療崩壊から医療再生へのヒント）　第4章 お互い様とおかげ様─名田庄における医療危機と患者・医師関係（名田庄の地域医療，三つの逆襲　支えるつもりが支えられ）　第5章「先生」を看取る（いつだって，患者さんが先生だった　もしも家族を決めたなら　医者泣かせの逝き語録）

◇症例から学ぶ! 在宅医療の基礎知識　日本薬剤師会編　薬事日報社　2009.10　155p　21cm　2600円　①978-4-8408-1105-7　Ⓝ498.021

◇人生をわが家で終える─在宅医療の現場から　松井英男著　日本経済新聞出版社　2011.11　191p　20cm　1700円　①978-4-532-16814-8　Ⓝ498.021
内容　第1章 人生の質を考える在宅医療　第2章 在宅療養という選択　第3章 畳の上で死ぬということ　第4章 在宅でどこまで可能なのか　第5章 認知症の在宅療養　第6章 より安心な晩年のために

◇地域における在宅医療の進展状況に関する調査─「在宅医療の進展状況に関する調査（郡市区医師会調査）」の報告　日医総研　2011.4　37, 48, 5p　30cm　（日本医師会総合政策研究機構ワーキングペーパー no.232　日医総研ワーキングペーパー）　Ⓝ498.021

◇長寿医療の先進地を目指す地域在宅医療ネットワーク構築事業報告書　〔出版地不明〕　国立長寿医療センターを中核にした地域活性化委員会　2009.3　195p　30cm〈平成20年度地方の元気再生事業〉　Ⓝ498.02155

◇長寿医療の先進地を目指す地域在宅医療ネットワーク構築事業報告書　〔出版地不明〕　国立長寿医療センターを中核にした地域活性化委員会　2010.3　127p　30cm〈平成21年度地方の元気再生事業　共同刊行：経済産業省中部経済産業局〉　Ⓝ498.02155

◇24時間体制の在宅療養を支えるための医師と訪問看護師の協働に関する調査研究─報告書　医療経済研究・社会保険福祉協会医療経済研究機構

438　医療問題の本 全情報 2003-2012

2011.3 9, 83, 5p 30cm (老人保健健康増進等事業による研究報告書 平成22年度) Ⓝ498.021
◇病院の在宅医療機能および退院支援に関する実態調査 日医総研 2012.2 96, 12, 58p 30cm (日本医師会総合政策研究機構ワーキングペーパー no. 252 日医総研ワーキングペーパー) Ⓝ498.021
◇病院の在宅医療支援と地域連携の在り方に関する調査研究報告書 健康保険組合連合会 2009.3 120p 30cm Ⓝ498.021
◇やっぱり、家で死にたいんだ―都市の在宅医療12年 網野皓之著 日本評論社 2008.8 197p 20cm 1500円 Ⓘ978-4-535-58548-5 Ⓝ369.261
内容 医療問題は田舎も東京も同じ 東京に戻って 診療・訪問看護・ホームヘルプ・デイサービス 私の在宅医療と患者さんたち 心豊かに頑張る老人たち 現代医療の問題点 福祉の重要性 潔く死んでいった人たち 満足死 医療・福祉のより良いデザインを求めて 医療・福祉の未来 団塊の世代は処理されざるをえないのか

《訪問看護》

◇足立紀子の在宅看護とは何か 足立紀子著 医歯薬出版 2003.6 200p 21cm 2200円 Ⓘ4-263-23420-0 Ⓝ492.993
内容 序章 看護を問う 1章 在宅看護という看護の姿 2章 歴史と看護論とナースの資質 3章 訪問ナースが語る看護 4章 在宅看護事例に学ぶ 5章 実践にみる看護 6章 ナースその人と看護の本質 終章 看護の構造と価値
◇生きた現場の在宅看護入門―ライブ感覚で学べる臨床のスキル&マインド 吉田美由紀著 横浜 ライフサポート社 2009.7 159p 21cm (New stage nursing) 1600円 Ⓘ978-4-904084-12-0 Ⓝ492.993
◇医療依存度の高い利用者へのケア―訪問看護師の出番です! 木戸豊, 馬庭恭子監修 日本看護協会出版会 2004.5 165p 26cm (コミュニティケア叢書 8) 2400円 Ⓘ4-8180-1071-5 Ⓝ492.993
◇看護の実力―訪問看護・開業ナースはゆく 村松静子監修 照林社 2008.12 215p 19cm 1700円 Ⓘ978-4-7965-2186-4 Ⓝ492.9
内容 第1部 看護の原点を求めて 第2部 訪問看護・開業ナースの可能性を探って 第3部 本当のエキスパートを目指して 資料編 ナースの開業マニュアル―起業のための10のポイント
◇検証訪問リハと訪問看護―リハビリテーションの現場をたずねて歩いた! 河本のぞみ著 三輪書店 2007.9 325p 19cm 2400円 Ⓘ978-4-89590-283-0 Ⓝ369.261
内容 序「リハビリ」の呪縛 第1章 衝撃の通達 第2章 リハと看護 第3章 訪問看護7(訪問看護ステーションからの訪問リハ) 第4章 訪問リハ 第5章 スウェーデンへ 終章 取材を終えて
◇これだけは知っておきたい! 在宅での感染対策―訪問看護のための基本と実践 押川眞喜子編著, 坂本史衣著 日本看護協会出版会 2008.3 108p 26cm 1800円 Ⓘ978-4-8180-1331-5 Ⓝ493.8
内容 1 訪問看護業務の流れで確認 感染対策のポイント(ステーションでの準備(前日) 訪問先への到着時(玄関) フィジカルアセスメントや処置の確認(部屋) 医療処置 排泄介助 ほか) 2 在宅における実践 感染対策の基本と知識 付録 感染対策のポイント確認Q&A
◇こんにちは、訪問看護です―語り合おう訪問看護の知恵とワザ セコム医療システム株式会社訪問看護ステーション部著 日本看護協会出版会 2005.7 135p 26cm 1900円 Ⓘ4-8180-1156-8 Ⓝ492.993
内容 第1部 いつも心にとどめておきたいこと 第2部 事例&実践編 第3部 事例&カンファレンス編 第4部 訪問看護のリスクマネジメント(訪問看護の現場で注意したいアクシデント アクシデントの対応法)
◇在宅看護クイックマニュアル―基本からとっさのときまで 藤原泰子, 大塚邦子編著 改訂新版 真興交易医書出版部 2004.11 131p 19cm 2381円 Ⓘ4-88003-577-7 Ⓝ492.993
内容 1 在宅で医療処置を継続している患者の看護(経腸栄養 留置カテーテル 人工呼吸器 在宅酸素療法 気管カニューレ 在宅中心静脈栄養法) 2 家庭内での事故・症状の変化へのとっさの対応(事故 症状の変化) 3 介護保険の上手な使用方法&事例(介護保険の上手な使用方法 介護保険を使って在宅で過ごすケアプラン)
◇在宅感染予防対策マニュアル ICHG研究会編著 改訂版 松戸 日本プランニングセンター 2005.10 189p 30cm 3600円 Ⓘ4-86227-001-8 Ⓝ493.8
◇在宅でのケア 三浦規, 金森律子, 中村美知子監修 第2版 インターメディカ 2004.9 103p 26cm (ケアのこころシリーズ 10) 1500円 Ⓘ4-89996-112-X Ⓝ492.993
内容 1 訪問看護の世界 2 知っておきたい訪問看護の基本事項 3 病院から家庭へ。退院指導の実際 4 ドキュメント訪問看護 5 在宅ケアの基本手技
◇在宅でのケア 三浦規, 金森律子, 中村美知子監修 第3版 インターメディカ 2005.8 103p 26cm (ケアのこころシリーズ 10) 1500円 Ⓘ4-89996-121-9 Ⓝ492.993
内容 1 訪問看護の世界 2 知っておきたい訪問看護の基本事項 3 病院から家庭へ。退院指導の実際 4 ドキュメント訪問看護 5 在宅ケアの基本手技
◇写真でわかる訪問看護―訪問看護の世界を写真で学ぶ! 押川眞喜子監修 インターメディカ 2007.9 150p 26cm 2500円 Ⓘ978-4-89996-185-7 Ⓝ492.993
◇終末期の自己決定を支える訪問看護―療養者・家族がともに納得できる最期を迎えるために 川越博美監修, 松村ちづか編著 日本看護協会出版会 2003.9 128p 21cm 1800円 Ⓘ4-8180-1016-2 Ⓝ492.993
内容 第1章 療養者と家族がともに納得できる自己決定を支援するために(自己決定を支えることの意味 自己決定において葛藤を生じやすい場面での支援のあり方 経験による実践知を共有していくことの重要性) 第2章 自己決定を支える訪問看護師に

何が求められているのか　第3章 訪問看護師たちは自己決定を実際にどう支えたのか

◇小児在宅医療支援マニュアル―医療従事者と家族のための　船戸正久,高田哲編著　吹田　メディカ出版　2006.9　199p　26cm　3000円　Ⓘ4-8404-1756-3　Ⓝ493.9

◇小児在宅医療支援マニュアル―医療従事者と家族のための　船戸正久,高田哲編著　改訂2版　吹田　メディカ出版　2010.10　222p　26cm　3400円　Ⓘ978-4-8404-3326-6　Ⓝ493.9
[内容] 1章 小児の在宅医療の現況　2章 小児の在宅医療と医療的ケアの実際　3章 退院後の支援と社会的資源

◇精神障害者の円滑な地域移行のための地域体制整備に関する調査研究事業報告書　全国訪問看護事業協会編　全国訪問看護事業協会　2009.3　2, 93p　30cm　〈平成20年度厚生労働省障害者保健福祉推進事業(障害者自立支援調査研究プロジェクト)〉　Ⓝ492.993

◇精神障害者の地域生活支援を推進するための精神科訪問看護ケア技術の標準化と教育およびサービス提供体制のあり方の検討報告書―訪問看護サービスの需要と供給に関する検討報告書　全国訪問看護事業協会編　全国訪問看護事業協会　2008.3　239p　30cm　〈平成19年度厚生労働省障害者保健福祉推進事業(障害者自立支援調査研究プロジェクト)〉　Ⓝ492.993

◇そこが知りたい! 事故事例から学ぶ訪問看護の安全対策　全国訪問看護事業協会編　日本看護協会出版会　2006.12　149p　26cm　2200円　Ⓘ4-8180-1254-8　Ⓝ492.993

◇訪問看護お悩み相談室―報酬・制度・実践のはてなを解決 平成21年改定対応版　日本訪問看護振興財団編　中央法規出版　2009.8　270p　21cm　2400円　Ⓘ978-4-8058-3205-9　Ⓝ369.9
[内容] 1 訪問看護に関する報酬編(介護保険　介護予防訪問看護　居宅療養管理指導　訪問看護　介護保険と医療保険の区分け　訪問看護指示書　訪問看護計画書・訪問看護報告書　訪問看護の対象と施設等におけるサービス提供　公費)　2 訪問看護ステーション開設・運営編(訪問看護ステーションの開設　訪問看護ステーションの運営　個人情報保護と情報開示, 公表制度　質評価と満足度調査　連携)　3 訪問看護ステーション多機能化編(療養通所介護)　4 訪問看護実践編(医行為などについて　在宅ターミナルケアを受ける患者への訪問看護　ALS・難病等の患者への訪問看護　精神障害者への訪問看護　認知症患者への訪問看護　小児患者への訪問看護　高齢者虐待)

◇訪問看護お悩み相談室―報酬・制度・実践のはてなを解決 平成18年改定対応版　日本訪問看護振興財団編　中央法規出版　2006.7　206p　21cm　2000円　Ⓘ4-8058-2760-2　Ⓝ369.9
[内容] 1 訪問看護に関する報酬編　2 訪問看護ステーション経営運営編　3 訪問看護ステーションの多角経営編(訪問看護ステーションの多機能化(療養通所介護)　他職種との連携)　4 介護予防訪問看護編(介護予防訪問看護の役割, 手続き, 報酬)　5 訪問看護実践編(在宅ターミナルケアを受ける患者への訪問看護　ALS・難病等の患者への訪問看護　精神障害者への訪問看護　小児患者への訪問看護　高齢者虐待)

◇訪問看護元気化計画―現場からの15の提案　宮崎和加子, 川越博美著　医学書院　2010.6　182p　19cm　1800円　Ⓘ978-4-260-01055-9　Ⓝ492.993
[内容] 第1部 日本の訪問看護の現状(訪問看護のこれまで, そして今　地域で暮らす利用者・対象者の特徴と変化　訪問看護ステーションの現状　試行錯誤のステーション運営　生き生きと活躍する訪問看護師　訪問介護の"中身"を考える　始まりつつある新たな動き)　第2部 訪問看護発展のための15の提案

◇訪問看護サービス安定供給体制のあり方に関する調査研究報告書　みずほ情報総研　2012.3　6, 302p　30cm　〈平成23年度老人保健事業推進費等補助金老人保健健康増進等事業〉　Ⓝ369.261

◇訪問看護サービスの需要と供給に関する検討報告書 平成19年度　全国訪問看護事業協会編　全国訪問看護事業協会　2008.3　132p　30cm　〈平成19年度老人保健事業推進費(老人保健健康増進等事業分)訪問看護事業の報酬体系・提供体制のあり方に関する調査研究事業〉　Ⓝ369.261

◇訪問看護事業所の基盤強化に関する調査研究事業報告書　日本赤十字看護大学　2011.3　259p　30cm　〈平成22年度老人保健事業推進費等補助金老人保健健康増進等事業　研究代表: 福井小紀子〉　Ⓝ369.261

◇訪問看護事業所の基盤強化に関する調査研究事業報告書　差し替え版　日本赤十字看護大学　2011.3　259p　30cm　〈平成22年度老人保健事業推進費等補助金老人保健健康増進等事業　研究代表: 福井小紀子〉　Ⓝ369.261

◇訪問看護事業所の基盤強化に関する調査・研究事業～訪問看護事業所の活動経営状況に関する全国実態調査～報告書　全国訪問看護事業協会編　全国訪問看護事業協会　2010.3　148p　30cm　〈平成21年度厚生労働省老人保健健康増進等補助金事業(老人保健健康増進等事業)〉　Ⓝ369.261

◇訪問看護事業のサービス提供体制のあり方に関する検討報告書　全国訪問看護事業協会編　全国訪問看護事業協会　2008.3　126p　30cm　〈平成19年度厚生労働省老人保健事業推進費等補助金(老人保健健康増進等事業)訪問看護事業の報酬体系・提供体制のあり方に関する調査研究事業〉　Ⓝ369.261

◇訪問看護事業の多機能化の現状と課題の検証に関する研究事業報告書　全国訪問看護事業協会編　全国訪問看護事業協会　2011.12　63p　30cm　〈平成22年度社団法人全国訪問看護事業協会研究事業〉　Ⓝ369.16

◇訪問看護事業の報酬体系・提供体制のあり方に関する調査研究事業―概要版　全国訪問看護事業協会編　全国訪問看護事業協会　2008.3　67p　30cm　〈平成19年度厚生労働省老人保健事業推進費等補助金(老人保健健康推進等事業)〉　Ⓝ369.261

◇訪問看護事業の報酬体系のあり方に関する検討報告書　全国訪問看護事業協会　2008.3　65, 40p　30cm　〈平成19年度老人保健事業推進費等補助金(老人保健健康増進等事業分)訪問看護事

業の報酬体系・提供体制のあり方に関する調査研究事業）　Ⓝ369.261
◇訪問看護師のための在宅感染予防テキスト――現場で役立つケア実践ナビ　HAICS研究会PICSプロジェクト編著　吹田　メディカ出版　2008.8　175p　26cm　〈折り込1枚〉　3000円　Ⓘ978-4-8404-2548-3　Ⓝ492.993
　内容　1 BASIC（在宅ケアにおける感染予防の基本的な考えかた　標準的予防策（スタンダードプリコーション）と感染経路別の予防策）　2 PRACTICE（感染予防につながる日常のケア　在宅での医療処置・ケアの感染予防策　在宅ケアで訪問看護師が注意しなければならない感染症と対応　在宅ケアにおける感染症発生時の連携）　3 ASSESSMENT TOOL（訪問看護師の気づきを対策に活かすためのアセスメントツール）　4 QUICK REFERENCE（そのまま使える説明シート）
◇訪問看護需給に関する調査研究事業　報告書　東京大学大学院医学系研究科健康科学・看護学専攻地域看護学分野編　東京大学大学院医学系研究科健康科学・看護学専攻地域看護学分野　2011.3　158p　30cm　〈平成22年度老人保健事業推進費等補助金（老人保健健康増進等事業分）〉　Ⓝ369.261
◇訪問看護ステーションの基盤強化促進に関する調査・研究事業～「訪問看護支援事業」の支援・評価とその普及～報告書　全国訪問看護事業協会編　全国訪問看護事業協会　2010.3　1冊　30cm　〈平成21年度厚生労働省老人保健健康増進等事業（老人保健健康増進等事業）　奥付のタイトル：訪問看護ステーションの基盤強化に関する調査研究事業「訪問看護支援事業の支援・評価とその普及」報告書〉　Ⓝ369.261
◇訪問看護の安定的提供体制のあり方に関する研究――訪問看護・介護需給計画策定に関する調査研究　報告書　医療経済研究・社会保険福祉協会医療経済研究機構　2009.3　6, 143p　30cm　（老人保健健康増進等事業による研究報告書 平成20年度）　Ⓝ492.993
◇訪問看護の基盤強化に関する調査研究事業報告書　全国訪問看護事業協会編　全国訪問看護事業協会　2011.3　1冊　30cm　〈平成22年度厚生労働省老人保健健康増進等補助金事業（老人保健健康増進等事業）〉　Ⓝ369.261
◇訪問看護の需給に関する研究報告書――訪問看護の需給に関する調査研究事業　医療経済研究・社会保険福祉協会医療経済研究機構　2010.3　62, 13p　30cm　（老人保健健康増進等事業による研究報告書 平成21年度）〈奥付のタイトル：訪問看護の需給に関する研究〉　Ⓝ369.261
◇薬剤師がアドバイスする在宅介護者のための感染防止マニュアル――消毒薬の取り扱いがわかる　山口県病院薬剤師会感染制御小委員会編、尾家重治監修　吹田　メディカ出版　2011.3　71p　26cm　2000円　Ⓘ978-4-8404-3657-1　Ⓝ493.8
◇わが家にケアマネジャーがやって来た――ケアプランを考えるワークショップ　吉野望、東京都社会福祉協議会編集・執筆　改訂版　東京都社会福祉協議会　2006.1　35p　30cm　（介護サービス向上シリーズ 2）　476円　Ⓘ4-902198-97-5　Ⓝ369.16

　内容　介護サービスを利用しながら自分らしく暮らすために　基礎理解1・介護サービスの契約とケアマネジャーの役割　基礎理解2・申込みからサービス開始までの流れ　ワークショップのねらいと進行　寸劇の登場人物と場面　寸劇「わが家にケアマネジャーがやって来た」　個人作業　個人作業からグループ作業へ　グループ発表　作業のまとめ〔ほか〕
◇Q&A・在宅ケアに役立つとっておき！病気・治療・薬の知識　川人明、佐々木睦美共著　日本看護協会出版会　2004.4　207p　19cm　（Community care special）　2000円　Ⓘ4-8180-1070-7　Ⓝ492.993

終末期医療

◇あなたが選ぶ人生の終焉――家族で考える悔いなき最期　L. ノーランダー、K. マクスティーン著、鈴木和子監修、はっとりゆうこ訳　吹田　メディカ出版　2004.2　161p　21cm　1900円　Ⓘ4-8404-0813-0　Ⓝ490.15
　内容　第1章 家族会議のプランを立てる　第2章 ケアプラン作りに誰が関わるか　第3章 ケアの選択肢　第4章 家族会議開始　第5章 価値観と目標の理解　第6章 意思決定能力があるかどうか　第7章 医者とどう話すか　第8章 ヘルスケア・ディレクティブの記入　第9章 ホスピスのケアを理解する　第10章 ダイニングテーブルでの大修事
◇医師が教える幸福な死に方　川嶋朗著　角川マガジンズ　2012.3　182p　18cm　（角川SSC新書 150）〈発売：角川グループパブリッシング〉　760円　Ⓘ978-4-04-731573-0　Ⓝ490.14
　内容　第1章 崩壊への道をたどる日本の医療　第2章 日本の医療は矛盾だらけ　第3章 自分の寿命と死を考えれば、人生がより良くなる　第4章 死ぬ間際まで健康寿命を保つためには　第5章 元気なうちに死についての準備を　第6章 延命治療は拒否できる
◇医者がすすめるよい生き方、よい死に方　中原和彦著　改訂　福岡　海鳥社　2012.3　211p　19cm　1400円　Ⓘ978-4-87415-845-6　Ⓝ490.14
　内容　死の準備教育（死を学ぶことは生を学ぶこと　死の受容　死に方を決める三要素　ターミナルケア　死んでいく人が主役だ　死は選択（大往生の条件　死の三段階　病気と雪障）　長寿の本質（寿の付く命　ボケずに長寿でいるために　病の意味　天寿ガン）　生きがいへの出発（人生問題と四苦八苦　人生の意味　生きがいのない人の条件　自分らしく生きる　池見酉次郎先生について　二十一世紀の健康幸福学（池見酉次郎）（心身医学と世直し　ガンの自然退縮　現代人の病を治す東洋医学　自分で脳を整える　病への目覚めが世を治す）
◇いのちの砂時計――終末期医療はいま　共同通信社社会部著　日本評論社　2008.6　207p　19cm　1600円　Ⓘ978-4-535-58539-3　Ⓝ490.14
　内容　第1章 終末期医療の最前線――苦悩する医師たち　第2章 小さな命を抱きしめて――悩み抜き、輝きを模索する　第3章 過酷な難病ALSと向き合う――それぞれの選択　第4章「人生の最終章」を描くか――識者に聞く　第5章 ドヤの街、山谷で旅立つ――ここが人生の終着駅　第6章 救える命、救えない命――様々な「格差」　第7章 がんで逝く、がんを生きる――残された時を家族とともに　第8章 人生の最後

に結び合う絆―感謝と別れがひとつになるとき　終章　幸せな最期、それを支える医療―対談＝鎌田實・上野千鶴子

◇いのちの砂時計―終末期医療はいま　共同通信社社会部編　新潮社　2012.6　235p　15cm　(新潮文庫)　490円　Ⓘ978-4-10-122423-7
内容　第1章　終末期医療の最前線―苦悩する医師たち　第2章　小さな命を抱きしめて―悩み抜き、輝きを模索する　第3章　過酷な難病ALSと向き合う―それぞれの選択　第4章「人生の最終章」をどう描くか―識者に聞く　第5章　ドヤの街、山谷で旅立つ―ここが人生の終着駅　第6章　救える命、救えない命―様々な「格差」　第7章　がんで逝く、がんを生きる―残された時を家族とともに　第8章　人生の最後に結び合う絆―感謝と別れがひとつになるとき　終章　幸せな最期、それを支える医療―対談＝鎌田實・上野千鶴子

◇エンドオブライフ・ケア―終末期の臨床指針　K.K.キューブラ, P.H.ベリー, D.E.ハイドリッヒ編著, 鳥羽研二監訳　医学書院　2004.3　462p　21cm　3800円　Ⓘ4-260-33321-6　Ⓝ492

◇おまかせ臨終から自分死へ　福永宜道著　MBC21　2004.6　264p　19cm　〈発売：東京経済〉　1200円　Ⓘ4-8064-0739-9　Ⓝ490.15
内容　第1章　死因統計の死因　第2章　病院での「自分死」の選択　第3章　在宅死を希望する場合　第4章　死亡原因別の経過、予後および自分死　第5章「死」に影響する要因　第6章　高齢者を取り巻く制度・環境について　第7章　高齢者の生理的問題

◇〈死にざま〉の医学　永田勝太郎著　日本放送出版協会　2006.10　238p　19cm　(NHKブックス 1068)　920円　Ⓘ4-14-091068-2　Ⓝ490
内容　「満ちたりた死」をサポートするために（悔しい死　全人的医療―「死にざまの医学」の基礎　トータルペインという考え方―痛みとどう向き合うか　サルトジェネシスとは何か―緩和医療の新しい展開　大往生と従病の条件）　身体的補法と心理的補法（身体的補法―補剤の効用　死を感じた患者にいかにアプローチするか―心理的補法　生きざまの転換への挑戦―実存的転換から至高体験へ　サルトジェネシスと死の受容　あなたは大往生できますか）

◇死にゆく人のための医学　森岡恭彦著　日本放送出版協会　2003.11　193p　18cm　(生活人新書)　660円　Ⓘ4-14-088090-2　Ⓝ490.15
内容　第1章　新しい死の概念―脳死　第2章　死のさまざまな様相　第3章　人は自ら命を縮めてよいか　第4章　終末期の医療―安楽死から尊厳死へ　第5章　ターミナルケア　第6章　安楽死の容認　第7章　死にゆく人をめぐる問題点

◇死ぬときに後悔しない医療　大津秀一著　小学館　2010.2　333p　15cm　(小学館文庫 お30-1)〈『死学』(2007年刊)の改題、加筆・修正〉　619円　Ⓘ978-4-09-408478-8　Ⓝ490
内容　ある死の風景―死の現実　第1部(If(もしも…)ホスピス医、誕生)　第2部(緩和医療とは　延命治療とは　ホスピスについて―そこは明るくあたたかい　もう一つの死の風景)

◇死ぬときに後悔すること25 ―1000人の死を見届けた終末期医療の専門家が書いた　大津秀一著　致知出版社　2009.5　250p　20cm　1500円　Ⓘ978-4-88474-852-4　Ⓝ490.145

内容　第1章　健康・医療編―死ぬときに後悔すること1　第2章　心理編―死ぬときに後悔すること2　第3章　社会・生活編―死ぬときに後悔すること3　第4章　人間編―死ぬときに後悔すること4　第5章　宗教・哲学編―死ぬときに後悔すること5　第6章　最終編―死ぬときに後悔すること6

◇19歳の君へ―人が生き、死ぬということ　日野原重明編著　春秋社　2008.8　240p　19cm　1700円　Ⓘ978-4-393-36499-4　Ⓝ490.14
内容　序　いのちとは何か、学ぶとはどういうことか（日野原重明（聖路加国際病院理事長））　第1講　ホスピスケアとはなぜなのか―総論（山崎章郎（ケアタウン小平クリニック院長））　第2講　死生観を育む―生と死の哲学（アルフォンス・デーケン（上智大学名誉教授））　第3講　人間として尊重する医療―ケアの倫理（石垣靖子（北海道医療大学大学院教授））　第4講　ホスピス緩和ケアをどう支えるか―国の施策（紀伊國献三（笹川医学医療研究財団専務理事））　第5講　在宅緩和ケア　実践と課題―在宅への転換（岡部健（岡部医院院長））　第6講　地域全体で取り組む緩和ケア―地域の連携（木澤義之（筑波大学大学院講師））　第7講　がん緩和ケア病棟の今―病院の試み（向山雄人（癌研有明病院緩和ケア科部長））　第8講　いのちを大切にするということ―一心をケアする（沼野尚美（六甲病院緩和ケア病棟チャプレン、カウンセラー））

◇終末期医療をめぐる法的・倫理的規制のあり方への提言―富山第一銀行研究助成報告書　富山大学大学院医学薬学研究部医療基礎学域哲学研究室　2007.4　53p　30cm　Ⓝ490.154

◇終末期医療と生命倫理　飯田亘之, 甲斐克則編　太陽出版　2008.7　282p　21cm　(生命倫理コロッキウム 4)　3200円　Ⓘ978-4-88469-578-1　Ⓝ490.15
内容　1　終末期医療における病者の自己決定の意義と法的限界　2　積極的安楽死違法論再構築の試み―「人間の尊厳」は「死への自己決定権」ではなく「生命の価値」を導く　3　わが国の医療現場における「尊厳死」の現状―告知の問題　4　終末期医療のガイドライン―日本医師会のとりまとめた諸報告書の比較検討　5「安楽死の意図は患者の死亡、鎮静の意図は苦痛緩和」という二極分化的思考の問題点　6　フランス国家倫理諮問委員会：「生命の終わり、生命を終わらせること、安楽死」に関する　資料

◇終末期医療のガイドライン―グランドデザイン2007-国民が安心できる最善の医療を目指して―各論2007年8月発行より別刷　日本医師会　2007.9　12p　26cm　Ⓝ490.15

◇終末期患者からの3つのメッセージ―欲　怒り　バランス　大津秀一著　ユナイテッド・ブックス　2010.11　191p　20cm　〈発売：阪急コミュニケーションズ〉　1500円　Ⓘ978-4-484-10315-0　Ⓝ490.14
内容　第1章　死が遠くなった世界　第2章　欲をどう扱うか　第3章　怒りを減らし、つながるために　第4章「絶対」のない世界をどう生きるか　第5章　後悔少なき死を

◇終末期における意思決定（ELDs）の諸問題―報告　富山　盛永審一郎　2010.1　64p　30cm　〈会議・会場：11月15日　富山大学黒田講堂〉　Ⓝ490.15

◇終末期の保健福祉　佐藤進, 桑原洋子編　信山社　2008.9　196p　19cm　1600円　Ⓣ978-4-7972-9173-5　Ⓝ490.15

◇すべて、患者さんが教えてくれた終末期医療のこと　大津秀一著　河出書房新社　2011.1　236p　20cm　1500円　Ⓣ978-4-309-02015-0　Ⓝ490.15
[内容]序章 末期がん患者はモルヒネ投与で死期が早まる。しかし楽にしてあげるならそれしかない一本当か？　第1章 臨終では、ドラマのように、愛する人の名前を呼んだ後、がくっと死ぬ一本当か？　第2章 望まぬ延命治療をされているのは一部の人間で、事前に意思表示をしておけば絶対に大丈夫一本当か？　第3章 抗がん剤は最後までし続けたほうが命が延びる。あるいは逆に、抗がん剤は苦しいだけ一本当か？　第4章 がん患者が一番かわいそうである。がんにだけはなりたくない一本当か？　第5章 悪いのは不真面目な医師である。医者がちゃんとすれば医療は変わる一本当か？　終章 望まれた終わりへ

◇人間の往生ー看取りの医師が考える　大井玄著　新潮社　2011.1　214p　18cm　(新潮新書 403)　720円　Ⓣ978-4-10-610403-9　Ⓝ490.15
[内容]家で死ぬ意味　大往生の回復　進行がん告知　医者と芸者　一人称のがん　在宅看取りの不安　祈り話　「わたし」はどこに宿るのか　老いと「意味の世界」　野垂れ死にも悪くない　「意味の世界」を落ち着かす　ある地域医療の死　祈りとつながり　終末期胃腸病の見る「時」

◇人はいつか死ぬものだからーこれからの終末期ケアを考える　ポーリーン・W.チェン著, 那波かおり訳, 西村知樹監修　河出書房新社　2009.4　269, 12p　20cm　1900円　Ⓣ978-4-309-20520-5　Ⓝ490.14
[内容]第1部 理念(復活屋　星の巡りの神秘とともに　「見て、覚えよ」)　第2部 実践(非公式のカリキュラム　M&Mー死亡症例検討会　女性人体模型)　第3部 再評価(害を与えてはならぬ　右立ちしなければならないことが…　鏡に自分を見るように)

◇安らかな死を迎えるためにー残り少ない生、あなたならどう生きる　金子則彦著　東京図書出版会　2010.1　162p　19cm　(発売:リフレ出版)　1400円　Ⓣ978-4-86223-390-5　Ⓝ490.14
[内容]安らかな死のために。「延命至上主義」を考え直す　死への様々な想い　尊厳死「尊厳死」の法的見解　死の「自己決定権」、その「告知」　「終末期」ガイドライン　「終末期」アンケート　「終末期医療」の現状　脳死　国民的合意

◇余命半年ー満ち足りた人生の終わり方　大津秀一著　ソフトバンククリエイティブ　2009.2　279p　18cm　(ソフトバンク新書 096)　760円　Ⓣ978-4-7973-5236-8　Ⓝ490.14
[内容]序章 余命半年の真実　第1章 緩和医療とは何か　第2章 病前(健康時)の心得　第3章 病初期・病中の心得　第4章 病末期の心得

◇End of lifeー現代人の生の行方を考える　ファイザーヘルスリサーチ振興財団　2007.7　207p　26cm　(ヘルスリサーチワークショップ 出会いと学び 第3回(2007年))　〈会期・会場:2007年1月27日~28日 アポロ・ラーニングセンター(ファイザー株式会社研修施設)〉　非売品　Ⓣ978-4-939010-03-3　Ⓝ490.15

[内容]基調講演:独居末期癌患者の在宅死を考える(川越厚述)　パネルディスカッション:臨床現場から見た様々な死(長谷川剛述)　医療現場からみたエンドオブライフを取り巻く諸問題(中島和江述)

《ホスピス》

◇あなたを家で看取りたいー安らかで幸せな死を迎えるために　内藤いづみ著　ビジネス社　2003.10　229p　19cm　1400円　Ⓣ4-8284-1076-7　Ⓝ490.14
[内容]第1章 「命の現場」から見える風景　第2章 「幸せな死」を実現するために　第3章 命のためにすべきこと　第4章 なくなる命、つながる命　第5章 穏やかな最期のために　第6章 家で幸せに亡くなるために　第7章 患者主体の「温かい医療」を実現しようー鎌田実氏との対談

◇あなたともっと話したかったー日本のホスピス生みの親・20年の実践　柏木哲夫著　日本経済新聞社　2003.10　269p　15cm　(日経ビジネス人文庫)〈「愛する人の死を看取るとき」(PHP研究所1995年刊)の増訂〉　600円　Ⓣ4-532-19199-8　Ⓝ490.14
[内容]第1章 安らかな死を迎えるために　第2章 「あなたともっと話したかった」　第3章 患者の心に聴く　第4章 共に生きる　第5章 再会の約束　第6章 悲しみが人を成長させる　第7章 よりよき生を求めて

◇あなたらしい最期を生きる本ー絵で見るはじめての終末医療マニュアル　奥井識仁著　ハート出版　2009.10　204p　19cm　1500円　Ⓣ978-4-89295-590-7　Ⓝ490.14
[内容]1章 「告知」を受ける　2章 「告知」を受けたあと　3章 自分らしい死を選択しよう　4章 死の定義　5章 がんの痛みをやわらげる　6章 疾患症状別のケア　7章 在宅でのケア　8章 旅立ちの瞬間

◇家で生きることの意味ー在宅ホスピスを選択した人・支えた人　柳田邦男, 川越厚共編　青海社　2005.9　222p　19cm　1800円　Ⓣ4-902249-17-0　Ⓝ490.14
[内容]第1部 人生の支援としての在宅ホスピスケア　第2部 家で死ぬことの意味(気のすむまで手を握って　愛の音色のナースコール　一七年後の新婚生活)　第3部 病院でできなかったこと、家でできたこと(母を待つ黄色いバラ　あと一〇メートルでゴールだ!　在宅ホスピスケアは愛の証)

◇家で死ぬこと、考えたことありますか?ー"プロフェッショナル"訪問看護師が綴る看取りのためのガイドブック あなたの隣の在宅ケア　秋山正子著　保健同人社　2011.10　151p　21cm　1500円　Ⓣ978-4-8327-0663-7　Ⓝ492.993
[内容]1 出会いと別れーさまざまな終末期のあり方　2 在宅ケアを支える手　3 グリーフケア　4 在宅ケアを始める前に…

◇家で看取るということー末期がん患者をケアする在宅ホスピスの真実　川越厚, 川越博美著　講談社　2005.7　245p　20cm　1500円　Ⓣ4-06-212510-2　Ⓝ492.918
[内容]第1部 病院で死ぬこと、家で死ぬこと　第2部 家族が知っておきたい看取りの知識(家でもできる症状コントロール　家族にできる日常のケア　別れのとき　不安と疑問に答える)

終末期医療　　　　　　　　　　　　　　　　　　　　　　　　　医療と社会・福祉

◇遺族によるホスピス・緩和ケアの質の評価に関する研究　「遺族によるホスピス・緩和ケアの質の評価に関する研究」運営委員会編　大阪　日本ホスピス・緩和ケア研究振興財団　2010.3　119p　26cm　非売品　Ⓣ978-4-903246-10-9　Ⓝ498.16

◇いのち、生きなおす―あなたは人生の最期をどこで迎えますか　玉地任子著　集英社　2003.11　278p　20cm　1400円　Ⓣ4-08-781297-9　Ⓝ490.14

　内容 生命には限りがある　あなたは人生の最期をどこで迎えますか　私、幸せ探しの旅のお供です　まだ死にたくない、もっと生きたい！　病を受け入れたところから生きなおす　死に場所の選択　いのちは誰のものですか　死ぬことは負けることではない　十八歳の青年に残された最後の日々　好きなことに挑戦して、余命を輝かせる　両親の死をどう乗り越えるか　家族を愛し愛されて、あるがままを生きた四カ月　在宅医療を選択するということ　この仕事に出会えて、私は幸せです　最後の物語―死にゆく人の深い心の疼きに寄り添って

◇生命をみとる看護―何がどこまでできるのか　大坪洋子著　講談社　2005.10　189p　18cm　（講談社＋α新書）　800円　Ⓣ4-06-272345-X　Ⓝ492.918

　内容 第1章「後悔しない看取り」のために　第2章 死にゆく人からの"贈り物"　第3章「延命治療」をどう考えるか　第4章 からだのケアが心を癒す　第5章 最期の日までいつものように　第6章 人生を振り返ることで救われる　終章 がんと診断されたとき

◇いのちに寄り添う。―ホスピス・緩和ケアの実際　柏木哲夫著　ベストセラーズ　2008.7　206p　19cm　1440円　Ⓣ978-4-584-13093-3　Ⓝ490.14

　内容 序章 患者さんに寄り添うホスピス・緩和ケア　第1章 自分らしい最期を迎えるために（治す（キュア）のではなく苦痛を緩和（ケア）する　ホスピスの定義と七つの働き ほか）　第2章 旅立つ人と、看取る人　第3章 患者さん中心のホスピス・緩和ケアの実際

◇いのちのレッスン―往復書簡　内藤いづみ、米沢慧著　雲母書房　2009.10　226p　20cm　1600円　Ⓣ978-4-87672-281-5　Ⓝ490.15

　内容 第1部 いのちの臨床（E・キューブラー・ロスの遺産　岡村昭彦―ホスピスへの遠い道　病いの終末期を生きる　「いのち」の物語―死にゆく人からの学び）　第2部 いのちへの配慮（グランドデザインを求めて　明け渡しのレッスン　アキヒコ伝説―二十一世紀のいのちを考える　ホスピス医の使命　いのちの番人）

◇いま患者が求めるホスピス緩和ケア―病院、在宅のホスピス緩和ケアではなにが求められているのか　野沢一馬著　ぱる出版　2006.6　223p　21cm　（New medical management）　3000円　Ⓣ4-8272-0267-2　Ⓝ492.918

　内容 第1章 ホスピス緩和ケア最前線―いま、現場ではどのようなケアが求められているのか　第2章 ホスピス緩和ケアとはなにか？　いまどうなっているのか？"基礎知識編"　第3章 ホスピス緩和ケアの始め方・進め方　第4章 在宅ホスピス緩和ケアの現状と課題　第5章 これから求められるホスピス緩和ケアとはなにか

◇癒しのエンゼルケア―家族と創る幸せな看取りと死後のケア　角田直枝編　中央法規出版　2010.8　184p　21cm　2400円　Ⓣ978-4-8058-3358-2　Ⓝ492.918

　内容 第1章 見直そう！これまでのエンゼルケア　第2章 暮らしの延長線上にあるエンゼルケア　第3章 ご家族の心を癒すエンゼルケア　第4章 その人らしい表情を作る看護技術　第5章 事例で学ぶエンゼルケア（病棟での看取りとエンゼルケア（1）介護の満足と納得した看取りで悲嘆からの回復を支援　病棟での看取りとエンゼルケア（2）ご家族の関係性に気づき、ご家族の希望を叶えた支援 ほか）

◇絵でみるターミナルケア―人生の最期を生き抜く人へのかぎりない援助　佐藤禮子監修、浅野美知恵編　学習研究社　2006.2　256p　26cm　2400円　Ⓣ4-05-152293-8　Ⓝ492.918

◇エンゼルケアのエビデンス！？―死に立ち会うとき、できること　上野宗則編・著　下関　素敬　2011.8　175p　21cm　（エンゼルメイクアカデミアブック 1）　2200円　Ⓣ978-4-9905667-0-8　Ⓝ492.918

　内容 序章 よりよいお別れのために―大震災を目の当たりにして　1章 エンゼルケアとは（エンゼルケア（死後のケア）とは　死は瞬間ではなく過程である ほか）　2章 エンゼルケアのエビデンスデータが示すエンゼルケアの現状と対応　3章 エンゼルケアで得られたものエンゼルケア実践者たちの声（エンゼルケアの意味を求めて　20名の看護師によるエンゼルケア実践記）　4章 エンゼルケアの手順と配慮（エンゼルケア（死後のケア）の手順と配慮　エンゼルケアセットのご紹介 ほか）　終章 最後にできること―あとがきにかえて

◇穏やかに逝く―介護で支える自然な死　川上嘉明著　環境新聞社シルバー新報編集部　2009.9　111p　21cm　（介護の本シリーズ）　1200円　Ⓣ978-4-86018-171-0　Ⓝ369.26

◇終りよければすべてよし　羽田澄子編著　岩波書店　2009.6　232p　19cm　1800円　Ⓣ978-4-00-022398-0　Ⓝ498.021

　内容 序 なぜ、映画「終りよければすべてよし」をつくったのか　1 在宅医療を始めた理由　2 医者が変わること　3 専門性の高い介護をめざして　4 介護をめぐる制度　5 在宅医療の道に　6 特養ホームのターミナルケア　7 地方からの実践　8「自宅で死にたい」を実現するために　9 家族を見送って思ったこと

◇介護施設で看取るということ　甘利てる代著　三一書房　2007.12　239p　19cm　（いのちを見つめる 1）　1900円　Ⓣ978-4-380-08500-0　Ⓝ369.263

　内容 第1章 最期の場としての介護施設　第2章 医療との連携　第3章 家族をつなぐ　第4章「死」を受け入れるということ　第5章 家庭的な施設での看取り　第6章 ご遺体はケアの通信簿―暮らしの延長線上にある看取り

◇介護施設におけるターミナルケア―暮らしの場で看取る意味　鳥海房枝著　雲母書房　2011.1　197p　21cm　1800円　Ⓣ978-4-87672-297-6　Ⓝ369.263

　内容 第1章 時代と共に変わる死生観（生活から消えた生き死に　特養のコンセプトと看取り　開かれた施設であること）　第2章 高齢者の身体と医療（医療で痛む身体　元病棟看護師の驚き）　第3章 看

りの実際（ターミナル期のプロセス　看取りにおける医務の役割　初めて看取る　お年寄りの死生観に応える）　第4章 死にゆく人への想い（看取りと家族　死は表沙汰にしなければならない　看取りを振り返る）

◇介護職・家族のためのターミナルケア入門　杉山孝博著　雲母書房　2009.6　123p　26cm　1800円　①978-4-87672-271-6　⑥498
内容 第1章 高齢社会と「死」（高齢社会と私たち　医療とのかかわりにおける死とその変化　私たちは、どのような死を望むのか）　第2章 在宅ケアの現在（在宅ケアとは　これからの高齢者ターミナルケア　在宅あるいは施設におけるターミナルケアの意味とその条件）　第3章 ホスピスと尊厳死（ホスピスケアについて　告知について　尊厳死について）　第4章 在宅ケアの医療処置（在宅で医療処置が行われる背景　在宅で行われる医療的ケア）　第5章 ターミナルの心がけ（ターミナルにおける訪問看護・介護スタッフの心がけ　在宅ターミナルケアの実際と工夫　訪問看護と訪問介護の役割分担）

◇介護と看取り―老後をどう生き、「最期」をどこで迎えるか　結城康博, 平野智子著　毎日新聞社　2011.11　186p　19cm　1300円　①978-4-620-32092-2　⑥490.14
内容 第1章 看取りの現場―看護師はどう寄り添うか　第2章 最期をどこで迎えるか　第3章 独り暮らしの看取り　第4章 医療保険や介護保険はあてにならない　第5章 在宅で安らかに看取るには　第6章 命の選択―胃ろうの造設について考える　第7章 「カネ」だけでは老後は安心できない　終章 今後の社会保障制度の課題

◇かぎりなき使命―ホスピス・緩和ケアとそのプロたち　柴田岳三著　青海社　2009.11　217p　19cm　1800円　①978-4-902249-43-9　⑥490
内容 第1章 ホスピス・緩和ケアの使命　第2章 ホスピス・緩和ケアのプロたち　第3章 プロたちの連携

◇家族を看取る―心がそばにあればいい　國森康弘著　平凡社　2009.12　215p　18cm　（平凡社新書　499）　740円　①978-4-582-85499-2　⑥369.263
内容 第1章 幸せな死を迎えるには　第2章 柴田久美子と「なごみの里」の看取り　第3章 家族で看取るために　第4章 多死社会に向けて

◇家族を看とるとき　日野原重明編著　春秋社　2005.5　219p　19cm　（メメント・モリ2）（執筆：石垣靖子ほか）　1500円　①4-393-36476-7　⑥490.15
内容 有終の美を願っての生き方の選択　患者と家族を支えるホスピスの実践　あたりまえであることのしあわせ　看とりの輪が広がる―家族/医療者/コ・ワーカー　聞く・同伴する・さする　看とる家族を育てる―ホスピスから在宅へ　宇宙から生まれ、宇宙へ帰る

◇家族と介護職のための看取りマニュアル―豊かな死を看取る　苛原実監修　メディカル・パブリケーションズ　2006.9　217p　21cm　2000円　①4-902007-30-4　⑥492.918
内容 第1章 看取りに必要な知識・考え方　第2章 看取りに必要な技術　第3章 看取りと心のケア　第4章 葬儀と家族の悲しみのケア　第5章 看取りの実際（自宅での看取り（夫が看取ったケース）　有料老人ホームでの看取り　ほか）

◇家庭のような病院を―人生の最終章をあったかい空間で　佐藤伸彦著　文藝春秋　2008.4　237p　19cm　1400円　①978-4-16-370120-2　⑥369.263
内容 第1部 ナラティブ―患者と語り合う医療（人は人生の中でいろいろな別れを経験する　ナラティブ人には尊厳をもって接しなさい？）　第2部 やさしさの仕掛け（やさしさは本能ではない　ナラティブアルバム　ナラティブシート　新しい病衣―スッポりん　食事がとれない患者さんの食事　人が安心して死ねる住まい―ナラティブホーム）　第3部 終末期の中に見えてくるもの（患者を関係性の中でとらえる　語れない人のナラティブ　死生観）　第4部 死を生の延長としてとらえる医療（医療の中の看取り文化としての看取り　通夜と主治医と死の文化）

◇枯れるように死にたい―「老衰死」ができないわけ　田中奈保美著　新潮社　2010.8　250p　20cm　1500円　①978-4-10-326821-5　⑥369.263
内容 プロローグ 姑、倒れる　第1章 初めての老人福祉施設　第2章 特別養護老人ホームでの看取り　第3章 親のターミナル（終末期）と親孝行　第4章 「胃ろう」で生きるとは　姑、倒れるーその後　第5章 胃ろうを中止するのは「殺人」というけれど　第6章 ぬくもりだけでいい、生きていてほしい　第7章 リビングウィルと尊厳ある死について　エピローグ 姑の退院、そして自宅での最期

◇ケアとしての死化粧―エンゼルメイク研究会からの提案　小林光恵編著　日本看護協会出版会　2004.4　171p　21cm　2000円　①4-8180-1072-3　⑥492.918

◇ケアとしての死化粧―エンゼルメイクから見えてくる最期のケア　小林光恵, エンゼルメイク研究会編著　改訂版　日本看護協会出版会　2007.5　221p　21cm　2400円　①978-4-8180-1267-7　⑥492.918

◇ご遺体の変化と管理―"死後の処置"に活かす　伊藤茂著　照林社　2009.5　136p　26cm　2200円　①978-4-7965-2195-6　⑥492.918
内容 序章（患者さんとご遺体の違い　ご遺体の管理とは）　第1章 ご遺体の基本的な変化　第2章 ご遺体への基本的ケア　第3章 医療現場でのご遺体への対応　第4章 医療処置とご遺体の損傷

◇幸福な死を迎えたい―栄光病院ホスピスの現場から　ト稲葉康之著　いのちのことば社　2009.9　158p　19cm　（カルディア・ブックス）　1000円　①978-4-264-02769-0　⑥498.16
内容 豊かな生　豊かな死　「幸福な死を迎えたい」　福音こそ神の力　病める人に仕えるには　「不惜身命」の思いで―特別医療法人栄光会理事長に就任して

◇高齢者のターミナルケア・看取りの充実に関する調査研究事業報告書　全国訪問看護事業協会編　全国訪問看護事業協会　2008.3　127p　30cm　〈平成19年度厚生労働省老人保健事業推進費等補助金（老人保健健康増進等事業分）〉　⑥369.261

◇こころのケア―ホスピス・レポート　誠和会ホスピス検討委員会編　福岡　海鳥社　2009.6　310p　19cm　1900円　①978-4-87415-734-3　⑥490.145
内容 1 ホスピス・アンケート　2 ホスピス・レポート（プラバートナンプ寺エイズ患者収容施設（タイ）

◇最高に幸せな生き方死の迎え方　内藤いづみ著　講談社　2003.11　210p　20cm　1500円　Ⓘ4-06-212107-7　Ⓝ490.14
[内容]第1章 最期まで慣れた家で過ごしたい　第2章 ホスピスをどう考えたらよいか　第3章 みんなの痛みを消し去りたい！　第4章 在宅治療は「家族の姿」が現れる　第5章 最期までいい生き方をしたい

◇最高に幸せな生き方と死の迎え方　内藤いづみ著　長野　オフィスエム　2009.6　188p　18cm　〈『最高に幸せな生き方死の迎え方』（講談社2003年刊）の新装版〉　1300円　Ⓘ978-4-904570-05-0　Ⓝ490.14

◇在宅高齢者の終末期ケア―全国訪問看護ステーション調査に学ぶ　宮田和明, 近藤克則, 樋口京子編著　中央法規出版　2004.7　264p　26cm　2800円　Ⓘ4-8058-2477-8　Ⓝ492.993
[内容]序章 在宅高齢者の終末期ケアの現状と課題　第1章 終末期ケアに関する調査結果の概要　第2章 在宅死亡割合・死亡場所に関連する要因と基礎疾患別終末期ケアの特徴　第3章 「介護者の満足度」に関連する要因　第4章 看取りを支える介護者の「思い」と求めている支援　第5章 高齢者の終末期ケアについての考察とまとめ　終章 終末期ケアの質向上のための4つの課題　資料

◇在宅死の時代―近代日本のターミナルケア　新村拓著　法政大学出版局　2012.5　228, 5p　19cm〈第5刷(第1刷2001年)〉　2800円　Ⓘ978-4-588-31208-3
[内容]第1部 看取りの文化（遠ざかる死　地主の日記にみる死の看取り　近代の医師　伝統医療のゆくえ　都市近郊農村における地主と開業医　病院医療の夜明け　派出看護婦の雇用　看取りにおける終末期の認識とケア　死後の処置　変革期にある現代医療　告知の歴史）　第2部 看病を職業とした人びとの系譜（看護と介護　病院と看護婦　小石川養生所の看病人　長崎養生所の看病人　森鴎外の「看頭」　看病・看護・介抱・付添いの関係方式　死を前にした尾崎紅葉の心の揺れ）

◇在宅死のすすめ―生と死について考える14章　網野皓之著　幻冬舎ルネッサンス　2010.2　223p　18cm　（幻冬舎ルネッサンス新書 014）〈並列シリーズ名：Gentosha Renaissance shinsho〉　838円　Ⓘ978-4-7790-6017-5　Ⓝ490.14
[内容]亡くなった患者さんたち　家で死ねない理由　在宅医療・在宅死にこだわる　村の医師と都市の医療　福祉施設の悲劇　在宅医療を選択した人々　地域の看取りとボランティア活動　満足死　安楽死　安楽死を実行した医師の告白　終末期における希望・意思　死者と葬儀　死についてのまとめ　患者さんの生還を喜ぶ

◇在宅ターミナルケアのある暮らし―住みなれたまちで家で終わりたい　西條節子著　生活思想社　2007.8　233p　21cm　（高齢者グループリビング「Coco湘南台」続）　2200円　Ⓘ978-4-916112-16-3　Ⓝ369.263

◇在宅における看取りを支援するための介護老人保健施設の役割に関する調査研究事業報告書　全国老人保健施設協会　2006.3　84p　30cm

◇〈平成17年度独立行政法人福祉医療機構（長寿社会福祉基金）助成事業〉　Ⓝ369.263

◇在宅ホスピスのススメ―看取りの場を通したコミュニティの再生へ　二ノ坂保喜監修　福岡　木星舎　2005.8　321p　21cm　2381円　Ⓘ4-901483-17-X　Ⓝ492.918

◇在宅ホスピス物語―死と生に向き合うとき　二ノ坂保喜著　青海社　2011.10　216p　19cm　1800円　Ⓘ978-4-902249-58-3
[内容]第1章 出会う―在宅ホスピスは医療が人生と出会う場　第2章 生きる―人は死ぬまで生きている　第3章 寄り添う―家族が支える、家族を支える　第4章 広がる―社会を育てる「小さなたね」

◇死をおそれないで生きる―がんになったホスピス医の人生論ノート　細井順著　いのちのことば社フォレストブックス　2007.7　182p　18cm　1000円　Ⓘ978-4-264-02553-5　Ⓝ490.15
[内容]第1章 ホスピス医ががんになった　第2章 がん体験から学んだこと　第3章 死にゆく患者さんの傍にいて　第4章 患者さんに学ぶ生と死　第5章 よく生きてこそ、よく死ねるもの　第6章 これからのホスピス　第7章 今がんと共に歩む人に

◇死を背負って生きる―いのちと看取りの現場から　柏木哲夫著　日本キリスト教団出版局　2008.6　112p　19cm　1200円　Ⓘ978-4-8184-0676-6　Ⓝ490.14

◇死をみるこころ生を聴くこころ　2　三木浩司監修　福岡　木星舎　2006.10　170p　21cm　〈[2]のサブタイトル：緩和ケアの場にいきる心理的援助と技法　執筆：飯田昌子ほか〉　1800円　Ⓘ4-901483-19-5　Ⓝ490.14

◇死を迎える日のための心得と作法17カ条　藤腹明子著　青海社　2006.7　248p　21cm　1800円　Ⓘ4-902249-21-9　Ⓝ490.15
[内容]人として生まれることは難しく、今あるいのちが有難いこと　人はいつか必ず死を迎えるものであると自覚すること　日々、生死一如と心得て生きること　死ぬとき・死に方・死に場所を平生より思いえがくこと　限りあるいのちの短さを知ることは、死に支度は必要なこと　死ぬということは、この世からあの世へと旅立つこと　自分の「願い」を第一にして看取られること　死に向かう過程で生じる五つの苦しみを心得ておくこと　看取ってくれる人々の役割・立場を心得ておくこと　看取られるということは、本人のみならず家族も含めて見護られること　看取られる者・看取る者共々に目指すのは、「救い」ということ　自分の生き様・死に様を決めるのは、自らの生死観であるということ　看取りの善し悪しは、看取りを受ける本人が決めること　死を迎える日に、心残りや憂いがないように努めること　死にゆくとしても、言いたい放題、わがまま放題は避けること　自分の臨終・死後処置については、自身の願いを伝えること　死に向けて心得ておくべきことには、看取られた後の事柄も含まれること

◇死学―安らかな終末を、緩和医療のすすめ　大津秀一著　小学館　2007.1　319p　20cm　1500円　Ⓘ4-09-387611-8　Ⓝ490
[内容]序章 ある死の風景―死の現実　第1章 If(もしも…)　第2章 ホスピス医、誕生　第3章 緩和医療とは　第4章 延命治療とは　第5章 ホスピスについて―そこは明るくあたたかい　終章 もう一つの死の風景

◇知っておきたいホスピスケア　川越厚監修，主婦と生活社編　主婦と生活社　2003.7　223p　21cm　1400円　Ⓘ4-391-12793-8　Ⓝ498.16
内容　第1章 終末期のケアとホスピス　第2章 ホスピスで受けられる医療とケア　第3章 ホスピスに入院するには　第4章 在宅ホスピスケアとその受け方　第5章 ホスピスなんでもQ&A

◇死化粧の時―エンゼルメイクを知っていますか　小林光恵著　洋泉社　2009.12　222p　19cm　1400円　Ⓘ978-4-86248-442-0　Ⓝ492.918
内容　第1章 実感ある看取りを取り戻す動きがあります　第2章 エンゼルメイクの主人公は家族です　第3章 これからはみんなが「看取る人」になります　第4章 エンゼルメイクに参加するために知っておいてほしいこと

◇「自分の家で死にたい」と言われたら読む本　関屋利治著　中経出版　2012.2　191p　19cm　1400円　Ⓘ978-4-8061-4222-5　Ⓝ490.14
内容　序章 大切なのは本人の意思　第1章 病院で死ぬこと、家で死ぬこと　第2章 まだ元気な時にやっておきたいこと　第3章 介護保険の準備からはじめよう　第4章 訪問診療をスムーズに導入する　第5章 住宅改修をその他の準備をしよう　第6章 自宅での看護・介護期を充実させる　第7章 最期を迎えるにあたって

◇13歳からの「いのちの授業」―ホスピス医が教える、どんな時でも「生きる支え」を見つけるヒント　小澤竹俊著　大和出版　2006.7　201p　19cm　1300円　Ⓘ4-8047-6131-4　Ⓝ490.14
内容　1 いのちの輝きと出会う場所―ホスピスからの「未来へのメッセージ」　2 いのちを見失う時―「苦しみ」とは何だろう？　3 いのちにとって、大切なもの―苦しみは、マイナスの要素だけではない　4 いのちを支える三つの柱―苦しい時に、生きる力を与えてくれるもの　5 どんな時でも、いのちの可能性を信じて―「スピリチュアルな苦しみ」の中で生きる　6 聴くことだけが、いのちを救う―苦しんでいる人の前で、私たちにできること　7 いのちの本当の価値に気づく―「何もできない自分」でも、大切だと思えますか？

◇終末期介護への提言―「死の姿」から学ぶケア　大田仁史編著，鳥海房枝，田邊康二著　中央法規出版　2010.10　196p　21cm　1800円　Ⓘ978-4-8058-3368-1　Ⓝ309.20
内容　第1章 「死の姿」(遺体)が語るケアのあり様　第2章 終末期リハビリテーションの考え方　第3章 「死」を見据えてこその介護　第4章 「終末期」を介護するということ　第5章 身体面から終末期の生活の豊かさを支える

◇できるエンゼルケア―40の声かけ・説明例　小林光恵著　医学書院　2011.8　125p　21cm　(看護ワンテーマbook)　1800円　Ⓘ978-4-260-01436-6　Ⓝ492.918
内容　臨終の告知直後　お別れ(お過ごし)の時間　退院までの流れの説明　ご家族に参加をうながす　点滴・チューブ類の対応　皮下出血　口腔ケア・眼内ケア／死後硬直のこと　清拭・入浴(シャワー浴)　死後の体の変化　体表面(皮膚)の乾燥傾向［ほか］

◇それでも病院で死にたいですか　大庭和子著　幻冬舎ルネッサンス　2011.2　166p　18cm　(幻冬舎ルネッサンス新書 031)　(並列シリーズ名：Gentosha Renaissance Shinsho)　838円　Ⓘ978-4-7790-6031-1　Ⓝ498.021

◇大往生なんか、せんでもええやん！　桜井隆著　講談社　2010.5　247p　19cm　(介護ライブラリー)　1500円　Ⓘ978-4-06-282448-4　Ⓝ490
内容　第1部 ただいま―自宅で最期を迎えた人たち(家族に見守られて―がんで逝ったしずばあさん　一人暮らしでも大丈夫―酒・タバコ好きの悟朗じいさん　認知症患者を看取る―まやばあさんと娘さん)　第2部 おかえりなさい―受け入れ方を学ぶ(「住み慣れた家で死にたい」をかなえるために　家族を迎えるために(1) 誰が手伝ってくれるのか　家族を迎えるために(2) 衣食住とQOLをどうするか)　第3部 おさきに―お別れのあとさき(旅立ちのとき―死のプロセス　在宅死の意味―受け継がれる命)

◇大切な人をどう看取るのか―終末期医療とグリーフケア　信濃毎日新聞社文化部編　岩波書店　2010.3　206p　19cm　1900円　Ⓘ978-4-00-023786-4　Ⓝ490.14
内容　第1章 いのちが尽きるとき―医療現場と家族の葛藤　第2章 食べること、生きること―胃ろうの選択、延命患者は幸せか　第3章 緩和ケア―人生の意味を問う　第4章 在宅死―「自分らしく」、家族の思い　第5章 グリーフケア―死別の悲しみと向き合う　終章 死と向き合う―それぞれの「あり方」を求めて

◇大切な人が「余命6カ月」といわれたら？―家族がしてあげられる55のこと　ホスピスケア研究会監修　河出書房新社　2008.8　269p　19cm　1500円　Ⓘ978-4-309-24444-0　Ⓝ490.145

◇大切な人が「余命6ヶ月」といわれたら？―家族がしてあげられる55のこと　ホスピスケア研究会編著　〔点字資料〕　視覚障害者支援総合センター　2009.5　3冊　28cm　〈原本：河出書房新社　2008　ルーズリーフ〉　全12000円　Ⓝ490.145

◇大切な人の看取り方　デニー・コープ著，上野容子，こやまはるこ訳　飛鳥新社　2011.6　189p　20cm　1500円　Ⓘ978-4-86410-081-6　Ⓝ490.145
内容　序章 「死のプロセス」を学ぶ前に　第1章 死ぬことについて　第2章 死のプロセス、それぞれの段階について／「妊娠」にたとえられる初期の段階「出産」にたとえられる次の段階　最後の段階…安らかな終焉　第3章 看取り介護をする人へのサポート

◇タタミの上で死なせたい―よりよいターミナルケアのために　芝田英昭，松瀬房子，密田逸郎編　京都　文理閣　2006.2　239p　19cm　1500円　Ⓘ4-89259-501-2　Ⓝ492.918
内容　生と死を見つめる―よりよいターミナル(終末期)ケアを求めて　みな、意外に安らかな最期だった―がん患者の在宅介護と看取り体験―それでも心は生きている―自宅で高齢者を看取る　「人生の完結」を看護するために―ターミナルケア、医療従事者たちの提案　シンポジウム 生と死を見つめる―より良いターミナルケアを求めて　終末期医療と社会保障制度の現実

◇ターミナルケアと家族についての調査研究報告書　平成15年度　21世紀ヒューマンケア研究機構家庭問題研究所調査研究　神戸　兵庫県　2004.3印刷　175p　30cm　Ⓝ490.14

終末期医療　　　　　　　　　　　　　　　　　　　　　　　　　　　医療と社会・福祉

◇誰もが知りたい上手な死に方、死なせ方―円満でやすらかな終末期への道しるべ　エリコ・ロウ著　講談社　2007.12　246p　19cm　〈奥付のタイトル：誰もが知りたい身近な死の迎え方〉　1300円　Ⓣ978-4-06-214412-4　Ⓝ490.14
　内容　第1章 上手に死ぬのは至難のわざ　第2章 死に直面した心がたどる五つの過程　第3章 人生の最終章をどう生き抜くか　第4章 終末期の病人をどう支えるか　第5章 後悔を残さないためのコミュニケーション　第6章 最期の安息　第7章 闘病、看病で疲れた心身の癒し　第8章 臨終が近づいた兆し　第9章 愛する人をあとに

◇だんだんよ、涙がでるほどうれしいで―介護最前線の看取りケア　こうほうえん編　筒井書房　2007.9　158p　21cm　1333円　Ⓣ978-4-88720-536-9　Ⓝ369.26

◇定本ホスピス・緩和ケア　柏木哲夫著　青海社　2006.6　306p　20cm　2200円　Ⓣ4-902249-19-7　Ⓝ490.14

◇認知症高齢者に対する終末期ケアの国際比較―職員や家族の考え方に関する調査 報告書　医療経済研究・社会保険福祉協会医療経済研究機構　2010.3　12, 134p　30cm　〈平成20・21年度医療経済研究機構自主研究事業〉　Ⓝ369.263

◇のこされた者として生きる―在宅医療、グリーフケアからの気付き　森清著　いのちのことば社　2007.3　65p　18cm　600円　Ⓣ978-4-264-02483-5　Ⓝ490.4
　内容　1 悼むー「出会い」と「喪失」　2 喪―喪の四段階「喪失期」「混乱期」「安定化期」「独立期」　3 のこされる前に（介護者として）―3つの大切なこと「健康」「告知」「介護参加」　4 のこされた後に（遺族として、遺族に対して）―2つの基本「保証」「共にいること」　5 先立つ者としての配慮（のこす者として）―「尊厳」と「自己満足」　6 再会（のこした後に残るもの）―「物語」（ナラティブ）とスピリチュアル・リアリティ　7 幸せに生きるために―突然の喪に備えて必要なもの「コミュニティ」　8 今、できること―祈りが癒しであって、祈りによって癒されるのではない

◇ひとはなぜ、人の死を看とるのか　鈴木荘一著, 佐々木久夫聞き手　人間と歴史社　2011.10　409p　19cm　2700円　Ⓣ978-4-89007-183-8
　内容　日本のホスピスの源流「死の臨床研究会」の発足　死にゆく患者の心理　がん告知とインフォームド・コンセント　プライマリ・ケアの新たな視点　死を看とる医療の実際　在宅ホスピス、在宅緩和ケアへの展開　生と死を支えるかけ橋　スピリチュアルケア　ターミナルケアと宗教　ターミナルケアとクオリティ・オブ・ライフ　日本人の死生観

◇瀕死の医療―患者は病院とどうつきあい、どう生きればいいか　大津秀一著　PHP研究所　2007.8　279p　19cm　1400円　Ⓣ978-4-569-69399-6　Ⓝ490.15
　内容　第1章 抗がん剤治療の惨劇は終わらない　第2章 悲しい長生き　第3章 崩壊寸前の日本の医療制度　第4章 死と向き合う患者さんの傍に立って　第5章 これが延命治療だ　第6章 混乱する現場、医師の苦悩と孤独　終章 人よ、自然な死に還れ

◇「平穏死」のすすめ―口から食べられなくなったらどうしますか　石飛幸三著　講談社　2010.2　199p　20cm　1400円　Ⓣ978-4-06-216014-8　Ⓝ369.263
　内容　第1章 ホームで起きていたこと　第2章 高齢者には何が起きているのか　第3章 なぜホームで死ねないのか　第4章 私たちがしたこと　第5章 ホームの変化　第6章 どう生きるか

◇ホスピス―その理念と運動　シシリー・ソンダース他編著, 岡村昭彦監訳　雲母書房　2006.6　369p　22cm　〈「ホスピスケアハンドブック」（家の光協会1980年刊）の復刊〉　2800円　Ⓣ4-87672-204-8　Ⓝ492.918
　内容　第1章 ホスピスの思想　第2章 ひとつの生き方としてのホスピス　第3章 死期を迎えるための哲学　第4章 今日の痛みの概念　第5章 死にゆく患者の症状の緩和　第6章 運動神経系疾患に対するホスピスケア　第7章 世界に広がるホスピス運動　第8章 成果、失敗、そして未来：ホスピスを分析すると

◇ホスピス・緩和ケアに関する意識調査　2006年　大阪　日本ホスピス・緩和ケア研究振興財団　2006.1　3, 51p　30cm　〈サブタイトル：人生観や死生観との関連〉　Ⓣ4-903246-01-9　Ⓝ490.14

◇ホスピス・緩和ケアに関する意識調査　2008年　大阪　日本ホスピス・緩和ケア研究振興財団　2008.10　61p　30cm　Ⓣ978-4-903246-07-9　Ⓝ490.14

◇ホスピス・緩和ケアに関する意識調査　2012年　大阪　日本ホスピス・緩和ケア研究振興財団　2012.2　45p　30cm　Ⓣ978-4-903246-15-4　Ⓝ490.14

◇ホスピス・コンセプト―終末期における緩和ケアへの手引き　シャーリー・アン・スミス著, 高橋美賀子監修　エルゼビア・ジャパン　2006.11　201p　21cm　（看護学名著シリーズ）〈訳：阿部まゆみほか〉　3500円　Ⓣ4-86034-880-X　Ⓝ492.918
　内容　第1章 ホスピスの理念、歴史、ゴール（目標）　第2章 多職種（学際的合同）チーム　第3章 家族ダイナミクスと癒しにつながるコミュニケーション　第4章 ホスピスにいたるまでの疾病の一般的な経過　第5章 差し迫った死　第6章 悲嘆と死別についての概念　第7章 スピリチュアル・ケア　第8章 ペインマネジメント　第9章 症状管理　第10章 緩和目的の栄養と補液　第11章 法的ならびに倫理的諸問題

◇ホスピスってなぁに？―困っているあなたのために　全国ホスピス・緩和ケア病棟連絡協議会編集・監修　第5版　NHK厚生文化事業団　2003.6　40p　19cm　Ⓝ492.918

◇ホスピスってなぁに？―困っているあなたのために　全国ホスピス・緩和ケア病棟連絡協議会編集・監修　第6版　NHK厚生文化事業団　2004.6　40p　19cm　Ⓝ492.918

◇ホスピスってなぁに？―困っているあなたのために　日本ホスピス緩和ケア協会編集・監修　第7版　NHK厚生文化事業団　2005.6　40p　19cm　Ⓝ492.918

◇ホスピスってなぁに？―困っているあなたのために　日本ホスピス緩和ケア協会編集・監修　第8版　NHK厚生文化事業団　2006.6　40p　19cm　Ⓝ492.918

◇ホスピスってなぁに？ ―困っているあなたのために　日本ホスピス緩和ケア協会編集・監修　第9版　NHK厚生文化事業団　2007.9　40p　19cm　Ⓝ492.918

◇ホスピスでむかえる死 ―安らぎのうちに逝った七人の記録　大沢周子著　文藝春秋　2003.8　290p　16cm　（文春文庫）　552円　Ⓘ4-16-765677-9　Ⓝ490.145

内容　第1章「希望」という名の最後の仕事―松沢寿男の語り　第2章「冬眠」で母親の役割を果たす子―高木芙美の語り　第3章 自分が主役の「生と死」のシナリオ―妻を看取った松本祐吉の語り　第4章 抗がん剤治療を断る道を選ぶ―夫を看取った福原智恵子の語り　第5章 なぜもっと早く…―妻を看取った関戸幸雄の語り　第6章 最後まで告知しなかった―夫を看取った村田賀寿子の語り　第7章 ふたつの死―夫を看取った小山内君栄の語り　第8章 総括 ホスピスとは何か

◇ホスピス入門　宮城航一編，ホスピスを考える会著　那覇　琉球新報社　2003.11　143p　26cm　〈執筆：上間一ほか〉　1905円　Ⓘ4-89742-055-5　Ⓝ494.5

◇ホスピスのこころ ―最期まで人間らしく生きるために　石垣靖子著　大和書房　2004.8　238p　20cm　1800円　Ⓘ4-479-01172-2　Ⓝ492.918

内容　1 がんと緩和ケア　2 がんの痛みで苦しまれない　3 インフォームド・コンセントとはなにか　4 最期まで人間らしく過ごしたい

◇看取りケアの作法 ―宅老所よりあいの仕事　村瀬孝生著　雲母書房　2011.6　174p　21cm　1800円　Ⓘ978-4-87672-304-1　Ⓝ369.263

内容　第1章 老いて死ぬことについて考える　第2章「死に場所」よりも大切なこと―キヌさん　第3章 イースターが終わるまで死なない―しおさん　第4章 幸せだったのだろうか？―みちこさん　第5章 ただそこにいるだけで―三好さん　第6章 天寿全う、晴れやかに送る―八重子さん

◇「看取り」の作法　香山リカ著　祥伝社　2011.11　203p　18cm　（祥伝社新書258）〈並列シリーズ名：SHODENSHA SHINSHO〉　760円　Ⓘ978-4-396-11258-5　Ⓝ490

内容　第1章 よい「看取り」とは何か　第2章 介護や看取りで不足するもの―時間・人手・お金　第3章 看取りと心の問題―「介護うつ」と「罪悪感」との戦い　第4章 看取りで後悔している人たちへ　第5章 悲しみへの対処法

◇看取りの手びき介護のこころ　柴田久美子著　俊成出版社　2008.5　157p　19cm　1200円　Ⓘ978-4-333-02329-5　Ⓝ369.26

内容　看取りの手びき（抱きしめて看取りたい　母の看取り　幸齢者の看取り　友人の看取り）　介護のこころ

◇命終の時 ―在宅ホスピス医がみた「死と生」と希望　吉川浩一著　福岡　木星舎　2008.5　200p　22cm　1600円　Ⓘ978-4-901483-26-1　Ⓝ490.14

内容　第1章 日本人の死生観　第2章 在宅で命終を看る―ケースレポート　第3章 ファースト・フラワー・ピーブル―死に逝く時は、なぜ厚く厳かなのか　第4章 四季の色 命終の色　第5章 在宅ホスピス医の日々の去来　第6章 在宅看取りのお勧め―命終をお迎えになる方とそのご家族へ

◇看る診る看取る ―在宅死のすすめ　井尾和雄著，中込敦子レポート　立川　けやき出版　2005.9　165p　19cm　1200円　Ⓘ4-87751-291-8　Ⓝ492.918

◇もしも「余命6カ月」といわれたら？ ―今からあなたにできる53のこと　ホスピスケア研究会監修　河出書房新社　2008.5　269p　19cm　1500円　Ⓘ978-4-309-24439-6　Ⓝ490.145

内容　第1章 家族との関係を考える　第2章 これからの生活を考える　第3章「お金」と「遺言」の心配をなくす　第4章 生きる者への最期の申し送り

◇安らかな死を支える　柏木哲夫著　いのちのことば社　2008.7　126p　19cm　（カルディア・ブックス）　900円　Ⓘ978-4-264-02693-8　Ⓝ490.15

内容　第1章 現代における死とは　第2章 末期患者の医療に携わって　第3章 人生の総決算　第4章 信仰による受容　第5章 ガンの告知と日本人の国民性　第6章 看取る者の配慮　第7章 末期患者の必要　第8章 家庭を病院へ 病院を家庭へ　第9章 現代医療が置き忘れたもの

◇余命18日をどう生きるか　田村恵子著　朝日新聞出版　2010.11　191p　19cm　1300円　Ⓘ978-4-02-250813-3　Ⓝ490.14

内容　第1章 病気を通して「余命18日の生き方」を考えるということ　第2章 家族とともに「余命18日の生き方」を考えるということ　第3章 ホスピスから「余命18日の生き方」を考えるということ

◇理想の在宅死と現実の在宅死　赤座良香著　文芸社　2007.2　149p　19cm　1100円　Ⓘ978-4-286-02440-0　Ⓝ492.993

内容　一人で迎えた死　最期の一服　大好きな妻とともに　悔しさを隠せなかった死　家族に見守られながら　夫の死を恐怖とする妻　母親を看取った妻

◇笑って死ねる病院　テレビ金沢著　ワニブックス　2009.10　205p　19cm　（ワニブックス〈plus〉新書006）　760円　Ⓘ978-4-8470-6502-6　Ⓝ498.16

内容　001 笹嶋吉郎さんの最後の願い　002 伊村正和さんの最後の願い 城北病院に「笑って死ねる病院」の真実　003 屋敷清子さんの最後の願い　004 松村和夫さんの最後の願い　005 奥谷宮子さんの最後の願い　006 本多典子さんの最後の願い

◆グリーフケア

◇愛する人を亡くした方へのケア ―医療・福祉現場におけるグリーフケアの実践　宮林幸江，関本昭治著　名古屋　日総研出版　2008.9　229p　22cm　2667円　Ⓘ978-4-7760-1389-1　Ⓝ490.14

◇愛する人を亡くした時　E. A. グロルマン編著，日野原重明監訳，松田敬一訳　新装版　春秋社　2003.10　242p　19cm　1800円　Ⓘ4-393-36443-0　Ⓝ141.6

内容　1 愛児が亡くなったときの心の支え―愛児を失うと、親は人生の希望を奪われる　2 夫や妻が亡くなったときの心の支え―配偶者が亡くなると、ともに生きていくべき現在を失う　3 親が亡くなったときの心の支え―親が亡くなると、人は過去を失う　4 親しい知人が亡くなったときの心の支え―友人が亡くなると、人は自分の一部を失う

◇愛する人を亡くした時 アール・A. グロルマン編著, 日野原重明監訳, 松田敬一訳 新版 春秋社 2011.5 245p 19cm 1800円 ⓘ978-4-393-36516-8 Ⓝ141.6

◇愛する者の死とどう向き合うか―悲嘆の癒し カール・ベッカー編著, 山本佳世子訳 京都 晃洋書房 2009.1 208p 20cm (こころの未来叢書) 1900円 ⓘ978-4-7710-2021-4 Ⓝ141.6
[内容] 第1部 家族の死別を癒す(サラはどこにいるの―自宅で大切な人を亡くした人たちへ 娘は私に living してほしかったはずだ―亡き子との絆は続く ローラは苦しんでいなかったはずだ―死の意味(家族療法) お父さんは今何を考えているのだろう―親を亡くした子どもたちへ そんなふうにお父さんの事を思っていたのか―葬祭仏教からの脱皮) 第2部 死別の悲しみとどう向き合うか(私の悲嘆を理解して―公認されない悲嘆 悲嘆と悔しい道筋―悲嘆と意味の再構築 なぜ、私の息子が死ななければならなかったのか) 第3部 理論篇(死の現状―ホスピスから「生と死の教育」へ 生と死の教育の歴史、役割、価値 意味の崩壊と再構築)

◇赤ちゃんの死へのまなざし―両親の体験談から学ぶ周産期のグリーフケア 竹内正人編著, 井上文子, 井上修一, 長谷川充子著 中央法規出版 2010.11 273p 21cm 2000円 ⓘ978-4-8058-3381-0 Ⓝ495.6
[内容] 第1章 悲しみをこえた先にあるもの(井上文子) 第2章 死産が深めた家族の絆(井上修一) 第3章 井上さんとの出会いで学び変化したこと(長谷川充子) 第4章「座談会」和音ちゃんのお産から学ぶ―患者・家族の思い 医療者がすべきこと 第5章「赤ちゃんの死」が教えてくれたこと(竹内正人)

◇赤ちゃんの死を前にして―流産・死産・新生児死亡への関わりとこころのケア 竹内正人編著 中央法規出版 2004.6 308p 26cm 2800円 ⓘ4-8058-2461-1 Ⓝ495.6
[内容] 第1章 赤ちゃんの死をめぐって 第2章 赤ちゃんの死とこころのケア 第3章 赤ちゃんの死と医療従事者のこころ 第4章 赤ちゃんの死の疫学と医学的背景 第5章 次の妊娠へ向けて 第6章 医療現場での取り組み―それぞれの実践と思い 第7章 医療従事者に望むこと―体験者の声

◇悲しみから思い出に―大切な人を亡くした心の痛みを乗り越えるために ケイ・ギルバート著, 大石佳能子監訳 日本医療企画 2005.9 265p 21cm 1714円 ⓘ4-89041-692-7 Ⓝ146.8
[内容] 1 思いを漂わせる 2 語り、書き出し、行動する 3 理解する 4 励ましの言葉 5 本・音楽・映画・サポートグループ

◇悲しみにおしつぶされないために―対人援助職のグリーフケア入門 水澤都加佐, スコット・ジョンソン著 大月書店 2010.9 141p 21cm 1500円 ⓘ978-4-272-42014-8
[内容] 第1章 悲しみの体験とそれを癒す作業 第2章 援助職として悲しみに対応する 第3章 自分自身の悲しみの体験と向きあう

◇「悲しみ」の後遺症をケアする―グリーフケア・トラウマケア入門 小西聖子, 白井明美執筆 西東京 武蔵野大学 2007.4 183p 21cm 〈発売：角川グループパブリッシング 奥付のタイトル：グリーフケア・トラウマケア 共同刊行：角川学芸出版〉 2000円 ⓘ978-4-04-651613-8 Ⓝ141.6

◇悲しみの中にいる、あなたへの処方箋 垣添忠生著 新潮社 2011.2 191p 20cm 1300円 ⓘ978-4-10-321222-5 Ⓝ146.8
[内容] 第1章 永遠に別れるということ 第2章 死別の悲しみの諸症状―さまざまな悲しみのかたち 第3章 こじれた悲しみの危険信号(複雑な悲嘆 悲嘆のプロセス) 第4章 悲しみの中にいる、あなたへの処方箋―悲しみを癒す作業 日野原重明先生の特別講義―「幸せな最期、幸せな看取り」 アルフォンス・デーケン先生の特別講義―「希望を抱いた死」

◇悲しみの乗り越え方 高木慶子著 角川書店 2011.6 168p 18cm (角川oneテーマ21) 〈発売：角川グループパブリッシング〉 724円 ⓘ978-4-04-710289-7
[内容] 第1章 "喪失の積み重ね"としての人生 第2章 人生の選択肢を失う悲しみ 第3章 愛するいのちを失う悲しみ 第4章 自らの死といかに向きあうか 第5章 悲しみを前にした私たちの孤独 終章 悲しみの乗り越え方

◇悲しむのは、悪いことじゃない 香山リカ著 筑摩書房 2012.5 188p 19cm 1400円 ⓘ978-4-480-84299-2
[内容] 第1章 震災後の心に何が起きたか(震災後に続いた異常な心理状態 四〇代の主婦、マリさんに何が起きたのか？ 急すぎる「心のケア」でかえって心の傷が深くなる場合も) 第2章 大切な人を失ったときに(死者・行方不明者二万人、ひとりひとりの苦しみ 第三者の態度に心を傷つけられるということ 愛する人を失う、いろいろなパターン) 第3章 まわりの人はどう寄り添うべきか―やるべきこと、してはいけないこと(人の悲しみを理解するのはむずかしい 精神医学、心理学での取り組み 「悲しみ」が減ることはない) 第4章 心の保ち方(灰色主義 ほどよし主義 感情のコントロールについて 現実逃避のすすめ) 第5章 失った後で得られるもの(「毎日の幸せ」を感じるようになった これまでとは違う価値観が持てる 新しいセンサーが働き出す 自分の限界に気づく)

◇悲しんでいい―大災害とグリーフケア 高木慶子著 NHK出版 2011.7 216p 17cm (NHK出版新書) 740円 ⓘ978-4-14-088355-6
[内容] はじめに―涙一滴、流せないあなたへ 第1章「癒しびと」なき日本社会 第2章 心の傷は一人では癒せない 第3章 弱っている自分を認める勇気―悲しみとのつきあいかた 第4章「評価しないこと」と「口外しないこと」―悲しみへの寄り添いかた 第5章 老若男女、それぞれの喪失体験 第6章 小さな希望への一歩―三つのことばと三つのモットー 終章 ほんとうの復興のために

◇グリーフケア入門―悲嘆のさなかにある人を支える 高木慶子編著, 上智大学グリーフケア研究所制作協力 勁草書房 2012.4 204, 14p 19cm 2400円 ⓘ978-4-326-29900-3
[内容] グリーフケアとは 第1部 実践編(災害時のグリーフケア―阪神・淡路大震災、JR福知山線事故を経験して 遺族会とグリーフケア 日本社会の伝統的なグリーフケア) 第2部 理論編(グリーフケアの基盤としてのスピリチュアルケア 臨床心理学における悲嘆 グリーフケア研究の動向) 第3部 人材養成編(グリーフケア提供者を目指す人たち―アン

◇ささえあうグリーフケア―小児がんで子どもを亡くした15人の母親のライフ・ストーリー　金子絵里乃著　京都　ミネルヴァ書房　2009.10　247p　22cm　4000円　Ⓘ978-4-623-05566-1　Ⓝ141.6
　内容 第1章 愛する人との死別　第2章 ライフ・ストーリー　第3章 小児がんで子どもを亡くした母親のライフ・ストーリー　第4章 小児がんで子どもを亡くした母親のグリーフプロセス　第5章 子どもを亡くした母親のグリーフプロセス　第6章 ささえあうグリーフケア

◇死別から共存への心理学―スピチュアル・ペインとケア・カウンセリング　品川博二, 赤水誓子共著　泉大津　関西看護出版　2005.10　280p　21cm　2400円　Ⓘ4-906438-74-1　Ⓝ141.6
　内容 第1部 スピリチュアル・ペインとケア・カウンセリング　第2部 対談・死別から共存への物語（対談「祈り」とカウンセリング―疑い深いカウンセラーと駆け出しクリスチャンとの対話　スピリチュアリティへの道/箱庭療法「森へ行く！」　『100万回生きたねこ』の心理分析）

◇死別の悲しみを学ぶ　平山正実編著　上尾　聖学院大学出版会　2012.2　299p　22cm　（臨床死生学研究叢書 3）　4000円　Ⓘ978-4-915832-91-8　Ⓝ141.6
　内容 1 臨床にみる生と死（がん患者の身体と心の痛み―緩和ケア理解を深めるために　入院している子どもの生と死―遊びをとおした支援の現場から　子どもの病と死をめぐる親の経験―小児がんで子どもを亡くした親の語りから）　2 援助者と「生と死の教育」（死の臨床に携わる援助者のための死生観　大学生の生と死のとらえ方―学生相談室で出会う「死」とグリーフカウンセリング、そして「生」　自死遺族に対する悲嘆支援者の心得）　3「生と死の教育」の試み（大学における死生学教育の展開―英米と日本、現状と展望　大学生の生と死の教育―文学によるデス・エデュケーションの試み　看護基礎教育における「死生学教育」　ルターにおける生と死の教育）

◇死別の悲しみから立ち直るために　平山正実編著　上尾　聖学院大学出版会　2010.3　308p　22cm　（臨床死生学研究叢書 2）　4000円　Ⓘ978-4-915832-83-3　Ⓝ141.6
　内容 臨床医学における死とグリーフワーク（遺族外来からみえてきたもの（大西秀樹著）　がん患者を親にもつ子どもへの病状説明と予期悲嘆（小島ひで子著）　闘病記とグリーフワーク/門林道子著））　社会における死とグリーフワーク（在宅医療におけるホスピスケア（大西奈保子著）　自殺と責任をめぐって（五十子敬子著）　カンボジア大量虐殺からの悲嘆克服への道程（吹抜悠子著）　宗教によるグリーフワークの意義と問題（グリーフ（悲嘆）ケアにおいて、物語ることの意味（高橋克樹著）「宗教的思考」から「スピリチュアルな思考」へ（窪寺俊之著）　うつ病者の病的罪責感と回復をめぐって（平山正実著））

◇死別の悲しみに寄り添う　平山正実編著　上尾　聖学院大学出版会　2008.6　259p　22cm　（臨床死生学研究叢書）　3400円　Ⓘ978-4-915832-76-5　Ⓝ141.6
　内容 臨床医の診た生と死の風景　がん告知に対する態度から考察した日本人の死生観　在宅緩和ケアシステムにかかわる官民連携協力体制の構築―市民グループの立場から　HIV薬害被害者遺族におけるグリーフケア　死を亡くした子どもの死の理解　子どもを喪った遺族に対するグリーフケア―先天性心疾患で子どもを亡くした親の悲嘆体験からの考察　悲嘆と物語―喪の仕事における死者との関係　自殺者遺族の援助について―キリスト教的臨床死生学の立場から考える

◇小児がんで子どもを亡くした親の悲嘆とケア―絆の再構築プロセスとソーシャルワーク　三輪久美子著　生活書院　2010.10　234p　22cm　3000円　Ⓘ978-4-903690-62-9　Ⓝ141.6
　内容 第1章 小児がんで子どもを亡くした親の経験　第2章 悲嘆に関する先行研究　第3章 質的研究法による調査設計　第4章 子どもの闘病と死をめぐる親の主観的経験―子どもとの絆の再構築プロセス　第5章 母親と父親の違い　第6章 絆の再構築を支える援助　第7章 援助実践にむけての展望と課題

◇〈大切なもの〉を失ったあなたに―喪失をのりこえるガイド　ロバート・A.ニーメイアー著, 鈴木剛子訳　春秋社　2006.10　322p　19cm　2300円　Ⓘ4-393-71618-3　Ⓝ141.6

◇〈突然の死〉とグリーフケア　アルフォンス・デーケン, 柳田邦男編　新装版　春秋社　2005.5　228p　19cm　1800円　Ⓘ4-393-36479-1　Ⓝ490.14
　内容 私の場合、その自己分析―序にかえて　1 突然の死―心の傷への理解と対応　2 遺された人々へのグリーフケア―伴侶を喪った後の生き方

◇ナースが寄り添うグリーフケア―家族を支え続けたい！　宮林幸江執筆, 関本昭治協力　日本看護協会出版会　2010.6　128p　28×21cm　〈「コミュニティケア」2010年6月臨時増刊号（Vol.12No.07・143号）〉　1500円　Ⓘ978-4-8180-1485-5
　内容 特別対談 死について。―最期の瞬間を支えるキーパーソンを探そう！（日野原重明×立花隆）　1章 悲嘆とは何か　2章 日本人の悲嘆　3章 グリーフケア・カウンセリング&ワークショップの実践（グリーフケアの形　GWSの実践）　4章 遺族と看護師からの相談

◇遺された人びとの心の声を聴く　中島由佳利著　三一書房　2008.1　217p　19cm　（いのちを見つめる 4）　1900円　Ⓘ978-4-380-08503-1　Ⓝ141.6
　内容 第1章 グリーフワーク、グリーフケアとは　第2章 悲嘆が複雑になるとき　第3章「分かち合う」ということ―子どもを亡くした親たちと共に歩んで　第4章 遺児の心を支える―神戸レインボーハウスの活動から　第5章 病院で遺族の思いを支えられるか　第6章 喪失から新しく生き始めるとき

◇悲嘆学入門―死別の悲しみを学ぶ　坂口幸弘著　京都　昭和堂　2010.5　213p　21cm　2000円　Ⓘ978-4-8122-1015-4　Ⓝ141.6

◇自ら逝ったあなた, 遺された私―家族の自死と向きあう　平山正美監修, グリーフケア・サポートプラザ編　朝日新聞社　2004.11　253, 16p　19cm　（朝日選書 764）　1200円　Ⓘ4-02-259864-6　Ⓝ146.8
　内容 愛する人の「自死」　1 遺族の声　2 グリーフワーク（悲嘆のプロセス　グリーフワーク実践編「分かち合い」のすすめ）　3「自死」が遺すもの

終末期医療　　　　　　　　　　　　　　　　　　　　　　　　医療と社会・福祉

◇喪の悲しみ　マリ＝フレデリック・バッケ、ミシェル・アヌス著，西尾彰泰訳　白水社　2011.9　167,4p　18cm　（文庫クセジュ）　1050円　Ⓘ978-4-560-50961-6　Ⓝ141.6
　内容　現代の西洋における死と喪の悲しみの表現　喪の悲しみとは何か　「通常の」喪の悲しみの経過　喪の作業の心理学的分析　喪の悲しみが悪化するとき　喪の悲しみの病理　特別な喪の悲しみ　喪の悲しみに陥っている人に寄り添うこと　子供と死　子供における喪の悲しみ　子供における喪の作業　悲嘆に暮れる子供の未来　喪の悲しみに暮れる子供の寄り添い

◇私たちの先生は子どもたち！―子どもの「悲嘆」をサポートする本　細谷亮太監修，リンダ・エスピー著，下稲葉かおり訳　青海社　2005.1　83p　20cm　（シリーズここからはじまる）　1600円　Ⓘ4-902249-12-X　Ⓝ146.82
　内容　悲嘆と子ども　悲嘆のなかにある子どもにかかわる人たちの役割　子どもが悲嘆を経験するとき　子どもはどのように悲嘆を表現するのか　ケーススタディ　子どもの悲嘆に影響を与えるもの　悲嘆を複雑なものにする要因　悲嘆のなかにある子どものニーズの理解　病気・死・悲嘆について子どもと話す　子どもがお見舞いをするとき　悲嘆のなかにある子どもにどうサポートするか　リソース　ケアする人自身ケア　悲嘆ケアに携わる人の学び　喪失と悲嘆についてのQ&A

◆スピリチュアルケア
◇癒し癒されるスピリチュアルケア―医療・福祉・教育に活かす仏教の心　大下大圓著　医学書院　2005.3　272p　21cm　2400円　Ⓘ4-260-33389-5　Ⓝ490.16

◇癒やしを求める魂の渇き―スピリチュアリティとは何か　窪寺俊之編著　上尾　聖学院大学出版会　2011.1　170p　21cm　（スピリチュアルケアを学ぶ　1）　1800円　Ⓘ978-4-915832-90-1　Ⓝ490.16
　内容　スピリチュアリティと心の援助　病む人の魂に届く医療を求めて　スピリチュアリティの現在とその意味　悲嘆とスピリチュアルケア　スピリチュアルなものへの魂の叫び

◇医療者のための実践スピリチュアルケア―苦しむ患者さんから逃げない！　小澤竹俊著　日本医事新報社　2008.3　197p　21cm　2600円　Ⓘ978-4-7849-4300-5　Ⓝ490.145

◇患者・家族の緩和ケアを支援するスピリチュアルケア―初診から悲嘆まで　谷田憲俊著　診断と治療社　2008.11　205p　26cm　2800円　Ⓘ978-4-7878-1673-3　Ⓝ490.145

◇幸福な魂への探求―スピリチュアルケア入門　片岡秋子著　人間幸福学研究会　2012.1　196,3p　19cm　（人間幸福学叢書）　Ⓘ978-4-905437-03-1　Ⓝ490.145

◇心と魂の叫びに応えて―スピリチュアルケア　3　ウァルデマール・キッペス編　サンパウロ　2004.11　379p　26cm　〈臨床パストラルケア教育研修センター2002年度全国大会記録〉　2800円　Ⓘ4-8056-3248-8　Ⓝ490.145

◇心と魂の叫びに応えて―スピリチュアルケア　4　ウァルデマール・キッペス編　サンパウロ　2006.2　341p　26cm　〈臨床パストラルケア教育研修センター2003-2004年度全国大会記録〉　2500円　Ⓘ4-8056-3251-8　Ⓝ490.16
　内容　1　開会挨拶　2　基調講演　3　アルバム　4　現場からの発表　5　問題提起　6　フート夫妻日本講演滞在記　7　報告　8　海外で臨床パストラルケア・スピリチュアルケアを学んで―フランスのルルドから南ドイツへ　9　臨床パストラルケア教育研修センターの歩み　10　付録

◇心に残る最期のとき―がんを生き抜いた3500人とのスピリチュアルコミュニケーション　林章敏著　あ・うん　2010.7　233p　19cm　1200円　Ⓘ978-4-901318-99-0　Ⓝ490.145
　内容　プロローグ　心に残る最期のとき―7つの贈り物　第1章　がんが問いかける「人として大事なこと」　第2章　緩和ケアで自分らしく生きる　第3章　もう一つの痛み「スピリチュアルペイン」　第4章　希望を支えるスピリチュアルコミュニケーション―同じ空気を吸うために　エピローグ　生きることも死ぬことも支えたい　付章　身近になった緩和ケア

◇心の力を活かすスピリチュアルケア　ウァルデマール・キッペス著　川崎　弓箭書院　2012.6　228p　21cm　（発売：あずさ書店）　2300円　Ⓘ978-4-900354-98-2
　内容　後回しにされた心の教育　医療に不可欠なもの　全人と全人的　生きる目標と活かせること　内面性　喪失　スピリチュアルな事柄　スピリチュアルな痛み　スピリチュアルケア　スピリチュアル・ケアワーカー〔ほか〕

◇実践／スピリチュアルケア―病む人の心に寄り添うために　リチャード・F．グローヴス，ヘンリエッタ・アン・クラウザー著，西野洋訳　春秋社　2009.10　329,26p　21cm　2800円　Ⓘ978-4-393-71622-9　Ⓝ490.145
　内容　第1部　歴史（ホスピスの今と昔　古代における"満ち足りて死ぬ術"　スピリチュアルケア）　第2部　患者たちの物語　第3部　道具箱（芸術療法　ブレスワーク（呼吸法）　コーマワーク（昏睡療法）ほか）

◇人生で大切な五つの仕事―スピリチュアルケアと仏教の未来　井上ウィマラ著　春秋社　2006.10　212p　20cm　1800円　Ⓘ4-393-36488-0　Ⓝ490.16
　内容　第1章　人生で大切な五つの仕事―スピリチュアルケアの現場から　第2章　思いやりの心を養う―ケアへの志を支えるもの　第3章　ありのままを見つめる意識の技法　第4章　世代間を伝わってゆくもの―育む喜びに目覚める　第5章　本当の満足を目指す―大欲に至って欲を忘れる　第6章　目覚めよ仏教―自然の中で身体に生きる喜びと痛みの科学へ

◇人生の最期に求めるものは―僧衣と白衣の狭間で見えてきたこと　対本宗訓著　佼成出版社　2011.7　169,8p　19cm　1500円　Ⓘ978-4-333-02495-7　Ⓝ490.16
　内容　第1章　死のプロセスを見つめる―「周死期学」の提唱　第2章　"いのち"に寄り添うということ―僧医の役割　第3章　いま私たちに何ができるのか―緩和医療と臓器移植　第4章　医療と仏教の融合―臨床僧誕生

◇新ホスピス宣言―スピリチュアルケアをめぐって　山崎章郎，米沢慧著　雲母書房　2006.9

医療と社会・福祉　　　　　　　　　　　　　　　　　　　　　　　　　　　終末期医療

　230p　20cm　1700円　①4-87672-202-1　Ⓝ492.918
　内容 第1章 ホスピスケアの現在(ソンダースと痛みの治療　ホスピス運動の現状　緩和ケアにおける課題　「死の五段階説」から見えること)　第2章 "ケアタウン小平"構想(コミュニティケアの視点　在宅ホスピスという発想　コミュニティケアの役割　施設・病院を在宅化する)　第3章 スピリチュアルケアをめぐって(スピリチュアルペインの出現　死生観を語れる場所　スピリチュアルデスと感情の解放　認知症の人のスピリチュアルケア)

◇スピリチュアリティは健康をもたらすか―科学的研究にもとづく医療と宗教の関係　ハロルド G. コーニック著, 杉岡良彦訳　医学書院　2009.9　221p　21cm　2600円　①978-4-260-00918-8　Ⓝ490.16
　内容 用語の定義　21世紀の医学に求められるもの　心から身体へ　宗教と健康の関係　宗教とメンタルヘルスの関係　免疫系と内分泌系を強化する信仰心　ストレスと心血管系の問題　ストレスと行動に関連する疾患　スピリチュアリティと寿命の関係　身体障害とスピリチュアリティの関係　臨床でのスピリチュアリティケア　終章

◇スピリチュアルケア―看護のための理論・研究・実践　エリザベス・ジョンストン・テイラー著, 江本愛子, 江本新監訳　医学書院　2008.1　279p　21cm　(訳：本郷久美子ほか)　2800円　①978-4-260-00536-4　Ⓝ490.16
　内容 第1部 看護におけるスピリチュアリティを探し求めて(スピリチュアリティとは　スピリチュアルケア提供の基礎　スピリチュアルな側面の自己認識とクライエントケア)　第2部 心のケア―実践への適用(心の癒しを支えるコミュニケーション　スピリチュアアセスメント　スピリチュアルニーズの看護ケア　人生の意味探しへのスピリチュアルサポート　看護の役割―スピリチュアルケア・スペシャリストとの協働)　第3部 スピリチュアルヘルスを助長する(スピリチュアルヘルスをサポートする儀式　スピリチュアリティを育む)

◇スピリチュアルケアへのガイド―いのちを見まもる支援の実践　窪寺俊之, 井上ウィマラ著　青海社　2009.4　135p　21cm　2000円　①978-4-902249-36-1　Ⓝ490.145

◇スピリチュアルケアを語る―ホスピス, ビハーラの臨床から　谷山洋三, 伊藤高章, 窪寺俊之著, 関西学院大学キリスト教と文化研究センター編　西宮　関西学院大学出版会　2004.8　117p　21cm　1200円　①4-907654-65-0　Ⓝ490.16
　内容 仏教における死―ビハーラの体験から　スピリチュアリティと宗教の関係―スピリチュアルケアにおけるキリスト教的シンボルの役割　スピリチュアリティの現在―人間学の立場から

◇スピリチュアルケアを語る　続　窪寺俊之, 平林孝裕編著　西宮　関西学院大学出版会　2009.4　142p　21cm　〈続のサブタイトル：医療・看護・介護・福祉への新しい視点〉　1300円　①978-4-86283-040-1　Ⓝ490.16
　内容 自己とスピリチュアリティ　スピリチュアリティを考える　チーム医療におけるスピリチュアルケア　スピリチュアルケアの構造―窪寺理論に日本の仏教者の視点を加える　スピリチュアルケアとチャプレンのはたらき―宗教性・超越性に着目して　健康優先社会におけるスピリチュアルケア

◇スピリチュアルケアを語る　第3集　窪寺俊之, 伊藤高章, 谷山洋三編著　西宮　関西学院大学出版会　2010.9　170p　21cm　〈第3集のサブタイトル：臨床的教育法の試み〉　1600円　①978-4-86283-067-8　Ⓝ490.16
　内容 CPEの歴史と理論(臨床牧会教育の歴史(窪寺俊之著)　日本に於ける臨床牧会教育の初期の記録(西垣二一著)　臨床スピリチュアルケア専門職養成(伊藤高章著)　日本におけるCPE体験報告(スーパーバイザーズ・レポートの意義(谷山洋三著)　日本でのCPEプログラムの内容と体験(山本佳世子著)　パスカ専門職研修を体験して(甲英子著)　臨床スピリチュアルケア協会の研修におけるオブザーバーの意味(打本未来著)　アメリカと日本のCPEの比較(ハワイでの臨床牧会実習(出口尚弘著)　アメリカと日本のCPEを語る(小西達也, 瀬良信勝著)　「触れる」とスピリチュアルケア(橋本富美子著))

◇スピリチュアルケア学概論　窪寺俊之著　三輪書店　2008.3　177p　26cm　(関西学院大学論文叢書第16編)　2600円　①978-4-89590-299-1　Ⓝ490.16
　内容 1章 スピリチュアルケアの歴史と現状・課題　2章 スピリチュアリティの理解　3章 スピリチュアルケアへの発展　4章 スピリチュアルケアの基盤となるもの　5章 スピリチュアルケアの方法論　6章 スピリチュアルケアにおけるさまざまな具体的方法　7章 スピリチュアルケアのプロセス　8章 具体的ケース・スタディ　9章 スピリチュアル・ワーカー論　10章 スピリチュアルケアの実践に向けて

◇スピリチュアルケア学序説　窪寺俊之著　三輪書店　2004.6　135p　26cm　2600円　①4-89590-212-9　Ⓝ490.16

◇スピリチュアルケア事例検討集―対応に困難を感じた場面とその意味　スピリチュアルケア事例検討集作成グループ編　大阪　日本ホスピス・緩和ケア研究振興財団　2011.2　135p　26cm　非売品　①978-4-903246-13-0　Ⓝ490.145
　内容 事例のケアと解説(「家」に込められた大切な関係に気づく(白山宏人著)　幸子さんから伝わるメッセージ(佐々木あづさ著)　子どもを遺して逝けない父の「完治への希望」と向き合って(林達彦著)　最期まで治療することに希望をつないだ患者の"その人らしさ"に寄り添って(船見恵子著)　「生きたい」患者の叫びに寄り添うケア(田村恵子著)　患者の強烈な個性に翻弄されるケアチームが踏みとどまるために(稲田美和子著)　死を希求する患者へのライフレビューを通して(長友隆一郎著)　患者とともに内的世界に身をおく関わり(高野和也著)　苦悩の表出と分ち合いの「見届け人」となる医療ソーシャルワーカーの役割(橘直子著)　チャプレンの関わりによる宗教性の世界への解放(藤井理恵著))

◇スピリチュアル・ケアの生き方　近藤裕著　地湧社　2004.10　236p　19cm　1500円　①4-88503-181-8　Ⓝ490.16
　内容 第1章 病むということ, 癒えるということ(人はなぜ病み, なぜ癒えるのか　人間―なんと不思議な生きもの)　第2章 スピリチュアリティはウェルネスの原点　第3章 人間はもともとスピリチュアルな生きもの　第4章 スピリチュアル・ケアの生き方

◇スピリチュアルな痛み―薬物や手術でとれない苦痛・叫びへのケア　ウァルデマール・キッペス著　川崎　弓箭書院　2009.9　339p　21cm　〈発

売：あずさ書店〉　2500円　Ⓘ978-4-900354-91-3　Ⓝ490.16

◇スピリチュアルペインに向き合う―こころの安寧を求めて　窪寺俊之編著　上尾　聖学院大学出版会　2011.11　204p　21cm　〈スピリチュアルケアを学ぶ2〉　2200円　Ⓘ978-4-915832-94-9　Ⓝ490.16
内容　第1部〈医療が癒やせない病―生老病死の日本的なスピリチュアルケア　一臨床医のナラティブ―自らのスピリチュアルペインと向き合って　生きる意味を求めて―ホスピスの経験から考える〉　第2部〈スピリチュアル/宗教的ケア」の役割と課題―高見順と原崎百子の闘病日記の比較研究〉

◇対話・コミュニケーションから学ぶスピリチュアルケア―ことばと物語からの実践　谷田憲俊，大下大圓，伊藤高章編　診断と治療社　2011.7　235p　21cm　2800円　Ⓘ978-4-7878-1826-3　Ⓝ490.145
内容　スピリチュアルケアの概説〈スピリチュアルケア―コミュニケーションの展開　宗教とスピリチュアルケア―仏教からスピリチュアリティの階梯を紐解く　臨床スピリチュアルケアの実践〉　スピリチュアルケアの実践

◇たましいのケア―病む人のかたわらに　藤井理恵，藤井美和共著　増補改訂版　いのちのことば社　2009.4　207p　19cm　1400円　Ⓘ978-4-264-02746-1　Ⓝ490.16
内容　第1部　病む人のかたわらに〈病院牧師への道　たましいのケア（スピリチュアルケア）　良き関わりのために―ホスピスの現場から　患者さんから教えられたこと〉　第2部　たましいのケア〈私の体験からたましいのケアに必要なもの〉

◇哲学的スピリチュアル・ケア入門―無情な現代精神医療を斬る　坂本堯著　クロスメディア・マーケティング　2012.6　239p　19cm　〈発売：インプレスコミュニケーションズ〉　1800円　Ⓘ978-4-8443-7184-7
内容　第1章　北朝鮮で死神から逃れて医哲学の道へ　第2章　日本医学の盲点は哲学の欠如　第3章　真の哲学ソフィアを愛して　第4章　スピリチュアル・ケアの故郷　第5章　医療崩壊と哲学的スピリチュアル・ケア　第6章　迷いから覚めましょう　第7章　無情な現代精神医療に愛の精神を吹き込みましょう

◇認知症のケアにいかすこころのワークブック　エリザベス・マッキンレー，コリン・トレヴィット著，馬籠久美子訳，遠藤英俊，永田久美子，木之下徹監修　新興医学出版社　2010.3　103p　26cm　2000円　Ⓘ978-4-88002-701-2　Ⓝ493.75

◇ビハーラ往生のすすめ―悲しみからのメッセージ　田代俊孝著　京都　法藏館　2005.9　256p　20cm　1800円　Ⓘ4-8318-2409-7　Ⓝ490.16
内容　1 悲しみからのメッセージ〈生と死を考える―ラジオ深夜便　悲しみからのメッセージ―死に学ぶ生の意味　悲しみネットワーク―いのちを支えるビハーラ運動の現場から　未生を知らず―いのちの教育の試み〉　2 ビハーラ往生伝―生死を生きる念仏者たち

◇「ビハーラ」の提唱と展開　田宮仁著　学文社　2007.3　165p　22cm　〈淑徳大学総合福祉学部研究叢書 25〉　2700円　Ⓘ978-4-7620-1687-5　Ⓝ490.16

内容　第1章「ビハーラ」の提唱〈「ビハーラ」とはなにか　ビハーラ提唱の背景―仏教者の死とのかかわり　臨床の場としてのビハーラ〉　第2章　ビハーラ・ケアにかかわるスタッフの養成〈仏教的看護教育の新たな創造―飯田女子短期大学看護学科誕生にむけて　仏教看護学の体系化ということに関して　佛教大学に仏教看護コースの開設　仏教ソーシャルワーカーの可能性を考える上で―期待と危惧〉　第3章　教育ということに関して〈「いのち」の教育　社会教育，生涯教育における日本的「いのち」―特に仏教の立場から　仏教福祉と仏教化の両者の推進のための一提言―日本人の「CANON」の再構築を睨んで〉

◇ひびきあう生と死―未来を拓くスピリチュアルケア　日本ホスピス・在宅ケア研究会飛騨高山大会編　雲母書房　2008.5　197p　21cm　〈会期・会場：2007年6月30日―7月1日　高山市民文化会館ほか〉　2000円　Ⓘ978-4-87672-239-6　Ⓝ490.16
内容　1 ののはな死の広がり　2 生と死の統合　3 スピリチュアルケアを考える〈スピリチュアルケアを語るには　死生観教育の必要性　「生きる意味」とケアの視点　家族で命を見守る　人間にとってのスピリチュアリティ〉　4 日本人の生き方・死に方とスピリチュアリティ〈言葉にすることの大切さ　シンポジウム・日本人の生き方・死に方とスピリチュアリティ〉

◇病院チャプレンによるスピリチュアルケア―宗教専門職の語りから学ぶ臨床実践　柴田実，深谷美枝著　三輪書店　2011.9　463p　21cm　6800円　Ⓘ978-4-89590-389-9　Ⓝ490.16
内容　第1章　キリスト教スピリチュアリティの源泉―チャプレンの実践を支えるもの　第2章　パストラルケアの基礎とその展開　第3章　病院チャプレンによるスピリチュアルケア実践とは―チャプレンの業務　第4章　チャプレンになることの動機　第5章　スピリチュアルケア理念　第6章　スピリチュアルケアと宗教の関係について　第7章　臨床構造におけるスピリチュアルケア論の構築　第8章　スピリチュアリティ・スピリチュアルケアの多様な見解　第9章　現代日本におけるスピリチュアルケアの可能性

◇福祉・介護におけるスピリチュアルケア―その考え方と方法　深谷美枝，柴田実共著　中央法規出版　2008.9　141p　26cm　2200円　Ⓘ978-4-8058-3072-7　Ⓝ490.16
内容　スピリチュアルケアの考え方〈スピリチュアルケアとは何か―スピリチュアルケアの定義　社会福祉実践におけるスピリチュアルケア〉　スピリチュアルケアの方法〈介護場面におけるスピリチュアルケア　様々な福祉実践分野におけるスピリチュアルケア　援助者をめぐる諸問題〉

◇仏教とスピリチュアルケア　谷山洋三編著　大阪　東方出版　2008.7　168p　22cm　2500円　Ⓘ978-4-86249-121-3　Ⓝ490.16
内容　スピリチュアルケアとは何か〈仏教を基調とした日本的スピリチュアルケア論（谷山洋三著）　アメリカで「仏教的スピリチュアルケア」を考える（小西達也著）　スピリチュアリティと本願力（小島秀光著）　井上円了におけるスピリチュアリティ（高山秀嗣著）　『スピリチュアル』に関する文献の動向（鈴木貴子，中村栄々著）〉　真宗用語で語るスピリチュアルケア〈仏教と仏教学の間で　高齢者，学生との関わりから　スピリチュアルケアの構造　コントロール不可能な領域　遺族との関わりから　ケアする人のスピリチュアリティ　翻る，転じられる，

◇ブッダのターミナルケア　吉元信行著　京都　法藏館　2005.8　147p　19cm　1300円　Ⓘ4-8318-2408-9　Ⓝ183.59
　内容　仏教は福祉である　ビハーラとの出会い　ブッダ最後の旅との出会い　遺される者たちへの願い　筏の譬え　最終目標としての涅槃の示唆　流転輪廻の原因　人間の死後（法鏡の教え）　病の克服　老の克服　現実讃美と死の予告　病の旅　仏教福祉の実践体系　涅槃の床　大善見王の物語　一生の回顧とスバッダの帰依　末期の言葉　仏教福祉の特質　輝く命の日々と大般涅槃　遺された者たちの務め

◇ホスピスのこころを語る―音楽が拓くスピリチュアルケア　柏木哲夫, 栗林文雄著　札幌　一麦出版社　2006.6　218p　20cm　〈発売：創元社（大阪）〉　1800円　Ⓘ4-422-41074-1　Ⓝ490.14
　内容　第1章　初めに終わりを思う（プロセスとしての死　身近な死をとおして）　第2章　ホスピスとは何か　第3章　ホスピスにおける音楽療法　第4章　スピリチュアルケア　第5章　家族へのケア

◇ホスピスのこころを語る―音楽が拓くスピリチュアルケア　柏木哲夫, 栗林文雄著　〔点字資料〕　視覚障害者支援総合センター　2006.10　2冊　28cm（原本：札幌　一麦出版社　ルーズリーフ）　全8000円　Ⓝ490.14

◇ホスピスのこころを語る―音楽が拓くスピリチュアルケア　柏木哲夫, 栗林文雄著　札幌　一麦出版社　2009.1　218p　20cm　2200円　Ⓘ978-4-86325-004-8　Ⓝ490.14

◇また会える「さようなら」―末期がん患者に仏教は何ができるのか　佐藤雅彦著　俊成出版社　2010.9　251p　19cm　1400円　Ⓘ978-4-333-02459-9　Ⓝ188.64
　内容　また会える世界を願って少し長い「はじめに」　第1章　失くすことから得られるもの　第2章　人の「死」に仏教は何を担うか　第3章　いのちの授業　第4章　病むこと、別れることの意味　第5章　今、日本人の「死」の周りに

◇ミッション・オブ・ラブ―終末期のスピリチュアル・ケア　ロジャー・コール著　卜部丰一監訳, 小池美м訳　ビイング・ネット・プレス　2004.11　277p　19cm　1800円　Ⓘ978-4-904117-36-1　Ⓝ490.16
　内容　親愛なるジョンへ…　緩和ケアの効用　やり残したこと　カタルシス―個人的な経験から　受容　無邪気さの「喪失」　死後の生　覚醒　真理の実現への道　瞑想［ほか］

◇ミッション・オブ・ラブ―終末期のスピリチュアル・ケア　ロジャー・コール著, 上野圭一監訳, 小池美м訳　ビイング・ネット・プレス　2004.11　277p　19cm　〈発売：星雲社〉　1800円　Ⓘ4-434-05113-X　Ⓝ490.16
　内容　親愛なるジョンへ…　緩和ケアの効用　やり残したこと　カタルシス―個人的な経験から　受容　無邪気さの「喪失」　死後の生　覚醒　真理の実現への道　瞑想［ほか］

◇良き生と良き死　柏木哲夫著　新版　いのちのことば社　2008.9　125p　19cm　（カルディア・ブックス）　900円　Ⓘ978-4-264-02694-5　Ⓝ490.16

　内容　1　心を見つめて　2　現代人の生と死　3　私たちの生と死をめぐって　4　死にゆく患者と家族への援助

◇笑って死ぬために―スピリチュアルケアとは　朝日俊彦著　吹田　メディカ出版　2003.3　227p　19cm　1500円　Ⓘ4-8404-0698-7　Ⓝ490.16

《延命治療》

◇医療に頼らない理想の最期―僕の延命治療拒否宣言　塩田芳享著　日新報道　2012.4　205p　19cm　1400円　Ⓘ978-4-8174-0740-5
　内容　序章　歴史上例のない『少子高齢多死社会』　第1章　ルポ　望まれていない延命治療がなぜ増えるのか？　第2章　延命治療の何が問題なのか？　第3章　ルポ　在宅での理想の最期　第4章　ルポ　延命治療を拒否して迎えた理想の最期　第5章　ルポ「胃瘻」を付けても、また口から食べられるようになる　第6章　提言　自分らしい理想の最期を迎えるために

◇延命医療と臨床現場―人工呼吸器と胃ろうの医療倫理学　会田薫子著　東京大学出版会　2011.7　288p　21cm　4800円　Ⓘ978-4-13-066407-3
　内容　延命医療問題とは何か　第1部　人工呼吸器をめぐって（延命医療中止問題　人工呼吸器中止に関する調査　医師の意識と実践―法・報道・家族の意思　人工呼吸器の中止とその回避）　第2部　胃ろう栄養法をめぐって（人工的水分・栄養補給法の進展とその問題点　胃ろう栄養法に関する調査　医師の意識と実践―医療システム・法・家族の意思）　終末期医療と日本社会―まとめとして

◇ガン・心臓病延命治療教本　佐藤邦友著　データハウス　2005.7　223p　19cm　1600円　Ⓘ4-88718-818-8　Ⓝ494.5
　内容　第1章　ガンの最新延命治療（現代日本におけるガン治療三種の神器　温熱療法（ハイパーサーミア療法）　免疫療法　ほか）　第2章　心臓病の最新延命治療　第3章　アルツハイマー治療の最前線（アルツハイマーを治す　アルツハイマー病の診断法　アルツハイマー病の治療法）

◇自分らしく死ぬ―延命治療がゆがめるもの　ダニエル・カラハン著, 岡村二郎訳　ぎょうせい　2006.10　262, 20p　22cm　2857円　Ⓘ4-324-08041-0　Ⓝ490.15
　内容　序章　死は、私たち自身の終焉に相応しいものに形作られるだろうか？　第1章　最初の幻想―自分で医療の選択を統御する　第2章　死の衣を剥ぐ―自然の回復　第3章　最後の幻想―安楽死の法制化　第4章　死を免れない自己と生きる　第5章　自然、死、とその意味―私たちの終焉を形作る　第6章　安らかな死を求めて　第7章　見守ることと待つこと

小児医療

◇あの日とっても小さな赤ちゃんに泣いた笑った―わが子たちのNICU入院体験記　加部一彦編集アドバイザー, 橋本武夫監修　吹田　メディカ出版　2009.5　141p　22cm　1800円　Ⓘ978-4-8404-2511-7　Ⓝ493.95

小児医療　　　　　　　　　　　　　　　　　　　　　　　　　医療と社会・福祉

　　内容　第1章 NICUはこんなところ（NICUとはNICUのスタッフの1日　NICUの赤ちゃんの1日）第2章 わが子たちのNICU入院体験記—先輩ママ・パパからのメッセージ　第3章 小さく生まれた赤ちゃんQ&A

◇医療における子どもの人権　栃木県弁護士会「医療における子どもの人権を考えるシンポジウム」実行委員会編　明石書店　2007.10　255p　19cm　2000円　Ⓘ978-4-7503-2662-7　Ⓝ498.021
　　内容　1 親の付き添い（診療や処置の際の付き添い　入院している子どもへの面会・付き添い）2 入院生活—遊び・学び（入院生活と遊び　もう一つの面会制限—きょうだいや友人との面会　入院生活と学ぶ　遊ぶこと、学ぶことの価値—まとめに代えて）3 子どもに対する説明（病状や治療内容の説明　処置や検査の説明　子どものインフォームド・コンセント　子どもの陣形を尊重するために）4 法的検討（医療における子どもの人権　親に付き添ってもらえる権利　遊びと教育に完全参加する権利　医療に主体的に参加する権利）

◇「院長先生の」ここがまちがい小児医療　黒部信一著　VIENT　2003.10　271p　19cm〈発売：現代書館〉　1600円　Ⓘ4-7684-8880-3　Ⓝ493.9
　　内容　第1部 医療（病気とは？　病気かな？　病気の見分け方　病気だ！病気の症状への対処の仕方さあ診断！子どもに多い病気・子どもだけの病気　予防接種）第2部 育児（赤ちゃんの育てかた　子どものしつけの考え方　こうすればうまくいく、子どものしつけ　子どもの事故対策）

◇海外での子どもの事故防止と救急救命　中村安秀、山中龍宏、仲本光一監修、金田一郎編　母子保健事業団　2003.7　31p　21cm　300円　Ⓘ4-89430-311-6　Ⓝ493.9

◇学校における突然死予防必携　文部科学省スポーツ・青少年局監修　日本スポーツ振興センター　2003.12　93p　30cm　1200円　Ⓝ374.93

◇学校における突然死予防必携　改訂版　日本スポーツ振興センター　2011.2　100p　30cm　Ⓝ374.93

◇カンガルーケア—ぬくもりの子育て・小さな赤ちゃんと家族のスタート　堀内勁、飯田ゆみ子、橋本洋子編著　改訂2版　吹田　メディカ出版　2006.12　137p　22cm　2200円　Ⓘ4-8404-1840-3　Ⓝ493.96
　　内容　第1章 育児環境としてのNICU　第2章 カンガルーケアの歴史と世界のカンガルーケア　第3章 カンガルーケアの実施手順　第4章 カンガルーケアの生理学的評価と安全対策　第5章 特別なケースのカンガルーケア　第6章 カンガルーケアと親の心理学　第7章 カンガルーケアと医療スタッフ　第8章 カンガルーケアのフォローアップ

◇がんばれ！！小さき生命（いのち）たちよ—村上修一選手と関哉くんとの41カ月　TBSサービス　2010.9　190p　19cm〈タイトル：がんばれ！！小さき生命たちよ〉　1400円　Ⓘ978-4-904345-13-9　Ⓝ493.96
　　内容　カラーグラフィック　はじめに　俺と関哉と野球　関哉との1年　新生児医療の現状と今後　私の体験談

◇危険がいっぱい！街のジャングルブック—子どもの事故予防教育と救命処置　千代孝夫編著　吹田　メディカ出版　2004.6　85p　26cm　1900円　Ⓘ4-8404-1134-4　Ⓝ498.7
　　内容　1 事例と対処—子どものまわりは危険がいっぱい（熱傷　窒息　中毒　誤飲　外傷）2 通報—迅速な通報と搬送で子どもを助ける（119番通報時のポイント）3 救命処置—子どもの一次・二次救命処置（「救命の連鎖」とは　小児一次救命処置（PBLS）小児二次救命処置（PALS）

◇救児の人々—医療にどこまで求めますか　熊田梨恵著　ロハスメディア　2010.5　383p　19cm（ロハスメディカル叢書1）　1600円　Ⓘ978-4-9903461-5-7　Ⓝ498.7

◇健康のためなら死んでもいいのか？—子育て、食事の誤解と偏見　毛利子来、幕内秀夫著　金曜日　2011.3　119p　19cm　1000円　Ⓘ978-4-906605-71-2　Ⓝ493.983
　　内容　第1章 健康は数字で測れない　第2章 赤ちゃんに任せれば間違いない　第3章 お母さんは被害者だ　第4章 女性の食事はここが問題　第5章 こんなにひどい学校給食　第6章 恐怖心を煽って儲ける商売

◇子供を事故から守る知恵—実例から学ぶ　竹宮敏子監修、松崎美保子著　三原医学社　2008.8　87p　21cm　950円　Ⓘ978-4-944085-18-7　Ⓝ598.5

◇子どもと健康の世界地図—劣悪な環境におかれた子どもたち　Bruce Gordon, Richard Mackay, Eva Rehfuess著、平野裕二訳　丸善　2008.2　63p　25cm　1600円　Ⓘ978-4-621-07938-6　Ⓝ498.7
　　内容　1 子どもたちの健康と貧困（世界の忘れ去られた子どもたち　二つの世界：豊かな国々、貧しい国々　昔からある危険、新しいリスク）2 世界的な環境問題　3 未来をみつめる

◇子どもと健康の世界地図—劣悪な環境におかれた子どもたち　Bruce Gordon, Richard Mackay, Eva Rehfuess著、平野裕二訳　丸善出版　2011.7（第3刷）　63p　25cm　1900円　Ⓘ978-4-621-08352-9　Ⓝ498.7

◇子どもの医療と生命倫理—資料で読む　玉井真理子、永水裕子、横野恵編　法政大学出版局　2009.6　258p　21cm　3000円　Ⓘ978-4-588-67210-1　Ⓝ493.9
　　内容　第1章 医療と子どもの権利をめぐる国際的文書　第2章 乳幼児健診・予防接種・学校保健　第3章 インターセックスの子どもたち　第4章 子どもの遺伝子検査　第5章 新生児医療—ガイドライン作成の過程　第6章 親による治療拒否・医療ネグレクト　第7章 脳死・臓器移植と子ども　第8章 子どものターミナルケア

◇子どもの医療と生命倫理—資料で読む　玉井真理子、永水裕子、横野恵編　第2版　法政大学出版局　2012.4　285p　21cm　3200円　Ⓘ978-4-588-67515-7
　　内容　第1章 医療と子どもの権利をめぐる国際的文書　第2章 乳幼児健診・予防接種・学校保健　第3章 インターセックスの子どもたち　第4章 子どもの遺伝子検査　第5章 新生児医療—ガイドライン作成の過程　第6章 親による治療拒否・医療ネグレクト　第7章 脳死・臓器移植と子ども　第8章 ターミナル期を迎える子どものケア

医療と社会・福祉　　小児医療

◇子どもの医療と法　小山剛, 玉井真理子編　尚学社　2008.6　338p　21cm　5500円　①978-4-86031-054-7　Ⓝ498.12

◇子どもの医療と法　小山剛, 玉井真理子編　第2版　尚学社　2012.3　364p　21cm　5500円　①978-4-86031-089-9　Ⓝ498.12
[内容]第1部 日本の状況(日本の新生児医療―歴史と倫理問題　日本法の現状と課題　憲法上の枠組み)　第2部 各国総論(アメリカ憲法―子どもの権利・親の権利・国家の役割　ドイツ憲法―子どもの医療をめぐる四極関係と基本権保護　フランス憲法―国家による子どもの権利保護)　第3部 各国各論

◇子どもの治療決定権―ギリック判決とその後　家永登著　日本評論社　2007.2　281p　22cm　4800円　①978-4-535-51568-0　Ⓝ498.12
[内容]第1部 未成年者の治療同意権(子どもに対する医療行為と親の同意権―ギリック事件イギリス貴族院判決の紹介　ジョン・ロックの親権論―ギリック事件貴族院判決の淵源と意義を探る　青年期の子どもに対する親権の限界―フランス法における成熟した未成年者への配慮　家族法における子どもの権利)　第2部 未成年者の治療拒否権(医療と子どもの自己決定　イギリス判例にみる未成年者の治療拒否権―ギリック判決の再検討をかねて　未成年者の輸血拒否をめぐるイギリス判例法―E事件判決とギリック能力の関係を中心に　輸血を拒否している少女に対する外科手術―外国判例研究：L事件イギリス高等法院家事部判決　同意を拒否している未成年者に対する心臓移植―外国判例研究：M事件イギリス高等法院家事部判決)　第3部 自己決定と第三者審査(障害新生児の治療をめぐる親との関係―アーサー医師事件の検討　公立学校におけるコンドーム配布の可否―アメリカの2つの判決から　人体実験をめぐる英米思潮の動向　インフォームド・コンセント)

◇子どもの脳を守る―小児脳神経外科医の報告　山崎麻美著　集英社　2007.5　206p　18cm (集英社新書)　680円　①978-4-08-720394-3　Ⓝ493.94
[内容]第1章 虐待で運び込まれる子どもたち　第2章 子どもの脳は弱くて、強い　第3章 満たされない心が虐待へ向かう　第4章 子どもは一人の人間であるという視点　第5章 子どもの死と向き合う親から教えられたこと　第6章 死へ旅立つ子どもに親が残してくれたもの　第7章 生まれる前に病気がわかること　第8章 障害児を持つ母親たちに寄り添って　第9章 女性医師と医療の現場

◇重症障害新生児の治療をめぐる医療と法　山口三重子著　〔出版地不明〕　山口三重子　2009.2　145p　26cm　〈東京 医学書院出版サービス(制作)〉　5000円　①978-4-902125-11-5　Ⓝ490.14

◇小児医療とインフォームドコンセント―寄り添い一緒に考える　白幡聡, 藤野昭宏編　大阪 薬事ジャーナル社　2010.4　374p　21cm　5700円　①978-4-7532-2427-2　Ⓝ493.9
[内容]1 総論(インフォームドコンセントの歴史―その成立史とバイオエシックスの誕生　インフォームドコンセントにおける臨床的側面の重要性　小児医療とインフォームドコンセントの要件　小児医療におけるインフォームドコンセントの留意点)　2 各論

◇小児医療に関する行政評価・監視結果に基づく勧告　総務省　2007.9　36p　30cm　Ⓝ498.1

◇小児医療に関する行政評価・監視結果報告書　総務省行政評価局　2007.9　308p　30cm　Ⓝ498.1

◇小児科を救え！　千葉智子, 堀切和雅著　ユビキタ・スタジオ　2007.1　341p　19cm 〈発売：KTC中央出版〉　1800円　①978-4-87758-507-5　Ⓝ498.021
[内容]1章 小児科はなぜ危機なのか？　2章 父を奪った職域に、敢えて挑む　3章 中島やよひ医師インタビュー 真面目が医者の基本。しかし上手に真面目でないと自分が壊れる　4章 中野和俊医師インタビュー 小児医療の楽しさを若い人に抱き続けてほしい　5章 療育施設女性医師インタビュー 障碍の子も、親も女医も、安心できる仕事の環境を　6章 片岡正医師に聞く では、開業医はなにをひいているのか？　7章 大澤真木子医師に聞く 国民は、医療をどのくらい大切なことと考えてくれるのか？

◇小児救急―「悲しみの家族たち」の物語　鈴木敦秋著　講談社　2005.4　285p　20cm　1700円　①4-06-212681-8　Ⓝ498.021
[内容]第1章 ある小児科医の自殺―中原利朋医師(四四歳)の場合　第2章 たらいまわし―岩手県一関市・佐藤頼ちゃん(七ヶ月)の場合　第3章 誤診と引き継ぎミス―東京都葛飾区・豊田理貴ちゃん(五歳)の場合　第4章 私たちにできること―三家族と日本小児科学会理事・中沢誠の「格闘」

◇小児救急　鈴木敦秋著　講談社　2008.12　460p　15cm　(講談社文庫)〈「小児救急」(2005年刊)の増補〉　743円　①978-4-06-276199-4　Ⓝ498.021
[内容]第1章 ある小児科医の自殺―中原利朋医師(四四歳)の場合　第2章 たらいまわし―岩手県一関市・佐藤頼ちゃん(七ヶ月)の場合　第3章 誤診と引き継ぎミス―東京都葛飾区・豊田理貴ちゃん(五歳)の場合　第4章 私たちにできること―三家族と日本小児科学会理事・中澤誠の「格闘」　『小児救急』その後―文庫版のあとがきに代えて

◇小児救急医療の現状と展望　田中哲郎著　診断と治療社　2004.1　146p　21cm　3000円　①4-7878-1381-1　Ⓝ498.021

◇小児救急のあり方に関する研究―平成18年度総括研究報告書　厚生労働科学研究費補助金医療安全・医療技術評価総合研究事業　〔衛藤義勝〕　2007.3　1冊　30cm　Ⓝ498.021

◇新生児医療現場の生命倫理―「話し合いのガイドライン」をめぐって　田村正徳, 玉井真理子編著　吹田 メディカ出版　2005.7　218p　21cm　2400円　①4-8404-1458-0　Ⓝ498.021

◇新生児・小児医療にかかわる人のための看取りの医療　船戸正久編　診断と治療社　2010.11　186p　26cm　2800円　①978-4-7878-1805-8　Ⓝ493.9

◇成育医療の不採算に関する検討　日医総研　2010.1　33p　30cm　(日本医師会総合政策研究機構ワーキングペーパー no.203　日医総研ワーキングペーパー)　Ⓝ498.021

◇ダニーディン子どもの健康と発達に関する長期追跡研究―ニュージーランドの1000人・20年にわたる調査から　フィル・A.シルバ, ウォレン・R.スタントン編著, 酒井厚訳　明石書店　2010.2　404p　22cm　7800円　①978-4-7503-3139-3　Ⓝ498.7

医療問題の本 全情報 2003-2012　　457

◇内容 ダニーディン健康と発達に関する学際研究 人生初期の健康と発達 知能の連続性と変化 喘息 血圧 子どものけが 子ども期の中耳炎：滲出性の中耳炎について 歯の健康 メンタルヘルス 非行：反社会的行動の自然な経過 物質使用：タバコ、アルコール、その他の薬物使用の進行 成長に伴う飲酒経験の変化：1980年代のダニーディンの子どもの調査から 性行動 子どもの自己評価：肯定的な自己像について 家族と養育 ダニーディン縦断研究の将来

◇小さく生まれた赤ちゃんのカンガルーケア　ナタリー・シャルパック著，永井周子訳　吹田　メディカ出版　2009.12　173p　21cm　2400円　Ⓘ978-4-8404-2971-9　Ⓝ493.96

◇小さく生まれた赤ちゃんのこころの発達ケアと育児　大城昌平著　岡山　大学教育出版　2011.1　145p　22cm　3000円　Ⓘ978-4-86429-029-6　Ⓝ493.96

◇ちいさなあかちゃん、こんにちは！——未熟児ってなあに　リヒャルト・デ・レーウ，マーイケ・シーガル作，ディック・ブルーナ絵，野坂悦子訳，三石知左子監修　講談社　2007.3　1冊（ページ付なし）　20×22cm　1300円　Ⓘ978-4-06-213836-9　Ⓝ493.96

◇母と子の微量栄養欠乏をなくすために——小さじ一杯で育まれる母子の健康　国際協力事業団国際協力総合研修所調査研究第二課　2003.3　3，92p　30cm〈母子保健改善のための微量栄養素欠乏に関する援助研究〉　Ⓝ498.7

◇へその緒が語る体内汚染——未来世代を守るために　森千里，戸高恵美子著　技術評論社　2008.4　207p　19cm〈知りたい！サイエンス〉　1580円　Ⓘ978-4-7741-3442-0　Ⓝ495.6
　内容 1 胎児期から始まる人体の汚染　2 胎児期汚染による被害の歴史　3 大人と子供と胎児の違い　4 身の周りの環境汚染物質による複合汚染　5 次世代への影響、新しい考え方　6 子供たちを守るために——「環境改善型予防医学」という考え方　7 子供たちの健康と予防原則　付録

◇保護者に伝えたいこどもの病気・検査のポイント100　河野陽一編　中外医学社　2007.9　300p　26cm　4800円　Ⓘ978-4-498-14508-5　Ⓝ493.92

◇母子感染——インフォームド・コンセントのためのチェックポイント収載　川名尚，小島俊行編　金原出版　2011.3　357p　26cm　9500円　Ⓘ978-4-307-30107-7　Ⓝ493.96

◇母乳育児感染——赤ちゃんとお母さんのために　水野克己著　南山堂　2008.11　130p　26cm　2000円　Ⓘ978-4-525-50301-7　Ⓝ493.98

◇母乳中のダイオキシン類濃度調査結果のまとめ——平成9年度〜平成13年度　埼玉県健康福祉部健康づくり支援課編　さいたま　埼玉県健康福祉部　2003.1　74p　30cm〈背・表紙のタイトル：母乳中のダイオキシン類濃度調査のまとめ〉　Ⓝ498.7

◇母乳とくすり——あなたの疑問解決します　水野克己著　南山堂　2009.10　294p　26cm　3500円　Ⓘ978-4-525-50311-6　Ⓝ493.98

◇揺さぶられっ子症候群と子どもの事故——小児救急外来の現場から　伊藤昌弘著　大月書店　2003.7　143p　21cm〈子育てと健康シリーズ19〉　1300円　Ⓘ4-272-40319-2　Ⓝ493.9
　内容 1 揺さぶられっ子症候群と子どもの突然死　2 子どもの事故はなぜ起こるか

《川崎病》

◇川崎病と向き合うために——私たちは今…本人からの声　川崎病の子供をもつ親の会編著　〔鎌倉〕　川崎病の子供をもつ親の会　2007.8　213p　21cm〈親の会双書 4〉　1000円　Ⓝ493.931

◇川崎病なんでもかんでもQ&A——不安でたまらない親子に送る　「親の会」26年の活動の結晶　川崎病の子供をもつ親の会編著，薗部友良監修　改訂4版　鎌倉　川崎病の子供をもつ親の会　2008.9　135p　21cm〈親の会双書 3〉　1000円　Ⓝ493.931

◇川崎病は、いま——聞き書き川崎富作　川崎富作述，細川静雄，原信田実編著　木魂社　2006.6　262p　19cm　1600円　Ⓘ4-87746-099-3　Ⓝ493.931
　内容 未知との遭遇　下町に育つ　小児科医になる　日赤中央病院小児科へ　二人の恩師　MCLS大論争　研究班と突然死問題　川崎病は流行病か　原因諸説にきりきり舞い　治療法でも日本が貢献　世界のKawasaki Diseaseへ　小児科の改革と受難　日本川崎病研究センター　川崎病は新しい病気か　病因究明の夢

◇患者と家族のための川崎病Q&A　原田研介監修　第3版　ライフ・サイエンス　2004.1　77p　21cm　1100円　Ⓘ4-89801-222-1　Ⓝ493.931
　内容 1 川崎病とは？　2 川崎病の治療　3 川崎病と上手につきあう（心臓に後遺症が残った場合、どのような検査をするのでしょうか？　心筋シンチグラフィ（心筋スペクト）というのはどのような検査でしょうか？　心臓カテーテル検査はどのような検査でしょうか？　ほか）

◇患者と家族のための川崎病Q&A　原田研介監修　第4版　ライフ・サイエンス　2006.12　82p　21cm　1100円　Ⓘ4-89801-248-5　Ⓝ493.931
　内容 1 川崎病とは？　2 川崎病の治療　3 川崎病と上手につきあう（心臓に後遺症が残った場合、どのような検査をするのでしょうか？　心筋シンチグラフィ（心筋スペクト）というのはどのような検査でしょうか？　心臓カテーテル検査はどのような検査でしょうか？　ほか）

《乳幼児突然死》

◇乳幼児突然死症候群——SIDS　峯真人著　悠飛社　2003.12　174p　20cm〈Yuhisha hot-nonfiction　Yuhisha best doctor series〉　1600円　Ⓘ4-86030-037-8　Ⓝ493.91
　内容 第1部 突然死（道しるべ　不可抗力　喪失感）　第2部 医師として（信頼　闘い）

◇SIDSを乗りこえて―乳幼児突然死症候群 わが子の死、なぜ 河野啓子,河野明著 同時代社 2005.6 248p 19cm 〈解説：志保ちゃん事件弁護団〉 1500円 ①4-88683-551-1 Ⓝ498.12

障害者医療・介護

◇アシュリー事件―メディカル・コントロールと新・優生思想の時代 児玉真美著 生活書院 2011.9 264p 19cm 2300円 ①978-4-903690-81-0 Ⓝ369.49
　内容 第1部 アシュリー・Xのケース 第2部 アシュリー事件議論と展開 第3部 アシュリー事件が意味するもの（その後の展開 アシュリー事件の周辺 アシュリー事件を考える）

◇あなたの街にも発達支援の場を―笑顔の子育て「児童デイサービス」 近藤直子,全国発達支援通園事業連絡協議会編著 京都 クリエイツかもがわ 2004.8 126p 21cm 〈発売：かもがわ出版（京都）〉 1200円 ①4-902244-22-5 Ⓝ378
　内容 第1章 家族に笑顔を―家族への支援 第2章 子どもたちの発達を保障して―発達支援の取り組みから 第3章 地域への支援―安心して子育てを 第4章 これからの「児童デイサービス」

◇医療的ケア―あゆみといま、そして未来へ 大阪養護教育と医療研究会編著 京都 クリエイツかもがわ 2006.2 228p 21cm 〈発売：かもがわ出版（京都）〉 2200円 ①4-902244-52-7 Ⓝ378
　内容 第1章 障害の重い子どもへの「医療的ケア」と教育 第2章 歴史的あゆみから―過去、現在、そして未来 第3章 医療・福祉との連携

◇医療的ケアが必要な重症心身障がい児（者）等の地域生活支援方策に係る調査結果報告書 別冊 大阪 大阪府 2011.3 138p 30cm 〈平成22年度障害者総合福祉推進事業費補助金〉助成事業〉 Ⓝ369.27

◇医療的ケアが必要な重症心身障がい児（者）等の地域生活支援方策に係る調査研究事業報告書 大阪 大阪府障がい者自立支援協議会地域支援推進部会重症心身障がい児（者）等の地域生活支援方策調査検討会 2011.3 122p 30cm 〈「平成22年度障害者総合福祉推進事業費補助金」助成事業〉 Ⓝ369.27

◇医療ニーズの高い在宅障がい者の生活を支えるモデル事業―調査研究報告書 名古屋 療養通所介護推進ネットワーク 2008.3 121p 30cm 〈平成19年度厚生労働省障害者保健福祉事業補助金（障害者自立支援調査研究プロジェクト）主任研究者：川村佐和子〉 Ⓝ369.27

◇医療ニーズの高い障害者等への支援策に関する調査―報告書 伊丹 地域生活を考えよーかい 〔2011〕 119p 30cm 〈平成22年度障害者総合福祉推進事業 背のタイトル：医療ニーズの高い障害者への支援策に関する調査〉 Ⓝ369.27

◇からだの不自由な友だち 飯even順子監修,灰崎武浩文 金の星社 2005.3 31p 30cm 〈障害を知ろう！みんながちって、みんないい 7〉 2500円 ①4-323-06567-1 Ⓝ378
　内容 自分の選んだ道で活躍する人たち からだが不自由って、どういうこと？ どんなところで勉強しているの？ 肢体不自由養護学校で学ぶ友だち バリアフリーって、なんだろう？ コミュニケーションとくらしをささえる ゆたかな生活をおくるために 車いすを使っている人に出会ったら これからの社会へむけて もっと知りたい！ からだの不自由な友だちを支援する団体

◇コミュニケーション障害入門 エレナ・プラント,ペラジー・M・ビーソン,ジュリ・バルクマイヤー,テオドール・J・グラック,フランシス・ハリス,リンダ・ノリス,アン・マリー・サーブ著,石坂郁代,岩田吉生,太田富雄,見上昌睦,藤野博,藤原加奈江訳 大修館書店 2005.7 334p 21cm 2800円 ①4-469-21299-7 Ⓝ496.9
　内容 コミュニケーション障害概説 言語の生物学的基礎 コミュニケーションにおける音声 構音障害 流暢性の障害 音声障害と嚥下障害 言語 子どもの言語障害 成人の言語障害 聴覚の生物学的基礎 子どもの聴覚障害 成人の聴覚障害

◇これからの健康管理と医療のケア 日本肢体不自由教育研究会監修 慶應義塾大学出版会 2008.11 267p 21cm 〈肢体不自由教育シリーズ 3〉 2200円 ①978-4-7664-1411-0 Ⓝ378.3
　内容 第1章 学校保健と健康指導 第2章 医療的ケアの歴史的変遷と方向性 第3章 医療的ケアによる安心・安全な環境づくり 第4章 協働に向けた取り組み

◇在宅重症心身障害児（者）への生活支援 折口美弘監修・編集 〔出版地不明〕 国立病院機構共同臨床研究「在宅重症心身障害児（者）の生活支援に関する研究」班 2009.2 54p 26cm Ⓝ369.27

◇視覚・聴覚・言語障害児の医療・療育・教育 篠田達明監修,今野正良,土橋圭子編 京都 金芳堂 2005.4 240p 21cm 2800円 ①4-7653-1174-0 Ⓝ378

◇視覚・聴覚・言語障害児の医療・療育・教育 今野正良,長塚勤,土橋圭子編,篠田達明監修 改訂2版 京都 金芳堂 2011.3 274p 21cm 3000円 ①978-4-7653-1474-9 Ⓝ378
　内容 1章 視覚障害児の医療と療育 2章 視覚障害児の学校教育 3章 聴覚障害児の医療と療育 4章 聴覚障害児の学校教育 5章 言語障害児の医療と療育 6章 言語障害児の学校教育 7章 現代のトピック

◇肢体不自由児の医療・療育・教育 篠田達明監修,沖高司,岡川敏郎,土橋圭子編 京都 金芳堂 2005.5 244p 21cm 2800円 ①4-7653-1190-2 Ⓝ378.3

◇肢体不自由者の地域での小規模な住まいのあり方と介護体制についての調査研究―報告書 札幌 わーかーびぃー 2009.3 199p 30cm 〈平成20年度厚生労働省障害者保健福祉推進事業（障害者自立支援法調査研究プロジェクト）〉 Ⓝ369.27

◇重度障害児家族の生活―ケアする母親とジェンダー 藤原里佐著 明石書店 2006.4 205p 22cm 3300円 ①4-7503-2326-8 Ⓝ369.49
　内容 1章 分析視角の設定 2章 育児期における母親の生活1―ケアの担い手としての母親 3章 育児期における母親の生活2―療育・教育責任者としての母親 4章 加齢期を迎えた母親の生活―成人後の「子

ども」を支える母親　5章 家族の生活に表れるリスク―「問題のない家族」を演じることの矛盾　終章 障害児家族のノーマライゼーション

◇障害医学への招待―特別支援教育・自立支援法時代の基礎知識　杉本健郎, 二木康之, 福本良之編著　京都　クリエイツかもがわ　2006.6　222p　26cm　〈発売：かもがわ出版（京都）〉　2200円　①4-902244-57-8　Ⓝ493.937
　内容 第1章 障害とは何か　第2章 脳の仕組みと働き　第3章 障害の原因・胎生期　第4章 周産期医療の発展と取り組み―NICUの子どもたち　第5章 新生児・乳児の発達神経学的診断　第6章 障害の診断・治療と科学技術の発展　第7章 科学の進歩と生命倫理　第8章 障害を支える援助とその理念　第9章 重症児への専門スタッフの支援の課題

◇障害学入門―福祉・医療分野にかかわる人のために　デビッド・ジョンストン著, 小川喜道, 於保真理, 曽根原純, 髙橋マリア美弥子, 麦倉泰子訳　明石書店　2008.10　270p　22cm　3600円　①978-4-7503-2854-6　Ⓝ369.27
　内容 第1章 なぜ障害を学ぶのか？ さまざまな解釈のはじまり　第2章 コミュニティケアの問題点と自立生活　第3章 イギリスと障害の法制度　第4章 「生活の質（クオリティ・オブ・ライフ）」と「自立」の意味は何か？　第5章 安楽死と新しい優生学　第6章 ディスアビリティの政治学　第7章 障害の調査　第8章 保健医療と障害　第9章 ディスアビリティを生じさせない環境　第10章 これからの方向性

◇障害のある子ども・家族とコミュニティケア―滋賀・父子心中事件を通して考える　黒田学, 渡邉武, 日野・障害児家族心中事件調査団編著　京都　クリエイツかもがわ　2009.11　104p　21cm　〈発売：かもがわ出版（京都）〉　1000円　①978-4-86342-036-6　Ⓝ369.27
　内容 第1章 日野町・障害児家族の心中事件―その背景と課題を探る（はじめに 調査団結成に至る経緯と調査活動　事件発見の経過と家族および支援の状況　調査から見えたいくつかの問題と課題）　第2章 事件によせる想い―各界からのエッセイ（障害児の母となって　亡くなられた三人の方への私の誓い　不条理な制度は違憲であることを訴えて　つながりあって希望を　思いをあらたに誰もが安心できる社会保障制度の確立に向けて　すべての障害児学校に、スクール・ソーシャルワーカーを！！　まちの思い　障害者自立支援法撤廃への展望　糸賀一雄氏らが築いた福祉の思想を今どのように発展させるのか　地域で障害児・者の生活を支える仕組みづくりのために）　第3章 格差社会における障害児の子育てとコミュニティケア―障害児家族の生活実態調査（滋賀・二〇〇七年）を通じて（はじめに―実態調査からみた　格差社会と障害のある子どもと家族　滋賀の障害児と家族の生活―障害児家族の生活実態調査（滋賀、二〇〇七年）　コミュニティケアの展開へ）　第4章 障害者と家族をめぐる社会情勢と法・制度に関わる提言（障害者と家族をめぐる社会情勢とその課題　今後の障害福祉に対する課題と提言　新たな法・制度を求めて）

◇身体障害児・者実態調査結果　平成18年　厚生労働省社会・援護局障害保健福祉部編　厚生労働省社会・援護局障害保健福祉部　2008.11　475p　30cm　〈平成18年7月1日調査〉　Ⓝ369.27

◇身体障害認定基準及び認定要領―解釈と運用　障害者福祉研究会監修　中央法規出版　2003.6　568p　22cm　〈「身体障害認定基準」の新訂〉　5500円　①4-8058-4475-2　Ⓝ369.27
　内容 第1部 身体障害認定に関する法令・通知（身体障害者福祉法（昭和24年法律第283号）（抄）　身体障害者福祉法施行令（昭和25年政令第78号）（抄）　身体障害者福祉法施行規則（昭和25年厚生省令第15号）（抄）　身体障害者障害程度等級表の解説（身体障害認定基準）について（平成15年1月10日障発0110001号）ほか）　第2部 身体障害認定事務

◇身体障害認定基準及び認定要領―解釈と運用　障害者福祉研究会監修　新訂補訂版　中央法規出版　2005.10　568p　22cm　5500円　①4-8058-4626-7　Ⓝ369.27
　内容 第1部 身体障害認定に関する法令・通知（身体障害者福祉法　身体障害者福祉法施行令　身体障害者福祉法施行規則　身体障害者障害程度差等級表の解説（身体障害認定基準）について　身体障害認定基準の取扱い（身体障害認定要領）について ほか）　第2部 身体障害認定事務　付録

◇身体障害認定基準及び認定要領―解釈と運用　新訂第2版　中央法規出版　2010.7　610p　22cm　5600円　①978-4-8058-3321-6　Ⓝ369.27
　内容 第1部 障害認定に関する法令・通知　第2部 障害認定事務（総括的事項　視覚障害　聴覚・平衡機能障害　音声・言語・そしゃく機能障害　肢体不自由　心臓機能障害　じん臓機能障害　呼吸器機能障害　ぼうこう又は直腸機能障害　小腸機能障害　ヒト免疫不全ウイルスによる免疫機能障害　肝臓機能障害）　付録

◇性分化障害の子どもたち―医療空白地帯の現状　橋本秀雄著　青弓社　2008.2　211p　19cm　1600円　①978-4-7872-3283-0　Ⓝ369.27
　内容 第1章 親の不安―弱体化した母子保健システム　第2章 子どもの病院環境（子どものストレス軽減と家族の不安解消のために　子どもの病院環境（北海道・東北篇）ほか）　第3章 性分化障害の当事者が通院する病院リスト（性分化障害の子ども（当事者）と家族の自己診断、治療の自己責任と自己決定論　性分化障害の子ども（当事者）が通院する病院（北海道・東北篇）ほか）　第4章 二つの広域な医療空白地帯（医療空白地帯の新生児科・小児科の現状（中部篇）　医療空白地帯の新生児科・小児科の現状（山陰・四国篇）ほか）　第5章 治療を中断する人々

◇生命の輝く教育を目指して―医療的ケアの課題に取り組んで、見えてきたこと　飯野順子, 医療と教育研究会編著　ジアース教育新社　2006.8　223p　21cm　1429円　①4-921124-61-2　Ⓝ378.3
　内容 プロローグ 障害の重い子どもをかけがえのない存在として　第1章 道を拓く・ケアを拓く　第2章 医療的ケアの教育的意義　第3章 多様な視点で、広く・深くそして的確に　第4章 子どもたちの生命が輝くために、保護者の思い　第5章 地域生活のQOLを目指して　第6章 生命の輝く教育を目指して　エピローグ 障害の重い子どもをかけがえのない存在として

◇全国『患者会』ガイド―最新版 患者と家族の知りたい情報がすぐに調べられる　和田ちひろ監修　学習研究社　2004.9　399p　21cm　〈企画編集：スリーシーズン〉　2000円　①4-05-402294-4　Ⓝ369.27

◇内容 がん 赤ちゃん,子ども 女性 呼吸器 心臓,血管 消化器 腎臓,尿路 脳,神経,脊髄 血液 内分泌,代謝 アレルギー,免疫 感染症 骨,関節,筋肉 皮膚 目,耳,口,喉 こころ 障害 その他 サポート

◇全国患者会障害者団体要覧 プリメド社「全国患者会障害者団体要覧」編集室編 第3版 大阪 プリメド社 2006.4 329p 26cm 3600円 ①4-938866-29-3 Ⓝ369.27

◇地域と障害―しがらみを編みなおす わらじの会編 現代書館 2010.3 403p 19cm 3000円 ①978-4-7684-3501-4 Ⓝ369.27
内容 地域・障害が照らし出す地域―わらじの会の三〇年 自立と共生・あたりまえに生きる 医療・死生の橋の想い―医療モデルの彼方で 仕事・共に働く 学校・「地域で共に」は学校から バリアフリー社会・安全・安心のアクセスから,より良い腐れ縁の信頼関係のアクセスへ ご近所・ながーいつきあい! ボランティア・ボランティアと制度の間に横たわるものは ハードル・障害者との関わりを通して見えたもの―ボランティアの視点から 福祉・オエヴィスと藤崎稔君とわたしの話

◇知的・身体障害者問題資料集成 戦前編 第1巻(1880年―1913年) 編集復刻版 不二出版 2005.6 383p 31cm ①4-8350-5510-1, 4-8350-5509-8 Ⓝ369.27

◇知的・身体障害者問題資料集成 戦前編 第2巻(1914年―1921年) 編集復刻版 不二出版 2005.6 329p 31cm ①4-8350-5511-X, 4-8350-5509-8 Ⓝ369.27

◇知的・身体障害者問題資料集成 戦前編 第3巻(1922年―1924年) 編集復刻版 不二出版 2005.6 386p 31cm ①4-8350-5512-8, 4-8350-5509-8 Ⓝ369.27

◇知的・身体障害者問題資料集成 戦前編 第4巻(1924年 1927年) 編集復刻版 不二出版 2005.6 402p 31cm ①4-8350-5513-6, 4-8350-5509-8 Ⓝ369.27

◇知的・身体障害者問題資料集成 戦前編 第5巻(1927年―1929年) 編集復刻版 不二出版 2005.12 348p 31cm ①4-8350-5515-2, 4-8350-5514-4 Ⓝ369.27

◇知的・身体障害者問題資料集成 戦前編 第6巻(1929年―1930年) 編集復刻版 不二出版 2005.12 371p 31cm ①4-8350-5516-0, 4-8350-5514-4 Ⓝ369.27

◇知的・身体障害者問題資料集成 戦前編 第7巻(1930年―1933年) 編集復刻版 不二出版 2005.12 395p 31cm ①4-8350-5517-9, 4-8350-5514-4 Ⓝ369.27

◇知的・身体障害者問題資料集成 戦前編 第8巻(1934年―1935年) 編集復刻版 不二出版 2005.12 412p 31cm ①4-8350-5518-7, 4-8350-5514-4 Ⓝ369.27

◇知的・身体障害者問題資料集成 戦前編 第13巻(1939年) 編集復刻版 不二出版 2006.6 416p 31cm ①4-8350-5525-X, 4-8350-5524-1 Ⓝ369.27

◇知的・身体障害者問題資料集成 戦前編 第14巻(1940年―1941年) 編集復刻版 不二出版 2006.6 352p 31cm ①4-8350-5526-8, 4-8350-5524-1 Ⓝ369.27

◇知的・身体障害者問題資料集成 戦前編 第15巻(1941年―1943年) 編集復刻版 不二出版 2006.6 348p 31cm ①4-8350-5527-6, 4-8350-5524-1 Ⓝ369.27

◇知的・身体障害者問題資料集成 戦前編 第16巻(1943年―1945年) 編集復刻版 不二出版 2006.6 357p 31cm ①4-8350-5528-4, 4-8350-5524-1 Ⓝ369.27

◇二次障害ハンドブック 肢体障害者二次障害検討会編 改訂版 京都 文理閣 2007.3 241p 21cm 2000円 ①978-4-89259-541-7 Ⓝ498.8
内容 第1部 私の体験談 第2部 座談会(三人三様それぞれに向き合ってきた二次障害を語る) 第3部 各分野から見た二次障害 第4部 調査報告(障害者地域医療に関する現況調査(大阪府実施) 肢体障害者二次障害実態調査報告(抜粋)) 第5部 便利手帳

◇ふしぎだね!?身体障害のおともだち 日原信彦監修 京都 ミネルヴァ書房 2007.4 55p 27cm (発達と障害を考える本 7) 1800円 ①978-4-623-04893-9 Ⓝ369.49
内容 第1章 どうしよう!?こんなとき(めぐみさんの場合 話しかけてもいいの? たかしくんの場合 なんでうなってるの? ゆうたくんの場合 あくしゅしてくれない れいなさんの場合 花びらを割っちゃった! こうきくんの場合 歩けるのにずるしてる!) 第2章 身体障害って何?(体のどこかに不自由なところがある障害 肢体不自由を起こす原因はいろいろ 手助けのポイントを知ろう 肢体不自由の人が主に通っている学校 この障害をもっと知るために)

◇やさしい味覚障害の自己管理 池田稔編 大阪 医薬ジャーナル社 2009.6 51p 30cm 1500円 ①978-4-7532-2382-4 Ⓝ496.8
内容 増加する味覚障害―その要因は? 味覚障害の症状について 味覚障害の多彩な原因 高齢者の味覚障害 亜鉛欠乏と味覚障害 亜鉛を不足させない自己管理 味覚障害の診断 亜鉛欠乏による味覚障害の治療は? 他の疾患で服用している薬剤による味覚障害 味覚障害の原因となる内科疾患 口腔乾燥症の原因とその対策 舌炎や舌苔の原因とその対策 がん化学療法による味覚障害 放射線治療による味覚障害 味覚障害と食欲不振

◇よくわかる聴覚障害―難聴と耳鳴のすべて 小川郁編 大阪 永井書店 2010.5 400, 8p 26cm 8000円 ①978-4-8159-1862-0 Ⓝ496.6
内容 聴覚障害の疫学 聴覚のメカニズム 聴覚障害の分類と発症機序 聴覚障害のQOL 聴覚検査と聴覚障害 乳幼児の聴覚検査 耳鳴検査 耳閉塞感の評価のための検査 伝音難聴 感音難聴 耳鳴 聴覚障害と心身医学 聴覚障害と漢方 聴覚リハビリテーション

◇ICF(国際生活機能分類)活用の試み―障害のある子どもの支援を中心に 国立特殊教育総合研究所,世界保健機関編著 ジアース教育新社 2005.4 183p 30cm 〈背のタイトル:ICF活用の試み〉 1810円 ①4-921124-37-X Ⓝ378
内容 序論 本書を活用していただくために 第1章 ICFの活用に向けて 第2章 ICF活用の取り組み

第3章 ICF活用の可能性　総括　まとめと今後の展望　ICF関連資料一覧

《介護・看護の知識》

◇イラスト版からだに障害のある人へのサポート—子どもとマスターする40のボランティア　横藤雅人編, 北海道生活科・総合的な学習教育連盟ネット研究会著　合同出版　2010.3　110p　26cm　1600円　Ⓘ978-4-7726-0459-8　Ⓝ369.27
　内容　第1章 手足に障害のあるひとをサポートする　第2章 目に障害のあるひとをサポートする　第3章 聞こえと発音に障害のあるひとをサポートする　第4章 お年寄りをサポートする

◇「医療的ケア」はじめの一歩—介護職の「医療的ケア」マニュアル　杉本健郎編　京都　クリエイツかもがわ　2009.11　159p　26cm　〈発売：かもがわ出版(京都)　付属資料(DVD-ROM1枚 12cm)：医療的ケア実技研修の手引き〉　2200円　Ⓘ978-4-86342-034-2　Ⓝ369.49
　内容　医療的ケアって何？　医療的ケアの必要な子どもたちの現状—誰がどこでケアしているか　体のしくみ：息をする、血は赤い　体のしくみ：のみこむ、むせる、うんちする、おしっこする　体のしくみ・しょうがい：体が大きくなる、うごく・体が硬くなる、まがる、うごかない　しょうがい：姿勢と飲み込みのかかわり　しょうがい：息がうまくできない　医療的ケア：チューブ栄養は苦痛か？　医療的ケア：胃ろうは切腹？　管理はむずかしいの？　医療的ケア：楽に呼吸するためには？　医療的ケア：首に穴をあけて大丈夫？—一気管切開（咽喉気管分離術）　医療的ケア：障害の重い方の在宅支援—介護の注意点と看護師との連携のあり方　医療的ケア：主治医との連携　医療的ケア：介護職の心構え　障害が重くても地域で安心して暮らせるために—医療的ケアをめぐる最近の動向と課題　モデル人形を使った医療的ケア実技研修の手引き—付録：DVD映像の説明と資料

◇「医療的ケア」はじめの一歩—介護職の「医療的ケア」マニュアル　杉本健郎編　増補改訂版　京都　クリエイツかもがわ　2011.10　182p　26cm　〈発売：かもがわ出版(京都)　付属資料(DVD-ROM1枚 12cm)：医療的ケア実技研修の手引き〉　2200円　Ⓘ978-4-86342-072-4　Ⓝ369.49
　内容　医療的ケアって何？　医療的ケアの必要な子どもたちの現状—誰がどこでケアしているか　体のしくみ：息をする、血は赤い　体のしくみ：のみこむ、むせる、うんちする、おしっこする　体のしくみ・しょうがい：体が大きくなる、うごく・体が硬くなる、まがる、うごかない　しょうがい：姿勢と飲み込みのかかわり　しょうがい：息がうまくできない　医療的ケア：清潔と不潔　医療的ケア：チューブ栄養は苦痛か？　医療的ケア：胃ろうは切腹？　管理はむずかしいの？　医療的ケア：楽に呼吸するためには？　医療的ケア：首に穴をあけて大丈夫？—一気管切開（喉頭気管分離術）　医療的ケア：障害の重い方の在宅支援—介護の注意点と看護師との連携のあり方　医療的ケア：主治医との連携　医療的ケア：介護職の心構え　障害が重くても地域で安心して暮らせるために—医療的ケアをめぐる最近の動向と課題　モデル人形を使った医療的ケア実技研修の手引き—付録：DVD映像の説明と資料

◇医療ニーズの高い障害者等への支援策に関する調査報告書　全国訪問看護事業協会編　全国訪問看護事業協会　2011.3　4, 243, 31p　30cm　〈平成22年度厚生労働省障害者総合福祉推進事業〉　Ⓝ369.9

◇運命じゃない！—「シーティング」で変わる障害児の未来　山崎泰広著　藤原書店　2008.5　244p　19cm　1800円　Ⓘ978-4-89434-606-2　Ⓝ369.49
　内容　序—運命じゃない！　1 障害児のからだ（よい姿勢、悪い姿勢—重力の影響　二次障害は防止できる）　2 車いすとシーティングで変わる—変形・拘縮・脱臼・緊張への対応　3 シーティングで人生の変わった子どもたち　4 子どもたちの未来のために（陰の主役　望まれる変化）

◇介助現場の社会学—身体障害者の自立生活と介助者のリアリティ　前田拓也著　生活書院　2009.9　369p　20cm　2800円　Ⓘ978-4-903690-45-2　Ⓝ369.27
　内容　序章 介助、その「まるごとの経験」　第1章 介助者のリアリティへ　第2章 パンツ一枚の攻防—介助現場における身体距離とセクシュアリティ　第3章 ルーティンを教わる　第4章 アチラとコチラのグラデーション　第5章「慣れ」への道　第6章 出入りする/"介助者"になる　おわりに—「社会の介助性」にむけて

◇介助者たちは、どう生きていくのか—障害者の地域自立生活と介助という営み　渡邉琢著　生活書院　2011.2　420p　19cm　2300円　Ⓘ978-4-903690-67-4　Ⓝ369.27
　内容　第1章 とぼとぼと介助をつづけること、つづけさすこと　第2章 障害者ホームヘルプ制度—その簡単な説明と課題　第3章 障害者介護保障運動史そのラフスケッチ1—七〇年代青い芝の会とその運動の盛衰　第4章 障害者介護保障運動史そのラフスケッチ2—公的介護保障要求運動・自立生活センター・そして現在　第5章 障害者運動に対する労働運動の位置と介護保障における「労働」という課題　第6章 障害者自立生活の現在的諸相—介助者・介護者との関わりのあり方から見て　あとがきにかえて—介助者たちは、どう生きていくのか

◇車いす・シーティング—その理解と実践　伊藤利之, 田中ні監修, 車いす姿勢保持協会編　はる書房　2005.11　357p　26cm　5000円　Ⓘ4-89984-071-3
　内容　障害福祉論　第1部 車いすと姿勢保持装置の歩み　第2部 車いす・シーティングの基礎知識（基礎解剖学・基礎生理学　車いす・シーティングのための障害学（先天性障害）ほか）　第3部 車いす・シーティングの考え方　第4部 車いす・シーティングの実践　第5部 車いす・シーティングの課題　車いす供給システムと今後の対応

◇車いす・シーティング—その理解と実践　伊藤利之, 田中нии監修, 日本車いすシーティング協会編　改訂版　はる書房　2007.11　365p　26cm　5000円　Ⓘ978-4-89984-090-9
　内容　障害福祉論　第1部 車いすと姿勢保持装置の歩み　第2部 車いす・シーティングの基礎知識　第3部 車いす・シーティングの考え方　第4部 車いす・シーティングの実践　第5部 車いす・シーティングの課題　車いす供給システムと福祉用具の課題と展望

◇ケアが街にやってきた―医療的ケアガイドブック　江川文誠,山田章弘,加藤洋子編著　京都　クリエイツかもがわ　2008.8　192p　26cm〈発売：かもがわ出版(京都)〉　2800円　①978-4-86342-007-6　Ⓝ369.49
[内容] 1 発明されたことば「医療的ケア」　2 ご家族へ―笑顔で暮らしつづけるために　3 医療関係者へ―退院はゴールではなくスタート　4 教育関係者へ―教育としての医療的ケア　5 福祉関係者へ―医療的ケアに寄り添う　6 街の人へ―私は「ヘルシー」と微笑んだ　7 スウェーデンに学ぶ　8 医療的ケア最前線からの提言　9 資料

◇心のバリアフリーを図るため及び介護の質を向上させるための案内―バリアフリー介護という新しい概念を用いて　尾高誠一著　〔出版地不明〕　尾高誠一　2007.11　87p　19cm　Ⓝ369.27

◇これであなたも車いす介助のプロに！―シーティングの基本を理解して自立につなげる介助をつくる　木之瀬隆編著　中央法規出版　2008.1　158p　26cm　(基礎から学ぶ介護シリーズ)　1600円　①978-4-8058-2729-1　Ⓝ369.27
[内容] 第1部 車いすシーティングと車いすの基本的な考え方(車いすシーティングの基礎知識　身体機能と車いす　車いす生活と褥瘡予防　生活に根ざした車いすであるために)　第2部 車いす介助の実際(車いすの移乗方法　車いす移動介助の基本　簡単にできる車いすメンテナンス　車いすと事故事例　介護保険制度と車いす)

◇シーティング入門―座位姿勢評価から車いす適合調整まで　光野有次,吉川和徳著　中央法規出版　2007.5　118p　26cm　1800円　①978-4-8058-2878-6　Ⓝ369.27
[内容] 第1部 座位(姿勢)評価の考え方とその実際(生活環境整備総論とチームアプローチ　座位(姿勢)評価の考え方　座位(姿勢)評価の実際)　第2部 (車)いすベッドの考え方とその実際(寝るということ―起居様式と椅子座位の原理　車いすの種類と機能　PT・OTが示す「座位(姿勢)評価報告書」をいかに具体化するか　シーティング・システムのつくり方調整の実際)

◇シーティングの基礎　江藤文夫編　所沢　国立障害者リハビリテーションセンター　2009.1　23p　30cm　(リハビリテーションマニュアル　23)　Ⓝ369.27

◇「障がいをもつ子の育て方」がよくわかる本―お母さんの不安と疑問を解消　川岸恵子著　現代書林　2011.7　205p　19cm　1200円　①978-4-7745-1314-0　Ⓝ369.27
[内容] 1 障がいをもつ子と「向き合うこと」からすべてが始まる　2 わが子の障がいをわかってあげよう　3 知っておきたい「困ったとき」の対処法　4 就学準備と小学校生活のアドバイス　5 中学校生活・高校生活・社会参加・自立のアドバイス　6 「あかり」の1日

◇障害児施設のあり方に関する調査報告書　日本知的障害者福祉協会　2011.3　212p　30cm　〔厚生労働省平成22年度障害者総合福祉推進事業〕　Ⓝ369.49

◇障害児施設の一元化に向けた職員養成に関する調査研究―厚生労働省平成21年度障害者保健福祉推進事業　研究報告書　〔小郡〕　全国児童発達支援協議会　2010.3　176p　30cm〈平成21年度厚生労働省「障害者自立支援調査研究プロジェクト」〉　Ⓝ369.49

◇障害児者へのサポートガイド　新井英靖編著　中央法規出版　2007.3　191p　21cm　1600円　①978-4-8058-2857-1　Ⓝ369.27
[内容] 序章 障害者支援の基本原則　第1章 視覚障害者への支援方法　第2章 聴覚障害者への支援方法　第3章 肢体不自由者への支援方法　第4章 知的障害者への支援方法　第5章 「軽度」発達障害者への支援方法　第6章 内部障害者への支援方法　終章 障害者の自立を支える支援のあり方

◇障害児者を支える人たちの健康読本　垰田和史著　全国障害者問題研究会出版部　2003.8　109p　21cm　1500円　①4-88134-121-9　Ⓝ369.27

◇障害児に対するサービスの提供実態に関する調査研究報告書　平成18年度　日本総合研究所編　こども未来財団　2007.3　96p　30cm　Ⓝ369.49

◇障害児入所施設における小規模ケア化、地域分散化を推進する上での課題に関する調査報告書　日本知的障害者福祉協会　2012.3　270p　30cm　〈厚生労働省平成23年度障害者総合福祉推進事業〉　Ⓝ369.49

◇障害者移動支援の実態とニーズ把握、およびグループ支援型・車両移送型移動支援に関する調査研究成果報告書　〔神戸〕　神戸市保健福祉局障害福祉部自立支援課　2007.3　177p　30cm〈平成18年障害者保健福祉推進事業(障害者自立支援調査研究プロジェクト)　共同刊行：関西学院大学自立支援研究グループ〉　Ⓝ369.49

◇障害者介護のあり方を問う―支援費・介護保険統合の問題点を考える　緊急出版　日本障害者センター編　本の泉社　2004.6　103p　21cm　952円　①4-88023-845-7　Ⓝ369.27
[内容] 1 支援費・介護保険制度にかかわる各分野からの実態報告(利用者からの実態報告―障害者の実態と願いにそった制度の確立を　福祉労働者からの実態報告―労働条件等の改善と利用者本位の制度の確立を　経営者からの実態報告―将来の見通しがもてる制度の抜本的改善を)　2 自治体における制度実施の現状と課題―厳しい財政のなかで統合を考える　3 徹底検証！介護保険制度と支援費制度―真の利用者本位の制度確立をめざして

◇障害者サポート公的サービスガイドブック―障害のある方もない方も、共にいきいきと暮らす社会をめざして　中村哲夫著　改訂版　NCコミュニケーションズ　2004.6　261p　21cm〈発売：日中出版〉　2000円　①4-8175-9006-8　Ⓝ369.27
[内容] 第1章 障害とうまくつきあうために　第2章 障害の方全般にかかわるサービス　第3章 視覚障害の方へのサービス　第4章 聴覚・音声言語障害の方へのサービス　第5章 肢体不自由の方へのサービス　第6章 内部障害の方へのサービス　第7章 知的障害の方へのサービス　第8章 精神障害の方へのサービス

◇障がい者自立生活センターの介助サービス―トラブルの実態と予防・対処への提言　松山光生著　明石書店　2012.6　238p　21cm　4800円　①978-4-7503-3610-7

◇障害者の『こころ』―育ち,成長,かかわり　池田勝昭, 目黒達哉共編著　学術図書出版社　2003.7　219p　21cm　2200円　Ⓘ4-87361-770-7　Ⓝ369.27
　内容　第1部 障害者の『こころ』―いかに理解するか　第2部 障害者の育ちと成長に向けて―いかにかかわるか　(相談援助　障害児・者に有効な援助方法　障害児・者の『こころ』と生き方について　障害児・者を支える人々)

◇障害者のニーズに基づくホームヘルプサービス提供の手引き　障害者のニーズに基づくホームヘルプサービスのあり方に関する調査研究委員会編　全国社会福祉協議会　2003.8　143p　30cm　700円　Ⓘ4-7935-0729-8　Ⓝ369.27

◇障害のある子どもへの一貫した支援システムに関する研究―早期から社会参加に至る発達障害支援の確立と検証―専門研究A 研究成果報告書 発達障害支援グランドデザインver.2～早期から後期中等教育以降に至る一貫した支援システムの構築～　国立特別支援教育総合研究所著　横須賀　国立特別支援教育総合研究所　2011.3　119p　30cm　(特教研 B-265)　Ⓝ369.49

◇図解障害者ケアガイドライン―利用者主体の生活支援をめざして　佐藤光正, 遅塚昭彦, 広沢昇著　環境新聞社　2003.8　130p　21cm　1500円　Ⓘ4-86018-047-X　Ⓝ369.27
　内容　1 障害者ケアガイドラインの趣旨　2 障害者ケアマネジメントの必要性　3 障害者ケアマネジメントとは　4 障害者ケアマネジメントの基本理念　5 障害者ケアマネジメントの原則　6 相談窓口　7 障害者ケアマネジメントの過程　8 障害者ケアマネジメントの実施体制　9 各種様式

◇セクシュアリティの障害学　倉本智明編著　明石書店　2005.6　301p　20cm　2800円　Ⓘ4-7503-2136-2　Ⓝ369.27
　内容　第1章 性的弱者論　第2章 戦略, あるいは呪縛としてのロマンチックラブ・イデオロギー―障害女性とセクシュアリティの「間」に何があるのか　第3章 自分のセクシュアリティについて語ってみた　第4章 障害当事者運動はどのように性を問題化してきたか　第5章 パンツ一枚の攻防―介助現場における身体距離とセクシュアリティ　第6章 介助と秘めごと―マスターベーション介助と介助者の語り　第7章 「父親の出番」再考―障害をもつ子どもの性をめぐる問題構成　第8章 誘いの受け方, 断り方―社会福祉実習指導の問題点

◇セックスボランティア　河合香織著　新潮社　2004.6　238p　20cm　1500円　Ⓘ4-10-469001-5　Ⓝ369.27
　内容　序章 画面の向こう側　第1章 命がけでセックスしている―酸素ボンベを外すとき　第2章 十五分だけの恋人―「性の介助者」募集　第3章 障害者専門風俗店―聴力を失った女子大生の選択　第4章 王子様はホスト―女性障害者の性　第5章 寝ているのは誰か―知的障害者をとりまく環境　第6章 鳴り止まない電話―オランダ「SAR」の取り組み　第7章 満たされぬ思い―市役所のセックス助産　第8章 パートナーの夢―その先にあるもの　終章 偏見と美談の間で

◇セックスボランティア　河合香織著　新潮社　2006.11　272p　16cm　(新潮文庫)　438円　Ⓘ4-10-129751-7　Ⓝ369.27
　内容　序章 画面の向こう側　第1章 命がけでセックスしている―酸素ボンベを外すとき　第2章 十五分だけの恋人―「性の介助者」募集　第3章 障害者専門風俗店―聴力を失った女子大生の選択　第4章 王子様はホスト―女性障害者の性　第5章 寝ているのは誰か―知的障害者をとりまく環境　第6章 鳴り止まない電話―オランダ「SAR」の取り組み　第7章 満たされぬ思い―市役所のセックス助産　第8章 パートナーの夢―その先にあるもの　終章 偏見と美談の間で

◇相談支援の機能強化を図るための調査研究事業―医療処置を必要としながら在宅で生活する障害児・者のための 報告書　全国訪問看護事業協会編　全国訪問看護事業協会　2009.3　4, 143p　30cm　〈平成20年度厚生労働省障害者保健福祉推進事業(障害者自立支援調査研究プロジェクト)〉　Ⓝ369.49

◇特別なニーズを持つ親子のための支援ガイドブック―はじめの一歩　和歌山　きのくに子ども NPO　2011.2　82p　21cm　〈独立行政法人福祉医療機構社会福祉振興助成事業　折り込1枚〉　Ⓝ369.49

◇はじめて学ぶガイドヘルプ―当事者とともに伝える支援の方法　野村敬子編著　岐阜　みらい　2006.5　255p　26cm　〈執筆: 石黒照人ほか〉　2600円　Ⓘ4-86015-075-9　Ⓝ369.27
　内容　第1部 ガイドヘルプに必要な基礎知識　第2部 視覚障害のある人のガイドヘルプ　第3部 全身性障害のある人のガイドヘルプ　第4部 知的障害のある人のガイドヘルプ　第5部 緊急時の準備と心構え

◇訪問系サービス利用者のサービス利用状況等の実態把握に関する調査報告書　ピュアスピリッツ　2011.3　282p　30cm　〈平成22年度障害者総合福祉推進事業〉　Ⓝ369.27

◇利用者のニーズに即した「移動支援サービス」の, 効果的・効率的提供に関する調査―研究成果報告書　〔神戸〕　神戸市保健福祉局　〔2009〕　227p　30cm　〈平成20年度障害者保健福祉推進事業(障害者自立支援調査研究プロジェクト)〉　Ⓝ369.27

《リハビリテーション》

◇「あやつられる手足」を治す本　眞田祥一著　マキノ出版　2006.11　198p　19cm　(ビタミン文庫)　1300円　Ⓘ4-8376-1207-5　Ⓝ493.73
　内容　第1章 あやつられ手足とは？　第2章 あやつられ手足の判定テスト　第3章 あやつられ手足を改善するトレーニング　第4章 あやつられ手足を引き起こす脳の原因部位　第5章 あやつられ手足を引き起こす脳の病気　補章 あやつられ手足を引き起こす病気の薬物治療

◇実践から学ぶ「社会生活力」支援―自立と社会参加のために　奥野英子編著　中央法規出版　2007.4　261p　26cm　2800円　①978-4-8058-4726-8　Ⓝ369.27
　内容 第1章 社会リハビリテーションと社会生活力　第2章 わが国における先駆的実践　第3章「社会生活力プログラム」の取組みに向けて　第4章「社会生活力プログラム」を応用した実践事例　第5章 地域生活移行への取組み　第6章 海外における参考事例
◇社会リハビリテーションの理論と実際　奥野英子著　誠信書房　2007.3　248p　22cm　3500円　①978-4-414-60140-4　Ⓝ369.27
　内容 第1章 リハビリテーションと社会リハビリテーション　第2章 社会リハビリテーションの成立過程と諸定義　第3章 海外における社会リハビリテーションの概念とプログラム　第4章 わが国における社会リハビリテーションに関わる規定と事業　第5章 社会リハビリテーションの基本理念と実際　第6章「社会生活力プログラム」の体系化　第7章 社会生活力プログラムの実践　第8章 社会リハビリテーションの課題と展望
◇主体性をひきだすリハビリテーション―教科書をぬりかえた障害の人々　長谷川幹著　日本医事新報社　2009.3　335p　26cm　3800円　①978-4-7849-6195-5　Ⓝ369.27
◇障害者の人権とリハビリテーション　高橋流里子著　改訂　中央法規出版　2008.4　249p　21cm　2400円　①978-4-8058-2979-0　Ⓝ369.27
　内容 序章 2つの異なる地域のリハビリテーション実践　第1章 リハビリテーションとは何か　第2章 障害と障害者を取り巻く環境　第3章 総合的援助体系としてのリハビリテーション　第4章 リハビリテーション医学　第5章 社会リハビリテーション　第6章 リハビリテーションサービスの実際　第7章 リハビリテーションの課題
◇ステップス・トゥ・フォロー　P. M. デービス著，冨田昌夫監訳，額谷一夫訳　改訂第2版　シュプリンガー・フェアラーク東京　2005.8　440p　26cm　4800円　①4-431-71078-7　Ⓝ493.73
　内容 ほんとうの問題、それは眼に見えない　正常動作とバランス反応　片麻痺の異常運動パターン　臨床評価―初対面のときからたえまなく続けられる作業　急性期―ポジショニングとベッドや椅子の上での動き方　姿勢筋緊張の正常化と過剰な努力を伴わない選択的な運動の指導　座位と立位でのバランス対応の再教育　連合反応を最小限に抑え、腕と手の活動の回復を促す　機能的歩行の再教育　日常生活活動　床上動作　片麻痺に伴う肩の問題　無視されてきた顔面　体軸のずれ(プッシャー症候群)　治療に神経系モビライゼーションを取り入れる　家庭における可動性の維持と改善
◇なんでもできる片まひの生活―くらしが変わる知恵袋　藤原茂編著，臼井喜久江著　青海社　2003.6　145p　21cm　2400円　①4-902249-01-4　Ⓝ493.73
　内容 第1部 生きがいへと誘うリハビリテーション―発症から料理教室を開くまで　第2部 片まひ生活の知恵袋(料理編　生活編)　第3部 対話で明かす片まひの生活の知恵袋(料理編　生活編)　第4部 生活する力を育むリハビリテーション―考え方と実践への指標　「夢のみずうみ村」を訪れて

◇リハビリテーションにおける連携―地域のニーズに合うリハビリテーションの実践から学ぶ　日本リハビリテーション連携科学学会編　メヂカルフレンド社　2003.11　176p　26cm　(リハビリテーション連携科学 v.4 no.1)　2600円　①4-8392-1199-X　Ⓝ369.27
◇CBR地域に根ざしたリハビリテーション―障害のある人の完全参加を目指すシステムづくり　マルコム・ピート著，田口順子監修，JANNET訳　明石書店　2008.4　234p　21cm　2400円　①978-4-7503-2768-6　Ⓝ369.27
　内容 地域に根ざしたリハビリテーション(CBR)の序論　障害の範囲　コミュニティCBR　CBRのモデル　CBRプログラムの計画とマネジメント　CBRの評価　CBRにおける教育　障害の経済的、社会的影響と障害のある人の組織　CBRにおける調査研究　政策、戦略、サービス事業　結論

《ダウン症》

◇あなたたちは「希望」である―ダウン症と生きる　丹羽淑子著　人間と歴史社　2004.11　440p　20cm　2000円　①4-89007-153-9　Ⓝ378.6
　内容 第1章「ありのまま」を受け入れる　第2章 あなたたちは「希望」である―13人のお母さんたちの証言　第3章 すべてのお母さんたちへ―子どもの「心」を育てるために
◇ことば育ちは心育て―ダウン症児のことばを拓く　岩元昭雄・甦子・綾著　京都　かもがわ出版　2005.9　191p　19cm　1600円　①4-87699-893-0　Ⓝ378.6
　内容 第1章 ことば育ては、心育みと、聞き手育ち　第2章 ことばが育つ畑を耕す　第3章 五年も続いた日記―ことばを綴って心も思考も　第4章 いつも基本に返る　第5章 もっと大きな基本に　第6章 受容のバーが高くなる　第7章 今を生きる
◇ことばの療育　働く主婦著　Obunest　2010.12　212p　19cm　Ⓝ378.6
◇この子とともに強く明るく―ダウン症があるお子さんをもたれたご両親のために　日本ダウン症協会　2006.4　32p　21cm　(ダウン症miniブック)　300円　Ⓝ378.6
◇幸せを見つけてダウン症の子どもたち　クローバーの会編　京都　阿吽社　2003.11　184p　19cm　1800円　①4-900590-77-0　Ⓝ378.6
　内容「クローバーの会」誕生の秘密　にんげんっていうものは―親と子の記録　お母さんたちのコテコテトーク(座談会)　お父さんたちのほろ酔いトーク(座談会)　働く暁子と健　ダウン症の子どもと共に歩む(手記)
◇成人期の健康管理　沼部博直著　日本ダウン症協会　2006.8　32p　21cm　(ダウン症miniブック)　300円　Ⓝ378.6
◇ダウン症候群児・者のヘルスケアマネジメント―支援者のためのガイドブック　岡本伸彦，巽純子監修　京都　かもがわ出版　2010.7　267p　21cm　2500円　①978-4-7803-0367-4　Ⓝ369.28
　内容 序章 ダウン症候群をもつ子どもを育てて　第1章 知っておいてほしいダウン症候群の成因―染色体とは、不離体とは、発症のしくみは?　第2章 健

康に過ごすために（ダウン症候群特徴と健康管理について―総論　合併症（併発症）で気をつけたいこと―各論　ほか）　第3章 生活面からの情報　第4章 遺伝カウンセリングで気をつけたいこと

◇ダウン症者の思春期と性　カナダ・ダウン症協会編，阿部順子訳，飯沼和三監修　同成社　2004.3　117p　21cm　1200円　Ⓘ4-88621-288-3　Ⓝ378.6
[内容] ダウン症をもつ若者の性と異性関係について　他の人とつきあうには　「女の子」から「女性」へ　「男の子」から「男性」へ　妊娠と性感染症（性病）　肉体関係と結婚　性的被害について　マスターベーションとプライバシー（女の子の場合　男の子の場合）

◇ダウン症の子どもがいきいきと育つことばとコミュニケーション―家族と専門家のための実践ガイドブック　リビー・クミン著，梅村浄ほか訳　吹田　メディカ出版　2011.4　214p　26cm　3000円　Ⓘ978-4-8404-3670-0　Ⓝ378.6

◇ダウン症のこどもたちを正しく見守りながらサポートしよう！　玉井邦夫著　日東書院本社　2012.3　103p　22cm　1200円　Ⓘ978-4-528-01905-8　Ⓝ378.6
[内容] 第1章 ダウン症の基礎知識　第2章 ダウン症の療育システム　第3章 家庭で療育 丈夫な体を作る　第4章 家庭で療育 成長をうながす運動　第5章 家庭で療育 遊びで発達　第6章 家庭で療育 日常生活の自立

◇ダウン症のすべてがわかる本　池田由紀江監修　講談社　2007.10　98p　21cm　（健康ライブラリー イラスト版）　1200円　Ⓘ978-4-06-259419-6　Ⓝ378.6
[内容] 1 知っておきたい基礎知識（ダウン症は病気？「病気」とは異なる点も多い。育ちを見守って　くわしく！身体的・発達上の特徴があるけれど）　2 育ちの手助け・早期療育　3 家庭でできること　4 健康管理のポイント　5 ダウン症の疑問に答える（原因は？ほとんどは突然変異によって起こる　支援は？(1)医療費、養育費のサポート　ほか）

◇ダウン症の友だち　吉田昌雄，川北敏晴監修，土橋圭子文　金の星社　2005.2　31p　30cm　（障害を知ろう！みんなちがって、みんないい　3）　2500円　Ⓘ4-323-06563-9　Ⓝ378.6
[内容] ダウン症って、なんだろう？　ダウン症の原因　ゆっくり育つダウン症の子ども　どんなところで勉強しているの？　養護学校で学ぶ友だち　学びたいという意欲にこたえて　学校や地域との交流活動　働きたいという意欲にこたえて　ゆたかな生活をおくるために　友だちとのおつきあいのために　これからの社会へむけて

◇ダウン症の理解と小児期の健康管理　加部一彦著　日本ダウン症協会　2005.4　32p　21cm　（ダウン症miniブック）　300円　Ⓝ378.6

◇ダウン症の若者支援ハンドブック―学校から社会への移行時に準備しておきたいことすべて　ジークフリード・M.プエスケル編著，百溪英一訳，ハリス淳子訳　明石書店　2008.3　365p　21cm　2800円　Ⓘ978-4-7503-2736-5　Ⓝ369.28
[内容] へその緒を切ること―親の観点　ダウン症の人の身体的成熟　思春期・青年期における心理的適応と精神障害　「でも、私には君の言っていることがわかりません」―ダウン症の若者・成人とのコミュニケーション　社会的統合と友情　ダウン症の青年・成人の地域社会への参加　障害のある生徒のための余暇教育―現在の展望　中度・重度障害をもつ学齢期の生徒のための職業訓練プログラム　高等学校後の知的障害者に対する継続教育―特殊カレッジプログラム　移行過程―学校から職場へ　就労の機会と選択　自立生活に向けて　ダウン症の人たちのセクシュアリティ、結婚、子育て　ダウン症の人たちの自尊心の向上　政策問題、人権、支援活動

◇ダウン症ハンドブック　池田由紀江監修，菅野敦，玉井邦夫，橋本創一編　日本文化科学社　2005.3　236p　21cm　2200円　Ⓘ4-8210-7325-0　Ⓝ378.6
[内容] 第1部 ダウン症の医学・心理特性（健康と医療　発達と心理）　第2部 療育・教育支援の方法（療育・教育システム　支援技法・方法　支援プログラム）　第3部 生涯発達支援プログラムの実際（生涯発達支援プログラム―幼児・児童期　生涯発達支援プログラム―青年期・成人期編）　第4部 家族・福祉・地域支援・ネットワーク（地域福祉・支援　福祉ネットワーク・セルフヘルプ活動　青年期・成人期支援　家族）

◇ダウン症miniブック―ゆっくり育つ子どもたち：乳幼児の発達相談　日本ダウン症協会　2008.4　64p　21cm　500円　Ⓝ378.6

◇ダウン症miniブック―はじめましてどうぞよろしく！：はじめて集団に入る子どもたちのために　日本ダウン症協会　2010.3　32p　21cm　300円　Ⓝ378.6

◇だれにだってできないことはある。だから、ぼくは絶対にネヴァー・ダウン！―ダウン症児の育て方 0-3歳編　天木信志著　大分　あい出版　2007.5　590p　21cm　1800円　Ⓘ978-4-903717-00-5　Ⓝ378.6

◇ふしぎだね!?ダウン症のおともだち　玉井邦夫監修　京都　ミネルヴァ書房　2007.2　55p　27cm　（発達と障害を考える本　5）　1800円　Ⓘ978-4-623-04850-2　Ⓝ493.94
[内容] 第1章 どうしよう!?こんなとき　第2章 ダウン症って何？

◇療育サバイバルノート―ダウン症の赤ちゃんを授かったすべてのお母さんへ　渡辺ジュン著　元就出版社　2004.4　158p　20cm　1500円　Ⓘ4-86106-004-4　Ⓝ378.6
[内容] サバイバルの始まり　「親こそ最良の医師」　ドーマン法って何？　求ム、ボランティアさん　人類の直立　ひよこの時代　居場所はどこに…　ぐりとぐらの幼稚園　凪の日々　いよいよ就学時検診だ！　窮鼠猫を噛む　合併症をめぐって　ピッカピカの仲間たち　いかに折り合いをつけるか　天才アイちゃん　みんなと違う子　父親　分かれ道　中学生は子どもじゃない　スペシャルオリンピックス

《色覚異常》

◇色のユニバーサルデザイン―誰もが見分けやすく美しい色の選び方　日本色彩研究所著，全国服飾教育者連合会（A・F・T）監修　グラフィック社　2012.3　111p　26cm　2300円　Ⓘ978-4-7661-2335-7　Ⓝ369.275
[内容] 第1章 カラーユニバーサルデザインの考え方　第2章 色が見えるしくみ　第3章 色の基礎知識　第

4章 色弱者の見え方　第5章 高齢者の見え方　第6章 ユニバーサルデザイン　第7章 色弱者が見づらい例と改善例　第8章 カラーユニバーサルデザインのチェック方法

◇カラーユニバーサルデザイン　カラーユニバーサルデザイン機構著　ハート出版　2009.4　175p　21cm　3800円　Ⓘ978-4-89295-565-5　Ⓝ369.275

内容 第1章 あなたの情報は伝わっていますか？（色盲検査（色覚検査）　東大の赤門はこのように見えるほか）　第2章 どうしてそんな事が起こるのですか？　第3章 何か良い方法がありますか？　第4章 CUDって、どうやってやるの？

◇色覚異常―色盲に対する誤解をなくすために　深見嘉一郎著　改訂第4版　金原出版　2003.11　123p　21cm　2700円　Ⓘ4-307-35111-8　Ⓝ496.45

内容 色盲という言葉について　ヒトはどのようにして色を感じているのか　色覚異常の種類について　色とは　感覚・知覚の検査法　色覚異常者の経験　赤緑色盲の色覚の特徴とその病名　第1色弱、第2色弱及び言葉の説明　色覚異常者の色覚　色覚異常者の日常生活〔ほか〕

◇色覚検査廃止から何を学ぶのか　日本教職員組合養護教員部編　アドバンテージサーバー　2003.7　14p　21cm　（学習シリーズ 11）　200円　Ⓘ4-901927-03-5

内容 色覚検査が廃止された理由　1 学校保健法施行規則改正　2 労働安全衛生法改正　3「色覚異常」誤解・偏見・差別の実態　4 学校保健法施行規則改正までの日教組養護教員部運動の流れ　5 今後のとりくみ　6 文科省資料「色覚に関する指導」の問題点

◇色弱が世界を変える―カラーユニバーサルデザイン最前線　伊賀公一著　太田出版　2011.5　291p　19cm　1800円　Ⓘ978-4-7783-1254-1　Ⓝ496.45

内容 1 色覚との出会い　2 自問自答の日々　3 旅の始まり　4 革命前夜　5 色覚の未来

◇色盲の子を持つすべての人へ―20人にひとりの遺伝子　栗田正樹著、岡部正隆監修　札幌　北海道新聞社　2008.11　157p　19cm　1429円　Ⓘ978-4-89453-478-0　Ⓝ496.45

◇知っていますか？　色覚問題と人権―一問一答　尾家宏昭、伊藤善規著　大阪　解放出版社　2004.7　106p　21cm　1000円　Ⓘ4-7592-8253-X　Ⓝ496.45

内容 そもそも色覚問題とは何ですか？　「色覚異常」について簡単に説明してください。　色がわからないのですか？　どのように色が見えるのですか？　なぜ「色覚異常」になるのですか？　何人くらいいるのですか？　学校の健康診断の項目から、色覚検査が廃止されたと聞きましたが？　どんな検査方法があるのですか？　高校や大学に進学するとき、制限はあるのですか？　「色覚異常」と判定されると、なれない職業があるのですか？　就職試験などで色覚検査が行われていると聞きましたが？〔ほか〕

《口唇口蓋裂》

◇口唇口蓋裂児 哺乳の基礎知識　日本口唇口蓋裂協会編　口腔保健協会　2008.10　17p　21cm　305円　Ⓘ978-4-89605-247-3

◇口唇口蓋裂児 離乳食の基礎知識　日本口唇口蓋裂協会編　口腔保健協会　2008.10　36p　21cm　400円　Ⓘ978-4-89605-246-6

内容 第1章 離乳について（離乳食って何だろう？　いつ頃から始めればいいの？　守ってほしい基本的なこと　口唇口蓋裂の赤ちゃんにとっての離乳　お口の中を清潔に　便利なグッズ　ベビーフードとは　食物アレルギーとは）　第2章 離乳食のすすめ方（目安）（離乳のステップ一覧表　月齢別離乳食のポイント）　第3章 よくある質問

◇口唇口蓋裂における基礎研究と予防の現状　河合幹、夏目長門編　名古屋　ネオ・メディク　2004.4　330p　31cm　〈発売：丸善出版事業部〉　21600円　Ⓘ4-931537-01-4　Ⓝ496.8

内容 第1章 治療法に関連した基礎的研究　第2章 発生機序に関連した研究　第3章 予防制御に関連した研究　第4章 予防への臨床研究（計画妊娠における母体環境の改善による第2子発生予防の試み　口唇、口蓋裂発現の予防を標的とした食事調査法に関する検討）　第5章 今後の展望

◇口唇口蓋裂のチーム医療　高戸毅監修、須佐美隆史、米原啓之編　金原出版　2005.10　206p　26cm　3800円　Ⓘ4-307-37079-1　Ⓝ496.8

内容 口唇口蓋裂とは　診断から初回手術まで　口唇口蓋裂の初回手術　ことばの問題　鼻咽腔閉鎖機能不全の手術治療　顎発育と咬合　顎裂部骨移植　顎矯正手術　二次修正治療　口唇口蓋裂患者の補綴治療　口腔衛生管理　耳鼻咽喉科治療―口蓋裂症例の滲出性中耳炎　健康保健および育成医療、更生医療の適用について

◇口唇口蓋裂の理解のために―すこやかな成長を願って　河合幹監修、夏目長門、鈴木俊夫著　第2版　医歯薬出版　2004.5　186p　19cm　1600円　Ⓘ4-263-44174-5　Ⓝ496.8

◇待ってるよ赤ちゃん―しんれつ・こうがいれつを持つ子どもを安心して迎えるために　楠本健司編　京都　法藏館　2006.10　55p　18cm　300円　Ⓘ978-4-8318-5615-9　Ⓝ496.8

精神病・神経症医療

◇機能不全家族―心が折れそうな人たちへ…　星野仁彦著　アートヴィレッジ　2007.11　303p　19cm　1524円　Ⓘ978-4-901053-62-4　Ⓝ493.7

内容 第1章 ダ・ヴィンチの生涯、酒鬼薔薇聖斗の精神（天才のなかの悲劇と数奇な犯罪の根　衝動性、攻撃性―多様な才能の偉人たちと犯罪者たち）　第2章 人生の岐路をどう過ごすか　第3章 生活の基本に潜む「生きるコツ」

◇あなたの家族が心の病になったとき―まわりの人はどう接したらよいのか？　久保田正春著　法研　2009.10　236p　21cm　1500円　Ⓘ978-4-87954-749-1　Ⓝ493.7

内容 序章 心の病気の患者さんを支えるために　第1章 統合失調症　第2章 うつ病　第3章 不安障害、強迫性障害　第4章 ボーダーライン（境界性パーソナリティ障害）　第5章 摂食障害　終章 普通の人間関係を確認すること

◇安心できる心療内科のかかり方・選び方　山岡昌之監修　有楽出版社　2003.5　149p　21cm　〈発

売：実業之日本社〉　1400円　①4-408-59190-4　Ⓝ493.09
　内容 プロローグ こんなサインがあったら要注意！　第1章 心療内科の基礎知識　第2章 心療内科の対象になる病気　第3章 心療内科で行われる治療　第4章 心療内科のじょうずなかかり方　第5章 ストレスとつきあう生活術

◇生きるための自殺学　ケイ・ジャミソン著, 亀井よし子訳　新潮社　2007.9　495, 11p　16cm　(新潮文庫)〈「早すぎる夜の訪れ」(平成13年刊)の改題〉　781円　①978-4-10-216651-2　Ⓝ368.3
　内容 1 自殺を理解するために(死はすぐそこに—自殺の歴史とその全体像　心の騒乱の測る—自殺とは何か)　2 自殺の心理と精神病理　3 自殺の生物学(水底深く—遺伝学的・進化論的全体像　人間という生物—神経生物学と神経病理学)　4 自殺を防止するには

◇医者が心の病に無力なワケ—ビョーキを治す方法、教えます　船瀬俊介, 南彦次, 大沢博, 神津健一著　三五館　2008.2　206p　19cm　1300円　①978-4-88320-423-6　Ⓝ493.79
　内容 第1章「心の病」が生まれる理由(「心」はどうして壊れるのか？　誤った食生活が心を破壊する　脳の発達を阻害し、行動異常を引き起こす化学物質　うつ病、不眠、自殺、精神異常の要因・電磁波　心身をおびやかし、九年も早死にさせるコンクリート　心の偏りが病を招く)　第2章 精神科医・精神病院にご用心、(なぜ、医者はクスリを出したがるのか？　こんなにあぶない！精神科医の実態)　第3章 心の病を解く鍵・低血糖症(心の病と栄養の不思議な関係　低血糖症におけるさまざまな事例　統合失調症という謎を解く　アルツハイマー病と低血糖)　第4章 心の病を癒す脳内サプリ(サプリメントと食生活改善が与える劇的な効果　脳内汚染の恐怖　意外と知らないクスリの怖さ　人間を「悪」にも「善」にも変えてしまう食べ物)

◇今すぐ役立つ心の痛み解消法　浅川雅晴著　ロングセラーズ　2011.3　195p　18cm　((ロング新書)　800円　①978-4-8454-0863-4　Ⓝ493.7
　内容 1章 あなたの心、大丈夫ですか　2章「心の病」になるとこんなに大変！　3章「心の病」にならない性格は子どものときにつくられる　4章 一人で悩んでいないで！　5章 うつ気分から素早く脱出する方法

◇うちの親、こころの病気？と思ったら読む本　渡辺俊之著　中央法規出版　2007.3　225p　21cm　①978-4-8058-2859-5　Ⓝ493.7
　内容 第1章 こんなサインはありませんか？　第2章 老化を理解していますか？　第3章 高齢者とこころの病気　第4章 どこに相談すればよいのでしょうか？　第5章 高齢の親への上手な接し方　第6章 家族が自分自身を大切にするための心得

◇うちの子に限って！？ —子どもの心の病気を知る本　宮田雄吾文, 中村ユキマンガ　学研教育出版　2010.10　229p　21cm　〈発売：学研マーケティング〉　1400円　①978-4-05-404700-6　Ⓝ493.937
　内容 第1章 子どもがいつもと違うと感じたら　第2章「心の病気」は、脳の病気!?　第3章 まずは病院に行ってみよう　第4章 ありふれた病気、統合失調症　第5章「心の病気」と真剣に向き合う　第6章 子どもの将来、家族の未来

◇「うつ」と「もの忘れ」—現代の病　順天堂大学医学部編　学生社　2006.6　171p　18cm　(順天堂のやさしい医学 15)　780円　①4-311-70065-2　Ⓝ493.764
　内容「うつ」と「もの忘れ」　「うつ病」の症状　「うつ病」の診断と治療　病的な「もの忘れ」の症状　「もの忘れ」の診断と治療　質問に答えて

◇「うつ」と「もの忘れ」—現代の病　順天堂大学医学部編　〔点字資料〕　視覚障害者支援総合センター　2006.12　2冊　28cm　(原本：学生社 順天堂のやさしい医学15　ルーズリーフ〉　全8000円　Ⓝ493.764
　内容「うつ」と「もの忘れ」(新井平伊著)　「うつ病」の症状(井原裕著)　「うつ病」の診断と治療(荒井稔著)　病的な「もの忘れ」の症状(井関栄三著)　「もの忘れ」の診断と治療(一宮洋介著)

◇うつ病/統合失調症—人格障害 行為障害　作田明, 小田晋著　新書館　2006.1　234p　19cm　(心の病の現在 3)　1600円　①4-403-26103-5　Ⓝ493.76
　内容 うつ病　統合失調症　人格障害　行為障害

◇お母さんのための児童精神医学—子どものこころの脳科学　根來秀樹著　日本評論社　2010.1　221p　19cm　1600円　①978-4-535-98321-2　Ⓝ493.937
　内容 1 発達障害はここまでわかった(アスペルガー障害の臨床　アスペルガー障害の脳科学　ADHDの脳科学と臨床　大人のADHDとADHDのようにみえる子どもたち　学習障害の脳科学　発達障害がある子の特性)　2 児童精神医学はここまでわかった(強迫性障害を科学する　チックを科学する　排泄の問題を科学する—遺尿・夜尿・遺糞など　PTSDを科学する　「キレる」を科学する)　3 児童精神科の現場から(子どものうつ病を考える—子どものうつ病・躁うつ病　不登校・ひきこもりを考える　アメリカに住むお母さんの子育て相談　子どもの薬物療法)

◇解離性障害とアルコール・薬物依存症を理解するためのセルフ・ワークブック　スコット・A.ウィンター著, 小林桜児, 松本俊彦訳　金剛出版　2011.4　126p　21cm　2400円　①978-4-7724-1194-3　Ⓝ493.7
　内容 第1章 解離性障害について理解しましょう　第2章 アルコール・薬物依存症について理解しましょう　第3章 重複障害について　第4章 あなたの人生に対する依存症の影響　第5章 あなたの人生における解離性障害の影響　第6章 回復に向けた船旅　第7章 日記をつける　第8章 絵を描いてみませんか？　第9章 回復に向けた計画　第10章 最後に一言

◇家族が心の病気かな？と思ったとき読む本　山田和男著　主婦と生活社　2005.3　207p　19cm　1200円　①4-391-12988-4　Ⓝ493.7
　内容 第1章 気づいてあげて…心のサイン　第2章 心の病とその治療法　第3章 家族のあり方・かかわり方

◇喝采症候群—独断的パラノイア論　木田恵子著　太陽出版　2006.11　257p　19cm　1400円　①4-88469-487-2　Ⓝ145.8
　内容 第1章 喝采症候群由来(私の自由連想法　第二十六回の連想要点　連想内容の解釈について　自由連想後の会話　ネガティヴ喝采症候群)　第2章 正気のなかの病気(古沢平作先生の精神分析　性格形

◇気づいて！ こどもの心のSOS —こどもの心の病全書 乳幼児、小学生、中高生、青年期の若者対象　星野仁彦著　ヴォイス出版事業部　2006.7　482p　21cm　5600円　①4-89976-081-7　Ⓝ493.937
　内容 発達障害　不登校　小児心身症　不安障害（神経症）　気分（感情）障害・うつ病　習癖異常　睡眠障害　摂食障害　依存症・嗜癖行動（衝動制御障害）　性障害および性同一性障害　精神病　非行・反社会的行動　小児期・青年期に見られるその他の症候群

◇キレる大人はなぜ増えた　香山リカ著　朝日新聞社　2008.1　205p　18cm　（朝日新書）　700円　①978-4-02-273190-6　Ⓝ493.7
　内容 第1章 見て見ぬふりをしない人　第2章 泣き寝入りをしない人　第3章「それでも私は正しい」人　第4章 いきなりトップにメールする人　第5章 昔の怒りを抑えられない人　第6章 ネット上だけ「正義の人」　第7章 キレる脳のメカニズム　第8章 キレなければ生き残れない社会とは　第9章 キレないための処方箋

◇キレる子と叱りすぎる親 —自由に感情を表現する方法　石川憲彦著　創成社　2010.3　242p　18cm　（創成社新書 41）　800円　①978-4-7944-5041-8　Ⓝ493.937
　内容 第1章 子どもたちはキレやすくなっている？　第2章 精神医学はキレることをどうみてきたのか？　第3章 キレる子どもと発達障害　第4章 民間で行われているさまざまな対処方法　第5章 うまくキレる人になって、子どものキレを守る

◇薬では治らない「心の病気」の治し方 —うつ・不安・ガス・緊張 心を変えて症状を解消する西尾式心理療法の実際　西尾浩良、西尾繁登三著　現代書林　2011.1　224p　19cm　〈『「心の病気」はこうして治す』(2002年刊)の改訂新版〉　1300円　①978-4-7745-1292-1　Ⓝ146.8
　内容 第1章 こうした性格が「心の病気」を招いてしまう　第2章 こんなにつらい「心の病気」も心理療法で治る　第3章 「心の病気」へと進行する原因はここにある　第4章 西尾式心理療法はこうして「心の病気」を治す　第5章 このプロセスで彼らは「心の病気」を克服した　第6章 西尾式心理療法への疑問と不安にすべて答える

◇行為障害と非行のことがわかる本　小栗正幸監修　講談社　2011.7　98p　21cm　（健康ライブラリーイラスト版）　1200円　①978-4-06-259756-2　Ⓝ493.937
　内容 1 困った行動には意味がある　2 行為障害の背景にあるもの　3 発達障害と行為障害の関係　4 適切な支援の進め方　5 立ち直りを支える

◇高齢者支援のための精神医学　大山博史、谷口幸一、藤野信行編著　診断と治療社　2004.12　179p　21cm　3000円　①4-7878-1268-8　Ⓝ493.7
　内容 1 高齢者の心と病気(加齢と痴呆の神経心理学診断と治療)　2 高齢者の心のケア　3 高齢者の人権(告知とインフォームド・コンセント　痴呆高齢者と成年後見制度)　4 高齢者の死

◇ここが知りたいこころの病気　笹倉尚子著　NCコミュニケーションズ　2004.7　195p　21cm　（心と身体のレスキューブックス）（発売：日中出版）　1700円　①4-8175-8104-2　Ⓝ493.7
　内容 第1章 身近なこころの病気　第2章 こころの病気の診察と治療　第3章 生活習慣病はストレスマネジメントから　第4章 賢い医者選びのポイント　第5章 カウンセリングとセルフヘルプグループ　第6章 癒しとセルフケア　第7章 アディクションとは何か

◇心を病む人とのつきあい方 —職場の部下・同僚、友人が「心の病」になったとき　和田秀樹著　二見書房　2003.4　254p　19cm　1500円　①4-576-03082-5　Ⓝ493.7
　内容 序章 職場の部下や同僚、友人に心の病があると知らされたら　第1章 なぜ、皆がこんなにも心を病んでいる？　第2章 よくわからない心の病の「本当」を知りたい　第3章 病院で彼らはどんな治療を受けている？　第4章「理解する」「見守る」ってどういうこと？　第5章 こんなとき、どうする？

◇こころ・からだ・くらし —精神障害の理解と地域生活支援　野末浩之著　増補改訂版　萌文社　2012.5　140p　21cm　1200円　①978-4-89491-230-4
　内容 第1章 精神障害とは何か —統合失調症を中心に(まずは「精神のやまい」の理解から　統合失調症について　精神障害とは何か)　第2章 地域生活支援の実際　第3章 他の精神疾患を理解する(症状性を含む器質性精神障害　精神作用物質障害による精神および行動の障害(アルコール依存症など)　気分(感情)障害(躁うつ病、うつ病)ほか)

◇こころだって、からだです　加藤忠史著　日本評論社　2006.1　241p　19cm　1500円　①4-535-56232-6　Ⓝ493.7
　内容 こころの悩みとは何か？　こころとは何か？　脳とこころ　こころの病気とは何か？　誰でもなりうる病気、うつ病　うつ病は予防できる　双極性障害(躁うつ病)　幻聴はどこから来るのか —統合失調症　なぜ手首を切らねばならないのか　こころの性、体の性 —性同一性障害について　落ち着きのない子どもたち —ADHD　「神経症」はどこへ行った？　「こころの悩み」を「解決すべき問題」に変える方法　私はまだ太っている —摂食障害のなぞ　こころに効く薬たち　こころをむしばむ薬たち —物質使用障害

◇心に薬をあげましょう —不安障害、パニック障害、うつ病を克服する　ジェームズ・C. ガードナー, アーサー・H. ベル著, 大和都訳　デジキューブ　2003.4　349p　19cm　1800円　①4-88787-068-X
　内容 第1章 恐怖心を受け入れてコントロールしましょう　第2章 私は不安障害ですか？ それともパニック障害でしょうか？　第3章 私はうつ病なのでしょうか？　第4章 私はなぜこうなったのでしょう？　第5章 私の中で何が起こっているのですか？　第6章 病院に行ったらどうなりますか？　第7章 私に合う治療法はどれですか？　第8章 薬草、ビタミン、サプリメントはどうでしょうか？　第9章 不安障害、パニック障害、うつ病と戦うために、自分でできることは何ですか？　第10章 心理学者、精神科医、カウンセラー、セラピストはどのように力を貸してくれるのですか？

◇心に狂いが生じるとき —精神科医の症例報告　岩波明著　新潮社　2008.8　249p　20cm　1400円　①978-4-10-470103-2　Ⓝ493.7

精神病・神経症医療　　　　　　　　　　　　　　　　　　　　　　　　　　医療と社会・福祉

内容 第1章 依存の果て　第2章 架空の敵　第3章 罪なき殺人者　第4章 摂食障害というゲーム　第5章 無垢な逸脱　第6章 器質性精神病　第7章 精神鑑定の嘘　第8章 うつ病の不都合な真実　第9章 アナンカスト

◇心に狂いが生じるとき―精神科医の症例報告　岩波明著　新潮社　2011.4　301p　16cm　（新潮文庫 い-84-3）　438円　①978-4-10-130573-8　Ⓝ493.7
内容 第1章 依存の果て　第2章 架空の敵　第3章 罪なき殺人者　第4章 摂食障害というゲーム　第5章 無垢な逸脱　第6章 器質性精神病　第7章 精神鑑定の嘘　第8章 うつ病の不都合な真実　第9章 アナンカスト

◇こころの医学がよくわかる本　井ノ瀬珠実著, 妹尾栄一ほか監修　小学館　2003.3　255p　21cm　1500円　①4-09-304292-6　Ⓝ493.7
内容 第1章 こころの風邪？　うつ病・躁うつ病と自殺の予防　第2章 電車に乗れない！　手洗いがやめられない！神経症を治すには？　第3章 トラウマ、PTSDって、何？　第4章 早期発見、治療を！　統合失調症　第5章 大問題！　児童虐待とAC　第6章 あなたもハマる！？依存症　第7章 聞いたことはあるけれど…人格障害について　第8章 ADHD、LD、不登校、いじめ…子どものこころの問題　第9章 摂食障害、ひきこもり…思春期、青年期のこころの問題　第10章 こわくない！恥ずかしくない！こころの治療はどうやって受ける？　補足 こころの医学Q&A

◇こころの医学事典　野村総一郎, 樋口輝彦監修　講談社　2003.3　703p　23cm　3800円　①4-06-210762-7　Ⓝ493.7
内容 注意すべき症状とこころの病気　こころの病気の知識（神経症性障害、ストレス関連障害 気分障害　統合失調症（精神分裂病）ほか）　こころの病気の治療

◇こころの医学事典　樋口輝彦, 野村総一郎編　日本評論社　2010.9　362p　26cm　《『こころの科学』SPECIAL ISSUE》　2800円　①978-4-535-90421-7　Ⓝ493.7

◇こころの傷をゆっくりなおす本　菅野泰蔵監修, 新川田譲著　成美堂出版　2012.5　175p　21cm　1300円　①978-4-415-31249-1
内容 第1章 ストレス・トラウマ・PTSDについて　第2章 実際の事例　第3章 こころの傷・ダメージが生まれるプロセス　第4章 自分でできる向き合い方・対処の方法　第5章 周囲の人ができるサポート

◇こころの傷が治った―カウンセリングの現場から　織田尚生, 網谷由香利著　第三文明社　2003.12　190p　21cm　1200円　①4-476-03258-3
内容 ぼくのこころは内戦状態だった　子どもの大変な状態に、命をかけて取り組んだ母親　お母さんが癒されたら、子どもも家族も変わった　誰もわたしを助けてくれなかった　娘に嫉妬して虐待したお母さん　ぼくは、自分だけの世界に閉じこもっていた　感情のない笑顔は、深く傷ついたため　傷つきをわかってもらうことによって癒される　息子のこころに受けた深い傷を理解できなかったお母さん　「子どもにわかってほしい」から「子どものこころがわかりたい」へ［ほか］

◇「心の傷」は言ったもん勝ち　中嶋聡著　新潮社　2008.6　189p　18cm　（新潮新書）　680円　①978-4-10-610270-7　Ⓝ493.79

内容 第1章 朝青龍問題と「心の病」　第2章 軽症ヒステリーの時代　第3章 セクハラは犯罪だろうか　第4章 理不尽な医療訴訟　第5章 被害者帝国主義　第6章 「辺縁」を生かす　第7章 精神力を鍛えよう

◇「こころ」の病気安心ガイド―正しい知識と治療のために　越野好文, 志野靖史作・画　講談社　2009.9　126p　19cm　（マンガ こころbooks）　1000円　①978-4-06-155801-4　Ⓝ493.7
内容 第1章 気分障害（うつ病　躁うつ病（双極性障害））　第2章 不安障害（パニック障害　強迫性障害　社交不安障害　心的外傷後ストレス障害　全般性不安障害）Q&A 「こころ」の病気かもしれないと思ったら　付録 診断基準DSM・4・TRの解説

◇こころの病気を知る事典　大塚俊男ほか編　弘文堂　2003.4　367, 9p　21cm　1800円　①4-335-65113-9　Ⓝ493.7
内容 1 こころの病気　2 児童期・思春期のこころの病気　3 老年期のこころの病気　4 女性のこころの病気

◇こころの病気を知る事典　大塚俊男, 上林靖子, 福井進, 丸山晋編　新版　弘文堂　2007.12　411, 15p　21cm　2000円　①978-4-335-65131-1　Ⓝ493.7
内容 1 こころの病気　2 児童期・思春期のこころの病気　3 老年期のこころの病気　4 女性のこころの病気

◇「心の病気かもしれない」と思ったら読む本―自分のまわりの、ちょっとオカシな人たち　緒方歩著　アスカ・エフ・プロダクツ　2007.4　215p　19cm　〈発売:明日香出版社〉　1400円　①978-4-7569-1086-8　Ⓝ493.7
内容 第1章 人づきあいの精神病理（きちんとしていないと気がすまない―強迫性パーソナリティ障害　人の前でいつも緊張してしまう―社会恐怖（社会不安障害）ほか）　第2章 からだと痛みの精神病理　第3章 不安でしょうがない精神病理　第4章「わたし」にまつわる精神病理（ショックな出来事を思い出せない―解離性健忘　自分の中に、別の自分がいる―解離性同一性障害（多重人格）ほか）

◇「こころの病気」ってなんだろう？　佐々木正美監修　岩崎書店　2008.3　64p　27cm　（知ってほしい！子どもの「こころの病気」1）　2800円　①978-4-265-03841-1　Ⓝ493.937
内容 「こころの病気」を知ってほしい　友だちが「こころの病気」でこまっているときは　病気や障がいは悪いことじゃない

◇こころの病気の誤解をとく　藤本修著　平凡社　2008.2　230p　18cm　（平凡社新書）　760円　①978-4-582-85408-4　Ⓝ493.76
内容 第1章 なぜこころの病気は誤解されるのか　第2章 うつ病はこころの風邪か　第3章 統合失調症は治りにくい病気か　第4章 パーソナリティ障害は付き合いにくいのか　終章 こころの病気を正しく理解するために―朝青龍騒動を手がかりに

◇こころの病気のセルフチェック　樋口輝彦編　日本評論社　2011.8　207p　19cm　（こころの科学セレクション）　1700円　①978-4-535-56105-2　Ⓝ493.72
内容 1 こころの病気の自己診断とは（セルフチェックーその効用と限界　"こころ"をセルフチェックす

るときの留意点―セルフ・レイティング・スケールの使い方　こころの危険信号(自分で感じる症状　まわりでわかる症状　身体症状))　2 こころの病気のチェックリスト

◇こころの病気病院・診療所ガイド―関東甲信越版　吉川武彦監修　法研　2003.8　527p　21cm　1900円　Ⓣ4-87954-461-2　Ⓝ493.7
[内容]第1章 実際に気になることがわかる　通院の仕方ガイド(こんな症状なら、精神科へ行こう　精神科にかかるということ　電話相談を利用する　保健所、精神保健福祉センターを利用する　精神科と神経科、心療内科はどう違うのか　精神科では、どんな治療を受けるのか　精神科入院が必要になる場合とは　入院治療の実際　治療費について…いったいどれだけお金がかかるのか　通院を拒否する患者　夜間・休日救急の実態)　第2章 こころの病気 病院・診療所ガイド

◇心の法則―不登校・引きこもり・トラウマ・発達障害…あらゆる心の病を救う　近藤純一郎著　ルネッサンス・アイ　2010.7　198p　19cm　(発売:本の泉社)　1300円　Ⓣ978-4-904311-24-0　Ⓝ493.7
[内容]第1章 心の構造と心の法則　第2章 ストレスが引き起こす心の病　第3章 トラウマを消す方法　第4章 ストレスのさまざまな現れ方　第5章 子どもを健やかに育てるために　第6章 健康な心で生きる方法

◇「こころ」の本質とは何か―統合失調症・自閉症・不登校のふしぎ　滝川一廣著　筑摩書房　2004.7　219p　18cm　(ちくま新書 シリーズ・人間学 5)　700円　Ⓣ4-480-05995-4　Ⓝ493.7
[内容]第1章「精神医学」とはどんな学問か　第2章 統合失調症というこころの体験　第3章「精神遅滞」と呼ばれる子どもたち　第4章 自閉症のこころの世界　第5章 不登校と共同性

◇こころの問題事典　藤永保監修,上杉喬,大石昂編集委員代表,秋山胖,外島裕編集委員　平凡社　2006.6　405p　21cm　3600円　Ⓣ4-582-12722-3
[内容]1 誕生から老年まで　2 家族・家庭の問題　3 入学から卒業まで　4 入社から定年まで　5 社会・文化の諸問題　6 ややめるこころ　7 心理テスト

◇心の病 回復への道　野中猛著　岩波書店　2012.6　218,3p　18cm　(岩波新書)　700円　Ⓣ978-4-00-431373-1
[内容]第1章 心の健康の危機―21世紀の課題としての精神病　第2章 対策はどう変わってきたか―小さな精神病院の実践から　第3章 もしも精神疾患を発症したら―相談窓口と治療法　第4章 生活をとり戻すリハビリテーションの現在　第5章 世界では、いま―精神疾患はどうとらえられているか　第6章 これからの精神保健―真のリカバリーのために

◇心の病体の病をみんなで癒す情報book ―あなた一人で頑張らないで頑張っている人と一緒に頑張りましょう　ケイズプロダクション編著　ソフトマジック　2004.2　191p　19cm　1300円　Ⓣ4-86122-033-5　Ⓝ498
[内容]がんにかかった人のために　難病にかかった人のために　女性のために　障害児・障害者のために　メンタルヘルスが気になる人のために　痴呆の家族を抱えた人のために　薬と総合情報

◇こころの病がわかる事典―最新知識と治療の実際　人見一彦著　大阪 朱鷺書房　2004.4　177p　21cm　1800円　Ⓣ4-88602-542-0　Ⓝ493.76
[内容]1 年代別にみたこころの悩みの実際　2 こころの病をどう治療するか―心理的働きかけ、薬物療法(発達・情緒・行動に関係した障害 不安障害、転換性障害、解離性障害、強迫性障害、身体表現性障害　適応障害　摂食障害　パーソナリティ障害(人格障害))ほか

◇「心の病」なんかない。　大野裕著　幻冬舎　2006.5　221p　19cm　1300円　Ⓣ4-344-01169-4　Ⓝ493.7
[内容]第1章 どうする? 毎日のストレス　第2章「うつ」は「休め」のサイン　第3章 節目のピンチをのりこえる　第4章 心の健康学

◇「心の病」なんかない。　大野裕著　幻冬舎　2008.8　221p　16cm　(幻冬舎文庫)　495円　Ⓣ978-4-344-41165-4　Ⓝ493.7
[内容]第1章 どうする? 毎日のストレス　第2章「うつ」は「休め」のサイン　第3章 節目のピンチをのりこえる　第4章 心の健康学

◇心の病いはこうしてつくられる―児童青年精神医学の深淵から　石川憲彦,高岡健著　批評社　2006.6　172p　21cm　(メンタルヘルス・ライブラリー 17)　1800円　Ⓣ4-8265-0445-4　Ⓝ493.937
[内容]第1章 自閉症スペクトラム　第2章 LDとAD/HD　第3章 児童虐待　第4章 リストカットとオーバードーズ　第5章 ひきこもりとニート　第6章 健康増進法とリスク管理社会の到来

◇心の病は大丈夫!―精神科病院のすすめ　愛知県精神科病院協会著　文化創作出版　2010.9　112p　26cm　(My book)　本:はやしたけはる　952円　Ⓣ4-89387-213-5　Ⓝ493.7

◇こころの病は、誰が診る?　高久史麿,宮岡等著,齊尾武郎,栗原千絵子司会　日本評論社　2011.8　231p　20cm　2200円　Ⓣ978-4-535-98361-8　Ⓝ493.7
[内容]第1章 プライマリケアと精神科医療の接点　第2章 精神医療とその周辺問題　第3章 うつ病の薬物治療と企業マーケティング　第4章 身体疾患と精神疾患のはざまで　第5章 精神疾患は、誰が診る?　第6章 卒前卒後の医学教育―プライマリケア医に求められるもの　第7章 プライマリケア医としての産業医　第8章 医学コミュニケーションとPUS　第9章 尊厳ある生と向かい合う　第10章 医療の未来―連携とリーダーシップ

◇心の病は脳の傷―うつ病統合失調症認知症が治る　田辺功著,松澤大樹話す人　西村書店　2008.12　208p　19cm　1400円　Ⓣ978-4-89013-630-8　Ⓝ493.72
[内容]第1章 私たち、治ります　第2章 アッと驚く松澤説　第3章「松澤の断層法」とは　第4章 こころの傷はみな同じ　第5章 あいまい診断から科学へ　第6章 治療はどうする?　第7章 こんなに治るって感激　第8章 若者のこころの暴走　第9章 PET健診の生みの親

◇誤診だらけの精神医療―なぜ、精神障害は治らないのか　西城有朋著　河出書房新社　2005.3　218p　19cm　1500円　Ⓣ4-309-25185-4　Ⓝ493.7
[内容]プロローグ 精神医療はわからないことだらけ　第1章「わかったつもりになる」ことの弊害―誤診だらけの精神科診断　第2章 わかりすぎる必要はな

精神病・神経症医療

い！ー「不適切な本質論」よりも「適切な誤診」のほうがまし　第3章　こんなにも紛らわしい精神障害　第4章　人はなぜ精神障害になるのか？ーさまざまな誤解・偏見に答える　第5章　治療がうまくいかないときの落とし穴ー精神障害から抜け出すためのヒント　エピローグ　仮説・検証のプロセスが幸せを導く

◇誤診のおこるときー精神科診断の宿命と使命　山下格著　みすず書房　2009.11　184p　20cm　（精神医学重要文献シリーズheritage）〈診療新社1980年刊の加筆修正〉　3200円　Ⓘ978-4-622-08232-3　Ⓝ493.72
[内容]第1部　精神科診断における誤診と了解（誤診とは「了解をめぐって」）　第2部　症例の検討（身体疾患の症状と了解　気分（感情）障害と了解　うつ病の労務災害と職場復帰　統合失調症と了解　パニック障害と了解　精神安定剤・睡眠薬の副作用　発達障害と了解　精神科診断の宿命と使命ー常識的診断と操作的診断基準）

◇誇大自己症候群　岡田尊司著　筑摩書房　2005.9　249p　18cm　（ちくま新書）　740円　Ⓘ4-480-06263-7　Ⓝ493.7
[内容]第1章　異常事態の根底にあるもの　第2章　誇大自己症候群とは何か　第3章　誇大自己症候群の悲劇　第4章　誇大自己症候群を生む現代社会　第5章　身近にひそむ誇大自己症候群　第6章　誇大自己症候群の克服

◇子どものうつと発達障害　星野仁彦著　青春出版社　2011.10　218p　18cm　（青春新書PI-334　インテリジェンス）〈下位シリーズの並列シリーズ名：INTELLIGENCE〉　924円　Ⓘ978-4-413-04334-2　Ⓝ493.937
[内容]プロローグ　子どもの心の"小さな異変"に気づけていますか　1章　なぜ最近「発達障害」が増えてきているのか　2章　子どもの「うつ」が見過ごされやすい理由　3章　「登校しぶり」があったら疑うべきこと　4章　東日本大震災と子どもの「PTSD」　5章　低年齢化する「拒食症・過食症」の真因　6章　家族が機能していますか？ー子どもの心は必ず回復するエピローグ　子どもの可能性を狭めてしまわないために

◇子どもの攻撃性と破壊的行動障害　本間博彰，小野善郎責任編集　中山書店　2009.10　262p　21cm　（子どもの心の診療シリーズ7）　3800円　Ⓘ978-4-521-73151-3　Ⓝ493.937
[内容]1　子どもの攻撃性・反社会的行動と精神医学（現代社会と子どもの攻撃性　児童・青年期の攻撃性・反社会的行動の発達的側面）　2　破壊的行動障害および関連する精神障害（反抗挑戦性障害　素行障害　ADHDと破壊的行動障害　パーソナリティ障害　発達障害と攻撃性・反社会的行動　気分障害ー双極性障害を中心に　被虐待体験と攻撃性）　3　介入・治療・予防（児童・青年精神科医療の対応　心理療法　コミュニティ・ケアーマルチシステミック・セラピー（MST）　学校の対応　児童福祉の対応　少年司法の対応）

◇子どものこころのS・O・Sをどう「きく」か　吉川武彦著　少年写真新聞社　2008.7　193p　19cm　1600円　Ⓘ978-4-87981-265-0
[内容]第1章　ムカつく・キレるこころに向き合うーことばにならないこころのS・O・S　第2章　思春期のこころの健康ーこころのS・O・Sは思春期に　第3章　教師のメンタルヘルスーこころのS・O・Sを発信する教師たち

◇子どものこころのケアーSOSを見逃さないために　知りたいことがなんでもわかる　市川宏伸，内山登紀夫，広沢郁子編　大阪　永井書店　2004.7　342, 4p　26cm　5500円　Ⓘ4-8159-1692-6　Ⓝ493.937
[内容]知っていてほしい基礎知識（子どもの精神科医療の現状　子どもと社会の出会いー子どもからみた社会　カウンセリングからみた最近の子どもたちー自己肯定面の問題として　子どもを取り巻く現代の環境　母子関係をめぐって　親として子どもへの対応で心がけた方がよいこと　現代の子どもをめぐる社会現象）　Q&A編（症状編　疾患編　子どもの精神科について　教育と医療の連携　福祉・司法と医療の連携　社会資源について）

◇子供の心の悩みと向き合う本ーうつ，ひきこもり，拒食症，パニック，暴力…　森津純子著　ベストセラーズ　2005.6　239p　19cm　1300円　Ⓘ4-584-18881-5　Ⓝ371.42
[内容]問題行動を起こす子は問題児ではありません　感受性豊かな子供たちの特徴を理解しましょう　ケーススタディとしての私の体験　支配する親をやめ，親自身の心の苦しみを癒そう　天岩戸作戦…親自身がまず，生活改善をする　上手にコミュニケーションをとる方法　抑うつ状態，引きこもりへの対処　自分の道を選べる力を育てる　パニック，暴力などを起こす子供と上手に向き合う　不安と上手に付き合う　「できないこと」を伝え合い，支え合える関係を作る　心の共鳴を上手に付き合う　日々のいろいろな問題に向き合う知恵

◇子どもの心の病気がわかる本　市川宏伸監修　講談社　2004.10　98p　21cm　（健康ライブラリー　イラスト版）　1200円　Ⓘ4-06-259340-8　Ⓝ493.937
[内容]1　子どもの心のトラブルサイン　2　子どもの心は発育途中　3　対応がうまくいかないとき　4　心のお医者さんにかかるとき　5　子どもの心の病気と障害のいろいろ（診断の受け止め方ー受容までに時間がかかるのはみな同じ　診断名ーAD/HD（注意欠陥/多動性障害）ほか）

◇子どもの心の病　赤沼侃史著　大阪　風詠社　2012.4　63p　19cm　〈発売：星雲社〉　476円　Ⓘ978-4-434-16625-9
[内容]どのようなときに心の病と気づくか　心の病を考える前に　心とは何か　脳と心　病とは，トラウマとは　体の病と心の病　精神医学における心の病　子どもの立場からの心の病　ストレス刺激とその反応および症状　いわゆる"発達障害"も存在しない［ほか］

◇子どもの「心の病」を知るー児童期・青年期とどう向き合うか　岡田尊司著　PHP研究所　2005.9　342, 11p　18cm　（PHP新書）　880円　Ⓘ4-569-64324-8　Ⓝ493.7
[内容]1　幼児期・児童期編（子どもの発達と愛情の大切さ　落ち着きのない子　一緒に遊べない子　体や行動に現れる心のサイン）　2　思春期・青年期

◇子どもの精神科　山登敬之著　筑摩書房　2005.10　253p　19cm　1500円　Ⓘ4-480-87768-1　Ⓝ493.937
[内容]第1部　幼児・学童期編　第2部　思春期編

◇子どもの精神科　山登敬之著　新版　筑摩書房　2010.9　264p　15cm　（ちくま文庫　や41-1）　680円　Ⓘ978-4-480-42761-8　Ⓝ493.937

◇子どもの脳は蝕まれている　寺沢宏次著　長野ほおずき書籍　2006.7　140p　19cm〈発売：星雲社〉　1000円　Ⓘ4-434-07844-5　Ⓝ493.937
　内容　子どもの脳の変化　GO/NO‐GO課題　脳のお話　サルの前頭葉の46野　ヒトの前頭葉の46野　46野はワーキングメモリ　46野衰退の原因　動かないことへの脳の弊害　コミュニケーションの仕組み　コミュニケーションは医療の原点〔ほか〕

◇子どもの表情・しぐさ・行動がちょっと変だな？と思ったとき読む本　市川宏伸著　主婦と生活社　2007.7　191p　21cm　1300円　Ⓘ978-4-391-13358-5　Ⓝ493.937
　内容　第1章 見逃していませんか？ 心のサイン　第2章 心の成長でおかしいな？と感じたら　第3章 知っておきたい心の病気と対応法　子どもの心の病気のQ&A

◇懲りない精神医療電パチはあかん！！　前進友の会編集・企画　千書房　2005.6　110p　21cm　1200円　Ⓘ4-7873-0042-3　Ⓝ493.72

◇子は親を救うために「心の病」になる　高橋和巳著　筑摩書房　2010.3　237p　19cm　1700円　Ⓘ978-4-480-84292-3　Ⓝ493.937
　内容　第1章 息子は親を救うために引きこもった（学童期は親の生き方をまるごと取り入れる　反抗期の激しさは、親が教えた「心の矛盾」に比例する　「ママの苦しみをとるために僕は不登校になった」　親の老後が心配なので、僕は三二歳で引きこもった）　第2章 娘の摂食障害が、母親の人生を回復させた（拒食症は「我慢が第一」という生き方の結果　互いの我慢がとれて、母と娘の人生が回復する）　第3章 虐待されて育った才は「善と悪が逆」になっている（虐待を受けて育った母が、子どもを追いつめる　虐待が止まらないのは心理システムが逆転しているから）　第4章 親とのつながりを持てなかった子の不思議な訴え（親とのつながりを持てないと世界は希薄化すること　この世界での解決は、「親と出会う」前に戻ること）　第5章 心の発達段階の最後、「宇宙期」とは何か（生きている実感がある、ない、の違い　成人期の先、「宇宙期」を推測する　「この世界」から離れ「宇宙期」へと至る心のプロセス

◇サイコバブル社会—膨張し融解する心の病　林公一著　技術評論社　2010.7　246p　19cm（tanQブックス　9）　1480円　Ⓘ978-4-7741-4273-9　Ⓝ493.7
　内容　第1章 うつ病　第2章 アスペルガー障害　第3章 アルコール依存症　第4章 PTSD　第5章 サイコバブルとサイコバブル

◇在日朝鮮・韓国人と日本の精神医療　黒川洋治著　批評社　2006.12　177p　20cm　1800円　Ⓘ4-8265-0456-X　Ⓝ493.7
　内容　第1部 在日朝鮮・韓国人と日本の精神医療（問題の所在と本論の目的　予備的説明と文献的考察　症例　考察）　第2部 精神医療の世界から（時の流れ　DSM‐3の誕生とその影響　森山公夫の「統合失調症」　E. サイードのオリエンタリズム　ネルソン・マンデラの思想　ジョン・ラッセルの「差別の構造」　田中正造の人権思想　ハングルを学ぶ　雑誌「精神医療」について　精神科専門医制度）

◇自殺の危険—臨床的評価と危機介入　高橋祥友著　新訂増補　金剛出版　2006.1　353p　22cm　4600円　Ⓘ4-7724-0895-9　Ⓝ493.72
　内容　自殺の定義と理論　自殺の現状　自殺の危険因子　精神障害と自殺　身体疾患と自殺　ライフサイクルと自殺　予防と治療　実際に自殺が生じた時の対応　マスメディアと自殺　自殺に関する法的問題　学校でのジサツ予防教育　健忘と自殺　症例検討　自殺予防に関する世界の動き

◇自殺予防の認知療法—もう一度生きる力を取り戻してみよう　トーマス・E. エリス，コリー・F. ニューマン著，高橋祥友訳　日本評論社　2005.9　245p　22cm　2300円　Ⓘ4-535-56224-5　Ⓝ493.72
　内容　第1部 自殺（そして自分自身）について知っておくべきこと　第2部 自分がきこる（第1段階：危機を生き延びる　第2段階：自分自身を知る（思考と感情）ほか）　第3部 結び：哲学も重要（人生に期待してもかまわない）　第4部 付録（心配している家族や友人のための手引き　資料）

◇史上最強図解これならわかる！精神医学—基礎から学べる入門書　上島国利監修　ナツメ社　2011.6　238p　21cm　1800円　Ⓘ978-4-8163-5084-9　Ⓝ493.72
　内容　第1章 こころの病気の原因は脳にあるのか　第2章 精神医学の歴史と治療法の変遷　第3章 気分障害と不安障害　第4章 さまざまなこころの病気　第5章 効果的な薬が開発されている　第6章 精神療法で症状を改善する　第7章 患者の社会復帰と自立のために

◇施設解体宣言から福祉改革へ—障害をもつ人への支援も介護保険で　田島良昭著　ぶどう社　2004.9　160p　21cm　1600円　Ⓘ4-89240-174-9　Ⓝ369.28
　内容　序章 愛する人と暮らす　2章 施設改革への出発　3章「施設解体直言」へ　4章 基礎構造改革—行政権限とお金の仕組みを変える　5章 支援費から介護保険へ　6章 新しい福祉への期待　終章 私の活動の原点

◇時代が締め出すこころ—精神科外来から見えること　青木省三著　岩波書店　2011.2　213p　20cm　2100円　Ⓘ978-4-00-023485-6　Ⓝ493.7
　内容　第1章 今、何が起こっている？　第2章 空気が読めないのは悪いこと？—広汎性発達障害とは何か　第3章 薬物療法への問い　第4章 こころをみつめなおす　第5章 何が求められているのか？

◇時代がつくる「狂気」—精神医療と社会　芹沢一也編著　朝日新聞社　2007.7　309p　19cm（朝日選書　825）　1300円　Ⓘ978-4-02-259925-4　Ⓝ493.7
　内容　総論 司法と医療のはざまで—精神医療をめぐるアポリア　第1章 治療の場をめぐる精神医療史—「癒しの場」から「普遍化された場」へ　第2章 精神医法をめぐる歴史—民間療法からの出発とその帰結　第3章 戦争と優生の時代における精神病者　第

4章 メディアが担う社会的「狂気」 第5章 「心の病」の精後史―狂気の隔離からメンタルヘルスの啓蒙へ 第6章 「意志的な死」を診断する―自殺をめぐる精神医療の人類学 第7章 精神障害者の社会貢献活動―千葉県市川市でスタートした患者会「プロジェクトR」の活動リポート

◇シック・マザー―心を病んだ母親とその子どもたち 岡田尊司著 筑摩書房 2011.6 316p 19cm （筑摩選書 0019） 1700円 ①978-4-480-01521-1 Ⓝ493.76
[内容] 第1章 シック・マザーとは何か 第2章 シック・マザーの問題はどう理解されてきたか 第3章 シック・マザーと不安定型愛着 第4章 シック・マザーと子どもの発達 第5章 シック・マザーと子どものパーソナリティ 第6章 シック・マザーの特性と背景 第7章 シック・マザーがかかえる疾患、障害 第8章 シック・マザーを克服する

◇実際のつまずきに向き合う・予防する子どものSSTプログラム―発達障害・コミュニケーションが苦手な子のためのソーシャルスキルアップトレーニング 霜田浩信、渡邊貴裕、橋本創一編著 ラピュータ 2009.12 127p 26cm 2500円 ①978-4-947752-91-8 Ⓝ378
[内容] 第1章 発達障害やコミュニケーションが苦手な子どものソーシャルスキルの課題（発達障害やコミュニケーションが苦手な子どもの課題 小学校期の社会性とは何か 小学校と地域におけるソーシャルスキル支援 社会性を育むソーシャルスキルアップトレーニング） 第2章 学校生活での社会性をどのように支援するか（ソーシャルスキルのつまずきを把握するシート 学級集団で育むプログラム（ソーシャルスキルアップ教育） 遊びながら学ぶゲームプログラム（SSゲーム） 5つのつまずきパターンに応じた個別支援） 第3章 集団活動で学ぶソーシャルスキルアップトレーニング（ソーシャルスキルアップ教育 ソーシャルスキルアップゲーム） 第4章 個別支援によるソーシャルスキルアップトレーニング（状況理解・判断がうまくできない子どもへのSST 感情のコントロールが苦手な子どもへのSST 多動・衝動的な行動が目立つ子どもへのSST こだわりや過敏さが目立つ子どもへのSST 表現力が未熟な子どもへのSST）

◇知っていますか？ 精神障害者問題一問一答 「知っていますか？ 精神障害者問題一問一答」編集委員会編 第3版 大阪 解放出版社 2004.2 118p 21cm 1000円 ①4-7592-8247-5 Ⓝ369.28
[内容] こころの病気が増えているといわれますが、本当でしょうか？ 精神病にかかると何をするかわからないと聞きますが、本当でしょうか？ 精神病といわれる病気の原因は何ですか？ また、精神病は遺伝するのでしょうか？ 精神病の治療はどのようになされているのですか？ 精神病院に入院しないと治せないのでしょうか？ 薬は一生のみ続けなければならないのですか？ 精神病院では電気けいれん療法が行われると聞きますが、本当ですか？ 精神病院は、実際はどんなところですか？ 精神障害者を強制的に入院させることは許されるのですか？ 精神障害者は、日本において、これまでどのような扱いを受けてきたのですか？ 精神保健福祉法とはどのような法律ですか？ 〔ほか〕

◇知っておきたい精神医学の基礎知識―サイコロジストとコ・メディカルのために 上島国利、上別府圭子、平島奈津子編 誠信書房 2007.6 484p 21cm 3800円 ①978-4-414-42860-5 Ⓝ493.7
[内容] 第1章 精神医学を理解するための基礎知識 第2章 精神科診断学の基礎知識 第3章 精神科症状学の基礎知識 第4章 精神疾患の基礎知識 第5章 精神科治療の基礎知識 第6章 精神科関連の法と制度の基礎知識 第7章 臨床心理学と精神医学との接点

◇「死ぬ自由」という名の救い―ネット心中と精神科医 今一生著 河出書房新社 2006.2 252p 19cm 1600円 ①4-309-24370-3 Ⓝ368.33
[内容] はじめに―精神科医に殺される前に、僕の友だちに話を聞いてくれ 死んじまった友だちへ―さよなら、ココロ系 第1章 自殺マニュアルはもういらない―ネット心中で死ねる時代 第2章 自傷行為の依存症と脱社会化―リストカット&オーバードーズ 第3章 生き直しのレッスン―医者より自分のカラダの力を信じよう！ 対談：信田さよ子×今一生―「切ってもいいよ、って言える覚悟ある？」 あとがき 僕はあなたにとって「良い友だち」になれるだろうか？

◇自分で治す心身症12のヒント―心療内科へ行く前に読む本 高橋進著 ごま書房 2006.10 221p 19cm 1200円 ①4-341-08336-8 Ⓝ493.09
[内容] 1 患者さんと共に探る心と身体の病気（なぜ、「心の内科」が生まれたのでしょうか？ 心療内科の治療はどんなふうにすすめられるのでしょうか？） 2 さまざまな心身症の悩みと身体の症状 3 「心の居場所」とひとりでいることの意味 4 自分で治す心身症12のヒント 5 「青い鳥」をさがして―心身症克服体験記メールから

◇社会不安障害・パニック障害がわかる本―不安障害の理解と対処 福西勇夫編著 法研 2007.3 174p 21cm 1500円 ①978-4-87954-657-9 Ⓝ493.74
[内容] 第1章 「不安障害」とは何か？ 第2章 今、注目されている「社会不安障害」「パニック障害」 第3章 不安障害の症状と診断 第4章 不安障害の治療のあらまし 第5章 不安障害に対する薬物療法 第6章 不安障害に対する精神療法（心理療法） 第7章 不安のコントロール法と周囲の対応 第8章 再発の予防と今後の展望

◇14歳からの精神医学―心の病気ってなんだろう 宮田雄吾著 日本評論社 2011.10 227p 19cm 1300円 ①978-4-535-98346-5 Ⓝ493.937
[内容] 第1部 心の病気ってなんだろう（摂食障害―太るのが怖くてたまらなくなる病気 社交不安障害―人との交わりが怖くてたまらなくなる病気 強迫性障害―気になって仕方がなくなる病気 うつ病―気持ちは暗く、体はだるくなる病気 双極性障害―気分の上げ下げにふりまわされる病気 統合失調症―幻覚や妄想にとらわれる病気） 第2部 精神科でよくみる問題行動（不登校―行かない？ いや、行けない 暴力行為―怒りの爆発 リストカット―誰にも言わずに 多量服薬―自殺という間合い） 第3部 心の病気に陥りにくくするために（ストレスに強くなるために 思いつめないために トラウマに支配されないために 心の病気を早期発見するために）

◇症状でわかるこころの病気百科　主婦の友社編，保崎秀夫監修　主婦の友社　2004.9　191p　24cm　(主婦の友新実用books clinic)　1300円　①4-07-243487-6　Ⓝ493.7
　内容　1 症状別でチェックするこころの病気　2 神経症　3 うつ病と双極性障害(躁うつ病)　4 統合失調症　5 人格障害　6 摂食障害と睡眠障害　7 女性のこころの病気　8 老年期のこころの病気　9 子どものこころの病気　巻末特集 こころの病気の医師へのかかり方と治療法

◇小・中学生の「心の病気」事典─気もちがラクになる！ 症状と原因がよくわかる　造事務所編集・構成，市川宏伸監修　PHP研究所　2009.4　79p　29cm　2800円　①978-4-569-68947-0　Ⓝ493.937
　内容　1 いろいろな心のなやみ　2 心の病気ってどんなこと？(心がずっとしずんでいたら　気分障害(うつ病)　不安障害 ほか)　3 なやみや病気のことを話してみよう

◇女性の心の病気を治す本　山田和男著　主婦と生活社　2006.4　191p　21cm　1200円　①4-391-13180-3　Ⓝ495
　内容　1章 女性はなぜ心の病気にかかりやすいか　2章 心の病気かなと思ったら　3章 症状の見方・考え方　4章 女性によく見られる心の病気と治療法　5章 薬との上手なつきあい方　6章 女性の心の病気Q&A

◇神経症を治す─患者さんと家族、同僚の方へのアドバイス　中村敬著　保健同人社　2008.4　190p　21cm　1500円　①978-4-8327-0362-9　Ⓝ493.74
　内容　第1章 神経症とはどんな病気か　第2章 神経症にはどのようなタイプがあるか　第3章 神経症はなぜ起こるのか　第4章 神経症と類似の病気　第5章 神経症の薬による治療　第6章 神経症の心理・社会の治療　第7章 家族・職場の対応　神経症のQ&A30

◇「神経症」気になっちゃう　佐々木正美監修　岩崎書店　2008.2　64p　27cm　(知ってほしい！子どもの「こころの病気」 4)　2800円　①978-4-265-03844-2　Ⓝ493.937
　内容　外出するのがこわくて学校に行けない─不安障がいのなやみ　勉強にも遊びにも、ぜんぜんやる気が出ない　うつ病のなやみ　友だちにきらわれていると思いこんでしまう─統合失調症・パーソナリティ障がいのなやみ

◇「心身症」元気が出ない　佐々木正美監修　岩崎書店　2008.1　64p　27cm　(知ってほしい！子どもの「こころの病気」 3)　2800円　①978-4-265-03843-5　Ⓝ493.937
　内容　学校に行こうとすると、体調が悪くなる─心身症のなやみ　何度、注意されてもくせがなおらない─トゥレット症候群・くせのなやみ　夜ねむれなくて、学校でねてしまう─睡眠障がいのなやみ

◇心身症の治し方がわかる本─ストレスがあなたの病気の原因だった！ 名医の図解　岩崎靖雄著　主婦と生活社　2007.12　175p　23cm　1400円　①978-4-391-13534-3　Ⓝ493.09
　内容　第1章 心身症はなぜおきる？　第2章 心身症の診断とさまざまな治療法　第3章 心身症にはどんな病気がある？　第4章 心身症をよくするために日常生活でできること　第5章 ストレスに強くなるためには

◇新・心療内科─身体のストレス病を治すために、知っておくべきこと　河野友信著　PHP研究所　2006.10　189p　20cm　1200円　①4-569-64438-4　Ⓝ493.09
　内容　心療内科とは？ 心療内科をとりまく現実　すべての病気にはこころが関係する　主要な心身症　精神障害へのアプローチ　年代別・領域別心身医療アプローチ　賢い患者とは　日本の心身医学の問題点　臨床心理士と心理療法・カウンセリング　誤解されている心療内科　現代的養生法　リラックス法　心身症の治療の受け方

◇心配はいらない、必ず生きる道はある─精神疾患に対処できる本　押川剛著　新潮社　2003.7　285p　20cm　1400円　①4-10-461301-0　Ⓝ369.28
　内容　1 誰もが「病気」というラベルを貼られる時代　2 病気とともに生きるか？ 病気を消して生きるか？(「人生の国営化」コース　「人生の民事再生法」コース)　3 心配はいらない、必ず生きる道はある！(「人生のフリーエージェント」　何はともあれ、食えなければ生きてはいけない！ 職人(匠)の世界に活路を見いだそう ほか)

◇心療内科がわかる本─一人で悩まなくても大丈夫　芦原睦著　PHP研究所　2003　221p　15cm　(PHP文庫 あ46-1)　〈法研1998年刊の加筆・修正〉　552円　①978-4-569-67446-9　Ⓝ493.09
　内容　第1章 ストレス社会とストレス病　第2章 ストレス病になってしまったら　第3章 心療内科のカウンセリング　第4章 心療内科で使う薬─薬はきちんと使ってこそ薬　第5章 エゴグラムによる自分発見─交流分析その1　第6章 ストレス対人関係修正法─交流分析その2　第7章 「身体から心へ」働きかける自律訓練法　第8章 行動パターンを改めて─行動療法でさらばストレスよ　第9章 職場のメンタルヘルス

◇図解雑学心の病と精神医学　影山任佐著　第2版　ナツメ社　2007.11　266p　19cm　(奥付のタイトル：心の病と精神医学)　1400円　①978-4-8163-4409-1　Ⓝ493.7
　内容　第1章 精神医学とは何か　第2章 神経症と精神病　第3章 さまざまな精神障害　第4章 精神医学の重要用語　第5章 現代社会と精神障害　第6章 生物学的精神医学　第7章 心の病の治療法　第8章 精神医療の現在　第9章 心の病にかかったら　第10章 心の病と向き合う仕事

◇図解大切な人の心を守るためのこころの健康事典　町沢静夫著　朝日出版社　2008.7　359p　21cm　2200円　①978-4-255-00438-9　Ⓝ493.7
　内容　1 愛する人が心を病むとき　2 心の病気　3 パーソナリティ障害─性格が心の病に結びつくとき(ボーダーライン(境界性パーソナリティ障害)　自己愛性パーソナリティ障害)　4 子どもの心のトラブル─発達障害(自閉症(自閉性障害)　アスペルガー症候群 ほか)

◇図解入門よくわかる精神医学の基本としくみ　武井茂樹著　秀和システム　2011.4　295p　21cm　(メディカルサイエンスシリーズ)　2000円　①978-4-7980-2928-3　Ⓝ493.7
　内容　1 精神と脳、身体　2 医学的諸検査　3 精神・神経疾患の分類と診断　4 意識と意識障害　5 認知症　6 てんかん　7 統合失調症　8 気分障害(うつ

病と躁うつ病) 9 神経症性障害 10 睡眠障害 11 未来へ

◇好きになる精神医学――こころの病気と治療の新しい理解　越野好文,志野靖史著・絵　講談社　2004.11　168p　21cm　1800円　①4-06-154155-2　Ⓝ493.7
　内容 プロローグ ある日の精神科　1 脳のしくみとこころ　2 こころの病気とその症状　3 心理療法(精神療法)　4 こころの病気の薬　5 眠りを考える　6 脳の状態を調べる方法　エピローグ 精神医療に携わる人たち

◇救いを求める子どもたち――病気・問題行動が訴えるもの　谷俊治著　学苑社　2006.8　187p　19cm　1800円　①4-7614-0606-2　Ⓝ371.45
　内容 1 本当の自立は楽しい依存の経験から　2 ストレスに悩む子どもたち　3 子どもの成長と大脳の働き　4 子どもの成長と家庭―愛のストローク療法　5 救いを求める子どもたち(CURE(治す)からCARE(癒す)、そしてCORE(心の核心に迫る)へ　育児から育ね、教育から共育へ)

◇すぐ「死にたい」という人たち――心療内科の診察室から　黄珉淑著　岩波書店　2007.2　124p　19cm　(双書時代のカルテ)　1100円　①978-4-00-028093-8　Ⓝ493.7
　内容 1 ITが病を加速する(責任なき匿名天国　思春期危機とインターネット　ひきこもりとニート)　2 疲れ切った若い心(リストカットと摂食障害　不登校の子どもたち　怠学する大学生)　3 関係が病んでいる　むすびに いじめと自殺を考える

◇すぐ引ける、すぐわかる精神医学最新ガイド　リチャード・W.ロッキマ著,勝田吉彰,吉田美樹訳　星和書店　2008.2　561p　19cm　2700円　①978-4-7911-0655-4　Ⓝ493.7
　内容 第1部 ストレスの背景およびよく見られるストレスのいろいろ(ある日の診察室　正常な発達とライフサイクル 遺伝、育児、社会　ストレスと一般的な情緒的反応　ストレスへの対処)　第2部 心理的疾患と精神病の違い(適応障害と心身症　不安障害、身体表現性障害、解離性障害　アルコール症と薬物乱用　われわれの文化における性の問題　摂食障害　喪失がもたらす情緒的影響　人格障害　稀な精神障害)　第3部 精神疾患:精神病(気分障害:うつ状態と躁状態　統合失調症　その他の精神病性障害　せん妄、認知症、健忘性障害、その他の認知障害)　第4部 心理的疾患と精神疾患の治療(精神科医の仕事　精神療法:いつ、どこで、誰が、何を?)　最後に

◇図説精神医学入門　C・カトナ, M・ロバートソン著,島悟監訳,高野知樹,吉村靖司訳　第3版　日本評論社　2008.4　155p　26cm　2600円　①978-4-535-98272-7　Ⓝ493.7
　内容 精神科病歴と精神医学的診察　精神医学における診断と分類　統合失調症:症状と病因　統合失調症:治療と予後　うつ病　双極性障害　自殺と自傷行為　ストレス反応(死別反応を含む)　不安障害　強迫性障害　摂食障害　パーソナリティ傷害　物質乱用・依存　アルコール乱用と依存　女性の生殖関連障害　高齢期の機能性障害　急性錯乱状態(せん妄)　認知症　神経心理学　児童精神医学　青年期の精神医学　学習障害(知的障害)　コンサルテーション・リエゾン精神医学　地域精神医学　司法精神医学　精神医学におけるリスクアセスメントとリスクマネジメント　性心理の障害　HIVとエイズの精神医学　心理療法　身体的治療　多文化間精神医学　稀な精神科症候群

◇図説精神医学入門　C.カトナ, C.クーパー, M.ロバートソン著,高野知樹,吉村靖司監訳,島悟監修　第4版　日本評論社　2011.9　157p　26cm　2800円　①978-4-535-98337-3　Ⓝ493.7
　内容 アセスメントとケア　精神疾患　薬物乱用　特定のライフステージの精神医学　精神疾患と身体疾患の接点　精神科的治療

◇「正常」から少し離れた場所にいて――「精神障害」の"患者学"を問う　細田一憲著　京都あいり出版　2011.7　145p　21cm　1800円　①978-4-901903-49-3　Ⓝ369.28

◇精神医療に葬られた人びと――潜入ルポ社会的入院　織田淳太郎著　光文社　2011.7　283p　18cm　(光文社新書 529)　840円　①978-4-334-03632-4　Ⓝ369.28
　内容 1章 四十年の病院暮らし　2章 三枚橋病院　3章 精神障害者は「危険な存在」なのか?　4章 隔離から一転、開放化へ　5章 関係性の場をどう作るか(聖なる狂気　混雑する日に来る患者さん)

◇精神医療の最前線と心理職への期待　野村俊明,下山晴彦編著　誠信書房　2011.11　232p　21cm　2700円　①978-4-414-40069-4　Ⓝ146
　内容 精神医療の現状と臨床心理学　第1部 従来より心理職が関わっていた精神科領域(境界性パーソナリティ障害の治療と心理職への期待　外傷後ストレス障害)　第2部 社会的要請のなかで心理職との協働が重要となっている医療領域(発達障害への対応と心理職への期待　性同一性障害の治療と心理職への期待)　第3部 心理職の積極的参加が期待される新しい外来領域(睡眠外来と心理職への期待　女性のライフサイクルに関連する精神医療と臨床心理士の期待)　第4部 医療機関の運営と心理職への期待(今日の精神科病院と心理職への期待　都市型クリニックと心理職への期待)　第5部 精神科医と臨床心理士の対話(各章の論考から見えてくること)

◇精神医療の静かな革命――向精神薬の光と影　田島治著　勉誠出版　2006.7　198p　20cm　(精神科医からのメッセージ)　1800円　①4-585-05277-1　Ⓝ493.72
　内容 第1章 精神医療の第四の革命―新規向精神薬の光　第2章 SSRIの時代　第3章 市場原理と向精神薬―エビデンスを売れ　第4章 崩れつつある安全神話―新規向精神薬の影　第5章 新たな精神医療と精神医学の方向性の模索

◇精神医療の光と影　高木俊介著　日本評論社　2012.2　245p　20cm　1700円　①978-4-535-98368-7　Ⓝ493.7
　内容 第1部 精神医療一九八三・二〇一一　第2部 精神医学の光と影　第3部 書評・エッセイ

◇精神医療ユーザーアンケート調査報告書　ユーザー1000人の現状・声 第2回(2006年)　全国精神障害者ネットワーク協議会調査研究会著　北九州 ウエンディ　2006.12　123p　30cm　〈精神医療ユーザーの自立と障害自立支援法の影響調査・精神医療ユーザーの薬物療法からの生活影響調査　背・表紙のタイトル:精神医療ユーザー・アンケート〉　2000円　①4-903218-02-3　Ⓝ369.28

◇精神医療ユーザーアンケート報告書――ユーザー1000人の現状・声　精神障害者九州ネットワーク調査研究委員会編　〔飯塚〕　精神障害者九州ネットワーク調査研究委員会　2005.5　281p　30cm　3000円　①978-4-903218-03-8　Ⓝ369.28

◇精神医療ユーザー調査報告書　第4回（2009年度版）　誰でもできる精神病の予防とその対策　全国精神障害者ネットワーク協議会著，山梨宗治監修　北九州　ウエンディ　2009.5　188p　30cm　（北九州医療ユーザーアンケート「ユーザー1000人の現状・声」シリーズ　らくらく統計読本 パート2）　3000円　①978-4-903218-07-6　Ⓝ369.28

◇精神科医が狂気をつくる――臨床現場からの緊急警告　岩波明著　新潮社　2011.6　253p　20cm　1400円　①978-4-10-470104-9　Ⓝ493.7
[内容] 第1章 食事療法というペテン　第2章 フロイトの大罪　第3章 薬物療法のウソ　第4章「心のかぜ」か「青い悪魔」か　第5章 混合状態の危険　第6章 乱造される精神疾患　第7章 患者を蝕む疼痛の呪縛　第8章 脳科学のファンタジー

◇精神科医隠された真実――なぜ心の病を治せないのか　斉尾武郎著　東洋経済新報社　2011.8　211p　18cm　（プレミア健康選書）〈並列シリーズ名：Premier Healthcare Selection〉　1300円　①978-4-492-05936-4　Ⓝ493.7
[内容] 第1章 私が見たデタラメな薬漬け医療　第2章 精神科医はうつ病を治せるか！？　第3章 医療の落とし穴――治すどころか病を悪化させる　第4章 精神医療の病理――なぜ病気は治らないのか　第5章 産業医が行う過酷な現代社会　第6章 精神科医とは「壁のない医師」であれ　第7章 誰もいわなかった精神科の選び方　終章 あとがきに代えて

◇精神科医がすすめる不思議なほど気持ちがラクになる本――"そこそこ(S)・まあまあ(M)・楽しく(T)"69のコツ　町沢静夫著　海竜社　2007.6　262p　19cm　1429円　①978-4-7593-0976-8　Ⓝ498.39
[内容] 1 心に新しい朝を迎える69のコツ（自分の中に喜びを発見する　行動しながら生きる　心に新しい朝を迎える　悩みをくぐり抜けて新しい自分に変わる　幸せな人間関係を育てる）　2 知っておきたい現代人の心の病（治療にはユーモアのある雰囲気が大事　うつ病――きまじめで自己評価の低い人がかかりやすい病　PTSD（外傷後ストレス障害）――心の傷がなかなか消えない病　パニック障害と「広場恐怖」――強い不安と恐怖の発作を伴う病　身体醜形障害――自分の容姿のわずかなみにくさを強く感じる病　自己愛性人格障害――「自分がいちばん」という人格障害　ボーダーライン（境界性人格障害）――衝動的で分離不安に弱い病　精神分裂病（統合失調症）――妄想、思考の混乱、意欲低下を伴う病　強迫性障害――強迫観念や強迫行動を自分で止められない病　過食症――食べすぎるほど食べ、そして吐く病　全般性不安障害――不安による緊張が強い病）

◇精神科医師を糾す――患者が裁判も辞さないとドクハラを記録した実録カルテ　日向野豊司著　川口　揺光　2003.8　329p　21cm　〈発売：星雲社〉　1900円　①4-434-03412-X　Ⓝ493.7
[内容] 医療ミス　死と生の対決　七階病棟　PTSD（心的外傷後ストレス障害）　マニュアル先生の診察室　死の告知事件告発　矢鴨の記憶　入院前夜　精神科病棟　心の細胞〔ほか〕

◇精神科医療サービスを上手に受ける方法――心の問題で困ったときに　岩橋和彦編著　法研　2006.2　239p　21cm　1500円　①4-87954-610-0　Ⓝ493.7
[内容] 1章 心の病気・問題のあらまし（精神科疾患はどんな病気？　精神科治療のあらまし）　2章 さまざまなケースでの対応法と医療サービス　3章 精神科と関連するさまざまなサービス　4章 精神科スタッフとの付き合い方（外来での医療スタッフとの付き合い方　入院と医療スタッフ）

◇精神科医療における医療紛争・医療過誤の防止と対策　〔岡山〕　岡山精神保健福祉学会　〔2004〕　108p　30cm　（岡山精神保健福祉学会誌 第38回）〈会期・会場：平成16年7月8日 メルパルクOkayama〉　Ⓝ493.7
[内容] 基調講演（医療事故とチーム・アプローチ（西村秋生述））　講演（日本精神病院協会医会員自賠償保険制度について（中村厚述））　シンポジウム「精神科医療における医療紛争・医療過誤の防止と対策」（リスク・マネジメントの現状と問題点（刈屋徹述）　事故の原因分析の手法松本安治述）

◇精神科医はいらない　下田治美著　角川書店　2004.4　255p　15cm　（角川文庫）　476円　①4-04-187307-X　Ⓝ493.7
[内容] 由布さんの薬箱　新聞報道で知った医師の診察能力　イズム診療ってなに？　老女の恋（ファーストラブ）　精神科の医師　有名医師はブンガク者　精神科医にプロはいない？　ひきこもりは病気か

◇精神科医は信用できるか――「心のかかりつけ医」の見つけ方　和田秀樹著　祥伝社　2008.2　184p　18cm　（祥伝社新書）　740円　①978-4-396-11103-8　Ⓝ493.7

◇精神科医はなぜ心を病むのか　西城有朋著　PHP研究所　2008.2　239p　19cm　1200円　①978-4-569-65575-8　Ⓝ493.7
[内容] 第1章 他人の心を診る資格はあるか　第2章 精神科医は追い詰められている　第3章 多様化する精神科へのニーズ　第4章 教えてもらえない精神科医――精神科医の育成システムがない　第5章 精神科医の診断はあてにならない！？　第6章 薬も満足に使えない精神科医　"薬後進国"ニッポン　第7章 そもそも精神科薬は本当に効くのか　第8章 心理カウンセリングなんてできない精神科医　第9章 精神科医に頼らずにできること――精神医療の未来　附録――ダメな精神科医の見極め方

◇精神科医は腹の底で何を考えているか　春日武彦著　幻冬舎　2009.1　221p　18cm　（幻冬舎新書 107）　760円　①978-4-344-98106-5　Ⓝ493.75
[内容] 第1章 赤ひげ医師・熱血医師・愚かな医師　第2章 相性ということ　第3章 技術と人柄　第4章 優しさと支配　第5章 物語・心・世界　第6章 偽善と方便　第7章 幸福・平穏・家族

◇精神科外来――医者とくすりと家族にできること　大森徹郎著　角川書店　2005.2　158p　18cm　（角川oneテーマ21）　686円　①4-04-704185-8　Ⓝ493.7
[内容] 1 精神科外来は急増中　2 精神科外来には、こんな人がやって来ます　3 精神科外来は、こんなところです　4 精神科外来の診断と治療　5 医者とく

精神病・神経症医療

すりにできること　6 家族にできること　7 これからの精神科外来

◇精神科看護白書　2004-2005　日本精神科看護技術協会監修　精神看護出版　2004.6　246p　30cm　3100円　Ⓘ4-902099-75-6　Ⓝ369.28

◇精神科看護白書　2006→2009　日本精神科看護技術協会監修　精神看護出版　2009.5　303p　30cm　3100円　Ⓘ978-4-86294-021-6　Ⓝ369.28

◇精神科診療トラブルシューティング　朝田隆, 山口登, 堀孝文編　中外医学社　2008.6　259p　21cm　3800円　Ⓘ978-4-498-12922-1　Ⓝ493.7

◇精神科・心療内科の上手なかかり方がわかる本　渡辺登監修　講談社　2011.11　98p　21cm　〈健康ライブラリーイラスト版〉　1200円　Ⓘ978-4-06-259759-3　Ⓝ493.7
　[内容] 1 精神科・心療内科ってどんなところ？　2 自分にぴったりの医療機関を探す　3 医師に「以前とのちがい」を伝える　4 治療は一進一退、あせらず治す　5 治療を続けるためにできること

◇精神科セカンドオピニオン―正しい診断と処方を求めて　誤診・誤処方を受けた患者とその家族たち　笠陽一郎編著　シーニュ　2008.7　279p　25cm　2400円　Ⓘ978-4-9903014-1-5　Ⓝ493.72

◇精神科セカンドオピニオン　2　適正診断・治療を追求する有志たち編著　シーニュ　2010.5　294p　25cm　〈2のサブタイトル：発達障害への気づきが診断と治療を変える〉　2800円　Ⓘ978-4-9903014-2-2　Ⓝ493.72

◇精神科臨床倫理　シドニー・ブロック, ステファン・A. グリーン編, 水野雅文, 藤井千代, 村上雅昭, 菅原道哉監訳　星和書店　2011.11　721p　22cm　6800円　Ⓘ978-4-7911-0791-9　Ⓝ493.7
　[内容] 第1部 歴史的、哲学的、社会的背景　第2部 精神科臨床倫理の重点課題　第3部 精神科臨床の倫理的側面

◇精神科は今日も、やりたい放題―"やくざ医者"の、過激ながらも大切な話　内海聡著　三五館　2012.4　221p　19cm　1300円　Ⓘ978-4-88320-554-7　Ⓝ493.7
　[内容] 第1章 精神医学は、やりたい放題！　第2章 私が精神医学を「詐欺」と呼ぶワケ　第3章 これは病気ではない　第4章 精神科にダマされないために　第5章 私の実践する「精神症状」対応策　おわりに：まともな精神科医に出会うためには

◇「精神疾患の社会的コストの推計」事業実績報告書　慶應義塾　2011.3　88p　30cm　〈平成22年度厚生労働省障害者福祉総合推進事業補助金〉　Ⓝ369.28

◇精神疾患は脳の病気か？―向精神薬の科学と虚構　エリオット・S. ヴァレンスタイン著, 功刀浩監訳, 中塚公子訳　みすず書房　2008.2　325, 45p　22cm　4200円　Ⓘ978-4-622-07361-1　Ⓝ493.72
　[内容] 第1章 はじめに　第2章 向精神薬の発見　第3章 薬の作用の理論と精神疾患の生化学的原因説　第4章 証拠を精査する　第5章 証拠の解釈　第6章 製薬業界はいかに精神障害の薬を宣伝し化学説を推し進めたか　第7章 他の特別な利益団体　第8章 繰り返し、結論、考察

◇精神障害をやさしく理解するQ&A253 ―聞きたくても聞けなかったこころの問題　谷岡哲也ほか編著　名古屋　日総研出版　2003.4　287p　26cm　2900円　Ⓘ4-89014-798-5　Ⓝ493.76

◇精神障害者生活支援サービスの実態と障害者自立支援法への移行プロセスに関する研究―平成17年度総括・分担研究報告書　平成17年度精神障害者社会復帰促進調査研究等事業　全国精神障害者社会復帰施設協会東京事務所　2006.7　135p　30cm　〈主任研究者：新保祐元〉　Ⓝ369.28

◇精神障害者問題資料集成　戦前編 第4巻　精神病者監護法および精神病院法　諸外国の精神病者対策　岡田靖雄, 小峯和茂, 橋本明編　編集復刻版　六花出版　2011.6　408, 5p　31cm　〈複製戦前編 第3巻までの出版者：不二出版〉　Ⓘ978-4-905421-01-6, 978-4-905421-00-9　Ⓝ369.28

◇精神障害者問題資料集成　戦前編 第5巻　精神病者慈善救治会および日本精神衛生協会　精神科看護　酒害　岡田靖雄, 小峯和茂, 橋本明編　編集復刻版　六花出版　2011.6　341, 6p　31cm　〈複製〉　Ⓘ978-4-905421-02-3, 978-4-905421-00-9　Ⓝ369.28

◇精神障害者問題資料集成　戦前編 第6巻　精神病学講義録／教科書　岡田靖雄, 小峯和茂, 橋本明編　編集復刻版　六花出版　2011.6　401, 5p　31cm　〈複製〉　Ⓘ978-4-905421-03-0, 978-4-905421-00-9　Ⓝ369.28

◇精神障害者問題資料集成　戦前編 第7巻　統計（『衛生局年報』）　岡田靖雄, 小峯和茂, 橋本明編　岡田靖雄編・解説　編集復刻版　六花出版　2011.12　386, 4p　31cm　〈内務省衛生局1881年刊ほかの複製合本〉　Ⓘ978-4-905421-05-4　Ⓝ369.28

◇精神障害者問題資料集成　戦前編 第8巻　統計続 議会議事録　その他　岡田靖雄, 小峯和茂, 橋本明編　岡田靖雄編・解説　編集復刻版　六花出版　2011.12　346, 4p　31cm　〈『精神病者調査票記入参考』〔内閣統計局1910年刊〕ほかの複製合本〉　Ⓘ978-4-905421-06-1　Ⓝ369.28

◇精神障害者問題資料集成　戦前編 第9巻　司法精神医学その他　植民地の精神病者対策　岡田靖雄, 小峯和茂, 橋本明編　岡田靖雄編・解説・解題　編集復刻版　六花出版　2011.12　366, 3p　31cm　〈『精神状態鑑定書集 第1巻』（榊俶1887～1896刊）ほかの複製合本〉　Ⓘ978-4-905421-07-8　Ⓝ369.28

◇精神障害者問題資料集成 戦前編　第1巻・第3巻　岡田靖雄, 小峯和茂, 橋本明編　編集復刻版　不二出版　2010.12　3冊（セット）　30cm　75000円　Ⓘ978-4-8350-6800-8
　[内容] 1 初期資料　2 各地の『瘋癲人取締規則』等　3 巣鴨病院／松沢病院　4 公立精神病院　5 私立精神病院

◇精神病　笠原嘉著　岩波書店　2003.1　232p　18cm　〈岩波新書〉〈第11刷〉　740円　Ⓘ4-00-430581-0
　[内容] 1章 心の不調　2章 分裂病の特徴　3章 分裂病の発病まで　4章 分裂病の経過　5章 今日の治療　6章 社会福祉の面から　7章 分裂病と犯罪をめぐっ

て　8章 分裂病の原因について　9章 分裂病からの贈り物　10章 家人へのアドバイス

◇精神病を知る本　別冊宝島編集部編　新装版　宝島社　2007.5　413p　16cm　（宝島社文庫）　733円　①978-4-7966-5818-8　Ⓝ493.7
内容　第1部 精神分裂病とは何か?（物語としての精神分裂病）　第2部 精神医療の現場から（座談会 私にとっての精神病院体験とは？　インタビュー 現場の医師に聞く 精神病ってなんですか？〔精神病者臨床例報告〕精神科医のモノローグ　ある精神分裂病者の臨床例　心理テストをテストする!　PART1ロールシャッハ・テストでテストする　PART2ロールシャッハ・テストでテストする）　第3部 精神病院の外部で（登校拒否はどうして起こるのか　佐川一政とカニバリズム　皇太子成婚パレード投石事件の少年のこと）　第4部 狂気と表現の深部に（精神病患者たちの詩と散文　文章を読む—精神病者にとって表現とは何か…　わたしはこう読んだ「境界例」と診断された人による注釈）　第5部「精神医学の知」の外へ（精神病にとって「治る」とはどういうことか？　役割理論から見た精神病理現象）

◇精神病かな？と思ったときに読む本—認知行動療法リソース・ブック　アンソニー・P. モリソン，ジュリア・C. レントン，ポール・フレンチ，リチャード・P. ベンタール著，菊池安希子，佐藤美奈子訳　星和書店　2012.4　287p　19cm　2000円　①978-4-7911-0806-0　Ⓝ493.76

◇精神病とモザイク—タブーの世界にカメラを向ける　想田和弘著　中央法規出版　2009.6　242p　19cm　（シリーズCura）　1400円　①978-4-8058-3014-7
内容　第1章 社会と精神者を隔てる「見えないカーテン」—精神科を「観察」する理由　第2章「公共」で「いる」のは誰か？—カメラを通して精神者と向きあう　第3章『精神』をめぐる波紋　第4章 私たちが映画に出た理由—登場人物との対話　第5章 精神を「治す」ということ—山本昌知医師との対話　第6章『精神』という爆弾—各国で巻き起こった議論　巻末対談『精神』が照らす日本の精神医療（斎藤環・想田和弘）

◇精神分析がもっともよくわかる本—「心の病気」って、なぜこんなにあるんだろう？!　心の謎を探る会編　河出書房新社　2006.7　223p　15cm　（Kawade夢文庫）　514円　①4-309-49618-0　Ⓝ493.7
内容　1章 複雑で壊れやすい心を知る、臨床心理学の基本—人はなぜ心の病気になるのか　2章「躁うつ病」「仮面うつ病」など、さまざまなうつ病の話—よく聞く"うつ"とはいったいどんな症状か　3章「買い物症候群」「燃え尽き症候群」など、身近な症候群の話—誰もが陥りやすい現代人の心の穴とは　4章「パニック障害」「PTSD」など、恐怖症・神経症の話—心の葛藤やストレスが生むさまざまな症状とは　5章「拒食・過食症」「心身症」など、体に現れる症状の話—心のSOSがもたらす体と行動の異変とは　6章「トラウマ」「アダルト・チルドレン」など、"私の中の私"の話—複雑な心理が見えてくる精神分析のキーワード　7章「自閉症」「リストカット症候群」など、青少年の心の病の話—放っておけないウチの子供と青少年のココロとは　8章「境界性人格障害」「反社会性人格障害」など、人格障害の話—偏りすぎた考え方や行動が招く症状とは　9章「パラノイア」「アルコール依存症」など、精神の病の話—

らないうちに起こる自分と心の"解離"とは　10章「カウンセリング」「認知療法」など、心の治療の話—闇から心を救うさまざまな療法とは

◇精神保健・医療・福祉の根本問題　岡崎伸郎編　批評社　2009.1　173p　21cm　（メンタルヘルス・ライブラリー 22）〔並列シリーズ名：Mental health library〕　1800円　①978-4-8265-0497-3　Ⓝ369.28
内容　精神保健医療のデータをどう読むか　精神保健福祉法の根本問題—抜本的見直しに向けた論点整理　「障害者福祉と介護保険」制度論のゆくえ—議論の経緯から見えてくるもの　訴訟能力問題の基礎とその周辺　医療観察法37条鑑定と審判をめぐる言説の分析—リスク評価と治療適合性はわが国精神医療の歴史にとってなにを意味するか　統合失調症を中心とした精神障害者の就労支援—これまでの経過と今後の方向性　退院支援施設問題—中間施設論争と障害者の権利保障　臨床心理士・医療心理師の国家資格化をめぐって　いわゆる「7体1入院基本料」問題を考える　児童青年精神科医療の課題

◇精神保健・医療・福祉の根本問題 2　岡崎伸郎編　批評社　2011.12　163p　21cm　（メンタルヘルス・ライブラリー 28）　1800円　①978-4-8265-0550-5　Ⓝ369.28
内容　精神保健福祉政策の行方—「今後の精神保健医療福祉のあり方に関する検討会」報告書、その後　障害者制度改革と精神医療の行方—障がい者制度改革推進会議の動向から　医療観察法の解消と精神保健医療体制の再構築はワンセットである　医療観察法の今後を考えるに当たって—法施行5年の現状　医療観察法「国会報告」について　保護者制度と非自発的入院制度の見直しに向けて　外来精神医療の野放図な状況とクロノス（時間軸）の導入—外来精神科診療所の立場から　銃砲刀剣類所持等取締法の改正について　認知症は精神病院にふくまれるのか　精神科クリティカルパス総論　精神科地域連携パスは可能か　退院促進・地域移行・地域定着支援の現在・過去・未来

◇精神保健福祉の問題点を考える　小野寺光源著　新風舎　2007.4　79p　19cm　（Shinpu books）　900円　①978-4-289-01848-2　Ⓝ369.28
内容　第1章 住むことを拒否された障害者（グループホームの火災事故　障害者とノーマライゼーション）　第2章 心の居場所を追われた障害者（共同作業所に通所する障害者の苦情　私はどこへ行けばいいのですか　課題を残した結末への思い）　第3章 社会復帰諸施設の活動概況（足立区地域生活支援センターコットンハウス、フレンズ　スペース・クッション）　第4章 障害者を支援する家族会の活動（NPO. 法人世田谷さくら会（さくら会）　昭和大学附属烏山病院患者家族会（あかね会）　府中市精神障害者を守る家族会（府中梅の木会））　第5章 精神保健福祉の問題点を考える（懸念される精神保健福祉の後退　親亡き後の問題と成年後見制度　ひきこもり障害者への対応策は　障害者の真実の思い願いとは　望ましい社会復帰施設を考える　複合的社会復帰施設の整備　複合的生活支援施設の整備）

◇精神保健福祉白書　2006年版　転換期を迎える精神保健福祉　精神障害者社会復帰促進センター，全国精神障害者家族会連合会，精神保健福祉白書編集委員会編　中央法規出版　2006.1　227p　26cm　〈付属資料：CD・ROM1〉　2800円　①4-8058-2656-8

◇精神保健福祉白書—混迷の中の船出　2007年版　障害者自立支援法　精神保健福祉白書編集委員会編　中央法規出版　2006.12　234p　26cm　2400円　①4-8058-2806-4
内容　第1章 トピックス　第2章 障害者自立支援法　第3章 地域生活支援　第4章 職業支援　第5章 居住支援　第6章 文化・社会　第7章 人材育成　第8章 社会保障　第9章 精神科医療　第10章 資料

◇精神保健福祉白書　2008年版　多様化するメンタルヘルスと2年目を迎える障害者自立支援法　精神保健福祉白書編集委員会編　中央法規出版　2007.12　223p　26cm　2400円　①978-4-8058-2951-6
内容　第1章 トピックス　第2章 障害者自立支援法　第3章 地域生活支援　第4章 職業支援　第5章 居住支援　第6章 文化・社会　第7章 人材育成　第8章 社会保障　第9章 精神科医療　第10章 資料

◇精神保健福祉白書　2009年版　地域移行・地域生活支援はどう進むのか　精神保健福祉白書編集委員会編　中央法規出版　2008.12　208p　26cm　2400円　①978-4-8058-3080-2
内容　第1章 トピックス　第2章 障害者自立支援法　第3章 地域生活支援　第4章 職業支援　第5章 文化・社会　第6章 人材育成　第7章 社会保障　第8章 精神科医療　第9章 資料

◇精神保健福祉白書　2010年版　流動化する障害福祉施策　精神保健福祉白書編集委員会編　中央法規出版　2009.12　212p　26cm　2400円　①978-4-8058-3234-9
内容　第1章 トピックス　第2章 障害者自立支援法　第3章 地域生活支援　第4章 職業支援　第5章 文化・社会　第6章 精神保健福祉にかかわる専門職　第7章 社会保障　第8章 精神科医療　第9章 資料

◇精神保健福祉白書—新たな構築をめざして　2011年版　岐路に立つ精神保健医療福祉　精神保健福祉白書編集委員会編　中央法規出版　2010.12　217p　26cm　2400円　①978-4-8058-3378-0
内容　第1章 トピックス　第2章 メンタルヘルス　第3章 障害者自立支援法　第4章 地域生活支援　第5章 職業支援　第6章 文化・社会　第7章 精神保健福祉にかかわる専門職　第8章 社会保障　第9章 精神科医療　第10章 資料

◇精神保健福祉白書　2012年版　東日本大震災と新しい地域づくり　精神保健福祉白書編集委員会編　中央法規出版　2011.12　222p　26cm　2400円　①978-4-8058-3538-8
内容　第1章 トピックス　第2章 メンタルヘルス　第3章 地域生活支援　第4章 職業支援　第5章 文化・社会　第6章 精神保健福祉にかかわる専門職　第7章 社会保障　第8章 精神科医療　第9章 資料

◇生の暴発、死の誘惑—「生きがい」を見失うとき　岩波明著　中央公論新社　2010.10　254p　18cm　（中公新書ラクレ 364）〈並列シリーズ名：Chuko Shinsho La Clef〉　820円　①978-4-12-150364-0
内容　第1章 生きる苦しみ　第2章 死への誘惑　第3章 無力の王　第4章 家族という呪縛　第5章 病いの中で　第6章 酔生夢死　第7章 破壊への意思　第8章 旅の力

◇世界一やさしい精神科の本　斎藤環, 山登敬之著　河出書房新社　2011.5　226p　19cm　（14歳の世渡り術）〈並列シリーズ名：WORLDLY WISDOM FOR 14 YEARS OLD〉　1200円　①978-4-309-61666-7　Ⓝ493.7
内容　第1章 みんなのように上手にできない—「発達障害」について　第2章 人とつながってさえいれば—「ひきこもり」について　第3章 人づきあいが苦手なんです—「対人恐怖/社会不安障害」について　第4章 やめられない止まらない—「摂食障害」について　第5章 自分がバラバラになっていく—「解離」について　第6章 トラウマは心のどこにある？—「PTSD」について　第7章 「困った人」とどうつきあう？—「人格障害」について　第8章 なぜか体が動かない—「うつ病」について　第9章 意外に身近な心の病い—「統合失調症」について

◇セックスレスの精神医学　阿部輝夫著　筑摩書房　2004.9　204p　18cm　（ちくま新書）　680円　①4-480-06189-4　Ⓝ493.7
内容　序章 からだに現れる心の病気　第1章 セックスと心の問題　第2章 夜が怖い男たち—男性の性欲相talking障害　第3章 思いを遂げられない男たち—男性の興奮障害（ED）　第4章 そして男の悩みは尽きない—男性のオルガスム相障害　第5章 怖さに苦しむ女たち—女性の性障害　第6章 セックスレスの処方箋—性障害の治療法　終章 心とからだ、そしてパートナーと向かい合う

◇専門医が解決！心の悩み　渡辺登著　ナツメ社　2006.3　191p　21cm　1200円　①4-8163-4051-3　Ⓝ493.7
内容　第1章 今、わたしの心は　第2章 心の病気を考えるときに　第3章 こんな病気が心配です　第4章 心の病気の治療法

◇専門医が語るよくわかるこころの病気　遠藤俊吉, 森隆夫著　成美堂出版　2003.8　207p　19cm　1000円　①4-415-02480-7　Ⓝ493.72
内容　第1章 心の病気について知ろう　第2章 心の病気の特徴と症例　第3章 ストレスと心の病気は現代病　第4章 心の病気かなと感じたら実行すること　第5章 心の病気に打ち勝つために　第6章 心の病気何でもQ&A

◇専門医がやさしく語るはじめての精神医学　渡辺雅幸著　中山書店　2007.10　243p　26cm　2800円　①978-4-521-67971-6　Ⓝ493.7

◇大切な人が、心の病気にかかったら—みんなが笑顔を取り戻すための対処法　レベッカ・ウーリス著, 酒井泰介訳, 中川晶医学監訳　PHP研究所　2003.12　263p　18cm　（PHPエル新書）　900円　①4-569-63351-X　Ⓝ493.76
内容　第1章 精神病の世界　第2章 治療と精神病の経過　第3章 精神病を持つ人々との上手なつき合い方　第4章 基本的な症状への対処—幻覚、妄想、思考の混乱　第5章 重度の症状や問題に対処する—奇妙な振舞い、暴力、薬物濫用、そして自殺　第6章 あなた自身の気持ちの整理　第7章 家族のニーズと患者のニーズのバランスを取る　第8章 現実的な問題—住宅、仕事、お金そして汚名

◇大切な人の「こころの病」に気づく—今すぐできる問診票付　日本精神科看護技術協会, 末安民生著　朝日新聞出版　2010.11　246p　18cm　（朝日新書 268）〈並列シリーズ名：Asahi Shinsho〉　740円　①978-4-02-273368-9　Ⓝ493.7

医療と社会・福祉　　　　　　　　　　　　　　　　　　　　　　　　　　　　　　　　　　　精神病・神経症医療

◇試してみよう！ 心療内科病気の「治り方」　大林正博著　NCコミュニケーションズ　2007.1　206p　19cm　（心と身体のレスキューブック）〈発売：日中出版〉　1700円　Ⓘ978-4-8175-8105-1　Ⓝ493.09
内容　心療内科の診断法―病気の原因は？　第1部 心療内科の病気（うつ病―治療法は薬と休養だけ？　自律神経失調症―影響し合う「心と体」　パニック障害―課題は「空間恐怖」の克服　過敏性腸症候群―自分のお腹が恨めしい　摂食障害―気になることは「どうみられるか」）　第2部 自分で試す「治り方」（ストレス対策―こう対処しよう　心へのアプローチ―薬を用いない治療技法　身体感覚を養う―もう一つのアプローチ）　どんな「治り方」があるのか

◇だれでもわかる精神医学用語集―裁判員制度のために　日本司法精神医学会裁判員制度プロジェクト委員会編　民事法研究会　2010.3　164p　19cm　952円　Ⓘ978-4-89628-589-5　Ⓝ493.7
内容　第1章 裁判と精神医学　第2章 代表的な精神医学用語解説　第3章 精神鑑定で用いられる精神医学用語集

◇知的障害児（者）基礎調査の結果―平成17年11月1日調査　厚生労働省社会・援護局障害保健福祉部　〔2005〕　120p　30cm　Ⓝ369.28

◇知的・身体障害者問題資料集成 戦前編　編集復刻版　不二出版　2006.3　4冊（セット）　31×22cm　100000円　Ⓘ4-8350-5519-5
内容　第9巻 1935年（聾唖年鑑昭和十年版）　第10巻 1935年～1936年（東京盲学校六十年史　本邦聾唖教育六十年の回顧（聾唖教育第三十二号）ほか）　第11巻 1936年～1937年　第12巻 1938年～1938年

◇電気けいれん療法―医師と患者のためのガイド　MAX FINK著、鈴木一正、上田諭、松木秀幸、松木麻妃訳　新興医学出版社　2010.9　160p　21cm　3000円　Ⓘ978-4-88002-817-0　Ⓝ493.72
内容　電気けいれん療法とは何か？　患者が経験すること　治療技術　有害事象と記憶の問題　うつ病　躁病　運動障害　ECTのその他の使用：精神病状態、妊娠、てんかん重積　小児に対するECT　ECTはどのように作用するか　けいれん療法はどのように始まったか　脳刺激はECTにかわるものとなるか？　ECTは倫理的な治療か？

◇ドクター・ショッピング―なぜ次々と医者を変えるのか　小野繁著　新潮社　2005.9　187p　18cm　（新潮新書）　680円　Ⓘ4-10-610134-3　Ⓝ493.09
内容　第1章 パニック障害に見るドクター・ショッピング　第2章 顔面、頭頸部に多いドクター・ショッピング　第3章 病気に取り組む医師の姿　第4章 病気の表現　第5章 不定愁訴　第6章 ストレスからくる病気　第7章 加齢と病気の境目で　第8章 ドクター・ショッピングと現代医療の問題点

◇どこからが心の病ですか？　岩波明著　筑摩書房　2011.1　190p　18cm　（ちくまプリマー新書 152）〈並列シリーズ名：chikuma primer shinsho〉　780円　Ⓘ978-4-480-68855-2　Ⓝ493.7
内容　第1章 精神の異常とは何か？　第2章 うつ病　第3章 躁うつ病　第4章 統合失調症　第5章 不安障害―神経症（1）　第6章 ヒステリー―神経症（2）　第7章 摂食障害　第8章 パーソナリティ障害　第9章 薬物依存　第10章 発達障害

◇なぜ「いい人」は心を病むのか　町沢静夫著　PHP研究所　2003.5　221p　15cm　（PHP文庫）　438円　Ⓘ4-569-57953-1　Ⓝ493.7
内容　序章 「いい人」であることの不安と自信　第1章 「やさしさ」と「弱さ」の精神分析　第2章 心の病にかかりやすい性格　第3章 「こころの専門医」を訪ねる　第4章 傷つきたくない「いい子」の危機　第5章 「いい人」よりも「必要な人」となるために

◇なぜ心が病気になるの？―心の病のしくみを理解し、快方への糸口をつかむために　墨岡孝著　ナツメ社　2003.7　239p　21cm　（らくらく入門塾）　1500円　Ⓘ4-8163-3525-0　Ⓝ493.7
内容　予習 なぜ心が病んでしまうのだろう　授業時間 心が悲鳴をあげたとき　課外授業 心の病はどうなおす？

◇なぜこの人は、自分のことしか考えないのか―神経症のことがわかる本　加藤諦三著　PHP研究所　2003.2　219p　18cm　（PHPエル新書）　760円　Ⓘ4-569-62681-5　Ⓝ493.7
内容　第1章 心の健康は大丈夫ですか？　第2章 非現実的な要求をする人々　第3章 いたずらに競争を好む人々（よい競争・悪い競争　他人の不幸は蜜の味）　第4章 「愛する気持ち」の欠如（求めているのは「愛」ではなく「安心」　愛を得るための行動）　第5章 神経症者のための処方箋

◇二十一世紀日本の精神医療―過去・現在・未来を見据えて　秋元波留夫、仙波恒雄、天野直二著　松本 SEC出版　2003.9　103p　22cm　〈発売：星雲社〉　1600円　Ⓘ4-434-03504-5　Ⓝ493.7
内容　地域リハビリテーションに視点をおいて　21世紀への展望―これからの精神医療のあり方　日精協基本計画の草案について　精神医学の現在と将来　鼎談―精神医療はいかにあるべきか

◇眠れぬ夜の精神科―医師と患者20の対話　中嶋聡著　新潮社　2010.5　203p　18cm　（新潮新書 367）　700円　Ⓘ978-4-10-610367-4　Ⓝ493.7
内容　1 心の病気に関する12の疑問　2 治療に関する8つの疑問

◇脳電気ショックの恐怖再び　水野昭夫著　現代書館　2007.5　187p　20cm　2300円　Ⓘ978-4-7684-6950-7　Ⓝ493.7
内容　ESの実際を私自身の体験から　ES処置が治療ではなくて人権侵害であるという理由　無痙攣ショック（療法）ならよいのか？　ESのインフォームド・コンセントということ　ESは一九七〇年代初頭まで頻繁に使われていた　ES処置の道具管理するという考えは精神科医療では完全には取り払えない　ESの現状を三文書から　ESが治療手段であるかのごとく間違われてしまう歴史　二つの世界大戦を挟む一九三〇年代～一九四〇年代。そして、その後から現在まで　一九九〇年前後から再びESが蔓延し始めた原因　ESによる脳障害の証明、確認の作業

医療問題の本 全情報 2003-2012　　481

精神病・神経症医療　　　　　　　　　　　　　　　　医療と社会・福祉

◇脳のなかの幽霊　V. S. ラマチャンドラン, サンドラ・ブレイクスリー著, 山下篤子訳　角川書店　2011.3　416, 47, 22p　15cm　（角川文庫 16610）〈発売：角川グループパブリッシング　1999年刊の修正〉　895円　Ⓘ978-4-04-298211-1　Ⓝ491.371
[内容]　内なる幻　「どこをかけばいいかがわかる」　幻を追う　脳のなかのゾンビ　ジェームズ・サーバーの秘密の生活　鏡のむこうに　片手が鳴る音　存在の耐えられない類似　神と大脳辺縁系　笑い死にをした女性　「双子の一人がおなかに残っていました」　火星人は赤を見るか

◇脳のなかの幽霊, ふたたび―見えてきた心のしくみ　V. S. ラマチャンドラン著, 山下篤子訳　角川書店　2005.7　175, 47p　20cm　1500円　Ⓘ4-04-791501-7　Ⓝ491.371
[内容]　第1章 脳のなかの幽霊　第2章 信じることは見ること　第3章 アートフルな脳　第4章 紫色の数字, 鋭いチーズ　第5章 神経科学―新たな哲学

◇脳のなかの幽霊, ふたたび　V. S. ラマチャンドラン著, 山下篤子訳　角川書店　2011.5　166, 36p　15cm　（角川文庫 16847）〈発売：角川グループパブリッシング　2005年刊の修正〉　590円　Ⓘ978-4-04-298216-6　Ⓝ491.371
[内容]　第1章 脳のなかの幽霊　第2章 信じることは見ること　第3章 アートフルな脳　第4章 紫色の数字, 鋭いチーズ　第5章 神経科学―新たな哲学

◇働き盛りがなぜ死を選ぶのか―デフレ自殺への処方箋　岡田尊司著　角川書店　2011.4　249p　18cm　（角川oneテーマ21 A-135）〈発売：角川グループパブリッシング〉　724円　Ⓘ978-4-04-710281-1　Ⓝ368.3
[内容]　第1章 国自体がうつ病にかかった？　第2章 働き盛りを死に追い詰める日本社会　第3章 なぜ自殺率は跳ね上がったのか　第4章 なぜ十年もデフレが続いたのか　第5章 デフレは社会をどうにする　第6章 デフレを脱却する　第7章 完全雇用社会　第8章 高度高齢化社会を乗り切るために

◇働きざかりのこころの病気―こころの不調のサインを見逃さない　坪井康次著　主婦の友社　2003.11　159p　21cm　1400円　Ⓘ4-07-239936-1　Ⓝ493.7
[内容]　プロローグ 「こころの病気」はだれにでも起こりうる　第1章 働きざかりにはストレスや不安のタネがいっぱい　第2章 ストレスと「こころの病気」の関係　第3章 働きざかりの「こころの病気」にはどのようなものがあるか　第4章 「こころの病気」の治療が可能か　第5章 「こころの病気」の診断と治療―いかに働きながら治療するか　第6章 ストレスとうまくつきあうこころの健康法　第7章 うつ病性障害になった人への家族のケアと職場の対応

◇非社会的な問題行動―無言で支援を求める子ども　国分康孝, 国分久子監修, 諸富祥彦, 中村道子, 山崎久美子編　図書文化社　2003.6　201p　21cm　（育てるカウンセリングによる教室課題対応全書 4）　1900円　Ⓘ4-8100-3396-1
[内容]　第1章 無言で支援を求める子ども　第2章 自信がもてない　第3章 無気力　第4章 恋愛・性の悩み　第5章 食生活にかかわる問題　第6章 引きこもり　第7章 自分で自分を傷つける　第8章 死にたい　第9章 身体症状　第10章 行動症状　第11章 精神症状　第12章 校内外の連携

◇人はなぜ自殺するのか―中高年の自殺と若者のひきこもり　武田専著　元就出版社　2005.12　165p　20cm　1800円　Ⓘ4-86106-038-9　Ⓝ368.3
[内容]　序章 死について　第1章 自殺について　第2章 ひきこもりについて　第3章 こころについて

◇不安・うつは必ず治る―精神科医からのメッセージ　山田和夫著　勉誠出版　2008.6　180p　20cm　1800円　Ⓘ978-4-585-05274-6　Ⓝ493.74
[内容]　1 不安障害とは何か　2 社会不安障害（SAD）の実態　3 社会不安障害の治療　4 パニック障害の心理学的理論　5 パニック障害の薬物療法　6 蔓延するうつ病―急増する三十代のうつ病　7 うつ病の現状と問題点　8 うつ病の治療と管理　9 難治性うつ病の治療　10 精神科薬物療法と多文化間精神医学

◇不安からあなたを解放する10の簡単な方法―不安と悩みへのコーピング　エドムンド・J. ボーン, ローナ・ガラノ著, 野村総一郎, 林建郎訳　星和書店　2004.10　231p　19cm　1800円　Ⓘ4-7911-0554-0　Ⓝ493.74
[内容]　第1章 からだをリラックスさせる　第2章 こころをリラックスさせる　第3章 現実にあわせて考えよう　第4章 恐れと向き合う　第5章 規則正しい運動をこころがける　第6章 こころを落ち着けるための正しい食事　第7章 自己養育　第8章 シンプルな生活を送る　第9章 悩みをスイッチ・オフ　第10章 状況に応じたコーピング

◇平気でうそをつく人たち―虚偽と邪悪の心理学　M. スコット・ペック著, 森英明訳　草思社　2011.8　476p　16cm　（草思社文庫）　950円　Ⓘ978-4-7942-1845-2　Ⓝ493.7
[内容]　はじめに―取り扱いに注意　第1章 悪魔と取引した男　第2章 悪の心理学を求めて　第3章 身近に見られる人間の悪　第4章 悲しい人間　第5章 集団の悪について　第6章 危険と希望

◇ぼくの脳を返して―ロボトミー手術に翻弄されたある少年の物語　ハワード・ダリー, チャールズ・フレミング著, 平林祥訳, 苫米地英人解説　WAVE出版　2009.11　399p　19cm　1900円　Ⓘ978-4-87290-444-4
[内容]　母ジューン　養母ルー　エッジウッド七六二番地　悶着　フリーマン博士　ハワード・ダリ（父ロドニー・L）　マイ・ロボトミー　無邪気な子ども　精神病院　ランチョ・リンダ　再入院　ホームレス　バーバラ　旅　文書保管所　ブロードキャスト

◇本当のところ, なぜ人は病気になるのか？―身体と心の「わかりやすくない」関係　ダリアン・リーダー, デイヴィッド・コーフィールド著, 小野木明恵訳　早川書房　2008.7　427p　19cm　1800円　Ⓘ978-4-15-208936-6　Ⓝ493.09
[内容]　病気の原因　傾聴の大切さ　病気が犯人？　病気になるタイミング　言葉と信念　病気のもつ意味　身体が返事をするとき　心臓　二つの身体, ひとつの身体　同一化　免疫系　ガン　正常に潜む健康リスク　セラピーの効力　医師の求めるもの

◇街の名医のやさしい精神医学―人と精神病の切っても切れない関係　村井みほ著　名古屋 黎明書房　2006.9　191p　19cm　1600円　Ⓘ4-654-07608-5　Ⓝ493.76

|内容| 1 精神病を知れば世の中こわくない（うつ病(1)医師を投げればうつ病患者にあたる うつ病(2) 症状別に見たうつ病 統合失調症(1)あなたも私も統合失調症 統合失調症(2)トイレに行きたいが、テレビも見たいときにお尻モゴモゴ ほか） 2 精神科医のいろいろ人間講座

◇身近な人が「心の病」か迷ったときに読む本 磯部潮著 小学館 2007.7 207p 19cm （ホーム・メディカ・ブックス） 1300円 ①978-4-09-304535-3 ⓃN493.7
|内容| 1 思春期の子どもの心 2 悩んでいる青年期の心の問題 3 中高年期の心の問題 4 老年期の心の問題（「うつ」と「認知症」 「うつ」と自律神経失調症）

◇メディアと精神科医—見識ある発言と冷静な受容のために 阿保順子, 高岡健編 批評社 2005.6 179p 21cm （メンタルヘルス・ライブラリー 12） 1800円 ①4-8265-0422-5 Ⓝ493.7
|内容| はしがき 精神科医の日常的営みと社会的役割—メディアの向こう側へ何を発信すべきなのか 座談会(1) メディアという窓を通して見える精神科医の虚と実 精神科医からみたマスメディアの倫理—私のスタンス 精神科の病理と精神科医の倫理 精神科医として発信すること メディアと精神科医—精神科医の日常性と社会的役割について 座談会(2) メディアとアートと天皇制 あとがきにかえて 新聞報道と私たち

◇やさしい精神医学 西丸四方, 西丸甫夫共著 改訂5版 南山堂 2008.1 214p 21cm 2600円 ①978-4-525-38045-8 Ⓝ493.7

◇やさしい精神医学入門 岩波明著 角川学芸出版 2010.8 238p 19cm （角川選書 473）〈発売：角川グループパブリッシング〉 1700円 ①978-4-04-703473-0 Ⓝ493.7
|内容| 第1章 精神医学と精神症状 第2章 精神疾患の分類 第3章 精神科における診断基準 第4章 精神医学の歴史 第5章 統合失調症 第6章 躁うつ病とうつ病 第7章 発達障害 第8章 精神疾患と犯罪 第9章 精神科とクスリ 第10章 精神科と医療費

◇「病」になる言葉—「原因不明病」時代を生き抜く 梅谷薫著 講談社 2008.11 200p 19cm 1400円 ①978-4-06-215108-5 Ⓝ493.09
|内容| 第1章 言葉はなぜ、身体と心をむしばむのか？ 第2章 言葉が身体の「毒」になる 第3章 言葉の毒への対処法 第4章 医者が教える「言葉の使い方」 終章 「毒になる言葉」「薬になる言葉」

◇「病は気から」の科学—心と体の不思議な関係 高田明和著 講談社 2004.10 245p 16cm （講談社＋α文庫） 648円 ①4-06-256886-1 Ⓝ493.09
|内容| 体におよぼす「心」の作用 「気」が体に与える影響 同種療法「毒をもって毒を制す」の波紋 歴史を動かした病 性格が深く関わる心臓病 心と体の抵抗力 夢の作用 気が病むと心も病む 心を伝える脳のしくみ 記憶・感情・行動の源「大脳辺縁系」 心が知能におよぼす影響 安心感が寿命をのばす 精神状態は健康にどう影響するか？ 心と老い

◇良い子のこころが壊れるとき—不思議な「心」のメカニズムが一目でわかる 山登敬之監修 講談社 2010.5 98p 21cm （こころライブラリーイラスト版）〈並列シリーズ名：kokoro library〉 1300円 ①978-4-06-278963-9 Ⓝ493.937
|内容| 1 「良い子」をやめる日 2 心の危機はどこからくるのか（反応(1)—自己と他者との調整がうまくできない 反応(2)—「良い子」のかたちに自ら合わせる ほか） 3 無意識の虐待が無意識の怒りをうむ 4 そのとき、どうする、どう言う 5 おとなの言動は子どもの心の琴線にふれているか

◇ようこそ精神医学へ—基礎と精神疾患13の物語 忠井俊明著 京都 ミネルヴァ書房 2003.10 208p 22cm 2500円 ①4-623-03885-8 Ⓝ493.7
|内容| ようこそ精神医学へ すべてがブルーなキャリア・ウーマン—うつ病（大うつ病性障害） 誰かが私に恋をしている 不思議な青年—統合失調症 車が怖い、そして…—不安障害 どうしても止められない—強迫性障害 悪夢が蘇る—外傷後ストレス障害 眠れぬ夜のために—睡眠障害 優子と優香—解離性障害 食べ続ける学生—摂食障害 自殺企図、そして、男と女の日々—境界性人格障害 美青年—自己愛性人格障害 わが兄よ—アルコール依存、アルコール離脱せん妄 旅行好きな元大学教授—アルツハイマー型痴呆 エピソード番外 精神医学に関連した臨床検査

◇よくわかるパニック障害・PTSD—突然の発作と強い不安から、自分の生活をとり戻す 貝谷久宣監修 主婦の友社 2012.2 127p 21cm （セレクトbooks こころのクスリBOOKS） 1400円 ①978-4-07-281677-6 Ⓝ493.7
|内容| 第1章 パニック障害の症状とは？ また、どんな経過をたどる？ 第2章 ストレス障害（PTSD）とは、どんな病気？ 第3章 パニック障害・PTSDの診断と適切な治療 第4章 パニック障害・PTSDの治療精神療法 第5章 自分でできるメンタルケア 第6章 患者さんの療養生活には、家族の協力と支えが不可欠です 第7章 回復までの体験集—自分の生活をとり戻すまで

◇乱造される心の病 クリストファー・レーン著, 寺西のぶ子訳 河出書房新社 2009.8 325p 20cm 2000円 ①978-4-309-24490-7 Ⓝ493.7
|内容| 第1章 心の問題か？ 不安をめぐる一〇〇年の闘い 第2章 感情が病状にされる—診断をめぐる闘争 第3章 内気は病気になった！—精神医療産業の決定的勝利 第4章 さあ、売り込もう！—消費者に直接販売 第5章 反跳症候群—副作用と薬物依存の恐怖 第6章 プロザック帝国への反乱—立ち上がる人々 第7章 不安はどこへ行くのか？—感情を消された社会

◇わが国に生まれた不幸を重ねないために—精神障害者施策の問題点と改革への道しるべ 藤井克徳, 田中秀樹著 萌文社 2004.6 171p 21cm 1600円 ①4-89491-066-7 Ⓝ369.28
|内容| 第1部 欧米から30年遅れをとった精神障害者施策—社会的入院問題の解消をめざして 第2部 『つなぎあい、協同しあう福祉へ』—後進地域・和歌山県における麦の郷の実践

◇DV・不安神経症パニック障害 児童虐待親殺し 西村由貴, 大西守, 寺沢英理子, 作田明著 新書館 2005.11 154p 19cm （心の病の現在 2） 1200円 ①4-403-26102-7 Ⓝ493.7
|内容| DV（ドメスティック・バイオレンス） 不安神経症・パニック障害 児童虐待・親殺し

《介護・看護の知識》

◇患者の安全を守る看護技術　櫻庭繁，根本英行，長谷川雅美責任編集　中山書店　2006.12　198p　26cm　（精神看護エクスペール 19）〈執筆：櫻庭繁ほか〉　2700円　①4-521-60391-2　Ⓝ492.927
　内容 第1章 安全を守るアセスメントと基本技術　第2章 緊急・救急時における初期処置技術　第3章 事故の発生と救急・救命処置　第4章 患者および周囲の安全を脅かす場面と看護　第5章 災害から患者を守る技術　第6章 精神障害者の安全を守る法体制

◇心にとどくホームヘルプ　三田優子，平直子，岡伊織編著　全国精神障害者家族会連合会　2004.3　181p　21cm　（ぜんかれん号外）　1334円　①4-901932-06-3　Ⓝ369.28

◇こころの医療宅配便―精神科在宅ケア事始　高木俊介著　文藝春秋　2010.3　237p　20cm　1667円　①978-4-16-372310-5　Ⓝ369.28
　内容 プロローグ 夢だとは言わせない　第1章 訪問支援・春夏秋冬　第2章 こころの隣人たち、統合失調症　第3章 精神収容所列島・日本　第4章 精神病院から地域へ　第5章 ACTへの道のり　第6章 訪問支援・東奔西走　第7章 ACTが開く未来　エピローグ 春遠からじ

◇こんなサポートがあれば！―LD、ADHD、アスペルガー症候群、高機能自閉症の人たち自身の声　梅永雄二編著　エンパワメント研究所　2004.3　151p　19cm　〈発売：筒井書房〉　1300円　①4-88720-432-5　Ⓝ369.28

◇こんなサポートがあれば！―LD、ADHD、アスペルガー症候群、高機能自閉症の人たち自身の声 2　梅永雄二編著　エンパワメント研究所　2007.5　201p　19cm　〈発売：筒井書房〉　1400円　①978-4-88720-523-9　Ⓝ369.28

◇事例で学ぶ知的障害者ガイドヘルパー入門　上原千寿子，松田泰編　中央法規出版　2005.7　215p　26cm　2500円　①4-8058-2598-7　Ⓝ369.28
　内容 事例編（おもいっきりの参加！ 力いっぱいの暮らし！）　解説編（知的障害の理解　知的障害者と家族　知的障害者を支える仕組み　障害者福祉の理念）　実践編（ガイドヘルパーに関する基礎知識　ガイドヘルプの方法と援助の視点――一人一人を大切に）

◇「図説」精神障害リハビリテーション　野中猛著　中央法規出版　2003.5　151p　21cm　2000円　①4-8058-2348-8　Ⓝ369.28
　内容 1 概論　2 基礎技術　3 応用技術　4 体制（わが国の精神障害者支援体制　わが国の障害者雇用促進体制）　5 付録（精神障害リハビリテーション関連図書）

◇図説 リカバリー―医療保健福祉のキーワード　野中猛著　中央法規出版　2011.10　119p　21cm　2000円　①978-4-8058-3532-6　Ⓝ369.28
　内容 1 疾病や障害をめぐる考え方の変遷　2 リカバリー概念の誕生　3 リカバリー支援のプログラム　4 リカバリーをめぐる制度的課題

◇生活技能訓練基礎マニュアル―対人的効果訓練：自己主張と生活技能改善の手引き ハンディ版　ロバート・ポール・リバーマン，ラリー・W.キング，ウィリアム・J.デリシ，マイケル・マカン編著，安西信雄監訳　新樹会創造出版　2005.10　145p　21cm　（訳：宮内勝ほか）　2600円　①4-88158-299-2　Ⓝ369.28

◇精神科デイケアの始め方・進め方　窪田彰著　金剛出版　2004.9　254p　22cm　3600円　①4-7724-0845-2　Ⓝ369.28
　内容 1 基礎編―精神科デイケアってどんなところ？（精神科デイケアとは　精神科デイケアの実際：東京下町錦糸町での実践から）　2 実践編1―精神科デイケアを始めよう　3 実践編2―プログラムを効果的に、豊かに進めよう　4 理論編―さらに深くデイケアを理解し、実践に活かそう（リハビリテーション理念と福祉活動との連携　地域精神医療・保健・福祉の動向とデイケア）　資料

◇精神科デイケアQ&A　日本デイケア学会編　中央法規出版　2005.10　235p　21cm　2400円　①4-8058-2627-4　Ⓝ369.28
　内容 1 総論　2 枠組み・施設基準　3 デイケア施設の現状　4 プログラム・活動　5 デイケアで起こること　6 デイケアにまつわるさまざまな問題　7 スタッフ及びチームワーク　8 疾患及び年代別のデイケアの特徴とすすめ方　9 地域での役割　10 今後の展望

◇精神障害者が使える福祉制度のてびき　2004 第2版　全国精神障害者家族会連合会　2004.5　208p　26cm　1714円　①4-901932-15-2　Ⓝ369.28
　内容 第1部 解説編（市町村が窓口の福祉サービス　生活を支える所得の保障　医療に関する諸制度　社会復帰・就労のための施策　地域生活支援のための施設・機関・施策）　第2部 質問編（障害年金に関するQ&A　生活保護に関するQ&A　医療保険などに関するQ&A　就労に関するQ&A　地域生活に関するQ&A）　第3部 資料編

◇精神障害者が使える福祉制度のてびき　2005　全国精神障害者家族会連合会　2005.11　210p　26cm　1714円　①4-901932-33-0　Ⓝ369.28
　内容 第1部 解説編（市町村が窓口の福祉サービス　生活を支える所得の保障　医療に関する諸制度　社会復帰・就労のための施策　地域生活支援のための施設・機関・施策）　第2部 質問編（障害年金に関するQ&A　生活保護に関するQ&A　医療保険などに関するQ&A　就労に関するQ&A　地域生活に関するQ&A）　第3部 資料編（初診日が1986(S61)年4月1日以降にある場合の受給要件　初診日が20歳前または昭和61年3月31日までにある場合の受給要件　初診日が1986(S61)年3月1日までにある場合の受給要件 ほか）

◇精神障がい者と家族に役立つ社会資源ハンドブック　全国精神保健福祉会連合会　2010.3　145p　26cm　（平成21年度障害者保健福祉推進事業(障害者自立支援調査研究プロジェクト)補助事業）　Ⓝ369.28

◇精神障害者と家族のための生活・医療・福祉制度のすべてQ&A　杉本豊和，森谷康文，ゆうゆう編集部編　第5版　萌文社　2003.8　246p　26cm　2000円　①4-89491-059-4　Ⓝ369.28
　内容 「精神障害者保健福祉手帳」で利用できる制度　生活を支えるための制度　税金を安くする制度　医療費を助成する制度　就職するための準備と援助制度　病気で仕事ができないときの保障制度　借金やお金、買物などで困ったときの制度　財産を保護

したり、日常生活の権利を擁護する制度　地域生活と自立のための制度　住む場所を確保するための制度　病院・公的機関の利用の仕方　当事者の組織や団体について

◇精神障害者と家族のための生活・医療・福祉制度のすべてQ&A　森谷康文，杉本豊和，ゆうゆう編集部編　第6版　萌文社　2005.2　241p　26cm　2000円　①4-89491-082-9　Ⓝ369.28

内容　「精神障害者保健福祉手帳」で利用できる制度　生活を支えるための制度　税金を安くする制度　医療費を助成する制度　就職するための準備と援助制度　病気で仕事ができないときの保障制度　借金やお金、買物などで困ったときの制度　財産を保護したり、日常生活の権利を擁護する制度　地域生活と自立のための制度　住む場所を確保するための制度　病院・公的機関の利用の仕方　当事者の組織や団体について

◇精神障害のある人と家族のための生活・医療・福祉制度のすべてQ&A　森谷康文，杉本豊和，ゆうゆう編集部編　第7版　萌文社　2008.11　263p　26cm　2000円　①978-4-89491-158-1　Ⓝ369.28

内容　「障害者自立支援法」で変わる障害者福祉の制度　「精神障害者保健福祉手帳」で利用できる制度　生活を支えるための制度　税金を安くする制度　医療費を助成する制度　就職するための準備と支援の制度　病気で仕事ができないときの保障制度　借金やお金、買物などで困ったときの制度　財産を保護したり日常生活の権利を擁護する制度　地域生活と自立のための制度　住む場所を確保するための制度　病院・公的機関の利用の仕方　当事者の組織や団体について

◇精神障害のある人と家族のための生活・医療・福祉制度のすべてQ&A　伊藤千尋，杉本豊和，森谷康文，ゆうゆう編集部編　第8版　萌文社　2010.6　278p　26cm　2000円　①978-4-89491-197-0　Ⓝ369.28

内容　「障害者自立支援法」で変わる障害者福祉の制度　「精神障害者保健福祉手帳」で利用できる制度　生活を支えるための制度　税金を安くする制度　医療費を助成する制度　就職するための準備と支援の制度　病気で仕事ができないときの保障制度　借金やお金、買物などで困ったときの制度　財産を保護したり日常生活の権利を擁護する制度　地域生活と自立のための制度　住む場所を確保するための制度　病院・公的機関の利用の仕方　当事者の組織や団体について

◇「全国ACT（包括型地域生活支援プログラム）の質の向上の為の実態調査と新規事業者のデータベース整備・コンサルティング・研修事業」事業報告書　市川　地域精神保健福祉機構　2010.4　145p　30cm　〈厚生労働省平成21年度障害者保健福祉推進事業〉　Ⓝ369.28

◇脱入院化時代の地域リハビリテーション　江畑敬介著　星和書店　2003.9　116p　22cm　2500円　①4-7911-0512-5　Ⓝ369.28

内容　第1章　精神障害リハビリテーションの立脚点―トータル・リハビリテーションを目指して　第2章　精神障害リハビリテーションにおける生物学的視点　第3章　精神障害リハビリテーションにおける評価の方法に関する実践的理論　第4章　精神疾患における疾病性と障害性　第5章　精神障害に対する自己対応技法　第6章　病院リハビリテーションと地域リハ

ビリテーション　第7章　地域における精神保健福祉活動―保健師の役割　第8章　精神保健コンサルテーションが依頼対象集団に受容される過程　第9章　精神保健福祉法第23条の運用の実態とその問題点　第10章　医療社会資源の上手な使い方―医療の立場から　第11章　地域精神医学・医療と倫理

◇日本で始めるACTチームの立ち上げ方―アウトリーチによる包括的地域生活支援のコツ　佐藤純，三品桂子編著，ACT-K出版委員会監修　京都　久美　2010.11　105p　26cm　1500円　①978-4-86189-163-2　Ⓝ369.28

内容　第1章　ACTの概要　第2章　成功するACTチームの立ち上げ方　第3章　ACTチームの支援のコツ

◇人間関係でちょっと困った人&発達障害のある人のためのサポートレシピ53　―本人と周囲がおこなうソーシャルスキルトレーニング　橋本創一，横田圭司，小島道生，田口禎子編著　福村出版　2012.1　235p　21cm　1900円　①978-4-571-42042-9　Ⓝ361.4

内容　第1章　青年・成人の人間関係のトラブル　第2章　発達障害とは　第3章　精神神経学的な症状・医学的な治療　第4章　相談室に寄せられる事例から　第5章　周囲とうまくやれない要因とタイプ―チェックリスト活用　第6章　ちょっと困った人&発達障害のタイプ別事例とサポート　第7章　チャレンジレシピ　第8章　専門的な治療・指導が必要なケースへの対応　第9章　当事者たちからのコメント

◇ピープル・ファースト当事者活動のてびき　―支援者とリーダーになる人のために　ビル・ウォーレル著，河東田博訳　現代書館　2010.5　198p　21cm　1600円　①978-4-7684-3500-7　Ⓝ369.28

内容　第1部　支援者のために　第2部　リーダーになる人のために

◇「包括型地域生活支援プログラム（ACT）の普及啓発・立ち上げ支援事業」事業報告書　市川　地域精神保健福祉機構　2009.6　166p　30cm　〈厚生労働省平成20年度障害者保健福祉推進事業〉　Ⓝ369.28

◇「包括的なサービスによる退院支援と地域生活支援事業＝ACT-G」報告書―精神科在宅医療の充実による精神障害者の地域生活支援モデル事業　畠山　社団法人谷野具山病院ACT-Gプロジェクト運営委員会　2008.3　142p　30cm　〈平成19年度障害者保健福祉推進事業〉　Ⓝ369.28

◇暴力事故防止ケア―患者・看護者の安全を守るために　鈴木啓子，吉浜文洋編著　精神看護出版　2005.9　210p　26cm　2400円　①4-902099-81-0　Ⓝ492.927

内容　第1章　看護者が受ける暴力の実態とサポート体制　第2章　危機予防・危険防止のための看護技術　第3章　リスクマネジメントとしての危機対応―東京武蔵野病院の事例から　第4章　非常事態における危険防止のための対応　第5章　精神保健医療福祉制度の動向と危機防止　付録　身体的な暴力への現実的な対応法（危機離脱法）

◇良い支援？　―知的障害/自閉の人たちの自立生活と支援　寺本晃久，岡部耕典，末永弘，岩橋誠治著　生活書院　2008.11　293p　19cm　2300円　①978-4-903690-28-5　Ⓝ369.28

◇内容 第1部 これまでのこと、支援の実際(自立生活という暮らし方がある 当事者運動のかたわらで—運動と私の歴史) 第2部 自立すること、支援の位置取り(それぞれの自立生活への道と自立生活獲得のための支援 ハコに入れずに嫁に出す、ことについて—「支援者としての親」論 意思を尊重する、とは—ある「支援」論 当事者に聞いてはいけない—介護者の立ち位置について 介助で暮らし/働く、ということについて—介助労働論) 第3部 制度のありよう、これからのこと(いうまでもないことをいわねばならない「この国」の不幸=制度論 「見守り」という介護)

◇わかりやすい発達障がい・知的障がいのSST実践マニュアル 瀧本優子,吉田悦規編 中央法規出版 2011.1 252p 26cm 2400円 ①978-4-8058-3433-6 Ⓝ369.28
 内容 第1部 SST総論 第2部 SST実践導入マニュアル 第3部 SST実践事例集

◇ACT・ケアマネジメント・ホームヘルプサービス—精神障害者地域生活支援の新デザイン 大島巌編著 精神看護出版 2004.1 222p 26cm 2400円 ①4-902099-69-1 Ⓝ369.28
 内容 第1章 新しい「個別対人ケアサービス」の登場と重い精神障害をもつ人たちの地域生活支援 第2章 精神障害者ケアマネジメントとは—ケアマネジメント総論 第3章 精神障害者ケアマネジメントの進め方—ケアガイドラインに基づく展開 第4章 日本版包括型ケアマネジメント(ACT)の展望—英米の集中型・包括型モデルの検討をふまえて 第5章 精神障害者とホームヘルプサービス 第6章 新しい「個別対人ケアサービス」の可能性—医療と福祉の協働アプローチをめざして

◇ACT入門—精神障害者のための包括型地域生活支援プログラム 西尾雅明著 金剛出版 2004.3 187p 22cm 2800円 ①4-7724-0820-7 Ⓝ369.28
 内容 第1章 ACTとは何か? 第2章 各国におけるACTの実践 第3章 日本での実践に向けて 第4章 フィクション あるACTチーム・ケースマネジャーの1週間 第5章 ACT Q&A

◇ACT-Kの挑戦—ACTがひらく精神医療・福祉の未来 髙木俊介著 批評社 2008.6 148p 19cm (サイコ・クリティーク 5) 1500円 ①978-4-8265-0485-0 Ⓝ369.28
 内容 第1章 ACT—精神医療・福祉の最先端 第2章 ACTとは何か 第3章 地域生活支援と「精神疾患・障害複合(MIDcomplex)」 第4章 メルトダウンする精神医療・福祉体制 第5章 ACT-Kの誕生と現状 第6章 地域精神医療・福祉における支援関係の原則 第7章 これからの精神医療・福祉とACT

《障害者虐待》

◇あなたは大丈夫?—親が虐待に気づくためのハンドブック 全日本手をつなぐ育成会 2010.11 48p 21cm 200円 Ⓝ369.28

◇いのちの手紙—障害者虐待はどう裁かれたか サン・グループ裁判出版委員会編 大月書店 2004.7 231p 19cm 1500円 ①4-272-36049-3 Ⓝ369.28
 内容 第1章 発端 第2章 裁判にむけて 第3章 虐待 第4章 金融機関の責任 第5章 県福祉行政の責任 第6章 労働行政の責任 第7章 判決 第8章 この国に生きる

◇親・支援者から見た障害者虐待あるいは不適切な対応に関する実態調査 〔国分寺〕 PandA-J 2010.3 107p 30cm 〈平成21年度厚労省障害保健福祉推進事業(障害者自立支援調査研究プロジェクト)「障害者虐待防止に関する実態調査と『事例集Q&A』による権利侵害データベース作成事業、および、障害者虐待防止に向けた行政職員・支援者・親に対する研修カリキュラム・教材の作成とモデル実施 PandA-J「権利擁護・成年後見プロジェクト」〉 Ⓝ369.27

◇虐待のない支援—知的障害の理解と関わり合い 市川和彦編著 誠信書房 2007.1 175p 22cm 2400円 ①978-4-414-60139-8 Ⓝ369.28
 内容 第1章 なぜ虐待をしてはいけないのか—知的障害児(者)支援を支える主な理念・思想 第2章 虐待を許さない仕組み—権利擁護のための法と制度(知的障害の制度と権利擁護 権利擁護のための制度) 第3章 虐待の予防は障害の理解から—知的障害と援助の対象となる主な障害 第4章 虐待のない援助をめざして—知的障害児(者)との対人援助技術

◇こんなときどうする障害者虐待対応マニュアル—事例集+マンガ 〔国分寺〕 PandA-J 2010.3 119p 26cm 〈平成21年度厚労省障害保健福祉推進事業(障害者自立支援調査研究プロジェクト)「障害者虐待防止に関する実態調査と『事例集Q&A』による権利侵害データベース作成事業、および、障害者虐待防止に向けた行政職員・支援者・親に対する研修カリキュラム・教材の作成とモデル実施」 PandA-J「権利擁護・成年後見プロジェクト」〉 Ⓝ369.28

◇サービス提供事業所における虐待防止指針および身体拘束対応指針に関する検討 〔小平〕 PandA-J 2011.3 112p 30cm Ⓝ369.27

◇障害者虐待防止マニュアル—行政・支援者が障害者虐待に適切に対応するために 虐待防止マニュアルの作成およびソーシャルマーケティング視点を導入した「わかりやすい権利擁護および障害福祉情報」の開発と普及に関する研究 〔国分寺〕 PandA-J 2009.3 158p 30cm 〈平成20年度厚労省障害保健福祉推進事業(障害者自立支援調査研究プロジェクト)PandA-J「権利擁護・成年後見プロジェクト」〉 Ⓝ369.27

◇成人期障害者の虐待または不適切な行為に関する実態調査報告 宗澤忠雄著 さいたま やどかり出版 2008.2 191p 30cm 1000円 ①978-4-904185-02-5 Ⓝ369.27
 内容 1 研究の概要 2 調査結果(調査の回収・回答者の状況 障害者支援事業所・行政区支援課で把握された虐待等の件数・類型・発生場所 B標(ケース票)39事例の調査結果・分析 ほか) 3 まとめと提言

◇暴力に対する効果的なリスクアセスメント及びマネージメント—マニュアル作成に向けて 第1報 〔東脊振村(佐賀県)〕 国立肥前療養所 〔2004〕 150p 30cm (国立病院・療養所共同基盤研究報告書 平成15年度) 〈主任研究者:落合眞喜子 研究者:松尾康志ほか〉 Ⓝ369.28

◇暴力に対する効果的なリスクアセスメント及びリスクマネージメント―包括的暴力防止プログラムの開発と施設への導入 平成16年度国立病院機構共同研究(臨床看護研究等)報告書 第2報 〔東脊振村(佐賀県)〕 肥前精神医療センター 2005.5 133p 30cm Ⓝ369.28

《精神医療史》

◇医師と回転器―19世紀精神医療の社会史 山中浩司著 京都 昭和堂 2011.2 245p 22cm 4000円 Ⓘ978-4-8122-1079-6 Ⓝ493.7
 内容 第1章 医療技術とプロフェッション(技術と社会に関する議論の概観 医療プロフェッション―「関連集団」としての医師) 第2章 施設精神医学とモラル・トリートメント(精神医学のノーマライゼーション 施設精神医学と社会 施設改良運動・モラル・トリートメント・医学 モラル・トリートメント概論 モラル・マネージメント、モラル・トリートメント、心理療法) 第3章 雑誌メディアにおける心理療法(18世紀後半プロイセンにおける情報の流通と学術雑誌 精神疾患関連記事とその時代 モラル・トリートメントにおけるマニアとメランコリー) 第4章 シャリテスキャンダルと精神医学(ベルリン・シャリテ院のシャリテスキャンダル) 第5章 施設精神医学と大学(スキャンダルと医学 モラル・トリートメントと施設精神医学の社会的コンテキスト ドイツにおける精神病療院の展開)

◇逸脱の精神史 酒井明夫著 日本評論社 2007.11 318p 20cm 2800円 Ⓘ978-4-535-98225-3 Ⓝ493.7
 内容 それは何だったのか? 黒と白のヘレボロス 自殺論の系譜 老いた精神 古代の幻影 奇妙な食物 眠れない夜 恋わずらいの医学 魔女の告白 恵みの家 恐怖の現われ 失神の意味 酒と狂気 古い性格 伝染する非理性 精神療法以前

◇狂気 ロイ・ポーター著、田中裕介、鈴木瑞実、内藤あかね訳 岩波書店 2006.11 195,14p 19cm (1冊でわかる) 1500円 Ⓘ4-00-026888-0 Ⓝ493.7
 内容 1 序説 2 神々と悪魔 3 狂気と理性 4 愚者と狂気 5 狂人の監禁 6 精神医学の発生 7 狂人 8 精神分析の世紀? 9 結語 新しい時代、古い問題?

◇狂気と犯罪―なぜ日本は世界一の精神病国家になったのか 芹沢一也著 講談社 2005.1 222p 18cm (講談社+α新書) 800円 Ⓘ4-06-272298-4 Ⓝ498.99
 内容 第1章 社会から排除される「狂気」 第2章 「狂気」を監禁する社会 第3章 法の世界における「狂気」の地位 第4章 社会から「狂気」を狩り出す精神医学 第5章 社会と法の世界から排除される「狂気」

◇近代日本の精神医学と法―監禁する医療の歴史と未来 井上俊宏著 ぎょうせい(発売) 2010.8 108p 21cm 2000円 Ⓘ978-4-324-80027-0 Ⓝ369.28

◇現代精神医学定説批判―ネオヒポクラティズムの眺望 八木剛平著 金原出版 2005.10 187p 26cm 5700円 Ⓘ4-307-15060-0 Ⓝ493.76
 内容 第1章 クロルプロマジンは「偶然の発見」か―発病論的治療観の桎梏 第2章 統合失調症は原発性の脳疾患か 第3章 うつ病は治療で治るのか―回復モデルとしてのうつ病から学ぶこと 第4章 "Bio-Psycho-Social"階層モデルは普遍的か―伝統医学的治療と比較文化精神医学から学ぶこと(治療の進化と階層化 伝統的社会と近代的社会の統合失調症) 第5章 日本は精神医療の後進国か

◇こころの科学の誕生 酒井明夫編 日本評論社 2003.10 292p 20cm 2300円 Ⓘ4-535-56196-6 Ⓝ493.7
 内容 ピネル シャルコー クレペリン フロイト ブロイラー ジャネ アドラー ベルガー 森田正馬 ユング ビンスワンガー ヤスパース カナーとアスペルガー ミルトン・エリクソン ラカン ベック

◇小児精神医学の歴史―子どもとは何か ディディエ=ジャック・デュシェ著、藤元登四郎訳 狛江 そうろん社 2005.2 386p 23cm 4000円 Ⓘ4-9901189-3-6 Ⓝ493.937
 内容 序論 小児精神医学の発展 第1部 小児精神医学の前史、中世から十八世紀まで 第2部 十九世紀・最初の一歩 第3部 十九世紀・アルカイスムと近代性 第4部 近代の夜明け 第5部 小児精神医学・完全独立の学問分野

◇精神医学史ノート 石井厚著 医学出版社 2006.2 324p 26cm 7000円 Ⓘ4-87055-096-2 Ⓝ493.7
 内容 コスのヒポクラテス―液体病理学からみた精神障害 アレタイオス―躁からうつ、うつから躁への転換 ソラノスの精神病論 ガレノス―『てんかんの少年のためのアドバイス』について ルフォス―メランコリー論 パラケルスス―フール論 プラッター―生涯と業績、分類のはじめ ライル―ラプソデーン ハインロート―心理主義者ハインロートの精神医学教科書 ホーンバウム―精神病発見のかくれた先駆者 イデラー―心理学者イデラーの『妄想論』 ヤコビ―身体主義者ヤコビの『精神障害の主要形』 ナッセ―身体主義者ナッセの『精神疾患の命名と暫定的分類』 グリージンガー―『精神疾患の病理と治療 初版』抄訳 ノイマン―『精神医学教科書』に見る単一精神病論 カールバウム―生涯と主著 グリージンガー以後の精神障害の分類

◇精神医学の古典を読む 西九四方著 新装版 みすず書房 2008.6 321p 20cm 3200円 Ⓘ978-4-622-07403-8 Ⓝ493.7
 内容 オカルト小説『ゴーレム』 カントの『人間学』 ハインロート―精神分析の先達 日本の古い精神医学書 うたかたのグッデン ラッシュ―アメリカ精神医学の父 アウテンリートとヘルダリン 解放者ピネル エスキロール―ピネルの後継者 妖婦ザーロメ―フロイトの愛弟子 進化と退化―ジョン・ヒューリングズ・ジャクソン アドルフ・マイヤー―アメリカ精神医学の長老 グリージンガー―「精神病は脳病」か 『魔女の槌』―悪魔憑き ウェルニッケ―精神病は脳病 平安期のものぐるひ―『医心方』 ノイマン―単一精神病論 クレペリン―現代精神医学の曙

◇精神医学の名著50 福本修、斎藤環編 平凡社 2003.2 562p 20cm 3500円 Ⓘ4-582-74609-8 Ⓝ493.7
 内容 第1部 精神医学の理解のために 第2部 現代精神医学の源流と課題 第3部 さまざまな領域での発

精神病・神経症医療　　　　　　　　　　　　　　　　医療と社会・福祉

展　第4部　精神分析とその展開　第5部　さまざまな治療的アプローチ

◇**精神医学の歴史**　小俣和一郎著　第三文明社　2005.6　253、9p　18cm　（レグルス文庫 252）900円　Ⓘ4-476-01252-3　Ⓝ493.7
[内容] 精神病の起源—狂気の基層　宗教と古代社会　古代医学と精神病概念　精神医学史の中の中世　近代精神医学の成立　二十世紀後半（戦後）の精神医学

◇**精神医学の歴史**　ジャック・オックマン著、阿部惠一郎訳　新版　白水社　2007.5　155、1p　18cm　（文庫クセジュ 912）　951円　Ⓘ978-4-560-50912-8　Ⓝ493.7
[内容] 第1章　先駆者たちの時代　第2章　転換期の一八五〇年　第3章　実証主義の時代　第4章　精神病理学とショック療法の時代　第5章　活動家の時代　結論　経済の時代

◇**精神医学遍歴の旅路—10の講演**　秋元波留夫述　新樹会創造出版　2004.1　231p　21cm　2800円　Ⓘ4-88158-291-7　Ⓝ493.7
[内容] 1　20世紀を精神障害者とともに歩んで　2　精神障害者は20世紀をどう生きたか—施設から地域へ　3　十五年戦争と精神障害者　4　治安維持法と伊藤千代子　5　20世紀精神医学の歩んだ道—回顧と展望　6　石田昇とドン・キホーテ研究—長崎大学医学部精神神経科学教室開講九〇周年にちなんで　7　ドン・キホーテとセルバンテス　8　クラブハウスの話—わたしたちはひとりぼっちじゃない　9　てんかんと私—てんかんから学んだこと　10　早発性痴呆・分裂病から統合失調症へ—統合失調症研究百年を顧みて

◇**精神病の日本近代—憑く心身から病む心身へ**　兵頭晶子著　青弓社　2008.11　322p　22cm　（越境する近代 6）　3400円　Ⓘ978-4-7872-2032-5　Ⓝ493.7
[内容] 序章　「憑かない心身」からの問い　第1章　精神医学史はなぜ"もの憑き"を語るのか—憑く心身との邂逅　第2章　"もの憑き"は医の領域に属するか—日本近世の問い　第3章　"もの憑き"の再定義—病む心身が構築される過程　第4章　"もの憑き"をめぐる世界観の剥奪—「憑物」問題の成立　第5章　憑く心身、病む心身か—大本と「変態心理」の相剋　第6章　病む心身の主題化—新刑法と精神病者監護法・精神病院法　第7章　未然の危険をめぐって—社会問題の「予防」と病む心身　終章　精神病の日本近代

◇**治療の場所と精神医療史**　橋本明編著　日本評論社　2010.9　251p　22cm　4700円　Ⓘ978-4-535-98335-9　Ⓝ493.7
[内容] 第1章　精神医療における場所の歴史—「そこにしかない」場所と「どこにでもある」場所　第2章　湯治場における精神医療—宮城県定義の「山中の癲狂院」　第3章　滝場の精神病者—群馬県の室田不動と瀧澤不動　第4章　地域によって異なる「参籠」のかたち—千葉県の場合　第5章　山里に暮らす精神病者—静岡県竜爪山穂積神社の場合　第6章　「水治療」からは見えないこと—富山県大岩山日石寺の場合　第7章　精神病者預かりを可能にしたもの—京都府岩倉の場合　第8章　霊場生駒山地の一民間療法—戦前大阪府下の精神病者収容施設「星田妙見道場」　第9章　民間治療場から精神病院へ—徳島県阿波井神社の場合

◇**二〇世紀精神病理学史**　渡辺哲夫著　筑摩書房　2005.1　300p　15cm　（ちくま学芸文庫）〈「二十世紀精神病理学史序説」（西田書店2001年刊）の増訂〉　1100円　Ⓘ4-480-08892-X　Ⓝ493.71

[内容] 歴史の概念　失敗した学問　分裂病と"歴史不在"　分裂病中心主義の世紀　病みゆく大衆　フロイトの遺言　ナチズム—"歴史不在の想起"としての人間学的不均衡の根源について　"歴史は病まない、ただ消え去るのみ"「病む」ことの自乗を生きるひとたち　精神病理学の潜勢力　来るべき精神病理学に向けて

◇**日本近代精神科薬物療法史**　風祭元著　アークメディア　2008.3　154、23p　22cm　2300円　Ⓘ978-4-87583-121-1　Ⓝ493.72

◇**日本の精神医療史—明治から昭和初期まで**　金川英雄著　青弓社　2012.4　206p　21cm　2000円　Ⓘ978-4-7872-3334-9　Ⓝ493.7
[内容] 序章　日本の精神医療の歴史—明治から大正　第1章　人々は精神病をどう見ていたのか—『精神病者私宅監置ノ実況及ビ其統計的観察』を読む　第2章　近代期朝鮮半島の精神医療史—プサンを例に　第3章　朝鮮半島初の精神科病棟—大邱、ソウル　第4章　日本の精神医療と西洋医学—朝鮮半島を例に　第5章　精神科病院建設への道　第6章　隔離拘束の問題点　終章　『精神病者私宅監置ノ実況及ビ其統計的観察』を改めて読む

◇**ブランシュ先生の精神病院—埋もれていた19世紀の「狂気」の逸話**　ロール・ミュラ著、吉田春美訳　原書房　2003.9　421p　20cm　3000円　Ⓘ4-562-03676-1　Ⓝ493.7
[内容] 第1部　エスプリ・ブランシュ、ロマン派の世代と「道徳的治療」　第2部　エミール・ブランシュ、第二帝政の枕元で　第3部　エミール・ブランシュ、芸術と法律

◇**魔術と狂気**　酒井明夫著　勉誠出版　2005.5　243p　20cm　（精神科医からのメッセージ）2000円　Ⓘ4-585-05271-2　Ⓝ493.7
[内容] 第1章　メランプスの物語（メランプス伝説　予言者にして医師　薬と浄め　医師と人間のメランプス）　第2章　変身の病理（履歴としての変身　リュカントロピア　悪魔とリュカントロピア　レジナルド・スコットの反論　変身の意味）　第3章　コルネリウス・アグリッパの肖像　第4章　魔術と狂気（「ヒポクラテス」とガレノス　魔術師（マゴス）と呼ばれた人々　魔術の効能　非合理的なもの）

◇**ロボトミスト—3400回ロボトミー手術を行った医師の栄光と失墜**　ジャック・エル＝ハイ著、岩know彰訳　ランダムハウス講談社　2009.7　476、17p　20cm　2800円　Ⓘ978-4-270-00516-3　Ⓝ493.7
[内容] 一九三六年九月　リッテンハウス・スクウェア　学生時代　精神病の病棟で　完璧なパートナー　ロボトミーの推進　戦線　前進と退却　滝　名声　ロードウォリアー　故郷を離れて　落日　亡霊

◇**私たちも人間として見てほしい—健常者という「人格障害」に翻弄された精神障害者の現代史**　定塚甫著　日本文学館　2006.1　221p　19cm　1500円　Ⓘ4-7765-0842-7　Ⓝ369.28
[内容] 出発　医者としての出発　地域の病院からの再出発　病院の大きな変化　年中行事　ある患者の門出　患者の労働　旧職員の卑劣さ　命の重さの違いを実感　先の夫婦と子供は〔ほか〕

《精神障害者の犯罪》

◇**大人たちはなぜ、子どもの殺意に気づかなかったか？—ドキュメント・少年犯罪と発達障**

草薙厚子著　イースト・プレス　2010.11　270p　20cm　1500円　①978-4-7816-0504-3　⑩368.7
内容　はじめに―「動機が不可解」な少年事件の取材でわかったこと　第1章 発達障害とは何か？　第2章 佐世保小六女児同級生殺害事件　第3章 静岡タリウム少女母親毒殺未遂事件　第4章 奈良エリート少年自宅放火殺人事件　第5章 少年事件と「脳」の関係　第6章 親たちに何ができるか？　第7章 学校に何ができるか？　第8章 司法に何ができるか？　終章 私が『僕はパパを殺すことに決めた』で伝えたかったこと　おわりに―発達障害者と共存できる社会をつくるために

◇悲しみの子どもたち―罪と病を背負って　岡田尊司著　集英社　2005.5　278p　18cm　（集英社新書）　750円　①4-08-720291-7　⑩368.71
内容　はじめに 社会を映す鏡としての医療少年院　第1章 回避空間の病理　第2章 親という名の十字架―愛情飢餓と命がけの自己アピール　第3章 劣等感に塗れて　第4章 運命を分けるもの―非行発現のメカニズム　第5章 社会が生み出す非行　第6章 壊れた心は取り戻せるのか？　第7章 本当の希望を取り戻すために　おわりに 明るい未来は明るい子ども時代がつくる

◇凶悪殺人と「超能力者」たち―スキゾタイパル人格障害とは何か　矢幡洋著　青弓社　2007.11　200p　19cm　1600円　①978-4-7872-3279-3　⑩493.76
内容　第1章 二〇〇七年三大バラバラ殺人事件―シゾイド族vs自己愛族（渋谷歯科医宅妹バラバラ殺人事件―夢のなかのような出来事　渋谷外資エリートバラバラ殺人事件―セレブ妻のナルシズムとサディズム　会津若松母親頭部切断事件―バラバラの身体を天井からつり下げたかった）　第2章 いろいろな角度からスキゾタイパル人格障害を見る―エキセントリック・異常知覚・魔術的思考（スキゾタイパル人格障害の概要と典型的事例―幽体離脱・ポルターガイスト・第六感などの魔術的思考の世界　中年女性八つの角度からスキゾタイパル人格障害を解剖する―「テレパシー」は虚無感への対抗手段とするミロン　スキゾタイパル人格障害のサブタイプ―「超能力者」長岡良子と御船千鶴子）　第3章 スキゾタイパル人格障害へのさらなる理解のために―諸流派の見解（認知療法派―猜疑心・自己関係づけ・魔術的思考・幻覚様体験　精神分析派―アイデンティティーの不連続性に注目するストーン　対人関係論派―「何でもお見通し」という魔術的養育態度を問題視するベンジャミン　脳科学派―社会的相互作用を解釈する情報処理回路に注目するシーヴァー）

◇狂気という隣人―精神科医の現場報告　岩波明著　新潮社　2004.8　222p　20cm　1300円　①4-10-470101-7　⑩493.7
内容　第1章 もう一つのER　第2章 精神科救急の外国人　第3章 スキゾフレニック・キラー　第4章 殺戮する脳髄　第5章 幻聴と殺人　第6章 自殺クラブ　第7章 サイコティック・ジャンキー　第8章 保安病棟

◇狂気という隣人―精神科医の現場報告　岩波明著　新潮社　2007.2　265p　16cm　（新潮文庫）　438円　①978-4-10-130571-4　⑩493.7
内容　第1章 もう一つのER　第2章 精神科救急の外国人　第3章 スキゾフレニック・キラー　第4章 殺戮する脳髄　第5章 幻聴と殺人　第6章 自殺クラブ　第7章 サイコティック・ジャンキー　第8章 保安病棟

◇狂気の偽装―精神科医の臨床報告　岩波明著　新潮社　2006.4　249p　20cm　1400円　①4-10-470102-5　⑩493.7
内容　第1章 偽りのPTSD　第2章 トラウマ狂い　第3章 うつ病の黒い犬　第4章 恐るべき子供たち　第5章 オン・ザ・ボーダー　第6章 自傷系・自殺系　第7章 殺人者精神病　第8章 アルファ系衛星の氏族たち　第9章 物質関連障害　第10章 困った人々、故障した脳

◇狂気の偽装―精神科医の臨床報告　岩波明著　新潮社　2008.11　316p　16cm　（新潮文庫）476円　①978-4-10-130572-1　⑩493.7
内容　第1章 偽りのPTSD　第2章 トラウマ狂い　第3章 うつ病の黒い犬　第4章 恐るべき子供たち　第5章 オン・ザ・ボーダー　第6章 自傷系・自殺系　第7章 殺人者精神病　第8章 アルファ系衛星の氏族たち　第9章 物質関連障害　第10章 困った人々、故障した脳

◇凶刃―ああ、我が子・真木人は精神障害者に刺し殺された！！　矢野啓司・千恵著　ロゼッタストーン　2006.2　221p　19cm　1200円　①4-947767-04-9　⑩368.61

◇刑法39条―なぜ精神障害者は許されるのか　少年犯罪少年法/犯罪捜査プロファイリング　小田晋,作田明,西村由貴著　新書館　2006.1　180p　19cm　（心の病の現在 4）　1200円　①4-403-26104-3　⑩498.99
内容　刑法39条―なぜ精神障害者は許されるのか　少年犯罪 少年法　犯罪捜査 プロファイリング

◇刑法三九条は削除せよ！ 是か非か　呉智英,佐藤幹夫共編著　洋泉社　2004.10　236p　18cm　（新書y）　760円　①4-89691-855-X　⑩326.14
内容　第1章 「刑法」は限界なのか　第2章 「刑法」とは何か（「刑法三九条」を削除する理由はここにもない）　第3章 司法と医療の現場から　第4章 三九条、そのさまざまな問題（刑法三九条何が問題なのか）

◇刑法39条はもういらない　佐藤直樹著　青弓社　2006.6　254p　20cm　2600円　①4-7872-3258-4　⑩326.14
内容　第1章 日本の責任能力制度―「生物学的」方法と「心理学的」方法　第2章 狂人は自分の病気によってすでに十分罰せられている―近代以前の責任能力　第3章 「自由意思・理性的人間像」の成立―重商主義の時代の責任能力　第4章 鈍化する「自由意思 理性的人間像」―自由主義の時代の責任能力　第5章 「あいだ」としての精神病―「生物学的」方法批判　第6章 フィクションとしての「他行為可能性」―「心理学的」方法批判　第7章 日本の責任能力をめぐる判例―「了解可能性」という方法　第8章 「あいだ」と「ゆるし」の責任能力論―刑法三九条廃止のあとにくるもの

◇獄に消えた狂気―滋賀・長浜「2園児」刺殺事件　平井美帆著　新潮社　2011.8　221p　20cm　1400円　①978-4-10-330891-1　⑩368.61
内容　第1章 湖国の惨劇　第2章 歪んでいく風景　第3章 罪と罰　第4章 割れた生き方　第5章 夢の果て

◇心の病気と犯罪についてすべてお話しましょう―Q&A犯罪精神医学　小田晋著　双葉社　2003.3　245p　19cm　1800円　①4-575-29534-5　⑩498.99
内容　第1章 いま、子どもの何が問題なのか―少年犯罪の背景に潜むもの　第2章 人はなぜ犯罪をおかすのか―誰でもが犯罪者になり得る？　第3章 人はなぜ時に心病むのか―健康な心、病む心　第4章 精神

精神病・神経症医療　　　　　　　　　　　　　　　　　　　　　　　医療と社会・福祉

障害が犯罪と結びつくとき—どこまで責任を問えるのか　第5章 少年犯罪と少年法—凶悪化する少年犯罪を少年法改正で抑えられるか　第6章 犯罪のかたちが変わる—これからどのような犯罪がふえるのか

◇子供部屋に入れない親たち—精神障害者の移送現場から　押ględ剛著　光文社　2004.6　251p　16cm　（知恵の森文庫）〈幻冬舎2001年刊の増訂〉　590円　①4-334-78295-7　Ⓝ369.28
内容 1「精神障害者移送サービス」という仕事　2 家族の情景—移送現場ドキュメント（初めての移送（ケース1/四十代・男性）、二回目の移送（ケース2/三十代・男性）ほか）　3 私が移送を始めた理由　4「患者」と「家族」の溝と絆　5 これから予想されること

◇殺人という病—人格障害・脳・鑑定　福島章著　金剛出版　2003.2　180p　22cm　2800円　①4-7724-0769-3　Ⓝ498.99
内容 第1章 殺人者精神病の概念　第2章 多次元診断と「殺人者精神病」　第3章 精神鑑定と身体所見　第4章 早期脳障害と殺人　第5章 ライフサイクルにおける注意欠陥/多動性障害　第6章 行為障害と反社会性人格障害　第7章 解法精神障害者とその処遇　第8章 精神医学と法曹　第9章 無期殺人囚の仮出獄と再犯　第10章 拘禁反応と訴訟能力　付章 精神療法家の光と影

◇裁かれた罪裁けなかった「こころ」—17歳の自閉症裁判　佐藤幹夫著　岩波書店　2007.7　280p　20cm　2400円　①978-4-00-023019-3　Ⓝ326.23
内容 はじめに 診断名をつけて一件落着、ではない　第1章 その日、小学校で起こったこと—事件　第2章「ずっと辛かった、不安がぬぐいきれなかった」—加害少年の一七年　第3章 家裁はなぜ検察に送致したのか—審判から刑事法廷へ　第4章 心からの謝罪—は供述　第5章 司法と精神医学が抱えた難問—責任能力と処遇　第6章 刑罰も治療も—判決　おわりに まずは社会的な受け皿の整備こそ—「刑罰か保護処分か」という問いを超えて

◇詐病と精神鑑定　西山詮著　東京大学出版会　2012.2　422p　21cm　12000円　①978-4-13-066408-0
内容 第1編 詐病学の歴史と司法精神医学（詐病学の歴史、詐病と疾病概念、臨床家の詐病に対する態度、詐病の定義、詐病の発生頻度、専門家の証言（鑑定）は信用できるか、詐病の評価（鑑定）の仕方、民事裁判の原告の鑑定、医師の両極性構造—詐病の精神鑑定のための倫理）　第2編 詐病の事例または詐病が強く疑われる事例（「拘禁精神病」の詐病—あるいは反応性空想虚言症という詐病、「特異な妄想形成」（中田・小木）とみなされた詐病、犯罪被害者においてPTSDの詐病が除外できない例—詐病に対して無防備な鑑定例、認知的欠陥の詐病—Resnick,P.J.の意見書（要約））

◇自閉症裁判—レッサーパンダ帽男の「罪と罰」　佐藤幹夫著　洋泉社　2005.3　318p　20cm　2200円　①4-89691-898-3　Ⓝ326.23
内容 レッサーパンダ帽の男が浅草で　加害者・被害者 逮捕まで　報道 隠されたこと　裁判（一）初公判での「沈黙」　被害者（一）家族のアルバム、その突然の空白　裁判（二）「障害」はどう受けとめられたのか　裁判（三）「自閉症」をめぐる攻防　加害者（一）「なぜ顔を上げないのか」と男は問い詰められた　加害者（二）放浪の果て　被害者（二）「思い出も、声も忘れたくないのに…」　加害者（三）「教え子の事件」が連れてきた場所　裁判（四）消された

目撃証言　裁判（五）「殺して自分のものにする」と言ったのは誰か　裁判（六）彼らはどのように裁かれてきたのか　被害者（三）「この国を腐らせているのはマスコミのあなたたちではないか」　加害者（四）責任と贖罪　裁判（七）それぞれの判決　最期のレクイエム

◇自閉症裁判—レッサーパンダ帽男の「罪と罰」　佐藤幹夫著　朝日新聞出版　2008.11　402p　15cm　（朝日文庫）　1000円　①978-4-02-261601-2　Ⓝ326.23
内容 プロローグ レッサーパンダ帽の男が浅草で　加害者—逮捕まで　報道 隠されたこと　裁判一—初公判での「沈黙」　被害者一—家族のアルバム、その突然の空白　裁判二—「障害」はどう受けとめられたのか　裁判三—「自閉症」をめぐる攻防　加害者一—「なぜ顔を上げないのか」と男は問い詰められた　加害者二—放浪の果て　被害者二—「思い出も、声も忘れたくないのに…」　被害者三—「教え子の事件」が連れてきた目撃者　裁判五—「殺して自分のものにする」と言ったのは誰か　裁判六—彼らはどのように裁かれてきたのか　被害者三—「この国を腐らせているのはマスコミのあなたたちではないか」　加害者四—責任と贖罪　裁判七—それぞれの判決　エピローグ—最期のレクイエム

◇司法精神医学概論　松下正明編　中山書店　2006.3　359p　26cm　（司法精神医学 1）　10000円　①4-521-67241-8　Ⓝ498.99

◇17歳のこころ—その闇と病理　片田珠美著　日本放送出版協会　2003.7　236p　19cm　（NHKブックス）　970円　①4-14-001974-3　Ⓝ368.7
内容 第1部 十七歳の犯罪（豊川主婦殺害事件（五月一日）、佐賀バスジャック事件（五月三日）、岡山の母親殺害（六月二十一日）、新宿ビデオ店爆破（十二月四日））　第2部 犯罪の低年齢化—十五、十六、少年たちの殺人（山口の十六歳の少年による母殺し（七月二十九日）、大分の十五歳の少年による一家六人殺傷事件（八月十四日））

◇十七歳の自閉症裁判—寝屋川事件の遺したもの　佐藤幹夫著　岩波書店　2010.7　343p　15cm　（岩波現代文庫 S204）〈『裁かれた罪裁けなかった「こころ」』（2007年刊）の改題〉　1300円　①978-4-00-603204-3　Ⓝ326.23
内容 はじめに 診断名をつけて一件落着、ではない　第1章 その日、小学校で起こったこと—事件　第2章「ずっと辛かった、不安がぬぐいきれなかった」—加害少年の一七年　第3章 家裁はなぜ検察に送致したのか—審判から刑事法廷へ　第4章 心からの謝罪とは—供述　第5章 司法と精神医学が抱えた難問—責任能力と処遇　第6章 刑罰も治療も—判決　おわりに まずは社会的な受け皿の整備こそ—「刑罰か保護処分か」という問いを超えて

◇生涯被告「おっちゃん」の裁判—600円が奪った19年　曽根英二著　平凡社　2010.6　263p　19cm　1600円　①978-4-582-82455-1　Ⓝ327.6
内容 序章 総額六〇〇円の窃盗事件　第1章 立ちはだかった言葉の壁の絶望　第2章 法廷が法廷を裁いた判決—岡山地裁判決　第3章 司法の建て前だけが守られて—広島高裁岡山支部判決　第4章 届かなかった上告—最高裁第三小法廷　第5章 死ぬまで被告なのか—再び岡山地裁差し戻し判決　第6章 あっけない幕切れ—最高裁特別抗告と検察　第7章 病と死、そして手にした「自由」　終章 裁くことの行方

◇触法障害者支援者研修の概要―「罪を犯した障害者の地域移行支援に係る職員の養成研修プログラムの開発に関する研究事業」報告書　南高愛隣会東京事業本部編　雲仙　南高愛隣会　2008.3　239p　30cm　Ⓝ369.28

◇触法障害者(知的・精神・重複及び医療観察法対象者含む)の地域生活・社会復帰支援のあり方に関する調査と支援モデルの作成報告書　高知　てくとこ会　2011.3　92p　30cm　〈平成22年度厚生労働省障害者総合福祉推進事業〉　Ⓝ369.28

◇触法障がい者に対する刑事手続・刑事政策・福祉政策の検討―医療・福祉と司法の連携を目指して　日本弁護士連合会高齢者・障害者の権利に関する委員会　2008.9　94p　30cm　Ⓝ327.6

◇触法障害者の社会復帰に向けた自立支援プログラム作成事業―障害者自立支援調査研究プロジェクト　[田辺]　ふたば福祉会　2007.3　68p　30cm　Ⓝ369.28

◇触法発達障害者への複合的支援―司法・福祉・心理・医学による連携　藤川洋子,井出浩編著　福村出版　2011.12　209p　21cm　2300円　①978-4-571-42040-5　Ⓝ369.28
内容 第1章 孤立する触法発達障害者たち　第2章 イギリスの実態　第3章 スウェーデンの実態　第4章 日本の実態―司法の現場から　第5章 日本での複合的支援―各支援の現場から　第6章 今,もとめられていること―複合的支援モデルの可能性

◇人格障害をめぐる冒険　大泉実成著　草思社　2005.12　265p　20cm　1700円　①4-7942-1441-3　Ⓝ498.99
内容 精神が精神を鑑定するということ―宮崎勤をめぐって　人格障害を発見する―麻原彰晃をめぐって(1)　麻原は元気かい?―麻原彰晃をめぐって(2)　人格障害という言葉の誕生―神戸の少年Aをめぐって(1)　グレーゾーンを抱えて―神戸の少年Aをめぐって(2)　宗教の創造―神戸の少年Aをめぐって(3)　DSMへの批判―長崎の少年Aをめぐって(1)　片づけられてしまうこと―長崎の少年Aをめぐって(2)　アスペルガー症候群―長崎の少年Aをめぐって(3)　すべては遺伝のせいです　見えない封印―豊川の少年Aをめぐって　人格障害の地図を描く　十三ページの反省文―宅間守をめぐって(1)　みんな暴力が好き―宅間守をめぐって(2)　この人格障害的組織を見よ　治療現場での人格障害　私の中の人格障害―佐世保の少女Aをめぐって

◇人格障害犯罪者に対する刑事制裁論―確信犯罪人の刑事責任能力論・処分論を中心にして　加藤久雄著　慶應義塾大学法学研究会　2010.5　342p　22cm　(慶應義塾大学法学研究会叢書 78)〈発売:慶應義塾大学出版会〉　6200円　①978-4-7664-1740-1　Ⓝ326.3
内容 序論 ボーダーレス社会における犯罪現象とその刑事制裁システム　第1編 人格障害犯罪者に対する刑事制裁制度について―特に,人格障害(精神病質)犯罪者の刑事責任能力と刑事制裁二元制について(人格障害犯罪者の刑事責任能力―責任主義の危機について　ポストゲノム社会の『高度に危険な人格障害犯罪者』の責任能力と刑事制裁について―刑事治療処分へ)　第2編 確信犯罪人に対する刑事制裁制度について―特に,死刑制度廃止後のテロリスト・暴力団員・大量殺人犯に対する「社会治療」モデルについて(確信犯罪人の処遇に関する比較刑事政策論　死刑制度廃止後の確信犯罪人に対する刑事制裁制度)

◇心神喪失者等医療観察制度における地域処遇推進のための関係機関連携に係る試行的実践事業報告書　日本精神保健福祉士協会　2009.3　129p　30cm　〈平成20年度障害者保健福祉推進事業(障害者自立支援調査研究プロジェクト)〉Ⓝ369.28

◇心神喪失者等医療観察制度における地域処遇体制基盤構築に関する調査研究事業報告書　日本精神保健福祉士協会　2010.3　170p　30cm　〈平成21年度障害者保健福祉推進事業(障害者自立支援調査研究プロジェクト)　奥付のタイトル:心神喪失者等医療観察制度における地域処遇体制基盤構築に関する調査研究事業〉Ⓝ369.28

◇精神鑑定医の事件簿　風祭元著　日本評論社　2006.5　296p　20cm　2200円　①4-535-56233-4　Ⓝ498.99
内容 司法精神鑑定とはどういうものか　生き霊払いの自宅放火―大都会の片隅の憑依と感応　愛するがゆえの家族殺し―無理心中の生き残り　飲酒による衝動の発散―由緒ある寺院を焼いた連続放火　他人にすり替わった両親―シンナー中毒によるカプグラ症状　みずから起こした精神病―急性覚醒剤中毒の犯罪　過剰な性染色体をもつ人々―Y染色体と衝動犯罪　発作性意識障害と犯罪―てんかんと触法行為　隣人夫婦を銃殺した男性―異常体験に基づく犯罪　感情鈍麻と衝動行為―統合失調症慢性期の重大犯罪　犯罪を繰り返す人たち―人格障害とモラル・インサニティ　集中的万引きをする女性―いわゆるクレプトマニア　疾駆する夜の放火魔―いわゆるピロマニア　犯行を忘れる犯人―ベンゾジアゼピン健忘　多数殺傷の重罪犯―死刑判決を受けた鑑定事例　脳障害と重大犯罪―脳研究の進歩と精神鑑定　民事事件の鑑定―成年後見制度と医療過誤　罪を犯した精神障害者の処遇

◇精神鑑定とは何か―責任能力論を超えて　高岡健著　明石書店　2010.11　206p　19cm　1800円　①978-4-7503-3292-5　Ⓝ498.99
内容 序章 精神鑑定医の必要条件　第1章 起訴前鑑定　第2章 公判鑑定と私的鑑定　第3章 訴訟能力　第4章 責任能力の鑑定　第5章 情状鑑定　第6章 受刑能力と医療観察法　第7章 少年事件の精神鑑定　第8章 自閉症スペクトラム障害の精神鑑定

◇精神鑑定脳から心を読む　福島章著　講談社　2006.12　253p　15cm　(講談社文庫)〈「精神鑑定とは何か」(1995年刊)の改訂〉495円　①4-06-275598-X　Ⓝ498.99
内容 1章 精神鑑定は心を映すか　2章 精神鑑定とは何か　3章 心理テストで何が分かるか　4章 脳を調べる　5章 精神鑑定の実際　6章 精神鑑定は科学的方法か

◇精神鑑定の乱用　井原裕著　金剛出版　2010.1　199p　22cm　3200円　①978-4-7724-1120-2　Ⓝ498.99
内容 精神鑑定の乱用　謙抑主義の精神鑑定―責任能力から情状鑑定へ　感情障害と精神鑑定　パーソナリティ障害の責任能力　高機能広汎性発達障害の責任能力　英国における精神医学と社会保安　森田芳光監督「(39)刑法第三十九条」を観る　精神科臨床における法的パターナリズム　精神科臨床におけるカルテ開示　カルテ開示のリスクマネジメント

個人情報保護と精神化奨励研究 総合病院精神医学における適用外処方の倫理

◇精神障害者をどう裁くか 岩波明著 光文社 2009.4 217p 18cm （光文社新書398） 740円 ①978-4-334-03501-3 Ⓝ498.99
[内容] 第1章 刑法三九条―「心神喪失」犯罪とは 第2章 精神障害者はどう扱われてきたか？ 第3章「座敷牢」から「病院任せ」の時代へ 第4章 池田小事件と「医療観察法」の誕生 第5章 刑法三九条に対する批判 第6章 裁判員制度と精神鑑定

◇精神障害者による危害行為の対策―日中犯罪学学術交流会 第1回日中犯罪学学術シンポジウム報告書 石川正興編 社会安全研究財団 2008.1 114p 21cm Ⓝ326.48
[内容] 精神障害と保安処分（石川正興述） 中国における精神障害と保安処分に関する概説（孫東東，李文斌述） 精神障害と責任能力（佐伯仁志述） 精神病と刑事責任能力の判定について（林維述） 日本の触法精神障害犯罪者の処遇制度（佐藤誠述） 精神病犯罪者と刑務所内の事件防止策（陳鵬忠，馬彭燕述） 精神障害危害行為（犯罪行為）の予防対策（鶴見隆彦述） 精神障害者による危害行為の規制と予防（趙国玲，常磊述）

◇精神障害者の事件と犯罪 滝沢武久著 中央法規出版 2003.8 224p 19cm 1600円 ①4-8058-2385-2 Ⓝ498.99
[内容] 序章 池田小事件を考える―建前ではなく本音で語る精神医療・福祉と事件・犯罪 第1章 兄が精神障害者だった―ゆえに「家族」の生活体験から見えてくること 第2章 精神症状が引き起こす事件・犯罪―ソーシャルワーカーとしての体験のなかから考えたこと 第3章「精神障害者の事件・犯罪」は予防できるか―精神障害者の「入院」を多角的に検証し、社会復帰のあり方を考える 第4章 知られざる事実の数々―市民が抱く誤解の数々を解きほぐす 第5章「心神喪失者等医療観察法案」と「精神保健福祉施策」―精神障害者の裁判を受ける権利を確立するために 終章 精神医療・福祉の構造改革に向けて―「公設政策秘書」への「偏見と誤解」報道の中で考えたこと

◇『精神障害者の犯罪』を考える 山口幸博著 増補改訂版 鳥影社 2004.10 388p 21cm 2900円 ①4-88629-868-0 Ⓝ498.99
[内容] 第1章 精神障害者と犯罪 第2章 狂の系譜 第3章 刑事責任能力（責任能力概説 精神障害者の責任能力） 第4章 精神障害者の民事問題 第5章 ヨーロッパ精神障害者事情

◇精神障害者福祉と司法 岩井宜子著 増補改訂版 尚学社 2004.3 404，23p 21cm 5000円 ①4-86031-018-7 Ⓝ326.14
[内容] 第1部 精神医療と法（精神障害者の強制入院 精神病院入院患者の権利と保護） 第2部 精神障害者の他害行為と司法 第3部 わが国の刑事責任能力に関する判例の動向 まとめ

◇精神障害と犯罪―精神医学とジャーナリズムのクロストーク 岩波明編 南雲堂 2008.3 222p 20cm 1800円 ①978-4-523-26474-3 Ⓝ498.99
[内容] パネルディスカッション 資料（事件現場の忘れ物（西本幸恒） 精神障害と新聞報道（加古陽治） 少年事件での少年の実名・顔写真の公表は許されるか（山下幸夫） 精神障害と犯罪に寄せて（入野田泰彦） 塀の中に暮らす精神障害者たち（山本譲司） 黒い看護婦（森功） 三浦和義事件（島田荘司） 精神障害者による事件をどう理解すればよいか？（岩波明））

◇「罪を犯した知的障害者の自立に向けた効果的な支援体制と必要な機能に関する研究」報告書〔高崎〕 国立重度知的障害者総合施設のぞみの園 2009.3 199p 30cm〈平成20年度障害者保健福祉推進事業（障害者自立支援調査研究プロジェクト）〉Ⓝ369.28

◇罪と罰と精神鑑定―「心の闇」をどう裁くか 影山任佐著 集英社インターナショナル 2009.4 205p 20cm〈発売：集英社〉1300円 ①978-4-7976-7179-7 Ⓝ498.99
[内容] プロローグ 罪と罰を照らすもの 第1章 精神鑑定をめぐる攻防戦 第2章 精神鑑定の「現場」を見る 第3章 「心の闇」と精神鑑定の微妙な距離 第4章「子殺し」をどう裁くか 第5章「心の闇は変化したのか」 エピローグ 精神鑑定に限界はあるか

◇ドキュメント精神鑑定 林幸司著 洋泉社 2006.3 285p 18cm〈新書y〉840円 ①4-86248-008-X Ⓝ498.99
[内容] 第1章 精神鑑定とは 第2章 メイキングオブ精神鑑定 第3章 精神鑑定ケーススタディ 第4章 精神鑑定のたどる道

◇何が彼を殺人者にしたのか―ある精神鑑定医の凶悪犯罪調書から マイケル・ストーン著，浦谷計子訳 イースト・プレス 2011.12 310p 19cm 1300円 ①978-4-7816-0687-3 Ⓝ368.61
[内容] 1章「平時の悪」という謎 2章 激情殺人の狂想曲 3章 反社会的人格による衝動的凶行 4章「ホワイトカラー・サイコパス」による計画殺人 5章 1人では足りない―悪夢の無差別凶行 6章「死の使い」による連続殺人 7章 連続殺人の方程式 8章 血族殺人のメカニズム 9章 悪の方程式の「ファクターX」とは 終章 善良な人びとが「邪悪」をはたらくとき

◇脳と犯罪/性犯罪―通り魔・無動機犯罪 中村俊規，小田晋，作田明著 新書館 2006.4 220p 19cm〈心の病の現在 5〉1600円 ①4-403-26105-1 Ⓝ493.7
[内容] 脳と犯罪 性犯罪 通り魔・無動機犯罪

◇発達障害と少年非行―司法面接の実際 藤川洋子著 金剛出版 2008.7 225p 22cm 3200円 ①978-4-7724-1030-4 Ⓝ368.71
[内容] 第1章 少年凶悪犯罪への新しい視点―司法面接の重要性 第2章 少年の凶悪事件を考える―特異な殺人 第3章 家庭裁判所の立場から見た青少年犯罪の諸問題―少年法改正と非行についての新しい視点 第4章 生物・心理・社会モデルから見た少年犯罪の統合的理解 第5章 広汎性発達障害事例についての実証的研究―32事例の非行因を類型化する試み 第6章 広汎性発達障害を伴う非行について―臨床の特徴と非行態様との関連 第7章 非行事例の連携的処遇について―家庭裁判所の試験観察と少年鑑別所の外来鑑別の連携例 第8章「わかりにくい」性非行とその処遇 第9章 特異な非行とアスペルガー障害―最優級知能を持つ少年との面接

◇発達障害は少年事件を引き起こさない―「関係の貧困」と「個人責任化」のゆくえ 高岡健著 明石書店 2009.4 203p 19cm 1600円 ①978-4-7503-2965-9 Ⓝ368.7

◇二〇世紀の少年事件と二一世紀の少年事件　第1部 両親殺害の構造(板橋事件—父親殺害の帰趨　大阪姉妹刺殺事件—母親殺害の反復　父親殺害と母親殺害の構造—少年が大人になる時)　第2部 発達障害は少年事件を引き起こさない(寝屋川市教職員殺傷事件—居場所の剥奪　伊豆の国市タリウム事件—関係の貧困　奈良医師宅放火事件—父親支配の呪縛　会津若松事件と八戸事件—子棄ての構造)　少年事件の原点

◇犯罪精神病理学—実践と展開　影山任佐著　金剛出版　2010.8　327p　22cm　4500円　①978-4-7724-1154-7　Ⓝ498.99
内容 序論 犯罪精神病理学の新たな課題　第1部 司法精神医学と鑑定　第2部 酩酊犯罪　第3部 現代の社会病理　第4部 海外の犯罪研究　精神医学・医療の光と影

◇犯罪と司法精神医学　中島直著　批評社　2008.2　191p　21cm　(メンタルヘルス・ライブラリー 19)　2000円　①978-4-8265-0477-5　Ⓝ498.99
内容 第1部 司法精神医学と精神鑑定(司法精神医学の課題　精神鑑定例より)　第2部 刑事司法と精神障害者(精神障害者をめぐる刑事司法手続きとその問題点　刑事施設における精神障害者の処遇　死刑執行への精神科医の関与についての文献的調査　刑事裁判における訴訟能力についての裁判例の検討)　第3部 医療観察法批判(法案の問題点は予測問題だけではない　精神医療関係者の反対意見　医療観察法の問題点)　第4部 精神病院と裁判(精神病院入院中の精神病患者が他害事件を起こした際の民事裁判判決の検討)

◇犯罪と犯罪者の精神医学　山上皓編　中山書店　2006.1　373p　26cm　(司法精神医学 3)　10000円　①4-521-67261-2　Ⓝ498.99
内容 1 犯罪学概論　2 犯罪行動の類型的考察　3 犯罪の類型的考察　4 精神障害と犯罪　5 被害者心理とケア　6 家族と犯罪

◇非行と広汎性発達障害　藤川洋子著　日本評論社　2010.9　257p　19cm　(こころの科学叢書)　1700円　①978-4-535-80420-3　Ⓝ368.71
内容 序章 非行と広汎性発達障害(非行と広汎性発達障害)　第1章 広汎性発達障害を考える(青年期の高機能自閉症・アスペルガー障害の司法的問題—家庭裁判所における実態調査を中心に　性非行にみるアスペルガー障害—家庭裁判所調査官の立場から　アスペルガーと虐待の不思議な関係　これからの広汎性発達障害支援に望むこと—司法領域での経験から発達障害と精神鑑定と裁判員制度をめぐって)　第2章 少年犯罪を考える(少年非行・少年犯罪　小学生の犯罪を考える—犯罪は低年齢化したか　少年犯罪と軽度発達障害—家裁調査官の視点から　アスペルガー障害と性犯罪　広汎性発達障害と統合失調症の鑑別と治療—司法的見地から)　第3章 少年とむきあう(非行少年と「いのち」の教育　子どもの発達と非行　親が放任し、子どもに非行傾向があるとき—どう援助するか　発達障害のある非行少年の処遇—家庭裁判所での調査・処遇に関して　発達障害を抱える非行少年と精神医療—"反省なき更正"の壁　子ども虐待への支援—家庭裁判所の役割と課題　非行少年と風景構成法)

◇被告人との対話—精神鑑定　裁判員制度導入と医療観察法　清田一民著　熊本　熊本出版文化会館　2007.4　245p　20cm　〈発売：創流出版〉　1900円　①978-4-915796-61-6　Ⓝ498.99
内容 第1章 精神鑑定事例(私文書偽造、恩給騙取被告人(五〇歳男)　尊属殺人並びに殺人未遂被告人(五五歳男)　現住建造物等放火被告人(三二歳男)　傷害被告人(二七歳男)　傷害致死被告人(三二歳男)　強盗殺人、強盗未遂被告人(五一歳女))　第2章 精神病理学的考察

◇複合犯罪　作田明著　勉誠出版　2005.5　196p　20cm　(精神科医からのメッセージ)　1800円　①4-585-05273-9　Ⓝ498.99
内容 1 DV(配偶者間の暴力)　2 強い嫉妬心から親友を殺害した看護師　3 家族を焼き殺そうとした老女　4 ストーカーの末、女子高生を殺した青年　5 「引き込もり」から両親を殺害した男子青年

◇民事法と精神医学　松下正明編　中山書店　2005.9　328p　26cm　(司法精神医学 4)　10000円　①4-521-67271-X　Ⓝ498.99

◇無差別殺人と妄想性パーソナリティ障害—現代日本の病理に迫る！　矢幡洋著　彩流社　2008.9　227p　19cm　1600円　①978-4-7791-1374-1　Ⓝ493.76
内容 第1部 無差別殺傷事件—秋葉原・土浦・佐世保(秋葉原通り魔事件　土浦通り魔事件　佐世保銃乱射事件)　第2部 妄想性パーソナリティ障害を多面的に解明する'(妄想性パーソナリティ障害の診断基準　妄想性パーソナリティ障害と犯罪—その関連を指摘する声は多くない　八つの角度から妄想性パーソナリティ障害を解剖する)　第3部 五つのタイプ(狂信的タイプ　悪意のあるサブタイプ　頑固なサブタイプ　不平がましいパラノイド　閉じ篭もりサブタイプ)　第4部 妄想性パーソナリティ障害は治るのか—各流派の治療論(「猜疑心の強い人」から妄想性パーソナリティ障害へ　軽症型　中程度の重症度の妄想性パーソナリティ障害　重症の妄想性パーソナリティ障害)　おわりに 加藤容疑者とは、私たちの時代を映す鏡である

《施 設》

◇凍てつく閉鎖病棟—青年精神科医の見たその現実　定塚甫著　社会批評社　2009.4　238p　19cm　1600円　①978-4-916117-82-3　Ⓝ369.28
内容 第1章 精神医院への道　第2章 鉄格子で囲まれた閉鎖病棟　第3章 閉鎖病棟から開放病棟へ　第4章 変革された精神医療　第5章 病棟の中の悲惨な事件　第6章 解き放たれた精神障害者たち　第7章 病棟での患者の恋愛と結婚　第8章 再び閉ざされた病棟

◇患者のための精神科病院—明日に向かう15病院の実践　河﨑茂監修，水野肇著　中央公論事業出版　2007.12　254p　20cm　2000円　①978-4-89514-300-4　Ⓝ498.16
内容 座談会 精神科病院の現状と課題　医療法人正仁会 明石土山病院(兵庫県)—合理的な発想で地域の精神科医療に取り組む 阪神・淡路大震災では救助と支援に全力を注ぐ　医療法人社団 旭川圭泉会病院(北海道)—認知症治療に積極的に取り組み地域の精神科医療に貢献　医療法人久幸会 今村病院(秋田県)—「心」の通い合いを大切に、卓越した行動力で地域の精神保健・老人医療に力を尽くす　医療法人財団友朋会 嬉野温泉病院(佐賀県)—日本におけ

る芸術療法のパイオニア 広大な敷地で精神科医療をトータルに展開 京ヶ峰岡田病院（愛知県）―患者との「共感」を重視し地域精神科医療に貢献する理想の病院をめざす 鮫島病院（佐賀県）―開院当初から開放型病棟を採用 患者・家族・地域の融合をはかる 財団法人慈圭会 慈圭病院（岡山県）―戦後日本における精神科病院のモデルケース 家族や地域との連携で社会復帰に貢献 医療法人社団宗美会 清水駿府病院（静岡県）―創立者である社会事業家・溝口和平の精神を受け継ぎ精神科救急と患者の社会復帰に力を注ぐ 財団法人真光会 真光園（愛媛県）―患者さんの治療と社会復帰をモットーに地域との交流に力を注ぐ 医療法人風会 高岡病院（兵庫県）―患者のQOLを第一に考え地域における精神科病院の中核を担う 医療法人蜻蛉会 南信病院（長野県）―信州の自然のなかで、小規模精神科病院の「あるべき姿」をさぐる 医療法人牧和会 牧病院（福岡県）―開放病棟で「患者のための医療」を実現 精神障害者の社会復帰に力を尽くす 松阪厚生病院（三重県）―トータル・メディカル・トリートメント・システムで多様化する地域の医療ニーズに応える 医療法人河崎会 水間病院（大阪府）―精神科病院の社会的地位の確立に貢献 認知症対策にも牽引的役割をはたす 医療法人研精会 山田病院（東京都）―日本ではじめて回復者の授産施設を設置 統合失調症と認知症の治療に全力を注ぐ

◇希望のもてる「脱施設化」とは ― 利用者・家族の実態・意向調査から 峰島厚ほか執筆 京都 かもがわ出版 2003.12 70p 21cm （シリーズ・障害者の自立と地域生活支援 3） 700円 ①4-87699-783-7 Ⓝ369.28
[内容] 第1章 市町村支援費担当の七割が「入所施設は不足」、にもかかわらず国は整備抑制―国の「脱施設化」施策の本質は入所施設政策の放棄 第2章 入所施設を終身保護の施設にした責任は？―「家庭介護の限界」はいつまで待っても解決されないなかで 第3章 貧しい施設施策のために、いまだまだ残る「ノーマルでない暮らし」―敷地、建物空間、職員数、利用者の所得に規定される貧しい生活 第4章 三分の一の利用者が新しい生活への移行を希望―職員も五割の利用者の移行を希望、でも家族は一割 第5章 入所施設の親の老後生活はピンチ―入所後も家族の生活を犠牲にして施設生活を支えるなかで 第6章 利用者、家族、職員の願いに応えた「脱施設化」―脱施設化方策のあり方に関する提案 家族のねがい・施設現場の悩みと思い

◇救急精神病棟 野村進著 講談社 2003.10 377p 20cm 1700円 ①4-06-210925-5 Ⓝ493.7
[内容] 入院 回診 病棟 深夜勤 記憶喪失 神様 精神病と脳 生還者 通電療法 強迫 精神科救急 医療と司法 看護士 自殺 家族 混迷 薄明

◇救急精神病棟 野村進著 講談社 2007.4 466p 16cm （講談社+α文庫）（2003年刊の増訂） 838円 ①978-4-06-281092-0 Ⓝ493.7
[内容] 入院 回診 病棟 深夜勤 記憶喪失 神様 精神病と脳 生還者 通電療法 強迫 精神科救急 医療と司法 看護士 自殺 家族 混迷 薄明

◇救急精神病棟 野村進著 講談社 2010.1 473p 15cm （講談社文庫の5-3） 838円 ①978-4-06-276563-3 Ⓝ493.7
[内容] 入院 回診 病棟 深夜勤 記憶喪失 神様 精神病と脳 生還者 通電療法 強迫 精神科救急 医療と司法 看護士 自殺 家族 混迷 薄明

◇施設体系のあり方に関する研究報告書 ― 平成15・16年度厚生労働科学研究中間報告書 日本知的障害者福祉協会施設体系のあり方に関する検討委員会編 日本知的障害者福祉協会 2004.5 230p 30cm Ⓝ369.28

◇重度知的障害者グループホーム白書 ― 生まれ育った街や住みたい街であたり前の生活を送るために 重度知的障害者グループホーム実態調査報告書 東社協知的発達障害部会生活寮・グループホーム等ネットワーク委員会編 東京都社会福祉協議会 2006.8 102p 30cm 952円 ①4-903290-21-2 Ⓝ369.28
[内容] 第1章 重度知的障害者グループホームとは… ? 第2章 調査のあらまし 第3章 調査結果 第4章 提言 重度知的障害者グループホーム実態調査集計結果 東京都における知的障害者の福祉サービスの確保に関する緊急提言

◇精神科病院の真実 ― 光と陰を追い求めた50年 西脇健三郎著 みずほ出版新社 2007.10 183p 19cm 〈発売：コアラブックス〉 1300円 ①978-4-86097-245-5 Ⓝ493.7
[内容] プロローグ 映画『ALWAYS三丁目の夕日』の時代 第1章 精神病院が変わった！ 第2章 私が精神科医を目指した理由 第3章 ライフワークとしてのアルコール依存症 第4章 日本を震撼させた、あの事件―附属池田小児童殺傷事件 第5章 精神科病院の現状をありのままに伝える 第6章 外来待合室は社会の窓 エピローグ 私が思い描く未来図

◇精神障害者グループホーム設置・運営ハンドブック 全国精神障害者家族会連合会、全国精神障害者地域生活支援協議会編 中央法規出版 2005.3 289p 26cm 3200円 ①4-8058-2560-X Ⓝ369.28
[内容] プロローグ グループホームの思想 第1章 障害者の居住福祉 第2章 精神障害者グループホームの設置・運営 第3章 精神障害者グループホームでの援助内容 第4章 利用者の権利保障 第5章 グループホームの実際 第6章 グループホームの課題と展望

◇精神障害者社会復帰施設に係る新たな障害福祉サービスへの移行状況及びサービスの実態把握と今後のあり方に関する研究 ― 平成18年度総括・分担研究報告書 全国精神障害者社会復帰施設協会東京事務所 2007.12 85p 30cm 〈平成18年度精神障害者社会復帰促進調査研究等事業 主任研究者：新保祐元〉 Ⓝ369.28

◇精神の破壊と復興 ― 精神科病院から日本の未来を 栗本藤基著 飯田 新葉社 2008.4 400p 20cm 2000円 ①978-4-88242-202-0 Ⓝ493.7
[内容] 1 人間精神の復興への闘い 滋賀里病院での実践記録―精神病者の独立と解放に向けて 一九九一年（平成三年）二月～二〇〇七年（平成十九年）（「病院に火をつけた…」「お前等は患者を薬漬けにして儲けている、今すぐ中止しなければ皆殺しだ！」「人生は紙一重」「どん底」芝居奮戦記（戯曲風） 死の寸前、号泣。「親父やお袋に何もしてやれぬ。何も、何も」と…） 2 精神病棟の「虚構性」 長野県厚生農協連安曇病院での実践記録―岡村昭彦の問いかけと病院改革 一九七六年（昭和五十一年）～一九九〇年（平成二年）（「最高裁判所に訴えてやる」―強制入院の現場～鉄格子の撤去へ 「先生も入ってみたらどうですか」―私の保護室体験十一時間 「も

◇うやりませんからお願いします」—摂食異常の患者になすすべなく振り回される　「門番小僧、黙れ！」と言われて……私の病棟改革の原点となった患者「ワッハッハッ」と突然笑い出す—病棟の虚構をつくる患者）　3 精神科病棟の目指すもの—現代世界の非人間的要素と闘う拠点へ（現代人の肉体の病、神経、精神の病との闘い—中村天風の思想と方法　現代社会の管理化、自然の破壊、人間の部品化、物質化との闘い—弟正剛の思想　大地から離れた現代人の精神の衰弱との闘い—玉井袈裟男の思想と実践　絶対の「死」を見つめ、人間の自閉性、分裂性、依存性との闘い—吉本伊信の思想と方法としての「内観」戦争による人間破壊、自然破壊、不正、虚構との闘い—岡村昭彦の思想と実践）

◇精神病院を捨てたイタリア捨てない日本　大熊一夫著　岩波書店　2009.10　249p　19cm　2400円　Ⓘ978-4-00-023685-0　Ⓝ369.28
内容 第1部 日本の悪夢—一九七〇年、鉄格子の内側に潜入（恐怖と絶望と退屈の病棟　私設強制収容所 不肖の息子とその親）　第2部 目からウロコ—一九八六年、精神保健先輩国を訪ねる（精神病院を廃絶？　世界の精神保健事情　バザーリアの後継者を招く）　第3部 精神病院の終焉—二〇〇六年夏、ローマの友からの便り（取材意欲再び　タンスの骸骨　トリエステ燃ゆ　歴史的妥協　トリエステの現在 バザーリアってこんな人）　第4部 地域サービス時代の到来—一九九〇年代以降のイタリア（一八〇号法生き残る　首都ローマの改革　司法精神病院の街　政変で精神保健が変わった　残酷物語はお伽話に昇華した　改革のキーワードは脱・施設化）　第5部 日本の地域精神保健—二〇〇九年、希望への胎動（二人の先達その後　青い鳥を求めて）

◇精神病院の改革に向けて―医療観察法批判と精神医療　富田三樹生著　青弓社　2011.2　270p　19cm　3000円　Ⓘ978-4-7872-3325-7　Ⓝ498.16
内容 序章 ボロメオの輪—医療観察法問題と精神病院改革　第1章 精神病院改革と医療観察法（精神科医療の改革　精神医療・病院の改革と病床削減—その政策転換を求めて　いま、医療観察法を廃止し、精神科医療の抜本改革をおこなうことである）　第2章 医療観察法を批判する（心神喪失者等医療観察法を批判する　再犯予測問題と医療観察法ガイドラインの論点）　第3章 精神医療の経験（精神医療の事件・事故について　ノーマフィセーリンの動向と刑事責任能力—特に統合失調症について　東大精神科自主管理病棟のM君と私　夏の死　物語　東大精神科自主管理闘争の私的回顧）

◇精神病院の社会史　金川英雄、堀みゆき著　青弓社　2009.10　204p　21cm　2800円　Ⓘ978-4-7872-3304-2　Ⓝ498.16
内容 第1章 精神障害者の癒し場、東京高尾山滝治療（高尾山の歴史　清滝・表参道　琵琶滝　蛇滝　一九二七年以後の絵地図と府立松沢病院　多摩御陵の小林病院）　第2章 東京の精神病院（「精神病院」誕生への道筋　明治・大正期の創設群　昭和前期の創設群　戦後に閉院となった東京の私立精神病院）　第3章 衛戍病院精神病室（衛戍病院とは　私立精神病院との関係）　第4章 柴田桓要と精神病院黎明期（開設者、田辺日草　柴田桓要）

◇全国知的障害関係施設・事業所名簿—日本知的障害者福祉協会会員名簿　2011年版　日本知的障害者福祉協会　2012.3　486p　30cm　4500円　Ⓘ978-4-902117-33-2　Ⓝ369.28

◇全国知的障害関係施設・事業所名簿—日本知的障害者福祉協会会員名簿　2007・2008年版　日本知的障害者福祉協会　2009.3　457p　30cm　4500円　Ⓘ978-4-902117-19-6　Ⓝ369.28

◇全国知的障害関係施設・事業所名簿—日本知的障害者福祉協会会員名簿　2009・2010年版　日本知的障害者福祉協会　2010.12　471p　30cm　4500円　Ⓘ978-4-902117-26-4　Ⓝ369.28

◇全国知的障害関係施設名簿　2006年版　日本知的障害者福祉協会　2006.8　521p　19×26cm　3800円　Ⓘ4-902117-08-8　Ⓝ369.28

◇全国知的障害関係施設名簿　2002・2003年版　日本知的障害者福祉協会　2003.1　513p　19×26cm　3400円　Ⓘ4-902117-00-2　Ⓝ369.28

◇全国知的障害関係施設名簿　2004・2005年版　日本知的障害者福祉協会　2004.12　468p　19×26cm　3600円　Ⓘ4-902117-05-3　Ⓝ369.28

◇総合病院精神科の危機とこれからの役割—総合病院精神科のネクストステップ2009　日本総合病院精神医学会　〔2009〕　15p　26cm　Ⓝ498.16

◇知的障害者を支えるこれからのグループホーム—埼玉県内グループホーム・生活ホームの徹底調査　大塚良一著　新風舎　2005.12　120, 32p　26cm　1800円　Ⓘ4-7974-7216-2　Ⓝ369.28
内容 第1章 知的障害者を支援する福祉施設の現状　第2章 埼玉県内知的障害者グループホームの実態調査　第3章 ホームでの暮らし　第4章 豊かに生活できる地域社会とは

◇知的障害者グループホーム世話人の業務実態と想い—地域の暮らしを支え続けて　東京都社会福祉協議会知的発達障害部会生活寮・グループホーム等ネットワーク委員会編　東京都社会福祉協議会　2007.5　196p　21cm　857円　Ⓘ978-4-903290-67-6　Ⓝ369.28

◇知的障害者施設の現状と展望—現場からの提言　日本知的障害者福祉協会編集出版企画委員会編　中央法規出版　2007.6　180p　21cm　2200円　Ⓘ978-4-8058-4748-0　Ⓝ369.28
内容 第1編 障害者自立支援法を検証する　第2編 障害者自立支援法の下での運営とは、支援者とは　第3編 知的障害者施設のこれから　資料（地方主権の福祉構築に向けて—国・地方自治・関係団体によるエンパワメント・セッション（第四回全国知的障害関係施設職員研究大会石川大会より）　障害者自立支援法と知的障害福祉—知的障害のある人たちのいのちと暮らしを守る（平成一八年度全国知的障害関係施設長会議より））

◇知的障害者施設のリスクマネジメント　日本知的障害者福祉協会危機管理委員会編　日本知的障害者福祉協会　2008.9　206p　26cm　（事故防止マニュアル 2）　1800円　Ⓘ978-4-902117-15-8　Ⓝ369.28

◇知的障害者のグループホーム・ケアホーム運営ハンドブック—平成18・19年度グループホーム・ケアホーム等分科会報告書　日本知的障害者福祉協会地域支援部会グループホーム・ケアホーム等分科会編　日本知的障害者福祉協会　2008.11　172p　21cm　1400円　Ⓘ978-4-902117-17-2　Ⓝ369.28

精神病・神経症医療　　　　　　　　　　　　　　　医療と社会・福祉

◇鉄格子がある窓　山下公子著　東京図書出版会　2003.8　127p　20cm　〈発売：星雲社〉　952円　①4-434-03286-0　Ⓝ498.16
[内容]「私は石だ!」　三蔵法師の手のひらが無い孫悟空　妄想　患者の症例報告

◇ノーマライゼーションと日本の「脱施設」　鈴木勉ほか執筆　京都　かもがわ出版　2003.7　77p　21cm　(シリーズ・障害者の自立と地域生活支援 1)　800円　①4-87699-762-4　Ⓝ369.28
[内容]ノーマライゼーションと障害者の人権　「脱施設化」時代の知的障害者支援　知的障害者生活施設レポート(大阪府立金剛コロニー　知的障害者入所更生施設・三島の郷　知的障害者入所更生施設・山直ホーム)

◇迷走する精神医療―進む精神科病院の二極化　氏家憲章著　萌文社　2008.5　119p　26cm　1400円　①978-4-89491-141-3　Ⓝ498.16
[内容]第1章　増加し多様化する精神疾患　第2章　在院患者の数倍の外来患者　第3章　改善が進む精神科病院　第4章　在院患者の現状　第5章　改善が進んでいる要因は何か　第6章「二重の後れ」を抱えるわが国の精神医療　第7章　本格的な在院患者の「減少の時代」　第8章　差別されている精神保健福祉施策　第9章　精神科病院労組の「提言運動」が前進　第10章　精神科病院の改善をめざして

◇利用者のくらしを支える都外施設のこれから―それぞれの地域でくらしていくということ　都外施設検討委員会調査報告書　東社協知的発達障害部会都外施設検討委員会　東京都社会福祉協議会　2008.2　95p　30cm　952円　①978-4-903290-78-2　Ⓝ369.28
[内容]第1章　都外施設とは　第2章　調査のあらまし　第3章　調査報告概要　第4章　提言　調査結果資料　都外施設利用者の保護者への意向調査報告

《発達障害》

◇愛情を花開かせる知恵―発達障害を理解し子育てや教育を充実させるために　久我利章著　福岡　梓書房　2011.3　153p　19cm　1238円　①978-4-87035-409-8　Ⓝ378
[内容]はじめに　すべての子どもを理解できるようになるために　第1章　脳の機能を理解する　第2章　脳の機能にもとづく四つのタイプ　第3章　単独的に処理する機能に優位性がある子どもたち　第4章　統合的に処理する機能に優位性がある子どもたち　第5章　それぞれの機能が通常より低い子どもたち　第6章　知的発達に顕著な遅れがある子どもたち　第7章　大人にも四つのタイプ

◇赤ちゃんの発達障害に気づいて・育てる完全ガイド―0歳～3歳まで　黒澤礼子著　講談社　2009.10　63p　30cm　(健康ライブラリースペシャル)〈1歳6カ月児用3歳児用2種類のすぐに使える記入式シートつき〉　1300円　①978-4-06-259299-4　Ⓝ378
[内容]1　子どものようすが心配なとき　2　基礎調査票・評価シートと実例集　3　対応方法の具体例

◇あなた自身のいのちを生きて―アスペルガー症候群、高機能自閉症、広汎性発達障害への理解　グニラ・ガーランド著，中川弥生訳　京都　クリエイツかもがわ　2003.7　54p　19cm　〈発売：かもがわ出版(京都)〉　500円　①4-902244-05-5　Ⓝ493.9375
[内容]1　あなたと私、そしてアスペルガー症候群　2　私たちが困っているのって? (運動能力　視線を合わせる　グループに参加すること　習慣といつもの手順　変化というもの　言語)　3　視点の違う考え方　4　たずねてみよう!　5　私たちの五感について　6　でも私たちがもっているのは困難なのかというとそうではなくて…　7　障害があることを理解しよう　8　どうしてアスペルガー症候群と呼ばれるようになったのか

◇おっちょこちょいにつけるクスリ―ADHDなど発達障害のある子の本当の支援　家族の想い編　高山恵子編著，えじそんくらぶ著　ぶどう社　2007.10　168p　21cm　1600円　①978-4-89240-191-6　Ⓝ378
[内容]第1部　ADHDのある子を、どう支援するか―「家族の体験と想い」+「かいせつ」(見えにくい障害―わかってもらえない辛さ　この子と死のう…闇から光へ導いてくれた医師　誕生から高校までそのままの君でいいよ　校長先生と出会えて、私たち親子は救われた!　この子に合った方法を楽しく見つけたい!　どん底だった私が、ペアトレを学んでプラス思考に!　父親として、妻と子どもを手助けできたら)　第2部　薬を飲むことをめぐって―「親」+「本人」+「専門家」(薬を飲むと、おしゃべりな息子が無口に　なぜ薬に依存してしまったか、そしてどう抜け出したか　薬についてのQ&A―医学的見地から　セルフエスティームを高めることこそ本当の支援)　第3部「えじそんくらぶ」のねがい

◇大人の発達障害―アスペルガー症候群、AD/HD、自閉症が楽になる本　備瀬哲弘著　マキノ出版　2009.3　210p　19cm　1300円　①978-4-8376-7108-4　Ⓝ493.76
[内容]第1章　軽度発達障害について知る　第2章　発達障害の3つの特徴　第3章　さらに注意すべき2つの傾向　第4章　周囲の知識が自信喪失や引きこもりを防ぐ(なぜ理解する必要があるのか)　第5章　コミュニケーションには"間"が大切　第5章「ちょっと変」を疑似体験して知る

◇大人の発達障害に気づいて・向き合う完全ガイド　黒澤礼子著　講談社　2012.1　71p　26cm　(健康ライブラリースペシャル)〈すぐに使える記入式シート付き〉　1300円　①978-4-06-259672-5　Ⓝ493.76
[内容]1　大人の発達障害の基礎知識　2　基礎調査票・評価シートと実例集　3　対応方法の具体例(本人ができること　家族や周囲の人ができること)

◇親・教師・保育者のための遅れのある幼児の子育て―自閉症スペクトラム、ADHD、LD、高機能自閉症、アスペルガー障害児の理解と援助　寺山千代子, 中根晃著　教育出版　2003.11　207p　19cm　〈「就学までの障害幼児の指導」(1984年刊)の2版〉　2200円　①4-316-38970-X　Ⓝ378
[内容]1章　発達に遅れのある子どもの早期発見と早期療育　2章　発達に遅れのある子どもの就学前の保育・教育　3章　後期中等教育・それ以後の実情　付録

◇親子でできるハッピートレーニング―発達障害のある子が変わる!　富岡讓著　総合法令出版　2007.12　175p　21cm　1500円　①978-4-86280-038-1　Ⓝ378
[内容]プロローグ「どんなことだってできる」と信じる大切さ　1章　増えてきた「ユニークな子どもた

ち）　2章 0才からして欲しいこと　3章 2才からして欲しいこと　4章 プログラムをやってみよう！　5章 家庭でできる遊び方

◇親と教師のためのADHD・ASを変える環境対話法　平山諭著　〔柏〕　麗澤大学出版会　2004.8　190p　19cm　〈発売：廣池学園事業部（柏）〉　1400円　①4-89205-482-8　Ⓝ378
内容 1 理解と対応の基本的な考え方（ADHD（注意欠陥多動性障害）の特性　ADHDに向き合うとは　ADHDへの対応　前頭葉を育てる六つの技術　ほか）　2 理解と技術を高めるQ&A

◇彼らが教えてくれたこと―児童福祉、精神保健福祉領域にみる軽度発達障害　なつはるりょう著　東京図書出版会　2009.1　138p　19cm　〈発売：リフレ出版〉　1000円　①978-4-86223-294-6　Ⓝ369.42
内容 もったいない　被害的に捉えるという特性　学校の先生を擁護するわけではありませんが　彼らがキレるわけ　悪意のないウソに悪意を持たせないために　ごほうび方式―ある子どもとのやりとりの一場面から　重装備の支援のはずが―寄り添わなければ、届かない声　自分では止めることのできない要求―人格障害の原初！？　勘違い　してはいけないでなはく、していい場所を保証するという考え方〔ほか〕

◇関係からみた発達障害　小林隆児著　金剛出版　2010.7　230p　22cm　3200円　①978-4-7724-1146-2　Ⓝ378
内容 第1章 「発達」と「障碍」について再考する　第2章 「関係」からみた自閉症の基本障碍仮説　第3章 発達障碍を「関係」からとらえる　第4章 「関係」のある子どもと母親のことば　第5章 主体性をはぐくむ　第7章 「関係」からみた発達障碍

◇関係性からみる発達障害―こころとこころの織りあわせ　橋本和明編、小谷裕実、佐々木正美、山中康裕、杉山登志郎、北山修著、花園大学心理カウンセリングセンター監修　大阪　創元社　2011.8　133p　21cm　（花園大学発達障害セミナー3）　2300円　①978-4-422-11453-8　Ⓝ378
内容 第1講 発達障害児者の思春期・青年期―自分らしく生きるための診断告知・障害受容・支援の実際　第2講 発達障害スペクトラムへの理解―TEACCHプログラムによる成り立ち　第3講 私は自閉性障碍の子どもたちとどうかかわってきたか　第4講 発達障害と子ども虐待―発達精神病理学から見た発達障害　特別講義 共にながめること―浮世絵の母子像研究から

◇「空気が読めない」という病―大人の発達障害の真実　星野仁彦著　ベストセラーズ　2011.3　206p　18cm　（ベスト新書 320）〈並列シリーズ：BEST SHINSHO〉　819円　①978-4-584-12320-1　Ⓝ493.76
内容 第1章 「空気が読めない人たち」―大人の発達障害とは？　第2章 なぜ「隠れた見えない障害」といわれるのか（注意力に欠け、落ち着きがなく、時として衝動的な行動を取るタイプ―注意欠陥・多動性障害（ADHD）　社会性（対人スキル）に欠けるタイプ―自閉症スペクトラム障害（ASD）ほか）　第3章 発達アンバランスを逆に活かした天才たち―『源氏物語』にも登場するアスペルガー症候群の兄妹　第4章 大人の発達障害の原因と治療法―「隠れた障害」はこうして起こり、こうして治す（大人の発達障害はなぜ起こる？　こうすれば治る―主な治療方法）　第5章 周囲はどうサポートすればよいか―孤立や二次障害・合併症を防ぐために

◇高校生の発達障害―不思議な「心」のメカニズムが一目でわかる　佐々木正美、梅永雄二監修　講談社　2010.8　98p　21cm　（こころライブラリーイラスト版）〈並列シリーズ名：kokoro library〉　1300円　①978-4-06-278964-6　Ⓝ378
内容 1 高校での特別支援教育　2 安心感を重視して高校を選ぶ　3 入学前後の支援で緊張感をほぐす　4 肯定感がもてることを高校で探す　5 進学するか、社会で働くか

◇こうすればできる：問題行動対応マニュアル―ADHD・LD・高機能自閉症・アスペルガー障害の理解と支援　長澤正樹、関戸英紀、松岡勝彦著　川島書店　2005.5　224p　21cm　2200円　①4-7610-0822-9　Ⓝ371.42
内容 1 対応マニュアル編（問題行動って何？　問題行動への基本的対応）　2 基礎編　3 実践編：事例　5 用語集／問題行動の対応（用語集―指導技法や方法に関する用語　問題行動の基本的な対応）

◇「こころ」はどこで育つのか　発達障害を考える　滝川一廣著、佐藤幹夫聞き手・編　洋泉社　2012.4　286p　18cm　（新書y）　980円　①978-4-86248-924-1
内容 第1章 依存と発達　第2章 「親」であることの意味と責任　第3章 「こころ」はどこで育つのか―「児童虐待（チャイルド・アビューズ）」を取り上げながら　第4章 「性」の発達をどう考えるか　第5章 育つことと育てられること―中井久夫の姿勢から学んだこと　終章 3.11を体験して

◇個性ってなに？ 発達障害とともに☆☆☆親育ちエピソード　子吉知恵美著　名古屋　ブイツーソリューション　2010.4　61p　19cm　〈発売：星雲社　イラスト：黒岩美記子〉　800円　①978-4-434-14228-4　Ⓝ378
内容 発達障害ってなに？　発達障害児の親になること　受け入れまでの渦程　専門職の関わり　周囲に子どものことをわかってもらうために！　個性ってなに？　発達障害を指摘されたらどうしたらいいか　子育て支援を考える　ペアレントトレーニングについて　子育て支援としてのエール　参考図書・サイト

◇子どもが使えるセルフ・ヘルプ　山田智子編著　学事出版　2011.4　93p　26cm　（発達が気になる子どもの理解と支援のためのスモールステップ 4）　4000円　①978-4-7619-1821-7　Ⓝ378
内容 序章 苦手なことはだれにでもあるよ　1 じっとしているのつらいなあ！　2 宿題が楽になるヒント　3 片づけられると、いいこといっぱい！　4 ちちんぷい！忘れ物よ、なくなあれ　5 約束でのことや場所でもへっちゃらさ！　6 困ったときでも、だいじょうぶ　7 会話のキャッチボールをしよう　8 友だちと遊ぼう！

◇子どもが発達障害？ と思ったら―ペアレンティングの秘訣　服巻智子著　日本放送出版協会　2010.7　187p　21cm　1600円　①978-4-14-081426-0　Ⓝ378
内容 1 もしかして…（わが子が何か違っていると感じたら　親としての心構え　家族計画と人生設計　"困った行動"の考え方と「氷山もでる」　家族のキーパーソン　夫婦のあり方　きょうだいに気配りすべきこと）　2 これからどうすれば…（その子

自身の人生 「子どもがかわいいと思えない」本音 家庭での工夫のコツ 自閉症スペクトラムとペットサポートブックを作ろう！） 3 親だって癒されたい（親だって癒されたい—夢をあきらめて ストレスマネジメントを生活に取り入れる 親のための時間管理法 お役立ち情報を手っ取りは焼く求める） 4 支援あれこれ（自閉症児支援のノウハウ 支援方法のいろいろ 専門家の活用法 園選び・学校選びのコツ 園や学校の先生との関係づくり） 5 子どもと自分自身の人生も考えて（すれ違いの間をつなぐこと 親の気持ちの変遷と子離れの計画 理解し合うことから生まれるもの）

◇子どもの発達障害・適応障害とメンタルヘルス 安藤美華代，加戸陽子，眞田敏編著 京都 ミネルヴァ書房 2010.5 271p 22cm 2800円 ⓘ978-4-623-05767-2 Ⓝ378
内容 第1部 発達障害・適応障害への理解と支援（広汎性発達障害の医学 広汎性発達障害の心理学的理解と支援 注意欠陥/多動性障害の医学 注意欠陥/多動性障害の心理学的理解と支援 学習障害の医学 学習障害の心理学的理解と支援 適応障害の医学—心身症を中心に 不登校の心理学的理解と支援 いじめの心理学的理解と予防・解決に向けた支援 不安・抑うつの心理学的理解と支援 学業不振児の心理学的理解と支援） 第2部 学校現場における支援の実際（中3不登校生徒の情緒障害学級から通常の学級に向けた指導—校長による支援の実際 学習障害・注意欠陥/多動性障害をともなう中1生徒とのかかわり—担任による校内支援体制づくりにもとづく支援 言語性学習障害のある児童とのかかわり—特別支援教育校内委員会と特別支援教育コーディネーター 特別支援学校における地域支援（教育相談）の取り組み—特別支援教育コーディネーターによる支援の実際 集団生活不適応児童への理解と組織的支援—養護教諭のコーディネーター的活動 不適応性との理解と組織的かかわり—養護教諭による支援の実際 不登校を契機に開始した特定不能の広汎性発達障害の生徒とのかかわり スクールカウンセラーによる支援の実際）

◇子どもの発達障害と情緒障害 杉山登志郎監修 講談社 2009.8 98p 21cm （健康ライブラリーイラスト版） 1200円 ⓘ978-4-06-259437-0 Ⓝ378.8
内容 1 情緒障害にも目を向ける 2 情緒的なこじれが起こす症状 3 治療法は一人ひとり違う 4 「障害」を知り、対応を変える 5 子どもに伝えたいメッセージ

◇これでわかる「気になる子」の育て方 木村順監修 成美堂出版 2010.7 175p 22cm 1300円 ⓘ978-4-415-30807-4 Ⓝ378
内容 1 ちょっと気になる子どもたち 2 グレーゾーンの子どもに多い感覚のくずれ 3 子どものためにできること 4 症例別アプローチ（グレーゾーンの子どもたちを4つのスキルの角度から 症例別アドバイス） 5 保育・教育・療育者の方へ

◇思春期を生きる発達障害—こころを受けとるための技法 橋本和明編，竹田契一，田中康雄，石川元，品川裕香，定本ゆきこ著，大阪大学心理カウンセリングセンター監修 大阪 創元社 2010.9 180p 21cm （花園大学発達障害セミナー 2） 2300円 ⓘ978-4-422-11452-1 Ⓝ378
内容 第1講 思春期発達障害への支援 第2講 社会のなかで、時代のなかで育つということ 第3講 児童から成人へのライフサイクルとAD/HD 特講 発達障害者の適応への支援

◇知っておきたい発達障がいキーワード—自閉症スペクトラム・AD/HDそして支援のための用語集 東條惠著 新潟 考古堂書店 2010.1 229p 21cm 2200円 ⓘ978-4-87499-735-2 Ⓝ493.937
内容 1 発達障がい—全体のキーワード 2 自閉症スペクトラムのキーワード 3 AD/HDのキーワード（AD/HD（注意欠陥/多動性障がい）多動・衝動性優勢型 不注意優勢型 混合型 反抗挑戦性障がいODD 行為障がいCD ほか） 4 支援のキーワード

◇知ってる？ 発達障害ワークブックで考えよう 細川佳代子プロデュース 京都 ミネルヴァ書房 2009.3 61p 26cm （特別支援教育をすすめる本 4） 2500円 ⓘ978-4-623-05368-1 Ⓝ493.937
内容 第1章 発達障害がある人のことを知ろう 第2章 なかよくなるにはどうしたらいいか考えてみよう 第3章 ともだちとしてつきあうために—発達障害があってもなくても大事なこと

◇「自閉症とLD」仲良くできない 佐々木正美監修 岩崎書店 2007.12 64p 27cm （知ってほしい！子どもの「こころの病気」2） 2800円 ⓘ978-4-265-03842-8 Ⓝ493.937
内容 友だちと仲良くできない—AD/HDのなやみ こだわりが強くて仲間はずれに—自閉症・アスペルガー症候群のなやみ 国語や算数の勉強がにがて—LD・ことばのおくれ・知的障がいのなやみ

◇自閉症・発達障害がある人たちへの療育—受容的交流理論による実践 石井哲夫著 福村出版 2009.5 224p 19cm 2300円 ⓘ978-4-571-12105-0 Ⓝ378
内容 第1章 自閉症の人への直接支援者とは 第2章 幼児期の支援 第3章 学童期・思春期の支援 第4章 成人期の支援 第5章 高機能自閉症、アスペルガー症候群に関わる課題を通して福祉を考える—相談支援の現場から見えてくるもの 成人期にある高機能広汎性発達障害者の特徴と対応 第6章 強度行動障害特別処遇を通して福祉の課題を考える

◇自閉症・ADHDの友だち 成沢真介著 文研出版 2011.5 151p 22cm （文研じゅべにーる・ノンフィクション） 1300円 ⓘ978-4-580-82130-9 Ⓝ378
内容 第1部 自閉症の健二くん（遠くから見た健二くん わかればできるんだ！ 車が見たい 歩行で学んだこと プール大好き かかわりたい気持ちは同じ） 第2部 ADHDの明くん（入学してきた明くん 明くんの世界 自分をコントロールする イベント大好き）

◇図解よくわかる大人の発達障害—発達障害を考える・心をつなぐ 中山和彦，小野和哉著 ナツメ社 2010.11 143p 24cm 1500円 ⓘ978-4-8163-4972-0 Ⓝ493.76
内容 「大人の発達障害」理解度チェック 1章 なぜか、仕事や対人関係で失敗を繰り返す人 2章 発達障害の診断と効果的なケアのしかた 3章 生きにくさを解消するための心と体のトレーニング 4章 仕事に就いて自立するために 5章 周囲の人はこのようにサポートする 6章 ケーススタディー事例と効果的な対応のしかた

○図解よくわかる発達障害の子どもたち――発達障害を考える・心をつなぐ　榊原洋一著　ナツメ社　2011.5　207p　24cm　1500円　Ⓘ978-4-8163-5063-4　Ⓝ378
　内容　巻頭 早わかり発達障害　1章 発達障害を理解する　2章 家庭での接し方・支援のしかた　3章 学校や幼稚園・保育園での接し方・支援のしかた　4章 社会と連携しながら支援を続ける
○すぐにできるソーシャルスキルトレーニング――軽度の発達障害のある子ども達のために　障害児指導の手引き　千葉　千葉県総合教育センター特別支援教育部　2005.3　21p　21cm　Ⓝ378
○青年期の発達障害とどう向き合うか――ルポ　佐藤幹夫著　PHP研究所　2011.7　253p　20cm　1900円　Ⓘ978-4-569-79798-4　Ⓝ378
　内容　第1部 特別支援教育の現状（「地域」で行う大学生の発達障害支援―ある大学附属特別支援学校の支援部に見る取り組み　「学級崩壊」と特別支援教育―ある小学校に見る学級崩壊の事例　特別支援教育は「高校中退」を救済できるか―千葉・船橋法典学校に見る特別支援教育の取り組み）　第2部 発達障害と特別支援教育（「発達障害」をどう考えるか―育ちの遅れは、なぜ起きるのか　特殊教育から特別支援教育へ―戦後六十年、何が変わったのか？）　第3部 青年期の発達障害とその支援（働きたい若者が就業できない―佐世保高専に見る就労支援の取り組み　キャンパスライフにおける「ヘルプ！」を支える―宮城教育大学に見る学生相談支援の取り組み　戦略的支援システムのつくり方―富山大学に見るトータルコミュニケーション支援室の取り組み）　第4部 「社会的逸脱行動」と生き直しの支援（「性的な逸脱行動」と自尊感情の育て直し―ある特別支援学校に見る自己肯定感を高める取り組み　「生き直し」のための生活支援―知的障害者の更生施設「かりいほ」の取り組み）
○そうだったのか！発達障害――実録4コママンガ2　発達障害を考える会・TRYアングル編、斗希典裟著　合同出版　2011.7　133p　21cm　〈正編のタイトル：そうだったのか！発達障害わざとじゃないモン〉　1300円　Ⓘ978-4-7726-1024-7　Ⓝ493.937
　内容　朝起きれない　着替えが遅い 服が洗えない パジャマのまま 幼稚園に行きたくない 一人で学校に行けない 宿題をしない 数字が苦手 不安で眠れない ［ほか］
○そうだったのか！発達障害わざとじゃないモン――実録4コママンガ　発達障害を考える会・Tryアングル編、斗希典裟著　合同出版　2009.1　150p　21cm　1300円　Ⓘ978-4-7726-0433-8　Ⓝ493.937
　内容　やらわかーい　ち・ひ・ゆ・す　やまうちのちんみ　ぞうり、「合わせた」の？　さよならハンドベル　パレードだ　サワサワー　消しゴムのかけら　後ろに立つな！　焼肉屋さんにて ［ほか］
○大学生の発達障害――不思議な「心」のメカニズムが一目でわかる　佐々木正美、梅永雄二監修　講談社　2010.2　98p　21cm　〈こころライブラリーイラスト版〉〈並列シリーズ名：Kokoro library〉　1300円　Ⓘ978-4-06-278962-2　Ⓝ377.9
　内容　1 悩みをじょうずに相談できない　2 勉強面では、なにに困っているのか　3 生活面では、時間とお金が課題に　4 サークル活動になじめない人もいる　5 卒業・就職でつまずかないために（卒業に向けて―進路をひとりで考えるのは難しい　卒業に向けて―資格をとる過程でつまずきやすい）
○ちゃんと知りたい大人の発達障害がわかる本――アスペルガー症候群、自閉症スペクトラム、AD/HDの"生きにくさ"を楽にするために　備瀬哲弘監修　保存版　洋泉社　2012.4　112p　23cm　1200円　Ⓘ978-4-86248-907-4　Ⓝ493.76
　内容　1 ちゃんと知りたい「大人の発達障害」の基礎知識　2 二次障害で苦しまない―「生きにくさ」を防ぐために　3 診察と治療、生活上の工夫―楽に生きていくために　4 周りの人が知っておきたい家庭・職場での支援ガイド
○ちゃんと人とつきあいたい――発達障害や人間関係に悩む人のためのソーシャルスキル・トレーニング　ライフステージ別50の実例でわかる　井澤信三、霜田浩信、小島道生、細川かおり、橋本創一編著　山海堂　2007.7　279p　21cm　1600円　Ⓘ978-4-381-02237-0　Ⓝ378
　内容　1 「ちゃんと人と付き合うってどういうこと？」―社会性を身につけるSST(Social Skill Training)　2 「ちゃんと人と付き合うために必要なこと」―社会性はどのように発達するのか　3 各ライフステージにおけるソーシャルスキルの課題　4 ライフステージ別にわかる！葛藤・ストレス場面でのソーシャルスキル・トレーニング　5 ソーシャルスキル・トレーニングQ&A
○ちゃんと人とつきあいたい――発達障害や人間関係に悩む人のためのソーシャルスキル・トレーニング　ライフステージ別50の実例でわかる　井澤信三、霜田浩信、小島道生、細川かおり、橋本創一編著　エンパワメント研究所　2008.8　279p　21cm　発売：筒井書房　1600円　Ⓘ978-4-88720-557-4　Ⓝ378
○「ちょっと気になる子ども」の理解、援助、保育――LD、ADHD、アスペルガー、高機能自閉症児　別府悦子著、全国保育団体連絡会協力　ちいさいなかま社　2006.7　141p　21cm　〈発売：ひとなる書房〉　1300円　Ⓘ4-89464-095-3　Ⓝ378
　内容　プロローグ 「ちょっと気になる子ども」の理解　第1章 子どもの育にくさは親の せい？（「こだわりの強いBくん　「立ち歩き」「ルールが守れない」Cくん　自分勝手に見えるDくん　みんなと同じペースでできないEくん）　第2章 子どもは変わる―それを生みだす実践（早期療育こそ何より大事(Gくんの場合)　友だちが見守るなかで思いを出せた！(Hくんの場合)　激しい行動に隠れた「本当の願い」を探る(Jくんの場合)　「問題行動」をどうとらえるか1 楽しいあそびを通して人間関係を育てる(Lくんの場合)　「問題行動」をどうとらえるか2 「友だちっていいなあ」の気持ちを取りもどすために(Mくんの場合)　まとめ 幼児期にこそ充実した対応を
○つなげよう――発達障害のある子どもたちとともに私たちができること　田中康雄著　金剛出版　2010.11　257, 4p　20cm　2800円　Ⓘ978-4-7724-1169-1　Ⓝ493.937
　内容　発達障害のある子どもたちについて考える前に　広汎性発達障害のある子ども　注意欠如・多動性障害のある子ども　学習障害のある子ども　子もとの出会い　それぞれの求めに応じる　つながり

あうために 発達障害の周辺にあるもの 発達障害と「不適切な養育」 支援について考える〔ほか〕
◇でこぼこした発達の子どもたち──発達障害・感覚統合障害を理解し、長所を伸ばすサポートの方法 キャロル・ストック・クラノウィッツ著, 土田玲子監訳, 高松綾子訳 すばる舎 2011.6 319, 24p 21cm （あんしん子育てすこやか保育ライブラリーspecial） 2400円 ⓘ978-4-88399-898-2 Ⓝ378
[内容] 1 知りたい、わかりたい! でこぼこした発達の子が持つ感覚のしくみ（まわりで、こんな子みかけませんか? 感覚と体の動きは、どうつながっているの? 触覚の情報処理がうまくいかないと… 前庭感覚の情報処理がうまくいかないと… 固有感覚の情報処理がうまくいかないと… 視覚の情報処理がうまくいかないと… 聴覚の情報処理がうまくいかないと…） 2 やってみたら、こんなに変わる! 感覚統合障害との上手なつきあいかた（診断とセラピーを受ける 家庭生活をよりよくするために 園や学校での生活をよりよくするために 子どもの感情に向きあう 新しい視点で子どもを見つめる）
◇なぜ? がなるほど! に変わる本──知ればなかよし発達障害のお友達 成田奈緒子著, 刈谷雅イラスト ブレーン出版 2007.11 57p 21cm 950円 ⓘ978-4-89242-924-8 Ⓝ378
[内容] 私たちの脳って?──ひとりひとりの働きの違い 大人のための解説
◇なんか変! ひょっとしてあなたは発達障害? ロビン・パウク, カリーナ・ノリス著, 吉田利子訳 飛鳥新社 2010.10 142p 19cm 1238円 ⓘ978-4-86410-041-0 Ⓝ493.76
[内容] 1 読字障害・協調運動障害 2 ADHD・ADD 3 OCD・トゥレット症候群 4 自閉症・アスペルガー症候群 5 発達障害がもたらす影響 6 発達障害の診断と治療 7 脳と栄養 8 運動
◇脳科学と発達障害──ここまでわかったそのメカニズム 榊原洋一著 中央法規出版 2007.12 188p 19cm （シリーズcura） 1200円 ⓘ978-4-8058-3008-6 Ⓝ491.371
[内容] 第1章 脳科学の誕生と脳機能イメージング（脳科学とは 脳機能イメージング） 第2章 脳機能から見た発達障害（発達障害とは 注意欠陥多動性障害（ADHD） 広汎性発達障害（学習障害（LD）） 第3章 発達障害はどこまで解明されたか?（広汎性発達障害の脳科学 注意欠陥多動性障害（ADHD）の脳科学 学習障害（LD）の脳科学 発達障害と脳科学）
◇発達が気になる子のサポート入門──今必要なのはオリジナル発達 阿部利彦著 学研教育出版 2010.3 215p 18cm （学研新書 073） （発売: 学研マーケティング 並列シリーズ名: Gakken shinsho） 760円 ⓘ978-4-05-404348-0 Ⓝ378
[内容] 第1章 「発達障害」とは? 第2章 子どもたちについて知ろう 第3章 子どものほめ方、しかり方、はげまし方 第4章 発達障害の特性に合わせたサポート 第5章 特別支援教育って「特別」なこと? 終章 大人たちにお願いしたいこと
◇発達障害 太田昌孝編 日本評論社 2006.12 215p 19cm （こころの科学セレクション） 1400円 ⓘ4-535-56141-0 Ⓝ493.937
[内容] 発達障害をどうとらえるか 発達障害の早期発見と早期介入 発達障害におけるこころの発達 発達障害におけるこだわりと強迫症状 言語障害と注意欠陥多動性障害 自閉症の生物学的研究 学

習障害の発達と心理 医学的視点からみた学習障害 トゥレット症候群 知的障害（精神遅滞）の現在と展望 発達障害とてんかん 発達障害としてみた不登校 発達障害期の聴覚処理と言語 特別支援教育と発達障害者支援法──現状と課題
◇発達障害──うちの子がヘンと言われたら 鈴木陽子, 金澤治著 講談社 2009.3 260p 15cm （講談社文庫 す34-1） 581円 ⓘ978-4-06-276303-5 Ⓝ369.49
[内容] 1 うちの子は変? 2 軽度発達障害が増えたわけ 3 どこに相談したらよい? 4 結局、診断基準は何なの? 5 軽症ほど診断がむずかしい! 6 特別支援教育で何? 治療法はないの? 7 子どもにもっとも基本で重要なこと
◇発達障害を見過ごされる子ども、認めない親 星野仁彦著 幻冬舎 2011.3 203p 18cm （幻冬舎新書 208） 740円 ⓘ978-4-344-98209-3 Ⓝ493.937
[内容] 第1章 子どもの発達障害を認めようとしない親たち 第2章 なぜ発達障害の子どもは親から見過ごされやすいのか 第3章 発達障害のサインに気づく 第4章 発見と治療が早ければ発達障害は克服できる! 第5章 子どもに「発達障害」について話すタイミング 第6章 発達障害の子どもと職業選択
◇発達障害を持つ子どものサインがわかる本──自閉症・アスペルガー症候群・ADHD… 塩川宏郷監修 主婦の友社 2012.5 127p 21×18cm （セレクトBOOKS 育ちあう子育ての本） 1300円 ⓘ978-4-07-283044-4
[内容] 第1章 これだけは知っておきたい発達障害の基礎知識 第2章 2歳までに気づいてあげたい発達障害のサイン 第3章 3〜5歳までに気づいてあげたい発達障害のサイン 第4章 小学校入学前後に気づいてあげたい発達障害のサイン 第5章 こんなとき、どうする? 気になる子の行動への対応方法 第6章 子どもの将来のためにすべきこと 第7章 特性を持つ子どもとともに暮らしていくために必要なこと
◇発達障害をもっと知る本──「生きにくさ」から「その人らしさ」に 宮尾益知著 教育出版 2007.9 163p 19cm 1900円 ⓘ978-4-316-80221-3
[内容] 1 発達障害を知るために 2 心の発達（認知機能（心?）の発達 視線ベクトル──「見られること→見ること」と「見ること→見られること」 ほか） 3 発達障害各論（学習障害（Learning Disabilities LD） 注意欠陥多動性障害（Attention-Deficit/Hyperactivity Disorder ADHD）ほか） 4 発達障害と療育
◇発達障害がある子のための「暗黙のルール」──場面別マナーと決まりがわかる本 ブレンダ・スミス・マイルズ, メリッサ・L. トラウトマン, ロンダ・L. シェルヴァン著, 西川美樹訳, 萩原拓監修 明石書店 2010.6 97p 26cm 1400円 ⓘ978-4-7503-3209-3 Ⓝ378
[内容] 「暗黙のルール」って何? 暗黙のルールの影響 暗黙のルールを教える 暗黙のルールのリストについて 暗黙のルールのリスト（飛行機に乗るとき トイレでのルール お誕生日のパーティー 服装 食事 友だち関係 ライフスキル 学校 社会的場面 プールでのルール 生きていくためのルール 比喩表現と慣用句）
◇発達障害が引き起こす二次障害へのケアとサポート 齊藤万比古編著 学習研究社 2009.9

205p 21cm （学研のヒューマンケアブックス） 1900円 ⓘ978-4-05-404169-1 Ⓝ369.4
[内容] 第1章 発達障害が引き起こす二次障害とは何か（発達障害における二次障害をどうとらえるか 幼児期・学童期における二次障害へのケア 思春期における二次障害へのケア） 第2章 現場の声から二次障害について考える（学校ができる二次障害への支援 家庭でできる二次障害への対応 不登校・ひきこもりと二次障害—内在化障害への支援 少年非行と二次障害—医療少年院における外在化障害への支援 医療における二次障害者へのケア—集団療法の事例を中心に） 第3章 当事者が語る二次障害（当事者アンケートから見えてくること 資料集—当事者アンケート調査結果）

◇発達障害が引き起こす不登校へのケアとサポート 齊藤万比古編著 学研教育出版 2011.9 227p 21cm （学研のヒューマンケアブックス） 〈発売：学研マーケティング〉 2000円 ⓘ978-4-05-405026-6 Ⓝ378
[内容] 第1章 発達障害が引き起こす発達障害（なぜ発達障害が不登校の原因となるのか 統計データでみる発達障害と不登校） 第2章 不登校の予防と対応 第3章 不登校支援のゴールとは

◇発達障害かもしれない—見た目は普通の、ちょっと変わった子 磯部潮著 光文社 2005.4 220p 18cm （光文社新書） 700円 ⓘ4-334-03301-6 Ⓝ493.9375
[内容] 第1章 軽度発達障害とはなにか 第2章 自閉症、高機能自閉症の基礎知識 第3章 アスペルガー症候群の基礎知識 第4章 高機能自閉症、アスペルガー症候群の症状 第5章 LD、ADHDと軽度発達障害 第6章 軽度発達障害の実際のケース 第7章 軽度発達障害を治す

◇発達障害かもしれない大人たち 林寧哲著 PHP研究所 2011.5 189p 19cm 1200円 ⓘ978-4-569-70908-6 Ⓝ493.76
[内容] 第1章 「なんとなく生きづらい」症候群 第2章 自閉症の基礎知識 第3章 アスペルガー障害（症候群）とは 第4章 成人の自閉的症状 第5章 併存する障害 第6章 生き方、付き合い方をどう変える 第7章 犯罪との関係はあるか 第8章 一般社会はどう受け入れるべきか

◇発達障害基本用語事典 日本発達障害学会監修 金子書房 2008.8 275p 18cm 2700円 ⓘ978-4-7608-3241-5 Ⓝ369.28
[内容] 医学（概論 診断・評価 治療 疾患と障害） 心理（発達領域とアセスメント 理論 研究法 支援アプローチ（療法） 検査法 その他） 福祉（理念 法律・制度 サービス・計画） 教育（特別支援教育の理念と制度 特別支援学校 小中学校等における特別支援教育 教育の内容と方法） 労働

◇発達障害境界に立つ若者たち 山下成司著 平凡社 2009.6 246p 18cm （平凡社新書470） 740円 ⓘ978-4-582-85470-1 Ⓝ369.28
[内容] 第1部 「はざまの子」のためのもうひとつの学校—A学校という学校があった 第2部（見かけはごく普通なんだけど—「LD傾向」を持つタケシ君の場合 わたし、KYなのかも—「アスペルガー症候群」を抱えるアイコさんの場合 「普通」と「障害」のはざまで—「軽度知的発達障害」を抱えるナオコさんの場合 どうしても普通免許が取れない—「学習遅進」を抱えるフクちゃんの場合 読解力がないんだよね、わたし…—「ディスレクシア（難読症）」を

抱えるユキエさんの場合 障害をまるまる「個性」と受け止めて—「軽度知的発達障害」を抱えるテツヤ君の場合）

◇発達障害児の思春期と二次障害予防のシナリオ 小栗正幸著 ぎょうせい 2010.3 181p 21cm 1905円 ⓘ978-4-324-08944-6 Ⓝ378
[内容] 第1章 発達障害児の思春期 第2章 発達障害と二次障害 第3章 非行少年 第4章 二次障害としての非行化 第5章 二次障害の予防 第6章 実際場面での指導

◇発達障害でつまずく人、うまくいく人 備瀬哲弘著 ワニ・プラス 2011.6 221p 18cm （ワニブックス〈plus〉新書055）〈発売：ワニブックス〉 760円 ⓘ978-4-8470-6037-3 Ⓝ493.76
[内容] 1章 他の人とは「違う」特徴のある人たち 2章 発達障害と自閉症スペクトラム 3章 発達障害の診断はどう行われるか 4章 「行動の偏り」のため、周りからズレてしまう人たち 5章 「受け止め方の偏り」のため、生きづらさを感じてしまう人たち 6章 「感覚の偏り」のため、ストレスを感じる人たち 7章 「性格の偏り」のため、さらに生きづらくなっている人たち 8章 治療でどういう改善がはかれるか 9章 発達障害とうまく付き合うために自分でできること 10章 周りの人たちがサポートできること

◇発達障害という希望—診断名にとらわれない新しい生き方 石川憲彦、高岡健著 雲母書房 2012.6 222p 19cm 1500円 ⓘ978-4-87672-317-1
[内容] 第1章 どんなふうに理解すればいいの？ 第2章 どんなふうに診断すればいいの？ 第3章 どんなふうに治療すればいいの？ 第4章 どんなふうに関係すればいいの？ 第5章 どんなふうに支援すればいいの？ 第6章 どんなふうに就労すればいいの？

◇発達障害といじめ・暴力—自己肯定感を育む子ども集団づくり 楠凡之編著，村中哲之助、堀逸郎、猪俣修、上田華孰執筆 京都 クリエイツかもがわ 2008.8 220p 21cm （シリーズ現代の教育課題と集団づくり 2）〈発売：かもがわ出版（京都）〉 2000円 ⓘ978-4-86342-005-2 Ⓝ378
[内容] 第1部 高機能広汎性発達障害とは 第2部 実践編・発達障害といじめ・暴力 第3部 高機能広汎性発達障害の子どもに対する教育実践の留意点（個別指導の課題 集団指導（「子ども集団づくり」）の課題 保護者との共同の課題）

◇発達障害といじめ—"いじめに立ち向かう"10の解決策 キャロル・グレイ著，服巻智子訳・翻案・解説 京都 クリエイツかもがわ 2008.12 193p 26cm〈発売：かもがわ出版（京都）〉 2800円 ⓘ978-4-902244-74-8 Ⓝ378
[内容] 第1部 いじめとは何か—定義と実際 第2部 "いじめに立ち向かう"10の解決策—いじめ防止プログラムの実際 第3部 いじめに立ち向かう—保護者と専門家による（ワークブックの使い方） 第4部 日本での実践をすすめるために（"いじめに立ち向かう"日本の実践例 実践をすすめるために）

◇発達障害と家族支援—家族にとっての障害とはなにか 中田洋二郎著 学習研究社 2009.3 145p 21cm （学研のヒューマンケアブックス） 1600円 ⓘ978-4-05-403990-2 Ⓝ378
[内容] 序章 発達支援と家族支援（発達支援における家族支援の大切さ） 第1章 親にとっての子どもの

障害　第2章 軽度発達障害と家族支援　第3章 家族支援へのヒント　終章 障害と個性(障害は「個性」なのか)

◇発達障がいと子育てを考える本　1　はじめてみようからだの療育―自閉症スペクトラムを中心に　日原信彦, 中山修監修　京都　ミネルヴァ書房　2010.3　61p　27cm　2500円　①978-4-623-05707-8　Ⓝ378
　内容　第1章 無理をしない療育のすすめ(子どもの育て方で心配なことが　知っておきたい発達の基礎知識　発達障がいって、どういうの？　動きのぎこちなさはどうして？　どのように育てていけばいいの？　遊びのひらめきを大事に)　第2章 無理をしない「からだ」の療育の実際(ぶらんこ遊びになじめるように　坂道、あぜ道、いろいろな道を歩く　キャッチボールをいっしょにしたいな　跳びはねているのにジャンプは苦手!?　坂すべりで新しい動きにチャレンジ　でんぐり返しはポーズのまねっこ　自転車に乗れたがるけど、どう教える？　立ったりしゃがんだり、姿勢の変換をスムーズに　大人との組み遊びでいろいろな姿勢を　リズムにのって、ダンスできるといいな)

◇発達障がいと子育てを考える本　2　はじめてみようことばの療育　佐竹恒夫, 東川健監修　京都　ミネルヴァ書房　2010.3　65p　27cm　2500円　①978-4-623-05708-5　Ⓝ378
　内容　第1章 無理をしない療育のすすめ(子どもの育て方で心配なことが　知っておきたい発達の基礎知識　発達障がいって、どういうの？　ことばの発達について教えて　ことばの遅れって、どう考えればいいの？　どのように育てていけばいいの？　ゆたかなコミュニケーションのために)　第2章 無理をしない「ことば」の療育の実際(「ちょうだい」が伝えられるといいな　日常の身近な活動からものごと・ことばの理解へ　「いやだ」「やめて」をもっと穏やかに　予告により見通しをもてるように　今日あったこと、話し合えたらいいな　絵本をいっしょに楽しみたい　遊びも歌も自分だけの世界!？　社会的な約束ごと、どう言えばわかる？　気持ちを伝えられるようになれば　なぞなぞ、しりとり、そろそろできる？)

◇発達障がいと子育てを考える本　3　はじめてみようて・ゆびの療育―自閉症スペクトラムを中心に　日原信彦, 中山修監修　京都　ミネルヴァ書房　2010.4　61p　27cm　2500円　①978-4-623-05709-2　Ⓝ378
　内容　第1章 無理をしない療育のすすめ　第2章 無理をしない「て・ゆび」の療育の実際

◇発達障がいと子育てを考える本　4　はじめてみようきく・みる・かんじるの療育―自閉症スペクトラムを中心に　中山修編, 内山登紀夫監修　京都　ミネルヴァ書房　2010.4　61p　27cm　2500円　①978-4-623-05710-8　Ⓝ378
　内容　第1章 無理をしない療育のすすめ　第2章 無理をしない「きく・みる・かんじる」の療育の実際

◇発達障害と子どもたち―アスペルガー症候群、自閉症、そしてボーダーラインチャイルド　山崎晃資著　講談社　2005.5　222p　18cm　(講談社+α新書)　838円　①4-06-272314-X　Ⓝ493.937
　内容　第1章 なんとなく変な子どもたち　第2章 少年犯罪の背景にあるものは　第3章 根源的な不安を抱えるボーダーラインチャイルド　第4章 親にサインを送れない子ども　第5章 見極めがむずかしいアスペルガー症候群と自閉症　第6章 周囲の理解を得るために　第7章 治療はどこまで可能か

◇発達障害と子どもたち―アスペルガー症候群、自閉症、そしてボーダーラインチャイルド　山崎晃資著　〔点字資料〕　桜雲会　2006.5　2冊　28cm　〈原本：講談社 2005 講談社+α新書 ルーズリーフ〉　全8000円　①493.937

◇発達障害と「自立」「支援」　浅井浩著　田研出版　2007.6　250p　21cm　2500円　①978-4-86089-011-7　Ⓝ378
　内容　第1章 発達障害をどのように理解するか　第2章 発達障害の定義と障害の内容　第3章 発達障害と新しい障害の概念　第4章 人間的成長発達の特質　第5章 発達支援と自立支援　第6章 障害者支援の動向と課題　資料

◇発達障害と向き合う　竹内吉和著　幻冬舎ルネッサンス　2012.4　255p　18cm　(幻冬舎ルネッサンス新書)　838円　①978-4-7790-6061-8
　内容　第1章 発達障害を知る　第2章 発達障害を見分ける　第3章 学ぶ力がない子どもたち　第4章 反社会性を生むADHD　第5章 子どもの発達障害と寄り添う　第6章 大人の発達障害に向き合う　第7章 発達障害への社会の取り組み

◇発達障害とメディア　野沢和弘, 北村肇編著　現代人文社　2006.2　207p　19cm　〈発売：大学図書〉　1700円　①4-87798-273-6　Ⓝ070.14
　内容　序章 発達障害とメディア―病態の発達障害名はどう報道されているか　第1章 発達障害とメディア―報道の現場から　第2章 発達障害とメディア―当事者の立場から　第3章 発達障害とメディア―司法の現場から　第4章 発達障害とメディア―医療の現場から　第5章 発達障害とメディア―家族の立場から　終章 発達障害とメディア―受け手の叱咤激励がメディアを変える　発達障害の基礎知識

◇発達障害における精神科的な問題―境界知能から最重度知的障害の91ケースを通して　横田圭司, 千田若菜, 岡田智著　日本文化科学社　2011.11　210p　21cm　2400円　①978-4-8210-7356-6　ⓈC361
　内容　第1章 発達障害と精神科的な問題―症状を捉えるための基礎知識　第2章 軽度知的障害・境界知能の方の精神科的な問題―ケースを通して　第3章 中・重度知的障害の方の精神科的な問題―ケースを通して　第4章 精神障害の予防―豊かな成人期を迎えるために　第5章 幼児期・学齢期からの支援　第6章 青年・成人期支援としての就労支援

◇発達障害に気づかない大人たち　星野仁彦著　祥伝社　2010.2　252p　18cm　(祥伝社新書 190)〈並列シリーズ名：Shodensha shinsho〉　780円　①978-4-396-11190-8　Ⓝ493.76

◇発達障害に気づかない大人たち　職場編　星野仁彦著　祥伝社　2011.4　257p　18cm　(祥伝社新書 237)〈並列シリーズ名：SHODENSHA SHINSHO〉　780円　①978-4-396-11237-0　Ⓝ493.76
　内容　第1章 発達障害とは何か―能力があるのに仕事ができない本当の理由　第2章 発達障害者が仕事をうまくこなすには―職場で自分の特性を活かすコツ　第3章 職場で発達障害者を活かすには―周囲の人ができる11の工夫　第4章 他人とは違うからこそできること―発達障害に向く仕事、向かない仕事　第5章 発達障害の診断と治療法―障害のメカニズムから

医療と社会・福祉　　　　　　　　　　　　　　　　　　　　　　　　　精神病・神経症医療

心理療法、薬物治療まで　第6章 うつ病・依存症と、発達障害―乱れがちな日常生活を改善するライフスキル　あとがき 大人の発達障害をめぐる現状と課題

◇発達障害年鑑―日本発達障害ネットワーク年報 VOL. 3　日本発達障害ネットワーク（JDDネット）編　明石書店　2011.4　166p　26cm　2300円　①978-4-7503-3402-8
　内容 第1部 発達障害を取り巻く状況（発達障害の概念の流れ　関連法規の推移と関連審議会等の動向　厚生労働省の取り組み ほか）　第2部 発達障害を巡る2009年の動向（発達障害の2009年（2009年1月～2010年3月を中心とした動き）ほか）　第3部 発達障害支援とネットワーク　第4部 JDDネットの歩みと年次大会報告　資料編―関係法令・年表・名簿

◇発達障害のある子があなたにわかってほしいホントの気持ち―幼児期の子どもの「困った行動」にとまどわないヒント　佐々木正美監修、木村常雄著　すばる舎　2012.6　239p　19cm　（あんしん子育てすこやか保育ライブラリーspecial）　1400円　①978-4-7991-0154-4
　内容 序章 子どもの行動にとまどってしまうとき　第1章 子どもの行動が訴えているホントの気持ちと、かかわるときの留意点　第2章 子どもの特性別「問題と見られがちな行動」の具体例　第3章 落ち着いて子どもとかかわるための大人の気持ちの持ち方10

◇発達障害のある子とお母さん・先生のための思いっきり支援ツール―ポジティブにいこう！　武藏博文、髙畑庄蔵著　エンパワメント研究所　2006.8　232p　26cm　〈発売：筒井書房〉　1800円　④-88720-514-7　Ⓝ378

◇発達障害のある子どもができることを伸ばす！幼児編　杉山登志郎、辻井正次監修　日東書院本社　2011.9　103p　22cm　1200円　①978-4-528-01695-8　Ⓝ378
　内容 第1章 発達障害をどうとらえるか　第2章 社会で楽しく生きるために今、何をすべきか　第3章 幼児期に身につけていきたいこと

◇発達障害のいま　杉山登志郎著　講談社　2011.7　259p　18cm　（講談社現代新書2116）　760円　①978-4-06-288116-6　Ⓝ493.76
　内容 母子並行治療をおこなったヒナコ　発達障害はなぜ増えているのか　発達凸凹とは　発達凸凹の可能性　トラウマの衝撃　トラウマ処理　発達障害とトラウマ　発達障害と精神科疾患　未診断の発達障害、発達凸凹への対応　療育、治療、予防について

◇発達障害の子どもをもつ親が行なう親支援―ペアレント・メンター入門講座　井上雅彦、吉川徹、日詰正文、加藤香編著　学苑社　2011.10　150p　26cm　1900円　①978-4-7614-0740-7
　内容 第1章 ペアレント・メンターとは　第2章 ペアレント・メンターとして活動するために　第3章 メンター活動の実際　第4章 メンター活動の課題　巻末資料（ペアレント・メンター養成講座のスケジュール例　ロールプレイデモンストレーション用台本（インストラクター・スタッフ用）ほか）

◇発達障害の子どもを理解する　小西行郎著　集英社　2011.11　206p　18cm　（集英社新書 0616I）　720円　①978-4-08-720616-4　Ⓝ493.937
　内容 第1章 発達障害をめぐる混乱―発達障害はなぜ増えたのか　第2章 発達障害とは何か　第3章 発達障害の子どもの運動と知覚―「コミュニケーションの障害」を問い直す　第4章 見る・聞く・感じる世界が違う子どもたち―発達障害の発生プロセスを考える　第5章 障害のある人も安心して暮らせる町　第6章 子どもは"子どもの世界"で育つ―「ひとり」を見る、「みんな」を見る

◇発達障害の子どもたち―いきいきとしたその世界　細川徹編　中央法規出版　2003.5　186p　21cm　1600円　①4-8058-2359-3　Ⓝ378
　内容 序章 発達期におけるさまざまな障害　第1章 知的障害・おまえら、悔しくないのか！？知的障害者サッカーチームの三年間―知的障害の解説　第2章 ダウン症・友だちランドの天才―ダウン症の解説　第3章 ウィリアムズ症候群・きみの背中には羽がある―ウィリアムズ症候群の解説　第4章 自閉性障害・せんせい、なんでわかんないの？―自閉性障害の解説　第5章 アスペルガー障害・小さな博士たち―アスペルガー障害の解説　第6章 学習障害・あした、晴れになれ―学習障害の解説　第7章 注意欠陥・多動性障害・悪戦苦闘は無駄じゃない―注意欠陥・多動性障害の解説　第8章 特異的言語発達障害・最近、怖い夢をみなくなったよ―特異的言語発達障害の解説　第9章 成人期の知的障害・お母さんのおにぎり―知的障害者の生活

◇発達障害の子どもたち　杉山登志郎著　講談社　2007.12　238p　18cm　（講談社現代新書）　720円　①978-4-06-280040-2　Ⓝ493.937
　内容 第1章 発達障害は治るのか　第2章 「生まれつき」か「環境」か　第3章 精神遅滞と境界知能　第4章 自閉症という文化　第5章 アスペルガー問題　第6章 ADHDと学習障害　第7章 子ども虐待という発達障害　第8章 発達障害の早期療育　第9章 どのクラスで学ぶか―特別支援教育を考える　第10章 薬は必要か

◇発達障害の子どもたちのための生活ガイド―ドクターC＆エルウッドくんとADHDについて学ぼう！　サミュエル・R. カーロン著、原美智子監修・監訳、山内あけみ訳　文芸社　2008.2　67p　27cm　〈英語併記〉　2000円　①978-4-286-03801-8　Ⓝ378
　内容 1 ADHDの子どものために（ADHDってなに？　あきっぽいのはどうすればいいの？　落ち着きがないのはどうすればいいの？　衝動性について　エルウッドくんが作った詩）　2 ADHDのきょうだいをもつ子どものために（エルウッドくんのおねえさんダルシー、ドクターCと話し合う）

◇発達障害の子どもとつき合う本　浅羽珠子著　主婦の友社　2012.6　127p　21×18cm　（セレクトBOOKS 育ちあう子育ての本）　1300円　①978-4-07-279835-5
　内容 第1章 子どもの発達がおかしいと思ったときは　第2章 できるだけ問題行動を起こさないために　第3章 認知レベルのとらえ方と発達を促す指導方法　第4章 情緒をうまくコントロールするために　第5章 発達障害児を持った保護者の心構えは

◇発達障害の子どもの明日を拓く―発達援助法の提言と実践　小関康之著　福岡 海鳥社　2012.6　245p　19cm　1700円　①978-4-87415-852-4
　内容 1 発達障害の子どもとの出会いから　2 発達障害の症状とその課題　3 ことばの発達に不可欠なもの　4 中枢神経系の活性化をめざして　5 発達援

◇発達障害の子どもの心がわかる本——自閉症・ADHD・アスペルガー症候群… 発達障害の子の心をちゃんと理解することで、本人も周囲もぐんと楽になり、のびのび生きていける！ 主婦の友社編 主婦の友社 2010.3 191p 24cm （主婦の友新実用books Mother & baby） 1600円 ⓘ978-4-07-270952-8 Ⓝ378
[内容]第1章 発達障害ってどんな障害？ 第2章 自閉症の子との、じょうずなつきあい方 第3章 アスペルガー症候群の子との、じょうずなつきあい方（アスペルガー症候群に見られやすい特性） 第4章 ADHDの子との、じょうずなつきあい方

◇発達障害の子どもの「ユニークさ」を伸ばすテクノロジー 中邑賢龍著 中央法規出版 2007.12 116p 21cm 1600円 ⓘ978-4-8058-2961-5 Ⓝ378
[内容]第1章 テクノロジーを利用する新しい教育（困難を抱える子どもたち 求められている新しい学校 合理的配慮があれば 発達障害の子どものテクノロジー利用に対する不安） 第2章 さまざまな苦手をカバーするテクノロジー（注意集中を助ける技術 理解を助ける技術 記憶を助ける技術 思考の整理を助ける技術 読みを助ける技術 書くことを助ける技術 計算を助ける技術 コミュニケーションを助ける技術）

◇発達障害の早期発見、早期支援体制に係る調査研究事業～『1歳6か月児健診の再構築』と『発達支援手帳の試行導入』～実績報告書 〔舞鶴〕 舞鶴市 [2008] 1冊 30cm Ⓝ369.4

◇発達障害の治療法がよくわかる本 宮尾益知監修 講談社 2010.3 98p 21cm （健康ライブラリーイラスト版） 1200円 ⓘ978-4-06-259442-4 Ⓝ493.937
[内容]1 発達障害をどのように治すか 2 発達レベルにあわせて治療法を選ぶ 3 薬に頼らない対応が、治療の中心 4 薬物療法にできること・できないこと 5 家族の協力で、治療効果アップ

◇発達障害の理解と支援 斎藤美恵子ほか著 岡山ふくろう出版 2009.4 109p 26cm 1429円 ⓘ978-4-86186-374-5 Ⓝ369.4
[内容]第1章 発達障害の基礎的理解（発達障害とは 国際生活機能分類（ICF）と発達障害 ほか） 第2章 発達障害と特別支援教育（特別支援教育の歴史と現在 発達障害と特別支援教育活動） 第3章 地域における発達障害支援の実際とコーディネーターの役割 第4章 発達障害とレクリエーション・スポーツ 第5章 発達障害と家族支援

◇「発達障害のわが子」と向き合う本——ADHD＆アスペルガー症候群 司馬理英子著 大和出版 2011.10 190p 19cm 1400円 ⓘ978-4-8047-6192-0 Ⓝ378
[内容]1 子どものサインに気づいてあげよう 「わが子が発達障害かも」と思ったら 2 「ちゃんとする」のがむずかしい「ADHD」の子どもって、どんな子？ 3 日々の「困った！」はこうして解消 「ADHD」の子育てのヒント 4 「人との関わり方」がわからない 「アスペルガー症候群」の子どもって、どんな子？ 5 日々の「どうして？」はこうして解消 「アスペルガー症候群」の子育てのヒント 6 「ADHD」「アスペルガー症候群」どうしてうまくいかないの？ 親がついやってしまう「不適切な行動」とは？ 7 二次障害から守るために 子どもの「自尊心」を育てよう 8 使ってあげたいフレーズ集 子どもの心を育てる8つの言葉 9 治療と薬物療法 専門家にお願いするには？ おわりに お母さんのメンタルケアも考えよう

◇発達障害白書——本人主体を支える 2004 メインテーマ・変革の鼓動 日本知的障害福祉連盟編 日本文化科学社 2003.10 381p 21cm 4200円 ⓘ4-8210-7310-2
[内容]第1部 変革の鼓動——本人主体を支える 第2部 保健・医療 第3部 早期対応 第4部 教育 第5部 施設ケアサービス 第6部 職業 第7部 生活支援 第8部 文化・スポーツ活動 第9部 経済保障 第10部 国際交流 第11部 時の話題 第12部 資料

◇発達障害白書——確かな理念と道筋と 2005 メインテーマ 「変革」の検証 日本知的障害福祉連盟編 日本文化科学社 2004.11 363p 21cm 4200円 ⓘ4-8210-7905-4
[内容]第1部 「変革」の検証——確かな理念と 第2部 2003年度の動向（時の話題 年表） 第3部 資料

◇発達障害白書 2006 メインテーマ 確かな羅針盤を求めて 日本知的障害福祉連盟編 日本文化科学社 2005.12 357p 21cm 4200円 ⓘ4-8210-7906-2
[内容]第1部 確かな羅針盤を求めて 第2部 2004年度の動向（時の話題 年表） 第3部 資料

◇発達障害白書 2007年版 日本発達障害福祉連盟編 日本文化科学社 2006.12 209p 26cm 〈付属資料：CD‐ROM1〉 2800円 ⓘ4-8210-7907-0
[内容]第1部 特集/岐路に立つ日本——制度改革の行方 第2部 各分野における2005年度の動向（障害概念（診断・評価） 医療 幼児期/家族支援 教育 日中活動 住まい 地域生活支援 職業 権利擁護/本人活動 文化・社会活動 国際動向） 第3部 資料

◇発達障害白書 2008年版 特集 改めてインクルージョンの質を問う 日本発達障害福祉連盟編 日本文化科学社 2007.11 218p 26cm 〈付属資料：CD‐ROM1〉 2800円 ⓘ978-4-8210-7908-7
[内容]第1部 特集:改めてインクルージョンの質を問う 第2部 各分野における2006年度の動向（障害概念（診断・評価） 医療 幼児期/家族支援 教育 日中活動 住まい 地域生活支援 職業 権利擁護/本人活動 文化・社会活動 国際動向） 第3部 資料

◇発達障害白書 2009年版 特集 発達障害の25年を検証する 日本発達障害福祉連盟編 日本文化科学社 2008.9 207p 26cm 〈付属資料：CD‐ROM1〉 2800円 ⓘ978-4-8210-7909-4
[内容]第1部 特集 発達障害の25年を検証する 第2部 各分野における2007年度の動向（障害概念 医療 幼児期/家族支援 教育 日中活動 住まい 地域生活支援 職業 権利擁護/本人活動 文化・社会活動 国際動向） 第3部 資料（年表 統計 関係団体名簿 日本発達障害福祉連盟と構成団体名簿）

◇発達障害白書——その実態と理由、新たなニーズを探る 2010年版 特集 いま、発達障害は増えているのか 日本発達障害福祉連盟編 日本文

化科学社　2009.9　209p　26cm　〈付属資料：CD・ROM1〉　3000円　Ⓘ978-4-8210-7910-0
　内容　第1部 特集 いま、発達障害が増えているのか―その実態と理由、新たなニーズを探る　第2部 各分野における2009年度の動向（障害概念 医療 幼児期/家族支援 教育 日中活動 住まい 地域生活支援 職業 権利擁護/本人活動 文化・社会活動 国際動向）　第3部 資料（年表 統計 関係団体名簿 日本発達障害福祉連盟と構成団体名簿）

◇発達障害白書―いま、必要な心のケアは何か？　2011年版　特集 子ども・親・家族のメンタルヘルス　日本発達障害福祉連盟編　日本文化科学社　2010.9　207p　26cm　〈付属資料：CD・ROM1〉　3000円　Ⓘ978-4-8210-7911-7
　内容　第1部 特集 子ども・親・家族のメンタルヘルス―いま、必要な心のケアは何か？　第2部 各分野における2009年度の動向（障害概念 医療 幼児期/家族支援 教育：特別支援学校の教育 教育：小・中学校等での特別支援教育 日中活動 住まい 地域生活支援 職業 権利擁護/本人活動 文化・社会活動 国際動向）　第3部 資料

◇発達障害白書　2012年版　日本発達障害福祉連盟編　日本文化科学社　2011.9　231p　26cm　〈付属資料：CD・ROM1〉　3400円　Ⓘ978-4-8210-7912-4
　内容　第1部 特集 障害者制度改革の論点とこれから―医療、教育、福祉、労働の何が議論され、改革されようとしているのか　第2部 各分野における2010年度の動向（障害概念 医療 幼児期/家族支援 教育：特別支援学校の教育 教育：小・中学校等での特別支援教育 日中活動 住まい 地域生活支援 職業 権利擁護/本人活動 文化・社会活動 国際動向）　第3部 資料

◇発達障害母たちの奮闘記　山下成司著　平凡社　2011.4　246p　18cm　（平凡社新書 582）　760円　Ⓘ978-4-582-85582-1　Ⓝ369.28
　内容　第1章 子育ての柱は「無理をせず、無理をさせず」―「広汎性発達障害（PDD）」を抱えるツトム君のお母さん　第2章 仕事、家事、子育て、目一杯でも「それが喜び」―LD傾向を抱えるタケシ君のお母さん　第3章 障害を受け入れること「そのままを認めること」―「軽度知的発達障害」を抱えるアミちゃんのお母さん　第4章 「明るい自由人」の子どもを持って―「高機能自閉症」を抱えるヨシカズ君のお母さん　第5章 多くを求めず、穏やかで平凡である幸せ―「学習遅滞」を抱えるマリコさんのご両親

◇発達障害は治りますか？　神田橋條治, 岩永竜一郎, 愛甲修子, 藤家寛子著　花風社　2010.5　318p　21cm　2200円　Ⓘ978-4-907725-78-5　Ⓝ493.76
　内容　第1章 発達障害者は発達する　第2章 せめて治そう！二次障害　第3章 問題行動への対処 「未熟な自己ացお療法」という視点　第4章 発達障害と教育・しつけ　第5章 治療に結びつけるための診断とは？　第6章 一次障害は治せるか？　第7章 養生のコツをつかむコツEBMと代替療法

◇発達障害―LDとADHDがよくわかる本―最新版 学習障害 注意欠陥多動性障害　金澤治著　主婦と生活社　2011.8　223p　19cm　（こころの健康シリーズ）　1300円　Ⓘ978-4-391-14022-4　Ⓝ493.937

　内容　第1章 LD, ADHDとは何でしょう　第2章 LDの特性を受け入れましょう　第3章 ADHDの特性を受け入れましょう　第4章 こんなときはどうしたらいいの？　第5章 子どもの可能性を信じましょう

◇発達遅滞をもつ人たちの誕生から安らかな終末までの療育と福祉　大澤澄男著　我孫子　大揚社　2005.7　210p　21cm　〈発売：星雲社〉　1800円　Ⓘ4-434-05823-1　Ⓝ369.28
　内容　総論（発達遅滞をもつ乳幼児期からターミナルケアまでの福祉実践をめざしている立場からみなさんへ伝えたいこと）　各論（発達遅滞をもつ子らの乳幼児期（保育所終了年齢まで）の育て方と留意点　発達遅滞をもつ児童・生徒期（義務教育期間中）の子らの育て方と留意点　発達遅滞をもつ子らの青年期（養護学校高等部、更生施設）の育て方と留意点　発達遅滞をもつ人たちの成年期の生活と留意点　発達遅滞をもつ人たちの高齢期とターミナルケアーの生活と留意点　質疑と座談会　あれから6年、激しい福祉の潮流の中で）

◇発達って、障害ってなんだろう？　日原信彦監修　京都　ミネルヴァ書房　2008.4　55p　27cm　（発達と障害を考える本 12）　1800円　Ⓘ978-4-623-05130-4　Ⓝ378
　内容　発達ってなあだろう？―大きくなるって、どういうこと？　障害ってなんだろう？―「障害」って、どういうこと？　共に生きる社会に！―いっしょに生きていきたい！

◇発達に心配りを必要とする子の育て方　松田ちから著　名古屋　黎明書房　2006.8　239p　21cm　（「発達に遅れのある子の育て方」(1996年刊)の増訂）　2800円　Ⓘ4-654-02080-2　Ⓝ378
　内容　診断と受容　感覚遊び　脳の働き　遊び　言語　ティー・タイム　食事　着脱　排せつ　清潔　睡眠　多動な子どもと落ち着きのない子ども　情緒が安定すれば模倣と学ぶ意欲が発揮される　共に育ち合う教育とは

◇発達につまずきがある子どもの子そだて―はじめての関わり方　湯汲英史編著　明石書店　2010.5　157p　19cm　（シリーズ発達障害がある子の「生きる力」をはぐくむ 1）　1500円　Ⓘ978-4-7503-3200-0　Ⓝ378
　内容　第1章 子どもの意欲と自信をはぐくむ　第2章 身のまわりのことをすこしずつ　第3章 子どもと一緒に「からだを動かす」ことの大切さ　第4章 子どもの「そだち」の段階を理解する

◇漂流する発達障害の若者たち―開かれたセイフティーネット社会を　高森明著　ぶどう社　2010.8　168p　21cm　1700円　Ⓘ978-4-89240-205-0　Ⓝ369.28
　内容　第1部 ひとりの発達障害者が歩んだ道（私の生い立ちと特性　私の就労体験）　第2部 発達障害などの「グレーゾーン」の人たち（「グレーゾーン」とは、どんな人たちか　「グレーゾーン」の若者たちは、どこにいるのか　発達障害者たち、それぞれの働き方・暮らし方）　第3部 どんな困難に直面しているか（「不安定就労」と「不安定収入」　「暴力の連鎖」と「負の社会性」　「社会資源へのアクセス困難」）　第4部 どうやって困難を解決するか（なぜ、社会政策からの提案なのか　「不安定就労と不安定収入」を解決するために　「社会資源へのアクセス困難」を解決するために　開かれたセイフティーネット社会を）

精神病・神経症医療　　　　　　　　　　　　　　　　　　　　　　　医療と社会・福祉

◇ぼく、字が書けないだけど、さぼってなんかいない──発達障害〈LD、ADHD、アスペルガー症候群〉の読み書き困難　滋賀大キッズカレッジ手記編集委員会編　京都　文理閣　2010.2　215p　21cm　1800円　①978-4-89259-614-8　Ⓝ378
内容　第1部　子ども、保護者の思い・願い　第2部　座談会「気になる進路問題…どうしよう？　どうした？」　第3部　学校の取り組み、努力－発達障害のある子どもへの教育的対応　第4部　滋賀大キッズカレッジの理念と指導方法（「学習障害」のある子どもと親の困難－親の手記にかかわって　「滋賀大キッズカレッジ学習室」の実践－具体的な指導方法と留意点、子どもの様子　読み書き困難（障害）のアセスメント　ほか）

◇みんなに知ってもらいたい発達障害─高機能自閉症とADHDを中心に　平岩幹男著　診断と治療社　2007.4　237p　21cm　2800円　①978-4-7878-1567-5　Ⓝ493.937
内容　序章　ロマネ・コンティ　第1章　発達障害の理解　第2章　アスペルガー症候群と言われ、ADHDとも言われた健太君の話　第3章　大人の高機能自閉症、勇作君の今までとこれから　第4章　ADHDと診断のついた明君の話　第5章　高機能自閉症をめぐって　第6章　ADHDをめぐって　第7章　学習障害をめぐって　第8章　保育園、幼稚園、学校での発達障害のお子さんたちへの対応　第9章　お母さんたちへのメッセージ

◇もしかして、うちの子、発達障害かも！？　岡田俊著　PHP研究所　2009.5　255p　21cm　1400円　①978-4-569-70669-6　Ⓝ493.937
内容　第1章「発達障害」とは？　第2章　発達障害の診断って、どのようにするの？　第3章　発達障害には、どのような症状があるの？　第4章　病院ではどんな治療をするの？　第5章　こんな時はどうすればいい？

◇もしかして「発達障害」？─小児神経科メール相談室より　佐々木征行編著　診断と治療社　2006.10　133p　21cm　1800円　①4-7878-1551-2　Ⓝ493.937
内容　もしかして「チック」？　寝付きが悪くて困っています　左利きをどうすれば？（基本的習性）「言葉が遅れている」といわれました（広汎性発達障害）　這い這いしません　てんかん発作が心配！　心配なアザがあります（その他の小児神経科疾患）　大人でもいいですか？（成人からの相談）

◇もしかして私、大人の発達障害かもしれない！？　田中康雄著　すばる舎　2011.2　239p　19cm　1400円　①978-4-88399-993-4　Ⓝ493.76
内容　プロローグ　社会に出てから「生きづらい」！　第1章　大人の発達障害って、なに？　第2章「私ってそうかな」と思ったら　第3章「困った！」はこうして解決　第4章「あの人ってそうかな」と思ったら　エピローグ　私もみんなも「生きやすい」ヒント

◇やさしい発達障害論　高岡健著　批評社　2007.12　175p　19cm　（サイコ・クリティーク　3）　1500円　①978-4-8265-0475-1　Ⓝ493.937
内容　第1部　やさしい発達障害論　第2部　特別支援教育と学校　第3部　少年事件の神話　資料編（発達障害者支援法　特別支援教育の推進について（通知）〔文部科学省初等中等教育局長〕）

◇よくわかる発達障害─LD・ADHD・高機能自閉症・アスペルガー症候群　小野次朗、上野一彦、藤田継道編　京都　ミネルヴァ書房　2007.7　161p　26cm　（やわらかアカデミズム・〈わかる〉シリーズ）　2200円　①978-4-623-04759-8　Ⓝ493.937
内容　1　発達障害の理解の手助けとなる基本的な事項　2　特別支援教育の考え方　3　LD（学習障害）　4　ADHD（注意欠陥多動性障害）　5　広汎性発達障害（自閉症スペクトラム）　6　アセスメントのための心理検査　7　軽度知的障害への視点および発達障害に共通する対応法・支援

◇よくわかる発達障害─LD・ADHD・高機能自閉症・アスペルガー症候群　小野次朗、上野一彦、藤田継道編　第2版　京都　ミネルヴァ書房　2010.9　171p　26cm　（やわらかアカデミズム・〈わかる〉シリーズ）　2200円　①978-4-623-05736-8　Ⓝ493.937
内容　1　発達障害の理解の手助けとなる基本的な事項　2　特別支援教育の理念とシステム　3　LD（学習障害）　4　ADHD（注意欠陥多動性障害）　5　広汎性発達障害（自閉症スペクトラム）　6　アセスメントのための心理検査　7　軽度知的障害への視点および発達障害に共通する対応法・支援

◇よくわかる！LDとADHDの正しい理解と最新知識─学習障害　注意欠陥多動性障害　金澤治著　日東書院本社　2010.11　207p　19cm　（奥付のタイトル：よくわかる！LD（学習障害）とADHD（注意欠陥多動性障害）の正しい理解と最新知識）　1400円　①978-4-528-01691-0　Ⓝ493.937
内容　第1章　LD、ADHDとはどんなものでしょう？　第2章　LD、ADHDの特徴と感性のすばらしさを知りましょう　第3章　LD、ADHDの子どもに医師や家族ができること　第4章　社会で自立できるような手助けをしましょう

◇世に棲む患者　中井久夫著　筑摩書房　2011.3　338p　15cm　（ちくま学芸文庫　ナ16-3　中井久夫コレクション）　1300円　①978-4-480-09361-5　Ⓝ493.7
内容　1（世に棲む患者　働く患者─リハビリテーション問題の周辺）　2（統合失調症をめぐって（談話）　対話編「アルコール症」　慢性アルコール中毒症への一接近法（要約）　説き語り「妄想症」─妄想と権力　ほか）　3（医療における人間関係─診療所医療のために　医師・患者関係における陥穽─医師にむかって話す　医療における合意と強制　精神病的苦悩を宗教は救済しうるか）

◇わが子が発達障害と診断されたら─発達障害のある子を育てる楽しみを見つけるまで　佐々木正美編著、諏訪利明、日戸由刈著　すばる舎　2011.12　234p　19cm　（あんしん子育てすこやか保育ライブラリー　special）　1400円　①978-4-7991-0044-8　Ⓝ378
内容　はじめに「発達障害」の基礎知識　第1章　医療者の立場から（発達障害スペクトラムと家族のエピソード　障害の告知と受けとめについて　発達障害を持つ子を育てる楽しみ）　第2章　療育の立場から（「障害を受けとめる」とはどういうことか　家族や本人の葛藤と、発達障害を受けとめて行くプロセス　療育とは　家族や家庭は、子どもにとって大きな力を持っている）

◇ADHD・アスペルガー症候群子育て実践対策集　司馬理英子著　主婦の友社　2011.10　127p

◇ADHD・アスペルガー症候群これだけは知っておきましょう 2 こじれた子どもとの関係を元に戻そう 3 ADHDの子育て実践対策集 4 アスペルガー症候群の子育て実践対策集 5 あなた自身と家族の課題にも取り組もう 21cm （セレクトbooks 育ちあう子育ての本） 1400円 ①978-4-07-278758-8 Ⓝ378
[内容] 1 ADHD・アスペルガー症候群これだけは知っておきましょう 2 こじれた子どもとの関係を元に戻そう 3 ADHDの子育て実践対策集 4 アスペルガー症候群の子育て実践対策集 5 あなた自身と家族の課題にも取り組もう

◇ADHD・アスペルガー症候群のある子と親のためのポジティブライフガイド―自信と勇気を育む26章 石川真理子著 明石書店 2006.10 222p 21cm 2000円 ①4-7503-2441-8 Ⓝ493.73
[内容] 1 ADHDの成人女性へ―自分自身を立てなおすために 2 ADHDの子どもとのつきあい方―この子たちはゆっくり大人になる

◇AD/HD・高機能広汎性発達障害の教育と医療―どこでつまずくのか、どう支援するのか 竹田契一監修, 竹田契一, 若宮英司, 里見恵子, 西岡有香著 日本文化科学社 2006.12 234p 26cm 2800円 ①978-4-8210-7335-1 Ⓝ378
[内容] 第1章 この本の見方 第2章 AD/HD（注意欠陥/多動性障害） 第3章 高機能広汎性発達障害 第4章 行動・社会性のつまずきの見方 第5章 行動と社会性と学習へのアプローチ 第6章 評価と個別の指導計画 第7章 アメリカのLD・AD/HD等の教育の紹介

◇ADHDとアスペルガー症候群―この誤解多き子どもたちをどう救うか 司馬理英子, 加藤醇子, 千谷史子著 主婦の友社 2003.10 191p 19cm （のび太・ジャイアン症候群 4） 1500円 ①4-07-237630-2 Ⓝ493.9375
[内容] 序章 ADHDにそっくり、でも、ちょっと変わった子どもたちがここに 第1章 ADHDとアスペルガー症候群はどこがどう違うのか 第2章 幼稚園から小・中・高校生まで、こんな子どもはアスペルガー症候群 第3章 家庭での子育て、接し方はどうすればよいか 第4章 幼稚園、学校の先生がたへ。安心できる環境をつくるために、ぜひ実行していただきたいこと 第5章 アスペルガー症候群の子どもたちに医学が今できること 終章 人生の意味：田中さん物語

◇ADHDとアスペルガー症候群―のび太・ジャイアン症候群 3 司馬理英子著 新版 主婦の友社 2012.2 191p 19cm 1400円 ①978-4-07-278764-9 Ⓝ493.937
[内容] 序章 ADHDにそっくりでもちょっと変わった子どもたち 第1章 徹底比較 ADHDとアスペルガー症候群の症状と特徴 アスペルガー症候群とADHDはどこが違うのか リスク因子が多いほど問題が起きやすい) 第2章 幼稚園から小・中・高校生まで こんな子どもはアスペルガー症候群 第3章 アスペルガー症候群の子どもたちはどのように育てればよいか 第4章 アスペルガー症候群の人に医学が今できること

◇ADHD・LD・アスペルガー症候群かな？と思ったら… 安原昭博著 明石書店 2007.7 118p 21cm 1400円 ①978-4-7503-2556-9 Ⓝ493.937
[内容] 第1章 うちの子、よその子とちがう？ 第2章 だれに相談したらいいの？ 第3章 診断してもらうにはどうする？ 第4章 診断されたらどうする？ 第5章 周囲と連携して 終章 子ども、そして自分自身のために（子どもの将来を考える 発達障害と言われる有名人）

◇AD/HD、LDがある子どもを育てる本 月森久江監修 講談社 2008.10 98p 21cm （健康ライブラリー イラスト版） 1200円 ①978-4-06-259429-5 Ⓝ378
[内容] 1 子どもの訴え「ぼく、困ってるんだ」 2 学校には学ぶチャンスがあふれている 3 子ども社会で友だちと仲よく生活する 4 家庭はあせらずゆっくり学ぶ場所

◇ADHD・LD・高機能PDDのみかたと対応―「気になる子ども」へのアプローチ 宮尾益知編 医学書院 2007.11 332p 21cm 3500円 ①978-4-260-00442-8 Ⓝ493.937

◇LD（学習障害）とADHD（注意欠陥多動性障害） 上野一彦著 講談社 2003.5 194p 18cm （講談社＋α新書） 780円 ①4-06-272196-1 Ⓝ378
[内容] 第1章 LD・ADHDを理解する 第2章 LD・ADHDの歴史をたどる 第3章 LD・ADHDの実態と定義 第4章 なぜLD・ADHDになるのか 第5章 LD・ADHDへの気づきと判断 第6章 LD・ADHDへの対応―個性とのつきあい方 第7章 LD・ADHDよ、世界へ羽ばたけ 資料 LD・ADHDへの気づきのために―教師の目から見たチェックリスト

◇LD（学習障害）、ADHD（注意欠陥/多動性障害）の友だち 吉田昌雄, 川北敏晴監修, 土橋圭子文 金の星社 2005.3 31p 30cm （障害を知ろう！みんなちがって、みんないい 1） 2500円 ①4-323-06561-2 Ⓝ378
[内容] 自分の選んだ道で活躍する人たち LD（学習障害）って、なんだろう？ LD（学習障害）のおもな特徴 ADHD（注意欠陥/多動性障害）って、なんだろう ADHD（注意欠陥/多動性障害）のおもな特徴 軽度発達障害への手助けとくふう LD、ADHDへのとりくみ 外国で学ぶ友だち 友だちとのおつきあいのために これからの社会へむけて もっと知りたい！ LD、ADHDの友だちを支援する団体

◇LD・ADHDへのソーシャルスキルトレーニング 小貫悟, 名越斉子, 三和彩著 日本文化科学社 2004.7 213p 26cm 3000円 ①4-8210-7322-6 Ⓝ378
[内容] 第1部 ソーシャルスキルトレーニング（SST）の基礎（LD・ADHDと社会性 LD・ADHDのSSTの指導領域 SSTの設定 アセスメントの方法 指導プログラム作成の方法 指導上のテクニック 面接の方法） 第2部 エクササイズ集 第3部 事例集（小学校低学年グループのSST 小学校高学年のグループのSST 中学生グループのSST）

◇LD・ADHD・高機能自閉症へのライフスキルトレーニング 小貫悟, 東京YMCA ASCAクラス著 日本文化科学社 2009.10 267p 26cm 〈イラスト：篠原創平〉 3000円 ①978-4-8210-7344-3 Ⓝ378
[内容] 第1章 ライフスキルトレーニングの導入 第2章 ライフスキルトレーニングの方法 第3章 社会システム理解領域のトレーニング 第4章 対人関係調整領域のトレーニング 第5章 生活管理領域のトレーニング 第6章 自己理解領域のトレーニング 第7章 余暇活用領域のトレーニング

◇LD・ADHD・高機能自閉症児のコミュニケーション支援―楽しい遊びの動的環境による 小林芳文, 是枝喜代治編著 明治図書出版 2005.9

174p 21cm 2160円 ⓘ4-18-018813-9 Ⓝ378
[内容] 理論・展開編(LD、ADHD、高機能自閉症児の特徴と支援の基本 楽しい環境を取り込んだ教育とコミュニケーション支援の新しい流れ 動的環境としてのコミュニケーション遊具の活用法) 実践事例編(LD、ADHD、高機能自閉症児のコミュニケーション支援の実際 学校や地域、家庭における支援の実際 保護者からの発信一教育に期待すること)

◇LD・ADHD・高機能自閉症児の発達保障―子ども・家庭・学校をつなぐ 別府悦子著 全国障害者問題研究会出版部 2003.6 135p 21cm 1600円 ⓘ4-88134-101-4 Ⓝ378

◆愛着障害
◇愛着障害―子ども時代を引きずる人々 岡田尊司著 光文社 2011.9 313p 18cm (光文社新書 540) 860円 ⓘ978-4-334-03643-0 Ⓝ493.76
[内容] 第1章 愛着障害と愛着スタイル 第2章 愛着障害が生まれる要因と背景 第3章 愛着障害の特性と病理 第4章 愛着スタイルを見分ける 第5章 愛着スタイルと対人関係、仕事、愛情 第6章 愛着障害の克服

◇愛着と愛着障害―理論と証拠にもとづいた理解・臨床・介入のためのガイドブック ビビアン・プライア、ダーニヤ・グレイサー著,加藤和生監訳 京都 北大路書房 2008.9 323p 21cm 2800円 ⓘ978-4-7628-2615-3 Ⓝ146.82
[内容] 第1部 愛着と養育(愛着とは何か 愛着の分類 愛着の体制化(そして非体制化)に影響を与えている要因とは何か 愛情の絆と愛着対象 愛着理論は文化を超えて妥当性があるか?) 第2部 愛着と養育の査定(愛着の査定法(アセスメント法) 養育の査定) 第3部 愛着の体制化と機能の相関(どの領域の機能が、養育とどう相関していて、その間にはどのような影響経路がありそうか? 愛着の安定性/不安定性と子どもの機能との相関関係についての証拠) 第4部 愛着障害とは何か(愛着障害の2つのバージョン 愛着障害研究 愛着障害とは何か) 第5部 愛着理論にもとづいた介入研究(一部はもとづいていない介入研究)(証拠にもとづく介入研究:養育者の感受性を高める 証拠にもとづく介入:養育者の交代 証拠にもとづかない介入 介入に関する結論)

◇愛着崩壊―子どもを愛せない大人たち 岡田尊司著 角川学芸出版 2012.5 277p 19cm (角川選書) 〈発売:角川グループパブリッシング〉 1700円 ⓘ978-4-04-703507-2
[内容] 第1章 浮かび上がる愛着の問題 第2章 なぜ愛着がこれほど重要なのか 第3章 愛着スタイルを決めるもの 第4章 愛着の生物学的メカニズム 第5章 発達障害と愛着障害 第6章 崩壊する愛着システム 第7章 愛着システムを守れ

◇アタッチメント障害とその治療―理論から実践へ カール・ハインツ・ブリッシュ著,数井みゆき,遠藤利彦,北川恵監訳 誠信書房 2008.5 335p 22cm 4200円 ⓘ978-4-414-30300-1 Ⓝ146.8
[内容] 第1章 アタッチメント理論と基礎概念(歴史的概説 アタッチメント理論の概念の発達) 第2章 アタッチメント障害(アタッチメントと精神病理 アタッチメント障害の理論 診断マニュアルにおける

アタッチメント分類 アタッチメント障害の診断と類型) 第3章 アタッチメント・セラピー(治療理論 治療技法) 第4章 臨床実践からの治療例(妊娠前におけるアタッチメント障害の兆候 出産前のアタッチメント障害 出産後のアタッチメント障害 幼少期に起こるアタッチメント障害 小中学生のアタッチメント障害 青年期におけるアタッチメント障害 成人のアタッチメント障害 要約) 第5章 さらなる応用に向けて(家族療法 集団心理療法 教育 重要な問題)

◇アタッチメント―子ども虐待・トラウマ・対象喪失・社会的養護をめぐって 庄司順一,奥山眞紀子,久保田まり編著 明石書店 2008.12 225p 22cm 2800円 ⓘ978-4-7503-2895-9 Ⓝ371.45
[内容] 第1章 アタッチメント研究前史 第2章 アタッチメントの形成と発達 ボウルビィのアタッチメント理論を中心に 第3章 アタッチメント研究の発展 発達臨床心理学的接近 第4章 わが国における社会的養護とアタッチメント理論 第5章 アタッチメント障害の診断と治療 第6章 アタッチメントとトラウマ 第7章 アタッチメント対象の喪失 第8章 発達障害とアタッチメント障害

◆学習障害・ディスレクシア
◇イラスト版LDのともだちを理解する本―楽しく学ぶなかよし応援団 上野一彦編著 合同出版 2011.2 111p 26cm 1600円 ⓘ978-4-7726-0478-9 Ⓝ378
[内容] 事例編 知識編

◇いろんな学び方、あるんだね!―子どものためのLDガイド ジュディス・スターン、ウージ・ベン=アミ著,黒川由美訳,はやしひろ絵 東京書籍 2008.6 94p 21cm 1200円 ⓘ978-4-487-80260-9
[内容] 1 学習障害(LD)のことを知る(ぼくの話 どうすればLDだとわかるの? どんなことに困難があるのでしょう どうしてLDなの?) 2 学習障害(LD)をコントロールしよう(きみにできること 学校生活を過ごしやすくするには 学校以外の場で楽しむために コンピュータを使う さまざまな学び方)

◇うちの子、なんかちがう? ―学習障害(LD)と、その周辺の子どもたち 上野一彦監修,植木きよみ原案,代居真知子取材・文 小学館 2003.6 230p 19cm 1300円 ⓘ4-09-387254-6 Ⓝ378
[内容] 序 私の育て方が悪かったのでしょうか? 第1章 子どもたちは、今―LDとその周辺の障害を持つ子どもたちの教育・支援機関、相談機関はどうなっているの? 第2章 親たちは、今―子育てまっさいちゅうの親たちの悩みや期待 第3章 うちの子、なんかちがう―軽度発達障害を正しく理解するために 第4章 子どもたちはこう育った―孤軍奮闘の子育ての結果、おとなになったLD児たち

◇親と教師のためのLD相談室―Q&Aと事例で読む 山口薫編著 新訂 中央法規出版 2011.12 295p 21cm 2200円 ⓘ978-4-8058-3548-7 Ⓝ378
[内容] 序章 LD等の子どもたちの教育とその課題(Q&Aを読む前に) 第1章 Q&A 第2章 特別支援教育の動向と実践事例

◇ササッとわかる最新「LD（学習障害）」の子育て法　上野一彦著　講談社　2008.5　110p　18cm　（図解大安心シリーズ　見やすい・すぐわかる）　952円　①978-4-06-284717-9　Ⓝ378
　内容　第1章 LDはどのような行動にあらわれるのか　第2章 LDとはどんなもの？　第3章 LDを取り巻く障害とLDの関係　第4章 LDの子をもつ親の最新子育て法

◇小学生の読み書きスクリーニング検査－発達性読み書き障害（発達性dyslexia）検出のために　宇野彰,春原則子,金子真人,Taeo N. Wydell著　インテルナ出版　2006.5　46p　28cm　1800円　①4-900637-25-4　Ⓝ378

◇図解よくわかるLD「学習障害」－発達障害を考える・心をつなぐ　上野一彦著　ナツメ社　2008.11　143p　24cm　1500円　①978-4-8163-4575-3　Ⓝ378
　内容　1章 発達がアンバランスな子どもたち　2章 LDについて知っておきたいこと　3章 家庭でのサポートのしかた　4章 学校ではこのように支援する　5章 社会にはばたく日のために

◇ディスレクシアってなあに？　ローレン・E.モイニハン著,トム・ディニーイラスト,藤堂栄子訳　明石書店　2006.11　43p　21×21cm　（知りたい、聞きたい、伝えたいおともだちの障がい）　1200円　①4-7503-2443-4　Ⓝ378

◇ディスレクシアでも大丈夫！－読み書きの困難とステキな可能性　藤堂栄子著　ぶどう社　2009.4　158p　21cm　1600円　①978-4-89240-199-2　Ⓝ378

◇ディスレクシアなんか怖くない！－家庭でできる読み書きLD解決法　ロナルド・D.デイビス,エルドン・M.ブラウン著,竹田契一監修,品川裕香訳　エクスナレッジ　2004.3　335p　21cm　2400円　①4-7678-0221-0　Ⓝ378
　内容　第1部 小さなディスレクシアたち－ディスレクシアの発達理論　第2部 ディスレクシア的な能力を生かす　第3部 さまざまなディスレクシア（ディスレクシア本来の能力とは　学習障害（LD）ほか）　第4部 ディスレクシアへの教育的支援－保護者・教育者への実践ガイド

◇ディスレクシアの素顔－LD状態は改善できる　玉永公子著　論創社　2005.8　192p　20cm　2000円　①4-8460-0504-6　Ⓝ378
　内容　ディスレクシアとは何か（少年マックが語るディスレクシア）　ディスレクシアに負けない人々（視覚の強さを生かしたスーザン・レイラ　読みのレベルが小学三年生だったジェイムス・バウアー　言語の特別教育を受けた日系アメリカ人太郎　歴史に名を残した偉大な人々）　ディスレクシアをさらに理解するために（ディスレクシアは言語のLD　ディスレクシアの社会的・情緒的問題　ディスレクシアの具体例と関わり方　日本におけるディスレクシアを考察　学びの違いを学習に生かす　LD専門家シルバー博士の見解）

◇ディスレクシア－読み書きのLD　親と専門家のためのガイド　マーガレット・J.スノウリング著,加藤醇子,宇野彰監訳,紅葉誠一訳　東京書籍　2008.2　366p　22cm　4200円　①978-4-487-79725-7　Ⓝ378
　内容　ディスレクシアとは　ディスレクシアの定義　音韻表象仮説　読みと綴りの学習　ディスレクシア－書き言葉の障害　ディスレクシアの個人差　音韻障害の重さの程度による仮説　ディスレクシアの生物学的基盤　ディスレクシアは感覚障害か　ディスレクシア克服のための支援　習熟と不完全さ－補償的教育の役割　まとめならびに今後の見通し

◇忘れてなんかない！－ディスレクシア～読む・書く・記憶するのが困難なLDの子どもたち　品川裕香著　岩崎書店　2003.11　247, 8p　19cm　1300円　①4-265-80126-9　Ⓝ378
　内容　第1章 ボクはどうして勉強ができないの？－さまよい続けた暗い森の中で、本人たちが見つけたひとすじの光　第2章 読めない書けないは育て方が悪かったせい？－子どもの可能性を見つけるまで続く親の葛藤　第3章 ディスレクシアに対する現場の対応－現状で子どもたちを支援できる方法　第4章 そもそもディスレクシアってなに？　きちんと理解しておきたいディスレクシア（ディスレクシアについて聞きたいことなんでもQ&A　アメリカのディスレクシア教育事情）

◇忘れてなんかない！　0（ゼロシーズン）　品川裕香著,竹田契一監修　岩崎書店　2011.2　111p　21cm　〈0（ゼロシーズン）のサブタイトル：ディスレクシア読む・書く・記憶するのが苦手になるのを少しでも防ぐために〉　1300円　①978-4-265-80199-2　Ⓝ378
　内容　第1章 ディスレクシアって、なに？　第2章「苦手さ」って、どういうこと？　第3章 苦手さがありそうだったらニーズに合った訓練をしよう　第4章 自立して社会に参加でき、自己実現したり、社会貢献したり、できるようになるために必要なこと（生きていくために必要なスキルとは）

◇忘れてなんかない！　2（セカンドシーズン）　品川裕香著　岩崎書店　2010.4　231, 8p　19cm　〈2（セカンドシーズン）のサブタイトル：ディスレクシアあきらめない－読む・書く・記憶するのが苦手なLDの人たちの学び方・働き方〉　1300円　①978-4-265-80193-0　Ⓝ378
　内容　第1章 5人の学び方・働き方　第2章 ディスレクシアの人を手助けする外部脳（使うときに気をつけたいことと使い方　「読む」ことが苦手な場合　「書く」ことが苦手な場合）　第3章 今、できること・やるべきこと（眼の病気の有無と視覚機能を確認　記憶の問題　ディスレクシア指導の実践）

◇はじめに読むLD（学習障害）の本　上野一彦著　ナツメ社　2009.8　207p　19cm　1200円　①978-4-8163-4763-4　Ⓝ378
　内容　第1章 LDはこんな障害の仲間です　第2章 クラスで気になるお友だち　第3章 家庭ではこんなサポートを心がける　第4章 学校ではLDの子をこのように支援する　第5章 自信をもって社会にはばたくために

◇ふしぎだね！？LD（学習障害）のおともだち　内山登紀夫監修,神奈川LD協会編　京都　ミネルヴァ書房　2006.5　55p　27cm　（発達と障害を考える本 3）　1800円　①4-623-04588-9　Ⓝ493.937
　内容　第1章 どうしよう！？こんなとき（さとるくんの場合 教科書が読めない　けんたくんの場合 作文になるとじゃまする　ちかさんの場合 話の仲間に入れない　ゆうじくんの場合 算数のときだけ何もしない　ももこさんの場合 いつもわすれものばかり）　第2章 LDって何？（LDは読み書き計算などにあらわれる障害　「認知」の流れのどこかで問題が起こ

◇ぼくは、ディスレクシア―読み書きが困難な学習障害（LD）の息子と母の成長物語　リサ・ワインスタイン著，吉田利子訳　河出書房新社　2005.9　329p　20cm　2000円　①4-309-25198-6　Ⓝ378

〈内容〉第1部 風が変わり始める―何かがおかしい、だが何が？　第2部 ここはカンザスではないらしい―最初の反応　第3部 黄色いレンガの道を行く―助けが現れる　第4部 カンザスからの手紙　第5部 エメラルド・シティ―旅は続く　第6部 色が違う馬―ディスレクシアと発達とアイデンティティ　第7部 西の魔女のホウキをもっておいで　第8部 わたしについて言ってごらん。わが家ほどいいところはない。わが家ほどいいところはない。　第9部 追加

◇読み書き障害（ディスレクシア）のすべて―頭はいいのに、本が読めない　サリー・シェイウィッツ著，藤田あきよ訳，加藤醇子医学監修　PHP研究所　2006.4　374p　19cm　1600円　①4-569-64859-2　Ⓝ378

〈内容〉1 「読むこと」とディスレクシア　2 診断　3 読める子に育てる　4 ディスレクシアを克服する―困難から習熟へ

◇読み書きの苦手を克服する子どもたち―「学習障害」概念の再構築　窪島務編著　京都 文理閣　2005.7　76p　21cm　1500円　①4-89259-490-3　Ⓝ378

〈内容〉基本的人権としての「読み書き」能力の獲得と「学習障害」　学習障害・読み書き障害の概念　周辺の障害との重複・併合　SKC（滋賀大学キッズカレッジ）プロジェクトの概要　読み書き障害の症状形成に関する理論的知見　「読み」の現在の主要理論　学習障害（読み書き障害）の新概念　教育・心理学的アセスメントと診断の役割　SKCの指導論の基本的スタンス　読み書き指導の具体的プロセス　「特別ニーズ教育」と「特別支援教育」の展望

◇「DAISYを中心としたディスレクシアキャンペーン事業」成果報告会―DAISY教科書提供体制の確立を目指して　日本障害者リハビリテーション協会情報センター　2009.3　123p　30cm　（DAISYを中心としたディスレクシアキャンペーン事業報告書 平成20年度）〈会期・会場：2009年2月11日 戸山サンライズ大研修室〉　Ⓝ378

◇LD（学習障害）とディスレクシア（読み書き障害）―子どもたちの「学び」と「個性」　上野一彦著　講談社　2006.12　189p　18cm　（講談社＋α新書）　800円　①4-06-272412-X　Ⓝ378

〈内容〉第1章 LDとディスレクシア　第2章 なぜ読み書きができないのか　第3章 LD・ディスレクシア偉人伝―成功の鍵を明かす　第4章 「障害」と「個性」の間で　第5章 これからのLD・ディスレクシア教育

◇LD（学習障害）のすべてがわかる本　上野一彦監修　講談社　2004.8　98p　21cm　（健康ライブラリー イラスト版）　1200円　①978-4-06-259413-4　Ⓝ378

〈内容〉1 LDについて知りたいこと知っておきたいこと　2 LDのタイプは千差万別　3 特別支援教育の始まり―LD教育はこんなふうに変わる　4 教え方、伝え方はこんなふうに工夫する

◇LD学習障害の本―じょうずなつきあい方がわかる　宮本信也監修　主婦の友社　2009.5　127p　21cm　（セレクトbooks 育ちあう子育ての本）　1300円　①978-4-07-265112-4　Ⓝ378

〈内容〉第1章 LDって何？（LDの子どもたちって、どういう子？　LDの基本的な特性は、6つの能力の問題　LD本来の問題と伴いやすい問題）　第2章 ウチの子がLDだったらどうすればいいの？　第3章 LD教育ってどんなことをするの？

◇LD・学び方が違う子どものためのサバイバルガイド キッズ編　ゲイリー・フィッシャー，ローダ・カミングス著，竹田契一監訳，西岡有香訳　明石書店　2008.7　145p　21cm〈サブタイトル：あなたに届けたい家庭と学校生活へのLD・学習障害アドバイスブック〉　1400円　①978-4-7503-2817-1　Ⓝ378

〈内容〉LDって何？　どうしてLDのある子は学習するのが大変なの？　7つのLD　LDのある子どもが学ぶのを助けてくれる法律　LDプログラムに参加しよう　LDのある子も優れている　悲しい気持ち、傷ついた心、怒りの感情をどうしていけばよいか　学校でうまくやる10の方法　だれかにいじめられたら、どうしたらよいか　友だちを作り、友だちでいつづけるためのヒント　家でうまくやっていく8つの方法　大きくなったときに覚えておくこと

◇LD・学び方が違う子どものためのサバイバルガイド ティーンズ編　ローダ・カミングス，ゲイリー・フィッシャー著，竹田契一監訳，太田信子，田中枝緒訳　明石書店　2009.3　200p　21cm〈ティーンズ編のサブタイトル：社会生活へむけたLD・ADHD・広汎性発達障害アドバイスブック〉　1600円　①978-4-7503-2946-8　Ⓝ378

〈内容〉LDを理解する　法律とあなたの権利　どのように自己主張するか　仕事に就く：仕事をする方が良いか？しない方が良いか？　どうやって仕事を見つけて続けるか　将来の計画を立てる：職業の目標を設定する　自立に備えるには　ひとりで出かけられるようになる　友だち作り、友だちづき合い　デートとその後　内面の成長　健康な生活をする　良い市民であるために　教育を受け続ける　最高の自分になること

◆自閉症

◇あきらめないで！自閉症 幼児編　平岩幹男著　講談社　2010.3　250p　19cm　（健康ライブラリースペシャル）　1429円　①978-4-06-259652-7　Ⓝ493.76

〈内容〉第1章 自閉症って何だろう　第2章 わが子が自閉症かなと思ったら　第3章 乳幼児健診でどこまでわかるの？　第4章 自閉症と診断された…どうしたらいいの？　第5章 いろいろある自閉症療育法　第6章 個別療育に取り組もう　第7章 高機能自閉症をめぐって　第8章 「できるようになった」を増やそう　第9章 幼稚園（保育園）に通う際の注意点　第10章 お父さんにできること　第11章 小学校に入る前に準備しておくこと

◇アクロニムで覚える自閉症とアスペルガー障害の対応のちがい　仁平説子，仁平義明著　ブレーン出版　2006.4　133p　21cm　1500円　①4-89242-828-0　Ⓝ378

〈内容〉第1章 「よ・い・か・た・ち」―自閉症の子への対応：うまくいった例・いかなかった例（予告で見通し　言うより見せて　簡単明瞭　楽しいこだわり見守って　小さなルールの積み重ね）　第2章 「よ・い・こ・せ・い」―アスペルガー障害の子ども

への対応：うまくいった例・いかなかった例（予告で安心　言って見せて　こだわる趣味は特技に変える　説教せずにルールの説明　いつも冷静いつもおおらか）　第3章「あ・ゆ・み・よ・り」——自閉症とアスペルガー障害の子どもに共通する対応：うまくいった例・いかなかった例（焦らずに子どものペース　ゆっくりのんびり見守って　見つけよう子どもの生きがい　読みとろう子どもの心　理解することは愛すること）　第4章 自閉症とアスペルガー障害のちがいを考える（「イメージのとぼしさ」と「イメージの脈絡のなさ」　自閉症とアスペルガー障害のちがい："不器用さ"の意味　再び、H・アスペルガーの示唆）

◇アレルギー関連の自閉症よ、さようなら　Devi S. Nambudripad著、増田裕訳　静岡　カイロプラネット　2007.9　276p　21cm　1500円　Ⓘ978-4-9903567-0-5　Ⓝ493.9375

◇イラスト版自閉症のともだちを理解する本——いっしょに学ぶなかよし応援団　原仁、高橋あつ子編著　合同出版　2010.9　127p　26cm　1600円　Ⓘ978-4-7726-0468-0　Ⓝ378
 ［内容］事例編　基礎知識編（自閉症スペクトラム（障害）と広汎性発達障害はどう違うのですか？　自閉症はなぜ発症するのでしょうか？　自閉症の診断とは？　乳児期の自閉症の特徴はなんでしょうか？　自閉症の赤ちゃんの頭は大きいのでしょうか？　ほか）

◇「気づき」と「できる」から始めるフレームワークを活用した自閉症支援　水野敦之著　エンパワメント研究所　2011.7　139p　30cm〈発売：筒井書房　付属資料（CD-ROM1枚 12cm）：すぐに使えるワークシート用CD-ROM〉　1600円　Ⓘ978-4-88720-638-0　Ⓝ369.28

◇これでわかる自閉症とアスペルガー症候群　田中康雄、木村順監修　成美堂出版　2008.12　175p　22cm　1300円　Ⓘ978-4-415-30364-2　Ⓝ378
 ［内容］1 自閉症・アスペルガー症候群とは？　2 うちの子、なんだか育てにくい　3 相談先とケア　4 症例別アドバイス　5 保育園・幼稚園・小学校との協力　6 進学・就労・社会的支援　7 自閉症・アスペルガー症候群の子どもを育てて

◇コロロメソッドによる自閉症療育——くらしの力を育てる　コロロ発達療育センター編　明治図書出版　2011.9　136p　21cm　1860円　Ⓘ978-4-18-002313-4
 ［内容］1章 コロロメソッドと療育（コロロメソッドとは？　教室での療育　成人施設・海外での療育）　2章 家庭でできる療育（家庭で療育する　始めよう！　コロロメソッド　家庭療育Q&A）　3章 くらしの力を育てる療育（自閉症児の生活習慣　自閉症児の食行動　こんなときどうする？）

◇ササッとわかる「自閉症」の子どもの育て方　山崎晃資著　講談社　2009.6　110p　18cm　（見やすい・すぐわかる図解大安心シリーズ）　952円　Ⓘ978-4-06-284724-7　Ⓝ378
 ［内容］第1章 自閉症の子どもはどのような子か　第2章 自閉症とはどのような障害か　第3章 自閉症の子どもに必要な治療とは？　第4章 家庭での育て方が子どもを変える

◇自閉症——私とあなたが成り立つまで　熊谷高幸著　京都　ミネルヴァ書房　2006.1　212, 5p　19cm　1800円　Ⓘ4-623-04512-9　Ⓝ378
 ［内容］1章 どうしてやりとりができないのか？——三項関係の成り立ち　2章 どうしてことばが消えるのか？——折れ線現象　3章 どうしてことばが必要なのか？——「いま・ここ」にないものの表現　4章 どうして文字や機械が好きなのか？——認知のアンバランスとその利用　5章 どうしてこだわりを示すのか？——ルーチンづくりとルーチンくずし　6章 どうして会話が成り立たないのか？——過去や未来への視点合わせ　7章 どうして時間的見通しを持てないのか？——前頭葉機能障害仮説　8章 どうして人の心が読めないのか？——私、あなた・彼・彼女の視点　9章 私とあなたが成り立つまで——四段階発達モデルの提案

◇自閉症——これまでの見解に異議あり！　村瀬学著　筑摩書房　2006.7　233p　18cm　（ちくま新書）　720円　Ⓘ4-480-06307-2　Ⓝ493.76
 ［内容］第1章 自閉症のはじまり　第2章 自閉症以前の問題　第3章 これまでの「自閉症論」批判　第4章 「放浪」とは何か　第5章 自閉症裁判　終章「おくれ」とは何か

◇自閉症——「からだ」と「せかい」をつなぐ新しい理解と療育　藤居学、神谷栄治著　新曜社　2007.5　227p　19cm　1900円　Ⓘ978-4-7885-1056-2　Ⓝ493.9375
 ［内容］第1章 自閉症はどう理解されてきたか　第2章 認知科学の新たな流れ——ギブソン理論とコネクショニズム　第3章 従来の自閉症モデルの問題点　第4章 新しい自閉症のモデル　第5章 具体的な療育の取り組みについて

◇自閉症・アスペルガー症候群「自分のこと」のおしえ方——診断説明・告知マニュアル　吉田友子著　学研教育出版　2011.5　127p　26cm　（学研のヒューマンケアブックス）〈発売：学研マーケティング　折り込1枚〉　1500円　Ⓘ978-4-05-404529-3　Ⓝ493.937
 ［内容］第1章 「子どもへの説明」という支援　第2章 私たちの自閉症スペクトラム観　第3章 ひな型（テンプレート）を用いた診断説明　第4章 診断名を説明する　第5章 いつ、診断名を伝えるか　第6章 誰が診断名を伝えるか　第7章 診断説明で期待される効果、あるいは診断説明の目的　第8章 診断説明の副作用　第9章 診断説明のあとの支援　巻末付録 子ども向け勉強会資料

◇自閉症・アスペルガー症候群のRDIアクティビティ——家庭・保育園・幼稚園・学校でできる発達支援プログラム 対人関係発達指導法　RDI友の会編　スティーブン・E. ガットスタイン、レイチェル K. シーリ著、榊原洋一監訳、小川山紀野, ティスマ彰子訳　明石書店　2009.11　360p　26cm　3200円　Ⓘ978-4-7503-3085-3　Ⓝ493.9375
 ［内容］アクティビティ一覧（友人関係は対人関係　対人関係発達指導法（RDI）とは）　レベル1 入門者（ステージ1：注意　ステージ2：参照　ステージ3：統制　ステージ4：協調）　レベル2 実習生（ステージ5 変化　ステージ6：転換　ステージ7：同調　ステージ8：デュエット）　レベル3 挑戦者（ステージ9：協調作業　ステージ10：共同創作　ステージ11：即興　ステージ12：親しい仲間）　付録A 学習進行記録表（トピック別アクティビティ索引　RDIプログラム レベル・ステージ全一覧）

◇自閉症へのABA入門——親と教師のためのガイド　シーラ・リッチマン著、井上雅彦、奥田健次監訳、テーラー幸恵訳　東京書籍　2003.9　180p　21cm　1800円　Ⓘ4-487-79803-5　Ⓝ378
 ［内容］第1章 自閉症とは何か　第2章 学習についての基礎理解と応用行動分析によるアプローチ　第3

章 子どもの自由時間を構造化する　第4章 不適応行動への対応　第5章 日常生活スキル　第6章 コミュニケーションを育てる　第7章 きょうだいのかかわり　第8章 地域参加のために

◇自閉症を克服する―行動分析で子どもの人生が変わる　リン・カーン・ケーゲル、クレア・ラゼブニック著、中野良顯監修、八坂ありさ訳　日本放送出版協会　2005.10　485,8p　20cm　2600円　Ⓘ4-14-081068-8　Ⓝ493.9375
　内容　1章 診断―最悪の知らせから立ち直る　2章 長い沈黙の終わり―言葉でのコミュニケーションを教える　3章 泣く、攻撃する、自分を傷つける―悪循環を断つ　4章 自己刺激―ヒラヒラさせる、たたく、クルクルまわる、その他の反復行動　5章 社会的なスキル―言葉や遊びを意味のある交友関係につなげる　6章 恐れとこだわりに立ち向かう―子どもを現実の世界に連れ戻す　7章 教育―適切な学習の場を見つけ、環境をさらに整える　8章 家族の生活―普通の暮らしを取り戻す　結び―臨床家が見たアンドリュー

◇自閉症を克服する　思春期編　学校生活・恋愛・就職をのりきる方法　リン・カーン・ケーゲル、クレア・ラゼブニック著、八坂ありさ訳　NHK出版　2011.9　445p　20cm　2600円　Ⓘ978-4-14-081503-8　Ⓝ493.9375
　内容　1部 本書を活用するために(専門用語および介入法)　2部 友だち付き合い(はじめに―友に関する一般的なルール　会話術　友だちとの外出　さまざまな集まり　いじめと友だちの圧力に対処する)　3部 恋愛(デート　性の問題)　4部 学校生活を充実させる(中学校、高等学校―支援を受けて自立する　大学)　5部 大学卒業後(仕事　生活環境)　6部 日常生活の改善(かっこよく町を歩く　行動を管理するハイテク機器を正しく使う　合併症(併存障害)を改善する)

◇自閉症を含む軽度発達障害の子を持つ親のために　柿谷正期監修、佐藤真司、瀬田剛、馬場悠輔共著　アチーブメント出版　2007.2　175p　19cm　1429円　Ⓘ978-4-902222-40-1　Ⓝ493.937
　内容　第1章 GFCFダイエット(消化酵素　腸管浸漏(リーキーガット)症候群 ほか)　第2章 軽度三角頭蓋　第3章 環境問題と自閉障害(化学物質過敏症(multiple chemical sensitivity・MCS)の定義　原因物質 ほか)　第4章 自閉症と水銀　第5章 視覚機能と発達障害

◇自閉症・こんな治療法があった―見えてきた原因と親にできること　阿部博幸著　PHP研究所　2006.3　205p　19cm　1400円　Ⓘ4-569-64840-1　Ⓝ493.76
　内容　第1章 自閉症という不思議な病気　第2章 身近にひそむ水銀の怖さ　第3章 RNAが自閉症を解くキー・ポイント　第4章 自閉症治療に新しい希望がある

◇自閉症支援の最前線―さまざまなアプローチ　梅永雄二、井上雅彦編著、武藏博文、渡部匡隆、坂井聡、服巻繁著　エンパワメント研究所　2010.7　143p　21cm　〈発売:筒井書房〉　1500円　Ⓘ978-4-88720-617-5　Ⓝ369.28
　内容　自閉症支援の共通理解のために(井上雅彦著)　自閉症者への最新アプローチ(自立を高める支援ツールの活用(武藏博文著)　サバイバルスキルからのアプローチ(渡部匡隆著)　ルポ TEACCHプログラムとの連携によるノースカロライナの自閉症児教育(梅永雄二著)　AACを活用したコミュニケーション指導(坂井聡著)　PECSによる自閉症児への支援(服巻繁著)

◇自閉症児・者の家族とともに―親たちへのまなざし　久保紘章著　相川書房　2004.10　162p　22cm　(コレクション 3)　2200円　Ⓘ4-7501-0316-0　Ⓝ378
　内容　第1部 自閉症児の家族研究(自閉症児の家族研究―とくにL.カナーの両親像をめぐって　自閉症児と家族　障害児をもつ家族)　第2部 当事者・家族への援助(自閉症児の家族の役割　自閉症と家族　家庭に基礎をおいた自閉症児への処遇　自閉症児・者にとっての家族と親しい人たちとの死別　死別をめぐって)　第3部 自閉症児・者の家族から学ぶ(自閉症児を持つ母親を囲んで　「真言の会」に見る親と関係者とのパートナーシップ　自閉症の子どもをもつ親が専門家に求めているもの)

◇自閉症の親を療育者にする教育―応用行動分析学による英国の実践と成果　ミッキー・キーナン、ケン・P.カー、カローラ・ディレンバーガー編、清水直治監訳　大阪　二瓶社　2005.11　238p　22cm　2400円　Ⓘ4-86108-027-4　Ⓝ378
　内容　第1章 応用行動分析学の立場からの見方　第2章 応用行動分析学―最高の療育法　第3章 機能アセスメント、機能分析と問題行動　第4章 コリンのものがたり　第5章 子どもに何を指導するか　第6章 結論と今後の方向

◇自閉症児の心を育てる―その理解と療育　石井哲夫著　第2版　明石書店　2006.7　277p　19cm　2000円　Ⓘ4-7503-2370-5　Ⓝ378
　内容　第1章 自閉症児との出会い　第2章 自閉症児のいる家族　第3章 自閉症児の療育の開発―「子どもの生活研究所」における療育を中心に　第4章 幼児期療育の成熟　第5章 自閉症の知見　第6章 自閉症・発達障害者への支援の展開　付録

◇自閉症児の困り感に寄り添う支援　佐藤曉著　学習研究社　2007.8　184p　21cm　(学研のヒューマンケアブックス)　1700円　Ⓘ978-4-05-403366-5　Ⓝ378
　内容　第1章 「困り感」に寄り添うために　第2章 乗れる島の少ない子ども　第3章 周囲の状況への適応　第4章 時間と「困り感」　第5章 ことばを生む素地　第6章 ことばがなぜ通じるか　第7章 コミュニケーションと人間関係　第8章 この時代と「困り感」　第9章 定型外を理解する

◇自閉症児のための明るい療育相談室―親と教師のための楽しいABA講座　奥田健次、小林重雄著　学苑社　2009.5　214p　21cm　2500円　Ⓘ978-4-7614-0721-6　Ⓝ378
　内容　第1章 生活編―毎日の生活を楽しく　第2章 遊び編―遊びを元気に楽しく　第3章 お友達編―お友達と仲よく　第4章 ことば編―ことばのやりとり　第5章 行動編―困った行動との付き合い方　第6章 学校編―学習・学校の課題

◇自閉症者が語る人間関係と性　ゲニラ・ガーランド著、熊谷高幸監訳、石井バークマン麻子訳　東京書籍　2007.7　260p　19cm　1800円　Ⓘ978-4-487-80105-3　Ⓝ369.28
　内容　第1部 自閉症とは?　第1部 人間関係(友情　ペア関係　親になること)　第2部 セクシュアリティー(セクシュアリティーとは?　性的な行為が問題視されるとき　性のアイデンティティー　性的暴力)　第3

◇自閉症スペクトラム―浅草事件の検証―自閉症と裁判　高岡健,岡村達也編　批評社　2005.9　184p　21cm　(メンタルヘルス・ライブラリー14)　2000円　①4-8265-0428-4　Ⓝ493.76
　内容　自閉症スペクトラム入門　自閉症のバリアフリーと合理的な配慮　"気がかりな"特別支援教育の本質　発達障害概念の拡大の危険性について　普通？普通じゃない？―スペクトラムを考える　自閉症スペクトラムの社会的処遇―発達障害者支援法の成立をめぐって　小児療育現場の自閉症スペクトラム　座談会　浅草レッサーパンダ事件―自閉症と裁判をめぐって　浅草・レッサーパンダ帽事件の結末

◇自閉症スペクトラム生き方ガイド―自己権利擁護と「障害表明」のすすめ　スティーブン・M.ショア編著,荒木穂積監訳,森由美子訳　京都　クリエイツかもがわ　2007.2　260p　21cm〈発売：かもがわ出版(京都)〉　2400円　①978-4-902244-72-4　Ⓝ369.28
　内容　第1章　自己権利擁護と「障害表明」を通してコミュニケーションを図る一人とうまくなるための4つの方法　第2章　援助と自助：自己権利擁護についての教え方と学び方　第3章　自己権利擁護と「障害表明」のためにIEP(個別教育プログラム)をどう使うか　第4章　自分自身のケースマネージャーになる　第5章　地域や支援者との相互関係を築く―地域アイデンティティと自閉症者の自己権利擁護における支援者の役割　第6章　「障害表明」と自己権利擁護―そとの世界へ扉を開く

◇自閉症スペクトラム親子いっしょの子どもの療育相談室　白石雅一著　東京書籍　2010.9　285p　21cm　1900円　①978-4-487-80484-9　Ⓝ378
　内容　第1部　自閉症スペクトラムと子どもの療育相談室(自閉症とは　親子いっしょの療育相談室)　第2部　親子関係の調整と家族支援(親子関係の調整と家族支援―その事例(親子関係の調整と家族支援―引っ越しや離婚の危機への介入と療育　こだわり行動への対処法と家族支援　父親問題に関する取り組み　父親のグループセッション～父親参加と父親参観)　第3部　個別の療育―玩具・教材・環境の活用方法(療育はプレイルームに入る前から始まっている！―準備と展開、そしてスーパービジョン　"日常生活に根ざした課題"を通した療育　"無気力になってしまった自閉症児"への介入方法と療育　教材の工夫による"無気力型自閉症"への介入方法と療育　関係を育み、教えながら発達を促すこと　無理なく、楽しく、root、教えるか)

◇自閉症スペクトラム児・者の理解と支援―医療・教育・福祉・心理・アセスメントの基礎知識　日本自閉症スペクトラム学会編　教育出版　2005.10　277p　21cm　3200円　①4-316-80120-1　Ⓝ378
　内容　1　医療　2　教育　3　福祉　4　心理　5　アセスメント　6　関連

◇自閉症スペクトラム辞典　日本自閉症スペクトラム学会編　教育出版　2012.3　233p　22cm　3800円　①978-4-316-80190-2　Ⓝ493.76

◇自閉症スペクトラム児との暮らし方―英国自閉症協会の実践ガイド　マーチン・アイヴス,ネル・モンロ共著,寺田信一監訳,林恵津子訳　田研出版　2008.2　278p　21cm　2800円　①978-4-86089-014-8　Ⓝ369.49
　内容　自閉症とは　自閉症の原因　自閉症の歴史　診断基準　診断を受けたとき　診断後、将来に向けてきょうだい　教育　社会的能力　行動を理解する　行動に対処する　療育

◇自閉症スペクトラム障害の支援ニーズ評価尺度作成に関する調査研究　栗田広ほか著　こども未来財団　2006.2　109p　30cm　(児童関連サービス調査研究等事業報告書　平成17年度)　Ⓝ369.49
　内容　日本自閉症協会広汎性発達障害評定尺度(PARS)幼児期尺度の信頼性・妥当性の検討(辻井正次ほか著)　日本自閉症協会広汎性発達障害評定尺度(PARS)児童期尺度の信頼性と妥当性の検討(安達潤ほか著)　思春期から成人期における広汎性発達障害の行動チェックリスト(神尾陽子ほか著)　障害程度区分106項目による広汎性発達障害評価の検討(内山登紀夫ほか著)　PARS評価事例(安達潤、神尾陽子、井上雅彦著)　まとめ(広汎性発達障害(PDD)の困難度を把握する尺度としてのPARS(安達潤著)　新しい研修モデルの提案(辻井正次著))

◇自閉症スペクトラム青年期・成人期のサクセスガイド　服巻智子編著,ニキ・リンコほか述　京都　クリエイツかもがわ　2006.10　230p　21cm　(Autism retreat Japan 1)〈発売：かもがわ出版(京都)〉　2000円　①4-902244-63-2　Ⓝ378
　内容　当事者のための当事者大会―オーディズム・リトリート・ジャパンin佐賀　テレビから学んだこと　青年期―学校生活で生き残るために(あんな支援・こんな支援in中学高校　大学でのサバイバルスキル)　成人期―就職、結婚、そして子育て(ASD者の結婚生活　発達障害者の結婚生活、および就労支援についての提言　ASDたちの妻として、母として)

◇自閉症スペクトラム入門―脳・心理から教育・治療までの最新知識　サイモン・バロン＝コーエン著,水野薫,鳥居深雪,岡田智訳　中央法規出版　2011.9　177p　21cm　1800円　①978-4-8058-3523-4　Ⓝ493.9375
　内容　第1章　2人の自閉症スペクトラムの人との出会い　第2章　自閉症の有病率の変遷　第3章　自閉症スペクトラムの測定　第4章　診断について　第5章　自閉症とアスペルガー症候群の心理学　第6章　自閉症とアスペルガー症候群の生物学　第7章　介入、教育、治療

◇自閉症スペクトラムの発達と理解　別府哲,奥住秀之,小渕隆司著　全国障害者問題研究会出版部　2005.8　142p　21cm　1600円　①4-88134-274-6　Ⓝ378

◇自閉症と遊び　ヤニク・バイヤ,ローネ・ガメルトフト著,井上洋平,荒木穂積訳　京都　クリエイツかもがわ　2008.4　125p　26cm〈発売：かもがわ出版(京都)〉　1800円　①978-4-902244-92-2　Ⓝ378
　内容　第1部(自閉症と子どもの発達　遊びの特徴と様式)　第2部(遊び場面の設定　遊び場面の具体例　遊び活動の二重性　遊びの可能性―要約と結論)　付録(遊び活動の行動観察表　遊び・コミュニケーション・社会的相互交渉：初期発達の特徴(0か月～48か月))

◇自閉症にかかわるすべての人が理解すべきこと―支援・対応の基本ポイント48　上岡一世著　明治図書出版　2010.11　156p　22cm　(特

精神病・神経症医療　　　　　　　　　　　　　　　　　　　　　　　　　　　　　　　医療と社会・福祉

別支援教育の新展開 4)　1860円　①978-4-18-045716-8　Ⓝ378
内容　第1章 これだけは理解しておいてほしい―「障害理解」の10のポイント　第2章 こういう子どもを育てよう―実現すべき16の子ども像　第3章 指導者が持つべき教育姿勢・方針―目指すべき12の専門性　第4章 子どもが確実に伸びる基本支援・対応―押さえたい10のポイント

◇自閉症のある子と友だちになるには―当事者だからわかるつきあい方イラストブック　ダニエル・ステファンスキー著，上田勢子訳，石井哲夫監修　晶文社　2011.11　46p　21cm　950円　①978-4-7949-6771-8　Ⓝ493.9375
内容　ぼくのことと，この本のこと　ぼくにも声をかけて　ぼくに話しかけて　ぼくの「聞き方」　ぼくに「見えない」もの　ぼくが，はまりこんでしまったら　いっしょに遊ぼうよ　ちがっていてもだいじょうぶ　いい友だちになって　手をさしだして

◇自閉症の基本障害の理解とその支援・対応法　納富恵子編著，上岡一世監修　明治図書出版　2009.7　149p　22cm　（自閉症支援のための基本シリーズ 1)　2000円　①978-4-18-053123-3　Ⓝ378
内容　第1章 自閉症の基本的な理解　第2章 自閉症の特性を理解した支援と指導の実際　第3章 高機能自閉症児へのSSTと感情表出を促す指導　第4章 自閉症の子への学習や生活支援の工夫

◇自閉症の子があなたに知ってほしいこと　エレン・ノットボム著，和歌山友子訳　筑摩書房　2011.1　205p　19cm　〈解説：山登敬之〉　1600円　①978-4-480-87831-1　Ⓝ378
内容　第1章 まず「子ども」だと思って。「ぼく＝自閉症」じゃないんだよ。　第2章 感じかたがふつうとちがうんだ。　第3章 「しない」（する気がない）と「できない」（する力がない）を区別して。　第4章 どうしてもことばどおりに聞いちゃうんだ。　第5章 ことばがたりないけど，がまんして。　第6章 ことばはむずかしすぎるから，絵でわかろうとするんだ。　第7章 「できない」ことよりも「できる」ことを見て。　第8章 みんなとなかよくしたいから，てつだって。　第9章 パニックの引き金探しをして。　第10章 家族だったら，いい子じゃない時もきらいにならないで。

◇自閉症の子とたのしく暮らすレシピ　佐藤智子著　ぶどう社　2007.7　159p　21cm　1600円　①978-4-89240-189-3　Ⓝ369.49

◇「自閉症」の子どもたちと考えてきたこと　佐藤幹夫著　洋泉社　2008.7　250p　20cm　1800円　①978-4-86248-285-3　Ⓝ378
内容　「障害」をどう考えるか　「自閉症」とは何だろうか　行動の特徴をどう考えるか　「自閉症」の子どもたちと発達　「パニック」をどう考えてきたか　感覚の世界 意味の世界　意味世界の広がり　言葉とその周辺をめぐって

◇自閉症の子どもと家族の幸せプロジェクト―お父さんもがんばる！　「そらまめ式」自閉症療育　藤居学著　ぶどう社　2008.7　190p　21cm　2000円　①978-4-89240-195-4　Ⓝ378
内容　1章「ピリオド・ゼロ」を乗り越えて　2章 療育は家族の一大プロジェクト　3章 お父さんは，ブレイング・マネージャー　4章 私の経験談から　5章 自閉症とその療育の進めかた　6章 自閉症療育の全

体像　7章 明日から実践できる療育のアイデア　読書案内

◇自閉症の社会学―もう一つのコミュニケーション論　竹中均著　京都　世界思想社　2008.9　278p　19cm　（Sekaishiso seminar)　2300円　①978-4-7907-1358-6　Ⓝ369.28
内容　『レインマン』と社会学　自閉症はスペクトラム―三つ組の障害　社会は目に見えるか―E. デュルケム　構造と主体の輪舞曲―A. ギデンズ　鏡の中の私―C. H. クーリー　意味のキャッチボール―G. H. ミード　電車と異星人―E. ゴフマン　高みの見物は可能か―エスノメソドロジー　おうむ返しの彼方に―会話分析　「社会化されなかった」子ども―「アヴェロンの野生児」　モノトラックとテクノロジー―ケータイ文化　学歴社会とピストル―教育カレンダーとともに生きる―時間　二つの社会と自閉症―長いあとがき

◇自閉症のすべてがわかる本　佐々木正美監修　講談社　2006.6　98p　21cm　（健康ライブラリー イラスト版)　1200円　①4-06-259405-6　Ⓝ493.76
内容　1 おとなしいのは，病気だから？　2 原因はしつけじゃない　3 専門家と協力して療育をすすめる　4 TEACCHで社会性を身につける　5 社会生活に入っていくために

◇自閉症の生徒が親と教師に知ってほしいこと　エレン・ノットボム著，香川由利子訳　筑摩書房　2012.3　204p　19cm　1700円　①978-4-480-84297-8　Ⓝ378
内容　自閉症の生徒から親と教師への10のメッセージ　第1章 学びは循環していく―だれもが教師であり生徒なんだ　第2章 ぼくたちはチームだ―成功するかどうかは一緒にやっていくぼくたちしだい　第3章 ぼくはぼくの考え方をするんだ―ぼくにとって意味のある教え方をして　第4章 行動はコミュニケーションだ―あなたのも，わたしのも，わたしたちのも　第5章 誤作動や文字化けで，わけがわからなくなる―効果的に伝えなければ学習はありえない　第6章 ぼくをひとりの人間として教えて―ぼくは"壊れた"部分とか"欠けた"部分とかの集まり以上のものだ　第7章 好奇心をたくさんもっていて　第8章 あなたを信頼していいですか？　第9章 信じることのちから　第10章 ぼくに"釣り"を教えてほしい―能力のある大人として見て，その姿を想像して

◇自閉症の正しい理解と最新知識　榊原洋一著　日東書院本社　2011.5　223p　19cm　1200円　①978-4-528-01904-1　Ⓝ378
内容　第1章 自閉症の子どもの特徴　第2章 自閉症とはどんな病気か　第3章 自閉症の子どもは療育で治療　第4章 自閉症の子どもを家庭でサポート　第5章 自閉症の子どもを園，学校でサポート

◇自閉症の友だち　吉田昌雄，川北敏晴監修，土橋圭子文　金の星社　2005.3　31p　30cm　（障害を知ろう！　みんなちがって，みんないい 2)　2500円　①4-323-06562-0　Ⓝ378
内容　自分の選んだ道で活躍した人たち　自閉症って，なんだろう？　自閉症のおもな特徴　どんなところで勉強しているの？　学校で学ぶ友だち　学校や地域との交流活動　外国で学ぶ友だち　働きたいという意欲にこたえて　友だちとのおつきあいのために　これからの社会へむけて　もっと知りたい！　自閉症の友だちを支援する団体

514　医療問題の本 全情報 2003-2012

◇自閉症の人の人間力を育てる　篁一誠著, 東京都自閉症協会編　ぶどう社　2009.4　191p　21cm　2000円　Ⓘ978-4-89240-198-5　Ⓝ493.76
　内容　第1部 自閉症の人を, どう理解し, どうかかわるか(自閉症の人の行動の特徴　"問題行動"を, どう考えるか　自閉症の人に育てたい3つの力)　第2部 自閉症の人の考える力を, どう育てるか　第3部 自閉症の人の働く力を, どう育てるか

◇自閉症の本一じょうずなつきあい方がわかる　佐々木正美監修　主婦の友社　2009.3　144p　21cm　(セレクトbooks 育ちあう子育ての本)　1400円　Ⓘ978-4-07-258922-9　Ⓝ378
　内容　プロローグ あなたの周りにこういう子はいませんか？　第1章 自閉症ってどんな障害なの？　第2章 家族として子どもをサポートしていくために　第3章 周りのみんなで支え, 共に暮らそう　第4章 世界で, そして日本で療育の中心となっている「TEACCH」　自閉症Q&A　コミュニケーションカードを活用しましょう

◇自閉症の理解とその支援一子どもが成長・発達するかかわり方　上岡一世著　明治図書出版　2004.8　244p　22cm　(自立と社会参加を目指す自閉症教育 1)　2560円　Ⓘ4-18-610919-2　Ⓝ378
　内容　第1章 自閉症の基本障害　第2章 自閉症の心理, 行動特性　第3章 自閉症児の基本指導　第4章 不適切行動への対応　第5章 就労自立を実現する支援　第6章 重度精神遅滞を伴う自閉症のY君の就職と職業生活20年間の歩み　第7章 まとめ

◇自閉症の療育カルテ一生涯にわたる切れ目のない支援を実現する　村川哲郎, 函館圏療育カルテ推進グループ編, 本間博彰監修　明石書店　2010.7　122p　26cm　1600円　Ⓘ978-4-7503-3228-4　Ⓝ378
　内容　第1部 療育カルテとは一療育カルテの誕生と可能性について　第2部 療育カルテの作り方と使い方一仕組みとポイント(療育カルテの作成方法と使用のガイド　サポートブックについて　サポートブック事例集)　第3部 療育カルテの実践例一保護者の思い

◇自閉症は漢方でよくなる！　飯田誠著　講談社　2010.10　193p　19cm　(健康ライブラリースペシャル)　1300円　Ⓘ978-4-06-259655-8　Ⓝ493.9375
　内容　第1章 自閉症の人はなぜ変わった行動をするのか　第2章 自閉症とまちがえやすい症状と診断　第3章 漢方は脳の騒動をやわらげる　第4章 自閉症に効く漢方と飲ませ方　第5章 18の実例からわかる漢方治療の実態　第6章 薬ではどうにもならないことと対処法

◇自閉っ子のための道徳入門　社会の中で生きる子どもを育む会著　花風社　2012.6　214p　19cm　1600円　Ⓘ978-4-907725-84-6
　内容　1 「世の中への恨み」をどう解きほぐしていったか。　2 性の話一被害者にも加害者にもならないために3 「他人に迷惑をかけない子」に育てる　4 重度の知的障害がある子にきちんと「社会のルール」を教える　5 他害行為がなくなっていくとき, 何が起きているか

◇図解よくわかる自閉症一発達障害を考える・心をつなぐ　榊原洋一著　ナツメ社　2008.3　143p　24cm　1500円　Ⓘ978-4-8163-4462-6　Ⓝ378

　内容　1章 どこか不思議な子どもたち　2章 自閉症とはどのような病気か　3章 自閉症の子どもをサポートする　4章 家庭で自閉症児を支え, 育てる　5章 幼稚園や学校ではこのようにサポートする　6章 社会生活に向けて家庭, 地域での支援

◇スクスク子育て一情緒発達から見た自閉症　安藤則夫著　学苑社　2007.1　238p　19cm　2200円　Ⓘ978-4-7614-0701-8　Ⓝ378
　内容　第1部 基本的な考え方　第2部 モノの見方・考え方と情緒　第3部 社会性と情緒　第4部 情緒発達の評価(評価の視点　情緒的行動の評価)　第5部 情緒発達を育む働きかけ

◇当事者が語る結婚・子育て・家庭生活一自閉症スペクトラム青年期・成人期のサクセスガイド 3　服巻智子編著　京都　クリエイツかもがわ　2009.4　236p　21cm　(Autism retreat Japan)　〈発売：かもがわ出版(京都)　述：満石理恵ほか〉　2000円　Ⓘ978-4-86342-016-8　Ⓝ369.28
　内容　第1部 当事者が語る"わたし"(わたしの家庭生活奮戦記　異文化としてのアスペルガーと発達途上のわたし)　第2部 医師から見た自閉症スペクトラム援助の課題

◇どうして？教えて！自閉症の理解　奥住秀之著　全国障害者問題研究会出版部　2008.5　143p　21cm　Ⓘ978-4-88134-614-3　Ⓝ378

◇ドナ・ウィリアムズの自閉症の豊かな世界　ドナ・ウィリアムズ著, 門脇陽子, 森田由美訳　明石書店　2008.12　469p　21cm　2500円　Ⓘ978-4-7503-2887-4　Ⓝ493.76
　内容　第1部 オリエンテーション(はじめに)　第2部 深淵へ　第3部 余波(フルーツサラダモデル―3種類のクラスター)　付録

◇はじめに読む自閉症の本　榊原洋一著　ナツメ社　2009.8　206p　19cm　1200円　Ⓘ978-4-8163-4735-1　Ⓝ378
　内容　第1章 自閉症の子どもとともに生きる　第2章 子どもの個性と向き合う一乳幼児期の育て方　第3章 子どもの潜在能力を生かす一学童期の接し方　第4章 子どもの自立を支える一思春期の付き合い方　第5章 よりよい社会生活を送るために

◇ふしぎだね！？自閉症のおともだち　内山登紀夫監修, 諏訪利明, 安倍陽子編　京都　ミネルヴァ書房　2006.3　51p　27cm　(発達と障害を考える本 1)　1800円　Ⓘ4-623-04552-8　Ⓝ493.9375
　内容　第1章 どうしよう！？こんなとき　第2章 自閉症って何？

◇不適切行動への効果的支援・対応法　上岡一世編著　明治図書出版　2009.3　162p　22cm　(自閉症支援のための基本シリーズ 2)　2260円　Ⓘ978-4-18-053272-8　Ⓝ378
　内容　第1章 不適切行動の原因と支援・対応の基本　第2章 効果的支援・対応法の実際

◇もしかして自閉症？一子どものために親ができること　矢幡洋著　PHP研究所　2008.11　234p　18cm　(PHP新書)　740円　Ⓘ978-4-569-70044-1　Ⓝ378
　内容　第1部 自閉症研究小史　第2部 もしかして, 自閉症？一軽症自閉症のサイン　第3部 子どものために親ができること(自閉症は改善できる　困った行動をどうするか　生活に療育的要素を自然に溶け込ませる)

精神病・神経症医療　　　　　　　　　　　　　　　　　　　　　　医療と社会・福祉

◇よくわかる自閉症—「関係発達」からのアプローチ　小林隆児著　法研　2008.2　239p　21cm　1700円　Ⓘ978-4-87954-700-2　Ⓝ493.9375
　内容 本書を読む前に 「関係発達臨床」が生まれるまで 今なぜ「関係発達臨床」か 「関係発達臨床」の基本にあるもの 自閉症の三大特徴(対人関係の障碍を「関係」から読み解く コミュニケーション障碍を「関係」から読み解く 偏った興味、こだわり行動、繰り返し行動を「関係」から読み解く) 不可解な行動を「関係」から読み解く 「関係発達支援」で最も大切なこと

◇読みとけば見えてくる自閉症児の心と発達　熊本勝重著、越野和之、大阪教育文化センター編　京都　クリエイツかもがわ　2012.2　191p　21cm　2000円　Ⓘ978-4-86342-079-3　Ⓝ378
　内容 「感覚過敏」というけれど 「ひと・モノ・人」の関係をはぐくむ 生きた言葉をはぐくむ 偏食指導は「人間関係」を食べる 「一緒に!」に隠された思い 育つしは友だちとともに—仲間の中でこそ育つ子どもたち 親の願いとインクルーシブ教育

◇我が子は自閉症？ と思ったら—抱っこ法による心のケア　阿部秀雄、石塚美希子、小林夕香、高橋秀敏著　木更津　エスコアール出版部　2010.5　127p　21cm　1200円　Ⓘ978-4-900851-58-0　Ⓝ378
　内容 抱っこ法とは(阿部秀雄) 出会えてよかった(石塚美希子) ひとつひとつを乗り越えて(小林夕香) 心のケアの一例(高橋秀敏) 自己表現の不自由を乗り越えるケア(阿部秀雄)

◇Q&A家族のための自閉症ガイドブック—専門医による診断・特性理解・支援の相談室　服部陵子著　明石書店　2011.6　203p　26cm　2000円　Ⓘ978-4-7503-3380-9　Ⓝ378
　内容 第1章 自閉症の医学と診断　第2章 自閉症の特徴と合併症　第3章 家庭養育と療育　第4章 食事・排泄・睡眠の指導　第5章 言葉の指導と遊びの指導　第6章 多動・癇しゃく(パニック)・感覚過敏・こだわりの指導　第7章 療育の技法—構造化と視覚的支援　第8章 就園と就学　第9章 学齢期に起こりやすい問題と支援　第10章 二次障害　第11章 薬物療法

◆◆アスペルガー症候群

◇アスペルガー症候群　岡田尊司著　幻冬舎　2009.9　271p　18cm　(幻冬舎新書 141)　800円　Ⓘ978-4-344-98142-3　Ⓝ493.76
　内容 第1章 アスペルガー症候群とはどんなものか　第2章 アスペルガー症候群の症状はどのようなものか　第3章 アスペルガー症候群を診断する　第4章 アスペルガー症候群の脳で何が起きているのか　第5章 アスペルガー症候群が増えている原因は何か　第6章 アスペルガー症候群と七つのパーソナリティ・タイプ　第7章 アスペルガー症候群とうまく付き合う　第8章 学校や家庭で、学力と自立能力を伸ばすには　第9章 進路や職業、恋愛でどのように特性を活かせるのか　第10章 アスペルガー症候群を改善する

◇アスペルガー症候群がわかる本—理解と対応のためのガイドブック　クリストファー・ギルバーグ著、田中康雄監修、森田由美訳　明石書店　2003.12　176p　21cm　1800円　Ⓘ4-7503-1835-3　Ⓝ493.9375
　内容 定義 発生率 小児期の症状 思春期の症状 併発する精神障害・社会的障害 その他の問題 アスペルガー症候群の人の優れた能力 背景因子 認知神経心理学的研究 診断と検査 長期予後—成人期のアスペルガー症候群 かかわり方・介入・治療 誰に相談するか アスペルガー症候群だったかもしれない著名な天才たち 症例紹介

◇アスペルガー症候群・高機能自閉症の子どもを育てる本　家庭編　佐々木正美監修　講談社　2008.7　98p　21cm　(健康ライブラリー イラスト版)　1200円　Ⓘ978-4-06-259426-4　Ⓝ369.28
　内容 1 アスペルガー症候群の子の家庭生活　2 生活習慣とマナーを身につける　3 家族会議で問題を解決していく　4 外出先・旅先での注意点を知る　5 ひとり立ちに向けて、やっていくこと

◇アスペルガー症候群(高機能自閉症)の子どもを育てる本　学校編　佐々木正美監修　講談社　2008.3　98p　21cm　(健康ライブラリー イラスト版)　1200円　Ⓘ978-4-06-259422-6　Ⓝ369.28
　内容 1 アスペルガー症候群の子の学校生活　2 ケンカを減らして、友達を増やすには　3 イラスト要素で授業の理解力アップ　4 係・当番・部活動のトラブル予防法　5 現実的に、進学はできるのか

◇アスペルガー症候群(高機能自閉症)のすべてがわかる本　佐々木正美監修　講談社　2007.3　98p　21cm　(健康ライブラリー イラスト版)　1200円　Ⓘ978-4-06-259412-7　Ⓝ378
　内容 1 子どもはこんなことに困っている　2 周囲の理解が、二次障害を防ぐ　3 アスペルガー症候群と自閉症の違い　4 「視覚的な手がかり」が生活の助けに　5 青年期に向けて、どんな準備が必要か

◇アスペルガー症候群高機能自閉症の本—じょうずなつきあい方がわかる　宮本信也監修　主婦の友社　2009.7　127p　21cm　(セレクトbooks 育ちあう子育ての本)　1300円　Ⓘ978-4-07-266985-3　Ⓝ369.28
　内容 第1章 アスペルガー症候群って何？　第2章 アスペルガー症候群の子って、どんな子？　第3章 家族がしてあげられること、すべきこと　第4章 学校ができること、すべきこと　おわりにかえて 思春期の、周囲を不安にさせるような言葉には、常識で対応を

◇アスペルガー症候群子育てハンドブック—お母さんたちからのエール　デイブ・エンジェル著、関口里華訳　クリアサイト・ジャパン　2011.1　157p　19cm　(発売：JMA・アソシエイツステップワークス事業部)　1300円　Ⓘ978-4-904665-21-3　Ⓝ378
　内容 第1部 20のアドバイス(子育てのヒント)　第2部 48のQ&A(行動について 育児と家族 教育と社会 医療の問題 その他の問題)

◇アスペルガー症候群—子どもたちの特性を活かすみんなで、もっと理解してあげよう！　宮尾益知著　日東書院本社　2008.1　223p　19cm　1400円　Ⓘ978-4-528-01900-3　Ⓝ378
　内容 第1章 子育ての観点からのアスペルガー症候群　第2章 ADHD(注意欠陥・多動性障害)とアスペルガー症候群　第3章 自閉症、アスペルガー症候群の考え方と症状　第4章 アスペルガー症候群のコミュニケーション　第5章 家庭での接し方と子育てアドバイス　第6章 高機能自閉症・アスペルガー症候群とは何でしょう？

○アスペルガー症候群・自閉症のあなたへ—自分のことを知り、もっと好きになるために　東條恵著　新潟　考古堂書店　2004.11　89p　21cm　952円　Ⓘ4-87499-622-1　Ⓝ493.9375

○アスペルガー症候群と高機能自閉症—青年期の社会性のために よりよいソーシャルスキルが身につく　杉山登志郎編著　学習研究社　2005.3　200p　21cm　（学研のヒューマンケアブックス）　1800円　Ⓘ4-05-402505-6　Ⓝ378
　内容　第1章 今、最も必要なことは　第2章 具体的な支援のために　第3章 最新医学からの話題（広汎性発達障害の神経学的基盤—扁桃体・辺縁系仮説を中心に　水銀問題を考える—自閉症水銀説とキレート療法について）　第4章 社会性獲得のための学校教育とは　第5章 青年期を迎えて

○アスペルガー症候群と非言語性学習障害—子どもたちとその親のために　キャスリン・スチュワート著，榊原洋一，小野次郎，足立佳美訳　明石書店　2004.5　233p　21cm　2200円　Ⓘ4-7503-1901-5　Ⓝ493.9375
　内容　第1部 非言語性学習障害およびアスペルガー症候群と関連のある症状の概観（非言語性学習障害およびアルペルガー症候群とは　長所と短所　非言語性学習障害やアスペルガー症候群の子どもを理解することが、なぜ重要か）　第2部 非言語性学習障害とアスペルガー症候群の影響（異なることばを話す子どもたち：ソーシャルスキルの発達と社会的情緒的機能　空間での混進：視覚・空間処理と感覚統合　問題の根源：情報処理と組織化・系統化の問題）　第3部 何をすればよいのか？ 対応と計画

○アスペルガー症候群の子育て200のヒント　ブレンダ・ボイド著，落合みどり訳　東京書籍　2006.1　213p　21cm　2000円　Ⓘ4-487-79985-6　Ⓝ378
　内容　1 まず、基礎を固めましょう　2 ベストをつくしましょう　3 よくあるトラブルとその対処法　4 親御さんたちへ　巻末資料

○アスペルガー症候群歴史と現場から究める　石川元編　至文堂　2007.10　414p　21cm　3000円　Ⓘ978-4-7843-0266-6　Ⓝ493.9375
　内容　知る　観る　繋がる　膨らむ　縒う　継ぐ　喋る

○アスペルガーの心　1　わたしもパズルのひとかけら　フワリ作・絵　偕成社　2012.3　40p　21cm　1200円　Ⓘ978-4-03-528410-9

○アスペルガーの心　2　パニックダイジテン　フワリ作・絵　偕成社　2012.3　48p　21cm　1200円　Ⓘ978-4-03-528420-8
　内容　パニックの原因　パニックの種類　パニックのときのお願い　パニックのときはこうしてね　パニックになりにくくするために

○アスペルガーの子どもたち—親が知りたい、こんな時どうする？　井上敏明著　第三文明社　2004.5　191p　19cm　1200円　Ⓘ4-476-03265-6　Ⓝ493.9375
　内容　第1章 こんな時、どうする？—親が知りたい子どもの心（学校に行きたがらない/勉強しない　性格が心配/トラウマ（心的外傷）が残っている　落ちきがない/ぐずぐずする/居眠りをする　ほか）　第2章 アスペルガー障害とは—臨床現場からの報告　第3章「資質の違い」が人間の幸・不幸を決めるのか—現代の学校システムの矛盾

○アスペルガーの人はなぜ生きづらいのか？—大人の発達障害を考える　米田衆介著　講談社　2011.12　255p　19cm　（こころライブラリー）　1400円　Ⓘ978-4-06-259706-7　Ⓝ493.76
　内容　第1章「アスペルガー者」とはどんな人たちのか　第2章 アスペルガー障害の本質　第3章 さまざまな症状とそれが生じる理由　第4章 個人差と環境による適応の違い　第5章 さまざまな不適応とその対策　第6章 アスペルガー者をどう支援するのか　第7章 アスペルガー障害を生きのびるということ

○アスペルガー流人間関係—14人それぞれの経験と工夫　ジュネヴィエーヴ・エドモンズ，ルーク・ベアドン編著，鈴木正子，室崎育美訳　東京書籍　2011.8　183p　21cm　1600円　Ⓘ978-4-487-80533-4　Ⓝ493.76
　内容　単一チャンネルコミュニケーション—人間関係をオンラインで構築する　よりよい社会を構築する　天国と地獄—AS診断後とそれ以前　ASと人との関わり—彼らに理解してもらうためには　人間関係とコミュニケーションの問題　人間関係、友情について　社交の世界と私　アスピー村—オンライン交流フォーラム　社会的関係を理解し楽しむ対人スキルを身につけるヒント　友だち作りは簡単じゃない　私の経験した人間関係、それから学んだこと　私の経験と観察から　見知らぬ国の見知らぬ人—定型発達者の国を旅する

○あなたがあなたであるために—自分らしく生きるためのアスペルガー症候群ガイド　ローナ・ウィング監修，吉田友子著　中央法規出版　2005.6　102p　21cm　1200円　Ⓘ4-8058-2589-8　Ⓝ493.9375
　内容　1 説明編（ASの脳に関する医学研究　自閉症スペクトラムの脳タイプの人はどのくらいの割合でいるのか　ASに関する詳しい説明　ASの人が知っておきたい「脳の一時的な不調」に関する知識）　2 アドバイス編

○あなたと君のアスペルガー—普通の子になりたい そして犬の子たち　中根晃著　秀和システム　2011.3　215p　21cm　1200円　Ⓘ978-4-7980-2923-8　Ⓝ493.76
　内容　第1章 アスペルガー症候群を学ぶ—幼児期の自閉症　第2章 アスペルガー症候群とは、どんな病気でしょうか　学童期の自閉症とアスペルガー症候群　第3章 アスペルガー症候群を考える—思春期のアスペルガー症候群　第4章 大人のアスペルガー—ライフサイクルとアスペルガー症候群　第5章 アスペルガー症候群の病態と教育—脳科学の所見を配慮した学校教育　第6章 未来を創るアスペルガー症候群—内なるアスペルガーに向けて　第7章 アスペルガーを乗り越える—もし、自分がアスペルガーだったら

○あの人はなぜ相手の気持ちがわからないのか—もしかしてアスペルガー症候群!?　加藤進昌著　PHP研究所　2011.1　202p　15cm　（PHP文庫　か65-1）　533円　Ⓘ978-4-569-67490-2　Ⓝ493.76
　内容　第1章 あなたのそばにいる「ちょっと変わった人」—もしかして「アスペルガー症候群」!?　第2章 アスペルガー症候群の特性を理解しよう　第3章 大人の発達障害外来の現場から　第4章 大人のアスペルガー症候群を支える「システム」とは？　第5章 脳科学でアスペルガー症候群の未来を拓く

精神病・神経症医療　　　医療と社会・福祉

◇大人のアスペルガー症候群―不思議な「心」のメカニズムが一目でわかる　佐々木正美,梅永雄二監修　講談社　2008.8　98p　21cm　（こころライブラリー　イラスト版）　1300円　Ⓘ978-4-06-278956-1　Ⓝ493.76
　内容 1 なぜうまく生きられないのか　2 人にあわせられない疎外感　3 職場に定着できない無力感　4 誤解と非難がもたらす劣等感　5 支援を受けると,生活が安定する

◇大人のアスペルガー症候群　加藤進昌著　講談社　2012.6　156p　15cm　（講談社プラスアルファ文庫）　648円　Ⓘ978-4-06-281477-5
　内容 第1章 アスペルガー症候群の大人はこんなに困っている　第2章 アスペルガー症候群を理解するために　第3章 アスペルガー症候群の治療法について　第4章 社会で孤立感を深めないためにできること

◇大人のアスペルガー症候群が楽になる本―本人と周りの人のために　備瀬哲弘著　マキノ出版　2011.3　302p　19cm　1400円　Ⓘ978-4-8376-7150-3　Ⓝ493.76
　内容 1 大人のアスペルガー症候群の疑問に答える　2 10のケース・スタディから「理解と配慮」のあり方を探る　3 当事者と周囲が取り組むべき現実的な「理解と配慮」のポイント10

◇大人のアスペルガーのためのソーシャルスキル・ガイド　ジェネビー・エドモンド,ディーン・ウォートン著,小谷裕実訳　京都　人文書院　2011.12　154p　19cm　1500円　Ⓘ978-4-409-24093-9
　内容 第1章 アスペルガー症候群にとっての,人との関わり　第2章 人とのコミュニケーション方法　第3章 友情について　第4章 家族関係　第5章 仕事　第6章 大学での過ごし方　第7章 社会での人との関わり方

◇大人の生活完全ガイド―アスペルガー症候群 家族がサポート　辻井正次,杉山登志郎,望月葉子監修　保健同人社　2010.7　159p　21cm　1600円　Ⓘ978-4-8327-0648-4　Ⓝ369.28
　内容 第1部(アスペルガー症候群とはどういうものか 気づかずに成人したときに生じやすいこと 二次障害とその対策)　第2部(家族のかかわり方の基本 環境を調整する 社会生活で身につけておきたいこと(基本的な大人の生活習慣 身近な人とのかかわりで 職場で 地域で))

◇完全図解 アスペルガー症候群　佐々木正美総監修,梅永雄二監修　講談社　2011.11　258p　21cm　（健康ライブラリースペシャル）　1900円　Ⓘ978-4-06-259671-8　Ⓝ493.76
　内容 第1章 アスペルガー症候群のこれから　第2章「自閉症スペクトラム」として考える　第3章 特性は人それぞれ異なるもの　第4章 乳幼児期―発達障害の特性に気づく　第5章 学童期―特別支援教育のなかで学ぶ　第6章 思春期―自分らしさを理解していく　第7章 成人期―自分に合った仕事を探す　第8章 成人期以降―地域に愛されて暮らす

◇気になる子の問題行動がぐんぐん解決できる！―アスペルガー症候群 毎日起こる「疑問」と「難題」の対応策とヒント　千谷史子著　日東書院本社　2009.2　223p　19cm　1400円　Ⓘ978-4-528-01901-0　Ⓝ378

◇内容 第1章 学校生活での問題と対応方法―学習・授業・活動　第2章 学校生活での問題と対応方法―コミュニケーション　第3章 家庭生活での問題と対応方法　第4章 自立に向けての準備　第5章 子どもへの告知を考える　第6章 アスペルガー症候群のための支援活用法

◇キャンパスの中のアスペルガー症候群　山崎晃資著　講談社　2010.7　238p　19cm　（こころライブラリー）〈並列シリーズ名:kokoro library〉　1300円　Ⓘ978-4-06-259701-2　Ⓝ378
　内容 第1章 不可解な大学生はたくさんいる　第2章 その大人は,本当にアスペルガー症候群なのか　第3章 アスペルガー症候群について正確な知識を　第4章「パーソナリティ障害」とも一見似ている　第5章 見分けがつきにくい「規範意識がない」若者たち　第6章 急激な文化の変革期ゆえの混乱　第7章 アスペルガー症候群の大学生とのつきあい方　第8章 傷ついたこころを回復させる力とは　第9章 キャンパスを巣立つとき―就労問題

◇広汎性発達障害の子どもたち―高機能自閉症・アスペルガー症候群を知るために　辻井正次著　ブレーン出版　2004.9　245,3p　19cm　1600円　Ⓘ4-89242-758-6　Ⓝ378
　内容 発達障害としての支援の受けにくさ　子育て文化と発達障害の子どもの支援　発達過程のなかで考える　発達障害とは 普通とは何か　診断をすること/診断を受けること　広汎性発達障害について自閉的ファンタジー 能力のでこぼこ 成長過程で考える　家族として 支援の基本―まず手始めに考えたいこと　被害と犯罪の問題

◇子どもたちの叫び―児童虐待,アスペルガー症候群の現実　内野真,オザキミオ文,モバイル・コミュニケーション・ファンド編　NTT出版　2007.4　237p　19cm　1500円　Ⓘ978-4-7571-4153-7　Ⓝ367.61
　内容 心を抱きしめて……―児童虐待 愛されなかった子どもたち　さまよう心―アスペルガー・タイプに生まれて

◇ササッとわかるアスペルガー症候群との接し方　榊原洋一著　講談社　2008.1　109p　18cm　（図解大安心シリーズ 見やすい・すぐわかる）　952円　Ⓘ978-4-06-284713-1　Ⓝ493.9375
　内容 第1章 わかりにくいアスペルガー症候群の行動特性　第2章 アスペルガー症候群の子どもはどういう状態なのか？　第3章 暮らしやすい日常を送るためにできること.

◇ササッとわかる「大人のアスペルガー症候群」との接し方　加藤進昌著　講談社　2009.1　110p　18cm　（見やすい・すぐわかる図解大安心シリーズ）　952円　Ⓘ978-4-06-284722-3　Ⓝ493.76
　内容 第1章 アスペルガー症候群の大人はこんなに困っている　第2章 アスペルガー症候群を理解するために　第3章 社会で孤立感を深めないためにできること

◇思春期のアスペルガー症候群―不思議な「心」のメカニズムが一目でわかる　佐々木正美監修　講談社　2008.11　98p　21cm　（こころライブラリー イラスト版）　1300円　Ⓘ978-4-06-278957-8　Ⓝ493.9375
　内容 1 思春期独特の悩みとは　2 友達と対等に付き合いたい　3 恋の仕方がよくわからない　4 将来への不安がぬぐいきれない　5 家族や友達に理解してほしいこと

医療と社会・福祉　　　　　　　　　　　　　　　　　　　　　　　　精神病・神経症医療

◇思春期のアスペルガー症候群は、家族全員でサポートしよう！　金澤治監修　日東書院本社　2012.4　103p　22cm　1300円　Ⓘ978-4-528-01907-2　Ⓝ378
　内容　第1章 思春期のアスペルガー症候群の悩みを理解しましょう　第2章 友だちづき合いをうまくやっていくには　第3章 恋愛感情や性への意識をうまくコントロールするには　第4章 自分に合った学習法を見つけて、将来への不安を解消しましょう　第5章 家族や周囲にできることはなんでしょう

◇「自尊心」を大切にした高機能自閉症の理解と支援　別府哲、小島道生編　有斐閣　2010.6　268p　19cm　（有斐閣選書 1672）　1700円　Ⓘ978-4-641-28119-6　Ⓝ378
　内容　第1部 高機能自閉症の理解と支援（高機能自閉症の基礎理解—まずは知ることから　発達の経過—発達の流れをみる　認知の発達と内面世界　コミュニケーション発達と内面世界）　第2部 自尊心を大切にした支援の実際（自尊心と高機能自閉症—自尊心の発達から支援へ　学校現場での支援の基本的な進め方—障害の気づきからアセスメントへ　学級集団での育ちと自尊心　小学校低・中学年での支援の実際—9、10歳の節以前　小学校高学年・中学校での支援の実際—9、10歳の節以後　高等学校での支援の実際　家庭での支援の実際　心理臨床現場での支援の実際—自己理解と他者理解）

◇自分とまわりのことがよくわかる本—アスペルガーの子のためのワークブック　エレン・S.ヘラーコリン著, 上田勢子訳, 中田洋二郎監修　大月書店　2007.7　87p　26cm　1600円　Ⓘ978-4-272-41186-3
　内容　1 自分について知ろう　2 自分の情報を使ってみよう　3 とてもやくだつアイディア集

◇図解よくわかるアスペルガー症候群—発達障害を考える・心をつなぐ　広瀬宏之著　ナツメ社　2008.7　141p　24cm　1500円　Ⓘ978-4-8163-4550-0　Ⓝ493.9375
　内容　第1章 アスペルガー症候群の子どもたち　第2章 アスペルガー症候群の子どもはこんな障害　第3章 アスペルガー症候群の子どもへの対応の基本　第4章 起こりやすいトラブルとその対処法　第5章 家庭で求められること・気をつけること　第6章 集団生活を送るときのポイント　第7章 社会的自立をめざして

◇図解よくわかる大人のアスペルガー症候群—発達障害を考える・心をつなぐ　上野一彦, 市川宏伸著　ナツメ社　2010.5　135p　24cm　1500円　Ⓘ978-4-8163-4885-3　Ⓝ493.76
　内容　序章 あなたはどのようなことで悩んでいますか？　1章 アスペルガー症候群の特性を知ろう　2章 アスペルガー症候群は発達障害に含まれる　3章「自分はアスペルガーかもしれない」と思ったとき　4章 らくに生きるためのサバイバルスキル＆ヒント　5章 必要なスキルを身につけて仕事に就くには　6章 支援のポイント—ご家族や職場など、まわりの方へ　7章 ケーススタディ—アスペルガー症候群当事者の声

◇「青年向け」生活・仕事・人間関係ワークブック—アスペルガーと呼ばれるあなたへ　エレン・S.ヘラーコリン著, 井上千里訳, 中田洋二郎監修　大月書店　2010.8　127p　26cm　2000円　Ⓘ978-4-272-41209-7　Ⓝ493.76
　内容　1 アスペルガー症候群を理解する（自閉症スペクトル：自閉症とアスペルガー症候群とは何か、そ

の定義を知る　自分の特徴を理解する　あなたの未来図と目標：未来図→目標→計画　自分を知る）　2 集めた情報をもとに、目標を達成する（特徴をもとに計画をたてる　コーチング　さあ、スタート　必要な能力を高める　成功への道　カミングアウト：するか、しないか）

◇専門医に聞くアスペルガー症候群　梅永雄二, 市川宏伸監修　日本文芸社　2010.12　183p　19cm　（にちぶん健康読本）　1200円　Ⓘ978-4-537-20860-3　Ⓝ493.76
　内容　第1章 アスペルガー症候群とは、どういうもの？　第2章 座談会 当事者たちはどう診断されるか　第3章 当事者が語り合う一本当に困っていること、サポートしてほしいこと　第4章 もし、配偶者がアスペルガー症候群だったら？　第5章 もし、子どもがアスペルガー症候群だったら？　第6章 もし、職場にアスペルガー症候群の人がいたら？　第7章 アスペルガー症候群の人の就労を支援するために

◇「その子らしさ」を生かす子育て—高機能自閉症・アスペルガー症候群　吉田友子著　中央法規出版　2003.7　209p　21cm　1800円　Ⓘ4-8058-2377-1　Ⓝ493.9375
　内容　第1章 自閉症とは（「障害」か「個性」か　自閉症スペクトラムの症状　自閉症スペクトラムに関するその他の医学情報　自閉症スペクトラムとの区別や合併が問題になる障害）　第2章 発達の特性から育児を考える（コミュニケーションを育てる　イマジネーション障害をどう支援するか　社会性の障害を補う技術　安定した毎日の暮らし）　第3章 次にすること・考えること（相談すべき相手を見つける　きょうだい児がいるなら　最後にあなたに伝えたいこと）

◇「その子らしさ」を生かす子育て—高機能自閉症・アスペルガー症候群　吉田友子著　改訂版　中央法規出版　2009.6　218p　21cm　1800円　Ⓘ978-4-8058-3173-1　Ⓝ493.9375
　内容　第1章 自閉症とは（「障害」か「個性」か　自閉症スペクトラムの症状　自閉症スペクトラムに関するその他の医学情報　自閉症スペクトラムとの区別や合併が問題になる障害）　第2章 発達の特性から育児を考える（コミュニケーションを育てる　社会的イマジネーション障害をどう支援するか　社会性の障害を補う技術　安定した毎日の暮らし（12のQ&A））　第3章 次にすること・考えること（相談すべき相手を見つける　きょうだい児がいるなら　最後にあなたに伝えたいとこと）　資料（自閉症スペクトラムに関連する用語の整理と診断基準　幼稚園・保育園への提出用しおり）

◇どう関わる？　思春期・青年期のアスペルガー障害—「生きにくさ」の理解と援助のために　京都ひきこもりと不登校の家族会ノンラベル編　京都　かもがわ出版　2006.1　117p　21cm　1300円　Ⓘ4-87699-990-2　Ⓝ493.9375
　内容　第1章 アスペルガー障害と求められる家族援助—ひきこもりと不登校の家族会の取り組みから　第2章 アスペルガー障害の生きにくさを支える—障害特性の正しい理解と望ましい支援のあり方　第3章 わが子のアスペルガー障害を受け入れて—当事者の親たちが語る　第4章 アスペルガー障害の世界を知る　おわりに—思春期・青年期・成人期の援助とネットワークの必要性

精神病・神経症医療　　　　　　　　　　　　　　　　医療と社会・福祉

◇どうして、他人（ひと）とうまくやれないの？
―アスペルガー・タイプの人間関係・仕事・生活術
司馬理英子著　大和出版　2011.3　159p　19cm
〈タイトル：どうして、他人とうまくやれないの？〉　1400円　Ⓒ978-4-8047-6180-0　Ⓝ493.76
内容　プロローグ「なぜか周りから浮いてしまう」というあなたに　第1章「人づき合いでつまずいてしまう」あなたに―「周りとのギャップを埋める」ヒント　第2章「人と話すのが苦手な」あなたに―「分かってもらうための」ヒント　第3章「周りに評価してもらえない」あなたに―「あなたの能力をちゃんと生かす」ヒント　第4章「仕事がうまくいかない」あなたに―「苦手なことを乗り切る」ヒント　第5章「疲れてしまう、イライラしてしまう」あなたに―「心も体もラクになる」ヒント　第6章「不安になってしまう、落ち込んでしまう」あなたに―「二次障害に陥らない」ヒント　第7章「アスペルガータイプの特性」を生かす7か条―「もっと人生を輝かせる」ヒント

◇ねえ、ぼくのアスペルガー症候群の話、聞いてくれる？―友だちや家族のためのガイドブック
ジュード・ウェルトン作、長倉いのり、門眞一郎訳　明石書店　2006.7　45p　21cm〈イラスト：ジェイン・テルフォード〉　1000円　Ⓒ4-7503-2351-9　Ⓝ493.9375
内容　アスペルガーしょうこうぐんの少年、アダムのしょうかい　気もちを読むこと　声の感じ　みんなと遊ぶとき　うるさい音　人がたくさんいるとこんらんしちゃうんだ　急に変化が起こると…　運動能力　すごく興味があること　アスペルガーしょうこうぐんって？　みんなにおねがいしたいこと　先生にしてほしいこと

◇はじめに読むアスペルガー症候群の本―発達障害を正しく理解する　榊原洋一著　ナツメ社　2009.2　207p　19cm　1200円　Ⓒ978-4-8163-4642-2　Ⓝ493.9375
内容　第1章　さまざまな行動特性が生きにくさを生む　第2章　ちょっと変わったアスペルガー症候群の子どもたち　第3章　アスペルガー症候群の子どもを育てる―幼児期　第4章　アスペルガー症候群の子どもを教える―学童期　第5章　社会的な自立のために周囲と連携をとる

◇ふしぎだね！？アスペルガー症候群「高機能自閉症」のおともだち　内山登紀夫監修, 安倍陽子, 諏訪利明編　京都　ミネルヴァ書房　2006.3　55p　27cm　（発達と障害を考える本2）　1800円　Ⓒ4-623-04553-6　Ⓝ493.9375
内容　第1章　どうしよう！？こんなとき　第2章　アスペルガー症候群って何？（アスペルガー症候群は自閉症のひとつ　自閉症の特徴は3歳くらいまでにあらわれる　アスペルガー症候群の特徴　手助けのポイント）

◇ぼくのこともっとわかって！アスペルガー症候群―小・中学校の事例と医師からの解説　白川緑, 堀川いづみ, 本田二郎著　農山漁村文化協会　2003.8　252p　19cm　（健康双書　全養サシリーズ）　1333円　Ⓒ4-540-03170-8　Ⓝ378
内容　第1章　中学校　支えられて自分の可能性を伸ばしていった真君―手探りで進めた理解と連携　第2章　小学校　"ありのままでいられること"がなぜむずかしいのだろう―隆君との六年間　第3章　医師からの解説　アスペルガー症候群の人への支援について―大切にしないといけないこととは

◇漫画でもわかるアスペルガー読本―読んで考え見てわかる新しい臨床心理学書　井上敏明編著, 森野としお漫画　大阪　メディカルレビュー社　2008.9　146p　21cm　1800円　Ⓒ978-4-7792-0302-2　Ⓝ493.76
内容　アスペルガー読本編―臨床心理学者からみたアスペルガー症候群（アスペルガーの定義と診断基準について　さまざまな事例でみるアスペルガー症候群　青少年犯罪に目立つアスペルガー症候群の診断名　アスペルガー青年の就労を巡って）　まんが編―まんがで読むアスペルガー症候群（私のアスペルガー的体験談　アスペルガー症候群と思われる偉人（良寛の場合）　アスペルガー特有の鋭敏感覚　私のまわりのアスペルガー的キャラクター　アスペルガーとのコミュニケーション　教育について）

◇マンガ版　親子アスペルガー―明るく、楽しく、前向きに。　兼田絢未原作, 松鳥むう漫画　合同出版　2012.3　143p　21cm　1300円　Ⓒ978-4-7726-1058-2
内容　1　私たちの特徴　2　不思議ちゃんの世界　3　保育園から小学校へ　4　発達障害ってなんだろう

◇みんなで学ぶアスペルガー症候群と高機能自閉症　サリー・オゾノフ, ジェラルディン・ドーソン, ジェームズ・マックパートランド著, 田中康雄, 佐藤美奈子訳　星和書店　2004.11　382p　21cm　2600円　Ⓒ4-7911-0561-3　Ⓝ493.9375
内容　1　アスペルガー症候群と高機能自閉症を理解する（アスペルガー症候群と高機能自閉症とは？　診断の流れ　自閉症スペクトラム障害の原因　アスペルガー症候群と高機能自閉症の治療法）　2　アスペルガー症候群、高機能自閉症とうまく付き合っていく（お子さんの長所を活かす：指導原則　家庭でのアスペルガー症候群と高機能自閉症　学校におけるアスペルガー症候群と高機能自閉症　アスペルガー症候群や高機能自閉症のある子どもたち、少年少女たちの社会的世界　将来について考える　青年期後期と成人期におけるアスペルガー症候群と高機能自閉症）

◇よくわかる大人のアスペルガー症候群―自分勝手、わがまま…と思われがちな人たちもしかしたら、アスペルガー？　梅永雄二監修　主婦の友社　2010.10　127p　21cm　（セレクトbooks　こころのクスリBOOKS）　1400円　Ⓒ978-4-07-274453-6　Ⓝ369.28

◇わかってほしい！　大人のアスペルガー症候群―社会と家庭での生き方を解消する！正しい理解と知識　宮尾益知著　日東書院本社　2010.6　223p　19cm　1400円　Ⓒ978-4-528-01903-4　Ⓝ493.76
内容　第1章「何となく生きづらい」と感じるのはどうしてか？　第2章　アスペルガー症候群を理解する　第3章　職場やまわりの人に溶け込めないのはなぜ？　第4章　アスペルガー症候群は子ども時代から困っていた　第5章　家族関係から見たアスペルガー症候群　第6章　社会の中で自立して生きていくために

◆注意欠陥多動性障害

◇イラスト版ADHDのともだちを理解する本―こんなときこうする、みんなでなかよし応援団　原仁, 笹森洋樹編著　合同出版　2008.12　111p　26cm　1600円　Ⓒ978-4-7726-0407-9　Ⓝ378
内容　1部　実例編　2部　基礎知識編

医療と社会・福祉　　　　　　　　　　　　　　　　　　　　　　　　　　　　精神病・神経症医療

◇大人のADD ─ 慢性的な注意欠陥を克服するメソッド　ステファニー・モールトン・サーキス著，中里京子訳　大阪　創元社　2010.4　217p　19cm　(きっと上手くいく10の解決法シリーズ)　〈シリーズの監修者：大野裕〉　1500円　Ⓘ978-4-422-11483-5　Ⓝ493.73

◇大人のAD/HD〈注意欠如・多動(性)障害〉─不思議な「心」のメカニズムが一目でわかる　田中康雄監修　講談社　2009.5　98p　21cm　(こころライブラリーイラスト版)〈並列シリーズ名：Kokoro library〉　1300円　Ⓘ978-4-06-278959-2　Ⓝ493.73

[内容] 第1章 大人になってもAD/HDは残る　第2章 いつも不注意な自分が嫌になる　第3章 ミスに疲れて、生きる意欲を失う　第4章 互いにねぎらい、救い合っていく　第5章 治療法は日々、変化している

◇大人のADHDの認知行動療法本人のためのワークブック　スティーブン・A.サフレン、スーザン・スピリッチ、キャロル・A.パールマン、マイケル・W.オットー著，坂野雄二監訳　日本評論社　2011.12　129p　21cm　1800円　Ⓘ978-4-535-98353-3　Ⓝ493.73

[内容] 大人のADHDと治療プログラムの紹介(プログラムの概要　家族の関与)　順序立てと計画性(土台作り：物事を順序立てるスキルと計画するスキル　複数の課題を順序立てる　問題解決と難しい課題の処理の仕方　書類の整理)　注意の散漫さを減らす(集中できる時間の測定と注意持続訓練　環境調整)　適応的な考え方(ADHDの認知モデルの紹介　適応的な考え方　適応的に考えるスキルの練習と復習)　追加のスキル(先延ばし行動への対応　問題を繰り返さないために)

◇家族のADHD・大人のADHDお母さんセラピー─お母さんが楽に、元気に、ハッピーになる本　司馬理英子著　主婦の友社　2005.1　191p　19cm　(のび太・ジャイアン症候群 5)〈折り込2枚〉　1500円　Ⓘ4-07-242482-X　Ⓝ493.937

[内容] ADHDは子どもだけでなく家族のメンバーにも。切り盛りするお母さんは大変です　お母さん、あなたも実はADHDではありませんか？大丈夫！こうすれば、あなたもきっとうまくいく(「生活全般の段取りの悪さ」けつの手で解決　「片づけ」がどうしてもうまくいかない人のための実践講座　「家族関係」がギクシャクしがちな人の解決策とは　「家族以外の対人関係」が苦手な人のためのちょっとした対策集)　自分を愛そう、自分自身にもっと自信を持とう

◇きみもきっとうまくいく─子どものためのADHDワークブック　キャスリーン・ナドー、エレン・ディクソン著，水野薫監訳，内山登紀夫医学監修，ふじわらひろこ絵　改訂版　東京書籍　2007.1　94p　21cm　1100円　Ⓘ978-4-487-80209-8　Ⓝ378

[内容] 1 自分をチェックしてみよう　2 人に助けてもらえること　3 自分でできること　4 お父さん、お母さんとチャレンジしてみよう(いっしょに始めよう表を作る)

◇薬を飲ませる前にできるADHDの子どもを救う50の方法　トーマス・アームストロング著，松本剛史訳　柏書房　2012.1　289p　19cm　2500円　Ⓘ978-4-7601-4077-0　Ⓝ378

[内容] 第1部 子どもの行動・注意力を改善する50の方法　第2部 ADHDとは何か

◇これでわかるADHD─注意欠陥・多動性障害　榊原洋一監修　成美堂出版　2011.2　174p　22cm　1300円　Ⓘ978-4-415-30819-7　Ⓝ378

[内容] 1 ADHDのサイン　2 ADHDって何？　3 ADHDのタイプ　4 症状別アドバイス　5 相談先とケア　6 診断と治療　7 保育園・幼稚園・小学校での対応　8 進学・就労・社会支援　9 ADHDの子どもを育てて

◇ササッとわかる「大人のADHD」基礎知識と対処法　司馬理英子著　講談社　2011.10　110p　18cm　(図解大安心シリーズ　見やすい・すぐわかる)　952円　Ⓘ978-4-06-284730-8　Ⓝ493.73

[内容] 第1章 大人のADHDの症状と原因を理解しよう　第2章 大人のADHDこんなときどうする？(大人のADHDの対処法(1) 時間の管理が苦手　大人のADHDの対処法(2) せっかちですぐにイライラしてしまう　大人のADHDの対処法(3) 結論を急ぎ、失敗してしまう ほか)　第3章 ADHDの治療─心理療法から薬物治療まで

◇ササッとわかる最新「ADHD」対処法　榊原洋一著　講談社　2007.7　109p　18cm　(図解大安心シリーズ　見やすい・すぐわかる)　952円　Ⓘ978-4-06-284703-2　Ⓝ493.937

[内容] 第1章 うちの子って、もしかしてADHD？(よく聞く「ADHD」とは、どんな行動をとる子のことをいうの？　ADHDの子の行動には、必ず「理由」がある　ADHDの症状？　(1)「忘れ物」が多くて困っている ほか)　第2章 ADHDと診断されたら…症状理解のための基礎知識　第3章 診断後、家庭や集団生活でできる最善の対処法

◇図解よくわかるADHD「注意欠陥多動性障害」─発達障害を考える・心をつなぐ　榊原洋一著　ナツメ社　2008.9　141p　24cm　〈奥付のタイトル：図解よくわかるADHD〉　1500円　Ⓘ978-4-8163-4557-9　Ⓝ378

[内容] 1章 集中できない子どもたち　2章 ADHDとはどのような障害か　3章 医療機関のかかり方と治療法　4章 家庭での対応のしかた　5章 幼稚園・保育園や学校での対応のしかた　6章 ADHDとともに歩む

◇好きなことには集中できるのに、仕事になると集中できない人へ　双田譲治著　あさ出版　2007.1　215p　19cm　1300円　Ⓘ978-4-86063-191-8　Ⓝ493.937

[内容] プロローグ あなたの身近にこんな人はいませんか？　第1章「仕事ができない」原因は脳にあった！？　第2章「仕事ができる」ADD的ビジネスパーソンたち　第3章 失敗しないための仕事の選び方　第4章「できる人」に変わるための実践ビジネス術　第5章「仕事ができる脳」になるための薬品・サプリメント・栄養素・食品　第6章「仕事ができる人」になるための生活習慣・運動・治療法　エピローグ ADDが活躍できる社会を目指して

◇それって、大人のADHDかもしれません─頑張ってるのに空まわりちょっと困った人と言われてるミスが多い…　星野仁彦著　アスコム　2011.2　239p　18cm　(アスコムBOOKS)　880円　Ⓘ978-4-7762-0649-1　Ⓝ493.73

[内容] 第1章 ADHDな天才たち　第2章 大人のADHDとは何か？　第3章 大人のADHD 10のケー

医療問題の本 全情報 2003-2012　　**521**

精神病・神経症医療　　　　　　　　　　　　　　　　　　　　　　　　医療と社会・福祉

ススタディ　第4章 私自身もADHDです　第5章 大人のADHDの治し方

◇大丈夫！ADHDのすべてがわかる本―注意欠陥/多動性障害児とどう向き合う　榊原洋一著　小学館　2008.6　192p　19cm　1100円　Ⓟ978-4-09-837378-9　Ⓝ493.937
　内容　第1章 ADHDって病気なの？ どんなもの？―基礎知識編/ADHDの診断編　第2章 ADHDで育ちへの心配は？―成長編　第3章 ADHDの診断と治療法とは？―治療編　第4章 家庭ではどう向き合えばいいの？―家庭対応編　第5章 園や学校でどう向き合えばいいの？―園・学校対応編

◇当事者が語る大人のADHD ―私たちの脳には翼がある！ ロクスケ, WingBrain委員会メンバー著　明石書店　2004.10　272p　19cm　1800円　Ⓟ4-7503-1986-4　Ⓝ493.73
　内容　プロローグ 私たちの脳には翼（はね）がある！ 1 医者も知らないオトナのADHD　2 当事者それぞれの自分との闘い　3 あなたの「翼」をよく知るために　4 さあ, あなた自身のリハビリを始めよう！ 5 再び, エジソンはADHDだった？ エピローグ ADHDの役割

◇ドクターサカキハラのADHDの医学　榊原洋一著　学習研究社　2003.12　176p　21cm（学研のヒューマンケアブックス）（標題紙・表紙のタイトル：Dr.サカキハラのADHDの医学）　1700円　Ⓟ4-05-402185-9　Ⓝ493.937
　内容　ADHDとは　診断基準　ADHDは一つ？ 多動性障害は病気なのか？ 併存障害　併存障害についての補足　学力とADHD　併存障害を巡る問題　成人のADHD　薬物療法　非薬物療法（環境変容法 行動療法）　ADHD元年の到来

◇トビオはADHD ―まんが発達障害のある子の世界　大橋ケン作, 林寧哲監修　明石書店　2006.12　245, 10p　21cm　1600円　Ⓟ4-7503-2455-8　Ⓝ378
　内容　朝寝坊のトビオ　お母さんの苦労　体育の時間　給食当番　トイレの友だち　できるかな, この問題　はじめての検査　トビオの診断　おかしな夢子　地底探検　風船実験　ピース騒動　ハナオの部屋　がんばろう水泳教室　夢子の家の大掃除　読めない礼子　明日, 学校へ行こう！

◇のび太・ジャイアン症候群―ADHD（注意欠陥・多動性障害）　司馬理英子著　主婦の友社　2010.11　255p　16cm　781円　Ⓟ978-4-07-275493-1　Ⓝ493.937

◇はじめに読むADHD（注意欠陥多動性障害）の本　榊原洋一著　ナツメ社　2009.4　207p　19cm　1200円　Ⓟ978-4-8163-4653-8　Ⓝ378
　内容　第1章 ADHDとは, どんなもの？ 第2章 成長に伴ってさまざまな特徴が現れる　第3章 ADHDは, 治療法はある　第4章 ADHDとどう向き合う？ どう育てる？―幼年期～児童期　第5章 ADHDとどう向き合う？ どうつき合う？―思春期～成人

◇ふしぎだね!? ADHD（注意欠陥多動性障害）のおともだち　内山登紀夫監修, 高山恵子編　京都ミネルヴァ書房　2006.8　55p　27cm（発達と障害を考える本 4）　1800円　Ⓟ4-623-04589-7　Ⓝ493.937
　内容　第1章 どうしよう!? こんなとき　第2章 ADHDって何？

◇ぼくは, ADHD！―自分を操縦する方法　ベン・ポリス著, 山本俊至訳　三輪書店　2003.5　224p　19cm　2200円　Ⓟ4-89590-194-7　Ⓝ378.8

◇星野先生の知って良かった, アダルトADHD　星野仁彦著　ヴォイス　2004.3　394p　20cm〈奥付のタイトル：知って良かった, アダルトADHD〉　2200円　Ⓟ4-89976-068-X　Ⓝ493.73
　内容　第1章 アダルトADHD概念の登場　第2章 歴史上有名なアダルトADHD者　第3章 アダルトADHDの事例　第4章 アダルトADHDの症状と自己診断　第5章 アダルトADHDによくみられる合併症　第6章 ADHDはどのような原因によって起こるか　第7章 思春期に二次障害を示しやすい理由　第8章 こうすればアダルトADHDが予防できる　第9章 アダルトADHDの周囲の人へのアドバイス　第10章 アダルトADHD者へのアドバイス　第11章 アダルトADHDの心理カウンセリングと薬物療法　第12章 知って良かったアダルトADHD―精神科医のADHD体験記

◇よくわかる大人のADHD（注意欠如/多動性障害）　司馬理英子著　主婦の友社　2010.11　127p　21cm（セレクトbooks こころのクスリBOOKS）　1400円　Ⓟ978-4-07-274447-5　Ⓝ493.73
　内容　問題シーン編―これが大人のADHD　解決編―"段取りが悪い・片づけができない"はこの方法で解決できる　解決編―"夫婦関係"をハッピーにするにはこの方法で　解決編―"子育て"はこの方法ならきっとうまくいく　解決編―自分をもっと愛そう, 自分自身に自信を持とう　知識編―ADHDはなぜ起こる, どのように治療すればよいか　企業編―ADHDの社員が能力を発揮するためにしていただきたいこと

◇読んで学べるADHDの理解と対応―どうしてうちの子は落ち着きがないの？ サム・ゴールドスタイン, マイケル・ゴールドスタイン著, 篠田晴男, 高橋知音監訳　明石書店　2005.4　209p　21cm（訳：関井淑子ほか）　1800円　Ⓟ4-7503-2106-0　Ⓝ378
　内容　第1部 多動とその原因（多動とは　子どもの多動を評価する　多動の原因）　第2部 多動な子どもの実態　第3部 親にできること（かなわぬ夢か：上手な子育てへの4つのステップ　さまざまな治療の必要性　適切な薬物療法のあり方）　第4部 結びのことば（最後に覚えておきたいこと）

◇リタリンをこえて―効用と限界　Stephen W. Gerber, Marianne Daniels Gerber, Robyn Freedman Spizman著, 原仁, 篁倫子訳　文教資料協会　2004.2　285p　21cm（発売：田研出版）　2000円　Ⓟ4-924339-96-2
　内容　第1部 リタリンを討議する（嵐のただ中―混乱と論争がいっぱい　薬物療法の神話―薬物治療に関する真実と誤信）　第2部 リタリンをこえて

◇リタリンを飲むなら, 知っておきたいこと　ジョン・マルコビッツ, リンゼイ・ドゥヴェーン著, 山辺克実訳, 田中康雄監修・解説　花風社　2004.1　174p　19cm　1500円　Ⓟ4-907725-58-2　Ⓝ492.3
　内容　1章 ADHD（注意欠陥多動性障害）とは？ 2章 リタリンの歴史　3章 リタリンは体にどう作用するのか？ 4章 リタリンを飲めばこれだけの効果がある　5章 リタリンの適用量　6章 リタリンの限界

7章 リタリン論争　8章 リタリン以外の治療薬　9章 リタリンの将来　10章 リタリンのここが知りたい

◇ADDとADHD ―症状をコントロールしよう　ジュディス・ピーコック著，上田勢子訳，汐見稔幸，田中千穂子監修　大月書店　2005.2　62p　23cm　（10代のメンタルヘルス 10）　1800円　①4-272-40487-3　Ⓝ493.73
　内容 1 ADDとADHDとは？　2 なぜADHDになるの？　3 どうやって診断するの？　4 治療で症状をコントロールする　5 学校生活のために　6 症状をコントロールするためにできること　7 将来へ向

◇ADHD医学モデルへの挑戦 ―しなやかな子どもの成長のために　ルース・シュミット・ネーブン，ヴィッキ・アンダーソン，ティム・ゴッドバー著，田中康雄監修，森田由美訳　明石書店　2006.6　210p　21cm　1800円　①4-7503-2352-7　Ⓝ493.937
　内容 第1章「現代の病」ADHDをとらえなおす　第2章 ADHDの神経心理学と診断上のジレンマ　第3章 医学モデルに対する批判　第4章 子どもの発達過程におけるリスク因子―精神力動的アプローチ　第5章 注意力と発達過程　第6章 自己抑制という概念―神経心理学的アプローチと精神力動的アプローチをつなぐ　第7章 公衆衛生から見たADHD　第8章 結論―子ども・親・家族を支援する新たなパラダイムに向けて　第9章 ADHDへの国際的アプローチに関する提言

◇AD/HDをもつ子どものお母さんの学習室 ―肥前方式親訓練プログラム　国立病院機構肥前精神医療センター情動行動障害センター編，大隈紘子，伊藤啓介監修　大阪　二瓶社　2005.5　180p　26cm　2600円　①4-86108-004-5　Ⓝ378
　内容 肥前方式AD/HD児の親訓練プログラム　セッション1：AD/HD児の学習室の基本的な考え方　セッション2：治療例の紹介　セッション3：観察と記録　セッション4：強化　セッション5：ポイントシステム　セッション6：環境の整え方　セッション7：消去・タイムアウト　セッション8：外出先での工夫・対処法　食事と宿題がスムーズにやれるようになったA君の例　歯磨きと服のカゴ入れができるようになったB君の例　家庭での行動から，学校での行動に改善がみられたC君の例

◇ADHDこれで子どもが変わる ―のび太・ジャイアン症候群 2　司馬理英子著　新版　主婦の友社　2009.8　287p　19cm　1600円　①978-4-07-266991-4　Ⓝ493.937
　内容 第1章 ADHDって何？　ADHDの子どもはこんなことで困っている　第2章 診察室トーク　家庭できょうからできる解決策　第3章 こんなふうに育てよう　年齢別対処法　第4章 中学校以降も支援はなされる！学校でできること　第5章 ADHDの薬物治療について　第6章 ADHDだけでなく，ほかの問題もかかえる子どもが多い　子どものニーズをさまざまな面から見ていこう

◇AD/HD児へのペアレント・トレーニングガイドブック ―家庭と医療機関・学校をつなぐ架け橋　岩坂英巳，中田洋二郎，井澗知美編著　じほう　2004.3　207p　21cm　1800円　①4-8407-3275-2　Ⓝ493.937
　内容 第1部 AD/HD児とペアレント・トレーニング（親訓練）（AD/HDとは　ペアレント・トレーニングとは）　第2部 病院，専門機関でのペアレント・ト

レーニング（ならAD/HD家族教室の実際　教育センターでのペアレント・トレーニング）　第3部 家族会でのペアレント・トレーニング（AD/HDと家族会『と―ます！』でのペアレント・トレーニング　家族会のペアレント・トレーニングで注意すること）

◇AD/HD&セラピー ―女性のAD/HDと生活術　キャスリーン・ナデュー，パトリシア・クイン編著，沢матあさみ訳　花風社　2003.9　285p　19cm　〈執筆：リン・ワイスほか〉　1800円　①4-907725-55-8　Ⓝ493.73
　内容 第1部 なぜつらいのか，考えてみませんか？　第2部 生活を「癒しの場」にする　第3部「AD/HDにやさしい生活」創造法　第4部 AD/HDの女性のこれから（女性のAD/HDの研究はどこに向かうか？）

◇AD/HD（注意欠陥/多動性障害）のすべてがわかる本　市川宏伸監修　講談社　2006.5　98p　21cm　（健康ライブラリー イラスト版）　1200円　①4-06-259404-8　Ⓝ493.937
　内容 1 あなたがいますぐできること　2 気づいてあげたい，悩みのサイン　3 AD/HDを正しく理解しよう　4 困ったときは専門家に相談　5 保護者の役割と教師の役割を知る

◇ADHD注意欠陥・多動性障害の本 ―じょうずなつきあい方がわかる　司馬理英子監修　主婦の友社　2009.4　128p　21cm　（セレクトbooks 育ちあう子育ての本）　1300円　①978-4-07-265106-3　Ⓝ378
　内容 1 ADHDのサインを見のがさないで！ADHDの主な症状　2 ADHDを理解して，正しく対応しよう　ADHDの症状・原因・対策　3 接し方を変えれば子どもも変わる　家庭でできるADHDとのつきあい方　4 生徒がいじめ，不登校に陥る前に，ぜひしてほしいこと　学校の先生ができること　5 薬物療法をじょうずにとり入れるために　役に立つ薬物療法の知識　6 ADHDをコントロールしている5人の子どもたち　ADHD治療実例集　7 ADHDとうまくつきあっていこう！　全国ののび太くん，ジャイアンくん

◇ADHDと自閉症の関連がわかる本　ダイアン・M.ケネディ著，田中康雄監修，海輪由香子訳　明石書店　2004.5　181p　21cm　1800円　①4-7503-1917-1　Ⓝ493.937
　内容 第1章 母親の便命―このつながりのどこがそれほど重要なのですか？　第2章 まずは定義から―自閉症スペクトラムと注意欠陥障害の間のかすかな境界線　第3章 自閉症とADHDのどちらだろう一類似は偶然ではない　第4章 現行の診断法の問題点―ADHD診断法がいかに誤診へつながっているか　第5章 変わっていく自閉症の姿―幼児期から思春期までの発達段階　第6章 職業と人間関係―ADHDもしくはアスペルガー症候群を持つ成人　第7章 ADHDと自閉症の治療―外観　第8章 勝利―ADHDと自閉症のユニークな功績と達成への賛美　結論 新しい始まり

◇ADHDのある子のやる気を引き出すペアレントトレーニング ―診断から薬，食生活，ソーシャルスキルトレーニングまで　ヴィンセント・J.モナストラ著，小川真弓訳　明石書店　2012.2　259p　19cm　1800円　①978-4-7503-3533-9　Ⓝ493.937
　内容「だれにだって少しはADHDのようなところがある」なんて言わないで！　ADHDの原因は親の

育て方ではなく遺伝子にあった！ 薬でADHDは治らない。けれど強力な助っ人になる 食生活に気をつけよう―脳と栄養素 学校で支援を受けるには―制度と手続き 学習のための動機付け―子どものやる気を引き出す レッスンプランを作ろう―効果的な指導法 「三つ子の魂百まで」と言うけれど―感情のコントロールの教え方 上手な問題解決法―相手の気持ちを尊重する 親だって生身の人間です！―セルフケアのすすめ 一朝一夕にはいきません―よくある問題へのアドバイス

◇AD/HDの子育て・医療・教育―親と医師、教師が語る 楠本伸枝,岩坂英巳,西田清,えじそんくらぶ奈良『ポップコーン』編著 改訂新版 京都 クリエイツかもがわ 2007.11 315p 21cm 〈発売：かもがわ出版(京都)〉 2200円 ①978-4-902244-88-5 Ⓝ378
[内容] 第1章 AD/HDのわが子と歩む 第2章 AD/HDの診断と治療 第3章 親訓練を通してみるAD/HD児の接し方のヒント 第4章 日米の違いから、これからのAD/HDへの取り組みを考える 第5章 AD/HDの子どもは、どう成長していくか 第6章 AD/HD・LDの教育と指導―「軽度な発達障害」と特別支援教育 第7章 AD/HDの幼児期から思春期への発達―事例を通して 第8章 心とことばと内面の表現力を育てる絵の指導 第9章 脳の活動を活性化させ、イメージ力とことばを育てる絵本の指導

◇ADHDの診断と治療に異議あり 錐沢光著 近代文芸社 2005.5 98p 18cm 800円 ①4-7733-7266-4 Ⓝ378
[内容] 第1章 ADHDの生物学的証拠の有無 第2章 ADHDの治療薬リタリン 第3章 ADHDの支援組織CHADD 第4章 犯罪と精神医薬 第5章 医学と優生思想 第6章 これからの教育と社会

◇ADHDのび太・ジャイアン症候群―ADHDとのじょうずなつきあい方がわかる 司馬理英子著 新版 主婦の友社 2008.10 287p 19cm 1600円 ①978-4-07-262131-8 Ⓝ378
[内容] のび太・ジャイアン症候群とADHD ADHD(のび太・ジャイアン症候群)って何？ ADHDの子が自己コントロールをするのがむずかしい理由―止まって待って考えるのが苦手 私のダメママ子育てダイアリー―ADHDの子どもを育てた体験からADHDが原因で起こっといじめ、不登校とはどんなもの？ ―いじめっ子のジャイアン型といじめられやすいのび太型 ADHDかどうかを知るには―診断の基準を見てみよう こうすればADHDをコントロールできる―わが子を伸ばすADHDとのつきあい方 学校の先生がたへ―生徒がいじめ、不登校に陥る前に、ぜひしていただきたいこと 薬を用いた治療法―どんな効果があるの？ 全国ののび太くん、ジャイアンくんへ ADHDから起こる問題―二次障害を防ぐ 今いちばん大切なのは家族のきずな

◇AD/HD&body ―女性のAD/HDのすべて キャスリーン・ナデュー,パトリシア・クイン編著,ニキ・リンコ,沢木あさみ訳 花風社 2003.7 392p 19cm 〈執筆：ウイルマ・フェルマンほか〉 1800円 ①4-907725-54-X Ⓝ493.73
[内容] 第1部 あなたの中のAD/HD(女性のAD/HDが見落とされがちなのはなぜ？ ―女性ならではのAD/HD診断基準を探る あなたのAD/HD徴候は？ ―成人女性向け自己チェックリスト) 第2部 こんな場面が困ったら 第3部 AD/HDの人が他に陥りやすい症状 第4部 AD/HD&BODY

◆ミュンヒハウゼン症候群
◇子どもを病人にしたてる親たち―代理によるミュンヒハウゼン症候群 坂井聖二著 明石書店 2003.3 138p 20cm 1600円 ①4-7503-1710-1 Ⓝ367.6
[内容] ミュンヒハウゼン症候群 事件ファイルNo.1「ケイ」事件発端編 事件ファイルNo.1「ケイ」事件解決編 事件ファイルNo.2「チャールズ」事件 メドウ医師の考察 これはMSBPではない！ そではMSBPとは何か？ 番外編 DSM・4とMSBP MSBPと加害者の動機 虐待の一類型としてのMSBP アメリカからの報告 生き延びた子どもの証言

◇代理ミュンヒハウゼン症候群 南部さおり著 アスキー・メディアワークス 2010.7 231p 18cm (アスキー新書158)〈発売：角川グループパブリッシング〉 743円 ①978-4-04-868701-0 Ⓝ367.6
[内容] 第1章 代理によらない「ミュンヒハウゼン症候群」 第2章 代理ミュンヒハウゼン症候群とは 第3章 MSBPの母親の特徴とは 第4章 子どもを病気にするために、彼女たちがすること 第5章 日本で報告された代理ミュンヒハウゼン症候群 第6章 「病気」か「犯罪」か 第7章 点滴汚染水混入事件 第8章 MSBP概念はどこに行くのか？

《人格障害》

◇サイコパス―冷淡な脳 ジェームズ・ブレア,デレク・ミッチェル,カリナ・ブレア編,福井裕輝訳 星和書店 2009.7 249p 20cm 2800円 ①978-4-7911-0713-1 Ⓝ493.76

◇ササッとわかる「パーソナリティ障害」 岡田尊司著 講談社 2010.10 110p 18cm (見やすい・すぐわかる図解大安心シリーズ) 952円 ①978-4-06-284727-8 Ⓝ493.76
[内容] 第1章 パーソナリティ障害について知っておきたいこと 第2章 10のタイプのパーソナリティ障害 第3章 障害を個性に変えて生きていくために

◇自己愛性パーソナリティ障害のことがよくわかる本 狩野力八郎監修 講談社 2007.12 98p 21cm (健康ライブラリー イラスト版) 1200円 ①978-4-06-259421-9 Ⓝ493.76
[内容] 1 自己愛性パーソナリティ障害は「関係性」の障害 2 恥や屈辱感が耐え難く、怒りに結びつく 3 治療法はオーダーメイド。マニュアルはない 4 できること、してはいけないこと

◇人格障害―知られざる人間の「心の闇」 定塚甫著 三一書房 2004.4 235p 20cm 1600円 ①4-380-04201-4 Ⓝ493.76
[内容] 第1章 宅問死刑囚がもたらした「問題」―精神科医の常識、差別意識について 第2章 病院と世間の常識・非常識―激増する「心の病」と治療システム最前線 第3章 精神疾患をめぐる「開放」と「閉鎖」の歴史―事件史、「精神分裂病」、教育、制度 第4章 リストカット少女が日本社会に突きつけるもの―その意外な警鐘 第5章 近年の「心の病」―その傾向と対策 第6章 オサマ・ビンラディンは人格障害である―9・11同時多発テロ事件を分析する

◇人格障害かもしれない―どうして普通にできないんだろう　磯部潮著　光文社　2003.4　234p　18cm　(光文社新書)　700円　①4-334-03194-3　Ⓝ493.76
　内容　第1章 まず「人格」とは何かを考えてみる　第2章 人格障害(境界性人格障害)の人　第3章 精神科医療と人格障害について　第4章 人格障害の一〇のタイプ　第5章 人格障害の治療の現場から　第6章 人格障害と現代社会の関係　第7章 人格障害の影の部分　第8章 人格障害の光の部分

◇人格障害とその治療　町沢静夫著　大阪　創元社　2003.9　340p　22cm　3000円　①4-422-11290-2　Ⓝ493.76
　内容　人格障害とは何か　人格障害の診断とアセスメント　クラスターA(分裂病質人格障害　分裂病型人格障害　妄想性人格障害)　クラスターB(反社会性人格障害　境界性人格障害　自己愛性人格障害　演技性人格障害)　クラスターC(回避性人格障害　強迫性人格障害　依存性人格障害)　児童期・思春期の人格障害は認められるのか

◇人格障害の時代　岡田尊司著　平凡社　2004.6　214p　18cm　(平凡社新書)　720円　①4-582-85229-7　Ⓝ493.76
　内容　第1章 おかしいのは、子供だけか？　第2章 人格障害とは　第3章 人格障害のタイプその特徴と注意点　第4章 生きづらさを生む人格障害　第5章 人格障害を手当てする　第6章 社会を蝕む人格障害　第7章 人格障害の背景　第8章 人格障害から子供と社会を守る

◇人格障害論の虚像―ラベルを貼ること剥がすこと　高岡健著　雲母書房　2003.1　235p　20cm　1800円　①4-87672-130-0　Ⓝ493.76
　内容　第1部 人格の危機はどう形成されるか―育つことと育てることの境界　第2部 人格障害とは何か―ラベリングからコミュニケーションへ

◇図解・決定版パーソナリティ障害を乗りこえる！正しい理解と最新知識で治す！人格障害　市橋秀夫著　日東書院本社　2011.3　207p　19cm　1200円　①978-4-528-01242-4　Ⓝ493.76
　内容　第1章 パーソナリティ障害とは　第2章 境界性パーソナリティ障害　第3章 自己愛性パーソナリティ障害　第4章 その他のパーソナリティ障害　第5章 パーソナリティ障害を生む社会的背景　第6章 パーソナリティ障害の医療・相談機関

◇図解やさしくわかるパーソナリティ障害―正しい理解と付き合い方　牛島定信著　ナツメ社　2012.1　159p　24cm　1500円　①978-4-8163-5161-7　Ⓝ493.76
　内容　1章 パーソナリティ障害を理解する　2章 くみられるパーソナリティ障害(1) 未熟性格型(境界性パーソナリティ障害(1) どのような人？　境界性パーソナリティ障害(2) 治療方針は？ ほか)　3章 くみられるパーソナリティ障害 病前性格型(スキゾイド・パーソナリティ障害(1) どのような人？　スキゾイド・パーソナリティ障害(2) 治療方針は？ ほか)　4章 パーソナリティ障害を治療する　5章 家庭や職場で適切に対応する

◇天使の病理―人格障害は時代の病か　坂田三元著　岩波書店　2007.11　109p　19cm　(双書 時代のカルテ)　1100円　①978-4-00-028092-1　Ⓝ493.76

　内容　第1章 人格障害って何？　第2章 医学的に見ると　第3章 漂流の季節と出会いと　第4章 関係がつくれない　終章 ドラえもんになれ！

◇ノリのよすぎる男と他人に踊らされる女―演技性人格障害とは何か　矢幡洋著　春秋社　2006.9　280p　19cm　2000円　①4-393-33262-8　Ⓝ493.76
　内容　第1章 あなたの隣の演技性性格者―ノーマルスタイル(赤い靴をはいた安藤美姫―ドラマティックの呪縛　杉村太蔵議員のノリのよさ―元気者の裏にひそむどうしようもない弱さ)　第2章 演技性人格障害と社会の微妙な関係(畠山鈴香容疑者が演技性人格障害ではないこれだけの理由―秋田連続児童殺害事件と反社会性人格障害　長野連続放火女「くまぇり」―演技性人格障害と犯罪)　第3章 演技性人格障害とは何か(ヒステリーからヒストリオニクスへ　演技性人格障害の臨床的特徴　演技性人格障害のサブタイプ)　第4章 演技性人格障害をめぐる多様な見解(精神分析派―カーンバーグ、ストーン　認知療法―ベック、スペリー　対人関係論派―ベンジャミン)　終章 ヒストリオニクスの時代における「人間の条件」

◇パーソナリティ障害―いかに接し、どう克服するか　岡田尊司著　PHP研究所　2004.7　298p　18cm　(PHP新書)　780円　①4-569-63525-3　Ⓝ493.76
　内容　第1部 パーソナリティ障害の本質(パーソナリティ障害とは何か　パーソナリティ障害はなぜ生まれるのか)　第2部 パーソナリティ障害のタイプと対処

◇パーソナリティ障害―いかに捉え、いかに対応するか　林直樹著, 樋口輝彦監修　新興医学出版社　2005.5　103p　21cm　(新現代精神医学文庫)　2400円　①4-88002-478-3　Ⓝ493.76
　内容　1 パーソナリティ障害の概念　2 それぞれのパーソナリティ障害類型　3 パーソナリティ障害診断の臨床的性格　4 第1軸精神障害との関係　5 パーソナリティ障害の成因論・病態論　6 パーソナリティ障害の治療　7 モデル症例の治療　8 おわりに・パーソナリティ障害概念の臨床的意味

◇パーソナリティ障害　矢幡洋著　講談社　2008.6　238p　19cm　(講談社選書メチエ 414)　1500円　①978-4-06-258414-2　Ⓝ493.76
　内容　第1部 パーソナリティ障害の研究史(性格類型とはなにか　記述的精神医学の勃興　発達論と初期精神分析派　新フロイト派の対人関係論　対象関係論派の登場　DSM革命)　第2部 現代社における一四のカテゴリー(発達段階と極性理論　喜び・苦痛の極性　能動・受動の極性　自己・他者の極性　思考・感情の極性)

◇パーソナリティ障害がわかる本―「障害」を「個性」に変えるために　岡田尊司著　法研　2006.5　225p　21cm　1500円　①4-87954-625-9　Ⓝ493.76
　内容　第1編 パーソナリティ障害入門(パーソナリティ障害とは何か　パーソナリティ障害の原因を探る)　第2編 パーソナリティ障害のタイプ―特徴、診断、背景、対処と克服など　第3編 パーソナリティ障害の治療と克服

◇パーソナリティ障害(人格障害)のことがよくわかる本　市橋秀夫監修　講談社　2006.9　98p　21cm　(健康ライブラリー イラスト版)　1200円　①4-06-259408-0　Ⓝ493.76

［内容］1 パーソナリティ障害とは？ 2「私を見捨てないで…！」境界性パーソナリティ障害 3「自分は特別な人間なのに」自己愛性パーソナリティ障害 4「どうしてうまくいかないの？」いろいろなパーソナリティ障害 5 医療機関でおこなわれる治療

◇パーソナリティ障害・摂食障害 市橋秀夫著 メジカルビュー社 2006.5 182p 26cm (精神科臨床ニューアプローチ 5) 6000円 Ⓘ4-7583-0230-8 Ⓝ493.76
［内容］1 パーソナリティ障害の概念と分類 2 境界性パーソナリティ障害 3 自己愛性パーソナリティ障害 4 摂食障害 5 Q&A (全般的な問題 境界性パーソナリティ障害ほか)

◇パーソナリティ障害とむきあう——社会・文化現象と精神科臨床 林直樹著 日本評論社 2007.8 303p 19cm 2000円 Ⓘ978-4-535-56247-9 Ⓝ493.76
［内容］リストカットをどうみるか——映画『ファザーレス』に描かれた回復過程 解離状態にどうかかわるか 自己愛にどのような態度をとるか——ジャン＝ジャック・ルソーの生涯 罪悪感のために自己を罰するのは——永山則夫の「反省しない」という決意 治療者に対する恋愛感情・ストーキング——恋愛についての問題1 治療者の側で抱く恋愛感情についての問題2 『嵐が丘』から読む愛のかたち——恋愛についての問題3 身体接触欲求について 患者の目から見た精神科医療——境界性パーソナリティ患者の著作から 境界性パーソナリティ障害の自己治療援助——さまざまな自己学習治療法 問題行動への家族の対応——『積木くずし』から学ぶ 問題行動と危機管理 パーソナリティとは社会化された「わたし」である 『キャッチャー・イン・ザ・ライ』と『仮面の告白』時代の「わたし」

◇パーソナリティ障害の素顔——致命的な欠陥をもつ人たち スチュアート・C. ユドフスキー著, 田中克昌, 黒澤麻美訳 星和書店 2011.4 715p 21cm 4700円 Ⓘ978-4-7911-0767-4 Ⓝ493.76

◇普通に生きられない人たち——私たちは人格障害とどううきあえばいいのか 磯部潮著 河出書房新社 2005.8 202, 12p 19cm 1500円 Ⓘ4-309-24350-9 Ⓝ493.76
［内容］第1章「普通」であるとはどういうことなのか 第2章「普通」でないとはどういうことなのか 第3章 誰もが持ちうる「普通」ではない部分 第4章 なぜ「普通」にしなければならないのか 第5章「普通」にできない境界性人格障害の人の話し方 第6章「普通」に生きられない境界性人格障害の人の行動特徴 第7章「普通」でない人の話し方への対応 第8章「普通」でない人たちの行動への対応 第9章 境界性人格障害の人とその傾向を持つ人のために

◇平気で他人の心を踏みにじる人々——反社会性人格障害とは何か 矢幡洋著 春秋社 2006.5 230p 19cm 2000円 Ⓘ4-393-33249-0 Ⓝ493.76
［内容］第1章 ホリエモン考——反社会性パーソナリティの原像として 第2章 反社会性パーソナリティ障害の形成過程 第3章 臨床的特徴とサブタイプ (反社会性パーソナリティ障害の八つの特徴 五つのサブタイプ) 第4章 反社会性パーソナリティ障害の治療論 (認知療法のアプローチ 対人関係論派のアプローチ)

◇良心をもたない人たち——25人に1人という恐怖 マーサ・スタウト著, 木村博江訳 草思社 2006.2 254p 19cm 1400円 Ⓘ4-7942-1472-3 Ⓝ493.76

◆解離性同一性障害
◇解離性障害——「うしろに誰かいる」の精神病理 柴山雅俊著 筑摩書房 2007.9 220p 18cm (ちくま新書) 700円 Ⓘ978-4-480-06383-0 Ⓝ493.7
［内容］第1章 解離性障害とはどういうものか 第2章 解離以前の体験 第3章 彼女たち (彼ら) はどのように感じているか——解離の主観的体験 第4章 解離の構造 第5章 外傷体験は解離にどのような影響を与えるか 第6章 解離の周辺 第7章 解離とこころ——宮沢賢治の体験世界 第8章 解離への治療的接近

◇解離性障害のことがよくわかる本——影の気配におびえる病 柴山雅俊監修 講談社 2012.5 98p 21×19cm (健康ライブラリーイラスト版) 1200円 Ⓘ978-4-06-259764-7
［内容］1 自分を見ている自分がいる 2 こころが二つに割れてしまう病 3「健常」から「解離」に至る原因は 4 解離症状が多様なこの病気は多い 5 薬物療法と精神療法で回復を目指す

◇多重人格者——あの人の二面性は病気か, ただの性格か 不思議な「心」のメカニズムが一目でわかる 岡野憲一郎監修 講談社 2009.2 98p 21cm (こころライブラリーイラスト版)〈並列シリーズ名: Kokoro library〉1300円 Ⓘ978-4-06-278958-5 Ⓝ145.8
［内容］1 心の中にはいつも「別の自分」がいる 2 自分が分裂すると, 多重人格に 3 主な原因はトラウマやストレス 4 多重人格は心のネットワークが断絶した状態 5 診断名は「解離性同一性障害」

◇多重人格とボーダーライン 町沢静夫著 駿河台出版社 2012.6 247p 19cm 1800円 Ⓘ978-4-411-04023-7
［内容］1 多重人格 (私と多重人格との出会い 多重人格の初期の現れ方 多重人格は治療できるか 多重人格の歴史はギリシャ・ローマ時代に始まる 虐待の内容 多重人格はこうしてその姿を現す 主人格を強くし, 交代人格の相互の理解を進める 症例を示すことで多重人格を調べてみよう 主人格を守る54人の交代人格——父への裁判 一二人の人格はこうして発生した 多重人格の精神療法) 2 境界性人格障害 (ボーダーライン) (境界性人格障害 (ボーダーライン) 症例 ボーダーラインと多重人格)

◇わかりやすい「解離性障害」入門 岡野憲一郎編, 心理療法研究会著 星和書店 2010.8 297p 19cm 2300円 Ⓘ978-4-7911-0745-2 Ⓝ493.74

◆境界性パーソナリティー障害
◇愛した人がBPD (=境界性パーソナリティ障害) だった場合のアドバイス——精神的にも法的にもあなたを守るために ランディ・クリーガー, キム・A. ウィリアムーズジャストセン著, 荒井秀樹, 佐藤美奈子訳 星和書店 2008.8 237p 21cm 2200円 Ⓘ978-4-7911-0675-2 Ⓝ493.76
［内容］1 混乱の段階 (リチャードとサンディの物語 ようこそオズ (ボーダーラインゾーン) へ あなたはひとりぼっちではありません 感情的, 物理的な距離を置くこと 家庭内暴力と感情的虐待) 2 外へ向かう段階 (ノン・ボーダーラインの人たちからの提言

この結婚（パートナーとの関係）に希望はありますか？）　3 内へ向かう段階（喧嘩両成敗）　4 決断の段階（去るか去らぬか？ それが問題）　5 解消の段階（パートナーのもとに留まる場合　パートナーのもとを去る場合　フーバーリング：愛する人よ、帰ってきて　法的目標の達成　幕が下りたあとで　いつまでも幸せに—境界性人格障害と離れた後の人生）

◇境界性人格障害＝BPD ―はれものにさわるような毎日をすごしている方々へ　P. メイソン, R. クリーガー著, 荒井秀樹, 野村祐子, 東原美和子訳　星和書店　2003.4　320p　21cm　2800円　Ⓣ4-7911-0498-6　Ⓝ493.76
内容　第1部 境界性人格障害の行動を理解すること（はれものにさわるようにしながら相手と付き合うこと；あなたが大切に思う人は境界性人格障害でしょうか？　ボーダーラインの人の内的世界：境界性人格障害の定義　混沌の意味を知ること：ボーダーラインの人の行動の理解　圧力鍋の中で暮らすこと：ボーダーラインの人の行動があなたに及ぼす影響）　第2部 自分自身の人生のコントロールを取り戻すこと（自分自身を変化させること　自分の置かれている状況を理解すること：境界線を引くこと、スキルを高めること　自信をもってはっきりとあなたの要求を主張すること　緊急時の対策を持つこと　子どもをボーダーラインの人の行動から保護すること）　第3部 特別な問題を解決すること（次に厄介なことが起こるのを待つこと；あなたの子どもがボーダーラインだったら　嘘、噂、言いがかり：事実をねじ曲げる作戦　それで、いま何をすればいいの？　その人との関係に関して決断すること）　付録A 境界性人格障害の原因と治療　付録B 境界性人格障害をもつノン・ボーダーラインの人たちへのヒント　付録C 臨床医への対処法の提案

◇境界性人格障害のすべて　ジェロルド・J. クライスマン, ハル・ストラウス著, 白川貴子訳, 星野仁彦監修　ヴォイス　2004.6　339p　20cm　1900円　Ⓣ4-89976-070-1　Ⓝ493.76
内容　第1章 BPDの人たちが生きる世界　第2章 カオスと空虚感　第3章 BPDの原因　第4章 BPDを生みだす社会　第5章 理解と治癒　第6章 BPDの人々とのコミュニケーションを築く　第7章 よりよい治療を求めて　第8章 BPDの人たちに対応するインタヴュー「境界性人格障害の日本での状況とこれからの課題　その背景を見つめ、希望の光をもとめて」　補遺 ボーダーラインパーソナリティ症候群の発展・進化

◇境界性人格障害＝BPD実践ワークブック―はれものにさわるような毎日をすごしている方々のための具体的対処法　R. クリーガー, J. P. シャーリー著, 遊佐安一郎監訳, 野村祐子, 東原美和子, 黒澤麻美訳　星和書店　2006.2　305p　21cm　2600円　Ⓣ4-7911-0593-1　Ⓝ493.76
内容　1 混乱状態から解明へ：境界性人格障害の理解　2 賢い決断をし、実行する（選択肢を考察し、決断すること　資格を有する専門家のヘルプを見つけること）

◇境界性パーソナリティ障害　岡田尊司著　幻冬舎　2009.5　255p　18cm　（幻冬舎新書 123）760円　Ⓣ978-4-344-98122-5　Ⓝ493.76
内容　第1章 境界性パーソナリティ障害とは何か　第2章 境界性パーソナリティ障害はこうして現れる　第3章 境界性パーソナリティ障害の複雑な心理を読み解く　第4章 境界性パーソナリティ障害急増の本当の理由　第5章 ベースにある性格によってタイプが異なる　第6章 境界性パーソナリティ障害を支える　第7章 境界性パーソナリティ障害を改善する　第8章 境界性パーソナリティ障害からの回復

◇境界性パーソナリティ障害最新ガイド―治療スタッフと家族のために　ジョン・G. ガンダーソン, ペリー・D. ホフマン編, 林直樹, 佐藤美奈子訳　星和書店　2006.10　293p　19cm　2600円　Ⓣ4-7911-0615-6　Ⓝ493.76
内容　第1部 診断、治療、予後（境界性パーソナリティ障害の診断―概念、診断基準、そして討論　境界性パーソナリティ障害に対する精神療法　境界性パーソナリティ障害における自殺関連行動と自傷行為―自己制御モデル　境界性パーソナリティ障害における薬物療法　境界性パーソナリティ障害の長期経過）　第2部 家族からみた問題点（境界性パーソナリティ障害とともに生きる―2人の当事者の体験記　境界性パーソナリティ障害に対する家族の視点　家族の外傷体験から家族のサポート体制へ　治療への家族の関与）

◇境界性パーソナリティ障害サバイバル・ガイド―BPDとともに生きるうえで知っておくべきこと　アレクサンダー・L. チャップマン, キム・L. グラッツ著, 荒井秀樹監訳, 本多篤, 岩渕愛, 岩渕デボラ訳　星和書店　2009.12　348p　19cm　2400円　Ⓣ978-4-7911-0727-8　Ⓝ493.76
内容　1 境界性パーソナリティ障害とは？　2 境界性パーソナリティ障害のためにできること（境界性パーソナリティ障害の情報、治療法、治療者の探し方　弁証法的行動療法　メンタライゼーションに基づく治療（MBT）　薬物療法　自殺を考えてしまうとき　ほか）

◇境界性パーソナリティ障害のことがよくわかる本　牛島定信監修　講談社　2008.4　98p　21cm　（健康ライブラリー イラスト版）　1200円　Ⓣ978-4-06-259423-3　Ⓝ493.76
内容　1「困った人間だ」と思われてしまう人たち　2 境界性パーソナリティ障害は不安定になる障害　3 未熟なパーソナリティが症状を生む　4 生活を立て直すための治療ガイド　5 こんなときどうする？問題の対処法

◇境界性パーソナリティ障害の人の気持ちがわかる本―不思議な「心」のメカニズムが目でわかる　牛島定信監修　講談社　2011.11　98p　21cm　（こころライブラリーイラスト版）　1300円　Ⓣ978-4-06-278907-7　Ⓝ493.76
内容　1 トラブルのもとにある見捨てられ不安　2 どういう人間なのか自分がわからない　3 職場、友人、家族は大混乱―周囲の人の気持ち　4 医師への信頼と不信にゆらぐ

◇境界性パーソナリティ障害ファミリーガイド　ランディ・クリーガー著, 遊佐安一郎監訳, 荒井まゆみ, 岩渕デボラ, 佐藤美奈子訳　星和書店　2011.4　315p　21cm　2700円　Ⓣ978-4-7911-0766-7　Ⓝ493.76

◇境界性パーソナリティ障害＝BPD ―はれものにさわるような毎日をすごしている方々へ　ポール・T. メイソン, ランディ・クリーガー著, 荒井秀樹訳　第2版　星和書店　2010.12　328p　21cm　2800円　Ⓣ978-4-7911-0756-8　Ⓝ493.76

精神病・神経症医療　　　　　　　　　　　　　　　　　　　　　　　　　医療と社会・福祉

|内容|第1部 境界性パーソナリティ障害の行動を理解すること（はれものにさわるようにしながら相手と付き合うこと：あなたが大切に思う人は境界性パーソナリティ障害でしょうか？　ボーダーラインの人の内的世界：境界性パーソナリティ障害の定義　混沌の意味を知ること：ボーダーラインの人の行動の理解　圧力鍋の中で暮らすこと：ボーダーラインの人の行動があなたに及ぼす影響）　第2部 自分自身の人生のコントロールを取り戻すこと（自分自身を変化させること　自分の置かれている状況を理解すること：境界線を引くこと、スキルを磨くこと　自信をもってはっきりとあなたの要求を主張すること　緊急時の対策をもつこと　子どもをボーダーラインの人の行動から保護すること）　第3部 特別な問題を解決すること（次に厄介なことが起こるのを待つこと：あなたの子どもがボーダーラインだったら　嘘、噂、言いがかり：事実をねじ曲げる作戦　それで、いま何をすればいいの？　その人との関係に関して決断すること）　付録（境界性パーソナリティ障害の原因と治療　マインドフルネスの実践）

◇自傷行為とつらい感情に悩む人のために――ボーダーライン・パーソナリティ障害（BPD）のためのセルフヘルプ・マニュアル　ロレーヌ・ベル著, 井沢功一朗, 松岡律訳　誠信書房　2006.1　299p　21cm　2800円　①4-414-41417-2　Ⓝ493.76
|内容|1 問題群の理解とはじめのステップ　2 問題群に取りかかる（うつを克服し、さまざまな気分をうまく扱う　児童期の虐待に取り組む　自傷行為（沈黙の叫び）を克服する　私と私――自分を気づかい、共に生き、好きになることの学習　私と他の人たち ほか）

◇ホーダー――捨てられない・片づけられない病　ランディ・O.フロスト, ゲイル・スティケティー著, 春日井晶子訳　日経ナショナルジオグラフィック社　2012.1　366p　19cm　〈発売：日経BPマーケティング〉　1900円　①978-4-86313-131-6　Ⓝ493.74
|内容|コリヤー屋敷の死体　ゴミの山または山　持ち物が人を語る――持つこと、集めること、溜めること　驚くべきガラクタ　塹壕と繭――自分を守ること　私の欠片――アイデンティティと愛着　救出――飼い主のいない動物を助ける　幸運の川　苦しみを避けるおまえなんかにわかるもんか　枝の多すぎる木――遺伝学と脳　家族の中の溜めこみ屋　それ、私のよ！　子供のホーディング　持つこと、在ること、そしてホーディング

◇ボーダーライン――自己を見失う日本の青年たち　町沢静夫著　丸善　2003.1　240p　19cm　1600円　①4-621-07142-4　Ⓝ493.76
|内容|現代と人格障害――ボーダーラインを中心として　ボーダーラインの診断　ボーダーライン概念の歴史　境界性人格障害における「見捨てられ感」について　境界性人格障害の下位分類の試み　治療は失敗？　あるいは成功？　境界性人格障害の追跡結果と家族遺伝歴　ボーダーラインの病理の特性　再びボーダーラインとは何か　最新のボーダーラインのデータの紹介　治療について　最近の境界性人格障害の心理療法について　支持療法について　力動精神療法について　認知行動療法について

◇ボーダーラインの心の病理――自己不確実に悩む人々　町沢静夫著　改訂新版　大阪　創元社　2005.8　222p　20cm　2000円　①4-422-11339-9　Ⓝ493.71

|内容|第1章 今なぜボーダーラインか　第2章 症例研究　第3章 ボーダーラインの実証的データ　第4章 ボーダーラインの家族　第5章 精神障害のいろいろとボーダーライン　第6章 ボーダーラインはどうして生じるのか　第7章 都市化とボーダーライン　第8章 ボーダーラインと創造性　第9章 現代社会とボーダーライン

◇ボーダーラインの人々――多様化する心の病　織田尚生ほか著, 織田尚生編　ゆまに書房　2005.9　321p　22cm　〈シリーズこころとからだの処方箋 2〉　3500円　①4-8433-1814-0　Ⓝ493.76
|内容|第1章 ボーダーラインとは何か　第2章 境界例研究の歴史　第3章 境界の神話学　第4章 ロールシャッハ法の視点　第5章 精神分析におけるボーダーライン　第6章 分析心理学から見たボーダーライン　第7章 ボーダーライン事例の研究　第8章 境界例と遊戯療法　第9章 境界状態と死

◇よくわかる境界性パーソナリティ障害――不安定な自分を変えていく、治療とセルフケア　林直樹監修　主婦の友社　2011.8　127p　21cm　〈セレクトbooks　こころのクスリBOOKS〉　1400円　①978-4-07-278965-0　Ⓝ493.76
|内容|第1章 境界性パーソナリティ障害とはどんな病気？（病気への誤解1――境界性パーソナリティ障害の人は、回復しない？　病気への誤解2――「パーソナリティ（人格）」の障害ではない ほか）　第2章 境界性パーソナリティ障害は、時間をかけて治していく　第3章 安定した「わたし」を取り戻していく治療　第4章 周りの人はどう対応したらよいか　第5章 苦痛をやわらげるために自分でできること

◇BPD（境界性パーソナリティ障害）を生きる七つの物語　ジェロルド・クライスマン, ハル・ストラウス著, 吉永陽子監訳, 吉永陽子, 荒井まゆみ訳　星和書店　2007.7　494p　19cm　〈奥付のタイトル：BPDを生きる七つの物語〉　2500円　①978-4-7911-0634-9　Ⓝ493.76

◇BPD（＝境界性パーソナリティ障害）をもつ子どもの親へのアドバイス――両親が自分や家族を犠牲にすることなくBPDを持つ子を援助するために　ランディ・クリーガー, キャスリン・ウィンクラー, ポール・メイソン著, 荒井秀樹, 佐藤美奈子訳　星和書店　2008.8　155p　21cm　1900円　①978-4-7911-0676-9　Ⓝ493.937
|内容|第1章 カイとダグの場合　第2章 子どものBPDの特徴に気づいてください　第3章 罪悪感を手放しましょう：何がBPDの原因なのでしょうか？　第4章 日々一歩ずつ：ボーダーラインの子どもの子育て　第5章 コントロールを取り戻すこと：ボーダーラインの子どもの子育て　第6章 きょうだいの養育と保護　第7章 自分自身を育み、保護すること　第8章 満足的外来治療を受けること　第9章 入院治療　第10章 学校との関わり　第11章 子どもが18歳になったら

◇BPD（＝境界性パーソナリティ障害）のABC――BPDを初めて学ぶ人のために　ランディ・クリーガー, エリック・ガン著, 荒井秀樹, 黒澤麻美訳　星和書店　2008.8　258p　19cm　1800円　①978-4-7911-0677-6　Ⓝ493.76
|内容|第1部 ボーダーライン初歩講座（BPDとは何でしょうか　よくある関係パターン　BPDの原因　遺伝、脳、環境がどのように相互作用するのでしょうか　BPD行動がどのようにnon-BPDの人に影響するのでしょうか　BPDの治療）　第2部 10の

ステップ（BPDの人に治療を強制することはできないと受け入れましょう　BPDをもつ人の行動を個人的に受け取ることはやめましょう　あなた自身を大切にし、自分がBPDを引き起こしたのではなく、コントロールはできないし治すこともできないと受け入れましょう　あなた自身とふたりの関係を検査しましょう。他の誰の行動でもなく、自分自身の行動だけに責任を持ちましょう　引き金を見極めて、生活にもっと予測可能性を生み出しましょう　あなたの個人的境界を明確にするため、あなたの思考や感情に注目しましょう　BPDをもつ人とコミュニケーションをとるための一般的ガイドラインを学びましょう　適切な時には、DEARとPUVASというコミュニケーションツールを用いて、BPDをもつ人の思考、感情、行動に対する責任をBPDをもつ人に返しましょう　安全でない行動に事前対処する方法を計画し、必要な場合は実行しましょう　子どもの特別なニーズを意識しましょう。子どもの環境を、できるだけ安全で予想可能かつ支援的、養育的なものにするため、早急に手段を講じましょう）　第3部　他の必須情報（事実ねじ曲げ作戦の犠牲者になってしまったら　ふたりの関係について決断を下すこと　資格あるセラピストの選択肢）

◆統合失調症

◇あなたの力が家族を変える　高森信子著　全国精神障害者家族会連合会　2005.3　214p　19cm　〈さくら　ハートピアきつれ川（製作）〉　1143円　Ⓘ4-901932-29-2　Ⓝ493.763

◇あなたの難しい人―統合失調症者を理解したい人のために　北山大奈著　大阪　プリメド社　2009.3　234p　19cm　1600円　Ⓘ978-4-938866-49-5　Ⓝ493.763
[内容] 家庭に突然の嵐が　発病まで　その特徴（自分の置かれている状況が分からない　他人との関係が分からない　コミュニケーションが不得手　過剰に過敏な感受性がある）　いろいろな症状（妄想　幻聴　緊張病症状（混乱状態）　自閉症状）　起こる理由（認知機能の発達　認知機能のメカニズム　過剰に過敏な感受性（過敏性））　統合失調症と自殺（統合失調症による自殺）　統合失調症の重症度と診断（重症度を測る目安　統合失調症の診断とは）　あなたの難しい人との接しかた

◇あなたも精神分裂病になれるわけ　上巻　夏来進著　文芸社　2008.3　339p　19cm　1300円　Ⓘ978-4-286-04093-6　Ⓝ493.763
[内容] 第1章　はじめに　第2章　A君　第3章　覚醒剤　第4章　ヒトラー　第5章　コカイン

◇あなたも精神分裂病になれるわけ　中巻　夏来進著　文芸社　2008.3　329p　19cm　1300円　Ⓘ978-4-286-04094-3　Ⓝ493.763
[内容] 第6章　角川春樹氏　第7章　島田清次郎　第8章　クスリについて

◇あなたも精神分裂病になれるわけ　下巻　夏来進著　文芸社　2008.3　417p　19cm　1300円　Ⓘ978-4-286-04095-0　Ⓝ493.763
[内容] 第9章　精神分裂病　第10章　精神科医というもの　第11章　精神病院の実態　第12章　盗聴　第13章　最後に

◇隠れた薬害？　精神分裂病　夏来進著　文芸社　2008.3　316p　19cm　1300円　Ⓘ978-4-286-04075-2　Ⓝ369.28
[内容] 第1章　はじめに　第2章　I先生　第3章　マイ宗教　第4章　カミのみぞ知る　第5章　コードナンバー0　第6章　医者としての考察

◇家族が知りたい統合失調症への対応Q&A　高森信子著　日本評論社　2009.3　216p　19cm　1500円　Ⓘ978-4-535-98309-0　Ⓝ493.763
[内容] 1　2（どんどん薬が増やされていきます。不信感ばかりがつのり、病院（主治医）を変えたほうがいいのでは、と迷っています。副作用もひどいようなのですが、言い出しにくく困っています。　薬をまったく飲んでくれていないようです。心配でしつこく聞いてしまい、口論のあげくとうとうケンカになることもしばしばあります。　常時幻聴に悩まされているようで、いつまでもずっと話し続けています。突拍子もない話を長時間聞かされる時は、正直参ってしまいます。　妄想がひどく、相手の家に怒鳴り込もうとするなど、とても攻撃的になります。　幻聴で夜眠れなかったりすると、つらさから逃れるためにお酒を飲もうとします。ほか）

◇家族にもケア―統合失調症はじめての入院　田上美千佳編著　精神看護出版　2004.11　154p　26cm　（シリーズ・ともに歩むケア）　1800円　Ⓘ4-902099-77-2　Ⓝ492.927

◇家族のための統合失調症入門　白石弘巳著　河出書房新社　2005.5　257p　19cm　1600円　Ⓘ4-309-25191-9　Ⓝ493.763
[内容] 第1章　統合失調症を疑ったとき　第2章　初診～外来通院　第3章　入院～退院　第4章　統合失調症とはどんな病気か　第5章　統合失調症の治療　第6章　統合失調症からの回復　第7章　家族の接し方　第8章　家族を支える

◇家族のための統合失調症入門　白石弘巳著　改訂版　河出書房新社　2011.3　257p　19cm　1600円　Ⓘ978-4-309-25246-9　Ⓝ493.763
[内容] 第1章　統合失調症を疑ったとき　第2章　初診～外来通院　第3章　入院～退院　第4章　統合失調症とはどんな病気か　第5章　統合失調症の治療　第6章　統合失調症からの回復　第7章　家族の接し方　第8章　家族を支える

◇薬とのつきあい方　ぜんかれん編集委員会編　全国精神障害者家族会連合会　2005.7（7刷）　81p　21cm　（ぜんかれん号外　ぜんかれん家族講座　6）　Ⓘ4-901932-23-3　Ⓝ493.763

◇幻聴って何―本当に聞こえているの？　徳田康年著　近代文芸社　2004.8　156p　20cm　1200円　Ⓘ4-7733-7181-1　Ⓝ493.72
[内容] 1　幻聴はどのように表現されているか　2　音感覚は本当にあるの？　3　どこからどのように聞こえてくるか（誰の声か）　4　聞こえてくる内容は　5　聴覚性認知過程の問題点　6　幻聴と聴覚性認知過程との違い　7　なぜ幻聴が生じるのか　8　幻聴にどう対処したらよいか　9　統合失調症について　10　人間というもの

◇こうしてつきあう統合失調症　遠藤雅之著　改訂2版　全国精神障害者家族会連合会　2005.4　77p　21cm　（ぜんかれん号外　ぜんかれん家族講座　1）　810円　Ⓘ4-901932-30-6　Ⓝ493.763

◇こころの病を生きる―統合失調症患者と精神科医師の往復書簡　佐野卓志，三好典彦著　中央法規出版　2005.8　218p　20cm　1600円　Ⓘ4-8058-2618-5　Ⓝ493.763

精神病・神経症医療　　　　　　　　　　　　　　　　　　　　　　　　　　　　医療と社会・福祉

内容　ぼくの病気―「脳の病気」ではなく、「こころの病気」であることは明らかです　提案―お互いに文章をやりとりしませんか。「往復書簡」にしましょう　孤独―寂しかったです。世界中でぼくが一番不幸だと感じていました　危機のなか―私にとっては、その夢こそが統合失調症理解の原点です　発病―恐竜の骨や悪魔が出てきて、朝方ぼくは悪魔の子を出産しました　こころ―統合失調症になっても変わらぬものが精神の内側にあります　癒し―孤独が病を促進させるとしたら、癒しは病からの回復を促します　出立の病―「誰にも頼らずに生きようとしている姿」をみてしまいます　入院―医者は患者の理性に働きかける「誠意」を処方すべきだと思います　甘え―この要素がなければ人とのつながりを回復することは不可能です〔ほか〕

◇〈心の病〉をくぐりぬけて　森実恵著　岩波書店　2006.3　71p　21cm　（岩波ブックレット no.671）　480円　①4-00-009371-1　Ⓝ493.763
内容　うるさい幻聴今では友人　間一髪死に神との戦い　書くことが、回復を後押し　救急病棟で初めて幻覚　耳鼻科や心療内科　知識乏しく回り道　殺風景な閉鎖病棟　心潤す花もなく　まじめで傷つきやすい人々　外に出て生きたい　働きたいが受け皿なく　つらさ知って薬の副作用〔ほか〕

◇ササッとわかる「統合失調症」　水野雅文著　講談社　2010.11　110p　18cm　（見やすい・すぐわかる図解大安心シリーズ）　952円　①978-4-06-284728-5　Ⓝ493.763
内容　第1章 最新「統合失調症」を知ろう　第2章 統合失調症の「早期発見」と「早期治療」　第3章 「統合失調症」と「社会」との関わり

◇さすらいの統合失調症対応・支援　北山大奈著　大阪　プリメド社　2011.11　242p　21cm　1800円　①978-4-938866-51-8　Ⓝ493.763
内容　1 受診への支援　2 治療　3 日常生活を支援する　4 就労を支援する　5 障害年金の受給を援助する　6 さすらいの統合失調症―病因の探求　7 統合失調症の予防

◇思春期の統合失調症　伊藤順一郎監修　講談社　2010.10　98p　21cm　（健康ライブラリーイラスト版）　1200円　①978-4-06-259449-3　Ⓝ493.937
内容　1 三つのケース。これは統合失調症？　2 思春期ならではの症状のあらわれ方（症状（1）―幻覚や妄想から統合失調症と気づく　症状（2）―陽性症状と陰性症状にグループ分けできる　ほか）　3 見分けがつきにくい病気や障害　4 薬物療法を中心に根気よく　5 家族、学校、医療が連携して本人を支える

◇精神保健・医療・福祉の正しい理解のために―統合失調症の当事者からのメッセージ　石山勲著　萌文社　2005.7　150p　21cm　1400円　①4-89491-086-1　Ⓝ369.28
内容　精神疾患とは？　発病、そして精神病院に入院　「保護室」の実態　閉鎖病棟（大部屋）へ　面会・一時外泊へ　退院では味わえぬ受容・転機　当事者から見た日本の精神科医療の現状　みなさんに知ってもらいたいこと　生活していて困っていること（精神保健福祉の実情）　社会資源を利用してみて思うこと　就労支援について　生活支援について〈生活・居住の問題〉　精神疾患を持つ当事者との望ましい接し方について　当事者の一日の生活の実情

◇そらみみがきこえたひ―統合失調症　宮田雄吾ぶん、北村友弘え　情報センター出版局　2010.4　1冊　24cm　（こころの病気がわかる絵本 4）　1400円　①978-4-7958-4143-7　Ⓝ493.763
内容　1 統合失調症ってどんな病気？　2 どんな症状があるの？　3 どうしておきるの？　4 どんな症状からはじまるの？　5 早期発見・早期治療の重要性　6 どうやって治すの？　7 かかってしまったらどうすればいいの？

◇統合失調症　春日武彦監修, 主婦の友社編　主婦の友社　2005.2　199p　21cm　（よくわかる最新医学）　1400円　①4-07-245351-X　Ⓝ493.763
内容　統合失調症とは何か　治療を始める前に知りたいこと　統合失調症の治療（薬物療法　薬以外の治療法）　地域で暮らしながら療養する　入院して治療をする　家族のためのケア・ガイド　精神障害者を支える福祉制度　精神障害者にとって暮らしやすい社会にするには

◇統合失調症　風祭元, 山下格編　日本評論社　2005.2　213p　19cm　（こころの科学セレクション）　1400円　①4-535-56099-4　Ⓝ493.763
内容　概念と歴史　経過と症状　診断　国民保健　分子遺伝学から　神経化学から　精神生理学から　心因・社会因から　治療の考え方　薬物療法　精神療法　社会復帰と地域ケア　非定型精神病・パラノイア・境界例　小児の統合失調症　比較精神医学から

◇統合失調症―正しい理解と治療法　伊藤順一郎監修　講談社　2005.3　98p　21cm　（健康ライブラリー　イラスト版）　1200円　①4-06-259342-4　Ⓝ493.763
内容　1 こんなときどうする？　症状とその対処法（知っておきたい―病気は3つのステージを経ていく　急性期の対応（説得しない、否定しない、言いならない　症状の背景には「理由」がある　よけいな情報を遮断し、静かな環境をつくる）ほか）　2 どうして起こる？　病気のしくみを理解する（知っておきたい―統合失調症という病気の特徴　なぜ起こる？（ストレスの大きさと、受け止める力が関係する　脳内物質のバランスが乱れる　周囲に過敏になって混乱をきたす）ほか）　3 どうやって治療する？　薬の働き、効果をよく知る　4 これからどうする？　社会復帰へ向けて　5 この先どうなる？　長く病気と向き合うために

◇統合失調症―うつ病・パニック障害・自律神経失調　三上眞吾著　長野　ほおずき書籍　2005.7　75p　19cm　〈発売：星雲社〉　1200円　①4-434-06501-7　Ⓝ493.763
内容　統合失調症の現状認識　統合失調症の症状分類　精神医学の治療現状　原因　治し方（解消の方法）メカニズム　失調症の解消例　心の病をつくらない予防法　原因療法（メカニズム療法）と対症療法との違い　心と体に現れてくる症状　解消したと心と体は　現在の心と子供の心　悩む人から多い質問

◇統合失調症―治療を拒むときに読む本　福西勇夫編著　法研　2005.10　154p　21cm　1500円　①4-87954-593-7　Ⓝ493.763
内容　1章 心の病気と本人の認識　2章 治療同意の構築のために―協力関係を築く心得　3章 受診に導く　4章 入院に関すること　5章 継続治療を受けさせる　6章 さまざまな事例での対応　7章 治療方法のあらまし

◇統合失調症―患者・家族の悩みや不安・疑問にやさしく答える　春日武彦監修, 主婦の友社編

◇主婦の友社　2007.5　191p　21cm　（専門医が答えるQ&A）　1400円　ⓘ978-4-07-255438-8　Ⓝ493.763
　内容　第1章 統合失調症とはどんな病気？ 早く気づくには？　第2章 病気をどう受け止め、どう症状に対処するか？　第3章 治療を進めるために、家族はどうしたらいいか？　第4章 リハビリテーションや精神療法の効果とは？　第5章 家での療養生活で、ポイントになるのは？　第6章 地域社会の中で生きるために

◇統合失調症　春日武彦監修,主婦の友社編　新版　主婦の友社　2008.7　207p　21cm　（よくわかる最新医学）　1400円　ⓘ978-4-07-261404-4　Ⓝ493.763
　内容　第1章 統合失調症とは何か　第2章 治療を始める前に知りたいこと　第3章 統合失調症の治療1・薬物療法　第4章 統合失調症の治療2・薬以外の治療法　第5章 地域で暮らしながら療養する　第6章 入院して治療をする　第7章 家族のためのケア・ガイド　第8章 精神障害者を支える福祉制度　第9章 精神障害者にとって暮らしやすい社会にするには

◇統合失調症—正しい治療がわかる本　中込和幸著　法研　2009.6　151p　21cm　（EBMシリーズ）〈シリーズの責任編集者：福井次矢〉　1400円　ⓘ978-4-87954-767-5　Ⓝ493.763
　内容　第1章 治療方針はこのように決められます　第2章 これが基本となる正しい治療です　第3章 再発予防と生活するうえで気をつけたいこと　第4章 家族や身近にいる人が知っておきたいこと　第5章 病気に対する正しい知識　第6章 これだけは聞いておきたい治療のポイントQ&A

◇統合失調症—その新たなる真実　岡田尊司著　PHP研究所　2010.10　277p　18cm　（PHP新書 697）〈並列シリーズ名：PHP SHINSHO〉　760円　ⓘ978-4-569-79306-1　Ⓝ493.763
　内容　第1章 統合失調症とは、どんな病気か　第2章 闇に閉ざされた歴史から希望の光へ　第3章 統合失調症の症状と診断　第4章 統合失調症と認知機能障害　第5章 統合失調症の神経メカニズムと原因　第6章 統合失調症と社会　第7章 統合失調症の治療と回復

◇統合失調症あるいは精神分裂病—精神医学の虚妄　計見一雄著　講談社　2004.12　283p　19cm　（講談社選書メチエ 316）　1800円　ⓘ4-06-258316-X　Ⓝ493.763
　内容　第1回講義 決まり文句を疑う　第2回講義 精神医学に潜む虚妄　第3回講義 急性期医療と「陰性症状」　第4回講義 現実と妄想　第5回講義 妄想の発生と由来　第6回講義 運動が阻害されるということ　第7回講義 取り憑かれるということ　第8回講義 「自我」「自分」「主体」「自己」　第9回講義 何が分裂し、何が統合されるのか

◇統合失調症を生きる—当事者・家族・医療の現場からNHK「生活ほっとモーニング」　有村律子ほか著　日本放送出版協会　2005.1　239p　19cm　1600円　ⓘ4-14-011206-9　Ⓝ493.763
　内容　第1章 なにが起こったのか自分でもわからなかった　第2章 家族はどう受け止めたか　第3章 「統合失調症」とはどんな病気か　第4章 自らの経験を生かして人権に取り組む　第5章 地域の支えのなかで自立を目ざす　第6章 精神医療の施策と問題点

◇統合失調症を正しく理解するために　カナダブリティッシュコロンビア統合失調症協会編，粥川裕平監訳,木村哲也訳　改訂　きょうされん　2005.2　96p　21cm　（KSブックレット no.1）〈発売：萌文社〉　667円　ⓘ4-89491-084-5　Ⓝ493.763

◇統合失調症を乗りこえる！正しい知識と最新治療—図解決定版　渡部和成著　日東書院本社　2010.12　207p　19cm　1200円　ⓘ978-4-528-01241-7　Ⓝ493.763
　内容　第1章 統合失調症の基礎知識　第2章 統合失調症の症状　第3章 薬物療法　第4章 レジリエンスの活性化　第5章 家族とともに治療　第6章 クライエント・パスとリカバリー・パス　第7章 回復に成功した患者さんたち

◇統合失調症家族はどうしたらよいか—症状・治療・心のケア・リカバリー 正しく理解し、回復を目指す　池淵恵美監修　池田書店　2011.5　255p　19cm　1200円　ⓘ978-4-262-12348-6　Ⓝ493.763
　内容　序章 統合失調症とはどんな病気か　第1章 気づき 統合失調症を疑っていいとき　第2章 最初の対応 一刻も早く診断と治療の場へ　第3章 診察を受けたら 治療の開始と中断への対処　第4章 治療の日々 家族はどう接したらいいのか　第5章 自立に向けて それぞれのゴールを探す

◇統合失調症がよくわかる本　E.フラー・トーリー著，南光進一郎,中井和代訳　日本評論社　2007.7　334p　21cm　〈「分裂病がわかる本」（1997年刊）の改訂版〉　2600円　ⓘ978-4-535-56246-2　Ⓝ493.763
　内容　病気の内的世界—内側からみた統合失調症　診断—外側からみた統合失調症　統合失調症と間違われやすい病状　発症、予後、経過　病因についての研究　病因についての仮説　薬による治療　薬以外の治療とケア　リハビリテーション　大事な問題一〇項目　患者と家族が、統合失調症に向き合って生きていくには　よくある質問　一般社会における統合失調症　不幸な状況　権利擁護のために

◇統合失調症から回復するコツ—何を心がけるべきか　渡部和成著　星和書店　2009.3　149p　19cm　1500円　ⓘ978-4-7911-0697-4　Ⓝ493.763
　内容　第1章 患者のコツ　第2章 家族のコツ　第3章 医療者のコツ　第四章 アリピプラゾール（aripiprazole）を使うコツ　第5章 精神とレジリエンス

◇統合失調症からの回復を願う家族の10の鉄則　渡部和成著　星和書店　2011.9　140, 20, 10p　19cm　1600円　ⓘ978-4-7911-0784-1　Ⓝ493.763
　内容　第1章 子どもが統合失調症になった時（家族の反応と苦悩　子どもを受診させるための家族のかかわり）　第2章 統合失調症をどう理解し、どう治療すべきでしょうか（統合失調症をどう理解すべきでしょうか　統合失調症はどう治療すべきでしょうか）　第3章 統合失調症治療で重要な家族の10の鉄則

◇統合失調症患者を支えて生きる家族たち　渡部和成著　星和書店　2012.2　143p　19cm　1500円　ⓘ978-4-7911-0798-8　Ⓝ493.763
　内容　第1章 統合失調症治療で重要な家族の10の鉄則　第2章 患者をうまく支える家族の真似をしよう　第3章 家族会で生き生きと話す明るい家族　第4章 外来診察室での家族の語り　第5章 患者の入院をめぐっての家族の思い　第6章 「真似」をして「変身」しましょう

◇統合失調症治療・ケアに役立つ実例集　春日武彦監修, 主婦の友社編　主婦の友社　2008.3　191p　21cm　1400円　①978-4-07-259287-8　Ⓝ493.763
　[内容] 第1章 病気に早く気づき, 治療を始めることが大切です　第2章 急性期の陽性症状に, どう対処するか　第3章 消耗期や回復期に周囲が気をつけたいこと　第4章 治療には家族の協力が欠かせない　第5章 いつになったら治るのか?　第6章 生きづらさを理解し, 支える

◇統合失調症と家族—当事者を支える家族のニーズと援助法　モナ・ワソー著, 柳沢圭子訳, 高橋祥友監修　金剛出版　2010.5　293p　20cm　2800円　①978-4-7724-1134-9　Ⓝ493.763
　[内容] 孤独な旅—家族が精神の病になったとき　子どもの声—「私に救いの手を差し伸べて」　配偶者の声—誰も差し入れを持ってきてくれない病気　きょうだいの声—「どうか私の話を聞いてください」　親の声—究極の悲しみ　祖父母の声—三重苦　親類の声—「一体, 人がどうなっているの?」　終わりのない悲嘆　一度だけ, マイナスの思いを吐き出して　対処とコントロール　プロセス—前進と後退の繰り返し　私が死んだら—子どものほうが少しだけ先に死んでくれれば…　希望　バベルの塔—交錯する思い　ひとつの声

◇統合失調症とそのケア　石丸昌彦著　キリスト新聞社　2010.4　178p　21cm　（キリスト教カウンセリング講座ブックレット 8）　1600円　①978-4-87395-563-6　Ⓝ197

◇統合失調症とのつきあい方がわかる本　北林百合之介著　幻冬舎メディアコンサルティング　2012.5　107p　19cm　(発売:幻冬舎)　1200円　①978-4-344-99849-0
　[内容] 第1章 統合失調症ってどんな病気?（統合失調症になるとどんな症状が出るの?　どうして統合失調症になるの?　統合失調症はどのように診断するの?　統合失調症はどのように治療するの?）　第2章 統合失調症の治療はどのように進めるの?（まず医療機関を受診しよう　治療を始めよう　入院治療でできること　病気や治療について理解し, 積極的に治療に参加しよう　お薬と上手につきあおう）　第3章 再発予防や社会復帰のためにどうすればいいの?（社会復帰は家庭生活から　ご家族の適切な接し方が再発を防ぐ　さまざまな社会資源を上手に利用しよう）　第4章 私たちのあゆみ統合失調症の患者さん・ご家族の体験談（デイケア, 作業所を経て, 今はフルタイムで働いています　3度の再発をのりこえて, 母と娘3人で生活しています　自立して暮らしている息子の姿が, なにより今は誇らしいんです）　第5章 精神科病院ってこんなところです（精神科病院は明るく開かれた病院へ）

◇統合失調症に負けない家族のコツ—読む家族教室　渡部和成著　星和書店　2010.9　141p　19cm　1500円　①978-4-7911-0746-9　Ⓝ493.763

◇統合失調症入門—病める人々への理解　シリヴァーノ・アリエティ著, 近藤喬一訳　第2版　星和書店　2004.11　333p　19cm　1845円　①4-7911-0560-5　Ⓝ493.763
　[内容] われわれは統合失調症を無視できない　統合失調症が始まる前ぶれ　統合失調症の特質を説明する　統合失調症の世界をかいま見る　原因　主な治療方法　病院治療　患者とともに日々をすごす　結果—臨床像, 管理, ケア　特別な状況　予防　統合失調症から何を学ぶことができるか

◇統合失調症の快復—「癒しの場」から　浅野弘毅著　批評社　2005.6　192p　21cm　（メンタルヘルス・ライブラリー 13）　2000円　①4-8265-0423-3　Ⓝ493.763
　[内容] 第1部 診察室にて（統合失調症の精神療法　幻覚・妄想を訴える患者の面接）　第2部 病院にて　第3部 デイケアにて　第4部 地域にて　第5部 「統合失調症」がなおるということ（統合失調症の長期経過　快復につながる力）　統合失調症と加齢

◇統合失調症の疑問に答える本—患者と家族が知りたい　福西勇夫編著　法研　2004.9　242p　21cm　1600円　①4-87954-542-2　Ⓝ493.763
　[内容] 1章 どういう病気なのか　2章 治療に関する疑問　3章 患者さんとの対応方法について　4章 回復と再発　5章 学校・職場での対応　6章 人間関係と生きる目的　7章 どのような支援が必要か　8章 長期的な生活設計と病気

◇統合失調症の人の気持ちがわかる本—不思議な「心」のメカニズムが一目でわかる　伊藤順一郎, 地域精神保健福祉機構（コンボ）監修　講談社　2009.11　98p　21cm　（こころライブラリーイラスト版）　（並列シリーズ名:Kokoro library）　1300円　①978-4-06-278961-5　Ⓝ493.763
　[内容] 第1章 統合失調症とともに歩むAさんのケース　第2章 本人のこころ　こんなことで悩んでいる　第3章 家族のこころ　心配が大きく戸惑うばかり　第4章 本人が気持ちを伝えるために役立つ工夫　第5章 家族がわかり合うために心がけたいこと

◇統合失調症100のQ&A—苦しみを乗り越えるために　リン・E・デリシ著, 功刀浩, 堀弘明訳　星和書店　2008.4　239p　19cm　1800円　①978-4-7911-0658-5　Ⓝ493.763
　[内容] 統合失調症とその特徴　治療は, いつ, どこで, 誰が, どうやって行うべきか?　遺伝以外の危険因子について　遺伝的リスクについて　統合失調症の生物学:最新の研究成果　薬物乱用と統合失調症　統合失調症における暴力や攻撃性について　統合失調症と自殺行動　女性特有の問題　ホームレスと統合失調症　統合失調症とともに生きる　倫理的な事柄

◇統合失調症はどこから来てどこへ行くのか—宗教と文化からその病理をひもとく　柴田明彦著　星和書店　2011.2　291p　22cm　3800円　①978-4-7911-0761-2　Ⓝ493.763
　[内容] 序章 「精神分裂病」とは何だったのか　第1章 精神分裂病概念の誕生　第2章 近代ヨーロッパに何が起こったのか　第3章 宗教・文化的側面からみた, 精神分裂病の基本的病理　第4章 シュレーバー症例の検討　第5章 母性の喪失と精神分裂病の破瓜型解体　終章 日本における「精神分裂病」

◇統合失調症かどう治すのか—わかりやすい統合失調症の話　遠山照彦著　萌文社　2005.6　190p　21cm　〈「分裂病はどんな病気か」「分裂病はどう治すのか」の合本新版〉　1600円　①4-89491-088-8　Ⓝ493.763
　[内容] 第1部 統合失調症はどんな病気か　第2部 統合失調症はどう治すのか（統合失調症治療の原則的なことについて　統合失調症の経過モデルと各期の基本的治療方針　再発を予防するために　能力障害・生活障害をどうやって改善するか（精神科リハビリ

テーション）　精神科リハビリテーションのポイントほか）　精神科で使う薬の話

◇なにか変だ。ぼくは狂っているのかな？ー統合失調症に光をあてる　田中つゆ子, 堀川公平, 連理貴司著　美研インターナショナル　2004.8　47p　22cm　（アルカディアシリーズ　フローラブックス）〈発売：星雲社〉　1300円　Ⓘ4-434-04885-6　Ⓝ493.763
　内容　なにか変だ。ぼくは狂っているのかな？　統合失調症に光をあてる（統合失調症とは　発生率について　何が原因なのでしょう？　どんな病気なのでしょう？　どんな症状が出るのでしょう？　どうやって治療するのでしょう？　周囲の支え）

◇本人・家族のための統合失調症とのつきあい方ー治療の考え方を見直す　岡崎祐士編　日本評論社　2010.10　228p　26cm　〈『こころの科学』SPECIAL ISSUE 2010〉　1905円　Ⓘ978-4-535-90422-4　Ⓝ493.763

◇マンガでわかる！統合失調症　中村ユキ著, 福田正人監修　日本評論社　2011.6　198p　21cm　1200円　Ⓘ978-4-535-98336-6　Ⓝ493.763
　内容　第1章　発症から受診まで　第2章　統合失調症ってこんなビョーキ　第3章　再発予防と回復を高める生活　終章　中村家流統合失調症生活ー工夫あれこれ

◇マンガでわかるはじめての統合失調症　佐俣由美文・マンガ, 肥田裕久監修　エクスナレッジ　2010.11　200p　21cm　2400円　Ⓘ978-4-7678-1050-8　Ⓝ493.763
　内容　第1章　統合失調症の症状と治療（統合失調症とはどんな病いか？　統合失調症の症状　統合失調症の歴史　福祉制度を活用する　統合失調症の治療）　第2章　症状と向き合うー当事者の声（謎の「声」との戦いー藤島649史さん　働くって大変だー渡辺宏美さん、自分の力、仲間の力ー高橋美久さん）　第3章　社会参画を目指して（表現の世界でー信observedのつっかえ棒　病気の線引きはどこにあるのかーあべこべの世界）

◇みんな一緒に生きているー統合失調症理解のために　増野肇著　第3版　さいたま　やどかり出版　2004.3　170p　21cm　1400円　Ⓘ4-946498-47-8　Ⓝ493.763

◇もう少し知りたい統合失調症の薬と脳　福田正人著　日本評論社　2008.11　196p　19cm　（こころの科学叢書）　1500円　Ⓘ978-4-535-80417-3　Ⓝ493.763
　内容　第1章　薬が効くってどういうこと？　第2章　薬を止めたいのだけれど…　第3章　いつまで飲まなければいけないの？　第4章　薬が効く仕組み　第5章　生活がうまくいかないわけ　第6章　統合失調症の脳の仕組み　第7章　統合失調症とはー診断と治療の基礎知識　付録1　脳の働きと科学の発展　付録2　光でこころを見るー脳検査の実用化と当事者中心の医療

◇もう少し知りたい統合失調症の薬と脳　福田正人著　第2版　日本評論社　2012.4　242p　19cm　（こころの科学叢書）　1800円　Ⓘ978-4-535-80432-6
　内容　第1章　薬が効くってどういうこと？　第2章　薬を止めたいのだけれど…　第3章　いつまで飲まなければいけないの？　第4章　薬が効く仕組み　第5章　生活がうまくいかないわけ　第6章　導きたい気持ちをかなえる　第7章　統合失調症の脳の仕組み　第8章　統合失調症治療のこれから　付録1　統合失調症とはー診断と治療の基礎知識　付録2　脳の働きとこころー脳科学の発展　付録3　光でこころを見るー脳検査の実用化と当事者中心の医療

◇やさしい統合失調症の自己管理　丹羽真一編　大阪　医薬ジャーナル社　2009.11　95p　30cm　1800円　Ⓘ978-4-7532-2405-0　Ⓝ493.763

◇よくわかる、上手につきあう統合失調症ー名医の図解　上島国利著　主婦と生活社　2008.9　143p　23cm　1400円　Ⓘ978-4-391-13600-5　Ⓝ493.763
　内容　第1章　統合失調症とは、どんな病気？　第2章　統合失調症を見極める、よい医師を選ぶ　第3章　統合失調症の薬物療法　第4章　統合失調症の薬以外の治療法　第5章　入院治療の実際　第6章　家族はどのように取り組めばいいか　第7章　地域社会でのリハビリと周囲の取り組み　第8章　患者をサポートしてくれる施設と公の制度

◇よくわかる統合失調症ーねばり強い治療で、回復と自立をめざす　白石弘巳監修　主婦の友社　2011.4　127p　21cm　（セレクトbooks　こころのクスリBOOKS）　1400円　Ⓘ978-4-07-276305-6　Ⓝ493.763
　内容　第1章　統合失調症に早く気づくためには「家族の目」が大切　第2章　病院探しから受診へと導くまでに、家族ができること　第3章　治療をはじめるにあたって、知っておきたいこと　第4章　病気のしくみを理解し、薬物療法のポイントをつかもう　第5章　入院治療が必要になったとき、家族が気を配りたいこと　第6章　自宅で療養する患者さんを支えるには　第7章　社会制度や福祉サービスを上手に活用しよう　第8章　患者さんへの接し方のポイントと、家族自身の生活を守る工夫　第9章　病気と向きあいながら、自分らしく生きる

◇レッスンとうごうしっちょうしょう　三野善央著　吹田　メディカ出版　2003.10　190p　19cm　〈奥付のタイトル：レッスン統合失調症〉　1600円　Ⓘ4-8404-0810-6　Ⓝ493.763
　内容　統合失調症はどんな病気？　統合失調症の症状とその対応方法　統合失調症の薬物療法　統合失調症を理解するか？　家族は切な援助者　これからの精神保健福祉サービス　家族からの質問

◇私は病気ではないー治療をこばむ心病める人たち　ザビア・アマダー, アンナ＝リサ・ジョハンソン著, 江畑敬介, 佐藤美奈子訳　星和書店　2004.7　281p　19cm　2000円　Ⓘ4-7911-0544-3　Ⓝ493.72
　内容　第1部　なぜ病気を否認し、助けを拒むのか　第2部　治療を受け入れるようにするためにはどのように援助するか　第3部　強制入院させるべきか否か　第4部　事態が平常に戻った時（協力関係の維持と治療の継続　心得ておくべき手段）　補遺　治療同意を得るための態度と考え方に関するチェックリスト（ABC）

《性同一性障害》

◇LGBTQってなに？ーセクシュアル・マイノリティのためのハンドブック　ケリー・ヒューゲル著, 上田勢子訳　明石書店　2011.12　236p　19cm　2000円　Ⓘ978-4-7503-3501-8

精神病・神経症医療　　　　　　　　　　　　　　　　医療と社会・福祉

〈内容〉第1章 LGBTQってなに？　第2章 ホモフォビア　第3章 カミングアウト　第4章 学校生活　第5章 LGBTQの仲間　第6章 LGBTQの恋愛　第7章 セクシュアリティ　第8章 健康管理　第9章 宗教と文化　第10章 トランスジェンダーの10代　第11章 仕事と大学

◇「解説」性同一性障害者性別取扱特例法　南野知惠子監修　日本加除出版　2004.9　338p　21cm　3300円　①4-8178-1290-7　Ⓝ498.12

◇語り継ぐトランスジェンダー史—性同一性障害の現在・過去・未来　虎井まさ衛編著　十月舎　2003.7　221p　19cm〈発売：星雲社〉　1600円　①4-434-03330-1　Ⓝ367.9
〈内容〉第1部「FTM日本」に見るTG/TS時代証言（1994年-2003年前半）「FTM日本」創刊！—九九四年夏号（第一号）　拡がる和！—九九四年秋号（第二号）ほか　第2部「3年B組金八先生」第6シリーズを振り返って（神さまのちょっとした手ちがい〈小山内美江子〉　テレビ『金八先生』がひろげたセクシュアル・マイノリティ情報〈虎井まさ衛〉）　第3部（同世代対談）安藤大将×虎井まさ衛FTMTSとして同時代を生きる！—「性同一性障害」の社会的理解をどう深め進めていくか　第4部 わが国の「性同一性障害」をめぐる社会的変遷（希望と人権の海へ漕ぎ出そう—性同一性障害への理解の輪を広めるために　国内の「性同一性障害」をめぐる動向）

◇聞きたい知りたい性的マイノリティ—つながりあえる社会のために　杉山貴士編　大阪　日本機関紙出版センター　2008.8　197p　21cm　1429円　①978-4-88900-851-7　Ⓝ367.9

◇心に性別はあるのか？—性同一性障害のよりよい理解とケアのために　中村美乖著　医療文化社　2005.9　127p　21cm　2400円　①4-902122-16-2　Ⓝ493.74
〈内容〉第1章 イントロダクション　第2章 日本における性同一性障害　第3章 性同一性障害とは何か？　第4章 インタビューの方法に関する考察　第5章 15人の当事者へのインタビュー　第6章 性同一性障害への新しい視点　第7章 性同一性障害の新しい課題

◇G.I.D. 実際私はどっちなの！？—性同一性障害とセクシュアルマイノリティを社会学！　鈴木健之、吉井奈々著　恒星社厚生閣　2012.4　198p　19cm　1900円　①978-4-7699-1275-0
〈内容〉第1章 セクシュアリティの多様性　第2章 ゲイ　第3章 レズビアン　第4章 異性装嗜好者　第5章 トランスジェンダー　第6章 トランスセクシュアル　第7章 GIDと現実社会　第8章 男の娘、腐女子　第9章 セクシュアルマイノリティの社会　第10章 ホモフォビア、トランスフォビア、ヘイトクライム　第11章 時代とニューハーフ　オマケ セクシュアルマイノリティ関連作品年表

◇性的マイノリティの基礎知識　ヴァネッサ・ベアード著、町口哲史訳　作品社　2005.9　189p　21cm　4-86182-012-X
〈内容〉1 グローバルな全体像　2 変革はここから！　3 隠された歴史　4 ホモフォビア　5 性管理のポリティクス　6 宗教：神々とホモセクシュアルたち　7 科学：性的指向を解き明かす　8 トランスジェンダー：「天空の星々と同じくらい」

◇性同一性障害—ジェンダー・医療・特例法　石田仁編著、田端康明、鶴田幸恵、東優子、ミルトン・ダイアモンド、ヘイゼル・グレン・ベイ、谷口洋幸著　御茶の水書房　2008.9　306p　21cm　2800円　①978-4-275-00806-0　Ⓝ367.9
〈内容〉第1章 総論 性同一性障害　第2章 性別に違和感を抱える人びとは特例法をどう受け止めたのか—第2次量的調査の結果をもとに　第3章「言いたかったこと」を探る—第2次量的調査におけるNA/DKとコメント欄の分析　第4章 性同一性障害を抱える人びとの見解(1)—インタビューから明らかにされた特例法への評価　第5章 性同一性障害を抱える人びとの見解(2)—職場・病院、パートナーシップ、世代差に関して　第6章「金八」放送以降の知識の広まりは何をもたらしたか—FtMカテゴリー使用の論理　第7章 当事者主催と「間違う権利」—Diamond&Beh論文「間違う権利：セックスとジェンダーの自己決定をめぐって」の解説にかえて　第8章 間違う権利—セックスとジェンダーの自己決定をめぐって　第9章 創られる「争点」、消される「争点」—ブルーボーイ裁判のその後における法の外側　第10章 性同一性障害特例法の再評価—人権からの批判的考察　終章 性同一性障害の何が問題か

◇性同一性障害—児童期・青年期の問題と理解　ケネス・J.ズッカー、スーザン・J.ブラッドレー著、鈴木國文、古橋忠晃、早川徳香、諏訪真美、西岡和郎共訳　みすず書房　2010.6　453,93p　22cm　7600円　①978-4-622-07532-5　Ⓝ493.937
〈内容〉概観　病態像　疫学　診断とアセスメント　関連する精神病理について　病因論—性同一性障害および関連する性心理学的状態の生物学的研究　病因論—心理社会的研究　臨床的成因モデル　治療　フォローアップ　思春期における性同一性障害　思春期における服装倒錯的フェティシズム　思春期における同性愛

◇性同一性障害って何？—一人一人の性のありようを大切にするために　野宮亜紀ほか著　緑風出版　2003.9　261p　21cm（プロブレムQ&A）　1800円　①4-8461-0310-2　Ⓝ367.9
〈内容〉1 性同一性障害って何？　2 性同一性障害の治療　3 性同一性障害と生活・仕事　4 性同一性障害と法律・社会　5 終わりに（今後、社会や国に求めることはどういうことですか？）

◇性同一性障害って何？—一人一人の性のありようを大切にするために　野宮亜紀、針間克己、大島俊之、原科孝雄、虎井まさ衛、内島豊著　増補改訂版　緑風出版　2011.3　293p　21cm（プロブレムQ&A）　2000円　①978-4-8461-1101-4　Ⓝ367.9
〈内容〉1 性同一性障害って何？　2 性同一性障害の治療　3 性同一性障害と生活・仕事　4 性同一性障害と法律・社会　5 終わりに（今後、社会や国に求めることはどういうことですか？）

◇性同一性障害と戸籍—性別変更と特例法を考える　針間克己、大島俊之、野宮亜紀、虎井まさ衛、上川あや著　緑風出版　2007.12　199p　21cm（プロブレムQ&A）　1700円　①978-4-8461-0721-5　Ⓝ498.12
〈内容〉1 性同一性障害と特例法　2 戸籍の性別変更について　3 戸籍の性別変更をした人　4 戸籍の性別変更をしていない人　5 戸籍の性別変更を考えている人　6 今後の課題　資料

◇性同一性障害QアンドA—クリスチャンとして考える　前島常郎責任編集　改訂版　横浜　ファミリー・フォーラム・ジャパン　2008.8　96p　19cm　900円　①978-4-939018-49-7　Ⓝ367.9

◇セクシュアルマイノリティ―同性愛、性同一性障害、インターセックスの当事者が語る人間の多様な性　セクシュアルマイノリティ教職員ネットワーク編著　第2版　明石書店　2006.3　288p　21cm　〈執筆：ロニー・アレキサンダーほか〉　2500円　Ⓘ4-7503-2282-2　Ⓝ367.9
　内容　第1部 生物の多様な性とインターセックス（生物の多様な性　インターセックスと呼ばれる人々　インターセックスの人々をとりまく問題）　第2部 心の性と性同一性障害　第3部 同性愛と性的指向　おわりに 多様な性が認められる社会

◇トランスがわかりません!!―ゆらぎのセクシュアリティ考　ROS編著、迫共、今将人著者代表　大阪　アットワークス　2007.3　231p　21cm　1600円　Ⓘ978-4-939042-23-2
　内容　からだを語ろう（まんこはひとりでかたれますか？―「ヴァギナ・モノローグ」（白水社）を受けて　まんこ独り語り 性別という属性を捨て、楽になることを選びます　あるFtXのマンコ独り語りほか）　ゆらいでいくこと　これからどうする？

◇トランスジェンダー・フェミニズム　田中玲著　インパクト出版会　2006.3　158, 18p　19cm　1600円　Ⓘ4-7554-0156-9
　内容　第1章 なぜトランスジェンダー・フェミニズムか　第2章 トランスジェンダーという選択（トランスジェンダーという選択―FTM（女性体から男性体へ）のライフスタイル　トランスジェンダーとしてのカムアウト　ほか）　第3章 「性同一性障害」を超えて、性別二元制を問い直す　第4章 多様な性を生きる

《不安障害》

◆パニック障害

◇ココロ曇りのち晴れ―パニック障害のおはなし　山田和夫監修　国際医学出版　〔2005〕　15p　21cm

◇ササッとわかる「パニック障害」に気づいて治す本　山田和男著　講談社　2008.9　110p　18cm　（図解大安心シリーズ 見やすい・すぐわかる）　952円　Ⓘ978-4-06-284720-9　Ⓝ493.74
　内容　第1章 もしかしてパニック障害？―こんな症状ありませんか？　第2章 パニック障害の治し方―薬を中心とした最新治療法　第3章 こんなときどうする？ パニック障害の対処法

◇パニック―不安発作を克服する認知行動療法メソッド　マーティン・M.アントニー、ランディ・E.マッケイブ著、中里京子訳　大阪　創元社　2010.4　218p　19cm　（きっと上手くいく10の解決法シリーズ）〈シリーズの監修者：大野裕〉　1500円　Ⓘ978-4-422-11481-1　Ⓝ493.74

◇パニック障害―心の不安はとり除ける　渡辺登監修　講談社　2003.11　99p　21cm　（健康ライブラリー　イラスト版）　1200円　Ⓘ4-06-259331-9　Ⓝ493.74
　内容　1 ある日、突然始まった―症状と経過　2 検査をしても、わからない―原因ときっかけ　3 やっぱり病気だったんだ―治療法　4 もう不安にはならない―日常生活の注意

◇パニック障害　ナンシー・M.キャンベル著、上田勢子訳、汐見稔幸、田中千穂子監修　大月書店　2004.2　62p　23cm　（10代のメンタルヘルス4）　1800円　Ⓘ4-272-40494-6　Ⓝ493.74
　内容　1 不安、恐怖、そしてパニック　2 パニック障害がひきおこす症状　3 ここが知りたいQ&A　4 10代にとってのパニック障害　5 治療を受けて回復へ　6 効果的な予防の方法　7 自分と家族と友だちのためのステップ

◇パニック障害―薬で治せる脳の病気　平木英人著　保健同人社　2005.12　71p　21cm　1000円　Ⓘ4-8327-0420-6　Ⓝ493.74
　内容　1 パニック障害とは？　2 パニック障害の体験と症状　3 パニック障害の診断と症状　4 パニック障害と間違えやすい他の病気　5 パニック障害と「うつ」　6 パニック障害の治療法　7 薬物療法と併用する心理療法　8 妊娠中の治療について　9 パニック障害とどうつきあうか

◇パニック障害―薬で治せる脳の病気　平木英人著　〔点字資料〕　視覚障害者支援総合センター　2006.10　197p　28cm　〈原本：保健同人社 2005　ルーズリーフ〉　4000円　Ⓝ493.74

◇パニック障害―治療・ケアに役立つ実例集　貝谷久宣監修、主婦の友社編　主婦の友社　2008.12　159p　21cm　1400円　Ⓘ978-4-07-263107-2　Ⓝ493.74
　内容　第1章 突然おそってくる発作! 病気の知識があなたを救う　第2章 パニック障害は、どんな経過をたどるか　第3章 よりよい治療法を求めて　第4章 日常生活のケアと対処のポイント　第5章 自分の生活をとり戻すまで

◇「パニック障害」を知っていますか？　ふじいみのり著　新風舎　2007.4　47p　19cm　1060円　Ⓘ978-4-289-01588-7　Ⓝ493.74

◇パニック障害からの快復―こうすれば不安や恐怖は改善できる　シャーリー・スウィード、シーモア・シェパード・ジャフ著、香川由利子訳、森津純子監修　筑摩書房　2005.3　286p　19cm　1800円　Ⓘ4-480-87748-7　Ⓝ493.74
　内容　第1部 内側からやってくる恐怖（パニック発作とは何か？　神経系はどう働くのか？　パニック障害と関係する疾患　プログラムを始める準備をしよう）　第2部 七ステップの快復プログラム（食生活を見直す　リラクゼーションを学ぶ　運動をする　心の持ち方を変える　想像力を働かせる　社会の支えを生かす　精神的価値を大切にする）　第3部 冒険に向けて準備を始めよう（外出をもっと楽しむ　予期不安に対処する　未知のものとのつきあい方　実行で自信をつける）　第4部 体験者たちが語る快復の物語

◇「パニック障害」と言われたら!―日本初。患者さんへのアンケートを集大成　患者さん・家族の方必読。　全国パニック障害の会編著　現代書林　2006.12　262p　19cm　1300円　Ⓘ4-7745-0808-X　Ⓝ493.74
　内容　第1章 「パニック障害」とはどんな病気？　第2章 第一回会員アンケート集成　第3章 第二回会員アンケート集成　第4章 当会でお薦めする認知行動療法　第5章 現状の病状についての会員アンケート

◇パニック障害？ と思ったら―身体症状と不安の心理療法　酒井充著　京都　かもがわ出版

2005.6 206p 19cm 1800円 ⓘ4-87699-875-2 Ⓝ146.8
[内容]第1章 症状が消えるまで 第2章 身体症状とはなにか 第3章 さまざまな病名 第4章 身体心理療法の枠組みとすすめ方 第5章 体験者からみた身体心理療法(仰向けに寝るのも苦しくなり―不安と不満のなかで(四九歳・男性) 毎日がしんどいばかりで、あらゆる症状に悩まされ…(三九歳・女性) ほか)

◇パニック障害なんてこわくない! ベヴ・エイズベット著,入江真佐子訳 大和書房 2004.3 150p 17cm 1300円 ⓘ4-479-76132-2 Ⓝ493.74
[内容]1 こんなことありませんか? 2 "あいつ"って何? 3 "あいつ"をしつける 4 "あいつ"とお散歩にでる 5 "あいつ"とからだ 6 "あいつ"の飼い主特有の考え方 7 "あいつ"の飼い主でない人たち 8 "あいつ"を飼っているということ 9 "あいつ"の調教師をみつける 10 "あいつ"がもどってきた! 11 最後に…

◇パニック障害なんてこわくない!―"ドキドキ"をコントロールするガイドブック ベヴ・エイズベット著,入江真佐子訳 新装版 大和書房 2008.8 150p 19cm 1300円 ⓘ978-4-479-76151-8 Ⓝ493.74
[内容]1 こんなことありませんか? 2 "あいつ"って何? 3 "あいつ"をしつける 4 "あいつ"とお散歩にでる 5 "あいつ"とからだ 6 "あいつ"の飼い主特有の考え方 7 "あいつ"の飼い主でない人たち 8 "あいつ"を飼っているということ 9 "あいつ"の調教師をみつける 10 "あいつ"がもどってきた! 11 最後に…

◇パニック障害の治し方がわかる本―突然の恐怖・不安に襲われる 山田和男著 主婦と生活社 2003.6 207p 19cm 1200円 ⓘ4-391-12746-6 Ⓝ493.74
[内容]第1章 こんな経験をしたことはありませんか? 第2章 パニック障害ってなに? 第3章 パニック障害であらわれやすい症状 第4章 パニック障害の診断と治療法 第5章 パニック障害とどうつき合うか

◇パニック障害の治し方がわかる本 山田和男著 最新版 主婦と生活社 2011.8 207p 19cm (こころの健康シリーズ) 1200円 ⓘ978-4-391-14043-9 Ⓝ493.74
[内容]第1章 こんな経験をしたことはありませんか? 第2章 パニック障害ってなに? 第3章 パニック障害であらわれやすい症状 第4章 パニック障害の診断と治療法 第5章 パニック障害とどうつき合うか

◇パニック障害100のQ&A キャロル・W.バーマン著,郭哲次監訳,東柚羽貴訳 星和書店 2008.4 220p 19cm 1800円 ⓘ978-4-7911-0657-8 Ⓝ493.74
[内容]1 基本編 2 リスクと原因(コーヒーを飲んだあと、なぜパニック発作が起きるのですか? 充分な睡眠をとらないと(六時間以下)、なぜパニック発作が起きるのですか? ほか) 3 診断 4 予防と治療 5 実践編(パニック発作の薬剤(Zoloft)を服用し始めたら飲酒をしないように言われました。しかし、毎晩小さなグラス一杯のウイスキーを飲むと(午前中にZoloftを服用)、気分が良くなり、週一回のパニック発作もなくなりました。これはどういうことですか? この問題を配偶者に理解してもらうには、どうしたらよいですか? ほか)

◇パニック障害はここまでわかった 竹内龍雄,不安・抑うつ臨床研究会編 日本評論社 2008.11 154p 19cm 1600円 ⓘ978-4-535-98298-7 Ⓝ493.74
[内容]1 パニック障害とはどんな病気か 2 パニック障害の原因 3 パニック障害の薬物療法 4 患者・家族で取り組む認知行動療法 5 パニック障害とのつきあい方

◇パニック障害は治る―認知行動療法から食事法、薬の上手な飲み方まで 渡部芳徳著 主婦の友社 2005.10 191p 19cm 1300円 ⓘ4-07-247663-3 Ⓝ493.74
[内容]第1章 パニック障害という心の病気について―主な症状からメカニズムまで 第2章 パニック障害の治し方―薬物療法から認知行動療法まで 第3章 パニック障害の症例と対応―カウンセラーが教える患者との接し方(大きな成果をあげるカウンセリング パニック障害の治療を積極的に行っている"全国の病医院リスト")

◇不安・恐怖症―パニック障害の克服 貝谷久宣著 新版 講談社 2005.10 251p 19cm (健康ライブラリー) 1300円 ⓘ4-06-259263-0 Ⓝ493.74
[内容]1 不安病の主役、パニック障害 2 どのような経過をとるか 3 パニック障害の原因 4 パニック障害の性格 5 治療はどのようにおこなわれるか 6 家族や周囲の対応のしかた

◇不安・恐怖症のこころ模様―パニック障害患者の心性と人間像 貝谷久宣著 講談社 2008.11 237p 19cm (こころライブラリー) 1500円 ⓘ978-4-06-259494-3 Ⓝ493.74
[内容]第1章 不安の根源―臆病な人たち 第2章 矛盾した二つのこころ―束縛されたくないが愛されたい 第3章 不安が生む感情変化―激情的な人たち 第4章 生活が変わっていく―自由放縦に走る人たち 第5章 しのびよる"うつ"―パニック性不安の第6章 パニック障害周辺のこころの病 第7章 パニック障害の理解が深まるQ&A

◇もう大丈夫パニック障害でもがんばれる! ほりみき著,貝谷久宣監修 講談社 2012.6 149p 21cm (こころライブラリー) 1300円 ⓘ978-4-06-259707-4
[内容]第1章 うなぎのぼりの忙しさ 第2章 ドキドキがとまらない 第3章 たまたま救急車で病院へ 第4章 検査をすすめられたけど 第5章 何のビョーキかわからへん 第6章 しんどすぎる毎日 第7章 実はパニック障害だった 第8章 みきの患者的日常生活 第9章「大丈夫」で生きていく エピローグにかえて 私の3つの支え 解説「ルネッサンス」としてのパニック障害

◇私のパニック障害―患者から学ぶ安心生活の方法 野沢真弓著,山田和男監修 主婦と生活社 2004.11 191p 21cm 1300円 ⓘ4-391-12976-0 Ⓝ493.74
[内容]第1章 それはある日突然、やってきた 第2章 私ってパニック障害? 第3章 私を支えてくれた人たち 第4章 パニック障害に打ち勝つために 第5章 みんな、幸せになろうよ

◇わたしもパニック障害だった ルシンダ・バセット著,片山奈緒美訳,星野仁彦監修 ヴォイス

2004.9　367p　20cm　2100円　①4-89976-073-6　Ⓝ493.74
内容　第1部 発見　第2部 回復

◆強迫性障害
◇「いい子」を悩ます強迫性障害―Q&A「こだわる」理由がよくわかる　富田富士也著　新版　ハート出版　2004.1　223p　19cm　1500円　①4-89295-466-7　Ⓝ371.45
内容　強迫性障害の苦しい気持ちとは（子どもの手記から）　なぜ「いい子」が強迫性障害におそわれるのか。幼児期から周りの大人が気をつけることは「不安で外出できない」という子どもに親はどのような援助をしたらいいのか　親に謝る子に対して、家族はどのように関わったらいいのか　プライドが非常に高い　人に対して好き嫌いが強い　汚れへのこだわりが強くなる一方ですが　選択を迫る質問に対してどのように答えても怒るのですが　父親は強迫行為を「甘え」と言って認めてくれませんが　非現実的で"妄想"のような話をしてくるのですが〔ほか〕

◇強迫性障害を乗りこえる！最新治療と正しい知識―図解・決定版　上島国利著　日東書院本社　2011.5　207p　19cm　1300円　①978-4-528-01245-5　Ⓝ493.74
内容　第1章 強迫性障害のサイン　第2章 強迫性障害とはどんな病気か　第3章 強迫性障害の原因　第4章 強迫性障害の治療　第5章 認知行動療法　第6章 似ている病気と併発しやすい病気　第7章 回復に向けて　第8章 家族のサポート

◇強迫性障害・聞きたいこと知りたいこと　田村浩二著　星和書店　2008.6　119p　19cm　1400円　①978-4-7911-0669-1　Ⓝ493.74
内容　第1章 強迫性障害症例集（確認（車）　確認（コンセント・カギ）　確認（ドア）　神仏（お寺）ほか）　第2章 強迫性障害Q&A

◇強迫性障害のすべてがわかる本　原田誠一監修　講談社　2008.11　98p　21cm　（健康ライブラリー イラスト版）　1200円　①978-4-06-259430-1　Ⓝ493.74
内容　1 わかっているのに、やめられない（強迫症状―強迫観念と強迫行為にとらわれる　タイプ（1）不潔―手洗い、入浴などの洗浄行為がいつまでも終わらない　ほか）　2 強迫性障害はこだわりの病　3 疲れ切ってしまう前に受診を　4 回復に向けて本人ができること　5 家族が協力相談してできること

◇強迫性障害は治ります！―ある体験者の苦悩と快復した喜びの報告　田村浩二著　ハート出版　2005.9　221p　19cm　1300円　①4-89295-523-X　Ⓝ493.74
内容　プロローグ 強迫性障害の世界へ　1章 どうにもとまらない恐怖と行為　2章 強迫性障害とは　3章 なぜ強迫性障害が起きるのか　4章 どうすれば強迫性障害がよくなるのか　5章 わたしの場合の強迫性　エピローグ 希望の光

◇現代の子どもと強迫性障害　中根晃監修、広沢正孝、広沢郁子編著　岩崎学術出版社　2005.2　234p　22cm　4000円　①4-7533-0501-5　Ⓝ493.74
内容　第1部 子どもの発達の中にみられる強迫　第2部 子どもの強迫症状の臨床的特徴―強迫性障害を中心に　第3部 強迫症状とその周辺　第4部 強迫障害とは　第5部 強迫症状に対する治療と対応　第

6部 児童思春期の強迫の臨床　第7部 強迫と現代文化―これから育っていく子どもたちのために

◇図解やさしくわかる強迫性障害―上手に理解し治療する　原井宏明、岡嶋美代著　ナツメ社　2012.5　159p　24cm　1500円　①978-4-8163-5237-9　Ⓝ493.74
内容　1章 強迫性障害（OCD）を理解しよう（強迫性障害（OCD）経験者座談会「私たち、ここがつらかった！」　OCD（強迫性障害）とはどんな障害？ほか）　2章 強迫性障害（OCD）を治そう！　3章 ERP（エクスポージャーと儀式妨害）の実際（ERP（エクスポージャーと儀式妨害）とは？　なぜ強迫行為がやめられないの？ほか）　4章 再発の予防と対処

◇だいじょうぶ自分でできるこだわり頭「強迫性障害」のほぐし方ワークブック　ドーン・ヒューブナー著、ボニー・マシューズ絵、上田勢子訳　明石書店　2009.12　97p　25cm　（イラスト版 子どもの認知行動療法 3）　1500円　①978-4-7503-3107-2　Ⓝ493.937
内容　きみ、ガラクタをため込んでない？　OCDって、いったいなあに？　OCDが得意なトリック　なぜOCDは起こるの？　OCDを追いはらうのって大変？　きみに知ってほしい、もうひとつのこと　道具その1：「ミッケ！」ゲーム　道具その2：言い返そう　道具その3：OCDのボスはきみだ　道具を使おう〔ほか〕

◇妄想に取り憑かれる人々　リー・ベア著、渡辺由佳里訳　日経BP社　2014.2　268p　20cm　〈発売：日経BP出版センター〉　1400円　①4-8222-4381-8　Ⓝ493.74
内容　あけとけないわが娘をナイフで刺し殺したい　第1部 おぞましい想念を抱える人々（頭の中に棲む悪の邪鬼　子供に対するおぞましい想念　単なる想像にすぎないと、どうすれば確信できるんですか？　何がおぞましい想念を呼び起こすのか？）　第2部 おぞましい想念を治す技法（恐怖と真正面からぶつかる―曝露療法　おぞましい想念を合理的に疑う―認知療法　宗教に関するおぞましい想念　おぞましい想念を薬で治す　立ち向かうためのアクションプラン）

◇よくわかる強迫性障害―小さなことが気になって、やめられないあなたへ　上島国利監修, 有園正俊著　主婦の友社　2010.10　127p　21cm　（セレクトbooks こころのクスリbooks）　1400円　①978-4-07-273293-9　Ⓝ493.74
内容　第1章 強迫性障害は「とらわれの病」　第2章 強迫性障害は、生活のすべてに影響する　第3章 強迫性障害の原因は、1つではない　第4章 適切な治療によって、改善が期待できる　第5章 子どもが強迫性障害になったら　第6章 家族もいっしょに治していく姿勢で　第7章 病気とつきあいながら社会参加を

◆社会不安障害（SAD）
◇内気と不安を軽くする練習帳　ロナルド・M.ラペイ著、越野好文、加賀良訳　草思社　2003.12　222p　19cm　1400円　①4-7942-1269-0　Ⓝ493.74
内容　第1章 内気から社会不安障害まで　第2章 自分はどんなふうになりたいのか　第3章 社会不安に悩む人たち　第4章 あなたの考えが不安を生む　第5章 現実的思考が不安を軽くする　第6章 注意を集中するために　第7章 実際におこなってみる　第8

章 評価してもらい、改善点を見つける 第9章 どのくらい進歩したか 第10章 社会不安を乗り越えて

◇内気なこころの処方箋―社会不安障害(SAD)のおはなし 神庭重信著 国際医学出版〔2005〕 15p 21cm Ⓝ493.74

◇社会不安障害―社交恐怖の病理を解く 田島治著 筑摩書房 2008.6 206p 18cm （ちくま新書） 680円 Ⓘ978-4-480-06430-1 Ⓝ493.74
[内容] 第1章 社会不安障害とはどういうものか 第2章 病気としての登場の歴史 第3章 症状と診断 第4章 社会不安障害への批判 第5章 社会不安の脳と心のメカニズム 第6章 治療の実際

◇社会不安障害のすべてがわかる本 貝谷久宣監修 講談社 2006.3 98p 21cm （健康ライブラリー イラスト版） 1200円 Ⓘ4-06-259402-1 Ⓝ493.74
[内容] 1 人前に出るのが怖い―症状と経過 2 どうして、うまくいかないのだろう―社会不安障害とはなにか 3 性格だと、あきらめていたけれど―正しい診断が治療への第一歩 4 不安がすーっと軽くなった―薬物療法の最前線 5 私は私を変えてみたい!―認知行動療法で克服する

◇社交不安障害 貝谷久宣編著, 樋口輝彦監修 新興医学出版社 2010.5 122p 21cm （新現代精神医学文庫）〈執筆:貝谷久宣ほか〉 2500円 Ⓘ978-4-88002-812-5 Ⓝ493.74
[内容] 1 社交不安障害とは何か 2 症状と経過 3 症状評価尺度 4 生物学 5 発達心理学 6 疫学 7 薬物療法 8 心理療法 9 社交不安障害に対する集団心理教育―「社交不安障害を克服するために:治療ガイダンス」 10 スピーチ恐怖症に対する集団認知行動療法の実際 11 バーチャル・リアリティを用いた暴露療法

◇社交不安障害 マーチン・M.アントニー, カレン・ロワ著, 鈴木伸一監訳, 鈴木伸一, 金井嘉宏, 大月友, 五十嵐友里, 兼子唯訳 金剛出版 2011.6 117p 26cm （エビデンス・ベイスト心理療法シリーズ 8） 2400円 Ⓘ978-4-7724-1308-4 Ⓝ493.74
[内容] 1 社交不安障害の概説 2 社交不安障害の心理学的理解 3 診断と治療指針 4 治療 5 症例スケッチ 6 さらに学びたい人のための推薦図書 7 文献 8 付録:ツールと資料

◇知らなかった「社会不安障害(SAD)」という病気―恥ずかしがり屋は治るのかもしれない 磯部潮著 講談社 2007.2 187p 18cm （講談社+α新書） 800円 Ⓘ978-4-06-272421-0 Ⓝ493.74
[内容] 第1章 社会不安障害とはなにか 第2章 「恥ずかしい」とはどういうことか 第3章 社会不安障害は「病気」なのか 第4章 社会不安障害と闘ってきた人たち 第5章 社会不安障害とは区別すべき心の病気 第6章 なぜ受診しない人が多いのか 第7章 これまでに確立されている治療法

◇精神科医が書いたあがり症はなぜ治せるようになったのか―社会不安障害(SAD)がよくわかる本 木村昌幹著 現代書林 2009.5 206p 19cm 1300円 Ⓘ978-4-7745-1146-7 Ⓝ493.74
[内容] プロローグ あなたの悩み、わたしが必ず治します 1 こんなあなたはSAD(社会不安障害)かも… 2 SAD(社会不安障害)って、どんな病気なの? 3 SADを治して、人生を変える 4 生活の工夫で、SADは改善できる 5 SAD治療、よくある質問にお答えします おわりに グロリア・スタイネム氏の語っていること

◇対人関係療法でなおす社交不安障害―自分の中の「社会恐怖」とどう向き合うか 水島広子著 大阪 創元社 2010.3 190p 21cm〈標題紙のタイトル:社交不安障害対人関係療法でなおす〉 1500円 Ⓘ978-4-422-11462-0 Ⓝ493.74
[内容] 第1部 社交不安障害という病気を知る (社交不安障害とは 社交不安障害の症状の特徴 社交不安障害と人間関係のかかわり 社交不安障害に対する治療法 自分には治療が効かないと思っている人へ) 第2部 社交不安障害に対する対人関係療法

◇対人関係療法でなおす社交不安障害―自分の中の「社会恐怖」とどう向き合うか 水島広子著〔点字資料〕 視覚障害者支援総合センター 2010.10 2冊 28cm〈原本:大阪 創元社 ルーズリーフ〉 全8000円 Ⓝ493.74

◇対人恐怖の治し方 森田正馬著, 高良武久編 新版 白揚社 2011.7 274p 19cm 1900円 Ⓘ978-4-8269-7150-8 Ⓝ493.74
[内容] 1 対人恐怖症 (または赤面恐怖) とその治し方 2 赤面恐怖の治験例 3 治りにくくとも、つまりは治る赤面恐怖 4 思いがけなく完全に治った重症の対人恐怖 5 対人恐怖で治癒困難なものの例 6 ある女に対して恥かしい男 (対人恐怖) の診察 7 エロ行為の自責苦悶 8 対人恐怖の診察 9 腋臭恐怖患者の日記 10 対人恐怖入院患者の日記から 11 涜神恐怖と赤面恐怖=通信治療の例 附録

◇正しく知る不安障害―不安を理解し怖れを手放す 水島広子著 技術評論社 2010.10 182p 19cm （ぐっと身近に人がわかる） 1480円 Ⓘ978-4-7741-4350-7 Ⓝ493.74
[内容] 第1章 不安とは何か 第2章 不安障害とは何か 第3章 不安と身体 第4章 不安と対人関係 第5章 不安と認知 第6章 不安と行動 第7章 不安とトラウマ 第8章 身近な人との不安とのつきあい方 第9章 怖れを手放す

◇他人がこわい―あがり症・内気・社会恐怖の心理学 クリストフ・アンドレ, パトリック・レジュロン著, 高野優監訳, 野田嘉秀, 田中裕子訳 紀伊國屋書店 2007.3 337p 20cm 2200円 Ⓘ978-4-314-01024-5 Ⓝ493.74
[内容] 社会不安は誰にでも起こりうる 第1部 社会不安はこう現れる 第2部 社会不安の四つのタイプ 第3部 どうして社会不安を感じるのか (脳が不安を作りだす 社会不安はどこから来るのか) 第4部 社会不安を克服する 終章 自分が裸であることに気づいたら…

◇「人と会うのがつらい」と思ったら読む本 鴨下一郎著 新講社 2008.12 181p 19cm 1200円 Ⓘ978-4-86081-244-7 Ⓝ493.74
[内容] 第1章 人間関係について「考え過ぎる」を楽にする 第2章 「赤面してしまうのがつらい」を治す 第3章 「大勢の人の中にいるのが怖い」を楽にする 第4章 「はっきりものをいうのが怖い」を治す 第5章 「人前で話すのが怖い」を楽にする 第6章 「雑談ができない」から人と会うのが怖い 第7章 対人恐怖を和らげる 第8章 社会不安障害に負けない

◇人の目が怖い「社会不安障害」を治す本―現代人に急増する「心の病」への処方箋 三木治, 細谷紀江共著 マキノ出版 2007.11 155p

19cm　（ビタミン文庫）　1300円　①978-4-8376-1213-1　Ⓝ493.74
[内容]第1章「人の目」が怖い　第2章 社会不安障害とは　第3章 社会不安障害の診断法と治療法　第4章 自分でできる日常生活の注意点　第5章 私たちはこうして社会不安障害を克服した　第6章 社会不安障害なんでもQ&A

◇不安症を治す―対人不安・パフォーマンス恐怖にもう苦しまない　大野裕著　幻冬舎　2007.1　189p　18cm　（幻冬舎新書）　720円　①978-4-344-98017-4　Ⓝ493.74
[内容]第1章 みんな不安を抱えている　第2章 それって「社会不安障害」？　第3章 不安を和らげる治療法　第4章 さまざまな不安障害　第5章 不安はコントロールできる

◇不安障害がよくわかる本　福西勇夫監修　主婦と生活社　2008.11　160p　21cm　1300円　①978-4-391-13665-4　Ⓝ493.74
[内容]第1章 不安障害という「こころの病気」　第2章 不安障害の症状と治療法　第3章 自分でできる不安コントロール術　第4章 不安障害の理解のために（不安障害に苦しむ人がそばにいたら）　第5章 急増する新型うつ病

◇不安障害の認知行動療法―患者さん向けマニュアル 2 社会恐怖　ギャビン・アンドリュースほか著，古川壽亮監訳　星和書店　2003.12　p71-166　21cm　1000円　①4-7911-0521-4　Ⓝ493.74
[内容]第1節 社会恐怖とは何か？　第2節 不安の本質　第3節 不安コントロール技法　第4節 社会恐怖に対する認知療法　第5節 段階的曝露　第6節 自己主張　第7節 ぶり返したときや壁にぶつかったときの対処　第8節 推薦資料

◇不安障害の認知行動療法―患者さん向けマニュアル 3（強迫性障害とPTSD）　ギャビン・アンドリュース，マーク・クリーマー，ロッコ・クリーノ，キャロライン・ハント，リサ・ランプ，アンドリュー・ペイジ著，古川壽亮監訳　星和書店　2005.4　p41-71，135-201　21cm　1000円　①4-7911-0570-2　Ⓝ493.74
[内容]第1節 強迫性障害（OCD）とは何か？（OCDの症状）　第2節 OCDの原因と治療　第3節 曝露反応妨害法（強迫観念 成功するための基本ルール）　第4節 治療プログラム（治療プログラムの作成 曝露課題）　第5節 推薦図書（お薦めの本）

◇不安神経症・心配性を自分で治す実践ノート　高田明和著　リヨン社　2004.2　142p　21cm　〈発売：二見書房〉　1300円　①4-576-04018-9　Ⓝ493.74
[内容]1 あなたは大丈夫？―不安神経症度チェック　今の自分に自信はありますか？（あなたの不安神経症はどのタイプ？　不安神経症の分類　悩み抜いた2人の天才）　2 いつも不安で話せない　軽い不安神経症を自分で治す方法（あなたは社会恐怖症？　あなたは全般不安神経症？　完全主義から脱却しよう）　3 緊張過多の人へ―パニック、強迫重い不安神経症を自分で治す方法

◇不安神経症に効く実践ノート―激増する脳の現代病を、読んで書き綴りながら克服する法　高田明和著　リヨン社　2007.9　158p　21cm　〈発売：二見書房〉　1300円　①978-4-576-07150-3　Ⓝ493.74

[内容]1 あなたは大丈夫？―不安神経症度チェック（あなたの不安神経症はどのタイプ？　悩み抜いた2人の天才）　2 いつも不安な人へ―軽い不安神経症を自分で治す方法（社会恐怖症　全般不安神経症　不安神経症からの脱却）　3 緊張過多の人へ―重い不安神経症を自分で治す方法（パニック障害　強迫神経症　人はなぜ強迫神経症になるのか　強迫神経症の治療法　強迫神経症に効く薬　トラウマ（心的外傷）はなぜ起きる）

◇不安な気持ちをしずめる方法　キャロライン・カー著，菅靖彦訳　PHP研究所　2011.10　222p　19cm　1300円　①978-4-569-79965-0　Ⓝ493.74
[内容]あなたはどのくらい心配しますか？　あなたは何を心配しますか？　何のために心配するのか？　不安症　さまざまな不安障害　どういう人がどんな理由で不安障害になるのか？　自分でできる緊急対策　過呼吸と現実感の喪失　パニック発作、それとも不安発作？　人々のストーリー　自分でできる対処法　親しい人が不安障害になったら　面倒を見る側の自分自身のケア　自信をつける方法　素晴らしい学び

◇不安な心の癒し方―あなたの悩みを解消する7つの認知療法　ロバート・L.リーヒ著，八木由里子訳　アスペクト　2006.3　507p　20cm　2200円　①4-7572-1230-5　Ⓝ493.74
[内容]序文 不安でいっぱいの人になるための7つのルール　1 人はなぜ不安になるのか？（不安の正体を知る　不安に対する最悪な対応　自分の不安の特徴を知る）　2 不安に流されないための7つのステップ　3 具体的な不安とその対処法

◇不安の病　伊豫雅臣著　星和書店　2009.8　187p　19cm　1500円　①978-4-7911-0716-2　Ⓝ493.74
[内容]1 不安とそれに関わる症状　2 パニック障害　3 社会恐怖（対人恐怖、社会不安障害）　4 強迫性障害　5 疼痛性障害と心気症　付録 不安障害の薬物療法

◇不安もパニックも、さようなら―不安障害の認知行動療法：薬を使うことなくあなたの人生を変化させるために　デビッド・D.バーンズ著，野村総一郎、中島美鈴監修・監訳，林建郎訳　星和書店　2011.12　755p　19cm　3600円　①978-4-7911-0796-4　Ⓝ493.74
[内容]第1部 基礎　第2部 認知モデル　第3部 曝露モデル　第4部 隠された感情モデル（隠された感情技法―問題をカーペットの下に隠す）　第5部 効果的技法の選択

◇よくわかる社会不安障害―人前に出るのが苦手な自分を変える最新情報　山田和夫監修　主婦の友社　2012.4　127p　21cm　（セレクトbooks こころのクスリBOOKS）　1400円　①978-4-07-281269-3　Ⓝ493.74
[内容]プロローグ 会社に行けなくなったAさんはどうすればいい？　第1章 社会不安障害とはどんな病気？　第2章 不安や恐怖はなぜ起こる　第3章 人生の全般に影響が大きい　第4章 完治をめざす精神療法　第5章 不安に立ち向かう精神療法、補助療法　第6章 不安を減らすために自分でできること

◇SSRIとSAD　上島国利編　ライフ・サイエンス　2005.11　115p　28cm　（SSRI最前線 no.7）　2300円　①4-89801-230-2　Ⓝ493.74

心的外傷後ストレス障害

◇怪しいPTSD―偽りの記憶事件　矢幡洋著　中央公論新社　2010.1　251p　16cm　（中公文庫　や48-1）〈『危ない精神分析』（亜紀書房2003年刊）の改題〉　743円　Ⓘ978-4-12-205271-0　Ⓝ146.8
　内容　序章　聖書、または偽書　第1章　社会的事件となった「記憶回復療法」　第2章　記憶戦争　第3章　裁かれるセラピストたち　第4章　記憶回復療法とは何だったのか―逆分析する　第5章　精神分析批判―抑圧理論と因果論の危うさ　第6章　危ないPTSD概念の拡大　第7章　心理学書を片手に親にたかる子供たち―母親狩り

◇加害者と被害者の"トラウマ"―PTSD理論は正しいか　笠原敏雄著　国書刊行会　2011.9　310p　22cm　3800円　Ⓘ978-4-336-05421-0　Ⓝ493.74
　内容　PTSD理論の根本的問題点　PTSD理論の内部構造　PTSD理論の政治学　PTSD理論の心理学（心身の反応が起こる原因　加害行為と"PTSD"）PTSD理論が忌避するもの　ストレスに対する対応―被爆者を中心として

◇「心の傷」のケアと治療ガイド―トラウマやPTSDで悩む人に　飛鳥井望監修　保健同人社　2010.3　158p　19cm　1400円　Ⓘ978-4-8327-0646-0　Ⓝ493.74
　内容　プロローグ　「心の傷」の痛みに苦しんでいませんか？　第1章　トラウマと、トラウマが引き起こすPTSD　第2章　トラウマがPTSDを引き起こすメカニズム　第3章　トラウマのストレスに向き合うことから　第4章　専門家のもとでの治療　第5章　周囲の人に求められるサポートとは

◇正しく知る心的外傷・PTSD―正しい理解でつながりを取り戻す　水島広子著　技術評論社　2011.9　174p　19cm　（ぐっと身近に人がわかるシリーズ）　1480円　Ⓘ978-4-7741-4770-3　Ⓝ493.74
　内容　第1章　心的外傷（トラウマ）とは何か　第2章　心的外傷からの回復のプロセス　第3章　回復のために自分で工夫できること　第4章　心的外傷からの回復に向けて周りの人ができること　第5章　心的外傷体験に死別が伴う場合　第6章　情報とのつき合い方　第7章　心的外傷が人間関係を損ねないようにするために　第8章　支援者のストレス・心的外傷　第9章　どんな人も「被災」する―自分の中の「被災」を見つめる

◇テロ事件と子どもの心―日本人学校・補習校におけるPTSD調査とケア　ニューヨーク教育相談室編　慶應義塾大学出版会　2004.9　202p　21cm　2800円　Ⓘ4-7664-1099-8　Ⓝ493.937
　内容　第1部　9.11テロ事件と子どもたち　第2部　9.11テロ事件とPTSD調査結果から　PTSDに係るカウンセリング活動）　第3部　アメリカに暮らす日本の子どもたち

◇トラウマから恢復するためのPTSDワークブック―心とからだと魂の癒し　大切な存在であるあなたへ　メアリー・ベス・ウィリアムズ, ソイリ・ポイユラ著, グループ・ウィズネス訳　明石書店　2009.3　381p　26cm　2800円　Ⓘ978-4-7503-2950-5　Ⓝ493.74
　内容　トラウマについて知る―単純性と複雑性　癒しの作業に取り組む前に―安全、安心、そして決意　起こったことを確認して、書いてみる　トラウマを再体験するような症状が出てきたときに役立つこと　回避や否認を使わずにトラウマに取り組む　PTSDの身体的側面　PTSDに付随する症状に対処する―罪の意識、サバイバー・ギルト（生き残った者の罪悪感）、羞恥心、そして喪失感　感情の制御の難しさ（複雑性PTSDの症状、カテゴリー1）　注意力や意識の変化―解離とトラウマによる記憶の喪失に対処する方法（複雑性PTSDの症状、カテゴリー2）　身体化―トラウマはあなたの身体にどのように影響するのか（複雑性PTSDの症状、カテゴリー3）　トラウマが自己の認識に与える影響（複雑性PTSDの症状、カテゴリー4）　加害をした人について（複雑性PTSDの症状、カテゴリー5）　人間性における変化（複雑性PTSDの症状、カテゴリー6）　意味を見いだす（複雑性PTSDの症状、カテゴリー7）　最後に伝えたいことと最後のエクササイズ

◇ヒバクシャの心の傷を追って　中澤正夫著　岩波書店　2007.7　181, 19p　20cm　2000円　Ⓘ978-4-00-001941-5　Ⓝ493.74
　内容　第1章　ヒロシマへの旅　第2章　見ても見えない―記憶の障害から「心の傷」を探る　第3章　「見捨て体験」とその記憶の再現―自責感の発生　第4章　見ても感じない―広範に起きた感情麻痺の自己査定　第5章　いまなお続き、引き戻られた体験　第6章　「心の被害」もあの日がスタート―さらに加わる心の傷　第7章　被爆二世―体験伝達をめぐる微妙な親子問題　第8章　生き残ったことの意味を求めて―被爆者たちの老い　第9章　改めて心の被害とは　第10章　旅のおわりは、旅のはじまり？　被爆者の「心の被害研究」歴史と解説

◇PTSD（心的外傷後ストレス障害）　金吉晴ほか著　星和書店　2004.2　250p　19cm　（こころのライブラリー11）　1900円　Ⓘ4-7911-0529-X　Ⓝ493.74
　内容　PTSDの現在　日本におけるPTSDの歩み　PTSDの歴史と診断について　PTSDの発症と遷延化に寄与するもの　トラウマの後遺症　PTSDと脳のメカニズムの仮説　PTSD―当事者の立場でPTSDはどのような治療が可能か　子供の心的外傷後ストレス障害　性犯罪被害女性の心理療法の経過〔ほか〕

◇PTSDってなに？―トラウマ体験後のケア　キャロリン・シンプソン, ドゥエイン・シンプソン著, 水澤都加佐監訳　大月書店　2008.7　153p　19cm　（10代のセルフケア7）　1400円　Ⓘ978-4-272-40547-3　Ⓝ493.74
　内容　1　PTSDを引きおこす原因とその症状（災害性的虐待、レイプ　戦争体験、捕虜体験　テロ、事故、事件とその目撃）　2　PTSDの対処の仕方と治療（まちがった対処方法　必要なサポート　自分でできることと治療　自分にあった治療・相談者を選ぶ　自分の人生を生きる　おわりに…周囲にはどう接したらよいか）

◇PTSDとトラウマのすべてがわかる本　飛鳥井望監修　講談社　2007.11　98p　21cm　（健康ライブラリー　イラスト版）　1200円　Ⓘ978-4-06-259420-2　Ⓝ493.74

内容 1 PTSD、トラウマとは 2 トラウマはどんな苦しみをもうか 3 治療は長期的な視野に立って 4 症状の悪化を防ぐには 5 まわりの人にできること

◆◆トラウマ

◇気になる子理解できるケアできる—脳から見た「子どもとトラウマ」 ヘネシー・澄子著 学習研究社 2006.8 157p 21cm (子育てサポートブックス) 1600円 Ⓘ4-05-403190-0 Ⓝ493.74

内容 第1章 2つのトラウマ 第2章 脳と子どもの発達 第3章 トラウマと脳(トラウマ(心的外傷)とはトラウマにあうと脳はほか 第4章 保護者ができるトラウマ治療法 第5章 子どものトラウマの最新専門治療

◇心と体が軽くなるトラウマセラピー—自分を変えたいと悩んでいるあなたへ 鈴木健治著 メタモル出版 2004.8 199p 19cm 1400円 Ⓘ4-89595-443-9 Ⓝ493.74

内容 第1章 あなたの心が発するSOS 第2章 「良い子」が生きる仕組み—「PTSD」と「依存症」に苦しむ人たち 第3章 隠された人格たちの暴走 第4章 人は何かに依存して生きている 第5章 退行催眠を使ったトラウマセラピーとは 第6章 退行催眠を使ったトラウマセラピーの実際 第7章 トラウマセラピーであなたは変わる!—体験者の声

◇子どものトラウマ・セラピー—自信・喜び・回復力を育むためのガイドブック ピーター・リヴァイン, マギー・クライン著, 浅井咲子訳 雲母書房 2010.12 286p 19cm 2000円 Ⓘ978-4-87672-299-0 Ⓝ146.82

内容 第1章 人生におけるトラウマと回復力 第2章 感覚への気付きによって回復力を高める—ひたすら練習を繰り返して! 第3章 遊び、アート、詩を使って、回復力を取り戻す 第4章 状況にあわせた対処法—遊園地の乗り物から動物に噛まれたときまで 第5章 年齢と発達段階—健全な育ちを応援することで子どもに自信をつける 第6章 性被害—リスク軽減と早期発見に向けて 第7章 別れ、離婚、そして死—悲嘆のプロセスを子どもが乗り越えられるように支える 第8章 地域にゲリラ戦を起こそう—子どもを恐怖から守るためのほんものの戦い

◇こわかったあの日にバイバイ!—トラウマとEMDRのことがわかる本 アナ・M・ゴメス作, 市井雅彦監訳, 大塚美菜子訳, 角慎作絵 東京書籍 2012.5 31p 21×26cm 1900円 Ⓘ978-4-487-80618-8 Ⓝ146.82

◇トラウマ—「心の後遺症」を治す ディビッド・マス著, 大野裕監訳, 村山寿美子訳 新装版 講談社 2004.4 301p 20cm (こころライブラリー) 1500円 Ⓘ4-06-259464-1 Ⓝ493.74

内容 トラウマに襲われた妻 人間はトラウマにどう対応してきたか PTSDとはなにか なぜ、こんなに宣しい人が多いのか 応急処置をどうするか 「巻き戻し法」で治す こころの後遺症を克服した人たち トラウマから解き放たれて 職場や家庭でも必要なトラウマ対策 カウンセラーの役割 治癒のために行動を

◇トラウマへの対処—トラウマを受けた人の自己理解のための手引き J.G.アレン著, 一丸藤太郎訳 誠信書房 2005.3 435p 22cm 5200円 Ⓘ4-414-41416-4 Ⓝ493.74

内容 第1部 基礎(トラウマ 発達) 第2部 トラウマの影響 第3部 トラウマと関連した精神医学的障害 第4部 治療(治療的取り組み 自己制御) 結び 付録 トラウマの生理学

◇トラウマを乗り越えるためのガイド—マインドフルネスとメンタライゼーションの実践 リサ・ルイス, ケイ・ケリー, ジョン・G.アレン著, 神谷栄治訳 大阪 創元社 2012.5 191p 21cm 2300円 Ⓘ978-4-422-11528-3

内容 第1章 はじめに 第2章 トラウマとは何か 第3章 現在の生活に突然侵入してくる諸症状 第4章 10:90反応 第5章 身体的な影響—適応の失敗 第6章 自己認識 第7章 うつ 第8章 一時しのぎの対処法 第9章 再演 第10章 共感疲労 第11章 トラウマの治療 第12章 おわりに

◇トラウマを乗りこえるためのセルフヘルプ・ガイド オロール・サブロー=セガン著, 白川美也子監修, 山本知子訳 河出書房新社 2006.4 253p 19cm 1700円 Ⓘ4-309-25200-1 Ⓝ146.8

内容 第1章 トラウマとはどういうものか 第2章 いま感じていることを分析しよう(なぜ、苦しい事件をあれこれ考えなければいけないのか? いったい何が起きているのか?) 第3章 さあ、動き出すとき 第4章 被害者への対処法(社会と医療の環境—被害者の問題 社会や法律の環境)

◇トラウマ返し—子どもが親に心の傷を返しに来るとき 小野修著 名古屋 黎明書房 2007.10 183p 19cm 1700円 Ⓘ978-4-654-06530-1 Ⓝ367.3

内容 序章 あなたは、ほんとうに子どもがかわいいですか? まず、自分自身と向き合いましょう 第1章 トラウマ返しとは—子どもが親に心の傷を返しに来るとき 第2章 トラウマ返しの背景にある問題状況(子どものつまずき) 第3章 つまずいた子は親の愛情を確かめようとします 第4章 トラウマ返しにあったら 第5章 トラウマ返しに対する親の準備 第6章 トラウマ返しをきっかけにして親子が元気になっていく道筋 終章 自立した親になる

◇トラウマの心理学—心の傷と向きあう方法 小西聖子著 NHK出版 2012.3 237p 19cm〈初版:日本放送出版協会2001年刊〉 1300円 Ⓘ978-4-14-081534-2 Ⓝ493.74

内容 序章 震災と支援 第1章 犯罪被害者の苦痛 第2章 トラウマとは何か 第3章 よみがえる心の傷・PTSD 第4章 性暴力への誤解 第5章 ドメスティック・バイオレンス 第6章 被害にあったとき 第7章 子どもの心の傷 第8章 トラウマの治療 第9章 援助者は何ができるか 第10章 被害者と加害者 第11章 私にとっての被害者サポート

◇トラウマの発見 森茂起著 講談社 2005.2 222p 19cm (講談社選書メチエ 321) 1500円 Ⓘ4-06-258321-6 Ⓝ493.74

内容 第1章 惨事、暴力、解離—トラウマとは何か 第2章 惨事トラウマの発見—それは鉄道事故から始まった 第3章 ヒステリーとトラウマ—フロイトの蹉跌 第4章 第一次世界大戦の衝撃—トラウマ研究の高まり 第5章 空白の時代—フェレンツィの実践 第6章 PTSDの成立—第二次世界大戦後のトラウマ研究 第7章 蓄積されたトラウマをいかに浄化するか—現在から未来へ

◇なぜ〈トラウマ〉は大切なキーワードなのか—トラウマは弱者に襲いかかってくる 西田健著 シーエイチシー 2006.3 233p 19cm

精神病・神経症医療　　　　　　　　　　　　　　　　　　　　　　　　　　　医療と社会・福祉

〈発売：コアラブックス〉　1300円　①4-86097-184-1　Ⓝ493.74
内容 第1章「トラウマ」—あなたの心の傷はいやされるのか　第2章 なぜ、人は「狂気」を呼び起こすのか　第3章 もう一人の自分が生まれる！—多重人格を作る解離　第4章 家族破綻！傷つけられる子供たち　第5章 崩れゆく家族という舞台、子供という役割—機能不全家族とアダルト・チャイルド　第6章 親子の戦争＝家庭内暴力—なぜ、父親は息子を殺したのか？　第7章「酒鬼薔薇」という名のゲーム—少年はなぜ、「透明な存在」になった

◆適応障害

◇職場不適応症—会社内で急増する適応障害のことがよくわかる本　渡辺登監修　講談社　2009.4　99p　21cm　（健康ライブラリーイラスト版）　1200円　①978-4-06-259433-2　Ⓝ498.8
内容 1 職場に出られなくなる三つの大きなきっかけ　2 背景にあるのは心の病気か本人の性格か　3 周囲は心の病気に気づき、受診を勧める　4 復職はもとの職場？あるいは異動、退職も　5 対応が困難な例と解決へのアドバイス

◇適応障害　原田誠一編　日本評論社　2011.3　218p　19cm　〈こころの科学セレクション〉〈並列シリーズ名：Human Mind Selection〉　1400円　①978-4-535-56102-1　Ⓝ146.2
内容 適応障害をどうとらえるか　学校の適応障害　職場の適応障害　子どもの適応障害　老年期の適応障害　ストレスと情動のニューロサイエンス　認知・行動・学習理論　交流分析　社会精神医学的視点から　適応障害治療の実際　適応障害の心理療法　災害時の適応障害　自殺と適応障害　ストレス対策と適応障害　精神障害者の弟の適応障害　スポーツ選手の適応障害　DSMと適応障害　essay 適応障害をめぐって（「適応障害」という"妖しい"概念　非忠臣蔵考」—さまよい社会にみる救助神の適応障害　適応障害を診るとき　過適応文化と適応障害　適応障害をめぐって　適応障害と障害受容—病跡学的な観点から）

◇適応障害とカウンセリング　井上敏明著　大阪 朱鷺書房　2005.6　272p　20cm　2500円　①4-88602-550-1　Ⓝ146.2
内容 1 心理臨床の風景—中学・高校生における人格・発達障害の診断と教育助力　2 アスペルガー障害の診断基準をめぐって　3 無気力と身心相関—身体の異変の心理的考察　4 PTSDとアレキシサイミア—心の傷が感情表現を抑え込む　5 法廷における心理鑑定—共生と対話を求めて　6「心理報告書」を生かした生徒指導——教育心理的助力の実践例から　7 教育カウンセリングの今日的課題—その実際と将来像を探る　付論 大震災における救助者の心理と人間性—「意識調査」における深層面接の果たす役割とその効果

◇マジメすぎて、苦しい人たち—私も、適応障害かもしれない…　松崎博光著　WAVE出版　2005.1　206p　19cm　1400円　①4-87290-209-2　Ⓝ493.49
内容 序章 みんなツライ思いをしていた！　第1章 このつらさって「適応障害」？　第2章 マジメすぎて苦しくなる本当の理由　第3章「適応障害かも？」と思ったら　第4章 ストレスに強い「自分」の作り方　第5章 周りの人たちへ—身近な人が心の病気で苦しんでいたら

《うつ病》

◇頭がいい人の「がんばらない」生き方—"うつ"な気分に効くモタさんのメンタルビタミン　斎藤茂太著　イースト・プレス　2010.2　202p　15cm　（文庫ぎんが堂 さ1-2）《『不完璧主義』（家の光協会2004年刊）の改題・改訂》　600円　①978-4-7816-7013-3　Ⓝ493.764
内容 1「自分だけは大丈夫」とは思わない。　2 あなた、それじゃ「うつ」にもなりますよ。　3 まじめに生きればいい、なんてウソです。　4 人にやさしく、自分にも甘く。　5 恥じない、逃げない、隠さない。

◇新しいうつ病論—絶望の中に見える希望　高岡健著　雲母書房　2003.10　243p　20cm　1800円　①4-87672-149-1　Ⓝ493.764
内容 第1部 うつ病とは何か（一九八七年　うつ病論の原型（クレペリンとフロイト　テレンバッハ）　日本のうつ病論）　第2部 新しいうつ病（転換点としての一九八〇年代（ヒステリー論からの訣別　人格障害論からの離脱　子ども期への拡張）　プロザックネーションへの道程：希望の中の絶望）　第3部 絶望と希望（日本の現在（白秋＝素秋のうつ病　青春＝青陽のうつ病）　希望へ）

◇あなたの家族が「うつ」になったら—どう対応し、どう支えればいいのか　光本英代著　草思社　2009.2　237p　19cm　1400円　①978-4-7942-1696-0　Ⓝ493.764
内容「俺には、もう本当にいい思い出がないから」「わたしが来なければ、彼はうつにならなかったのにって思うのよ」「わたしの教育がまちがったのかと悩んだ時期もあるけど…もう考えないことにしたの」「親父はなんて弱い人間なんだろう、そう思っていた」「うつの人同士じゃないとわからないと思う」　自殺未遂後の夫とわたし　家族が病むということ

◇あなたの子どもは「うつ」かもしれない—仕事に教育に「頑張る」親ほど要注意！　安部結貴著　実業之日本社　2009.6　223p　19cm　1300円　①978-4-408-45217-3　Ⓝ493.937
内容 第1章 ちょっとした「異変」に気付いていますか？　第2章 間違った対応をしていませんか？　第3章 大人の「うつ」も、やっぱり親のせい？　第4章 子どもの「うつ」解消メソッド

◇あなたのその気分、「うつ」かも知れません　うつ・不安啓発委員会編著　中経出版　2004.11　191p　19cm　1300円　①4-8061-2108-8　Ⓝ493.764

◇あなたの大切な人が「うつ」になったら—治すために家族や友人ができること、できないこと　小野一之著　すばる舎　2007.2　221p　19cm　1400円　①978-4-88399-614-8　Ⓝ493.764
内容 プロローグ つらいのは、あなたのほうかもしれない　第1章「大切な人」は、本当にうつなのか？　第2章 夫、妻、恋人が「うつ」になったら　第3章 親や息子・娘が「うつ」になったら　第4章 部下・同僚が「うつ」になったら　第5章 一緒に「うつ」を治していこう

◇あなたの身近な人が「新型うつ」かなと思ったとき読む本—私たち、どう接したらいいの？　倉

成央著　すばる舎　2010.1　239p　19cm　1500円　Ⓘ978-4-88399-876-0　Ⓝ493.764
内容 第1章「新型うつ」とは、どんな病気か？　第2章 言葉や態度を変えれば「新型うつ」のあの人も変わる　第3章 あなたの家族・恋人・友人が「新型うつ」かなと思ったら（自立できるように支援することが、すべての始まり　あなたの愛に勝る特効薬はない）　第4章 あなたの職場の人が「新型うつ」かなと思ったら
◇あの人が「心の病」になったとき読む本――こんな空気で「うつ」になる　保坂隆監修，草田みかんマンガ　PHP研究所　2008.8　103p　19cm　1000円　Ⓘ978-4-569-69273-9　Ⓝ493.764
内容 1話 上司が代わってうつ状態になったKさんの場合　2話 転勤で心の安定を失ったSさんの場合　3話 早期退職をしたら生きがいを感じなくなったEさんの場合　4話 過労から「燃え尽きうつ病」になったJさんの場合　5話「ヤンママ」ロスになったM子さんの場合　6話 失恋でうつになったD子さんの場合　7話 いじめから、うつ病に進んだT子さんの場合　8話 ペットロス症候群になったH子さんの場合
◇あの人が躁うつになったら――双極性障害の伴侶とともに　ジュリー・A.ファスト，ジョン・D.プレストン著，田中雅子訳　オープンナレッジ　2006.7　308p　19cm　1500円　Ⓘ4-902444-29-1　Ⓝ493.764
◇〈医師〉〈看護師〉〈患者・家族〉によるうつ病の本　衛藤理砂，岡村志津英，宮城和子著　岩波書店　2010.3　150,5p　19cm　（病気を生きぬく2）　1700円　Ⓘ978-4-00-028264-2　Ⓝ493.764
内容 はじめに うつ病の基礎知識　第1章「なんだかおかしい」と感じたとき、すぐやるべきこと／やってはいけないこと　第2章 病院に行く前に知っておきたいこと　第3章 病院で診てもらう際のポイント　第4章 病気を知る、治療法を知る　第5章「もらった薬」のチェックポイント　第6章 在宅で、できること　第7章 入院の方法とその必要性　第8章 自分に合った治療のパートナーとは　第9章 生活の質を落とさないために　第10章 治療費を知る
◇医師、看護師、患者・家族によるうつ病の本　衛藤理砂，岡村志津英，宮城和子著　〔点字資料〕大阪　日本ライトハウス　2011.1　2冊　27cm　〈原本：東京　岩波書店　2010　病気を生きぬく2〉　全3400円　Ⓝ493.764
◇医者を悩ます「ニュータイプなうつ病」がわかる本　山田和男著　講談社　2009.9　221p　19cm　（こころライブラリー）〈並列シリーズ名：Kokoro library〉　1300円　Ⓘ978-4-06-259498-1　Ⓝ493.764
内容 第1章 現代ニッポンでうつ病が急増している　第2章 なぜ、うつ病は増えたか　第3章 うつ病がわからなくなった　第4章 いま実際にはびこっているニュータイプなうつ病たち　第5章 ニュータイプなうつ病は治しにくい　第6章 なぜ、とくにニュータイプなうつ病が増えるのか　第7章 実社会のなかのニュータイプなうつ病　第8章 ニュータイプなうつ病を治すにはどうしたらいいのか
◇一億総うつ社会　片田珠美著　筑摩書房　2011.3　207p　18cm　（ちくま新書896）〈並列シリーズ名：CHIKUMA SHINSHO〉　740円　Ⓘ978-4-480-06600-8　Ⓝ493.764
内容 はじめに――一億総うつ社会の到来　第1章 新型うつとは何か――従来型うつとの違い　第2章 診断と薬がうつをつくり出す　第3章 他人のせいにしたがるという病理　第4章 人間はみな自己愛が強い　第5章 なぜ自己愛の強い人が増えているのか　第6章 一億総うつ社会への処方箋
◇今、死のうと考えているあなたへ　津軽富士雄著　新風舎　2006.2　137p　19cm　1200円　Ⓘ4-7974-7612-5　Ⓝ493.764
内容 第1章 うつ病について　第2章 自殺について
◇いやな気分よ、さようなら―自分で学ぶ「抑うつ」克服法　デビッド・D.バーンズ著，野村総一郎ほか訳　増補改訂第2版　星和書店　2004.4　44,440,328p　19cm　3680円　Ⓘ4-7911-0206-1　Ⓝ493.764
◇イラスト図解うつから抜け出したいあなたへ　野村総一郎監修　日東書院本社　2008.12　159p　21cm　1100円　Ⓘ978-4-528-01681-1　Ⓝ493.764
内容 第1章 こんな行動、こんな気分、ひょっとしてうつ？　第2章 増えているうつ病って、どんな病気？（働き盛りのうつ病　職場ではストレスが増す働き盛りのうつ病　職場、家庭でのサインほか）　第3章 うつ、病院にはどうかかる？どう治す？（どの科にかかる？(1)信頼できる医師を選ぶのがポイント　どの科にかかる？(2)まず、その担当医に相談ほか）　第4章 うつから抜け出すための11のヒント　第5章 うつの人を支えるために、知っておきたいこと
◇うつ――みんなで分かちあえば、もっと楽になれるよ　仁科綾著　二見書房　2004.1　254p　19cm　1500円　Ⓘ4-576-03233-X　Ⓝ493.764
内容 序章 うつから抜け出せて、わかったこと　第1章 仁科の闘病のプロセス　第2章 仁科が苦しんだ病気&病院に関するQ&A　第3章 私の病気を治してくれたもの　第4章 仁科の心の傷たち　第5章 新しい友達、新しい仲間　第6章 うつは家族の病
◇うつ　高橋祥友著　新水社　2006.3　187p　21cm　（患者と医療をつなぐ〈プライマリケア〉シリーズ2）　1300円　Ⓘ4-88385-085-4　Ⓝ493.764
内容 第1章 私もうつ病？（年齢、状況、症状がさまざまなうつ病　一人ひとり生きてきた歴史や性格が現れる）　第2章 うつ病の症状　第3章 治療　第4章 実例――治療の進み具合（お母さんの人生があるように、私には私の人生がある――Jさん（28歳女性、IT関連企業勤務））　第5章 周囲の人はどう対応したらよいか
◇うつ　高橋祥友著　〔点字資料〕　視覚障害者支援総合センター　2007.5　2冊　28cm　〈原本：新水社2006 患者と医療をつなぐ〈プライマリケア〉シリーズ2　ルーズリーフ〉　全8000円　Ⓝ493.764
◇うつ　もう一つの解決法　ジョーン・M.ラーソン著，青木多香子訳　中央アート出版社　2008.2　281p　19cm　2200円　Ⓘ978-4-8136-0453-2　Ⓝ493.764
内容 第1部 精神療法では癒せない感情（うつは「心の問題」だけではない）　第2部 うつの原因となる生化学反応（生化学的な「問題点」を解決する　食事が脳に与える影響　自然療法で癒しを得る）　第3部 あなたに必要なこと（不安な脳を落ち着かせる　生化学的なうつ状態を解消する　ヒスタミンのアンバランス　感情をコントロールする　慢性疲労を解消する）

精神病・神経症医療　　　　　　　　　　　　　　　　　　　　　　　　　　　　　　　医療と社会・福祉

◇うつを癒やす　大野裕著　飛鳥新社　2010.2　94p　21cm　〈家族で読めるfamily book series 023　たちまちわかる最新時事解説〉　714円　Ⓘ978-4-87031-981-3　Ⓝ493.764
　内容　1 うつ病かもしれない　2 うつ病の症状　3 うつ病を治す　4 心理的治療　5 病院へ行く（まずは医師と話をしてみる　ホッとする医師と出会う）

◇「うつ」を感じたら真っ先に読む本―心と体のSOSに気づき、元気と自信を取り戻す　尾久裕紀著　経済界　2003.11　243p　19cm　1400円　Ⓘ4-7667-8272-0　Ⓝ493.764
　内容　第1章 うつになった人、うつから回復した人　第2章 心と体に現われるうつの症状　第3章 軽いうつが増えている　第4章 年代によって変わるうつの出方　第5章 うつになりやすい性格と心の切り替え法　第6章 ここまで進んだうつの治療法　第7章 うつの人はこうして支える

◇うつを越えて　ジャン・ヴァニエ著、原田葉子訳　女子パウロ会　2004.1　132p　18cm　1200円　Ⓘ4-7896-0575-2　Ⓝ493.764
　内容　心の傷から病に　うつは、どこから　身体のなかで起きる変化　癒しにむかって　人生の冬は春にむけての準備　このみごとな宇宙の一員として　内なる真の自己　死の欲求と闘う　休むことを覚えよう　心の闇を見つめる　解放のきっかけとなる、うつ　うつから解き放たれよう

◇「うつ」を遠ざける15の方法　中川晶著　京都PHP研究所　2010.4　181p　19cm　1200円　Ⓘ978-4-569-77077-2　Ⓝ493.764

◇うつを治すココロの薬　うつ病対策研究会著　小美玉　楽復出版　2010.10　160p　21cm　〈発売：星雲社〉　1500円　Ⓘ978-4-434-14766-1　Ⓝ493.764
　内容　まじめで責任感の強い人ほどうつ病になりやすい　「怠け者」と「うつ病患者」は全く異なる　うつ病の方は事実を正しく認識できない　「負けることがあってもいいんだ」という価値観　環境が変化すれば、うつは回復する　病気を治すという名の「仕事」　プラスの意味での焦りとマイナスの意味での焦り　うつは心のエネルギーの行き場所を探している状態　「何もできない自分」を素直に見つめることの重要性　どんなに小さなことでも褒めてあげる〔ほか〕

◇うつを防ぐ20のヒント　全国労働基準関係団体連合会編　全国労働基準関係団体連合会　2007.6　58p　21cm　333円　Ⓘ4-915773-74-4
　内容　1 うつを知ろう　2 うつを出さない職場環境を作ろう　3 うつになった社員と付き合う方法　4 職場復帰のための正しい休職、復職について

◇「うつ」をやめれば、楽になる―やっかいな心の荷物をおろしなさい　フランク・ミナース、ポール・メイヤー著、水澤都加佐訳　PHP研究所　2005.9　217p　15cm　〈PHP文庫〉　514円　Ⓘ4-569-66477-6　Ⓝ493.764
　内容　第1章 うつの本当の正体は何か　第2章 何が、うつをひきおこすのか　第3章 どうやって、うつを克服するか　附録（うつの分類　うつ患者のケーススタディ）

◇「うつ」がこの世にある理由―作られた病の知られざる真実　ゲイリー・グリーンバーグ著、柴田裕之訳　河出書房新社　2011.11　377,24p　20cm　2800円　Ⓘ978-4-309-25257-5　Ⓝ493.764
　内容　「うつ」、作られた病　最古の「うつ」　薬で治すことの起源　患者への感情移入は、いらない　「うつ」を社会にとって安全なものに！　精神分析には何ができないか　ショック療法あれこれ　LSDとエクスタシー麻薬体験について　ハイになること、儲けること　薬の効果の調べ方〔ほか〕

◇うつが人生を豊かにする　池田順一著　ゆうあい社　2007.2　180p　19cm　〈発売：星雲社〉　1500円　Ⓘ978-4-434-10357-5　Ⓝ493.764
　内容　第1章 行動が心を変える　第2章 人生は考え方次第　第3章 落ち込みを救う療法

◇「うつ」がスーッと晴れる本　斎藤茂太著　成美堂出版　2004.6　217p　16cm　〈成美文庫〉　505円　Ⓘ4-415-07063-9　Ⓝ493.764
　内容　1章 「晴れない心」はどこからくるのか―心の「もつれ」と「ほぐれ」のメカニズム　2章 気分の「変わりばな」に手をうとう―気分転換べたな人の気分転換法　3章 仕事と人間関係から自分をガードする―「ままならない現実」から休暇をとろう　4章 「重荷」は誰かにあずけてしまおう―周囲に上手にサポートされるコツ　5章 「落ちこみやすさ」を根本的になくす―やさしく効果的になった精神医療　6章 「ムリしない強さ」の育て方―自分にも周囲にも安定をもたらす生き方

◇うつ家族ができること―医師と臨床心理士による現場からの声　関谷透、下山晴彦監修　池田書店　2008.6　223p　19cm　1200円　Ⓘ978-4-262-12246-5　Ⓝ493.764
　内容　第1章 「うつ」かどうかを見分ける　第2章 なぜ、うつの治療に「協力」が必要なのか　第3章 回復までのプロセスを知る　第4章 回復までの日常生活を支える　第5章 家族が共倒れにならないために（うつに巻き込まれてはいけません　家の外にも助けを求めましょう）

◇「うつかな」と思ったらまず読む本―「つらい気持ち」をらくにする70のヒント　和田秀樹著　海竜社　2007.10　220p　19cm　1400円　Ⓘ978-4-7593-0991-1　Ⓝ493.764
　内容　1章 「うつ」は必ず治る病気―うつの治療法について知っておきたい大切なこと　2章 「うつ」とはどんな病気か？―うつは「心の風邪」。めずらしい病気ではない　3章 うつは「脳の病」である―うつは脳の病。放置せず、早期治療が何より大事　4章 「体の病」が引き起こすうつもある―食事・睡眠・休みをとる。当たり前のことが心の健康にいい　5章 「心の病」というより「認知の病」―心の弱い自分、うつ病になった自分を受け入れよう　6章 「うつ」になりやすい生活習慣、なりにくい生活習慣―ふだんの生活からうつを予防することができる　7章 「うつ」になりやすい性格、なりにくい性格―自分の思考や考え方がわかれば、うつの悪化は防げる　8章 あなたの大切な人が「うつ」になったら―一人で抱え込まない、深く考え込まない、焦らず見守る

◇「うつ」かなと思ったら読む処方箋―紙一重で「ゆううつ」を「うつ」にしない方法　関谷透著　日本文芸社　2006.10　202p　18cm　〈パンドラ新書〉　838円　Ⓘ4-537-25427-0　Ⓝ493.764
　内容　はじめに―「うつ」と「ゆううつ」の間で　第1章 「うつ」は心の病　第2章 「うつ」かなと思ったら　第3章 「うつ」の原因　第4章 「うつ」のさ

医療と社会・福祉　　　　　　　　　　　　　　　　　　　　　　　　　　　　　精神病・神経症医療

まざまなケース　第5章「うつ」に似た「心の病」　第6章 マイルド「うつ」のセルフケア　第7章 精神療法と薬物療法　第8章 マイルド「うつ」は周り全体でサポート　エピローグ 予防と再発防止

◇「うつ」かな？ と思ったら読む本―モタさんのこころがラクになるコツ　斎藤茂太著　アスペクト　2009.3　189p　18cm　〈『落ちこみ上手は生きじょうず』（家の光協会平成7年刊）の改題〉　857円　①978-4-7572-1663-1　Ⓝ493.764
[内容] 第1章 落ちこみも知らぬ間に「うつ」へ　第2章「うつ」の正体をウォッチする　第3章 心にスキがしのびこまない生き方　第4章 心の病はこうしてなおす

◇「うつ」かもしれない―死に至る病とどう闘うか　磯部潮著　光文社　2006.4　220p　18cm　（光文社新書）　700円　①4-334-03350-4　Ⓝ493.764
[内容] 第1章「うつ」とはなにか　第2章 長期化する「うつ」　第3章「うつ」と区別が難しい病気を知る　第4章「うつ」の治療　第5章「うつ」による自殺　第6章 なぜ自殺を選択するのか

◇「うつ」かもしれないと思ったら読む本　鴨下一郎著　新講社　2004.2　202p　19cm　1300円　①4-86081-035-X　Ⓝ493.764
[内容] プロローグ「うつ」は心のスランプ、かならず治487る！　第1章「うつ」のときこそ、ホンネの自分が見えてくる　第2章「うつ」を楽しめ！ 自分でできる日々の過ごし方　第3章「うつ」の人とのつきあい方、見守り方　第4章「うつ」に陥るのは、どんな人か　第5章「うつ」への危険ゾーンから引き返せ！　第6章 こう考えれば、「うつ」は去ってゆく

◇「うつ」かもしれないと思ったら読む本　鴨下一郎著　PHP研究所　2006.5　205p　15cm　（PHP文庫）　495円　①4-569-66627-2　Ⓝ493.764
[内容] プロローグ「うつ」は心のスランプ、必ず治る！　第1章「うつ」のときこそ、ホンネの自分が見えてくる　第2章「うつ」を楽しめ！ 自分でできる日々の過ごし方　第3章「うつ」の人とのつきあい方、見守り方　第4章「うつ」に陥るのは、どんな人か　第5章「うつ」への危険ゾーンから引き返せ！　第6章 こう考えれば、「うつ」は去ってゆく

◇うつがよくなる生活読本―医者のかかり方から毎日の注意点まで 名医の図解　岩崎靖雄著　主婦と生活社　2007.4　159p　23cm　1300円　①978-4-391-13374-5　Ⓝ493.764
[内容] 第1章 うつってどんな状態のこと？　第2章 どんな人が発症しやすい？　第3章 うつの基本治療は休養と薬物療法　第4章 日常生活でうつを改善する　第5章 食生活&運動でうつを改善する　第6章 家族や周囲の人たちにしてほしいこと、知ってほしいこと

◇「うつ」が楽になるノート―みんなの対人関係療法　水島広子著　PHP研究所　2008.4　135p　21cm　1300円　①978-4-569-69874-8　Ⓝ493.764
[内容] 第1部 自分の対人関係について知ろう（気分と対人関係の関わりに気づく　まずは「うつ」の役割を引き受ける　自分の人間関係を把握する）　第2部「気持ち」と「コミュニケーション」の活用法を知ろう（気持ちと賢くつきあう　コミュニケーションを使いこなそう）　第3部 自分の問題に取り組む戦略を立てよう（当てはまる問題を探す　悲哀―ちゃんと

悲しめる自分になろう　不和―「役割期待のずれ」という見方のプロになろう　変化―自分の周りの霧を晴らそう　人間関係を作るのが苦手な人―人間関係を作るパターンをつかもう）　第4部「うつが治ること」を「役割の変化」としてとらえる（「病者の役割」から「再発の可能性を抱えているけれども健康な人」の役割へ　古い役割を締めくくる　新しい役割で必要とされることができるようにする　周囲の人たちに期待することを明らかにしよう　より良い人生のために）　付録 気持ちが辛いときに使うシート―コミュニケーション分析シート

◇「うつ」から元気になれる本　斎藤茂太著　ぶんか社　2004.7　220p　19cm　1300円　①4-8211-0875-5　Ⓝ493.764
[内容] 1章 つらい気分はどこからくるのか　2章 ストレスを「リセット」しよう　3章「マイナスの感情群」を増やさない　4章「疲れをためる習慣」を変える　5章 医療に上手にサポートされるコツ　6章「さわやかさ」を早く取り戻そう

◇「うつ」から抜け出すこころのトレーニング　岡本正善著　法研　2004.5　223p　19cm　1300円　①4-87954-526-0　Ⓝ493.764
[内容] 第1章 メンタルトレーニングで読み解く「うつ」状態とは　第2章「うつ」から脱するための5つの「こころのトレーニング」　第3章 実際にメンタルトレーニングをやってみよう（ゲーム感覚で気軽にできるさまざまなメンタルトレーニング　うつ状態から脱する究極のゲーム「メントレ・バット」）　第4章 こんなときはメンタルトレーニングで「うつ」を乗り切る

◇「うつ」からの回復―新しい心理社会療法　黒川昭登著　金剛出版　2010.4　223p　19cm　2600円　①978-4-7724-1131-8　Ⓝ493.764
[内容] 第1章「うつ」とはどのような病気か　第2章「うつ」の原因は何か　第3章「うつ」の患者さんの生育暦　第4章「うつ」を作らないための基本的な考え方　第5章「うつ」を治すための基本的な考え方　第6章「うつ」の人独特の心理と考え方　第7章「うつ」の患者さんに安らぎを

◇うつからの完全脱出―9つの関門を突破せよ！　下園壮太著　講談社　2006.10　254p　19cm　（こころライブラリー）　1500円　①4-06-259485-4　Ⓝ493.764
[内容] プロローグ あるクライアントとの出会い　第1の関門 "休む"という決心をする―自分の弱さを認める戦い　第2の関門 医療への不信感を乗り越える―人を信頼する不安との戦い　第3の関門 家族や職場の理解を得る―自分の中に潜む周囲への甘えとの戦い　第4の関門 無意識の恐怖との戦い―「休む」という新たな行動を実行する　第5の関門 復職への恐怖との戦い―勇気を出して自分の状態をうちあける　第6の関門 知覚できない疲労との戦い―客観的なデータで休養をとる　第7の関門 早く治りたいという焦りとの戦い―うつの波を実感する　第8の関門 リハビリ中期の大きな落ち込み―悩みと直おし、受け入れる　第9の関門 リハビリ後期の自殺衝動の嵐―死にたい気持ちを上手にやり過ごす　エピローグ 9つの関門を突破したJ君

◇「うつ」からの社会復帰ガイド　うつ・気分障害協会編　岩波書店　2004.6　151, 22p　18cm　（岩波アクティブ新書）　740円　①4-00-700115-4　Ⓝ493.764
[内容] 1「うつ病」とはどのような病気か　2「うつ」の再発予防と症状自己管理　3「うつ」を乗り

こなす―キャリアリカバリーへの道筋　4 復職に向けての心得　5 事例から学ぶ回復の心理的プロセス　6 家族が「うつ病」になったとき

◇うつからの脱出―プチ認知療法で「自信回復作戦」　下園壮太著　日本評論社　2004.5　193p　19cm　1700円　Ⓘ4-535-56214-8　Ⓝ493.764
内容　第1章 うつ状態とは　第2章 これまでの認知療法で失敗するわけ　第3章 プチ認知療法を始める前に知っておくべきこと　第4章 使えるプチ認知療法　第5章 うつ状態が長引いている人へ　第6章 支えるカウンセラーに

◇うつ自殺を止める―〈睡眠〉からのアプローチ　松本晃expand著　筑摩書房　2011.4　212p　18cm　（ちくま新書 899）〈並列シリーズ名：CHIKUMA SHINSHO〉　740円　Ⓘ978-4-480-06602-2　Ⓝ493.764
内容　序章 パパ、ちゃんと寝てる？　第1章 不眠とうつ病　第2章 働き盛り世代の自殺　第3章 不眠二週間はうつのサイン―富士モデル事業　第4章 富士モデル事業までの道　第5章 家族の幸せ、社会の幸せ　第6章 働き盛り世代の健康と命を守る　第7章 全国への広がり

◇うつ・躁うつの「自己診断」―心と脳のカルテ　柏瀬宏隆著　リヨン社　2005.11　159p　19cm〈発売：二見書房〉　1300円　Ⓘ4-576-05183-0　Ⓝ493.764
内容　1 うつ病・躁うつ病の基礎知識　2 家庭内にみられるうつ病の自己診断　3 社会に出現するうつ病の自己診断　4 周囲の心構えと診断の目安　5 うつ病・躁うつ病の最新治療

◇うつ卒業レシピ　杉山奈津子著　セブン＆アイ出版　2012.5　253p　19cm　1500円　Ⓘ978-4-86008-607-7
内容　第1章 うつ病のはじまり　第2章 東大卒業、うつ留年　第3章 なっちゃん、社会に出る　第4章 うつになった時の休みかた　第5章 世間の輪に入る技術

◇ウッティー先生の「プチうつ」かんたん撃退術　ウッティー著　技術評論社　2007.11　142p　19cm　1380円　Ⓘ978-4-7741-3207-5　Ⓝ493.764
内容　1 プチうつってなに？　2 プチうつから脱出しよう！　3 プッチーを救うホワイトナイト　4 ウッティー式ライフスタイ改善法

◇うつで困ったときに開く本　香山リカ著　朝日新聞出版　2009.12　191p　18cm　（朝日新書 209）〈並列シリーズ名：Asahi shinsho〉　700円　Ⓘ978-4-02-273309-2　Ⓝ493.764
内容　第1章 うつの症状と診断―うつかな？と思ったら　第2章 うつの治療と薬―うつをしっかり治すために　第3章 うつの人との接し方―大切な人をまもるために　第4章 うつの予防と回復―うつを寄せ付けないために　第5章 うつに関する意外な事実―うつを知れば、怖くない

◇「うつです」というその前に　香山リカ著、鳥居志帆漫画　PHP研究所　2011.5　142p　21cm　1000円　Ⓘ978-4-569-79605-5　Ⓝ493.764
内容　1 お父さんの部下が「うつ」です　2 お母さんが家で爆発しました　3 学生だって「うつ」になるんです　4 うつ病はふつうの病気なんです

◇うつで人は豊かになる　生井隆明著　ヴォイス　2007.4　315p　20cm　1800円　Ⓘ978-4-89976-111-2　Ⓝ493.764

◇うつと気分障害　岡田尊司著　幻冬舎　2010.9　259p　18cm　（幻冬舎新書 182）　800円　Ⓘ978-4-344-98183-6　Ⓝ493.764
内容　はじめに―気分に支配される現代社会　第1章 気づかない「波」が人生を翻弄する　第2章 気分障害はどう理解されてきたか　第3章 気分障害の症状と診断　第4章 気分障害のタイプ　第5章 脳の中で何が起きているのか　第6章 何が原因で気分障害になるのか　第7章 なぜ、うつや気分障害が増えるのか？　第8章 気分障害からの回復　おわりに―傷ついた人も、立ち直れる社会を

◇うつと気楽につきあう67のヒント　熱田二朗著　総合法令出版　2005.2　221p　19cm　1300円　Ⓘ4-89346-885-5　Ⓝ493.764
内容　第1章 それは「うつ」かもしれない　第2章 つらいとき、こんな考え方には要注意　第3章 言葉で心を表現すればラクになる　第4章 気持ちがラクになるちょっとした習慣術　第5章 "治りかけの波"をうまく乗り切るコツ　第6章 また「うつ」に戻らないために　第7章 自立に向かってゆっくりスタート

◇うつと自殺　筒井末春著　集英社　2004.4　205p　18cm　（集英社新書）　660円　Ⓘ4-08-720239-9　Ⓝ493.764
内容　序章 中高年男性の自殺　第1章 うつ病とはどんな病気か　第2章 うつ病の症状七つのポイント　第3章 うつ病をみつける　第4章 からだの病気と共存するうつ病　第5章 「実はうつ病だった」という症例　第6章 うつ病とまぎらわしい心の病気　第7章 ガンとうつ病　第8章 高齢者とうつ病　第9章 精神科と心療内科　第10章 うつ病を予防し、「うつ自殺」を防ぐために

◇「うつ」と上手につきあう本―少しずつ、ゆっくりと元気になるヒント　杉山奈津子著　大和出版　2010.8　147p　19cm　1300円　Ⓘ978-4-8047-0434-0　Ⓝ493.764
内容　序章 私と「うつ」との十数年 つらい毎日が少しずつ穏やかな日々に変わるまで　1章 もう、自分を追いつめない こころがだんだんラクになるヒント　2章 ムリしないのに楽しくいられる 疲れない人づきあいのコツ　3章 朝の目覚めから夜眠るまで 小さな幸せを感じられる17の習慣

◇うつと不安のマインドフルネス・セルフヘルプブック―人生を積極的に生きるためのDBT（弁証法的行動療法）入門　トーマス・マーラ著、永田利彦監訳、坂本律訳　明石書店　2011.8　297p　26cm　2800円　Ⓘ978-4-7503-3436-3　Ⓝ493.764

◇うつとはこんな病気です　濱田秀伯監修　西東社　2007.6　191p　19cm　1200円　Ⓘ978-4-7916-1437-0　Ⓝ493.764
内容　序章 うつ病かなと思ったら　第1章 うつ病とはどういう病気か　第2章 年代や性別とうつ病　第

3章 病院の選び方・かかり方　第4章 どんな治療を受けるのか　第5章 どんなふうに回復するのか　第6章 家族・周りの人の接し方

◇"うつな気分"がだんだん晴れる本　斎藤茂太著　大和書房　2009.7　218p　16cm　（だいわ文庫 11-6B）〈『"うつ"もまた楽し』（1996年刊）の改題・再編集〉　571円　①978-4-479-30242-1　Ⓝ493.764
内容　第1章「こころ」の黄色信号　第2章 ストレスと上手につきあう　第3章 "うつ気分"から抜け出すには　第4章 気分転換のすすめ　第5章 うつ病は必ず治る　第6章 "うつ"を生きる力にするために

◇"うつ"に大勝ちする!!―専門医がススめる最新心療法・再発防止法　西崎統，太田大介監修　東京スポーツ新聞社　2007.10　223p　19cm　1524円　①978-4-8084-0135-1　Ⓝ493.764
内容　第1章 うつ病の事例&体験談　第2章 うつ病をよく知り把握しよう　第3章 うつ病の症状と診断　第4章 うつ病の基本的な治療と生活指導　第5章 うつ病の再発を防ぐ方法　第6章 心療内科で治療するうつ病以外の病気　第7章 心療内科とは、どんなところか　第8章 自分にあった病院、担当医を見つけ、上手に受診するには　付録 家族や周りの人たちへ

◇うつにサヨナラ―「ふさぐこころ」の治し方　濱田秀伯著　小学館　2006.4　129p　26cm　（ホーム・メディカ・ビジュアルブック）　1300円　①4-09-304589-5　Ⓝ493.764
内容　第1章 思いあたりません？「うつ」のサイン　第2章 うつ病をきちんと知ろう　第3章 うつ病を治す　第4章 うつに負けない　第5章 うつを遠ざける

◇うつになっても大丈夫―「心のかぜ」の治し方完全理解　マイケル・E.テーズ，スーザン・S.ラング著，水澤都加佐訳　PHP研究所　2005.11　253p　20cm　1500円　①4-569-64525-9　Ⓝ493.764
内容　1 うつを知る　2 うつを治す　3 子ども、女性、高齢者…さまざまな人たちの特定の問題（子どもと思春期、ヤングアダルトのうつ　ジェンダー（性差）とうつ　加齢とうつ）

◇"うつ"になってよかった。―プロカウンセラーが見た"うつ"の本当の姿　河村晴美著　アルマット　2008.8　167p　21cm　（発売：国際語学社）　1300円　①978-4-87731-433-0　Ⓝ493.764
内容　第1章 こうしてボクは"うつ"になった。　第2章 "うつ"の自覚症状のあれこれ　第3章 "うつ"回復に大切なこと　第4章 "うつ"になった時に陥りやすいキケンなワナ　第5章 根本治療の効果的な方法　第6章 心理療法をカンタンに生活に取り入れる方法　第7章 周囲のサポート　番外編 "うつ"のその後

◇「うつ」にならない心のつくりかた　齋藤茂太著　ぶんか社　2005.12　238p　15cm　（ぶんか社文庫）　543円　①4-8211-5017-4　Ⓝ493.764
内容　第1章 ストレスを「リセット」しよう　第2章「マイナスの感情」を増やさないようにしよう　第3章「疲れをためてしまう習慣」を変えよう　第4章「落ち込まない自分」をつくろう　第5章 きちんと治療をするために

◇うつにならない言葉の使い方―心を守る33の見えないクッション　倉成央著　ダイヤモンド社　2011.6　205p　19cm　1300円　①978-4-478-01570-4　Ⓝ493.764

内容　第1章 こんな人が「うつ」になりやすい（もし「うつ病」になると…　「うつ病」の人がこんなに増えた原因）　第2章「うつ」にならない言葉の使い方　第3章「うつ」にならない感情発散法　第4章 身体のここに気を配れば「うつ」にならない

◇「うつ」にならない技術（テク）―脳神経外科医が教える「予防」と「気づき」　奥村歩著　世界文化社　2009.6　191p　21cm　1400円　①978-4-418-09408-0　Ⓝ493.764
内容　第1章「うつ病」は正しく認識すれば必ず治せる―「うつ病」診療の実際　第2章 周りの人の「うつ病」に気づく方法（家族の「うつ」を家庭で気づく　周りの社員の「うつ病」に気づく）　第3章「うつ病」を予防する12の技術　第4章「うつ病」の脳科学　第5章 偉人たちの「うつ病」（ウィンストン・チャーチルの場合（イギリス・政治家1874～1965）　エイブラハム・リンカーンの場合（アメリカ・政治家1809～1865）ほか）

◇「うつ」にならない老後の生き方―「高齢者うつ」の予防と治療ガイド　渡辺昌祐著　保健同人社　2008.1　166p　21cm　1500円　①978-4-8327-0357-5　Ⓝ493.764
内容　第1章 高齢者のうつ病の原因は　第2章 うつ病の患者さんはどんなサポートを受けられるか　第3章 高齢者のうつ病の精神療法　第4章 高齢者のうつ病ではどんなクスリを使うのか　第5章 健康食品や民間療法はうつ病に効くのか　第6章 うつ病を病むことなく長生きするには　終章 サムエル・ウルマンの詩集より

◇「うつ」にならない老後の生き方　渡辺昌祐著　〔点字資料〕　視覚障害者支援総合センター　2008.11　2冊　28cm　（原本：保健同人社ルーズリーフ）　全8000円　Ⓝ493.764

◇ウツになりたいという病　植木理恵著　集英社　2010.6　188p　18cm　（集英社新書）　680円　①978-4-08-720546-6　Ⓝ493.764
内容　第1章 ウツ気分を大量生産する社会の秘密　第2章 ウツになりたいという病　第3章 ポジティブシンキングとウツ症状の侮れない関係　第4章 ウツ状態から抜け出す考え方

◇「うつ」になりやすい人　加藤諦三著　PHP研究所　2008.10　211p　18cm　（PHP新書）　700円　①978 4 569 70430-2　Ⓝ493.764
内容　第1章 うつ病になりやすい人の心の中　第2章 うつ病予備軍のプロフィール　第3章 なぜ生きるのがつらくなるのか？（なにもかもめんどうになる「無理な生き方」　好きな人がいないから嫌いな人がわからない　楽しむ力）　第4章 頑張っているのに満たされない　第5章 うつ病にならないための第一歩

◇うつになる若者たち―増える「依存型うつ病」の真実　町沢静夫著　海竜社　2009.8　205p　18cm　1300円　①978-4-7593-1083-2　Ⓝ493.764
内容　はじめに 景気の悪化で若者のうつが増えている！　第1章 人はなぜ、うつ病になるのか　第2章 打たれ弱い若者の「依存型うつ病」が増えている　第3章「大人になりたくない」若者たち　第4章 うつ病の最新治療を知る　第5章 うつ病との合併が怖い精神障害と人格障害　第6章 うつ病にならないための10のポイント

精神病・神経症医療　　　　　　　　　　　　医療と社会・福祉

◇うつの家庭療法―すぐに役立つ　萩原忠幸著　七つ森書館　2010.11　127p　21cm　1500円　Ⓣ978-4-8228-1023-8　Ⓝ493.764
[内容] やる気が起きない無気力タイプ　クヨクヨと心配ばかりしている心配性タイプ　やる気があったりなかったり、むらっ気タイプ　ゆううつ感と不安感から緊張してのどがつまるタイプ　ゆううつとイライラのあいだで悩むタイプ　ゆううつで気がめいって仕事が手につかないタイプ　思考力が低下し、注意力が散漫で、気力や精神力もないタイプ　思考力の低下とあせりで、夜眠れずに不安がるタイプ　常に緊張して無理をしているのがよくわかるタイプ　ふところが深いようで、ストレスのためにうつうつとするタイプ　グジュグジュ、ネチネチいい続けるタイプ　不安、落ち込み、イライラして決断ができないタイプ　不安と緊張で呼吸が苦しくなるタイプ　不安と恐怖から外部との交流をしなくなるタイプ

◇「うつ」の考え方、治し方が新しくなった！　関谷透著　主婦の友社　2003.7　159p　19cm　1100円　Ⓣ4-07-237311-7　Ⓝ493.764
[内容] 第1章　あなたの「うつ度」がスグわかる自己テスト　第2章　「うつ」と「うつ状態」の違いと原因がわかった　第3章　新しいタイプの薬SNRIで「うつ」が早く治る　第4章　ちょっとした日常の工夫で「うつ」にならない

◇うつの正しい治療間違った治療―専門医が教える予防と対策　定塚甫著　社会批評社　2009.7　223p　19cm　1600円　Ⓣ978-4-916117-83-0　Ⓝ493.764
[内容] 第1章　うつ病とはどのような病気か？―キミの周りにこんな症状の「うつ」の人はいないか？　第2章　地域の精神医療で経験する多様なうつ病―「心の風邪」のうつ病は誰でもかかる病　第3章　企業はどんなうつ病対策を行っているのか？―民営化・競争激化で追いつめられる社員たち　第4章　精神療法が出来る医者は「心の名医」―「うつ」にはその人の人生が積み上げられている！　第5章　精神科・心療内科の選び方―薬物療法だけの精神科医にはかかるな！　第6章　うつ病は必ず治ります！―専門医が教える「うつ」の予防と対策　補章　子供のうつ病

◇うつノート―精神科ERに行かないために　備瀬哲弘著　集英社　2009.10　314p　16cm　（集英社文庫　ひ30-2）〈『D'な人々』（マキノ出版2007年刊）の改題、加筆・修正〉　571円　Ⓣ978-4-08-746492-4　Ⓝ493.764
[内容] 第1部　うつ病の症例（高齢者のうつ病　喪失体験とうつ病　働き盛りのうつ病と妻のサポート　主婦のうつ病と夫のサポート　三十代のメランコリー親和型うつ病　メランコリー親和型うつ病とディスチミア親和型うつ病とは？　そしてD'な人々）　第2部　D'の症例（時差ぼけD'　取り越し苦労D'　妻を愛せないD'　「ビミョー」な年頃D'　株を上げたいD'　あなたD'な人たち一心が晴れるチェックシート

◇「うつ」のとってもとっても基本のガイド　越野好文,志野靖史作・画　講談社　2005.5　126p　19cm　（マンガこころbooks）　1000円　Ⓣ4-06-155803-X　Ⓝ493.764
[内容] 第1章　優子さんの場合　第2章　うつ病についての基礎知識（うつ病の症状を詳しくみてみましょう―DSM診断基準から　うつ病にはほかにどんな特徴が？　うつ病治療にはどんな薬が用いられるのか？　うつ病の人とどう接すればいいのでしょう）　第3章　憂うつな気分と悲観思考（憂うつな気分だと悲観的な思考になる？　こころのストレッチ）

◇うつの治し方―治療、家族の接し方、ケアのしかたから再発防止まで　三木治監修　成美堂出版　2006.1　191p　19cm　1200円　Ⓣ4-415-03576-0　Ⓝ493.764
[内容] 第1章　うつ病はどんな病気か　第2章　うつ病の傾向　第3章　医療機関の選び方　第4章　診断と治療　第5章　家族（周囲の人）の接し方　第6章　回復期と社会復帰

◇鬱のパワー―落ち込んだあとに3歩前進する方法　門倉貴人著　講談社　2008.10　205p　18cm　（講談社＋α新書）　838円　Ⓣ978-4-06-272529-3　Ⓝ493.764
[内容] 第1章　一億二〇〇〇万人の「プチ鬱」現象　第2章　ポジティブシンキングの落とし穴　第3章　人生を豊かにする鬱の真実　第4章　鬱になったときの正しい過ごし方　第5章　鬱を人生の大チャンスに変える方法

◇"うつ"の夜明け―精神科医からあなたへ　本田昌毅著　文芸社　2006.2　207p　20cm　1400円　Ⓣ4-286-00276-4　Ⓝ493.764

◇うつ100のサイン―意外に知られていない、こんな症状　早期発見のためのチェック・シート　佐藤武著　ベストセラーズ　2004.12　229p　21cm　1300円　Ⓣ4-584-18846-7　Ⓝ493.764
[内容] 1 印象（表情）の変化に現れるうつのサイン　2 からだの調子に見られるうつのサイン　3 気持ちの状態に現れるうつのサイン　4 考えの乱れに現れるうつのサイン　5 ものごとのとらえ方に現れるうつのサイン　6 やる気や振る舞いに現れるうつのサイン　7 人間関係に現れるうつのサイン　8 性格に現れるサイン

◇うつ病　ジュディス・ピーコック著,上田勢子訳,汐見稔幸,田中千穂子監修　大月書店　2004.1　62p　23cm　（10代のメンタルヘルス 3）　1800円　Ⓣ4-272-40493-8　Ⓝ493.764
[内容] 1 うつ病は、気分障害　2 いろいろな気分障害　3 助けをもとめるきっかけをつかむ　4 どんなふうに診断するの？　5 治療の方法　6 再発させないために

◇うつ病　樋口輝彦著　日本医事新報社　2004.3　110p　21cm　（Primary care note）　2700円　Ⓣ4-7849-4243-2　Ⓝ493.764
[内容] 1 こんな場合うつ病を疑う　2 症状　3 診断　4 身体疾患に伴ううつ病　5 うつ病の病因・病態　6 治療　7 症例　8 再燃・再発予防

◇うつ病　関谷透著　新版　主婦の友社　2004.9　191p　21cm　（よくわかる最新医学）　1300円　Ⓣ4-07-243903-7　Ⓝ493.764
[内容] 第1章　「うつ病」とはどんな病気か。　第2章　「うつ病」はどうして起きるか。　第3章　症例でみる働き盛り世代の「うつ病」。　第4章　症例でみる女性の「うつ病」。　第5章　症例でみる子ども・若者の「うつ病」。　第6章　症例でみる高齢者の「うつ病」。　第7章　「うつ病」の治療。　第8章　「うつ病」の予防法と再発防止

◇うつ病―原因と治療・家族のケアと再発防止・患者の悩み・不安・疑問に答える　春日武彦監修,主婦の友社編　主婦の友社　2005.8　223p　21cm　（専門医が答えるQ&A）　1300円　Ⓣ4-07-247433-9　Ⓝ493.764

◇うつ病―あなたの家族が病気になったときに読む本　福井次矢、川島みどり、大熊由紀子編、上島国利、衛藤理砂、近藤昭子、土村啓子執筆　講談社　2006.7　202p　21cm　（介護ライブラリー）　2200円　Ⓘ4-06-282405-1　Ⓝ493.764

[内容]第1ステージ 症状　第2ステージ 受診　第3ステージ 服薬治療　第4ステージ 在宅療養　第5ステージ 入院治療　第6ステージ 社会復帰　第7ステージ 再発　第8ステージ グリーフワーク

◇うつ病―まだ語られていない真実　岩波明著　筑摩書房　2007.11　228p　18cm　（ちくま新書）　720円　Ⓘ978-4-480-06394-6　Ⓝ493.764

[内容]序章 うつ病の刻印―ヘミングウェイ、最後の日々　第1章 死を招く病　第2章 うつ病の薬物療法　第3章 気分変調症（ディスサイミア）　第4章 うつ病は増えている　第5章 抗うつ薬は危険か？　第6章 自殺者の国

◇うつ病―名医の言葉で病気を治す　坪井康次監修　誠文堂新光社　2007.12　221p 図版4p　21cm　（あなたの医学書）　1800円　Ⓘ978-4-416-80782-8　Ⓝ493.764

[内容]第1章 うつ病を理解しよう　第2章 最近のうつ病の傾向と合併しやすい疾患群　第3章 うつとストレス　第4章 うつ病を治す　第5章 家族や部下がうつ病になったときは　第6章 うつ病についてのQ&A（うつ病がよくわかるQ&A）

◇うつ病　樋口輝彦著　第2版　日本医事新報社　2008.2　121p　21cm　（Primary care note）　3000円　Ⓘ978-4-7849-4244-2　Ⓝ493.764

◇うつ病―正しく知って治す　野村総一郎総監修　日本放送出版協会　2008.3　111p　26cm　（別冊NHKきょうの健康）　1000円　Ⓘ978-4-14-794148-8　Ⓝ493.764

◇うつ病―正しい治療がわかる本　樋口輝彦著、福井次矢責任編集　法研　2008.3　175p　21cm　（EBMシリーズ）　1400円　Ⓘ978-4-87954-710-1　Ⓝ493.764

[内容]プロローグ うつ病の治療に対する考え方　第1章 これが基本となる正しい治療　第2章 診断はこのように行われます　第3章 再発予防と生活するうえで気をつけたいこと　第4章 病気に対する正しい知識　第5章 家族の方へのアドバイス　第6章 これだけは聞いておきたい治療のポイントQ&A

◇うつ病―知る・治す・防ぐ　福居顯二、井上和臣、河瀬雅紀編　京都　金芳堂　2009.8　209p　21cm　3800円　Ⓘ978-4-7653-1386-5　Ⓝ493.764

◇うつ病を体験した精神科医の処方せん―医師として、患者として、支援者として　蟻塚亮二著　大月書店　2005.9　187p　19cm　1500円　Ⓘ4-272-36055-8　Ⓝ493.764

[内容]1章 人はなぜ、うつ病になるのか（国民の七人に一人がうつ病になる　精神病受診者のまわり道　うつ病（気）者のもつ「成功や達成感への願望」ほか）　2章 うつ病は「理屈なく」つらい　3章 うつ病からの回復術

◇うつ病をなおす　野村総一郎著　講談社　2004.11　206p　18cm　（講談社現代新書）　700円　Ⓘ4-06-149752-9　Ⓝ493.764

[内容]1章 症例からうつ病をみる　2章 うつ病の症状と診断　3章 特殊なタイプのうつ病　4章 うつ病の治療メニュー　5章 うつ病にかからないための性格改造法　6章 うつ病者への社会サポート　7章 うつ病はなぜ生じるのか

◇うつ病快復のエッセンス―うつ病から幸せな人生を見つける方法　赤穂依鈴子著　星和書店　2011.8　149p　19cm　1600円　Ⓘ978-4-7911-0780-3　Ⓝ493.764

◇うつ病が快復するノート　渡部芳徳著　主婦の友社　2009.9　151p　26cm　1800円　Ⓘ978-4-07-267281-5

[内容]うつ病「快復ノート」とは　うつ病とはどんな病気か　うつ病は脳のトラブルが原因　うつ病が疑われる諸症状　うつ病になる人のパターン　やっかいな双極性うつ病　うつ病は必ず克服できる病気　うつ病の基本的な治療法　光トポグラフィの可能性　うつ病治療の柱は薬物療法　うつ病は食事の内容で改善できる　目標は無理のない「社会復帰」　ひもろぎ式社会復帰プログラム　周りの理解と協力が不可欠

◇うつ病かな？と思ったときに読む本　上島国利著　小学館　2005.6　217p　15cm　（小学館文庫）　476円　Ⓘ4-09-418641-7　Ⓝ493.764

[内容]第1章 うつ病を知ろう！　第2章 うつ病に気づく一二のポイント　第3章 うつ病の治療法　第4章 ケーススタディで見るうつ病とその治療　第5章 うつ病から抜け出すこころ構えと周囲の対応　第6章 上手な医師のかかり方と再発予防　第7章 うつ病に関するQ&A　資料編1 うつ病の症状とよく似た病気　資料編2 「こころの相談窓口」と「全国いのちの電話」

◇うつ病が日本を滅ぼす!?　香山リカ著　創出版　2008.5　253p　19cm　1500円　Ⓘ978-4-924718-86-9　Ⓝ493.764

[内容]うつ病はなぜ増えているのか　スピリチュアルブームとニセ科学　事件を読み解く　若者と格差社会　日本人は劣化しているのか　精神科医という"お仕事"

◇うつ病これで安心―こころのふさぎを知る・治す・防ぐ　濱田秀伯監修　改訂新版　小学館　2009.4　191p　21cm　（ホーム・メディカ安心ガイド）　1500円　Ⓘ978-4-09-304209-3　Ⓝ493.764

[内容]1章 「うつ病」はどんな病気なのか　2章 うつ病はどうしておこるのか　3章 うつ病はこうして治す　4章 知っていれば安心 周囲の人たちの対処法　5章 うつ病を防ぐためには

◇うつ病新時代―双極2型障害という病　内海健著　勉誠出版　2006.8　226p　20cm　（精神科医からのメッセージ）　1800円　Ⓘ4-585-05284-4　Ⓝ493.764

[内容]第1章 気分障害略史―メランコリーから双極2型障害まで　第2章 軽躁というデーモン　第3章 臨床プロフィール　第4章 治療覚書　第5章 同調性の苦悩　第6章 躁と鬱―その根源に向けて　終章 うつ病新時代

◇うつ病新時代―その理解とトータルケアのために 最先端医療の現場から 3　張賢徳著　平凡

社　2010.10　229p　18cm　（平凡社新書 551）　760円　①978-4-582-85551-7　Ⓝ493.764
[内容]第1章 増え続けるうつ病　第2章 うつ病とはどんな病気なのか　第3章 うつ病の原因究明・治療法　第4章 うつ病の回復のプロセス　第5章 自殺の危険　第6章 うつ病の予防

◇うつ病診療最前線―再発させない治療法　唐渡雅行著　時事通信出版局　2010.2　182p　19cm　〈発売：時事通信社〉　1400円　①978-4-7887-0981-2　Ⓝ493.764
[内容]序章 がん専門医から精神科専門医になった理由　第1章 現代うつ病診療の現状　第2章 現代のうつ病の診断　第3章 現代のうつ病の治療　第4章 うつ病の復職支援プログラム（リワークプログラム）　おわりに うつ病で苦しむ患者さんへのメッセージ―より良い医療を願って

◇うつ病・ストレス―心の悩みに打ちかつために　テレビ東京「医食同源」編　実之日本社　2004.6　189p　21cm　（医食同源 名医が語る最新医学）〈奥付のタイトル：医食同源「うつ病・ストレス」〉　1500円　①4-408-21045-5　Ⓝ493.764
[内容]第1章 現代社会に広がるうつ病―うつ病は早期の適切治療で必ず治る　第2章 軽症うつ病にご用心―長年の体調不良はうつ病が原因かも　第3章 うつ病は女性に多いって本当？―女性はストレスが多い　第4章 老年期のうつ病―うつ要因が短期に集中する危険な年代　第5章 薬物療法でうつ病を治す―副作用が少なくなった最近の新薬　第6章 認知療法と対人関係の対処法―日常生活にも生かせる認知のゆがみ矯正　第7章 精神科の上手なかかり方―ひとりで悩まず、まず専門医に相談を　第8章 うつ病に悩むあなたに―お勧めしたいメンタルヘルスセンターの活用

◇うつ病・双極性障害で悩まないで！―専門医からあなたに合ったアドバイス　大野裕著　ナツメ社　2007.10　207p　21cm　1300円　①978-4-8163-4391-9　Ⓝ493.764
[内容]第1章 うつ病はだれでもかかる病気　第2章 うつ病にみられる症状　第3章 医療機関への受診と薬物療法　第4章 精神療法と環境調整　第5章 躁とうつが現れる双極性障害　第6章 うつを防ぐ・再発を防ぐ　第7章 身近なうつをサポートする

◇うつ病脱出インタビュー法―心療回想法のすすめ 家庭で10日間。家族が、友人が、知人が改善させる　小林幹児著　メタモル出版　2007.8　209p　19cm　（Kokoro books）　1500円　①978-4-89595-591-1　Ⓝ493.762
[内容]なぜインタビューでうつ病から脱出できるのか？　うつ病脱出までのステージアップ　インタビュー1日目 回想法導入期　インタビュー2日目 感情静観期　インタビュー3日目 感情交流期　インタビュー4日目 プロンプト期　インタビュー5日目 感情整理期　インタビュー6日目 デドックス期　インタビュー7日目 感情再生期　インタビュー8日目 ドーパミン反応期　インタビュー9日目 脱出準備期　インタビュー10日目 脱出期　回想療法体験記

◇うつ病治療常識が変わる―NHKスペシャル　NHK取材班著　宝島社　2009.10　252p　19cm　1143円　①978-4-7966-7173-6　Ⓝ493.764
[内容]第1章 "不適切"な投薬―症状を悪化させる多剤併用　第2章 クリニック乱立の闇―なぜ診断がバラバラなのか？　第3章 抗うつ薬の死角―封印され

てきた危険な副作用　第4章 心理療法の壁―医療に心のケアが定着しない理由　第5章 うつからの生還―体験者たちが語る回復のプロセス　第6章 うつ病治療の"常識"―先進医療の現場を訪ねて

◇うつ病治療と現代アメリカ社会―日本は何を学べるか　川西結子著　海鳴社　2012.1　229p　19cm　1800円　①978-4-87525-286-3
[内容]第1章 ふたつのアメリカ　第2章 うつを引き起こした様々な人生　第3章 彼らはどのようにしてヘルプにたどり着いたのか？　第4章 アメリカのうつ病治療―薬とセラピーvs薬と休息？　第5章 アメリカ精神医学の行方　第6章 日本は何を学べるか

◇うつ病と神経症（不安性障害）　渡辺昌祐著　新版　主婦の友社　2004.2　319p　19cm　1500円　①4-07-241614-2　Ⓝ493.74
[内容]第1章 現代人をとりまく不安　第2章 ノイローゼ（神経症）とは何か　第3章 うつ病と神経症の間　第4章 精神分裂病（統合失調症）、境界型人格障害とうつ病　第5章 体の病気とうつ病との関係　第6章 女性のうつ病、神経症はこうして治す　第7章 うつ病、神経症に対する薬物療法　第8章 薬物療法以外の治療法　第9章 精神科医の選び方・かかり方　第10章 家族は患者をどう支えたらよいか　第11章 "うつ病と神経症（不安性障害）"の気がかり、不安にお答えします

◇うつ病とそのケア　山中正雄著　キリスト新聞社　2010.7　119p　21cm　（キリスト教カウンセリング講座ブックレット 9）〈シリーズの編者：キリスト教カウンセリングセンター シリーズの監修者：賀来周一、斎藤友紀雄〉　1200円　①978-4-87395-571-1　Ⓝ197

◇うつ病という時限爆弾　アン・ドーソン、アンドレ・タイリー編, 島悟, 小林和佳子監訳　日本評論社　2003.12　216p　21cm　2800円　①4-535-98194-9　Ⓝ493.764
[内容]第1章 うつ病と現代社会　第2章 うつ病治療の概観　第3章 うつ病とプライマリケア　第4章 職場におけるうつ病　第5章 うつ病の経済的・社会的影響　第6章 ディベート―新世代の抗うつ薬は、うつ病への最も有効な第1次選択薬なのか？

◇うつ病なんて怖くない！　伊藤正敏著　ルネッサンスブックス　2006.8　222p　19cm　〈発売：幻冬舎ルネッサンス〉　1200円　①4-7790-0075-0　Ⓝ493.764
[内容]第1章 うつ病とは何か　第2章 うつ病の症状　第3章 うつ病の種類　第4章 各年代におけるうつ病　第5章 うつ病と性格　第6章 うつ病の治療と予防

◇うつ病になっても会社は辞めるな　備瀬哲弘著　ワニ・プラス　2012.6　223p　18cm　（ワニブックスPLUS新書）〈発売：ワニブックス〉　800円　①978-4-8470-6049-6
[内容]第1章 年間100万人を超える病　第2章 原因がなくてもうつ病は発症する　第3章 「現代型うつ病」と「新型うつ」　第4章 「うつ」症状が発現する精神疾患　第5章 治療とリワークプログラム

◇うつ病にならない鉄則―元気なうちに知っておきたい！　西大輔著　マガジンハウス　2012.5　190p　19cm　1300円　①978-4-8387-2427-7
[内容]第1章 うつ病を正しく理解していますか？　第2章 快適な「睡眠」は、うつ病予防の第一歩　第3章 うつ病を予防する「食事」の切り札とは？　第4章 少しだけでもいいから「運動」をしてみよう！　第5章 うつ病を防ぐために「自分の専門家」を目指そう

医療と社会・福祉　　　　　　　　　　　　　　　　　　　　　　　　　　　　　精神病・神経症医療

！　第6章「このままじゃマズイかも…」と思ったときは

◇うつ病の最新治療　関谷透著　主婦の友社　2012.7　159p　21cm　（よくわかる最新医学）　1300円　Ⓘ978-4-07-284351-2
　内容　第1章「うつ病」とはどんな病気なのでしょうか？　第2章 どんなときに「うつ病」になるのでしょうか？　第3章 働き盛りに起こりやすい「うつ病」の症状　第4章 女性に起こりやすい「うつ病」の症状　第5章 子ども・若者に起こりやすい「うつ病」の症状　第6章 高齢者に起こりやすい「うつ病」の症状　第7章 家族・周囲の人の協力が欠かせない「うつ病」の治療　第8章「ナイトホスピタル」の治療の役割

◇うつ病の再発・再燃を防ぐためのステップガイド　Peter J. Bieling, Martin M. Antony著, 野村総一郎監訳, 林建郎訳　星和書店　2009.2　371p　21cm　2800円　Ⓘ978-4-7911-0696-7　Ⓝ493.764
　内容　うつ病の正体とその克服方法　うつ病の再燃とは？　過去に学び、未来の選択肢を考える　健康でいるための治療薬　気分よく過ごすための精神療法　毎日の現実的思考　楽しく健康的に暮らすためのマインドフルネス瞑想法　ストレスへの効果的な対処法　うつ病と関連する健康問題：不安障害、アルコール乱用、慢性疼痛、その他の内科的疾患　完璧である必要はありません：完全主義と自己批判を変えましょう　依存に対処する　健全で親密な対人関係を育てる　人生への積極的な関与

◇うつ病の常識はほんとうか　冨高辰一郎著　日本評論社　2011.12　195p　19cm　1600円　Ⓘ978-4-535-98356-4　Ⓝ493.764
　内容　第1章 なぜ自殺者は3万を超えているのか（長期経過から見た日本の自殺者数　人口構造を標準化した自殺率　自殺率が高い国、低い国　自殺対策の方向性）　第2章 ストレスは増えているのか（客観的な豊かさの指標　なぜ世の中が改善してもストレスは減らないのか　ネガティビティ・バイアスとメディア　ストレスへの気づきと検証）　第3章 どんな性格の人がうつ病になりやすいか（なぜ新型うつ病が注目されるのか　うつ病と性格　テレンバッハとメランコリー親和型　どんな性格の人がうつ病になりやすいのか　なぜ日本ではメランコリー親和型が受け入れられたのか　撃つ病と性格と日本人論）　第4章 うつ病の診断基準とは（1980年代以前―ドイツ精神医学の時代―心理的な抑うつは病気ではない　1980年代以降―DSM-3の誕生と定義は棚上げに　DSMの問題点とは　DSMに固有の問題点）　第5章 薬の適切な用量はどうやって決めるのか（用量依存性とは　効果の用量依存性　副作用の用量依存性　どのくらいの投与量が適切か　多剤大量処方に陥りやすい考え方）

◇うつ病の真実　野村総一郎著　日本評論社　2008.4　290p　20cm　1700円　Ⓘ978-4-535-56265-3　Ⓝ493.764
　内容　あれもこれもうつ病？―蔓延する安直な理解　進化生物学からみたうつ病の意味（その1）―ユウウツになるのは「新たな生き方」を導くため　進化生物学からみたうつ病の意味（その2）―「内の秩序」と「外の秩序」の相克　ギリシャ悲劇にみるうつ病（その1）―アイアス将軍の「気の病い」　ギリシャ悲劇にみるうつ病（その2）―現代社会との共通項　古代ギリシャ哲学・医学のうつ病観―うつ病を真正面か

ら論じた最初の学者アリストテレス　旧約聖書にみるうつ病―うつ病治療・予防の手引として読めるヨブ記　意識の誕生とうつ病の発生―ジェインズの理論とユウウツ・うつ病　ローマ時代からルネサンス期に至るうつ病―身体的病理を連想させたメランコリー　メランコリーから躁うつ病へ―クレペリンの登場　現代的うつ病概念の完成―「双極か単極か」「内因か外因か」　操作的診断の登場とうつ病観の変質―アメリカ流グローバル・スタンダード　操作的診断の問題点―多軸診断でうつ病を定義しうるのか　病前性格論と双極スペクトラム概念―躁うつ病とうつ病との関係の再考　うつ病治療の前史―体質論と精神療法の歴史　うつ病治療の発展（1）性格論と精神療法の歴史　うつ病治療の発展（2）薬物療法の歴史　うつ病の化学―モノアミンを超えて　細胞のストレス反応とうつ病の正体―セロトニンの奥深くにあるもの　うつ病の真実は見えてきたか―歌条活動とうつ病

◇うつ病の心理―失われた悲しみの場に　内海健著　誠信書房　2008.6　264p　20cm　2800円　Ⓘ978-4-414-42919-0　Ⓝ493.764
　内容　うつ病の理解を深めるための三講　第1部 臨床場面におけるうつ病の心理（精神療法の原則　うつ病の回復過程論）　第2部 双極性障害論（双極性2型障害の臨床　双極性障害の心性）　第3部 うつ病のメタサイコロジー（うつ病の精神療法可能性について　うつ病の深層―若年事例の病理を理解するために）

◇うつ病のすべてがわかる本―最新治療法から社会復帰まで 最新版　関谷透監修, 主婦の友社編　主婦の友社　2008.6　191p　24cm　（主婦の友新実用books clinic）　1300円　Ⓘ978-4-07-260623-0　Ⓝ493.764
　内容　1 うつ病の症状を知ろう　2 年代で違ううつ病の症状　3 うつ病はどうして起こる？　4 うつ病も早期発見・早期治療が大切　5 うつ病の治療　6 再発予防と社会復帰

◇うつ病の相談室　林公一著　保健同人社　2003.11　255p　21cm　1619円　Ⓘ4 8327 0288-2　Ⓝ493.764
　内容　うつ病とは　うつ病の治療　うつ病を治す　うつ病を助ける

◇うつ病の脳科学―精神科医療の未来を切り拓く　加藤忠史著　幻冬舎　2009.9　245p　18cm　（幻冬舎新書 142）　760円　Ⓘ978-4-344-98143-0　Ⓝ493.764
　内容　第1章 現代の社会問題としてのうつ病　第2章 うつ病の現在、過去、未来　第3章 脳科学の到達点　第4章 うつ病の脳科学1―うつ病の危険因子と脳　第5章 うつ病の脳科学2―抗うつ薬の作用メカニズム　第6章 うつ病の脳科学3―エピジェネティクス仮説　第7章 うつ病の脳科学4―臨床研究　第8章 日本のうつ病研究の現状　第9章 日本の脳科学研究の現状　第10章 残された課題―うつ病の死後脳研究

◇うつ病の人の気持ちがわかる本　保崎秀夫著 新版　主婦の友社　2008.2　191p　19cm　1500円　Ⓘ978-4-07-259471-1　Ⓝ493.764
　内容　第1章 うつ病の知識をおさらいしましょう（うつ病の症状を知る　うつ病を引き起こすもの　y¥うつ病と似ている病気　治療の基本　うつ病の薬物治療の基礎知識）　第2章 あなたの身近な人がうつ病と診断されたら（うつ病は治る病気、そしてありふれた病気　患者の気持ちをもっと知って　「怠け者」と誤解されることが　治ると、けろっとしてい

医療問題の本 全情報 2003-2012　551

◇うつ病の人の気持ちがわかる本―不思議な「心」のメカニズムが一目でわかる　大野裕，地域精神保健福祉機構（コンボ）監修　講談社　2011.6　98p　21cm　（こころライブラリーイラスト版）　並列シリーズ名：kokoro library）　1300円　Ⓘ978-4-06-278966-0　Ⓝ493.764
[内容] 1 本人1―自分がダメに思えるとき　2 本人2―わからないから不安になる　3 家族―見守るってどういうこと　4 本人3―回復への道を歩みだしたとき　5 本人4―歩みを社会復帰につなげる

◇うつ病のベストアンサー―NHKここが聞きたい！名医にQ：130の疑問に徹底回答！！：危険度をセルフチェック抗うつ薬の最新情報　「ここが聞きたい！名医にQ」番組制作班，主婦と生活社ライフ・プラス編集部編，大野裕，中山和彦，加藤忠史監修　主婦と生活社　2011.12　127p　26cm　（生活シリーズ　病気丸わかりQ&Aシリーズ 5）　1048円　Ⓘ978-4-391-63237-8　Ⓝ493.764

◇うつ病―よくわかる　お医者に行く前にまず読む本　クワメ・マッケンジー著，大久保喜朗監訳，三枝小夜子訳　一灯舎　2008.2　186p　21cm　（わが家のお医者さんシリーズ 10）〈発売：オーム社〉　1200円　Ⓘ978-4-903532-20-2　Ⓝ493.764
[内容] うつ病とはどんな病気なのでしょうか？　うつ病の原因　うつ病の分類　セルフヘルプ　うつ病の治療(1) 精神療法　うつ病の治療(2) 薬物療法　うつ病の治療(3) 身体療法　子どもの病気　女性の病　児童や青年のうつ病　死別の悲嘆とうつ病　友人や家族の力になる

◇うつ病予防教育―小学校から始めるメンタルヘルス・プログラム　山崎勝之，倉掛正弘，内田香奈子，勝間理沙著　京都　東山書房　2007.6　199p　26cm　2000円　Ⓘ978-4-8278-1450-7　Ⓝ371.43

◇うつ病はこころの骨折です―回復するための七つのステップ　北島潤一郎著　実業之日本社　2007.3　221p　19cm　1400円　Ⓘ978-4-408-41124-8　Ⓝ493.764
[内容] 序章 発症から回復まで―二人の回復者の道のり　1 医者に行く　2 薬を飲む　3 休める環境を用意する　4 ひたすら休む　5 運動する　6 職場復帰に向かう　7 うつ病になった意味を見いだす　終章 人はどんなときにうつ病になるのか

◇うつ病は重症でも2週間で治る，もし…　加藤諦三著　三笠書房　2012.3　238p　19cm　1200円　Ⓘ978-4-8379-2436-4　Ⓝ493.764
[内容] 第1章 「自分」を見つめ直す（「うつ病」とは何か　「義務感・責任感が強い人」の本音　心のエネルギーはどこから生まれるか？　ほんの少しの頑張りが，こんなにもつらい理由　「憂うつ」の正体　なぜ「うつ病は2週間で治る」のか？）　第

2章 何が「自分の人生」を苦しくしているか？（うつ病者は「理解」されない　「孤独」と「うつ」はつながっている　「成功者」「優等生」の人生を疑う　「ダメな自分」の代わりに，自分を責めるために，試してみてほしいこと）　第3章 うつ病者特有の考え方（うつ病者の考え方の特徴1―本質的な欠乏感　うつ病者の考え方の特徴2―悲観的な見通し　うつ病者の考え方の特徴3―弱点の捉え方　うつ病を取り巻く「誤解」と「疑問」）　第4章 生き方を変える処方箋（うつ病治癒への道　今，「ありのままの自分」を探しにいこう　自分を「好き」になる生き方　ここから，新しい自分が始まる　うつ病を治すための2週間を，どう過ごすか？）

◇うつ病は治る―患者さん・ご家族のために　渡辺昌祐著　5訂版　保健同人社　2006.9　325p　図版8p　21cm　1650円　Ⓘ4-8327-0326-9　Ⓝ493.764
[内容] うつ病とは　うつ病者と正常者の"落ち込み"はどう異なるか　うつ病の早期発見のために―意外に多いうつ病患者の実態　うつ病はどうして起こるか　うつ病の症状　うつ病の経過　うつ病の種類　老年期のうつ病　女性のうつ病　うつ病の誤診―不安と抑うつ　医師は何をすることができるか　してはならぬこと　患者さんができること，すべて　家族は患者さんにどう接したらよいか　うつ病の予防　うつ病に関する65の質問

◇"うつ"もまた楽し―「気分転換」の処方箋　斎藤茂太著　新装版　大和書房　2004.1　222p　19cm　1400円　Ⓘ4-479-79085-3　Ⓝ493.764
[内容] 第1章 何が"うつ"の原因か　第2章 生きるとはストレスとつきあうこと　第3章 "うつ"気分からの脱出　第4章 おすすめできる気分転換法　第5章 うつ病は必ず治る　第6章 "うつ"を生きる力にするために

◇うつ予備群―こんな人が危ない　仮屋暢聡著　阪急コミュニケーションズ　2008.12　267p　19cm　1700円　Ⓘ978-4-484-08228-8　Ⓝ493.764
[内容] 序章 「うつ」はそっと忍び寄ってくる　第1章 こんな人が「うつ予備群」から「うつ」になる！　第2章 「うつ」の正体を見極める　第3章 これだけ知っていれば安心！「うつ」の最新治療法　第4章 部下や家族が「うつ」になったとき，慌てないために　第5章 あなたが「うつ」になったときに役立つ機関と制度

◇うつは薬では治らない　上野玲著　文藝春秋　2010.5　221p　18cm　（文春新書 753）　780円　Ⓘ978-4-16-660753-2　Ⓝ493.764
[内容] 第1章 間違いだらけのうつ治療　第2章 もしかしてうつ？　さてどうするか　第3章 知らないと危険！抗うつ薬の真実　第4章 医師のホンネと患者のコツ　第5章 なんでもうつにしてしまう医療現場　第6章 明るい明日のために出来ること

◇うつは手仕事で治る！―なぜ昔の人はうつにならなかったのか　ケリー・ランバート著，木村博江訳　飛鳥新社　2011.9　254p　19cm　1600円　Ⓘ978-4-86410-108-0
[内容] 1 うつにとらわれて　2 なぜいま，うつが増えているのか　3 "努力と報酬の回路"を鍛える　4 偉大な手の物語　5 ストレスを効果的に解消する　6 脳はふれあいを求める　7 抵抗力をつくりあげる　8 薬を使わずにうつを治す　9 脳の進化と"努力と報酬"の関係　10 うつをふせぐ新しい方法

◇「うつ」は、ゆっくり治せばいい！―「軽症うつ&ストレス」と付き合うための習慣術 私、うつを手なずけて、生きてます。 小野一之著 すばる舎 2005.6 213p 19cm 1400円 ①4-88399-451-1 Ⓝ493.764
　内容 プロローグ 私とストレスとの"15年戦争"―15年ほど前にストレスから胃潰瘍になり、そして8年前に「うつ病」になった…。 第1章 ストレスと「うつ」の関係は？―「うつ」はストレスによって起こることが多い。そのストレスとどう付き合うかも大切だ。 第2章 「軽症うつ」とは、要するにどんな病気？―うつ状態がダラダラ長引くようなら「軽症うつ」だと思っていい。 第3章 うつ病の治療について知っておこう―精神科でしてくれることは？抗うつ薬や睡眠薬の効果や副作用は？ 第4章 うつ&ストレスと上手に付き合うための習慣術―「軽症うつ」が長引いている人こそ、うつの「手なずけ方」を覚えよう。 第5章 あなたの大事な人が「うつ」になったら―うつの人の気持ちをわかってあげることが、回復のためには何よりも大切なこと。
◇小田晋教授の日本一わかりやすい「うつ」の本 小田晋著 はまの出版 2005.9 130p 19cm 1300円 ①4-89361-426-6 Ⓝ493.764
　内容 第1章 うつの基礎知識 第2章 うつかな？ 第3章 さあ、うつを治そう！
◇オトコのうつ―イライラし、キレやすく、黙り込む男性のうつを支える女性のためのガイド デヴィッド・B.ウェクスラー著, 山藤奈穂子監訳, 山藤奈穂子, 荒井まゆみ訳 星和書店 2010.6 335p 19cm 2200円 ①978-4-7911-0739-1 Ⓝ493.764
　内容 第1章「うつ病」らしいうつ―うつ症状が表に出るタイプの男性 第2章 男性型うつ―うつ病らしくないうつの男性 第3章 うつ状態の男性の心を開くためのコツ 第4章 うつ状態の男性とうまく話すためのコツ 第5章 彼の八つ当たりを受け続けないで！―イネイブリング、共依存にならないために 第6章 彼が治療を受けるための手助けをする―カウンセリング、心理療法 第7章 彼が治療を受けるための手助けをする―薬物療法 第8章 二人の関係―セックス、思いやりと愛情 第9章 罪悪感と期待 第10章 自分を大切にする 第11章 彼から離れるべきときを知っておく
◇「男のうつ」治らなくても働ける！―復職マニュアル 石蔵文信著 日本経済新聞出版社 2012.6 238p 19cm 1600円 ①978-4-532-31813-0
　内容 序章 「うつ病でも出社するのです。頑張りましょう」 第2章 男らしさの幻想が「男うつ」を招く 第3章 男性のうつ病の特徴―微笑みタイプと不安障害に注意 第4章 自律神経とセロトニンをコントロールする―新型うつ病の対応と職業限界 第5章 なぜ復職に向けたシステムが機能しないのか 第6章 完全復職のためのプログラム―メンタルインターベンションという方法 終章 生き方を見直すチャンス―ワークライフバランスと定年後を考える
◇女はみんな「うつ」になる 香山リカ著 中央法規出版 2009.4 198p 19cm （シリーズcura） 1200円 ①978-4-8058-3013-0 Ⓝ493.764
　内容 序章 プチうつ女性激増の理由 第1章 行き着く先はうつ 第2章 子どももうになる 第3章 恋愛がうつを招く 第4章 働く女性のうつ 第5章 結婚こそがうつの始まり！？ 第6章 女性の身体をうつから守る 第7章 母が娘をうつにする 第8章 これですっきり怖くない
◇会社でうつ休むと元気ハツラツな人―「仮面を脱げない」新しい「心の病」がある。 海原純子著 文藝春秋 2008.11 187p 19cm 1000円 ①978-4-16-370780-8 Ⓝ493.764
　内容 第1章 仮面を脱げない病―若者に流行するうつもどき ディスチミア症候群 第2章 信念の壁がコミュニケーションを壊す―あなたは部下や子どもの話を聞いていない 第3章 勝ち組という病―鎧を脱げない人生の勝者たち 第4章 ゴースト＝心を縛るコミュニケーションの壁―自らと向き合う時間が足りない 最終章 仮面を脱ぐ苦痛―私の場合
◇快眠がうつを防ぐ自分で治すうつ 到津悠著 シンコーミュージック・エンタテイメント 2009.1 158p 21cm 1500円 ①978-4-401-63275-6 Ⓝ493.764
　内容 第1章 うつ、とは？ 第2章 うつの治しかた
◇かくれ躁うつ病が増えている―なかなか治らない心の病気 岩橋和彦, 榎本稔, 深間内文彦共著 法研 2010.7 245p 21cm 1500円 ①978-4-87954-800-9 Ⓝ493.764
　内容 第1章 「うつ病」が治らない時代？―難治性の「うつ病」、「躁うつ病」が増えている 第2章 なかなか治らないうつ病は「かくれ躁うつ病」かもしれない―躁うつ病の正しい理解 第3章 うつ病・かくれ躁うつ病が増える理由―生きていること自体が体に悪い現代社会 第4章 躁うつ病と診断されたら―正しい治療を受けないと悪化する場合も 第5章 社会文化的(新型)うつ病と依存症(アディクション)は同根の病気 第6章 変わりゆくうつ病―外来診療現場から 第7章 職場復帰支援(リワーク)プログラム 第8章 周囲の人々ができること
◇家族をうつから救う本 最上悠著 河出書房新社 2004.2 218p 19cm 1500円 ①4-309-25178-1 Ⓝ493.764
　内容 第1章 うつのつらさをわかってあげる 第2章 家族はいちばんの味方にして最大の敵 第3章 わが子をうつにしないために 第4章 うつから抜け出すための実践マニュアル 第5章 薬も不信も過信もダメ エピローグ 「うつを生かす」という考え方
◇家族をうつから救う本 最上悠著 改訂版 河出書房新社 2011.3 223p 19cm 1500円 ①978-4-309-25247-6 Ⓝ493.764
　内容 はじめに あなたの助けがあれば、大切な人は不安やうつから抜け出せる 第1章 うつのつらさをわかってあげる 第2章 家族はいちばんの味方にして最大の敵 第3章 わが子をうつにしないために 第4章 うつから抜け出すための実践マニュアル 第5章 薬は不信も過信もダメ エピローグ 「うつを生かす」という考え方
◇家族が「うつ」かもしれない、と思ったら 桑崎彰嗣監修 オレンジページ 2008.3 111p 21cm （オレンジページotona生活科 からだ講座 3） 1200円 ①978-4-87303-557-4 Ⓝ493.764
　内容 第1章 「うつ」ってどんな病気？ 第2章 家族にできる暮らしのなかでの対処法 第3章 暮らしのなかでのうつの予防法 第4章 ケーススタディ 第5章 手当や制度、治療にかかるお金 第6章 家族のうつを相談するには
◇家族がうつになったとき真っ先に読む本―ただ病院にいくだけでは治らない！ 神山アキコマ

精神病・神経症医療　　　　　　　　　　　　　　　　　　　　　医療と社会・福祉

ンガ，森津純子監修　エクスナレッジ　2010.3　144p　21cm　（まんがメンタルケアシリーズ1）　1400円　①978-4-7678-0913-7　Ⓝ493.764
　内容　第1章 うつとは何か　第2章 うつの治療法　第3章 いろいろな症状への対処　第4章 引きこもりへの対処　第5章 職場復帰に向けて

◇家族・支援者のためのうつ・自殺予防マニュアル　下園壮太著　河出書房新社　2006.1　396p　19cm　2500円　①4-309-24362-2　Ⓝ493.764

◇家族のためのよくわかるうつ　下山晴彦，中嶋義文監修　池田書店　2011.7　207p　21cm　1400円　①978-4-262-12349-3　Ⓝ493.764
　内容　1章 うつを「理解」しましょう　2章 大切なのは「協働」です　3章 家族・友人・同僚として「できること」をしましょう　4章 「希望」を捨ててはいけません　資料

◇家族、友人、自分が「うつかな？」と思ったとき読む本　浮世満理子著　あさ出版　2011.5　215p　19cm　1300円　978-4-86063-379-0　Ⓝ493.764
　内容　第1章 うつの症状とはどういうものか　第2章 同僚・部下・上司が「うつかな？」と思ったら　第3章 友人・恋人が「うつかな？」と思ったら　第4章 親・子ども・夫・妻・兄弟姉妹が「うつかな？」と思ったら　第5章 大切な人を救う七つのキーワード　第6章 あなた自身のストレスマネジメント　付章 うつは食生活で治る

◇からだを動かすと「うつ」は治る　舛谷真生著，堀之内高久監修　総合法令出版　2010.11　169p　19cm　1300円　①978-4-86280-229-3　Ⓝ493.764
　内容　はじめに 再発率8%のうつ病療法エクササイズ　第1章 うつ病をとりまく現実と克服に必要なこと　第2章 うつ病に対する7つの間違った常識　第3章 2つのエクササイズで再発なしの克服を目指す　第4章 私のうつ病と克服までの道のり　第5章 周りのサポートでこんなに変われる

◇「軽うつ」かな？ と感じたとき読む本　菅野泰蔵著　講談社　2005.11　220p　16cm　（講談社＋α文庫）　648円　①4-06-256976-0　Ⓝ493.764
　内容　プロローグ 反対側の電車に乗りたくなる朝　第1章「うつ」カウンセラーのうつ体験　第2章「うつ」になりやすい性格とは　第3章 人はどうして「うつ」になるのか　第4章 人間関係に押しつぶされないために　第5章「うつ」にならない、「うつ」から抜けだす法　第6章 死まで意識するとき　第7章 日本人の中にある「うつ」　まとめ「うつ」にならない12の方法

◇がんなどの身体疾患が誘発するうつ病の早期発見と心のケア―各診療科で"合併症"としての「うつ病」を見落とさないためのポイント　野木裕子著，山脇成人監修　医学芸術社　2003.9　110p　21cm　（医療21 books）　2300円　①4-87054-178-5　Ⓝ493.764
　内容　第1章 身体疾患と「うつ病」　第2章「うつ病」の見早と治療　第3章 サイコオンコロジーの基礎知識　第4章 インフォームド・コンセント　第5章 患者や家族とのコミュニケーション　巻末付録

◇擬態うつ病/新型うつ病―実例からみる対応法　林公一著　保健同人社　2011.4　159p　21cm　1500円　①978-4-8327-0657-6　Ⓝ493.764
　内容　1章 甘え 断章 うつ病（耐えるしかないと思う その後―うつ病は治る）　2章 適応障害　3章 仮病（嘘つき）　4章 新型うつ病？（うつ病だと言う彼の態度が皆のストレス）　5章 境界性パーソナリティ障害　6章 注意！

◇気になるうつ・不眠　集英社　2005.5　35p　30cm　（集英社健康百科 読む人間ドック危ない現代病30 16）　533円　Ⓝ493.764

◇気分障害から抜け出す10のステップ　飯田英晴著　文芸社　2004.10　111p　19cm　1200円　①4-8355-8067-2　Ⓝ493.764
　内容　第1ステップ うつについて正しく理解しよう　第2ステップ まじめすぎないこと　第3ステップ うつにはストレスがかかわっている　第4ステップ うつは自分の力だけでは治せない　第5ステップ ゆっくりと休もう　第6ステップ うつのときの考え方の癖　第7ステップ うつから抜け出すための考え方　第8ステップ 最初の第1歩　第9ステップ 希望や目標を持とう　第10ステップ 必ず元気を取り戻せる

◇気まぐれ「うつ」病―誤解される非定型うつ病　貝谷久宣著　筑摩書房　2007.7　198p　18cm　（ちくま新書）　680円　①978-4-480-06372-4　Ⓝ493.764
　内容　1 非定型うつ病とは　2 うつ病の症状と診断　3 非定型うつ病のさまざまな事例　4 非定型うつ病とメランコリー型うつ病との違い　5 非定型うつ病と他の精神障害との関係　6 非定型うつ病の原因　7 治療法　8 療養と看護　9 非定型うつ病は増えているのか　10 不安・抑うつ疾患の発症土壌

◇薬を使わず治すうつみやじっち先生のメンタルセラピー　宮島賢也監修　ルック　2010.9　135p　21cm　1400円　①978-4-86121-086-0　Ⓝ493.764
　うつにかかった医師一心に潜む不安 あなたのストレスはどこから？ 少しばかり無理をしていませんか？ 自分を好きになろう 生きる目標を持ちませんか 幸せマインドをつくろう一考え方を楽にする からだからのメッセージに気づく 運よくうつになりましてね コミュニケーション一人間関係のあり方 人はなぜ病気になるのでしょうか 生活の見直し 食事 運動 わるいものをためない 睡眠 深い呼吸 薬をやめる あなたのからだの専門家はあなたです 周囲の人にできること メンタルセラピストの養成

◇薬を使わず「うつ」を治す本　最上悠著　PHP研究所　2004.8　223p　19cm　1300円　①4-569-63700-0　Ⓝ493.764
　内容　第1章 病院へ行く前にできること　第2章 心がどうなったら「うつ」なのか？　第3章「考え方」の歪みを修正する　第4章「行動」の歪みを修正する　第5章「人間関係」の歪みを修正する　第6章 それでも薬が必要なときは

◇薬でうつは治るのか？　片田珠美著　洋泉社　2006.9　223p　18cm　（新書y）　780円　①4-86248-067-5　Ⓝ493.764
　内容　第1章 あなたがもし「うつ」と診断されたら　第2章 あなたは本当に「うつ」なのか　第3章 あなたが抗うつ薬をもらったら？　第4章 なぜ、「うつ」はこんなにも増えたのか？　第5章「うつ」の処方箋

◇薬で治すそうとうつの時代―うつ病・躁うつ病患者は、100万人に迫る！　田島治著　ごま書

医療と社会・福祉　　　　　　　　　　　　　　　　　　　　　　　　　　精神病・神経症医療

房　2006.10　237p　19cm　1600円　①4-341-08334-1　Ⓝ493.764
内容　序章 世界中に増えるさまざまなうつ病　第1章 うつ病（単極性うつ病）　第2章 躁うつ病（双極性障害）　第3章 社会不安障害（SAD）に伴ううつ病　第4章 中高・老年のうつ　第5章 抗うつ薬の効果　第6章 自殺の防止　第7章 うつの時代を再考する

◇クスリに頼らなくても「うつ」は治る―新しい自分になる30の視点　泉谷閑示著　ダイヤモンド社　2010.11　239p　19cm　1429円　①978-4-478-01170-6　Ⓝ493.764
内容　第1章 「うつ」の常識が間違っている　第2章 「うつ」を抑え込んではいけない　第3章 現代の「うつ」治療の落とし穴　第4章 「うつ」とどう付き合うか　第5章 しっかり「うつ」をやるという発想　第6章 「うつ」が治るということ

◇ぐんぐん良くなるうつ病快復ノート　渡部芳徳著　知道出版　2005.5　159p 図版15p　26cm　1200円　①4-88664-135-0　Ⓝ493.764
内容　うつ病は必ず治せる　うつ病は「病気」　ストレス社会の国民病　うつ病はリズムの病気　セロトニン不足がうつ病を引き起こす　うつ病が良くなる食事　うつ病改善にサプリメントを上手に使う　サプリメントとの付き合い方　乳酸菌物質や酵母の働き　うつ病の回復を左右する食生活［ほか］

◇「軽症うつ」を治す　三木治著　洋泉社　2004.11　232p　18cm　（新書y）　780円　①4-89691-865-7　Ⓝ493.764
内容　第1部 「軽症うつ」と「うつ病」　第2部 医師選びのポイント（「うつ病」と医者の選び方　「軽症うつ」なら心療内科へ）　第3部 「うつ病」の診断と適正な治療法　第4部 「軽症うつ」―克服のための方法

◇「軽症うつ」を治す100のコツ　主婦の友社編　主婦の友社　2004.10　191p　18cm　940円　①4-07-243501-5　Ⓝ493.764
内容　第1章 うつ病はどうして起こるのか？　第2章 軽症うつの治療法　第3章 軽症うつの人の日常生活ポイント　第4章 不眠は、軽症うつの代表的な症状　第5章 不眠を治して軽症うつを乗り越える　第6章 不眠に効く食べ物・飲み物　第7章 軽症うつに効くお茶と食材　第8章 軽症うつの症状を改善するグッズとマッサージ　第9章 軽症うつの不快症状がピタリとおさまるツボ刺激

◇月曜日、駅のホームで会社に行きたくなくなったとき読む本　菅野泰蔵著　講談社　2004.4　209p　19cm　1300円　①4-06-212361-4　Ⓝ493.764

◇現代型うつ病予備軍「滅公奉私」な人々―蔓延する「めんどくさい・かったるい症候群」の深刻　牟田武生著　ワニ・プラス　2012.2　191p　18cm　（ワニブックス〈plus〉新書 070）〈発売：ワニブックス〉　800円　①978-4-8470-6048-9　Ⓝ367.64
内容　序章 「めんどくさい」「かったるい」若者たちの言い訳　第1章 「めんどくさい・かったるい症候群」とは？　第2章 子どもの社会性を育てられない家庭の姿　第3章 「自己実現」の約束が果たせない学校教育　第4章 「活公活私」の社会を目指して　第5章 「めんどくさい・かったるい症候群」から脱するために

◇現代のうつ病―治療の実際とわたしの「処方箋」　渡辺昌祐著　主婦の友社　2005.2　207p　19cm　1500円　①4-07-245374-9　Ⓝ493.764
内容　第1章 現代のうつ病　第2章 女性のうつ病　第3章 薬が生み出すうつ病（薬剤起因性うつ病）　第4章 体の病気が生み出すうつ病　第5章 老年期のうつ病　第6章 双極性うつ病と難治性うつ病　第7章 心理・精神療法とその他の療法

◇抗うつ薬を飲む前に―その薬であなたの「うつ」は治るのか？　中河原通夫, 久保田正春著　法研　2008.9　259p　19cm　1400円　①978-4-87954-736-1　Ⓝ493.764
内容　第1部 あなたのうつ病治療は間違っている？　第2部 「健康な心」と「病気の心」とは　第3部 精神科の治療を正しく理解（症例付き解説）　第4部 受診に関するアドバイスと再発予防

◇抗うつ薬の功罪―SSRI論争と訴訟　デイヴィッド・ヒーリー著, 田島治監修, 谷垣暁美訳　みすず書房　2005.8　396, 51p　22cm　4200円　①4-622-07149-5　Ⓝ493.764
内容　序章 プロザック以前　第1章 テイクワン　第2章 ケンタッキーで起こったこと　第3章 初めての証言録取　第4章 市場の力　第5章 太平洋断層地帯　第6章 カフカの城　第7章 世紀末の実験　第8章 話はますますややこしく　第9章 訴訟社会の医事紛争　第10章 「プロザックを食べたらいいじゃないの」

◇抗うつ薬の時代―うつ病治療薬の光と影　デーヴィッド・ヒーリー著, 林建郎, 田島治訳　星和書店　2004.1　409p　22cm　3500円　①4-7911-0526-5　Ⓝ493.764
内容　第1章 病、疾病、そして医薬　第2章 抗うつ薬の発見　第3章 他の条件が一定であるとき　第4章 治療経験主義の試練　第5章 真実の心地よい姿　第6章 ルカ効果　第7章 エディプスからオシェロフへ

◇抗うつ薬の真実―抗うつ薬を飲む人、出す人へのメッセージ　田島治著　星和書店　2011.4　295p　20cm　2800円　①978-4-7911-0768-1　Ⓝ493.764

◇抗うつ薬は本当に効くのか　アービング・カーシュ著, 石黒千秋訳　エクスナレッジ　2010.1　286p　20cm　2000円　①978-4-7678-0954-0　Ⓝ493.764
内容　第1章 知っておきたいプロザックとプラシーボ　第2章 「やましい小さな秘密」　第3章 批判への応酬　第4章 化学物質不均衡説は神話だ　第5章 プラシーボ効果と信頼の力　第6章 プラシーボはどのように作用するか　第7章 抗うつ薬を超えて

◇高齢者がうつ病になるとき―予防とケアのために　西脇巽著　大月書店　2010.8　177p　19cm　1500円　①978-4-272-61224-6　Ⓝ493.764
内容　1章 日本の高齢者とうつ病　2章 高齢者のうつ病の実際　3章 予防とケアのために

◇高齢者のうつ病　大野裕編　金子書房　2006.9　148p　21cm　2200円　①4-7608-2329-8　Ⓝ493.764
内容　第1章 気分障害　第2章 高齢者のうつ病の診断　第3章 高齢者のうつ病の治療　第4章 高齢者のうつと認知症・脳血管障害との鑑別　第5章 高齢者のうつの認知行動療法　第6章 高齢者のうつと自殺対策　第6章付録 青森県三戸郡名川町の活動

◇心を休ませる技術―うつの不安がスーッと軽くなる！　野口敬著　大和書房　2009.12

精神病・神経症医療　　　　　　　　　　　　　　　　　　　　　医療と社会・福祉

190p　19cm　1400円　①978-4-479-79280-2　Ⓝ493.764
　内容　第1章 心がつらいときは休んでいい　第2章「心の危機」のサインを感じ取る方法　第3章 うつな気持ちが楽になるコツ　第4章 知っておくと役に立つ心の休ませ方　第5章 傷つき疲れた心の守り方　第6章 安心して自分をいたわる心の運転技術

◇心が楽になっていくノート―「うつ」かな？から社会復帰まで　山田和夫監修, 斉藤弘子著　彩流社　2008.2　89p　19cm　（心をケアするbooks）　1500円　①978-4-7791-1028-3　Ⓝ493.764
　内容　1「うつ」かな？ と思ったら　2 医師や薬とのつき合い方　3 ストレスのチェックとケア・サポートの充実度　4 さよなら「うつ」

◇「こころのSOS」をもっと発信しよう　香山リカ著　新講社　2011.6　190p　18cm　（新講社ワイド新書）　857円　①978-4-86081-384-0
　内容　第1章 もしも私が「うつ」になったら　第2章「自分の居場所」を見つけたい　第3章「いい家族」ってなんだろう？　第4章 自分を許そう、もっと「ゆるゆる」しよう　第5章「こころのSOS」をもっと発信しよう　第6章 精神科医だからできること―3・11大震災直後の「こころのケア」について

◇心のセラピー―読むだけで「うつ」が消える　浅川雅晴著　ロングセラーズ　2012.2　219p　18cm　905円　①978-4-8454-0896-2
　内容　1章 あなたの心、元気ですか？　2章 心の流れを変えてみよう　3章 脳の元気物質をどんどん出そう　4章 うつ気分を撃退する　5章 滞っている時間をつかもう　6章 体に出てくる心の怒り　7章 気軽にメンタル・クリニックに行ってみよう　8章「うつ」の心に青空が広がった

◇「こころの病気」から自分を守る処方せん―こころの健康を取り戻すために　立川秀樹著　毎日コミュニケーションズ　2009.5　175p　21cm　1500円　①978-4-8399-3052-3　Ⓝ493.764
　内容　第1章「こころの病気」って、なんですか？（今、「女性のこころ」があぶない！精神科・心療内科に行ってみよう！）　第2章 正しく知って、正しく治療―こころの病気の診断と治療って？（こころの病気、どう診断する？―"あう"医者を選ぶためにこころの病気、どう治療する？―自分に"あう"治療とは）　第3章 社会環境別「こころの病気」への対処方と予防法　第4章 あなたの大切な人が「こころの病気」になったら（大切な人が「こころの病気」になったら）　第5章 ストレスに負けない「こころ」のつくり方（ストレスに負けない「こころ」をつくるために）

◇こころの病気のサイエンス　加藤忠史著　日本評論社　2011.6　204p　19cm　1500円　①978-4-535-98331-1　Ⓝ493.764
　内容　1 こころの病気を科学する（動物に精神疾患はあるか？　双極性障害（躁うつ病）のモデル動物を！　精神疾患のゲノム研究）　2 気分障害のサイエンス（気分障害の生物学をめぐって―失われた「物語」は取り戻せるか　双極性障害の原因は何か　うつ病の分子生物学　ストレスと脳　気分障害の薬物療法の終焉）　3 こころと脳科学の未来（「脳を鍛える」ブームの根底にあるもの　今、脳科学が教育に貢献できること　精神疾患研究からみえてくるこころと脳　ブレインバンク―人と人をつなぐもの）

◇心のホネが折れたとき―女性のうつをケアするために　赤沢南著　彩流社　2005.1　205p　19cm　（心をケアするbooks）　1500円　①4-88202-926-X　Ⓝ493.764
　内容　第1章 うつ病かもしれないと思ったら　第2章 病院へ行こう　第3章 思いっきり休む　第4章 再発しても大丈夫　第5章 長いトンネルを抜けると　番外 メランコリー小説瞥見

◇子どもが「うつ」とわかったら　ローレンス・L. カーンズ, アドリエンヌ・B. リーバーマン著, 穂積由利子訳　春秋社　2007.4　319p　19cm　2800円　①978-4-393-36490-1　Ⓝ493.937
　内容　1 子ども時代のうつ病とはなにか？（子どものうつ病、その現実　あなたの子どもはうつだろうか　子どものうつの原因）　2 多くの仮面をつける子どものうつ病（子どものうつ病と学業不振　子どものうつと問題行動　薬物乱用について）　3 うつ病の子どもを支える

◇子どものうつ心の叫び　傳田健三著　講談社　2004.11　202p　19cm　（こころライブラリー）　1400円　①4-06-259463-3　Ⓝ493.937
　内容　第1章 子どもに「うつ」がある　第2章「子どものうつ」はどんな病気なのか　第3章 さまざまな「うつ」の表れ方―診察室のケースから　第4章「子どものうつ」とどう向き合うか　第5章「子どものうつ」の実態調査　第6章 新しい生き方を模索する子どもたち

◇「子どものうつ」に気づけない！　傳田健三著　佼成出版社　2007.2　221, 12p　19cm　1400円　①978-4-333-02267-0　Ⓝ493.937
　内容　第1部 子どもだってうつになる！（どんな子がうつになるのか　医者だから言えること　親にしかできないこと）　第2部 子どものうつを治すには…（子どものうつに気づく　わが子のうつと向き合う）

◇子どもの心がうつになるとき　デビッド・ファスラー, リン・デュマ著, 品川裕香訳　エクスナレッジ　2005.7　287p　20cm　1600円　①4-7678-0351-9　Ⓝ493.937
　内容　第1章 良い悲しみ、悪い悲しみ　第2章 うちの子は大丈夫？　第3章 子どものうつの症状と兆候　第4章 うつと、ほかの心の問題との関係　第5章 子どものうつと家族の関係　第6章 子どものうつと自殺　第7章 専門家の見つけ方、支援の受け方　第8章 さまざまな治療法の実際　第9章 親だからできること 親にしかできないこと　第10章 子どもをうつから守るために

◇子どもの双極性障害―そううつ病 親と専門家のためのガイド　ディミトリ・F. パポロス, ジャニス・パポロス著, 十一元三, 岡田俊監訳, 紅葉誠一訳　東京書籍　2008.4　590p　22cm　4300円　①978-4-487-79634-2　Ⓝ493.937
　内容　第1部 診断と治療（子どもの双極性障害の現実　診断上のジレンマ　良い治療を受けるには　さまざまな治療法　双極性障害の病状経過をグラフにする）　第2部 脳と心の内側（双極性障害の遺伝的側面　双極性障害の心理的側面　諸症状の原因）　第3部 双極性障害とともに生きる（家族への影響　学校―家の外の世界　双極性障害の子どもの神経心理学的検査　危うい青年期を乗り越える　子どもの入院治療　保険をめぐる問題（米国の現状））　第4部 障害を越えて（子どもの将来）

◇「困った人」にひそむ「うつ」―性格の問題と片づけてしまう前に　下園壮太著　中央法規出版　2010.3　215p　19cm　〈シリーズcura〉　1300円　Ⓘ978-4-8058-3015-4　Ⓝ493.764
　内容　序章 変わってきた人間関係トラブルの実態（事例で見る人間関係トラブル）　第1章 うつで人間関係悪化って、どういうこと？（うつ状態の医学的症状　うつ状態には社会的症状がある　うつ状態の社会的症状（人間関係上の意味）　うつ状態になると誰でも、「能力がない、嫌な性格」になる）　第2章 うつな人とうまく付き合うには（「分からない」が人間関係を悪化させる　「症状である」という理解　「うつになる仕組み」を理解する　「うつ状態の分かりにくさ（誤解されやすさ）を理解する」）　第3章 現代社会における人間関係の改善方法（相手がうつ状態ではないかと考えてみる　能力を上げる　性格に対処する。最後は適材適所、距離を取ることも　実際の順番は、逆のことが多い　自分がうつ状態だと感じたら　「自分はうつだ」という人への対応　人間関係と社会）

◇コミュニケーションでささえるうつ症状ケアブック―こころでこころを癒す66のシーン　田中理香編著　学研メディカル秀潤社　2010.10　153p　26cm　〈発売：学研マーケティング〉　2200円　Ⓘ978-4-7809-1023-0　Ⓝ492.927
　内容　1 うつ症状の理解とコミュニケーションのとり方　2 うつ症状のシーンとそのケアの方向性　3 うつ症状・うつ病の基礎知識

◇これだけは知っておきたい女性とうつ病―サインを見逃さないために　神庭重信編　大阪　医薬ジャーナル社　2008.6　171p　21cm　2600円　Ⓘ978-4-7532-2314-5　Ⓝ493.764
　内容　1 総論　2 児童期・青年期のうつ病　3 月経前不快気分障害　4 勤労女性とうつ病　5 妊産婦のうつ病　6 産後うつ病　7 閉経期のうつ病　8 高齢者のうつ病

◇これでわかるうつのすべて　渡辺登監修　成美堂出版　2010.2　159p　22cm　1300円　Ⓘ978-4-415-30759-6　Ⓝ493.764
　内容　1章 うつ病とはこんな病気　2章 医学的にみたうつ病の要因と種類　3章 世代や男女で違いがあるうつ病　4章「新型うつ病」とはなにか？　5章「うつ病かも」と思ったら病院へ　6章 こうして治療する　7章 うつ病の人との接し方　8章 再発予防と社会復帰

◇今度こそ、「うつ」から脱け出す本―専門カウンセラーが教える、「上手にがんばる」50のポイント　下園壮太著　大和出版　2010.9　207p　19cm　1500円　Ⓘ978-4-8047-6176-3　Ⓝ493.764
　内容　はじめに 少しでも楽に、充実して生きるための「努力の仕方」　1章 どうして、うつが治らないのか　2章「中途半端なうつ」が、実は一番こわい　3章 あなたがこれまで、うつを脱け出せなかった理由　4章 自分の中の「治るイメージ」を修正する　5章 うつの段階別「上手ながんばり方」のポイント　6章 うつで失った「自信」を補強する　7章 周囲の理解を得るための、努力の仕方　おわりに「10のうち3」を変えていく生き方

◇ササッとわかる「うつ病」の職場復帰への治療　五十嵐良雄著　講談社　2009.5　110p　18cm　（見やすい・すぐわかる図解大安心シリーズ）　952円　Ⓘ978-4-06-284723-0　Ⓝ493.764
　内容　第1章「うつ病」と診断されたときぜひ知っておきたいこと　第2章 うつ病職場復帰プログラムの実際　第3章「復職後の心得」と「ひとりデイケア」のすすめ

◇産後うつ病ガイドブック―EPDSを活用するために　John Cox, Jeni Holden著，岡野禎治，宗田聡訳　南山堂　2006.4　97p　26cm　〈折り込1枚〉　2000円　Ⓘ4-525-52111-2　Ⓝ493.764

◇30代の"うつ"―会社で何が起きているのか　NHK取材班編　日本放送出版協会　2008.3　124p　21cm　950円　Ⓘ978-4-14-081281-5　Ⓝ498.8
　内容　プロローグ 番組制作を通じて見えてきたこと　第1部 企業内をジワジワと侵食してきた「うつ」の実態（30代のうつとは何か？―変わる「うつ病」の常識　「うつ」を生み出す企業内事情―30代の"心のうつ"はなぜ起きるのか　世代と価値観から「30代のうつ」を探る―20年前の30代と現代の30代の違いはどこにある？）　第2部「30代のうつ」へ処方箋を探りはじめた企業（会社は社員のうつ病とどう向き合っているのか―手探りで始まった「うつ」現場からの報告　社員の"うつ"に企業はどう向き合っていけばよいのか）

◇仕事中だけ「うつ」になる人たち―ストレス社会で生き残る働き方とは　小杉正太郎，川上真史著　日本経済新聞社　2004.9　190p　20cm　1500円　Ⓘ4-532-31123-3　Ⓝ498.8
　内容　序章 いま職場で起こっていること　第1章「社内うつ」が職場に忍び寄っている　第2章 うつ病に見るメンタルトラブル　第3章 経営改革会社はOK社員もOK？　第4章 転職者三〇〇万人時代の落とし穴　第5章 ストレス社会で生き抜くサバイバル術

◇仕事中だけ「うつ」になる人たち―30代うつ、甘えと自己愛の心理分析　香山リカ著　講談社　2007.1　190p　19cm　〈こころライブラリー〉　1300円　Ⓘ978-4-06-259484-4　Ⓝ498.8
　内容　序章 三〇・四〇代に新型の「うつ」が急増中　第1章 仕事以外のことならできる　第2章 職場に広がる二次被害　第3章 時代が「うつ」を変化させてきた　第4章 責任回避の世代　第5章 対応のしかた、治療のありかた　第6章「30代うつ」は病気か否か　終章 自分が「30代うつ」だと思う人へ

◇思春期・青年期のうつ病治療と自殺予防　デービッド・A．ブレント，キンバリー・D．ポリング，ティナ・R．ゴールドスタイン著，高橋祥友訳　金剛出版　2012.5　305p　21cm　5000円　Ⓘ978-4-260-01556-1
　内容　第1章 思春期のうつ病：評価と治療についての総説　第2章 自殺願望と自殺行動の評価と治療　第3章 効果的治療の重要な要素　第4章 治療の開始　第5章 連鎖分析と治療計画　第6章 行動賦活と感情統御　第7章 認知の再構築、問題解決、対人関係効率化　第8章 治療抵抗性について　第9章 回復とその維持：強化と維持療法　第10章 前進！

◇思春期の「うつ」がよくわかる本　笠原麻里監修　講談社　2009.5　98p　21cm　〈健康ライブラリーイラスト版〉　1200円　Ⓘ978-4-06-259434-9　Ⓝ493.937
　内容　1 見逃されやすい子どもの「うつ」　2 思春期は心が不安定になる　3「うつ」解消の第一歩は休養から　4 周囲は焦らず、協力して支える　5「うつ」の再発を防ぐには

◇自分でできる認知行動療法—うつと不安の克服法　清水栄司著　星和書店　2010.9　20, 197p　21cm　〈折り込1枚〉　1900円　①978-4-7911-0747-6　Ⓝ493.72

◇「社会的うつ病」の治し方—人間関係をどう見直すか　斎藤環著　新潮社　2011.3　254p　20cm　（新潮選書）〈並列シリーズ名：Shincho Sensho〉　1200円　①978-4-10-603674-3　Ⓝ493.764
内容　第1部 解説編—私は「うつ」をこう考える（現代社会とうつ病　もしあなたがうつ病になったら—治療の勧め　「レジリアンス」とは何か　「人薬」はなぜ効くのか？）　第2部 対応編—私は「うつ」をこう治している（「家族」のかかわり方　仕事は薬？　「活動」の持つ意味　治療より「成長支援」—うつ病と「発達障害」　セルフケアの考え方）

◇10代にも起こるうつ病ってどんな病気？　猪子香代監修, 加藤直美マンガ　インタープレス　2008.3　39p　21cm　（もっと知ろうからだのこと 9）　500円　①978-4-902340-51-8, 4-902340-51-8　Ⓝ493.764

◇10代の子どものうつ病症状と治し方　新井慎一監修　西東社　2009.12　143p　19cm　980円　①978-4-7916-1584-1　Ⓝ493.937
内容　1 子どもだってうつ病になる　2 子どもがうつ病かもしれないと思ったら　3 病院に行くときは　4 うつ病の治療法　5 うつ病の子どもに起こる生活の問題　6 回復に向かう子どもへのサポート

◇小学生が「うつ」で自殺している—臨床現場からの緊急報告　植木理恵著　扶桑社　2009.9　189p　18cm　（扶桑社新書 060）　700円　①978-4-594-06023-7　Ⓝ493.937
内容　第1章 A君を自殺に追いやった「小学生うつ」の正体　第2章 増加する「小学生うつ」の背景にあるものとは（性格的要因　環境的要因）　第3章 うつ病を患うの小学生たちの慟哭　第4章 「小学生うつ」治療の最前線　第5章 子どもをうつ病にさせない予防策

◇女性のうつがわかる—もしかして「うつ」？と思ったら読む本　姫野友美監修　大泉書店　2006.11　125p　21cm　1000円　①4-278-04262-0　Ⓝ493.764
内容　第1章 女性はみんな、うつ予備軍？　第2章 ケーススタディ うつは体の症状から始まる　第3章 3つのメイクでストレス撃退！　第4章 困ったら専門家にSOS！

◇女性のうつ病—つらい症状を癒し、楽にする最新治療法　野田順子著　新版　主婦の友社　2008.5　159p　21cm　1400円　①978-4-07-260480-9　Ⓝ493.764
内容　第1章 うつ病とは？—「うつ」とは、どのような状態をいうのでしょうか　第2章 発病しやすい年代・女性が「うつ」にかかりやすい時期とその対策　第3章 症状と診断—女性のうつ病はどのようにして診断される　第4章 うつ病の原因・誘因—女性にうつ病をもたらす原因とは　第5章 うつをもたらす病気・うつ症状をもたらす病気との鑑別が必要な病気　第6章 治療と対策—女性のうつ病はこのように治療する　第7章 再発予防—うつ病の再発を予防するにはどうすればいいか。どんな社会的支援があるか

◇女性のうつ病がわかる本—女性のライフサイクルにあわせてうつの悩み・症状を解決　上島国利監修, 平島奈津子編著　法研　2006.9　202, 24p　21cm　1400円　①4-87954-614-3　Ⓝ493.764
内容　第1章 うつ病への理解を深めましょう　第2章 女性のライフサイクルとうつ病—ケーススタディからみる　第3章 うつ病の治し方　第4章 うつ病とのつきあい方

◇女性のうつ病の治し方—うつ病の再発を防ぐ自宅療法　税所弘著　最新版　リヨン社　2006.9　245p　19cm　（発売：二見書房）　1300円　①4-576-06144-5　Ⓝ493.764
内容　第1章 体験談／私たちは税所式でうつ病を克服できた！　第2章 疲れや不調を訴える女性の何人かはうつ病予備軍に！？　第3章 からだが複雑な分だけ、女性はこころに症状が…　第4章 女性のための税所式うつ病克服の実践法

◇女性の不安とうつ　渡邊昌祐, 阿南多津本著　大阪　創元社　2009.1　245p　19cm　2000円　①978-4-422-11415-6　Ⓝ493.764
内容　第1章 女性のからだと不安・うつ　第2章 女性の不安障害　第3章 女性のうつ病（女性のうつ病とは　月経前症候群（PMS）　月経前不快気分障害（PMDD）ほか）　第4章 抗うつ薬以外の治療法　第5章 患者と家族にできること

◇事例にみるうつ病の理解とケア　白石弘巳, 田上美千佳編著　精神看護出版　2006.4　198p　26cm　（シリーズ・ともに歩むケア 3）　2200円　①4-902099-86-1　Ⓝ492.927
内容　第1章 よりよいうつ病ケアをめざして　第2章 うつ病を理解する　第3章 うつ病の家族を支える　第4章 医療機関におけるケアのポイント　第5章 看護カウンセリングによるケア　第6章 保健師・訪問看護師による地域ケア　第7章 職場のメンタルヘルスと復職支援

◇「新型うつ」な人々　見波利幸著　日本経済新聞出版社　2011.6　227p　18cm　（日経プレミアシリーズ 119）　850円　①978-4-532-26119-1　Ⓝ498.8
内容　プロローグ 今、職場で何が起きているのか　第1章 甘えなのか、病気なのか—「新型うつ」とは？　第2章 「新型うつ」になりやすいタイプとは—パーソナリティの問題　第3章 若者だけの問題じゃない—四十代五十代の「新型うつ」　第4章 もしあの人が「新型うつ」だとしたら—対応とマネジメント　第5章 「新型うつ」にならないためのストレス・マネジメント

◇「新型うつ病」のデタラメ　中嶋聡著　新潮社　2012.6　191p　18cm　（新潮新書）　680円　①978-4-10-610474-9
内容　第1章 「新型うつ病」とは何か（「新型うつ病」とはどのような病気か　うつ病概念の歴史　「新型うつ病」の位置づけ　「新型うつ病」はなぜ生まれたか—その三つの要因）　第2章 「新型うつ病」がもたらした社会的弊害（休職をめぐる問題　簡単にもらえる傷病手当金　しばしばもらえる障害年金　公費医療・サラ金・奨学金返済　給食費免除　その他の保障や利益　労働紛争の不思議な結末—富士通四国システムズ事件）　第3章 精神科診療からみる現代社会（「何でも人のせい」という風潮　「何でも病気」という風潮　「『知らない私』のせい」という風潮）

◇新・薬を使わずに「うつ」を治す本　最上悠著　河出書房新社　2010.7　251p　19cm　1600円　①978-4-309-25237-7　Ⓝ493.764
[内容]第1章 病院へ行く前にできること　第2章 心がどうなったら「うつ」なのか？　第3章「考え方」の歪みを修正する　第4章「行動」の歪みを修正する　第5章「人間関係」の歪みを修正する　第6章 うつ以外にもセルフヘルプで治す　第7章 それでも薬が必要なときは

◇人生の先が見えたとき読む本―「うつ」になる人、ならない人　町沢静夫著　PHP研究所　2011.3　195p　15cm　(PHP文庫 ま14-7)　552円　①978-4-569-67601-2　Ⓝ493.764
[内容]序章 晩年の生き方が難しくなった　第1章 老年期のうつ病は体の病気とリンクする　第2章 初老期に陥りやすい、こんな「うつ」　第3章 うつ病の治療法　第4章 初老期うつにならないために　第5章 人生晩年の心構え　第6章 いつまでも脳と心が衰えない生き方　第7章 老いをいかに受け入れ、死をどう受け入れるのか　付録

◇図解「うつ」がわかって、「うつ」を治す本　菅野泰蔵著　洋泉社　2006.6　93p　26cm　1100円　①4-86248-034-9　Ⓝ493.764
[内容]誰でもかかりうる「うつ」――一生のうちにうつ病を経験する人は7人に1人という統計もある　うつ病の兆候を見つける―ストレスだけでなく「いいこと」もうつ病のきっかけになる　うつ病の種類はさまざま―うつ病は大きく2つに分類される　うつと自殺の深い関係―自殺者の7割以上がうつ状態が原因？　うつになりやすい性格や気質とは？―日本人の国民性という「うつ的な傾向1 強迫性―完全であることが完全とは限らない　うつ的な傾向2 自己抑制性―「自分」を表明しないことは自分も周りも幸せにはしない　うつ的な傾向3 自罰性―自分を責めた後は、同じだけ認めて（褒めて）あげることも必要　うつの自己チェック方法―抑うつ感のチェックと不安のチェック　うつの人は「割り切り」ができない―相手との関わり方を割り切って考えてみる〔ほか〕

◇「ストレス知らず」の処方箋―うつを吹き飛ばす生き方　斎藤茂太著〔柏〕麗澤大学出版会　2004.6　218p　19cm　〈発売：廣池学園事業部（柏）〉　1300円　①4-89205-481-X　Ⓝ493.764
[内容]序章 心の病が中高年を襲う時代　ストレスを治すカギは「早期発見・早期治療」　第2章 心にゆとりを―モタ流「うつ病脱出術」　第3章 健康あっての「心の病」退治―モタ流「日常生活術1」　第4章「心と体」はユーモアでほぐす―モタ流「日常生活術2」　第5章 気軽に精神科医のもとへ―カウンセラールームで微笑みを　おわりに モタ流「日常生活の心得」一〇箇条

◇ストレス専門医の処方せん―うつ状態・うつ病の実際と治療　徳永雄一郎, 中村純著　改訂版　京都 昭和堂　2008.1　273p　19cm　(シリーズこころの健康を考える)　1700円　①978-4-8122-0751-2　Ⓝ493.764
[内容]第1章 ストレスの実態　第2章 職種別ストレスの実態　第3章 ライフイベントごとのうつ症状　第4章 増える自殺者　第5章 自殺の問題　第6章 メンタルヘルスへの企業と国の対策　第7章 心の病気について　第8章 具体的な対処法

◇ストレスとうつ　徳永雄一郎著　福岡 西日本新聞社　2005.2　194p　18cm　(西日本新聞新書)　667円　①4-8167-0629-1　Ⓝ493.764
[内容]第1章 仕事のできない不安から逃れたい　第2章 うつ病と自殺　第3章 自殺を予防するために　第4章 うつ病が引き起こす退職・退学　第5章 仕事の変化とうつ病　第6章 うつ病を理解するために　第7章 うつ病を治す　第8章 家族の皆さんへ

◇ストレスと心の健康―新しいうつ病の科学　G.ウォーレンシュタイン著, 功刀浩訳　培風館　2005.3　233, 11p　20cm　2400円　①4-563-05691-X　Ⓝ493.764
[内容]気分と遺伝学 気分に関与する遺伝子と人生の運・不運 ストレス、ストレス、ストレス…！ ストレスと脳 ストレスとモノアミン神経系 脳細胞の誕生と死 モノアミン仮説再考 サブスタンスPとニューロキニン 免疫系と気分 免疫反応、ストレス、気分―最終の共通経路は存在するのか？ 気分とうつ病の神経解剖学 快感、快感、快感…！ 生物リズムと気分 うつ病解明の新たな展望

◇スーパー図解うつ病―見ればわかる―心を元気にする知識と方法　野村総一郎監修　法研　2006.3　192p　21cm　(トップ専門医の「家庭の医学」シリーズ)　1300円　①4-87954-616-X　Ⓝ493.764
[内容]第1章 その"うっとうしい気分"の正体は…（「憂うつ」「絶望」で苦しんでいませんか？　「うつ病」とは、どんな病気？）　第2章 うつ病を「正しく知る」　第3章 心を軽くし、再発を防ぐ最新治療　第4章 うつ病にならないために―ストレス耐性を高める生活

◇ズバリわかる！「うつ」を治す本　平安良雄著　PHP研究所　2009.6　221p　15cm　(PHP文庫 ひ32-1)〈2003年刊の加筆・修正、再編集〉　514円　①978-4-569-67273-1　Ⓝ493.764
[内容]第1章 現代人に増えている「うつ病」は、こんな病気　第2章 最近よくみられるうつ病のケースとその原因　第3章 こんな行動や気分はうつ病が疑われる　第4章 うつ病から抜け出すための10のヒント　第5章 精神科と上手につき合うために知っておきたいこと　第6章 家族のサポートのしかた9つのポイント

◇専門医が教えるうつ病　野村総一郎著　幻冬舎　2008.7　142p　21cm　1200円　①978-4-344-90126-1　Ⓝ493.764
[内容]1 うつ病かもしれないと思ったら　2 あなたの大切な人がうつ病になったら　3 きまじめな人だけがなるとは限らない　4 薬物療法でうつ病を治す　5 うつ病をくり返さないために

◇専門医がやさしく教えるうつ病―大丈夫、かならず良くなる！　平安良雄著　PHP研究所　2007.9　159p　24cm　1200円　①978-4-569-69094-0　Ⓝ493.764
[内容]1章 うつ病は、こんな病気です　2章 うつ病になると、こんな症状が現れる　3章 よい医師の選び方と、治療の基礎知識　4章 うつ病はこうして治す　5章 家族のサポートが何よりの薬　6章「うつ」から抜け出すためのストレス管理法

◇躁うつ病とつきあう　加藤忠史著　第2版　日本評論社　2008.6　219p　19cm　1500円　①978-4-535-56261-5　Ⓝ493.764
[内容]家族が泣いた、そして笑った　特効薬があるのに　フォアグラの味　「研究ばっかり！」　巣立ちの日　じっとしていられない　瞼が垂れる　脳のはたらく薬たち　いのちのちのちのち…　大地震 お母さんなんか！ あのときはしんどかった！ さざ波だけならいいけれど 躁うつ病の人 「また、

なりました…」　まさかの躁転　子どもが育てられない　付録　躁うつ病を知ろう

◇躁うつ病なりの生き方―こころの葛藤から障害年金まで　山本将夫著　社会評論社　2006.10　238p　19cm　1800円　①4-7845-0794-9　Ⓝ493.764
　内容　第1部　闘病から共生へ（ゆりかごにゆられて会社というゆりかごにゆられて　闘病　闘病から共生へ）　第2部　共生する仲間たち（気分障害（うつ病）　双極性気分障害（躁うつ病）　非定型精神病　解離性障害（離人症）　統合失調症）　第3部　共生のために（治療に際して　入院する場合（高額療養費制度・高額療養費受領委任払い制度等）　精神障害者保険福祉手帳　障害年金　生活保護　共生を支援するシステム）

◇躁うつ病はここまでわかった　加藤忠史,不安・抑うつ臨床研究会編　日本評論社　2007.8　213p　19cm　1600円　①978-4-535-98273-4　Ⓝ493.764
　内容　躁うつ病の症状と診断　躁うつ病の薬物療法　躁うつ病の心理社会的治療　躁うつ病治療の実際　躁うつ病の原因はどこまでわかったか　躁うつ病体験記―患者の立場から　躁うつ病Q&A

◇早期に治す軽症うつと自律神経失調症　井出雅弘著　主婦と生活社　2004.8　191p　21cm　1300円　①4-391-12924-8　Ⓝ493.764
　内容　第1章　あなたの自覚症状をチェックしてください　第2章　心の病気は、こんなきっかけで起こります　第3章　軽症うつ病はこんな病気です　第4章　自律神経失調症はこんな病気です　第5章　病院では、こんな検査・治療が行われます　第6章　効果的に治療を進めるための8つのポイント　第7章　よく使われる薬と注意したい点　第8章　心と体が元気になる9つの心理療法　第9章　病気の回復を早め、よい状態を維持するためのライフスタイル改善法

◇双極性障害（躁うつ病）のことがよくわかる本　野村総一郎監修　講談社　2009.9　98p　21cm　1200円　①978-4-06-259438-7　Ⓝ493.764
　内容　1　躁とうつが入れ替わりあらわれる　2　大きく分けて三つのタイプがある　3　発病の原因やきっかけは、単純ではない　4　薬物療法と認知療法を中心に　5　日常のなかで本人や周囲ができること

◇双極性障害のすべて―患者・家族・治療者のためのガイドブック　ラナ・R. キャッスル著、上島国利監訳　誠信書房　2011.4　514p　21cm　4600円　①978-4-414-42862-9　Ⓝ493.764
　内容　第1部　躁うつ生活を送る　第2部　座礁を分類する　第3部　バランスの維持

◇その痛みは「うつ病」かもしれません―ストレス神話をくつがえす新しい考え方　大塚明彦著　草思社　2007.12　165p　19cm　1300円　①978-4-7942-1653-3　Ⓝ493.764
　内容　第1章　患者さんの症例から見えること　第2章　医師が患者を見捨てるわけ　第3章　精神科医が語る壮大な神話　第4章　うつ病の新しい考え方　第5章　「うつ病」は治る

◇その習慣を変えれば「うつ」は良くなる！　佐々木司著　講談社　2012.2　205p　19cm　（健康ライブラリースペシャル）　1300円　①978-4-06-259673-2　Ⓝ493.764
　内容　第1章　うつはホントに「心の風邪」？　第2章　うつを生む現代人の生活　第3章　うつと生活習慣の

深い関係　第4章　効果的な予防法　第5章　上手なセルフケアと治療の受け方　第6章　再発の予防に必要な生活習慣

◇それってホントに「うつ」？―間違いだらけの企業の「職場うつ」対策　吉野聡著　講談社　2009.3　206p　18cm　（講談社＋α新書 447-1A）　838円　①978-4-06-215278-5　Ⓝ498.8
　内容　序章　職場の困った人々　第1章　「従来型うつ病」の正体　第2章　広がる「現代型うつ病」という名の病理　第3章　うつ病でないのにうつ？「パーソナリティ障害」　第4章　うつ病に似て非なる「内因性精神障害」　第5章　職場復帰プログラムが会社を変える　第6章　現場の一産業医からの提言

◇それって、立派な「うつ」ですよ―自分を責める人たちの処方箋　安部結貴著　実業之日本社　2008.4　255p　19cm　1300円　①978-4-408-45150-3　Ⓝ493.764
　内容　第1章　プチうつとは　第2章　もしかして「うつ」ですか　第3章　どうして「うつ」になるのでしょう　第4章　うつが引き起こす依存症　第5章　うつの解消法　第6章　間違った解消法

◇それは「うつ」ではない―どんな悲しみも「うつ」にされてしまう理由　アラン・V. ホーウィッツ, ジェローム・C. ウェイクフィールド著、伊藤和子訳　阪急コミュニケーションズ　2011.12　326,40p　19cm　2500円　①978-4-484-11118-6　Ⓝ493.764
　内容　第1章　うつの概念　第2章　正常な悲哀　第3章　理由の有無という指標―古代から一九世紀までのうつの診断史　第4章　二〇世紀のうつ　第5章　DSM-IVの定義するうつ　第6章　DSMの基準が社会に及ぼした影響　第7章　悲哀の監視　第8章　DSMとうつの生物学的研究　第9章　抗うつ薬による薬物療法の普及　第10章　社会科学の役割　第11章　結び

◇それは、「うつ病」ではありません！　林公一著　宝島社　2009.2　223p　19cm　（宝島社新書）　686円　①978-4-7966-6908-5　Ⓝ493.764
　内容　序章　この人、ホントにうつ病なの？　1章　うつ病は治ります　2章　うつ病・カオスの時代　3章　擬態うつ病　4章　うつ病・カオスの時代・医学界篇　終章　こころの風邪は、うつ病ではない

◇対人関係療法でなおすうつ病―病気の理解から対処法、ケアのポイントまで　水島広子著　大阪　創元社　2009.10　190p　21cm　1500円　①978-4-422-11461-3　Ⓝ493.764
　内容　なぜうつ病に注目する必要があるか　うつ病を知る　うつ病の治療法　対人関係療法の考え方1―基本　対人関係療法の考え方2―四つの問題領域　対人関係療法の考え方3―悲哀　対人関係療法の考え方4―役割をめぐる不一致　対人関係療法の考え方5―役割の変化　対人関係療法の考え方6―人間関係のパターン　慢性のうつ病の治し方　うつ病の再発と回復　大切な家族がうつ病になったら　うつ病を通して成長する

◇対人関係療法でなおす気分変調性障害―自分の「うつ」は性格の問題だと思っている人へ　水島広子著　大阪　創元社　2010.10　195p　21cm　1500円　①978-4-422-11464-4　Ⓝ493.764
　内容　はじめに一本書を読んでいただきたいのは、こんな方です　第1部　気分変調性障害という病気を知る（気分変調性障害とは　気分変調性障害を病気として扱う　気分変調性障害を見つける）　第2部　気分変調性障害に対する対人関係療法（対人関係療法と

は 人間の弱さを認める―問題領域1「悲哀」 「役割期待」と「コミュニケーション」に注目する―問題領域2「役割をめぐる不一致」 難しい時期の乗り越え方―問題領域3「役割の変化」 治療の足を引っ張る7つの考え方 身近な人にお願いしたいこと 気分調整性傷害が治るということ) おわりに―本当の「強さ」とは
◇対人関係療法でなおす双極性障害—躁うつ病への対人関係・社会リズム療法 水島広子著 大阪 創元社 2010.6 167p 21cm 1500円 ⓘ978-4-422-11463-7 ⓃNDC493.764
内容 第1部 双極性障害を患うということ(双極性障害という病 双極性障害と社会リズム) 第2部 対人関係・社会リズム療法(IPSRT)の進め方(対人関係・社会リズム療法とは 社会リズム療法 対人関係療法 双極性障害対策チームを作る)
◇誰もがかかる心の風邪「うつ」の最新治療情報—うつ病・不安障害はこうして克服する!! あの天才たちも、うつだった! 山田和夫著 土屋書店 2010.1 190p 21cm (Tsuchiya healthy books) 1400円 ⓘ978-4-8069-1099-2 ⓃNDC493.764
内容 1「うつの森」の中に迷い込んでいませんか? 2 うつ病・不安障害が急増しています 3 なぜ心の病になるのでしょうか? 4 心の病は薬物治療で完治します 5 心のゆがみを整える精神療法 6 うつ病が再発したとき・長引くとき 7 天才たちの心の旅—不安・うつを乗り越える力 8 うつ病のセルフチェックシート あとがき—不安・うつとの明るいつき合い方
◇誰もがかかる心の風邪「うつ」の最新治療情報—うつ病・不安障害はこうして克服する!! あの天才たちも、うつだった! 山田和夫著 土屋書店 2011.3 190p 21cm (Tsuchiya healthy books 〔名医の診察室〕) 952円 ⓘ978-4-8069-1175-3 ⓃNDC493.764
内容 1「うつの森」の中に迷い込んでいませんか? 2 うつ病・不安障害が急増しています 3 なぜ心の病になるのでしょうか? 4 心の病は薬物治療で完治します 5 心のゆがみを整える精神療法 6 うつ病が再発したとき・長引くとき 7 天才たちの心の旅—不安・うつを乗り越える力 8 うつ病のセルフチェックシート
◇知人がうつ病になったとき読んでおく本 村林信行編 三輪書店 2004.3 154p 19cm 1400円 ⓘ4-89590-206-4 ⓃNDC493.764
内容 第1章 うつ病とは? 第2章 うつ病を治す 第3章 うつ病を長引かせないために 第4章 周囲の心がまえ(家族はどのように接したらいいか 友人はどのように接したらいいか) 第5章 おわりに(カズオさんとシノブさんのその後 うつ病の再発予防)
◇痴呆とはちがう高齢期のうつ病 笠原洋勇編著 新企画出版社 2003.12 32p 19cm (みんなの健康とくらしシリーズ) 320円 ⓘ4-88000-093-0
内容 1 うつ病は"なまけ"でも"痴呆"でもありません(高齢者のうつ病の症状 うつ病のきっかけ) 2 はやくみつけてはやくなおすことがかんじん(はやくみつける―高齢者のうつ病傾向 はやくなおす―うつ病の治療) 3 うつ病にならない・させないために("あれもこれも"から"あれかこれか"へ ストレスをためない快適な眠り 充実した高齢期をむ

かえるためにいまから、子どもの巣立ち後にそなえる) 身近な心の相談機関
◇中高年のうつ―専門医が説く対策と治療法 中山和彦著 大泉書店 2003.12 175p 21cm 1200円 ⓘ4-278-04258-2 ⓃNDC493.764
内容 第1章 なぜ、中高年層にうつ病が広まっているのか? 第2章 うつ病はこんな病気です 第3章 うつ病になると、こんな症状が現れる 第4章 病院での治療について知っておきたいこと 第5章 うつ病のほとんどは薬で治る 第6章 うつ病を根本から治す精神療法 第7章 「うつ」から抜け出すための心のダイエット法 第8章 家族や職場の人にお願いしたいこと
◇中年の光と影―うつを生きる 岡本祐子編 至文堂 2006.1 264p 21cm (「現代のエスプリ」別冊 うつの時代シリーズ) 2400円 ⓘ4-7843-6042-5 ⓃNDC143.6
◇「定年うつ」が危ない! 最上悠著 アスペクト 2009.7 262p 19cm 1600円 ⓘ978-4-7572-1512-2 ⓃNDC493.764
内容 第1章 定年うつが増えている!? 第2章 定年後を襲うストレスによるうつやこころの病気 第3章 夫婦関係を見直すためのコミュニケーションとその方法 第4章 夫婦の関係を見直すためにできること、そしてうつ病にならないために 第5章 もしも夫や妻が、うつになってしまったら
◇どうして会社に行くのが嫌なのか 大美賀直子著 アスキー 2007.9 191p 18cm (アスキー新書) 724円 ⓘ978-4-7561-4994-7 ⓃNDC498.8
内容 第1章 「会社が苦痛」な瞬間 第2章 人間関係がうまくいけば、ストレス激減 第3章 ストレスを大きくしているのは自分だった 第4章 傷んだ心と体のメンテナンス術
◇どうしてそんなにかなしいの?―親がうつ病になったとき ベス・アンドリューズ作,ニコール・ウォング絵,上田勢子訳 大月書店 2007.10 1冊(ページ付なし) 27cm (心をケアする絵本 1) 1600円 ⓘ978-4-272-40611-1 ⓃNDC493.764
◇「治るうつ病」と「治らないうつ病」 富澤治著 エム・シー・ミューズ 2010.5 126p 18cm (M. C. MUSE ARCHIVE M001) 660円 ⓘ978-4-904110-03-4 ⓃNDC493.764
◇なぜあの人は、仕事中だけ「うつ」になるのか 香山リカ著 PHP研究所 2011.6 197p 15cm (PHP文庫 か67-1)〈『仕事中だけ《うつ病》になる人たち』(講談社2007年刊)の改題、加筆・修正〉 533円 ⓘ978-4-569-67654-8 ⓃNDC498.8
内容 序章 三〇代に新型の「うつ」が急増中 第1章 仕事以外のことならできる 第2章 職場に広がる二次被害 第3章 時代が「うつ」を変化させてきた 第4章 責任回避の世代 第5章 対応のしかた、治療のありかた 第6章 「30代うつ」は病気か否か 終章 自分が「30代うつ」だと思う人へ
◇なぜうつ病の人が増えたのか 冨高辰一郎著 幻冬舎ルネッサンス 2009.7 251p 20cm 1500円 ⓘ978-4-7790-0453-7 ⓃNDC493.764
内容 第1章 うつ病患者が増えている 第2章 なぜ1999年からうつ病患者が増えたのか 第3章 なぜ「SSRI現象」は起きるのか 第4章 「SSRI現象」によるうつ病診療への影響 第5章 抗うつ薬の有効性

精神病・神経症医療　　　　　　　　　　　　　　　　　　　　　　医療と社会・福祉

について　第6章 増え続けるメンタル休職への取り組み

◇なぜうつ病の人が増えたのか　冨高辰一郎著　幻冬舎ルネッサンス　2010.8　279p　18cm　（幻冬舎ルネッサンス新書 023）〈2009年刊の改筆並列シリーズ名：Gentosha Renaissance Shinsho〉　857円　①978-4-7790-6026-7　⑩493.764
[内容] 第1章 うつ病患者が増えている　第2章 なぜ一九九九年からうつ病患者が増えたのか　第3章 なぜ「SSRI現象」は起きるのか　第4章 「SSRI現象」によるうつ病診療への影響　第5章 抗うつ薬の有効性について　第6章 増え続けるメンタル休職への取り組み

◇なぜ、ヒトは「うつ」になるのか―Superサイエンス　北島潤一郎監修　新潟　シーアンドアール研究所　2009.11　223p　19cm　1500円　①978-4-86354-038-5　⑩493.764
[内容] 1 そもそも「うつ」とはどういう状態なのか　2 「うつ」が発症する仕組み　3 「うつ」はどのように進行するのか　4 「うつ」の発症を防ぐ　5 「うつ」の治療はどうやるのか？　6 「うつ」から復帰するためのプロセス　7 「うつ」に処方される薬

◇なぜ私たちは「助けて」を言えないの？　ノラ・クレイバー著，神保礼訳　メディアファクトリー　2009.1　125p　19cm　〈解説：名越康文〉　950円　①978-4-8401-2629-8　⑩498.39
[内容] 上手に「助けて」を言うための7ステップ　ステップ1 あなたは何に困っているのか　ステップ2 「助けてコール」は自分へのごほうび　ステップ3 「私は必ず助けてもらえる」と信じよう　ステップ4 思いきって、「助けてコール」を言おう　ステップ5 感謝の気持ちを忘れずに　ステップ6 しっかり深く、助言に耳を傾ける　ステップ7 ためらわずに「ありがとう」と言う　きちんと「助けて」を言うことは、うつ病の予防にもなります

◇21世紀の新型うつ病―「非定型」うつ病との向き合い方　福西朱美編，福西勇夫監修　ぎょうせい　2012.3　159p　21cm　1905円　①978-4-324-09424-2　⑩493.764
[内容] 第1章 現代社会にはびこる新型うつ病　第2章 新型うつ病ってどういうものなの？　第3章 新型うつ病と間違いやすい心の病にはどういうものがあるのか？　第4章 新型うつ病は従来のうつ病とどこが違うのか？　第5章 新型うつ病と上手につき合う方法　第6章 新型うつ病に用いられる薬

◇日本一役に立つうつとストレスの本―精神科と産業保健と心理教育の専門医が書いた　三野善央著　吹田　メディカ出版　2010.7　215p　19cm　1600円　①978-4-8404-3301-3　⑩493.764
[内容] 第1章 増えるうつ病・あなたは大丈夫？　第2章 うつ病の原因はなんでしょう？　第3章 うつ病ってどんな病気？　第4章 広がる自殺とその予防　第5章 うつ病の治療　第6章 新しいうつ病のかたち　第7章 うつ病の家族　第8章 ストレスとうつ病予防　第9章 うつ病にかかったかな？と思ったら

◇「日本型うつ病社会」の構造―心理学者から見た停滞する日本の現状と未来　加藤諦三著　PHP研究所　2003.5　270p　20cm　1500円　①4-569-62758-7　⑩304
[内容] 第1章 心の病にかかっている日本人　第2章 高度経済成長で日本人が失ったもの　第3章 日本人の心理を無視した景気回復政策　第4章 うつ病社会を

生きる人々　第5章 変化をどう受けとめるか　第6章 日本の活路

◇「日本型うつ病社会」の構造―心理学者が見た停滞する日本の現状と未来　加藤諦三著　PHP研究所　2010.1　376p　15cm　（PHP文庫 か5-54）　743円　①978-4-569-67248-9　⑩304
[内容] プロローグ　第1章 心の病にかかっている日本人　第2章 高度経済成長で日本人が失ったもの　第3章 日本人の心理を無視した景気回復政策　第4章 うつ病社会を生きる人々　第5章 変化をどう受け止めるか　第6章 日本の活路　エピローグ

◇入門うつ病のことがよくわかる本　野村総一郎監修　講談社　2010.7　98p　21cm　（健康ライブラリーイラスト版）　1200円　①978-4-06-259446-2　⑩493.764
[内容] 1 発病には多くの要因が重なっている　2 じつはむずかしい、うつ病の診断　3 治療法のメニューを決める　4 うつになりやすい考え方を変える　5 新しい生活リズムをつくる

◇ネガティブ・マインド―なぜ「うつ」になる、どう予防する　坂本真士著　中央公論新社　2009.8　221p　18cm　（中公新書 2019）　780円　①978-4-12-102019-2　⑩493.764
[内容] 第1章 ネガティブ・マインドとは　第2章 自己注目　第3章 ネガティブ・マインドの仕組み―自己没入の中で起こること　第4章 ネガティブ・マインドの調節

◇脳血流から見たその「うつ」はうつ病か？　飯島幸生著　幻冬舎ルネッサンス　2012.2　171p　21cm　1600円　①978-4-7790-0780-4
[内容] 第1部 総論（うつ病の変遷　脳血流SPECT）第2部 症例

◇脳とこころ、うつ病―2006世界脳週間の講演より　脳の世紀推進会議編　クバプロ　2007.6　139p　19cm　1200円　①978-4-87805-085-5　⑩491.371
[内容] 脳とこころ（三國雅彦著）　ここまでわかったこころのメカニズム（山脇成人著）　今、すきなことありますか？（山田光彦著）　わが国の自殺の現状と防止への取り組み（樋口輝彦著）　私たちは望ましい行動をどのように決め、どのように行うのか（木村實著）

◇「脳の炎症」を防げば、うつは治せる　最上悠著　永岡書店　2011.5　190p　19cm　1000円　①978-4-522-42967-9　⑩493.764

◇はじめての認知療法　大野裕著　講談社　2011.5　236p　18cm　（講談社現代新書 2105）　760円　①978-4-06-288105-0　⑩493.764
[内容] 第1章 気持ちを切り替えるために―認知療法を理解する　第2章 まず行動を少しだけ変えてみよう　第3章 問題を解決する手順　第4章 身体とこころをリラックスさせる方法　第5章 自分の気持ちを伝えるには　第6章 コラム法のすすめ　第7章 「後ろ向きスキーマ」に気づくために

◇非定型うつ病　貝谷久宜,不安・抑うつ臨床研究会編　日本評論社　2008.12　9,175p　22cm　2800円　①978-4-535-98291-8　⑩493.764
[内容] 非定型うつ病―その修正モデル　「非定型うつ病」の診断はなぜ使われないのか　非定型うつ病と睡眠　PTSDと非定型うつ病　非定型うつ病に対する薬物療法　非定型うつ病の診断と治療をめぐるControversy　双極スペクトラムと気質　双極2型障害と非定型うつ病

◇非定型うつ病―パニック障害・社交不安障害　主婦の友社編,貝谷久宣監修　主婦の友社　2009.7　159p　21cm　（よくわかる最新医学）　1400円　①978-4-07-266494-0　Ⓝ493.764
　内容　第1章「わがまま」「なまけ者」と誤解される「非定型うつ病」4人のケース　第2章 非定型うつ病とは、どんな病気か　第3章 なぜ非定型うつ病になってしまうのか　第4章 非定型うつ病とかかわりが深い病気、似た症状のある病気　第5章 非定型うつ病・パニック障害の診断と治療　第6章 毎日の過ごし方に回復のポイントがある

◇「非定型うつ病」がわかる本―誤解されやすい新しい心の病　福西勇夫編著　法研　2010.3　174p　21cm　1500円　①978-4-87954-787-3　Ⓝ493.764
　内容　第1章 本当のうつ病とはなにか　第2章「非定型うつ病」とはどういうものなのか　第3章 なぜ非定型うつ病はこんなに増えたのか　第4章 治療が必要な場合とは　第5章 非定型うつ病の治療を考える　第6章 周囲の人はどう対応すればよいか

◇非定型うつ病のことがよくわかる本―「気まぐれ」「わがまま」と誤解を受ける新型うつ病のすべて　貝谷久宣監修　講談社　2008.9　98p　21cm　（健康ライブラリー イラスト版）　1200円　①978-4-06-259428-8　Ⓝ493.764
　内容　1 怠けているわけでも、自分勝手でもないのに…　2 こんな症状があれば、非定型うつ病を疑って　うつ病、パニック障害、パーソナリティ障害との関連は？（うつ病(1)―ひと口に「うつ病」と言っても、多種類ある　うつ病(2)―いわゆる「うつ病(定型)」とは特徴も治療法も違う ほか）　4 どうコントロールしながら、気長に治していく　5 薬でもらうイエローカードとレッドカード

◇非定型うつ病―パニック障害・社交不安障害・その他の併発しやすい病気 最新医学がとことんわかる　坂元薫監修　PHP研究所　2011.7　159p　21cm　1400円　①978-4-569-79564-5　Ⓝ493.764
　内容　第1章 こんな症状があったらうつ病かもしれません　第2章 ここが違う！従来型うつ病と非定型うつ病（非定型うつ病の主な症状(1)―過眠…1日10時間以上寝てしまう　非定型うつ病の主な症状(2)―過食・体重増加…むちゃ食いをしたくなり、体重が増加するなど ほか）　第3章 非定型うつ病の治療法（薬物療法(1)―抗うつ薬…「三環系抗うつ薬」「SSRI」「SNRI」「NaSSA」　薬物療法(2)―抗不安薬…「ベンゾジアゼピン系薬物」ほか）　第4章 日常生活のポイント―社会復帰を目ざして（家族の見守り方(1)―まずはすべてを受け止めましょう　家族の見守り方(2)―規則正しい生活をサポートしましょう ほか）　第5章 非定型うつ病に併発しやすい病気

◇人はこんなことでウツになるのか　池田健著　中央公論新社　2006.2　189p　18cm　（中公新書ラクレ）　700円　①4-12-150206-X　Ⓝ493.764
　内容　第1章 人はこうしてユーウツになっていく（うつの怖いイメージは作られたもの！？　「うつになるおかげで死ななくてすむ」という考え方　人がうつ状態におちいるメカニズムとは　うつにはどんな症状があるのか　どこまでが病気で、どこまでが人格なのか）　第2章「ユーウツのタネ」について知る　第3章 ユーウツが消える！紙上プチ・カウンセリング（「イヤな気持ちがすぐ顔に出るのが悩みです」「定年になり家にいますが、妻や娘から邪魔者扱いされてしまいます」「負けず嫌いでせっかちな性格です。じつは、ここ数年冬場に心臓が痛みますが」「争いごとが嫌いな平和主義者です。調整役に疲れて、胃が痛む日々です」「感情を抑え、『いい子』にふるまってしまいます」）

◇「開き直る」こころのセラピー　大野裕著　新講社　2008.11　190p　18×12cm　（新講社ワイド新書）　857円　①978-4-86081-237-9
　内容　第1章 人生のことは、開き直るだけで楽しくなります　第2章「過去」の失敗は、お蔵に入れてしまおう　第3章 人生の「目標」と「意味」は別々に考えよう　第4章 この人はこうして開き直った！　第5章 生きているだけで儲けものと思ったとき、「うつ」が去っていく

◇不完璧主義　斎藤茂太著　家の光協会　2004.5　203p　19cm　1300円　①4-259-54653-8　Ⓝ493.764
　内容　第1章「うつ」の正体　第2章「うつ」は、なぜ生まれるか　第3章 不完璧主義のすすめ　第4章「うつ」を防ぐ人づきあいの極意　第5章 もし、うつ病になってしまったら

◇「プチうつ」気分にサヨナラする本　下園壮太著　PHP研究所　2007.2　198p　19cm　1200円　①978-4-569-65943-5　Ⓝ493.764
　内容　第1章 うつの症状―私ってうつなの？それともただ疲れているだけ？　第2章 うつのメカニズム―うつの気分の正体は？　第3章 プチうつの解消法―プチうつをやっつけろ！（ストレスコントロールの功罪　プチうつのストレス解消法(1)―はしゃぎ系と癒し系ストレス解消法 ほか）　第4章 うつの治療―うつのイエローカードとレッドカード

◇プチうつ症候群の正しい理解と知識―プロの対処法！教えます！！　下園壮太著　日東書院本社　2010.8　207p　21cm　1400円　①978-4-528-01239-4　Ⓝ493.764
　内容　第1章 プチうつが増えている　第2章 プチうつのしくみ　第3章 うつより苦しいプチうつ　第4章 プチうつの改善・悪化にかかわるポイント　第5章 プチうつを悪化させない生活習慣　第6章 プチうつを悪化させないエクササイズ　第7章 プチうつが改善しないときは

◇プチ認知療法で「デカうつ」を「ミニうつ」にしちゃうノート　下園壮太著　秀和システム　2010.2　110p　26cm　1200円　①978-4-7980-2519-3　Ⓝ493.764
　内容　1 読んで納得する編―「うつ状態」について正しく知る　2 読んで理解する編―プチ認知療法の狙いを理解する　3 読んで気づく編―子どもの心の強さへのこだわりに気づき、緩めよう　4「考えて」「感じて」「行動して」心をほぐす編（蓄積疲労VS「休んだら破滅してしまう」「私が悪い」　振り返って自分を許そう（うつになっても、無理もないよ）ほか）

◇本当のうつ病―頑張り方を変える処方箋　高橋和巳著　佼成出版社　2011.2　192p　19cm　1400円　①978-4-333-02464-3　Ⓝ493.764
　内容　はじめに　うつ病は人の人生を変える　プロローグ うつ病の予防ワクチンはあるの？　第1章 うつ病の原因は「自分を責めること」　第2章 回復の第一段階―まずは薬の力を借りて休む　第3章 回復の第二段階―薬の力から、心の力へと切り替える　第4章 うつ病の治癒、再発予防、生き方を変える準備

第5章 新しい生き方が始まる　エピローグ ありのままの自分を生きる

◇本人と家族のための「うつ」の本　野末浩之著　新日本出版社　2006.5　190p　19cm　1600円　Ⓘ4-406-03292-4　Ⓝ493.764
　内容　第1章 社会活動家の「うつ」体験（みえこさんの手記　さだおさんの話）　第2章 さまざまな「うつ」を知ろう（うつ病治療の大切さ　「うつ」とは）　第3章 「うつ」を治療する　第4章 「うつ」になりやすい思考のクセ　第5章 本人、家族、職場は「うつ」とどう付き合うか

◇雅子さまと「新型うつ」　香山リカ著　朝日新聞出版　2009.3　195p　18cm　（朝日新書166）〈並列シリーズ名：Asahi shinsho〉　700円　Ⓘ978-4-02-273266-8　Ⓝ493.764
　内容　第1章 長期化した療養生活（始まりは「ストレスによる心身の不調」　「育児と公務の両立に悩む雅子さま」は共感を呼んだが…　立たない復帰のめど　皇太子の「人格否定発言」　雅子さまの病の正体　精神科医の治療が始まって　「適応障害」と診断したことの波紋　主治医ではないひとりの精神科医として）　第2章 雅子さまの本当の病名は（うつ病と適応障害の境界　複雑化する「うつ病」という概念）　第3章 「新型うつ」の人たち（新型うつの典型例から　新型うつはなぜ増えたのか）　第4章 なぜ治りにくいのか（雅子さまはどんな治療を受けているか？　治療にはどんな制約があるのか）

◇真昼の悪魔—うつの解剖学　上　アンドリュー・ソロモン著, 堤理華訳　原書房　2003.8　452p　20cm　1900円　Ⓘ4-562-03654-0　Ⓝ493.764
　内容　第1章 うつ　第2章 崩壊　第3章 治療　第4章 代替療法　第5章 集団　第6章 依存症

◇真昼の悪魔—うつの解剖学　下　アンドリュー・ソロモン著, 堤理華訳　原書房　2003.8　413p　20cm　1900円　Ⓘ4-562-03655-9　Ⓝ493.764
　内容　第7章 自殺　第8章 歴史　第9章 貧困　第10章 政治　第11章 進化　第12章 希望

◇マンガでわかる軽いうつあなた疲れていませんか？—不眠・食欲不振・おっくうで悩む人に　平木英人著　保健同人社　2009.9　143p　21cm　1600円　Ⓘ978-4-8327-0399-5　Ⓝ493.764
　内容　第1章 こんな症状で悩んでいませんか—最近急増している「軽いうつ」とは　第2章 「軽いうつ」の診察と検査　第3章 「軽いうつ」に使われる薬と、薬の飲み方、副作用　第4章 心の力持ちになるための心理療法　第5章 「軽いうつ」の治療に欠かせない生活ポイント　第6章 職場とのかかわりと再発予防のポイント

◇慢性うつ病は必ず治る　緒方俊雄著　幻冬舎　2010.11　243p　18cm　（幻冬舎新書190）　760円　Ⓘ978-4-344-98191-1　Ⓝ493.764
　内容　第1章 「心の風邪」と呼ばないで　第2章 早期対応で早期回復—「軽いうつ病」のカウンセリング　第3章 どんな症状に慢性化するのか　第4章 一生治らないと思っていた—「慢性うつ病」のカウンセリング　第5章 治すのは医者でも薬でもない　終章 慢性うつ病は必ず治る

◇身近な人が「うつかもしれない」と思ったら読む本—心のスランプはかならず復活します！　鴨下一郎著　新講社　2011.10　174p　18cm　（Wide shinsho）〈『「うつ」かもしれないと思ったら読む本』（2004年刊）の改題・補筆、新版〉　800円　Ⓘ978-4-86081-408-3　Ⓝ493.764
　内容　プロローグ 心のスランプは、かならず治る！　第1章 「うつ」になるのは、どんな人か　第2章 「うつ」を近づけない生き方　第3章 「うつ」への危険ゾーンから引き抜こう　第4章 自分の「隠れホンネ」に耳を傾ける　第5章 身近な人が「うつ」になったときのつきあい方

◇もしかして「うつ」？—早く見つけて正しい治療を　山田和男著　PHP研究所　2006.7　191p　19cm　1200円　Ⓘ4-569-65246-8　Ⓝ493.764
　内容　第1章 こんな症状の人はいませんか？　第2章 うつ病について知ろう　第3章 もしかして、うつ？　第4章 うつ病を治すには　第5章 データにもとづいた有効な治療　第6章 良い医者にかかるには　第7章 うつ病を早く治すためには何をしたらよいか　第8章 うつ病が治ったら…　第9章 よくある質問　付録 うつ病の治療に使われる薬の一覧

◇もしかしてわたしって「ウツ」！？　岩本典彦著　扶桑社　2007.3　119p　21cm　1100円　Ⓘ978-4-594-05333-8　Ⓝ493.764
　内容　第1章 ウツになる人・ならない人　第2章 あなたの「ウツ度」を判定します　第3章 ウツの予兆始まり　第4章 一人で悩まないで、病院へGO！

◇モタさんの「うつ」セラピー　斎藤茂太著　三笠書房　2005.12　205p　15cm　（知的生きかた文庫）　533円　Ⓘ4-8379-7524-0　Ⓝ493.764
　内容　第1章 誰にでもある「何となくうつ…」な日、それは気分…？　第2章 「うつ」にならないための、がんばり過ぎない仕事術　第3章 自分の心に素直になる、うつな気分が晴れる暮らし方　第4章 あなたの大切な人が「うつ」になったら…

◇問題は、腦なんです—正常と異常のあいだ　春日武彦著　光文社　2008.2　195p　18cm　（光文社新書）　700円　Ⓘ978-4-334-03442-9　Ⓝ493.764
　内容　第1章 突進する誇大妄想　第2章 奇人と病人　第3章 腦と風景　第4章 事件の真相　第5章 腦という危うさ　第6章 医学的なこと、その他

◇やさしいうつ病論　高岡健著　批評社　2009.4　173p　19cm　（サイコ・クリティーク7）〈並列シリーズ名：Psycho critique〉　1500円　Ⓘ978-4-8265-0501-7　Ⓝ493.764
　内容　第1部 うつ病とは何か　第2部 競争社会と現代の人間—自分と向き合うために　第3部 "情報"と精神医療　資料篇（自殺対策基本法　自殺対策加速化プラン）

◇よくわかる！「うつ」—「うつ」ってなに？ そんな疑問に答えます！　一ノ渡尚道, 久保田浩也監修, PHP研究所編　PHP研究所　2005.11　223p　19cm　（雑学3分間ビジュアル図解シリーズ）　1200円　Ⓘ4-569-64613-1　Ⓝ493.764
　内容　第1章 思い当たれば、「うつ」　第2章 家族の「うつ」をさがせ！　第3章 うつ病まるわかり　第4章 うつ病に正しく立ち向かう（ある程度は可能な自己判断　病気発見のポイント(1) 自分で気づくほか）　第5章 心の風邪に打ち勝つ！！

◇よくわかるうつ病のすべて—早期発見から治療まで　鹿島晴雄, 宮岡等編　大阪　永井書店　2003.12　319,5p　26cm　5700円　Ⓘ4-8159-1677-2　Ⓝ493.764
　内容　概念・分類　病因（生物学　病前性格と状況）　疫学　症候学　抗うつ薬療法　抗うつ薬以外の薬物療法　電気痙攣療法と経頭蓋磁気刺激療法　精神療法—特に認知行動療法、対人関係療法、家族や職場

のサポートなど ストレスとうつ—ストレス対処法 〔ほか〕

◇よくわかるうつ病のすべて—早期発見から治療まで 鹿島晴雄,宮岡等編 改訂第2版 大阪 永井書店 2009.6 344,7p 26cm 6000円 ①978-4-8159-1838-5 Ⓝ493.764
[内容] 概念・分類 病因：生物学 病因：病前性格と状況 疫学 症候学 抗うつ薬療法 抗うつ薬以外の薬物療法 電気痙攣療法と経頭蓋磁気刺激療法 精神療法—特に認知行動療法、対人関係療法、家族や職場のサポートなど ストレスとうつ—ストレス対処法 〔ほか〕

◇よくわかるプチうつの治し方 坂本博子著 主婦の友社 2011.10 127p 21cm （セレクトbooks こころのクスリbooks） 1400円 ①978-4-07-278741-0 Ⓝ493.764
[内容] 1 プチうつタイプ別症状・原因—5つのプチうつタイプの特徴（典型うつタイプ（うつ病）とは 典型うつタイプ（うつ病）の心の症状） 2 坂本式プチうつ解消メソッド1—一人でできるプチうつ対処法 3 坂本式プチうつ解消メソッド2—プチうつを解消するレシピ 4 坂本式プチうつ解消メソッド3—自分でできる改善法 5 プチうつの症状が重くなったら—うつ病の対応と治療

◇老人性うつ—気づかれない心の病 和田秀樹著 PHP研究所 2012.3 227p 18cm （PHP新書 788） 740円 ①978-4-569-80283-1 Ⓝ493.764
[内容] 序章 こんなに多い高齢者のうつ—放置された心の病 第1章 実は生物学的病気—高齢者の体質の変化 第2章 高齢者の喪失体験—うつに陥る心理 第3章 認知症、せん妄、うつ—誤解されやすい症状 第4章 高齢者のうつを治療する—抗うつ薬と認知療法 第5章 高齢者のうつ予防—知っておくべき基礎知識

◇老年期うつ—見逃されやすいお年寄りの心 高橋祥友著 講談社 2006.9 212p 19cm （介護ライブラリー） 1400円 ①4-06-282408-6 Ⓝ493.764
[内容] 第1章 お年寄りにも「うつ」はある：第2章 なぜうつ病になってしまうのか 第3章 お年寄りならではの治療法 第4章 高齢者自殺の現実 第5章 家族にできること、してはいけないこと 終章 うつの連鎖を防ごう

◇老年期うつ病 高橋祥友著 新訂 日本評論社 2009.6 261p 19cm （こころの科学叢書） 2000円 ①978-4-535-80422-7 Ⓝ493.764
[内容] 第1章 老年期うつ病の症状 第2章 老年期うつ病の有病率 第3章 身体疾患と老年期うつ病 第4章 うつ病性仮性認知症 第5章 診断を遅らせている要因 第6章 高齢者の自殺 第7章 心理的アプローチ 第8章 薬物療法 第9章 不眠 第10章 うつ病にならないために 第11章 将来に向けて

◇老年期うつ病ハンドブック 三村將, 仲秋秀太郎, 古茶大樹編 診断と治療社 2009.9 338p 26cm 7500円 ①978-4-7878-1628-3 Ⓝ493.764
[内容] A 老年期うつ病総論—疾患理解のためのオリエンテーション（疾患概念総論1—疫学、危険因子、病因論 疾患概念総論2—老年期うつ病の臨床的症候学的分類 評価尺度 検査所見 うつ病と他疾患（鑑別・併存） 薬物療法 非薬物的生物学療法 うつ病と社会 予後） B 老年期うつ病各論—症例から学ぶ診療ノウハウ（発症要因 診断、症状 治療経過 失敗から学ぶ） C 索引

◇わかってほしい！うつ患者のホントの気持ち 安部結貴著 主婦の友社 2007.5 223p 19cm 1200円 ①978-4-07-255935-2 Ⓝ493.764
[内容] 第1章 「うつ」になりまして… 第2章 もう何も考えられない 第3章 感情がコントロールできない！ 第4章 事件です！新しい症状が… 第5章 「うつ」と前向きにつきあう決心をして 第6章 うつのためのハウツー&リラクセーション

◇若者の「うつ」—「新型うつ病」とは何か 傳田健三著 筑摩書房 2009.9 191p 18cm （ちくまプリマー新書 117）〈並列シリーズ名：Chikuma primer shinsho〉 780円 ①978-4-480-68816-3 Ⓝ493.764
[内容] 第1章 「うつ」って何だろう？ 第2章 若者にみられるさまざまな「うつ」の表れ方—三者三様の「うつ」 第3章 若者の「新型うつ病」とは何か 第4章 「新型うつ病」をどう考え、どのように向き合うか 第5章 若者と現代社会

◇「私はうつ」と言いたがる人たち 香山リカ著 PHP研究所 2008.7 198p 18cm （PHP新書） 700円 ①978-4-569-69953-0 Ⓝ493.764
[内容] 序章 一億総うつ病化の時代 第1章 うつ病セレブ 第2章 うつ病難民 第3章 「私はうつ」と言いたがる人の心理 第4章 うつ病をめぐる誤解 第5章 「自称うつ」と「うつ病」をどう見分けるか？ 第6章 「うつ」と言うとなんでも許される社会 終章 ほんとうにうつ病で苦しんでいる人のために

◇DVDで学ぶみんなのうつ病講座—医師と患者が語る、うつ病の理解と付き合い方 荒井秀樹, 赤穂依鈴子著 星和書店 2009.5 117p 21cm 2500円 ①978-4-7911-0708-7 Ⓝ493.764

《チック障害・トゥレット障害》

◇チックをする子にはわけがある—トゥレット症候群の正しい理解と対応のために 日本トゥレット（チック）協会編 大月書店 2003.4 156p 21cm （子育てと健康シリーズ 18） 1500円 ①4-272-40318-4 Ⓝ493.74
[内容] 1 トゥレット症候群（ナック）を知っていますか？（チックとは何か チックQ&A トゥレット症候群の併発症 どうサポートするか トゥレット症候群の子と生きて チックとともに前を向いて—私の体験記） 2 より正確な理解と治療のために（チック研究の始まり チック症の定義 チックの頻度と特徴 一般身体症状および臨床神経学的症状 診断、治療、予後 病態・病因について チックはなぜ小児期に発症するのか チックの病態からみた治療法 溶連菌感染をともなう小児自己免疫性神経精神障害）

◇チックとトゥレット症候群がよくわかる本 星加明徳監修 講談社 2010.4 98p 21cm （健康ライブラリーイラスト版） 1200円 ①978-4-06-259443-1 Ⓝ493.937
[内容] 1 「心配ない」&「治療が必要」のケース集 2 体が動き声が出るのを止められない 3 原因は育て方ではなく脳の発達のアンバランス 4 家族や周囲の人は「温かい無視」を 5 ようすをみながら治療法を考える

◇トゥレット症候群を生きる―止めどなき衝動　ロウェル・ハンドラー著，高木道人訳　星和書店　2003.3　200p　19cm　1900円　Ⓘ4-7911-0494-3　Ⓝ936
　|内容| 第1章 旅立　第2章 回らぬ舌　第3章 診断　第4章 認可薬と未認可薬　第5章 白血病と生命　第6章 トゥレット症候群のジェット族　第7章 マリファナとプロザックの愛　第8章 スザンナと結婚　第9章 トゥイッチ・アンド・シャウト　第10章 第二の人生　第11章 トゥレット文化　第12章 狂気と誇り

◇トゥレット症候群ってなあに？　ティラ・クルーガー著，トム・ディニーンイラスト，服部律子訳，日本トゥレット協会監修　明石書店　2007.4　33p　21×21cm　（知りたい、聞きたい、伝えたいおともだちの障がい 3）　1200円　Ⓘ978-4-7503-2555-2　Ⓝ493.937

◇トゥレット症候群の子どもの理解とケア―教師と親のためのガイド　アンバー・キャロル，メアリ・ロバートソン著，日本トゥレット協会監修，高木道人訳　明石書店　2007.6　139p　21cm　1600円　Ⓘ978-4-7503-2566-8　Ⓝ493.74
　|内容| 第1章 チックとトゥレット症候群　第2章 トゥレット症候群の特徴　第3章 併存する病気　第4章 鑑別診断　第5章 トゥレット症候群の治療　第6章 自尊心を育てる　第7章 よい関係を作る　第8章 ポジティブな行動に目を向けよう　第9章 インクルージョンは過程が大事

◇みんなで学ぶトゥレット症候群　R. ブルーン，B. ブルーン著，赤井大郎，高木道人訳　星和書店　2003.3　278p　19cm　2400円　Ⓘ4-7911-0495-1　Ⓝ493.74
　|内容| 第1章 トゥレット症候群：概観　第2章 症状　第3章 診断　第4章 トゥレット症候群の自然経過　第5章 神経化学　第6章 遺伝　第7章 強迫症状　第8章 注意欠陥・多動性障害　第9章 教育問題　第10章 その他の行動上の問題　第11章 治療　第12章 歴史に登場するトゥレット症候群

《てんかん》

◇子どもの危ないひきつけ・けいれん　金澤治監修　講談社　2006.10　98p　21cm　（健康ライブラリー イラスト版）　1200円　Ⓘ4-06-259409-9　Ⓝ493.937
　|内容| 1 どうする？ 突然のひきつけ・けいれん　2 危ないひきつけと心配ないひきつけ　3 子どもはなぜひきつけを起こしやすいか？　4 熱がないひきつけは「てんかん」かもしれない　5 子どもの脳を健全に育てよう

◇最新版 よくわかるてんかんのくすり　小国弘量監修，日本てんかん協会編　京都　クリエイツかもがわ　2012.6　79p　26cm　（「てんかん」入門シリーズ 2）　1200円　Ⓘ978-4-86342-088-5
　|内容| 第1章 てんかんの薬物治療　第2章 抗てんかん薬の歴史と各薬剤の適応　第3章 抗てんかん薬のQ&A

◇知られざる万人の病てんかん　金澤治著　改訂2版　南山堂　2006.2　244p　18cm　（医学教養新書）　1300円　Ⓘ4-525-38142-6　Ⓝ493.74

◇てんかん革命―「難治てんかん」に挑む脳外科医と母たち　大脇游著　家の光協会　2005.6　259p　20cm　1800円　Ⓘ4-259-54659-7　Ⓝ493.74
　|内容| 第1章 息子の発症―私たちの身に何が起きたか　第2章 てんかんの理解―病気の正しい理解と社会化の必要（分かるということ　国語教科書事件に見る病気への無理解　「偏見の連鎖」を断ち切るために　てんかん発作のメカニズム）　第3章 母たちの闘い―術後患者とその家族を訪ねて　第4章 脳外科医・清水弘之の世界―先生とその弟子たち　第5章 共に生きる―てんかん治療の福音と展望（福音と新たな課題（患者サイドに立って）　てんかん外科の歴史と現状　連携と信頼の回復　てんかんの理解とこれからの社会　地域の保健師の協力　最後に一言）

◇てんかん教室　兼子直著　追補改訂版　新興医学出版社　2003.7　213p　21cm　3800円　Ⓘ4-88002-458-9
　|内容| てんかんとは　てんかんの診断　てんかん発作とてんかん症候群の分類　てんかんの合併症　てんかんの発作誘発因子　てんかんの治療　特殊な状態の治療　てんかんの外科治療　抗てんかん薬治療　てんかん病像の変化と長期予後　てんかん患者の妊娠、出産　てんかんと社会生活

◇てんかん教室　兼子直編著　改訂第3版　新興医学出版社　2012.4　279p　21cm　4200円　Ⓘ978-4-88002-836-1　Ⓝ493.74

◇てんかん、こうしてなおそう―治療の原則　久保田英幹著　京都　クリエイツかもがわ　2009.6　109p　26cm　（「てんかん」入門シリーズ 2）〈発売：かもがわ出版（京都）　シリーズの編者：日本てんかん協会〉　1600円　Ⓘ978-4-86342-026-7　Ⓝ493.74
　|内容| 第1章 てんかんとは（てんかんは100人に3人が経験する、ありふれた病気です　てんかんの原因　てんかんとは　てんかん発作とは　てんかん発作の分類　てんかん発作と似て非なる発作　てんかんは治りやすいてんかんと治りにくいてんかん）　第2章 発作の治療（てんかんの検査　治療の原則　薬物療法の基本　飲みだくすりはどうなる？　主な抗てんかん薬　ホルモン療法　ケトン食療法　手術で治す　妊娠可能年齢の女性の治療　治療の終結）　第3章 てんかんのリハビリテーション（発作の影響　社会性の問題　家族の問題　行動障害　病名告知　心理的問題　高次脳機能障害　合併症　社会の問題　QOLの問題）

◇てんかんと基礎疾患―てんかんを合併しやすい、いろいろな病気　永井利三郎監修　京都　クリエイツかもがわ　2011.6　70p　26cm　（「てんかん」入門シリーズ 3）〈発売：かもがわ出版（京都）　シリーズの編者：日本てんかん協会〉　1200円　Ⓘ978-4-86342-067-0　Ⓝ493.74
　|内容| てんかんと基礎疾患　基礎疾患を見つける手がかり　脳性まひ　発達障害　頭部外傷　海馬硬化症　脳血管性疾患　神経皮膚症候群　脳形成異常　染色体異常　遺伝子異常　代謝性疾患　ミトコンドリア病　進行性ミオクローヌスてんかん　Rasmussen（ラスムッセン）症候群　脳腫瘍　認知症　てんかんではない発作性のエピソード

◇てんかんと君―正しい理解とつきあい方　Neil Buchanan著，粟屋豊，西村敏共訳　増補改訂版　総合医学社　2005.1　81p　21cm　1200円　Ⓘ4-88378-167-4　Ⓝ493.74

◇「てんかん」のすべてがわかる本―治療と生活から心理・福祉まで　秋元波留夫監修, 河野暢明著　法研　2006.6　197p　21cm　1500円　Ⓘ4-87954-629-1　Ⓝ493.74
内容　第1章 てんかんとは　第2章 てんかんと医療　第3章 てんかんと心理　第4章 てんかんと生活

◇てんかん発作こうすればだいじょうぶ―発作と介助　川崎淳著, 日本てんかん協会編　京都　クリエイツかもがわ　2008.3　83p　26cm　(「てんかん」入門シリーズ 1)〈発売：かもがわ出版(京都)〉　2000円　Ⓘ978-4-902244-94-6　Ⓝ493.74
内容　第1章 てんかんとは　第2章 てんかん発作のいろいろ　第3章 てんかん分類　第4章 てんかん発作の介助（一般的な状況における介助　特殊な状況における対応）

◇脳を守るためのてんかん手術　清水弘之著　日本文化科学社　2005.6　202p　21cm　2000円　Ⓘ4-8210-7326-9　Ⓝ493.74
内容　1 てんかんとは何か　2 てんかんの診断　3 手術を考える時　4 手術の効果が非常に期待できる場合　5 てんかんの手術法　6 手術後の経過　7 入院期間と医療費　8 薬物治療

◇ふしぎだね!?てんかんのおともだち　原仁監修　京都　ミネルヴァ書房　2008.4　55p　27cm　(発達と障害を考える本 11)　1800円　Ⓘ978-4-623-05110-6　Ⓝ493.74
内容　第1章 どうしよう!?こんなとき　第2章 てんかんってなに?

◇やさしいてんかんの自己管理―本人と家族のために ポケット版　八木和一著　大阪　医薬ジャーナル社　2006.9　90p　16cm　950円　Ⓘ4-7532-2218-7　Ⓝ493.74
内容　1 てんかんとは　2 発作の症状　3 てんかんの診断　4 くすりによる治療　5 手術による治療　6 日常生活のおくりかた　7 てんかんとうまく付き合うために　付 運転免許について

◇やさしいてんかんの本―キーワードから読み解く　山内俊雄著　保健同人社　2009.3　199p　21cm　1600円　Ⓘ978-4-8327-0394-0　Ⓝ493.74
内容　第1章 てんかんを理解するために　第2章 てんかん発作のいろいろなタイプ　第3章 てんかんの診断はどう行なわれるか　第4章 てんかんの原因にどのようなものがあるか　第5章 てんかん発作の治療　第6章 てんかんでは発作以外にどのような症状をもつか

《自律神経失調症》

◇うつ病・自律神経失調症治る人治らない人　鈴木直人著　メタモル出版　2008.5　190p　19cm　1429円　Ⓘ978-4-89595-622-2　Ⓝ493.733
内容　序章 自律神経失調症・うつ病とはどんな病気かを知ろう　第1章 自律神経失調症・うつ病の存在理由　第2章 自律神経失調症・うつ病の特有な症状　第3章 自律神経失調症・うつ病の原因―ストレスとは　第4章 自律神経失調症・うつ病の対策―ストレス別　第5章 自律神経失調症・うつ病対策―病気との向き合い方　終章 自律神経のしくみ

◇最新自律神経失調症を治す本　坪井康次監修　ナツメ社　2006.11　166p　21cm　980円　Ⓘ4-8163-4201-X　Ⓝ493.733
内容　第1章 自律神経失調症の基礎知識　第2章 自律神経失調症の診察と治療（診察・検査　治療）　第3章 日常生活の改善とストレス解消法　第4章 食生活と栄養バランスの見直し　第5章 症状を緩和する対処法

◇自分で治す女性の自律神経失調症　大森啓吉監修, 主婦と生活社編　主婦と生活社　2003.11　176p　21cm　1200円　Ⓘ4-391-12848-9　Ⓝ493.733
内容　1 自律神経失調症はなぜ女性に多いのでしょう?　2 ズバリ!つらい症状とその治し方　3 ストレスに強くなるライフスタイルを探る!　4 女性の心とからだの悩みQ&A

◇自律神経失調症を治す本　村上正人, 則岡孝子著　最新版　主婦と生活社　2003.2　223p　19cm　（よくわかる本）　1100円　Ⓘ4-391-12743-1　Ⓝ493.733
内容　第1章 あなたは、どれだけ知っていますか?　第2章 上手な病院選びと診察の受け方　第3章 効果的に治療を受けるためのポイント　第4章 ストレスに強くなる「心」のトレーニング法　第5章 日常生活を改善して自律神経失調症を治す　第6章 自律神経失調症を治す食事と栄養　第7章 ストレスをなくして快適に過ごすために

◇自律神経失調症がみるみる改善する100のコツ　主婦の友社編　主婦の友社　2006.6　191p　18cm　940円　Ⓘ4-07-251498-5　Ⓝ493.733
内容　1章 自律神経失調症の原因を理解する　2章 つらい症状を改善する　3章 ツボ刺激とマッサージで治す　4章 ホルモンバランスをととのえて治す　5章 知っておきたい治療と検査

◇自律神経失調症の治し方がわかる本　村上正人, 則岡孝子著　主婦と生活社　2011.8　223p　19cm　（こころの健康シリーズ）〈『自律神経失調症を治す本』最新版(2003年刊)の〔2011年〕最新版〉　1100円　Ⓘ978-4-391-14045-3　Ⓝ493.733
内容　第1章 あなたは、どれだけ知っていますか?　第2章 上手な病院選びと診察の受け方　第3章 効果的に治療を受けるためのポイント　第4章 ストレスに強くなる「心」のトレーニング法　第5章 日常生活を改善して自律神経失調症を治す　第6章 自律神経失調症を治す食事と栄養　第7章 ストレスをなくして快適に過ごすために

◇自律神経失調症の悩みをぐんぐん解消する200%の基本ワザー誰でもスグできる!　久保木富房監修　日東書院本社　2012.5　207p　19cm　1000円　Ⓘ978-4-528-01250-9
内容　第1章 自律神経失調症とはどのような病気か　第2章 自律神経失調症はこのような症状があらわれる　第3章 自己判断で自律神経失調症を疑う前に　第4章 自律神経失調症と精神疾患・心身症とのボーダーライン　第5章 自律神経失調症の治療　第6章 自律神経失調症を予防するための生活改善

◇頭痛・不定愁訴がみるみる軽くなる100のコツ　主婦の友社編　主婦の友社　2006.7　191p　18cm　940円　Ⓘ4-07-251481-0　Ⓝ493.733
内容　第1章 不定愁訴、更年期障害、頭痛を知ろう　第2章 頭痛の対処法　第3章 不定愁訴を改善する飲み物　第4章 不定愁訴を改善する食生活　第5章 不

◇専門医がやさしく教える自律神経失調症—人にわかってもらえない"つらい症状"もこれで治せる！　井出雅弘著　PHP研究所　2004.5　237p　15cm　（PHP文庫）　648円　①4-569-66191-2　Ⓝ493.733
[内容]1章 あなたには、どんな症状がありますか？　2章 あなたは、どこまで知っている？　3章 病院では、どんな検査や治療を受ける？　4章 薬の種類と服用法を知っておこう　5章 あなたに効くのは、どの療法？　6章 ライフスタイルを見直して病気を治そう　7章 あなたの食べ方・食べ物はそれでいい？

◇つらい自律神経失調症は足と首から治す—「治癒力」を高める足裏バランステーピング　笠原巖著　主婦と生活社　2007.7　149p　21cm　1300円　①978-4-391-13386-8　Ⓝ493.733
[内容]序章 身体の中のイライラ、ズキズキに悩めるみなさんへ　第1章 自律神経失調症の原因はこんなところにあった　第2章 なぜイライラ、ズキズキの慢性痛が"足裏の安定"だけで治るのか？　第3章 この痛みはこうして治せ！症状別"テーピング固定"治療法　第4章 足に負担のかからない生活方法をマスターしよう

◇内科からみる自律神経失調症—9つの生活改善法　渡辺正樹著　文芸社　2008.9　129p　19cm　1200円　①978-4-286-05229-8　Ⓝ493.733
[内容]第1部 自律神経失調症とは？　第2部 自律神経失調症とさまざまな症状・病気（フラツキ、メマイが起こる　立ちくらみが起こる「怠け者」の中に自律神経失調症はいないか？（全身倦怠）ほか）　第3部 自律神経失調症の改善法

◇名前のない病気不定愁訴　南雲久美子著　家の光協会　2003.7　144p　21cm　1300円　①4-259-56056-5　Ⓝ493.733
[内容]第1章 あなたもこんな症状で悩んでいませんか？　第2章 「名前のない病気」って何？　第3章 タイプ別「名前のない病気」　第4章 「名前のない病気」のケーススタディと治療法　第5章 タイプ別の治療と予防法　第6章 男性の「名前のない病気」　第7章 「名前のない病気」Q&A

◇名前のない病気不定愁訴　南雲久美子著　〔点字資料〕　視覚障害者支援総合センター　2004.2　2冊　28cm　〈原本：家の光協会　2003　ルーズリーフ〉　全8000円　Ⓝ493.733

◇もしかして…あなたも自律神経失調症？—ハチの子・真珠粉末が効く　山口庚兒著　ダイセイコー出版　2003.4　189p　19cm　〈発売：ぶんぶん書房〉　1238円　①4-938801-39-6　Ⓝ493.733
[内容]第1章 もしかしてあなたも自律神経失調症？　第2章 ハチの子・真珠粉末で病気や症状が治った！—体験報告　第3章 私の臨床ノートから—ハチの子の症状別効果を検証する　第4章 ハチの子と真珠の粉末に絶妙の効果の秘密が—真珠の粉末が婦人病に効く　第5章 学術研究で証明された効果—ハチの子のさまざまな作用が最新の実験で確認されている　第6章 自律神経失調症とはどんな病気？—ハチの子・真珠粉末なんでもQ&A

◆起立性調節障害
◇うちの子が「朝、起きられない」にはワケがある—親子で治す起立性調節障害　森下克也著　メディカルトリビューン　2012.4　235p　19cm　1500円　①978-4-89589-378-7　Ⓝ493.937

◇起立性調節障害—朝すっきり起きられる？　大国真彦監修, 富士山みえるマンガ　インタープレス　2009.3　39p　21cm　（もっと知ろうからだのこと 12）　500円　①978-4-902340-63-1　Ⓝ493.937

◇起立性調節障害・朝、起きられない子どものために　大国真彦著　芽ばえ社　2009.10　103p　21cm　1333円　①978-4-89579-330-8　Ⓝ493.937
[内容]起立性調節障害（OD）の概念　子どもの不定愁訴とは　ODと子どもの体　ODの病態生理　ODの症状　ODの診断基準　ODと判定されるまで　患者の症例について　ODと合併症　OD治療の実際

◇起立性調節障害の子どもの正しい理解と対応　田中英高著　中央法規出版　2009.4　143p　19cm　1600円　①978-4-8058-4866-1　Ⓝ493.937
[内容]第1章 今、子どもたちに何が起きているか？　第2章 なぜ「起立性調節障害」は気づかれないのか—「起立性調節障害」を理解する　第3章 起立性調節障害の子どもたちのSOSサインを見逃すな　第4章 診断と治療はこう行われる　第5章 周囲のサポートが子どもたちを救う　第6章 起立性調節障害のここが知りたいQ&A

◇起立性調節障害の子どもの日常生活サポートブック　田中英高著　中央法規出版　2010.11　145p　19cm　1600円　①978-4-8058-3385-8　Ⓝ493.937
[内容]第1章 起立性調節障害の子どもを待ち受ける数々の障壁　第2章 進路を考えるうえで大切にしたいこと　第3章 起立性調節障害の子どもの高校進路選択ケーススタディ　第4章 子どもの個性を伸ばす社会復帰支援プログラム　第5章 高校進学以後の留意点　第6章 すばらしく生きる

医療と倫理

◇新たな生命倫理価値体系構築のための社会システム「いのち」の尊厳と「こころ」の尊重を基軸として—報告　日本学術会議'生命科学と生命倫理：21世紀の指針'特別委員会　2005.8　52p　30cm　Ⓝ490.15

◇医師の職業倫理指針—平成20年6月　改訂版　日本医師会　2008.9　57p　26cm　Ⓝ490.15

◇医師の『人格障害』を疑う—21のケース　現役の精神科医が実名告発　定塚甫著　アストラ　2004.10　238p　19cm　1500円　Ⓘ4-901203-25-8　Ⓝ498.021

[内容]第1章 人生の最初にかかわりながら（患者に無断で子宮と卵巣を摘出　私がみた会陰切開での信じられない光景）　第2章 親の不安をあおるばかりの小児医療現場　第3章 医師自身が病をつくり進行させる恐るべき現場　第4章 予防医学と健康管理の時代に逆行する医療　第5章 人生の最期を汚す医師たちの怠慢

◇医師の正義　白石拓著　宝島社　2008.7　255p　19cm　1143円　Ⓘ978-4-7966-6300-7　Ⓝ498.021

[内容]1章 病腎移植問題—修復腎移植こそベストな移植法。救われる命も一〇倍に増える　2章 赤ちゃんポスト問題—「こうのとりのゆりかご」は赤ちゃんと母親の二つの命を救う　3章 代理出産問題—だれもが幸せになる「代理出産」は、人間愛に基づく究極の奉仕行為　4章 医療事故問題—医療事故調査会が明らかにする、未熟な医師に「殺される」日本の医療実態

◇医の倫理—ミニ事典　森岡恭彦, 畔柳達雄監修　日本医師会　2006.4　135p　21cm　〈発売：メジカルビュー社　「日本医師会雑誌 第134巻第12号付録」と同内容〉　2000円　Ⓘ4-7583-0014-3　Ⓝ490.15

[内容]ヒポクラテスと医の倫理　ヒポクラテスの木　C・W・フーヘランドの『医戒』　倫理、道徳と法—医の倫理　人権とは　法理としてのインフォームド・コンセントとその誕生　医療におけるパターナリズム　癌の告知　末期状態の告知と告知後の患者の反応　癌告知と訴訟〔ほか〕

◇医の倫理と人権—共に生きる社会へ　大谷藤郎著　医療文化社　2005.7　423p　22cm　3800円　Ⓘ4-902122-13-8　Ⓝ498.04

[内容]第1部 医の倫理と人権—「共に生きる社会」を築くために（二十一世紀は人権の世紀へ「共に生きる社会」を目指して—私は人権を理解できていなかった　医療と人権　倫理・道徳、職業倫理、バイオエシックス、法（基本的人権）—医療人として大切なこと　人間を考えることが　日本人と国家にとって何がもっとも大切か）　第2部 公衆衛生の原理（私と公衆衛生—レオン・ベルナール賞を受賞して　公衆衛生の反省と人権　公衆衛生の原理—日本公衆衛生学会総会六十回記念座談会）　第3部 ハンセン病問題と専門家の責任（ハンセン病概説　ハンセン病問題の本質　らい予防法と医師の責任）　第4部 精神保健福祉と今後のあり方（精神衛生行政の思い出—無念、全家連と共に刻んできた四十年だったが　地域の精神保健医療福祉のあり方を展望する—精神科病棟改築を考える　私の反省—ハンセン病・精神病の闘いのなかで）

◇医療と貢献心　加藤尚武編著　芙蓉書房出版　2011.10　366p　19cm　（ホモコントリビューエンス叢書 1）〈シリーズの企画・編集者：ホモコントリビューエンス研究所〉　1900円　Ⓘ978-4-8295-0532-8　Ⓝ490

[内容]巻頭言 生きることと知ること—21世紀の科学は19〜20世紀の科学とどこが違うか　1 人間の貢献心を呼び覚まし、活かすために　2 生命に共創設計を学ぶ　3 脳を知るから創るへ　4 免疫とは何か　5 先端医療時代における命　「いのち」から貢献心を読む—あとがきに代えて

◇医療と生命　霜田求, 樫則章, 奈良雅俊, 朝倉輝一, 佐藤労, 黒瀬勉著　京都　ナカニシヤ出版　2007.8　176p　20cm　（シリーズ〈人間論の21世紀的課題〉3）　1900円　Ⓘ978-4-7795-0185-2　Ⓝ490.15

[内容]第1部 医療倫理と生命倫理の基本原則　第2部 生と死を見つめて　第3部 先端医療の行方　第4部 医療と社会

◇医療の倫理　星野一正著　岩波書店　2003.1　240p　18cm　（岩波新書）〈第27刷〉　780円　Ⓘ4-00-430201-3

[内容]1 医療の倫理への私の歩み　2 いまなぜ医療の倫理か　3 脳死　4 「掛かりつけの医師」制度の提唱—「三時間待って三分診療」をいかに解決するか　5 新しい医療の倫理の台頭—バイオエシックスとインフォームド・コンセント　6 賢い患者になるには—自立する心とリビング・ウイル　7 遺体の提供—無条件・無報酬の愛のボランティア　8 臓器移植　9 倫理委員会　資料

◇医療の倫理資料集　伊藤道哉編著　丸善　2004.3　155p　26cm　2900円　Ⓘ4-621-07402-4　Ⓝ490.15

[内容]1 医療倫理に関する国際規定、宣言、ガイドライン（医療倫理に関する国際規定、宣言、ガイドラインについての概説　ヘルシンキ宣言（2000年10月）ほか）　2 患者の権利に関する資料（リスボン宣言（1995年）抜粋）ほか）　3 医療情報の開示に関する資料（がん告知マニュアル 国立がんセンター病院平成8年9月（第二版）　診療情報の提供に関する指針（日本医師会）ほか）　4 遺伝子診療ガイドライン（臨床）に関する資料（WFN/IHAハンチントン病発症前遺伝子診断についてのガイドライン全文訳　遺伝学的検査に関するガイドライン（平成15年8月）ほか）　5 ES細胞・クローン研究に関する資料

◇医療倫理　トニー・ホープ著，児玉聡，赤林朗訳・解説　岩波書店　2007.3　171，21p　19cm（1冊でわかる）　1500円　Ⓘ978-4-00-026891-2　Ⓝ490.15
　内容　1 医療倫理学がおもしろいわけ　2 安楽死―優れた医療行為か，殺人か　3 なぜ「統計上の」人々を過小評価すると多くの生命が失われるのか　4 存在していない人々か今のところは　5 推論のための道具箱　6 狂気についての矛盾した考え　7 現代の遺伝学と伝統的な守秘義務の限界　8 医学研究は新たな帝国主義か　9 一般診療，貴族院に行く

◇医療倫理学の基礎　G. ペルトナー著，桝形公也監訳　時空出版　2011.6　335p　21cm　2800円　Ⓘ978-4-88267-050-6　Ⓝ490.15
　内容　医療倫理学の概念と課題　倫理学的な判断形成の方法　医療倫理学の規範的な基礎づけ　身体的・人格的存在者としての健康な人間と病気の人間　医師・患者関係　治療的実験・人体実験・倫理委員会　予測医学　遺伝子治療　胚研究　生命の保護をめぐる論争　臓器移植　死にゆくことと死　医療制度における資源の配分

◇医療倫理と合意形成―治療・ケアの現場での意思決定　吉武久美子著　東信堂　2007.10　233p　22cm　2800円　Ⓘ978-4-88713-785-1　Ⓝ490.15
　内容　序章　第1章 医療現場での意思決定　第2章 臨床的意思決定と証拠にもとづく医療　第3章「インフォームド・コンセント」の導入と倫理原則の転換　第4章 医療におけるコミュニケーション　第5章 チーム医療の諸問題　第6章 社会的合意形成の特徴　第7章 医療行為における「合意の原則」　第8章 合意形成の実践的手続き　第9章 合意形成の方法を取り入れた医療倫理教育の可能性　終章 結論

◇医療倫理の系譜―患者を思いやる先人の知恵　関根透著　北樹出版　2007.2　239，7p　20cm　2500円　Ⓘ978-4-7793-0079-0　Ⓝ490.15
　内容　1 古代の医の倫理観　2 飛鳥時代の医の倫理観　3 奈良時代の医の倫理観　4 平安時代の医の倫理観　5 鎌倉時代の医の倫理観　6 室町時代の医の倫理観　7 安土・桃山時代の医の倫理観　8 江戸時代の医の倫理観　9 明治以降昭和初期の医の倫理観　10 現在の医の倫理観

◇医療倫理の系譜―患者を思いやる先人の知恵　関根透著　改訂版　北樹出版　2008.12　240，7p　20cm　2600円　Ⓘ978-4-7793-0147-6　Ⓝ490.15
　内容　1 古代の医の倫理観　2 飛鳥時代の医の倫理観　3 奈良時代の医の倫理観　4 平安時代の医の倫理観　5 鎌倉時代の医の倫理観　6 室町時代の医の倫理観　7 安土・桃山時代の医の倫理観　8 江戸時代の医の倫理観　9 明治以降昭和初期の医の倫理観　10 現在の医の倫理観

◇医療倫理の挑戦　ウド・ベンツェンヘーファー編，飛田就一監修，谷田信一，河村克俊，後藤弘志共訳　富士書店　2005.4　197p　21cm（人間・生命・環境 2）　2300円　Ⓘ4-89227-054-7　Ⓝ490.15
　内容　第1章 医師の責任と患者の責任　第2章 倫理委員会とその法的基盤・構造・課題　第3章 ハノーファー医科大学倫理委員会活動報告　第4章 リヴィング・ウィル　第5章 集中治療における倫理　第6章 医療における生命の質　第7章 生殖医学―子どもをつくることに対する医師および医学の姿勢への挑戦

第8章 医療における倫理―移植医療の領域からの問題提起　第9章 医療における倫理の挑戦―アメリカ合衆国とドイツ連邦共和国における医療倫理の確立と制度化について　付録1 医療倫理に関する参考資料　付録2 医療倫理に関する入門文献（原書掲載のまま）

◇医療倫理の扉―生と死をめぐって　小松奈美子著　北樹出版　2005.4　199p　19cm　1600円　Ⓘ4-89384-993-X　Ⓝ490.15
　内容　第1章 生と死をみつめて（人間にとっての死　がん告知をめぐって　インフォームド・コンセント　より良く生きるために　遺伝子治療）　第2章 生と死のはざまで（安楽死　臓器移植）　第3章 かけがえのない生命をめぐって（不妊治療　出生前診断と障害児の生命観）　第4章 死と宗教―その緊密なかかわり（日本人と宗教　仏教的死生観　キリスト教）

◇医療倫理の歴史―バイオエシックスの源流と諸文化圏における展開　アルバート・R. ジョンセン著，藤野昭宏，前田義郎訳　京都　ナカニシヤ出版　2009.6　251p　22cm　3000円　Ⓘ978-4-7795-0300-9　Ⓝ490.15
　内容　序論 医療における倫理の長い伝統　第1章 古代ギリシア，ヘレニズム，ローマの医学―紀元前5世紀から，紀元後3世紀まで　第2章 中世の医学―5世紀から14世紀まで　第3章 インドと中国の医療倫理　第4章 ルネッサンスと啓蒙時代―14世紀から18世紀まで　第5章 イギリスの医学―18世紀と19世紀　第6章 アメリカの医学における倫理　第7章 アメリカの医学―科学，臨床能力，倫理　第8章 倫理的な出来事の年代記―1940年代から1980年代まで　第9章 結論―医療倫理から生命倫理学へ

◇医療IT化と生命倫理―情報ネットワーク社会における医療現場の変容　ケネス・W. グッドマン編著，板井孝壱郎監訳　京都　世界思想社　2009.2　264p　19cm（Sekaishiso seminar）　2000円　Ⓘ978-4-7907-1386-9　Ⓝ490.15
　内容　第1章 生命倫理学と医療情報学―序論　第2章 医療情報学と人間の価値　第3章 医療におけるコンピュータに基づいた決定に対する責任　第4章 医療情報システムを評価すること―社会的文脈と倫理的課題　第5章 医療情報―アクセス，守秘，よい実践　第6章 臨床実践における意思決定支援ソフトウェアの使用をめぐる倫理的問題　第7章 アウトカム，無益な医療，そして保健政策研究　第8章 メタアナリシス―概念的・倫理的・政策的諸問題

◇看護のための生命倫理　小林亜津子著　京都　ナカニシヤ出版　2004.11　260p　20cm　2400円　Ⓘ4-88848-909-2　Ⓝ490.15
　内容　安楽死―「死の看取り」と「安楽死」のはざま　減数（減胎）手術は許されるか　医学実験・治療実験　ヒト・クローンを作ってもよいか―クローン技術の倫理問題　AIDと精子バンク―デザイナー・ベビーと子どもの「アイデンティティを知る権利」　代理母は許されるか　障害新生児の治療停止―「死なせてもよい生命」とは　出生前診断と選択的人工妊娠中絶―「普通の子」を生むための技術　医療資源の配分―「究極の選択」　「宗教上の理由」による治療拒否―「エホバの証人」が来たらどうするか　患者さんに「がん」と伝えてよいか―インフォームド・コンセプトの考え方と限度　遺伝・相続の倫理問題―ヒトゲノム・プロジェクト

◇看護のための生命倫理　小林亜津子著　改訂版　京都　ナカニシヤ出版　2010.10　275p　20cm

2400円　①978-4-7795-0479-2　Ⓝ490.15
[内容] 安楽死―「死の看取り」と「安楽死」のはざま　減数(減胎)手術は許されるか　医学実験・治療実験　ヒト・クローンを作ってもよいか―クローン技術の倫理問題　AIDと精子バンク―デザイナー・ベビーと子どもの「アイデンティティを知る権利」　代理母出産は許されるか　障害新生児の治療停止―「死なせてもよい人命」とは　出生前診断と選択的人工妊娠中絶―「普通の子」を生むための技術　医療資源の配分―「究極の選択」　「宗教上の理由」による治療拒否―「エホバの証人」が来たらどうする　患者さんに「がん」と伝えてよいか―インフォームド・コンセントの考え方と限度　違伝・相続の倫理問題―ヒトゲノム・プロジェクト

◇ケアと尊厳の倫理　葛生栄二郎著　京都　法律文化社　2011.2　197p　22cm　2800円　①978-4-589-03316-1　Ⓝ490.15
[内容] 第1章 "人間の尊厳"はどこにあるのか(多義的で曖昧な "人間の尊厳" 論　現代の "人間の尊厳" 論　自立性根拠説とその限界　所有の倫理と存在の倫理　尊厳感覚　クローン人間の尊厳)　第2章 ケアの本源性とケアリング・ネットワーク(極楽を見た男の話　ケア倫理の発見　ケア倫理とジェンダー　ケアの本源性　互酬性ネットワークと法　ケアは互酬性を超える　ケアと尊厳のサイクル)　第3章 ケアと正義を結ぶもの(温情車業　ケアと正義のディコトミー　ケアと正義の相互浸透性　ケア―正義統合論　ケアと正義の統合原理としての "人間の尊厳"　互酬的正義から共感的正義へ)

◇ケアの社会倫理学―医療・看護・介護・教育をつなぐ　川本隆史編　有斐閣　2005.8　369, 5p　19cm　(有斐閣選書)　2000円　①4-641-28097-5　Ⓝ490.15
[内容] 序論　「ケアの社会倫理学」への招待　1 医療とケア　2 看護とケア　3 介護とケア　4 生命倫理教育の反省

◇〈ケアの人間学〉入門　浜渦辰二編　知泉書館　2005.11　265p　22cm　(静岡大学人文学部研究叢書 14著)　2500円　①4-901654-60-8　Ⓝ490.15
[内容] ケアの人間学　わたしたちの生き方とケア　現代先端医療の医療とケアに学ぶ　女性とケア―イギリスにおける出産　身体論とケア　病むことに促される身体的営為　対人関係とケア　物語とケア　正義の倫理とケアの倫理　いのちを美しくする芸術　宗教とケア　宗教的ケアのゆくえ　シンポジウム

◇重症疾患の診療倫理指針　重症疾患の診療倫理指針ワーキンググループ著, 浅井篤, 福原俊一編　医療文化社　2006.1　198p　26cm　(厚生労働科学研究費補助金難治性疾患克服研究事業「特定疾患のアウトカム研究：QOL, 介護負担, 経済評価」班版)　3800円　①4-902122-19-7　Ⓝ490.15
[内容] 第1部 本倫理指針の基本的な考え方　第2部 本倫理指針の使い方　第3部 倫理判断の手順　第4部 倫理判断のための事例と個別倫理指針　第5部 倫理カンファレンス・倫理委員会の役割と運営　第6部 合法性・社会通念　第7部 本倫理指針と今までの指針との比較　第8部 資料編

◇重症心身障害医療の倫理の問題を考える―「重症心身障害児(者)の病因・病態解明, 治療・療育, および施設のあり方に関する研究班」研究

報告書別冊　厚生労働省精神・神経疾患研究委託費　〔小平〕　〔佐々木征行〕　2008.3　124p　30cm　〈主任研究者：佐々木征行〉　Ⓝ490.15

◇出生をめぐる倫理―「生存」への選択　櫻井浩子, 堀田義太郎編　〔京都〕　立命館大学グローバルCOEプログラム「生存学」創成拠点　2009.12　193p　21cm　(生存学研究センター報告 10)　〈発行所：立命館大学生存学研究センター〉　Ⓝ490.15
[内容] カトリックの教説から見る中絶問題(池端祐一朗著)　「こうのとりのゆりかご」と未婚母・婚外子(吉田一史美著)　「生きるに値しない生」とはどんな生か(野崎泰伸著)　ポリオ生ワクチン獲得運動に見いだされる社会的な意義(西沢いづみ著)　「痛み」への眼差し(北村健太郎著)　出生前選別批判の可能性と限界(堀田義太郎著)　妊娠22週児の出生をめぐる倫理的問題(櫻井浩子著)

◇新・いのちの法と倫理　葛生栄二郎, 河見誠, 伊佐智子共著　京都　法律文化社　2009.11　259, 6p　19cm　(法律文化ベーシック・ブックス)　2600円　①978-4-589-03191-4　Ⓝ490.15
[内容] 序章 自己決定権と人間の尊厳―生命倫理の原点から　第1章 人工生殖―生命の神秘への挑戦　第2章 人間のクローン―コピーされる「いのち」　第3章 人工妊娠中絶―産まない権利か, 生まれる権利か　第4章 医療と生命倫理―患者を知ると看護　第5章 安楽死・尊厳死―生命の尊重と人間の尊厳　第6章 脳死・臓器移植―生と死のはざま

◇新いのちの法律学―生命の誕生から死まで　大谷實著　悠々社　2011.12　253p　20cm　2500円　①978-4-86242-019-0　Ⓝ490.15
[内容] 第1章 人の生命と法律　第2章 人(ヒト)の生命の誕生―胚・胎児　第3章 生殖補助医療をめぐる諸問題　第4章 人の生命の保護　第5章 安楽死の是非　第6章 尊厳死―終末期医療のあり方　第7章 死をめぐる法律問題　第8章 臓器移植のあり方　資料 臓器の移植に関する法律

◇生命医学倫理　トム・L. ビーチャム, ジェイムズ・F. チルドレス著, 立木教夫, 足立智孝監訳　第5版　〔柏〕　麗澤大学出版会　2009.6　556p　22cm　〈発売：廣池学園事業部(柏)　初版：成文堂1997年刊〉　7800円　①978-4-89205-580-5　Ⓝ490.15
[内容] 第1章 道徳規範　第2章 道徳的人格　第3章 自律の尊重　第4章 無危害　第5章 仁恵　第6章 正義　第7章 専門家・患者関係　第8章 道徳理論　第9章 方法および道徳的正当化

◇生命医学倫理ノート―和の思想との対話　松田一郎著　日本評論社　2004.5　211, 8p　20cm　2000円　①4-535-98234-1　Ⓝ490.15
[内容] 第1章 生命医学倫理の成立(西欧流の生命倫理観と日本の立場　倫理思想の構成)　第2章 和の思想の探索　第3章 生命医学倫理と宗教(東洋思想と西欧倫理　最新医療技術と宗教)　第4章 生命医学倫理の諸問題と和の思想　第5章 個人の権利と社会秩序

◇生命倫理と医療倫理　伏木信次, 樫則章, 霜田求編　京都　金芳堂　2004.9　225p　21cm　2400円　①4-7653-1157-0　Ⓝ490.15

◇生命倫理と医療倫理　伏木信次, 樫則章, 霜田求編　改訂2版　京都　金芳堂　2008.3

245p 21cm 2500円 ⓘ978-4-7653-1335-3 Ⓝ490.15

◇ためらいのリアル医療倫理―命の価値は等しいか? 岩田健太郎著 技術評論社 2011.10 212p 19cm (生きる技術! 叢書 art of living) 1580円 ⓘ978-4-7741-4837-3 Ⓝ490.15
[内容]1 沈黙するよりほかない現場を前に 2 イエス・ノー・クエスチョンから遠く離れて 3 死の定義は変わりゆく 4 ためらいつつ対峙する、という態度 5 世界を白と黒で塗り分けすぎない 6 医療者は「神の視点」に立てるか 7 理性的なリスクテイカーをめざして

◇入門・医療倫理 1 赤林朗編 勁草書房 2005.10 360p 21cm 〈執筆:稲葉一人ほか〉 3300円 ⓘ4-326-10157-1 Ⓝ490.15
[内容]第1部 基礎編(倫理学の基礎理論 法と医療倫理の基本概念) 第2部 各論

◇入門・医療倫理 2 赤林朗編 勁草書房 2007.4 246p 21cm 〈執筆:稲葉一人ほか〉 2800円 ⓘ978-4-326-10172-6 Ⓝ490.15
[内容]1 規範倫理学 2 メタ倫理学 3 法と倫理の狭間 4 ケース集

◇人間の尊厳と科学―医療・保健・福祉・介護を学ぶ学生のために 山本郁男著・画 京都廣川書店 2008.6 60p 21cm 1300円 ⓘ978-4-901789-08-0 Ⓝ490.15

◇ポストゲノム時代の医療倫理 東京医科歯科大学生命倫理研究センター著 医学出版 2006.11 206p 22cm (バイオインフォマティクス・シリーズ) 2400円 ⓘ4-287-02002-2 Ⓝ490.15
[内容]基調講演(Human research protection programs in Japan(Sarah Putney述)) ゲノム社会のルールと思想(米本昌平述)) 倫理と根拠に基づいた医療の実践のために(教育の立場から(田中智彦述) ケアの立場から(小笹由香述) 研究・臨床の立場から(吉田雅幸述)) 対談(IRBが果たす役割(吉田雅幸, Sarah Putney述) IRB(施設内倫理審査委員会)システム(吉田雅幸ほか述))

◇見捨てられ体験者のケアと倫理―真実と愛を求めて 平山正実著 勉誠出版 2007.9 319p 20cm (精神科医からのメッセージ) 2000円 ⓘ978-4-585-05275-3 Ⓝ490.15
[内容]第1部 難治性疾患患者と法 第2部 末期患者の心理とケア 第3部 医療における関係性の問題 第4部 難治性疾患患者とどうかかわるか 第5部 死別者と悲嘆体験―タイプ別分類 第6部 「病」という十字架を荷なう人々へ―全体的視座をもつことの大切さ

◇よい医師になる! 濃沼信夫編 日本医学出版 2009.7 111p 26cm (医の倫理・シリーズ講演会) 2000円 ⓘ978-4-902266-41-2 Ⓝ490.15
[内容]生体肝移植を経験して(葛西友彦述) 家族性疾患と向き合って(土井悟述) ALS患者が医療者に望むこと(和川美男, 和川はつみ述) 薬害肝炎を問う(山口美智子述) 自死遺族が伝えたいこと(藤原匡宣述) バイオポリティクスという視点(米本昌平述) 「がんの社会学」を目指して(山口建述)

◇わかりやすい倫理―日常ケアに潜む倫理的ジレンマを解決するために 箕岡真子, 稲葉一人著 ワールドプランニング 2011.12 119p 26cm 1500円 ⓘ978-4-86351-044-9

[内容]基礎編 応用編(倫理的論点の分析:うそをつくこと・だますことは仕方のないことですか 告知についての倫理コンサルテーションのケース 終末期の延命治療に関する倫理コンサルテーションのケース

◇WMA医の倫理マニュアル 世界医師会著, 樋口範雄監訳 日本医師会 2007.5 112p 26cm 〈発売:日本医事新報社〉 訳:石井正三ほか〉 1500円 ⓘ978-4-7849-4171-1 Ⓝ490.15
[内容]第1章 医の倫理の主要な特徴 第2章 医師と患者 第3章 医師と社会 第4章 医師と同僚 第5章 倫理と医学研究 第6章 結論 付録

◇WMA医の倫理マニュアル 世界医師会著, 樋口範雄監訳 日本医師会 2007.5 112p 26cm 〈訳:石井正三ほか〉 Ⓝ490.15

医療と思想(哲学・宗教)

◇新たな生死観を求めて―大乗仏教の挑戦 4 上 東洋哲学研究所編 八王子 東洋哲学研究所 2009.12 233p 19cm 1000円 ⓘ978-4-88596-071-0 Ⓝ180.4
[内容]第1章 仏教の生命観―現代文明への応答のために 第2章 生命倫理問題への仏教理念の導入 第3章 「脳死・臓器移植」問題を考える 第4章 「安楽死・尊厳死」問題を考える 第5章 子どもの生死観―子どもは未来の生と死をどのように見通しているのか 第6章 末期患者に対するケアのあり方 第7章 体験手記

◇新たな生死観を求めて―大乗仏教の挑戦 5 下 東洋哲学研究所編 八王子 東洋哲学研究所 2010.11 280p 19cm 1000円 ⓘ978-4-88596-073-4 Ⓝ180.4
[内容]第1章 仏教と人間の誕生―「仏教産科学」の示すもの 第2章 生命誕生に関わる医療 第3章 「人間の生命のはじまり」に関する一考察 第4章 ES細胞・iPS細胞に関する一考察 第5章 iPS細胞の現状と生命倫理 第6章 生命誕生の臨床現場における諸問題(体験手記も含めて) 第7章 創発的健康観の必要性

◇医学的人間学とは何か? 青木茂, 滝口直彦編訳 知泉書館 2006.1 210, 5p 20cm 3000円 ⓘ4-901654-63-2 Ⓝ490.1
[内容]医学的人間学の根本問題 「思い上がり」の人間学的意味 不安の人間学 精神分析に含まれている潜在的人間学 人間学的視点から見たヒステリー

◇医術と宗教 富士川游著 書肆心水 2010.10 218p 20cm 3300円 ⓘ978-4-902854-78-7 Ⓝ490.16
[内容]緒言 医学 医術 医家 病人 疾病 医家対病人 宗教 信仰 神仏 内観 道徳 仁慈 謙虚 忍辱 生死 結論

◇「医のこころ」と仏教―医学生と医療従事者のための生命・医療倫理 池口惠觀著 同文舘出版 2006.9 214p 21cm 2500円 ⓘ4-495-57321-7 Ⓝ490.15
[内容]第1章 医のこころ 第2章 仏のこころ 第3章 生命のこころ 第4章 死のこころ 第5章 医と仏の共生 第6章 医のこころざし

◇いのちのゆくえ医療のゆくえ　佐々木恵雲著　京都　法藏館　2006.8　101p　19cm　1000円　Ⓘ4-8318-2410-0　Ⓝ490.16

◇医の哲学の世界史―医学の生成：「浄化する魂」の軌跡　向井豊明著　れんが書房新社　2011.9　226p　22cm　1800円　Ⓘ978-4-8462-0382-5　Ⓝ490.1
　内容　第1章 哲学の申し子としての医学　第2章 生命哲学から生理解剖学が誕生　第3章 近代医科学の功罪　第4章 医の哲学の現在　第5章 展望：組織医療の狭間で

◇今なぜ仏教医学か　杉田暉道, 藤原壽則共著　京都　思文閣出版　2004.6　260p　19cm　2500円　Ⓘ4-7842-1195-0　Ⓝ490.16
　内容　第1章 私の体得した仏教の教え　第2章 ブッダの医学　第3章 天台大師の説いた医療　第4章 日本の仏教の教え　第5章 日本人の信仰心　第6章 仏教と医療の融合

◇癒しとしての死の哲学　小浜逸郎著　洋泉社　2009.7　287p　18cm　(MC新書 037)　1800円　Ⓘ978-4-86248-390-4　Ⓝ114.2
　内容　序章 死はなぜ話題となるのか　第1章 死と生をどう分けるか―脳死と臓器移植をめぐって　第2章 死をどう受け入れるか―癌告知の方法をめぐって　間章 安楽死するための哲学　第3章 死はいかに哲学されてきたか　第4章 死をどう哲学するか

◇ヴァチカン・アカデミーの生命倫理―ヒト胚の尊厳をめぐって　教皇庁生命アカデミー, アンジェロ・セラ原著, 秋葉悦子訳著　知泉書館　2005.12　211p　23cm　4000円　Ⓘ4-901654-61-6　Ⓝ490.15
　内容　人格主義生命倫理学（人格主義生命倫理学の系譜・人格主義生命倫理学の基本原則）　「人間の尊厳」　ヒト胚の始まりに関する科学的事実とES細胞研究の禁止（ヒト胚性幹細胞の作成および科学的・治療的使用に関する宣言（教皇庁生命アカデミー著）　ヒト胚：人か, それとも科学技術の貴重な道具か？（アンジェロ・セラ著）　異論に対する反論）　ヒトのクローニングの禁止（クローニングに関する考察（教皇庁生命アカデミー著）　ヒトのクローニングに向かって？（アンジェロ・セラ著）　「智恵」から見たヒトのクローニング（アンジェロ・セラ著）　ヒトのクローニングの禁止にかんする国際的な議論への寄与）　生殖補助医療について（イタリアの「生殖補助医療に関する法律」　医師の職務倫理と「生殖補助医療」（アンジェロ・セラ著）　生殖補助技術の優生学的視点（アンジェロ・セラ著）　カムフラージュされた胚と避妊（アンジェロ・セラ著）

◇老いとそのケア　キリスト教カウンセリングセンター編, 賀来周一監修, 斎藤友紀雄監修・著　キリスト教カウンセリング講座ブックレット5）　2011.11　126p　21cm　（キリスト教カウンセリング講座ブックレット5）　1400円　Ⓘ978-4-87395-600-8
　内容　序に代えて―老いのきびしさを見つめて　第1章 聖書における老いの意味　第2章 老いの現実　第3章 高齢者ケアとは何か―ケアの思想　第4章 高齢者ケアの実際　第5章 高齢期における宗教と健康　第6章 統合の時としての老年期　第7章 高齢者と死生観―人生の終焉を生きる

◇現代医療の諸問題―仏教ヘルスケアの視点から　佛教大学総合研究所編　京都　佛教大学総合研究所　2003.3　161p　26cm　（佛教大学総合研究所紀要別冊）〈会期：2001年7月28日〉　Ⓝ490.4

◇宗教と科学仏教と環境＝生命倫理―仏教とキリスト教との対話　武田龍精編　京都　龍谷大学仏教文化研究所　2005.3　396p　26cm　（研究叢書『親鸞思想と現代世界』5）〈英語併載　発行所：永田文昌堂〉　8000円　Ⓘ4-8162-3055-6　Ⓝ160.4
　内容　宗教と科学（宗教と科学は如何にして創造的に関係すべきか？　キリスト教の視点から（ロバート・ジョン・ラッセル著）宗教と科学に関する仏教・キリスト教対話の将来（ナンシー・R. ハウエル著）　空と宇宙（梶山雄一著）　宗教と科学―ジョージ・ブールその仕事と信仰から考えること（山口昌著）　対話を超えて（ロバート・ジョン・ラッセル著）　宗教と科学―アメリカ宗教学会(AAR)における現代的課題と問題（ナンシー・R. ハウエル著））　仏教と環境＝生命倫理（キリスト教と死ぬ権利（デイヴィッド・R. ラーソン著）　日本におけるバイオエシックスの根本問題（飯田亘之著）　仏教における自然観と生命観（瓜生津隆真著）　包括的な「生命の倫理」を求めて（丸山徳次著）　飯田氏への質問と「生命倫理」の包括性への問い（丸山徳次著）　宗教と生命倫理（デイヴィッド・R. ラーソン著）　中絶をめぐる議論の問題点（田村公江著）　キリスト教と仏教からみた中絶の問題（鍋島直樹著）　ラーソン氏と田村氏へのレスポンス（鍋島直樹著）　21世紀を考える（人間・科学・宗教―プロセス形而上学的視点から（遠藤弘著）　人間・科学・宗教―地球の生態学的危機を考える（田中裕著）　社会制度としての科学と宗教（永見勇著）））

◇宗教と終末医療　林茂一郎, 井上ウィマラ, 藤腹明子, 田中雅博著　俊成出版社　2009.12　177p　18cm　（アーユスの森新書 001）〈シリーズの編者：中央学術研究所〉　800円　Ⓘ978-4-333-02413-1　Ⓝ490.16
　内容　第1章 緩和ケア・ビハーラ病棟の五年間―患者さんとともに歩む現場づくり　第2章 終末医療における「スピリチュアルケア」の可能性―「仏教」と「子育てにおける母子関係」を手がかりとして　第3章 一人ひとりの「死への内省」から始まる終末医療―看護師の立場から　第4章 日本の緩和ケア・スピリチュアルにおける宗教者のかかわり　第5章 パネルディスカッション―終末医療の現実で宗教は何をすべきか, 何ができるのか

◇宗教と生命倫理　小松美彦, 土井健司編　京都　ナカニシヤ出版　2005.5　273p　20cm　（叢書倫理学のフロンティア 16）　2600円　Ⓘ4-88848-953-X　Ⓝ490.15
　内容　0 なぜ「宗教と生命倫理」なのか　1 死者を遇する"倫理"―仏教と生命倫理　2 「いのち」の倫理の再構築に向けて―キリスト教の視点から　3 儒教と生命倫理の可能性―基礎作業の試み　4 ヒンドゥー教に学ぶ"いのち"の哲学　5 「イスラーム」と「生命倫理」　6 神道世界の死生観から　7 中世説話における動物の生命―殺生の宗教学へ　8 生命があるとは, どういうことか―宗教と自然の生命

◇生死の仏教学―「人間の尊厳」とその応用　木村文輝著　京都　法藏館　2007.4　240p　20cm　2400円　Ⓘ978-4-8318-2418-9　Ⓝ180.4
　内容　生死を見つめる視点　第1章 生の中の死・死の中の生―生死一如の立場から（誕生と死を考える仏教の立場　基本的な三つの視点　誕生のプロセス　死のプロセス　仏教の立場と現代社会）　第2章 「人間の尊厳」の仏教的解釈―空と縁起の立場か

ら(「尊厳」とは何か　西洋的な「尊厳」の解釈　仏教的な「尊厳」の解釈　「あたりまえ」をあたりまえに）　第3章 臓器移植問題に対する仏教者の立脚点―個々人の苦しみの立場から（臓器移植問題再考の意義　二者択一的回答の排除　それぞれの立場の拠り所）　第4章 「人間の尊厳」の現成と否定―生死の学の立場から―一九九七年の三つの出来事　脳死と死の「自己」決定権　クローン人間産生と予見可能性　人殺しの禁止と五戒の理念）

◇生と死を見つめて―信仰といのちの倫理　浜口吉隆著　南窓社　2006.5　212p　20cm　1700円　Ⓘ4-8165-0347-1　Ⓝ490.16

◇〈生命〉の倫理　中村元著, 東方研究会編　春秋社　2005.9　234p　20cm　（構造倫理講座 3）　2500円　Ⓘ4-393-31293-7　Ⓝ181.6

◇沈黙の菩薩―医療と宗教の狭間で　今井幹雄著　大阪　東方出版　2005.12　237p　20cm　2000円　Ⓘ4-88591-979-7　Ⓝ490.16
［内容］1 医療と宗教の狭間で（いのち黄昏れて　生命の修行者たち　いのち一如へ）　2 生命と医療に関する論文

◇問いとしてのスピリチュアリティ―「宗教なき時代」に生死を語る　林貴啓著　京都　京都大学学術出版会　2011.6　262p　22cm　（プリミエ・コレクション 2）　3200円　Ⓘ978-4-87698-559-3　Ⓝ114.2
［内容］第1部 問いと答え（スピリチュアリティにおける「問い」と「答え」―一つの分節化の戦略　スピリチュアリティ理解の座標軸―その問いはスピリチュアルなものか　「スピリチュアリティ」定義の諸相をめぐって―「問いと答え」からの整理）　第2部 源流を求めて（宗教的人間論の系譜―「宗教的ではないが、スピリチュアル」の源流　フランクルと問いのスピリチュアリティ　「問いのスピリチュアリティ」から幸福を問う　「スピリチュアリティの哲学者」としてのベルクソン）　第3部 実践に向けて（「問い」の見地からするスピリチュアル教育の展望　問いの視点からみたスピリチュアルケア　「問いと答え」の見地からスピリチュアリティ文化を見る）

◇「人」の始まりをめぐる真理の考察―INITIUM VITAE　秋葉悦子著　毎日アースデイ　2010.8　174p　19cm　〈発売：毎日新聞社〉　1400円　Ⓘ978-4-620-90701-7　Ⓝ191.7
［内容］1 刑法、生命、バチカン　2 初期胚は「人」か「物」か　3 人格主義生命倫理―ルーツはアメリカ合衆国建国の思想　5 人格主義生命倫理と『いのちの福音』　6 生命アカデミーの前提は科学的な事実　7 人間の尊さは生物学的なデータではない　8 「前胚」でも「細胞の塊」でもなく「人」　9 受精卵にも人間の尊厳原則を適用する　10 クローン胚の尊厳、生殖の尊厳　11 胎児にも聖霊の働きがいる、だから殺さない

◇仏教看護の実際　藤腹明子著　三輪書店　2010.8　239p　21cm　2400円　Ⓘ978-4-89590-366-0　Ⓝ492.901
［内容］第1章 仏教看護の可能性　第2章 仏教看護実践の基本姿勢　第3章 仏教看護と人間主義看護　第4章 仏教看護と看護過程　第5章 人間の「生」と仏教看護の実際　第6章 人間の「老い」と仏教看護の実際　第7章 人間の「病い」と仏教看護の実際　第8章 人間の「死」と仏教看護の実際

◇仏教看護論　藤腹明子著　三輪書店　2007.11　205, 8p　21cm　2600円　Ⓘ978-4-89590-285-4　Ⓝ492.901

◇仏教と医療・福祉の近代史　中西直樹著　京都　法藏館　2004.5　217, 17p　20cm　2600円　Ⓘ4-8318-8164-3　Ⓝ490.16
［内容］仏教医療福祉の課題と展望　第1部 仏教と医療・福祉事業の歴史（産業資本形成期の仏教者救療活動　感化救済事業と仏教慈善病院の創設　小林参三郎と済世病院　西島貞了と早稲田病院　日本式社会事業の展開と仏教　仏教医療福祉事業の拡充）　第2部 仏教と障害者福祉、ハンセン病（近代障害者福祉における仏教の役割　ハンセン病布教の歴史的課題）

◇仏教と生命倫理の架け橋　鍋島直樹, 井上善幸, マルコム D. エッケル編　京都　法藏館　2008.7　237p　22cm　（人間・科学・宗教ORC研究叢書 7）〈文部科学省オープン・リサーチ・センター整備事業〉　3600円　Ⓘ978-4-8318-2433-2　Ⓝ180.4
［内容］智慧と慈悲（智慧と慈悲（マルコム D. エッケル著）　生命倫理における現代の問題とキリスト教者の解釈（ジェイムズ J. ウォルター著））　仏教と生命倫理（仏教と生命倫理（鍋島直樹著）　タイにおける生命倫理（ピニット・ラタナクル著）　「タイにおける生命倫理―仏教の見地から」に対する回答（ロナルド・仲宗根著）　生命倫理とパパイヤ（ピタック・チャイチャルーン著）　Buddhist thinking for the new millennium（Ronald.Y. Nakasone著）　仏教と生命倫理（ピニット・ラタナクル著）　生命倫理と法と世界（生命倫理とプライヴァシー（私事）（石塚伸一著）　ブナの森で未来を考える（正まき子著）　浄土教と生命倫理（縁起の生命倫理学（鍋島直樹著）　親鸞の慈悲理解の背景について（井上善幸著））

患者の権利

◇与えられる医療から参加する医療へ―患者の権利法を私たちの手で　患者の権利法要綱案パンフレット　患者の権利法をつくる会編　6訂版　〔福岡〕　患者の権利法をつくる会　2005.3　85p　21cm　Ⓝ498.12

◇あなたの苦情が医療を変える　患者の権利オンブズマン全国連絡委員会編　〔福岡〕　リーガルブックス　2008.10　47p　26cm　Ⓘ978-4-947745-07-1　Ⓝ498.12

◇医療・介護個人情報保護法　前田正一著　京都　金芳堂　2006.4　114p　21cm　1500円　Ⓘ4-7653-1224-0　Ⓝ498.163

◇医療・介護の個人情報保護対策の実際―知りたいところがすぐわかる！　坂本孝司監修, 村岡三千雄, 岸本敏和著　TKC出版　2006.2　207p　21cm　2500円　Ⓘ4-924947-53-9　Ⓝ498.163
［内容］序章 続出する情報漏えいと過剰対応　第1章 ガイドラインが求める個人情報とは　第2章 ステップごとの保護対策体制づくり　第3章 こんなときはどうする!?Q&A業務別対応ハンドブック　第4章 個人情報保護対策の外部評価　サンプル書式集　参考資料　個人情報保護対策「自己点検チェックリスト」

◇医療事故・カルテ開示・患者の権利　患者の権利オンブズマン編　第2版　明石書店　2006.11

308p 19cm 2500円 ①4-7503-2423-X ⓝ498.12

内容 第1章 医療事故防止と安全な医療 第2章 こうして防ごう医療事故 第3章 カルテ開示と信頼の医療 第4章 個人情報保護法と診療情報 第5章 資料編〈医療事故防止のための安全管理体制の確立に向けて(提言)―抜すい 診療録記載のガイドライン―抜すい ほか〉

◇医療の個人情報保護とセキュリティ―個人情報保護法とHIPAA法 開原成允, 樋口範雄編 有斐閣 2003.8 224p 19cm 2300円 ①4-641-12933-9 ⓝ498.163

内容 第1章 医療における個人情報保護の歴史と背景 第2章 保護されるべき医療個人情報 第3章 アメリカにおける医療情報保護：HIPAA法と日本への示唆 第4章 個人情報保護法と厚生労働省ガイドラインが医療に与える影響 第5章 電子情報のセキュリティ対策 第6章 医療機関は具体的にどうすればよいか？：プライバシーマーク(JIS Q15001)の医療機関への適用 第7章 今後の課題

◇医療の個人情報保護とセキュリティ―個人情報保護法とHIPAA法 開原成允, 樋口範雄編 第2版 有斐閣 2005.5 330p 19cm 2400円 ①4-641-12978-9 ⓝ498.163

内容 第1章 医療における個人情報保護の歴史と背景 第2章 保護されるべき医療個人情報 第3章 アメリカにおける医療情報保護―HIPAA法と日本への示唆 第4章 個人情報保護法と厚生労働省ガイドラインが医療に与える影響 第5章 介護分野における個人情報保護 第6章 医学研究における個人情報保護―特に既存資料を利用する研究における本人同意原則の例外の必要性について 第7章 電子情報のセキュリティ対策 第8章 医療機関は具体的にどうすればよいか？ 結び 資料編

◇患者第一最高の治療―患者の権利の守り方 岡本左和子著 講談社 2003.10 220p 18cm (講談社＋α新書) 780円 ①4-06-272219-4 ⓝ498.04

内容 序章 全米一の医療現場から 第1章 ペイシェント・ファースト 第2章 患者の権利と医師の義務 第3章 患者の義務と医師の権利 第4章 リスク・マネージメント(危機管理) 第5章 情報公開とインフォームド・コンセント 第6章 証拠に基づいた医療と健康保険 第7章 みんなで一緒に 終章 ペイシェント・コーディネーターという仕事

◇「患者中心の医療」という言説―患者の「知」の社会学 松繁卓哉著 立教大学出版会 2010.3 189p 22cm 〈発売:有斐閣〉 3400円 ①978-4-901988-16-2 ⓝ498

内容 序章 理論的枠組み 第1章 健康と病の社会学における「専門性」「エビデンス」 第2章 研究アプローチ―批判的言説分析の構想 第3章 医学教育におけるproblem-based learningのひろがり―医療者による「患者中心の医療」構想 第4章 英国Expert Patients Programmeにおける患者の「専門性」 第5章 "disease specific"という現象 第6章 「患者中心の医療」と「専門性」 終章 総括と展望

◇患者の言い分と健康権 井上英夫著 新日本出版社 2009.5 236p 19cm 1600円 ①978-4-406-05248-1 ⓝ498.04

内容 1 患者の言い分―生存権から健康権へ 2 人権って何だろう―サッカーからハンセン病まで 3 戦争と人間の尊厳―外から日本を考える

◇患者の意思決定権 石崎泰雄著 成文堂 2008.12 229p 22cm 2800円 ①978-4-7923-8061-8 ⓝ490.145

内容 第1章 アメリカにおけるインフォームド・コンセントの生成と展開 第2章 インフォームド・コンセントからインフォームド・ディシジョンへ 第3章 癌患者の意思決定権 第4章 信教上の理由に基づく意思決定権―エホバの証人の信者による輸血拒否事件 第5章 患者の意思決定権と医師の説明義務―乳房温存療法説明義務違反事件 第6章 病院における「カルテ開示」の法的問題点 第7章 病院における「診療情報提供」の法的問題 第8章 患者の意思決定権の確立へ 第9章 患者の権利確立への道

◇患者の権利―患者本位で安全な医療の実現のために ジョージ・J.アナス著, 谷田憲俊監訳, 患者の権利オンブズマン翻訳・編集協力 明石書店 2007.12 487p 22cm 7600円 ①978-4-7503-2684-9 ⓝ490.15

内容 患者の権利 患者の権利擁護者 アメリカの医療改革 病院 救急医療 インフォームド・チョイス 子どもと子どもの治療についての選択 生殖に関する保健医療 研究 医療記録 プライバシーと秘密保持 死にゆく人々のケア 苦しみ、痛み、自殺 死、臓器提供、解剖 患者の安全と医療過誤

◇患者の権利オンブズマン勧告集―苦情から学ぶ医療・福祉を目指して 患者の権利オンブズマン全国連絡委員会編 明石書店 2007.8 239p 21cm 2500円 ①978-4-7503-2599-6 ⓝ498.12

内容 脳外科―1998年11月手術 内科―1999年4月脱毛開始 精神科―1999年8月退院 心療内科―2000年11月モニター監視 産婦人科―2001年3月初診 外科―1997年11月手術、2002年4月苦情発生 内科―1999年6月死亡、2003年4月遺族がカルテ開示請求 脳外科―2003年5月手術 産婦人科―2003年7月出産 精神科―2003年8月医療保護入院 内科―2004年3月死亡 内科―2004年8月死亡 脳外科―2004年9月死亡 病院内科・院外薬局―2006年1月凍結製剤返却 内科・泌尿器科―2006年9月副腎摘出

◇患者の権利オンブズマン青書 v.2(2002.7-2005.3) 患者の権利オンブズマン編 福岡 九州リーガルサービス出版部リーガルブックス 2005.9 229p 26cm 〈v.2のサブタイトル：3年間の苦情相談事例と苦情調査報告の全容〉 1500円 ①4-947745-34-7 ⓝ498.12

◇患者の権利オンブズマン・レポート 苦情調査報告書集 患者の権利オンブズマン全国連絡委員会編著 神戸 エピック 2004.10 238p 19cm 1524円 ①4-89985-123-5 ⓝ498.12

内容 ケース1 精神科―患者の意思に反し秘かに変更された薬 ケース2 内科―薬の副作用でないかとの訴えを否定し医療機関同士の連絡で処方変更 ケース3 脳外科―脳外科手術後に人体実験されたとの訴え ケース4 産婦人科―産婦人科で医師のセクハラ発言にあう ケース5 心療内科―患者の同意なくモニター・カメラを作動させカルテ開示請求も拒否 ケース6 脳外科―脳動脈瘤の手術により障害が発生 ケース7 精神科―付き添いで行った精神病院に強制入院させられた ケース8 外科―手術の病理検査の結果を知らされなかった

◇患者の権利と医療の安全―医療と法のあり方を問い直す 岩田太編著 京都 ミネルヴァ書房

2011.2　365p　22cm　6000円　①978-4-623-05958-4　Ⓝ498.12
　内容 医療と法を考える―5つの具体的な事例から 第1部 患者のための医療を考える(患者の権利のための医療と法の役割　同意能力のない子に対する親の輸血治療拒否をめぐる対応―医療ネグレクトへの介入　似て非なる「日本式インフォームド・コンセント」を超えるために)　第2部 様々な課題―医療へのアクセス、国際化、先端医療(医療へのアクセスとアメリカの医療保険改革法の成立　医療通訳の普及に向けて―外国人患者の権利保護の視点から　渡航医療(メディカルツーリズム)と国際規制について　死体に対する遺族の権利について　医学研究における医療情報の保護　医療機器と医薬品に関連する製造物責任法と利益相反―近年のアメリカ法の動向)　第3部 医療事故からの克服を目指すために(患者の遺族に対する医師の説明義務　チーム医療における説明義務　産科医療補償制度に見る日本の医事紛争解決システムの方向性　医療事故、Open Disclosure、謝罪―法はいかに被害者と「加害」医療者を支援すべきか　ニュー・ジーランドに学ぶ医療紛争の解決のあり方　医療安全・医事紛争の10年をふりかえって)

◇苦情相談事例の分析と政策提言―苦情から学ぶ医療を目指して　患者の権利オンブズマン編　〔福岡〕　患者の権利オンブズマン　2011.3　35p　30cm　Ⓝ498.12

◇新・患者の権利オンブズマン　患者の権利オンブズマン編　明石書店　2006.7　224p　19cm　2000円　①4-7503-2373-X　Ⓝ490.145
　内容 第1章 苦情から学んで患者中心の医療を(患者の権利の今日的意味について　新ミレニアムにおける医師の責務　裁判当事者手続における第三者機関の役割　大分の医療に問われるもの)　第2章 患者の行動を促進するオンブズマンの活動(実践編)(相談支援の活動の果たす役割　データが語る相談支援事業と調査点検事業の実感　苦情手続の発展のために)　第3章 患者の苦情を受け止め、共に歩む(苦情は期待の裏返し―相談業務を通して教えられたこと　すべてのがん患者に、痛みから解放する医療を一日本をがんの痛み治療の先進国にしよう　院長の理念を貫く「患者の権利オンブズマン」の活動　患者の権利と私たちの医療活動　急性期から在宅までの連続性ある医療継続)　第4章 患者の権利オンブズマンの展望とボランティアの活動(資料編)

◇人体の個人情報　宇都木伸, 菅野純夫, 米本昌平編　日本評論社　2004.6　288p　22cm　3500円　①4-535-51410-0　Ⓝ490.15
　内容 なぜいま「人体由来の個人情報」が問題なのか　第1部 医療における個人情報(医療現場における診療情報とその管理　医療者と患者の間の医療情報　地域がん登録からみた個人情報)　第2部 医学研究における個人情報(ポストシーケンス時代の医学研究と医療情報　医学研究における個人情報保護　個人情報の研究利用―人体理解の一形態としてのゲノム研究が成り立つ　研究対象者保護法要綱試案における人情報研究の扱いについて)　第3部 資源化される個人情報(人由来物質と個人情報　医療情報と産業　科学技術政策と個人情報)　ゲノム時代の遺伝研究と個人情報保護

◇診療情報の法的保護の研究　増成直美著　成文堂　2004.1　239p　22cm　5000円　①4-7923-1631-6　Ⓝ498.12

◇Q&A医療・福祉と患者の権利　患者の権利オンブズマン編　第2版　明石書店　2009.5　288p　19cm　2000円　①978-4-7503-2993-2　Ⓝ498.12
　内容 1章 患者の権利とは何ですか？　2章 医療情報にアクセスするには？　3章 インフォームド・コンセント　4章 医療保障と患者の人権　5章 医療事故防止と患者の権利　6章 介護・福祉と利用者の権利　資料編

《医療情報開示》

◇医療情報の開示―患者の視点で考える　飯塚敏晃述, 伊藤元重聞き手　総合研究開発機構　2008.11　10p　30cm　(NIRA対談シリーズ no.38)　Ⓝ498.12

◇カルテ改ざん　石川寛俊監修, 医療情報の公開・開示を求める市民の会編著　神戸　さいろ社　2004.11　134p　19cm　1200円　①4-916052-17-X　Ⓝ498.12

◇カルテ改ざんはなぜ起きる―検証:日本と海外　石川寛俊, カルテ改ざん問題研究会著　日本評論社　2006.3　252p　22cm　3200円　①4-535-58437-0　Ⓝ498.12
　内容 第1部 わが国の実態と問題点(医療記録改ざんの実態と分析―アンケート調査の分析と改ざん事例の検討　民事訴訟における改ざんの取扱　日本での医療記録に関する規制)　第2部 海外での改ざん規制(アメリカ　イギリス　ドイツ)　第3部 検討と提言(医療記録改ざん問題を検討するために(座談会)　提言:カルテ改ざんを防止するために)

◇カルテ返却―医療不信を解決する特効薬　井ノ口裕著　日本評論社　2009.1　145, 4p　19cm　1500円　①978-4-535-98305-2　Ⓝ498.12
　内容 第1章 カルテとは何か　第2章 カルテ返却がもたらす利点　第3章 カルテ返却は社会の要請　第4章 問題志向型カルテというソフト　第5章 カルテ返却のキーワードは電子化　第6章 カルテは患者さんに理解されるか　第7章 カルテ返却の諸問題―医療裁判は増加するか　第8章 返却されたカルテはどのように使われたか―アンケートをもとにした分析結果

◇判例にみる医師の説明義務　藤山雅行編著　名古屋　新日本法規出版　2006.7　501p　22cm　4100円　①4-7882-0939-X　Ⓝ498.12

◇「密室の不正」との闘い方　石川寛俊監修, 医療情報の公開・開示を求める市民の会編著　神戸　さいろ社　2006.1　99p　19cm　(カルテ改ざん パート2)　1100円　①4-916052-19-6　Ⓝ498.12
　内容 第1章 まともなカルテを見たい―カルテ開示と改ざんの実態(「空白の20日間」のカルテを求めて―内宮博さんの事例　カルテの組織的隠蔽と改ざん訴訟―田中政春さんの事例　どうすればカルテを見せてくれるのですか―山中文彦さんの事例　「人体実験」と「患者の人格権」―無断臨床試験訴訟をめぐって)　第2章 カルテ改ざんとどう闘うか(個人情報保護法で医療情報の扱いはこうなる　欧米の医療情報開示状況とカルテ改ざん防止策　カルテ改ざんに関する全国の弁護士調査からわかること　カルテ改ざんや隠蔽にはこうして立ち向かおう)

◆電子カルテ
◇急拡大する電子カルテ市場の実態　2003年版　名古屋　アールアンドディ　2003.7　215p　30cm　90000円　Ⓘ4-901771-13-2　Ⓝ007.35
◇実践的「電子カルテ論」―21世紀の医療の鍵はITが握る　秋山暢夫著　静岡　静岡新聞社　2006.12　92p　18cm　（静新新書）　790円　Ⓘ4-7838-0329-3　Ⓝ498.163
　内容　電子カルテ導入への医師の危機　手書きの医療記録　電子カルテ化への時代の流れ　オーダエントリシステムと電子カルテ　電子カルテ固有の要件　診療記録の基礎的要件　診療記録のあり方　POSシステム　診療記録の記載方法　記録の修正［ほか］
◇実践的「電子カルテ論」―21世紀の医療の鍵はITが握る　秋山暢夫著　薬事日報社　2009.2　117p　19cm　〈静岡新聞社刊の増刊〉　1200円　Ⓘ978-4-8408-1069-2　Ⓝ498.163
◇12人のキーパーソンが語る医療情報の標準化―電子カルテのための医療情報標準化規格　対談　木村通男ほか述　インナービジョン　2003.11　82p　28cm　（医療情報標準化規格シリーズ　1）　1000円　Ⓘ4-902131-06-4　Ⓝ498
◇診療情報の電子化、情報共有と個人情報保護についての考察―ヒューマンセキュリティを実現する制度設計について　秋山美紀著　〔藤沢〕　慶應義塾大学大学院政策・メディア研究科　2004.3　26p　30cm　（総合政策学ワーキングペーパーシリーズ　no.22）　Ⓝ498
◇電子カルテが医療を変える　里村洋一編著　改訂版　日経BP社　2003.9　289p　21cm　〈発売：日経BP出版センター　執筆：石川澄ほか〉　1800円　Ⓘ4-8222-8173-6　Ⓝ492
　内容　第1章 電子カルテの登場とその背景　第2章 電子カルテとは何か　第3章 診療所、病院での導入事例をみる　第4章 電子カルテと地域医療ネットワーク　第5章 欧米での電子カルテシステムの状況　第6章 電子カルテの足場を固めるために　第7章 医療の質を問う時代へ
◇電子カルテシステムの普及に向けて　医療マネジメント学会企画・編集　じほう　2004.6　147p　26cm　2000円　Ⓘ4-8407-3305-8　Ⓝ498.163
　内容　第1部 普及に向けた政策 電子カルテシステムの普及に向けた厚生労働省の取り組み　電子カルテ開発に向けたMEDIS-DCの取り組み　第2部 開発導入ノウハウの具体的事例（電子カルテシステムの開発から導入までの具体的ノウハウ　電子カルテシステムの導入成功のためのコンサルティングの活用）　第3部 電子カルテシステムの具体的事例（クリティカルパスに対応した富士通の電子カルテシステム　情報の共有と利活用をねらった日立の電子カルテシステム―経営支援を中心に　亀田メディカルセンターにおける電子カルテの再検証　業務分析から生まれたNTTの総合医療情報システム）
◇電子カルテ時代のPOS―患者指向の連携医療を推進するために　日野原重明監修、渡辺直著　医学書院　2012.5　162p　26cm　2000円　Ⓘ978-4-260-01635-3
　内容　はじめに―なぜ今、POSか？　POSの沿革　POSの意義　POSの構造　基礎データ　問題リスト　初期計画と経過記録　退院時要約　外来におけるPOS　監査　多職種によるPOS、クリニカルパスとPOS
◇電子カルテで変わる日本の医療―患者さん中心の医療をめざして　小西敏郎、石原照夫、田中博監修　インターメディカ　2005.5　295p　26cm　3800円　Ⓘ4-89996-115-4　Ⓝ498.163
◇電子カルテとIT医療―これからの医療と病院運営のキーワードを解く　田中博著　新版　エム・イー振興協会　2007.4　154p　26cm　2667円　Ⓘ978-4-901276-20-7　Ⓝ498.163
◇電子カルテの時代　井川澄人著　悠飛社　2003.12　163p　20cm　（Yuhisha hot-nonfiction　Yuhisha best doctor series）　1600円　Ⓘ4-86030-038-6　Ⓝ498.163
　内容　第1章 電子カルテとは何か？　第2章 オーダリングから電子カルテへ　第3章 医療が変わった　第4章 変わる家庭療養　第5章 インターネットを通じた医療の連携　第6章 個人情報の保護　第7章 証拠に基づいた医療　巻末 患者さんへのアンケート調査結果
◇電子カルテは電気羊に食べられる夢を見るか　加藤五十六著　サイエンティスト社　2011.11　136p　19cm　〈イラスト：山本貴嗣〉　1200円　Ⓘ978-4-86079-055-4　Ⓝ498.163
　内容　はじめに―エレクトリック・エレクトロニック　電子カルテの評判　医療情報学会とS先生　ベンダーとのつきあい方（相手の身分　ぬけがけ陳情　出張の勧め　実践編）　千里の馬は常に有れどもお客様の意は常に正しい？　誤りは人の常　インシデントレポート　ダチョウ倶楽部（ダチョウ糞害の実態　ネットワーム問題とダチョウ）　病院にロシアの潜水艦［ほか］
◇日本版EHR（生涯健康医療電子記録）の実現に向けた研究―平成20年度総括研究報告書　平成20年度厚生労働科学研究費補助金（地域医療基盤開発推進研究事業）　〔田中博〕　2009.3　262p　30cm　Ⓝ498.163
◇日本版EHR（生涯健康医療電子記録）の実現に向けた研究―平成21年度総括・分担研究報告書　厚生労働科学研究費補助金地域医療基盤開発推進研究事業　〔田中博〕　2010.5　124p　30cm　Ⓝ498.163
◇EHR実践マニュアル―その成功戦略と事例研究　ジョー・ミラー編、神戸市立医療センター中央市民病院医療情報研究チーム訳、宮原勅治監訳　篠原出版新社　2009.2　158p　26cm　3000円　Ⓘ978-4-88412-328-4　Ⓝ498.163
　内容　1 プランニング　2 コアEHRコンポーネント　3 情報の共有（患者-医療施設間のE・コミュニケーションとポータル　データの共有と相互運用性）　4 システム導入に関する検討事項（外来EHRの導入　EHRを合法的診療記録（Legal Health Record）にするために［ほか］
◇SaaS／クラウド技術で電子カルテはここまで進化する―医療連携時代のカルテを究極の"使いやすい道具"にするために　姫野信吉著　日経BPコンサルティング　2011.10　246p　21cm　〈発売：日経BPマーケティング〉　2000円　Ⓘ978-4-901823-85-2　Ⓝ492
　内容　SaaS／クラウド型電子カルテOpenNetKarteとは？　OpenNetKarteの外来、病棟での活用方法　ドラッグ&ドロップをオブジェクト指向で実現する

《インフォームド・コンセント》

◇インフォームド・コンセント―患者が納得し同意する診療　星野一正著　丸善　2003.7　188p　19cm　1900円　Ⓘ4-621-07288-9　Ⓝ490.15
[内容] 第1章 北米における医療の倫理の革命的変化　第2章 インフォームド・コンセントの誕生　第3章 インフォームド・コンセントの解説　第4章 日本の文化的環境におけるいわゆる告知の難しさ　第5章 カルテの開示についての提言　第6章 看護師のインフォームド・コンセントにおける役割　第7章 日本に馴染むインフォームド・コンセントの提言

◇インフォームド・コンセント―その理論と書式実例　前田正一編　医学書院　2005.8　271p　26cm　4600円　Ⓘ4-260-00069-1　Ⓝ490.14
[内容] 医療におけるインフォームド・コンセントとその法律上の原則　説明・同意文書の記載方法　要件を満たさない文書の実例―ここをこう変えれば良くなる　手術の説明文書の実例　治療の説明文書の実例　検査の説明文書の実例　看護に関する説明文書の実例　治験および臨床研究におけるインフォームド・コンセント　治験の説明文書の一例　医師の説明義務が問題とされた裁判例　インフォームド・コンセントの今後のあり方を考えるために　診療記録の開示と十分な記録

◇インフォームド・コンセント―その誤解・曲解・正解　谷田憲俊著　大阪　医薬ビジランスセンター　2006.5　274p　21cm　1800円　Ⓘ4-901402-30-7　Ⓝ490.15

◇インフォームド・コンセント―患者の選択　ルース・R.フェイドン, トム・L.ビーチャム著, ナンシー・M.P.キング協力, 酒井忠昭, 秦洋一訳　みすず書房　2007.2　379,12p　21cm　6000円　Ⓘ978-4-622-03794-1
[内容] 第1部 基礎となる考えかた（道徳理論の法理論的基礎）　第2部 インフォームド・コンセントの歴史（臨床医学のなかの見解と実践　同意と法廷：法理論の登場　研究倫理における同意要件の展開　ヒトを対象にした研究にたいする連邦政策の発展）　第3部 インフォームド・コンセントの理論（自律性の概念　ICの概念と能力　理解　強制, 操作, 説得）

◇インフォームド・コンセントの理論と説明文書―患者にとってわかりやすい医療を提供するために　日医総研　2008.6　219p　31cm（日本医師会総合政策研究機構ワーキングペーパー no.176　日医総研ワーキングペーパー）Ⓝ490.14

◇より良いインフォームド・コンセント(IC)のために　日本内科学会認定内科専門医会編　日本内科学会　2003.9　435p　26cm　非売品　Ⓝ490.14

《クオリティ・オブ・ライフ》

◇クオリティー・オブ・ライフ―豊かさの本質とは　マーサ・ヌスバウム, アマルティア・セン編著, 竹友安彦監修, 水谷めぐみ訳　里文出版　2006.3　237p　22cm　3000円　Ⓘ4-89806-246-6　Ⓝ369.04
[内容] 生活と潜在能力（何の平等か？ 厚生, 財, 潜在能力について　潜在能力と福祉　「何の平等か？ 厚生, 財, 潜在能力について」と「潜在能力と福祉」の論評―クリスティーン・M・コースガード　「潜在能力と福祉」の論評―ウルフ・ガートナー　不平等の記述：福祉調査に関するスウェーデン・アプローチ　「不平等の記述：福祉調査に関するスウェーデン・アプローチ」の論評―ベングト・クリスタ・イサンダル　所有すること, 愛すること, 存在すること：スウェーデン・モデルに代わる福祉リサーチのアプローチ　ヘルスケアにおけるQOLの測定と医療倫理　「ヘルスケアにおけるQOLの測定と医療倫理」の論評）

◇クオリティ・オブ・ライフ―概念・政策・実践　デイヴィッド・フィリップス著, 新田功訳　出版研　2011.7　412p　22cm　〈発売：人間の科学新社〉　3500円　Ⓘ978-4-8226-0290-1　Ⓝ365
[内容] 第1章 クオリティ・オブ・ライフと個人　第2章 健康関連のクオリティ・オブ・ライフ　第3章 社会的文脈：効用, 欲求, 慎慮的価値と潜在能力　第4章 貧困と富, 包摂と排除：社会過程と社会的帰結　第5章 コミュニティとクオリティ・オブ・ライフ：社会関係資本と社会的結束　第6章 社会のクオリティ・オブ・ライフの構成概念　第7章 健全な社会：生活の質と量　第8章 終章

◇幸福と医学　岡本道雄, 井村裕夫編　岩波書店　2004.11　158p　20cm　（シリーズ転換期の医学 3）　2400円　Ⓘ4-00-006610-2　Ⓝ490.4
[内容] 幸福とは何か（幸福と医学　医療側のエンパシー　幸福の遺伝子）　QOLを考える（医学・医療から見たQOL　臨床研究における健康関連QOLの測定と応用　患者の病気観―生活者としての患者の視点から　食欲のメカニズムの理解とQOL―糖尿病患者の食事療法から　私の稀病体験と私なりのQOLについて　高齢者のQOLと死生学の必要性）　二一世紀医学フォーラム・京都の記録

◇QOL学を志す人のために　Quality of Life研究会編, 萬代隆ほか著　丸善プラネット　2010.12　177p　21cm　〈発売：丸善出版事業部〉　3000円　Ⓘ978-4-86345-070-7　Ⓝ490
[内容] 第1部 概論(QOL総論)　第2部 ライフサイクルから考える　第3部 疾患特異性から考える　第4部 医療関連領域から考える（産業精神保健のQOL　補完代替医療(CAM)のQOL ほか）　第5部 倫理・社会・管理領域から考える

生命倫理

◇生きることの質　日野原重明著　岩波書店　2008.1　270p　15cm　（岩波現代文庫 社会）　1000円　Ⓘ978-4-00-603160-2　Ⓝ490.14
[内容] 1 講演（いのちの有限性といのちの深さ　死は生の一部　あなたの寿命を豊かにする鍵　あの「時」

との出会い―出会いを出会いとするために　愛するとは―共に同じ方向を見ること　いのちを問い直す問われるターミナルケアのあり方　延命の医療から「有終」の医療へ　二十一世紀の医療と患者―新しい医師・患者関係　老年こそ輝く自由の時　健康と生きがいの新しい考え方をデザインする　キリスト者の生と死―その望みと喜び）　2 エッセイ（生涯を通して学習することの意味　自分と出会う―闘病とハイジャック体験　死をどう生きたか　病名告知とターミナルケア　限りあるいのちに支えを）

◇〈いのち〉をめぐる近代史―堕胎から人工妊娠中絶へ　岩田重則著　吉川弘文館　2009.5　230p　19cm　（歴史文化ライブラリー 271）1700円　①978-4-642-05671-7　Ⓝ326.23
内容　生まれなかったいのち―プロローグ　胎児といのちへの視線　堕胎の社会経済史　堕胎手術の社会伝承史　堕胎罪をめぐる女と男　いのちの近代　二種類のいのちと人権―エピローグ

◇「いのち」から現代世界を考える―連続講義　高草木光一編　岩波書店　2009.6　302,5p　21cm　2400円　①978-4-00-022171-9　Ⓝ490.15
内容　第1部「いのち」をめぐる現在（生体移植、脳死・臓器移植　遺伝子操作、先進医療　優生思想と自己決定権）　第2部 人類史のなかの「いのち」（ウイグルの視点、チベットの視点　『医心方』の倫理観、神道の自然観　宗教と医学の間）　第3部「いのち」の同時代史のために（「いのち」の闇　揺らぎのなかの「いのち」　「いのち」の構築）　第4部 われわれはいまどんな時代に生きているのか（座談会）

◇いのち教育とスピリチュアリティ　カール・ベッカー, 弓山達也編　大正大学出版会　2009.9　314p　21cm　〈執筆：岩田文昭ほか〉　2700円　①978-4-924297-61-6　Ⓝ375.04
内容　生と死の教育（「失うこと」は、学びと成長につながる（谷加憲俊著）　学校教育とスピリチュアル教育（学校で行う「スピリチュアル教育」の手がかり（得丸定子著）　SOCの現状とスピリチュアル教育の意味（カール・ベッカー著）　道徳教育とスピリチュアル教育（岩田文昭著）　「問い」の見地からするスピリチュアル教育の展望（林貴啓著）　フィンランドの小学校教育におけるスピリチュアル教育（山田眞知子著）　文学教育によるスピリチュアル教育（山本佳世子著）　いのらの教育と宗教教育（弓山達也著）　いのちの教育とスピリチュアリティ（問題提起）　発題　教員養成におけるいのち教育（岩田文昭著）　基本的自尊感情といのちの教育（近藤卓著）　いのち教育と日本的スピリチュアリティ（カール・ベッカー著）　ディスカッション（岩田文昭, 近藤卓, カール・ベッカー, 弓山達也述））

◇生命（いのち）―人体リサイクル時代を迎えて　山口研一郎編著　緑風出版　2010.12　251p　21cm　〈タイトル：生命〉　2400円　①978-4-8461-1014-7　Ⓝ490.15
内容　第1章 人体リサイクル社会の行き着く果て（人工多能性幹（iPS）細胞の作成による新しい生命科学の幕開け　現行的医療の大幅な後退、変質ほか）　第2章 健康幻想と優生思想　第3章 いのちへの作法　第4章 生命観変貌の社会史　第5章 いのちの否定―宗教による戦争と差別の正当化

◇命と医療の倫理　大崎博, 吉利味江子著　文化書房博文社　2010.10　281p　21cm　2500円　①978-4-8301-1192-1　Ⓝ490.15
内容　第1章 インフォームド・コンセント　第2章 生命の神聖と生活（命）の質　第3章 死を選ぶ権利　第4章 死の受容とターミナル・ケア　第5章 脳死と臓器移植　第6章 新しい生殖医療

◇いのちのかなしみ―私のカラダの情報は誰のものか　河原ノリエ著　春秋社　2012.1　264p　20cm　1700円　①978-4-393-49531-5　Ⓝ490.15
内容　第1部 逃れられないものと向き合う　第2部 私のカラダの情報は誰のものか　第3部 こぼれおちた物語（川をわたる）

◇「いのちの思想」を掘り起こす―生命倫理の再生に向けて　安藤泰至編　岩波書店　2011.10　243p　20cm　3200円　①978-4-00-022185-6　Ⓝ490.15
内容　いのちへの問い　いのちからの問い―序にかえて（安藤泰至）　第1章 上原專祿の医療・宗教批判とその射程（安藤泰至）　第2章 田中美津論―「私という真実」を生きるということ（脇坂真弥）　第3章 いのち・病い・死・癒しの語りべ―中川米造論へのメモ（佐藤純一）　第4章 岡村昭彦とバイオエシックス（高草木光一）　第5章 日本の生命倫理研究の開拓者たち―成熟あるいはその拒否（香川知晶）

◇いのちの対話―ふたたび生と死を考える　長野大学からの二十一世紀メッセージ　長野大学編　松本　郷土出版社　2006.1　223p　19cm　1600円　①4-87663-799-7　Ⓝ490.15
内容　総論―生命倫理のダイアローグ　日本における生殖医療の現状　からとめられるわたしたちのからだ　心の生と死―歴史の事実から　地域で育むいのち―ソーシャルワークの可能性―JA信州うえだの協同組合福祉との実践に学ぶ　遊びやせんと生まれけむ―子問研物語　いのちと音楽がふれあうとき　医療の中のいのち―がん・移植・障害　ターミナルケアと精神保健―ある知的障害者更生施設の事例　生命、輝く、とき　いのち（生と死）を考えるということ　看取りーつき尽きるその時まで　学生たちが学んだデス・エデュケーション

◇いのちの地域ケア―いのちの倫理を考える　松田正己編　第2版　さいたま　やどかり出版　2005.5　322p　21cm　〈執筆：松田正己ほか〉　2400円　①4-946498-79-6　Ⓝ490.15

◇いのちのバイオエシックス―環境・こども・生死の決断　木村利人, 掛江直子, 河原直人編著　コロナ社　2008.7　207p　19cm　（ヒューマンサイエンスシリーズ 11）　1900円　①978-4-339-07841-1　Ⓝ490.15
内容　バイオエシックスの歴史と展望　第1部 環境・自然を考える（環境問題における思想の形成―田中正造の場合　「自然」の破壊を避けるため―いのちの公共政策とバイオテクノロジー）　第2部 こどもの医療を考える（新生児医療における生命倫理―特に予後不良の児への対応　小児医療とインフォームド・コンセント　小児医療と倫理―真実告知とこどもの権利　こどもの脳死臓器移植の方向性を考える　「子を持つ自由」とは何か―生殖補助医療利用の法的規制をめぐって）　第3部 生死の決断を考える（いのちの自己決定とは―事前指示が医師介助自殺を含むとき　日本において安楽死は可能か―刑法の立場から　医師による自殺介助は可能か―北米における裁判の動向　臓器の提供と脳死の自己決定の問題性―臓器移植法と臓器の摘出を中心と

◇いのちの始まりの生命倫理—受精卵・クローン胚の作成・利用は認められるか　島薗進著　春秋社　2006.1　326p　20cm　2500円　①4-393-33247-4　Ⓝ490.15
　内容　第1部 対象・ヒト胚の取扱いに関する基本的考え方　第2部 何が争点だったのか　第3部 ヒト胚の研究・利用をめぐる討議の経緯　第4部 資料集（「ヒト胚の取扱い」をめぐる審議・関連略年表　生命倫理専門調査会発足当初の配布資料（抄）ほか）

◇いのちの平等論—現代の優生思想に抗して　竹内章郎著　岩波書店　2005.2　253, 16p　20cm　2900円　①4-00-022147-7　Ⓝ490.15
　内容　1 いのちを守る（「弱者」のいのちを守るということ—「重度障害者」が提起するもの　「脳死」論の帰結を考える　死ぬ権利はまだ正当化できない）　2 能力の共同性論のために（病気と障害から能力問題を考える　身体は私的所有物か—身体と能力をめぐる私有と共同性　能力にもとづく差別を廃棄するために—近代主義と向き合う）　3 先端医療と倫理（先端医療技術は何を隠すか　生殖技術と倫理との関係を問う商業的優生学との対抗）

◇生命の淵—バイオエシックスの歴史・哲学・課題　大林雅之著　東信堂　2005.10　146p　22cm　2000円　①4-88713-631-5　Ⓝ490.15
　内容　第1部 バイオエシックスの「歴史的回顧」　医療倫理の歴史と概念　遺伝子研究の歴史と倫理）　第2部 バイオエシックスの哲学（生命の技術化　バイオエシックスが「医学の哲学」を変えた　ヒトゲノムの全塩基配列決定は還元主義　バイオエシックスにおける相補性）　第3部 バイオエシックスの課題（「生命倫理学」にとって「犯罪」への「荷担」は可能か　遺伝子診断とバイオエシックス　バイオエシックスの基本問題）

◇いのちの法と倫理　葛生栄二郎, 河見誠共著　第3版　京都　法律文化社　2004.10　293, 7p　19cm　（法律文化ベーシック・ブックス）　2800円　①4-589-02775-5　Ⓝ490.15
　内容　序章 自己決定権と人間の尊厳—生命倫理の原点から　第1章 人工生殖—生命の神秘への挑戦　第2章 人間のクローン—コピーされる「いのち」　第3章 人工妊娠中絶—産まない権利か, 生まれる権利か　第4章 ガン告知・ホスピス・看護の倫理—自分らしい生を全うするために　第5章 安楽死・尊厳死—生命の尊重と人間の尊厳　第6章 脳死・臓器移植—生と死のはざま

◇いのちの倫理学　桑子敏雄編著　コロナ社　2004.10　231p　21cm　2600円　①4-339-07776-3
　内容　1章 医療における「安全」とは何か　2章 医療者の言語, 患者のことば　3章 われわれの知る権利・知る義務—共同の冒険者として　4章 医学実験と倫理委員会制度　5章 PVS患者の生と死　6章 生命科学・技術者の倫理と倫理　7章 ロボット・セラピー・システム　8章 生命システムと供養　9章 誰が遺伝子を誤解しているか　10章 医療空間と合意形成

◇命は誰のものか　香川知晶著　ディスカヴァー・トゥエンティワン　2009.8　263p　18cm　（ディスカヴァー携書 42）　1000円　①978-4-88759-734-1　Ⓝ490.15
　内容　第1章 あなたは, 薬や医療設備が足りないとき, 治療する人を選んでもいいと思いますか？あ

なたなら, 誰を選びますか？—生命倫理, 最初の問題　第2章 あなたは, 生まれてきた子に重い障害があったとしたら, 治療に同意しますか？そのまま死なせますか？—障害新生児の治療停止　第3章 あなたは, 生まれてくる子どもに障害があるとわかったとき, その子を産みますか？—「不幸な子どもを産まない運動」と「間違った命」訴訟　第4章 あなたは, 代理出産を依頼しようと思いますか？—生殖技術の展開と自然主義vs契約主義　第5章 あなたは, 自分の子ども同士の臓器移植を決めることができますか？—自己決定と子どもの権利　第6章 あなたは, 治る見込みはないのに, 生かし続けられることを望みますか？—カリフォルニア自然死法とクインラン事件　第7章 あなたは, 家族が治る見込みがないとき, 人工呼吸器を取り外すことに同意しますか？—射水市民病院事件と尊厳死運動　第8章 あなたは, 人の死だと思いますか？—「遅れた日本」と臓器移植法成立の意味　第9章 あなたは, 臓器を提供しますか？—臓器不足をめぐる問題　第10章 あなたの命は誰のものですか？—医療技術の進歩と人間の生命

◇女の子のための愛と性の生命倫理　湯浅慎一, 井上真理子, 羽田登洋子著　太陽出版　2007.11　245p　19cm　1800円　①978-4-88469-545-3　Ⓝ495
　内容　第1部 愛と性の医学　第2部 愛と性の倫理　第3部 愛と性の生命倫理・対話編

◇科学技術者のための実践生命倫理　角田幸雄編著　京都　昭和堂　2012.2　190p　19cm　2200円　①978-4-8122-1207-3　Ⓝ461.15
　内容　第1章 動物実験（我が国で使用されている実験動物の現状　動物実験に関する法令・指針　おわりに　第2章 生殖補助技術（生殖補助技術が開発されてきた歴史　ヒトで認められている生殖補助技術　生殖補助医療実施数と生殖補助医療実施施設数の現状　胚技術者の役割と資格　生殖補助医療に関わる規制　おわりに）　第3章 クローン技術（クローン個体作出研究の歴史　体細胞クローン個体作出の現状　動物で体細胞クローン個体作出研究が行われてきて理由　ヒトクローン研究の規制二巻大三の法令・指針　おわりに）　第4章 再生医学（再生医療とは　幹細胞の種類と特性　幹細胞の問題点　ES細胞の研究の指針　iPS細胞, 組織幹細胞の規則　おわりに）　第5章 遺伝子組換え技術（遺伝子組換え技術の概要　組換えDNA実験を行うにあたって守るべきこと　動物及び植物を用いる遺伝子組換え実験の概要　おわりに）

◇基礎から学ぶ生命倫理学　村上喜良著　勁草書房　2008.4　224p　21cm　2700円　①978-4-326-10181-8　Ⓝ490.15
　内容　1 基礎を知る（生命倫理学とは何か　生命倫理学の源流）　2 生命倫理の争点（人工妊娠中絶　生殖補助技術　遺伝子操作　脳死と臓器移植　安楽死・尊厳死）　3 議論を深める（生命倫理学と宗教の関係　自己存在と自己決定　ケアという視点）

◇ケース・スタディ生命倫理と法　樋口範雄編著　有斐閣　2004.12　248p　26cm　（ジュリスト増刊）　2400円　①4-641-11387-4　Ⓝ498.12

◇〈個〉からはじめる生命論　加藤秀一著　日本放送出版協会　2007.9　245p　19cm　（NHKブックス 1094）　970円　①978-4-14-091094-8　Ⓝ461.15
　内容　序章 「生命」を問い直す（「かけがえのない生」が揺らぐ時　反・生命の倫理学に向けて）　第1章 胎児や脳死者は人と呼べるのか—生命倫理のリミット

（「生命」とは何か　胎児とは"誰"のことか　脳死者と胎児の差異）　第2章「生まれない方がよかった」という思想―ロングフル・ライフ訴訟をめぐって（ロングフル・ライフ訴訟とは何か　ロングフル・ライフ訴訟の実例　「生きるに値しない人」は存在するか　「生命」の至上価値を疑う）　第3章 私という存在をめぐる不安（存在の「意味」をめぐる不安　存在の「根拠」をめぐる不安　存在の「事実」をめぐる不安　〈非在者の驕り〉を批判する）　第4章「生命」から「新しい人」の方へ（人間はいつか「人」になったのか　「誕生」の哲学・序説）

◇死をめぐる自己決定について―比較法的視座からの考察　五十子敬子著　新装増補改訂版　批評社　2008.11　276p　21cm　3000円　Ⓘ978-4-8265-0487-4　Ⓝ490.15
内容　序章 死をめぐる自己決定の問題状況　第1章 死生観―生命倫理の視点から　第2章「医療」をめぐって―疼痛緩和・尊厳死・安楽死　第3章 末期医療に関する比較法的考察　第4章 自己決定という視点　終章 尊厳死と安楽死　付論「死」の様態をめぐる考察

◇死から見る生―自殺と終末期医療を考える　青木新門,安森谷正彦,アルフォンス・デーケン,安齋伸,井上洋治,カール・ベッカー,窪寺俊之,斎藤友紀雄,眞田芳憲,瀬良信勝,戸松義晴,中野東禅,沼野尚美,藤腹明子,平野博,宮川俊行,渡邉直樹著　佼成出版社　2007.3　219p　21cm　（シリーズ・宗教で解く「現代」v.1）　1800円　Ⓘ978-4-333-02269-4　Ⓝ160.4
内容　1 死から生を考える（「臨終行儀」に学ぶ看取りと死の作法　何のために、人は生きるのか―臨死体験者の報告を踏まえて　死を思い、往く。だから、往生という―納棺夫が触れた死　イエスの十字架が語りかけているもの　生命の尊さ―その悦びと悲しみ）　2 終末期医療を考える（癒されて旅立ちたい患者さんの死を見つめて　苦しみを分かち合う「スピリチュアルケア」　死別の悲しみに寄り添う「悲嘆ケア」　エイズホスピス寺院（タイ）から学ぶホスピス運動―その思想と歴史）　3 自殺を死について（死ぬことなく、生き長らえて―現代キリスト教自殺論の試み　自殺についての仏教の視点―現実感覚の確立とあの世への連続感　自殺について神道の立場から考える　イスラームと自殺　宗教と自殺―自殺予防活動に携わる立場から　キリスト教と「安楽死問題」）

◇死の所有―死刑・殺人・動物利用に向きあう哲学　一ノ瀬正樹著　東京大学出版会　2011.1　377, 14p　22cm　5800円　Ⓘ978-4-13-010119-6　Ⓝ114.2
内容　序章「涙の哲学」に向けて―「死」の誕生　第1章 死刑不可能論―死刑存廃論に潜む倒錯　第2章「死ぬ権利」の欺瞞―安楽死の陥穽　第3章 生命倫理と死ぬ主体―胎児、代理母、クローン、そして死にゆく人　第4章 殺人者の人格性―虚構なのか適応なのか　第5章 殺された人の非存在性―「害グラデーション説」の試み　第6章 戦争という法外な殺戮―戦争をめぐる事実と規範　第7章 動物たちの叫び―動物実験と肉食の彼方　終章 死に基づく認識論―生と死を貫く同一性

◇資料集生命倫理と法―ダイジェスト版　資料集生命倫理と法編集委員会編　新版　太陽出版　2008.3　341p　21cm　〈編集：内山雄一ほか〉　2600円　Ⓘ978-4-88469-558-3　Ⓝ498.12
内容　1 誓い・綱領・宣言　2 ガイドライン・指針　3 法律・省令・告示　4 判例　5 生命倫理関連図表　6 生命倫理関連年表

◇生殖医療と法　町野朔,水野紀子,辰井聡子,米村滋人編　信山社　2010.4　300p　26cm　（医療・医学研究と法 1）　4800円　Ⓘ978-4-7972-8801-8　Ⓝ498.12

◇生殖補助医療　神里彩子,成澤光編　信山社　2008.9　378p　20cm　（生命倫理と法―基本資料集 3）　6300円　Ⓘ978-4-7972-5903-2　Ⓝ498.12

◇生と死　菊井和子,大林雅之,安藤正人著　改訂版　岡山　西日本法規出版　2003.4　123p　19cm　1429円　Ⓘ4-86186-149-7
内容　生命科学における「生と死」―バイオエシックスの立場から（現代科学における生命像　生命の技術化　遺伝子解読・医療問題　生命倫理学にとって「犯罪」への「荷担」は可能か）　人格と生命―哲学の立場から（文化的・歴史的観点の必要性　「人格（Person）」について　生命について　「生命の質（Quality of Life）」について　誕生と死への援助―看護学の立場から（生について　死について）

◇生と死の現在―生命はどこへ向かうのか　佐藤幸治著　京都　晃洋書房　2007.3　208, 5p　19cm　2200円　Ⓘ978-4-7710-1838-9
内容　第1章 生命　第2章 生命のはじまり（1）　第3章 生命のはじまり（2）　第4章 生命のおわり（1）　第5章 生命のおわり（2）　第6章 生命倫理の現在

◇生物と生命倫理の基本ノート―「いのち」への問いかけ　西沢いづみ著　京都　金芳堂　2008.12　94p　26cm　1800円　Ⓘ978-4-7653-1362-9　Ⓝ490.15

◇生命　岩波書店　2004.7　267p　21cm　（岩波応用倫理学講義 1）　3200円　Ⓘ4-00-026714-0　Ⓝ158
内容　1 講義の七日間―生命に肉薄する言葉　2 セミナー　3 問題集・近未来想定問答―あなたならどうする？（生命操作、人間改造）　4 シンポジウム―生と死はみんなの現場　5 生命倫理年表

◇生命科学技術推進にあたっての生命倫理と法―科学技術政策提言　〔上智大学法学部〕　2004.3　162p　30cm　〈文部科学省の委託による　平成14・15年度科学技術振興調整費調査研究報告書　研究代表者：町野朔〉　Ⓝ498.12

◇生命学をひらく―自分と向きあう「いのち」の思想　森岡正博著　トランスビュー　2005.7　194p　21cm　1600円　Ⓘ4-901510-34-7　Ⓝ490.15
内容　いのちのとらえ方　「条件付きの愛」をどう考えるか　共感的管理からの脱出　無痛化する社会のゆくえ　無痛文明と「ひきこもり」　生命学はなぜ必要か　「死者」のいのちとの対話　「無力化」と戦うために　自分と向きあう「いのち」の思想

◇生命・環境・ケア―日本的生命倫理の可能性　高橋隆雄著　福岡　九州大学出版会　2008.5　270p　22cm　3800円　Ⓘ978-4-87378-971-2　Ⓝ490.15
内容　第1部 ケア論の射程（ケアとは　日本思想におけるケアの概念―神の観念を中心として　安楽死について―日本的死生観から問い直す　治療義務・医学的無益性・自己決定・患者の最善の利益）　第2部 生命と環境の倫理（自然・他者・環境　生命と環境の

◇生命・情報・機械　高橋隆雄編　福岡　九州大学出版会　2005.6　235p　22cm　（熊本大学生命倫理研究会論集 6）　2800円　Ⓘ4-87378-867-6　Ⓝ490.15
　内容　第1章 遺伝子情報と環境要因—FAP発症過程に見る　第2章 情報環境と人間　第3章 デジタルとバイオ—機械・生命・尊厳　第4章 機械と人間の組みあわせについて　第5章 生命と情報をめぐる思想史序説—カントの有機体論を中心に　第6章 遺伝情報におけるプライバシーと守秘義務　第7章 医薬情報とビジネス　付論 バイオテクノロジー—小史と現状・課題

◇生命哲学—いのちの操作への疑問　ホアン・マシア著　習志野　教友社　2003.7　145p　21cm　1505円　Ⓘ4-902211-01-7　Ⓝ490.15
　内容　第1章 技術文明時代に哲学は不要か　第2章 どうして臓器を部品のようにみなすのか　第3章 発生の過程に線引きできるのか　第4章 どのようなまなざしで胚を捉えるのか　第5章 生命の「質」を計りうるのか　第6章 延命措置にはどのような意味があるのか　第7章 実践的な知恵をどう生かすのか　第8章 自己決定に限界はないのか　第9章 生命倫理に関して宗教が発言できるのか　第10章 性の挑戦に応える倫理があるのか

◇生命と法　戸波江二、棚村政行、曽根威彦、甲斐克則、岩志和一郎著　成文堂　2005.2　190p　19cm　1800円　Ⓘ4-7923-9133-4　Ⓝ498.12
　内容　1 胎児の人権、死者の人権—人はいつからいつまで、人権を享有するか　2 生殖補助医療と法　3 脳死と臓器移植　4 安楽死・尊厳死と法　5 医療における患者の自己決定—患者の生き方と医師の説明義務

◇生命と倫理—歴史性と文化性　青木矩彦著　丸善プラネット　2004.4　242, 16p　22cm　〈発売：丸善出版事業部〉　2800円　Ⓘ4-901689-26-6　Ⓝ490.15
　内容　第1章 環境倫理学・生命倫理学の背景　第2章 DNAと生命　第3章 ギリシャ文化とその意義　第4章 日本の宗教　第5章 文化と倫理　第6章 科学の哲学的定位—自然科学はどこまでいくのか　第7章 倫理の諸問題—現代の生命倫理と関連して　第8章 環境倫理、環境ホルモンおよび現代の関連諸問題

◇生命と倫理　寄川条路編著　学陽書房　2004.10　96p　20cm　1600円　Ⓘ4-313-38003-5　Ⓝ114.2
　内容　第1部 理論編（人間の生と死　生と時間（ミヒャエル・トイニッセン））　第2部 実践編（医療と倫理　臓器移植への道（ウルリッヒ・ローマン））

◇生命と倫理の原理論—バイオサイエンスの時代における人間の未来　檜垣立哉編　吹田　大阪大学出版会　2012.3　221p　21cm　2400円　Ⓘ978-4-87259-348-8
　内容　1 往復書簡—「日本の生命倫理を総括する」　2 シンポジウム「21世紀における生命と人間」（生命誌のこれから—主客合一に注目して　生気論とは何であったか）　3 3.11後の生命と社会—"放射能国家"の生政治　4 生命倫理の展望（バイオサイエンス時代におけるサクセスフルエイジング—身体の健康から、精神の健康へ　因果と自由について　何が「君自身について物語れ」と命じるのか—自伝、伝記、そして生政治　ブレイン・マシン・インターフェースの脳神経倫理—臨床研究の観点からの論考　生命、アニミズム、魂への態度）

◇生命のフィロソフィー　功刀由紀子ほか編著　京都　世界思想社　2003.11　251p　19cm　(Sekaishiso seminar)　1800円　Ⓘ4-7907-1022-X　Ⓝ490.15
　内容　第1部 総論（生命と技術　技術と法　優生思想の歴史　医療・看護・医学、そして生命科学）　第2部 各論（バイオテクノロジーの危険性とバイオハザード概念　ヒトゲノム解析計画とバイオテクノロジーの倫理—バイオ・ビジネスをめぐる「倫理」と「倫理」　医療過誤問題をめぐって　安楽死と尊厳死）　特別寄稿 麻疹が怖い成人麻疹—麻疹の流行と愛知大学

◇生命倫理—21世紀のグローバル・バイオエシックス　坂本百大、青木清、山田卓生編著　北樹出版　2005.10　234p　22cm　〈執筆：坂本百大ほか〉　2500円　Ⓘ4-7793-0004-5　Ⓝ490.15
　内容　総論 生命倫理の基礎（生命倫理の成立、背景と発展　生命倫理の基礎—多元主義の時代の倫理学　生命科学と生命倫理）　各論1 生命倫理の主要概念と思想的基盤（パターナリズムと自律（オートノミー）—その倫理学的基盤　自己決定とインフォームドコンセント　権利・人権・共生—生物としての人間から）　各論2 生命操作と生命倫理（出生をめぐる生命倫理—ヒトはいつから人になるのか　死と臓器移植をめぐる生命倫理　遺伝子をめぐる生命倫理　医療・看護現場の臨床倫理）　各論3 グローバル・バイオエシックス（医療資源の公正な配分　環境倫理　人口・健康・開発　グローバル・バイオエシックスの構想—将来展望）

◇生命倫理委員会の合意形成—日米比較研究　額賀淑郎著　勁草書房　2009.9　274, 68p　22cm　4400円　Ⓘ978-4-326-10190-0　Ⓝ490.15
　内容　秩序理論と合意形成　1 生命倫理委員会の歴史（米国の生命倫理委員会　日本の生命倫理委員会　日米の比較分析）　2 日米事例研究（国家委員会における「ベルモント・レポート」　大統領委員会と遺伝子治療　厚生科学会議と遺伝子治療　科学技術会議「生命倫理委員会」における基本原則　日米における事例の比較分析）　3 生命倫理委員会の展望

◇生命倫理/医療倫理—医療人としての基礎知識　箕岡真子編著　日本医療企画　2010.5　109p　26cm　（医療経営士テキスト 初級 8）　2500円　Ⓘ978-4-89041-908-1　Ⓝ490.15
　内容　第1章 生命倫理/医療倫理の基本的な考え方（生命倫理（バイオエシックス）の発展と医療倫理　患者の権利侵害の歴史と生命倫理　患者の権利と医療訴訟　人間の尊厳（Dignity）とSOL・QOL　倫理問題へのアプローチ方法　ほか）　第2章 各論—生命倫理/医療倫理の具体的テーマとその課題・展望

◇生命倫理への招待　塩野寛著　改訂2版　南山堂　2003.9　210p　21cm　1900円　Ⓘ4-525-52012-4　Ⓝ490.15

◇生命倫理への招待　塩野寛、清水惠子著　改訂3版　南山堂　2007.3　222p　21cm　1900円　Ⓘ978-4-525-52013-7　Ⓝ490.15

◇生命倫理への招待　塩野寛、清水惠子著　改訂4版　南山堂　2010.12　226p　21cm　1900円　Ⓘ978-4-525-52014-4　Ⓝ490.15

◇生命倫理学　青木清著　さいたま　人間総合科学大学　2008.5　113p　26cm　（心身健康科学シリーズ knowledge for well-being）〈発売：紀

伊國屋書店ホールセール部〉 2000円 Ⓘ978-4-87738-339-8 Ⓝ490.15
内容 第1章 人間の生存とバイオエシックス 第2章 生命倫理に関する諸問題 第3章 ヒト・ゲノム研究 第4章 脳死と臓器移植 第5章 医療における倫理―患者の自己決定権とは 第6章 生命・いのち・倫理 第7章 遺伝子治療 第8章 生殖補助医療による出生前診断 第9章 安楽死と尊厳死 第10章 人間の生存を考える 第11章 環境倫理

◇生命倫理学と功利主義 伊勢田哲治, 樫則章編 京都 ナカニシヤ出版 2006.5 264p 20cm （叢書倫理学のフロンティア 17） 2400円 Ⓘ4-7795-0032-X Ⓝ490.15
内容 1 功利主義とはいかなる立場か 2 功利主義をめぐる論争 3 ヒト胚の研究利用 4 人工妊娠中絶 5 生殖技術―生殖補助技術と出生前診断 6 事前指示 7 遺伝子操作 8 功利主義と臓器移植 9 QALYと医療資源配分 10 守秘義務と医療情報

◇生命倫理学入門 今井道夫著 第2版 産業図書 2005.2 199p 21cm （哲学教科書シリーズ） 2400円 Ⓘ4-7828-0210-2 Ⓝ490.15
内容 生命倫理学とは何か 健康・病気・医療 生殖技術 移植医療 科学的医学の倫理と倫理 人工妊娠中絶 安楽死 人間とは何か ターミナルケア 遺伝子技術 インフォームド・コンセント 今後の医療と生命倫理

◇生命倫理学入門 今井道夫著 第3版 産業図書 2011.1 204p 21cm （哲学教科書シリーズ） 2400円 Ⓘ978-4-7828-0210-2 Ⓝ490.15
内容 生命倫理学とは何か 健康・病気・医療 生殖技術 移植医療 科学的医学の倫理と倫理 人工妊娠中絶 安楽死 人間とは何か ターミナルケア 遺伝子技術 インフォームド・コンセント 今後の医療と生命倫理

◇生命倫理学の基礎 ロバート・M. ヴィーチ著, 品川哲彦訳 吹田 メディカ出版 2004.1 298p 21cm 〈訳：後藤博和ほか〉 3000円 Ⓘ4-8404-0848-3 Ⓝ490.15
内容 第1章 倫理学の地形図 第2章 ヒポクラテスの誓いとそれに対する異議申し立て―歴史素描 第3章 死の定義・人工妊娠中絶・動物の福祉―道徳上の資格の基盤 第4章 患者のためになることをすべし，患者を害するなかれという原理に潜む諸問題 第5章 人格尊重の倫理学―嘘をつき，だまし，約束を破ることを医師が道徳的とみなしてよい理由 第6章 殺すなかれという原理 第7章 死と死にゆくひと―判断能力のない患者 第8章 医療のための社会倫理学―資源の配分，臓器移植，ヒトを被験者とする研究 第9章 生命の人為的コントロール―遺伝学，生殖技術，ヒトの本性の変容 第10章 諸原理間の葛藤の解決 第11章 生命倫理学における徳

◇生命倫理学の基本構図 今井道夫, 森下直貴責任編集 丸善出版 2012.1 258p 22cm （シリーズ生命倫理学 第1巻）〈執筆：森下直貴ほか〉 5800円 Ⓘ978-4-621-08478-6 Ⓝ490.15
内容 生命倫理学とは何か―ゆるやかなコンテクストの創出か 日本の生命倫理学―その事始から現在まで 西洋の伝統的医療倫理 東洋と日本の伝統的医療倫理 米国および英語圏のバイオエシックス 独語圏の生命倫理 仏語圏の生命倫理 ヒトの生命倫理 韓国の生命倫理―代理出産の論点 生命倫理の法的次元 患者-医療者関係 生命倫理学の方法論 医学・医療と生命倫理 市民運動としてのバイ

オエシックス 宗教と生命倫理 哲学としての生命倫理

◇生命倫理学の誕生 アルバート・R. ジョンセン著, 細見博志訳 勁草書房 2009.9 531, 145p 22cm 7400円 Ⓘ978-4-326-10189-4 Ⓝ490.15
内容 1 生命倫理学の始まり―人と場所（良心にかかわる大問題―生命倫理学以前の医療倫理 神学者―伝統の再発見 哲学者―概念の明晰化 「委員会」時代の生命倫理学―生命倫理学における政府の役割，一九七四年～一九八三年） 2 生命倫理学の始まり―様々な問題（危険な実験―人を被験者とした研究のつぎはぎ―遺伝学と倫理 現代医学の驚異―臓器移植と人工臓器の倫理 誰が生き残り，誰が死ぬか？―死と死に行くことの倫理 素晴らしき新世界―人間の生殖の倫理） 3 学問，対話，そして精神風土（学問としての生命倫理学 対話としての生命倫理学 生命倫理学―米国とその他の国々で）

◇生命倫理事典 酒井明夫, 中里巧, 藤尾均, 森下直貴, 盛永審一郎編 新版増補 太陽出版 2010.3 1537p 22cm 20000円 Ⓘ978-4-88469-667-2 Ⓝ490.15

◇生命倫理と福祉社会 溝口元著 川崎 アイ・ケイコーポレーション 2005.4 215p 19cm 1900円 Ⓘ4-87492-225-2 Ⓝ490.15

◇生命倫理と法 東京大学学術創成プロジェクト「生命工学・生命倫理と法政策」 樋口範雄, 土屋裕子編 弘文堂 2005.12 423p 20cm 2800円 Ⓘ4-335-35343-X Ⓝ498.12
内容 第1章 生命倫理と自己決定権 第2章 医療におけるソフト・ロー 第3章 医療情報の保護と利用 第4章 法曹倫理と生命倫理 第5章 人工生殖子をめぐる法的問題 第6章 医療技術の発展と法

◇生命倫理と法 2 樋口範雄, 岩田太編 弘文堂 2007.12 462p 20cm 3200円 Ⓘ978-4-335-35410-6 Ⓝ498.12
内容 第1章 医行為の再検討（「医行為」概念の再検討 「医行為」概念の解釈運用について AEDの市民使用に関わる問題 「医行為」の問題点―患者家族の視点から） 第2章 人体試料の利用と法（研究・医療での利用―問題の所在 人体由来資料の研究利用 解剖が担うべき現代的役割とその法的根拠 英国2004年軟部組織法の影響） 第3章 医療安全と法（医療安全と法の日米比較 医療行為に関連した死亡の調査分析モデル事業について 刑事司法の現状 民事訴訟の現状 行政処分の現状） 第4章 医療過誤訴訟と現在（医療訴訟―その役割と医療界への期待 医療訴訟にみる患者の自己決定権論―最高裁平成17年9月8日判決を契機に 医師の説明義務違反における損害論―義務違反と結果との因果関係を否定した事例をめぐって Wrongful birth訴訟のほう社会学的考察―日米比較とアメリカ法からの示唆） 第5章 生命倫理と法―発想の転換（医療過誤訴訟改革と患者の安全―アメリカからの教訓 揺れる振り子―ヒトを対象とする研究における正義観の変遷 生命倫理はどこで道を間違えたのか）

◇生命倫理と法―資料集 ダイジェスト版 資料集生命倫理と法編集委員会編 太陽出版 2004.7 300p 21cm 〈編集委員：内山雄一ほか〉 2000円 Ⓘ4-88469-377-9 Ⓝ498.12

◇生命倫理における宗教とスピリチュアリティ 藤井美和, 浜野研三, 大村英昭, 窪寺俊之編著 京

都　晃洋書房　2010.3　214p　20cm　2500円　①978-4-7710-2124-2　Ⓝ490.15

[内容]第1章 生命倫理とスピリチュアリティ―死生学の視点から　第2章 アメリカの生命倫理における宗教的議論―キリスト教神学からの代表的議論　第3章 患者は患者であるために人格でなければならないのか―あるいは私のチャーリーおじさんは人格であるとみなされるには十分ではないが、それでも私は私のチャーリーおじさんである　第4章 再び問う、人格とは誰なのか　第5章 あなたは生気ある土である―生命を持つことについて　第6章 生命・倫理―解放のための挑戦　第7章 スピリチュアリティとキリスト教　第8章 仏教からする臨床宗教学の可能性

◇生命倫理について考える　江川晃, 嘉吉純夫, 莨田光三著　文眞堂　2010.3　131p　21cm　(AN 21研究シリーズ no.3)〈並列シリーズ名：Ars Nostra 21 study series〉　1650円　①978-4-8309-4663-9　Ⓝ490.15

[内容]第1章 (序説)現代における倫理的判断の難しさ　第2章 現代生命倫理の諸問題　第3章 クローン・ES細胞・iPS細胞(再生医療の倫理)　第4章 脳科学と生命倫理　第5章 日本人の葬制と死生観　第6章 脳死と臓器移植

◇生命倫理の基礎づけ　西英久著　杉山書店　2005.3　201p　21cm　2700円　①4-7900-0309-4　Ⓝ490.15

◇生命倫理の基本概念　香川知晶, 樫則章責任編集　丸善出版　2012.1　251p　22cm　(シリーズ生命倫理学 第2巻)〈執筆：加藤尚武ほか〉　5800円　①978-4-621-08479-3　Ⓝ490.15

[内容]倫理　生命　性―リプロダクティブ・ヘルス/ライツの再検討を通して　死　身体―結核の歴史から病気/健康―"滞ることなく流れる循環"という視点　障害(障がい)―生命倫理への批判的視座　人間の尊厳と人権―私たちはどのように、そして語るべきなのか　パーソン　自律　責任　正義―ホモ・サケル論と正義の探求　公共性―生命倫理と歴史的遭遇　動物

◇生命倫理の再生に向けて―展望と課題　西日本生命倫理研究会編著　青弓社　2004.4　347p　20cm　3000円　①4-7872-3230-4　Ⓝ490.15

[内容]第1部 生命倫理の深化のために(生命倫理の回顧と展望　多胎減数手術を検討する一女性の自己決定権か　生殖補助医療における生命倫理――九九〇年イギリスと旧西ドイツの法律を中心として　発症前診断における個人の権利と社会の権利　死の決定―アメリカと日本の生命倫理概念の比較　人間は翼を持ち始めるのか？―近未来的人間改造に関する覚書)　第2部 医療の現場と生命倫理(臨床倫理の考え方と課題　在宅ホスピスにおけるバイオエシックスの課題―告知・自己決定・QOLと希望　「脳死」移植問題を考える―医療現場の感覚と生命倫理との乖離　現代医学におけやかされる魂)

◇生命倫理の諸問題　松村瑞子, 因京子, 新島龍美, 谷口秀子, 吉村治樹, 藤崎睦男, 高橋勤, 志水俊広, 新藤昭夫編注　1冊　開文社出版　2010.4　62p　26cm〈英語併載〉2000円　①978-4-87571-479-8　Ⓝ490.7

◇生命倫理ハンドブック―生命科学の倫理的、法的、社会的問題　菱山豊著　築地書館　2003.7　166p　22cm　2400円　①4-8067-1269-8　Ⓝ490.15

[内容]第1部 総論(生命科学・先端医療への期待と不安　日本の生命倫理政策の検討体制　外国の生命倫理政策の検討体制　法律と指針　機関内倫理審査委員会　社会的合意　生命倫理の基本原則)　第2部 各論(ヒトゲノム・遺伝子解析　クローン技術　ヒトES細胞　ヒト胚　ヒト細胞バンク　組換えDNA技術　先端医療技術)

◇生命倫理百科事典　Stephen G. Post原編, 生命倫理百科事典翻訳刊行委員会編　丸善　2007.1　5冊　27cm〈協力：日本生命倫理学会〉全200000円　①978-4-621-07800-6　Ⓝ490.15

◇生命倫理法案―生殖医療・親子関係・クローンをめぐって　総合研究開発機構, 川井健共編　商事法務　2005.4　362p　22cm　4600円　①4-7857-1235-X　Ⓝ498.12

[内容]第1章 生命倫理法　第2章 逐条解説　第3章 本法案の特徴　第4章 外国法制　第5章 シンポジウム等での有識者のコメント・意見　むすび―国民のコンセンサス形成に向けて

◇誰でも分かる生命倫理―現代社会と人の尊厳　片岡陽子著　丸善プラネット　2005.10　92p　21cm〈発売：丸善出版事業部〉　1900円　①4-901689-39-8　Ⓝ316.1

[内容]第1章 自己決定権の憲法的基礎(憲法13条の意義　憲法13条における「公共の福祉」による制約　自己決定権)　第2章 産む自由と自己決定権(生殖医療技術の利用における自己決定　自己決定権の制約要因)　第3章 産まない自由と自己決定権(人工妊娠中絶の利用における自己決定　自己決定権の制約要因　外国法の検討―アメリカの場合)

◇「なぜ」から学ぶ生命倫理学　松川俊夫著　改訂版　医学芸術社　2004.9　246p　21cm〈できるナース・ブック〉2600円　①4-87054-210-2　Ⓝ490.15

◇人間の将来とバイオエシックス　ユルゲン・ハーバーマス著, 三島憲一訳　法政大学出版局　2004.11　135, 15p　20cm〈叢書・ウニベルシタス 802〉　1800円　①4-588-00802-1　Ⓝ490.15

◇人間の尊厳と生命倫理・生命法　ホセ・ヨンパルト, 秋葉悦子共著　成文堂　2006.12　192p　22cm　2500円　①4-7923-0413-X　Ⓝ490.15

[内容]第1部 総論：人間の尊厳(テーマに入る前に「人間の尊厳」思想の歴史　人間の尊厳とは何か。人間の尊厳に関する重要な言葉遣いの内容と歴史的背景　憲法の問題としての「個人の尊厳」、「人間の尊厳」および「個人の尊厳」　なぜ例外なく人間の尊厳を尊重すべきなのか　人間の尊厳は生命倫理・生命法の判断基準になりうるか)　第2部 各論：生命倫理・生命法(治療行為をめぐる問題―患者の意思の尊重、先端医療技術の適正な使用、医療の客観的限界　生殖をめぐる問題―ヒト胚の尊厳・生殖の尊厳：初期の生命・生命の始まりの保護　殺害行為をめぐる問題―人間の尊厳と生命の客観的価値：生命の等価性と殺害の禁止)

◇人間の二つの命―人格的生命と生物学的生命　岡田弘二著　PHPパブリッシング　2009.1　235p　20cm　1400円　①978-4-904302-27-9　Ⓝ490.15

[内容]第1章 情報に支配されやすい人の心　第2章 人格的生命と生物学的生命　第3章 現代の世相に見る"人としての心"の危機　第4章 日本人の道徳と宗教の特殊性　第5章 少子高齢化と医療　第6章 物質文

化から心の時代へ　終章 新しい時代へ向けての日本の使命

◇バイオエシックス・ハンドブック―生命倫理を超えて　木村利人編集主幹　法研　2003.12　462p　21cm　4000円　①4-87954-504-X　Ⓝ490.15
　内容「医の倫理」から「バイオエシックス」へ　バイオエシックスの原則と基礎理論　生殖技術をめぐるバイオエシックス　死をめぐるバイオエシックス　遺伝・優生・人口問題をめぐるバイオエシックス　性をめぐるバイオエシックス　生命・生活の質（QOL）とバイオエシックス　臓器移植をめぐるバイオエシックス　高齢者をめぐるバイオエシックス　環境とバイオエシックス〔ほか〕

◇はじめて出会う生命倫理　玉井真理子, 大谷いづみ編　有斐閣　2011.3　321p　19cm　（有斐閣アルマ）　1900円　①978-4-641-12420-2　Ⓝ490.15
　内容 答えの出ないことを考え続けるために―生命倫理学という学問　生命倫理はどこから来て、どこへ向かうのか？―生命倫理の歴史と日本への導入　身体から切り離された精子・卵子・受精卵―生殖補助技術が問いかける親子の絆　選ぶ技術・選ぶ人―出生前診断のもたらす問い　「夢の技術」を立ち止まって考える―再生医療 知りたいのはどんな情報ですか？―診療と研究参加のインフォームド・コンセント　患者主体の医療―難病ALSの立場から　「老いて介護されること」とは―介護される者の自己決定　最期まで生活するために―ホスピス・緩和ケアの現場から　「自分らしく、人間らしく」死にたい？―安楽死・尊厳死　人の死をめぐるジレンマ　医は仁術？算術？　強く・美しく・賢く・健康に？　人間はどこまで機械なのか　軍事医学研究はどこまで特殊か

◇はじめての生命倫理　トーマス・シュランメ著, 村上喜良訳　勁草書房　2004.1　196, 14p　20cm　2700円　①4-326-15373-3　Ⓝ490.15
　内容 第1章 生命医学の目的と限界―他者と自律　第2章 生命を産み出すこと　第3章 死にいたらしめる　第4章 連帯社会における公平さの問題　第5章 批判と展望（基本的批判　欠落と展望）

◇はじめて学ぶ生命倫理―「いのち」は誰が決めるのか　小林亜津子著　筑摩書房　2011.10　191p　18cm　（ちくまプリマー新書 167）　780円　①078 4 480 68868 2　Ⓝ490.15
　内容 第1章 いのちの「終わり」は誰が決めるのか　第2章 子どもの医療は誰が決めるのか　第3章 判断能力は誰が決めるのか　第4章 いのちの「質」は誰が決めるのか　第5章 双子の生死は誰が決めるのか　第6章 いのちの「優先順位」は誰が決めるのか　第7章 いのちの「始まり」は誰が決めるのか

◇普遍性と多様性―「生命倫理と人権に関する世界宣言」をめぐる対話　奥田純一郎編著　上智大学出版　2007.7　237p　26cm　〈東京 ぎょうせい（製作・発売）　会期・会場：2005年12月15日～17日 上智大学四ツ谷キャンパス〉　2648円　①978-4-324-08209-6　Ⓝ490.15
　内容 1 日本における生命倫理の発展　2 「生命倫理と人権に関する世界宣言」（「生命倫理と人権に関する世界宣言」日本語訳）　「生命倫理と人権に関する世界宣言」成立の経緯と今後の課題　ユネスコ生命倫理と人権に関する世界宣言について）　3 第12回ユネスコ国際生命倫理委員会総会（抄録）（プログラム　開会式の概要　セッション　全地球的倫理観

測所（GEO）の発足　閉会式の概要　当日配布資料の日本語訳）　4 総括

◇法と生命倫理　石原明, 甲斐克則著　メンタルケア協会　2005.2　102p　19cm　（メンタルケア選書 4）　700円　Ⓝ490.15
　内容 法と生命倫理―最近の動きから（石原明著）　法と生命倫理―終末期医療と法（甲斐克則著）

◇法と生命倫理20講　石原明著　第4版　日本評論社　2004.11　218p　21cm　2000円　①4-535-51543-4　Ⓝ498.12
　内容 第1部 生命誕生の周辺における法と生命倫理　第2部 生活の場における医療と法と生命倫理　第3部 生命終息の周辺における法と生命倫理

◇メタバイオエシックスの構築へ―生命倫理を問いなおす　小松美彦, 香川知晶編著　NTT出版　2010.3　275p　22cm　3200円　①978-4-7571-6049-1　Ⓝ490.15
　内容 序章 メタバイオエシックスの構築に向けて　第2章 「バイオエシックスの誕生」はどのように理解されているのか　第3章 バイオエシックスは法（学）か　第4章 バイオエシックスの歴史　第5章 医の倫理からバイオエシックスへの転回　第6章 バイオエシックスにおける原則主義の帰趨　第7章 忘却されし者へ眼差しを　第8章 「尊厳死」思想の淵源　終章 生命倫理に問う

◇よく生き、よく死ぬ、ための生命倫理学　篠原駿一郎, 石橋孝明編　京都 ナカニシヤ出版　2009.4　263p　20cm　2500円　①978-4-7795-0329-0　Ⓝ114.2
　内容 1 生きることと死ぬこと（子どもたちと考える「死ぬことと生きること」　ビハーラの仏教的意義―日本浄土教における死生観　日本の倫理―肯定されるべき自死について）　2 医学・医療の諸問題　3 生命倫理と文化（欲望の爆発は回避できる―ルソーの一般意志概念を手掛かりにして　医学・医療における倫理的知恵　「安楽死」には「よい死」なのか―安らかな死の文化の復活を求めて）

◇良識から見た生命倫理　小出恭士著　DTP出版　2005.4　146p　21cm　1500円　①4-901809-87-3　Ⓝ490.15

◇レクチャー生命倫理と法　甲斐克則編　京都 法律文化社　2010.2　255p　21cm　（αブックス）　2600円　①978-4-589-03224-9　Ⓝ498.12
　内容 生命倫理と法の関わりと本書の目的・構成　生命倫理と法とをめぐる問題状況　インフォームド・コンセント　倫理委員会の機能と役割　人体実験・臨床研究　医療事故　薬害　輸血拒否　終末期医療（安楽死・尊厳死）　脳死・臓器移植　生体間移植　臓器売買　生殖補助医療　代理懐胎　出生前診断・着床前診断　人工妊娠中絶　ヒト胚・クローン技術　ES細胞　iPS細胞の利用　人由来物質の利用　医療情報　遺伝情報のプライバシーと遺伝子差別　小児医療　精神科医療

《死生観》

◇絆―いま、生きるあなたへ　山折哲雄著　ポプラ社　2011.6　189p　20cm　1300円　①978-4-591-12488-8　Ⓝ114.2
　内容 第1章 災害とともに生きてきた日本人　第2章 私の身近に存在した「病」そして「死」（死に方について思う　毎日くり返す死と再生）　第3章 インド

人の死者儀礼　第4章 日本人のゆく浄土　第5章 仏陀と親鸞と——日本人の死生観について

◇現代人の死生観と葬儀　藤井正雄著　岩田書院(発売)　2010.7　234p　19cm　2200円　Ⓘ978-4-87294-080-0　Ⓝ385.6

◇現代日本の死と葬儀——葬祭業の展開と死生観の変容　山田慎也著　東京大学出版会　2007.9　353,8p　22cm　5200円　Ⓘ978-4-13-010408-1　Ⓝ385.6
　内容　序章 葬儀とは何か——葬制研究の対象と方法　第1章 共同体の中の死と葬儀——新潟県佐渡市関の葬儀から　第2章 変わりゆく葬儀——和歌山県串本町古座の葬儀から　第3章 葬祭業者の成立とその展開　第4章 代行される葬儀——利用者からの視点　第5章 儀礼空間の創出と死の意味づけ　終章 エージェントとしての葬祭業者

◇さまよう死生観宗教の力　久保田展弘著　文藝春秋　2004.3　222p　18cm　(文春新書)　700円　Ⓘ4-16-660369-8　Ⓝ160.4
　内容　はじめに 巨無の下で老人に出会う　第1章 "いま"という時代　第2章 曖昧な生と死　第3章 多神教は生と死をどうとらえたか　第4章 唯一神教世界における死と生　第5章 インド・ベナレスの岸辺で　第6章 日本人の生と死への思い　終章 生から死へ、死から生へ

◇死生観と医療　本多正昭著　大津　行路社　2008.11　240p　20cm　2400円　Ⓘ978-4-87534-414-8　Ⓝ490.1
　内容　生と死への視点(死と愛　友の自殺とその後　死の人間学的断想　死の受容　自我の孤立と死の不安　〈シンポジウム〉出会いの場としての相即をめぐって　今がすべて)　相即人間学と医療の接点(心身相関の事例研究　池見「身心」医学における東洋的「気」をめぐって　人間とは何か　生と死を考える医師の養成　哲学する医師の養成　総合人間学研究所十年の恵み　日本医学会総会提言)

◇死の葬法——在宅死に見る葬の礼節・死生観　近藤功行,小松和彦編著　京都　ミネルヴァ書房　2008.3　297p　22cm　6000円　Ⓘ978-4-623-05160-1　Ⓝ385.6
　内容　第1部 遺制から見る死生観(与論島おける家と死生観　与論島の墓地を通して見る死生観　招魂儀礼から見る漢族の死生観　シャーマニズムと死生観　白い着物に見る死生観)　第2部 葬送儀礼の変遷(与論島の葬法　沖縄における死の現在——火葬の普及・葬儀社の利用・僧侶への依頼　中国漢族の葬法　日本の葬法と沖縄・与論の葬法　過疎としての葬儀とその効率化　葬法の物質科学)　第3部 現代日本の死生観(与論島の自宅死亡　在宅死の減少・病院死　人口高齢化の諸側面　心理学から見る死生観——その変化と機能　生死のかたち——「日本人の死生観」と生命倫理　「在宅」と「外在化」——人と家　医師－患者関係における死生観の個別性　生と死から考える保健　葬法の新たなる試み)　第4部 与論の情景が問うもの(与論を起点とする死生観研究の課題)

◇「死」の博学事典　荒俣宏監修　PHP研究所　2012.2　253p　15cm　(PHP文庫 あ40-2)　686円　Ⓘ978-4-569-67797-2　Ⓝ114.2
　内容　第1章 社会における死とは何か　第2章 医学における死の最新研究　第3章 心理学・精神医学は死をどうとらえているか　第4章 宗教・哲学は死をどう考えてきたか　第5章 生物学における死の最新研究

◇死の文化史　D.J.デイヴィス著,森泉弘次訳　教文館　2007.12　297,15p　19cm　(コンパクト・ヒストリー)　1800円　Ⓘ978-4-7642-1852-9　Ⓝ114.2

◇死の文化の比較社会学——「わたしの死」の成立　中筋由紀子著　松戸　梓出版社　2006.2　261,9p　22cm　3800円　Ⓘ4-87262-220-0　Ⓝ114.2

◇17歳からの死生論——高校生との問答集　山折哲雄著　毎日新聞社　2010.2　253p　19cm　1400円　Ⓘ978-4-620-31977-3　Ⓝ114.2
　内容　第1章 宮沢賢治から考える　第2章 日本人から考える　第3章 無常観から考える　第4章 非暴力思想から考える

◇生命観の日本史　古代・中世篇　中村禎里著　日本エディタースクール出版部　2011.4　324p　20cm　2800円　Ⓘ978-4-88888-393-1　Ⓝ121.3
　内容　第1章 上代　第2章 平安時代　第3章 中世(一)　第4章 中世(二)

◇日本人の死生観を読む——明治武士道から「おくりびと」へ　島薗進著　朝日新聞出版　2012.2　244p　19cm　(朝日選書 885)　1400円　Ⓘ978-4-02-259985-8　Ⓝ114.2
　内容　第1章 「おくりびと」と二一世紀初頭の死生観　第2章 死生観という語と死生観言説の始まり　第3章 死生観を通しての自己確立　第4章 「常民」の死生観を求めて　第5章 無惨な死を超えて　第6章 がんに直面して生きる

◇日本人の死のかたち——伝統儀礼から靖国まで　波平恵美子著　朝日新聞社　2004.7　218p　19cm　(朝日選書 755)　1200円　Ⓘ4-02-259855-7　Ⓝ385.6
　内容　第1部 死に慣れ親しんでいた日本人　第2部 「死者」とは何者　第3部 さまざまな死のかたち　第4部 兵士の遺体処理と慰霊のかたち　第5部 靖国神社の政治性を支える死の文化

◇日本人の「死」はどこにいったのか　山折哲雄,島田裕巳著　朝日新聞出版　2008.6　253p　18cm　(朝日新書)　740円　Ⓘ978-4-02-273215-6　Ⓝ160.4
　内容　序章 人はなぜ死ななければならないのか　第1章 魂が行くところ　第2章 日本人の「死」　第3章 死ぬ覚悟と無常観　第4章 浄土はあるのか

◇日本人の生死観——日本文化の根源を求めて　新保哲著　岡山　大学教育出版　2009.3　213p　20cm　2000円　Ⓘ978-4-88730-893-0　Ⓝ121.02

◇日本の生死観大全書　立松和平,山折哲雄,宮坂宥勝監修　四季社　2007.11　664p　22cm　8000円　Ⓘ978-4-88405-531-8　Ⓝ281.04
　内容　第1部 先人たちに学ぶ日本人の生き方(よく生きた! 絶唱の美学　死の床で吐かれた名句たち　幕末維新を駆けていった人々　『人間臨終図巻』からの名言　永訣を染めあげた日本語の世界　昭和の遺書傑作選)　第2部 語り継がれる不滅の哀悼(慟哭の弔辞(文学者篇　著名人篇))

《死生学》

◇愛と死を見つめる対話——旅立ちの朝に 魂を揺さぶる往復書簡　曽野綾子,アルフォンス・デー

ケン著　青萠堂　2006.4　268p　19cm　1300円　Ⓘ4-921192-37-5　Ⓝ490.14
◇あなたは笑って大往生できますか　朝日俊彦著　慧文社　2006.6　173p　19cm　1500円　Ⓘ4-905849-46-2　Ⓝ490.14
　内容　第1章 あなたは笑って大往生できますか　第2章 生きがいについて　第3章 Sさんのこと　第4章 死生観　第5章 医療者の立場でのグリーフケア　第6章 死ぬ前に考えておくべきこと　第7章 死の準備教育　第8章 人生で最も大切な習慣
◇逝きかた上手―元気なうちに考える「往生」のヒント　黒塚信一郎著　ワニブックス　2006.3　254p　19cm　1300円　Ⓘ4-8470-1646-7　Ⓝ367.7
　内容　1章 老いと死の準備―それは学ぶことからはじまる　2章 老いとは何か―その心と体　3章 死と何か―終着までを生きる工夫　4章 日本人の死生観―その心の源流　5章 この人をみよ！―さまざまな老いと最期（死は静粛のうちにと願ったソクラテス〈処刑〉　極楽浄土への往生を願って五色の糸を結ばせた藤原道長〈糖尿病〉ほか）
◇「いのち教育」をひもとく―日本と世界　得丸定子編著　相模原　現代図書　2008.3　264p　21cm　〈発売：星雲社〉　1800円　Ⓘ978-4-434-11727-5　Ⓝ375
　内容　第1部 日本の「いのち教育」（「いのち教育」の前提となるもの　次世代への「いのち教育」　過去の葬送儀礼・慣習から学ぶ「いのち教育」　死の現状―ホスピスから死の教育へ　日本のホスピス・緩和ケア従事者による「いのち教育」について　「いのち教育」を「問い」として考える　瞑想修行法としての「死の受容」―念死について　調査「子どもの死別の悲しみ」から見えること　子どもの死別体験と「いのち教育」）　第2部 諸外国の「いのち教育」（台湾における「生死教育」の現状　台湾の小中学校における「生死教育」　韓国における「死の準備教育」　北米におけるデス・エデュケーションとその周辺　英国の「いのち教育」　トルコの「いのち教育」）
◇命の終わり―死と向き合う7つの視点　大町公著　京都　法律文化社　2007.7　176p　19cm　1800円　Ⓘ978-4-589-03035-1　Ⓝ114.2
　内容　1「楢山節考」を考える―いつ、どこで、どのように死ぬのか　2 散りぬべき時―安楽に死ぬ　3 柏木哲夫の「受容の死」とは何か　4 ターミナルケアを考える―死生観を求めて　5 上田三四二晩年の死生観―時間は回帰する　6 岸本英夫の死生観―死は「別れのとき」　7「1000の風」について―亡くなった人は今
◇いのちの教育―高校生が学んだデス・エデュケーション　清水惠美子著　京都　法藏館　2003.2　189p　22cm　1800円　Ⓘ4-8318-5606-1　Ⓝ375
　内容　「デス・エデュケーション」実践記録の公表にあたって　人生と自分自身の存在　人間関係とは何だろうか　性を考えよう　結婚と出産、そして家族　離婚と再婚　いのちのつながり　いのちは選べるか…ディベートの試み　老いを見つめる　病を見つめる　死を直視する　いのちを育む
◇永遠の別れ―悲しみを癒す智恵の書　エリザベス・キューブラー・ロス、デーヴィッド・ケスラー著、上野圭一訳　日本教文社　2007.1　388p　20cm　1714円　Ⓘ978-4-531-08159-2　Ⓝ114.2

◇往生の極意　山折哲雄著　太田出版　2011.7　269p　20cm　1600円　Ⓘ978-4-7783-1265-7　Ⓝ114.2
　内容　第1章 断food往生―西行の最期　第2章 焼身往生―藤井日達など　第3章 自然法爾―親鸞の往生観　第4章 隠れ往生―一休の場合　第5章 念仏往生―蓮如と一遍　第6章 土葬の提言―葬送の意味の再発見　第7章 惚け往生―良寛・法然・親鸞　第8章 デクノボー往生―宮澤賢治　補章 抑圧された神秘体験―賀川豊彦
◇おとなのいのちの教育　水野治太郎、日野原重明、アルフォンス・デーケン編著　河出書房新社　2006.11　238p　19cm　1600円　Ⓘ4-309-25206-0　Ⓝ114.2
　内容　はじめに―おとなになぜ"いのちの教育"かいのちを燃やすもの―愛・希望・自己決定は可能か―人生を最後まで豊かに生きるために　死への準備教育―よりよい人生のために　デス・エデュケーションの使命―死を学び、感じ取ること　遺された人たちへのサポート―MADDの被害者支援プログラムについて　子どもへの「死の教育」―子どもたちが教えてくれるいのちの教育　自殺予防における生と死の教育―一人ひとりが輝き、自殺予防への責任　弱さに向き合う中高年期からの生き方
◇覚悟としての死生学　難波紘二著　文藝春秋　2004.5　230p　18cm　（文春新書）　700円　Ⓘ4-16-660380-9　Ⓝ114.2
　内容　第1章 他人の価値観に操られないために　第2章 人を殺すためのルール　第3章 生と死の賢い選択術　第4章 自分の死生観をもつために
◇ケア従事者のための死生学　清水哲郎、島薗進編　ヌーヴェルヒロカワ　2010.9　413p　22cm　3000円　Ⓘ978-4-86174-036-7　Ⓝ490.15
　内容　死生学とは何か　第1部 ケア現場の死生学（ケア従事者に求められるもの　医療現場における生と死　介護現場における生と死）　第2部 死生学の諸問題（宗教・思想と人の死生　日本人の死生観　死生をめぐる心と振る舞い　死生をめぐる文化と社会　死生をめぐる倫理と法）
◇後悔しない最期の迎え方―今のうちから考えておきたい「往生」への準備　黒塚信一郎著　ワニブックス　2010.10　187p　18cm　（ワニブックス〈plus〉新書 042）〈『逝きかた上手』（2006年刊）の加筆・訂正、再構成〉　720円　Ⓘ978 4 8470-6517-0　Ⓝ367.7
　内容　第1章 老いと死の準備―それは学ぶことから始まる　第2章 老いとは何か―その心と体　第3章 死とは何か―終着までを生きる工夫　第4章 この人を見よ！―さまざまな老いと最期（「死は静粛のうちに」、と願ったソクラテス（処刑）　極楽浄土への往生を願って五色の糸を結ばせた藤原道長（糖尿病）ほか）
◇幸福な生と平安な死のために―自分ができること　岩沢直樹著　花伝社　2008.6　256p　20cm　〈発売：共栄書房〉　1700円　Ⓘ978-4-7634-0521-0　Ⓝ114.2
　内容　第1部 いかに生きるべきか。今日、何をすべきか（死を平安に受容できる生き方をする　なぜ死を平安に受容できないのか　健康長寿を達成する　やりたいこと・やるべきことを全て実行する　自分の生命をなんらかの形で死後も存続させる　死を容認する思想を持つ　ニヒリズムとペシミズムに対処する）　第2部 どうすれば幸福になれるか（生活資金を

◇子どもと死について　エリザベス・キューブラー・ロス著, 鈴木晶訳　中央公論新社　2007.10　433p　16cm　（中公文庫）　1048円　①978-4-12-204931-4　Ⓝ141.6

[内容]　子どもを失った親たちへの手紙　生のはじまり　突然の死　頭部外傷と昏睡　子どもたちに心の準備をさせる自然な方法　喪失は成長と理解を促す薬　子どもの失踪、殺人、自殺　代替治療──イメージ療法　子どもの内なる死の知識と象徴言語　友人にすること〔ほか〕

◇こんな風に逝きたい──ホスピスからお墓まで　小谷みどり著　講談社　2003.11　236, 2p　19cm　1400円　①4-06-211847-5　Ⓝ114.2

[内容]　1章 死ぬってどういうことか　2章 生前準備のすすめ　3章 残された時間を生きぬる　4章 お葬式とお墓を考える　5章 自立した生と死

◇「さよなら」の準備してますか─定年後必携　長場紘著　朝日クリエ　2007.7　154p　19cm　1200円　①978-4-903623-02-3　Ⓝ367.7

[内容]　第1章 永沢笙一郎の生きざま　第2章 定年後の「生き方」　第3章 忍び寄る不安…健康とお金　第4章 「死」は怖くない　第5章 怖いのは「死に方」　第6章 遺言しましょう　第7章 遺言より大事なこと　第8章 「捨てる美学」　第9章 素晴らしき哉！「第二の人生」

◇死を生きるということ─生と死の社会学　寺田篤弘著　藤沢　武田書店　2003.10　159p　19cm　1200円　①4-88689-051-2　Ⓝ114.2

◇死を恐れずに受け入れるために─この世から旅立つ時のガイドブック　B. ゴールドバーグ著, 石原佳代子訳　中央アート出版社　2010.2　250p　19cm　〈『死ぬ練習』改題書〉　476円　①978-4-8136-0570-6

[内容]　意識的に死ぬことによって魂を解放する　死を恐れずに受け入れるために　臨死体験が明らかにしたこと　輪廻転生と十三の階層　ハイアー・セルフ（超意識）との触れ合い─超意識体験のためのスクリプト　天界へと誘う「天使」と出会うためのスクリプト　新しい物理学における意識の力と時間の概念　体外離脱体験とヒーリング効果　死の瞬間に経験する現象　あの世で体験する様々な出来事　死の意味を見直して死を受け入れること　旅立つ人へのアドバイス　死はオープンにすべきこと　死を目前に控えた人を介護するとき　母と子のコンシャス・ダイイングの実例　病院でのコンシャス・ダイイングの実例　来世と前世についての証言の一致　古代からあったコンシャス・ダイイング　死者の魂を導くチベットの『死者の書』　死者を甦らせるエジプトの『死者の書』　スウェーデンボルグ見聞きした死後の世界　コンシャス・ダイイングの実践テクニック

◇死を考える事典　グレニス・ハワース, オリヴァー・リーマン編, 荒木正純監訳, 幸野良夫, 武井摩利訳　東洋書林　2007.3　686p　23cm　16000円　①978-4-88721-714-0　Ⓝ114.2

◇「死」を子どもに教える　宇都宮直子著　中央公論新社　2005.10　189p　18cm　（中公新書ラクレ）　720円　①4-12-150193-4　Ⓝ371.6

[内容]　1章 見つめるべきもの（普通の子どもたち ある教師の挑戦　対象喪失の理解　手順と方法　分かち合いへの階段　生徒の声）　2章 変化への道程（礎の人 アルフォンス・デーケンの足跡　自死を防ぐために　五つの提案　「向こう」への希望　ある女性の死　悲嘆のプロセス　老後世代のデス・エデュケーション　今を認める勇気）　3章 実践へ向けて（夏期セミナー　分科会　現場に立つ教師　研修会の午後　指導案　ホスピスからの発信　「特別」からの脱却）　4章 命への懸け橋（教室の歌声　体験を聞く午後　思いの共有　それぞれの放課後　涙の理由　生徒との温度差 ─一〇年を経て）

◇死を怖がらず生を欲ばらず　今泉正顕著　日新報道　2006.7　316p　19cm　1500円　①4-8174-0627-5

[内容]　第1章 人間はどうして死を怖がるのか─まず死を考えて後半生を楽しく生きる　第2章 人間は死んだあとはどうなるの─本当に「あの世」はあるのか、ないのか　第3章 長生きは欲ばらず、天命に従え─人生は生きるだけではない、生きた質が大事だ　第4章 自分の死のデザインを考える─死に場所・遺産相続・葬式・墓など　第5章 健康維持は医者でなく自分の責任─病気の原因の大半は生活習慣による　第6章 病気を治すなら医者と病院を選べ─ホームドクターを持つことをすすめる　第7章 老いるのは人間の宿命、老いを嘆くな─人生後半期の生き方を考える　第8章 "齢の功"といわれる素敵な老人に─年を重ねたときの大事な心得　第9章 後半生は「悠遊」と自分流に生きる─老醜を晒すことなく、楽しく、明るく　第10章 90歳を過ぎて活躍した人生の達人たち─こんな生き方から何を学ぶか

◇「死」を哲学する　中島義道著　岩波書店　2007.10　140p　18cm　（双書哲学塾）　1300円　①978-4-00-028155-3　Ⓝ114.2

◇死生学　1　死生学とは何か　島薗進, 竹内整一編　東京大学出版会　2008.5　257p　21cm　2800円　①978-4-13-014121-5　Ⓝ114.2

[内容]　1 死生学とは何か（死生学とは何か─日本での形成過程を顧みて　死生学と生命倫理─「よい死」をめぐる言説を中心に　生権力と死をめぐる言説　アメリカの死生観教育─その歴史と意義　英国における死生学の展開─回顧と現状）　2 死の臨床をささえるもの（生と死の時間─"深層の時間"への旅　なぜ人は死に怯えるのだろうか　エリザベス・キューブラー・ロス─その生と死が意味すること。「自分の死」を死ぬとは　死の臨床と死生観）

◇死生学　2　死と他界が照らす生　熊野純彦, 下田正弘編　東京大学出版会　2008.12　269p　21cm　2800円　①978-4-13-014122-2　Ⓝ114.2

[内容]　1 他界へのまなざし（「現前」する他界─なお傍らに在る他の世界をめぐって　日本古代の他界観　死と他界　生まれて愛して死んでゆく、なんの不服があろうか─中国古代人の死への感受の道　時の流れを越えた場に向かって─死に直面する人間の希望）　2 宗教が照らしだす死と生（"われわれ"と"わたし"─統合失調症にみる「死者と生者の共同性」　「擬生と擬死」からの甦り─エヒイェロギアの視点と物語り論的視点　クルアーンの他界観─死をはさむ二つの生　死生学から見た中国出土資料─「死者性の転倒」について　死生の位

◇死生学　3　ライフサイクルと死　武川正吾, 西平直編　東京大学出版会　2008.7　241p　21cm　2800円　①978-4-13-014123-9　Ⓝ114.2
[内容] 1 ケアのいとなみ・死と向きあう社会 (生と死の社会学　人命の特別を言わず/言う　ケアの現場―「相互行為」を見出す社会学　死と親密圏　冥福観と福祉国家―スウェーデンと日本の共同墓　共産主義と大量死―ソヴィエト連邦のばあい)　2 ライフサイクルの知恵 (ライフサイクルの二重性―逆説・反転・循環　魂のケアと心のケア　たましいのイメージと循環するいのち　死の遺伝子からみた未来　シュタイナーのライフサイクル論―死後の生活も射程に入れて)

◇死生学　4　死と死後をめぐるイメージと文化　小佐野重利, 木下直之編　東京大学出版会　2008.9　232, 5p　21cm　2800円　①978-4-13-014124-6　Ⓝ114.2
[内容] 1 死と死後をめぐるかたちとイメージ (言葉とイメージ―ダンテの地獄と源信の地獄　ローマ帝政期の墓における市民の自己表現　『往生要集』と近世小説―日本における「地獄」イメージの流布　東アジアにおける死屍・白骨表現―「六道絵」と「髑髏幻戯図」)　2 慰霊と追悼の文化と政治 (歌舞伎の慰霊―追善と襲名　清正公考―死してのち木像と銅像を遺すことについて　長崎平和公演―慰霊と平和祈念のはざまで)

◇死生学　5　医と法をめぐる生死の境界　髙橋都, 一ノ瀬正樹編　東京大学出版会　2008.11　263p　21cm　2800円　①978-4-13-014125-3　Ⓝ114.2
[内容] 1 現代医療・看護の現場 (「がんサバイバーシップ」という言葉が意味するもの　出生前検査の意思決定　高齢者と延命治療―「寝たきり老人」と個人の選択をめぐって　生命維持治療の中止と差し控え　「法」の役割は何か　認知症高齢者のよりよい治療決定にむけて―体系的評価を通したコミュニケーションの質の把握　死を迎える者と遺される者のケア―公衆衛生学からのアプローチ)　2 生と死の境界線 (加害と被害をめぐる生死の境界　医療上の意思決定における主観的確率と客観的確率　患者中心医療における意思決定とその諸問題　精神障害者と殺人の傾向　障害は社会のほうにある　進化生物学から見た殺人)

◇死ととう向き合うか　アルフォンス・デーケン著　新版　NHK出版　2011.9　278p　19cm　〈初版：日本放送出版協会1996年刊〉　1400円　①978-4-14-081500-7　Ⓝ114.2
[内容] 死を見つめる時―死生学とは　遺される者の悲しみ―悲嘆のプロセス　人生の危機への挑戦―独りぼっちになる前に　突然の死のあとに―独特な心の傷跡　公認されない悲嘆―無視される悩み　自殺を考える―自殺を予防するには　生命の終わり方―尊厳死・安楽死　病名告知をめぐって　死への恐怖を乗り越える　自分自身の死を全うする　芸術の中の死　ホスピスの歩んできた道　日本の終末期医療の歩みと、これからの展望　終末期 (ターミナル) ケアとユーモア　「死への準備教育」のすすめ　日本の準備教育」の歩むべき方向　死後の生命への希望

◇死に方のヒント―満足のいく「生き方」を享受するために　近藤誠, ひろさちや著　日本文芸社　2003.7　239p　20cm　1500円　①4-537-25122-0　Ⓝ490.4

[内容] 第1章 医学はどれだけ進歩したのか　第2章 なぜ「医療地獄」が生まれたのか　第3章 がんとはどんな病気なのか　第4章 人間は傲慢になっていないか　第5章 がんになったらどうするか　第6章 命はいったいだれのものか　第7章 命の尊厳をどう守るか　第8章「生きる」とはどういうことか

◇死に関する準備教育―自分と家族について考える学習プログラム　大塚美佐子, 長井ゆかり共著　家政教育社　2008.4　206p　26cm　2500円　①978-4-7606-0371-8　Ⓝ375.53

◇「死にざま」こそ人生―「ありがとう」と言って逝くための10のヒント　柏木哲夫著　朝日新聞出版　2011.8　223p　18cm　(朝日新書311)〈並列シリーズ名：Asahi Shinsho〉　740円　①978-4-02-273411-2　Ⓝ490.14
[内容] その1 人生の総決算　その2 3つの和解　その3 理解的態度　その4 最期の希望　その5 子どもに死を知らせる　その6 死は門　その7 緩和ケアとユーモア　その8 ペットの力　その9 最後の跳躍　その10 悲嘆の理解　対談 山崎章郎×柏木哲夫―「幸せな最期」が迎えられる医療とは

◇死ぬ作法死ぬ技術　飛鳥新社編集部編　飛鳥新社　2009.11　126p　21cm　(家族で読めるfamily book series 015　生き方研究編)〈下位シリーズの並列シリーズ名：A study of living〉　800円　①978-4-87031-967-7　Ⓝ490.14
[内容] 第1部 誰もが安らかな尊厳ある死を迎えられるのか (外科医ヌーランドの問題提起　死ぬに、死ねない患者の蔓延　自らを生を断ちきった男たちの覚悟　がんと闘う妻を見て、初めて知った「いと、おしい」感情　どんなに無様でも孤独でも「良い死」は存在する!)　第2部 もし、余命半年と宣告されたら (一生を六畳間で過ごした、身障者の弟が教えてくれたこと　延命治療はお断り!　「余命半年と宣告されたら？」アンケート編　死ぬのにうってつけの時　「現在」を愛せなくなった日本人へ)

◇「死ぬ瞬間」をめぐる質疑応答　エリザベス・キューブラー・ロス著, 鈴木晶訳　中央公論新社　2005.10　279p　16cm　(中公文庫)　762円　①4-12-204594-0　Ⓝ490.14
[内容] 臨死患者　特殊なコミュニケーションの形　自殺と末期疾患　突然死　延命　患者を看取る場所はどこが望ましいか　遺された家族の問題　葬儀　家族とスタッフは自分の気持ちをどう扱うか　スタッフに関する他の問題　老齢　ユーモア、恐怖、信仰、希望に関する質問　個人的な質問

◇死ぬ準備　根岸康雄著　双葉社　2005.10　274p　19cm　1600円　①4-575-29849-2　Ⓝ490.14
[内容] 第1章 田所順子さんの場合　第2章 土屋美紀子さんの場合　第3章 髙橋明子さんの場合　第4章 村岡輝夫さんの場合

◇死ぬのが怖いあなたに　山川紘矢著　イースト・プレス　2011.2　270p　19cm　1400円　①978-4-7816-0515-9
[内容] はじめに 死んだらどうなるの？　1章 死は新たな始まり―死と生の話　2章 病気も老いも人生の恵み―生と老いの話　3章 人生はたましいを磨く場所―生きる目的と答え　4章 誰もが幸せ、誰もがすごい人―自分と宇宙の関係

◇死ぬ前の覚悟―後悔しないためのいい生き方　石川恭三著　海竜社　2010.11　244p　20cm　1429円　①978-4-7593-1161-7　Ⓝ490.15

生命倫理　　　　　　　　　　　　　　　　　　　　　　　　　　　　　　　　　医療と倫理

内容　患者が教えてくれた死ぬ前の覚悟　いい人生のための8つのポイント

◇"死ぬ"までに、やっておきなさい―人生の最期を笑って生きるために　朝日俊彦著　主婦と生活社　2008.5　211p　19cm　〈プラチナBOOKS〉　952円　①978-4-391-13591-6
内容　第1章　いかに上手に生きるか―日々幸福に生きるための秘訣　第2章　いかに上手に死ぬか―死ぬ前にどうしてもしておきたいこと　第3章　いかに上手に老いるか―人生の自由時間を笑って過ごす　第4章　いかに上手に病むか―自分にとって大事なものを考える

◇死の予告―医療ケアにおける予言と予後　N.A.クリスタキス著，進藤雄三監訳　京都　ミネルヴァ書房　2006.8　319p　22cm　4200円　①4-623-04656-7　Ⓝ490.14
内容　第1章　医学における予後　第2章　予後診断の利用法　第3章　予後の診断における誤りと説明責任　第4章　予後をめぐる専門職の規範　第5章　患者に予後を伝えること　第6章　自己成就的予言　第7章　楽観主義と悲観主義の儀礼化　第8章　予後を診断する義務

◇「始末」ということ　山折哲雄著　角川学芸出版　2011.10　189p　18cm　〈角川oneテーマ21 A-145〉〈発売：角川グループパブリッシング〉　724円　①978-4-04-710301-6　Ⓝ114.2
内容　第1章　日本人はなぜ火葬にこだわるのか　第2章　骨と日本人　肉体の始末を学ぶ　第3章　死を想うこころの始末のつけ方　第4章　喪失と慰藉―「天然の無常」のなかに生きる知恵　第5章　生きる覚悟、死ぬ覚悟―生死の根本思想　第6章　人生80年、わが身の始末

◇生涯発達における死の意味づけと宗教―ナラティヴ死生学に向けて　川島大輔著　京都　ナカニシヤ出版　2011.2　201p　22cm　5200円　①978-4-7795-0514-0　Ⓝ143.7
内容　第1部　死の意味づけへの理論的・方法論的検討　第2部　老年期における死の意味づけと宗教　第3部　総合的議論（総合的議論―ナラティヴ死生学の意義と今後の展望）

◇生と死を考える―「死生学入門」金沢大学講義集　細見博志編　金沢　北國新聞社　2004.1　262p　19cm　1600円　①4-8330-1158-1　Ⓝ490.15
内容　死生学入門（細見博志）　第1章　死生観と宗教（日本人とチベット人の死生観（島岩）　仏教の死生観（竹村牧男）　現代における死のイメージ（浅見洋））　第2章　死生観と医療（緩和ケア病棟における生と死（川浦幸光）　死にゆく人の看取り（平松知子）　法医学より見た生と死（大島徹））　第3章　死生観と社会（ライフ・サイクルと統計数値（鹿野勝彦）　社会学から見た生と死（高橋涼子）　個性的に生きる（村井淳志））

◇生命科学と死生学の共働―シンポジウム報告論集　東京大学大学院人文社会系研究科グローバルCOEプログラム「死生学の展開と組織化」　2008.10　148p　21cm　〈会期・会場：2007年12月1日　東京大学法文二号館教員談話室〉　①978-4-9252102522-0　Ⓝ461.1
内容　ネアンデルタールとホモ・サピエンスの交替劇（青木健一述）　人はなぜ自殺するのか？（張賢徳述）　日本人の死生観とがん治療（中川恵一述）　こころの動きを分子レベルで語る（石domain章一述）

◇デス・エデュケーション展開ノート　古田晴彦著　清水書院　2009.3　126p　26cm　1000円　①978-4-389-43052-8　Ⓝ375

◇デス・エデュケーションのすすめ　竹下隆著　奈良　萌書房　2008.4　225p　21cm　2200円　①978-4-86065-036-0　Ⓝ114.2

◇どう生きどう死ぬか―現場から考える死生学　岡部健，竹之内裕文編，清水哲郎監修　川崎　弓箭書院　2009.5　279p　19cm　〈発売：あずさ書店〉　2000円　①978-4-900354-90-6　Ⓝ490.14

◇日本人と「死の準備」―これからをより良く生きるために　山折哲雄著　角川SSコミュニケーションズ　2009.7　169p　18cm　〈角川SSC新書 076〉　760円　①978-4-8275-5076-4　Ⓝ114.2
内容　はじめに　人生八十年時代の死に支度　第1部　日本人と「死の準備」（うつの時代を生きる作法と死ぬ作法　われわれは死とどう向きあうのか）　第2部　「死の準備」講座（死の文化を豊かに（柴田久美子）　明日の供養を考える（秋田光彦）　瞬間に死して永遠に生きる（井上ウィマラ）　自然死と医療死（中村仁一）　死を迎える日のために（藤腹明子）　死後の世界の様相（カール・ベッカー））

◇はじまりの死生学―「ある」ことと「気づく」こと　平山正実著　春秋社　2005.12　320p　20cm　2200円　①4-393-36120-2　Ⓝ490.14
内容　第1章　自然をどう考えるか　第2章　「神」は存在するか　第3章　存在するということはどういうことか　第4章　存在を滅ぼす悪の力、悪からの救済　第5章　存在と記憶　第6章　われわれはどこから来てどこへ行くのか　第7章　自由について考える　第8章　病と痛みから生まれるもの　第9章　スピリチュアリティの存在論　第10章　いのちについて　第11章　新しい死生学の構築へ向けて

◇文化としての生と死　立川昭二著　日本評論社　2006.5　205p　20cm　1800円　①4-535-58468-0　Ⓝ490.15
内容　第1部　いま、生と死のかたちは（豊かさの向こう側で　「健康」という現代の不安　死に方への願望と模索）　第2部　これまで、生と死のかたちは（「身体と病気」の二〇世紀　暮らしの中の介護と葬送　病いと死をめぐる民俗）　第3部　これから、生と死のかたちは（「文化」としての死の復権　「癒し」の時代へ向けて　あらたな「縁」と死のかたち）

◇メメント・モリ―死を見つめ、今を生きる　死を想え　日野原重明著　海竜社　2009.12　149p　18cm　952円　①978-4-7593-1099-3　Ⓝ490.15
内容　メメント・モリ"死を想え"　われわれはどこから来たのか　われわれは何者か　われわれはどこへ行くのか　「葉っぱのフレディ」が教えてくれること　私は病人の気持ちをどうして理解できるようになったか　体験することでいのちのありがたさを知る　子どもにとっての死　若いときから老いへの備えを　家族や親しかった友との別れの中での悲劇　がんの告知について（インフォームド・コンセント）　人間の死の分類"病死、事故死、天災死、殺人、戦争死、自殺死"〔ほか〕

◇よく生きよく笑いよき死と出会う　アルフォンス・デーケン著　新潮社　2003.9　245p　20cm　1400円　①4-10-462501-9　Ⓝ490.14
内容　第1章　私の「生と死」の原点―戦時下での子供時代（家族から学んだこと　第二次世界大戦のさなかで）　第2章　「生と死」をめぐる様々な出会い―

「書物」から 「先達」から 第3章 より良く「死」と向き合うために—「死生学」とは? 第4章 ユーモア感覚のすすめ—「死への恐れ」を乗り越えるヒント (ユーモアは生と死の妙薬 幸せのカギは、身近なところに) 終章 新たな門出に向かって

◇ライフ・レッスン エリザベス・キューブラー・ロス, デーヴィッド・ケスラー著, 上野圭一訳 角川書店 2005.8 371p 15cm (角川文庫) 705円 Ⓘ4-04-292002-0 Ⓝ146.8
 [内容] 「ほんものの自己」のレッスン 愛のレッスン 人間関係のレッスン 喪失のレッスン 力のレッスン 罪悪感のレッスン 時間のレッスン 恐れのレッスン 怒りのレッスン 遊びのレッスン 忍耐のレッスン 明け渡しのレッスン 許しのレッスン 幸福のレッスン

◇わたしが死について語るなら 山折哲雄著 ポプラ社 2010.3 213p 19cm 〈2009年刊の再編集〉 1100円 Ⓘ978-4-591-11788-0 Ⓝ114.2
 [内容] 第1章 私が実感した「死」 第2章 日本人の心の底に流れる「無常観」 第3章 文学に描かれた「死」 第4章 子どもたちを苦しめる「平等」と「個性」 第5章 日本には「無常」の風が吹いていた

《安楽死》

◇安楽死のできる国 三井美奈著 新潮社 2003.7 189p 18cm (新潮新書) 680円 Ⓘ4-10-610025-8 Ⓝ490.154
 [内容] 第1章 「死ぬ権利」がある国 第2章 オランダ安楽死の歩み 第3章 世界初の「安楽死法」 第4章 医療・福祉システムの基盤 第5章 制度を支えた人たち 第6章 子供と痴呆高齢者 第7章 自殺との境界線 第8章 赤ちゃんの安楽死 第9章 安楽死を可能にした歴史 第10章 ベルギーとスイスの場合 第11章 日本で安楽死制度は可能か

◇安楽死問題と臨床倫理―日本の医療文化よりみる安らかな生と死の選択 日本臨床死生学会監修, 石谷邦彦編 青海社 2009.12 152p 21cm 2400円 Ⓘ978-4-902249-45-3 Ⓝ490.154
 [内容] 総論 安楽死と終末期医療 (安楽死とは何か あらゆる生を否定しない倫理とは 安楽死と自殺幇助のアメリカにおける問題点 終末期医療の決定のプロセスに関するガイドラインについて) 各論 安楽死問題と臨床倫理の実際 (臨床倫理の基礎と実際 バリアティブ・セデーション (緩和的鎮静) と安楽死 終末期医療のあり方をめぐって)

◇許されるのか? 安楽死—安楽死・尊厳死・慈悲殺 小笠原信之著 緑風出版 2003.11 260p 21cm (プロブレムQ&A) 1800円 Ⓘ4-8461-0313-7 Ⓝ490.154
 [内容] 日本でも安楽死が実行されているのですか? そもそも安楽死って、何ですか? オランダではなぜ、安楽死を法律で認めたのですか? カレン事件って何ですか? アメリカでも、安楽死を法制化する動きがあるのですか? 安楽死論議はいつからあるものなのですか? 文学などで安楽死はどんな扱いをしているですか? ヒトラーのナチスも安楽死を実行していたのですか? 日本の安楽死論議はいつごろ、どんな内容で始まりましたか? 安楽死を推進する人たちには、どんな理由があるのでしょうか? 〔ほか〕

《尊厳死》

◇がんで死ぬのも悪くはないかも—がんで尊厳死するためには—医療の現場からのレポート 栗栖茜著 海山社 2008.2 243p 18cm 〈標題紙・表紙のタイトル:年をとってからはがんで死ぬのも悪くはないかもしれない〉 667円 Ⓘ978-4-904153-00-0 Ⓝ490.154

◇死ぬ権利はだれのものか ウィリアム・H・コルビー著, 大野善三, 早野ZITO真佐子訳 西村書店東京出版編集部 2012.1 358p 19cm 1600円 Ⓘ978-4-89013-660-5 Ⓝ490.154
 [内容] 第1部 (テリー・シャイボの人生—一九六三年十二月から二〇〇〇年一月まで 公になったテリー・シャイボの人生—二〇〇〇年一月から二〇〇五年三月三十一日まで テリー・シャイボの死体解剖) 第2部 (医療技術の進歩 死に関する法律と権利 ナンシー・クルーザン訴訟 今日のアメリカで、私たちはどう死ねばよいのだろうか 「施設のグライドパス」に従って死ぬ テリー・シャイボの立場 私の「リビング・ウィル」 栄養チューブ—最大の難問 それでも私は生きる権利を信ずる 障害者の社会が抱く特別な懸念 オレゴン州対アシュクロフト (ゴンザレス)、そして医師の自殺幇助 ホスピス: 隠れた宝石 私たちはここからどこへ行くのか?)

◇死ぬ権利—カレン・クインラン事件と生命倫理の転回 香川知晶著 勁草書房 2006.10 392, 34p 20cm 3300円 Ⓘ4-326-15389-X Ⓝ490.154
 [内容] 1 カレン・クインラン事件 2 生命倫理の転回 (クインラン事件以後:病院ガイドライン、自然死法、サイケヴィッチ事件 密室から法廷へ:成人の治療停止問題 治療停止の政治学:有能力者、ベビー・ドウ規則、クルーザン事件 死ぬ権利と生命倫理の転回)

◇世界のリビング・ウイル 日本尊厳死協会編 2005.11 284p 30cm Ⓝ490.154

◇尊厳死を考える 医療教育情報センター編 中央法規出版 2006.11 186p 19cm 1400円 Ⓘ4-8058-2802-1 Ⓝ490.154
 [内容] 第1章 尊厳死を考える 第2章 死をみとる医療と尊厳死 第3章 医療現場を取材して 第4章 法律からみた尊厳死 第5章 今、なぜ尊厳死か 第6章 人間の尊厳と死 第7章 尊厳死と医の倫理 巻末資料

◇尊厳死と刑法 甲斐克則著 成文堂 2004.7 297p 22cm (医事刑法研究 第2巻) 2800円 Ⓘ4-7923-1651-0 Ⓝ326.23
 [内容] 序章 尊厳死の意義と問題の所在 第1章 人工延命措置の差控え・中断の問題について—アメリカの判例分析を契機として 第2章 アメリカ判例法における「尊厳死」論のさらなる展開 第3章 末期医療と延命拒否—(西)ドイツおよびアメリカの事例を素材として 第4章 ドイツ法における「尊厳死」論 第5章 続・ドイツ法における「尊厳死」論—ケンプテン事件判決の検討 終章 尊厳死問題の行方

◇「尊厳死」に尊厳はあるか—ある呼吸器外し事件から 中島みち著 岩波書店 2007.9 194, 15p 18cm (岩波新書) 700円 Ⓘ978-4-00-431092-1 Ⓝ490.154

◇尊厳死問題の根幹を問う―法制化はなぜ必要か：集中講座　大田満夫編　CIMネット　2011.3　127p　21cm　(CIM series of intensive lectures 1)　500円　Ⓣ978-4-905355-00-7　Ⓝ490.154

[内容]終末期医療と尊厳死　日本尊厳死法制化フォーラム基調報告尊厳死を考える(大田満夫著)　ターミナル・ケアの目標(本間日臣著)　末期医療における誤解(大田満夫著)　講演(未来に向けて更なる一歩(井形昭弘述)　尊厳死の法制化はなぜ必要か(大田満夫述))

◇やすらかな死を迎えるためにしておくべきこと―リビング・ウィルのすすめ　大野竜三著　PHP研究所　2011.12　251p　18cm　(PHP新書 766)　720円　Ⓣ978-4-569-80051-6　Ⓝ490.154

[内容]第1章 老いにそなえる科学　第2章 死ぬとはどういうことか　第3章 ピン・ピン・コロリ願望　第4章 延命治療の中止をめぐる事件　第5章 やすらかな死を迎えるためにしておくべきこと　第6章 リビング・ウィルの書き方

◇リビング・ウィルのすすめ―家族や友に見守られて安らかな最後を迎えるために　大野竜三著　京都　M&D Lab., 医薬情報資料研究所　2005.3　70, 7p　21cm　952円　Ⓣ4-9901974-2-9　Ⓝ490.154

◇私が決める尊厳死―「不治かつ末期」の具体的提案　日本尊厳死協会東海支部編著　日本尊厳死協会　2007.7　159p　21cm　〈発売：中日新聞社(名古屋)〉　952円　Ⓣ978-4-8062-0548-7　Ⓝ490.154

[内容]総論(日本尊厳死協会の主張　尊厳死とは一不治、末期などの定義　日本尊厳死協会の「尊厳死の宣言書」(リビング・ウィル)　延命措置の開始・中止の条件　法制化の必要と成立の見通し　おわりに)　各論(持続的植物状態(遷延性意識障害)　がん　高齢者　呼吸不全・心不全・腎不全　筋萎縮性側索硬化症(ALS)　救急医療)

◇私たちの終わり方―延命治療と尊厳死のはざまで　真部昌子著　学習研究社　2007.7　226p　18cm　(学研新書)　720円　Ⓣ978-4-05-403475-4　Ⓝ490.154

[内容]第1章 現代医療の転換期を迎えて　第2章 尊厳死と尊厳ある死　第3章 自分の死に方を決められるのか　第4章 日本における安楽死の実態　第5章 「尊厳死・安楽死」と医療の南北問題　第6章 脳死と移植医療の問題　第7章 植物状態患者と家族の関係

脳死

◇解説「脳死」　武下浩, 又吉康俊著　悠飛社　2011.8　249, 13p　20cm　(Yuhisha hot-nonfiction Yuhisha best doctor series)　1800円　Ⓣ978-4-86030-166-8　Ⓝ490.154

[内容]第1章 麻酔科から集中治療部へ　第2章 脳死に必要な脳と神経の基礎知識　第3章 脳死研究のはじまり　第4章 日本と米国の脳死判定基準　第5章 各国の脳死判定基準と補助検査　第6章 小児の脳死と改正臓器移植法　第7章 脳死問題の疑問に答える　第8章 エピローグ

◇日本人の脳死観―臨調答申を読む　佐々木廸郎著　中央公論事業出版(製作・発売)　2004.2　227p　18cm　1200円　Ⓣ4-89514-217-5　Ⓝ490.154

[内容]第1章 脳死と臓器移植、日本人の場合―新聞にみる識者の意見　第2章 脳死臨調最終答申の少数意見を読む　第3章 脳死臨調中間答申に別添した少数意見を読む　第4章 臨調中間答申中に「脳死と人の死」の核心を読む　第5章 大統領委員会と脳死臨調委員会を対比する　第6章 竹内先生は何を語り、委員は何を語りあったか　第7章 臓器移植法の精神―法制定した議員の発言をモデルとしたい分析　平成12年度生命科学振興会北海道支部例会(いのちを考える会)「脳死ははたして人の死か」一般公開シンポジウム

◇脳死・臓器移植Q&A50―ドナーの立場で"いのち"を考える　山口研一郎監修, 臓器移植法を問い直す市民ネットワーク編著　海鳴社　2011.10　221p　19cm　1800円　Ⓣ978-4-87525-284-9

[内容]そもそも人間の「死」とは…　「脳死」について　子どもの「脳死」について　「脳死判定」に関して　重症の脳死不全患者への救命治療に関して　「脳死下」「心停止下」での臓器摘出に関して　臓器移植に関して　改定臓器移植法について　脳死下での臓器提供事例に係る検証会議について　海外の状況　どんな命も等しく大切にされる社会にするために

◇脳死とは何か―基本的な理解を深めるために　竹内一夫著　改訂新版　講談社　2004.12　200, 6p　18cm　(ブルーバックス)　820円　Ⓣ4-06-257463-2　Ⓝ490.154

[内容]第1章 人の死と脳の死　第2章 脳死はどのようにして発生するのか　第3章 脳死状態の脳はどうなるのか　第4章 なぜ今、脳死が問題なのか　第5章 脳死はどのくらい発生するか　第6章 脳死をどう判定するか　第7章 国による判定基準の違い　第8章 蘇生術に限界はあるか　第9章 脳死と個体死を考える　第10章 脳死状態と植物状態とはどう違うか

◇脳死論議ふたたび―改正案が投げかけるもの臓器移植法改正を考える国会議員勉強会編　社会評論社　2005.8　205p　19cm　1600円　Ⓣ4-7845-0179-7　Ⓝ490.154

[内容]臓器移植が抱える問題を問い直すために　人間の命にかかわる立法　臓器移植法改正にあたって―自民党調査会案の問題点と提案　小児臓器移植を実施するまえに　突然「脳死」と宣告されて―交通事故被害者遺族の思い　救命救急医療の現場から「臓器移植大国」アメリカの現在　生体移植の現状―京大病院生体肝移植ドナー死亡事例　日弁連からの提言―臓器移植の人権救済申し立て　脳死・臓器移植を検証する　脳死・臓器移植、再考のために　資料

◇不帰の途―脳死をめぐって　竹内一夫著　信山社出版　2010.5　373p　20cm　3200円　Ⓣ978-4-7972-6030-4　Ⓝ490.154

生体工学・生体材料

◇ここまで進んだ再生医療の実際——いま,基礎医学研究に何が求められているのか 臨床応用の現状と課題を知る！　田畑泰彦編　羊土社　2003.3　195p　26cm　4700円　①4-89706-366-3　Ⓝ492.89

◇再生医学の基礎——幹細胞と臓器形成　中辻憲夫編　名古屋　名古屋大学出版会　2003.7　200p　26cm　6500円　①4-8158-0466-4　Ⓝ491.2

◇再生医療——ティッシュエンジニアリング&生体材料最前線　田中順三,四宮謙一監修,再生医療技術開発懇話会編　日刊工業出版プロダクション　2003.11　160p　26cm 〈発売：日刊工業新聞社〉　3500円　①4-526-05207-8　Ⓝ492.89
　内容 第1部 再生医療の最前線（ティッシュエンジニアリングの展望　骨の再生　軟骨の再生　神経の再生——カニの腱が人の神経をつなぐ　心臓の再生——骨髄細胞から心筋細胞を作る　肝臓の再生——幹細胞を利用した再生治療　腎臓の再生——QOLと医療費の両立を目指して　膵臓の再生——糖尿病を治療する　再生医療と材料——限りなく生体に近い材料を作る　再生医療の最前線、そして未来——再生医療と宇宙）　第2部 生体材料と基礎技術（生体材料　基礎技術　問題提起）

◇再生医療へのブレイクスルー——その革新技術と今後の方向性　田畑泰彦編　大阪　メディカルドゥ　2004.11　313p　26cm 〈遺伝子医学mook 1〉　5000円　①4-944157-31-2　Ⓝ492.89

◇再生医療——心血管病の新しい治療法　吹田　循環器病研究振興財団　2007.1　16p　21cm 〈知っておきたい循環器病あれこれ 健康で長生きするために 60〉　Ⓝ492.89

◇再生医療の進歩と規制動向——規制動向調査報告書　ヒューマンサイエンス振興財団　2003.3　196p　30cm 〈HSレポート no.40〉　Ⓝ492.89

◇知ってみよう再生医療——絵でわかる最新データbook 難病へのとりくみと私たちにできること 2　神戸　再生医療の実現化プロジェクト事務局　2008.2　23p　30cm 〈文部科学省委託研究開発事業〉　Ⓝ492.89

◇知ってみよう再生医療　2 別冊　再生医療の実現化プロジェクト実施課題概要集　神戸　再生医療の実現化プロジェクト事務局　2008.2　17p　30cm 〈文部科学省委託研究開発事業〉　Ⓝ492.89

◇ジブンサイセイのススメ．　アルブラスト細胞イキイキプロジェクトチーム編,上田実,木下茂,島崎潤監修　幻冬舎メディアコンサルティング　2006.3　181p　20cm 〈発売：幻冬舎〉　1200円　①4-344-99541-4　Ⓝ492.89
　内容 1 私で、ワタシがよみがえる？——再生医療って？　2 歯が！目が！人生が！——まさにサイセイ中！——再生医療の現場から　3 羊膜、それは母体が持つ、「奇跡のインターフェイス」——再生医療の救世主　4 再生医療で変わるミライ——「本来のジブン」へ

◇人体再生　立花隆著　中央公論新社　2003.1　380p　16cm 　（中公文庫）　857円　①4-12-204151-1　Ⓝ494.288
　内容 再生医学について　ぼくはなぜドナーカードに署名したか　ここまできた再生医学——プラスチックと人体のたたかい（清水慶彦）　ヒューマン・ボディ・ショップ時代（筏義人）　百年の定説を覆す脳神経系の再生（川口三郎）　イモリの再生力はヒトに潜むか（吉里勝利）　再生医療は次代の成長産業だ（立石哲也）　人工肝臓完成まで"あと一歩"（大島宣雄）　培養皮膚ビジネスの誕生（上田実）

◇図解再生医療工学　立石哲也,田中順三編著　工業調査会　2004.3　318p　21cm　2800円　①4-7693-7126-8　Ⓝ492.89
　内容 第1章 工学的視点から見た再生医療　第2章 再生医療における材料工学の基礎　第3章 再生医療のキーテクノロジー　第4章 再生医療のデバイス化技術　第5章 再生医療のための生産・保存技術　第6章 再生医療におけるバイオナノテクノロジー　第7章 再生医療とその周辺

◇図解 よくわかる再生医療ビジネス最前線　三宅淳監修,松井高広著　日刊工業新聞社　2004.3　189p　21cm （B&Tブックス）　1800円　①4-526-05264-7
　内容 第1章 どうにもできない！医療現場の限界　第2章 そもそも再生医療とはどんなものなのか？　第3章 再生医療ビジネス化への道　第4章 再生医療ビジネスの最前線を行く　第5章 再生医療市場10兆円への挑戦　第6章 対談 三宅淳VS松井高広 再生医療で日本経済は再生できるか？

◇すばらしい人間部品産業　A.キンブレル著,福岡伸一訳　講談社　2011.4　445p　20cm 《『ヒューマンボディショップ』（化学同人1995年刊）の改題、修整・加筆》　2300円　①978-4-06-216287-6　Ⓝ490.15
　内容 1 人体と部品のあいだ　2 赤ちゃん製造工場　3 遺伝子ビジネス　4 人間部品産業との闘い

◇「臓器置換」から「臓器再生」へ——再生医療のイノベーション　谷口英樹著　エルゼビア・ジャパン　2003.11　55p　19cm （教育研修セミナー）　1300円　①4-86034-512-6　Ⓝ492.89
　内容 再生医療開発の実用化　再生医療開発の第1段階——血管系と骨 軟骨系の再生医療　再生医療開発の第2段階——心血管系と糖尿病の再生医療　再生医療開発の第3段階——複雑な臓器形成の再生医療　再生医療の最先端の技術である「可塑性」の利用　再生医療におけるES細胞

◇日本における再生医療ビジネスの課題とベンチャー企業の取り組み——ジャパン・ティッシュ・エンジニアリングの事例分析に基づいて　小倉都著　（藤沢）　慶應義塾大学大学院政策・メディア研究科　2004.7　30p　30cm （総合政策学ワーキングペーパーシリーズ no.45）　Ⓝ492.89

《臓器移植》

◇生きたい！生かしたい！——臓器移植医療の真実　トリオ・ジャパン編　はる書房　2008.3　237p　19cm　1400円　①978-4-89984-092-3　Ⓝ490.15

◇内容 1 臓器移植医療とは(臓器移植の種類 臓器移植医療の特色) 2 脳死移植医療の普及はなぜ必要なのか(脳死移植の成績 高いクオリティ・オブ・ライフ(Quality of Life)) 3 日本の脳私移植医療の現状 4 脳死について知る 5 いのち
◇医師との対話―これからの移植医療を考えるために トリオ・ジャパン編 オンディマンド版 はる書房 2007.4 346p 21cm 2400円 Ⓘ978-4-89984-086-2
　内容 1部 医師との対話(移植へー患者が医師に求めたものは 医療への信頼がもたらしたもの ボランティアに見る社会に根ざした医療のあり方 21世紀の医療に必要なこと) 2部 トリオ・ジャパン・セミナー(トリオ・ジャパン・セミナー特別企画「スターズル先生と語ろう」 第3回トリオ・ジャパン・セミナー「今日の命を救うために」 第4回トリオ・ジャパン・セミナー「世界視野からの肝臓移植治療」)
◇移植医療支援システム―改正臓器移植法に向けて 上野聰樹, 早川和重編 川崎聖マリアンナ医科大学病院 2010.2 84p 30cm 〈共同刊行:北里研究所北里大学病院〉 Ⓝ494.2
◇いのちに寄り添って―臓器移植の現場から 朝居朋子著 毎日新聞社 2012.4 197p 19cm 1400円 Ⓘ978-4-620-32132-5
　内容 第1章 最期のときに 第2章 臓器を提供するという決断 第3章 ドナーファミリーとレシピエントのつながり 第4章 臓器移植のこれから
◇いのちの器―臓器は誰のものか 高山文彦著 角川書店 2003.12 281p 15cm (角川文庫) 629円 Ⓘ4-04-370802-5 Ⓝ490.154
　内容 第1話 安楽死事件 第2話 尊厳死事件 第3話 祈りの家族 第4話 ある少女の生と死 第5話 死、その先にあるもの
◇命のおくりもの―臓器移植について考えてみよう 相川厚監修, 西川かおりマンガ インタープレス 2009.3 39p 21cm (もっと知ろうかなのこと 12) 500円 Ⓘ978-4-902340-64-8 Ⓝ494.2
◇いのちの選択―今、考えたい脳死・臓器移植 小松美彦, 市野川容孝, 田中智彦編 岩波書店 2010.5 75p 21cm (岩波ブックレット no.782) 600円 Ⓘ978-4-00-270782-2 Ⓝ490.154
　内容 1章 知っておきたい、考えたい、脳死・臓器移植13のこと 2章 家族として脳死と臓器移植を経験して 3章 さまざまな声
◇医療の組織イノベーション―プロフェッショナリズムが移植医療を動かす 瓜生原葉子著 中央経済社 2012.1 313p 22cm 3400円 Ⓘ978-4-502-69220-8
　内容 第1部 移植医療を考える(なぜ、移植医療を経営学で分析するのか 移植医療の現況 臓器提供の現況) 第2部 日本の臓器提供をどうしたら増やせるのか(諸外国における臓器提供増加への取り組み 臓器提供に影響を及ぼす因子の分析) 第3部 プロフェッショナリズムを考える(プロフェッショナリズムに関する理論的考察 移植医療にあてはめて考える) 第4部 プロフェッショナリズムを醸成する(プロフェッショナリズムの測定尺度開発と醸成のための組織施策 プロフェッショナリズムが移植医療を動かす)

◇死体闇取引―暗躍するボディーブローカーたち アニー・チェイニー著, 中谷和男訳 早川書房 2006.7 260p 20cm 1600円 Ⓘ4-15-208744-7 Ⓝ490.15
　内容 第1章 はげたかが死体をついばむ荒れ野 第2章 理想的な状況 第3章 道具屋 第4章 「奥さん、あなたが死んだら、すぐわたしのものになる」 第5章 死体盗掘人たち 第6章 大学をくいものにする 第7章 ボーンマシン
◇生体臓器移植の適応と倫理―倫理問題を考える 腎移植連絡協議会からの提言 高橋公太編 日本医学館 2007.11 55p 21cm 2000円 Ⓘ978-4-89044-642-1 Ⓝ490.15
◇臓器移植―命のおくりもの 日本臓器移植ネットワーク日本語版監修, アン・フリック著, 池上小湖訳 文溪堂 2004.3 63p 29cm (生命科学の今を知る 2) 2800円 Ⓘ4-89423-378-9 Ⓝ494.2
◇臓器移植に関する世論調査 平成16年8月調査 内閣府大臣官房政府広報室 〔2004〕 175p 30cm (世論調査報告書) 〈附帯・住宅の耐震化に関する特別世論調査〉 Ⓝ490.15
◇臓器移植に関する世論調査 平成18年11月調査 内閣府大臣官房政府広報室 〔2006〕 153p 30cm (世論調査報告書) 〈附帯・食料の供給に関する特別世論調査〉 Ⓝ490.15
◇臓器移植に関する世論調査 平成20年9月調査 内閣府大臣官房政府広報室 〔2008〕 191p 30cm (世論調査報告書) 〈附帯:知的財産に関する特別世論調査〉 Ⓝ490.15
◇臓器移植の増加へのプロセス―臓器提供を増やすには 腎移植連絡協議会からの提言 高橋公太編 日本医学館 2006.1 72p 21cm 〈会期・会場:2005年1月26日―28日 琵琶湖グランドホテル〉 2000円 Ⓘ4-89044-604-4 Ⓝ490.15
　内容 行政の立場から(片岡佳和述) ネットワークの立場から(菊地耕三述) 移植医の立場から(大島伸一述) 患者団体の立場から(大久保通方述) 骨髄バンク関係の立場から(埴岡健一述) アイバンク関係の立場から(篠崎尚史述)
◇臓器提供をしやすい環境づくり―自発的な提供意思の抽出はいかにあるべきか 腎移植連絡協議会からの提言 高橋公太編 日本医学館 2005.1 86p 21cm 2000円 Ⓘ4-89044-577-1 Ⓝ494.2
◇臓器提供時の家族対応のあり方 日本臨床救急医学会移植医療における救急医療のあり方に関する検討委員会編 へるす出版 2011.10 115p 30cm 2400円 Ⓘ978-4-89269-738-8 Ⓝ490.15
◇臓器漂流―移植医療の死角 木村良一著 ポプラ社 2008.5 223p 20cm 1700円 Ⓘ978-4-591-10345-6 Ⓝ494.2
　内容 第1章 死刑囚ドナー 第2章 ジャンボ鶴田の悲劇 第3章 病腎移植の是非 第4章 移植法を見直すべし 第5章 ドナーが足りない
◇中国臓器市場 城山英巳著 新潮社 2008.7 239p 20cm 1400円 Ⓘ978-4-10-308081-7 Ⓝ490.15
　内容 第1章 臓器の九割は死刑囚から 第2章 臓器を得るには「カネ」と「コネ」 第3章 中国の常識、

世界の非常識　第4章 臓器があればどこまでも　第5章 臓器問題はどこへ行くのか
◇ドナービジネス　一橋文哉著　新潮社　2004.6　308p 16cm　（新潮文庫 い-50-5）476円　①4-10-142625-2　Ⓝ490.15
　内容　第1部 命を売り買いする人々（腎臓を買ったOL 生体解剖された少女 アルバイトはエッグ・ドナー "ブタの子"を産んだ代理母）　第2部 臓器ビジネス最前線（臓器担保屋の商売道 上海カンパニーは至れり尽くせり ゴールデン・チャイルド ニッポン臓器商社の暗闘）
◇脳死・移植医療　倉持武, 丸山英二責任編集　丸善出版　2012.1　257p 22cm　（シリーズ生命倫理学 第3巻）〔執筆：倉持武ほか〕5800円　①978-4-621-08480-9　Ⓝ490.154
　内容　合法性と倫理性　脳死判定の歴史と現状　脳死論一歴史的・メタ科学的検討　臓器移植の現状と課題一移植医の立場から　臓器移植をめぐる法的問題　小児の脳死移植1一我が国における現状と課題　小児の脳死移植2一小児内科の立場から　生体移植移植ネットワーク　脳死の「理」と「情」　臓器移植という医療のなかで　臓器配分　臓器売買　外国の移植事情
◇脳死、臓器移植等に関する最近の動き　衆議院調査局厚生労働調査室　2008.5　68p 30cm　Ⓝ490.154
◇脳死、臓器移植等に関する資料　衆議院調査局厚生労働調査室　2005.8　81p 30cm　Ⓝ490.154
◇脳死、臓器移植等に関する資料 改訂版　衆議院調査局厚生労働調査室　2006.11　106p 30cm　Ⓝ490.154
◇脳死、臓器移植等に関する資料　衆議院調査局厚生労働調査室　2009.4　156p 30cm　Ⓝ490.154
◇脳死、臓器移植に関する最近の動き　衆議院調査局厚生労働調査室　2007.11　34p 30cm　Ⓝ490.154
◇脳死・臓器移植の本当の話　小松美彦著　PHP研究所　2004.6　424p 18cm　（PHP新書）950円　①4-569-62615-7　Ⓝ490.15
　内容　序章「星の土子は」のまなざし　第2章 脳死・臓器移植の「外がわ」　第3章 脳死神話からの解放　第4章「脳死＝精神の死」という俗説　第5章 植物状態の再考　第6章 脳死・臓器移植の歴史的現在　第7章「臓器移植法」の改定問題　終章 旅の終わりに
◇脳死臓器移植は正しいか　池田清彦著　角川学芸出版　2006.6　205p 15cm　（角川文庫）〔発売：角川書店　「臓器移植我、せずされず」（小学館2000年刊）の増訂〕552円　①4-04-407001-6　Ⓝ490.15
　内容　序章 反・脳死臓器移植の思想　第1章 臓器移植・改定案の問題点　第2章 脳死とはどういうことか　第3章 脳死はペテンである　第4章 死の自己決定権について　第5章 人工妊娠中絶と脳死　第6章 臓器移植は欠陥医療である　第7章 ドナーとレシピエントの非対称性　第8章 ドナーになるのは善行なのか　第9章 アンチ・コントロールの思想　第10章 ポスト脳死臓器移植の時代―二十一世紀の医療の問題点

◇脳死論争で臓器移植はどうなるか―生命倫理に関する米大統領評議会白書　The President's Council on Bioethics著, 上竹正躬訳　篠原出版新社　2010.5　143p 21cm　1800円　①978-4-88412-350-5　Ⓝ490.154
◇本邦における臓器分配のルールの現状と理想―公平・公正とは　腎移植連絡協議会からの提言　高橋公太編　日本医学館　2007.2　66p 21cm　2000円　①978-4-89044-002-3　Ⓝ494.93
◇マージナルドナー　福嶌教偉, 剣持敬, 松野直徒編, 浅野武秀監修　丸善出版　2011.11　93p 26cm　4500円　①978-4-621-08466-3　Ⓝ494.28
　内容　1章 マージナルドナーの歴史　2章 マージナルドナーとは　3章 心停止ドナーからの移植について　4章 マージナルドナーの管理　5章 腎臓　6章 膵臓　7章 膵島　8章 肝臓　9章 肺　10章 心臓
◇流通する「人体」―献血・献体・臓器提供の歴史　香西豊子著　勁草書房　2007.7　313, 28p 22cm　3500円　①978-4-326-10174-0　Ⓝ490.154
　内容　ドネーションという事象系　第1部 ドネーションの経済論―解剖台の定点観測より（ドネーションの歴史性　解剖の制度化と身体　戦時期における解剖体の経済論　戦後の「解剖体不足」と献体運動）　第2部 ドネーションの諸形態―ストック／バンク／ネットワーク（ドネーションと「人体」の形象　血液のバンキング　移植医療ネットワーク　ドネーションという統辞論）　第3部 ドネーション言説の展開―「起源」の忘却のなかで（「人体」のありか　記述のなかのドネーション）

◆法　制
◇生きている提供者の保護のための臓器移植法改正・試案　川崎　科学技術文明研究所　2003.9　55p 30cm　（CLSS「提言」文明研政策提言シリーズ）1000円　Ⓝ498.12
◇移植医療のこれから　町野朔, 山本輝之, 辰井聡子編　信山社　2011.7　364p 22cm　（総合叢書 12〈医事法〉）12000円　①978-4-7972-5462-4　Ⓝ498.12
　内容　臓器移植法の改正（改正臓器移植法と今後の課題〈町野朔著〉　改正臓器移植法における死の概念〈井田良著〉　日本における臓器移植の現況〈高橋公太著〉　脳死判定基準〈武下浩, 又吉康俊著〉）　臓器移植法の基本問題（生体臓器移植と法　小児脳死, 小児臓器移植　臓器移植・組織移植・再生医療）　国際的に見た日本の臓器移植（世界の動向　ヨーロッパ　英米　アジア）
◇国民的合意をめざした医療―臓器移植法の成立と改正までの25年　中山太郎著　はる書房　2011.6　300p 18cm　1300円　①978-4-89984-122-7　Ⓝ498.12
　内容　序章 心のネットワーク、とは　第1章 議連発足前後から脳死臨調まで―1985～1992年　第2章 臓器移植法制定に向けて―1992～1997年（それでも進まぬ法案審議　最初の修正―修正案〈中山案〉を提出ほか）　第3章 臓器移植法の改正へ―1997～2010年　終章 アジアの臓器移植ネットワークをつくる

◇生体移植と法　城下裕二編　日本評論社　2009.7　203p　22cm　3800円　①978-4-535-51651-9　Ⓝ498.12
　内容　第1部　生体移植をめぐる諸状況(生体移植をめぐる法的状況　生体臓器移植をめぐる医学的状況について　「生体肝ドナー調査」からみる課題)　第2部　法的諸問題(生体移植をめぐる「法と倫理」　生体移植と「患者の自己決定権」　生体移植と医療過誤　生体臓器移植におけるドナーの要件—親等制限　生体移植をめぐる刑事法上の諸問題　臓器売買の保護法益)　第3部　規制のあり方と各国の状況(生体移植の公的規制のあり方—臓器移植法改正試案　イギリスおよびアメリカ合衆国における生体移植　フランスにおける生体移植　ドイツ連邦共和国における生体移植　スウェーデンにおける生体移植の法規制　アジア諸国における生体臓器の提供・移植に関する法律)

◇生体臓器移植の法的諸問題—法律は本当に必要なのか　生体移植連絡協議会からの提言　高橋公太編　日本医学館　2008.11　87p　21cm　〈会期・会場：2008年1月23日—25日　遠鉄ホテルエンパイア・ホテル九重〉　2000円　①978-4-89044-672-8　Ⓝ494.93
　内容　生態臓器移植の法的諸問題(佐藤雄一郎述)　総合討論　第96回日本泌尿器科学会総会シンポジウム"献腎提供を増やすには—donor action"(臓器移植コーディネーターからみた新潟県の取り組み(秋山政人他著)　外科医からみた福岡県の取り組み(杉谷篤他著)　泌尿器科医からみた秋田県の取り組み(佐藤滋他著)　愛知県における献腎移植の推移とその背景(星長清隆著)　移植医療に対する脳外科医からみた神奈川県での試み(小野元他著))

◇臓器移植法改正の論点　町野朔, 長井圓, 山本輝之編　信山社出版　2004.5　330p　23cm　10000円　①4-7972-2244-1　Ⓝ498.12
　内容　第1部　厚生科学研究報告書(脳死　提供意思表示　小児臓器移植　脳死判定・あっせん業務)　第2部　比較法(韓国　ドイツ　フランス　ドイツ臓器移植法に関する講演)　第3部　論争(刑法学会での報告　生命の保護と脳児　生命倫理と臓器移植)

◇臓器・造血幹細胞移植関係法令通知集　臓器移植法令研究会監修　中央法規出版　2003.9　214p　30cm　3800円　①4-8058-4476-0　Ⓝ498.12
　内容　第1編　臓器移植対策関係(法規関係　通知　その他の参考資料)　第2編　造血幹細胞移植対策関係(審議会報告等　基本通知)　第3編　国庫補助に関する事項(法規関係　通知)

◇バイオバンク構想の法的・倫理的検討—その実践と人間の尊厳　町野朔, 雨宮浩共編　上智大学出版　2009.12　370p　21cm　(ライフサイエンスと法政策)〈東京 ぎょうせい(制作・発売)　並列シリーズ名：Public policy and the life sciences〉　1900円　①978-4-324-08866-1　Ⓝ490.15
　内容　1　特定非営利活動法人HAB研究機構—移植用臓器提供の際の研究用組織の提供・分配システムの構想に関する準備委員会報告書(移植用臓器提供の際の研究用組織の提供・分配システムの構想に関する準備委員会報告書)　2　意見集集　3　研究用組織提供作業手順　4　資料編(死体解剖保存法(抄)　臓器の移植に関する法律(抄)　臓器の移植に関する法律施行規則(抄)ほか)

◇まだ、間に合うのなら。—改正臓器移植法について考える　村田翠著　文芸社　2010.10　65p　20cm　800円　①978-4-286-09492-2　Ⓝ490.15

◆腎移植
◇これを見ればすべてがわかる腎移植2011 Q&A　打田和治, 渡井至彦, 後藤憲彦編　東京医学社　2011.3　157p　26cm　〈企画：日本移植未来プロジェクト〉　2500円　①978-4-88563-199-3　Ⓝ494.93

◇修復腎移植の闘いと未来　林秀信著　生活文化出版　2010.1　210, 26p　19cm　1200円　①978-4-903755-12-0　Ⓝ494.93
　内容　第1章　私の生体腎移植とRKT　第2章　非難の嵐　第3章　立ち上がった患者たち　第4章　私の患者人生　第5章　学会共同声明　第6章　広がるRKT支援の輪　第7章　厚生労働省の策略　第8章　国会議員の支援　第9章　透析患者をめぐる状況　第10章　RKTを支える現実的事実　第11章　RKTの医学的妥当性　第12章　RKTの未来

◇腎移植をめぐる兄弟姉妹—精神科医が語る生体腎移植の家族　春木繁一執筆　日本医学館　2008.9　302p　21cm　2500円　①978-4-89044-664-3　Ⓝ494.93
　内容　腎移植医療を通してみる人間模様—精神科医の眼から　腎移植にともなう精神医学的問題(その概念　ドナーの精神医学的問題　レシピエントの移植後の精神医学的問題)　私が心がけていること—日常臨床における精神療法

◇腎移植をめぐる母と子, 父—精神科医が語る生体腎移植の家族　春木繁一執筆　日本医学館　2003.10　222p　21cm　2500円　①4-89044-542-0　Ⓝ494.93

◇腎移植サポートブック—「受けるまで」と「受けてから」の？に答える！　太田和夫監修, 打田和治編　吹田　メディカ出版　2003.12　254p　26cm　〈「透析ケア」2003年冬季増刊(通巻117号)〉　4000円　①4-8404-0542-5, ISSN1341-1489
　内容　第1章　腎不全の治療法として「腎移植」の情報を伝えよう！　第2章　腎移植の流れを理解しよう！　第3章　患者さんの？に答えよう！　第4章　腎移植を受けた患者さんの気持ちを知ろう！　第5章　腎移植の情報提供を始めよう！　第6章　移植コーディネーターと連携しよう！　第7章　腎移植を受けた患者さんのメッセージを聞こう！　資料

◇腎移植の進歩—わが国の現状と今後の展望　日本腎臓学会渉外・企画委員会, 腎移植推進委員会編　東京医学社　2006.6　287p　26cm　〈執筆：浅野泰ほか〉　4500円　①4-88563-163-7　Ⓝ494.93
　内容　最新の腎移植統計(腎移植：わが国と世界の趨勢を比較して　欧米と日本の末期腎不全治療の対比)　腎移植の現状(移植外科医から腎臓内科医に期待するもの　腎臓内科医からみた腎移植の課題と腎移植への期待　総合的腎不全治療のあり方—医療の根本は奉仕であることを忘れてはならない　末期腎不全治療のオプション提示—特に腎移植の説明に関して　腎移植患者の医療費)　腎移植の進歩　腎移植, 今後の展望(異種移植の現状と展望　腎移植と遺伝子治療　移植腎長期生着成績向上に向けて　日本臓器移植ネットワークの現況と腎移植)

◇腎臓移植最前線―いのちと向き合う男たち　青山淳平著　光人社　2007.6　247p　20cm　1600円　Ⓘ978-4-7698-1352-1　Ⓝ494.93
[内容]第1章 神の美しい手　第2章 あけぼの　第3章 奔流　第4章 よみがえる命　第5章 移植と日本人

◇腎臓に感謝したくなる本―腎移植のための医療情報ガイド　柏原英彦著, NPO「トランスプラントなのはな会」編　三五館　2006.10　220p　19cm　1300円　Ⓘ4-88320-366-2　Ⓝ494.93
[内容]序章 透析か, 腎移植か　第1章 どういう人が人工透析をしなくてはならないの？　第2章 腎移植という選択　第3章 腎移植後の経過　第4章 歴史的・法的に見る腎移植　第5章 ドナー登録をしよう　第6章 あなたの腎臓を健全に守るために

◇日本の臓器移植―現役腎移植医のジハード　相川厚著　河出書房新社　2009.5　221p　20cm　1500円　Ⓘ978-4-309-24478-5　Ⓝ494.93
[内容]第1章 腎移植か, 透析か　第2章 生体腎移植の実際　第3章 免疫抑制薬の功罪　第4章 病腎移植はなぜいけないのか　第5章 渡航移植を美談で終わらせるな　第6章 脳死をめぐる問題　第7章 ドネーションを促進するために

◇否定された腎移植―この国の医療のかたち　村口敏也著　松山　創風社出版　2007.12　269p　19cm　1800円　Ⓘ978-4-86037-098-5　Ⓝ490.15
[内容]第1章 「神様」が「犯罪者」にされた日　第2章 もうほんと, せっぱつまった状態だったですわ…　第3章 「片輪」に偏向する医療のもとで　第4章 結論ありきの検証　第5章 トライ・アンド・エラーの国　第6章 「お約束の」全面否定　第7章 崩れる「絶対禁忌」　第8章 そこに患者はいるのか…

◆肝移植

◇肝移植四半世紀の歩み―日本肝移植研究会25周年寄稿集　門田守人, 寺岡慧編, 日本肝移植研究会・同第25回研究会監修　日本医学館　2009.6　123p　26cm　3000円　Ⓘ978-4-89044-679-7　Ⓝ494.657

◇信じる絆生きつづける思い―生体肝移植―真実の声　肝移植体験者・医療者有志著　翔雲社　2004.8　313p　19cm　1600円　Ⓘ4-921140-50-2　Ⓝ494.657
[内容]第1部 生体肝移植に直面して―ドナー・レシピエント・家族の記録　第2部 移植医療の現場から(生体肝移植 レシピエント移植コーディネーター設置の経緯　レシピエント移植コーディネーターってなに？　リハビリテーションと移植)　第3部 移植が身近に感じられるように(肝移植の現状　患者側のストレスと医療者のストレス　脳死肝移植が進まない理由　肝移植の費用　患者会の設立とその活動の有効性)

◆人工臓器

◇人工臓器・再生医療の最先端　許俊鋭, 斎藤明, 赤池敏宏編集幹事, 西田博, 澤芳樹, 浅原孝之, 清水達也編　寺田国際事務所/先端医療技術研究所　2005.11　413p　26cm　(先端医療シリーズ 37)　〈背のタイトル：人工臓器・再生医療〉　9800円　Ⓘ4-925089-45-5　Ⓝ492.89

◇人工臓器で幸せですか？　梅津光生編著　コロナ社　2005.10　144p　19cm　(ヒューマンサイエンスシリーズ 9)　1500円　Ⓘ4-339-07839-5　Ⓝ492.89
[内容]1 ペースメーカ(ペースメーカ友の会―対談者(患者)阿久津哲造先生　ペースメーカの歴史・現状・将来―対談者(先生)藤本哲男先生)　2 人工弁(和菓子屋一家の団結―対談者(患者)藤田トシ江さん　即手術の恐怖―対談者(患者2)寺ී正二さん　心臓弁膜症と治療―対談者(先生)岩崎清隆先生)　3 人工血管(臨死体験からの生還―対談者(患者)戸田道男さん　人工血管の研究―対談者(先生)白石泰之先生)

◇人工臓器は, いま―暮らしのなかにある最先端医療の姿　日本人工臓器学会編　はる書房　2003.11　441p　19cm　2000円　Ⓘ4-89984-045-4　Ⓝ492.89
[内容]序章 はじめて知る人工臓器　第1章 暮らしの中の人工臓器　第2章 休むことなく体中に血液をめぐらせる―ハイテクメカと機能性材料が可能にする循環系人工臓器の世界　第3章 体内の化学反応の調整と体液の浄化―生体機能の解明が生み出した代謝系人工臓器の世界　第4章 音や光を守りたい感覚情報の脳への橋渡し―五感を取り込み電気信号に変える感覚器系人工臓器の世界　第5章 からだを形づくる, ささえる, まもる―材料の特性に依存した構造系人工臓器の世界　終章 人工臓器の未来図を描く―大学・企業開発の現場から

◇人工臓器は, いま―暮らしのなかにある最先端医療の姿　日本人工臓器学会編　オンディマンド版　はる書房　2007.4　441p　19cm　2200円　Ⓘ4-89984-085-5
[内容]序章 はじめて知る人工臓器　第1章 暮らしの中の人工臓器　第2章 休むことなく体中に血液をめぐらせる―ハイテクメカと機能性材料が可能にする循環系人工臓器の世界　第3章 体内の化学反応の調整と体液の浄化―生体機能の解明が生み出した代謝系人工臓器の世界　第4章 音や光を守りたい感覚情報の脳への橋渡し―五感を取り込み電気信号に変える感覚器系人工臓器の世界　第5章 からだを形づくる, ささえる, まもる―材料の特性に依存した構造系人工臓器の世界　終章 人工臓器の未来図を描く―大学・企業開発の現場から

◇人体はすべて機械化できる？―人工臓器医工学講座入門　山家智之著　仙台　東北大学出版会　2011.5　186p　21cm　2000円　Ⓘ978-4-86163-156-6　Ⓝ492.89
[内容]諸行無常　心臓がなくても生きている。心臓が止まっても生きている。　息を引き取っても大丈夫―人工の肺　おしっこの切れ目が, 命の切れ目～人工腎臓　メタボリックな人工臓器　食べる楽しみ, 朝に四つ足　機能拡張装置としての人工臓器　感じる人工臓器　脳の人工臓器―倫理的限界も踏まえて　人工の意識って…, 謎の中国人のお部屋

◇よみがえる心臓―人工臓器と再生医療　東嶋和子著　オーム社　2007.4　275p　19cm　2000円　Ⓘ978-4-274-50136-4　Ⓝ494.643
[内容]移植まで一〇〇日　心臓にメスが入った日　日本の人工心臓を引っ張った男　東大で暮らすヤギ　アメリカに渡ったサムライ　拍動のない人工心臓に挑む　三位一体の心臓治療へ向けて　患者を家に帰したい　国産人工心臓, ヨーロッパへ　日本人の胸

に入った国産デバイス　心臓病の子どもを救え　世界最小の人工心臓　心臓の再生医療　虚血性心臓病治療に光がみえた　傷ついた心臓を修復する

◆人工器官
◇人工内耳とコミュニケーション―装用後の日常と「私」の変容をめぐる対話　黒田生子著　京都　ミネルヴァ書房　2008.1　254p　19cm　1800　Ⓘ978-4-623-05037-6　Ⓝ496.6
  内容 第1部 日常を生きる足場としての音・ことば・コミュニケーション（臨床の現場で感じられたこと　臨床の場に臨む「私」の在りようを考える　本書が成り立つ方法について）　第2部 成人・中途失聴者にとっての人工内耳（二人の人工内耳装用者　二人にとっての聴覚的経験の改善（人工内耳装用）の道程とその意義　長期経過からみえてくる両者の聴覚的経験世界の変化）　第3部 小児・先天ろう児と家族にとっての人工内耳

◆ES細胞・iPS細胞
◇iPS細胞がわかる本―グラフィックガイド　未来をひらく最新生命科学　独立行政法人科学技術振興機構（JST）日本科学未来館著，須田年生監修，京都大学iPS細胞研究所（CiRA）監修協力　PHP研究所　2010.9　77p　21cm　1300円　Ⓘ978-4-569-79104-3
  内容 第1部 細胞の世界　第2部 細胞の初期化
◇絵とき再生医学入門―幹細胞の基礎知識から再生医療の実際までイッキにわかる！　朝比奈欣治，立野知世，吉里勝利著　羊土社　2004.4　187p　21cm　3300円　Ⓘ4-89706-880-0　Ⓝ491.11
◇おしゃべりな細胞たち―再生医療入門すぐそこの未来を話そう　大和雅之著　講談社　2012.2　261p　19cm　1500円　Ⓘ978-4-06-217480-0　Ⓝ491.11
  内容 第1章 アユミカトリーナ―再生医療って、いったい何なんですか？（大和博士への素朴な質問）　第2章 齋藤薫―もっと美しくなれる「魔法のシート」の使い方　第3章 八代嘉美―科学者が語り合う「生命」の「倫理」と「臨床」　第4章 下地けい毅―再生医療はどこまで人間を幸せにしてくれるのか　第5章 小林章―再生医療ビジネス事業モデル成立の条件とは
◇幹細胞とクローン―全能性のしくみから再生医学まで　カラーイラストでよくわかる　仲野徹著　羊土社　2003.1　115p　25cm　3900円　Ⓘ4-89706-295-0　Ⓝ491.11
◇幹細胞に賭ける―夢ふくらむ再生医療の最前線はいま　佐伯洋子著　中央公論事業出版　2003.9　174p　20cm　1500円　Ⓘ4-89514-211-6　Ⓝ491.11
  内容 プロローグ　「幹細胞」は人の身体を再生する　ジェリー・ザッカー映画監督―再生医療テクノロジーにもっと理解と支援を　ロビン・S・シャピロ法学博士―受精後14日目が、人間かヒト胚細胞物質かの分かれ目　トーマス・P・ズワッカ博士―ES細胞はぼっちりのナンバーワン　キャサリン・M・バーファエル教授―究極の幹細胞MAP細胞発見　アキレス・A・デメトリオウ博士―肝臓移植への橋渡し役としてのバイオ人工肝臓　エピローグ　幹細胞テクノロジーは病いと老いへの究極の武器

◇幹細胞の基礎からわかるヒトES細胞　アン A.キースリング，スコット C.アンダーソン著，須田年生監訳　メディカル・サイエンス・インターナショナル　2008.7　313p　24cm　4700円　Ⓘ978-4-89592-563-1　Ⓝ491.11
  内容 1 イントロダクション　2 卵子に固有の機能　3 胚性幹細胞　4 ヒトの細胞　5 幹細胞療法　ヒト胚性幹細胞と社会
◇幹細胞の謎を解く　アン・B.パーソン著，渡会圭子訳，谷口英樹監修　みすず書房　2005.12　301, 32p　20cm　2800円　Ⓘ4-622-07178-9　Ⓝ491.11
  内容 植物か動物か　マウス129系統　紫色の細胞　培養皿にある謎　胚の実験　カナリアの歌　ルイーズ・ブラウン誕生ののち　サルからヒトへ　偉業を積み重ねて　骨髄か脳か　細胞交換の技術　明日のその先
◇幹細胞wars―幹細胞の獲得と制御をめぐる国際競争　シンシア・フォックス著，西川伸一監訳，志立あや，千葉啓恵，三谷祐貴子訳　一灯舎　2009.7　587, 75p　20cm　（発売：オーム社）　3800円　Ⓘ978-4-903532-37-0　Ⓝ491.11
  内容 非メイド・イン・アメリカ　サハラの幹細胞科学界の聖地巡礼　はじまり―幹細胞治療法を目指して　バイオポリス　クローニングを巡る世界的規模の戦い　諸刃の剣―がんの原因と治療法としての幹細胞　ヒトキメラの医学的革命　幹細胞と心臓―心臓専門医たちの競争心をかき立てる　広がる闇医療と規制の問題　出産可能年齢を覆す―幹細胞による最初の社会革命　ソウルの衰退とサンフランシスコ：山中iPS（誘導多能性幹細胞）
◇患者のための再生医療　筏義人著　市川　米田出版　2006.6　200p　19cm　〈発売：産業図書〉　1800円　Ⓘ4-946553-25-8　Ⓝ491.11
  内容 第1章 再生医療のキーワードは細胞　第2章 ES細胞をめぐる問題　第3章 ティシューエンジニアリングの誕生　第4章 再生医療に用いる細胞　第5章 足場材料　第6章 細胞成長因子　第7章 組織の再生場　第8章 再生医療のための前臨床研究　第9章 ヒトへの応用　第10章 これからの再生医療
◇再生医療イノベーションの実現―国内外での再生医療実現化研究の進展と結集型イノベーション体制の検討　江上美芽述　文部科学省科学技術政策研究所科学技術動向研究センター　2009.11　77p　30cm　（科学技術政策研究所講演録 250）〈会期・会場：2009年8月26日 科学技術政策研究所〉　Ⓝ491.11
◇再生医療への道を切り開くiPS細胞―人工多能性幹細胞　ニュートンプレス　2008.9　159p　28cm　（ニュートンムック　ニュートン別冊）　1900円　Ⓘ978-4-315-51836-8　Ⓝ491.11
◇再生医療技術の最前線　岡野光夫，大和雅之監修　シーエムシー出版　2007.5　281p　27cm　65000円　Ⓘ978-4-88231-676-3　Ⓝ491.11
  内容 第1章 スキャホールド　第2章 再生医療基盤技術　第3章 細胞ソース　第4章 軟組織　第5章 硬組織　第6章 安全性　第7章 再生医療の現状と将来展望―再生医療関連ベンチャー紹介
◇再生医療の現在と未来　佐川公矯，福田勝洋編　五絃舎　2003.3　149, 3p　19cm　（久留米大学公開講座 23）　1700円　Ⓘ978-4-901810-12-8, 4-901810-12-X　Ⓝ491.11

◇内容: 造血幹細胞移植による白血病の治療の現状(岡村孝著)　臍帯血幹細胞移植の現在と未来(江口春彦著)　骨髄細胞による血管新生療法(佐々木健一郎ほか著)　下顎骨の再生医学的再建法(清川৾輔著)　肝移植の現在と未来(奥田康司著)　ES細胞(胚性幹細胞)研究の現在と未来(佐川公矯著)　再生医療を支える看護の現在と未来(大城曉子著)　再生医療を支える法律(加納龍彦著)

◇再生医療の現状とその実用化に向けた課題　上田実述　文部科学省科学技術政策研究所科学技術動向研究センター　2004.2　56p　30cm　(科学技術政策研究所講演録133)〈会期：2004年2月3日〉Ⓝ491.11

◇再生医療のしくみ　八代嘉美, 中内啓光著　日本実業出版社　2006.12　166p　21cm　(エスカルゴ・サイエンス)　1400円　Ⓘ4-534-04160-8　Ⓝ491.11
内容: 1章 再生医療ってなんだろう？　2章 細胞をめぐる冒険――生命の基本単位・細胞　3章 カラダのつくられかた――神様のパズル　4章 細胞の錬金術師――幹細胞ってなんだ？　5章 どこからなりとも組織に1つの幹細胞――体性幹細胞たち　6章 人体補完計画――再生医療の現在　7章 明日への扉―再生医療をめぐる未来

◇細胞医療　高上洋一編　大阪　医薬ジャーナル社　2005.3　351p　26cm　6200円　Ⓘ4-7532-2135-0　Ⓝ491.11
内容: 幹細胞の可塑性と分化　移植・細胞治療の免疫学的背景　細胞治療の前処置検体――ミニ移植レジメンも含めて　同種細胞療法の合併症　細胞採取と保存の実際　造血幹細胞移植の最近の動き　新たな細胞免疫療法　移植後免疫回復のモニタリング　細胞遺伝子治療　再生医療の現状と今後　細胞処理施設の実際とマニュアル　細胞治療の臨床試験と判定基準

◇「細胞シート」の奇跡――人はどこまで再生治療できるのか　岡野光夫著　祥伝社　2012.2　210p　19cm　1400円　Ⓘ978-4-396-61402-7　Ⓝ491.11
内容: 序章 自分の細胞で治す時代へ――日本発のテクノロジーが世界の医療を変える　第1章 「治らない病気」を根治する――再生医療と「細胞シート」　第2章 「細胞シート」が生まれるまで――「医工連携」が医療を変える(親水性と疎水性の高分子をつなげて何ができるのか？(ドラッグ・デリバリー・システム)なのか？　ほか)　第3章 世界が注目する「細胞シート」の現場――ここから医療の未来が変わる　第4章 皆が「神の手」を使える医療へ――細胞シート工場、始動

◇細胞寿命を乗り越える――ES細胞・iPS細胞、その先へ　帯刀益夫, 杉本正信著　岩波書店　2009.11　118p　19cm　(岩波科学ライブラリー164)　1200円　Ⓘ978-4-00-029564-2　Ⓝ491.11
内容: 1 ヒトはなぜ老いて死ぬのか　2 細胞の寿命と老化　3 細胞のがん化――老化の果てに、永遠のいのち　4 細胞寿命を乗り越える　5 若返り細胞、老いに挑む　6 応用実現のための課題　7 細胞寿命の操作はどこまで許されるのか

◇実例から学ぶ再生医療研究の現状と将来展望　日本公定書協会編　じほう　2007.9　74p　26cm　(薬事エキスパート研修会シリーズ5)　2200円　Ⓘ978-4-8407-3755-5　Ⓝ491.11

◇人体再生に挑む――再生医療の最前線　東嶋和子著　講談社　2010.9　205p　18cm　(ブルーバックス B-1700)　(並列シリーズ名：BLUE BACKS)　820円　Ⓘ978-4-06-257700-7　Ⓝ491.11
内容: 第1章 iPS細胞で人体再生ができるか　第2章 車いすからの解放　第3章 ロボット技術が変えるリハビリテーション　第4章 心臓を再生する　第5章 傷ついたハートを修復する　第6章 もう一度光を――角膜再生　第7章 もう一度光を――網膜再生　第8章 内耳再生　第9章 患者の声を再生医療に

◇生命の未来を変えた男――山中伸弥・iPS細胞革命　NHKスペシャル取材班編著　文藝春秋　2011.8　222p　20cm　1429円　Ⓘ978-4-16-374170-3　Ⓝ491.11
内容: 永遠の命の夢――iPSビジュアル図解(松本零士)　第1部 生命の未来を変えたiPS細胞(iPS細胞発見までの道のり　夢の再生医療の扉が開かれた　万能細胞が開くパンドラの箱　iPS細胞で深まる生命の謎　激しさを増すiPS細胞WARS)　第2部 iPS細胞と生命の神秘(iPS細胞は生命のタイムマシン　万能細胞がもたらす医療革命　曖昧になる生命の境界線　人間の体に隠された未知の力　世界最高の研究所を目指して)

◇なにがスゴイか？ 万能細胞――その技術で医療が変わる！　中西貴之著　技術評論社　2008.7　255p　19cm　(知りたい！サイエンス)　1580円　Ⓘ978-4-7741-3514-4　Ⓝ491.11
内容: 第1部 iPS細胞の誕生　第2部 万能細胞と再生医療の現場　第3部 万能細胞その可能性と課題

◇万能細胞医療――衝撃の未来医学　星野泰三監修著, 寺尾友宏著　メタモル出版　2010.5　129p　19cm　(医学最先端シリーズ)　1400円　Ⓘ978-4-89595-729-8　Ⓝ491.11
内容: 医学はまったく新しいステージを迎えようとしている――まえがき　第1章 万能細胞医療が医学を大きく変える　第2章 病気別・目的別万能細胞医療の現状と未来　不可能を可能にする幹細胞治療――あとがきにかえて　夢の実現 万能細胞から万能臓器へ――あとがきにかえて

◇ほんとうにすごい！ iPS細胞　岡野栄之著　講談社　2009.4　255p　18cm　800円　Ⓘ978-4-06-215249-5　Ⓝ491.11
内容: 第1章 iPS細胞とES細胞　第2章 再生医療が目指すもの　第3章 中枢神経系の発生と再生　第4章 脊髄損傷治療への道　第5章 がん発生のメカニズム　第6章 神経発生研究と再生医療の実践　第7章 幹細胞バンクと臨床への取り組み

◇ES細胞の最前線　クリストファー・T. スコット著, 矢野真千子訳　河出書房新社　2006.8　267p　20cm　2400円　Ⓘ4-309-25203-6　Ⓝ491.11
内容: 第1章 世界に衝撃をあたえた実験　第2章 幹細胞とは何か　第3章 ヒトの発生　第4章 幹細胞の研究史　第5章 体性幹細胞を探せ　第6章 現在の疑問点　第7章 医療の未来　第8章 倫理論争　第9章 政策とその影響　第10章 韓国の論文捏造事件

◇iPS細胞――世紀の発見が医療を変える　八代嘉美著　平凡社　2008.7　206p　18cm　(平凡社新書)　660円　Ⓘ978-4-582-85431-2　Ⓝ491.11
内容: 1章 "ES細胞"は生命の起源にさかのぼる――一つの細胞からさまざまな臓器へ　2章 細胞が先祖返りしないわけ――なぜ万能性は失われていくのか？　3章 なぜ身体は古びないのか？――幹細胞は眠り、そして目覚める　4章 再生はいつも身体で起きている

5章 再生医療の時代へ　6章 iPS細胞が誕生した!　7章 再生医療レースのはじまり　8章 再生する力で人工臓器をつくる　終章 "知"がヒトを変えていく

◇iPS細胞―世紀の発見が医療を変える　八代嘉美著　増補　平凡社　2011.9　270p　18cm　(平凡社新書607)　740円　①978-4-582-85607-1　Ⓝ491.11
内容: 1章 "ES細胞"は生命の起源にさかのぼる―一つの細胞からさまざまな臓器へ　2章 細胞が先祖返りしないわけ―なぜ万能性は失われていくのか?　3章 なぜ身体は古びないのか?―幹細胞は眠り、そして目覚める　4章 再生はいつも体内で起きている　5章 再生医療の時代へ　6章 iPS細胞が誕生した!　7章 再生医療レースのはじまり　8章 再生する力で人工臓器をつくる　終章 "知"がヒトを変えていく　増補1 iPS細胞研究の現在　増補2 オールジャパン体制へ向けて

◇iPS細胞が再生医療の扉を開く―Superサイエンス　升井伸治著　新潟　シーアンドアール研究所　2009.10　207p　19cm　1500円　①978-4-86354-039-2　Ⓝ491.11

◇iPS細胞ができた!―ひろがる人類の夢　山中伸弥,畑中正一著　集英社　2008.5　166p　19cm　1100円　①978-4-08-781395-1　Ⓝ491.11
内容: 第1話 iPS細胞が動いた　第2話 iPS細胞とは　第3話 険しかった道のり　第4話 4つの遺伝子の謎　第5話 なぜウイルスを使うのか　第6話 克服しなければならない課題　第7話 ひろがる人類の夢　第8話 研究者への道

◇iPS細胞って、なんだろう　中畑龍俊監修,古谷美央,アイカム著　アイカム　2008.6　141p　19cm　1900円　①978-4-900960-14-5　Ⓝ491.11

◇iPS細胞とはなにか―万能細胞研究の現在　朝日新聞大阪本社科学医療グループ著　講談社　2011.8　170,4p　18cm　(ブルーバックス B-1727)〈並列シリーズ名: BLUE BACKS〉800円　①978-4-06-257727-4　Ⓝ491.11
内容: 第1章 山中伸弥ストーリー　第2章「リプログラム」への挑戦　第3章 ヒトES細胞をめぐる論争　第4章 国内の研究体制　第5章 特許のゆくえ　第6章 応用への期待　第7章 応用への課題　第8章 さまざまな万能細胞　第9章 ハーバードに見るアメリカの強さ　第10章 山中伸弥・京都大学教授インタビュー

◇iPS細胞ヒトはどこまで再生できるか?　田中幹人編著　日本実業出版社　2008.6　251p　19cm　1500円　①978-4-534-04384-9　Ⓝ491.11
内容: 1章 多能性幹細胞とはいったい何か　2章「ヒトiPS細胞」誕生　3章 iPS細胞でガラリと変わる再生医療　4章 再生医学研究を成功させるための課題　5章 再生医療は未来の社会をどう変えるのか　終章 再生医療はいつ実現するか

◇iPS細胞物語　坂本真一郎,井上浄,高橋宏之,立花智子,松原尚子,木村聡著　リバネス出版　2010.7　155p　19cm　1500円　①978-4-903168-42-5　Ⓝ491.11

血液・血清

◇足の血管病その検査と治療　吹田　循環器病研究振興財団　2005.9　16p　21cm　(知っておきたい循環器病あれこれ 健康で長生きするために 52)　Ⓝ491.11

◇足の血管閉塞性動脈硬化症―症状と治療法〔吹田〕循環器病研究振興財団　2011.11　16p　21cm　(知っておきたい循環器病あれこれ 健康で長生きするために 89)　Ⓝ491.11

◇安全な血液を求めて―危ない血液はもういらない　青木繁之著　アドスリー　2007.2　186p　21cm〈発売:丸善出版事業部〉1500円　①978-4-900659-75-9　Ⓝ492.269
内容: 第1章 安全な血液を求めて―血液の戦後史(輸血による梅毒感染　輸血による血清肝炎(輸血後肝炎)感染　血清肝炎のその後　血漿分画製剤　輸入血液製剤によるHIV感染　HIV感染の悲劇　二〇〇〇年代にクエスチョンマーク)　第2章 血液事業の展開(新しい血液事業のスタート　書き換えられた合意事項と覚書)　第3章 新しい血液事業に向かって(中央薬事審議会での検討　血液法の制定　血液製剤は国内献血で)

◇急性肺血栓塞栓症(エコノミークラス症候群)の話―肺の血管が急に詰まる怖い病気　吹田　循環器病研究振興財団　2004.9　16p　21cm　(知っておきたい循環器病あれこれ 健康で長生きするために 46)　Ⓝ492.269

◇血圧の自己管理　改訂版　吹田　循環器病研究振興財団　2005.4　16p　21cm　(知っておきたい循環器病あれこれ 健康で長生きするために 43)　Ⓝ492.269

◇血液をさらさらにする薬―なぜ、いつ必要か〔吹田〕循環器病研究振興財団　2010.5　16p　22cm　(知っておきたい循環器病あれこれ 健康で長生きするために 80)　Ⓝ492.269

◇血液を浄化するには―血液・腹膜透析とアフェレーシス　吹田　循環器病研究振興財団　2006.11　16p　21cm　(知っておきたい循環器病あれこれ 59)　Ⓝ492.269

◇血液クライシス―血液供給とHIV問題の国際比較　エリック・A.フェルドマン,ロナルド・ベイヤー編著,山田卓生,宮澤節生,杉山真一日本語版編集,山下篤子訳　現代人文社　2003.12　326p　22cm〈発売:大学図書〉3200円　①4-87798-191-8　Ⓝ492.269
内容: 第1部 各国のHIVと血液　第2部 比較研究―医療災害における政治

◇血液の病気―名医の言葉で病気を治す　檀和夫著　誠文堂新光社　2009.5　190p　21cm　(あなたの医学書)　1800円　①978-4-416-80934-1　Ⓝ493.17
内容: 第1章 血液の構成成分と働き―血液とは何か　第2章 血液の病気はなぜ起こるのか　第3章 血液の病気の主な症状と検査・診断法　第4章 血液の病気の治療　第5章 貧血症を知る　第6章 白血病を知る　第7章 悪性リンパ腫と多発性骨髄腫を知る　第8章 出血性の病気を知る　第9章 予防と医療を知る　第10章「血液の病気」知っておきたいQ&A

◇「血液の病気」と言われたら…―お医者さんの話がよくわかるから安心できる　重松宏編著　保健同人社　2012.6　167p　21cm　1500円　①978-4-8327-0673-6
内容: 1章 血管の病気とは　2章 大動脈瘤の原因・症状・検査・治療　3章 閉塞性動脈硬化症の原因・

状・検査・治療　4章 静脈血栓塞栓症の原因・症状・検査・治療　5章 下肢静脈瘤の原因・症状・検査・治療　6章 リンパ浮腫の原因・症状・検査・治療　付録 血液透析を行うための血管手術
◇抗血栓療法の話―抗血小板薬、抗凝固薬を飲んでいる方へ　吹田　循環器病研究振興財団　2003.5　16p　21cm　（知っておきたい循環器病あれこれ 健康で長生きするために 38）
◇自分で血液診断！　髙木庸一監修　宝島社　2004.6　79p　26cm　（別冊宝島セレクション）　600円　①4-7966-4089-4
◇知らないと怖い血管の話―心筋梗塞、脳卒中はなぜ突然起きる？　高沢謙二著　PHP研究所　2010.3　221p　18cm　（PHPサイエンス・ワールド新書 016）〈並列シリーズ名：PHP science world〉　820円　①978-4-569-77763-4　Ⓝ493.5
　内容 序章「え、まさか、この私が」にならないために　第1章「え、まさか」の血管の事故はなぜ起きる　第2章「中心血圧」で寿命が決まる　第3章 血管からのメッセージ　第4章 塩と血圧　第5章 高血圧のより良いコントロール　第6章 血管を硬くしない生活
◇知らないと怖い閉塞性動脈硬化症　池田宇一、宮下裕介著　PHP研究所　2011.10　174p　18cm　（PHPサイエンス・ワールド新書 049）〈並列シリーズ名：PHP Science World〉　800円　①978-4-569-79555-3　Ⓝ493.24
　内容 序章 命のSOS信号を見落とすな　第1章 心筋梗塞や脳卒中と同じく怖い閉塞性動脈硬化症　第2章 誰でも手軽にできる診断法　第3章 閉塞性動脈硬化症と言われたら　第4章 高度な治療　第5章 閉塞性動脈硬化症の予防
◇図解でわかる動脈硬化・コレステロール　大越郷子料理・レシピ作成, 主婦の友社編, 白井厚治監修　主婦の友社　2011.10　159p　21cm　（徹底対策シリーズ）　1300円　①978-4-07-279806-5　Ⓝ493.24
　内容 1 動脈硬化の基本の「き」　2 コレステロールと動脈硬化　3 動脈硬化と脂質異常症の検査と診断（動脈硬化の検査（画像診断検査　その他の検査）脂質異常症の検査と診断 ほか）　4 動脈硬化と脂質異常症の最新治療　動脈硬化を防ぐ2週間メソッド（運動編 食事編）
◇大動脈に"こぶ"ができたら―大動脈瘤・解離の診断と治療　吹田　循環器病研究振興財団　2006.7　16p　21cm　（知っておきたい循環器病あれこれ 健康で長生きするために 57）　Ⓝ493.24
◇動脈硬化症―名医の言葉で病気を治す　小林洋一著　誠文堂新光社　2009.7　191p　21cm　（あなたの医学書）　1800円　①978-4-416-80924-2　Ⓝ493.24
　内容 第1章 生活習慣病の出発点・終着点としての動脈硬化症　第2章 動脈硬化症を知る　第3章 動脈硬化症とほかの病気との相互関係　第4章 動脈硬化症と心房細動の類似点　第5章 動脈硬化症の検査・治療法　第6章 動脈硬化症の予防法
◇内皮細胞が活性化する食習慣で一生切れない、詰まらない「強い血管」をつくる本　島田和幸著　永岡書店　2011.1　174p　19cm　1000円　①978-4-522-42950-1　Ⓝ493.24

　内容 第1章 内皮細胞が活性化すると血管は若返り、強くなる！　第2章「強い血管」をつくるセルフケアの基本Q&A　第3章 おいしく食べて血管が若返る3つの習慣　第4章 運動で疲れた血管をつくる3つの習慣　エピローグ 血管病にならない生き方
◇長生きしよう！ 血管健康生活のススメ―メタボリック症候群からエコノミークラス症候群まで　平井正文著　東洋書店　2007.10　193p　19cm　1400円　①978-4-88595-728-4　Ⓝ493.2
　内容 1 しなやかな血管とサラサラ血液　2 血液のこと、血管のことを知ろう　3 血管の病気のおこりかた　4 血管の病気を予防する　5 血管の病気あれこれ　6 血管の病気を検査する　7 血管の病気と治療　8 静脈の病気　9 リンパ浮腫
◇バージャー病―ビュルガー病 手足の血管が詰まる・タバコで悪化する 難病と「いっしょに生きる」ための検査・治療・暮らし方ガイド　岩井武尚著　保健同人社　2011.7　127p　21cm　1400円　①978-4-8327-0661-3　Ⓝ493.2
　内容 第1章「バージャー病です」と言われたら　第2章 バージャー病の検査と治療　第3章 生活の中でできること、気をつけたいこと　第4章 患者さんの声から（20代でバージャー病と診断されました　バージャー病とわかるまで10年以上かかりました）　第5章 バージャー病の未来
◇やさしい閉塞性動脈硬化症の自己管理　松尾汎編　大阪　医薬ジャーナル社　2004.12　106p　30cm　950円　①4-7532-2120-2　Ⓝ493.24
　内容 閉塞性動脈硬化症とは？（閉塞性動脈硬化症を知る　どんな症状があるか？　どう治療するか？）　2 生活習慣病と関連する：生活習慣病があるときの注意点（なぜ糖尿病があると、閉塞性動脈硬化症が重症化しやすい？　生活習慣病があると、どのように閉塞性動脈硬化症を予防したら良い？　閉塞性動脈硬化症は生活習慣の面からどのように管理する？）　3 全身の動脈硬化とも関連がある（心臓の病気とどの様に関連するか　脳卒中とは関連するか？　腎動脈硬化との関連は？）

生殖医療

◇赤ちゃんを産む場所がない！？　阿部知子編著　熱海　ジャパンマシニスト社　2008.10　230p　19cm　1300円　①978-4-88049-185-1　Ⓝ493.2
　内容 1 Q&A 妊娠！？出産！！私達の不安と心配（近所の産院が突然閉院！？　里帰り出産ができない（涙）ほか）　2 現地ルポ 産声が消えていく　3 鼎談 産婦人科医・助産師に聞く「お産」の現場から伝えたいこと　4 私の提案
◇安全なお産、安心なお産―「つながり」で築く、壊れない医療　河合蘭著　岩波書店　2009.10　190, 6p　19cm　1600円　①978-4-00-022054-5　Ⓝ498.7
　内容 序章 出産が重たくなった時代に　第1章 お産のたどってきた道　第2章 帝王切開から見える、お産の変化　第3章 赤ちゃん救命最前線、NICUで起きていること　第4章 これからの産み場所
◇安全な産科医療をめざして―医療体制のあり方を中心として '07.5.26医療事故情報センター総会記念シンポジウム　名古屋　医療事故情報センター　2008.3　84p　26cm　〈会期・会場：

2007年5月26日 名古屋市中小企業振興会館第7会議室〉　Ⓝ495.5
　内容 報告〈日本産婦人科学会・最終報告書―わが国の産婦人科医療の将来像とそれを達成するための具体策の提言への私見（古橋信晃述）　安全な産科医療をめざして（打出喜義述）　周産期医療の現状の中での助産師の役割（竹内美恵子述）　日本のお産を守る（田中啓一述）　安全な産科医療をめざして（勝木久司述）〉

◇産む・産まない・産めない―女性のからだと生きかた読本　松岡悦子編　講談社　2007.1　245p　18cm　（講談社現代新書）　720円　①978-4-06-149876-1　Ⓝ495.6
　内容 第1章 女性が生き方を選ぶということ　第2章「月経」や「子宮」との対話から　第3章 産まないことを選ぶとき―避妊と中絶　第4章 あなたが「不妊」に直面したなら　第5章 時代が動けばお産も変わる　第6章 どこで、誰と産みますか？　第7章「すてきなお産」はあなたもできる　第8章 出産とリスク　第9章「帝王切開」という選択　第10章「母子健康手帳」からみた産育と政策　第11章 安心して子育てを始めるために

◇お産SOS―東北の現場から　河北新報社「お産SOS」取材班著　同友館　2008.5　261p　19cm　1600円　①978-4-496-04415-1　Ⓝ495.5
　内容 第1部 最前線の苦悩　第2部 さまよう母子　第3部 砂上の都市　第4部 迷える女性医師　第5部 研修医　第6部 助産力　第7部 窮余の集約化　第8部 離脱防止　第9部 リスクと向き合う　第10部 打開の糸口

◇おなかの赤ちゃんを守って！―化学物質から胎児を守る夫婦のメール　宮村多樹著　農山漁村文化協会　2006.3　196p　19cm　（健康双書）　1190円　①4-540-05328-0　Ⓝ495.6
　内容 第1部 妊娠中に気をつけること―夫婦のメール　第2部 いくつかの質問と答え　用語の解説（アレルギー（ついでに免疫）　遺伝子（DNA）　ウイルス ほか）

◇がんで男は女の2倍死ぬ―性差医学への招待　田中一貴邑富久子著　朝日新聞出版　2008.10　262p　18cm　（朝日新書）　760円　①978-4-02-273241-5　Ⓝ491.35
　内容 第1章 がん、心臓病、脳卒中―男性のほうがかかりやすく、死亡率も高い　第2章 性差医学・性差医療とはなにか　第3章 生物学的性＝セックスとは何か　第4章 現代人はどのようにして社会的・文化的性＝ジェンダーをもつようになったか　第5章 現代人はどのように社会的・文化的性を維持してきたのか　第6章「男らしさ」のもとは何か？　第7章 長生きした女性を待ち受けるもの　第8章 日本人の寿命の性差は先進国のなかで最大

◇危機にある生殖医療への提言―ジェンダーバラエティー 着床前診断 精子卵子提供 代理出産　遠藤直哉著　近代文芸社　2004.7　342p　20cm　1500円　①4-7733-7145-5　Ⓝ495.6
　内容 第1章 着床前診断・ジェンダーバラエティー　第2章 生殖医療への国家規制に反対する―なぜ厚生科学審議会生殖補助医療部会報告書は後退したか　第3章 医療への刑事罰の限界を論ずる―医療過誤・医療倫理をめぐり　第4章 生殖補助医療の法案化をめぐる日本産科婦人科学会の歴史的役割―根津医師と日産婦の和解について　第5章 代理懐胎に対する刑事罰に反対する　第6章 ヒト・クローンの是非をめぐる議論の整理

◇現代生殖医療―社会科学からのアプローチ　上杉富之編　京都　世界思想社　2005.5　274p　19cm　（Sekaishiso seminar）　2200円　①4-7907-1131-5　Ⓝ495.48
　内容 第1部 生殖医療を考える視点　第2部 生殖医療への取り組み

◇最新生殖医療―治療の実際から倫理まで　菅沼信彦著　名古屋　名古屋大学出版会　2008.3　231p　21cm　3600円　①978-4-8158-0582-1　Ⓝ495.48
　内容 第1部 生殖医療の現状　第1部 卵巣刺激法の新展開（遺伝子組換えFSH　GnRHアンタゴニスト）　第2部 新しい医学技術の適用（クローン技術 万能細胞 着床前遺伝子診断）　第3部 生殖機構をめぐる倫理的課題（凍結保存配偶子 配偶子提供 代理母）　第4部 社会に問われる問題点（法令とガイドライン 経済的サポート 生殖産業）

◇産科医が消える前に―現役医師が描く危機回避のシナリオ　森田豊著　朝日新聞出版　2008.4　215p　19cm　1200円　①978-4-02-250428-9　Ⓝ495.5
　内容 第1章「前置胎盤」の明暗　第2章“たらい回し”と呼ばれる現象はなぜ起こるのか　第3章 お産の異変は突然に　第4章 ここまできた産科医療の危機的状況　第5章 アメリカにおける産科医療の現状　第6章 産科医療の崩壊をくい止めるには

◇産科医療と生命倫理―よりよい意思決定と紛争予防のために　吉武久美子著　京都　昭和堂　2011.5　252p　21cm　2200円　①978-4-8122-1113-7　Ⓝ495.5
　内容 第1部 生殖の技術と制度（生殖と医療―産科医療現場でいま何が起きているのか　生殖にかかわる診断技術　生殖補助医療技術―不妊治療と配偶者間の生殖医療　非配偶者間における生殖医療―人工授精・体外受精・代理母をめぐる法的・倫理的問題　産科医療制度―産科医不足の改善と医療訴訟を減らすための制度とは）　第2部 医療の法・倫理と意思決定（医療の倫理と法　生殖医療と患者の自律　診療の合意形成　医療紛争の回避と解決　医療にかかわる倫理の研究）

◇産科医療の将来に向けた調査研究　日医総研　2007.4　164p　30cm　（日本医師会総合政策研究機構ワーキングペーパー no.141　日医総研ワーキングペーパー）　Ⓝ495.5

◇産科医療補償制度の原因分析・再発防止に係る診療録・助産録等の記載事項に関する報告書　日本医療機能評価機構　2008.11　5p　30cm〈共同刊行：産科医療保障制度原因分析・再発防止に係る検討会〉　Ⓝ495.5

◇35才からの妊娠　畑山博, 中山貴弘著　主婦の友社　2004.7　190p　19cm　（赤ちゃんが欲しいシリーズ）　1300円　①4-07-243607-0　Ⓝ495.48
　内容 第1章 35才の女性のからだ　第2章 35才の男性のからだ　第3章 ふたりに考えられる治療方法　第4章 妊娠率と成功率　第5章 それぞれの治療歴　第6章 それぞれの思いをかかえて　第7章 二人目不妊　第8章 高齢初産のリスクについて

◇ジェンダーで読む健康・セクシュアリティ　根村直美編著　明石書店　2003.2　259p　21cm

(健康とジェンダー 2)　2800円　①4-7503-1692-X　Ⓝ367.2
　内容　1 セクシュアリティの諸相と認識論(保健医療領域におけるセクシュアリティ概念について　哲学・倫理学の領域におけるポルノグラフィ論　情報社会のリアリティとアイデンティティ)　2 リプロダクティブ・ヘルス/ライツ概念の可能性(パラグァイ農村女性の性と生殖に関する意識とその変化—農村女性の家族計画の「語り」と「実践」を手掛かりに(1994年-2001年)　人口政策におけるリプロダクティブ・ヘルス/ライツとトランスナショナルNGOネットワークの役割—フィリピンのWomen's Health Movementを事例として　女性に対する暴力とリプロダクティブ・ヘルス/ライツ—夫・パートナーからの暴力の事例から　ほか)　3 医療とジェンダー(出生前検査と女性の自己決定—出生前検査を受けた女性の語りから　美容外科手術とジェンダー—多面性と矛盾)

◇出産と生殖観の歴史　新村拓著　法政大学出版局　2012.5　317,8p　19cm　3000円　①978-4-588-31206-9
　内容　第1部 生殖の理論(生殖の理論と身体観　胎児観と発生論の図像)　第2部 妊娠から出産へ(月経観　懐妊　易産を求めた古代・中世人の心性　産死者の腑分け　近世出産の心得　出産の情景　産婆を批判する医者たち)　第3部 子を産むことの意味(結婚　子を産み育てることの意味　受胎調節と出産管理　障害児の出生　男児待望の社会と性別藩邸　生殖と性愛)　生殖観の歴史

◇出産場所の集約化問題を考える—どこで産んだらいいの? 大病院でしか産めなくなる　シンポジウム講演録　国分寺　お産サポートJapan　2006.12　48p　30cm　〈会期・会場：2006年9月30日　東京八重洲ホール7階(701)〉　Ⓝ498.16
　内容　岩手の女たちが伝える出産の現状(新田英子述)　岩手で助産所という出産の場をつくる(佐藤美佐子述)　長野から見えた出産場所の集約化(廣瀬健述)

◇女性のためのピルの本　佐藤力著　幻冬舎メディアコンサルティング　2011.9　93p　21cm〈発売：幻冬舎〉　1200円　①978-4-344-99798-1　Ⓝ495.48
　内容　1 まずは知っておきたいピルの基本　2 ライフシーンに合わせたピルの活用法　3 こんなにある! 避妊以外のうれしい効果(生理不順や生理痛が改善　PMS(月経前症候群)の軽減　ほか)　4 実はとてもカンタン! ピルの飲み方・選び方　5 ピルを飲んでこんなに変わった! 私たちの生活

◇陣痛促進剤あなたはどうする　陣痛促進剤による被害を考える会編著　神戸　さいろ社　2003.11　213p　19cm　(いのちのライブラリー 2)　1500円　①4-916052-15-3　Ⓝ495.7

◇新米ママの妊娠・出産の?　疑問に答える本—妊婦診療ガイダンス　松田義雄執筆　メジカルビュー社　2005.7　131p　21cm　4500円　①4-7583-0529-3　Ⓝ495.5

◇生殖医療　菅沼信彦,盛永審一郎責任編集　丸善出版　2012.1　268p　22cm　(シリーズ生命倫理学 第6巻)〈執筆：菅沼信彦ほか〉　5800円　①978-4-621-08483-0　Ⓝ495.48

◇生殖医療をめぐるバイオエシックス—生殖補助医療と遺伝学の接点：技術的・社会的・倫理的ならびに法的諸問題　European Society of Human Reproduction and Embryology (ESHRE) 編, 鈴森薫訳　メジカルビュー社　2009.3　170p　21cm　4500円　①978-4-7583-1057-4　Ⓝ495.48

◇生殖医療と刑法　甲斐克則著　成文堂　2010.6　295p　22cm　(医事刑法研究 第4巻)〈並列シリーズ名：Medicine and Criminal Law〉　2800円　①978-4-7923-1878-9　Ⓝ326.23
　内容　先端医療技術をめぐる生命倫理・法と「人間の尊厳」—生命の発生の周辺を中心として　「出産するからだ」を法律はどのように実現するか—イギリスにおける生殖医療と刑事規制の動向—『ウォーノック委員会報告書』(1984年)を素材として　イギリスにおける生殖医療の規制に関する1990年法について　生殖医療技術の(刑事)規制モデル　体外受精の意義と法的諸問題　生殖技術と法的規制の必要性—刑法の立場から　「未出生の人の生命」保護と刑法—日本刑法学会(1998年)ワークショップから　刑法的観点からみた多胎減数術—法と倫理の葛藤・ジレンマの一側面　クローン技術の応用と刑事規制　ヒト・クローン技術等規制法について　ヒト受精胚・ES細胞・ヒト細胞の取扱いと刑事規制　イギリスにおけるヒト胚研究の規制の動向　生殖補助医療と刑事規制の行方

◇生殖医療の何が問題か　伊藤晴夫著　緑風出版　2006.11　208p　19cm　1700円　①4-8461-0620-9　Ⓝ490.15
　内容　序章 ヒトがヒトをつくることについて(フィクションから考える「いのち」のかたち　鉄腕アトムと人工生命)　第1章 なぜ、いま考えなければならないのか　第2章 いま、「いのち」のなにが問題なのか　第3章 私が考える「いのち」の原則　終章 人類の未来とわれわれの「選択」

◇生殖医療の未来学—生まれてくる子のために　吉村泰典著　診断と治療社　2010.4　168p　26cm　2800円　①978-4-7878-1771-6　Ⓝ495.48
　内容　第1章 生殖補助医療の進歩　第2章 生殖医療の問題点　第3章 生殖医療の特殊性　第4章 第三者を介する生殖補助医療　第5章 生殖医療と生命倫理　第6章 法的諸問題　第7章 子どもの権利　第8章 着床前診断　第9章 生殖医療と再生医学のかかわり　第10章 生殖補助医療の規制

◇生殖の生命倫理学—科学と倫理の止場を求めて　森崇英著　大阪　永井書店　2005.3　138p　26cm　4700円　①4-8159-1714-0　Ⓝ495.48

◇生殖の哲学　小泉義之著　河出書房新社　2003.5　126p　19cm　(シリーズ・道徳の系譜)　1500円　①4-309-24285-5　Ⓝ491.35
　内容　第1章 未来からの視線—生命・自然(死と死者にとらわれた時代　未来の予関—地球温暖化・環境化学物質・移入種・バタフライ効果　未来の兆候—ターミネーター・エイリアン　性と死—生ける屍　生殖の未来—フランケンシュタイン博士・モロー博士・ダナ・ハラウェイ　有望な怪物—優生思想批判)　第2章 生殖技術を万人のものに—「交雑個体」を歓待する(論外なこと　生殖補助医療　クローン技術　新胚作出技術)　第3章 未来と生殖をめぐって

◇生殖・発生の医学と倫理—体外受精の源流からiPS時代へ　森崇英著　京都　京都大学学術出版会　2010.9　200p　22cm　2300円　①978-4-87698-972-0　Ⓝ495.48

内容 第1章 体外受精の歴史と現在 第2章 徳島大学・体外受精プログラムの立ち上げ 第3章 医学部倫理委員会の発足 第4章 体外受精プログラムの審査と判定 第5章 体外受精プログラムの実施と成果 第6章 無断受精実験事件 第7章 徳島大学体外受精プログラムの果たした役割と意義 第8章 生殖医学・医療の倫理審査体制 第9章 生殖生命倫理の未来像 資料編

◇性と生殖の女性学 鎌田明子著 京都 世界思想社 2006.3 215p 19cm （SEKAISHISO SEMINAR） 1800円 ⓘ4-7907-1172-2
内容 1 生殖（生殖の生物学的特性を再認識する 妊娠と中絶 国家の介入 未来の社会） 2 性（女性の性に加えられる攻撃の諸相—レイプ（強姦） 戦争 女性の性の管理） 3 女性のセクシュアリティ観の探求と創造（「セクシュアリティ」とは何か 自らの性（セクシュアリティ）を生きる）

◇性なる医療 大西正夫著 牧野出版 2006.8 261p 19cm 1600円 ⓘ4-89500-093-1 Ⓝ491.35
内容 第1章 産まない技術（人工妊娠中絶 中絶と避妊 緊急避妊法） 第2章 産む技術（不妊治療—生殖医療の幕開け 多胎妊娠と減数手術 不妊治療の影 高齢出産—生殖医療の突出部 男性不妊 優生学と断種—ネオ優生学とデザイナー・ベビー 少子化問題をどう考えるか） 第3章 性の不思議（マスターベーションの考現学 月経—自然の摂理にして不可思議な現象 性差医療と女性専門外来 同性愛—ストレートにはわからない奥深さ 性同一性障害—女が女でなく、男が男でなく） 第4章 性欲と人間（セックスレスと性欲 男の性機能障害—ED 女性の性機能障害 性犯罪と性的自由—ドメスティック・バイオレンスを機軸に 人間の業としての性感染症—STDまたはSTI）

◇先天性心疾患の方のための妊娠・出産ガイドブック 丹羽公一郎編著 中央法規出版 2006.11 276p 21cm 2400円 ⓘ4-8058-2796-3 Ⓝ495.6
内容 第1章 赤ちゃんを望むということ—先天性心疾患の方の手記 第2章 一般的な妊娠に伴う身体の変化 第3章 先天性心疾患の方の妊娠・出産（先天性心疾患の基本的理解 さまざまな先天性心疾患の特徴と妊娠・出産 先天性心疾患の方の妊娠・出産の特徴） 第4章 先天性心疾患の妊娠・出産ここが気になるQ&A 資料 先天性心疾患に関する役立つ団体の紹介

◇大好きなあなただから、真実を話しておきたくて—精子・卵子・胚の提供により生まれたことを子どもに話すための親向けガイド オリビア・モンツチ著、才村眞理訳 奈良 帝塚山大学出版会 2011.3 175p 21cm 952円 ⓘ978-4-925247-12-2 Ⓝ495.48

◇テクノロジーとヘルスケア—女性身体へのポリティクス 日比野由利、柳原良江編 生活書院 2011.6 208p 21cm 2500円 ⓘ978-4-903690-77-3 Ⓝ498.2
内容 第1部 中絶をめぐるテクノロジー（1970年代における人工妊娠中絶の実態と批判—女性活動家たちによる問題の定位とその含意 産まない身体を希望する女性の心理とケアの状況 産まない身体の臨床現場—産むケアと産まないケアに関わる看護者の葛藤と困惑 性暴力で妊娠した被害女性像—映画描写から 「対話モデル」にもとづく妊娠中絶規制とオラ ンダ妊娠中絶法 人工妊娠中絶の現状—フランスからの幾つかの考察） 第2部 不妊をめぐるテクノロジー（「不妊」から降りる/降りない/降りられない女たち “偶然生まれる権利”から考える 仕立てられた女性身体—メディアに表れた代理母と依頼者 フランスにおける「生殖への医学的補助」に関する規制の現状と課題 代理出産をめぐるインドでの言説—インドで代理出産を依頼した日本人とドイツ人の事例をめぐって インドの商業的代理出産と生殖ツーリズム）

◇どう考える？ 生殖医療—体外受精から代理出産・受精卵診断まで 小笠原信之著 緑風出版 2005.3 204p 21cm （プロブレムQ&A） 1700円 ⓘ4-8461-0505-9 Ⓝ495.48
内容 生殖補助医療って何ですか？ 生殖補助医療は、日本でも広く行なわれているのですか？ 生殖補助医療はどこまで許されているのですか？ 一般の人たちは生殖補助医療をどう見ているのですか？ AIDで生まれた人工授精児たちの父親探しが始まっているのは本当ですか？ 体外受精で余分にできた受精卵はどうするのですか？ 代理出産が日本でも話題になっていますね。何が問題なのですか？ ベビーM事件って、何ですか？ 代理出産のあっせん業者もいるそうですね。盛況なのですか？ 生殖補助医療に伴うトラブルには、どんなものがあるのですか？〔ほか〕

◇妊娠—あなたの妊娠と出生前検査の経験をおしえてください 柘植あづみ, 菅野摂子, 石黒眞里共著 京都 洛北出版 2009.12 649p 19cm 2800円 ⓘ978-4-903127-11-8 Ⓝ495.5
内容 第1部 アンケート編 第2部 インタビュー編 第3部 調査からわかったこと

◇妊娠を考える—〈からだ〉をめぐるポリティクス 柘植あづみ著 NTT出版 2010.10 298,6p 19cm （NTT出版ライブラリーレゾナント063） 2000円 ⓘ978-4-7571-4164-3 Ⓝ367.2
内容 第1章 「ミクロ」に「ローカル」を見る—数の論理と女性の生 第2章 産みの風景をたどる 第3章 「あらかじめ知る」ことのためらいと不安—出生前検査 第4章 尋ねないことと説明しないこと—超音波検査 第5章 「自分たちの子」のためにー代理出産と親子関係 第6章 「普通の家族」と「本当の」親—提供精子と提供卵子 第7章 なぜ不妊治療を求めるのか

◇ピルはなぜ歓迎されないのか 松本彩子著 勁草書房 2005.12 236, 16p 20cm 2600円 ⓘ4-326-65310-8 Ⓝ495.48
内容 第1章 ピルはなぜ認められてこなかったのか 第2章 ピルをめぐる歴史 第3章 産婦人科医と家族計画関係者—ピルをめぐる利益構造 第4章 「家族計画」運動をめぐるイデオロギーとピル 第5章 ピルをめぐるジェンダー・ポリティクス 終章 アンチ・ピルの背景

◇「不育症」をあきらめない 牧野恒久著 集英社 2007.8 169p 18cm （集英社新書） 660円 ⓘ978-4-08-720403-2 Ⓝ495.6
内容 第1章 「不育症」を知っていますか？ 第2章 不育症とは 第3章 妊娠成立と維持のメカニズム 第4章 不育症の原因 第5章 具体例と検査法・治療法 第6章 不育症に打ち克つために 第7章 社会の中の不育症 第8章 よく聞かれる質問にお答えします

◇ベビー・ビジネス――生命を売買する新市場の実態　デボラ・L. スパー著，椎野淳訳　ランダムハウス講談社　2006.11　318p　20cm　2100円　①4-270-00162-3　Ⓝ490.15
[内容] 序章 愛の産物から技術の産物へ――赤ん坊取引の現実　第1章 受胎を求めて――不妊治療の歴史と変遷　第2章 さまざまなプレーヤー――現代の妊娠市場の仕組み　第3章 子宮を貸す女性たち――代理出産市場の出現　第4章 完璧な人間の追求――着床前遺伝子診断とデザイナー・ベビー　第5章 奇行か, 救済か――ヒトクローンの作成　第6章 家族を作り出す――養子縁組市場の歴史と現状　第7章 より良い未来のために――赤ん坊市場のこれから

◇流産――流産・習慣流産の最新知識とケア　藤井知行監修　東京図書　2003.5　212p　19cm　1800円　①4-489-00656-X　Ⓝ495.6
[内容] 第1章 なぜ, 流産してしまったのか――流産を経験した, あなたへ　第2章 なぜ, 何度も流産するのか――流産を繰り返してしまう, あなたへ (習慣流産とは　習慣流産を克服して　習慣流産の薬と治療法)　第3章 流産体験者の手記

◇流産の医学――仕組み, 治療法, 最善のケア　ジョン・コーエン著, 藤井知行監修, 谷垣暁美訳　みすず書房　2007.5　353, 39p　20cm　3000円　①978-4-622-07301-7　Ⓝ495.6
[内容] 1 母なる自然 (生育不能　スライドガラスにとらえられた流産　問題のある卵)　2 謎 (母体が胎児を拒絶するか？――リンパ球免疫療法　ねばねば血液と流産の関係　生命のサイクル――卵巣周期, 黄体機能不全とホルモン療法　「流産予防薬」DESがもたらした悲劇　風変わりな子宮――子宮奇形, 頸管無力症, 子宮筋腫　(環境因子は流産を引き起こすか？　流産専門医のケア　奇跡の子)　3 希望

◇ルポ産科医療崩壊　軸丸靖子著　筑摩書房　2009.8　221p　18cm　(ちくま新書 798)〈並列シリーズ名：Chikuma shinsho〉　720円　①978-4-480-06496-7　Ⓝ495.5
[内容] プロローグ 周産期医療の現実　第1章 産み場所はなぜ消えるのか　第2章 増える「危うい」妊娠　第3章 増える「困った」妊娠　第4章 逃げ出す医師たち　第5章 被災地・NICU　第6章 助産師は時代の救世主か？　第7章 安心して産むために　エピローグ 絶滅危惧種

《不妊症》

◇赤ちゃんを授かりたくて――専門家がやさしくアドバイスする「不妊相談室」　本山光博編著　現代書林　2008.3　190p　19cm　1200円　①978-4-7745-1115-3　Ⓝ495.48
[内容] 第1章 「赤ちゃんがなかなか授からない」は珍しくない――「不妊症」とはなにか　第2章 まず検査を受けることから始めよう――「不妊原因」を見つけるための検査　第3章 自然に近い形で妊娠に導くことから治療を行う――「一般不妊治療」とはなにか　第4章 最新医療でここまで妊娠が可能になった――「高度生殖医療」とはなにか

◇赤ちゃんが欲しい――決定版　主婦の友社編　主婦の友社　2003.8　221p　21cm　1400円　①4-07-236599-8　Ⓝ495.48
[内容] 第1章 赤ちゃんを呼ぶ体と環境づくり, 赤ちゃんできるかな？　第2章 妊娠の仕組みと女性の体, もしかして赤ちゃんできにくいかも…　第3章 検査だけでも受けてみる？ 病院へ行ってみよう！　第4章 高度生殖医療の最新情報, 体外受精に踏み切るとき (初めての体外受精・胚移植 (IVF・ET)　受精卵のグレード ほか)　第5章 みんな, がんばってるよ！ 不妊ストレスとじょうずにつきあおう

◇赤ちゃんが欲しいカップルのためのガイドbook 2010年版　主婦の友社　2010.1　209p　26cm　(主婦の友生活シリーズ)　800円　①978-4-07-270567-4　Ⓝ495.48

◇赤ちゃんが欲しい大百科――最新版　主婦の友社編　主婦の友社　2007.3　191p　24cm　(主婦の友実用books mother & baby)　1300円　①4-07-254048-X　Ⓝ495.48
[内容] 1 もしかして不妊かも…と思ったら　2 まずは検査を受けてみよう！　3 よくわかるタイミング法と人工授精　4 検査で発見！ トラブルあるときは　5 知りたい！ 高度生殖医療と男性不妊治療　6 不妊治療で使う薬全ガイド　7 気になる…不妊治療とお金の話　8 夫婦ふたりの妊娠パワーを高めよう　9 どこがポイント？ 病院の選び方　10 不妊治療, こんなときどうする？

◇赤ちゃんがほしい！ と思ったら読む本――2人でできる体づくりから高度不妊治療まで　原利夫著　廣済堂出版　2012.5　221p　19cm　1500円　①978-4-331-51634-8　Ⓝ495.48
[内容] 私たちはこうして赤ちゃんを授かりました　プロローグ そろそろ子どもが欲しい人へ　第1章 なんで妊娠しないの　第2章 自力で妊娠するためにできること　第3章 もしかして, 私って不妊症？　第4章 思いきって病院に行こう　第5章 きちんと知りたい不妊治療　第6章 妊娠力を高める「ボーンスクイズメソッド」　第7章 不妊治療の不安解消Q&A

◇赤ちゃんが欲しいなんでも相談室　山下正紀著　主婦の友社　2003.9　285p　19cm　(赤ちゃんが欲しいシリーズ)　1400円　①4-07-236547-5　Ⓝ495.48
[内容] 1章 できれば自然に妊娠したい！　2章 もしかしたら不妊症？　3章 病院に行ってみる？　4章 不妊症の検査ってどんなもの？　5章 一般不妊治療ってどんなことをするの？　6章 高度生殖医療ってどんなことをするの？　7章 不妊原因別に詳しく知りたい　8章 流産と不育症について知りたい

◇赤ちゃんが欲しい――妊娠力を高める生活のヒントから高度生殖医療の最新情報まで　授かりたいと思ったら…！　『赤ちゃんが欲しい』編集部編　新版　主婦の友社　2009.4　189p　21cm　(主婦の友ベストbooks)　1300円　①978-4-07-265738-6　Ⓝ495.48
[内容] 第1章 授かるための体と環境づくり ふたりの赤ちゃん, やってこい！　第2章 もしかして…赤ちゃんできにくい？ そう思ったら第3章 治療をスタート！ まずは, 病院に行ってみよう　第4章 薬, 体外受精…もっとくわしく知りたい！ 不妊治療

◇赤ちゃんが欲しい人とお手伝いするDr.の不妊治療の本　不妊治療情報センター編　不妊治療情報センター　2003.7　114p　28cm　〈発売：海苑社 (さいたま)〉　1000円　①4-906397-89-1　Ⓝ495.48
[内容] INTERVIEW (不妊治療11年目を迎えて／ぺんぎんの翼AKKOさん　子供への夢あらたに／タレント三原じゅん子　話題のクリニックを訪ねて　からだと心と健康とふたりのリラクゼーション　私た

ちの不妊治療ぶっちゃけTalk！　特集1 不妊治療施設の現状　特集2 安心して治療を受けるために　全国不妊治療施設リスト　不妊治療用語&よくある質問・疑問集

◇赤ちゃんが欲しい人の本　中村はるね監修　西東社　2005.5　199p　21cm　〈付属資料：15p〉　1300円　Ⓘ4-7916-1263-9　Ⓝ495.48
[内容] 1 ひょっとして不妊症!?　2 赤ちゃんができる生活　3 病院へ行こう　4 不妊症の原因と治療　5 納得して治療を受けるために

◇赤ちゃんほしいね。―待望の赤ちゃんを授かるために　原利夫著　日本文芸社　2003.9　223p　21cm　1200円　Ⓘ4-537-20222-X　Ⓝ495.48
[内容] 赤ちゃんがなかなかできない…。まず、不妊症をチェック　なぜ不妊症になるのでしょうか　女性と男性のからだの機能と、赤ちゃん誕生まで　男性不妊症が増えています　基礎体温で排卵日を正確に予測しましょう　セックスをもう一度見直してみませんか　病院に行く前に、ふたりで考えたいこと　ふたりめの赤ちゃんがなかなかできないカップルへのアドバイス　不妊の検査では、どういうことをするのですか　不妊症の治療では、どんなことをするのですか　不妊症の高度医療とは、どういう治療しや　妊娠しやすい生活習慣を心がけよう

◇赤ちゃんは、待ってくれない！―妊娠・不妊を左右する「卵子」の話　女性の不妊治療は、早ければ早いほどいい　浅田義正著, 内村月子漫画　現代書林　2010.5　109p　21cm　1000円　Ⓘ978-4-7745-1254-9　Ⓝ495.48
[内容] プロローグ お子様はまだ？　第1章 妊娠ドラマは卵が主役　第2章 よい卵とダメな卵　第3章 卵は奇跡の細胞だ　第4章 不妊症と不妊治療　エピローグ 人間は神秘的な生きもの

◇あきらめないであなたの赤ちゃん―悩んでいるのはあなただけじゃない　竹内一浩著　改訂　海苑社　2008.11　249p　19cm　1200円　Ⓘ978-4-86164-061-2　Ⓝ495.48
[内容] プロローグ 赤ちゃんがほしいと思ったときが適齢期―治療をはじめる前に　1 私たちはこうして赤ちゃんを授かった―体験談からわかる不妊治療　2 IVFコーディネーター、エンブリオロジストからあなたへ　3 私のクリニックから　エピローグ Dr.竹内のひとりごと…（不妊治療のむずかしさ、望ましい不妊治療のあり方とは　悔いのない治療にするために）

◇あなたの不妊の悩みに答えるQ&A ―検査・治療から毎日の暮らし方まで　佐藤芳昭, 本間由美子著　保健同人社　2004.5　159p　21cm　1400円　Ⓘ4-8327-0291-2　Ⓝ495.48
[内容] 第1章 赤ちゃんがほしいと思ったら（不妊についてどのくらい知っていますか　妊娠のしくみを知っていますか　女性の病気と不妊）　第2章 病院のドアを開けたら（不妊検査はこうして行われる　治療の内容と進め方　妊娠、その後　病院や医師についての悩み）　第3章 注目の最新不妊治療（人工授精　体外受精・胚移植　顕微授精　最新の不妊治療）　第4章 男性不妊はこうして検査・治療する（男性の不妊治療）　第5章 夫婦（ふたり）でできること（不妊を改善する生活ポイント　心のケアについて）

◇あなたらしい不妊治療のために―カウンセラーと経験者からのメッセージ　森明子, 浜崎京子, まさのあつこ編　保健同人社　2007.12　182p　21cm　1500円　Ⓘ978-4-8327-0355-1　Ⓝ495.48
[内容] 1部 不妊カウンセリングって、こういうもの　一対談・浜崎京子×まさのあつこ　2部 一〇人が綴る不妊治療体験（女性の側から　男性の側から）　3部 あなたが主役の不妊治療にするために（不妊治療の開始から終結まで　不妊治療費助成事業の現状と課題）

◇あなたらしい不妊治療のために―カウンセラーと経験者からのメッセージ　森明子, 浜崎京子, まさのあつこ編　〔点字資料〕　視覚障害者支援総合センター　2008.10　2冊　28cm　〈原本：保健同人社 2007　ルーズリーフ〉　全8000円　Ⓝ495.48

◇いつまで産める？ わたしの赤ちゃん―いま、不妊治療・生殖医療ができること　自然妊娠から卵子提供、代理出産まで　川田ゆかり著　実業之日本社　2007.8　270p　19cm　1500円　Ⓘ978-4-408-61158-7　Ⓝ495.48
[内容] 第1章 授かるための決断　第2章 私と究極の選択肢との出会い　第3章 究極の選択肢から、原点に戻る　第4章 「産むため」「授かるため」の全選択肢カタログ―世界的視点から　第5章 不妊治療の正しい進め方　第6章 日本でだめだったら海外へ　第7章 治療以外の選択肢

◇おかあさんになりたい―不妊症Q&A 　大谷徹郎著　角川書店　2003.6　286p　19cm　1400円　Ⓘ4-04-883830-X　Ⓝ495.48

◇おしえて先生！ありがとう先生！―不妊治療の真実の質問と先生の正直な回答がつまっています　浅田義正著　シオン　2006.10　305, 11p　21cm　〈発売：丸善〉　1280円　Ⓘ4-903598-00-4　Ⓝ495.48
[内容] からだ　初診・転院　検査　タイミング指導　排卵誘発　AIH（人工授精）　IVE（体外受精）・ICSI（顕微受精）　男性不妊　薬など　その他の治療　流産　妊娠レポート

◇かわいい赤ちゃんが授かる本―ふたりがもっと幸せになるために　西川潔著　日本文芸社　2006.2　189p　24cm　〈実用best books〉　1300円　Ⓘ4-537-20426-5　Ⓝ495.48
[内容] 1 なぜ赤ちゃんが授からないの？（「不妊症かな？」と思ったら、まずはセルフチェック　不妊のチェックポイント"女性編"　不妊のチェックポイント"男性編"）　2 夫婦の絆を深めましょう（ふたりの気持ちをもう一度確認しましょう　妊娠も不妊も夫婦ふたりの問題　ふたりの絆が一番大切です　不妊治療には厳しい現実もあります　ストレスを解消して妊娠しましょう　不妊治療のゴールは「出産」です）　3 妊娠と赤ちゃん誕生のプロセス　4 不妊症の検査と治療方法　5 不妊原因と治療法　基礎体温表

◇結果の出せる不妊治療―多施設からみた最良のART：動画で見るラボワーク　JISART編著　メジカルビュー社　2011.12　197p　26cm　9500円　Ⓘ978-4-7583-1217-2　Ⓝ495.48

◇コウノトリをさがして―自然妊娠から不妊治療まで、親になる二人への道標　郷龍一編著, 竹下俊行監修　如月出版　2003.11　451p　19cm　2500円　Ⓘ4-901850-10-5　Ⓝ495.48
[内容] 第1章 子どもが欲しい　第2章 妊娠と出産の仕組み　第3章 病院のドアを開く前に　第4章 初診と

各種検査 第5章 原因疾患の治療 第6章 一般不妊治療 第7章 高度不妊治療 第8章 妊娠中から出産まで 第9章 費用はどれぐらいかかるのか 第10章 歓びは二羽のコウノトリが運ぶ

◇誤解だらけの不妊治療―治療成功のカギを握るのは「愛」 黒田優佳子著 ベルブックス 2009.4 197p 19cm 〈発売：ジーオー企画出版〉 1300円 Ⓘ978-4-921165-51-2 Ⓝ495.48
[内容]1章 子供を産みたい人、産みたくない人―多くの女性がなぜ出産をためらうのか 2章 不妊治療が進んでも「子は授かりもの」―子供を持つということの意味 3章 生まれた子供が幸福に育つ産み方―愛こそがすべての基本 4章 産婦人科医の人知れぬ悩みと喜び―他科にはない特殊性がもたらす光と影 5章 私のたどり着いた不妊治療とは―どんなとなに治療をするのか

◇50才で赤ちゃんを！―不妊治療の常識の向こう側 小杉好紀著 小学館 2009.7 207p 19cm 1300円 Ⓘ978-4-09-387859-3 Ⓝ495.48
[内容]第1章 命 第2章 年齢の壁 第3章 生と性と生殖 第4章 卵子と精子と受精卵 第5章 オプティマル・エイジングのために 第6章 生殖細胞 第7章 夢

◇子守うたを奪わないで 根津八紘著 松本郷土出版社 2004.7 275p 26cm 1600円 Ⓘ4-87663-691-5 Ⓝ495.48
[内容]第1章 かあちゃんの大八車 第2章 五つ子美談のかげで―減胎手術の施行と反響 第3章 非配偶者間体外受精の施行と反響 第4章 すべては姉妹愛から始まった―代理出産の施行と反響 第5章 学会・マスコミとの孤高の闘い―反権力・反権威・反集団主義を貫く 第6章 真実は歴史が検証してくれる―近未来の生殖医療への提言 第7章 自然保護運動、そして市民運動と私

◇子守唄が唄いたくて―不妊を理解して対処するために ジャネット・ジャフェ、マーサ・O・ダイアモンド、デービット・J・ダイアモンド共著、小倉智子訳、高橋克彦、平山史朗監修 バベルプレス 2007.2 377p 19cm 1700円 Ⓘ978-4-89449-055-0 Ⓝ495.48
[内容]第1部 生殖トラウマ―うまくいかない時なにが起こるのか？（こんなはずではなかったのに 生殖物語） 第2部 希望があるゆえの痛み―なぜこんなに傷ついの？（不妊による喪失 親になれないのにどうやって人人になれるの？ 誰でもできるのになぜ自分だけできないの？ 男性にも感情はある カップルの危機） 第3部 悲しみとその対処法（存在しなかった妊娠と赤ちゃんのための悲しみ 世間との付き合い方） 第4部 生殖物語の書き換え（子どもを作る努力をやめる時 新しい終わり、新しい始まり―生殖物語の書き換え 不妊の後に親になること―つい唱える子守唄）

◇これで安心！わかりやすい不妊治療の本 不妊治療情報センター,funin.info編集部編 シオン 2008.5 116p 21cm 〈発売：丸善〉 1200円 Ⓘ978-4-903598-06-2 Ⓝ495.48
[内容]ご夫婦へ 気負わずに病院へ行くために… 実際の様子を見てみましょう 体外受精・顕微授精 あなたへのメッセージや体験談 いきいきと健康で、より若々しく、より美しく 薬の説明

◇最新不妊治療がよくわかる本―原因、検査、治療からこころのサポートまで 専門医が解説する不妊医療のすべて 辰巳賢一著 日本文芸社 2011.1 207p 21cm 1300円 Ⓘ978-4-537-20824-5 Ⓝ495.48
[内容]1「妊娠するにはどうしたらいいの？」―赤ちゃんができる生活について知ろう 2「私たち不妊なの？」―治療を受けようか悩んでいる人へ 3「病院へ行ってみよう」―はじめての不妊外来 4「どんな治療をするの？」―不妊治療のAtoZ 5「みんなはどうしているの？」―不妊とのつきあい方

◇最新不妊治療施設ガイド 2008年度版 主婦の友社 2008.3 255p 26cm （主婦の友生活シリーズ） 1200円 Ⓘ978-4-07-259086-7 Ⓝ495.48

◇最新不妊治療施設ガイド 2009年版 主婦の友社 2009.1 178p 26cm （主婦の友生活シリーズ） 800円 Ⓘ978-4-07-264064-7 Ⓝ495.48

◇最新不妊治療の142のポイント―待望の赤ちゃんがきっと授かる！体外受精から東洋医学・アロマセラピーまで 水内英充著 さいたま 海苑社 2009.5 207p 21cm 1200円 Ⓘ978-4-86164-069-8 Ⓝ495.48
[内容]序章 不妊症とは 第1章 妊娠の仕組みと不妊の原因 第2章 不妊症の検査 第3章 不妊治療の実際 第4章 体外受精（高度生殖医療について） 第5章 東洋医学からのアプローチで妊娠率を高める 第6章 不妊治療を成功させるための心構え

◇授かる―不妊治療と子どもをもつこと 堤治著 朝日出版社 2004.10 372p 19cm 1700円 Ⓘ4-255-00237-1 Ⓝ495.48
[内容]1 変わりつつある「生命の始まり」―妊娠成立のシナリオと生殖医療（生殖医療の現状 妊娠の仕組みと不妊治療 生殖医療の問題点） 2 見えてきた生殖の壁―子宮内膜症/子宮筋腫/性感染症/環境ホルモン 3 子をもつ希望と倫理の狭間で―複雑化する家族/クローン/出生前診断

◇図解赤ちゃんがほしい人のための本―二人で治す不妊 原利夫著 池田書店 2008.11 191p 21cm 1300円 Ⓘ978 4 262 16426 7 Ⓝ495.48
[内容]1章 赤ちゃんできやすい？ 2章 基礎体温を測って妊娠しやすく 3章 妊娠しやすい体をつくる 4章 もしかしてできにくいかも… 5章 病院に行こう！ 6章 トラブルがあっても妊娠できる 7章 もっと知りたい高度治療 8章 不妊治療・こんなときどうする？

◇図解アトピーを治して妊娠する本―漢方でスキンケア・体質改善・薬膳スープ・食養生 植松光子,植松未来著 農山漁村文化協会 2011.1 110p 21cm （健康双書） 1300円 Ⓘ978-4-540-10190-8 Ⓝ495.48
[内容]1章 その不妊、もしかしてアトピーと関係が…？ 2章 結婚・妊娠・出産をアトピーでも迎えるために 3章 漢方でアトピー&不妊体質を改善 4章 タイプ別・妊娠力を高めるアトピー肌対策 5章 食事があなたの女性力を磨く 6章 パワーアップのための薬膳と食養生

◇専門医が書いた最新不妊治療ガイド 永井荘一郎著 さいたま 海苑社 2008.2 159p 21cm 1200円 Ⓘ978-4-86164-051-3 Ⓝ495.48
[内容]第1章 どのような時、どんな病院に行ったらいいでしょうか 第2章 妊娠のしくみを知りましょう 第3章 不妊症とは 第4章 女性が受ける不妊症の検査 第5章 男性が受ける不妊症の検査 第6章

て　第8章 妊娠がわかったら　第9章 反復流産と習慣性流産

◇タイプ別あなたの不妊治療　田辺清男著　国分寺自由企画・出版　2006.2　167p　19cm　1600円　Ⓘ4-88052-004-7　Ⓝ495.48

◇つくられる命――AID・卵子提供・クローン技術　坂井律子, 春日真人著　日本放送出版協会　2004.5　254p　20cm　1500円　Ⓘ4-14-080875-6　Ⓝ495.48
　内容　序章 "つくられる"命　第1章 私の「親」は誰ですか　第2章 ビジネスチャンスと倫理の狭間で――精子バンクの今　第3章 精子・卵子提供のルール　第4章 声をあげ始めた日本の「子ども」たち　第5章 脚光を浴びる受精卵

◇日本で不妊治療を受けるということ　まさのあつこ著　岩波書店　2004.9　144, 14p　19cm　1700円　Ⓘ4-00-024230-X　Ⓝ495.48
　内容　1 不妊治療の日々（働きながら、病院に通う　仕事を辞めました　なぜか涙がでます　体外受精の実際　事実婚の場合）　2 患者にピリオドを打って（知らされた上での選択　初めて医師から聞けたこと　医師だけが知っているルール　不妊が見せてくれた日本「心のケア」のこれから）

◇妊娠したい！と思ったらすぐ読む本――妊娠しやすい体づくりから高度不妊治療まで　美馬博史著　海竜社　2007.11　245p　19cm　1429円　Ⓘ978-4-7593-0998-0　Ⓝ495.48
　内容　第1章 赤ちゃんが欲しい！と思った時に妊娠するために（「妊娠できる体の条件」を正しく理解しましょう　「赤ちゃんができにくいかも？」と感じている人の8つのチェック）　第2章 妊娠のメカニズムと不妊の原因（赤ちゃんができるまでのメカニズム　不妊の原因）　第3章 卵巣のアンチエイジング生活法で妊娠しやすい体を作る（冷え性を改善しましょう　ホルモンの母「DHEA」で卵巣機能をアップさせましょう　抗酸力アップで卵巣のエイジングを止めましょう　妊娠力を低下させるタバコはやめましょう　精神的ストレスを解消しましょう　毎日の食生活を整えましょう）　第4章 糖質栄養素で妊娠力をアップする（糖質栄養素とは？　不妊治療と糖質栄養素の関係　不妊治療の効果を高める糖質栄養素　糖質栄養素でこんなに体調が変化します　糖質栄養素と二分治療臨床例　糖質栄養素を男性不妊）　第5章 不妊症の検査と治療（不妊症の検査とは？　不妊の治療法とは？）

◇はじめの一歩不妊治療――男・女からだの基礎知識から最新高度生殖医療まで　片岡明生著　海苑社　2008.5　230p　19cm　1200円　Ⓘ978-4-86164-054-4　Ⓝ495.48
　内容　1 妊娠するための検査&治療のポイント　2 検査から治療へ　3 体外受精・顕微授精の実際とその流れ　4 不妊治療こんなことあんなこと　5 先生、教えて！かしこい患者でありたくて…

◇ふたりで取り組む赤ちゃんが欲しい人の本――妊娠力アップから不妊治療まで　塩谷雅英監修　西東社　2011.1　191p　21cm　〈付(15p)：基礎体温表〉　1300円　Ⓘ978-4-7916-1731-9　Ⓝ495.48
　内容　1 もしかして不妊症？と思ったら　2 妊娠力の高いからだをつくる　3 不妊治療の基礎知識　4 不妊検査を受ける　5 一般不妊治療を受ける　6 体外受精と高度医療

◇不妊症を治す本――受診から検査、治療法、病院選びまでを女医が指南　花岡嘉奈子著　マキノ出版　2009.2　221p　19cm　（ビタミン文庫）　1300円　Ⓘ978-4-8376-1221-6　Ⓝ495.48
　内容　第1章 不妊症とは　第2章 不妊症の検査・原因・治療法　第3章 高度不妊治療の実際　第4章 不妊症なんでもQ&A　第5章 不妊治療における培養の現況　第6章 不妊治療で使われる薬の基礎知識　第7章 不妊症 六人の体験報告　付録「不妊治療用語集」

◇不妊症の最新治療戦略――もう悩まない！　田中雄大著　幻冬舎ルネッサンス　2012.3　172p　19cm　1300円　Ⓘ978-4-7790-0757-6
　内容　第1章 不妊症とは？　第2章 不妊症の検査　第3章 不妊症の治療　第4章 不妊症のケーススタディ　第5章 不妊症Q&A　第6章 不妊症と上手に付き合う方法

◇不妊症・不育症　苛原稔編　改訂版　大阪　医薬ジャーナル社　2009.4　99p　28cm　（インフォームドコンセントのための図説シリーズ）　4200円　Ⓘ978-4-7532-2365-7　Ⓝ495.48
　内容　1 月経周期と妊娠の成立機構　2 不妊症の原因と転帰　3 不妊症の検査　4 排卵障害の治療　5 子宮奇形、卵管障害（感染症）　6 男性不妊　7 子宮内膜症、筋腫不妊症、免疫性不妊　8 腹腔鏡手術　9 体外受精・胚移植、顕微授精　10 不育症

◇不妊治療ガイダンス　荒木重雄, 浜崎京子編著　第3版　医学書院　2003.10　180p　30cm　6000円　Ⓘ4-260-13066-8　Ⓝ495.48
　内容　第1章 本書を読む前に　第2章 不妊症とはどのような状態か　第3章 なぜ不妊症になるのか　第4章 どのように不妊原因を診断するか　第5章 一般不妊治療はどのように行われるか　第6章 反復流産、早期流産の原因と対応について　第7章 不妊カップルの悩みとその背景　第8章 欧米における不妊カップルのサポートと望ましい不妊治療　第9章 不妊専門医から不妊カップルへのアドバイス

◇不妊治療と向き合う　ホールネス研究会編著　東京図書　2004.2　259p　19cm　1800円　Ⓘ4-489-00672-1　Ⓝ495.48
　内容　第1章 私たちはなぜ、不妊治療をする決心をしたか…　第2章 検査でわかったこと、感じたこと…　第3章 いよいよ治療スタート、それぞれの選択…　第4章 そして私たちを待ち受けていたのは…　第5章 紙上セカンドオピニオン―専門医からのアドバイス…（不妊診療医はこのケースをこう見る―ステップを踏んで、適度に休んで、適度に急がぬが不妊治療のコツ。　泌尿器科医はこのケースをこう見る―男性不妊の問題点は、治療技術で解決できることが多い。）

◇不妊治療ワークブック――年齢・原因別の「戦略」がわかる　日経メディカル編　日経BP社　2005.9　207p　26cm　（日経メディカル・ブックス）〈発売：日経BP出版センター〉　2400円　Ⓘ4-8222-0393-X　Ⓝ495.48
　内容　第1章 不妊治療の基礎知識　第2章 治療戦略　第3章 不妊の検査（一般的な検査　詳しい検査）　第4章 不妊の治療　第5章 アクセスガイド

◇不妊――よくわかる お医者に行く前にまず読む本　ピーター・ワードル, デヴィッド・カヒル著, 吉岡保訳, 三枝小夜子訳　一灯舎　2008.5　154p　21cm　（わが家のお医者さんシリーズ 15）〈発売：オーム社〉　1200円　Ⓘ978-4-903532-16-5　Ⓝ495.48

|内容| はじめに 不妊とは? 妊娠のしくみ 不妊の原因 不妊検査 不妊治療 生殖補助医療（ART）症例 非配偶者間生殖補助医療 養子縁組と代理母出産 不妊治療の成功率 妊娠にそなえる 不妊を受け入れる

◇ボディショッピング—血と肉の経済 ドナ・ディケンソン著, 中島由華訳 河出書房新社 2009.2 285p 20cm 2200円 ①978-4-309-24467-9 ⓃN490.15

|内容| 1 揺りかごから墓場までのボディショッピング—赤ん坊も遺骨も商品になる 2 自分のからだは自分のものだといえる根拠は? 3「クリスマスに愛をこめて—幹細胞を贈ります」 4 幹細胞、聖杯、卵子のなる木 5 ゲノムの大争奪戦—フランケンシュタイン博士の怪物の特許化? 6「ノー」といいたがるバイオバンク 7 "ほんとうの私"を買うこと—一顔のショッピング 8 からだは資本なのか?

◇間違いだらけの不妊治療—DVDブック 原利夫著 毎日コミュニケーションズ 2008.7 95p 21cm 1980円 ①978-4-8399-2738-7 ⓃN495.48

|内容| 第1章 勘違いの治療ベスト10 第2章 注意して!病院選びの勘違い 第3章 いざ治療!これだけは気をつけたい 第4章 もういちど見直そう、自然療法 第5章 一気に解消不妊治療Q&A

◇ママになりたい人のための12のコース別不妊治療ガイド—赤ちゃんに会いたい! 吉田仁秋著 さいたま 海苑社 2004.11 243p 19cm 1200円 ①4-86164-011-3 ⓃN495.48

|内容| 自然に妊娠したい 2 病院へ行ってみよう 排卵を起こします 人工授精（AIH） 10大不妊原因を治療しましょう 男性の不妊原因を取り除きましょう 生活改善をしてみましょう 精密検査と治療法 体外受精（GIFT、ZIFT、受精卵凍結、胚盤胞、アシステッドハッチング） 顕微授精 35歳以上の方へ 不妊専門カウンセラーからあなたへ

◇ママになろう!! —Dr.おっちぃの不妊克服本 越知正憲著 シオン 2006.8 104p 19cm〈発売：丸善〉 1500円 ①4-9900725-9-6 ⓃN495.48

|内容| 第1章 妊娠するために（自然に妊娠する過程のおさらい 1つの卵子と1つの精子の出会いが命の始まり 双子にあこがれる? でも子宮は1人用） 第2章 おちウイメンズクリニックの不妊症の適応（不妊症の原因は? 不妊症の原因としてあげられる11のポイント 体外受精が必要になる不妊原因とは? 不妊治療に本当に必要な検査とは? 『ヒューナーテスト』が治療法を決める!?） 第3章 ママになろう!

◇ママになろう!! —Dr.おっちぃのからだに優しい不妊治療 越知正憲著 シオン 2010.6 117p 24cm〈発売：丸善〉 1500円 ①978-4-903598-16-1 ⓃN495.48

|内容| 第1章 不妊治療をはじめる前に（不妊治療のお手本は!? あなたに知っておいてほしい大事なこと） 第2章 妊娠するために 第3章 おち夢クリニック名古屋の不妊治療の適応 第4章 ママになろう!

◇マンガでわかる!はじめての不妊治療 主婦の友社編, 堤治監修 主婦の友社 2011.11 128p 21cm〈主婦の友ベストbooks〉《赤ちゃんが欲しい》特別編集 1200円 ①978-4-07-279150-9 ⓃN495.48

|内容| 1 まず、妊娠しやすさをチェック! 2 初めての病院と検査 3 不妊治療のステップ 4 妊娠しな い原因を探る! 5 不妊治療と気になるお金 6 妊娠しやすい生活

◇もう悩まない。赤ちゃんはきっと授かる—専門医が書いた「最先端」不妊治療ガイド「妊娠適齢期」は待ってくれない! 浅田義正著 現代書林 2006.4 202p 19cm 1200円 ①4-7745-0730-X ⓃN495.48

|内容| プロローグ 不妊治療で本当に大事なこと 第1章 まず、卵が生殖の主役であることを知ってほしい 第2章 基本検査とステップアップ治療 第3章 体外受精と顕微授精 第4章 安心で確率の高い体外受精・顕微授精が確立されるまで 第5章 卵と人によい環境を失くさないために 第6章 失敗しないクリニック選び 第7章 お母さん、お父さんになりたい方へ 不妊の悩み早わかりQ&A

◇もう悩まない不妊治療 原利夫著 新星出版社 2005.3 206p 19cm〈折り込1枚〉 1200円 ①4-405-04568-2 ⓃN495.48

|内容| 1 赤ちゃんがほしいあなたに 2 妊娠する生理としくみ 3 不妊治療にかかる前に 4 検査で始まる不妊治療 5 不妊治療の実際 6 妊娠したい生活のヒント 7 私たちの不妊治療

◇やっぱりこれで安心!わかりやすい不妊治療の本 不妊治療情報センター・funin.info編集部企画制作 シオン 2011.7 176p 21cm〈発売：丸善出版〉 1400円 ①978-4-903598-21-5 ⓃN495.48

|内容| ご夫婦へ（赤ちゃんができない原因ってなんだろう? チェックシート 病院選びのポイントは?） 気負わず病院へ行くために…（何を準備すればいいの? 日本の不妊治療の状況を知っておきましょう） 実際の様子を見てみましょう 治療をはじめましょう（不妊治療 体外受精と顕微授精） あなたへのメッセージ

◇Espoir —不妊治療で赤ちゃんと幸せを手にする考え方 德岡真奈美著 CION 2011.7 360p 21cm〈発売：丸善出版〉 800円 ①978-4-903598-22-2 ⓃN495.48

|内容| 1章 子宝を手にするために…—どんな時に天使はやってくるのか。そのヒントとコツを探ってみませんか? 2章 健康な心身を保つことが、妊娠への近道。—不妊治療と併行して、健康な心と体を目指しましょう! 3章「検査」が不妊治療のスタート。—基本的な検査について知っておきましょう! 4章 妊娠について、いろんなことが学べる。一人生、一生勉強ですね!

◇funin.info —赤ちゃんが欲しい人とお手伝いするDr.の不妊治療の本 2004 spring 不妊治療情報センター・funin.info編集部編 不妊治療情報センター・funin.info編集部 2004.4 114p 28cm〈funin.infoムック〉〈発売：祥伝社〉 1000円 ①4-396-88002-2 ⓃN495.48

◆男性不妊症

◇ササッとわかる男性機能の不安に答える本—ED治療の最前線 堀江重郎著 講談社 2008.11 110p 18cm〈図解大安心シリーズ 見やすい・すぐわかる〉 952円 ①978-4-06-284721-6 ⓃN494.97

|内容| 第1章 EDの誤解を解く! 第2章 EDのメカニズムを知る! 第3章 EDの最新治療と処方薬

◇男性回復のシナリオ―ED治療の最前線　田崎功著　国書刊行会　2008.6　165p　19cm　1400円　①978-4-336-05030-4　Ⓝ494.97
内容　EDは病気ではない　機能回復のプロセス　ED治療の実際から　世界のED治療事情　ED治療タザキ日記　EDは不治の病？　人生いろいろ海綿体さまざま

◇男性不妊―効果的な薬膳療法　梁曼千鶴著　京都　メディカルユーコン　2009.2　297,29p　21cm　（東方栄養新書シリーズ 1）〈並列シリーズ名：The series of a new book of the oriental nutrion〉　2200円　①978-4-901767-23-1　Ⓝ494.97
内容　第1章 東洋医学を学ぼう　第2章 性機能障害に効果的な薬膳療法　第3章 睾丸造精機能障害に効果的な薬膳療法　第4章 参考附録

◇男性不妊症　石川智基著　幻冬舎　2011.5　177p　18cm　（幻冬舎新書）　740円　①978-4-344-98212-3
内容　第1章 妊娠は奇跡である　第2章 精子の働きと不妊の原因　第3章 男性不妊症治療の最前線　第4章 不妊治療の未来と限界

◇パンツの中の健康　石蔵文信著　双葉社　2004.11　254p　19cm　1300円　①4-575-29729-1　Ⓝ494.97
内容　第1章 セックスで長生きしよう！　第2章 知ってるようで知らないペニスと勃起―EDと生活習慣病　第3章 男性更年期と心の病　第4章 ようこそ、私の男性更年期外来へ　第5章 バイアグラとレビトラ　第6章 性行為の科学　第7章 奥さんと歩む人生

◇不妊治療最前線―男性不妊の闇に挑む　黒田優佳子著　文芸社　2006.6　223p　20cm　1500円　①4-286-00670-0　Ⓝ494.97

◇不妊と男性　村岡潔ほか著　青弓社　2004.11　224p　19cm　（青弓社ライブラリー 35）　1600円　①4-7872-3238-X　Ⓝ494.97
内容　第1章 不妊と男性をめぐる問題系　第2章 男性不妊治療の最前線　第3章 不妊女性を支える男性たち　第4章 男性不妊の歴史と文化　第5章 「男性問題」としての不任―"男らしさ"と生殖能力の関係をめぐって

◇ED最新治療Q&A―喜びの体験談とその治療法　田崎功著　国書刊行会　2003.3　169p　20cm　1500円　①4-336-04525-9　Ⓝ494.97
内容　EDとは　EDの現状　ED治療法　海綿体注射法　ED治療カクテル　EDからの生還者たち

◇EDと不妊治療の最前線　郡健二郎, 菅沼信彦編　京都　昭和堂　2004.7　164p　21cm　2400円　①4-8122-0412-7　Ⓝ494.97
内容　1 勃起不全（ED）―セックスできずに悩むオトコたち（誰にでも起こりうる勃起障害（ED）　勃起と射精のメカニズム　若者者の勃起障害　中高年のED　ED治療の最前線）　2 生殖機能不全―子どもができずに悩むオトコたち（生殖医療―不妊症とは　顕微授精　精子提供による人工授精）

◇EDになる理由―5万人以上の治療歴を持つEDドクターが教えます！　室田英明, 渡辺玄一著　健康ジャーナル社　2007.12　189p　19cm　1429円　①978-4-907838-40-9　Ⓝ494.97
内容　さかもと未明氏を招いての「ED座談会」　第1章 EDのほどんどが「勃たなかったらどうしよう症候群」　第2章 「私はコレだったんだ！」　第

3章 「ED治療薬」最新情報　第4章 女性のためのED&セックス相談室　第5章 もっと気軽に「ED外来」を活用しよう

◆体外受精
◇医学の発展と親子法　松川正毅著　有斐閣　2008.12　375p　22cm　6500円　①978-4-641-13524-6　Ⓝ324.935
内容　1 生殖補助医療（一九九四年のフランス生命倫理法制定前　一九九四年のフランス生命倫理法制定後　判例研究）　2 DNA鑑定と親子法

◇家族をつくる―提供精子を使った人工受精で子どもを持った人たち　ケン・ダニエルズ著, 仙波由加里訳　人間と歴史社　2010.10　333p　21cm　2800円　①978-4-89007-179-1　Ⓝ495.48
内容　第1章 隠しごとのない健やかな家庭を築くために―本書の目指すこと　第2章 家族づくりに提供精子を使った人工授精の手助けが必要になったとき　第3章 家族をつくるために提供精子による人工授精を使うと決める　第4章 秘密と提供精子を使った人工授精―不健全なパートナーシップ　第5章 隠さず正直に話そうと決断する　第6章 治療から子どもが誕生するまでの道のり　第7章 子どもたちに事実を話す　第8章 他の人に家族のことを話す　第9章 家族と精子提供者　第10章 自信に満ちた健やかな家族

◇「出自を知る権利」についての諸外国の制度と現状―提供精子・卵子・胚によって生まれた子のドナー情報へのアクセス　日本医師会総合政策研究機構　2004.7　91p　30cm　（日本医師会総合政策研究機構報告書 第66号）　5715円　Ⓝ498.12

◇人工授精におけるドナーの匿名性廃止と家族―オーストラリア・ビクトリア州の事例を中心に　南貴子著　風間書房　2010.6　354p　22cm　6000円　①978-4-7599-1799-4　Ⓝ495.48
内容　序章 家族の視点から見た生殖補助医療における問題　第1章 「DIと家族」に関する先行研究の検討と研究・方法　第2章 DIを巡る現状と背景―日本及び世界におけるDIの法制化の動向を中心に　第3章 ドナーの匿名性からの「脱皮」と家族の揺らぎ　第4章 ドナーの匿名性廃止の法制度化がもたらした影響―オーストラリア・ビクトリア州の事例を中心に　第5章 オーストラリア・ビクトリア州のシングル女性、レズビアン女性のDI利用を巡って生じた「新たな課題」―McBain裁判とPatrick事件を巡って　第6章 Assisted Reproductive Treatment Act 2008制定によるオーストラリア・ビクトリア州のDI利用における「新たな取り組み」　終章 日本における生殖補助医療の法制度化に向けて

◇生殖補助医療で生まれた子どもの出自を知る権利　才村眞理編著　福村出版　2008.12　289p　22cm　5000円　①978-4-571-42018-4　Ⓝ369.4
内容　第1章 わが国における人工生殖と子の福祉に関する歴史的考察　第2章 ART（生殖補助医療）をめぐる動向　第3章 DI者の声　第4章 DI者支援のためのソーシャルワーク　第5章 わが国における法制化への提言と今後の課題　第6章 DIにおける子どもの人権侵害とソーシャルワーク

◇全国体外受精実施施設完全ガイドブック―安心して治療を受けていただくために　Quality ART 2009　不妊治療情報センター・funin.info制作

シオン　2009.9　144p　26cm　〈発売：丸善〉　1000円　Ⓘ978-4-903598-12-3　Ⓝ495.48
[内容]学会を訪ねて　完全ガイド―治療施設ピックアップ紹介　治療施設の現場&表情　企業紹介　ART実施施設全国リスト

◇全国体外受精実施施設完全ガイドブック―安心して治療を受けていただくために Quality ART 2011　不妊治療情報センター・funin.info編集部制作　シオン　2011.2　176p　26cm　〈発売：丸善出版〉　1400円　Ⓘ978-4-903598-18-5　Ⓝ495.48
[内容]特別アンケートでわかる体外受精の現状　学会を訪ねて　完全ガイド/治療施設ピックアップ紹介　治療施設の現場&表情　企業紹介　ART実施施設全国リスト

◇体外受精―新しい命をうみだす　荒木重雄日本語版監修、アン・フリック著, 片神貴子訳　文溪堂　2004.3　63p　29cm　（生命科学の今を知る 3）　2800円　Ⓘ4-89423-379-7　Ⓝ495.48

◇体外受精ガイダンス　荒木重雄, 福田貴美子編著　第2版　医学書院　2006.4　298p　28cm　7200円　Ⓘ4-260-00288-0　Ⓝ495.48
[内容]高度生殖医療を理解するために　ARTについてよく聞かれる質問　なぜARTによる治療が必要か　なぜARTに卵巣刺激が必要か　ARTの調節卵巣過剰刺激におけるGnRHアナログの役割　採卵・媒精・胚培養における操作　胚移植と着床をめぐって　顕微授精の有用性をめぐって　ARTにおける凍結保存技術の進歩とその応用　男性不妊への対応をめぐって　ARTにネガティブに作用する要因とその対応　卵管を利用したARTのメリットとデメリット　ARTに伴う合併症とその対応　ARTの新しい試みとその評価　不妊カップルの多様な悩みにどう応えるか　ARTをめぐる倫理と法規制

◇体外受精レッスン―高度生殖医療を考えているすべてのカップルへ　放生勲著, 吉田耕治監修　主婦と生活社　2006.6　199p　19cm　1100円　Ⓘ4-391-13238-9　Ⓝ495.48
[内容]序章 体外受精をはじめる前に（まずは体外受精の現状を知る　体外受精を受けるかどうか迷っているあなたへ　医師という他人とどうつき合うか）　第1章 体外受精とはどのようなものか　第2章 体外受精の妊娠率と病院選び　第3章 ステップアップかジャンプアップか　第4章 体外受精を受けるとき

◇透明な卵―補助生殖医療の未来　ジャック・テスタール著, 小林幹男訳　法政大学出版局　2005.10　198p　20cm　（りぶらりあ選書）　2300円　Ⓘ4-588-02225-3　Ⓝ495.48
[内容]第1章 板ばさみになって　第2章 試験管から見世物ベビーまで、あるいはアマンディーヌの真実なる前史　第3章 研究者、医学、小さな患者　第4章 FIVÈTEの周囲で　第5章 人間の思い出のほうへ　参考 真正基本版 FIVÈTE

◇不妊治療・体外受精のすすめ―未来の赤ちゃんに出会うために　成田収著　南山堂　2010.9　136p　26cm　2400円　Ⓘ978-4-525-33171-9　Ⓝ495.48

◆代理母
◇あなたの子宮を貸してください　平井美帆著　講談社　2006.3　235p　20cm　1600円　Ⓘ4-06-213343-1　Ⓝ495.48

[内容]プロローグ 拒否された出生届　第1章 代理出産を選んだ日本人たち　第2章 代理出産の舞台アメリカ　第3章 依頼主たちの舞台日本　エピローグ 母と子を結ぶもの

◇代理懐胎を中心とする生殖補助医療の課題―社会的合意に向けて 対外報告　日本学術会議生殖補助医療の在り方検討委員会　2008.4　3, 62p　30cm　Ⓝ490.15

◇代理出産―生殖ビジネスと命の尊厳　大野和基著　集英社　2009.5　205p　18cm　（集英社新書）　700円　Ⓘ978-4-08-720492-6　Ⓝ495.48
[内容]プロローグ 「代理出産」問題とは何か　第1章 混乱をきわめた人工授精型の時代　第2章 体外受精型代理出産の幕開け　第3章 代理母が引き受ける大きすぎる代償　第4章 代理出産で生まれた子どもたちの葛藤　第5章 各国の代理出産事情　第6章 生命操作はどこまで許されるのか　エピローグ―マーケル家からの伝言

◇母と娘の代理出産　根津八紘, 沢見涼子著　はる書房　2009.11　299, 18p　19cm　1500円　Ⓘ978-4-89984-109-8　Ⓝ495.48
[内容]プロローグ 代理出産をもとめて　第1話 母から娘へ伝えられた想い　第2話 だれにでも起こりうることなのだから　第3話 依頼夫婦と子どもをめぐる動き　第4話 代理出産も不妊治療のひとつ　エピローグ わたしたち家族と代理出産　代理出産―私の挑戦

《計画出産》

◇あなたの受胎能力を管理する―自己観察法（FAM）で成功させる妊娠・避妊　トニー・ウェシュラー著, 花山洋訳　明石書店　2004.6　479p　22cm　6800円　Ⓘ4-7503-1925-2　Ⓝ495.6
[内容]第1部 新たなる思考に027いて肥沃な土地を耕す（自己観察：知るべきこと、おそらく知らない理由　生殖機能の健康管理）　第2部 月経周期とからだの再発見　第3部 自然避妊法（自己観察法にともなう責任　薬や器具を用いない自然避妊法）　第4部 妊娠の達成　第5部 周期のチャート化によって得られる実用的利点　補遺

《人工中絶》

◇死と拒絶―安全でない人工妊娠中絶と貧困　IPPF著　家族計画国際協力財団　2006.6　18p　30cm　700円　Ⓘ978-4-906581-18-4　Ⓝ495.6

◇捨てられるいのち、利用されるいのち―胎児組織の研究利用と生命倫理　玉井真理子, 平塚志保編　生活書院　2009.2　179p　22cm　3000円　Ⓘ978-4-903690-34-6　Ⓝ495.6
[内容]対談『中絶胎児利用の衝撃』をめぐって　序章 中絶胎児組織を用いた子宮内胎児治療の現状と移植をめぐる苦悩　第1章 中絶胎児組織の研究利用をめぐるアメリカ合衆国でのモラトリアム時代　第2章 中絶と胎児研究の倫理―全米委員会の議論をてがかりとして　第3章 胎児および胎児付属物の処分と利用に関わる問題　第4章 胎児の遺骸はどのように扱われるべきか―イギリスのガイドラインから　第5章 中絶と胎児利用の「道徳的共犯関係」の問題―ドイツ、スイスの指針を手がかりに

◇胎児の尊厳と生命倫理―法と医と倫理のはざまで考える　眞田芳憲著　生命尊重センター　2011.5　103p　21cm　350円　Ⓝ495.6

◇中絶しますか？産みますか？―もしも妊娠したら…　さいとうますこ監修, 西川かおりマンガ　インタープレス　2006.8　40p　21cm　（もっと知ろうからのこと 4）　500円　Ⓘ4-902340-28-3　Ⓝ367.99

◇妊娠中絶の生命倫理―哲学者たちは何を議論したか　江口聡編・監訳　勁草書房　2011.10　306p　21cm　2900円　Ⓘ978-4-326-10209-9　Ⓝ490.15
内容　歴史上ほぼ絶対的な価値（ジョン・ヌーナン）　妊娠中絶の擁護（ジュディス・ジャーヴィス・トムソン）　妊娠中絶に関するトムソンの議論（バルーク・ブロディ）　妊娠中絶の是非―ジュディス・トムソンへの応答（ジョン・フィニス）　妊娠中絶と新生児殺し（マイケル・トゥーリー）　妊娠中絶の道徳的・法的位置づけ（メアリ・アン・ウォレン）　妊娠中絶と「ひと」の概念（ジェーン・イングリッシュ）　妊娠中絶と黄金律（R. M. ヘア）　なぜ妊娠中絶は不道徳なのか（ドン・マーキス）　徳理論と妊娠中絶（ロザリンド・ハーストハウス）　フェミニスト倫理学のレンズを通して見た妊娠中絶

◇水子―〈中絶〉をめぐる日本文化の底流　ウィリアム・R. ラフルーア著, 森下直貴, 遠藤幸英, 清水邦彦, 塚原久美訳　青木書店　2006.1　351, 7p　22cm　2800円　Ⓘ4-250-20602-5　Ⓝ161.3
内容　第1部 原初の概念　第2部 歴史的な過程　第3部 今日の問題

《リプロダクティブヘルス》

◇産まない理由―今まで誰にも言えなかった私たちのホンネ　葉石かおり著　イースト・プレス　2006.4　263p　19cm　1350円　Ⓘ4-87257-662-4　Ⓝ367.21
内容　第1章 私は産みません。　第2章 私は産みたい。でも…。　第3章 私は不妊治療を受けています。　第4章 私は産みました。

◇産みたい人はあたためて　三砂ちづる著　飛鳥新社　2009.10　94p　21cm　（家族で読めるfamily book series 012　たちまちわかる最新時事解説）　714円　Ⓘ978-4-87031-961-5　Ⓝ498.7

◇産む、産まない―妻たちのつぶやき　森本和子著　八王子　アースメディア　2009.3　142p　19cm　〈発売：星雲社〉　1200円　Ⓘ978-4-434-12820-2　Ⓝ367.21
内容　第1章 二人以上の子どもを産んでよかった　第2章 ひとりだけでも産んでよかった　第3章 子どもがいない人生

◇産む産まないは女の権利か―フェミニズムとリベラリズム　山根純佳著　勁草書房　2004.8　208, 11p　20cm　2400円　Ⓘ4-326-65297-7　Ⓝ498.2
内容　産む産まない権利とリプロダクティブ・フリーダム　1 フェミニズムとリベラリズムの相克（井上達夫・加藤秀一の論争）　2 身体を所有する権利をめぐって（所有権としての中絶の「権利」　身体的統合の平等としての中絶権―ドゥシラ・コーネルの試み　「身体」の再編）　3 プライバシー権をめぐって（公私の分離原則とプライバシー権　「ケアの倫理」とリベラリズム批判―キャロル・ギリガンの『もうひとつの声』　宗教的自由としての中絶の「権利」―ドゥオーキンの『ライフズ・ドミニオン』をめぐって）　リプロダクティブ・フリーダムに向けての課題

◇「子供を産まない」という選択　衿野未矢著　講談社　2011.10　206p　19cm　1400円　Ⓘ978-4-06-217309-4　Ⓝ367.1
内容　第1章 私に子供がいない理由　第2章 思い切って聞いてみた　第3章 社会の変化にとまどう　第4章 男の「女性問題」　第5章 私でも育てられる？　第6章 未産予備軍の女たち　第7章 最初の一言

◇思春期リプロダクティブヘルス―リプロダクティブヘルス分野の効果的アプローチに関する調査研究（詳細分析）　国際協力機構人間開発部　2005.3　131p　30cm　Ⓝ498

◇女性の身体をめぐる自己決定　新潟　新潟ウィメンズ企画　2003.8　46p　30cm　（新潟ウィメンズ企画Women's studies in にいがた 2003）〈会期・会場：2003年6月21日 新潟市女性センター〉　300円　Ⓝ367.2

◇世界のリプロダクティブ・ヘルスをめざす道のり―国際的議題になったリプロダクティブ・ヘルス/ライツ 1968-2003　家族計画国際協力財団（ジョイセフ）　2004.3　16p　21cm　300円　Ⓘ4-906581-11-0　Ⓝ367.2

◇中絶と避妊の政治学―戦後日本のリプロダクション政策　ティアナ・ノーグレン著, 岩本美砂子監訳, 塚原久美, 日比野由利, 猪瀬優理訳　青木書店　2008.8　305, 3p　22cm　3800円　Ⓘ978-4-250-20818-8　Ⓝ498.2
内容　第1章 序論　第2章 利益をめぐる政治　第3章 お国のために―戦前の中絶・避妊政策　第4章 日本における人工妊娠中絶の合法化―国の利益と専門家の利益の合致　第5章 中絶の政治―優生保護法を改定する運動（一九五二～二〇〇〇年）　第6章 産児制限よりも中絶―日本の避妊政策（一九四五～一九六〇年）　第7章 ピルの政治学（一九九五～二〇〇〇年）　第8章 結論

◇年代別女性の健康と働き方マニュアル―女性も男性も暮らしも職場もhappy！に：ワーク・ライフ・バランスとヘルスケア　女性の健康とメノポーズ協会編著, 水沼英樹監修　SCICUS　2012.2　199p　24cm　2500円　Ⓘ978-4-903835-56-3　Ⓝ498.7
内容　1章 はじめてのワーク・ライフ・バランスQ&A（ワーク・ライフ・バランス（WLB）とはなんですか？　なぜいま、WLBがいわれるようになったのですか？　女性の生き方が変わってきたとよくいわれますが…どう変わってきたのでしょうか？ほか）　2章 年代別女性の健康とワーク・ライフ・バランス　付録 女性の健康&ワーク・ライフ・バランス資料（ワーク・ライフ・バランスのための法規制度　女性のための相談窓口　統計資料集：ワーク・ライフ・バランスと働く女性の健康意識）

◇話してみようよ！エッチ・愛・カラダー学ぶ！教える！リプロダクティブ・ヘルス/ライツ　劒陽子著　明石書店　2004.2　118p　21cm　1300円　Ⓘ4-7503-1868-X　Ⓝ367.99

内容 第1部 ふたりの愛は本物ですか？　第2部 もっと知りたい！リプロダクティブ・ヘルス/ライツ　第3部 みんなで話そう！リプロダクティブ・ヘルス/ライツ

◇パリの女は産んでいる―〈恋愛大国フランス〉に子供が増えた理由　中島さおり著　ポプラ社　2005.11　279p　20cm　1500円　①4-591-08974-6　Ⓝ367.235
　内容 第1章 フランス女性は生涯現役　第2章 フランス出産事情　第3章 変わりゆく家族のかたち　第4章 フレンチ・ママのサポートシステム　第5章 大人中心のリラックス子育て

◇本当にママになりたいの？　ダイアナ・デル、スーザン・エレム著、丸山元子訳　小学館プロダクション　2004.7　287p　19cm　1400円　①4-7968-8015-1　Ⓝ367.2
　内容 第1章 本能でありゴール―そして葛藤　第2章 年齢のこと　第3章 心配なこと　第4章 妊娠が心身に与える影響　第5章 子育てが心身に与える影響　第6章 ママになる前に必要な話し合い　第7章 困ったときに頼れる「村」はある？　第8章 子育てとキャリアの関係　第9章 出産と子育てにかかる費用　第10章 もし気持ちが変わったら？　第11章 いいママになれる！

◇未妊―「産む」と決められない　河合蘭著　日本放送出版協会　2006.4　217p　18cm　（生活人新書 179）　700円　①4-14-088179-8　Ⓝ367.21
　内容 プロローグ 自分の年齢を生きられない現代人　第1章 出産を引き延ばす人たちの事情　第2章 一体、いつまで産めるのだろう？　第3章 妊娠するということ　第4章 妊娠の意味　エピローグ 子どものいる立場から　巻末付録

◇目で見る人口・リプロダクティブヘルス―世界と日本　第5版　ジョイセフ　2007　49p　30cm（英語併記）　2000円　①978-4-906581-14-6　Ⓝ367.21

◇リプロダクティブ・ライツとリプロダクティブ・ヘルス　谷口真由美著　信山社出版　2007.4　193p　22cm　6000円　①978-4-7972-2468-9　Ⓝ367.2

◇IPPFセクシュアル/リプロダクティブ・ヘルス用語集―日本語版　芦野由利子, 北村邦夫監修　新版　家族計画国際協力財団（制作）　2010.8　101p　21cm　953円　①978-4-906581-28-3　Ⓝ498.7

◇IPPFセクシュアル/リプロダクティブ・ヘルス用語集―日本語版　国際家族計画連盟著, 家族計画国際協力財団訳, 芦野由利子, 北村邦夫監修　家族計画国際協力財団（製作）　2004.6　63p　19cm　700円　①4-906581-12-9　Ⓝ498.7

《出生前診断》

◇医療のなかの意思決定―出生前診断―羊水検査を受ける妊婦たち　塚本康子著　こうち書房　2005.1　293p　21cm　（シリーズ「看護と社会」研究選書 3）〈発売：桐書房〉　3000円　①4-87647-657-8　Ⓝ495.5
　内容 現代社会と現代医療―現代社会の変化・特質と本書のかかわり（現代社会の特色　現代社会の特質と現代医療　現代医療の変化と本研究の主題―本書の趣旨と限定）　第1部 理論的考察　第2部 実証と知見

◇子どもを選ばないことを選ぶ―いのちの現場から出生前診断を問う　大野明子編著　吹田　メディカ出版　2003.5　209p　19cm　1800円　①4-8404-0773-8　Ⓝ495.6
　内容 1章 いのちを産む　2章 お母さんがよかったから生まれてきた　3章 いのちを、ありがとう―座談会・私たちの体験を語る　4章 子どもが選んで、子どもが決める

◇出生前診断の法律問題　丸山英二編　尚学社　2008.5　207p　21cm　4000円　①978-4-86031-053-0　Ⓝ498.12

◇着床前診断の規制と実施のあり方―ヨーロッパ・東アジアなど海外の状況と日本の課題　川崎　科学技術文明研究所　2004.8　150p　30cm（文明研究報告「エチュード」シリーズ no.3）〈執筆：神里彩子ほか〉　1500円　Ⓝ498.12

◇日本の着床前診断―その問題点の整理と医学哲学的所見　児玉正幸著　大阪　永井書店　2006.9　172p　21cm　1800円　①4-8159-1763-9　Ⓝ490.15
　内容 はじめに―わが国のPGD（着床前診断）の歩み　第1部 受精卵の選別とヒトの尊厳―鹿児島大学医学部の試み　第2部 PGDの臨床適応―大谷産婦人科の試み（PGDは「障害者への差別を助長する」のか―PGDと優生思想　「医学的理由」に基づいた大谷医師のPGD―問題点の整理と医学哲学的所見）　第3部 わが国のPGD所見―問題点の整理と医学哲学的所見（前胚（preembryo）と胚（embryo）　「ヒトの生命の始まり」とPGDの法的倫理的妥当性）　第4部 まとめと展望（まとめ―日産婦の最新動向　展望―海外のPGDの現状（臨床適応症例、有用性、問題点）

◇はじまった着床前診断―流産をくり返さないための不妊治療　大谷徹郎, 遠藤直哉編著　はる書房　2005.6　306p　19cm　2000円　①4-89984-063-2　Ⓝ495.48
　内容 1部 着床前診断について知ってほしいこと　2部 患者が求める不妊治療　3部 日本でも始まった着床前診断　4部 撤廃すべき禁止の公告（着床前診断の永い歴史的展開に思う　受精卵診断についての新たな論点―染色体異常（習慣流産）に対する受精卵診断の必要性 ほか）　5部 海外の着床前診断実施国が出した答え

《優生保護法》

◇優生保護法が犯した罪―子どもをもつことを奪われた人々の証言　優生手術に対する謝罪を求める会編　現代書館　2003.9　274p　20cm　2400円　①4-7684-6861-6　Ⓝ498.25
　内容 第1部 声にできなかった想い　第2部 優生保護法を問い直す　第3部 日本だけじゃない―諸外国の動向　第4部 謝罪と補償を求める運動の経過（「求める会」の運動の経過　「産む産まないは女が決める」そして、「産んでも産まなくても、私は私」）

遺伝子・遺伝学

◇遺伝医療とこころのケア―臨床心理士として 玉井真理子著 日本放送出版協会 2006.12 220p 19cm (NHKブックス 1062) 920円 ⓘ4-14-091062-3 Ⓝ491.69
　内容 第1章 遺伝医療に心理士としてかかわる　第2章 出生前診断を演じてみたら　第3章 障害児の親になっていくということ　第4章 がんとの闘い、遺伝との闘い―家族性腫瘍のケースから　第5章「知らないでいる不安」と「知ってしまう恐怖」―神経難病の発症前遺伝子診断をめぐって　遺伝学の検査に関するガイドライン

◇遺伝医療と倫理・法・社会 福嶋義光監修, 玉井真理子編 大阪 メディカルドゥ 2007.2 215p 21cm 3238円 ⓘ978-4-944157-90-7 Ⓝ491.69
　内容 第1部 総論(遺伝医療と社会　遺伝医療と倫理　ワトソンとヒトゲノムELSI)　第2部 各論:遺伝医療の現場から(遺伝医療の各領域から　遺伝医療の各側面　遺伝子診断と生命保険)　第3部 各論:倫理的・法的・社会的問題の観点から

◇遺伝子医療革命―ゲノム科学がわたしたちを変える フランシス・S. コリンズ著, 矢野真千子訳 NHK出版 2011.1 355, 27p 20cm 2100円 ⓘ978-4-14-081455-0 Ⓝ491.69
　内容 序章 もう、知らないではすまされない　1章 未来はとっくにはじまっている　2章 遺伝子のエラーがあなたに出るとき　3章 あなたの秘密を知るときがきた?　4章 癌はパーソナルな病気である　5章 人種と遺伝　6章 感染症と遺伝　7章 脳と遺伝子　8章 老化と遺伝　9章 あなたの遺伝子にふさわしい薬をふさわしい量で　10章 一人ひとりが主役の未来へ

◇遺伝子技術の進展と人間の未来―ドイツ生命環境倫理学に学ぶ 松田純著 知泉書館 2005.2 238, 26p 20cm 2800円 ⓘ4-901654-47-0 Ⓝ490.15

◇遺伝子研究と社会―生命倫理の実証的アプローチ 山中浩司, 額賀淑郎編 京都 昭和堂 2007.2 270p 22cm 3400円 ⓘ978-4-8122-0711-6 Ⓝ467.21
　内容 新遺伝学・生命倫理・実証的アプローチ　第1部 遺伝子研究と文化(ヒトゲノム計画・医療政策・生命倫理　遺伝的デザインの文化的制御)　第2部 遺伝子研究と政策(遺伝子決定論と遺伝子例外主義 (遺伝子技術の政策問題))　第3部 遺伝子研究と歴史　第4部 遺伝子研究と市民社会 (遺伝学的市民とは何か　北米と日本における「新医療複合体」)

◇遺伝子診療(カウンセリング、検査、診断)をめぐる医学的・法的・倫理的課題―記録集　[京都] 京都府医学振興会 [2005] 83p 30cm 〈会期・会場:2005年3月26日 京都府立医科大学図書館ホール　「松本仁介医学振興基金」平成16年度事業〉 Ⓝ491.69
　内容 神経疾患の遺伝子診療(中川正法述)　小児遺伝性疾患における遺伝子診療(斎藤加代子述)　京大都学医学部附属病院遺伝子診療部9年間の取り組み(小杉眞司述)　遺伝カウンセリング時代における現状と課題:臨床心理士の立場から(吉津紀久子述)

◇遺伝子と病気のしくみ 生田哲著 日本実業出版社 2004.8 195p 21cm (エスカルゴ・サイエンス) 1400円 ⓘ4-534-03788-0 Ⓝ491.69
　内容 1章 遺伝子は生物の運命をどこまで決めるか　2章 生命誕生という奇蹟と生物進化の謎を探る　3章 1個の受精卵からヒトが誕生する　4章 胎内環境が成人の健康を決める　5章 がんが遺伝子の病気とはどういうことか　6章 ウイルスは遺伝子の小包である　7章 肥満と糖尿病が人類を襲う

◇遺伝子の検査でわかること 宮地勇人著 秦野 東海大学出版会 2006.8 148p 19cm (メディカルサイエンスシリーズ 7) 1600円 ⓘ4-486-01728-5 Ⓝ491.69
　内容 1章 遺伝子とは　2章 体質の診断はどこまで可能か　3章 感染症の診断　4章 癌の診断　5章 遺伝病の診断　6章 個人の識別　7章 動物における遺伝学　8章 科学技術の進歩と遺伝子検査

◇遺伝子の宿命―医学生が学んだ生命の不思議 仲野徹, 森本兼曩監修, 駒沢伸泰著 PHP研究所 2004.7 154p 19cm 1100円 ⓘ4-569-63621-7 Ⓝ467.2
　内容 第1章 遺伝子の基礎知識 35億年かけて育まれてきた大切なもの(遺伝子とは何なのか　遺伝子はどのように伝えられてきたか)　第2章 環境に調和する遺伝子その破綻としての病気(遺伝子とは何なのか　遺伝子から見た病気)　第3章 遺伝子を使って医療に何を還元できるか(遺伝子の解析からクスリを作る、遺伝子をクスリとして使う　遺伝子情報を診断に用いる)　第4章 かけがえのない遺伝子―The only gene(遺伝子は社会の中でどのような存在なのか　遺伝子からのメッセージ)

◇遺伝情報と法政策 甲斐克則編 成文堂 2007.1 247p 22cm 3200円 ⓘ978-4-7923-3223-5 Ⓝ498.12
　内容 序章 遺伝情報と法の関わり―本書の目的と構成　第1章 アメリカにおける遺伝子差別規制の動向　第2章 遺伝子例外主義に関する一考察　第3章 遺伝子情報例外主義論争が提起する問題―遺伝情報の特殊性とその他の医療情報との区別可能性と倫理的問題性　第4章 犯罪捜査のためのDNAデータベースと憲法―日米の比較法的研究　第5章 医師の情報秘匿義務と遺伝情報の家族への開示―アメリカ法を素材として　第6章 遺伝情報に関する一考察―アイスランド最高裁判決から　第7章 ドイツにおける遺伝情報の法的保護―「連邦議会審議会答申」を中心に　終章 ヒトゲノム・遺伝子解析をめぐる国内のルールづくり―21世紀ゲノム学を見すえて

◇遺伝情報の法理論―憲法的視座の構築と応用 山本龍彦著 尚学社 2008.5 363p 22cm (現代憲法研究 2) 7500円 ⓘ978-4-86031-052-3 Ⓝ498.12

◇遺伝診療をとりまく社会―その科学的・倫理的アプローチ 水谷修紀, 吉田雅幸監修, 吉田雅幸, 小笹由香編 ブレーン出版 2007.3 181p 21cm 1600円 ⓘ978-4-89242-858-6 Ⓝ491.69
　内容 第1部 科学的アプローチ(成育医療と遺伝カウンセリング　先天異常症例への顎顔面領域からのアプローチ　小児科から見た遺伝カウンセリングの需要とその対応　難聴と遺伝　国立成育医療セン

ターにおける出生前診断と胎児治療の現状　血管型 Ehlers・Danlos症候群の遺伝診療とその課題　新しい遺伝カウンセリングのあり方を考える）　第2部　倫理的アプローチ（我が国の遺伝医療の充実に向けた取り組み—ガイドラインの整備と遺伝カウンセリング体制の構築　遺伝カウンセリングと多文化　先進医療技術を取り巻く生命倫理事情について　出生前診断における意思決定　医療従事者への期待と患者会の役割　遺伝病ピアサポートの可能性と課題　フランス生命倫理法における着床前診断）　第3部　まとめにかえて（未来医療の実現のための倫理基盤）

◇こんなにためになる遺伝子の話—DNA・RNA、遺伝子治療、クローン、遺伝子組換えなどがよくわかる　中込弥男著　ナツメ社　2003.9　231p　21cm　（らくらく入門塾）　1400円　①4-8163-3506-4　Ⓝ467.2
[内容]第1章 遺伝子っていったいどんなもの？　第2章 遺伝子で病気がわかる・病気が治る　第3章 いのちの改造 遺伝子組換え技術　第4章 いのちのコピー クローン技術　第5章 もっと知りたい遺伝子のこれから　集中講義 ヒトゲノム計画とは？

◇市民のための「遺伝子問題」入門　奥野卓司、ヒューマンルネッサンス研究所編　岩波書店　2004.3　229p　20cm　1700円　①4-00-023391-2　Ⓝ467.25
[内容]第1章 生命誌から見た遺伝子—遺伝子とはなにか？　第2章 バイオテクノロジーのいま—バイオビジネスのもたらすものは？　第3章 情報としての遺伝子—プライバシーか？　公益性か？　第4章 可能性としての遺伝子診断—医師と患者の関係は変わるか？　第5章 遺伝子治療のいま—どこまで進んでいるか？　第6章 遺伝子組み換え作物の近未来—どう安全を評価するか？　第7章 市民とバイオリテラシー—遺伝子技術をどう理解すればいいか？

◇脱DNA宣言—新しい生命観へ向けて　武村政春著　新潮社　2007.9　186p　18cm　（新潮新書）　680円　①978-4-10-610232-5
[内容]第1章 総理大臣のDNA　第2章 それは膿から始まった　第3章 DNAの「社会的地位」　第4章 恐るべき実力者RNA　第5章 すべての生物の祖先とは？　第6章 DNAは単なるバックアップコピー　第7章 DNA神話の崩壊　第8章 脱DNA宣言

◇病気を起こす遺伝子　フィリップ・R. レイリー著, 高野利也訳　東京化学同人　2007.2　386, 16p　20cm　2400円　①978-4-8079-0623-9　Ⓝ491.69
[内容]第1部 妊娠期　第2部 乳児期（先天性の奇形(出生時の異常）　新生児の遺伝病スクリーニング ほか）　第3部 少年期（脳性麻痺　知的障害（精神遅滞）ほか）　第4部 成人期

◇迷惑な進化—病気の遺伝子はどこから来たのか　シャロン・モアレム, ジョナサン・プリンス著, 矢野真千子訳　日本放送出版協会　2007.8　253, 30p　20cm　1800円　①978-4-14-081256-3　Ⓝ491.69
[内容]第1章 血中の鉄分は多いほうがいい？　第2章 糖尿病は氷河期の生き残り？　第3章 コレステロールは日光浴で減る。　第4章 ソラマメ中毒はなぜ起きる？　第5章 僕たちはウイルスにあやつられている？　第6章 僕たちは日々少しずつ進化している？　第7章 親がジャンクフード好きだと子どもが太る？　第8章 あなたとiPodは壊れるようにできている

◇DNAの時代期待と不安　大石道夫著　文藝春秋　2005.2　218p　18cm　（文春新書）　700円　①4-16-660429-5　Ⓝ467.21
[内容]第1章 DNAが明かす生命の秘密　第2章 DNAが暮らしを変える　第3章 DNAの時代の光と影

◇DNA・ヒトゲノムはわかるとおもしろい！　野口哲男著　インデックス・コミュニケーションズ　2004.7　222p　19cm　1400円　①4-7573-0242-8　Ⓝ467.3
[内容]第1章 ヒトゲノム計画　第2章 遺伝子と病気　第3章 遺伝子治療　第4章 クローンと再生医療　第5章 遺伝子組み換え技術　第6章 ヒトゲノムと遺伝　第7章 DNAの働き

《遺伝病・遺伝子治療》

◇アレイCGH診断活用ガイドブック—知っておきたい染色体微細構造異常症　稲澤譲治, 蒔田芳男, 羽田明編　大阪　医薬ジャーナル社　2008.2　239p　26cm　7700円　①978-4-7532-2292-6　Ⓝ491.66
[内容]1 アレイCGHの基礎知識（アレイCGHの開発まで(1) ヒト細胞遺伝学の発展と歴史　アレイCGHの開発まで(2) 染色体CGH　アレイCGHの原理と実際（アレイCGH ほか）　2 染色体異常症の診かたと検査　3 アレイCGHによる染色体異常症の診断例　4 臨床症状記載シート用表現型チェック項目付録 参考資料

◇アンジェルマン症候群のすべて—エンジェルの会五周年記念誌　エンジェルの会「アンジェルマン症候群のすべて」編集委員編　さいたま　エンジェルの会「アンジェルマン症候群のすべて」編集委員　2004.3　37p　30cm　Ⓝ491.66

◇遺伝子時代の基礎知識—ゲノム科学の最先端をぜんぶ見て歩く　東嶋和子著　講談社　2003.11　302p　18cm　（ブルーバックス）　1040円　①4-06-257424-1　Ⓝ467.2
[内容]1部 ボクらの口に入る遺伝子　2部 ボクらの「いのち」を受け継ぐ遺伝子　3部 ボクらの「からだ」をつくる遺伝子

◇命をくれてありがとう—ぼくは18トリソミー　わたなべえいこ作　汐文社　2006.12　118p　22cm　1300円　①4-8113-8143-2　Ⓝ493.94
[内容]ぼくは18トリソミー　生きられないなんて…　みんなに会いたかったから、がんばったよ　やっと産まれたけれど　ついにお家に　ぼくの胃ろう　離れたくない　お姉ちゃんのがんばり　事件が！　パパとママがけんか？　ついにカゼをひいてしまった　ぼくの家族　命があぶない！　手術が終わって…　家での生活　凱暘号　出血が…　お姉ちゃんの手紙　ついに二さい！

◇いのちをつないで—ぼくは18トリソミー　わたなべえいこ絵と文　汐文社　2010.4　27p　27cm　1400円　①978-4-8113-8678-2　Ⓝ493.94

◇いのちはプレゼント—ぼくは18トリソミー　わたなべえいこ絵・文　汐文社　2006.7　31p　21×22cm　（生きかたを考える絵本）　1300円　①4-8113-8098-3　Ⓝ493.94

◇ウイリアムズ症候群ガイドブック　大澤真木子, 中西敏雄監修　東京女子医科大学国際統合医科

学インスティテュート　2009.10　188p　21cm　Ⓝ491.66
◇ウイリアムズ症候群ガイドブック　大澤真木子, 中西敏雄監修, 松岡瑠美子, 砂原眞理子, 古谷道子編　中山書店　2010.5　188p　21cm　1800円　Ⓘ978-4-521-73203-9　Ⓝ491.66
◇ウェクスラー家の選択―遺伝子診断と向きあった家族　アリス・ウェクスラー著, 武756香織, 額賀淑郎訳　新潮社　2003.9　361p　20cm　2600円　Ⓘ4-10-543401-2　Ⓝ936
　内容　あの病気：はじめに　疑惑の身体（ウッズホールから　静かな患者たち　一九六八年　舞踏病の悪夢）　舞踏病の物語（ネッダと希望　ハリウッドとスモッグにまかれて　「ハンチントン病らしさ」のテスト　二重の死）　読み誤りの地図（ゲノムによる華麗な飛躍　悲しき熱帯　マーカーを追って　運命の検査　遺伝子の行き着くところ（最重要の情報　遺伝子発見から発症前診断へ）
◇患者さんとご家族のための血友病Q&A ―ヒト血漿由来の凝固因子製剤をお使いになる方へ　高橋純樹総合監修, 松下正, 山本晃士, 今井里佳, 粕田剛資監修　ヌーベルプラス　2007.1　29p　30cm　Ⓘ4-931401-00-6　Ⓝ491.66
◇知っておきたい遺伝子治療の基礎知識　Walter J. Burdette著, 加藤郁之進監訳　大津　タカラバイオ　2004.9　196p　26cm　〈発売：丸善出版事業部〉　3400円　Ⓘ4-924862-19-3　Ⓝ491.69
◇進行性骨化性線維異形成症（FOP）―（難病の理解）と生活支援のためにFOP患者・家族の立場でのFOPハンドブック　明道境禅編　2版　小田原ゆめゆめ工房　2009.12　57p　26cm　Ⓝ491.69
◇成人ターナー女性―ターナーとして生きる　藤田敬之助監修・著, 甲村弘子著　メディカルレビュー社　2007.10　107p　21cm　1400円　Ⓘ978-4-7792-0177-6　Ⓝ491.66
　内容　第1編　小児期（小児期ターナー症候群の診断と治療）　第2編　成人期（思春期から大人へ　女性ホルモン補充療法について　健康で過ごすために　1人の女性として）　座談会　全国のターナー女性のご家族へ―本人たちからのメッセージ　手記
◇先天性無痛無汗症―難病の理解と生活支援のために　無痛無汗症の会「トゥモロウ」2011年度厚生労働省障害者総合福祉推進事業検討委員会編　改訂版　無痛無汗症の会「トゥモロウ」　2011.3　160p　30cm　〈平成22年度厚生労働省障害者総合福祉推進事業〉　Ⓝ493.73
◇ターナー症候群―診療のポイント　長谷川行洋編著　メディカルレビュー社　2003.3　78p　26cm　1500円　Ⓘ4-89600-557-0　Ⓝ491.66
◇ターナー症候群の遺伝学　緒方勤編著　メディカルレビュー社　2003.4　205p　26cm　4500円　Ⓘ4-89600-567-8　Ⓝ491.66
　内容　ターナー症候群研究の背景　性染色体の構造と進化　X染色体不活化の基礎と臨床　性染色体異常症における身長変動の機序　SHOX遺伝子の基礎　SHOX半量不全の臨床　Y特異的成長遺伝子　リンパ管形成遺伝子　性腺異形成の発症機序　性腺腫瘍発症の遺伝的機序　知能障害・発達遅滞発症の遺伝的機序　染色体異常症の発症機序

◇中枢神経系先天異常文献集―これまでの進歩と今後の課題　森惟明著　にゅーろん社　2004.1　242p　28cm　10000円　Ⓘ4-89108-023-X　Ⓝ491.66
◇フォン・ヴィレブランド病とは？―患者さん, ご家族の方へ…　高橋芳右監修　ヌーベルプラス　2006.3　22p　30cm　Ⓘ4-931401-00-7　Ⓝ491.66
◇フォン・ヴィレブランド病の患者さんへ　高松純樹総合監修, 松下正, 山本晃士, 今井里佳, 粕田剛資監修　ヌーベルプラス　2006.11　9p　30cm　Ⓘ4-931401-01-5　Ⓝ491.66
◇プラダー・ウィリー症候群―先天性疾患による発達障害のことがわかる本　長谷川知子監修　講談社　2009.10　142p　19cm　〈健康ライブラリースペシャル〉　1200円　Ⓘ978-4-06-259297-0　Ⓝ493.94
　内容　第1章　プラダー・ウィリー症候群を知っていますか　第2章　不思議な行動は病気のせいだと気づきたい　第3章　トラブルを避けるために注意すること　第4章　周囲の対応で暮らしやすくなる　第5章　対症療法と認知行動療法を中心に　第6章　運動と食事の工夫で太りすぎを改善する
◇マルファン症候群ガイドブック　〔周南〕　マルファンネットワークジャパン　2005.2　243p　21cm　〈福祉医療機構「平成16年度高齢者・障害者福祉基金「特別分」助成事業」　監修：沼部博直〉　Ⓝ491.69
◇無痛無汗症をめぐる福祉制度　無痛無汗症の会「トゥモロウ」, 2011年度厚生労働省障害者総合福祉推進事業検討委員会編　無痛無汗症の会「トゥモロウ」　2011.3　56p　30cm　〈平成22年度厚生労働省障害者総合福祉推進事業〉　Ⓝ369.9
◇無痛無汗症患者の生活実態調査報告書　無痛無汗症の会「トゥモロウ」2011年度厚生労働省障害者総合福祉推進事業検討委員会編　無痛無汗症の会「トゥモロウ」　2011.3　174p　30cm　〈平成22年度厚生労働省障害者総合福祉推進事業〉　Ⓝ369.27
◇もしかしたら, 遺伝子のせい!?―魚臭くなる病ほか遺伝子にまつわる話　リサ・シークリスト・チウ著, 越智典子訳　白揚社　2009.3　269p　20cm　2800円　Ⓘ978-4-8269-0153-6　Ⓝ491.69
　内容　第1章　タンゴはひとりじゃ踊れない　第2章　傷んだリンゴひとつのせいで…　第3章　ママのせいにしていいわ　第4章　刻印をつけて　第5章　ジグソーパズルの小さなかけら　第6章　ことの起こり　エピローグ　情報の断片から全体が見える？　付録　遺伝学入門
◇22q11.2欠失症候群ガイドブック　大澤真木子, 中西敏雄監修　東京女子医科大学国際統合医科学インスティテュート　2009.10　159p　21cm　Ⓝ491.66
◇22q11.2欠失症候群ガイドブック　大澤真木子, 中西敏雄監修, 松岡瑠美子, 砂原眞理子, 古谷道子編　中山書店　2010.5　159p　21cm　1800円　Ⓘ978-4-521-73204-6　Ⓝ491.66

《ヒトゲノム》

◇「生きている」を見つめる医療―ゲノムでよみとく生命誌講座　中村桂子,山岸敦著　講談社　2007.3　270p　18cm　（講談社現代新書）　760円　①978-4-06-149881-5　Ⓝ460.4
内容　第1章 生まれる　第2章 育つ（かぜとけが　病気の内因）　第3章 暮らす（暮らし（生活）が病気）　第4章 老いる（脳と老い　脳の障害と可塑性）　第5章 死ぬ（「死」の進化　医療の終わりと、つながっていくゲノム

◇医療革命―ゲノム解読は何をもたらすのか　ニコラス・ウェイド著,高野利也訳　岩波書店　2004.6　294,10p　20cm　2800円　①4-00-005049-4　Ⓝ467.3
内容　1 すばらしい地図　2 ヒトゲノム研究の競争　3 生命の筋書きの意味するところ　4 パンドラの箱を閉じよ　5 再生医療　6 不死性を求めて　7 新世界へ喝采を

◇ゲノム―命の設計図　東京大学綜合研究会編　東京大学出版会　2003.7　237p　19cm　（東京大学公開講座 76）　2800円　①4-13-003106-6　Ⓝ467.3
内容　ヒトゲノムプロジェクト―ゲノムとは何か、どこまでわかったか　ヒトゲノム計画が私たちの社会にとってもつ意味は何だろうか　日本人はどこから来たのか―ゲノムから考える　ゲノム情報をコンピュータでどう読み解く仕組みを探る　遺伝子発見の歴史　カイコのゲノムが解き明かす昆虫の謎　植物細胞の進化

◇ゲノム医学からゲノム医療へ―イラストでみるオーダーメイド医療の実際と創薬開発の新戦略　中村祐輔著　羊土社　2005.1　153p　26cm　《「先端のゲノム医学を知る」の改訂新版》　3400円　①4-89706-476-7　Ⓝ467.3
内容　1部 ゲノム医学の基礎知識（体系的遺伝子多型解析　マイクロアレー・チップ技術）　2部 ゲノム医療への躍進（ゲノム情報と薬理遺伝学（薬理ゲノム学）　ゲノム情報から標的分子情報、そして創薬へ　バイオバンク計画）

◇ゲノム医学入門　西村肇著　日本評論社　2003.10　281p　20cm　2000円　①4-535-98223-6　Ⓝ491.69
内容　第1章 ヒトゲノム解読　第2章 医学が変わる―肥満症治療を例に　第3章 糖尿病はゲノムで解決できるか　第4章 クローンの反乱がガン　第5章 ガン防衛戦の総司令官p53　第6章 アルツハイマー病は統合機能消失症？　第7章 アルツハイマー病は遺伝するか　第8章 異常とは何か―スキゾフレニア　第9章 人間の精神はどこまで解明されたか―精神障害とストレス　第10章 全体像をつかもう

◇ゲノムを極める　清水信義著　講談社　2004.9　131p　26cm　2800円　①4-06-153673-7　Ⓝ467.3
内容　第1章 ヒトゲノム計画　第2章 最初に解読完了した22番染色体　第3章 ヒトゲノム解読の基本戦略　第4章 鍵を解いて解読完了した21番染色体　第5章 疾患原因遺伝子の探索　第6章 ヒトゲノムの全体像　第7章 ヒトゲノム研究の今後の展開　第8章 21世紀の医療と社会へのインパクト

◇ゲノム科学と医療―そのフロンティアを探る　調査報告書　ヒューマンサイエンス振興財団　2005.4　302,61p　30cm（HSレポート no.51）Ⓝ499.09

◇ゲノムから創薬へ―疾患ゲノムプロジェクトの成果　平成17年度　茨木　医薬基盤研究所研究振興部　2005.11　21p　30cm　Ⓝ499.1

◇ゲノム時代の医療と創薬　藤田芳司著　鹿島出版会　2011.9　214p　19cm　2200円　①978-4-306-09413-0　Ⓝ490
内容　はじめに　私たちの体　健康と病気について　稀少病薬　ワクチン　個の医療　高騰する医療費　製薬企業の研究開発の将来展望　さいごに

◇ゲノム情報を用いた新しい医療の推進における倫理問題に関する研究―平成18年度～20年度総合研究報告書　厚生労働科学研究費補助金創薬基盤研究事業（ヒトゲノムテーラーメード研究事業）　1/2冊　〔京都〕　〔位田隆一〕　2009.4　376p　30cm　Ⓝ490

◇ゲノム進化の読解法　岸野洋久著　岩波書店　2006.2　106p　19cm　（岩波科学ライブラリー 116）　1200円　①4-00-007456-3　Ⓝ467.3
内容　1 極限状態に置かれた生命のストラテジー　2 集団の遺伝的多様性と人間社会　3 ゲノムは時を旅してきた　4 遺伝子を失うことの意味、得ることの意味　5 蓄積するゲノムデータが生命の見方を変える

◇ゲノムと進化―ゲノムから立ち昇る生命　斎藤成也著　新曜社　2004.9　210,12p　19cm（ワードマップ）　1850円　①4-7885-0912-1　Ⓝ467.3
内容　第1章 生命とはなんだろうか　第2章 ゲノム研究の歴史―メンデルからヒトゲノム計画まで　第3章 ゲノムの実体　第4章 ゲノムから出発する生物学　第5章 霊長類の比較ゲノム学　第6章 ゲノムのもたらす生命観

◇ゲノムベンチャー最前線　産業タイムズ社　2003.3　327p　26cm　15000円　①4-88353-086-8
内容　第1章 日本のゲノムベンチャーが挑むビジネスの世界　第2章 大学発、ゲノムベンチャー最前線　第3章 ゲノムベンチャーの可能性と成功の秘訣　第4章 ゲノムベンチャーの事業戦略

◇ゲノムはここまで解明された　斎藤成也編著　ウェッジ　2007.3　179p　19cm　（ウェッジ選書 25　「地球学」シリーズ）　1400円　①978-4-900594-99-9　Ⓝ467.3
内容　第1部 ゲノム学が生み出す新しい世界像（ゲノムの塩基配列に刻まれた生命の歴史を人間までたどる　ゲノム学が開く「物質/生命」の統一的理解　ヒトゲノムから環境ゲノムへ―ゲノムが開く新しい世界　動物の体づくりとゲノム、そして遺伝子ネットワーク）　第2部 DISCUSSION微生物からネアンデルタール人まで―ゲノム学が生み出す新しい世界とは（比較ゲノム研究の現在―生物群ごとに　ゲノム研究の将来―方法ごとに）

◇これからのゲノム医療を知る―遺伝子の基本から分子標的薬,オーダーメイド医療まで　中村祐輔著　羊土社　2009.7　125p　26cm　〈『ゲノム医学からゲノム医療へ』（2005年刊）の改訂新版〉　3200円　①978-4-7581-2004-3　Ⓝ467.3

◇こんなことまでゲノムで決まる―人生をあやつる30億文字の暗号　中込弥男著　講談社　2005.3　190p　20cm　1500円　Ⓘ4-06-154277-X　Ⓝ467.3
　内容：第1章 ゲノムの全体像が見えてきた　第2章 ゲノムでたどるヒトの歴史　第3章 男のゲノムと女のゲノム　第4章 心や脳とゲノム　第5章 ゲノムが体質を決める　第6章 生活習慣病とゲノム　第7章「がん」とゲノム　第8章 老化や寿命とゲノム　第9章 DNA鑑定と遺伝子診断　第10章 入門ゲノム・遺伝子・DNA

◇こんなにわかってきたゲノムの世界―見えてきたDNAの可能性　油谷幸代著　技術評論社　2009.1　339p　19cm　（知りたい！サイエンス）　1580円　Ⓘ978-4-7741-3726-1　Ⓝ467.3
　内容：第1部 基礎編（細胞とゲノム―生物は難しくない　遺伝子の働き　ゲノム解析　タンパク質は重要　生物をもっと知る　細胞をもっと知る）　第2部 応用編（ウイルス　アレルギー　再生医療　がん　遺伝子多型（SNP）　DNAチップ　リボザイム　BSE　DNA鑑定　遺伝子組み換え　クローン）

◇疾患遺伝子の探索と超高速シークエンス―パーソナルゲノム時代の疾患解明と治療戦略　辻省次編　羊土社　2009.8　215p　26cm　《実験医学》Vol.27 No.12（増刊）》　5400円　Ⓘ978-4-7581-0300-8、ISSN0288-5514
　内容：第1章 ゲノム医学と医療応用の最前線　第2章 全ゲノム解析によるゲノム医科学の展望　第3章 遺伝統計学とインフォマティクス、データの管理　第4章 パーソナルゲノム時代と社会

◇実践ゲノムの最前線―遺伝/医療統計・バイオシミュレーション個別化医療・遺伝子治療・次世代ナノ医療　井村裕夫監修, 高岡裕主編　六然社　2009.2　346p　26cm　3600円　Ⓘ978-4-901609-26-5　Ⓝ491.69
　内容：第1部 ゲノム医療の基盤 現状と未来　第2部 ゲノム医療の実践に向けて（ゲノム医学からゲノム医療へ　トランスレーショナルリサーチの実践から標準治療の革新へ　ファーマコゲノミクス（PGx）実務基礎　個別化医療（テーラーメイド医療）の現状と展望 ほか）

◇バイオ・ゲノムを読む事典　三菱総合研究所, 三菱化学生命科学研究所編著　東洋経済新報社　2004.3　317p　21cm　2800円　Ⓘ4-492-76145-4
　内容：1 バイオテクノロジーと産業（バイオテクノロジーとバイオ産業概論　バイオ産業政策と国際競争力　バイオ市場とバイオビジネス　バイオベンチャー　海外のバイオ（米国のバイオ　欧州のバイオ　アジアとその他の地域のバイオ））　2 バイオ・ゲノムの基礎用語　3 バイオテクノロジーと生命倫理

◇ヒトゲノムを解読した男―クレイグ・ベンター自伝　J.クレイグ・ベンター著, 野中香方子訳　京都　化学同人　2008.12　521, 38p　20cm　2800円　Ⓘ978-4-7598-1158-2　Ⓝ289.3
　内容：わたしのコード　ベトナム―死の大学　アドレナリンに夢中　バッファローでの再出発　科学の天国、官僚組織の地獄　ビッグバイオロジー　TIGR誕生　ジーンウォーズ　ショットガン法　研究所の離婚　ヒトを解読する　『マッドマガジン』と悪徳ビジネスマン　ショウジョウバエの飛翔　二〇〇〇年六月二六日、ホワイトハウス　発表、そして解雇　青い惑星と新しい生命

◇ヒトゲノム解析計画と法―優生学からの訣別　保木本一朗著　日本評論社　2003.7　360p　22cm　6500円　Ⓘ4-535-51391-0　Ⓝ467.3
　内容：第1部 ヒトゲノム解析計画の導入（先天的遺伝因子、後天的獲得因子およびヒトゲノム解析計画　人間操作と行動統制をめぐる法的問題　ヒトゲノム解析計画における特許権）　第2部 ヒトゲノム解析計画による差別　第3部 ELSIと優生学からの訣別（ヒトゲノム解析計画の「倫理的、法的および社会的係わり」（ELSI）　遺伝子技術と生殖の選択―自律への倫理学　ヒトゲノム解析計画と優生学からの脱却 ほか）

◇ヒトゲノム完全解読から「ヒト」理解へ―アダムとイヴを科学する　服部正平著　東洋書店　2005.4　294p　19cm　（現代書1）　1600円　Ⓘ4-88595-561-0　Ⓝ467.3
　内容：1 ヒトゲノム研究の基礎（生物とゲノムの基礎知識　ゲノム情報がたんぱく質に伝達されるしくみ　DNA解析技術）　2 ヒトゲノム研究の最前線（ヒトゲノム解読の系譜　ヒトゲノム解読からわかったヒトゲノムの全体像　ヒトゲノム解読の技術　ゲノム研究の今後と最前線―デジタル情報から生命情報へ）　3 ヒトゲノム研究から「ヒト」理解へ（ゲノム研究と病気　ヒトを取り巻く微生物ゲノム　比較ゲノム研究―「ヒト」理解に向けて）

◇ヒトゲノムとあなた　柳澤桂子著　集英社　2004.7　248p　16cm　（集英社文庫）　514円　Ⓘ4-08-747720-7　Ⓝ467.3

◇ヒトゲノムのゆくえ　ジョン・サルストン, ジョージナ・フェリー著, 中村桂子監訳, トップスタジオ訳　秀和システム　2003.8　387p　20cm　2200円　Ⓘ4-7980-0576-2　Ⓝ467.3
　内容：プロローグ サイオセット駅　第1章 線虫と共に　第2章 地図の作成　第3章 研究とビジネスのはざまで　第4章 誇大妄想　第5章 ライバル　第6章 駆け引きを弄する　第7章 データは誰のもの？―オープンソース　第8章 私たちのゲノム

◇ヒトゲノムマップ　加納圭著　京都　京都大学学術出版会　2008.6　401p　19cm　（学術選書35）　2200円　Ⓘ978-4-87698-835-8　Ⓝ467.3
　内容：第1章 ゲノムって何？―遺伝情報からタンパク質へ　第2章 ゲノムの伝言ゲーム―遺伝、変異、進化　第3章 ゲノムが奏でる調律―タンパク質はいかに働くか　第4章 ゲノム研究最前線―何が分かり、何ができる？

◇ヒトはなぜ死ぬのか？―生化学　太田光, 田中裕二, 田沼靖一著　講談社　2007.10　145p　18cm　（爆笑問題のニッポンの教養　爆問学問5）　760円　Ⓘ978-4-06-214285-4　Ⓝ463
　内容：はじめに 爆問学問のすすめ　プロローグ 東京リカちゃん大学へ！　第1章 細胞には死がプログラムされている　第2章 不老不死人間は可能か？　第3章 死とは落語のオチである　第4章 テーラーメイド医療って何ですか？　おわりに 死の遺伝子から見た未来

◇よくわかるゲノム医学―ヒトゲノムの基本からテーラーメード医療まで　服部成介, 水島-菅野

純子著, 菅野純夫監修　羊土社　2011.12　203p　26cm　3500円　Ⓘ978-4-7581-0928-4　Ⓝ467.3
◇我が国でのヒト組織研究利用の現状と今後の課題―利用者と提供者双方の視点から推進策を考える　研究資源委員会調査報告書　研究資源委員会編　ヒューマンサイエンス振興財団　2007.3　47p　30cm　（HSレポート no.58）　Ⓝ499.4
◇わが国におけるゲノム研究の現状と今後の課題―ゲノムフォーラム2005講演収録集　文部科学省科学研究費補助金特定領域研究「ゲノム」4領域編　柏　文部科学省科学研究費補助金特定領域研究「ゲノム」4領域　2006.9　211p　21cm　〈会期・会場：平成17年9月18日　丸ビルホール〉　Ⓝ467.3
　内容 ゲノムから生命システムの理解へ（ヒト・チンパンジー・霊長類（藤山秋佐夫述）　システムバイオロジーの現状と展望（北野宏明述）　立体構造に基づく生命システムの理解をめざして（横山茂之述）　ヒト遺伝子の統合データベースと生命システム研究への応用（五條堀孝述）　ゲノムネットワークの解明をめざして（榊佳之述））　ゲノムから生活の向上へ（ゲノム医学研究の展望（辻省次述）　農業生物学のゲノム研究（佐々木卓治述）　微生物ゲノム研究の進展と研究成果の社会への還元（林哲也述）　がんのゲノムおよびゲノム関連病の例示と展望（吉田輝彦述）　ゲノムが開く新たなエンジニアリングの展望（松永是述））

《優生学》

◇遺伝子改造　金森修著　勁草書房　2005.10　323, 15p　20cm　3000円　Ⓘ4-326-15384-9　Ⓝ467.25
　内容 第1章 遺伝子改良の倫理と倫理　第2章 遺伝子改造社会のメタ倫理学　第3章 リベラル新優生学と設計的生命観　第4章 対談―生命にとって技術とはなにか　第5章 迂回路―クローン人間　第6章 アーカイヴ―遺伝子改造論の航跡　第7章 homo transgeneticus　第8章 参考資料―健康という名の規範
◇遺伝子「不平等」社会―人間の本性とはなにか　池田清彦編著　岩波書店　2006.5　231p　20cm　2100円　Ⓘ4 00 005052-4　Ⓝ490.15
　内容 1 男と女の狭間（男と女の狭間　性アイデンティティをめぐって　対談 男と女の狭間―小川眞理子VS池田清彦）　2 教育のパラドックス（教育のパラドックス　「ハズレ」を敬う教育　対談 教育のパラドックス―正高信男VS池田清彦）　3 心の在り処（心の在り処　二分法の呪縛　対談 心の在り処―計見一雄VS池田清彦）　4 「いのち」を誰が決めるのか（「いのち」を誰が決めるのか　自由は優生を支持しないと思う　対談「いのち」を誰が決めるのか―立岩真也VS池田清彦）
◇エンハンスメント―バイオテクノロジーによる人間改造と倫理　生命環境倫理ドイツ情報センター編, 松田純, 小椋宗一郎訳　知泉書館　2007.11　174, 43p　20cm　2600円　Ⓘ978-4-86285-021-8　Ⓝ490.15
◇エンハンスメント・社会・人間性　植原亮, 吉田敬, 石原孝二, 小口峰樹, 中澤栄輔, 立花幸司, 信原幸弘, 島薗進著　東京大学グローバルCOE「共生のための国際哲学教育研究センター」　2009.3　138p　21cm　（UTCP booklet 8）　Ⓝ490.15
　内容 エンハンスメントの哲学と倫理（植原亮著）　認知的エンハンスメントと公平性（吉田敬著）　脳機能エンハンスメントと社会（石原孝二著）　侵襲性概念の脳神経倫理学的検討（小口峰樹著）　身体的エンハンスメントと〈ほんもの〉という理想（中澤栄輔著）　モラル・エンハンスメントはなぜ不穏に響くのか（立花幸司著）　認知的エンハンスメントと人間観への影響（信原幸弘著）　精神薬薬物治療とエンハンスメント（島薗進著）
◇エンハンスメント論争―身体・精神の増強と先端科学技術　上田昌文, 渡部麻衣子編　社会評論社　2008.7　288p　21cm　2700円　Ⓘ978-4-7845-0615-6　Ⓝ490.15
　内容 第1部 ベター・ヒューマン―人間増強の政治学　第2部 エンハンスメントと生命倫理
◇「新優生学」時代の生老病死　日本社会臨床学会編　現代書館　2008.3　324p　20cm　（シリーズ「社会臨床の視界」第3巻）　3000円　Ⓘ978-4-7684-3477-2　Ⓝ490.15
　内容 第1部 医療・福祉制度のなかの老・病・死・障害（健康義務化社会を問う　老いと介護、そして尊厳死　医療圏と公共圏のはざまにで―新たな共同性の回復を目指して）　第2部 少子高齢化社会における不妊治療問題（女性たちは何処へ？―この急速に進む世の中で　少子化対策と生殖補助医療をめぐる不妊治療と不妊カウンセリング）　第3部 優生思想と生命操作 その過去と現在（「バック対ベル訴訟」とは何か―ケアリー・バックゆかりの地を訪ねて　対談「差別・抑圧としての死」を考える―胎児診断、脳死・臓器移植、尊厳死・安楽死を問いつつ）
◇生命操作は人を幸せにするのか―蝕まれる人間の未来　レオン・R. カス著, 堤理華訳　日本教文社　2005.4　413, 7p　20cm　2476円　Ⓘ4-531-08145-5　Ⓝ461.15
　内容 第1部 テクノロジーと倫理学の本質と目的（テクノロジーの問題点とリベラル民主主義　倫理学の実践―どのように行動すればよいか）　第2部 バイオテクノロジーからの倫理学的挑戦　第3部 生物学の本質と目的（生物学の永遠の限界）
◇それでもヒトは人体を改変する―遺伝子工学の最前線から　グレゴリー・ストック著, 垂水雄二訳　早川書房　2003.12　358p　20cm　2200円　Ⓘ4-15-208538-X　Ⓝ495.48
　内容 第1章 最後の人類　第2章 肉体から離れることはできない　第3章 舞台の設定　第4章 超生物学　第5章 波をとらえる　第6章 何をデザインするか　第7章 倫理とイデオロギー　第8章 未来のための戦い　第9章 能力を増強したものとしなかったもの　付録（胚選択の時代における規制の道筋　将来の難題）
◇超人類へ！―バイオとサイボーグ技術がひらく衝撃の近未来社会　ラメズ・ナム著, 西尾香苗訳　インターシフト　2006.11　299p　20cm　〈発売：河出書房新社〉　2200円　Ⓘ4-309-90698-2　Ⓝ491.3
　内容 第1章 からだを選ぶ　第2章 こころを選ぶ　第3章 だれもが平等に　第4章 メトセラの遺伝子　第5章 寿命を選ぶ　第6章 メトセラの世界　第7章 自分自身の子ども　第8章 選択による子ども　第9章 接続された脳　第10章 ワールド・ワイド・マインド　第11章 限界なき生命

◇日本の優生学資料選集―その思想と運動の軌跡 第1巻 欧化思想と人種改良論 鈴木善次編・解題 クレス出版 2010.6 696,3p 22cm 〈複製 折り込2枚〉 ①978-4-87733-538-0 Ⓝ498.2
内容 進化論紹介の状況(人祖論(神津専三郎著)(山中市兵衛明治14年刊)) 福沢諭吉と人種改良論(教育の力(福沢諭吉著)ほか) 高橋義雄の黄白雑婚論とその論争(日本人種改良論(高橋義雄著)(石川半次郎明治17年刊の抄録)ほか)

◇日本の優生学資料選集―その思想と運動の軌跡 第2巻 優生学の祖ゴルトンの著作 鈴木善次編・解題 クレス出版 2010.6 657,15,2p 22cm 〈複製〉 ①978-4-87733-538-0 Ⓝ498.2
内容 天才と遺傳(フランシス・ゴルトン著 原口鶴子訳)(早稲田大学出版部大正五年刊)

◇日本の優生学資料選集―その思想と運動の軌跡 第3巻 優生学導入をめぐる議論 その1 鈴木善次編・解題 クレス出版 2010.6 600,3p 22cm 〈複製〉 ①978-4-87733-538-0 Ⓝ498.2
内容 人間の進化(石川千代松著)(「石川千代松全集」(興文社昭和11年刊)の抄録) 人間(石川千代松著)(萬里閣書房昭和4年刊(22版)の抄録) 性と生命(石川千代松著)(武侠社昭和5年刊の抄録) 所謂胎教と優生学(石川千代松著) 進化論と衛生(丘浅次郎著) 人類の将来(丘浅次郎著) 民種改善の実際価値(丘浅次郎著) 遺伝の中心問題(丘浅次郎著) 最新遺伝論(丘浅次郎著)(六盟館大正8年刊の抄録) メンデル現象ハ数理的ナリ(外山亀太郎著) 遺伝の実験(外山亀太郎著)(弘学館書店大正7年刊の抄録) 遺伝学の進歩と人生との関係(外山亀太郎著) 人類改良学と生物改造学(外山亀太郎著) 「ゼネチックス」ノ方法及ビ範囲(阿部文夫著) 結婚と遺伝(阿部文夫著) 細胞と遺伝(山内繁雄著)(大日本図書大正3年刊の抄録) 遺伝論(山内繁雄著)(大日本学術協会大正4年刊の抄録) 遺伝と結婚(山内繁雄著) 生物学講義(谷津直秀著)(裳華房大正8年刊の抄録) 遺伝と結婚(三宅驥一著)(雄山閣大正13年刊の抄録)

◇日本の優生学資料選集―その思想と運動の軌跡 第4巻 優生学導入をめぐる議論 その2 鈴木善次編・解題 クレス出版 2010.6 722,3p 22cm 〈複製〉 ①978-4-87733-538-0 Ⓝ498.2
内容 生命論(永井潜著)(洛陽堂大正8年刊(増補3版)の抄録) 人種改善学の理論(永井潜著) 生物学と哲学との境(永井潜著)(洛陽堂大正11年刊(13版)の抄録) 最近の大戦争と人種衛生(永井潜著) 体質改良と社会政策(大沢謙二著) 人類に於ける遺伝研究法(大沢謙二著) 優生種族の消長(松本亦太郎著) 人格に就て(元良勇次郎著) 遺伝と教育(元良勇次郎著)(「論文集」(弘道館明治42年刊)の抄録) 優生学人類の遺伝と社会の進化(斉藤茂三郎著)(不老閣書房大正5年刊の抄録) 遺伝と境遇(斉藤茂三郎著) 智能の遺伝(村瀬雄平著)(心理学研究会大正6年刊の抄録) 社会の改善と遺伝(速水滉著)

◇日本の優生学資料選集―その思想と運動の軌跡 第5巻 ナショナリズムと人種改良論 鈴木善次編・解題 クレス出版 2010.6 387,306,2p 22cm 〈複製 折り込1枚〉 ①978-4-87733-538-0 Ⓝ498.2
内容 日本人種改造論(海野幸徳著)(富山房明治43年刊の抄録) 興国策としての人種改造(海野幸徳著)(博文館明治44年刊の抄録) 人類滅亡論(海野幸徳著) 人種改造学研究の急務(海野幸徳著) 優良種族の衰頽を論ず(海野幸徳著)～ 優生学の界限に就いて(海野幸徳著) 優生学に関して我国民に告ぐ(海野幸徳著) 人間本質の改善が急務(田中義麿著) 優生学から観た排日問題(田中義麿著) 進化と思想(松村松年著)(大日本雄弁会昭和3年刊(9版)の抄録) 再版有色人種の勃興(ロスロップ・スタッダード著 長瀬鳳輔訳)(政教社大正10年刊)

◇日本の優生学資料選集―その思想と運動の軌跡 第6巻 社会運動としての優生学 鈴木善次編・解題 クレス出版 2010.6 828,23p 22cm 〈複製〉 ①978-4-87733-538-0 Ⓝ498.2
内容 後藤竜吉と日本優生学協会の第一戦線 ほか 池田林儀と優生運動(通俗応用優生学講話(池田林儀著)(富山房大正15年刊) 応用優生学(ロスウェル・ヒル・ジョンソン,ジョンソン・ポペノー著 原澄次訳)(萬里閣書房昭和4年刊の抄録) 永井潜と日本民族衛生学会・協会(民族衛生 ほか) 断種法に関連して(強健なる後裔の為の戦ひ(永井訳)ほか) 人口問題に関連して(建設的産児調節とはどんなものか(山本宣治著) 優生と結婚(大島正満著)(大日本図書昭和12年刊の抄録) 予防医学ノート(高野六郎著)(河出書房昭和17年刊の抄録)) 研究所建設に関連して(生物学叢話(駒井卓著)(改造社昭和5年刊の抄録) 遺伝学叢話(駒井卓著)(甲鳥書林昭和19年刊の抄録) 国立遺伝研究所設立の急務(小熊桿著))

◇人間改造論―生命操作は幸福をもたらすのか? 町田宗鳳,島薗進編,鎌田東二,粟屋剛,上田紀行,加藤眞三,八木久美子著 新曜社 2007.9 205p 20cm 1800円 ①978-4-7885-1068-5 Ⓝ490.15
内容 1 生命倫理の文明論的展望 2 クローンと不老不死 3 エンハンスメントに関する小論―能力不平等はテクノ・エンハンスメントの正当化根拠になるか 4 心のエンハンスメント 5 肥満社会とエンハンスメント願望のもたらす悲劇 6 人口生殖は神の業への介入か―イスラムの視点から 7 先端科学技術による人間の手段化をとどめられるか？―ヒト胚利用の是非をめぐる生命倫理と宗教文化

◇人がヒトをデザインする―遺伝子改良は許されるか 小坂洋右著 京都 ナカニシヤ出版 2011.10 207p 20cm 2000円 ①978-4-7795-0568-3 Ⓝ490.15
内容 第1章 治療から改良への飛躍 第2章 とりつかれてきた歴史 第3章 リベラル優生学―亡霊の復活 第4章 「改良は正義」で突っ走っていいのか 第5章 二つの人類への分化 第6章 悪意を封じるための最後の手段 第7章 ノーベル精子バンクの嘘 第8章 取り返しのつかない未来 第9章 本当に必要なものは何か

◇優生学と障害者 中村満紀男編著 明石書店 2004.2 742p 22cm 10000円 ①4-7503-1875-2 Ⓝ498.2
内容 第1章 イギリスにおける優生学と精神薄弱者施策の展開 第2章 アメリカ合衆国における優生断種運動の開始と定着―最も正統的な事例 第3章 ドイツにおける優生学運動 第4章 フランス―優生学における独自の立場 第5章 北欧の優生学 第6章 社会主義化する優生学 第7章 旧植民地における優生学運動とその独自性―オーストラリア・南アフリカ 第8章 日本における優生学の障害者教育・福祉への影響―知的障害を中心に むすび 20世紀優生学の歴史的・現代的意義

◇リベラル優生主義と正義　桜井徹著　京都　ナカニシヤ出版　2007.1　260p　22cm　3000円　①978-4-7795-0091-6　Ⓝ490.15
内容　序章 リベラル優生主義の原理　第1章 優生主義の由来　第2章 二〇世紀における改革派優生主義―J・B・S・ホールデーンとハーマン・J・マラー　第3章 リベラル優生主義の倫理的正当化　第4章 リベラル優生主義への反論と応答　終章 リベラル優生主義のゆくえ―福音か災厄か

バイオテクノロジー

◇新しい遺伝子工学　半田宏編著　昭晃堂　2006.7　192p　21cm〈執筆：半田宏ほか〉　3100円　①4-7856-6039-2　Ⓝ467.25
内容　1 遺伝子工学から遺伝学の始まり（遺伝学の始まり　遺伝情報を担う核酸の発見　DNA二重らせん構造　遺伝子工学の始まり）　2 遺伝子をクローニングする（DNAとRNAの調整と電気泳動　組換えDNA実験の基本操作　ベクター　クローニング戦略1　クローニング戦略2）　3 遺伝子の構造を調べる（ゲノムDNAの構造を解析する　mRNAの構造と量を調べる）　4 遺伝子の機能を調べる（遺伝子導入法　遺伝子発現量の人為的制御　組換えタンパク質発現の生産　タンパク質解析の基礎）　5 遺伝子を利用する（遺伝子組換え微生物、遺伝子組換え動物　遺伝子組換え植物　ゲノム創薬とテーラーメイド医療）

◇遺伝子工学時代における生命倫理と法　龍谷大学「遺伝子工学と生命倫理と法」研究会編　日本評論社　2003.8　581p　22cm（竜谷大学社会科学研究所叢書　第52巻）　8000円　①4-535-51394-5　Ⓝ490.15

◇遺伝子工学の原理　藤原伸介編著, 松田祐介, 田中克典, 東端啓貴, 福田青郎, 関由行共著　三共出版　2012.5　201p　26cm　2700円　①978-4-7827-0637-4
内容　1章 生体成分の基礎知識　2章 基本単位操作の原理　3章 微生物の遺伝子操作技術　4章 植物の遺伝子操作技術　5章 動物細胞と多能性幹細胞の利用　6章 遺伝子発現の網羅的解析技術　7章 遺伝子を解析する技術　8章 遺伝子のノックダウン技術　9章 植物・動物細胞の高発現

◇遺伝子工学の衝撃―ノーベル賞の生命科学入門　石田寅夫著　講談社　2010.3　191p　21cm　2400円　①978-4-06-153876-4　Ⓝ467.25
内容　遺伝子工学研究の発展　DNAの分子構造とその生合成機序の発見　制限遺伝子の発見　逆転写酵素の発見　制限酵素の発見とその分子遺伝学への応用　組換えDNA法とDNAの塩基配列決定法の開発　モノクローナル抗体生産法の開発　指定位置変異法とPCR法の開発　マウスの特異的遺伝子修飾法の開発　緑色蛍光タンパク質GFPの発見と開発　遺伝子工学の将来（現状と将来展望）

◇サイエンス・ビジネスの挑戦―バイオ産業の失敗の本質を検証する　ゲイリー・P. ピサノ著, 池村千秋訳　日経BP社　2008.1　327p　19cm〈発売：日経BP出版センター〉　2200円　①978-4-8222-4631-0
内容　サイエンス・ビジネスという新しい実験　第1部 不確実性、複雑性・学際性、変化の速さ（サイエンス世界の地図　新薬開発プロセスの複雑な「構造」　製薬研究開発の特異性と課題）　第2部 バイオテクノロジー産業の「生体構造」を解剖する（バイオテクノロジー・ビジネスの変遷　バイオテクノロジー産業、三〇年目の成績表　知的財産権の「収益化」のメカニズム）　第3部 あるべき企業戦略、ビジネスモデル、資金調達（組織戦略とビジネスモデル　未来のサイエンス・ビジネスに向けて）　資料

◇知っておきたいバイテクの基礎―生物学を学んでいない人にもわかる　夏秋啓子, 藤巻宏編著　理工図書　2005.12　286p　21cm　2800円　①4-8446-0708-1
内容　第1章 バイオテクノロジーとは―バイテクの発達とその歴史　第2章 細胞の構造と遺伝の原理　第3章 遺伝子の働き―分子から集団レベルまで　第4章 植物の組織培養　第5章 遺伝子組換え植物ができるまで　第6章 植物育種とバイテク　第7章 植物ウイルスとバイテク　第8章 動物のバイテク　第9章 微生物のバイテク　第10章 社会とバイテク　第11章 バイテクの光と影―おわりに

◇人類最後のタブー―バイオテクノロジーが直面する生命倫理とは　リー・M. シルヴァー著, 楡井浩一訳　日本放送出版協会　2007.3　462, 78p　20cm　2600円　①978-4-14-081186-3　Ⓝ490.15
内容　第1部 霊魂　第2部 人間　第3部 母なる自然　第4部 バイオテクノロジーと生物圏　第5部 人類の最終章とは？

◇生命特許は許されるか　天笠啓祐, 市民バイオテクノロジー情報室編著　緑風出版　2003.8　195p　20×14cm　1800円　①4-8461-0308-0
内容　第1章 市場経済のなかの生命・遺伝子　第2章 生命を特許の対象にする　第3章 種子支配　第4章 遺伝子特許　第5章 三〇万人遺伝子バンク計画

◇トコトンやさしい生命工学の本　軽部征夫編著　日刊工業新聞社　2003.12　159p　21cm（B&Tブックス　今日からモノ知りシリーズ）　1400円　①4-526-05219-1　Ⓝ464
内容　第1章 生命工学ってなんだろう？　第2章 医療・福祉で活躍する先端技術　第3章 日常に役立つ技術―食品と化粧品　第4章 長寿を可能にする生化学　第5章 環境を良くする技術　第6章 将来のエネルギー

◇21世紀生命科学・バイオテクノロジー最前線―ヒト動物微生物植物ゲノムDNA時代　渡邊格他著　東京教育情報センター　2003.7（第2刷）　364p　21cm　2900円　①4-8081-4420-4　Ⓝ460

◇人間の終焉―テクノロジーは、もう十分だ！　ビル・マッキベン著, 山下篤子訳　河出書房新社　2005.8　325, 26p　20cm　2200円　①4-309-25194-3　Ⓝ467
内容　第1章 行きすぎ　第2章 さらに　第3章 もう十分か？　第4章 「もう十分」は可能か？　第5章 もう十分だ

◇バイオ化する社会―「核時代」の生命と身体　粥川準二著　青土社　2012.4　297, 3p　19cm　2200円　①978-4-7917-6643-7
内容　序章 3・11 "以前"、科学 "以外"　第1章 家族のバイオ化―生殖補助医療技術　第2章 未来のバイオ化―遺伝子医療と出生前診断　第3章 資源のバイオ化―幹細胞科学　第4章 信頼のバイオ化―マインド・リーディング　第5章 悲しみのバイオ化―抗うつ薬　第6章 痛みのバイオ化―腰痛とその治療　第7章 市民のバイオ化―原発事故

◇バイオ・キャピタル―ポストゲノム時代の資本主義　カウシック・S.ラジャン著，塚原東吾訳　青土社　2011.3　533,17p　19cm　3400円　①978-4-7917-6584-3
　　内容　資本主義とバイオテクノロジー　第1部　循環〈交換と価値―アメリカとインドのゲノム産業での市場の論理の矛盾　生命と負債―グローバルおよびローカルな舞台での生・資本の政治生態学〉　第2部　言説と実践〈ヴィジョンと熱狂―生・資本による「約束された未来」　約束と物神化―ゲノム学の事実とパーソナル化　ビジネスプランとしての生命　救済と国家―生・資本に内在する信仰構造　起業家とスタートアップ企業―とあるeラーニング企業の物語〉　剰余と兆候

◇バイオ研究の舞台裏―細胞バンクと研究倫理　水澤博，小原有弘，増井徹共著　裳華房　2007.11　174p　19cm　（ポピュラー・サイエンス　282）　1600円　①978-4-7853-8782-2　Ⓝ491.11

◇バイオサイエンスの光と影―生命を囲い込む組織行動　森岡一著　三和書籍　2011.5　256p　19cm　2500円　①978-4-86251-101-0
　　内容　第1部　生命現象の特許化がもたらす問題とは　第2部　ライフサイエンス分野の特許権行使のありかた　第3部　科学の発展とオープンイノベーションへの道

◇バイオサイエンス　バイオサイエンス研究会編　オーム社　2007.5　366p　21cm　3500円　①978-4-274-20392-3　Ⓝ460
　　内容　1 基礎編〈細胞とその成り立ち　生体分子とその代謝　生体の調節機構　生殖と発生　遺伝・遺伝子・DNA・ゲノム　行動のバイオサイエンス　生態と環境　人間活動と生物環境　病気とバイオサイエンス〉　2 応用編〈バイオ研究のための分析機器　バイオテクノロジー　発生工学から再生医療へ　環境生物工学　植物バイオテクノロジーと遺伝子組換え作物　マリンバイオテクノロジー　遺伝子診断・治療とDNA鑑定　SNPとオーダーメイド医療　薬　ナノバイオロジー〉　3 バイオ社会編〈生命倫理　カルタヘナ議定書　生物の保護に関する国際条約　生物の保護に関する国際条約　ヒトクローン　環境問題とバイオテクノロジー　遺伝子組換え作物　知的財産とビジネス　科学技術政策とバイオテクノロジー振興〉

◇バイオセーフティの原理と実際　バイオメディカルサイエンス研究会編　みみずく舎　2011.6　236p　26cm　〈発売：医学評論社〉　3800円　①978-4-86399-091-3　Ⓝ491.7
　　内容　1 バイオセーフティと微生物学の基礎　2 バイオセーフティの概要　3 実験室におけるバイオセーフティ　4 動物実験におけるバイオセーフティ　5 遺伝子組換えとカルタヘナ法　6 医療におけるバイオセーフティ　7 薬品とバイオセーフティ　8 食品におけるバイオセーフティ　参考資料・付録

◇バイオセーフティの事典―病原微生物とハザード対策の実際　バイオメディカルサイエンス研究会編　みみずく舎　2008.12　354p　27cm　〈発売：医学評論社〉　12000円　①978-4-87211-903-9　Ⓝ491.7

◇バイオテクノロジーを追う　辻野貴志著　日経BP社　2003.3　224p　19cm　（こちら気になる科学探検隊）〈発売：日経BP出版センター〉　1400円　①4-8222-8159-0　Ⓝ464

　　内容　遺伝子とはナニモノか―ヒトゲノム解読終了!?　ポストゲノムは単純から複雑へ―タンパク質を「部品」としてでなく「全体」として理解する　生物らしさを科学する―システムバイオロジーを実現するために　クローンヒツジが変えた生物学の常識　再生医療とともに新しくなる生物学の認識　ES細胞の可能性と問題点―再生医療の可能性　プリオン病・死の病原体の足取りを追え―世間を騒がしたあの事件を生命科学する　バイオテロが可能な時代―バイオテクノロジーが開いたパンドラの箱　ヒトゲノム・デバッグ―遺伝子が語る進化の姿　ヒトのDNAに刻まれた移住の歴史―DNAが語る進化の姿　バイオミメティクスが広げる可能性―ヒトデの発見が伝える自然模倣の重要性〔ほか〕

◇バイオテクノロジーの経済学―「越境するバイオ」のための制度と戦略　小田切宏之著　東洋経済新報社　2006.7　12,305p　21cm　3800円　①4-492-39465-6
　　内容　第1章　序論―科学技術の経済学　第2章　バイオ産業の広がり　第3章　基礎研究としてのライフサイエンス　第4章　バイオと産学連携　第5章　バイオと知的財産権　第6章　バイオとベンチャー企業　第7章　バイオ研究開発と「企業の境界」　第8章　バイオと医薬品産業　第9章　バイオと政策　第10章　残された諸問題

◇バイオの衝撃―ここまできたゲノム創薬＆再生医療　岸本忠三監修，日刊工業新聞特別取材班編　日刊工業新聞社　2003.3　288p　19cm　（B&Tブックス）　1600円　①4-526-05100-4
　　内容　第1章　バイオの近未来の方向　第2章　ここまでできるゲノム創薬　第3章　ここまでできる再生医療　第4章　ここまでできる機能性食品　第5章　ここまでできるバイオ支援技術　第6章　バイオ基地最前線　第7章　世界のバイオクラスター最前線

◇バイオハザード原論　本庄重男著　緑風出版　2004.10　190p　20cm　1900円　①4-8461-0416-8　Ⓝ491.7
　　内容　序章　バイオハザード事始め　第1章　バイオハザードとは何か　第2章　バイオテクノロジーとバイオハザード　第3章　バイオハザードの具体例　第4章　わが国におけるバイオハザード対策の問題点　第5章　今後のバイオハザード予防のあり方

◇バイオバンク―先端医療を支えるインフラの現状と課題　フロランス・ベリヴィエ，クリスティヌ・ノワブル著，桃木暁子訳　白水社　2012.1　144,4p　18cm　（文庫クセジュ）　1050円　①978-4-560-50963-0
　　内容　第1部　収集するとは、どういう意味か―バイオバンクの歴史的、科学的、経済的および法律的な文脈〈生き物を収集する、それは古典的な活動　バイオバンク、それは現代社会の鏡　科学的および法律的な状況〉　第2部　倫理的制約〈同意　秘密性〉　第3部　だれがコレクションの所有者か、だれがそれにアクセスできるか〈所有権―適切な問い、部分的な回答　バイオバンクへのアクセス―決定的な問題、現場での熟考〉　第4部　市場と公衆衛生のあいだのバイオバンク〈研究に由来する革新はだれに利益をもたらすか　バイオバンク、市場と連帯のあいだで〉

◇バイオポリティクス―人体を管理するとはどういうことか　米本昌平著　中央公論新社　2006.6　271p　18cm　（中公新書）　840円　①4-12-101852-4　Ⓝ490.15

◇内容 プロローグ ES細胞捏造事件 1 バイオポリティクス—身体政治革命 2 科学革命としてのヒトゲノム解読 3 バイオバンクとは何か 4 ヒト胚の政治学—クローンとES細胞研究 5 人体部分の商品化 6 欧州的秩序の確立 終章 人体保護庁の誕生
◇もう少し深く理解したい人のためのバイオテクノロジー—基礎から応用展開まで 高木正道監修, 平井輝生編 地人書館 2007.4 312p 21cm 3800円 ①978-4-8052-0786-4
内容 第1部 バイオテクノロジーの基礎 第2部 バイオテクノロジーの応用
◇やさしいバイオテクノロジー—血液型や遺伝子組換え食品の真実を知る 芦田嘉之著 ソフトバンククリエイティブ 2007.1 206p 18cm (サイエンス・アイ新書 SIS-10) 900円 ①978-4-7973-3890-4 Ⓝ460
内容 第1章 生命科学の基礎(マクロな生物学—生物とは何なのか 分子生物学の基礎と細胞生物学 ミクロな生物学—遺伝子の一生 具体的な遺伝子の構造) 第2章 バイオテクノロジー(基礎的なバイオテクノロジー 植物のバイオテクノロジー 動物とヒトのバイオテクノロジー)
◇やさしいバイオテクノロジー—遺伝子の基礎知識からiPS細胞の話題まで 芦田嘉之著 カラー版 ソフトバンククリエイティブ 2011.9 206p 18cm (サイエンス・アイ新書 SIS-218) 〈並列シリーズ名：science・i〉 952円 ①978-4-7973-6393-7 Ⓝ460
内容 序章 基本用語の解説 第1章 生命科学の基礎(マクロな生物学—生物とはなんなのか 分子生物学の基礎と細胞生物学 ミクロな生物学 遺伝子の一生 具体的な遺伝子の構造) 第2章 バイオテクノロジー(基礎的なバイオテクノロジー 植物のバイオテクノロジー 動物とヒトのバイオテクノロジー)
◇2025年バイオで医療が変わる!? 川崎 新エネルギー・産業技術総合開発機構 2007.3 13p 30cm (技術戦略マップ 5 (バイオと医療)) Ⓝ460

《ライフサイエンス》

◇新たなライフサイエンス研究の構築と展開—第4期科学技術基本計画におけるライフサイエンス研究の基本的方向 中間とりまとめ ライフサイエンス委員会 2009.4 115p 30cm Ⓝ460
◇いのち—生命科学に言葉はあるか 最相葉月著 文藝春秋 2005.10 294p 18cm (文春新書) 840円 ①4-16-660474-0 Ⓝ461.04
内容 ドリーの遺言 痛い、もやもやしたもの—鷲田清一との対話 宇宙のなかの人間—柳澤桂子との対話 いのちの始まりと宗教の役割—島薗進との対話 科学者の社会的責任—中辻憲夫との対話 動物との人間の関係—山内一也との対話 センス・オブ・ワンダー—荻巣樹徳との対話 日本人の死生観—額田勲との対話 先端医療を取材して—後藤正治との対話 宇宙で知る地球生命—黒谷明美との対話 遺伝子診断と家族の選択—アリス・ウェクスラー&武藤香織との対話 進化と時間の奇跡—古澤満との対話
◇いのちとは何か—幸福・ゲノム・病 本庶佑著 岩波書店 2009.12 156p 20cm 1900円 ①978-4-00-005058-6 Ⓝ460.4

◇内容 第1部(「生命の思想」を問う時代 幸福感の生物学 ゲノム帝国主義 有限のゲノムの壁を超える仕組み1—流動性 有限のゲノムの壁を超える仕組み2—時空間の階層性 ゲノムに刻まれる免疫系の"記憶" 内なる無限—増え続ける生物種 生・老・病・死 がん、細胞と個体の悩ましき相克 心の理解への長い道 生命科学の未来) 第2部(生命科学と物理学の対話)
◇いのちの不思議 岸本忠三著 吹田 大阪大学出版会 2005.3 86p 21cm (大阪大学新世紀セミナー) ①4-87259-130-5 Ⓝ490.4
内容 ヒトゲノム三〇億個の文字の秘密 ワクチン—ウィルスとの戦い(1) AIDS—ウィルスとの戦い(2) SARS—ウィルスとの戦い(3) 癌はウィルスによっておこるか?—ウィルスとの戦い(4) 再生医療 クローン動物の誕生 プリオン病(BSE) ゲノム創薬 脳死と移植〔ほか〕
◇今知りたいライフサイエンス—現代生物学への招待 降旗千恵著 サイエンティスト社 2004.4 177p 21cm 1500円 ①4-86079-008-1 Ⓝ460
内容 生命40億年の歴史 遺伝子は生物の設計図 ヒトゲノム計画 遺伝子診断 クローン羊 ES細胞と再生医学と生殖医学 遺伝子組み換え作物 内分泌攪乱化学物質 がん エイズ 狂牛病 命の時計テロメア 地球環境
◇絵でわかる生命のしくみ 黒谷明美著 講談社 2004.6 163p 21cm 2000円 ①4-06-154753-4
内容 第1章 生命とは何か—生命の特徴を考えてみよう 生命とは 生命は細胞でできている 第2章 生命の遺伝情報—親から子へ情報が伝わるしくみ 第3章 生命の形づくり—卵から複雑な形ができるしくみ 第4章 生命の進化—多様な生き物が生まれてきたしくみ
◇ゲノムが語る生命—新しい知の創出 中村桂子著 集英社 2004.11 251p 18cm (集英社新書) 700円 ①4-08-720270-4 Ⓝ460.4
内容 はじめに「生きる」—生きものとしての人間 第1章 変わる—科学技術文明の見直し 第2章 重ねる—分ける方向からの転換 第3章 考える—第二のルネサンス 第4章 耐える—複雑さを複雑さのままに 第5章 愛づる—時間を見つめる 第6章 語る—生きものは究めるものではない
◇現代生命科学の基礎—遺伝子・細胞から進化・生態まで カラー版 都筑幹夫編 教育出版 2005.2 399p 21cm 2000円 ①4-316-80158-9 Ⓝ460
内容 第1章 細胞 第2章 生殖と発生 第3章 遺伝の法則 第4章 環境と動物の反応 第5章 環境と植物の反応 第6章 タンパク質と生物体の機能 第7章 遺伝情報とその発現 第8章 生物の分類と進化 第9章 生物の集団
◇これだけはおさえたい生命科学—身近な話題から学ぶ 武村政春, 奥田宏志, 小野裕剛, 高野雅子著 実教出版 2010.11 164p 26cm (Primary大学テキスト) 2100円 ①978-4-407-32166-1
内容 がんという病気を「細胞」で理解しよう—生命科学の基礎知識・その1 がんという病気を「遺伝子」で理解しよう—生命科学の基礎知識・その2 「がん」という病気をより広い視点で理解しよう—がんの最新事情 「遺伝」に関する正しい知識を身

につけよう―遺伝に関する誤解を解く 「遺伝子組換え技術」を理解しよう―遺伝子を組み換えるとはどういうことか？ 「ゲノム」を理解しよう―ゲノムプロジェクトとは何か 「遺伝子を調べる」ことについて知ろう―ヒトゲノムプロジェクト、そして遺伝子解析が目指すもの 「生殖・ゲノムインプリンティング」を理解しよう―同じ遺伝子を持てば、まったく同じ個体になるのか？ 哺乳動物の初期発生と「クローン」を理解しよう―再生医療の基盤となる万能細胞とは？ 動物の「ボディープラン」を理解しよう―さまざまな細胞を組み立てる情報 健康を守る「免疫」を理解しよう―「自己」と「非自己」の認識のしくみ 免疫が「できる」メカニズムを知ろう―抗原の侵入から身を守るさらなるしくみ 花粉症のもとになる「アレルギー」を理解しよう―免疫システムの反乱

◇最先端生命科学がわかる本―脳・遺伝子・心の奇妙なメカニズム 伊藤哲朗,大村学,梁瀬光世著 学習研究社 2005.2 271p 19cm 1300円 Ⓣ4-05-402638-9 Ⓝ460
内容 第1章 未知なる脳の可能性 第2章 遺伝子に秘められた驚異の能力 第3章 生命の起源を探る 第4章 ヒトの心を科学する！

◇自分を知るいのちの科学 伊藤明夫著 培風館 2005.4 227p 21cm 1580円 Ⓣ4-563-07789-5
内容 第1部 生命の基礎（生命とその起源 生命の最小単位、細胞 生命を演ずる分子たち 生命の設計図、遺伝子とその働き 生命活動の基礎、エネルギーと物質の代謝） 第2部 統合された生命（生殖と発生 人の遺伝と遺伝病 老化と寿命 ホルモンの働き 免疫のしくみ 神経と脳の働き） 第3部 現代社会の中の生命（病気との闘い バイオテクノロジーと遺伝子組換え 先端医療と生命倫理 地球環境と生命）

◇図解 生命科学 室伏きみ子著 オーム社 2009.9 236p 21cm 2500円 Ⓣ978-4-274-20761-7
内容 生命とは何か 生命の単位―細胞 細胞の増殖と細胞周期 生命の維持 生命の設計図 遺伝情報の伝達 遺伝子発現と細胞分化 細胞の情報伝達機構と薬への応用 生命の操作―バイオテクノロジー 生体防御のしくみ 老化と死 病気との闘い 病気と遺伝子 ヒトの生物学―未来に向けて 環境と生命

◇生物科学入門 石川統著 三訂版 裳華房 2003.11 202p 21cm 2100円 Ⓣ4-7853-5203-5
内容 生物と生物科学 生物の歴史 生物の多様性 生物のつくり 生物のはたらき（細胞のいとなみ 個体のいとなみ） 生物の殖えかた 生物の個体と集団 生物としての人間

◇生物科学入門―代謝・遺伝・恒常性 白木賢太郎著 東京化学同人 2009.12 101p 21cm 1600円 Ⓣ978-4-8079-0722-9 Ⓝ460
内容 第1部 生物を理解するための基礎（生物とは何か 自然の成り立ち 生物の分子） 第2部 生物を理解する三つの視点―代謝・遺伝・恒常性（代謝：エネルギーの流れ 代謝：酵素の働き 遺伝：セントラルドグマ 恒常性：タンパク質の働き 恒常性：自律する生物）

◇生命科学 柳田充弘,佐藤文彦,石川冬木編 東京化学同人 2004.2 228p 26cm 2400円

Ⓣ4-8079-0576-7
内容 身のまわりの生命科学 第1部 生命とは何か 第2部 遺伝子と生命の連続性 第3部 広がりゆく生命科学 第4部 社会における生命科学の課題

◇生命科学への招待―生命機能の科学と工学の最前線 太田博道,柳川弘志編著 三共出版 2003.4 213p 21cm 2200円 Ⓣ4-7827-0465-8
内容 1 生殖、進化、細胞の科学 2 生命機能と分子 3 エレクトロニクス、メカニクス、イメージング 4 計算機科学と生物研究―システムバイオロジーとバイオインフォマティクス

◇生命科学概論 新井康允著 さいたま 人間総合科学大学 2008.5 159p 26cm （心身健康科学シリーズ knowledge for well-being）〈発売：紀伊國屋書店〉 2000円 Ⓣ978-4-87738-338-1 Ⓝ460
内容 第1章 生命とは何か―生命の起源と進化 第2章 人類の起源と進化 第3章 ヒトの体の基本構造―細胞・組織・器官 第4章 生命の単位―細胞 第5章 生命現象を支える化学物質 第6章 遺伝子の発現と調節 第7章 ヒトの性と生殖―精子と卵子の形成 第8章 ヒトの生命の誕生 第9章 男と女の体はどのように作られるか―精巣と卵巣はどのようにして決まるか 第10章 男と女の体はどのようにして作られるか―内・外生殖器官はどのようにして決まるか 第11章 男の脳と女の脳―脳の性分化

◇生命科学概論 久住眞理監修,新井康允,庄子和夫,村上志津子著 第2版 さいたま 人間総合科学大学 2012.4 172p 26cm （心身健康科学シリーズ）〈発売：紀伊國屋書店〉 2000円 Ⓣ978-4-87738-400-5
内容 生命とは何か―生命の起源と進化 人類の起源と進化 ヒトの体の基本構造―細胞・組織・器官 生命現象を支える化学物質 遺伝子の発現と調節 遺伝子発現の制御と発生 ヒトの性と生殖―精子と卵子の形成 ヒトの生命の誕生 男と女の体はどのようにして作られるか―精巣と卵巣はどのようにして決まるか

◇生命科学がわかる―生物の生きるしくみをミクロの視点で理解する 工藤佳久,都筑幹夫著 技術評論社 2008.10 205p 21cm （ファーストブック） 1780円 Ⓣ978-4-7741-3613-4
内容 第1章 脳は高度な生命科学―脳のはたらきと情報伝達 第2章 多様な生物、無生物―生物とは何か 第3章 生物の生きかた―エネルギー獲得と防御 第4章 物質から見る生命―生命活動の主役タンパク質 第5章 情報の源「遺伝子」―セントラルドグマと遺伝子操作 第6章 生命科学からバイオ技術へ―バイオ技術がひらくもの 第7章 生命の過去と未来―進化の歴史と生命科学の進む道

◇生命科学がわかる100のキーワード―生物学の基本から、最先端医療まで 田沼靖一監修 ニュートンプレス 2009.11 159p 28cm （ニュートンムック Newton別冊） 2300円 Ⓣ978-4-315-51866-5

◇生命科学史 遠山益著 裳華房 2006.11 217p 21cm 2200円 Ⓣ4-7853-5211-6
内容 第1部 古代からルネサンス期までの生命観（生命科学史を学ぶにあたって 古代の生命観 古代ギリシアおよびローマ時代の生命観―生命学のあけぼの 中世における自然科学の展望 ルネサンス期の医学・生物学） 第2部 近世前期の生物学（生物の自

然体系の確立　顕微鏡学派の台頭）　第3部　近世後期の生物学（進化論の展開　細胞説の確立　生理学の発展　遺伝学の勃興　動物発生学の動向　病原微生物学の発達）　第4部　現代の生命科学（生物学から生命科学へ　免疫学の発達―生体防御　DNA生物学の誕生と発展）

◇生命科学入門　丸山工作,丸山敬著　東京教学社　2003.7　236p　26cm　2300円　Ⓟ4-8082-4011-4
　内容　第1章　生命を支えるタンパク質　第2章　遺伝子DNA　第3章　生体通貨ATP　第4章　細胞の仕組みとはたらき　第5章　発生の仕組み　第6章　脳神経系の仕組みとはたらき　第7章　免疫の仕組み　第8章　進化　第9章　生物と環境　付章　生命倫理

◇生命科学の基礎　中村運著　京都　化学同人　2003.3　158p　26cm　2300円　Ⓟ4-7598-0922-8
　内容　1章　生命とはなんだろう　2章　生命の単位　3章　遺伝と遺伝子　4章　水は生命をつくる　5章　細胞　生命を支える分子　6章　生命は分業からなる　7章　生命の操作

◇生命科学の基礎―生命の不思議を探る　野島博著　東京化学同人　2008.3　214p　26cm　2400円　Ⓟ978-4-8079-0651-2
　内容　1章　人類はどうやって生まれたか　2章　細胞の成り立ちと遺伝の仕組み　3章　進化の理論　4章　細胞が増える仕組み　5章　性と生殖の不思議　6章　老化と病　7章　なぜ、がんになるのか？　8章　生体防御と感染　9章　遺伝子治療と感染症　10章　先端バイオ技術の応用　第11章　ナノテクが拓くバイオの未来　12章　人類はどこへゆくのか？

◇生命科学の全体像と生命倫理―生命科学・生命工学の適正な発展のために　日本学術会議生命科学の全体像と生命倫理特別委員会報告　生命科学の全体像と生命倫理特別委員会　2003.7　96p　30cm　Ⓝ460

◇生命科学のフロンティア　多賀谷光男,高橋勇二ほか編　東京化学同人　2004.7　196,6p　19cm　（科学のとびら）　1400円　Ⓟ4-8079-1284-4
　内容　第1部　分子で細胞をデザインする（バイオインフォマティクス　プロテインエンジニアリング　生物における右と左―不斉合成）　第2部　細胞から個体へ（マイクロRNA―遺伝子発現の新しい調節機構　DNAマイクロアレイと一塩基多型　脳の病気―神経変性疾患　活性酸素と寿命　再生医学）　第3部　個体から社会へ（生物の形と数理モデル　DNAで解く生態学　遺伝子組換え作物が支える豊かな生活　化学兵器と環境汚染　太陽光による汚染物質の分解）

◇生命科学の冒険―生殖・クローン・遺伝子・脳　青野由利著　筑摩書房　2007.12　190p　18cm　（ちくまプリマー新書73）　760円　Ⓟ978-4-480-68774-6　Ⓝ461.15
　内容　1章　生命の始まりの科学―生殖　2章　生命を複製する―クローンと再生医療　3章　私たちの設計図をひもとく―遺伝子　4章　もっともミステリアスな器官―脳科学

◇生命科学の歴史―イデオロギーと合理性　ジョルジュ・カンギレム著,杉山吉弘訳　法政大学出版局　2006.9　228,20p　19cm　（叢書・ウニベルシタス）　2800円　Ⓟ4-588-00839-0
　内容　序説　現代の科学史叙述法における認識の役割　第1部　十九世紀における科学的および医学的イデオロギー（科学的イデオロギーとは何か　ある典型的な医学的イデオロギー、ブラウンの体系　十九世紀における「医学理論」終焉への細菌学の効果）　第2部　十九世紀と二十世紀における生物学的合理性の征服（十八世紀と十九世紀における生物学的調節概念の形成　チャールズ・ダーウィン以来の生命科学史について　生物学的思考の歴史における規範性の問題）　補遺　本選集にまとめられた諸研究の出典一覧

◇生命体の科学と技術　久保幹,吉田真共編　培風館　2006.4　260p　21cm　2800円　Ⓟ4-563-07795-X
　内容　1　生物と生命　2　分子から細胞へ　3　多様な生物　4　多様な生物社会　5　バイオテクノロジー　6　生物・生命を取り巻く新しい話題

◇生命の研究はどこまで自由か―科学者との対話から　棚島次郎著　岩波書店　2010.2　230p　19cm　〈述：池内了,長谷川眞理子,勝木元也,田川陽一〉　2400円　Ⓟ978-4-00-023690-4　Ⓝ460
　内容　第1章　科学者の自律と責任とは―池内了氏との対話から　第2章　進化生物学からみた科学と人間―長谷川眞理子氏との対話から　第3章　分子生物学の射程と大腸菌の復権―勝木元也氏との対話から　第4章　発生工学と「議論好き」の両立―田川陽一氏との対話から

◇生命のしくみはどこまでわかるの？―生命科学　毛利衛監修,こどもくらぶ編　岩崎書店　2004.4　47p　30cm　（未来をひらく最先端科学技術3）　2800円　Ⓟ4-265-04493-X
　内容　1　ゲノム解析　2　遺伝子診断　3　脳と記憶　4　脳のはたらきを調べる　5　カプセル内視鏡　6　再生医療

◇絶対わかる生命化学　齋藤勝裕,下村吉治著　講談社　2007.9　184p　21cm　（絶対わかる化学シリーズ）　2400円　Ⓟ978-4-06-155062-9
　内容　第1部　生体をつくるもの（細胞　生体と化学物質）　第2部　生命の連鎖（DNA　タンパク質合成　遺伝子工学）　第3部　生体とエネルギー（光合成　代謝）　第4部　生体の機能（情報伝達　免疫）　第5部　疾病と老化（疾病　発生と老化）

◇地球環境と人類の未来を考える生命科学―発生・再生・分化と環境応答　今岡進編　アドスリー　2009.3　79p　26cm　〈発売：丸善〉　1600円　Ⓟ978-4-900659-97-1
　内容　1　環境応答制御学　環境因子と発生過程―環境化学物質や環境変化が発生過程に及ぼす影響　2　細胞生物学・神経生物学　組織どうしの相互作用で生命を司る物質、カドヘリン―細胞接着を研究して見えてくるものとは　3　再生発生・組織分化制御学　生命の微細な構造ができる仕組みを解き明かす―ユニークなシグナル分子エピモルフィン　4　免疫学・免疫細胞の動態制御機構　免疫システムを分子レベルで探る―明日への医療へ繋ぐ　5　薬理生理学・がん発症機構の解明　細胞増殖制御機構と癌化機構の全貌を探る―癌の根本的治療法の開発　6　発生学・生殖細胞工学　核移植技術による個体の再生―絶滅動物の復活に向けて

◇人間の境界はどこにあるのだろう？　フェリペ・フェルナンデス＝アルメスト著,長谷川眞理子訳　岩波書店　2008.8　197,11p　19cm　2000円　Ⓟ978-4-00-024257-8
　内容　序章　「人間らしさ」の土俵　第1章　動物最前線―人間の自己定義の問題　第2章　公式に人間―一人

◇はじめての生命科学　菊池慎太郎,青江誠一郎編著,岡本威明,佐藤健三,直島好伸,長谷川靖共著　三共出版　2009.3　100p　26cm　1900円　①978-4-7827-0585-8
[内容]第1章 生化学と生命科学—生命を担う物質と働き(生命を担う最小単位:細胞　細胞を構成する物質と働き:タンパク質　細胞を構成する物質と働き:脂質　細胞を構成する物質と働き:核酸と遺伝子)　第2章 医学・薬学と生命科学(ヒトゲノム解析とポストゲノム研究　遺伝子診断と遺伝子治療　オーダーメード医療と薬剤)　第3章 栄養・保健と生命科学(メタボリックシンドローム　メタボリックシンドロームと栄養因子　メタボリックシンドロームと酸化ストレス)　第4章 生命情報科学と生命科学—コンピュータで生体分子を解析する(生命情報科学という科学　タンパク質と薬剤の相互作用シミュレーション　味覚のシミュレーション)

◇はじめて学ぶ生命科学の基礎　畠山智充,小田達也編著　京都　化学同人　2011.3　195p　26cm　2300円　①978-4-7598-1454-5
[内容]生命のはじまり　生体分子(アミノ酸、タンパク質、核酸　糖質、脂質)　タンパク質の構造と機能　細胞内のエネルギー代謝　生物の遺伝情報—複製、転写、翻訳　細胞の増殖　細胞のさまざまな機能　生物の進化と多様性

◇人の生命科学　渡辺強三,佐々木史江,堀口毅著　医歯薬出版　2003.1　144p　26cm〈「生物学」(医歯薬出版2001年刊)の増訂〉　2300円　①4-263-22924-X　Ⓝ460

◇マンガ これだけは! 生命科学　斎藤悠貴著　明日香出版社　2003.7　203p　21cm　(アスカビジネス)　1300円　①4-7569-0661-3
[内容]1『遺伝子情報』全盛時代に社会はどう変わる?　2 クローン動物とクローン人間について　3 遺伝子レベルの診断と治療　4『遺伝子組み換え食品』と『環境ホルモン』について　5『新種動物の創造計画』と『絶滅動物の復活計画』　6 人類を脅かすもの…耐性菌、未知のウイルス、そして未知の生物　7『生命科学』と『生命倫理』を皆が考える時代

◇雌と雄のある世界　三井恵津子著　集英社　2008.10　217p　18cm　(集英社新書)　700円　①978-4-08-720465-0
[内容]第1章 個体は細胞の集合—細胞なくして個体なし　第2章 まったく異なる役割をもつ二種類の細胞—生き続けるか死ぬか、それが問題だ　第3章 細胞分裂の仕方にも二種類—そこで雌と雄に分かれる　第4章 すべてのもとは一つの細胞—一つが最後は六〇兆になってしまう　第5章 雌と雄は、どのようにして出来るのか—性と環境の絡み合いから　第6章 環境に左右される性—雌と雄が入替わることさえある　第7章 クローン動物—雌と雄がそろう必要を教えた　第8章 植物は植物一生殖細胞はなかなか出来ない　第9章 細胞分裂の制御—テロメアの存在が鍵?　第10章 細胞の死と個体の死—死は必然と言えるか

◇ライフサイエンス政策の現在—科学と社会をつなぐ　菱山豊著　勁草書房　2010.10　238p　21cm　2600円　①978-4-326-10202-0　Ⓝ490.15
[内容]1 iPS細胞への期待と社会(支援体制はどう構築されたか:ヒトiPS細胞の樹立から　国際競争と産業化への課題)　2 最先端のライフサイエンスと生命倫理　3 研究成果の社会への還元(ライフサイエンスと社会経済　医薬品の研究開発と基礎研究・臨床研究)　4 ライフサイエンス・コミュニケーション(研究上の不正行為と科学への信頼　ライフサイエンスと社会との関係)

◇ライフサイエンスの産業経済分析—経営と政策の共進的発展　中村洋著　慶應義塾大学出版会　2009.11　337p　22cm　4200円　①978-4-7664-1681-7　Ⓝ499.09
[内容]第1章 ライフサイエンス産業における共進的発展の必要性　第2章 製薬産業(1)世界における現状と将来　第3章 製薬産業(2)日本の製薬産業の発展に向けて　第4章 日本のバイオベンチャー企業　第5章 日本の医療機器産業　第6章 共進的発展への政策課題と提言(1)薬価・保険医療科制度　第7章 共進的発展への政策課題と提言(2)ジェネリック医薬品、治験環境、審査体制

◇われわれはなぜ死ぬのか—死の生命科学　柳澤桂子著　筑摩書房　2010.2　248p　15cm　(ちくま文庫 や33-2)　760円　①978-4-480-42651-2　Ⓝ461.1
[内容]第1章 死—見るもおぞましきもの　第2章 人間はいつ死を知ったか　第3章 生の終わりの多様性　第4章 死を考えるための生命の歴史　第5章 死の起源と進化　第6章 細胞分裂と細胞死　第7章 性と死　第8章 死に向けて時を刻む　第9章 すりへってゆく生命　第10章 死とは何か

◇Dr.中路の健康医学講座—寿命を読み解けば健康が見えてくる　中路重之著　弘前　弘前大学出版会　2007.10　103p　21cm　(弘大ブックレット no.3)　360円　①978-4-902774-28-3　Ⓝ498.02121
[内容]平均寿命の都道府県ランキング　青森県民の平均寿命の短さとその意味するもの　青森県民の短命は複合的要素　日本は世界の長命国:「短命県」青森でも米国より長生き　日本人の長寿の背景:高い경済力と国民性が下支え　健康寿命も世界一の日本　百寿者も少ない青森県　百寿者の特徴:肥満なく喫煙せず大酒飲まず　青森県民の短命の理由:背景に気候や経済力、文化・気質　健康がいかに環境の影響を受けるのか〔ほか〕

《クローン》

◇驚異のクローン豚が人類を救う!?—21世紀の画期的医療、異種移植の最前線をゆく　ジェニー・ブライアン,ジョン・クレア著,鈴木豊雄訳　清流出版　2004.10　239p　20cm　1800円　①4-86029-092-5　Ⓝ494.2
[内容]第1章 わたしの命を救ったブタ　第2章 動物臓器の不足　第3章 動物種という障壁を乗り越える　第4章 霊長類からブタまで　第5章 人間により近いブタをつくる　第6章 遺伝子導入臓器試験中　第7章 レトロウイルスの大きな脅威　第8章 厳しい監視の目　第9章 移植したブタの臓器とともに生きる　第10章 ほかに道はあるのか　第11章 決断の時

◇クローン技術—応用の可能性と問題点　大石道夫日本語版監修, サリー・モーガン著, 徳永優子訳　文溪堂　2004.3　63p　29cm　（生命科学の今を知る 4）　2800円　①4-89423-380-0　Ⓝ467.25

◇クローン技術の可能性　サイエンティフィック・アメリカン編, 水谷淳訳　日本経済新聞社　2005.5　181p　19cm　（科学の最前線 2）　1500円　①4-532-16517-2　Ⓝ467.25
[内容] 葉の細胞からジャガイモを再生する　植物が抗体を作る　ノアの方舟のクローン　ヒツジの皮をかぶったクローン　遺伝子組み換え動物のクローニング　医療目的のクローニング　製薬工場としての遺伝子組み換え家畜　自然の修理人・幹細胞　動物の臓器を移植する　我はクローン　分子の自己複製機械はクローンを作れるか　幹細胞研究に関する大統領見解

◇クローン羊のつくりかた　ヘイゼル・リチャードソン著, 千葉茂樹訳　晶文社　2003.11　115p　21cm　1200円　①4-7949-6594-X　Ⓝ467.25
[内容] 1 クローンってなに？　2 赤ちゃんは、どのように育つの？　3 遺伝子の発見と DNA を結ぶもの　5 暗号を解け！　6 クローンはしてい い？ それともだめなの？　7 クローン技術の発展の 歴史　8 羊の成体のクローン、ついに誕生　9 未来 の姿

◇クローンマンモスへの道—クローン技術最前線の技術における発生・再生医療技術を探る　若山照彦著　アドスリー　2009.1　79p　26cm　〈発売：丸善出版事業部〉　1600円　①978-4-900659-96-4　Ⓝ467.25
[内容] 君と研究を共にしたい　1 若山照彦を見る　2「クローンとの出会い」　3 次なる夢—死骸からクローン　4 クローン技術の発展　5 マンモス復活への道

◇なるほどわかった！ クローンのこと—クローン人間は幸せか？　中内光昭著　グラフ社　2003.8　206p　19cm　1333円　①4-7662-0760-2　Ⓝ467.25
[内容]「クローン」て何のこと　「クローン」を理解するために　遺伝子は何をしている？　自然界にはクローンがいっぱい　クローンをめぐる三つの疑問　好奇心が科学を育てる　クローン動物の歩みドリーの誕生　クローン動物が持つ可能性　クローン技術への期待と不安　「クローン人間」とは何か「クローン人間」を考える

◇ヒト胚の取扱いに関する基本的考え方　総合科学技術会議　2004.7　20, 19, 37p　30cm　Ⓝ467.25

《遺伝子組み換え食品》

◇偽りの種子—遺伝子組み換え食品をめぐるアメリカの嘘と謀略　ジェフリー・M. スミス著, 野村有美子, 丸田素子訳　家の光協会　2004.11　317p　19cm　1600円　①4-259-54666-X　Ⓝ498.54
[内容] 第1章 海外で起きた衝撃の事実　第2章 危険な牛乳　第3章 異常発生　第4章 企業による、企業のための政府　第5章 アレルギーの可能性　第6章 力

でメディアを抑える　第7章 食生活を改善する　第8章 あなたにできること

◇遺伝子組み換え企業の脅威—モンサント・ファイル『エコロジスト』誌編集部編, アントニー・F. F. ボーイズ, 安田節子訳, 日本消費者連盟訳　増補版　緑風出版　2012.1　184p　21cm　1900円　①978-4-8461-1122-9
[内容] モンサント—その波乱の履歴　回転ドア（産官人事交流）—モンサントと規制当局　行き詰まるモンサントのPR作戦　なぜバイオテクノロジーとハイテク農業が世界を飢餓から救えないか　モンサントは消費者の意見をどう聞いているのか　モンサントの悪い情報を隠す　反市民に対する訴訟戦略　モンサントよ、あなたは我々の恥だ　フランケンシュタイン企業—モンサントとアメリカン・ホーム・プロダクツの合併　ボイコット—避けるべきブランドと商品　環境運動家はならず者か？ 一本当のテロリストは誰だ　健全な農業への回帰は当然のこと　遺伝子組み換え作物の犯罪

◇遺伝子組換え作物—世界の飢餓とGM作物をめぐる論争　パー・ピンストラップーアンダーセン, エビー・シオラー著, 貝沼圭二翻訳監修, 貝沼真美, 貝沼恵美訳　学会出版センター　2005.4　186p　19cm　1800円　①4-7622-3039-1　Ⓝ611.3
[内容] 1 農業研究—人々の生活に変化を与える　2 研究の境界線を越えて　3 ほとんど同じでなぜ悪いのか？　4 他の選択肢　5 貧しい人々は遺伝子組み換え食品の恩恵を受けることができるのか？　6 誰が行動計画の筋書きをつくるのか？　7 前進—細心の注意を払って

◇遺伝子組み換え作物が世界を支配する　ビル・ランプレクト著, 柴田譲治訳　日本教文社　2004.12　542p　19cm　2190円　①4-531-08142-0　Ⓝ615.21
[内容] 第1部 遺伝子レストラン　第2部 農場と医薬品業界で　第3部 逆風　第4部 真剣な取り組み

◇遺伝子組み換え作物はいらない！ —広がる GMO フリーゾーン　天笠啓祐著　家の光協会　2006.4　218p　19cm　1600円　①4-259-54689-9　Ⓝ615.21
[内容] 第1章 いまヨーロッパの食と農で何が起きているのか？　第2章 世界中に広がる勢いの遺伝子組み換え作物　第3章 遺伝子組み換え作物の環境と食品への影響　第4章 慣行農業・有機農業・CM農業三つの農業の共存は可能か？　第5章 ヨーロッパ全体に広がる GMO フリーゾーン運動　第6章 北米・オーストラリアにも及ぶ GMO フリーゾーンの波　第7章 香港に結集した消費者・農民焦点は WTO と中国の GM イネ　第8章 日本でも広がる GMO フリーゾーン

◇遺伝子組み換え食品—本当の不安と誤解　グレゴリー・E. ペンス著, 山口彦之訳　青土社　2003.3　314p　20cm　2200円　①4-7917-6017-4　Ⓝ498.54
[内容] 1 有機食品 vs 遺伝的改変食品　2 遺伝的改変食品の政治運動　3 食品に関する四つの見解　4 ヨーロッパと狂牛病　5 遺伝的改変食品は安全か　6 遺伝的改変作物、環境倫理、エコファシズム　7 どうして遺伝的強化食品が飢餓の終結を速めるか　8 遺伝的改変食品は環境を損なうか　9 よく考えた上での六つの結論

◇遺伝子組み換えナタネ汚染　遺伝子組み換え食品いらない！ キャンペーン編　緑風出版

2010.10 187p 21cm （クリティカルサイエンス6）〈並列シリーズ名：CRITICAL SCIENCE〉 2000円 ①978-4-8461-1013-0 Ⓝ617.9

[内容]第1部 遺伝子組み換え(GM)ナタネの自生とその拡大 第2部 市民による遺伝子組み換え(GM)ナタネ自生調査活動 第3部 生物多様性条約とカルタヘナ議定書(生物多様性条約とは？ カルタヘナ議定書とは？ カルタヘナ議定書締約国会議の焦点 カルタヘナ議定書締約国会議へ向けた市民提言)

◇クローン家畜・遺伝子組み換え動物が食卓に！ 天笠啓祐著 遺伝子組み換え食品いらない！キャンペーン 2009.4 45p 21cm （共同刊行：食の安全・監視市民委員会） 500円 Ⓝ617.9

◇それでも遺伝子組み換え食品を食べますか？ アンドリュー・キンブレル著, 白井和宏訳, 福岡伸一監修 筑摩書房 2009.9 238p 19cm 1600円 ①978-4-480-87805-2 Ⓝ615.21

[内容]第1章 遺伝子組み換え食品は、健康にとってどんな危険性が潜んでいるのか？（小児科医が子供たちへの影響を訴える 成長ホルモンが入った牛乳！"魚トマト"に"人間豚" 遺伝子組み換え食品が、アレルギー反応を引き起こす 遺伝子組み換え食品で、抗生物質が効かなくなる 遺伝子組み換え食品の中の、有毒な遺伝子 遺伝子組み換え食品が、免疫力を低下させる 遺伝子組み換えによって、食品の栄養成分が減少する） 第2章 私たちの知っている自然が死を迎える（科学者が環境への影響を訴える 復活したトロイの木馬効果 遺伝子汚染 スーパー雑草の誕生 すべての畑が殺虫剤製造工場になる スーパー害虫が生まれる） 第3章 破滅へと向かう種子は、すでにまかれた（農民が有機農業の終焉を訴える 農家はどこに行ってしまったのか？ 販売先を失い、農場を失う農民たち 遺伝子組み換えによって迫害される農家 遺伝子組み換え作物のノーと言うための方法） 第4章 スーパーマーケットでの遺伝子組み換え食品の簡単な見分け方(スーパーマーケットでの簡単な買い物ガイド 果物と野菜 二区と魚 乳製品と卵 ベビーフード 穀類と豆類 調味料と食用油、スープとソース 缶詰と冷凍食品 パン、クッキー、シリアル スナック菓子 飲料 調べてみよう） 第5章 食べ物の未来を選択しよう（市民運動家は訴える 運動に参加する10の方法）

◇トウモロコシが魚になる日—遺伝子操作はこんなに怖い？！ マーク・L・ウィンストン著, 五十嵐洋子訳 清流出版 2005.7 335p 20cm 2200円 ①4-86029-120-4 Ⓝ615.21

[内容]第1章 種子は蒔かれた 第2章 バイオテクノロジー産業の隆盛 第3章 規制行政の最前線で 第4章 環境破壊を危惧する声 第5章 ビッグマネー・バッドサイエンス 第6章 個人農家の未来 第7章 有機農家の不安 第8章 特許制度が保護するもの 第9章 反GM大国イギリスの事情 第10章 モンサント社の新たな戦略 第11章 利益とリスクの均衡

◇バイテクの支配者—遺伝子組換えはなぜ悪者になったのか ダニエル・チャールズ著, 脇山真木訳 東洋経済新報社 2003.8 412p 19cm 2400円 ①4-492-04193-1 Ⓝ615.21

[内容]最初の切り換え ワシントンに向かって進撃 何でもやってやろう 最初の有用遺伝子 神の賜物 毒を好む遺伝子 遺伝子職人の勝利 抵抗勢力 種子戦争 期待に震える 勝利の夏、いさかいの夏 力づく 巻き返し 決壊 果てしない地平線

戦争と医療・人体実験

◇悪夢の医療史—人体実験・軍事技術・先端生命科学 W. ラフルーア, G. ベーメ, 島薗進編著, 中村圭志, 秋山淑子訳 勁草書房 2008.10 331, 11p 22cm 3500円 ①978-4-326-10184-9 Ⓝ498.02

[内容]第1部 繰り返される暴走（非倫理的な医学研究の合理化—ヴィクトル・フォン・ヴァイツゼッカーの事例を真剣に受け止める 医学、道徳、歴史—ドイツの『エティーク』誌と人体実験の限界 人体実験とインフォームド・コンセント—現在までの道のり 学者たちの沈黙 悪の倫理学—ナチスの医学実験がもたらした課題と教訓 七三一部隊と一九八九年に発見された多数の遺骨—医学者たちの組織犯罪 バイオハザード—七三一部隊と戦後日本の国民的「忘れやすさ」の政治学 生物兵器—米国と朝鮮戦争 実験的傷害—二〇世紀中葉の米国における銃弾傷弾道学と航空医学 生命倫理へのつまづきの石—冷戦初期の人体実験政策） 第2部 論争の現在（医原病の倫理学のために 脳死・臓器移植の現在—「生き残り」戦略か「無" 戦略か 「人体革命」の時代を考える—「人間の尊厳」概念と「自己決定権」に対する批判的視座 人の胚の研究に慎重でなければならない理由—人間の尊厳の異なる考え方 日本における優生学、生殖技術とフェミニズムのディレンマ ユートピアの罠を拒否する—研究開発、合理化、ハンス・ヨナス)

◇アメリカの化学戦争犯罪—ベトナム戦争枯れ葉剤被害者の証言 北村元著 梨の木舎 2005.8 378p 21cm （教科書に書かれなかった戦争 pt.47） 3500円 ①4-8166-0502-9 Ⓝ369.37

[内容]1章 提訴—二〇〇四年1月30日（ケネディの決定 訴訟 訴訟を支える人たち） 2章 七色の霧を浴びて 3章 医療現場からの証言 4章 アメリカの化学戦争犯罪

◇アントン—命の重さ エリザベート・ツェラー著, 中村智子訳 主婦の友社 2007.12 285p 19cm 1600円 ①978-4-07-256366-3

[内容]第1章 成長するアントン（一九三八年 一九三二年～一九三八年） 第2章 アントン、学校へ通う 第3章 秘密のアントン（一九四三年 春から夏にかけて 一九四三年 晩夏から秋にかけて 一九四三年 冬)

◇慰安婦と医療の係わりについて 天児都, 麻生徹男著 福岡 梓書院 2010.2 179p 22cm 1619円 ①978-4-87035-371-8 Ⓝ369.37

[内容]第1章 慰安婦と医療の係わりについて（いとぐち 2007年7月30日米下院決議についての日本の立場 主にヨーロッパ諸国と日本の売賣春の係わり 性疾病対策の変遷 おわりに 参考文献） 第2章 花柳病ノ積極的豫防法（緒言 娼樓 檢黴 アルコール飲料 禁慾 花柳病ノ認識 狹義ノ予防法 患者ノ取扱 結言 英訳 戦線女人考『上海より上海へ』） 第3章 「慰安婦問題」の問いかけているもの

◇岩手県出身元隊員が初めて語った731部隊の真実—report 731部隊展・いわて1994.7/26-31 731部隊の証言を残す岩手の会編 第2版 〔滝沢村(岩手県)〕〔731部隊の証言を残す岩手の会〕 2010.8 94p 26cm 1140円 Ⓝ210.74

◇恐ろしい医師たち―ナチ時代の医師の犯罪　ティル・バスティアン著，山本啓一訳　京都　かもがわ出版　2005.1　136,6p　20cm　1600円　Ⓘ4-87699-853-1　Ⓝ490.234
　内容　第1部 前史，ナチ独裁に至るまで　第2部 医師の犯罪1933年・1945年　第3部 ニュルンベルク裁判　おわりに 過去の暗い影

◇枯れ葉剤とガーちゃん　早乙女勝元著　草の根出版会　2006.8　62p　25×20cm　（写真絵本物語ベトナムに生きて1）　1800円　Ⓘ4-87648-236-5
　内容　枯れ葉剤って、なに？　ベトナム戦争と私たちはどんな戦争だったのか　枯れ葉剤とガーちゃん　私のベトナムの旅

◇枯れ葉剤に遭った子どもたち―私のベトナム日誌15年　細谷久美子著　同時代社　2011.11　244p　19cm　1900円　Ⓘ978-4-88683-708-0　Ⓝ369.37
　内容　第1部 ベトナム戦争と枯れ葉剤爆弾　第2部 私のベトナム日誌一五年（はじめての見学―ホアビン（平和）村、戦争犯罪展示館（第一回訪問（一九九五年四月二六日～五月三日））　子どもたちの家を訪ねる（第二回訪問（一九九六年一二月二七日～九七年一月二日））　ベト君のいる病院を訪ねる（第三回訪問（一九九七年一二月一七日～一二月二三日））　歩くことも話すこともできない―タイニン省で出会った子どもたち（第四回訪問（一九九九年一月二一日～一月二五日））　枯れ葉剤を集中投下された南北境界地域（第五回訪問（二〇〇〇年一月二三日～一月二九日））　タイビン省に残された爪痕（第六回訪問（二〇〇一年一月二日～二月四日））　リハビリ医療施設建設へ踏み出す（第七回訪問（二〇〇二年二月一七日～二月二三日））　リハビリ医療施設落成式に参加して（第八回訪問（二〇〇三年二月一七日～二月二三日））　とうとうリハビリ医療施設が開所した（第九回訪問（二〇〇四年二月一五日～二月二一日））　ただ今、リハビリ訓練中―「南部解放・国家統一」三〇周年の年に（第一〇回訪問（二〇〇五年四月二八日～五月三日））ほか

◇国に問われる責任―つぐないか、救いか　軍医学校跡地で発見された人骨問題を究明する会編　樹花舎　2009.7　157p　21cm　〈発売：星雲社〉　1000円　Ⓘ978-4-434-13377-0　Ⓝ210.74
　内容　人骨（はね）発見から二〇年　第1部 シンポジウムより（ドイツ強制労働補償基金　薬害肝炎訴訟　ハンセン病問題基本法　人骨問題の真相究明　質疑応答）　第2部 人骨発見二〇年の歩み（標本という名の「死体」―人骨の会の二〇年）　資料編

◇検証人体実験―731部隊・ナチ医学　小俣和一郎著　第三文明社　2003.8　245p　20cm　1600円　Ⓘ4-476-03255-9　Ⓝ490.15
　内容　第1章 戦争医学犯罪・前史―そこに至るまで　第2章 何が起こったか・何が行われたか（検証）（1932～45）　第3章 ニュルンベルク医師裁判（1946～47）　第4章 ハバロフスク裁判（1949）　第5章 関係者の戦後（1945～）　第6章 新しい医療倫理の枠組みを求めて

◇裁判と歴史学―七三一細菌戦部隊を法廷からみる　松村高夫，矢野久編著　現代書館　2007.3　393p　22cm　5600円　Ⓘ978-4-7684-6948-4　Ⓝ210.75
　内容　第1章 歴史認識論と「歴史認識問題」　第2章 家永教科書裁判と七三一部隊　第3章 戦後補償裁判と七三一部隊　第4章 細菌戦裁判と七三一部隊・細菌戦　第5章 訴訟担当弁護士の見解　第6章 戦争犯罪追及・戦後補償と歴史学―戦後日独比較

◇生物兵器炭ソ菌てどんな病気になるの―鈴木正弘講演録　鈴木正弘述　Kakegawa St.Columbia University Press　2003.5　108p　21cm　（最先端医療シリーズ5）〈発売：星雲社〉　952円　Ⓘ4-7952-5488-5　Ⓝ492
　内容　1 生物兵器、炭ソ菌てどんな病気になるの　2 心臓移植5年生存率は75%って　3 エイズに感染したときどうする？　4 飲み薬は1種類でも5種類でも同じ？　5 今年は蚊に刺されたら危ないかも　6 ウエストナイル熱　6 毛色の濃いネコはアレルギーの人は飼わない方がよい　7 不眠症とうつ病　8 男性不妊は遺伝が多い！　9 むち打ち症の頭痛に朗報！　10 アトピー性の皮膚炎の症状と診断　11 暗い部屋でのTV鑑賞は危険！

◇戦場の疫学　常石敬一著　海鳴社　2005.11　224p　20cm　1800円　Ⓘ4-87525-226-9　Ⓝ498.6
　内容　序章 バイオテロの早期発見には疫学が必要　第1章 浜松事件の概要　第2章 浜松菌確定後　第3章 新京ペストの概要　第4章 満州のペスト　第5章 新京出動　第6章 新京ペスト謀略説　第7章 ペストからノミの研究へ　終章 もうひとつの疫学

◇戦争と医の倫理―中・米・日の視点から　第27回日本医学会総会出展「戦争と医学」展実行委員会編　京都　かもがわ出版　2007.10　63p　21cm　（かもがわブックレット166）　600円　Ⓘ978-4-7803-0125-0　Ⓝ490.15
　内容　第1章 七三一部隊の被害国国民として　第2章 アメリカ人の視点から見た七三一部隊の戦後史　第3章 十五年戦争中の「医学犯罪」と私たちの今日の課題　宣言

◇太平洋戦争連合軍の化学戦実験―オーストラリアにおける毒ガス人体実験　ブリジット・グッドウィン著、岸田伸幸訳、山岡道男日本語版監修　原書房　2009.4　346p　21cm　5600円　Ⓘ978-4-562-04288-3
　内容　序論　第1章 人体実験と化学兵器　第2章 マンゴーアヴェニュー、マスタードガス、少佐　第3章 役に立たない防護手段　第4章 ブルック島実験　第5章 志願者たち　第6章 キイラと女性たち　第7章 1943年以降の化学剤に関する知見と、正当な扱いを求める志願者たちの活動　結び　付録

◇中国侵略日本軍第731部隊　中国侵略日本軍第七三一部隊罪証陳列館編纂　北京　五州伝播出版社　2005.6　143p　30cm　Ⓘ7-5085-0743-6　Ⓝ210.75

◇毒ガス戦と日本軍　吉見義明著　岩波書店　2004.7　351p　19cm　2800円　Ⓘ4-00-024128-1
　内容　1 第一次世界大戦の衝撃 一九一五・一九三〇　2 満州事変と毒ガス問題 一九三一・一九三六　3 日中戦争の全面化と本格的使用の開始 一九三七・一九三八　4 恒常化する毒ガス戦 一九三八・一九四一　5 エスカレートする作戦 一九三九・一九四一　6 毒ガスの生産　7 抑制された毒ガス戦東南アジア・太平洋戦線 一九四一・一九四五　8 熾烈戦・殲滅戦下の毒ガス戦 中国戦線 一九四二・一九四四　9 アメリカの毒ガス戦計画と日本 一九四一・一九四五　10 敗戦・免責・遺棄・投棄―残された負の遺産

◇731　青木冨貴子著　新潮社　2005.8　391p 20cm　1700円　Ⓘ4-10-373205-9　Ⓝ210.75
[内容] プロローグ 深い闇　第1部 加茂から満州へ　第2部 終戦そしてGHQ　第3部 石井四郎ノートの解読　エピローグ 軍医たちのその後

◇731　石井四郎と細菌戦部隊の闇を暴く　青木冨貴子著　新潮社　2008.2　534p　16cm（新潮文庫）　705円　Ⓘ978-4-10-133751-7 Ⓝ210.75
[内容] プロローグ 深い闇　第1部 加茂から満州へ（加茂　東郷部隊　平房の少年隊　ハルビンへの旅）　第2部 終戦そしてGHQ（「1945終戦当時メモ」　占領軍の進駐とサンダース中佐　トンプソン中佐の石井尋問　「ハットリ・ハウス」の検察官たち）　第3部 石井四郎ノートの解読（「終戦メモ1946」　鎌倉会議　若松町）　エピローグ 軍医たちのその後

◇七三一部隊の生物兵器とアメリカ―バイオテロの系譜　ピーター・ウイリアムズ、デヴィド・ウォーレス著、西里扶甬子訳　京都　かもがわ出版　2003.8　326p　21cm　3200円　Ⓘ4-87699-765-9　Ⓝ210.75
[内容] 第1章 悪魔の兵器　第2章 秘密の追及　第3章 細菌戦データを巡る取引　第4章 朝鮮戦争でアメリカは細菌戦をやったのか？　第5章 四つの恐怖―七三一部隊関係者　第6章 訳者の終章―生物兵器は今も 底流する七三一的なもの

◇「七三一部隊」罪証鉄証―特移扱・防疫文書編集　吉林省档案館、日中近現代史研究会、ABC企画委員会編　吉林　吉林人民出版社　2003.9　528p　31cm　〈発売：不二出版　複製〉　25000円　Ⓘ4-8350-3558-5　Ⓝ210.75
[内容] 関東憲兵隊「特移扱」関係文書（蘇諜劉青山関係者ノ身柄移送ニ関スル件報告「通牒」〔七、二八憲高第三三九号・七、二八哈憲電第五八号参照〕昭和十六年八月五日〔東寧□□□□〕　「ソ」諜劉青山一味ノ特移扱ニ関スル件報告「通牒」〔哈憲高第五二四号〕昭和十六年八月六日〔哈尓浜憲兵隊長・加藤圭〕　「ソ」諜ノ処置ニ関スル指令〔関憲高第七六四号〕昭和十六年七月二十八日〔関東憲兵隊司令官・原守〕ほか）　関東軍臨時ペスト防疫隊・防疫隊「防疫」関係文書（対策 昭和十五年十月十五日　防疫隊配置要図 昭和十五年十月九日二十時〔於国防會館〕　関東軍臨時ペスト防疫隊会報 昭和十五年十月十六日〔於国防會館〕ほか）　論文資料（資料新京・農安ペスト流行「解説」（松村高夫 江田いづみ）　関東憲兵隊「特移扱」文書の発見と調査（張志強 趙玉source）　付録1 関東憲兵隊「特移扱」実施人員一覧表　付録2 新聞記事）

◇花はどこへいった―枯葉剤を浴びたグレッグの生と死　坂田雅子著　トランスビュー　2008.11　254p　20cm　1800円　Ⓘ978-4-901510-68-4 Ⓝ369.37
[内容] 1 突然訪れた最期（予期しなかった宣告　枯葉剤が原因？）　2 七〇年代、京都で（ベトナム帰還兵　自由の風に乗って　韓国への旅　写真通信社の仕事）　3 ベトナムへの帰還（フィリップ・ジョーンズ＝グリフィスとの出会い　戦後ベトナムからのレポート　私のベトナム・カンボジア紀行　ベトちゃんドクちゃんを取材する）　4 揺れ動くアジアを行く（地雷の国、カンボジア　クーデターとポル・ポトの死　不思議の国、北朝鮮　スー・チーさんへの単独インタビュー　中央アジアへ向かう視線）　5 「9・11」以後の世界（アフガニスタンからの報告　グレッグの写真論と作品　中央アジア・ダイアリー）　6 枯葉剤の実態をドキュメンタリー映画に（哀しみをのりこえるために　映画作りを学ぶ　枯葉剤の調査）　7 ベトナム取材の衝撃（被害者たちに会う　元アメリカ兵の建てた施設　中部高原地帯の村　ツーズー病院「平和村」　ロンタン基地をさがして）　8 『花はどこへいった』の誕生（パーソナル・レクイエム　試行錯誤の編集作業　アメリカでの追跡調査　あるベトナム帰還兵の回想）　9 ベトナム再訪（裁判の結果　被害者たちのその後　新たな発見の旅へ）

◇母は枯葉剤を浴びた―ダイオキシンの傷あと　中村梧郎著　新版　岩波書店　2005.12　255p　15cm　〈岩波現代文庫〉　1000円　Ⓘ4-00-603125-4
[内容] 女たちの苦悶　枯死の岬　生きぬく子どもたち　餓死の高原　生体実験　兵器としての農薬　三つの出会い　そして子どもたちは大人になった　ダイオキシン、その人体影響

◇ペストと村―七三一部隊の細菌戦と被害者のトラウマ　上田信著　風響社　2009.9　242p　19cm　〈風響社あじあ選書 1〉　1800円　Ⓘ978-4-89489-135-7　Ⓝ210.75
[内容] 序章 裁判の結果　第1章 疫病に関する記録と記憶（村の悲劇に関する記録　村の悲劇に関する記憶）　第2章 因果関係の立証（細菌兵器の開発と実地使用　ペスト流行の歴史）　第3章 細菌戦が破壊したもの（同姓村の絆　姻戚のネットワーク）　第4章 被害者・遺族にとっての細菌戦訴訟（起訴の動機　裁判の意義）　終章 敗訴からの出発（判決文を読む　敗訴後の崇山村）

◇ベトドクと村と日本の絆　藤本文朗、桂良太郎、小西由紀編著　新日本出版社　2010.11　171p　19cm　1500円　Ⓘ978-4-406-05409-6 Ⓝ369.49
[内容] 第1章 ベトちゃん、ドクちゃんと私たちの二五年間　第2章 「ベトちゃんドクちゃんだけでなく」―日本ベトナム友好障害児教育福祉セミナー　第3章 枯葉剤被害者二世、三世の現地調査を通して見えてきたもの―タイニン省での足跡とダイオキシンの遺伝毒性をめぐって　第4章 ベトナムのお年寄りたちの生きざまから学ぶもの―福祉学と平和学と老年学の統合をめざして　第5章 「願う会」の活動の心はお金に代えられない―ベト、ドクと「願う会」のこと　化学兵器も核兵器もなくさなくては

◇ベトナムの枯葉剤―ダイオキシンを追いかけて　西村洋一著　ミヤオビパブリッシング　2009.4　255p　26cm　〈発売：宮帯出版社（京都）〉　1238円　Ⓘ978-4-86366-061-8　Ⓝ369.37
[内容] 1 フォン・レックリングハウゼン病と神経皮膚黒色症ほか　2 頭部と顔面の障害　3 皮膚の障害　4 四肢の障害　5 筋・骨格・成長の障害　6 ツーユー産婦人科病院とツーユー平和村　7 ベトナムの平和村（ツーユー以外）　8 先天奇形嬰児標本とスライド　9 撒布地を行く―クアンビン省からカマウ省へ

動物実験

◇医師と科学者による動物実験批判―医学研究改革委員会（MRMC）2002年　MRMC（医学研究改革委員会）原著、AVA-net（動物実験廃止・全国ネットワーク）訳　新版　動物実験廃止・全国

◇ネットワーク　2003.4　18p　30cm　（AVA-net資料集 no.7）　300円　Ⓝ490.76
◇カタカナの墓碑——犬の涙、犬の悲鳴…を知っていますか？　佐藤良夫著　ジュリアン出版局　2004.8　141p　19cm〈英語併記〉　933円　Ⓘ4-902584-02-6　Ⓝ490.769
　[内容]第1章 黎明(実験助手時代　公務員一年生)　第2章 転機　第3章 墓参　終章 未来へ
◇私史・日本の実験動物45年——実験動物中央研究所の記録(1947-1991)　野村達次、飯沼和正著〔川崎〕　実験動物中央研究所　2008.9　287p　20cm（六匹のマウスから 1)〈発売:慶應義塾大学出版会　「六匹のマウスから」（講談社1991年刊）の新装版〉　2400円　Ⓘ978-4-7664-1498-1　Ⓝ490.769
　[内容]第1章「旧実中研」- その生い立ちと発展——一九四五〜五五年　第2章 SPF動物の生産を目指して——一九五五〜六五年　第3章 研究活動本格化へ——一九六五〜七五年　第4章 世界のトップを目指して——一九七五〜八五年　第5章 対談・野村達次/飯沼和正
◇実験動物に関連する法改正とその影響　日本実験動物協会教育・認定専門委員会　〔2006〕　60p　30cm　（教育セミナーフォーラム 2006)〈会期・会場:平成18年2月4日　京都府立医科大学図書館ホール〉　Ⓝ490.769
　[内容]実験動物に関連する法改正(輸入動物および媒介動物由来感染症の現状・対策・課題(吉川泰弘述)　「遺伝子組換え生物等の使用等の規制による生物の多様性の確保に関する法律」（カルタヘナ法）について(久和茂述)　「特定外来生物による生態系等に係る被害の防止に関する法律」（外来生物法）について(喜多正和述)）　法改正による影響(マウス、ラットを用いた実験に与える影響(八神健一述)　ウサギを用いた実験に与える影響(塩見雅志述)　イヌを用いた実験に与える影響(日柳政彦述)　サルを用いた実験に与える影響(鳥居隆三述))
◇実験動物の福祉——国際的動向とわが国の現状　日本実験動物協会教育・認定専門委員会〔2011〕　21p　30cm　（教育セミナーフォーラム 2011)〈会期・会場:平成23年2月27日　東京大学弥生講堂ほか〉　Ⓝ490.769
◇人道的な実験技術の原理——動物実験技術の基本原理3Rの原点　W. M. S. RUSSELL, R. L. BURCH著, 笠井憲雪訳　アドスリー　2012.2　245p　21cm〈発売:丸善出版〉　3000円　Ⓘ978-4-904419-30-4　Ⓝ490.769
◇動物実験における人道的エンドポイント　The institute for laboratory animal research編, 中井伸子訳　アドスリー　2006.6　88p　31cm〈発売:丸善出版事業部〉　5000円　Ⓘ4-900659-66-5　Ⓝ490.769
◇「動物福祉と第三者評価」（東京)・「実験動物技術者認定制度の現状と展望」（京都）　日本実験動物協会教育・認定専門委員会　〔2009〕　70p　30cm　（教育セミナーフォーラム 2009)〈会期・会場:平成21年2月21日　東京大学弥生講堂ほか〉　Ⓝ490.769
◇日本の動物実験委員会は機能しているか？——情報公開請求に基づく動物実験計画書調査結果　動物実験廃止全国ネットワーク　2004.8　32p　30cm　（AVA-net資料）　Ⓝ490.76

病気・難病

◇あなたの心筋梗塞・脳梗塞の危険度と予防策　毛利博著　日刊工業新聞社　2006.9　198p　19cm　（B&Tブックス）　1600円　①4-526-05747-9　Ⓝ493.23
　内容　第1章　心筋梗塞・脳梗塞はどんなとき、どんな人に起こるのだろう？　第2章　人間のからだと血管の仕組み　第3章　心臓の働きを止める心筋梗塞とはどんな病気なのか？　第4章　脳の構造と脳梗塞の起こる仕組み　第5章　血液の固まるメカニズム　第6章　動脈硬化を促進する「沈黙の殺し屋」たち　第7章　心筋梗塞、脳梗塞の治療と予防　第8章　心筋梗塞、脳梗塞の治療の現状とその未来　第9章　終末医療―最後の選択

◇あなたの病気には意味がある―あんな病気にこんな効用　高田明和著　光文社　2004.2　261p　19cm　（Kappa books）　1300円　①4-334-97433-3　Ⓝ491.61
　内容　意味のない病気などない　近眼の女性はオトコを虜にする　アレルギーは清潔社会の証し　血友病の女性は長生きする　嫉妬する人間は生命欲が強い　同性愛と男女の脳の違い　自閉症児は異才を秘めている　糖尿病こそ一病息災のもと　統合失調症だった天才ノーベル賞数学者　うつ病の人は向上心が強い努力家で感性も鋭い　不安神経症の人は危険感知に優れている　眠らなくても生命は損なわれない　痴呆になれば不安が消える？　生きている、だから老化する　人はなぜがんになるのか？

◇お医者さんが教える気になる病気のサイン　大空出版　2011.10　222p　21cm　1200円　①978-4-903175-35-5　Ⓝ491.61
　内容　医師の解説（子宮頸がん　脳卒中（失語症）　急性白血病　拡張型心筋症　ほか）　著名人の体験談（子宮頸がん―三原じゅん子さん（参議院議員）　脳卒中（失語症）―山川静夫さん（アナウンサー）　急性白血病―吉井怜さん（女優）　拡張型心筋症―梨元勝さん（芸能レポーター）ほか

◇男の病気、女の病気　北國新聞社編集局編　金沢　北國新聞社　2008.9　74p　21cm　（健康book　シリーズ　丈夫がいいね11）　952円　①978-4-8330-1648-3　Ⓝ491.61
　内容　食道がん（上）―飲酒で顔が赤くなる人は注意　食道がん（下）―内視鏡で「2ミリ」発見　子宮頸がん（上）―性交で感染、増える若年患者　子宮頸がん（下）―広がるか「金沢方式」検診　子宮脱―手術で摘出、がんも予防　痛風―若者にも発症、生活改善を　禁煙治療―「吸いながらやめる」可能に　主婦手湿疹―木綿とゴム手袋を二重に　乳がん（上）―乳房残す温存療法が主流に　乳がん（中）―リンパ節とらず、後遺症軽減［ほか］

◇各科専門医が答える　今必要な病気の知識―ここが知りたいQ&A　続　長野松代総合病院編　長野　信濃毎日新聞社　2008.1　258p　19cm　952円　①978-4-7840-7065-7　Ⓝ491.61

　内容　代謝・内分泌・感染の病　循環器の病　呼吸器の病　消化器の病　脳・神経の病　こころの病　こどもの病　骨・関節の病　皮膚の病　泌尿器の病　婦人の病　耳・鼻の病　痛みの病　口腔の病　新しい検査

◇風邪から癌までつらい病気のやさしい話　山田春雄著　文藝春秋　2004.12　216p　18cm　（文春新書）　700円　①4-16-660417-1　Ⓝ491.61
　内容　第1章　風邪など身近な病気の話　第2章　予防の立場から病気の話　第3章　つらい症状に注目した病気の話　第4章　無症状でも管理が必要な病気の話　第5章　明るくつき合う癌の話

◇からだと病気―どうすれば治るのか？　そもそも原因は？　ニュートンプレス　2007.5　159p　28cm　（ニュートンムック　ニュートン別冊）　2300円　①978-4-315-51795-8　Ⓝ491.61

◇体のしくみと病気―慢性疲労から最新がん治療まで：症状と病気,その対処法と治療法　ニュートンプレス　2012.5　155p　28cm　（ニュートンムック）〈『ニュートン』別冊〉　2300円　①978-4-315-51936-5　Ⓝ491.61

◇からだのしくみと病気がわかる事典―オール図解！　高田明和監修　日本文芸社　2005.7　319p　21cm　（実用best books）〈折り込1枚〉　1500円　①4-537-20384-6　Ⓝ491.3
　内容　生命誕生と進化　脳と神経　骨格　筋肉　心臓と循環　呼吸　消化　泌尿器　内分泌　感覚器　生殖器・妊娠・出産　細胞と遺伝

◇からだの事典―しくみと病気がわかる　田沼久美子，益田律子，三枝英人監修　成美堂出版　2006.5　191p　26cm　1600円　①4-415-03139-0　Ⓝ491.3
　内容　1　全身・手足―骨や筋、皮膚のしくみとはたらき　2　頭部―脳や神経、目や耳の感覚器について　3　胸部―生命にかかわる肺と心臓　4　上腹部―「食べる」に関係する各臓器　5　背部―血液を濾過している腎臓　6　下腹部―排泄と生殖に関係する臓器　7　その他―遺伝子や細胞などの微小な組織

◇患者さんの疑問に答える「内臓脂肪」「糖尿病」「高血圧」「狭心症」「脳卒中」「きょうの健康」番組制作班編　アスコム　2008.1　123p　26cm　（AC mook　NHKきょうの健康Q&A）　1143円　①978-4-7762-0467-1　Ⓝ491.3

◇がんと心臓病は予防できる　横野靖著　近代文芸社　2003.12　133p　20cm　1300円　①4-7733-7109-9　Ⓝ491.658
　内容　第1部　がんの栄養学的予防とがんの免疫学的治療について（ヒトの発がんの過程で、そのイニシエーター或いはプロモーターとなる主要な環境因子はなにか　発がん過程の概略　アンチオキシダントと植物/動物　K. N. Prasad（コロラド大学教授）に

病気・難病

よる四段階のがん化ステップの仮説 ほか) 第2部 虚血性心疾患の栄養学的予防について

◇顔面神経麻痺が起きたらすぐに読む本―顔がひきつる！目・口が動かない！ベル麻痺・ハント症候群 後遺症を残さない正しいリハビリテーションと最新の治療 栢森良二著 A・M・S 2011.12 59p 21cm 1500円 ①978-4-9904552-1-7
[内容] 1 顔面神経麻痺とは 2 発症の仕組みと症状 (何が起こっているのか―病態と症状 なぜ起こるのか―原因と頻度 症状はどう推移するか―回復過程と後遺症 回復過程を予想する―検査と症状評価法) 3 治療とリハビリテーション(顔面神経麻痺の治療目標 発症直後の薬物療法 急性期のリハビリテーション 慢性期のリハビリテーション) 4 ボツリヌス毒素による治療

◇気象病―天候が健康を脅かす 村山貢司著 日本放送出版協会 2006.8 238p 18cm (生活人新書 189) 740円 ①4-14-088189-5 Ⓝ498.41
[内容] 第1章 気象と健康 第2章 春の気象と健康 第3章 夏の気象と健康 第4章 秋の気象と健康 第5章 冬の気象と健康

◇9割がよくある病気 山田恵子著 講談社 2008.2 222p 18cm (講談社+α新書) 838円 ①978-4-06-272486-9 Ⓝ491.61
[内容] 序章 よくある病気って何ですか？ 第1章 脳・神経系 第2章 呼吸器系 第3章 消化器系 第4章 循環器 第5章 腎・泌尿器 第6章 内分泌・血液 第7章 免疫系 第8章 がん

◇薬も手術もいらないめまい・メニエール病治療 高橋正紘著 角川マガジンズ 2012.1 218p 18cm (角川SSC新書 143) 〈発売：角川グループパブリッシング〉 800円 ①978-4-04-731566-2 Ⓝ496.6
[内容] 第1章 薬では治らないめまい 第2章 急性中の良性発作性頭位めまい症を治す 第3章 謎だらけのメニエール病の治療 第4章 メニエール病の原因を追う 第5章 メニエール病はなぜ起きるのか 第6章 メニエール病は治る！

◇口と歯の病気マップ 齊藤力,井出吉信,植田耕一郎編 医歯薬出版 2003.9 144p 30cm 3800円 ①4-263-44162-1 Ⓝ496.8
[内容] 第1章 歯と口のなかの構造・機能・病気 第2章 顎骨・顎関節の構造・機能(顎骨・顎関節の構造と機能 顎骨・顎関節の病気) 第3章 筋肉(咀嚼筋・表情筋・舌筋)(頭部の筋肉) 第4章 摂食・嚥下機能とその障害 第5章 歯・口と全身との関連

◇健康気象学入門―確率9割！！健康とお天気の相関指数 村山貢司著 日東書院本社 2009.11 239p 19cm 1200円 ①978-4-528-01687-3 Ⓝ498.41
[内容] 第1章 気象と健康の関係 第2章 春の病気,注意報！！ 第3章 夏の病気,注意報！！(アレルギー増加の原因―ダニを繁殖させない環境作りがアレルギーの悪化を防ぐ 光化学スモッグと酸性雨(中国由来)―気温が高く,日差しが強く風が弱い日は,光化学スモッグに注意 ほか) 第4章 秋の病気,注意報！！ 第5章 冬の病気,注意報！！

◇健康と気象 福岡義隆著 成山堂書店 2008.10 171,4p 19cm (気象ブックス 23) 1800円 ①978-4-425-55221-4 Ⓝ498.41
[内容] 第1章 先人の知恵から学ぶ健康気象 第2章 健康歳時記 第3章 健康づくりに「天気」をうまく衣食住する 第4章 気象病の地域特性 第5章 気候風土を知って健康に旅をする 第6章 医学気象予報の実用化と課題

◇健康と病気にまつわる体の仕組み 加藤征治著 京都 金芳堂 2006.2 350p 21cm 3200円 ①4-7653-1217-8 Ⓝ491.61

◇健康・老化・寿命―人といのちの文化誌 黒木登志夫著 中央公論新社 2007.5 311p 18cm (中公新書) 880円 ①978-4-12-101898-4 Ⓝ491.61
[内容] 第1章 寿命―世界最長寿国,日本 第2章 老化―一日残リテ昏ルルニ未ダ遠シ 第3章 肥満―もう一つの栄養失調 第4章 糖尿病―恐るべき合併症 第5章 循環器疾患―血管が詰まる,破れる 第6章 がん―敵も身の内 第7章 感染症―終りなき戦い 第8章 生活習慣―タバコ,食事,運動,健康診断 第9章 別れ―逝きし人,遺された人々

◇現代病のカルテ 続 信濃毎日新聞社編集局編 長野 信濃毎日新聞社 2006.3 228p 19cm 1200円 ①4-7840-7015-X Ⓝ491.61
[内容] 1 花粉症 2 腰の痛み 3 ひざの痛み 4 肩のこりと痛み 5 不整脈 6 心臓血管病 7 心臓血管病と外科医

◇これって病気？ 北國新聞社編集局編 金沢 北國新聞社 2008.5 78p 21cm (健康bookシリーズ 丈夫がいいね 10) 952円 ①978-4-8330-1633-9 Ⓝ491.61
[内容] 物忘れ…「認知症か」―年相応,自覚あれば大丈夫 夜中のせき…「気管支炎か」―意外に多い胃酸の逆流 男性の頻尿…「前立腺肥大症か」―夕食後の水分摂取は控えめに 女性の頻尿…「過活動膀胱か」―一気飲み,長時間バス旅行で ゲップの多い…「呑気症か」―我慢するほど回数増える いつもお疲れ…「慢性疲労症候群か」―上―病気であることと認めよう いつもお疲れ…「慢性疲労症候群か」―下―「だら話」でストレス解消 頻繁にまばたき…「ドライアイか」―まぶたの痙攣疑い早期治療を 耳鳴り…「難聴か」―意識そらし,イライラ軽減 皮膚が変色…「黄疸か」―目も黄色いなら肝臓病の疑い 〔ほか〕

◇症状から病気がわかる本―チャートで診断！ 主婦の友社編,竹川広三監修 主婦の友社 2008.5 223p 26cm (主婦の友新きほんbooks ワイド版 clinic) 1500円 ①978-4-07-259264-9 Ⓝ598.3
[内容] 第1章 症状別チャート(全身の症状チャート 部位別の症状チャート) 第2章 病気別(脳・脊髄・神経の病気 心の病気 内分泌・代謝異常の病気 骨・関節の病気 皮膚の病気 目の病気 歯の病気 歯・口の病気 食道の病気 胃の病気 腸の病気 肛門の病気 心臓の病気 血管・血液とリンパの病気 のど(咽頭・喉頭)の病気 呼吸器の病気 肝臓の病気 胆嚢・膵臓の病気 腎臓・膀胱・尿路の病気 男性性器の病気 女性の病気 感染症・性感染症) 第3章 健康診断と検査値の知識(健康診断の受け方と検査値の見方 健康診断で行われる主な検査項目)

◇症状からわかるあなたの病気と治療法―こんなときどうする？ 松井宏夫著 実業之日本社 2010.12 391p 21cm 1500円 ①978-4-408-45314-9 Ⓝ598.3
[内容] 頭頸部 胸部 腰腹部 手足(腕や手がしびれる 足(下肢)がしびれる ほか) 全身症状・その他

◇症状からわかる病気の本―名医が解説する 毎日が発見編集部編 角川SSコミュニケーションズ 2008.6 191p 21cm 1500円 ①978-4-8275-3104-6 Ⓝ598.3
　内容 第1章 頭部の病気 第2章 胸部・腹部の病気 第3章 下腹部の病気 第4章 骨と関節の病気 第5章 皮膚の病気 第6章 その他の気になる病気

◇知らないと本当は怖い現代人の病気―「まだ安心」が「もう危険」になる瞬間とは 谷康平著 土屋書店 2007.5 205p 18cm （知の雑学新書1） 800円 ①978-4-8069-0906-4 Ⓝ491.61
　内容 「がん」の第一原因は「食」にあり その食生活が「消化器系がん」を招く ジャンクフードに「大腸がん」の大敵と知れ 中年以降の体重減少は「胃がん」に要注意 「胃がん」も早期なら治療率が高い 従来の「肺がん」治療ではもう効果なし 「肺がん」の恐怖は外からも忍び足で近づいてくる 「糖尿病」の予備軍はなんと六人に一人！ 「糖尿病」こそが生活習慣病の代表格である〔ほか〕

◇神経難病在宅療養ハンドブック―よりよい緩和ケア提供のために 成田有吾編著, 難波玲子, 高橋貴美子, 荻野美恵子, 橋本司, 妹尾昌幸執筆 大阪 メディカルレビュー社 2011.10 135p 18cm 1200円 ①978-4-7792-0708-2 Ⓝ493.73

◇神経難病のすべて―症状・診断から最先端治療・福祉の実際まで 阿部康二編 新興医学出版社 2007.6 389p 26cm 8000円 ①978-4-88002-667-1 Ⓝ493.73
　内容 第1章 神経系難病の各論 第2章 神経難病患者のネットワーク 第3章 神経難病患者の自立支援体制の現状と将来 第4章 神経難病在宅療養現場の現状と解決課題 第5章 在宅療養機器の進歩を活用した 第6章 神経難病への行政・福祉サービスの実際

◇図解入門よくわかる最新「病気」の基本としくみ―病気のメカニズムを図解で学ぶ！病気の不思議 オールカラー 伊藤建次郎監修 秀和システム 2009.7 239p 21cm （How-nual visual guide book） 1500円 ①978-4-7980-2306-9 Ⓝ598.3
　内容 1 病気とは何だろう 2 頭の病気 3 胸の病気 4 おなかの病気 5 下半身の病気 6 手足と骨の病気 7 血液・血管と神経の病気 8 アレルギー疾患 9 生活習慣病とがん 10 心の病気

◇図解入門よくわかる最新「病」の予防と治療―病気の予防と治療を図解で学ぶ！：医療のしくみ：オールカラー 田中一彦監修 秀和システム 2012.3 239p 21cm （How-nual visual guide book） 1600円 ①978-4-7980-3245-0 Ⓝ491.61
　内容 1 脳と神経の病気 2 心臓と血管の病気 3 胸とがんの病気 4 お腹の病気 5 下半身の病気 6 手足や骨の病気 7 目、口、鼻、耳の病気 8 うつの病気 9 免疫や代謝などの病気 10 心の病気

◇図解入門よくわかる病理学の基本としくみ 田村浩一著 秀和システム 2011.1 335p 21cm （メディカルサイエンスシリーズ） 2200円 ①978-4-7980-2835-4 Ⓝ491.6
　内容 1 病気のリクツを考えよう！ 2 病気の診断にも役立つ病理学総論 3 ヒトはなぜ病気にかかるの？ 4 遺伝子異常と発生発達異常 5 細胞の傷害と修復のしくみ 6 物質の処理がうまくいかない「代謝障害」 7 血の巡りが悪くなる「循環障害」 8 ほとんどの病気は「炎症」だ 9 病理診断の主な対象は「腫瘍」 10 病理医が使う武器

◇ストレス・高齢社会の現代病のカルテ 飯島裕一編著 岩波書店 2003.8 216p 18cm （岩波アクティブ新書） 740円 ①4-00-700082-4 Ⓝ491.61
　内容 1 生活習慣と密接な病気 2 ストレスが背景にある病気 3 加齢などが誘因となる病気（痴ほう 白内障） 4 免疫と関係が深い病気（関節リウマチ 線維筋痛症）

◇生物学的製剤による難病の治療革命―関節リウマチ治療のブレークスルーから疾患全領域の治療の新展開へ 田中良哉編 日本医学出版 2009.9 154p 26cm 2800円 ①978-4-902266-43-6 Ⓝ493.11

◇先端巨大症 千原和夫編 大阪 医薬ジャーナル社 2006.7 51p 28cm （インフォームドコンセントのための図説シリーズ） 3800円 ①4-7532-2197-0 Ⓝ493.49
　内容 1 先端巨大症とは？ 2 下垂体のはたらき 3 症状 4 診断 5 治療 6 合併症の治療

◇そのツラさは、病気です 西所正道著 新潮社 2005.5 255p 19cm 1300円 ①4-10-476301-2 Ⓝ491.61
　内容 1章 寝ることさえ辛い―「うつ病」 2章 泥のように重い疲労感―「慢性疲労症候群」 3章 襲来する便意との闘い―「過敏性腸症候群」 4章 "恐怖のネットワーク"の暴走―「パニック障害」 5章 いびきと体の深い関係―「睡眠時無呼吸症候群」 6章 寿命を縮める痛み―「慢性頭痛」 7章 ストレスが骨を壊す―「関節リウマチ」 8章 心のすき間に生まれる愁訴―「更年期障害」 9章 手帳にある覚えのない約束―「アルツハイマー病」

◇体内警報を知って自分で治す！―要注意！脳梗塞心筋梗塞 気になる癖や体の特徴は体内警報！！ 伊東聖鎬著 知道出版 2011.1 115p 26cm （あなた研究―自分研究マンガ版・自分で治すシリーズ 4）〈シナリオ：栗原雅代 作画：小澤美良衣, 早川夏樹〉 1000円 ①978-4-88664-221-9 Ⓝ493.24
　内容 第1章 体のサインを知れば自分で病気は予防できる 第2章 体内警報としての脈管機能障害とは？ 第3章 若い人でも脳梗塞は起こる 第4章 人が地球で生きるためのシステム 第5章 赤ちゃん・幼児にも脈管機能障害は起こっている！？ 第6章 自分でできる脈管機能障害のチェック法 第7章 自分でできる脈管機能障害の解消法 第8章 どこで学べるの？

◇誰にでもわかる神経筋疾患119番 金澤一郎監修, 河原仁志, 月刊『難病と在宅ケア』編集部編集 松戸 日本プランニングセンター 2007.4 263p 30cm 3500円 ①978-4-86227-006-1 Ⓝ493.73
　内容 1 序論（神経筋疾患と神経難病 診断と治療） 2 神経筋疾患の特徴 3 神経筋疾患の代表的症候とその対処 4 疾患各論 5 神経筋疾患をとりまく諸問題

◇だれも教えてくれなかった病気の真相―最新医学が突き止めた新しい真実 久保明著 主婦の

病気・難病

友社 2011.9 192p 18cm （主婦の友新書 029） 781円 ①978-4-07-277865-4 Ⓝ491.61
内容 1 血管と心臓、血圧をめぐる「病気の真相」 2 死因のトップ、がんをめぐる「病気の真相」 3 糖尿病、血糖をめぐる「病気の真相」 4 肥満とダイエットをめぐる「病気の真相」 5 老化や体の不調をめぐる「病気の真相」 6 悩める心と脳をめぐる「病気の真相」 7 食生活、嗜好をめぐるお客さんの真相」 8 運動と生活習慣をめぐる「病気の真相」 9 体の仕組みや働きをめぐる「病気の真相」

◇だれも知らない不思議な病気—世界59の症例が示す医療の謎 ナンシー・ブッチャー著, 田村圭一訳 太陽出版 2011.6 251p 19cm 1800円 ①978-4-88469-705-1 Ⓝ490.2
内容 第1章 めずらしい病気 第2章 めずらしい治療法 第3章 寄生虫—歓迎されざるお客たち 第4章 めずらしい精神の病気 第5章 性に関する病気 第6章 睡眠障害 第7章 病院物語 第8章 美の処方せん 第9章 将来の医療—みなさんを待っているもの

◇難病対策ガイドブック 疾病対策研究会監修 改訂新版 現代社会保険 2006.10 71p 30cm 1200円 Ⓝ498.1
内容 1 難病の概念と難病対策の概要 2 難病対策の歴史 3 難病対策における近年の動き 4 難病対策の特筆すべき成果 5 特定疾患別解説 6 特定疾患治療研究事業等担当窓口一覧

◇難病対策ガイドブック 2004年版 疾病対策研究会監修 現代社会保険 〔2004〕 67p 30cm 1050円 Ⓝ498.1

◇難病対策提要 平成14年度版 厚生労働省健康局疾病対策課編 太陽美術 〔2003〕 441p 30cm 3810円 ①4-906276-56-3 Ⓝ498.1

◇難病対策提要 平成15年度版 厚生労働省健康局疾病対策課編, 難病対策研究会監修 太陽美術 〔2003〕 452p 30cm 3810円 ①4-906276-64-4 Ⓝ498.1

◇難病対策提要 平成17年度版 厚生労働省健康局疾病対策課 〔2005〕 458p 30cm Ⓝ498.1

◇難病対策提要 平成18年度版 厚生労働省健康局疾病対策課 〔2006〕 455p 30cm Ⓝ498.1

◇難病対策提要 平成19年度版 厚生労働省健康局疾病対策課 〔2007〕 461p 30cm Ⓝ498.1

◇難病対策提要 平成20年度版 厚生労働省健康局疾病対策課 〔2008〕 455p 30cm Ⓝ498.1

◇難病対策提要 平成21年度版 厚生労働省健康局疾病対策課 〔2009〕 506p 30cm Ⓝ498.1

◇難病対策提要 平成21年度版 厚生労働省健康局疾病対策課編, 難病対策研究会監修 太陽美術 〔2009〕 506p 30cm 3810円 ①978-4-906276-80-6 Ⓝ498.1

◇難病対策提要 平成22年3月版 厚生労働省健康局疾病対策課 〔2010〕 528p 30cm Ⓝ498.1

◇入門病理学—病気の形態となりたち 町並陸生著 丸善出版 2011.10 162p 26cm 3200円 ①978-4-621-08454-0 Ⓝ491.6

内容 1章 はじめに 2章 病気のもとになる病的変化の種類からみた病気の形態学—病理学総論general pathology 3章 各臓器に現れる病的変化の形態と病気の特徴—病理学各論special pathology（循環器系 呼吸器系 消化器系 泌尿器系 造血器系 内分泌系 生殖器系 運動器系 感覚器系 脳神経系） 4章 おわりに（病気とは何か 人間の寿命と死病気のつきあいかた 医学・医療における病理医・病理学者の役割）

◇脳卒中・心臓発作を防ぐ特効法101—あなたも突然死予備軍!! 阿部博幸監修, 主婦と生活社編 主婦と生活社 2006.8 191p 18cm 900円 ①4-391-13304-0 Ⓝ498.3
内容 1 あなたは大丈夫? 脳卒中・心臓発作による突然死が増加中! 2 突然死は予測&予防できる! 今日から始める101の方法

◇のどをいたわる 北國新聞社編集局編 金沢 北國新聞社 2011.3 66p 21cm （健康bookシリーズ 丈夫がいいね 30） 952円 ①978-4-8330-1800-5 Ⓝ496.8
内容 食べ物の詰まり—老いては「一口大」に用心 痛みに効く漢方薬—本場の定番「板藍根」 いびき—病気ととらえ、治療を うがい—こまめに菌を門前払い 粘膜—潤い保って風邪予防 骨が刺さった—ご飯丸のみは避けて 声帯ポリープ—安静厳守で再発防止 声帯の病気—女性は結節に注意 扁桃炎—清潔に保ち節制で予防 嚥下障害（上）—むせ見過ごさないで〔ほか〕

◇人に言えない悩みと病気を治す! 竹川広三監修 オークラ出版 2007.12 95p 26cm （Oak mook 190） 1143円 ①978-4-7755-1095-7 Ⓝ496.8

◇ヒトはなぜ病気になるのか 長谷川眞理子著 ウェッジ 2007.5 202p 19cm （ウェッジ選書 27） 1400円 ①978-4-86310-000-8 Ⓝ467.5
内容 第1章 病気とはあるのか? 第2章 直立二足歩行と進化の舞台 第3章 生活習慣病 第4章 感染症との絶えざる闘い 第5章 妊娠、出産、成長、老化

◇病気アレコレすきま学 鍵冨徹, 村山実著 新潟 新潟日報事業社 2003.8 259p 20cm 1500円 ①4-88862-993-5 Ⓝ490.4
内容 生活習慣病とはどんな病気か 旅行に注意、エコノミー症候群 H2ブロッカーとは何! おならはどうやって出るの 虫垂炎はうつるか どうしたら止まる不思議なしゃっくり お酒の弱い人は強くなれるのか 大人のおたふく風邪は? 寝言ってどういうこと? いびきのメカニズム〔ほか〕

◇病気と健康 泉孝英著 大阪 最新医学社 2004.5 291p 18cm （最新医学新書 1 本棚のホームドクター 1） 1300円 ①4-914909-30-8 Ⓝ491.61
内容「病気」を知るための基礎知識（「病気」はどうして起こるのでしょうか? 病気の始まり）「病気」が見つかるときはこんなとき（どのような場合、どのような病気を心配しますか）「病気」の診断・検査法（診断は何のために行うのか 病気の診断方法）「病気」の管理・治療（病気の管理と治療 病気の経過と予後）「病気」の医療費—医療費の仕組み

◇病気とともに生きる—慢性疾患のセルフマネジメント ケイト・ローリッグ, ホールステッド・ホールマン, デイビッド・ソーベル, ダイアナ・

病気・難病

◇ローレント, ヴァージニア・ゴンザレス, メリアン・マイナー著, 日本慢性疾患セルフマネジメント協会編, 近藤房恵訳　日本看護協会出版会　2008.4　231p　26cm　3600円　Ⓘ978-4-8180-1333-9　Ⓝ493.1
◇病気のしくみ　永田勝太郎監修　ぶんか社　2008.2　191p　15cm　(ぶんか社文庫 ズバリ図解)　657円　Ⓘ978-4-8211-5140-0　Ⓝ598.3
　内容　第1章 病気の原因と一般的な症状　第2章 現代病・身近に潜む病気　第3章 頭部に関係する病気　第4章 呼吸と循環に関する病気　第5章 消化などに関する病気　第6章 骨や皮膚に関する病気
◇病気の大常識　渡辺博監修, 山内ススム文　ポプラ社　2007.2　141p　22cm　(これだけは知っておきたい! 39)　880円　Ⓘ978-4-591-09593-5　Ⓝ491.61
　内容　その1 からだの外からくる病気　その2 からだの中からおこる病気　その3 こんなにある! 各器官の病気　その4 身近なケガに注意!　その5 元気なからだをつくる
◇病気のなぜ? ガイドブック—Q&Aでわかるこの一冊で解決　山田幸宏監修　医学芸術新社　2010.1　327p　18cm　〈発売:医学芸術社〉　1800円　Ⓘ978-4-87054-316-4　Ⓝ492.9
◇病気ユニーク事典—よくわかる病気のしくみ　北岡建樹著　南山堂　2004.10　220p　26cm　2500円　Ⓘ4-525-45221-8　Ⓝ491.6
◇病気はなぜ起こる—そのメカニズムを理解するために　今西二郎著　大阪　プリメド社　2006.1　237p　19cm　(ぶらいまりbooks 3)　1800円　Ⓘ4-938866-23-4　Ⓝ491.61
　内容　病気とは何か　病気の原因　物質の過剰と不足　病気を起こす因子　症状とそのしくみ　病気が起こるしくみ　病気にどのように立ち向かうか
◇「病災」とからだの雑学　ニュートンプレス　2005.12　111p　28cm　(ニュートンムック)　1300円　Ⓘ4-315-51764-X　Ⓝ491.61
◇病体と居場所感—脳卒中・がんを抱える人を中心に　中原睦美著　日本心理臨床学会　2003.9　211p　22cm　(心理臨床学モノグラフ 第2巻)　〈発行所:創元社〉　2500円　Ⓘ4-422-11307-0　Ⓝ490.145
　内容　第1章 問題と目的　第2章 方法　第3章 脳血管障害後遺症を抱える中高年者の自己確認作業と居場所感　第4章 悪性腫瘍を抱える中高年者の自己確認作業と居場所感　第5章 病気所感から見た慢性身体疾患を抱える中高年者への心理的援助　第6章 総合的知見および今後の課題
◇ホルモンの病気がわかる本　出雲博子著　法研　2007.5　172p　21cm　1500円　Ⓘ978-4-87954-648-7　Ⓝ493.49
　内容　第1章 診断がつかずに私のもとを訪れた患者さんたち　第2章 ホルモンとは?　第3章 こんな症状がみられるときはホルモンの病気かも?　第4章 各種ホルモンの特徴とその働き　第5章 ホルモンの病気の治し方　第6章 もっと知りたいホルモンのこと
◇本当の病気になる前に読む病気の本　今村栄三郎著　日経BP社　2003.4　225p　19cm　〈発売:日経BP出版センター〉　1400円　Ⓘ4-8222-4326-5　Ⓝ598.3
　内容　1 すべての健康のカギ、血液を知る　2 病気の下地、六大要素を撃退する(高血圧　高脂血症　糖尿病　肥満　過労　喫煙)　3 病気を知らせる様々な症状
◇見えないから恐い口の病気—虫歯からガンまで　清水敏之著　早稲田出版　2004.1　165p　19cm　1200円　Ⓘ4-89827-270-3　Ⓝ496.8
　内容　第1章 口腔かんたんメモ　第2章 虫歯と歯槽膿漏の治療　第3章 歯科医と患者で行なう虫歯、歯槽膿漏の予防　第4章 その他の歯科に関係する病気と疑問　第5章 応急処置あれこれ　第6章 どんな先生、どんな医療機関がいい?　第7章 インターネットで自分の病気を調べる
◇目・耳・鼻・歯・皮膚あなたはどこが悪いの—鈴木正弘講演録　鈴木正弘述　星雲社(発売)　2005.5　102p　21cm　952円　Ⓘ4-434-06176-3　Ⓝ490.4
　内容　皮膚　歯(削らない虫歯治療　歯を失っても、また生える!　抜いた歯のあとに新しい歯が蘇る!?　親知らずが残っていると、重症歯周病になりやすい!　世界で、推定「50億人」が虫歯　口の渇きは現代病)　鼻(耳由来の移植片で鼻を修復)　目(中途失明者が見えるようになるかも?　自分の歯を使って視力回復　遠視矯正に、たった3分間で出来る新治療が登場した!)　耳(聴覚が治る時代が来るかもしれない　子供の中耳炎の鼓膜チューブは有用　メニエル病は"滅私奉公型"がなりやすい!　メニエル病が解明される)
◇やさしく理解できるメニエール病の自己管理—めまいと耳鳴り, 難聴　神崎仁編著　改訂版　大阪　医薬ジャーナル社　2010.9　85p　30cm　〈奥付・背のタイトル:やさしく理解できるメニエール病(めまいと耳鳴り, 難聴)の自己管理〉　2200円　Ⓘ978-4-7532-2462-3　Ⓝ496.6
　内容　1 メニエール病とは　2 めまい発作時にどうすればよいか(発作時の対応　発作時の予測)　3 治療　4 間違いやすい疾患(メニエール病と間違いやすい疾患　内耳、前庭神経の疾患によって起こるめまい(末梢性めまい)ほか)　5 日常生活の注意点
◇病の起源—NHKスペシャル 1 睡眠時無呼吸症/骨と皮膚の病/腰痛　NHK「病の起源」取材班編著　日本放送出版協会　2009.2　136p　21cm　1300円　Ⓘ978-4-14-081340-9　Ⓝ491.61
　内容　第1章 睡眠時無呼吸症—石器が生んだ病(睡眠時に突如呼吸が止まる　無呼吸症と引きかえに獲得した能力　さまざまな治療法)　第2章 骨と皮膚の病—それは「出アフリカ」に始まった(すべては「出アフリカ」から始まった　文明が生んだ病　骨と皮膚を守るための対策)　第3章 腰痛—二足歩行の宿命なのか?
◇病の起源—NHKスペシャル 2 読字障害/糖尿病/アレルギー　NHK「病の起源」取材班編著　日本放送出版協会　2009.3　128p　21cm　1300円　Ⓘ978-4-14-081341-6　Ⓝ491.61
　内容　第1章 読字障害—文字が生んだ病(読字障害とは?　言葉と文字　読字障害の克服)　第2章 糖尿病—想定外の"ぜいたく"(太るとなぜ糖尿病になるのか　肥満だけが原因ではない　栄養不足と糖尿病)　第3章 アレルギー—2億年目の免疫異変(アレルギー反応は免疫の正常な働き　アレルギー体質になる理由　超清潔社会とアレルギー)
◇病は気象から—天気予報で病気予防　村山貢司著　実業之日本社　2003.2　207p　19cm　1400円　Ⓘ4-408-10533-3　Ⓝ498.41

病気・難病　　　　　　　　　　　　　　　　　　　　　　　　　治療学

　　内容　序章 地球の温暖化と私たちの健康　第1章 春―天候の激変で体調を崩しやすい　第2章 夏―九〇年代後半から猛烈な暑さに　第3章 秋―食中毒と喘息には要注意　第4章 冬―大都市では乾燥がますます進む
◇よくわかる多発性硬化症の基本としくみ―いちばんわかりやすい難病の本　岩本一秀著　エクスナレッジ　2010.7　159p　21cm　2800円　⒤978-4-7678-1016-4　Ⓓ493.73
　　内容　第1章 多発性硬化症(MS)とはどのような病気か　第2章 多発性硬化症(MS)の診断法を知ろう　第3章 多発性硬化症(MS)の治療法を理解しよう　第4章 多発性硬化症(MS)患者の自己管理術を身につけよう　第5章 多発性硬化症(MS)症状への対処法はこれだ!　第6章 多発性硬化症(MS)に関する基本的な疑問
◇わたしの病気は何ですか?―病理診断科への招待　近藤武史,榎木英介著　岩波書店　2010.12　96, 2p　19cm　(岩波科学ライブラリー 177)　1200円　⒤978-4-00-029577-2　Ⓓ491.6
　　内容　第1章 病理医って何?　第2章 何の病気か、なぜわかる―病理診断・基礎編　第3章 病理医の現場から―病理診断・応用編　第4章 死体がおのずと語る真実―医療をチェックする病理解剖　第5章 ポストゲノム時代の病理診断　第6章 市民とともに歩む病理学

治療学

◇医者だって病気になる!　田所作太郎著　悠飛社　2008.8　191p　20cm　(Yuhisha hot-nonfiction Yuhisha best doctor series)　1600円　⒤978-4-86030-127-9　Ⓓ492.04
　　内容　1 複数の持病を持つ老医ができるまで　2 認知症、ボケの話　3 不眠と睡眠薬の話　4 白内障の話　5 高血圧症の話　6 成人クスリ病の話　7 糖尿病の話　8 潰瘍性大腸炎と内視鏡検査の話　9 前立腺肥大症の話　10 老医の提案
◇医者は病気をどう推理するか　NHK「総合診療医ドクターG」制作班編　幻冬舎　2012.6　213p　19cm　1300円　⒤978-4-344-02204-1
　　内容　急に気を失う(男性・50歳・会社員)　ほてった後に激しい悪寒が(女性・61歳・主婦)　足が飛び跳ねてしまう(女性・52歳・主婦)　のどが痛くて熱もある(女性・45歳・主婦)　突然、目の前がグルグル(男性・52歳・会社社長)　いつもとは違う謎の腹痛(男性・39歳・タクシー運転手)　いきなり目の前がまっ暗(女性・33歳・会社員)　突如人が変わった(女性・44歳・主婦)　腕や手がしびれる(女性・30歳・派遣社員)　ねじると脇腹が痛む(女性・70歳・無職)〔ほか〕
◇お医者さんも知らない治療法教えます―理論の正しさより「治る」ことが大事　田辺功著　西村書店　2005.10　254p　18cm　1300円　⒤4-89013-604-5　Ⓓ492.04
　　内容　めまいや耳を治します　目は情報のもと　女性の悩みを解決　子どもは早いうちに　負担の少ない手術がある　長年の痛みよ、さようなら　歯科治療は「削る」から「薬」へ　QOL(生活の質)を上げる　がんでもあきらめない　難しい病気も大丈夫　脳・精神も回復する　進む脳外科手術と機器　病院より在宅で治す

◇これからのセカンドオピニオン外来―現状と展望　杉町圭蔵, 古川俊治監修　診断と治療社　2006.12　149p　26cm　〈執筆:杉町圭蔵ほか〉　4500円　⒤4-7878-1554-7　Ⓓ492
　　内容　総論(セカンドオピニオン外来―言葉を尽くし意(医)を尽くす　セカンドオピニオンの法的側面)　各論(内分泌・糖尿病内科　循環器科　血液内科(造血器腫瘍)　心療内科　消化器外科　ほか)
◇自分で治す3分療術　工藤信一著　中央アート出版社　2011.11　93p　21cm　1200円　⒤978-4-8136-0668-0
　　内容　第1章 最近、こんな悩みを抱える人が増えています　第2章 膝痛・肩関節痛・腰痛で悩んでいる人　第3章 便秘で悩んでいる人　第4章 かゆみで悩んでいる人　第5章 股関節の痛みで悩んでいる人　第6章 不妊症で悩んでいる人　第7章 更年期障害で悩んでいる人　第8章 ストレスが原因の症状で悩んでいる人　第9章 妊婦さんと子供のために
◇セカンドオピニオン・クリニック―理論と実践　霜山龍志著　〔札幌〕　丸善書店札幌出版サービスセンター　2010.10　89p　19cm　1500円　⒤978-4-944120-57-4　Ⓓ492
◇日本人が知らない医療の常識―病気にならない!なったら治す!!　日本博識研究所著,真野俊樹監修　G.B.　2009.10　221p　19cm　476円　⒤978-4-901841-81-8　Ⓓ492
◇標準治療―あなたの「最適な治療法」がわかる本　家庭のドクター　寺下謙三総監修　最新版(第3版)　日本医療企画　2006.7　2冊(別冊とも)　21cm　全4762円　⒤4-89041-716-8　Ⓓ492
　　内容　話題の疾患　救命救急　脳神経(神経内科・脳外科)　心臓・血管(循環器内科・心臓外科・血管外科・胸部外科)　呼吸器(呼吸器内科・肺外科・胸部外科)　消化器(消化器内科・消化器外科・一般外科)　腎・尿路・泌尿器(腎臓内科・泌尿器科)　内分泌・代謝内科　血液内科　感染症内科　膠原病・アレルギー内科　小児科　皮膚科　形成外科　美容外科　心療内科　精神科　東洋医学　整形外科　放射線科　産科　婦人科　乳腺科　頭頸部外科　耳鼻咽喉科　眼科　歯科・口腔外科
◇標準治療 2004・2005　寺下謙三総監修　日本医療企画　2004.8　2冊(別冊とも)　21cm　(サブタイトル:自分の最適な治療法がわかる、あなたの「医療決断」を支援する本　別冊(102p):早わかり病院で行う検査・手技・医学専門用語の手引き)　4762円　⒤4-89041-643-9　Ⓓ492
　　内容　医療決断支援科　話題の疾患　救命救急科　脳神経(神経内科・脳外科)　心臓・血管(循環器内科・心臓外科・血管外科・胸部外科)　呼吸器(呼吸器内科・肺外科・胸部外科)　消化器(消化器内科・消化器外科・一般外科)　腎・尿路・泌尿器(腎臓内科・泌尿器科)　内分泌・代謝内科　血液内科　感染症内科　膠原病・アレルギー内科　小児科　皮膚科　形成外科　美容外科　心療内科　精神科　東洋医学　整形外科　放射線科　産科　婦人科　乳腺科　頭頸部外科　耳鼻咽喉科　眼科　歯科・口腔外科
◇私を救う医者はどこ?―よろず相談クリニック13のエピソード　寺下謙三著　集英社　2007.12　207p　16cm　(集英社be文庫)　590円　⒤978-4-08-650143-9　Ⓓ492

◇EBM正しい治療がわかる本　福井次矢著　法研　2003.10　1079p　23cm　3500円　①4-87954-495-7　Ⓝ492
　内容　心臓と血管の病気　消化器の病気　腎臓・泌尿器の病気　呼吸器の病気　内分泌・代謝の病気　血液の病気　アレルギーと膠原病　脳・神経・筋の病気　骨・関節の病気　心の病気　女性の病気　感染症　皮膚の病気　耳・鼻・のどの病気　目の病気　子どもの病気　がん　救命救急

《ペインクリニック》

◇痛いところに手が届く本—117の痛みの話　森本昌宏著　産経新聞出版　2010.4　333p　19cm　〈発売：日本工業新聞新社　『痛いの痛いの飛んでけ』（産経新聞出版2005年刊）の加筆、訂正〉　1800円　①978-4-8191-1096-9　Ⓝ494.24
　内容　痛みってなんだ　ペインクリニックってなんだ　痛みが中心となる疾患　ニューロパシックペイン（痛みが中心となる疾患3）　痛みが中心以外の疾患　ペインクリニックで用いる治療法・薬物

◇痛いの痛いの飛んでけ—111の痛みの話　森本昌宏著　産経新聞出版　2005.10　307p　19cm　1800円　①4-902970-16-3　Ⓝ494.24
　内容　1 痛みってなんだ？　2 ペインクリニックってなんだ？　3 ペインクリニックの適応となる疾患1　4 ペインクリニックの適応となる疾患2　5 ペインクリニックの適応となる疾患3（ニューロパシックペイン）　6 ペインクリニックの適応となる疾患4（痛み以外のもの）　7 ペインクリニックで用いる治療手技

◇「痛み」を斬る！—ペインクリニック　小林裕史著　坂戸　音羽出版　2006.2　242p　19cm　1300円　①4-901007-23-8　Ⓝ494.24
　内容　第1章 痛みをとる「神経ブロック」　第2章 長期間の痛みからの解放　第3章 絶望の痛みからの脱出（帯状疱疹（ヘルペス）　ガン性疼痛　ほか）　第4章 ペインクリニックの歴史と効用

◇痛みを知る　熊澤孝朗著　大阪　東方出版　2007.12　180p　19cm　（いのちの科学を語る2）　1500円　①978-4-86249-084-1　Ⓝ491.378
　内容　第1章 痛みの新しい考え方（「痛み」の概念が変わった　欧米での痛みへの取り組み　「痛み」とは何か？）　第2章 痛みのしくみ（痛み系の役割とその性質　痛みの入り口　痛みの伝わり方　鎮痛系とハリ鎮痛）　第3章 痛みが病気？　慢性痛症（慢性痛症では何が起こっているか　先取り鎮痛・モルヒネについて　運動系と慢性痛症の関わり）　第4章 痛みにどう取り組むべきか（学際的痛みセンターと　日本の痛み医療の遅れ）

◇痛みをとる—脳神経外科医が解説する頭痛・疼痛治療の最前線　齋藤洋一著　増補改訂版　アルタ出版　2007.9　232p　21cm　〈「頭痛・疼痛治療の最前線」（2004年刊）の増訂〉　1800円　①978-4-901694-28-5　Ⓝ493.74

◇痛みをやわらげる科学—痛みの正体やその原因、最新の治療法までを探る　下地恒毅著　ソフトバンククリエイティブ　2011.9　238p　18cm　（サイエンス・アイ新書 SIS-216）〈並列シリーズ名：science・i〉　952円　①978-4-7973-6090-5　Ⓝ491.378
　内容　第1章 痛みとはなにか？（痛みは生体のホメオスターシス（恒常性）を崩す　痛みの物質とはなにか　ほか）　第2章 痛みは人体にとって最大の有害ストレス　第3章 代表的な痛みのメカニズムと対処法（頭はなぜ痛くなるのか？—さまざまな頭部の痛み　一次性頭痛—(1)緊張型頭痛：神経・筋肉の緊張で起こる頭痛　ほか）　第4章 痛みをどうケアすればよいのか

◇痛み治療の人間学　永田勝太郎著　朝日新聞出版　2009.4　222, 5p　19cm　（朝日選書853）〈並列シリーズ名：Asahi sensho〉　1100円　①978-4-02-259953-7　Ⓝ493.1
　内容　序文 痛みに苦しむ人たちのために　1 身近な痛み—頭痛、腹痛、腰痛　2 痛みとは何か　3 線維筋痛症（心身症型）の痛み　4 線維筋痛症（神経症型）の痛み

◇「痛み」と「しびれ」の危険信号　大石幸子,増田豊共著　薬事日報社　2006.12　103p　19cm　（健康とくすりシリーズ）　1000円　①4-8408-0940-2　Ⓝ493.1

◇痛みと鎮痛の基礎知識　上（基礎編）　脳は身体の警告信号をどう発信するのか　小山なつ著　技術評論社　2010.3　255p　19cm　（知りたい！サイエンス）　1580円　①978-4-7741-4157-2　Ⓝ491.378
　内容　第1章 痛みは警告信号？（ホメオスタシスとストレス　侵害受容と防御反射　痛みの学習と無痛症　痛みは感覚？　痛みは情動？　急性痛と慢性痛みの定義）　第2章 痛みのメカニズム（神経における情報伝達機構　痛みを伝える情報伝達機構　関連痛　痛みの異常なメカニズム　内因性疼痛抑制系）　第3章 痛みに関連する物質と受容体（イオンチャネル型受容体と代謝型受容体　発痛物質と炎症メディエーター　カプサイシンと温度受容体　神経成長因子と侵害受容ニューロン　神経伝達物質と受容体　ニューロペプチド　内因性オピオイドペプチドとオピオイド受容体）

◇痛みと鎮痛の基礎知識　下（臨床編）　さまざまな痛みと治療法　小山なつ著　技術評論社　2010.3　255p　19cm　（知りたい！サイエンス）　1580円　①978-4-7741-4158-9　Ⓝ491.378
　内容　第4章 さまざまな痛み（いわゆる心因性疼痛　頭痛　筋肉痛　口腔顔面痛　首や肩の痛み　腰下肢痛　関節リウマチ　内臓の痛み、内臓に原因がある痛み　血流障害による痛み　神経因性疼痛　複合性局所疼痛症候群　がんによる痛み）　第5章 麻酔薬と鎮痛薬（麻酔薬　鎮痛薬　チャネルが関連する薬受容体が関連する薬物　頭痛薬　プラセボ）　第6章 現代の痛みの治療（ペインクリニック　神経ブロック療法　刺激鎮痛法　手術療法　鍼灸治療　運動療法　心理療法　がんの痛みの緩和）

◇痛みとの闘い―あなたは何処の痛みでお困りですか？　磯辺善成著　早稲田出版　2003.7　222p　19cm　1400円　Ⓘ4-89827-244-4　Ⓝ493.1

◇痛みの概念が変わった―新キーワード100+α　小川節郎編著　真興交易医書出版部　2008.10　257p　30cm　6000円　Ⓘ978-4-88003-818-6　Ⓝ493.1
[内容]基礎的用語　病態、疼痛性疾患　痛みの評価　神経ブロック　治療法（神経ブロック以外）　その他

◇痛みのケア百科―あなたはどの方法をとりますか　リチャード・トーマス著、渥美和彦日本語版監修、諫早道子訳　産調出版　2004.3　175p　26cm　3300円　Ⓘ4-88282-348-9　Ⓝ492.2
[内容]1 痛みとは何か　2 痛みの緩和法入門　3 痛みをやわらげる

◇痛みの声を聴け―文化や文学のなかの痛みを通して考える　外須美夫著　克誠堂出版　2005.10　254p　19cm　1800円　Ⓘ4-7719-0299-2　Ⓝ490.14
[内容]序章　痛みを考える　第1章　痛みと文化　第2章　十九世紀の痛み　第3章　病苦の中の痛みの声―結核の痛み　第4章　病苦の中の痛みの声―がんの痛み　第5章　病苦の中の痛みの声―慢性の痛み　第6章　痛みの向こう　第7章　現代社会における痛み　最終章　痛みが扉を開く

◇痛みのサイエンス　半場道子著　新潮社　2004.9　215p　20cm　（新潮選書）　1100円　Ⓘ4-10-603541-3　Ⓝ493.1
[内容]第1章　文学と絵画に見る痛み　第2章　痛みの意義と種類　第3章　痛みのメカニズム　第4章　痛みを抑える薬物と治療法　第5章　しばしば経験する痛み―そのメカニズムと対策　第6章　痛みとつき合うための5カ条

◇癌はもう痛くない―ペイン・クリニックはここまできた　花岡一雄著　祥伝社　2007.6　208p　18cm　（祥伝社新書）　740円　Ⓘ978-4-396-11075-8　Ⓝ494.5
[内容]序章　遅れていた癌対策　第1章　痛みとは何だろう？　第2章　痛みを伝える　第3章　痛みを取る　第4章　癌はもう痛くない　第5章　緩和治療と日常生活

◇この痛みから解放されたい―ペインクリニックの現場から　フランク・ヴァートシック・ジュニア著、松本剛史訳　草思社　2004.1　318p　20cm　2200円　Ⓘ4-7942-1278-X　Ⓝ493.1
[内容]たかが頭痛、されど頭痛―片頭痛　感じるはずのない痛み―幻肢痛　涙が流れても痛い顔面―三叉神経痛　人が立って歩くかぎり―椎間板ヘルニア　女の戦争―出産　内側からの攻撃―慢性関節リウマチ　現代の聖痕―手根管症候群　太古からの痛み―心臓発作　痛みを感じないという悲劇―痛覚欠如　眠りと死のはざまで―麻酔　その痛みは本物か―詐病　最後の駆け引き―末期がん　たとえ気のせいでも―疼痛管理

◇こんになおる！！Dr.町のペインクリニック―200以上の病気を癒して快適人生　町俊夫著　星和書店　2003.7　189p　20cm　1900円　Ⓘ4-7911-0509-5　Ⓝ494.24
[内容]第1章　人を診る医療を考える　第2章　痛みは何を語っているのか　第3章　ペイン・クリニックの適応症　第4章　ペイン・クリニックと精神医学との連携　第5章　医師としての生き方と人生

◇自分で「痛み」を管理しよう―慢性痛に順応する積極的取り組み　Michael Nicholas, Allan Molloy, Lois Tonkin, Lee Beeston著、坂本篤裕、河原裕泰監訳　真興交易医書出版部　2011.8　277p　21cm　〈原書新版〉　3200円　Ⓘ978-4-88003-230-6
[内容]慢性痛とは？　あなたが抱く疑問　痛みがあるとき、体の中で何が起きているのか？　X線、CTスキャン、MRIスキャンで分かること　主治医との協力　慢性痛の治療　慢性痛による活動制限を克服するためにペーシングを使う　ゴールの設定　変化への障害を認識し克服する　ストレッチと運動　痛みに対して前向きに考える　リラックスしてみる　注意力テクニック　睡眠の改善　ストレスと問題解決　周囲の人々との関係　急性憎悪とぶり返しへの対処　痛みと仕事　変化を維持する

◇図解入門よくわかる痛み・鎮痛の基本としくみ―なぜ痛むのか？　どう治すのか？を図解で学ぶ！　痛覚の不思議　伊藤和憲著　秀和システム　2011.5　231p　21cm　（How-nual visual guide book）　1700円　Ⓘ978-4-7980-2946-7　Ⓝ491.378
[内容]1 痛みのメカニズム　2 痛みの種類　3 痛みを抑える色々な方法　4 痛みの診断　5 痛みの鉱脈を掘り当てる

◇整形外科ペインクリニック　小川節郎編　克誠堂出版　2010.6　252p　26cm　7600円　Ⓘ978-4-7719-0372-2　Ⓝ494.7
[内容]1 頭・頸部疾患　2 肩関節・上肢の疾患　3 腰・臀部疾患〔腰椎椎間関節症（ぎっくり腰も含む）、仙腸関節疾患　腰椎椎間板ヘルニア　ほか〕　4 腰・仙椎由来以外の下肢疾患　5 神経障害性疼痛〔幻肢痛・断端痛、複合性局所疼痛症候群、腕神経叢引き抜き損傷　脊髄損傷、視床痛〕

◇チチンプイプイ痛みで泣かないために―『痛み』の教本　小川龍著　真興交易医書出版部　2008.1　175p　21cm　2300円　Ⓘ978-4-88003-225-2　Ⓝ493.1

◇つらい慢性痛はここまで治る　大瀬戸清茂著　主婦と生活社　2009.12　207p　19cm　1100円　Ⓘ978-4-391-13827-6　Ⓝ493.1
[内容]第1章　痛みはどうして起こるのか　第2章　痛みを治すペインクリニックとは　第3章　ペインクリニックで行なわれる最新治療　第4章　慢性痛になりやすい病気と治療の実際

◇はじめての痛み学　植田弘師、戸田一雄著　おうふう　2011.9　170p　21cm　1900円　Ⓘ978-4-273-03670-6　Ⓝ491.378

◇病院で治らなかった痛みとしびれの処方箋　柯尚志著　幻冬舎ルネッサンス　2011.12　205p　19cm　1300円　Ⓘ978-4-7790-0723-1
[内容]第1章　原因不明の痛みとは　第2章　その症状の原因はここにある　第3章　辛い痛みが押すだけで消える　第4章　家庭でできる！押すだけカンタン消痛法　第5章　生命力を高める！ライフフロー調整法　第6章　「原因不明」の症状をあきらめない―「遠絡療法」の可能性

◇病院では教えてくれない痛みの取り方―痛みをその場で取ることを追求したあんしん療法のすべて　松島弘之著　日本地域社会研究所

2011.10 220p 21cm 1600円 ⓘ978-4-89022-947-5

内容 序章 柔道家から施術家へ 第1章 治療の原点 第2章 あんしん療法とは 第3章 一流の施術家になるために 第4章 自分の身体をみつめてみよう 第5章 簡単らくらくあんしん体操 第6章 あんしん療法の症例集

◇ペインクリニックでいろいろな病気を治せます—自律神経失調症・花粉症・アトピー性皮膚炎・頭痛・腰痛・肩こりなど 河手眞理子著 保健同人社 2008.8 191p 21cm 1500円 ⓘ978-4-8327-0372-8 Ⓝ494.24

内容 第1章 ペインクリニックとは 第2章 痛みと神経(痛み 神経) 第3章 ペインクリニックでの治療 第4章 星状神経節ブロックの症例から

◇ペインクリニックの第一人者・宮崎東洋の腰の痛みをなくす本 宮崎東洋著 中経出版 2009.7 222p 19cm 1300円 ⓘ978-4-8061-3412-1 Ⓝ494.7

内容 第1章 注射一本で腰の痛みが和らいだ(完全回復をめざす(K・Kさん(現在五九歳、男性))腰部脊柱管狭窄症 発痛三日で快方に向かう(G・Iさん(現在七一歳、男性))腰椎椎間板ヘルニア ほか) 第2章 腰痛以外にこんなに多いペインクリニックの適応症(神経ブロックの効果が期待できる適応症 医者は手に職のある職人—がん性疼痛(すい臓がん):T・Aさん(当時六二歳、男性))の場合 ほか) 第3章 痛みをどう伝えれば、治療に効果があるだろうか 第4章 ペインクリニックで行なわれる痛み治療 第5章 腰痛を和らげるため、また腰痛を起こさないために

◇ペインハンドブック—ペインクリニック・疼痛緩和Q&A 199 比嘉和夫、岩崎寛、齊藤洋司編 南江堂 2008.7 259p 19cm 〔執筆:齊藤洋司ほか〕 5000円 ⓘ978-4-524-24301-3 Ⓝ493.1

◇魔法のハリじゃないけれど—ペインクリニックでできること 岡田真ゆき、大野健次、山上裕章著 真興交易医書出版部 2005.3 218p 19cm 1700円 ⓘ4-88003-117-8 Ⓝ494.24

◇マンガでわかる疼痛治療最前線 深澤孝夫、深澤泰子、吉尾卓著 幻冬舎ルネッサンス 2010.4 222p 21cm 〔漫画:大原まどか〕 1238円 ⓘ978-4-7790-0421-6 Ⓝ493.1

内容 第1章 痛みをとるDr.F.の治療法 第2章 症状別治療法 第3章 痛みから解放された体験談

◇「慢性痛」がわかる本—リウマチ、腰痛、頭痛、神経痛 メイヨー・クリニック版 メイヨー・クリニック著、メイヨー・クリニック監訳 法研 2004.4 262p 21cm 1600円 ⓘ4-87954-491-4 Ⓝ493.1

内容 1 よくわかる「慢性痛」(「痛み」って何? あなたは「慢性痛」? 「慢性痛」における循環サークル 「慢性痛」の代償) 2 「慢性痛」の治療(薬について知る 「痛み」を治療する技術 補完代替療法 ペインセンターとクリニック) 3 「慢性痛」をコントロールする(「痛み」をコントロールする ストレッチと体操 あなたの1日を考える 自分の感情とその表現を考える ストレスへの対処 家族や友人との交流 自分自身をケアする コントロールを保つ)

◇慢性痛のセルフコントロール—自分でできる E. M. カタラノ、K. N. ハーディン著, 河野友信監訳 大阪 創元社 2005.1 296p 21cm 2300円 ⓘ4-422-41070-9 Ⓝ493.1

内容 痛みへの対処法を学ぶ 1 身体のセルフコントロール—痛みのしくみを知り、痛みを減らして、リラックスできるようになる。(どうして痛みがおこるのか 慢性痛のためのエクササイズ 痛みとストレス管理—基礎編 ストレス管理のテクニック—上級編) 2 心のセルフコントロール—痛みの原因となる、心の問題を取りのぞき、痛みに積極的に立ち向かう。(慢性痛の心理療法 慢性痛と人間関係) 3 くらしのセルフコントロール—痛みを乗りこえて暮らすための、食べ物、薬、関係機関などの情報。(仕事を続けながらのリハビリテーション ペイン・クリニックと支援団体 睡眠と慢性痛 食物と慢性痛 薬と慢性痛) 4 痛みをコントロール—症状ごとの原因と対策を知り、セルフコントロールの技術を生かす。

◇慢性疼痛—「こじれた痛み」の不思議 平木英人著 筑摩書房 2012.1 206p 18cm (ちくま新書 940) 740円 ⓘ978-4-480-06644-2 Ⓝ493.1

内容 第1章「心因性による慢性疼痛」とは何か 第2章「得体の知れない痛み」という疾患 第3章 なぜ心療内科医が痛みを診るのか 第4章 治療という戦い 第5章「分かってもらえない痛み」への理解

◇慢性疼痛の将来動向 ヒューマンサイエンス振興財団 2011.3 141p 30cm (将来動向調査報告書 平成22年度)〈政策創薬総合研究推進事業(調査・予測研究事業)〉 Ⓝ493.1

◇慢性疼痛の将来動向 2 分析編 臨床と基礎の連携による神経障害性疼痛治療薬創出を目指して ヒューマンサイエンス振興財団 2012.3 110p 30cm (将来動向調査報告書 平成23年度)〈政策創薬総合研究推進事業(調査・予測研究)〉 Ⓝ493.1

◇慢性疼痛の理解と医療連携 宮崎東洋、北出利勝編 真興交易医書出版部 2008.7 331p 26cm 6500円 ⓘ978-4-88003-817-9 Ⓝ493.1

内容 第1章 慢性疼痛疾患の病態—評価と診断基準 第2章 慢性疼痛研究—臨床との関連を中心に 第3章 慢性疼痛の治療方法 第4章 慢性疼痛の治療における医療連携

◇やさしい痛み学 植田弘師、戸田一雄著 ブレーン出版 2007.3 171p 21cm 1900円 ⓘ978-4-89242-896-8 Ⓝ491.378

内容 第1部 痛みの多様性 第2部 様々な痛みとその評価 第3部 痛みのメカニズム(一次ニューロン(侵害受容器から脊髄まで)の痛覚伝達機構 痛みの中枢伝達機構 ほか) 第4部 鎮痛薬

◇わかる痛み学 植田弘師、戸田一雄著 ブレーン出版 2009.5 177p 21cm 〈『やさしい痛み学』(2007年刊)の改訂新版〉 1900円 ⓘ978-4-89242-941-5 Ⓝ491.378

内容 第1部 痛みの多様性(痛みの系統発生 痛み研究の歴史 痛みの東洋における歴史 痛みの経済学) 第2部 様々な痛みとその評価(疼痛の定義 臨床における様々な痛み 臨床における痛みの測定法 疼痛病態を示す実験動物モデル 実験動物における痛みの測定方法) 第3部 痛みのメカニズム(一次ニューロン(侵害受容器から脊髄まで)の痛覚伝達機構 痛みの中枢伝達機構 神経因性疼痛の分子機構 内因性鎮痛機構) 第4部 鎮痛薬(抗炎症薬 癌性疼痛に用

いる鎮痛薬　神経因性疼痛治療に用いられている鎮痛薬　その他の鎮痛薬）

《リハビリテーション》

◇新しい概念（ICF：国際生活機能分類）に基づいたリハビリテーション入門　大川弥生著　新企画出版社　〔200-〕　15p　30cm　（みんなの健康とくらしのテキスト）Ⓝ491.378

◇新しいリハビリテーション―人間「復権」への挑戦　大川弥生著　講談社　2004.2　215p　18cm　（講談社現代新書）　700円　Ⓘ4-06-149706-5　Ⓝ494.78
　内容　第1章 生活・人生の目標を立てる　第2章 生きる時間を大切にする　第3章「している活動」と「できる活動」　第4章 退院後の生活を見通して練習する　第5章 車いすを偏重しない　第6章 廃用症候群の悪循環　第7章「本当にやりたいこと」を見つける　第8章 心の立ち直りを助ける

◇医療機関のリハビリテーション戦略　田舎中真由美，イニシア企画編集部共著　イニシア　2003.9　101p　30cm　（イニシアのなるほど！1）　4725円　Ⓘ4-901436-30-9　Ⓝ498.163

◇応急処置とリハビリテーション―病気別・部位別のリハビリテーション法を詳解！　林泰史著　山海堂　2004.9　227p　21cm　（からだ読本シリーズ 退院してからの家庭の医学 1）　1700円　Ⓘ4-381-07975-2　Ⓝ598.3
　内容　第1章 退院直後の家庭の医学　第2章 元気回復へのリハビリテーション　第3章 健康づくりへのリハビリテーション

◇介護保険サービスとリハビリテーション―ICFに立った自立支援の理念と技法　大川弥生著　中央法規出版　2004.5　135p　26cm　1800円　Ⓘ4-8058-2433-6　Ⓝ494.78
　内容　第1章 ICF：国際生活機能分類の意義　第2章 平成15年度介護報酬改定におけるリハビリテーションの重視　第3章 リハビリテーションの基本点の理解　第4章 廃用症候群の悪循環　第5章 目標指向的ケアマネジメント　第6章「活動」向上訓練　第7章 個別リハビリテーション　第8章 リハビリテーション（総合）実施計画書

◇介護予防リハビリテーション―生活を活発にする　藤原茂著　青海社　2005.5　201p　26cm　2800円　Ⓘ4-902249-14-6　Ⓝ494.78

◇家庭でできるリハビリテーション　隆島研吾著　法研　2004.12　111p　26cm　1500円　Ⓘ4-87954-551-1　Ⓝ494.78
　内容　第1章 毎日の運動で暮らしいきいき（からだを動かさないと機能はどんどん衰える　どのタイプにあてはまりますか？　このタイプの人にはこんな運動を　リハビリプログラムをつくりましょう　運動を始める前に）　第2章 毎日おこないたい基本的な運動（関節がかたくなるのを防ぐ運動　起きる、そして座ることをめざす運動）　第3章 より活動的な毎日をめざす運動（バランスを整えながらおこなう運動　もっと歩けるようにするためのストレッチ）

◇変わるリハビリ―拡がる対象疾患と新しい攻めのリハビリ　上月正博著　ヴァンメディカル　2006.10　171p　21cm　1800円　Ⓘ4-86092-067-8　Ⓝ494.78
　内容　廃用症候群　リハビリに必要な検査や調査　激増する内部障害者　心臓のリハビリ　肺のリハビリ　脳卒中のリハビリ　リハビリスタッフとチーム・アプローチ　高血圧のリハビリ　肥満のリハビリ　高脂血症のリハビリ　高尿酸血症のリハビリ　糖尿病のリハビリ　運動を長続きさせる方法　脊髄損傷のリハビリ　関節リウマチのリハビリ　腎不全のリハビリ　障害科学専攻　21世紀の新たな展望

◇患者学のすすめ―"内発的"リハビリテーション　上田敏，鶴見和子著　藤原書店　2003.7　238p　21cm　（鶴見和子・対話まんだら 上田敏の巻）　2200円　Ⓘ4-89434-342-8　Ⓝ494.78

◇完全図解介護予防リハビリ体操大全集　大田仁史編著　講談社　2010.10　359p　27cm　（介護ライブラリー）　3800円　Ⓘ978-4-06-282435-4　Ⓝ494.78
　内容　第1部 基本動作の改善体操　第2部 姿勢別生活動作の改善体操　第3部 筋力強化体操　第4部 拘縮予防体操　第5部 介護・疾病予防体操

◇驚異のパワーリハビリテーション―活動力を高める介護予防・自立支援　竹内孝仁著　年友企画　2005.12　168p　21cm　1905円　Ⓘ4-8230-5060-6　Ⓝ494.78
　内容　第1章 活動力を高めるパワーリハビリテーション（驚異のパワーリハビリ）　第2章 パワーリハビリテーションとはどのようなものか（開発の動機 わがリハビリ人生への反省　パワーリハビリの基礎理論　なぜ「マシントレーニング」なのか　パワーリハビリの実際　パワーリハビリの効果をもたらすメカニズム　パワーリハビリはなぜ安全なのか　第3章 パワーリハビリを効果あるものにするには（「筋トレ」の現況　パワーリハビリ用マシンの条件　パワーリハビリを効果的にする技術―パワーリハビリもどきにならないために　高齢者に「筋力強化」をおこなってはならない）　第4章 驚異のパワーリハビリ―介護予防から難病などの治療へ（重度の認知症にパワーリハビリ　パーキンソン病（パーキンソン症候群）にパワーリハビリ　"古い"脳卒中もあきらめることはない　糖尿病への効果　うつ病への効果　重症の病気への挑戦と驚異的な効果）　第5章 介護予防とパワーリハビリ（2種類の介護予防　いずれの介護予防もパワーリハビリが鍵を握る）

◇これからのリハビリテーションのあり方　澤村誠志監修，日本リハビリテーション病院・施設協会編　青海社　2004.1　137p　26cm　2200円　Ⓘ4-902249-05-7　Ⓝ494.78
　内容　1 リハビリテーションとは　2 リハビリテーション医療の流れ　3 維持期リハビリテーション特論　4 地域リハビリテーションの支援体制　5 リハビリテーションに関わる専門職　6 利用者の立場に立つ福祉用具・住宅改修の評価と給付のシステム化に向けて　7 福祉のまちづくり―ノーマライゼーションからインクルージョンへ，バリアフリーからユニバーサルデザインへ

◇知っていますかリハビリテーション―家庭復帰・社会復帰への道すじ　多田武夫監修，岡本五十雄，横串算敏著　桐書房　2006.2　197p　21cm　1500円　Ⓘ4-87647-679-9　Ⓝ494.78
　内容　第1章 生きがいある生活へのリハビリテーション　第2章 リハビリテーションの実際　第3章 医療・福祉制度の利用のしかた（リハビリテーションに必要な制度の活用法　介護保険の充実に必要なもの）

◇自分でできる"痛み"のリハビリ 関東労災病院勤労者リハビリテーションセンター編 中央労働災害防止協会 2003.5 229p 18cm (中災防新書) 900円 ①4-8059-0881-5 Ⓝ498.87
[内容] 第1編 総論―痛みの診断とリハビリテーション(痛みの診断 痛みに対するリハビリテーション) 第2編 各論・職場でよく見られる痛みについて(頚の痛みとリハビリテーション 肩の痛みとリハビリテーション 腰の痛みとリハビリテーション 膝の痛みとリハビリテーション 足の痛みとリハビリテーション)

◇自分でできる"痛み"のリハビリ 関東労災病院勤労者リハビリテーションセンター編 第2版 中央労働災害防止協会 2009.8 267p 18cm (中災防新書) 900円 ①978-4-8059-1259-1 Ⓝ498.87
[内容] 第1編 総論―痛みの診断とリハビリテーション(痛みの診断 痛みに対するリハビリテーション) 第2編 各論・職場でよく見られる痛みについて(頚の痛みとリハビリテーション 肩の痛みとリハビリテーション 肘の痛みとリハビリテーション 腰の痛みとリハビリテーション 股関節の痛みとリハビリテーション 膝の痛みとリハビリテーション 足の痛みとリハビリテーション)

◇心臓リハビリテーション入門―社会復帰・再発予防・快適な生活のために 吹田 循環器病研究振興財団 2005.5 16p 21cm (知っておきたい循環器病あれこれ 健康で長生きするために 50) Ⓝ498.87

◇ちょいリハ50 手指編 QOLサービス監修・著 福山 QOLサービス 2008.9 1冊(ページ付なし) 21cm (困った時のちょいシリーズ) 571円 ①978-4-901898-58-4 Ⓝ494.78

◇ちょいリハ50 身体編 妹尾弘幸監修・著 福山 QOLサービス 2007.10 1冊(ページ付なし) 21cm (困った時のちょいシリーズ) 571円 ①978-4-901898-38-6 Ⓝ494.78

◇脳のなかの身体―認知運動療法の挑戦 宮本省三著 講談社 2008.2 254p 18cm (講談社現代新書) 740円 ①978-4-06-287929-3 Ⓝ494.78
[内容] 序章 怪物との闘い 第1章 脳損傷により身体に何が生じるのか 第2章 ホムンクルスの脳科学 第3章 脳のリハビリテーション 第4章 認知運動療法によって何が回復するのか

◇パワーリハビリテーションガイドブック 介護予防・自立支援・パワーリハビリテーション研究会編 医歯薬出版 2004.1 70p 26cm 1200円 ①4-263-23438-3 Ⓝ494.78
[内容] 介護予防・自立支援のパワーリハビリテーション(介護予防・自立支援のための新しい手法 活動性の向上と高齢者の行動変容をめざして パワーリハビリテーションの動作学 健康高齢者の筋力トレーニングに対するトレーナビリティ) パワーリハビリテーションプログラムの進めかた(参加募集から事業開始まで プログラムの運営) パワーリハビリテーションの展開(川崎市におけるパワーリハビリテーションの試み デイケアにおけるパワーリハビリテーションの試み リハビリテーション科外来におけるパワーリハビリテーションの試み 介護老人保健施設におけるパワーリハビリテーションの試み 作業療法におけるパワーリハビリテーションの試み) 座談会/パワーリハビリテーション実践のために 参考資料 介護予防・自立支援パワーリハビリテーション研究会会則

◇1人でもできるリハビリテーション―脳卒中・脳損傷・高次脳機能障害からの回復 橋本圭司著 法研 2009.9 126p 21cm 1300円 ①978-4-87954-773-6 Ⓝ493.73
[内容] 第1章 リハビリテーションの心得 第2章 自分でできるようにするために 第3章 からだのリハビリテーション 第4章 こころのリハビリテーション

◇病気の予防とリハビリテーション―治療法とその後の回復のために 順天堂大学医学部編 学生社 2007.6 181p 18cm (順天堂のやさしい医学 16) 780円 ①978-4-311-70066-8 Ⓝ494.78
[内容] 病気の予防とリハビリテーション 呼吸器の病気とリハビリテーション 循環器の病気とリハビリテーション 障害者の合併症予防 変形性膝関節症とリハビリテーション 質問に答えて

◇プロの技術で家庭リハビリ―専門家のノウハウを教えます 坂本親宣著 京都 ミネルヴァ書房 2007.7 156p 21cm (シリーズ・高齢期介護の現在 3) 1800円 ①978-4-623-04964-6 Ⓝ494.78
[内容] 第1部 リハビリテーションとはどんなものでしょうか(自宅で行うリハビリテーションはとても重要です 心身機能の評価を試みてみます) 第2部 それでは家庭でのリハビリを実行しましょう(ホームプログラムの実際 自宅で行う運動の実際 自宅で行うADL(日常生活活動)の練習 介護者自身のケア 認知症の予防)

◇ペインリハビリテーション 松原貴子,沖田実,森岡周著 三輪書店 2011.5 411p 21cm 4200円 ①978-4-89590-385-1 Ⓝ494.78

◇見てよくわかるリハビリテーション介護技術 日本ケアワーク研究所監修,住居広士ほか編著 新訂版 一橋出版 2007.6 281p 26cm 2400円 ①978-4-8348-0347-1 Ⓝ494.78
[内容] 第1章 リハビリテーション介護技術とは何か 第2章 介護保険におけるリハビリテーション介護技術 第3章 リハビリテーション介護技術とチームアプローチ 第4章 リハビリテーション介護技術の基本から展開まで 第5章 形態別リハビリテーション介護技術 第6章 介護保険における要介護度別のリハビリテーション介護技術 第7章 リハビリテーション介護技術におけるケアマネジメントと社会資源 第8章 福祉用具と住宅改修のためのリハビリテーション介護技術 第9章 地域リハビリテーションのためのリハビリテーション介護技術 第10章 介護保険に向けたリハビリテーション介護技術の実践

◇よくわかるリハビリテーション 江藤文夫編 京都 ミネルヴァ書房 2005.12 240p 26cm (やわらかアカデミズム・〈わかる〉シリーズ) 2500円 ①4-623-04457-2 Ⓝ494.78
[内容] リハビリテーションの基礎概念―リハビリテーションとは リハビリテーションの基礎概念―リハビリテーション介入の流れ 障害のみかた―病気と障害 障害のみかた―障害の構造 障害のみかた―障害の評価法 病気と障害の理解 リハビリテーションの手技と技法―機能障害へのアプローチ リハビリテーションの手技と技法―活動の制限へのアプローチ リハビリテーションの手技と技法―参加の制約へのアプローチ リハビリテーションの施策

と社会資源―各種施設　リハビリテーションの施策と社会資源―介護・養護施設　リハビリテーションの施策と社会資源―地域社会でのリハビリテーション　リハビリテーションの施策と社会資源―各種法律とリハビリテーション　リハビリテーションの施策と社会資源―専門職種と資格制度

◇リハビリを知ろう　北國新聞社編集局編　金沢　北國新聞社　2009.10　79p　21cm　（健康bookシリーズ　丈夫がいいね 19）　952円　①978-4-8330-1715-2　Ⓝ494.78
[内容]乗り越えて―欠かせぬ周囲の支え　チームワーク―一丸で目標に向かう　理学療法―力や制御を取り戻す　脳の疾患・上―入院と同時に療法開始　脳の疾患・下―一つ一つ動作「獲得」　脳性まひ―ポイントは「楽しく」　脊髄損傷―残った機能を鍛え　肺の疾患―呼吸法覚えて楽に　糖尿病―全身運動が効果的　心臓の疾患・上―適度な運動で機能回復〔ほか〕

◇リハビリテーション医学の新しい流れ　里宇明元、才藤栄一、出江紳一編集主幹、水間正澄、志波直人、花山耕三、猪飼哲夫、佐伯覚、長谷公隆、水落和也編　寺田国際事務所／先端医療技術研究所　2005.11　528p　26cm　（先端医療シリーズ 36）〈背のタイトル：リハビリテーション医学〉　8500円　①4-925089-44-7　Ⓝ494.78

◇リハビリテーション医療における安全管理・推進のためのガイドライン　日本リハビリテーション医学会診療ガイドライン委員会編　医歯薬出版　2006.3　70p　30cm　2000円　①4-263-21854-X　Ⓝ494.78
[内容]ガイドライン編　資料編

◇リハビリテーション医療入門　武智秀夫著　増補版　医学書院　2007.12　118p　21cm　1800円　①978-4-260-00542-5　Ⓝ494.78

◇リハビリテーション医療の評価―QOLを高める科学性の追究　マーカス・J. フューラー編、加倉井周一、清水和彦訳　医学書院　2003.2　203p　26cm　4000円　①4-260-24411-6　Ⓝ494.78
[内容]リハビリテーション医学における帰結研究―過去の基盤と未来への方向性　特有な方法論的挑戦　価値観の視点とマネジドケアの挑戦　障害モデルの詳細　能力障害の測定　リハビリテーションにおける社会的不利の概念と研究　QOLの測定　リハビリテーションにおける健康状態の評価　社会経済的アプローチの評価　臨床研究のデザインと解釈　治療理論の役割　リハビリテーション介入の特徴

◇リハビリテーション医療　平澤泰介、田島文博編　京都　金芳堂　2007.5　440p 図版16p　26cm　8200円　①978-4-7653-1297-4　Ⓝ494.78

◇リハビリテーションからみた介護技術　山永裕明監修、野尻晋一著　中央法規出版　2006.8　229p　26cm　2800円　①4-8058-2764-5　Ⓝ494.78
[内容]介護現場におけるリハビリテーション　居室の環境整備　起居動作とその介助　移乗の介助　移動の介助　移動面からみた排泄と入浴の介助　機能訓練のあり方　レクリエーションの援助　在宅復帰への支援　出かけよう！　楽しみながら観察力を向上させよう

◇リハビリテーション実践ハンドブック　S. J. ギャリソン編、石田暉、豊倉穣、花山耕三監訳　シュプリンガー・フェアラーク東京　2005.12　415p　21cm　4900円　①4-431-71162-7　Ⓝ494.78
[内容]物理医学とリハビリテーション：考え方、患者治療、リハビリテーション評価　不動　褥瘡　小児リハビリテーション　高齢者リハビリテーション　急性疼痛　慢性疼痛　筋電図　車椅子　脳卒中〔ほか〕

◇リハビリテーション序説　安藤徳彦著　医学書院　2009.4　196p　26cm　3400円　①978-4-260-00754-2　Ⓝ494.78
[内容]1 リハビリテーション概論（障害（者）を取り巻く環境の歴史　障害を中心に据えた障害学　リハビリテーションの理念確立の歴史 ほか）　2 医学的リハビリテーション総論　3 医学的リハビリテーション各論

◇リハビリテーションとしての在宅医療　藤井博之、山口明、田中久美子編著　南山堂　2011.10　213p　21cm　（在宅医療の技とこころ）〈執筆：藤井博之ほか〉　3200円　①978-4-525-20921-6　Ⓝ494.78

◇リハビリテーション入門―失われた機能をいかに補うか　橋本圭司著　PHP研究所　2010.9　200p　18cm　（PHP新書 691）〈並列シリーズ名：PHP SHINSHO〉　700円　①978-4-569-79308-5　Ⓝ493.92
[内容]第1章 リハビリテーションとは何か　第2章 大人のリハビリ、子どものリハビリ　第3章 家族のためのリハビリテーション　第4章 道具を使ったリハビリテーション　第5章 毎日できるリハビリテーション　第6章 未来のためのリハビリテーション

◇リハビリテーション入門　大田仁史著　IDP出版　2012.1　255p　18cm　（IDP新書 004）　800円　①978-4-905130-03-1　Ⓝ494.78
[内容]序章　第1章 リハビリテーション　第2章 山手線の外回り、内回り　第3章 ほんとうのリハビリは退院してから始まる　第4章 川上から考えられたリハビリテーション医療の流れ　第5章 係る専門職と連携の課題　第6章 一生続く障害　第7章 地域リハビリテーション　終章 東日本大震災と日本のリハビリテーション

◇リハビリテーションの思想―人間復権の医療を求めて　上田敏著　第2版増補版　医学書院　2004.4　190p　21cm　2000円　①4-260-24426-4　Ⓝ494.78
[内容]序章 私はいかにしてリハビリテーション医となったか　第1章 リハビリテーションの理念　第2章 リハビリテーション医学とは何か　第3章 障害・障害者・リハビリテーション的アプローチ　第4章 リハビリテーション医療を考える　終章 「治ること」と「よくなること」

◇リハビリテーションの森―ツアーガイド―寝たきりが9割いなくなる！　京都府保険医協会・地域リハビリテーションシステム検討委員会編　京都　かもがわ出版　2008.3　150p　21cm　1500円　①978-4-7803-0177-9　Ⓝ494.78
[内容]疾病の森　制度の森（医療保険と介護保険　地域リハビリテーション推進事業）

◇リハビリテーション・ルネサンス―心と脳と身体の回復 認知運動療法の挑戦　宮本省三著　春秋社　2006.1　421, 19p　20cm　3200円　①4-393-72903-X　Ⓝ494.78
[内容]身体の声を聴け　第1部 思想から理論へ（リハビリテーション思想からの覚醒　運動療法のパラダ

イム転換　認知運動療法とは何か）　第2部　脳の機構と病理（随意運動のメカニズム　脳の病理をどのように捉えるか）　第3部　脳の中の身体を治療するリハビリテーションの未来のために

◇リハビリテーション連携論―ユニバーサル社会実現への理論と実践　澤村誠志,奥野英子編著　三輪書店　2009.3　253p　26cm　〈企画：日本リハビリテーション連携科学学会〉　3400円　Ⓘ978-4-89590-324-0　Ⓝ494.78

◇リハビリに生かす操体法―入院中から在宅ケアまで　須永隆夫編著　愛蔵版　農山漁村文化協会　2005.3　218p　22cm　〈健康双書ワイド版〉　1524円　Ⓘ4-540-04356-0　Ⓝ494.78
内容　前編　心も体もリフレッシュ―操体法でリハビリ効果を高める法（「動かないところ」に注目するか「動くところ」に注目するか―リハビリテーションと操体法　「頑張るリハビリ」から「逃げるリハビリ」へ　操体法はムリなくバランスのとれた暮らし方の手引き）　実際編　リハビリ操体法の実際（覚えておきたい操体法の基本　リハビリ操体法の実際―脳卒中のリハビリを例に寝たきり防止・からだの動かし方・訓練のすすめ方をマスターする　部位別・病気別リハビリ操体法のポイント　介護がグンとラクになるリハビリ介助の操体法　家庭でも学校でも操体法で健康増進　治療で予防にリハビリに地域にひろがる操体法　リハビリと操体法と人生と）

◇リハビリの心と力―かかわりが自分を変える地域を変える　稲川利光著　学研メディカル秀潤社　2011.12　198p　19cm　〈発売：学研マーケティング〉　1600円　Ⓘ978-4-7809-1054-4　Ⓝ494.78

◇FITプログラム―統合的高密度リハビリ病棟の実現に向けて　才藤栄一,園田茂編　医学書院　2003.10　136p　26cm　〈執筆：小口和代ほか〉　3800円　Ⓘ4-260-24421-3　Ⓝ494.78
内容　第1章　FITプログラムの概念　第2章　FITプログラムの概要　第3章　ハードウェア　第4章　ソフトウェア　第5章　FITプログラムの効果　第6章　FITプログラムの今後　第7章　FITプログラムFAQ　第8章　リハビリテーション医学・医療エッセンス　第9章　運動学習エッセンス　第10章　リハビリテーション心理エッセンス―動機づけの心理学　第11章　障害告白　おわりに　FITプログラムの生い立ち

◇Tsuji式PNFテクニック入門―神経・筋・関節の機能を最大化する　辻亮著　BABジャパン　2011.3　211p　19cm　1600円　Ⓘ978-4-86220-577-3　Ⓝ494.78
内容　導入編　日本一分かりやすいPNF入門（PNFとは何か　PNFの効果）　実践編1　上肢パターン　実践編2　コアパターン　実践編3　下肢パターン　施術者の皆さんへ　PNFを学ぶ。取り入れる

免疫

◇いのちのキーワード免疫―アトピー、エイズ、クローン、臓器移植　穂積信道著　オーム社　2006.6　163p　19cm　〈東京理科大学・坊っちゃん選書〉　1200円　Ⓘ4-274-20262-3　Ⓝ491.8
内容　第1章　「宇宙人の侵略」から地球を守ってくれたもの　第2章　学習を続ける偉大なシステム　第3章　免疫がなければ人も動物も生きてはいけない　第4章　私たちを死に至らしめる免疫の反逆　第5章　それでも生命を左右している重要システム　第6章　胎児、癌、移植された臓器は人体にとって「異物」なのか？　最終章　免疫の力をさらに高めていくために

◇体をまもるしくみ事典―病気にならないための　安部良監修　成美堂出版　2007.7　223p　22cm　1400円　Ⓘ978-4-415-30062-7　Ⓝ491.8
内容　第1章　免疫細胞のしくみ　第2章　病気が起こるしくみ　第3章　感染後の体の防御システム　第4章　アレルギーと免疫疾患　第5章　がんと免疫のたたかい　第6章　病気を治すしくみ

◇からだをまもる免疫のふしぎ　日本免疫学会編,石川ともこイラスト　羊土社　2008.5　69p　27cm　1800円　Ⓘ978-4-7581-0725-9　Ⓝ491.8
内容　第1部　免疫のはなし（そもそも免疫とは　免疫のきほんてきしくみ　免疫細胞がつくられる場所とはたらく場所）　第2部　病気のはなし（感染症とたたかう免疫　免疫が引きおこす自己免疫病　アレルギーも免疫反応　免疫でがんを治せるか）

◇基礎からわかる免疫学　三村俊英編著　ナツメ社　2011.6　231p　21cm　1800円　Ⓘ978-4-8163-5035-1　Ⓝ491.8
内容　序章　免疫を学ぶ前に　第1章　免疫とは何か　第2章　外敵から体を守る免疫『感染症』　第3章　間違えて自分の体を攻撃？『自己免疫疾患』　第4章　異物に対して過剰に反応？『アレルギー』　第5章　免疫で『がん』を封じ込められる？　第6章　もっと知りたい免疫のしくみ　第7章　自己免疫疾患の検査・薬剤

◇基礎免疫学―免疫システムの機能とその異常　Abul K. Abbas, Andrew H. Lichtman原著,松島綱治,山田幸宏訳　エルゼビア・ジャパン　2007.12　325p　24cm　5800円　Ⓘ978-4-86034-869-4　Ⓝ491.8

◇現代免疫物語―花粉症や移植が教える生命の不思議　岸本忠三,中嶋彰著　講談社　2007.4　262,6p　18cm　（ブルーバックス B-1551）　940円　Ⓘ978-4-06-257551-5　Ⓝ491.8
内容　石坂物語　花粉症物語　結核物語　T細胞物語　移植物語　骨髄移植物語　胸腺物語　抗体の不思議物語　サイトカイン物語　インターロイキン物語　TNF物語　受容体物語

◇「抗体医薬」と「自然免疫」の驚異―新・現代免疫物語　岸本忠三,中嶋彰著　講談社　2009.3　286,7p　18cm　（ブルーバックス B-1633）〈並列シリーズ名：Blue backs〉　980円　Ⓘ978-4-06-257633-8　Ⓝ491.8
内容　第1章　パンデミック・インフルエンザの脅威　第2章　免疫学ことはじめ　第3章　関節リウマチ克服物語　第4章　がんと抗体医薬の物語　第5章　モノクローナル抗体物語　第6章　もう一つの関節リウマチ克服物語　第7章　TNFの物語　第8章　自然免疫物語　第9章　自然免疫が解き明かしたミステリーの物語　第10章　もう一つの自然免疫物語

◇知っているようで知らない免疫の話―ヒトの免疫はミミズの免疫とどう違う？　西村尚子著　技術評論社　2010.8　239p　19cm　（知りたい！サイエンス）　1580円　Ⓘ978-4-7741-4334-7　Ⓝ491.8
内容　第1章　都合が悪いものと、そうでないものの区別　第2章　免疫の萌芽　第3章　脊椎動物の免疫　第4章　明らかにされはじめた、免疫システムの分子

◇食と健康のための免疫学入門　京都健康フォーラム監修,上野川修一,吉川正明編　建帛社　2012.2　231p　21cm　(人と食と自然シリーズ 1)　2400円　①978-4-7679-6163-7
　内容　第1章 食と免疫　第2章 腸管免疫と腸内細菌　第3章 プロバイオティクスと感染症　第4章 プロバイオティクスと炎症性腸疾患(潰瘍性大腸炎、回腸嚢炎、クローン病)　第5章 プロバイオティクスとアレルギー　第6章 経口免疫寛容と食物アレルギーの治療　第7章 日本人と食物アレルギー——大豆アレルギーの低減化　第8章 アレルギーワクチン米によるスギ花粉症の緩和戦略　第9章 植物を利用したワクチンの開発と生産　第10章 がんとペプチドワクチン　第11章 アルツハイマー型認知症とワクチン

◇食品免疫・アレルギーの事典　日本食品免疫学会編　朝倉書店　2011.5　461p　27cm　16000円　①978-4-254-43110-0　Ⓝ491.8

◇新・免疫の不思議　谷口克著　岩波書店　2004.3　107p　19cm　(岩波科学ライブラリー 97)〈「免疫の不思議」(1995年刊)の改訂〉　1100円　①4-00-006597-1　Ⓝ491.8
　内容　1 免疫による感染防御は、単なる結果にすぎなかった　2 自己と非自己を見分ける免疫系　3 一億年後に出現する新たな病原体にも対処できる免疫系　4 一兆のレパートリーから一つの機能だけを演出するマジック　5 抗体とは異なるもう一つの抗原認識システム　6 免疫系は記号論の世界　7 免疫を制御するリンパ球　8 免疫系にも弱点が　9 アレルギーは国民病　10 がんを免疫で治す

◇図解免疫学　垣内史堂著　オーム社　2009.3　295p　21cm　3300円　①978-4-274-20675-7　Ⓝ491.8
　内容　「免疫」の歴史的背景　生体を守るシステムとしての免疫 その概略　食細胞　自然免疫反応の概略　抗体の構造と機能　抗原と抗体の反応　補体　免疫反応にはどんな細胞と臓器が関与するのだろうか？　免疫担当細胞の体内循環　免疫担当細胞—B細胞(Bリンパ球)　免疫担当細胞—T細胞(Tリンパ球)　抗原を認識したT細胞の反応とサイトカイン分泌　主要組織適合性複合体とは？　抗体を産生するメカニズム　細胞性免疫反応　免疫反応はどのようにして調節されているのだろうか　感染防御の免疫反応：免疫系が働かないとき—先天性免疫不全と後天性免疫不全　自己免疫はどうして起こるのだろうか？　過敏反応(アレルギー)　移植免疫　腫瘍から免疫反応

◇トコトンやさしい免疫・アレルギーの本　村口篤編著　日刊工業新聞社　2005.12　155p　21cm　(B&Tブックス　今日からモノ知りシリーズ)　1400円　①4-526-05561-1　Ⓝ491.8
　内容　第1章 免疫系は第二の頭脳集団　第2章 ヒトの進化は免疫系の進化　第3章 アレルギーはネットワーク化された軍団　第4章 免疫・アレルギー系の特殊細胞軍団—ヒト一人の持つ60兆の細胞を監視　第5章 免疫・アレルギー系の情報伝達と抗原・抗体　第6章 免疫・アレルギー系の進化する臨床最新治療法

◇なぜ、体はひとりでに治るのか？——健康を保つ自然治癒の科学　中西貴之著　技術評論社　2010.4　255p　19cm　(知りたい！サイエンス)　1580円　①978-4-7741-4220-3　Ⓝ491.31
　内容　第1章 体に備わる修復機能と防御機能　第2章 失っても元に戻る再生の力　第3章 敵だらけの世の中を生き抜く免疫のメカニズム　第4章 次々に発見される自然治癒と生体防御のシステム　第5章 脳や免疫系、心の作用による免疫システム　第6章 人間にはない動物たちの驚異の自然治癒　第7章 医療技術と自然治癒力

◇病原体と免疫がよ～くわかる本——ポケット図解　夏緑著　秀和システム　2009.6　215p　19cm　(Shuwasystem science guide book)　1200円　①978-4-7980-2292-5　Ⓝ491.8
　内容　第1章 体の中の小さな大戦争・免疫軍の生体防衛戦　第2章 免疫軍の反乱分子・自己攻撃とアレルギー　第3章 強すぎず弱すぎず・免疫軍を完全制御する方法

◇免疫——からだを護る不思議なしくみ　矢田純一著　第4版　東京化学同人　2007.6　182p　22cm　1800円　①978-4-8079-0654-3　Ⓝ491.8
　内容　からだにおける免疫の役割　免疫ができるとは　抗体とは　サイトカインとはたらき　病原微生物から身を護るしくみ　予防接種　免疫反応のブレーキ役　移植拒絶反応・輸血反応　がんを抑える免疫　アレルギー：困った免疫反応　自分には免疫反応を起こさないしくみ：免疫トレランス　自己免疫病　免疫不全症

◇免疫学がわかる——しくみやはたらきがしっかり理解できる！マンガとイラストでわかる免疫学　夏緑文,真乎衛門画　技術評論社　2010.9　191p　21cm　(ファーストブック)〈並列シリーズ名：First Book〉　1880円　①978-4-7741-4339-2　Ⓝ491.8
　内容　第1章 免疫がふせぐ新型ウイルス(免疫VSウイルス　季節性インフルと新型インフル　ワクチンとは何か　ワクチンの副作用　効かないワクチンの謎　予防接種の優先順位の謎　恐怖のサイトカインストーム　インフルエンザイ治療薬とは何か　高病原性インフルとさらなる恐怖)　第2章 免疫のしくみ(免疫はウイルスを倒せる唯一の武器　自然免疫　獲得免疫　最強兵器・抗体　高等動物だけの新型兵器・抗体　寄生虫と免疫の戦い　一匹狼の殺し屋・NK細胞　NK細胞とキラーT細胞　ワクチンの効力が無くなる3つの理由)　第3章 免疫が起こす病気(マクロファージが起こす病気　食物アレルギーと花粉症　免疫兵を役立たずにする病気　免疫のバランスが起こす病気　細胞障害型アレルギー　免疫複合体型アレルギー　遅延型アレルギー　刺激型アレルギー　強すぎても弱すぎても困る免疫軍)

◇免疫学の基礎　小山次郎,大沢利昭著　第4版　東京化学同人　2004.9　196p　22cm　2700円　①4-8079-0599-6　Ⓝ491.8
　内容　免疫学のあらまし　抗体の機能と種類：多様な機能を果たすタンパク質　抗体を得る方法：アジュバントから細胞融合法まで　抗体の構造：多様な機能をもつためにつくられたタンパク質分子　抗体の生合成：多様な抗体を生み出す遺伝子　補体系：抗体に協力して抗原を除去するタンパク質　抗原抗体結合反応：分析用試薬としての抗体　抗体に協力して抗原を排除する細胞群：顆粒球、マクロファージ、肥満細胞　抗体によるからだの障害：即時型過敏症　免疫を担うさまざまな細胞群(ほか)

免疫　　　　　　　　　　　　　　　　　　　　　　　　　　　　　　　　病気・難病

◇免疫学はやっぱりおもしろい　小安重夫著　羊土社　2008.3　238p　20cm　2800円　①978-4-7581-0724-2　Ⓝ491.8
◇免疫と栄養―食と薬の融合　横越英彦編　幸書房　2006.5　338p　22cm　5600円　①4-7821-0267-4　Ⓝ491.8
　[内容]序章「食」と「薬」の融合の時代　第1章 ストレス、疲労、精神状態と免疫力　第2章 加齢と免疫力　第3章 免疫の種類と働き　第4章 免疫環境の変遷と栄養の関わり　第5章 病態と栄養との関係　第6章 免疫力向上を期待できる栄養素など　第7章 人間の成長に伴う栄養の重要性―肥満およびやせ、老化と免疫機能の変化　第8章 長寿社会における食べ方の重要性　特論 地産地消型栄養学とサプリメント栄養学
◇免疫のしくみ―ノーベル賞の生命科学入門　石田寅夫著　講談社　2010.1　198p　21cm　〈『ノーベル賞からみた免疫学入門』（化学同人2002年刊）の加筆、改題・再編集〉　2400円　①978-4-06-153870-2　Ⓝ491.8
　[内容]序章 免疫のしくみに関する研究の潮流　第1章 免疫学の誕生　第2章 ワクチンの開発　第3章 抗体の化学構造の解明　第4章 遺伝子工学と細胞工学の応用―抗体の多様性の遺伝的原理の解明　第5章 組織適合抗原の発見　第6章 臓器移植と骨髄移植　第7章 細胞性免疫の特異性とそれにかかわるユビキチン仲介のタンパク質分解の発見　第8章 抗体産生理論の動向　第9章 新しい感染症の病原体の発見　終章 免疫研究の将来（現状と将来展望）
◇免疫のしくみ―からだを守るシステム　熊ノ郷淳監修、富士山みえるマンガ　インタープレス　2011.8　39p　21cm　〈もっと知ろうからだのこと 18〉　500円　①978-4-902340-96-9　Ⓝ491.8
◇免疫の事典　桂義元、河本宏、小安重夫、山本一彦編　朝倉書店　2011.12　473p　22cm　12000円　①978-4-254-31093-1　Ⓝ491.8
◇免疫の反逆―自己免疫疾患はなぜ急増しているか　ドナ・ジャクソン・ナカザワ著、石山鈴子訳　ダイヤモンド社　2012.3　319p　20cm　2400円　①978-4-478-01338-0　Ⓝ493.1
　[内容]序章 なぜ自己免疫疾患は急増しているのか　第1章 要注意の疾患　第2章 姿なき侵入者　第3章 とんでもない小さな隠し事　第4章 敵は強力軍団：ウイルス、ワクチン、重金属　第5章 大捜索：一匹狼科学者の時代　第6章 ライフスタイルを見直そう
◇もっとよくわかる！免疫学　河本宏著　羊土社　2011.2　221p　26cm　〈『実験医学』別冊〉　4200円　①978-4-7581-2200-9　Ⓝ491.8
◇やさしく学ぶ免疫システム―インフルエンザ、アレルギー、エイズと闘うメカニズム　松尾和浩著　ソフトバンククリエイティブ　2007.2　206p　18cm　〈サイエンス・アイ新書 SIS-11〉　900円　①978-4-7973-3888-1　Ⓝ491.8
　[内容]第1章 身体を守る免疫システム　第2章 細菌、ウイルス、原虫感染と免疫　第3章 免疫システムの異常とアレルギー　第4章 ガンと免疫システム　第5章 免疫システムを破綻させるエイズ　第6章 人類とエイズウイルスの闘い　第7章 BCGベクターを用いたエイズワクチン開発
◇わかりやすいアレルギー・免疫学講義　扇元敬司著　講談社　2007.4　177p　26cm　2900円　①978-4-06-153729-3　Ⓝ491.8

　[内容]第1部 生体防御・免疫システム　第2部 免疫異常・アレルギー
◇わかりやすい免疫学　市川厚、田中智之編　廣川書店　2008.2　207p　26cm　〈執筆：石井紀郎ほか〉　3800円　①978-4-567-53020-0　Ⓝ491.8
◇わかりやすい免疫疾患　宮坂信之監修・編集、小池隆夫、住田孝之、山本一彦、羅智靖、渡辺守、石井裕正編　日本医師会　2005.6　367p　26cm　（日本医師会生涯教育シリーズ）〈発売：南山堂「日本医師会雑誌 第134巻特別号(1)」と同内容〉　5500円　①4-525-16761-0　Ⓝ491.8

エイズ

◇隠喩としての病い　エイズとその隠喩　スーザン・ソンタグ著、富山太佳夫訳　スーザン・ソンタグ著、富山太佳夫訳　新装版　みすず書房　2006.5　304p　20cm　3500円　①4-622-07224-6　Ⓝ934.7
　[内容]隠喩としての病い　エイズとその隠喩
◇エイズ―とめよう世界に広がる病　高橋史、広田眞美、AMDA文　ポプラ社　2003.4　45p　29cm　（21世紀の平和を考えるシリーズ 5）　2800円　①4-591-07548-6, 4-591-99488-0　Ⓝ493.878
　[内容]孤児になったんだって？　どうして？―エイズという病にひきさかれた家族　エイズってどんな病気なの？　HIVはどのように感染するの？　世界でHIVに感染している人は、どのぐらいいるの？　エイズで亡くなる人がアフリカで多いのはなぜ？　若い人に感染が多いのはなぜ？　どうすれば若い人のHIV感染をへらせるの？　もっと知りたい―HIV検査　エイズがおよぼす影響は？　もっと知りたい―女性の地位とエイズ問題〔ほか〕
◇エイズをめぐる偏見との闘い―世界各地のコミュニケーション政策　アービンド・シンガル、エベレット・M. ロジャーズ著、花木亨、花木由子訳　明石書店　2011.8　456p　20cm　（世界人権問題叢書 76）　5500円　①978-4-7503-3437-0　Ⓝ498.6
　[内容]第1章 エイズの歴史　第2章 HIV・エイズ対策とその擁護者たち　第3章 エイズ治療薬　第4章 特定集団を対象とした政策　第5章 文化的アプローチ　第6章 スティグマの克服　第7章 エンターテイメント教育　第8章 HIV・エイズに対処するための教訓
◇エイズを弄ぶ人々―疑似科学と陰謀説が招いた人類の悲劇　セス・C. カリッチマン著、野中香方子訳　京都　化学同人　2011.1　313, 23p　20cm　2200円　①978-4-7598-1455-2　Ⓝ498.6
　[内容]第1章 生き延びるHIV/エイズ否認主義　第2章 デューズバーグとHIV/エイズ否認主義の起源　第3章 エイズ疑似科学　第4章 否認主義者のジャーナリズムと陰謀説　第5章 否認主義の政治　第6章 否認から抜け出す
◇エイズ終わりなき夏　エイズ会議研究会著　連合出版　2005.3　218p　19cm　1500円　①4-89772-197-0　Ⓝ498.6
　[内容]第1部 バンコクから神戸へ（HIV/エイズの終わりなき夏―バンコク2004　明日への橋―神戸2005）　第2部 グローバル感染症とアジア（ストレンジャー

がやってきた—横浜2003　中国のエイズ危機—北京2002　サマータイム再び—次の二十年へ)
◇エイズ教育の可能性—ライフスキル教育プロジェクト・マニュアル　教育協力NGOネットワーク　2008.3　113p　30cm　〈平成19年度文部科学省「国際協力イニシアティブ」教育協力拠点形成事業〉　執筆：勝間靖ほか　編集：森透〉　Ⓝ372
◇エイズ事典　サラ・バーバラ・ワトシュタイン，カレン・チャンドラー著　宗像恒次監訳　明石書店　2007.6　575p　27cm　25000円　①978-4-7503-2550-7　Ⓝ493.878
◇エイズ政策の転換とアフリカ諸国の現状—包括的アプローチに向けて　牧野久美子，稲場雅紀編　千葉　日本貿易振興機構アジア経済研究所　2005.3　8,141p　26cm　（アジ研トピックリポート no.52)　①4-258-26031-2　Ⓝ498.6
　内容　エイズ政策のグローバルトレンド(河野健一郎著)　ウガンダーエイズ政策「成功」国における政策と予防・啓発の果たした役割(吉田栄一著)　ケニア—政府の対策不足を補い、断裂した社会を繋合する当事者・NGOの取り組み(稲場雅紀,外処恵美著)　ボツワナ・南アフリカーエイズ治療規模拡大への課題(牧野久美子著)　ナイジェリアー「感染爆発」阻止に向けた政策的対応(望月克哉著)
◇エイズ対策関係法令通知集—エイズ対策必携　エイズ疾病対策研究会監修　太陽美術　2006.11　766p　26cm　4000円　①4-906276-72-5　Ⓝ498.6
◇エイズで学ぶー心豊かに生きるために　ワイズメンズクラブ国際協会西日本区編著　神戸　エピック　2010.6　134p　21cm　952円　①978-4-89985-155-4　Ⓝ498.6
　内容　「ともに生きる」こと　エイズ(性)教育の実践　エイズ教育に取り組んで　日本のHIV/AIDS予防—外からみた一考察　「人道科学」への道　ワイズメンズクラブ国際協会西日本区における取り組み
◇エイズとの闘い—世界を変えた人々の声　林達雄著　岩波書店　2005.6　62p　21cm　（岩波ブックレット no.654)　480円　①4-00-009354-1　Ⓝ498.6
　内容　1 死を待つ子ども、生きのびる子ども　2 エイズと闘う感染者たち—せめて尊厳ある死を　3 治療を阻むWTO/知的所有権—ジェネリック薬と特許の壁　4 勝利から生存へ—南アフリカ・エイズ裁判とブラジルの「奇跡」
◇グローバル・エイズ—途上国における病の拡大と先進国の課題　アリグザンダー・アーウィン，ジョイス・ミレン，ドロシー・ファローズ著　八木由里子訳　明石書店　2005.8　302p　20cm　（世界人権問題叢書 57)　3300円　①4-7503-2165-6　Ⓝ498.6
　内容　俗説1 エイズとアフリカ　俗説2 危険行動　俗説3 腐敗　俗説4 予防か治療か?　俗説5 貧困国におけるエイズ治療の障害　俗説6 ワクチン　俗説7「製薬企業の利益」対「貧困層の健康」　俗説8 限られた財源　俗説9 得るものは何もない　俗説10 できることは何もない
◇血液凝固異常症全国調査　平成14年度報告書　エイズ予防財団　2003.3　51p　30cm　〈厚生労働省委託事業〉　Ⓝ493.17

◇血液凝固異常症全国調査　平成15年度報告書　エイズ予防財団　2004.3　61p　30cm　〈厚生労働省委託事業〉　Ⓝ493.17
◇血液凝固異常症全国調査　平成16年度報告書　エイズ予防財団　2005.3　61p　30cm　〈厚生労働省委託事業〉　Ⓝ493.17
◇血液凝固異常症全国調査　平成17年度報告書　エイズ予防財団　2006.3　59p　30cm　〈厚生労働省委託事業〉　Ⓝ493.17
◇在日外国人女性のHIV/AIDS医療・保健へのアクセス—委託調査報告書　女性のためのアジア平和国民基金　2005.3　59p　30cm　Ⓝ498.6
◇静かに迫り来るHIV—神戸からの報告　エイズ予防サポートネット神戸編著　神戸　エピック　2008.12　175p　21cm　〈第7回アジア・太平洋地域エイズ国際会議3周年記念〉　1000円　①978-4-89985-144-8　Ⓝ498.6
　内容　英知は統合されているか　神戸エイズパニック　静かに広がるHIV　新たな試みから　ともに生きる社会をめざして　特別寄稿 世界と日本におけるエイズ流行と対応の変遷
◇知っていますか？AIDSと人権一問一答　屋鋪恭一，鮎川葉子著　第3版　大阪　解放出版社　2005.12　125p　21cm　1000円　①4-7592-8263-7　Ⓝ498.6
　内容　HIV感染症とは何ですか？　HIV感染症とAIDSは違うのですか？　HIV感染症はどうして感染するのですか？　HIVの感染経路について、くわしく教えてください。　HIVに感染しているかどうかは、どうしたらわかるのですか？　HIV感染症にかかると、どうなるのですか？　HIV感染症にかかったら、どうしたらいいのでしょうか？　HIV感染症の医療と福祉について教えてください。　「薬害AIDS」とは何ですか？　また、なぜ起こったのですか？　薬害HIV訴訟について教えてください。　HIV訴訟はその後どうなったのですか？　薬害AIDSの和解によって国のHIV医療はどのように変わったのですか？　世界のHIV感染症の状況について教えてください。　なぜHIV感染症はこんなに広がっているのですか？　HIV感染症が広がらないようにするにはどうしたらいいのでしょう？　日本のHIV感染症対策について教えてください。　感染症対策法とは何ですか？　AIDS差別について教えてください。差別には、どのような問題が起きるのでしょうか？　AIDS差別をなくすにはどうしたらいいのでしょうか？　HIV感染症の予防と啓発・教育はどうしてすすみにくいのですか？　NGOの役割について教えてください。　HIV感染症の問題が解決される日は来るのでしょうか？　AIDS問題に取り組むためには何が大切なのでしょうか？　AIDS問題に対して、ワタシができることはあるでしょうか？
◇世界はエイズとどう闘ってきたのか—危機の20年を歩く　宮田一雄著　ポット出版　2003.12　238p　19cm　2000円　①4-939015-56-4　Ⓝ498.6
　内容　第1章 不特定神話　第2章 HIVアンテナショップ　第3章 横浜の遺産　第4章 沈黙を破れ　第5章 21世紀の保健戦略　第6章 危機の20年を歩く
◇迫りくる東アジアのエイズ危機　山本正，伊藤聡子編著　連合出版　2007.5　318p　22cm　2500円　①978-4-89772-220-7　Ⓝ498.6

内容 インドネシア　オーストラリア　韓国　カンボジア　タイ　中国　台湾　日本　フィリピン　ベトナム　マレーシア　ラオス
◇21世紀の課題＝今こそ，エイズを考える　池上千寿子著　日本性教育協会　2011.8　67p　21cm　〈性教育ハンドブック vol.5〉Ⓝ498.6
◇私の「日本エイズ史」　塩川優一著　日本評論社　2004.10　237,30p　20cm　2200円　Ⓘ4-535-58416-8　Ⓝ498.6
内容 序章 感染症としてのエイズの背景　第1章 手探りの出発　第2章 調査・サーベイランスの開始　第3章 パニックの発生と本格施策　第4章 横浜国際エイズ会議の顛末　補章 二〇〇三年、発見以来二十年、エイズの現在と未来　終章 まとめにかえて　付録

《予防・治療法》

◇エイズ医薬品等開発研究研究報告書―重点研究・若手研究者奨励研究　平成19年度　ヒューマンサイエンス振興財団　2008.3　43p　30cm　〈政策創薬総合研究事業　タイトルは奥付による〉Ⓝ493.878
◇エイズ医薬品等開発研究研究報告書―重点研究・若手研究者奨励研究　平成20年度　ヒューマンサイエンス振興財団　2009.3　98p　30cm　〈政策創薬総合研究事業　背のタイトル：エイズ医薬品等開発研究〉Ⓝ493.878
◇エイズ医薬品等開発研究研究報告書―重点研究・若手研究者奨励研究　平成21年度　ヒューマンサイエンス振興財団　2010.3　92p　30cm　〈政策創薬総合研究事業　背のタイトル：エイズ医薬品等開発研究〉Ⓝ493.878
◇エイズ医薬品等開発研究研究報告書―重点研究・若手研究者奨励研究　平成22年度　ヒューマンサイエンス振興財団　2011.5　97p　30cm　〈平成22年度政策創薬総合研究事業　背のタイトル：エイズ医薬品等開発研究〉Ⓝ493.878
◇エイズ医薬品等開発研究国際研究グラント事業研究報告書　平成14年度　ヒューマンサイエンス振興財団　2003.8　197p　30cm　〈創薬等ヒューマンサイエンス総合研究推進事業　背のタイトル：エイズ医薬品等開発研究（国際研究グラント）〉Ⓝ493.878
◇エイズ医薬品等開発研究重点研究総合報告書国際研究グラント事業総合報告書　平成13-15年度　ヒューマンサイエンス振興財団　2004.9　124p　30cm　〈創薬等ヒューマンサイエンス総合研究事業・創薬等ヒューマンサイエンス総合研究推進事業　背のタイトル：エイズ医薬品等開発研究（重点研究）（国際研究グラント）〉Ⓝ493.878
◇エイズ医薬品等開発研究重点研究報告書　平成14年度　ヒューマンサイエンス振興財団　2003.8　29p　30cm　〈創薬等ヒューマンサイエンス総合研究事業　背のタイトル：エイズ医薬品等開発研究〉Ⓝ493.878
◇エイズ医薬品等開発研究重点研究報告書国際研究グラント事業研究報告書　平成15年度　ヒューマンサイエンス振興財団　2004.9　122p　30cm　〈創薬等ヒューマンサイエンス総合研究事業・創薬等ヒューマンサイエンス総合研究推進事業　背のタイトル：エイズ医薬品等開発研究（重点研究）（国際研究グラント）〉Ⓝ493.878
◇エイズ医薬品等開発研究重点研究報告書国際研究グラント事業研究報告書　平成16年度　ヒューマンサイエンス振興財団　2005.8　134p　30cm　〈創薬等ヒューマンサイエンス総合研究事業・創薬等ヒューマンサイエンス総合研究推進事業　背のタイトル：エイズ医薬品等開発研究（重点研究）（国際研究グラント）〉Ⓝ493.878
◇エイズ医薬品等開発研究重点研究報告書国際研究グラント事業研究報告書　平成17年度　ヒューマンサイエンス振興財団　2006.7　152p　30cm　〈創薬等ヒューマンサイエンス総合研究事業・創薬等ヒューマンサイエンス総合研究推進事業　背のタイトル：エイズ医薬品等開発研究（重点研究）（国際研究グラント）〉Ⓝ493.878
◇エイズ医薬品等開発研究重点研究報告書国際研究グラント事業研究報告書　平成18年度　ヒューマンサイエンス振興財団　2007.7　228p　30cm　〈政策創薬総合研究事業　政策創薬総合研究推進事業　背のタイトル：エイズ医薬品等開発研究（重点研究）（国際研究グラント）〉Ⓝ493.878
◇エイズ感染爆発とsafe sexについて話します　本田美和子著　朝日出版社　2006.6　221p　19cm　980円　Ⓘ4-255-00323-8　Ⓝ498.6
内容 1 感染者は急増している　2 HIV/エイズの症状と感染経路　3 日本の現状を知る　4 「予防」「検査」について話をしよう　5 HIV感染が判明してもこの世の終わりではない　HIVに感染して―ある患者さんとの対話
◇エイズと感染症の教育―基礎基本を授業する　向山・小森型理科研究会,新牧賢三郎編著　明治図書出版　2004.11　145p　22cm　〈TOSS緊急問題をこう授業する 1・3・5時間のコース別プラン 3〉　1960円　Ⓘ4-18-522312-9　Ⓝ374.97
内容 1 低学年に教えたいエイズと感染症の教育（「けがをしたら傷口は自分で洗う」ことを教えよう　自分の血液は自分でしまつすることから始めるエイズ教育）　2 中学年に教えたいエイズと感染症の教育（エイズって何？―エイズ教育は小学校3年生からでもおそくはない　「自分の血液を友達につけない」ことを指導する）　3 高学年に教えたいエイズと感染症の教育　4 中学生・高校生に教えたいエイズと感染症の教育
◇抗HIV/エイズ薬の考え方,使い方,そして飲み方　青木眞監修,岩田健太郎著　中外医学社　2011.9　156p　21cm　2600円　Ⓘ978-4-498-01782-5　Ⓝ493.878
◇ストップHIV/AIDS ―性感染症 HIV/エイズを正しく理解するための本　岡慎一著　少年写真新聞社　2006.9　70p　27cm　〈新健康教育シリーズ 写真を見ながら学べるビジュアル版〉2200円　Ⓘ4-87981-225-0　Ⓝ493.878
内容 第1章 HIVについて　第2章 HIVと免疫の関係　第3章 エイズの診断基準とは　第4章 日本のHIVの治療　第5章 WHOは、エイズにどう取り組んでいるのでしょうか　第6章 人権擁護の観点からエイズ教育の注意点は？　第7章 高校生と中学生からみたエイズ教育

◇HIV Q&A　岡慎一編　改訂版　大阪　医薬ジャーナル社　2006.7　195p　21cm　〈本文は日本語〉　3400円　①4-7532-2209-8　Ⓝ493.878
内容　1 エイズの基礎知識　2 エイズの疫学　3 エイズの検査　4 HIVとわかったら　5 エイズに関連する諸問題　6 エイズの治療　7 エイズの合併症　8 サポート

《闘病記・ルポルタージュ》

◇アイズ・オン・エイズ——開発援助における感染症対策　成田弘成編著　横浜　春風社　2008.7　152p　21cm　2667円　①978-4-86110-150-2　Ⓝ498.6
内容　1 メキシコにおけるHIV/AIDS　2 パプアニューギニアにおけるHIV/AIDS　3 タイにおけるHIV/AIDS　4 カンボディアにおけるHIV/AIDS　5 シンガポールにおけるHIV/AIDS　6 サモアにおけるHIV/AIDS　7 タンザニアにおけるHIV/AIDS

◇あなたがいるから、わたしがいる——アフリカの子どもたちを救ったある女性の記録　メリッサ・フェイ・グリーン著,入江真佐子訳　ソフトバンククリエイティブ　2008.3　607p　19cm　2400円　①978-4-7973-2990-2
内容　第1部 新生　第2部 増えつづける子どもたち　第3部 名声と挫折　第4部 新しい世界へ

◇アーネスト・ダルコー——エイズ救済のビジネスモデル　アーネスト・ダルコー,貫戸朋子著　日本放送出版協会　2007.9　91p　21cm　（NHK未来への提言）　950円　①978-4-14-081221-1　Ⓝ498.6
内容　1 人類最大の課題エイズ　2 ボツワナと南アフリカでの活躍　3 不可能なことはない

◇今そこにあるタイのエイズ日本のエイズ　谷口恭著　文芸社　2006.1　258p　19cm　1500円　①4-286-00678-5　Ⓝ498.6

◇エイズにたちむかう——貧困と健康　石原尚子著,こどもくらぶ編　ほるぷ出版　2005.3　39p　29cm　（できるぞ！NGO活動）　2400円　①4-593-57905-8　Ⓝ493.878
内容　1 実際の活動に学ぼう（徳間小学校——エイズの子どもたちとともに生きる　海峰小学校——アルミ缶回収でウガンダ支援）　2 もっと知ろう　3 こんなことやってみよう

◇エイズの村に生まれて——命をつなぐ16歳の母・ナターシャ　後藤健二著　汐文社　2007.12　97p　22cm　1300円　①978-4-8113-8474-0　Ⓝ493.878
内容　第1章 エイズ・キャンペーン　第2章 美しい国で急増するエイズ　第3章 『エイズの村』を訪ねて　第4章 十六歳エイズの母親と出会って　第5章 あきらめない人たち　第6章 母と娘を追いかけて　第7章 「あなたはけして一人ではない」　第8章 エイズをなくしていくために

◇北タイ・NGOフィールドノート——エイズの現状、子どもたちの夢と希望　神谷祐介著　〔出版地不明〕　NAPジャパン　2004.8　40p　26cm　800円　Ⓝ493.878

◇草の根のHIV予防活動に学ぶ——世界の家族計画協会の経験　〔IPPF東京連絡事務所〕　〔2003〕　32p　30cm　Ⓝ493.878

◇ケアのコミュニティ——北タイのエイズ自助グループが切り開くもの　田辺繁治著　岩波書店　2008.6　215p　20cm　2500円　①978-4-00-022772-8　Ⓝ498.6
内容　第1章 生とコミュニティ（人類学的アプローチ　タイにおける保健医療とHIV感染爆発　保健医療における権力作用　新しいコミュニティとエージェンシー）　第2章 自己統治の技法（自助グループの誕生　実践と交流　自己の流儀による健康ケア　自己統治と主体）　第3章 ケアのコミュニティ（保健医療をめぐる統治性　ネットワークからコミュニティへ　「コミュニティ・ケア」の出現　ハビトゥスの改変と下からの統治性）　第4章 生社会コミュニティの人類学（コミュニティは実践的に構成される　統治性からの視点　生社会コミュニティと公共性　生社会コミュニティの変貌と未来）

◇これは本当のアフリカのお話です——大好きで、いとおしいあなたへ　徳永瑞子著　青海社　2009.4　170p　19cm　1400円　①978-4-902249-35-4　Ⓝ498.6

◇静かなる嵐——HIV/エイズとたたかう人々の勝利のために　〔ニューデリー〕　国連開発計画　2004.12　74p　18×25cm　〈発売：ポット出版〉　1800円　①4-939015-71-8　Ⓝ498.6

◇世界を動かしたアフリカのHIV陽性者運動——生存の視座から　新山智基著　生活書院　2011.12　216p　20cm　3000円　①978-4-903690-85-8　Ⓝ498.6
内容　第1章 HIV陽性者の苦しみとエイズ対策の遅れ（当事者がいようそう対策の欠如（当事者の不在）：ザッキー・アハマットという生き方　証言する裁判官：HIV陽性者エドウィン・キャメロンの見た南アフリカにおけるエイズ対策の課題）　第2章 HIV陽性者運動の展開：NGO・ネットワーク組織の事例（トリートメント・アクション・キャンペーン（TAC）：南アフリカ　ケニア・エイズと共に生きる女性たちのネットワーク（Kenya Network of Women with AIDS：KENWA）　ナイジェリア治療アクション運動（TAM）の結成）　第3章 アフリカのHIV陽性者運動がもたらした変革1（2000年以降の変革期）：国際的な対応（国連アフリカ経済委員会主催アフリカ開発会議：アディス・アベバ（2000年12月）　世界エイズ・結核・マラリア対策基金（世界基金）（2002年1月）　エイズ治療体制構築サミット最終報告書（2003年7月）　3byb イニシァティヴ　アフリカ連合（AU）「エイズ・結核・マラリア・その他の関連する感染症に関するマブト宣言」（2003年7月））　第4章 アフリカのHIV陽性者運動がもたらした変革2：治療薬特許権とARVをめぐる動向（エイズ治療薬特許権をめぐる問題　ARVを巡る先進国の争い：シアトルWTO閣僚会議で表面化したエイズ治療薬と知的所有権の問題　途上国でのエイズ治療の可能性を開く：ブラジルの挑戦　南アフリカの農村部における草分け的ARV治療アクセス　西ケープ州における抗レトロウイルス薬治療実施の錯綜する諸課題）　終章 エイズに関わる当事者運動と生存

◇それでも運命にイエスという。　葉田甲太著　小学館　2011.10　187p　15cm　（小学館文庫）　476円　①978-4-09-408657-7
内容　1 誰も触れなくなった　2 それが私の運命だから　3 HIVと共に生きる　4 日本一周上映会へ

◇それでも、笑顔で生きていく。——私が出会ったHIV/エイズの子どもたち　佐々木恭子著　扶桑

社 2009.4 200p 19cm 1300円 ①978-4-594-05869-2 Ⓝ498.6
[内容] マラウイ共和国 パプアニューギニア独立国 ガイアナ共和国 FNSチャリティキャンペーン事務局長・田中亮介取材報告

◇地球村のエイズ(HIV/AIDS)の問題—アフリカの首の長い大きな犬 吉村峰子,吉村稔著 鈴木出版 2004.5 39p 27cm (チャレンジ! 地球村の英語) 3000円 ①4-7902-3129-1 Ⓝ493.878
[内容] エイズ(HIV/AIDS)について考えよう アフリカってどんなところ? 日本ってどんなところ? エマニュエルくんの物語 日本語でしっかり考えよう みんなで話し合ってみよう,アフリカの問題を考えよう アフリカの子どもたちが野生動物を見られるようになるために バナナナガ・プログラム 日本から応援している子どもたち アフリカの問題をもっと考えてみよう アフリカの問題を解決するために 地球村のみなさんへ

◇父親になったジョナサン ロバート・サンチェス文,クリス・シュナイダー写真,上田勢子訳 大月書店 2005.2 87p 21cm 1500円 ①4-272-36050-7
[内容] ジョナサンの旅,死ななかった少年 産まれた時から死の宣告 いつも病気の赤ん坊 最悪のニュース 死んだ友だちからのプレゼント 人生の転換期 助けを求める声 親友はクラスの人気者 「大好きなママ」刑務所に入る 長い家路 秘密の発覚 「僕の赤ちゃん!最高!」 かなった誕生日の願い スウィエン家を訪れた小さな奇跡—すべてのハンディをこえて,コロラド州初のエイズ児に男児が誕生

◇中国の血 ピエール・アスキ著,山本知子訳 文藝春秋 2006.2 219p 20cm 1619円 ①4-16-367910-3 Ⓝ498.6
[内容] 第1章 "エイズ村"にて 第2章 "正義が勝つまで死ぬわけにはいかない" 第3章 混沌とした医療現場 第4章 スキャンダルの発生 第5章 "エイズ世代" 第6章 ウイルスが他のウイルスを隠す 第7章 中国の時代

◇追憶のロップリー—AIDSホスピスの寺 北島敏勝著 文芸社 2004.4 319P 19cm 1600円 ①4-8355-7319-6
[内容] 枯葉 反省 暗影 予感 稲妻 再起

◇バーンサバイータイ・エイズシェルターからの便り バーンサバイ著 大阪 アットワークス 2005.7 278p 19cm 1500円 ①4-939042-14-6 Ⓝ498.6

◇プロイ—HIV母子感染孤児プロイへの手紙 会田法行写真・文 ポプラ社 2006.3 1冊(ページ付なし) 27cm (シリーズ・自然いのちびと 10) 1300円 ①4-591-09372-7 Ⓝ493.878

◇ぼくもあなたとおなじ人間です。—エイズと闘った小さな活動家,ンコシ少年の生涯 ジム・ウーテン著,酒井泰行訳 早川書房 2006.8 250p 20cm 1680円 ①4-15-208757-9 Ⓝ498.6

◇ぼくは8歳、エイズで死んでいくぼくの話を聞いて。—南アフリカの570万のHIV感染者と140万のエイズ孤児たち 青木美由紀著 合同出版 2010.6 150p 21cm 1300円 ①978-4-7726-0388-1 Ⓝ493.878

[内容] 第1章 エイズの影響を受けた子どもたち 第2章 エイズウィルスは人種を選ばない 第3章 南アフリカにHIV感染者が多いのは、なぜ? 第4章 アフリカにひろがる貧しさ 第5章 エイズがもたらす社会への影響 第6章 エイズ治療薬が、南アフリカで普及しなかったわけ 第7章 世界はどんな取り組みをしているか 第8章 日本の私たちにできること

◇HIV/エイズと中国・感染者たちの挑戦 濱崎憲一,伊吹淳編著 子どもの未来社 2006.3 173p 18cm (寺子屋新書18) 780円 ①4-901330-58-6 Ⓝ498.6
[内容] 第1章 HIV感染爆発—揺れる中国 第2章 感染者たちへの凄まじい差別(地域コミュニティからの排除—公民鎮 肉親からの拒絶—宜貴市) 第3章 差別と闘う—感染者たちの劇づくり(感染者劇団の誕生,村は変わる。村は変わる) 第4章 生きるために声をあげる 第5章 共生への道(それぞれの夢・それぞれの願い 共に生きていくために)

◇HIV/エイズとともに生きる子どもたちケニアーあなたのたいせつなものはなんですか? 山本敏晴写真・文 小学館 2009.12 63p 27cm〈英文併記〉 1500円 ①978-4-09-726401-9 Ⓝ493.878

ガン

◇あなたの癌は、がんもどき 近藤誠著 梧桐書院 2010.12 267p 20cm 1700円 ①978-4-340-12002-4 Ⓝ494.5
[内容] 第1章 がんもどき理論—専門家はなぜ沈黙するのか 第2章 がんの正体—あいまいな診断基準と誤診の実際 第3章 がん集団検診—健康人を虜にするビジネス 第4章 無治療という選択—放置データから見えてくるもの 第5章 がん検診のデメリット—無視できないCTと生検のリスク 第6章 がん手術—誤解と錯覚と拡大化の歴史 第7章 転移と再発—犯人は遺伝子プログラムが生成するタンパク 第8章 臓器転移と局所再発—そのとき患者は何を選択すべきか 第9章 抗がん剤—「効かない薬」が「魔法の薬」に化ける舞台裏 第10章 がんとの共生—思考の節約と心身の解放のために

◇あなたのためのがん用語事典 日本医学ジャーナリスト協会編著,国立がんセンター監修 文藝春秋 2004.8 426p 18cm (文春新書) 950円 ①4-16-660393-0 Ⓝ491.65
[内容] 1 がんの基礎用語 2 症状・病状に関する用語 3 検査・診断に関する用語 4 治療に関する用語 5 部位別、死亡数順 症状・検査・診断・病期・治療・経過に関する用語 6 経過とケアに関する用語

◇あなたはがんを知っていますか 長廻紘著 前橋 上毛新聞社(製作発売) 2003.10 276,7p 22cm 953円 ①4-88058-878-4 Ⓝ494.5

◇あなたはがんを知っていますか? 加藤大基著 秀和システム 2012.4 246p 19cm 1200円 ①978-4-7980-3322-8 Ⓝ494.5
[内容] 第1章 がんになる前に 第2章 がんが疑われたら 第3章 がんになってしまったら 第4章 治療にあたって 第5章 がん種別 第6章 がんとどう向き合うか

◇医学生からみたがん医療の現状—患者中心の医療をめざして 岡本真一郎,須田年生監修,渡邊

病気・難病　　　　　　　　　　　　　　　　　　　　　　　　　　　　　　　　　　　　　ガン

佳恵, 外山弘文, 荒井学著　先端医学社　2008.11　142p　26cm　2500円　①978-4-88407-503-3　Ⓝ494.5
内容　1 がん医療に関わる施設―変わりつつある医療施設をみる（米国No.1の医療を日本に伝える一講演 "Role of Medical Oncologists at M. D. Anderson Cancer Center"より　「患者満足度」を重視する病院のあり方―M. D. アンダーソンがんセンターの見学を通して　M. D. アンダーソンがんセンターにみる日米の医療の違い　国立がんセンターが主導するがん医療　患者の視点からのがん医療の実践　わが国のがん拠点病院の未来を探る―静岡県立静岡がんセンターの見学を通して）　2 がん患者の支援―患者とともに病気に立ち向かう人たちに聞く（血液疾患の患者の支援のために求められること　長男の白血病をきっかけに骨髄バンク設立運動、電話相談へ―「傾聴」の大切さ・むずかしさ　「経験者」だからわかること、してあげられること　患者支援における情報提供のこれまでと、これから）　3 がん医療への取り組み―患者・医療者とともにがん医療をみつめる人たちに聞く（ブログにみる医療事情―インターネットによる医療情報収集と分類の実際　「病院ランキング」に潜む落とし穴　手術数からみる「病院ランキング」　新薬開発の流れを知る―くすりが患者さんに届くまで）

◇いちばん新しい肝・胆・膵がんの本　跡見裕著　二見書房　2004.2　253p　19cm　（名医が答える 6）　1900円　①4-576-04016-2　Ⓝ493.475
内容　肝臓がん　胆道がん　膵臓がん　痛みの緩和とさまざまな問題（がんによる痛みについて　さまざまな問題）

◇命と向き合う ―老いと日本人とがんの壁　中川恵一, 養老孟司, 和田秀樹著　小学館　2007.1　158p　20cm　1400円　①4-09-387689-4　Ⓝ494.5
内容　第1部 日本人とがんの壁　第2部 対談・現代ニッポン人論（中川恵一×養老孟司）　第3部 日本人の死生観　第4部 対談・がんでもボケでも（中川恵一×和田秀樹）　第5部 日本人と老い

◇命と向き合う ―老いと日本人とがんの壁　中川恵一, 養老孟司, 和田秀樹著　大活字　2007.3　387p　21cm　（大活字文庫 122）〈底本：「命と向き合う」小学館〉　3010円　①978-4-86055-356-2　Ⓝ494.5
内容　第1部 日本人とがんの壁（中川恵一）　第2部 対談・現代ニッポン人論（中川恵一×養老孟司）　第3部 日本人の死生観（養老孟司）　第4部 対談・がんでもボケでも（中川恵一×和田秀樹）　第5部 日本人と老い（和田秀樹）

◇絵でわかるがんと遺伝子　野島博著　講談社　2009.7　190p　21cm　（絵でわかるシリーズ）　2000円　①978-4-06-154756-8　Ⓝ491.65
内容　1章 がんとは何か　2章 がん細胞におこる遺伝子の病　3章 がんを抑える遺伝子　4章 がんと細胞周期　5章 がんの染色体不安定性　6章 がん転移のしくみ　7章 がんを防ぐにはどうすべきか　8章 がんの治療法

◇お父さん・お母さんががんになってしまったら　Ann Couldrick原作, 阿部まゆみ, 田中しほ訳編, わたなべじゅんこイラスト　Pilar Press　2005.7　25p　26cm　2500円　①4-86194-002-8　Ⓝ494.5

◇家族がガンになったときすぐに知りたいQ&A　矢沢サイエンスオフィス編　学習研究社　2006.8　210p　21cm　（The cancer series）　1600円　①4-05-403065-3　Ⓝ490.145
内容　巻頭報告 これだけは知っておきたい・専門家のアドバイス（ガン患者の"心の変化"4段階　セカンド・オピニオン　ガン患者の家族のQOL（生活の質）を高めるために）　ガン患者の家族のためのQ&A（家族がガンと診断されたら　最適のガン治療を受けるために　ガン患者の精神的支えと身体的介護　ガンの医療費&患者と家族への社会的支援）　やさしい用語解説 ガン患者と家族が知っておきたいガン用語の意味

◇家族にがんの人はいませんか ―女性のための「家族性がん」の本　市川喜仁著　日本評論社　2007.11　187p　19cm　1700円　①978-4-535-98280-2　Ⓝ491.65
内容　第1章 家族ががんにかかったら　第2章 家族性がん外来の実際　第3章 女性に知っておいてほしい家族性がん―1・大腸がんが家族に多い場合　第4章 女性に知っておいてほしい家族性がん―2・乳がんが家族に多い場合　第5章 ハイリスク女性のためのがん予防対策―1・遺伝性非ポリポーシス大腸がん　第6章 ハイリスク女性のためのがん予防対策―2・遺伝性乳がん・卵巣がん　第7章 アメリカの家族性がん外来　第8章 遺伝子検査における諸問題

◇がん ―この親不孝者め　杉山治夫著　大同生命厚生事業団　2008.1　42p　19cm　（「環境と健康」シリーズ no.62）　100円　Ⓝ491.65

◇がん　内灘町（石川県）　金沢医科大学出版局　2010.6　318p　30cm　（図説カラダ大辞典 2）〈発売：紀伊國屋書店〉　1400円　①978-4-906394-38-8　Ⓝ491.65
内容　第1章 がんは何故できるのか　第2章 こんな症状ならどんながん　第3章 がんをどうやって診断するか　第4章 がんをどうやって治すか　第5章 いろいろながん　第6章 がんとどうやって向き合うか　第7章 がんについてよくある質問

◇がん 生きたい患者と救いたい医者　鎌田實, 中川恵一著　三省堂　2007.12　203p　20cm　1500円　①978-4-385-36323-3　Ⓝ494.5
内容　1章 がんの現在過去未来　2章 "生きたい"がんの患者さんの心に寄り添う！ 言葉の向こう側にある患者さんの心　3章 座談会 がん難民からの脱出。再発がんだって治る可能性はある―がん治療を拒否した二人が良い医療に出会った　4章 がん治療の現在を知る　5章 がんと日本人とがん医療―命をめぐる現場にて　6章 日本のがん医療への警鐘

◇がん遺伝子は何処から来たか？　J. マイケル・ビショップ著, 大平裕司訳　日経BP社　2004.9　389p　20cm　〈発売：日経BP出版センター〉　2400円　①4-8222-4420-2　Ⓝ490.2
内容　第1章 突然の電話　第2章 生物医学研究者への道のり　第3章 人類と感染症の歴史　第4章 がんの秘密を探る　第5章 誤解される科学

◇がん医療これからどうなる　日本経済新聞社編　日本経済新聞出版社　2008.6　264p　19cm　1700円　①978-4-532-16664-9　Ⓝ494.5
内容　第1章 がん難民をなくす闘い　第2章 変わる医療現場　第3章 がん治療最前線　第4章 地域格差くっきり　第5章 座談会「がん医療の課題」　第6章 医師の目・患者の目　巻末資料

ガン　　　　　　　　　　　　　　　　　　　　　　　　　　　　　　　病気・難病

◇がん医療入門　樋野興夫,木南英紀編　朝倉書店　2008.12　236p　図版4p　26cm　5000円　①978-4-254-30097-0　Ⓝ491.65
◇がん医療の向上をめざして―がん対策基本法の解説　附帯決議　国会がん患者と家族の会〔2006〕　8枚　21cm　Ⓝ491.65
◇がん医療ルネサンス―癌研有明病院の選択　癌研究会編著　医療タイムス社　2005.2　271p　21cm　①4-900933-21-X　Ⓝ491.65　内容　第1章 新生・癌研有明病院のすべて　第2章 有明の丘の理想郷へ　第3章 最先端がん医療のセーフティマネジメント　第4章 がん医療新時代　資料編
◇がんを生きる　佐々木常雄著　講談社　2009.12　222p　18cm　（講談社現代新書 2030）　720円　①978-4-06-288030-5　Ⓝ490.14　内容　プロローグ がんと向き合わなくてはいけない時代　第1章 がん告知の歩み　第2章 寿命なんて知らないほうがいい　第3章 緩和医療で気になること　第4章 日本人としての心　第5章 死を考える　第6章 自分の死、他人の死　第7章 絶望の奈落から這い上がるヒント　第8章 短い命の宣告で心が辛い状況にある方へ―奈落から這い上がる具体的方法
◇がん患者学　1　長期生存患者たちに学ぶ　柳原和子著　中央公論新社　2004.3　477p　16cm　（中公文庫）　1143円　①4-12-204343-3　Ⓝ490.145　内容　第1部 患者は語る（身近な仲間たちをたずねる　代替医療機関の紹介をうける　アメリカをたずねる　エンジョイ・ユア・ライフス　ネバー・ギブアップ！））
◇がん患者学　2　専門家との対話・闘病の記録　柳原和子著　中央公論新社　2004.4　456p　16cm　（中公文庫）　1143円　①4-12-204350-6　Ⓝ490.145　内容　第2部 専門家にきく（がん患者はなにを怒り、恨むのか（石川寛俊）　抗がん剤治療、その選択権は誰に？（福島雅典）　私が代替医療に与しない理由（近藤誠）　開業医が進めるサイコオンコロジー（河野博臣）　消化器に学ぶ―食生活とがん（大原純一）　栄養学はがん治療に無力か？（中村丁次）　日米のがん医療現場を解読する（入江健二）　宗教なき時代のがん治療（森岡正博）　第3部 再生―私とがん
◇がん患者学　3　がん生還者たち―病から生まれ出づるもの　柳原和子著　中央公論新社　2004.5　394p　16cm　（中公文庫）〈「がん生還者たち」（2002年刊）の改題〉　1048円　①4-12-204368-9　Ⓝ490.145　内容　第1部 日本のがん患者たち（クオリティ・オブ・ライフ　希望　女性がん患者五百七十一人へのアンケート結果）　第2部 アメリカの患者たち―ヴァージニアへの旅（自己決定権―自分で決める、自分で生きる　代替医療―メキシコ、ティファナへの旅　専門家たちの挑戦―ウェルネス・コミュニティ　がんの力―ヴァージニアへの旅）　第3部 生還者から行動する患者へ（がん患者たちの行進　がん政策を動かす―Win ABC）　第4部 希望としての、対話（医師レイチェル・ナオミ・リーメンを訪ねて）
◇がん患者・家族のセクシュアリティ　日本性教育協会編　日本性教育協会　2005.6　73p　21cm　（性科学ハンドブック v.10）〈会期：2004年12月4日〉　Ⓝ490.145　内容　がん治療におけるセクシュアリティの現状（高橋都述）　患者の立場から（まつばらけい述）　看護師・助産師の立場から（佐藤重子述）　医師の立場から―乳がん薬物療法の現場から（伊藤良則述）　セックス・セラピスト（カウンセラー）の立場から（金子和子述）
◇がん患者と家族のサポートプログラム―「がんを知って歩む会」の基本と実践　季羽倭文子,丸口ミサエ監修,ホスピスケア研究会編　青海社　2005.3　171p　21cm　1800円　①4-902249-13-8　Ⓝ490.145　内容　1 がん患者と家族のサポートプログラムの概要　2 がん患者と家族のサポートプログラムの意義および特徴　3「がんを知って歩む会」とサポートプログラム　4 ファシリテーターの役割とトレーニング　5「がんを知って歩む会」のはじめ方、進め方および留意点　6 サポートプログラムの課題と展望
◇がん患者の〈幸せな性〉―あなたとパートナーのために　アメリカがん協会編著,高橋都,針間克己訳　新装版　春秋社　2007.5　153, 12p　19cm　2000円　①978-4-393-71619-9　Ⓝ494.5　内容　第1章 正常な性生活とは何だろう？　第2章 健康な性反応とは何だろう？　第3章 性欲と性反応の構成要素　第4章 がん治療に負けずに性の健康を保つコツ　第5章 がん治療が性欲や性的反応に及ぼす影響　第6章 性的問題への対処法　第7章 いくつかのがん治療に特有なこと　第8章 性生活を続けよう　第9章 独身のあなたへ　第10章 がんに関する迷信を払いのける　第11章 専門家による支援
◇がん患者のセックス　長谷川まり子著　光文社　2010.9　257p　19cm　1300円　①978-4-334-97627-9　Ⓝ494.5　内容　第1章「いつから、してもいいのですか？」　第2章「がんと性」情報の現状　第3章 がん患者たち、それぞれの性事情　第4章 志ある認定看護師たちの取り組み　第5章 最期のセックス
◇がん患者はがんでは死なない　チェ・イルボン著,舘野哲訳　情報センター出版局　2011.7　189p　18cm　（YUBISASHI羅針盤プレミアムシリーズ 5-01）　820円　①978-4-7958-4513-8　Ⓝ494.5　内容　第1章 がん患者は飢えて死ぬ―がんとは何か　第2章 がん病棟は死の刑務所ではない―患者をめぐる現実　第3章 がんは祝福である―死とどう向き合うか　第4章 がんはいくらでも克服できる―がん治療の処方箋
◇がん細胞の生物学　高井義美,秋山徹編　東京大学出版会　2006.2　179p　21cm　（がん研究のいま 2）　2500円　①4-13-064242-1　Ⓝ491.65　内容　1 総論（がん細胞の生物学）　2 がん細胞の増殖と死（がん遺伝子の異常とがん化　がん抑制遺伝子の異常とがん化　細胞増殖のシグナル伝達　細胞死の分子機構と生理作用　細胞の増殖・分化・死の制御破綻によるがん化　p53とインターフェロン―免疫系と発がん制御の新しいつながり）　3 がん細胞の接着と浸潤（細胞運動と細胞がん化　細胞の接着と極性形成の分子機構）　4 がん細胞と間質、血管（膜型マトリックスメタロプロテアーゼによるがん細胞の増殖と浸潤の制御　血管新生とがん）
◇患者からみたがん医療の実態　続　浅田秋江著　仙台　自悠工房（制作）　2010.3　106p　26cm　〈「続」のタイトル関連情報：在宅緩和ケアの実態〉　非売品　①978-4-903608-32-7　Ⓝ491.65
◇患者からみたがん医療の実態（治療の実態）　浅田秋江著　仙台　自悠工房（制作）　2009.10

267p　26cm　非売品　①978-4-903608-27-3　Ⓝ491.65
◇患者さんの疑問に答える「胃がん」「肺がん」「乳がん」「大腸がん」　「きょうの健康」番組制作班編　アスコム　2008.8　94p　26cm　（AC mook NHKきょうの健康Q&A）　1143円　①978-4-7762-0519-7　Ⓝ491.65
◇がん常識の噓　渡辺亨著　朝日新聞社　2006.2　219p　19cm　1300円　①4-02-330361-5　Ⓝ494.5
　内容　第1章「がん難民」はこうして生まれる　第2章　早期発見・早期手術だけではがん医療は不十分　第3章　手術の成功イコールがんの治癒ではない　第4章　転移・再発後のがん治療は間違いが多い　第5章　副作用は避けられる　第6章　抗がん剤は世代交代が起きている　第7章　がん医療をめぐる数字のトリック　第8章　がん予防法・健康食品に根拠はない　終章　医師と患者とのよりよいつきあい方
◇がん　生と死の謎に挑む　立花隆, NHKスペシャル取材班著　文藝春秋　2010.12　290p　20cm　2400円　①978-4-16-372570-3　Ⓝ491.65
　内容　第1章　がん生と死の謎に挑む　第2章　「僕はがんを手術した」（宣告　主治医との対話　膀胱にメスが入ったとき　がんという敵の正体）　資料 NHKスペシャル「立花隆思索ドキュメントがん生と死の謎に挑む」完成台本
◇がん哲学外来入門　樋野興夫著　毎日新聞社　2009.3　175p　19cm　1200円　①978-4-620-31905-6　Ⓝ491.65
　内容　第1外来　「がん哲学」事始め　第2外来　がん細胞の正体を知ろう　第3外来　がん細胞と人の世の不思議な関係　第4外来　「砂の器」が「がん哲学外来」に　第5外来　「がん哲学外来」には未来がある
◇がん哲学外来の話―殺到した患者と家族が笑顔を取り戻す　樋野興夫著　小学館　2008.9　191p　19cm　1200円　①978-4-09-379788-7　Ⓝ490.145
　内容　第1章　がんになっても、がんでは死なない　第2章『がん哲学外来』は「目下の急務」を見つける仕事　第3章　がんの「いのち&こころ」の言葉集　第4章　患者とともにがんと闘う家族の覚悟　第5章　それでも「死ぬ」という大事な仕事が残っている　特別付録　がん患者を見舞うときの新常識
◇がんと医療に関する23話―がん細胞の振る舞いからがんを考える　荒出洋治者　楽春日報社　2009.9　210p　19cm　1900円　①978-4-8408-1100-2　Ⓝ491.65
◇がんと暮らし一一緒に考えるために　予防と診断・治療、社会復帰と緩和ケア　大松重宏編集責任　がん研究振興財団　〔2007〕　22p　26cm　Ⓝ491.65
◇がんと食事―がんとどう付き合うか　予防と診断・治療、社会復帰と緩和ケア　国立がんセンター監修, 国立がんセンター中央病院栄養管理室編集責任　がん研究振興財団　2006　20p　26cm　Ⓝ491.65
◇がんと闘わない生き方　小野寺時夫著　PHP研究所　2009.9　255p　19cm　1300円　①978-4-569-77414-5　Ⓝ494.5
　内容　プロローグ　医者まかせでは、まともながん医療は受けられない！　第1章　がんで死ぬということ　第2章　がんのほんとうの姿を知っておこう　第3章　がんの治療で後悔しないために　第4章　苦痛を我慢すると早死にする　第5章　よく生き、安らかに死ぬために　おわりに　私自身ががんで死ぬようになったら
◇がんとどう向き合うか　額田勲著　岩波書店　2007.5　228p　18cm　（岩波新書）　740円　①978-4-00-431076-1　Ⓝ494.5
　内容　序章　がん医療の「転換期」　第1章　がんの「本質」を見つめる　第2章　求められる「選択と決断」　第3章　がんの「早期発見」　第4章　「患者本位」のがん情報　第5章　「がん難民」の明日　第6章　がんと「共存」する　終章　がんの医学に新たな風を
◇「がん」と仲良く暮らす　ひろさちや, 佐藤昂著　春秋社　2009.4　217p　20cm　1600円　①978-4-393-36628-8　Ⓝ490.145
　内容　「がん」になるがよく候（「がん」になるがよく候　病気よりも「生き方」が問題　「死ぬ」という大事な仕事　「あきらめ」が肝心　いまが「最高」）　「がん」と共に生きる（気づき　折り合うこと　普通の人たち　生き方を変えること　余命について　心の壁　がん患者の迷路　代替療法　がんばらない、あきらめる　いのちの授業　横糸と縦糸）
◇がんと向きあうこころの本　坂田三允著　トランスビュー　2005.1　182p　19cm　1500円　①4-901510-28-2　Ⓝ494.5
　内容　ひとりで悩まないで…　医療者はあなたの心配ごとの相談者です　診断結果を聞く前に、いっしょに結果を伝えてくれる人が必要です　医師に積極的に質問してください　告知のあとに生じる不安　家族にとってのがん告知　治療法を選択する　治療がもたらす影響　揺れ動くこころと病院めぐり〔ほか〕
◇「がん」という病気がよくわかる本　平岩正樹著　海竜社　2004.10（第2刷）　331p　20cm　〈「癌になる人ならない人これから」（1998年刊）の改訂〉　1800円　①4-7593-0836-9　Ⓝ494.5
　内容　第1章　癌の真実を知ることは現代人の責任　第2章　胃癌制覇の鍵は意識改革にある　第3章　乳癌は自分で早期発見できる唯一の癌　第4章　肺癌と喫煙との深い因果関係　第5章　大腸癌は予防対策・事後対策が可能な癌　第6章　告知は患者主役の医療の第一歩　第7章　副作用を抑えた抗癌剤治療は可能です　第8章　肝臓癌の治療法は外科学の進歩の証　第9章　胆道癌は見つけにくく手ごわい癌　第10章　膵臓癌　癌の中でも最大の強敵
◇がんというミステリー　宮田親平著　文藝春秋　2005.6　212p　18cm　（文春新書）　690円　①4-16-660447-3　Ⓝ494.5
　内容　がん発生は局所から　「魔法の弾丸」を求めて　人工がんをつくり出す　外科手術の近代化　化学療法のパイオニア　毒ガスから生まれた抗がん剤　新時代を開いた吉田肉腫　抗がん抗生物質の誕生　進みゆく三大治療法　免疫療法登場す〔ほか〕
◇がんとはこんな病気です―症状と治し方　福島雅典監修　西東社　2009.5　191p　24cm　1200円　①978-4-7916-1614-5　Ⓝ494.5
　内容　序章　日本のがんの現状　第1章　がんの正体とは？　第2章　がん検診を受けよう　第3章　がんはどう診断する？　第4章　がんの種類　第5章　がんの治療法　第6章　がん治療の進め方　第7章　がんにまつわる心配事を解決する
◇がんになったとき選ぶ力生きる力　天野敦子, 斉藤弘子著　春秋社　2006.2　218p　19cm　（春

◇秋〈暮らし〉のライブラリー） 1700円 ⓘ4-393-71056-8 Ⓝ494.5
内容 1 よりよい選択のためにセカンドオピニオンを 2 生き方も生活も変えられることがわかった 3 病気と闘うのではなく心地よく暮らしたい 4 自分のがんは自分にしか治せない 5 心のケアまでは医療者がみえない 6 再発の不安とどのようにつきあうか 7 自分の体と上手につきあい大事に暮らす 8 患者が声をあげなければ医療は変わらない 9 自分にとってのがんの意味を求め続ける

◇がんになったら—家族と医師に支えられた「がんの共闘読本」 健康生活研究会編 土屋書店 2005.12 129p 26cm 1200円 ⓘ4-8069-0819-3 Ⓝ494.5
内容 第1章 がんと言われたら、まず何をすればよいか 第2章 がんから回復した4人が語る！—伝えたい、がん告知・治療・回復のノウハウ 第3章 専門家が注目する新素材「バイオ玄米菌糸体」を追う 第4章 がん臨床医が語る全体療法と患者学 第5章 がん回復の道しるべ—健康回復計画「5つの計画・10の道標・30の実践」 巻末資料 サプリメントと抗がん食品

◇がんになったらすぐ読む本 渡辺亨著 朝日新聞出版 2009.5 242p 15cm （朝日文庫 わ11-1)〈「がん常識の嘘」(朝日新聞社2006年刊)の改題〉 700円 ⓘ978-4-02-261624-1 Ⓝ494.5
内容 第1章「がん難民」はこうして生まれる 第2章 早期発見・早期手術だけではがん医療は不十分 第3章 手術の成功イコールがんの治癒ではない 第4章 転移・再発後のがん医療は間違いが多い 第5章 副作用は避けられない 第6章 抗がん剤は世代交代が起きている 第7章 がん医療をめぐる数字のトリック 第8章 がん予防法・健康食品に根拠はない 終章 医師と患者とのよりよいつきあい方

◇がんになったら手にとるガイド—患者必携 国立がん研究センターがん対策情報センター編著 学研メディカル秀潤社 2011.3 463p 21cm 〈発売：学研マーケティング 付(64p)：わたしの療養手帳〉 1200円 ⓘ978-4-7809-1036-0 Ⓝ494.5
内容 第1部 "がん"と言われたとき 第2部 がんに向き合う—自分らしい向き合い方とあなたを支える仕組み（自分らしい向き合い方を考える 経済的負担と支援について） 第3部 がんを知る それぞれのがんの療養について知る

◇「がん」になったら真っ先に読む本 森津純子著 ベストセラーズ 2008.2 270p 18cm （ベスト新書） 800円 ⓘ978-4-584-12176-4 Ⓝ494.5
内容 第1章 治療法、これだけは知っておきたい 第2章 最高の医療を受けるために 第3章 大切な人が「がん」といわれたら 第4章 病院では教えてくれない介護のポイント 第5章 ホスピスでの療養を考える（そもそもホスピスとはどんなところか ホスピスに向く人、向かない人）

◇ガンになったら読む10冊の本—本えらびで決まる、あなたの命 船瀬俊介著 花伝社 2009.7 255p 20cm〈発売：共栄書房〉 1800円 ⓘ978-4-7634-0550-0 Ⓝ494.5
内容 第1章『医者が患者をだますとき』(PHP文庫) ロバート・メンデルソン著、弓場隆訳 第2章『薬をやめる』と病気は治る』(マキノ出版) 安保徹(新潟大学大学院医学部教授)著 第3章『病気になら

ない人は知っている』(幻冬舎) ケヴィン・トルドー著、黒田眞知訳 第4章『癒す心、治る力』(角川文庫) アンドルー・ワイル著、上野圭一訳 第5章『新・ぼくが肉を食べないわけ』(築地書館) ピーター・コックス著、浦和かおる訳 第6章『新・抗がん剤の副作用がわかる本』(三省堂) 近藤誠(慶応大学医学部放射線科講師)著 第7章『ガン食事療法全書』(徳間書店) マックス・ゲルソン著、今村光一訳 第8章『「ガン・治る法則」12ヵ条』(三五館) 川竹文夫(NPO法人「ガンの患者学研究所」代表)著 第9章「ガン絶望から復活した15人」(草思社) 中山武(NPO法人「いずみの会」代表)著 第10章『病院に行かずに「治す」ガン療法』(花伝社)—ひとりでできる「自然療法」船瀬俊介著

◇がんになっても、あわてない 平方眞著 朝日新聞社 2005.11 253p 20cm 1300円 ⓘ4-02-250072-7 Ⓝ494.5
内容 第1章「命」とがんの関係について考える 第2章 がんについて、もっと知ろう 第3章 がんの治療 第4章 告知について 第5章 がんと上手につきあうために 第6章 治すのが難しくなってきたら 第7章 緩和ケアについて がんになるのも人生設計のうち （山崎章郎×平方眞）

◇がんになりやすい人なりにくい人 津金昌一郎述 本田財団 [2006] 32p 30cm （本田財団レポート no.115）〈会期・会場：平成18年6月13日 パレスホテル〉 Ⓝ491.658

◇がんになる確率 三輪明著 文芸社 2010.9 121p 19cm 1000円 ⓘ978-4-286-09244-7 Ⓝ491.658

◇がんに負けない心理学—臨床心理士が教える心の応急手当てとケアの方法 和田のりあき著 PHP研究所 2009.6 174p 19cm 1200円 ⓘ978-4-569-70967-3 Ⓝ490.145
内容 第1章 心の中でこんなことが起こる 第2章 心の中にあることを話そう 第3章 正しいことよりも楽なことをしよう 第4章 心の元気を取り戻す「一人カウンセリング」の技法 第5章 気持ちが安らぐ「一人カウンセリング」実践法 第6章 気分が明るくなるちょっとした行動 第7章 家族へのアドバイス

◇がんのウソと真実—医者が言いたくて、言えなかったこと 小野寺時夫著 中央公論新社 2007.4 235p 18cm （中公新書ラクレ） 760円 ⓘ978-4-12-150242-1 Ⓝ494.5
内容 第1章「がん医療」は問題だらけ 第2章 がんの本当の姿 第3章「安らかな死」について 第4章 人は生きてきたように死んでいく

◇がんのおはなし—はやくみつけて、はやくなおす がん研究振興財団 2006 31p 19×19cm Ⓝ494.5

◇がんの教科書—ビジュアル版 中川恵一著 三省堂 2006.5 158p 30cm 1700円 ⓘ4-385-36240-8 Ⓝ494.5
内容 がんの概略を知る 脳腫瘍 頭頸部がん 肺がん 乳がん 食道がん 胃がん 肝臓がん 大腸がん 子宮がん 卵巣がん 前立腺がん 血液悪性疾患

◇がんの時代を生き抜く10の戦術！ 絵門ゆう子、竜崇正、吉田和彦、向井博文、嵯峨崎泰子、埴健一著 三省堂 2006.7 247p 20cm 1500円 ⓘ4-385-36250-5 Ⓝ494.5
内容 1章 座談会・患者が変える、医療者が変える 2章 インターネットが、がんとの闘病を変える！ 3

病気・難病　　ガン

章 あなたの生き方に合った治療を決めるお手伝い—医療コーディネーターに相談しよう　4章 対談・良い病院を選ぶには？—「病院ランキング本」をランキングする　5章 「がんのガイドライン」の正しい読み方　6章 対談・今、正しい抗がん剤治療を受けるには？　7章 賢いがん患者として手術を受けるには？　8章 患者と変えるがん病院、がん医療—患者の視点をがん医療に　9章 対談・日米がん治療比較—アメリカに学ぶ点は？　10章 座談会・進行するがんとのつきあい方—明日を信じて生きるために

◇がんの世界地図　Judith Mackay, Ahmedin Jemal, Nancy C. Lee, D. Maxwell Parkin著, 千葉百子訳　丸善　2009.6　125p　25cm　2600円　①978-4-621-08115-0　Ⓝ491.65
[内容] 1 はじめに　2 リスクファクター　3 負担　4 経済　5 行動を起こそう　6 未来と過去　7 世界の表

◇がんの謎に迫る—ノーベル賞の生命科学入門　石田寅夫著　講談社　2010.2　171p　21cm　2400円　①978-4-06-153875-7　Ⓝ491.65
[内容] がん研究の発展　腫瘍ウイルスの発見と腫瘍ウイルスと細胞遺伝子間の相互作用の発見　成長因子の発見　がんの治療法の開発　レトロウイルスがん遺伝子が細胞起源であることの発見　生体制御機構としての可逆的リン酸化の発見　細胞周期的制御機構の発見と発がん機構　器官発生の遺伝的制御とプログラム細胞死の発見　がんなど内臓疾患の診断装置開発　ヒトのがん病原体の発見　テロメアの構造と機能の解明　がん研究の将来（現状と将来展望）

◇がんの盲点—白血病はがんではない　大沼四廊著, 自然医学総合研究所監修　創英社　2006.1　207p　21cm〈発売：三省堂書店〉　1886円　①4-88142-274-X　Ⓝ494.5
[内容] 第1章 がんの盲点　第2章 血液検査の盲点　第3章 造血臓器の盲点（骨髄造血の矛盾　正しい造血臓器とは）　第4章 ストレスと発がん/自然免疫活性療法　第5章 自己療法のすすめ

◇がんの罹患率と死亡率の激減を目指して—第3次対がん10か年総合戦略 概要　〔厚生労働省〕〔2003〕　2, 7, 8枚　30cm　Ⓝ494.5

◇がん—よくわかる お医者に行く前にまず読む本　ガレス・リー著, 的場元弘, 橋本貴夫訳, 滝田郁子訳　一灯舎　2008.10　178p　21cm〈わが家のお医者さんｼﾘｰｽﾞ 9〉〈発売・オーム社〉　1200円　①978-4-903532-22-6　Ⓝ491.65
[内容] 第1章 はじめに　第2章 がんの正体　第3章 がんの診断法　第4章 一般的な治療法　第5章 外科治療　第6章 放射線療法　第7章 薬による治療（薬物療法）　第8章 生活の質を高める医療と支援　第9章 臨床試験　第10章 代替療法　詳しい情報が欲しい方へ

◇がん予備軍のあなたへ—がんを知り、がんと向き合う　金子安比古, 樋野興夫, 暉峻淑子著　京都 かもがわ出版　2010.10　95p　21cm　1000円　①978-4-7803-0399-5　Ⓝ491.65
[内容] 第1章 がんの原因解明と治療はどこまで進んだか（がんはどのようにできるのか　がんの原因になる遺伝子の傷（変異）はどのように生じるのか？　がんの発生に関係する環境因子とがん予防 ほか）　第2章 「がん哲学外来」から見えてきたこと（がん哲学外来はなぜできたのか　「がん哲学外来」の実践から—患者・家族との関わりあい　「がん哲学外来」の未来）　第3章 がんと向き合うささえ合い

◇がんはなぜ生じるか—原因と発生のメカニズムを探る　永田親義著　講談社　2007.12　258, 5p　18cm　（ブルーバックス B-1581）　940円　①978-4-06-257581-2　Ⓝ491.65
[内容] 1章 がんとは一体何か　2章 確かな発がん物質　3章 アスベストによる発がん　4章 確かな発がん物質に準ずるもの　5章 発がんに関わるもの　6章 がんはなぜ生じるか—そのメカニズム　7章 発がんメカニズムに関する理論　8章 その他の説

◇再建手術、承ります　寺尾保信著　毎日新聞社　2011.1　236p　20cm　1600円　①978-4-620-32035-9　Ⓝ494.288
[内容] 1 頭部再建　2 乳房再建　3 四肢再建（小指の再建—「指の数」とは　アキレス腱の再建—「歩く」とは）　4 体幹再建（お尻の再建—「座る」とは　褥瘡の再建—「続ける」とは）

◇最新「がん」の医学百科—告知されたその日から役立つ病院選び〜手術〜退院後の生活法　向山雄九監修, 主婦と生活社編　主婦と生活社　2005.11　303p　23cm　2000円　①4-391-13095-5　Ⓝ494.5
[内容] 第1章 がん告知をどう受け止めるか　第2章 病院選びと納得のいく治療の受け方　第3章 臓器別・がんの最新治療　第4章 がんの痛みと症状のコントロール　第5章 患者を支える家族の役割　第6章 生活の質をよりよくする退院後の生活法　第7章 終末期の緩和ケア—在宅か施設か

◇最新「がん」の医学百科—告知されたその日から役立つ　主婦と生活社編, 向山雄九監修　改訂版　主婦と生活社　2010.9　287p　23cm　1900円　①978-4-391-13872-6　Ⓝ494.5
[内容] 第1章 がん告知をどう受け止めるか　第2章 病院選びと納得のいく治療の受け方　第3章 臓器別・がんの最新治療　知っておきたいがんの最新治療　第4章 がんの痛みと症状のコントロール　第5章 患者を支える家族の役割　第6章 生活の質をよりよくする退院後の生活法　第7章 がんの緩和ケア—在宅か施設か

◇最新もっともくわしいガンの本　矢沢サイエンスオフィス編　学習研究社　2005.3　560p　21cm〈折り込1枚〉　3200円　①4-05-402507-2　Ⓝ491.65
[内容] ガン50の疑問にスピード回答　ガンとは何か　ガン研究の世界最先端　ガンの新しい診断技術　ガンの遺伝子診断　ガンの新しい外科治療　新しい抗ガン治療　ガンの新しい放射線治療　新しい免疫療法　ガンの遺伝子治療　ガンの新しい疼痛治療　ガン種類別・最新情報

◇三人にひとり—生命の謎を解くがんと科学の未来　アダム・ウィシャート著, 北川知子訳　ダイヤモンド社　2008.3　324p　20cm　1800円　①978-4-478-00410-4　Ⓝ491.65
[内容] 古代から 始まり—がんの登場　1831年 手術—血まみれの解剖作業　1845年 細胞—科学革命　1895年 放射線—キュリー夫人の閃光　1930年 がんの原因—文明の影響　1947年 化学療法—特効薬を求めて　1969年 がんとの闘い—ニクソンのがん撲滅計画　1979年 代謝療法—近代医学への反発　1982年 遺伝子—がんの暗号の探究　1992年 予防—幸運を引き寄せる　一九九九年 遺伝子を狙え—「患者が私を立ち上がらせた」　二〇〇三年 死への道のり—細胞の変異　エピローグ 未来へ

ガン

◇知っていると楽になる、がんとの付き合い方―がんで悩んでいるあなたへの処方箋　久保田彰著　鎌倉　かまくら春秋社　2010.6　152p　19cm　(おとなのための医学読本 3　Men's and Women's Health)　1200円　Ⓘ978-4-7740-0480-8　Ⓝ491.65

◇知っておきたいがんの知識　宮田正彦著　京都　金芳堂　2008.3　201p　21cm　2000円　Ⓘ978-4-7653-1333-9　Ⓝ494.5

◇自分を生ききる―日本のがん医療と死生観　中川恵一, 養老孟司著　小学館　2005.8　159p　20cm　1400円　Ⓘ4-09-387557-X　Ⓝ494.5
　内容　第1部　がんと日本人　第2部　対談・がんの壁を語る(中川恵一・東京大学医学部附属病院緩和ケア診療部長×養老孟司)　第3部　日本人のがん治療を問う　第4部　がんとの上手なつきあい方

◇シリーズ新・がん医学入門　第1巻　がんとは何か　谷口直之, 杉山治夫, 松浦成昭, 三善英知編　中山書店　2008.6　147p　21cm　〈背のタイトル：新・がん医学入門　執筆：三善英知ほか〉　2400円　Ⓘ978-4-521-73038-7　Ⓝ491.65

◇シリーズ新・がん医学入門　第2巻　がんはなぜできるのか　谷口直之, 杉山治夫, 松浦成昭, 三善英知編　中山書店　2008.7　167p　21cm　〈背のタイトル：新・がん医学入門　執筆：尾路祐介ほか〉　2400円　Ⓘ978-4-521-73039-4　Ⓝ491.65
　内容　1　がんはどのようにできるのか(なぜがんができるのか―がんの発生　がん細胞はなぜ増えるのか―がんの増殖　がんはなぜ転移するのか)　2　がんができることとどうなるか(局所作用と全身への影響　血液の変化　がんと免疫　がんとホルモン)　3　がんの予防(大腸がんの発生に影響を与える環境因子　食物繊維による大腸がん予防の知見　化学物質によるがん予防(化学予防)

◇シリーズ新・がん医学入門　第3巻　がんをどう治すか　谷口直之, 杉山治夫, 松浦成昭, 三善英知編　中山書店　2008.7　268p　21cm　〈背のタイトル：新・がん医学入門　執筆：磯橋佳也子ほか〉　3200円　Ⓘ978-4-521-73040-0　Ⓝ491.65
　内容　1　がんの見つけ方(画像診断　内視鏡検査　腫瘍マーカー　病理診断　遺伝子診断)　2　がんの治し方(がんを取る―外科手術　がんを薬で殺す　がんを放射線でたたく　その他の治療法)　3　予後(固形がん　血液がん)　4　緩和医療(末期がん患者の特徴　コミュニケーション　家族へのケア)

◇「先生おまかせします」という前に知っておきたい癌の話　才園哲人著　かんき出版　2004.3　204p　19cm　1300円　Ⓘ4-7612-6159-5　Ⓝ491.65
　内容　序章　私の「癌」体験記　第1章　「敵」を知る　第2章　「己」を知る　第3章　「武器」を知る　第4章　癌は予防できる病気か？　第5章　「戦略」を考える　巻末付録　いろいろな癌

◇専門医が教えるがんで死なない生き方　中川恵一著　光文社　2011.9　205p　18cm　(光文社新書　537)　740円　Ⓘ978-4-334-03640-9　Ⓝ491.65
　内容　原発事故と安全神話―序にかえて　第1章　がんと日本人　第2章　なぜ、がんになるのか　第3章　がんを予防する！その1―タバコと酒　第4章　がんを予防する！その2―食事、感染対策、運動　第5章　がん検診のススメ　第6章　がん治療　第7章　医者が実践しているがん予防　第8章　もし、がんと言われたら

◇データで見るがん医療の今―DPC環境下でさらに役立つ実証分析、日米の事情を通してスタンフォード大学　千葉県がんセンター　聖路加国際病院　群馬県立がんセンター　グローバルヘルス研究所編　日本医学出版　2009.3　102p　26cm　2000円　Ⓘ978-4-902266-35-1　Ⓝ494.5
　内容　アメリカのがん医療(がん医療の発展と、その医療経済学的意義)　日本のがん医療(DPC時代のがん医療を考える　電子カルテシステムを利用した医療の質の評価　全がん協生存率公表の舞台裏と意義　がん医療にDPCデータを活かす)

◇ドクター中川の"がんを知る"―死なないつもりの日本人へ　中川恵一著　毎日新聞社　2008.3　126p　19cm　1000円　Ⓘ978-4-620-31868-4　Ⓝ491.65
　内容　第1部　がんを知る　第2部　がんになったら

◇ドクター中川の"がんを知る"　続　中川恵一著　毎日新聞社　2009.4　126p　19cm　1000円　Ⓘ978-4-620-31935-3　Ⓝ491.65
　内容　第1章　がんを知ることは「命」を知ること　第2章　知っておきたいがんのひみつ　第3章　ところ変わればがんも変わる―臓器別のがん

◇日本一わかりやすいがんの教科書　水上治著　PHPエディターズ・グループ　2010.2　228p　19cm　(発売：PHP研究所)　1300円　Ⓘ978-4-569-77692-7　Ⓝ494.5
　内容　がん細胞は、誰の体の中にもある　わが国のがん医療の「非常識」　よい病院とよい医師の見分け方　がんと診断されたとき―担当医との話し方　これだけは知っておきたいがんの種類とタイプ、進行度　検査と画像診断は、がん治療の基本　がんの三大療法(1)外科的治療―手術は早期のがんを治す　がんの三大療法(2)化学療法―抗がん剤などでがんを殺す　がんの三大療法(3)放射線療法―がん治療の最前線に躍り出た　いま注目の最先端がん医療　補完・代替医療はがんに効く　がん予防法を治療に応用する

◇日本のがん医療を問う　NHKがん特別取材班著　新潮社　2005.12　220p　20cm　1400円　Ⓘ4-10-405602-2　Ⓝ494.5
　内容　第1章　命をつなぐ世界標準薬が使えない　第2章　揺らぐがん検診　第3章　相次ぐ放射線治療事故　第4章　病院で差がつく生存率　第5章　「教える命を救う」アメリカのがん医療　第6章　がん死亡率は下げられる

◇日本のがん医療を問う　NHKがん特別取材班著　新潮社　2008.4　286p　16cm　(新潮文庫)　438円　Ⓘ978-4-10-134251-1　Ⓝ494.5
　内容　第1章　命をつなぐ世界標準薬が使えない　第2章　揺らぐがん検診　第3章　相次ぐ放射線治療事故　第4章　病院で差がつく生存率　第5章　「教える命を救う」アメリカのがん医療　第6章　がん死亡率は下げられる

◇発がん時代―科学的根拠に基づく傾向と対策　矢野篤次郎著　東京図書出版会　2007.2　108p　19cm　(発売：リフレ出版)　1000円　Ⓘ978-4-86223-135-2　Ⓝ491.65
　内容　第1章　食と医(医食同源　食とがん予防　食と抗酸化療法　食と免疫)　第2章　がん予防の最新エビデンス(がん予防と禁煙　がん体質　がん検診　抗酸化サプリメント療法　食事とがん　アスピリンな

どの鎮痛薬にもがん予防効果がある?) 第3章 生活習慣調査より 第4章 がん予防生活習慣のすすめ

◇発がんの分子機構と防御 笹月健彦, 野田哲生編 東京大学出版会 2006.2 197p 21cm (がん研究のいま 1) 2500円 ①4-13-064241-3 Ⓝ491.65
[内容] 1 総論(発がんの分子機構および発がん防御の分子機構) 2 発がんと予防(発がん原物質と発がんリスク ウイルス発がん 感染・炎症と発がん) 3 発がんの分子機構(DNA損傷修復と発がん 染色体機能異常と発がん 発がんとエピジェネティクス 細胞周期ブレーキp27の分解と発がん 発がんモデルマウスとがん関連遺伝子の機能解析) 4 発がん防御機構(ヒトキラーT細胞および抗体により認識されるがん関連抗原 NK細胞による発がん防御)

◇早わかり多発性骨髄腫の骨病変とビスホスホネート療法 村上博和監修 〔小金井〕 日本骨髄腫患者の会 2007.11 23p 22cm Ⓝ491.65

◇阪大医学生が書いたやさしい「がん」の教科書―みんなに伝えたい正しい知識、大切なこと 松澤佑次監修, 駒沢伸泰著 PHP研究所 2004.4 199p 15cm (PHP文庫) 476円 ①4-569-66166-1 Ⓝ491.65
[内容] 1 がんの正体とは 2 がんの症状と治療法(がんはどのように進行していくか がんの治療法) 3 がんを抑えるライフスタイルを作る(生活習慣病としてのがんとライフスタイルの重要性について ライフスタイル改善の具体策) 4 これからの時代の患者、医療者、家族関係のあり方(病院で気持ちよく生活するために インフォームド・コンセント時代の患者─医療者関係) 5 最後のときを輝いて

◇阪大医学生が書いたやさしい「がん」の処方箋―ぜひ知ってほしい正しい知識、大切なこと 駒沢伸泰著 PHP研究所 2006.3 145p 20cm 1100円 ①4-569-64917-3 Ⓝ491.65
[内容] 1 「がん」と向き合う構えを作る(それぞれの「がん」 がんの様々な「痛み」に対応する) 2 患者さん、家族、医療者の間で 3 それぞれの健康観、病気観と対応(それぞれの健康観、病気観とそれの予防法の構築を) 4 がんと生命観、死生観 5 原点としての「がん」─ある家族の場合

◇ヒト癌ウイルス探究 日沼頼夫著 勉誠出版 2011.8 225p 22cm 2800円 ①978-4-585-24000-6 Ⓝ491.77
[内容] 第1章 ウイルス探究(ひとりの病原体狩人の回想 成人T細胞白血病(ATL)のレトロウイルス病因発見の経緯 成人T細胞白血病のウイルス病因発見から20年─研究の断層 ヒト癌ウイルス研究の歴史と将来─それは何か、それは何故か─ウイルス病因の探求 エイズの医科学─展望 川崎病の病因研究始末記 談話 病原ウイルスの現在) 第2章 ウイルス人類学(ウイルスから見える日本人の起源と人類の移動 対談 埴原和郎×日沼頼夫─ウイルスと人類の移動 インタビュー 幻のウイルスを追う─ATLウイルスの発見から日本人の起源へ) 第3章 病原体狩人の回想(日本ウイルス学会50年の歩み─私記 京大ウイルス研50年史管見 大河内一雄さんを悼む 西進寺剛教授開講10周年に寄せて) 第4章 炉辺閑話(緑陰随筆/炉辺閑話 インタビュー ウイルスと闘う)

◇保険診療ががん難民をつくる 青木晃著 幻冬舎メディアコンサルティング 2012.6 144p 18cm (経営者新書) 〈発売:幻冬舎〉 740円 ①978-4-344-99850-6
[内容] 第1章 がん難民を生む救いのないシステム 第2章 保険診療と保険外診療の間の高すぎる壁 第3章 先端医療という選択肢 付録 免疫療法の有効症例紹介(免疫療法単独での有効症例 抗がん剤との併用による有効症例)

◇もっと知りたい! ─田原節子対談 知りたがり患者の命を延ばしたがんの新常識 田原節子編著 エビデンス社 2004.11 278p 20cm 〈発売:創英社〉 1619円 ①4-9902304-1-8 Ⓝ491.65
[内容] はじめに─「五年十か月」の価値(田原総一朗) がんも医者任せで治ると思っていた(田原総一朗) 「明日が無いかもしれない」が生む一日一日が全力投球の日々(田原総一朗) 介護という名の濃密な時間(田原総一朗) 親子だから言える介護する側とされる側の本音(江川綾子) 現代医学を拒否した時があったからこそ(絵門ゆう子) 医師と患者がよい関係を築く秘訣(青木正美) 新しい抗がん剤が再発がんの治療を変える!(中村清吾) ドラスティックに変わる抗がん剤のイメージ(渡辺亨) がんに精通したホームドクターが増えれば在宅治療中心の時代が来る!(佐々木常雄) 「小さく取りさえすればいい」という考えはたいへん危険(堤寛) 放射線が効く・効かないは、発生する臓器の性質による(西尾正道) がんも副作用を少なく! 放射線の最先端治療IMRTのこれから(幡野和男) コンピュータと情報の時代の申し子 陽子線治療に高まる期待(荻野尚) 「がん」と「心」の深い結びつきにもっと注目すべきです!(竹中文良) おわりに 人間・田原節子の素顔(江川綾子)

◇やさしいがんの知識 がん研究振興財団 〔2008〕 38p 26cm Ⓝ491.65

◇読むだけで少しラクになるがん・心のケア─真っすぐに命と向かい合うとき 阿部文子著 コスモトゥーワン 2009.4 190p 19cm 1400円 ①978-4-87795-155-9 Ⓝ490.145
[内容] プロローグ 病院の中でがん患者さんと共に生きる 第1章 末期がんの方々との出会いと別れ 第2章 気功と出会い大いなる希望が芽生える 第3章 病む人の傍らで学んだこと 第4章 「調身」「調息」「調心」でがんを予防する 第5章 がんになったら─カウンセラーとして思うこと エピローグに代えて 夫(妻)ががんになったとき

◇Dr.坪井栄孝のがんの患者学 坪井栄孝著 福島 福島民報社 2007.6 126p 21cm 1260円 ①978-4-939053-10-8 Ⓝ494.5

《統計・報告》

◇医療の俯瞰報告書─がん(主に乳がん、肺がん、胃がん、膵がん)について 科学技術振興機構研究開発戦略センター臨床医学ユニット 2010.3 101p 30cm Ⓝ491.65

◇がん医療の将来動向 ヒューマンサイエンス振興財団 2008.3 345p 30cm (将来動向調査報告書 平成19年度)〈政策創薬総合研究推進事業(調査・予測研究事業)〉 Ⓝ494.5

◇がん医療の将来動向─先端技術の現状とがん医療への応用に向けて 2 ヒューマンサイエン

ガン　　　　　　　　　　　　　　　　　　　　　　　　　　　　　　病気・難病

ス振興財団　2009.3　245p　30cm　〈将来動向調査報告書　平成20年度〉〈政策創薬総合研究推進事業(調査・予測研究事業)〉　Ⓝ494.5
◇がん対策に関する世論調査　平成19年9月調査　内閣府大臣官房政府広報室　〔2007〕　182p　30cm　〈世論調査報告書〉〈附録：有害情報に関する特別世論調査〉　Ⓝ494.5
◇がん対策に関する世論調査　平成21年9月調査　内閣府大臣官房政府広報室　〔2009〕　224p　30cm　〈世論調査報告書〉〈附録：国家公務員制度改革に関する特別世論調査〉　Ⓝ494.5
◇がん・統計白書―罹患/死亡/予後　2004　大島明, 黒石哲生, 田島和雄編著　篠原出版新社　2004.6　307p　27cm　〈1999の出版者：篠原出版〉　7000円　④4-88412-259-3　Ⓝ498.059

《予防・治療法》

◇赤星たみこのがん安心講座―ちょっぴり専門的読んでナットク!　赤星たみこ著　エビデンス社　2007.6　255p　19cm　〈発売：創英社〉　1400円　④978-4-9902304-5-6　Ⓝ494.5
[内容] 第1章 がんの正体がわかる安心講座 (がんは、今や「治る病気」です 「危険因子」から遠ざかる生活法を がんは「百様百態」。だから治療も選ぞまず 怖い、けれど「進行度」は必ず理解して 「予後因子」がわかると、希望が湧いてきます よく言われる"がん家系"を信じますか? 「迷信」なんか、どこかで捨て去りましょう!　第2章 正しい検査と臨床試験を受けるための安心講座(「がん」をどうやって確定診断するの? ハイテク装置は最高の画像診断から受ける 「PET検査」を万能にする併用検査とは? 「腫瘍マーカー」の数値は絶対ではありません 「内視鏡検査」は、早期発見を実現する強い味方 世のため人のためになるのが「臨床試験」か ほか)　第3章 最新治療を受けるための安心講座(「がんを叩く」抗がん剤は、確実に進歩しています もはや「副作用」を怖がる時代ではありません 怖い、けれど「再発」「転移」を理解して 再発・転移しても、延命の可能性は広がります 妊娠・出産を簡単にあきらめないで 「痛みは我慢しない」のが、最新の緩和医療術 「心の痛み」も取り除いてくれる医師なら

◇明るいがん治療―切らずにピンポイント照射　植松稔編著　三省堂　2003.9　262p　20cm　1500円　④4-385-36133-9　Ⓝ494.5
[内容] 第1章 切る前に(肺がん　脳腫瘍(脳転移)　悪性リンパ腫 ほか)　第2章 切らずにピンポイント照射(早期肺がんを切らずに治す(肺野型肺がん)　早期肺がんを切らずに治す(肺門型扁平上皮がん)　カール・ユニットによる三次元ピンポイント照射の実際 ほか)　第3章 明るいがん治療―患者さん手記(「こんなにきれいな照射後の肺…」　肺気腫で手術ができない私が受けた「極楽治療」　再々発がん(2個目、3個目のがん?)の治療体験 ほか)

◇明るいがん治療 2　身体に優しいピンポイント照射　植松稔編著　三省堂　2009.7　223p　19cm　1500円　④978-4-385-36134-5　Ⓝ494.5
[内容] 目で見るピンポイント照射　明るいがん治療体験記(乳がん　前立腺がん　肺がん　その他のがん)　講演・私のセレンディピティと明るいがん

◇明るいがん治療 3　「明るいがん講座」30話　植松稔著　三省堂　2009.7　220p　19cm　1500円　④978-4-385-36132-1　Ⓝ494.54
[内容] 1章 明るいがん講座　2章 対談・明るいがん治療・明るくないがん治療　3章 検証・乳がんに予防的な抗がん剤やホルモン剤の使用はもうやめよう!―手術後に抗がん剤やホルモン剤を勧められて悩んでいる方へ 「乳がんには早めの抗がん剤が効く」という神話を検証する　30年たって見えてきた抗がん剤の真実―ミラノがんセンターの臨床試験(CMF療法)を検証する　なぜ生存率に差がなくなったのか? タイプ別に見た手術後の抗がん剤の損得 ほか)

◇あきらめないガン治療―情報と先端治療があなたを救う　天野洋之監修, 遠山涼子著　ブレインキャスト　2007.7　220p　19cm　1200円　④978-4-939123-20-7
[内容] 第1章 複合免疫療法1―自律神経免疫療法の理論と症例　第2章 複合免疫療法2―免疫細胞療法の理論と症例　第3章 併用療法で得られる相乗効果　第4章 抗がん剤とのつき合い方　第5章 ホスピスに行く前に　第6章 進行ガン患者のための情報戦略　第7章 「あきらめないガン治療」を実践する専門クリニック

◇あきらめないがん治療―免疫力を高めてがんに克つ6つの方法　甲陽平監修, 豊田恵子著　ブレインキャスト　2010.12　246p　19cm　1200円　④978-4-939123-31-3
[内容] 第1章 あきらめないがん治療―患者さんたちの手ごたえ　第2章 複合免疫療法1―免疫細胞療法　第3章 複合免疫療法2―自律神経免疫療法　第4章 複合免疫療法3―免疫サプリメント療法　第5章 複合免疫療法4―超高濃度ビタミンC点滴療法　第6章 複合免疫療法5―併用療法で得られる相乗効果

◇悪性新生物「ガン」と闘う生活管理―食の生活環境を整えて、ガンと闘う身体をつくる　郷龍一編著　如月出版　2004.4　126p　19cm　800円　④4-901850-11-3　Ⓝ494.5
[内容] 1章 悪性新生物(ガン)の仕組みを理解する―闘いは敵を知ることから　2章 ガンの種類に応じた食生活―食欲はガンと闘う第一歩、正しい食の選択　3章 闘病中の気になる病状―多くの方が体験する、闘病中の気になる病状対処法　4章 ガンの封じ込めと再発防止の闘い―一度助かった命、再発し難い環境を

◇新しいがん治療への挑戦―活性化自己リンパ球・NK細胞がん治療　ある民間病院の戦略　吉田憲史著　産経新聞出版　2006.7　199p　20cm　1400円　④4-902970-34-1　Ⓝ494.5
[内容] 第1章 「活性化自己リンパ球・NK細胞がん治療」の確立に至るまで　第2章 がん治療に対する「表参道吉田病院」と「ヨシダクリニック・東京」の戦略　第3章 地域医療に取り組む「表参道吉田病院」の対策　第4章 「活性化自己リンパ球・NK細胞がん治療」Q&A　終章 がんは死病ではないあわてない!あきらめない!「がん」と診断されてもあわてる必要はない、「がん」といわれてもあきらめる時代ではない

◇悪化するがんの治療百科―ガン告知それからどうする　幕内雅敏監修　改訂版　三省堂　2004.7　305, 2p　21cm　1700円　④4-385-35701-3　Ⓝ494.5
[内容] がんとは?―きちんと病気を知って治療にのぞむために　がんの発見―初回治療の全て　抗がん

病気・難病　　　　　　　　　　　　　　　　　　　　　　　　　　　　　　　　　　　　ガン

剤治療とあなた　放射線治療とあなた　がんの延命治療最前線　がんが再発したとき—症状と治療の全て　転移臓器別治療の全て　がんの痛みをとる治療のすべて　がんとともに生きる　人はなぜがんで死ぬのか？—症状コントロールの全て　「家で死にたい」患者の夢をかなえるには？—在宅ホスピスケアのすべて　全国のホスピス・緩和ケア病棟ガイド

◇あなたを守る最新がん治療全ガイド　高橋利忠, 加藤知行監修, 愛知県がんセンター中央病院編　京都　昭和堂　2007.3　337p　21cm　1900円　Ⓣ978-4-8122-0713-0　Ⓝ494.5
　[内容] 疫学・予防　2 検査　3 治療法　4 がんとつきあう方法　5 部位別

◇あなたにもできるがん治療法—熊本免疫療法研究会10年の研修記録　研修資料　畑田勲編　熊本　熊本免疫療法研究会　2003.10　212p　21cm　Ⓝ494.5

◇あなたにもできるがんの基礎療法—免疫力を高める　橋本行生監修・著, 畑田勲, 多々良克志編　農山漁村文化協会　2005.3　272p　19cm　（健康双書）　1429円　Ⓣ4-540-04281-5　Ⓝ494.5
　[内容] 第1章 日常の健康対策　第2章 健康法の基本はがんの予防—体の酸化をいかに防ぐか　第3章 がんに対する（細胞性）免疫—自分の抵抗力を知り、賦活する　第4章 がんの基礎療法　第5章 化学療法のありかた—がん治療法全体の枠組みの中で　第6章 がんとの共存—生活の質を高め、自主独立の生を歩む　第7章 権力性とのたたかい　終章 がんの勉強をして良かった

◇あなたの「がん」対策マニュアル—これだけ知っていれば大丈夫！　辻村拓夫著　イースト・プレス　2007.11　220p　19cm　1400円　Ⓣ978-4-87257-869-0　Ⓝ491.65
　[内容] 1章 がん基本力—がんになりやすい人、なりにくい人　2章 がん知識力—がんの正体について正しい知識を　3章 がん予防力—がんにならない健康生活習慣　4章 がん診断力—がんは早期発見でほんど治る　5章 がん治療力—驚異！がん治療はここまで進んだ　6章 がん対処力—気になる代替医療の効果

◇あなたのがん治療本当に大丈夫？—セカンドオピニオンQ&A　キャンサーネット・ジャパン編　三省堂　2005.7　272p　21cm　1800円　Ⓣ4-385-36217-3　Ⓝ494.5
　[内容] がん発見！治療の選択肢といろいろな手術について聞きたい　再発予防の抗がん剤治療の効果とは？—副作用も心配です　放射線治療に危険はないの？—効果と副作用　がん治療の医学データについてとことん知りたい！　効果をチェックする経過観察のすべて　再発したとき—治療の選択肢　どこまでやるか？やめるか？再発時の抗がん剤治療　再発時に放射線治療が一番良いがんもある　免疫療法はどの程度効くの？　サプリメントはどこまで信用できるか？　転移した臓器別のがん治療について知りたい　がんの痛みSOS！　悪化していくがんの症状と対策　在宅ホスピスケアのメリットと家族がやるべきこと　ホスピス・緩和ケア病棟はどんなところ？—緩和ケアの実際

◇あなたの知らない新しいがん治療—がん三大療法に限界を感じた患者16,437人と医師91名の選択　白畑實隆著　現代書林　2010.1　247p　19cm　1200円　Ⓣ978-4-7745-1227-3　Ⓝ494.5

　[内容] 1 西洋医学の限界と統合医療の可能性（がんのリスク要因と「免疫力」　がん標準治療の限界　がん治療の可能性を広げる統合医療　低分子フコイダンの三大ガン　今後の研究課題）　2 がんと闘う18人の医師による症例報告

◇石谷邦彦のがんが再発・転移したときにまず読む本—痛み対策・緩和医療・終末期のケアがよくわかる　石谷邦彦編著　主婦の友社　2009.11　287p　19cm　（名医の最新治療）〈奥付のタイトル：がんが再発・転移したときにまず読む本〉　1500円　Ⓣ978-4-07-269015-4　Ⓝ494.5
　[内容] 第1章 がんの再発・転移とは　第2章 再発・転移したがんの治療で知っておきたいこと　第3章 がんの再発・転移とその治療　第4章 ホスピス・緩和ケア　第5章 心のケア　第6章 再発・転移したがんとの付き合い方　第7章 最期のとき　第8章 病人を看取る家族の方へ

◇医者と患者でつくったガン治療入門　土屋繁裕, 関根進著　NTT出版　2004.7　317p　19cm　2200円　Ⓣ4-7571-5050-4　Ⓝ494.5
　[内容] 第1講 真っ先に読んでください！間違いだらけのガン治療選び—患者と医者の一問一答　第2講 早分かり！「命の治療手帳」—ガン種類別治療の手引き（四大ガン：肺ガン・胃ガン・大腸ガン・肝臓ガン　女性特有のガン（レディース・ガン）ほか）　第3講 ガン治療は合わせワザ！代替療法・健康食品の選び方　第4講 命のリストを患者が作ろう！命の患者手帳と命の家計簿（「命の患者手帳」でしたたかなガン患者になる　「命の家計簿」で賢い医療消費者になる）

◇医者の言いなりにならない「がん患者学」　平林茂著　講談社　2011.8　196p　18cm　（講談社＋α新書 571-1B）　838円　Ⓣ978-4-06-272728-0　Ⓝ494.5
　[内容] まえがきにかえて 明日への希望の扉を開くために　第1章 患者会の存在は何を求めるものか？　第2章 患者が求め、医師が目指すべきがん治療とは　第3章 がん治療の現実を見つめる　第4章 現在のがん治療の問題点を探る—標準治療・自由診療・混合診療・先進医療・先端医療　第5章 抗がん剤治療の本質を知る—化学療法を知るとがん治療の問題点が見えてくる　第6章 がん難民の発生と臨床試験を考える　第7章 がん治療の未来図　エピローグ 私が望む治療

◇医者の私ががんに罹ったら　平岩正樹著　小学館　2006.12　251p　15cm　（小学館文庫）　514円　Ⓣ4-09-408132-1　Ⓝ494.5
　[内容] 第1章 人は必ずがんになる　第2章 日本で、賢いがん患者になるコツ　第3章 私が受けたい抗がん剤治療　第4章 がんの部位別・進行別治療法　第5章 今ある武器で、よりよく闘う

◇逸見晴恵が訊くがんを生き抜くための指南書　逸見晴恵著　鎌倉　蕗書房　2010.1　357p　20cm　〈発売：星雲社〉　1800円　Ⓣ978-4-434-14145-4　Ⓝ494.5
　[内容] 第1章 医師に訊く(1)医者は患者に選ぶ権利と情報を与える　第2章 医師に訊く(2)人間を"全体"として診る医療　第3章 医師に訊く(3)がんになった医師からのメッセージ　第4章 患者に訊く—がんを越え、がんを生き抜くために　第5章 家族に訊く—家族が「がん」になったとき

◇遺伝子検査からはじまるオーダーメイドがん治療の時代　加藤洋一著　講談社　2011.12

ガン　　　　　　　　　　　　　　　　　　　　　　　　　　　　　　病気・難病

186p　18cm　(講談社+α新書581-1B)　838円　①978-4-06-272746-4　Ⓝ494.5
内容　第1章 がんワクチン療法がはじまった　第2章 がんが成長する仕組み　第3章 がんの転移と治療　第4章 ウイルスとがんの発症　第5章 がん遺伝子検査の仕組み　第6章 がん遺伝子検査で治療計画を立てる　第7章 各がん治療の最新情報と症例集

◇生命の力で、がんに打ち克つ　高原喜八郎著　本の泉社　2006.6　239p　19cm　1300円　①4-88023-957-7　Ⓝ494.5
内容　第1章 現代社会の歪みこそ、がんと生活習慣病の根本原因　第2章 溢れる生命の力をいま　第3章 がんは「総合戦」で克つ！　第4章 心の実践で生活を充実させよう　第5章 病気に打ち克つ「心の処方箋」　第6章 重水素減少水の効果　第7章 がんを根本的に治癒する免疫療法　第8章 精神療法でがんを克服した人々

◇今あるガン3カ月でここまで治せる！　済陽高穂著　三笠書房　2010.8　222p　19cm　1300円　①978-4-8379-2373-2　Ⓝ494.5
内容　1 ガン！その日からすぐやるべき5カ条　2「早期ガンが見つかった人」が3カ月(100日)以内にやるべきこと　3「進行ガンと診断された人」が3カ月(100日)以内にやるべきこと　4「晩期ガンの人・再発した人」が3カ月(100日)以内にやるべきこと　5 ガンがある人すべてに共通—今日から始める「済陽式食事療法」

◇今、本当に受けたいがん治療　西尾正道著　エム・イー振興協会　2009.5　206p　21cm　1524円　①978-4-901276-25-2　Ⓝ494.54

◇イラストでよくわかるがん治療とサポーティブケア　田口哲也監修，阿南節子，櫻井美由紀，徳島裕子，河野えみ子，岩本寿美代編著　じほう　2012.4　93p　26cm　2000円　①978-4-8407-4326-6
内容　1 がん細胞とがん治療　2 副作用と対策　3 がんと上手に向き合うために(がんの痛みについて　脱水(水分補給の重要性　症状と対策)ほか)　4 さいごに(がんサバイバーシップ)　資料編

◇インフルエンザのようにがんは「ワクチン療法」で解決できる　阿部博幸著　青萠堂　2008.7　197p　20cm　1400円　①978-4-921192-53-2　Ⓝ494.5
内容　第1章「ワクチン療法」はがん治療革命になる　第2章「ワクチン療法」はどんな仕組みなのか　第3章 次々と臨床結果が集まってくる　第4章 ワクチンと併用して効果を上げる　第5章 がん治療の未来は明るくなった

◇ウイルスでがん消滅—NHKサイエンスZERO　NHK「サイエンスZERO」取材班，藤堂具紀編著　NHK出版　2011.8　125p　19cm　1000円　①978-4-14-081495-6　Ⓝ494.5
内容　第1章 がんを選んで攻撃するウイルス　第2章 ウイルスの基礎知識　第3章 ウイルス療法の実際　第4章 ウイルス療法の今後

◇うろたえないガン治療—治療の基礎徹底ガイド　藤野邦夫著　潮出版社　2011.9　263p　19cm　1300円　①978-4-267-01882-4　Ⓝ494.5
内容　第1章 ガンですといわれた瞬間になにをするか　第2章 どのようにして治療法をきめるか　第3章 治療まえの問題と医療費の問題　第4章 治療の前後と治療中にどんな検査をするか　第5章 現在のガン医療の方向　第6章 免疫力と体力をどのようにして維持するか

◇家族のがんに直面したら読む本　逸見晴恵，基佐江里著，宇津木久仁子監修　実務教育出版　2008.9　253p　21cm　1500円　①978-4-7889-0766-9　Ⓝ494.5
内容　プロローグ 患者とともにがんに立ち向かう家族の心得10カ条　1「あれ？おかしいな」と思ったら、検診を勧めよう　2 診断を受けるまでに家族がやっておきたいこと　3 医師から「がん」を告げられたら　4 納得した治療を受けてもらうために　5 知っておきたいがん治療の基礎知識　6 入院から退院後までの生活と心のケア　7 がんの治療費と保険について　巻末資料

◇活性化した自分の血液でガンを治す—ガン臨床医が語る19人の改善症例 免疫療法最前線　内藤康弘，禹雅祥監修，大河原真紀著　知道出版　2006.9　217p　19cm　〈『自分の血液を活性化してガンを治す』(リヨン社刊)の改訂新版〉　1200円　①4-88664-161-X　Ⓝ494.5
内容　プロローグ なぜ、ガン患者は「活性化NK細胞療法」を選ぶのか？　第1章 転移・再発がんにも有効！「19の症例」にみる活性化NK細胞療法の効果　第2章 ガンを自然に治す—活性化NK細胞療法とは何か　第3章 対談 もっと多くの人に「活性化NK細胞療法」と生きる希望を　Q&A 早わかり「活性化NK細胞療法」

◇活性化した自分のNK細胞でがんを治す—がん臨床医が語る19人の改善症例 最先端がん治療　石川真理子著，禹雅祥，松本綾子監修　北陽出版　2010.10　205p　19cm　(発売：キャリイ社)　1200円　①978-4-8109-1221-0　Ⓝ494.5
内容　第1章 最先端の免疫細胞療法の有効性　第2章 免疫はどんな働きをするのか？　第3章 高度活性化NK細胞療法の実際「あきらめない治療」—高度活性化NK細胞療法 がんを乗りこえた患者さんたち…)　第4章 免疫細胞療法の最前線(高度活性化NK細胞療法の応用技術で複合免疫細胞療法を確立 複合免疫細胞療法のメリット)　第5章 ここが知りたい免疫細胞療法Q&A

◇がん—新時代の予防・治療・ケア　順天堂大学医学部編　学生社　2005.3　155p　18cm　(順天堂のやさしい医学8)　780円　①4-311-70058-X　Ⓝ491.65
内容　「がん」のはなし　がんの予防と健康生活習慣—健康生活習慣とヘルスプロモーション　がん検診とがんの予防　がんの告げ方、支え方—看護する立場から見えてくること

◇がん—根治療法から休眠・緩和療法まで　磨伊正義著　悠飛社　2008.3　204p　20cm　(Yuhisha hot-nonfiction　Yuhisha best doctor series)　1600円　①978-4-86030-122-4　Ⓝ494.5
内容　第1章 手強い敵、がん(がんを知る がんと闘う がんに負けないために がん医療を巡る諸問題)　第2章 がん専門の外科医として(外科医へ、そしてがん専門に 心に残る患者さんたち)

◇ガン、あきらめないで！—統合医療のすすめ　林督三著　ダイセイコー出版　2003.8　183p　19cm　〈発売：ぶんぶん書房〉　1238円　①4-938801-41-8　Ⓝ494.5
内容　第1章 体験と臨床—ガンからの生還 私の臨床ノートから　第2章「統合医療」における「免疫

療法」とは　第3章　「統合医療」における「代替補食療法」とは　第4章　なぜガンになるのか──「統合医療」から見たガンのとらえ方　第5章　ガンはもう怖くない　Q&A

◇がん安心読本　暮しの手帖社　2007.12　208p　28cm　（別冊暮しの手帖）　1238円　Ⓝ494.5

◇がん遺伝子診断・治療のススメ──がん予防・治療の新しい選択肢　平畑徹幸著　毎日コミュニケーションズ　2009.4　175p　21cm　1900円　①978-4-8399-2958-9　Ⓝ494.5
内容　第1章　「がん」を取り巻く現状（「がん」とは何か　「がん」の種類とは）　第2章　現在のがん早期発見とがん治療の限界（がん早期発見の限界　がん検診の限界　CT、MRI、PETに映ったときにはすでに手遅れ）　第3章　新しい「がん遺伝子検査・診断」とは　第4章　新しいがん遺伝子治療　第5章　がん遺伝子検査・診断・治療の将来（がん遺伝子検査・診断・治療の可能性　現在の遺伝子検査・診断・治療技術のさらなる発展）

◇がん医療革命──「ホリスティック病院」建設に向けて　山田和明著　ジェーシー出版　2004.3　207p　19cm　（発売：ヒット出版社）　1500円　①4-89465-268-4
内容　第1章　がんの死亡率が減らないわけ……近代西洋医学のがん治療とその限界（がんという病気について　現在行われているがん検診と治療の限界　がん検診とがん治療の問題点　近代西洋医学の治療法の限界と補完代替医療への期待）　第2章　がんと診断されたら、どうしたらいいのか（がん治療にはいかに免疫力を上げるかがポイント）　第3章　これを守れば、がんを予防できる（予防に勝る治療法はない）　第4章　「日本ガンケアセンター」の設立とその活動内容（「日本ガンケアセンター」とは）　第5章　統合医療に基づく「ホリス病院」の建設に向けて（「ホリス病院」建設への決意　ホリス病院の具体的な構想）

◇がん医療の選び方　吉原清児著　講談社　2003.9　240p　18cm　（講談社現代新書）　700円　①4-06-149682-4　Ⓝ494.5
内容　序章　後悔しないためのがん治療の受け方　第1章　がんのサインをみつける　第2章　がん治療法の基礎知識　第3章　質問上手の患者になるために　第4章　再発がんになったとき　第5章　自腹でがんと闘う試み──混合診療のケーススタディ　第6章　治らないがんにかかったら　第7章　がん患者が死と向き合うとき──終末医療を考える

◇ガンウイルスをたたけ！──これが第3世代のガン対策だ　医師たちの証言　恵翔子著、久郷晴彦監修　知道出版　2004.6　253p　19cm　1200円　①4-88664-131-8　Ⓝ491.65
内容　第1章　医師・医学者は代替医療をどう捉えるか　第2章　治らないガンはウイルスを疑え！　第3章　ガンウイルスに克つ複合抗ガン戦略──ガン療法最前線　第4章　ガン治療の現在と最新闘病レポート　第5章　ガンに克つための正しい機能性食品選び

◇がんを生き抜く実践プログラム──NHKがんサポートキャンペーン　NHKがんサポートキャンペーン事務局編　日本放送出版協会　2006.1　256p　26cm　（生活実用シリーズ）　1600円　①4-14-187630-5　Ⓝ494.5

◇がんを生きるガイド──「がん難民」にならないために　日経メディカル編　日経BP社　2006.1　311p　26cm　（日経メディカル・ブックス）〈発売：日経BP出版センター〉　2400円　①4-8222-0395-6　Ⓝ494.5
内容　第1章　知っておきたい基礎知識　第2章　標準治療のエッセンス　第3章　闘病の味方を知る　第4章　「こころ」の動きの対処法　第5章　進行がんと生きる　第6章　残された時間を過ごす

◇ガンを恐れず──ガン難民にならない患者学　藤野邦夫著　角川書店　2009.8　255p　19cm　〈発売：角川グループパブリッシング〉　1300円　①978-4-04-885028-5　Ⓝ494.5
内容　まえがき　余命一か月といわれても助かる人たちがいる　第1章　ガンになったらまず何をすべきか　第2章　ガンをどのように診断するか　第3章　ガンをどのようにして治療するか　第4章　化学療法という領域　第5章　免疫療法、遺伝子治療、高濃度ビタミンC点滴療法、非特異的免疫療法　あとがき　ガンにかかったら情報戦を覚悟しなければならない

◇がんを切って生きる──日赤医療センターがん手術現場　遠藤健著　坂戸　音羽出版　2007.6　252p　19cm　1400円　①978-4-901007-31-3　Ⓝ494.5
内容　序章　がん手術　第1章　胃がんの切除　第2章　大腸がんの切除　第3章　食道がんの切除　第4章　すい臓がんの切除　第5章　胆のう・胆管がんの切除　第6章　小腸がんの切除

◇ガンを切らずに治す内視鏡治療「ESD」がわかる本　講談社編　講談社　2011.8　99p　21cm　（健康ライブラリースペシャル）　1400円　①978-4-06-259666-4　Ⓝ494.655
内容　1　ITナイフが早期胃ガン治療を変えた！　2　胃ガンの「常識」あなたはどこまで知っているか　3　ESDを選択する前に確認したいポイント10　4　知っておきたい内視鏡治療の実際──診断から退院まで　5　退院後の生活で注意したいこと

◇がんを再発させない5つの習慣──主治医も教えられない！器具・サプリメント不要。あなたも今日からできる！　鹿島田忠史著　主婦の友社　2010.3　191p　19cm　（主婦の友パワフルbooks）　1280円　①978-4-07-270900-9　Ⓝ494.5
内容　第1章　がん再発予防のいま　第2章　がん再発予防の指針「操体原理」　第3章　呼吸──がんが息苦しくなる呼吸法を身につけよう　第4章　食事──いますぐ実行！がんが嫌う食牛活　第5章　運動──ゆがみ取り体操と運動で免疫力を追いつめる　第6章　ストレス管理──感じ方を変えると、がんはねのけるパワーが生まれる　第7章　生活環境──免疫力をアップさせる環境をつくって、がんを弱体化させよう！

◇ガンを自分で治した医師の「ガン治し」本気塾　橋本豪著　マキノ出版　2010.11　172p　21cm　（ビタミン文庫）　1333円　①978-4-8376-7142-8　Ⓝ494.5
内容　第1章　発病・再発・再チャレンジ　第2章　ガンの九割以上に効いているセルフ治療のすべて　第3章　セルフ治療でガンから生還した体験者の手記　第4章　これからのガン治療

◇がんを小さくしていく正しい知識と向き合い方──手術・抗がん剤・放射線をどう乗り越えるか？　菊池学著, 和田洋巳監修　承文堂出版　2009.11　197p　19cm〈発売：キャリイ社〉　1200円　①978-4-8109-1209-8　Ⓝ494.5
内容　第1章　闘わない。勝とうとしない。がんばらない。　第2章　生きがい・支え・信頼　実例に学ぶ腫

◇ガンをつくる心治す心　土橋重隆著　主婦と生活社　2006.8　165p　20cm　1300円　Ⓘ4-391-13239-7　Ⓝ494.5
　[内容] 第1章 先端医療に夢を抱いて　第2章 現代医療の実態とガン治療の限界（私の西洋医学観と現代医療の実態　ガン治療の現状と限界）　第3章 「心がつくるガン」が見えてきた！　第4章 治癒した人からわかった「ガンを治す心」

◇がんをどう考えるか―放射線治療医からの提言　三橋紀夫著　新潮社　2009.1　220p　18cm　（新潮新書 295）　700円　Ⓘ978-4-10-610295-0　Ⓝ491.658　Ⓝ494.54
　[内容] 第1章 がんとは何か　第2章 がん治療の現状　第3章 切らずに治す放射線治療の最前線　第4章 進化を遂げる放射線治療のこれから

◇ガンを治す！―全国有名医師がすすめる最新療法　帯津良一監修, 翔雲社編集部著　翔雲社　2003.4　268p　19cm　1200円　Ⓘ4-921140-37-5　Ⓝ494.5

◇がんを治す、傷を治す！―健康を支える糖鎖　東京都老人総合研究所編　東京都老人総合研究所　2003.10　54p　21cm　（老年学公開講座第74回）〈会期・会場：2003年11月7日 江戸東京博物館〉　286円　Ⓝ491.43

◇ガンを治す！新・患者学　沢崎宏, 新代替療法研究グループ著　ごま書房　2005.12　243p　19cm　1000円　Ⓘ4-341-08304-X　Ⓝ494.5
　[内容] 第1章 間違いだらけの患者学　第2章 ガンに負けない「新しい患者学」　第3章 新代替療法でガンと闘う人たちの手記（大腸ガン→肝臓に転移―神奈川県・下田啓三（62歳・男性）／娘談　大腸ガン―青森県・河田実（72歳,男性・農業）／大腸ガン→肺転移―愛知県・川添みどり（40歳・女性）ほか）

◇がんを治す「戦略的組み合わせ療法」―病院では教えてくれない、がんの新しい治し方　丁宗鐵著　二見書房　2010.4　255p　19cm　1500円　Ⓘ978-4-576-10042-5　Ⓝ494.5
　[内容] 第1章 「戦略的組み合わせ療法」で余命告知されたがんが治った！　第2章 戦略的にがんと闘う「組み合わせ療法」とは？　第3章 がんそのものに使う抗がん治療としての漢方　第4章 西洋医学の副作用などをやわらげる漢方治療　第5章 がんを治すための養生　第6章 がんの予防、未病を治すための養生　第7章 ぜひ知っておきたい、がん治療の最先端の西洋医学　第8章 座談会 患者の回復力を引き出すがん治療

◇がんを治すチカラ　大阪府立成人病センター編, 堀正二, 石川治監修　毎日新聞社　2009.9　227p　19cm　1200円　Ⓘ978-4-620-31952-0　Ⓝ494.5
　[内容] 第1章 予防と検診について　第2章 診断から治療へ　第3章 最新の医療と研究　第4章 病院とのつき合い方

◇がんを治す療法事典―決定版　帯津良一総監修　法研　2004.9　846, 30p　21cm　2800円　Ⓘ4-87954-512-0　Ⓝ494.5
　[内容] 第1章 がんを治す現代医学―「基本療法」と「最先端医学」（がんを治す―統合医療の実際　がん治療にはどんな方法があるのか　主な疾患部位別がん治療の実際　治療効果を底上げする代替療法）　第2章 西洋医学を補完する「代替療法」（食べる療法　心の療法　動く療法　免疫力を上げる療法　多様な治癒力を発揮する療法　サプリメント）

◇がんを防ぐ―国立がんセンター発　垣添忠生著　主婦の友社　2006.6　259p　19cm　1500円　Ⓘ4-07-250889-6　Ⓝ491.658
　[内容] 第1章 がんとはどんな病気か　第2章 がんの一次予防　第3章 がんの"一・五次"予防　第4章 がんの二次予防（検診）　第5章 各がん検診の詳細　第6章 がんの罹患率と死亡率の激減を目指して

◇がんを防ぐ「食」の本　オレンジページ　2006.7　98p　26cm　（オレンジページムック　元気がでる「食」の本アンチエイジングの食事術4）　800円　Ⓘ4-87303-435-3　Ⓝ491.658

◇がんを防ぐための12ヵ条―簡単なことです　がん研究振興財団　〔2008〕　30p　26cm　Ⓝ491.658

◇がんをよくするためのたたかい方　上野紘郁監修, 木下カオル著　美倉出版　2012.2　189p　19cm　〈発売：キャリイ社〉　1200円　Ⓘ978-4-8109-1246-3
　[内容] 第1章 ムリしなければたいていのがんはだんだんよくなる　第2章 変わるがん治療と補完代替療法　第3章 医食同源の国で誕生した幻の桔梗根とは　第4章 CK21がんに対する効果の科学的検証　韓国取材レポート CK21の現在

◇ガンが切らずに治った！　中西基著　大阪 新風書房（製作）　2003.6　113p　18cm　1000円　Ⓘ4-88269-528-6　Ⓝ494.5

◇がんが再発・転移した方へ―不安と疑問に答えます　石谷邦彦著　主婦の友社　2004.3　399p　19cm　2200円　Ⓘ4-07-223390-0　Ⓝ494.5
　[内容] 第1章 がんの再発・転移とは　第2章 再発・転移したがんの治療で知っておきたいこと　第3章 がんの等身、臓器別治療　第4章 再発・転移とその対策　第5章 緩和医療　第6章 心のケア　第7章 再発・転移したがんとの付き合い方　第8章 最期のとき　第9章 病人を看取る家族の方へ

◇がんが自然に消えてしまうセルフケア―毎日の生活で簡単にできる20の実践法　野本篤志著　現代書林　2012.4　223p　19cm　1300円　Ⓘ978-4-7745-1348-5
　[内容] 第1章 がんの本質とセルフケアの関係　第2章 がん増殖のアクセルを離す体のセルフケア　第3章 がん増殖にブレーキをかける心のセルフケア　特別対談 帯津三敬病院名誉院長・帯津良一先生×NPO法人緑の風ヘルスサポートジャパン・野本篤志代表理事

◇がんが進んでしまっても長生きはできる！―がんとの上手なつきあい方とリンパ球免疫治療　中嶋靖児著　ごま書房新社　2010.5　323p　19cm　1600円　Ⓘ978-4-341-08439-4　Ⓝ494.5
　[内容] 序章 進んでしまったがんをどう攻略するか　第1章 がんは自分で治すくらいの気概が欲しい　第2章 がんの素性を知ることがポイント　第3章 "免疫"ががん治療の決め手になる　第4章 がんのリンパ球免疫治療の効果を探る　第5章 白血病治療の骨髄移植を考える　第6章 免疫反応の本質に迫る　第7章 神経と免疫機能について

◇がんが転移・再発したときすぐに知りたいQ&A　矢沢サイエンスオフィス編　学習研究社　2008.3

◇ガンがゆっくり消えていく―再発・転移を防ぐ17の戦略　中山武著　草思社　2009.8　222p　19cm　1300円　①978-4-7942-1725-7　Ⓝ494.5
内容 「ガンの常識」を捨てる ガンの原因に気づく 心の絶大な治癒力を知る ガン性格を変える 玄米菜食を徹底する 自分に合ったメニューにする 体を冷やさない よく眠り、規則正しく暮らす 有害物質1「発ガン物質」 散歩をする お金をかけずに治療をめざす 家族は全面的に協力する 三大療法にすがらない 最先端治療もあてにしない 五年生存率も余命宣告も信じない ひきこもらない 先輩の話を素直に聞く

◇ガンからの警告―講演記録　サミュエル・S. エプスティーン著，リヨン社編集部編　リヨン社　2008.5　62p　20cm　〈発売：二見書房〉　1500円　①978-4-576-08058-1　Ⓝ491.65
内容 ニューウエイズとの協力 消費者の信頼が失われている 化粧品の規制緩和 食品スキャンダル事件 表示されている成分のことを知っていますか？ 表示されない成分もある 5種に分類される有害物質 有害物質1「発ガン物質」 二酸化チタンは安全か？ 安全であり危険でもある二酸化チタン 有害物質2「内分泌攪乱物質（環境ホルモン）」 有害物質3「アレルギー誘発物質」 有害物質4「刺激性物質」/5「経皮吸収促進剤」 タバコもシャンプーも危険性は同じ タバコと日用品の発ガンリスクを比べると… 日用品のリスクには全ての人がさらされる 安全性を求め続けるニューウエイズ ベビー用バブルバスの比較 ニューウエイズのベビー用バブルバス 注目されるオーガニックの成分 安全なヘアカラーの研究 グリーン化学とは 企業の社会的責任（CSR） 契機をつくった四大公害訴訟 ニューウエイズが掲げるCSRの原則 『アンリーズナブル・リスク』 『ガンからの警告』 成分名の知識が高いドイツ人 有害成分のカードを作りましょう ガン予防連合の活動 民主主義とは何か

◇ガンからの警告―知られざる日用品の害毒　サミュエル・S. エプスティーン著，伊藤恵子訳　リヨン社　2006.10　295p　21cm　〈発売：二見書房〉　1700円　①4-576-06162-3　Ⓝ491.65
内容 第1章 ガンとの闘いに勝利する方法 第2章 ガンを発症するリスク 第3章 環境ホルモンによるリスク 第4章 アレルギーを起こすリスク 第5章 経皮吸収促進剤のリスク 第6章 美容サロンのリスク 第7章 安全な代替成分とグリーン化学 第8章 オーガニックとオーガニック製品 第9章 薬用化粧品の実態 第10章 業界団体の実像 第11章 各国の規制のすがた

◇がん患者、お金との闘い　札幌テレビ放送取材班著　岩波書店　2010.1　147p　19cm　1600円　①978-4-00-022499-4　Ⓝ498.13
内容 1章 二人に一人ががんになる時代 2章 言い出せなかったお金の話 3章 誰が医療費を負担するのか 4章 命をとるか、生活をとるか

◇がん！患者会と相談窓口全ガイド　いいなスnテーション編　三省堂　2007.5　270p　21cm　1600円　①978-4-385-36267-0　Ⓝ494.5
内容 1章 がんと言われたら… 2章 仲間をみつけよう 3章 インターネットのがん患者交流サイトも続々誕生！ 4章 拡大するがん患者パワー 5章 全国のがん拠点病院―相談支援センターを活用しよう！

◇がん患者さんの心と体の悩み解決ガイド　日経メディカル編　日経BP社　2007.1　281p　26cm　（日経メディカル・ブックス）〈発売：日経BP出版センター〉　2000円　①978-4-8222-6105-4　Ⓝ490.145
内容 1 もうがんで悩まないために 2 それぞれのがんの悩み（症状・副作用・後遺症への対応）

◇がん患者と家族のためのサポートグループ　デイヴィッド・スピーゲル，キャサリン・クラッセン著，朝倉隆司，田中祥子監訳，朝倉隆司ほか訳　医学書院　2003.11　329p　21cm　3400円　①4-260-33306-2　Ⓝ494.5
内容 第1部 がん患者にグループサポートを提供する理論的根拠（がん患者の体験 グループによるサポートの目的と効果） 第2部 重篤な病気に対処する患者のためのサポートグループの作り方（グループ作りと維持のためのガイドライン グループへの介入の方法と選択肢 グループによるサポートの構築 治療としての経験の意味の追求と感情表出） 第3部 患者が実存的な不安を乗り越えるための援助（近づく死への対処 孤独、生きる意味、自由との取り組み） 第4部 サポートグループの問題や特殊な状況への対処（家族や特殊なグループの運営 グループに起こる問題への対処法）

◇「がん」患者の決断―納得できる医療を受けるために　宮田正彦著　浜松ITSC静岡学術出版事業部　2010.5　237p　18cm　（静岡学術出版理工学新書）　762円　①978-4-903859-40-8　Ⓝ494.5

◇がん患者の「迷い」に専門医が本音で答える本　水上治著　草思社　2011.3　205p　19cm　1300円　①978-4-7942-1809-4　Ⓝ494.5
内容 がんと「告知」されたら、その場から始めること 再受診で確認すること セカンドオピニオンの求め方 よい医師・よい病院の正しい見分け方・選び方 診察室ではメモ・なんでも質問 医師との対話、7つのポイント 医師が落ち込む「患者さんのこんな言葉あんな態度」 医師と病院のウラとオモテ 治療前にゴールを描く 手術をどう受けるか〔ほか〕

◇がん最先端医療活性NK細胞療法　内藤康弘著　ルネッサンス・アイ　2012.3　209p　19cm　〈発売：白順社〉　1300円　①978-4-8344-0119-6　Ⓝ494.5
内容 1 がん治療最前線を診る 2 第4のがん治療「免疫細胞療法」の誕生 3 がん治療のキーマン免疫細胞療法その発展の歩みと最新のトピックス 4 がん治療に大切なこと 5 活性NK細胞療法を知る症例の数々

◇がん最先端医療の実力―三大療法の限界と免疫細胞療法　荒川香里著，勅使河原計介監修　幻冬舎メディアコンサルティング　2010.6　208p　19cm　〈発売：幻冬舎〉　1200円　①978-4-344-99737-0　Ⓝ494.5

ガン　　　　　　　　　　　　　　　　　　　　　　　　　　　　　　　　　病気・難病

[内容]第1章 三大療法でがんは治るのか？（化学療法　放射線療法　手術療法）　第2章 最先端のがん治療—重粒子線治療と抗体医薬品（狙った部位だけを徹底的にたたく重粒子線治療　分子標的薬と抗体医薬品）　第3章 がんと免疫—日本人が知らない西洋医学　第4章 免疫細胞療法の今　第5章 がんとたたかう人々

◇がん再発を防ぐ活性化自己リンパ球療法　関根暉彬著　幻冬舎メディアコンサルティング　2010.3　203p　19cm　〈発売：幻冬舎〉　1200円　Ⓘ978-4-344-99723-3　Ⓝ494.5
　[内容]第1章 「手術成功」だけで安心していないか？　第2章 がんの再発を防ぐには？　第3章 がん再発予防最前線　第4章 がん再発を防ぐ活性化自己リンパ球療法　第5章 活性化自己リンパ球療法はこんなにも効果をあげた！

◇がん—最良の治療選択—ベストの治療法が必ず見つかる　渡辺亨編著　エビデンス社　2008.5　291p　20cm　〈発売：創英社〉　1800円　Ⓘ978-4-9902304-6-3　Ⓝ494.5
　[内容]1 転移性乳がんの最新治療　2 厳しい炎症性乳がんの治療の進歩　3 肺がん—治癒を目指して　4 食道がんには化学放射線療法を　5 大腸がんの抗がん剤治療革命　6 末期に近い卵巣がんでも、希望を　7 「効く薬」がない腎臓がんに期待の星　8 分子標的薬で道が開く白血病　9 難治の膵臓がんは手術すべきか

◇がんサバイバー—医学・心理・社会的アプローチでがん治療を結いなおす　Kenneth D. Miller編、勝俣範之監訳、金容壱、大山万容訳　医学書院　2012.6　440p　21cm　4000円　Ⓘ978-4-260-01522-6
　[内容]第1部 総論（がんサバイバーの課題　がんサバイバーシップの現在）　第2部 心理的問題　第3部 疫学的問題　第4部 医学的問題

◇患者さんと家族のためのがんの最新医療　垣添忠生著　岩波書店　2004.7　332,6p　19cm　2000円　Ⓘ4-00-005195-4　Ⓝ494.5
　[内容]1 がんとはどういう病気か—その理解の軌跡　2 がんの診断　3 手術療法　4 放射線療法　5 化学療法　6 細胞免疫療法　7 遺伝子治療　8 代替医療・代替療法　9 がんを抱えた人の苦痛の緩和　10 インフォームド・コンセント　11 がんの予防　12 がん検診

◇がん手術これだけは、事前に知っておきたい—国立がんセンター手術部長が教える　垣添忠生監修、森谷冝晧執筆　ニュートンプレス　2004.11　125p　24cm　（ニュートンムック）　1800円　Ⓘ4-315-51736-4　Ⓝ494.5

◇がん新免疫療法で「余命」に打ち克つ—症例で見るがん療法の効果　八木田旭邦著　イースト・プレス　2007.12　239p　19cm　1300円　Ⓘ978-4-87257-884-3　Ⓝ494.5
　[内容]第1章 体に優しい新免疫療法　第2章 免疫力でがんを消した人びと　第3章 がん免疫療法への道　第4章 キノコとサメで「がん」を抑制　第5章 新免疫療法の精緻なメカニズム　第6章 骨に転移したがんにも新免疫療法が効く　第7章 脳腫瘍にも効果を見せはじめた新免疫療法

◇がん先端医療への挑戦—メディネットの「情熱経営」みんなが「それは無理だ！」「事業化はできない」といった…されど　鶴蒔靖夫著　IN通信社　2011.7　253p　20cm　1800円　Ⓘ978-4-87218-347-4　Ⓝ494.5
　[内容]第1章 すべてのがん治療の基盤となる免疫細胞療法　第2章 がん治療「第四の選択肢」として—免疫細胞療法とは　第3章 メディネットの挑戦　第4章 免疫細胞療法普及をめざして—瀬田クリニックの挑戦　第5章 木村佳ults理念と哲学　第6章 大いなるがん治療への挑戦

◇がん、その時どうする！—生死を分ける5つの分岐点　笠岡千孝編著　現代書林　2007.4　298p　19cm　1700円　Ⓘ978-4-7745-1043-9　Ⓝ491.65
　[内容]序章 がんには、生死を分ける5つの分岐点がある（予防一がんの75％以上に生活習慣が関係。予防がますます重要に　早期発見のための検査一重要なのは自分に適した定期検診と検査法の組み合わせ　自覚症状の察知—「何らかの症状」を放置するか、しないかが生死を分ける　治療法の選択—「告知」こそ、よりよい治療のためのキーポイント　予後の生活—初心に戻って、がんに立ち向かう）　がん部位別生死を分ける5つの分岐点

◇がん対策マニュアルーがんにならない、がんでは絶対に死なない　大川智彦著　中央公論新社　2012.3　213p　19cm　1300円　Ⓘ978-4-12-004359-8
　[内容]序章 医師ががんにかかったとき　第1章 晩年まで、生活を楽しむ—人間の権利　第2章 がんに勝つために、まずがんを知る　第3章 がんにならない　第4章 患者さんを惑わせる「がんもどき」理論はここが間違い　第5章 部位別がん検診の方法と評価　第6章 死なないために受ける治療、受けないほうがいい治療　第7章 わが国のがん対策　おわりにもう一度、言います。「予防に勝る治療はない」

◇がん地域連携クリティカルパス—がん医療連携とコーディネート機能　日本医療マネジメント学会監修　じほう　2010.5　217p　26cm　4000円　Ⓘ978-4-8407-4082-1　Ⓝ494.5
　[内容]第1章 がん医療における政策と方向性（わが国のがん対策の歩みと課題　がん対策基本法とがん地域連携クリティカルパス　がん患者家族が求めるがん地域連携への視点　2010年診療報酬改定とがん地域連携クリティカルパス）　第2章 がん診療ネットワーク構築（5大がん地域連携クリティカルパスとコーディネート機能の必要性　診療所の立場から　都道府県がん診療連携拠点病院の活動—東京都　都道府県がん診療連携拠点病院の活動—大阪府　医師会の活動—神奈川県横須賀市医師会、東京都板橋区医師会）　第3章 がん地域連携クリティカルパスの実際（胃がん　大腸がん　乳がん　肺がん　肝がん　前立腺がん　緩和ケア領域のあるべき地域連携の方向性と緩和ケア地域連携クリティカル　がん疾患地域ITネットワークと電子地域連携クリティカルパス）

◇がん治療—正しい知識を必要とするときに　御厨修一著　梧桐書院　2004.1　246p　21cm　1400円　Ⓘ4-340-01324-2　Ⓝ494.5
　[内容]第1章 がんの知識と予防・医療　第2章 がんとがんの診断法　第3章 がんとがんの治療法　第4章 成功率の高い併用療法・集学的治療　第5章 肺・消化器系の診断・治療法　第6章 頭頸部・脳・眼のがんの診断・治療法　第7章 泌尿器系・皮膚がんの診断・治療法　第8章 婦人科・乳がん・子供のがんの診断・治療法　第9章 リンパ・血液・骨・軟部組織系がんの診断・治療法

病気・難病　　　　　　　　　　　　　　　　　　　　ガン

◇がん治療を医者任せにするな！！―自分も参加する21世紀の統合医療　長友明美著　コスモトゥーワン　2006.12　319p　20cm　2000円　①4-87795-106-7　Ⓝ494.5
[内容]１ ニューヨークでがん宣告―最新化学療法で衰弱、日本の病院へ転院　２ がん克服への効果的な方法―「偉大な心」の力を味方につける　３ 一心病院で出合った21世紀の統合医療　４ がん再発の不安や危機から喜びの双子の妊娠、奇跡の双子出産　５ 全人的（ホリスティック）医療で自然治癒力を高めて全身病のがんと闘う　６ リフレッシュ療法から呼吸法、笑い療法まで家庭でできる代替療法　７ がんを生む三つの因子に対する予防対策でがんの第一次予防と再発予防が可能　８ 奇跡的回復者に学ぶ気づきと実存的転換

◇がん治療を受ける前に知っておきたい55のこと　土屋了介, 奥仲哲弥著　エクスナレッジ　2010.3　211p　19cm　1500円　①978-4-7678-0932-8　Ⓝ494.5
[内容]はじめに 医者の忌憚のない本音から見えてくる、現状可能な最善のがん治療　第１章 その病院を選んだのでしょうか？　第２章 その治療方法でいいのでしょうか？　第３章 抗がん剤治療は苦しいのでしょうか？　第４章 私のがんは治るのでしょうか？　付録 高額療養費制度について

◇がん治療が変わる日―「活性化Tリンパ球療法」でがんに挑んだ医師と研究者たちの物語　高橋孝輝著　現代書林　2005.3　223p　20cm　1400円　①4-7745-0698-2　Ⓝ494.5
[内容]PROLOGUE 約束　１ 閃き 患者自身のリンパ球を使う　２ 再考 活性化Tリンパ球への着目　３ 発見 適応・感染症　４ 漸進 少しずつ拡がる臨床応用　５ 結実 見えてきた道筋　６ 転回 もうひとつの闘い　EPILOGUE がん治療が変わる日

◇がん治療体にやさしい医療への潮流　江川滉二著　河出書房新社　2009.12　206p　20cm　1500円　①978-4-309-25233-9　Ⓝ494.5
[内容]プロローグ 苦しまず、諦めないこれからの進行がん治療　１章 がん治療は、どこまで進歩しているのか　２章「抗がん剤治療」しか選べないという不幸　３章 体にやさしいがん治療「活性化自己リンパ球療法」とは　４章 免疫細胞治療は「進行がん」にどう効くのか　５章「最善最良のがん治療を」―基礎医学者のあくなき挑戦　エピローグ がん治療の「新しい常識」が見えてきた　附 がん細胞に対する「免疫反応」の仕組み

◇がん治療肝心なのは最初の「選択」―専門病院に行かないと絶対に後悔する12の理由　田中清高著　飛鳥新社　2005.7　209, 37p　19cm　1500円　①4-87031-678-1　Ⓝ494.5
[内容]第１部 がん治療は専門病院がいい12の理由　第２部 いい医師の見分け方と、医師との賢い付き合い方（「セカンドオピニオン」を得るのは、当然の権利 入院中や治療中でも、疑問があったらほかの病院へ わからないことは、理解するまで主治医に聞く 医師を自分の味方につけるのがコツ）

◇がん治療「究極の選択」―抗がん剤を超えた丹羽療法　丹羽靱負著　講談社　2005.12　190p　18cm　（講談社＋α新書）　800円　①4-06-272353-0　Ⓝ494.5
[内容]第１章 抗がん剤で治るがん、治らないがんはこれだ　第２章 抗がん剤の一瞬の切れ味で、命をつなげるか　第３章 ならばどう治療する―丹羽療法の実践　第４章 組み合わせて受けよ、代替療法　第５章 病気とは自分が作り、自分で治すもの

◇がん治療最前線―治癒の可能性のすべてを探す本 決定版　松沢実著　学習研究社　2006.3　363p　21cm　〈最新医療が受けられる医療機関リスト付き〉　1700円　①4-05-402671-0　Ⓝ494.5
[内容]第１章 進行・再発がんに挑む革新的治療法　第２章 免疫療法は第4の治療法　第３章 転移を克服する新たな試み　第４章 新たな地平を切り拓く種類別最新治療

◇ガン治療再発・転移を止めるもう一つの選択―ガン治療最前線で何が問われているのか　東郷修一,「ガン治療と免疫活性」取材班編著　ごま書房新社　2012.4　222p　19cm　1200円　①978-4-341-08510-0　Ⓝ494.5
[内容]第１章 ガンの再発・転移を防ぐ　第２章 陰陽五行説でガン体質を改善する　第３章 免疫活性を高める機能性食品「β－グルカン」　第４章 再発や転移を防ぎ、自らの命を守るために

◇がん治療重大な選択―サプリメントの位置づけとその実力　北廣美著　CVA出版企画　2011.11　134p　19cm　（一歩先の医学シリーズ）〈発売：東邦出版〉　1500円　①978-4-8094-0985-1　Ⓝ494.5
[内容]本書は強敵・がんに打ち勝つための羅針盤ですーまえがきにかえて　第１章 統合医療でがんと闘い、がんに勝つ　第２章 がんを治す治療法はこんなにある　第３章 5人の医師が証言する「がんとサプリメント」　第４章 がん補完代替医療に有効なサプリメントを効果的に使う　第５章 サプリメントが効いた！これだけの著効例　治療の手立てはたくさんあります。あきらめないで！―あとがき

◇がん治療総決算　近藤誠著　文藝春秋　2004.9　204p　20cm　1200円　①4-16-365740-1　Ⓝ494.5
[内容]第１章 二人の天皇とインフォームド・コンセント　第２章 がんの成長速度　第３章 がんの性質　第４章 手術　第５章 抗がん剤治療　第６章 放射線治療　第７章 種々の治療法　第８章 がんにかかったら　第９章 治療法の選択　第10章 がんとの共生

◇がん治療総決算　近藤誠著　文藝春秋　2007.9　217p　16cm　（文春文庫）　524円　①978-4-16-762007-3　Ⓝ494.5
[内容]第１章 二人の天皇とインフォームド・コンセント　第２章 がんの成長速度　第３章 がんの性質　第４章 手術　第５章 抗がん剤治療　第６章 放射線治療　第７章 種々の治療法　第８章 がんにかかったら　第９章 治療法の選択　第10章 がんとの共生

◇がん治療納得いかない人のための読むセカンド・オピニオン―ココロとカラダを救う、患者側に立った医療とは　前山和宏, 岩本和久, 川邉研次編著　彩土出版　2007.7　183p　19cm　〈発売：キャリイ社〉　1200円　①978-4-8109-1179-4　Ⓝ494.5
[内容]第１章 がんはむしろ余裕のある病気です　第２章 免疫力を活かす代替治療でがんを治す　第３章 東洋医学から見た食事指南　第４章 治療に納得いかないのはなぜか　第５章 納得のいく医療を受けるためにー「セカンド・オピニオンの活用法」

◇癌治療の新たな試み・新編　3　西條長宏編　大阪　医薬ジャーナル社　2005.12　798p　26cm　18000円　①4-7532-2182-2　Ⓝ494.5

◇がん治療の新たな展開 渡邉直樹監修 札幌北海道医師会 2011.8 58p 26cm (北海道医報臨時増刊号 道医シリーズ 生涯教育シリーズ 第47篇 19)

◇がん治療の主役をになう免疫細胞―「ANK免疫細胞療法」について 藤井真則著 現代書林 2011.3 223p 19cm 1300円 Ⓘ978-4-7745-1299-0 Ⓝ494.5
[内容] プロローグ あるがん患者さんの闘いの足跡 免疫の本当の姿―免疫の主役、自然免疫と知名度の高い獲得免疫 標準治療の限界―三大療法でがんは治るのか がん特異抗原を探せ!―がん細胞だけが持つ特異抗原はあるのか、ないのか がん免疫―がん治療に免疫を応用する 免疫細胞療法の歩み―本当に効果のある免疫を求めて あくまで本命NK細胞の本格培養を―NK細胞培養のトリレンマを乗り越える もう一つの免疫細胞療法(CTL療法)―培養キラーT細胞をがん治療に活用する ANK免疫細胞療法の治療の流れ―どこで、どのようにして、どんな治療を受けるのか ANK免疫細胞療法の治療設計―治療効果から費用や治療中の生活まで総合的に判断 [ほか]

◇がん治療の常識・非常識―患者にとっての最良の選択とは? 田中秀一著 講談社 2008.4 220p 18cm (ブルーバックス B-1597) 860円 Ⓘ978-4-06-257597-3 Ⓝ494.5
[内容] 第1章 本当にがんは治るようになったのか? 第2章 抗がん剤治療は有効か? 第3章 がん手術の落とし穴 第4章 軽視されてきた放射線治療 第5章 免疫療法と代替療法はほとんど効果なし 第6章 知られざるがん検診のデメリット 第7章 緩和ケアという「選択」 第8章 がんとどう向き合うか?

◇がん治療の正しい知識―最新 22人の名医、研究者に聞いた 斉藤勝司著 エクスナレッジ 2006.5 302p 19cm 2000円 Ⓘ4-7678-0461-2 Ⓝ494.5
[内容] 第1章 人間はなぜがんになるのか 第2章 最先端のがん診断技術 第3章 低侵襲とQOLをキーワードにした、手術の最新技術 第4章 化学療法 新しい抗がん剤と、投薬方法の工夫 第5章 急速に進歩した放射線治療 第6章 これからのがん治療

◇がん治療の前と後―納得する治療を受けて、前向きに過ごすための手引き 竹中文良監修 法研 2010.3 215p 19cm 1300円 Ⓘ978-4-87954-788-0 Ⓝ494.5
[内容] 1章 納得できる治療を受けるために 2章 入院時に注意したいこと 3章 退院後の過ごし方 4章 経済的・社会的なサポート制度 用語 知っておきたいがんの用語

◇がん治療迷いのススメ セカンドオピニオン活用術 渡辺亨, 森絹江著 朝日新聞出版 2011.2 224p 18cm (朝日新書 279) (並列シリーズ名: Asahi Shinsho) 740円 Ⓘ978-4-02-273379-5 Ⓝ494.5
[内容] 第1部 がん専門医が語る「ゆっくり治療のススメ」(渡辺亨)(がんになったら迷いなさい 医療の落とし穴 セカンドオピニオン 最善治療への一つの道 これからのがん医療) 第2部 がん患者が語る「がん治療は迷ったほうがよい」(森絹江)(何にも考えなかった駆け出しがん患者の頃 手術という一大イベントを経験して セカンドオピニオンをめぐって、おおいに迷う しつこく迷って、サードオピニオン)

◇ガン治療、もうひとつの選択肢 総合代替医療のすすめ 上野紘郁著 ベルブックス 2006.10 199p 19cm〈発売: ジーオー企画出版〉 1500円 Ⓘ4-921165-33-5
[内容] 第1章 代替医療という選択肢の存在 第2章 ガンという病気 第3章 ガンを治すために―上野式代替医療 第4章 あさひガン王クリニックで取り入れている療法 第5章 ガンにならないようにするために 第6章 これからの医療のあり方

◇がんで「困った」ときに開く本 朝日新聞出版 2008.9 162p 29cm (週刊朝日mook) 838円 Ⓘ978-4-02-274526-2

◇がんで「困った」ときに開く本―Q&Aで358の「困った」に即回答! 完全保存版 2010 朝日新聞出版 2009.10 226p 29cm (週刊朝日mook) 838円 Ⓘ978-4-02-274542-2

◇がんで死ぬのはもったいない 平岩正樹著 講談社 2009.3 277p 15cm (講談社文庫 ひ42-1) 600円 Ⓘ978-4-06-276227-4 Ⓝ494.5
[内容] 序章 最高の笑顔 第1章 「がんとは、どんな病気ですか?」 第2章 癌の手術と抗癌剤治療 第3章 自分の癌を知るということ 終章 医者が患者を看取るとき

◇ガンで死んだら―一一〇番 愛する人は"殺された"―衝撃!!ガン患者8割は「抗ガン剤」「放射線」「手術」で"殺されている" 船瀬俊介著 五月書房 2006.10 342p 19cm 2000円 Ⓘ4-7727-0453-1 Ⓝ494.5
[内容] 第1章 米国は三大療法をやめ代替療法に転換してから、ガン患者が減り、ガン死亡率も下がった 第2章 日本のガン患者は三大療法で殺されている 第3章 告発!!厚労省・製薬メーカー・政治家・マスコミは"ガン・マフィア"だ! 第4章 いまも日本の病棟では、ガン患者がモルモットとして殺されている 第5章 諦めないでください! ガンは自然治癒力で治る病気です

◇ガンで死んだら―一一〇番 愛する人は"殺された"―衝撃!!ガン患者8割は「抗ガン剤」「放射線」「手術」で"殺されている" 船瀬俊介著 増補版 五月書房 2008.4 342p 19cm 2000円 Ⓘ978-4-7727-0471-7 Ⓝ494.5
[内容] 第1章 米国は三大療法をやめ代替療法に転換してから、ガン患者が減り、ガン死亡率も下がった 第2章 日本のガン患者は三大療法で殺されている 第3章 告発!!厚労省・製薬メーカー・政治家・マスコミは"ガン・マフィア"だ! 第4章 いまも日本の病棟では、ガン患者がモルモットとして殺されている!! 第5章 諦めないでください! ガンは自然治癒力で治る病気です 巻末資料

◇がんで不安なあなたへ―心のケアの道しるべ 岡村仁著 メディカルトリビューン 2011.2 151p 21cm 1600円 Ⓘ978-4-89589-360-2 Ⓝ494.5

病気・難病　　　　　　　　　　　　　　　　　　　　　　　　　　　　　　　　　ガン

[内容]第1章がんの告知を受ける前に　第2章告知を受けた後の不安　第3章心の専門家の支援を受けるときとは？　第4章治療への不安、再発への不安はどうすればいい？　第5章がんの痛みはどうすればいい？　第6章がんの"本当"を知る　第7章家族との関係はどうすればいい？家族はどう対応すればいい？　第8章心の専門家が使う支援の手段　第9章がん医療における心の医学―サイコオンコロジーとは　第10章情報をどのようにして得ればよいか

◇癌では死なない―余命宣告をくつがえした医師たちの提言　稲田芳弘、鶴見隆史、松野哲也著　ワニブックス　2009.12　207p　18cm　（ワニブックス〈plus〉新書 014）　760円　Ⓘ978-4-8470-6507-1　Ⓝ494.5

[内容]第1章病院では教えてくれない癌治療の実際（松野哲也）　第2章腸をきれいにすれば癌が消える（鶴見隆史）　第3章癌完治の決め手は「癌呪縛」からの解放（稲田芳弘）　第4章著者鼎談「癌はどうしたら治るのか？」

◇がんでは死ねない　長廻紘監修　新版　太田　群馬県立がんセンター　2004.3　371,6p　21cm　1650円　Ⓝ491.65

◇がんと生きる―家族ががんになったとき医師が選ぶがん治療　天願勇著　幻冬舎メディアコンサルティング　2011.1　238p　19cm　〈発売：幻冬舎〉　1200円　Ⓘ978-4-344-99767-7　Ⓝ494.5

[内容]第1章切る医療と癒す医療へ（自らの天職を見つけた人に幸いあれ　望みあるところに光あり　再び見舞われた試練　私が取り組んでいる新しいがん治療　NPO法人統合医療と健康を考える会との出会い　続くがんとの闘い　妻との二人三脚から長女との二人三脚へ）　第2章がん治療の可能性（がん治療の可能性を探る　がんは酸化ストレス疾患　フコイダン研究の課題　がんは治る病気である）　第3章医療の現場で共に闘う医師たち（がんは生活習慣病―心と体の両面を支える医療　がん治療の選択肢を増やす　信頼の絆の中で患者さんをトータルに診る　とことんがんと向き合う―あきらめないがん医療　血管流速を遅らせ、がん進行を食い止める　相互補完する医療を目指して）

◇がん闘病とコメディカル―医療最前線からの提言　福原麻希著　講談社　2007.6　302p　18cm　（講談社現代新書）　780円　Ⓘ978-4-06-149894-5　Ⓝ494.5

[内容]第1章がんになっても生きる（医療ソーシャルワーカー―がんを受容して社会生活を送る人の決断を手助けする　がん看護専門看護師―患者と医師をつなぎ医療スタッフの実力を底上げする　医療コーディネーター―病院の「外」で患者と医師をつなぐ　「本来は必要ない職業」の必要性）　第2章最先端がん医療の実力（遺伝カウンセラー―「がんは遺伝するか」患者の不安に最先端科学が与える指針　細胞検査士―より速く、より正確に悪性細胞を発見する日進月歩の技術　放射線技師―世界初「三次元照射装置」で放射線はがん治療の主役へ　臨床試験コーディネーター―「科学性と倫理性は車の両輪」新薬治験のナビゲーター　薬剤師―がんの痛みはモルヒネでとれる」臨床現場にも踏み込む新しい薬剤師像）　第3章あなたの心を支える（心理士（臨床心理士・心理療法士）―不安・恐怖・疑問を整理して「患者が持っている力」に気づかせる　医療ソーシャルワーカー―見過ごしてはならない看病する家族の心のケア　音楽療法士―ホスピス病棟に流れる音楽が傷ついた心に安らぎと生の喜びを与える　フェイシャルセラピスト―顔の悩みに答える技術と「リハビリメイク」で楽しく生きよう）　第4章あなたの回復と緩和を支える（管理栄養士―「おいしい」、一番のクスリ、熱意が支える病院給食の豪華メニュー　言語聴覚士―訓練で満足度が高まる「話す」「食べる」をあきらめないで　リンパドレナージセラピスト―日本の医療が軽視するリンパ浮腫のつらさを解きほぐす　作業療法士―「必要ない」は大きな誤解！がんリハビリがもたらす生きる希望）

◇がんとエントロピー―「からだ力」で立ちむかう　和田洋巳著　NTT出版　2011.4　211p　20cm　2200円　Ⓘ978-4-7571-6053-8　Ⓝ494.5

[内容]第1章生命の本質　第2章生命の成り立ちと酸素　第3章遺伝子を傷つける酸素　第4章発がんのメカニズム　第5章「異形の細胞」の代表　第6章免疫は「からだ力」の代表　第7章増えるがん　第8章がん予防は「食」の見直しから　第9章「からだ力」向上ががん治療の決め手　第10章これからのがん

◇がんとお金の本―がんになった私が伝えたい58のアドバイス　黒田尚子著、岩瀬拓士監修　ビーケイシー　2011.8　251p　19cm　1500円　Ⓘ978-4-939051-49-4　Ⓝ498.13

[内容]第1章突然「がん」を告知されたら…　第2章「がん」にかかるお金はどのくらい？　第3章「がん」にかかるお金で困ったら…（公的制度編）　第4章「がん」にかかるお金で困ったら…（自助努力編）　第5章「がん」とライフプラン―残された人々が困らないためにやっておきたいこと

◇がんと闘う温熱療法と免疫　菅原努、畑中正一著　大阪　毎日健康サロン　2009.1　132p　21cm　〈発売：東方出版（大阪）〉『がん・免疫と温熱療法』（岩波書店2003年刊）の加筆、再版　1200円　Ⓘ978-4-86249-132-9　Ⓝ494.5

[内容]1章ある交信の記録　2章がんはどう治療されてきたか　3章がん治療としての温熱療法　4章がん温熱療法の実際　5章温熱療法が免疫力を高める　6章温泉を見直そう

◇ガンと向きあうあなたへいま伝えたいこと―ガン臨床医からのメッセージ　川口雄才著　ごま書房新社　2011.12　174p　19cm　1300円　Ⓘ078 4 311 08407 4　Ⓝ494.5

[内容]第1章自然治癒力と病気の関係　第2章人類を苦しめるガンの正体　第3章日本の医療現場から　第4章ガンを生きぬくために　第5章日本人的「心」でガン治療に立ち向かう

◇ガンと分かったときに、最初にこれを読んでほしい　林督元著　ルネッサンス・アイ　2007.6　190p　19cm　〈発売：本の泉社〉　1200円　Ⓘ978-4-7807-0401-3　Ⓝ494.5

[内容]第1章ガン克服は、西洋医学と代替医療による統合医療の時代へ　第2章「統合医療」から見たガンの予防（ガン予防と生活改善　ガン細胞を抑制する水溶性キトサン―高品質、低価格化に成功　ロシア少年の大火傷を救ったキチン・キトサン）　第3章一歩進んだ抗ガン対策―統合医療による抗ガン対策事例　第4章統合医療によるガン治療体験者の声（「余命3ヶ月と言われたガンから回復（肺ガン）」「定年間際で胃ガンになり、3分の2を切除。それから4年。免疫リンパ球療法とサプリメントの統合医療により、その後も元気な年金生活を満喫。」「悪性リンパ腫、肺の腫瘍が縮小（悪性リンパ腫から肺

医療問題の本 全情報 2003-2012　　667

ガン　　　　　　　　　　　　　　　　　　　　　　　　　　　　　病気・難病

に転移）」ほか）　第5章 実証・キトサンの抗ガン作用（キトサンの研究事例　その他のキトサン研究事例）　第6章 Q&A

◇がんとDNAのひみつ―放射線はどれだけDNAにダメージを与えるか？　がんからあなたを守るがん抑制遺伝子とは？　生田哲著　ソフトバンククリエイティブ　2012.1　221p　18cm　（サイエンス・アイ新書 SIS-231）　952円　Ⓘ978-4-7973-6197-1　Ⓝ491.65
内容　第1章 遺伝子はつねにダメージを受けている　第2章 遺伝子のダメージと発がん　第3章 ダメージを受けたDNAの修復　第4章 ウイルスによる発がんとがんを発生させる遺伝子　第5章 新しく脚光を浴びはじめたがん抑制遺伝子

◇がん難民―なる前に読む、なってから読む処方箋　宇野克明著　メタモル出版　2007.2　181p　19cm　1400円　Ⓘ978-4-89595-562-1　Ⓝ494.5
内容　第1章 がん難民はこうしてつくられる　第2章 免疫治療はがん難民を救えるか？　第3章 抗がん・サプリメントはどこまで有効か？　第4章 医学への提言―積極的免疫治療　第5章 がん難民になってしまったら

◇がん難民を救う「免疫細胞BAK療法」―もうがんは怖くない　海老名卓三郎著　近代文芸社　2008.7　83p　19cm　1000円　Ⓘ978-4-7733-7580-0　Ⓝ494.5
内容　第1章 がんとは―数種の遺伝子に傷がつく病気　第2章 免疫とは―異物を排除する機構　第3章 がんは気から―心が大切　第4章 今までのがん治療―副作用が多い　第5章 免疫補助療法としての生物製剤　第6章 従来の免疫細胞療法　第7章 免疫細胞BAK療法―CD56陽性細胞の利用　第8章 BAK療法とはどのように行うのか　第9章 BAK療法の臨床効果　第10章 患者の心を大切にするBAK療法

◇がん難民119番―救済・治療先進国アメリカに学ぶ　森山晃嗣著　日本地域社会研究所　2009.7　195p　21cm　1600円　Ⓘ978-4-89022-898-0　Ⓝ494.5
内容　第1章 痛み知らず、苦しさ知らずの癌代替療法―最前線レポート　第2章 癌細胞の好物を利用して自滅へ導くインスリン強化療法　第3章 癌の原因に気づくことが大切！　第4章 癌を再発させないために！　第5章 身体のメカニズムが良好に働く栄養素チームとは？　特別付録 代替療法を実践する医師や専門家からのメッセージ

◇ガンに打ち勝つ希望の法則50―不可能はない！　関根進著　グラフ社　2010.4　271p　19cm　1500円　Ⓘ978-4-7662-1332-4　Ⓝ494.5
内容　「ガンを切らない？」「可哀そうに、あいつもお陀仏か」　ガンが消えた！縁がつながった！運が開けた！　心に生命力の「宇宙ロケット上昇図」を描こう　希望→知恵→努力→言葉→縁→運→トキメキ　桜澤如一さん曰く「健康と長寿は"五福"の第一なり」　よい縁をもたらす女性たち（1）―「台所は家庭の薬局」　よい縁をもたらす女性たち（2）―「ガンは食べて治す」　へえー？こんな「元気長寿」の超人・達人もいるものだ　「ガン治療」はこのままでいいか？　患者の目で検討しておこう　人生はあきらめたら終わりですね〔ほか〕

◇がんに克つ！最新治療　2012年版　宝島社　2012.2　124p　26cm　（別冊宝島1839号）　933円　Ⓘ978-4-7966-8834-5　Ⓝ494.5

◇がんに効く漢方生薬と健康食品小事典―がん克服を目指して免疫力を高め、QOLを向上！　漢方薬に使われるがんに効く主な生薬から注目の健康食品・サプリメントを厳選ガイド！　水上治, 孫荟獻監修　横浜 クリピュア　2011.6　99p　18cm　（クリピュア新書）〈発売：星雲社〉　476円　Ⓘ978-4-434-15648-9　Ⓝ494.5
内容　漢方編（漢方の基本が分かる小事典　生薬・漢方薬が分かる小事典）　健康食品編（健康食品の基本が分かる小事典　注目の健康食品が分かる小事典）

◇がんに効く生活―克服した医師の自分でできる「統合医療」　ダヴィド・S.シュレベール著, 渡邊昌監訳, 山本知子訳　日本放送出版協会　2009.2　375, 14p　21cm　2200円　Ⓘ978-4-14-081350-8　Ⓝ494.5
内容　1 統計や数字でわからない、本当の「余命」　2 がんの弱点を知る　3 がんに効く生活―環境を知る　4 がんに効く生活―効果のある食物　5 がんに効く生活―心の力　6 がんに効く生活―運動　7 まとめ―作らない、育てない、あきらめない

◇「がんに効く」民間療法のホント・ウソ―補完代替医療を検証する　住吉義光, 大野智著　中央法規出版　2007.7　228p　19cm　（シリーズCura）　1300円　Ⓘ978-4-8058-3003-1　Ⓝ494.5
内容　第1章 補完代替医療とは　第2章 がんの補完代替医療　第3章 信頼できる情報ができるまで　第4章 信頼できる情報はどこで探すか　第5章 補完代替医療を利用する前に確認すべきこと　第6章 がんの補完代替医療の科学的検証(1) 健康食品　第7章 がんの補完代替医療の科学的検証(2) 健康食品以外　第8章 がんの補完代替医療のためのQ&A

◇がんになったら読む医者が書いたがんの本当の治し方　前田華郎著　幻冬舎　2010.10　243p　18cm　952円　Ⓘ978-4-344-01898-3　Ⓝ494.5
内容　序章 見えてきたがん撲滅の日　第1章 がんのエネルギーを捉える方法　第2章 マイクロ波を使ったまったく新しいがん治療　第3章 がんエネルギー消滅療法の実際　第4章 がんエネルギー消滅療法「65の症例」レポート　第5章 エピローグ

◇がんになったらあなたはどうする？―「自分だけは大丈夫！」と思っているあなたへ　吉川佳秀著　ポプラ社　2011.2　213p　19cm　1300円　Ⓘ978-4-591-12235-8　Ⓝ491.65
内容　1 がんの常識・非常識（意外と知らない「がん」のこと　最新データから見るがん）　2 がんのメカニズム（がんのできる仕組みを知ろう　がんになりにくい生活を送るには　早期発見すれば、がんはほとんど治る！）　3 がんとわかったらまずすること（がんと診断されたらまずは情報を集めよう　日本におけるがん治療の現状とは）　4 注目のがん治療法（日々進歩するがんの最新治療）　5 がんとお金の話（がんファイナンス）（治療費や治療中の生活費をどうするか考えておこう　治療の後のことも考えておこう）

◇ガンになってもあきらめないで！―注目されるハイパーサーミアの効果　近藤元治著　大阪 毎日健康サロン　2012.4　166p　19cm〈発売：清風堂書店（大阪）〉　952円　Ⓘ978-4-88313-701-5
内容　1 ガンが熱に弱いってホント？　2 ガンを温める工夫　3 ガンの成り立ち　4 ガンの増殖は倍々ゲーム　5 ガンの広がり方　6 ガンと戦う戦略　7

病気・難病　　　　　　　　　　　　　　　　　　　　　　　　　　　　　　　　　　　　　　ガン

ガンの温熱療法(ハイパーサーミア)　8 驚くべきハイパーサーミアの効果　9 ハイパーサーミアでガンは治りますか？　10 前向きの緩和療法としてのハイパーサーミア　11 ハイパーサーミアの実際

◇がんに負けない生き方―漢方治療の現場から　丁宗鐵著　新潮社　2011.5　237p　20cm　1200円　Ⓘ978-4-10-329581-5　Ⓝ491.65
  [内容]第1章 がんと漢方―古くて新しい治療法　第2章 こんな体質は危ない！ 体質とがん　第3章 がんとは何か　第4章 ここが違う！ がんになる人ならない人　第5章 まだ間に合う！ がんにならない生き方　第6章 がんになってしまったら…がんに負けない生き方　第7章 がんの治療からみた医療の近未来

◇がんになる人ならない人―科学的根拠に基づくがん予防　津金昌一郎著　講談社　2004.3　276p　18cm　(ブルーバックス)　980円　Ⓘ4-06-257437-3　Ⓝ491.658
  [内容]第1章 がんは努力で防ぐことができる　第2章 がんのリスクを考える　第3章 それでもたばこを吸いますか　第4章 食べ物とがん　第5章 健康情報に踊らされないために　第6章 環境、ウイルスとがんを結ぶ点と線　第7章 部位別がん予防法　第8章 21世紀のがん予防 がん予防薬と遺伝子診断　第9章 エピローグ どう努力すればいいのか？

◇がんになる人ならない人―ガン予防の秘訣　甲田光雄著　春秋社　2006.1　301p　19cm　1900円　Ⓘ4-393-71360-5　Ⓝ491.658
  [内容]1 現代医学より見たガンの正体　2 ガン細胞に対する生体の防衛機能　3 ガン治療の現状と研究課題　4 ガンの予防対策　5 ガン治療に残された道　6 ガン対策の具体的検討　7 真の平等思想を貫く者に本当の自由が与えられる

◇がんに負けない―ガン治療の最前線　毎日新聞「がん」取材班著　毎日新聞社　2004.8　231p　19cm　1143円　Ⓘ4-620-31704-7　Ⓝ494.5
  [内容]第1部 早く見つける　第2部 治療の現場で　第3部 よりよく生きる

◇がんに負けない、あきらめないコツ　鎌田實著　朝日新聞社　2006.3　285p　20cm　1500円　Ⓘ4-02-250169-3　Ⓝ494.5
  [内容]「がんばらない」そんなことができるのでしょうか　信用できる抗がんサプリメントとは　死もまた私の命の一部だと思っています　少しだけ立ち止まって、また明日から走り始めましょう　対談 がん抑制遺伝子を動かす方法―遺伝子学者・村上和雄に聞く　病状がいっきに進行しました。痛みをかかえています　私の後に悲しみだけが残らないように願っています　なぜ秋田・玉川温泉に全国からがん患者が集まるのか　医療を変えていくには、患者が声をあげていくこと　なぜ末期がんでも治ることがあるのか〔ほか〕

◇がんに負けない、あきらめないコツ　鎌田實著　増補決定版　朝日新聞出版　2012.2　341p　15cm　(朝日文庫 か51-1)　〈初版：朝日新聞社2006年刊〉　640円　Ⓘ978-4-02-261717-0　Ⓝ494.5
  [内容]がんを生き抜く、負けない方法―鳥越俊太郎さんと三四歳の青年の場合　がんの三大治療以外の治療法にもできるだけ、科学的にこだわってみます　「がんばらない」そんなことができるのでしょうか―往復書簡1　信用できる抗がんサプリメントは死もまた私の命の一部だと思っています―往復書簡2　少しだけ立ち止まって、また明日から走り始め

ましょう―往復書簡3　がん抑制遺伝子を動かす方法(遺伝子学者・村上和雄に聞く)対談　病状がいっきに進行しました。痛みをかかえています―往復書簡4　私の後に悲しみだけが残らないように願っています―往復書簡5　なぜ秋田・玉川温泉に全国から、がん患者が集まるのか〔ほか〕

◇がんに負けないがんに勝つ―代替医療・サプリメント・免疫力　林督元著　ルネッサンス・アイ　2010.5　183p　19cm　〈発売：本の泉社〉　1000円　Ⓘ978-4-904311-20-2　Ⓝ494.5
  [内容]はじめに 脚光を浴びる統合医療　第1章 検査と治療の進歩　第2章 発症のメカニズムと予防法　第3章 鍵を握る免疫　第4章 代替医療から統合医療へ　第5章 水溶性キトサンの効用　第6章 医療に活用される水溶性キトサン　第7章 部位ごとのがんの治療と患者が語る水溶性キトサンの抗がん作用

◇がんの疫学　田島和雄, 古野純典編　東京大学出版会　2006.3　188p　21cm　(がん研究のいま 4)　2500円　Ⓘ4-13-064244-8　Ⓝ491.65
  [内容]1 総論　2 国際比較研究　3 増加がんの疫学・予防　4 感染とがん　5 がんの分子疫学　6 がんの臨床疫学

◇がんの温熱免疫療法―ハイパーサーミック・イムノロジー　吉川敏一監修, 古倉聡編　診断と治療社　2008.9　155p　26cm　4500円　Ⓘ978-4-7878-1665-8　Ⓝ494.5
  [内容]第1章 温熱療法とは　第2章 温熱療法と免疫　第3章 HSPとは　第4章 HSPと免疫　第5章 癌の免疫療法　第6章 癌の温熱免疫療法　第7章 生活習慣病の温熱療法

◇がんの健康科学　多田羅浩三, 門田守人, 杉山治夫編著　放送大学教育振興会　2006.3　256p　21cm　(放送大学教材 2006)　3100円　Ⓘ4-595-30605-9　Ⓝ491.65

◇がんの仕組みを読み解く―がんにも個性があった　多田光宏著　ソフトバンククリエイティブ　2007.4　206p　18cm　(サイエンス・アイ新書 SIS-19)　900円　Ⓘ978-4-7973-3787-7　Ⓝ491.65
  [内容]第1章 がんとは何か　第2章 遺伝子の仕組み　第3章 ヒトの個性とがんの個性　第4章 がん治療の過去と現在　第5章 個別化医療とバイオマーカー　第6章 未来のがん診断とがん医療　第7章 がんに関するQ&A

◇がんの正体―2人に1人ががんになる！　中川恵一著　PHP研究所　2010.2　191p　18cm　1100円　Ⓘ978-4-569-77510-4　Ⓝ494.5
  [内容]1 がんの基礎知識　2 がんにならない生活　3 がんになったら　4 治療の方法　5 主ながんの種類　6 がん治療中の諸問題　7 がんとともに生きる　8 日本のがん治療の問題点

◇ガンの早期発見と治療の手引き―知っていればこわくない　小川一誠, 田口鐵男監修　改訂第3版　小学館　2005.7　503p　21cm　(ホーム・メディカ安心ガイド)　2500円　Ⓘ4-09-304153-9　Ⓝ494.5
  [内容]第1章 知っておきたいがんの最新知識　第2章 がんの検査(早期発見のためのがん検診 がんの精密検査　第3章 がんの治療　第4章 部位別・がんの診断と治療　第5章 がんとつきあう知恵

◇がんの代替療法―有効性と安全性がわかる本　ウエンディ・ウエイガー他著, 坪野吉孝訳・解

ガン 病気・難病

説　法研　2004.3　156, 3p　21cm　1800円　①4-87954-518-X　Ⓝ494.5
[内容]相補代替療法を求めるがん患者への助言　解説(論文の解説　アガリクス茸の評価　健康情報の信頼性を判断するには　健康食品の広告　がん患者の食事療法―米国対がん協会の第二版報告書)

◇がんの統合医療　ドナルド・エイブラムス,アンドルー・ワイル編, 伊藤壽記, 上島悦子監訳　メディカル・サイエンス・インターナショナル　2010.9　604p　23cm　6000円　①978-4-89592-653-9　Ⓝ494.5

◇がんのひみつ―がんも、そんなに、わるくない　中川恵一著　朝日出版社　2007.12　167p　12×14cm　680円　①978-4-255-00413-6　Ⓝ491.65
[内容]がんを知っていますか？　がんは増えています！　がんって、何？　がん難民を死誰に！　がんとどうつきあうか　日本のがんのウィークポイント　死に下手―どうせ死ぬなら、がんがいい　日本のがんは闇の中　医療にお金をかけない国, 日本

◇がんの放射線治療がよくわかる本　唐澤克之著　主婦と生活社　2009.2　223p　21cm　1500円　①978-4-391-13702-6　Ⓝ494.5
[内容]第1章 放射線治療とは　第2章 より強力・安全になった放射線治療の最前線　第3章 がんの種類別/最新治療法　第4章 がんの放射線治療の副作用とその対処法　第5章 Q&A安心して治療を受けるために

◇がんの予防―科学的根拠にもとづいて　小学館クリエイティブ　2010.8　128p　21cm　(国立がん研究センターのほん)〈発売：小学館〉(シリーズの監修者：津金昌一郎, 祖父江友孝)　1800円　①978-4-7780-3712-3　Ⓝ491.658
[内容]基礎知識　第1章 がん予防の正しい情報を得るために　第2章 がん予防のためにすべきこと　第3章 食べ物とがん　第4章 がんになりやすい疾患と病態　第5章 部位別がんのリスク要因・予防要因

◇がんの予防はできるか―忘れていた"生命の法則"を活かして　蘇原織吉著　中央公論事業出版　2009.5　167p　20cm　1200円　①978-4-89514-338-7　Ⓝ492
[内容]1 厳しい環境に生きる　2 微生物と動物の共生　3 生活による健康への道の起点　4 ヒトに共生、共存する微生物と変身　5 交叉免疫の不成立　6 リウマチを引き合いに疾病を考える　7 新しい臨床医学への考案　8 細菌療法　9 運動療法

◇がんの予防　狩野敦著　仙台　東北大学出版会　2011.9　339p　21cm　3500円　①978-4-86163-168-9　Ⓝ491.65
[内容]1 がんをめぐって　2 がんとはどんなもの　3 わが国のがんの統計　4 がんの診断　5 がんの治療　6 がんの予防　7 二次予防としてのがん検診　8 主ながんの実態とその予防　9 がんのリスク

◇がん放射線治療と看護の実践―部位別でわかりやすい　井上俊彦, 山下孝, 齋藤安子編　金原出版　2011.11　315p　26cm　3800円　①978-4-307-07087-4　Ⓝ492.926

◇がん！放射線治療のススメ　中川恵一著　三省堂　2007.3　210p　21cm　1600円　①978-4-385-36300-4　Ⓝ494.54
[内容]1章 放射線治療でここまで治る―最新治療トピックス　2章 座談会・放射線治療の現在と緩和ケア　3章 各がんごとに違う放射線治療　4章 写真で知る放射線治療の実際　5章 体験記―放射線治療「私の場合」　6章 どうしてがんが治るの？―放射線治療について知りたいこと　7章 放射線治療の副作用を正しく知れば怖くない！　8章 放射線治療をさらに詳しく知る　9章 緩和ケアと放射線治療

◇がん放置療法のすすめ―患者150人の証言　近藤誠著　文藝春秋　2012.4　212p　18cm　(文春新書)　780円　①978-4-16-660857-7
[内容]1章 前立腺がん　2章 子宮頸がん　3章 乳がん　4章 肺がん　5章 胃がん　6章 腎がん　7章 膀胱がん　終章 がん放置の哲学

◇ガンマナイフ―切らずにがんを治す放射線手術　小林達也著　平凡社　2008.5　198p　18cm　(平凡社新書)　740円　①978-4-582-85422-0　Ⓝ494.5
[内容]第1章 放射線治療とは　第2章 がんと定位放射線治療　第3章 ガンマナイフ治療の実際　第4章 ノバリス治療の実際　第5章 賢いがん治療のために　第6章 来院から治療、退院まで

◇がん免疫治療ガイドブック　2004　星野泰三, 水上治共著　八峰出版　2004.4　222p　19cm　1500円　①4-89372-083-X　Ⓝ494.5
[内容]第1章 がん免疫治療症例報告　第2章 リンパ球療法とサプリメントを柱としたがん免疫療法の新しい潮流　第3章 リンパ球療法はここまで発展してきている　第4章 活性化自己リンパ球療法の様々な選択肢　第5章 サプリメントを抗がんの最大の柱にするバイオコンビネーション療法　第6章 バイオコンビネーション療法を支える各種のサプリメント

◇がん・免疫と温熱療法　菅原努, 畑中正一著　岩波書店　2003.10　172p　18cm　(岩波アクティブ新書)　700円　①4-00-700089-1　Ⓝ494.5

◇がん免疫療法最前線「ANK免疫療法」―NK細胞による挑戦　勅使河原計介, 大久保司司著　光雲社　2003.9　180p　20cm　(発売：星雲社)　1600円　①4-434-03546-0　Ⓝ494.5
[内容]第1章 がん治療に光はあるか？　第2章 最後の武器は免疫力だ　第3章「ANK養子免疫療法」の誕生は、がん治療の革命だ　第4章 ANK養子免疫療法でがんに克つ　第5章 驚くべき症例が物語るANK養子免疫療法のすごさ

◇ガン免疫療法の最新治療がわかる本　有賀淳監修　講談社　2009.7　98p　21cm　(健康ライブラリーイラスト版)　1200円　①978-4-06-259436-3　Ⓝ494.5
[内容]1 体を守る「免疫」を知る　2 徹底解明 ガン免疫療法　3 自分に向くガン免疫療法を選ぶ(治療法を選ぶポイント(1)―「標準治療」にとって代わるものではない　治療法を選ぶポイント(2)―ガンの部位によって行われる方法が異なる　ほか)　4 治療を受ける前に知っておきたいこと

◇ガン免疫力で生き抜く！　河木成一著, 景世兵監修　本の泉社　2006.4　213p　19cm　952円　①4-88023-948-8　Ⓝ494.5
[内容]第1章 なぜガンになるのか　第2章 ガンの治療とその問題点　第3章 水溶性キトサンとは？　第4章 キトサンによる免疫力増強効果　第5章 ガンの種類、特徴、治療方法　第6章 体験レポート1 ガンが小さくなった、消えた！　第7章 体験レポート2 ガンから見事回復した！　第8章 体験レポート3 抗ガン剤＋キトサン効果でガンを撃破！　第9章 体験レ

病気・難病　　ガン

ポート4 放射線＋キトサンでガンを克服　第10章 キトサンについてのQ&A

◇がん予防時代最低限、必要なこと　中谷一泰著　西村書店　2010.2　185p　19cm（Think book）　1500円　①978-4-89013-649-0　Ⓝ491.658
　内容　第1章 まず敵を知ろう―がんとは何か　第2章 がんをつくることができれば、治すこともできる　第3章 がんが不治の病であった時代　第4章 がん治療の進歩　第5章 がん予防時代

◇がん予防の最前線　上　田島和雄監修、古野純典、中地敬編　京都　昭和堂　2004.3　179p　26cm〈「上」のサブタイトル：基礎知識から新戦略へ〉　2800円　①4-8122-0345-7　Ⓝ491.658
　内容　序章 がんとは（がんとはどのようにしてできるのか　疫学の基本概念）　第1章 日本と世界のがんの実態　第2章 がんの原因と予防方法　第3章 がん予防の新戦略

◇がん予防の最前線　下　田島和雄監修、徳留信寛、古野純典、中地敬編　京都　昭和堂　2005.3　226p　26cm〈「下」のサブタイトル：最新の研究成果と予防戦略〉　3400円　①4-8122-0509-3　Ⓝ491.658

◇がん「余命半年」からの生還―患者と家族のための実践マニュアル　平塚厚子著　梧桐書院　2009.9　251p　19cm　1500円　①978-4-340-40128-4　Ⓝ494.5
　内容　第1章 がんショック　第2章 自分に合った治療と、自分にとって最良の医師の見つけ方　第3章 放射線治療　第4章 抗がん剤治療　第5章 手術　第6章 転移・再発　第7章 免疫療法　第8章 リラックス

◇がんワクチン最新療法ハンドブック―がん情報最前線 ひと目でわかる　〔2011年度版〕　阿部博幸著　青萠堂　2011.2　219p　19cm　1200円　①978-4-921192-69-3　Ⓝ494.5
　内容　PROLOGUE いま、ワクチンの時代が来た！―がんをはじめ、問題の病気にワクチン療法は大進化、国も続々と認可！　1 知らずにいては後悔する―最先端がんワクチンは、こんな威力と可能性を持っている　2 医療最前線―がんワクチン療法は飛躍的進歩をとげた　3 転移、再発を断ち切る究極の予防医療　4 がんをあらゆる方向から消滅させる統合医療の進化　5 最新がん医療の組み合わせで、がんに勝つ！　6 がん最先端医療の未来図

◇ガンは「生活習慣」が「遺伝」の10倍　飯塚啓介著　講談社　2008.9　177p　18cm　（講談社＋α新書）　800円　①978-4-06-272525-5　Ⓝ491.658
　内容　第1章 ヒトゲノム計画と遺伝子　第2章 ガンは遺伝ではない！　第3章「ガン検診」の限界　第4章 遺伝子検査と超早期診断プログラム　第5章 ガン予防の生活習慣10ヵ条　第6章「治療より予防」の時代

◇がんは誰が治すのか―治癒のしくみと脳のはたらき　松野哲也著　晶文社　2005.1　206p　19cm　1600円　①4-7949-6652-0　Ⓝ494.5
　内容　第1章 奇跡的快復をした人びと　第2章 夢の抗ガン物質はあるのだろうか　第3章 現代科学はどこまで身体を捉えることができるのか　第4章 量子論からみた身体　第5章 オルターナティブの医療　エピローグ―いま、この瞬間を生きる

◇がんはどこまで治せるのか―すべての疑問に専門医が答える　森山紀之著　徳間書店　2009.6　207p　19cm　1500円　①978-4-19-862489-7　Ⓝ494.5
　内容　第1章 どうすればがんは早期発見できるのか　第2章 がんとはどのような病気なのか　第3章 がん治療はどこまで進んでいるのか　第4章 患者からはがんはどう見えるのか　終章 がんとの闘いに勝つためにいますべきこと（治りやすいがん、治りにくいがん―患者の半数は治るをどう考えるか　遺伝子治療はどこまで進んでいるのか―がん医療の未来は明るい）

◇「がんは治る！」時代が来た―"痛くも痒くもない"粒子線治療のすべて　菱川良夫著　PHP研究所　2010.9　227p　19cm　1100円　①978-4-569-79071-8　Ⓝ494.5
　内容　第1章 がん治療は進化している　第2章 体にやさしい粒子線治療の登場　第3章「メディポリス指宿」の挑戦　第4章 粒子線治療の実力　第5章 粒子線治療と医療費

◇がんは8割防げる　岡田正彦著　祥伝社　2007.6　231p　18cm　（祥伝社新書）　750円　①978-4-396-11072-7　Ⓝ491.658
　内容　第1章 今どきのがん（最近の話題から　増えているがん、減っているがん）　第2章 がんの原因（発がんの基礎知識　生活習慣　環境要因　過剰な医療）　第3章 がんを予防する生活術（抗酸化物　食生活のポイント　運動のポイント　日常生活のこと）　第4章 社会が取り組むべきこと（キャンペーン　公判記録　天下り　発がん物質の排除　国がすべきこと　タバコ税　ニューヨークの経験）　まとめ（がんはなくせるか？　がんにならない生き方十六ヶ条）

◇がんは放射線治療で治す―切らずに、無理せずに、がん克服　中川恵一編・著　エム・イー振興協会　2007.10　168p　28×21cm（緑茶科学）　2095円　①978-4-901276-22-1
　内容　第1章 放射線治療最前線　第2章 がんの種類別放射線治療の実際　第3章 放射線治療装置の最新動向　第4章 どうしたら放射線治療を受けられるのか　特別編 病院経営者のための放射線治療装置導入の手引き

◇「がん」は予防できる　坪野吉孝著　講談社　2004.1　216p　18cm　（講談社＋α新書）　880円　①4-06-272235-6　Ⓝ491.658
　内容　第1章 がんと日本人　第2章 がんと生活習慣、どこまで分かっているか？　第3章 野菜と果物は食べれば食べるほどよい？　第4章 緑茶にがん予防効果はある？　第5章 がん予防にサプリメントは必要か？　第6章 酒は本当に「百薬の長」？　第7章 がん予防、まずはたばこ対策から　第8章 がん検診は受けるべき？　第9章 がんになってからの食生活と代替療法

◇気になるがん最新治療法　集英社　2005.6　35p　30cm　（集英社健康百科 読む人間ドック危ない現代病30 19）　533円　Ⓝ491.658

◇希望のがん治療　斉藤道雄著　集英社　2004.10　233p　18cm　（集英社新書）　680円　①4-08-720261-5　Ⓝ494.5
　内容　1 現代医療を離れて　2 作られたイメージ　3 がんを治す　4 現代医療の敗北　5 広がる代替医療　6 なんでもありのがん治療　7 安保免疫学　8 がんと向きあう

医療問題の本 全情報 2003-2012　　671

ガン　　　　　　　　　　　　　　　　　　　　　　　　　　　　　　　　　　病気・難病

◇驚異の免疫革命——NK細胞療法でガンを抑える　阿部博幸著　青山書籍　2004.4　221p　19cm　1200円　④4-901999-16-8　Ⓝ494.5
　内容　はじめに 採血してまた戻すだけで効果バツグン　第1章 絶対にあきらめるな！——NK細胞を増やしてガンを消す　第2章 これがガン克服の免疫革命だ　第3章 NK療法は第四の治療法になる　第4章 これからのガン治療に光が　第5章 ガン患者よ、あきらめるな　付録 代表的な臓器別腫瘍マーカー

◇今日から、あなたの考え方、生き方を変えてください——21世紀のがん先端医療がん免疫細胞医療活性NK細胞療法　内藤康弘著　ルネッサンス・アイ　2007.5　191p　19cm（発売：本の泉社）　①978-4-7807-0402-0　Ⓝ494.5
　内容　第1章 今日から、あなたの考え方、生き方を変えてください　第2章 内藤院長の素顔　第3章 がんの現状　第4章 ガン免疫治療の時代へ　第5章 活性NK細胞療法　第6章 活性NK細胞治療・症例

◇京都府立医大のがん「温熱・免疫療法」　吉川敏一著　PHP研究所　2010.12　205p　19cm　1300円　①978-4-569-79334-4　Ⓝ494.5
　内容　なぜ「温熱・免疫療法」なのか　第1章 温熱療法は、なぜがんに効くのか　第2章 標準治療の効果を増強する免疫療法　第3章 自家がんワクチンで再発を予防する　第4章 総論と実践「温熱・免疫療法」の効果的な使い方

◇切らずに治すがん重粒子線治療がよくわかる本　辻井博彦, 遠藤真広著　コモンズ　2004.12　213p　19cm　1600円　④4-906640-87-7　Ⓝ494.54
　内容　第1章 がん治療のいま——すすむ研究と治療法　第2章 強く、体にやさしい重粒子線治療——放射線治療の限界を超えて　第3章 重粒子線治療はこうしておこなわれる　第4章 こんながんが重粒子線治療に向く　第5章 重粒子線治療のこれから——広がる可能性を追って　第6章 Q&A——重粒子線治療を受けるには

◇切らずに治すがん治療——最新の「放射線治療」がわかる本　中川恵一著　法研　2007.6　231p　21cm　1600円　①978-4-87954-652-4　Ⓝ494.5
　内容　第1章 後悔しない選択のために——放射線によるがん治療は、世界の常識です　第2章 がん細胞を殺し、免疫力を助ける放射線治療——放射線治療とはどんな治療か　第3章 こんな装置でこう治す——放射線治療の実際　第4章 放射線で切らずに治せるがん、効果のあるがん——このがん、この病気には、放射線治療を検討しよう！　第5章 放射線治療と緩和ケア——一体に優しい治療で、その人らしい人生を！　終章 がんを切らずに治すために　放射線腫瘍医のいる施設リスト

◇切らずに治すがん粒子線治療革命——「メディポリス指宿」の挑戦　鶴蒔靖夫著　IN通信社　2011.1　246p　20cm　1800円　①978-4-87218-341-2　Ⓝ494.54
　内容　第1章 二十一世紀の先進医療「粒子線治療」　第2章 こころとからだを癒す健康・医療都市「メディポリス指宿」　第3章 メディポリス指宿構想から実践までの道のり　第4章 オンリーワン医療企業・新日本科学を率いて　第5章 大欲を持つ経営者・永田良一

◇切らないがん治療——東海最先端ガイド　ミーネット編, 芝本雄太監修　名古屋　中日新聞社

2008.5　221p　21cm　1429円　①978-4-8062-0565-4　Ⓝ494.5
　内容　1章 がんの放射線治療最前線（放射線治療で「がん」を切らずに治す　最新放射線治療「ノバリス」　痛みなく病巣を狙い撃つ　前立腺がんに対する小線源治療　トモセラピー　画像情報を利用した高精度の放射線治療　早期発見と再発管理の「がん診断最前線」）　2章 「切らない外科治療」腹腔鏡手術最前線（腹腔鏡手術で治す消化器がん　わずかな傷口で早期退院）　3章 進化する抗がん剤治療最前線（進化する抗がん剤治療 胃がん・大腸がんを中心に）　4章 「切らずに治す」治療——よりよい治療の決め方・受け方（上手にインフォームド・コンセント——きちんと押さえる説明のポイント　セカンドオピニオン——納得と安心のがん治療のために）　資料編 東海地区の病院ガイド

◇健康遺伝子が目覚めるがんのSAT療法　宗像恒次, 小林啓一郎著　春秋社　2007.7　226p　20cm　1800円　①978-4-393-71620-5　Ⓝ494.5

◇検証免疫信仰は危ない！——「がんビジネス」の実態に迫る　代替医療問題取材チーム著　広島　南々社　2004.3　297p　21cm　1600円　④4-931524-24-9　Ⓝ494.5
　内容　1 患者を見殺しにしたくない！——代替医療に走る患者に苦悩するがん専門医など7人の本音　2 アガリクスでがんは治らない！——科学的根拠に乏しい健康食品の実態に迫る　3 活性化リンパ球療法はがん患者に福音をもたらすか！？——「最先端医療」か「儲け主義」か、がん免疫療法の限界に迫る（通常医療として認められていない「がん治療第四の選択肢」の限界—活性化リンパ球療法の急先鋒・瀬田クリニック・グループの言い分　活性化リンパ球療法の有効性は抗がん剤を超えているとは言えない）　4 がん患者と医師たちは、代替医療とどう向き合っているのか——「がん」という病に直面した遺族や医師の経験に学ぶ　おわりに 取材記者たちは、代替医療をこう考える—がん医療の現場を取材して

◇こうすればガンは消える——ガン治療は新しい時代へ　奥山隆三著　花伝社　2010.12　114p　18cm（発売：共栄書房）　1200円　①978-4-7634-0589-0　Ⓝ494.5
　内容　1章 ガンはどこから来たのか？　2章 ガンはどのようにして生じるのか？　3章 ガン死の人はなぜ減らないのか？　4章 有名人とガンについて　5章 西洋医学の功罪　6章 ガンの自然退縮　7章 ガンの自然退縮経験の症例　8章 研究は始まったばかりだ——バーネットの仮説とNK細胞の発見　9章 ガン克服を可能にするNK細胞　10章 NK細胞増加でガン消滅

◇こうすればがんは防げる——NHKためしてガッテン　NHK科学・環境番組部編, 及川こうじマンガ　小学館　2003.9　215p　20cm　1300円　④4-09-371214-X　Ⓝ491.658
　内容　第1章 がんは治る病気です　第2章 がんってどんな病気？　第3章 発がん物質って何？　第4章 食生活ががんを呼ぶ　第5章 転移はなぜ起こる？　第6章 がんに負けない大作戦　ガッテン健康レシピ集　がん辞典　全国がん（成人病）センター協議会に加盟する医療機関リスト

◇こうすればがんは防げる——がん治療最前線編　NHKためしてガッテン　NHK科学・環境番組部編, 及川こうじマンガ　小学館　2003.12　206p　21cm　1300円　④4-09-371215-8　Ⓝ491.658

病気・難病　　　　　　　　　　　　　　　　　　　　　　　　　　　　　　　　　　　　　　ガン

◇[内容] 早期発見で先手必勝！　がん検診にトライ！　がん治療最前線(手術・放射線編　抗がん剤編)　これからのがん治療最新辞典　全国がん(成人病)センター協議会に加盟する医療機関リスト　全国ホスピス・緩和ケア病棟連絡協議会に加盟する緩和ケア病棟リスト

◇ここで差がつく40代からのガン予防法――今日からできるかんたん10カ条　神代知明著　花伝社　2012.3　238p　19cm　〈発売：共栄書房〉　1500円　Ⓘ978-4-7634-0628-6　Ⓝ491.658
　[内容] 第1部　どうして予防しないのか（ガンは予防可能な病気　ガンの予防を阻むもの　本当の安心とは）　第2部　どうしたら予防できるのか（食の大切さを理解する　食を変えれば予防できる　生活習慣を変えれば予防できる　ストレスを減らせば予防できる）

◇ここまで進んだガン免疫療法　有賀淳監修　講談社　2004.4　100p　21cm　（健康ライブラリー　イラスト版）　1200円　Ⓘ4-06-259333-5　Ⓝ494.5
　[内容] 1　ガンと闘う免疫の力　2　徹底解明　ガン免疫療法のしくみ　3　うのみは危険、「免疫力で治った」話　4　本当に効果的なガン免疫療法を受けるために　5　ガン免疫療法はこうして受ける

◇個人別ガン・プライベート免疫療法――免疫マーカー解析があなたのガンの弱点を教えてくれる　星野泰三著　メタモル出版　2005.6　167p　19cm　（医学最先端シリーズ）　1400円　Ⓘ4-89595-496-X　Ⓝ494.5
　[内容] 第1章　ガンは治せる！　第2章　免疫療法成功の鍵を握るプライベート戦略　第3章　自分に合った治療法を教えてくれる免疫マーカー解析　第4章　個人別　ガン・プライベート免疫療法でガンを治す！

◇子どもの力で「がん予防」――親を変え、地域を変えた日本人医師のスリランカでの健康増進活動　小林博著　小学館　2011.10　190p　18cm　（小学館101新書　119）　700円　Ⓘ978-4-09-825119-3　Ⓝ374.9
　[内容] 第1章　噛みタバコ」って何？――はじめのはじめに　第2章　なぜ「がん予防」なのか――現状と問題点　第3章　なぜ「スリランカ」なのか――計画の背景　第4章　なぜ「子どもの力」なのか――その実践内容　第5章　学校関係者の生の声　第6章　専門家の見解　第7章　スリランカで学んだこと

◇これだけは知っておきたい癌の免疫化学療法　佐古重豊編　大阪　医薬ジャーナル社　2005.5　227p　28cm　5900円　Ⓘ4-7532-2146-6　Ⓝ494.53
　[内容] 1　21世紀の癌治療はどうなる（免疫化学療法の役割）　2　免疫化学療法の新しい知見（免疫化学療法の目的とその評価法　免疫化学療法における抗腫瘍作用メカニズム　免疫療法剤と抗癌剤の相性と新しい併用法の開発　免疫休眠療法とは――免疫化学療法の新しい治療戦略）　3　免疫化学療法の治療成績　4　免疫療法における治療のポイント（OK-432による治療のポイント　PSK　Lentinan　IL-2　IFN）　5　新しい免疫療法（癌ワクチン療法　特異的癌免疫療法　樹状細胞を用いた免疫療法　抗体を用いた免疫療法　漢方を用いた免疫化学療法）

◇最新！　がん治療――予防から緩和ケアまですべてがわかる　弘前大学大学院医学研究科著　朝日新聞出版　2011.6　255p　21cm　1600円　Ⓘ978-4-02-330930-2　Ⓝ494.5
　[内容] 1　がんの基礎知識と予防　2　がんの診断と治療　3　各部位のがん　4　緩和ケア

◇最新の癌免疫細胞療法――リンパ球療法から樹状細胞癌ワクチンまで　秋山真一郎、阿部博幸著　大阪　永井書店　2011.8　147p　26cm　3000円　Ⓘ978-4-8159-1888-0
　[内容] 1　基礎編　2　臨床編

◇最先端のがん治療　朝日新聞科学医療部著　朝日新聞社　2004.6　213p　19cm　1000円　Ⓘ4-02-257925-0　Ⓝ494.5
　[内容] 1　国立がんセンターから　2　予防　3　治療の最前線　4　最期の選択　5　アメリカからの報告　6　最前線医師による座談会

◇再発がん治療最後の壁　田中秀一著　東京書籍　2011.6　203p　20cm　1300円　Ⓘ978-4-487-80486-3　Ⓝ494.5
　[内容] 1　がん再発とは（なぜ再発をするのか　がん再発のメカニズム）　2　がん再発は予防できるか（再発のための検査と予防）　3　再発がんの新しい治療法（1）薬物療法　新しい治療法（2）新しい機器による治療　新しい治療法（3）がんワクチン療法　副作用と対策　部位別・再発がんの治療　抗がん剤をどう使うか　代替医療に効果はあるか）　4　緩和ケアの新しい展開（さまざまな緩和ケア）　5　がん再発にどう向き合うか（四人の「再発」）

◇再発・転移がんを治す7ケ条――標準治療だけに頼らない「集学的治療」のすすめ　菊池浩典、和田洋巳監修　承文堂出版　2010.10　189p　19cm　〈発売：キャリイ社〉　1200円　Ⓘ978-4-8109-1225-8　Ⓝ494.5
　[内容] 第1章　広がるがん治療の可能性　理想は集学的治療　第2章　がんは治らない病気じゃない　集学的治療による改善例　第3章　白豆杉が持つ3つの抗がん作用　第4章　白豆杉の相和作用と双方向調節作用　第5章　さまざまな治癒の樹木「白豆杉」　第6章　再発・転移がんを治す7ケ条

◇最良のがん治療道案内――より適正な判断を導くためのヒント集　標準治療　渡辺亨編著　エビデンス社　2006.10　254p　20cm　〈発売：創英社〉　1800円　Ⓘ4-9902304-2-6　Ⓝ494.5
　[内容] 症例1　肺がん――3B期の進行肺がん。通院しながらの抗がん剤治療を望んだ　症例2　乳がん――三センチ超の乳がんでも、乳房を温存することは可能か　症例3　胃がん――「余命半年」の再発胃がん患者は、抗がん剤治療を選んだ　症例4　子宮頸がん――ステージ2aの子宮頸がん。子供はあきらめなければならないの？　症例5　前立腺がん――数多くの前立腺がん治療法の中から、納得して選択する　症例6　大腸がん――大腸がんが肝臓に転移しても、抗がん剤治療に希望がある　症例7　悪性リンパ腫――悪性リンパ腫4期でも、正しい治療により予後は改善する

◇次世代医療のすすめ――最先端がん検査が日本の医療を変える　鶴蒔靖夫著　IN通信社　2011.10　246p　20cm　1800円　Ⓘ978-4-87218-353-5　Ⓝ498.16
　[内容] 第1章　がんをめぐる状況　第2章　がんの適切な診断に欠かせないPETとは何か　第3章　ゆうあいクリニックの超合理経営　第4章　がんと生きる　第5章　片山敦の理念と歩み　第6章　医療を通じて社会を改革

◇自然な療法のほうがガンを治す――アメリカ議会ガン問題調査委員会「OTA」レポート　今村光一編訳　花伝社　2009.9　244p　20cm　〈発

ガン　　　　　　　　　　　　　　　　　　　　　　　　　　　　　　　　　　　　　病気・難病

売：共栄書房〕　1800円　⓵978-4-7634-0554-8　Ⓝ494.5
[内容]第1章 現行のガン療法は間違っている！―"非通常療法"とは何か？　第2章 "非通常療法"へ向けて時代は動いている！―非通常療法の中身と実績　第3章 新しいガン療法獲得のために―現行のガン療法に対するOTA提言

◇しっかり丁寧に元から治すガン治療　大賀努著、奥村秀夫監修　ごま書房　2004.10　233p　19cm　1000円　⓵4-341-08274-4　Ⓝ494.5
[内容]第1章 ガンのことをもっともっと知ろう　第2章 最先端の代替医療超吸収アガリクスの威力　第3章 医療関係者に訊く超吸収アガリクスの効果　第4章 既存のガン医療の限界を充分に知ろう―新しい患者学のすすめ　第5章 治療の効果をあげる生活習慣の工夫　第6章 新代替療法でガンを克服した人たちの報告

◇知っておきたい放射線治療　国立がんセンター監修、池田恢、角美奈子、荒平聡子、砂岡史生、阿部容久、末國千絵編集責任　がん研究振興財団〔200-〕　21p　26cm　Ⓝ494.5

◇知ってよかった！今日から始まるあきらめないがん治療―確かな研究に基づいた医師たちの臨床報告　白畑實隆著　PHPパブリッシング　2012.1　271p　19cm　1200円　⓵978-4-904302-87-3　Ⓝ494.5
[内容]第1章 ここまで解明されている低分子化フコイダンの抗腫瘍効果　第2章 低分子化フコイダン療法に取り組む医師の回復症例(患者さんの立場に立った、あきらめない医療―医療法人康陽会花車禮病院院長・花車禮廣生先生　生きるためのスイッチをオンにしよう―癒しの森消化器内科クリニック・札幌がんフォレスト院長・小井戸一光先生　がんと共に生きるために、いま医師ができること―統合医療センタークリニックぎのわん院長・天願勇先生　病気を診るのではなく、人を診る医療を―西本クリニック院長・西本真司先生　がん克服への統合医療に向かって―NPO法人統合医療と健康を考える会特別顧問、元(財)癌研究会癌研究所附属医学博士・堂福隆一先生　「不治の病はない」の信念を胸に統合医療を実践―特定医療法人誠仁会協和病院院長・河村宗典先生　患者さんにとって最善のがん治療を実践―真島消化器クリニック院長・真島康雄先生　求められているのは心と体のトータル治療―川口メディカルクリニック院長・川口光彦先生　生きている限りイキイキと、希望と勇気を支える治療を―喜多村クリニック院長・喜多村邦弘先生　がんと向き合う後悔なき選択―吉田医院院長・吉田年宏先生　ほか)

◇自分でできる「がん再発予防法」　福田一典著　本の泉社　2006.6　303p　19cm　1500円　⓵4-88023-941-0　Ⓝ491.658
[内容]第1章 医者まかせではがんの再発は防げない　第2章 食生活を変えてがん再発を予防する方法―野菜・果物・大豆・魚について　第3章 飲み物でがん再発を予防する方法―お茶と乳酸菌飲料　第4章 効果が期待できる薬草・民間薬・健康食品　第5章 血行改善とリラクセーション法―温泉、運動、マッサージなど　第6章 がんに立ち向かう「心」と「精神力」を養う方法　第7章 全人的に体の自然治癒力を高める東洋医学―漢方薬と鍼灸

◇自分の血液を活性化してガンを治す―臨床例にみる活性化NK細胞療法の効果 高度先進医療の現在　内藤康弘、禹雅祥監修、大河原真紀著　リ

ヨン社　2005.10　203p　19cm　〈発売：二見書房〉　1200円　⓵4-576-05161-X　Ⓝ494.5
[内容]第1章 転移・再発ガンにも有効！―NK細胞療法による、ガン治療例から　第2章 ガンを自然に治す―活性化NK細胞療法とは何か　第3章 対談 活性化NK細胞療法が担う、新しいガン治療の方向性Q&A早わかり「活性化NK細胞療法」

◇10代からのがん予防　井上正樹著　日本放送出版協会　2007.4　246p　18cm　(生活人新書217)　740円　⓵978-4-14-088217-7　Ⓝ491.658
[内容]第1章 若い人たちにとって「がん」は切実な問題　第2章 身近ながんリスク・手近ながん対策　第3章 セックスも「がん」の重大なリスクに　第4章 オーダーメイドでがん撲滅作戦

◇樹状細胞＋ペプチドワクチン治療―がんでは死なない時代がやってきた！　星野泰三著　CVA出版企画　2012.5　204p　19cm　(一歩先の医学シリーズ)〈発売：東邦出版〉　1500円　⓵978-4-8094-1039-0
[内容]第1章 世界が注目！樹状細胞ががん治療シーンを根本から変える　第2章 樹状細胞が進化すると、がんを消すスイッチになった！　第3章 ここまできた分子標的樹状細胞治療のメカニズム　第4章 ともかくすごい！分子標的樹状細胞治療の信じられない治癒例　第5章 あきらめない星野式がん治療の全貌　資料 方方から攻める星野式がん治療の戦略

◇食事でがんは防げる―アメリカでがんが激減した理由　渡邊昌著　光文社　2004.4　213p　19cm　(Kappa books)　1300円　⓵4-334-97441-4　Ⓝ491.658
[内容]第1章 がんとはどんな病気か　第2章 食生活が鍵を握る八つのがんを知る　第3章 日米の対がん戦略　第4章 部位別がん、リスクを減らす食品　第5章 第三世代の栄養学とがん　第6章 がんが逃げ出す「食品ピラミッド」　第7章 生きがいと菜食、運動、がん知らず

◇食事に困った時のヒント―がん治療中の患者さんとご家族のために 苦しい時の症状別Q&A　がん研究振興財団　〔2009〕　52p　30cm　Ⓝ491.658

◇新あきらめないガン治療―さらなる効果を求めて　金град一監修、遠山涼子著　ブレインキャスト　2008.1　236p　19cm　1200円　⓵978-4-939123-21-4
[内容]第1章 あきらめないガン治療―医師たちの手応え　第2章 あきらめないガン治療―患者さんたちの手応え　第3章 複合免疫療法1 免疫細胞療法の理論と症例　第4章 複合免疫療法2 自律神経免疫療法の理論と症例　第5章 併用療法による相乗効果　第6章 進行ガン患者のための情報戦略　第7章 抗ガン剤とのつき合い方　第8章 ホスピスに行く前に　第9章 「あきらめないガン治療」を実践する専門クリニック

◇「進行がん」を眠らせる　平林茂著　河出書房新社　2006.3　237p　20cm　1500円　⓵4-309-25199-4　Ⓝ494.5
[内容]プロローグ 最新で最良の治療をみずから正しく選択するために　1章 「がん細胞」が秘めるその驚異の能力とは　2章 「がん」は意思をもった生き物なのか…　3章 「免疫細胞」の活性化でがんを追いつめる　4章 がんが仕掛ける「免疫抑制」を外す　5章 厳密に組み立てられた「免疫細胞療法」の数々

◇進行がんから生還した医師が選んだ14の代替医療　松永亮著　メタモル出版　2010.6　164p　19cm　(ガン戦争シリーズ)　1500円　Ⓟ978-4-89595-732-8　Ⓝ494.5
[内容] 第1章 代替療法でがんと闘うために　第2章 代替医療でがんと闘う一機能性食品編 (キチン・キトサン (キチン・キトサン含有食品)　高アルカリイオン水 (多ミネラル鉱石抽出スープ)　乳酸菌製剤 (乳酸球菌含有食品) ほか)　第3章 代替医療でがんと闘う一その他の治療編 (免疫療法 (免疫リンパ球療法)　低線量放射線治療 (ラドン温泉治療)　温熱療法 ほか)

◇進行がんは本当に治るのか？—ANK免疫細胞療法の実態　松崎千佐登著　幻冬舎メディアコンサルティング　2012.2　223p　19cm　〈発売：幻冬舎〉　1200円　Ⓟ978-4-344-99827-8
[内容] はじめに「生きること」に焦点を当てた数少ない治療法　第1章 暴れるがんと暴れないがん　第2章 最先端治療「ANK免疫細胞療法」への期待　第3章 ANK免疫細胞療法でがんと闘う医師たち　イラストでわかるANK免疫細胞療法　もっと知りたい！ANK免疫細胞療法のQ&A　おわりに 今のがん医療にはびこるクスリ

◇真実のガン治しの秘策—治験例が証明する進行・転移ガンの治療法を初公開　鶴見隆史著　中央アート出版社　2008.4　251p　19cm　1500円　Ⓟ978-4-8136-0474-7　Ⓝ494.5
[内容] プロローグ なぜか、ガン死が減らないのか？　第1章 三大療法ではガンは治せない！　第2章 抗がん剤が増ガン剤になる！　第3章 酵素は万病に効く　第4章 進行・転移ガンこそ治せ！　第5章 これがガンを招くライフスタイルだ　エピローグ 治癒には法則がある

◇心配しないでいいですよ放射線治療　山下孝、隅田伊織著　真興交易医書出版部　2006.12　167p　21cm　1800円　Ⓟ4-88003-204-2　Ⓝ494.54
[内容] 第1章 放射線治療とは　第2章 実際に治療を受けるために　第3章 各部位別治療　第4章 放射線治療の位置づけ　第5章 あきらめない放射線治療

◇「図解」がん免疫細胞療法—がん細胞を狙い撃つ最先端医療の威力　谷川啓司著　実業之日本社　2004.6　239p　20cm　1700円　Ⓟ4-408-32232-6　Ⓝ494.5
[内容] プロローグ　1 身体を守るための免疫機能とは？　2 がん免疫細胞療法の実際　3 がん免疫細胞療法のこれから　4 がん免疫細胞療法Q&A患者と家族の質問に答える (普通の病院とは、どこが違うのでしょうか？　紹介状 (診療情報提供書) はどうしても必要でしょうか？ ほか)

◇救える「いのち」のために—日本のがん医療への提言　山本孝史著　朝日新聞社　2008.1　201p　19cm　1400円　Ⓟ978-4-02-250388-6　Ⓝ494.5
[内容] 第1章 がん告知をされて　第2章 日本のがん医療制度の問題点　第3章 検診とたばこ対策が健康を守る　第4章 抗がん剤の未承認と適用範囲の拡大　第5章 抗がん剤療法に正当な評価を　第6章 緩和ケアは末期医療か？　第7章 患者ができること　第8章 がん医療の向上のために公費投入を　対談「いのち」を守るために (山本孝史・川田龍平)

◇救える「いのち」のために—日本のがん医療への提言　山本孝史著　新版　朝日新聞出版　2011.12　205p　19cm　〈初版：朝日新聞社2008年刊〉　1600円　Ⓟ978-4-02-250932-1　Ⓝ494.5
[内容] 第1章 がん告知をされて　第2章 日本のがん医療制度の問題点　第3章 検診とたばこ対策が健康を守る　第4章 抗がん剤の未承認と適用範囲の拡大　第5章 抗がん剤療法に正当な評価を　第6章 緩和ケアは末期医療か？　第7章 患者ができること　第8章 がん医療の向上のために公費投入を　座談会「がん対策基本法」成立から5年 (尾辻秀久　門田守人　鷲見守　山本ゆき)

◇絶対あきらめないガン治療・30の可能性—もっと知りたい "医療のスキマ"　伊丹仁朗著　三五館　2011.8　222p　19cm　1400円　Ⓟ978-4-88320-538-7　Ⓝ494.5
[内容] 免疫ドックで、まずはガンに打ち克つ自分のチカラを調べよう　うつ病予防がガン克服の隠れた鍵　ガンを消す食事療法の決定版、ついに誕生　ガン免疫増強には、適度な運動が効果的　糖尿病とガンは意外に「深い仲」　女性のガン手術には、再発が大幅に少ない大安日がある！　睡眠剤メラトニンを手術前に飲むと、再発率が低くなった！　血液検査で探知するガンの秘密情報　ガン闘病中は感染症にご用心　抗ガン剤は「ゆっくり・少なく」のほうが、効果あり！ [ほか]

◇全人的がん医療—がんプロフェッショナルを目指して　元雄良治著　じほう　2007.12　124p　26cm　2000円　Ⓟ978-4-8407-3800-2　Ⓝ494.5

◇そのがん治療、ちょっと待った！　郷龍一著, 済陽高穂監修　宝島社　2005.7　189p　19cm　1429円　Ⓟ4-7966-4723-6　Ⓝ494.5
[内容] プロローグ 自分らしいがん治療とは、何か？　第1章 がんを告知されたら　第2章 生存率にとらわれないがん治療の選び方　第3章「抗がん剤が効いた」の意味　第4章 治療方法のメリット・デメリット　第5章 情報に振り回されるな　エピローグ 小さいうちに見つければがんは怖くない

◇大病院「手術名医」の嘘　近藤誠著　講談社　2004.4　293p　16cm　(講談社+α文庫)　743円　Ⓟ4-06-256836-5　Ⓝ494.5
[内容] 第1章 がんをそのままにしたらどうなるのか　第2章 外科医はなぜ沈黙したのか—逸見政孝さんの場合　第3章 がんまたはがん死—山川千秋さんの場合　第4章 それでも「手術は成功」といえるのか　第5章 放置しても死なないがんがある　第6章 まやかしのインフォームド・コンセント　第7章 からだにメスを入れる前に再考を

◇大病院はなぜか教えてくれないガン医療のスキマ30の可能性　伊丹仁朗著　三五館　2005.11　221p　19cm　1400円　Ⓟ4-88320-335-2　Ⓝ494.5
[内容] 免疫ドックで、まずはガンに打ち克つ自分のチカラを調べよう　うつ病治療がガン克服の隠れた秘訣だった　ガン闘病中は、何をどう食べればいいの？　ガン免疫増強には、適度な運動が効果的　女性のガン手術には、再発が大幅に少ない大安日がある！　睡眠剤メラトニンを手術前に飲むと、再発率が低くなった！「PET検査」なら、再発・転移がひと目でわかる　ガン闘病中には必ず、インフルエンザ・ワクチンを！　抗ガン剤は「ゆっくり・少な

ガン　　　　　　　　　　　　　　　　　　　　　　　　　　　　　　　　病気・難病

く」のほうが、効果あり！　必要のない手術をする外科医がいるって、本当ですか？〔ほか〕

◇だれでもわかる最新のガン免疫療法—樹状細胞療法が切り開く近未来　阿部博幸著　ルネッサンス・アイ　2008.8　173p　19cm　〈発売：本の泉社〉1300円　Ⓘ978-4-904311-02-8　Ⓝ494.5
内容　第1章 3大治療（手術・放射線・抗ガン剤）の先へ　第2章 免疫システムの強化とガン治療　第3章 ガン免疫療法を支える免疫とは？　第4章 もっと詳しくガン免疫療法を知りたい　第5章 期待される樹状細胞を使った治療　第6章 より効果的な「樹状細胞療法」を目指して　付録 ガンの免疫細胞療法 知りたい初歩的なQ&A

◇誰にでもわかる免疫学—免疫細胞BAK療法が生まれるまで　海老名卓三郎著　翔雲社　2005.5　127p　21cm　1200円　Ⓘ4-921140-53-7　Ⓝ494.5
内容　第1章 ウイルスは生きる細胞への寄生体—細菌と違い抗生物質はまったく効かない　第2章 ウイルス感染症のいろいろ—エイズウイルスは免疫細胞を殺す　第3章 人畜共通感染症のいろいろ—狂牛病はまったく免疫が働かない怖い病気　第4章 免疫とは異物を排除する機構—移植医療の怖さ　第5章 遺伝子・染色体の不思議—何故女性は男性より長生きするか　第6章 癌は数種類の遺伝子の病気—抗癌剤の怖さ　第7章 生物製剤・機能性食品のいろいろ—免疫補助療法としての働き　第8章 福祉の基本は全人的なケアが中心—如何に生き、如何に死ぬか　第9章 患者さんの心を大切にした免疫細胞BAK療法—発想の転換より得た抜萃療法　第10章 西洋医学でも漢方医学でもない—第三の医学・科学的根拠に基づいた統合医学

◇チャートでわかるがん治療マニュアル　平岩正樹著　講談社　2005.1　191p　21cm　1500円　Ⓘ4-06-212010-0　Ⓝ494.53
内容　第1章 癌治療の基本と選択肢　第2章 手術の前に必ず確認しておくこと　第3章 抗癌剤治療の基本　第4章 抗癌剤治療の技術　第5章 癌の種類別抗癌剤治療の具体的方法

◇転移ガン！！諦めないでください—克服できる血管内治療最前線　松永光明著　冬青社　2003.6　175p　19cm　（イルカbooks）1300円　Ⓘ4-88773-012-8　Ⓝ494.54
内容　心臓の血管内治療　血管内治療の三要素とは　血管内治療は具体的にどうするのか？—脳動脈瘤の場合　血管内治療と、そのほかの脳外科疾患　カテーテルはどうやって目的地に到達するのか　脳腫瘍（髄膜腫）の血管内治療には、利点がある　転移ガンとは何か　血管内治療は抗がん剤をどう使うか？　従来の方法と血管内治療は、考え方がどう違うのか？　血管内治療は、どういう人に向く治療法なのか？〔ほか〕

◇統合医療が教えるがんでは死なない生活術　旭丘光志著　実業之日本社　2006.10　281p　19cm　1400円　Ⓘ4-408-32307-1　Ⓝ494.5
内容　プロローグ がんでも生き抜く！　まだ「統合医療」がある　第1章 がんでは死なずにすむ「統合医療」の時代がはじまっている　第2章 なぜ "がんでは死なない可能性" が高くなるのか？　第3章 完全密着・これが統合医療癒しの現場だ！—あらゆる治療手段を駆使してがん患者に救いの手を差し伸べる　第4章 どう生きどう死にたいか—患者の希望と事情を最優先する統合医療を医大で　第5章

んはどの段階でも治る可能性がある！　頚から上のがんに挑む　第6章 食事療法中心の統合医療でがん・女性疾患に驚くべき治療成果が！　第7章 がんが5年生存率72.4%を達成！　農村医学に根を張る統合医療の底力　第8章「ソラリア療法」でがん医療の隙間を埋める　第9章 "ピンピン・パタイ人生"の実現を支えるがん専門医の統合医療　エピローグ "死"を視野に入れた生き方を見つけたとき人生はより完成に近づく

◇統合医療でガンを防ぐ、ガンを治す　星野泰三著　角川書店　2005.4　205p　18cm　（角川oneテーマ21 C-91）705円　Ⓘ4-04-704195-5　Ⓝ494.5
内容　序章 現代医療で、なぜガンは治らないか　第1章 統合医療による奇跡のガン治療実例　第2章 統合医療とは何か　第3章 あなたにぴったりの治療方針を決める統合医療ドック　第4章 三大療法をサポートする統合医療的ガン治療　第5章 気軽にできる統合医療的ガン予防と治療法　第6章 統合医療的サポート・ケア　終章 統合医療で変わる未来のガン治療

◇統合医療はガン難民を救う—医師がガンになった時に選ぶガン治療　野中一興著　チャンプ　2011.3　208p　19cm　1238円　Ⓘ978-4-86344-006-7　Ⓝ494.5
内容　序章 統合医療の必要性を問う　第1章「ガン難民」という言葉の流行　第2章 ガンの原因と発生について　第3章 超高濃度ビタミンC点滴療法との出会い　第4章 様々な療法を活かす統合医療　第5章 統合医療の受け方　最終章 ガンになってよかったと思えること

◇治る！ガンの新「常識」　アカデミー・オブ・ワールド・ヒーリング編　たま出版　2012.4　238p　19cm　1300円　Ⓘ978-4-8127-0344-1
内容　第1章 ガンはどうして出来るか　第2章 何もしない方がマシ　第3章 ガンにならない三つの臓器　第4章 免疫と代謝　第5章 食の安全と生活習慣、環境要因　第6章 自分でも簡単にできる免疫力アップの健康法　第7章 効果の高い代替治療　第8章 ガンに効果があるサプリメント　第9章 癒やしとは　第10章 Q&A—質疑応答

◇なぜ、「がん」になるのか？　その予防学教えます。　津金昌一郎著　西村書店　2009.8　205p　19cm　1500円　Ⓘ978-4-89013-635-3　Ⓝ491.658
内容　はじめに—科学的根拠に基づく病気予防を探る　第1章 病気の動向（三大病：がん、脳卒中、心臓病）　第2章 たばこと病気　第3章 飲酒の功罪　第4章 食べ物と病気　第5章 サプリメントで病気は予防できるか　第6章 細菌・ウイルスと病気　第7章 環境と病気　第8章 がん検診と肥満対策の功罪　第9章 科学的根拠に基づく病気予防

◇なぜ免疫ががんを治す主役なのか　大沼鉄郎著、福本学監修　リンパ球バンク　2005.6　163p　20cm　〈発売：河出書房新社〉1500円　Ⓘ4-309-90633-8　Ⓝ494.5
内容　がんと私たち　まず正常な細胞を知る　がん細胞とは　免疫とは　免疫、第一の防衛ライン　自然免疫　獲得免疫　「細胞性免疫」と「液性免疫」　がん治療法、プラスとマイナス　見直されるがん免疫療法　ANK免疫療法の誕生　がん難民を出さないために

◇納得して治療を受けるためのがんとの闘い方―最新治療情報と活用法　祢津加奈子著　朝日新聞社　2003.7　261p　19cm　（朝日選書）　1200円　①4-02-259832-8　Ⓝ494.5
[内容]第1章 納得して治療を受けるということ（がん医療の進歩と患者をとりまく現実　がんという病気の特殊性―増えた選択肢）　第2章 がんと向き合うための基礎知識　第3章 がん治療最前線（化学療法の進歩　外科手術や放射線療法などの進歩　より長い命と苦痛の緩和　よりよい治療に向けて）　付録 がん素朴な疑問集

◇難治がんと闘う―大阪府立成人病センターの五十年　足立倫行著　新潮社　2010.8　253p　18cm　（新潮新書 380）　740円　①978-4-10-610380-3　Ⓝ494.5
[内容]第1章 がんと闘うために―津熊秀明医師に聞く　第2章 胃がんに挑む―飯石浩康医師に聞く　第3章 膵臓がんに克つ―石川治医師に聞く　第4章 肺がんとの闘い―兒玉憲医師に聞く　第5章 白血病を治す―正岡徹医師に聞く　第6章 女性とがん―上浦祥司医師に聞く　第7章 乳がんを撲滅する―稲治英生医師に聞く　第8章 がんを切らずに治す―西山謹司医師に聞く　第9章 がん細胞を究める―加藤菊也医師に聞く

◇日本人に多いガンから身を守る　斎藤嘉美著　ペガサス　2004.10　315p　19cm　1600円　①4-89332-048-3　Ⓝ491.658
[内容]第1章 予防に勝るガンの治療法はない　第2章 胃ガン　第3章 大腸ガン　第4章 肺ガン　第5章 前立腺ガン　第6章 乳ガン　第7章 日本人に多いガンにならないために

◇ハイテクがん診療の最前線―PET診療から粒子線治療まで　ハイテクがん診療の最前線編集委員会編著　PSP出版　2004.12　261p　26cm　〈発売：先端機能画像医療研究センター〉　5000円　①4-89408-011-7　Ⓝ494.5
[内容]第1章 がん診断・がん治療の歴史　第2章 がん診断の最前線　第3章 がん治療の最前線　第4章 粒子線がん治療計画　資料

◇ハイパーサーミア―がん温熱療法ガイドブック　日本ハイパーサーミア学会編著　大阪 毎日健康サロン　2008.5　199p　26cm　〈発売：神陵文庫（神戸）〉　3000円　①978-4-915814-99-0　Ⓝ494.5
[内容]温熱療法の方法「どのような治療法なのか」（治療の歴史、日本と世界における現状（田中良明著）　集学的治療の中での位置づけ、今後の課題（三橋紀夫著）　放射線との併用（田中良明著）　抗がん剤との併用（今田肇著）　外科手術との併用（浅尾高行著）　免疫療法との併用（武田力著）　温熱効果の増強手法（唐澤克之著）　温熱治療パラメータ（寺嶋廣美著）　有害事象とその対策（上田公介著）　温熱治療時のケア―看護の立場から―（松岡さなえ他著）　温熱治療時のケア―臨床工学技士の立場から―（大田真他著））　有効な症例「どんながんに有効なのか」（脳神経系腫瘍（高橋英明著）　頭頸部腫瘍（平木嘉幸他著）　口腔腫瘍（藤内祝著）　呼吸器腫瘍（今田肇著）　骨軟部腫瘍（大塚隆信著）　食道腫瘍（森田勝他著）　腹膜播種形成の分子機構と治療法（米村豊他著）　胃・大腸の腹膜転移（片山寛次他著）　播種性転移の治療.1（佐々木正人著）　播種性転移の治療.2（吉田好雄他著）　肝臓の腫瘍（吉川敏一他著）　膵臓の腫瘍（片山寛次他著）　大腸・直腸の腫瘍（堤荘一他著）　泌尿器科腫瘍（上田公介著）　乳腺腫瘍（増永慎一郎他著）　婦人科腫瘍（播磨洋子著）　肝臓がん（マイクロ波凝固療法）（田伏克惇著）　肝臓がん（ラジオ波焼灼療法）（鄭浩柄他著）　肺がん（金澤右著）　前立腺がん（内田豊昭著）　乳がん（古澤多実他著））　原理の追究「温熱治療はなぜ有効か」（生物学、基礎医学総論（大西武雄著）　ハイパーサーミア（温熱）の生物作用（近藤隆他著）　温熱による分子損傷（高橋昭久著）　温熱による細胞死とその解析（松本英樹著）　温熱による情報伝達の変化（大西健著）　放射線との併用（櫻井英幸著）　抗がん剤との併用（古倉聡他著）　免疫との併用（井藤彰著）　温熱耐性（大塚健三著）　熱ショックタンパク質の生物学（大塚健三著）　熱ショックタンパク質の生理学（伊藤要子著）　腫瘍生物学（秋元哲夫著）　温熱感受性の修飾（増永慎一郎他著）　生体と免疫応答（小林猛著）　温熱生理学（長谷川武夫著））　技術の追究「進化する加温技術」（技術発展の歴史と今後の課題（菊地眞著）　電磁波による加温―RF領域加温―（加藤博和著）　電磁波による加温―マイクロ波加温―（伊豫公一他著）　電磁波による加温―腫瘍選択的加温―（長野勇他著）　超音波による加温（小野誠治他著）　加温装置の将来（黒田昌宏著）　遠赤外線による加温（竹内晃著）　HIFUによる加熱凝固（梅村晋一郎著）　侵襲的測温技術（二川佳央著）　非侵襲的測温技術（黒田輝著）　加温シミュレーション技術（上村佳嗣著）

◇パスでできる！がん診療の地域連携と患者サポート　岡田晋吾, 谷水正人編　医学書院　2009.12　148p　30cm　4000円　①978-4-260-00883-9　Ⓝ494.5

◇働きながら「がん」を治そう　馳澤憲二著　集英社　2005.9　174p　18cm　（集英社新書）　660円　①4-08-720309-3　Ⓝ494.54

◇副作用なきがん治療への挑戦―自然治癒力を下げずに、がんと闘うために　瀬良駿一著　現代書林　2008.9　87p　21cm　1000円　①978-4-7745-1147-4　Ⓝ494.5
[内容]1 副作用のないがん治療の可能性（克服できる副作用―新たながん治療の可能性　生物有効物質は副作用なき治療を可能にするか？）　2 研究報告 生物有効物質「CCD-17」の効果（生物有効物質「CCD-17」の開発と研究―発想の転換が生んだ新技術　CCD-17物質の生体に対する安全性試験　CCD-17物質の腫瘍細胞に対する増殖抑制効果試験　CCD-17物質の移植腫瘍に対する抗腫瘍効果試験　CCD-17物質の化学療法および放射線療法に対する弱毒化作用試験　CCD-17物質の移植腫瘍に対する腹水の抑制効果　最良の選択とは現代医学との併用でがんと闘う）

◇放射線治療を受けるがんサバイバーへの看護ケア　嶺岸秀子, 千崎美登子, 近藤まゆみ編著　医歯薬出版　2009.2　170p　26cm　（ナーシング・プロフェッション・シリーズ　がん看護の実践 3）〈並列シリーズ名：Nursing profession series〉　3600円　①978-4-263-23782-3　Ⓝ492.926
[内容]1 最新のがん放射線治療―治療と効果・有害事象との関連がわかる　2 放射線治療を受けるがんサバイバー・家族への看護　3 がん放射線治療の有害事象と症状観察　4 放射線治療とスキンケア　5 放射線治療の身体面への影響とケア　6 心理・精神面へのケア　7 教育・日常生活指導の実際　8 放射線治療のチーム医療　9 相談

◇放射線治療の最前線　早渕尚文著　悠飛社　2011.3　168p　20cm　（Yuhisha hot-nonfiction Yuhisha best doctor series）　1600円　Ⓘ978-4-86030-160-6　Ⓝ494.54
　内容　第1章 緩和医療という選択　第2章 放射線治療の現場　第3章 画像診断の進歩、治療への応用、そして問題点　第4章 放射線治療事故を検証する　第5章 現代医療の条件

◇末期癌「活性NK細胞療法」が救済!!　阿部博幸著　光雲社　2003.5　199p　19cm〈発売：星雲社〉　1600円　Ⓘ4-434-03174-0　Ⓝ494.5
　内容　第1章 患者が証言する「活性NK細胞療法」の驚異的効果　第2章 三大治療がダメでも、絶対に諦めない!　第3章 がん治療の切り札「活性NK細胞療法」（がん治療におけるキーマン「NK細胞」「活性NK細胞療法」の驚くべき効果）　第4章「TAF時間差療法」で攻める!　第5章 心と体の不思議な関係—チベットに見る新しい医療の可能性（精神と免疫力の深い関係　チベット医学に見る、心の平安）

◇末期患者でも、希望が持てるガン治療―進化を続ける「新免疫療法」の軌跡　八木田旭邦著　現代書林　2004.8　215p　19cm　1200円　Ⓘ4-7745-0613-3　Ⓝ494.5
　内容　第1章 現在のガン医療は、本当に患者さんのためになっているのか?　第2章「ガンを治す」のではなく、「ガン患者を治す」医療を目指す　第3章 長期不変も含め、有効率46.1%を達成した新免疫療法の実際　第4章 希望を捨てずに立ち向かい、転移・末期・難治性ガンを克服　第5章 新免疫療法の併用で「普段の生活」を続けながらガンと闘う

◇見えてきたがんを治す免疫―アレルギーとがんの治療最前線　谷口克著　技術評論社　2010.10　207p　19cm　（知りたい!サイエンス）　1580円　Ⓘ978-4-7741-4378-1　Ⓝ494.53
　内容　第1幕 免疫でがんを治療する　第2幕 免疫でがんを抑える仕組み　第3幕 免疫のふしぎ（免疫物語）　第4幕「免疫力」って何だろう　第5幕 国民病アレルギーは治るのか

◇見捨てられたがん患者さんへ―休眠療法が"がん難民"を救う　三好立著　講談社　2009.7　195p　19cm　1300円　Ⓘ978-4-06-215670-7　Ⓝ494.5
　内容　序章 日本のがん治療の全体像　第1章 "がん難民"となることはできるのか　第2章 がん休眠療法症例録　第3章 がん休眠療法の治療成績と副作用　第4章 広義の"休眠"を目指す　終章 がん治療と緩和医療の関係を再考する

◇名医が教える「がん」治療の基礎知識　1　講談社編, 日本医師会監修　講談社　2011.6　114p　21cm　（講談社mook　信頼できる医師と最新治療シリーズ　1）　838円　Ⓘ978-4-06-389570-4　Ⓝ494.5

◇免疫を通じたがんの予防―その過去・現在・未来　第30回本田賞授与式記念講演　イアン・フレイザー述　本田財団　〔2009〕　58p　30cm　（本田財団レポート no.133）〈英語併記　会期：2009年11月17日〉　Ⓝ491.658

◇もしもあなたががんになったら―患者・家族、さくさべ坂通り診療所在宅緩和ケアチームが創り出す自分らしい生き方とは　大岩孝司著　晩聲社　2011.11　190p　19cm　1400円　Ⓘ978-4-89188-351-5　Ⓝ494.5
　内容　第1章 住み慣れた家で暮らす　第2章 それぞれの物語　第3章 せん妄ということ　第4章 治療の初期段階からのせん妄　第5章 病院というところ　第6章 がん治療の受け方　第7章 認知症だからこそ住み慣れた家　第8章 意識はなくなるのか　第9章 息苦しいのも大丈夫　第10章 "七転八倒の痛み"の意味

◇もしも、がんが再発したら―本人と家族に伝えたいこと : 患者必携　国立がん研究センターがん対策情報センター編著　英治出版　2012.3　140p　21cm　750円　Ⓘ978-4-86276-139-2　Ⓝ494.5
　内容　がんが再発していますと言われたら　がんの再発、私たちの体験　再発、転移とは　がんを治療する　痛みについて　体や心の不調に対処する　臨床試験に参加するには　未承認薬について　補完代替療法に興味を持ったときには　治療法をどう選ぶか　あなたの心に起こること　生きる意味を考えること　あなたを支えるいろいろなこと　家族およびあなたを支えてくれる方へ

◇よくわかる癌放射線治療の基本と実際―放射線治療にかかわる看護スタッフのために　兼平千裕編, 東京慈恵会医科大学放射線治療部著　真興交易医書出版部　2004.4　179p　26cm　3200円　Ⓘ4-88003-575-0　Ⓝ494.54

◇Q&Aでナットクがん化学療法と看護　新井敏子編, 佐々木несяка, 岡元るみ子, がん・感染症センター都立駒込病院看護部監修　中央法規出版　2011.3　290p　26cm　3000円　Ⓘ978-4-8058-3379-7　Ⓝ492.926
　内容　第1章 がん化学療法の基礎知識　第2章 副作用と症状マネジメント　第3章 疾患別の化学療法と看護　第4章 化学療法を受ける患者・家族への看護マネジメント　第5章 抗がん剤による事故とその予防・対策　第6章 外来化学療法

◆がん検診・がん登録

◇がんから身を守る予防と検診　若林敬二監修　ヤクルト本社広報室　2011.9　175p　19cm　（ヤクルト健康シリーズ　31）　Ⓝ491.65

◇癌患者を救いたい―PSA検診のウソ　李漢栄著　六然社　2010.3　152p　19cm　1500円　Ⓘ978-4-901609-29-6　Ⓝ494.5
　内容　日本列島に証明医療が定着　無作為化対照試験（RCT）と証明医療　医療という業界　厚労省・巨大製薬会社・学閥（官・業・学）の織りなす芸術的な（State of Art）情報操作　赤っ恥をかいた日本発の神経芽細胞腫検診　PSA検診は有害無益　前立腺癌検診の変遷　乳癌検診の実情　その前立腺検診への応用　患者を誤らせる「癌の前期」　がんの自然史から観た、癌検診の無理　命を取る（転移する能力のある）固形癌治療の効果判定　癌検診の歴史、ブレーク・スルー　医学雑誌の質　癌検診・治療における欧米の自浄化作用　漢方薬はインチキ?　不可解な常識、情報操作

◇がん検診ガイドラインガイドブック　濱島ちさと著　平成19年度厚生労働省がん研究助成金「がん検診の適切な方法とその評価法に関する研究」班　2008.3　37p　30cm　Ⓝ494.5

◇がん検診事業における市民および医療者に対する情報提供のあり方と精度管理のしくみの構築―平成19年度千葉市・大学等共同研究事業成

果報告書 〔千葉〕 千葉市 2008.3 46,8枚 30cm 〈共同刊行：千葉大学〉 Ⓝ494.5

◇がん検診のすすめ―外科医が訴える早期発見早期治療の大切さ 城戸哲夫著 現代書林 2011.8 190p 19cm 1300円 Ⓘ978-4-7745-1326-3 Ⓝ494.5
[内容]第1章 外科医が痛感した早期発見・早期治療の重要性 第2章 なぜ日本人は、がん健診を受診しないのか？ 第3章 がんに勝つための「攻撃的がん健診」のすすめ 第4章 PETがん健診の誤解と本当の実力 第5章 部位別・わかりやすい最強がん健診(あなたのがんリスクがわかる「チェックリスト」 各種がんの早期診断法)

◇がん検診の大罪 岡田正彦著 新潮社 2008.7 252p 20cm 〈新潮選書〉 1200円 Ⓘ978-4-10-603613-2 Ⓝ498
[内容]第1章 統計データに騙されるな 第2章 根拠がなかったメタボ健診 第3章 薬を飲んでも寿命はのびない 第4章 がん検診の大罪 第5章 医療への過大な期待

◇がん検診判断学 久道茂著 仙台 東北大学出版会 2009.12 229p 21cm 2800円 Ⓘ978-4-86163-126-9 Ⓝ494.5
[内容]1 がん検診とは 2 医学判断学とは 3 判断分析の胃集検での応用 4 がん検診のテクノロジー・アセスメント 5 スクリーニングテストの特性 6 がん検診の評価 7 評価研究の信頼性・妥当性 8 受診率と受診間隔 9 地域がん登録とがん検診 10 わが国におけるがん検診 11 外国におけるがん検診

◇ガン検診は受けてはいけない！？ 船瀬俊介著 徳間書店 2010.10 300p 19cm 1600円 Ⓘ978-4-19-863041-6 Ⓝ494.5
[内容]第1章 長生きしたけりゃ病院行くな！ ついにマスコミも衝撃告発 第2章 ガン検診、受けた人ほどガンで死ぬ！ 第3章 胃ガン、大腸ガン、子宮ガン…他のガン検診はもっと危ない 第4章 人間ドック、行くなら二次ガンになる 第5章 受けるな！ メタボ健診「健康人を薬漬け」の大陰謀 第6章 ガン死の8割は、副作用死だ！…ガン治療の絶望 第7章 3日間だけの検査入院で。85歳の死… 第8章 医師たちは、みずから検診を受けるのか？ 第9章 病気にならない生き方のすすめ

◇がん検診は誤解だらけ―何を選んでどう受ける 斎藤博著 日本放送出版協会 2009.11 205p 18cm 〈生活人新書 306〉 700円 Ⓘ978-4-14-088306-8 Ⓝ494.5
[内容]第1章 がんは防げるか 第2章 がん検診とは？ 第3章 がん検診の価値とは？ 第4章 有効性を評価するか 第5章 がん検診の情報をどのように理解するか 第6章 がん検診はホップ・ステップ・ジャンプ 第7章 何を選んで、どう受ける？

◇がん対策基本法施行後の現状と課題 関根一郎、中山敏幸、早田みどり、陶山昭彦、味木和喜子、岡本直幸編 地域がん登録全国協議会 2009.3 88p 30cm 〈JACR monograph no.14〉 非売品 Ⓘ978-4-925059-14-5 Ⓝ494.5
[内容]特別講演(わが国の地域がん登録の現状と展望について(味木和喜子他著) 長崎における成人T細胞白血病(ATL)とがん登録(土居浩著)) 会長講演(長崎腫瘍組織登録委員会について(関根一郎著)) がん登録資料の活用・成果(がん患者の受療動態(津熊秀明著) がん検診の精度管理(西野善一著) 長崎腫瘍組織登録委員会資料を用いた被爆者腫瘍の病理疫学研究の成果(中島正洋著)) 九州・沖縄のがん登録の現状(沖縄県のがん登録の現状について(賀ा保明他著) 熊本県のがん登録の現状(中村貴美枝著) 長崎県のがん登録の現状(陶山昭彦他著)) ポスター発表から(京都府のがん登録の現状(小笹晃太郎他著) がん届出数は法令や施策により大いに影響を受ける(松永弘子他著) 山口県の地域がん登録(がんサーベイランス事業)と「山口県がん対策推進計画」(内田佐知子他著) 栃木県地域がん登録室(大木いずみ他著) 2006～07年の秋田県地域がん登録成績(加藤哲郎他著) 広島県地域がん登録における遡り調査(伊藤桂他著) 神奈川県の地域がん登録における住民票照会の実施について(夏井佐代子他著) 国立がんセンターがん対策情報センターにおけるがん登録に関する研修(丸亀知美他著) 全国がん罹患モニタリング集計―2003年値推計の進捗(松田智大他著) 地域がん登録制度に関する全国意識調査(松田智大他著) 長崎医療センターにおける院内がん登録の現況報告(原本裕里他著) 院内がん登録全国集計のためのがんサーベイランスシステムの構築(平林由香他著) 胃・大腸がんの検診発見割合の性差に関する検討(佐々木真理子他著) 鳥取県における前立腺がんの罹患・死亡の動向(岡本幹三他著) 組織登録からみた広島県における皮膚腫瘍の実態(西信雄他著) 茨城県におけるがんの部位別年齢別罹患状況について(山浦修一他著) 広島市における小児がんの罹患・死亡・生存率(杉山裕美他著) 全国地域がん登録を用いた原発性マクログロブリン血症の罹患率(岩永正子他著) 地域がん登録への届出漏れ割合による罹患数、登録精度指標、および生存率への影響の試算(味木和喜子他著) 都道府県がん対策推進計画における地域がん登録資料の活用状況(井岡亜希子他著) 大阪府におけるがん患者に対する放射線療法実施の実態と需要量の予測(伊藤ゆり他著) Helicobacter pylori陽性消化性潰瘍患者の除菌治療と胃がん罹患に関する多施設協同前向き研究と山形県地域がん登録(柴田亜希子他著) 子宮頸部細胞診におけるベセスダシステムとHPVスクリーニングの有用性(三浦清徹他著) 長崎県のHPV typeについて(加藤能郎他著) 石綿関連業種の事業所周辺における中皮腫死亡症例集積の検討(三上春夫他著))

◇がん対策推進基本計画 〔内閣府〕 2007.6 41p 30cm Ⓝ494.5

◇がん対策におけるがん登録の役割 松田徹、柴田亜希子、味木和喜子、岡本直幸編 地域がん登録全国協議会 2007.3 62p 30cm 〈JACR monograph no.12〉〈会期・会場：平成18年9月1日 山形県庁二階講堂〉 非売品 Ⓘ978-4-925059-12-1 Ⓝ494.5
[内容]総説(国家戦略としてのがん対策とがん登録の役割(祖父江友孝著)) がん対策における地域がん登録の役割(がん対策におけるがん登録の意義・役割(松田徹著) 疫学研究への利用と成果の還元(西野善一著) 拠点病院を中心とするがん医療体制の企画(森脇俊著) 地理情報とがん登録資料を用いたがん罹患モニタリングの現状(三上春夫著) がん検診の精度管理(笠井英夫著)) がん登録は進んでいるのか(がん登録とは(味木和喜子著) がん医療と診療情報(西本寛著) 胃癌予防の可能性(間部克裕著) 胃がんから見たがん予防対策の現状(大島明著)) ポスター発表から(組織登録からみた広島県における卵巣腫瘍の実態(西信雄他著) 院内がん登録により明らかとなった当院のがん診療の実態と

問題点(越智恵他著) 福井県における子宮がんの動向について(木下愛他著) 大阪府におけるがんの罹患と死亡の動向(津熊秀明他著) 1993-2001年地域がん登録データによる小児がんの詳細集計(丸亀知美他著) 地域がん登録1993-2001年データにおける口唇・口腔・咽頭がん罹患の状況(片野田耕太他著) 地域がん登録データを基にした腎・尿路がんにおける記述疫学研究(松田智秀大他著) 地域がん登録集計の利用促進に関する試み(三上春夫他著) 死亡票から登録・集計する腫瘍の定義の違いによる罹患率への影響について(柴田亜希子他著) 鳥取県における乳がん罹患・死亡の動向とその特徴(岡本幹三他著))

◇がん登録とがん検診 小松原秀一, 小越和栄, 味木和喜子, 岡本直幸編 地域がん登録全国協議会 2010.3 71p 30cm (JACR monograph no.15) 非売品 ①978-4-925059-15-2 Ⓝ494.5

◇がん登録と社会との調和 岡本直幸, 伊藤серы美, 伊藤ゆり, 味木和喜子, 津熊秀明編 地域がん登録全国協議会 2010.12 100p 30cm (JACR monograph no.16) 〈英語併載〉 非売品 ①978-4-925059-16-9 Ⓝ494.5

◇がん登録の軌跡 猿木信裕著 悠飛社 2010.3 187p 20cm (Yuhisha hot-nonfiction Yuhisha best doctor series) 1600円 ①978-4-86030-143-9 Ⓝ494.5
 内容 生存率への期待 全がん協 日本のがん登録 五年生存率 我が国のがん対策 群馬県におけるがん登録 公表指針と取り組む 全がん協加盟施設の五年生存率 全がん協施設現況調査 公表は射程距離 待望のホームページによる生存率公表 二回目の公表 がん登録の未来に向けて

◇口腔がん検診どうするの, どう診るの─早期発見・早期治療を目指して 柴原孝彦, 片倉朗編著, 高野伸夫, 松坂賢一, 武田栄三, 野村武史, 神山勲, 山本信治著 クインテッセンス出版 2007.5 95p 28cm 7000円 ①978-4-87417-958-1 Ⓝ496.8
 内容 第1章 口腔癌検診の目的─口腔癌検診の普及がなぜ必要なのかを考える 第2章 口腔癌の臨床と病理─上皮細胞の異形成と口腔癌発生のメカニズムと病理 第3章 今日の口腔癌の治療─現在, 口腔癌の治療はどのように行われているのだろうか 第4章 口腔癌検診の実際─大学, 歯科医師会, 行政の連携による口腔癌検診の実際と将来展望 第5章 口腔癌を予防していくには─癌の予防はそう単純ではない. 国立がんセンターの提唱する「がんを防ぐための12ヵ条」はあらゆる癌の予防の指針となる

◇最新のがん検診がわかる本─早期発見・早期治療ができる! 安田聖栄著 法研 2006.9 191p 21cm 1500円 ①4-87954-632-1 Ⓝ494.5
 内容 第1章 がん検診はどこまで信頼できるか 第2章 がん検診はここまで進んでいる 第3章 早期発見するための検査と予後のフォロー 第4章 賢いがん検診の受け方

◇子宮頸がん検診とヒトパピローマウイルス─questions & answers集 「子宮がん検診とHPV」に関する検討委員会編集・執筆 日本細胞診断学推進協会 2009.6 44p 30cm Ⓝ495.43

◇市町村事業における胃がん検診の見直しについて─がん検診に関する検討会中間報告 がん検診に関する検討会 2007.6 19p 30cm Ⓝ495.43

◇市町村事業におけるがん検診の事業評価の手法について─胃がん・子宮がん・乳がん・大腸がん検診 がん検診に関する検討会中間報告 がん検診に関する検討会 2007.6 48p 30cm Ⓝ495.43

◇住民検診・職域検診・人間ドックのためのがん検診計画ハンドブック 三木一正, 渡邊能行編 南江堂 2004.11 189p 26cm 3500円 ①4-524-23803-4 Ⓝ494.5
 内容 総論 各論(肺がん検診 胃がん検診 大腸がん検診 肝がん, 肝炎検診 乳がん検診 子宮がん・卵巣がん検診 前立腺がん検診 腹部超音波検診, 脳ドック) 巻末資料

◇地域がん登録と疫学研究 辻一郎, 大島明編 大阪 地域がん登録全国協議会 2005.3 80p 30cm (JACR monograph no.10) 非売品 ①4-925059-10-6 Ⓝ491.65
 内容 総説(宮城県におけるがん疫学研究とがん登録(久道茂著) 乳がん検診ガイドライン作成の経緯とがん登録(大内憲明著) 個人情報保護とがん登録(安冨潔著) 大規模コホート研究と地域がん登録(宮城県コホート(西野善一著) 厚生労働省コホート(井上真奈美著) JACC study(玉腰暁子他著) 三府県コホート(祖父江友孝著) 広島・長崎原爆被ばく者コホート(児玉和紀他著)) ポスター発表から(山形県地域がん登録における多重がん.第1報(柴田亜希子他著) ICD-O3に準拠した地域がん登録システムの開発(三上春夫他著) 第3次対がん総合戦略研究の地域がん登録における精度向上と標準化について(金子聰他著) 地域がん登録を用いたがん検診の評価(宮松篤他著) 石川県におけるがんの罹患と患者の生存率について(蔵幹夫著) 喫煙・飲酒習慣によるがんの発生部位別リスクの評価(伊藤秀美他著) 早期診断の推進とがん医療の均てんにより達成できる生存率向上, 死亡数減少の試算(津熊秀明他著) 鳥取県における肥満とがん罹患の関連性に関する後ろ向きコホート研究(岡本幹三他著) 広島市・広島県におけるがん登録の現状と課題(西信雄他著) 長崎県における乳がんについて(吉田匡良他著))

◇地域がん登録による対がん活動の評価─大阪府がん登録事業の成果 藤本伊三郎著 大阪 地域がん登録全国協議会 2003.8 66p 30cm (JACR monograph supplement no.1) 非売品 ①4-925059-51-3 Ⓝ491.65

◇地域がん登録の精度向上と標準化 祖父江友孝, 大島明編 大阪 地域がん登録全国協議会 2006.3 95p 30cm (JACR monograph no.11) 〈会期・会場: 平成17年9月2日〜3日 国立がんセンター内国際研究交流会館3階〉 非売品 ①4-925059-11-4 Ⓝ494.5
 内容 総説(がん登録データの質を保証するための基準(D. M. Parkin著) 韓国におけるがん登録ネットワークとがん統計(Hai-Rim Shin著) 地域がん登録における機密保持ガイドライン(大島明著)) 地域がん登録と院内がん登録の連携(地域がん登録と院内がん登録の連携─過去・現在・未来(津熊秀明著) 出張採録から見た院内がん登録(西野善一著) 診療情報から見た地域がん登録と院内がん登録(西

本寛著）　地域がん登録と院内がん登録（猿木信裕著））　ポスター発表から（広島市における女性乳がんの実態（杉山裕美ほか著）　組織登録からみた広島市における前立腺腫瘍登録数の推移（西信雄ほか著）　がん罹患者に県境はない？（松永弘子ほか著）　福井県におけるがん罹患と生存率の推移（藤田学ほか著）　がん患者の15年相対生存率の解析手法による違い（市丸晋一郎ほか著）　5年生存がん患者のその後の生存率（佐藤幸雄ほか著）　がん登録事業に係る腫瘍登録診断票の届出実態調査（岡本幹三ほか著）　地域登録からみた中皮腫の罹患数および罹患率の推移（三上春夫ほか著）　がん登録情報を用いたがん罹患・進展におよぼす喫煙習慣のリスク評価（伊藤秀美ほか著）　四国がんセンター院内がん登録の紹介（喜田涼子ほか著）　電子カルテと連携したがん登録システムの構築（岡田妙子ほか著）　がん医療水準均てん化に特定機能病院が果たす役割（中林愛志ほか著）　当院におけるがん登録（深田民人ほか著）　長崎県における前立腺がんについて（稲田幸弘ほか著）

◇地域がん登録の利用　藤田学ほか編　大阪　地域がん登録全国協議会　2004.3　67p　30cm　（JACR monograph no.9）　非売品　Ⓘ4-925059-09-2　Ⓝ494.5

◇保健・医療と疫学研究における地域がん登録の役割　児玉和紀著，西信雄，味木和喜子，岡本直幸編　地域がん登録全国協議会　2008.3　72p　30cm　（JACR monograph no.13）　〈会期・会場：平成19年9月6日-7日 広島市南区民文化センター〉　非売品　Ⓘ978-4-925059-13-8　Ⓝ494.5
[内容] 放射線影響研究における地域がん登録の貢献（児玉和紀著）　地域がん登録の標準化の現状と課題（味木和喜子著）　地域がん登録に果たす医師会の役割（有田健一著）　がん対策推進計画策定における府県がん登録の役割（井岡亜希子著）　50周年を迎えた広島のがん登録（広島におけるがん登録の取り組みと成果（西信雄著）　広島市医師会とがん登録（桑原正雄著）　がん登録資料はどのように活用されるか（安井弥著）　がん登録では個人情報はこのように守られている（片山博昭著））　ポスター発表から（宮城県におけるがん罹患者の受療動態について（小定美香他著）　地域がん登録を用いた県内がん患者の医療機関受診に関する動態調査（柴田亜希子他著）　福井県におけるがん患者受療動態について（藤田学他著）　神奈川県地域がん登録における住民票照会による予後調査の課題（宮松篤能著）　大気汚染と肺がん罹患のリスクに関する地理疫学的研究（三上春夫他著）　早期発見（二次予防）によるがん死亡率減少に関する試算について（藤原ゆり他著）　がん登録データを利用した、佐賀県肺がん検診の精度管理（甲佐和宏著）　鳥取県における多重がん発生の動向と特徴（岡本幹三他著）　長崎県におけるがんの動向（早田みどり他著）　組織登録から見た広島県における甲状腺腫瘍の実態（福原敏行他著））

◇保健予防活動と地域がん登録　岸本拓治ほか編　大阪　地域がん登録全国協議会　2003.3　73p　30cm　（JACR monograph no.8）　非売品　Ⓘ4-925059-08-4　Ⓝ494.5

◇ABC検診Q&A集─胃がん撲滅に向けて、今こそリスク分類による効果的な検診を　胃がん予知・診断・治療研究機構　2011.5　10p　30cm　Ⓝ494.5

《介護・看護の知識》

◇外来がん患者の日常生活行動支援ガイド　小野寺綾子編　医学書院　2008.2　123p　26cm　2400円　Ⓘ978-4-260-00483-1　Ⓝ494.5

◇考えるがん看護　水嵜知子著　和光　すぴか書房　2008.12　202p　19cm　2000円　Ⓘ978-4-902630-12-1　Ⓝ492.926

◇がん患者のためのピアサポート─個別相談のピアサポーターとグループワークのファシリテーターを育てよう！そのノウハウを体験から語る　寺田佐代子著，堤寛監修　テンタクル　2009.11　200p　21cm　1600円　Ⓘ978-4-924821-22-4　Ⓝ494.5
[内容] 第1章 個別相談に対応するピアサポーター　第2章 グループワークのファシリテーター　第3章 がん患者のためのがん患者によるグループワーク　第4章 ピアサポートに有効なスキル　第5章 フューチャービジョン─がん患者へのソーシャルサポートの未来像　付録 情報提供

◇がんサバイバーシップ─がんとともに生きる人びとへの看護ケア　近藤まゆみ，嶺岸秀子編著　医歯薬出版　2006.6　212p　26cm　〈執筆：阿部恵江ほか〉　3800円　Ⓘ4-263-23484-7　Ⓝ492.926

◇がんと心　岸本葉子，内富庸介著　晶文社　2004.11　203p　19cm　1500円　Ⓘ4-7949-6638-5　Ⓝ494.5
[内容] サイコオンコロジーについて　告知を乗りこえる　ソーシャルサポートの必要　心のケアの専門家　仲間をつくる　がんとストレスの常識、非常識　副作用と後遺症　代替療法について　医者と患者のコミュニケーション　どこからケアが始まるのか　医療者は癒されるか　再発後の治療　さまざまな悩み　家族のケア　看取りについて　再統合に向けて

◇がんと心　岸本葉子，内富庸介著　文藝春秋　2009.9　205p　16cm　（文春文庫 き18-10）　543円　Ⓘ978-4-16-759910-2　Ⓝ494.5
[内容] サイコオンコロジーについて　告知を乗りこえる　ソーシャルサポートの必要　心のケアの専門家　仲間をつくる　がんとストレスの常識、非常識　副作用と後遺症　代替療法について　医師と患者のコミュニケーション　どこからケアが始まるのか　医療者は癒されるか　再発後の治療　さまざまな悩み　家族のケア　看取りについて　再統合に向けて　心の指針の第一歩　苦悩をよりよく担うために

◇がんとこころのケア　明智龍男著　日本放送出版協会　2003.7　253p　19cm　（NHKブックス）　970円　Ⓘ4-14-001975-1　Ⓝ491.65
[内容] 第1部 サイコオンコロジーとは何か　第2部 がんになっても自分らしく生きるために（痛みと心─痛みは我慢するもの？　あなたががんになったら─がんと上手に付き合うために　あなたの家族、友人ががんになったら─傷つける言葉・癒す言葉　がんとの上手な付き合い方）

◇がんと向き合う安心便利ノート　中村直行，橋口さおり企画編・著　名著出版　2007.1　528p　26cm　1800円　Ⓘ978-4-626-01710-9

ガン　　　　　　　　　　　　　　　　　　　　　　　　　　　　　　　　　　　　病気・難病

[内容] 1 診断へのステップ　2 治療への理解とインフォームドコンセント　3 セカンドオピニオン　4 緩和ケア

◇がんの心の悩み処方箋―精神科医からあなたに　保坂隆, 寺田佐代子著　三省堂　2008.12　200p　19cm　1600円　①978-4-385-36395-0　Ⓝ494.5
[内容] 第1章 総論―がんと心　第2章 がんになった時―どんな心配？ どんな不安？ Q&A37問　第3章 自分でできる心のケア　第4章 クスリの話―睡眠導入剤, 抗うつ薬　第5章 がん患者さんのためのグループ療法　第6章 家族のために―心のケアを考える　心のセルフケアノート

◇がんの時代, 心のケアールポ　上野玲著　岩波書店　2010.2　155, 20p　19cm　1700円　①978-4-00-025783-1　Ⓝ494.5
[内容] 第1章 精神腫瘍医の仕事　第2章 こころと身体は一体―患者は訴える　第3章 がん専門看護師という生き方　第4章 終末期とうつ　第5章 家族のケア　第6章 地方での取り組み　がん治療と心のケアが歩んできた道, そして将来

《告　知》

◇がん告知以後　季羽倭文子著　岩波書店　2003.1　204, 2p　18cm　（岩波新書）〈第15刷〉　700円　①4-00-430305-2
[内容] がん告知を受けて　がん告知はだれのためのもの　がん告知を受けた患者への援助プログラム―アメリカ, I Can Copeの場合　がんについて基礎的なことを知る　がんとともに健康に過ごすために（精神的な問題への対応　身体の調子を整える）　個人でやれること, 外からの支援と　死を見すえて生きる

◇「ガン告知」それからの生き方と治療法―ガン・難病を克服した患者と家族の全証言　臨床医学研究所MIラボラトリー編著　祥伝社　2004.5　220p　18cm　933円　①4-396-41057-3　Ⓝ494.5
[内容] 第1部 ガンは罹ってからでも遅くない―ガンの再発・転移を防ぐ治療法　第2部 ガンがわかってからの生き方と治療法―ガン・難病に打ち勝った患者と家族の全証言　第3部 免疫力強化でガン・難病が治る―病気を治すがん医療の現場

◇子宮・卵巣がんと告げられたとき　まつばらけい, 大島寿美子著　岩波書店　2003.12　188, 18p　18cm　（岩波アクティブ新書）　740円　①4-00-700094-8　Ⓝ495.3

◇その「がん宣告」を疑え―病理医だから見分けるグレーゾーン　福嶋敬宜著　講談社　2010.6　184p　18cm　（講談社＋α新書 523-1B）　838円　①978-4-06-272662-7　Ⓝ494.5
[内容] 第1章 つくられた「がん患者」　第2章 病理医の不足　第3章 がんは曖昧な存在　第4章 がんの正体　第5章 「がん」シミュレーションと最新のがん治療

《治療薬》

◇あぶない抗がんサプリメント　福田一典著　三一書房　2008.3　248p　21cm　2100円　①978-4-380-07213-0　Ⓝ494.5
[内容] 第1章 抗がんサプリメントとは何か　第2章 使ってはいけない抗がんサプリメント　第3章 買ってはいけない抗がんサプリメント　第4章 抗がんサプリメントの広告の読み方　第5章 抗がんサプリメントの正しい使い方　付録

◇医学ががんに勝利する日―分子標的治療薬の可能性　星野泰三, 嶋本隆司, 清水かほり共著　メタモル出版　2007.6　117p　19cm　（医学最先端シリーズ）　1300円　①978-4-89595-580-5　Ⓝ494.53
[内容] 1 分子標的治療薬はがん治療の救世主になりうるか　2 がん別分子標的治療薬　3 分子標的治療薬の臨床例　4 分子標的治療薬は夢のがん治療薬になりうるか？　5 分子標的治療薬と新型自己活性リンパ球療法

◇医者に聞けない抗癌剤の話―癌とわかったらすぐ読む本　平岩正樹著　増補改訂版　海竜社　2004.6　266p　20cm　1700円　①4-7593-0822-9　Ⓝ494.53
[内容] 第1章 抗癌剤とは何か　第2章 癌に対する抗癌剤の働き方　第3章 抗癌剤治療の進行度別戦略　第4章 抗癌剤治療は損か得か　第5章 新しいタイプの抗癌剤「分子標的治療薬」　第6章 七大癌の抗癌剤治療　第7章 研究段階の癌治療　第8章 癌難民にならないために

◇今こそ丸山ワクチンを！―30数年の時を経て再びがん治療の最前線へ　井口民樹, 丸山茂雄著　ベストセラーズ　2012.3　222p　19cm　1450円　①978-4-584-13385-9　Ⓝ494.5
[内容] 第1章 再び丸山ワクチンの時代がやってきた　第2章 丸山ワクチンの特長と歴史　第3章 症例が証明する丸山ワクチンの効果　第4章 がんの発病から現在まで～症例と経過　第5章 丸山ワクチンはどうしてがんに効くのか？　第6章 丸山茂雄の「がんとの付き合い方」　第7章 丸山ワクチンをより深く知るために

◇S-1誕生―国産初の世界レベル抗癌剤開発秘話　白坂哲彦編著　エビデンス社　2006.10　254p　20cm　〈発売：創英社〉　1900円　①4-9902304-3-4　Ⓝ494.53
[内容] はじめに―原発不明癌で逝った我が同志, 軸屋紘義に捧ぐ　第1章 抗癌剤開発で名を馳せた二人の恩師　第2章 フトラフールとの出会い　第3章 CDHP, オキシソン酸の発見　第4章 S-1承認へのいばら道　第5章 外来治療が可能な抗癌剤

◇オーダーメイドの漢方がん治療―抗がん力を高める漢方理論と漢方薬　福田一典著　シーエイチシー　2005.1　302p　19cm　〈発売：コアラブックス〉　1300円　①4-86097-079-9　Ⓝ494.5
[内容] 第1章 漢方薬は, 「抗がん成分の宝庫」　第2章 漢方はオーダーメイドでこそ力を発揮する　第3章 外科手術・抗がん剤・放射線治療の大きな欠点　第4章 漢方は, 民間薬, 健康食品とは, まったく違う　第5章 治癒力の源は食物からの栄養, 漢方はそれを助ける　第6章 漢方で栄養状態を改善し, 組織の治癒力と修復力を高める　第7章 漢方治療で, 西洋医学の治癒効果を高め, 副作用を予防する　第8章 漢方治療で, がんの再発・転移を防ぎ, QOL高く延命する

◇がんを薬で治す―抗がん剤・分子標的薬・ホルモン剤　癌研有明病院の最新薬物療法を徹底解説！！　畠清彦責任編集　朝日新聞出版

2009.6 165p 26cm (Asahi original) 1143円 ①978-4-02-272376-5 Ⓝ494.53
◇がんを薬で治す―抗がん剤・分子標的薬・ホルモン剤 癌研有明病院の薬物療法を紹介！！ 2010-2011年版 畠清彦責任編集 朝日新聞出版 2010.7 181p 26cm (Asahi original) 1238円 ①978-4-02-272396-3 Ⓝ494.53
◇「がんをくすりで治す」とは？―役に立つ薬理学 丸義朗著 朝日新聞社 2007.1 259,11p 19cm (朝日選書 813) 1200円 ①978-4-02-259913-1 Ⓝ494.53
◇患者中心のがん医療ガイド―抗がん剤の効果と副作用を知ることからはじめよう 瀬戸山修著 日本評論社 2008.7 191p 19cm 1700円 ①978-4-535-98297-0 Ⓝ494.53
　内容 第1章 がんという病気を理解しよう　第2章 抗がん剤治療を安心して受けるために　第3章 がん医療に不可欠な健全な日常生活　第4章 患者を支えるがん医療としての緩和ケア
◇ガン専門医が選んだガン患者のためのガン・サプリメント辞典 水上治編著 メタモル出版 2003.1 187p 19cm 1300円 ①4-89595-382-3 Ⓝ494.5
◇ガン治療医が使うガンに勝つ！機能性食品ベスト15 旭丘光志著 DHC 2003.9 391p 19cm 1200円 ①4-88724-191-7 Ⓝ494.5
　内容 ガンをコントロール可能な慢性病に変える！チャガ―ガン克服の道を拓く森の神秘物質　冬虫夏草―漢方ガン治療の画竜点睛的存在　免疫抗体食品「免疫ミルク・免疫たまご」―乳母子免疫システムが教えてくれた愛の抗ガン食品　U-フコイダン―ガン細胞を自殺に導くコンブ由来の機能性食品　乳酸菌生産物質・生源―現代によみがえった仏教医学の真髄　フロー・エッセンス―ガン治療に光をもたらすカナダインディアンの秘薬　アガリクス―医師も注目する"腸肝T細胞"の賦活作用　パフィア―苦痛緩和と著しいQOL向上をもたらす万能薬　プロポリス―ガン細胞の分裂増殖を抑制する天然の抗生物質　キチン・キトサン―最強の体内毒素排出作用がガン闘病を総合的に助ける！　AHCC―ガン名医が頼りにする健康復元作用　ハナビラタケ―腫瘍増殖抑制率74.4％、究極の抗ガンキノコ　ノニ―ポリネシアの神の果実に含まれる細胞正常化物質　霊芝胞子―テロメラーゼ阻害作用でガン細胞を自死に追いこむ　鹿角霊芝―"ゆらぎの医学"最強の抗ガン食品
◇がん治療の最前線―がんワクチン開発の現状と展望 2006年版 シード・プランニング 2006.5 180p 30cm (シード・プランニングの専門マーケティング資料) 95000円 ①4-87980-479-7 Ⓝ499.09
◇がんと闘う人が飲むサプリメント安心ガイド 宝島社 2004.3 126p 26cm (別冊宝島) 1300円 ①4-7966-3962-4
　内容 サプリメントで打ち克った！ドクター&患者の声　がんとサプリメントの基礎知識　自分に合ったサプリメントはどの成分？（身体への吸収力を増強する エンテロコッカス・フェカリス　有害物質を排除する ビタミンC・ビタミンE・ビタミンB群・β-カロテン・リコピン、コエンザイムQ10・ピクノジェノール・大麦若葉・ルイボス茶　免疫力をアップする アガリクス・ブラゼイ・ムリル・メシマコブ・冬虫夏草・ヤマブシタケ・ハタケシメジ、ハナビラタケ・AHCC・ハイブリッドグルカン・プロポリス・アラビノキシラン　免疫力をアップする燃料となる セレン・亜鉛　がんのアポトーシスを促進する フコイダン・マイタケD-フラクション・CPL環状重合乳酸　がんの血管新生作用を阻害する 秋ウコン・サメ軟骨・大豆・カテキン　がん細胞の増殖を阻害する 天仙液・有機ゲルマニウム・霊芝・高麗人参・タヒボ・アミグダリン　精神を安定させる セントジョーンズワート・カモミール・エゾウコギ・ローヤルゼリー）　正しい「サプリメントライフ」の送り方
◇がん難民にさせるものか―抗がん剤治療の最前線から 平岩正樹著 実業之日本社 2006.5 250p 19cm 1500円 ①4-408-10666-6 Ⓝ494.53
　内容 序章 がん難民たち（命の算術を強いる医療制度　不思議な日本の医療制度　がん難民との出会い　インターネットでがんの相談）　第1章 日本の「がん治療」最前線（「がん」の種類は二〇〇もある　趣味の抗がん剤治療とは…　日本に抗がん剤の専門医はいない　「もう、治療法はない」を疑う）　第2章 発言する患者たち（病院はテーマパークか　懸命に生きる患者に学ぶ　政治を動かした患者たち）　第3章 現代がん治療の問題点（マネーゲームが医療を変える！？　一流病院の「アリバイ的治療」　日本の医療は共産主義　医者のリスク　手術・放射線・抗がん剤以外の治療法は…）　第4章 がん難民にさせるものか（医者と患者の関係は　「がん治療ならヒロシマ」…を目指せ　「王様」と「乞食」　元気な日々を延ばす治療も必要）
◇がんの分子標的と治療薬事典 西尾和人, 西條長宏編 羊土社 2010.10 346p 26cm 7600円 ①978-4-7581-2016-6 Ⓝ494.53
　内容 第1部 分子標的の用語　第2部 各臓器がんの分子標的治療（脳腫瘍（悪性神経膠腫）　頭頚部がんと食道がん　肺がん　乳がん　胃がん・GISTほか）　分子標的治療薬/阻害剤ライブラリー
◇漢方抗ガン剤のすすめ―もうひとつのガン治療 菅宏著 現代書林 2004.7 190p 19cm 1200円 ①4-7745-0519-6 Ⓝ494.5
　内容 第1章 東洋医学が生んだガン治療への可能性　第2章 欧米も認めた進化を続ける漢方の効果　第3章 十分な実績を持つ最新の漢方抗ガン剤　第4章 症状に合わせた漢方抗ガン剤の使い方　第5章 漢方抗ガン剤でガンを克服した体験集
◇漢方で劇的に変わるがん治療 星野惠津夫著 明治書院 2010.7 185p 19cm （学びやぶっく 37 たいいく） 1200円 ①978-4-625-68447-0 Ⓝ494.5
　内容 第1章 漢方の「次の一手」でがん患者を援護射撃　第2章 がんの専門病院で、なぜ「漢方診療」を行うのか？　第3章 「漢方医学」とは何か？―知っておきたい「漢方」の基礎知識　第4章 がん治療における「補剤」の役割　第5章 漢方薬のがん治療への応用と緩和医療　第6章 癌研「KSC」で個別症状が改善されたがん患者さんの実例　第7章 漢方薬を用いたがん患者の栄養サポート　第8章 「漢方サポート外来」と「緩和ケア」の連携
◇がん薬：リスクと恩恵をはかる 和英対訳 補遺：CISパートナーシッププログラム 米国FDA生物学評価研究センター編, サーベイ・ジャパン国

際研究所訳 〔サーベイ・ジャパン国際研究所〕 2009.4 34枚 30cm 68000円 Ⓝ499.4
◇緩和ケアエッセンシャルドラッグ 恒藤暁, 岡本禎晃著 医学書院 2008.6 277p 14cm 2000円 ①978-4-260-00588-3 Ⓝ492
[内容] 1 本書の構成と使用法 2 国際ホスピス緩和ケア協会による緩和ケア必須薬 3 症状マネジメントの原則 4 症状マネジメントの概説 5 エッセンシャルドラッグ
◇緩和ケアエッセンシャルドラッグ 恒藤暁, 岡本禎晃著 第2版 医学書院 2011.9 316p 14cm 2200円 ①978-4-260-01409-0 Ⓝ492
[内容] 1 本書の構成と使用法 2 国際ホスピス緩和ケア協会による緩和ケア必須薬 3 症状マネジメントの原則 4 症状マネジメントの概説 5 エッセンシャルドラッグ
◇驚異の新薬ヨシキソール―常識を破る抗癌剤 矢作徹著 ウィズダムブック社 2008.4 214p 18cm 2000円 ①978-4-901347-22-8 Ⓝ494.53
[内容] 日本人が発見したヒノキチオール 神聖なる木 木曽ヒノキ 木曽ヒノキからヒノキチオールが抽出? 「MRSAが死滅した!」ヨシキソールの発見 100万個を超えるヨシキソール類 コンピューターで無数の薬が生まれる 難治の白癬菌の治療薬 O-157の毒素を阻止する ヨシキソールがエイズの特効薬になる C型肝炎ウイルスに効果があるか〔ほか〕
◇健康食品に騙される―食べ物でガンは防げない 三浦桃源著 近代文芸社 2003.8 69p 18cm 900円 ①4-7733-7056-4 Ⓝ494.5
[内容] 健康食品とは 健康食品の種類(主なもの) ガンの予防、治療と自然食品 酸性食品、アルカリ性食品 ガンと食生活 自然食品を食べよう ガンの予防はできるか 胃ガンについて 飲料水 末期ガンに効く ガンは患者自身で治せる? 検診のすすめ 標準体重の計算法 転ばぬ先の杖 生命保険に入るとき 保険はライフスタイルに合わせて 生命保険の掛け金と年齢
◇検証! がんと健康食品―健康情報の見分け方 坪野吉孝著 河出書房新社 2005.9 222p 19cm 1400円 ①4-309-25197-8 Ⓝ494.5
[内容] 序章 がん患者は健康食品に何を求めるのか 第1章 「健康食品」とは何か 第2章 アガリクス茸、プロポリスの有効性と安全性を検討する 第3章 がんの代替療法と食事療法 第4章 がん予防とサプリメント 第5章 健康食品は「ナチュラル」で「安全」か? 第6章 氾濫する健康情報とどうつきあうか 最後に「食事と生活習慣病」についてわかっていること―世界保健機関による報告書
◇抗癌剤―知らずに亡くなる年間30万人 平岩正樹著 祥伝社 2005.3 252p 18cm (祥伝社新書) 740円 ①4-396-11001-4 Ⓝ494.53
◇抗がん剤ガイドin U.S.A. アメリカ医学協会編, Wilkes & Ades著, 東京薬科大学ドラッグラショナル研究開発センター訳, 長坂達夫監訳 ブレーン出版 2005.5 29, 554p 26cm 5600円 ①4-89242-228-1 Ⓝ494.53
[内容] 第1部 がん治療薬―117種の代表的薬剤 第2部 症状緩和薬―141種の代表的薬剤 用語集 薬品名リスト
◇抗がん剤治療を安心して受けるために―患者さんとそのご家族の方へのてびき 国立がんセン
ター監修, 通院治療センター編集責任 がん研究振興財団 2005 28p 21cm Ⓝ494.53
◇抗ガン剤治療のすべてがわかる本 矢沢サイエンスオフィス編 学習研究社 2006.2 378p 21cm 2300円 ①4-05-402840-3 Ⓝ494.53
[内容] Q&A抗ガン剤治療のあらゆる疑問に回答 第1章 抗ガン剤治療とはどんな治療法か 第2章 延命効果の高い新しい抗ガン剤治療とは 第3章 抗ガン剤の種類と性質 第4章 ガン種類別・新しい抗ガン剤治療 抗ガン剤全リスト・最新情報
◇抗ガン剤で殺される―抗ガン剤の闇を撃つ 船瀬俊介著 花伝社 2005.3 373p 20cm 〈発売:共栄書房〉 2500円 ①4-7634-0437-7 Ⓝ494.53
[内容] 第1部「抗ガン剤、放射線、手術」でガンは治せない―ガン専門医たち衝撃の告白 第2部 抗ガン剤は猛毒だ―「医薬品添付文書」「副作用情報」から暴く(「医薬品添付文書」とは ガン治療…"地獄の責め苦"の行政責任を問う 「添付文書」「副作用情報」が明かす地獄図)
◇抗ガン剤の悪夢―ガンは治せず、延命せず 船瀬俊介著 花伝社 2011.9 293p 20cm 〈発売:共栄書房〉 2000円 ①978-4-7634-0613-2 Ⓝ494.53
[内容] 第1章 超猛毒! 看護師もあぶない―戦慄の「取り扱いマニュアル」 第2章 悪魔の抗ガン剤―猛毒性の数々を知ってください 第3章「イレッサ」八〇〇人の死 悲しみと怒り… 第4章 あなたのガンは"ガンもどき"だ! 第5章 ガンになったら、いくらかかるのか? 第6章 悪魔とダンスを踊る医師たち―最強発ガン物質が"抗ガン剤"に! 第7章 告発!"悪魔の抗ガン剤"―勇気あるひとびと 第8章 クスリで病気は治せない―こうしてめざめる自然治癒力の世界
◇抗がん剤の作用・副作用がよくわかる本 佐々木常雄監修, 主婦と生活社編 主婦と生活社 2007.5 263p 21cm 1600円 ①978-4-391-13388-2 Ⓝ494.53
[内容] 第1章 知っておきたい抗がん剤治療の基礎知識 第2章 部位別がんと最新の抗がん剤治療 第3章 抗がん剤の副作用とその対処法 第4章 抗がん剤治療の疑問に答えるQ&A がんの薬全製剤解説
◇抗がん剤は効かない 近藤誠著 文藝春秋 2011.5 290p 20cm 1429円 ①978-4-16-374130-7 Ⓝ494.53
[内容] 1章 抗がん剤は効かない 2章 対談:患者代表・立花隆、近藤誠に問う 3章「効く」とは何か 4章 すべての批判に答えよう 5章 なぜ錯覚するのか 6章 どんな毒性があるのか 7章 抗がん剤臨床試験データの補足 8章 分子標的薬臨床試験データの補足 9章 では、どうしたらいい? 10章 がんもどき総決算
◇抗がん剤は転移促進剤―これからのがん治療 臼田篤伸著 農山漁村文化協会 2005.9 245p 19cm (健康双書) 1333円 ①4-540-04282-3 Ⓝ494.53
[内容] 第1章 抗がん剤イレッサの悲劇 第2章 副作用に身を任せる抗がん剤治療 第3章 がんの転移はどう解明されているか 第4章 がん症状の解明が転移の真相を明らかにする 第5章 がん細胞が転移しやすい体内環境がある 第6章 ほとんどの抗がん剤は「転移促進剤」である 第7章 これからのがん治療―体の内なる力を信じて 第8章 予防法と治療法

病気・難病　　　　　　　　　　　　　　　　　　　　　　　　　　　　　　　　　ガン

は共通　第9章 代替医療のすすめ―読者を勇気付けるメッセージ
◇抗がんサプリメントの効果と副作用徹底検証！　キャンサーネット・ジャパン編　三省堂　2005.11　193p　21cm　1600円　④4-385-36141-X　Ⓝ494.5
[内容] 1章 抗がんサプリメントを買う前に、これだけを知っておこう！（臨床現場で感じること　日本と米国で異なるサプリメント事情）　2章 人気の抗がんサプリメント・総点検！
◇抗がんサプリメントの正しい選び方、使い方―決定版！　福田一典著　広島　南々社　2005.2　284p　19cm　1600円　④4-931524-33-8　Ⓝ494.5
[内容] 1 抗がんサプリメントの常識・非常識―後悔しないために、これだけは知っておきたい　2 成分別抗がんサプリメント徹底検証―有効性を「星の数」で評価（βグルカン（アガリクス等キノコ類）―免疫力を高めると悪化するがんや病気もある　抗酸化性ビタミン（βカロテン・ビタミンC等）―抗がん剤・放射線治療との併用に賛否両論あり　大豆イソフラボン―エストロゲン依存症の腫瘍（乳がん・子宮体がん等）には、増殖や転移を促す危険性がある　ほか）　3 これであなたも惑わされない！―抗がんサプリメントをめぐるインチキ行為から逃れる方法
◇抗がんサプリメントよく効く選び方と飲み方―他のサプリメントとの飲み分け、飲み合わせがわかる　阿部博幸著　主婦と生活社　2003.4　223p　19cm　1300円　④4-391-12779-2　Ⓝ494.5
[内容] 第1章 がんに克つ人、負ける人　第2章 抗がんサプリメントと病院治療の上手な併用法　第3章 がんサプリメントの目的別選び方（がんに負けない強い気持ちにする"気力亢進"サプリメント　免疫力を高める"免疫賦活"サプリメント　がん細胞を自殺させる"アポトーシス誘導"サプリメント　がん細胞の補給路を断つ"血管新生抑制"サプリメント　がん細胞の増殖を止める"分裂期細胞障害"サプリメント　体の土台を強くする"抗酸化"サプリメント）　第4章 抗がんサプリメントの力を引き出す飲み方　附章 いま、私が注目しているもう一つの療法「NK細胞療法」
◇最後まであきらめない患者さんへ最後まであきらめない医師から贈る愛のがんリクツナー―免疫力でがんとたたかう「治療型」がんワクチン　蓮見賢一郎著　エディター・プロダクツ　2007.7　157p　19cm　（発売：港の人（鎌倉））　1500円　④978-4-89629-175-9　Ⓝ494.5
[内容] 第1章 免疫の力でがんを治す　第2章 がんとは何か？　第3章 まるで戦争を仕掛けるようながん治療　第4章 免疫力のはたらき　第5章 がんワクチン療法とは何か？　第6章「治療型」がんワクチン療法で進行がんを治す　第7章「治療型」がんワクチン療法のしくみ　第8章 患者さん主体の治療をめざして　特別寄稿「治療型」がんワクチンがもたらしたがん治療の新たな可能性
◇実録！ガンと闘う健康食品「厳選11」実例集　山田義帰監修　現代書林　2005.2　205p　19cm　1200円　④4-7745-0654-0　Ⓝ494.5
[内容] 第1部 ガン代替医療における健康食品の可能性　第2部 闘病体験談「私はこの健康食品でガンに克った！」　第3部 総力取材！ガンと闘う健康食品"厳選11"

◇新・抗がん剤の副作用がわかる本　近藤誠著　三省堂　2004.9　376p　20cm　1800円　④4-385-35613-0　Ⓝ494.53
[内容] 1章 元気だったお母さんがなぜ急死したのか　2章 こんな副作用（毒性）が命を縮める　3章 データでみる抗がん剤で治るがん・治らないがん　4章 抗ガン剤が有益な第一・第二グループ　5章 抗がん剤が不要・有害な第三・第四グループ　6章 ほとんどのがんにも「効く」と思い込まされたのか　7章 不要・有害なフルオロウラシル系経口抗がん剤　8章 治験をめぐる厚生省・製薬会社・医師の三極構造　9章 抗がん剤をやめたいと思ったら　番外編 こんな治療を勧められたら
◇高橋豊の今あるがんを眠らせておく治療―がん休眠療法のすべてがわかる　高橋豊著　主婦の友社　2010.9　191p　19cm　（名医の最新治療）　1400円　④978-4-07-272336-4　Ⓝ494.53
[内容] 第1章 がんと診断されてすぐ知りたいこと　第2章「がん治療の標準化」から「がん治療の個別化」へ　第3章 がんの共存を目指す「がん休眠療法」　第4章 がんという病気の真実　第5章 抗がん剤治療の真実　第6章 がん休眠療法と抗がん剤の本当の効果　第7章 がんの種類別がん休眠療法　第8章 がん休眠療法の未来
◇使い方次第で抗がん剤は効く！　梅澤充著　ベストセラーズ　2011.7　220p　19cm　1300円　④978-4-584-13325-5　Ⓝ494.53
[内容] プロローグ―標準的治療で「標準的」に死なないために　第1章「抗がん剤は効かない」は本当か　第2章 がんとがん治療　第3章 抗がん剤は使い方次第　第4章 ごく少量の抗がん剤治療の実績　第5章 ごく少量の抗がん剤を使った患者さんの症例　エピローグ―苦しまずに幸せな闘病生活を送ってほしい
◇データで見る抗がん剤のやめ方始め方　近藤誠著　三省堂　2004.9　250p　20cm　1600円　④4-385-36206-8　Ⓝ494.53
[内容] 化学療法（抗がん剤）で治るがん　高用量化学療法　化学療法（抗がん剤）の副作用、毒性　抗がん剤が効くがんは　どのレジメンが優れているか　抗がん剤が効く理由、効かない理由　（術後）補助化学療法　経口抗がん剤（飲む抗がん剤）　化学療法の回数　様々な治療法―化学放射線療法ほか　分子標的薬　なぜ、勘違いするか　抗がん剤のやめ方・始め方
◇ドクター平岩正樹の抗癌剤治療がよくわかる本　平岩正樹著　海竜社　2004.1　319p　20cm　1800円　④4-7593-0790-7　Ⓝ494.53
◇副作用が辛くなる、抗ガン剤がよく効く食事―ガン患者と家族のために　済陽高穂著　アスコム　2010.7　246p　19cm　1400円　④978-4-7762-0609-5　Ⓝ494.5
[内容] 第1章 わかりやすい抗ガン剤の副作用　第2章 済陽式食事療法で、抗ガン剤作用がアップし、副作用は軽減する　第3章 抗ガン剤に効く・ラクになる食事　第4章 抗ガン剤治療と済陽式食事療法で克服した人たち　第5章 わかりやすい済陽式食事療法とガンの関係　第6章 免疫力を高める生活
◇間違いだらけの抗がん剤治療―極少量の抗ガン剤と免疫力で長生きできる！　梅澤充著　ベスト新書　2006.3　253p　18cm　（ベスト新書）　800円　④4-584-12106-0　Ⓝ494.53
[内容] 第1章 ガン治療の基礎知識　第2章 抗ガン剤治療の嘘と真実　第3章 抗ガン剤治療の実情と問題点　第4章 抗ガン剤以外のガン治療（代替療法）　第5章

デタラメな民間療法はなぜ流行る？　第6章 極少量の抗ガン剤と免疫力で長生きできる！　第7章 患者さんと治療効果の紹介

《末期ガン患者》

◇いのちと家族の絆——がん家族のこころの風景　沼野尚美著　明石書店　2010.3　244p　20cm　1500円　①978-4-7503-3158-4　Ⓝ490.14
　内容　第1章 人生の困難と向き合うとき　第2章 病める人の心に寄り添う　第3章 残された時間を充実させるために　第4章 親の思い、子の思い　第5章 夫婦の絆をたしかめる　第6章 人はかかわり、生かされる　第7章 マザー・テレサが教えてくれた

◇家族指向グリーフセラピー——がん患者の家族をサポートする緩和ケア　デイビッド・キセイン、シドニー・ブロック著、青木聡、新井信子訳　コスモス・ライブラリー　2004.10　294p　21cm〈発売:星雲社〉　2300円　①4-434-05154-7　Ⓝ490.14
　内容　第1章 家族ケアと家族の悲嘆　第2章 家族機能の類型　第3章 家族指向グリーフセラピーの実際　第4章 家族指向グリーフセラピーで浮上する一般的なテーマ　第5章 セラピーの典型例　第6章 家族指向グリーフセラピー適用上の課題　第7章 特定のライフイベントが家族に与える影響　第8章 倫理的な側面　第9章 家族指向グリーフセラピーの導入

◇がん患者よ、医療地獄の犠牲になるな——迫りくる終末期をいかに人間らしく生き遂げるか　近藤誠、ひろさちや著　日本文芸社　2005.5　238p　18cm〈パンドラ新書 9〉〈『死に方のヒント』の増訂〉　838円　①4-537-25280-4　Ⓝ490.4
　内容　第1章 医学はどれだけ進歩したのか　第2章 なぜ「医療地獄」が生まれたのか　第3章 がんとはどんな病気なのか　第4章 人間は傲慢になっていないか　第5章 がんになったらどうするか　第6章 命はいったいだれのものか　第7章 命の尊厳をどう守るか　第8章「生きる」とはどういうことか

◇ディグニティセラピーのすすめ——大切な人に手紙を書こう　小森康永, H. M. チョチノフ著　金剛出版　2011.5　162p　20cm　2800円　①978-4-7724-1197-4　Ⓝ494.5
　内容　第1部 カナダでのディグニティセラピー（尊厳と、見る人の眼　尊厳を守るケア—緩和ケアのための新しいモデル　ディグニティセラピー—終末期患者に対する新しい精神療法的介入）　第2部 日本でのディグニティセラピー（クリスチャンになってよかったなって感じ—五九歳女性、肺がん　地域での役割をこなすのはB家の役割でした—六九歳女性、子宮体がん　家族は犬猫ひっくるめて—五九歳女性、肺がん　終戦後、広島の地面の上に何もない恐ろしさ—七六歳男性、悪性リンパ腫　きょうだい衆が帰って来たときは、あんばようしてやらないかんなあと—六三歳女性、悪性リンパ腫　これが僕の知らない私の三七年間です—四四歳女性、乳がん　今になってね、どうしてこんなにうろたえるのか—七二歳男性、食道がん　七〇歳女性、胃がん　ディグニティセラピーQ&A—小括に代えて）

◇病院で死なないという選択——在宅・ホスピスを選んだ家族たち　中山あゆみ著　集英社　2005.7　236p　18cm〈集英社新書〉　660円　①4-08-720299-2　Ⓝ494.5

　内容　第1章 家族が生きるための思い出づくり　第2章 一家の主として終末期を迎える　第3章 幼い子どもを残して母親が旅立つとき　第4章 最後まで仕事人として生きる　第5章 家族は遠く離れていても　第6章 障害を乗り越えて　第7章 喪失の悲しみから立ち直る　第8章 ホスピスケア情報

◇末期がん、その不安と怖れがなくなる日——がん哲学外来から見えてきたもの　樋野興夫著　主婦の友社　2010.11　191p　18cm　〈主婦の友新書 003〉　762円　①978-4-07-275263-0　Ⓝ491.65

◇末期ガンは手をつくしてはいけない　金重哲三著　中経出版　2004.2　255p　20cm　1400円　①4-8061-1955-5　Ⓝ490.14
　内容　覚悟して捨て、感謝して逝く　死を学ぶ　選択について　ガンの末期には手をつくしてはいけない　「末期ガンです」と言われるのは、「ある日、突然」です　ホスピスにたどり着くまでの遠く険しい道　家族が大問題　医者も大問題　「養生」こそ問題　痛みとモルヒネについて　生命の維持については人工栄養で生かされるのは恨めしい　死に至る順調な経過を理解する　悔いのない逝き方　十七箇条

◇私はがんで死にたい——ホスピス医が決めている最期　小野寺時夫著　メディカルトリビューン　2012.6　205p　19cm　1400円　①978-4-89589-380-0
　内容　第1章 高度進行がんになったら、手術は受けません　第2章 抗がん剤治療も受けません　第3章 体力のある間に、自分のやりたいことをします　第4章 在宅で最期を迎えるのが第一希望だが…　第5章 入院するならホスピスにします　第6章 痛みなどの苦痛は十分とってもらいます　第7章 食べられなくなっても点滴輸液は受けません　第8章 認知症になる前に依頼しておくこと　第9章 臨終に近づくときは、そっとしておいてもらいたい　第10章 安らかな死を妨げるのは最終的には心の痛み　補1 残念でならない妻の臨終直前の呼吸苦　補2 がんになったら、がんという病気の本性を理解しなければならない

◆痛みの治療

◇生きるための緩和医療——有床診療所からのメッセージ　伊藤真美, 土木亜理子編　医学書院　2008.7　291p　21cm　2200円　①978-4-260-00653-8　Ⓝ498.16
　内容　第1章 はやしやまクリニック 希望の家（兵庫）　第2章 野の花診療所（鳥取）　第3章 堂園メディカルハウス（鹿児島）　第4章 玉穂ふれあい診療所（山梨）　第5章 花の谷クリニック（千葉）　第6章 有床診療所の現状とこれからの緩和医療

◇生きる力がわく「がん緩和医療」　向山雄人著　講談社　2009.7　188p　18cm　〈講談社＋α新書 471-1B〉　838円　①978-4-06-272592-7　Ⓝ494.5
　内容　第1章 緩和医療ファーストの時代へ　第2章 緩和医療の実際　第3章 新世代の抗がん剤治療　第4章 24時間、365日のがん治療　第5章 最高の緩和医療を受けるために

◇痛みゼロのがん治療　向山雄人著　文藝春秋　2012.2　226p　18cm　〈文春新書 846〉　830円　①978-4-16-660846-1　Ⓝ494.5
　内容　長い「はじめに」—本書で最も言いたいこと　第1章 痛みの正体　第2章 こうすれば痛みはすっか

りとれる　第3章 モルヒネが安全なこれだけの理由　第4章 鎮痛薬以外での痛みのとり方　第5章 痛みの治療の実例　第6章 世界最大の課題のひとつ—がん悪液質　第7章 最後のステージ「鎮静治療」の位置づけ　第8章 緩和ケアのこれから

◇痛みのケア—慢性痛、がん性疼痛へのアプローチ　熊澤孝朗監修・編集　照林社　2006.6　247p 26cm　3000円　Ⓘ4-7965-2128-3　Ⓝ492
内容　1 痛みへの学際的アプローチ(痛みの概念の変革とその治療　痛みの学際的アプローチ、アメリカでは)　2 慢性痛へのアプローチ　3 緩和ケアにおける痛みへのアプローチ(痛みの専門的アセスメントと看護　緩和ケアの実践と看護師の役割)

◇がん医療における緩和ケアに関する医師の意識調査—報告書　日本医師会　2008.3　29p 26cm　Ⓝ492

◇がん緩和ケア最前線　坂井かをり著　岩波書店　2007.3　224p 18cm　(岩波新書)　740円　Ⓘ978-4-00-431067-9　Ⓝ494.5
内容　第1章 緩和ケアとは　第2章 緩和ケア病棟の日常　第3章 がんの痛みをとる　第4章 早期からの緩和ケア　第5章 進化する緩和ケアの技術　第6章 抗がん剤治療から緩和ケアへ　第7章 安心して自宅に戻れる緩和ケア　第8章 緩和ケアの今後

◇患者・家族のためのがん緩和マニュアル—米国国立がん研究所(NCI)PDQ・支持療法と緩和ケア版　先端医療振興財団・臨床研究情報センター監修　日経メディカル開発　2009.6　369p 20cm　〈発売: 日経BP出版センター〉　2200円　Ⓘ978-4-931400-54-2　Ⓝ494.5

◇がん性疼痛　下山直人編　大阪　医薬ジャーナル社　2007.8　75p 29cm　(インフォームドコンセントのための図説シリーズ)　3800円　Ⓘ978-4-7532-2266-7　Ⓝ494.5
内容　1 ICのためのがんの痛みの種類とその特徴　2 ICのためのがん痛みの機序と鎮痛薬、鎮痛法の作用部位　3 ICのためのがん痛みの評価法　4 ICのためのがん痛みの治療法　5 ICのための小児がん性疼痛　6 終末期におけるインフォームドコンセント

◇がん性疼痛治療と医療用麻薬の誤解　鈴木勉著　日野　愛智出版　2009.3　11p 30cm　(オピオイドを科学する no.1)　Ⓝ494.5

◇がんの痛みをとる5つの選択肢　向山雄人、鈴木央、福田一典、保坂隆、黒丸尊治著　洋泉社　2012.2　203p 18cm　(新書y 256)　800円　Ⓘ978-4-86248-847-3　Ⓝ494.5
内容　第1章 日本人が「がん」で苦しまなくてはならない理由—がん緩和ケア、忘れられていた「がん治療の柱」　第2章 適切な「がん緩和ケア」でほとんどの苦痛は緩和できる—なぜ、がん研有明病院に患者さんが殺到するのか　第3章 在宅でもがんの痛みはコントロールできる　第4章 患者さんの希望をつなぐ「漢方」　第5章 心の痛みに対応する「精神腫瘍科」　第6章 希望と安らぎを与える「ホリスティック緩和ケア」

◇がんの痛みをとる！—ケーススタディ これらすべての医師が痛みをとり除くことができる　武田文和、的場元弘監修　日本医事新報社　2009.5　196p 26cm　4500円　Ⓘ978-4-7849-6031-6　Ⓝ494.5
内容　第1章 がんの痛みから解放された人々—臨床での治療経過の報告(アセトアミノフェン(非オピオイド鎮痛薬)の内服で痛みが消えた膵臓がん(大動脈周囲リンパ節転移)患者の事例　NSAIDs投与で痛みが消えた肝細胞がん(多発リンパ節転移)患者の事例　ザルトプロフェン(NSAIDs)にオキシコドンの併用で痛みが消えた結腸がん(肝・肺・脊椎転移)患者の事例　NSAIDsにオキシコドンを併用して鎮痛できた乳がん(肝・骨転移)患者の事例　前立腺がんからの骨転移による痛みを在宅でスムーズに除くことができた前立腺がん(骨転移)患者の事例　ほか)　第2章 がんの日常診療に携わる医療職に必要な「痛みの鎮痛薬治療法」Q&A(がんの痛みの適切な治療法とは?　がんの痛みをとることは医師の義務?　がんの痛み治療に用いる麻薬指定鎮痛薬とは?　その処方に際しての留意点は?　がんの痛み治療で用いる麻薬指定鎮痛薬(麻薬)は依存症を起こすのか?　また耐性を起こすのか?　日本での医療用モルヒネの年間消費量はどれくらいか?　ほか)

◇がんの痛み対策と緩和ケア—緩和医療はがんが見つかったときから始まる　向山雄人著, 主婦の友社編　主婦の友社　2009.4　159p 21cm　(よくわかる最新医学)　1500円　Ⓘ978-4-07-261002-2　Ⓝ494.5
内容　第1章 がんの緩和医療とは　第2章 疼痛と痛み以外の症状のコントロール　第3章 臓器別各がんの疼痛・症状対策　第4章 心のケア　第5章 終末期のケア　第6章 食事のトラブルとケア　第7章 患者さんを支える家族の役割とケア

◇がんの痛み治療の真実　武田文和著　春秋社　2006.6　179, 32p 19cm　1800円　Ⓘ4-393-71616-7　Ⓝ494.5
内容　1 がんの痛みの基礎知識　2 がんの痛みの治療法　3 モルヒネをめぐる誤解と偏見　4 WHO方式がん疼痛治療法ができるまで　5 患者さんが教えてくれたこと　6 真実を伝えるということ

◇がんの痛みよ、さようなら！—こうすればとれる「がんの痛み」　武田文和, 高橋美賀子, 石田有紀編著　金原出版　2008.1　86p 26cm　2200円　Ⓘ978-4-307-77157-3　Ⓝ494.5

◇がんの「苦痛」をとる治療　石井典子, 山内リカ著　朝日新聞出版　2012.2　303p 18cm　1800円　Ⓘ978-4-02-330921-0　Ⓝ494.5
内容　はじめに がんが怖いと思っている人たちへ　第1章 がんにともなう「苦痛」とは　第2章 体の「苦痛」をとる　第3章 心の「苦痛」をとる　第4章 治療の「苦痛」をとる　第5章 進行期の「苦痛」をとる　第6章 終末期の「苦痛」をとる　第7章 日本の緩和ケアの現状

◇がんの最後は痛くない　大岩孝司著　文藝春秋　2010.8　185p 20cm　1300円　Ⓘ978-4-16-373000-4　Ⓝ494.5
内容　第1章 なぜ住み慣れた家での療養なのか　第2章 「がんの痛み」についての三つの驚き　第3章 がんがなぜ「痛い病気」になったのか　第4章 痛くなるメカニズム　第5章 身体的な痛みをどう取るか　第6章 がんの痛みって不思議だね　第7章 がんの痛みだけなぜ特別視されるのか　第8章 キーワードは「自律」

◇がんの在宅ホスピスケアガイド—ただいまおかえりなさい　吉田利康著　日本評論社　2007.12　227p 19cm　1500円　Ⓘ978-4-535-98284-0　Ⓝ490.14
内容　第1部 わが家に帰ろう　第2部 わが家へ帰ったら(わが家での生活—家に帰れば「患者様」ではあ

ガン　　　　　　　　　　　　　　　　　　　　　　　　　　　　病気・難病

りません　家族が看取る　市民が看取る―在宅医との対話PART2　在宅ホスピスケアをはじめよう）　第3部 旅立ち（旅立ちの時　旅立ちまでの一週間　つめたい涙から、あたたかい涙へ）

◇がんばらず、あきらめないがんの緩和医療　黒丸尊治著　築地書館　2005.2　149p　20cm　1600円　①4-8067-1302-3　Ⓝ494.5
 内容 1章 緩和ケア病棟における"治療"とは―「安らぎ」と「希望」を求めて　2章 一人ひとりの心地よさ―富士山見物旅行、折り鶴から、「自ら苦痛と向き合う」まで　3章 真実を伝えるということ―緩和ケア病棟での告知の実際　4章 緩和ケアで取り入れた代替医療の実践事例　5章 緩和ケア病棟における心のケア　6章 トータルサポートへ―ホスピス、緩和ケアを超えて

◇緩和医療と心の治癒力　黒丸尊治著　築地書館　2011.5　254p　20cm　2000円　①978-4-8067-1422-4　Ⓝ494.5
 内容 第1章 緩和医療でのかかわり　第2章 緩和ケアへの素朴な疑問　第3章 「安らぎ」を求めて　第4章 一人ひとりの思いに寄り添う　第5章 「希望」を求めて　第6章 心の治癒力を考える

◇緩和医療レッスン―あらゆる「痛み」を診る力がつく　患者ケア、疼痛管理、症状緩和の基本がわかる　沢村敏郎著　羊土社　2008.6　196p　21cm　3800円　①978-4-7581-0648-1　Ⓝ492
 内容 1 緩和医療はじめの一歩　2 疼痛薬の使い方　3 症状への対応　4 ファイナルレッスン（死の話をしてみよう）　付録 緩和医療において知っておきたい薬一覧

◇緩和医療―痛みの理解から心のケアまで　小川節郎、鈴木勉、池田和隆、下山直人、松島英介、笠井慎也著　東京大学出版会　2010.6　190,4p　19cm　2400円　①978-4-13-063401-4　Ⓝ494.5
 内容 第1章 痛みを考える―がん患者と緩和医療　第2章 医療用麻薬による痛みの治療―誤解や副作用を考える　第3章 人によって違う痛みと鎮痛　第4章 がんの痛みのいろいろ―症状に応じた治療法　第5章 がん患者と家族の心のケア―疼痛との関係を中心にして

◇緩和ケアを知っていますか―がんとつらくなく向きあっていくために　国立がんセンター監修、国立がんセンター中央病院緩和ケアチーム編集責任　がん研究振興財団　2007　22p　26cm　Ⓝ494.5

◇緩和ケアにおけるがん患者の家族ケア　緩和ケア編集委員会編　青海社　2007.10　221p　26cm　（緩和ケア増刊号）　3000円　Ⓝ490.14

◇緩和のこころ―癌患者への心理的援助のために　岸本寛史著　誠信書房　2004.6　168p　22cm　2400円　①4-414-40014-7　Ⓝ491.65
 内容 第1章 心に添う　第2章 不安と「適応障害」　第3章 抑うつの疾患概念　第4章 せん妄と意識の水準　第5章 バウムが語ること　第6章 無意識的身体心像　第7章 診断と見立て　第8章 言葉の問題について　第9章 薬物療法の基本姿勢　終章 安心のために

◇ギア・チェンジ―緩和医療を学ぶ二十一会　池永昌之、木澤義之編　医学書院　2004.6　218p　21cm　（総合診療ブックス）〈付属資料：ラミネートカード1枚〉　3700円　①4-260-12723-3　Ⓝ494.5

◇重症患者と生の終わりについて話し合いを始める　緩和中心の医療への移り変わりをサポートするとき　Whole Patient Assessment―緩和医療初診時の包括的評価　治癒できない癌を伝えるとき―患者とともに歩み始めるスタートライン　患者に残りの時間を伝えるとき―患者のQOL向上が目的であることを忘れてはならない　治癒できない癌の患者を持つ家族のサポート―家族の患者への向き合い方を支える　ホスピス・緩和ケア病棟への紹介をいつ、どのように行うか―患者は最期まで治ることへの希望を持ち続ける　アドバンス・ケア・プランニング―意識低下後も患者の意思を尊重するケア　代行意思決定と法的問題―延命治療などに関する重要な医療方針を決定する際に必要な原則と段取りについて患者および家族がセカンド・オピニオンを望むとき―真の信頼関係に基づいた、納得できる医療を提供するために〔ほか〕

◇後悔しない最期の時の迎え方―がん患者の在宅緩和ケアがよくわかる　井尾和雄著　現代書林　2011.1　222p　19cm　1400円　①978-4-7745-1289-1　Ⓝ494.5
 内容 第1章 年をとっても住みなれた街で最期まで　第2章 在宅緩和ケア2010年Now　第3章 在宅ホスピス医の一週間の軌跡　第4章 在宅緩和ケア1500人の看取りの分析　第5章 在宅緩和ケアの現場レポート　第6章 ご遺族から寄せられた手紙から　資料編1 在宅緩和ケア普及のために　資料編2 在宅緩和ケア・ボランティアさくらの活動

◇最期の流儀―ガン患者にみる在宅終末期緩和ケアの現実と希望　種山千邦著　長野 信濃毎日新聞社　2008.8　191p　21cm　1500円　①978-4-7840-7086-2　Ⓝ494.5
 内容 第1章 ガンと診断されたその日から　第2章 私が行ってきた在宅緩和ケア　第3章 終末期緩和ケアとガンの取り組み　第4章 ガンを取り巻く心　第5章 スキンシップこそ魂のケア　第6章 緩和ケアが持つ希望とこれからの課題　最終章 「いつもみんな笑っていた」

◇幸せな生き方、死に方　丹野恒明著　日本教文社　2005.2　237p　19cm　1333円　①4-531-06396-1
 内容 1章 病気になってよかったね　2章 幸せな生き方、死に方　3章 心が元気になれば体が元気になる　4章 父のこと母のこと自分のこと　5章 病院はただ患者さんのためにある

◇自分らしく生ききるために―進行がんの患者さんを支える　渡辺邦彦著　文芸社　2009.1　191p　20cm　1200円　①978-4-286-05326-4　Ⓝ494.5
 内容 はじめに―在宅ホスピス、二年経過　追いつめられて―Aさんの場合　じっとしてなんかいられない―Bさんの場合　飛行機のシートベルトみたいに―後藤先生の戸惑い　食べられないのは悪いこと？―Cさんの場合　生きている価値を見つけたい―Dさんの場合　夜明け前の電話が告げるもの―Eさんの場合　清水の舞台から飛び降りる―Fさんの場合　メメント・モリ―Gさんと家族の場合　次代へのバトン―Hさんの学び　おわりに―赤サイレンをゲットするまでの話

◇成人がん患者・家族とのエンドオブライフコミュニケーション　市川直明著　PILAR PRESS　2012.5　132p　16×10cm　1900円　①978-4-86194-044-6

病気・難病　　　　　　　　　　　　　　　　　　　　　　　　　　　　　　　　　　　　　　　ガン

◇　内容　1 エンドオブライフにおけるコミュニケーション（エンドオブライフ（End-of-Life, EOL）ケアとは　EOLコミュニケーションは確かな技術を引き継いでいくアートであるほか）　2 EOLコミュニケーション力を高めるスキル　3 EOLコミュニケーションの実際　4 フォローアップ　5 療養の場の選択と地域緩和ケアネットワーク

◇退院後のがん患者と家族の支援ガイド　日本ホスピス・在宅ケア研究会編著　大阪　プリメド社　2004.7　244p　21cm　〈退院後のがん患者支援ガイド〉の改訂　2800円　①4-938866-26-9　Ⓝ494.5
　内容　退院したがん患者を前にして　患者、家族とのよりよいコミュニケーションのために　在宅で必要な医療とは　痛みの緩和のために　患者へのサポートとアドバイス　家族へのサポートとアドバイス　在宅で看取るための家族へのアドバイス　がんで亡くなった患者の遺族へのサポート　おわりに　制度を活用するために

◇治すホスピス―緩和医療を超える統合医療への挑戦　平田章二著　ハート出版　2005.3　254p　20cm　1500円　①4-89295-507-8　Ⓝ494.5
　内容　1章 がんヴィレッジとreらいふサポート　2章 がん治療の最前線「免疫」　3章 がんヴィレッジで実施している西洋医学　4章 がんヴィレッジで実施している補完代替医療　5章 患者会「ひまわり」助け合いで免疫増強

◇やさしいがんの痛みの自己管理　武田文和著　改訂版　大阪　医薬ジャーナル社　2004.10　39p　30cm　950円　①4-7532-2118-0　Ⓝ494.5
　内容　がんの痛みと日常生活での痛みとの違い　WHO方式がん疼痛治療法の登場　がんの痛みの自己管理　日本人とがん、がんの痛みの現状　がん緩和ケアの実践　誤解や憶測に迷わされず正しい知識を活用する　がん治療にはがん患者さんにも役割がある　各医療職の役割を知る　がんの痛みの本態を知る　痛み治療の目標　医師は痛みをどう診断（アセスメント）するのか　鎮痛薬の使い方の基本原則　がんの痛みに使う鎮痛薬　モルヒネ　モルヒネ以外の強オピオイド鎮痛薬　鎮痛補助薬　薬以外の痛み治療法　痛みを訴えたが、医師が対応しなかったとき

◇やさしいがんの痛みの自己管理　武田文和著　改訂3版　大阪　医薬ジャーナル社　2007.1　39p　30cm　1400円　①978-4-7532-2231-5　Ⓝ494.5
　内容　がんの痛みと日常生活での痛みとの違い　WHO方式がん疼痛治療法の登場　がんの痛みの自己管理　日本人とがん、がんの痛みの現状　がん緩和ケアの実践　誤解や憶測に迷わされず正しい知識を活用する　がん治療にはがん患者さんにも役割がある　各医療職の役割を知る　がんの痛みの本態を知る　痛み治療の目標　医師は痛みをどう診断（アセスメント）するのか　鎮痛薬の使い方の基本原則　がんの痛みに使う鎮痛薬　モルヒネ　モルヒネ以外の強オピオイド鎮痛薬　鎮痛補助薬　薬以外の痛み治療法　痛みを訴えたが、医師が対応しなかったとき

◇やさしく学べる最新緩和医療Q&A　江口研二、余宮きのみ編　総合医学社　2011.7　1冊　26cm　〈がん治療レクチャー〉Vol2 No3 2011　3800円　①978-4-88378-634-3, ISSN2185-5684
　内容　1 緩和医療総論（緩和医療の理念と現実　治癒困難な進行がん患者の緩和ケアの現状と大切なこ

と）　2 症状への対策（痛み　痛み以外の症状）　3 ケアの実際　4 各種がんの緩和ケア上の特徴（消化器がん（消化管　肝・胆・膵）　肺がん ほか）

◇よくわかるがん緩和医療―患者と医療者の必携エッセンス　江口研二、井関雅子編　大阪　医薬ジャーナル社　2010.10　111p　30cm　3200円　①978-4-7532-2442-5　Ⓝ494.5

◇Dr.大津の世界イチ簡単な緩和医療の本―がん患者を苦痛から救う10ステップ　大津秀一著　総合医学社　2010.6　142p　21cm　1800円　①978-4-88378-804-0　Ⓝ494.5
　内容　序章 緩和医療とは？　1 ステロイドを使おう！　2 NSAIDsを使おう！　3 オピオイドを使おう！　4 ちゃんとレスキューを設定しよう！　5 誤解や偏見と闘おう！　6 鎮痛補助薬を使おう！　7 その他の苦痛症状を緩和しよう！　8 うつには本当に注意しよう！　9 余命予測　10 頓用処方指示票を活用しよう！

《闘病記》

◇愛は死を超えて―亡き妻との魂の交流　フィリップ・ラグノー著, 荒川節子訳　ハート出版　2006.4　309p　19cm　1500円　①4-89295-534-5
　内容　第1部 妻カトリーヌとの最後の一年半（兆し　不安　ひとときの希望　嘘　旅立ち）　第2部 今夜あなたを待っているわ（悲しみはあとから　カトリーヌのささやき　前進　平穏）　ありふれた普通の一日　人生とはこうしたものさ…　他に何か付け加えることは？　最後の最後に

◇赤いくつのハンナ　マリア・ハウスデン著, 宮内もと子訳　アーティストハウスパブリッシャーズ　2003.2　221p　20cm　〈発売：角川書店〉　1400円　①4-04-898105-6　Ⓝ936
　内容　真実―ほんとうのことを語り、偽りなく生きる　喜び―底なしの闇に見つけた輝き　信仰―「わが心が行なわれんことを」から「御心が行なわれんことを」へ　共感―仲間の輪の中へ　再生―知りたいと思うことから、解き放つことへ

◇諦めない生き方　病で苦しんでいる人たちのために　都倉亮著　致知出版社　2012.6　252p　19cm　1500円　①978-4-88474-964-4
　内容　癌宣告、そのとき人は何を思うのか　治療と手術　癌が発見されるまでの人生（生い立ちから会社勤務まで　独立起業）　治療を通して見えてきた医療の問題点　癌によって変わってしまった日常　病気が教えてくれた新しい生き方　見果てぬ夢を追いかけて

◇あの世への妻へのラブレター　永六輔著　中央公論新社　2005.8　236p　19cm　1400円　①4-12-003662-6
　内容　拝啓、あの世の昌子さん　父は男やもめ一年生―対談（永千絵　永麻理）　家族を家で看取るということ―座談会（永千絵　永麻理　村松静子）　妻という友達、妻というプロデューサー―対談（矢崎泰久　永六輔）　過ぎ去りし日々、思い出のとき　愛する妻をがんで喪くして―対談（田原総一朗　永六輔）　僕たちの介護論―座談会（谷川俊太郎　小室等　永六輔）　昌子さんの声が聞こえる

ガン　　　　　　　　　　　　　　　　　　　　　　　　　　　　　　　　　　　病気・難病

◇彩花がおしえてくれた幸福　山下京子, 東晋平著　ポプラ社　2003.11　207p　19cm　1300円　Ⓘ4-591-07936-8
　内容　彩花桜　出会い　しあわせ　仕事　告知　手術、そして「童話」　アメリカで学んだ「心のハグ」　『鉄道員（ぽっぽや）』　同じ痛みを抱えて　祈り　マザーズ・ドリーム　夫　息子　妙なる法則　生きていくということ　人生の先達たち

◇医者がガンになった─再発しても「絶対に諦めない」ための闘病論　川崎平八郎著　新風舎　2007.8　172p　19cm　1400円　Ⓘ978-4-289-02556-5
　内容　第1章 突然のガン告知─ガンは何の前触れもなくやって来た！　第2章 原発性肝細胞ガンの治療─手術を行なうべきか、やめるべきか!？　第3章 五回にわたるTAE治療（肝動脈塞栓療法）─私に残された、唯一の治療法　第4章 内科的療法と外科的療法の違い─抗癌剤療法・放射線療法から、腫瘍摘出の外科的療法へ　第5章 ガン再発の予防のために　終章 告知から五年─闘いはまだ終わらない

◇いのちをかけて、いのちを守る。─余命半年からの人生。がんイコール、リタイアではない　山本たかし, 山本ゆき著　山本孝史〔2007〕16p　19cm　Ⓝ310.4

◇いのちのリレー　川久保美紀著　ポプラ社　2005.7　191p　19cm　1400円　Ⓘ4-591-08671-2
　内容　第1章 いのちの授業　第2章 メールに込めた想い　第3章 父と息子　第4章 いのちのリレー　第5章 忘れられない贈り物　特別収録 大瀬敏昭氏インタビュー

◇医療は患者の生活を救えるか─ある環境化学技術者のがん闘病体験から　美浦義明著　パロル舎　2005.12　294p　20cm　1800円　Ⓘ4-89419-052-4　Ⓝ498.04
　内容　プロローグ 現代の戦場─がん病棟で　序章 発がん前史─軍国主義、高度経済成長のなかで　第1章 生活環境と健康─環境化学物質の有害性　第2章 生活習慣と健康─ストレスと生活習慣病の予防　第3章 健康を守るためのライフスタイル─自己責任の時代　エピローグ 私の死生観

◇永遠の子ども　フィリップ・フォレスト著, 堀内ゆかり訳　集英社　2005.2　383p　19cm　2800円　Ⓘ4-08-773427-7
　内容　1 初雪　2 闇のなかの物語　3 時間の森で　4 庭　5 アナトールとレオポルディーヌ　6 MANGA　7 死者の受けるべきもの　8 ウェンディ　9 純白の散歩

◇栄枯盛衰の人生─三度のガンに侵され八十歳の人生を全うした名も無い一女性の人生　江崎康治著　日本文学館　2004.7　214p　19cm　1200円　Ⓘ4-7765-0297-6　Ⓝ289.1
　内容　誕生　栄光と屈辱　それぞれの旅立ち　江崎家のはじまり　私の夫、江崎朝雄の素顔　江崎家のマドンナの変貌　私の子供達と妹　世の中の出来事　天国から地獄へ　相次ぐ不幸に〔ほか〕

◇おかあさんががんになっちゃった　藤原すず著　メディアファクトリー　2008.6　143p　21cm　950円　Ⓘ978-4-8401-2336-5
　内容　1章 おかあさんが、がん？　2章 がんってどうなるの？　3章 すずちゃんの決心　4章 おかあさんの介護　5章 がんに慣れていく　6章 しまくん、帰ってくる　7章 おかあさん、ホスピスへ

◇音のない花火　砂田麻美著　ポプラ社　2011.9　257p　19cm　1400円　Ⓘ978-4-591-12579-3

◇思い出つくる闘病生活　紀平昌義著　新風舎　2004.6　81p　19cm　（Shinpu books）　1000円　Ⓘ4-7974-4624-2　Ⓝ289.1
　内容　第1章 思い出したこと（私の幼少時代）　第2章 書き残したいこと（私の闘病生活）　第3章 生きぬきたい！

◇覚悟　鈴木元著　京都　ウインかもがわ　2008.11　258p　19cm　〈発売：かもがわ出版（京都）〉　1500円　Ⓘ978-4-903882-10-9
　内容　プロローグ 食道ガンの疑い　1 元寮生の集いと寮闘争　2 旅順探訪　3 『京都市の同和行政批判』の発刊　4 二〇〇七年の夏 盆休みとベトナム訪問　5 ベトナム・ラオス・カンボジア訪問　6 年末・年始（二〇〇七～二〇〇八年）　7 高校時代　8 介護　9 大訪中国とホームステイ　10 モンゴル訪問

◇家庭の医学　レベッカ・ブラウン著, 柴田元幸訳　朝日新聞社　2006.3　169p　15cm　（朝日文庫）　500円　Ⓘ4-02-264360-9
　内容　貧血　薄暮睡眠　転移　無能力　震顫　化学療法　耐性　禿げ　嘔吐　水治療法　睡眠恐怖症　モルヒネ　幻視　幻覚　塗油　火葬

◇加奈子。何をしてやれたかな…─女優・深浦加奈子の父が綴った、大腸ガン闘病記　深浦栄助著　主婦と生活社　2009.9　207p　19cm　1200円　Ⓘ978-4-391-13830-6
　内容　序章 2058日目の遺言─最後の日々　第1章 ボザル誕生─出生、幼少期　第2章 初ゴシップと自我─小学校時代　第3章 自主進学、演劇との出会い─中学、高校時代　第4章 女優・深浦加奈子。結婚より仕事─大学、劇団時代　第5章 青天の霹靂だったガン発見─壮絶闘病（前編）　第6章 魂の役者魂─壮絶闘病（中編）　第7章「ありがとう。わたし、もういいの」─壮絶闘病（後編）　第8章 最初で最後の口づけ─家族葬、お別れの会　第9章 大海原を駆け巡る加奈子─散骨　終章 すべての方々へ感謝を込めて

◇神の底抜けの恵み─伝道者に注がれた神のまなざし　後編　錦織博義著　ヨベル　2006.11　267p　19cm　〈付：妻淑子に訪れた恵みの使者─ガン闘病記─〉　1400円　Ⓘ4-946565-25-6　Ⓝ198.321

◇癌一髪！─悦楽的闘病記　寺崎央著　マガジンハウス　2012.3　157p　19cm　1000円　Ⓘ978-4-8387-2411-6
　内容　肝癌の宣告　妙な夏風邪　町医者の息子　長寿総合病院　テレビ局を志す　老人雑文屋　最後の治療法　スピードの狐先生　入院　TAE（肝動脈塞栓術）〔ほか〕

◇がんを抱いて「9条の会」　青木みか著　名古屋　風媒社　2009.4　181p　19cm　1200円　Ⓘ978-4-8331-1081-5　Ⓝ289.1
　内容　1 生かされて生きて八十五年　2 日本向老学学会「おひとりさまの老後」に参加して─二〇〇八年七月二七日　3 乳がんを抱いて　4 病床雑録─八月一一日～一〇月末日　5 ラッキーな乳がん─命綱、早期発見のノウハウ　むすび 退院─まず訪う「9条の会」

◇ガンを克服した"私たちの工夫"　沢崎宏著, 上野紘郁監修　ごま書房　2005.6　238p　19cm　1000円　Ⓘ4-341-08291-4　Ⓝ494.5

病気・難病　　　　　　　　　　　　　　　　　　　　　　　　　　　　　　　ガン

[内容]第1章 勇気を呼ぶ「ガン闘病記」　第2章 なぜ、いまこの代替療法なのか？　第3章 専門医も評価する新しい代替療法の実力（臨床医に訊く超吸収アガリクスの効果（1）佐野外科医院・佐野鎌太郎先生　免疫細胞学者に訊く超吸収アガリクスの効果（2）元国立予防衛生研究所免疫細胞室長・奥村秀夫先生　臨床医に訊く超吸収アガリクスの効果（3）すばるクリニック院長・伊丹仁朗先生）

◇ガン勝利者25人の証言—自然・栄養療法でガンを治した　今村光一著　中央アート出版社　2007.11　206p　19cm　1300円　Ⓘ978-4-8136-0437-2　Ⓝ494.5
[内容]第1章 ガン勝利者の証言（四十五年前、首にできた腫瘍はガンだった（ジョージ・ギムソン）　ガンの診断と同時に栄養療法を始めた（M・N・ポーター婦人）　手術もできないほどの前立腺ガンだった（バーン・S・マイヤーズ）　余命数カ月の悪性黒色腫の宣告だった（ヘレン・M・カラン）ほか）　第2章 ガン勝利者の栄養療法の理論と実際—副作用がないから不安なくできる　従来の療法との相違点—抗ガン剤、手術、放射線治療に対する大いなる疑問　栄養療法実施上のポイント—他力本願でなくみずから真剣にとり組もう）

◇ガン絶望から復活した15人—こうしてガンの進行・再発を防いだ！　中山武著　草思社　2007.8　214p　19cm　1300円　Ⓘ978-4-7942-1621-2　Ⓝ494.5
[内容]手術できない4期ガンから生還　六センチのガンが消えた！　心の転換に徹して肝臓ガン転移を克服　ストレスをなくしただけで激痛もガンも消滅　噛んで噛んで、噛みまくり　ガンが枯死！　驚異の尿療法　五年生存率二〇パーセントから十一年　三度のガン、三度の手術を乗り越えて　家族の愛情でガンの恐怖を克服　B型肝炎も治った！〔ほか〕

◇ガンでもくじけない—誰かのために生きること　都啓一著　講談社　2011.9　173p　19cm　1429円　Ⓘ978-4-06-217185-4
[内容]第1章 ガンと診断、告知されて　第2章 闘病生活　第3章 妻、久宝留理子　第4章 家族との絆　第5章 ファンへの想い　松岡充Interview 親友がガンになったとき　第6章 ガンを克服して。これからの

◇ガンとともに生きる　ゲール・エルトン・メーヨー著，持田鋼一郎訳　作品社　2003.10　225p　20cm　1800円　Ⓘ4-87893-581-2　Ⓝ934.7

◇がんとともに生きる—NHK生活ほっとモーニングがんだから生きることができる生き方を考える　NHK生活ほっとモーニング編　徳間書店　2005.4　213p　21cm　1200円　Ⓘ4-19-862001-6　Ⓝ494.5
[内容]第1章 心のケアとサポート（心の理解とケア　再発を乗り越える）　第2章 医療とのつきあい方（医療とのかかわり方　再発・後遺症について考える）　第3章 女性のがん　第4章 家族は第二の患者　第5章 みなさんのお便りに

◇ガンに声を奪われて—手術五回・死線をさまよって知る生きる意味　江口準著　新生出版　2005.10　249p　20cm　〈発売：ディーディーエヌ〉　1500円　Ⓘ4-86128-106-7　Ⓝ049.1
[内容]還暦の戦場記者　敗戦の記憶　昭和という時代　あの日あの頃　橋田信介の戦争　イラク戦争以後　橋田信介の戦場　日米は愚かなのか　戦争・その非情なるもの

◇ガン日記—二〇〇四年二月八日ヨリ三月十八日入院マデ　中野孝次著　文藝春秋　2008.11　212p　16cm　（文春文庫）〈2006年刊の増補〉　524円　Ⓘ978-4-16-752315-2　Ⓝ914.6
[内容]ガン日記　夫が亡くなるまでの日々　文学者の真実の記録　死に際しての処置—二〇〇一年五月三日記す　セネカの哲学とわたしのガン体験（『セネカ 現代人への手紙』あとがき）　墓をつくる/墓のこと（浄運寺寺報「松柏」より）　「黒いノート」について

◇ガンになってもあきらめないで…　村山良介著　日本温泉科学研究所　2005.2　222, 17p　19cm　〈発売：大巧社（習志野）〉　1300円　Ⓘ4-924899-58-5　Ⓝ494.5
[内容]序—ガンになった人の生き方を変える　第1部 ガンにおかされて　第2部 ガンとケア　第3部 幸せに生きる　参考 20年以上生きている医師でガン患者の生き方を考える一三人の麻酔科医について

◇がんに負けない41の簡単な方法—「余命半年」から生還した米国女性からのメッセージ　マージー・レヴァイン著，古草秀子訳　PHP研究所　2003.2　237p　20cm　1500円　Ⓘ4-569-62630-0　Ⓝ494.5
[内容]ネットワークづくりが最初のステップ　セカンドオピニオン、サードオピニオン　すべてを管理する司令塔役を選ぼう　治療ノートは心と頭の整理に最適　小型テープレコーダーを活用しよう　診察や検査は信頼できる人と一緒に　自分の能力を最大限に生かすには　瞑想の方法とその効用　イメージ療法の実践　リラクセーションのためのテープをつくる

◇ガン病棟のピーターラビット　中島梓著　ポプラ社　2008.8　243p　16cm　（ポプラ文庫）　540円　Ⓘ978-4-591-10435-4　Ⓝ914.6
[内容]黄疸　宣告　ガンセンターへ　手術　集中治療室　ガン病棟のピーターラビット　グルメな築地　食べるということは…　入眠剤　看護師さんたち〔ほか〕

◇がんもうつもありがとう！と言える生き方　音無美紀子著　青春出版社　2011.9　204p　19cm　1400円　Ⓘ978-4-413-03812-6
[内容]はじめに 六十歳を超えられるとは思っていなかった私—がんとうつの苦しみを乗り越えて　1章 もう、この子と一緒に死のう！—息子の難病をきっかけに、見失い始めた自分　2章 えっ、なんで私が乳がんに！？—どうしよう、家族を残して私は死ねない　3章 襲ってきた「うつ」との闘いの日々—「死にたい、死にたい」という心の叫び　4章 その苦しみを乗り越えて—どん底の私を救ってくれた家族のひと言　5章 やさしさだけが"絆"じゃない！—家族の試練に打ち勝つために…　6章 老いを寄り添って生きる—たとえ二本のレールは交わらなくても　終章 生き抜くことこそが誉れ！—いつまでも感謝する心を持ち続けて

◇ガンよ妻を返せ　田妖之介著　近代文芸社　2004.8　166p　19cm　1200円　Ⓘ4-7733-7186-2
[内容]ふり返れば妻が（出会い、そして結婚　闘病、そして死）　佐羅利満氏のつぶやき句集　ジージとバーバと孫のうた（『孫を詠む』　『孫の詩』）

◇毛のない生活　山口ミルコ著　ミシマ社　2012.2　163p　19cm　1500円　Ⓘ978-4-903908-33-5

ガン　　　病気・難病

内容:第1章 会社を辞める　第2章 ガンかもしれない　第3章 毛のない生活　第4章 毛のある生活　第5章 まだ何も始まっていない　エピローグ 老木をめざして

◇心の旅人たち　ポール・マクダーモット著, 宇丹貴代実訳　ポプラ社　2008.10　294p　20cm　1600円　⒤978-4-591-10558-0　Ⓝ936
内容:はじめに〈ヴァルの手記より〉　第1部 あるがままの始まり（父の死――一九七六年　トム――一九九三年十月十四日〈わたしとヴァルとの出会いの日〉ほか）　第2部 いまも、そしてこれからもずっと　第3部 終わりのない世界　第4部 アーメン

◇最後の興行師――よしもとお笑いEXPO』の仕掛け人・眉山プロダクション社長　重田雅通著　大阪　京阪神エルマガジン社　2008.7　245p　19cm　1429円　⒤978-4-87435-272-4　Ⓝ289.1
内容:第1幕 歌手になるで！　第2幕 歌手になったぞ！　第3幕 さらば東京、興行師・重田雅通誕生！　第4幕 史上最大の興行『よしもとお笑いEXPO』　第5幕 病魔・がんとの闘い

◇サプライズ――世界で一番幸せな片想い　阿端萌窪著　文芸社　2008.12　110p　19cm　1000円　⒤978-4-286-05730-9

◇子宮がん・卵巣がんとともに生きる――16人の女性と家族のストーリー　宇津木久仁子著　保健同人社　2007.11　151p　21cm　1200円　⒤978-4-8327-0348-3　Ⓝ495.43
内容:若年のがん　重複がん　家族の心配ごとを抱えて　がん治療と仕事との両立　後遺症に苦しむ　再発を繰り返して　家族の立場から

◇死に勝るいのちを得て――がん闘病817日の魂の記録　米田武義著　イーグレープ　2011.5　459p　21cm　1500円　⒤978-4-903748-51-1　Ⓝ198.3

◇死ぬという大仕事――がんと共生した半年間の記録　上坂冬子著　小学館　2009.6　191p　20cm　1200円　⒤978-4-09-389717-4　Ⓝ914.6
内容:追悼 最期の日まで作家として　第1章 がんは治すな、付き合うべし（終末期医療と緩和医療はどこが違うか　「高齢者は進行が遅い」は迷信　「悶絶死」でなければ本望です　ろく住んでいた病院を売り払ってしまった）　第2章 医者と患者をつなぐ「命を懸けた信頼関係」（女性は枯れ木がしぼむように、男性はポキッと折れるように　命をあずけたからには担当医の人生観に従いす　「散る桜」に美しさを感じる日本人の死生観）　第3章 自分らしく生きるために（「がん難民」を生む医療は許せない　死期は自分でわかりますか？　できることなら誰にも知られずに死にたい）　第4章 すべての患者に全人的医療を（慈恵医大病院長が語る「医療制度の大きな課題」　受け継がれた「病人を診る」精神と、日本人が失ったもの）

◇死の海を泳いで――スーザン・ソンタグ最期の日々　デイヴィッド・リーフ著, 上岡伸雄訳　岩波書店　2009.3　178p　20cm　1800円　⒤978-4-00-023462-7　Ⓝ936
内容:1 残酷な告知　2 確率に打ち勝てる人　3 リサーチ開始　4 診断後の揺らぎ　5 死の前向きな否定　6「生き残る」という物語　7 愛は慰めにはならない　8 最も孤独な死　9 臨終

◇自分らしく前へ――がんに克つ・ボランティア悠遊　杉山彰著　大阪　かんぽうサービス　2004.10　178p　19cm　〈発売:かんぽう（大阪）〉　1000円　⒤4-900277-50-9　Ⓝ049.1

◇手術は、しません――父と娘の「ガン闘病」450日　団鬼六, 黒岩由起子著　新潮社　2011.8　189p　18cm　1200円　⒤978-4-10-417806-3　Ⓝ914
内容:第1章〈発見まで 残日録 春〉 手術は、しません　第2章〈残日録 初夏 不良病人〉　第3章〈残日録 晩秋 花の下にて〉

◇消化器がん21のケースレポート――がんを乗り越えた患者さんたち　塩田吉宣著　土屋書店　2007.10　222p　20cm　（Tsutiya healthy books）　1400円　⒤978-4-8069-0939-2　Ⓝ493.4
内容:第1部 医者と患者が向かい合うとき（同じ舞台の上で向き合う医師と患者〈Oさん／直腸がん・肝転移・肺転移〉　「手術をしたい」という92歳の長寿者のがん〈Aさん／胃がん・直腸がん〉　27歳の女性、しかも妊娠で大腸がん？〈Fさん／大腸がん〉　完治したスキルス胃がんのこと〈Kさん／胃がん〉　7年ぶり、早期胃がんの来訪者〈Iさん／直腸がん・胃がん〉ほか）　第2部 あたたかながん治療に向けて

◇少しは、恩返しができたかな　北原美貴子著　講談社　2005.1　234p　20cm　1400円　⒤4-06-212740-7　Ⓝ491.65
内容:告知　足が痛い　入院　駒場東邦卓球部　言えない……　ユーイング肉腫　和恵にどう知らせたら　抗癌剤　堤先生　卓球部集合　ほか

◇全身がん政治家　与謝野馨著, 青木直美取材・構成　文藝春秋　2012.6　254p　19cm　1400円　⒤978-4-16-375040-8
内容:第1章 初当選から十ヶ月で「余命二年」　第2章 落選中のがんで良かった　第3章 放射線治療は楽なもの？　第4章 初めて書いた「遺書」　第5章 入院しながら血塗れの選挙　第6章 がん患者であることに夢中にならない

◇続・希望を持ちつづけて――透析二十八年、癌と共生しつつ　福間辰郎著　文芸社　2004.8　109p　19cm　1300円　⒤4-8355-7826-0
内容:暗い時代の影を背負って　腎不全との闘いの日々　読書の喜びに目覚める　腎移植への期待　自分史出版に励まされて　突然の癌告知　放射線治療に命を託す　透析を受けながら癌と闘う　未来を信じ希望を持つ　神と母と妻に感謝

◇ソフィー・9つのウィッグを持つ女の子　ソフィー・ファン・デア・スタップ著, 柴田さとみ訳　草思社　2010.7　334p　20cm　1600円　⒤978-4-7942-1766-0　Ⓝ949.36
内容:第1章 ガンが見つかった　第2章 ウィッグはたんなる髪の毛じゃない　第3章「病気のわたし」という新たな人生　第4章 今はこうして生きている　第5章 闘いと恋と　第6章 放射線治療　第7章 誰もが一度きりの物語を生きている　第8章 強く生きる者　第9章 病院を去る日　第10章 終わりとはじまり

◇空を見ればあしたが見える 続編　石井賢次著　文芸社　2008.6　304p　19cm　〈「続編」のサブタイトル：気象予報士さん、前立腺癌と闘う〉　1500円　⒤978-4-286-04399-9　Ⓝ370.49
内容:序章 手術　第1章 人生の明暗　第2章 母への想い　第3章 大手術　第4章 病は気から――地域に貢献　第5章 がん、友の会　第6章 再発　第7章 再起へ

病気・難病　　　　　　　　　　　　　　　　　　　　　　　　　　　　　　　　　　　ガン

◇そんな軽い命なら私にください─余命ゼロ いのちのメッセージ　渡部成俊著　大和書房　2007.8　157p　19cm〈付属資料：CD1〉　1400円　Ⓘ978-4-479-39160-9
[内容] プロローグ 期限切れの命　第1章 いのちの言葉　第2章 幸せは感じるもの　第3章 感謝すること　第4章 そんな軽い命なら私にください

◇妻ががんなのに、僕は恋人のベッドにいる。　クルーン著, 古田いず実訳　バジリコ　2009.2　431p　19cm　1800円　Ⓘ978-4-86238-124-8　Ⓝ949.33
[内容] 第1部 スタインとカルメン　第2部 スタインとカルメン、スタインとローズ　第3部 カルメン

◇妻と僕─寓話と化す我らの死　西部邁著　飛鳥新社　2008.7　245p　19cm　1700円　Ⓘ978-4-87031-851-9
[内容] 1 生と死─永劫と刹那が応答している　2 女と男─言葉におけるかくも絶大な隔たり　3 金銭と名誉─「美田」を「高楊枝」で歩く　4 孤独と交際─煉獄にも愉快がないわけじゃない　5 幼年期と老年期─三つ子の魂は百まで生きる　6 異邦と祖国─「何か」が荒神のあとにやってくる

◇妻に捧げた1778話　眉村卓著　新潮社　2004.5　207p　18cm　（新潮新書）　680円　Ⓘ4-10-610069-X
[内容] 毎日一話　闘病五年　一日一話　新制中学 妻と私　俳句　非常と日常　一日一話の終わり　少し長いあとがき

◇鶴見和子病床日誌　内山章子著　〔出版地不明〕　鶴見太郎　2008.7　235p　21cm　非売品　Ⓝ289.1

◇転移　中島梓著　朝日新聞出版　2009.11　282p　19cm　1800円　Ⓘ978-4-02-250666-5
[内容] プロローグ 2008年9月　2008年10月　2008年11月　2008年12月　2009年1月　2009年2月　2009年3月　2009年4月　2009年5月

◇転移　中島梓著　朝日新聞出版　2011.11　318, 15p　15cm　（朝日文庫）　760円　Ⓘ978-4-02-264637-8

◇「転移・再発防止！ガンを克服」実体験談　坂口浩二著, 桧田仁監修　和光　さくら企画　2005.7　319p　19cm　953円　Ⓘ4-9902535-0-7　Ⓝ494.5

◇天からの授かりもの─がんの患者会ができるまで　戸川敦孝　新興医学出版社　2008.9　108p　19cm　1000円　Ⓘ978-4-88002-500-1　Ⓝ493.09
[内容] 出会い　幹細胞移植　再発　癌の告知　生い立ち　ロサンゼルス　日本骨髄腫患者の会設立　サリドマイド　総会セミナーの開催　再生

◇天国の青い蝶を求めて　山下裕子著　幻冬舎ルネッサンス　2012.2　222p　19cm　1300円　Ⓘ978-4-7790-0788-0
[内容] 第1章 告知　第2章 治療の日々　第3章 間質性肺炎の発症　第4章 間質性肺炎の悪化と再入院　第5章 がん専門病院への転院　第6章 永遠の別れ　第7章 再生

◇天国のママから届いた最後の贈り物　マリー・ロール・ピカ著, ふじもとのりこ訳　講談社　2012.5　253p　19cm　1400円　Ⓘ978-4-06-217163-2

◇天使からの手紙　奈良京子著　ぱるす出版　2008.8　134p　18cm　1200円　Ⓘ978-4-8276-0217-3　Ⓝ494.5
[内容] 第1章 動物と人間　第2章 植物と人間　第3章 生いたち　第4章 出会いの不思議　第5章 乳がん宣告を受けて、びっくり　第6章 専門医の澄んだ目・広い心　終章 行動しつつ学ぶ

◇二度ガンが消えた─わが人生の記録　柏繁男著　文芸社　2012.1　185p　20cm　1200円　Ⓘ978-4-286-10677-9　Ⓝ289.1

◇一粒の種─命のうた、見送りのうた　砂川恵理歌, 中島正人, 高橋尚子, 下地勇著, 小林紀晴写真　ヨシモトブックス　2011.2　95p　19cm　〈発売：ワニブックス〉　952円　Ⓘ978-4-8470-1958-6
[内容] 「一粒の種」が生まれるまで(砂川恵理歌)　写真詩「一粒の種」　「一粒の種」全詞　「一粒の種」が持つ不思議な力─歌の蒔き手となった私(砂川恵理歌)　「一粒の種」へのメッセージ(羽地理智子/川田健太郎/恩地亜希子/花木信/金城理佳)　あとがきにかえて作詞・作曲者より(高橋尚子/下地勇)

◇人の輪に支えられて─舌ガンとたたかい、労働運動に生きる　国清畍平著　大分　三恵印刷出版部　2008.11　588p　20cm　1905円　Ⓘ978-4-9903597-1-3　Ⓝ289.1

◇復活のマウンド─血液難病と闘った野球青年と『骨髄バンク8万人登録運動』の軌跡　戸田浩司, 坂本隆共著　〔高知〕　高知新聞社　2011.6　285p　20cm　〈発売：高知新聞企画（〔高知〕）〉　1905円　Ⓘ978-4-87503-431-5　Ⓝ493.29

◇MY SWEET HOME ─君に伝えたいこと　川村カオリ著　ぴあ　2009.4　127p　21cm　1400円　Ⓘ978-4-8356-1729-9

◇毎秒を生きるチャンス！　ランス・アームストロング, サリー・ジェンキンス著, 曽田和子訳　学習研究社　2004.10　311p　19cm　（ナリッシュブックス）　1800円　Ⓘ4-05-402496-3
[内容] 1 舞い戻り　2 ふつうの男　3 晴れない疑惑　4 信じるもの　5 向かい風　6 プルートレイン(ル・トラン・ブルー)　7 家の前のベンチ　8 もう一つのフィニッシュライン

◇マコと二人三脚でポーランドへ　大矢息生著　PHPパブリッシング　2009.9　160p　19cm　1200円　Ⓘ978-4-904322-38-5
[内容] 第1部 マコと二人三脚でポーランドへ　第2部 戦場のピアニスト─資格・特技は身を護る　第3部 千客万来のレストラン等(ヒルトンホテル 三笠会館(AGIO)　人形町今半 ほか)

◇ママが遺したいのちのレシピ─娘・はなへ　安武千恵, 安武信なな著　角川書店　2012.4　111p　19cm　〈発売：角川グループパブリッシング〉　1400円　Ⓘ978-4-04-874231-3
[内容] ママの日記から　はなちゃんの日記から　ママの「いのちのレシピ」から　ママとの約束(安武はな)

◇ママのリスト─私が死んだら、息子たちに2回ずつキスをしてね　St.ジョン・グリーン著, 鹿田昌美訳　イースト・プレス　2012.7　302p　19cm　1300円　Ⓘ978-4-7816-0780-1
[内容] 私が死んだら、息子たちへのキスは二回ずつを習慣にすること　『無限光年』の言い回しを使い続けて　衣装棚の上に、ぬいぐるみと一緒にしばらく飾ってください。あの子たちのそばに、少しでも

ガン　　　　　　　　　　　　　　　　　　　　　　　　　　　　　　　　　病気・難病

長くいたいから　ママは、ラップランドで見たリーフとフィンの輝く瞳が大好きでした　ママは、カニを捕まえるのが大好きでした　浜辺やメンディップ・ヒルズや潮溜まりを歩いたり、森の中を散歩していろんな生き物を探すのが好きでした　誕生日は盛大にお祝いをすること　ほんの短い外出でも、必ず行ってきますのキスは　子どもたちに頼まれたら、必ず助けてあげて　エジプトに行って、紅海でシュノーケリングをすること　ダイニングルームにテーブルを。少なくとも週に一度は家族で食事をすること

◇道づれ賛歌―がんの闘病でまなぶ　三國隆三著　展望社　2005.12　286p　20cm　1800円　①4-88546-143-X　Ⓝ494.5
[内容]序章 健康長寿を目ざすには　第1章 奇跡的治癒は昔からあった　第2章 闘病日誌1 前立腺がん！　第3章 自然治癒力よ、蘇れ！　第4章 いかに生きがいを見つけるか　終章 闘病日誌3 道づれ賛歌

◇Metis母賛歌 10年後の交換日記―私を生んでくれてありがとう　Metis, 和子著　TOKIMEKIパブリッシング　2012.5　1冊　21cm　〈発売：角川グループパブリッシング〉　1300円　①978-4-04-899074-5
[内容]ガン告知　母と会社と娘への告知　一度目の入院　手術　入院生活　初めての見舞い　退院　社会復帰　東京暮らしへの奇跡　東京上陸〔ほか〕

◇もう一冊のゆりちかへ―テレニン晃子さんとの日々　田島安江著　幻冬舎　2011.2　230p　15cm　（幻冬舎文庫）　495円　①978-4-344-41638-3
[内容]はじまり　いつかは海外で暮らしたい　がんとの必死の闘い　カセットテープから流れる晃子さんの声　闘病しながらの原稿執筆　やはり書店で売りたい　闘病記も足そう　残された2本のテープ　リリー・フランキーさんへの依頼　西日本新聞の連載始まる〔ほか〕

◇余命一年 落語家になる―楽しいことはラクなこと　天神亭楽々, テレビ朝日取材班著　ぶんか社　2009.12　207p　19cm　1200円　①978-4-8211-4272-9
[内容]第1章 がん発覚 2007年春・夏　第2章 落語との出逢い 2008年冬・春　第3章 がん再発 2008年夏　第4章 落語家を目指す 2008年秋　第5章 現在、そして未来 2008年~2009年冬　第6章 落語とのこれから 2009年

◇余命三カ月のラブレター　鈴木ヒロミツ著　幻冬舎　2009.6　193p　15cm　（幻冬舎文庫）　495円　①978-4-344-41315-3
[内容]第1章 今年の桜は見られない？　第2章 僕の生きてきた時代　第3章 人生の至福とは　ヒロミツさんへ インタビュー・構成（神舘和典）　四冊のラブレター（歴代マネージャーから）　バイオグラフィ　ディスコグラフィ

◇余命半年から生きてます！一面白いほど不運な男の笑う闘病記　相河ラズ著　幻冬舎　2012.6　189p　19cm　1500円　①978-4-344-02188-4
[内容]はじめに　「砂時計の下のほう発想」について告知です！　私の家族の紹介です！　大忙し！入院前です！　入院です！　治療開始です！　再発そして余命宣告です！　妻救急搬送です！　辞職です！　生活一変です！　ブログ開始です！

◇四十でがんになってから　岸本葉子著　文藝春秋　2008.1　242p　16cm　（文春文庫）　552円　①978-4-16-759909-6　Ⓝ914.6
[内容]四十歳で、がんになった　まだ死にません　仕事のし方も考えどころ　もしかして乳がん？　噂のマンモグラフィ　日帰りで手術を受ける　がん美人説を追う　張りきってボランティア　実家の一大事！　がん年齢、親は高齢　子宮体がん検査に初挑戦　だいじょうぶ？　海外出張　旅先からの便り　患者仲間と温泉へ　親に病気を告げるとき　歯までが悪くなるなんて　二度めの知恵　働きながらの食事療法　免疫力強化月間　お見舞い、いろいろ　読書セラピー　新しい人々　看護師、初体験　理想の死に方　あきらめずにリストランテ　変ったこと、変らないこと　がんのある日常を生きる　文庫版あとがき

◇ラストステージ―ジャズシンガー・石野見幸 がんを超えて響く命の歌声　NHK取材班著, 中田浩作構成・文　小学館集英社プロダクション　2008.12　173p　19cm　（付属資料：DVD1）　2200円　①978-4-7968-7053-5
[内容]1 忘れられない一日―命をかけた一期一会のステージ　2 神さまから与えられた時間―幾度もの入退院、手術の果てに　3 闇から光がさし込んだ―"私"の生きた証を残したい　4 安心してどーんと生きろ―世界で一番素敵なととうからもらった力　5 一番大切なのは、家族―濃い濃い命を一緒に送ったおかたんの思い　6 うちに来てくれてよかった―妹の運命にともに向き合ったとねぇの誇り　7 みんな決して一人じゃない―メディア、そしてブログでつながった命の交流　Fin 今私はここに生きている―歌うことで見つけられた大事なもの

◇ラストステージ―ジャズシンガー・石野見幸 がんを超えて響く命の歌声　NHK取材班著, 中田浩作構成・文　小学館集英社プロダクション　2008.12　173p　19cm　1200円　①978-4-7968-7052-8
[内容]1 忘れられない一日―命をかけた一期一会のステージ　2 神さまから与えられた時間―幾度もの入退院、手術の果てに　3 闇から光がさし込んだ―"私"の生きた証を残したい　4 安心してどーんと生きろ―世界で一番素敵なととうからもらった力　5 一番大切なのは、家族―濃い濃い命を一緒に送ったおかたんの思い　6 うちに来てくれてよかった―妹の運命にともに向き合ったとねぇの誇り　7 みんな決して一人じゃない―メディア、そしてブログでつながった命の交流　Fin 今私はここに生きている―歌うことで見つけられた大事なもの

◇りょおと―5歳の誕生日に小児ガンで逝ったわが子へ　中森真知子著　吹田　西日本出版社　2011.9　263p　19cm　1500円　①978-4-901908-65-8
[内容]りょおと誕生　発病、そして手術　抗がん剤治療と造血幹細胞採取　初めての外泊と放射線治療　超大量化学療法と妹の誕生　退院にて再発　2度目の手術と手探りの治療　終わりの見えない治療と発見　保育士との出会いとリハビリ　セカンドオピニオン〔ほか〕

◇レアの星―友だちの死　パトリック・ジルソン文, クロード・K.デュボア絵, 野坂悦子訳　くもん出版　2003.9　36p　22×22cm　1300円　①4-7743-0702-5

◇私たちの愛　田原総一朗, 田原節子著　講談社　2003.1　237p　19cm　1500円　①4-06-211555-

694　医療問題の本 全情報 2003-2012

7
　[内容] 第1章 闘い、生きる　第2章 不器用に惹かれ合う　第3章 塀の上を走る　第4章 結ばれて　第5章 結婚をして、二十七年　第6章「常在戦場」
◇私は「喉頭がん」です―ふだん着の教育長のつぶやき　菊池一晃著〔遠野〕〔菊池一晃〕2005.11　305p　19cm　Ⓝ049.1
◇笑うオカン戦士 溝渕カミ闘病2000日―38歳、ひっしのパッチで死ぬまで生きた！　溝渕佳美著, カミさんの心をつなぐ委員会編　ぴあ　2011.11　351p　19cm　1500円　Ⓘ978-4-8356-1796-1
　[内容] 第1章 闘病とよばないで。　第2章 はじめての骨髄移植、そして再発。　第3章 もうええやろ、もうないやろ。　第4章 三歩進んで、二歩さがる。第5章 ありがとう、ありがとう。

《白血病》

◇患者の手引き―多発性骨髄腫　2007年版　Brian G. M. Durie著, 日本骨髄腫患者の会翻訳チーム訳, 尾崎修治監訳〔小金井〕国際骨髄腫財団日本支部日本骨髄腫患者の会　c2007　43p　21cm
◇血液のガン―悪性リンパ腫と白血病　飛内賢正監修　講談社　2005.12　98p　21cm　（健康ライブラリー イラスト版）　1200円　Ⓘ4-06-259401-3　Ⓝ493.29
　[内容] 1 血液がガンになるってどういうこと？　2 悪性リンパ腫はどう治す？　3 白血病はどう治す？　4 自分でできること、すべきこと　5 知っておきたい話題の治療法
◇骨髄異形成症候群を理解するために　宮崎泰司著, シスメックス株式会社学術本部編　神戸　シスメックス学術本部　2011.3　50p　22cm　非売品　Ⓝ493.29
◇心配しないでいいですよ再発・転移多発性骨髄腫　畠清彦編, 照井康仁著　真興交易医書出版部　2008.2　116p　21cm　1800円　Ⓘ978-4-88003-205-4　Ⓝ493.29
◇心配しないでいいですよ再発・転移白血病　畠清彦編, 照井康仁著　真興交易医書山版部　2009.10　172p　21cm　2000円　Ⓘ978 4 88003-209-2　Ⓝ493.173
　[内容] 序章 白血病とは　第1章 再発・転移を見つけよう　第2章 再発・転移が見つかったら　第3章 おもな治療法―急性白血病の場合　第4章 おもな治療法―慢性白血病の場合　第5章 どの治療にするのか？　第6章 治療はどのくらい効果があるのか？　第7章 どのような副作用があるのか？　第8章 さらに治療をよくするために　第9章 わかりやすい医療を
◇図解白血病・悪性リンパ腫がわかる本―ここまで進んだ最新治療　永井正著　法研　2008.8　223p　21cm　1600円　Ⓘ978-4-87954-713-2　Ⓝ493.173
　[内容] 第1章 白血病の基礎知識　第2章 いろいろな白血病の治療　第3章 悪性リンパ腫の基礎知識　第4章 いろいろな悪性リンパ腫の治療　第5章「がん」時代の在り方
◇成人T細胞白血病〈ATL〉とHAM　吉嶺明人著　鹿児島　南方新社　2008.12　186p　19cm　（ATLシリーズ 1）　1500円　Ⓘ978-4-86124-150-5　Ⓝ493.173
　[内容] 太古から人間と共存　手を結ぶ「アトム」　生きる希望を　ATL発見　ウイルス探し　「HAM」命名　ミイラは語る　感染遮断へ一丸　ATL治療　HAM包囲網　緑茶、乳酸菌効果　キャリアの思い
◇白血病　正岡徹編　改訂版　大阪　医薬ジャーナル社　2007.10　95p　28cm　（インフォームドコンセントのための図説シリーズ）　4200円　Ⓘ978-4-7532-2240-7　Ⓝ493.173
　[内容] この本の使い方・読み方　白血病の種類とその特徴―おおよその生存期間　急性白血病の治療薬と副作用　白血病の看護と患者側の注意点　感染症対策―抗菌薬と抗真菌薬　造血幹細胞移植の種類と特徴　急性白血病の発症頻度・年齢・病型・治療法の選択　急性白血病（成人）の治療法と治療成績　急性前骨髄球性白血病に対する亜ヒ酸治療　成人T細胞白血病の治療法と治療成績　小児白血病の治療法と治療成績　慢性骨髄性白血病の治療法と治療成績　骨髄異形成症候群の治療法と治療成績
◇マンガ白血病　檀和夫著　エクスナレッジ　2010.3　199p　21cm　（知ってなおすシリーズ 3）　1400円　Ⓘ978-4-7678-0939-7　Ⓝ493.173
　[内容] 1 白血病とは？　2 急性白血病を知る　3 慢性白血病を知る　4 白血病の先端的検査・治療　5 知って安心白血病克服のために
◇よくわかる白血病のすべて　大野竜三編　大阪　永井書店　2005.11　310, 6p　26cm　6400円　Ⓘ4-8159-1736-1　Ⓝ493.173
　[内容] 白血病はなぜ起こるのか　白血病の種類と分類　白血病の疫学　染色体と白血病　白血病に使用される薬物　急性骨髄性白血病（AML）の治療　急性前骨髄球性白血病（APL）の薬物療法　成人急性リンパ性白血病（成人ALL）の薬物療法　小児急性リンパ性白血病（小児ALL）の治療　慢性骨髄性白血病（CML）の薬物療法［ほか］

◆骨髄バンク・移植

◇生まれる赤ちゃんのさいたい血をとっておこう―いのちを救う贈り物。　福島安紀著　ライフボート　2005.7　128p　21cm　1000円　Ⓘ4-9902496-1-5　Ⓝ492.26
◇決断命の一滴―〈白血病〉日本初の骨髄バンク　NHKプロジェクトX制作班原作・監修, 本そういち作画・脚本　宙出版　2004.8　205p　23cm　（まんがプロジェクトX挑戦者たち ジュニア版 3）　950円　Ⓘ4-7767-9031-9　Ⓝ493.29
　[内容] 第1章 発病　第2章 運命　第3章 希望　第4章 生命　第5章 脈動
◇骨髄ドナーに選ばれちゃいました　石野鉄著　小学館　2005.8　191p　19cm　1000円　Ⓘ4-09-387586-3　Ⓝ493.29
◇こどもと造血細胞移植―インフォームドアセント　渡辺新著　南山堂　2005.6　55p　31cm　3000円　Ⓘ4-525-28301-7　Ⓝ493.932
◇臍帯血移植　原宏編著　新興医学出版社　2006.3　153, 5p　26cm　6000円　Ⓘ4-88002-654-9　Ⓝ493.29
◇造血幹細胞移植　神田善伸著　大阪　医薬ジャーナル社　2009.10　147p　28cm　（インフォームドコンセントのための図説シリーズ）　4800円　Ⓘ978-4-7532-2404-3　Ⓝ493.29

ガン

- ◇日本骨髄バンクを介した非血縁者間骨髄移植の成績報告書―2005年度集計　骨髄移植推進財団データ・試料管理委員会　2006.2　122p　30cm　Ⓝ493.29
- ◇日本骨髄バンクのあゆみ―20周年記念誌　骨髄移植推進財団　2011.12　158p　30cm　Ⓝ493.29
- ◇白血病はこわくない―臍帯血でつなぐ命のきずな　浅野茂隆，池田康夫監修，幸道秀樹編　アドスリー　2004.10　270p　22cm〈発売：丸善出版事業部〉　1800円　Ⓘ4-900659-47-9　Ⓝ493.173
- ◇白血病は治る―愛・希望・いのち　有田美智世著　論創社　2009.1　157p　19cm　500円　Ⓘ978-4-8460-0322-7　Ⓝ493.173
  - 内容　第1章 白血病を「不治の病」にしないために　第2章 公的骨髄バンクの設立を目指して　第3章 よりよい医療を求めて　第4章 バンク設立とさい帯血移植の広がり　第5章 直接的な患者支援への第一歩を　第6章 サポーター拡大運動
- ◇非血縁者間骨髄移植に関する情報提供のあり方と移植患者の生活の質向上に関する研究―平成14年度研究報告書　骨髄移植推進財団医療委員会　2003.3　110p　30cm　Ⓝ493.29
- ◇未来へのおくりものさい帯血のすべて―生まれてくる赤ちゃんと家族のために　大野典也監修，実業之日本社編　実業之日本社　2008.9　221p　19cm　1500円　Ⓘ978-4-408-45179-4　Ⓝ493.29
  - 内容　第1章 さい帯血と私　第2章 さい帯血の意味　第3章 さい帯血移植　第4章 さい帯血の可能性　第5章 さい帯血バンク　第6章 さい帯血Q&A
- ◇やさしい造血幹細胞移植へのアプローチ　小寺良尚編　改訂版　大阪　医薬ジャーナル社　2008.8　103p　28cm　2200円　Ⓘ978-4-7532-2320-6　Ⓝ493.29
  - 内容　1 造血幹細胞移植とは（造血幹細胞移植の歴史，定義ならびに現況　造血幹細胞移植の種類と対象疾患）　2 造血幹細胞移植を始めるにあたって（造血幹細胞移植を始めるにあたって考慮しておくべき事項　医療チームの構成　必要とされる設備その他，必要な情報）　3 造血幹細胞移植を進めるにあたって（対象疾患　HLA検査とその解釈　治療選択フローチャート　患者への説明と同意の取得　ドナーへの取得と取得　移植スケジュールの作成　採取スケジュールの作成）　4 造血幹細胞移植の実際と成績（移植の実際　採取の実際　移植の成績）　将来に向けて
- ◇やさしい造血幹細胞移植後のQOLの向上　室井一男編　大阪　医薬ジャーナル社　2009.1　87p　30cm　1900円　Ⓘ978-4-7532-2351-0　Ⓝ493.29
  - 内容　1 造血幹細胞移植後の社会復帰　2 精巣機能不全への対処―造血幹細胞移植前の精子保存　3 卵巣機能不全への対処　4 造血幹細胞移植後の性生活　5 退院後の日常生活　6 闘病生活に関連する医療費関連情報　7 患者・家族会と関連する団体
- ◇やさしいGVHD外来治療の自己管理　谷口修一編　大阪　医薬ジャーナル社　2011.2　83p　30cm　2600円　Ⓘ978-4-7532-2480-7　Ⓝ493.29
- ◇よくわかる小児の造血細胞移植　東海大学造血細胞移植チーム編，加藤俊一，矢部普正監修　大阪　医薬ジャーナル社　2010.2　107p　30cm　2800円　Ⓘ978-4-7532-2425-8　Ⓝ493.932
  - 内容　1 造血細胞移植の実際（患者サイド）　2 小児ドナーと造血細胞採取の実際（ドナーサイド）　3 骨髄バンクとさい帯血バンク　4 疾患ごとの適応　5 移植後早期の注意　6 移植後長期の注意と生活の質（QOL）　7 患者さんとご家族の支援―移植コーディネーターの役割

◆リンパ浮腫

- ◇悪性リンパ腫　堀田知光　大阪　医薬ジャーナル社　2004.7　69p　28cm　（インフォームドコンセントのための図説シリーズ）　3800円　Ⓘ4-7532-2098-2　Ⓝ493.29
  - 内容　1 悪性リンパ腫とは？　2 リンパ組織のかたちとはたらき　3 診断　4 病気の広がり（臨床病期）　5 リスク分類　6 治療と副作用対策　悪性リンパ腫に対する治療フローチャート
- ◇悪性リンパ腫　堀田知光編　改訂版　大阪　医薬ジャーナル社　2009.10　79p　29cm　（インフォームドコンセントのための図説シリーズ）　4200円　Ⓘ978-4-7532-2401-2　Ⓝ493.29
- ◇イラストでみるリンパ浮腫の予防と治療―自己管理と外来での治療を中心に　平井正文編著　へるす出版　2009.3　149p　21cm　2500円　Ⓘ978-4-89269-635-0　Ⓝ491.62
- ◇心配しないでいいですよ再発・転移悪性リンパ腫　畠清彦著　真興交易医書出版部　2006.4　236p　21cm　2200円　Ⓘ4-88003-120-8　Ⓝ493.29
  - 内容　序章 悪性リンパ腫とは　第1章 再発・転移を見つけよう　第2章 再発・転移が見つかったら　第3章 おもな治療法　第4章 どの治療法にするのか　第5章 治療はどのくらい効果があるのか　第6章 どのような副作用があるのか　第7章 さらに治療をよくするために　第8章 わかりやすい医療を
- ◇〈図解〉誰でもできる腕のリンパドレナージ―乳癌術後のリンパ浮腫に負けないために　北村薫著　福岡　大道学館出版部　2003.2　50p　22cm　1143円　Ⓘ4-924391-19-0　Ⓝ491.62
- ◇乳がん・子宮がん・卵巣がん術後のリンパ浮腫を自分でケアする　廣田彰男，佐283佳代子監修　主婦の友社　2008.9　127p　21cm　3200円　Ⓘ978-4-07-261887-5　Ⓝ491.62
  - 内容　1 リンパ浮腫って何？　2 リンパ浮腫とじょうずにつきあう　3 リンパ浮腫のセルフケア　4 リンパ浮腫の合併症を予防しよう
- ◇むくみで困ったときに読む本―1からわかるリンパ浮腫の予防とケア　小川佳宏著　保健同人社　2010.1　127p　21cm　1429円　Ⓘ978-4-8327-0644-6　Ⓝ491.62
  - 内容　第1章 リンパ浮腫治療の現在と問題点　第2章 むくみの基礎知識―むくみとは何か？（むくみとは何か？　血管とリンパ管　リンパ管の特別な構造と運動）　第3章 むくみの原因（全身的な病気による浮腫）　第4章 むくみの診断（問診　視診　触診　一般的検査　浮腫の評価方法　画像診断）　第5章 むくみの治療（むくみの治療方針　リンパ浮腫の治療複合的理学療法　そのほかの保存的治療　薬物治療　外科的治療　日常生活の注意点　治療を受けるにあたって―入院治療と通院治療）

病気・難病　　　　　　　　　　　　　　　　　　　　　　　ガン

◇やさしい悪性リンパ腫外来治療の自己管理　飛内賢正編　大阪　医薬ジャーナル社　2009.7　119p　30cm　2100円　①978-4-7532-2388-6　Ⓝ493.29
　内容　1悪性リンパ腫とは―診断から治療決定までのプロセス　2悪性リンパ腫の標準治療　3化学療法を受ける前に　4放射線治療を受ける前に　5悪性リンパ腫外来化学療法の一般的なレジメン―副作用を中心に　6悪性リンパ腫に対する放射線治療の実際―副作用を中心に　7自宅での副作用への対応　8抗がん剤との併用禁忌・注意を要する薬　付　高額医療費給付と貸付制度について

◇よくわかる悪性リンパ腫のすべて　飛内賢正編　大阪　永井書店　2008.9　394,7p　26cm　8500円　①978-4-8159-1817-0　Ⓝ493.29
　内容　悪性リンパ腫とは何か―悪性リンパ腫の種類と分類　悪性リンパ腫はなぜ起きるのか　悪性リンパ腫の疫学　悪性リンパ腫と染色体や遺伝子の異常　悪性リンパ腫の診断に必要な検査、病期診断、治療効果判定法　悪性リンパ腫治療に使用される薬物　悪性リンパ腫の放射線治療　悪性リンパ腫の予後因子と治療選択　JCOGリンパ腫グループによる多施設共同臨床試験　臨床試験とインフォームド・コンセント〔ほか〕

◇リンパ浮腫―手足のむくみを改善させる正しい知識と　小川佳宏著　保健同人社　2003.11　80p　21cm　1000円　①4-8327-0418-4　Ⓝ491.62
　内容　1リンパの基礎知識　2リンパ浮腫とは　3リンパ浮腫の合併症　4リンパ浮腫の診断　5リンパ浮腫の治療　6日常生活の注意点　7治療を受けるにあたって

◇リンパ浮腫がわかる本―予防と治療の実践ガイド　廣田彰男, 重松宏, 佐藤泰彦著　法研　2004.8　175p　21cm　1500円　①4-87954-539-2　Ⓝ491.62
　内容　1章　リンパ浮腫って何？―QOLとの関係、症状、検査と診断　2章　リンパ浮腫を起こさないために―リンパ浮腫の予防　3章　リンパ浮腫が起こったら―リンパ浮腫の治療法　4章　治療を成功させるために―経過の自己管理、リンパ浮腫のQ&A

◇「リンパ浮腫」知って！―乳癌、子宮癌、卵巣癌、前立腺癌などの手術後のむくみの予防と治療のために　廣田彰男著　改訂版　芳賀書店　2004.6　176,19p　18cm　（知って！シリーズ1）　1800円　①4-8261-3074-0　Ⓝ491.62
　内容　第1章　「リンパ浮腫」とは何か　第2章　「リンパ浮腫」の治療（挙上　運動（軽くリズミカルに動かす）ほか）　第3章　「リンパ浮腫」の治療を成功させるために　生きる質を求める医療―リンパ浮腫専門医の立場から

◇リンパ浮腫治療のセルフケア　加藤逸夫監修, 佐藤佳代子著　文光堂　2006.8　175p　26cm　3800円　①4-8306-4330-7　Ⓝ491.62
　内容　皮膚のしくみ　循環器系のしくみ　リンパ系のはたらきを学ぼう　リンパ浮腫について学ぼう　治療法　複合的理学療法について　治療をはじめるまえに　医療徒手リンパドレナージ療法について　圧迫療法について　運動療法について　合併症の対処法　毎日のスキンケア　日常生活において　定期的に記録しておきたいこと

◇リンパ浮腫にならない生活術　平井正文著　東洋書店　2011.11　112p　19cm　1400円　①978-4-86459-004-4
　内容　1リンパ浮腫は、こんな病気です　2リンパ浮腫は、がん治療の大きな後遺症です　3なぜリンパ浮腫の予防が大切なのか　4手術後のリンパ浮腫を予防しよう　5具体的な予防法―日常生活の中で　6リンパ浮腫では早期発見が大切です―こんな徴候は、ありませんか　7リンパ浮腫になると、こんな治療がおこなわれます　8 Q&A

◆闘病記

◇あきらめないで―白血病と闘ったわたしの日々　マルティナ・アマン作, 本田雅也訳　徳間書店　2009.5　248p　19cm　1500円　①978-4-19-862741-6　Ⓝ493.173
　内容　七歳のころ　四年と九ヵ月たって…　十二歳のころと、その後

◇いつだって、そばにいるよ。　阿蘭ヒサコ, 冨部志保子著　NTT出版　2011.3　205p　19cm　1500円　①978-4-7571-4268-8　Ⓝ367.6

◇運命を生きる―闘病が開けた人生の扉　浅野史郎著　岩波書店　2012.5　79p　21cm　（岩波ブックレット）　560円　①978-4-00-270835-5
　内容　第1章　史郎少年とエルヴィス（「こいづ、誰のフつう歌っしゃ？」　厚生省に入省できてよかった）　第2章　障害福祉との出会いが人生を変えた　第3章　運命と使命―知事、そして教授職に就く　第4章　戦いに必ず勝つぞ！　第5章　病気が与えてくれたもの―「チャレンジド」の一人として

◇劇画と文章で読む「ママ、ごめんね」―あと半年の命が、なぜ、八年間も生きたか　植木亜紀子遺文, 植木誠著　教研学習社　2005.3　192p　22cm　〈付属資料：2枚〉　1400円　①4-905717-36-1　Ⓝ493.173
　内容　えっ白血病！　急性白血病で四か月のいのち　ママ、助けて　大人でも悲鳴をあげる　急性肺炎で、もうこれまで　万一のときは覚悟して　あっ子を死なせてたまるか　危機を脱け出す　五か月後、退院できた　都電でスリップ〔ほか〕

◇さびしくないよ―翔太とイフボット　牧野節子著　岩崎書店　2006.6　118p　22cm　（イワサキ・ノンフィクション3）　1300円　①4-265-04273-2　Ⓝ493.173
　内容　1笑顔のリトルマン　2歌って踊って　3バレンタインデーなのに　4友だちイフボット　5明日に期待　6みんなに愛を　7家にもどるよ　8ありがとう

◇天国へのかけはし―"ママ、ごめんね"とだれよりも早く天国へ飛び立った、あわてんぼうのあっこちゃん　植木亜紀子遺文, 植木誠著　教研学習社　2004.3　64p　22cm　〈付属資料：3枚〉　700円　①4-905717-34-5　Ⓝ493.173
　内容　長くて一年のいのち　骨髄検査・脊髄検査（ルンバール）　かつらをつけて登校　五年生の春―かつらをとって登校　チイちゃんを励ます　夏休みは病気を治すことのよう　恐怖のルンバール　最後の夏休み旅行　会えてよかった人になる　とんぼのいのち〔ほか〕

◇反戦ストリッパー白血病に死す―沢口友美伝　正狩炎著　グラフ社　2006.10　221p　19cm　1238円　①4-7662-1003-4　Ⓝ289.1

内容 第1章 自衛官時代―結婚・出産・離婚―1979～1982 第2章 踊り子の時代―1984～2004 第3章 活動家と出会う―1997～ 第4章 東松山で猛獣を使う―風組の源流はここにあった―～2005 第5章 風組日本党の結成―2001～2006 第6章 イラクで叫んだ反核―2001～2003 第7章 発病そして―2005～2006

《小児ガン》

◇こどものがん―がんとどう向き合うか 森鉄也, 熊谷昌明編集責任 がん研究振興財団 〔2009〕22p 26cm Ⓝ289.1

◇小児がん―チーム医療とトータル・ケア 細谷亮太, 真部淳著 中央公論新社 2008.11 208p 18cm (中公新書) 760円 Ⓘ978-4-12-101973-8 Ⓝ493.93
内容 第1章 小児がんとはどのような病気か(疫学について―基礎編1 病因・遺伝について―基礎編2 染色体と遺伝子―基礎編3) 第2章 小児がんの種類と特徴(白血病 悪性リンパ腫 脳腫瘍 神経芽腫 臓器の腫瘍 骨腫瘍 その他の腫瘍 類縁疾患と先天性疾患、二次がん 生存曲線の読み方) 第3章 小児がんの診断と治療法(小児期悪性腫瘍の疫学 診断とアセスメント 造血幹細胞移植 化学療法 放射線療法 外科療法 検査値の読み方) 第4章 標準治療がうまくいかなくなったらどうするか(実験的治療 代替医療 緩和医療 思春期・若年成人の急性リンパ性白血病の治療について) 第5章 小児がんのトータル・ケア(チーム医療とトータル・ケア インフォームド・コンセントと緩和医療 家族への対応 治療後のQOL 心理的ならびに社会的なQOL)

◇小児がんのABC ――一般の方、保護者、学生、医療者に向けたわかりやすい小児がんの話 太田茂編著 名古屋 三恵社 2007.12 151p 21cm 1714円 Ⓘ978-4-88361-582-7 Ⓝ493.93

《婦人科ガン》

◇患者さんとご家族のための子宮頸がん・子宮体がん・卵巣がん治療ガイドラインの解説 日本婦人科腫瘍学会編 金原出版 2010.12 186p 26cm 2400円 Ⓘ978-4-307-30104-6 Ⓝ495.43

◇子宮がんと卵巣がん―レディースクリニック早期発見・早期治療がたいせつです 岡本愛光著 主婦の友社 2005.5 159p 21cm (Lady's clinic series) 1300円 Ⓘ4-07-246586-0 Ⓝ495.43
内容 1 子宮がん・卵巣がんに負けない!(巻頭特別取材「がん」が、第2の人生のライフワークになりました(逸見晴恵さん) お話しします 私の子宮がん・卵巣がん体験 ほか) 2 子宮がん・卵巣がんとはこれだけは知っておきたい 3 子宮がん・卵巣がんを早期発見するために 検査と診断(子宮がん・卵巣がんが疑われるとき行われる検査 子宮がん・卵巣がんの進行) 4 子宮がん・卵巣がんを克服しよう 治療のすべて(子宮がん・卵巣がんで行われる治療法 入院から退院まで) 5 再発を予防し、充実した生活を送ろう 退院後の生活

◇子宮がん・卵巣がん手術後の生活ガイド 加藤友康監修 保健同人社 2009.5 126p 21cm (病後・手術後のすごし方シリーズ) 1500円 Ⓘ978-4-8327-0395-7 Ⓝ495.43
内容 1 退院後最初の外来受診まで 2 術後の食事 3 術後の日常生活 4 術後の変化と対応 5 リンパ節切除後のセルフケア 6 注意が必要な症状 7 からだのしくみ

◇子宮がん・卵巣がん全書 野澤志朗, 青木大輔編著 法研 2005.11 775p 21cm 2700円 Ⓘ4-87954-520-1 Ⓝ495.43
内容 ささいな変化も見過ごさないで、早めに受診を!―婦人科の病気 その症状と検査 婦人科のがんと告げられたら―インフォームド・コンセント、治療法選び・医師選び、セカンド・オピニオン 子宮頸がんの診断と治療の実際―診断、治療法の選択、手術療法、放射線療法、化学療法 子宮体がんの診断と治療の実際―診断、治療法の選択、手術療法、化学療法、ホルモン療法、放射線療法 卵巣がんの診断と治療の実際―診断、治療法の選択、手術療法、化学療法、放射線療法 その他の婦人科がん―外陰がん、膣がん、卵管がん、絨毛がんの診断と治療の実際 再発・転移したら―再発がんの診断と治療の実際 入院から退院―入院準備、入院生活、退院後の注意 排尿・排便障害のケアとと治療―QOLを高める、専門家による適切なケアと治療 リンパ浮腫の予防とケア、治療―歩行困難を克服し、QOLを高めるリンパ浮腫対策 卵巣の摘出手術後などによる症状とその対応―更年期障害様症状、高脂血症、骨粗鬆症の対策と治療 本人と家族の心のケア―不安・心配・ストレスとの向き合い方、心の支え方、Q&A集 QOLを高める緩和医療―婦人科がん治療と緩和ケアを合わせた、緩和医療の実際 QOLを高めるライフケア―日常生活から性生活まで 上手な情報収集法と取捨選択法―医療消費者としての力をつけていくコツ

◇子宮がん・卵巣がんの治療法と術後の暮らし方―専門医と534人の体験者が伝える 宇津木久仁子著 イカロス出版 2008.12 240p 19cm 〈「子宮がん・卵巣がんは手術でなおす」(講談社2005年刊)の改訂版〉 1619円 Ⓘ978-4-86320-139-2 Ⓝ495.43
内容 第1章 子宮がん・卵巣がんがみつかったら―まずこれだけは知っておきたい 第2章 「切ったら終わり」ではない婦人科のがん―手術による後遺症・合併症とのつきあい方 3 抗がん剤・放射線で治療するとき―治療法・副作用とその対処法 第4章 「まさかの再発」に備えて―術後の検診と再発治療の留意点 第5章 術後の暮らしはこう変わる―癌研病院婦人科手術患者534人にアンケート 終章 「笑うがん病棟」より―笑いがもれる癌研病院の婦人科病棟に入院した体験者手記

◇子宮がん・卵巣がんは手術でなおす―術後534人の暮らし方 宇津木久仁子著 講談社 2005.5 228p 19cm 1400円 Ⓘ4-06-274204-7 Ⓝ495.43
内容 第1章 子宮がん・卵巣がんがみつかったら―まずこれだけは知っておきたい 第2章 「切ったら終わり」ではない婦人科のがん―手術による後遺症・合併症とのつきあい方 第3章 抗がん剤・放射線で治療するとき―治療法・副作用とその対処法 第4章 「まさかの再発」に備えて―術後の検診と再発治

病気・難病　　　　　　　　　　　　　　　　　　　　　　　　　　　　　　　　　　　　　　ガン

療の留意点　第5章 術後の暮らしはこう変わる——癌研病院婦人科手術患者五三四人にアンケート　終章「笑うがん病棟」より

◇女性のがん――名医の言葉で病気を治す　山田拓郎,福富隆志編著　誠文堂新光社　2008.2　159p 図版4p　21cm　（あなたの医学書）　1800円　Ⓘ978-4-416-80803-0　Ⓝ495.4
[内容] 第1部 乳がん（乳がんとは、どんな病気か？　乳がんの症状と検診・検査法　乳がんの治療法　乳がんの再発と乳房再建法）　第2部 子宮がん（子宮がんとは？　子宮頸部がんとは、どんな病気か？　子宮頸部がんの治療法と術後　子宮体部がんとは、どんな病気か？　子宮体部がんの治療法と術後）

◇女性のがん心のケア――乳がん・子宮がん・卵巣がん・大腸がん　大西秀樹著　土屋書店　c2008　197p　21cm　（Tsuchiya healthy books）　1500円　Ⓘ978-4-8069-1023-7　Ⓝ494.5
[内容] 1 がんが心に及ぼす影響と心ががんに与える影響　2 女性のがんの最新治療（乳がん、子宮がん、卵巣がん、大腸がん）　3 心のケアはなぜ必要なのか？　心がたどる3つのプロセス　4 心の落ち込みと身体の症状 適応障害・うつ病・せん妄　5 確かな希望の光を探りあてるときまで　6 天国への宅急便「家族・遺族外来」の人たち

◇女性のがん心のケア――乳がん・子宮がん・卵巣がん・大腸がん　大西秀樹著　土屋書店　2011.2　197p　21cm　（Tsuchiya healthy books〔名医の診察室〕）　952円　Ⓘ978-4-8069-1148-7　Ⓝ494.5
[内容] 1 がんが心に及ぼす影響と心ががんに与える影響　2 女性のがんの最新治療（乳がん、子宮がん、卵巣がん、大腸がん）　3 心のケアはなぜ必要なのか？　心がたどる3つのプロセス　4 心の落ち込みと身体の症状 適応障害・うつ病・せん妄　5 確かな希望の光を探りあてるときまで　6 天国への宅急便「家族・遺族外来」の人たち

◇女性のガンと気になる持病の本――定期健診は予防の近道　百間亮著　冬青社　2010.4　126p　20cm　1200円　Ⓘ978-4-88773-107-3　Ⓝ495.4
[内容] 第1章 女性のガンがふえている　第2章 早期発見すれば、ガンはこわくない（健診による早期発見がカギ　最新のガン検査法）　第3章 三万人が実証した生活改善と抗ガン治療　第4章 生活改善でガン・持病を乗り越えた　第5章 日々の苦痛よサヨウナラ

◇婦人科がん化学療法の最前線　菊池義公著　悠飛社　2010.9　155p　20cm　（Yuhisha hot-nonfiction　Yuhisha best doctor series）　1600円　Ⓘ978-4-86030-154-5　Ⓝ495.4
[内容] 序章 がんに歴史あり　第2章 わたしはなぜ産婦人科医になったか　第3章 患者さんに優しいがん治療を求めて　第4章 外来化学療法を追求するがんクリニック　第5章 "夢のがん治療"めざして　第6章 医療崩壊の諸相　終章 医療崩壊、少子化を食い止めるための提言

◇婦人科がんの標準的な治療――患者さんのための治療ガイド もっと自分自身と向き合って　杉山徹編　ヴァンメディカル　2006.3　94p　26cm　〈執筆：杉山徹ほか〉　1800円　Ⓘ4-86092-062-7　Ⓝ495.4

◇もっと知りたい子宮がん・卵巣がん――納得いく方法を選ぶための治療の実際　加藤友康著　保健同人社　2008.4　174p　21cm　1350円　Ⓘ978-4-8327-0361-2　Ⓝ495.43
[内容] プロローグ 後悔しない治療のために　1 婦人科がん治療の実際　2 子宮頸がん治療の実際　3 子宮体がん治療の実際　4 卵巣がん治療の実際　5 治療後の実際　巻末 婦人科がん治療で知っておきたいキーワード

◇よくわかる子宮がん・卵巣がん――名医の図解　清水敬生著　主婦と生活社　2007.10　143p　23cm　1400円　Ⓘ978-4-391-13454-4　Ⓝ495.43
[内容] プロローグ 女性特有のがんが心配なあなたへ　1章 子宮がん・卵巣がんの基礎知識　2章 子宮がん・卵巣がんの検査と診断　3章 子宮がん・卵巣がんの治療法　4章 術後のトラブルとケア

◆乳ガン

◇あなたに最適な情報で乳がんに克つ――患者さんや家族の不安を取り除く本！　宮内充著　二見書房　2011.5　166p　21cm　1500円　Ⓘ978-4-576-11044-8　Ⓝ495.46
[内容] 1 まずは知っておきたい乳がんの基礎知識　2 早期発見が、乳がん対策の決め手！　3 乳がんの手術はこうして行なわれる　4 自分に合った治療法を選ぶ　5 入院とリハビリテーション　6 再発と転移にどう対処するか　7 Q&Aあなたの疑問・悩みにお答えします

◇生きるための乳がん――あなたが決める克服するための医療　リリー・ショックニー著,青木美保編訳　三一書房　2008.9　274p　21cm　2200円　Ⓘ978-4-380-08216-0　Ⓝ495.46
[内容] 第1部 乳がんは克服できる。さあ、始めよう！　第2部 乳がんの外科治療を進めよう　第3部 どうする？補助療法と副作用　第4部 手術後、サバイバーとして自分らしく生きあうか

◇医者も知らない乳がんとホルモン療法――天然のプロゲステロンが、女性を乳がんから守る！　ジョン・R・リー他著,青木多香子訳　中央アート出版社　2009.1　375p　20cm　2800円　Ⓘ978-4-8136-0516-4　Ⓝ495.46
[内容] 第1部 乳がんについての正しい知識（なぜ乳がんの予防や治療ができないのか　乳がんの様々なリスクファクター　がんについての基本的な事実　乳がんのリスクを高めるもの　乳がんとは何か）　第2部 性ホルモンと乳がん（エストロゲン優勢の状態　エストロゲンを理解する　エストリオールのすぐれた利点　プロゲステロンの本質　アンドロゲンの知識　ホルモン補充療法の危険性　タモキシフェンとラロキシフェン）　第3部 予防と治療のアドバイス（天然のプロゲステロンの使い方　その他のホルモンの補充について　唾液ホルモン検査と自分でやれるテスト　栄養と乳がん　現在と未来を守るために）

◇医者はなぜ、乳がんの「予防法」を教えないのか――間違いだらけの乳がん検診　サミュエル・S・エプスタイン,デイビッド・スタインマン,スザンヌ・ルパート著,阿部孝次,氏家京子,葉山悠子訳　中央アート出版社　2010.3　220p　18cm　1100円　Ⓘ978-4-8136-0581-2　Ⓝ495.46
[内容] 乳がんのリスクをつくるもの　乳がんになりやすい人　女性ホルモンと乳がん　経口避妊薬（ピル）の危険性　危険な「エストロゲン補充療法」　危険な「マンモグラフィー検査」　乳房インプラント

医療問題の本 全情報 2003-2012　　699

◆うまく使って、うまくかわす！怖くない抗がん剤——乳がんの女医が贈る　第2弾　小倉恒子著　主婦の友社　2009.12　191p　19cm　〈主婦の友パワフルbooks〉　1100円　Ⓘ978-4-07-268518-1　Ⓝ495.46
　[内容]　はじめに——私のがん戦争　第1章　がんとともに生き、がんとともに生き抜く、ということ　第2章　対談・小倉恒子先生×今村貴樹先生(千葉ポートメディカルクリニック医院長・腫瘍内科医)——再発、転移にも希望はまだまだある(乳がんの抗がん剤治療最前線——「標準治療」から「オーダーメイドの治療」へ)　第3章　Q&A　選択肢がないようで実は多い乳がん治療——何を優先して考え、どうすればよいのか…

◆患者・家族と医療者のための乳がん診療マニュアル——米国立がん研究所(NCI)PDQ・乳がん診療版　先端医療振興財団・臨床研究情報センター監修　日経メディカル開発　2011.4　280p　20cm　〈発売：日経BPマーケティング〉　2400円　Ⓘ978-4-931400-59-7　Ⓝ495.46

◆患者さんのための乳がん診療ガイドライン2009年版　日本乳癌学会編　金原出版　2009.7　179p　26cm　〈2006年版のタイトル：乳がん診療ガイドラインの解説〉　2300円　Ⓘ978-4-307-20262-6　Ⓝ495.46
　[内容]　原因と予防について　乳がん検診と診断の進め方　乳がんと診断されたら　初期治療を受けるにあたって(手術　病理　放射線　薬物)　初期治療後の診察と検査　転移・再発について　療養上の諸問題について

◆患者さんのための乳がん診療ガイドライン2012年版　日本乳癌学会編　第3版　金原出版　2012.6　187p　26cm　2300円　Ⓘ978-4-307-20297-8　Ⓝ495.46
　[内容]　原因と予防について　乳がん検診と診断の進め方　乳がんと診断されたら　初期治療を受けるにあたって　初期治療後の診察と検査　転移・再発について　療養上の諸問題について　若年者の乳がん

◆患者さんのための乳房温存療法ガイドライン——正しい理解をもって治療を受けていただくために　厚生労働科学研究費補助金『がん臨床研究事業』標準的な乳房温存療法の実施要項の研究班編　金原出版　2005.10　37p　26cm　1000円　Ⓘ4-307-20215-5　Ⓝ495.46
　[内容]　1　がんの実態を把握(画像診断)　2　温存手術に適したがんとは(適応)　3　手術の方法(手術式)　4　病理検査について(病理検索)　5　放射線治療の重要性(照射法)　6　効果的な化学療法・ホルモン療法とは(化学・ホルモン療法)　7　よりよい日常生活にもどるために(整容性とQOL)

◆がんの予防・治療バイオブック実用ガイド乳がん——全国の専門医療施設と医師名一覧　田島知郎監修　アルトマーク・バイオ　2005.4　64p　30cm　〈広域医療情報誌・メディアbaioシリーズ〉〈発売：ブレーン出版〉　800円　Ⓘ4-89242-225-8　Ⓝ495.46
　[内容]　自己検査で早期発見を　発見——もしかして、乳がん？　検査——病院ではどんな検査を受けるのでしょうか　診断——乳がんにはどんな種類がありますか？　治療——手術療法　情報——インターネットでの情報収集のコツ　全国47都道府県乳がん領域専門医療施設診療科目/医師名一覧

◆気になる乳がん　集英社　2004.11　35p　30cm　〈集英社健康百科　読める人間ドック危ない現代病30 4〉　476円　Ⓝ495.46

◆決定版　がんのすべてがわかる本　矢沢サイエンスオフィス編　学研パブリッシング　2012.6　264p　21cm　〈発売：学研マーケティング〉　2300円　Ⓘ978-4-05-405186-7
　[内容]　Q&A　がんの疑問にスピード回答　第1章　人体をつくる細胞と遺伝子　第2章　「がん」とは何か　第3章　がん研究最新報告　第4章　がん治療の新しい考え方　がんを知るためのキーワード

◆最前線乳腺外来——約20年乳腺にかかわる女性乳腺専門医からあなたに贈るメッセージ　泉純子著　海苑社　2009.12　109p　21cm　1200円　Ⓘ978-4-86164-076-6　Ⓝ495.46
　[内容]　1　乳がんについての現状　2　乳がんの早期発見のために　3　乳がんとその他、乳房の病気について　4　乳がんの治療と変遷について　5　手術後の経過について　Q&A　みなさんの質問にお答えします

◆再発・転移性乳がんを生きるための100の質問　リリー・ショックニー、ゲイリー・シャピロ著、青木美保編訳　彩流社　2011.2　221p　21cm　〈解説：田口淳一〉　2000円　Ⓘ978-4-7791-1586-8　Ⓝ495.46
　[内容]　転移性乳がんの疑い　いい状態にあると確信できるために　外科治療、放射線療法の決断　化学療法をどう考えるか　ホルモン療法の決断　治療の副作用、対処の方法　分子標的治療とは　臨床試験とは　補完代替療法をどう考えるか　その他のよくある質問　人生の終末期、治療の岐路に立ったとき

◆再発・転移の話をしよう　近藤誠、イデアフォー著　三省堂　2003.11　269p　20cm　1500円　Ⓘ4-385-35552-5　Ⓝ495.46
　[内容]　第1部　乳がんの再発・転移　第2部　他のがんの再発・転移(再発・転移の対処法　がんの初発部位別、再発・転移のポイント)

◆知っておきたい乳癌　関口礼子著　リベルタ出版　2007.1　231p　19cm　1600円　Ⓘ978-4-903724-02-7　Ⓝ495.46
　[内容]　第1章　癌は突然やってくる　第2章　入院、そして手術　第3章　乳癌はみんな違う　第4章　退院後の生活　第5章　乳癌体験から見えてきたもの　第6章　乳癌に関する情報

◆自分で見つける乳がん　尹玲花監修　ヴィレッジブックス　2008.4　159p　19cm　1500円　Ⓘ978-4-86332-005-5　Ⓝ495.46
　[内容]　第1章　検査を受ける前に、これだけは知っておきたい　第2章　"知らない"ではすまされない乳がんの正しい知識　第3章　自分で見つける、乳がん　第4章　胸にしこりを感じたら、悩まず今すぐ病院へ　第5章　乳がん以外の乳腺の病気　第6章　よい治療法を選ぶために　第7章　乳がんリスクを減らす方法

◆心配しないでいいですよ再発・転移乳がん　畠清彦編、伊藤良則著　真興交易医書出版部　2003.10　188p　21cm　1800円　Ⓘ4-88003-709-5　Ⓝ495.46
　[内容]　第1章　再発・転移を見つける　第2章　もし再発・転移が見つかったら　第3章　おもな治療方法　第4章　治療はどれくらい効果があるのか　第5章　どの

病気・難病　　　　　　　　　　　　　　　　　　　　　　　　　　　　　　　　ガン

ような副作用があるのか　第6章　どの治療にするのか　第7章　さらに優れた治療を　第8章　わかりやすい医療を
◇心配しないでいいですよ再発・転移乳がん　畠清彦編，伊藤良則著　改訂第2版　真興交易医書出版部　2008.3　195p　21cm　1900円　Ⓘ978-4-88003-206-1　Ⓝ495.46
◇スーパー図解乳がん―不安が解消する情報と最新知識　齊藤光江監修　法研　2010.7　191p　21cm　(トップ専門医の「家庭の医学」シリーズ)　1300円　Ⓘ978-4-87954-801-6　Ⓝ495.46
　内容　第1章　16人に1人がかかる。乳がんとはどんな病気か(あなたのおっぱいは大丈夫か　乳がんの正体を探る　乳がんはなぜ発生するの？　乳がんにはかかりやすい条件がある　「乳がん検診」を受けましょう　乳がんの最大の特徴、それは"治る"こと)　第2章　乳がんの検査、診断、治療方針の選択(乳がんの検査と診断―どんなことが行われるの？　乳がんと確定した後の検査　「標準治療」を知る　納得の乳がん治療は、告知からスタートする　セカンドオピニオンを求めるには？　「マイカルテ」づくりのススメ)　第3章　乳がん治療の実際(手術から術後治療まで　放射線治療とは？　ホルモン療法とは？　抗がん剤治療とは？　分子標的治療とは？　乳房再建に備えて　乳がんが再発・移転したとき)　第4章　療養中も生き生きと！(入院中からはじまるリハビリテーション　再発を予防するから自分らしいライフスタイルを　いつでも自分自身であるために　心のケアから生活のアドバイスまで)
◇すべての女性に「ブレストケア」を―なぜ乳がん検診に行かないの？　乳房健康研究会編著　日本医療企画　2004.2　270,31p　21cm　1143円　Ⓘ4-89041-617-X　Ⓝ495.46
　内容　プロローグ　あなたのまちがった乳がん意識―日本と海外の違い　第1章　「乳がん」ってなに？　第2章　私の乳がんストーリー―体験談　第3章　乳がんを早期発見するためのQ&A　第4章　「乳がん検診」研究報告　第5章　なぜ乳がん検診に行かないか―座談会　エピローグ　世界に広がる「乳がん早期発見キャンペーン」―身近な乳がん関連運動
◇専門医に学ぶ乳癌治療のインフォームドコンセント　佐野宗明，高塚雄一編　金原出版　2004.10　131p　26cm　2900円　Ⓘ4-307-20195-7　Ⓝ495.46
◇体験者が伝える乳がん安心！生活book　治療中にいちばん知りたい生活情報とアイデア　がん患者サービスステーションToday！編集部著　VOL-NEXT　2005.7　136p　26cm　2300円　Ⓘ4-903118-00-2　Ⓝ495.46
　内容　01　入院に際して　02　退院直後の生活　03　手術後の下着　04　放射線治療を受ける人に　05　化学療法(抗がん剤治療)を受ける人に　06　ホルモン療法(抗ホルモン剤治療)を受ける人に　07　主治医とのコミュニケーション　08　乳がんとつき合いながら生きる　09　資料・フォーマット集
◇体験者が伝える乳がん安心！生活book―治療中にいちばん知りたい生活情報とアイデア　がん患者サービスステーションToday！編集部著　第2版　VOL-NEXT　2007.2　137p　26cm　2300円　Ⓘ978-4-903118-01-7　Ⓝ495.46
　内容　01　入院に際して　02　退院直後の生活　03　手術後の下着　04　放射線治療を受ける人に　05　化学療法―抗がん剤治療を受ける人に　06　ホルモン療法―抗ホルモン剤治療を受ける人に　07　主治医とのコミュニケーション　08　乳がんとつき合いながら生きる　09　資料・フォーマット集

◇中村清吾の乳がんが見つかったときにまず読む本―発見・検査・治療・再発防止のすべてがよくわかる　中村清吾著　主婦の友社　2010.3　191p　19cm　(名医の最新治療)　1333円　Ⓘ978-4-07-271414-0　Ⓝ495.46
　内容　プロローグ　乳がんはふえている　第1章　乳がんを見のがさないため早期発見するための検査と診断　第2章　命と乳房を守るために知っておきたい乳がん治療のすべて　第3章　再発しないため、心豊かに生きるための治療後の検診と生活(手術後の定期検診　手術後の腕のむくみ(リンパ浮腫)対策　ほか)
◇乳がん―よくわかる乳房温存療法と治療薬　川端英孝監修　SSコミュニケーションズ　2003.10　127p　21cm　(レタスクラブクリニックサードオピニオンシリーズ 2)　1400円　Ⓘ4-8275-3008-4　Ⓝ495.46
　内容　第1章　乳がんを理解するための基礎知識　第2章　乳がんの検査と診断　第3章　乳がんの手術と術後の補助療法　第4章　0・3・4期の乳がんの治療　第5章　手術後の日常生活と再発予防　第6章　乳房再建手術とリンパ浮腫の治療
◇乳がん―治療&生活ガイド　病気に負けないこころとカラダをつくる　イカロス出版　2004.8　174p　26cm　(イカロスmook)　1905円　Ⓘ4-87149-565-5　Ⓝ495.46
◇乳がん―からだとこころを守る　岩田広治総監修　日本放送出版協会　2005.3　111p　26cm　(別冊NHKきょうの健康)　1000円　Ⓘ4-14-794139-7　Ⓝ495.46
◇乳がん―あなたにとって一番の治療を　中村清吾監修　双葉社　2005.10　157p　21cm　(聖路加国際病院健康講座 19)　1700円　Ⓘ4-575-29841-7　Ⓝ495.46
　内容　第1章　乳がんとは何か　第2章　乳がんの診断　第3章　乳がんの治療　第4章　乳がん症例集　第5章　乳がんQ&A
◇乳がん―がんとどう付き合うか　予防と診断・治療、社会復帰　国立がんセンター監修，乳腺グループ編集責任　がん研究振興財団　〔2006〕　21p　26cm　Ⓝ495.46
◇乳がん―予防からはじめるための基礎知識　石井誠一郎監修　日本放射線技師会出版会　2006.8　237p　16cm　(がんシリーズ)　2600円　Ⓘ4-86157-013-1　Ⓝ495.46
◇乳がん―発見・検査・治療・再発防止策タイプ別くわしい体験談　中村清吾著　主婦の友社　2006.9　191p　21cm　(専門医が答えるQ&A)　1300円　Ⓘ4-07-251914-6　Ⓝ495.46
　内容　第1章　乳がんを見のがさないため早期発見するための検査と診断(乳がんを早期発見するための検診と検査)　第2章　命と乳房を守るために知っておきたい乳がん治療のすべて(乳がんの手術療法　乳がんの薬物療法)　第3章　再発しないため心豊かに生きるための治療後の検診と生活(乳がん体験談とドクターのアドバイス　乳がんを克服するために役立つインフォメーション)
◇乳がん―ひとりでがんばらないで！最新治療法とQOL情報ガイド　イカロス出版　2006.11

医療問題の本　全情報 2003-2012　　701

162, 18p 29cm （イカロスmook） 1905円 ④4-87149-869-7 Ⓝ495.46

◇乳がん—正しい治療がわかる本 中村清吾著, 福井次矢責任編集 法研 2008.2 175p 21cm （EBMシリーズ） 1400円 ①978-4-87954-706-4 Ⓝ495.46
内容 第1章 診断はこのように行われます 第2章 これが基本となる正しい治療です 第3章 再発予防と生活するうえで気をつけたいこと 第4章 病気に対する正しい知識 第5章 これだけは聞いておきたい治療のポイントQ&A

◇乳がん—治療法& QOL最新情報ガイド あなたらしく生き生きと生活するために イカロス出版 2008.3 146, 32, 18p 29cm （イカロスmook） 2000円 ①978-4-86320-024-1 Ⓝ495.46

◇乳がん—早期発見から納得した治療まで 佐伯俊昭著 岩波書店 2009.9 166, 6p 19cm （40歳からの女性の医学） 1700円 ①978-4-00-028104-1 Ⓝ495.46

◇乳がん—最新治療法とココロとカラダのキュアとケア イカロス出版 2009.11 148, 18p 29cm （イカロスmook） 2000円 ①978-4-86320-237-5 Ⓝ495.46

◇乳がん—最新治療法と乳がんと一緒に生きるあなたへ イカロス出版 2010.11 156, 18p 29cm （イカロスmook） 2000円 ①978-4-86320-376-1 Ⓝ495.46

◇乳がん—最新治療法と乳房再建 イカロス出版 2011.11 164, 14p 29cm （イカロスmook） 2000円 ①978-4-86320-504-8 Ⓝ495.46

◇乳がん—名医が語る最新・最良の治療：あなたに合ったベストな治療法が必ず見つかる！！ 中村清吾ほか著 法研 2011.11 271p 23cm （ベスト×ベストシリーズ） 1900円 ①978-4-87954-845-0 Ⓝ495.46
内容 第1部 治療法を選ぶ前に 第2部 名医が語る治療法のすべて 第3部 ケース・スタディで見つけるあなたに合った治療法 第4部 本書で紹介した最新治療・検査で実績のある主な医療機関リスト

◇乳がんインフォームドコンセントガイド—最新の知見から 森本忠興, 丹黒章, 岡崎邦泰編 日本医事新報社 2011.6 189p 26cm 3000円 ①978-4-7849-6191-7 Ⓝ495.46
内容 乳がんとは—発生と進展 乳がんの原因は 乳がんになりやすい人とは 乳がんの症状は 乳がんの種類と進行度は 乳がんと肥満の関係は 乳がんは遺伝するか ホルモン依存性のある乳がんとは 乳房の自己検査について 乳がん検診とは（マンモグラフィ・デジタルマンモ・超音波・触診などの特徴） 〔ほか〕

◇乳がんを美しく治す—〈オーダーメイド〉の乳房再建 佐武利彦著 扶桑社 2009.10 227p 19cm 1500円 ①978-4-594-06051-0 Ⓝ494.7
内容 序章 「乳房再建」が私のライフワークになるまで 第1章 他人事ではない病「乳がん」 第2章 「乳房再建術」の現在 第3章 私が「穿通枝皮弁」法を選ぶ理由 第4章 「同時再建」と「二期再建」 第5章 「乳房温存手術」の再建術 第6章 「オーダーメイド」の再建術 第7章 体験記—「穿通枝皮弁」で乳房再建した女性たち 第8章 術後のケアと生活 第9章 乳房再建の疑問にお答えしますQ&A

◇乳がんカウンセリング—ここまでは患者に伝えたい基礎知識 福富隆志著 改訂第3版 南江堂 2009.5 126p 21cm 2600円 ①978-4-524-26048-5 Ⓝ495.46

◇「乳がんかも」といわれたら——乳がんの最適治療2010～2011 日経ヘルスプルミエ編 日経BP社 2010.4 178p 28cm （日経BPムック） 〈発売：日経BP出版センター〉 933円 ①978-4-8222-3280-1 Ⓝ495.46

◇「乳がん」かも、といわれたら——乳がんの最適治療2011～2012 日経ヘルスプルミエ編 日経BP社 2011.5 194p 28cm （日経BPムック） 〈発売：日経BPマーケティング〉 1200円 ①978-4-8222-3290-0 Ⓝ495.46

◇乳がんからおっぱいを守る乳腺外来 高木博美著 マキノ出版 2003.10 190p 21cm （ビタミン文庫） 1300円 ①4-8376-1183-4 Ⓝ495.46
内容 プロローグ 誤解がいっぱい！ 乳がんの真実を徹底検証（乳がんについて正しく知っていますか？『乳がんのQ&A』 乳がんのリスクファクターはできるだけ少なくする） 第1章 おっぱいの専門医「乳腺外来」へ行こう！ 第2章 乳がんから身を守る「乳腺外来の検査検診」 第3章 乳がんと診断されたら 第4章 乳腺外来受診日記（乳がん 乳房の痛み）

◇乳がんから身を守る本—告知から手術、心のケアまで 中村清吾監修 毎日新聞社 2012.3 119p 28cm （毎日ムック） 1200円 ①978-4-620-79389-4 Ⓝ495.46

◇乳がん患者に贈る愛と勇気の玉手箱 ワット隆子著 同友館 2006.10 224p 19cm 1400円 ①4-496-04232-0 Ⓝ495.46
内容 第1章 賢い患者になりましょう 第2章 新しい命を生きる 第3章 電話相談は命がけ 第4章 なつかしい友のこと 第5章 「あけぼの会」ってすごい 第6章 「あけぼの会」二十五年間のあゆみ

◇「乳がん検診」がよくわかる本—超早期発見できる正しい検診、受けてますか？ "触ってわかるしこり"にならないうちに！ 坂佐奈子著 小学館 2006.4 175p 21cm （ホーム・メディカ安心ガイド） 1400円 ①4-09-304243-8 Ⓝ495.46
内容 1 乳がんを知ろう 2 乳がん検診はどこで受けるの？ 3 乳がん検診ってどんなことをするの？ 4 検査データの読み方 5 その他の乳がん検診 巻末資料

◇乳がん後悔しない治療—よりよく生きるための選択 渡辺容子著 径書房 2010.7 205p 20cm 1900円 ①978-4-7705-0204-9 Ⓝ495.46
内容 そもそものはじまり—闘う医師と患者たち 治療—手術前の化学療法 治療—手術と放射線治療 インタビュー 患者の記録 がんの早期発見・早期治療の無理 初回治療の後 乳がん患者のメーリングリスト 専門家に聞く"近藤誠医師にインタビュー" 患者よ、がんと闘うな 骨転移の放射線治療 痛みの治療の実際—副作用とのたたかい 子宮頸がんの治療は勉強して自分で決める 人間も自然の一部

◇乳がん診療ガイドラインの解説—乳がんについて知りたい人のために 2006年版 日本乳癌学会編 金原出版 2006.7 130p 26cm 1900円 ①978-4-307-20223-7 Ⓝ495.46

病気・難病　　　　　　　　　　　　　　　　　　　　　　　　　　　　　　　　　　　　　ガン

◇乳がん大百科　南雲吉則総監修　主婦の友社　2008.11　487p　21cm　2800円　①978-4-07-259293-9　Ⓝ495.46
　内容 検診―乳がんの早期発見　検査と診断―乳がんの確定診断　治療の前に―乳がんと診断されたら　非浸潤がん―検査・診断・手術　手術―乳がんのいろいろな手術法　乳房再建―失った乳房を取り戻す　腋窩郭清―腋窩リンパ節の郭清とセンチネルリンパ節生検　入院―入院から退院までの流れ　補助療法―手術と組み合わせてがんをたたく　退院後―傷の回復と生活上の注意　人生の質―充実した毎日のために　食生活―乳がんに打ち勝つレシピ　治療費用―乳がんとお金の話　再発と転移―治療法と薬　今後の医療―医療とQOL(人生の質)　治療経過―乳がん判定まで、私の場合

◇乳がん治療をめぐる運動・生活ガイド―検診からリハビリまで　運動療法と日常生活動作の手引き　岡崎邦泰, 森本忠興, 武藤芳照編　日本医事新報社　2006.3　169p　26cm　〈乳がん術後の運動・生活ガイド」の新版〉　2800円　①4-7849-6190-9　Ⓝ495.46

◇乳がん―治療&生活ガイド―病気に負けないこころとカラダをつくる　最新版　イカロス出版　2005.10　166p　29cm　(イカロスmook)　1905円　①4-87149-730-5　Ⓝ495.46

◇乳がん治療に関する全国病院アンケート　2010　イデアフォー　2010.12　254p　30cm　2000円　Ⓝ495.46

◇乳がん治療の正しい知識―適切な治療を受けるために　山田哲司編著　金沢　橋本確文堂　2004.3　167p　21cm　1500円　①4-89379-086-2　Ⓝ495.46

◇乳がん低侵襲医療の新しい動き　小山博編　大阪　医薬ジャーナル社　2010.4　71p　28cm　(インフォームドコンセントのための図説シリーズ)　〈『乳房温存療法』(2000年刊)の改訂版〉　4600円　①978-4-7532-2434-0　Ⓝ495.46

◇乳がんで死なないために読む本―乳腺外来の専門医師が書いた「正しい知識」があなたを守ります　廣瀬脩二著　現代書林　2011.5　189p　19cm　1400円　①978-4-7745-1309-6　Ⓝ495.46
　内容 プロローグ　間違った「乳がんの常識」が拡がっている　第1部 間違いだらけの「乳がん常識」　第2部 乳がんは「検診」で治る　第3部 「検診」は自分から受けよう　第4部 もしも、乳がんが見つかったら　第5部 乳がんの「基礎知識」　エピローグ　僕の乳腺外科医としての生きがい

◇「乳がん」と言われたら…―お医者さんの話がよくわかるから安心できる　中村清吾著　〔点字資料〕　視覚障害者支援総合センター　2010.6　2冊　28cm　〈原本:保健同人社　2009　ルーズリーフ〉　全10000円　Ⓝ495.46

◇「乳がん」といわれたら―乳がんの最適治療　2012～2013　最善の治療と、最適な病院を選ぶ　日経ヘルスプルミエ編　日経BP社　2012.5　194p　28cm　(日経BPムック　Health premie)　〈発売:日経BPマーケティング　「乳がん」かも、といわれたら」の改題、巻次を継承〉　1800円　①978-4-8222-6155-9　Ⓝ495.46

◇「乳がん」と言われたら…―お医者さんの話がよくわかるから安心できる　検査　診断　治療・手術　中村清吾著　保健同人社　2009.2　158p　21cm　1500円　①978-4-8327-0636-1　Ⓝ495.46
　内容 1章 乳がんってどんな病気?(乳がんが増えている　乳がんはどうしてできるの?)　2章 乳がんが気になる方へ　3章 乳がん治療の進歩(乳がん治療の歴史　センチネルリンパ節生検)　4章 乳がんの治療を受ける方へ(乳がんの病期(ステージ)と標準的治療法　乳がんの各種治療法　ほか)　5章 乳がんの最新治療法―乳がんを切らずに治すことへの挑戦

◇乳がんと前立腺がんの死亡者はなぜ増えるのか　横田哲治著　扶桑社　2008.9　173p　18cm　(扶桑社新書)　700円　①978-4-594-05747-3　Ⓝ495.46
　内容 第1章 乳がんと前立腺がん死亡者の急増　第2章 健全な命を育む食生活　第3章 ある医師と作成した生活提案　第4章 宮内庁・御料牧場に学ぶ「身土不二」の精神　第5章 乳がんと前立腺がんなどを克服する方策

◇「乳がん」と向き合う―専門医が語る「乳がん治療」の最前線　井本滋著　土屋書店　2009.8　198p　21cm　(Tsuchiya healthy books)　1400円　①978-4-8069-1080-0　Ⓝ495.46
　内容 1 「乳がん」と言われたとき、どうしますか?　2 乳がんのいろいろな検査と確定診断　3 乳がんの病期(ステージ)と治療　4 乳がん治療の組み立てとセカンドオピニオン　5 乳がん治療の根幹となる手術切除　6 がん細胞を死滅させる放射線療法　7 全身のがん細胞を根絶やしにする薬物療法　8 再発・転移したときの考え方と治療　9 乳がんの最新治療は、今、どのような方向に向かっているでしょうか?　10 乳がんの食生活改善と日常生活の過ごし方

◇「乳がん」と向き合う―専門医が語る「乳がん治療」の最前線　井本滋著　土屋書店　2011.2　198p　21cm　(Tsuchiya healthy books　〔名医の診察室〕)　952円　①978-4-8069-1149-4　Ⓝ495.46
　内容 1 「乳がん」と言われたとき、どうしますか?　2 乳がんのいろいろな検査と確定診断　3 乳がんの病期(ステージ)と治療　4 乳がん治療の組み立てとセカンドオピニオン　5 乳がん治療の根幹となる手術切除　6 がん細胞を死滅させる放射線療法　7 全身のがん細胞を根絶やしにする薬物療法　8 再発・転移したときの考え方と治療　9 乳がんの最新治療は、今、どのような方向に向かっているでしょうか?　10 乳がんの食生活改善と日常生活の過ごし方

◇乳がんなんかで泣かない―涙を微笑みに変えるまで　リボンの会著　扶桑社　2004.8　321,10p　19cm　1400円　①4-594-04768-8　Ⓝ495.46
　内容 二十代で乳がんになって(望月潤)　代替療法と西洋医学に心揺れて―乳がんとのおつきあい十年(藤原麻子)　おなかにいた赤ちゃんが命をかけて病気に気づかせてくれた―がんをきっかけにre-bornー生まれ変わった私(島田恵子)　セカンドオピニオンに救われて―re-born もうひとつの9・11(石井典子)　がんを知りたくなかった私から、がんを知ることの大切さを知った私へ(戸梶有)　神様お願い！私の胸を довольно ないで…(金沢加代子)　覆面患者(丸川有李子)　決してあきらめない―病院・治療法探しの長い旅(長島直美)　自分らしさを探して―乳房全摘を選び、出産に至るまで(権嵯綾子)

◇乳がんにかかったら読む本―治療法とQOL（生活の質）　イカロス出版　2009.3　205p　21cm　1905円　①978-4-86320-162-0　Ⓝ495.46
内容 1章 乳がんとはどのようながんかを知りましょう　2章 診断と治療法の基礎知識　3章 乳がん最新治療動向　4章 信頼できる情報を集めて活用する　5章 代替医療の選び方と活用法　6章 治療による副作用対策、再発・転移への対処、緩和医療　7章 QOL（生活の質）を高める心と身体のケア　8章 知っておきましょう治療期間と費用　9章 プロに相談する、専用グッズを取り入れる　付録 治療記録をつけます

◇乳がん―乳房を残す治療法から術後の生活まで 最新医学がとことんわかる　川端英孝監修　PHP研究所　2011.8　159p　21cm　1400円　①978-4-569-79823-3　Ⓝ495.46
内容 第1章 乳がんって、どんな病気？　第2章 乳がん治療の基本を知りましょう　第3章 乳がんの「ステージ別治療法」(乳がんの進行期と治療法　0期(非浸潤がん)の治療　ほか)　第4章 治療後の生活をイキイキと過ごすために

◇乳がんの政治学　M．H．カサマユウ著，久塚純一監訳　早稲田大学出版部　2003.10　249p　21cm　2800円　①4-657-03414-6　Ⓝ495.46
内容 1 乳がんの問題―個人の健康と公衆の健康　2 政治と政府の対応―1920年代から70年代まで　3 政策企業家―研究アドボカシー(1975〜1990年)　4 組織的な乳がんアドボカシーの出現―乳がんアドボカシーの動員―さまざまな資源と発展(1990〜1993年)　6 全米乳がん連合―政治の場への影響力行使　7 政治の場と機会の窓(1991〜1993年)　8 結論

◇乳がんの早期発見と治療これで安心―見落としのない検査＆納得できる治療法を選ぶために　乳房健康研究会編著，霞富士雄，福田護，野末悦子，島田菜穂子，増田美加著　小学館　2007.9　191p　21cm　(ホーム・メディカ安心ガイド)　1400円　①978-4-09-304245-1　Ⓝ495.46
内容 Prologue 日本女性に最も多い乳がんの素朴な疑問に答えます！　1 女性医療ライターの乳がん体験記(1) 1年1回の検診はなぜ大切なの？―しこりも自覚症状もない早期乳がん見つけ方　2 乳がん検診の正しい受け方、結果の見方から精密検査まで―間違った乳がん検診を受けていませんか？　3 告知後の検査の流れから病院探し、医師との接し方まで―乳がん発見から治療決定までにすべきこと　4 女性医療ライターの乳がん体験記(2) 納得できる治療にするために―告知後、治療法と病院は自分で選ぶ　5 入院準備から手術の実際、術後の治療、リハビリまで―早期乳がんの最新治療ガイド　6 女性医療ライターの乳がん体験記(3) もしかして？ から1年後までの心の動き―がんを受け止め向き合えるようになるまで

◇乳がんの治療法とQOL（生活の質）―18人の医療専門家が語る　イカロス出版　2005.6　243p　21cm　1895円　①4-87149-671-6　Ⓝ495.46
内容 第1章 乳がんをいち早くキャッチするために　第2章 がんを見極める診断と治療法　第3章 自分のからだを自分で守るための行動学　第4章 治療にかかる時間と費用　第5章 元気なカラダづくり　第6章 再発・転移を疑ったら　第7章 こころをいきいきと　第8章 QOL（生活の質）を高める

◇乳がんひとりで不安にならないで　中村清吾監修　コスミック出版　2010.1　175p　21cm　(コスモブックス)〈並列シリーズ名：Cosmo books〉1238円　①978-4-7747-9031-2　Ⓝ495.46
内容 第1章 私の乳がん体験記(妊娠中に乳房温存手術と抗がん剤治療…そして出産！(竜ちゃんママ)　人生って一筋縄じゃない！(ina)　Happy Summer Operation―九年目の夏を迎えて(ふるぼう)　壮絶でも悲惨でもなかったがん体験(HANA)　私の乳がん騒動記(まゆりん)　パドパかがん患者のネバーエンディングストーリー(うぃんまま)　たまたま自分にあたってしまっただけ(リスミン)　再発！ なにか方法はあるはず(シュガー)　第2章 乳がん最新治療のススメ(乳がんとは？　乳がんの検診　乳がんと診断されたら　乳房再建術　再発を防ぐための術後補助療法)

◇乳がん110番―あなたの不安を一日で解消　南雲吉則編著　日刊工業新聞社　2004.3　215p　19cm　(B&Tブックス　ガン110番シリーズ 第2弾)〈折り込1枚〉1400円　①4-526-05247-7　Ⓝ495.46
内容 乳ガンの診断―「乳ガンです」と言われても、「本当かな？」と思え！　乳ガンの病期―病期判定はあくまで目安！　乳ガンの手術法―大きく取っても小さく取っても生存率は同じ！　リンパ節の郭清―脇の下のリンパ節は取っても取らなくても生存率は同じ！　非浸潤ガンの治療―非浸潤ガンで死ぬことはない！　乳房再建―乳房再建の医師選び、方法選びは慎重に！　乳ガンの治療法の選択―治療法と主治医は自分で選べ！　乳ガン治療からの復帰―乳ガン術後の回復について知ろう！　乳ガンの補助療法―補助療法のおかげで死亡率は減少している！　乳ガンの放射線療法―放射線療法は局所再発を予防する〔ほか〕

◇乳ガン110番―最新国際ガイドラインをやさしく解説　南雲吉則，岩瀬哲著　第2版　日刊工業新聞社　2005.11　220p　19cm　(B&Tブックス)〈折り込1枚〉1400円　①4-526-05554-9　Ⓝ495.46
内容 乳ガンの診断―「乳ガンです」と言われても、「本当かな？」と思え！　乳ガンの病期―病期判定はあくまで目安！　乳ガンの手術法―大きく取っても小さく取っても生存率は同じ！　リンパ節の郭清―脇の下のリンパ節は取っても取らなくても生存率は同じ！　非浸潤ガンの治療―非浸潤ガンで死ぬことはない！　乳房再建―乳房再建の医師選び、方法選びは慎重に！　乳ガンの治療法の選択―治療法と主治医は自分で選べ！　乳ガン治療からの復帰―乳ガン術後の回復について知ろう！　乳ガンの補助療法―補助療法のおかげで死亡率は減少している！　乳ガンの放射線療法―放射線療法は局所再発を予防する！　再発の発見―遠隔転移を発見するための検診は意味がない！　リンパ浮腫―リンパ浮腫は予防が大切　転移性乳ガンの治療―遠隔転移の治療目的は根治ではなく、人生の質の向上！

◇乳癌百話　南雲吉則著　主婦の友社　2010.10　219p　20cm　1500円　①978-4-07-274424-6　Ⓝ495.46
内容 第1章 天変地異　第2章 森羅万象　第3章 慈心妙手　第4章 台風一過　第5章 一陽来福　第6章 医食同源

◇乳がん薬物療法　戸井雅和編　大阪 医薬ジャーナル社　2008.1　91p　28cm　(インフォームドコンセントのための図説シリーズ)　4500円　①978-4-7532-2296-4　Ⓝ495.46

病気・難病　　　　　　　　　　　　　　　　　　　　　　　　　　　　　　　ガン

◇〔内容〕1 原発性乳がん（乳がんとは　原発性乳がんの治療法　非浸潤がんの薬物治療　浸潤がんの再発リスク分類　術前化学療法と術後化学療法　術前のホルモン療法　乳がんの化学療法　治療薬の種類と特徴）　2 進行・再発・転移乳がん（転移・再発乳がんの治療戦略　一次、二次、三次治療の実際　治験と今後の発展）

◇乳がんリスクファクターのすべてを知る！ーエプスタイン博士から、全世界の女性たちへ　サミュエル・S. エプスタイン, デイビッド・スタインマン, スザンヌ・ルパート著, 阿部次夷, 氏家京子, 葉山悠子訳　中央アート出版社　2007.5　491p　20cm　2600円　①978-4-8136-0394-8　Ⓝ495.46
〔内容〕1 乳がん発症のリスクについて（あなたは乳がんになりやすいか？　女性ホルモンと乳がんの関係）　2 現代医学と乳がんのリスク（経口避妊薬の危険性　エストロゲン補充療法の危険性　マンモグラフィー検査の危険性　乳房インプラントの危険性　乳がん予防薬の危険性　一般的な薬の危険性）　3 食事や環境と乳がんのリスク（食事にある危険性　ライフスタイルにある危険性　住まいにある危険性　職場にある危険性）　4 乳がんの真実（政治が無視した乳がんの危険性）

◇乳がん—レディースクリニック　早期発見・早期治療で命と乳房を守ろう　主婦の友社編　主婦の友社　2004.8　159p　21cm　（Lady's clinic series）　1300円　①4-07-243493-0　Ⓝ495.46
〔内容〕乳がんになって悩んだこと、わかったこと—患者さんの体験談（乳がんは家族の絆を確認するよいきっかけになりました—音無美紀子（女優）　いちばん元気づけられたのは乳がん体験者の話でした—樋口重（評論家）ほか）　2 乳がんを見のがさないため知っておきたい検査と自己検診　3 手術・薬から乳房再建まで—乳がん治療のすべて　4 再発を防ぐ治療後の定期検診と生活（退院から社会復帰まで乳がん治療後のおしゃれ）

◇乳がんは女たちをつなぐ—京都から世界へ　大津典子著　藤原書店　2006.6　232p　19cm　2000円　①4-89434-520-X　Ⓝ495.46
〔内容〕第1章 女性の女たち（小さな乳房クリニックにて　放射線治療　乳がん患者の絆　がんとばかりつき合わないで）　第2章 逃げ出したい（乳がん先進国、イギリスで　乳がんを生きる）　第3章 オックスフォードの女たち　第4章 サンクト・ペテルブルグの女たち（サンクト・ペテルブルグのがん病院　がん患者を支えて　患者の命の拠り所　六年しかたたないのに）　第5章 ブダペストの女たち（医者を変えた女たち　ブダペストにあって、京都にないもの　リンパ浮腫の救世主　リンパ治療）

◇乳がん…私の場合—乳腺専門医が答える　福田護編集顧問, 須田崇編集幹事　インターメルク　2007.11　266p　21cm　1000円　①978-4-900633-98-8　Ⓝ495.46
〔内容〕乳がんとは　発見の手がかり、および気にかかる症状　乳がん検診について　乳がんの検査・診断　乳がんと間違いやすい疾患　乳がんの種類　乳がんの治療　検査・治療後の患者のケア

◇乳がん私らしく生きる　パブリックヘルスリサーチセンター編　ライフサイエンス出版　2004.6　180p　21cm　（ライフサイエンス選書）　1500円　①4-89775-191-8　Ⓝ495.46

◇乳がんはなぜ見落とされたのか—「余命半年」の私にできること　山口真理子, 朝日新聞「乳がん検診」取材班著　朝日新聞社　2004.2　270p　20cm　1200円　①4-02-257903-X　Ⓝ495.46
〔内容〕「余命半年」の私にできること（幸せな日々　告知　病気が与えてくれたもの　再発　「余命半年」の私にできること）　見落とされた乳がん（朝日新聞「乳がん検診」取材班）

◇乳房再建ここまでできる　岩平佳子著　講談社　2005.6　166p　19cm　（健康ライブラリー）　1300円　①4-06-259261-4　Ⓝ494.7
〔内容〕乳房再建はなぜ必要なのか　乳房再建のひろがり　乳房再建のいま　乳房再建の心構え　乳房再建の実際　人工乳房でコンプレックスを克服した女性たち　乳房再建Q&A

◇ハーセプチンHer-2—画期的乳がん治療薬ハーセプチンが誕生するまで　ロバート・バゼル著, 中村清吾監修, 福見一郎訳　篠原出版新社　2008.10　305p　22cm　〈奥付のタイトル：Her-2〉　2000円　①978-4-88412-318-5　Ⓝ495.46
〔内容〕がんがみつかる　かぎられた治療法　科学の新手法　オピニオンリーダーへの働きかけ　ある女性の貢献　救われた最初の命　点滴室の主　人道的使用を求める　試行錯誤　失敗　ストロベリーとシャンペン　ロサンゼルスの春

◇20歳を過ぎたらブレスト・ケア—もっと乳がんを知ろう〜自分をまもる早期発見のために　乳房健康研究会著　改訂版　日本医療企画　2004.10　81p　29cm　933円　①4-89041-658-7　Ⓝ495.46
〔内容〕巻頭鼎談 女性にとって乳がんとは何か（霞富士雄・樋口恵子・ワット隆子）　乳房健康研究会設立の主旨　セミナー報告ダイジェスト（乳がんとどう向き合っていけばよいか　アメリカの乳がんの啓蒙活動から何を学ぶべきか　早期発見するための自己検診とこれからの乳がん検診　乳がん教育啓発活動に向けて　自分の体験から語る「乳がんの早期発見」　乳がんを正しく知るためのQ&A　患者たちの勇気

◇ひとりぼっちじゃないよ—はじめての乳がんを生きるための知識とこころ　おおいた乳がん患者の会「オードリーの会」編　改訂版　福岡　木星舎　2004.9　186p　21cm　1800円　①4-901483-14-5　Ⓝ495.46

◇ピンクリボン・ブック—乳がんのすべてがわかる　オレンジページ　2006.6　98p　26cm　（Orange page mook）　933円　①4-87303-428-0　Ⓝ495.46

◇ホルモン療法の歴史とホルモン依存性　野村雍夫著　リノ・メディカル　2007.8　62p　26cm　（乳癌のホルモン療法 第1巻）〈発売：医学図書出版〉　2000円　①978-4-87151-344-9　Ⓝ495.46

◇マンガ乳がん　河野範男著　エクスナレッジ　2010.3　199p　21cm　（知っておかすシリーズ1）　1400円　①978-4-7678-0980-9　Ⓝ495.46
〔内容〕1 乳がんとは？　2 乳がんの初期症状と検査・診断　3 乳がんの治療法を知る　4 乳がんの先端的検査・治療を知る　5 知って安心乳がん克服のために

◇マンモグラフィってなに？—乳がんが気になるあなたへ　美奈川由紀著　日本評論社　2006.3　181p　19cm　1600円　①4-535-98250-3　Ⓝ495.46

|内容| 第1章 乳がんってどんな病気？　第2章 マンモグラフィってなに？　第3章 乳がんを取り巻く社会の動き　第4章 乳がん治療をめぐる裁判

◇胸のしこりが気になる人が読む本―乳がんのすべてがわかる　日馬幹弘著　改訂版　扶桑社　2005.11　349、4p　19cm　1500円　①4-594-05055-7
|内容| しこりを見つけたら行くのは外科　しこりは良性のものも多いので安心を　初めての診察室で乳がんは治りやすいから知らせます　治療法は十分なインフォームド・コンセントで　乳がんの手術について　乳房温存療法はあなたが選べる　乳房切除術を選ぶ場合　乳房を手術で取っても再建できます　術後の化学療法と放射線療法　ホルモン療法を選択する場合　乳がんはどうやってできるのでしょうか　乳がんのリスクとあなたができる予防法　乳がん検診の賢い受け方　ポジティブ・シンキングで生きよう　乳がんとは10年つきあおう　万が一再発してもあきらめないで

◇もしかして乳がん!?―あなたの不安に答えます。　吉本賢隆著　平凡社　2012.6　207p　21cm　1600円　①978-4-582-51326-4
|内容| 序章 がんとは何か？―生き物としてのがん　第1章 日本人女性の15人に1人は乳がんになる―知っておきたい乳がんのこと　第2章 「自分も乳がんになるかもしれない」という思いが早期発見につながる―検診と自覚症状　第3章 正しい診断ががん治療を成功に導く―治療法選択のための検査　第4章 がんを受け入れ、勇気をもって治療を始める―手術による治療法　第5章 抗がん剤治療が治療率を高める―薬物による全身治療　第6章 がんとともに生きる―転移・再発

◇よくわかる乳がん治療―名医の図解　福田護著　主婦と生活社　2007.8　159p　23cm　1300円　①978-4-391-13423-0　Ⓝ495.46
|内容| 1章 早期発見でがんの進行をくい止める　2章 検査内容と順序を知っておこう　3章 自分に合った治療法を選ぶ　4章 術後のリハビリとQOLを高める生活　5章 再発・転移の予防と緩和ケア　6章 薬と放射線療法の副作用と対策

◇Dr.スーザン・ラブの乳がんハンドブック　スーザン・M.ラブ著、石井誠一郎、蔵迫勝Servlet監訳　同友館　2005.11　543p　21cm　2800円　①4-496-04044-1　Ⓝ495.46
|内容| 1 正常な乳房　2 乳腺疾患の診断　3 乳がんの予測と予防　4 乳がんの診断　5 乳がんの治療　6 がんとともに生きる

◆卵巣ガン
◇心配しないでいいですよ再発・転移卵巣がん　瀧澤憲著　真興交易医書出版部　2008.11　186p　21cm　2000円　①978-4-88003-208-5　Ⓝ495.43

◇卵巣がん―がんとどう向き合うか 早期発見・早期治療が大切なのです　国立病院機構四国がんセンター監修、日浦昌道、野河孝充、横山隆、ウロジェネ順子、白山裕子、平田英司編集責任　がん研究振興財団　〔2007〕　17p　26cm　Ⓝ495.43

◇卵巣がん　八重樫伸生、片渕秀隆編、宇田川康博監修　大阪　医薬ジャーナル社　2010.12　63p　29cm　（インフォームドコンセントのための

図説シリーズ）　4800円　①978-4-7532-2448-7　Ⓝ495.43

◆子宮ガン
◇こんなに変わった子宮がん検診―専門医Dr.ふじこが教えます！検査と対応の最新事情　伊藤富士子著　へるす出版事業部　2009.6　157p　18cm　（へるす出版新書 009）〈発売：へるす出版〉　1200円　①978-4-89269-676-3　Ⓝ495.43
|内容| 1 検診結果の報告様式が変わります　2 子宮頸癌検査にはこんな種類があります　3 検診結果を読む　4 「異形成」って何でしょう？　5 子宮頸癌検診で引っかかった時どうするか　6 HPVって何？　7 内診で引っかかった時　8 子宮体がんに対して一言

◇最新子宮頸がん予防―ワクチンと検診の正しい受け方　高橋真理子著　朝日新聞出版　2011.7　215p　18cm　1000円　①978-4-02-330939-5　Ⓝ495.43
|内容| 第1章 ワクチン接種の前に知っておきたいこと　第2章 HPVワクチンとは　第3章 慎重論VS待望論　第4章 子宮頸がんの正体を知る　第5章 ワクチンが有効な人、無効な人　第7章 これからの検診とワクチン

◇子宮がん―がんとどう向き合うか 早期発見・早期治療が大切なのです　国立病院機構四国がんセンター監修、日浦昌道、野河孝充、横山隆、松元隆、大下孝史編集責任　がん研究振興財団　〔2007〕　21p　26cm　Ⓝ495.43

◇子宮がん　主婦の友社編、宮城悦子監修　主婦の友社　2010.7　159p　21cm　（よくわかる最新医学）　1400円　①978-4-07-272520-7　Ⓝ495.43
|内容| 第1章 子宮がんとは　第2章 子宮がんの検査と診断　第3章 子宮がんの治療　第4章 退院後のケア　第5章 子宮がんと向き合うために　第6章 治療後、女性として気になること

◇子宮がんはみんなで予防できる　知覧俊郎、望月聡子著、今野良監修　日本評論社　2009.4　168p　19cm　1600円　①978-4-535-98289-5　Ⓝ495.43
|内容| 第1章 子宮頸がんとはどんな病気？（正しい情報を身につけて、自分自身を守りましょう　さまざまな悪さをする悪性腫瘍）　第2章 子宮頸がんは「予防できるがん」（解明された子宮頸がんの原因 HPVはありふれたウイルス）　第3章 一次予防は「ワクチン」　第4章 二次予防は「検診」　第5章 患者・市民としてこころがけたいこと

◇心配しないでいいですよ再発・転移子宮がん　瀧澤憲著　真興交易医書出版部　2008.5　124p　21cm　1900円　①978-4-88003-207-8　Ⓝ495.43
|内容| 第1章 子宮がんとは　第2章 子宮がんの治療　第3章 術後の治療　根治手術後の補助療法　第4章 治療後の再発の早期診断と治療　第5章 再発治療がうまくいかなかった場合　第6章 よくある質問　第7章 わかりやすい医療を

◇必要ですか？子宮頸がんワクチン　ワクチントーク全国編　日本消費者連盟　2010.11　55p　21cm　500円　Ⓝ493.82

◇HPV感染と予防対策―子宮頸がんと皮膚病およびHPVワクチンの効果　佐藤武幸、家坂清子、三石剛共著、林謙治監修　少年写真新聞社

2011.2 72p 27cm （新健康教育シリーズ 写真を見ながら学べるビジュアル版） 2000円 ⓘ978-4-87981-380-0 Ⓝ493.87
[内容] 序章 学校教育でのHPV感染予防教育の必要性（学校教育でのHPV感染予防教育の必要性 子どもの権利条約と自己決定権） 1章 HPVとHPVワクチンについて（HPVウイルスについて HPVワクチン） 2章 子宮頸がん 3章 HPV感染でおこる皮膚病：治療と対策

《肺ガン》

◇抗悪性腫瘍薬肺がん 西條長宏編 大阪 医薬ジャーナル社 2008.3 67p 28cm （インフォームドコンセントのための図説シリーズ） 3800円 ⓘ978-4-7532-2300-8 Ⓝ493.385
[内容] 1 肺がん治療に用いられる抗悪性腫瘍薬 2 肺がん治療に用いられる分子標的治療薬 3 非小細胞肺がん（進行肺がんの化学療法（ファーストライン） 局所進行肺がんの放射線化学療法 術前・術後の化学療法 高齢者肺がんの化学療法 セカンドライン化学療法） 4 小細胞肺がん（進展型小細胞がんの化学療法（ファーストライン） 限局型小細胞がんの放射線化学療法 術前・術後の化学療法 高齢者・高リスクの化学療法 セカンドライン化学療法）
◇抗悪性腫瘍薬肺がん 西條長宏編 改訂版 大阪 医薬ジャーナル社 2011.11 83p 28cm （インフォームドコンセントのための図説シリーズ）〈標題紙・表紙のタイトル：肺がん抗悪性腫瘍薬〉 4800円 ⓘ978-4-7532-2524-8 Ⓝ493.385
◇この代替療法でなぜ肺ガンがよくなったのか 新代替医療研究チーム編著 ごま書房 2006.7 190p 19cm 952円 ⓘ4-341-08329-5 Ⓝ494.645
[内容] 第1章 増加する肺ガンとは何か！？ 第2章 専門家も認めた肺ガンの新代替療法 第3章 再発転移をもっと強く防ぐための養生法 第4章 新代替療法でよくなった人たち
◇末舛惠一の肺がん―告知を受けたときに読む本 末舛惠一著 主婦の友社 2010.5 287p 19cm （名医の最新治療）〈『肺がん』（平成11年刊）の改訂〉 1900円 ⓘ978-4-07-267884-8 Ⓝ493.385
[内容] プロローグ 肺がんと診断されたばかりのあなたへ 第1章 日本人にふえつづける肺がん 第2章 肺がんを早期発見するために心がけるべきこと 第3章 肺がんかどうかの診断はこのようにして進められる 第4章 肺がんはこのように分類される 第5章 肺がんの最新治療 第6章 再発肺がん、進行がん、転移がんとその治療 第7章 肺がん患者とその家族のかたへ 第8章 肺がんを予防するために励行すべきこと 第9章 肺がんに関する気がかり、不安にお答えします
◇世界で一番やさしい肺がん 髙橋和久著 エクスナレッジ 2010.7 199p 21cm （知ってなおすシリーズ）〈並列シリーズ名：Cured with knowledge〉 1500円 ⓘ978-4-7678-1003-4 Ⓝ493.385
[内容] 1 肺がんとは 2 肺がんの検査と診断法を知る 3 肺がんの治療法を知る 4 肺がんの先端的検査・治療 5 知って安心肺がん克服のために

◇なぜ肺ガンがこの代替療法でよくなったのか 奥村秀夫監修, 沢崎宏著 ごま書房 2005.1 225p 19cm 1000円 ⓘ4-341-08281-7 Ⓝ494.645
[内容] 第1章 日本人を襲う肺ガンとは何か！？ 第2章 専門医も評価する肺ガンの新代替療法 第3章 医療関係者に訊く超吸収アガリクスの効果 第4章 再発転移をもっと強く防ぐための養生法 第5章 新代替療法で肺ガンを克服した人たちの報告 第6章 これからのガン患者学
◇肺がん 西條長宏, 加藤治文編 改訂版 大阪 医薬ジャーナル社 2004.5 91p 28cm （インフォームドコンセントのための図説シリーズ） 3800円 ⓘ4-7532-2091-5 Ⓝ493.385
[内容] 肺がんはなぜできるか？ 肺の構造と機能 肺がんの種類（病理） 転移性肺腫瘍 肺がんの原因 肺がんの症状 肺がんの検査 病期分類 肺がんの転移 肺がんの治療 肺がんの臨床試験 非小細胞肺がんの治療と予後 小細胞肺がんの治療と予後 治療の副作用 フォローアップの方法
◇肺癌―あなたの癌治療の不安に答える 平岩正樹著 海竜社 2005.11 329p 19cm 2000円 ⓘ4-7593-0893-8 Ⓝ493.385
◇肺がん―がんとどう付き合うか 予防と診断・治療, 社会復帰と緩和ケア 国立がんセンター監修, 土屋了介編集責任 がん研究振興財団 〔2006〕 15p 26cm Ⓝ493.385
◇肺がん―あなたの家族が病気になったときに読む本 鳶巣賢矢, 川島みどり, 大熊由紀子編, 吉村邦彦, 守田美奈子, 岸一馬, 高宮有介, 大松重宏執筆 講談社 2006.11 191p 21cm （介護ライブラリー） 2200円 ⓘ4-06-282414-0 Ⓝ493.385
[内容] 第1ステージ 症状・受診 第2ステージ 入院 第3ステージ 治療 第4ステージ 退院・リハビリテーション 第5ステージ 再発・転移・再入院 第6ステージ 緩和ケア 第7ステージ グリーフワーク
◇肺がん―肺がんにかかる前に読んでいただきたい本 野中誠至 名古屋 ブイツーソリューション 2007.2 89p 19cm〈発売：星雲社〉 500円 ⓘ978-4-434-10268-4 Ⓝ493.385
[内容] 1 世界の肺がんの動向 2 肺がんになる危険性の高い人 3 肺がんは早期発見が大切 4 肺がんの自覚症状とは 5 肺がんの画像診断 6 肺がんの確定診断 7 肺がんの治療はどのようにおこなわれるのか 8 肺がん治療後の経過観察 9 肺がんの予防 10 おわりに
◇肺がん 坪井正博著 主婦の友社 2007.10 159p 21cm （よくわかる最新医学） 1400円 ⓘ978-4-07-257101-9 Ⓝ493.385
[内容] 1 肺がんってどんな病気？ 2 肺がんの検査と診断 3 肺がんの治療 4 再発・転移を防ぐ治療後の生活
◇肺がん―名医の言葉で病気を治す 鈴木健司著 誠文堂新光社 2008.5 157p 図版4p 21cm （あなたの医学書） 1800円 ⓘ978-4-416-80829-0 Ⓝ493.385
[内容] 第1章 肺がんの現状とその症状 第2章 肺がんの原因と予防法 第3章 肺がんの症状を知ろう 第4章 肺がん検診について知ろう 第5章 肺がんの診断と病期 第6章 肺がんの進行度について知ろう 第7章 肺がんの治療法 第8章 肺がん治療の選択の仕

方 第9章 がんの告知と告知マニュアル 第10章 がん以外の肺の病気

◇肺がん　日本放送出版協会　2008.9　71p　21cm　（生活実用シリーズ　NHKここが聞きたい！名医にQ）　743円　Ⓘ978-4-14-187020-3　Ⓝ493.385

◇肺がん　西條長宏,加藤治文編　改訂3版　大阪医薬ジャーナル社　2009.2　147p　29cm　（インフォームドコンセントのための図説シリーズ）　4800円　Ⓘ978-4-7532-2358-9　Ⓝ493.385
　内容　インフォームドコンセントとは　肺がんとは　肺がんはなぜできるか　肺の構造と機能　肺がんの種類（病理）　転移性肺腫瘍　肺がんの原因　肺がんの症状　肺がんの検査　肺がんの病期分類　肺がんの診療ガイドライン　肺がんの転移・日浸潤　肺がんの臨床試験　肺がんの治療

◇肺がん―治療・検査・療養　関根郁夫,渡辺俊一,楠本昌彦,角美奈子,的場元弘,堀之内秀仁,渡邊清高監修　小学館クリエイティブ　2011.5　151p　21cm　（国立がん研究センターのがんの本）〈発売：小学館〉　1800円　Ⓘ978-4-7780-3711-6　Ⓝ493.385
　内容　第1章 肺がんが疑われたら　第2章 肺がんの治療　第3章 肺がん治療後の経過とケア　第4章 肺がんが再発・転移したら　第5章 がん治療に共通すること

◇肺がん　西條長宏,加藤治文編　改訂4版　大阪医薬ジャーナル社　2011.11　167p　28cm　（インフォームドコンセントのための図説シリーズ）　4800円　Ⓘ978-4-7532-2523-1　Ⓝ493.385

◇肺がんがわかる本―専門医が解説する検査・治療・緩和ケアetc「患者さん」と「ご家族」に知っておいてほしいこと　淺村尚生監修　最新版　法研　2009.11　351p　21cm　1800円　Ⓘ978-4-87954-778-1　Ⓝ493.385
　内容　第1章 肺がんとはどういう病気か　第2章 肺がんはどうやって見つけるのか　第3章 肺がんではどんな検査が行われるのか　第4章 肺がんとわかったときの治療　第5章 再発の不安、転移の心配　第6章 緩和ケア　第7章 医師と患者さんの関係、私はこう考える

◇肺がんがわかる本―「専門医が語る」検査・治療・緩和ケア　患者と家族が知っておいてほしいこと　淺村尚生監修　法研　2004.9　317p　21cm　1800円　Ⓘ4-87954-532-5　Ⓝ493.385
　内容　1章 肺がんとはどういう病気か　2章 肺がんはどうやって見つけるのか　3章 肺がんではどんな検査が行われるのか　4章 肺がんとわかったときの治療法　5章 再発の不安、転移の心配　6章 緩和ケア　7章 医師と患者さんの関係、私はこう考える

◇肺がん脅威の新世紀を生きるために　矢野篤次郎著　文芸社　2004.4　99p　20cm　1000円　Ⓘ4-8355-7299-8　Ⓝ493.385
　内容　第1章 肺がん脅威の新世紀を生きるために（21世紀は「肺がん脅威」時代の幕開け　喫煙と肺がんリスク　受動喫煙と肺がんリスク　たばこ規制　検診の意義　CT検診の功罪　化学予防　肺がん治療の進歩？）　第2章 読むサプリメント（禁煙外来について　減煙努力）　肺がんとアルコール　キノコの効用　がんと免疫のかかわり　お茶の飲み方　大豆イソフラボンのパワー　サプリメントの弊害　正しい食習慣）　エピローグ 健康は良い食材から

◇肺がんで死なない本―肺がん死亡者6万3255人　最新版　小中千守,松井宏夫著　グラフ社　2009.9　255p　19cm　〈優良病院全国最新リスト85付き〉　1400円　Ⓘ978-4-7662-1274-7　Ⓝ493.385
　内容　第1章 肺がんのサイン　第2章 肺がんの原因となりやすい人　第3章 肺がんとはどんな病気か　第4章 肺がんの早期発見と検査　第5章 肺がんの治療　第6章 良い病院の選び方&優良病院リスト

◇「肺がん」と言われたら……お医者さんの話がよくわかるから安心できる 検査・診断・治療・手術　永井完治著　保健同人社　2009.3　151p　21cm　1500円　Ⓘ978-4-8327-0389-6　Ⓝ493.385
　内容　1章 肺がんってどんな病気？（肺がんにかかる人が増えている　肺がんの原因　肺はどうんな臓器なの？　肺がんには、どんな種類があるのか？）　2章 肺がんが気になる方へ（肺がんの気になる症状　肺がんの診断　肺がんの病期（ステージ））　3章 これから手術を受ける方へ（肺がんの主な治療法　肺がんの手術適応とは？　肺がんの手術の実際　肺がん切除例の治療成績　退院後の日常生活）　4章 手術以外の治療を受ける方へ（化学療法の効果と副作用　分子標的治療薬　内視鏡治療　放射線治療　免疫療法　ラジオ波焼灼療法　民間療法　再発肺がんの治療）　5章 肺がんの治療を受けた方へ（緩和ケアとは？　肺がんの予防）

◇肺ガンとの闘い方―最新治療法から免疫力強化法、賢い予防法まで 告知されてもあきらめない！　小島重信著　現代書林　2006.6　190p　20cm　1300円　Ⓘ4-7745-0763-6　Ⓝ493.385
　内容　第1章 肺ガンほど早期発見が大切な病気はない　第2章 肺ガンの検査はこのように行われる　第3章 エビデンスに基づく肺ガンの最新治療　第4章 アスベスト禍と中皮腫　第5章 宇宙エネルギー療法で肺ガンに挑む　第6章 絶対にあきらめない、肺ガンの闘い方

◇ハンドブックよくわかる肺がん―questions & answers　加藤治文,福岡正博監修,江口研二,澤祥幸,千場博,中村慎一郎編　大阪　西日本胸部腫瘍臨床研究機構　2007.3　227p　26cm　非売品　Ⓘ978-4-9903518-1-6　Ⓝ493.385

◇防ぐ,治す肺ガンの最新治療　加藤治文監修　講談社　2005.4　98p　21cm　（健康ライブラリー イラスト版）　1200円　Ⓘ4-06-259343-2　Ⓝ493.385
　内容　1 肺ガンが心配なとき、疑われるとき　2 タイプはいろいろ、肺ガンという病気　3 納得のいく治療方針を決めるために　4 肺ガン治療は、ここまで進化した（局所療法　全身療法　症状をやわらげる薬物療法　転移したガンの治療）　5 ここがポイント！治療後の生活（治療後の通院　社会復帰　生活全般）

◇防ぐ,治す肺ガンの最新治療　加藤治文監修　新版　講談社　2008.6　98p　21cm　（健康ライブラリー イラスト版）　1200円　Ⓘ978-4-06-259425-7　Ⓝ493.385
　内容　1 肺ガンが心配なとき、疑われるとき　2 タイプはいろいろ、肺ガンという病気　3 納得のいく治療方針を決めるために　4 肺ガン治療は、ここまで進化した（光線力学的治療（PDT）―胸を切開せずにガンを破壊。レーザーを使う注目の治療法　光線力学的治療―施行可能なのは早期の中心型肺ガン ほか）　5 ここがポイント！治療後の生活

病気・難病　　　ガン

◇みずから招く病肺がん　3　森清志, 神山由香理共著　ぎょうせい　2009.6　208p　18cm　1333円　Ⓘ978-4-324-08782-4　Ⓝ493.385
　内容　年々増加しているがん死亡　がんについての正しい知識　タバコについて　タバコの健康障害　タバコは女性の大敵　タバコに関する誤解　タバコ対策　禁煙について　がん予防と早期発見　どんな症状がでるか　肺がんの種類　どのように診断されるか　肺がんの病気分類(進行度状況)　肺がんの治療　がんに克つ

◇名医が語る最新・最良の治療 肺がん―あなたに合ったベストな治療法が必ず見つかる!!　光冨徹哉ほか著　法研　2012.3　183p　23×19cm　(ベスト×ベストシリーズ)　1800円　Ⓘ978-4-87954-855-9
　内容　第1部 治療法を選ぶ前に(治療方針の決定と治療法選択に必要な検査―肺がんの特徴や状態を知って検討する)　第2部 名医が語る治療法のすべて(手術療法(開胸手術―胸部を切開して肺がんを確実に切除する　縮小手術―肺葉の一部のみ切除し、肺機能の温存を狙う　完全胸腔鏡下手術―小さな開口部からがんを切除する)　放射線療法(定位放射線照射―効果は最大に、ダメージは最小限にピンポイントにがんを攻撃　重粒子線治療―強い破壊力をもちながら体に優しく手術できない肺がんも治療可能　陽子線治療―がん細胞の的確に狙い撃ち、体への負担は最小限に)　化学療法(非小細胞肺がんの抗がん薬治療―がん細胞を攻撃し、がんの進行や再発を抑える　分子標的薬による治療―ターゲットを絞って劇的に治療効果を上げる)　小細胞肺がん(小細胞肺がんの治療―肺がん全体の10～15%を占めるがん。抗がん薬による全身療法が治療の中心))

◇やさしい肺がん外来化学療法へのアプローチ　山本信之編　大阪　医薬ジャーナル社　2010.7　135p　30cm　2800円　Ⓘ978-4-7532-2446-3　Ⓝ493.385
　内容　1 化学療法(抗がん剤治療)を受ける前に　肺がん化学療法の標準的治療方法　3 肺がん化学療法の代表的なレジメン　4 病院でもらう検査データの読み方　5 抗がん剤との併用禁忌・注意を要する薬　6 治療や副作用に対する理解と対応　7 外来化学療法の実際

◇より良い治療を受けるための肺ガンハンドブック　土屋繁裕著　学習研究社　2005.4　263p　21cm　〈付属資料:63p:検査から治療まで自己カルテ作成のための診断記録ノート〉　2300円　Ⓘ4-05-402210-3　Ⓝ493.385
　内容　第1章 良いガン治療を受けるには　第2章 ガンについて知る　第3章 再発ガン、進行ガンの考え方　第4章 肺ガンについて知る　第5章 肺ガンの治療方法について　第6章 ガン克服までの道のり

《消化器ガン》

◇胃がん・大腸がん―治る「がん」治らない「がん」の分かれ岐　三浦健著　新星出版社　2005.2　202p　19cm　(新名医が書いた病気の本)　1300円　Ⓘ4-405-09125-0　Ⓝ493.4
　内容　第1部 胃がん(胃がんになる人、治る人の基準　胃がんの症状と検査　胃がんの手術と治療　胃がん手術のあとで)　第2部 大腸がん(大腸がん―その症状と予防　大腸がんの検査と手術)

◇胃がん・大腸がん―名医の言葉で病気を治す　赤須孝之, 片井均編　誠文堂新光社　2008.2　158p 図版4p　21cm　(あなたの医学書)　1800円　Ⓘ978-4-416-80804-7　Ⓝ493.455
　内容　第1部 胃がん(日本における胃がんの現状―日本における胃がんの現状を知ろう　胃がんの症状とは?―胃がんの症状を知ろう　胃がんを早期発見するには―胃がんを早期発見する方法を知ろう　胃がんの進行度と治療法―胃がんの進行度と治療法を知ろう　胃がん手術法―胃がん手術法を知ろう　胃がんは再発するか―胃がんは再発するかを知ろう　ピロリ菌と胃がんの関係―ピロリ菌と胃がんの関係を知ろう)　第2部 大腸がん(日本における大腸がんの現状―日本における大腸がんの現状を知ろう　大腸がんの予防法―大腸がんの予防法を知ろう　大腸がんの診断・治療法―大腸がんの診断・治療法を知ろう　大腸がんは転移するか―大腸がんは転移するかを知ろう　再発を見つけるには―再発を見つける方法を知ろう　人口肛門について―人口肛門について知ろう　大腸がん以外の腸の病気―大腸がん以外の腸の病気を知ろう)

◇「胃がん・大腸がんを薬で抑えましょう」と言われた時―これから化学療法を受ける患者さんのために　小松嘉人編　ヴァンメディカル　2008.9　107p　26cm　1800円　Ⓘ978-4-86092-078-4　Ⓝ493.455

◇「胃がん・大腸がんを薬で抑えましょう」と言われた時―これから薬物療法を受ける患者さん、患者さんに説明する全ての医療スタッフのために　小松嘉人編　改訂版　ヴァンメディカル　2011.7　131p　26cm　1900円　Ⓘ978-4-86092-098-2　Ⓝ493.455

◇消化器がん治療最前線―秋田大学医学部の挑戦　本橋豊, 大西洋英, 柴田浩行, 山本雄造編　秋田　秋田魁新報社　2010.4　142p　21cm　(秋田医学叢書 no.4)　1500円　Ⓘ978-4-87020-293-1　Ⓝ493.4

◇よくわかる消化器ガン　掛谷和俊著　毎日新聞社　2006.3　199p　21cm　1333円　Ⓘ4-620-31767-5　Ⓝ493.4
　内容　1 消化器とガン(恐れずあなどらず―ガンの現実　遺伝半分・食べ物半分・運の部分も10%―なぜガンになるのか)　2 胃ガンとその周辺　3 大腸ガンとその周辺　4 食道ガンとその周辺　5 すい臓、胆のう、肝臓の病気　6 ガンの予防法(長寿のためには　ガン予防とHF水)

◆口腔ガン

◇口腔がん―がんとどう向き合うか 早期発見・早期治療がたいせつなのです。　がん研究振興財団　〔200-〕　22p　26cm　Ⓝ493.4

◇喉頭がん舌がんの人たちの言語と摂食・嚥下ガイドブック―将来に向けて　Jack E. Thomas, Robert L. Keith著, 菊谷武監訳, 田村文誉, 足立雅利, 西脇恵子訳　医歯薬出版　2008.9　134p　26cm　3200円　Ⓘ978-4-263-44271-5　Ⓝ496.8
　内容　第1章 喉頭がん・舌がんの診断　第2章 呼吸、嚥下、会話に関する頭頸部の解剖　第3章 喉頭がん・舌がんの治療　第4章 放射線療法　第5章 化学療法　第6章 喉頭がんの手術　第7章 舌がんの手術　第8章 喉頭がんの手術後、病院ではどんなことがあるのでしょうか　第9章 がんの治療中および治療後の心理

的対処の方法　第10章 がん治療後の社会生活、趣味の生活、仕事、性生活

◆胃ガン

◇胃癌―あなたの癌治療の不安に答える　平岩正樹著　海竜社　2005.8　279p　19cm　1700円　Ⓘ4-7593-0881-4　Ⓝ494.655
[内容]知っておきたい癌治療の基本(癌の3大治療法について　抗癌剤治療の目的・評価・軌道修正について　抗癌剤治療の副作用・諸症状対策)　胃癌(胃癌の特色　ステージ1　ステージ2　ステージ3　ステージ4)

◇胃がん―がんとどう付き合うか　予防と診断・治療、社会復帰と緩和ケア　国立がんセンター監修、笹子三津留、深川剛生編集責任　がん研究振興財団　2006　15p　26cm　Ⓝ494.655

◇胃がん　笹子三津留編　大阪　医薬ジャーナル社　2007.8　131p　29cm　(インフォームドコンセントのための図説シリーズ)　4800円　Ⓘ978-4-7532-2264-3　Ⓝ493.455
[内容]1 胃の構造と機能　2 胃がんの病因と予防　3 胃がんの発生と進展　4 胃がんの疫学―わが国の現状　5 胃がんの症状　6 胃がんの検査　7 治癒を目指した胃がん　8 進行再発胃がん(切除不能)の緩和的治療　9 フォローアップ

◇胃がん―治療・検査・療養　小学館クリエイティブ　2011.2　163p　21cm　(国立がん研究センターのがんの本)〈発売:小学館〉　1800円　Ⓘ978-4-7780-3709-3　Ⓝ493.455
[内容]基礎知識　第1章 胃がんが疑われたら　第2章 胃がんの治療　第3章 胃がん手術後の生活　第4章 胃がんの再発・転移　第5章 がん治療に共通すること

◇胃がん治療ガイドラインの解説―胃がんの治療を理解しようとするすべての方のために　一般用　2004年12月改訂　日本胃癌学会編　金原出版　2004.12　75p　26cm　1000円　Ⓘ4-307-20198-1　Ⓝ493.455
[内容]1 はじめに　2 この一般用ガイドラインの使い方　3 ガイドラインを理解するための基礎知識(胃とはどんな臓器でしょう　胃がんとはどんな病気でしょう　胃がんの広がり方(胃の壁を深く広がる　転移(飛び火)する　深さと転移で決まる胃がんの進み具合(病気、ステージ))　4 胃がん治療ガイドラインの解説(胃がんの進み具合(病期)に応じた治療法　臨床研究とは　胃がん治療法決定までの流れ(フローチャート)ほか)　5 資料編 Q&A(質問形式)を中心として　6 おわりに

◇胃がん治療の正しい知識―適切な治療を受けるために　山田哲司編著　金沢　橋本確文堂　2004.3　197p　21cm　1500円　Ⓘ4-89379-084-6　Ⓝ493.455

◇「胃がん」と言われたら…―検査・診断・治療・手術 お医者さんの話がよくわかるから安心できる　平山廉二、松木盛行著　保健同人社　2009.7　151p　21cm　1500円　Ⓘ978-4-8327-0397-1　Ⓝ493.455
[内容]1章 胃がんってどんな病気?　2章 胃がんが気になる方へ　3章 胃がんと診断された方へ　4章 これから手術を受ける方へ　5章 手術以外の治療を受けられる方へ　6章 胃がんの治療を受けた方へ　7章 緩和医療について

◇胃がんの最新治療―診断、治療から栄養療法まで安心して病気と向き合うために　比企直樹著　主婦の友社　2011.2　191p　21cm　(よくわかる最新医学)　1500円　Ⓘ978-4-07-275850-2　Ⓝ494.655
[内容]第1章 知っておきたい「胃がん」の話　第2章 胃がん治療の最新情報　第3章 治療方針決定から手術まで　第4章 いちばん大切な「退院してからのこと」　第5章 がんの医療制度と経済学　第6章 再発がわかったら　終章 がんとの共生

◇胃がんの素顔　中島聰總著　悠飛社　2005.3　189p　20cm　(Yuhisha hot-nonfiction Yuhisha best doctor series)　1600円　Ⓘ4-86030-070-X　Ⓝ493.455
[内容]序章 一九九三年一一月九日　第1章 がん、胃がんてなんだろう　第2章 医師と患者の情報交換―治療の前に　第3章 胃がんの治療法とその成績―いよいよ治療の現場へ　第4章 わが国の胃がん研究の歴史からガイドライン完成まで　第5章 胃がんはどこまで治せるか　第6章 わたしが歩んだ道　終章 二〇〇四年秋

◇胃ガンのすべてがわかる本　矢沢サイエンスオフィス編　学習研究社　2005.6　320p　21cm〈折り込み1枚〉　2500円　Ⓘ4-05-402693-1　Ⓝ493.455
[内容]胃ガン31の疑問にスピード回答　図説 もっともくわしい胃ガンの話　第1章 胃ガンの基礎知識　第2章 胃ガンはどこまで予防できるか　第3章 検査と診断　第4章 治療法の選択　第5章 最新治療法　第6章 スキルス胃ガンと腹膜播種　第7章 胃の非上皮ガン

◇Q&A知っておきたい胃がん質問箱106　西條長宏監修　メディカルレビュー社　2003.11　205p　21cm　1800円　Ⓘ4-89600-641-0　Ⓝ493.455
[内容]外来　入院(入院時の心構えと準備　胃がんの病態と病期)　転移の病態と臨床　胃がんの治療法の種類とその適応　外科(手術)療法 ほか)　その他(臨床試験　がんの痛み(疼痛について)

◇これで安心胃と十二指腸の病気―胃がん予防の最新知識　赤尾周一著　東洋書店　2003.3　188p　19cm　1400円　Ⓘ4-88595-434-7　Ⓝ493.45
[内容]はじめに　胃のしくみとそのはたらき　胃の検査法　胃のいたみ　ピロリ菌と胃疾患　胃炎　胃・十二指腸潰瘍　潰瘍の外科治療　逆流性食道炎あるいはGERD　胃ポリープ　胃がん　胃がんのIC　胃がんの治療　胃がんの転移・再発　MALTリンパ腫　残胃がん　胃切除後の食事療法　胃のくすり

◇手術日までに患者が知りたい胃癌―検査から治療、術後経過、手術費用まで/腹腔鏡下手術について　市原塵夫著　金原出版　2011.11　133p　26cm　(わかりやすいインフォームドコンセントシリーズ 2)　3000円　Ⓘ978-4-307-20293-0　Ⓝ493.455

◇心配しないでいいですよ再発・転移胃がん　山口俊晴編著　真興交易医書出版部　2006.5　121p　21cm　2000円　Ⓘ4-88003-201-8　Ⓝ493.455
[内容]第1章 胃がんの再発? 転移?　第2章 あなたの受けた胃がんの初回治療は?　第3章 再発、転移を発見する　第4章 どうする、胃がんの再発　第5章 再発・転移の予防は?　第6章 多重がん:胃がんばかりに気をとられないで　第7章 転移・再発胃がんの新しい治療は?　第8章 新しい医療体制　第9章 がんに負けないで寿命をまっとうする

病気・難病　　　　　　　　　　　　　　　　　　　　　　　　　　　　　　　　　　ガン

◇世界で一番やさしい胃がん　高橋信一著　エクスナレッジ　2010.6　195p　21cm　（知ってなおすシリーズ）〈並列シリーズ名：Cured with knowledge〉　1500円　①978-4-7678-1002-7　Ⓝ493.455
　内容　1 胃がんとは　2 胃がんの検査と診断を知る　3 胃がんの治療・対策法と転移を知る　4 胃がんの最新検査・治療法を知る　5 知って安心胃がんの最新知識と情報
◇全国市区町村を対象とした胃がんの検診に関するアンケート調査集計報告書　胃がん予知・診断・治療研究機構　2011.6　21p　30cm　Ⓝ493.455
◇防ぐ、治す胃ガンの最新治療　笹子三津留監修　講談社　2004.12　99p　21cm　（健康ライブラリー　イラスト版）　1200円　①4-06-259341-6　Ⓝ494.655
　内容　1 胃の中でなにが起きている？　2 胃ガン治療の中心は手術療法　3 胃切除後の食事のポイント　4 術後をいきいき過ごすために　5 手術以外の治療法を選ぶとき
◇防ぐ、治す胃ガンの最新治療　笹子三津留監修　新版　講談社　2008.8　98p　21cm　（健康ライブラリー　イラスト版）　1200円　①978-4-06-259427-1　Ⓝ494.655
　内容　1 胃の中でなにが起きている？　2 胃ガン治療の中心は手術療法　3 胃切除後の食事のポイント　4 術後をいきいき過ごすために　5 手術以外の治療法を選ぶとき
◇やさしい胃がん外来化学療法の自己管理　瀧内比呂也著　大阪　医薬ジャーナル社　2008.12　79p　30cm　1800円　①978-4-7532-2339-8　Ⓝ493.455
◇やさしい胃がん外来化学療法の自己管理　瀧内比呂也著　追補改訂版　大阪　医薬ジャーナル社　2009.7　83p　30cm　1800円　①978-4-7532-2390-9　Ⓝ493.455
　内容　1 胃がん外来化学療法を受ける前に　2 代表的な治療法について　3 注意すべき副作用　4 知っておくべき臨床検査値　5 自宅での自己管理　6 抗がん剤との併用禁忌・注意を要する薬

◆食道ガン
◇いちばん新しい食道がんの本　幕内博康著　二見書房　2004.5　241p　19cm　（名医が答える7）　1900円　①4-576-04097-9　Ⓝ493.445
　内容　第1章 原因—なぜ、食道がんになるのでしょうか？　第2章 症状—食道がんの症状はどのようなものですか？　第3章 検査と診断—食道がんはどのような検査をしますか？　第4章 進行度—食道がんの進行度について教えてください　第5章 治療—食道がんの治療法を教えてください　第6章 治療法の選択—治療法はどのように決めるのですか？　第7章 手術後の問題点—手術後に気をつけることはありますか？　第8章 再発—再発したらどうしたらよいですか？　第9章 痛みとさまざまな問題—このようなときはどうしますか？
◇食道がん—がんとどう付き合うか　予防と診断・治療、社会復帰と緩和ケア　国立がんセンター監修、日月裕司、山口肇、伊藤芳紀、加藤健編集責任　がん研究振興財団　〔2006〕　14p　26cm　Ⓝ493.445

◇「食道がん」と言われたら…—お医者さんの話がよくわかるから安心できる：検査　診断　治療・手術　桑野博行, 宮崎達也著　保健同人社　2011.11　143p　21cm　1500円　①978-4-8327-0665-1　Ⓝ493.445
　内容　1章 食道がんってどんな病気？　2章 食道がんが気になる方へ　3章 食道がんと診断された方へ　4章 これから手術を受ける方へ　5章 手術以外の治療を受ける方へ　6章 食道がんの治療を受けた方へ　7章 緩和医療について
◇防ぐ、治す食道ガンの最新治療　大津敦監修　講談社　2005.6　98p　21cm　（健康ライブラリー　イラスト版）　1200円　①4-06-259345-9　Ⓝ493.455
　内容　1 酒、タバコ好きの男性は要注意　2 ガンのタイプを正確に知る　3 ガンの部位別・外科手術の方法　4 いくつかの治療法を組み合わせて　5 治療後の生活の質を高めるために

◆大腸ガン
◇あなたを守る大腸がんベスト治療　加藤知行監修, 愛知県がんセンター中央病院編　京都　昭和堂　2009.6　189p　21cm　1800円　①978-4-8122-0925-7　Ⓝ493.465
　内容　1 大腸の構造　2 日本人の大腸がんの特徴　3 大腸がんになるまでの過程　4 大腸がんと関連する疾患　5 大腸がんの予防　6 大腸がんの症状　7 大腸がんの診断　8 治療　9 大腸がん術後のフォローアップの方法　10 転移　11 特殊な悪性腫瘍
◇家系内の大腸がんとその遺伝　テリ・バーク, フィンレイ・マックレー編, 岩間毅夫, 数間恵子監訳　中山書店　2007.3　219p　21cm　2800円　①978-4-521-67741-5　Ⓝ493.465
　内容　遺伝性大腸がんとはどのようなものですか？　遺伝によるものだと、どうしてわかるのですか？　家族性腫瘍クリニック　もしがんになったらどんなことが起こるでしょうか？　がんの危険性があるのは誰でしょうか？　家族にどう話せばいいのでしょうか？　どのように私の危険を管理していけばいいのですか？　生活様式と食事、化学予防　遺伝登録とはどのようなものですか？　どうやったら研究（臨床試験）のお手伝いできますか？　中国と東洋における大腸がん　いつになればがんを治す方法が見つかるのでしょうか？　行動を起こしましょう
◇がんの予防・治療バイオブック実用ガイド大腸がん—全国の専門医療施設と医師名一覧　鎌野俊紀監修　アルトマーク・バイオ　2005.4　80p　30cm　（広報医療情報誌・メディアbaioシリーズ）〈発売：ブレーン出版〉　800円　①4-89242-226-6　Ⓝ493.465
　内容　大腸がんをやっつけよう！　発見—もしかして、大腸がん？　検査—病院ではどんな検査を受けるの？　診断—大腸がんのステージ　治療（内視鏡治療　手術療法）　ストーマ（人工肛門）について　放射線・化学療法　全国47都道府県がん領域専門医療施設診療科目／専門医一覧
◇気になる大腸がん　集英社　2005.9　35p　30cm　（集英社健康百科　読む人間ドック危ない現代病30 24）　533円　Ⓝ493.465
◇Q&A知っておきたい大腸がん質問箱106　西條長宏監修　メディカルレビュー社　2003.11

205p 21cm 1800円 Ⓘ4-89600-640-2 Ⓝ493.465
内容 外来 入院(入院時の心構えと準備 大腸がんの病態と病期) 転移の病態と臨床 大腸がんの治療(治療法の種類とその適応 外科(手術)療法 ほか) その他 (臨床試験 がんの痛み(疼痛)について)

◇心配しないでいいですよ再発・転移大腸がん 武藤徹一郎、畠清彦編、大矢雅敏、水沼信之、小口正彦著 真興交易医書出版部 2004.5 228p 21cm 2400円 Ⓘ4-88003-724-9 Ⓝ493.465
内容 大腸がんとはどのような疾患か どのように再発するのか もし再発・転移が見つかったら 再発に対する手術療法 再発に対する放射線治療 おもな化学療法の方法 治療はどれくらい効果があるのか どのような副作用があるのか どの治療にするのか さらに優れた治療を わかりやすい医療を 大腸がんのゲノムプロジェクトとオーダーメイドのがん療法 がんとの戦い、願いを込めて

◇大腸がん―完全理解と安心マニュアル 西尾剛毅監修 双葉社 2003.1 177p 21cm (聖路加国際病院健康講座 12) 1500円 Ⓘ4-575-29507-8 Ⓝ493.465
内容 第1章 大腸がんの予備知識 第2章 大腸がんの症状と診断 第3章 大腸がんの治療 第4章 大腸がんをめぐるさまざまな問題 第5章 元気が出る症例集 第6章 大腸がんQ&A

◇大腸がん 小平進編 改訂版 大阪 医薬ジャーナル社 2006.6 94p 28cm (インフォームドコンセントのための図説シリーズ) 4800円 Ⓘ4-7532-2203-9 Ⓝ493.465
内容 1 大腸の構造と機能 2 大腸がんの発生と進展 3 大腸がんの疫学 4 大腸がんの症状 5 大腸がんの検査 6 大腸がんの治療と成績 7 ストーマの造設・管理 8 大腸がん術後のフォローアップの方法

◇大腸癌―あなたの癌治療の不安に答える 平岩正樹著 海竜社 2006.9 309p 19cm 2000円 Ⓘ4-7593-0906-3 Ⓝ493.465
内容 前がきにかえて 薬の種類が多いほど効果的な抗癌剤治療ができる 知っておきたい癌治療の基本 大腸癌 ステージ2 ステージ3 ステージ4

◇大腸がん―がんとどう付き合うか 予防と診断・治療・社会復帰と緩和ケア 国立がんセンター監修、森谷宜晧編集責任 がん研究振興財団 〔2007〕 21p 26cm Ⓝ493.465

◇大腸がん 小平進編 改訂3版 大阪 医薬ジャーナル社 2008.8 95p 28cm (インフォームドコンセントのための図説シリーズ) 4500円 Ⓘ978-4-7532-2318-3 Ⓝ493.465
内容 1 大腸の構造と機能 2 大腸がんの発生と進展 大腸がんの疫学 大腸がんの症状 大腸がんの検査 大腸がんの治療と成績 ストーマの造設・管理 大腸がん術後のフォローアップの方法

◇大腸がん 日本放送出版協会 2008.12 71p 21cm (生活実用シリーズ NHKここが聞きたい!名医にQ) 743円 Ⓘ978-4-14-187026-5 Ⓝ493.465

◇大腸がん―治療・検査・療養 藤田伸、島田安博、斎藤豊、的場元弘、渡邊清高監修 小学館クリエイティブ 2011.2 163p 21cm (国立がん研究センターのがんの本) 〈発売: 小学館〉 1800円 Ⓘ978-4-7780-3710-9 Ⓝ493.465
内容 基礎知識 第1章 大腸がんが疑われたら 第2章 大腸がんの治療 第3章 大腸がん手術後の注意 第4章 大腸がんの再発・転移 第5章 がん治療に共通すること

◇大腸がんを治す本―最新 検査・診断・治療が詳しくわかる トップ専門医がわかりやすく解説 高橋慶一著 法研 2011.9 175p 21cm 1500円 Ⓘ978-4-87954-819-1 Ⓝ493.465
内容 プロローグ 大腸がんの基礎知識(大腸がんが増えている) 第1章 大腸がんを発見するための検査(大腸のしくみと機能 40歳を過ぎたら年に一度はがん検診を受けよう) 第2章 大腸がんの診断と病期の判定(大腸ポリープと大腸がん 大腸がんの2つの発生経路 大腸がんの危険因子とは 大腸がんの特徴 大腸がんと診断されたら 大腸がんの病期分類) 第3章 大腸がんの治療(内視鏡的治療 外科的切除術 結腸がんの手術の基本 直腸がんの手術の基本 補助療法で手術の効果を高める) 第4章 再発・転移の診断と治療(局所再発と遠隔転移 再発・転移がんを早期発見するために 再発・転移の治療 苦痛を軽減する目的で行われる緩和ケア) 第5章 快適な毎日のためのポイント(人工肛門(ストーマ)との付き合い方 ストーマでの日常生活 健康管理のカギは「食・運・休」)

◇大腸がんが心配な人が読む本―早わかり健康ガイド 渡邊昌彦監修 小学館 2007.12 159p 19cm 1200円 Ⓘ978-4-09-304327-4 Ⓝ493.465
内容 第1章 ほうっておけない気になる症状(大腸のしくみと働き―消化管の最後尾で便をつくる吸収・運搬・貯蓄の機能 リスクをチェック(1)―年齢、健康歴、遺伝により発生するリスクが異なる ほか) 第2章 早期発見が治療のカギ大腸がんの受診と検査 第3章 便通異常が起こる大腸がん以外の病気 第4章 快適生活で大腸を元気に保つセルフケア 第5章 大腸がんだとわかったら

◇大腸がんがわかる本―専門医が語る 赤須孝之著 法研 2005.6 175p 21cm 1500円 Ⓘ4-87954-564-3 Ⓝ493.465
内容 序章 大腸がんの現在 1章 大腸がんが疑われるとき 2章 大腸がんとはどんな病気か 3章 大腸がんの治療 4章 がんが再発したとき 5章 手術後の問題解消とQOL向上のために 6章 納得できる治療を受けるために 附 大腸がんを予防し再発を防ぐために

◇大腸がん これだけ知れば怖くない―世界的名医が教える、最新治療と再発治療 工藤進英著 実業之日本社 2012.1 263p 19cm 1500円 Ⓘ978-4-408-10926-8
内容 第1章 本当は怖い大腸がん 第2章 大腸の仕組み 第3章 大腸の病気 第4章 命を救う内視鏡検査と治療 第5章 どんどん広がる大腸がん 第6章 大腸がんを予防する食生活

◇大腸がん手術後の生活読本 高橋慶一著 主婦と生活社 2009.5 175p 21cm 1400円 Ⓘ978-4-391-13713-2 Ⓝ493.465
内容 第1章 スムーズな社会復帰のために 第2章 手術後の補助療法を受けるとき 第3章 ストーマ(人工肛門)をつけたとき 第4章 手術後の快適な暮らしのために 第5章 再発・転移への備えと治療法 手術後の不安と疑問に答える大腸がんQ&A

◇大腸がん治療の正しい知識―適切な治療を受けるために 山田哲司編著 金沢 橋本確文堂

病気・難病　　ガン

2004.3　185p　21cm　1500円　Ⓘ4-89379-085-4　Ⓝ493.465
◇大腸がんでは死なせない―早期発見・治療で大腸がんは完治する!　工藤進英著　土屋書店　c2009　190p　21cm　(Tsuchiya healthy books)　1400円　Ⓘ978-4-8069-1071-8　Ⓝ493.465
　内容　1「大腸がんは治せるがんです!」　2 大腸のしくみと役割を知っておきましょう　3 40歳になったら「大腸がん検査」　4 わが国の大腸内視鏡技術は世界のトップレベル　5 大腸がんの広がり方とステージ分類　6 大腸がんの化学療法、放射線療法、緩和ケア　7 治療後の生活と再発・転移したときの対応　8 大腸がんを防ぐための食生活
◇「大腸がん」と言われたら…―お医者さんの話がよくわかるから安心できる　杉原健一, 石黒めぐみ著　保健同人社　2008.12　191p　21cm　1500円　Ⓘ978-4-8327-0383-4　Ⓝ493.465
　内容　1章 大腸がんってどんな病気?　2章 大腸がんが気になる方へ　3章 大腸がんと診断された方へ　4章 これから手術を受ける方へ　5章 これから手術以外の治療を受ける方へ　6章 大腸がんの治療を受けた方へ
◇大腸がん内視鏡検査がよくわかる本　松生恒夫著　リヨン社　2005.8　158p　19cm　〈発売:二見書房〉　1300円　Ⓘ4-576-05125-3　Ⓝ493.465
　内容　1章 大腸がんがたいへんな勢いで増えている　2章 大腸がんの予防と発見に大腸内視鏡検査　3章 早期がんやポリープは内視鏡で摘出して治る　4章 大腸がんの治療最前線　5章 大腸がんの再発と転移を防ぐ食事と生活
◇「大腸がん」のことがとてもよくわかる本―専門医が書いた最も信頼できる処方箋　石川秀樹著　PHP研究所　2007.3　142p　21cm　1300円　Ⓘ978-4-569-64680-0　Ⓝ493.465
　内容　第1章 大腸ポリープの正体　第2章 ポリープをがんにしないために　第3章 大腸がん予防食品に関するQ&A　第4章 大腸がんを予防するための食生活
◇大腸がんの最新治療―手術、内視鏡的治療、化学療法知っておきたい情報のすべて　福長洋介著　主婦の友社　2011.1　191p　21cm　〈よくわかる最新医学〉　1500円　Ⓘ978-4-07-275843-4　Ⓝ493.465
　内容　第1章 知っておきたい「がん」の話　第2章 自分に合った治療法を選ぶ　第3章 治療のプロセス　第4章 いちばん大事な「退院してからのこと」　第5章 がんの医療制度と経済学　第6章 再発(転移)がわかったら　終章 がんとの共生
◇大腸がんの予防と最新治療Q&A　山田一隆著　医歯薬出版　2006.2　113p　21cm　2800円　Ⓘ4-263-20583-9　Ⓝ493.465
◇内視鏡検査で大腸ガンの8割は予防できる　柳川健著　アチーブメント出版　2009.2　162p　19cm　1238円　Ⓘ978-4-902222-61-6　Ⓝ493.465
　内容　第1章 ガンや死因について ガンとは一体なんなのですか?　第2章 ガン検査の種類と予防について　第3章 大腸ガンについて　第4章 大腸ガンの検査について　第5章 検査体験レポート ほんとうに苦しくなかった!　第6章 検査結果について　第7章 ほかの検査・病院との違いについて　第8章 症例集

◇見えないがんを追う―大腸内視鏡が拓く医療フロンティア　工藤進英著　新潮社　2009.9　191p　20cm　1400円　Ⓘ978-4-10-318021-0　Ⓝ493.465
　内容　第1章 大腸がん死はゼロにできる　第2章 見えない「幻のがん」を追う　第3章 大腸拡大内視鏡ができるまで　第4章 医学の常識は、まず疑ってかかれ　第5章 最高の医療を目指して
◇無痛内視鏡で大腸がんは治せる!　工藤進英著　大和書房　2011.9　215p　21cm　1500円　Ⓘ978-4-479-95035-6　Ⓝ493.465
　内容　第1章 どんな腫瘍も見逃さない最先端を行く大腸内視鏡治療　第2章 大腸がん治療の万全な設計は、がんの顔つきを見てつくっていく　第3章 大腸がんができやすいところは、男性も女性もはっきりしている　第4章「がん治療は早いほどよい」が鉄則。早期発見と診断・治療の最前線　第5章 転移や再発が疑われるときは大腸がんの三大治療法がある　第6章 大腸がんを防ぎ、進行を遅らせる食生活の改善と効用
◇名医が語る最新・最良の治療 大腸がん　山口茂樹, 田中信治, 藤城光弘, 金光幸秀, 福長洋介ほか著　法研　2012.6　199p　23×18cm　(ベスト×ベストシリーズ)　1800円　Ⓘ978-4-87954-853-5
　内容　第1部 治療方針の決定に当たって(必要な検査・診断を行い大腸がんの性質を調べる―発生場所や進行度から治療方針を決定　大腸内視鏡検査―大腸内視鏡を用いた検査・診断法)　第2部 名医が語る治療法のすべて(内視鏡治療　手術療法　術前化学放射線療法　化学療法)
◇やさしい大腸がん外来化学療法の自己管理　朴成和編　大阪　医薬ジャーナル社　2007.1　95p　30cm　1600円　Ⓘ978-4-7532-2232-2　Ⓝ493.465
　内容　1 化学療法を受けられる前に　2 わが国における大腸がん化学療法の標準的治療　3 大腸がん化学療法の一般的なレジメン(副作用を中心に)　4 病院でもらう検査データの読み方　5 自宅での副作用への対応　6 抗がん剤との併用禁忌・注意を要する薬
◇やさしい大腸がん外来化学療法の自己管理　朴成和編　ポケット版　大阪　医薬ジャーナル社　2008.4　186p　16cm　1500円　Ⓘ978-4-7532-2306-0　Ⓝ493.465
　内容　1 化学療法を受けられる前に(現在の病状についての理解―切除不能大腸がんの場合　化学療法の意義と問題点　化学療法を受けるかどうかの自己決定)　2 わが国における大腸がん化学療法の標準的治療(切除不能・再発症例　術後補助化学療法　欧米での標準的治療)　3 大腸がん化学療法の一般的なレジメン―副作用を中心に(投与方法　副作用症状)　4 病院でもらう検査データの読み方(検査データの意義　血液検査　腫瘍マーカー　外来化学療法を継続していくために)　5 自宅での副作用への対応(副作用を自己管理していくためのポイント　副作用の評価　副作用の予防と対処方法　緊急受信するかどうかの判断)　6 抗がん剤との併用禁忌・注意を要する薬(薬物相互作用・食品との相互作用　現在受けている、または、これから受ける予定の治療との併用禁忌薬剤　現在, がん以外の病気に対して受けている治療との併用禁忌・併用注意薬剤　併用注意食品)

◇やさしい大腸がん外来化学療法の自己管理　朴成和編　改訂版　大阪　医薬ジャーナル社　2010.12　131p　30cm　2400円　Ⓘ978-4-7532-2449-4　Ⓝ493.465

◇よくわかる大腸癌のすべて　小西文雄編　大阪　永井書店　2007.4　369,7p　26cm　12000円　Ⓘ978-4-8159-1786-9　Ⓝ493.465
[内容]1 大腸癌の診療における基本的事項　2 大腸癌の発生過程　3 大腸がん検診　4 大腸癌治療における診断学の役割　5 大腸癌の治療　6 術後管理・術後フォローアップ　7 大腸癌の化学療法

◇Evidence based medicineに基づいた大腸癌の補助療法がうまくいって癌が治ったはずなのに、なぜ治療を続ける必要があるのでしょうか？　坂本純一著　セブリ総研　2005.9　188p　21cm　非売品　Ⓘ4-9900895-2-9　Ⓝ493.465

◆肝ガン

◇あきらめるな！肝ガン患者—私を見捨てた大学病院、救った大学病院　ガンからの復活を衝撃のドキュメントでつづる肝ガン治療最前線　若林剛監修，田中孝一著　コスモトゥーワン　2003.10　191p　20cm　1500円　Ⓘ4-87795-043-5　Ⓝ493.475
[内容]はじめに 肝がん患者の声を聞いてくれ　1章 C型肝炎から肝硬変、そして肝ガン患者に再現！私がたどった恐怖の道　2章 慶応病院の凍結融解壊死療法とこの奇跡的病例で救われた患者さん　3章 C型肝炎から肝ガンへ至るまでの全情報、初公開！　4章 肝ガン治療最前線慶応病院の「ベスト・アプローチ」とは　5章 肝がん患者に朗報ますます現実味を帯びてきた「肝移植」

◇肝がん—がんとどう付き合うか　予防と診断・治療、社会復帰と緩和ケア　国立がんセンター監修，小菅智明，奥坂拓志，島田和明，佐竹光夫，上野秀樹，池田公史編集責任　がん研究振興財団〔2005〕　17p　26cm　Ⓝ493.475

◇肝がん　沖田極,幕内雅敏編　大阪　医薬ジャーナル社　2009.1　83p　28cm　（インフォームドコンセントのための図説シリーズ）　4200円　Ⓘ978-4-7532-2350-3　Ⓝ493.475
[内容]肝臓のしくみ　肝臓にはどのようながんができるのか（病理）　肝がんの疫学　肝がんはどのようにしてできるのか、その症状は？　肝がんの検査　肝がんと診断されたらどのような治療が推奨されるのか（アルゴリズム）　肝がんの病期分類と治療方針　肝がんの外科療法　肝がんのラジオ波焼灼療法　肝がんの肝動脈塞栓術　肝がんの化学療法　原発性肝がんの予後　術後の日常生活の注意点とフォローアップ　肝がん治療の方向性—今後の治療法

◇「肝がん」と言われたら…　お医者さんの話がよくわかるから安心できる　検査 診断 治療・手術　矢永勝彦，脇山茂樹著　保健同人社　2010.8　143p　21cm　1500円　Ⓘ978-4-8327-0650-7　Ⓝ493.475
[内容]1章 肝臓の病気にはどのような種類があるの？　2章 肝がんってどんな病気？　3章 肝がんが気になる方へ　4章 肝がんと診断された方へ　5章 これから手術を受ける方へ　6章 手術以外の治療を受けられる方　7章 肝がんの治療を受けた方へ　8章 肝がんに対する肝移植について

◇肝硬変・肝臓がんはこうして治します　田中精一，武雄康悦著　双葉社　2004.1　237p　19cm　（東京女子医科大学関連八王子消化器病院がん退治シリーズ 3）　1500円　Ⓘ4-575-29619-8　Ⓝ493.47
[内容]第1章 自覚症状を知って早めに対処　第2章 治療に欠かせないB型肝炎・C型肝炎についての知識　第3章 肝硬変治療、こうすればうまくいきます　第4章 肝臓がんはいろいろな治療法で治します　第5章 肝臓を守る食事のポイント　第6章 不安をとり除くためのQ&A

◇肝臓がん・肝硬変—大丈夫。あきらめてはいけません　島村善行著　新版　主婦の友社　2003.9　335p　19cm　1600円　Ⓘ4-07-237469-5　Ⓝ493.47
[内容]第1章 肝硬変や肝臓がんを不治の病だと勝手にきめつけていませんか　第2章 ウイルス肝炎について正しい知識を持とう　第3章 肝臓がんはこうして治します　第4章 肝硬変はこうして治します　第5章 ぜひとも知っておきたい食事のとり方と栄養の知識　第6章 これだけは心がけたい日常生活上の注意、そして気がかりな民間療法について　第7章 肝臓がんだと告知されたばかりのあなたへ　第8章 家族が肝臓がんだと言われたとき　第9章 私はこうして肝臓がんに立ち向かっています　第10章 肝硬変、肝臓がんの不安や疑問にお答えします

◇肝臓がんのすべてがわかる本　矢沢サイエンスオフィス編　学習研究社　2004.7　354p　21cm　2700円　Ⓘ4-05-402222-7　Ⓝ493.475
[内容]第1章 肝臓と肝臓ガンの基礎知識　第2章 なぜ肝臓ガンになるのか　第3章 肝臓ガンの早期肝がん　第4章 肝臓ガン・治療法の選択基準　第5章 肝臓ガンの最新治療法　第6章 合併症と痛みの最新治療法　第7章 肝臓移植と将来の治療法　第8章 小児の肝臓ガン

◇肝転移のすべて—癌転移のメカニズムがよくわかる　門田守人，松浦成昭編著　大阪　永井書店　2005.12　379p　26cm　9500円　Ⓘ4-8159-1742-6　Ⓝ493.475
[内容]基礎編　臨床編（診断　治療　臓器別）

◇防ぐ、治す肝臓ガンの最新治療　飯野四郎監修　講談社　2005.5　98p　21cm　（健康ライブラリー イラスト版）　1200円　Ⓘ4-06-259344-0　Ⓝ493.475
[内容]1 知ること、気づくことが治療の第一歩　2 治療法はひとりひとり違う　3 切らずに治す最新治療法　4 根治性が高い手術療法　5 再発を防ぐための肝機能コントロール

◇マンガ肝がん　森安史典著　エクスナレッジ　2010.3　195p　21cm　（知ってなおすシリーズ 2）　1400円　Ⓘ978-4-7678-0940-3　Ⓝ493.475
[内容]1 肝がんってどういうものか　2 原発性肝がんを知る　3 転移性肝がんを知る　4 肝がんの先端検査・治療法　5 知って安心肝がん克服の最新知識

◆膵臓ガン

◇膵がん　船越顕博編　大阪　医薬ジャーナル社　2005.4　103p　28cm　（インフォームドコンセントのための図説シリーズ）　4800円　Ⓘ4-7532-2141-5　Ⓝ493.475
[内容]1 膵臓の構造と機能　2 膵がんの発生と進展、分類　3 発症ハイリスクグループ　4 日本における膵がんの現状　5 臨床症状と臨床検査　6 画像診断

病気・難病　　　　　　　　　　　　　　　　　　　　　　　　　　　　　　　　　　ガン

7 病期分類と治療方針　8 治療法　9 疼痛管理とサイコオンコロジー　10 術後のフォローアップの方法
◇膵がん　船越顕博編　改訂版　大阪　医薬ジャーナル社　2007.6　111p　28cm　（インフォームドコンセントのための図説シリーズ）　4800円　①978-4-7532-2254-4　Ⓝ493.475
　内容　1 膵臓の構造と機能　2 膵がんの発生と進展、分類　3 発症ハイリスクグループ　4 わが国における膵がんの現状　5 臨床症状と臨床検査　6 画像診断　7 病期分類と治療方針　8 治療法　9 疼痛管理とサイコオンコロジー　10 術後のフォローアップの方法
◇膵臓がん―がんとどう付き合うか　予防と診断・治療、社会復帰と緩和ケア　国立がんセンター監修、奥坂拓志、池田公史、伊藤芳紀、上野秀樹、江崎稔、小林達成、森実千種編集責任　がん研究振興財団　〔2007〕　16p　26cm　Ⓝ493.475

《甲状腺ガン》

◇甲状腺がんなんて怖くない―専門医が本音で語る甲状腺の病気のすべて　杉谷巌、前野一雄著　三省堂　2003.12　251p　20cm　1500円　①4-385-36190-8　Ⓝ493.49
　内容　医療記者の甲状腺がん体験記、納得のいく治療施設を探して　甲状腺はからだのどこにあって何をしているところなのか？　甲状腺の病気とその原因　がん以外の甲状腺の病気について　甲状腺がんには5種類ある　甲状腺がんの診断法　甲状腺がんの治療法　甲状腺がん手術後の経過と手術にともなう問題点および術後の生活上の注意点　甲状腺乳頭がんの診断と治療　甲状腺濾胞がんの診断と治療　甲状腺髄様がんの診断と治療　甲状腺未分化がんの診断と治療　甲状腺悪性リンパ腫

《前立腺ガン》

◇ウォルシュ博士の前立腺がんガイド―予防・治療・予後　パトリック C. ウォルシュ, J. F. ワージントン著、大森信彦訳、北見一夫監訳　築地書館　2012.4　266p　21cm　3600円　①978-4-8067-1438-5　Ⓝ494.96
　内容　前立腺とはどんなもの―その構造と働き　小さな臓器の大きな災い　前立腺がんの発症のなぞ　前立腺がんは避けられる　私は前立腺がんだろうか　診断と病期　あなたはどうしますか　前立腺全摘術　放射線治療と凍結／温熱療法　限局性がんの治療　治療後の性機能　前立腺がんが進んでしまった方への救い
◇心配しないでいいですよ再発・転移前立腺がん　福井巌監修、米瀬淳二編著　真興交易医書出版部　2006.10　119p　21cm　1800円　①4-88003-203-4　Ⓝ494.96
◇新編前立腺肥大症と前立腺がん　新妻雅治著　主婦の友社　2006.4　191p　19cm　1300円　①4-07-250211-1　Ⓝ494.96
　内容　1 最適な治療を選択する時代　2 前立腺肥大症の治療　3 前立腺がん　4 前立腺の病気で悩んでいる人のために

◇図解前立腺がんは怖くない！―血液検査だけでがんがわかる「PSA検査」で早期発見を！　林謙治著　ハート出版　2004.1　140p　19cm　1300円　①4-89295-469-1　Ⓝ494.96
　内容　第1章 前立腺がんが増えている！　第2章 早めの検査で早期発見！　第3章 前立腺がん治療最前線　第4章 前立腺がんよもやま話　第5章 前立腺がん治療体験記と症例報告　第6章 前立腺がん検診を受けましょう
◇すべてわかる！！前立腺がん・肥大症　本間之夫著　毎日新聞社　2005.6　189p　21cm　1500円　①4-620-31724-1　Ⓝ494.96
　内容　第1章 泌尿器と前立腺（前立腺とはどんな臓器か）　第2章 前立腺肥大症　第3章 前立腺がん　第4章 実際の患者さんに話を聞きました
◇前立腺がん―がんとどう付き合うか　予防と診断・治療、社会復帰と緩和ケア　垣添忠生監修、藤元博行、角美奈子編集責任　がん研究振興財団　2006　17p　26cm　Ⓝ494.96
◇前立腺がん―治療法の選択のために　順天堂大学医学部編　学生社　2006.4　171p　18cm　（順天堂のやさしい医学 14）　780円　①4-311-70064-4　Ⓝ494.96
　内容　前立腺がん―どうしたらよいのか？　前立腺がんの疫学と診断　前立腺がんの薬での治療　前立腺がんの手術療法　前立腺がんの放射線治療
◇前立腺がん―名医の言葉で病気を治す　服部智belhavingとした責任編　誠文堂新光社　2008.5　155p　図版4p　21cm　（あなたの医学書）　1800円　①978-4-416-80828-3　Ⓝ494.96
　内容　第1章 前立腺の役割と前立腺がんの全容　第2章 前立腺がんの種類と検査法　第3章 前立腺がんの治療法　第4章 前立腺がんの術後と再発について　第5章 前立腺がん以外の病気　第6章 前立腺がんにかかわる知識
◇前立腺がん　吉田修監修、大園誠一郎、荒井陽一編　医薬ジャーナル社　2008.10　135p　28cm　（インフォームドコンセントのための図説シリーズ）　4800円　①978-4-7532-2332-9　Ⓝ494.96
　内容　前立腺の構造　前立腺がんの原因と症状　前立腺がんの疫学　前立腺がんの検査　前立腺がんの確定診断　前立腺がんの病期診断　前立腺がんの病期分類と治療方針　手術療法　放射線療法　内分泌療法　化学療法　待機療法　緩和医療　その他の新しい治療法　日常生活の注意点、民間療法のウソ・ホント
◇前立腺ガン―これだけ知れば怖くない　注目の「ブラキセラピー」からホルモン療法まで世界トップレベルの名医による最新治療ガイド　ピーター・D. グリム編集代表、青木学、藤野邦夫訳　実業之日本社　2004.9　221p　19cm　1500円　①4-408-39563-3　Ⓝ494.96
　内容　1章 前立腺の働きと肥大と前立腺ガン　2章 前立腺ガンをどのようにして発見するか　3章 なにもしないで注意しながら待つ方法（待機療法）　4章 前立腺内にシードを埋めこむブラキセラピー　5章 ブラキセラピーのあとの副作用とPSAの変動　6章 体外から放射線を浴びせる外照射療法　7章 前立腺をとりのぞく摘出手術は必要か　8章 どんなときにホルモン療法を使うか　9章 前立腺ガンが再発したら、どんな治療法があるか

ガン　　　　　　　　　　　　　　　　　　　　　　　　　　病気・難病

◇前立腺がん、これで全快！―手術不要の最新療法ブラキセラピー　ケント・ウォルナー著, 青木学, 藤野邦夫共訳　小学館　2004.8　189p　19cm　（ホーム・メディカ・ブックス）　1200円　Ⓘ4-09-304533-X　Ⓝ494.96
[内容] 第1章 前立腺がんとはどんな病気か　第2章 前立腺がんではどんな精密検査をするか　第3章 治療する必要があるか、ないか　第4章 切らずに治す小線源照射療法（ブラキセラピー）　第5章 体外から放射線をあてる外照射療法　第6章 前立腺がんの摘出手術　第7章 もっとも基本になるホルモン療法　第8章 注目されている前立腺がんの新しい治療法　第9章 前立腺がん特有の治療法ではどれがベストか　第10章 治療後の前立腺がんの追跡調査と転移　第11章 性的不能という合併症にどのように対応するか

◇前立腺がん正しい治療がわかる本　村石修著, 福井次矢責任編集　法研　2008.5　159p　21cm　（EBMシリーズ）　1400円　Ⓘ978-4-87954-722-4　Ⓝ494.96
[内容] 第1章 診断はこのように行われます　第2章 これが基本となる正しい治療です　第3章 再発予防と生活するうえで気をつけたいこと（前立腺がんと日常生活につきあうこと）　第4章 病気にまつわる正しい知識　第5章 これだけは聞いておきたいのポイントQ&A（男性機能を損なわない、前立腺がんの治療を受けたいのですが。　前立腺がんの治療を受けると、尿もれ（失禁）は避けられないのでしょうか。ほか）

◇前立腺ガン治療革命　藤野邦夫著　小学館　2010.4　252p　18cm　（小学館101新書 077）　740円　Ⓘ4-09-825077-6　Ⓝ494.96
[内容] 第1章 前立腺肥大と前立腺ガンはどうちがうか　第2章 前立腺ガンの診断にはどのような検査をするか　第3章 待機療法とホルモン療法　第4章 患者側からすると放射線治療が第一選択肢　第5章 ブラキセラピーとはどんな治療法か　第6章 小線源以外の放射線治療にはどんな種類があるか　第7章 摘出手術とそのほかの治療法　第8章 再発・転移した前立腺ガンの治療法

◇前立腺がんで死なないために―治療の多選択肢時代を迎えて　垣添忠生著　改訂版　読売新聞東京本社　2005.12　330p　20cm　1600円　Ⓘ4-643-05024-1　Ⓝ494.96
[内容] 1 前立腺がんの患者さん―様々な経過　2 前立腺と前立腺がんをめぐる話題　3 前立腺の位置と働き、前立腺がんの疫学　4 前立腺がんの発生　5 前立腺がんの症状と診断　6 前立腺がんの治療　7 多選択肢時代　8 集団検診　9 関連する病気　10 ことばの解説

◇前立腺がんで死なないために―よりよい人生に向けた選択肢　垣添忠生著　新版　読売新聞東京本社　2012.6　398p　19cm　1900円　Ⓘ978-4-643-12006-2
[内容] 第1章 前立腺がんの患者さん―様々な経過　第2章 前立腺と前立腺がんをめぐる話題　第3章 前立腺の位置と働き、前立腺がんの疫学　第4章 前立腺がんの発生　第5章 前立腺がんの症状と診断　第6章 前立腺がんの治療　第7章 多選択肢時代　第8章 集団検診　第9章 関連する病気

◇「前立腺がん」と言われたら…―お医者さんの話がよくわかるから安心できる：検査診断治療・手術　福井巌, 米瀬淳二著　〔点字資料〕　視覚障害者支援総合センター　2011.8　2冊　28cm　

〈原本：保健同人社 2010　ルーズリーフ〉　全10000円　Ⓝ494.96

◇「前立腺がん」と言われたら…―お医者さんの話がよくわかるから安心できる　検査 診断 治療・手術　福井巌, 米瀬淳二著　保健同人社　2010.10　151p　21cm　1500円　Ⓘ978-4-8327-0653-8　Ⓝ494.96
[内容] 1章 前立腺がんってどんな病気（前立腺がんが増えている　前立腺の構造と働き　前立腺がんの特徴　前立腺がんの要因（危険因子）　予防法は？）　2章 前立腺がんが気になる方へ（前立腺肥大症とはどんな病気？　前立腺がん特有の症状は？　検査を受けてみよう　がんの悪性度（組織学的分化度）　前立腺がんの病期（進行度）分類）　3章 これから治療を受ける方へ（前立腺がんの治療法は？　転移のない前立腺がん　根治的療法後の再発　根治的療法後の再発に対する治療　転移ある前立腺がんの治療　そのほかの治療　緩和ケア）　4章 前立腺がんの治療を受けた方へ（前立腺がんの生存率について　前立腺がん治療後の生活）

◇前立腺がんの最新治療―知っていれば安心 診断から治療のすべて　赤倉功一郎著　主婦の友社　2011.5　159p　21cm　（よくわかる最新医学）　1400円　Ⓘ978-4-07-275837-3　Ⓝ494.96
[内容] はじめに 前立腺がん早わかりチャート　第1章 前立腺がんとは　第2章 前立腺がんの検査と診断　第3章 前立腺がんの治療　第4章 前立腺がん治療後に起こりやすいこと　第5章 退院後に気をつけたいこと　第6章 もっと知りたい前立腺がんのこと

◇前立腺がんの話　伊藤晴夫著　悠飛社　2004.4　182p　20cm　（Yuhisha hot-nonfiction　Yuhisha best doctor series）　1600円　Ⓘ4-86030-047-5　Ⓝ494.96
[内容] 序章 前立腺がんをめぐる出来事　第1章 前立腺がんとは何か　第2章 前立腺がんの検査　第3章 がんの病期と治療　第4章 がん治療の現場から　第5章 がん治療の最前線　終章 前立腺がんの予防と健康寿命

◇前立腺がん―名医が語る最新・最良の治療 あなたに合ったベストな治療法が必ず見つかる!!　荒井陽一, 鳶巣賢一ほか著　法研　2011.7　191p　23cm　（ベスト×ベストシリーズ）　1800円　Ⓘ978-4-87954-817-7　Ⓝ494.96
[内容] 第1部 治療法を選ぶ前に（検査と診断　治療法の選択）　第2部 名医が語る治療法のすべて（手術療法　放射線療法　薬物療法　その他の治療法）

◇前立腺ガンはもう怖くない！―常識をくつがえす最新治療法のすべて　細井康男著　祥伝社　2011.12　159p　21cm　1300円　Ⓘ978-4-396-62085-1　Ⓝ494.96
[内容] 第1章 前立腺ガンと肥大に関する間違った常識　第2章 前立腺の働きと基本構造　第3章 前立腺肥大の症状と最新治療法　第4章 前立腺疾患を悪化させないセルフケア　第5章 前立腺ガンの発生　第6章 前立腺ガンの治療　第7章 前立腺の他の病気

◇前立腺がんはPSA検査でわかる　山中英壽監修, 三波春夫PSAネットワーク編　弘文堂　2004.4　211p　20cm　1400円　Ⓘ4-335-65116-3　Ⓝ494.96
[内容] 第1部 もっと知ろう前立腺がんとPSA（前立腺とはどのような臓器か　前立腺がんとは何か―いま日本人になぜ増え、いかに危険であるか　まずはPSA検査を　確定診断から治療へ）　第2部 座談会

◇PSA検査を国民運動に(PSA検査はどこまで普及しているか 先進県群馬の歴史と現状 前立腺がんの発見から治療まで 三波春夫PSAネットワークの活動)
◇前立腺肥大とガンの最新治療—専門医が解説する 細井康男著 日東書院 2004.6 177p 21cm 1100円 ⓘ4-528-01384-3 Ⓝ494.96
内容 第1章 前立腺とはなんだろう 第2章 前立腺肥大症の症状と治療法 第3章 前立腺疾病の手術療法TUTRP 第4章 前立腺ガンの最新治療 第5章 前立腺のいろいろな病気 第6章 前立腺疾病の日常セルフケア 第7章 手術を受けた患者さんからのメッセージ
◇中高年男性に増えている前立腺がん—予防から治療まで 伊藤晴夫著 保健同人社 2006.4 95p 21cm (メディbookシリーズ) 1000円 ⓘ4-8327-0421-4 Ⓝ494.96
内容 1 前立腺とは 2 増えている前立腺がん 3 前立腺がんの症状と検査 4 前立腺がんの診断と分類 5 前立腺がんの治療方針 6 前立腺がんの治療法 7 前立腺がん治療後の生活 8 前立腺がんの予防と早期発見

《腎・泌尿器ガン》

◇患者と家族のための泌尿器科のがんがわかる本—前立腺がん・膀胱がん・腎臓がん・腎盂がん・尿管がんほか 三浦猛著 藤沢 湘南未来社 2009.4 211p 19cm 〈発売:四海書房〉 1333円 ⓘ978-4-903024-21-9 Ⓝ494.92
内容 第1部 泌尿器科のがんになったときの基礎知識 第2部 泌尿器科のがんの検査・診断・発見・治療 第3部 Q&A泌尿器科のがんのここが知りたい
◇腎がん 吉田修,大園誠一郎編 大阪 医薬ジャーナル社 2007.10 123p 28cm (インフォームドコンセントのための図説シリーズ) 4800円 ⓘ978-4-7532-2272-8 Ⓝ494.93
内容 1 腎臓の構造と機能 2 腎がんはなぜできるのか 3 腎がんの疫学 4 腎がんの早期発見と治療のアルゴリズム 5 腎がんの検査 6 腎がんの病期分類と主な症状 7 腎がんの治療 8 腎がんの予後 9 腎がんの新しい治療法
◇腎がん 大園誠一郎編,吉田修監修 改訂版 大阪 医薬ジャーナル社 2011.11 131p 28cm (インフォームドコンセントのための図説シリーズ) 4800円 ⓘ978-4-7532-2522-4 Ⓝ494.93
◇膀胱がん 大園誠一郎,赤座英之編,吉田修監修 大阪 医薬ジャーナル社 2010.6 111p 28cm (インフォームドコンセントのための図説シリーズ) 4800円 ⓘ978-4-7532-2439-5 Ⓝ494.95
内容 膀胱がん治療についてのインフォームドコンセント 膀胱の構造 膀胱がんのタイプ 膀胱がんの症状 膀胱がんの原因と予防 膀胱がんの疫学 膀胱がんの検査 膀胱がんの画像診断 膀胱がんの確定診断 膀胱がんの病理診断 〔ほか〕

筋ジストロフィー

◇筋強直性ジストロフィー—患者と家族のためのガイドブック ピーター・ハーパー著,川井充,大矢寧訳 診断と治療社 2005.3 105p 21cm 2800円 ⓘ4-7878-1414-1 Ⓝ493.64
◇筋ジストロフィー患者のための日常実態及び福祉サービスの調査—報告書 日本筋ジストロフィー協会 2011.3 115p 30cm 〈平成22年度厚生労働省障害者総合福祉推進事業〉 Ⓝ369.27
◇筋ジストロフィーってなあに? 河原仁志編著 改訂第2版 診断と治療社 2008.4 160p 21cm 1800円 ⓘ978-4-7878-1643-6 Ⓝ493.64
内容 筋ジストロフィーを理解するために 病気とうまくつきあっていくために—小児科医の立場から 病気とうまくつきあっていくために—臨床心理士の立場から 楽しい学校生活 どんな治療ができるの? 遺伝子治療ってなあに? 筋ジス患者のひとりごと 筋ジストロフィー患者さんのための医療・福祉制度

筋萎縮性側索硬化病

◇人工呼吸器をつけますか?—ALS・告知・選択 植竹日奈ほか編集・執筆 吹田 メディカ出版 2004.3 182p 21cm 1800円 ⓘ4-8404-0878-5 Ⓝ493.64
◇新ALS(筋萎縮性側索硬化症)ケアブック—筋萎縮性側索硬化症療養の手引き 日本ALS協会編 川島書店 2005.12 239p 26cm 〈「ALS(筋萎縮性側索硬化症)ケアブック」(2000年刊)の新版 標題紙・背・表紙のタイトル:新ALSケアブック〉 2500円 ⓘ4-7610-0828-8 Ⓝ493.64
内容 第1章 ALSとは 第2章 治療研究の現状 第3章 心理的ケア 第4章 嚥下障害 第5章 呼吸障害 第6章 コミュニケーションの問題 第7章 リハビリテーション 第8章 長期療養とケア 第9章 日常生活におけるケア 第10章 ALSとともに 第11章 社会資源の活用
◇ALS在宅療養者ガイドブック 改訂2版 〔中央〕厚生労働科学研究費補助金難治性疾患克服事業「特定疾患の地域支援体制の構築に関する研究班」分担研究 2006.2 102p 30cm Ⓝ493.64
◇ALS不動の身体と息する機械 立岩真也著 医学書院 2004.11 451p 21cm (シリーズケアをひらく) 2800円 ⓘ4-260-33377-1 Ⓝ493.64
内容 間違い まだなおらないこと わかること わかることについて 呼吸器のこと 既にあったものの出現 川口武久のこと その先を生きること 死の位置の変容 さらにその先を生きること
◇ALSマニュアル決定版! 月刊「難病と在宅ケア」編集部編,中島孝監修 松戸 日本プランニングセンター 2009.1 391p 30cm 1800円 ⓘ978-4-86227-008-5 Ⓝ493.64
内容 治療 痛み 入浴 コミュニケーション 呼吸療法 嚥下 口腔ケア 食事療法 リハビリ 訪問看護・介護〔ほか〕

脳疾患

◇頭を切らずに治すガンマナイフ最新治療―脳腫瘍、脳動静脈奇形から三叉神経痛まで　林基弘著　講談社　2010.5　187p　19cm　(健康ライブラリースペシャル)　1300円　⑪978-4-06-259653-4　Ⓝ494.627
　内容　序章 脳神経外科最先端治療・ガンマナイフの全貌　第1章 ちょっと気になる頭痛の症状　第2章 ちょっと気になる目の症状　第3章 ちょっと気になる顔の症状　第4章 ちょっと気になるよくある頭の症状

◇ガンマナイフで治せる病気　森惟明、森木章人、小野雄弘著　にゅーろん社　2003.9　134p　30cm　3000円　⑪4-89108-019-1　Ⓝ494.627

◇脊髄小脳変性症のすべて　水澤英洋監修, 月刊『難病と在宅ケア』編集部編　松戸 日本プランニングセンター　2006.1　271p　30cm　1800円　⑪4-86227-002-6　Ⓝ493.73
　内容　第1部 脊髄小脳変性症の概論　第2部 分類・検査・診断・治療　第3部 リハビリテーション　第4部 看護・訪問看護・在宅医療　第5部 食事　第6部 介護

◇そこが知りたい「脳の病気」　天野惠市著　新潮社　2005.9　264p　16cm　(新潮文庫)　438円　⑪4-10-120421-7　Ⓝ493.73
　内容　「脳の病状って、どんな症状なの？」　くも膜下出血のはなし　高血圧性脳内出血のはなし　脳梗塞のはなし　脳腫瘍のはなし　悪性腫瘍の場合　脳腫瘍のはなし　良性腫瘍の場合　頭部外傷のはなし　首・背中・腰のけがと病気のはなし　水頭症のはなし　てんかんのはなし　手足のふるえのはなし　ボケのはなし　頭痛のはなし　耐えがたい痛みのはなし　夢のはなし　不思議な脳のはなし　脳外科医のはなし　医療訴訟そしてインフォームド・コンセントの落とし穴　イザという時のはなし　わたくしの中に住む医者

◇大脳疾患の精神医学―神経精神医学からみえるもの　三好功峰著　中山書店　2009.6　328p　20cm　(精神医学の知と技)　3500円　⑪978-4-521-73119-3　Ⓝ493.73
　内容　大脳疾患は精神症状を引き起こす　神経精神疾患の神経病理　前触れとなる軽度の神経精神症候群　気分や意欲の障害　幻覚と妄想　意識障害　認知障害　脳炎　栄養障害や身体疾患　低酸素症と中毒　脳血管障害　アルツハイマー病(アルツハイマー型認知症)　前頭側頭葉変性症(前頭側頭型認知症)　進行性核上性麻痺と皮質基底核変性症　パーキンソン病とその近縁疾患　ハンチントン病　クロイツフェルト・ヤコブ病とその近縁疾患　神経精神医学への期待

◇脳再生への道―最先端医療の現場から 1　大宅宗一著　平凡社　2010.7　238p　18cm　(平凡社新書 534)　760円　⑪978-4-582-85534-0　Ⓝ493.73
　内容　第1章 脳の神秘　第2章 脳卒中の治療につながることを期待して　第3章 脳に影響を及ぼす生活の変化　第4章 一の予防は百の治療に優る　第5章 この症状はもしかして脳卒中―そのときの対応は　第6章 退院、転院後の生活で大切なこと　最後に―良い医師とは

◇脳受難の時代―現代医学・技術により蹂躙される私たちの脳　山口研一郎著　御茶の水書房　2004.5　393p　20cm　2400円　⑪4-275-00333-0　Ⓝ493.73
　内容　序章 老後の夢を断ち切ったメス　第1章 未(非)破裂脳動脈瘤の予防的手術の現状　第2章 増え続ける高次脳機能障害　終章 脳受難の最悪の姿である脳死・臓器移植(「全臓器提供」より奇跡的に生還した女性　許してはならない小児の脳死・臓器移植)

◇脳障害を生きる人びと―脳治療の最前線　中村尚樹著　2006.11　253p　20cm　1800円　⑪4-7942-1540-1　Ⓝ493.73
　内容　第1部 知られざる現実(閉じ込められた意識―閉じ込め症候群　「植物状態」と宣告されて―遷延性意識障害　新たな脳被害の時代―交通事故と高度救命救急医療　外からは見えない障害―高次脳機能障害)　第2部 脳障害を乗り越えて(脳治療の最前線―先端医学の現在と未来　脳ドックの落とし穴―予防医学がもたらす悲劇　「奇跡の復活」を支えた日一理学療法の可能性　心に「私」を呼び覚ませ！―音楽運動療法の挑戦)

◇脳の病気―名医の言葉で病気を治す　成田善孝、泉雅文、宮崎泰孝　誠文堂新光社　2008.4　214p 図版4p　21cm　(あなたの医学書)　1800円　⑪978-4-416-80807-8　Ⓝ493.73
　内容　第1章 脳の解剖と機能・神経徴候　第2章 脳血管障害　第3章 頭部外傷　第4章 神経内科疾患　第5章 脊髄疾患・末梢神経障害　第6章 脳腫瘍

◇脳の病気大解剖！―あなたを変える脳の世界　天野惠市著　廣済堂出版　2003.7　247p　20cm　1400円　⑪4-331-50983-4　Ⓝ493.73
　内容　あの世は真っ暗、酒屋なんか、ありません　睡眠薬との付き合い方―睡眠薬と手を切りたい、あなたならどうする？　寝られない、食べられない、何もしたくない。さあ困った、どうしよう　脳のお薬のはなし　アルツハイマーじゃないかという不安　脳が「もよおしたら」、あなた、どうする？　一足の靴、一足のゲタ　脳中にならないためには年齢相応の食べ物を食べて下さい　血圧三悪のはなし―梅干、つくだに、塩こんぶ　手術ができないくらい大きな脳腫瘍、もう何もできないのか？(ほか)

◇脳の病気のすべてがわかる本　矢沢サイエンスオフィス編　学習研究社　2004.11　344p　21cm　2700円　⑪4-05-402353-3　Ⓝ493.73
　内容　脳・10の疑問にスピード回答　第1章 脳の潜在力　第2章 脳の最新診断・治療技術　第3章 脳の病気・最新医学(頭痛(一次性頭痛と二次性頭痛)―片頭痛/緊張性頭痛/群発性頭痛　脳血管障害(脳卒中)―脳梗塞/脳内出血/クモ膜下出血　第4章 脳と精神障害(精神障害の定義と変遷―「精神障害」とは何か　遺伝要因の大きい精神障害―統合失調症(精神分裂病)/気分障害(躁うつ病)ほか)

◇未破裂脳動脈瘤と診断されたら　吹田 循環器病研究振興財団　2008.1　16p　21cm　(知っておきたい循環器病あれこれ 健康で長生きするために 66)　Ⓝ493.73

《脳溢血・脳卒中・脳梗塞》

◇あっ、あぶない！ 危険防止と安全な介護―脳卒中編 一目でわかる！ 退院後の生活に潜む危

病気・難病　　　　　　　　　　　　　　　　　　　　　　　　　　　脳疾患

険　森田竜治, 永井貴士, 日比一重著　文溪堂　2009.4　96p　26cm　1200円　①978-4-89423-642-4　Ⓝ598.4
内容：1 健康な生活を送るための病歴情報(病気と正しく向き合い上手につきあおう)　2 脳卒中に対する危険防止(体が麻痺したままで退院しても大丈夫な　脳卒中後の身体障害にどう対処すればよいの　麻痺した体で転倒を防ぐにはどうすればよいの　食べ物をつまらせないようにするにはどうすればよいの　排泄(トイレ)を安全に行うにはどうすればよいの)　3 脳卒中後の生活を楽しくする工夫(家族で楽しく食事をしよう　たまには家族で外食しよう　食事の前にちょっと体を動かそう　自分の役割を見つけよう)　4 脳卒中後の後遺症(肩そう症候群　半側空間無視　失語症)　5 環境整備や介護保険(安全に生活するための環境整備の仕方　介護保険の利用の仕方)

◇イラストでわかる脳卒中―治療後・退院後の生活・リハビリ・食事　下正宗監修　法研　2012.6　159p　21cm　(手術後・退院後の安心シリーズ)　1400円　①978-4-87954-872-6
内容：第1章 脳卒中の治療(脳卒中の基礎知識　急性期の治療　再発予防の治療)　第2章 脳卒中後の家族のケア(家族の役割　後遺症　二次的な後遺症)　第3章 後遺症を克服し再発をリハビリテーション(リハビリテーション　拘縮予防のリハビリ　日常生活のリハビリ)　第4章 再発を防ぐ生活のしかた(病気の管理　生活習慣　再発を防ぐ食事　支援制度)

◇イラストでわかる脳卒中ケア事典―再発予防・家庭介護・リハビリ　千野直一監修, 高木誠, 里宇明元, 飯田達能, 在宅栄養アドバイザー「E-net」編著　中央法規出版　2007.10　335p　26cm　3200円　①978-4-8058-2927-1　Ⓝ493.73
内容：第1章 まず脳卒中のことを知ろう　第2章 脳卒中の原因を知り、発作を防ぐために　第3章 発作が起きたとき、どうする？　第4章 病院で受ける検査・治療を理解する　第5章 後遺症とリハビリテーション　第6章 退院は準備が大切　第7章 再発や悪化を防ぐ健康管理の秘訣　第8章 家庭で生活するためのリハビリテーションと介護　第9章 ポジティブに生きるために　第10章 発作予防・嚥下障害のためのレシピ集

◇腕と指のリハビリ　ハンドブック　脳卒中マヒが改善する！　安保雅博監修　講談社　2011.9　99p　21cm　(健康ライブラリースペシャル)　1400円　①978-4-06-259669-5　Ⓝ493.73
内容：1 スタート前準備編(マヒの程度―運動マヒの程度は6段階にわけられる　上肢ステージ―自分の上肢のマヒの段階を知ろう　手指ステージ―自分の手指のマヒの段階を知ろう　訓練ポイント1―自分のマヒの段階にあった訓練をしよう　訓練ポイント2―上肢と手指のステージが違うとき)　2 毎日チャレンジ実践編(腕と手の基本的な運動―上肢のステージを参考に　物をつかむ・つまむ―手指のステージを参考に　日常生活動作に応用―上肢と手指のステージを参考に)　3 リハビリを助ける最新治療編(最新治療1―磁気刺激と作業療法を組み合わせた最新治療　リハビリ体験記―慈恵式リハビリで使える手をめざして　最新治療2―ボツリヌス療法　リハビリ体験記―重いマヒでもあきらめず訓練を)

◇介護者のための脳卒中リハビリと生活ケア―急性期から終末期までのトータルサポート　稲川

利光著　雲母書房　2010.9　157p　26cm　2200円　①978-4-87672-290-7　Ⓝ493.73
内容：序章 リハビリテーションの流れと寝たきりにならないための7カ条(脳卒中リハビリテーションの流れ　寝たきりにならないための7カ条)　第1章 急性期のリハビリとケア　第2章 回復期のリハビリとケア　第3章 生活期のリハビリとケア　第4章 終末期のリハビリとケア―緩和ケアを例に

◇回復する身体と脳―脳卒中の麻痺を治療する脳のリハビリテーション　出江紳一著　中央法規出版　2009.9　208, 14p　20cm　3000円　①978-4-8058-3208-0　Ⓝ493.73
内容：第1章 脳の病気で起こる運動障害―その評価と治療　第2章 脳の働きの基本―神経と筋肉は電気信号で会話をする　第3章 反射―運動をコントロールする基本単位　第4章 脳と運動―運動技能向上のメカニズム　第5章 脳への刺激法とリハビリテーション―神経系に可塑的変化をもたらす方法(脳を刺激する方法　磁気刺激によって脳がどのように「興奮」するのか　磁気刺激で筋肉に起こる反応　磁気刺激による反応で脳の仕組みを探索する　脳を活性化する手技と磁気刺激　磁気刺激の安全性　磁気刺激で片麻痺を評価する　磁気刺激によって変化する脳への刺激　磁気刺激によって麻痺が改善する　磁気刺激により麻痺が改善した事例　磁気刺激によって過剰な運動が正常化した例　その他の磁気刺激治療)

◇「隠れ脳梗塞」の見つけ方・治し方―「寿命百歳」時代を満喫する生活術　眞田祥一著　講談社　2005.3　183p　18cm　(講談社+α新書)　800円　①4-06-272308-5　Ⓝ493.73
内容：はじめに―五〇代では二人に一人　第1章「隠れ脳梗塞」とは何か　第2章「隠れ脳梗塞」の見つけ方　第3章「隠れ脳梗塞」の治し方　第4章 もしも家族が倒れたら　おわりに―早い段階での発見が重要

◇気になる脳梗塞・脳出血・くも膜下出血　集英社　2004.10　35p　30cm　(集英社健康百科 読む人間ドックで危ない現代病30 1)　476円　Ⓝ493.73

◇急性心筋梗塞、脳卒中の急性期医療におけるデータベースを用いた医療提供の在り方に関する研究―平成20年度～22年度総合研究報告書 平成22年度厚生労働科学研究費補助金循環器疾患・糖尿病等生活習慣病対策総合研究事業　[出雲]〔小林祥泰〕　2011.3　112p　30cm　Ⓝ493.73

◇クモ膜下出血のサインを読む　山口三千夫著　講談社　2010.4　258p　19cm　(健康ライブラリー)　1300円　①978-4-06-259276-5　Ⓝ493.73
内容：クモ膜下出血とはどんな病気か？　こんなサインがあらわれた！―クモ膜下出血をおこした12人の体験談　クモ膜下出血をおこしたときのサイン、おこす前のサイン　サインとしての「頭痛」を見分ける　クモ膜下出血の診断に必要な検査　脳動脈瘤の手術　脳動脈瘤の破裂以外の原因でおこるクモ膜下出血　クモ膜下出血の後遺症とリハビリテーション　クモ膜下出血をおこしやすい人と危険因子　脳ドックで未破裂脳動脈瘤がみつかったら　過労死とクモ膜下出血

◇「くも膜下出血」のすべて　堀智勝著　小学館　2011.2　187p　18cm　(小学館101新書 103)　700円　①978-4-09-825103-2　Ⓝ493.73
内容：序章 他人事ではない脳の病気　第1章 病魔の正体を知る　第2章 発症を招く危険因子と外部環境

第3章 もしも脳動脈瘤が破裂したら 第4章 未破裂脳動脈瘤をどうするか 第5章 知っておきたいその他の脳疾患 第6章 いざという時に備える 終章 信頼される脳外科医療を目指して

◇ここまで進んだ最新診断と治療！ ―「寝たきり」を防ぐために 脳神経外科ドクターが教える脳卒中 齋藤孝次著 みずほ出版新社 2010.7 238p 19cm 〈発売：コアラブックス〉 1600円 ⓘ978-4-86097-335-3 Ⓝ493.73
　内容 序章 寝たきりになる原因の第1位「脳卒中」 第1章 脳卒中とはどんな病気か 第2章 ヒトの脳のしくみと構造 第3章 脳卒中の原因と症状 第4章 脳卒中になりやすい人とは 第5章 脳卒中画像診断の進歩とその最前線 第6章 脳卒中治療の進歩とその最前線 第7章 脳卒中のリハビリテーション 第8章 脳卒中の予防と再発防止

◇ここまで進んだ最新診断と治療！ ―「寝たきり」を防ぐために 脳神経外科ドクターが教える脳卒中 齋藤孝次著 第2版 みずほ出版新社 2011.8 238p 19cm 〈発売：日興企画〉 1600円 ⓘ978-4-88877-910-4 Ⓝ493.73
　内容 序章 寝たきりになる原因の第1位「脳卒中」 第1章 脳卒中とはどんな病気か 第2章 ヒトの脳のしくみと構造 第3章 脳卒中の原因と症状 第4章 脳卒中になりやすい人とは 第5章 脳卒中画像診断の進歩とその最前線 第6章 脳卒中治療の進歩とその最前線 第7章 脳卒中のリハビリテーション 第8章 脳卒中の予防と再発防止

◇これからの脳卒中リハビリテーション―急性期・回復期の実践指針とあり方 浜村明徳監修，日本リハビリテーション病院・施設協会急性期・回復期リハビリテーション検討委員会編 青海社 2004.10 225p 26cm 2800円 ⓘ4-902249-09-X Ⓝ493.73

◇これだけは知っておきたい脳梗塞の予防と治療 内山真一郎著 実業之日本社 2006.7 222p 19cm 1400円 ⓘ4-408-10663-1 Ⓝ493.73
　内容 第1章 脳梗塞はなぜ、どんなに注目されているのか 第2章 脳梗塞は、こんな病気である 第3章 脳梗塞の前ぶれを見逃すな 第4章 脳梗塞はこんな人がなりやすい 第5章 脳梗塞の最新治療法 第6章 こうすれば脳梗塞を予防できる 第7章 脳梗塞の検査 写真解説 脳ドック検診の検査内容 第8章 脳梗塞の後遺症とその対策 第9章 脳梗塞のリハビリテーション 第10章 脳梗塞の再発予防

◇自分で防ぐ・治す脳梗塞 ―「前ぶれ」をキャッチ。自然治癒力を高めて後遺症を克服！ ビジュアル版 帯津良一，林泰史，金丸和富監修 法研 2007.5 197p 21cm 1300円 ⓘ978-4-87954-667-8 Ⓝ493.73
　内容 序章 こんなときは「脳卒中」に要注意（ひょっとして、コレって「隠れ脳梗塞」？ 脳卒中のあなたは大丈夫？） 第1章 まず、病気を知る 第2章 食事で防ぐ・治す―サラサラ血液・しなやかな血管を作る食生活 第3章 運動で防ぐ・治す―内臓脂肪を減らし、後遺症を克服する 第4章 自然療法で防ぐ・治す―治癒力を高めて病気に克つ 付録 脳卒中の最新治療

◇図解脳卒中のリハビリと生活―より質の高い暮らし(QOL)のために 木村彰男監修，主婦と生活社編 主婦と生活社 2008.5 191p 23cm 1400円 ⓘ978-4-391-13495-7 Ⓝ493.73
　内容 第1章 脳卒中とはどんな病気か 第2章 家族が脳卒中で倒れたら 第3章 病院でのリハビリテーションの実際 第4章 退院後のリハビリテーションと暮らし 第5章 言語障害への対処法 第6章 介護保険と公的助成

◇世界一やさしい脳卒中にならないための本 伊藤建次郎監修，永嶋信晴著 健学社 2007.9 210p 19cm 1500円 ⓘ978-4-7797-0083-5 Ⓝ493.73
　内容 第1章 脳卒中って何ですか？ 第2章 脳卒中の前触れってありますか？ 第3章 脳卒中の検査・診断ってどんなことをするの？ 第4章 脳卒中って、どうやって治すの？ 第5章 脳卒中になっても、体は元にもどりますか？ 第6章 脳卒中は予防できるの？

◇世界で一番やさしい脳血管疾患 高木繁治著 エクスナレッジ 2010.9 199p 21cm 〈知ってなおすシリーズ〉〈並列シリーズ名：Cured with knowledge〉 1500円 ⓘ978-4-7678-1029-4 Ⓝ493.73
　内容 1 脳梗塞とは 2 くも膜下出血と脳出血とは 3 脳血管疾患の治療と回復 4 脳血管疾患の再発予防法 5 脳血管疾患の予後の安心のために

◇誰でもなる！ 脳卒中のすべて 植田敏浩著 集英社 2009.8 187p 18cm 〈集英社新書 0504I〉 680円 ⓘ978-4-08-720504-6 Ⓝ493.73
　内容 第1章 脳卒中とはどんな病気なのか 第2章 脳卒中の種類 第3章 脳卒中の検査 第4章 脳卒中の最新治療とは 第5章「脳卒中？」と思ったらどんな病院へ行くべきか？ 第6章 脳卒中の予防について 第7章 脳卒中とリハビリテーション 第8章 医療制度の改革とリハビリテーション

◇つかう本 幅允孝，千里リハビリテーション病院監修 ポプラ社 2009.12 109p 19×26cm 1500円 ⓘ978-4-591-11205-2 Ⓝ493.73
　内容 まずはやってみる編 やわらかあたま編 集中してみよう編 ちょっと難しいけど編

◇詰まらない、破れない血管を強くする本―脳卒中・心筋梗塞・突然死を防ぐ 松原英多著 PHP研究所 2012.7 127p 21cm 1300円 ⓘ978-4-569-80502-3
　内容 第1章 あなたの血管は、健康ですか？ 第2章 血液はいちばんの働き者 第3章 血液循環をよくすれば病気は防げる 第4章 血管、血液循環と病気のコワーイ関係 第5章 100歳まで倒れない血液循環健康法

◇天気予報をみて脳卒中を予防しよう！ 福永篤志著 碧天舎 2005.11 156p 19cm 1300円 ⓘ4-7789-0184-3 Ⓝ493.73
　内容 第1章 天気予報と脳卒中 第2章 気象予報士 第3章 脳の病気(脳神経外科専門医について 脳卒中について) 第4章 気象と脳卒中の論文と具体的予防法 第5章 最後に(まとめのフローチャート 万一のときに)

◇動画で学ぶ脳卒中のリハビリテーション 園田茂編 医学書院 2005.6 81p 26cm 〈付属資料：CD-ROM1枚(12cm)〉 4700円 ⓘ4-260-00079-9 Ⓝ493.73
　内容 序章 この本の活用法 第1章 症状・評価(典型的な障害像 国際生活機能分類(国際障害分類) 機能障害の評価(身体) 機能障害の評価(認知) 機能障害の評価(構音・摂食・嚥下)ほか) 第2章 運動

学習　第3章　治療(早期リハビリテーション)　関節可動域訓練(ROM訓練)　非麻痺側中心の訓練　麻痺側の訓練　痙縮のコントロール　ほか

◇日本人の脳卒中―疫学的研究成果から予防戦略を考える　小澤利男監修　メジカルビュー社　2005.3　82p　28cm　(動脈硬化予防別冊)　2500円　①4-7583-0286-3　493.73

◇脳をだまして、おだてる"チャレンジリハビリ"のすすめ　小薗敏夫著　五曜書房　2011.6　146p　21cm　(発売:星雲社)　1600円　①978-4-434-15716-5　Ⓝ493.73
内容:第1章　マヒの発症とその状況　第2章　病院でのリハビリテーション　第3章　退院後のリハビリテーションの軌跡　第4章　生活の中でのリハビリテーション　第5章　リハビリテーションを成功に導くポイント　第6章　自己流試行錯誤のリハビリテーションを振り返って

◇脳がよみがえる　脳卒中・リハビリ革命―NHKスペシャル　市川衛著　主婦と生活社　2011.9　223p　19cm　1200円　①978-4-391-14106-1　Ⓝ493.73
内容:第1章　脳卒中の常識が変わった!　第2章　あきらめていたマヒが改善!「川平法」の真実　第3章　最新ས྄療で見えてきた!脳の「回復メカニズム」　第4章　新技術で、重度のマヒも改善可能に　第5章　脳の回復が加速する「魔法の言葉」　第6章　「脳卒中・リハビリ革命」のこれから

◇脳から見たリハビリ治療―脳卒中の麻痺を治す新しいリハビリの考え方　久保田競, 宮井一郎編著　講談社　2005.11　206p　18cm　(ブルーバックス B-1500)　820円　①4-06-257500-0　Ⓝ493.73
内容:第1章　リハビリのスーパーマンクリストファー・リーブ　第2章　脳卒中とリハビリテーション　第3章　リハビリで脳が変わる　第4章　治療の現場　第5章　どんな病院で治療を受けるのがよいか

◇脳血管のカテーテル治療―"頭を切らずに"できます　吹田　循環器病研究振興財団　2006.5　16p　21cm　(知っておきたい循環器病あれこれ　健康で長生きするために 56)　Ⓝ493.73

◇脳血管のこぶ―脳動脈瘤　吹田　循環器病研究振興財団　2003.9　16p　21cm　(知っておきたい循環器病あれこれ　健康で長生きするために 40)　Ⓝ493.73

◇脳梗塞―最新治療&リハビリガイド　岡安裕之, 黒田栄史監修　双葉社　2004.7　189p　21cm　(聖路加国際病院健康講座 17)　1800円　①4-575-29707-0　Ⓝ493.73
内容:第1部　脳梗塞とは何か　第2部　リハビリテーションの方法　第3部　私はあきらめない―12の症例集

◇脳梗塞―防ぐ・治す・リハビリテーション　山口武典総監修　日本放送出版協会　2004.11　111p　26cm　(別冊NHKきょうの健康)　1000円　①4-14-794138-9　Ⓝ493.73

◇脳梗塞―なる人ならない人　岩田誠著　小学館　2008.3　129p　26cm　(ホーム・メディカ・ビジュアルブック)　1300円　①978-4-09-304595-7　Ⓝ493.73
内容:第1章　こんな人が脳梗塞になりやすい　第2章　脳梗塞の前ぶれを見逃すな　第3章　わずか3分で脳の神経細胞は死んでしまう　第4章　脳梗塞予防の決め手は血圧と血管の壁　第5章　脳梗塞の治療は時間との勝負　第6章　リハビリに休みはないと心得よ

◇脳梗塞―正しい治療がわかる本　亀井徹正著, 福井次矢責任編集　法研　2008.9　175p　21cm　(EBMシリーズ)　1400円　①978-4-87954-737-8　493.73
内容:第1章　ただちに検査を行います(一刻も早く専門病院を受診してください　できるだけ迅速に検査・診断を行います)　第2章　これが基本となる正しい治療です(治療方針は発症後の経過時間によって大きく分かれます　超急性期(発症後3時間以内)の治療計画について)　第3章　再発予防と生活するうえで気をつけたいこと(避けられる危険因子は徹底的に取り除くことがたいせつです　介護が必要になった場合に知っておきたいこと)　第4章　病気に対する正しい知識　第5章　これだけは聞いておきたい治療のポイントQ&A

◇脳梗塞―名医の言葉で病気を治す　冨田博樹編著　誠文堂新光社　2009.2　191p　21cm　(あなたの医学書)　1800円　①978-4-416-80912-9　Ⓝ493.73
内容:第1章　脳梗塞とは何か　第2章　脳梗塞の初期症状と検査・入院　第3章　脳梗塞その発症の原因　第4章　脳梗塞の病型と症状　第5章　脳梗塞の基本的な治療法　第6章　脳梗塞の具体的な治療(予防)法を知ろう　第7章　脳梗塞と医療福祉相談　第8章　患者から生活者へ

◇脳梗塞これで安心―早期発見・早期治療と予防のために　厚東篤生監修　改訂新版　小学館　2009.3　191p　21cm　(ホーム・メディカ安心ガイド)　1500円　①978-4-09-304208-6　Ⓝ493.73
内容:1章　脳梗塞のサインを見逃すな　2章　脳梗塞はどんな病気?　3章　脳卒中をおこしたときの対処法　4章　脳梗塞の検査と診断　5章　脳梗塞と認知症　6章　脳梗塞の治療　7章　脳梗塞の後遺症とリハビリテーション　8章　脳梗塞の予防と再発防止　付録　脳ドックの予備知識

◇脳梗塞と脳出血　篠原幸人著　新版　主婦の友社　2004.10　207p　19cm　1600円　①4-07-243027-7　Ⓝ493.73
内容:1　脳卒中は予防できる　2　脳卒中といわれたら(脳梗塞といわれたら　一過性脳虚血発作(TIA)といわれたら　脳出血といわれたら)　3　脳卒中Q&A

◇脳梗塞の新しい治療法―t-PA静注療法　吹田　循環器病研究振興財団　2007.7　16p　21cm　(知っておきたい循環器病あれこれ　健康で長生きするために 63)　Ⓝ493.73

◇脳梗塞・脳出血・くも膜下出血―脳腫瘍、もやもや病など、その他の脳の病気　高木誠監修, 主婦の友社編　主婦の友社　2010.5　191p　21cm　(よくわかる最新医学)　1400円　①4-07-248020-7　Ⓝ493.73
内容:第1章　前兆・予兆で知る脳の病気　第2章　脳梗塞の原因・症状・検査・治療　第3章　脳出血の原因・症状・検査・治療　第4章　くも膜下出血の原因・症状・検査・治療　第5章　気になるその他の脳の病気　第6章　最新の検査と治療、最新の知識　第7章　後遺症とリハビリテーション　第8章　脳卒中の予防と再発防止

◇脳梗塞・脳出血・くも膜下出血―もやもや病、慢性硬膜下血腫、脳動脈解離ほか　主婦の友社編, 高木誠監修　新版　主婦の友社　2009.11

191p 21cm （よくわかる最新医学） 1400円 ⓘ978-4-07-269021-5 Ⓝ493.73
内容 第1章 前兆・予兆で知る脳卒中 第2章 脳梗塞の原因・症状・検査・治療 第3章 脳出血の原因・症状・検査・治療 第4章 くも膜下出血の原因・症状・検査・治療 第5章 脳卒中と関連の深い脳の病気 第6章 後遺症とリハビリテーション 第7章 脳卒中の予防と再発防止

◇脳梗塞の治し方・防ぎ方—快速まるわかり 岡田芳和著 法研 2011.12 202p 19cm （専門医が図解するシリーズ） 1300円 ⓘ978-4-87954-851-1 Ⓝ493.73
内容 第1章 人体の司令塔「脳」と脳血流トラブル「脳梗塞」（全身の機能や知的活動をコントロールする「脳」 脳血流トラブル（脳卒中）発生時に現れる症状とは） 第2章 どう治す？ 脳梗塞 第3章 失われた機能を改善し、残された機能を開発するリハビリ 第4章 脳梗塞を防ぐ暮らし方

◇脳梗塞の予防・治療と生活のしかた—名医の図解 内山真一郎著 主婦と生活社 2007.9 175p 23cm 1400円 ⓘ978-4-391-13379-0 Ⓝ493.73
内容 プロローグ 脳梗塞の前ぶれを見逃すな！ 第1章 脳梗塞とはどんな病気？ 第2章 脳梗塞を防ぐ薬物治療と検査 第3章 脳梗塞で倒れたときの治療法 第4章 回復にはリハビリテーションが必要 第5章 退院後の生活の送り方 第6章 脳梗塞の再発を防ぐ治療 第7章 食事&日常生活で脳梗塞を防ぐ

◇脳梗塞の予防と最新治療—専門医が解説する 岡安裕之著 日東書院本社 2006.9 170p 21cm 1100円 ⓘ4-528-01388-6 Ⓝ493.73
内容 第1章 脳梗塞とはどんな病気なのか 第2章 検査と診断・治療 第3章 リハビリテーションの考え方と実際 第4章 脳梗塞を防ぐ生活療法

◇脳梗塞の予防と再発防止 山口武典編、日本脳卒中協会、循環器病研究振興財団監修 改訂版 大阪 医薬ジャーナル社 2009.10 67p 29cm （インフォームドコンセントのための図説シリーズ） 3800円 ⓘ978-4-7532-2403-6 Ⓝ493.73

◇脳梗塞はこうして防ぐ、治す 高木誠監修 講談社 2005.11 98p 21cm （健康ライブラリー イラスト版） 1200円 ⓘ4-06-259400-5 Ⓝ493.73
内容 1 見逃さないで！ 脳梗塞の危険サイン（TIA（一過性脳虚血発作）—「前ぶれ発作」の症状が出たら緊急事態 生活習慣病一最大の危険因子は高血圧。高いほど危険 ほか） 2 脳梗塞という病気の正体を知る 3 脳梗塞を阻止する治療と食事と運動法 4 発作！ 脳を守る鍵は急性期治療にあり 5 再発を防ぐ治療と生活のポイント

◇脳梗塞はなる前に治せる！ —新脳梗塞発見法 金澤武道著 健康ジャーナル社 2009.2 167p 19cm 1300円 ⓘ978-4-907838-43-0 Ⓝ493.73
内容 第1章 治らない病、脳梗塞 第2章 脳梗塞治療の常識を変えなければ 第3章 脳梗塞未病の知られざる発見方法 第4章 脳梗塞未病治療の現場 第5章 脳梗塞未病治療後の患者の声 第6章 患者・医師協調型医療のために 第7章 脳梗塞未病の研究は進む

◇脳出血・くも膜下出血はこうして防ぐ、治す 中込忠好監修 講談社 2006.11 98p 21cm （健康ライブラリー イラスト版） 1200円 ⓘ4-06-259410-2 Ⓝ493.73
内容 1 脳出血・くも膜下出血基礎知識 2 早く見つける、くわしく調べる 3 脳出血の治療 4 くも膜下出血の治療 5 脳を守る生活術

◇脳出血も脳梗塞も自力で防ぐ！ 知恵とコツ—高血圧をすんなり下げる！ 脳血管の破れや詰まりも解消！：オールカラー 主婦の友社編 主婦の友社 2011.12 143p 21cm （主婦の友ベストbooks 目で見る健康ブックス） 1300円 ⓘ978-4-07-280152-9 Ⓝ493.73
内容 1 脳出血と脳梗塞を知る 2 しなやかな血管とサラサラ血液を作る食材 3 高血圧を改善する簡単動作 4 ある日突然おそう恐怖、クモ膜下出血 5 いざというときのための救急術

◇脳卒中—あなたの家族が病気になったときに読む本 福井次矢、川島みどり、大熊由紀子編、高木誠、岡島康友、城美奈子、河原加代子、鈴木由佳執筆 講談社 2006.10 179p 21cm （介護ライブラリー） 2200円 ⓘ4-06-282407-8 Ⓝ493.73
内容 はじめに 脳卒中とはこんな病気です 第1ステージ 卒中発作 第2ステージ 入院 第3ステージ リハビリテーション 第4ステージ 社会復帰 第5ステージ 再発・ターミナル 第6ステージ グリーフワーク

◇脳卒中 伊волюmpleted昌徳著 日本医学館 2007.8 143p 19cm （高齢者のからだと病気シリーズ） 1000円 ⓘ978-4-89044-634-6 Ⓝ493.73
内容 第1章 高齢者のからだと病気の関係 第2章 食生活 第3章 運動 第4章 睡眠と休養 第5章 動脈硬化と脳卒中 第6章 病気の特徴と症例 第7章 検査、診断方法 第8章 治療法 第9章 予防合併症、周辺疾患

◇脳卒中 日本放送出版協会 2009.6 71p 21cm （生活実用シリーズ NHKここが聞きたい！ 名医にQ） 743円 ⓘ978-4-14-187043-2 Ⓝ493.73

◇脳卒中—見逃さない、あきらめない 内山真一郎総監修 日本放送出版協会 2010.9 111p 26cm （別冊NHKきょうの健康） 1000円 ⓘ978-4-14-794154-9 Ⓝ493.73

◇脳卒中を生きる意味—病いと障害の社会学 細田満和子著 青海社 2006.11 405p 21cm 3200円 ⓘ4-902249-22-7 Ⓝ493.73

◇脳卒中を知る—「アタリ」を予防するために 若林孝一、佐藤敬編著 弘前 弘前大学出版会 2011.3 107p 21cm 700円 ⓘ978-4-902774-69-6 Ⓝ493.73

◇脳卒中を知る—その克服に向けて 市民公開シンポジウム 難病医学研究財団企画委員会 2005.3 70p 26cm 〈会期・会場：平成16年10月23日 砂防会館（別館）〉 Ⓝ493.73
内容 わが国の脳卒中…その対策は焦急の課題（山口武典述） 脳卒中を薬で治す（篠原幸人述） 脳卒中をリハビリで治す（宮井一郎述） 脳卒中を克服して（大岡信述） 脳卒中を防ぐ（東儀英夫述）

◇脳卒中急性期患者データベースの構築に関する研究—平成13年度厚生科学研究費補助金21世紀型医療開拓推進研究事業研究報告書 〔出雲〕〔小林祥泰〕〔2003〕139p 30cm 〈付属資料：CD-ROM1枚（12cm）〉 Ⓝ493.73

病気・難病　　　　　　　　　　　　　　　　　　　　　　　　　脳疾患

◇脳卒中後の生活―元気が出る暮らしのヒント　同病の先輩から後輩へ　大田仁史監修　大阪　創元社　2005.10　158p　21cm　（今すぐ役立つ介護シリーズ 6）　1400円　①4-422-32076-9　Ⓝ493.73
　内容　第1章 脳卒中の知識と入院から退院まで　第2章 後遺症とのつきあいとリハビリ　第3章 再発予防と元気に暮らすために　第4章 脳卒中後の日常生活の工夫　第5章 経済面や生活を支えるサービス

◇脳卒中―これだけ知れば怖くない！働き盛りを襲う脳梗塞・脳出血・くも膜下出血　内山真一郎著　実業之日本社　2004.11　205p　19cm　1400円　①4-408-10595-3　Ⓝ493.73
　内容　第1章 脳卒中とはどんな病気か　第2章 脳卒中の検査と診断　第3章 脳梗塞の基礎知識　第4章 脳出血の基礎知識　第5章 くも膜下出血の基礎知識　第6章 脳卒中の予防法　第7章 脳卒中の緊急治療法　第8章 脳卒中のリハビリテーション　第9章 脳卒中の再発予防　第10章 脳卒中の後遺症とその対策　第11章 脳卒中治療体制の進歩

◇「脳卒中」と言われたら…　お医者さんの話がよくわかるから安心できる　検査 診断 治療・手術　藤本司著　保健同人社　2011.8　167p　21cm　1500円　①978-4-8327-0662-0　Ⓝ493.73
　内容　1章 脳卒中ってどんな病気？　2章 脳梗塞の原因・症状・検査・治療　3章 脳出血の原因・症状・検査・治療　4章 くも膜下出血の原因・症状・検査・治療　5章 脳卒中の検査法　6章 脳卒中になりやすい人の病気　7章 脳卒中の後遺症とリハビリテーション　8章 脳卒中の予防と再発防止

◇脳卒中とリハビリテーション　本多虔夫, 星野晴彦著　保健同人社　2005.5　145p　21cm　（専門のお医者さんが語るQ&A 26）　1381円　①4-8327-0625-X　Ⓝ493.73
　内容　第1部 脳卒中の基礎知識（脳卒中とその種類　脳卒中の症状・検査・治療　脳梗塞と脳出血の予防）　第2部 脳卒中の症状・治療・リハビリテーション・予防Q&A（脳卒中の症状・検査・治療　リハビリテーションと病後の生活　脳梗塞と脳出血の予防）

◇脳卒中になったその日から開く本　中山博文著　保健同人社　2009.10　158p　21cm　（病後・手術後のすごし方シリーズ）　1500円　①978-4-8327-0640-8　Ⓝ493.73
　内容　1 脳卒中を知る　2 病院で　3 自宅に戻ってから　4 脳卒中後の人生　5 脳卒中患者を支えるいろいろなシステム　6 脳卒中をめぐる課題

◇脳卒中になったときのQ&A―寝たきりにならないために　藤岡正導著　熊本　熊日情報文化センター（制作・発売）　2009.5　185p　21cm　1500円　①978-4-87755-329-6　Ⓝ493.73

◇脳卒中の再発を防ぐ　〔吹田〕　循環器病研究振興財団　2011.9　16p　21cm　（知っておきたい循環器病あれこれ 健康で長生きするために 88）　Ⓝ493.73

◇脳卒中のリハビリテーション―理学療法と作業療法　〔吹田〕　循環器病研究振興財団　2010.7　16p　22cm　（知っておきたい循環器病あれこれ 健康で長生きするために 81）　Ⓝ493.73

◇脳卒中のリハビリテーション　続　話すこと、食べることの障害への対応　〔吹田〕　循環器病研究振興財団　2010.11　16p　21cm　（知っておきたい循環器病あれこれ 健康で長生きするために 83）　Ⓝ493.73

◇脳卒中バイブル―危険信号を見逃すな　安井信之著　筑摩書房　2006.12　238p　18cm　（ちくま新書）　720円　①4-480-06337-4　Ⓝ493.73
　内容　序章 精密で微妙な脳　第1章 脳は何をしているのか―脳の基礎知識　第2章 「脳の危険信号」を見逃すな―それはヘルプのサイン　第3章 脳を見る―危険信号は見える時代　第4章 ほんとうに怖い脳の病気―脳卒中とは何か　第5章 その時どうするか―脳卒中の診断と治療　第6章 危険信号を察知する―脳卒中の予防　第7章 「その後の脳」とつきあう―後遺症とリハビリ

◇脳卒中予防と治療の最前線　岡田芳和著　明治書院　2010.6　185p　19cm　（学びやぶっく 36　たいいく）　1200円　①978-4-625-68446-3　Ⓝ493.73
　内容　第1章 ある日、突然目覚めてみると…！　第2章 血管が破れる脳出血、詰まる脳梗塞　第3章 脳卒中の早期発見・治療のために　第4章 脳卒中の治療最前線　第5章 生活習慣改善で脳卒中をストップ！　第6章 早期リハビリテーションで回復をめざす

◇脳卒中予防の秘けつ　〔吹田〕　循環器病研究振興財団　2003.1　16p　21cm　（知っておきたい循環器病あれこれ 健康で長生きするために 36）　Ⓝ493.73

◇脳卒中リハビリ絵本―脳卒中なんか怖くない！　大高弘稔監修, 大和会東大和病院脳卒中・脳神経センター編著, 比留間恵, 山崎咲子文　吹田　メディカ出版　2007.4　79p　19×26cm　1600円　①978-4-8404-2112-6　Ⓝ493.73

◇脳卒中リハビリガイド―生活の質を高める100のコツ　田口芳雄監修　学習研究社　2008.10　163p　26cm　（執筆：田口芳雄ほか）　3200円　①978-4-05-153011-2　Ⓝ493.73

◇「脳卒中リハビリテーション」の要諦　三好正堂著　悠飛社　2009.6　213p　19cm　（Yuhisha hot-nonfiction　Yuhisha best doctor series）　1400円　①978-4-86030-130-9　Ⓝ493.73
　内容　早期リハビリテーションはなぜ必要か　脳卒中という病気と障害　脳卒中・片麻痺のリハビリテーション　片麻痺者が回復するメカニズム　麻痺手のリハビリテーション　日常生活動作の訓練　慢性期・片麻痺者を回復させる方法　嚥下障害と治療　肥満の治療　排尿障害・失禁の治療　失語症・発語障害のリハビリテーション　失認・失行・高次脳機能障害のリハビリテーション　合併症がある場合のリハビリテーション　介護保険の受け方　障害を乗り越えて

◇脳卒中は99％予知できる　倉田達明著　幻冬舎　2011.6　181p　18cm　952円　①978-4-344-02008-5　Ⓝ493.73
　内容　第1章 ある日、突然、脳卒中の本当の怖さを知る　第2章 頸動脈エコーで脳卒中の危険を予知　第3章 頸動脈エコーを活用して脳卒中の予防的治療を　第4章 危険因子別 脳卒中を起こさないために知っておきたい基礎知識

◇脳卒中は40代からがあぶない！　植田敏浩著　小学館　2004.5　219p　15cm　（小学館文庫）　476円　①4-09-418495-3　Ⓝ493.73
　内容　第1章 脳卒中とはどんな病気ですか？　第2章 脳卒中を起こしたら何をすべきですか？　第3章 脳

卒中はどんな症状が出ますか？　第4章 脳卒中を予防するためには？　第5章 脳卒中にはどんな種類がありますか？　第6章 脳卒中にはどんな検査が必要ですか？　第7章 脳卒中はこうして治療します　第8章 脳卒中のリハビリテーションを知っておきましょう　第9章 脳ドックでここまでわかります　第10章 いい病気と医師を選びましょう　巻末資料 日本脳神経血管内治療学会認定による64指導医&医療機関

◇脳の肥やしの脳卒中講義　端和夫著　メディカルレビュー社　2007.4　241p 23cm　1800円　①978-4-7792-0096-0　Ⓝ493.73

◇脳のリハビリQ&A　武田克彦著　新版　講談社　2006.12　220p 19cm　（健康ライブラリー）　1300円　①4-06-259270-3　Ⓝ493.73
内容 1 脳に障害を起こす病気　2 失語症とリハビリ　3 失行症とリハビリ　4 半側空間無視とリハビリ　5 失認とリハビリ　6 記憶障害とリハビリ　7 認知症とリハビリ　8 情動の障害

◇ぶれいん・あたっく——手術させていただきます　安井信之著　三輪書店　2003.12　248p 19cm　1800円　①4-89590-201-3　Ⓝ493.73
内容 プロローグ あるクモ膜下出血患者の生還　第1章 脳の美しさに魅せられて　第2章 ベン・ケーシーを目指して　第3章 脳卒中はこんな病気　第4章 秋田県立脳血管研究センターの目指したもの　第5章 脳の中が見えるようになって　第6章 画像診断とともに進歩した脳卒中治療　第7章 ピンチランナーの出番　第8章 手術が原点—私の医療観　第9章 ストップ！脳卒中　エピローグ 「脳の時代」に

◇目からウロコ！三好春樹のまちがいだらけの片まひリハビリ—脳卒中で寝たきりにならない在宅介護のコツ　三好春樹著　主婦の友社　2009.7　191p 19cm　（ほっとくるブックス）　1200円　①978-4-07-266465-0　Ⓝ598.4
内容 第1章 あなたのリハビリ常識はまちがいだらけ　第2章 らくにできる、今日からできる「ステージ別・片マヒ介助法」　第3章 家族が知っておきたい後遺症の症状と的確な対処法　第4章 片マヒの人を寝たきりにしないために今すぐできること　第5章 普通の生活を自分でできる「生活リハビリ」（残された機能を使って「普通の」生活をおくるには　家の中の環境づくり（ベッドまわりを中心に）ほか）

◇やさしい図解「川平法」—決定版！家庭でできる脳卒中片マヒのリハビリ　川平和美監修　小学館　2012.7　99p 21×19cm　1300円　①978-4-09-310794-5
内容 家庭用プログラム 日常生活動作を目標にしましょう　家庭用トレーニング 気持ちよく100回は繰り返しましょう

◇やさしい脳梗塞後遺症とリハビリテーションの自己管理　棚橋紀夫編著, 前島伸一郎著　大阪　医薬ジャーナル社　2009.4　71p 30cm　1600円　①978-4-7532-2369-5　Ⓝ493.73
内容 1 脳梗塞の症状・検査・治療（脳梗塞とはどんな病気なのでしょうか　脳梗塞の診断はどうしているのでしょうか　脳梗塞の症状　脳梗塞の種類　脳梗塞の急性期治療　脳梗塞後遺症とは　脳梗塞慢性期の危険因子管理・再発予防　脳梗塞慢性期の外科的療法　脳梗塞後の認知症を防ぐために　脳梗塞後の誤嚥性肺炎を防ぐために）　2 脳梗塞のリハビリテーション（リハビリテーションの流れ　寝たきりの予防　介護保険とその他のサービス）

◇よくわかる脳卒中介護指導教本　畑隆志, 蜂須賀研二編　大阪　永井書店　2009.7　333, 7p 26cm　6500円　①978-4-8159-1844-6　Ⓝ493.73
内容 第1章 脳卒中はどんな病気か　第2章 在宅患者の健康管理　第3章 リハビリテーションの実際　第4章 日常生活の実際　第5章 生活支援と介護　第6章 患者さんの立場から

◇よくわかる脳卒中患者さんの退院時必携書　片山泰朗著　ヴァンメディカル　2006.9　67p 26cm　1600円　①4-86092-066-X　Ⓝ493.73
内容 A 脳卒中の病気の知識　B 入院時に受けた治療について　C 脳卒中の後遺症について　D 退院後に守るべき生活習慣　E 通院時の医療施設での薬物療法と検査　F 脳卒中リハビリテーションの原則と順序　G 再発か？　こんな症状が出たときには注意しましょう　H 寝たきりにならないために　I 痴呆症（認知症）にならないために　J こんな症状があれば、すぐに医師に相談を

◇よくわかる脳卒中のすべて　山口武典, 岡田靖編　大阪　永井書店　2006.3　352, 7p 26cm　7600円　①4-8159-1745-0　Ⓝ493.73
内容 脳卒中とはどんな病気か　脳卒中になりやすい基礎疾患と生活習慣（危険因子）　脳卒中にならないためにはどうするか（予防）　脳卒中の前触れ——過性脳虚血発作　脳卒中にはどんな種類があるか—分類：NINDS, OCSP, TOAST　どんなときに脳卒中を考えるか—脳卒中の初期症候　脳卒中の診断に必要な画像診断（脳、血管）　脳卒中診断に必要な超音波検査　脳卒中が起こったらどうするか　ストローク・ユニット（ストローク・ケア・ユニット）の条件、在り方〔ほか〕

《脳腫瘍》

◇患者と読む, 患者に話す脳腫瘍Q&A 135 —脳腫瘍と闘うために,すべてがわかる　藤巻高光編著　吹田　メディカ出版　2007.10　153p 26cm　2600円　①978-4-8404-2173-7　Ⓝ493.73

◇脳腫瘍への挑戦　吉田誠一著　新風舎　2007.11　47p 20cm　1000円　①978-4-289-03144-3　Ⓝ493.73
内容 第1章 脳のしくみ（脳の特殊性　脳細胞の種類　大脳での機能局在とは？　生体のホメオスターシスってどういうこと？）　第2章 脳腫瘍（発がんのメカニズム　脳腫瘍の種類　脳腫瘍の症状　脳腫瘍の治療）　第3章 悪性脳腫瘍への挑戦（これまでの著者らの業績で明らかになったこと　免疫治療）　第4章 今後の展望（新しい診断治療方法の開発　神経幹細胞の応用　がんワクチン療法はどう？　免疫遺伝子治療はどう？　オーダーメイド医療ってどんなもの？）

◇脳腫瘍への挑戦　吉田誠一著　文芸社　2008.11　47p 20cm　1000円　①978-4-286-05710-1　Ⓝ493.73
内容 第1章 脳のしくみ（脳の特殊性　脳細胞の種類　大脳での機能局在とは？　生体のホメオスターシスってどういうこと？）　第2章 脳腫瘍（発がんのメカニズム　脳腫瘍の種類　脳腫瘍の症状　脳腫瘍の治療）　第3章 悪性脳腫瘍への挑戦（これまでの著者らの業績で明らかになったこと　免疫治療）　第4章 今後の展望（新しい診断治療方法の開発　神経幹

病気・難病　　　　　　　　　　　　　　　　　　　脳疾患

細胞の応用は？　がんワクチン療法はどう？　免疫遺伝子治療はどう？　オーダーメイド医療ってどんなもの？）
◇脳腫瘍を究める―耳よりな情報教えます！　窪田惺著　大阪　永井書店　2004.10　646, 38, 20p　26cm　（脳神経外科バイブル 4）　12000円　Ⓘ4-8159-1697-7　Ⓝ493.73
　内容 第1章 脳腫瘍へのプロローグ　第2章 脳腫瘍へズームイン　第3章 バージョンアップ編　第4章 便利編
◇脳腫瘍の最新医療　高倉公朋監修，嘉山孝正ほか編　寺田国際事務所／先端医療技術研究所　2003.1　398p　27cm　（先端医療シリーズ 18）〈背のタイトル：脳腫瘍〉　12381円　Ⓘ4-925089-24-2　Ⓝ493.73
　内容 遺伝子治療　細胞療法　分子標的療法　免疫療法　化学療法　放射線治療　温熱療法　切除率向上のための新技術　ナビゲーション手術とロボット手術　画像診断・検査　治療薬に関する最新情報　各種製品の臨床評価
◇脳腫瘍のすべてがわかる本　久保長生監修　講談社　2005.7　98p　21cm　（健康ライブラリー イラスト版）　1200円　Ⓘ4-06-259346-7　Ⓝ493.73
　内容 1 脳腫瘍が疑われるとき　2 脳腫瘍とは、どんな病気か　3 脳腫瘍治療の最前線　4 脳腫瘍の種類別・特徴と治療方針（神経膠腫（グリオーマ）―神経膠腫の仲間にはさまざまな種類がある　神経膠腫（グリオーマ）―星細胞腫は悪性度により四つに分類される　ほか）　5 治療後の生活のポイント

《高次脳機能障害》

◇あなたの脳も危ない―福祉の谷間からの告発　頭部外傷や病気による後遺症を持つ若者と家族の会編　大阪　せせらぎ出版　2005.9　140p　21cm　1333円　Ⓘ4-88416-148-3　Ⓝ369.27
　内容 第1章 福祉後進国ニッポン―福祉・医療の谷間で（飛行機は来てもヘルパーは来ない町―福祉と医療の自治体格差　医者は命だけ助ければそれでいいのか―脳に関する医療の過去・現在・未来　えっ、時給がたったの208円？―障害者の介護料を考える）　第2章 私たちは植物じゃないんだ―遷延性意識障害者と人権（一家の長であり、夫であり、父親だった―脳出血で倒れた夫の無念と誇り　医療ミスをしたあげく強制退院させた病院―もの言えぬ生命に人権の灯を）　第3章 見た目ではわからぬ脳のトラブル―高次脳機能障害と障害認定（裁判に勝ってもお金が入らない？―日本初、「高次脳機能障害」を認定させた裁判　30代で隠居しろというの？―高次脳機能障害者の就労支援　誰が償ってくれるの、この悔しさ―交通事故被害者の原体験から　人生がひっくり返った障害が「軽度」か？―高次脳機能障害と自賠責保険後遺障害等級）　10年の活動で見えてきたもの、めざすもの
◇記憶の練習帳―脳損傷のリハビリテーションのための方法　藤井正子, 松岡恵子編　新興医学出版社　2005.7　5冊（別冊付録とも）　26cm　（FM練習帳　〔4〕）〈箱入〉　全4800円　Ⓘ4-88002-649-2　Ⓝ493.73
　内容 1　2　3　4

◇奇跡の人びと―脳障害を乗り越えて　中村尚樹著　新潮社　2011.4　341p　16cm　（新潮文庫 な-73-1）〈『脳障害を生きる人びと』（草思社平成18年刊）の再編集、加筆訂正、改題〉　552円　Ⓘ978-4-10-134791-2　Ⓝ493.73
　内容 第1部 知られざる現実（閉じ込められた意識―閉じ込め症候群　「植物状態」と宣告されて―遷延性意識障害　新たな脳被害の時代―交通事故と高度救命救急医療　外からは見えない障害―高次脳機能障害）　第2部 障害を乗り越えて（脳治療の最前線―先端医学の現在と未来　脳ドックの落とし穴―予防医学がもたらす悲劇　「奇跡の復活」を支えた男―理学療法の可能性　心に「私」を呼び覚ませ！―音楽運動療法の挑戦）
◇高次脳機能を鍛える　橋本圭司著　全日本病院出版会　2008.6　65p　26cm　2800円　Ⓘ978-4-88117-041-0　Ⓝ493.73
　内容 高次脳機能障害を理解する　高次脳機能障害の診断を理解する　脳機能循環を理解する　神経心理循環を理解する　リハビリテーションの原則　「耐久力」を鍛える　「抑制力」を鍛える　「意欲・発動性」を鍛える　「注意・集中力」を鍛える　「情報獲得力」を鍛える　「記憶力」を鍛える　「遂行機能」を鍛える　自分に気づく　認知訓練（オレンジクラブでの実践）　家族指導　明日に向かって
◇高次脳機能を育てる　橋本圭司著　泉大津　関西看護出版　2010.7　128p　21cm　1600円　Ⓘ978-4-904145-24-1　Ⓝ493.73
　内容 第1章 リハビリには順番がある　第2章 高次脳機能の低い人　第3章 低次脳機能を整える　第4章 高次脳機能を伸ばす
◇高次脳機能障害―どのように対応するか　橋本圭司著　PHP研究所　2007.1　246p　18cm　（PHP新書）　740円　Ⓘ4-569-65840-7　Ⓝ493.73
　内容 第1部 高次脳機能障害を理解する（高次脳機能障害とは　高次脳機能障害の診断と症状　高次脳機能障害は精神病か　高次脳機能障害者の社会的立場）　第2部 日常生活の向上につなげるために（家族・周囲の心構え　高次脳機能障害のリハビリテーション　高次脳機能障害への対応法　社会復帰までの道のり）
◇高次脳機能障害がわかる本―対応とリハビリテーション　橋本圭司著　法研　2007.6　190p　21cm　1700円　Ⓘ978-4-87954-671-5　Ⓝ493.73
　内容 第1章 高次脳機能障害とは？　第2章 脳を理解する　第3章 リハビリテーションはどのように行われるべきか　第4章 高次脳機能障害の症状と対応法　第5章 実例集 オレンジクラブの効果　第6章 社会が育てる高次脳機能障害
◇高次脳機能障害支援コーディネートマニュアル　高次脳機能障害支援コーディネート研究会監修　中央法規出版　2006.6　309p　26cm　3000円　Ⓘ4-8058-4660-7　Ⓝ369.27
　内容 第1章 高次脳機能障害の理解　第2章 診断基準　第3章 高次脳機能障害者への支援体制　第4章 社会復帰・生活・介護支援の進め方　第5章 支援の実際　第6章 当事者団体への活動支援　第7章 当事者団体の活動　第8章 権利擁護
◇高次脳機能障害者支援の手引き 1　牛山武久編　所沢　国立身体障害者リハビリテーション

センター　2006.12　39p　30cm　（リハビリテーションマニュアル 19）　Ⓝ493.73
◇高次脳機能障害者支援の手引き　2　諏訪基編所沢　国立身体障害者リハビリテーションセンター　2008.2　45p　30cm　（リハビリテーションマニュアル 22）　Ⓝ493.73
◇高次脳機能障害者とデイサービス——地域で進めるあきらめない回復支援　世田谷ボランティア協会身体障害者デイサービスセンターふらっと編著　医歯薬出版　2005.3　178p　26cm　2800円　①4-263-71922-0　Ⓝ369.27
　内容 1 デイサービスセンターふらっとの活動——あきらめないを合い言葉に　2 高次脳機能障害の基礎知識——事例の理解に向けて（高次脳機能障害を理解するために　高次脳機能障害の主な症状）　3 事例にみる高次脳機能障害者へのアプローチ　4 デイサービスで高次脳機能障害者をみる一方法とプロセス（高次脳機能障害者が利用するデイサービスの視点　デイサービスでの療法士・医師からのアプローチ）
◇高次脳機能障害者に対する医療・福祉連携モデルに関する研究　白山靖彦著　風間書房　2010.9　196p　22cm　6500円　①978-4-7599-1813-7　Ⓝ369.27
　内容 第1部 高次脳機能障害者に対する医療・福祉連携モデル——三重モデル　第2部 高次脳機能障害支援モデル事業のリアリティ——社会的立場からのアプローチ　第3部 高次脳機能障害支援ネットワーク　第4部 高次脳機能障害のソーシャルワーク　第5部 高次脳機能障害者家族の介護負担
◇高次脳機能障害者の支援　東京都心身障害者福祉センター編　東京都心身障害者福祉センター　2003.4　153p　30cm　Ⓝ493.73
◇高次脳機能障害と家族のケア——現代社会を蝕む難病のすべて　渡邉修著　講談社　2008.8　206p　18cm　（講談社＋α新書）　800円　①978-4-06-272520-0　Ⓝ493.73
　内容 第1章 高次脳機能障害とは何か　第2章 多様な症状を理解する　第3章 入院中に家族ができること　第4章 家族一丸となって臨むリハビリテーション　第5章 地域で生活する
◇高次脳機能障害とともに——制度の谷間から声をあげた10年の軌跡　日本脳外傷友の会編　大阪　せせらぎ出版　2011.1　214p　21cm　1905円　①978-4-88416-199-6　Ⓝ369.27
　内容 第1章 母は強くたくましく　第2章 お父さんたちがんばり　第3章 当事者からの声　第4章 さまざまな立場の支援者からみた高次脳機能障害　第5章 社会に支えられて　第6章 ともに手を組む——他団体からのエール　第7章 今日を明日につなぐために
◇高次脳機能障害の症候辞典　河村満，髙橋伸佳著　医歯薬出版　2009.6　92p　19cm　2500円　①978-4-263-21331-5　Ⓝ493.73
◇高次脳機能障害の理解と対応　〔さいたま〕埼玉県総合リハビリテーションセンター　〔2004〕　56p　30cm　Ⓝ493.73
◇高次脳機能障害のリハビリがわかる本　橋本圭司監修　講談社　2012.3　98p　21cm　（健康ライブラリーイラスト版）　1200円　①978-4-06-259760-9　Ⓝ493.73
　内容 高次脳機能障害のリハビリ——できることから，はじめてみよう！　1 リハビリの前に，深呼吸して体を動かす　2 リハビリで「機能の奏和」をめざす　3 リハビリするうちに自己理解が進む　4 高次脳機能障害は病気の後遺症　5 医療と福祉をどちらも利用する
◇高次脳機能障害ハンドブック——診断・評価から自立支援まで　中島八十一，寺島彰編　医学書院　2006.10　276p　26cm　（執筆：中島八十一ほか）　①4-260-00259-7　Ⓝ369.27
　内容 高次脳機能障害の現状と診断基準　臨床症状　画像診断　神経心理学的検査　標準的訓練プログラム　認知リハビリテーションと就労支援　標準的社会復帰・生活・介護支援プログラム　家族支援　支援ネットワークの形成と活用　社会福祉制度と法令　事例集　関係法規・制度
◇高次脳機能障害ポケットマニュアル　相澤病院リハビリテーション科執筆，原寛美監修　第2版　医歯薬出版　2011.3　219p　19cm　2000円　①978-4-263-21373-5　Ⓝ493.73
◇高次脳機能障害ポケットマニュアル　原寛美監修，相澤病院総合リハビリテーションセンター執筆　医歯薬出版　2005.12　217p　19cm　2000円　①4-263-21291-6　Ⓝ493.73
◇高次脳機能障害リハビリテーション入門——図解剖から学べる　橋本圭司，上久保毅編著，安保雅博監修　診断と治療社　2009.6　108p　26cm　3600円　①978-4-7878-1674-0　Ⓝ493.73
　内容 第1章 脳について学ぶ・理解する（頭蓋骨　脳を包む3枚の膜　脳の全体像と主要な脳血管　脳脊髄液　大脳，小脳，脳幹・脳神経）　第2章 高次脳機能障害の診断と評価手順（神経心理循環の理解　易疲労性（意識障害）　脱抑制　意欲・発動性の低下　注意・集中力の低下　失語症　記憶障害　遂行機能障害　病識の欠如　見当識障害）　第3章 画像診断で何を見るか（画像診断法　脳血管障害　頭部外傷・外傷性脳損傷（脳外傷）　脳炎　蘇生後脳症（低酸素脳症））　第4章 リハビリテーション治療の実際（易疲労性（意識障害）　脱抑制　意欲・発動性の低下　注意・集中力の低下　失語症　記憶障害　遂行機能障害　病識の欠如　見当識障害）
◇交通事故で多発する"脳外傷による高次脳機能障害"とは——見過ごしてはならない脳画像所見と臨床症状のすべて　益澤秀明著　新興医学出版社　2006.4　103p　26cm　3300円　①4-88002-652-2　Ⓝ492.4371
　内容 軽度から最重度まで，脳画像所見から読み解く"脳外傷による高次脳機能障害"——全般性脳室拡大がキーワード　受傷直後の脳画像は"正常"のこともある　急性期の迂回槽・中脳周囲槽出血　急性期の脳室出血が意味するもの　滑走性脳挫傷（傍矢状部白質剪断損傷）と脳梁損傷　外傷性基底核損傷（外傷性基底核出血）　脳幹損傷，小脳損傷　脳挫傷（局在性脳損傷）が目立つ症例　外傷性水頭症と誤診されやすい脳室拡大　受傷当日の脳画像は平常時の脳室サイズを反映している　老年認知症（痴呆）（内因性認知症性疾患）と区別がつくのか　"脳外傷後の高次脳機能障害"を否定する——やはり脳画像所見が決め手
◇50シーンイラストでわかる高次脳機能障害「解体新書」——こんなときどうしよう！？家庭で，職場で，学校での"困った"を解決！　名古屋市総合リハビリテーションセンター編著，阿部順子，蒲澤秀洋監修　吹田　メディカ出版　2011.12

◇壊れかけた記憶、持続する自我―「やっかいな友人」としての高次脳機能障害　山田規畝子著　中央法規出版　2011.8　166p　21cm　1500円　①978-4-8058-3515-9　Ⓝ493.73
[内容]第1章 高次脳機能障害を越えて（高次脳機能障害とはどういった障害なのか　高次脳機能障害とリハビリテーション　障害の受容と無理解）　第2章 高次脳機能障害者の生活を支える（生活支援に必要な高次脳機能障害への視点　私が介護に望むこと）

◇今後の相談支援のあり方についての調査研究報告書―高次脳機能障害支援普及事業における都道府県支援拠点機関の支援状況調査～利用者サイドの視点から～　今後の相談支援のあり方についての調査研究委員会編　〔平塚〕　日本脳外傷友の会　2010.3　129p　30cm　〈平成21年度障害者保健福祉推進事業・障害者自立支援調査研究プロジェクト〉　Ⓝ369.27

◇自分で鍛える！仲間と鍛える！前頭葉のリハビリ―理解できる高次脳機能障害　中島恵子著　ゴマブックス　2006.11　119p　26cm　1333円　①4-7771-0475-3　Ⓝ493.73
[内容]まずは「脳の障害」と向き合おう！　第1章「前頭葉」はどんな働きをしているの？　第2章 前頭葉を鍛えるリハビリ　第3章 仲間とやろう！前頭葉のリハビリ（課題(1) タワー・オブ・トロントで説明する　課題(2) 質問作りで理解する　ほか）

◇生活を支える高次脳機能リハビリテーション　橋本圭司著　三輪書店　2008.6　100p　21cm　1800円　①978-4-89590-307-3　Ⓝ493.73
[内容]第1章 高次脳機能と向き合う　第2章 高次脳機能障害の診断と対応法　第3章 高次脳機能の検査　第4章 高次脳機能のリハビリテーション　第5章 リハビリテーション外来

◇地域における高次脳機能障害者の生活を支援するための医療・福祉・雇用・教育のネットワークに関する研究と分析　コロポックルさっぽろ編　札幌　コロポックルさっぽろ　2007.3　77p　30cm　〈平成18年度高次脳機能障害者の地域生活支援ネットワーク事業〉　Ⓝ369.27

◇認知機能回復のための訓練指導マニュアル―高次脳機能障害者を支援する　名古屋市総合リハビリテーションセンター編、間瀬光人、阿部順子監修　吹田　メディカ出版　2009.8　125p　28cm　4600円　①978-4-8404-2914-6　Ⓝ493.73
[内容]1 解説編（高次脳機能障害　認知訓練の基本的な考え方　認知訓練課題の効果　インタラクティブリハビリテーション）　2 課題マニュアル編（本書を用いた認知訓練の実施方法　実践！課題の選択と実施方法）

◇脳外傷の子どもたち―親と教師のためのガイドブック　マリリン・ラッシュ、ゲイリー・ウオルコット、スー・ピアソン著、大宅顕一朗監訳、中島恵子、尾関誠、大宅奈美子訳　明石書店　2006.8　134p　21cm　1400円　①4-7503-2395-0　Ⓝ378

◇ふたたび楽しく生きていくためのメッセージ―高次脳機能障害の子どもをもつ家族との対話　栗原まな、アトムの会編著　改訂増補版　京都　クリエイツかもがわ　2010.7　176p　19cm　〈発売：かもがわ出版（京都）〉　1700円　①978-4-86342-043-4　Ⓝ378
[内容]第1章 脳障害を負って（突然倒れたナオ君　リハビリ始まると転院　元気な姿思い出し涙　動揺…寂しがる兄　実現した通学の夢）　第2章 家族との対話（突然、障害を負ったナオ君と家族　急性脳症で脳外傷を負ったタイちゃん　交通事故で脳外傷を負ったキヨ君―アトムの会設立のきっかけ）　第3章 障害の受容―ふたたび楽しく生きていくための大きなステップ（障害受容の過程と支援　家族からのメッセージ　家族からのメッセージを受けて）　第4章 後天性脳損傷に対するリハビリテーション（神奈川リハビリセンターの役割は？　子どもの後天性脳損傷の主なものは？　障害の内容　後天性脳損傷に対するリハビリテーションの方法）　第5章 これからの課題

◇やってみよう！記憶のリハビリ―理解できる高次脳機能障害　中島恵子著　ゴマブックス　2003.9　119p　26cm　1333円　①4-901465-83-X　Ⓝ493.73
[内容]まずは「脳の障害」と向き合おう！　「記憶障害」ってどんな障害？　「記憶」の状態をチェックしよう！　患者さんの家族の方へ　家庭でできる記憶障害のリハビリ（「気づき」を高めよう！　「覚える力」を高めよう！　「思い出す力」を高めよう！）「生活のシミュレーション」をしてみよう！　グループでやろうよ！記憶のリハビリ

◇よくわかる子どもの高次脳機能障害　栗原まな著　京都　クリエイツかもがわ　2012.3　114p　21cm　1400円　①978-4-86342-078-6　Ⓝ493.937
[内容]わたしは何の病気なの？　第1章 高次脳機能障害とは？　第2章 全国に何人くらい高次脳機能障害の子どもがいるの？　第3章 高次脳機能障害にはどのように対応していけばよいのですか？　第4章 それぞれの症状への具体的な対応法は？　第5章 困ったときにはどこに相談したらよいですか？

◇リハビリスタッフ・支援者のためのやさしくわかる高次脳機能障害―症状・原因・評価・リハビリテーションと支援の方法　和田義明著　秀和システム　2012.3　168p　26cm　〈イラスト：柴本礼〉　2200円　①978-4-7980-3289-4　Ⓝ493.73
[内容]1 高次脳機能障害の基礎知識　2 高次脳機能障害の症状と診断　3 失語症　4 失行　5 失認　6 知能障害　7 注意障害　8 半側空間無視（方向性注意障害）　9 記憶障害　10 遂行機能障害前頭葉症状　11 感情と行動の障害　12 患者・家族への支援とアプローチ　13 画像で見る高次脳機能障害と関連ある部位

◇わかりやすい小児の高次脳機能障害対応マニュアル　栗原まな編著　診断と治療社　2009.6　126p　26cm　3600円　①978-4-7878-1709-9　Ⓝ493.937
[内容]第1章 高次脳機能障害とはどのようなものですか　第2章 何が原因で高次脳機能障害がおこるのですか　第3章 高次脳機能障害にはどのように対応するのですか　第4章 それぞれの障害へは、具体的にどう対応すべきですか

◇Q&A脳外傷―高次脳機能障害を生きる人と家族のために　日本脳外傷友の会編　第2版　明石書店　2007.2　155p　21cm　1400円　①978-4-7503-2486-9　Ⓝ369.27

◇Q&A脳外傷―高次脳機能障害を生きる人と家族のために　日本脳外傷友の会編　第3版　明石書店　2010.6　203p 19cm　1500円　Ⓘ978-4-7503-3212-3　Ⓝ369.27
[内容]序章 脳外傷とともに　第1章 脳外傷とは何か　第2章 医療と社会保障　第3章 リハビリ・家族　第4章 世界の状況

《失語症》

◇言語障害カウンセリング　府川昭世著　駿河台出版社　2006.11　211p 19cm　（21世紀カウンセリング叢書）　1700円　Ⓘ4-411-00374-0　Ⓝ493.73
[内容]第1章 言語とコミュニケーション　第2章 言語発達障害カウンセリング　第3章 吃音とカウンセリング　第4章 失語症とカウンセリング

◇言葉と脳と心―失語症とは何か　山鳥重著　講談社　2011.1　252p 18cm　（講談社現代新書2085）　740円　Ⓘ978-4-06-288085-5　Ⓝ493.73
[内容]プロローグ―失語症を通して言葉を考える　第1章 名前がわからなくなるふしぎ―健忘失語症　第2章 発話できなくなるふしぎ―ブローカ失語　第3章 聞いた言葉が理解できなくなるふしぎ―ウェルニッケ失語　第4章 言い間違いのふしぎ―伝導失語　第5章 脳の右半球と左半球のふしぎ―空回りする言葉　エピローグ―言葉と心の関係を考えてきて

◇ことばの障害のケア・ガイドブック―失語症・脳卒中・神経難病の人のために　西尾正輝編著　中央法規出版　2009.9　168p 26cm　2400円　Ⓘ978-4-8058-3217-2　Ⓝ496.9
[内容]第1章 まず、ことばを話す仕組みについて知ろう　第2章 ことばの障害の原因となる主な病気　第3章 ことばの障害の種類と特徴について知ろう（失語症　ディサースリア（構音障害））　第4章 失語症へのケア　第5章 ディサースリアへのケア

◇失語症　石川裕治編著　改訂　建帛社　2011.4　214p 26cm　（言語聴覚療法シリーズ 4）　（執筆：波多野和夫ほか）　2600円　Ⓘ978-4-7679-4524-8　Ⓝ493.73
[内容]第1章 失語症の歴史（失語症理解の歴史）　第2章 失語症の基礎（失語症の定義　失語と脳　失語症の言語症状　失語症候群の分類と重症度の把握　失語症の予後）　第3章 失語症の臨床（失語症のリハビリテーションの流れ　失語症の評価　失語症の治療　周囲の人々に対するアプローチ　リハビリテーション連携論）　第4章 失語症者の社会復帰（失語症者の社会復帰の現状と課題　失語症友の会活動）

◇失語症学　藤田郁代, 立石雅子編　医学書院　2009.3　320p 26cm　（標準言語聴覚障害学）　〈執筆：井原浩子ほか〉　5000円　Ⓘ978-4-260-00769-6　Ⓝ493.73

◇失語症のすべてがわかる本　加藤正弘, 小嶋知幸監修　講談社　2006.7　98p 21cm　（健康ライブラリー イラスト版）　1200円　Ⓘ4-06-259407-2　Ⓝ493.73
[内容]1 失語症とは―これだけは知っておきたい　2 障害のタイプを知る―検査と診断　3 失語症から回復させる―治療と訓練　4 家族の助け―すべきこと、すべきでないこと　5 よりよい生活のために―社会資源を上手に使う（ストーリー5―悩みを分かち合いたい）　多いトラブル―見えない障害は理解されにくい　交流の場へ―趣味の集いや患者会などを活用する　社会資源を使う―介護保険や福祉サービスを使う　コラム―言葉と脳の深い関係）

◇失語症の理解とケア―個別リハビリから仲間作りのリハビリへ　遠藤尚志著　雲母書房　2011.7　127p 26cm　2000円　Ⓘ978-4-87672-308-9　Ⓝ493.73
[内容]第1章 失語症とは（失語症の診断　失語症とそれ以外の言語障害の区別　失語症の症状　失語症のタイプ分類）　第2章 失語症の言語訓練（失語症の回復のステップ　回復期リハ病棟での6ヶ月　失語症アセスメントの論理　失語症の治療原理　長い目で見た関わりの原則　慢性期の学びのステーション）　第3章 地域での仲間づくり（仲間がいることのよさ　男女の愛をめぐって）　第4章 失語症デイサービス（社会保障を生かした失語症ケア　「デイサービスはばたき」の取り組み　あなたが始める失語症デイサービス　就労支援の場づくり）　第5章 旅は最高のリハビリ（知的な刺激としての旅　国際交流のための車椅子ツアー　最も遠くにいる仲間と会うための旅　少人数で行く国際交流のたび　旅によって得るもの）

◇よくわかる失語症セラピーと認知リハビリテーション　鹿島晴雄, 大東祥孝, 種村純編　大阪　永井書店　2008.7　633, 12p 26cm　10000円　Ⓘ978-4-8159-1808-8　Ⓝ493.73
[内容]1 失語症セラピー・認知リハビリテーションの基礎概念（失語症候学の発展　失行・失認の症候学―最近の進歩　注意・記憶・遂行機能の症候学―最近の進歩　社会行動障害の症候学　高次脳機能回復の生理学的メカニズム　原因疾患別の障害のメカニズムとアセスメント　認知神経心理学　発達性言語障害の認知神経心理学　心理言語学　コミュニケーション行動の理論　心理療法・行動療法　作業行動理論　神経心理学的リハビリテーションにおける音楽療法　参加の視点　セタビー研究の方法論：量的研究、単一症例研究、質的研究）　2 失語症セラピー各論（失語症のリハビリテーション：各ステージに応じた治療　障害内容別の失語症訓練方針　急性期の対応　失語症のグループ訓練　拡大・代替コミュニケーション（AAC）　失語症者の社会参加）　3 認知リハビリテーション各論（失計算　物体・画像・色彩の失認　相貌失認と地誌的障害　同時失人　半側空間無視・無視症候群　半側空間無視と関連症状に対する多角的アプローチ　認知外傷性脳損傷　意識障害　意欲・発動性の障害　攻撃性　抑うつ・不安）　4 発達障害に対する神経心理学的アプローチ（発達性dyslexia、発達性読み書き障害　特異的言語障害（SLI）　小児失語　小児聴覚失人　小児における視覚失人　発達性計算障害　知的障害　注意欠陥／他動性障害（ADHD）と発達性協調運動障害（DCD）　広汎性発達障害―高機能自閉症をアスペルガー障害を中心に）　5 社会の支援（失語症と高次脳機能障害に対する社会支援体制　高次脳機能障害者のソーシャルワーク　就労支援）

◇よくわかる失語症と高次脳機能障害　鹿島晴雄, 種村純編　大阪　永井書店　2003.4　452p 26cm　9000円　Ⓘ4-8159-1661-6　Ⓝ493.73
[内容]言語とコミュニケーションの障害　失語症　読字の障害　失読症　書字の障害　失書症　コミュニケーション機能の評価と対応　言語機能のリハビリテー

ション　計算の障害—失算acalculia　視覚認知の障害　空間認知の障害　聴覚認知　触覚認知　身体意識の障害　病態認知　行為の障害　音楽の障害　脳梁　画句集・記憶の障害　遂行機能　痴呆　注意の障害　意識の障害　感情・人格の障害　認知リハビリテーション

《むち打ち（脳脊髄液減少症）》

◇あなたの「むち打ち症」は治ります！—各科の専門医も立証　脳脊髄液減少症（低髄液圧症候群）の決定的治療法　篠永正道著　日本医療企画　2005.9　230, 15p　19cm　〈「各科の専門医も立証した「低髄液圧症候群」の決定的治療法」（2003年刊）の増訂〉　1429円　④4-89041-698-6　Ⓝ494.627
[内容] プロローグ　木を見て森を見ず—現代医療の光と影　第1章　いま、あなたの脳が危ない！—髄液が漏れる「脳脊髄液減少症」とは何か？　第2章　患者さんから学んだ「脳脊髄液減少症」—人を診ず画像診断に頼る現代医学への警鐘　第3章　臨床結果がすべて！　治癒・改善に至る体験者の証言—マスコミも注目したその真実　第4章　各科の専門医が証言する「脳脊髄液減少症」—難治性の病気への新しいチャレンジ

◇各科の専門医も立証した「低髄液圧症候群」の決定的治療法—あなたの「脳」はここまでわかっている！　篠永正道著　日本医療企画　2003.9　230p　19cm　〈協力者：山口良兼、守山英二〉　1429円　④4-89041-608-0　Ⓝ494.627
[内容] プロローグ　木を見て森を見ず—現代医療の光と影（「低髄液圧症候群」という病気が私に教えてくれたこと）　第1章　いま、あなたの脳が危ない！—髄液が漏れる「低髄液圧症候群」とは何か？　第2章　患者さんから学んだ「脳脊髄液減少症」—人を診ず画像診断に頼る現代医学への警鐘　第3章　臨床結果がすべて！　治癒・改善に至る体験者の証言—マスコミも注目したその真実　第4章　各科の専門医が証言する「低髄液圧症候群」—難治性の病気への新しいチャレンジ

◇子どもの脳脊髄液減少症—この病気を知ってくれるだけで心も体も楽になるんです　鈴木裕子編著、篠永正道監修　日本医療企画　2007.11　30p　21cm　381円　④978-4-89041-786-5　Ⓝ494.627

◇低髄液圧症候群—ブラッドパッチを受けた人、または、これから受ける人へ　吉本智信著　自動車保険ジャーナル　2006.10　174p　26cm　（精神医学と賠償シリーズ 3）〈発売：海文堂出版〉　2867円　④4-303-85004-7　Ⓝ493.73

◇脳脊髄液減少症「慢性疲労」「原因不明の病気」の正体はこれだ！　吉兼健一著、篠永正道監修　松山　創風社出版　2008.9　185p　19cm　1600円　④978-4-86037-090-9　Ⓝ493.73

◇むち打ち症（外傷性頸椎捻挫）が良くなる7つの鍵　柳澤正和著、渥美正純監修　ミスター・パートナー　2010.6　189p　19cm　（〔Mr.Partner book〕）〈発売：星雲社〉　952円　④978-4-434-14500-1　Ⓝ494.77
[内容] 1つめの鍵　むち打ち症についての基礎知識　2つめの鍵　被害者自身が自分で治療院を選ぶ—柔道整復師とは　3つめの鍵　必ず、健康な体を取り戻すという気持ちで治療にあたる　4つめの鍵　コミュニケーションをしっかりとる　5つめの鍵　交通事故に遭ったときに知っておきたい基礎知識　6つめの鍵　交通事故に関する保険の豆知識　7つめの鍵　交通事故Q&A　法律相談窓口　示談がまとまらない！困った時はここに相談を　患者さんの声　むち打ち治療協会に寄せられた喜びの声です　むち打ち治療協会　私たちは、むち打ち治療のプロフェッショナル集団

◇むち打ち症（外傷性頸椎捻挫）が良くなる7つの鍵　柳澤正和著、渥美正純監修　第3版　ミスター・パートナー　2011.7　205p　19cm　（〔Mr.Partner book〕）〈発売：星雲社〉　952円　④978-4-434-15863-6　Ⓝ494.77
[内容] 1つめの鍵　むち打ち症についての基礎知識　2つめの鍵　被害者自身が自分で治療院を選ぶ—柔道整復師とは？　3つめの鍵　必ず、健康な体を取り戻すという気持ちで治療にあたる　4つめの鍵　コミュニケーションをしっかりとる　5つめの鍵　交通事故に遭ったときに知っておきたい基礎知識　6つめの鍵　交通事故に関する保険の豆知識　7つめの鍵　交通事故Q&A　法律相談窓口　示談がまとまらない！困った時はここに相談を　患者さんの声　むち打ち治療協会に寄せられた喜びの声です　むち打ち治療協会　私たちは、むち打ち治療のプロフェッショナル集団です　脳脊髄液減少症　脳脊髄液減少症についてもっと学ぼう

◇「むち打ち症」の新事実—脳脊髄液減少症「最新版」ガイドライン　中井宏、松本英信著、篠永正道, 守山英二, 中川紀充医学監修　三五館　2011.10　196, 9p　19cm　1500円　④978-4-88320-541-7　Ⓝ494.627
[内容] 第1章　「むち打ち症」と「脳脊髄液減少症」をつなぐ糸　第2章　ガイドライン案のつながり方—一五人の専門家と患者の視点　第3章　損保会社の言いなりにならない心構え　第4章　「脳脊髄液減少症」治療最前線　第5章　最新治療で光が差した—「脳脊髄液減少症」体験記　第6章　脳脊髄液減少症の未来予想図

◇むち打ち症のつらい症状は専門家と一緒に治す！—首の痛み　頸椎捻挫　バレ・リュウー症候群　頭痛　めまい　柳澤正和著　現代書林　2010.8　199p　21cm　1300円　④978-4-7745-1270-9　Ⓝ494.77
[内容] 1 むち打ち症治療の現状と問題点　2 むち打ち症の症状と治療方法　3 もし交通事故に遭ってしまったら　4 私たちがむち打ち症を改善する—むち打ち症の専門家12人

◇「むち打ち症」はこれで治る！—誰も教えてくれなかった「脳脊髄液減少症」がわかる本　中井宏編著、篠永正道総監修　改訂新版　日本医療企画　2006.10　310p　19cm　1714円　④4-89041-750-8　Ⓝ494.627
[内容] 第1章　「むち打ち症」はここまでわかっている—「むち打ち症」は新しい病気「脳脊髄液減少症」だった！　第2章　「むち打ち症」の正体…脳脊髄液減少症のすべて　第3章　専門医からみた「脳脊髄液減少症」　第4章　長年の精神的苦痛から解放される日をめざして—最後まであきらめないでください！　第5章　「むち打ち症」患者の挑戦！—体験者の切実な願いが実現する日に向けて　医師の立場から—脳脊髄液減少症の医学的意義と私の診療所の治療方針　法律職

の立場から―こうすればできる脳脊髄液減少症患者の等級認定　患者さんを支援する立場から―たくさんの方に支持されてきた鞭打ち症患者支援協会と私　特別寄稿　交通事故によるむち打ち症は戦争などに匹敵する規模の人災惨禍である

◇むち打ち損傷ハンドブック―頸椎捻挫から脳脊髄液減少症まで　遠藤健司編著　シュプリンガー・フェアラーク東京　2006.4　176p　21cm　4000円　Ⓘ4-431-71198-8　Ⓝ494.77
　内容　むち打ち損傷の歴史　むち打ち損傷の分類　追突のバイオメカニクス　急性期症状　慢性期症状　慢性期病態　むち打ち損傷の検査　むち打ち損傷の治療　むち打ち損傷の予後　むち打ち損傷の矛盾と疑問、心理的問題　むち打ち損傷の法的問題　脳脊髄液減少症（低髄液圧症候群）

◇病に打ち克つメンタル強化法―脳卒中後遺症・脳脊髄液減少症・むち打ち症患者のための　高橋浩一著　オフィスワイワイ蜜書房　2008.11　157p　19cm　1400円　Ⓘ978-4-903600-11-6　Ⓝ493.73
　内容　第1章 メンタル強化のスタート―自己分析　第2章 気持ちをコントロールするトレーニング　第3章 リラクゼーション　第4章 メンタル強化を支える重要な要素　第5章 体験談 ブラッドパッチとメンタル強化に救われて

《もやもや病》

◇スヴェン―ぼく、もやもや病なの　ナディア・カーン作、アンドレア・カブレッツ絵、塚原徹也日本語版監修、久米美智子, 上總朋子訳　大阪　メディカルレビュー社　2007.8　1冊（ページ付なし）　26×26cm　2800円　Ⓘ978-4-7792-0125-7　Ⓝ493.937

◇もやもや病って？　吹田　循環器病研究振興財団　2008.9　16p　21cm　（知っておきたい循環器病あれこれ 健康で長生きするために 70）　Ⓝ493.937

パーキンソン病

◇アルツハイマー病とパーキンソン病―克服のために　順天堂大学医学部編　学生社　2005.8　195p　18cm　（順天堂のやさしい医学 7）　780円　Ⓘ4-311-70057-1　Ⓝ493.758
　内容　アルツハイマー病を疑ったら　アルツハイマー病の治療とは？　アルツハイマー病の病因の探求　パーキンソン病とはどんな病気？　パーキンソン病の治療の進め方　パーキンソン病の原因を追って　質問に答えて

◇疑問に答えるパーキンソン病―QOLを高めるために　福永秀敏著　法研　2005.11　174p　21cm　1500円　Ⓘ4-87954-595-3　Ⓝ493.74
　内容　第1章 パーキンソン病をよく知る　第2章 治療に関する疑問に答える　第3章 長期治療と生活の工夫　第4章 社会制度の利用や情報源など

◇図説パーキンソン病の理解とリハビリテーション―Parkinson's Disease　山永裕明, 野尻晋一著　三輪書店　2010.5　130p　28cm　3200円　Ⓘ978-4-89590-353-0　Ⓝ493.74

◇専門医が語るパーキンソン病の最新治療　作田学監修　成美堂出版　2005.7　175p　22cm　1000円　Ⓘ4-415-03052-1　Ⓝ493.74
　内容　1章 パーキンソン病とはどんな病気か？　2章 診断に必要な診察と検査　3章 パーキンソン病の治療法　4章 不安でつらい症状の対処法　5章 リハビリテーションで運動機能を保つ　6章 日常生活を生き生き暮らす工夫と対策

◇即実践パーキンソン病教室―ちょっとした工夫で今日から使える　長屋均監修　福岡　ながら医院　2009.9　68p　30cm　（共同刊行：大道学館出版部）　2667円　Ⓘ978-4-924391-49-9　Ⓝ493.74

◇たいせつな家族がパーキンソン病になったときに読む本　高橋一司, 上野公子, 新井保久, 山田麻記子監修　講談社　2007.11　158p　21cm　（介護ライブラリー）　1800円　Ⓘ978-4-06-282423-1　Ⓝ493.74
　内容　1 症状（知る―正確な診断が大切です　看る―できるだけ早く病院に行きましょう）　2 初期の症状（生活機能障害度1、ヤール1～2度）（知る―きちんと服薬すれば、日常で困ることはあまりありません　看る―手伝いすぎてはいけません　得る―早め早めの準備が大切です）　3 家族の助けが必要に（生活機能障害度2、ヤール3～4度）（知る―内服の調整とリハビリテーションの重要性が高まってきます　看る―半分は本人、半分は手伝う気持ちで　得る―暮らしやすい環境を整えるために）　4 介護が必要に（生活機能障害度3、ヤール5度）（知る―合併症に気をつけましょう　看る―家族の負担がもっとも大きくなります　得る―家族だけで抱えこむのは避けましょう）　5 在宅介護が困難に（知る―医療的な処置が必要になったら　看る―病院・施設で家族にできること　得る―受け入れ先が限られているのが現実です）

◇パーキンソン手帳　板倉徹, 小倉光博, 中井易二著　改訂版　ブレーン出版　2003.11　59p　22cm　1200円　Ⓘ4-89242-208-8　Ⓝ493.74
　内容　よりよい治療を受けるために（パーキンソン病とは？　パーキンソン病はどこが悪いのか　どんな治療が行われるのでしょうか？）　パーキンソン病と上手につきあうために（日常生活の注意　リハビリテーション）

◇パーキンソン手帳　板倉徹, 小倉光博, 中井易二著　新訂版　ブレーン出版　2004.9　61p　22cm　1200円　Ⓘ4-89242-215-0　Ⓝ493.74
　内容　よりよい治療を受けるために（パーキンソン病とは？　パーキンソン病はどこが悪いのか　どんな治療が行われるのでしょうか？）　パーキンソン病と上手につきあうために（日常生活の注意　リハビリテーション）

◇パーキンソン病　山之内博監修, 主婦の友社編　主婦の友社　2004.8　159p　21cm　（よくわかる最新医学）　1400円　Ⓘ4-07-242826-4　Ⓝ493.74
　内容　第1章 パーキンソン病とはどんな病気？ 症状は？　第2章 パーキンソン病の検査と診断　第3章 パーキンソン病治療の基本は薬物療法　第4章 症状が進んだときの対処法　第5章 リハビリテーションは日常の機能を支えるための療法　第6章 患者と家族のための日常生活のケア　第7章 療養生活を支える福祉制度や情報

病気・難病　　　　　　　　　　　　　　　　　　　　　　　　　　　　　　パーキンソン病

◇パーキンソン病―正しい治療がわかる本　竹村学著　法研　2009.1　175p　21cm　（EBMシリーズ）〈シリーズの責任編集者：福井次矢〉　1400円　①978-4-87954-750-7　Ⓝ493.74
内容　第1章 診断はこのように行われます（なるべく早く専門医を受診しましょう）　第2章 これが基本となる正しい治療です　第3章 進行予防と生活するうえで気をつけたいこと　第4章 病気と薬に対する正しい知識　第5章 これだけは聞いておきたい治療のポイントQ&A

◇パーキンソン病　主婦の友社編、山之内博監修　新版　主婦の友社　2009.3　159p　21cm　（よくわかる最新医学）　1400円　①978-4-07-263627-5　Ⓝ493.74
内容　第1章 パーキンソン病とはどんな病気？ 症状は？　第2章 パーキンソン病の検査と診断　第3章 パーキンソン病治療の基本は薬物療法　第4章 症状が進んだときの対処法　第5章 リハビリテーションは日常の機能を支えるための療法　第6章 患者と家族のための日常生活のケア　第7章 療養生活を支える福祉制度や情報

◇パーキンソン病がもっとよくなる最新治療―いま注目の外科的治療《手術》を完全解説！　鈴木一郎、川上憲昭著　主婦と生活社　2008.12　159p　21cm　1400円　①978-4-391-13730-9　Ⓝ493.74
内容　1章 パーキンソン病とはどんな病気か　2章 パーキンソン病の診断と治療の心がまえ　3章 パーキンソン病の治療は薬物療法が基本　4章 いま注目されている深部脳刺激手術（DBS）　5章 症状を軽減するリハビリ&運動療法　6章 病気なぜこのような症状がおこるのか 3章 治療にあたって　第4章 薬による治療　第5章 リハビリ、手術、日常での対策　第6章 生活上の相談窓口や医療費について　パーキンソン病を専門に扱っている主な病院リスト

◇パーキンソン病がわかる本―正しい知識で病気とつきあっていくために　福永秀敏、長谷川一子編著　最新版　法研　2010.1　223p　21cm　1500円　①978-4-87954-776-7　Ⓝ493.74
内容　第1章 パーキンソン病とパーキンソン症状　第2章 なぜこのような症状がおこるのか　3章 治療にあたって　第4章 薬による治療　第5章 リハビリ、手術、日常での対策　第6章 生活上の相談窓口や医療費について　パーキンソン病を専門に扱っている主な病院リスト

◇パーキンソン病最新治療と生活法　作田学監修　講談社　2004.8　98p　21cm　（健康ライブラリー　イラスト版）　1200円　①4-06-259337-8　Ⓝ493.74
内容　1 パーキンソン病はこんな病気　2 治療の基本 薬をよく知る　3 どんどんやりたい運動療法　4 暮らしやすさのポイント　5 家族の人に知っておいてほしいこと

◇パーキンソン病セルフケアマニュアル　神奈川パーキンソン病の治療を考える会編　新樹社　2004.9　124p　22cm　1500円　①4-7875-8530-4　Ⓝ493.74
内容　1章 納得できる診断と治療　2章 病気の受けとめ方　3章 専門的ケア　4章 セルフケア

◇パーキンソン病に勝つ！―福島孝徳がすすめる奇跡の治療　徳間書店取材班編、福島孝徳、清家真人著　徳間書店　2012.6　197p　19cm　1500円　①978-4-19-863429-2
内容　第1章 パーキンソン病で苦しんでおられる患者さんとご家族の方へ　第2章 パーキンソン病の最先端技術であるDBS手術とは　第3章 パーキンソン病を救いたい　第4章 DBS（深部脳刺激療法）手術を受けた患者さんたち（久武典江さん（69歳）・土井田高重さん（71歳）・愛媛県今治市 ほか）　第5章 高齢期医療にふさわしいDBS手術を支える人たち

◇パーキンソン病のすべて　「脳の科学」編集委員会編　星和書店　2004.2　423p　26cm　（「脳の科学」増刊号）　5700円　①4-7911-0533-8　Ⓝ493.74
内容　基低核・錐体外路系の神経科学（機能解剖・生理・生化学）　症候学　臨床検査　病因論　病理と病態　疾患モデル　遺伝性パーキンソン病　症候性パーキンソニズム　パーキンソニズムを呈する系統変性疾患、類縁疾患　パーキンソン病の薬物療法　薬物療法に伴う副作用、進行例における問題と対策　外科的治療、移植再生医療、その他　パーキンソン病治療の最適化　リハビリテーション、看護・介護、補助制度、支援

◇パーキンソン病の日常生活動作の工夫―パーキンソン病の方々と作業療法士からの提案　大阪府作業療法士会学術部難病研究会監修　大阪　大阪府作業療法士会　2006.2　14p　30cm　Ⓝ493.74

◇パーキンソン病ファミリーブック　森秀生著　日本評論社　2008.9　141,5p　19cm　1500円　①978-4-535-98301-4　Ⓝ493.74
内容　第1章 パーキンソン病とは何か　第2章 パーキンソン病の治療　第3章 パーキンソン病のさまざまな症状と日常生活

◇パーキンソン病はこわくない　久野貞子著　悠飛社　2004.3　157p　20cm　（Yuhisha hot-nonfiction　Yuhisha best doctor series）　1600円　①4-86030-046-7　Ⓝ493.74
内容　第1章 あなたと無縁ではない　第2章 治療の現場から（特定疾患（難病）のこと　薬物治療の実際　根治治療の可能性 ほか）　第3章 パーキンソン病との縁

◇パーキンソン病は自宅で治せる―最新治療と自宅ケアのすべて　水嶋丈雄著　主婦の友社　2010.9　191p　19cm　1300円　①978-4-07-272610-5　Ⓝ493.74
内容　第1章 パーキンソン病とはどんな病気か　第2章 パーキンソン病の最新治療法　第3章 自分でできるパーキンソン病の家庭療法

◇やさしいパーキンソン病の自己管理　村田美穂編著　大阪　医薬ジャーナル社　2009.6　91p　30cm　1800円　①978-4-7532-2381-7　Ⓝ493.74
内容　1 パーキンソン病の基礎知識　2 パーキンソン病の治療　3 パーキンソン病のリハビリテーション（自宅でできる運動　飲み込み・言語の運動）　4 自宅での介護の要点

◇やさしいパーキンソン病の自己管理　村田美穂編著　改訂版　大阪　医薬ジャーナル社　2012.5　117p　30cm　2400円　①978-4-7532-2547-7
内容　1 パーキンソン病の基礎知識　2 パーキンソン病の治療　3 パーキンソン病のリハビリテーション（自宅でできる運動　飲み込み・言語の運動）　4 自宅での介護の要点　付録（「全国パーキンソン病友の会」と「APPLE」について　症状日記）

医療問題の本 全情報 2003-2012　731

パーキンソン病

◇よくわかるパーキンソン病のすべて　水野美邦, 近藤智善編　大阪　永井書店　2004.1　327, 6p　26cm　6600円　①4-8159-1681-0　Ⓝ493.74
　内容　1 基本編　2 臨床応用編（パーキンソン病の歴史と疫学と予後　パーキンソン病・パーキンソン症候群の鑑別診断　パーキンソニズムと紛らわしい症状）　3 基礎応用編（パーキンソン病の原因　家族性（遺伝性）パーキンソン病　パーキンソン病の病態生理）

◇よくわかるパーキンソン病のすべて　水野美邦, 近藤智善編　改訂第2版　大阪　永井書店　2011.8　401, 8p　26cm　7000円　①978-4-8159-1887-3
　内容　1 基本編　2 臨床応用編（パーキンソン病の歴史, 疫学, 予後　パーキンソン病の鑑別診断　パーキンソニズムと紛らわしい症状）　3 基礎応用編（パーキンソン病の原因　遺伝性パーキンソン病　パーキンソン病の病態生理）

◇よくわかるパーキンソン病のマネジメント　田代邦雄編　改訂版　大阪　医薬ジャーナル社　2008.2　95p　28cm　（マネジメントシリーズ）　2800円　①978-4-7532-2289-6　Ⓝ493.74
　内容　1 パーキンソン病とは？　2 パーキンソン病の診断と、間違われやすい疾患の見分け方　3 治療薬の現状と将来　4 自律神経症状とその対策　5 精神症状と心のケア　6 パーキンソン病のリハビリテーション　7 住宅改造・補助器具（椅子）　8 家族の対応と介護の工夫　9 外科治療はどこまで進んだか？　10 病因解明への新たな進歩

ハンセン病

◇いま、ぬけだそう！手をつなぎ共に生きる社会へ―ハンセン病市民学会年報　2011　ハンセン病市民学会編　熊本　ハンセン病市民学会　2012.3　262p　21cm　〈発売：解放出版社（大阪）〉　1800円　①978-4-7592-6752-5
　内容　巻頭言「公の解放」から「一人ひとりの解放」へ―沖縄大会を終えて　全体会 交流集会（ハンセン病回復者のいま　いま、ぬけだそう！―手をつなぎ共に生きる社会へ）　分科会　論文 ハンセン病患者・回復者及びその家族に対する差別撤廃のための原則及びガイドライン―その起草経緯、構成と内容、特徴と意義

◇沖縄県ハンセン病証言集　沖縄愛楽園編　沖縄県ハンセン病証言集編集総務局編　名護　沖縄愛楽園自治会　2007.3　603, 6p　27cm　Ⓝ498.6

◇沖縄県ハンセン病証言集　宮古南静園編　沖縄県ハンセン病証言集編集総務局編　宮古島　宮古南静園入園者自治会　2007.3　595p　27cm　Ⓝ498.6

◇沖縄県ハンセン病証言集　資料編　沖縄県ハンセン病証言集編集総務局編　名護　沖縄愛楽園自治会　2006.3　848p　27cm　〈共同刊行：宮古南静園入園者自治会〉　Ⓝ498.6

◇輝いて生きる―ハンセン病国賠訴訟判決から10年　八重樫信之著　合同出版　2011.4　174p　21cm　2000円　①978-4-7726-1025-4　Ⓝ498.6
　内容　第1章 輝いて生きる　第2章 ハンセン病回復者と私の15年

◇「隔離」という病い―近代日本の医療空間　武田徹著　中央公論新社　2005.2　276p　16cm　（中公文庫）〈講談社1997年刊の増訂〉　838円　①4-12-204492-8　Ⓝ498.6
　内容　序章 終わりからはじめること　第1章 近代国家であるために　第2章 隔離という病いをめぐって　第3章「奇妙な国」の論理　第4章「牧人」の系譜学　第5章 生きがい論の陥穽　第6章 ユートピアの枠　終章 そして、都市へ

◇隔離の百年―公立癩療養所の誕生　国立ハンセン病資料館編　日本科学技術振興財団　2009.8　63p　30cm　〈会期・会場：2009年7月25日―12月20日 国立ハンセン病資料館企画展示室〉　Ⓝ498.16

◇隔離の百年から共生の明日へ―ハンセン病市民学会年報　2009　ハンセン病市民学会編　熊本　ハンセン病市民学会　2010.3　190p　21cm　〈発売：解放出版社（大阪）〉　1500円　①978-4-7592-6732-7
　内容　巻頭言 ハンセン病市民学会の意義をあらためて問う　第1部 基調報告　第2部 シンポジウム 隔離の百年から共生の明日へ　第3部 分科会　部会報告　史料紹介　書評

◇かけはし―ハンセン病回復者との出会いから　小川秀幸著　近代文芸社　2009.5　238p　20cm　1500円　①978-4-7733-7643-2　Ⓝ498.6
　内容　収容　ハンセン病とは　療養所の暮らし　元ハンセン病担当官の苦悩と喜び―高村さん　元ハンセン病担当官の苦悩と喜び―村田さん　裁判　里帰り事業　田端さんの帰郷　知事の療養所訪問　ハンセン病と戦争　人間回復の橋　未来へ向けて

◇考えようハンセン病問題―道内出身者が語る「奪われた人間の尊厳」〔札幌〕　北海道弁護士会連合会　2005.3　36p　21cm　（道弁連人権ブックレット no.1）　Ⓝ498.6

◇絆―「らい予防法」の傷痕―日本・韓国・台湾　八重樫信之著・写真　人間と歴史社　2006.5　129p　26cm　〈ハングル併記〉　2500円　①4-89007-163-6　Ⓝ498.6

◇絆―岐阜県ハンセン病記録誌　ハンセン病の歴史的検証とその偏見・差別の解消のために　岐阜県ハンセン病記録誌編集委員会, 岐阜県健康福祉環境部保健医療課編　〔岐阜〕　岐阜県　2004.3　119p　26cm　Ⓝ498.6

◇君はハンセン病を知っていますか？―高校生のための副読本 ハンセン病の歴史と元患者らの証言集　岐阜県健康福祉環境部保健医療課編　〔岐阜〕　岐阜県　2003.3　48p　21cm　Ⓝ498.6

◇近現代日本ハンセン病問題資料集成―編集復刻版　戦後編 第4巻　戦後無らい県運動/解説　藤野豊編・解説　不二出版　2003.10　6, 375p　31cm　①4-8350-5190-4, 4-8350-5189-0　Ⓝ498.6

◇近現代日本ハンセン病問題資料集成―編集復刻版　戦後編 第5巻　竜田寮児童通学問題1/解説　藤野豊編・解説　不二出版　2003.10　6, 321p　31cm　①4-8350-5191-2, 4-8350-5189-0　Ⓝ498.6

◇近現代日本ハンセン病問題資料集成 ― 編集復刻版 戦後編 第6巻 竜田寮児童通学問題2 藤野豊編・解説 不二出版 2003.10 390p 31cm ①4-8350-5192-0, 4-8350-5189-0 Ⓝ498.6

◇近現代日本ハンセン病問題資料集成 ― 編集復刻版 補巻1-15 解説・総目次 藤野豊, 訓覇浩, 清水寛, 平田勝政, 江連恭弘, 大竹章解説 不二出版 2007.5 217p 21cm ①978-4-8350-5582-4, 978-4-8350-5578-7 Ⓝ498.6

◇近現代日本ハンセン病問題資料集成 ― 編集復刻版 補巻3 本妙寺事件/九州療養所関係/自治会沿革史/解説 藤野豊編・解説 不二出版 2004.12 289p 31cm ①4-8350-5424-5, 4-8350-5423-7 Ⓝ498.6

◇近現代日本ハンセン病問題資料集成 ― 編集復刻版 補巻4 大島療養所自治会日誌/解説 戦前編 藤野豊編・解説 不二出版 2004.12 287p 31cm ①4-8350-5425-3, 4-8350-5423-7 Ⓝ498.6

◇近現代日本ハンセン病問題資料集成 ― 編集復刻版 補巻5 世界のハンセン病政策/近代初期日本のハンセン病/解説 藤野豊編・解説 不二出版 2004.12 306p 31cm ①4-8350-5426-1, 4-8350-5423-7 Ⓝ498.6

◇近現代日本ハンセン病問題資料集成 ― 編集復刻版 補巻6 私立療養所/解説 訓覇浩・解説 不二出版 2005.12 8, 352p 31cm ①4-8350-5570-5, 4-8350-5569-1 Ⓝ498.6

◇近現代日本ハンセン病問題資料集成 ― 編集復刻版 補巻7 台湾におけるハンセン病政策/解説 清水寛, 平田勝政・解説 不二出版 2005.12 13, 548p 31cm ①4-8350-5571-3, 4-8350-5569-1 Ⓝ498.6

◇近現代日本ハンセン病問題資料集成 ― 編集復刻版 補巻8 療養所長会議関係書類/解説 藤野豊編・解説 不二出版 2005.12 4, 235p 31cm 〈付・戦前編 第5巻, 181pの増補〉 ①4-8350-5572-1, 4-8350-5569-1 Ⓝ498.6

◇近現代日本ハンセン病問題資料集成 ― 編集復刻版 補巻9 隔離政策の強化/解説 藤野豊編・解説 不二出版 2005.12 5, 275p 31cm ①4-8350-5573-X, 4-8350-5569-1 Ⓝ498.6

◇近現代日本ハンセン病問題資料集成 ― 編集復刻版 補巻10 ハンセン病と教育 江連恭弘編・解説 不二出版 2006.11 24, 341p 31cm ①4-8350-5575-6, 4-8350-5574-8 Ⓝ498.6

◇近現代日本ハンセン病問題資料集成 ― 編集復刻版 補巻11 らい予防法闘争期の自治会日誌 大竹章編・解説 不二出版 2006.11 5, 387p 31cm ①4-8350-5576-4, 4-8350-5574-8 Ⓝ498.6

◇近現代日本ハンセン病問題資料集成 ― 編集復刻版 補巻12 「癩予防法」改正問題 3 藤野豊編・解説 不二出版 2006.11 3, 315p 31cm ①4-8350-5577-2, 4-8350-5574-8 Ⓝ498.6

◇近現代日本ハンセン病問題資料集成 ― 編集復刻版 補巻13 生活改善・反差別運動2/戦前期委任統治領「南洋群島」のハンセン病政策/解説 藤野豊編・解説 不二出版 2007.5 7, 360p 31cm ①978-4-8350-5579-4, 978-4-8350-5578-7 Ⓝ498.6

◇近現代日本ハンセン病問題資料集成 ― 編集復刻版 補巻14 戦後無らい県運動 2 藤野豊編・解説 不二出版 2007.5 406p 31cm ①978-4-8350-5580-0, 978-4-8350-5578-7 Ⓝ498.6

◇近現代日本ハンセン病問題資料集成 ― 編集復刻版 補巻15 戦後無らい県運動3/生殖管理政策/解説 藤野豊編・解説 不二出版 2007.5, 387p 31cm ①978-4-8350-5581-7, 978-4-8350-5578-7 Ⓝ498.6

◇近現代日本ハンセン病問題資料集成 補巻16 『日本MTL』第一号～第四六号 編集復刻版 不二出版 2009.5 384p 27cm 〈複製合本〉 ①978-4-8350-5688-3, 978-4-8350-5687-6 Ⓝ498.6

◇近現代日本ハンセン病問題資料集成 補巻17 『日本MTL』第四七号～第九三号 編集復刻版 不二出版 2009.5 391p 27cm 〈複製合本〉 ①978-4-8350-5689-0, 978-4-8350-5687-6 Ⓝ498.6

◇近現代日本ハンセン病問題資料集成 補巻18 『日本MTL』第九四号～第一一六号/『楓の蔭』第二七号～第一七〇号 編集復刻版 不二出版 2009.5 425p 27cm 〈複製合本〉 ①978-4-8350-5690-6, 978-4-8350-5687-6 Ⓝ498.6

◇近現代日本ハンセン病問題資料集成 補巻19 『楓の蔭』第一七二号～第二六四号 編集復刻版 不二出版 2009.5 486p 27cm 〈複製合本〉 ①978-4-8350-5691-3, 978-4-8350-5687-6 Ⓝ498.6

◇近現代日本ハンセン病問題資料集成 補巻 別冊 「日本MTL」解説・総目次・索引 平田勝政解説 編集復刻版 不二出版 2009.5 131, 26p 21cm ①978-4-8350-5692-0, 978-4-8350-5687-6 Ⓝ498.6

◇近現代日本ハンセン病問題資料集成 戦後編 第7巻～第10巻・別冊(解説・総目次) 藤野豊編・解説 編集復刻版 不二出版 2004.1 4冊(セット) 30cm 90000円 ④4-8350-5193-9 |内容|第7巻 第8巻 第9巻 第10巻 解説・総目次

◇近代日本のハンセン病問題と地域社会 廣川和花著 吹田 大阪大学出版会 2011.2 332p 22cm 3800円 ①978-4-87259-378-5 Ⓝ498.6 |内容|序章 近代日本のハンセン病史をめぐって 第1章 ハンセン病者の処遇に関する法制度の再検討 第2章 「根本的癩予防策要項」とハンセン病者の療養形態―ハンセン病自由療養地構想と湯之沢部落をめぐって 第3章 近代日本におけるハンセン病者救療事業の特質―聖バルナバミッションを素材に 第4章 戦前・戦時期大阪におけるハンセン病者の処遇―大阪皮膚病研究所と大阪のハンセン病問題 第5章 戦前・戦中期日本のハンセン病医学のヒストリオグラフィ 第6章 補論近代日本のハンセン病の世界史的位置―アシュミードと明治初期日本の疾病環境 終章 総括と展望

◇栗生楽泉園入所者証言集 上 谺雄二, 福岡安則, 黒坂愛衣編 草津町(群馬県) 栗生楽泉園入園者自治会 2009.8 474p 22cm 〈発売:創土社〉 5000円 ①978-4-7893-0081-0 Ⓝ498.6

[内容] 証言1 湯之沢を経験したひとたちの語り(銃殺されたほうがマシな処遇のなかを生き延びて 先生になる夢を絶たれて 三歳の子を夫の実家に置いて楽泉園へ 人間扱いされてこなかった無念の思いを晴らしたい 湯之沢から保育所をへて楽泉園へ 執拗な入所勧奨がなければ妹も自殺することはなかった 入所者を人間として扱ってくれていたなら… 一人の力でなくみんなの力で) 証言2 人権闘争以前に入所したひとたちの語り(重監房は日本のアウシュヴィッツ 「伝染病」の貼り紙の「お召し列車」で収容されて病気の夫と一緒に栗生の「自由地区」へ 実存主義を超えて―隔離政策と闘いつづける 死の淵からの生還 一五の冬に草津へむけて出郷 眼科の専門医がおらず失明)

◇栗生楽泉園入所者証言集 中 冶雄二, 福岡安則, 黒坂愛衣編 草津町(群馬県) 栗生楽泉園入園者自治会 2009.8 446p 22cm 〈発売:創土社〉 5000円 ①978-4-7893-0082-7 Ⓝ498.6
[内容] 証言2 人権闘争以前に入所したひとたちの語り(続)(療養所の医者に治療意欲がなかったため失明 不自由者との結婚… 家族や郷里と連絡途絶えて 不自由者の身をもっての訴えでいまの療養所がある 堕胎児真理子曼陀羅 うちの家族はこの病気になった身内を裏切らなかったよ 「園から出て行け、外で按摩でもやれ」と言われて… 外の社会には居場所がなかった ここに何十年もいるようになると、すべて諦めた 行き先も教えられずに連れて来―わしは植民地支配下の韓国からやってきて発病 逆境の中でも要領よく生きてきたと思う 「昭和二二年の人権闘争」が境目 故郷ではわたしは死んだことになっている 手錠をかけられての強制収容 長島愛生園から小舟で逃走したことも… 空襲のなか陸軍病院から草津へ護送 三〇代だったら社会復帰できたのに 帰りたい一心だったけど、退所させてくれなかった 乳飲み子連れで楽泉園に収容されて… 草津に来て鶴田先生の勧めで楽泉園へ)

◇栗生楽泉園入所者証言集 下 冶雄二, 福岡安則, 黒坂愛衣編 草津町(群馬県) 栗生楽泉園入園者自治会 2009.8 477p 22cm 〈発売:創土社〉 5000円 ①978-4-7893-0083-4 Ⓝ498.6
[内容] 証言3 人権闘争以後に入所したひとたちの語り(新良田教室二期生から社会復帰へ 死んだらここで日本の土になる 専門の眼科医がおらず失明で半生む社会復帰訓練で「山村園芸」を 手足を悪化させる強制作業 入所していた兄を頼りに兵庫県から園内のガスボンベの取付けを一手に引き受けて 一緒に入所した父親は、ここで亡くなった 晩秋の残り香―わしは入所の必要はなかったんだ 予防法さえなかったら別の人生があった 堕胎させられた子の声がいまも耳元に残る 戦後の来日で発症して… 二十年余の社会復帰をへて再入所 療養所は、体裁のいい定住の地だね 予防法によってわたしの人生の多くが奪われた 労務外出で怪我をしたあとは、ここで時計屋を 消毒もされず一般病院で治療ができたない 母のこと、弟のことを思うと…) 証言4 ハンセン病病歴者の生に伴走したひとたちの証言(激動の時代に分館職員として勤めて 看護婦として、配偶者として、楽泉園で准看護婦の職を全うして 看護助手として定年まで勤めた後も… 最新・ハンセン病基礎講座 全生園と楽泉園で基本科医師として過ごして 弁護士座談会―ハンセン病訴訟にかかわって)

◇月光を浴びて 藤田三四郎著 大阪 新葉館出版 2009.1 325p 20cm 2000円 ①978-4-86044-361-0 Ⓝ498.6

◇検証会議―ハンセン病と闘った人達に贈る書 全国ハンセン病療養所入所者協議会編著 光陽出版社(発売) 2005.4 230p 22cm 1714円 ①4-87662-401-1 Ⓝ498.6

◇検証・ハンセン病史 熊本日日新聞社編 河出書房新社 2004.3 338p 20cm 2000円 ①4-309-24307-X Ⓝ498.6
[内容] 第1章 検証・ハンセン病史(壁の中の村 可治の病 隔離の系譜 光求めて 人間回復へ 苦い教訓) 第2章 ハンセン病関連企画(桧の森のおもかげ 軍靴の下で 隔てなき世へ) 第3章 資料篇(対談 ハンセン病を問う 全国のハンセン病療養所 メール・カウンセリング 現代文明のいびつさ照射)

◇講演と映画のつどい報告書 高松 ハンセン病問題基本法制定をすすめる会 2009.3 78p 30cm 〈ハンセン病問題基本法施行記念 会期:2009年3月15日〉 Ⓝ498.6

◇ここに人間あり―写真で見るハンセン病の39年 大谷英之著 毎日新聞社 2007.1 143p 27cm 3000円 ①978-4-620-60624-8 Ⓝ498.6
[内容] 隔離された人々 園内の暮らし 出会い 立ち上がる 人間回復裁判

◇差別とハンセン病―「柊の垣根」は今も 畑谷史代著 平凡社 2006.1 221p 18cm (平凡社新書) 760円 ①4-582-85307-2 Ⓝ498.6
[内容] ハンセン病の現在 1 柊の垣根(秘密 「生きる」戦前編 「生きる」戦後編 隣人として 内田博文さんインタビュー) 2 資料編 ハンセン病問題―検証会議報告書はどう答えたか(強制隔離政策の変遷と差別意識の形成 無らい県運動 被害の実態 学界の責任)

◇知っていますか? ハンセン病と人権一問一答 神美知宏, 藤野豊, 牧野正直著 第3版 大阪 解放出版社 2005.12 127p 21cm 1000円 ①4-7592-8264-5 Ⓝ498.6
[内容] ハンセン病とはどんな病気ですか? ハンセン病はなぜ嫌われたのですか? ハンセン病は感染するのですか? ハンセン病の治療薬はどんなものがありますか? ハンセン病の人が強制隔離収容されたのはなぜですか? 本当に隔離は必要だったのですか? 日本では隔離政策に反対した医師はいなかったのですか? 「らい予防法」とはどんな法律ですか? その法律が生まれた経緯を教えてください。 ハンセン病患者に断種や堕胎(人工妊娠中絶)がおこなわれましたが、なぜですか? 戦前、戦後にわたっておこなわれた「無癩県運動」について教えてください。 菊池事件(藤本事件)、龍田寮児童通学拒否事件という悲惨な事件について教えてください。〔ほか〕

◇社会がなした病―ハンセン病差別と仏教 山本正廣著, 浄土宗編 〔京都〕 浄土宗 2007.5 95p 21cm (浄土宗人権教育シリーズ 2) 600円 ①978-4-88363-034-9 Ⓝ498.6

◇植民地下朝鮮におけるハンセン病資料集成―編集復刻版 第7巻 朝鮮社会事業と「恩賜救癩」 滝尾英二編・解説 不二出版 2003.7 8, 354p 22cm 12000円 ①4-8350-1442-1 Ⓝ498.6
[内容] 道慈恵医院『朝鮮総督府施政年報(大正五年度)』朝鮮総督府/一九一八年二月 癩患者救療事業

『朝鮮総督府施政年報(大正六年度)』朝鮮総督府／一九一九年三月 ▲―杵淵義房『本邦社会事業』／一九二二年三月 地方病『朝鮮総督府施政年報』朝鮮総督府／一九二二年三月 地方病『朝鮮総督府施政年報(大正十年度)』朝鮮総督府／一九二二年一一月 地方病『朝鮮総督府施政年報(大正十一年度)』朝鮮総督府／一九二四年三月 光州済衆病院・小鹿島慈恵医院・大邱癩病院・癩病隔離院『朝鮮社会事業要覧』朝鮮総督府内務局社会課／一九二四年一〇月 医療施設／地方病『朝鮮総督府施政年報(大正十二年度)』朝鮮総督府／一九二五年三月 全羅南道小鹿島慈恵医院事務分掌規程『満鮮之医界』／一九二六年二月 医療施設／地方病『朝鮮総督府施政年報(大正十三年度)』朝鮮総督府／一九二六年三月［ほか］

◇植民地下朝鮮におけるハンセン病資料集成―編集復刻版 第8巻 朝鮮総督府の「癩」政策と患者殺戮 滝尾英二編・解説 不二出版 2003.7.14, 315p 22cm 11000円 Ⓘ4-8350-1443-X Ⓝ498.6
内容 索引『小鹿島慈恵医院関係綴(自大正十四年至昭和九年)』朝鮮総督府衛生課／一九二五年 小鹿島慈恵医院収容人員増加及之カ経費ニ関スル件―全羅南道知事『小鹿島慈恵医院関係綴(自大正十四年至昭和九年)』朝鮮総督府衛生課／一九二五年六月 小鹿島慈恵医院敷地買収ニ関スル件―警務局長『小鹿島慈恵医院関係綴(自大正十四年至昭和九年)』朝鮮総督府衛生課／一九二六年二月 小鹿島慈恵医院拡張問題ニ対スル騒擾事件ノ件―全羅南道知事『小鹿島慈恵医院関係綴(自大正十四年至昭和九年)』朝鮮総督府衛生課／一九二六年九月『小鹿島慈恵医院敷地ニ関スル件―全羅南道知事『小鹿島慈恵医院関係綴(自大正十四年至昭和九年)』朝鮮総督府衛生課／一九二六年一一月 新営及設備費支払委託ノ件―警務局長・内務局長『小鹿島慈恵医院関係綴(自大正十四年至昭和九年)』朝鮮総督府衛生課／一九二七年七月 小鹿島慈恵医院収容患者増加ニ関スル件―警務局長『小鹿島慈恵医院関係綴(自大正十四年至昭和九年)』朝鮮総督府衛生課／一九二八年三月 大邱癩病院一覧表―昭和八年三月／一九三三年三月 癩療養所敷地買収及補償委任ニ関スル件―朝鮮癩予防協会長『地方庁予算関係綴(昭和八年度)』／一九三三年三月 癩療養所用地買収ニ件ノ件経費予算配付方ノ件―内務局長『地方庁予算関係綴(昭和八年度)』内務局地方課／一九三三年四月［ほか］

◇世界のハンセン病がなくなる日―病気と差別への戦い 笹川陽平著 明石書店 2004.11 253p 20cm 1800円 Ⓘ4-7503-2016-1 Ⓝ498.6
内容 1 これまでとこれから(父・笹川良一の志 ハンセン病の苛酷な歴史 ハンセン病制圧に向けて WHOのハンセン病制圧特別大使として 人間の尊厳を求めて 解決への道) 2 訴え続けて(国際会議での訴え メディアでの訴え ハンセン病制圧特別大使―ニューズレターでの呼びかけ 各国訪問の中で)

◇世界のハンセン病現代史―私を閉じ込めないで トニー・グールド著,萱田絢子監訳 明石書店 2009.1 632p 20cm (世界人権問題叢書 68) 6800円 Ⓘ978-4-7503-2908-6 Ⓝ498.6
内容 ニューブランズウィックの新たな病気 らい学の父とその娘婿 モロカイの殉教者 スティーヴンソン氏とハイド医師 帝国の脅威 使命感に燃えた二人の女性 米西戦争の退役軍人(一)―「ネッド・ラングフォード」とクリオン 米西戦争の退役軍人(二)―ジョン・アーリーとカーヴィル サー・レナード・ロジャーズと「大英帝国救らい協会」 スタンレー・スタインとカーヴィルの奇跡 ピーター・グリーヴとセントジャイルズのホーム 「セント・ポール」ブランドと「ミスター・レプロシー」 ブラウン ある国のらい―そしてこれから 終止符は打たれたが…

◇「性の隔離」と隔離政策―ハンナ・リデルと日本の選択 猪飼隆明著 熊本 熊本出版文化会館 2005.11 277p 20cm (発売：創流出版) 1900円 Ⓘ4-915796-53-1 Ⓝ498.6
内容 1 初めてのハンセン病予防法(「癩予防ニ関スル件」の精神 九州療養所の実際) 2 ハンナの「性の隔離」(小型砲艦一隻(a single Gun‐boat)の建造費で 「性の隔離」 光田健輔の主張) 3 草津湯之沢の自由療養地とメアリ・コンウォール・リー(湯之沢のハンセン病患者たち メアリ・コンウォール・リー) 4 日本の選択=「癩予防法」(世界各国のハンセン病対策 「癩予防法」の制定 本妙寺界隈のハンセン病者の一掃 回春病院の終焉)

◇戦争とハンセン病 藤野豊著 吉川弘文館 2010.1 197p 19cm (歴史文化ライブラリー 287) 1700円 Ⓘ978-4-642-05687-8 Ⓝ498.6
内容 戦争とハンセン病―プロローグ 戦争と隔離(日清・日露―アジア・太平洋戦争と隔離 続く戦争の影) 戦時下のハンセン病患者(戦時下のハンセン病療養所 重監房の開設 戦場のハンセン病患者) 植民地・占領地のハンセン病患者(アジア侵略と隔離 「東亜の癩」 中国占領地の隔離政策 「満州国」隔離政策 「南陽群島」での虐殺) 近現代史における平和と人権の課題―エピローグ

◇総説現代ハンセン病医学 大谷藤郎監修,牧野正直,長尾榮治,尾崎元昭,畑野研太郎編 秦野 東海大学出版会 2007.2 471p 22cm 6800円 Ⓘ978-4-486-01749-3 Ⓝ494.83
内容 第1部 基礎医学の進歩 第2部 診断と治療の現在 第3部 ハンセン病対策

◇小鹿島更生園強制収容患者の被害事実とその責任所在 滝尾英二著 広島 人権図書館・広島青丘文庫 2004.5 166p 21cm 1500円 Ⓝ498.6

◇ソロクト(小鹿島)裁判のための資料・研究ハンドブック―「国の行為による加害責任」は明らかである 滝尾英二著 広島 人権図書館・広島青丘文庫 2005.1 90p 30cm 〈付属資料：年表1枚〉 1200円 Ⓝ498.6

◇鳥取県の無らい県運動―ハンセン病の近代史 鳥取県総務部総務課県史編さん室編 鳥取 鳥取県 2008.3 94p 21cm (鳥取県史ブックレット 2) 500円 Ⓝ498.6

◇長島は語る―岡山県ハンセン病関係資料集 前編 岡山県ハンセン病問題関連資料調査委員会,ハンセン病問題関連資料調査専門員編纂 〔岡山〕 岡山県 2007.2 766p 27cm Ⓝ498.6

◇長島は語る―岡山県ハンセン病関係資料集 後編 岡山県ハンセン病問題関連資料調査委員会,ハンセン病問題関連資料調査専門員編纂 〔岡山〕 岡山県 2009.3 799p 27cm Ⓝ498.6

◇長野県ハンセン病問題検証会議報告書 〔長野〕 長野県ハンセン病問題検証会議 2006.3 243p 30cm Ⓝ498.6

◇日本の癩対策から何を学ぶか―新たなハンセン病対策に向けて　成田稔著　明石書店　2009.6　550p　20cm　5700円　Ⓘ978-4-7503-3000-6　Ⓝ498.6
　内容　わが国における癩　「癩予防ニ関スル件」の制定と施行　絶対隔離に向けて　わが国が絶対隔離を目指した頃の癩管理の国際的動向　癩対策の国際的動向はわが国にどのように伝わったか　絶対隔離の推進とその実態　絶対隔離の功罪　化学療法のはじまり　化学療法のはじまりと患者たち　プロミン治療を医師は患者に何と伝えたか　癩療養所と児童　藤本事件　藤楓協会　「らい予防法」の廃止から「らい予防法国賠訴訟」の原告側勝訴まで　わが国の癩(らい)対策を今の医療的及び社会的問題に重ねて考える　「光田イズム」再考　何が社会啓発かハンセン病療養所のこれから

◇離された園　岩波書店　2008.6　64p　19cm　(岩波写真文庫　復刻版　森まゆみセレクション)〈原本:1956年刊〉　700円　Ⓘ978-4-00-028275-8　Ⓝ498.16

◇ハンセン病違憲国賠裁判全史　ハンセン病違憲国賠裁判全史編集委員会編　ハンセン病違憲国賠裁判全史編集委員会　2006.12　9冊(セット)　21cm　〈発売:皓星社〉　108000円　Ⓘ4-7744-0372-5
　内容　第1巻　裁判編　西日本訴訟(1)　第2巻　裁判編　西日本訴訟(2)　第3巻　裁判編　西日本訴訟(3)　第4巻　裁判編　東日本訴訟　第5巻　裁判編　瀬戸内訴訟　第6巻　被害実態編　西日本訴訟(1)　第7巻　被害実態編　西日本訴訟(2)　第8巻　被害実態編　東日本訴訟　第9巻　被害実態編　瀬戸内訴訟　他

◇ハンセン病を生きて―きみたちに伝えたいこと　伊波敏男著　岩波書店　2007.8　207,3p　18cm　(岩波ジュニア新書　574)　780円　Ⓘ978-4-00-500574-1,4-00-500574-8　Ⓝ498.6
　内容　第1章　二〇〇一年五月一一日　第2章　人間を辱めること　第3章　子どもたちが風を起こした　第4章　脱走が私の人生をひらいた　第5章　回復者として生きる　第6章　きみたちに伝えたいこと　第7章　ハンセン病を理解するために　終章　伊波基金と私の夢

◇ハンセン病を知っていますか?　香川県健康福祉部薬務感染症対策課編　〔高松〕　香川県　2004.3　48p　30cm　Ⓝ498.6

◇ハンセン病をどう教えるか　『ハンセン病をどう教えるか』編集委員会編　大阪　解放出版社　2003.12　151p　26cm　2200円　Ⓘ4-7592-6080-3　Ⓝ498.6
　内容　1　ハンセン病の歴史を知ろう―古代・中世・近世　2　ハンセン病の歴史を知ろう―近代以降　3　人間回復への道のり　4　ハンセン病とは　5　ハンセン病療養所の教育から　6　見聞録　7　これからの課題

◇ハンセン病関連法令等資料集　国立ハンセン病資料館編　東村山　国立ハンセン病資料館　2010.3　278p　21cm　(国立ハンセン病資料館ブックレット　2)　Ⓝ498.6

◇ハンセン病検証会議の記録―検証文化の定着を求めて　内田博文著　明石書店　2006.3　572p　20cm　(世界人権問題叢書　62)　7000円　Ⓘ4-7503-2294-6　Ⓝ498.6
　内容　第1章　熊本地裁判決　第2章　検証会議の設置　第3章　検証資料の収集　第4章　現地検証会議　第5章　国際会議の流れと日本のハンセン病政策　第6章　被害実態調査　第7章　患者運動の意義と限界　第8章　マスメディアの対応・責任　第9章　司法や法律家の責任　第10章　アイスターホテル宿泊拒否問題　第11章　再発防止の提言　第12章　検証の成果は市民のもの

◇ハンセン病差別被害の法的研究　森川恭剛著　京都　法律文化社　2005.11　324,3p　22cm　5500円　Ⓘ4-589-02884-0　Ⓝ498.6
　内容　序章　問題提起と研究の方法（「共通の被害」を問う　訴訟から法学へ）　第1章　らい予防法による差別被害（「共通の被害」としての差別　絶対隔離政策とらい予防法の機能　熊本地裁判決と平等の法的価値）　第2章　無癩県沖縄への救癩運動（沖縄のハンセン病隔離政策を省みる視点　「救癩」のイデオロギー　無癩県沖縄への救癩運動の時代）　第3章　琉球政府のハンセン病隔離政策（米軍のハンセン病隔離政策と救癩運動　琉球政府の絶対隔離政策　ハンセン氏病予防法の時代）

◇ハンセン病市民学会年報　2005　特集・第1回交流集会記録　熊本　ハンセン病市民学会　2005.12　212p　21cm　〈発売:世界書院〉　1500円　Ⓘ4-7927-2084-2
　内容　特集　第一回交流集会記録（記念講演・ハンセン病問題と現代社会を結んで考える　シンポジウム・ハンセン病市民学会に期待するもの　「検証」と「提言」のために　市民交流会）　論文（ベトナム南部におけるハンセン病患者の状況と障害度―ベンサン病院およびハンセン病村調査結果より　後藤昌文・昌直父子と起廃病院の事績について）　実践報告（ハンセン病問題の全面解決へ―歩み続ける青年たち　生きる(心の)つながりを求めて―ハンセン病回復者との交流を通して　韓国ハンセン病快復者定着村における日韓合同ワークキャンプの取り組み　北海道(救らい)ハンセン病協会の歩み―会報『すずらん』を中心に　希望の道―IDEAジャパンの活動）〔ほか〕

◇ハンセン病市民学会年報　2006　熊本出版文化会館制作　熊本　ハンセン病市民学会　2006.12　228p　21cm　〈発売:世界書院〉　1500円　Ⓘ978-4-7927-2091-9
　内容　巻頭言　特集　第二回交流集会記録　小特集「胎児標本問題」　論文　研究ノート　資料紹介　実践報告　書評　資料

◇ハンセン病市民学会年報　2007　小特集第3回交流集会記録　熊本　ハンセン病市民学会　2007.12　227p　21cm　〈発売:世界書院〉　1500円　Ⓘ978-4-7927-2095-7
　内容　巻頭言　講演　論文　研究ノート　小特集　第三回交流集会記録　実践報告　時評　紹介

◇ハンセン病市民学会年報　2008　特集/第4回交流集会記録　熊本　ハンセン病市民学会　2009.4　245p　21cm　〈発売:世界書院〉　1500円　Ⓘ978-4-7927-2097-1
　内容　特集　交流集会の記録　小特集「ハンセン病基本法」の成立　史料紹介　長田穂波の痕跡―療養所の生のあらわれ方　青年・学生部会報告　若い世代が考えるハンセン病問題のいま―日本とアジア・世界/国境を越えてつながる思い　実践報告　共同代表國本衛さんの逝去を悼む　資料

◇ハンセン病市民学会年報―隔離の象徴としての"島"を再認識し、心の橋を架ける　2010　島は語る　ハンセン病市民学会編　熊本　ハンセン

病市民学会　2011.3　334p　21cm　〈発売:解放出版社(大阪)〉　1800円　Ⓘ978-4-7592-6743-3
　内容　巻頭言　閉塞と混迷からいかに脱却するか　第1部　交流集会―島の当事者の声を聴く(島の生活を語る　隔離の島から生まれた当事者運動　邑久長島大橋の架橋運動から学ぶもの　島の当事者の声を聴いて)　第2部　分科会　論文　日本のハンセン病にかかわる子どもと教育に関する歴史研究の課題と展望

◇ハンセン病者の軌跡　小林慧子著　同成社　2011.5　274p　20cm　2500円　Ⓘ978-4-88621-566-6　Ⓝ498.6
　内容　第1章　北のハンセン病者―北部保養院に生きた人々　第2章　聴き書き　ハンセン病者として生きて(「果たせなかった社会復帰」(中村きみ子)　「松丘保養園に生きた半生」(滝田十和男)　「悪法という命は救われなかった事件」(菊池正實)　「文学による支えを求めて―闘いの日々の中から」(国本衛)　「青年学級の制服を着て」(M・I)ほか)　第3部　ハンセン病者と共に―元国立療養所松丘保養園園長荒川巖の歩み

◇ハンセン病者の生活史―隔離経験を生きるということ　坂田勝彦著　青弓社　2012.5　238p　19cm　3000円　Ⓘ978-4-7872-3339-4
　内容　序章　ハンセン病療養所で生きるという経験をめぐって　第1章　隔離を構成する機制と実践―戦前期の全生園の日常から　第2章　「社会復帰」という実践―ハンセン病療養所退所者の経験から　第3章　自己の確認をめぐる攻防―ハンセン病療養所にとどまった人々の「戦後」経験　第4章　療養所の内外へと広がる社会的世界―「ふるさとの森」作りの取り組みから　第5章　「終わり」と向き合う―全生園入所者による歴史記述の諸実践から　終章　「想い」の地形学―ハンセン病問題の過去・現在・未来

◇ハンセン病重監房の記録　宮坂道夫著　集英社　2006.4　190p　18cm　(集英社新書)　660円　Ⓘ4-08-720339-5　Ⓝ498.6
　内容　第1章　無知から始まる旅　第2章　医学の物語　第3章　烙印の物語　第4章　世界最悪のパターナリズム　第5章　重監房であった出来事　終章　この場所を遺せ

◇ハンセン病と人権―人権啓発パンフレット　人権教育啓発推進センター　2010.2　26p　30cm　334円　Ⓝ498.6

◇ハンセン病と戦後民主主義―なぜ隔離は強化されたのか　藤野豊著　岩波書店　2006.10　217p　20cm　2800円　Ⓘ4-00-024435-3　Ⓝ498.6
　内容　序章　ハンセン病絶対隔離政策への視点　第1章　絶対隔離と強制断種・再考―「特殊部落調附癩村調」の意味するもの　第2章　継続する隔離―戦前・戦後をつなぐ思想　第3章　民主主義下の隔離政策の完成―「らい予防法」の成立　第4章　アメリカ統治下の沖縄・奄美のハンセン病政策　終章　差別の連鎖を断ち切るために

◇ハンセン病とともに心の壁を超える　熊本日日新聞社編　岩波書店　2007.8　181,7p　19cm　1800円　Ⓘ978-4-00-024440-4　Ⓝ498.6
　内容　序章　宿泊拒否事件　第1章　生きなおし　第2章　隣人として　第3章　つなぐ　終章　道すじ

◇ハンセン病と平等の法論　森川恭剛著　京都　法律文化社　2012.6　230p　21cm　3000円　Ⓘ978-4-589-03436-6
　内容　序章　ハンセン病問題の現在　第1章　ヨーロッパ中世のハンセン病と近代日本の隔離政策(ハンセン病隔離政策の3要素　国辱論の再構成　隔離政策の帝国主義論　ヨーロッパ中世のハンセン病)　第2章　フーコー・ハンセン病・平等(排除の文化と差別の歴史　ミクロな権力関係と近代隔離政策　フーコー権力論と近代自然法論　平等の法的実践)　第3章　ハンセン病とエイズの差別(基本法時代の「準当事者」　HIV感染予防とエイズの「生」　MSMと共生への配慮)　終章　匡正の平等の法論

◇ハンセン病―人間回復へのたたかい―神谷美恵子氏の認識について　鈴木禎一著　岩波出版サービスセンター(製作)　2003.10　453p　22cm　2190円　Ⓝ498.6

◇ハンセン病反省なき国家―『「いのち」の近代史』以後　藤野豊著　京都　かもがわ出版　2008.5　206p　20cm　2300円　Ⓘ978-4-7803-0174-8　Ⓝ498.6
　内容　序章　2001年5月以後　第1章　熊本判決からの出発―裁かれなかった犯罪　第2章　「救癩」思想と皇室の「御仁慈」の押し売りと過ちへの無反省　第3章　光田健輔と小笠原登―学者のあるべき姿について　第4章　戦争犯罪としての隔離―「南洋群島」で虐殺の痕跡をたどる　補論1　ききとり Odiu Rengos氏　第5章　国の「まきかえし」―強制隔離正当化論の復活　第6章　ハンセン病をめぐる差別の連鎖―問題解決の手がかりとして　補論2　ハンセン病問題の現場から―新聞紙上の評論

◇ハンセン病報道は真実を伝え得たか　末利光著　JLM　2004.12　300p　19cm　1200円　Ⓝ498.6

◇ハンセン病補償金不支給処分取消請求事件「陳述書」―小鹿島更生園・台湾楽生院への強制収容患者　小鹿英二編著　広島　人権図書館・広島青丘文庫　2005.1　52p　26cm　〈付属資料:1枚　背のタイトル:小鹿島更生園強制収容患者の補償金不支給裁判「陳述書」〉　500円　Ⓝ498.6

◇ハンセン病問題検証会議報告書　2003年度　日弁連法務研究財団ハンセン病問題に関する検証会議事務局編　日弁連法務研究財団　2004.3　342p　30cm　Ⓝ498.6

◇ハンセン病問題に関する検証会議最終報告書　ハンセン病問題に関する検証会議編　日弁連法務研究財団　2005.3　886p　30cm　〈付属資料:CD ROM1枚(12cm)〉　Ⓝ498.6

◇ハンセン病問題に関する検証会議最終報告書　日弁連法務研究財団ハンセン病問題に関する検証会議編　明石書店　2007.8　2冊(セット)　21cm　45000円　Ⓘ978-4-7503-2613-9
　内容　上　下(国立療養所入所者を対象とした調査　療養所退所者を対象とした調査　私立療養所入所者を対象とした調査　家族を対象とした調査)

◇ハンセン病問題に関する被害実態調査報告　ハンセン病問題に関する検証会議編　日弁連法務研究財団　2005.3　1冊　30cm　(ハンセン病問題に関する検証会議最終報告書　別冊)　Ⓝ498.6

◇ハンセン病・薬害問題プロジェクト作為・不作為へ　山本務,熱田一信編著　本の泉社　2007.5　439p　21cm　2667円　Ⓘ978-4-7807-0322-1　Ⓝ498.6
　内容　第1部(第1回公開学術シンポジウムに寄せて　九州看護福祉大学第一回公開学術シンポジウム報告―薬害エイズとハンセン病問題がこれからの看護・福祉に問いかけるもの　当事者、川田龍平氏と志村康

の語りとこれからの展開　看護実践における看取りと語り　作為と不作為のパラダイム転換へ向けて）　第2部〈在日とハンセン病　ハンセン病の国家隔離政策に対する国家賠償訴訟、和解、およびその後一医師としての私的な覚書き　薬害C型肝炎の当事者として　ハンセン病訴訟が明らかにしたもの　ハンセン病問題を闘って）　第3部（「らい予防法」とは何だったのか　疫学の課題と実践―水俣病問題に即して　救命緊急医療における不作為問題と解答への実践　作為・不作為を臨床する）

◇ハンセン病療養所―1995年〜1997年　樺島咲著　〔青森〕　〔樺島咲〕　2003.8　251p　22cm　Ⓝ498.16

◇ハンセン病療養所のエスノグラフィー「隔離」のなかの結婚と子ども　山本須美子、加藤尚子著　医療文化社　2008.1　465p　21cm　3850円　①978-4-902122-27-5　Ⓝ498.16
内容　序章 本研究の目的と視座　第1章 概説・ハンセン病問題　第2章 星塚敬愛園の歴史　第3章 女性入園者のライフストーリー　第4章 女性入園者の語りに見る結婚と子ども　第5章 『始良野』に見る結婚と子ども　第6章 園と「社会」の狭間を生きて　第7章 もう一つのハンセン病療養所

◇ハンセン病療養所の現在―春季企画展　国立ハンセン病資料館編　東村山　ふれあい福祉協会　2008.4　47p　30cm　〈会期・会場：2008年4月26日〜6月29日 国立ハンセン病資料館企画展示室〉　Ⓝ498.16

◇不可能を可能に世界のハンセン病との闘い　笹川陽平著　明石書店　2010.1　276p　20cm　1800円　①978-4-7503-3121-8　Ⓝ498.16
内容　序章 ハンセン病制圧の到達点（二十一世紀のハンセン病と人権　病との闘い、差別との闘いが車の両輪）　1章 人権問題としてのハンセン病　2章 最大患者数の国・インドの希望と在り方　3章 世界のハンセン病制圧の日まで（「グローバル・アピール2009」を発表　絶望の島「クリオン島」とタラ村（フィリピン）ほか）

◇編集復刻版 近現代日本ハンセン病問題資料集成補巻1・2　不二出版　2004.9　2冊（セット）26cm　36000円　①4-8350-5420-2
内容　明治四十二年統計年表（第三区府県立外島保養院、一九〇九）　明治四十三年統計年表（第三区府県立外島保養院、一九一一・七）　明治四十四年統計年表（第三区府県立外島保養院、一九一二・一二）　大正元年統計年表（第三区府県立外島保養院、一九一三・一二）　大正弐年統計年表（第三区府県立外島保養院、一九一五・三）　大正参年統計年表（第三区府県立外島保養院、一九一六・一）　大正四年統計年表（第三区府県立外島保養院、一九一六・一一）　大正五年統計年表（第三区府県立外島保養院、一九一七・一〇）　大正六年統計年表（第三区府県立外島保養院、一九一八・一二）　大正七年統計年表（第三区府県立外島保養院、一九一九・一二）ほか

◇北海道ハンセン病問題検証報告書　〔札幌〕　北海道ハンセン病問題を検証する会議　2011.6　230p　30cm　Ⓝ498.6

◇向き合おう。語り合おう。―いま、問われるハンセン病の過去と未来　日本広報協会編　第2版　日本広報協会　2003.7　30p　21cm　300円　Ⓝ498.6

◇もういいかい？―ハンセン病と私　瀬古由起子著　光陽出版社　2003.9　230p　19cm　952円　①4-87662-341-4　Ⓝ498.6
内容　第1部 太陽は輝いた私は俯かないでいい　第2部 新たなたたかいのはじまり　第3部 ドキュメント・全国ハンセン病療養所訪問の旅（朝焼け夕焼け、富士山は今日も悠然と（静岡・駿河療養所）　豊かな緑と鳥たちの鳴き声が（東京・多摩全生園）　雪の草津で、あったかい「入湯ドラマ」（群馬・栗生楽泉園）ほか）

◇もう、うつむかない―証言・ハンセン病　村上絢子著　筑摩書房　2004.3　302p　19cm　1600円　①4-480-81823-5　Ⓝ498.6
内容　第1部 らい予防法とハンセン病国賠訴訟（ハンセン病問題を理解するための六つのポイント　贖罪としての裁判―徳田靖之・弁護団代表に聞く）　第2部 聞き書き―いま言わなければ（療養所に暮らして社会で生きるということ　ハンセン病国賠訴訟を闘う　将来へ向かって）

◇もう一つのハンセン病史―山の中の小さな園にて 元身延深敬園長綱脇美智さんに聞く　綱脇美智述、加藤尚子著　医療文化社　2005.11　290p　21cm　2650円　①4-902122-15-4　Ⓝ498.6

◇豊かな心を育むために―ハンセン病関係実践資料集 平成15年度人権教育推進資料　〔熊本〕　熊本県教育委員会　〔2004〕　51, 34p　30cm　Ⓝ375

◇「らい学級の記録」再考　鈴木敏子著　学文社　2004.8　284p　20cm　1800円　①4-7620-1329-3　Ⓝ378
内容　1 「らい学級の記録」再録（全生園分教室に就職するまで　第一年度の記録　第二年度の記録　第三年度の記録）　2 「らい問題」諸論文の再録（神谷美恵子と「らい予防法」　戦後民主主義と「らい」問題（林力論）　「感傷主義」の諸相（「砂の器」　「芥川賞問題」その他　「小島の春」論））　3 特記したい諸論文の再録（「鈴木敏子の世界」　「全体を通じて」―「戦後民主主義と「らい」問題　鈴木敏子氏　戦後民主主義と「らい」問題（大谷藤郎論））　4 全再録作品1・2・3への再考

◇癩者の憲章―大江満雄ハンセン病論集　大江満雄著、木村哲也編　大月書店　2008.9　308p　20cm　3200円　①978-4-272-43077-2　Ⓝ498.6
内容　癩者の憲章　オベリスク　アジヤ病のためにアジヤの詩人の協力を　『いのちの芽』解説　ハンゼン氏病者の詩　詩の記録性について　詩集『いのちの芽』と予防法改正運動　ライ文学の新生面―恐怖・屈辱感からの脱出　新しい市民性をもった詩について　医学と詩学とのつながり　ほか

◇癩と社会福祉―らい予防法廃止50年前の論考　杉村春三著　北本 杉村純　2007.8　588p　20cm　〈「癩と社会福祉（復刻版）」（1986年刊）の新版〉　非売品　Ⓝ498.6

◇「らい予防法」で生きた六十年の苦闘　第2部 もしもし私は人間です　沢田二郎著　皓星社　2004.6　267p　20cm　（ハンセン病叢書）　2400円　①4-7744-0367-9　Ⓝ498.6
内容　一瀉千里　人権闘争　気管切開　死ぬ前に人間とは何かということを知りたい　プロミンで命拾い　プロミン獲得闘争　虚脱状態に陥る　プロミンの反応期　あだばなのとき　親善交流に参加〔ほか〕

◇「らい予防法」で生きた六十年の苦闘　第3部　廃者復活ものがたり　沢田二郎著　皓星社　2005.3　279p　20cm　(ハンセン病叢書)　2400円　①4-7744-0378-4　Ⓝ498.6
　内容　患者自治会会長となる　五里霧中　やる気になる　支部長会議で「東北新生園」へ行く　ちょっとした間違い　多事雑事　当然のように再選される　広がる自治会活動　母の死ほか　初対面〔ほか〕
◇楽々理解ハンセン病─人生被害─人間回復への歩み　ハンセン病国賠訴訟を支援する会・熊本、武村淳嗣　新版　花伝社　2005.8　90p　21cm　〈発売：共栄書房〉　800円　①4-7634-0446-6　Ⓝ498.6
　内容　1 ハンセン病、ご存知ですか？　2 ハンセン病は遺伝病なのでしょうか？　3 原告証言から　4 ハンセン病の歴史　5 ハンセン病Q&A　6 裁判の経過　7 ハンセン病医学と医療の強制隔離─医学の責任論　8「人生被害」　9 韓国・ソロクト厚生園、台湾楽生院の問題
◇療養所の将来像を考えよう─社会とのきずなを求めて　シンポジウム　ハンセン病市民学会第3回交流集会の記録　ハンセン病市民学会編　熊本ハンセン病市民学会　2007.8　159p　21cm　〈会期・開催地：2007年5月12日─13日　草津町（群馬県）〉　500円　Ⓝ498.16
◇F事件資料集─内部資料　裁判と科学研究所編　横浜　裁判と科学研究所　2006.7　241p　30cm　〈折り込み1枚〉　非売品　Ⓝ368.61

感染症・伝染病

◇アウトブレイク探偵─見えない感染伝播に迫る手法　加來浩器編著　ヴァンメディカル　2009.2　98p　26cm　2300円　①978-4-86092-080-7　Ⓝ493.8
　内容　Prologue あなたもアウトブレイク探偵になれる！　1章 事件にのぞむ前に─アウトブレイクのABC　2章 事件現場と事件の収拾─アウトブレイク発生時の初期対応（事件の第1報─アウトブレイクか否か　アウトブレイクの初期対策）　3章 事件の調査─実地疫学調査のABC（実地疫学調査のアウトライン　症例定義（Case Definition）ほか）　4章 リスクコミュニケーション　5章 実地疫学専門家養成コース（FETP）
◇悪魔の感染症　大利昌久著　悠飛社　2011.12　271p　20cm　（Yuhisha hot-nonfiction　Yuhisha best doctor series）　1800円　①978-4-86030-172-9　Ⓝ493.8
　内容　第1章 悪魔の感染症　第2章 パリからインド一五〇〇〇km　第3章 アフリカの日々　第4章 熱帯病の中で　第5章 国境を越えて　第6章 謎の肺炎「SARS」を追って　第7章 様々な感染症を診る　第8章 海外渡航と感染症
◇痛みを残さない帯状疱疹再発させない単純ヘルペス　漆畑修著　メディカルトリビューン　2011.4　143p　21cm　1400円　①978-4-89589-365-7　Ⓝ493.8
　内容　第1章 誰でも知っておきたい帯状疱疹の基礎知識　第2章 今日、帯状疱疹にかかってしまった人に　第3章 帯状疱疹後神経痛（PHN）に悩む人に　第4章 帯状疱疹の予防法を知りたい人に　第5章 単純ヘルペスの発症と再発を防ぎたい人に　第6章 特に気をつけたい持病と妊娠・出産
◇今社会は感染の危険でイッパイ！─鈴木正弘講演録　鈴木正弘述　星雲社（発売）　2005.5　110p　21cm　952円　①4-434-05956-4　Ⓝ493.8
　内容　結核が流行、4万人も　世界で猛威を振うか？　危険なロタウイルス結核　SARSの死亡者は大気汚染が高い地域に多い　SARS "余波" でマイコプラズマ肺炎が急増　花粉症にワクチンができた！　鼻炎男性に高血圧リスク　インフルエンザウイルスは1時間で1個が5000個になる　ブタからトリインフルエンザウイルス発見！！　ヒトに有効なワクチン開発へ　風邪を引き起こす新種のウイルス日本でも検出！〔ほか〕
◇ウイルス感染症の克服をめざして　茂田士郎著　悠飛社　2004.9　166p　20cm　（Yuhisha hot-nonfiction　Yuhisha best doctor series）　1600円　①4-86030-057-2　Ⓝ493.87
　内容　第1章「城砦」という原点　第2章 ウイルスセンター時代　第3章 抗ウイルス薬の世界　第4章 教師として、友として　第5章 癒し・信仰・家族
◇ウイルス・細菌と感染症がわかる　吉開泰信編　羊土社　2004.1　133p　26cm　（わかる実験医学シリーズ　基本&トピックス）　3900円　①4-89706-960-2　Ⓝ493.8
　内容　概論（感染症の発症機構─病原体と宿主の攻防）　基本編　トピックス編
◇ウイルス・パニック─感染症という身近な恐怖　藤田紘一郎監修，柴野利彦文　数研出版　2004.1　223p　19cm　（Chart books special issue）　1300円　①4-410-13875-8　Ⓝ493.8
　内容　序章 藤田紘一郎インタビュー─文明化が「ウイルス・パニック」の原因だ！　第1章 ウイルス、細菌って危険なの？　第2章 アウトブレイクしたSARS　第3章 変幻自在なインフルエンザ　第4章 エイズと免疫との長い長い戦い　第5章 世界に広がるBSEパニック　第6章 エマージング・ウイルスの出現　第7章 マラリア、コレラ…旅の土産にご注意を！　第8章 身近に潜むO157、C型肝炎たち
◇ウイルス・有害物質などの危険　戸田芳雄監修　教育画劇　2004.3　47p　31cm　（ぼくたちの危険攻略ファイル 4）　3000円　①4-7746-0603-0　Ⓝ498.7
　内容　ウイルス感染症（インフルエンザ　SARS　はしかなど　エイズ　ウイルス性肝炎）　プリオン感染症（BSE）　細菌感染症（大腸菌食中毒　レジオネラ症・炭疽病）　放射線　有害な化学物質（ダイオキシン　住まいの有害物質）
◇うつる病気（感染症）　1 かぜとちがうの？インフルエンザ　日本医師会，日本学校保健会監修　大塚製薬　2011.3　47p　19cm　（Otsuka続まんがヘルシー文庫 4（くらしに身近な病気とケガの巻）2)　Ⓝ493.8
◇うつる病気（感染症）　2 手洗い・マスクをわすれずに　日本医師会，日本学校保健会監修　大塚製薬　2011.3　47p　19cm　（Otsuka続まんがヘルシー文庫 4（くらしに身近な病気とケガの巻）3)　Ⓝ493.8
◇疫病と世界史　上　ウィリアム・H．マクニール著，佐々木昭夫訳　中央公論新社　2007.12

275p 16cm （中公文庫） 1143円 ⓘ978-4-12-204954-3 Ⓝ493.8
　内容 第1章 狩猟者としての人類　第2章 歴史時代へ　第3章 ユーラシア大陸における疾病常生地としての各文明圏の間の交流—紀元前五〇〇年から紀元一二〇〇年まで

◇疫病と世界史　下　ウィリアム・H.マクニール著, 佐々木昭夫訳　中央公論新社　2007.12　301p 16cm　（中公文庫） 1143円　ⓘ978-4-12-204955-0　Ⓝ493.8
　内容 第4章 モンゴル帝国勃興の影響による疾病バランスの激変—紀元一二〇〇年から一五〇〇年まで　第5章 大洋を越えての疾病交換—紀元一五〇〇年から一七〇〇年まで　第6章 紀元一七〇〇年以降の医学と医療組織がもたらした生態的影響　付録 中国における疫病

◇疫病は警告する—人間の歴史を動かす感染症の魔力　濱田篤郎著　洋泉社　2004.8　238p 18cm　（新書y） 760円　ⓘ4-89691-841-X　Ⓝ493.8
　内容 SARS流行と疫病の魔力　キリストによる奇跡治療の秘密—ハンセン病　「ハーメルンの笛吹き男」に隠された悲劇の予兆—ペスト　幻の薬・グアヤックを求めて　征服者たちの秘密兵器—天然痘　伝説のプラントハンター—マラリア　『レ・ミゼラブル』の陰でうごめく悪魔—コレラ　ホームズを滝壺に沈めた病—結核　野口英世事故死説—黄熱　ウィルソン大統領の賭け—インフルエンザ　もう一つのホロコースト—発疹チフス　レーガンを動かしたダブルスキャンダル—エイズ　SF小説『復活の日』との恐るべき近似—SARS　疫病の発する人間社会への警告

◇エマージングウイルス—誰がつくりだしたのか？ 21世紀の人類を襲う新興感染症の恐怖　マーク・J.ウォルターズ著, 村山寿美子訳　VIENT 2004.6　207p 19cm　（発売:現代書館） 1600円　ⓘ4-7684-8882-X　Ⓝ493.87
　内容 1章 進歩の隠された闇:狂牛病　2章 チンパンジーはどこでエイズに感染したのか？:HIV/AIDS　3章 抗生物質がつくりだす異型サルモネラ菌の旅　4章 老成林と関節炎について:ライム病　5章 春に死んだ恋人たち:ハンタウイルス　6章 ナイル川から来たウイルス　エピローグ SARS, 鳥インフルエンザそしてこれから

◇大牟田市に起こった「爆発赤痢」のナゾに迫る　大牟田　大牟田「(いわゆる)爆発赤痢」研究会　2005.9　36p 26cm　1000円　Ⓝ498.6

◇大牟田市に起こった「爆発赤痢」のナゾに迫る 第2巻　大牟田　大牟田「(いわゆる)爆発赤痢」研究会　2007.5　49p 26cm　1200円　Ⓝ498.6

◇思わず人に言いたくなる伝染病の話　渡辺龍太著　長崎出版　2009.7　188p 19cm　1500円　ⓘ978-4-86095-341-6　Ⓝ493.8
　内容 第1章 空気や飛沫で広がる病気（インフルエンザ　結核　SARS　エボラ出血熱　流行性(脊髄)髄膜炎　天然痘）　第2章 虫や動物が広める病気（狂犬病　ラッサ熱　ワイル病　ペスト　デング熱　日本脳炎　黄熱病　マラリア）　第3章 性交で広がることがある病気（エイズ—後天性免疫不全症候群　淋病　B型肝炎　ヘルペス　梅毒）　第4章 食べ物で広まりやすい病気（腸チフス　細菌性赤痢　アメーバ赤痢　コレラ　A型肝炎　ランブル鞭毛虫症　その他, 食中毒など）

◇カビによる病気が増えている—あなたの免疫のスキをつく真菌症　宮治誠著　農山漁村文化協会　2006.3　236p 19cm　（健康双書） 1333円　ⓘ4-540-05305-1　Ⓝ493.8
　内容 プロローグ 暮らしの中のカビ　第1章 まずカビの正体を知ろう—真菌とは何か　第2章 ペット, 砂場, お風呂…こんなに増えた！身近にみられる真菌症　第3章 抵抗力の弱った人は微弱なカビでも侵される—真菌の日和見感染　第4章 お風呂好きの新しいカビ—黒色酵母ものがたり　第5章 手のひらが黒くなる病原菌をめぐる論争—シンポジュラアネブリドか　第6章 内臓や中枢神経まで侵す恐い菌—黒色真菌の正体　第7章 病原真菌の成育には適した土地がある　第8章 海外から輸入される真菌症　第9章 中国, 東南・南米の現況　第10章 まとめ—真菌の寄生形態

◇感染症—ウイルスたちとのたたかい　堀本泰介日本語版監修, サリー・モーガン著, 西川美樹訳　文溪堂　2004.3　63p 29cm　（生命科学の今を知る1） 2800円　ⓘ4-89423-377-0　Ⓝ493.8
　内容 1 はじめに　2 医療はどこまで進歩したか？　3 病気になるのはなぜ？　4 病気はどうやってひろがるの？　5 からだを守る防衛システム　6 病気をなおすにはどうしたらいい？　7 新しい薬を見つけよう　8 病気がひろがるのをふせごう　9 未来はどうなるの？　10 おわりに

◇感染症　竹田美文, 木村哲編　朝倉書店　2004.9　429p 26cm　14000円　ⓘ4-254-32204-6　Ⓝ493.8

◇感染症—広がり方と防ぎ方　井上栄著　中央公論新社　2006.12　208p 18cm　（中公新書） 740円　ⓘ4-12-101877-X　Ⓝ493.8
　内容 第1章 病原体の伝播経路を知る　第2章 清潔化の歴史　第3章 清潔社会で起こる感染症　第4章 世界のなかの感染症　第5章 新型インフルエンザ　第6章 エイズ/性感染症

◇感染症—今, 何が問題となっているのか？　阿部庄作, 塚本泰司監修　札幌　北海道医師会　2007.1　79p 26cm　（北海道医報　道医シリーズ 生涯教育シリーズ 第45篇17）　Ⓝ493.8

◇感染症—幼児から高校生まで　平山宗宏, 岡部信彦共著　最新改訂12版・特装版　少年写真新聞社　2010.1　50p 27cm　（新健康教育シリーズ　写真を見ながら学べるビジュアル版）〈付(1枚)：コラム新型インフルエンザ 岡部信彦著〉　1900円　ⓘ978-4-87981-345-9　Ⓝ493.8

◇感染症—幼児から高校生まで　平山宗宏, 岡部信彦共著　最新改訂12版　少年写真新聞社　2010.1　50p 26cm　（新健康教育シリーズ　写真を見ながら学べるビジュアル版）〈付(1枚)：コラム新型インフルエンザ 岡部信彦著〉　900円　ⓘ978-4-87981-346-6　Ⓝ493.8

◇感染症をめぐる54の話—あなたの隣に潜む病原体と病院内感染　東京警察病院感染制御対策室編　丸善　2008.2　182p 19cm　1500円　ⓘ978-4-621-07964-5　Ⓝ498.6
　内容 流行る前の対策　血液は危険な検体です　リシン　レジオネラ感染症　SARS（重症急性呼吸器症候群）　アニサキス症　ホタルイカと旋尾線虫症　酒と刺身にご用心　風疹, 大流行の兆し　レスピラトリーエチケット〔ほか〕

◇感染症から知るウイルス・細菌 ― 新型インフルエンザから性感染症まで 1 感染症の原因を知ろう！― なぜかかる？なぜうつる？ 中沢正人漫画, 西條政幸, 高田礼人, 高橋幸裕監修 学研教育出版 2011.2 44p 29cm 〈発売：学研マーケティング〉 2800円 Ⓘ978-4-05-500796-2, 978-4-05-811176-5 Ⓝ493.8
内容 1章 感染症って何だろう？（どうしてかぜをひくの？ 感染症の原因は小さな病原体だ！ 感染症はどうやってうつる？ 体には感染症とたたかう力がある 体を外敵から守るしくみ 1度麻疹（はしか）にかかると, 2度はかからないのはなぜ？） 2章 細菌やウイルスはすべて敵？（わたしたちは細菌やウイルスと共生している 体にすむ細菌やウイルス もっとよく知ろう！細菌&ウイルス「微生物と人間の共生わたしたちの体内には微生物がいっぱい」 微生物ってどんな生き物？ 最近はいつごろ生まれたか？ 感染症による発病から治るまで） 3章 感染症の原因をさぐれ！細菌とウイルス発見の歴史（病原体の発見物語 微生物学の研究に力をつくした日本人 細菌やウイルスの研究を支えた道具たち 自分の細菌を観察してみよう）

◇感染症から知るウイルス・細菌 ― 新型インフルエンザから性感染症まで 2 細菌とウイルスの正体を知ろう！― ウイルスは生物？ 中沢正人漫画, 西條政幸, 高田礼人, 高橋幸裕監修 学研教育出版 2011.2 44p 29cm 〈発売：学研マーケティング〉 2800円 Ⓘ978-4-05-500797-9, 978-4-05-811176-5 Ⓝ493.8
内容 1章 細菌やウイルスの特徴を知ろう！（細菌とウイルスのつくりにせまる 細菌のつくりと増え方 細菌ワールドへようこそ！！ ウイルスのつくりと増え方 ウイルスワールドへようこそ！！ ワクチンで感染症を予防するには？ 感染症を薬で治療する方法） 2章 細菌, ウイルスによる感染症を知ろう！（ウイルスの病気の特徴をさぐれ！ 細菌&ウイルス感染症ミニ図鑑 もっとよく知ろう！細菌&ウイルス「細菌が集まって, タンパク質をつくる！クオラムセンシング」 感染しても発病しない！？不顕性感染とは 病原体は, どのくらいいるのかな？）

◇感染症から知るウイルス・細菌 ― 新型インフルエンザから性感染症まで 3 感染症の予防と研究最前線！― 病原体とのたたかいから利用へ 中沢正人漫画, 西條政幸, 高田礼人, 高橋幸裕監修 学研教育出版 2011.2 44p 29cm 〈発売：学研マーケティング〉 2800円 Ⓘ978-4-05-500798-6, 978-4-05-811176-5 Ⓝ493.8
内容 1章 社会の発達と感染症（感染症は減っているの？ エマージング感染症が現れる理由 地図で見るエマージング感染症 パンデミックとはどういうことか？ 若者の間で増えている性感染症） 2章 病原体は変身する！（変異し続けるウイルスと細菌 インフルエンザウイルスの正体 薬が効かない細菌 極限環境で見つかる微生物 もっとよく知ろう！細菌&ウイルス ウイルス研究最前線バイオセーフティレベルとは） 3章 細菌やウイルスの利用について考える（生活に役立っている微生物たち 微生物に支えられたわたしたちの暮らし 寄生虫と感染症 わたしたちとウイルス, 細菌）

◇感染症から身を守る方法 ― 新型インフルエンザ・西ナイル熱… 岡部信彦監修, 山崎智真著, タカダカズヤイラスト 汐文社 2005.3 47p 27cm （こわい！ウイルス・感染症 第3巻） 1800円 Ⓘ4-8113-7943-8 Ⓝ493.8
内容 1 感染症の歴史から学ぼう 2 感染症予防のうつりかわり 3 ペット・動物からの感染症（動物からの感染経路） 4 効果的な感染症の予防策 5 感染症の資料

◇感染症999の謎 岩田健太郎編 メディカル・サイエンス・インターナショナル 2010.3 578p 23cm 5000円 Ⓘ978-4-89592-632-4 Ⓝ493.8
内容 感染症診療の原則 抗菌薬の大原則 感染症検査の基本・微生物学 発熱患者へのアプローチ・不明熱 中枢神経系感染症 呼吸器感染症 尿路感染症 消化器感染症 心血管系感染症 皮膚・軟部組織感染症 骨・関節感染症 眼科関連および耳鼻科関連の感染症 性感染症 免疫不全 HIV sepsus（敗血症）・血流感染症（カテーテル感染も含む） 予防接種 熱帯医学・寄生虫感染症・旅行医学 抗菌・真菌感染 小児の感染症

◇感染症事典 感染症事典編集委員会編 オーム社 2012.1 619p 21cm 8000円 Ⓘ978-4-274-21135-5 Ⓝ493.8
内容 1章 感染症とは 2章 熱帯医学と感染症 3章 細菌感染症 4章 真菌感染症 5章 リケッチア感染症 6章 ウイルス感染症 7章 原虫感染症 8章 寄生虫感染症 9章 プリオン感染症

◇感染症とたたかう ― インフルエンザとSARS 岡田晴恵, 田代眞人著 岩波書店 2003.12 258p 18cm 〈岩波新書〉 740円 Ⓘ4-00-430870-4 Ⓝ493.87

◇感染症とどう闘うか 清水文七著 東京化学同人 2004.12 148, 4p 19cm （科学のとびら 45） 1200円 Ⓘ4-8079-1285-2 Ⓝ493.8
内容 第1章 変遷する感染症 第2章 細菌の多様化と繁栄 第3章 病原体との戦い 第4章 ウイルスとは何か 第5章 病原体VS知性

◇感染症との闘い サイエンティフィック・アメリカン編, 梶山あゆみ訳 日本経済新聞社 2005.5 197p 19cm （科学の最前線 3） 1500円 Ⓘ4-532-16518-0 Ⓝ493.8
内容 病気はなぜ生まれ, どう進化してきたのか 慢性疾患は感染で起きる？ 抗生物質と細菌の終わりなき闘い 細菌には細菌を 新薬探しの最先端 耐性菌から「最後の砦」を守る新干渉 抗ウイルス薬の開発 成長因子を感染させる ワクチンづくりのあの手この手 地球の温暖化は感染を広めるか？ 西ナイル熱, いまだ抑圧できず 謎のウイルスの正体を追え 生物兵器に立ち向かう 病原体を見抜くチップ 生物兵器の恐怖

◇感染症と文明 ― 共生への道 山本太郎著 岩波書店 2011.6 205, 5p 18cm （岩波新書 新赤版1314） 720円 Ⓘ978-4-00-431314-4 Ⓝ493.8
内容 プロローグ 島の流行が語ること 第1章 文明は感染症の「ゆりかご」であった 第2章 歴史の中の感染症 第3章 近代世界システムと感染症―旧世界と新世界の遭遇 第4章 生態学から見た近代医学 第5章 「開発」と感染症 第6章 姿を消した感染症 エピローグ 共生への道 付録 麻疹流行の数理

◇感染症と免疫のしくみ ― はしか・結核から新型インフルエンザまで 生田哲著 日本実業出版社 2007.7 182p 21cm （エスカルゴ・サイエンス） 1400円 Ⓘ978-4-534-04260-6 Ⓝ493.8

感染症・伝染病　　　　　　　　　　　　　　　　　　　　　　　　　　　　病気・難病

◇[内容]プロローグ 人間にとって感染症とは何か？ 第1章 おもいがけない感染症の爆発　第2章 不潔さが原因で起こる感染症　第3章 油断や横着が原因で起こる感染症　第4章 人と人の濃密な接触で起こる感染症　第5章 ペットや動物を介して起こる感染症　第6章 私たちは感染症にどう立ち向かえばいいのか

◇感染症日本上陸—新型インフルエンザだけじゃない！ 今、感染症のグローバル化が始まった　渡邊靖彦著，濱田篤郎監修　阪急コミュニケーションズ　2010.11　234p　19cm　1600円　①978-4-484-10232-0　Ⓝ493.8
[内容]第1章 病原体に国境はない！ 拡散する病原体、運び役はあなたかも　第2章 見えないけれどそこにいる病原体の正体を知る　第3章 新型インフルエンザだけじゃない！ こんな病気が国境を越えてくる　第4章 世界は危険がいっぱい！ 各地で恐い感染症が続発している　第5章 うつらない、うつさない！ 感染予防の知恵とワクチンを知る

◇感染症の科学—うつるしくみと予防　宮地勇人著　秦野　東海大学出版会　2004.5　166p　18cm　（メディカルサイエンスシリーズ　1）1800円　①4-486-01648-3　Ⓝ493.8
[内容]1章 ヒトと微生物の関係　2章 病原微生物はどこからくるのか　3章 判明した感染経路　4章 防御能と免疫　5章 現代生活と感染症　6章 新たな感染症の脅威　7章 現代医療と感染症　8章 最新の診断法と治療法　9章 効果的な感染予防策

◇感染症の事典　国立感染症研究所学友会編　朝倉書店　2004.12　322p　27cm　12000円　①4-254-30073-5　Ⓝ493.8
[内容]アニサキス症　アメーバ赤痢　アライグマ回虫による幼虫移行症　RSウイルス感染症　咽頭結膜熱（PCF）　インフルエンザ　ウエストナイル熱　ウェルシュ菌感染症　エキノコックス症〔ほか〕

◇感染症の予防及び感染症の患者に対する医療に関する法律—法令・通知・関係資料　感染症法研究会監修　改訂版　中央法規出版　2004.3　554p　22cm　4200円　①4-8058-4527-9　Ⓝ498.6
[内容]1 概要　2 法令編（法律・政令・省令　告示）　3 通知編　4 参考資料

◇感染症の予防及び感染症の患者に対する医療に関する法律—法令・通知・関係資料　感染症法研究会監修　3訂版　中央法規出版　2005.12　620p　22cm　4200円　①4-8058-4625-9　Ⓝ498.6

◇感染症の予防及び感染症の患者に対する医療に関する法律及び検疫法の一部を改正する法律案（内閣提出第32号）参考資料　衆議院調査局厚生労働調査室　2008.3　132p　30cm　（第169回会　背のタイトル：感染症の予防及び感染症の患者に対する医療に関する法律及び検疫法の一部を改正する法律案（参考資料））

◇感染症の予防及び感染症の患者に対する医療に関する法律及び検疫法の一部を改正する法律案（内閣提出第6号）参考資料　第157回国会　衆議院調査局厚生労働調査室　2003.9　118p　30cm　Ⓝ498.6

◇感染症の予防及び感染症の患者に対する医療に関する法律等の一部を改正する法律案参考資料　大成出版社　2006.10　245p　30cm　（福祉相談実務の手引 問答式 追録第195号附録）　Ⓝ498.6

◇感染症の予防及び感染症の患者に対する医療に関する法律等の一部を改正する法律案（内閣提出、第164回国会閣法第76号）参考資料　衆議院調査局厚生労働調査室　2006.10　181p　30cm　〈第165回国会　背のタイトル：感染症の予防及び感染症の患者に対する医療に関する法律等の一部を改正する法律案参考資料〉　Ⓝ498.6

◇感染症半世紀—今なお前線でたたかう竹田美文が語る　竹田美文述　アイカム　2008.9　405, 6p　19cm　2400円　①978-4-900960-15-2　Ⓝ493.8

◇感染症法令通知集—感染症の予防及び感染症の患者に対する医療に関する法律　平成19年版　感染症法研究会編　中央法規出版　2007.10　1036p　22cm　4800円　①978-4-8058-4766-4　Ⓝ498.6
[内容]1 感染症対策の概要　2 法令編（法律・政令・省令　告示）　3 通知編　4 参考資料（感染症法の一部を改正する法律案の概要　附帯決議　厚生科学審議会感染症分科会提言）

◇感染症法令通知集　平成21年版　感染症法研究会編　中央法規出版　2008.12　1379p　22cm　〈サブタイトル：感染症法と予防接種法〉　5400円　①978-4-8058-4843-2　Ⓝ498.6
[内容]第1編 感染症の予防及び感染症の患者に対する医療に関する法律（感染症対策の概要　法令編　通知編　参考資料）　第2編 予防接種法（法令編　通知編　参考資料）

◇感染症まるごとこの一冊　矢野晴美著　南山堂　2011.3　262p　26cm　3800円　①978-4-525-23161-3　Ⓝ493.8

◇感染症列島　日本経済新聞科学技術部編　日本経済新聞社　2006.7　270p　15cm　（日経ビジネス人文庫）　714円　①4-532-19351-6　Ⓝ493.8
[内容]1章 暮らしに潜む危機　2章 止まらない新型の出現　3章 撲滅できない感染症　4章 病原体と人体の不思議な関係　5章 感染症から身を守る（結核—長引く風邪に似た症状に注意　麻疹（はしか）—子どもにも最も怖い病気の一つ　ほか）

◇感染症は世界史を動かす　岡田晴恵著　筑摩書房　2006.2　286p　18cm　（ちくま新書）　820円　①4-480-06286-6　Ⓝ493.8
[内容]第1章 聖書に描かれた感染症　第2章 「黒死病」はくり返す？　第3章 ルネッサンスが梅毒を生んだ　第4章 公衆衛生の誕生　第5章 産業革命と結核　第6章 新型インフルエンザの脅威　第7章 二一世紀の疾病

◇感染症ワールド—免疫力・健康・環境　町田和彦著　早稲田大学出版部　2005.12　163, 8p　21cm　2000円　①4-657-05923-8　Ⓝ493.8
[内容]第1章 感染症と人間、その壮絶な戦い　第2章 病原微生物と免疫の世界—敵を知り己を知る　第3章 日本の感染症対策—伝染病予防法と感染症法　第4章 日本人を襲うさまざまな感染症　第5章 終わらない性感染症とエイズ　第6章 環境の変化と感染症　第7章 二一世紀の感染症の世界は？

◇感染症ワールド—免疫力・健康・環境　町田和彦著　第2版　早稲田大学出版部　2007.7　166, 8p　21cm　2000円　①978-4-657-07618-2　Ⓝ493.8
[内容]第1章 感染症と人間、その壮絶な戦い　第2章 病原微生物と免疫の世界—敵を知り己を知る　第3

◇感染症ワールド―免疫力・健康・環境　町田和彦著　第3版　早稲田大学出版部　2010.5　171, 8p　21cm　2000円　ⓘ978-4-657-10214-0　Ⓝ493.8
[内容]第1章　感染症と人間、その壮絶な戦い　第2章　病原微生物と免疫の世界―敵を知り己を知る　第3章　日本の患者対策―伝染病予防法と感染症法　第4章　日本人を襲うさまざまな感染症　第5章　終わらない性感染症とエイズ　第6章　環境の変化と感染症　第7章　二一世紀の世界は？　おわりに　二一世紀の人々と感染症　付　四類・五類の感染症の説明

◇感染地図―歴史を変えた未知の病原体　スティーヴン・ジョンソン著、矢野真千子訳　河出書房新社　2007.12　299p　20cm　2600円　ⓘ978-4-309-25218-6　Ⓝ233.33
[内容]下肥屋―八月二十八日・月曜日　目はくぼみ、唇は濃い青色に―九月二日・土曜日　探偵、現る―九月三日・日曜日　肥大化する怪物都市―九月四日・月曜日　あらゆる「におい」は病気である―九月五日・火曜日　証拠固め―九月六日・水曜日　井戸を閉鎖せよ！―九月八日・金曜日　感染地図―その後～現在

◇危機管理―新たな疾病との戦い　島方洸一編著　文眞堂　2011.4　184p　21cm　（AN 21研究シリーズ no.4）〈並列シリーズ名：ARS NOSTRA21 STUDY SERIES〉　2000円　ⓘ978-4-8309-4707-0　Ⓝ498.6
[内容]第1章　人類と感染症　第2章　古代文明に見る伝染病　第3章　新型インフルエンザウイルス発生のメカニズム　第4章　パンデミックの社会経済的影響　第5章　パンデミックの社会的影響　第6章　パンデミックと政治　第7章　新型インフルエンザ（H5N1）対策マニュアルの構築―日本大学文理学部を事例に　第8章　未知との遭遇―身近に体験した感染症との闘い

◇基礎からわかる感染症　本田順一、操華子編著　ナツメ社　2012.5　269p　21cm　2200円　ⓘ978-4-8163-5228-7　Ⓝ493.8
[内容]1　感染の基礎　2　抗菌薬の基礎　3　消毒薬の基礎　4　微生物検査の基礎　5　事例で学ぶ感染症　6　病院感染対策の基礎　7　事例から学ぶアウトブレイク対応　8　こんな時どうする？　感染対策

◇現代感染症事情　上　中山明功、多田功、南嶋洋一編　医歯薬出版　2003.3　380p　16cm〈「知っておきたい現代感染症事情」（1999年刊）の増訂〉　2200円　ⓘ4-263-20182-5　Ⓝ493.8
[内容]第1章　感染症の復権（現代の感染症　感染症のABC）　第2章　古くて新しい感染症　第4章　日本にもあった感染症　第5章　抗生物質の限界？

◇現代感染症事情　下　中山明功、多田功、南嶋洋一編　医歯薬出版　2003.3　349p　16cm〈「知っておきたい現代感染症事情」（1999年刊）の増訂〉　2200円　ⓘ4-263-20183-3　Ⓝ493.8

◇子どもの感染症ケア教本―子どもと対面、接触しているあらゆる人のための安全バイブル！　タラ・ウォーカー著、宮脇利男監修、今井由美子訳　産調出版　2005.6　183p　19cm　980円　ⓘ4-88282-438-8　Ⓝ493.938

◇細菌・ウイルス・カビ・寄生虫驚異の正体―鳥インフルエンザ・SARS…　岡部信彦監修、山崎智嘉著、タカダカズヤイラスト　汐文社　2005.3　47p　27cm　（こわい！ウイルス・感染症　第2巻）　1800円　ⓘ4-8113-7942-X　Ⓝ493.8
[内容]人に役立つ細菌がある？　食中毒に気をつけよう！　厚生労働省のはたらき〔ほか〕

◇細菌・ウイルスには負けないぞ！　日本医師会、日本学校保健会監修　大塚製薬　2005.3　127p　19cm　（Otsuka新漫画ヘルシー文庫 4〈細菌・ウイルスとわたしたち編〉中巻）〈漫画部分は英文併記〉　Ⓝ493.8

◇細菌やウイルスから健康を守る　深光富士男著、梅澤実監修　学習研究社　2006.2　48p　29cm　（日本を守る安全のエキスパート 4）　3000円　ⓘ4-05-202384-6　Ⓝ498.6

◇ササッとわかる感染症　岡部信彦著　講談社　2007.5　110p　18cm　（図解大安心シリーズ　見やすい・すぐわかる）　952円　ⓘ978-4-06-284700-1　Ⓝ493.8

◇しっかり学ぶ基礎からの疫学―basic learning and training　William Anton Oleckno著、柳川洋、萱場一則監訳　南山堂　2004.11　337p　26cm　3800円　ⓘ4-525-18381-0　Ⓝ498.6

◇市民のための疫学入門―医学ニュースから環境裁判まで　津田敏秀著　緑風出版　2003.11　233p　21cm　2400円　ⓘ4-8461-0311-0　Ⓝ498.6
[内容]第1章　潜伏期間が短い病気の場合の疫学調査　第2章　潜伏期間について　第3章　潜伏期間が長い場合の疫学―例えばがんの疫学　第4章　薬害事件　第5章　疫学の広がり　第6章　疫学の基本的な考え方（理論）　第7章　因果推論　第8章　動物実験・疫学・基礎医学・社会　第9章　法律と医学　第10章　困った困った発言集　第11章　まとめに代えて―疫学かんたん情報

◇詳解感染症の予防及び感染症の患者に対する医療に関する法律　感染症法研究会編　改訂版　中央法規出版　2004.12　520p　22cm　4500円　ⓘ4-8058-4572-4　Ⓝ498.6
[内容]第1編　感染症法の制定とその背景（感染症法の制定経緯　感染症法の概要）　第2編　逐条解説（総則（第一条－第八条）　基本指針等（第九条－第十一条）ほか）　第3編　法令　第4編　参考

◇詳解感染症の予防及び感染症の患者に対する医療に関する法律　感染症法研究会編　3訂版　中央法規出版　2008.11　820p　22cm　5600円　ⓘ978-4-8058-4844-9　Ⓝ498.6
[内容]第1編　感染症法の制定とその背景（感染症法の制定経緯　感染症法の概要）　第2編　逐条解説（総則　基本指針等　感染症に関する情報の収集及び公表　健康診断、就業制限及び入院）　第3編　法令（法律　政令　省令　主要な告示）　第4編　参考（附帯決議　審議会意見・提言　参考資料）

◇新疫病流行記―パンデミック時代の本質　濱田篤郎著　バジリコ　2010.8　214p　19cm　（木星叢書）〈並列シリーズ名：ZEUS LIBRARY〉　1400円　ⓘ978-4-86238-169-9　Ⓝ493.8
[内容]第1章　疫病の人類史　第2章　新疫病流行記　第3章　人類への警告

感染症・伝染病　　　　　　　　　　　　　　　　　　　　　　　　　　　　　　病気・難病

◆新型・殺人感染症――SARSも鳥インフルエンザもほんの始まりにすぎない　エリノア・レビー,マーク・フィシェッティ著,根路銘国昭監修,日向やよい訳　日本放送出版協会　2004.6　429p　20cm　2400円　①4-14-080883-7　⑩493.8
　内容　序 SARS――最新の殺し屋　第1章 ジーニー・ブラウンのケース――劇症型A群連鎖球菌　第2章 バイオテロ――生物兵器の脅威　第3章 海を渡ってくる病原体――未熟な警戒システム　第4章 BSEと慢性消耗病――未知の恐怖・プリオン　第5章 凶暴化した大腸菌O-157――加速する細菌進化　第6章 耐性菌――抗生物質と病院が危ない　第7章 インフルエンザ大流行の予感――急速に変異するウイルス　第8章 結核の再来――「撃退しては忘れる」のくり返し　第9章 体内の時限爆弾――慢性病「C型肝炎、ヘルペス、エイズ」　第10章 私たちは何をすべきか

◆新・感染症の基礎知識――インフルエンザ・結核・O-157・MRSA・肝炎・疥癬を中心として 在宅に関わるあなたのために　西原修造著　第2版　筒井書房　2003.12（第5刷）　60p　21cm　800円　①4-88720-189-3　⑩493.8

◆新興再興感染症――SARSの教訓　岡部信彦編　日本評論社　2004.5　276p　26cm　（からだの科学増刊）　2667円　⑩493.8

◆人類vs感染症　岡田晴恵著　岩波書店　2004.12　212p　18cm　（岩波ジュニア新書）　780円　①4-00-500491-1　⑩493.8
　内容　序章 エリザベートとハンセン病　第1章 神の仕業から病原体発見へ　第2章 天然痘根絶への道　第3章 ペストの歴史から学ぶ　第4章 身近に迫るエイズ　第5章 風疹と麻疹　第6章 新型インフルエンザの脅威に備える　終章 いのちのあたたかさ――あとがきにかえて

◆髄膜炎の100年　Karen L. Roos著, 湯浅龍彦監訳　新潟　西村書店　2003.11　206p　21cm　（神経学の100章シリーズ）　5500円　①4-89013-322-4　⑩493.73
　内容　第1部 髄膜炎の歴史　第2部 細菌性髄膜炎の原因と病態　第3部 細菌性髄膜炎の臨床　第4部 脳脊髄液　第5部 細菌性髄膜炎の起因菌　第6部 細菌性髄膜炎の治療　第7部 細菌性髄膜炎の予防　第8部 無菌性髄膜炎　第9部 真菌性髄膜炎　第10部 結核性髄膜炎　第11部 梅毒性髄膜炎　第12部 癌性髄膜炎

◆図解ウイルス感染症がわかる本――暮らしのなかの危険な病気を防ぐ！　田口文章監修　成美堂出版　2005.5　191p　22cm　1300円　①4-415-02617-6　⑩493.87
　内容　1章 ウイルス感染症はどうして起きるのか　2章 命にかかわる危険な呼吸器感染症　3章 蔓延している肝炎と性感染症　4章 脳炎と出血熱を起こす恐ろしいウイルス　5章 ウイルス性食中毒と子供に多い感染症　6章 ウイルス感染症から身を守る方法　7章 ウイルスを防御する免疫システム　8章 がんとウイルスの関係

◆「図解」歴史をつくった7大伝染病――知られざる世界の裏面史　岡田晴恵著　PHP研究所　2008.11　95p　26cm　1400円　①978-4-569-70476-0　⑩493.8
　内容　巻頭特集 感染症による文明の混乱と発展の歴史　1 ハンセン病とマラリア　2 天然痘　3 ペスト（黒死病）　4 梅毒　5 結核と新型インフルエンザ

◆図説病の文化史――虚妄の怖れを祓す　久保井規夫著　柘植書房新社　2006.12　240p　21cm　3600円　①4-8068-0549-1　⑩493.8
　内容　第1章 疫病は祟りか罰か　第2章 疫病史を席捲した痘瘡（天然痘）　第3章 命定めの疫病、麻疹　第4章 困った国際交流、梅毒　第5章 上陸したコレラの猛威　第6章 黒死病（ペスト）に震え上がった　第7章 伝染病が細菌兵器に　第8章 平均寿命を縮めた結核　第9章 「業」「家筋」とされた頃の「癩病」者の歴史　第10章 法的隔離とハンセン病者

◆世界一「病気に狙われている」日本人――感染大国日本へのカウントダウン　濱田篤郎著　講談社　2008.9　186p　18cm　（講談社+α新書）　800円　①978-4-06-272527-9　⑩493.8
　内容　第1章 一九六八年のパンデミック　第2章 感染症征服は夢だった　第3章 なぜ悪魔は復活したのか　第4章 新型インフルエンザの足音　第5章 検証・新たな流行の重症度　第6章 予測・大流行の世界　第7章 現実的なサバイバル方法

◆帯状疱疹、肝炎、インフルエンザのウイルスには、これだ！――免疫細胞を活性化する食品の実力　永野正史著, 小島保彦監修　ぶんぶん書房　2010.2　176p　19cm　1300円　①978-4-938801-82-3　⑩493.8
　内容　第1章 体験談　第2章 ウイルス抑制因子活性食品のウイルス抑制作用　第3章 ウイルスによる病気とウイルス抑制因子活性食品の働き　第4章 漢方生薬の中にあったインターフェロン誘発物質　第5章 ウイルスによる疾患　第6章 ウイルス疾患の生活上の注意点と治療　ウイルス抑制因子活性食品に関するQ&A

◆帯状疱疹・単純ヘルペスがわかる本――正しい予防と治療　本田まりこ著　法研　2004.11　127p　21cm　1400円　①4-87954-541-4　⑩493.87
　内容　第1章 ヘルペスってどんな病気？　第2章 帯状疱疹の症状と経過　第3章 帯状疱疹の治療と経過　第4章 帯状疱疹後神経痛の治療とケア　第5章 単純ヘルペスの症状と経過　第6章 単純ヘルペスの治療と予防

◆帯状疱疹に克つ　長沼芳和著　講談社　2006.5　188p　19cm　（健康ライブラリー）　1300円　①4-06-259266-5　⑩493.87
　内容　プロローグ 帯状疱疹は治ったのに痛みがとれない！　1 なぜ帯状疱疹になるのか　2 からだのあらゆる場所に帯状疱疹はあらわれる　3 帯状疱疹の早期発見・早期治療はむずかしい　4 帯状疱疹後神経痛はなぜおこるのか　5 帯状疱疹後神経痛の症状をやわらげる治療法　6 帯状疱疹にならない、なっても重症化させないために

◆腸炎ビブリオ物語――発見から神奈川現象まで　秋山昭一著　〔横浜〕　秋山昭一　2004.8　61,3p　21cm　（発売：医学書院）　1000円　①4-260-70047-2　⑩491.74

◆抵抗力の低下している人を感染から守る本　矢野邦夫著　ヴァンメディカル　2012.1　111p　21cm　1500円　①978-4-86092-103-3
　内容　そもそも感染症に罹るってどういうこと？　感染症に罹りやすい人とは――抵抗力の低下について　日常生活について　日常生活での注意点　生活の活動範囲を拡大するとき　こんなときどうしたらよいか？　どのような病原体が問題となるのか？　どうしたら予防できるのか？　さらに知っていただきたいこと　退院時の感染予防指導

病気・難病　　　　　　　　　　　　　　　　　　　　　　　　　　　　　　　　　　　　　　感染症・伝染病

◇伝染病の社会史　島浩二著　名古屋　三恵社　2007.3　143p　21cm　1381円　Ⓣ978-4-88361-529-2　Ⓝ209
◇とことん症例から学ぶ感染症　ヘイミシュ・マッケンジー、ロバート・レイン、アレクサンダー・マッケンジー、パメラ・モリノー、アビジット・バル著，木村哲，四柳宏監訳　メディカル・サイエンス・インターナショナル　2011.3　157p　26cm　3800円　Ⓣ978-4-89592-667-6　Ⓝ493.8
◇ニッポン「亜熱帯」化宣言—そしてグローバル・ウイルスが逆襲する　藤田紘一郎著　中央公論新社　2003.8　206p　18cm　（中公新書ラクレ）　700円　Ⓣ4-12-150097-0　Ⓝ493.8
　内容　序　コレラが街にやってくる　第1部　亜熱帯ジャパンの風景　第2部　清潔志向×温暖化＝日本滅亡？（ひ弱な無菌国家日本　加速する高熱ストレス社会）　第3部　グローバル化の中の無防備国家
◇日本から麻疹がなくなる日—沖縄県はしかゼロプロジェクト活動の記録　安次嶺馨，知念正雄編　日本小児医事出版社　2005.8　261p　21cm　2000円　Ⓣ4-88924-150-7　Ⓝ498.6
　内容　麻疹の制圧は草の根運動から　わが国における麻疹の現状と問題点　沖縄県はしか"0"プロジェクト　麻疹発生時対応ガイドライン　旧具志川市の麻疹予防対策　市町村の予防接種担当職員の役割　沖縄県の取り組み　保健所の取り組み　沖縄県医師会の取り組み　麻疹発生全数報告と検査［ほか］
◇日本の医療と疫学の役割—歴史的俯瞰　森岡聖次，重松逸造著　克誠堂出版　2009.2　127p　26cm　4200円　Ⓣ978-4-7719-0347-0　Ⓝ498.6
　内容　第1章　疫学事始—日本における疫学の発祥からその認知まで　第2章　日本の疫学誕生期（後期）—感染症の疫学と初期の疫学公衆衛生研究　第3章　成長期の疫学—疫学の定着と非感染性疾患の疫学　第4章　発展期の疫学（その1）—がん、循環器疾患の疫学と国際共同研究の進展　第5章　発展期の疫学（その2）—公害病と原因不明疾患への対応　第6章　拡大期の疫学（その1）—国際疫学学会と日本疫学会　第7章　拡大期の疫学（その2）—生活習慣病とたばこ対策　第8章　疫学のこれから—直面する課題と未来
◇日本の疫学—放射線の健康影響研究の歴史と教訓　重松逸造著　医療科学社　2006.11　181p　19cm　（医療科学新書）　1200円　Ⓣ4 86003 503-8　Ⓝ498.6
◇肺炎マイコプラズマとその感染症—知って得する肺炎のお話　貞元春美著　文芸社　2003.2　123p　21cm　1300円　Ⓣ4-8355-3767-X　Ⓝ491.7
　内容　第1章　肺炎マイコプラズマの特徴　第2章　肺炎の種類　第3章　血液の仕組みと働き　第4章　肺炎マイコプラズマにおける血液・免疫の仕組みと働き　第5章　肺炎マイコプラズマ感染症の診断・治療法　第6章　肺以外の臓器への感染　第7章　マイコプラズマとの出合い
◇はじめて学ぶやさしい疫学—疫学への招待　日本疫学会監修，田中平三，秋葉澄信総編集　改訂第2版　南江堂　2010.10　142p　26cm　2000円　Ⓣ978-4-524-26086-7　Ⓝ498.6
◇はじめの一歩のイラスト感染症・微生物学—はじめて学ぶ人のための目で見る教科書　本田武司編　羊土社　2011.7　188p　26cm　3200円　Ⓣ978-4-7581-2023-4　Ⓝ491.7

　内容　序章　はじめに—病原微生物学学習の意義　1章　感染症とは　2章　免疫　3章　細菌　4章　ウイルス　5章　真菌　6章　原虫　7章　寄生虫　8章　感染症の診断・治療・予防・制御　9章　病原微生物各論　10章　感染症の疫学
◇パンデミック—感染爆発から生き残るために　小林照幸著　新潮社　2009.2　189p　18cm（新潮新書　299）　680円　Ⓣ978-4-10-610299-8　Ⓝ498.6
　内容　序章　音のしない街　第1章　パンデミックとは何か？—シーン1　第2章　危険な年齢　十五歳から三十五歳—シーン2　第3章　対策の限界　国、自治体、医療関係者—シーン3　第4章　インフルエンザの予防は有効なのか？—シーン4　第5章　怖いのはインフルエンザだけではない—シーン5　第6章　輸入される感染症、輸出される感染症—シーン6　第7章　プレパンデミックワクチンの希望—シーン7　終章　悲観論と楽観論のはざまで　付録　生き残るために…
◇パンデミック感染大爆発　浅井隆著　第二海援隊　2008.7　195p　19cm　1400円　Ⓣ978-4-86335-102-8　Ⓝ493.8
　内容　第1章　人類VSパンデミックの歴史　第2章　人類史上最悪の疫病—スペイン風邪の脅威　第3章　中国発パンデミックがやって来る！？　第4章　国家プロジェクトとして取り組む必要性　第5章　新型インフルエンザの基礎知識　第6章　パンデミック対策マニュアル
◇地球規模感染症（パンデミック）と企業の社会的責任—三大感染症—エイズ・結核・マラリアに立ち向かう企業　日本国際交流センター世界基金支援日本委員会編　日本国際交流センター世界基金支援日本委員会　2009.8　214p　21cm　Ⓣ978-4-88907-130-6　Ⓝ335.15
◇微生物vs.人類—感染症とどう戦うか　加藤延夫著　講談社　2005.1　286p　18cm　（講談社現代新書）　740円　Ⓣ4-06-149771-5　Ⓝ493.8
　内容　第1章　微生物がもたらす病気の基礎知識　第2章　新たな脅威　第3章　感染症との戦い　第4章　減少傾向のみられない感染症—インフルエンザと細菌性食中毒　第5章　感染症予防のために　第6章　微生物の恩恵と微生物研究への期待
◇一目でわかる微生物学と感染症　スティーブン・ガレスピ，キャスリン・バンフォード著，山木直樹，山岡昇司，堀内三吉監訳，山本典生，寺嶋一夫，斉藤直人訳　第2版　メディカル・サイエンス・インターナショナル　2009.1　132p　29cm　3800円　Ⓣ978-4-89592-580-8　Ⓝ493.8
　内容　概念　細菌感染　ウイルス感染　真菌感染　寄生虫感染　全身感染　セルフアセスメント症例検討
◇崩壊の予兆—迫りくる大規模感染の恐怖　上巻　ローリー・ギャレット著，山内一也監訳，野中浩一訳　河出書房新社　2003.8　384p　20cm　2400円　Ⓣ4-309-25172-2　Ⓝ498
　内容　序章　本当の進歩とは何か？　第1章　不潔と荒廃—肺ペストがインドを襲い、世界は誤った対応をする。　第2章　ランダランダーザイールにおけるエボラウイルスの流行は、政治的腐敗が公衆衛生を危機に陥れていることを示している。　第3章　ブルジョワの生理学—旧ソヴィエト社会主義共和国時代に作られた偽りの公衆衛生がすべて崩壊する。
◇崩壊の予兆—迫りくる大規模感染の恐怖　下巻　ローリー・ギャレット著，山内一也監訳，野中浩

一訳　河出書房新社　2003.8　348,11p　20cm　2400円　Ⓣ4-309-25173-0　Ⓝ498
　内容　第3章 ブルジョワの生理学（承前）―旧ソヴィエト社会主義共和国時代に作られた偽りの公衆衛生がすべて崩壊する。　第4章 反政府志向と階層格差―政府離れの時代におけるアメリカの公衆衛生基盤　第5章 生物戦争―恐怖の生物学的テロリズムと公衆衛生　第6章 エピローグ―変貌する公衆衛生の様相と地球規模の予防の将来
◇麻しん排除へ―平成19年度秋田県麻しん流行制圧の記録　秋田県（健康福祉部健康推進課）編　秋田　秋田県　2009.2　96p　30cm　ⓉLn978-4-9904582-0-1　Ⓝ498.6
◇マンガで学ぶ感染症　岩田健太郎著　中外医学社　2009.8　208p　24cm〈作画：弐月匡〉　1900円　ⓉLn978-4-498-02118-1　Ⓝ493.8
◇マンガよく分かる非結核性抗酸菌症　尾形英雄監修　清瀬　結核予防会　2003.10　18p　26cm　400円　ⓉLn4-87451-214-3　Ⓝ493.8
◇マンガよく分かる非結核性抗酸菌症　尾形英雄監修　平成19年改訂　結核予防事業部出版調査課　2007.1　18p　26cm　800円　ⓉLn978-4-87451-236-2　Ⓝ493.8
◇マンガよく分かる非結核性抗酸菌症　尾形英雄監修　平成21年改訂　結核予防会　2009.9　18p　26cm　800円　ⓉLn978-4-87451-261-6　Ⓝ493.8
◇南の島・風疹物語―沖縄を襲った風疹大流行　西田之昭著　福岡　西田圭一　2005.3　73p　20cm〈福岡 梓書院（製作）〉　Ⓝ498.6
◇身のまわりにいっぱい！病原体―O157・エイズ…　岡部信彦監修, 山崎智嘉著, タカタカズヤイラスト　汐文社　2005.3　47p　27cm（こわい！ウイルス・感染症 第1巻）　1800円　ⓉLn4-8113-7941-1　Ⓝ493.8
　内容　1 感染症ってどんな病気？　2 4つの感染経路（感染のしかた（接触　飛まつ　空気　ばい介物・こん虫）　セックスでうつる感染症）　3 海外でうつる感染症（海外で感染症を予防するには）　4 おどろきの力、免疫　5 新しい感染症がやってくる？
◇よくみる子どもの感染症Q&A　細矢光亮編　総合医学社　2011.7　1冊　26cm（「小児科学レクチャー」Vol1 No2 2011）　5600円　ⓉLn978-4-88378-751-7, ISSN2186-0254
　内容　1 子どもの感染症に対するアプローチの仕方　2 ウイルス感染症にどう対処するか　3 細菌感染症にどう対処するか　4 その他の病原体による感染症にどう対処するか（マイコプラズマ　クラミジア）
◇予防に役立つ感染症の事典―目に見えない世界をのぞいてみよう　北里研究所監修　PHP研究所　2008.9　79p　29cm　2800円　ⓉLn978-4-569-68765-0　Ⓝ493.8
　内容　第1部 感染症ってなんだろう（病原体の種類　感染のしくみ　体を守る働きと免疫　感染症との長い戦い　ナイチンゲール　ローベルト・コッホ　北里柴三郎　志賀潔・秦佐八郎　宮島幹之助・野口英世公衆衛生の発達　予防接種　手洗い・うがい　家庭での消毒　外国旅行時の注意点）　第2部 感染症の種類を知ろう（飛まつによる感染　接触による感染　食中毒　ばい介物による感染　人から人への感染・市中感染　院内感染）　付録

◇よみがえる感染症　竹田美文著　岩波書店　2004.3　149p　19cm（シリーズ健康と食を問い直す生物学）　2000円　ⓉLn4-00-006864-4　Ⓝ493.8
　内容　序章 感染症を制圧できたと信じた世紀　1章 新興・再興感染症　2章 感染症対策のための新しい法律　3章 腸炎ビブリオ―半世紀ぶりの新種病原細菌の発見　4章 レジオネラ症―生活の変化がもたらした新興感染症　5章 コレラ―新型コレラ菌の発見　6章 エイズ―人間の悲しい性が生んだ世界流行　7章 病原性大腸菌O157感染症―日本に土着してしまった新興感染症　8章 変異型クロイツフェルト・ヤコブ病―牛海綿状脳症（BSE）発生の恐怖　9章 ウエストナイル熱―蚊が運んできたのか、アフリカのウイルス　10章 重症急性呼吸器症候群（SARS）―野生動物のウイルスが原因か　終章 新しく出現する感染症にどのように対応すればよいのか
◇レジオネラ対策―こうすれば安心 温浴施設の衛生管理　レジオネラ防止対策研究会編　泉書房　2003.8　318p　22×16cm　2850円　ⓉLn4-900138-74-6
　内容　第1章 いま「温泉」「スーパー銭湯」がレジオネラ属菌に狙われている―レジオネラ属菌の特性を知ることが予防の第一歩　第2章 温泉の衛生を保つための基礎知識―約30種類の化学成分の正体とは？　第3章 温泉施設の適正規模を知ろう―温泉資源の無理な採取は泉質の変化をまねく　第4章 押さえておきたい設備の清掃・洗浄・殺菌法―ろ過装置や洗浄方法は効果の確実さで選ぼう　第5章 これで万全！レジオネラ属菌の防止対策―施設に応じたろ過や殺菌方法を見つけよう　第6章 これが安心できる施設だ！―レジオネラ属菌の感染源にならない施設とは？　第7章 これからは「安全性」を誇る施設が生き残る―安心感の提供は強力なマーケティングの武器　付録 公衆浴場における衛生管理要領等の改正について
◇わかりやすい感染症　辻村啓著　文芸社　2007.3　326p　19cm　1500円　ⓉLn978-4-286-02476-9　Ⓝ493.8
　内容　入門編（感染症の歴史　感染症を起こす原因　感染症の基礎知識）　基礎編　発展編（微生物各論）

《統計・報告》

◇インフルエンザ患者数の動向　2005年版　シード・プランニング　2005.8　1冊　30cm（シード・プランニングの専門マーケティング資料）　98000円　ⓉLn4-87980-430-4　Ⓝ498.6
◇患者数の動向と疫学　2004年版 第1巻　シード・プランニング　2004.2　16,533p　30cm（シード・プランニングの専門マーケティング資料）　180000円　ⓉLn4-87980-366-9　Ⓝ498.6
　内容　感染症及び寄生虫症　新生物
◇患者数の動向と疫学　2004年版 第2巻　シード・プランニング　2004.3　13,463p　30cm（シード・プランニングの専門マーケティング資料）　180000円　ⓉLn4-87980-367-7　Ⓝ498.6
　内容　血液及び造血器の疾患並びに免疫機構の障害　内分泌、栄養及び代謝疾患　精神及び行動の障害　神経系の疾患　眼及び付属器の疾患　耳及び乳状突起の疾患

病気・難病　　　　　　　　　　　　　　　　　　　　　　　　　　　　　感染症・伝染病

◇患者数の動向と疫学　2004年版　第3巻　シード・プランニング　2004.4　13, 557p　30cm　（シード・プランニングの専門マーケティング資料）　180000円　Ⓣ4-87980-368-5　Ⓝ498.6
　内容　循環器系の疾患　呼吸器系の疾患　消化器系の疾患
◇患者数の動向と疫学　2004年版　第4巻　シード・プランニング　2004.5　12, 395p　30cm　（シード・プランニングの専門マーケティング資料）　180000円　Ⓣ4-87980-369-3　Ⓝ498.6
　内容　皮膚及び皮下組織の疾患　筋骨格系及び結合組織の疾患　尿路性器系の疾患
◇患者数の動向と疫学　2004年版　第5巻　シード・プランニング　2004.5　11, 385p　30cm　（シード・プランニングの専門マーケティング資料）　180000円　Ⓣ4-87980-370-7　Ⓝ498.6
　内容　妊娠、分娩及び産じょく　周産期に発生した病態　先天奇形、変形及び染色体異常　症状、徴候及び異常臨床所見・異常検査所見で他に分類されないもの　損傷、中毒及びその他の外因の影響
◇患者数の動向と疫学　2007年版　第1巻　シード・プランニング　2007.2　13, 583p　30cm　（シード・プランニングの専門マーケティング資料）　180000円　Ⓣ978-4-87980-513-3　Ⓝ498.6
　内容　感染症及び寄生虫症　新生物
◇患者数の動向と疫学　2007年版　第2巻　シード・プランニング　2007.3　11, 544p　30cm　（シード・プランニングの専門マーケティング資料）　180000円　Ⓣ978-4-87980-514-0　Ⓝ498.6
　内容　血液及び造血器の疾患並びに免疫機構の障害　内分泌、栄養及び代謝疾患　精神及び行動の障害　神経系の疾患　眼及び付属器の疾患　耳及び乳状突起の疾患
◇患者数の動向と疫学　2007年版　第3巻　シード・プランニング　2007.4　11, 642p　30cm　（シード・プランニングの専門マーケティング資料）　180000円　Ⓣ978-4-87980-515-7　Ⓝ498.6
　内容　循環器系の疾患　呼吸器系の疾患　消化器系の疾患
◇患者数の動向と疫学　2007年版　第4巻　シード・プランニング　2007.5　11, 437p　30cm　（シード・プランニングの専門マーケティング資料）　180000円　Ⓣ978-4-87980-516-4　Ⓝ498.6
　内容　皮膚及び皮下組織の疾患　筋骨格系及び結合組織の疾患　尿路性器系の疾患
◇患者数の動向と疫学　2007年版　第5巻　シード・プランニング　2007.6　11, 418p　30cm　（シード・プランニングの専門マーケティング資料）　180000円　Ⓣ978-4-87980-517-1　Ⓝ498.6
　内容　妊娠、分娩及び産褥　周産期に発生した病態　先天奇形、変形及び染色体異常　症状、徴候及び異常臨床所見・異常検査所見で他に分類されないもの　損傷、中毒及びその他の外因の影響
◇患者数の動向と疫学　2010年版　第1巻　シード・プランニング　2010.1　17, 607p　30cm　（シード・プランニングの専門マーケティング資料）　180000円　Ⓣ978-4-87980-764-9　Ⓝ498.6
　内容　感染症及び寄生虫症　新生物
◇患者数の動向と疫学　2010年版　第2巻　シード・プランニング　2010.3　17, 482p　30cm　（シード・プランニングの専門マーケティング資料）　180000円　Ⓣ978-4-87980-765-6　Ⓝ498.6

　内容　血液及び造血器の疾患並びに免疫機構の障害　内分泌、栄養及び代謝疾患　精神及び行動の障害　神経系の疾患　眼及び付属器の疾患　耳及び乳状突起の疾患
◇患者数の動向と疫学　2010年版　第3巻　シード・プランニング　2010.3　17, 575p　30cm　（シード・プランニングの専門マーケティング資料）　180000円　Ⓣ978-4-87980-766-3　Ⓝ498.6
　内容　循環器系の疾患　呼吸器系の疾患　消化器系の疾患
◇患者数の動向と疫学　2010年版　第4巻　シード・プランニング　2010.1　17, 453p　30cm　（シード・プランニングの専門マーケティング資料）　180000円　Ⓣ978-4-87980-767-0　Ⓝ498.6
　内容　皮膚及び皮下組織の疾患　筋骨格系及び結合組織の疾患　腎尿路生殖器系の疾患
◇患者数の動向と疫学　2010年版　第5巻　シード・プランニング　2010.2　17, 443p　30cm　（シード・プランニングの専門マーケティング資料）　180000円　Ⓣ978-4-87980-768-7　Ⓝ498.6
　内容　妊娠、分娩及び産褥　周産期に発生した病態　先天奇形、変形及び染色体異常　症状、徴候及び異常臨床所見・異常検査所見で他に分類されないもの　損傷、中毒及びその他の外因の影響
◇感染症対策に関する行政評価・監視結果に基づく勧告　総務省　2006.7　38p　30cm　Ⓝ498.6
◇感染症対策に関する行政評価・監視結果報告書　総務省行政評価局　2006.7　90p　30cm　Ⓝ498.6

《ウィルス》

◇あなたの知らない細菌のはなし　粕谷亮美文・編集, 鈴木逸美絵, 熊田薫監修　大月書店　2010.4　38p　23cm　1800円　Ⓣ978-4-272-33063-8　Ⓝ465.8
　内容　だから細菌はきらわれる　あなたの近くにいる細菌　どんどん増える細菌たち　目に見えない細菌を観察するには　どんな大きさや形をしているの？　細菌を研究した人たち　細菌をどうやって取り出すの？　地球環境を変えた細菌　炊きたてのお米にもいる細菌　身体は細菌だらけ　腸の中には菌の花が咲いている？　ウンチやオシッコでわかるあなたの健康　土の中にひそむ細菌　海の中にいる細菌たち　食べ物をおいしくする細菌　チーズとお酢とナタ・デ・ココ　文明で広がる細菌　もしも細菌がいなくなったら
◇ウイルスがサクッとわかる本―恐ろしいパンデミックとどう戦えばいいのか？　新型インフルの恐怖…　クリエイティブ・スイート編著, 大槻公一監修　廣済堂あかつき　2009.12　231p　19cm　（廣済堂ペーパーバックス）　476円　Ⓣ978-4-331-51427-6　Ⓝ491.7
　内容　1章 インフルエンザの正体―人類永遠の病毒ウイルス　2章 ウイルス撃破！ビックリ人体のしくみ　3章 スッキリ解消！ウイルスとDNAのナゾ　4章 エイズなど感染症あれこれ　5章 へー、そうなんだ！ウイルスなんでもQ&A
◇ウイルス究極の寄生生命体　山内一也著　日本放送出版協会　2005.2　133p　21cm　（NHK

感染症・伝染病　　　　　　　　　　　　　　　　　　　　　　　　　　　　　　病気・難病

人間講座）〈2005年2月―3月期〉　560円　①4-14-189118-5　Ⓝ493.87

◇ウイルス研究の現在と展望　野本明男，西山幸廣編　共立出版　2008.2　p1037-1038, 1041-1302　28cm　4200円　①978-4-320-05668-8　Ⓝ491.77
[内容] 1 ウイルス研究の過去・現在・未来　2 ウイルス、ウイルス蛋白質の構造解析　3 吸着と侵入の分子機構　4 遺伝子発現とその制御　5 ゲノム複製とその制御　6 ウイルス粒子の組立て・成熟・細胞内輸送　7 ウイルス感染に対する細胞応答・宿主応答とその制御　8 ウイルス病原性発現の分子機構　9 ウイルスベクターの開発と利用

◇ウイルス！細菌！カビ！原虫！―微生物のことがよくわかる「20」の話　ヘールト・ブーカールト作，セバスチアーン・ファン・ドーニンク絵，野坂悦子，塩崎香織訳，出井正道，小林直樹監修　くもん出版　2010.5　63p　27cm　1400円　①978-4-7743-1745-8　Ⓝ465
[内容] 1 微生物ってなんだろう？　2 微生物は、どうやって広がるの？　3 インフルエンザは、なぜいるの？　4 あぶない微生物はどれ？　5 微生物学者になろう

◇ウイルスたちの秘められた生活―決定版ウイルス百科　ウエイン・ビドル著，春日倫子訳　角川書店　2009.9　281p　15cm　（角川文庫 15900）〈発売：角川グループパブリッシング　1996年刊の加筆・修正〉　629円　①978-4-04-298201-2　Ⓝ491.77
[内容] アデノウイルス　アルボウイルス　アレナウイルス　EBウイルス（エプスタイン・バー・ウイルス）　いぼ（パピローマウイルス）　インフルエンザ　インフルエンザ菌（ヘモフィルス）　ウエストナイル熱　HIV（ヒト免疫不全ウイルス）　エールリヒア〔ほか〕

◇ウイルスってなに？　今西二郎著　京都　金芳堂　2009.12　161p　19cm　1800円　①978-4-7653-1401-5　Ⓝ491.77

◇ウイルスってなんだろう　岡田吉美著　岩波書店　2005.4　195p　18cm　（岩波ジュニア新書 503）　780円　①4-00-500503-9　Ⓝ491.77
[内容] 第1章 どのようにして発見されたか　第2章 ウイルスとは何者か　第3章 どのようにして感染、増殖するのか　第4章 ウイルス病とのたたかい　第5章 ウイルスから学んだこと　第6章 悪玉ウイルスを善玉ウイルスに変える

◇ウイルスと地球生命　山内一也著　岩波書店　2012.4　103, 6p　19cm　（岩波科学ライブラリー）　1200円　①978-4-00-029592-5
[内容] 序章 あなたウイルスに守られて生まれてきた　1 ウイルスはどのようにして見いだされたか？　2 ウイルスは生きているか？　3 人のウイルスはどこから来たか？　4 生物界を動きまわるウイルス　5 病気体だけではない意外な役割　6 病気を治すウイルスの利用　7 広大なウイルスの世界

◇ウイルスと人間　山内一也著　岩波書店　2005.5　116p　19cm　（岩波科学ライブラリー 104）　1200円　①4-00-007444-X　Ⓝ491.77
[内容] 1 ウイルスの歴史は長く、人間の歴史は短い　2 進化の推進力となったウイルス　3 ウイルスはどのような「システム」か　4 ウイルスと生体のせめぎ合い　5 ウイルスに対抗する手段　6 現代社会が招くエマージングウイルス　7 エマージングウイルスの時代をどう生きるか　8 人間とウイルスの関係を考える

◇ウイルスと微生物がよ〜くわかる本―ポケット図解　夏緑著　秀和システム　2008.10　208p　19cm　（Shuwasystem science guide book）　1200円　①978-4-7980-2071-6　Ⓝ465
[内容] 第1章 はたらく菌　第2章 はたらく細菌　第3章 はたらくウイルス

◇ウイルスの手帳　田爪正氣，築地真実著　研成社　2004.12　205p　19cm　（のぎへんのほん）　1500円　①4-87639-136-X　Ⓝ491.7
[内容] 1章 やってきたウイルスの時代　2章 ウイルスって何者　3章 新型ウイルスの出現　4章 死亡率の高い獰猛なウイルス　5章 肝臓を集中攻撃するウイルス　6章 古くから知られているウイルス　7章 赤ん坊に異常を引き起こすウイルス　8章 子どもを好むウイルス　9章 その他の病気を引き起こすウイルス　10章 ウイルス感染症の予防と治療　役に立つ資料

◇蚊ウイルスの運び屋―蚊と感染症の恐怖　アンドリュー・スピールマン，マイケル・ド・アントニオ共著，奥田祐士訳　ソニー・マガジンズ　2004.5　292p　15cm　（ヴィレッジブックス）〈監修：栗原毅〉　780円　①4-7897-2274-0　Ⓝ498.69
[内容] 第1部 小さいけれど手強い相手（なぜ蚊は血を吸うのか？　蚊の世界へようこそ　人間界への侵略者）　第2部 死の運び屋（蚊が歴史を動かしていた？　運び屋の正体　人類最大の敵）　第3部 戦争か共存か（蚊との聖戦　国境なき流行　蚊との共存）

◇からだを蝕むウイルスのすべてがわかる本―地球温暖化・グローバル化で世界中に蔓延する感染の恐怖からどう身を守るか　田中耕太郎著　樂書舘　2003.9　191p　19cm　（発売：中経出版）　1200円　①4-8061-1891-5　Ⓝ491.77
[内容] 1 病原体はチャンスをうかがっている！（二〇年間に三〇種類以上の新顔病原体が出現　グローバル時代の大きな危険性）　2 ウイルスって何？　3 ウイルスを撃退するからだの仕組み　4 ウイルスVSワクチン　5 ウイルスに打ち勝つ生活

◇驚異の微生物―からだの中の不思議な住人たち DVD book　アイカム著　ビジネス社　2006.8　53p　21cm　3000円　①4-8284-1291-3　Ⓝ491.7
[内容] 皮膚　呼吸器　消化管　DVDに出てくる微生物一覧　大きさを比べてみよう

◇恐怖の病原体図鑑―ウイルス・細菌・真菌完全ビジュアルガイド　トニー・ハート著，中込治訳　西村書店　2006.7　191p　21cm　1800円　①4-89013-349-6　Ⓝ491.7
[内容] 1 ウイルス　2 細菌　3 真菌（カビ）　4 原虫

◇薬が効かない！　三瀬勝利著　文藝春秋　2005.8　198p　18cm　（文春新書）　680円　①4-16-660459-7　Ⓝ491.7
[内容] 序章 今や周りは耐性菌だらけ（風邪をこじらせて死ぬ時代　新型肺炎サーズの恐ろしいか　我々は肺炎を起こす細菌に囲まれている　耐性菌製造の責任者たち　増大する感染症の危機）　第1章 抗生物質はどう神通力を失ってきたか（抗生物質開発小史　細菌の正体　感染症は変貌する）　第2章 抗生物質はいかにして細菌を抑えるか（微生物の基礎知識　抗生物質はどのように作用するのか）　第3章 抗生物質はなぜ効かなくなったか（耐性化にける

病気・難病　　　　　　　　　　　　　　　　　　　　　　　　　　　　　　　感染症・伝染病

三つの方法　抗生物質を無力化するメカニズム　抗菌グッズは国を滅ぼす）　第4章では、これからどうしたらいいか（求められる意識の転換　国がとるべき対策　個人でできる効果的対策）

◇ここがおかしい菌の常識　青木皐著　集英社　2008.7　242p　16cm　（集英社文庫）　476円　Ⓘ978-4-08-746322-4　Ⓝ491.7
　内容　あなたのキレイ度チェック　1章　菌って何だろう　2章　食中毒はなぜ起きる　3章　ちょっと待て！"抗菌グッズ"で安心か　4章　病院は危険がいっぱい　5章　これで安心！ころばぬ先の菌対策（まず正しい手洗いを実践しよう　家庭での食中毒予防のポイント　しっかり清掃で実質的衛生）

◇細菌学の歴史　William Bulloch著、天児和暢訳　福岡　天児和暢　2005.10　292p　26cm　〈発売：医学書院〉　3700円　Ⓘ4-260-70052-9　Ⓝ491.7

◇細菌と人類―終わりなき攻防の歴史　ウィリー・ハンセン、ジャン・フレネ著、渡辺格訳　中央公論新社　2004.1　273p　20cm　2300円　Ⓘ4-12-003490-9　Ⓝ491.7
　内容　ペスト　コレラ　腸チフス、その他のサルモネラ症　細菌性赤痢　発疹チフス　淋病　脳脊髄膜炎　ジフテリア　百日咳　ブルセラ症（マルタ熱）結核　梅毒　破傷風　ボツリヌス症　炭疽病　ハンセン病

◇細菌と人類―終わりなき攻防の歴史　ウィリー・ハンセン、ジャン・フレネ著、渡辺格訳　中央公論新社　2008.11　296p　16cm　（中公文庫）　857円　Ⓘ978-4-12-205074-7　Ⓝ491.7
　内容　ペスト　コレラ　腸チフス、その他のサルモネラ症　細菌性赤痢　発疹チフス　淋病　脳脊髄膜炎　ジフテリア　百日咳　ブルセラ症（マルタ熱）　結核　梅毒　破傷風　ボツリヌス症　炭疽病　ハンセン病

◇細菌の手帳　田爪正氣、築地真実著　研成社　2006.8　186p　19cm　（のぎへんのほん）　1500円　Ⓘ4-87639-143-2　Ⓝ491.7
　内容　1章　人間に役立つ細菌たち　2章　人の健康を支える細菌たち　3章　一風変わった細菌たち　4章　細菌ってなに？　5章　病院内感染で話題の細菌たち　6章　ペットや節足動物に棲みつく細菌たち　7章　人に棲みつく病原細菌たち　8章　食中毒等の胃腸障害を引き起こす細菌たち　9章　自然界に棲む病原細菌たち　10章　生物兵器となる細菌たち　11章　病原細菌から身を守る

◇さわるな、危険！―家庭のバイ菌学　ジャック・ブラウン著、栗原百代訳　新潮社　2004.2　220p　19cm　1300円　Ⓘ4-10-544101-9　Ⓝ491.7
　内容　「ヒトの身体」は菌のすみか　恐るべし！「風邪とインフルエンザ」　「台所」は家でもっともバイ菌が多い場所　毒にも薬にもなる「水」　意外にも病原菌が少ない「トイレ」と「浴室」　「家」のあちこちに潜むバイ菌たち　"癒し"も"バイ菌"も与えてくれる「ペットたち」　食中毒の80%は「外食」が原因　「保育所」はバイ菌たちの遊び場　「病院」は病原菌もいっぱい　「旅行」で出くわすバイ菌たち　いつ起きてもおかしくない「バイオテロ」

◇史上最悪のウイルス―そいつは、中国奥地から世界に広がる　上　カール・タロウ・グリーンフェルド著、山田耕介訳　文藝春秋　2007.1　252p　20cm　1800円　Ⓘ978-4-16-368790-2、4-16-368790-4　Ⓝ493.87

◇史上最悪のウイルス―そいつは、中国奥地から世界に広がる　下　カール・タロウ・グリーンフェルド著、山田耕介訳　文藝春秋　2007.1　232、23p　20cm　1800円　Ⓘ978-4-16-368800-8、4-16-368800-5　Ⓝ493.87

◇新型ウイルスの正体とわが身の守り方―これだけは知っておこうSARSの恐怖からウイルスの基礎知識まで　中原英臣、佐川峻著　中経出版　2003.7　191p　19cm　1100円　Ⓘ4-8061-1847-8　Ⓝ493.87
　内容　第1章　SARSの正体　第2章　SARSウイルスから身を守る　第3章　人類を脅かしてきた伝染病　第4章　新型ウイルスとの果てしなき攻防

◇「新病原体」がわかる本　松浦善治監修　東京書籍　2004.8　253p　21cm　1900円　Ⓘ4-487-80019-6　Ⓝ493.8
　内容　第1部　動物からうつる感染症　第2部　人からうつる感染症（エボラ出血熱　重症急性呼吸器症候群（SARS）ほか）　第3部　食べ物からうつる感染症　第4部　環境が生む感染症（レジオネラ病　急性脳炎（西ナイル脳炎と日本脳炎を除く）ほか）

◇センダイウイルス物語―日本発の知と技　永井美之著　岩波書店　2006.7　189、5p　20cm　2400円　Ⓘ4-00-006274-3　Ⓝ491.77
　内容　1　細胞融合の発見―センダイウイルス表舞台へ　2　"からくり"を解き感染の普遍的原理へ　3　他にも続出、日本人の貢献　4　細胞から個体へ―ウイルス病原性のNDVパラダイム　5　ゲノム解読も日本が先導　6　ポストゲノムは逆遺伝学―リバースジェネティクス　7　麻疹（はしか）ウイルス学のパラダイムシフト　8　センダイウイルス工学の創出と事業化　9　もう一つの技術―センダイウイルスのエンベロープ工学

◇大腸菌―進化のカギを握るミクロの生命体　カール・ジンマー著、矢野真千子訳　日本放送出版協会　2009.11　333、33p　20cm　2100円　Ⓘ978-4-14-081403-1　Ⓝ491.74
　内容　1　生命の軌跡　2　E. コリにあてはまることは、ゾウにもあてはまる　3　細菌単体としてのシステム　4　自然界での社会生活　5　絶え間なく流れる生命の川　6　存続を賭けての戦略　7　進化のスピード　8　オープンソースの遺伝子マーケット　9　生命の起源にさかのぼる　10　生命を人工設計する　11　さて、地球外の生命は！

◇闘う！ウイルス・バスターズ　最先端医学からの挑戦　河岡義裕、渡辺登喜子著　朝日新聞出版　2011.1　262p　18cm　（朝日新書276）〈並列シリーズ名：Asahi Shinsho〉　780円　Ⓘ978-4-02-273376-4　Ⓝ491.77
　内容　1部　ウイルス研究と政治の影（CIAのバイオテロ対策と「遺伝資産」　新型インフルエンザとの闘い）　2部　ウイルス研究の現場で（敵の正体を探れ―実験室の挑戦　スペイン風邪ウイルスの復元　「微生物の狩人」―フィールド調査と電子顕微鏡　ウイルスってどんな人？）　3部　連続対談　最前線の学者・対策担当者に聞く（境政人さん（農林水産省動物医薬品検査所長）―口蹄疫と闘う！　満屋裕明さん（熊本大学教授）―世界初！エイズ治療薬を作る　大槻公一さん（京都産業大学鳥インフルエンザ研究センター長）―鳥インフルエンザ対策の第一人者）

◇食べ物から広がる耐性菌　日本子孫基金編　三五館　2003.10　277p　21cm　1500円　Ⓘ4-88320-276-3　Ⓝ491.7

医療問題の本　全情報2003-2012　　749

◇ 内容 1 食の生産に、抗生物質が使われている！―環境に広がる耐性菌への対策　2 病院の外で広がる耐性菌の恐怖―追いつめられる抗生物質（院内感染より恐い耐性菌あらわる　細菌感染症と人類との長い歴史　続々と出現する耐性菌）　3 耐性菌から子どもといのちを守る―病院でもらう薬の効果的な飲み方・飲ませ方（病気の治りにくい子どもが増えてきた　先生、どうしたらいいの？―耐性菌がよくわかるQ&A　医者も医療を受けるみなさんも正しい認識を）

◇地球村で共存するウイルスと人類　山内一也著　日本放送出版協会　2006.9　285p　16cm　（NHKライブラリー 210）　970円　①4-14-084210-5　Ⓝ491.7
内容 ウイルス・三十億年の歴史　ウイルスにより起こるさまざまな病気　プリオン病をめぐるサイエンス・ドラマ　ウイルスの正体を求めて　ウイルスの生き残り戦略　ウイルス感染症との戦い　新たなるウイルスの出現―マールブルグウイルスの衝撃　感染症の根絶は幻想　地球村で広がるエマージングウイルス　ウイルス感染症にどう対応するか　ウイルスを利用した病気の治療　ウイルスとともに生きる

◇出番を待つ怪物ウイルス―彼らはすぐ隣にいる　根路銘国昭著　光文社　2004.3　198p　19cm　（Kappa books）　1300円　①4-334-97439-2　Ⓝ491.77
内容 プロローグ ウイルスは、なぜ暴走するのか　第1章 やはり、彼らはやってきた　第2章 甦る「怪物」たち―エマージング・ウイルス　第3章 世界を目指すキラー・ウイルス　第4章 脳を破壊するタンパク質―プリオン病　第5章 いつ、暴れ出すかわからない侵入者

◇鳥インフルエンザはウイルスの警告だ！―ヒトとウイルスの不思議な関係　吉川泰弘著　第三文明社　2006.9　222p　19cm　1200円　①4-476-03288-5　Ⓝ491.77
内容 1 ウイルスと人間のかかわり　2 ウイルスの正体とは？　3 ウイルスの歴史は生命の誕生にまで遡る　4 ウイルスはなぜ細胞化しなかったのか？　5 ウイルスが感染・増殖するメカニズム　6 ウイルスは平和主義者！？　7 エマージングウイルスとの戦い　8 人間とウイルスの共存は可能か？

◇眠れない一族―食人の痕跡と殺人タンパクの謎　ダニエル・T. マックス著、柴田裕之訳　紀伊國屋書店　2007.12　358p　20cm　2400円　①978-4-314-01034-4　Ⓝ493.8

◇微生物学―地球と健康を守る　坂本順司著　裳華房　2008.5　190p　26cm　2500円　①978-4-7853-5216-5　Ⓝ465
内容 第1部 基礎編―地球は微生物の惑星（微生物と人類―世界史の中の小さな巨人　培養と滅菌―生きるべきか死すべきか　代謝の多様性―パンのみにて生くるにあらず）　第2部 分類編―微生物は分子ツールの宝庫（グラム陽性細菌―強くなければ生きていけない　プロテオバクテリア―近接するは善玉菌と悪玉菌　その他の細菌と古細菌―極限環境を生きるパイオニア　真核微生物とウイルス―一寸の菌にも五分の魂）　第3部 応用編―赤・白・緑のテクノロジー（感染症―病原菌とヒトの攻防　レッドバイオテクノロジー（医療・健康）―命を支える微生物　ホワイトバイオテクノロジー（発酵工業・食品製造）―おいしい微生物　グリーンバイオテクノロジー（環境・農業）―緑の地球を守る微生物）

◇人と細菌―17-20世紀　ピエール・ダルモン著、寺田光徳, 田川光照訳　藤原書店　2005.10　806p　22cm　9500円　①4-89434-479-3　Ⓝ491.7
内容 第1篇 細菌の征服（微生物学の前史（一六七四－一八五五）　パストゥール革命（一八五五－一八七九）　微生物学の飛躍（一八八〇－一九二〇））　第2篇 細菌汚染との闘い（水の呪い　きれいな空気を求めての闘い　細菌の媒体）　エピローグ 新しい問題か、永遠の問題か？

◇病原体から見た人間　益田昭吾著　筑摩書房　2007.7　237p　18cm　（ちくま新書）　720円　①978-4-480-06368-7　Ⓝ491.7
内容 第1章 病原体の環境と人間の環境　第2章 生物としての病原体　第3章 いろいろな病原体の生き方　第4章 病原体としての人間　第5章 人間特有の生き方

◇病原体とヒトのバトル―攻撃・防御そして共生へ　山田毅著　医歯薬出版　2005.6　235p　21cm　2800円　①4-263-44197-4　Ⓝ491.7

◇プリオン説はほんとうか？―タンパク質病体説をめぐるミステリー　福岡伸一著　講談社　2005.11　246p　18cm　（ブルーバックス B-1504）　900円　①4-06-257504-3　Ⓝ493.8
内容 第1章 プルシナーのノーベル賞受賞と狂牛病　第2章 プリオン病とは何か　第3章 プリオン説の誕生　第4章 プリオン説を強力に支持する証拠　第5章 プリオン説はほんとうか―その弱点　第6章 データの再検討でわかった意外な事実　第7章 ウイルスの存在を示唆するデータ　第8章 アンチ・プリオン説―レセプター仮説　第9章 特異的ウイルス核酸を追って

◇マンガでわかる菌のふしぎ―肌をピカピカにして性別も決める細菌とは？ 火星由来の細菌があるってホント？　中西貴之著　ソフトバンククリエイティブ　2010.2　206p　18cm　（サイエンス・アイ新書 SIS-153）〈並列シリーズ名：Science・i〉　952円　①978-4-7973-5372-3　Ⓝ465.8
内容 第1章 生活環境の細菌　第2章 海洋で生活する菌の神秘　第3章 地殻内細菌は孤独ですごくて不思議　第4章 宇宙も菌であふれている　第5章 そして人体も菌であふれている

◇もっと知りたい！ 微生物の力　下村徹著　技報堂出版　2007.8　168p　19cm　1800円　①978-4-7655-4456-6　Ⓝ465
内容 第1章 善玉微生物と悪玉微生物　第2章 微生物とはどんな生き物なのか　第3章 自然界での微生物のはたらき　第4章 作物栽培における微生物の功罪　第5章 微生物の力で食べ物をつくる　第6章 ヒトに病気をひき起こす微生物　第7章 微生物は環境浄化の助っ人

◇やさしい微生物学　関水和久編著　廣川書店　2011.1　135p　26cm　〈執筆：上原至雅ほか〉　2800円　①978-4-567-52210-6　Ⓝ491.7
内容 第1章 微生物学の基礎　第2章 細菌におけるDNAの複製, 転写, 翻訳　第3章 遺伝子工学のツールとしての大腸菌　第4章 微生物の多様性と感染症　第5章 感染の防止　第6章 感染症治療薬・生物学的製剤　模擬試験問題

◇よくわかる菌のはなし―ビジュアル図解　青木皐著　同文舘出版　2007.3　230p　21cm　1700円　①978-4-495-57481-9　Ⓝ491.7

病気・難病　　　　　　　　　　　　　　　　　　　　　　　　　　　　感染症・伝染病

　内容　1章 菌とはどういうものか　2章 日常生活の中の菌　3章 食品衛生・食生活と菌　4章 医療（疾病）と菌　5章 環境と菌　6章 清潔・清浄と菌　7章 衛生習慣と菌　8章 美容・健康と菌　9章 菌の制御と利用　10章 菌と上手につき合う法

◇読めばわかる！耐性菌のお話―ハテナ？がなるほど！に　小林寅喆著　ヴァンメディカル　2012.1　95p　21cm　1600円　①978-4-86092-102-6
　内容　耐性菌とは？　抗菌薬は菌にどのように効くの？　MICとは？　耐性菌が生まれる仕組み　耐性菌はなくならない　耐性菌による病院感染が起こると知っておきたい耐性菌　消毒薬耐性(？)菌　耐性菌は病院のどんなところにいるの？　耐性菌を広げない看護ケア　わが国における意外な耐性菌問題　耐性菌を増やさないために　CDCの薬剤耐性菌防止キャンペーン　耐性菌のモノサシとCLSI　耐性菌の基準だけではないCLSI　耐性菌との戦いは永遠に続く

◇DVDで学ぶ人体ウイルス・病原菌　竹内修二監修　西東社　2008.12　111p　24cm　（Science factory人体紀行 v.4)　2200円　①978-4-7916-1451-6　Ⓝ491.7
　内容　第1章 ミクロの侵入者―バクテリア　第2章 静かなる殺人者たち―ウイルス（ウイルスの脅威―パンデミック　バクテリアとの構造の違い―ウイルスの構造　2つのウイルス(1)DNAウイルス　ほか）　第3章 対病原菌のスペシャリスト―免疫システム

《インフルエンザ・風邪》

◇赤ちゃん・子どもを新型インフルエンザから守る100のコツ―感染する前に！　横田俊平監修　主婦の友社　2010.1　191p　18cm　950円　①978-4-07-270159-1　Ⓝ493.87
　内容　1 家族みんなでウイルスブロック！インフルエンザ予防大作戦　2 病院に行く前にインフルエンザに感染したかなと思ったら　3 あわてずに、あせらずに！インフルエンザに感染したときの対処法　4 最小限にくい止めるために 家族間の感染防止術　5 これだけは知っておきたい！インフルエンザの知識

◇朝、起きてすぐの歯みがきが、あなたを守る　川合満著　メディアファクトリー　2009.11　93p　20cm　1000円　①978-4-8401-3101-8　Ⓝ493.87
　内容　まえがき カゼ、インフルエンザに感染しなければ、生涯病気知らずで過ごせたのに…　第1章 寝ている間に、口の中で起こっている大事件！　第2章 まちがいだらけの朝の習慣　第3章 朝、起きてすぐの歯みがきが、あなたを守る　第4章 細菌を減らす正しい歯のみがき方　第5章 カゼ、インフルエンザの予防は総合作戦で効果てきめん！　第6章 もし、インフルエンザに感染してしまったら　あとがき 「お静かに」と言わない川合医院

◇医者には聞けないインフルエンザ・ワクチンと薬　母里啓子, 山本英彦, 浜六郎監修　熱海　ジャパンマシニスト社　2003.12　186p　19cm　1100円　①4-88049-604-9　Ⓝ493.87
　内容　1章 インフルエンザはかぜじゃない？ インフルエンザってなに？　2章 ワクチンでインフルエンザは防げますか？ 必要ですか？　3章「インフルエンザ脳症」がこわい！ なぜ起こるの？ どうすればい

いの？　4章 かぜでも、インフルエンザでも、子どもの熱がとにかく心配です　5章 かぜやインフルエンザ、どんな薬を使えばいいの？　6章 治療や予防できること、教えてください

◇医者には聞けないインフルエンザ・ワクチンと薬　母里啓子, 山本英彦, 浜六郎監修　2005年版　熱海　ジャパンマシニスト社　2004.10　216p　19cm　1100円　①4-88049-605-7　Ⓝ493.87
　内容　1章 インフルエンザはかぜじゃない？ インフルエンザってなに？　2章 ワクチンでインフルエンザは防げますか？ 必要ですか？　3章「インフルエンザ脳症」がこわい！ なぜ起こるの？ どうすればいいの？　4章 かぜでも、インフルエンザでも、子どもの熱がとにかく心配です　5章 かぜやインフルエンザ、どんな薬を使えばいいの？　6章 治療や予防できること、教えて下さい　検証 2005年はインフルエンザが大流行？ マスコミ報道に要注意

◇医者・ライフライン従事者・政治家・公務員以外の一般人、1億人分の強毒性鳥インフルエンザプレ・パンデミックワクチンを誰が用意してくれるのか？　わたなべりんたろう著　早美出版社　2009.6　70p　19cm　476円　①978-4-86042-061-1　Ⓝ498.6
　内容　第1章 強毒性鳥インフルエンザの脅威（豚インフルエンザと強毒性鳥インフルエンザ　プレ・パンデミックワクチン、全国民分を備蓄せよ―森詠氏の訴え　「新型インフルエンザの脅威」記事）　第2章 プレ・パンデミックワクチン備蓄にむけて（プレ・パンデミックワクチンの存在をなぜ伝えないのか　ワクチンを全国民に、早急に―長妻昭議員の訴え　衆議院厚生労働委員会速記録（議事速報））　第3章 政府に期待できないなら、民主党にお願いしよう（プレ・パンデミックワクチン接種には順位がある　すべての人が社会機能維持者だ―鈴木議員の訴え　希望者全員にワクチンを接種できるようにすること―参議院議員鈴木寛氏に訊く）

◇一生風邪をひかない体のつくり方　村上一裕著　三笠書房　2011.11　194p　15cm　（知的生きかた文庫 む14-1)　571円　①978-4-8379-7976-0　Ⓝ493.3
　内容　1章 風邪をひかない体のつくり方―もっともシンプルで効果的な健康法　2章 免疫力を高める習慣―あなたの体質は2週間で改善する　3章 風邪を寄せつけない食事―食材から食べ方、サプリメントまで　4章 ウイルスを撃退する法 風邪を予防するちょっとした工夫　5章 病気にならない運動法―もっと「体にいいこと」を始めよう　6章 子どもを風邪から守る知恵―家族のために知っておきたいこと

◇インフルエンザ・ウイルススペインの貴婦人―スペイン風邪が荒れ狂った120日　リチャード・コリヤー著, 中村定訳　清流出版　2005.12　254p　19cm　2000円　①4-86029-151-4　Ⓝ498.6
　内容　「みなさん！これは始まりです」―一九一八年九月三日・九月十二日　「今や、一日に五人ですぞ」―一九一八年九月十三日・九月三十日　「われわれは全滅するのだろうか」―一九一八年十月一日・十月八日　「もともとけだものの病気でしょ」―一九一八年十月九日・十月十二日　「キニーネ四錠と干し草の死の床」―一九一八年十月十三日・十月二十一日　「神のみぞ知る」―一九一八年十月二十二日・十月二十六日　「ドクター！なんとかして」―一九一八年十月二十六日・十月三十日　「死者の

医療問題の本 全情報 2003-2012　　751

感染症・伝染病　　　　　　　　　　　　　　　　　　　　　　　　　　　病気・難病

命令に従います」――一九一八年十月三十一日・十一月四日　「柵を修理する羊飼いのようなものだ」――一九一八年十一月四日・十一月十一日　「朝食の後はキスばかり」――一九一八年十一月十一日・十一月三十日　「苦しんでいる人たちがいるだけだ」――一九一八年十二月一日・十二月九日　「一家で六人も死ぬなんて…」――一九一八年十二月九日以後

◇インフルエンザウイルスと人類の戦い　長谷川秀樹著　新潟　シーアンドアール研究所　2011.2　207p　19cm　(SUPERサイエンス)　1500円　①978-4-86354-079-8　Ⓝ493.87
内容　1 インフルエンザウイルスとは何者なのか?　2 インフルエンザウイルスの構造と種類　3 進化するインフルエンザウイルスの変遷　4 インフルエンザウイルスで発症するしくみ　5 インフルエンザウイルスで発症する病気　6 インフルエンザの予防と治療　7 経鼻ワクチン開発の舞台裏

◇インフルエンザをばら撒く人々――金融寡頭権力の罠　菊川征司著　徳間書店　2009.10　363p　15cm　(5次元文庫 065)　686円　①978-4-19-906068-7　Ⓝ493.87
内容　第1章 戦前のスペイン風邪も生物兵器だった!?――インフルエンザの歴史をたどると見えてくる不可思議なデータ　第2章 戦争・虐殺・飢饉・疫病・出生抑制の5点セットで人口削減―「新世界秩序」を狙う者たちの知られざる大戦略　第3章 やはりエイズは米軍開発の生物兵器だった!――ナチスからアメリカに引き継がれた優生学の恐ろしさ　第4章 全世界の健康は製薬会社の利益の犠牲になっている!――ワクチン、フッ素、甘味料、携帯、牛乳…　第5章 新型ウイルスは、こうして世界にばら撒かれた!!――WHO、政府、製薬会社が危機を煽りワクチンで儲ける　第6章 危機と恐怖を煽って統制社会へ――監視体制が進む自由なきアメリカ

◇インフルエンザから命を守るための本――H5N1型パンデミック・フルー対策　岡田晴恵著, 田代眞人監修　TBSサービス　2010.12　92p　21cm　〈付属資料（DVD-Video 1枚 12cm）：新型インフルエンザ対策〉　1400円　①978-4-904345-16-0　Ⓝ498.6
内容　第1章 H5N1型強毒性新型インフルエンザの脅威　第2章 H5N1型強毒性新型インフルエンザへの対策(全身感染の「H5N1型」ウイルスの脅威　パンデミックから社会を救う　知っておきたい、命の守り方)　第3章 パンデミック・フルーにそなえる　便利なチェックリストと行動計画例

◇インフルエンザから生活を守る――正しい知識で適切対処　ヘルスケアハンドブック　佐藤万成著　新潟　新潟日報事業社　2009.10　78p　21cm　〈装画・イラスト：荒井晴美〉　600円　①978-4-86132-365-2　Ⓝ493.87
内容　「あれ? インフルエンザ?」――すぐに電話で相談を　感染拡大の防止――外出を自粛しよう　重症化リスク――万全の感染予防対策を　最新情報を得る――新潟県ホームページ　新型インフルエンザ相談窓口　風邪とは何か?　風邪とインフルエンザ　インフルエンザの診断　医者にかかるタイミング　細菌とウイルス〔ほか〕

◇インフルエンザから生活を守る――正しい知識で適切対処　ヘルスケアハンドブック　佐藤万成著　前橋　上毛新聞社事業局出版部　2009.11　78p　21cm　〈装画・イラスト：荒井晴美〉　500円　①978-4-86352-020-2　Ⓝ493.87

内容　「あれ? インフルエンザ?」――すぐに電話で相談を　感染拡大の防止――外出を自粛しよう　重症化リスク――万全の感染予防対策を　最新情報を得る――群馬県ホームページ　新型インフルエンザ相談窓口　風邪とは何か?　風邪とインフルエンザ　インフルエンザの診断　医者にかかるタイミング　細菌とウイルス〔ほか〕

◇インフルエンザから生活を守る――正しい知識で適切対処　ヘルスケアハンドブック　佐藤万成著　宇都宮　下野新聞社　2009.11　78p　21cm　600円　①978-4-88286-425-7　Ⓝ493.87
内容　「あれ? インフルエンザ?」――すぐに電話で相談を　感染拡大の防止――外出を自粛しよう　重症化リスク――万全の感染予防対策を　最新情報を得る――栃木県ホームページ　新型インフルエンザ相談窓口　風邪とは何か?　風邪とインフルエンザ　インフルエンザの診断　医者にかかるタイミング　細菌とウイルス〔ほか〕

◇インフルエンザ感染爆発――見えざる敵＝ウイルスに挑む　デイビッド・ゲッツ著, 西村秀一訳　金の星社　2005.12　133p　22cm　(ノンフィクション知られざる世界)〈画：ピーター・マッカーティー〉　1300円　①4-323-06082-3　Ⓝ493.87
内容　お祝い　戦争熱　やってこなかったサーカス　こたえを求めて　ストップ! これから、わたしの分身をたくさんつくるんです!　アラスカ　ワクチンって、どんなふうに効くの?　デヴィッド・ルイス二等兵の死　人生でいちばん遠い道のり　残されたメモ　エピローグ パンデミックをむかえよう

◇インフルエンザ緊急対策――新型インフルエンザへの備え　小林治監修　法研　2005.11.24　111p　21cm　1200円　①4-87954-600-3　Ⓝ493.87
内容　緊急章 新型インフルエンザ迫る!?　第1章 インフルエンザウイルスの正体 (インフルエンザの基礎知識　インフルエンザ、かぜ、SARSの違い)　第2章 忍び寄るインフルエンザから身を守るために　第3章 劇的に変化した診断と治療法　第4章 ケース別に見たインフルエンザ対策

◇インフルエンザ危機　河岡義裕著　集英社　2005.10　172p　18cm　(集英社新書)　660円　①4-08-720313-1　Ⓝ493.87
内容　第1章 新型インフルエンザの足音　第2章 さまざまなインフルエンザウイルス　第3章 インフルエンザウイルスVS. ウイルス研究者　第4章 インフルエンザウイルス研究最前線　第5章 新型インフルエンザから身を守るには

◇インフルエンザ対策!! ズバリこの一冊で大丈夫　大西正夫著　ポプラ社　2009.12　173p　19cm　952円　①978-4-591-11564-0　Ⓝ493.87
内容　第1章 誰もが驚いた新型豚インフルエンザ　第2章 インフルエンザを知る　第3章 感染拡大そして爆発　第4章 ワクチンを使う　第5章 抗インフルエンザ薬で治療する　第6章 「かかったかな」と思ったら心がけたい初動対策　第7章 自分を守る予防法　第8章 パンデミックと人間社会 社会機能維持と健康被害軽減

◇インフルエンザとかぜ症候群　加地正郎編　改訂2版　南山堂　2003.11　217p　26cm　〈執筆：加地正郎ほか〉　4500円　①4-525-23002-9　Ⓝ493.87

◇インフルエンザと闘うな!――ワクチン・タミフルより「ぬれマスク」　臼田篤伸著　農山漁村

文化協会 2012.3 163p 19cm （健康双書） 1200円 ⒤978-4-540-11286-7 Ⓝ493.87
内容 プロローグ "インフルエンザ狂騒曲"に踊らされる日本列島 第1章 病気と"闘う"姿勢を見直そう 第2章 医療が病いをつくる 第3章 インフルエンザワクチン異常使用の実態 第4章 巧みに隠蔽されたタミフルの異常行動 第5章 発症メカニズムに適ったインフルエンザ対策を！ 第6章 ワクチン・新薬いらずのインフルエンザ克服法 エピローグ インフルエンザウイルスが人に害をなさない工夫を

◇インフルエンザにかからない暮らし方──ウイルスを寄せつけない！ 和田耕治著 PHP研究所 2009.11 198p 19cm 1000円 ⒤978-4-569-77406-0 Ⓝ493.87
内容 第1章 インフルエンザから自分を守り、家族を守る感染予防10か条 第2章 感染予防行動によって予防できるようになるまで 第3章 季節性インフルエンザと新型インフルエンザ 第4章 感染・発症の3要素を知っておく 第5章 自分を守るために、周囲を守る 第6章 怖いのは感染症か、世の中の混乱か？ 第7章 新型インフルエンザが国内でまん延した時は

◇インフルエンザ21世紀 瀬名秀明著, 鈴木康夫監修 文藝春秋 2009.12 500p 18cm （文春新書 733） 1250円 ⒤978-4-16-660733-4 Ⓝ493.87
内容 第1章 二一世紀のパンデミック（二〇〇九年四月二日（金） 進藤奈邦子 同上 押谷仁 ほか） 第2章 糖鎖ウイルス学の挑戦 第3章 ディジーズ・コントロール 第4章 時間と空間と呪縛を超える 第5章 想像力と勇気

◇インフルエンザの完全なる回避 楓勲著 大阪 JDC出版 2010.1 109p 19cm 1200円 ⒤978-4-89008-434-0 Ⓝ493.87
内容 第1章 蔓延する新型インフルエンザ 第2章 すべての原因は水にある 第3章 インフルエンザ回避のために 第4章 世界からインフルエンザがなくなる日 終章 この大切な地球と生きとし生けるものへのメッセージ（今ここにある危機）

◇インフルエンザの最新知識Q&A 2012 パンデミックH1N1 2009の終焉を迎えて 鈴木宏, 渡辺彰編 大阪 医薬ジャーナル社 2012.5 191p 21cm 3600円 ⒤078 4 7532 2546 0
内容 1 パンデミックH1N1 2009活動の総括と今後 2 今後のインフルエンザ発生とプタ 3 パンデミックH1N1 2009の疫学と臨床像 4 季節性インフルエンザの診断と疫学 5 季節性インフルエンザの予防 6 季節性インフルエンザの治療 7 高病原性鳥インフルエンザH5N1の今後

◇インフルエンザの世紀──「スペインかぜ」から「鳥インフルエンザ」まで 加地正郎著 平凡社 2005.3 214p 18cm （平凡社新書） 760円 ⒤4-582-85260-2 Ⓝ493.87
内容 1 カゼ症候群とインフルエンザ（カゼ症候群と病原ウイルス インフルエンザの流行と歴史） 2 カゼ研究の五十余年 3 予防・診断・治療の新事情 4 新型インフルエンザの現在

◇インフルエンザの予防と対策──米国疾病管理センター（CDC）予防接種諮問委員会（ACIP）勧告要約版（保健師・看護師へ向けて） 2006年版 米国疾病管理センター予防接種諮問委員会原著, 廣田良夫監修, 佐々木八代, 園田さより, 高野美代子編 日本公衆衛生協会 2007.8 33p 26cm 600円 ⒤978-4-8192-0199-5 Ⓝ493.87

◇インフルエンザパニックが教えてくれたこと──タミフルで予防？ ワクチンで軽くすむ？ 山田真著 ジャパンマシニスト社 2011.2 147p 18cm （ジャパンマシニスト育児新書 J001） 1000円 ⒤978-4-88049-611-5 Ⓝ498.6
内容 第1章 まず、インフルエンザの基本から──じつは、「ちょっと症状の強いかぜ」 第2章 パニックはなぜ起こったか──だれも口をつぐんで語らない 第3章 治療をめぐって抗インフルエンザ薬（タミフル、リレンザなど）──タミフルはこどものいのちを救ったのか 第4章 予防策は有効だったのか──科学的検証のない"強行" 第5章 うつる病気への過剰反応がまねくこと──いわれのない被害を受けた人たち

◇インフルエンザパンデミック──新型ウイルスの謎に迫る 河岡義裕, 堀本研子著 講談社 2009.9 238p 18cm （ブルーバックス B-1647）〈並列シリーズ名：Blue backs〉 880円 ⒤978-4-06-257647-5 Ⓝ493.87
内容 第1章 パンデミック発生！ 第2章 インフルエンザウイルスはどのように感染するのか？ 第3章 "種の壁"を越えた感染はなぜ起きるのか？ 第4章 ウイルスの病原性が突如強まるのはなぜか？ 第5章 H5N1亜型ウイルスがパンデミックを起こす可能性はあるのか？ 第6章 スペイン風邪は、なぜ史上最悪の被害をもたらしたのか？ 第7章 ワクチン接種で感染を予防できるか？ 第8章 抗インフルエンザ薬は感染拡大を食い止められるのか？ 第9章 新型ウイルスは、人類を脅かす存在なのか？

◇インフルエンザ（H5N1）に関するガイドライン──フェーズ3 抜粋 新型インフルエンザ専門家会議平成18年6月5日版 日本医師会感染症危機管理対策室 2006.8 47p 26cm Ⓝ498.6

◇ウイルス戦争がやってきた!! 浅井隆著 第二海援隊 2009.6 171p 19cm 1400円 ⒤978-4-86335-113-4 Ⓝ493.87
内容 第1章 豚インフルエンザはなぜ発生したのか 第2章 これは始まりに過ぎない 第3章 日本の対策は不備だらけ!? 第4章 九〇年前のパンデミック、スペイン風邪は警告する 第5章 人類の歴史は疫病の歴史 第6章 生き残るために私たちができること

◇ウイルスパニック──新型インフルエンザ、大感染の恐怖 皆川正夫著 毎日コミュニケーションズ 2008.11 213p 18cm （マイコミ新書） 780円 ⒤978-4-8399-2831-5 Ⓝ498.6
内容 第1章 新型インフルエンザパニック、なぜこれほど恐れられるのか？ 第2章 新型インフルエンザ、ヒト-ヒト感染への変異とは？ 第3章 パンデミックは必ず起こる──日本と世界を地獄にしたスペイン風邪の歴史を検証 第4章 タミフルは効くのか？ 副作用は？ 第5章 毒性新型インフルエンザ日本上陸！ 現状の医療体制で何ができるか？ 第6章 パンデミックまであと数年の猶予があれば──進歩するワクチン・抗ウイルス薬の開発現場 第7章 その時、国や地方自治体はどう動くか？ 企業はどう対処するべきか？ 第8章 私たち個人ができること、準備できることとは？

◇H5N1──強毒性新型インフルエンザウイルス日本上陸のシナリオ 岡田晴恵著 ダイヤモンド社 2007.9 292p 19cm 1600円 ⒤978-4-478-00240-7 Ⓝ498.6

◇H5N1型ウイルス襲来―新型インフルエンザから家族を守れ!　岡田晴恵著　角川SSコミュニケーションズ　2007.11　173p　18cm　(角川SSC新書)　720円　①978-4-8275-5013-9　Ⓝ493.87

内容　序章 火種　第1章 苦悩　第2章 焦燥　第3章 憂鬱　第4章 発生　第5章 上陸　第6章 拡大　第7章 連鎖　第8章 混迷　第9章 破殿　第10章 崩壊

内容　第1章 鳥インフルエンザがやってくる…。第2章 海外で新型インフルエンザ発生。第3章 とうとう国内で新型インフルエンザ発生!　第4章 家族が新型インフルエンザにかかった…!?　第5章 大流行。そして…。新型インフルエンザなんでもQ&A

◇H5N1(強毒性)新型インフルエンザ・パンデミックに向けて　小島俊郎述　公共政策調査会　2010.4　43p　21cm　(Special report no.105)　Ⓝ336.48

◇お母さんと家族のための新型インフルエンザ対策Q&A　根路銘国昭著・監修,予防環境協会企画・編集　竹内書店新社　2010.1　147p　19cm　〈発売:雄山閣〉　819円　①978-4-8035-0356-2　Ⓝ498.6

内容　第1章 感染についての素朴な疑問にお答えします!　第2章 本当に役立つ新型インフルエンザ対策をお知らせします!　第3章 ウイルス&微生物についての基礎を教えます!

◇かぜとインフルエンザ―日常生活の注意、予防、治療　順天堂大学医学部編　学生社　2006.4　163p　18cm　(順天堂のやさしい医学13)　780円　①4-311-70063-6　Ⓝ493.87

内容　かぜとインフルエンザと総合診療科　講師の先生方について　かぜとインフルエンザ過去・現在・未来　かぜとインフルエンザの見分け方　インフルエンザにならないために、もし罹ってしまったら―日常の注意点、予防法、治療　特にインフルエンザに注意していただく方　インフルエンザで怖い肺炎と脳症、鳥インフルエンザの予防と治療

◇「カゼ」と「インフルエンザ」はどうちがう　角田史朗著,川原真由美絵　汐文社　2003.3　47p　27cm　(カゼ・インフルエンザしくみ大図解1)　2000円　①4-8113-7646-3　Ⓝ493.3

内容　Q1 なんのことをカゼっていうの?　Q2 インフルエンザとカゼはちがう?　Q3 カゼはなぜうつるの?　Q4 ウイルスにもいろいろあるの?　Q5 インフルエンザにもちがいあり?　Q6 カゼとインフルエンザにもちがいあり?　Q7 A型とB型は性格がちがう?　Q8 A型はどうやって姿を変える?　Q9 カゼになる人・ならない人の差は?　Q10 カゼとまちがえやすい病気って?

◇かぜと新型インフルエンザの基礎知識―知って防ごう　岡部信彦著　少年写真新聞社　2009.11　71p　21cm　900円　①978-4-87981-326-8　Ⓝ493.3

内容　第1章 かぜとインフルエンザは仲間?　第2章 体の中にウイルスが入るとどうなるの?(「ウイルス」って何だろう?　ウイルスの侵入(ウイルスの感染を受ける)ほか)　第3章 かぜとインフルエンザの予防と治療　第4章 新型インフルエンザ(H1N1)

◇かぜなんかひかないよ　大津一義監修　少年写真新聞社　2009.2　47p　27cm　(こども健康ずかん)　2300円　①978-4-87981-288-9　Ⓝ493.938

内容　健康って、いいね!　かぜをひくとパワーダウン　どんなときにかぜをひくの?　かぜをひく原因―病原体　かぜの病原体はどこにいるの?　かぜの予防(1)―病原体を体の中に入れない!　正しく手を洗おう!　きれいに見えても手は細きんだらけ　うがいはブクブク・ガラガラ　かぜの予防(2)―体のていこう力を高める　かぜの予防(3)―よい生活習慣を心がける　かぜの予防(4)―体の虚弱を上手に調節する　かぜをひいてしまったら…　病原体がもとになって起こる病気　病原体をやっつける!　活くする細きん　手洗いカレンダー　うがいカレンダー

◇カゼに負けない身体のつくり方　角田史朗著,川原真由美絵　汐文社　2003.4　47p　27cm　(カゼ・インフルエンザしくみ大図解3)　2000円　①4-8113-7648-X　Ⓝ493.3

内容　Q1 カゼ予防に窓をあけるのはなぜ?　Q2 運動不足はカゼの元ってホント?　Q3 カゼのひきはじめにきくのは?　Q4 どうして予防注射をするのか　Q5 ワクチンはぜったいきく?　Q6 インフルエンザワクチンの中身は?　Q7 予防注射で死ぬってほんとう?　Q8 大人と子どもでは予防がちがう?　Q9 カゼにきくクスリはどれ?　Q10 インフルエンザにきくクスリは?

◇かぜの科学―もっとも身近な病の生態　ジェニファー・アッカーマン著,鍛原多惠子訳　早川書房　2011.2　351p　20cm　2100円　①978-4-15-209194-9　Ⓝ493.7

内容　序 風邪の赤裸々な真実　第1章 風邪をもとめて　第2章 風邪はどれほどうつりやすいか　第3章 徴菌　第4章 大荒れ　第5章 土壌　第6章 殺人風邪　第7章 風邪を殺すには　第8章 ひかぬが勝ち　第9章 風邪を擁護する　付録 風邪の慰みに

◇かぜのしょうたい―かぜ・インフルエンザの予防　ぱすてる書房編,白谷よしみ絵　大阪　ぱすてる書房　2008.12　47p　30cm　(健やかサポーター 6)　1600円　①978-4-86300-008-7　Ⓝ493.8

◇風邪の話―たかが風邪、されど風邪、風邪対策の知恵とヒント　松永貞一著　日本医学館　2007.3　183p　19cm　1000円　①978-4-89044-005-4　Ⓝ493.3

◇カゼひきさんの体内をのぞいてみよう!　角田史朗著,川原真由美絵　汐文社　2003.4　47p　27cm　(カゼ・インフルエンザしくみ大図解2)　2000円　①4-8113-7647-1　Ⓝ493.3

内容　Q1 鼻水の正体は　Q2 ノドでは、なにがおこってる?　Q3 熱がでるしくみを教えて　Q4 ウイルスのからだには武器はある?　Q6 戦士「リンパ球」はどこにいる?　Q7 「免疫」ってなに?　Q8 リンパ球のウイルス攻略法　Q9 リンパ球の戦士はいろいろいる?　Q10 2番目の戦士「Bくん」の役は?

◇風邪はひかぬにこしたことはない　林望著　筑摩書房　2008.11　249p　15cm　(ちくま文庫)　740円　①978-4-480-42533-1

内容　1 私の「風邪」遍歴　2 風邪の予防　3 もしひいてしまったら　4 風邪と社会的責任　5 気力と風邪　風邪は哲学か…?―あとがきにかえて

◇感染弱者のための新型インフルエンザ対策　山村武彦著　アニカ　2009.10　189p　19cm　1800円　①978-4-901964-16-6　Ⓝ498.6

◇強毒型インフルエンザ　岡田晴恵著　PHP研究所　2011.5　250p　18cm　〈PHP新書 735〉〈並列シリーズ名：PHP SHINSHO〉　720円　①978-4-569-79692-5　Ⓝ498.6
　内容　第1章 鳥インフルエンザはなぜ蔓延しているのか　第2章 ゼロからわかるインフルエンザウイルス　第3章 新型インフルエンザにどう対処するのか？　第4章 病原性別インフルエンザの傾向と対策　第5章 感染予防と自宅療養の準備　第6章 歴史から見たインフルエンザウイルス
◇強毒性新型インフルエンザの脅威　岡田晴恵編, 速水融, 立川昭二, 田代眞人, 岡田晴恵著　藤原書店　2006.7　202p　21cm　1900円　①4-89434-527-7　Ⓝ493.87
◇強毒性新型インフルエンザの脅威　岡田晴恵編, 速水融, 立川昭二, 田代眞人, 岡田晴恵著　増補新版　藤原書店　2009.3　230p　21cm　2200円　①978-4-89434-677-2　Ⓝ493.87
◇グレート・インフルエンザ　ジョン・バリー著, 平澤正夫訳　共同通信社　2005.3　539, 11p　20cm　3200円　①4-7641-0550-0　Ⓝ493.87
　内容　1 群れ　2 火薬庫　3 始まり　4 爆発　5 流行病　6 競争　7 戦い　8 停滞　9 終幕
◇検証：新型インフルエンザ2009 ―そのとき学校は、地域社会は、行政はどう対応したか　二塚信, 小野友道, 上野眞也編著　成文堂　2012.3　334p　21cm　2500円　①978-4-7923-9229-1
　内容　第1部 われわれは新型インフルエンザにどう立ち向かったのか　第2部 そのとき学校・医療機関・行政の対応は？　第3部 将来の新型インフルエンザに立ち向かうために（化血研のワクチン開発・供給ミッションについて　二〇〇九年新型インフルエンザ発生に対する危機管理対応-ワクチンメーカーとして　新型インフルエンザをどう報道したか）
◇高齢者、乳幼児、妊婦…家族を守るための新型インフルエンザ対策―H5N1型にも対応　岡田晴恵著　幻冬舎　2009.12　215p　19cm　1500円　①978-4-344-01768-9　Ⓝ493.87
　内容　第1章 Q&Aで理解する！新型インフルエンザの基本　第2章 暮らしの中の新型インフルエンザ対策　第3章 介護現場の新型インフルエンザ対策（職場ぐるみで、新型インフルエンザ対策を！　通所施設（デイケア、デイサービスなど）の場合　ほか）　第4章 強毒性新型インフルエンザにはどう対処すべき？H5N1型新型インフルエンザの基礎知識と対策　付記 新型インフルエンザ対策に関する情報・資料
◇子どもといっしょに読む新型インフルエンザハンドブック　岡田晴恵著　岩崎書店　2009.12　79p　19cm　800円　①978-4-265-80191-6　Ⓝ493.87
　内容　1 知っておきたい！新型インフルエンザQ&A　2 新型インフルエンザ 暮らしの中の予防対策　3 新型インフルエンザ かかったときのホームケア　4 知っておけば安心！新型インフルエンザ情報・問合せ先
◇最強ウイルス―新型インフルエンザの恐怖　NHK「最強ウイルス」プロジェクト著　日本放送出版協会　2008.3　235p　19cm　〈NHKスペシャル〉　1000円　①978-4-14-081292-1　Ⓝ498.6
　内容　序章 最強ウイルス　第1章 間近に迫っていたパンデミック　第2章 変貌するウイルス　第3章 世界各国の闘い　第4章 命をめぐる決断　第5章 日本は大丈夫なのか？　第6章 パンデミックは、どこまで迫っているのか　終章 国際協力に向けて
◇殺人ウイルスの謎に迫る！―新型インフルエンザはどうして危険なのか？ 致死率80%以上の凶悪ウイルスとはなにか？　畑中正一著　ソフトバンククリエイティブ　2008.12　238p　18cm　〈サイエンス・アイ新書 SIS-91〉　952円　①978-4-7973-4976-4　Ⓝ491.77
　内容　第1章 殺人ウイルスの台頭　第2章 ウイルスの正体を探る　第3章 ウイルスに対抗する人の知恵と能力　第4章 細菌に感染するウイルス「バクテリオファージ」　第5章 植物に襲いかかるさまざまなウイルスたち　第6章 ウイルスとRNAワールド
◇しあわせなら手を洗おう―かぜ、インフルにかかりにくくなる魔法の習慣　かぜ、インフルエンザ、食中毒の予防　森澤雄司監修, 齋藤香織絵, 小平慎一構成・文　ヒポ・サイエンス出版　2010.10　43p　21cm　〈健康イラストブックシリーズ〉　950円　①978-4-904912-00-3　Ⓝ493.87
◇史上最悪のインフルエンザ―忘れられたパンデミック　アルフレッド・W.クロスビー著, 西村秀一訳　みすず書房　2004.1　420, 55p　22cm　3800円　①4-622-07081-2　Ⓝ498.6
　内容　第1部 スパニッシュ・インフルエンザ序論（大いなる影）　第2部 スパニッシュ・インフルエンザ第一波―1918年春・夏（インフルエンザウイルスの進撃　3か所同時感染爆発―アフリカ、ヨーロッパ、そしてアメリカ）　第3部 第二波および第三波　第4部 測定、研究、結論、そして混乱　第5部 結び（人の記憶というもの―その奇妙さについて）
◇史上最悪のインフルエンザ―忘れられたパンデミック　アルフレッド・W.クロスビー著, 西村秀一訳・解説　新装版　みすず書房　2009.1　435, 55p　22cm　〈付：パンデミック・インフルエンザ研究の進歩と新たな戦い〉　4400円　①978-4-622-07452-6　Ⓝ498.6
　内容　第1部 スパニッシュ・インフルエンザ序論（大いなる影）　第2部 スパニッシュ・インフルエンザ第一波―1918年春・夏（インフルエンザウイルスの進撃　3か所同時感染爆発―アフリカ、ヨーロッパ、そしてアメリカ）　第3部 第二波および第三波　第4部 測定、研究、結論、そして混乱　第5部 結び（人の記憶というもの―その奇妙さについて）
◇史上最強のウイルス12の警告―新型インフルエンザの脅威　岡田晴恵著, 田代眞人監修　文藝春秋　2008.10　126p　16cm　〈文春文庫〉〈「鳥インフルエンザの脅威」（河出書房新社2004年刊）の増訂〉　552円　①978-4-16-775310-8　Ⓝ493.87
　内容　異常事態はまだまだ続いている。　鳥インフルエンザは、新型インフルエンザ大流行の前兆かもしれない。　いままでのインフルエンザと違い、H5N1型インフルエンザは強毒性である。　鳥から人への感染が繰り返されるとウイルスの人への親和性が増す。　新型ウイルスの感染源は「鳥」だけとは限らない。　新型ウイルスは、まだ誰も免疫がないから恐ろしい。　インフルエンザウイルスは、他のウイルスより感染力が強い。　意識を高め、身近な対策でも防ぐことが大切である。　1918年、スペイン風邪大流行の歴史に学べ。　新型ウイルスの発生そのも

◇知って安心かぜ対策―さよなら！不快症状　小菅孝明監修　旬報社　2005.11　119p　21cm　(健康を科学する)　1400円　Ⓘ4-8451-0947-6　Ⓝ493.3
　内容　第1章 かぜってどんな病気？　第2章 かぜで病院に行くとき　第3章 ここが知りたい、ここが聞きたい市販のかぜ薬Q&A　第4章 かぜにこそ漢方　第5章 かぜ なおす早くなおすセルフケア法

◇知って防ごうかぜとインフルエンザ―鼻かぜから新型インフルエンザまで　岡部信彦著　少年写真新聞社　2008.11　63p　27cm　(新体と健康シリーズ ビジュアル版)　2000円　Ⓘ978-4-87981-275-9　Ⓝ493.87
　内容　第1章 かぜとインフルエンザは仲間？　第2章 体の中にウイルスが入るとどうなるの？（「ウイルス」って何だろう？　ウイルスの侵入（ウイルスの感染を受ける）　体内でのウイルスとの戦い）　第3章 かぜとインフルエンザの予防と治療

◇知ろう！防ごう！インフルエンザ　1　新型インフルエンザはなぜこわい？　田代眞人, 岡田晴恵監修　岩崎書店　2009.10　39p　29cm　2500円　Ⓘ978-4-265-03321-8　Ⓝ493.87
　内容　1 インフルエンザについてしっかり知ろう（「インフルエンザ」はイタリア語　インフルエンザの特徴　インフルエンザウイルスって、どんなもの？　免疫のしくみとインフルエンザの流行　インフルエンザって、人間だけの病気じゃないの？）　2 新型インフルエンザってなに？（新型インフルエンザとは？　とくに鳥インフルエンザが警戒される理由　世界に広がる鳥インフルエンザ　新型インフルエンザを警戒する　日本に新型インフルエンザがきたら？）　3 新型インフルエンザがやってきた！（新型インフルエンザの発生　世界に広がる感染　新型インフルエンザをくい止めろ　国内に感染が広がる　今後の課題）

◇知ろう！防ごう！インフルエンザ　2　インフルエンザの予防と対策　田代眞人, 岡田晴恵監修　岩崎書店　2009.11　39p　29cm　2500円　Ⓘ978-4-265-03322-5　Ⓝ493.87
　内容　パート1 身をまもるために、わたしたちのできること（新型インフルエンザ対策3つのポイント　ウイルス感染のしくみを知る　正しい予防法を身につける　かかってしまったときに適切に行動する）　パート2 新型インフルエンザについて話しあおう！（こんなことがあった）　パート3 新型インフルエンザに負けないために（インフルエンザの流行を監視する）

◇知ろう！防ごう！インフルエンザ　3　感染症と医学の歴史　田代眞人, 岡田晴恵監修　岩崎書店　2009.12　39p　29cm　2500円　Ⓘ978-4-265-03323-2　Ⓝ493.87
　内容　1 人類と感染症のたたかい（感染症の基礎知識　人類と感染症とのたたかいの歴史）　2 世界の感染症（再興感染症と新興感染症）　3 日本の感染症（感染症の昔といま　感染症に対するいろいろな取り組み　感染症法の成立　感染症の予防　人獣共通感染症への対策　感染症の脅威に対する3つの対策）

◇新カゼに勝つ本　臼田篤伸著　風塵社　2005.10　235p　20cm　1500円　Ⓘ4-7763-0016-8　Ⓝ493.3

　内容　第1章 カゼって、な～に？　第2章 カゼの発症と身体の仕組み　第3章 カゼは夜中に悪くなる　第4章 カゼの予防　第5章 現実的なカゼ対策　第6章 カゼに関わるアレコレ　第7章 気をつけよう、こんなこと　第8章 時と場合でクスリもハサミも使いよう　第9章「専門家」に物申す

◇新型インフルエンザ―アウトブレイク前夜　梅田悦生著　時事通信社　2004.3　171p　19cm　1400円　Ⓘ4-7887-0469-2　Ⓝ493.87
　内容　第1章 インフルエンザの歴史　第2章 インフルエンザとは　第3章 ウイルスと新型インフルエンザ　第4章 免疫　第5章 インフルエンザの治療と予防　第6章 SARSとは何か　第7章 新型インフルエンザやSARSにかからないために

◇新型インフルエンザ―世界がふるえる日　山本太郎著　岩波書店　2006.9　181, 7p　18cm　(岩波新書)　700円　Ⓘ4-00-431035-0　Ⓝ498.6
　内容　プロローグ―渡り鳥の死　第1章 いま私たちの住む世界―「適切な危機感」を共有するために　第2章 歴史のなかのインフルエンザ―経験・記憶・対策　第3章 ウイルスとの共生を考える医学へ―生態系のなかで　第4章 新型インフルエンザにどう対応するか―国境を越えて　エピローグ―もうひとつの世界

◇新型インフルエンザ―健康危機管理の理論と実際　岩崎惠美子監修, 佐藤元編　秦野　東海大学出版会　2008.12　209p　26cm　3800円　Ⓘ978-4-486-01811-7　Ⓝ498.6
　内容　健康危機管理・新型インフルエンザへの対応：概説　健康危機(Health crisis)への対応　新型インフルエンザとその対策　戦略的危機管理：原因が未確定な段階からの対応　日本と世界の新型インフルエンザ対策の現状―国際的ガイドラインと国内対策　感染症・新型インフルエンザに対する自治体の対応　新型インフルエンザ(パンデミック)対応訓練　健康危機管理におけるリスクコミュニケーション　健康危機管理におけるコミュニケーション戦略　新型インフルエンザの健康危機管理における法的問題　健康危機管理における強制と人権　公衆衛生・健康危機管理政策と人権：米国の法理と運用　健康危機・災害対策における疫学調査　職域における新型インフルエンザ対策

◇新型インフルエンザ―あなたのパンデミック対策は間違ってる？！　岩井一夫著, 大槻公一監修　近代消防社　2009.2　92p　21cm　(近代消防ブックレット no.20)　743円　Ⓘ978-4-421-00778-7　Ⓝ498.6
　内容　ウイルスとはなんですか？　インフルエンザとは？　鳥インフルエンザウイルスと人インフルエンザの関係　新型インフルエンザウイルスはどうして生まれるのですか？　どうして新型インフルエンザが危険なのか　新型インフルエンザから身を守る方法とは？　新型インフルエンザにかかったとき　新型インフルエンザ発生時の救急隊の対応とは？　新型インフルエンザ発生時の警察の対応とは？　新型インフルエンザ発生時の官庁の対応とは？　新型インフルエンザ発生時の　新型インフルエンザ発生時の企業の対応とは？　新型インフルエンザ発生時の学校の対応とは？　新型インフルエンザ発生時の家庭の対応とは？　新型インフルエンザ発生時の旅行の対応とは？　新型インフルエンザ発生時のホテルの他オピとは？　新型インフルエンザから身を守るグッズ

病気・難病　　　　　　　　　　　　　　　　　　　　　　　　感染症・伝染病

◇新型インフルエンザ生き残りマニュアル　浅井隆著　第二海援隊　2009.2　148p　19cm　1200円　Ⓘ978-4-86335-109-7　Ⓝ493.87
　内容　シミュレーション編（パンデミック発生シミュレーション）　対策編（何をすべきか・準備と対策）　対策編（何が必要か・備蓄品）　情報編（何を知るべきか・新型インフルエンザの基礎知識）

◇新型インフルエンザ（A/H1N1）―わが国における対応と今後の課題　和田耕治，宮村達男監修　中央法規出版　2011.8　367p　26cm　〈付属資料（CD-ROM1枚 12cm）：資料集〉　6400円　Ⓘ978-4-8058-3513-5　Ⓝ498.6

◇新型インフルエンザH5N1　岡田晴恵，田代眞人著　岩波書店　2007.12　117p　19cm　（岩波科学ライブラリー　139）　1200円　Ⓘ978-4-00-007479-7　Ⓝ493.87
　内容　序章　迫られる対策　第1章　H5N1型ウイルスの病原性の特性　第2章　病原性を規定する分子機構　第3章　ヒトへの感染のメカニズム　第4章　新型インフルエンザH5N1とたたかう

◇新型インフルエンザかかっても慌てない知的対処術　堀本泰介著　飛鳥新社　2009.10　94p　21cm　（家族で読めるfamily book series 013　たちまちわかる最新時事解説）　714円　Ⓘ978-4-87031-962-2　Ⓝ493.87
　内容　1　インフルエンザ騒動，再び　2　ウイルスとは何か？　3　五分でわかる，ウイルス学　4　ウイルスから身を守るために　5　インフルエンザとは？　6　流行するインフルエンザウイルス　7　新型インフルエンザの科学的理解　8　知っておくべきパンデミックウイルスの真実　9　今回の「新型騒動」の教訓

◇新型インフルエンザ「かかる前に」「かかってから」　濱田篤郎著　講談社　2009.10　190p　18cm　（講談社＋α新書　417-2B）　838円　Ⓘ978-4-06-272615-3　Ⓝ498.6
　内容　第1章　新型インフルエンザの素顔　第2章　今後の流行を予測する　第3章　シミュレーション・第二波の世界　第4章　行政は何をしてくれるのか　第5章　あなた自身のサバイバル術　第6章　職場対策を発動すべし　第7章　海外渡航者を救出せよ　第8章　地球規模でこの病気を考えてみよう

◇新型インフルエンザが日本を襲う！―恐るべき強毒性ウイルス　大西正夫著　ランダムハウス講談社　2009.2　173p　19cm　1200円　Ⓘ978-4-270-00467-8　Ⓝ498.6
　内容　第1章　地球最大の人獣共通感染症―インフルエンザ　第2章　忍び寄る新型インフルエンザ　第3章　新型インフルエンザ対策―世界の動向　第4章　ワクチンと抗ウイルス薬の役割　第5章　本格化する新型インフルエンザ対策　第6章　パンデミックへの備えは十分か　資料編

◇新型インフルエンザから家族を守る18の方法　大槻公一編著　青春出版社　2008.10　221p　18cm　（青春新書intelligence）　780円　Ⓘ978-4-413-04215-4　Ⓝ493.87
　内容　第1章　感染拡大は防げないのか？　第2章　感染から自分や家族を守るには？　第3章　社会に大いなる問題が起こるのか？　第4章　そんなに恐ろしい感染症なのか？　第5章　世界はすでに危機的状況なのか？　最終章　日本が震えた日，救われた日　新型インフルエンザから家族を守る18の方法

◇新型インフルエンザ完全予防ハンドブック　岡田晴恵著　幻冬舎　2009.5　110p　16cm　（幻冬舎文庫　お-33-1）　381円　Ⓘ978-4-344-41329-0　Ⓝ493.87
　内容　第1章　知識編（新型インフルエンザとは何か？　そもそも鳥インフルエンザ，豚インフルエンザって何？　H1N1型新型インフルエンザと，H5N1型鳥インフルエンザ　一度発生すれば，感染拡大を防ぐのは難しい　実際にパンデミックが起きたらどうなるか？）　第2章　対策編（危機を乗り切るには，国，自治体，企業，家庭・個人の協力が必須！　流行のスピードを遅らせて社会機能を守る！　「予防対策」の決め手は，ワクチンの備蓄と接種計画　新型インフルエンザの「治療」はタミフルの早期服用がポイント　新型インフルエンザ発生で慌てない！　今からできる対策　新型インフルエンザがついに発生！　発生後の対策　毎日の体調チェックと自宅での看病の仕方）　巻末付録　新型インフルエンザなんでもQ&A

◇新型インフルエンザ基本の"き"―職場で話そう！　かからないためのノウハウからかかってしまったときの対応まで　日本免疫開発普及センター編　労働調査会　2009.12　45p　21cm　〈「労働基準広報」別冊　「先見労務管理」別冊　「労働安全衛生広報」別冊〉　Ⓝ493.87

◇新型インフルエンザ救急ブック　松本哲哉著　アスキー・メディアワークス　2009.10　187p　18cm　（アスキー新書　126）〈発売：角川グループパブリッシング〉　743円　Ⓘ978-4-04-868127-8　Ⓝ498.6
　内容　第1章　新型インフルエンザに備える　第2章　インフルエンザの基礎知識　第3章　2009年春に発生した新型インフルエンザの検証（新型インフルエンザ（豚インフルエンザ）のこれまでを振り返って　今回の流行によって浮き彫りになった問題点）　第4章　今後の新型インフルエンザの流行予測

◇新型インフルエンザ・恐怖のXデー―「必携」緊急対策マニュアル　岡田晴恵著　PHP研究所　2008.12　205p　19cm　（PHP paperbacks）　952円　Ⓘ978-4-569-70132-5　Ⓝ493.87
　内容　第1章　新型インフルエンザ・パニック　第2章　家に2か月篭城せよ！　第3章　自分と家族を守る7つの対策　第4章　覚えておきたいクスリの知識と使い方（プレパンデミックワクチンとパンデミックワクチン　タミフルとリレンザ）　第5章　家族で取り組む対応マニュアル

◇新型インフルエンザ・クライシス　外岡立人著　岩波書店　2006.8　63p　21cm　（岩波ブックレット　no.682）　480円　Ⓘ4-00-009382-7　Ⓝ498.6
　内容　第1章　鳥インフルエンザと新型インフルエンザ　第2章　大正七年の新型インフルエンザ　第3章　H5N1鳥インフルエンザの世界的拡大　第4章　新型インフルエンザはいつ発生するか？　第5章　抗インフルエンザ薬とワクチン　第6章　パンデミック・インフルエンザに罹った場合の対策　第7章　新型インフルエンザに罹った場合の対策　第8章　医療機関は新型インフルエンザに対応できるか

◇新型インフルエンザ・クライシス　外岡立人著　新版　岩波書店　2009.9　77p　21cm　（岩波ブックレット　no.766）　540円　Ⓘ978-4-00-009466-5　Ⓝ498.6
　内容　1　各種インフルエンザと新型インフルエンザ　2　世界史上最大の新型インフルエンザ―スペイ

ンフルエンザ 3 今世紀初の新型インフルエンザA（H1N1） 4 最も恐れられてきたH5N1鳥インフルエンザ 5 新型インフルエンザとパンデミック・インフルエンザ危険度（フェーズ分類）定義 6 新型インフルエンザ対策 7 公衆衛生学的対策 8 個人的感染予防対策と発病した場合の対応 9 実践的感染予防対策 10 国とマスコミからの適切な情報発信 11 新型インフルエンザをめぐる国際的課題

◇新型インフルエンザ上陸その時どうする？生き残りハンドブック 損保ジャパン・リスクマネジメント編著 日本経済新聞出版社 2008.12 79p 18cm 500円 ⓘ978-4-532-49043-0 Ⓝ493.87

[内容] 第1章 恐るべき新型インフルエンザ（基礎知識編 日本や諸外国の対策） 第2章 個人・家庭・学校での対策を考える（「備え」編 「流行・感染したら」編） 第3章 企業での対策を考える（「備え」編 「流行・感染したら」編 事業継続のポイント）

◇新型インフルエンザ騒動から学ぶ本当の感染症対策 岩崎惠美子総監修 大阪 サラヤ『感染と予防』編集部 2009.11 221p 19cm 〈発売：ライフ出版社〉 1000円 ⓘ978-4-9903996-2-7 Ⓝ498.6

◇新型インフルエンザ対応マニュアル 労働新聞社 2009.10 26p 30cm 238円 ⓘ978-4-89761-319-2 Ⓝ498.6

◇新型インフルエンザ対策ガイドライン—フェーズ4以降 新型インフルエンザ専門家会議 2007.3 244p 30cm Ⓝ498.6

◇新型インフルエンザ対策行動計画 厚生労働省 2005.11 88p 30cm Ⓝ498.6

◇新型インフルエンザ対策行動計画に関するQ&A 厚生労働省 2005.11 9p 30cm Ⓝ498.6

◇新型インフルエンザ対策自治体マニュアル—ブタ由来H1N1型を教訓に、トリ由来H5N1型の流行に備える 岡田晴恵著 サンライフ企画 2009.12 159p 26cm 3600円 ⓘ978-4-904011-21-8 Ⓝ498.6

[内容] 第1章 新型インフルエンザの基礎知識（ブタ由来インフルエンザA/H1N1 トリ由来インフルエンザA/H5N1） 第2章 国及び都道府県の新型インフルエンザ対策 第3章 市町村の新型インフルエンザ対策 第4章 新型インフルエンザ実務マニュアル 巻末資料

◇新型インフルエンザ対策ハンドブック—強毒性H5N1型ウイルス襲来に備える！命を守る、籠城生活の実践マニュアル 岡田晴恵著 角川SSコミュニケーションズ 2008.12 143p 19cm 1200円 ⓘ978-4-8275-3130-5 Ⓝ493.87

[内容] 第1章 新型インフルエンザ基本の「き」Q&A 第2章 H5N1型新型インフルエンザ生活シーン・シミュレー ション・クイズ 第3章 籠城生活のための備蓄&実践テクニック（籠城生活の注意ポイント 備蓄品（主食/おかず/その他の食材/医薬品/日用品）ほか） 第4章 情報活用テクニック&実践リスト

◇新型インフルエンザ対策ハンドブック—強毒性H5N1型ウイルス襲来に備える！命を守る、籠城生活の実践マニュアル 岡田晴恵著 改訂版 角川SSコミュニケーションズ 2009.11 143p 19cm 〈発売：角川グループパブリッシング〉 1200円 ⓘ978-4-04-731807-6 Ⓝ493.87

[内容] 第1章 新型インフルエンザ基本の「き」Q&A 第2章 H5N1型新型インフルエンザ生活シーン・シミュレーション・クイズ 第3章 籠城生活のための備蓄&実践テクニック（籠城生活の注意ポイント 備蓄品（主食/おかず/その他の食材/医薬品/日用品）ほか） 第4章 情報活用テクニック&実践リスト

◇新型インフルエンザ対策報告書 ［厚生科学審議会感染症分科会感染症部会］新型インフルエンザ対策に関する検討小委員会 2004.8 58p 30cm Ⓝ498.6

◇新型インフルエンザ等対策特別措置法案(内閣提出第58号)に関する資料—内閣委参考資料 衆議院調査局内閣調査室 2012.3 99p 30cm 〈第180回国会〉 Ⓝ498.6

◇新型インフルエンザとの戦い 私たちにできること。—NHKプロフェッショナル仕事の流儀 進藤奈邦子著, NHK「プロフェッショナル」制作班監修 イースト・プレス 2012.2 223p 20cm 1500円 ⓘ978-4-7816-0735-1 Ⓝ498.6

[内容] プロローグ プロフェッショナルの現場から 1章 私たちが知っておくべきこと 2章 私たちにできること 3章 私たちは感染症とどうつきあうべきか 4章 私を突き動かしてきたもの 5章 私が働く人たちに伝えたいこと

◇新型インフルエンザとは？フェーズ6の恐怖 柳田彰彦著 ゴマブックス 2009.6 157p 20cm 1200円 ⓘ978-4-7771-1387-3 Ⓝ493.87

[内容] 第1章 ドキュメント・2009新型ウイルス 第2章 日本政府、国内の動きと対応 第3章 インフルエンザの正体、新型インフルエンザとは？ 第4章 2009新型ウイルスの行方 第5章 そして、我々が進むべき道

◇新型インフルエンザにかからない《完全マニュアル》—個人でできる！ 松原英多著 ロングセラーズ 2009.10 239p 19cm 1300円 ⓘ978-4-8454-2156-5 Ⓝ498.6

[内容] 第1章 新型インフルエンザ来たる 第2章 強毒性と強感染力が増えているウイルス 第3章 ウイルスは持ち込まず、持ち出さずが基本 第4章 症状はウイルスの量で決まる 第5章 免疫力を高めてインフルエンザと闘う 第6章 体温を上げて免疫力アップ 第7章 インフルエンザのワクチン接種法

◇新型インフルエンザに関するQ&A 厚生労働省 2005.11 17p 30cm Ⓝ498.6

◇新型インフルエンザの基礎知識。—14歳から理解できる、迫りくる本当の危機！45分でわかる！ 池上彰著 マガジンハウス 2009.10 89p 21cm （Magazine house 45 minutes series #06） 800円 ⓘ978-4-8387-2032-3 Ⓝ493.87

[内容] 第1章「鳥」を警戒していたら「豚」だった 2 ウイルスと細菌は違うもの 3 インフルエンザとは 4 インフルエンザウイルスとは 5 Hで侵入、Nで脱出 6 「弱毒性」と「強毒性」の違い 7 インフルエンザによる災厄 8 ウイルスとの戦い 9 鳥インフルエンザが心配だ 10 グローバル時代の検疫のあり方 11 ウイルスとの共生

◇新型インフルエンザの「正体」 根路銘国昭著 講談社 2010.12 190p 18cm （講談社＋α新書 547-1B） 838円 ⓘ978-4-06-272695-5 Ⓝ498.6

[内容] 第1章 ハリケーンのような「大流行」 第2章 予想外だった新型ウイルスの「実態」と「展開」 第

3章 顧みられなかった「空気感染」 第4章 ワクチンか消毒か!? 見直し迫られる感染対策 第5章 新しい治療薬で霧が晴れる 第6章 なぜ「新型」が現れ、ワクチンは効かなくなるのか 第7章 新型「新型」はどのように進化したか 第8章 幻の「新型」トリインフルエンザ大流行

◇「新型インフルエンザの動向と発生への対応」「実験動物感染症をめぐる最近の話題」 日本実験動物協会教育・認定専門委員会 〔2010〕 51p 30cm (教育セミナーフォーラム 2010) 〈会期・会場:平成22年2月27日 東京大学弥生講堂ほか〉 Ⓝ493.87

◇新型インフルエンザパンデミックに備えて―家庭・企業・医療の体制を考えてみて 成果のまとめとガイドラインから 新型インフルエンザの大流行に備えた訓練に関する研究(平成20年度新興・再興感染症研究事業) 〔原口義雄〕 〔2009〕 208, 32p 30cm Ⓝ493.87

◇新型インフルエンザ2つの怖さ―H1N1パンデミックと「風評パンデミック」 自分の身は自分で守ろう! こどもくらぶ編 同友館 2009.12 95p 21cm 880円 ①978-4-496-04595-0 Ⓝ493.87
[内容] 1 新型インフルエンザにかからない自信のある人、手をすべてず! 2 新型インフルエンザのもう1つのパンデミック 3 新型インフルエンザ、最低限知っておくべきことは? 4 2つの準備

◇新型インフルエンザ保健医療体制ガイドライン 東京都福祉保健局健康安全部感染症対策課編 〔東京都〕福祉保健局健康安全部感染症対策課 2011.6 51p 30cm Ⓝ498.6

◇新型インフルエンザ本当の姿 河岡義裕著 集英社 2009.11 185p 18cm (集英社新書 0517I) 680円 ①978-4-08-720517-6 Ⓝ493.87
[内容] 序章 パンデミックの兆し 第1章 ウイルス予備知識 第2章 新型インフルエンザ誕生のメカニズム 第3章 新型インフルエンザウイルスの不気味な姿 第4章 「危ない」インフルエンザウイルスは他にもある 第5章 夏の北半球から去らなかった新型ウイルス 第6章 来るべき次の大流行に備えて 付録 インフルエンザウイルス以外の危険なウイルス

◇新型インフルエンザ予防接種による健康被害の救済等に関する特別措置法案(内閣提出第7号)参考資料 衆議院調査局厚生労働調査室 2009.11 96p 30cm (第173回国会 背のタイトル:新型インフルエンザ予防接種による健康被害の救済等に関する特別措置法案参考資料〕 Ⓝ493.87

◇新型インフルエンザ予防マニュアル―知識のワクチン 岡田晴恵監修 現代けんこう出版 〔2008〕 22p 26cm 200円 ①978-4-9904342-0-5 Ⓝ493.87

◇新型インフルエンザはなぜ恐ろしいのか 押谷仁, 虫明英樹著 日本放送出版協会 2009.9 197p 18cm (生活人新書 301) 700円 ①978-4-14-088301-3 Ⓝ498.6
[内容] 第1章 今、何が起きているのか? (この状況を歴史的にどう捉えるのか) 第2章 2009年パンデミックの始まり 「感染」の第一幕 情報収集 メキシコの状況を把握する WHOのフェーズ引き上げと滑降の思惑 「6」を阻止しようとした日本とイギリス WHO警戒レベルの問題点) 第3章 日本の行動計画の問題点(日本の対応をどう見たか? 日本の行動計画の問題点 過去のパンデミックとは全く異なる流行パターン ワクチンの問題) 第4章 日本は今、何をすべきか? 国内感染拡大の懸念される事態 明らかになりつつある新型ウイルスの正体 重症化と年齢の関係 日米、政府の対応の違い 「1万人」の意味 人工呼吸器は足りているのか 私たちが備えるべきこと 「封じ込め」の是非) 第5章 各国の対応と途上国へのまなざし(本格化する各国の対応 途上国の問題 他者へのまなざし)

◇人類対インフルエンザ トム・クイン著, 山田美明, 荒川邦子訳 朝日新聞出版 2010.1 252p 18cm (朝日新書 214) 〈並列シリーズ名: Asahi shinsho〉 780円 ①978-4-02-273314-6 Ⓝ493.87
[内容] 序 伝染病の始まり 第1章 ウイルスとは何か? 第2章 迷信の時代―古代~17世紀 第3章 理性の時代―18世紀 第4章 狭まりゆく世界―19世紀 第5章 世界最悪のパンデミック―1918年「スペイン風邪」 第6章 嵐の後 第7章 変異する敵―1957年「アジア風邪」と1968年「香港風邪」 第8章 種の壁を越えるウイルス―鳥インフルエンザ 第9章 治療法を求めて 用語解説

◇図解新型インフルエンザ対策Q&A―家庭・職場・教育施設での対策がすぐ分かる! 亀田高志著 エクスナレッジ 2009.10 127p 21cm 1500円 ①978-4-7678-0945-8 Ⓝ498.6
[内容] 第1章 新型インフルエンザの基礎知識 第2章 家庭で行う対策 第3章 職場・教育施設で行う対策

◇世界のビックリ豆知識大集合 角田史朗著, 川原真由美絵 汐文社 2003.4 47p 27cm (カゼ・インフルエンザしくみ大図解 4) 2000円 ①4-8113-7649-8 Ⓝ493.3
[内容] インフルエンザウイルス発見物語 インフルエンザウイルスは旅が大好き 大流行するのは、A型がだんぜん多い カゼウィルスの代表格をおぼえよう ヒト・トリ・ブタの三角関係!? カゼは・生つきまとってくる病気 国によって予防策はぜんぜんちがう 日本の伝統、お茶を見なおそう カゼグスリに新兵器があらわれた カゼグスリの王様は、予防にもきく

◇毒性別新型インフルエンザ対策完全マニュアル―強毒型から弱毒型までの個別対策のポイント&運用ガイド 岡田晴恵著, 田代眞人監修 ダイヤモンド社 2010.12 191p 21cm 1500円 ①978-4-478-01513-1 Ⓝ498.6
[内容] 第1章 重症度別のシミュレーションと対策のポイント(新型インフルエンザ対策の基本と活用 早わかり新型インフルエンザQ&A 病原性別シミュレーションと対策のポイント) 第2章 今、なぜH5対策が必須なのか(新型インフルエンザの基礎知識 新型インフルエンザの現状) 第3章 強毒型から弱毒型までの新型インフルエンザの取り組みおよび最新情報(新型インフルエンザ(弱毒~強毒型まで)対策の最新情報―産業界としての観点から 物流業界における新型インフルエンザ対策とマニュアル作成のポイント) 第4章 感染予防対策(家庭から個人自宅療養まで)(新型インフルエンザのホームケアと注意ポイント 新型インフルエンザの基本マニュアル 感染の機会を減らす・体調管理・手洗い・咳エチケット 新型インフルエンザにかかったら 新型インフルエンザのホームケア)

感染症・伝染病　　　　　　　　　　　　　　　　　　　　　　　　　　　　病気・難病

◇日本を襲ったスペイン・インフルエンザ—人類とウイルスの第一次世界大戦　速水融著　藤原書店　2006.2　474p　20cm　4200円　Ⓓ4-89434-502-1　Ⓝ210.69

◇麻疹が流行する国で新型インフルエンザは防げるのか　岩田健太郎著　亜紀書房　2009.3　223p　19cm　1500円　Ⓓ978-4-7505-0907-5　Ⓝ493.8
[内容]　1 感染症大国七つの盲点（「いまここにある感染症」が見えていない　風邪に抗生剤—医療のリスクが見えていない　世界標準から二十年遅れのワクチン行政　新型インフルエンザ対策は万全か　真剣味が足りないエイズ対策　薬は誰のものか—無責任な許認可のしくみ　感染症のプロが育たない）　2 抗生剤と薬四つの盲点（耐性菌とのイタチごっこ　ないないづくしの抗生剤　まちがいだらけの使い方　価と添付文書への疑問）　INTERMISSION 身近な感染症対策　3 不幸な共犯関係を終わらせよう（予防医療が重要　医療は朝令暮改でいい　ノイズの多い情報に振り回されずに薬を選ぶ　メディアと医療界の関係改善　医者任せでは「負け組」になる　医療の自由化を進める—シェアード・デンジョンン・メイキング）

◇パンデミックから身を守る—新型インフルエンザ対策　荒岡敏著　日刊工業新聞社　2008.12　133p　21cm　（B&Tブックス）　1400円　Ⓓ978-4-526-06183-7　Ⓝ498.6
[内容]　1 パンデミックで何が起きるのか（パンデミックとは　社会機能が混乱する）　2 パンデミックからどうやって身を守るか　3 企業としてのパンデミック対策　4 ポストパンデミック日常への復帰　付録 パンデミック対策リスト

◇パンデミック・シミュレーション—感染症数理モデルの応用　大日康史,菅原民枝著　技術評論社　2009.9　198p　19cm　（tanQブックス1）　1580円　Ⓓ978-4-7741-3940-1　Ⓝ493.87
[内容]　第1章 新型インフルエンザとは　第2章 新型インフルエンザの拡大予測モデル　第3章 新型インフルエンザの拡大予測—国際的な拡がり　第4章 新型インフルエンザの拡大予測—国内での拡がり　第5章 新型インフルエンザへの対策—地域封鎖　第6章 新型インフルエンザへの対策—休校と外出自粛　第7章 新型インフルエンザへの対策—抗インフルエンザ剤　第8章 新型インフルエンザ対策の費用対効果　第9章 新型インフルエンザへの対策—早期探知　第10章 新型インフルエンザへの対策—その他

◇パンデミックとたたかう　押谷仁,瀬名秀明著　岩波書店　2009.11　173p　18cm　（岩波新書 新赤版1219）　700円　Ⓓ978-4-00-431219-2　Ⓝ498.6
[内容]　救える命を救うために（数ではわからないこと　感染症と病原性　つばがりの視点）　第1章 恐れと対峙する（公衆衛生の道へ　SARSでの体験　適切に恐れる　見えてくる被害　怖さを伝える）　第2章 パンデミックという経験（感染拡大は止められない　プロアクティブの重要性　致死率の難しさ　感染拡大の起こり方）　第3章 パンデミックを乗り越える（全体像をつかむ　情報をいかに発信するか　ボジティブに評価する社会性　被害を最小限に抑える　絶望しないこと）　第4章 想像する力（他者への想像力　フィールドから見えること　未来への想像力　おわりに—パンデミックを見すえるまなざし）

◇パンデミック発生！そのとき、誰がワクチンを運ぶのか？—もう一つの命を支える力、医薬品卸業の真実　鹿目広行著　ダイヤモンド・ビジネス企画　2010.12　161p　19cm　〈発売：ダイヤモンド社〉　1500円　Ⓓ978-4-478-08297-3　Ⓝ499.09
[内容]　第1部 医薬品卸業の担う役割と仕組み（薬はどうやって、患者のもとにやってくるのか？—医薬品卸業の担う役割　もしも…のとき、誰が薬を運ぶのか？—医薬品の管理に求められる高い専門性　医薬品流通の歴史と今、未来　MS時代の経験を振り返って）　第2部 医薬品業界で戦う「メディカル・ソルジャーズ」たちの魂（MSが必要とされているのには理由がある—命懸けでワクチンを運んだMSたちの覚悟　「そのとき、誰がワクチンを運ぶのか」新型インフルエンザを振り返って）

◇パンデミック・フルー—新型インフルエンザXデーハンドブック　岡田晴恵著　講談社　2006.10　162p　19cm　1000円　Ⓓ4-06-213674-0　Ⓝ493.87
[内容]　第1章 新型インフルエンザの恐るべき正体　第2章 九〇年前の新型インフルエンザ—スペインかぜの被害　第3章 日本崩壊—最悪のシナリオ（日本の行動計画　厚労省が試算する日本の死者数は六四万人　最悪のシナリオ(1) 日本国内にウイルスが侵入 ほか）　第4章 新型インフルエンザ防御マニュアルQ&A

◇パンデミック・フルー襲来—これが新型インフルエンザの脅威だ　木村良一著　産経新聞出版　2009.3　221p　18×11cm　（扶桑社新書）〈発売：扶桑社〉　740円　Ⓓ978-4-594-05887-6
[内容]　野毛　取調室の明かり　事件記者　問合い　一九八五年という年　天然痘とエイズ　記者クラブ　第一報　耳打ち　矢口養鶏場　佐久間医学研究所　解剖所見　鳥インフルエンザ　鳥エボラ　サロン 封鎖と殺処分　プタルート　スペインかぜ　発生サイクル　治療薬　北京反転　部下　湘南　謎の急性肺炎　志局長　感染経路　コロナウイルス　ウイルスの由来　検査方法　ハマのメリーさん　予防衛生研究所　所長　夜回り　不安　H5N1　成果　伝播　報告　信頼関係　原稿　入院　盈藤　出稿　横浜タイムス　ノーコメント　新型出現　冷静な対応　紀社会権　専門家の意見　バースターダスト

◇フェーズ6！新型インフルエンザで死なないために一緊急出版！　坂井啓子編著　鹿砦社　2009.6　86p　21cm　762円　Ⓓ978-4-8463-0694-6　Ⓝ493.87
[内容]　第1章 新型インフルエンザについて（ウイルスとは？　ウイルスと細菌（病原菌）の違い ほか）　第2章 パンデミック感染の予防方法　第3章 パンデミック（世界的流行）の対策　第4章 新型インフルエンザに感染した場合の行動と対策

◇防ごう！守ろう！新型インフルエンザ—社員と家族の命を守るために事業継続のためにできること　鈴木宏総監修,本田茂樹監修,長崎昇企画・構成　時評社　2008.8　161p　19cm　（Jihyo books）〈折り込み1枚〉　743円　Ⓓ978-4-88339-137-0　Ⓝ498.6
[内容]　第1章 新型インフルエンザとは　第2章 対策マニュアル作成の手引き（企業、市町村、個人・家庭）　第3章 新型インフルエンザ対策に関する政府の取り組み　第4章 これだけは揃えておこう　第5章 用語

病気・難病　　　　　　　　　　　　　　　　　　　　　　　　　　　　　　　感染症・伝染病

　　解説　第6章 お問い合わせ先連絡機関(関係省庁、指定病院、保健所)

◇防ごう！守ろう！新型インフルエンザ—社員と家族の命を守るために事業継続のためにできること　長崎昇企画・構成，鈴木宏総監修，本田茂樹監修　改訂版　時評社　2008.12　163p　19cm　(Jihyo books)　743円　ⓘ978-4-88339-146-2　Ⓝ498.6
　　内容　第1章 新型インフルエンザとは　第2章 対策マニュアル作成の手引き　第3章 新型インフルエンザ対策に関する政府の取り組み　第4章 これだけは揃えておこう　第5章 用語解説　第6章 お問い合わせ先連絡機関(名称・住所・電話番号)

◇間違いだらけのインフルエンザ対策—新興感染症は本当に怖いのか？　岩崎恵美子著　日本文芸社　2009.11　201p　18cm　(日文新書 032)　724円　ⓘ978-4-537-25712-0　Ⓝ498.6
　　内容　第1章 「新型インフルエンザ」という呼び名が混乱の元凶だった　第2章 「新型インフルエンザ」基礎知識のQ&A　第3章 「国際感染症」の危機が迫るアジアの中の日本　第4章 「仙台方式」の新型インフルエンザ対策とは　第5章 海外の現場から学んだ「感染症対策」のノウハウ　第6章 海外渡航者へ感染症予防の知識と対策

◇待ったなし！新型インフルエンザ—いまできること・知っておくこと　伊東利和著　都政新報社　2008.12　60p　19cm　600円　ⓘ978-4-88614-178-1　Ⓝ493.87
　　内容　第1部 新型インフルエンザって何？(新型インフルエンザとは？　新型インフルエンザ発生の仕組み　新型インフルエンザはいつ出現するか？　新型インフルエンザの症状や感染の仕方は？　ワクチンなど治療法の現状　新型インフルエンザ対策の考え方　新型インフルエンザ対策の主役は国民一人ひとり)　第2部 新型インフルエンザから身を守る(個人・家庭での対策　新型インフルエンザ出現前の準備　新型インフルエンザ出現後の対応　自分や家族の感染が疑われたら？　感染した華族を自宅で看病する場合　企業、事業者が取り組むべき内容と課題　医療機関が取り組むべき内容と課題　行政の取り組む内容と課題

◇ママが守る！家庭の新型インフルエンザ対策—お金をかけず簡単にできる予防と看護　高木香織著　講談社　2009.9　79p　21cm　933円　ⓘ978-4-06-215661-5　Ⓝ493.87
　　内容　第1章 新型？ 季節性？ インフルエンザの基礎知識　第2章 外出は控えたい乳幼児・受験生・妊婦の予防　第3章 行くしかない？ 通勤族のパパの予防　第4章 持病との兼ね合いも考えて高齢者の予防　第5章 ムダなし&簡単予防テクニック　第6章 買い置き(備蓄)品も活用免疫力アップの食生活　第7章 心も体も回復させる家庭看護

◇四千万人を殺した戦慄のインフルエンザの正体を追う　ピート・デイヴィス著，高橋健次訳　文藝春秋　2007.1　371p　16cm　(文春文庫)(「四千万人を殺したインフルエンザ」(1999年刊)の改題)　800円　ⓘ978-4-16-770542-8　Ⓝ493.87
　　内容　第1章 香港でのちょっとしたできごと　第2章 新種の疫病　第3章 いのちのきずな　第4章 凍てつく海岸　第5章 ストレスは極限に　第6章 敬意と厳粛さ　第7章 生命のことば　第8章 三〇〇〇ドルとシャベル　第9章 おそろしく屈辱的なもの　第10章 プラグ・ドラッグ

◇リスコミworkshop！—新型インフルエンザ・パンデミックを振り返る　神戸大学都市安全研究センター監修　メディカルサイエンス社　2011.3　104p　30cm　〈会期：2010年8月31日〜9月1日〉　2000円　ⓘ978-4-903843-11-7　Ⓝ498.6

◇流行性感冒—「スペイン風邪」大流行の記録　内務省衛生局編　平凡社　2008.9　454p　18cm　(東洋文庫 778)　3000円　ⓘ978-4-582-80778-3　Ⓝ498.6
　　内容　第1章 海外諸国に於ける既往の流行概況　第2章 我邦に於ける既往の流行概況　第3章 海外諸国に於ける今次の流行状況並予防措置　第4章 我邦に於ける今次の流行状況　第5章 我邦に於ける予防並救療施設　第6章 流行性感冒の病原、病理、症候、治療、予防　第8章 我邦に於ける流行性感冒に関する諸表

◇2009年新型インフルエンザ対策マニュアル　横道直者　ゴマブックス　2009.6　95p　20cm　800円　ⓘ978-4-7771-1386-6　Ⓝ493.87
　　内容　第1章 新型インフルエンザの脅威(新型インフルエンザ勃発　新型インフルエンザの基本的な知識　インフルエンザの変異　新型インフルエンザの診断方法　インフルエンザワクチン　日本政府のインフルエンザ対応)　第2章 家庭・会社でできる備えとは(インフルエンザ対策は日常から　ウイルスの感染経路を知る　職場で留意すべきポイント　メキシコに進出する日系企業　パンでミックで事業縮小)　第3章 パンデミック到来、あなたはどうする(感染を拡大させないために　新型インフルエンザに感染したら　家族の感染防止と地域生活　職場が果たすべき役割と決断　事業継続計画を実行)　終章 地震災害とは異なるアプローチ

◇Q&A新型インフルエンザ対策マニュアル　賀来満夫監修，高橋央，稲垣智一，濱田篤郎編著　中山書店　2009.6　194p　26cm　3800円　ⓘ978-4-521-73122-3　Ⓝ493.87
　　内容　1章 新型インフルエンザの疫学　2章 新型インフルエンザ発生時のシミュレーション　3章 新型インフルエンザ対応Q&A(行政・管理体制に関するQ&A　予防・治療法に関するQ&A　医療機関に関するQ&A　市民生活・家庭に関するQ&A　企業・職場に関するQ&A　海外生活に関するQ&A)　4章 医療機関の事業継続計画に関する資料

◇Xデーにそなえる新型インフルエンザ完全対策ブック　岡田晴恵著　朝日新聞出版　2008.11　183p　19cm　1200円　ⓘ978-4-02-250453-1　Ⓝ493.87
　　内容　第1章 新型インフルエンザとは？　第2章 新型インフルエンザの対応策　第3章 今から始める予防と対策　第4章 会社の対策は？　第5章 発生・流行後の対応策　第6章 学校の対策は？

◆タミフル
◇くすりで脳症にならないために—タミフル脳症を中心に　浜六郎著　大阪 医薬ビジランスセンター　2008.11　199p　19cm　1200円　ⓘ978-4-901402-41-5　Ⓝ598.3

◇新型インフルエンザワクチン・タミフルは危ない！！　ワクチントーク全国編　ジャパンマシニスト社　2009.12　102p　21cm　1000円　ⓘ978-4-88049-187-5　Ⓝ493.87

◇内容 1…だから、勧めません。（脅威！で得をする人、犠牲になる人　「新型」ワクチンに、効果があるか？副作用は？　タミフルも解熱剤も脳症を防がない　厚生労働省やマスコミは、なぜ真実を伝えないのか　医療現場を長年取材してきた私が言えること）　2 私はこんな診療をしています。（臨床医への四つの質問）
◇タミフル薬害――製薬企業と薬事行政の責任と課題　片平洌彦編　桐書房　2009.2　197p　21cm　2000円　Ⓘ978-4-87647-740-1　Ⓝ493.87
　内容 1 タミフルと国の対応の問題点　2 タミフルをめぐる死亡や害反応とその因果関係　3「タミフル薬害」にみる利益相反と副作用情報の課題　4「タミフル薬害」事件における医薬行政と製薬企業への視点　5 タミフル・新型インフルエンザ・戦時体制化と多国籍製薬企業　資料
◇やっぱり危ないタミフル――突然死の恐怖　浜六郎編　金曜日　2008.2　254p　19cm　1400円　Ⓘ978-4-906605-37-8　Ⓝ493.87
　内容 第1章 インフルエンザはかぜ　第2章 タミフル薬害の全貌　第3章 熱の効用と解熱剤の罪　第4章 タミフルは「特効薬」か　第5章 タミフル脳症の真実　第6章 タミフルによる害作用の仕組み　第7章 予防とワクチンは効かない　第8章 インフルエンザだけでは、ほとんど死なない――本当に怖いのは…

《ヘリコバクター・ピロリ》

◇アジアにおけるHelicobacter pylori感染　松久威史監修　西村書店　2009.10　201p　26cm　2800円　Ⓘ978-4-89013-385-7　Ⓝ493.45
◇胃の病気とピロリ菌――胃がんを防ぐために　浅香正博著　中央公論新社　2010.10　169p　18cm　（中公新書 2077）　740円　Ⓘ978-4-12-102077-2　Ⓝ493.45
　内容 第1章 胃の仕組み　第2章 ピロリ菌革命　第3章 胃の病気　第4章 胃がんの最新知識　第5章 胃がんの予防　第6章 胃がん撲滅へ
◇ピロリ菌――日本人6千万人の体に棲む胃癌の元凶　伊藤愼芳著　祥伝社　2006.3　212p　18cm　（祥伝社新書）　740円　Ⓘ4-396-11034-0　Ⓝ493.45
◇ピロリ菌で分かった胃の新しい病気たち――胃炎から胃ガンまで、その原因の謎を解く　大谷克弥著　現代書林　2003.11　197p　19cm　1200円　Ⓘ4-7745-0544-7　Ⓝ493.45
　内容 第1章 正体を現わした胃の新しい病気　第2章 胃ガン原因説の謎解きにも迫る　第3章 人体実験で医学の定説を覆す　第4章 ピロリ菌の奇妙な正体とミステリアスな感染経路（厄介で捉えどころがなく、得体の知れない細菌　人間はどこから、どう感染するのか）　第5章 どうすればピロリ菌と縁を断ち切れるのか（まず検査、そして除菌治療　抗生物質に頼らない方法を模索する）
◇ピロリ菌と胃がんの気になる関係　瀬戸惠一著　相模原　現代図書　2003.9　76p　19cm　〈発売：星雲社〉　953円　Ⓘ4-434-03536-3　Ⓝ493.45
　内容 1 ピロリ菌と胃の病気（ピロリ菌の発見により、胃の病気に対する学問的な考え方が変わりました　ピロリ菌はどんな細菌でしょうか？　ピロリ菌は胃の中でどんな悪い働きをするのでしょうか？　ピロリ菌の感染により、胃粘膜はどのように変わっ

ていくのでしょうか？）　2 ピロリ菌と日本人の胃がん　3 当院におけるピロリ菌の感染率と除菌治療の結果（当院での胃の病気とピロリ菌の感染率の関係　当院でのピロリ菌除菌治療の結果　当院での胃がんの症例とピロリ菌の関係）
◇ピロリ菌の研究　東健著　悠飛社　2009.6　135p　20cm　（Yuhisha hot-nonfiction Yuhisha best doctor series）　1400円　Ⓘ978-4-86030-132-3　Ⓝ493.45
　内容 第1章 ピロリ菌のこと（ピロリ菌（ヘリコバクター・ピロリ）について　ピロリ菌は本当に胃がんの原因なのか　第2章 臨床と研究の日々　第3章 研究の面白さに取り憑かれて　第4章 大学で働くということ

《SARS》

◇教えて！SARSという病気――正しい知識で理解する　清水碓岩　汐文社　2004.2　78p　21cm　1200円　Ⓘ4-8113-7846-6　Ⓝ493.87
　内容 第1部 突然発生した新型ウイルスSARS　第2部 SARSという病気について　第3部 SARS以外にこんなにある、ウイルスの数々
◇キラーウイルスの逆襲――SARSとの闘い、そして共存へ　畑中正一著, 日経メディカル編　日経BP社　2003.11　206p　20cm　〈発売：日経BP出版センター〉　1600円　Ⓘ4-8222-0384-0　Ⓝ493.87
　内容 世界を放浪したSARSの4カ月　新型肺炎出現　幸運と不運の境目　空気感染の恐怖　台湾の主張　感染防止と過剰反応のはざま　ウイルスの正体　共存共栄への道のり　SARS特効薬の開発 生と死　はじめにRNAありき　RNAワールドの逆襲　新興ウイルス
◇38℃――北京SARS医療チーム「生と死」の100日　麻生幾著　新潮社　2004.1　236p　20cm　1500円　Ⓘ4-10-432603-8　Ⓝ498.6
◇SARS――いかに世界の流行を止められたか　WHO西太平洋地域事務局著, 押谷仁監修, 遠藤昌一, 笠松美恵訳　結核予防会　2007.12　297p　26cm　〔厚生労働省健康局結核感染症課推薦〕　非売品　Ⓝ498.6
◇SARS感染対策――対応のための基礎知識Q&A　岡部信彦監修, 国立感染症研究所感染症情報センターFETP編集・執筆　吹田　メディカ出版　2005.3　142p　26cm　3000円　Ⓘ4-8404-1198-0　Ⓝ493.87
◇SARSその時　広瀬茂著　八月舘　2004.1　123p　21cm　〈医療監修：大利昌久〉　1200円　Ⓘ4-938140-45-4　Ⓝ493.87
　内容 第1部 SARS（SARSの始まり　SARSとは何か？）　第2部 SARS流行のただ中へ（東京、上海、北京　香港　大連、青島、再び上海　各地を回って　院内感染の恐怖）　第3部 SARSとリスク管理（SARSはこの冬日本に上陸するのか？　SARSをリスク管理の視点で考える）
◇SARSの衝撃――台頭する中国隔離論と破綻する「世界の工場」　勧堂流著　実業之日本社　2003.7　231p　20cm　1400円　Ⓘ4-408-32186-9　Ⓝ332.22

病気・難病　　　　　　　　　　　　　　　　　　　　　　　　　感染症・伝染病

内容 1 それは香港から始まった—中国一体化の悲劇　2 直撃された中国経済—破綻する成長シナリオ　3 北京激震—天安門事件以来の政治危機　4 立ちすくむアジア経済—始まるグローバル体制の再編　5 台頭する中国隔離論—国際政治の分水嶺に　6 WHOの死角—中国との確執　7 バイオテロリズムの恐怖—相互不信を越えて

◇「SARS予防」緊急現場報告　ガオ・ユーリング編、メング・ジアドング訳　PHP研究所　2003.7　136p　18cm　850円　⒤4-569-63010-3　Ⓝ493.87
　内容 1 SARSの症状、治療、看護　2 SARS感染者を介護する際の安全措置および消毒処理　3 食物摂取による免疫力の向上（栄養補給により、SARSから身を守る　食事療法）　4 私たちのSARSとの闘い

◇SARSは何を警告しているのか　竹田美文，岡部信彦著　岩波書店　2003.10　55p　21cm　（岩波ブックレット no.606）　480円　⒤4-00-009306-1　Ⓝ493.87
　内容 新興・再興感染症はなぜ出現するのか　謎の肺炎の出現　SARS（重症急性呼吸器症候群）とは　流行の実態　日本の対応　SARS流行から学んだもの

《肝炎》

◇インターフェロン療法の実践ガイド　泉並木編　改訂版　大阪　医薬ジャーナル社　2010.4　59p　30cm　2200円　⒤978-4-7532-2430-2　Ⓝ493.47
　内容 第1章 インターフェロン 種類、特徴、投与スケジュール　第2章 B型慢性肝炎に対するインターフェロン療法　第3章 C型慢性肝炎に対するインターフェロン療法　第4章 C型肝硬変に対するインターフェロン療法　第5章 肝癌抑止と再発防止のためのインターフェロンのエビデンス　第6章 インターフェロンの副作用と対策　第7章 医療連携によるインターフェロン治療

◇肝癌撲滅に向けた新たな治療戦略—新規治療薬とインターフェロン長期投与による今後の治療展開　林純著　翔雲社　2003.3　57p　17cm　1400円　⒤4-921140-38-3　Ⓝ493.47

◇肝機能正常のC型慢性肝炎の患者さまへ—肝機能正常のC型慢性肝炎は本当に経過観察だけでいいのでしょうか？　後藤秀実監修、熊田卓、吉岡健太郎、片野義明編　〔大阪〕　シェリング・プラウ　〔2007〕　11p　26cm　Ⓝ493.47

◇最強のC型肝炎治療法—ペグインターフェロン・リバビリン併用療法　飯野四郎著　講談社　2004.12　204p　19cm　（健康ライブラリー）　1300円　⒤4-06-259254-1　Ⓝ493.47

◇脂肪性肝炎—非アルコール性を中心に　新しい生活習慣病　谷川久一著　アークメディア　2003.5　87p　21cm　2800円　⒤4-87583-088-2　Ⓝ493.47

◇そこが知りたいC型肝炎のベスト治療—インターフェロンを中心に　銭谷幹男、八橋弘、柴田実編　医学書院　2009.1　193p　26cm　3500円　⒤978-4-260-00738-2　Ⓝ493.47

◇やさしいウイルス慢性肝炎の自己管理—インターフェロン療法を中心に　片ц和宏編　大阪　医薬ジャーナル社　2007.1　70p　30cm　1600円　⒤978-4-7532-2230-8　Ⓝ493.47
　内容 1 ウイルス性慢性肝炎ってどんな病気？　2 ウイルス性肝炎と血液検査、画像検査　3 B型慢性肝炎ってどんな病気？　4 C型慢性肝炎ってどんな病気？　5 ウイルス性慢性肝炎の治療方法　6 トピックス　7 インターフェロン治療にかかる費用はどのくらい？　8 インターフェロンの副作用と患者さんの声—情報誌「ひまわり」より

◇やさしいC型肝炎の自己管理　岡上武著　大阪　医薬ジャーナル社　2006.4　35p　30cm　1200円　⒤4-7532-2198-9　Ⓝ493.47
　内容 C型肝炎とはどんな病気　必要な血液検査　肝臓の組織をみる検査（肝生検）　治療の必要な患者さんと必要ではない患者さん　完治を目指す治療　治療終了後の経過観察の重要性　肝がん発生を防ぐ治療　大切な食事　飲酒は許されるか　安静度　肝がんの早期発見法　肝がんの治療法　C型肝炎のチェックポイント

◇やさしいC型肝炎の自己管理—ポケット版　岡上武著　大阪　医薬ジャーナル社　2006.11　49p　16cm　950円　⒤4-7532-2226-8　Ⓝ493.47
　内容 C型肝炎とはどんな病気　必要な血液検査　肝臓の組織をみる検査（肝生検）　治療の必要な患者さんと必要ではない患者さん　完治を目指す治療　治療終了後の経過観察の重要性　肝がん発生を防ぐ治療　大切な食事　飲酒は許されるか　安静度　肝がんの早期発見法　肝がんの治療法　C型肝炎のチェックポイント

◇やさしいC型肝炎の自己管理—その最新情報　岡上武著　改訂版　大阪　医薬ジャーナル社　2008.4　39p　30cm　1400円　⒤978-4-7532-2304-6　Ⓝ493.47
　内容 C型肝炎とはどんな病気　必要な血液検査　肝臓の組織をみる検査（肝生検）でなにが分かるか　治療の必要・不必要の区別　完治を目指す治療の進歩　治療終了後の経過観察の重要性　肝がん発生を防ぐ治療　大切な食事　飲酒は許されるか　安静度　肝がんの早期発見法　肝がんの治療法　C型肝炎のチェックポイント

◇やさしいC型肝炎の自己管理　岡上武著　改訂3版　大阪　医薬ジャーナル社　2011.9　47p　30cm　1800円　⒤978-4-7532-2498-2　Ⓝ493.47
　内容 C型肝炎とはどんな病気　必要な血液検査　肝臓の組織をみる検査で何がわかるか　治療の必要・不必要の区別　完治を目指す治療の進歩　治療終了後の経過観察の重要性　肝がん発生を防ぐ治療　大切な食事　飲酒は許されるか　安静度　肝がんの早期発見法　肝がんの治療法　C型肝炎のチェックポイント

◇B型肝炎・C型肝炎を治す完全ガイド　前山和宏監修、沢村まこと著　彩土出版　2006.9　204p　19cm　〈発売：キャリイ社〉　1200円　⒤4-8109-1170-5　Ⓝ493.47
　内容 プロローグ 肝機能を向上させるには　第1章 B型・C型肝炎の症状と最新治療　第2章 自分でできることだけのこと　第3章 冬虫夏草配合「複合菌糸体発酵末」の効果を検証する　第4章 肝炎を治すための冬虫夏草配合「複合菌糸体発酵末」早わかりQ&A　エピローグ B型・C型肝炎の根治を実現するカギは冬虫夏草配合「複合菌糸体発酵末」にある

◇B型肝炎・C型肝炎から肝硬変への進行を防ぐには──インターフェロンがダメでも肝機能を改善する方法　小林義美著, 阿部博幸監修　承文堂出版　2009.8　198p　19cm〈発売：キャリヨ社〉1200円　①978-4-8109-1205-0　Ⓝ493.47
内容　第1章 肝機能の向上でB型肝炎, C型肝炎を克服する（B型肝炎, C型肝炎の現状と治療　健康増進の第一歩。免疫力を高める生活習慣　肝機能の状態を把握することが最初の一歩）　第2章 肝臓の免疫力を高めるためにできること（肝臓の仕組みと働き 知ってほしい21世紀の国民病「肝炎」　満載肝炎でとどめる予防医学の考え方）　第3章 冬虫夏草配合, 複合菌糸体発酵末の肝炎に対する実力（古くから珍重されてきた冬虫夏草　本体よりも栄養が詰まった菌糸体　素材のよさを倍増させる高度な発酵技術 臨床結果が証明した驚くべき有効率）　第4章 肝炎を克服した体験者6人の声　第5章 これで納得! B型肝炎・C型肝炎を治すためのQ&A

◇C型肝炎──病気のなり立ちから最新のインターフェロン療法まで　清澤研道著　改訂新版　保健同人社　2004.11　199p　21cm（専門のお医者さんが語るQ&A 24）1381円　①4-8327-0623-3　Ⓝ493.47
内容　第1部 C型肝炎の基礎知識（肝炎とウイルス肝炎　C型肝炎とその性格　C型肝炎の症状と経過　C型肝炎と検査　C型肝炎の治療）　第2部 C型肝炎の治療Q&A（C型肝炎と妊娠　C型肝炎とキャリア　C型肝炎と慢性肝炎　肝硬変と肝がん　くすりの知識）　第3部 C型肝炎の患者とキャリアの生活Q&A（C型肝炎の食事　社会復帰と社会生活）

◇C型肝炎──わかって治す最新インターフェロン治療　栗原毅監修　小学館　2005.2　129p　26cm（ホーム・メディカ・ビジュアルブック）1300円　①4-09-304584-4　Ⓝ493.47
内容　肝臓がんで死亡する人の数が増えているのを知っていますか　肝臓がんのほとんどがC型肝炎によるものです　慢性肝炎にはいくつかの原因があります　国内でC型肝炎が増えた背景にはこんな歴史経緯がひとつではありません　感染しているリスクが高い人たちがいます フィブリノゲン製剤による感染が社会問題となっています　C型肝炎は自然経過がはっきりしている病気です　C型肝炎にはF1〜F4という4つのステージがあります　肝臓の線維化の進行は肝臓がんへの注意信号です〔ほか〕

◇C型肝炎──正しい治療がわかる本　榎本信幸著, 福井次矢責任編集　法研　2008.8　163p　21cm（EBMシリーズ）1400円　①978-4-87954-726-2　Ⓝ493.47
内容　プロローグ C型肝炎の治療に対する考え方　第1章 診断はこのように行われます　第2章 これが基本となる正しい治療　第3章 生活するうえで気をつけたいこと　第4章 病気に対する正しい知識　第5章 これだけは聞いておきたい治療のポイントQ&A　肝炎の専門医のいるおもな施設リスト

◇C型肝炎・肝がん──名医の言葉で病気を治す　森安典雄著　誠文堂新光社　2009.4　190p 図版4p　21cm（あなたの医学書）1800円　①978-4-416-80933-4　Ⓝ493.47
内容　第1章 誰もが罹りうるC型肝炎　第2章 肝臓のしくみとC型肝炎　第3章 C型肝炎の発生と進行　第4章 C型肝炎の検査・診断・治療法　第5章 肝がんの検査・診断・治療法　第6章 C型肝炎の治療後の

注意点と日常生活　第7章 知っておきたい肝炎・肝がんのポイントQ&A

◇C型肝炎・肝硬変進行を食い止めるためにできること──インターフェロンが合わなくても大丈夫!：自分でできるウイルス値の軽減方法　石川真理子著, 中島修監修　承文堂出版　2011.6　189p　19cm〈発売：キャリヨ社〉1200円　①978-4-8109-1239-5　Ⓝ493.47
内容　第1章 沈黙の臓器・肝臓と危険信号の読み取り方　第2章 治療の第一歩! 知っておきたい肝炎のこと　第3章 注目を浴びる肝炎治療における補完医療　第4章 C型肝炎・肝硬変を克服した具体例　第5章 進行を防ぐ生活習慣　第6章 肝機能を改善するQ&A

◇C型肝炎患者が専門医に聞く88の質問　長尾由実子, 佐田通夫編著　新興医学出版社　2007.1　129, 5p　21cm（執筆：井出達也ほか）1800円　①978-4-88002-490-5, 4-88002-490-2　Ⓝ493.47
内容　病態　生活　治療　検査　感染経路　医療費　その他

◇C型肝炎・肝障害を治す本──この1冊で肝機能が改善!　中島修監修, 沢村まこと著　北隆出版　2008.6　189p　19cm〈発売：キャリヨ社〉1200円　①978-4-8109-1188-6　Ⓝ493.47
内容　第1章 私はこうして C型肝炎を克服した　第2章 肝炎という病気をもっと知ろう　第3章 注目される"タキサス"とは　第4章 タキサスがウイルス性肝炎を封じ込める　第5章 科学的な方法でウイルス性肝炎に立ち向かう　第6章 タキサスを知るためのQ&A

◇C型肝炎・肝臓病プラセンタ療法実践医の証言 吉田健太郎監修, 五十嵐大和, 現代書林取材班著　現代書林　2004.3　206p　19cm　1200円 ①4-7745-0513-7　Ⓝ493.47
内容　第1章「私たちはプラセンタで肝臓病に打ち勝った」　第2章 胎盤の「総合力」が肝臓病に効果をあらわす　第3章 プラセンタで成果を上げる肝臓治療──臨床医に聞く　第4章 プラセンタに含まれる再生物質が肝臓を修復し再生させる　第5章 もう一つのプラセンタ医療, 埋没療法の「底力」　第6章 経口（内服薬・機能性食品）で摂取するプラセンタの効果

◇C型肝炎対策等の一層の推進について　C型肝炎対策等に関する専門家会議　2005.8　24p　30cm　Ⓝ493.47

◇C型肝炎といわれた人へ　藤岡高弘著　改訂版　小学館　2005.3　248p　15cm（小学館文庫）533円　①4-09-418142-3　Ⓝ493.47
内容　第1章 知っておいてほしい基本のQ&A　第1章 C型慢性肝炎の基礎知識（診断・症状・検査・治療）　第2章 インターフェロン療法　第3章 肝硬変　第4章 肝ガン　第5章 日常生活の疑問　第6章 薬の話・検査の話

◇C型肝炎なんてこわくない!!──難治性肝炎への挑戦　金守良著　神戸エピック　2006.5　160p　21cm　1905円　①4-89985-133-2　Ⓝ493.47
内容　肝炎の種類（原因別）　肝炎の種類（病態別分類）　肝炎はなぜこわいといわれていたか　検診によるC型肝炎の発見と医療連携　C型肝炎の感染率　C型肝炎の検査法　C型肝炎キャリアの自然経過　C型肝炎キャリアの高齢化時代の到来　C型

炎の治療について‐対症療法と原因療法　インターフェロン治療効果判定と治療効果予測〔ほか〕
◇C型肝炎なんてこわくない!?　―難治性肝炎への挑戦　part 2　金守良著　アークメディア　2010.1　175p　21cm　〈part 1の出版者：エピック〉　1905円　Ⓘ978-4-87583-137-2　Ⓝ493.47
◇C型肝炎に起因する肝がんの撲滅を目指して　平成19年度　日本肝臓学会編　日本肝臓学会　2007.12　6p　26cm　Ⓝ493.47
◇C型肝炎の患者力　渡辺威郎著　新風舎　2005.3　211p　21cm　1200円　Ⓘ4-7974-5357-5　Ⓝ493.47
　内容 第1章 プラス発想の生き方・患者力　第2章 C型肝炎の患者力をあげる方法―ストレスを追い出し、免疫力をあげよう　第3章 私のC型肝炎治療　第4章 合併症対策を怠ってはいけない（私の合併症対策―高血圧症の治療　抗酸化力を増強する健康食品）
◇C型肝炎はここまで治る!　谷荘吉著　主婦の友社　2003.12　207p　19cm　1400円　Ⓘ4-07-240684-8　Ⓝ493.47
　内容 序章 C型肝炎になったことは、けっして不幸ではありません―私が考える、C型肝炎とのつきあい方　第1章 C型肝炎とは、どんな病気?　正しい知識があなたを助けます　第2章 いま、C型肝炎の治療はどこまで進んでいるのか　第3章 C型肝炎に効果のある機能性食品　第4章 C型肝炎から体を守る生活法　第5章 C型肝炎の不安や疑問にお答えします　特別対談「生き延びる力が弱くなってしまった現代人」（谷荘吉・林盈六）
◇C型肝炎B型肝炎　中嶋俊彰著　新版　主婦の友社　2007.12　159p　21cm　（よくわかる最新医学）　1300円　Ⓘ978-4-07-257408-9　Ⓝ493.47
　内容 第1章 C型肝炎、B型肝炎はどんな病気か?　第2章 C型肝炎、B型肝炎を検査する（検査の目的と肝炎の目安　検査の種類とデータの見方）　第3章 C型肝炎、B型肝炎を最新技術で治す　第4章 肝硬変、肝がんの症状と最新治療（肝硬変の症状と最新治療　肝がんの症状と最新治療）　第5章 C型肝炎、B型肝炎の人の生活を見直す（生活スタイルを見直す　食べ物を見直す）
◇C型肝炎Q&A　飯野四郎著　大阪　医薬ジャーナル社　2005.7　187p　21cm　2800円　Ⓘ4-7532-2153-9　Ⓝ493.47
　内容 1 C型肝炎ウイルス（HCV）とは　2 C型肝炎の診断　3 C型肝炎の感染と症状　4 C型肝炎の経過　5 C型肝炎の治療　6 C型肝炎の予防
◇C型慢性肝炎―正しい知識、新しい治療　岡上武監修　〔大阪〕　シェリング・プラウ　〔2008〕　15p　26cm　Ⓝ493.47
◇C型慢性肝疾患への"オーダーメイド"抗炎症療法のすすめ―インターフェロンに見放されたC型慢性肝炎・肝硬変症の患者さんのために　多羅尾和郎著　メディカルレビュー社　2008.1　77p　21cm　2000円　Ⓘ978-4-7792-0224-7　Ⓝ493.47
◇HBVとB型肝炎の知識―あなたの健康管理のために　ウイルス肝炎研究財団編　第4版　文光堂　2003.3　26p　15×21cm　200円　Ⓘ4-8306-0809-9　Ⓝ493.47
◇HCVとC型肝炎の知識―あなたの健康管理のために　ウイルス肝炎研究財団編　文光堂　2003.4　25p　15×21cm　200円　Ⓘ4-8306-0810-2　Ⓝ493.47

《寄生虫》

◇課題別指針「寄生虫症対策指針（マラリア対策）」　国際協力機構人間開発部　2007.4　4, 57p　30cm　Ⓝ498.6
◇寄生虫感染のQ&A ―清潔指向社会の落とし穴　名和行文著　京都　ミネルヴァ書房　2003.9　205p　21cm　（シリーズ・暮らしの科学 21）　2200円　Ⓘ4-623-03900-5　Ⓝ493.16
　内容 第1章 寄生虫とはどんなムシですか。　第2章 昔の日本は寄生虫天国だった?　第3章 今、日本で問題の寄生虫は?　第4章 海外旅行で注意が必要な寄生虫は?　第5章 もっと詳しく知りたい人のために。
◇寄生虫の奇妙な世界―寄生…驚きに満ちた不思議な生活　斉藤勝司著, 目黒寄生虫館監修　誠文堂新光社　2009.6　96p　24cm　（子供の科学・サイエンスブックス）　2200円　Ⓘ978-4-416-20922-6　Ⓝ491.9
　内容 第1章 寄生虫って何?　第2章 身近な寄生虫　第3章 恐ろしい寄生虫　第4章 不思議な不思議な寄生生活　第5章 共生という生き方
◇寄生虫のはなし―わたしたちの近くにいる驚異の生き物たち　ユージーン・H.カプラン著, 篠儀直子訳　青土社　2010.12　421, 21p　20cm　2400円　Ⓘ978-4-7917-6585-0　Ⓝ491.9
　内容 しょっぱい解決 内なる海　微笑みの国=赤痢アメーバ　ヨルダン・ローズとの遭遇=リーシュマニア　わたしはアフリカに農場を持っていた=マラリア原虫（1）　あるマウスの死=マラリア原虫（2）　親密な関係=カイチュウ　肛門をのぞき見る わが子の=ギョウチュウ　ぶらぶらイヌ=フィラリア　燃えるヘビーメジナ虫　ほとんどありえないこと=アニサキス〔ほか〕
◇寄生虫のひみつ―ムズムズするけど見てみたい「はらのむし」たちの世界　藤田紘一郎著　ソフトバンククリエイティブ　2009.7　239p　18cm　（サイエンス・アイ新書 SIS-124）〈『フシギな寄生虫』（日本実業出版社1999年刊）の改訂　並列シリーズ名：Science・i〉　952円　Ⓘ978-4-7973-4769-2　Ⓝ491.9
　内容 第1章 私たちの体内にもいる?　身近な寄生虫の話　第2章 ペットと海外旅行が運んでくる寄生虫　第3章 とってもフシギな寄生虫の世界　第4章 アレルギーに寄生虫が効く?　第5章 寄生虫アラカルト1 楽しい寄生虫　第6章 寄生虫アラカルト2コワ～イ寄生虫　第7章 寄生虫と仲よくして目指せ健康!　第8章 寄生虫おもしろ雑学
◇寄生虫のふしぎ―一頭にも?　意外に身近なパラサイト　目黒寄生虫館+研究有志一同著　技術評論社　2009.3　255p　19cm　（知りたい!サイエンス）　1580円　Ⓘ978-4-7741-3753-7　Ⓝ491.9
　内容 1 「寄生」ってなに?　2 「宿主」のふしぎ　3 寄生虫のからだのふしぎ　4 今危ない寄生虫（原虫編）　5 今危ない寄生虫（ぜん虫編）　6 寄生適応のふしぎ 宿主の攻撃から逃れろ!　7 ヒトだけじゃない寄生虫

感染症・伝染病　　　　　　　　　　　　　　　　　　　　病気・難病

◇寄生虫病の話―身近な虫たちの脅威　小島莊明著　中央公論新社　2010.10　242p　18cm（中公新書 2078）　780円　Ⓘ978-4-12-102078-9　Ⓝ493.16
内容　第1章 なぜ、いま寄生虫病か？―身近に潜む寄生虫軍団　第2章 寄生虫病は世界に広がる―「この蟲だらけの世界」のいま（台湾山地同胞（高砂族）の腸管寄生虫症―私的寄生虫学事始め　タイおよびメコン川流域諸国の寄生虫病 ほか）　第3章 寄生虫の生き残り戦略―寄生虫はなぜ宿主から排除されないか（寄生虫（むし）の居所　寄生虫感染におけるIgE産生のしくみ ほか）　第4章 日本はこうして寄生虫病を制圧した　第5章 世界に貢献する日本の寄生虫病制圧戦略

◇軍服のモスキート―モノから見える世界の現実　リチャード・スウィフト著，森下麻衣子訳　合同出版　2011.1　111p　19cm　1100円　Ⓘ978-4-7726-0440-6　Ⓝ498.69
内容　第1章 蚊の命と時間　第2章 歴史の中の蚊　第3章 軍服のモスキート　第4章 グローバリゼーションとモスキート　第5章 予防の政治　第6章 モスキート・カルチャー　第7章 未来

◇国際協力に取り組むNGOのマラリア対策ベーシック・ハンドブック　外務省民間援助支援室　2006.3　27p　30cm　〈平成17年度（2005年度）NGO活動環境整備支援事業NGO研究会（保健分野支援における分野横断的取組）成果物　執筆・編集：アフリカ日本協議会〉　Ⓝ498.6

◇人類とパラサイト　石井明著　悠飛社　2007.11　188p　20cm　（Yuhisha hot-nonfiction Yuhisha best doctor series）　1600円　Ⓘ978-4-86030-116-3　Ⓝ493.16
内容　第1章 アレルギーとはなにか　第2章 ダニ研究に入るまで　第3章 ダニvs人間の攻防戦　第4章 その他の節動物によって起こる病気　第5章 海外でのマラリア対策の調査・研究活動（スマトラでの活動―一九七八～一九八九年　ソロモン諸島での活動―一九八〇～二〇〇七年）　第6章 国際保健医療学の課題

◇びっくりどっきり寄生虫―だれかが、きみを食べている　ニコラ・デイビス文，ニール・レイトン絵，唐沢則幸訳，荒木潤監修　フレーベル館　2008.12　60p　16×25cm　1200円　Ⓘ978-4-577-03638-9　Ⓝ491.9

◇マラリア・蚊・水田―病気を減らし、生物多様性を守る開発を考える　茂木幹義著　海游舎　2006.4　276p　19cm　2000円　Ⓘ4-905930-08-1　Ⓝ498.69
内容　第1部 水田と蚊と病気　第2部 開発の中の媒介病と寄生虫病―過去について（感染症の起源　水資源開発と感染症―特にアフリカの事例　対策―環境的方法　健康影響評価に基づく総合対策　対策―二一世紀に向けて）

◇マラリアと帝国―植民地医学と東アジアの広域秩序　飯島渉著　東京大学出版会　2005.6　387, 54p　22cm　6800円　Ⓘ4-13-026210-6　Ⓝ498.6
内容　マラリアは語る　1 植民地医学・帝国医療とマラリア（日本の台湾統治とマラリア　二〇世紀前半、八重山のマラリア対策―台湾経験の位相）　2 植民地医学・帝国医療の構造（近代日本の衛生学と植民地医学・帝国医療―伝染病研究所・植民地医学校・社会医学　戦争と植民地医学）　3 第二次大戦後、東アジアのマラリア（米軍統治下、八重山のマラリア対策　中国のマラリア対策―愛国衛生運動の歴史的位置　戦後日本のマラリア研究―断絶と継承）　東アジアにおける植民地医学・帝国医療

《結核》

◇新しい結核用語事典　日本結核病学会用語委員会編　南江堂　2008.5　160p　21cm　3000円　Ⓘ978-4-524-25083-7　Ⓝ493.89

◇沖田くんのタイムスリップ―知って治そう結核　マンガ　尾形英雄監修　結核予防会　2007.9　23p　26cm　900円　Ⓘ978-4-87451-240-1　Ⓝ493.89

◇沖田くんのタイムスリップ―知って治そう結核　マンガ　平成20年改訂　尾形英雄監修　結核予防会　2008.8　23p　26cm　900円　Ⓘ978-4-87451-251-7　Ⓝ493.89

◇沖田くんのタイムスリップ―知って治そう結核　マンガ　平成24年改訂　尾形英雄監修　結核予防会　2012.3　23p　26cm　900円　Ⓘ978-4-87451-273-9　Ⓝ493.89

◇改正感染症法における結核対策―保健所の手引き　結核予防会編　結核予防会　2007.7　199p　30cm　4500円　Ⓘ978-4-87451-244-9　Ⓝ498.6

◇課題別指針結核対策　国際協力機構人間開発部　2007.4　4, 64p　30cm　Ⓝ498.6

◇感染症法における結核対策―保健所の手引き　平成20年改訂版　結核予防会編　結核予防会　2008.9　211p　30cm　4500円　Ⓘ978-4-87451-252-4　Ⓝ498.6

◇感染症法に基づく結核の接触者健康診断の手引きとその解説　平成22年改訂版　阿彥忠之，森亨編，石川信克監修　結核予防会事業部出版調査課　2010.11　105p　30cm　〈「結核の接触者健診Q&A」付き〉　2600円　Ⓘ978-4-87451-266-1　Ⓝ498.6

◇結核を防ぐ、治す　森亨監修　講談社　2009.10　98p　21cm　（健康ライブラリーイラスト版）　1200円　Ⓘ978-4-06-259439-4　Ⓝ493.89
内容　1 感染から発病までのパターン　2 再びはびこりはじめた結核の正体　3 診断が出たら数ヵ月間薬を飲む　4 感染しているおそれがあったら　5 身近な人が発病したときにできること

◇結核を病んだ人たち―その生と死　青木正和著　清瀬　結核予防会本部分室出版調査課　2004.11　126p　21cm　（医師・看護職のための結核病学）　Ⓘ4-87451-224-0　Ⓝ281.04

◇結核？！でも心配しないで―治療中のあなたと家族の方へ　小林典子著　平成21年改訂　結核予防会事業部出版調査課　2009.10　24p　21cm　230円　Ⓘ978-4-87451-262-3
内容　1 どうして結核になったのでしょう　2 あなたの周囲の人たちの健康は？　3 保健所は結核相談の窓口です　4 一番大切な結核の治療（結核の薬の種類と期間　規則的な服薬が治療の大原則）　DDTS手帳　薬をのみ終わったあとの健康管理について

病気・難病　　　　　　　　　　　　　　　　　　　　　　　　　　感染症・伝染病

◇結核？！でも心配しないで―治療中のあなたと家族の方へ　小林典子著　平成22年改訂　結核予防会事業部出版調査課　2010.11　24p　21cm　230円　Ⓘ978-4-87451-267-8
◇結核？！でも心配しないで―治療中のあなたと家族の方へ　小林典子著　平成24年改訂　結核予防会事業部出版調査課　2012.4　24p　21cm　230円　Ⓘ978-4-87451-274-6
◇結核と歩んで五十年　島尾忠男著　結核予防会本部分室出版調査課　2003.3　351p　19cm　1800円　Ⓘ4-87451-212-7　Ⓝ498.6
◇結核登録者情報調査年報集計結果(概況)　平成19年　厚生労働省健康局　2008.9　19p　30cm　Ⓝ498.6
◇結核と日本人―医療政策を検証する　常石敬一著　岩波書店　2011.11　210, 12p　20cm　2700円　Ⓘ978-4-00-005325-9　Ⓝ498.6
　内容　序章 なぜいま結核か　第1章 結核と闘う　第2章 国をあげて亡国病克服に取り組む　第3章 結核予防法は何をもたらしたか　第4章 結核ナショナルプロジェクトは成功したか？　第5章 歴史を医療政策に生かす
◇結核の今昔―統計と先人の業績から学び、今後の課題を考える　島尾忠男著　克誠堂出版　2008.4　144p　26cm　4200円　Ⓘ978-4-7719-0333-3　Ⓝ498.6
　内容　日本の近代化とともに結核が増加、主な被害者は若い女性　インフルエンザの大流行で、結核はいったん減少し、再増加　結核流行の第4期―第2次大戦の影響と結核対策の成果　結核流行の第5期―結核減少の停滞、再増加　今後の結核の動向に影響する人口移動とエイズ流行　初感染発病学説　胸部単純X線写真の読影法の開発　間接撮影法の開発、結核対策としての集団検診　日本の研究者が開発した技術　結核実態調査　結核と国際保健医療学　今後の課題
◇結核の社会史―国民病対策の組織化と結核患者の実像を追って　青木純一著　御茶の水書房　2004.3　356, 6p　22cm　5200円　Ⓘ4-275-00312-8　Ⓝ498.6
　内容　第1部 結核撲滅運動と国民教育―健康な国民づくり　第2部 結核予防法と届出制度―予防と利害の狭間で(結核予防法(一九一九年)の成立と展開　結核予防法改正(一九三七年)とその背景)　第3部 都市と貧困と療養所―緩やかに隔離する空間(都市と結核療養所―貧困患者の救済制度を中心に　東京市療養所の成立と展開―大正・昭和前期における公立結核療養所の実態を追って)　第4部 療養する大人、療養する子ども―浮かび上がる療養生活(療養者の言葉と生活　結核療養所としての虚弱児教育―虚弱児の析出から養護施設の誕生へ)
◇結核の統計　2009　結核予防会編　結核予防会　2009.9　129p　30cm　3000円　Ⓘ978-4-87451-260-9
　内容　結核死亡率の年次推移―各国の比較　世界の結核の現状　結核罹患率の推移―罹患率の低下傾向はやや減速　都道府県別にみた全結核罹患率(2008年)　都道府県別にみた全結核死亡率(2008年)　高齢者結核―加齢とともに罹患率上昇、発見困難、感染性で発見　大都市の結核対策―大阪市での成果　多剤耐性結核の現状と迅速診断　慢性排菌患者の推移〔ほか〕

◇結核の統計　2011　結核予防会編　結核予防会　2011.9　129p　30cm　3000円　Ⓘ978-4-87451-271-5
　内容　結核死亡率の年次推移―各国の比較　世界の結核の現状　結核罹患率の推移―80歳以上で遅い減少率　都道府県別にみた全結核罹患率(2010年)　都道府県別にみた全結核罹患率の推移　都道府県別にみた全結核死亡率(2010年)　高齢者結核―診断の遅れ、院内感染に注意　高齢者の結核―診療の課題　罹患率以外の疫学的状況も地域格差は大きい　小児結核症例実態参考例〔ほか〕
◇結核予防法関係法令集　平成17年版　結核予防会編　清瀬　結核予防会　2005.5　908p　22cm　8000円　Ⓘ4-87451-226-7　Ⓝ498.6
◇結核予防法の一部を改正する法律案(内閣提出第96号)〈参議院送付〉参考資料　衆議院調査局厚生労働調査室　2004.5　158p　30cm　〈第159回国会　背のタイトル：結核予防法の一部を改正する法律案参考資料〉　Ⓝ498.6
◇知って治そう結核マンガ　平成17年改定　結核予防会大阪病院看護部原案, 尾形英雄監修　清瀬　結核予防会本部分室出版調査課　2005.1　23p　26cm　800円　Ⓘ4-87451-225-9　Ⓝ498.6
◇世界の結核の現状とDOTS戦略―DOTS推進のために　結核予防会結核研究所監修　新企画出版社　2004.1　63p　30cm　(国際結核セミナー 第8回)〈会期・会場：2003年2月25日 日本都市センター会館〉　1250円　Ⓘ4-88000-094-9　Ⓝ498.6
◇逐条解説結核予防法　感染症法研究会編　中央法規出版　2005.7　454p　22cm　4500円　Ⓘ4-8058-4596-1　Ⓝ498.6
　内容　第1編 結核予防法の概要(結核予防法の概要　平成十六年改正法の概要)　第2編 逐条解説(総則(第一条・第三条の二)　基本指針等(第三条の三・第三条の四)　第3編 法令・通知　第4編 参考
◇DOTSってなあに―人が人を治す　斉藤ゆき子, 永田容子著　結核予防会　2010.3　17p　21cm　230円　Ⓘ978-4-87451-263-0
　内容　結核とは？　退院前の病室にて　退院後もDOTSで　退院後すぐ　退院1カ月後　外来での様子　服薬終了時　おわりに

《人畜共通感染症》

◇危ない！ペットとあなたを感染症が襲う　伊東彰仁監修　ワニマガジン社　2003.8　143p　21cm　950円　Ⓘ4-89829-885-0　Ⓝ493.8
　内容　すべてのペットを襲う感染症　イヌとネコ共通の感染症　イヌを襲う感染症　ネコを襲う感染症　トリを襲う感染症　すべてのペットに要注意の感染症　予防策
◇イヌからネコから伝染るんです。　藤田紘一郎著　講談社　2007.9　285p　15cm　(講談社文庫)〈2000年刊の増補〉　533円　Ⓘ978-4-06-275851-2　Ⓝ493.8
　内容　1 ペットからの感染が心配　2 イヌからうつる病気　3 ネコからうつる病気　4 トリからうつる病気　5 カメ・ネズミ・アライグマ―ペット感染症はこんなにある　6 海外旅行でかかるペット感染症

◇狂犬病再侵入―日本国内における感染と発症のシミュレーション　神山恒夫著　地人書館　2008.3　180p　21cm　2200円　①978-4-8052-0798-7　Ⓝ498.6
　内容　第1章 狂犬病と人獣共通感染症　第2章 動物の狂犬病　第3章 ヒトの狂犬病　第4章 狂犬病ワクチンの開発　第5章 日本の狂犬病　第6章 海外の狂犬病事情　第7章 懸念される日本への再侵入とそのシミュレーション　第8章 狂犬病をリ・エマージさせない

◇現代社会がもたらすエマージング感染症―とくに人と動物の共通感染症について　山内一也述　札幌　秋山記念生命科学振興財団　2004.11　62p　21cm　（秋山財団ブックレット no.13）　Ⓝ493.87

◇国内の患者症例報告に基づく動物由来感染症の実態把握及び今後の患者症例報告収集と検索システムの開発に関する研究―平成16年度～18年度総合研究報告書 厚生労働科学研究費補助金新興・再興感染症研究事業　〔高山直秀〕　2007.3　1冊　30cm　Ⓝ493.87

◇国内の患者症例報告に基づく動物由来感染症の実態把握及び今後の患者症例報告収集と検索システムの開発に関する研究―総括・分担研究報告書 平成18年度厚生労働科学研究費補助金新興・再興感染症研究事業　〔高山直秀〕　2007.3　1冊　30cm　Ⓝ493.87

◇子どもにうつる動物の病気―なぜうつる？どう防ぐ!!　ペットから学校飼育動物、都市型野性動物まで　神山恒夫, 高山直秀編著　真興交易医書出版社　2005.3　265p　26cm　3200円　①4-88003-745-1　Ⓝ493.938

◇これだけは知っておきたい人獣共通感染症―ヒトと動物がよりよい関係を築くために　神山恒夫著　地人書館　2004.4　160p　21cm　1800円　①4-8052-0745-0　Ⓝ493.8
　内容　序章 二〇〇X年、日本でペスト大流行？　第1章 人獣共通感染症と動物由来感染症　第2章 バラエティに富む人獣共通感染症の動物宿主　第3章 人獣共通感染症の動物宿主　第4章 ヒトと動物との距離と病原体の伝播　第5章 直接伝播と感染の予防　第6章 間接伝播と感染の予防　第7章 新興感染症と種の壁　第8章 人獣共通感染症の海外事情と国内事情　第9章 ペストと狂犬病の撲滅―二つの大きな足跡から学ぶこと　第10章 ヒトと動物の共存のために

◇最近話題の人獣共通感染症と実験動物の感染症　日本実験動物協会教育・認定専門委員会〔2005〕　52p　30cm　（教育セミナーフォーラム 2005）〈会期・会場：平成17年3月15日 京都府立医科大学図書館ホール〉　Ⓝ493.8
　内容　最近話題の人獣共通感染症・感染症法・狂犬病予防法の見直し（吉川泰弘述）　SARSの動物感染モデルとその解析（長谷川秀樹述）　鳥インフルエンザ（喜多正和述）　ウエストナイルウイルスの生態とその現状（高崎智彦述）　実験動物における最近話題の感染症：最近の動向（大倉彰述）　パスツレラ感染（川本英一述）　ヘリコバクター感染（大橋弘明述）　パラインフルエンザウイルス感染（大沢一貴述）　パルボウイルス感染（八神健一述）

原虫・寄生虫感染病（柴原壽行述）　実験目的に応じた対策（伊藤豊志雄述）

◇しのびよるシャーガス病―中南米の知られざる感染症　竹内勤, 三浦左千夫著　慶応義塾大学出版会　2009.3　110p　26cm　2800円　①978-4-7664-1580-3　Ⓝ498.6
　内容　1 中南米の知られざる感染症・シャーガス病　2 現地調査の結果から　3 INVESTIGACIÓN SOBRE LA EPIDEMIOLOGÍA ETIOLOGÍA Y LA ANATOMOPATOLOGIA DE LA ENFERMEDAD DE CHAGAS CONGÉNITA（INTRODUCCIÓN（PREÁMBULO）　AREA COMO OBJETO DE INVESTIGACIÓN : REPUBLICA DE BOLIVIA - SUD AMERICA　CULTIVO Y AISLAMIENTO DE T. cruzi DEL RECIEN NACIDO CON ENFERMEDAD DE CHAGAS CONGÉNITA, INFECTADO POR LA VIA PLACENTARIA　TRIATOMAS QUE VIVEN EN LAS VIVIENDAS Y LA FRECUENCIA DE INFECCIÓN DE T. cruzi ENBLOLIVA　ALGUNOS PROBLEMAS DEL METODO DE PCR EN EL DIAGNOSTICO TEMPRANO DE LA ENFERMEDAD DE CHAGAS CONGÉNITA ほか）

◇東京狂犬病流行誌　上木英人著, 狂犬病臨床研究会編　復刻版　時空出版　2007.2　229, 3p　26cm　（原本：上木英人昭和43年刊）　2400円　①978-4-88267-041-4　Ⓝ498.6
　内容　これまでの狂犬病発生状況　どんな犬が狂犬病に　狂犬病は、いつ、どんな所に、どの位　都内にどの位の犬がいるでしょう　国内の狂犬病発生状況　ねこなどの狂犬病発生状況　狂犬病の症状は、どんなでしょう　実際にはどんな症状が見られたでしょう　咬傷と狂犬病毒　狂犬病予防注射　狂犬病ワクチン（狂犬病予防液）　狂犬病検査　狂犬病はなくなったが　最後に一言

◇動物ウイルスが人間を襲う！―エイズ、鳥インフルエンザ、サーズ…　中島捷久, 澤井仁著　PHP研究所　2006.12　246p　19cm　1300円　①4-569-65810-5　Ⓝ493.8
　内容　序章 ウイルスの恐ろしさ　第1章 ウイルス時代の到来　第2章 ウイルスの脅威　第3章 動物ウイルスの襲来　第4章 鳥インフルエンザの謎　第5章 猛威は続くエイズ・ウイルス　第6章 忍び寄るガン・ウイルス　第7章 ウイルスの予防と治療の試み　終章 長い戦いが始まった

◇動物由来感染症―ヒトと動物が健康に生活するための正しい知識　岡部信彦監修・著, 荒島康友ほか著　少年写真新聞社　2003.12　61p　27cm　（新健康教育シリーズ 写真を見ながら学べるビジュアル版）　1900円　①4-87981-158-0　Ⓝ493.8
　内容　動物由来感染症とは　狂犬病―4類感染症　オウム病―4類感染症　サルモネラ症　トキソカラ感染症（イヌ・ネコ回虫症）　トキソプラズマ症　ネコひっかき病　Q熱―4類感染症　パスツレラ症　エキノコックス症（包虫症）―4類感染症　レプトスピラ症　ペットを飼う前に知っておくこと

◇動物由来感染症ハンドブック 2010　厚生労働省健康局結核感染症課　〔2010〕　18p　21cm　Ⓝ493.8

◇我が国における動物由来感染症の感染実態把握に資する研究―総括・分担研究報告書 平成19年

度厚生労働科学研究費補助金新興・再興感染症研究事業　〔高山直秀〕　2008.3　1冊　30cm　Ⓝ493.8

《性感染症》

◇1冊でわかる性感染症　本田まりこ,宮地良樹,清水宏編集　文光堂　2009.4　236p　26cm　（皮膚科サブスペシャリティーシリーズ）〈執筆：本田まりこほか〉　12000円　Ⓣ978-4-8306-3453-6　Ⓝ494.99
　内容　総論　各論A 皮膚科医が診るべき性感染症　各論B 産婦人科領域の性感染症（性器クラミジア感染症　腟トリコモナス症）　各論C 泌尿器科領域の性感染症

◇今若者が危ない性感染症―青少年のための性感染症の基礎知識　石和久著　慧文社　2008.5　133p　19cm　1300円　Ⓣ978-4-86330-000-2　Ⓝ494.99
　内容　1 性感染症とは（性感染症とは　性感染症の歴史　性感染症の最近の動向は？　性感染症の中で多いものは？　若者に見られる性感染症の流行　風俗に勤める女性と性感染症）　2 性感染症の予防（性教育を始めよう　性教育の必要性　性感染症にかかったら　性感染症の検査）　3 様々な性感染症（淋菌　クラミジア・トラコマティス　梅毒　性器ヘルペス　肝炎　性器カンジダ　軟性下疳　トリコモナス感染症　毛じらみ　かいせん（疥癬）　ヒトパピローマウイルス　HIV感染症）　4 性感染症とがん（肝炎ウイルスと肝がん　ヒトパピローマウイルスと子宮頸がん）　付録 性感染症に関する特定感染症予防指針

◇10代からのセイファーセックス入門―子も親も先生もこれだけは知っておこう　堀口貞夫,堀口雅子,伊藤悟,簗瀬竜太,大江千束ほか著　緑風出版　2005.7　215p　21×14cm　（プロブレムQ&A）　1700円　Ⓣ4-8461-0510-5
　内容　1 性のABC　2 男性の体と性器　3 女性の体と性器　4 セイファーセックスの必要性　5 セックスと妊娠　6 STDとエイズ　7 同性愛者のセイファーセックス　8 おわりに

◇10代の性の悩みQ&A―小学校高学年から中学生まで　北沢杏子著,今井弓子絵　アーニ出版　2005.7　79p　24×16cm　（親と先生のためのQ&Aシリーズ 2巻）　1300円　Ⓣ978-4-87001-150-6
　内容　1章 二次性徴の悩みQ&A　2章 望まない妊娠・中絶Q&A　3章 性感染症・エイズQ&A

◇性感染症―STD　松田静治,島本郁子,岡慎一共著,性の健康医学財団監修　第3版　少年写真新聞社　2009.10　51p　27cm　（新健康教育シリーズ 写真を見ながら学べるビジュアル版）　1900円　Ⓣ978-4-87981-344-2　Ⓝ494.99
　内容　主な性感染症の特徴と症状（エイズ/HIV　梅毒　淋菌感染症（淋病）　性器クラミジア感染症　性器ヘルペスウイルス感染症　尖圭コンジローマ　腟トリコモナス症　性器カンジダ症　毛じらみ　疥癬　B型肝炎）　予防と検査　資料

◇性感染症検査・相談のためのQ&A　性の健康医学財団　2006.12　48p　26cm　Ⓝ494.99

◇「性感染症」常識のウソ　林義人著　日本放送出版協会　2006.7　220p　18cm　（生活人新書 186）　700円　Ⓣ4-14-088186-0　Ⓝ494.99

　内容　第1章 性情報―常識のウソ　第2章 性感染症知識―常識のウソ　第3章 性感染症予防―常識のウソ　第4章 医者に行く前に知っておきたい―常識のウソ　第5章 診断と治療―常識のウソ

◇性犯罪・性感染症　北村邦夫監修,Willこども知育研究所編著　金の星社　2007.3　47p　30cm　（見たい聞きたい恥ずかしくない！性の本）　2800円　Ⓣ978-4-323-06484-0　Ⓝ368.64
　内容　コミック 勇気をもって！―ほんとうにやさしい社会とは　性犯罪の危険　メディアリテラシー　HIVとエイズ　セックスと妊娠　Q&A

◇梅毒からエイズへ―売春と性病の日本近代史　山本俊一著　普及版　朝倉書店　2010.2　170p　22cm　2800円　Ⓣ978-4-254-10234-5　Ⓝ368.4
　内容　1 梅毒の出現（1494年～）　2 江戸時代の売春対策（1600～1867年）　3 遊女解放令期（1868～1875年）　4 公娼制度確立期（1876～1899年）　5 公娼制度確立期（1900～1926年）　6 公娼制度衰退期（1926～1945年）　7 公娼制度廃止後（1946年～）　8 エイズの出現（1979年～）

◇不安と疑問に答える〈不妊〉をまねく感染症　野口昌良著　名古屋　風媒社　2005.11　164p　19cm　1200円　Ⓣ4-8331-3143-9　Ⓝ495.3
　内容　第1章 なぜ女性が妊娠できなくなる？　第2章 性感染症にかからないためには？　第3章 産婦人科とのつきあい方（産婦人科はどういうところか　産婦人科にはいろいろなかかり方がある　望まれる性感染症専門診療施設）

◇ホントのSTD（性感染症）―Dr.澤村のショッキング・レポート　澤村正之著　講談社　2003.12　205p　20cm　（健康ライブラリー スペシャル）　1300円　Ⓣ4-06-259250-9　Ⓝ494.99
　内容　第1章 STD列島、ニッポンの危うい現状　第2章 ズルイ、しつこい、STDの正体　第3章 検査・治療の落とし穴　第4章 新宿さくらクリニック、人間模様　第5章 自分を守るために　第6章 知っておきたい、STDのいろいろ

◇STD（性感染症）　大切なカラダ、守りたい　小野美央子監修,富士山みえるマンガ　インタープレス　2005.8　39p　21cm　（もっと知ろうからだのこと 1）　500円　Ⓣ4-902340-16-X　Ⓝ494.99

《風土病》

◇地方病とのたたかい―地方病流行終息への歩み　山梨県衛生公害研究所等,地方病記念誌編集委員会編　甲府　山梨地方病撲滅協力会　2003.3　194p　30cm　Ⓝ493.16

《国立感染症研究所》

◇国立感染研は安全か―バイオハザード裁判の予見するもの　国立感染症研究所の安全性を考える会編著　緑風出版　2010.3　305p　22cm　4000円　Ⓣ978-4-8461-0910-3　Ⓝ493.8
　内容　第1章 バイオハザード裁判とは？　第2章 法廷においてバイオハザード裁判はどう闘われたのか　第3章 科学者はどう行動したか　第4章 国際社会におけるバイオハザード予防と枠組み　第5章 バイオ

ハザード裁判の本質　第6章 バイオハザード裁判が予見したこと　第7章 今後の課題　第8章 座談会資料

公害病

◇尼崎大気汚染公害事件史　平野孝監修, 平野孝, 加川充浩編　〔尼崎〕　尼崎公害患者・家族の会　2005.6　1005, 47p　22cm　〈発売：日本評論社　共同刊行：尼崎大気汚染公害訴訟弁護団〉　7000円　①4-535-58442-7　Ⓝ519.2164
　内容　解説　証言編（環境の世紀を用意した人々―原告団長の語る尼崎公害訴訟　尼崎患者の願い、弁護団の願い　空気を良くする運動なんて雲つかみみたいなこと―当たり前のことを住民が訴えて　朝の八時から夜の十一時まで医院を開けて　きれいな空気ときれいな青空を　全社環境技術部門の責任者の一人として―神戸製鋼アマガサキ製鉄所の公害防止対策のあゆみ　尼崎市の公害行政の流れ―国は道路新設前に問題路線を解決すべきである）　史料編（工都尼崎の誕生と戦前の公害　工業都市の復興と公害対策の開始　公害反対運動の高まりと工場の撤退　道路公害の激甚化と環境政策を巡るせめぎあい　尼崎大気汚染公害訴訟―企業活動と国策への異議申し立て「環境の世紀」の実現にむけて）

◇医学者は公害事件で何をしてきたのか　津田敏秀著　岩波書店　2004.6　256p　20cm　2600円　①4-00-022141-8　Ⓝ498.48

◇いのちと汚染と重金属　渡邉泉著　本の泉社　2012.6　199p　21cm　1600円　①978-4-7807-0661-1
　内容　第1章 「3・11」と環境汚染、そして、いまいちど重金属　第2章 人類による重金属の利用（そもそも重金属とは？―重金属と微量元素　身のまわりの重金属―生活に欠かせない存在　人類が滅んでも汚染は残る　人類はいかに重金属を利用してきたか）　第3章 忘れられる「公害」が語りかけるもの（水俣病　イタイイタイ病　尾鷲銅山鉱毒事件　東京都六価クロム事件　土呂久公害事件　事件はなぜ風化したか―いつ発覚するかわからない汚染　未然防止と予防原則―地球を救う唯一の処方箋）　第4章 毒性と必須性―なぜ体内に重金属があるのか？　毒性のルーツ（重金属の毒性の発現の基本メカニズム　重金属の必須性―生命維持に必要な存在　なぜ体内に重金属があるのか―地球史・生命史から）　第5章 重金属は語る（環境モニタリング―汚染を知る　動物の超蓄積　植物の超蓄積　動物の重金属レベルを決める要因は何か？　生態系の謎に迫るツールとしての重金属　地震が呼び覚ました重金属汚染）　第6章 やっかいな存在と生きる（再度、重金属と放射性物質から未来を考える　日本の環境法のザルぶり―水銀・カドミウムの状況　放射性物質と重金属）

◇公害健康被害の補償等に関する法律の一部を改正する法律案（内閣提出第26号）参考資料　衆議院調査局環境調査室　〔2008〕　65p　30cm　〈第169回国会（常会）〉　Ⓝ519.12

◇公害健康被害の補償等に関する法律の一部を改正する法律案（内閣提出第43号）に関する参考資料　衆議院調査局環境調査室　2003.3　75p　30cm　〈第156回国会（常会）〉　Ⓝ519.12

◇公害健康被害補償予防制度30年のあゆみ　環境再生保全機構編　川崎　環境再生保全機構　2005.3　187p　30cm　Ⓝ519.1

◇公害健康被害補償・予防の手引　平成16年版　公害健康被害補償制度研究会編　名古屋　新日本法規出版　2004.3　80p　21cm　700円　Ⓝ519.12

◇公害健康被害補償・予防の手引　平成17年版　公害健康被害補償制度研究会編　名古屋　新日本法規出版　2005.3　80p　21cm　700円　Ⓝ519.12

◇公害認定患者社会医療調査　平成22年度　数理計画　2011.3　213p　30cm　〈環境省委託業務結果報告書 平成22年度〉　Ⓝ498.48

◇公害認定患者に対する公害医療の実態把握に関する調査報告書　平成16年度　数理計画　2005.3　1冊　30cm　〈平成16年度環境省請負業務結果報告書〉　Ⓝ498.48

《イタイイタイ病》

◇イタイイタイ病をめぐる諸問題―私説　松波淳一著　〔富山〕　〔松波淳一〕　〔2003〕　54p　26cm　Ⓝ498.48

◇イタイイタイ病及び慢性カドミウム中毒に関する総合的研究―重金属等による健康影響に関する総合的研究　平成21年度　東レリサーチセンター　2010.3　364p　30cm　〈平成21年度環境省委託業務報告書〉　Ⓝ493.152

◇イタイイタイ病及び慢性カドミウム中毒に関する総合的研究―重金属等による環境影響に関する総合的研究　平成22年度　日本エヌ・ユー・エス　2011.3　321p　30cm　〈平成22年度環境省委託業務報告書〉　Ⓝ493.152

◇イタイイタイ病カドミウム説を否定する江頭レポートについて　松波淳一著　〔高岡〕　〔松波淳一〕　2010.6　9p　26cm　Ⓝ493.152

◇イタイイタイ病からの土壌環境基準とは―健康環境基準？・経済環境基準？土壌汚染問題発祥地から問う　千葉　日本地質汚染審査機構　〔2010〕　50p　30cm　〈地質汚染調査浄化シンポジウム 第19回〉〈会期・開催地：2010年9月16日 富山〉　Ⓝ519.5

◇イタイイタイ病の記憶―カドミウム中毒の過去・現在・未来　松波淳一著　増補改訂　富山　桂書房　2003.12　305, 16p　21cm　2400円　①4-905564-65-4　Ⓝ519.5
　内容　第1章 病気の発生と原因究明　第2章 神岡鉱山と鉱毒　第3章 住民の運動　第4章 第一審での闘い　第5章 控訴審での闘い　第6章 金属鉱業界の反動　第7章 被害者の不屈の闘い　第8章 カドミウム腎症―イタイイタイ病予備群として　第9章 世界の規制が強まる中で、日本は　最終章 イタイイタイ病はいま

◇イタイイタイ病の記憶―カドミウム中毒の過去・現在・未来　松波淳一著　新版　富山　桂書房　2006.2　417p　21cm　2800円　①4-903351-00-9　Ⓝ519.5

病気・難病　　　　　　　　　　　　　　　　　　　　　　　　　　　　　　　　公害病

◇イタイイタイ病報道史―公害ジャーナリズムの原点　向井嘉之,森岡斗志尚著　富山　桂書房　2011.8　425p　21cm　3200円　①978-4-903351-99-5　Ⓝ519.5

◇語り継ぐイタイイタイ病住民運動―富山・神通川流域住民のたたかい　イタイイタイ病運動史研究会編　富山　桂書房　2011.3　329p　21cm　2500円　①978-4-903351-92-6　Ⓝ519.12

◇カドミウムと土とコメ　浅見輝男著　アグネ技術センター　2005.12　151p　21cm　3000円　①4-901496-28-X
　内容　カドミウムによる環境汚染―その問題点　カドミウム汚染と健康　土壌汚染の実態―生産・消費大国日本のカドミウム汚染　カドミウムは土壌から植物へ　汚染水田土壌の修復法　世界の食品中カドミウム規制の状況　日本政府の対応　摂取耐容量・最大基準値―食品特にコメ中カドミウムを中心に　汚染源および生産量と消費量

◇カドミウム被害百年―回顧と展望　松波淳一著　富山　桂書房　2008.10　600p　21cm〈「イタイイタイ病の記憶」（2006年刊）の最終版〉　3800円　①978-4-903351-46-9　Ⓝ519.5
　内容　奇病の発生と原因究明　神岡鉱山と鉱毒　カドミウムと毒性　住民の運動　第一審での闘い　控訴審での闘い　金属鉱業界の反動　被害者の不屈の闘い　イタイイタイ病のメカニズムについて　イタイイタイ病の病的骨折　カドミウム腎症―イタイイタイ病予備軍として　イタイイタイ病は女性になぜ多いか　カドミウム障害の臨界値について　世界の規制が強まる中で、日本は　カドミウム汚染の全国化　私たちの食べている米は　イタイイタイ病はどこまで知られているか―教科書でのイタイイタイ病は　イタイイタイ病はいま

◇公害裁判―イタイイタイ病訴訟を回想して　島林樹著　紅書房　2010.10　725p　22cm　2858円　①978-4-89381-262-9　Ⓝ519.12
　内容　第1章　イタイイタイ病訴訟を回想して　第2章　イタイイタイ病訴訟に関する小論として　第3章　イタイイタイ病訴訟の語り部として（イタイイタイ病訴訟から学んだこと　イタイイタイ病裁判を通じて生命の尊さを考える）　資料編

◇公害被害放置の社会学―イタイイタイ病・カドミウム問題の歴史と現在　飯島伸子,渡辺伸一,藤川賢著　東信堂　2007.12　374p　22cm　3600円　①978-4-88713-800-1　Ⓝ519.5
　内容　被害放置に着目する意味　イタイイタイ病の発見はなぜ遅れたのか　公害病を否定する政治―現在に続く「まきかえし」　否定された公害病―対馬・生野のイタイイタイ病とカドミウム腎症　予防と放置―カドミウム腎症をめぐる対応の地域差が意味するもの　公害医学研究班の社会学―イタイイタイ病カドミウム説「保留」のしくみ　富山で今、問われていること―認定問題と不服審査請求　農業被害はなぜ軽視されるのか―土壌汚染をめぐる被害放置の構造　食品中カドミウム濃度基準の現在　イタイイタイ病をめぐる差別と被害放置　イタイイタイ病をめぐる被害構造と放置　公害被害放置の社会学　付論　アジア・オーストラリア地域の鉱工業開発に伴う環境問題の社会的実態とイタイイタイ病闘争の意義

◇私説イタイイタイ病の社会経済学―イタイイタイ病と水俣病を比較して　松波淳一著〔高岡〕〔松波淳一〕　2010.12　62p　26cm　Ⓝ519.5

◇私説カドミウム中毒をめぐる諸問題　松波淳一著〔高岡〕〔松波淳一〕　2004.9　50p　26cm　非売品　Ⓝ519.5

◇私説カドミウム中毒の過去・現在・未来―イタイイタイ病を中心として　松波淳一著　富山　桂書房　2007.9　145p　19cm　1000円　①978-4-903351-36-0　Ⓝ519.5
　内容　神岡鉱山　鉱毒による汚染　奇病の発生　イタイイタイ病の原因の追究　富山県の反応　合同研究班による解明と厚生省見解　イタイイタイ病の起こり方　第一審での裁判　第二審での裁判と三井金属との合意　業界からの巻き返し　合意による成果と未解決の問題　今日のカドミウム問題　今後のカドミウム問題

◇死の川とたたかう―イタイイタイ病を追って　八田清信著　新版　偕成社　2012.5　268p　19cm　（偕成社文庫　4080）　800円　①978-4-03-850800-4　Ⓝ493.152
　内容　1　イタイイタイ病との出会い　2　悲惨な病状　3　犯人をもとめて　4　ふしぎなめぐりあい　5　吹きすさぶ風のなかで　6　立ちあがる人びと　7　生命をかけた証言　8　世紀の裁判

◇昭和四大公害裁判・富山イタイイタイ病闘争小史　江川節雄著　本の泉社　2010.10　174p　22cm　1429円　①978-4-7807-0638-3　Ⓝ519.2142
　内容　第1章　事の始まりは60年安保反対　第2章　イタイイタイ病（イ病）との出会い　第3章　イタイイタイ裁判闘争　第4章　差смотр前夜の情報漏えい　第5章　神岡から人殺しが来た　第6章　最終弁論　第7章　本社交渉前夜　第8章　公害弁連　第9章　富山公害被害者連絡会議（公被連）の意義　第10章　小松義久さん、さようなら　特別寄稿　イ病勝利判決による獲得成果と課題（松波淳一）

◇定本カドミウム被害百年―回顧と展望　イタイイタイ病の記憶（改題）　松波淳一著　富山　桂書房　2010.5　605p　21cm〈「カドミウム被害百年」（2008年刊）の改訂最終版〉　4200円　①978-4-903351-81-0　Ⓝ519.5

◇富山イタイイタイ病の地を訪ねて―公害地域の今を伝えるスタディツアー2009　ダイジェスト版　大阪　公害地域再生センター　2010.3　7p　30cm　Ⓝ519.5

《水俣病》

◇阿賀よ伝えて―103人が語る新潟水俣病　新潟水俣病40周年記念誌出版委員会編　新潟　新潟水俣病40周年記念誌出版委員会　2005.6　399p　22cm　2000円　Ⓝ519.2141

◇ある公害・環境学者の足取り―追悼　宇井純に学ぶ　宇井紀子編　亜紀書房　2008.11　349p　19cm　3000円　①978-4-7505-0816-0
　内容　ある化学技術者の足取り　同窓―茨城・栃木・東大時代　水俣病の原因究明　自主講座と大学の学問　公害の道と　現場との出会い　沖縄の環境と適正技術　未来への布石　思い出と感謝と―宇井純の家族より　宇井純の歩み（略歴）

◇いっちうんめぇ水らった―聞き書き・新潟水俣病　新潟水俣病聞き書き集制作委員会編　新潟　新潟水俣病聞き書き集制作委員会　2003.9　225p

◇19cm 〈発売：越書房（新潟）〉 1500円 Ⓓ4-906061-03-6 Ⓝ519.2141
◇愛しき水俣に生きる―訪問看護の源から 宮崎和加子著 春秋社 2006.5 189p 19cm 1500円 Ⓓ4-393-72905-6 Ⓝ493.152
[内容]水俣病の患者さんと出会う 訪問看護をはじめる 水俣って何？ 水俣裁判って？ 水俣に生まれるということ みんな街で暮らしたい 水俣がひらく未来
◇絵で見る水俣病― Illustrated Minamata disease 水俣病センター相思社編 改訂版 横浜 世織書房 2004.7 176p 26cm 〈英語併記〉 2000円 Ⓓ4-902163-08-X Ⓝ519.21
[内容]1 THE SHIRANUI SEA―a beautiful sea and a bountiful life 2 MINAMATA DISEASE―CHISSO'S crime 3 A LONG STRUGGLE―Thirty years of victimisation and suffering 4 NOW―What should we do and what can we do?
◇回顧録―水俣病の病理学的研究を中心として 衛藤光明著 熊本 熊本出版文化会館 2009.4 118p 22cm 〈発売：創流出版〉 1800円 Ⓓ978-4-915796-76-0 Ⓝ289.1
[内容]1 ライフワークとしての水俣病の病理学的研究概要 2 武内忠男先生と病理学教室の思い出 3 米国ワシントン大学神経病理学講座留学（一九八四年九月一日～一九八五年八月三十一日） 4 国立予防衛生研究所（現国立感染症研究所）へ赴任（一九八八年四月一日～一九九四年三月三十一日） 5 国立水俣病研究センター（現国立水俣病総合研究センター）へ赴任（一九九四年四月） 6 国際会議等の記録 7 退官講演に際しての挨拶（二〇〇七年三月二十四日） 8 最近の論文 附録1 喜多流謡曲との係わり 附録2 四三会（昭和四十三・一九六八年）熊本大学医学部卒業同級会
◇苦海浄土 第2部 石牟礼道子著 藤原書店 2006.10 404p 20cm 〈第2部のサブタイトル：神々の村〉 2400円 Ⓓ4-89434-539-0 Ⓝ519.2194
◇苦海浄土―わが水俣病 石牟礼道子著 新装版 講談社 2004.7 411p 15cm 〈講談社文庫〉 667円 Ⓓ4-06-274815-0 Ⓝ519.2194
[内容]第1章 椿の海 第2章 不知火海沿岸漁民 第3章 ゆき女きき書 第4章 天の魚 第5章 地の魚 第6章 とんとん村 第7章 昭和四十三年
◇公害の原点水俣について学ぶ 鹿児島 鹿児島県環境生活部環境政策課 2006.11 18p 30cm Ⓝ519.21
◇失敗の教訓を活かす―持続可能な水俣・芦北地域の再構築 宮北隆志著 〔熊本〕 熊本日日新聞社 2010.5 86p 21cm 〈水俣学ブックレット no.8〉〈熊本 熊日情報文化センター（制作・発売）〉 762円 Ⓓ978-4-87755-365-4 Ⓝ519.2194
◇水銀汚染対策に関する法的、制度的諸問題等の研究―平成14年度環境省委託業務結果報告書 日本公衆衛生協会 2003.3 52p 30cm Ⓝ519.1
◇「存在の現れ」の政治―水俣病という思想 栗原彬著 以文社 2005.4 227p 20cm 2400円 Ⓓ4-7531-0240-8 Ⓝ519.2194
[内容]1 「存在の現れ」の政治―水俣病という思想 2 水俣病という身体―風景のざわめきの政治学 3 市民は政治の地平をどのように生きたか 4 人間の再生と共生へ―水俣病は終わっていない

◇対談・気がついたらトップランナー―小さな地球・水俣 吉井正澄, 上甲晃著 燦葉出版社 2004.1 221p 19cm 1500円 Ⓓ4-87925-071-6
[内容]小さい地球、水俣 美しい森林が危ない 水俣の領主はチッソ 城主の犯罪 類例がない公害 水俣再生への始動 総合計画の策定 水俣をめぐる人間模様 まず自分が変わる チャンスを活かす〔ほか〕
◇宝子たち―胎児性水俣病に学んだ50年 原田正純著 福岡 弦書房 2009.10 195p 21cm 2000円 Ⓓ978-4-86329-028-0 Ⓝ519.13
[内容]未来のいのち―まえがきにかえて 第1部 子宮は環境（その昔、水俣と熊大では 宝子といわれて 遙か故郷を離れて 産むべきものでない 子宮は胎児を護ってくれない 枯葉剤はまかれた へその緒と出会う 母は原爆を浴びた 母の胎内で被爆か） 第2部 生と死の闘い（ある女性水俣病患者の死 千鶴さん せめて花嫁衣裳を ふうてん） 第3部 医の倫理（いのちをつなぐ 子宮は環境ということ―胎児にとって公害も薬剤も区別がない 戦争で使われた化学物質の影響 水俣における差別 ノーヒロシマ、ノーボパール 水俣学と環境倫理）
◇新潟水俣病の地を訪ねて―公害地域の今を伝えるスタディツアー2010 ダイジェスト版 大阪 公害地域再生センター 2011.3 11p 30cm Ⓝ519.13
◇新潟水俣病問題―加害と被害の社会学 飯島伸子, 舩橋晴俊編著 新版 東信堂 2006.4 333p 22cm 3800円 Ⓓ4-88713-663-3 Ⓝ519.2141
[内容]第1章 新潟水俣病問題の歴史と概要 第2章 加害過程の特質―企業・行政の対応と加害の連鎖的・派生的加害 第3章 被害者潜在化のメカニズム―集団検診の受診と認定申請をめぐる困難の分析 第4章 水俣病差別とニセ患者差別―未認定患者への差別と認定制度の介在 第5章 家族による被害の経験 第6章 阿賀野川流域における生活世界の変容 第7章 職業に関連する損失および被害の総体 第8章 未認定患者の長期放置と「最終解決」の問題点 補論1 新潟水俣病の教訓化をめぐる動きと残された課題 補論2 水俣病関西訴訟の最高裁判決とその含意
◇はじめて学ぶ水俣病 第2版 熊本 熊本県環境生活部水俣病対策課 2003.4 1枚 30cm Ⓝ519.2194
◇はじめて学ぶ水俣病 第3版 熊本 熊本県環境生活部水俣病対策課 2004.4 1枚 30cm 〈リーフレット〉 Ⓝ519.2194
◇はじめて学ぶ水俣病 第4版 熊本 熊本県環境生活部水俣病対策課 2005.6 7p 30cm Ⓝ519.2194
◇はじめて学ぶ水俣病 熊本 熊本県環境生活部水俣病保健課 〔2011〕 7p 30cm Ⓝ519.2194
◇「瘂」という病いからの―水俣誌々 パート2 最首悟著 どうぶつ社 2010.3 341p 19cm 2200円 Ⓓ978-4-88622-343-2 Ⓝ519.2194
[内容]1 病い 2 語り部 3 第三者？ 4 いのち・問学 おろおろ神―あとがきにかえて
◇"負の遺産"から学ぶ 原田正純著 〔熊本〕 熊本日日新聞社 2006.5 63p 21cm 〈水俣学

ブックレット no.2）〈熊本 熊本日日新聞情報文化センター（製作・発売）〉　762円　Ⓘ4-87755-235-9　Ⓝ519.2194
　内容　"負の遺産"から学ぶ（原田正純著）　原田正純・坂本しのぶさんと語る（原田正純，坂本しのぶ述）

◇水俣への回帰　原田正純著　日本評論社　2007.11　298p　22cm　2800円　Ⓘ978-4-535-58385-6　Ⓝ519.2194
　内容　第1部 水俣病が人類史に問いかけるもの　第2部 認定制度の政治学　第3部 行政の責任を問う　第4部 専門家の役割　第5部 ローカルからグローバルへ　第6部 水俣学の創設

◇水俣を歩き、ミナマタに学ぶ―ガイドブック　熊本学園大学水俣学研究センター編著　〔熊本〕熊本日日新聞社　2006.5　63p　21cm　（水俣学ブックレット no.3）〈熊本 熊本日日新聞情報文化センター（製作・発売）〉　762円　Ⓘ4-87755-236-7　Ⓝ519.2194

◇水俣学研究序説　原田正純，花田昌宣編　藤原書店　2004.3　371p　22cm　4800円　Ⓘ4-89434-378-9　Ⓝ519.2194
　内容　水俣の教訓から新しい学問への模索（原田正純著）　水俣学へのアプローチ：水俣学へ向けて（萩原修子述）　水俣病事件の教訓と環境リスク論（霜田求述）　水俣病事件報道にかんする批判的ディスクール分析の試み（小林直毅著）　現代的課題としての水俣学：水俣病における認定制度の政治学（原田正純著）　水俣病問題と社会福祉の課題（小野達也著）　水俣病問題をめぐる子ども市民の意識とおとな市民意識の差（羽江忠彦，土井文暢，大野哲夫著）　水俣病被害補償にみる企業と国家の責任（酒巻政章，花田昌宣著）　水俣学の展望：〈シンポジウム〉水俣の問いと可能性（原田正純，富樫貞夫，羽江忠彦著）

◇水俣学講義　原田正純編著　日本評論社　2004.3　336p　22cm　2700円　Ⓘ4-535-58384-6　Ⓝ519.2194
　内容　水俣学の開講にあたって―まえおきにかえて　水俣病の歴史　チッソの企業体質と技術―企業史　チッソ労働者と水俣病―公害病と職業病との関係を記録して――九六〇～一九九七年　水俣病とマスコミ―主に地元紙の視点から　法創造に挑む水俣病裁判　水俣病患者の闘い―公害と差別　海の生き物たち―豊かな自然の原風景　被害者の想い―闘いの日々　世界の水銀汚染と水俣病　被害補償の経済学　水俣学のまとめ―教訓をよりたしかなものに

◇水俣学講義　第2集　原田正純編著　日本評論社　2005.7　335p　22cm　2700円　Ⓘ4-535-58443-5　Ⓝ519.2194
　内容　なぜ、今水俣学か　水俣病は終わっていない　水俣病患者家族から訴えたいこと　文化人類学から見た水俣病―水俣病におけるライフヒストリーの研究　記録映画作家の"原罪"について　離礁水俣病対策に取り組んで　水俣病を三たび繰り返さないために　社会福祉と水俣病事件　報道としての水俣病事件　水俣病における食品衛生にかかわる問題　私と水俣病　胎児性水俣病をめぐる問題　水俣学二期目で何が見えてきたか―いまの水俣について考える二、三のこと

◇水俣学講義　第3集　原田正純編著　日本評論社　2007.1　279p　22cm　2700円　Ⓘ978-4-535-58482-5　Ⓝ519.2194

　内容　水俣学の展望（花田昌宣述）　風土の神々（石牟礼道子述）　水俣病から見た環境倫理・生命倫理（霜田求述）　水俣病裁判と和解（板井優述）　水俣病と私（澤田一精述）　水俣病と差別（羽江忠彦述）　水俣病と教育（田中睦述）　水俣病と国家（宮本憲一述）　水俣病との出会い（アイリーン・美緒子・スミス述）　カナダ水俣病（原田正純，宮北隆志述）　水俣病のグローバルな視点（花田昌宣，原田正純述）

◇水俣学講義　第4集　原田正純，花田昌宣編著　日本評論社　2008.11　376p　22cm　3000円　Ⓘ978-4-535-58553-9　Ⓝ519.2194
　内容　水俣学への誘い　水俣病五〇年　事件史から見た最高裁判決の限界　水俣病を原点にした大学授業　生命の記憶よみがえれ　「環境モデル都市」水俣と産廃処分場計画　水俣・厳存する風景　地域社会調査の方法と実践　水俣に住んで三〇年　語っておきたいこと　新潟水俣病の経験と出生前後メチル水銀汚染児の調査　私と水俣病報道　水俣病に取りくむ

◇水俣からの想像力―問いつづける水俣病　丸山定巳，田口宏昭，田中雄次編　熊本　熊本出版文化会館　2005.3　236p　20cm　〈発売：創流出版〉　2000円　Ⓘ4-915796-49-3　Ⓝ519.2194
　内容　第1章 企業城下町の形成と公共空間―水俣の事例から　第2章 水と生命の風景―水俣から　第3章 のさりの海―対岸からの水俣　第4章 映画と現実―土本典昭の水俣ドキュメンタリー映画　第5章 水俣が私に出会ったとき―社会的関与と視覚表象　第6章 認定のかげに―水俣病患者の生活障害に着目して　第7章 水俣病研究と水俣市民　第8章 水俣・山の人々の暮らしと心一世帯の極小化と棚田研究

◇水俣から、未来へ　熊本日日新聞社編　岩波書店　2008.5　253p　19cm　2400円　Ⓘ978-4-00-024852-5　Ⓝ519.2194
　内容　第1章 不知火海を歩く（巻頭ルポ 原田正純さんと歩く水俣　鹿児島―隣町の「他県」　芦北…埋もれた「患者たち」　御所浦…「隠れ水俣病の島」　水俣…胎児性患者の問い掛け）　第2章 Minamataに学ぶ海外（各国の連携で水銀削減を 水俣を舞う捕鯨量水銀―マジソン国際会議報告）　第3章 行政と企業の論理と倫理を問う（補償・救済、終わりなき混迷　官の論理「国策会社チッソ」）　第4章 水俣からの発信（若者たちの水俣　未来への約束）

◇水俣五〇年―ひろがる「水俣」の思い　最首悟，丹波博紀編　作品社　2007.12　364p　21cm　2800円　Ⓘ978-4-86182-165-3　Ⓝ519.2194
　内容　序章 水俣病と現代社会を考える―水俣の五〇年　第1章 水俣のひろがり　第2章 経験としての水俣　第3章 病む時代の「希望」　終章 水俣病公式発見から五〇年―宝子を想う

◇水俣再生への道―谷川健一講演録　谷川健一著　〔熊本〕　熊本日日新聞社　2006.5　61p　21cm　（水俣学ブックレット no.1）〈熊本 熊本日日新聞情報文化センター（製作・発売）〉　762円　Ⓘ4-87755-234-0　Ⓝ519.2194

◇水俣胎児との約束―医師・板井八重子が受けとったいのちのメッセージ　矢吹紀人著　大月書店　2006.11　194p　20cm　2000円　Ⓘ4-272-33047-0　Ⓝ493.152
　内容　第1章 生まれなかったいのちの記憶　第2章 胎児からのメッセージを伝えて　第3章 環境行政は何をやってきたのか　第4章 科学者の良心にかけて　第5章 いのちを受け継ぐものたちに

公害病　　　　　　　　　　　　　　　　　　　　　　　　　　　　　　　　病気・難病

◇水俣の経験と記憶―問いかける水俣病　丸山定巳ほか編　熊本　熊本出版文化会館　2004.4　302p　20cm〈発売：創流出版〉2000円　①4-915796-44-2　Ⓝ519.2194
内容　水俣病の過去・現在・未来（水俣病に対する責任―発生・拡大・救済責任の問題をめぐって　メチル水銀汚染地域住民の水俣病体験とメンタルヘルス　病名から読み解く水俣病　現代社会の転回の潜勢力を探る「方法としての水俣病運動」）　水俣のこころ（石牟礼文学の根底にあるもの―そのアニミズム的世界観　水俣の民族誌的近代―「聞き取られた声」の行方　遠景としての水俣病　水俣市民の意識（水俣市民意識調査にみる「水俣病」の現在―「もやい直し」時代の病名変更世論）

◇「水俣」の言説と表象　小林直毅編　藤原書店　2007.6　377p　22cm〈執筆：伊藤守ほか〉4600円　①978-4-89434-577-5　Ⓝ519.2194
内容　総説「水俣」の言説的構築　1「水俣」をめぐるポリティクスとイデオロギー（不知火海漁業紛争の中の「社会不安」言説　経済政策のイデオロギーと「水俣」の言説　「全国報道」における水俣病事件の表象）　2「水俣」の漁民・労働者・市民（「水俣漁民」をめぐるメディア表象　「チッソ安定賃金闘争」をめぐるメディア言説　水俣病をめぐる「市民」の思想と心情）　3「水俣」の映像表象（ニュース報道における「水俣」の表象　新聞写真が描く初期水俣病事件　テレビドキュメンタリーと「水俣の経験」）

◇水俣病検診・審査促進に関する調査研究　平成14年度　日本公衆衛生協会　2003.3　84p　30cm〈平成14年度環境省委託業務結果報告書〉Ⓝ493.152

◇水俣病検診・審査促進に関する調査研究　平成15年度　日本公衆衛生協会　2004.3　5, 86p　30cm〈平成15年度環境省委託業務結果報告書〉Ⓝ493.152

◇水俣病検診・審査促進に関する調査研究―重金属等の健康影響に関する総合研究　平成16年度　〔川崎〕　環境再生保全機構　2005.3　84p　30cm〈平成16年度環境省委託業務結果報告書〉Ⓝ493.152
内容　水俣病認定患者の神経症候の経時的推移に関する研究（内野誠著）　胎児性水俣病患者の機能障害とその対策に関する研究（有村公良著）　水俣病発生地域住民の健康問題に関する研究班（水俣病発生地域住民の健康状態に関する解析（二塚信著）　患者と発生地区・非発生地区住民の健康問題の比較に関する研究（秋葉澄伯著）　水俣病発生地域住民の神経所見に関する研究（中川正法著））　水俣病に見られる神経症状や感覚器障害の診断的手法に関する研究班（「二点識別」に関連する脳機能の解明に関する研究（柿木隆介著）

◇水俣病検診・審査促進に関する調査研究―重金属等の健康影響に関する総合研究　平成17年度　〔川崎〕　環境再生保全機構　2006.3　95p　30cm〈平成17年度環境省委託業務結果報告書〉Ⓝ493.152
内容　水俣病患者の健康問題に関する研究班（水俣病認定患者の神経症候の経時的推移に関する研究（内野誠著）　胎児性水俣病患者の機能障害とその対策に関する研究（有村公良著））　水俣病発生地域住民の健康問題に関する研究班（水俣病発生地域住民の健康状態に関する解析（北野隆雄著）　患者と発生地区・非発生地区住民の健康問題の比較に関する研究（秋葉澄伯著）　水俣病発生地域住民の神経所見に関する研究（中川正法著））　水俣病に見られる神経症状や感覚器障害の診断的手法に関する研究班（「二点識別」に関連する脳機能の解明に関する研究（柿木隆介著）

◇水俣病検診・審査促進に関する調査研究―重金属等の健康影響に関する総合研究　平成18年度　〔川崎〕　環境再生保全機構　2007.3　87p　30cm〈平成18年度環境省委託業務結果報告書〉Ⓝ493.152
内容　水俣病患者の健康問題に関する研究班（水俣病認定患者の神経症候の経時的推移に関する研究（内野誠著）　胎児性水俣病患者の機能障害とその対策に関する研究（有村公良著））　水俣病発生地域住民の健康問題に関する研究班（水俣病発生地域住民の健康状態に関する解析（北野隆雄著）　患者と発生地区・非発生地区住民の健康問題の比較に関する研究（秋葉澄伯著）　水俣病発生地域住民の神経所見に関する研究（中川正法著））　水俣病に見られる神経症状や感覚器障害の診断的手法に関する研究班（「二点識別」に関連する脳機能の解明に関する研究（柿木隆介著）

◇水俣病50年―「過去」に「未来」を学ぶ　水俣病50年取材班編著　福岡　西日本新聞社　2006.12　312p　21cm　1600円　①978-4-8167-0711-7　Ⓝ519.2194

◇水俣病誌　川本輝夫著, 久保田好生, 阿部浩, 平田三佐子, 高倉史朗編　〔横浜〕世織書房　2006.2　773p　22cm（付属資料：12p）8000円　①4-902163-21-7　Ⓝ519.2194
内容　ドキュメント自主交渉　第1部　通史・わが水俣病　第2部　水俣病とは何か　資料編（熊本県水産課技師の復命書（一九五二、五七年）　保健所の患者確認第一報（一九五六年）　見舞金契約（一九五九年））

◇水俣病実態調査委託業務報告書（鹿児島県）　平成19年度　〔鹿児島〕　鹿児島県　2008.3　31, 27p　31cm〈標題紙のタイトル：水俣病実態調査委託業務報告書　ルーズリーフ〉Ⓝ519.2197

◇水俣病実態調査委託業務報告書（熊本県）　平成19年度　〔熊本〕　熊本県　2008.3　31, 27p　31cm〈標題紙のタイトル：水俣病実態調査委託業務報告書　ルーズリーフ〉Ⓝ519.2194

◇水俣病実態調査委託業務報告書（新潟県）　平成19年度　〔新潟〕　新潟県　2008.3　31, 23p　31cm〈標題紙のタイトル：水俣病実態調査委託業務報告書　ルーズリーフ〉Ⓝ519.2141

◇水俣病小史　高峰武編　〔熊本〕　熊本日日新聞社　2008.3　130p　21cm（水俣学ブックレット no.6）〈熊本　熊日情報文化センター（製作・発売）〉762円　①978-4-87755-304-3　Ⓝ519.2194

◇水俣病小史. 　高峰武編　増補版　〔熊本〕　熊本日日新聞社　2012.3　150p　21cm　（水俣学ブックレット no. 6）〈熊本　熊日情報文化センター（制作・発売）〉762円　①978-4-87755-304-3　Ⓝ519.2194

◇水俣病に関する総合的研究　平成14年度　日本公衆衛生協会　2003.3　118p　30cm〈平成14年度環境省委託業務結果報告書〉Ⓝ493.152

◇水俣病に関する総合的研究 ─ 重金属等の健康影響に関する総合研究　平成16年度　〔川崎〕　環境再生保全機構　2005.3　142p　30cm　〈平成16年度環境省委託業務結果報告書〉　Ⓝ493.152
[内容]　水銀による環境汚染問題の現状と今後の対応に関する研究班(メチル水銀を中心とした水銀の健康影響と国際水銀汚染問題に関するレビュー(佐藤洋著))　分子レベルのメチル水銀毒性発現機構に関する研究班(メチル水銀に対する感受性決定の分子機構に関する研究(永沼章著)　輸送体を介するメチル水銀の吸収、体内動態、及び排泄の分子機構に関する研究(金井好克著)　水銀が視神経等に与える影響に関する研究班(発生期脳における未分化細胞の移動障害メカニズムの解明(高橋均著)　ヒトの脳発達時期におけるメチル水銀のリスクに関する実験疫学的研究(高橋均著)　胎児期低濃度メチル水銀曝露におけるPCB複合曝露の発達への影響に関する研究(佐藤洋著)　有機水銀による神経選択的細胞障害機構の解明に関する研究(長嶋和郎著)　メチル水銀に対する感受性決定要因とその作用メカニズムに関する研究(森信子著))　重金属による汚染の環境修復に関する研究班(環境中の水銀浄化に関する研究(芳生秀光著))

◇水俣病に関する総合的研究 ─ 重金属等の健康影響に関する総合研究　平成17年度　〔川崎〕　環境再生保全機構　2006.3　132p　30cm　〈平成17年度環境省委託業務結果報告書〉　Ⓝ493.152
[内容]　水銀による環境汚染問題の現状と今後の対応に関する研究班(メチル水銀を中心とした水銀の健康影響と国際水銀汚染問題に関するレビュー(佐藤洋著))　分子レベルのメチル水銀毒性発現機構に関する研究班(メチル水銀に対する感受性決定の分子機構に関する研究(永沼章著)　輸送体を介するメチル水銀の吸収、体内動態、及び排泄の分子機構に関する研究(金井好克著)　水銀が視神経等に与える影響に関する研究班(発生期脳における未分化細胞の移動障害メカニズムの解明(高橋均著)　ヒトの脳発達時期におけるメチル水銀のリスクに関する実験疫学的研究(高橋均著)　胎児期低濃度メチル水銀曝露におけるPCB複合曝露の発達への影響に関する研究(佐藤洋著)　メチル水銀による神経選択的細胞障害機構の解明(長嶋和郎著)　メチル水銀に対する感受性決定要因とその作用メカニズムに関する研究(森信子著))　重金属による汚染の環境修復に関する研究班(環境中の水銀浄化に関する研究(芳生秀光著))

◇水俣病に関する総合的研究 ─ 重金属等の健康影響に関する総合研究　平成18年度　〔川崎〕　環境再生保全機構　2007.3　197p　30cm　〈平成18年度環境省委託業務結果報告書〉　Ⓝ493.152
[内容]　水銀による環境汚染問題の現状と今後の対応に関する研究班(メチル水銀を中心とした水銀の健康影響と国際的水銀汚染問題に関するレビュー(佐藤洋著))　分子レベルのメチル水銀毒性発現機構に関する研究班(メチル水銀に対する感受性決定の分子機構に関する研究(永沼章著)　輸送体を介するメチル水銀の吸収、体内動態、及び排泄の分子機構に関する研究(金井好克著)　水銀が視神経等に与える影響に関する研究班(発生期脳における未分化細胞の移動障害メカニズムの解明(高橋均著)　メチル水銀曝露による血中メチル水銀濃度 "spike" が脳への水銀蓄積と神経変性へ及ぼす影響に関する研究(高橋均著)　胎児期低濃度メチル水銀曝露におけるPCB複合曝露の発達への影響に関する研究(佐藤洋著)　有機水銀による神経選択的細胞障害機構の解明に関する研究(長嶋和郎著)　メチル水銀に対する感受性決定要因とその作用メカニズムに関する研究(森信子著))　重金属による汚染の環境修復に関する研究班(環境中の水銀浄化に関する研究(芳生秀光著))

◇水俣病に関する総合的研究 ─ 重金属等による健康影響に関する総合研究　平成19年度　東レリサーチセンター　2008.3　88p　30cm　〈平成19年度環境省委託業務報告書〉　Ⓝ493.152
[内容]　水俣病患者や汚染地域住民の健康問題等に関する研究領域(水俣・芦北地域住民の健康支援プログラムの開発(加藤貴彦著)　「二点識別」に関連する脳機能の解明(柿木隆介著)　高齢者の二点識別覚に関する研究(中村昭範著)　メチル水銀ばく露による健康障害に関する国際的レビュー(有村公良著)　メチル水銀の生態系影響及びメチル水銀汚染後の環境修復に関する研究領域(メチル水銀に対する感受性決定の分子機構に関する研究(永沼章著)　発生期脳における未分化細胞の移動障害メカニズムの解明(高橋均著)　神経─グリア細胞連関の側面から捉えたメチル水銀に対する大脳皮質感覚野顆粒細胞の脆弱性研究(小泉修一著)　土壌中の水銀除去システムの開発とその効果の検討(芳生秀光著)

◇水俣病に関する総合的研究 ─ 重金属等による健康影響に関する総合研究　平成20年度　国際医学情報センター　2009.3　110p　30cm　〈平成20年度環境省委託業務報告書〉　Ⓝ493.152
[内容]　水俣病患者や汚染地域住民の健康問題等に関する研究領域(社会的課題に関する研究)(神経障害の評価に関する研究(安東由雄著)　水俣病発生地域住民の健康問題に関する研究(加藤貴彦著)　神経症状・感覚器障害に関する研究.1(柿木隆介著)　神経症状・感覚器障害に関する研究.2(中村昭著)　メチル水銀ばく露による健康問題の国際的課題に関する研究(村田勝敬著))　メチル水銀の生体影響及びメチル水銀汚染後の環境修復に関する研究領域(水俣病に関する基盤的研究)(メチル水銀の細胞毒性発現機構に関する研究(永沼章著)　水俣病の病態生理と治療に関する研究.1(高橋均著)　水俣病の病態生理と治療に関する研究.2(小泉修一著)　水俣汚染環境の修復に関する研究(芳生秀光著)

◇水俣病に関する総合的研究 ─ 重金属等による健康影響に関する総合研究　平成21年度　国際医学情報センター　2010.3　118p　30cm　〈環境省委託業務報告書 平成21年度〉　Ⓝ493.152

◇水俣病に関する総合的研究 ─ 重金属等による健康影響に関する総合研究　平成22年度　日本エヌ・ユー・エス　2011.3　96p　30cm　〈平成22年度環境省委託業務報告書〉　Ⓝ493.152

◇水俣病に関する総合的研究 ─ 重金属等による健康影響に関する総合研究　平成23年度　日本エヌ・ユー・エス　2012.3　117p　30cm　〈平成23年度環境省委託業務報告書〉　Ⓝ493.152

◇水俣病にみる国家の犯罪　馬場昇著　熊本　馬場昇　2009.7　434p　22cm　〈熊本 熊日情報文化センター(制作)〉　3000円　Ⓘ978-4-87755-346-3　Ⓝ519.1

◇水俣病の科学　西村肇, 岡本達明著　増補版　日本評論社　2006.7　375, 6p　22cm　3300円　Ⓘ4-535-58455-9　Ⓝ519.2194

◇水俣病の50年―今それぞれに思うこと　水俣病公式確認五十年誌編集委員会編　〔水俣〕水俣病公式確認五十年事業実行委員会　2006.12　407p　22cm〈発売：海鳥社（福岡）〉　3200円　①4-87415-618-5　Ⓝ519.2194

　〔内容〕序章　解かれなかった謎　第1章　水俣のチッソのアセトアルデヒド工場　第2章　海のメチル水銀汚染　第3章　メチル水銀の生成から排出まで

　〔内容〕もやいづくりを目指して　私と水俣　彼方からの思い　阿賀の岸から

◇水俣病の真実―被害の実態を明らかにした藤野礼医師の記録　矢吹紀人著　大月書店　2005.10　221p　20cm　2000円　①4-272-33044-6　Ⓝ519.2194

　〔内容〕プロローグ―人知れず苦しむ患者たち　第1章　水俣へ　患者たちのもとへ　第2章　水俣病とは何か　第3章　たたかいの最前線で　第4章　すべての患者に救済の手を　エピローグ―水俣はふたたび

◇水俣病被害者の方への給付の申請手続きについて（申請の手引）―環境省/熊本県/鹿児島県/新潟県　環境省　2010.4　14p　30cm　Ⓝ519.2194

◇水俣病問題の概要―解説資料　衆議院調査局環境調査室　2006.4　189p　30cm　Ⓝ519.2194

◇メチル水銀を水俣湾に流す　入口紀男著　日本評論社　2008.10　182p　20cm　1900円　①978-4-535-58554-6　Ⓝ519.2194

　〔内容〕第1部　メチル水銀中毒症の発見（聖バーソロミュー病院（英国・ロンドン）一八六五年　王立森林研究所（ロシア帝国・聖ペテルスブルグ）一八八一年　日本窒素肥料株式会社（熊本県葦北郡水俣村）一九〇八年　チューリヒ大学（スイス・チューリヒ）一九一六年　ノースウェスタン大学（米国・イリノイ州）一九二一年　ほか）　第2部　星降る町

◇豊かさと棄民たち―水俣学事始め　原田正純著　岩波書店　2007.4　17, 126p　19cm　（双書時代のカルテ）　1100円　①978-4-00-028088-4　Ⓝ519.2194

◇Minamataに学ぶ海外―水銀削減　井芹道一編成文堂　2008.2　225p　22cm　（熊本大学政創研叢書　4）　2500円　①978-4-7923-9172-0　Ⓝ519.13

　〔内容〕第1章　教訓踏まえ、行動計画進める北米　第2章　米環境保護庁（EPA）の取り組み　第3章　メキシコ水銀削減ワークショップ　第4章　米マジソン水銀国際会議報告　第5章　欧州連合（EU）のリーダーシップ　第6章　日本の現状と課題　第7章　日・中・韓環境連携　第8章　世界が報じたMinamata

◆訴訟

◇阿賀は訴える―こんどこそノーモア・ミナマタを！　新潟水俣病阿賀野患者会, 新潟水俣病阿賀野弁護団, 新潟水俣病共闘会議編著　新潟　新潟日報事業社（制作・発売）　2012.1　433p　22cm　1714円　①978-4-86132-482-6　Ⓝ519.12

◇なぜ水俣病は解決できないのか　東島大著　福岡　弦書房　2010.1　280p　21cm　2100円　①978-4-86329-035-8　Ⓝ519.2194

　〔内容〕公式確認、そして胎児性患者　差別都市　闘士たち　巨人と巫女　水俣病研究―いばらの道へ　メディア―水俣病を伝える　政治の季節　増え続ける患者　支援者と呼ばれた若者たち　関西、そして新潟　チッソ　なぜ水俣病は解決できないのか

◇ノーモア・ミナマタ　北岡秀郎, 水俣病不知火患者会, ノーモア・ミナマタ国賠訴訟弁護団編著　花伝社　2007.3　83p　21cm〈発売：共栄書房〉800円　①978-4-7634-0488-6　Ⓝ519.2194

　〔内容〕第1章　これまでの水俣病問題（水俣病の発生　裁判のいきさつ　最高裁判決が示したもの）　第2章　なぜ裁判を起こしたのか（なぜ裁判を起こすのか　なぜ終わっていないのか　環境省の愚意―懇談会提言　被害者に寄り添いながら　提言の実行に向けて）　第3章　水俣病被害者が求めるもの（私たちが求める司法救済制度とは？）　第4章　水俣病患者たち（竹部良男（天草市御所浦町嵐口）　岩下セキノ（鹿児島県長島町）

◇ノーモア・ミナマタ　北岡秀郎, 水俣病不知火患者会, ノーモア・ミナマタ国賠訴訟弁護団編著　新版　花伝社　2010.6　87, 6p　21cm〈発売：共栄書房〉　800円　①978-4-7634-0573-9　Ⓝ519.2194

　〔内容〕第1章　これまでの水俣病問題（水俣病の発生　裁判のいきさつ　最高裁判決が示したもの）　第2章　なぜ裁判を起こしたのか（なぜ裁判を起こしたのか　なぜ終わっていないのか　早期救済と和解協議、分社化案の台頭　加害企業チッソの救済を目指した特別措置法　環境省原保健部長のニセ患者発言　不知火海大検診と患者の続出）　第3章　和解協議で勝ち取った基本合意（原告らが求めた救済策　国が和解のテーブルに着いた　基本合意の内容　新しい段階を築いた基本合意　明日を見つめて）　第4章　水俣病患者たち（野口政造（熊本県上天草市龍ケ岳町樋島下桶川）　蛭子本臣偵（熊本県天草市倉岳町棚底）　吉海玲子（一九四五年四月一〇日生まれ、水俣市）

◇ノーモア・ミナマタ―解決版　北岡秀郎, 水俣病不知火患者会, ノーモア・ミナマタ国賠等訴訟弁護団編著　花伝社　2011.8　81, 9p　21cm〈発売：共栄書房〉　800円　①978-4-7634-0611-8　Ⓝ519.2194

　〔内容〕第1章　水俣病の歴史　第2章　ノーモア・ミナマタのたたかいの記録　第3章　和解の内容と成果　第4章　近畿・東京提訴の意義と成果　第5章　水俣病特措法の評価と課題　第6章　原告の声

◇法的観点による水俣病問題の検証　平成22年度　国際医学情報センター　2011.3　56p　30cm〈平成22年度環境省委託業務報告書　受託者：国際医学情報センター〉　Ⓝ519.1

◇法的観点による水俣病問題の検証　平成23年度　社会システム　2012.3　108p　30cm〈平成23年度環境省委託業務報告書, 受託者：社会システム〉　Ⓝ519.2194

◇水俣から未来を見つめて　part 2　水俣病裁判提訴40周年記念誌編集委員会編　花伝社　2009.12　177p　21cm〈発売：共栄書房　正編の出版者：水俣病訴訟弁護団〉　1500円　①978-4-7634-0564-7　Ⓝ519.2194

　〔内容〕1　水俣病裁判提訴四〇周年集会「水俣から未来を見つめて」（水俣病裁判の教訓と今後の課題―分社化問題を検討する　リレートーク―一次提訴から四〇年をたどって）　2　緊急座談会「水俣の過去、現在、未来」（真の水俣病問題の解決を目指して―緊急誌上座談会）　3　不知火海沿岸住民健康調査（不知火海沿岸住民健康調査の概要報告（二〇〇九年一〇月一五日）　不知火海沿岸住民健康調査集計結

果(二〇〇九年一〇月二九日)　共通診断書作成にあたって　水俣病に関する診断書作成手順　診断書)
◇水俣病救済における司法の役割—すべての水俣病被害者の救済をめざして　水俣病訴訟弁護団編　花伝社　2006.8　153p　21cm　〈発売：共栄書房〉　1500円　①4-7634-0474-1　Ⓝ519.2194
内容　なぜシンポジウムを開いたのか　すべての水俣病患者の救済を求めて—〇六・六・一一総決起集会　司法の役割—水俣病公式確認五〇年シンポジウム　水俣病裁判と司法の役割—第一次訴訟を中心として　水俣病診断基準の変遷と到達点　水俣病から国が学ぶべき教訓　特別報告「スモン・水俣・ヤコブ・イレッサと司法」　一次闘争と輔佐人の活躍　公害裁判における公害弁連の役割　水俣病第三次訴訟第一陣の控訴審を担当して　水俣病第三次訴訟第一陣判決後の推移　国会から見た水俣病公式確認五〇年　国策をバックにしたチッソの企業活動　ノーモア・ミナマタ国賠等訴訟について　ノーモア・ミナマタ国賠訴訟を起こして　環境省はどこを向いているか　水俣に、産廃はいらない！
◇水俣病事件と認定制度　宮澤信雄著　〔熊本〕　熊本日日新聞社　2007.3　69p　21cm　(水俣学ブックレット no.4)　〈熊本 熊日情報文化センター(製作・発売)〉　762円　①978-4-87755-275-6　Ⓝ519.2194
◇水俣病闘争わが死民　石牟礼道子編　創土社　2005.11　337p　19cm　(復刻・シリーズ1960/70年代の住民運動)　(現代評論社1972年刊の復刻版)　2200円　①4-7893-0044-7　Ⓝ519.2194
◇水俣病にたいする企業の責任—チッソの不法行為　水俣病研究会著　復刻版　熊本　熊本学園大学水俣学研究センター　2007.3　392p　21cm　(水俣学研究資料叢書 1)　(原本：水俣病を告発する会1970年刊　折り込み2枚)　非売品　①978-4-903967-00-4　Ⓝ519.2194
◇みなまたは終わっていない—水俣病に苦しむ人たちと寄り添う医療者たちの証言 2009〜2010　全日本民主医療機関連合会編著　京都　かもがわ出版　2010.12　191p　21cm　1600円　①978-4-7803-0404-6　Ⓝ519.2194
内容　第1章 ドキュメント 不知火海沿岸住民健康調査　第2章 証言 語られた闘いの日々　第3章 700人超のスタッフ体制 献身的なボランティアの力で　第4章 ともに最後の1人の救済まで 水俣病不知火患者会メンバーの思い　第5章 水俣病の真実の解明を求めて 検診活動に携わってきた医師たちの思い　第6章 終わりなき被害者救済のたたかい

《四日市喘息》

◇ガリ切りの記—生活記録運動と四日市公害　澤井余志郎著　影書房　2012.5　253p　19cm　2000円　①978-4-87714-424-1
内容　1 生活記録運動のころ　2 くさい魚とぜんそく　3 四日市ぜんそく公害訴訟　4 民兵よ、いでよ　5 反公害運動は、住民が主体で　6 一九七二年・四日市公害の「戦後」　7 このごろの革新ってどうなっとんのや
◇環境快適都市をめざして—四日市公害からの提言　上野達彦, 朴恵淑編著　中央法規出版

2004.1　342p　22cm　3400円　①4-8058-2421-2　Ⓝ519.2156
内容　第1章 四日市公害問題の意義　第2章 四日市公害問題の本質　第3章 四日市公害問題への取り組み及び課題　第4章 国際貢献：四日市公害問題の教訓—四日市からアジアへ(韓国産業圏地における公害問題の実態—蔚山・温山・麗水(川)国家産業団地　中国・瀋陽市の大気汚染と住民の健康への影響　ほか)
◇三重県四日市市の公害・環境問題と自治体環境政策に関する調査報告書　除本理史, 畑明郎, 高山進, 米屋倍夫, 山下英俊著　〔国分寺〕　東京経済大学学術研究センター　2007.4　93p　30cm　(ワーキング・ペーパー・シリーズ 2007-E-1)　Ⓝ519.2156
内容　四日市公害をめぐる「自治体環境政策」(除本理史著)　石原産業のフェロシルト不法投棄事件(畑明郎著)　四日市大矢知における産業廃棄物不法投棄問題(高山進著)　三重県の一般廃棄物処理の問題点と課題(米屋倍夫著)　三重県と四日市市における化学物質排出状況(山本英俊, 除本理史著)　三重県の産業廃棄物最終処分量減少要因に関する予備的分析(山本英俊, 除本理史著)
◇四日市学—未来をひらく環境学へ　朴恵淑, 上野達彦, 山本真吾, 妹尾允史著　名古屋　風媒社　2005.7　232p　19cm　2000円　①4-8331-1064-5　Ⓝ519.2156
内容　負の遺産から新しい環境学の地平へ(朴恵淑著)　環境問題のなかの「罪と罰」(上野達彦著)　公害問題を〈ひとのこころ〉とつなげるために(山本真吾著)　文明と環境(妹尾允史著)　しなやかな環境学をめざして(朴恵淑著)　水俣病からの伝言(原田正純著)
◇四日市学講義　朴恵淑編　名古屋　風媒社　2007.7　304p　22cm　2800円　①978-4-8331-1075-4　Ⓝ519.2156
内容　序章 四日市学講義の意義　1章 新たな環境倫理のために　2章 歩くこと、現場を見ること　3章 科学の眼でとらえなおす　4章 環境と法という視角から　5章 医学・福祉からのアプローチ　6章「産業優先」からの転換をめざして　7章 水俣から、新潟から、アジアから
◇四日市公害を語る—野田之一氏と澤井余志郎氏へのインタビュー　野田之一, 澤井余志郎述, 四日市大学・四日市学研究会編　〔四日市〕　四日市大学・四日市学研究会　2008.3　76p　21cm　(四日市学講座 no.2)　Ⓝ519.2156
◇『四日市公害・環境市民学校2008』報告集—2008年7月〜2009年3月　〔四日市〕　環境市民大学よっかいち　2009.10　84p　30cm　Ⓝ519.2156
◇『四日市公害・環境市民学校2009』報告集—2009年10月〜2010年3月　〔四日市〕　環境市民大学よっかいち　2010.10　61p　30cm　300円　Ⓝ519.2156
◇「四日市公害」市民運動記録集　第1巻(1971年2月—1973年3月)　日本図書センター　2007.6　22,400p　27cm　(民衆史資料シリーズ 2)　〈複製〉　①978-4-284-40052-7, 978-4-284-40051-0　Ⓝ519.2156
◇「四日市公害」市民運動記録集　第2巻(1973年4月—1975年3月)　日本図書センター　2007.6　384p　27cm　(民衆史資料シリーズ 2)　〈複製〉　①978-4-284-40053-4, 978-4-284-40051-0　Ⓝ519.2156

◇「四日市公害」市民運動記録集　第3巻（1975年4月―1977年3月）　日本図書センター　2007.6　376p　27cm　（民衆史資料シリーズ　2）〈複製〉　①978-4-284-40054-1, 978-4-284-40051-0　Ⓝ519.2156

◇「四日市公害」市民運動記録集　第4巻（1977年4月―1982年8月）　日本図書センター　2007.6　524p　27cm　（民衆史資料シリーズ　2）〈複製〉　①978-4-284-40055-8, 978-4-284-40051-0　Ⓝ519.2156

◇四日市公害被害者の現在に関する調査報告書　除本理史, 藤川賢, 堀畑まなみ, 尾崎寛直著　〔国分寺〕　東京経済大学学術研究センター　2006.6　129p　30cm　（ワーキング・ペーパー・シリーズ　2006-E-1）　Ⓝ519.2156
[内容]四日市公害における「解決」過程の問題点（除本理史著）　公害被害者の現在と社会的孤立（藤川賢著）　四日市における健康被害と社会的被害（堀畑まなみ著）　公害病の慢性化による疾病構造の変化と老齢化の影響（尾崎寛直著）　四日市における地域住民組織と地域福祉活動（尾崎寛直著）

◇四日市公害・災害問題に関する社会学的・教育学的研究調査報告書　尾崎寛直, 除本理史, 土井妙子, 神長唯著　〔国分寺〕　東京経済大学学術研究センター　2007.5　90p　30cm　（ワーキング・ペーパー・シリーズ　2007-E-2）　Ⓝ519.2156
[内容]疾病構造の変化と公害健康被害補償制度（尾崎寛直著）　四日市公害の「解決」過程と被害構造（除本理史著）　四日市の公害教育（土井妙子著）　四日市臨海部コンビナートと災害の重層化（神長唯著）　補論：四日市内陸部における地域住民組織と主体形成（尾崎寛直著）

《アスベスト》

◇明日をください―アスベスト公害と患者・家族の記録　今井明写真・文, 『明日をください』出版委員会編　大阪　アットワークス　2006.10　108p　26cm　1500円　①4-939042-20-0　Ⓝ519.3

◇明日への伝言―アスベストショックからノンアスベスト社会へ　中皮腫・アスベスト疾患患者と家族の会尼崎支部, 尼崎労働者安全衛生センター編著　大阪　アットワークス　2011.6　317p　21cm　1800円　①978-4-939042-73-7　Ⓝ519.3

◇アスベスト―ミクロンサイズの静かな時限爆弾　岩石鉱物科学編集委員会編　仙台　東北大学出版会　2006.10　123p　21cm　1100円　①4-86163-035-5
[内容]第1章　アスベストとは何か？　第2章　アスベストの世界的な流通の過去と現在　第3章　造岩鉱物学からみるアスベスト同定法とその問題点　第4章　アスベスト含有建材とアスベスト同定法　第5章　アスベストの代替品ロックウールの特性と安全性について　第6章　肺内石綿繊維からみた石綿関連疾患　第7章　アスベストに関する法規制について

◇アスベスト―広がる被害　大島秀利著　岩波書店　2011.7　220,4p　18cm　（岩波新書　新赤版　1320）　760円　①978-4-00-431320-5　Ⓝ519.3
[内容]第1章　アスベストとは　第2章　公害の"発見"と、その衝撃　第3章　政府の情報隠し　第4章　広がるアスベスト禍　第5章　生活の中の危険―アスベスト被害"第二波"の脅威　第6章　世界のアスベスト問題　終章　これからどう向き合うべきか

◇アスベスト（石綿）障害の補償と救済がわかる本　天海三郎著　PHP研究所　2006.3　175p　21cm　（Business selection）　1300円　①4-569-64882-7　Ⓝ519.3
[内容]第1章　アスベスト（石綿）についての基礎知識―石綿の性質、使用状況、被労災認定者数など　第2章　石綿関連疾病を予防する健康管理―三種類の健康診断　健康診断と健康管理手帳（三種類の健康診断　健康管理手帳の交付）　第3章　石綿被災者に対する給付のもらい方―給付内容と認定基準　第4章　企業に義務づけられた石綿障害防止対策―石綿障害予防規則等のあらまし

◇アスベスト汚染と健康被害　森永謙二編著　日本評論社　2005.12　240p　21cm　2200円　①4-535-58461-3　Ⓝ519.3
[内容]第1章　いま、なぜアスベスト問題なのか―アスベスト関連疾患の潜伏期間　第2章　アスベストとはなにか―なぜ有害性がわかっても使ってきたのか　第3章　各国におけるアスベスト被害と規制状況　第4章　アスベストの職業ばく露と環境ばく露　第5章　中皮腫の診断と治療　第6章　アスベストの毒性とメカニズム　第7章　アスベスト含有建材と測定手法　第8章　アスベスト除去・廃棄物処理とばく露防止対策　第9章　アスベスト代替品は生体にどんな影響を与えるか　第10章　アスベストのリスクアセスメント　第11章「長期で不確実なリスク」にどう対応するか―メディアからみたアスベスト問題　資料

◇アスベスト汚染と健康被害　森永謙二編著　第2版　日本評論社　2006.9　248p　21cm　2200円　①4-535-58478-8　Ⓝ519.3
[内容]いま、なぜアスベスト問題なのか―アスベスト関連疾患の潜伏期間　アスベストとはなにか―なぜ有害性がわかっても使ってきたのか　各国におけるアスベスト被害と規制状況　アスベストの職業ばく露と環境ばく露　中皮腫の診断と治療　アスベストの毒性とメカニズム　アスベスト含有建材と測定手法　アスベスト除去・廃棄物処理とばく露防止対策　アスベスト代替品は生体にどんな影響を与えるか　アスベストのリスクアセスメント　メディアからみたアスベスト問題

◇アスベスト禍―国家的不作為のツケ　栗田仁雄著　集英社　2006.1　222p　18cm　（集英社新書）　680円　①4-08-720324-7　Ⓝ519.3
[内容]第1章　激動の二日間　第2章　魔法の鉱物の正体　第3章　狼狽と決断　職業病から公害へ　第4章「公」に巣食うアスベスト　第5章　止まらぬ波紋　第6章　解体　廃棄　日常のアスベスト　第7章　時効　訴訟　少ない労災認定　第8章　遅れた規制　歪曲　怠慢　癒着　第9章　暗中模索　闘う人たち　第10章　見切り発車　アスベスト新法案、国会へ

◇アスベスト公害と癌発生　姜健栄著　朱鳥社　2006.12　165p　22cm　〈発売：星雲社〉　1700円　①4-434-08710-X　Ⓝ498.87
[内容]鉱物性粉じんとしての石綿　石綿肺　胸膜中皮腫と肺癌合併症例　石綿関連疾患の診断と腫瘍マーカー　石綿被害事例の数々　中皮腫の化学療法　日本のアスベスト公害と使用禁止　日本、豪州、米国における中皮腫　アジア諸国の石綿消費量と輸出　アジア諸国の白石綿輸入量〔ほか〕

◇アスベスト惨禍を国に問う　大阪じん肺アスベスト弁護団,泉南地域の石綿被害と市民の会編　京都　かもがわ出版　2009.9　95p　21cm　1000円　①978-4-7803-0304-9　Ⓝ519.3
　内容　第1章「時限爆弾」を抱えて―アスベスト被害者の叫び　第2章　隠された被害の現場を歩く　第3章　アスベスト災害と国の責任(地球規模の産業災害　企業の連帯責任　国の健康権擁護の総合行政の責任―政府の過去の対応の点検から)
◇アスベストショック―クボタショックから2年　写真と報告でつづるアスベスト被害尼崎集会　アスベスト被害尼崎集会実行委員会編著　大阪　アットワークス　2007.11　199p　21cm　1400円　①978-4-939042-33-1　Ⓝ519.3
　内容　アスベスト公害の原点クボタショック(クボタショックから二年を迎えて　明日をくださいアスベスト公害の過去・現在・未来)　アスベスト被害各地の状況(兵庫県尼崎市　兵庫県内　横浜市鶴見区　大阪府泉南地域　大阪府河内長野市　奈良県斑鳩町・王寺町　岐阜県羽島市　患者と家族の会尼崎支部事務所紹介)　アスベスト被害をめぐる医療・法律・補償の現状(中皮腫疾患治療の現段階　石綿救済法のここが問題　クボタ周辺被害の明らかにするもの　イタリア・エタニット社における健康被害の報告　アスベスト問題の法的補償をめぐる状況　建物解体と廃棄によるアスベスト被害根絶のために)　アスベスト被害根絶へ(アスベスト被害に対する取り組みと企業・行政への責任追及一質疑応答の中からアスベストのない社会を！尼崎宣言2007)
◇アスベスト対策に関する調査結果に基づく勧告　総務省　2007.12　40p　30cm　Ⓝ519.3
◇アスベスト対策に関する調査結果報告書　総務省行政評価局　2007.12　93p　30cm　Ⓝ519.3
◇アスベストと中皮腫　亀井敏昭,石川雄一,三浦溥太郎,井内康輝,森永謙二編著　篠原出版新社　2007.12　299p　30cm　13000円　①978-4-88412-309-3　Ⓝ493.39
　内容　石綿(アスベスト)の疫学　アスベスト小体とアスベスト繊維について　石綿(アスベスト)関連疾患の臨床　石綿(アスベスト)関連疾患の画像診断　胸水の鑑別診断からみた悪性胸膜中皮腫　悪性胸膜中皮腫診断における胸腔鏡の役割　悪性中皮腫の外科的療法　悪性中皮腫の化学療法―up tp date 石綿関連疾患の病理　中皮腫と体腔液細胞診　反応中皮,中皮腫におけるヒアルロン酸の意義と役割　マーカーからみた中皮腫診断の考え方
◇アスベストによる公害紛争処理対応のための基礎調査報告書　公害等調整委員会事務局監修　小平　公害研究対策センター　2007.4　1冊　30cm　3000円　①978-4-87488-021-0　Ⓝ519.1
　内容　1 アスベストに関する基礎的知見の整理(アスベストに関する基礎情報　アスベストに係る現在の規制や使用等の概要)　2 アスベストによる健康被害紛争の事例整理(過去20年間の新聞等に掲載されたアスベスト紛争の事例　過去20年間のアスベスト関係の訴訟事例　事例に関するフォロー調査)　3 まとめと今後の課題(調査結果のまとめ　今後の課題)　4 有識者へのヒアリング(日本における石綿関連の訴訟事例　アスベスト公害の因果関係認定におけるアメリカ法の動向　アメリカ法からの日本法への示唆)　参考資料
◇アスベストの基礎知識と指導マニュアル　平成18年　東京都福祉保健局健康安全室環境保健課編　東京都福祉保健局健康安全室環境保健課　2006.3　132p　30cm　Ⓝ519.3
◇アスベストバスター―2006年度版資料総括　東京建築士会情報委員会,日本建築士会連合会,アスベストバスター研究会,テツアドー出版編集部編著　改訂版　テツアドー出版　2006.7　133p　21cm　1143円　①978-4-903476-31-5,4-903476-31-6　Ⓝ519.3
◇アスベスト身近な不安とどう向き合うか　市民の声・江東編,永倉冬史講演　樹花舎　2006.4　94p　21cm〈発売：星雲社〉　700円　①4-434-07493-8　Ⓝ519.3
　内容　アスベスト　身近な不安とどう向き合うか(永倉冬史)　資料(年表―アスベストを巡る動き　既存建築物における吹付けアスベストに関する調査について　石綿対策の総合的推進に関する法律案　石綿による健康被害の救済に関する法律案要綱　被害者の現状と課題(名取雄司(中皮腫・じん肺・アスベストセンター所長)))
◇アスベスト問題―何が問われ、どう解決するのか　宮本憲一,川口清史,小幡範雄編　岩波書店　2006.1　65,7p　21cm　(岩波ブックレット no.668)　480円　①4-00-009368-1　Ⓝ519.3
　内容　アスベスト問題が問うもの―政策科学からの提起　複合型ストック公害の責任　アスベスト被害からの救済　建築政策からみるアスベスト問題　アスベスト対策の社会的合意へ
◇アスベスト問題―何が問われ、どう解決するのか　立命館大学政策科学部・政策科学研究科・政策科学会主催シンポジウム　立命館大学政策科学会編　京都　立命館大学政策科学会　2006.8　50p　26cm　(別冊政策科学)〈会期・会場：2006年2月25日 立命館大学以学館2号ホール〉　Ⓝ519.3
　内容　基調報告：アスベスト問題が問いかけるもの(宮本憲一)
◇アスベスト問題の過去と現在―石綿対策全国連絡会議の20年　石綿対策全国連絡会議編　大阪　アットワークス　2007.11　151p　21cm　1200円　①978-4-939042-34-8　Ⓝ519.3
　内容　1 石綿被害の本格化にたった　2 日本における石綿の使用　3 石綿肺から発がん性、公害問題も　4 管理使用から禁止か　5 石綿の本格的社会問題化　6 石綿規制立法をめぐる攻防　7 被害の掘り起こしと管理規制強化の積み重ね　8 アスベスト禁止が世界の流れに　9 日本における原則使用禁止　10 地球規模での石綿禁止に向けて　11 クボタ・ショックと日本の対応　12 石綿問題は終わっていない
◇アスベスト問題の波紋　環境新聞編集部編　環境新聞社　2007.6　96p　21cm　(環境新聞ブックレットシリーズ 2)　1000円　①978-4-86018-129-1　Ⓝ519.3
　内容　混乱続く作業現場 法整備進むも課題山積―急増する受注への対応急務　測定値を巡り混乱も　基準値と技術に「すき間」―技術の進歩が追い付かず　吹き付け石綿への対応"施工業者の不足"が課題―建築センターが審査証明　吹き付け石綿への対応2「除去」か「封じ込め」か―いずれも安全確保が課題　吹き付け石綿への対応3行政の対応遅れに不満噴出―相次ぐ新技術の可能性　アスベスト対応4現場の作業環境改善急げ―制度面の"柔軟な対応"も　石綿含有製品分析に課題 技術開発と体制整備が急務―定量の下限にも"カベ"　自治体の取り

◇アスベスト問題の波紋 2 環境新聞編集部編 環境新聞社 2008.10 104p 21cm (環境新聞ブックレットシリーズ 4) 1000円 ①978-4-86018-150-5 Ⓝ519.3
内容 日米の石綿対策(上) 生かされぬ海外の"教訓"―新たな被害生む可能性も 日米の石綿対策(下) 除去作業方法にも相違点―薬剤安全性にも危惧の声も 自治体の取り組み(9)栃木県、我孫子市 独自基準で対策に優先順位―解体時に届け出義務付け 組織化の動向(5)愛知県アスベスト対策協議会 情報の共有・提供などで推進―関連業界団体が多数参加 自治体の取り組み (10) 名古屋市 リスコミュで住民不安解消―騒音規制法用いて独自調査 0.1%分析鍵握る前処理法 新手法開発現場で活発化―06年12月からJIS改定議論 自治体の取り組み(11)福岡県、福岡市 各部局情報共有化を徹底―それぞれが協議会を設置 環境省の大気マニュアル改定 電子顕微鏡導入議論が浮上―専門人材や分析時間が課題 開発急がれる自動計測器 基準確立や公定法導入を―作業員や周辺の安全確保 9・27通知の余波 不適正処理増加の恐れも―現場で広がる不満と混迷 組織化の動向(6)岡山県アスベスト対策協議会 10団体参加、運営の柱に―個別部会の設置も想定〔ほか〕

◇アスベスト問題は終わっていない―労働者・市民シンポジウムの記録 石綿被害救済新法一周年徹底検証 石綿対策全国連絡会議編 大阪 アットワークス 2007.11 63p 21cm 〈会期・会場:2007年3月25日 中央大学駿河台記念館〉 600円 ①978-4-939042-35-5 Ⓝ519.3
内容 第1部 ひろがるアスベスト公害の現場から(旧朝日石綿住民被害者の会(準) アスベストに関する地域住民の会 中皮腫・アスベスト疾患・患者と家族の会奈良支部 河内長野アスベスト被害者とその家族の会 ほか) 第2部 労働組合の新しいイニシアティブ(全国建設労働組合総連合(全建総連) 全日本造船機械労働組合(全造船) 全日本港湾労働組合(全港湾) 国鉄労働組合(国労)) 第3部 アスベスト裁判の動向(アスベスト訴訟弁護団) 労働者・市民集会次第 アスベスト問題は終わっていない!―隙間なく公正な補償・救済を求めるアピール

◇アスベストは怖くない―地球を救うエコベスト含浸固化剤 波間俊一著, 新建新聞社編 〔長野〕 アース工房 2010.10 183p 19cm 1400円 ①978-4-87947-072-0 Ⓝ519.3

◇石の肺―アスベスト禍を追う 佐伯一麦著 新潮社 2007.2 239p 20cm 1400円 ①978-4-10-381404-7 Ⓝ519.3
内容 序章 国の指導で吹き付けた 第1章 電気工になった日 第2章 二足の草鞋を履く 第3章 ヤバイ現場 第4章 むなしき除去工事 第5章 アスベストとはなにか 第6章 時限爆弾はいつか目覚める 第7章 何をいまさら 第8章 アスベスト禍の原点を訪ねて 第9章 どこにでもある不滅の物質 終章 親方との一夜

◇石綿関連疾患に係る文献調査委託業務報告書 平成18年度 日本エヌ・ユー・エス 2007.3 74p 31cm 〈平成18年度環境省委託業務報告書 ルーズリーフ〉 Ⓝ498.48

◇石綿関連疾患に係る文献調査委託業務報告書 平成19年度 JFEテクノリサーチ 2008.3 82p 31cm 〈平成19年度環境省委託業務報告書 ルーズリーフ〉 Ⓝ498.48

◇石綿関連疾患に係る文献調査業務報告書 平成20年度 日本エヌ・ユー・エス 2009.3 154p 31cm 〈平成20年度環境省請負業務報告書 ルーズリーフ〉 Ⓝ498.48

◇石綿関連疾患に係る文献調査業務報告書 平成22年度 アークエンジン 2011.3 85p 30cm 〈環境省請負業務報告書 平成22年度〉 Ⓝ498.48

◇石綿関連疾患に係る文献調査(文献リスト作成)業務報告書 平成21年度 日本エヌ・ユー・エス 2009.6 39p 30cm 〈平成21年度環境省請負業務報告書〉 Ⓝ498.48

◇石綿健康被害救済制度に関する海外動向等調査業務―サマリー 平成19年度 WIPジャパン 2008.3 4p 21×30cm 〈環境省請負業務結果報告書 平成19年度〉 Ⓝ498.48

◇石綿健康被害救済制度に関する海外動向等調査業務報告書 平成21年度 東京海上日動リスクコンサルティング 2010.3 54p 30cm 〈平成21年度環境省請負業務報告書〉 Ⓝ519.3

◇石綿健康被害救済制度に関する海外動向等調査業務報告書 平成22年度 東京海上日動リスクコンサルティング 2011.3 82p 30cm 〈平成22年度環境省請負業務結果報告書〉 Ⓝ519.3

◇石綿健康被害救済制度に関する海外動向等調査報告書 平成19年度 WIPジャパン 2008.3 119p 30cm 〈平成19年度環境省請負業務結果報告書〉 Ⓝ519.3

◇石綿健康被害救済制度に関する海外動向等調査報告書 平成20年度 東京海上日動リスクコンサルティング 2009.3 46p 30cm 〈平成20年度環境省請負業務結果報告書〉 Ⓝ519.3

◇石綿健康被害救済制度に関する海外動向等調査報告書 平成23年度 東京海上日動リスクコンサルティング 2012.3 48p 30cm 〈平成23年度環境省請負業務結果報告書〉 Ⓝ519.3

◇石綿小体等計測技術の普及啓発に関する調査―被認定者等に関する医学的所見に係る解析調査報告書 〔神山宣彦〕 2010.3 81p 30cm 〈平成21年度環境省委託業務 代表研究者:神山宣彦ほか〉 Ⓝ498.48

◇石綿による健康被害の救済における指定疾病に係る医学的判定に関する考え方について―答申 中央環境審議会 2006.3 7p 30cm Ⓝ498.48

◇石綿による健康被害の救済に関する法律案(内閣提出第2号)・石綿による健康等に係る被害の防止のための大気汚染防止法等の一部を改正する法律案(内閣提出第3号)参考資料 衆議院調査局環境調査室 2006.1 166p 30cm 〈第164回国会(常会)〉 Ⓝ519.3

◇石綿による疾病に係る臨床・病理・疫学等に関する調査研究―報告書 森永謙二著 〔清瀬〕 労働安全衛生総合研究所 2007.2 140p 30cm 〈平成18年度厚生労働省委託研究〉 Ⓝ498.48

◇石綿による疾病に係る臨床・病理・疫学等に関する調査研究―報告書　森永謙二著　〔清瀬〕労働安全衛生総合研究所　2008.2　152p　30cm〈平成19年度厚生労働省委託研究〉　Ⓝ498.48

◇石綿による疾病に係る臨床・病理・疫学等に関する調査研究―報告書　岸本卓巳著　〔川崎〕労働者健康福祉機構　2009.2　92p　30cm〈平成20年度厚生労働省委託研究〉　Ⓝ498.48

◇石綿の健康影響実態調査委託業務報告書―大阪府・佐賀県　平成18年度　〔大阪〕　大阪府　2007.5　45, 53p　31cm〈共同刊行：佐賀県　ルーズリーフ〉　Ⓝ498.48

◇石綿の健康リスク調査委託業務報告書―大阪府・尼崎市・鳥栖市　平成18年度　〔大阪〕　大阪府　2007.5　20, 29, 25p　31cm〈共同刊行：尼崎市ほか　ルーズリーフ〉　Ⓝ498.48

◇石綿の健康リスク調査委託業務報告書―大阪府・尼崎市・鳥栖市・横浜市・羽島市・奈良県　平成19年度　〔大阪〕　大阪府　2008.6　1冊　31cm〈共同刊行：尼崎市ほか　ルーズリーフ〉　Ⓝ498.48

◇石綿の健康リスク調査委託業務報告書―大阪府・尼崎市・鳥栖市・横浜市・羽島市・奈良県　平成20年度　〔大阪〕　大阪府　〔2009〕　1冊　31cm〈共同刊行：尼崎市ほか　ルーズリーフ〉　Ⓝ498.48

◇石綿の健康リスク調査委託業務報告書―大阪府・尼崎市・鳥栖市・横浜市・羽島市・奈良県・北九州市　平成21年度　〔大阪〕　大阪府　〔2010〕　1冊　31cm〈共同刊行：尼崎市ほかルーズリーフ〉　Ⓝ498.48

◇石綿ばく露の疫学的解析調査報告書（尼崎市）平成18年度　環境省　2007.8　28p　30cm〈共同刊行：尼崎市〉　Ⓝ498.48

◇一読でわかる石綿健康被害救済法　労働新聞社編　労働新聞社　2006.6　391p　21cm　3048円　①4-89761-268-3　Ⓝ519.3

◇終わりなきアスベスト災害―地震大国日本への警告　宮本憲一, 森永謙二, 石原一彦編　岩波書店　2011.1　57, 7p　21cm　（岩波ブックレット no.801）　500円　①978-4-00-270801-0　Ⓝ519.3

内容　1章　震災アスベスト問題が発する警告　2章　建築物のアスベスト飛散と発症　3章　復旧労働者・救護者への医療アプローチ―WTC倒壊と阪神・淡路大震災を事例に　4章　震災時のアスベスト対策の確立に向けて

◇環境省「平成21年度石綿健康被害救済制度に係る調査結果の医療関係者に対する還元業務」報告書　オーエムシー　2010.3　1冊　30cm　Ⓝ498.48

◇環境省「平成21年度指定疾病見直しのための石綿関連疾患に関する事例等調査業務」報告書　〔川崎〕　労働者健康福祉機構　2010.3　21, 4p　30cm　Ⓝ498.48

◇環境省「平成23年度石綿健康被害救済制度における医学的知見の医療従事者に対する周知業務」報告書　オーエムシー　2012.3　30, 63, 63p 図版　〔16〕枚　30cm　Ⓝ498.48

◇ここが危ない！アスベスト―発見・対策・除去のイロハ教えます　アスベスト根絶ネットワーク著　新装版　緑風出版　2005.8　166p　21cm（プロブレムQ&A）　1800円　①4-8461-0513-X　Ⓝ519.3

内容　アスベストって、何ですか。　何が問題なのでしょうか。　どんなところに使われているのですか。　いつ頃から使われているのですか。　毒性がわかったのは、最近ですか？　日本では、すでに使用禁止になっていますか？　アスベストは、どこでとれるのですか。　アスベストはどうやって調べるのですか。　肺がんがふえているのは、アスベストが原因なのですか？　悪性中皮腫って、どういう病気ですか？　〔ほか〕

◇震災とアスベスト　ひょうご労働安全衛生センター, 震災とアスベストを考えるシンポジウム実行委員会編著　大阪　アットワークス　2010.9　130p　21cm　1200円　①978-4-939042-64-5　Ⓝ519.3

内容　震災から見えてくるアスベスト対策（飯田勝泰述）　被災地でのマスク配布の経験から（マリ・クリスティーヌ述）　阪神淡路大震災でのアスベスト飛散（寺園淳述）　阪神大震災で住民とボランティアが行ったこと（中地重晴述）　アスベスト濃度測定法の現状と課題（小坂浩述）　既存建築物等における石綿障害予防規則レベル1及び2石綿の調査・分析・管理・除去の促進問題点と課題（名取雄司述）　パネルディスカッション（中地重晴, 名取雄司, 小坂浩, 寺園淳, 西山和宏述）　地震・石綿・マスク支援プロジェクトの提案（永倉冬史述）　アスベスト被害のない社会を！

◇水道水も危ない！―アスベスト汚染の恐怖　中村三郎著　酣燈社　2006.3　183p　19cm　1238円　①4-87357-188-X　Ⓝ518.12

内容　第1章　広がるアスベスト健康被害　第2章　アスベストとは何か　第3章　なぜアスベストが使われてきたのか　第4章　アスベストから身を守る　第5章　水道水がアスベストに汚染されている　第6章　ガンはこうして発病する　第7章　水道水に含まれる, さまざまな有害物質　第8章　水道水の安全性を考える　第9章　塩素殺菌による浄水の限界　第10章　きれいで安全な水を飲むために

◇「図解」あなたのまわりのアスベスト危険度診断　中皮腫・じん肺・アスベストセンター編　朝日新聞社　2005.12　95p　19cm　1200円　①4-02-250081-6　Ⓝ519.3

内容　アスベストっていったいなに？　健康を蝕む「静かな時限爆弾」　アスベスト建材が使われた時期を知る　写真で見る代表的なアスベスト建材　飛散の危険性は種類によって違う！　飛散の危険性は状況によっても異なる　気になる建物のアスベストチェック法　木造日本家屋はここをチェックする　鉄骨・鉄筋の建物はここをみる　学校のこんなところに注意！　「設計図書」で製品名をチェック　アスベストがあるかどうかわからないときは？　アスベスト分析の手順　見えない場所の調べ方　どうする？近所の解体・改築工事　自分の建物を改築・解体する時の責任　公共建築物のアスベストを調べるには？　賃貸物件のアスベストを調べるには？

◇中皮腫・アスベスト肺がんに関するアンケート報告書　中皮腫・アスベスト疾患・患者と家族の会　2005.10　46p　30cm　Ⓝ493.39

◇中皮腫患者数の将来推計に関する基礎調査業務報告書　平成21年度　リンク情報システム　2010.3　35p　30cm　〈平成21年度環境省請負業務〉　Ⓝ498.48

◇ノンアスベスト社会の到来へ―暮らしの中のキラーダストをなくすために　石綿対策全国連絡会議、中皮腫・じん肺・アスベストセンター編　京都　かもがわ出版　2004.11　126p　21cm　1200円　Ⓘ4-87699-845-0　Ⓝ519.3
内容「アスベスト」とは―日本のアスベスト使用状況と原則禁止　アスベストによる病気について　アスベスト関連疾患の将来予測　患者と家族からの報告　具体的な被害事例の紹介　建設現場の取り組み　今後も終わらぬ吹き付けアスベスト問題　アスベスト含有建材の問題点　アスベストによる環境汚染と阪神大震災後のアスベスト飛散　アスベストの除去工事とアスベスト廃棄物の現状　継続するアスベスト使用の危険性　アスベスト原則禁止に伴う代替品について　未来のために、アジアへの被害の移動を許さないために

◇パパ・ママ子どもとアスベスト―さしがや保育園アスベスト災害の軌跡　さしがやアスベスト問題を考える会著　飯田橋パピルス　2008.12　77p　19cm　1429円　Ⓘ978-4-9902531-2-7　Ⓝ376.14

◇早わかり「アスベスト」―超ダイジェスト　勝田悟著　中央経済社　2005.10　103p　21cm　1000円　Ⓘ4-502-59490-3　Ⓝ519.3
内容　1「アスベスト」とは？（アスベストはなぜ普及したのか　アスベストにも種類がある　アスベストは何に使われていたのか　採掘から最終処分まで）　2 アスベストの有害性を知っておこう（アスベストによる健康被害　化学物質の有害性　他の環境汚染との比較）　3 アスベストを規制する法律（国の対応策　国内企業の対応策　米国の状況）　4 これからすべきこと（アスベストを代替する製品　今後の対応）

◇一目でわかる！アスベスト新法―Q&A編　石綿による健康被害の救済に関する法律　国政情報センター編　国政情報センター　2006.5　119p　21cm　1800円　Ⓘ4-87760-132-5　Ⓝ519.3

◇被認定者等に関する医学的所見に係る解析調査業務（石綿関連悪性腫瘍診断の精度向上に関する調査編）報告書　平成21年度　〔毛呂山町（埼玉県）〕　埼玉医科大学　2010.3　182p　30cm　〈平成21年度環境省請負業務〉　Ⓝ498.48

◇被認定者等に関する医学的所見に係る解析調査業務報告書　平成21年度　中皮腫の病理診断に関する調査編　〔東広島〕　広島大学　2010.3　121p　30cm　Ⓝ498.48

◇被認定者に関する医学的所見等の解析及びばく露状況調査業務報告書　平成19年度　〔川崎〕　環境再生保全機構　2008.3　146, 51p　31cm　〈平成19年度環境省請負業務　ルーズリーフ〉　Ⓝ498.48

◇被認定者に関する医学的所見等の解析及びばく露状況調査編　〔川崎〕　環境再生保全機構　2009.3　107p　30cm　〈平成20年度環境省請負業務〉　Ⓝ498.48

◇被認定者に関する医学的所見等の解析及びばく露状況調査事業報告書　平成20年度　医学的所見解析調査編　〔川崎〕　環境再生保全機構　2009.3　74p　31cm　〈平成20年度環境省請負業務　ルーズリーフ〉　Ⓝ498.48

◇被認定者に関するばく露状況の解析調査業務報告書　平成21年度　〔川崎〕　環境再生保全機構　2010.3　48p　30cm　〈平成21年度環境省請負業務〉　Ⓝ498.48

◇びまん性胸膜肥厚に関する調査業務報告書　平成22年度　〔川崎〕　労働者健康福祉機構　2011.3　88p　30cm　〈平成22年度環境省請負業務〉　Ⓝ498.48

◇未来を奪う―アジアのアスベスト使用　ローリー・カザンアレン著、安間武訳、石綿対策全国連絡会議編　大阪　アットワークス　2007.11　97p　21cm　800円　Ⓘ978-4-939042-36-2　Ⓝ519.3
内容　アスベスト問題を概観する　アジア諸国のアスベスト経験　アジアにおける有害廃棄物の投棄　自然災害　代償を払う　境界を越える協力　学問領域と文化

◇Q&Aこれだけは知っておきたいアスベスト（石綿）問題　日本経済新聞科学技術部、安西愈編　日本経済新聞社　2005.9　79p　18cm　500円　Ⓘ4-532-35181-2　Ⓝ519.3
内容　第1章　アスベストって何？（アスベスト（石綿）とはそもそもどんなもの？　どんなところに使われているの？　使われているかどうかを知る方法は？　ほか）　第2章　病気の症状と治療　第3章　被害救済と補償

《黄砂》

◇黄砂による健康影響調査検討業務―平成22年度環境省請負業務結果報告書　平成22年度　日本エヌ・ユー・エス　2011.3　244p　30cm　Ⓝ498.6

◇黄砂による健康影響調査検討業務結果報告書　〔川崎〕　日本環境衛生センター　2010.3　1冊　30cm　〈環境省請負業務結果報告書　平成21年度〉　Ⓝ498.6

◇黄砂による健康影響調査検討業務報告書　環境情報科学センター　2012.3　2, 178p　30cm　Ⓝ498.6

◇黄砂による健康影響調査検討業務報告書―平成20年度環境省請負業務結果報告書　平成20年度　日本エヌ・ユー・エス　2009.3　1冊　31cm　〈ルーズリーフ〉　Ⓝ498.6

◇黄砂による健康影響に関する疫学調査実施のためのデータベース作成業務報告書　平成22年度　〔北九州〕　産業医科大学　2011.3　79p　30cm　〈環境省請負業務報告書　平成22年度〉〈共同刊行：ヘルスマネジメントシステム有限責任事業組合〉　Ⓝ498.6

◇黄砂の疫学的研究及び毒性学の研究に関する情報収集業務報告書　平成21年度　日本エヌ・ユー・エス　2010.3　12, 142p　30cm　Ⓝ498.6

《食品公害》

◇安全・安心は食の原点　滝澤昭義著　筑波書房　2009.4　71p　21cm　〈筑波書房ブックレット　暮らしのなかの食と農 41〉〈並列シリーズ名：Tsukubashobo-booklet〉　750円　Ⓘ978-4-8119-0342-2　Ⓝ611.3
[内容] 1 食をめぐる不安と食の安全・安心(安全性をめぐる不安　食料供給をめぐる不安　食品の品質をめぐる不安　食べ方をめぐる不安　食と健康をめぐる不安)　2 汚染米＝事故米問題はなぜ起きたか(「米余り」とMA米汚染米事件が起きる背景　汚染米流用を可能にした規制緩和政策　安全より輸入米の売却を急ぐ農水省)　3 メラミン汚染の背景と実態(メラミン入りの食品　メラミンはなぜ混入されたか)　4 安全・安心を取り戻すためには(安全な国産の米や青果物・畜産物を安定的に供給すること　過度に輸入に依存する政策を止めること　輸入食品の安全を確保するための条件整備をすること)　5 そのために私たちが出来ること3つの訣別(アメリカ食との訣別　フード・ファディズムとの訣別　「安ければいい」との訣別)

◇汚染される身体─食品添加物・環境ホルモン・食物アレルギー　山本弘人著　PHP研究所　2004.9　253p　18cm　(PHP新書)　720円　Ⓘ4-569-63831-7　Ⓝ498.54
[内容] 第1章 日常に潜むアレルギーの恐怖　第2章 隠された食品添加物のワナ　第3章 化学物質が人間を狂わせる　第4章 複合汚染にさらされる人体と環境　第5章 奪われた未来は取り戻せるか

◇家畜の海外悪性伝染病─口蹄疫・鳥インフルエンザ・狂犬病など重要29疾病の最新知識　小澤義博, 佐々木正雄著　新版　チクサン出版社　2011.4　269p　26cm　〈発売：緑書房〉　4800円　Ⓘ978-4-88500-430-8　Ⓝ649.5
[内容] 総論　各論　付録

◇悲しいマグロ─放射線と水銀問題を考える　滝澤行雄著　キクロス出版　2004.10　303p　21cm　〈発売：BABジャパン出版局〉　2800円　Ⓘ4-89422-818-1　Ⓝ498.54

◇危険食品読本　椎名玲, 古中由紀著　文藝春秋　2005.12　214p　16cm　(文春文庫plus)　495円　Ⓘ4-16-766093-8　Ⓝ498.54
[内容] 第1章 健康をアピールするウソつき食品篇　第2章 肉篇　第3章 魚篇　第4章 野菜・穀物篇　第5章 加工食品篇　第6章 食の常識篇

◇危険な食品・安全な食べ方─自らの手で食卓を守るために　天笠啓祐著　緑風出版　2008.2　183p　21cm　(プロブレムQ&A)　1700円　Ⓘ978-4-8461-0802-1　Ⓝ498.54
[内容] BSEとは何ですか？　BSEはどのような原因で起きたのですか？　牛の病気なのに、どのように人間の病気を引き起こすのですか？　米国でBSE感染牛が見つかって以来、輸入停止や再開を繰り返すのは？　米国産牛肉は安全ですか？　霜降り肉は高級というイメージですが、このような牛肉はどうですか？　鳥インフルエンザとは何ですか？　鳥インフルエンザはどうして広がったのですか？　卵や鶏肉などを食べても大丈夫でしょうか？　遺伝子組み換え食品って何ですか？〔ほか〕

◇検証港から見た食と農─自給率の危機と押し寄せる食品汚染　柳澤尚著　京都　クリエイツかもがわ　2008.4　117p　21cm　〈発売：かもがわ出版(京都)〉　1200円　Ⓘ978-4-902244-95-3　Ⓝ611.3
[内容] 農は港にあり、食は港にあり　「ギョーザ事件」再発防止策はだいじょうぶか　広がる食品汚染、心配な日本の農業　食べ物をめぐる異常な環境　BSEとアメリカ産牛肉　偽装事件の裏に何が見えるか　食糧自給率はなぜこんなに下がったのか　古米もたちまち新米に　遺伝子組み換え作物はだいじょうぶか　食品の製造方法はなぜ消えた　ポストハーベスト農薬　WTO, FTA, EPAと日本のお米　外食産業と若者たち　学校給食はだいじょうぶか　兵庫では─食品汚染・環境汚染と安全回復の取り組み　安全で安定した食料保障をめざして

◇子どもの体が危ない─知らずに食べている危険な食品　幕内秀夫著　PHP研究所　2007.6　198p　19cm　(PHP paperbacks)　952円　Ⓘ978-4-569-69167-1　Ⓝ498.5
[内容] 第1章 警鐘：砂糖だらけ・油まみれの食生活　第2章 現状：子どもの糖尿病が増えている　第3章 背景：肥満を増やした栄養教育と給食　第4章 対策：風土と伝統に基づく伝統的な食生活を　第5章 提案：ご飯中心の献立が子どもの健康を守る

◆狂牛病

◇あぶない肉　西沢江美子著　めこん　2006.2　284p　19cm　1900円　Ⓘ4-8396-0195-X　Ⓝ648.21
[内容] 1 肉食文化への道　2 肉になるまで　3 薬づけの食肉とあぶない飼料　4 人畜共通伝染病が教えること　5 アメリカの肉は心配ないか？　6 安心への模索　実践編─安全な肉の買い方と食べ方

◇アメリカ産牛肉が危ない四つの理由─BSE　日本消費者連盟編　日本消費者連盟　2006.3　46p　21cm　500円　Ⓝ648.21

◇アメリカ産牛肉から、食の安全を考える　岡田幹治著　岩波書店　2007.3　70p　21cm　(岩波ブックレット no.696)　480円　Ⓘ978-4-00-009396-5　Ⓝ648.21
[内容] 1 BSEとはどんな病気か　2 世界一厳しい日本のBSE対策　3 行政の「下請け」に堕した「食の番人」　4 輸入再開を求める外圧と内圧　5 利用されたプリオン専門調査会　6 日本の牛肉のリスク差は本当に小さいのか　7 残された問題　8 視野を広げてみれば

◇牛海綿状脳症(BSE)関係資料　衆議院調査局農林水産調査室　2004.11　173p　30cm　Ⓝ645.36

◇おいしい牛肉は安心から─BSE(牛海綿状脳症)を正しく理解するために　日本食肉消費総合センター(企画・製作)　〔2007〕　15p　30cm　Ⓝ645.36

◇科学者が語るBSE(牛海綿状脳症)のはなし　金子清俊著　コープ出版　2006.6　34p　21cm　500円　Ⓘ4-87332-241-3　Ⓝ493.8
[内容] プリオン病─正式には伝達性海綿状脳症と言います　これが感染型プリオンたんぱく質の姿です　データによるリスク評価には限界があります　単に20ヶ月齢以下なら安全ということではないので、特定危険部位(SRM)の除去は重要な対策の要

です ヒトからヒトへの感染は全く評価されていません これから問題なのは持続性の低度汚染状況です 潜在感染者は1万4000人というデータも出てきました リスク評価ではバランスも必要です 診断基準に不備があるのではないでしょうか 必要なのは諮問の内容が適切かどうかを評価できる仕組みです 新たに「食品安心委員会」をつくるべきです

◇家族に伝える牛肉問題─グローバル経済が加速させる「食の歪み」アメリカ産牛肉輸入再開！　白井和宏著　光文社　2006.6　243p　19cm　(Kobunsha paperbacks 84)　952円　Ⓓ4-334-93385-8　Ⓝ648.21
内容 第1章 なぜ「米国牛は安全」とされるのか？　第2章 本当はよくわからないBSE　第3章 アメリカBSE対策の問題点とは何か？　第4章 アメリカ牛肉はなぜ安いのか？　第5章 BSEだけじゃないアメリカ牛肉の問題点　第6章 ここまで異なる日米欧の食品安全行政　第7章 食料の自給にはどんな意味があるのか？　第8章「不足の時代」を生き残れるのか？　第9章「ロハス」は世界を救えるか？　第10章 どうすれば日本の食は変わるのか？

◇牛肉安全宣言─BSE問題は終わった　唐木英明著　PHP研究所　2010.4　237p　20cm　1600円　Ⓓ978-4-569-77819-8　Ⓝ648.25
内容 第1章 BSE発見！　第2章 誤解、誤解、また誤解　第3章 世界で最初のBSE　第4章 米国のBSE　第5章「全頭検査」は世界の非常識　第6章 日米ビーフ戦争　第7章 米国はいい加減な国？　第8章 時代を変えたBSE　第9章 獣医師の話

◇狂牛病とプリオン─BSE感染の恐怖　フィリップ・ヤム著, 長野敬, 後藤貞夫訳　青土社　2006.3　335, 28p　20cm　2600円　Ⓓ4-7917-6253-3　Ⓝ493.8
内容 デヴァイシズの死者 百万人に一人　「人食い種族」の笑い死に　知識のけた外れな拡がり─狂牛病の登場　災厄の家系　プリオン説証明の根拠　身の毛もよだつ恐怖　狂牛病の犠牲者　禁止法　呪われた鹿　医療のやり損ない　治療法を求めて　これからを占う

◇狂牛病の黙示録─北海道猿払村におけるBSE被害農家の苦闘の記録　池田毅嘉, 山下陽照著　札幌　寿郎社　2009.11　208p　19cm　2000円　Ⓓ978-4-902269-38-3　Ⓝ649.5
内容 1 狂牛病とは何か(狂牛病の発生 イギリスで起こった狂牛病パニック 狂牛病(BSE)とは何か)　2 狂牛病被害農家の言い分(私の牧場で 牛の補償をめぐる国と村の対応 その後の狂牛病被害農家 開拓者の末裔として)　3 資料編

◇狂牛病は終わらない　内田誠著　旬報社　2003.10　223p　19cm　1600円　Ⓓ4-8451-0824-0　Ⓝ648.25
内容 第1部「狂牛病」問題の今(死亡牛検査を阻止せよ！　食肉業界の闇が見えてきた　緊急セーフガードの裏側)　第2部 感染経路の解明を阻んできた「安全神話」(感染経路問題の構図　日本の牛は肉骨粉を食べていた　輸入肉骨粉の危険性　感染の連鎖　幻の「EU報告書」　「安全神話」は永遠に)

◇食の安全よりアメリカが大事？─牛肉輸入再開に異議あり！　紙智子, 高橋千鶴子著　新日本出版社　2006.11　190p　19cm　1500円　Ⓓ4-406-03330-0　Ⓝ648.21
内容 第1章 BSEってどういう病気？（この病気のそもそもと日本の現状　アメリカのリスク管理はどうなっていた？)　第2章 アメリカのBSE問題とあぶない日米関係　第3章 輸入再開、しかし入ってきたものは…　結びにかえて─対談 安全・安心を守ることと政治の責任

◇食品の「安全」のための科学と「安心」のための対話の推進を─牛海綿状脳症(BSE)と食品の安全特別委員会報告　日本学術会議牛海綿状脳症(BSE)と食品の安全特別委員会　2003.6　4, 63p　30cm　Ⓝ648.21

◇BSE─米国産牛肉輸入再開問題　農政ジャーナリストの会編　農林統計協会　2005.8　156p　19cm　(日本農業の動き No.153)　1200円　Ⓓ4-541-03287-2, ISSN0289-6931
内容 特集 BSE─米国産牛肉輸入再開問題　特別研究会 新基本計画と農政改革の具体像　農政の焦点1 日韓・水産物摩擦も深刻に─問われる水産資源　農政の焦点2「守るべきものは守った」─日タイEPA合意　農政の焦点3 京都議定書発効と農林行政の新展開　農政の焦点4 農政改革の方向にこたえられるか、研究基本計画　農政の焦点5 米価はなぜ低迷を脱却できないか　海外レポート アメリカで始まった地場農産物流通の最新動向─東海岸の事例を中心に

◇もう牛を食べても安心か　福岡伸一著　文藝春秋　2004.12　242p　18cm　(文春新書)　720円　Ⓓ4-16-660416-3　Ⓝ649.5
内容 第1章 狂牛病はなぜ広がったか─種の壁を越えさせた"人為"　第2章 私たちはなぜ食べ続けるのか─「動的平衡」とシェーンハイマー　第3章 消化することが何を起こっているのか─臓器移植、遺伝子組み換えを危ぶむ理由　第4章 狂牛病はいかにして消化機構をすり抜けたか─異物に開かれた「脆弱性の窓」　第5章 動的平衡論から導かれること─記憶は実在するのだろうか　第6章 狂牛病原体の正体は何か─未知のウイルスか、プリオンタンパク質か　第7章 日本における狂牛病─全頭検査緩和を批判する

◇BSEからの警告─食の安全とBSE根絶をめざして　全国食健連編　本の泉社　2005.9　111p　21cm　(マイブックレット 9)　800円　Ⓓ4-88023-921-6　Ⓝ648.21
内容 第1部 BSE緊急フォーラム(「大丈夫なの？BSE検査緩和・アメリカ産牛肉の輸入再開」)　第2部 BSEアメリカ視察団の報告(全国食健連視察団　衆院農林水産委員会調査団)　第3部 BSE問題が私たちに問いかけていること(食の安全・安心をめざすことは、食料自給率向上と表裏一体)

◇BSE禍はこれからが本番だ　響堂新著　洋泉社　2006.2　238p　18cm　(新書y)　780円　Ⓓ4-89691-994-7　Ⓝ648.21
内容 序章 アメリカ産牛肉は安全なのか─政治に翻弄される科学者たち　第1章 崩れた安全神話─BSEと変異型ヤコブ病がついに日本に侵入してきた　第2章 変異型ヤコブ病に侵食されるイギリス社会─不安は現実のものになりつつある　第3章 取り返しのつかない失敗はなぜ起きたか─脅威を見誤ったイギリス　第4章 失態は繰り返される─イギリスの状況を他山の石にできなかった他の欧米諸国　第5章 不死身の病原体─熱にも消毒剤にも抵抗性のプリオンに対処法はあるのか　第6章 BSEの"種"はすでに世界中にばら撒かれていた！─汚染国は一〇〇億以上か」FAO(国連食糧農業機関)が発した戦慄の警告　終章 BSE禍はこれからが本番だ！─アスベストの教訓をなぜ生かせないのか

◇BSE（狂牛病）の化学―金属イオンと神経疾患　西田雄三著　伊丹　牧歌舎　2004.2　89p　19cm　〈発売：星雲社〉　1300円　①4-434-04062-6　Ⓝ493.71
　内容　第1章 狂牛病の現状　第2章 神経疾患に由来する運動障害　第3章 遷移金属イオンの特徴　第4章 電子の挙動を理解することが狂牛病解明への最大の近道　第5章 生命科学の基礎　第6章 筋萎縮性側索硬化症の発病過程の解明　第7章 狂牛病と銅イオンとの関連性　第8章 アルミニウム・マンガンイオンと神経性疾患との因果関係　第9章 鉄過剰症による酸化ストレスと細胞死　第10章 最後に

◆トリインフルエンザ
◇アジアにおける鳥インフルエンザ―各国の対応と農業・経済への影響　農林水産省農林水産政策研究所編　農林水産省農林水産政策研究所　2007.3　167p　30cm　（所内プロジェクト「人獣共通感染症チーム」研究資料 第1号）　Ⓝ646
　内容　アジアにおける鳥インフルエンザの概況（會田陽久著）　高病原性鳥インフルエンザのアセアン諸国への社会経済的影響（松本隆平著）　ベトナムの家畜衛生行政と鳥インフルエンザへの取り組み（岡江恭史著）　中国の鶏インフルエンザとトウモロコシ需給の動向について（山下憲博著）　インドにおける鳥インフルエンザの発生と養鶏業への影響（櫻井武司、中島亨、芝原真紀著）

◇おいしい鶏肉は安心から―HPAI（高病原性鳥インフルエンザ）を正しく理解するために　日本食肉消費総合センター（企画・製作）　〔2007〕　15p　30cm　Ⓝ646

◇感染爆発―鳥インフルエンザの脅威　マイク・デイヴィス著、柴田裕之、斉藤隆央訳　紀伊國屋書店　2006.3　246p　20cm　1600円　①4-314-01001-0　Ⓝ493.87
　内容　進化の高速車線　貧困が拍車を掛ける　間違った教訓　香港の鳥　ややこしい話　パンデミックの不意打ち　魔の三角地帯　疫病と金儲け　絶望の淵　国土「非」安全保障　構造的矛盾　タイタニック・パラダイム

◇危機来襲―鳥インフルエンザ・48日間の攻防　山田啓二、京都府政研究会編著　京都　京都新聞出版センター　2005.12　221p　19cm　1200円　①4-7638-0509-X　Ⓝ498.6

◇高病原性鳥インフルエンザ対策に関する緊急調査研究―成果報告書　〔つくば〕　〔農業・生物系特定産業技術研究機構動物衛生研究所〕　2004.5　90p　30cm　（平成15年度科学技術振興調整費　代表機関：農業・生物系特定産業技術研究機構動物衛生研究所）　Ⓝ493.8

◇世界が鳥インフルエンザと対決―国際社会の対応　FAO日本事務所日本語版編集　〔横浜〕　FAO日本事務所〕　c2006　11p　30cm　Ⓝ493.8

◇天皇の牧場を守れ―鳥インフルエンザとの攻防　横田哲治著　日経BP社　2006.10　166p　20cm　〈発売：日経BP出版センター〉　1400円　①4-8222-4546-2　Ⓝ646
　内容　第1章 御料牧場は、天皇家のライフライン　第2章 鶏のインフルエンザが栃木県下で発生　第3章 インフルエンザ拡大の原因　第4章 御料牧場の鶏や牛　第5章 自然卵養鶏とウインドレス養鶏　第6章 鶏肉・鶏卵貿易への衝撃　第7章 養鶏の実態

◇鳥インフルエンザ完全防御マニュアル　ジョー・レビル著、ピーター・オープンショー監修、アールアイシー出版株式会社、今泉敦子訳　イースト・プレス　2005.12　188p　19cm　762円　①4-87257-636-5　Ⓝ493.87
　内容　序章 鳥インフルエンザ大流行の危機に備えて　1章 Q&Aで学ぶ鳥インフルエンザの基礎知識　2章 知っておきたい鳥インフルエンザ撃退法　3章 鳥インフルエンザの正体は何か　4章 過去の大流行から我々は何を学ぶか　5章 アジア各国では何が起きているのか　6章 どうやって鳥はウイルスを運ぶのか　7章 タミフルは本当に効くのか　8章 世界各国の取り組みは進んでいるのか　付録 対策先進国、英国から学ぶ

◇鳥インフルエンザの脅威―本当の怖さはこれからだ！　田代眞人監修、岡田晴恵著　河出書房新社　2004.5　127p　19cm　1000円　①4-309-25180-3　Ⓝ493.87
　内容　異常事態発生　ウイルスの変異　強い毒性　鳥から人への感染　ウイルスの正体　新型ウイルスへの変身　インフルエンザの怖さ　身近な対策　恐怖のスペイン風邪　最悪のシナリオ　ワクチンなどの対策　地球規模の協力体制

◇鳥インフルエンザの世界的動向と国際的な取り組みについて―国際農業問題講演会　藤田陽偉述　〔国際食糧農業協会〕　〔2005〕　42p　30cm　会場・会期：平成17年12月26日 馬事畜産会館会議室　Ⓝ646

◇鳥インフルエンザ防疫に向けて―日本政府の支援によるアジアでのFAOの取り組み　稲垣春郎訳、国際農林業協働協会編　国際農林業協働協会　〔200-〕　11p　30cm　Ⓝ646

◇豚インフルエンザの真実―人間とパンデミックの果てなき戦い　外岡立人著　幻冬舎　2009.6　189p　18cm　（幻冬舎新書 129）　760円　①978-4-344-98128-7　Ⓝ498.6
　内容　第1章 ドキュメント・豚インフルエンザ来襲　第2章 世界史を変えたパンデミック　第3章 鳥インフルエンザの不気味な予兆　第4章 過剰にして穴だらけの日本の対応　おわりに

◆口蹄疫
◇口蹄疫を語り継ぐ―29万頭殺処分の「十字架」　飯田辰彦著　宮崎　鉱脈社　2012.2　235p　19cm　（みやざき文庫 85）　1429円　①978-4-86061-420-1　Ⓝ649.8196

◇口蹄疫のこの一年、畜産再建と危機管理　農政ジャーナリストの会編　農林統計協会　2011.5　158p　19cm　（日本農業の動き）　1200円　①978-4-541-03769-5, ISSN0289-6931
　内容　特集 口蹄疫この一年、畜産再建と危機管理（農畜産業を活性化するため有畜農業の展開を模索　口蹄疫とどう戦うか　生産者は口蹄疫にどう対応したのか　世界に誇れる安全保障をどうつくるのか　危機管理と畜産業の課題）　農政の焦点（農家予算、今後に精緻な議論を求める）　地方記者の眼（大雪に襲われた山陰農業地帯）　IFAJ東日本大震災報道（海外から大震災に大きな関心―国際農業ジャーナリスト連盟（JFAJ）の仲間たちから）

公害病　　　　　　　　　　　　　　　　　　　　　　　　　　　　病気・難病

◇畜産市長の「口蹄疫」130日の闘い　橋田和実編著　福岡　書肆侃侃房　2010.11　254p　19cm　1600円　Ⓘ978-4-86385-039-2　Ⓝ649.8196
　内容　第1部 畜産市長、苦闘の日々　第2部 そのとき、獣医師、農家は　第3部 口蹄疫発生初動対策マニュアル(2010年10月西都市口蹄疫対策本部編)

◇どうする・どうなる口蹄疫　山内一也著　岩波書店　2010.10　109,6p　19cm　(岩波科学ライブラリー 175)　1200円　Ⓘ978-4-00-029575-8　Ⓝ649.5
　内容　1 口蹄疫とは？―症状は軽いが急速に広まる伝染病(ウイルス学の出発点　口蹄疫は軽い病気　人の衣服や風に乗って海を越えて運ばれるウイルス　口蹄疫ウイルスとポリオウイルス)　2 口蹄疫と殺処分―長い対策の歴史(殺処分による対策のはじまり　ワクチンか？　殺処分か？　ワクチンへの大きな転機　研究所から漏出した口蹄疫ウイルス　オランダでは緊急ワクチン接種　北米での口蹄疫―日本のウイルスが初期の発生源に　メキシコでの大発生と国境封鎖)　3 口蹄疫ワクチン―新しい展開(口蹄疫ワクチンの歴史　マーカーワクチン―殺すためのワクチンから生かすためのワクチンへ　組み換えDNA技術による新しいマーカーワクチンの開発研究)　4 口蹄疫と日本―二一世紀に初めて問題となる(明治時代における発生―重要視されなかった口蹄疫　台湾の養豚産業の壊滅　二〇〇〇年―宮崎で一〇〇年ぶりの発生　二〇一〇年―欧米の教訓活かされず　日本の口蹄疫対策に見られる非科学性)　5 口蹄疫とどう付き合うか？ (口蹄疫バイオテロ　動物福祉と口蹄疫対策　口蹄疫は人間が作り出した疫病)

◇ドキュメント口蹄疫―感染爆発・全頭殺処分から復興・新生へ　宮崎日日新聞社著　農山漁村文化協会　2011.12　274p　20cm　1900円　Ⓘ978-4-540-11260-7　Ⓝ649.8196
　内容　第1章 発生　第2章 感染爆発　第3章 全頭殺処分　第4章 終息　第5章 復興と新生

◆カネミ油症

◇回復への祈り―カネミ油症40年記念誌　カネミ油症40年記念誌編さん委員会編　五島　五島市　2010.3　116p　30cm　Ⓝ519.79

◇家族の食卓―カネミ油症事件聞き取り記録集　事件発生から三八年が過ぎたダイオキシン入りの油を食した被害者の今をたどる　石澤春美、水野玲子聞き取り・文　カネミ油症被害者支援センター　[2006]　99p　22×30cm　Ⓝ519.79

◇カネミ油症―終わらない食品被害　吉野高幸著　福岡　海鳥社　2010.10　263p　22cm　2300円　Ⓘ978-4-87415-785-5　Ⓝ519.79
　内容　事件発生　法廷闘争　全面勝利　暗転　救済への道　資料(全国民事訴訟第一陣第一審最終準備書面(要旨)　福岡民事訴訟第一審判決(要旨)ほか)

◇カネミ油症過去・現在・未来　カネミ油症被害者支援センター編著　緑風出版　2006.4　170p　21cm　2000円　Ⓘ4-8461-0607-1　Ⓝ519.79
　内容　第1章 カネミ油症事件とはどんな事件か　第2章 カネミ油症被害者支援センター(YSC)の取り組み　第3章 弁護士から見た「カネミ油症事件」の問題点と解決の方向　第4章 医師から見たカネミ油症被害者の健康被害と克服への道　第5章 疫学者から見た「カネミ認定」の誤りとあるべき姿　第6章 YSCの調査活動と資料

◇カネミ油症事件関係資料　衆議院調査局農林水産調査室　2007.5　34p　30cm　Ⓝ519.79

◇カネミ油症は終っていない―家族票に見る油症被害　カネミ油症被害者支援センター編　カネミ油症被害者支援センター　2006.4　42p　15×21cm　500円　Ⓝ519.79

◇検証・カネミ油症事件　川名英之著　緑風出版　2005.1　349p　20cm　2500円　Ⓘ4-8461-0422-2　Ⓝ519.79
　内容　第1章 衝撃的な工事ミスの真相　第2章 油症の大発生と認定行政　第3章 前兆見逃した農林・厚生省　第4章 油症患者掘り起こし運動　第5章 流れを変えた高裁・最高裁　第6章 過酷な仮払金返還要求　第7章 被害者をどう救済するか

◇コーラベイビー―あるカネミ油症患者の半生　長山淳哉著　福岡　西日本新聞社　2005.3　265p　20cm　1600円　Ⓘ4-8167-0637-2　Ⓝ519.79

◇矢野トヨコかく生きたり―あるカネミ油症被害者の歩み　矢野トヨコ著,矢野トヨコ追悼文集刊行会編　大阪　アットワークス　2010.12　299p　21cm　1800円　Ⓘ978-4-939042-67-6　Ⓝ289.1
　内容　矢野トヨコかく記せり(中山稔さんのこと　台湾PCB受害者訪問記　未認定の掘り起こし運動　命ある限り語りかける日々　空襲下の今治にて　矢野喜代松を偲ぶ)　矢野トヨコさんを偲ぶ(戦友からの「手向けの言葉」　トヨコさんは「菩薩」あるいは「不動明王」のようでした　私が知っているトヨコさん　家族の「心」の中で叫び続ける魂)

◇油症患者に係る健康実態調査結果の報告　油症患者健康実態調査の解析に関する懇談会　2010.3　234p　30cm　Ⓝ519.79

◇油症研究　2　古江増隆、赤峰昭文、佐藤伸一、山田英之,吉村健清編　福岡　九州大学出版会　2010.2　264p　27cm　〈2のサブタイトル：治療と研究の最前線〉　9200円　Ⓘ978-4-7985-0007-2　Ⓝ493.15
　内容　第1部 生体濃度(油症検診での血液中化学物質(PCB、PCQ、PCDF)の濃度測定法の開発と変遷　油症検診受診者における血液中PCB濃度の測定　ほか)　第2部 臨床(油症診断基準改訂(2004年)の経緯　油症患者における血中PeCDF値と症状や血液検査等との関係　ほか)　第3部 基礎研究　第4部 治療

◇油症は病気のデパート―カネミ油症患者の救済を求めて　原田正純著　大阪　アットワークス　2010.6　47p　21cm　〈発言：山下耕一　発言：嶽博幸〉　800円　Ⓘ978-4-939042-61-4　Ⓝ519.79

職業病・労災

◇危ない！「慢性疲労」　倉恒弘彦、井上正康,渡辺恭良著　日本放送出版協会　2004.10　209p　18cm　(生活人新書)　680円　Ⓘ4-14-088121-6　Ⓝ493.1
　内容　第1章「疲労」とは何か(あなたの「疲れ度」は？　現代社会と疲労)　第2章 疲労のメカニズムと回避(ポジティブシンキングでストレス回避　鍛えれば疲労は軽減？　まだある「慢性疲労症候群」)　第3章 慢性疲労症候群のメカニズムにせまる(慢性疲労症候群とは？　慢性疲労症候群の分類　慢性疲

労症候群とストレス関連疾患の発病年齢 慢性疲労症候群に陥る共通のメカニズム) 第4章 慢性疲労症候群の治療の実際(慢性疲労症候群の治療 慢性疲労症候群の治療のケーススタディ 慢性疲労症候群の治癒率と予後 子供の慢性疲労症候群、不登校、引きこもりに対するホースセラピー)

◇会社の健康リスク対策は万全か―弁護士と学ぶ健康配慮義務 過労死、過労自殺、長期欠勤… 原哲男、白川敬裕著 フィスメック 2006.5 361p 21cm 3200円 Ⓘ4-939037-34-7 Ⓝ366.99
 内容 第1部 解説 健康配慮義務とは―理論と法律知識 第2部 訴訟、復職、解雇!――実務上の問題と対応策 第3部 判例に学ぶ―事件の概要と解説

◇化学物質等による健康影響・疾病に関する調査研究報告書―平成22年度 中央労働災害防止協会労働衛生調査分析センター 2011.3 226p 30cm Ⓝ498.87

◇企業が取り組む社員の健康対策―社員に健康な生活を送ってもらうために 産労総合研究所編 産労総合研究所出版部経営書院 2007.7 327p 26cm 9000円 Ⓘ978-4-87913-993-1 Ⓝ366.99
 内容 第1部 解説 第2部 事例―企業が実践する健康対策 第3部 健康対策トピックス 第4部 関連資料

◇業務上疾病関係裁決例解説 厚生労働省労働基準局労災補償部補償課編・監修 第4版 川崎労働福祉共済会 2003.3 429p 21cm 4286円 Ⓝ364.5

◇業務上疾病に関する医学的知見の収集に係る調査研究報告書―受動喫煙による疾病 三菱総合研究所 2012.3 65p 30cm Ⓝ498.87

◇業務上疾病に関する医学的知見の収集に係る調査研究報告書―化学物質等による疾病 三菱総合研究所 2012.3 278p 30cm Ⓝ498.87

◇業務上疾病の認定―資料集 労働調査会出版局編 改訂4版 労働調査会 2005.3 733p 22cm 5239円 Ⓘ4-89782-863-5 Ⓝ364.5

◇現状における認定基準・対策と労災認定事例・民事裁判例―医療機関における過重労働・メンタルヘルス対策のポイント 新装版 労災保険情報センター 2006.1 219p 26cm 1905円 Ⓘ4-903286-03-7 Ⓝ364.5
 内容 1 過重労働による脳・心臓疾患―認定基準と予防対策(過重労働による脳・心臓疾患 過重労働による健康障害の防止) 2 心理的負荷による精神障害等―判断指針と心の健康づくり(心理的負荷による精神障害等 事業場における労働者の心の健康づくり 心の健康問題により休業した労働者の職場復帰支援) 特別寄稿 労災認定事例・民事裁判例にみる医療機関における過労死及び精神障害等の問題のポイント(過労死の労災認定をめぐる認定基準と判例の動向 過労死等に対する損害賠償請求事件裁判例の動向 過労死等への対応上の実務上のポイント)

◇建設労働者の職業病 柴田英治、垰田和史、田村昭彦、西山勝夫、舟越光彦著 京都 文理閣 2006.5 89p 21cm (はたらく人々のいのちと健康 7) 1200円 Ⓘ4-89259-512-8 Ⓝ510.96
 内容 ありふれた病気にひそむ職業病の掘り起こしを 静かな時限爆弾=石綿(アスベスト) 「石綿」による胸膜のガン、中皮腫 石綿(アスベスト)新法の成立 石綿による健康障害の予防 職業病の代表格"塵肺" 喘息―見落とされやすい呼吸器疾患 上肢障害 電動鋸などの振動工具で発症、大工などの「振動病」 メンタルヘルスと「自殺」 有機溶剤 皮膚障害 建設労働者と職業ガン―家具、有機溶剤、石綿など 気づきにくい「騒音性難聴」、大切な予防=「耳栓」を これからの課題は? 職業病の掘り起こしと予防

◇現代のコンピューター労働と健康 宮尾克著 京都 かもがわ出版 2008.4 140p 21cm (働く者の労働安全衛生入門シリーズ 4) 1600円 Ⓘ978-4-7803-0179-3 Ⓝ498.8
 内容 第1章 コンピューター労働と健康をめぐる状況(パソコン・携帯電話の普及 2004年のマイクロエレクトロニクス調査から) 第2章 「ガイドライン」によるVDT作業者の健康管理 第3章 VDT作業者のメンタルヘルス対策(増加している抑うつ症状 VDT作業アクションチェックポイント) 第4章 コールセンターのストレス改善 資料(「VDT作業における労働衛生管理のためのガイドライン」(2002年4月5日厚生労働省発表) コンピュータの使用による健康実態調査(2004年10月厚生労働省発表) ほか

◇現代の女性労働と健康 北原照代著 京都 かもがわ出版 2008.6 143p 21cm (働く者の労働安全衛生入門シリーズ 5) 1600円 Ⓘ978-4-7803-0186-1 Ⓝ498.8
 内容 第1章 なぜ今、女性労働問題か(少子高齢社会、労働人口の高齢化と女性雇用者割合の増大 リプロダクティブ・ヘルス/ライツ(性と生殖に関する健康の権利) 働く女性のリプロダクティブ・ヘルス/ライツは?) 第2章 女性の労働環境・労働実態は(職業観の変化に追いつかない制度 女性労働の特徴) 第3章 女性労働者の労働と健康(男性と女性の生物学的な違い 男女が同じように働けるようなか 女性労働者の健康問題) 第4章 女性労働と健康に関する対策と課題(母性・身体的特徴を考慮した労働条件の整備 国際的なルール 女性労働に関する法律規制と緩和 求められる社会的支援策 健康で働くことが大切) 資料

◇裁判所は産業ストレスをどう考えたか―司法による過重負荷認定 三柴丈典著 労働調査会 2011.3 402p 26cm 4000円 Ⓘ978-4-86319-168-6 Ⓝ509.8
 内容 第1章 事案の概要(過労死事案 死亡に至らない脳心臓疾患等へのり患事案 過労自殺事案 死亡に至らない精神障害等へのり患事案 いじめ自殺事案) 第2章 司法による過重負荷認定一覧 第3章 判決の整理分析と若干の展望(判決の整理分析 若干の展望)

◇仕事人間のバーンアウト 横山敬子著 白桃書房 2003.12 206p 22cm 2500円 Ⓘ4-561-22396-7 Ⓝ366.99

◇社員の健康管理と使用者責任―健康診断、私傷病・メンタルヘルス、過労死・過労自殺をめぐる法律問題とその対応 岩出誠著 労働調査会 2004.6 219p 21cm 2381円 Ⓘ4-89782-844-9 Ⓝ366.99
 内容 第1部 労働者の健康管理に関するトラブルと判例動向 第2部 雇入時・定期の健康診断に関する法律問題 第3部 労働者の私傷病・メンタルヘルスと労務管理 第4部 過労死・精神疾患(過労自殺)の労災認定と企業補償(過労死の労災認定 いわゆる過労自殺の労災認定 過労死・過労自殺に対する損

職業病・労災　　　　　　　　　　　　　　　　　　　　　　　　　　　　　　　病気・難病

害賠償請求事件裁判例の動向―電通事件最高裁判決への判例の流れとその今後への影響　過労死ないし過労自殺への対応における実務上のポイント）　第5部　まとめに代えて―紛争の回避と拡大防止のために

◇社内うつ―職場ストレスのコントロール術　小杉正太郎著　講談社　2003.9　213p　20cm（こころライブラリー）　1500円　Ⓘ4-06-259451-X　Ⓝ498.8
　［内容］第1章「社内うつ」とは何か　第2章 気がつけば「社内うつ」　第3章「社内うつ」の原因　第4章「社内うつ」の予防と対策　第5章 ストレス・カウンセリング（ストレス・カウンセリングのプロセス）

◇職業性疾病の予防と補償　労働新聞社編　改訂新版　労働新聞社　2006.6　1200p　22cm　6190円　Ⓘ4-89761-281-0　Ⓝ498.87

◇新・業務上疾病の範囲と分類―労働基準法施行規則第35条改正関係資料　労務行政編　改訂2版　労務行政　2005.3　598p　21cm　6857円　Ⓘ4-8452-5158-2　Ⓝ498.87

◇日本の医療を崩壊させないために―医師逮捕の急増を憂える　菅谷良男著　日新報道　2010.7　227p　19cm　1500円　Ⓘ978-4-8174-0704-7　Ⓝ498.12
　［内容］序章 世界の地域医療を目指して　1章 あるテレビ局の捏造報道の一部始終　2章 社会保険事務局の恐るべき暴挙　3章 社会保険事務局の告発で五ヵ月に及ぶ勾留生活　4章 日本の医療を守るための提言　5章「意見書」

◇働く人の病　ベルナルディーノ・ラマツィーニ著、東敏昭監訳　産業医学振興財団　2004.9　414p　22cm　3810円　Ⓘ4-915947-15-7　Ⓝ498.8

◇バーンアウト―仕事とうまくつきあうための6つの戦略　マイケル・P.ライター、クリスチーナ・マスラック著、増田真也、北岡和代、荻野佳代子訳　金子書房　2008.7　187p　21cm　2400円　Ⓘ978-4-7608-3240-8　Ⓝ498.8

◇バーンアウトの心理学―燃え尽き症候群とは　久保真人著　サイエンス社　2004.6　215p　19cm　（セレクション社会心理学 23）　1400円　Ⓘ4-7819-1069-6　Ⓝ366.94
　［内容］1 バーンアウト研究の意義　2 ストレスとバーンアウト　3 バーンアウトの測定―マスラック・バーンアウト・インベントリー　4 MBIの展開とその他の尺度　5 バーンアウトのリスク要因　6 対処行動　7 バーンアウト研究の視点

◇疲労の医学　上畑鉄之丞編　日本評論社　2010.4　238p　19cm　（からだの科学primary選書）　2200円　Ⓘ978-4-535-80503-3　Ⓝ493.1
　［内容］医学は人間の疲労をどのように説明するか　慢性疲労をチェックする　夜勤交代勤務者の疲労対策　眼の疲労　筋骨格系の疲労とその対策―保育、学校給食調理作業の事例から　過労死・過労自殺の労災認定と予防　トライアスロン競技の疲労　スポーツ競技と疲労骨折　ヘルペスウイルスと疲労、うつ症状との関係　長時間労働とメンタル不全　慢性疲労　慢性疲労症候群

◇バーンアウト―社内ニート症候群　フィリップ・ロートリン、ペーター・R.ヴェルダー著、平野卿子訳　講談社　2009.1　180p　19cm　1200円　Ⓘ978-4-06-214922-8　Ⓝ498.8
　［内容］第1章 バーンアウトとは何か？　第2章 バーンアウトの8つの「裏技」　第3章 バーンアウト・パラドックス　第4章 バーンアウトの「本当の原因」　第5章 バーンアウトの症状　第6章 バーンアウトになる人ならない人　第7章 バーンアウトのさまざまな段階について　第8章「見せかけの解決法」は役に立たない！　第9章 バーンアウトに対抗する手段―自己責任　第10章「見返りを得る」―バーンアウトの治療法

◇みんなで防ぐケガ・病気―生産現場で進めるやさしい安全・衛生　荒野哲也筆　JIPMソリューション　2006.3　154p　19cm　1800円　Ⓘ4-88956-296-6　Ⓝ509.8
　［内容］第1部 基本編：なぜ安全は大事なのか（原点に戻って安全を考えよう　安全な生産現場という第一歩）　第2部 実践編：生産現場で進める安全（安全を支える重要な活動　安全を確かなものにする災害防止活動）　第3部 対策編：事故・病気の主な原因と対策（主な事故とその防止策 労働安全編　主な病気とその防止策 労働衛生編）

◇目で見る職業病と労働環境　中央労働災害防止協会編　中央労働災害防止協会　2011.3　351p　21cm　36000円　Ⓘ978-4-8059-1351-2　Ⓝ498.87

◇腰痛・頸肩腕障害の治療・予防法　垰田和史著　京都　かもがわ出版　2008.6　142p　21cm（働く者の労働安全衛生入門シリーズ 6）　1600円　Ⓘ978-4-7803-0187-8　Ⓝ498.87
　［内容］第1章 身体のしくみと腰痛・頸肩腕障害　第2章 頸肩腕障害の新「定義・病像・診断基準」について　第3章 職場における予防対策

◇レーヨン発展のかげで―患者たちの闘いと熊本民連　興人八代慢性二硫化炭素中毒症　〔八代〕興人八代・二硫化炭素中毒症被災者の会　2010.6　230p　22cm　〔発売：共栄書房　発行所：花伝社〕　2500円　Ⓘ978-4-7634-0574-6　Ⓝ498.87
　［内容］第1章 二硫化炭素中毒症にかかわって　第2章 職業病としての二硫化炭素中毒症の歴史と闘い　第3章 思者群像　第4章 二硫化炭素中毒症にかかわった医師として（慢性二硫化炭素中毒症診療に従事して　慢性二硫化炭素中毒症の運動を貫いた科学の目、社会の目、そして人間の目）　第5章 各界の方々の想い出　日韓労災交流の想い出　ユニチカ宇治工場の二硫化炭素中毒症の闘い

◇労災医療ガイドブック　労災保険情報センター　2006.9　175p　30cm　1905円　Ⓘ4-903286-14-2　Ⓝ498.8
　［内容］第1部 治療から治ゆ、そしてきめ細かな援護（労災医療とは　労災保険における「治ゆ」（症状固定）などについて　二次健康診断等給付（過労死予防のための給付）のあらまし　労働福祉事業（治ゆ後の援護）のあらまし　労災保険指定医療機関等の制度のしくみ）　第2部 労災医療に関する各種手続き（療養補償給付の請求方法　労災診療費等の請求方法と支払い　労災保険指定医療機関等の指定を受けるための手続き）　参考

◇労災医療ガイドブック　労災保険情報センター　2008.9　169p　30cm　1905円　Ⓘ978-4-903286-26-6　Ⓝ498.8
　［内容］第1部 治療から治ゆ、そして社会復帰のために（労災医療とは　労災保険における「治ゆ」（症状固定）などについて　二次健康診断等給付（過労死予防のための給付）　社会復帰促進等事業（治ゆ後の援護）のあらまし　労災保険指定医療機関等の制度のしくみ）　第2部 労災医療に関する各種手続き（療養補償給付の請求方法　労災診療費等の

◇労災医療ガイドブック　改訂2版　労災保険情報センター　2010.9　165p　30cm　1905円　Ⓘ978-4-903286-36-5　Ⓝ498.8
　内容　第1部 治療から治め、そして社会復帰のために（労災医療とは　労働保険における「治ゆ」（症状固定）の考え方　二次健康診断等給付　社会復帰促進等事業　労災保険指定医療機関等の制度）　第2部 労災医療に関する各種手続き（療養補償給付の請求方法　労災診療費等の請求方法と支払い　労災保険指定医療機関等の指定）　参考

◇労災認定早わかり　平成16年改訂版　厚生労働省労働基準局労災補償部補償課監修　三信図書　2004.3　536p　19cm　2800円　Ⓘ4-87921-182-6　Ⓝ364.5
　内容　1 業務上の傷病　2 業務遂行性　3 業務起因性　4 就業中の災害　5 就業時間外の災害　6 事業場施設外における災害　7 その他の災害　8 通勤による傷病　9 業務上の疾病　10 特別加入者の業務災害及び通勤災害　付録　具体的事例一覧表

◇労災保険業務上疾病認定基準の医学的解説　脳・心臓疾患編　労働調査会出版局編　労働調査会　2006.6　369p　21cm　3000円　Ⓘ4-89782-903-8　Ⓝ364.5
　内容　第1章 業務上疾病の基本的な考え方　第2章 業務上疾病認定基準について（認定基準の性格等　認定基準による業務起因性の判断　認定基準の運用等）　第3章 脳血管疾患及び虚血性心疾患等（負傷に起因するものを除く。）の認定基準　参考資料

◇労働基準法施行規則第35条の解説　厚生労働省労働基準局労災補償部補償課編　労務行政　2003.3　302p　22cm　4286円　Ⓘ4-8452-3156-5　Ⓝ498.87
　内容　第1章 規定の変遷及び概要（業務上疾病の範囲の規定の変遷　規定の内容　業務上疾病に関する関係法令）　第2章 逐条解説

◇わかりやすい業務上疾病の認定－労災保険　厚生労働省労働基準局労災補償部補償課編　改訂増補　労務行政　2004.3　324p　22cm　4286円　Ⓘ4-8452-4143-9　Ⓝ364.5
　内容　1 業務上疾病の基本（業務上疾病に関する法令　疾病の労災認定の考え方）　2 業務上疾病の労災認定の実際（業務上疾病の労災認定の一般的考え方　因果関係の判断）　3 各論　付録

《突然死・過労死》

◇解説過重労働による健康障害防止対策の手引き　中央労働災害防止協会編　中央労働災害防止協会　2006.6　143p　26cm　1600円　Ⓘ4-8059-1066-6　Ⓝ366.99
　内容　第1章 過重労働対策に係る労働安全衛生法の改正とその背景（労働者の健康に関する現状　対策の検討　労働政策審議会における審議および建議　労働安全衛生法の改正）　第2章 過重労働による健康障害防止対策の手引き解説　過重労働対策推進計画　健康確保の徹底　勤務状況の把握　時間外労働削減対策　年次有給休暇の取得促進　労働時間等の設定の改善）　参考資料

◇過重労働と健康管理－よくわかるQ&A 100　木村大樹著　中央労働災害防止協会　2007.12　151p　26cm　1800円　Ⓘ978-4-8059-1155-6　Ⓝ366.99
　内容　第1章 過重労働による脳や心臓の病気の発症　第2章 過重労働による脳や心臓の病気の発症の予防　第3章 仕事上の過重な負担によるメンタルヘルス不調　第4章 仕事上の過重な負担によるメンタルヘルス不調の予防　第5章 労働時間の管理と過重な労働　第6章 過重労働を防止する義務　第7章 過重労働防止対策と労働衛生対策

◇過労死・過労自殺大国ニッポン－人間の尊厳を求めて　川人博著　旭川編書房　2010.6　240p　19cm　〈発売：星雲社〉　1500円　Ⓘ978-4-434-14427-1　Ⓝ366.99
　内容　序章 過労死・過労自殺に取り組んで－若月賞受賞講演　1章 過労死、過労自殺　2章 拉致・人権問題、その他（教育・文化・スポーツ）　3章 小説 一九六八年との対話　終章 九条と拉致の集会に参加して

◇過労死・過労自殺の救済Q&A－労災認定と企業賠償への取組み　大阪過労死問題連絡会編　民事法研究会　2011.7　234p　21cm　1900円　Ⓘ978-4-89628-705-9　Ⓝ364.5
　内容　第1章 基礎知識　第2章 過労死の認定基準　第3章 過労自殺の認定基準　第4章 こんなケースも過労死、過労自殺　第5章 企業責任の追及　資料編（脳血管疾患及び虚血性心疾患等（負傷に起因するものを除く。）の認定基準－平成13年12月12日基発第1063号　脳血管疾患及び虚血性心疾患等（負傷に起因するものを除く。）の認定基準の運用上の留意点等について－平成13年12月12日基発第31号 ほか）

◇過労死・過労自殺労災認定マニュアル－Q&Aでわかる補償と予防　川人博, 平本紋子著　旬報社　2012.5　135p　21cm　1200円　Ⓘ978-4-8451-1263-0
　内容　第1章 「過労死」「過労自殺」の労災保険による補償　第2章 労災の認定基準　第3章 不服申立手続　第4章 行政訴訟　第5章 公務災害申請　第6章 企業責任の追及　第7章 過労死の予防

◇過労死Q&A－その予防と労災補償 疾病別、発症機序別に分かる　労働調査会出版局編　改訂版　労働調査会　2012.6　243p　21cm　1800円　Ⓘ978-4-86319-274-4
　内容　1 過労死等の発症について　2 過重労働について　3 過労死の予防について　4 労災補償について

◇過労自殺と企業の責任　川人博著　旬報社　2006.8　214p　19cm　1600円　Ⓘ4-8451-0990-5　Ⓝ366.99
　内容　第1章 相次ぐ悲しい死　第2章 「自殺大国」日本から脱却するために（いのちが失われた一五年　格差社会と労働の非人間性　電通事件最高裁判決とその後　改革が原因の精神疾患・自殺を労災と認め、職場の改革を　メンタルヘルスの充実を　遺族に対するケアについて）　第3章 過労自殺訴訟の現状と課題－働く者のいのちと健康を守るために（判断指針の問題点と労災認定のあり方　企業の損害賠償責任）

◇過労死サバイバル－仕事ストレスが心身を蝕む前に　上畑鉄之丞著　中央法規出版　2007.12　208p　19cm　（シリーズcura）　1300円　Ⓘ978-4-8058-3007-9　Ⓝ498.74

職業病・労災　　　　　　　　　　　　　　　　　　　　　　　　　　　　　　　　　　　　　　　病気・難病

◇[内容]第1章 止まらない過労死・過労自死　第2章 過労死とはなにか　第3章 過労死の認定基準の変遷　第4章 過労死と疾患―その誘発原因　第5章 自殺者三万人時代と過労自死　第6章 メタボリック症候群と過労死　第7章 過労死の広がり　第8章 過労死しないために

◇過労死(脳・心臓疾患)の労災認定のしくみ―脳・心臓疾患(負傷に起因するものを除く。)の労災認定基準の解説　労災保険情報センター　2006.8　83p　30cm　(RIC労災保険シリーズ 5)　953円　Ⓘ4-903286-11-8　Ⓝ364.5
[内容]1章 過労死に対する知識を深めよう　2章 過労死(脳・心臓疾患)の労災認定基準　3章 労災保険の基本　4章 過労死(脳・心臓疾患)が発生したら―労災保険請求手続きの実際　5章 過労死の労災認定事例等　6章 Q&Aで知る、過労死と労災認定　参考資料

◇過労死の労災申請―過労死? 過労自殺? と思ったら読む本 もしもあなたの家族が「過労」で倒れたら… 後悔しないための　諏訪裕美子, 色部祐共著　自由国民社　改訂増補　2010.7　160, 14p　21cm　1600円　Ⓘ978-4-426-10995-0　Ⓝ364.5
[内容]第1章 もしかして、過労死・過労自殺?　第2章 労災申請・認定の基礎知識　第3章 労災申請はこう進める　第4章 情報を集めよう　第5章 労災申請をしたあとは　第6章 労基署から結果が出たら　第7章 大切な人を過労死させないために

◇過労死Q&A―その予防と労災補償　厚生労働省労働基準局労災補償部補償課監修, 労働調査会編　労働調査会　2004.3　450p　21cm　4762円　Ⓘ4-89782-830-9　Ⓝ366.99
[内容]第1章 過労死とは?―過重労働による脳・心臓疾患　第2章 その現状と社会的背景について　第3章 過重労働による脳・心臓疾患の発症　第4章 過労死の予防対策―過重労働による健康障害防止のための総合対策　第5章 過労死の労災補償　第6章 過労死Q&A　第7章 労災認定事例　第8章 参考資料

◇Q&A過労死・過労自殺110番―事例と労災認定への取組み　大阪過労死問題連絡会編　全訂増補版　民事法研究会　2003.3　238p　19cm　(110番シリーズ 15)　1700円　Ⓘ4-89628-135-7　Ⓝ364.5
[内容]第1章 基礎知識　第2章 過労自殺の認定基準　第3章 こんなケースも過労死!　第4章 企業責任の追及　第5章 過労死を防ぐために

◇急死の前兆を見逃すな―心筋梗塞、脳梗塞、不整脈、がん…　郷龍一著, 林泰監修　宝島社　2005.10　189p　19cm　420円　Ⓘ4-7966-4938-7　Ⓝ493.1

◇勤続疲労に克つ―働き盛りに忍び寄る見えない恐怖　夏目誠著　ソフトバンククリエイティブ　2008.3　277p　18cm　(ソフトバンク新書)　730円　Ⓘ978-4-7973-4326-7　Ⓝ498.4
[内容]序章「勤続疲労」を知っていますか?　第1章 勤続疲労ケースのドキュメント　第2章 勤続疲労とは何か　第3章 過重労働とストレス　第4章 企業における対応の実際　第5章 個人の対応　第6章 勤続疲労になったらどうする?

◇健康障害・過労死等を防ごう　全日本トラック協会労働部〔200-〕　21p　30cm　Ⓝ498.84

◇過労死の労災申請―過労死? と思ったら読む本 もしもあなたの家族が「過労」で倒れたら… 後悔しないための　諏訪裕美子, 色部祐共著　自由国民社　2008.2　160, 14p　21cm　1600円　Ⓘ978-4-426-10484-9　Ⓝ364.5
[内容]第1章 もしかして、過労死?　第2章 労災申請・認定の基礎知識　第3章 労災申請はこう進める　第4章 情報を集めよう　第5章 労災申請とは　第6章 労基署から結果が出たら　第7章 大切な人を過労死させないために

◇強いられる死―自殺者三万人超の実相　斎藤貴男著　角川学芸出版　2009.4　261, 9p　19cm〈発売:角川グループパブリッシング〉　1500円　Ⓘ978-4-04-621377-8
[内容]年間自殺者一〇年連続三万人超　パワハラと過重労働の果てに　死を誘う郵政民営化　多重債務問題の本質　倒産という呪縛―中小企業経営者　閉ざされた世界―学校と自衛隊　絶望と、それでも、これから

◇仕事が終わらない―告発・過労死　しんぶん赤旗国民運動部著　新日本出版社　2003.9　220p　19cm　1500円　Ⓘ4-406-03029-8　Ⓝ366.99
[内容]第1章 死ぬまで働き続けて…　第2章 たたかいがひらいてきたもの　第3章 今、職場のありかたを問う

◇救える死―自死のない社会へ　天笠崇著　新日本出版社　2011.8　171p　19cm　1500円　Ⓘ978-4-406-05495-9
[内容]第1章 自死とは―未遂者、遺族の思い(不況、離婚が引き金に　なぜ息子を救えなかったのか　多様な自死―著者の遭遇例から)　第2章「自殺者三万人時代」VS「自殺対策基本法の時代」(「自殺対策基本法」の衝撃　自殺対策基本法とは　「自殺者三万人時代」の原因)　第3章 メンタルヘルスから見た日本社会の異常(厳しい生活と労働の喪失　「三つの元年」とメンタル不全　ストレス社会日本!)　第4章 自死予防のために社会のシステムを見直す(予防対策の基本的な考え方　自死を防ぐために税金の使い道を変える)

◇精神疾患・過労死　佐久間大輔著　中央経済社　2012.4　281p　21cm　(シリーズ働く人を守る)　3400円　Ⓘ978-4-502-05420-4　Ⓝ366.99
[内容]第1章 健康と人事問題　第2章 メンタルヘルスケアと過労死予防　第3章 過労死と企業責任　第4章 過労死と労災補償制度　第5章 精神疾患労災認定と司法判断　第6章 地方公務員とメンタルヘルス、過労死

◇精神障害等(過労自殺)の労災認定のしくみ―心理的負荷による精神障害等に係る業務上外の判断指針の解説　労災保険情報センター　2006.8　91p　30cm　(RIC労災保険シリーズ 6)　953円　Ⓘ4-903286-12-6　Ⓝ364.5
[内容]1章 精神障害等と労災保険　2章 労災保険における精神障害等の考え方　3章 労災保険の基本　4章 社員に精神障害等が発症したら　5章 精神障害等の労災認定事例等　6章 Q&Aで知る、精神障害等と労災認定　参考資料

◇精神障害等の労災認定―「心理的負荷による精神障害等に係る業務上外の判断指針」の詳解　労働調査会出版局編　新訂　労働調査会　2009.11　343p　21cm　3000円　Ⓘ978-4-86319-105-1　Ⓝ364.5

◇精神障害等の労災認定のしくみ――心理的負荷による精神障害等に係る業務上外の判断指針の解説　改訂　労災保険情報センター　2009.9　111p　30cm　(RIC労災保険シリーズ 6)　1143円　Ⓘ978-4-903286-30-3　Ⓝ364.5
　内容　1章 労災保険における精神障害等の現状など　2章 精神障害等、認定の考え方　3章 労災保険給付の概要　4章 過重労働による健康障害防止対策　5章 精神障害等の労災認定事例等　6章 Q&Aで知る、精神障害等の労災認定と対策　参考資料

◇精神障害の労災認定の基準に関する専門検討会報告書　精神障害の労災認定の基準に関する専門検討会　2011.11　59p　30cm　Ⓝ364.5

◇世界で一番やさしい失神・突然死　小林洋一著　エクスナレッジ　2010.5　199p　21cm　(知ってなおすシリーズ)〈並列シリーズ名：Cured with knowledge〉　1500円　Ⓘ978-4-7678-0938-0　Ⓝ493.73
　内容　1 失神とはどういうものか　2 失神の主な種類と治療法　3 心疾患が原因の命にかかわる失神　4 日常生活で起こる失神の対処法　5 知って安心失神の最新知識

◇たんぽぽ――過労自殺を労災認定させた家族と支えた人々　飯島千恵子著，故飯島盛さんの労災認定を支援する会編　京都　かもがわ出版　2003.3　214p　19cm　1700円　Ⓘ4-87699-740-3　Ⓝ364.5

◇追憶の扉――薬剤師杉山貴紀は何故過労死したのか？　「スギヤマ薬品過労死裁判」報告集　杉山季謙作成・編集　〔出版地不明〕　〔杉山季謙〕　2009.12　142p　30cm　Ⓝ499.09

◇突然死はなぜ起こる――発症の謎を解明する　熊木敏郎著　第4版　松戸　日本プランニングセンター　2008.2　311p　21cm　1500円　Ⓘ978-4-86227-007-8　Ⓝ493.1
　内容　1 突然死とは何か　2 脳卒中と突然死　3 心臓性の突然死　4 不整脈と突然死　5 ポックリ病　6 突然死の原因　7 突然死対策の進展

◇働きすぎに斃れて――過労死・過労自殺の語る労働史　熊沢誠著　岩波書店　2010.2　386p　20cm　3200円　Ⓘ978-4-00-024456-5　Ⓝ366.99
　内容　1章 過労死・過労自殺――ありふれた職場のできごと　2章 トラック労働者の群像　3章 工場・建設労働者の過労死　4章 ホワイトカラーとOLの場合　5章 いじめられ教師たち　6章 管理職と現場リーダーの責任　7章 過労死の一九八〇年代　8章 過労自殺――前期の代表的な五事例　9章 若者たち・二〇代の過労自殺　10章 ハラスメントと過重労働のもたらす死　終章 過労死・過労自殺をめぐる責任の所在

◇「慢性疲労」そのリスクのマネジメントを学ぶ　近藤雄二著　学習の友社　2007.6　114p　21cm　(シリーズ「健康で安全に働くために」 1)　952円　Ⓘ978-4-7617-1111-5　Ⓝ336
　内容　第1章 健康に働く権利(働くことの意味と意義　雇用、その従属性がもたらすもの　労働者の健康保護とみずからつくりだす健康)　第2章 健康リスクとマネジメントの国際的背景(健康は環境づくりから　健康性、安全性と快適性を求めようとするISO　マネジメントの国際規格と労働者の健康)　第3章 リスクマネジメントにどう取り組むか(労働者の健康リスクのアセスメントとマネジメント　リスクアセスメントのすすめ　リスクアセスメントの標的は疲労とストレス　調査論、アンケートを用いた疲労と健康調査)　第4章 リスクマネジメントの実際、ツールを使った手順と展開(産業疲労研究の成果とISOの国際的な技術仕様書のツール　みずから現場を歩いて、観察するくり返しとグループ討議　みえにくい疲労やストレスのハザードさがし　改善指向型チェックリストを生かしたリスクアセスメントの仕方　職場の問題点、悪い箇所探しに目をつぶる？　リスク評価からリスクを抑制するポイント　バージョンアップしながら継続するために)　資料編

◇労災・過労死の裁判　佐久間大輔著　日本評論社　2010.7　306p　21cm　3800円　Ⓘ978-4-535-51780-6　Ⓝ364.5
　内容　第1部 労災保険給付不支給処分取消行政訴訟(脳・心臓疾患　事例報告　精神障害・自殺　その他の疾病)　第2部 損害賠償(損害賠償をめぐる判例法理　過労死事案における民事損害賠償責任　脳・心臓疾患等事案における民事損害賠償責任の要件　過失相殺・素因減額)　第3部 管理職労働者と過労死(「管理監督者手前型」の労働者と過労死　管理監督者に対する労働時間把握および健康管理の責任の所在　労働基準法41条2号の管理監督者性を判断する要素)

◇労働者の疲労・過労と健康　福地保馬著　京都　かもがわ出版　2008.4　142p　21cm　(働く者の労働安全衛生入門シリーズ 3)　1600円　Ⓘ978-4-7803-0178-6　Ⓝ498.84
　内容　第1章 労働と労働負担、疲労　第2章 疲労と病気、災害、過労死　第3章 疲労・ストレスをどう捉えるか　第4章 疲労・ストレスへの対策の視点　資料(疲労の自覚症しらべ　CFSI(勤務と生活に関する質問))ほか

《じん肺》

◇アスベスト禍はなぜ広がったのか――日本の石綿産業の歴史と国の関与　中皮腫・じん肺・アスベストセンター編　日本評論社　2009.6　230p　21cm　2400円　Ⓘ978-4-535-58487-7
　内容　最初のアスベスト産業史――なぜ危険なアスベストが多用されたか　第1章 アスベスト使用の歴史　第2章 統一的なアスベスト産業の始まり　第3章 日本のアスベスト鉱山開発の歴史　第4章 国家統制――戦中・戦後におけるアスベスト使用の管理　第5章 1960年代までのアスベスト使用――建築防火material・吹付け石綿・石綿規格の歴史　第6章 商社とアスベスト　第7章 アスベストによる健康被害の認識　第8章 国による規制とアスベスト産業の動向　第9章 アスベスト禍はなぜ広がったのか？

◇アスベスト対策　東京労働安全衛生センター〔2010〕〔4〕枚　30cm

◇石綿の基礎知識　中央労働災害防止協会編　中央労働災害防止協会　2005.9　24p　21cm　200円　①4-8059-1015-1
[内容] 石綿とは　石綿の種類　どこで使われているのか　石綿による健康障害　石綿に係わる規制（労働安全衛生関係法令）　石綿の飛散防止措置の一般的な手順　建築物に吹き付けられた石綿の措置　労災補償制度

◇石綿の労災認定のしくみ　労災保険情報センター　2005.11　54p　30cm〈付・アスベストに関する相談窓口一覧〉　667円　①4-903286-01-0　Ⓝ364.5
[内容] 1 あなたと石綿（労災関係）の関わりをチェックしましょう　2 石綿やその業務のことを正しく認識しましょう　3 労災保険制度をご存知ですか　4「石綿による疾病の認定基準」をみてみましょう　5 労災請求の手続きをご存知ですか　6 疑問にお答えします　付録 アスベストに関する相談窓口一覧

◇天草炭鉱・石炭じん肺の闘い　西日本石炭じん肺訴訟原告団・弁護団編　花伝社　2009.3　116p　21cm〈発売：共栄書房〉　1000円　①978-4-7634-0542-5　Ⓝ498.87
[内容] 第1章 じん肺闘争について　第2章 天草地方の炭鉱　第3章 裁判の闘いの経過　第4章 原告の声から振り返る天草地方の炭鉱　第5章 じん肺問題のこれから　資料編

◇石綿（アスベスト）の基礎知識　中央労働災害防止協会編　第2版　中央労働災害防止協会　2006.10　24p　21cm　200円　①4-8059-1087-9
[内容] 石綿とは　石綿の種類　どこで使われているのか　石綿による健康障害　石綿に係わる規制（労働安全衛生関係法令）　石綿の飛散防止措置の一般的な手順　建築物に吹き付けられた石綿の措置　労災補償制度

◇石綿及び繊維状物質等の有害性に関する調査報告書　平成14年度　中央労働災害防止協会労働衛生調査分析センター　2003.3　231p　30cm　Ⓝ498.87

◇石綿障害予防規則の解説　中央労働災害防止協会編　中央労働災害防止協会　2005.5　207p　21cm　1600円　①4-8059-1000-3　Ⓝ498.82
[内容] 第1編 総説（規則制定の経緯　旧特定化学物質等障害予防規則から変更された主要な事項）　第2編 逐条解説　第3編 関係法令（労働安全衛生法（抄）・労働安全衛生法施行令（抄）・労働安全衛生規則（抄）・石綿障害予防規則　作業環境測定法（抄）・作業環境測定法施行令（抄）・作業環境測定法施行規則（抄））

◇石綿障害予防規則の解説　中央労働災害防止協会編　第2版　中央労働災害防止協会　2006.11　218p　21cm　1600円　①4-8059-1082-8　Ⓝ498.82
[内容] 第1編 総説（規則制定の経緯　旧特定化学物質等障害予防規則から変更された主要な事項　その後の改正の要点）　第2編 逐条解説　第3編 関係法令（労働安全衛生法（抄）・労働安全衛生法施行令（抄）・労働安全衛生規則（抄）・石綿障害予防規則　作業環境測定法（抄）・作業環境測定法施行令（抄）・作業環境測定法施行規則（抄））

◇石綿障害予防規則の解説　中央労働災害防止協会編　第4版　中央労働災害防止協会　2011.3　229p　21cm　1600円　①978-4-8059-1343-7　Ⓝ498.82
[内容] 第1編 総説（規則制定の経緯　旧特定化学物質等障害予防規則から変更された主要な事項　その後の改正の要点）　第2編 逐条解説（総則　石綿等を取り扱う業務等に係る措置　設備の性能等　管理　測定　健康診断　保護具　製造許可等　石綿作業主任者技能講習　報告　附則）　第3編 関係法令（労働安全衛生法（抄）・労働安全衛生法施行令（抄）・労働安全衛生規則（抄）　石綿障害予防規則　作業環境測定法（抄）・作業環境測定法施行令（抄）・作業環境測定法施行規則（抄））

◇石綿則ハンドブック—26年ぶりの新規則による石綿ばく露防止対策の要点　労働調査会出版局編集・製作　改訂　労働調査会（製作）2005.8　104p　26cm　667円　①4-89782-897-X　Ⓝ498.82

◇石綿に関する健康管理等専門家会議報告書　石綿に関する健康管理等専門家会議　2006.2　27p　30cm　Ⓝ498.82

◇「石綿による健康被害に係る医学的判断の考え方」報告書　石綿による健康被害に係る医学的判断に関する検討会　2006.2　30p　30cm　Ⓝ498.87

◇石綿による疾病の新認定基準の解説　厚生労働省労働基準局労災補償部補償課監修　労働調査会　2003.12　117p　26cm　1000円　①4-89782-805-8　Ⓝ364.5
[内容] 労災保険制度の概要　石綿による疾病の認定基準　石綿による疾病の認定基準について（石綿による疾病の認定基準について　石綿による疾病の認定基準の運用上の留意点について）　石綿による疾病に係る医学的事項（石綿ばく露労働者に発生した疾病の認定基準に関する検討会報告書（本文））　保険給付と請求手続きについて　参考

◇石綿による疾病の新認定基準の解説　労働調査会出版局編　改訂　労働調査会　2006.5　152p　26cm　1429円　①4-89782-931-3　Ⓝ364.5
[内容] 労災保険制度の概要　石綿による疾病の認定基準　石綿による疾病の認定基準について　認定基準新旧対照表　石綿による疾病に係る医学的事項　保険給付と請求手続きについて　救済給付・特別遺族給付金の支給制度について

◇石綿の代替化等促進事業（石綿以外の鉱物等による健康障害の防止に係る実態調査W. G）平成19年度報告書　中央労働災害防止協会労働衛生調査分析センター　2008.3　25, 63p　30cm　Ⓝ498.82

◇石綿の労働衛生対策報告書　平成15年度　中央労働災害防止協会労働衛生調査分析センター　2004.3　104p　30cm　Ⓝ366.99

◇石綿ばく露と石綿関連疾患—基礎知識と補償・救済　森永謙二執筆者代表・編　三信図書　2008.4　362p　27cm〔「職業性石綿ばく露と石綿関連疾患」（平成17年刊）の増補新装版〕　3810円　①978-4-87921-210-8　Ⓝ493.38
[内容] 第1部 石綿の基礎知識（石綿の種類と物性　石綿の用途と日本での使用状況　石綿曝露の機会　石綿曝露の医学的所見）　第2部 石綿関連疾患の医学的解説（石綿による健康障害の歴史　疫学からみた石綿関連疾患　臨床からみた石綿関連疾患　病理からみた石綿関連疾患）　第3部 石綿関連疾患の補償

病気・難病　　　　　　　　　　　　　　　　　　　　　　　　　　　　　　　職業病・労災

と救済（労働者災害補償保険法　労働者災害補償保険法以外の補償・救済　労働者災害補償保険法及び石綿健康被害救済法以外の補償・救済）　第4部　石綿による肺がん・中皮腫等の事例（肺がん　中皮腫　胸膜疾患）

◇石綿ばく露歴把握のための手引―石綿ばく露歴調査票を使用するに当たって　石綿に関する健康管理等専門家会議　石綿に関する健康管理等専門家会議マニュアル作成部会　2006.10　153p　30cm　Ⓝ366.99

◇石綿ばく露労働者に発生した疾病の認定基準に関する検討会報告書　石綿ばく露労働者に発生した疾病の認定基準に関する検討会　2003.8　65p　30cm　Ⓝ366.99

◇石綿飛散が想定される作業現場における石綿作業環境測定とマスク効率に関する調査　〔岡山〕労働者健康福祉機構岡山産業保健推進センター　2007.3　14p　30cm　（調査研究報告書　平成18年度）　Ⓝ366.99

◇いのちの絆―トンネルじん肺根絶の闘い　続　全国トンネルじん肺根絶闘争本部　2009.6　319p　26cm　Ⓝ498.87

◇いのちの絆―社会の発展を地底で築いた男たち　トンネルじん肺根絶の闘い　改訂　全国トンネルじん肺補償請求団　2004.9　329p　26cm　〈共同刊行：全国トンネルじん肺弁護団, 全日本建設交運一般労働組合〉　Ⓝ498.87

◇俺たちはボタじゃない―筑豊じん肺訴訟18年4か月の軌跡　なくせじん肺筑豊の会編　飯塚　なくせじん肺筑豊の会　2006.4　227, 37p　27cm　Ⓝ498.87

◇改正石綿の労災認定のしくみ―新認定基準に対応　労災保険情報センター　2006.4　67p　30cm　(RIC労災保険シリーズ 3)〈付・アスベストに関する相談窓口一覧〉　667円　Ⓘ4-903286-06-1　Ⓝ364.5
　〔内容〕 1 あなたと石綿（労災関係）の関わりをチェックしましょう　2 石綿やその業務のことを正しく認識しましょう　3 労災保険制度をご存知ですか　4「石綿による疾病の認定基準」をみてみましょう　5 労災請求の手続きをご存知ですか　6 労災時効や労災対象外の場合は石綿救済新法による救済があります　7 疑問にお答えします　資料 アスベストに関する相談窓口一覧

◇きれいな肺を！ きれいな職場を！―じん肺とアスベスト被害をなくす闘い・5年2ヶ月の記録　長崎　三菱長崎造船じん肺第2陣訴訟原告団　2010.3　178p　26cm　〈共同刊行：三菱長崎造船じん肺第2陣訴訟弁護団ほか　発行所：長崎文献社〉　1900円　Ⓘ978-4-88851-147-6　Ⓝ498.87

◇建設作業者の石綿関連疾患―その爆発的なひろがり　海老原勇著　職業性疾患・疫学リサーチセンター　2007.6　173p　26cm　Ⓝ498.87

◇四国トンネルじん肺訴訟　四国トンネルじん肺訴訟徳島弁護団編著　亜紀書房　2003.12　326p　19cm　2000円　Ⓘ4-7505-0207-3　Ⓝ498.87
　〔内容〕 第1章 不治の病・じん肺―最大・最古の職業病（生あるうちに、光を―森下邦雄（原告団長）意見陳述書　いまだ治療法のないじん肺―樋端規邦（元徳島健生病院長）講演　じん肺の背景に存在する社会構造―久繁哲ében（医師）口頭弁論 ほか）　第2章 じん肺原告団の手記―坑夫の現場とじん肺の苦しみ（坑夫生活二〇年の果てに―大上栄（原告）手記　国の発展は私たちが支えてきた―竹本稔（原告）手記　あわなかった、生きているうちの解決―上田政夫（原告）への臨床尋問記録から ほか）　第3章 〝なすべきこと〟はすべてなした裁判闘争―和解を勝ち取るまでの七年

◇実践！建設業のためのアスベスト対策―被害者にも加害者にもならないために　中皮腫・じん肺・アスベストセンター, 東京労働安全衛生センター, 建通新聞社編　建通新聞社　2007.1　115p　21cm　1900円　Ⓘ978-4-903437-03-3　Ⓝ498.87
　〔内容〕 第1章 現場で何が起こっているのか!?　第2章 建設業とアスベスト　第3章 建設現場のアスベスト対策実践編　第4章 建設業で働く人を守る（アスベスト作業従事者の健康管理　どうなる？「もしも」のときの補償）　第5章 あなたと会社を守る「法令順守」

◇職業性石綿ばく露と石綿関連疾患―基礎知識と労災補償　森永謙二編　改訂新版　三信図書　2005.3　370p　22cm　3810円　Ⓘ4-87921-187-7　Ⓝ493.38

◇職業性肺癌―じん肺と肺癌、石綿関連肺癌を中心に 日本呼吸器学会での教育講演より　従業員の家族や周辺住民にまで拡がる石綿の被害―微量の石綿暴露による健康障害　海老原勇著　海老原勇　職業性疾患・疫学リサーチセンター　2005.8　48p　26cm　1000円　Ⓝ498.87

◇新石綿則ハンドブック―アスベスト含有量0.1%超の製造・使用を全面禁止　労働調査会出版局編　労働調査会　2006.11　4, 111p　26cm　952円　Ⓘ4-89782-955-0　Ⓝ498.82

◇じん肺法の解説　厚生労働省安全衛生部労働衛生課編　第2版　中央労働災害防止協会　2003.12　392p　21cm　3000円　Ⓘ4-8059-0900-5　Ⓝ366.34

◇じん肺法の解説　中央労働災害防止協会編　第3版　中央労働災害防止協会　2007.2　398p　21cm　3000円　Ⓘ978-4-8059-1104-4　Ⓝ366.34

◇じん肺法の解説　中央労働災害防止協会編　第4版　中央労働災害防止協会　2009.7　394p　21cm　3000円　Ⓘ978-4-8059-1258-4　Ⓝ366.34
　〔内容〕 第1編 総説（けい肺等特別保護法成立までの経緯　けい肺等特別保護法の施行　じん肺法の制定経緯　じん肺法改正の経緯　じん肺法改正の概要　粉じん障害防止規則の制定　粉じん作業の追加）　第2編 逐条解説（総則　健康管理　じん肺審議会　政府の援助等　雑則　罰則　経過措置）　附録（じん肺法　労働安全衛生法及びじん肺法の一部を改正する法律の一部の施行に伴う経過措置及び関係政令の整備に関する政令（抄）　じん肺法施行規則　じん肺法関係通達　健康管理手帳関係法令及び通達　労働安全衛生法関係法令　参考資料）

◇石綿障害予防規則の解説　中央労働災害防止協会編　第3版　中央労働災害防止協会　2010.2　231p　21cm　1600円　Ⓘ978-4-8059-1266-9　Ⓝ498.82
　〔内容〕 第1章 総説（規則制定の経緯　旧特定化学物質等障害予防規則から変更された主要な事項　その後

医療問題の本 全情報 2003-2012　793

◇の改正の要点) 第2編 逐条解説(総則 石綿等を取り扱う業務等に係る措置 設備の性能等 管理 測定 健康診断 保護具 製造許可等 石綿作業主任者技能講習 報告) 第3編 関係法令(労働安全衛生法(抄)・労働安全衛生法施行令(抄)・労働安全衛生規則(抄) 石綿障害予防規則 作業環境測定法(抄)・作業環境測定法施行令(抄)・作業環境測定法施行規則(抄))

◇石綿による疾病の認定基準に関する検討会報告書 石綿による疾病の認定基準に関する検討会編 石綿による疾病の認定基準に関する検討会 2012.2 23,38,11p 30cm ⓃN364.5

◇筑豊じん肺訴訟―国とは何かを問うた18年4か月 小宮学著 福岡 海鳥社 2008.4 237p 20cm 1500円 ⓘ978-4-87415-670-4 Ⓝ498.87
[内容]行政のあり方への根源的問い(たたかいの証) たたかいの始まり 苦難の道 新たなたたかい 完全勝利への道

◇問われる正義―大阪・泉南アスベスト国賠訴訟の焦点 大阪じん肺アスベスト弁護団編 京都 かもがわ出版 2012.1 61p 21cm (かもがわブックレット 187) 600円 ⓘ978-4-7803-0526-5 Ⓝ498.87
[内容]裁判官の良心を問う 第1章 大阪・泉南アスベスト国賠訴訟とは 第2章 原告・被害者の叫び 第3章 大阪高裁・不当判決(三浦潤裁判長)を斬る 特別寄稿 大阪・泉南アスベスト国賠訴訟のもつ意味―その国際的影響 アスベスト問題略年表

◇なぜアスベストは危険なのか 中央労働災害防止協会編 中央労働災害防止協会 2006.2 169p 18cm (中災防新書) 900円 ⓘ4-8059-1040-2 Ⓝ498.82
[内容]第1章 拡大する石綿による健康被害 第2章「奇跡の鉱物」と呼ばれた石綿 第3章 石綿による健康障害 第4章 石綿はここに使われている 第5章 石綿ばく露のリスクを避けるために 終章 石綿、DDT、PCB…「奇跡の物質」はなぜ人類に仇をなすのか

◇日本の鉄道と石綿―胸膜斑,悪性腫瘍,じん肺の疫学 黎明期から今日まで(1928～2007) 細田裕監修,平賀洋朋,笹川澄子執筆 六ヶ所村(青森県) HHS石綿影響研究グループ 2008.9 39p 30cm Ⓝ498.87

◇廃石綿等の埋立処分基準に関する検討業務報告書 平成21年度 廃石綿等の埋立処分基準に関する検討委員会 2010.3 99p 30cm Ⓝ518.52

◇廃石綿等の埋立処分基準に関する検討業務報告書 平成22年度 廃石綿等の埋立処分基準に関する検討委員会 2011.3 183p 30cm Ⓝ518.52

◇ひまわりの絆―なくせじん肺 全国トンネルじん肺根絶闘争本部 2009.11 66p 21cm〈共同刊行:全国トンネルじん肺根絶家族会〉 Ⓝ498.87

◇粉塵が侵す! 海老原勇著 悠飛社 2011.11 173p 20cm (Yuhisha hot-nonfiction Yuhisha best doctor series) 1600円 ⓘ978-4-86030-173-6 Ⓝ498.87
[内容]第1章 粉じんと肺の病気 第2章 社会医療との出会い 第3章 曝露をもたらすさまざまな現場 第4章 今日の粉じん曝露と労災認定 第5章 アスベストのリスクは昔から指摘されていた。第6章 労働災害を救済する

◇粉じん障害防止規則の解説 中央労働災害防止協会編 第4版 中央労働災害防止協会 2009.5 308p 21cm 3400円 ⓘ978-4-8059-1229-4 Ⓝ366.34
[内容]第1編 総説(粉じん障害防止規則制定の経緯 粉じん障害防止規則の概要) 第2編 逐条解説(総則 設備等の基準 設備の性能等 管理 作業環境測定 保護具 附則 粉じん作業) 第3編 関係法等(労働安全衛生法(抄)・労働安全衛生法施行令(抄)・労働安全衛生規則(抄) 粉じん障害防止規則 粉じん障害防止規則第11条第1項第5号の規定に基づき厚生労働大臣が定める告示 ほか)

◇粉じん障害防止ハンドブック―「改正粉じん則」と「第7次粉じん総合対策」・「改正ガイドライン」 労働調査会出版局編 労働調査会 2008.5 135p 26cm (労働法ハンドブック) 1400円 ⓘ978-4-86319-034-4 Ⓝ498.82
[内容]第1部 改正粉じん則等と粉じん障害防止対策 第2部 第7次粉じん障害防止総合対策と改正ガイドライン(解説 第7次粉じん障害防止総合対策の概要とそのポイント 『労働安全衛生広報』編集部 総合対策 第7次粉じん障害防止総合対策 ガイドライン ずい道等建設工事における粉じん対策に関するガイドライン) 参考資料 定期自主検査指針(局所排気装置の定期自主検査指針 プッシュプル型換気装置の定期自主検査指針 除じん装置の定期自主検査指針)

◇粉じんによる疾病の防止―作業者用 粉じん作業特別教育用テキスト 厚生労働省安全衛生部労働衛生課編 改訂 中央労働災害防止協会 2004.10 73p 21cm 600円 ⓘ4-8059-0961-7 Ⓝ498.82

◇粉じんによる疾病の防止―作業者用 粉じん作業特別教育用テキスト 中央労働災害防止協会編 第8版 中央労働災害防止協会 2007.9 75p 21cm 600円 ⓘ978-4-8059-1141-9 Ⓝ498.82
[内容]第1章 粉じんによる疾病と健康管理 第2章 粉じんによる疾病の防止 第3章 粉じん作業の管理 第4章 呼吸用保護具の種類と使用方法 第5章 関係法令のあらまし 参考

◇粉じんによる疾病の防止―作業者用 粉じん作業特別教育用テキスト 中央労働災害防止協会編 第9版 中央労働災害防止協会 2008.10 79p 21cm 600円 ⓘ978-4-8059-1206-5 Ⓝ498.82

◇粉じんによる疾病の防止―指導者用 粉じん作業特別教育用テキスト 厚生労働省安全衛生部労働衛生課編 新版 中央労働災害防止協会 2004.10 253p 21cm 1800円 ⓘ4-8059-0960-9 Ⓝ498.82

◇粉じんによる疾病の防止―指導者用 粉じん作業特別教育用テキスト 中央労働災害防止協会編 5版 中央労働災害防止協会 2007.2 261p 21cm 1800円 ⓘ978-4-8059-1101-3 Ⓝ498.82

◇粉じんによる疾病の防止―指導者用 粉じん作業特別教育用テキスト 中央労働災害防止協会編 第6版 中央労働災害防止協会 2008.11 283p 21cm 2000円 ⓘ978-4-8059-1214-0 Ⓝ498.82

◇粉じんによる疾病の防止―指導者用 粉じん作業特別教育用テキスト 中央労働災害防止協会編 新版 第7版 中央労働災害防止協会 2010.12 286p 21cm 2000円 Ⓘ978-4-8059-1334-5 Ⓝ498.82
[内容]第1編 粉じんによる疾病と健康管理(粉じんの有害性 疾病の病像 健康管理) 第2編 粉じんによる疾病の防止(粉じんの発散および粉じんへのばく露の減少 粉じんの発生源に対する対策) 第3編 粉じん作業の管理(特別の教育 設備等の点検 清掃 作業環境の状態の把握 その他の管理) 第4編 呼吸用保護具(呼吸用保護具の種類 防じんマスク 送気マスク 自給式呼吸器 電動ファン付き呼吸用保護具) 第5編 関係法令(労働安全衛生法(抄)、労働安全衛生法施行令(抄)、労働安全衛生規則(抄) 粉じん障害防止規則(全文) じん肺法(抄)、じん肺法施行規則(抄) 作業環境測定法(抄)、作業環境測定法施行令(抄)、作業環境測定法施行規則(抄))

◇燃える石炭(いし)その陰で―北海道石炭じん肺訴訟18年のあゆみ 北海道石炭じん肺訴訟18年のあゆみ編纂委員会編纂 〔出版地不明〕北海道石炭じん肺訴訟原告団 2008.11 359p 27cm 〈共同刊行:北海道石炭じん肺訴訟弁護団〉 非売品 Ⓝ498.87

《白ろう病》

◇運転手の腰痛と全身振動 西山勝夫, 町田正作編著 京都 文理閣 2004.11 91p 21cm (はたらく人々のいのちと健康 6) 1200円 Ⓘ4-89259-471-7
[内容]運転手の腰痛と全身振動(海上コンテナとは 海上コンテナによる腰痛への取り組み フォークリフトでの取り組み) 全身振動の健康への影響(人体に伝わる振動 海上コンテナの振動 フォークリフトの振動 ヨーロッパの取り組み 課題)

◇手腕振動障害―その疫学・病態から予防まで 山田信也, 二塚信編著, 前田節雄, 榊原久孝, 原田規章著 川崎 労働科学研究所出版部 2004.4 262p 22cm (労働科学叢書 111) 4286円 Ⓘ4-89760-303-X Ⓝ498.82

◇振動障害―35年の軌跡 那須吉郎, 岡田晃, 有泉誠著 労働調査会 2003.2 279p 21cm 2858円 Ⓘ4-89782-783-3 Ⓝ498.82
[内容]第1章 振動障害研究の歴史 第2章 振像論 第3章 振動障害に関する司法・行政の対応 第4章 振動障害の診断と治療 振動障害関係主要行政通達 振動障害に係る民事事件判決概要

臓器障害・器官障害

◇胃腸・肝臓などのしくみと病気がわかる事典 安藤幸夫, 西尾剛毅監修 成美堂出版 2004.4 243p 22cm 1400円 Ⓘ4-415-02441-6 Ⓝ493.4
[内容]序章 目で見る消化器のしくみ 第1章 症状から疑われる病気 第2章 食道・胃・十二指腸 第4章 肝臓 第5章 胆のう・胆管と膵臓 第6章 消化器疾患の主な検査

◇胃腸病 渡辺知明著 日本医学館 2004.11 205p 19cm (高齢者のからだと病気シリーズ) 1200円 Ⓘ4-89044-566-8 Ⓝ493.4
[内容]第1章 高齢者の胃腸の特徴 第2章 胃腸の仕組みーこんな症状はありませんか? 第3章 胃腸の仕組みと病気 第4章 胃腸病の食事療法 第5章 薬の飲み方 第6章 こんなケースがありました

◇体を動かそう!―運動で循環器病予防 〔吹田〕循環器病研究振興財団 2012.1 16p 21cm (知っておきたい循環器病あれこれ 健康で長生きするために 90) Ⓝ493.4

◇肝臓・胆のう・すい臓の病気―最新情報 小俣政男総監修 日本放送出版協会 2003.7 159p 26cm (別冊NHKきょうの健康) 1000円 Ⓘ4-14-794134-6 Ⓝ493.47

◇肝臓・胆のう・すい臓の病気をよくする生活読本―名医の図解 横山泉著 主婦と生活社 2006.10 175p 23cm 1300円 Ⓘ4-391-13312-1 Ⓝ493.47
[内容]第1章 肝・胆・すいのはたらきを知る 第2章 肝臓の病気を知る 第3章 胆のう・すいの病気を知る 第4章 肝・胆・すいに効く食生活 第5章 肝・胆・すいをいたわる日常生活

◇気になる胃潰瘍・胃がん・十二指腸潰瘍 集英社 2005.2 35p 30cm (集英社健康百科 読む人間ドック危ない現代病 30 1) 533円 Ⓝ493.47

◇循環器病と気になる嗜好品―アルコール、たばこ、コーヒー、茶、ココア、チョコレート 〔吹田〕循環器病研究振興財団 2010.3 16p 21cm (知っておきたい循環器病あれこれ 健康で長生きするために 79) Ⓝ493.47

◇循環器病の食事療法―そのポイントは 〔吹田〕循環器病研究振興財団 2010.9 16p 21cm (知っておきたい循環器病あれこれ 健康で長生きするために 82) Ⓝ493.47

◇膵臓・胆のう・胆管の病気 白鳥敬子監修, 主婦の友社編 主婦の友社 2007.4 191p 21cm (よくわかる最新医学) 1500円 Ⓘ978-4-07-254433-4 Ⓝ493.47
[内容]第1章 膵臓・胆のう・胆管の仕組みと働き 第2章 急性膵炎 第3章 慢性膵炎 第4章 膵臓がん 第5章 胆石 第6章 胆のう炎・胆管炎 第7章 胆のうポリープ 第8章 胆道がん 第9章 そのほかの膵臓・胆のう・胆管の病気 第10章 日常生活のケア

◇妊娠・お産と循環器病 〔吹田〕循環器病研究振興財団 2011.5 16p 21cm (知っておきたい循環器病あれこれ 健康で長生きするために 56) Ⓝ493.47

◇本当は怖い胆道・膵臓の病気がわかる―わかりにくい病気だからこそ、正しい知識と生活習慣を! 川田彰得著 現代書林 2006.9 190p 19cm 〈奥付のタイトル:胆道・膵臓の病気がわかる〉 1200円 Ⓘ4-7745-0770-9 Ⓝ493.47
[内容]序章 胆臓の病気と胆道・膵臓の関係 第1章 胆嚢・胆道の病気 第2章 膵臓の病気 第3章 日常生活のなかでの「予防と治療」(あなたの「生活習慣」が病気を引き起こす!? 元気に長生きする「生活習慣」の秘訣) 肝・胆・膵疾患Q&A

臓器障害・器官障害　　　　　　　　　　　　　　　　　　　　　　　　　　　　　　　　病気・難病

《心臓病》

◇動いて治そう心臓病　安達仁著　中外医学社　2011.5　83p　26cm　1600円　①978-4-498-07650-1　Ⓝ493.23

◇絵でわかる心不全患者さんのためのいきいき生活ガイド　筒井裕之監修，筒井裕之，眞茅みゆき著　ライフサイエンス出版　2009.4　45p　21cm　800円　①978-4-89775-261-7　Ⓝ493.235

◇患者さんとスタッフのための心臓血管病ABC　沢山俊民著　日本医学出版　2003.12　73p　26cm　1800円　①4-931419-88-7　Ⓝ493.2
[内容]1 症状(病歴)―気になるからだの異常　2 診察はどのように一身体所見をとる　3 診察が終わったら―検査でわかること　4 病名をつける―働きの異常に関するもの　5 病名をつける―部品の異常に関するもの　6 治療が始まる　7 心臓の働きと仕組み　8 医者への上手なかかり方と良医の見分け方　9 新「亭主を早死にさせる十カ条」　10 心臓病クイズ

◇完全図解よくわかる心臓弁膜症　加瀬川均著　講談社　2011.4　198p　19cm　(健康ライブラリー　図解シリーズ)　1400円　①978-4-06-259659-6　Ⓝ493.28
[内容]第1章 心臓弁膜症の常識・非常識　第2章 弁膜症って何ですか？　第3章 病気の基本的なことを簡単に　第4章 心臓弁膜症とわかったら　第5章 なぜ手術しなければならないのか　第6章 手術の方法で人生が変わる　第7章 弁膜症と不整脈　第8章 どうすればよいのか　第9章 手術の後は　手術を受けた人からのメッセージ

◇危険な不整脈とその治療―突然死を防ぐには　吹田　循環器病研究振興財団　2008.11　16p　21cm　(知っておきたい循環器病あれこれ　健康で長生きするために 71)　Ⓝ493.23

◇気になる心筋梗塞・狭心症　集英社　2004.12　35p　30cm　(集英社健康百科　読む人間ドック　危ない現代病30 7)　533円　Ⓝ493.23

◇狭心症・心筋梗塞―治療の最前線と患者の心得　林田憲明監修　双葉社　2004.1　198p　21cm　(聖路加国際病院健康講座 16)　1600円　①4-575-29618-X　Ⓝ493.231
[内容]第1章 その症状は狭心症・心筋梗塞かもしれない―10の兆候から狭心症・心筋梗塞をチェック。検査・治療の動向も要約して紹介　第2章 病院にかかるとき　第3章 狭心症・心筋梗塞はどういう病気か　第4章 診断・検査はどう行われるか　第5章 治療はここまで進んでいる　第6章 暮らしと治療Q&A

◇狭心症・心筋梗塞―あなたの家族が病気になったときに読む本　福井次矢，川島みどり，大熊由紀子編，林田憲明，大島一太，山口悦子，仲原まち子執筆　講談社　2006.6　233p　21cm　(介護ライブラリー)　2200円　①4-06-282403-5　Ⓝ493.23
[内容]第1ステージ 症状―こんな症状があらわれたら狭心症・心筋梗塞です　第2ステージ 受診―近くの病院から心臓専門医がいる病院へ行きます　第3ステージ 検査―心臓を徹底的に検査します　第4ステージ 服薬治療―社会生活をしながら薬を飲んで治療します　第5ステージ 発作―発作が出たときの対応しだいで生死を分けることになります　第6ステージ 治療と手術―カテーテル治療とバイパス手術を受けます　第7ステージ リハビリテーション―リハビリテーションは社会復帰を可能にします　第8ステージ 社会復帰―心臓をいたわりながら社会復帰します　第9ステージ 再発―適切な日常生活の管理で再発を防ぎます　第10ステージ ターミナル―再発した場合、心臓が弱り回復が難しくなります　第11ステージ グリーフワーク―家族がとりくむ自分たちのケアについて学びます

◇狭心症・心筋梗塞正しい治療がわかる本　野々木宏著　法研　2009.5　175p　21cm　(EBMシリーズ)〈シリーズの責任編集者：福井次矢〉　1400円　①978-4-87954-756-9　Ⓝ493.23
[内容]第1章 発作がおこったときの救命処置、迅速な診断が重要です　第2章 これが基本となる正しい治療です　第3章 再発予防と生活するうえで気をつけたいこと　第4章 病気に対する正しい知識(心筋梗塞・狭心症の最大の原因は動脈硬化です　心筋梗塞になる人が増える危険性が指摘されています)　第5章 これだけは聞いておきたい治療のポイントQ&A

◇「狭心症・心筋梗塞」と言われたら……お医者さんの話がよくわかるから安心できる：検査 診断 治療・手術　川名正敏，山崎健二著　保健同人社　2012.3　159p　21cm　1500円　①978-4-8327-0669-9　Ⓝ493.231
[内容]1章 あなたの心臓は大丈夫？　2章 心臓病ってどんな病気？　3章 心臓病の検査・診断　4章 狭心症・心筋梗塞の治療　5章 上手な病院のかかり方　6章 動脈硬化性の合併症　7章 心臓病とどう向き合っていくか

◇狭心症・心筋梗塞の最新治療と発作を防ぐ安心読本―名医の図解　相澤忠範著　主婦と生活社　2008.6　159p　23cm　1400円　①978-4-391-13572-5　Ⓝ493.23
[内容]第1章 狭心症・心筋梗塞とは？　第2章 狭心症・心筋梗塞の治療法　第3章 これ以上進行させないための食事療法　第4章 発作を防ぐ、病気とよくする生活法

◇子どもの心臓病―先天性心疾患の場合　吹田　循環器病研究振興財団　2009.3　16p　21cm　(知っておきたい循環器病あれこれ　健康で長生きするために 73)　Ⓝ493.23

◇こどもの心臓病と手術―患者説明にそのまま使える 不安なパパ・ママにイラストでやさしく解説　立石実著，黒澤博幸，中西敏雄，平松健司監修　吹田　メディカ出版　2011.8　111p　26cm　2400円　①978-4-8404-3694-6　Ⓝ493.94
[内容]1章 心臓のきほん　2章 先天性心疾患のきほん　3章 心臓手術の流れ　4章 先天性心疾患の手術で大切なこと　5章 いろいろな先天性心疾患　6章 心臓手術の合併症　7章 入院から退院までの流れ

◇『知りたい！』がわかる心臓病の予防・検査・治療―循環器専門医と語る　青柳昭彦編著　医事出版社　2003.11　174p　21cm　1714円　①4-87066-141-1　Ⓝ493.23

◇心筋梗塞―名医の言葉で病気を治す　一色高明著　誠文堂新光社　2009.10　191p　21cm　(あなたの医学書)　1800円　①978-4-416-80932-7　Ⓝ493.23
[内容]序章 初期対応が生死を左右する心筋梗塞　第1章 心筋梗塞の救命治療を知る　第2章 心筋梗塞に

◇心筋梗塞が起こったら 〔吹田〕 循環器病研究振興財団 2012.3 16p 21cm （知っておきたい循環器病あれこれ 健康で長生きするために 92） Ⓝ493.23
◇心筋こうそく・狭心症 日本放送出版協会 2008.9 71p 21cm （生活実用シリーズ NHKここが聞きたい！名医にQ） 743円 Ⓘ978-4-14-187019-7 Ⓝ493.23
◇心筋梗塞、狭心症―その予防と治療 改訂版 吹田 循環器病研究振興財団 2007.11 15p 21cm （知っておきたい循環器病あれこれ 健康で長生きするために 34） Ⓝ493.23
◇心筋こうそくの発症原因と、自分で出来る予防方法. 林田富士雄著 北九州 人間のリズム学研究所 2004.10 19p 30cm Ⓝ493.23
◇心筋梗塞は突然に！ 中山光由著 中山医学研究所 2004.8 95p 19cm〈発売:扶桑社〉 952円 Ⓘ4-594-04763-7
　内容 第1章 すべての成人に心筋梗塞の危険が！（心筋梗塞は『循環器疾患』のひとつ ケーススタディ1・秋夫の場合） 第2章 心筋梗塞について（心筋梗塞について知っておきたいこと1 経過を左右しうる重大な合併症 急性期の具体的治療について） 第3章 自分の身は自分で守る（ケーススタディ2・冬彦の上司Hの場合） 第4章 命をとりとめたら（心筋梗塞について知っておきたいこと2 心筋梗塞を予防するには）
◇心筋症って怖い病気ですか？ 吹田 循環器病研究振興財団 2007.5 16p 21cm （知っておきたい循環器病あれこれ 健康で長生きするために 62） Ⓝ493.23
◇心筋症の話 河合忠一著 中央公論新社 2003.11 219p 18cm （中公新書） 760円 Ⓘ4-12-101722-6 Ⓝ493.23
　内容 序章 心筋症について 第1章 心筋症とは 第2章 肥大型心筋症 第3章 拡張型心筋症 第4章 拘束型心筋症 第5章 催不整脈性右室心筋症 第6章 分類不能心筋症 第7章 特定心筋症
◇心臓が危ない 長山雅俊著 祥伝社 2009.4 236p 18cm （祥伝社新書 155）〈並列シリーズ名：Shodensha shinsho〉 780円 Ⓘ978-4-396-11155-7 Ⓝ493.23
　内容 序章 心臓の基礎知識 第1章 血圧とは何か 第2章 働きざかりと心臓病 第3章 突然死 第4章 心臓と性生活 第5章 心臓リハビリテーション 終章 心臓病にならないために
◇心臓が大きいと言われたら 〔吹田〕 循環器病研究振興財団 2012.3 16p 21cm （知っておきたい循環器病あれこれ 健康で長生きするために 91） Ⓝ493.23
◇心臓手術後の生活ガイド 渡橋和政著 保健同人社 2008.3 118p 21cm （病後・手術後のすごし方シリーズ） 1200円 Ⓘ978-4-8327-0359-9 Ⓝ494.643
　内容 1 食生活 2 日常生活 3 薬の知識 4 手術後の経過と注意 5 健康管理と異常時の対処

◇心臓手術はどれほど「安全・安心」ですか？ 吹田 循環器病研究振興財団 2005.7 16p 21cm （知っておきたい循環器病あれこれ 健康で長生きするために 51） Ⓝ494.643
◇心臓と血管の病気 内灘町（石川県） 金沢医科大学出版局 2012.6 297p 30cm （図説カラダ大辞典 4）〈発売：紀伊國屋書店〉 1400円 Ⓘ978-4-906394-42-5 Ⓝ493.2
　内容 第1章 症状からのアプローチ 第2章 病気を理解するための基礎知識 第3章 心臓の病気 第4章 血管の病気 第5章 血圧異常 第6章 新しい医療技術 第7章 家庭医（総合医）と心血管病の関連領域
◇心臓突然死は救える 三田村秀雄著 三省堂 2003.7 181p 20cm 1500円 Ⓘ4-385-36159-2 Ⓝ493.23
　内容 第1章 突然死とは 第2章 心停止からの蘇生 第3章 救命の鍵 いち早く除細動を
◇心臓にいい話 小柳仁著 新潮社 2006.9 188p 18cm （新潮新書） 680円 Ⓘ4-10-610181-5 Ⓝ493.23
　内容 はじめに 今なぜ「心臓にいい話」なのか 1 意外に知られていない心臓の知識 2 心臓外科の歩み 3 心臓はどんな病気になるか 4 心臓の状態を知るために 5 心臓病はこうやって治す 6 健康な心臓をつくる 7 もしも心臓病にかかったら 8 どうしても伝えておきたいこと おわりに「40歳の成人式」
◇心臓の病気―中高年に増えている突然死を防ぐ 渡橋和政著 保健同人社 2007.4 150p 21cm 1350円 Ⓘ978-4-8327-0335-3 Ⓝ493.23
　内容 序章 心臓・血管の病気とは 第1章 緊急手術を要する病気 第2章 早期手術が望ましい病気 第3章 よく考えて手術すべき病気 第4章 手術終了！ そして… 終章 病気にならないために
◇心臓病 中村治雄監修, 主婦の友社編 主婦の友社 2004.4 207p 21cm （よくわかる最新医学） 1300円 Ⓘ4-07-241637-1 Ⓝ493.23
　内容 第1章 あなたの心臓がトラブルを起こすとき 第2章 心臓病が疑われるときに行う検査 第3章 これが心臓病の最新治療 第4章 あなたの心臓を守るために今すぐ励行すべきこと 第5章 あなたが実際に病院で受ける治療の段取り 第6章 発作が起きた時の対処法
◇心臓病―名医の言葉で病気を治す 天野篤著 誠文堂新光社 2008.4 238p 図版4p 21cm （あなたの医学書） 1800円 Ⓘ978-4-416-80806-1 Ⓝ493.23
　内容 第1章 心臓の仕組みと主な病気 第2章 動脈硬化・心臓病のリスクの高い人とその予防 第3章 検査と診断 第4章 心筋梗塞と狭心症の治療 第5章 不整脈の治療 第6章 弁膜症の治療 第7章 病院と医師の選び方 第8章 そのほかの心臓病 第9章 リハビリと再発予防 第10章 病院と医師の選び方 第11章 治療にかかる費用
◇心臓病を治す生活読本―名医の図解 半田俊之介著 主婦と生活社 2007.10 159p 23cm 1400円 Ⓘ978-4-391-13483-4 Ⓝ493.23
　内容 1章 こんな症状が発痛を知らせるサイン 2章 心臓病はこうして起こる 3章 検査・診察の流れを知っておこう 4章 心臓病の治療はこのようにおこなわれる 5章 食事・生活療法で再発を防ぐ

◇心臓病―狭心症・心筋梗塞・不整脈・その他の心疾患 最新医学がとことんわかる　三田村秀雄監修　PHP研究所　2011.3　159p　21cm　1400円　Ⓣ978-4-569-79592-8　Ⓝ493.23
　内容　第1章 心臓病について正しく理解しよう　第2章 心臓病の検査と診断　第3章 主な心臓の病気と最新治療　第4章 心臓リハビリテーションと日常生活　付録 心臓発作の応急処置

◇心臓病児者の幸せのために―病気と制度の解説　全国心臓病の子どもを守る会編　新版　全国心臓病の子どもを守る会　2005.4　415p　21cm　2500円　Ⓝ493.932

◇心臓病で死なない本―専門医が明かす予防法のすべて　石川恭三著　グラフ社　2009.9　317p　19cm　〈主婦と生活社1997年刊の決定版〉　1400円　Ⓣ978-4-7662-1273-0　Ⓝ493.23
　内容　第1章 こんな症状は心臓の赤信号―意外な痛みが病気の存在を教える　第2章 間違いだらけのあなたの心臓常識―あなたは思い違いをしていないか　第3章 心臓病で死なないための生活術―忙しい現代人の一日を総点検する　第4章 これが心臓を悪くする七つの要因―予防のためにまず敵の正体を知ろう　第5章 女性の心臓は男性の心臓より強い―あなたの奥さんは大丈夫ですか　第6章 気になる心臓病のほんとうの姿―これだけの知識は持っておきたい　第7章 あなたの心臓は強くできる―この方法を知ればもうこわくない　第8章 あなたを救う検査、治療、予防法―病院に行く前に知っておこう

◇心臓病とこころのケア―ペースメーカー/ICDと歩むために　日経メディカル開発編　日経メディカル開発　2009.3　187p　19cm　〈発売：日経BP出版センター〉　1600円　Ⓣ978-4-931400-52-8　Ⓝ493.23
　内容　第1章 私の心臓病体験―心臓病とともにアクティブライフ（自他共に認めるスポーツマンを襲った不整脈―ペースメーカーに支えられ、趣味のマラソンを再開 ペースメーカー治療を受けた鈴木裕之さん　解説・ペースメーカーって何ですか？　心臓ペースメーカーの基礎知識　重圧のどん底から取り戻した笑顔―心をほぐしてくれた、主治医の気遣い 植込み型除細動器(ICD)治療を受けた平本理絵さん ほか）　第2章 インタビュー―心臓病のデバイス治療とこころのケア（イースト・カロライナ大学心理学・循環器科学教授サミュエル・シアーズ氏に聞く　シアーズ教授からのアドバイス ICD使用者がアクティブに暮らすための9つの鍵）　第3章 座談会 心臓病とともに暮らす―治療経験者が復帰後の生活のヒントを語る　第4章 調査リポート 不安を抱えているあなたへ―治療後の生活で遭遇する不安の傾向と対策

◇心臓病と動脈硬化　細田瑳一著　主婦の友社　2006.1　223p　21cm　（専門医が答えるQ&A）　1400円　Ⓣ4-07-248941-7　Ⓝ493.23
　内容　第1章 心臓・血管の病気と動脈硬化　第2章 心臓・血管の病気の再発を防ごう　第3章 心臓・血管の病気を予防しよう

◇心臓病の9割は防げる　小坂眞一著　講談社　2008.10　190p　18cm　（講談社＋α新書）　838円　Ⓣ978-4-06-272531-6　Ⓝ493.23
　内容　第1章 心臓病の種類と手術　第2章 高血圧がもたらす悪影響　第3章 脂質異常を克服する　第4章 血糖コントロールで予防する　第5章 タバコがもたらす害　第6章 アルコール多飲が心臓病を引き起こす　第7章 メタボリック・シンドロームを解消しよう　第8章 腎臓、歯、脱水、睡眠の盲点

◇心臓病の治療と食事療法　天野恵子、小山律子著　日東書院　2005.10　235p　21cm　〈組み合わせ自由な新レシピ付き〉　1100円　Ⓣ4-528-01385-1　Ⓝ493.23
　内容　第1章 心臓の仕組みと心臓の病気　第2章 心臓病はこうして発見される　第3章 虚血性心疾患は生活習慣病のなれの果て　第4章 検査と診断の手順　第5章 最新の治療の実際　第6章 心臓リハビリテーションと日常生活の注意　第7章 組み合わせ自由なおいしいメニュー　第8章 心臓疾患の人の食事療法の基本

◇心臓病のリハビリと生活―運動・食事で治す　大活字版　伊東春樹著　主婦と生活社　2006.9　191p　23cm　1400円　Ⓣ4-391-13080-7　Ⓝ493.23
　内容　第1章 心臓病はなぜ怖い　第2章 心臓病に欠かせないリハビリ　第3章 病気と術後の心臓リハビリ　第4章 心臓病に効く運動療法　第5章 心臓リハビリに必要な生活の注意　第6章 合併症がある人の生活の注意　第7章 心臓を守る食生活

◇心臓ペースメーカー・植込み型除細動器　田中茂夫編　大阪　医薬ジャーナル社　2003.11　85p　28cm　（インフォームドコンセントのための図説シリーズ）　3800円　Ⓣ4-7532-2037-0　Ⓝ494.643
　内容　1 基礎（心臓の働きとしくみ　不整脈とは）　2 心臓ペースメーカー　3 植込み型除細動器(ICD)

◇心臓ペースメーカー・植込み型除細動器　田中茂夫編　改訂版　大阪　医薬ジャーナル社　2007.3　103p　28cm　（インフォームドコンセントのための図説シリーズ）　4500円　Ⓣ978-4-7532-2245-2　Ⓝ494.643
　内容　1 基礎（心臓の働きとしくみ　不整脈とは）　2 心臓ペースメーカー　3 植込み型除細動器(ICD)　4 新時代同期療法

◇心臓発作からあなたの大切な人を救うために―心肺蘇生法とAED　吹田　循環器病研究振興財団　2006.3　16p　21cm　（知っておきたい循環器病あれこれ 健康で長生きするために 55）　Ⓝ494.643

◇心臓力ふたたび私のいきいき体験―先進医療機器で始まる新しい生活　杉本恒明監修、日経メディカル開発編　日経メディカル開発　2007.5　254p　19cm　〈発売：日経BP出版センター〉　1800円　Ⓣ978-4-931400-39-9　Ⓝ493.23
　内容　第1章 増える日本人の心臓病―一方で有力な治療法が続々と実績　第2章 私の心臓病体験（サトウサンペイさんの心臓病体験―ペースメーカー植込みは"神様のアレンジメント" 植込み型除細動器(ICD)植込み治療を受けた牛田尊さん―ICDに支えられ、明るく前向きな生き方で乗り越えた突然死の不安 ほか）　第3章 座談会 心臓病と付き合う　第4章 調査リポート 心疾患患者が求める医療政策

◇心臓は語る　南淵明宏著　PHP研究所　2003.12　199p　18cm　（PHP新書）　720円　Ⓣ4-569-63265-3　Ⓝ493.23
　内容　第1章 心臓はエライ！　第2章 心臓って、ホントに不思議！　第3章 心臓病とは、そもそも何だ？　第4章 こんな人は危ない！？　第5章 どんな検査をすると心臓病が発見できる？　第6章 心臓病の治療

病気・難病　　　　　　　　　　　　　　　　　　　　　　　臓器障害・器官障害

◇心不全—心臓移植や補助人工心臓が必要な場合　〔吹田〕　循環器病研究振興財団　2009.7　16p　21cm　（知っておきたい循環器病あれこれ　健康で長生きするために 75）　Ⓝ493.23

◇心不全患者さんが気をつけたいこと—心臓はちゃんと働いていますか？：日常生活の注意点と気にしてほしい症状　山本一博監修　日本心臓財団　2012.2　7p　19cm　（健康ハート叢書　生活習慣病シリーズ 15）〈共同刊行：トーアエイヨー〉　Ⓝ493.23

◇心不全治療の最前線　吹田　循環器病研究振興財団　2005.11　16p　21cm　（知っておきたい循環器病あれこれ　健康で長生きするために 53）　Ⓝ493.23

◇図解これで安心！心臓手術—病院選びのコツ・術前検査の意味・手術の実際がわかる　小坂眞一著　保健同人社　2004.7　159p　21cm　1700円　①4-8327-0293-9　Ⓝ494.643
　内容　1章　心臓手術はどこで受けるべきか　2章　手術に関するQ&A　3章　心臓手術—最新治療　4章　心臓手術前の検査を理解する　5章　心臓手術を理解する

◇図解でわかる心臓病—最新治療が手に取るようにわかる　主婦の友社編, 中村正人監修　主婦の友社　2011.12　159p　21cm　（徹底対策シリーズ）　1300円　①978-4-07-278735-9　Ⓝ493.23
　内容　1　よくわかる心臓病の検査と診断　2　大きく進化する心臓病の治療　3　急性冠症候群・狭心症・心筋梗塞（虚血性心疾患）からいかに身を守るか　4　完全図解　狭心症、心筋梗塞を切らずに治す最新カテーテル治療　5　カテーテル治療後、手術後に心臓病を再発させないために行う治療　6　心臓病治療に使われるおもな薬　7　いろいろ食べ物　8　あなたの心臓をしっかり守る365日の生活習慣

◇世界で一番やさしい心筋梗塞　一色高明著　エクスナレッジ　2011.3　195p　21cm　（知ってなおすシリーズ）〈並列シリーズ名：Cured with knowledge〉　1500円　①978-4-7678-1102-4　Ⓝ493.23
　内容　1　ゴールデンタイム　生死の分かれ目はこれだ！　2　合併症を乗り越えろ！—第2の生命危機と闘う！　3　俺は行ける！—心臓はもうダメなのか!?　4　油断大敵！—常に忍び寄る再発の危機！　5　再出発！—二度と入院するものか！

◇専門医がやさしく教える心臓病—最新治療法から応急処置法まで　山科章著　PHP研究所　2008.1　183p　24cm　1200円　①978-4-569-69407-8　Ⓝ493.23
　内容　1章　心臓病の基礎知識—心臓の病ってなに？　2章　心臓病の原因—心臓のトラブルはなぜ起こる？　3章　心臓病の自覚症状—こんな症状があったら危険信号！　4章　心臓病の検査法—どんな検査がどのような手順で行われる？　5章　心臓病の治療法—疾患別・最新の治療法はこれだ！　6章　心臓病の生活療法—病気と上手につき合うには？　7章　発作時の応急処置法—発作を起こしたときはどうする？

◇その心房細動、治しますか？付き合いますか？　山根禎一著　中外医学社　2010.9　102p　21cm　2400円　①978-4-498-13618-2　Ⓝ493.23

◇誰でもスグできる！不整脈と心臓病の不安をみるみる解消する200％の基本ワザ!!!　山下武志監修　日東書院本社　2012.4　207p　19cm　1000円　①978-4-528-01249-3
　内容　第1章　心臓の仕組みと働き　第2章　不整脈とは何か　第3章　不整脈の検査と治療　第4章　不整脈の種類　第5章　生活習慣の改善　第6章　ほかにもある心臓病

◇徹底図解不整脈と心臓病—動悸・息切れ・胸痛を解消する最新治療と生活　伊東春樹監修　法研　2004.2　231p　19cm　（目でみる医書シリーズ）　1200円　①4-87954-515-5　Ⓝ493.23
　内容　第1章　心臓にトラブルが生じるとき　第2章　心臓の拍動リズムが乱れる「不整脈」　第3章「虚血性心疾患」とそのほかの心臓トラブル　第4章　再発を予防する生活法

◇動悸・息切れ・胸の痛みが気になったら読む本—早わかり健康ガイド　赤塚宣治監修　小学館　2006.10　159p　19cm　1200円　①4-09-304321-3　Ⓝ493.23
　内容　第1章　心臓の異常を見逃すな　第2章　心臓のしくみと病気を知る　第3章　食事と生活の工夫であなたの心臓を守る　第4章　発作を鎮める・発作を防ぐ最新治療

◇動脈硬化を知って心筋梗塞などがわかる　山本公弘著　京都　東山書房　2004.7　47p　26cm　（子どものための生活習慣病を防ぐ生活と食事 2）　800円　①4-8278-1346-9　Ⓝ493.2

◇突然死—あなたは大丈夫？　南淵明宏著　日本経済新聞社　2003.7　234p　20cm　1500円　①4-532-31060-1　Ⓝ493.23
　内容　1章　知らないではすまない「突然死」の怖さ　2章　突然死の「シグナル」に気づこう　3章　心臓や脳はこうしてある日突然、反乱される　4章　恐ろしい急性大動脈解離　5章　睡眠は「突然死」への危険な旅立ち　6章　ストレスで人は死ぬのか？　7章　賢く生き抜くための「病院選び」と「医療参加」

◇突然死タイプ　山澤靖宏著　洋泉社　2004.7　190p　18cm　（新書y）　740円　①4-89691-834-7　Ⓝ493.23
　内容　第1章　元気な人ほど起こりやすい突然死　第2章　心臓はなぜ止まる—突然死のメカニズム　第3章　突然死が起こりやすい月、曜日、時間がわかった　第4章　突然死、こんな人が危ない　第5章　突然死を防ぐための病院選び、生活習慣

◇突然死の話—あなたの心臓に潜む危機　沖重薫著　中央公論新社　2010.5　174p　18cm　（中公新書 2057）　720円　①978-4-12-102057-4　Ⓝ493.23
　内容　第1部　心臓の仕組みと突然死（心臓性突然死とは何か　なぜ心臓は意識しなくても自然に動くのか　心電図検査の有用性）　第2部　意外に多い20の危機　第3部　最新予防法（AEDの限界　遺伝子診断の可能性　最新治療「カテーテル・アブレーション治療」「ICD」「両室ペーシング治療」）

◇治せない心臓はない　磯村正著　講談社　2009.6　205p　19cm　1400円　①978-4-06-215536-6　Ⓝ494.643
　内容　序章　その手術、私が引き受けましょう　第1章　心臓は本来、頑丈で、手術しやすい臓器　第2章　外科手術を信じてほしい　第3章　リゾートにある心臓外科専門病院　第4章　チーム磯村　第5章「ひどい心臓」とは？　第6章　手術で治った「ひどい心臓」

臓器障害・器官障害　　　　　　　　　　　　　　　　　　　　　　　　　　　　　　　　　　　病気・難病

　第7章 熱中することが大事　終章 心臓外科医のスピリットをつなぐ
◇妊娠・出産と心臓病　吹田 循環器病研究振興財団　2004.7　16p　21cm　（知っておきたい循環器病あれこれ 健康で長生きするために 45）　Ⓝ494.643
◇不整脈―突然死を防ぐために　早川弘一著　祥伝社　2007.6　203p　18cm　（祥伝社新書）　740円　Ⓘ978-4-396-11071-0　Ⓝ493.23
　内容　第1章 不整脈とは何か　第2章 心臓と不整脈　第3章 不整脈の種類と症状　第4章 不整脈の検査　第5章 不整脈の治療　第6章 不整脈の薬物治療と副作用　第7章 不整脈に対応するための日常的な注意　付録 いざというときの救急法
◇不整脈―突然死を防ぐために　小川聡総監修　日本放送出版協会　2009.8　95p　26cm　（別冊NHKきょうの健康）　1000円　Ⓘ978-4-14-794152-5　Ⓝ493.23
◇不整脈が気になるときに読む本　加藤貴雄監修　小学館　2009.3　159p　19cm　（早わかり健康ガイド）　1200円　Ⓘ978-4-09-304330-4　Ⓝ493.23
　内容　序章 不整脈で動悸や息切れが起こるしくみ　第1章 種類と原因を特定する不整脈の検査　第2章 速くなる・遅くなる不整脈のタイプと治療方法　第3章 不整脈発作を起こさないよう日常生活の過ごし方　第4章 生活習慣を改善して発作を起こさない心臓ケアを　第5章 知っておきたい不整脈の原因となる病気と薬
◇不整脈・心臓病の治療と暮らし方―快速まるわかり　伊東春樹著　法研　2011.7　230p　19cm　（専門医が図解するシリーズ）　1300円　Ⓘ978-4-87954-812-2　Ⓝ493.23
　内容　第1章 心臓のしくみとトラブルの原因（心臓は、休みなく全身に血液を送る生体ポンプ　こんな自覚症状を見逃さないで！　心臓のトラブルはこうして起こる！　心臓病を発見するためのさまざまな検査方法）　第2章 不整脈とさまざまな治療法（心臓の規則的な心拍リズムが乱れる「不整脈」　不整脈のさまざまなタイプとその特徴　危険な「不整脈」と心配のいらない「不整脈」　不整脈の薬物療法　不整脈の非薬物療法）　第3章 心筋梗塞・狭心症とその他の心臓病（冠動脈のトラブルで心筋がSOS、心筋梗塞・狭心症　冠動脈が狭くなる「狭心症」　血流が途絶えた部分が壊死する「心筋梗塞」　再発も予防できる、心筋梗塞・狭心症の薬物療法　心筋梗塞・狭心症の非薬物療法　その他の心臓病と治療）　第4章 心臓を守る生活&自己管理（治療効果に影響する、日常の自己管理　発症と再発を防ぐ運動　心臓を守る食事　心臓をいたわる生活術）
◇不整脈といわれたら―心構えと治療法　改訂版　吹田 循環器病研究振興財団　2006.2　16p　21cm　（知っておきたい循環器病あれこれ 健康で長生きするために 35）　Ⓝ493.23
◇不整脈の不安と疑問に答えます　山下武志著　メディカルトリビューン　2011.12　166p　21cm　1400円　Ⓘ978-4-89589-375-6　Ⓝ493.23
　内容　第1章 不整脈を感じたら…不整脈といわれたら…　第2章 あなたの不整脈はどれですか？　第3章 簡単にわかる不整脈の検査と治療
◇弁膜症と人工弁　吹田 循環器病研究振興財団　2008.7　16p　21cm　（知っておきたい循環器病あれこれ 健康で長生きするために 69）　Ⓝ493.23
◇弁膜症とのつきあい方　吹田 循環器病研究振興財団　2003.11　16p　21cm　（知っておきたい循環器病あれこれ 健康で長生きするために 41）　Ⓝ493.23
◇まるごと一冊心臓の本　赤塚宣治著　松戸 日本プランニングセンター　2004.3　215p　21cm　（まるごと一冊シリーズ）　1429円　Ⓘ4-931197-66-3　Ⓝ493.23
　内容　心臓のしくみ　血圧：血液を押し流すパワー　検査　心臓の具合の悪い時の症状　不整脈とその他の心電図異常　人工ペースメーカー　高血圧　低血圧症　虚血性心疾患　弁膜症〔ほか〕
◇未来へ向かう心臓治療―最先端医療の現場から2　森田敏宏著　平凡社　2010.8　203p　18cm　（平凡社新書 542）　760円　Ⓘ978-4-582-85542-5　Ⓝ493.23
　内容　第1章 心臓病と動脈硬化の加速　第2章 生活習慣病とストレス　第3章 負の連鎖を断ち切るために　第4章 虚血性心疾患の発症から治療へ　第5章 心機能の再始動と社会復帰に向けて
◇名医のわかりやすい狭心症・心筋梗塞　小船井良夫著　第2版　同文書院　2005.5　202p　19cm　（同文名医シリーズ）　1200円　Ⓘ4-8103-3148-2　Ⓝ493.23
　内容　第1章 大丈夫ですか？ あなたの心臓　第2章 狭心症　第3章 心筋梗塞　第4章 心臓病、動脈硬化を防ぐ12カ条　第5章 自分の心臓は自分で守る　第6章 狭心症・心筋梗塞のQ&A
◇名医のわかりやすい狭心症・心筋梗塞　小船井良夫著　第3版　同文書院　2006.9　202p　19cm　（同文名医シリーズ）　1200円　Ⓘ4-8103-3148-2　Ⓝ493.23
　内容　第1章 大丈夫ですか？ あなたの心臓　第2章 狭心症　第3章 心筋梗塞　第4章 心臓病、動脈硬化を防ぐ12カ条　第5章 自分の心臓は自分で守る　第6章 狭心症・心筋梗塞のQ&A
◇名医のわかりやすい狭心症・心筋梗塞　小船井良夫著　第4版　同文書院　2007.9　206p　19cm　（同文名医シリーズ）　1200円　Ⓘ978-4-8103-3148-6　Ⓝ493.23
◇やさしい心臓病の自己管理　野原隆司監修　改訂3版　大阪 医薬ジャーナル社　2008.3　95p　30cm　1600円　Ⓘ978-4-7532-2301-5　Ⓝ493.23
　内容　心臓病とは　どんな検査をするのでしょう？　弁膜症　狭心症・心筋梗塞　心筋症　不整脈（アブレーションを含む）　心不全　血管の病気　先天性の心疾患（大人）　手術はこわくない　発作時・救急時の対応　特殊な緊急治療　薬物療法　運動療法　食事療法　日常生活の注意　さあ、一緒に歩みましょう
◇よくわかる心不全―お医者に行く前にまず読む本　ジョン・クレランド著, 横松孝史監訳, 寺町朋子訳　一灯舎　2009.3　162p　21cm　（わが家のお医者さんシリーズ 20）〈発売：オーム社〉　並列シリーズ名：Family doctor books　1200円　Ⓘ978-4-903532-40-0　Ⓝ493.235
　内容　第1章 心不全とはなんでしょう？　第2章 心臓がはたらく仕組み　第3章 心不全の原因はなんでしょうか？　第4章 心不全の診断　第5章 心不全の

800　医療問題の本 全情報 2003-2012

正しい治療　第6章 自分でできること　第7章 心不全とともに生きる　役に立つ情報源

《腎臓病》

◇新しいCAPDケアマニュアル―患者さんの悩みに答える　川西秀樹編著　吹田　メディカ出版　2005.4　193p　26cm　3000円　Ⓣ4-8404-1428-9　Ⓝ494.93
◇新しいCAPDケアマニュアル―患者さんの悩みに答える　川西秀樹編著　改訂2版　吹田　メディカ出版　2008.6　229p　26cm　3200円　Ⓣ978-4-8404-2526-1　Ⓝ494.93
　内容 1 CAPDの知識　2 CAPDの治療と看護　3 CAPDと合併症　4 社会復帰への支援　CAPD療法における今後の課題　資料
◇1回6時間以上の長時間透析と限定自由食―続々・21世紀の慢性透析治療法を革命しよう　患者と家族のための解説書　金田浩, 金田史香, 佐々木裕芳, 田畑四郎, 柴田猛, 西山敏郎, 上石等, 益子貴行著　東京図書出版　2008.8　50p　26cm　700円　Ⓣ978-4-88563-181-8　Ⓝ494.93
◇「解説」透析医療における感染症予防・治療マニュアル　秋葉隆編　日本メディカルセンター　2005.6　180p　26cm　4200円　Ⓣ4-88875-173-0　Ⓝ494.93
◇快適な透析ライフを考える―腎不全対策を語るつどい　講演会　全国腎臓病協議会編　障害者団体定期刊行物協会　2006.7　60p　21cm　（全腎協ブックレット 28　SSK全腎協情報）〈会期・会場 : 2004年1月25日 香川厚生年金会館「ウェルシティ高松」〉　525円　Ⓝ494.93
　内容 講演（透析患者の高齢化と合併症（大林誠一述）　糖尿病から腎不全にならないために（畑衞述）　移植医療の今（西光雄述）〉
◇かかりつけ医・患者・家族のための見逃しやすい！保存期患者の腎性貧血診療ガイド　椿原美治著　大阪　医薬ジャーナル社　2010.5　63p　30cm　2200円　Ⓣ978-4-7532-2441-8　Ⓝ494.93
◇かかりつけ医・患者・家族のための見逃しやすい！保存期患者の腎性貧血診療ガイド　椿原美治著　改訂版　大阪　医薬ジャーナル社　2011.8　63p　30cm　2200円　Ⓣ978-4-7532-2515-6　Ⓝ494.93
　内容 エリスロポエチンはドーピング薬？　なぜ、保存期から腎性貧血の治療が必要か？　貧血とは？　腎性貧血と自覚症状　貧血の診断　貧血の原因　造血のメカニズム～赤血球はどのように作られるか？　エリスロポエチンの構造と作用　腎性貧血とは？　血中エリスロポエチン濃度による腎性貧血の診断基準値は？〔ほか〕
◇患者視点の新しい透析治療―わかりやすい計画から実際の処方まで　政金生人著　新興医学出版社　2011.6　130p　26cm　3000円　Ⓣ978-4-88002-724-1　Ⓝ494.93
　内容 適正透析・よい透析とはなにか　透析液清浄化の重要性　HD・HDFにおけるダイアライザの選択　MIA症候群の予防　愛Pod調査による患者愁訴のモニタリング　透析低血圧対策　かゆみ・イライラ・不眠対策　アミロイド骨関節痛対策　高齢者透析のコツ　透析プログラムの考え方　患者中心の療法選択　患者とのコミュニケーション　エピローグ
◇気になる腎臓病　集英社　2005.11　35p　30cm　（集英社健康百科 読む人間ドック危ない現代病 30 28）　533円　Ⓝ494.93
◇急変なし長生き元気の血液透析の実際―透析文化支援システムの構築を目指して　矢花眞知子著　慧文社　2011.4　268p　21cm　2500円　Ⓣ978-4-86330-048-4　Ⓝ494.93
◇血液透析安全ガイドブック　大平整爾, 伊丹儀友編　診断と治療社　2008.12　306p　19cm　3800円　Ⓣ978-4-7878-1675-7　Ⓝ494.93
◇血液透析患者の合併症と薬剤投与―なぜかがわかればやってはいけないことがわかる　富野康日己編　南江堂　2006.11　264p　21cm　〈執筆 : 富野康日己ほか〉　3500円　Ⓣ4-524-24257-0　Ⓝ494.93
　内容 血液透析患者の症状・合併症と薬物動態・薬物治療　1章 血液透析患者でみられる症状・合併症とその治療―なぜ起こるのかがわかればやってはいけないことがわかる（高血圧　低血圧（ショック）　体重増加　体重減少（やせ）　頭痛　ほか）　2章 血液透析患者の使用禁忌薬と避けるべき薬剤―やってはいけない薬 : なぜかがわかれば決して忘れない
◇血液透析施行時のトラブル・マニュアル―症状別・トラブル別にみた対応策　大平整爾, 伊丹儀友編　改訂第2版　日本メディカルセンター　2008.6　463p　21cm　4000円　Ⓣ978-4-88875-209-1　Ⓝ494.93
　内容 1 医療事故概説（医療事故防止対策の概要　「医療の質」の確保・向上（クオリティアシュアランス）ほか）　2 血液透析施行時の事故―全国アンケート調査（厚生労働科学研究）の結果より（透析医療事故の調査結果（厚生科学特別研究、厚生労働科学研究）と事故対策　事故の原因となるヒューマンエラーの種別と事故防止策）　3 症状　4 人または機械に起因するトラブル　5 災害時の対応
◇血液透析ってな～に？　がわかる！　なるほどブック―患者・スタッフ100の知りたいに答える　椿原美治, 赤塚東司雄編著　吹田　メディカ出版　2008.6　257p　26cm　「透析ケア」2008年夏季増刊（通巻180号）〉　4000円　Ⓣ978-4-8404-2315-1, ISSN1341-1489
　内容 第1章 腎不全についてのはてながわかる　第2章 血液透析を始めるときのはてながわかる　第3章 血液透析についてのはてながわかる　第4章 透析中のトラブルについてのはてながわかる　第5章 透析合併症についてのはてながわかる　第6章 検査についてのはてながわかる　第7章 薬についてのはてながわかる　第8章 透析と社会生活についてのはてながわかる
◇高齢者にやさしい腹膜透析―加齢は必ずしもデメリットではない　平松信著　悠飛社　2005.9　175p　20cm　（Yuhisha hot-nonfiction）　1600円　Ⓣ4-86030-080-7　Ⓝ494.93
　内容 第1章 明日に生きる　第2章 「透析のありて命」　第3章 患者さんの自立とナースの自立　第4章 自分らしく生きる　第5章 年齢がすべてではない　第6章 腎不全医療の三本柱　第7章 高齢社会に対応できる医療を

◇子どもの腎臓病101の質問　伊藤克己著　東京医学社　2004.1　160p　21cm　1300円　Ⓘ4-88563-145-9　Ⓝ493.935
　内容　1 基礎知識　2 腎臓病の症状　3 集団検尿の仕組み　4 こどもに多い病気　5 腎臓病と日常生活　6 腎臓病の食事　7 その他　8 患者団体の紹介とドナー登録の紹介

◇これだけは知っておきたい糖尿病で腎不全にならないために―その管理上の問題点と対策　吉川隆一, 西沢良記編　大阪　医薬ジャーナル社　2006.1　95p　30cm　2800円　Ⓘ4-7532-2183-0　Ⓝ494.93
　内容　糖尿病とは？　糖尿病合併症とは？　糖尿病性腎症とは？　腎症はなぜ発症、進展するのか？　腎症の診断　腎症の検査　どんな治療をするのか？　その他の治療　腎症管理上のさまざまな問題点　腎症に合併する病気　腎不全　透析とは？　透析療法導入基準について

◇今日の腎疾患治療―腎不全対策を語るつどい　講演会　全国腎臓病協議会編　障害者団体定期刊行物協会　2003.7　64p　21cm　（全腎協ブックレット23　SSK全腎協情報）〈会期・会場：2001年9月16日　茨城県総合社会福祉会館〉　500円　Ⓝ494.93

◇最新腎臓病がわかる本　大井洋之著　春秋社　2004.3　215p　19cm　1600円　Ⓘ4-393-71613-2　Ⓝ494.93
　内容　腎炎の患者さん　腎臓の基礎知識　病院にかかる時　検査の経過　病気の時　腎臓がはじまってから　腎臓の検査について　薬について　腎炎について　腎臓病と暮らす

◇知りたいことのすべてがわかる腎臓病教室　中尾俊之編著　第2版　医歯薬出版　2005.4　210p　26cm　2800円　Ⓘ4-263-70383-9　Ⓝ494.93

◇腎臓の病気　富野康日己著　保健同人社　2005.2　238p　21cm　（専門のお医者さんが語るQ&A 25）　1619円　Ⓘ4-8327-0624-1　Ⓝ494.93
　内容　第1部　腎臓の病気の基礎知識（腎臓・尿路のしくみとはたらき　腎臓の病気の診断と治療　腎臓の病気の検査）　第2部　腎臓の病気の症状・診断・治療Q&A

◇腎臓の病気　富野康日己著　改訂新版　保健同人社　2009.2　235p　21cm　（専門のお医者さんが語るQ&A）　1650円　Ⓘ978-4-8327-0634-7　Ⓝ494.93
　内容　第1部　腎臓の病気の基礎知識（腎臓・尿路のしくみとはたらき　腎臓の病気の診断と治療　腎臓の病気の検査）　第2部　腎臓の病気の症状・診断・治療Q&A

◇腎臓病―自覚症状がなく、治りにくい腎臓病の検査法と最新治療法を紹介。食事療法と日常生活のポイントもわかりやすく　高市憲明監修, 主婦の友社編　主婦の友社　2003.11　159p　21cm　（よくわかる最新医学）　1400円　Ⓘ4-07-239920-5　Ⓝ494.93
　内容　第1章 腎臓病がふえている　第2章 腎臓のしくみとはたらき　第3章 腎臓病の種類　第4章 腎臓病の診察と検査　第5章 腎臓病の治療　第6章 人工透析　第7章 腎移植　第8章 妊娠・出産と腎臓病　第9章 子どもの腎臓病　第10章 腎臓病の食事療法と日常生活のポイント

◇腎臓病―病状・検査・治療のすべて病気とつきあうための生活や食事　飯野靖彦著　主婦の友社　2007.4　191p　21cm　（専門医が答えるQ&A）　1400円　Ⓘ978-4-07-255036-6　Ⓝ494.93
　内容　1 腎臓病はふえている?!　2 腎臓病の仕組みと主な症状と検査　3 腎臓の病気　4 腎臓病の治療　5 透析療法と腎移植　6 女性の腎臓病・子どもの腎臓病　7 食事療法と日常生活の注意

◇腎臓病―名医の言葉で病気を治す　富野康日己著　誠文堂新光社　2009.2　191p　21cm　（あなたの医学書）　1800円　Ⓘ978-4-416-80904-4　Ⓝ494.93
　内容　腎臓の仕組みと腎臓病を知ろう　腎臓病をよく知ろう　腎臓病の基本的な検査法　腎臓病の治療法　腎臓病の予防法［ほか］

◇腎臓病　主婦の友社編, 高市憲明監修　新版　主婦の友社　2010.4　159p　21cm　（よくわかる最新医学）　1400円　Ⓘ978-4-07-271673-1　Ⓝ494.93
　内容　第1章 腎臓病がふえている　第2章 新たな国民病慢性腎臓病（CKD）　第3章 腎臓のしくみとはたらき　第4章 腎臓病の種類　第5章 腎臓病の診察と検査　第6章 腎臓病の治療　第7章 人工透析　第8章 腎移植　第9章 女性と子どもの腎臓病　第10章 腎臓病の食事療法と日常生活のポイント

◇腎臓病―早期発見・早期治療が決め手腎臓を守るための薬物療法・食事療法　中尾俊之監修　高橋書店　2010.6　191p　21cm　（患者のための最新医学）　1200円　Ⓘ978-4-471-03100-8　Ⓝ494.93
　内容　第1章 健診で「腎臓に黄色信号！」といわれたら…　第2章 慢性腎臓病（CKD）が増えている?!　第3章 慢性腎臓病の原因となる病気　第4章 早期発見するために必要な検査　第5章 進行を防ぐための食事療法　第6章 腎臓を守るための薬の知識　第7章 腎臓病に負担をかけない日常生活と運動　第8章 透析療法と腎移植の知識

◇腎臓病をなおす―内臓トレーニングでクレアチニン値は下がる！　廣岡孝著　アイシーアイ出版　2012.5　200p　19cm〈発売：星雲社〉　1200円　Ⓘ978-4-434-16647-1　Ⓝ494.93
　内容　第1章 腎臓病治療の現状　第2章 内臓トレーニングにおける治療結果　第3章 内臓トレーニングとは　第4章 腎臓病との付き合い方　第5章 腎臓病改善術

◇腎臓病を治す本―専門医が教える「根治のための治療法」と「生活習慣」　堀田修著　マキノ出版　2012.6　214p　19cm　（ビタミン文庫）　1300円　Ⓘ978-4-8376-1243-8
　内容　第1章 腎臓の働きと代表的な腎臓病のメカニズム　第2章 IgA腎症を治す画期的根治療法「扁摘パルス療法」　第3章 扁摘パルスを補う「慢性上咽頭炎」の治療　第4章 腎臓病を治す生活習慣のコツ　第5章 腎臓病から解放された症例報告　第6章 糖尿病性腎症の根治を目指して

◇腎臓病を前向きに生きる！　からだと心のケア―腎不全対策を語るつどい　講演会　全国腎臓病協議会編　障害者団体定期刊行物協会　2006.2　57p　21cm　（全腎協ブックレット27　SSK全腎協情報）〈会期・会場：2003年9月14日　富山県総合福祉会館「サンシップとやま」〉　525円　Ⓝ494.93

◇腎臓病がよくわかるQ&A 110 ― 病態と治療の疑問に答える　富野康日己編　医歯薬出版　2004.2　403p　16cm　2600円　Ⓣ4-263-20193-0　Ⓝ494.93
　内容　腎臓病とは？　腎臓病の症状と合併症　腎臓病の検査　腎臓病と日常生活　腎臓病の治療（食事療法　入院治療と薬物療法　透析療法　透析開始後）　腎移植

◇腎臓病教室 ― 知りたいことがよくわかる　中尾俊之編著　第3版　医歯薬出版　2009.4　210p　26cm　3000円　Ⓣ978-4-263-70567-4　Ⓝ494.93
　内容　腎臓病の診療と患者指導はどのように行われるか　腎臓の構造と働き　腎臓病の症状と出方　腎臓病の種類と特徴　腎臓病の診断と治療の実際　腎臓病の検査　腎臓病の進行を防ぐために　腎臓病と薬　腎臓病と食事　腎臓病と運動、仕事、日常生活　透析療法　腎移植の知識

◇腎臓病・高血圧Q&A100 ― みなさんのご質問にお答えします　富野康日己編　南江堂　2006.7　115p　19cm　1000円　Ⓣ4-524-24313-5　Ⓝ494.93
　内容　腎臓病　高血圧　慢性腎不全（保存期）　透析　腎移植

◇腎臓病と最新透析療法 ― より快適な透析ライフを送るために　秋澤忠男著　ゆまに書房　2008.8　247p　19cm　1300円　Ⓣ978-4-8433-2911-5　Ⓝ494.93
　内容　第1章 腎不全　第2章 腎不全の病態　第3章 保存期慢性腎不全の治療　第4章 人工腎臓治療　第5章 腎臓移植　第6章 人工腎臓と合併症　第7章 長期透析症候群　第8章 元気で長生きを

◇腎臓病と循環器病 ― 意外なかかわり　〔吹田〕循環器病研究振興財団　2011.7　16p　21cm　（知っておきたい循環器病あれこれ　健康で長生きするために 87）　Ⓝ494.93

◇ジン臓病との戦い ― 原点を語り継ぐために　三木健二著, 大阪腎臓病患者協議会編　吹田　大阪身体障害者団体定期刊行物協会　2008.9　91p　30cm　（OTK増刊　通巻第3864号）　1500円　Ⓝ494.93

◇腎臓病に克つ生活読本 ― 名医の図解　富野康日己著　主婦と生活社　2008.6　159p　23cm　1400円　Ⓣ978-4-391-13490-2　Ⓝ494.93
　内容　第1章 肝腎かなめ！腎臓のしくみを知ろう（腎臓の構造 (1) 腎臓は毛細血管のかたまり　腎臓の構造 (2) 腎臓の基本はネフロン（腎単位）ほか）　第2章 腎臓病を早期に発見する　第3章 病気別の経過を正しく理解する　第4章 腎臓病の治療と透析療法（病気の種類・進行度に応じて治療する　治療薬 (1) 利尿薬 ― むくみの改善や血圧の安定に有効 ほか）　第5章 食事と生活の注意で進行を抑える

◇腎臓病のある生活とナーシング　尾岸恵三子, 遠藤和子編著　医歯薬出版　2003.4　193p　26cm　2800円　Ⓣ4-263-23415-4　Ⓝ492.926

◇腎臓病の話　椎貝達夫著　岩波書店　2007.10　215, 5p　18cm　（岩波新書）　740円　Ⓣ978-4-00-431100-3　Ⓝ494.93

◇腎不全がわかる本 ― 食事療法で透析を遅らせる　出浦照國著　新版　日本評論社　2010.6　267p　21cm　1900円　Ⓣ978-4-535-98327-4　Ⓝ494.93
　内容　1 腎不全の基礎知識（腎不全とはどんな病気？　どうして慢性腎不全になるのか？　慢性腎不全の進行を抑えるにはどうすればよいのか？）　2 食事療法の実際（たんぱく質制限はどのようにするのか？　食塩制限はどのようにするのか？　食事療法を上手に長続きさせるには？　知っておきたい情報とアイディア）

◇腎不全と薬の使い方Q&A ― 腎不全時の薬物投与一覧　平田純生編著　じほう　2005.4　621p　26cm　6000円　Ⓣ4-8407-3419-4　Ⓝ494.93
　内容　序章（腎機能がわかれば投与設計はできる　薬物動態って難しくない）　総論　各論　付表 腎不全時の薬剤投与一覧

◇腎不全と健康食品・サプリメント・OTC薬 ― 敵か味方か正しい情報と使い方　平田純生, 藤田みのり編著　南江堂　2006.7　257p　26cm　3600円　Ⓣ4-524-24264-3　Ⓝ494.93
　内容　序章 腎不全患者は健康食品に関する情報を求めています　第1章 必須栄養素としてのビタミン　第2章 必須栄養素としてのミネラル・必須微量元素　第3章 腎不全患者の症状を改善する可能性が報告されているサプリメント・OTC薬　第4章 適正に用いられない場合, 腎不全患者にとって好ましくないOTC薬・健康食品　第5章 健康食品による被害　第6章 薬との相互作用があるもの　第7章 最近話題の相補代替医療のためのサプリメント　第8章 健康食品・サプリメントに関する情報

◇腎不全とともに歩んで ― 透析医療の常識・非常識 臨牀透析創刊20周年記念エッセイ集　大平整爾編　日本メディカルセンター　2004.6　313p　19cm　2400円　Ⓣ4-88875-161-7　Ⓝ494.93
　内容　第1章 透析医療の今昔　第2章 明日を拓く　第3章 苦あり喜びあり　第4章 光と陰　第5章 常識・非常識　第6章 透析医療の車窓から

◇新CAPDセルフケア ― 腹膜透析と上手くつきあうためのマニュアル　田畑勉, 二上志帆子編　診断と治療社　2004.5　108p　21cm　2300円　Ⓣ4-7878-1374-9　Ⓝ494.93
　内容　腎臓のしくみと働き　腎不全について　CAPDとは？　CAPDの原理　CAPDの効率　CAPDの至適透析　CAPD導入のスケジュール　カテーテル留置術について　CAPD各システムの紹介　バッグ交換時に注意すること〔ほか〕

◇新CAPD（しーえーぴーでぃー）セルフケア ― 腹膜透析とうまくつきあうためのハウツーマニュアル　田畑勉, 上田恵利子編　改訂第2版　診断と治療社　2010.9　117p　21cm　〈タイトル：新CAPDセルフケア〉　1900円　Ⓣ978-4-7878-1779-2　Ⓝ494.93
　内容　腎臓のしくみと働き　慢性腎臓について　CAPDとは？　CAPDの原理　CAPDの効率　CAPDの至適透析　CAPD導入のスケジュール　カテーテル留置　システムの種類と特徴　バッグ交換〔ほか〕

◇図解でわかる腎臓病　湯浅愛食事療法監修・献立作成, 主婦の友社編, 川村哲也監修　主婦の友社　2012.4　159p　21cm　（徹底対策シリー

臓器障害・器官障害　　　　　　　　　　　　　　　　　　　　　　　　　　　　病気・難病

ズ）〈腎臓を守る2週間メソッドつき〉　1300円　①978-4-07-280643-2　Ⓝ494.93
[内容] 腎臓を知るためのプロローグ　1 腎臓病の種類—腎臓病を知ることが病気攻略の第一歩　2 慢性腎臓病（CKD）とは—慢性腎臓病（CKD）の考え方と、診断と治療の方法　3 検査と診断—腎臓病はこうして検査・診断される　4 腎臓病の最新治療—腎臓の負担を減らし、機能の回復をはかる最新治療　5 食事療法の入門メソッド—CKDの食事療法を始める入門メソッド　6 2週間メソッド—CKDの進行を防ぐ献立2週間

◇生活習慣病からの腎臓病予防と対策—腎不全対策を語るつどい　講演会　全国腎臓病協議会編　障害者団体定期刊行物協会　2009.8　69p　21cm　〈全腎協ブックレット 30　SSK全腎協情報 SSK増刊〉〈会期・会場：2006年9月17日 山形国際ホテル〉　525円　Ⓝ494.93
[内容] 講演〈糖尿病からの腎不全を防ぐ（間中英夫述）　高血圧からの腎不全を防ぐ（今田恒夫述）　肥満・メタボリック症候群を防ぐ食生活（清野由美子述）　最近の透析療法・腎臓移植のトピックス（政金生人述）　臓器移植最近の動向（佐藤優香述）〉

◇世界で一番やさしい腎臓病　飯野靖彦著　エクスナレッジ　2010.7　199p　21cm　〈知ってなおすシリーズ〉〈並列シリーズ名：Cured with knowledge〉　1500円　①978-4-7678-1005-8　Ⓝ494.93
[内容] 1 腎臓を悪化させる病気とは　2 腎臓のサインと諸症状　3 腎臓病の検査と診断　4 疾患別の原因と病態を知る　5 知って安心腎臓病の治療と最新情報

◇増やする透析患者とその対応—腎不全対策を語るつどい　講演会　全国腎臓病協議会編　障害者団体定期刊行物協会　2004.8　50p　21cm　〈全腎協ブックレット 24　SSK全腎協情報〉〈会期・会場：2002年1月27日 沖縄県国民年金健康センター〉　500円　Ⓝ494.93
[内容] 講演〈透析にならないために（井岡邦敏著）　糖尿病性腎症と透析（砂川博司著）　透析をはじめて（高良幸勇著）〉

◇知的障害者の腎不全治療を考える—もっと積極的な治療にチャレンジを　腎移植連絡協議会からの提言　高橋公太編　日本医学館　2009.9　61p　21cm　2000円　①978-4-89044-689-6　Ⓝ494.93

◇徹底図解腎臓病と慢性透析—「最新治療」と健やかさを守る生活の知恵　富野康日己監修　法研　2005.6　207p　19cm　〈目でみる医書シリーズ〉　1200円　①4-87954-565-1　Ⓝ494.93
[内容] 第1章 見逃していませんか？腎臓の病気　第2章 知っておきたい代表的な腎臓病の知識　第3章 腎臓病の基本的な治療と検査のすべて　第4章 腎臓を守る食生活と日常の注意点　第5章 透析療法の実際

◇透析医療とターミナルケア　杉澤秀博、大平整爾、西三郎編　日本評論社　2008.9　225p　22cm　3500円　①978-4-535-98294-9　Ⓝ494.93
[内容] 序章 医師と患者の選択　第1章 ターミナル期における透析の見送り・差し控え—患者・家族・医師の選択　第2章 ターミナル期の医師による決定　第3章 ターミナル期における維持透析患者と医師の対立と調整—医師の立場から　第4章 患者からみたセルフケアの意味　第5章 医師からみたセルフケアの意味　第6章 患者からみた腎移植の意味　第7章 高齢透析患者における生活の常態化のプロセス　終章 医師と患者の選択における課題

◇透析医療における医療事故と災害対策マニュアル　内藤秀宗編著　先端医学社　2004.2　143p　19cm　1900円　①4-88407-126-3　Ⓝ494.93

◇透析室の感染対策パーフェクトマニュアル—CDCガイドラインを実践！　矢野邦夫監修、冨山広子編　吹田　メディカ出版　2007.6　140p　26cm　〈執筆：矢野邦夫ほか〉　3000円　①978-4-8404-2142-3　Ⓝ494.93
[内容] 1 透析の準備・開始から終了までの感染対策（身支度　物品の用意　透析の開始　透析の修了　後片づけ）　2 透析カテーテルの感染対策（透析カテーテル挿入前の準備　透析カテーテル挿入時の感染対策　カテーテル挿入部位の清潔保護と固定　透析カテーテルと透析回路の接続部の消毒）　3 病原体別感染対策（HBVの感染対策　HCVの感染対策　HIVの感染対策　MRSAの感染対策　結核の感染対策　インフルエンザの感染対策）　4 血液・体液曝露後の対応（HBVの曝露対策　HCVの曝露対策　HIVの曝露対策　流行性ウイルス疾患の曝露対策）　5 透析室での患者教育　資料（シャント部に使用できる消毒薬の特性　滅菌ガーゼと滅菌透明半透過性ドレッシングの長所と短所　透析質で用いられる器具とSpauldingの分類　Spauldingの分類における洗浄・消毒・滅菌の適応と方法　トウセキ室の清掃時期と清掃方法　手指の低頻度接触表面の当施設における清掃状況　感染性医療廃棄物の種類と具体例　バイオハザードマークの色の区分と廃棄物の具体例）

◇透析者と家族が元気になる本—全国の「達人」に学ぶ長生きの秘訣　堀澤毅雄著　サンマーク出版　2004.8　223p　19cm　1400円　①4-7631-9583-2　Ⓝ494.93
[内容] 序章 長期透析者には「元気で長生き」の秘訣があった！　1章 腎不全は4つの対応策で乗り切る　2章 透析時間は長ければ長いほどよい　3章 自己管理の基本はまず水分コントロールを　4章 透析データでコントロールする8項目　5章 自分を甘やかさずに、よく食べ、よく歩き、よく働く　6章 優れた透析医療を選ぶ　7章 信頼する医師・スタッフ・仲間と楽しい通院生活を　8章 目標・生きがい・感謝が人を輝かせ長生きさせる

◇透析者のくらしと医療　杉澤秀博、西三郎、山崎親雄編　日本評論社　2005.11　219p　22cm　3500円　①4-535-98259-7　Ⓝ369.27
[内容] 序章 透析者のくらしと医療をみる新たな視点　第1章 高齢透析者が直面する保健福祉的問題　第2章 透析者の就業問題　第3章 透析者・家族の社会的活動・生活支障　第4章 血液透析患者の医療への参加　第5章 患者および家族の医療への参加　第6章 患者会活動の意義と役割　第7章 透析患者のターミナルケア　第8章 透析者のくらしと医療は15年間でどのように変化したか—4回の調査の傾向分析　第9章 データの質　終章 若干の提言

◇透析新時代—最先端療法の実力　大平整爾監修　幻冬舎メディアコンサルティング　2010.10　193p　19cm　〈発売：幻冬舎〉　1200円　①978-4-344-99757-8　Ⓝ494.93
[内容] プロローグ 透析治療は不便ではあるが不幸ではない　第1章 透析治療は自分で選ぶ時代　第2章 血液透析は日本で主流の治療法　第3章 血液透析療

法の最前線　第4章 腹膜透析と併用療法　第5章 自分らしく生きるための選択　エピローグ すべての透析患者の幸せのために

◇透析生活マニュアル―やさしくわかりやすい患者のための　鈴木正司監修, 信楽園病院腎センター編著　改訂第6版　日本メディカルセンター　2006.3　149p　26cm　2400円　Ⓘ4-88875-178-1　Ⓝ494.93
[内容] 腎臓のはたらき　腎機能の低下に発展する病気　腎不全とはどういうもの？　尿毒症とはどういうもの？　透析療法の始まりを遅らせる治療　こういう症状なら透析を始めます　どちらを選ぶ？ 血液透析と腹膜透析　血液透析(HD)の実際　シャントは血液透析の命綱　腹膜透析(CAPD)の実際〔ほか〕

◇透析導入テキスト―慢性腎不全の患者さんのために　村井勝監修, 門川俊明編著, 慶應義塾大学病院中央透析室スタッフ共著　南江堂　2005.6　109p　26cm　2500円　Ⓘ4-524-23935-9　Ⓝ494.93

◇透析なしの腎臓病治療―ニュー取手方式のすすめ　椎貝達夫著　講談社　2005.8　238p　19cm　(健康ライブラリー)　1300円　Ⓘ4-06-259262-2　Ⓝ494.93
[内容] 1 腎不全・透析療法の正しい知識　2 進行する腎臓病の見分け方　3 ニュー取手方式のすすめ　4 実行しやすくなった食事療法　5 最新の薬物療法　6 高血圧・最大の進行因子の治療　7 たんぱく尿・二番目の進行因子・を治療する　8 患者さんの自己管理が進行を止める

◇透析ハンドブック―よりよいセルフケアのために　新生会第一病院在宅透析教育センター編, 小川洋史, 岡山ミサ子監修　第4版　医学書院　2009.9　228p　26cm　2800円　Ⓘ978-4-260-00894-5　Ⓝ494.93
[内容] セルフケア　腎臓の構造と働き　慢性腎臓病(CKD)と腎不全　血液透析の原理・ダイアライザー・透析液　透析液供給システム　脈拍・血圧・体温・体重測定　透析の手順　透析条件の設定　バスキュラーアクセス(シャント)　栄養と食事療法　透析中の症状と対処　透析中のトラブルと対処法　透析と合併症　検査データの読み方　透析と薬　リハビリテーション(運動療法)　糖尿病で透析をしている人の生活　心の問題と対応　日常生活上の注意　その他の治療方法　透析と社会保障

◇透析ハンドブック―よりよいセルフケアのために　新生会第一病院在宅透析教育センター編, 小川洋史, 岡山ミサ子監修　第4版増補版　医学書院　2011.1　232p　26cm　2800円　Ⓘ978-4-260-01326-0　Ⓝ494.93

◇透析療法　大平整爾監修　改訂版　大阪　医薬ジャーナル社　2005.5　103p　28cm　(インフォームドコンセントのための図説シリーズ)　4800円　Ⓘ4-7532-2144-X　Ⓝ494.93
[内容] 腎臓の構造と働き　腎機能を障害する疾患　慢性腎不全の病態と臨床症状　腎機能代行療法　透析療法の開始時期　透析療法開始の準備　透析療法開始後の生活　透析療法における食生活―基本と工夫　主な合併症　長期的予後　医療費と工費負担　患者と介護保険　コミュニケーションスキル　インフォームドコンセントと医事紛争　定期検査　QOLとインフォームドチョイス

◇透析療法事典　中本雅彦, 佐中孜, 秋澤忠男編　第2版　医学書院　2009.6　560p　21cm　5200円　Ⓘ978-4-260-00845-7　Ⓝ494.93
[内容] 1 急性腎不全　2 慢性腎不全　3 血液浄化療法　4 血液透析　5 腹膜透析　6 持続血液濾過法　7 特別の配慮が必要な患者　8 透析患者に対する薬の使用法　9 食事療法　付録 透析療法に関する診療ガイドライン(概要)

◇糖尿病が気になったら読む腎臓病の本　前田憲志著　名古屋　プランニングオフィスパピルス　2011.4　194p　19cm　〈発売：創英社/三省堂書店〉　1500円　Ⓘ978-4-9902100-3-8
[内容] 第1章 誰かが教えてくれるもの　第2章 慢性腎炎(IgA腎症)はこわくない(日本人の慢性腎炎で最も多いのがIgA(アイジーエー)腎症　IgA腎症の約40%が透析に入る ほか)　第3章 糖尿病性腎症治療(1)『塩と水を同時に抜く』血圧コントロール　第4章 糖尿病性腎症治療(2)『膵外作用を重視した』血糖コントロール　第5章 腎保護から健康を考える

◇糖尿病性腎症―インフォームド・コンセントのためのQ&A　富野康日己編　大阪　フジメディカル出版　2004.4　93p　21cm　2800円　Ⓘ4-939048-25-X　Ⓝ494.93

◇糖尿病性腎症を生きる―腎不全対策を語るつどい 講演会　全国腎臓病協議会編　障害者団体定期刊行物協会　2005.8　60p　21cm　(全腎協ブックレット 26　SSK全腎協情報)〈会期・会場：2003年1月26日 滋賀県立県民交流センター「ピアザ淡海」〉　525円　Ⓝ494.93
[内容] 講演(生活習慣病としての糖尿病(前川聡述)　糖尿病による網膜の病気(西田保裕述)　糖尿病から腎不全にならないために(古家大祐述)、糖尿病と腎臓病の食事療法(岩川裕美述))

◇糖尿病性腎症教室―知りたいことのすべてがわかる　飯田喜俊, 羽田勝計編　医歯薬出版　2003.6　235p　26cm　3000円　Ⓘ4-263-70423-1　Ⓝ494.93

◇糖尿病性腎症教室―知りたいことがよくわかる　飯田喜俊, 羽田勝計編　第2版　医歯薬出版　2010.9　241p　26cm　3500円　Ⓘ978-4-263-70582-7　Ⓝ494.93

◇糖尿病と腎不全の相関―腎不全対策を語るつどい 講演会　全国腎臓病協議会編　障害者団体定期刊行物協会　2008.3　58p　21cm　(全腎協ブックレット 29　SSK全腎協情報)〈会期・会場：2004年9月19日 市民プラザ「ビッグアイ」〉　525円　Ⓝ494.93
[内容] 講演(糖尿病の予防と腎不全対策及び糖尿病ってどんな病気(渡辺毅述)　糖尿病性腎症を原疾患とする患者の透析療法(加藤哲夫述)　2例の膵・腎同時移植の経緯と膵島移植の展望(後藤満一述)　臓器移植の希望登録について(廣川厚子述))

◇ペットボトルはペットのボトル―誰も苦しまない長生きのための血液透析入門書　矢458眞知子著　慧文社　2005.2　209p　21cm　1800円　Ⓘ4-905849-23-3　Ⓝ494.93
[内容] 第1章 苦しまない血液透析にするために　第2章 ライフスタイル改善のために　第3章 血液透析を快適、安全に受けるために　第4章 ライフスタイル完成のために

臓器障害・器官障害　　　　　　　　　　　　　　　　　　　　　　　　　　　　病気・難病

◇慢性腎不全　河原和枝監修, 佐々木環, 市川和子執筆　第2版　日本医療企画　2003.8　1冊　30cm　（栄養療法リーフレットシリーズ 7）　679円　Ⓘ4-89041-576-9
◇やさしい透析患者の自己管理　秋澤忠男編　改訂3版　大阪　医薬ジャーナル社　2007.11　71p　30cm　1600円　Ⓘ978-4-7532-2284-1　Ⓝ494.93
　内容　1 腎臓のはたらきと腎不全　2 いつ透析を開始するのか　3 透析の原理と方法　4 血液透析の実際　5 腹膜透析（CAPD）の実際　6 透析患者の現状と将来　7 透析患者の合併症　8 大切な自己管理項目　9 特殊な透析患者の自己管理　10 使用される主な薬剤
◇やさしい透析患者のための血圧と心臓・血管の自己管理　深川雅史, 常喜信彦編著　大阪　医薬ジャーナル社　2011.7　83p　30cm　2800円　Ⓘ978-4-7532-2495-1　Ⓝ494.93
　内容　1 腎臓の働きが悪くなると心臓や血管の病気が増えるってホント？（腎臓の働きが悪くなると、心臓や血管の病気は増えます！）　2 どんな病気にかかりやすいの？　3 かかりやすくなる原因はなんですか？
◇やさしい透析患者のためのリン・カルシウム代謝の自己管理　深川雅史編著　大阪　医薬ジャーナル社　2009.5　51p　30cm　1800円　Ⓘ978-4-7532-2379-4　Ⓝ494.93
　内容　1 どうして腎臓が悪くなるとリン・カルシウムがおかしくなるの？　2 リン・カルシウムのバランスがおかしくなると、何が起きるの？　3 どうやってリン・カルシウムを治していくの？　4 リンをどうやってコントロールするの？　5 カルシウムをどうやってコントロールするの？　6 副甲状腺ホルモンをどうやってコントロールするの？　7 長期透析患者と骨　8 石灰化って何？　どうやって予防するの？　9 長期透析患者と透析アミロイドーシス　10 リン・カルシウムをコントロールして、長生きしよう！
◇やさしいネフローゼ症候群の自己管理　斉藤喬雄編　大阪　医薬ジャーナル社　2008.2　91p　30cm　2000円　Ⓘ978-4-7532-2295-7　Ⓝ494.93
　内容　1 ネフローゼ症候群とは　2 小児ネフローゼ症候群の特徴　3 ネフローゼ症候群の症状　4 ネフローゼ症候群の診断　5 ネフローゼ症候群の原因　6 ネフローゼ症候群の治療法　7 ネフローゼ症候群の食事療法　8 退院後の自己管理
◇やさしい慢性腎臓病の自己管理　今井圓裕編　改訂3版　大阪　医薬ジャーナル社　2012.5　123p　30cm　2400円　Ⓘ978-4-7532-2551-4
　内容　1 腎臓の機能　2 腎臓病の検査（慢性腎臓病（腎不全））　3 腎炎　4 ネフローゼ症候群　5 糖尿病　7 腎臓病と高血圧　8 食事療法　9 薬物療法―腎機能と薬物投与量の調整　10 日常生活での注意（生活指導区分）　11 末期腎不全の治療選択　12 かかりつけ医と専門病院のかかり方　13 医療福祉
◇よくわかる透析ライフQ&A 141　大坪修, 小椋陽介, 大坪公子編　日本医学出版　2005.9　200p　21cm　1800円　Ⓘ4-902266-08-3　Ⓝ494.93
　内容　腎臓と腎臓病について　（透析を始める前の保存期）腎不全について　血液浄化法　血液透析に

必要な器械と手順　透析の手順　透析と災害（非常時の対応）　透析中の事故と偶発症　透析における合併症　透析患者さんでよく行われる検査とその読み方　透析患者さんによく使われる薬とその飲み方　透析患者さんの栄養管理と食事　透析患者さんと手術　移植　CAPD　家庭透析　透析以外、その他の血液浄化法　社会復帰　透析治療の医療費
◇わかりやすい血液透析とCAPD　多川斉著　改訂第4版　日本メディカルセンター　2004.6　155p　21cm　1400円　Ⓘ4-88875-160-9　Ⓝ494.93
　内容　第1章 腎不全とは？　第2章 透析療法とは？　第3章 血液透析　第4章 CAPD　第5章 検査・薬・合併症　第6章 日常生活　第7章 食事療法　第8章 腎移植
◇わかるから選べる！　療法選択サポートブック―透析スタッフが働きかける！　患者が納得！　斎藤明編著　吹田　メディカ出版　2012.3　295p　26cm　（透析ケア臨時増刊）　4000円　Ⓘ978-4-8404-4038-7　Ⓝ494.93
◇私達が、透析を延ばしている食事―読まなくてもいい本　千田實, 千田加代子著　一関　エムジェエム　2010.5　117p　19cm　952円　Ⓘ978-4-903929-10-1　Ⓝ494.93
◇New慢性腎不全患者のセルフケアガイド―保存期・透析期・移植期　飛田美穂監修　第2版　学習研究社　2008.5　211p　26cm　〈執筆：飛田美穂ほか〉　2400円　Ⓘ978-4-05-153004-4　Ⓝ494.93
　内容　第1章 腎不全と透析療法　第2章 慢性腎不全と透析療法の実際　第3章 腎不全患者（保存療法期・透析療法期・腎移植生着期）の症状と対応　第4章 腎移植患者　第5章 透析患者のための社会保障制度と社会資源　付録「検査データについて」検査データはこう解釈する
◇Nurseが伝える安心の透析ライフ　岸本武利監修, 中原宣子, 津村芳子編　日本メディカルセンター　2006.6　131p　26cm　2400円　Ⓘ4-88875-186-2　Ⓝ494.93
◇RODうんちく話―co-medical staffsのためのROD　鈴木正司著　日本メディカルセンター　2005.6　276p　21cm　2400円　Ⓘ4-88875-172-2　Ⓝ494.93
　内容　第1章 RODのはじまり　第2章 副甲状腺、副甲状腺ホルモン　第3章 ビタミンD　第4章 リン　第5章 アルミニウム　第6章 カルシトニン　第7章 骨代謝　第8章 骨　第9章 骨と骨粗鬆症

◆慢性腎臓病（CKD）
◇患者さんの「知りたい！」に答えるCKD（慢性腎臓病）のギモン222 ―どうなるの？蛋白尿から腎不全どうしよう？腎移植か透析か　佐藤久光, 日野佐智子編, 加藤ふみ監修　吹田　メディカ出版　2011.3　311p　26cm　《『透析ケア』『糖尿病ケア』『Nutrition Care』2011合同臨時増刊》　4000円　Ⓘ978-4-8404-3655-7　Ⓝ494.93
◇気がついた時はもう遅い慢性腎臓病　頼岡德在著　明治書院　2011.2　170p　19cm　（学びやぶっく 51　たいへく）　1200円　Ⓘ978-4-625-68461-6　Ⓝ494.93
　内容　佳那晃子さんが語るネフローゼ症候群闘病記　第1章 腎臓と"沈黙の病"慢性腎臓病について　第2

章 CKDハイリスク群のあなたへ　第3章 サプリメントや市販薬に要注意　第4章 心血管疾患とCKD　第5章 食事療法で腎機能を保持　第6章 疾患別CKD治療　第7章 知っておきたい透析療法　第8章 腎移植の現状

◇心臓と腎臓の危険な関係─高血圧は腎臓にもダメージ CKD（慢性腎臓病）は心血管病を招く　伊藤正明監修　日本心臓財団　2010.2　7p 19cm　〈健康ハート叢書　生活習慣病シリーズ 13〉〈共同刊行：トーアエイヨー〉　Ⓝ494.93

◇慢性腎臓病の悪化を防ぐ本─正しい知識と治療法　酒井紀監修　講談社　2010.9　98p 21cm　〈健康ライブラリーイラスト版〉　1200円　Ⓘ978-4-06-259448-6　Ⓝ494.93
　内容 1 知らぬ間に腎臓が弱っていた!?　2 生活習慣病が腎機能を低下させる　3 慢性腎臓病で心血管疾患のリスクが高まる　4 ステージに合わせて適切な治療法を選ぶ　5 長く付き合える生活習慣を身につける

◇慢性腎臓病（CKD）進行させない治療と生活習慣　原茂子, 福島正樹共著　法研　2011.3　149p 21cm　1400円　Ⓘ978-4-87954-781-1　Ⓝ494.93
　内容 序章 慢性腎臓病という言葉が伝えたいこと　第1章 腎臓ってどんな働きをしているの?　第2章 慢性腎臓病（CKD）はどんな病気?　第3章 検査と診断　第4章 原因となる生活習慣と病気　第5章 ステージ別の特徴と治療　第6章 末期腎不全の治療　Q&A 慢性腎臓病に関するよくある質問

◇慢性腎臓病（CKD）　松尾清一編　大阪　医薬ジャーナル社　2010.6　99p 29cm　〈インフォームドコンセントのための図説シリーズ〉　4800円　Ⓘ978-4-7532-2445-6　Ⓝ494.93
　内容 1 CKDってどんな病気　2 CKDの診断　3 CKDの治療　4 腎不全の治療　5 CKDの診療連携　付録「心血管疾患（CVD）スクリーニング検査項目説明書」

◇やさしい慢性腎臓病の自己管理　今井圓裕編　改訂版　大阪　医薬ジャーナル社　2007.6　99p 30cm　1600円　Ⓘ978-4-7532-2251-3　Ⓝ494.93
　内容 腎臓の機能　腎臓の検査　慢性腎臓病（腎不全）　腎炎　ネフローゼ症候群　糖尿病性腎症　食事療法　薬物療法　扁桃摘出療法　日常生活での注意　透析療法　腎移植

◇CKDってなに?─その理解と早期発見・治療のために　北岡建樹著　大阪　永井書店　2009.1　115, 4p 26cm　3800円　Ⓘ978-4-8159-1822-4　Ⓝ494.93
　内容 なぜ今, CKDが世界的に注目されているのでしょうか?　腎臓のはたらきと解剖学的知識　腎臓病の原因　腎臓病が疑われる症候　検査法とその意義　腎不全についての基礎知識　CKDに関する基礎知識　CKDをどう評価するか?　CKDの診断から診療までの要点　CKDへの取り組み方　治療の基本的な考え方　末期腎不全・尿毒症に対する管理　腎不全時の薬物療法の特徴　CKD対策の目標達成の可能性は

◇「CKD（慢性腎臓病）」と言われたら…─お医者さんの話がよくわかるから安心できる　ステージ別の治療法から透析や腎移植まで解説　検査 診断 治療・手術　柏原英彦著　保健同人社　2011.10 158p 21cm　1500円　Ⓘ978-4-8327-0664-4　Ⓝ494.93
　内容 1章 CKD（慢性腎臓病）ってどんな病気?　2章 CKDを引き起こす要因　3章 CKDの検査と診断　4章 CKDの治療　5章 透析療法と腎移植　6章 CKDを予防するために

《消化器疾患》

◇胃・十二指腸の病気　平塚秀雄監修, 主婦の友社編　新版　主婦の友社　2005.3　191p 21cm　〈よくわかる最新医学〉　1300円　Ⓘ4-07-245285-8　Ⓝ493.45
　内容 第1章 胃のムカムカ, 痛みは危険信号　第2章 よくわかる胃と十二指腸の検査　第3章 急性胃炎と慢性胃炎　第4章 胃潰瘍と十二指腸潰瘍　第5章 胃がん─日本人に最も多いがん。早期発見で大半が治る　第6章 その他の胃・十二指腸の病気　第7章 胃・十二指腸潰瘍, 胃がんの食事の取り方　第8章 病院でもらう薬と市販薬の種類と効能

◇おしりの健康─大腸がん・肛門の病気のわかりやすい話　森田博義著　朝日新聞出版　2010.10　230p 18cm　〈朝日新書 262〉〈並列シリーズ名：Asahi Shinsho〉　740円　Ⓘ978-4-02-273362-7　Ⓝ494.658
　内容 第1章 おしり　第2章 便秘・下痢・おなら　第3章 肛門　第4章 おしりの周りの細菌　第5章 おしりがかゆい　第6章 肛門からの出血　第7章 便潜血反応　第8章 痔とその他の肛門疾患　第9章 大腸がんと人工肛門　第10章 よりよい生活のための肛門管理

◇潰瘍性大腸炎・クローン病の食事療法─自分の体に合った食生活で難病をコントロール　ジェームズ・スカラ著, 福島恒男監訳, 福江紀彦共訳　吹田　メディカ出版　2007.9　222p 21cm　2200円　Ⓘ978-8404-2169-0　Ⓝ493.46
　内容 第1部 IBDの課題との出会い　第2部 炎症に対する食事管理：腸の病気を落ち着かせる　第3部 IBDのための応用栄養学とライフスタイル（カロリー（熱量）栄養学の基礎　タンパク質　脂質 ほか）

◇潰瘍性大腸炎・クローン病の治療・生活まるごとガイド─アメリカ消化器病学会の指針に基づいた自己管理のポイント　サナンダ・V. ケイン著, 福島恒男監訳　吹田　メディカ出版　2011.6　253p 21cm　2400円　Ⓘ978-4-8404-3681-6　Ⓝ493.46
　内容 なぜ私がIBDに?　潰瘍性大腸炎の診断結果を理解しよう　クローン病の診断結果を理解しよう　その他のIBD　セルフマネジメント─チームで取り組む自己管理　IBDに対する薬物療法　消化管だけにとどまらないIBDの影響　IBDとがんの関連　IBDに対する手術療法　食事の悩み─何を食べればよい?〔ほか〕

◇潰瘍性大腸炎とクローン病　多田正大著　改訂第3版　日本メディカルセンター　2009.10　245p 21cm　2000円　Ⓘ978-4-88875-223-7　Ⓝ493.46

◇患者さんと家族のための胃食道逆流症（GERD）ガイドブック　日本消化器病学会編　南江堂　2010.12　47p 26cm　1000円　Ⓘ978-4-524-26273-1　Ⓝ493.44

◇患者さんと家族のための消化性潰瘍ガイドブック　日本消化器病学会編　南江堂　2010.10　61p　26cm　1000円　⓵978-4-524-26268-7　Ⓝ493.4
◇これならわかるバレット食道　木下芳一監修，天野祐二編　ヴァンメディカル　2008.9　106p　21cm　2300円　⓵978-4-86092-079-1　Ⓝ493.44
　内容　1 バレット食道の定義とその医学的意義ははっきりしているのか？　2 バレット食道の成因は何か？　3 バレット食道の疫学データはどれが本当か？　4 バレット食道の胃食道逆流症における位置付けと症状の特徴は何か？　5 バレット食道の診断とその問題点は何か？　6 バレット食道の発癌リスクを考えるとその経過観察は必要か？　7 バレット食道の治療と発癌予防はどうしたらよいか？　8 バレット腺癌の治療はどうしたらよいか？　9 今後に残された課題　10 症例提示
◇食道・胃・十二指腸の病気—気になる病気と治療ガイド　田尻久雄編　ヴァンメディカル　2008.9　115p　26cm（執筆：田尻久雄ほか）　1900円　⓵978-4-86092-077-7　Ⓝ493.44
　内容　1 気になるこんな症状—これはどんな病気のサイン？　2 病院で行われる消化器の検査—これで何がわかる？　3 検査結果に異常がないのに—どうして症状がなくならない？　4 検査の結果、病名が分かったら—病気のこと、治療法のことを知ろう　5 もしも、悪性の病気だったら—これから、どうすればいいのか？　6 気になる疾患の予防のために　7 ここが知りたい！主治医への質問
◇食道・胃・十二指腸の病気　高橋信一著　保健同人社　2009.6　162p　21cm　（専門のお医者さんが語るQ&A）　1429円　⓵978-4-8327-0638-5　Ⓝ493.4
　内容　第1部 食道・胃・十二指腸の病気の基礎知識（食道・胃・十二指腸とはどんな臓器か　食道の病気の症状・検査・治療　胃の病気の症状・検査・治療　十二指腸の検査の内容）　第2部 食道・胃・十二指腸の病気の治療Q&A（食道・胃・十二指腸の病気の一般的な疑問　食道の病気についての疑問　十二指腸の病気についての疑問）　第3部 食道・胃・十二指腸の病気のセルフケアQ&A（食道・胃・十二指腸の病気の食事と生活上のこころがまえ）
◇食道の病気がわかる本—食道がん・食道静脈瘤・逆流性食道炎　幕内博康著　法研　2008.5　164p　21cm　1500円　⓵978-4-87954-691-3　Ⓝ493.44
　内容　第1章 食道のしくみと働き（食道のしくみ　食道の働き）　第2章 食道がん（食道がんとは　食道がんの症状　食道がんの検査・診断）　第3章 食道静脈瘤（食道静脈瘤の症状と検査　食道静脈瘤の治療　食道静脈瘤のある人の日常生活）　第4章 逆流性食道炎（逆流性食道炎とは　逆流性食道炎の原因　逆流性食道炎の症状と検査・診断　逆流性食道炎の治療　日常生活の送り方）　第5章 その他の病気（食道アカラシア　特発性食道破裂　マロリー・ワイス症候群　食道憩室）
◇専門医が解決！おなかの悩み　大谷剛正著　ナツメ社　2006.3　191p　21cm　1200円　⓵4-8163-4052-1　Ⓝ493.4
　内容　第1章 今、わたしのおなかは（わたしの悩み、わたしの痛み　おなかの悩みについてお答えします）

第2章 わたし、病気かな？—おなかの悩みとそのしくみを知りましょう　第3章 こんな病気が心配です　第4章 おなかの弱い人、お尻に気をつけて
◇大腸がん・潰瘍性大腸炎・過敏性腸症候群　佐原力三郎監修　主婦の友社　2006.8　191p　21cm　（よくわかる最新医学）　1400円　⓵4-07-251908-1　Ⓝ493.46
　内容　第1章 大腸とはどんな臓器か？　第2章 ふえつづける大腸の病気　第3章 大腸のがんの症状・検査　第4章 大腸がんの予防・診断・治療法　第5章 炎症性疾患の症状・診断・治療法　第6章 過敏性腸症候群とその他の大腸の病気　第7章 腸の病気をもつ人の日常生活のケア　第8章 患者さんを支える社会制度
◇大腸（直腸）・肛門・痔の病気これで安心　森田博義著　小学館　2007.4　175p　21cm　（ホーム・メディカ安心ガイド）　1500円　⓵978-4-09-304253-6　Ⓝ494.658
　内容　第1章 こんな症状があるときは要注意　第2章 直腸・肛門の役割と機能障害　第3章 直腸・肛門の検査と診断　第4章 大腸ポリープの症状と治療　第5章 直腸がんの症状と治療　第6章 痔の症状と治療　第7章 その他の直腸・肛門の病気　第8章 日常生活を快適に過ごすために
◇腸の病気は連鎖する　寺野彰監修　講談社　2004.9　98p　21cm　（健康ライブラリー イラスト版）　1200円　⓵4-06-259338-6　Ⓝ493.46
　内容　1 腸の病気は連鎖する　2 知っておきたい腸のメカニズム　3 こんな症状が出たら要注意　4 連鎖を断ち切る外科手術　5 腸の健康を保つ生活習慣
◇つらい「胸やけ」スッキリ！—胃食道逆流症といわれたら　木下芳一著　保健同人社　2007.10　125p　21cm　1200円　⓵978-4-8327-0343-8　Ⓝ493.44
　内容　1 胃食道逆流症とはこんな病気　2 胃食道逆流症の症状　3 胃食道逆流症の原因　4 胃食道逆流症の検査と診断　5 胃食道逆流症の治療　6 日常生活の注意　7 症例に学ぶ　8 胃食道逆流症Q&A
◇肥満と消化器疾患ガイド—体重が気になりだしたら…　日本消化器病学会編　〔日本消化器病学会〕　[201-]　18p　26cm　Ⓝ493.44
◇胸が痛い…原因は食道だった　土田治著　悠飛社　2011.8　175p　20cm　（Yuhisha hot-nonfiction　Yuhisha best doctor series）　1600円　⓵978-4-86030-165-1　Ⓝ493.44
　内容　はじめに「異常がない」と言われたけれど…　第1章 心療内科医はどんな病気を治すのか　第2章 食道内圧検査でこれだけの病気がわかる　第3章 消化管ビデオ透視で見えてくるもの　第4章 紆余曲折のすえにわかった食道機能異常10の症例　第5章 私はなぜ心療内科医になったか
◇やさしい腸の手術後の自己管理　谷村弘編　大阪 医薬ジャーナル社　2003.10　63p　30cm　950円　⓵4-7532-2062-1　Ⓝ493.46
　内容　1 腸の働きと腸の病気を知りましょう　2 あなたが受けた手術の種類は？　3 手術後の自己管理のためのアドバイス　4 自分でできる便秘対策　5 自分でできる下痢対策　6 人工肛門（消化管ストーマ）のケア
◇よくわかる大腸の病気—名医の図解　渡邊昌彦著　主婦と生活社　2008.5　159p　23cm　1400円　⓵978-4-391-13474-2　Ⓝ493.46

病気・難病　　　　　　　　　　　　　　　　　　　　　　臓器障害・器官障害

内容　序章 大腸の病気が急増している　1章 大腸とはこんな臓器　2章 大腸の病気が疑われる症状と検査　3章 便通異常と痔の原因と対処法　4章 炎症性腸疾患の診断と治療　5章 大腸がんの診断と治療

◆クローン病

◇患者さんと家族のためのクローン病ガイドブック　日本消化器病学会編　南江堂　2011.6　57p　26cm　1000円　Ⓘ978-4-524-26277-9　Ⓝ493.46

◇クローン病—増えつづける現代の難病　ジョアン・ゴメス著, 前島真理, 前島良雄訳　藤原書店　2007.12　325p　19cm　2600円　Ⓘ978-4-89434-603-1　Ⓝ493.46

◇クローン病患者が本当にききたいこと—140のQ&A 付・診療医リスト、安心レシピ　日本炎症性腸疾患協会, 福島恒男編, 斎藤恵子レシピ　弘文堂　2008.12　191p　21cm　〈付・診療医リスト、安心レシピ〉　1900円　Ⓘ978-4-335-76013-6　Ⓝ493.46

内容　1 診断を受ける前に…　2 クローン病ってどんな病気?　3 治療を始めましょう　4 子どもや高齢者のクローン病　5 合併症　6 妊娠・出産　7 病気と上手につきあいましょう　8 クローン病の安心レシピ

◇クローン病ってこんな病気　福田能啓編　診断と治療社　2005.12　232p　21cm　2500円　Ⓘ4-7878-1228-9　Ⓝ493.46

内容　クローン病とはどんな病気なのでしょうか　クローン病という病気は増えているのでしょうか　クローン病はなぜ起こるのでしょうか　クローン病ではどんな症状がみられるのでしょうか　よく調べると小腸に潰瘍があり、ひきつれがあります　腸管の病変による症状　クローン病はどのようにして診断するのでしょうか　クローン病はどのように治療するのでしょうか　食生活の欧米化とクローン病　NPO法人JAPAN IBD　CCFJ (Crohn's&Colitis Foundation of Japan: 日本炎症性腸疾患協会)　クローン病在宅治療に向けての料理レシピ集　診断と治療・食事療法・在宅療法をQ&Aから探る　私とクローン病　病気の理解/受容と社会順応の支援に対する取り組み　IBDキャンパス (患者の質問に患者が答える相談室)

◇クローン病ってこんな病気—食生活から見直す　福田能啓, 奥田真珠美編　新版　診断と治療社　2012.2　31, 197p　21cm　2800円　Ⓘ978-4-7878-1932-1　Ⓝ493.46

◇やさしいクローン病の自己管理　松澤佑次監修, 伊藤裕章編　大阪　医薬ジャーナル社　2003.3　46p　30cm　950円　Ⓘ4-7532-2030-3　Ⓝ493.46

内容　1 クローン病とは　2 クローン病で行われる検査　3 クローン病の治療　4 食事について　5 日常生活について　6 医療費について　7 患者の会について

◆潰瘍性大腸炎

◇潰瘍性大腸炎—正しい治療がわかる本　中島淳著, 福井次矢責任編集　法研　2007.11　151p　21cm　(EBMシリーズ)　1400円　Ⓘ978-4-87954-693-7　Ⓝ493.46

内容　第1章 これが基本となる正しい治療です　第2章 検査はこのように行われます〔血便の原因を見極めるのがポイントです　炎症の程度や大腸の状態を確認する検査を行います〕　第3章 再発予防と生活するうえで気をつけたいこと (薬の服用で症状の落ち着いた状態を保ちます)　第4章 病気に対する正しい知識　第5章 これだけは聞いておきたい治療のポイントQ&A

◇潰瘍性大腸炎患者が本当にききたいこと—129のQ&A　日本炎症性腸疾患協会, 福島恒男編, 斎藤恵子レシピ　弘文堂　2008.12　184p　21cm　〈付・診療医リスト、安心レシピ〉　1900円　Ⓘ978-4-335-76012-9　Ⓝ493.46

内容　1 診断を受ける前に…　2 潰瘍性大腸炎ってどんな病気?　3 治療を始めましょう　4 子どもや高齢者の潰瘍性大腸炎　5 合併症　6 妊娠・出産　7 病気と上手につきあいましょう　8 潰瘍性大腸炎の安心レシピ

◇潰瘍性大腸炎と上手に付き合う本—病気を理解して上手に付き合えば大丈夫　石川秀樹著　さいたま　三雲社　2010.1　168p　21cm　1300円　Ⓘ978-4-902095-40-1　Ⓝ493.46

内容　第1章 潰瘍性大腸炎の患者さんに知っておいてほしい豆知識　第2章 日進月歩の研究と治療　第3章 通院と日常生活　第4章 からだと大腸にやさしいレシピ

◆過敏性腸症候群

◇過敏性腸症候群—脳と腸の対話を求めて　佐々木大輔編　中山書店　2006.10　197p　26cm　5000円　Ⓘ4-521-67671-5　Ⓝ493.46

内容　1章 どういう疾患か (疫学　成因・病態生理)　2章 どう診断するか (診断ガイドライン　共存病態 (comorbidity) ほか)　3章 どう治療するか　4章 特殊なケースとその対応　5章 新診断基準Rome 3 (Rome 2からRome 3へ)

◇過敏性腸症候群の治し方がわかる本　伊藤克人著　主婦と生活社　2011.8　207p　19cm　(こころの健康シリーズ)　《『過敏性腸症候群はここまで治る』(2003年刊)の最新版》　1100円　Ⓘ978-4-391-14044-6　Ⓝ493.46

内容　第1章 過敏性腸症候群とは?　第2章 過敏性腸症候群の受診のしかた　第3章 過敏性腸症候群の治療の進め方　第4章 ライフスタイルの改善法　第5章 食生活の工夫と食品選び　第6章 つらい症状はこうして乗り切る

◇過敏性腸症候群—よくわかる お医者に行く前にまず読む本　キーラン・J. モリアーティ著, 荻野俊平監訳, 三枝小夜子訳　一灯舎　2008.5　138p　21cm　(わが家のお医者さんシリーズ 17)　〈発売: オーム社〉　1200円　Ⓘ978-4-903532-25-7　Ⓝ493.46

内容　はじめに　消化管　過敏性腸症候群の症状　痛みを理解する　過敏性腸症候群の原因　診断を受ける　便秘　下痢　関連症状　過敏性腸症候群との付き合い方　日本における過敏性腸症候群の診断ガイドライン

◇過敏性腸症候群はここまで治る　伊藤克人著　主婦と生活社　2003.7　207p　19cm　1100円　Ⓘ4-391-12783-0　Ⓝ493.46

内容　第1章 過敏性腸症候群とは?　第2章 過敏性腸症候群の受診のしかた　第3章 過敏性腸症候群の

治療の進め方　第4章 ライフスタイルの改善法　第5章 食生活の工夫と食品選び　第6章 つらい症状はこうして乗り切る

《呼吸器疾患》

◇間質性肺炎・肺線維症　長井苑子著, 泉孝英監修　改訂版　大阪　最新医学社　2011.8　171p　18cm　（最新医学新書 6）1000円　Ⓘ978-4-914909-49-9　Ⓝ493.38
　内容　間質性肺炎・肺線維症を理解するために　間質性肺炎・肺線維症（総論）　主な間質性肺炎・肺線維症（各論）　患者さんからの質問に答える

◇気になる肺がん・COPD（慢性閉塞性肺疾患）　集英社　2005.5　35p　30cm　（集英社健康百科 読む人間ドック危ない現代病30 17）533円　Ⓝ493.38

◇呼吸を楽にして健康増進―呼吸のセルフマネジメント　慢性呼吸器疾患の患者さんとご家族のためのガイドブック　福地義之助, 植木純監修　照林社　2011.11　215p　26cm　2300円　Ⓘ978-4-7965-2246-5　Ⓝ493.3
　内容　セルフマネジメントの重要性　肺のしくみとはたらきの理解　病気を知ってセルフマネジメント　くすりの上手な使い方　禁煙と受動喫煙の予防　ワクチン接種は重要　急な増悪を早期発見、普段からの健康管理で進行予防　息切れを軽くする日常生活の工夫　肺の病気にも栄養が大切　社会資源の活用術　活動性を高めるための在宅酸素療法　健康を維持・増進する運動

◇特発性肺線維症（IPF）　杉山幸比古編　大阪　医薬ジャーナル社　2010.8　279p　26cm　4800円　Ⓘ978-4-7532-2459-3　Ⓝ493.38
　内容　1 特発性肺線維症（IPF）とは―IPFの概念と病態　2 特発性肺線維症（IPF）の歴史と今日の課題　3 IPFの疫学　4 IPFの病因論　5 IPF患者肺における肺胞毛細血管とリンパ管の構築変化　6 IPFと遺伝子　7 IPFの臨床と診断　8 IPFの治療の現況　9 IPFと鑑別すべき疾患　鼎談 特発性肺線維症の過去と未来

◇肺が危ない！　生島壮一郎著　集英社　2010.6　201p　18cm　（集英社新書）700円　Ⓘ978-4-08-720545-9　Ⓝ493.3
　内容　第1章 意外に知らない呼吸のメカニズム　第2章 こんなときは、呼吸科へ―いつもの外来診察から　第3章 息切れ外来とCOPD　第4章 重症COPDの患者さん　第5章 タバコと禁煙外来　第6章 呼吸器の病気あれこれ　第7章 よい呼吸のために、できること

◇肺気腫　千治松洋一著　日本医学館　2004.12　139p　19cm　（高齢者のからだと病気シリーズ）1000円　Ⓘ4-89044-572-2　Ⓝ493.38

◇肺塞栓症―その予防と治療　〔吹田〕循環器病研究振興財団　2010.1　16p　21cm　（知っておきたい循環器病あれこれ 健康で長生きするために 78）Ⓝ493.38

◇よくわかる肺炎のすべて　佐々木英忠編　大阪　永井書店　2003.12　302, 5p　26cm　5700円　Ⓘ4-8159-1678-0　Ⓝ493.38

　内容　疫学　病因　診断　治療　予防（免疫・栄養・ケアを含む）　小児の肺炎　市中肺炎　院内肺炎　老人性肺炎　肺癌患者の肺炎〔ほか〕

◆慢性閉塞性肺疾患（COPD）

◇賢者のためのCOPD「タバコ病」バイブル―在宅酸素療法という選択　D-マネジメント研究会著　幻冬舎メディアコンサルティング　2007.9　127p　21cm　（治す！シリーズ 1）〈発売:幻冬舎 折り込2枚〉1200円　Ⓘ978-4-344-99597-0　Ⓝ493.38
　内容　1 こんな症状が出たら要注意！―COPDを正しく知ろう　2 病院へ行く前に。―COPDかな？と思ったら　3 病院に行ったら。―COPDかどうか調べよう　4 COPDだとわかったら。―在宅酸素療法を始めるにあたって　5 在宅酸素療法を始めよう―COPDと上手に付き合っていくために　6 私たちの充実ライフ！―COPD患者ストーリー

◇高齢者に多い慢性閉塞性肺疾患COPD ―今からでも遅くない禁煙の勧め　東京都老人総合研究所編　東京都老人総合研究所　2004.5　62p　21cm　（老年学公開講座 第76回）〈会期・会場:2004年5月18日 板橋区立文化会館大ホール〉286円　Ⓝ493.38
　内容　講演:喫煙者、非喫煙者の肺はどう違う（田久保海誉述）　COPDはタバコ病（木田厚瑞述）　あなたも禁煙に挑戦しよう（阿部眞弓述）

◇知られざる肺の病気COPD ―せき、たん、息切れで悩む人に　木田厚瑞監修　講談社　2003.12　98p　21cm　（健康ライブラリー イラスト版）1200円　Ⓘ4-06-259330-0　Ⓝ493.38
　内容　1 知っておきたい肺・呼吸器の病気（病気の知識―その症状、本当にかぜですか　かぜ症候群（似ているようで違う、かぜとインフルエンザ　せき・たんが多くなる急性気管支炎）ほか）　2 肺の構造とはたらき　3 第4の生活習慣病、COPD（COPDとは（生活習慣による肺の病気COPD　正常な肺や気管支に変化が起きて発症　気道が常に狭くて息苦しい状態　COPDは肺だけでなく全身の病気）　患者数―患者数は今後増えていく予測 ほか）　4 早期受診と早期診断が鉄則（受診―まずは、かかりつけ医のところへ行こう　検査（問診のあとに画像検査をおこなう　肺のはたらきをみるスパイロメーター）ほか）　5 あなたとあなたの家族ができること（リハビリ―包括的呼吸リハビリテーションとは　禁煙（禁煙のためのニコチン代替療法　五日間でたばこをやめる方法）ほか）

◇「図解」中高年のたばこ病COPD（慢性閉塞性肺疾患）　巽浩一郎著　改訂新版　保健同人社　2008.10　111p　21cm　1200円　Ⓘ978-4-8327-0382-7　Ⓝ493.38
　内容　第1章 COPDとはこんな病気　第2章 COPDの原因　第3章 COPDの症状　第4章 COPDの増悪　第5章 COPDの診断　第6章 COPDの治療　第7章 COPDとたばこ病

◇たばこ好きが危ない！ COPDの早期発見と治し方　木田厚瑞, 村田朗著　主婦と生活社　2004.4　207p　19cm　1200円　Ⓘ4-391-12910-8　Ⓝ493.38
　内容　第1章 COPDとはどんな病気か？　第2章 早期発見のための検査と診断　第3章 COPDの治療の

進め方（QOL（生活の質）を高めるために　基本は包括的呼吸リハビリテーション ほか）　第4章 正しい自己管理で毎日を快適に　第5章 COPDの在宅療養はあなたが主役

◇中高年のたばこ病COPD（慢性閉塞性肺疾患）—しつこい咳・息切れは要注意　巽浩一郎著　保健同人社　2004.9　79p　21cm　1000円　Ⓘ4-8327-0419-2　Ⓝ493.38

　内容　1 COPDとはこんな病気　2 COPDの原因　3 COPDの症状　4 COPDの急性増悪　5 COPDの診断　6 COPDの治療　7 治療はどこで受けるべきか　8 COPDとたばこ病

◇肺気腫と慢性気管支炎が合体したようなCOPDは、肺構造破壊病—健康カラオケ　周東寛著　アイシーアイ出版　2011.1　200p　19cm　〈発売：星雲社〉　1300円　Ⓘ978-4-434-15205-4　Ⓝ493.38

　内容　第1章 「健康カラオケ」で、患者さんがどんどん元気になっていく　第2章 COPDは「肺構造破壊病」　第3章 古くて新しい肺の病気 肺炎、肺結核　第4章 食道ガンの原因にもなる「逆流性食道炎」が増えている　第5章 カラオケの腹式呼吸が、健康無病への扉を開く　第6章 深い質のよい眠りが大切　第7章 最先端検査機器が進化し続けている

◇肺と呼吸に不安があるときに読む本 早わかり健康ガイド　寺本信嗣監修　小学館　2008.10　159p　19cm　1200円　Ⓘ978-4-09-304329-8　Ⓝ493.3

　内容　COPDセルフチェック あなたは大丈夫？ 生活にひそむ肺の病気の危険度をチェック　第1章 あなたの不安の原因を探る　第2章 呼吸器の病気はこうして見つける　第3章 知っておきたい呼吸器に症状がでる病気　第4章 知らずに進む肺の生活習慣病「COPD」　第5章 肺と呼吸を元気にするためにやるべきこと

◇肺の生活習慣病（COPD）—咳、痰、息切れを疑う　木田厚瑞著　中央公論新社　2008.8　234p　18cm　（中公新書）　780円　Ⓘ978-4-12-101960-8　Ⓝ493.38

　内容　第1章 サインは咳と痰、息切れ　第2章 芽吹く肺、たそがれの肺　第3章 暴走する炎症　第4章 どこを診るのか、どう治すのか　第5章 社会がつくる病気、COPD　第6章 期待される直角人生へ

◇肺の生活習慣病（COPD）—咳、痰、息切れを疑う　木田厚瑞著　〔点字資料〕　桜雲会点字出版部　2010.12　3冊　28cm　〈原本：中央公論新社 2008 ルーズリーフ〉　全15000円　Ⓝ493.38

◇肺の生活習慣病COPDがわかる本　福地義之助監修　法研　2004.8　144p　21cm　1300円　Ⓘ4-87954-537-6　Ⓝ493.38

　内容　第1章 あなたの肺は大丈夫？—COPDを知ろう　第2章 あなたの肺をチェックしよう—COPDの検査と診断　第3章 どんなふうに治す？—COPDの治療法　第4章 COPDに負けないからだをつくる—日常生活の注意　第5章 あなたの疑問に答えるQ&A　第6章 COPD役立ち情報

◇肺の生活習慣病COPD—せき・たん・息切れが気になる人へ　木田厚瑞総監修　日本放送出版協会　2011.1　79p　26cm　（別冊NHKきょうの健康）　1000円　Ⓘ978-4-14-794155-6　Ⓝ493.38

◇やさしいCOPD（慢性閉塞性肺疾患）リハビリテーションの自己管理　本間生夫監修、田中一正編　大阪　医薬ジャーナル社　2005.1　79p　30cm　950円　Ⓘ4-7532-2109-1　Ⓝ493.38

　内容　1 COPDという病気を御存知ですか　2 タバコが主な原因です。まず禁煙から！　3 内科的治療法　4 呼吸リハビリテーション・理学療法　5 栄養・食事療法・治療法　6 社会的資源の活用法

◇よくわかる慢性閉塞性肺疾患の基本としくみ—いちばんわかりやすい難病の本　杉山幸比古著　エクスナレッジ　2010.8　175p　21cm　2800円　Ⓘ978-4-7678-1008-9　Ⓝ493.38

　内容　第1章 慢性閉塞性肺疾患（COPD）の症状、発症原因　第2章 疑わしいとき、発症したときの病院のかかり方　第3章 慢性閉塞性肺疾患（COPD）の検査・診断・治療法　第4章 慢性閉塞性肺疾患（COPD）患者の日常生活と社会生活

◇COPD患者さんのための包括的呼吸リハビリテーション実践プログラム　木田厚瑞監修　公害健康被害補償予防協会　2003.3　23p　30cm　Ⓝ493.38

◇COPDのすべて　工藤翔二監修、永井厚志、一ノ瀬正和編　文光堂　2008.6　335p　26cm　（呼吸器common diseaseの診療）〈執筆：永井厚志ほか〉　12000円　Ⓘ978-4-8306-1728-7　Ⓝ493.38

　内容　1 COPDの疾患概念　2 COPDの診断の進め方　3 COPDの治療の考え方　4 類縁疾患症例から学ぶ鑑別診断のポイント

◇COPD慢性閉塞性肺疾患　木田厚瑞著　主婦の友社　2008.10　159p　21cm　（よくわかる最新医学）　1400円　Ⓘ978-4-07-260971-2　Ⓝ493.38

　内容　第1章 呼吸器の構造と働き　第2章 COPDとはどんな病気か　第3章 COPDの症状は？　第4章 検査を受ける　第5章 どのように治療を進めるか　第6章 日常生活の工夫

◇COPDは、肺気腫と慢性気管支炎が合体したような肺構造破壊病—健康カラオケ　周東寛著　アイシーアイ出版　2011.4　192p　19cm　〈発売：星雲社　『肺気腫と慢性気管支炎が合体したようなCOPDは、肺構造破壊病』（2011年刊）の改訂版〉　1300円　Ⓘ978-4-434-15563-5　Ⓝ493.38

　内容　第1章 「健康カラオケ」で、患者さんがどんどん元気になっていく　第2章 COPDは「肺構造破壊病」　第3章 COPDよりも古くて新しい肺の病気 肺炎、肺結核　第4章 カラオケの腹式呼吸が、健康無病への扉を開く…　第5章 深い質のよい眠りが大切　第6章 最先端検査機器が進化し続けている

《肝臓病》

◇医師と患者のためのメタボ時代の新しい肝臓病—肝臓病患者の診療と必須知識　岡崎勲著　メジカルビュー社　2012.6　155p　26cm　3500円　Ⓘ978-4-7583-1501-2

　内容　1 診療事例で学ぶ肝臓病患者の診療（過量飲酒による肝硬変症への進行を予防する　メタボの肝臓病は全身病　お酒なし、肥満なし、それでも脂肪肝・脂肪性肝炎に！　肝炎ウイルスによる肝臓病患者から学ぶ　糖尿病患者の肝機能障害から学ぶ—糖代謝

をコントロールする　肝がん—がんと鑑別を要する病気が多い、またがんでもあきらめない　胆石は油断でkない疾患）2 メタボ時代の肝臓病診療必須知識（肝臓の動きを理解して診療に備える　近年重視されてきた肝疾患診断に必要な検査　肝臓の線維化の程度を診る—線維化マーカー　肝疾患発生は炎症が起因？　自己免疫疾患としての肝臓病　多くは特異体質でみられる薬物性肝障害　脂肪肝は心臓病の前兆か？　肝硬変症はどこまで回復できるか？—肝硬変症を改善する新戦略）

◇肝炎・肝硬変・肝がん—治療法はここまで進んだ！　林紀夫総監修　日本放送出版協会　2006.3　111p　26cm　（別冊NHKきょうの健康）　1000円　Ⓘ4-14-794141-9

◇肝機能の数値が悪い人がまず最初に読む本—肝機能の数値を下げる名医の知恵171　主婦と生活社編、広岡昇監修　主婦と生活社　2010.5　159p　19cm　（病気を防ぐ！健康図解シリーズ 6）〈『肝機能の数値が悪く肝臓の重い病気が気になる方へ』（2005年刊）の加筆、リニューアル〉　552円　Ⓘ978-4-391-13896-2　Ⓝ493.47
内容　1章 肝機能障害・肝臓病について知っておきたい基礎知識　2章 肝臓の検査をしっかり行い、数値を読み取る　3章 肝機能の低下を改善する食事の心得　4章 アルコールと上手につき合う　5章 運動習慣を確立して脂肪肝を撃退　6章 肥満は大敵！予防・解消に努めよう　7章 日常生活を見直して肝機能を回復　8章 肝機能低下、肝臓病の最新治療法

◇肝機能の数値が悪く肝臓の重い病気が気になる方へ—あなたの異常値の原因は慢性肝炎？　肝硬変？それとも…　広岡昇著　主婦と生活社　2005.12　111p　19cm　800円　Ⓘ4-391-13179-X　Ⓝ493.47
内容　1章 肝機能障害、肝臓病について知っておきたい基礎知識　2章 肝臓の検査をしっかり行い、数値を読み取る　3章 肝機能の低下を改善する食事の心得　4章 アルコールと上手につき合う　5章 運動習慣を確立して脂肪肝を撃退　6章 肥満は大敵！予防・解消に努めよう　7章 日常生活を見直して肝機能を回復　8章 肝機能低下、肝臓病の最新治療法

◇肝硬変の本—役に立つ肝硬変の自己管理　林紀夫監修、片山和宏編著　昌栄印刷　2010.3　152p　21cm　1800円　Ⓘ978-4-903190-02-0　Ⓝ493.477

◇患者さんと医師のための肝臓病最新の診断と治療　岡上武著　銀海舎　2004.1　119p　23cm　2000円　Ⓘ4-901808-04-4　Ⓝ493.47
内容　第1章 肝臓のしくみと働き　第2章 自覚症状と他覚所見　第3章 肝臓病の検査には色々あります　第4章 肝臓病の治療　第5章 ここまで進んだ肝臓病の治療　第6章 肝臓病と上手につきあう法　第7章 ウイルス性肝炎の感染予防

◇患者さんと家族のための肝硬変ガイドブック　日本消化器病学会編　南江堂　2011.6　65p　26cm　1000円　Ⓘ978-4-524-26279-3　Ⓝ493.47

◇患者さんの質問に答える慢性肝疾患診療　松崎靖司、宜保行雄編著　南山堂　2006.4　193p　26cm　3500円　Ⓘ4-525-25861-6　Ⓝ493.47

◇患者さんの質問に答える慢性肝疾患診療　松崎靖司、宜保行雄編著　改訂2版　南山堂　2008.4　203p　26cm　3500円　Ⓘ978-4-525-25862-7　Ⓝ493.47

◇肝臓をウイルスから守る！　与芝真葦著　小学館　2004.4　217p　15cm　（小学館文庫）　476円　Ⓘ4-09-418494-5　Ⓝ493.47
内容　第1章 肝臓病のほとんどは「感染症」です　第2章 ウイルス性の肝臓病を正しく知りましょう　第3章 肝臓の働きを知りましょう　第4章 肝臓病と闘うには検査が大切です　第5章 肝硬変、肝がんに進行させないためには　第6章 肝臓病はこうして治す　第7章 日常の食生活に気をつけて肝臓病を防ぎましょう

◇肝臓の病気　中野博著　大阪　最新医学社　2007.4　171p　18cm　（最新医学新書 7　本棚のホームドクター 16）　1200円　Ⓘ978-4-914909-38-3　Ⓝ493.47
内容　総論（肝臓の構造と機能　肝臓病の見つかる動機と症状　肝臓病の検査法　肝臓病の管理と生活指導）　各論（肝臓病　肝臓病の予防）

◇肝臓の病気を治す正しい知識—インターフェロンや抗がん剤が合わない患者さんのための肝炎から肝硬変、肝がんでも、肝機能を改善する方法　小林義美著、中島修監修　北陽出版　2009.9　207p　19cm　〈発売：キャリイ社〉　1200円　Ⓘ4-8109-1206-7　Ⓝ493.47
内容　第1章 これだけは知っておきたい肝臓＆肝炎の常識　第2章 肝機能改善のカギは「免疫」にある　第3章 補完医学研究会が牽引するタキサス研究　第4章 肝炎・肝硬変・肝がんを改善した最新15症例　第5章 肝機能改善に役立つQ&A

◇肝臓病　中嶋俊彰著　新版　主婦の友社　2004.4　223p　21cm　（よくわかる最新医学）　1300円　Ⓘ4-07-241643-6　Ⓝ493.47
内容　第1章 肝臓の働きと自覚症状　第2章 肝臓の検査と診断　第3章 肝臓病のすべて　第4章 肝臓の薬と最新治療　第5章 肝臓を強くするセルフケア

◇肝臓病　野村喜重郎監修　主婦の友社　2005.6　223p　21cm　（専門医が答えるQ&A）　1300円　Ⓘ4-07-245990-9　Ⓝ493.47
内容　第1章 肝臓のことを詳しく知ろう　第2章 肝臓の検査と数値のQ&A　第3章 肝臓の病気を知るためのQ&A　第4章 肝臓の薬と治療のQ&A　第5章 肝臓にいい生活のQ&A

◇肝臓病—治る時代の基礎知識　渡辺純夫著　岩波書店　2011.7　228p　18cm　（岩波新書 新赤版1321）　760円　Ⓘ978-4-00-431321-2　Ⓝ493.47
内容　第1章 肝臓病になってしまったら　第2章 肝臓は何をしている？　第3章 肝臓病を知る　第4章 ウイルス性肝炎　第5章 肝炎が進行すると　第6章 他にもある肝臓の病気　終章 肝臓病にならないために

◇肝臓病これで安心—肝炎、脂肪肝から肝がんまで、最新の治療と食事　鵜沼直雄著　改訂新版　小学館　2009.2　231p　21cm　（ホーム・メディカ安心ガイド）　1500円　Ⓘ978-4-09-304207-9　Ⓝ493.47
内容　第1章 肝臓病とはどんな病気（肝臓病の検査　肝臓病の原因　肝臓病の治療の基本）　第2章 肝臓病はどう治す（肝臓病の種類　肝臓の治療）　第3章 肝臓病の人の日常生活（日常生活の基本　その他の日常生活）　第4章 肝臓病の人の食生活と献立案（食生活の基本　肝臓病の治療食）

◇肝臓病読本―もっと知りたい予防と治療　富松昌彦著　ヴァンメディカル　2003.2　195p　19cm　1500円　①4-86092-048-1　Ⓝ493.47
内容　肝臓はこんなに重要な臓器　肝臓には、こんなに敵が多い　正常な肝臓と異常な肝臓（肝臓病の経過）　肝臓病を早く察知するには（症状編　検査編）　肝臓の最大の敵は肝炎ウイルス―肝炎ウイルスVSアルコール　A型肝炎は食事に注意　B型肝炎はセックスに注意―B型急性肝炎　B型肝炎は家族歴でわかる―B型慢性肝炎　C型肝炎ウイルスは一番の悪者　肝硬変は肝臓病の終末像〔ほか〕

◇肝臓病なんて怖くない　群馬大学大学院病態制御内科（第一内科）肝臓研究グループ著　〔前橋〕　群馬大学大学院病態制御内科（第一内科）肝臓研究グループ　2005.9　184p　21cm〈前橋　上毛新聞社出版局（製作・発売）〉　1239円　①4-88058-933-0　Ⓝ493.47

◇肝臓病によい食べもの　高橋健一，遠藤素彦監修　改訂版　土屋書店　2004.5　159p　21cm　（オール図解シリーズ食こそ良薬）　1200円　①4-8069-0706-5　Ⓝ493.47
内容　1「肝臓病」とはどんな病気か　2 こんな食べものが肝臓によい　3 肝臓に活力を与える料理　4 アルコールとの上手なつきあい方　5 肝臓のしくみと「肝臓病」

◇肝臓病によい食べもの　高橋健一，遠藤素彦監修　新装版　土屋書店　2007.7　159p　21cm　（オール図解シリーズ食こそ良薬）　1200円　①978-4-8069-0914-9　Ⓝ493.47
内容　1「肝臓病」とはどんな病気か　2 こんな食べものが肝臓によい　3 肝臓に活力を与える料理　4 アルコールとの上手なつきあい方　5 肝臓のしくみと「肝臓病」

◇肝臓病によい食べもの　高橋健一，遠藤素彦監修　土屋書店　2008.8　159p　21cm　（Tsuchiya healthy books　食こそ良薬シリーズ）　1400円　①978-4-8069-1009-1　Ⓝ493.47
内容　1「肝臓病」とはどんな病気か　2 こんな食べものが肝臓によい　3 肝臓に活力を与える料理　4 アルコールとの上手なつきあい方　5 肝臓のしくみと「肝臓病」

◇肝臓病によい食べもの―正しい食生活が、いちばんの良薬　高橋健一，遠藤素彦監修　土屋書店　2011.9　167p　21cm　（Tsuchiya healthy books　名医の診察室）　1200円　①978-4-8069-1232-3　Ⓝ493.47
内容　1「肝臓病」とはどんな病気か　2 こんな食べものが肝臓によい　3 肝臓に活力を与える料理　4 アルコールとの上手なつきあい方　5 肝臓のしくみと「肝臓病」

◇肝臓病の最新治療　泉並木著　主婦の友社　2012.7　191p　21cm　（よくわかる最新医学）　1300円　①4-07-282620-1
内容　第1章 肝臓を知る　第2章 肝臓をチェックするための検査・診断　第3章 肝臓の病気　第4章 肝臓病の治療　第5章 肝臓病の予防と治療のための生活

◇肝臓病の「常識」を疑え！―世界的権威が説く肝臓メンテナンス法　高山忠利著　講談社　2008.1　179p　18cm　（講談社＋α新書）　800円　①978-4-06-272481-4　Ⓝ493.47
内容　第1章 肝臓の敵を知る　第2章 検診で自分の肝臓を知る　第3章 脂肪肝とダイエット　第4章 肝炎の階段モデル　第5章 C型肝炎ウイルスと闘う　第6章 C型肝炎の超最新治療　第7章 肝がんでもあきらめるな！　第8章 肝がんの進化する治療

◇気になる肝臓病　集英社　2004.10　35p　30cm　（集英社健康百科　読む人間ドック危ない現代病30 2）　476円　Ⓝ493.47

◇最新の治療で肝臓病を治そう　岡上武著　銀海舎　2006.11　109p　23cm　2000円　①4-901808-08-7　Ⓝ493.47

◇知っておきたい肝臓病の知識Q＆A　進藤道子，奥野忠夫著　ライフサイエンス出版　2003.5　127p　21cm　1500円　①4-89775-181-0　Ⓝ493.47

◇知っておきたい肝臓病の知識Q＆A　進藤道子，奥野忠雄著　改訂新版　ライフサイエンス出版　2006.3　175p　21cm　1500円　①4-89775-217-5　Ⓝ493.47

◇知っておきたい肝臓病の知識Q＆A　進藤道子，奥野忠雄著　改訂第2版　ライフサイエンス出版　2009.6　223p　21cm　1500円　①978-4-89775-271-6　Ⓝ493.47

◇女性肝臓学入門　清水一郎著　西村書店　2006.4　157p　26cm　4800円　①4-89013-344-5　Ⓝ493.47
内容　第1章 肝癌発生率の性差　第2章 肝線維化と性差　第3章 女性ホルモンと酸化ストレス　第4章 鉄の女　第5章 女性と脂肪肝　第6章 女性とアルコール性肝障害　第7章 女性に多い自己免疫性肝疾患　第8章 薬物代謝の性差　第9章 女性ホルモン濃度の性差　第10章 女性と肝発癌　第11章 女性ホルモンは肝臓病治療薬になるのだろうか？　第12章 性差を考えた医療

◇専門医が答える肝臓病何でもQ&A　泉並木著　協同出版　2004.2　213p　19cm　1500円　①4-319-00519-8　Ⓝ493.47
内容　1 肝臓病とは（ウイルス性肝炎とは　その他の肝臓病）　2 肝臓病の症状と検査　3 肝臓病の治療　4 肝臓病のときの生活と予防の考え方

◇専門医が答える肝臓病何でもQ&A　泉並木著　改訂新版　協同出版　2004.12　223p　19cm　1500円　①4-319-00520-1　Ⓝ493.47
内容　1 肝臓病とは（ウイルス性肝炎とは　その他の肝臓病）　2 肝臓病の症状と検査　3 肝臓病の治療　4 肝臓病のときの生活と予防の考え方

◇専門医が答える肝臓病何でもQ&A　泉並木著　増補新版　協同出版　2009.11　259p　19cm　1500円　①978-4-319-00521-5　Ⓝ493.47
内容　1 肝臓病とは（ウイルス性肝炎とは　その他の肝臓病）　2 肝臓病の症状と検査　3 肝臓病の治療　4 肝臓病のときの生活と予防の考え方

◇専門医がやさしく教える肝臓病―最新治療法と日常生活の重要ポイント　熊田博光著　PHP研究所　2007.11　175p　24cm　1200円　①978-4-569-69530-3　Ⓝ493.47
内容　1章 知っておきたい肝臓病の基礎知識　2章 肝臓病の検査と数値の読み方　3章 ウイルス性肝炎と治療法　4章 脂肪肝・NASHと治療法　5章 アルコール性肝障害と治療法　6章 肝硬変・肝がんと治療法　7章 今日からできる肝臓にやさしい生活

◇一目でわかる肝臓病学　与芝真監修　第2版　メディカル・サイエンス・インターナショナル

2003.11　87p　29cm　〈執筆：安田宏ほか〉　2800円　Ⓘ4-89592-350-9　Ⓝ493.47
　内容 1肝の構造　2肝の機能　3肝機能検査　4肝の形態検査　5肝疾患と症候　6肝炎を起こすウイルス　7おもな肝臓病

◇まるごと一冊肝臓の本　熊田博光著　改訂第2版　松戸　日本プランニングセンター　2003.7　252p　19cm　（まるごと一冊シリーズ）　1429円　Ⓘ4-931197-64-7　Ⓝ493.47
　内容 第1章 肝臓のしくみと働き　第2章 肝臓の検査　第3章 肝臓の病気　第4章 肝炎ウイルス　第5章 肝炎の診断と治療　第6章 肝臓にいい食事　第7章 肝臓のQ&A

◇名医のわかりやすい肝臓の病気――B型・C型肝炎から肝がんまで　茶山一彰著　同文書院　2006.11　236p　19cm　（同文名医シリーズ）　1200円　Ⓘ4-8103-3152-0　Ⓝ493.47
　内容 序章 肝臓の働きとその大切さ（肝臓は体のどのあたりにあるの？　肝臓の働きにはどんなものがあるの？）　第1章 C型肝炎　第2章 B型肝炎　第3章 そのほかのおもな肝臓の病気（脂肪肝、非アルコール性脂肪性肝炎、アルコール性肝障害）（脂肪肝と非アルコール性脂肪性肝炎（NASH）　アルコール性肝障害）

◇やさしい肝臓病の自己管理　林紀夫編　改訂版　大阪　医薬ジャーナル社　2008.12　120p　30cm　2200円　Ⓘ978-4-7532-2343-5　Ⓝ493.47

◇やさしい高齢者肝疾患の自己管理　八橋弘編　大阪　医薬ジャーナル社　2007.7　69p　30cm　1600円　Ⓘ978-4-7532-2262-9　Ⓝ493.47
　内容 1 わが国における高齢者の肝臓病―原因・疫学・検査　2 高齢者のC型肝炎―診断・自然経過・治療　3 高齢者のC型肝炎―インターフェロン自己注射導入　4 高齢者のB型肝炎―診断・自然経過・治療　5 高齢者の肝硬変―診断と治療　日常生活で注意していくこと　6 高齢者の肝がん―診断と治療　7 高齢者の肝臓と栄養（NASH、脂肪肝）　8 高齢者の肝臓と嗜好品―お茶・コーヒー・たばこ・お酒・健康食品

◇よくわかる肝臓病―最新版　主婦の友社編　主婦の友社　2008.11　191p　24cm　（主婦の友新実用books clinic）　1400円　Ⓘ978-4-07-260994-1　Ⓝ493.47
　内容 1章 肝臓&肝臓病を知る　2章 肝臓病の検査と治療法　3章 肝臓を守るための食事のポイント　4章 肝臓を強くする主菜や副菜レシピ57　5章 肝臓を強くする20の食材とレシピ　6章 肝臓を強くする手作りの健康食　7章 肝臓を強くするツボ刺激や動作　8章 Q&Aで知る肝臓病と生きる知恵

《膵臓病》

◇患者さんと家族のための慢性膵炎ガイドブック　日本消化器病学会編　南江堂　2010.10　63p　26cm　1000円　Ⓘ978-4-524-26271-7　Ⓝ493.47

◇膵臓の病気　小泉勝著　改訂新版　保健同人社　2011.9　223p　21cm　（専門のお医者さんが語るQ&A）　1600円　Ⓘ978-4-8327-0658-3　Ⓝ493.47
　内容 第1部 膵臓の病気の基礎知識（膵臓の仕組みと働き　急性膵炎　慢性膵炎　自己免疫性膵炎　膵のう胞　膵内分泌腫瘍）　第2部 膵臓の病気の診断と治療Q&A（膵臓の病気の一般的な疑問　急性膵炎の症状・診断・治療　慢性膵炎の症状・診断・治療　膵のう胞の症状・診断・治療）　第3部 膵臓の病気のセルフケアと生活Q&A（膵臓の病気のときの食事と生活上の心がまえ）

◇膵臓の病気――急性膵炎・慢性膵炎・膵臓ガンの治し方　税所宏光監修　講談社　2011.10　98p　21cm　（健康ライブラリーイラスト版）　1200円　Ⓘ978-4-06-259758-6　Ⓝ493.47
　内容 1 気づきにくい膵臓の異変を検査でキャッチ　2 急性膵炎（ケーススタディ(1)急性膵炎―数日お酒だけで過ごし、救急搬送されたAさん　急性膵炎とは―膵臓自体が膵液で溶けて激痛が起こる ほか）　3 慢性膵炎（ケーススタディ(2)慢性膵炎―禁酒を指導されてもお酒をやめられなかったBさん　慢性膵炎とは―小さな炎症をくり返して膵臓が硬くなる ほか）　4 膵臓ガン（ケーススタディ(3)膵臓ガン―ステージごとに異なる治療を受けたCさん、Dさん　膵臓にできる腫瘍―悪性腫瘍は症状が現れにくく、転移しやすい ほか）

◇膵臓の病気がわかる本――急性膵炎、慢性膵炎、膵臓がんの治療と日常生活　白鳥敬子監修　法研　2008.8　165p　21cm　1500円　Ⓘ978-4-87954-678-4　Ⓝ493.47
　内容 第1章 膵臓のしくみとはたらきを知りましょう（膵臓とはどのような臓器か　膵臓のはたらき(1)―外分泌機能　膵臓のはたらき(2)―内分泌機能）　第2章 膵臓の病気と治療法をきちんと知りましょう（膵臓のおもな病気　急性膵炎―重症では死に至るケースも　慢性膵炎―膵臓が少しずつ傷害されていく病気　膵のう胞）　第3章 膵臓にやさしい生活（膵臓はデリケートな内臓です　暴飲暴食はやめ、バランスのとれた規則正しい食生活を心がけましょう　生活習慣の改善と定期的な検診で膵臓病を防ぎましょう　お酒はほどほどに、「禁酒」と言われたら必ず守りましょう　禁煙するのがベストです　過労やストレスを避け、軽い運動を　定期健診をかならず受け、中年になったら人間ドック受信も考えましょう）

◇生活習慣とすい臓病――生命を守る予防と治療　伊藤鉄英著　福岡　海鳥社　2007.11　79p　21cm　1200円　Ⓘ978-4-87415-660-5　Ⓝ493.47
　内容 「すい臓の働きとすい炎」―生活習慣病とすい臓病　自己免疫性すい炎について　「すい腫瘍の病態と治療」（かたまりをつくる代表としての膵癌　ふくろをつくる代表としての膵管内乳頭粘液性腫瘍（IPMN））　「膵がんにおける抗がん剤治療の現状と展望」　「膵臓と膵がんについてのQ&A」

◇まるごと一冊膵臓の本　真辺忠夫著　第2版　松戸　日本プランニングセンター　2004.7　231p　19cm　（まるごと一冊シリーズ）　1500円　Ⓘ4-931197-67-1　Ⓝ493.47
　内容 第1章 膵臓のはたらき　第2章 膵臓病の症状　第3章 膵臓病の検査　第4章 急性膵炎　第5章 慢性膵炎　第6章 膵がん　第7章 膵嚢胞　第8章 膵内分泌腫瘍　第9章 膵外傷　第10章 膵臓Q&A　第11章 食事療法

◇名医のわかりやすい膵臓の病気　林田豊男著　第2版　同文書院　2004.11　170p　19cm　（同文名医シリーズ）　1200円　Ⓘ4-8103-3127-X　Ⓝ493.47

内容 第1章 膵臓の病気の症状と診察　第2章 膵臓ってどんな臓器―その構造と働き　第3章 膵臓病の検査　第4章 急性膵炎とはどんな病気か　第5章 慢性膵炎とはどんな病気か　第6章 膵がんと膵臓の特殊な腫瘍　第7章 手紙と膵臓の病気Q&A

《甲状腺疾患》

◇甲状腺疾患―よくわかる お医者に行く前にまず読む本　アンソニー・トフト著，須川秀夫監訳，三枝小夜子訳　一灯舎　2008.5　130p　21cm　（わが家のお医者さんシリーズ 18）〈発売：オーム社〉　1200円　Ⓘ978-4-903532-38-7　Ⓝ493.49
内容 第1章 はじめに　第2章 甲状腺機能亢進症：バセドウ病など　第3章 甲状腺機能低下症：橋本病など　第4章 甲状腺疾患と妊娠　第5章 甲状腺の肥大　第6章 甲状腺がん　第7章 甲状腺ホルモン検査　第8章 甲状腺機能低下症をめぐる誤解　第9章 Q&A

◇甲状腺の病気　赤須文人著　新版　講談社　2004.1　241p　19cm　（健康ライブラリー）　1300円　Ⓘ4-06-259251-7　Ⓝ493.49
内容 1 甲状腺治療のいま　2 もっと甲状腺について知るために　3 バセドウ病と甲状腺機能亢進症　4 橋本病と甲状腺機能低下症　5 同時に現れる別の病気　6 甲状腺腫とガンの関係　7 年齢・性と甲状腺の病気

◇甲状腺の病気　佐藤幹二著　改訂新版　保健同人社　2006.7　189p　21cm　（専門のお医者さんが語るQ&A 27）　1350円　Ⓘ4-8327-0626-8　Ⓝ493.49
内容 第1部 甲状腺の病気の基礎知識　第2部 甲状腺の病気の治療Q&A（甲状腺の病気の一般的な疑問　バセドウ病(甲状腺機能亢進症)の症状・診断・治療　慢性甲状腺炎(甲状腺機能低下症)の症状・診断・治療ほか）　第3部 甲状腺の病気と日常生活の注意Q&A

◇甲状腺の病気―バセドウ病・橋本病・甲状腺腫瘍ほか　伊藤公一監修,主婦の友社編　新版　主婦の友社　2007.6　159p　21cm　（よくわかる最新医学）　1400円　Ⓘ978-4-07-255421-0　Ⓝ493.49
内容 第1章 甲状腺のことを，もっとよく知りたい　第2章 甲状腺の病気は見のがされている　第3章 甲状腺機能亢進症―おもにバセドウ病の症状から治療まで　第4章 甲状腺機能低下症―おもに橋本病の症状から治療まで　第5章 甲状腺にできる腫瘍―結節性甲状腺腫　第6章 受診と検査を正しく理解する　第7章 妊娠・出産，日常生活への不安に答える

◇甲状腺の病気を治す本―最新の病気情報と治療法がよくわかる　栗原英夫著　法研　2009.3　223p　21cm　1500円　Ⓘ978-4-87954-759-0　Ⓝ493.49
内容 第1章 甲状腺の働きを知りましょう　第2章 甲状腺の病気と治療法をきちんと知りましょう（甲状腺の病気は3種類に分けられます　バセドウ病（甲状腺機能亢進症）　甲状腺の病気の検査　第4章 妊娠・出産，そして毎日の生活（甲状腺の病気でも安心して妊娠・出産・授乳ができます　毎日の生活の心配Q&A）

◇甲状腺の病気を分かり易く―日常の健康のために　伊藤周平著　ライフリサーチプレス　2003.11　139p　21cm　1000円　Ⓘ4-906472-70-2　Ⓝ493.49

◇甲状腺の病気の最新治療―バセドウ病・橋本病・甲状腺腫瘍ほか 最新の診断法，治療法　主婦の友社編，伊藤公一監修　2011.10　159p　21cm　（よくわかる最新医学）〈『甲状腺の病気』新版(2007年刊)の改訂〉　1400円　Ⓘ978-4-07-279812-6　Ⓝ493.49
内容 特別コラム いま一番気になる最新情報「甲状腺の病気」と「放射能」との関係は？　第1章 甲状腺のことを，もっとよく知りたい　第2章 甲状腺の病気は見のがされている　第3章 甲状腺機能亢進症―おもにバセドウ病の症状から治療まで　第4章 甲状腺機能低下症―おもに橋本病の症状から治療まで　第5章 甲状腺にできる腫瘍―結節性甲状腺腫　第6章 受診と検査を正しく理解する　第7章 妊娠・出産，日常生活への不安に答える

◇甲状腺の病気の治し方　伊藤公一監修　講談社　2003.9　99p　21cm　（健康ライブラリー イラスト版）　1200円　Ⓘ4-06-259328-9　Ⓝ493.49
内容 1 甲状腺の病気について知る　2 バセドウ病の治し方　3 橋本病の治し方　4 甲状腺の病気総チェック　5 日常生活の注意

◇甲状腺の病気―バセドウ病・橋本病・その他の甲状腺疾患 最新医学がとことんわかる　山田惠美子監修　PHP研究所　2011.2　159p　21cm　1400円　Ⓘ978-4-569-79450-1　Ⓝ493.49
内容 第1章 甲状腺について正しく知り，理解することが支えになります　第2章 病気に早く気づき，検査・診断を受けることが治療の第一歩です　第3章 バセドウ病の治療は，こう進めます　第4章 橋本病の治療は，こう進めます　第5章 甲状腺にできる腫瘍の治療は，こう進めます　第6章 そのほかの甲状腺の病気　第7章 日常生活のケアと注意ポイント

◇図解甲状腺の病気がよくわかる最新治療と正しい知識―バセドウ病，橋本病，甲状腺腫瘍への診断と治療　伊藤公一,高見博監修　日東書院本社　2012.1　175p　21cm　1400円　Ⓘ978-4-528-01247-9　Ⓝ493.49
内容 第1章 甲状腺の働きと病気　第2章 バセドウ病の症状と治療　第3章 橋本病の症状と治療　第4章 そのほかの機能低下症　第5章 良性の腫瘍と悪性の甲状腺がん　第6章 甲状腺の病気に関する正しい知識

◇スーパー図解甲状腺の病気―速やかな回復のための最新知識　伊藤公一監修　法研　2009.9　183p　21cm　（トップ専門医の「家庭の医学」シリーズ）　1300円　Ⓘ978-4-87954-775-0　Ⓝ493.49
内容 第1章 甲状腺のはたらきを知る　第2章 病気を診断するための検査の実際　第3章 甲状腺の機能の異常による病気　第4章 甲状腺の機能異常をそのほかの病気　第5章 甲状腺の腫瘍の病気　エピローグ 日常生活をどう送ればいいか

◇よくわかる甲状腺疾患のすべて　伴良雄編　大阪　永井書店　2003.10　447,6p　26cm　8800円　Ⓘ4-8159-1673-X　Ⓝ493.49
内容 1 甲状腺の臨床 臨床編　2 甲状腺の臨床 応用編　3 甲状腺の臨床 基礎編

◇よくわかる甲状腺疾患のすべて　伴良雄編　改訂第2版　大阪　永井書店　2009.8　513,

臓器障害・器官障害　　　病気・難病

9p　26cm　9500円　Ⓣ978-4-8159-1846-0　Ⓝ493.49
[内容]1 甲状腺の臨床 臨床編　2 甲状腺の臨床 応用編　3 甲状腺の臨床 基礎編

◇よくわかる甲状腺の病気―名医の図解　伊藤公一著　主婦と生活社　2007.6　159p　23cm　1300円　Ⓣ978-4-391-13332-5　Ⓝ493.49
[内容]1章 甲状腺の病気について理解しよう　2章 甲状腺の病気を調べる主な検査　3章 甲状腺機能亢進症はこうして治す　4章 甲状腺機能低下症はこうして治す　5章 甲状腺腫瘍はこうして治す　6章 病気と上手につきあう日常生活の注意と心得

◆バセドウ病

◇伊藤公一のバセドウ病と診断されたときにまず読む本　伊藤公一著　主婦の友社　2010.9　159p　19cm　（名医の最新治療）〈『バセドウ病』（2005年刊）の加筆、再編集〉　1400円　Ⓣ978-4-07-273465-0　Ⓝ493.49
[内容]プロローグ 甲状腺と甲状腺ホルモンの基礎知識　第1章 バセドウ病を理解する　第2章 適切な治療を受けるための「検査と診断」　第3章 基本的な治療法を知る　第4章 日常生活のアドバイス　第5章 バセドウ病と妊娠、出産

◇バセドウ病―症状・検査法・治療法がわかる・患者の悩み・不安に答える　伊藤公一著　主婦の友社　2005.8　159p　21cm　（専門医が答えるQ&A）　1400円　Ⓣ4-07-245569-5　Ⓝ493.49
[内容]第1章 甲状腺の働きについて　第2章 バセドウ病をよく知ろう　第3章 バセドウ病の症状　第4章 バセドウ病の検査と診断　第5章 バセドウ病の治療　第6章 妊娠・出産とバセドウ病　第7章 日常生活で気をつけること

◇バセドウ病―正しい治療がわかる本　吉岡成人著、福井次矢責任編集　法研　2007.10　151p　21cm　（EBMシリーズ）　1400円　Ⓣ978-4-87954-688-3　Ⓝ493.49
[内容]第1章 これが基本となる正しい治療です（薬物療法の治療計画（第一選択）　薬物療法（第一選択）の治療はこのように進められます　ほか）　第2章 検査はこのように行われます　第3章 再発予防と生活するうえで気をつけたいこと　第4章 病気に対する正しい知識　第5章 これだけは聞いておきたい治療のポイントQ&A　甲状腺・内分泌疾患の専門医のいるおもな施設リスト

《睡眠障害》

◇快眠と不眠のメカニズム　田中匡著　日刊工業新聞社　2007.8　173p　19cm　（B&Tブックス）　1200円　Ⓣ978-4-526-05930-8　Ⓝ493.72
[内容]第1章 眠りのメカニズム　第2章 睡眠時間7時間の人が最も長寿である　第3章 快適睡眠のためにすべきことは？　第4章 不眠はつらいが、不眠症はもっとつらい　第5章 いま話題の睡眠改善薬、睡眠導入剤とは？　第6章 いびきと歯ぎしりは侮れない―睡眠時無呼吸症候群　第7章 睡眠障害が、生活習慣病やうつ病の発症原因となる

◇基礎講座睡眠改善学　堀忠雄、白川修一郎監修、堀忠雄ほか著、日本睡眠改善協議会編　ゆまに書房　2008.2　205p　21cm　1500円　Ⓣ978-4-8433-2823-1　Ⓝ498.36
[内容]第1章 睡眠中の生命現象　第2章 睡眠と生体リズム　第3章 睡眠環境　第4章 運動と睡眠　第5章 子どもの教育と睡眠―基本的な生活習慣と自己管理能力を育む　第6章 社会と睡眠　第7章 睡眠障害　第8章 睡眠の評価法　第9章 睡眠相談技術　第10章 睡眠改善技術―地域・教育現場におけるスリープマネージメントの実践

◇現代の不眠―24時間型社会のぐっすり眠り学　塩見利明著　明治書院　2012.6　217p　19cm　（学びやぶっく）　1200円　Ⓣ978-4-625-68475-3　Ⓝ498.36
[内容]第1章「睡眠」とは何か―健康睡眠の基礎知識　第2章 24時間型ストレス社会が眠りを妨げる―なぜよく眠れないのか　第3章 代表的な睡眠の病気―なぜ、いま病院に「睡眠科」が必要なのか　第4章 睡眠気は未病の警告シグナル―不眠が作るさまざまな病気と事故　第5章 現代型不眠への対策と手順―良い生活リズムが健康を作る　第6章「眠り上手」のすすめ―より健やかな睡眠のために

◇睡眠がよくわかる事典―早起き・早寝で元気になれる 眠りは脳と心の栄養！　神山潤監修　PHP研究所　2008.11　79p　29cm　2800円　Ⓣ978-4-569-68911-1　Ⓝ498.36
[内容]序章 動物たちの眠り　第1章 わたしたちの眠り　第2章 健康なからだづくりと睡眠　第3章「睡眠」についての質問箱　第4章 睡眠エトセトラ

◇睡眠障害―うまく眠るための知恵とコツ　内山真著　家の光協会　2003.9　111p　21cm　（健康いきいきブックス）　1200円　Ⓣ4-259-56049-2　Ⓝ498.36
[内容]第1章 心地よい眠りは健康の王者　第2章 眠りの不思議なメカニズム　第3章 眠りの影に隠れた怖い病気―睡眠障害　第4章 よく眠るための生活についての正しい知識　第5章 眠りをくるしさと上手なつきあい方　第6章 お医者さんに相談するときの手引

◇睡眠障害を治す本　佐々木三男著　講談社　2003.2　220p　19cm　（健康ライブラリー）　1300円　Ⓣ4-06-259246-0　Ⓝ498.36
[内容]プロローグ 問題気になっていませんか　1 人はなぜ眠るのか？（睡眠のしくみ　ノンレム睡眠とレム睡眠）　2 さまざまな睡眠障害とその解消法（不眠症　過眠症　概日リズム睡眠障害　睡眠時随伴症）　3 睡眠薬との付き合い方（睡眠薬の副作用薬への依存について）　4 大脳が元気になる快眠法

◇睡眠障害ガイドブック―治療とケア　太田龍朗著　弘文堂　2006.10　203p　21cm　1800円　Ⓣ4-335-65124-4　Ⓝ493.72
[内容]プロローグ 日本人の睡眠と生活パターンの変化―宵型化してきた日本人　1 睡眠障害とは何か　2 主な睡眠障害　3 精神・神経の病と睡眠障害　4 子ども・若者に広がる睡眠障害　5 睡眠障害の診断と治療　6 睡眠薬とのつきあい方　7 健康な睡眠のための八カ条―よりよい睡眠のために

◇睡眠障害とストレスとの関連に関する調査研究―勤労者の睡眠実態調査からの分析　〔さいたま〕　労働福祉事業団埼玉産業保健推進センター　2004.3　30p　30cm　（調査研究報告書 平成15年度）　Ⓝ498.36

◇睡眠障害の基礎知識―睡眠の生理から治療、職場における対応まで　石井正三、今村聡、島悟、高田勗編　日本労務研究会　2008.2

142p　21cm　1000円　①978-4-88968-075-1　Ⓝ493.72
[内容] 1 睡眠(概日リズムを含む)の生理―睡眠研究の進展と睡眠が社会に及ぼす影響およびその弊害の概説　2 睡眠障害と精神疾患　3 過重労働と睡眠　4 交替制勤務と睡眠　5 職域における睡眠時無呼吸症候群(SAS)対策の重要性―労働災害防止と循環器疾患予防医学的見地からの取り組み　6 不眠の治療―睡眠導入剤、睡眠剤の役割を中心に　7 職域における睡眠教育のポイント

◇睡眠障害は万病のもと―ぐっすり眠れば、すべての病気は治せる　星野仁彦著　ヴォイス　2009.10　248p　20cm　1900円　①978-4-89976-241-6　Ⓝ493.72
[内容] 第1章 睡眠って何? ―睡眠障害は日本人の国民病　第2章 睡眠障害、その種類と分類1(原発性(精神生理性)不眠症―睡眠へのこだわりが生んだ不眠症　時差症候群―欧州旅行より米国旅行がつらい理由　ほか)　第4章 睡眠障害、その種類と分類2　第5章 睡眠障害への対応　第6章 星野式問診実践法

◇睡眠の病気―不眠症・睡眠時無呼吸・むずむず脚　内山真総監修　NHK出版　2011.9　95p　26cm　(別冊NHKきょうの健康)　1048円　①978-4-14-794158-7　Ⓝ493.72

◇睡眠不足がなくなる日―自覚なき睡眠障害が増えている!　林田健一著　主婦の友社　2011.4　187p　18cm　(主婦の友新書 020)　781円　①978-4-07-276819-8　Ⓝ493.72
[内容] 第1章 あなたもかくれ睡眠障害かもしれない　第2章 あの大事故も今どきの病気も睡眠障害が原因だった　第3章 睡眠のメカニズムと基礎知識　第4章 睡眠の質を上げて熟眠するには

◇好きになる睡眠医学―眠りのしくみと睡眠障害　内田直著　講談社　2006.6　152p　21cm　(好きになるシリーズ)　1800円　①4-06-154162-5　Ⓝ493.72
[内容] 第1部 睡眠のメカニズム　第2部 眠りの臨床

◇専門医が書いた「よい眠り」を取り戻す本　斎藤恒博著　実務教育出版　2007.10　197p　19cm　1400円　①978-4-7889-0751-5　Ⓝ498.36
[内容] 第1章 忙しく働いている人の睡眠トラブルが急増中　第2章 こんな原因が、あなたの安眠を妨げる　第3章 睡眠ほど心身の疲れを癒すものはない　第4章 体内時計に逆らわない規則的な生活のリズム　第5章 寝室や寝具など、睡眠環境を見直そう　第6章 就寝前の心がけと睡眠薬の正しい知識　第7章 睡眠疾患の治療について

◇認知行動療法で改善する不眠症―薬を手放し、再発を防ぐ　岡島義, 井上雄一著　すばる舎　2012.2　243p　19cm　1500円　①978-4-7991-0100-1　Ⓝ493.72
[内容] 第1章 今、よく見られる「不眠症」のすがた(不眠外来でよく見られる症状　不眠の原因と身体への影響)　第2章 不眠症の一般的な治療と睡眠薬の基礎知識(不眠症の治療　睡眠薬の基礎知識)　第3章 認知行動療法で不眠症をどう改善するのか(認知行動療法は不眠症の改善にどう役立つのか)　第4章 不眠症に対する認知行動療法の実践例

◇眠りの仕組みを知って不眠の悩みを解消する　杉山弘道著　伊丹　牧歌舎　2008.3　168p　21cm　〈発売:星雲社〉　1200円　①978-4-434-11744-2　Ⓝ498.36
[内容] 1章 眠りを理解するために知っておきたい三つの仕組み　2章 どんなときに眠りで悩むのか　3章 なにが眠りを妨げているのか　4章 お年よりと子どもの睡眠障害　5章 眠りにともなって現れる異常な症状(睡眠時随伴症)　6章 特徴的な睡眠障害をともなう疾患　7章 睡眠薬は服用しないほうがいいのですか

◇眠りの悩み相談室　粂和彦著　筑摩書房　2007.6　222p　18cm　(ちくま新書)　700円　①978-4-480-06367-0　Ⓝ493.72
[内容] 1章 眠りの仕組みを知ろう!　2章 眠りの悩みを整理する　3章 眠れない悩み　4章 眠い悩み　5章 眠る時間がずれる悩み　6章 寝ぼけの悩み　7章 悩める人々　8章 よりよい眠りに向けて

◇〈眠り病〉は眠らない―日本発! アフリカを救う新薬　山内一也, 北潔著　岩波書店　2008.1　101, 5p　19cm　(岩波科学ライブラリー 140)　1200円　①978-4-00-007480-3　Ⓝ493.88
[内容] 1 なぜいま睡眠病なのか　2 アフリカ大陸を不毛にするナガナ病　3 睡眠病はなぜ起こるのか―原因解明にいたる道のり　4 原虫トリパノソーマの生物学　5 迫りくる睡眠病の診断法と治療薬　6 新薬開発をめざして―日本からの貢献

◇眠れないあなたに―睡眠科による不眠の医療　塩見利明著　毎日新聞社　2011.7　221p　19cm　1500円　①978-4-620-32071-7　Ⓝ493.72
[内容] はじめに　睡眠科から眠れないあなたへ　第1章 なぜ、あなたは眠れないのか　第2章 あなたの「眠れない」は、病気かもしれない　第3章 睡眠と心の健康　第4章 こんな症状に、睡眠障害の疑いあり　第5章 睡眠薬を上手に服用する　第6章 「認知行動療法」や睡眠環境の改善で快眠を手に入れる　おわりに 「睡眠の日」誕生へ

◇眠れない、起きられない―…子ども・若者にも広がる睡眠障害　キャロリン・シンプソン著, 小形恵訳, 水澤都加佐監修　大月書店　2009.1　117p　19cm　(10代のセルフケア 9)　1300円　①978-4-272-40549-7　Ⓝ493.937
[内容] 1 眠りのしくみ(眠りのサイクル　夢のいろいろ)　2 睡眠障害とは(眠りとストレス　不眠症　過眠症　睡眠リズム障害―寝つく時間がずれてしまう　無呼吸症候群―眠っているうちに呼吸が止まる　ナルコレプシー―居眠りしてしまう　周期性肢体運動障害とむずむず脚症候群―かってに足が動いてしまう)　3 眠りにともなう困った行動(寝ぼけのいろいろ　レム睡眠時に起こる問題　その他の睡眠障害)　4 睡眠障害の影響(睡眠障害かなと思ったら)

◇眠れなくて不安な人たち―〈睡眠障害〉はなぜ、治りにくいのか?　立川秀樹著　リヨン社　2008.3　207p　19cm　〈発売:二見書房〉　1300円　①978-4-576-07203-6　Ⓝ493.72
[内容] 第1章 精神科を訪れる不眠症の患者たち―さまざまな病気が不眠を引き起こす　第2章 みんな眠れなくて悩んでいる―あなたの不眠はどのタイプ?　第3章 なぜ、不眠症は治りにくいのか?　―眠りをさまたげる正体を知ろう　第4章 睡眠治療でできること―「睡眠薬」との正しい付合い方　第5章 自分に合った「快眠法」を見つける―セルフメディケーション時代の不眠対策

◇不安からの解放―不安神経症不眠症で悩んでいる人へ睡眠剤を使わない不眠治療　床鍋博人著

新装版　創芸社　2006.2　204p　19cm　1300円　Ⓣ4-88144-015-2　Ⓝ493.74
[内容] 第1章 生きる不安　第2章 不安の本態　第3章 病的不安と根源的不安　第4章 ノイローゼ、不眠症　第5章 緊張と不安　第6章 仮面うつ病とはどんな病気か　第7章 仮面うつ病激増時代　第8章 仮面うつ病になりやすい人　第9章 子供をうつ病、ノイローゼにしないために　第10章 心身ともに健康な子供に育てるために　第11章 仮面うつ病と取り組んだ動機―著者の記録

◇不眠症・睡眠障害みるみるよくなる100のコツ　主婦の友社編　主婦の友社　2007.9　191p　18cm　940円　Ⓣ978-4-07-257360-0　Ⓝ498.36
[内容] 第1章 ぐっすり眠り、すっきり起きるために知っておきたい臨床現場からの最新知見　第2章 ぐっすり眠り、すっきり起きるために知っておきたい睡眠の知識　第3章 ぐっすり眠り、すっきり起きるためのよい生活習慣　第4章 ぐっすり眠り、すっきり起きるために特effects を発揮する食べ物と飲み物　第5章 手軽な体操やツボ刺激で体を整え、ぐっすり眠り、すっきり起きる　第6章 よい呼吸法を身につけてぐっすり眠り、すっきり目覚める　第7章 枕や寝具など睡眠グッズの工夫でぐっすり眠り、すっきり目覚める

◇不眠症と睡眠薬―患者さんの疑問に答えるQ&A　谷口充孝監修、徳島裕子編　大阪　フジメディカル出版　2005.1　87p　21cm　1800円　Ⓣ4-939048-60-8　Ⓝ493.72

◇不眠症の科学―過労やストレスで寝つけない現代人が効率よく睡眠をとる方法とは？　坪田聡著　ソフトバンククリエイティブ　2011.3　245p　18cm　（サイエンス・アイ新書 SIS-199）（並列シリーズ名：science・i）　952円　Ⓣ978-4-7973-4959-7　Ⓝ498.36
[内容] 第1章 睡眠のメカニズム　第2章 不眠の原因とは？　第3章 不眠がおよぼす影響とは？　第4章 薬を使わない不眠の治療法　第5章 薬を使う不眠の治療法

◇名医が教える不眠症に打ち克つ本―「眠る力」を呼び戻す！　内山真著　アーク出版　2010.12　197p　21cm　1400円　Ⓣ978-4-86059-093-2　Ⓝ498.36
[内容] プロローグ 不眠で苦しんでいるのはあなただけではない　1章 眠るしくみと眠れなくなる原因　2章 不安やストレスが原因の不眠を解消する　3章 体内時計のリズムの乱れが原因の不眠の解消法　5章 病気・体調の変化が原因の不眠の解消法　6章 ほんの少しの工夫で睡眠満足度は高められる　7章 認知行動療法から睡眠薬まで不眠の治療法

◇やさしい睡眠障害の自己管理　大熊輝雄著　改訂版　大阪　医薬ジャーナル社　2009.3　66p　30cm　1700円　Ⓣ978-4-7532-2359-6　Ⓝ498.36
[内容] 1 睡眠障害の基礎知識（睡眠障害は現代的な問題です　睡眠とは？　睡眠時間―何時間眠ればよいか　睡眠不足の症状（睡眠不足症候群）　睡眠治療の一般的な指針）　2 不眠症以外の各種の睡眠障害（睡眠関連呼吸障害（睡眠時無呼吸症候群）　中枢性過眠症　概日リズム睡眠障害　睡眠時随伴症（パラソムニア）　睡眠関連運動障害　高齢者の睡眠障害とその対策）　3 不眠症の自己管理法（睡眠衛生―よい睡眠を得るための摂生法（養生法）　寝つきをよくする方法　睡眠環境のチェック　睡眠中の発汗

夜更かし朝寝坊ういい治す方法　さわやかに目覚める方法　昼寝の仕方　週末の睡眠のとり方　なし崩し睡眠（分割睡眠）でよいか）

◆睡眠時無呼吸症候群

◇意外とこわい睡眠時無呼吸症候群　成井浩司著　講談社　2007.7　190p　18cm　（講談社＋α新書）　800円　Ⓣ978-4-06-272444-9　Ⓝ493.3
[内容] 第1章 睡眠時無呼吸症候群は病気です！　第2章 こんな兆候に心当たりはありませんか？　第3章 SASが引き金となる危険な病気　第4章 SASの検査と治療方法　第5章 SASの克服でアンチエイジング！　第6章 SASにならないために　第7章 SAS対策の現状

◇いびき 睡眠時無呼吸症を治す―放っておくと恐ろしいことになる　來生哲監修　旬報社　2005.10　151p　19cm　（旬報社まんぼうシリーズ）　1500円　Ⓣ4-8451-0946-8　Ⓝ493.3
[内容] 1 家族に「夜、息が止まっている！」と言われたら―死にいたる病、睡眠時無呼吸症候群の疑いが濃厚！　2 チェックテストでSASを自己診断してみる―少しでも怪しいと思ったら、医師に即相談を！　3 1泊の入院検査で明らかになるSAS―SASの治療法は重症度により3通り！　4 症状を劇的に改善するCPAP療法―マスクを装着したその日からいびきが消える！　5 CPAP療法の効果を上げるために―SAS治療のカギは体重減量と生活習慣の改善？　6 脳卒中・心筋梗塞とSASの関係―知らぬ間に忍び寄る働き盛りの突然死！

◇いびきと睡眠障害　太田保世著　秦野　東海大学出版会　2005.10　111p　19cm　（メディカルサイエンスシリーズ 6）　1500円　Ⓣ4-486-01702-1　Ⓝ493.3
[内容] 1章 睡眠　2章 睡眠と呼吸機能・呼吸器疾患　3章 睡眠障害の種類　4章 いびき　5章 閉塞型睡眠時無呼吸低換気症候群　6章 その他の睡眠時無呼吸低換気症候群　7章 睡眠呼吸循環障害と生活習慣病　8章 睡眠呼吸障害の治療　9章 日本の睡眠医療への提言

◇「いびき」はからだの「赤信号」―心筋梗塞や脳梗塞予防のために治しておきたい睡眠時無呼吸症候群　巽浩一郎著　保健同人社　2009.10　159p　21cm　1600円　Ⓣ978-4-8327-0639-2　Ⓝ493.3
[内容] 1章 「いびき」が問題にされるわけ―いびきはからだからのアラーム（いびきは「騒音」だけじゃない　睡眠にも「良い眠り」「悪い眠り」がある　いびきが病気といわれる怖い理由）　2章 「いびき」は病気です―たかが「いびき」と思うと危険！（危険ないびきに要注意―睡眠時無呼吸症候群（SAS）　睡眠時無呼吸症候群には2つのタイプがある　睡眠時無呼吸症候群の本当の怖さ）　3章 どうして「いびき」をかくのか―いびきのメカニズム（いびきを引き起こすからだの仕組み　こんなタイプの人はご用心　いい生活習慣の人はご用心　いい眠り）　4章 いびきの診察・検査と治療法―いびきはこうして治す（診察から治療までの流れ　診察　検査　診断　治療　子どものいびきは要注意）

◇いびきは早死のサイン　鈴木一郎著　主婦と生活社　2003.7　191p　19cm　1100円　Ⓣ4-391-12757-1　Ⓝ496.8
[内容] プロローグ あなたの危険ないびきを脳外科医が診察　第1章 いびきはこんな深刻な悩みを引

起こす　第2章 睡眠時無呼吸症候群はなぜ起こる？　第3章 睡眠時無呼吸症候群は"事故死"への序曲　第4章 睡眠時無呼吸症候群は生活習慣病の温床　第5章 いびき（睡眠時無呼吸症候群）はこうして治す　第6章 快適で質の高い睡眠をとるために

◇快適すいみん健康法—睡眠時無呼吸症候群が危険！　高橋康郎監修　ブティック社　2003.7　80p　26cm　（ブティック・ムック no.428）　500円　④4-8347-5428-6　Ⓝ496.8

◇危険ないびきが生活習慣病を招く！　鈴木俊介著　小学館　2004.6　204p　15cm　（小学館文庫）　476円　④4-09-418496-1　Ⓝ493.3
[内容] 第1章 こんな「いびき」は危険なサイン—いびきと睡眠時無呼吸症候群　第2章 ひどい「眠気」は睡眠時無呼吸を疑え！—睡眠時無呼吸が交通事故や仕事のミスを招く　第3章 睡眠時無呼吸症候群の意外な自覚症状—こんな人は、睡眠時無呼吸を疑え　第4章 高血圧や心臓病、脳卒中もじつは睡眠時無呼吸が原因だった！—睡眠時無呼吸症候群が招く生活習慣病　第5章 睡眠時無呼吸症候群の検査と診断—放置は非常に危険。すぐに専門医に　第6章 睡眠時無呼吸はこの治療で改善する—効果抜群のCPAP治療

◇知ってよかった体験者の声—睡眠時無呼吸症候群（SAS）治療体験集　全日本トラック協会労働部　2005.11　20p　30cm　Ⓝ493.3

◇睡眠時無呼吸症候群　安間文彦著　文藝春秋　2003.9　190p　18cm　（文春新書）　680円　④4-16-660336-1　Ⓝ493.3
[内容] 第1章 睡眠とは何だろう？　第2章 睡眠時無呼吸症候群とは？　第3章 どのように診断されるか？　第4章 どのように治療されるか？　第5章 知っておくと怖ろしい合併症　第6章 その他の睡眠呼吸障害と睡眠障害

◇睡眠時無呼吸症候群がわかる本　成井浩司著　法研　2005.4　143p　21cm　1300円　④4-87954-567-8　Ⓝ493.3
[内容] 第1章 全国で300万人！？睡眠時無呼吸症候群　第2章 子どもや女性もSASになる！？　第3章 本当に恐ろしい合併症　第4章 検査と診断　第5章 治療方法の種類　Q&Aこんなときはどうするの？　SAS専門の外来がある病院リスト

◇睡眠時無呼吸症候群とは？　太田保世監修　世界文化社　2003.8　87p　19cm　（NHK健康ライフ 3）　750円　④4-418-03407-2　Ⓝ493.3
[内容] 第1章 いびきにご用心—なぜ人はいびきをかくのか、「睡眠時無呼吸症候群」とは　第2章 「睡眠時無呼吸症候群」とは—「睡眠時無呼吸症候群」の医学的定義とその危険性について　第3章 「睡眠時無呼吸症候群」について—「睡眠時無呼吸症候群」の障害と、他の病気との関連　第4章 睡眠障害と生活習慣病とのかかわり—「睡眠時無呼吸症候群」が引き起こす「死の五重奏」とは　第5章 診断と治療、そして暮らしでの注意—「睡眠時無呼吸症候群」になりやすいかどうかの診断方法　第6章 息は「自らの心」—呼吸法の重要性と世界各国の呼吸に対する考え方　第7章 呼吸はなぜ止まらないか—呼吸の医学的な概念と「過換気症候群」の恐怖　第8章 呼吸と心のかかわりについて—腹式呼吸の正しい方法と、その驚くべき効果　第9章 腹式呼吸の医学—腹式呼吸と、さまざまな臓器へのプラスの影響力　第10章 セロトニン神経の不思議—セロトニン神経のメカニズムと、活性化させる方法

◇睡眠時無呼吸症候群について　日本学校保健会〈睡眠時無呼吸症候群調査研究委員会〉　〔200-〕　9p　21cm　Ⓝ493.3

◇睡眠時無呼吸症候群のすべて—いびきと眠気にご注意！　成井浩司著　三省堂　2003.9　159p　20cm　1500円　④4-385-36174-6　Ⓝ493.3
[内容] 巻頭インタビュー 俳優・高橋英樹さん "僕の患者体験をお話しします！"　1章 睡眠時無呼吸症候群（SAS）とは？　2章 睡眠時無呼吸症候群がおよぼす社会的影響の大きさ　3章 睡眠時無呼吸症候群の症状と合併症　4章 小児や女性にも睡眠時無呼吸症候群になるの？　5章 肥満と睡眠時無呼吸症候群—SASの治療で肥満が解消できる　6章 睡眠時無呼吸症候群の検査方法と診断　7章 睡眠時無呼吸症候群の治療のすべて—SASは治る病気です　8章 睡眠時無呼吸症候群に対する国の考え方

◇「睡眠時無呼吸症候群」（SAS）のすべて—21世紀の国民病　赤柴恒人著　同友館　2005.8　147p　21cm　1800円　④4-496-04014-X　Ⓝ493.3
[内容] 第1章 睡眠時無呼吸症候群（SAS）とは（異常な日中の眠気　正常の睡眠とは　睡眠中の呼吸・循環はどうなっているのか　SASはどうして起こるのか）　第2章 睡眠時無呼吸症候群（SAS）が及ぼす身体への影響（呼吸の働き　呼吸が止まるとどうなるのか　心不全を呈した重症SAS例（ピックウィック症候群）の場合　高血圧がなかなかならなかった58歳のRさんの場合　SASは、他の循環系疾患とも直接関連する）　第3章 睡眠時無呼吸症候群（SAS）が及ぼす社会への影響　第4章 睡眠時無呼吸症候群（SAS）の診断（SASの診断には睡眠検査（ポリソムノグラフィー）が必須　睡眠障害の判定には、脳波測定が、どうしても必要　ほか）　第5章 睡眠時無呼吸症候群（SAS）の治療

◇スリープ・ハート—睡眠時無呼吸症で死なないために　塩見利明著　名古屋　風媒社　2004.12　182p　19cm　1400円　④4-8331-3142-0　Ⓝ493.3
[内容] 第1章 どうしてこんなに眠いの？—患者さんの証言より　第2章 大いびきと睡眠時無呼吸はどうして悪いのか　第3章 要注意！3A3が引き起こすさまざまな合併症　第4章 これからのSAS治療

◇立ち読みでわかるイビキの本—鼻呼吸が健康体をつくる　秋広良昭,細川壮平著　三和書籍　2004.7　139p　19cm　（パタカラシリーズ 1）　1100円　④4-916037-65-0　Ⓝ496.8
[内容] 第1章 イビキは生活習慣病の前ぶれ（イビキは怖い）　第2章 イビキはどうしておこるのか　第3章 イビキをかく人の弊害について　第4章 舌の先が触れている位置でわかる健康・不健康　第5章 イビキの解消法

◇SAS検査助成制度活用Q&A　全日本トラック協会　〔2009〕　23p　30cm　Ⓝ496.8

◇SASスクリーニング検査実施後のフォローアンケート—SASによる事故撲滅をめざしてダイジェスト版報告書　全日本トラック協会　〔2009〕　19p　30cm　Ⓝ496.8

放射線障害

◇いのちと放射能　柳澤桂子著　筑摩書房　2007.9　157p　15cm　（ちくま文庫）《「放射能はなぜこわい」(地湧社1988年刊)の改題》　560円　Ⓘ978-4-480-42360-3　Ⓝ493.195
　内容　私たちは星のかけらでできています　DNAはいのちの総司令部　DNAは親から子へ受けつがれます　放射能を浴びるとどうなるのでしょう　弱い放射能がガンを引き起こします　放射能はおとなより子どもにとっておそろしい　お腹の中の赤ちゃんと放射線　少量の放射能でも危険です　チェルノブイリの事故がもたらしたもの　人間は原子力に手を出してはいけません　これ以上エネルギーが必要ですか　それはこころの問題です　ひとりひとりの自覚から

◇今知りたい放射線と放射能―人体への影響と環境でのふるまい　薬袋佳孝, 谷田貝文夫共著　オーム社　2011.12　250p　21cm　2500円　Ⓘ978-4-274-21144-7　Ⓝ498.4
　内容　キュリー夫妻の発見からの100年―放射線と放射能の科学の起こり　放射線とは何か？　放射能とは何か？　放射線は分子レベルでどのような影響をおよぼすのか　放射能のもたらす生物影響　放射能の人体への影響―健康影響を測定するには　天然の放射能　環境の人工放射能　環境への放射能の放出〔ほか〕

◇核災害からの復興―広島、チェルノブイリ、ロンゲラップ環礁の調査から　高田純著　医療科学社　2005.2　63p　21cm　850円　Ⓘ4-86003-334-5　Ⓝ369.56

◇原子力災害に学ぶ放射線の健康影響とその対策　長瀧重信著　丸善出版　2012.1　145p　21cm　2500円　Ⓘ978-4-621-08502-8　Ⓝ493.195
　内容　第1部　災害事例からみる放射線の健康影響（放射線を浴びると人はどうなるか　原爆放射線―外部被曝の影響　チェルノブイリ原発事故―内部被曝と精神的影響　東海村JCO臨界事故―周辺住民のケア　スリーマイル島原発事故　ビキニ核実験　世界の核実験による放射性降下物）　第2部　原子力災害の健康影響にどう対応するか（被曝者の防護、救済、援護　核テロ　サイエンスとポリシー）

◇原爆と原発―放射能は生命と相容れない　落合栄一郎著　鹿砦社　2012.5　110p　21cm　762円　Ⓘ978-4-8463-0886-5
　内容　第1章　人類のエネルギー開発の歴史―再生可能自然エネルギーにしか人類の未来はない　第2章　原子力、放射線の科学的根拠　第3章　原爆の開発過程―政治・経済的背景、核兵器開発競争　第4章　日本への原爆投下―原爆の悲惨な結果　第5章　原子力の「平和」利用―放射性物質放射　第6章　放射線による健康障害―放射能と生命は相容れない　第7章　原発は継続すべきか　付録　原子核反応世界と化学世界

◇これでわかるからだのなかの放射能―正しく知ろう！放射能汚染と健康被害　安斎育郎著　合同出版　2011.7　238p　19cm　《『からだのなかの放射能』(1979年刊)の改訂新版》　1400円　Ⓘ978-4-7726-1035-3　Ⓝ498.4
　内容　第1章　放射能の基礎知識　第2章　からだのなかの自然放射能　第3章　核実験に由来する体内の放射能　第4章　原発事故に由来する体内の放射能

◇常識として知っておきたい核兵器と原子力　ニュースなるほど塾編　河出書房新社　2007.3　219p　15cm　（KAWADE夢文庫）　514円　Ⓘ978-4-309-49642-9
　内容　1　核のもつ強大な力と、その恐ろしさを知る―核とは何か、人体にどんなダメージを与えるのか　2　原爆・水爆の開発と反核運動の歩みを知る―核兵器はどのように世界中に広がっていったのか　3　核をめぐる最新の国際情勢を知る―核兵器は現在、どの国にどれくらい存在しているか　4　原爆投下から核保有論議までの動きを知る―唯一の被爆国・日本はどう核とかかわってきたのか　5　核不拡散と軍縮への取組みを知る―核兵器の開発を抑えるために世界はどんな努力をしているか　6　原子力発電の実状と未来を知る―核のエネルギー利用は今後どう発展していくのか

◇食品への放射線照射について　原子力委員会・食品照射専門部会　〔2006〕　38, 5, 20p　30cm　〈会期：平成18年9月26日〉　Ⓝ498.54

◇図説基礎からわかる被曝医療ガイド　鈴木元監修, 箱崎幸也, 作田英成, 田村泰治著　日経メディカル開発　2011.8　90p　26cm　〈発売：日経BPマーケィング〉　1800円　Ⓘ978-4-931400-65-8　Ⓝ493.195

◇世界一わかりやすい放射能の本当の話―完全保存版　別冊宝島編集部編　宝島社　2012.3　221p　16cm　（宝島sugoi文庫 Aへ-1-147）　600円　Ⓘ978-4-7966-9715-6　Ⓝ498.4
　内容　第1章　放射能はどれだけ危険？　第2章　安全な食材はどこにある？　第3章　放射能はこうやって防げ！放射能から身を守る日々の暮らし　第4章　女性・子どもたちへの影響は？　第5章　これからどうなる原発問題

◇世界一わかりやすい放射能の本当の話―福島原発事故！緊急出版2　完全対策編　別冊宝島編集部編, 青山智樹, 江口陽子, 加藤久人, 合力次郎, 斉藤勝司, 望月昭明著　宝島社　2011.7　95p　21cm　476円　Ⓘ978-4-7966-8435-4　Ⓝ498.4

◇世界一わかりやすい放射能の本当の話―福島原発事故！緊急出版3　子どもを守る編　伊藤隼也監修　宝島社　2011.9　95p　21cm　476円　Ⓘ978-4-7966-8594-8　Ⓝ498.4
　内容　序章　おさらいしよう放射能の基礎　第1章　あんぜんな食事&水をとろう　第2章　学校で、日常生活で気をつけるべきこと　第3章　放射能情報の集め方　第4章　緊急事態に備える

◇世界一わかりやすい放射能の本当の話―正しく理解して、放射能から身を守る　福島原発事故！緊急出版　別冊宝島編集部編, 青山智樹, 江口陽子, 加藤久人, 斉藤勝司, 望月昭明著　宝島社　2011.5　92p　21cm　476円　Ⓘ978-4-7966-8323-4　Ⓝ498.4
　内容　序章　福島原発の気になる疑問（排水によっておきる影響とは？　生物濃縮がある！排水が怖いは危険　福島第一原発の冷却水事故とは？　スリーマイル島を超えた燃料棒破壊（メルトダウン）ほか）　第1章　放射能はどれだけ危険？　第2章　放射能、誰も教えてくれない素朴な疑問Q&A　第3章　放射

◇武田邦彦が教える子どもの放射能汚染はこうして減らせる！　2（親子でいっしょに実践編）　武田邦彦著　竹書房　2012.3　104p　21cm　(Sukupara selection)　〈マンガ：東條さち子，トマコ〉　505円　Ⓘ978-4-8124-4882-3　Ⓝ498.4

◇正しく怖がる放射能の話―100の疑問「Q&A」長崎から答えます　山下俊一監修　長崎長崎文献社　2011.6　119p　21cm　（長崎文献ブックレット 01）　1000円　Ⓘ978-4-88851-167-4　Ⓝ498.4

◇誰でもわかる放射能Q&A　―澤田先生がやさしく解説！　澤田哲生著　イースト・プレス　2011.6　142p　18cm　（知的発見！BOOKS 007）　762円　Ⓘ978-4-7816-0620-0　Ⓝ498.4
　内容　1 放射能ってなんですか？　2 メルトダウンってなんですか？　3 放射能を完璧にコントロールできるようにはならないのですか？

◇チェルノブイリから学んだお母さんのための放射能対策BOOK　野呂美加著　学陽書房　2011.9　167p　19cm　1300円　Ⓘ978-4-313-66056-4　Ⓝ498.4
　内容　1 チェルノブイリの子どもたちの健康状態と被曝の効果　2 放射性物質は時間の経過とともに子どもたちにさまざまな症状をもたらす　3 お母さんとお父さんのための放射能対策―食事編　4 お母さんとお父さんのための放射能対策―日常生活編　5 お母さんとお父さんのための放射能対策―こころ編

◇「内部被ばく」こうすれば防げる！　―放射能を21年間測り続けた女性市議からのアドバイス　漢人明子著，菅谷昭監修　文藝春秋　2012.2　167p　21cm　1200円　Ⓘ978-4-16-374910-5　Ⓝ498.4
　内容　第1章 測る―「測る」ことだけが，不安を解消してくれる　第2章 避ける―避けるべきものを見きわめる力　第3章 動く―動くことは楽しいこと

◇内部被曝の脅威　―原爆から劣化ウラン弾まで　肥田舜太郎，鎌仲ひとみ著　筑摩書房　2005.6　206p　18cm　（ちくま新書）　680円　Ⓘ4-480-06241-6　Ⓝ493.195
　内容　第1章 世界に拡がる被ばくの脅威（被ばくの論点　イラクの被ばく者たち）　第2章 爆心地からもういちど考える（爆心地の風景　内部被曝で死んでゆく人々　被ばく者特有の症状とは何か）　第3章 内部被曝のメカニズム（放射線の基礎知識　内部被曝の危険にたいして　内部被曝の症状）　第4章 被ばくは私たちに何をもたらすか（アメリカの被ばく者たち　劣化ウラン弾は何をもたらすか）　第5章 被ばく体験を受け継ぐ

◇21世紀のヒバクシャ―世界のヒバクシャと放射線障害研究の最前線　長崎・ヒバクシャ医療国際協力会編著　長崎　長崎新聞社　2011.3　254p　18cm　（長崎新聞新書）　1143円　Ⓘ978-4-904561-23-2　Ⓝ369.36

◇日本人はなぜ原子力に不安を抱くのか―日本人の心とリスク　青山喬著　医療科学社　2007.9　175p　19cm　（医療科学新書）　1200円　Ⓘ978-4-86003-504-4　Ⓝ361.42

◇人間と放射線―医療用X線から原発まで　ジョン・W. ゴフマン著，伊藤昭好，今中哲二，海老沢徹，川野眞治，小出裕章，小出三千恵，小林圭二，佐伯和則，瀬尾健，塚谷恒雄訳　明石書店　2011.9　777p　22cm　〈社会思想社1991年刊の新装版〉　4700円　Ⓘ978-4-7503-3454-7　Ⓝ493.195
　内容　放射線と人の健康　放射線の種類と性質　ガンの起源　放射線によるガンと白血病　放射線と発ガンの定量的関係の基礎　放射線によるガンの疫学的研究　乳ガン　年齢別のガン線量　ガン線量の具体的な適用　部分被曝と臓器別ガン線量〔ほか〕

◇放射線規制値のウソ　真実へのアプローチと身を守る法　長山淳哉著　緑風出版　2011.10　174p　20cm　1700円　Ⓘ978-4-8461-1116-8　Ⓝ493.195
　内容　第1章 放射線の基礎知識（放射線　放射性崩壊　中性子線　イオン化（電離）による生体影響　確定的影響と確率的影響　放射性物質と放射能　外部被ばくと内部被ばく　放射線と放射能の単位）　第2章 放射線の人体影響（急性障害　晩発性障害）　第3章 内部被ばくと外部被ばく（ヨウ素とセシウム　ラドン，宇宙線とカリウム四〇）　第4章 身を守る法（線量限度と摂取制限　食品成分）

◇放射線健康障害の真実―がんセンター院長が語る　西尾正道著　旬報社　2012.4　95p　21cm　1000円　Ⓘ978-4-8451-1262-3
　内容　1 事の始まりは3.11　2 放射線について知っておきたい基本的な知識　3 放射線防護のイロハも理解していない被曝への対応　4 被曝による健康被害研究の問題　5 内部被曝をめぐる問題　6 これからどうすべきか

◇放射線障害の防止に関する法令解説と要点　日本アイソトープ協会編　改訂8版　日本アイソトープ協会　2009.3　171p　21cm　（発売：丸善）　1500円　Ⓘ978-4-89073-200-5　Ⓝ539.68
　内容　概説　基本的な考え方　法令の構成とその要点　定義及び数値　放射性同位元素装備機器に係る手続　使用開始前の手続　施設基準　取扱いの基準　使用者等の義務　変更に際しての手続　使用の廃止等について　許可証等の再交付について　報告徴収　登録認証機関等　行政処分等について　その他　罰則

◇放射線障害防止法に規定するクリアランスレベルの設定に関する調査―平成22年度文部科学省委託調査報告書　〔東海村（茨城県）〕　ヴィジブルインフォメーションセンター　2011.3　1冊　30cm　Ⓝ493.195

◇放射線と放射能　安斎育郎著　ナツメ社　2007.2　223p　19cm　（図解雑学）　1350円　Ⓘ978-4-8163-4255-4
　内容　第1章 原子と原子核　第2章 放射線　第3章 放射線の種類と特性　第4章 放射能　第5章 放射線の生物への影響　第6章 放射線・放射能と人類

◇放射線の遺伝影響　安田徳一著　裳華房　2009.11　179p　19cm　（ポピュラー・サイエンス 287）　1700円　Ⓘ978-4-7853-8787-7　Ⓝ492.4
　内容　1章 放射線と生物への作用　2章 遺伝の基礎　3章 遺伝性疾患　4章 突然変異と遺伝性疾患　5章 遺伝障害（疾患）の集団遺伝学　6章 遺伝性リスクの評価　7章 遺伝性リスクの推定

◇放射線の遺伝的影響―原子放射線の影響に関する国連科学委員会の、総会に対する2001年報告書付属書付　原子放射線の影響に関する国連科学委員会編，放射線医学総合研究所監訳　実業公報社　2003.1　176p　30cm　13000円　①4-88038-042-3　Ⓝ492.4

◇放射線被ばくを知っていますか―放射線被ばくの危機管理　熊谷孝三著　PILAR PRESS　2012.4　260p　18cm　1200円　①978-4-86194-040-8
内容　放射線の発見　放射線防護のあけぼの　原子と放射線　放射能の単位と量　身近な放射線　放射線被ばくによる人体影響のメカニズム　人体への放射線影響　低線量被ばくによる生物学的障害　胎児期への影響　放射線防護の考え方　原子力施設等の防災対策　放射線測定　食材の放射能汚染の検査　放射線被ばくの低減

◇放射線被ばく危険度チェック―放射能汚染国で生き残るための105の知恵　具然和著　情報センター出版局　2011.11　199p　18cm　(YUBISASHI羅針盤プレミアムシリーズ 3-01)　820円　①978-4-7958-4603-6　Ⓝ493.195
内容　第1章 知っておきたい基本知識　第2章 放射能の人体への影響　第3章 福島第一原発事故への対応　第4章 原子力災害に伴う放射線被ばく　第5章 医療における放射線被ばく　第6章 不信や疑念にお答えします

◇放射線被ばくによる健康影響とリスク評価―欧州放射線リスク委員会(ECRR)2010年勧告　欧州放射線リスク委員会(ECRR)編，山内知也監訳　明石書店　2011.11　350p　21cm　2800円　①978-4-7503-3497-4　Ⓝ493.195
内容　欧州放射線リスク委員会　本報告の基礎と扱う範囲について　科学の原理について　放射線リスクと倫理原理　リスク評価のブラックボックス　国際放射線防護委員会　電離放射線：ICRP線量体系における単位と定義およびECRRによるその拡張　低線量被ばくにおける健康影響の確立：リスク　低線量被ばくにおける健康影響の確立：疫学　低線量被ばくにおける健康影響の確立：メカニズムとモデル　被ばくに伴うガンのリスク第1部：初期の証拠　被ばくに伴うガンのリスク第2部：最近の証拠　ウラン劣化のウラン兵器　被ばくのガン以外のリスク　応用の例　リスク評価方法もまとめ、原理と勧告　欧州放射線リスク委員会のメンバーとその研究や助言が本報告書に貢献した諸個人

◇放射線被曝の歴史―アメリカ原爆開発から福島原発事故まで　中川保雄著　増補　明石書店　2011.10　319,11p　20cm　〈初版：技術と人間1991年刊〉　2300円　①978-4-7503-3482-0　Ⓝ498.4
内容　放射線被害の歴史から未来への教訓を一序にかえて　アメリカの原爆開発と放射線被曝問題　国際放射線防護委員会の誕生と許容線量の哲学　放射線による遺伝的影響の不安　原子力発電の推進とビキニの死の灰の影響　放射線によるガン・白血病の危険性をめぐって　核実験反対運動の高まりとリスク・ベネフィット論　反原発運動の高まりと経済性優先のリスク論の"進化"　広島・長崎の原爆線量見直しの秘密　チェルノブイリ事故とICRP新勧告　被曝の歴史から学ぶべき教訓は何か

◇放射線防護の基礎知識―福島第一原発事故に学ぶ　高田純著　イーグルパブリシング　2011.8　155p　19cm　〈漫画原作：曙機関　作画：市野一〉　1200円　①978-4-86146-207-8　Ⓝ498.4
内容　漫画 放射線災害、報道されない真実　第1章 放射能 健康とリスク　第2章 福島原発関連(原発事故と核爆発(原子爆弾の爆発)の違いってなんですか？　福島原発が今後核爆発する可能性はありますか？　原発をすべて廃止することはできないでしょうか？ほか)　第3章 核災害全般

◇放射能と健康被害20のエビデンス　岡田正彦著　日本評論社　2011.11　209p　19cm　1600円　①978-4-535-98366-3　Ⓝ493.195
内容　第1章 放射能を知る(原発事故と原爆の違いは？　なぜ放射能でがんになる？　安全基準は大丈夫？)　第2章 原発事故の病理(原子炉にどうして水をかける？　事故の原因は地震だけ？　絶対安全な原発は作れる？)　第3章 チェルノブイリの真実(チェルノブイリでどんな調査が？　子供にどんな影響が？　白血病の心配は？　大人への影響は？　遺伝する心配は？　原発から遠く離れていれば大丈夫？　心配しすぎでは？　どんな食品が汚染されやすい？　汚染食品を食べるとどうなる？　樹木や草花への影響は？　自然環境はどうなる？　誰のいうことを信じればいい？)　第4章 もっと危ないエックス線検査(エックス線検査ってどんなもの？　エックス線検査の被曝量はどのくらいある？：多少のリスクは仕方ない？　胸部エックス線検査と比べて少なければ大丈夫？　では、どうすればいい？)　第5章 放射能のない社会を作ろう(原発は地球温暖化対策になるのでは？　原発を止めると電力は不足する？　原発はいらない？)

◇放射能のウソ・ホント―食の安全は？身体への影響は？　大谷浩樹監修　東京書店　2011.7　192p　19cm　933円　①978-4-88574-060-2　Ⓝ498.4

◇放射能の真実！　辛坊治郎，高橋千太郎著　アスコム　2011.10　229p　18cm　(2時間でいまがわかる！)　952円　①978-4-7762-0700-9
内容　1限目 放射能って何？　2限目 放射線、どこまでが安全でどこからが危険か？　3限目 放射線と、これからどうつきあうか？

◇本当のことがわかる！放射能のすべて　大島紘二，杉山徹宗監修　日本文芸社　2011.7　95p　26cm　838円　①978-4-537-25859-2
内容　第1章 これだけは知っておきたい放射能のしくみ　第2章 放射能はなぜ危険なのか　第3章 放射能汚染はこうして起こる　第4章 放射能から身を守る

◇ほんとにだいじょうぶ？ 身近な放射線　原子力資料情報室　原子力資料情報室　2006.3　43p　21cm　(CNIC 06-004030)　500円　Ⓝ498.4

《医用放射線》

◇あなたと患者のための放射線防護Q&A　草間朋子編　改訂新版　医療科学社　2005.10　159p　21cm　2500円　①4-86003-338-8　Ⓝ492.4

◇イラストでみる「放射線って大丈夫？」―患者さん・妊婦さんの疑問にどう答えるか　日本放射線公衆安全学会編　文光堂　2011.1　105p　21cm　2000円　①978-4-8306-4226-5　Ⓝ492.4
内容　第1章 知っておきたい放射線のQ&A　第2章 よくあるお母さんからの放射線相談　第3章「心配です！放射線のこと」にこう答える

◇医療従事者のための医療被ばくハンドブック — より良いインフォームド・コンセントのために　日本放射線公衆安全学会編　文光堂　2008.4　159p　21cm　〈執筆：川崎善幸ほか〉　3000円　①978-4-8306-4219-7　Ⓝ492.4
　内容　検査部位別解説（頭頸部　胸部　腹部　四肢　核医学　ポータブル・職業被ばくなど　基本用語解説）　医療被ばくの人体影響　参考資料

◇医療被ばく — 患者とどのように向き合い伝えていくか　柏田陽子, 中村豊編著, 村井均, 桑原宏, 笹川泰弘執筆　日本放射線技師会出版会　2005.7　133p　21cm　（放射線カウンセリング 1）〈執筆：村井均ほか〉　2000円　①4-86157-003-4　Ⓝ493.195
　内容　第1章 医療被ばく線量の適正化 — 患者の知る権利と医療従事者の知らせる義務　第2章 不安の成り立ち　第3章 低線量被ばくの影響とリスクの考え方　第4章 被ばく相談の対応　第5章 被ばく相談へのカウンセリング　第6章 医療被ばく相談の基本的姿勢と手順　資料

◇医療被ばく — 患者さんの不安にどう答えますか？　事例による放射線カウンセリング　本間光彦, 諸澄邦彦編著, 日本放射線カウンセリング学会, 日本放射線公衆安全学会編　日本放射線技師会出版会　2009.6　147p　26cm　2800円　①978-4-86157-046-9　Ⓝ492.4

◇医療被ばく — 患者さんの不安にどう答えますか？　事例による放射線カウンセリング 2　本間光彦, 諸澄邦彦編著, 日本放射線カウンセリング学会, 日本放射線公衆安全学会編　改訂版　PILAR PRESS　2010.7　171p　26cm　〈初版：日本放射線技師会出版会2009年刊〉　3000円　①978-4-86194-010-1　Ⓝ492.4

◇医療被ばく説明マニュアル — 患者と家族に理解していただくために　日本放射線公衆安全学会監修, 笹川泰弘, 諸澄邦彦編著　日本放射線技師会出版会　2007.10　79p　30cm　2200円　①978-4-86157-032-2　Ⓝ492.4
　内容　第1章 まず最初にすべきこと　第2章 医療被ばく説明のフローチャート　第3章 説明のための資料　第4章 説明の例　第5章 検査被ばく線量　第6章 医療被ばくのQ&A

◇医療放射線防護の常識・非常識 — 医療現場の声から世界の流れまで　大野和子, 粟井一夫編著　インナービジョン　2007.4　194p　26cm　2500円　①978-4-902131-13-0　Ⓝ492.4

◇医療放射線防護の常識・非常識 — 医療現場の声から世界の流れまで　大野和子, 粟井一夫編著　改訂新版　インナービジョン　2011.4　218p　26cm　2500円　①978-4-902131-20-8　Ⓝ492.4

◇受ける？受けない？エックス線CT検査 — 医療被ばくのリスク　高木学校医療被ばく問題研究グループ著　増補新版　高木学校　2008.7　173p　19cm　〈発売：七つ森書館〉　600円　①978-4-8228-0866-2　Ⓝ492.4
　内容　第1章 医療被ばく、なにが問題？　第2章 放射線検査のリスク　第3章 気をつけたい妊婦と子どもの被ばく　第4章 放射線をあびると　第5章 放射線の生物への影響　第6章 無駄な被ばくを減らすには？　第7章 放射線あれこれ

◇エックス線はこわくない！ — なぜ歯医者さんでエックス線写真を撮るの？　橋本光二, 丸橋一夫, 清水雅美著　口腔保健協会　2007.6　38p　30cm　2800円　①978-4-89605-233-6　Ⓝ492.4

◇こんな放射線科はもういらない　名取春彦著　洋泉社　2009.2　223p　19cm　1500円　①978-4-86248-370-6　Ⓝ498.021
　内容　はじめに 放射線治療を受けられない患者たちに対する放射線科医の言い分はウソばかり　第1章 放射線治療の誤解を正す　第2章 なぜ患者は放射線治療を満足に受けられないのか　第3章 下請けと化した放射線科の実態　第4章 こんな放射線科医は不要だ　第5章 放射線治療を本当に活用したいのなら放射線科を解体せよ！

◇さらにわかりやすく医療被ばく説明マニュアル — 患者と家族に理解していただくために　笹川泰弘, 日本放射線公衆安全学会編, 日本放射線公衆安全学会監修　PILAR PRESS　2010.6　69p　30cm　〈付（1枚）：医療被ばく説明用下敷き〉　2200円　①978-4-86194-011-8　Ⓝ492.4

◇知っていますか？ 医療と放射線 — 放射線の基礎から最先端の重粒子線治療まで　放射線医学総合研究所編, 高橋千太郎, 辻井博彦, 米倉義晴著　丸善　2007.3　161, 6p　19cm　1300円　①978-4-621-07851-8　Ⓝ492.4
　内容　第1章 やさしい放射線の基礎知識　第2章 放射線の検査・診断への利用　第3章 放射性同位元素を利用した医療　第4章 放射線を使った治療　第5章 新しい放射線治療　第6章 放射線を使った医療の安全性

◇知っていますか？ 放射線の利用　岩崎民子著　丸善　2003.7　220p　19cm　1300円　①4-621-07254-4
　内容　第1章 放射線はどこにどんなふうに使われているの？　第2章 放射線をもっと知るために　第3章 地球にやさしい未来をめざして　第4章 放射線を安全に利用するために（ミスは許されないが　安全のために）

◇何か心配ですか？ 医療被ばく — 放射線検査の影響のすべて　高橋希之著, 日本放射線技師会監修　日本放射線技師会出版会　2009.1　226p　21cm　2600円　①978-4-86157-041-4　Ⓝ492.4
　内容　第1部 放ばく影響の生物学（放射線の放ばくとその影響　病院で受ける被ばく　検査の被ばくの影響に関する科学的事実　検査の被ばくの影響は"帳消し"にできる！）　第2部 検査の被ばくの影響のすべてQ&A（子供・幼児・乳児の検査による被ばく　妊娠中の検査による胎児の被ばく　成人の検査による被ばく　看護師、診療放射線技師、医師、付き添いの被ばく）

◇放射線医療 — CT診断から緩和ケアまで　大西正夫著　中央公論新社　2009.9　276p　18cm　（中公新書 2022）　840円　①978-4-12-102022-2　Ⓝ492.4
　内容　第1章 検査大国日本　第2章 医療用放射線を使い分ける　第3章 進化を続けるCT、MRI　第4章 過剰(過少)照射事故の教訓　第5章 放射線治療の仕組みと臨床　第6章 増加するがん患者への対応　第7章 緩和ケアを中心にした放射線治療　第8章 新たな放射線治療技術　第9章 これからの放射線医療

◇放射線の衝撃 — 低線量放射線の人間への影響（被曝者医療の手引き）アヒンサー　ドネル W.

ボードマン著, 肥田舜太郎訳　武蔵野　PKO法「雑則」を広める会　2008.11　209, 23p　21cm　非売品　Ⓝ493.195
◇放射線被ばくCT検査でがんになる　近藤誠著　亜紀書房　2011.7　209p　19cm　1500円　Ⓘ978-4-7505-1113-9　Ⓝ492.4
内容　第1部 放射線被ばくの現在―なぜ欺瞞と誤解に満ちているのか（原発事故による被ばくをどう考えるか　CT被ばくと発がん大国日本）　第2部 放射線による「発がん」のリスク―「専門家」に頼らず正しく判断するために（治療被ばくによる発がん　検査被ばくによる発がん　なぜ検査被ばくが蔓延するのか　専門家たちの虚言　不要な検査被ばくを避けるには）　第3部 安全か危険かを自己判断するための基礎情報―医療関係者もぜひお読みください（放射線と検査　放射線の健康への影響　発がんのメカニズム　医療検査による被ばくQ&A　原発事故による被ばくQ&A）

《原子爆弾》

◇命つないで―在韓被爆者・金文成さん救援の記録　茅野丈二, 平野伸人, 高比良由紀編著　長崎長崎新聞社　2010.10　141p　21cm　1500円　Ⓘ978-4-904561-17-1　Ⓝ369.37
内容　生い立ち　韓国帰国　被爆二世たちの実態調査　長崎友愛病院の苦闘始まる　日本での治療　原爆症認定の壁　在外被爆者訴訟に　長崎友愛病院の苦悩、手当申請ラッシュ　転機迎えた在外被爆者援護　2度目のがんと原爆症認定〔ほか〕
◇隠された被曝　矢ケ崎克馬著　新日本出版社　2010.4　141p　19cm　1200円　Ⓘ978-4-406-05373-0　Ⓝ493.195
内容　第1部 被曝隠しとは何か　第2部 放射性降下物はいかに作られ、どのような性質を持ったか　第3部 内部被曝の恐ろしさ（被曝・内部被曝の特徴と被曝の機序）　第4部 放射線被曝の実相（内部被曝の放射線量―たった100万分の1グラムで急性症状が！　被曝直後の放射能環境―投下後1週間目の被曝線量（7日間の累積被曝線量）ほか）
◇隠されたヒバクシャ―検証＝裁きなきビキニ水爆被災　前田哲男監修, グローバルヒバクシャ研究会編著　凱風社　2005.6　403p　19cm　3000円　Ⓘ4-7736-2909-6　Ⓝ369.36
内容　第1章 ビキニ水爆被災の今日的意味　第2章 第五福竜丸被災とアメリカ政府の対応―隠された被ばく情報　第3章 塗り変えられる被災地図―隠されたヒバクシャを追う　第4章 ヒバクは人間に何をもたらすのか―忍び寄る核実験の影　第5章 挑戦するロンゲラップの人びと―生活圏再生の民族誌　座談会「ビキニ水爆被災 過去に問い、未来につなげる」
◇核に蝕まれる地球　森住卓著　岩波書店　2003.8　78p　16×22cm　（岩波フォト・ドキュメンタリー世界の戦場から）　1700円　Ⓘ4-00-026971-2　Ⓝ369.36
◇韓国原爆被害者苦痛の歴史―広島・長崎の記憶と証言　鄭根埴編, 晋珠桜, 市場淳子訳　明石書店　2008.5　502p　19cm　3500円　Ⓘ978-4-7503-2775-4　Ⓝ369.37
内容　原爆被害者運動の現況と展開　全羅北道地域の原爆被害者たち　全羅南道地域の原爆被害者たち　光州地域の原爆被害者たち　済州地域の原爆被害者たち
◇原子爆弾障害症に関する調査研究委託事業報告書　平成18年度　〔長崎〕　日本赤十字社長崎原爆病院　〔2007〕　8p　30cm　Ⓝ369.37
◇原子爆弾障害症に関する調査研究委託事業報告書　平成19年度　〔長崎〕　日本赤十字社長崎原爆病院　〔2008〕　8p　30cm　Ⓝ369.37
◇原子爆弾障害症に関する調査研究委託事業報告書　平成20年度　〔長崎〕　日本赤十字社長崎原爆病院　〔2009〕　8p　30cm　Ⓝ369.37
◇原子爆弾障害症に関する調査研究委託事業報告書　平成21年度　〔長崎〕　日本赤十字社長崎原爆病院　〔2010〕　10p　30cm　Ⓝ369.37
◇原子爆弾障害症に関する調査研究委託事業報告書　平成22年度　〔長崎〕　日本赤十字社長崎原爆病院　〔2011〕　8p　30cm　Ⓝ369.37
◇原爆開発における人体実験の実相―米政府調査報告を読む　河井智康訳著　新日本出版社　2003.8　214p　21cm　2500円　Ⓘ4-406-03016-6
内容　序論 なぜ今この書を著すのか　第1話 病院患者へのプルトニウム注射　第2話 精神障害児へのラジオアイソトープの投与　第3話 囚人を使った睾丸放射線照射　第4話 兵士による核戦争被害の実験　第5話 ウラン抗夫の被曝体験調査　第6話 マーシャル人の被曝体験調査・実験　第7話 その他の2つの実験　まとめ アメリカの人体実験をどう見るか　解説 人体実験をもたらした核軍拡競争と核兵器廃絶の展望
◇原爆災害―ヒロシマ・ナガサキ　広島市・長崎市原爆災害誌編集委員会編　岩波書店　2005.7　220p　15cm　（岩波現代文庫　学術）　900円　Ⓘ4-00-600149-5　Ⓝ369.37
◇原爆症調査研究事業報告書　〔厚生労働省〕　2008.8　63, 15p　30cm　〈平成19年度厚生労働省委託事業〉　Ⓝ493.195
◇原爆症調査研究事業報告書　〔厚生労働省〕　2009.7　62, 19p　31cm　〈平成20年度厚生労働省委託事業〉　Ⓝ493.195
◇原爆症調査研究事業報告書　〔厚生労働省〕　2010.9　65, 24p　31cm　〈平成21年度厚生労働省委託事業〉　Ⓝ493.195
◇原爆症調査研究事業報告書　〔厚生労働省〕　2011.9　43, 20p　31cm　〈平成22年度厚生労働省委託事業〉　Ⓝ493.195
◇原爆症調査研究事業報告書　研究組織1　〔厚生労働省〕　2007.4　37p　30cm　〈平成18年度厚生労働省委託事業〉　Ⓝ493.195
◇原爆症調査研究事業報告書　研究組織2　〔厚生労働省〕　2007.4　20p　30cm　〈平成18年度厚生労働省委託事業〉　Ⓝ493.195
◇原爆症―罪なき人の灯を継いで　原爆症認定集団訴訟を支援して　郷地秀夫著　京都　かもがわ出版　2007.5　102p　21cm　1000円　Ⓘ978-4-7803-0103-8　Ⓝ369.37
内容　第1章 被爆者から引き継ぐ灯　第2章 『原爆症』とは（原爆放射線の被害は二〇二〇年が最大！　傷ついたDNA―急性放射線障害と晩発性（後）障害ほか）　第3章 厳しく、あいまいな認定基準　第4

病気・難病　　　　　　　　　　　　　　　　　　　　　　　放射線障害

章 ABCCの影　第5章 原爆症認定集団訴訟の支援の中で

◇原爆被害関連医学文献目録―広島大学原爆放射線医科学研究所附属国際放射線情報センター所蔵　広島大学原爆放射線医科学研究所附属国際放射線情報センター編　〔広島〕　〔広島大学原爆放射線医科学研究所附属国際放射線情報センター〕　2008.3　326p　21cm　Ⓝ493.195

◇原爆被爆者動態調査事業報告書　長崎　長崎市原爆被爆対策部調査課　2009.3　105p　30cm　Ⓝ369.37

◇原爆放射線の人体影響　放射線被曝者医療国際協力推進協議会編　改訂第2版　文光堂　2012.3　402p　26cm　14000円　Ⓘ978-4-8306-3741-4　内容 1 原子爆弾による物理的破壊（爆発　エネルギー）　2 人体への影響（急性期死亡・急性障害　後障害）　3 基礎科学研究の現状と将来展望（放射線病理学研究　放射線生物学研究）　4 国際機関による放射線健康リスク評価ならびに防護基準策定における原爆放射線の健康影響調査結果の活用（放射線健康リスク評価において原爆被爆者の調査が他の調査よりも重要な理由　UNSCEARにおける原爆放射線の健康影響調査結果の活用　ICRPにおける原爆放射線の健康影響調査結果の活用）　5 国際貢献（HICAREの国際貢献　NASHIMの国際貢献）

◇原爆放射能後障害に関する研究　平成18年度〔広島〕　広島赤十字・原爆病院　〔2007〕　12p　30cm

◇原爆放射能後障害に関する研究　平成19年度〔広島〕　広島赤十字・原爆病院　〔2008〕　21p　30cm

◇原爆放射能後障害に関する研究　平成20年度〔広島〕　広島赤十字・原爆病院　〔2009〕　9p　30cm

◇原爆放射能後障害に関する研究　平成21年度〔広島〕　広島赤十字・原爆病院　〔2010〕　11p　30cm

◇原爆放射能後障害に関する研究　平成22年度〔広島〕　広島赤十字・原爆病院　〔2011〕　6p　30cm

◇知られざるヒバクシャ―劣化ウラン弾の実態　田城明著　岡山　大学教育出版　2003.3　226p　19cm　1500円　Ⓘ4-88730-510-9　Ⓝ369.36

◇セミパラチンスク―草原の民・核の爪痕　森住卓写真・文　新版　高文研　2011.11　135p　21cm　1800円　Ⓘ978-4-87498-470-3　Ⓝ369.36　内容 ベーリックくんとの出会い　はじめてのカイナール村　ハエが飛び交う病室　機密に覆われたチャガン空軍基地　スパイごっこ　地下核実験場と「原子の湖」　ガラス瓶の中の胎児たち　第四診療所の四万を超えるカルテ　厳重監視地域の村　四年ぶりのドロン村　エレオガゼさんの怒り　水爆実験で消えた村　草原の結婚式　お産と停電の部屋　写真家と科学者　核実験は祖国に対する核戦争だった

◇戦争と家族―広島原爆被害研究　新田光子編　京都　昭和堂　2009.3　128p　21cm　（龍谷大学国際社会文化研究所叢書 8）　2200円　Ⓘ978-4-8122-0923-3　Ⓝ369.37　内容 原爆と家族（新田光子著）　研究ノート「原爆孤児」問題（髙橋三郎著）　在韓被爆者の証言（山中美由紀著）

◇台湾の被爆者たち　平野伸人編・監修, 在間秀和, 向山知, 豊永恵三郎, 中谷悦子執筆　長崎　長崎新聞社　2012.3　232p　21cm　1500円　Ⓘ978-4-904561-44-7　Ⓝ369.37

◇長崎原爆戦災誌　第1巻 総説編　長崎原爆資料館編　改訂版　〔長崎〕　長崎市　2006.3　723p　図版14枚　22cm　Ⓝ369.37

◇長崎原爆の記録　泰山弘道著　完全版　東京図書出版会　2007.8　237p　22cm　〈発売：リフレ出版　初版の出版者：あゆみ出版〉　2000円　Ⓘ978-4-86223-202-1　Ⓝ369.37　内容 序章 平和を念願して　第1章 太平洋戦争下の長崎県　第2章 大村海軍病院について　第3章 大村における空襲　第4章 長崎原爆の当日と翌日　第5章 大村海軍病院に収容せる原爆患者の惨状　第6章 原爆に関する見聞　第7章 終戦　第8章 アメリカ原子研究班の進駐と長崎医大の復興問題　第9章 日本国民の反省　第10章 原爆は再び地上に落つるなかれ

◇被爆者を援助しつづける医療ソーシャルワーカーたち　黒岩晴子著　本の泉社　2012.3　183p　21cm　1429円　Ⓘ978-4-7807-0650-5　内容 第1章 医療ソーシャルワーカーの実践過程研究の意義　第2章 被爆者をめぐる状況　第3章 質的研究からとらえる　第4章 修正版グラウンデッド・セオリー・アプローチによる調査結果　第5章 医療ソーシャルワーカーによる相談援助活動　第6章 考察　第7章 自律的ソーシャルワーカーの課題

◇広島および長崎における原子爆弾放射線被曝線量の再評価―線量評価システム2002 DS02　上巻　Robert W. Young, George D. Kerr編　広島　放射線影響研究所　c2006　15, 466p, p16-21　26cm　Ⓝ498.4

◇広島および長崎における原子爆弾放射線被曝線量の再評価―線量評価システム2002 DS02　下巻　Robert W. Young, George D. Kerr編　広島　放射線影響研究所　c2006　p467-1015, p16-21　26cm　Ⓝ498.4

◇封印されたヒロシマ・ナガサキ―米核実験と民間防衛計画　髙橋博子著　新訂増補版　凱風社　2012.2　331p　19cm　3000円　Ⓘ978-4-7736-3602-4　内容 序章 本研究のねらいと本書の構成　第1章 占領下日本における米国の原爆情報収集と報道統制　第2章 1940年代後半の原爆情報統制　第3章 連邦民間防衛局の発足とその原爆対策　第4章 1954年ビキニ核実験とその後の民間防衛計画　終章 封印されたヒロシマ・ナガサキ　新訂増補版に寄せて「3・11フクシマ以後」を考える

◇平成17年度原子爆弾被爆者実態調査報告　厚生労働省健康局　〔2005〕　161p　30cm　Ⓝ369.37

◇放射線被爆と甲状腺がん―広島、チェルノブイリ、セミパラチンスク 甲状腺がん発生、甲状腺検診結果、福島原発事故を含めて　佐渡敏彦監修, 武市宣雄, 星正治, 安井弥著　広島　溪水社　2011.8　141p　30cm　〈シリーズ甲状腺・広島から vol.1〉　1500円　Ⓘ978-4-86327-152-4　Ⓝ493.49

◇放射能兵器劣化ウラン―核の戦場 ウラン汚染地帯 劣化ウラン研究会著 技術と人間 2003.3 220p 19cm 2500円 Ⓘ4-7645-0141-4
内容1 恐怖の青い光 2 猛威をふるう暴れ竜 3 決死の終息作戦 4 深刻な後遺症 5 事故の原因は何か 6 世紀末の試練を越えて

◇安斎育郎先生の原発・放射能教室 第3巻 放射能からいのちを守るために 安斎育郎文・監修 新日本出版社 2012.4 31p 27cm 2000円 Ⓘ978-4-406-05527-7 Ⓝ543.5
内容校庭につもった放射能 放射能で汚染されたホウレンソウや牛肉 魚から検出された放射能 遠く離れた地域のお茶にも放射能が…「ホット・スポット」ってなんだ? 広島原爆の何百倍もでたセシウム137 意外に汚染が少なかった各地の米 削れ削れ、どんどん削れ 洗え洗え、どんどん洗え 事故原発をどうおさめるか? なぜ原発事故がおきたのだろう? 原発をどうするか? 未来にのこる放射性廃棄物 原子力発電にかかわる発電技術 みんなで考えよう、日本のエネルギー

◇飯舘村は負けない―土と人の未来のために 千葉悦子,松野光伸著 岩波書店 2012.3 241p 18cm (岩波新書) 800円 Ⓘ978-4-00-431357-1
内容第1章 村に放射能が降った 第2章 村はどう対処したか 第3章 村づくりのこれまで 第4章 いのちと健康を守る 第5章 なりわいを守りたい 第6章 一人ひとりの復興へ

◇終りのない惨劇―チェルノブイリの教訓から ミシェル・フェルネクス,ソランジュ・フェルネクス,ロザリー・バーテル著,竹内雅文訳 緑風出版 2012.3 215p 20cm 2200円 Ⓘ978-4-8461-1205-9 Ⓝ543.5
内容第1部 WHO―IAEA合意、チェルノブイリ、そして福島 第2部 チェルノブイリの惨事と健康 第3部 チェルノブイリ人民法廷より 第4部 バンダジェフスキーを巡るインタビュー(ミシェル・フェルネクス ソランジュ・フェルネクス) 第5部 チェルノブイリの惨事は成長を続ける一本の樹

◇旧ソ連の環境破壊―核放射線被災の実態 塚本三男著 焼津 塚本三男 2003.9 161p 21×26cm 〈発売・静岡新聞社(静岡)〉 2000円 Ⓘ4-7838-9571-6 Ⓝ369.36

◇緊急被ばく医療体制の整備状況にかかる状況調査(平成22年度内閣府科学技術基礎調査等委託)報告書 〔千葉〕 放射線医学総合研究所 2010.12 1冊 30cm 〈背のタイトル:緊急被ばく医療体制の整備状況にかかる状況調査報告書〉 Ⓝ493.195

《原発事故》

◇青い閃光―「東海臨界事故」の教訓 読売新聞社著 中央公論新社 2012.1 349p 15cm (中公文庫) 705円 Ⓘ978-4-12-205593-3
内容1 恐怖の青い光 2 猛威をふるう暴れ竜 3 決死の終息作戦 4 深刻な後遺症 5 事故の原因は何か 6 世紀末の試練を越えて

◇朽ちていった命―被曝治療83日間の記録 NHK「東海村臨界事故」取材班著 新潮社 2006.10 221p 16cm (新潮文庫)〈「東海村臨界事故被曝治療83日間の記録」(岩波書店平成14年刊)の改題〉 438円 Ⓘ4-10-129551-4 Ⓝ493.195
内容被曝―一九九九年九月三〇日 邂逅―被曝二日目 転院―被曝三日目 被曝治療チーム結成―被曝五日目 造血幹細胞移植―被曝七日目 人工呼吸管理開始―被曝一一日目 妹の細胞は…―被曝一八日目 次々と起きる放射線障害―被曝二七日目 小さな希望―被曝五〇日目 最期―被曝八三日目〔ほか〕

◇「原子力事故」自衛マニュアル―"その時"すべきこと、絶対してはいけないこと 事故・災害と生活を考える会著,桜井淳監修 緊急改訂版 青春出版社 2011.4 171p 18cm (プレイブックス P-923)〈並列シリーズ名:PLAY BOOKS〉 900円 Ⓘ978-4-413-01923-1 Ⓝ539.68

◇原発死――人息子を奪われた父親の手記 松本直治著 増補改訂版 潮出版社 2011.8 277p 19cm 1500円 Ⓘ978-4-267-01879-4
内容序文 無常の風(井伏鱒二) 第1章 さようならパパ 第2章 ガンの宣告 第3章 原子力発電所の実態 第4章 雪が見たい 第5章 怒りをこめて

◇原発事故緊急対策マニュアル―放射能汚染から身を守るために 日本科学者会議福岡支部核問題研究委員会編 合同出版 2011.4 79p 21cm 571円 Ⓘ978-4-7726-1028-5 Ⓝ498.4
内容第1章 もし、原発事故が起こったら(「事故前」にどんな知識と準備が必要か 「事故初期」にどんな緊急措置が必要か 「事故初期」にどんな緊急措置が必要か 「事故中期」にどんな対応策が必要かその後の対応について) 第2章 原発事故の特徴と対策について(原発事故の程度 これまでに起こった重大事故 原発事故の被害と影響の特徴 事故の時間的経過からみた被ばく 決定的に重要な事故情報 日米の事故対策はどうなっているか 緊急対策のポイント) 第3章 放射線障害から身を守るために(放射線とはなにか 放射線障害はなぜ起こるか 放射線からの防護) 第4章 重大事故はどのようにして起こるか(核分裂の連鎖反応 原子力発電のしくみと安全性 事故はどのように進行するか 放射能雲による被ばく) 第5章 原発事故緊急対策についての提言(法制度の改正を提言する 現行法制度のもとでの改善を提言する)

◇原発事故残留汚染の危険性―われわれの健康は守られるのか 武田邦彦著 朝日新聞出版 2011.4 159p 19cm 1000円 Ⓘ978-4-02-250873-7 Ⓝ543.5
内容第1章 いったい何が起こったのか? 第2章 そもそも何が問題なのか? 第3章 どうすれば身を守れるのか?

◇原発事故と子どもたち―放射能対策ハンドブック 黒部信一著 三一書房 2012.2 166p 19cm 1300円 Ⓘ978-4-380-11003-0 Ⓝ493.195
内容第1章 放射能と向き合う親たち―子ども健康相談の現場から 第2章 放射性物質の恐ろしさ―親たちが知っておくべき基礎知識 第3章 親ができること―家庭での自衛策 第4章 原発の今後を考える―子どもたちの未来のために

◇原発総被曝の危機―いのちを守りたい:内外から放射能にさらされる子どもたち83人に1人の子どもがガンで死ぬ!! 原子力行政を問い直す

◇宗教者の会編　游学社　2011.11　254p　19cm　1300円　Ⓘ978-4-904827-07-9　Ⓝ543.5
　内容　序章 それでも原発は必要ですか―臨界事故から12年後の悲劇（人間の奢りと傲慢さによって引き起こされた福島第一原発事故　東日本大震災で露呈した福島第一原発の真実）　第1章 子の火に殺される―平和利用という名の原発、その現実　第2章「いのち」を守る―宗教者たちの闘い（ルポ(1)核のゴミ捨て場と化した寒村で反核の闘いを続ける―「青森県八戸市・日本キリスト教団牧師岩田雅一」　ルポ(2)反原発運動は日蓮聖人そのものの生き方だ―「宮城県仙台市・日蓮宗僧侶梅森寛誠」ほか）　第3章 脱原発社会を目指して―今、問われること

◇原発閉鎖が子どもを救う―乳歯の放射能汚染とガン　ジョセフ・ジェームズ・マンガーノ著, 戸田清, 竹野内真理訳　緑風出版　2012.2　271p　21cm　2600円　Ⓘ978-4-8461-1121-2　Ⓝ493.195
　内容　第1章 序章（埋もれた宝セントルイスの乳歯がみつかる　ガンの犠牲者は治療だけでなく原因究明を求めている）　第2部 核実験の放射性降下物（冷戦が市民と科学者を団結させた　初期における核実験からの死の灰とセントルイス乳歯調査　乳歯調査が冷戦さなかの政策に影響した　セントルイス乳歯調査とその後の展開）　第3部 原発の放出放射能（原発が放射能の健康影響への関心を再燃させる米国の原発が子どもの健康への不安をもたらす　米国の原発に「歯の妖精プロジェクト」が挑む　ニュージャージー州における歯の妖精プロジェクト　「歯の妖精プロジェクト」が巻き起こす反響）　第4部 乳歯調査のインパクト（乳歯調査―小児ガンとのつながりとそれがもたらしたもの）

◇原発・放射能子どもが危ない　小出裕章, 黒部信一著　文藝春秋　2011.9　222p　18cm（文春新書 824）　760円　Ⓘ978-4-16-660824-9　Ⓝ369.3
　内容　第1章 何があっても子どもたちを守らなくてはいけない　第2章 子どもと放射能の基礎知識　第3章 子どもたちが置かれた被曝状況　第4章 子どもたちの健康被害　第5章 子どもと放射能のQ&A　第6章 弱い人たちを犠牲にする原発というシステム　終章 原子力を終わらせるということ

◇こうして原発被害は広がった―先行のチェルノブイリ　ピアス・ポール・リード著, 髙橋健次訳, 吉井英勝解説　文藝春秋　2011.6　405p　19cm　1524円　Ⓘ978-4-16-374430-8
　内容　第1部 ロシア型原発の誕生（不安は封印された）　第2部 事故（科学の勝利を讃える神殿　原子炉爆発　ヘリからホウ素入りの鉛を投下　避難　放射能汚染水　急性放射線障害　情報統制　「石棺」建設）　第3部 低量被曝（食べ物の汚染　それは被曝によるものか　風評被害と差別　被害の補償　そして国家が崩壊した　被害の決算）

◇子どもを放射能汚染から守りぬく方法　武田邦彦著　主婦と生活社　2011.7　145p　19cm〈被ばく量がわかる計算式付き〉　1000円　Ⓘ978-4-391-14079-8　Ⓝ498.4

◇子どもたちを内部被ばくから守るために親が出来る30のこと―チェルノブイリの体験から　野呂美加著　筑摩書房　2011.10　86p　19cm　952円　Ⓘ978-4-480-87844-1　Ⓝ498.4

◇子どもたちを放射能から守るために　菅谷昭著　亜紀書房　2011.6　82p　19cm　952円　Ⓘ978-4-7505-1111-5　Ⓝ498.4
　内容　1章 放射能を浴びたら、どんな健康被害がでるのですか？　2章 水や野菜や魚、ふつうに摂ってもだいじょうぶですか？　3章 25年目のチェルノブイリ

◇子どもたちを守るためのいちばんわかりやすい放射線対策の本　青木晃監修, 竹澤瑞穂聞き手　マーブルトロン　2011.8　152, 16p　19cm（Marble books）〈発売：三交社　共同刊行：フォンツ・ホールディングスフォンツ・パブリケーション〉　1200円　Ⓘ978-4-87919-638-5　Ⓝ498.4
　内容　監修者から読者のみなさんへ―放射線被ばくと病的老化予防（青木晃）　放射線って、どうして怖いの？　被ばくとは？　深刻な健康被害　子どもたちの毎日を守るために　生活対策6か条　汚染物質デトックス5か条　巻末特集・ミニブック 知っておきたい放射線の知識&防災対策

◇これから100年放射能と付き合うために　菅谷昭著　亜紀書房　2012.3　99p　19cm　952円　Ⓘ978-4-7505-1204-4
　内容　1章 現状を把握しましょう　2章 いまからできる防護策―食・除染・生活　3章 松本市の取り組みについて

◇これだけは知っておきたい原発事故と放射能の基礎知識　関根一昭著　平和文化　2012.4　126p　21cm　1300円　Ⓘ978-4-89488-053-5
　内容　第1章 東京電力福島第一原子力発電所事故（原子力発電のしくみ　東電福島第一原発事故―放射性物質の放出　レベル7の大規模事故　「安全神話」の崩壊と遅れた政府の情報公表）　第2章 放射能汚染の広がりとその状況（福島県の放射能汚染　放射能汚染と福島県の子どもたち―検出された放射性物質　広がる放射能汚染―関東地方の場合　食品の放射能汚染）　第3章 放射線が人体にあたえる影響と防護（放射線とはなにか　放射線はなぜ危険か　外部被ばくと内部被ばく　内部被ばくをどう考えるか―CRPとECRPのちがい　ベラルーシとウクライナで起きていること　放射能汚染から子どもたちのいのちを守るために）　第4章 展望のない「核燃料サイクル」計画と原発の老朽化（展望のない「核燃料サイクル」計画　原発の老朽化と巨大地震　原発の廃炉・解体にも困難が）　第5章 安全な未来のために―原発から自然エネルギーへ（世界に広がる福島ショック　原発依存から自然エネルギー利用への転換を　原発14基分のお金を自然エネルギーの利用にまわすとどうなるか）

◇3・11原発事故を語る―内部被爆の危険　小出裕章, 矢ケ崎克馬著　本の泉社　2011.8　63p　21cm　571円　Ⓘ978-4-7807-0795-3　Ⓝ369.36
　内容　対談 東電3・11原発事故が問うもの（マスクもカッパもなく無防備状態だった住民　隠されてきた内部被曝が福島にはねかえる　大事故が起きるのは科学の領域では常識　子どもたちだけでも何としても救わねば　原子力に「主権住民」はなかった　事故を小さめに見せようとする東電、国　住民の側から正確なデータの要求を　いま、原子力なんてやってはいけない　原子力問題と科学者の問題）　放射線の健康影響―内部被曝の危険（ICRPの欠陥（内部被曝と外部被曝）　放射線の作用―内部被曝の危険（放射線の作用は「電離」　電離は分子切断　DNAの切断はきわめて有害　内部被曝は特に危険な被曝））

放射線障害　　　　　　　　　　　　　　　　　　　　　　　病気・難病

◇自分と子どもを放射能から守るには—今日からできる！キッチンでできる！チェルノブイリからのアドバイス：日本語版特別編集　ウラジーミル・バベンコ，ベルラド放射能安全研究所著，辰巳雅子訳，今中哲二監修　世界文化社　2011.9　95p　19cm　800円　①978-4-418-11318-7　Ⓝ498.54

◇ジュノーさんのように　1　ヒロシマの医師をチェルノブイリへ・チェルノブイリの子どもたちをヒロシマへ　ジュノーの会編　而立書房　2010.11　206p　19cm　（叢書・民話を生む人びと）　1500円　①978-4-88059-360-9　Ⓝ369.36
内容　"ヒロシマの医師をチェルノブイリへ・チェルノブイリの子どもたちをヒロシマへ"運動　ヒロシマの医師決まる！　キエフ小児科・産科婦人科研究所への招待状　"ジュノー基金"へのお便りから　医師・ジャーナリストと市民の対話集会　ジュノーの会のaftercomer（～について行く者）の自己紹介　ジュノーの会へのメッセージ　ジュノー基金へのお便りから　ソ連の子に"夢"はもてるのだろうか　大きな力へ〔ほか〕

◇ジュノーさんのように　2　チェルノブイリからきた医師と子どもたち　ジュノーの会編　而立書房　2011.3　207p　19cm　（叢書・民話を生む人びと）　1500円　①978-4-88059-362-3　Ⓝ369.36
内容　チェルニゴフ第二病院に甲状腺検診システムを実現！現地医師との協力態勢も整う。はじまりだ！　ジュノーの会・第2回チェルノブイリ訪問団同行記—滞在記録より　もう一つの医学の力をも信じたい—診断は西洋医学、治療は東洋医学で　チェルノブイリの子どもたちをヒロシマへ・第2陣到着！　医療・教育・家庭での市民交流の継続を！　ヤコブレフ医師ら4名の医師とチェルニゴフの5名の子どもたちの滞日予定表（概略）　ミハイル・コッピンスキー村の子どもたちからの手紙　ターニャとの出会い　事務局に届いた手紙から　「第2回チェルノブイリ訪問団・医療班」報告会での感想から　ウクライナからの9人のお客様、無事帰国されました。〔ほか〕

◇ジュノーさんのように　3　原子力発電所の爆発事故から6年目のチェルノブイリの子どもたち　ジュノーの会編　而立書房　2011.7　206p　19cm　（叢書・民話を生む人びと）　1500円　①978-4-88059-364-7　Ⓝ369.36
内容　ヒロシマの教師、医師団、相次いでチェルノブイリ現地を訪問　再びCISへの調査と交流の出発にむけて　チェルノブイリ原発事故被災児に対する医療援助活動のこれまでの経過と現地訪問について　ジュノーの会の皆様へ　チェルノブイリ原発被災救済事業白血病関係への郵政省国際ボランティア貯金交付を受けて　初めてチェルノブイリを訪問させていただくにあたって　チェルノブイリ被災地を訪れるにあたって　お医者さんは魔法使い　来日に向けてのメッセージ　チェルノブイリの友人たちとの再会を前にして〔ほか〕

◇ジュノーさんのように　4　チェルノブイリへの医療援助始まる甲状腺・白血病の現地診療具体化する　ジュノーの会編　而立書房　2011.11　206p　19cm　（叢書・民話を生む人びと）　1500円　①978-4-88059-365-4　Ⓝ369.36
内容　無事帰りました　ニコラ・メンデルさんを迎えて　みなさんありがとうございました　渡辺校長先生の教えを受け継いで　お別れのことば　ミハイル・コッピンスクの子どもたちからの手紙　ジトーミル市の子どもたちからの手紙　アンドレイ君からの手紙　ボリス校長先生からの手紙　チェルノブイリ被災者への治療・手術技術向上のため、キエフの専門臨床医が予定通り広島で医療見学研修を行っています〔ほか〕

◇ジュノーさんのように　5　「顔と心の見える援助」をめざして子ども・市民・医師同士の交流深まる　ジュノーの会編　而立書房　2012.3　207p　19cm　（叢書・民話を生む人びと）　1500円　①978-4-88059-371-5　Ⓝ369.36
内容　ウクライナ内分泌代謝研究所、キエフ小児産婦人科研究所、第十四子ども病院、第二子ども病院、チェルニゴフ地区第二病院、キエフ第一全寮制学校、ミハイル・コッピンスク学校等に心を届けてきます　田辺・白浜「チェルノブイリ国際20年目を迎える会」より　3回目のミルク発送、110kg、託しましたキエフの子どもたちに医薬品を！—キエフの医師たちとのファックスのやりとりメモ　医薬品・医療機器等の購入リスト　12月1日から12月20日までミハイル・コッピンスクの子どもたち5人・教師2人・医師1人がやって来ます　ジュノーの会ウクライナ派遣　松岡信夫さんの仕事—五つの面から　ウクライナ放射線医学センターから血液病専門家2名、内分泌代謝研究所から所長と病院長を迎えます　チェルニゴフ州放射能汚染地域の現状—現場の医師・教師に聞く〔ほか〕

◇小児科医が診た放射能と子どもたち　山田真著　クレヨンハウス　2011.12　63p　21cm　（わが子からはじまるクレヨンハウス・ブックレット004）　500円　①978-4-86101-203-7　Ⓝ493.195
内容　第1章　福島で健康相談をして、見えてきたこと　第2章　放射能への不安を口にできない雰囲気の広がり　第3章　低線量被ばく、内部被ばくの専門家はいない　第4章　これから、わたしたちにできること　第5章　Q&A質疑応答

◇チェルノブイリ原発事故がもたらしたこれだけの人体被害—科学的データは何を示している　核戦争防止国際医師会議ドイツ支部著，松崎道幸監訳，矢ケ崎克馬解題　合同出版　2012.3　151p　21cm　1600円　①978-4-7726-1056-8
内容　第1章　はじめに　第2章　リクビダートル　第3章　乳児死亡率　第4章　遺伝性障害・催奇形性（奇形）　第5章　甲状腺がんとその他の甲状腺疾病　第6章　全がん・白血病　第7章　チェルノブイリ原発事故によるさまざまな疾病　第8章　政府および公的機関によるチェルノブイリ事故の影響の矮小化

◇チェルノブイリ診療記—福島原発事故への黙示　菅谷昭著　新版　新潮社　2011.7　245p　16cm　（新潮文庫　す-25-1）〈初版：晶文社1998年刊〉　400円　①978-4-10-134641-0　Ⓝ493.195
内容　1　決意　2　ベラルーシの医療現場　3　事故—〇年目の春　4　不思議の国ベラルーシ　5　外科医の日常　6　人々の闘い　7　希望

◇チェルノブイリの惨事　ロジェ・ベルベオーク，ベラ・ベルベオーク著，桜井醇児訳　新装版　緑風出版　2011.5　222p　19cm　2400円　①978-4-8461-1106-9
内容　第1章　原子力社会の発端　第2章　チェルノブイリ原子力発電所大災害の記録　第3章　チェルノブイリ災害評価報告の試み　第4章　チェルノブイリ一九九三年

◇チェルノブイリ・ハート—原発事故がもたらす被害の実態　アカデミー賞短編ドキュメンタリー賞

受賞作品完全ガイド　マリアン・デレオ著　合同出版　2011.9　95p　21×14cm　800円　①978-4-7726-1043-8
　内容　1 チェルノブイリ・ハート　2 チェルノブイリもうひとつの物語―ホワイトホース　3 メイキング（廃墟となった街―チェルノブイリ、プリピャチ、里帰りツアーに同行して　セシウム姉妹―被曝するということ　ベイビーハート―ミンスクにて開胸心臓手術に立ち会う）

◇敦賀湾原発銀座「悪性リンパ腫」多発地帯の恐怖　明石昇二郎著　宝島社　2012.1　349p　16cm　（宝島sugoi文庫 Aあ-7-1）〈技術と人間1997年刊の改訂・増補〉　667円　①978-4-7966-8890-1　Ⓝ519.2145
　内容　プロローグ「ガン患者激増」の噂を追って　第2章「あなたの家にガンの人はいますか？」　第3章「風下地域で患者集中発生」という事実　第4章「福井県庁の皆さん、疫学調査をやってください」　終章　そして福井県の未来は…

◇低線量・内部被曝の危険性―その医学的根拠　医療問題研究会編　大阪　耕文社　2011.11　119p　21cm　〈執筆：伊集院真知子ほか〉　1000円　①978-4-86377-018-8　Ⓝ493.195

◇低線量内部被曝の脅威　ジェイ・マーティン・グールド著、肥田舜太郎、齋藤紀、戸田清、竹野内真理共訳　緑風出版　2011.4　384p　22cm　5200円　①978-4-8461-1105-2　Ⓝ493.195
　内容　序論：放射性降下物と郡の乳癌発生率　第2章　放射性降下物と免疫異常　第3章　低出生体重児とベビーブーム世代の免疫不全　第4章　乳癌死亡率と原子炉からの放出物　第5章　1950年以後の乳癌死亡率の地域差　第6章　国立癌研究所はなぜ、原子炉の周辺での発癌リスクの増大を見逃したのか　第7章　原子炉周辺における発癌リスク増大の本質　第8章　放射性降下物と乳癌　第9章　もう遅過ぎるだろうか　付録

◇低線量被曝のモラル　一ノ瀬正樹、伊東乾、影浦峡、児玉龍彦、島薗進、中川恵一共編著　河出書房新社　2012.2　351p　20cm　3200円　①978-4-309-24578-2　Ⓝ493.195
　内容　1「安全」と医のモラル（がんと放射線　福島原発事故とは何か―逆システム学からリスク評価とリスク管理の混同をめぐって）　2「安全」の意味とは何か（科学者はどのようにして市民の信頼を失うのか？―放射能の健康への影響をめぐる科学・情報・倫理　安全の語りをめぐって）　3「わからない」のはなぜか（シュレーディンガーのチェシャ猫は笑うか？―「確率的創発としての生命の問い」に向けて　因果関係とは何か―低線量被曝の因果的影響をめぐって）　討論1 何を論ずべきか？　討論2 何をなすべきか？

◇低線量放射線の健康影響　近藤宗平著　東大阪　近畿大学出版局　2005.9　250p　21cm　〈発売：紀伊國屋書店〉　2000円　①4-87738-233-X　Ⓝ493.195
　内容　序章　低線量放射線のリスクについて考える　1章　放射線の特性　2章　細胞と放射線による傷　3章　マウスを用いた放射線影響の実験　4章　放射線の人体影響　5章　低線量放射線の健康影響の疫学的調査　6章　放射線感受性遺伝病と低線量放射線発がん機構

◇低線量放射線の健康影響に関する調査―核融合科学研究会委託研究報告書　近藤宗平ほか編　名古屋　核融合科学研究会　2003.5　262p　30cm　Ⓝ493.195

◇低量放射線は怖くない―日本人の放射線アレルギーを吹き飛ばす！：一般市民と先生の放射線座談会　中村仁信著　東大阪　遊タイム出版　2011.6　125p　19cm　1200円　①978-4-86010-299-9　Ⓝ493.195
　内容　序章　東日本大震災（東日本大震災に関して）　第1章　放射線について（放射線とは　放射線を浴びたときの体内メカニズム　被ばくについて　どこまでが安全なのか、しきい値の話　被ばくのいろいろ　急性被ばくと慢性被ばく　原爆による発ガン　ICRPの役割について）　第2章　放射線ホルミシス（放射線ホルミシスの話　運動と活性酸素　ホルミシス効果でガン治療　チェルノブイリ、被ばくの森はいま）

◇どうする原発　どうなる放射線―核廃絶の願いとともに　吉川英勝、野口邦和、三浦広志、高草木博著　大阪　日本機関紙出版センター　2011.5　67p　21cm　600円　①978-4-88900-871-5
　内容　1 原発、核兵器、私たちの未来（高草木博）　2 避難生活の中、農業復興めざす（三浦広志）　3 原発事故は2重の人災だった！（吉川英勝）　4 放射線が私たちに与える影響（野口邦和）　5 いくつかの質問に答えて（現在の事態をどのように推測しますか？　また、いつまでガマンすればいいのですか？　水道水については大丈夫ですか？　事故発生直後の最初に印象は？　原発の安全性はあるのですか？　これからも原発に依存しないといけないのですか？　原発依存から脱出する道はどこにあるのでしょうか？　日本原水協の運動はこれからどのようにすすめていくのですか？）　6 原子炉燃料工場見学記

◇どうする？どうする？ほうしゃせん　山田ふしぎ文・絵　図書館版　大月書店　2012.2　36p　26cm　1600円　①978-4-272-40846-7

◇どう身を守る？放射能汚染　渡辺雄二著　緑風出版　2011.10　189p　19cm　1600円　①978-4-8461-1114-4　Ⓝ498.54
　内容　悪夢が現実に　汚染されたホウレンソウ、かき菜、シュンギクetc.、その影響は？　魚介類汚染の象徴となったコウナゴ、かくして海は汚染された　牛乳と牛肉からも放射能が　飲み水は安全か？　空気を吸うことで受ける内部被曝　稲の栽培を費かす土壌汚染　校庭の土とともに舞い上がる放射能　チェルノブイリ原発事故と福島原発事故　子どもたちの甲状腺がんが心配　母乳をあたえてもいいのか？　胎児への影響は？　今後十～二十年でがんは増えるのか？　浜岡原発停止の衝撃　今こそ原発停止を！　高速増殖炉「もんじゅ」は即刻廃炉すべき　各家庭でソーラー発電を　災いは今すぐ封じ込めよう！

◇ドキュメントチェルノブイリ　松岡信夫著　新装版　緑風出版　2011.5　366p　19cm　2500円　①978-4-8461-1107-6
　内容　原子炉暴走　魔の明り　汚染地域　モスクワ第六病院　「幽霊」たちの除染作業　試される人びと　コマリンから来た女たち　英雄神話　水汚染とのたたかい　石棺建造　スケープゴート　傷ついた大地　ドニエプルよ永遠に　建設続行か中止か？　過大な原子力計画　避難民たちの冬　三〇キロ・ゾーンの内側で　ホイニキの住民集会　埋葬されたカメラ　刑事裁判　二年後の春

◇内部被曝　肥田舜太郎著　扶桑社　2012.3　198p　18cm　（扶桑社新書 116）　724円　①978-4-594-06577-5　⑩493.195
[内容]第1章 原発事故の影響でこれから何が起こるのか　第2章 体を侵す放射線被害　第3章 低線量被曝のメカニズムを解明した「ペトカウ効果」　第4章 低線量・内部被曝の怖さ　第5章 被曝体験と「原爆ぶらぶら病」　第6章 "一億総被曝時代"を生きるには　第7章 原発のない社会へ向けて

◇内部被曝からいのちを守る―なぜいま内部被曝問題研究会を結成したのか　市民と科学者の内部被曝問題研究会編　旬報社　2012.2　133p　21cm　1200円　①978-4-8451-1255-5　⑩493.195
[内容]巻頭のことば 内部被曝の被害と闘うために　1 いのちを守るために―「市民と科学者の内部被曝問題研究会」の結成にあたって（「市民と科学者の内部被曝問題研究会」結成のよびかけ　日本へのメッセージ（1）福島の原子炉災害の後も放射線防護の原則を無視することは許されない ほか）　2 内部被曝の危険性を明らかにする　3 市民は考え行動する　4 内部被曝研について

◇内部被曝の真実　児玉龍彦著　幻冬舎　2011.9　165p　18cm　（幻冬舎新書 228）　720円　①978-4-344-98229-1　⑩493.195
[内容]第1部 7・27衆議院厚生労働委員会・全発言（私は国に満身の怒りを表明します　子どもと妊婦を被曝から守れ―質疑応答）　第2部 疑問と批判に答える　第3部 チェルノブイリ原発事故から甲状腺がんの発症を学ぶ―エビデンス探索20年の歴史と教訓　第4部 "チェルノブイリ膀胱炎"―長期的セシウム137低線量被曝の危険性　おわりに 私はなぜ国会に行ったか

◇長崎から発信するヒバクシャ医療国際協力の歩み―チェルノブイリ原発事故から20年長崎がこれまでしてきたことこれからできること　長崎　長崎・ヒバクシャ医療国際協力会　2007.3　70p　30cm　⑩369.36

◇長崎から発信するヒバクシャ医療国際協力の歩み―チェルノブイリ原発事故から22年長崎がこれまでしてきたことこれからできること　第2版　長崎　長崎・ヒバクシャ医療国際協力会　2009.3　49p　30cm　⑩369.36

◇人間と環境の低レベル放射能の脅威―福島原発放射能汚染を考えるために　ラルフ・グロイブ, アーネスト・スターングラス著, 肥田舜太郎, 竹野内真理訳　あけび書房　2011.6　337p　21cm　3800円　①978-4-87154-100-8　⑩493.195

◇母と子のための被ばく知識―തおから食品汚染まで　崎山比早子, 高木学校著　新水社　2011.12　215p　21cm　1300円　①978-4-88385-139-3　⑩493.195
[内容]第1章 原子力発電と放射線　第2章 放射線が身体に与える影響　第3章 あなたの周りでも事故が起こったら　第4章 いのちを守るためには？

◇被爆者医療から見た原発事故―被爆者2000人を診察した医師の警鐘　郷地秀夫著　京都　かもがわ出版　2011.8　111p　21cm　1000円　①978-4-7803-0469-5　⑩369.36
[内容]1 巨大エネルギーによる破壊の恐怖　2 原爆放射線被曝と原子炉事故被曝　3 操作されてきた情報　4 虚構の中の文部科学省　5 何が真実か？　放射線汚染の真実を求めて　6 これから心配なこと？　7 日本の責任, 私たちの責任　8 被爆国の役割　資料 事故後の安全対策

◇ひろがる内部被曝―矢ケ崎克馬がすべて語るQ&Aプラス最新解説　矢ケ崎克馬著　本の泉社　2011.12　132p　21cm　1238円　①978-4-7807-0789-2　⑩493.195

◇福島嘘と真実―東日本放射線衛生調査からの報告　高田純著　医療科学社　2011.7　90p　21cm　（高田純の放射線防護学入門シリーズ）　1200円　①978-4-86003-417-7　⑩369.36

◇放射性セシウムが人体に与える医学的生物学的影響―チェルノブイリ原発事故被曝の病理データ　ユーリ・I. バンダジェフスキー著, 久保田護訳　合同出版　2011.12　111p　21cm　1800円　①978-4-7726-1047-6
[内容]序文 微量の放射性元素が体内に取り込まれることによって起こる問題　第1章 人体および実験動物の体内への放射性セシウムの取り込みの経路, および影響因子　第2章 放射性セシウムの体内への取り込みが引き起こす基本的な病変とその形成機序　第3章 放射性セシウムの人体への長期的な取り込みがもたらす帰結　第4章 放射性元素の影響から人体を防護する方法　結論　付録 MEDICAL AND BIOLOGICAL EFFECTS OF RADIOCESIUM INCORPORATED INTO THE HUMAN ORGANISM

◇放射線医が語る被ばくと発がんの真実　中川恵一著　ベストセラーズ　2012.1　191p　18cm　（ベスト新書 358）　762円　①978-4-584-12358-4　⑩539.6
[内容]第1章 放射線の真実　第2章 発がんリスクの真実　第3章 広島・長崎の真実　第4章 チェルノブイリの真実　第5章 放射線の「国際基準」とは　第6章 福島のいま, そしてこれから　第7章 非常時における被ばく対策　第8章 「被ばくと発がん」の疑問・不安に答える

◇放射線の健康への影響―再処理工場から出る放射性物質　大朏博善篇　ワック　2006.7　76p　18cm　（Wacテーマbook）　476円　①4-89831-901-7　⑩498.4
[内容]環境に出てくる放射性物質は安全なレベル（久保合昭子）　再処理に関する地元の不安と疑問を徹底研究（大桃洋一郎）　信頼できる技術を培ってきた原子力産業（スー・イオン）　フランスにとって日本は最大のパートナー（ドミニク・オシェム）　国と事業者を信用するのも安心への一過程（中村政雄）

◇放射線の健康への影響―再処理工場から出る放射性物質　大朏博善篇　改訂版　ワック　2008.4　100p　18cm　（Wacテーマbook）　476円　①978-4-89831-902-4　⑩498.4
[内容]再処理の安全性議論に欠かせない科学的視点―「その原子力技術がどれくらい安全に準備されているかが重要なのです」　再処理に関する地元の不安と疑問を徹底研究―「うわさに流された心配論には毅然とした科学的態度で臨むことが大切です」　環境に出てくる放射性物質は安全レベル―「私たち人間は大昔から自然放射線に囲まれた中で元気に暮らしているのです」　信頼できる技術を培ってきた原子力産業―「環境にやさしい原子力エネルギーのリサイクルを誇りに思ってほしい」　フランスにとって日本は最大のパートナー―「日本でのサイクル路線の成功はフランスにとっての成功でもあるのです」

国と事業者を信用するのも安心への一過程—「自給率4%というエネルギー事情から再処理関連の問題を考えてほしい」

◇放射線のひみつ—正しく理解し、この時代を生き延びるための30の解説　中川恵一著　朝日出版社　2011.6　156p　19cm　〈イラスト：寄藤文平〉　900円　Ⓣ978-4-255-00589-8　Ⓝ539.6
[内容]　第1章　言葉と単位、これだけは！（放射線を語るための「言葉」から始めましょう。　「被ばく（被曝）」は「被爆」ではありません。　「放射能がやって来る！」はまちがいです。ほか）　第2章　放射線を「正しく怖がる」（放射線は身の回りにあります。放射線は、ありなし（黒白）ではなく、強さと量が問題です。　放射線をあびる「範囲」も大事です—局所被ばくと全身被ばく。ほか）　第3章　ニュースから読み取るポイント

◇放射線被曝への不安を軽減するために—遺伝カウンセリングの専門家が語る放射線被曝の知識　千代豪昭執筆　〔出版地不明〕　〔千代豪昭〕　2011.4　28p　21cm　Ⓝ539.6

◇放射線被ばくから子どもたちを守る　セイビーズプロジェクト編、松井英介、崎山比早子監修　旬報社　2011.8　63p　21cm　800円　Ⓣ978-4-8451-1226-5　Ⓝ498.4
[内容]　放射線被ばくから子どもを守るために　インタビュー　もう黙ってられない！本当のことに目を向けて、命をつなごう（山本太郎）　解説（放射線による健康障害のメカニズム　内部被ばくによる健康障害のメカニズム）　コラム（私たち一人ひとりが市民科学者になる　自分で信頼できる情報を集め、子どもたちを守っていく　NO MORE HIBAKU！小さなことから始めよう。こどもたちに安全な給食をとりもどしたい。　経済優先から"命"優先の発想へ）　付録　自治体や保育園・学校への要請項目

◇放射線リスクコミュニケーション—健康影響を正しく理解するために　柴田義貞編集、山下俊一監修　長崎　長崎新聞社　2012.3　446p　21cm　2000円　Ⓣ978-4-904561-47-8　Ⓝ539.093
[内容]　1　リスクコミュニケーションの思想と技術（リスクコミュニケーションの思想と技術　リスクコミュニケーションにおける分かりやすいコンテンツとはリスクコミュニケーションのノウハウに学ぶ　リスクコミュニケーション実践の留意点—原子力・放射線リスク事例を中心に　放射線防護における規制科学　放射線医学総合研究所におけるリスクコミュニケーション研究の取り組み）　2　リスク認知とリスクコミュニケーション（一般人のリスク認知と信頼　原子力分野のリスクコミュニケーション　医療放射線領域のリスクコミュニケーション　今、原子力に必要なコミュニケーションとは—コミュニケーションを越えて、その先にあるもの　放射線リスクを語る）

◇放射能汚染の基礎知識。—どこまでなら安全か？どこから危険なのか？45分でわかる！　朝長万左男著　マガジンハウス　2011.5　108p　21cm　（Magazine house 45 minutes series #12）　800円　Ⓣ978-4-8387-2262-4　Ⓝ493.195
[内容]　1　原発事故で被ばくしたらどうする？　2　放射線から身を守る方法　3　放射線の基礎知識　4　放射線の人体への影響

◇放射能を防ぐ知恵—食・暮らし・エネルギーの話　小若順一、今井伸著　三五館　2011.7　125p　21cm　1200円　Ⓣ978-4-88320-532-5　Ⓝ369.36

◇放射能からいのちとくらしを守る　日本科学者会議編　本の泉社　2012.6　79p　21cm　（日本科学者会議ブックレット）　667円　Ⓣ978-4-7807-0652-9
[内容]　第1章　福島第一原発で何が起こったか（原因・経過・現状）　第2章　放射線による健康被害　第3章　外部被曝から身を守るには？　第4章　食べものの汚染から身を守る食べ方の工夫　第5章　土壌や海水の汚染の実態と対策　第6章　脱原発への道すじ

◇放射能から家族を守る—安全・安心の知識　那須正夫、岡本晃典、石井伸昌著　朝日新聞出版　2011.8　130p　19cm　1000円　Ⓣ978-4-02-330963-0
[内容]　第1章　生活の中の放射線　第2章　高自然放射線vs医療放射線　第3章　放射線のヒトへの影響　第4章　放射線から身を守る　第5章　食品汚染　第6章　モニタリングはすべての基本　第7章　客観的な評価は、数値が基本　第8章　放射線測定の実際

◇放射能から子どもの未来を守る　児玉龍彦、金子勝著　ディスカヴァー・トゥエンティワン　2012.1　199p　18cm　（ディスカヴァー携書 75）　1000円　Ⓣ978-4-7993-1085-4　Ⓝ498.4

◇放射能からママと子どもを守る本　野口邦和著　法研　2011.7　175p　21cm　1200円　Ⓣ978-4-87954-857-3　Ⓝ498.4
[内容]　プロローグ　被ばく量は少なければ少ないほど安心です　第1章　暮らしのなかで気をつけることは？　第2章　通園通学やお出かけのときに注意することは？　第3章　食べものや飲みものはどうすればいいの？　第4章　赤ちゃんや妊娠中のママはどうしたらいいの？　第5章　そもそも放射能って何？　第6章　すぐ役立つ放射能対策Q&A

◇放射能から身を守る本—図解でわかる！あなたの命を守る70の知恵　安斎育郎著　中経出版　2012.1　310p　19cm　1500円　Ⓣ978-4-8061-4173-0　Ⓝ498.4

◇放射能と子ども達—ヒロシマ、チェルノブイリ、セミパラチンスク、そしてフクシマ　碓井静照著　広島　ガリバープロダクツ　2012.1　391p　19cm　1800円　Ⓣ978-4-86107-051-8
[内容]　第1章　放射線って ナニ？　第2章　データで知る放射能の人体への影響　第3章　子ども達の内部被曝について　第4章　ヒロシマで被爆したこと　第5章　チェルノブイリで見たこと　第6章　セミパラチンスクで秘密にされていたこと　第7章　東日本大震災、福島原発事故が引き起こしたこと　第8章　放射能汚染の実態　第9章　放射能から身を守るために　第10章　子ども達の心のケアに役立つこと

◇暴走する原発—チェルノブイリから福島へ　これから起こる本当のこと　広河隆一著　小学館　2011.5　223p　19cm　1300円　Ⓣ978-4-09-388190-6
[内容]　第1章　チェルノブイリから福島へ　第2章　チェルノブイリ原発事故　第3章　汚染の規模　第4章　体内被曝の現実　第5章　小児甲状腺がんの激増　第6章　避難民調査報告　特別寄稿　広河隆一氏に期待する（広瀬隆）

放射線障害　　　　　　　　　　　　　　　　　　　　　　　　病気・難病

◇見えない恐怖放射線内部被曝　松井英介著　旬報社　2011.6　172p　19cm　1400円　①978-4-8451-1218-0　Ⓝ369.36
[内容]第1章 福島原発事故による健康障害　第2章 内部被曝とはどのようなものか　第3章 原子力発電と内部被曝　第4章 広島・長崎被爆者の内部被曝　第5章 ビキニ水爆実験による内部被曝　第6章 「劣化」ウランと内部被曝　第7章 トロトラストによる内部被曝　第8章 放射性物質を掘り出すことの意味　基礎知識　資料

東洋医学

◇アジアの伝統医学　高橋澄子ほか著　出帆新社　2004.6　207p　19cm　（伝統医学シリーズ）　2700円　Ⓘ4-915497-97-6　Ⓝ490.9
　内容　インドネシアのアーユルヴェーダ・ジャムゥ　アーユルヴェーダの外科学（アーユルヴェーダの外科学（シャーリヤ・タントラ）　ダンヴァンタリの外科とアートレーヤの内科　ほか）　シッダ医学概論（シッダ医学の概観　シッダ医学の医療）　モンゴル医薬学序説

◇絵でわかる東洋医学　西村甲著　講談社　2011.8　178p　21cm　（絵でわかるシリーズ）　2200円　Ⓘ978-4-06-154761-2　Ⓝ490.9
　内容　第1章 東洋医学の世界　第2章 東洋医学の基礎理論　第3章 東洋医学の病態生理・症候・病理・病因学　第4章 東洋医学の診断学　第5章 東洋医学の治療　第6章 養生　第7章 運気論

◇実用東洋医学―症状別によくわかる漢方薬・ツボ・食養　根本幸夫著　池田書店　2008.6　207p　21cm　1500円　Ⓘ978-4-262-12343-1　Ⓝ490.9
　内容　1章 漢方の基本を知ろう　2章 呼吸器・消化器・泌尿器の病気・症状　3章 全身の病気・症状　4章 関節の病気・症状　5章 女性の病気・症状　6章 その他の病気・症状

◇症状別によくわかる東洋医学―月経・妊娠・更年期・皮ふ…女性の不調に効く方法が満載！　根本幸夫著　PHP研究所　2009.9　191p　24cm　（PHPビジュアル実用books）　1200円　Ⓘ978-4-569-77130-4　Ⓝ490.9
　内容　第1章 東洋医学の世界へようこそ　第2章 毎日の不調に効く！養生法　おもな食材一覧　おもな漢方薬処方一覧

◇図解雑学よくわかる東洋医学のしくみ　関口善太監修, 青山麻美著　ナツメ社　2007.12　227p　19cm　〈奥付のタイトル：よくわかる東洋医学のしくみ〉　1350円　Ⓘ978-4-8163-4423-7　Ⓝ490.9
　内容　第1章 東洋医学を始めよう　第2章 東洋医学の基本　第3章 東洋医学の健康観　第4章 東洋医学で考える体のしくみ　第5章 東洋医学で考える病気の原因　第6章 東洋医学の診断と治療　第7章 鍼灸治療　第8章 漢方医学　第9章 自分でできる養生　第10章 東洋医学の歴史　巻末資料

◇図解東洋医学のしくみと治療法がわかる本　丁宗鐵著　ナツメ社　2010.2　239p　21cm　1400円　Ⓘ978-4-8163-4841-9　Ⓝ490.9
　内容　1章 東洋医学の基本　2章 病気の原因と診察の方法　3章 漢方医学の治療 漢方薬・ツボ・食養　4章 症状別治療 未病　5章 症状別治療 病気・アレルギー　6章 症状別治療 男性特有の症状　7章 症状別治療 女性特有の症状　8章 症状別治療 小児特有の症状　特別治療 がん治療サポート

◇図解よくわかる東洋医学―漢方薬・ツボ・食事、3つの養生法で治す　平馬直樹, 瀬尾港二, 稲田恵子監修　池田書店　2005.5　223p　21cm　1400円　Ⓘ4-262-12037-6　Ⓝ490.9
　内容　第1章 どうみる？東洋医学の「健康観」　第2章 体のとらえ方病気のみ方　第3章 東洋医学の養生法 漢方・食養・ツボ・食養　第4章 症状別治療法（漢方・食養・ツボ）全身の症状　第5章 症状別治療法（漢方・食養・ツボ）各部の症状　第6章 症状別治療法（漢方・食養・ツボ）内臓の症状　第7章 症状別治療法（漢方・食養・ツボ）女性の症状

◇体質・症状・年齢別東洋医学で食養生―美・医・食同源　世界文化社　2005.3　192p　24cm　（特選実用ブックス cooking）　1800円　Ⓘ4-418-05308-5　Ⓝ498.583
　内容　6体質別中国食養生で元気になる　症状別食べて解消　心と体のお茶時間　年齢別ゆるやかエイジング（女性（35歳〜40代前半）のレシピ　女性（40代後半〜50代）のレシピ　ほか）　体質別インド食養生で元気になる（アーユルヴェーダの体質チェック　春（カパが増えやすい季節）のレシピ　ほか）

◇徹底図解東洋医学のしくみ―カラー版　兵頭明監修　新星出版社　2009.7　223p　21cm　1600円　Ⓘ978-4-405-10683-3　Ⓝ490.9
　内容　第1章 東洋医学の基礎知識　第2章 診察法と証　第3章 経絡とツボ　第4章 漢方薬と薬膳　第5章 日本における東洋医学の可能性と将来

◇東洋医学セルフケア365日―健康法のエッセンス「氣道」入門　長谷川淨潤著　筑摩書房　2005.9　234p　15cm　（ちくま文庫）　580円　Ⓘ4-480-42134-3　Ⓝ498.3
　内容　第1部 健康法のエッセンス　第2部 季節のケア　第3部 体の症状別ケア　第4部 女性の体のために　第5部 美しい体　第6部 心のケア

◇東洋医学の「効く！」しくみ　関直樹監修　ナツメ社　2005.4　207p　21cm　1500円　Ⓘ4-8163-3887-X　Ⓝ490.9
　内容　第1章 東洋医学の基本は「陰陽」「気血水」　第2章 病気の原因は「邪」と感情の起伏にある　第3章 「病気」ではなく「証」を知る診断法　第4章 東洋医学的治療の基礎知識　第5章 実践！症状、病気別漢方薬の使い方　第6章 通院治療にいくときの心得

◇東洋医学のしくみ―イラスト図解　関口善太監修　日本実業出版社　2003.8　179p　22cm　1500円　Ⓘ4-534-03617-5　Ⓝ490.9
　内容　序章 東洋医学の診断と治療はこう進められる　第1章 東洋医学のあらましと今日の必要性　第2章 東洋医学ではこう考える　第3章 「証」による診断と治療　第4章 漢方薬の世界　第5章 鍼灸と気功の世界　東洋医学の現状と将来

◇読体術　体質判別・養生編　仙頭正四郎著　農山漁村文化協会　2005.3　238p　19cm　（健康双書）〈体質判別・養生編のサブタイトル：東洋医学で自己診断〉　1238円　Ⓘ4-540-04296-3　Ⓝ490.9

東洋医学

◇読体術　病気診断・対策編　仙頭正四郎著　農山漁村文化協会　2005.3　275p　19cm　〈健康双書〉〈病気診断・対策編のサブタイトル：東洋医学で病気に克つ〉　1429円　①4-540-04396-X　Ⓝ490.9

内容　1章 あなた自身で体質診断ができる体質判別チャート　2章『読体術』の基礎知識　3章 8タイプの体質―その特徴と体質改善への秘策　4章 健康の大もとは生活のなかに息づいている　5章 東洋医学的な病気のとらえ方と治療姿勢

内容　1 東洋医学―基盤となる発想と治療法(病気に対する考え方　東洋医学の診断と治療の考え方とすすめ方)　2 各種病気の東洋医学的見方と治療法　3 体質別チャートと読体術ミニ用語辞典

◇はじめての韓方―体も心もスッキリ　キム・ソヒョン著、イム・チュヒ訳　コモンズ　2009.11　117p　21cm　1500円　①978-4-86187-062-0　Ⓝ490.9

内容　1 韓方入門―基礎からわかりやすく教えます　2 四象体質チェック―自分の体質を知ろう　3 韓方実践―体も心もスッキリ!(体の症状編　心の症状編)

◇プロが教える東洋医学のすべてがわかる本―史上最強カラー図解　平馬直樹、浅川要、辰巳洋監修　ナツメ社　2011.6　255p　21cm　1500円　①978-4-8163-5086-3　Ⓝ490.9

内容　巻頭特集 東洋医学最前線　第1章 12のキーワードから知る東洋医学の基礎知識　第2章 病気の原因と身体のとらえ方　第3章 診断から治療まで　第4章 経絡と鍼灸治療　第5章 漢方薬と薬膳　第6章 実践編! 自分でやってみる不調改善

◇勉強したい人のための東洋医学のきほん　田中康夫著、後藤修司監修　日本実業出版社　2009.3　245p　21cm　2000円　①978-4-534-04517-1　Ⓝ490.9

内容　序章 東洋医学と日本の伝統医学　1章 からだの声で東洋医学を体験する　2章 東洋医学に見る病気のメカニズム　3章 東洋医学の診断・治療法　4章 いま広がる医食同源の考え方　5章 漢方薬のはなし　6章 鍼灸・あん摩マッサージ指圧のはなし　7章 医療としての気功のはなし　8章「気」と「陰陽理論」を知る　9章「五行説」と五臓のつながり

◇身近な東洋医学　王専編著、劉洋、孫基然著　岡山　ふくろう出版　2007.4　143p　26cm　〈折り込み3枚〉　1900円　①978-4-86186-305-9　Ⓝ490.9

内容　第1章 基礎編　第2章 応用編(東洋医学診査、弁証方法)　第3章 経絡ツボ刺激健康法　第4章 養生編　第5章 美容編

◇やさしくわかる東洋医学　根本幸夫著　かんき出版　2005.7　173p　21cm　1400円　①4-7612-6268-0　Ⓝ490.9

内容　序章 なぜ今、東洋医学なのか　第1章 東洋医学の考え方と診察方法　第2章 薬膳・漢方薬の基本と考え方　第3章 病気・症状別の薬膳・漢方薬療法　第4章 からだ中に「気」をめぐらせるツボ・パワー　第5章 中国医学と日本漢方の歴史を振り返る

中国医学

◇現代中国医学から見たやさしい健康法―誰も教えなかった　篠原誠、趙基恩著　花伝社　2010.7　156p　19cm　〈発売：共栄書房〉　1500円　①978-4-7634-0578-4　Ⓝ498.3

内容　1章 食事のバランス　2章 心のバランス　3章 運動のバランス　4章 禁煙と健康　5章 節酒と健康　6章 生薬と健康食品について

◇実用中医学―一冊でわかる基礎から応用　辰巳洋著　源草社　2009.5　267p　26cm　2800円　①978-4-906668-67-0　Ⓝ490.9

◇中医学ってなんだろう　1　人間のしくみ　小金井信宏著　市川　東洋学術出版社　2009.9　318p　26cm　4800円　①978-4-904224-08-3　Ⓝ490.9

◇中医学入門　神戸中医学研究会編著　新装版　市川　東洋学術出版社　2012.2　341p　21cm　〈初版：医歯薬出版1981年刊〉　4800円　①978-4-904224-17-5　Ⓝ490.9

内容　第1章 中医学の特徴(統一体観　弁証論治)　第2章 基礎理論(精・陰・陽・気・血・津液　臓腑　経路　病因と病変　陰陽について　五行について)　第3章 四診(望診　聞診　問診　切診)　第4章 弁証論治(八綱弁証　気血津液弁証　臓腑弁証　病邪弁証　外感熱病弁証)　第5章 治療法則(治則　治法)

◇中医学バイブル―伝統中医学の治療力を発見できる決定版　ペネラピ・オディ著、玉嵜敦子訳　ガイアブックス　2012.1　399p　17cm　〈発売：産調出版〉　2200円　①978-4-88282-819-8　Ⓝ490.9

内容　1 中医学の理論　2 病気の原因と診断　3 中医薬　4 鍼と指圧　5 中国の食事療法　6 ボディ・ワーク

◇中国漢方で治る―「もうひとつの現代医学」が克服する難病・成人病　田中誠紘監修、呂琦著　原書房　2004.2　166p　20cm　1400円　①4-562-03742-3　Ⓝ490.9

内容　もうひとつの現代医学・中国漢方への誘い　病気別中国漢方のアプローチ(癌、腫瘍　高血圧　狭心症と心筋梗塞　うつ病　花粉症　アトピー性皮膚炎　骨粗鬆症　大腿骨骨頭部壊死)　中国漢方を利用して健康な生活を!

◇病院に見放された難病治療―中国伝統医学　山本重男著　東銀座出版社　2003.9　157p　19cm　1429円　①4-89469-065-9　Ⓝ490.9

内容　1章 はじめに　2章 治療の実際(難病の発見と治療例　治療の成功と失敗)　3章 中医の早期発見　4章 10のガンの前兆と発見　5章 西洋医学との違い

◇やさしい中国医学の百科　ペネラピ・オディ著、安井廣迪日本語版監修、玉嵜敦子訳　産調出版　2003.8　143p　27cm　〈背・奥付のタイトル：中国医学の百科〉　2800円　①4-88282-335-7　Ⓝ490.9

内容　起源・理論・診断法　治療方法　セルフヘルプ

日本の伝統医学

◇老いてますます楽し―貝原益軒の極意　山崎光夫著　新潮社　2008.3　220p　19cm　〈新潮選書〉　1100円　①978-4-10-603598-2

内容　序 幻の『用薬日記』を探して　第1章 生い立ち―逆風のなかの葦のように　第2章 楽しみの達人―読書、良友、旅　第3章 貝原家の日常　第4章 益軒の仕事人生　第5章 貝原家のカルテ―『用薬日記』

◇王朝医学のこころ―国宝『医心方』に学んで　槇佐知子著　四季社　2005.3　158p　19cm　(ベッドサイドブックス)　1200円　①4-88405-311-7　Ⓝ490.9

[内容]本草春夏秋冬(春・山菜　夏・沙羅の面影　秋・初秋　冬・冬の庭園にて)　不幸は幸せをおんぶしてくる　縁の不思議

◇貝原益軒に学ぶ60代からの「体・心・頭」をもっと元気にする本　立元幸治著　三笠書房　2012.1　206p　15cm　(知的生きかた文庫た60-1)　571円　978-4-8379-7990-6　Ⓝ498.3

[内容]1章　体・心・頭「生涯現役」八つの心得―養生のカギは、「足」「腹」「気」「呼吸」にある　2章　まだまだ「疲れない、衰えない」六つの極意―年を取っても、体は「もっと元気」にできる　3章　定年後、いかに「人生、充実させるか」―よりよい生活をつくる「心の元気」の養い方　4章　実践！「求めない生き方」「持たない生き方」―「少し不足」の中の「本当の充足」　5章　益軒流「自分だけの時間」の楽しみ方―この「頭の健康法」が「生涯現役」を引き寄せる　6章　「最期に後悔しない人生」九つの秘訣―「豊かな晩節」「貧しい晩節」の分岐点

◇貝原益軒の養生訓　ジョージ秋山著　海竜社　2010.2　215p　19cm　1200円　978-4-7593-1117-4　Ⓝ498.3

[内容]勝手気ままな生活　幸せに長生き　心の健康が体の健康　悪い要素は避ける　長生きして人生を楽しむ　身を養う　元気をなくしてはいけない　養生のある暮らし　不養生に暮らす　食事はほどほどがよい〔ほか〕

◇今日から始める養生訓―いつまでも元気！　帯津良一著　ベストセラーズ　2011.6　180p　19cm　1400円　①978-4-584-13313-2　Ⓝ498.3

[内容]第1章　守りの養生訓・攻めの養生訓　第2章　食の養生訓　第3章　心の養生訓　第4章　気と養生訓　第5章　老いと死の養生訓

◇現代の養生訓―未病を治す　橋本信也編　中央法規出版　2008.7　283p　21cm　2400円　978-4-8058-4824-1　Ⓝ498.3

[内容]序章　現代に生きる「養生」の道　第1章　食生活改善のすすめ　第2章　運動・身体活動のすすめ　第3章　休養と心の健康づくり　第4章　嗜好品と健康障害　第5章　身体の健康　第6章　健康のための環境づくり　第7章　ライフステージの健康　第8章　日頃の健康管理　終章　現代の養生訓―「健康日本二一」

◇五〇歳から貝原益軒になる―心と体のことわざ養生訓　山崎光夫監修　講談社　2006.11　238p　19cm　1400円　①4-06-213580-9

[内容]貝原益軒に学ぶ普遍の人生哲学　「歩く」「動く」が養生の本　歳月人を待たず、老いを輝かせるためには　益軒の余裕人生、身のほどを知る生き方　旅の効用―熟年温泉旅行のパイオニア・益軒　元祖管理栄養士・益軒の食卓風景　続・元祖管理栄養士・益軒の食卓風景　子育て訓「三分の飢と寒」　ほろ酔いのすすめ―貪らない美学　人生の充実は、積善、健康、長命の「三楽」にあり　老いてのちの楽しみは本当の楽しみ　積善余慶がもたらす健康　「縁の下」に養生の道あり　白薬口に美味し　人と物は使い様、人は皮信が肝心　体重四七キロ益軒流生活習慣病の管理　水のように生きる益軒流交遊術　大知識人の知りて知られず精神　天は見ている―道に適った生き方　養生にも兵法あり、"忍"の術　一喜一憂せず、吉凶禍福をのりきる法　益軒式呼吸法と腹八分は人の元気なり　毎日をゆったり、おだやかに生きる法。

◇自由訳・養生訓　貝原益軒著, 工藤美代子訳・解説　洋泉社　2006.11　245p　18cm　(新書y)　780円　①4-86248-087-X　Ⓝ498.3

[内容]そもそも人の体は―巻第一・総論上　朝寝坊は万病のもと―巻第二・総論下　飲食は生命の養分―巻第三・飲食上　蘇東坡が言うには―巻第四・飲食下　接して漏らさず―巻第四・色欲を慎む　酒は天からの授かりもの―巻第四・飲酒、飲茶、煙草　心は体の主君なり―巻第五・五官　一日二便の心がけ―巻第五・二便　予防の心得―巻第六・病を慎む　無闇に薬を飲まない―巻第七・用薬　さて、親を養う道は―巻第八・養老　子供を甘やかすと―巻第八・育幼、鍼灸　幸福は老後にあり

◇食医石塚左玄の食べもの健康法　石塚左玄著, 橋本政憲訳　農山漁村文化協会　2004.3　250p　21cm　(健康双書ワイド版　食と健康の古典6)〈自然食養の原典『食物養生法』現代語訳〉　1429円　①4-540-03336-0　Ⓝ498.583

[内容]緒論　夫婦アルカリ論　第1章　人類は穀食動物なり　第2章　穀類およびその他の食物の化学的性質について　第3章　温浴および発汗は人体の脱塩法なり　第4章　夫婦アルカリの性質・効力および結果論　第5章　「智」と「才」の性質論　結論

◇すらすら読める養生訓　立川昭二著　講談社　2005.1　230p　19cm　1600円　①4-06-212582-X　Ⓝ498.3

[内容]1　命を畏れ、生を楽しむ　2　気と自然治癒力　3　心を養う　4　息を調え、からだを愛しむ　5　食と性　6　病いを慎み、医療を選ぶ　7　老いを生きる

◇食べて治す・自分で治す大百科　主婦の友社編, 長屋憲監修　主婦の友社　2004.9　223p　24cm　(主婦の友新実用books clinic)　1300円　①4-07-242594-X　Ⓝ498.583

[内容]1　全身の不調を予防・改善する　2　呼吸器の困った症状　3　消化器系、泌尿器系の困った症状　4　循環器系の困った症状　5　脳、神経、代謝障害などの困った症状　6　皮膚の困った症状　7　歯、口、目の困った症状

◇日本人の正しい食事―現代に生きる石塚左玄の食養・食育論　沼田勇著　農山漁村文化協会　2005.3　229p　19cm　(健康双書)　1333円　①4-540-04295-5　Ⓝ498.3

[内容]第1章　食足りて真の食を知る―石塚左玄・食物至上論の神髄　第2章　人間穀食動物論―食において人間と動物を分けるもの　第3章　土地土地の風化適応した先祖代々の食―地産地消の先駆・左玄の風土食論　第4章　そのものを丸ごと食べる健康法―生命の理にかなう自然食論　第5章　食の均衡が長寿の秘訣―バランスを説いた東西の名医と左玄の陰陽調和論　第6章　"食養"による料理法と四季の献立　終章　石塚左玄の食養道に学ぶ

◇病気が逃げだす知恵袋―日本の伝統的な健康術に学ぶ　桜木光, 健康増進研究会著　はまの出版　2005.5　196p　19cm　1300円　①4-89361-419-3　Ⓝ498.3

[内容]第1章　病気が逃げだす「いのち・人生」の知恵袋　第2章　病気が逃げだす「食」の知恵袋　第3章　「病気」にならない知恵袋　第4章　病気が逃げだ

す「身体と心」の知恵袋　第5章「子ども・高齢者」のための知恵袋

◇不良養生訓―まじめな人ほど病気になる　医者として教えたい、いきいき長寿の秘訣　帯津良一著　青萠堂　2011.1　204p　19cm　1300円　①978-4-921192-68-6　Ⓝ498.3
　内容　プロローグ　まじめに生きて寝たきり老人になってはいけない　1章　健康は品行方正に考えるな　2章 "達者でポックリ"先生の養生訓　3章「ときめき心」の養生訓がカラダを変える　4章　逆転の養生訓

◇ポックリ、大往生。―現代に生きる『病家須知』『養生訓』の極意　丁宗鐵著　李白社　2011.2　261p　19cm　〈発売：フォレスト出版〉　1400円　①978-4-89451-931-2　Ⓝ498.3
　内容　第1章「健康ブーム」があった江戸時代と現代社会の共通点　第2章　日本の医学・養生・摂養はどのようにして発展してきたのか　第3章　本当の健康は医者ではなく自分から生まれる―今に生きる『養生訓』の知恵　第4章　老後を幸せに迎えられる生き方―医療費のかからない『病家須知』の教え　第5章　現代の健康観にまどわされない生き方　第6章　患者こそが医療改革の担い手

◇養生訓―図解雑学　絵と文章でわかりやすい！　帯津良一編著　ナツメ社　2010.2　231p　19cm　1480円　①978-4-8163-4842-6　Ⓝ498.3
　内容　第1章　いのちの源　第2章　生きる力　第3章　飲食の心得　第4章　生活の中で　第5章　病を慎む

漢方

◇絵でわかる漢方医学　入江祥史著　講談社　2010.8　182p　21cm　（絵でわかるシリーズ）　2200円　①978-4-06-154760-5　Ⓝ490.9
　内容　第1章　漢方とはどのようなものか　第2章　漢方を支える理論　第3章　漢方の病理学　第4章　漢方の診療システム　第5章　漢方の診察法　第6章　治療　第7章　治療と漢方薬　第8章　鍼灸概論

◇NHKきょうの健康　漢方薬事典―医師からもらう全148処方完全ガイド　嶋田豊監修、NHKエデュケーショナル「きょうの健康」番組制作班、主婦と生活社ライフ・プラス編集部編　主婦と生活社　2012.7　223p　21cm　1300円　①978-4-391-14085-9
　内容　1　なぜ今、漢方なのか（現代の医療における漢方の役割　注目されている漢方薬の効果　Q&A）　2　なんとかしたいこの悩み！症状・病気別漢方治療（かぜ　咳、痰（気管支炎、気管支ぜんそく）　アレルギー性鼻炎、花粉症　胃もたれ、食欲不振、胃痛、胸やけ　ほか）　3　これでわかる！医師からもらう漢方薬

◇体がよろこぶ！「効く」漢方の正体―誰も書けなかった品質の秘密　惠木弘著　草隆社　2010.5　191p　19cm　1000円　①978-4-915678-20-2　Ⓝ499.8
　内容　第1章　よく使われる20処方の品質のポイント　第2章　主な漢方生薬32の良品・粗品の見分け方　第3章　不老長寿の漢方食養生の理論と食材の品質　第4章　いい漢方薬を選ぶためのなんでも相談室

◇漢方―決定版　花輪壽彦監修　新星出版社　2005.6　431p　21cm　1800円　①4-405-09128-5　Ⓝ499.8
　内容　特集　漢方治療を受けてみよう！　第1章　漢方とは？漢方の基礎知識　第2章　こんな病気・症状に漢方が効く！　第3章　よく用いられる漢方処方　第4章　漢方的サプリメントの正しい使い方　第5章　鍼灸・指圧・マッサージで健康に

◇漢方―第三の医学。健康への招待　田畑隆一郎著　源草社　2006.8　243, 43p　19cm　1800円　①4-906668-51-8　Ⓝ490.9
　内容　序章　漢方？　第1章　こうして漢方は成立した　第2章　漢方薬の利きかた、効かせかた　第3章　漢方の見立て　第4章　診断から処方へ　第5章　健康への招待

◇漢方医学入門―"治せる"医師をめざす　医学生、研修医のためのやさしい漢方医学実践　後山尚久著　診断と治療社　2007.7　182p　19cm　2800円　①978-4-7878-1591-0　Ⓝ490.9
　内容　第1章　知っておきたい漢方医学の威力　第2章　耳学問としての漢方医学理論　第3章　漢方医学は科学か　第4章　すぐに漢方医療を実行するには　第5章　これから漢方医学を学ぶには　第6章　よくある症状、症候への対応　第7章　漢方医学の挑戦

◇漢方医として、私は病をこう思う―現代の生活習慣で、自ら病気をつくりだしていませんか？　中田薫編著　源草社　2005.8　183p　21cm　1400円　①4-906668-46-1　Ⓝ490.9
　内容　第1章　現代日本の生活を見直そう（間違い習慣7例　現代日本の医療に貢献する中国医学　妄信しないで薬のいろいろ）　第2章　悪しき生活習慣が生み出す病気と治療法　第3章　元気を呼びば す秘訣

◇漢方をはじめよう―かんたんおいしい薬膳レシピつき　杏仁美友監修　成美堂出版　2008.12　175p　22cm　1200円　①978-4-415-30448-9　Ⓝ498.3
　内容　1　漢方を知って自分の体質をチェックしよう　2　症状別・漢方的に不調を治そう　3　不調・悩みを解消する薬膳レシピ

◇漢方が効く―北大名誉教授30年のカルテから　本間行彦著　札幌　北海道新聞社　2008.1　237p　19cm　1400円　①978-4-89453-437-7　Ⓝ498.3
　内容　第1章　漢方とは何か（「漢方は非科学」というこれまでの風評は本当か？　私を漢方の虜にした衝撃的な症例との出合い　準備としての漢方の基礎知識）　第2章　診療の現場から（いかにして証をつかむか　漢方薬は飲み続けないと効かない？　アレルギー性疾患に漢方は有効か　難病治療にも力を発揮する漢方）　第3章　漢方を「科学」する（「証」をどのように定義するか　しだいに明らかになる漢方薬の科学性　「医食同源」の極意を現代医療に取り入れる　病気が治るとはどういうことか？）

◇漢方生薬実用事典　サンディ・スワンダ, 田力共著, 三浦於菟監修・執筆　ガイアブックス　2009.9　527p　27cm　〈発売：産調出版〉　18000円　①978-4-88282-713-9　Ⓝ499.8

◇漢方生薬実用事典　サンディ・スワンダ, 田力共著, 三浦於菟監修・執筆　ペーパーバック普及版　ガイアブックス　2012.2　527p　26cm　〈発売：産調出版〉　8300円　①978-4-88282-833-4　Ⓝ499.8

◇漢方製剤の偽装　成川一郎著　光雲社　2006.4　185p　19cm　〈発売：星雲社〉　1500円　Ⓘ4-434-07757-0　Ⓝ498.5

[内容]　第1部 基礎編（発病のしくみと基本的病態　治療の原則（治則）と治療法　生薬薬性理論 ほか）　第2部 実際編　第3部 生薬一覧

[内容]　第1章 合成薬の危険性認識から漢方薬研究へ　第2章 ネット情報で知る漢方製剤の品質についての一般的理解度　第3章 漢方エキス、煎じる条件を変えても取れ高は同じ　第4章 処方生薬まとめて煎じても生薬別に煎じてもエキスの取れ高は同じ　第5章 各社の漢方エキスの取れ高に大差がある本当の理由　第6章 薬店販売の漢方薬ここがおかしい　第7章 医療用の漢方薬を診断する　第8章「日本薬局方」の試験法では答えが出せない　第9章 漢方薬は製剤技術がまずいと"もぬけの殻"　第10章 漢方製剤品質研究の成果発表そしてマスコミも動く　第11章 私の漢方人生の心の支えとなった恩人との出会い

◇漢方セルフメディケーション　河端敏博著　駒草出版　2005.6　159p　21cm　1500円　Ⓘ4-906082-95-5　Ⓝ498.3

[内容]　1「セルフメディケーション」が健康をつくる　2 いますぐはじめる養生法（四つの「生活養生法」　基本養生法）　3 養生と漢方の基礎知識　4 養生のための五原則　付録「五臓」が分かる豆知識

◇漢方使いこなし術—最新処方で体質改善　花輪壽彦編著　小学館　2006.12　253p　16cm　（小学館文庫）　514円　Ⓘ4-09-418711-1　Ⓝ498.3

[内容]　第1部 漢方を知ろう！　第2部 症状別漢方処方ガイド&ケーススタディ　付録（医療用漢方製剤　処方一覧）

◇漢方・ツボ・薬膳・気功の本　マガジンハウス　2008.1　174p　21cm　（クロワッサン・ちゃんと役立つ実用の本）　1300円　Ⓘ978-4-8387-1838-2　Ⓝ498.3

[内容]　漢方　ツボ　薬膳　気功

◇漢方でこう治す―気になる症状・悩みの病気に　菊谷豊彦著　保健同人社　2007.12　167p　26cm　1400円　Ⓘ978-4-8327-0353-7　Ⓝ498.3

[内容]　1章 漢方で治すということ（西洋医学のフィルターを通して漢方を行う　どんな病気に漢方は効くのか　漢方薬と副作用　漢方薬局の役割とは）　2章 漢方の診断と処方（漢方のとらえ方　漢方診断のもとは「証」　4つの診断法　診察を受けるときの心得）　3章 漢方薬を使いこなそう（漢方薬の種類　服用方法）　4章 症状・病気別漢方処方（症状・体質別　呼吸器の病気　月経不順の不妊症　妊娠高血圧症候群（妊娠中毒症）　夜尿症　体が弱い—子供　体が弱い—大人・高齢者　認知症）　5章 処方一覧・生薬構成（医療用漢方製剤（保険適用）　よく用いられる主な合方の処方　よく用いられる生薬末　市販の漢方薬　その他の和漢薬）

◇漢方で治す気になる不調—名医が解説する 目からウロコ！体質別・症状別の治し方がわかる　岡部哲郎著　法研　2009.10　223p　21cm　1500円　Ⓘ978-4-87954-774-3　Ⓝ490.9

[内容]　序章 現代医学で治療法がないといわれてもあきらめないで　第1章 症状別診断・処方編（全身にかかわる病気・症状　頭部、のど・気管の症状　腹部と腰背部の症状　泌尿器や手足の症状　皮膚の症状　性機能にかかわる病気・症状）　第2章 漢方医学の基礎知識（漢方医学の生命観と生理学　漢方医学が想定する病気の原因　漢方医学の診断方法と証　漢方医学の方剤と治療）

◇漢方とは何か？ —日本で独自に発展した文化　阪急コミュニケーションズ　2011.11　85p　29cm　（HC-mook Pen＋）　667円　Ⓘ978-4-484-11706-5　Ⓝ490.9

◇漢方のくすりの事典—生ぐすり・ハーブ・民間薬　カラー版　鈴木洋著　第2版　医歯薬出版　2011.6　645p　21cm　10000円　Ⓘ978-4-263-73132-1　Ⓝ490.8

◇漢方の診察室　下田哲也著　平凡社　2003.8　190p　18cm　（平凡社新書）　700円　Ⓘ4-582-85194-0　Ⓝ490.9

[内容]　第1章 漢方とは何か　第2章 気管支喘息の治療　第3章 冷えと火照りの治療　第4章 こころの問題の治療　第5章 アトピー性皮膚炎の治療　第6章 漢方方剤とはどのようなものか　第7章 漢方Q&A

◇漢方の第一歩—まんが　並木昭義監修, 渡辺廣昭著　南江堂　2007.4　86p　26cm　2000円　Ⓘ978-4-524-23609-1　Ⓝ490.9

[内容]　第1章 はじめの第一歩　第2章 診断（証(病態)はどのように決められるのか？　診断の指標　診断法 ほか）　第3章 臨床　付録 漢方薬一覧

◇漢方の力—からだにやさしいわたしが元気になる　中国漢方普及協会著　グラフ社　2010.6　191p　21cm　1300円　Ⓘ978-4-7662-1341-6　Ⓝ498.3

[内容]　1 中国伝統医学「中医学」を知る（中医学アドバイザーとその役割　中医学で重視される健康のバロメーターとなる3要素　五臓のしくみと働きを知っておきましょう　あなたの体質を中医学的に診断！）　2 女性のお悩みカルテ（お肌の悩み　女性ホルモンの悩み　ダイエットの悩み　冷え性の悩み　漢方薬局へ行こう！）　3 日常生活の中で役立つ漢方レシピ（鶏がら風補気スープ　酸辣湯風理気スープ　四川風補陽スープ）　全国漢方相談薬局店舗紹介

◇漢方ポケット図鑑—主要漢方49処方、生薬82種　宮原桂編著　源草社　2008.5　284p　19cm　1900円　Ⓘ978-4-906668-62-5　Ⓝ498.8

[内容]　よく使われる漢方処方　よく使われる生薬　漢方の知識

◇漢方薬の選び方・使い方—健康保険が使える　木下繁太朗著, 健康生活研究会編　改訂版　土屋書店（発売）　2007.10　254p　21cm　1600円　Ⓘ978-4-8069-0936-1　Ⓝ499.8

[内容]　漢方薬健康保険時代を迎えて—百年目の出来事　最もよく使う漢方薬—本書による勉強の仕方　インスタント漢方薬—漢方エキス剤　エキス剤の使用量—成人用量と小児量の使い方　漢方エキス剤の飲み方・飲ませ方　漢方薬使い方のコツ

◇漢方薬の選び方・使い方—健康保険が使える　木下繁太朗著, 土屋書店健康生活研究会編　[2011年改訂版]　土屋書店　2011.2　255p　22cm　1500円　Ⓘ978-4-8069-1150-0　Ⓝ499.8

[内容]　漢方薬健康保険時代を迎えて—百年目の出来事　最もよく使う漢方薬—本書による勉強の仕方　インスタント漢方薬—漢方エキス剤　エキス剤の使用量—成人用量と小児量の使い方　漢方エキス剤の飲み方・飲ませ方　漢方薬使い方のコツ

◇漢方読みの漢方知らず—西洋医が見た中国の伝統薬　吉田荘人著　京都　化学同人　2007.5

211p 19cm （Dojin選書 6） 1600円 ⓘ978-4-7598-1306-7 Ⓝ499.8

内容 第1章 当世漢方事情―漢方のなにが問題か？ 第2章 薬草のおはなし―薬草学のルーツ 第3章 薬用植物と健康食品 第4章 中国伝統医学のルーツ 第5章 中国伝統医学の体系化―名医たちの遺産 第6章 伝統よりも効率―西洋医学優位の中国 第7章 薬と上手に付き合うために

◇漢方療法―中国ハーブ生薬を中心とした5000年の秘伝　ペネラビ・オディ著,竹内智子訳　産調出版　2004.6　222p　14cm　（ナチュラルヘルスシリーズ）　980円　ⓘ4-88282-368-3　Ⓝ498.3

内容 本書の使い方（中国伝統医学）　漢方療法の5000年　漢方薬治療

◇漢方BOOK ―ココロとカラダに効く漢方　マガジンハウス　2010.11　76p　30cm　（マガジンハウスムック）〈『an・an』特別編集〉　571円　ⓘ978-4-8387-8619-0　Ⓝ498.3

◇誤解だらけの漢方薬　北山進三著　岡山 岡山リビング新聞社　2011.2　227p　19cm　1300円　ⓘ978-4-9905717-0-2　Ⓝ499.8

◇ココロとカラダに効く漢方―キレイと元気をとりもどす　薬日本堂監修　駒草出版　2005.8　125p　21cm　1400円　ⓘ4-903186-00-8　Ⓝ498.3

内容 1 ストレスによる不調には漢方が効果的　2 ココロとカラダと「五臓」の関係　3 「五臓」の不調を探るセルフチェック　4 あなたの不調のタイプは？　5 症状別ココロとカラダに効く漢方　6 はじめての漢方薬Q&A

◇こころと体に効く漢方学　三浦於菟著　新潮社　2005.5　151, 7p　20cm　（新潮選書）　1000円　ⓘ4-10-603549-9　Ⓝ498.3

内容 1 漢方外来へようこそ（東洋医学の診察　東洋医学の治療）　2 東洋医学の生命観　3 Q&A・あなたの悩みに漢方学が答えます

◇心と体にやさしい漢方の知恵　井上正文著　前橋　上毛新聞社　2009.12　254p　15×21cm　1500円　ⓘ978-4-86352-021-9　Ⓝ499.87

◇心に効く漢方―あなたの「不定愁訴」を解決する　新谷卓弘著　PHP研究所　2003.9　201p　18cm　（PHPエル新書）　760円　ⓘ4-569-62982-2　Ⓝ490.9

内容 第1章 漢方医学とは何か　第2章 「証」の決定について　第3章 五臓と心　第4章 不定愁訴の漢方治療の実際　第5章 過剰適応と東西融合医学の智恵　第6章 言霊と自己主張

◇これからの漢方医学　佐藤弘編　日本評論社　2011.7　168p　26cm　（からだの科学「増刊」）　2095円　Ⓝ490.9

◇最新情報『漢方』―あなたに合ったやさしい処方　寺澤捷年総監修　日本放送出版協会　2003.10　151p　26cm　（別冊NHKきょうの健康）　1000円　ⓘ4-14-794135-4　Ⓝ490.9

◇自分でできるやさしい漢方　オレンジページ　2008.1　128p　30cm　（オレンジページムック　『元気がでるからだの本』別冊）　667円　ⓘ978-4-87303-541-3　Ⓝ490.9

◇自分でできるやさしい漢方 vol.2　オレンジページ　2009.11　128p　30cm　（オレンジページムック）　667円　ⓘ978-4-87303-661-8　Ⓝ490.9

◇症状別・病気別やっぱり漢方薬が効く！　矢数圭堂監修　主婦の友社　2008.4　191p　21cm　（主婦の友ベストbooks）　1400円　ⓘ978-4-07-259991-4　Ⓝ499.8

内容 1 もっと知りたい漢方のこと 漢方ってなーに？　2 ずっと悩んできた症状もすっきり改善！ 漢方薬がとくによく効く10の病気　3 あなたにぴったりの漢方薬が見つかる！ いますぐ使える漢方処方ガイド　すぐ作れる、じっくり効いてくる！ 毎日続けたい薬膳がゆと薬膳スープ

◇初学者のための漢方入門　森由雄著　源草社　2010.8　223p　21cm　2500円　ⓘ978-4-906668-75-5　Ⓝ490.9

◇女性の漢方　福田稠,河上祥一著　〔熊本〕　熊本日日新聞社　2005.3　222p　19cm　（熊日「女性のための医学」シリーズ 3）〈熊本 熊本日日新聞情報文化センター（製作・発売）〉　1429円　ⓘ978-4-87755-188-3　Ⓝ499.8

◇女性のための漢方生活レッスン　薬日本堂監修　主婦の友社　2011.9　127p　21cm　（セレクトbooks）　1320円　ⓘ978-4-07-277405-2　Ⓝ498.3

内容 レッスン1 漢方の基本を学ぶ　レッスン2 養生生活を送る　レッスン3 漢方で元気になる　レッスン4 漢方できれいになる　レッスン5 漢方ごはんで体をととのえる

◇女性のためのはじめての漢方―肌・体・心がきれいになるレシピbook　劉影監修　池田書店　2004.11　159p　21cm　1300円　ⓘ4-262-12292-1　Ⓝ498.3

内容 1章 漢方の体質と年代別養生法　2章 「月経」「更年期」の悩みをとりさる　3章 女性特有の不快症状を解消する　4章 ストレスと免疫力をコントロールする　5章 体の内側からキレイにする

◇女性の悩みと漢方　東邦漢方研究会編　船橋　東邦大学薬学部生薬学教室　2005.6　142p　30cm　（漢方フォーラム 講演要旨集 2005）〈会期：2005年6月11日〉　非売品　Ⓝ499.8

◇シリーズ漢方A to Z　新井信著　武田薬品工業ヘルスケアカンパニー　2009.3　52p　28cm　Ⓝ499.8

◇西洋医がすすめる漢方　新見正則著　新潮社　2010.8　190p　20cm　（新潮選書）〈並列シリーズ名：Shincho Sensho〉　1000円　ⓘ978-4-10-603665-1　Ⓝ499.8

内容 第1章 漢方嫌いが漢方好きになるまで　第2章 漢方理論を理解する　第3章 漢方との接し方　第4章 症例別の治療法　第5章 頻用漢方薬　第6章 生薬解説

◇体質・症状・病気で選ぶ漢方薬の手引き　永田勝太郎監修　増補改訂版　小学館　2006.7　335p　21cm　（ホーム・メディカ安心ガイド）　1900円　ⓘ4-09-304172-5　Ⓝ499.8

内容 第1章 知っておきたい漢方の基礎知識（漢方薬の選び方　漢方医学の基本的な考え方　漢方医学の診療法　漢方薬の使い方　こんなときは医師・薬剤師に相談を）　第2章 症状・病気別漢方療法　第3章 市販の漢方薬・生薬製剤　第4章 医療用の漢方薬

◇治りにくい病気の漢方治療—アトピー・不妊症・喘息から不定愁訴まで　入江祥史著　大阪　創元社　2010.9　267p　19cm　1800円　①978-4-422-41080-7　Ⓝ490.9
　内容　第1部 漢方の基礎知識(治療にはやはり漢方が必要である　漢方の診察と理論　漢方薬について)　第2部 病気別・漢方治療の実際(疼痛—線維筋痛症を例に　感覚の喪失—味覚障害・嗅覚障害　かゆみ—アトピー性皮膚炎　不妊症　気管支喘息　免疫の異常—自己免疫疾患・膠原病　難治性うつ病　認知症　不定愁訴の漢方治療)

◇日本人が知らない漢方の力　渡辺賢治著　祥伝社　2012.2　209p　18cm　(祥伝社新書 264)　760円　①978-4-396-11264-6　Ⓝ490.9
　内容　序章 世界が注目する漢方—日本人が知らない実力　第1章 実は"最先端医療"の漢方　第2章 漢方の治療はどのように行なうのか—「証」と漢方薬　第3章 漢方の歴史—日本文化としての漢方　第4章 漢方と西洋医学の融合—日本版総合医学を目指す　第5章 漢方「存在の危機」

◇はじめての漢方—女性に多い冷えむくみ肌あれ疲れの解消「漢方」がわかる　若草漢方薬局監修　地球丸　2006.2　191p　19cm　(地球丸からだブックス)　1400円　①4-86067-106-6　Ⓝ498.3
　内容　1 漢方って?　2 漢方薬入門　3 不調から選ぶ漢方薬　4 食べる漢方　5 季節別漢方的生活

◇はじめての漢方医学—漢方治療と漢方薬のはなし　入江祥史著　大阪　創元社　2008.9　269p　19cm　1800円　①978-4-422-41078-4　Ⓝ498.3
　内容　漢方治療はこんなふうに行われている　漢方医は患者のここを診ている　漢方薬とはどんなものか　漢方は「体質改善」できるか　漢方は経験主義か、それとも科学的な根拠があるか　「かぜに葛根湯」は正しいか　漢方薬が効く病気　漢方はがんに効くか、漢方で難病が治るか　漢方薬は長期間飲まなければいけないか　漢方薬の副作用は軽いか　漢方治療の長所と短所　漢方治療が受けられる場所・費用

◇100歳まで元気にすごす漢方読本　杵渕彰著　筑摩書房　2012.2　185p　19cm　1500円　①978-4-480-86075-0　Ⓝ493.185
　内容　第1章 漢方は体にやさしい伝統医学(漢方医学とはなにか?　若い人とシルバー世代はこう違う)　第2章 心の症状に効く漢方処方　第3章 よくある体のトラブルに効く漢方処方　第4章 痛みをともなう不調に効く漢方処方(舌が痛くて食べられない　五十肩(肩関節周囲炎)ほか)　第5章 漢方薬を用いるときに(漢方薬はこんな薬です)

◇病気にならない漢方生活　薬日本堂監修　中経出版　2008.12　254p　15cm　(中経の文庫)　571円　①978-4-8061-3221-9　Ⓝ498.3
　内容　第1章 漢方の考え方を知ろう!　第2章 自分の体と向き合ってみよう!　第3章 日々の暮らしに養生を取り入れよう!　第4章 季節に合わせて暮らそう!　第5章 未病の症状別養生法

◇本格漢方—本当に頼れる漢方医が治す!　朝日新聞出版　2011.4　258p　29cm　(週刊朝日mook　漢方 2011)　743円　①978-4-02-274563-7　Ⓝ498.3

◇本格漢方—漢方 2012 ここまで治せる「名医」と出会える!　朝日新聞出版　2012.3　258p　29cm　(週刊朝日mook)　743円　①978-4-02-274578-1　Ⓝ498.3

◇本当に明日から使える漢方薬—7時間速習入門コース　新見正則著　新興医学出版社　2010.10　161p　26cm　4000円　①978-4-88002-706-7　Ⓝ499.8
　内容　開講前 なぜ、漢方嫌いが漢方にはまったか　1時限目 漢方薬って本当に効くの?　2時限目 漢方薬って何?　3時限目 漢方薬の処方のしかたと漢方理論　4時限目 さらに漢方薬の打率を上げるには—腹診　5時限目 漢方処方で困るとき　6時限目 お話の進め方と領域別漢方薬治療入門処方　7時限目 漢方勉強法　付録

◇まんが漢方入門—中医薬食理論がよくわかる　周春才編著, 吉元昭治監訳　横須賀　医道の日本社　2004.1　290p　21cm　1600円　①4-7529-6045-1　Ⓝ490.9

◇未病の治し方—漢方でとらえる危ない自覚症状　角田朋司著　源草社　2008.6　207p　21cm　1400円　①978-4-906668-63-2　Ⓝ490.9
　内容　第1章 病の芽「未病」を早摘みできる漢方治療　第2章 自覚症状から見つける「体質異常」の8タイプ　第3章 自覚症状別「体質異常」の治し方(病気のサインとしての21の自覚症状　当院での漢方治療の実態)　第4章 生活習慣からみる未病対策

インド伝統医学

◇アーユルヴェーダ　ゴビ・ウォリアー, ハリッシュ・ヴァルマ, カレン・サリヴァン共著, 大田直子訳　産調出版　2004.10　222p　14cm　(ナチュラルヘルスシリーズ)　980円　①4-88282-388-8　Ⓝ498.3
　内容　アーユルヴェーダ—生命の科学　アーユルヴェーダのアプローチ　食事とライフスタイル　医師の指導か、自己治療か

◇アーユルヴェーダ—関節リウマチ・関節痛・腰痛を根本から改善する　蓮村誠監修, かねだあさこ著　知玄舎　2004.11　181p　17cm　〈発売:星雲社〉　1300円　①4-434-05226-8　Ⓝ493.63
　内容　第1章 関節痛、腰痛はアーユルヴェーダで改善が可能　第2章 アーユルヴェーダの一般知識　第3章 関節痛、腰痛を良くしていく方法(関節痛、腰痛を良くしていくために　アーマ(未消化物)をなくしていく方法　乱れたドーシャ(ヴァータ、ピッタ、カパ)を整えていく食事と生活　ほか)

◇アーユルヴェーダとマルマ療法—ヨーガ治療のエネルギー・ポイント　デイヴィッド・フローリー, スバーシュ・ラナーデ, アヴィナーシュ・レーレ共著, 上馬場和夫加筆, 上馬場和夫, 西川眞知子監訳, 大田直子訳　ガイアブックス　2009.3　231p　21cm　〈発売:産調出版　『アーユルヴェーダ&マルマ療法』(産調出版2005年刊)の改訂〉　2800円　①978-4-88282-697-2　Ⓝ498.3
　内容　第1部 マルマ概論—ヨーガとアーユルヴェーダのエネルギー・ポイント　第2部 マルマとその療法　第3部 追加資料および補遺(マルマ療法における器具の使用—瀉血・鍼・アグニカルマ・クシャーラカルマ　マルマ鍼灸(アーユルヴェーダ式鍼灸治療)　アーユルヴェーダと中国医学の類似理論—上馬場和夫執筆　ほか)

インド伝統医学　　　東洋医学

◇アーユルヴェーダ入門―インド伝統医学で健康に！　上馬場和夫，西川眞知子著　地球丸　2006.3　191p　19cm　（地球丸からだブックス）　1429円　⊤4-86067-124-4　Ⓝ498.1
内容　1 アーユルヴェーダとは？　2 あなたの体質を徹底チェック！　3 アーユルヴェーダの生活テクニック　4 アーユルヴェーダの食生活　5 アーユルヴェーダのセルフケア　6 アーユルヴェーダの浄化療法

◇アーユルヴェーダ＆マルマ療法―ヨーガ治療のエネルギー・ポイント　デイヴィッド・フローリー，スバーシュ・ラナーデ，アヴィナーシュ・レーレ共著，上馬場和夫，西川眞知子監訳，大田直子訳　産調出版　2005.1　223p　21cm　2800円　⊤4-88282-414-0　Ⓝ498.3
内容　第1部 マルマ概論―ヨーガとアーユルヴェーダのエネルギー・ポイント　第2部 マルマとその療法　第3部 追加資料および補遺（マルマ療法における器具の使用―瀉血・鍼・アグニカルマ・クシャーラカルマ　マルマ鍼灸（アーユルヴェーダ式鍼灸治療）　マルマの名称と分類 ほか）

◇癒しの医療 チベット医学―考え方と治し方　タムディン・シザー・ブラッドリー著，井村宏次監訳，山元謙一訳　ビイング・ネット・プレス　2003.5　285p　19cm　2800円　⊤978-4-904117-34-7
内容　チベット医学の歴史　ソ・リクパ―ヒーリングのサイエンス　チベット医学の理論　病気を引き起こす要因（病因）　チベット医学における人体の解剖学と生理学　一般的な病気　第7章 診断方法　治療術　症例　臨床に従事するチベット医

◇インドネシアのアーユルヴェーダ―楽園のトリートメントジャムゥ　スーザン・ジェーン・ビアーズ著，伊藤武訳　出帆新社　2006.6　285p　21cm　（アーユルヴェーダ叢書）　2700円　⊤4-86103-031-5　Ⓝ499.1
内容　序章 "ジャムゥ"って何？　1章 インドネシアの伝承医学　2章 日々のジャムゥ　3章 ジャムゥの基本生薬　4章 マッサージ―触れる力　5章 治療師，薬草供給者，行商人　6章 内（なか）から綺麗になる　7章 ジャムゥ工場　8章 ジャムゥの将来　付録

◇これ1冊できちんとわかるアーユルヴェーダ　西川眞知子著　毎日コミュニケーションズ　2011.7　175p　21cm　1500円　⊤978-4-8399-3918-2　Ⓝ498.3

◇実践アーユルヴェーダ―すべての秘伝はこの東洋の奥義から始まった　ゴピ・ウォリアー，ハリシュ・ヴァルマ，カレン・サリヴァン共著，大田直子訳　新装普及版　産調出版　2007.2　222p　14cm　（ナチュラルヘルスシリーズ）　980円　⊤978-4-88282-608-5　Ⓝ498.3
内容　アーユルヴェーダ―生命の科学　アーユルヴェーダのアプローチ　食事とライフスタイル　医師の指導か、自己治療

◇女性のためのアーユルヴェーダ　クリシュナ・ウパディヤヤ・カリンジェ著　新装版　春秋社　2003.7　204p　19cm　1800円　⊤4-393-71351-6　Ⓝ498.3
内容　アーユルヴェーダとは何か　冷え性とその治療法　肩こりとその治療法　便秘とその治療法　生理不順・生理痛とその治療法　排尿障害・頻尿・尿失禁とその治療法　偏頭痛とその治療法　肌荒れとその治療法　肥満とその治療法　低血圧・貧血症とその治療法　変形性関節症・骨粗しょう症とその治療法　子宮ガン・乳ガンとその治療法　鼻の健康法とオイル・マッサージ

◇チベット医学の真髄―仏教の根本思想を基とした心・体・魂の世界最古（8世紀）のホリスティック医療体系である。　ラルフ・クィンラン・フォード著，小川真弓訳，上馬場和夫監修　ガイアブックス　2009.1　175p　26cm　〈発売：産調出版〉　2600円　⊤978-4-88282-681-1　Ⓝ490.9
内容　チベット医学の歴史　宗教と医学の基礎理論　診断法　食事とライフスタイル　治療薬　内なる世界　薬師如来の修法儀礼

◇緑の島スリランカのアーユルヴェーダ　岩瀬幸代著　晶文社　2005.10　250p　19cm　1900円　⊤4-7949-6687-3　Ⓝ498.5
内容　第1章 アーユルヴェーダ初心者　第2章 もっともっとアーユルヴェーダ　第3章 アーユルヴェーダな国の人たち　第4章 アーユルヴェーダの心と体

◇南インドの伝統医学―シッダ医学の世界　佐藤任著　出帆新社　2006.9　196p　19cm　（伝統医学シリーズ）　2500円　⊤4-86103-043-9　Ⓝ490.9
内容　第1部 理論編（シッダ医学入門　シッダ医学の宇宙観　シッダ医学の原理）　第2部 臨床編

鍼灸

◇あきらめないで！「鍼」ならここまで治る―菊池式脈診流鍼灸・漢方の驚異　菊池亨，藤巻一保著　学習研究社　2009.8　263p　19cm　1300円　⊤4-05-404038-0　Ⓝ492.75

◇おうちでお灸―楽しくて、気持ちいい！　佐藤宏子監修　地球丸　2010.11　175p　19cm　（地球丸からだブックス）　1400円　⊤978-4-86067-282-9　Ⓝ492.75
内容　おうちお灸大集合！！　行って、見て、体験！！　お灸がわかるおすすめSPOT　これだけは知っておきたいお灸の基礎知識　毎日5分、体質改善のお灸を始めましょう　よくある症状別お灸のツボガイド　お灸の実力を教えます

◇お灸入門　中村辰三著　医歯薬出版　2009.4　152p　30cm　3200円　⊤978-4-263-24243-8　Ⓝ492.75
内容　1 灸療法の歴史　2 灸療法の基本　3 灸の臨床応用　4 灸刺激とEBM　5 お灸の多彩な体験　6 お灸の処方―100疾患

◇お灸のすすめ―1回のお灸で必ずからだはかわっていく　お灸普及の会編　池田書店　2012.6　127p　21cm　1200円　⊤978-4-262-12350-9
内容　第1章 お灸の基礎知識　第2章 お灸をはじめよう　第3章 お灸が効くツボ紹介（症状別お灸のツボ「プチ不調」　症状別お灸のツボ「精神」　症状別お灸のツボ「女性の症状」　症状別お灸のツボ「美容・ベースアップ」）

◇からだに優しいお灸―この病気はこう治す！　松下嘉一著　たにぐち書店　2003.12　221p　21cm　2000円　⊤4-925181-36-X　Ⓝ492.75
内容　灸は漢方（WHO（世界保健機構）も認めた中医学　西洋医学と中医学の違いは？　漢方の診断は病名ではなく「証」ほか）　灸の実際　症状編

◇視覚障害者と鍼治療―施術における衛生保持確立は可能か？　全英美著　生活書院　2007.10　184p　22cm　3000円　①978-4-903690-15-5　Ⓝ492.75
　内容　視覚障害者の職業をめぐる問題　第1部 日韓の視覚障害者の職業の歴史と社会の意識（日本の視覚障害者における鍼業　韓国の視覚障害者における鍼業　韓国と日本の視覚障害者の鍼施術に対する一般人の意識　視覚障害者鍼師の施術に対する一般人が持つ不安について）　第2部 視覚障害者鍼師の施術における衛生上の課題（鍼施術における衛生操作の客観化システム作成の要件　衛生操作の客観化手法の確立と実態把握　衛生評価リスト作成にあたっての課題抽出　衛生評価リストの作成とそれに基づく客観的評価　衛生的施術教育プログラムの開発　教育的介入と衛生操作教育効果の測定　終章）

◇刺鍼事故―処置と予防　劉玉書編, 淺野周訳　三和書籍　2006.5　406p　21cm　3400円　①4-916037-96-0　Ⓝ492.75
　内容　第1章 神経系　第2章 呼吸系　第3章 循環系　第4章 消化器系　第5章 泌尿、生殖器系　第6章 視聴覚器　第7章 皮膚感染と瘢痕拘縮　第8章 異常反応

◇鍼灸の挑戦―自然治癒力を生かす　松田博公著　岩波書店　2005.1　208p　18cm　（岩波新書）　700円　①4-00-430932-8　Ⓝ492.75
　内容　第1章 鍼灸―自然治癒力の医学　第2章 経絡とツボの不思議　第3章 わざの世界　第4章 鍼灸を科学する　第5章 自立神経免疫療法の誕生　第6章 お灸の里づくり　第7章 いのちを守り育てる　第8章 生き方の医学

◇ツボに訊け！―鍼灸の底力　寄金丈嗣著　筑摩書房　2008.11　222p　18cm　（ちくま新書）　720円　①978-4-480-06456-1　Ⓝ492.75
　内容　第1章 鍼灸を知らない人のために　第2章 鍼灸治療の道具と実際　第3章 ツボって何？　第4章 バーチャル鍼灸体験　第5章 ツボに訊け　第6章 未来への展望

◇「難病」「奇病」はチャコ先生の鍼と灸で治る！―臨床例から見る東洋医学の神秘　浜口ひさ子著　ごま書房　2007.11　234p　19cm　1300円　①978-4-341-08366-3　Ⓝ492.75
　内容　1章 難病編　2章 奇病編　3章 家族病編　付録 人体のツボ一覧

◇日本鍼灸へのまなざし　松田博公著　ヒューマンワールド　2010.6　457p　21cm　3300円　①978-4-903699-25-7　Ⓝ492.75

◇鍼1本で病気がよくなる―花粉症、アトピーから認知症まで　藤本蓮風著　PHP研究所　2009.12　241p　20cm　1400円　①978-4-569-77132-8　Ⓝ492.75
　内容　プロローグ 患者さん、あきらめないで！　第1章 鍼治療で難病を乗り越える　第2章 一本の鍼で病に向き合う　第3章 はじめて鍼治療を受ける人のためのQ&A　第4章 自分のカルテをつくる　第5章 西洋医学から見た鍼治療

◇鍼の力―知って得する東洋医学の知恵　藤本蓮風著　緑書房　2009.7　261p　21cm　2400円　①978-4-89531-840-2　Ⓝ490.9
　内容　第1章 自分の健康を自分で知ろう　第2章 鍼治療の不思議　第3章 アレルギー性疾患に効く鍼の力―アトピーそして花粉症　第4章 東洋医学の陰陽論（太極陰陽）　第5章 東洋医学の診察と診断―舌診を中心に　第6章 臓腑経絡について　第7章 東洋医学の知恵に学ぶ　第8章 東洋医学の人間観を知る1　第9章 東洋医学の人間観を知る2―荘子の教え　第10章 人と自然

◇はり100本―鍼灸で甦る身体　竹村文近著　新潮社　2006.5　204p　18cm　（新潮新書）　680円　①4-10-610168-8　Ⓝ492.75
　内容　第1章 こんなに危険な身体の「鬱」　第2章 健康な身体にツボはない　第3章 鍼灸師の治療室　第4章 鍼灸、その威力　第5章 治療の現場から　第6章 恩師の言葉　第7章 この鍼灸を伝えたい

◇はりは女性の味方です。―冷え性から不妊、美容まで初めての鍼灸入門　竹村文近著　平凡社　2011.3　152, 12p　19cm　1300円　①978-4-582-51322-6　Ⓝ492.75
　内容　1 女性のからだにこそ鍼灸がいい、その理由　2 鍼灸はからだ本来の力を呼び覚ます　3 鍼灸で女に磨きをかける　4 鍼灸で改善する女性のからだ

◇病気を防ぐ治す「鍼」の医学　賀偉著　講談社　2008.3　180p　19cm　1300円　①978-4-06-214570-1　Ⓝ492.75
　内容　第1章「鍼」の医学　第2章 鍼灸師、私の進む道　第3章 鍼で治った病気　第4章 自分でできる健身鍼（鍼を打つようにツボを自分で刺激する　もっと簡単刺激法）

◇漫画ハリ入門―楽しくわかる経絡治療　池田政一原作, 湯沢敏仁作画　横須賀　医道の日本社　2007.11　277p　21cm　1600円　①978-4-7529-1113-5　Ⓝ492.75
　内容　プロローグ 漢方復興運動の終焉からそれから　第1話 修業のはじまり　第2話 陰陽五行説について　第3話 虚実について　第4話 腎虚証について　第5話 病因について　第6話 病理と病症　第7話 四診法　第8話 本治法と標治法　第9話 津田良伯の遺言　付録 証の解説

◇明解中医針灸学―独りで学べる″ツボ″のすべて　飯野節夫編著　国際文化交流出版社　2004.9　244p　26cm　（中国伝統医学シリーズ no.10）〈発売：国際文化交流アカデミー〉　3400円　①4-902983-00-1　Ⓝ492.75
　内容　第1編 中医針灸学発展史（針灸学の起源と源流　古代針灸学の発展と成果　近代針灸学の挫折と再生　現代針灸学の復権と復興　針灸学の国際伝播と国際交流）　第2編 経絡と腧穴（経絡腧穴総論　経絡腧穴各論）　第3編 養生保健針灸（養生保健針刺　養生保健灸法）　附編

生　薬

◇漢方生薬を活かす　ステファン・クムリク著, 竹内智子訳　産調出版　2005.6　192p　27cm　2400円　①4-88282-435-3　Ⓝ490.9
　内容　1 自分自身を知る　2 生薬がどのように役立つか　3 生薬とその性質　4 役立つ漢方の処方箋　5 未病、健康維持の実践

◇薬のルーツ″生薬″―科学的だった薬草の効能　関水康彰著　技術評論社　2010.10　237p　19cm　（知りたい！ サイエンス）　1580円　①978-4-7741-4379-8　Ⓝ499.87
　内容　第1章 植物の毒と薬―魔女は、なぜ箒に跨って空を飛ぶのか？　第2章 植物と薬学の歴史―薬の歴史は生薬（薬草）発見の歴史　第3章 植物の生存戦

略と薬の接点―植物の自己防衛物質が薬のルーツ？　第4章 植物と成分および効用―医食同源は植物がもたらす自然のちから　第5章 植物と薬の本質―植物が作り出した物質が、なぜ、薬として作用するのか　第6章 植物と漢方―自然治癒力を高め、身体全体のバランスを整える複合薬とは？

◇自然の恵み「和方薬」で治す　中原英臣監修、滝沢仁志編　マイクロマガジン社　2007.4　169p　19cm　1200円　①978-4-89637-248-9　Ⓝ498.583
　[内容]第1章 日本古来の知恵「和方薬」の力　第2章 春の和方薬　第3章 夏の和方薬　第4章 秋の和方薬　第5章 冬の和方薬　第6章 市販されている和方薬、和漢薬　第7章 山野草の採取法、利用の仕方

◇生薬学へのいざない―生薬学は今日の医療にどう役立つのか　伊藤美千穂編著　京都廣川書店　2009.3　214p　21cm　3800円　①978-4-901789-27-1　Ⓝ499.8

◇妙薬探訪―からだにやさしい生薬百選　笹川伸雄、日刊ゲンダイ「妙薬探訪」取材班著　徳間書店　2004.12　327p　15cm　（徳間文庫）　590円　①4-19-892167-9　Ⓝ499.8
　[内容]胃腸系　肝臓系　心臓系・疲労回復・強壮等　口臭・便秘等　糖尿・血圧系　腎臓系　ぜんそく・風邪・花粉症等　頭痛・不眠等　腰痛・神経痛・肩こり等　アトピー・やけど・切り傷・あせも等　痔・水虫等　鼻・耳・目・喉等　育毛等　入浴材　冷え性等　精力増強等

《薬草》

◇基本ハーブの事典　北野佐久子編　東京堂出版　2005.12　299p 図版8p　22cm　〈「ハーブの事典」（1987年刊）の増訂〉　2200円　①4-490-10684-X　Ⓝ499.87

◇薬になる野山の草・花・木　上巻　崔鎭圭著、フィールド出版社編集部訳　インターサービス　2005.2　270p　23cm　（発売：フィールド出版）　2000円　①4-938853-04-3　Ⓝ499.87
　[内容]1章 草の香りぷんぷん、全ての山川は薬草畑　2章 一番よく知られる普通の草が、一番多い疾病を治す（風邪を予防して台所の薬草たち　便秘を治すのには天然植物の厚岸草（あっけしそう）ほか）　3章 女性の健康と美のための薬草（全ての産後病の名薬檀香梅（ダンコウバイ＝ロウバイ又はウコンバナの別名）　ひどい生理痛にはツルウメモドキの実ほか）　4章 神秘であらたかな薬草の話（悪い気を追い出して幸福を呼ぶ槐（えんじゅ）　白髪を黒くする滋養強壮剤、何首烏（ツルドクダミ）ほか）

◇薬になる野山の草・花・木　下巻　崔鎭圭著、フィールド出版社編集部訳　インターサービス　2005.9　278p　23cm　（発売：フィールド出版）　2000円　①4-938853-05-1　Ⓝ499.87
　[内容]5章 疲れでくたびれた会社員のための活力薬草（中風・高血圧・頭痛・ストレスを飛ばす天麻（おにのやがら）　不眠症・神経衰弱に特効薬 鈴柴胡（すずさいこ）ほか）　6章 慢性疾患と癌を治癒・予防する薬草（抗がん効果が優れた黄金枝（宿木＝やどりぎ）　高血圧・便秘・関節炎を治す菰（まこも）ほか）　7章 家に常備して置くと良い応急薬草（火傷・冬傷・下痢・皮膚病を治癒する地楡（じにー＝吾木香、われも

こう）　便秘・胃腸病に特効な羊蹄草（ギシギシ＝タデ科の多年草）ほか）　付録

◇薬になる野草・樹木―持ち歩き図鑑　伊沢一男著　主婦の友社　2008.10　191p　17cm　（主婦の友ポケットbooks）　950円　①978-4-07-263870-5　Ⓝ499.87
　[内容]春編　夏編　秋冬編　植物用語の図解　植物用語の解説

◇心と体に効くハーブ活用ハンドブック　佐々木薫著　池田書店　2004.6　191p　17cm　950円　①4-262-17217-1　Ⓝ499.87

◇心と体に効くハーブ読本―あなたにぴったりの使い方が見つかる！　佐々木薫著　PHP研究所　2010.11　175p　24cm　（PHPビジュアル実用books）　1200円　①978-4-569-79206-4　Ⓝ499.87
　[内容]1 より効果的に、正しく活用するためのレッスン―ハーブの基礎知識　2 健康に美容に役立てるための具体法いろいろ―ハーブの使い方・楽しみ方　3 ナチュラルパワーでもっとキレイに―ハーブを使った手作りコスメ　4 あなたのそばにいつもハーブを…―生活を豊かにするハーブクラフト　5 自然の香りと風味を存分に楽しめる―かんたんおいしいハーブアイテム　6 自分で育てて収穫する喜びを実感！―ハーブ栽培ビギナーズレッスン　7 67種類のハーブの特徴を詳しくご紹介―ハーブプロフィール　8 症状や目的に合わせたハーブの活用法―より健康に、より美しくなるためのハーブレシピ　9 より多くの方にハーブの魅力を伝えるために…―ハーブのプロフェッショナルを目指す

◇心と体にやさしい薬草入門　由井寅子監修、東昭史著　ホメオパシー出版　2011.3　60p　21cm　（ホメオパシー的自然生活シリーズ）　700円　①978-4-86347-045-3　Ⓝ499.87
　[内容]第1部 薬草について（薬草の歴史　薬草の使い方）　第2部 厳選・薬草解説（西洋の薬草　日本の薬草）　付録 薬草症状別一覧

◇自分で採れる薬になる植物図鑑　増田和夫監修　柏書房　2006.11　319p　26cm　3400円　①4-7601-2997-9　Ⓝ499.87
　[内容]薬になる植物243種　薬になる野菜・ハーブ34種　毒草22種

◇図解四季の薬草利用　小林正夫著　新版　農山漁村文化協会　2004.3　166p　21cm　1429円　①4-540-03257-7　Ⓝ499.87
　[内容]正しい薬草利用のために　春の薬草利用　夏の薬草利用　秋の薬草利用　冬の薬草利用

◇スパイス・ハーブ・薬―カレーや薬も植物から　小山鐵夫監修・著　小峰書店　2007.4　39p　29cm　（発見！植物の力 10）　2700円　①978-4-338-21910-5　Ⓝ617.6
　[内容]カレーのスパイス　コショウ　コショウの産地　トウガラシ　世界のいろいろなスパイス　日本のスパイス・ハーブ　ハーブ　薬に利用されてきた植物　漢方薬　植物と薬　毒をもった植物の利用　えっ？これも薬？　薬の研究　種の保存

◇世界の薬用植物　11　西村秀敏著　〔新庄〕〔西村秀敏〕　2005.6　134,8,4p　26cm　Ⓝ499.87

◇食べる薬草事典―春夏秋冬・身近な草木75種　大地の薬箱　村上光太郎著　農山漁村文化協会

2010.1 118p 21cm 1600円 Ⓘ978-4-540-08102-6 Ⓝ499.87
内容 1 薬効を丸ごと食べよう―身近な草木にこれだけの力 2 人の命を支える大地の薬箱事典
◇日本の薬草 指田豊監修 学習研究社 2004.8 248p 19cm (フィールドベスト図鑑 v.17) 1900円 Ⓘ4-05-402540-4 Ⓝ499.87
内容 草本 シダ植物 木本
◇日本の薬草 指田豊監修 増補改訂 学研教育出版 2010.3 256p 19cm (フィールドベスト図鑑 vol.15)〈発売:学研マーケティング 初版:学習研究社2004年刊〉 1800円 Ⓘ978-4-05-404472-2 Ⓝ499.87
内容 草本 野菜 シダ植物 木本
◇日本の薬草―437種 初めてでも迷わず採取できる ポケット判 伊沢一男著 主婦の友社 2003.6 455p 16cm 1200円 Ⓘ4-07-238405-4 Ⓝ617.7
内容 春~5月を中心に開花の薬草155種 夏 6~8月を中心に開花の薬草197種 秋・冬 9~2月を中心に開花・結実の薬草85種
◇ニューハーブバイブル―ハーブの育て方や特徴、利用法がわかる活用の百科事典 キャロライン・フォーリー、ジル・ナイス、マーカス・A.ウェッブ共著、林真一郎日本語版監修、鈴木宏子訳 産調出版 2004.11 223p 25cm 3500円 Ⓘ4-88282-391-8 Ⓝ617.6
内容 ハーブガーデン ハーブ図鑑 ハーブで作る化粧品 薬用ハーブ ハーブを使った料理
◇はじめてのハーブ―育てる・食べる・役立てる 庭やコンテナで育てやすいハーブ58種 佐々木薫監修 池田書店 2011.3 191p 25cm〈指導:生活の木薬香草園〉 1600円 Ⓘ978-4-262-16486-1 Ⓝ617.6
内容 1 ハーブを育てる―小さなハーブがすくすく育って収穫のときを迎えます 2 ハーブを食べる―摘みたての色と香りがお料理に彩りを添えてくれます 3 ハーブを味わう―わが家のフレーバーを気軽に楽しめます 4 ハーブを役立てる―さまざまなシーンにハーブを活用することができます 5 ハーブ事典―ハーブの種類や特性に知ってお気に入りの品種を見つけましょう
◇ハーブ活用百科事典―ハーブの育て方からヒーリング、料理までの完全保存版 キャロライン・フォーリー、ジル・ナイス、マーカス・A.ウェッブ共著、林真一郎日本語版監修、鈴木宏子訳 新装普及版 産調出版 2006.8 223p 25cm 2900円 Ⓘ4-88282-496-5 Ⓝ617.6
内容 ハーブガーデン ハーブ図鑑 ハーブで作る化粧品 薬用ハーブ ハーブを使った料理
◇ハーブ・サプリ・バイブル―体によく効くハーブのすべて アール・ミンデル著、田中孝治、丸元康生日本語版監修、荒井稔訳 ネコ・パブリッシング 2003.10 523p 19cm (よくわかる栄養補助食品ガイド 3) 1500円 Ⓘ4-7770-5029-7 Ⓝ499.87
内容 第1章 ハーブとは 第2章 ハーブ百選 第3章 昔から人気のあるハーブ 第4章 世界のハーブ 第5章 常備したいハーブ 第6章 女性のからだ 第7章 男性のからだ 第8章 老化防止ハーブ 第9章 美しさの秘訣 第10章 アロマテラピー

◇ハーブと精油の基本事典 林真一郎著 池田書店 2010.7 300, 3p 21cm 1900円 Ⓘ978-4-262-16484-7 Ⓝ499.87
内容 第1章 植物の力(植物パワーの秘密とその利用法 植物と人の歴史と未来) 第2章 ハーブと精油の活用法(ハーブ・精油・植物油の基礎知識 ハーブと精油を使った基本の剤型31種) 第3章 人に役立つハーブと精油110種(よく使われるハーブと精油86種 知っておくと便利なハーブと精油24種) 第4章 症状別ハーブと精油の選び方・使い方
◇ハーブの安全性ガイド クリス・D.メレティス著、川口健夫訳 フレグランスジャーナル社 2003.9 256p 31cm 6500円 Ⓘ4-89479-070-X Ⓝ499.87
内容 第1章 安全で効果的なハーブ 第2章 安全で効果的に組み合わせるハーブ処方 第3章 ハーブ同士、ハーブと食品の相互作用 第4章 栄養補助食品とハーブの相互作用 第5章 医薬品とハーブの相互作用 第6章 特定の状況に対するハーブ療法 第7章 購入に際して用心すべきこと 補遺
◇ハーブハンドブック―健康と癒しのハーブ105種 レスリー・ブレムネス著、椎名佳代訳、林真一郎監修 東京堂出版 2010.11 286p 19cm 2400円 Ⓘ978-4-490-20718-7 Ⓝ617.6
内容 1 ハーブの世界 2 ハーブガイド(活力と刺激のハーブ 脳を強壮するハーブ 免疫強化のハーブ 保護のハーブ 身体を強壮するハーブ 浄化のハーブ リラックスのハーブ ロマンティックな催淫のハーブ 精神高揚のハーブ)
◇ヒーリング植物バイブル―樹木・花・食用植物のヒーリング決定版ガイド ヘレン・ファーマー=ノウルズ著、中谷安紀子訳 ガイアブックス 2010.8 399p 17cm (The world's bestselling series)〈発売:産調出版〉 2600円 Ⓘ978-4-88282-739-9 Ⓝ499.87
内容 薬用ハーブ 食用のヒーリング植物 樹木のヒーリングエネルギー スピリチュアルヒーリングのための植物(ベニテングタケ(フライアガリック) アヤワスカ ほか) フラワーエッセンス
◇メディカルハーブの事典―主要100種の基本データ 林真一郎編 東京堂出版 2007.4 216p 26cm 3200円 Ⓘ978-4-490-10709-8 Ⓝ400.87
内容 アーティチョーク アイスランドモス アメリカ人参 アルニカ アンジェリカ イチョウ イブニングプリムローズ ウィッチヘーゼル ウコン ウスベニアオイ〔ほか〕
◇薬用植物ガイド 小西天二、磯田進、邑田裕子、矢原正治共著 大阪 トンボ出版 2010.4 191p 26cm 2800円 Ⓘ978-4-88716-167-2 Ⓝ499.87
内容 シダ植物門 裸子植物亜門 被子植物亜門(双子葉類 単子葉類) 用語集
◇Tree medicine ―くすりになる木 自然療法の原点、薬用樹木のすべて ピーター・コンウェイ著、飯嶋慶子訳 BABジャパン出版局 2007.4 349p 21cm 1900円 Ⓘ978-4-86220-250-5 Ⓝ499.87
内容 1 ツリーメディシンについて(種をまく―ツリーメディシンとは? 根をおろす―薬としての樹木の歴史 森の薬局―ツリーメディシンはどのように働くのか? 枝をはる―ツリーメディシンが用い

民間療法　　　　　　　　　　　　　　　　　　　　　　　　　　　　　東洋医学

られる主な療法　嵐を切り抜ける―絶滅の危機に脅かされる薬効を持つ木々　実を結ぶ―ツリーメディシンの未来）　2 薬用樹木ガイド125種類

民間療法

◇あなたの「生命（いのち）」は統合医療で見直そう!!　統合医療利用者ネットワークIMUNET企画・制作　リフレ出版　2009.12　206p　21cm　1200円　①978-4-86223-416-2　Ⓝ492
[内容] 第1章 あなたの「生命」を静かに傾聴!―尊厳ある生と死のための全人的統合医療とは（支え合う包括医療的社会システムと統合医療　ガン患者は、治療でこんなに多くの方が亡くなっているのです　私の統合医療―もう一つの治り方　東洋医療に学ぶ生活習慣病予防―特に食育について）　第2章 未病・治療「統合医療」ナビゲーション―各種医療分野の専門家が薦める自己治癒力増進のための実例　第3章 「予防医学」への足掛け　総括 医療消費者参加型統合医療―未病対策地域関係医療の構築に向かって　未病対策地域関係医療の構築に向かって

◇癒しの医療―時代は医を超える　村尾国士著　飛鳥新社　2005.11　213p　19cm　1600円　①4-87031-694-3　Ⓝ490
[内容] 序章 新しい「医」のかたちをもとめて　第1章 ホロトロピック・センターとは何か―天外伺朗（ホロトロピック・ネットワーク代表）　第2章 四半世紀かけてたどりついたホロトロピック医療―佐賀県佐賀市・Y.H.C.矢山クリニック　第3章 死後の世界まででつらぬくホリスティック医療―埼玉県川越市・帯津三敬病院/東京都・豊島区・帯津三敬塾クリニック　第4章 最期に「ありがとう」といえる死に方を―岐阜県養老町・船戸クリニック　第5章 病気への様々なアプローチ　第6章 若くと続く若き医師たち

◇老い方上手―統合医療がよくわかる　渥美和彦著　PHP研究所　2009.9　205p　19cm　1300円　①978-4-569-70808-9　Ⓝ492
[内容] プロローグ「老い方」の上手な人　第1章 ガンとどう向き合うか　第2章 多彩な友人たちに囲まれて　第3章 私が描いた三つの夢　第4章 老いてなお、柔軟に生きる　第5章 最先端医学から「統合医療」へ　第6章「統合医療」は第四の革命　第7章 二十一世紀の医療、そして老人学

◇お医者さんがすすめる代替療法―アトピー、糖尿病、ガン…治らないといわれたら読む本　病院ガイドつき　帯津良一総合監修　学習研究社　2006.3　319p　21cm　1900円　①4-05-403076-9　Ⓝ492.79
[内容] 第1章 こころといのちを癒す代替療法　第2章 さまざまな代替療法　第3章 代替療法を行う医療機関ガイド

◇お医者さんも知らない治療法教えます　続 こんな病気も治る!　田辺功著　西村書店　2011.1　201p　19cm（Think book）　1500円　①978-4-89013-658-2　Ⓝ492
[内容] 第1部 こんな病気も治る!　第2部 漢方再興

◇科学的医療と非科学的医療の統合―統合医療の本質　阿岸鉄三著　金原出版　2009.5　218p　21cm（SCOM 036）　3800円　①978-4-307-50536-9　Ⓝ492
[内容] 統合医療への道―まえがきにかえて　1 医療デトックスでヘルシーエイジング　2 血液浄化は、究極のデトックス　3 気功師になった医学部教授　4 補完代替医療とは何か　5 統合医療でヘルシーエイジング　6 統合医療を考える　7 統合医療はニューエイジ運動・風潮をインフラストラクチャーとする―あとがきにかえて

◇家庭でできる新しい代替療法　ほんの木編　ほんの木　2005.12　158p　21cm（自然治癒力を高める連続講座 9）　1600円　①4-7752-0031-3
[内容] スペシャルインタビュー 体を変える体質を変える代替療法（ガンが治る人、治らない人の違い（川竹文夫（NPO法人ガンの患者学研究所代表））　免疫力が高い人の生活習慣（石原結實（イシハラクリニック院長））　人の余命は誰にもわからない（帯津良一（帯津三敬病院名誉院長））ほか）　自立健康生活のすすめ　もっと健康のプロになる

◇ガン・アトピー・難病の治療には西洋・東洋・心身医学の統合療法がベスト！―免疫力強化・温熱療法、SGE療法で体質改善 医療現場からの提言　松山家昌著　大分　ハヌマン　2007.5　177p　19cm（発売：飛鳥新社）　1200円　①978-4-87031-807-6　Ⓝ498.3
[内容] 第1章 西洋医学の限界を超える全方向医療を目指して　第2章 ガン発症のメカニズム　第3章「免疫力強化・温熱療法」とは　第4章 30種類の貴重なミネラルを含むSGEは治癒力、蘇生力を持った自然素材（SGE（スーパー・グロウス・エナジー）との出会い　甘い野菜ができる石の粉ほか）　第5章 患者に期待される医師と治療、病院とは

◇健康革命―薬害・副作用のない自然代替療法　師岡孝次著　ごま書房　2004.2　187p　19cm　1200円　①4-341-08261-2　Ⓝ492.5
[内容] 第1章 タカタイオン療法でぜんそくが治った　第2章 ぜんそくの危険性　第3章 万能的な治療効果を与えるタカタイオン療法　第4章 タカタイオン療法の真実を伝える臨床データ　第5章 生活習慣病をタカタイオン療法で改善　第6章 加齢による症状なども改善

◇現代医療の治療効果を高める補完代替療法　シャーロット・イリオパウロス著、ジョアンヌ A.クイン監修、山本竜隆日本語版監修、阿部順子訳　産調出版　2006.6　333p　21cm　3300円　①4-88282-481-7　Ⓝ492
[内容] ホリスティックケアとヒーリング　慢性疾患ケアの概要　慢性疾患患者と家族　現代医学のケアを最大限に活用する　代替/補完療法を使って現代の医学の治療効果を高める　健康観と健康管理　栄養と代謝　排泄　活動と運動　睡眠と休息　認知・知覚機能　自己知覚と自己概念　役割と人間関係　性と生殖機能　コーピングとストレス耐性　価値観と信仰

◇心と体と生命を癒す世界の代替療法　西洋編　ほんの木編　ほんの木（発売）　2008.6　80p　26cm（自然治癒力を高める連続講座新シリーズ ナチュラル・オルタ v.8）　1500円　①978-4-7752-0062-9　Ⓝ498.3

◇自然療法―普及版　1（基本・診断・療法）　ジョゼフ E.ピゾルノ・Jr、マイケル T.マレイ監修、帯津良一日本語版監修、井口智子翻訳責任　産調出版　2005.1　527p　26cm（訳：青木哉恵ほか）　6000円　①4-88282-379-9　Ⓝ492
[内容] 第1部 自然療法の理念（自然療法における機能性医療　自然系療法の理念　プラセボと治療）　第2部 補完的な診断法　第3部 近代的な自然療法　第4

部 主な症候群とホリスティックなアプローチ 補完資料

◇自然療法—普及版 2(天然素材の薬効薬理) ジョゼフ・E. ピゾルノ・Jr, マイケル・T. マレイ監修, 帯津良一日本語監修, 井口智子翻訳責任 産調出版 2005.1 479p 26cm 〈訳：青木哉恵ほか〉 6000円 ①4-88282-380-2 ⓝ492.79
内容 アカトウガラシ アルキルグリセロール アロエベラ イチョウ ウワウルシ エキナセア(パープル・コーンフラワー) オタネニンジン カテキン カルニチン 漢方製剤の臨床使用についての概説〔ほか〕

◇自然療法—普及版 3(疾病別治療法) ジョゼフ・E. ピゾルノ・Jr, マイケル・T. マレイ監修, 帯津良一日本語監修, 井口智子翻訳責任 産調出版 2005.1 543p 26cm 6000円 ①4-88282-381-0 ⓝ492.79
内容 HIV/エイズ：自然療法による治療の原理と実践 アテローム性動脈硬化症 アトピー性皮膚炎 アフタ性口内炎 アルコール依存症 アルツハイマー病 ウイルス性咽頭炎 うっ血性心不全 炎症性腸疾患(クローン病および潰瘍性大腸炎) 黄斑変性症〔ほか〕

◇自然療法百科事典 ジョゼフ・E. ピゾルノ・Jr., マイケル・T. マレイ監修, 帯津良一日本語監修, 井口智子翻訳責任 産調出版 2004.7 3冊 27cm 〈発売：産業調査会 付属資料：総合Index(56p) タイトルは外箱による 「自然療法1(基本・診断・療法)」「自然療法2(天然素材の薬効薬理)」「自然療法3(疾病別治療法)」に分冊刊行 訳：青木哉恵ほか 外箱入〉 全24000円 ①4-88282-567-8, 4-88282-566-X ⓝ492.79

◇すすんでダマされる人たち—ネットに潜むカウンターナレッジの危険な罠 ダミアン・トンプソン著, 矢沢聖子訳, 大槻義彦解説 日経BP社 2008.12 229p 19cm 〈発売：日経BP出版センター〉 1600円 ①978-4-8222-4715-7
内容 1 知識と反知識—世界を席巻するデマ情報 2 新しい創造論とイスラム圏—進化を続けるアンチ進化論 3 『ダ・ヴィンチ・コード』と『1421』—息を吹き返した疑似歴史学 4 サプリ、デトックス、ホメオパシー—危険な代替医療の落とし穴 5 巨大デマ産業の登場—『ザ・シークレット』のインチキ起業家たち 6 デマと生きていくには一決してなくならない反知識

◇世界の統合医療 飯野由佳子著 フレグランスジャーナル社 2008.2 162p 21cm 1600円 ①978-4-89479-133-6 ⓝ492

◇代替医療で難病に挑む 川嶋朗監修 ペガサス 2012.6 201p 21cm 1600円 ①978-4-89332-061-2
内容 第1章 代替医療で難病が治ったという多くの報告 第2章 なぜ今、代替医療なのか？ 第3章 生活改善を基本とする療法 第4章 東洋の伝統医学を基本とする療法 第5章 欧米発の療法、その他 第6章 代替療法を活用した「統合医療」の実践例と留意点

◇代替医療&統合医療イエローページ—西洋医学の限界を補う古くて新しい医療 上馬場和夫著 MNS 2005.8 194p 26cm 〈発売：河出書房新社〉 1700円 ①4-309-90622-2 ⓝ492

内容 1 代替医療とは？ 2 代替医療の分類 3 個別の代替医療のいろいろ 4 代替医療の問題点 5 代替医療を利用する時の注意 6 代替医療を学びたい時の注意 7 代替医療を研究したい時の注意 8 代替医療を提供したい時—必ず医師の指導のもとで行うこと 9 代替医療の研究や研究成果の情報を得るには 10 代替医療イエローページ 11 代替医療の将来像

◇代替医療のトリック サイモン・シン, エツァート・エルンスト著, 青木薫訳 新潮社 2010.1 462p 20cm 2400円 ①978-4-10-539305-2 ⓝ492
内容 第1章 いかにして真実を突き止めるか 第2章 鍼の真実 第3章 ホメオパシーの真実 第4章 カイロプラクティックの真実 第5章 ハーブ療法の真実 第6章 真実は重要か？

◇代替療法ナビ—自分に合った選択ガイド 上野圭一監修, 有岡眞編著 筑摩書房 2005.10 277p 15cm (ちくま文庫) 680円 ①4-480-42150-5 ⓝ492.79
内容 序章 癒しの知恵の宝庫、代替医療 第1章 見えない世界にはたらきかけるエネルギー医療 第2章 未病を防ぐ自己治癒のわざ 第3章 五感にはたらきかける治癒のわざ 第4章 代替療法選びの羅針盤

◇代替療法はなぜ効くのか 帯津良一著 春秋社 2011.10 228p 20cm 1800円 ①978-4-393-71075-3 ⓝ492
内容 第1章 代替療法とは何か 第2章 病について 第3章 代替療法の効くしくみ 第4章 自然治癒力とは何か 第5章 免疫能と自然治癒力 第6章 生命場の理論と医療 第7章 プラシーボ効果について 第8章 病を克服する 第9章 これからの医療

◇統合医療—21世紀の医療のすがた 東京顕微鏡院 2003.5 126p 19cm 1100円 ⓝ492

◇統合医療—補完・代替医療 今西二郎著 京都 金芳堂 2008.11 109p 21cm 1800円 ①978-4-7653-1361-2 ⓝ492
内容 1 統合医療とは 2 補完・代替医療 3 補完・代替医療の特徴 4 補完・代替医療の国内外の状況 5 補完・代替医療と未病 6 補完・代替医療の問題点 7 次世代型統合医療の提案 9 次世代型統合医療の試み

◇統合医療の考え方活かし方—新しい健康デザインの実践 小池弘人著 中央アート出版社 2011.7 223p 19cm 1400円 ①978-4-8136-0655-0 ⓝ492
内容 第1章 統合医療とはなんだろう？ 第2章 代替医療とはなんだろう？ 第3章 健康とはなんだろう？ 第4章 統合医療の現場はどんなもの？ 第5章 どうやって決めていけばいいのだろう？ 補遺 症状別未病対処法

◇統合医療のすすめ—治る力を呼びさます 山本竜隆著 東京堂出版 2004.3 250p 19cm 1900円 ①4-490-20520-1 ⓝ492
内容 第1章 二一世紀型の医療とは 第2章 注目される代替医療 第3章 世界の統合医療 第4章 日本における統合医療の歩み 付録 統合医療ビレッジの診療内容と症例

◇統合医療の力—絶対あきらめない見放さない全方位治療 旭丘光志著 実業之日本社 2008.1 381p 19cm 1700円 ①978-4-408-61188-4 ⓝ492

内容 生まれて・生きて・元気にさよなら—人の一生のすべてを視野に入れる統合医療 これが統合医療だ！ 臨床現場にみる治療と癒やしのかたち—「健康増進クリニック」（東京・千代田区）水上治医師 衝撃！「進化途上の先端医療」も補完医療—大阪大学医学部附属病院「補完医療外来」（大阪・吹田市）の開設 大阪大学大学院医学系研究科「生体機能補完医学講座」伊藤壽記教授 沖縄の風土と文化に癒やされる保養型統合医療—「統合医療モモクリニック」（沖縄・那覇市）門馬康二医師 「ホロトロピック医療」で生命を生き生きさせる女性医療—「響きの杜クリニック」（北海道・札幌市）西谷雅史医師 必ず元気になって帰ってもらうホロトロピック医療—「東京ホロトロピック・センター銀座診療所」（東京・中央区）水足一博医師 病気を"根本治療"する「酵素医療」—「鶴見クリニック」（東京・中央区）鶴見隆史医師 「プール療法」と「生物製剤」でリウマチを飼いならす—「福原病院」（東京・世田谷区）福原寿万子医師 「自然回帰の医療」で難治性疾患からがんまで根治を目指す—「ナチュラルクリニック21」（岐阜・高山市）久保賢介師医 "縁"を大事にするがん医療のすすめ—「東和病院」（福岡・北九州市）水野修一医師 冷えではなく熱が万病のもと！ 「円の医学」を統合医療で—「六角田中医院」（京都・中京区）田中実医師 子宮頸がんから更年期障害まで新しいレディース医療を拓く—「波平レディスクリニック」（東京・世田谷区）波平進医師 漢方に根ざした「心半分・体半分」の統合医療—「広瀬クリニック」（愛知・刈谷市）広瀬滋之医師 「五次元理論療法」でがん細胞をアポトーシスに導く！—「統合医療ビレッジ」（東京・千代田区）松島修司医師 薬に弱い動物を癒やす統合医療の優しさ—「わじろ動物病院」（福岡・東区）長崎順一獣医師 統合医療ならではの癒やしはどこからくるのか？

◇取り戻せ、"自然治癒力"統合医療で治す！ 川嶋朗監修 世界文化社 2012.5 286p 21cm 1800円 ①978-4-418-12406-0
内容 1 統合医療を知る 統合医療の基礎知識 2 統合医療の羅針盤 病名・症状から統合医療をたどる 3 統合医療がわかる 分野別統合医療のすべて

◇どんな手段を使っても病気を治す―患者も医者もあきらめない！！ 代替医療から綜合医療へ 前山和宏著 大空社 2004.12 142p 19cm〈付・無料相談票 折り込1枚〉 1200円 ①4-283-00140-6 Ⓝ490.4
内容 第1章 科学的「病は気から」の話 第2章 これでいいのか日本の医療！！ 第3章 これからの医療を考える 第4章 「前山クリニック・虎ノ門」の治療 第5章 治療の実例

◇治す医者か、ごまかす医者か—絶対あきらめない患者学 小澤博樹著 三五館 2008.9 230,4p 19cm 1500円 ①978-4-88320-442-7 Ⓝ492
内容 第1章 「信じられる」医療探し 第2章 現代医学を見限った私の理由 第3章 ウイルスを悪役にした現代医学 第4章 抗酸化療法のススメ 第5章 未来型医療へのひとつの提案、この内容 エピローグ 真実の医療へ

◇「なぜ治らないの？」と思ったら読む本—第3の医学"ハイブリッド医療" 河村攻著 ハート出版 2008.2 172p 19cm 1300円 ①978-4-89295-561-7 Ⓝ490.4
内容 第1章 西洋でも東洋でもない"第3の医学" 第2章 西洋医学と東洋医学 第3章 東洋医学入門—そしてハイブリッド医療へ 第4章 これからのハイブリッド医療 第5章 家庭でできるハイブリッド医療（船酔いなんて怖くない 風邪の予防法）

◇〈万物〉を敬う—生命力を高める医療 帯津良一著 春秋社 2009.12 206p 20cm 1800円 ①978-4-393-71069-2 Ⓝ492
内容 第1章 癒しという「他力」（敬うこころ—帯津病院の医療 ホメオパシーは「癒し」である） 第2章 養生という「自力」（生命力を高める養生 食養生—地の気を取り入れる 気功・呼吸法—天の気を取り入れる） 第3章 「からだ」と「こころ」と「いのち」の医学（生命場と自然治癒力 中西結合から統合医学、ホリスティック医学へ） 第4章 生と死の統合へ（死後の世界について 虚空へのこころざし—わがメメント・モリ 付章 ホリスティック医学の両輪—リガ国際ホメオパシー医学会での講演から

◇病気にならない277の智恵 マオシン・ニー著、笹山裕子訳 阪急コミュニケーションズ 2007.9 349p 18cm 1800円 ①978-4-484-07105-3 Ⓝ498.38
内容 第1章 何を食べるか—食事と栄養 第2章 どう治すか—薬草、治療、特効薬 第3章 どこに身をおくか—環境、生態系、コミュニティー 第4章 何をするか—運動、ライフスタイル、若返り 第5章 あなたはだれなのか—遺伝子、関係、愛、性、信念 第6章 おわりに—充実した人生と遺すべきもの

◇病気になる人、ならない人、そして治る人—独創医療の名医が教える 樹林ゆう子著 小学館 2009.11 159p 19cm 1100円 ①978-4-09-387882-1 Ⓝ498.3
内容 帯津良一・帯津三敬病院名誉院長—21世紀のガン治療のキーワードは「自然治癒力」です 新谷弘実・米国アルバート・アインシュタイン医科大学外科教授—健康長寿の秘訣は「胃腸の相」をよくすることです 石原結實・イシハラクリニック院長、ヒポクラティック・サナトリウム所長—「冷え」を正し、体を温めればほとんどの病気が治ります 岡本裕・『21世紀の医療・医学を考える会』創設者、e-クリニック代表—ガン治療の選択肢はたくさんある。「エエとこ取り」で臨みましょう 藤田紘一郎・東京医科歯科大学名誉教授、人間総合科学大学教授—病気にならないためには「程々に不衛生」にすることです 小高修司・中醫クリニック コタカ院長—臓器がバランスよく働けば病気は治ります 安保徹・新潟大学大学院医歯学総合研究科教授—「忙し過ぎ」と「のんびりし過ぎ」どちらも免疫力低下の原因です 丹羽耕三・丹羽免疫研究所所長、土佐清水病院（高知県）院長—体内の活性酸素を増やさない生活を 森下敬一・お茶の水クリニック院長—慢性病完治の鍵は「血をキレイにする」食生活です 谷美智士・医療法人社団長白会理事長、タニクリニック院長—よい「気」を取り込む生活が病気にならない体を作ります 中島英雄・中央群馬脳神経外科病院理事長—健康に笑いが一番クスリは2番 宇野克明・医療法人財団コンフォート病院最高総括理事—がん免疫ドックでガン予備軍は発症前に治せます

◇補完医療の光と影—その科学的検証 C. ヴィンセント, A. ファーナム著、細江達郎監訳 京都 北大路書房 2012.2 324p 21cm 3200円 ①978-4-7628-2770-9 Ⓝ492
内容 理論と治療 補完医療までにたどる経過 補完医療をどう利用するか 補完医療と医療専門職 補

完医療施術者にかかっている患者のもっている知識・信念・態度　正統医療実践者へのコンサルテーションと補完医療施術者へのコンサルテーション　正統医療と補完医療におけるプラセボ効果　補完医療の研究方法とその問題　医学情報の質と鍼治療、オステオパシー、カイロプラクティックの評価　ハーブ療法、ホメオパシー、ナチュロパシーの評価　正統医療と補完医療の逆行　研究すべき課題

◇ホリスティック医学入門―ガン治療に残された無限の可能性　帯津良一著　角川書店　2009.3　185p　18cm　(角川oneテーマ21 C-167)〈発売：角川グループパブリッシング〉　705円　①978-4-04-710180-7　Ⓝ494.5

内容　第1章 マニュアルが存在しないガン治療　第2章 西洋医学を否定しない代替療法を　第3章 医師と患者さんの徹底した"戦略会議"　第4章 もしガンを告知されたとしても　第5章 生老病死を統合する生き方を

◇ホリスティック家庭の医学療法―現代の西洋医学と伝統の自然療法の統合　セルフメディケーションのすゝめ。　クリスティン・ガスタフソン他著、ヴィクター・シエルビナ総監修、須藤富士枝、玉嵜敦子、腰高信子、宮田擶子、豊田成子訳、大槻真一郎、三浦於菟、山本竜隆、由井寅子、田口郷子日本語版監修　ガイアブックス　2010.1　989p　24cm〈発売：産調出版〉　4800円　①978-4-88282-728-3　Ⓝ598.3

内容　1章 皮膚と髪の病気　2章 目と口の病気　3章 耳、鼻、のどの病気　4章 消化器と泌尿器の病気　5章 呼吸器と循環器の病気　6章 痛みと疼痛　7章 女性の病気、男性の病気　8章 こころの病気　9章 けがと応急手当

◇ホリスティックに癒し、治す世界の代替療法　東洋編　ほんの木編　ほんの木(発売)　2008.8　80p　26cm　(自然治癒力を高める連続講座新シリーズ　ナチュラル・オルタ v.9)　1500円　①978-4-7752-0064-3　Ⓝ498.3

内容　自然界の雄大な営みに学ぶ 命の質を高める生き方と東洋の代替療法　自分についてもっと知ることから始める やさしいアーユルヴェーダ入門　一人ひとりにあった治療法を見つけていく アーユルヴェーダ治療の現場から　検査や病院で原因がはっきりわからない症状にも効果を発揮する 人を全体的に診る中医学　どこでもわずかな時間でできる かんたん気功のすゝめ　痛み、美容、体の不調などに効果あり！自分でできる、1人でできる 元気になるツボ療法　中医学、漢方、鍼灸、食養生、気功… 部分を診るからつながりを診る医療へ　心の根幹てから始める いのちを学ぶ自然療法　病気を治す医療の本質を考える

◇ホリスティックヘルスこころとからだの健康法　サロン・ド・ソフィア編著　カナリア書房　2010.6　247p　21cm　1500円　①978-4-7782-0142-5　Ⓝ498.3

内容　からだ編　こころ編

◇ホリスティック養生訓　帯津良一著　春秋社　2009.5　246p　19cm　〈『帯津良一の現代養生訓』(2001年刊)の新装版〉　1800円　①978-4-393-71070-8　Ⓝ498.3

内容　1 養生の心と死生観(養生の道　見聞を博くせよ　風土を背負う　養生と学問　養生の極意　養生の心「敬」　養生の心「作主」　養生の心「仁」　生命の標準時　美しい死　喜びも死も)　2 さまざまな養生法(気功の本質　呼吸　天と地と　気の流れ　元極道　スピリチュアル・ヒーリング　音楽養生　食と薬　補薬物　食養生　養生の酒)　3 喜びこそ養生(懐古養生　老いの楽しみ　太極拳讃歌　喜び　歓び　生命の躍動・癒し　生命場　楽は常)

◇未来に伝えたい古くて新しい伝承療法　阿部一理著　メタモル出版　2009.6　134p　19cm　([3D books])　1333円　①978-4-89595-683-3　Ⓝ498.3

内容　第1章 知ってトク、知って助かる民間伝承療法　第2章 覚えておきたいカンタン手当法　総論としてのエピローグ

◇民間療法―誰にもできる　農文協編　農山漁村文化協会　2003.10　250p　21cm　(健康双書ワイド版　食と健康の古典 5)　1333円　①4-540-03236-4　Ⓝ492.79

内容　民間療法のすすめ　症状別・民間療法のすべて

◇民間療法のウソとホント　蒲谷茂著　文藝春秋　2011.9　205p　18cm　(文春新書 822)　730円　①978-4-16-660822-5　Ⓝ492.79

内容　第1章「紅茶キノコ」ブームの裏側　第2章 健康雑誌のからくり　第3章 漢方は効くのか　第4章 がんとアガリクス　第5章 黒酢、コラーゲン、グルコサミン　第6章 花粉症とアトピー対策　第7章 民間療法が「効く」理由　第8章 民間療法の見分け方

◇よく効く民間療法―病気別・症状別の治療と実例　山ノ内愼一,三上正利著,長塩容伸監修　たにぐち書店　2012.1　368p　21cm　3800円　①978-4-86129-152-4　Ⓝ499.7

内容　第1章 民間療法とは　第2章 体力・精力がつく　第3章 成人病に効く　第4章 慢性病に効く　第5章 日常の病気に効く　第6章 女性の病気に効く　第7章 子供の病気に効く　第8章 民間療法の基礎知識

医療と健康

◇あなたのアブナイ「健康常識」―今すぐチェック!!　立津明長著　インターワーク出版　2005.3　189p　19cm　1400円　①4-901161-70-9　Ⓝ498.5
内容　第1章　あなたのアブナイ「生活習慣」　第2章　あなたのアブナイ「スポーツ・レジャー」　第3章　あなたのアブナイ「ストレスづくり」　第4章　まねしちゃいけない!?　沖縄人の伝統生活　第5章　死の前日まで元気でいられる中医学　第6章　鍼灸一本勝負

◇危ない! 健康の迷信・非常識　五十嵐敏明著　MBC21　2004.5　318p　19cm　〈発売:東京経済〉　1429円　①4-8064-0733-X　Ⓝ498.5
内容　第1章　砂糖は頭の栄養!?　疲れた時には甘いもの!?　骨には牛乳!?　病気の時は食べよ!?　夜食べると太る!?　白い歯っていいな!?　塩分は控えめに!?　痛みには痛み止め!?　体が弱いから風邪をひく!?　体は意外と乾く!?　〔ほか〕

◇医者以前の健康の常識　平石貴久著　講談社　2006.3　189p　21cm　1400円　①4-06-274224-1　Ⓝ498.5
内容　第1章　今さらだれにも聞けない家庭医学のマル超常識　第2章　へぇーそうだったのか! Dr.平石流健康雑学マル秘常識　第3章　意外に知らない薬についてのマル基常識　第4章　急変防止!自分でできるとっさの処置と判断法マル得常識　第5章　慢性化解消!不快症状に打ち克つマル極常識　第6章　受診前に知っておきたい医者・病院選びのマル必常識

◇医者以前の健康の常識 2　平石貴久著　講談社　2007.1　187p　21cm　〈講談社の実用book〉　1400円　①978-4-06-274240-5　Ⓝ498.5
内容　第1章　知らなかった!体に秘められた驚きのパワーマル選常識　第2章　ちょい努力で自力克服。生活習慣病のマル基常識　第3章　Dr.平石流「幸せリズム」をつくる24時間の過ごし方マル得常識　第4章　体力、脳力アップのトレーニングマル超常識　第5章　病院では教えてくれない「食べ方・食べ物」のマル賢常識　第6章　水分の摂り方で「健康力」に差がつくマル必常識　第7章　健診結果表が医者以前によくわかるマル正常識

◇医者ぎらい・病院ぎらいの人のための心と体の健康度チェック　小橋隆一郎監修・執筆　学習研究社　2004.2　199p　21cm　〈学研H&Mシリーズ〉　1500円　①4-05-402212-X　Ⓝ498.5
内容　第1章　健康ってなに?　第2章　生活習慣病度をチェック　第3章　ガンから命を守るチェック　第4章　コンピュータを長時間使う社員のためのチェック　第5章　若い人の健康管理チェック　第6章　精神的健康チェック　第7章　社会的健康度チェック　第8章　社会福祉への適応度チェック

◇ウソが9割健康TV ―その健康食信じてはいけません!　三好基晴著　リヨン社　2007.1　237p　19cm　〈発売:二見書房〉　1300円　①4-576-06203-4　Ⓝ498.5

内容　第1章　こんなにヒドい!健康トリック番組の実態　第2章　間違いだらけ!TVの食べ物常識　第3章　信じちゃったら大変!TVの栄養常識　第4章　その食べ物本当に安全ですか?　第5章　"化学物質まみれ"はもう食べたくない!　第6章　美味しく楽しく安全な食べ方とは

◇噂の健康情報「ホントの話」　佐野啓明著　ゴマブックス　2008.10　213p　19cm　1300円　①978-4-7771-1117-6　Ⓝ498.5
内容　第1章　知らないと危ない!食卓に忍び寄る危険　第2章　健康のためのサプリメントにも危険がいっぱい!　第3章　身近な生活用品にもある危険　第4章　まだまだある知らないと危険な健康情報

◇お医者さんも知らない健康の知恵300　中原英臣監修　光文社　2004.7　218p　16cm　〈知恵の森文庫〉　533円　①4-334-78300-7　Ⓝ498.3
内容　第1章　本当に身体にいい?どうして身体にいい?―毎日の食事にまつわる「本当?」と「どうして?」　第2章　本当にやせる?どうしてやせる?―ダイエットにまつわる「本当?」と「どうして?」　第3章　本当にきれいになる?どうしてきれいになる?―お肌と髪にまつわる「本当?」と「どうして?」　第4章　本当に効く?どうして効く?―薬にまつわる「本当?」と「どうして?」　第5章　本当に危険?どうして危険?―健康と病気にまつわる「本当?」と「どうして?」

◇お医者さんも戸惑う健康情報を見抜く　小内享著、Med wave編　日経BP社　2004.4　254p　19cm　〈発売:日経BP出版センター〉　1400円　①4-8222-1228-9　Ⓝ498.3
内容　ダイエット篇　健康食品篇　糖尿病篇　子供篇　アンチエイジング篇　たばこ篇　狂牛病篇　代替医療篇　マスコミ篇　まだある「戸惑う健康情報」篇関連資料

◇健康・医療の情報を読み解く ―健康情報学への招待　中山健夫著　丸善　2008.7　171p　19cm　〈京大人気講義シリーズ〉　2000円　①978-4-621-08008-5　Ⓝ498
内容　現代社会に必要なスキル―健康情報リテラシーどうしてそれを信じるのですか?―主張の根拠と"3た"論法　情報の松・竹・梅―研究デザインとエビデンス・レベル　症例報告の落とし穴―対照群の必要性　「代表的な意見」とは何か?―バイアス　私は名医?―分子と分母　運動する人は風邪をひかない?―横断研究と因果の逆転　いまいましいオジャマ虫―交絡因子　人間の身体は止まらない……―平均への回帰　「効く治療」が効かない?―絶対リスク、相対リスク　成功率100%の手術―信頼区間と標本数　ミクロの理論と本当の効果―代理のエンドポイント、真のエンドポイント　意識と暗示で結果が変わる?―新薬の評価とプラセボ効果　データ、情報、そして知識―情報の解釈　守る仕組み・使う仕組み―個人情報保護とインフォームド・コンセント　科学と社会のせめぎあい―利益相反　情報の更新と

検索スキル―インターネットの健康・医療情報　健康情報学と社会の新しい課題―遺伝子情報よりよい判断の手助けに―診療ガイドライン　情報から行動へ―情報は灰色、意思決定は白黒　もう少し疫学とEBMを知りたい人たちのために

◇健康偽装―常識と刷り込まれてきた54のウソすべて信じちゃいけない！　米山公啓著　ビジネス社　2008.2　95p　19cm　952円　①978-4-8284-1411-9　Ⓝ498.3
　内容　血液サラサラ判定は信じるな　メタボリック症候群の真実　風邪薬は効かない　適正な睡眠時間なんて存在しない　傷口は消毒してはいけない　睡眠薬を飲み続けると、本当にボケるのか？　医者で測った血圧が正しいというウソ　ゲームのやりすぎが脳をダメにするというウソ　糖尿病の診断と尿糖の診断は関係ない　肺ガン検診で肺ガンの死亡率は下がらない　再出発―「超常」が突きつける課題

◇健康常識にダマされるな！―誰も教えてくれなかった「通説」のウソ・ホント　井上健二著、工藤一彦監修　ソフトバンククリエイティブ　2010.11　238p　18cm　（ソフトバンク新書147）　730円　①978-4-7973-6118-6　Ⓝ498.3
　内容　第1章 健康常識のウソ・ホント　第2章 ダイエットをめぐるウソ・ホント　第3章 脂肪をめぐるウソ・ホント　第4章 運動をめぐるウソ・ホント　第5章 病気をめぐるウソ・ホント

◇健康情報の真偽―溢れる情報に翻弄されないために　森下美千代著　〔高知〕　高知新聞企業（発売）　2011.9　158p　19cm　1200円　①978-4-87503-127-7　Ⓝ498

◇健康情報・本当の話　草野直樹著　楽工社　2008.6　328p　19cm　2000円　①978-4-903063-21-8
　内容　第1章 危ない健康食品　第2章 健康観と治療法の疑似科学　第3章 テレビの健康情報　第4章 危機煽り本の危うさ　第5章 芸能人の健康情報　第6章 "怪しい健康情報"からわかったこと

◇健康神話にだまされるな　高田明和著　角川書店　2008.6　189p　18cm　（角川oneテーマ21 C-149）〈発売：角川グループパブリッシング〉　686円　①978-4-04-710143-2　Ⓝ498.3
　内容　序章 間違った情報に踊らされていませんか？　第1章 健康神話を検証する　第2章 情報に惑わされないために　第3章 病気にならない生き方とは　第4章 健康に生きるために大切にすべきこと

◇健康と食べ物あっと驚く常識のウソ　ウード・ポルマー、ズザンネ・ヴァルムート著、畔上司訳　草思社　2004.1　269p　19cm　1500円　①4-7942-1279-8　Ⓝ498.5
　内容　ダイエット　病気　コレステロール　食事　食品　飲み物　ビタミン

◇健康のトリック―見てはいけない健康テレビ番組　「買ってはいけない」の著者が語る健康の真実　三好基晴著　福岡　花書院　2005.5　241p　21cm　1524円　①4-938910-76-4　Ⓝ498.5

◇健康不安と過剰医療の時代―医療化社会の正体を問う　井上芳保編著　長崎出版　2012.3　331p　19cm　2200円　①978-4-86095-490-1　Ⓝ498.021
　内容　第1章 なぜ、診断被ばくの危険性が見過ごされているのか―原発事故よりも怖いCT検査　第2章 「虫歯予防にフッ素」はなぜ危険か―公表データを科学的に再検証して　第3章 「生活習慣病」の正体を探る―なぜ生活習慣病が病気の元にされたのか　第4章 「健診病」にならないためにはどうすべきか―細かな数値よりも自分の身体の感覚を大切に　第5章 なぜ、この国の医者は平気で患者を見捨てるのか―ムラ社会に支配された医療、そしてその改革への模索　第6章 精神医療の権力性とどう向き合うべきか―なぜ、「よりよい精神医療」ではなく「精神医療よりよい何か」をめざすべきなのか　第7章 健診/検診という商品はどう消費されているのか―パラメディカルの位置から見えてくる医療の実態　第8章 なぜ、スポーツクラブに通い続けるのか？―「不健康」というラベルに抗う人びとの調査から　終章 医療の過剰に巻き込まれないために―生き延びる知恵としての医療社会学の視点

◇健康不安の社会学―健康社会のパラドックス　上杉正幸著　改訂版　京都　世界思想社　2008.9　238p　19cm　（Sekaishiso seminar）　2000円　①978-4-7907-1357-9　Ⓝ498.021
　内容　第1部 産業社会における健康（健康観の変化　社会の健康化　健康の社会化　健康と病気の四種類）　第2部 健康不安の時代（果てしなき健康づくり　健康不安の再生産　健康社会における排除と画一化）　第3部 健康不安からの脱出（健康社会のパラドックス　新しい健康観を求めて　疫学研究から導き出される「異常」の意味について）

◇健康ブームを読み解く　野村一夫ほか著　青弓社　2003.7　229p　19cm　（青弓社ライブラリー 30）　1600円　①4-7872-3217-7　Ⓝ498.021
　内容　第1章 メディア仕掛けの「健康」　第2章 健康の誕生　第3章 近代日本の健康と衛生　第4章 戦争と健康　第5章 現代社会と健康の科学

◇健康法があやしい！　竹内薫、徳永太、藤井かおり著　宝島社　2009.6　189p　16cm　（宝島sugoi文庫 F-3-1）〈『あやしい健康法』（2007年刊）の改訂・改題〉　457円　①978-4-7966-7195-8　Ⓝ498.3
　内容　第1章 目に見えぬ科学と健康　第2章 身近にはびこるマユツバ健康法　第3章 エクササイズと健康

◇健康法と癒しの社会史　田中聡著　青弓社　2006.9　258p　19cm　（復刊選書 6）　2000円　①4-7872-2018-7　Ⓝ498.3
　内容　序 今も「健康ブーム」か　1 「健康」フェティシズムの日本史　2 "秘法"の部　2 "癒し"の部（コンプレックス産業と"癒し"　紙風船と"癒し"―富山売薬の世界　宗教と医療の狭間の技術　"嫉妬"の共同体と呪術の世界）　4 近代health consciousness

◇健康リスク・コミュニケーションの手引き　吉川肇子編著　京都　ナカニシヤ出版　2009.7　203p　21cm　2700円　①978-4-7795-0235-4　Ⓝ519.79
　内容　健康リスク・コミュニケーションの考え方　第1部 健康リスク・コミュニケーションの手引き（リスク・コミュニケーションの言語表現　リスク・コミュニケーションの技法）　第2部 健康リスク・コミュニケーションの事例（人は健康リスクをどのように見ているか　有害化学物質による危機管理事例　科学的エビデンスに基づく健康リスク評価とリスク・コミュニケーションへの展開　よりよい健康リスク・コミュニケーションに向けて）

◇さらば脳ブーム　川島隆太著　新潮社　2010.11　191p　18cm　（新潮新書 396）　680円　①978-4-10-610396-4　Ⓝ491.371

医療と健康

内容 第1章 「うかつに野に下ることなかれ」 第2章 ファミコンするより公文しろ！ 第3章 学習療法を完成させる 第4章 出すぎた杭でもやはり打たれる 第5章 ニンテンドーDS「脳トレ」狂想曲 第6章 産学連携の難しさ 第7章 さらば脳ブーム

◇実はまちがっていた健康の「常識」 岡本裕著 大和書房 2011.10 261p 15cm （だいわ文庫 209-1-2） 648円 ⓘ978-4-479-30357-2 Ⓝ498.3
内容 第1章 食生活にかかわる常識 第3章 栄養にかかわる常識 第3章 運動・ストレスにかかわる常識 第4章 健康にかかわる常識 第5章 医療にかかわる常識

◇常識やぶりの健康読本 別冊宝島編集部編 宝島社 2008.11 215p 16cm （宝島社文庫） 562円 ⓘ978-4-7966-6762-3 Ⓝ498.3
内容 1 知ってると危ない医学理論（人間ドックには行くな！ やっぱり言う、スポーツはからだに悪い！ コレステロールなんか怖くない！） 2 みんなが信じてることの落とし穴（ダイエットするには好きなだけ食べろ！ 流行りの「栄養学説」にふりまわされるな！ 漢方薬の「安全神話」は崩壊した！ 体格のいい若者は病気になりやすい） 3 「カラダに悪い」はカラダにいい（タバコ・酒にも三分の利あり 「ストレスを感じない人」こそ危ない！ 睡眠は六時間で充分だ！）

◇自立医療革命—百歳まで健康に生きる 石田信彦著 日新報道 2005.9 166p 19cm 1600円 ⓘ4-8174-0611-9 Ⓝ498.021
内容 第1章 『自立した医療』とは何か 第2章 病気にならない身体作りのライフスタイル 第3章 新しいリハビリテーションのあり方 第4章 介護保険とメディカルフィットネス 第5章 自然との共生が健康の秘訣 第6章 尊厳死を考える 第7章 地域医療・高齢者医療に立ち向かう人 第8章 地域医療・高齢者医療のグランドデザイン

◇デタラメ健康科学—代替療法・製薬産業・メディアのウソ ベン・ゴールドエイカー著、梶山あゆみ訳 河出書房新社 2011.5 334p 19cm 1800円 ⓘ978-4-309-25250-6 Ⓝ498
内容 デトックスで体はきれいになる？ 脳を活性化させるエクササイズ？—ブレインジム 高級化粧品の正体 通常の医療に代わる療法—ホメオパシー 信じることで改善する—プラセボ効果 栄養評論家の作り話 サプリメントが社会問題を解決する？ ビタミンでエイズは治らない 製薬業界のだましの手口 メディアが科学をおとしめる なぜ賢い人がばかなことを信じるのか 誤った数字が用いられることの恐ろしさ メディアがありもしない健康不安をあおる メディアが広めた新三種混合ワクチンのウソ

◇テレビじゃ言えない健康話のウソ 中原英臣著 文藝春秋 2008.7 255p 19cm 1238円 ⓘ978-4-16-370420-3 Ⓝ498.021
内容 第1章 健康診断・人間ドックウソばかり 第2章 テレビで言わないトクする話 第3章 おもいっきりテレビ推薦食品より身体にいい話 第4章 本当はテレビが糾すべきコワイ話 第5章 テレビで言いたくとも言わせてくれない話 第6章 これを言うと医学界に叱られてしまう話 第7章 お医者と上手につき合う内緒の話

◇テレビじゃ言えない健康話のウソ 中原英臣著 文藝春秋 2010.4 251p 16cm （文春文庫 健5-1） 533円 ⓘ978-4-16-777365-6 Ⓝ498.021
内容 第1章 健康診断・人間ドックウソばかり 第2章 テレビで言わないトクする話 第3章 おもいっきりテレビ推薦食品より身体にいい話 第4章 本当はテレビが糾すべきコワイ話 第5章 テレビで言いたくとも言わせてくれない話 第6章 これを言うと医学界に叱られてしまう話 第7章 お医者と上手につき合う内緒の話

◇テレビCMの派手な商品に、ご用心！—「ムカつく」「キレる」「疲れる」…現代人の「環境ドラッグ」汚染 船瀬俊介著 三五館 2008.5 190p 21cm 1400円 ⓘ978-4-88320-429-8 Ⓝ498.4
内容 プロローグ CMの大衆操作の恐ろしさ 第1章 テレビの中は楽園なのに…日本人の心は壊れていく 第2章 「おいしそう！」なCM商品、食べまちがいにご用心 第3章 「キレイでステキ！」CMの裏に潜むあぶない化学物質 第4章 「こんな家に住んでみたい…！？」住宅CMの裏の真実 第5章 ケータイ、IH調理器…電磁波が心も体も狂わせる 第6章 「クスリは儲かる！」グローバル・ビジネスの新戦略 第7章 現代人の心を狂わす5つの元凶

◇日本人だけ騙される「健康・ダイエット」の落とし穴 宝島社 2009.5 143p 26cm （別冊宝島 1622号 ノンフィクション） 743円 ⓘ978-4-7966-7047-0 Ⓝ498.4

◇日本人の命を奪う6つの病気と誰でもすぐできる66の健康法！ 吉田たかよし著 角川マガジンズ 2011.9 175p 18cm （角川SSC新書 132）〈発売：角川グループパブリッシング〉 760円 ⓘ978-4-04-731555-6 Ⓝ498.3
内容 序章 日本人の死因上位10位の顔ぶれ 第1章 癌—免疫力を鍛え、早期発見のイメージを掴めば怖くない 第2章 心疾患—心臓は筋肉の塊というシンプルな臓器。予防知識は難しくない 第3章 脳血管疾患—血管の病気は「生活習慣」の改善意識を持てるか否か 第4章 肺炎・慢性閉塞性肺疾患——に「禁煙」、二に高齢者の「誤飲防止」がポイント 第5章 腎不全—「健康診断」で腎臓の機能低下にいち早く気づくこと 第6章 肝疾患—「肝硬変」になる前の段階で対処する意識が重要

◇日本人のはまる健康の落とし穴 宝島社 2008.3 141p 26cm （別冊宝島 1506） 619円 ⓘ978-4-7966-6238-3 Ⓝ498.3

◇日本人のはまる健康の落とし穴 別冊宝島編集部編 宝島社 2009.2 248p 16cm （宝島sugoi文庫 Aヘ-1-90）〈2008年刊の改訂〉 514円 ⓘ978-4-7966-6936-8 Ⓝ498.3
内容 Introduction からだにいいことは、そんなに大事なことなのか。 第1章 ほんとは怪しいからだにいいこと 第2章 スポーツで死ぬ 第3章 健康食品シンドローム 第4章 「がん」になる前に知っておきたいこと 第5章 病院・保険のマル得活用法 第6章 そうだったのか健康の常識

◇脳科学の真贋—神経神話を斬る科学の眼 小泉英明著 日刊工業新聞社 2011.8 230p 21cm （B&Tブックス） 2000円 ⓘ978-4-526-06735-8 Ⓝ491.371
内容 第1章 脳科学の現在 第2章 脳ブームの発生メカニズム 第3章 脳はどこまでわかったか 第4章 人間の脳活動を観る 第5章 神経神話とは何か 第6章 左脳と右脳 第7章 男女の脳の違い 第8章 脳科学と社会 第9章 人間の本質を探る

850 医療問題の本 全情報 2003-2012

◇脳科学の真実―脳研究者は何を考えているか 坂井克之著 河出書房新社 2009.10 214p 19cm (河出ブックス 005) 1200円 ⓘ978-4-309-62405-1 Ⓝ491.371
[内容] はじめに メジャー化した脳科学 第1章 脳科学ブームの立役者 第2章 未来技術としての読脳術 第3章 リアリティーのある研究成果 第4章 脳科学のレトリック 第5章 研究者のダークサイド 第6章 ちいさなマニフェスト

◇脳トレ神話にだまされるな 高田明和著 角川書店 2009.6 170p 18cm (角川oneテーマ21 C-170)〈発売:角川グループパブリッシング〉705円 ⓘ978-4-04-710189-0 Ⓝ491.371
[内容] 第1章 脳の活性化とは何か?(画像診断装置が示すもの 脳の活性化=脳機能のアップではない 高齢者の脳の機能は画像で調べられるか) 第2章 能力開発で本当に脳機能は向上するのか(脳を調べて人の考えがわかるのか 3歳までの教育で人の能力は決まらない 右脳のトレーニングは試験や処世の成功を保証しない) 第3章 間違った脳トレは人を幸せにしない(記憶のトレーニングはどのように役立つか 考えすぎは不眠のもとである 脳トレは老いの摂理に反している) 第4章 本当の脳トレは毎日の生活のなかにある(ミラー細胞の活用で脳力を高める 言葉がもたらす「プラシーボ効果」を利用する 脳を鍛えるべき三つの習慣)

◇脳気の迷信 藤田一郎著 飛鳥新社 2009.11 94p 21cm (家族で読めるfamily book series 017 たちまちわかる最新時事解説)714円 ⓘ978-4-87031-969-1 Ⓝ491.371

◇病気の「数字」のウソを見抜く―医者に聞くべき10の質問 スティーヴン・ウォロシン, リサ・M.シュワルツ, H.ギルバート・ウェルチ著, 北澤京子訳 日経BP社 2011.1 204p 19cm (発売:日経BPマーケティング) 1600円 ⓘ978-4-8222-4839-0 Ⓝ490.19
[内容] 1 私のリスクって何?(リスクを理解する リスクを比較の視点から考える リスク一覧表の使い方) 2 私のリスクは減らせますか?(治療の利益を判定する その治療の結果は何か?) 3 そのリスク減少に不利益はありますか?(治療の不利益について考える その利益は不利益を上回るか?) 4 健全な懐疑主義者になる(大げさな物言いにだまされない 「確実性」の誇張に用心する 数値の背後にだれがいるのだろう?) 付録 本書のエッセンス―医者に聞くべき10の質問, 他

◇また「あるある大事典」にダマされた。 鷲一雄著 三才ブックス 2006.5 157p 19cm〈奥付のタイトル:また「あるある」にダマされた。〉1143円 ⓘ4-86199-042-4 Ⓝ598.3
[内容] 第1章 命にかかわる『あるある』流ダイエット 第2章 疑似科学がお茶の間を洗脳する! 第3章 健康法続々! 日本人はそんなに不健康なのか? 第4章 宣伝に利用される『あるある大事典』

◇間違いだらけの安全生活 椎名玲, 吉中由紀著 文藝春秋 2007.6 251p 16cm (文春文庫plus) 505円 ⓘ978-4-16-771316-4 Ⓝ498.04
[内容] 1 健康編 2 医療編 3 生活編

◇みんなの健康―食品、化学の基礎知識 山本善史著 オーム社 2006.6 184p 21cm 1900円 ⓘ4-274-50086-1 Ⓝ498.3
[内容] 第1部 朝の部(起床時に実行すべきこと 起床後に行うこと 朝食について) 第2部 昼の部(紫外線が人体(皮膚)に及ぼす影響 化粧品(顔料) お茶に関する諸特性 ほか) 第3部 夜の部

◇メディア・バイアス―あやしい健康情報とニセ科学 松永和紀著 光文社 2007.4 259p 18cm (光文社新書) 740円 ⓘ978-4-334-03398-9 Ⓝ361.453
[内容] 第1章 健康情報番組のウソ 第2章 黒か白かは単純すぎる 第3章 フードファディズムの世界へようこそ 第4章 警鐘報道をしたがる人びと 第5章 添加物バッシングの罪 第6章 自然志向の罠 第7章 「昔はよかった」の過ち 第8章 ニセ科学に騙されるな 第9章 ウソつき科学者を見破れ 第10章 政治経済に翻弄される科学 第11章 科学報道を見破る十カ条

◇もっともらしい健康常識―むかしの常識、いま非常識 川村賢司著 土屋書店 2008.7 213p 18cm (知の雑学新書 10) 800円 ⓘ978-4-8069-0951-4 Ⓝ498.3
[内容] 1 健康寿命の方程式 2 むかしの常識、いま非常識 3 いまどきの健康話こそ、ご用心!

◇病は危から―危ない健康情報にご用心 中原英臣監修, Deco編 小学館 2006.12 206p 19cm 1400円 ⓘ4-09-379718-8 Ⓝ498.04
[内容] 第1章 セックス 第2章 医療 第3章 病院 第4章 女性 第5章 死

◇「やめられない」心理学―不健康な習慣はなぜ心地よいのか 島井哲志著 集英社 2008.4 206p 18cm (集英社新書) 700円 ⓘ978-4-08-720439-1 Ⓝ490.14
[内容] 第1章 わかっていてもできない健康習慣 第2章 医療のパラダイムと変化の必要性 第3章 習慣を変えるための心理学 第4章 食の健康心理学 第5章 ストレスはたまらない 第6章 こころと健康状態 第7章 病気の心理と行動 第8章 健康づくりをめざして

◇よりぬき医者以前の健康の常識 平石貴久著 講談社 2010.1 173p 16cm (講談社+a文庫 C137・1) 533円 ⓘ978-4-06-281339-6 Ⓝ498.3
[内容] 第1章 これって間違い? 家庭医学の常識 第2章 知らなかった! 体の常識 第3章 急変防止! 自分でできるとっさの処置と判断法 第4章 いつのまにか忍び寄る生活習慣病の常識 第5章 受診前に知っておきたい医者選びの常識 第6章 不快な症状も解消! 慢性化予防のエクササイズ

◇NHKの間違いだらけの健康体力づくり番組 鈴木將裕著 名古屋 中日出版社 2005.7 214p 21cm 1429円 ⓘ4-88519-251-X Ⓝ498.3
[内容] 第1章 クローズアップ現代の転倒予防番組(高齢者の転倒予防) 第2章 クローズアップ現代「清水選手の滑り」 第3章 NHK朝の生活ほっとモーニング 第4章 NHK朝の生活ほっとモーニング(おなかを引き締める) 第5章 NHK朝の生活ほっとモーニング(大腰筋パワーで老化を防ぐ) 第6章 NHK教育テレビ・老化を防ぐ中高年の筋力トレーニング(アイソメトリックで筋肉と筋力を)

サプリメント・健康食品

◇いわゆる健康食品・サプリメントによる健康被害症例集 日本医師会監修, 小澤明総編集, 田中

サプリメント・健康食品　　　　　　　　　　　　　　　　　　　　　　　　　　　医療と健康

平三, 内藤裕郎, 各務伸一, 久保明編　同文書院　2008.10　183p　30cm　3429円　Ⓘ978-4-8103-3156-1　Ⓝ493.157
　[内容] 総論　循環器・呼吸器領域　消化器領域　内分泌・代謝領域　腎・泌尿器科領域　皮膚科領域　産婦人科領域　耳鼻咽喉科領域　眼科領域　薬剤領域　その他

◇機能性食品の安全性ガイドブック　津志田藤二郎, 梅垣敬三, 井上浩一, 村上明編　サイエンスフォーラム　2007.5　499p　30cm　38000円　Ⓘ978-4-916164-84-1　Ⓝ498.5

◇機能性食品GMPガイドブック　石田幸久, 竹内祥雄, 土田拓生, 中村宥治編　サイエンスフォーラム　2008.3　327p　30cm　28000円　Ⓘ978-4-916164-89-6　Ⓝ498.5

◇急成長する「健康食品・サプリ」3兆円ビジネス　福崎剛, 鈴木博道著　ぱる出版　2008.5　239p　19cm　1500円　Ⓘ978-4-8272-0406-3
　[内容] 第1章　ビッグビジネスの可能性を秘めた「健康食品市場」に注目！　第2章　製薬会社が手がける"サプリ"のトップブランド　第3章　ビールメーカーと乳酸菌メーカーが狙う新ジャンル　第4章　フィルムメーカーが最先端技術の転用で新規参入！　第5章　通販トップメーカーが仕掛ける次の一手　第6章　食品卸業が狙う健康食品ビジネス　第7章　注目の"特定保健用食品"が健康新時代を切り拓く

◇牛乳でガンのリスクが下がる！？——知っておきたい健康事情36　佐野啓明著　ゴマブックス　2009.6　207p　15cm　（ゴマ文庫 G127）〈『噂の健康情報「ホントの話」』（2008年刊）の加筆、改題〉　790円　Ⓘ978-4-7771-5134-9　Ⓝ498.5
　[内容] 第1章　知らないと危ない！食卓に忍び寄る危険　第2章　健康のためのサプリメントにも危険がいっぱい！　第3章　身近な生活用品にもある危険　第4章　まだまだある知らないと危険な健康情報

◇「健康食」のウソ　幕内秀夫著　PHP研究所　2011.11　201p　18cm　（PHP新書 760）〈並列シリーズ名：PHP SHINSHO〉　720円　Ⓘ978-4-569-79936-0　Ⓝ498.3
　[内容] 第1章　健康情報にだまされるな！　第2章　あぶない「一品健康食ブーム」　第3章　「栄養バランス」のからくり　第4章　間違った食生活で命を落とさないために

◇健康食品・中毒百科　内藤裕史著　丸善　2007.1　316p　26cm　2800円　Ⓘ978-4-621-07840-2　Ⓝ498.53
　[内容] 第1部　痩せ薬　第2部　健康食品　第3部　漢方薬、生薬

◇健康食品には効果があるのか　三輪明著　新風舎　2007.2　101p　19cm　（Shinpu books）　1000円　Ⓘ978-4-289-01521-4　Ⓝ498.5
　[内容] 第1章　健康食品の位置付け　第2章　健康食品による健康被害、医薬品との相互作用　第3章　確かな健康情報の見分け方　第4章　健康食品各論　第5章　五大栄養素の基礎知識　第6章　がんを予防する効果がある食品、栄養素

◇健康食品には効果があるのか　三輪明著　文芸社　2009.10　101p　19cm　〈新風舎2007年刊の増訂〉　1000円　Ⓘ978-4-286-07068-1　Ⓝ498.51

◇健康食品の安全・安心な食べ方——魚介類・特定保健用食品・サプリメント・栄養機能食品Q&A形式　菱田昌孝, 小野寺絃, 梅垣敬三, 杉浦勝明, 大槻公一共同執筆　東京教育情報センター　2007.3　169p　21cm　〈背のタイトル：急成長産業「健康食品」の安全・安心な「食べ方」〉　1800円　Ⓘ978-4-8081-4484-5　Ⓝ498.5

◇健康食品のカラクリ——消費者が知らない2兆円市場の「真実」　宝島社　2011.12　111p　26cm　（別冊宝島 1829号　Nonfiction）　933円　Ⓘ978-4-7966-8764-5　Ⓝ498.5

◇健康食品は効かない！？——ふだんの食事で健康力アップ　渡辺雄二著　緑風出版　2010.7　189p　19cm　1600円　Ⓘ978-4-8461-1007-9　Ⓝ498.5
　[内容] 第1部　健康食品いらず、食事で健康維持　第2部　トクホで健康は維持できるのか？（中性脂肪を減らすトクホはいらない　コレステロールを下げる加工油より、自然なごま油を　血圧を下げるトクホはいらない、食塩を減らせば血圧は下がる　血糖値対策トクホよりも、食物繊維を多く含む食品を）

◇「健康食」はウソだらけ　三好基晴著　祥伝社　2008.4　216p　18cm　（祥伝社新書）　740円　Ⓘ978-4-396-11109-0　Ⓝ498.5

◇この健康食品に騙されるな！！——ここまでわかった！活性酸素と病気との関係　鍵山安男著　コスモトゥーワン　2006.3　191p　19cm　1300円　Ⓘ4-87795-086-9　Ⓝ498.5
　[内容] 1「栄養のとり方」と「三焦」の基本がわかれば不要な健康食品が見えてくる　2　無機ミネラル成分を原料にした健康食品が病気の原因となっていた！　3　知られざる活性酸素の発生原因と恐ろしい病気との関係とは？　4　梅干しなど誰もが体に良いと思っていた食品が実は有害だった！？　5　ここまでわかった！体を蝕む化学物質・食品添加物の恐怖　6　現代人に不足しているカルシウム　善玉カルシウムで400余病が改善　7　誰も知らない、誰も言わない！こんな健康食品、使っていますか！　8　知らないで使っていませんか？体に良くない水、整水器、健康器具、布団…

◇こんな「健康食品」はいらない！——誰も知らないその実態と問題点　若村育子著　大和書房　2010.9　253p　16cm　（だいわ文庫 175-1A）　700円　Ⓘ978-4-479-30302-2　Ⓝ498.51
　[内容] 1「健康食品」とはどんなものか　2　本当に安全か？　健康食品・サプリメント　3　本当に必要？トクホ（特定保健用食品）　4　どう利用するか？体によいといわれるその他の食品　5　健康食品に頼らない食生活

◇こんなサプリメントのんではいけない　内海由美子著　ビジネス社　2003.4　271p　19cm　1500円　Ⓘ4-8284-1037-6　Ⓝ498.583
　[内容] プロローグ　こんなサプリメントを安心してのめますか？　第1章　サプリメントはこんなに怖いものだった　第2章　危険なサプリメントがなぜはびこるのか　第3章　サプリメントは食生活をサポートする　第4章　間違ったダイエットが肥満の原因になっていた　第5章　さまざまな疲れ、病気とサプリメントの効用　エピローグ　理想的なサプリメントを選ぶ八つの視点

◇サプリメント・健康食品の「効き目」と「安全性」——「医薬品との飲み合わせ」についてもわ

かりやすく解説！　田中平三監修代表　同文書院　2007.12　213p　18cm　1000円　①978-4-8103-3154-7　Ⓝ498.3
　内容　本編　付録（医薬品名（一般名）と商品名対応表　医薬品との相互作用があるおもなサプリメント・健康食品　症状別サプリメント・健康食品の効き目一覧）　総索引

◇サプリメントとの賢いつきあい方―だまされていませんか？　藤竿伊知郎著　あけび書房　2006.6　149p　19cm　（シリーズ・健康と食を考える 1）　1400円　①4-87154-068-5　Ⓝ498.5
　内容　1章 サプリメントはなぜ流行るのか（健康に自信がありますか　サプリメントが流行るワケ　規制緩和による市場拡大）　2章 大問題の販売方法（足りない客観情報　危ない販売方法　薬事法違反の販売方法　タイアップ出版という宣伝方法　サプリメントの有用性と問題点）　3章「健康に良い」ってホント？　4章 それぞれのサプリメントを見てみましょう（難病を治すというもの　老化防止・疲労回復をめざすもの　美容・痩身をめざすもの　医薬品のように使うもの　食事を補う）　5章 だまされないためのポイント（健康情報の読み方　インターネットを活用しよう　受け身でないサプリメントの利用を　危ない広告から逃げる道　いくらまでなら使っていいのか）

◇知らないと危ない！サプリメントの利用法と落とし穴　生田哲著　講談社　2003.7　241p　16cm　（講談社＋α文庫）　680円　①4-06-256762-8　Ⓝ498.5
　内容　第1章 効果抜群のサプリメントと、その落とし穴　第2章 きれいになるための食物と栄養素　第3章 きれいになるためのサプリメント　第4章 健康のためのサプリメント―生活習慣病を予防

◇新感覚で使おう健康食品―安全・有効利用のためのA to Z　中川静紀著　食品化学新聞社　2008.3　121p　21cm　1715円　①4-916143-15-9　Ⓝ498.5

◇真実のサプリメント―あなたにとってほんとうに必要なものとは…　森山晃嗣著　ごま書房　2005.12　197p　19cm　1200円　①4-341-08306-6　Ⓝ498.5
　内容　第1章 増える不妊・流産・奇形児が示す真実―"遺伝"ですませてはならない栄養の力　第2章 癌の減り続けるアメリカ、増え続ける日本―「マクガバン・レポート」から何も学べなかった国の愚かさ　第3章 生命を左右するわずか3～4％の内なる海―"土"を捨ててしまった日本の悲劇　第4章 私たちに本当に必要なサプリメントは何なのか―現代人にもたらす「植物ミネラル」「植物栄養物質」の有効性　第5章 食べるな買うな勧めるな―「見栄え」「美味しさ」「手軽さ」がもたらした"害食"の正体　第6章 真実のサプリメントを手にするために―子どもたちの未来を変える、新しい日本の農業再生へ

◇正しい「健康食品」の選び方―中医師が教える本物の漢方　孫樹建著　知道出版　2005.10　189p　19cm　1200円　①4-88664-152-0　Ⓝ498.3
　内容　第1章 健康食品って何だろう　第2章 二十一世紀の健康食品とは　第3章 安全な健康食品の選び方　第4章 中医学が教える最高の健康食品　第5章 これがあなたを救う漢方素材だ　第6章 あなたの体が求める健康食品とは

◇食べ物のメリット・デメリットがまるごとわかる本　川嶋昭司著　三笠書房　2007.6　333p　15cm　（知的生きかた文庫）〈「食べ物のメリット・デメリット早わかり事典」の増訂〉　552円　①978-4-8379-7634-9　Ⓝ498.5
　内容　1 野菜―毎日積極的に摂りたい体によく効く「家庭の常備薬」　2 果物・木の実―美容と健康に欠かせない、クスリにかわる果物、こんな薬効　3 穀類・豆類・イモ類―植物性タンパク質、ミネラルが豊富な「食卓の主役」　4 魚介類―頭にも体にもよく効く、多彩な栄養効果　5 キノコ・海藻類―体のためにもっと摂りたい、低カロリーの健康食品　6 肉類・牛乳・卵―知っているようで知らない、体にいい食べ方、わるい食べ方　7 調味料・嗜好品―上手に摂って、楽しく、豊かに、健康的に

◇誰も知らないサプリメントの真実　高田明和著　朝日新聞出版　2009.6　246p　18cm　（朝日新書 183）〈並列シリーズ名：Asahi shinsho〉　740円　①978-4-02-273283-5　Ⓝ498.5
　内容　第1部 サプリメントの基礎知識（サプリメントとは何か　調査方法も進歩する　分析結果のカラクリ　副作用はなぜ起きるのか　プラシーボ効果とは　プラシーボ効果も効果のうち？）　第2部 サプリメントの効能を分析する（抗酸化剤―ビタミンA・C・E／ベータカロテン／セレン　抗酸化剤―エコンザイムQ10　DHA／EPA　アラキドン酸　ビタミンD　カルシウム　ポリフェノール　イソフラボン　成長ホルモン　男性ホルモン（テストステロン）　ビタミンB類／葉酸　アミノ酸　ヒアルロン酸／コンドロイチン硫酸　メラトニン　バレリアン　マカ　セントジョーンズ・ワート　ガラナ　イチョウの葉エキス　クレアチン　タウリン　ニンニク　高麗人参　アロエ　麻黄）

◇「ニセモノ食品」作り最前線　ドクターくられ監修　宝島社　2008.9　109p　26cm　（別冊宝島 1519　食品のカラクリ 11）　933円　①978-4-7966-6176-8　Ⓝ498.5

◇人気サプリメントのウソとホント―トップ33品目を徹底検証する！　生田哲著　講談社　2006.3　253p　16cm　（講談社＋α文庫）　648円　①4-06-281007-7　Ⓝ498.5
　内容　序章 サプリと"賢く"つき合おう　第1章 現代人の心に効く「抗ストレス・サプリ」　第2章 精力増強をうたう「セックス・サプリ」　第3章 身体機能向上をうたう「スポーツ・サプリ」　第4章 美容にも効果あり？「若返りサプリ」　第5章 "痩せ効果"は本当？「ダイエット・サプリ」　第6章 病気に打ち克つ「予防・改善サプリ」　第7章 夢の効果をうたう「万能サプリ」

◇人気サプリメントの真実―がん予防、メタボ改善にはコレが効く！　生田哲著　講談社　2008.4　261p　16cm　（講談社＋α文庫）　648円　①978-4-06-281196-5　Ⓝ498.5
　内容　序章 サプリで、自ら健康を獲得する時代　第1章 現代病にならないために「抗メタボ・サプリ」　第2章 活性酸素と闘う「がん予防サプリ」　第3章 毎日の元気のために「メンタルヘルス・サプリ」　第4章 運動不足の人へ「体力アップ・サプリ」　第5章 健康で若々しく「抗年齢サプリ」

◇飲んではいけない！サプリメント　石堂徹生著　PHP研究所　2006.2　169p　21cm　1100円　①4-569-64820-7　Ⓝ498.5

サプリメント・健康食品

◇[内容]ビタミン・ビタミン様物質系（コエンザイムQ10　ビタミンA　ベータ・カロチン　ビタミンC　ビタミンE）　植物系1（アマメシバ　セイヨウオトギリソウ　センナ　ガルシニア　フコイダン　メリロート　ノニ　カテキン）　植物系2（イチョウ葉エキス　ウコン　青汁　キダチアロエ　大豆イソフラボン　チョウセンニンジン）　キノコ・海草系（アガリクス　カバノアナタケ　メシマコブ）　動物系（プロポリス　サメ軟骨　メラトニン　ハチミツ・ロイヤルゼリー）　その他（アミノ酸　マグネシウム　ダイエット食品　男性機能回復食品）

◇ビタミンショック―暴かれた害と効用　ハンス・ウルリッヒ・グリム，イェルク・ツィットラウ著，佐々木建監訳，花房恵子訳　家の光協会　2003.11　287p　20cm　1600円　Ⓘ4-259-54641-4　Ⓝ498.55
　[内容]ビタミンが病気を作る　ビタミンが生命に重要なわけ　スーパーマーケットにビタミンブーム到来　ビタミンの原料は食炭を減退させる　不安をあおってビタミンを売る　ビタミン不足という奇妙な噂　本当にビタミンが必要な人々　子どもにはどれくらいのビタミンが必要か　肝臓はビタミンの関所　ビタミンが脳を壊すとき　医薬品としてのビタミン剤　ビタミンたっぷりの暮らし　ビタミン・ミニ事典

◇病気・症状別サプリメント・健康食品の効き目事典―病気・症状別に「飲んではいけない・危険」なサプリメント・健康食品もわかる！　田中平三ほか監修　同文書院　2009.5　239p　19cm　1200円　Ⓘ978-4-8103-3159-2　Ⓝ498.3
　[内容]第1章 病気・症状別サプリメント・健康食品の効き目（乳がん　婦人科がん（子宮内膜がん、卵巣がん）　前立腺がん　大腸がん（結腸がん、直腸がん）　インフルエンザ、新型インフルエンザ ほか）　第2章 医薬品との相互作用があるおもなサプリメント・健康食品リスト　付録 医薬品名（一般名）と商品名対応表

◇フード・ウォーズ―食と健康の危機を乗り越える道　ティム・ラング，マイケル・ヒースマン著，古沢広祐，佐久間智子訳　コモンズ　2009.5　325p　19cm　2800円　Ⓘ978-4-86187-056-9　Ⓝ498.5
　[内容]序章「食の平和」とフード・ウォーズ　第1章 フード・ウォーズとは何か　第2章 食べ物と健康の深い関係　第3章 食がもたらす病気へのこれまでの対応　第4章 フード・ウォーズ・ビジネス　第5章 消費者の文化をめぐる戦い　第6章 食料生産の環境への影響―集約化という病　第7章 食の民主主義か統制・支配か　第8章 新しいパラダイムに向けて　訳者解説 フード・ウォーズの時代

◇フードファディズム―メディアに惑わされない食生活　高橋久仁子著　中央法規出版　2007.10　188p　19cm　（シリーズcura）　1200円　Ⓘ978-4-8058-3004-8　Ⓝ498.5
　[内容]第1章「フードファディズム」とは何か　第2章 あふれる食情報との付き合い方　第3章「健康食品」で健康は買えるか　第4章 マスメディアに見る食情報　第5章 宣伝トリックを見抜く目を　第6章 男も女も料理ができて一人前　第7章「フードファディズム」に陥らない食事法

◇ヘルシーな加工食品はかなりヤバい―本当に安全なのは「自然のままの食品」だ　マイケル・ポーラン著，高井由紀子訳　青志社　2009.8　319p　19cm　1500円　Ⓘ978-4-903853-63-5　Ⓝ498.5

◇ヘルシーフードの神話―ヒッピー料理からサプリメントまで　加藤信一郎著　廣済堂出版　2003.9　199p　19cm　（廣済堂ライブラリー22）　1300円　Ⓘ4-331-85021-8　Ⓝ498.5
　[内容]第1章 なにかおかしい　第2章「からだにいい」の源流　第3章 自然という女神　第4章 機能至上主義　第5章 揺れる食卓　第6章 栄養情報の混乱　第7章"からだにいい"の正体

◇ホントにいいの？健康食品って　食の安全・監視市民委員会健康食品プロジェクト編著　食の安全・監視市民委員会　2006.3　51p　21cm　500円　Ⓝ498.5

◇まちがいだらけのサプリ選び　金沢和樹著　双葉社　2011.12　239p　19cm　1500円　Ⓘ978-4-575-30371-1　Ⓝ498.5
　[内容]第1章 サプリにまつわる大きな勘違い　第2章 正しくやせる　第3章 美しさを保つ　第4章 疲れにくくする　第5章 老いをおさえる　第6章 病気を防ぐ　第7章 長い目で健康を維持する　第8章 正しいサプリメントの摂り方　第9章 健康は日々の食生活から

◇間違っていませんか？健食とサプリ特集―医師が教える「効果的なとり方」　西崎統監修　東京スポーツ新聞社　2008.9　279p　21cm　1857円　Ⓘ978-4-8084-0137-5　Ⓝ498.583
　[内容]第1章 メタボリックシンドローム&生活習慣病が気になる人へ　第2章 食べて撃退！ピカピカの血管に！　第3章 食べて撃退！元気な脳へ　第4章 食べて撃退！元気な心臓に　第5章 食べて撃退！丈夫な胃腸に　第6章 食べて撃退！その他の気になる症状　第7章 医薬品ドリンクに含まれている主な生薬&成分

アレルギー

◇赤ちゃん・子どものアトピー治療―ステロイドにNO！を　佐藤健二，佐藤美津子著　子どもの未来社　2010.9　152p　21cm　1500円　Ⓘ978-4-86412-008-1　Ⓝ493.94
　[内容]第1章 親の不安を乗り越えて、よくなった子どもたち（顔のズルズルがよくなったEちゃん　耳切れを心配されたOちゃん）　第2章 アトピー性皮膚炎はどんな病気？　赤ちゃん・子どものアトピーQ&A

◇赤ちゃんと子どものアトピー&アレルギーbook　永倉俊和監修，主婦の友社編　主婦の友社　2004.3　159p　21cm　（主婦の友ベストbooks）　1100円　Ⓘ4-07-241293-7　Ⓝ494.8
　[内容]第1章 アレルギーの仕組みを知る　第2章 アトピー性皮膚炎を理解する　第3章 食物アレルギーについて　第4章 アトピー性皮膚炎の治療―基本のスキンケア　第5章 アトピー性皮膚炎の治療―チリダニアレルギーと対策　第6章 アトピー性皮膚炎の治療―薬をじょうずに使いこなす　第7章 離乳食メニューつき―アレルギー反応を起こしにくい食生活　第8章 アトピー&アレルギー体験集　第9章 アトピー性皮膚炎のある子が気をつけたい病気　第10章 もっと知りたい！―アトピー&アレルギーQ&A

◇赤ちゃんのアトピー&アレルギー肌ケアがわかる本　佐々木りか子監修　主婦の友社　2009.6　65p　26cm　（主婦の友生活シリーズ　Baby-

医療と健康　　　　　　　　　　　　　　　　　　　　　　　　　アレルギー

mo信頼ドクターシリーズ）　657円　Ⓘ978-4-07-266956-3　Ⓝ493.94
◇あきらめない！アレルギー治療―食物アレルギー・花粉症・アトピー性皮膚炎　渡辺隆文, 夫馬直実著　NHK出版 2012.4　257p 19cm　1400円　Ⓘ978-4-14-081539-7　Ⓝ493.14
　内容 第1章 食物アレルギーを治そう　第2章 花粉症を治そう　第3章 アトピー性皮膚炎を治そう　第4章 どう防ぐ！? 急増するアレルギー
◇アトピー・アレルギー克服応援ブック―必ず道が見つかるアドバイス　アトピッ子地球の子ネットワーク著　合同出版 2010.8　199p　21cm　1300円　Ⓘ978-4-7726-0467-3　Ⓝ493.14
　内容 第1章 まずアトピーを理解しよう　第2章 食生活とアレルギー　第3章 化学物質とアレルギーとの関連　第4章 アレルゲン対策と対策グッズの選び方　第5章 スキンケアをきちんとやろう　第6章 わが子のアトピーに悩みながらも出口を見つけた人たち　第7章 アトピー・アレルギーと上手につき合うために　第8章 薬とのつき合い方、医師とのつき合い方
◇アトピー性皮膚炎・シックハウス症候群患者宅調査―症例14～24　西尾千恵子, 長谷川浩, 宮沢仁, 渡辺一彦, 小林智, 前林十三男, 小沢典仁, 西條正幸, 丹羽之雄, 横山幸弘編著　札幌　北海道アトピー環境研究会事務局 2003.2 103p　30cm　500円　Ⓝ365.3
◇アトピー性皮膚炎・シックハウス症候群患者宅調査―症例25～37　西尾千恵子, 出村守, 宮澤仁, 渡辺一彦, 小林智, 前林十三男, 森本紗佳, 長田正文, 西條正幸, 丹羽之雄, 横山幸弘編著　札幌　北海道アトピー環境研究会事務局 2006.12 105p　30cm　Ⓝ365.3
◇アトピー性皮膚炎・シックハウス症候群患者宅調査―症例38,40～46　宮澤仁, 渡辺一彦, 小林智, 前林十三男, 横山幸弘, 谷内義文, 近江潤明編著　〔札幌〕　北海道アトピー環境研究会 2011.8　86p　30cm　Ⓝ365.3
◇アトピー・ぜんそく・花粉症が治る100のコツ　主婦の友社編, 水嶋丈雄監修　主婦の友社 2012.2　191p　18cm　940円　Ⓘ978-4-07-281453-6　Ⓝ493.14
　内容 第1章 知って治す　アトピー　ぜんそく　花粉症を正しく理解する　第2章 食べて治す―特効食材レシピを食べて免疫力を高める　第3章 飲んで治す―もっと手軽にアレルギー対策ドリンク　第4章 つけて治す―手作り化粧水&パックでアトピーを改善する　第5章 動いて治す―簡単動作とツボ刺激で不快症状を解消する　第6章 漢方で治す―自分の症状に合った漢方薬選び　第7章 アトピー・ぜんそく・花粉症Q&A
◇アレルギー―体を守るしくみのふしぎ　日本医師会, 日本学校保健会監修　大塚製薬 2011.3　47p 19cm　（Otsuka続まんがヘルシー文庫 4（くらしに身近な病気とケガの巻）1）　Ⓝ493.14
◇アレルギー・炎症誘発体質の真実―あなたの知らない化学物質汚染食品の恐怖　後藤日出夫著　理工図書 2011.1　197p 21cm　1800円　Ⓘ978-4-8446-0763-2　Ⓝ493.14
　内容 1 アレルギー・炎症誘発体質　2 免疫システムと発症（免疫システム　発症）　3 消化と吸収（上部消化管（口～小腸）の消化と吸収　下部消化管（盲腸、結腸、直腸）の働き）　4 アレルギー・炎症誘発体質の改善
◇アレルギーを撃退する「おそうじ」マニュアル―小児科医が教える目からうろこの住環境整備法　池谷優子著　マキノ出版 2007.11　150p 21cm　1300円　Ⓘ978-4-8376-7084-1
　内容 はじめに 失敗から学んだ私のそうじ法　第1章 住環境と子どものアレルギー　第2章 アレルギーを撃退するおそうじマニュアル「実践編」　第3章 子どもの事故を防ぐ住環境の整備法　第4章 心を健やかに育てる「親子でそうじ」の効用
◇アレルギー疾患に関する調査研究報告書　アレルギー疾患に関する調査研究委員会 2007.3 68, 26p　30cm　Ⓝ493.14
◇アレルギー疾患は治せる―名医の最新治療　週刊朝日編　朝日新聞社 2007.12 199p 19cm　1300円　Ⓘ978-4-02-250354-1　Ⓝ493.14
　内容 花粉症　アトピー性皮膚炎　気管支喘息　小児喘息　思春期喘息　化学物質過敏症　光線過敏症　食物アレルギー　口腔アレルギー症候群　薬疹
◇アレルギー全書―子どもから大人までの治療と生活　正木拓朗著　新版　法研 2009.4 290p　21cm　1700円　Ⓘ978-4-87954-758-3　Ⓝ493.14
　内容 第1章 いろいろなアレルギー（アレルギーを持つ人の特徴　アレルギーとはなにか　さまざまなアレルギーの症状と治療）　第2章 アレルギーの生活処方（生まれる前と生まれてすぐのアレルギー対策　アレルギー児の育て方と家族の協力　食物アレルギーと食生活の実際　吸入性アレルギーと住生活の実際　アレルギー疾患と心理療法　薬物アレルギーと予防法　治療に効果的な鍛錬や運動　接触性皮膚炎の予防と治療　気象の変化とアレルギー対策　学校生活・社会生活とアレルギー対策）　第3章 アレルギー治療薬（病院でもらう治療薬のいろいろ）　付録
◇アレルギー・ソリューション　スザンナ・オリヴィエ著, 射場今日子, 宗寛博, 武岡幸代, 庭野淳子, 堀込奈穂子, 山藤元史共訳, 古川奈々子監訳　バベル・プレス 2005.4 259p 19cm 1500円　Ⓘ4-89449-036-6　Ⓝ493.14
　内容 1 アレルギーについての基礎知識　2 その他の要因（ストレス　環境汚染）　3 アレルギーとどう戦うか（アレルギーとどう戦うか　低アレルギー食―2週間プラン）　4 アレルギー疾患（アレルギー疾患　子どもとアレルギー）　5 付録
◇アレルギーっ子の暮らし応援book　佐藤のり子著　東京新聞出版局 2005.11 237, 8p 19cm　1500円　Ⓘ4-8083-0842-8　Ⓝ493.14
　内容 1 集団の中でどう過ごすか―社会生活上の支援（保育所・幼稚園・学校で気をつけることは？―給食・行事対策　友人・親戚とのおつきあいは？―うまく理解を求めよう　外食・外泊はどうするの？―五大アレルゲン抜きでも旅はできる）　2 自己管理力を育てるには―心理発達面の配慮（子どもが他の子のオヤツを欲しがって困る―欲求不満の解消法は　お小遣いで買い食いを始めたら―何がOKかをいっしょに考えよう　解除の指導をしてくれる医者が見つかりません―妥協点を探しながら）　3 親も迷うのだけれど―ストレス解消法と仲間作り
◇アレルギーっ子の生活百科―環境汚染からみたアレルギーとのつきあい方　角田和彦著　第3版　近代出版 2005.6 379p 26cm 3000円　Ⓘ4-87402-113-1　Ⓝ493.931

アレルギー　　　　　　　　　　　　　　　医療と健康

◇アレルギーっ子の入園・入学安心マニュアル―給食、体育、あそびから緊急時の対応まで　佐守友仁著　農山漁村文化協会　2007.3　182p　21cm　（健康双書）　1238円　①978-4-540-05284-2　Ⓝ493.931
　[内容]1 保育園・幼稚園・学校生活での問題点とその対応策（やっぱり一番の問題は「給食」―誰も教えてくれない。どうすればいいの？　何を食べたらいいの？　園や学校で日常生活の注意点、園・学校での薬の扱いと緊急時の対処法）　2 食物アレルギーの基本レッスン（食物アレルギーってどんなこと？―その症状と原因の特定、診断　食べられるものが増える！選択・回転食療法―食べてもよいもの・食べてはいけないもの）

◇アレルギー読本　大島允一著　秦野　東海大学出版会　2005.1　181p　19cm　（メディカルサイエンスシリーズ 2）　1800円　①4-486-01670-X　Ⓝ493.14
　[内容]1章 アレルギーの歴史　2章 アレルギーとは何か？　3章 アレルゲン　4章 気管支喘息　5章 アトピー性皮膚炎　6章 花粉症　7章 減感作療法　8章 年齢とアレルギー　9章 職業アレルギー　10章 アレルギーの検査　11章 動物のアレルギー

◇アレルギーと心身医療―ここまでわかった！ここまで治る！！　専門医が語る治療と研究の最前線　吾郷晋浩編著、牧野荘平監修　北隆館　2004.6　205p　19cm　1500円　①4-8326-0809-6　Ⓝ493.14
　[内容]アレルギー疾患の発症と経過に心はどのように関わっているのでしょうか。　アレルギー疾患の発症に関わる心理社会的因子には、どんなものがあるのですか。　アレルギー疾患に心が関与していることをどのように判断するのですか。　心が関与しているアレルギー疾患の治療には（そのために特別な）薬は使われないのですか。　アレルギー疾患の治療には、どのような心理療法が用いられるのですか。　次々にアレルギー症状が出てアレルギーマーチと云われましたが、治りますか。　子どもの喘息に関わる心理的因子（ストレス）に有効な治療法はあるのですか。　子どもの喘息は大人になれば治ると云われましたが、本当ですか。　大人の喘息は治らないと云われますが、本当ですか。　スギ花粉症にも心は関係しているのですか。　[ほか]

◇アレルギーと楽しく生きる　赤城智美文、清重伸之絵　現代書館　2005.10　174p　21cm　（For beginners science 12）　1500円　①4-7684-1212-2　Ⓝ493.14
　[内容]第1章 生態系につらなる身体　第2章 暮らしの中には氾濫がいっぱい　第3章 感受性と許容量　第4章 からだとこころに起こるできごと　第5章 あれもこれも消化の話　第6章 文化の変容　第7章 共に生きるということ　第8章 エコロジーと医療　第9章 異なるものへの希求　エピローグ 子どもの発達と病について―科学への道しるべ

◇アレルギーなんかこわくない！　真鍋穰著　新版　京都　かもがわ出版　2004.12　151p　21cm　（保育と子育て21）　1500円　①4-87699-850-7　Ⓝ493.931
　[内容]アレルギーとは？　食物アレルギーとは？　食物アレルギーが原因でおきる病気―アトピー性皮膚炎の治療　気管支喘息・喘息性（様）気管支炎について　アレルギー性鼻炎・その他のアレルギー　アレルギーかなと思ったとき―保育園での対応　アレルギーとわかったら　食物アレルギーへの対応―保育園での除去食実施の実際　食物アレルギー児の保育（基本方針）　アレルギーで使われる薬　アレルギー増加の背景とその対策　参考資料

◇アレルギーの謎を追って―石坂公成講演会　石坂公成述、協和発酵コーポレートコミュニケーション部編　協和発酵工業　2007.5　121p　19cm　〈会期・会場：2007年3月10日 ニューピアホール〉　非売品　Ⓝ491.8

◇アレルギーのふしぎ―アレルゲンは合体してパワーアップする？　食物アレルギーはなぜ子供に多いの？　永倉俊和著　ソフトバンククリエイティブ　2010.3　204p　18cm　（サイエンス・アイ新書 SIS-156）〈並列シリーズ名：Science・i〉　952円　①978-4-7973-4728-9　Ⓝ493.14
　[内容]第1章 現代アレルギー事情　第2章 免疫反応とアレルギーのしくみ　第3章 さまざまなアレルギー疾患　第4章 アレルギー治療の最新事情　第5章 アレルギーについて考える　第6章 アレルギーQ&A

◇アレルギーはなくせる。ホントなのウソなの　伊无顕監修　環健出版社　2006.3　93p　15cm　（ヒポクラテスの読むサプリシリーズ 24）〈発売：星雲社〉　280円　①4-434-07664-7
　[内容]アレルギーは、もう一人の自分です。（アレルギーは免疫システムの暴走で起こる。　4つのタイプのアレルギー反応がある。　複雑な免疫システムがアレルギー反応を引き起こす。　アレルギー対策には正攻法しかない。）アレルギーはなくせる。ホントなのウソなの

◇アレルギーはなぜ起こるか―ヒトを傷つける過剰な免疫反応のしくみ　斎藤博久著　講談社　2008.1　222p　18cm　（ブルーバックス B-1585）　860円　①978-4-06-257585-0　Ⓝ493.14
　[内容]第1章 アレルギーが増えた理由　第2章 アレルギー体質とはヘルパーT細胞が決める　第3章 喘息のしくみ　第4章 アトピー性皮膚炎のしくみ　第5章 食物アレルギーのしくみ　第6章 花粉症とつきあう方法　第7章 ステロイド薬と免疫のしくみ　第8章 アレルギーは治せるのか　第9章 現代人の基本体質・アレルギーと共生する方法

◇家庭用品に係る健康被害病院モニター報告　平成15年度　〔厚生労働省〕　2004.12　37p　30cm　Ⓝ493.14

◇花粉症&アレルギー―今年こそ絶対なおす！　マガジントップ　2004.4　64p　28cm　（メディアパルムック）〈発売：メディアパル〉　752円　①4-89610-417-X　Ⓝ493.14

◇花粉症・アレルギー・アトピー性皮膚炎　我慢できないくしゃみ・鼻水・鼻づまり・目の痒みがピタット瞬時に止まった！治った！　上野紘郁著　現代書林　2003.1　182p　19cm　1200円　①4-7745-0527-7　Ⓝ493.14
　[内容]第1章 あなたは、このまま花粉症といつまでもつき合いつづけますか　第2章 睡眠中の発症を持続的にブロックし、ぐっすり熟睡する　第3章 活動時間帯のくしゃみ、鼻水、鼻づまりを瞬時に止める　第4章 体験集/「花粉ピタット・ブロック療法」で、私の生活はここまで変わった　第5章 奇跡の「花粉ピタット・ブロック療法」の効果を確実に手に入れる　第6章 血流を改善し、腸内環境を整えてアレルギー体質を根本から治す

医療と健康　　　　　　　　　　　　　　　　　　　　　　　　　　　　　　　　　　　　アレルギー

◇漢方でアレルギー体質を改善する　幸井俊高著　講談社　2008.3　191p　19cm　（健康ライブラリー）　1300円　Ⓘ978-4-06-259271-0　Ⓝ493.14
　内容　1 あなたはどの体質？　2 アレルギー体質は改善できる　3 アレルギー性疾患と漢方　4 漢方薬でアレルギー体質を改善する　5 日常生活でアレルギーを寄せ付けない法

◇気になるぜん息・アレルギー　集英社　2005.8　35p　30cm　（集英社健康百科 読む人間ドック 危ない現代病30 23）　533円　Ⓝ493.14

◇魚貝類とアレルギー　塩見一雄著　成山堂書店　2003.3　164p　19cm　（ベルソーブックス 13）　1600円　Ⓘ4-425-85121-8　Ⓝ493.14
　内容　第1章 食物アレルギーの発生状況　第2章 食物アレルギーはなぜ起こる　第3章 魚の食物アレルギー　第4章 エビ・カニ（甲殻類）の食物アレルギー　第5章 貝類・イカ・タコ（軟体動物）の食物アレルギー　第6章 魚貝類の特殊なアレルギー　第7章 食物アレルギーの予防と治療

◇こうすればアレルギーは防げる—NHKためしてガッテン　NHK科学・環境番組部編、及川こうじマンガ　小学館　2004.4　199p　21cm　1300円　Ⓘ4-09-371216-6　Ⓝ493.14
　内容　第1章 あなたも予備軍？ 食物アレルギーの怖さ　第2章 子どもの食物アレルギーとの付き合い方　第3章 アトピーのメカニズムを知って闘おう！　第4章 今日からできる！ アトピー総力対策術　第5章 これで納得！ 花粉症の効果的な対処法　第6章 アレルギー体質はこうして改善する！　図解でわかる！ アレルギー小辞典

◇子どもをアレルギーから守る本　藤田紘一郎著　大和書房　2012.2　214p　15cm　（だいわ文庫 188-2A）　619円　Ⓘ978-4-479-30372-5　Ⓝ493.931
　内容　第1章 劇的に増えているアレルギーの子どもたち　第2章 アレルギーを克服する生活習慣　第3章 神経質になっていませんか？　第4章 腸内細菌ですべてはうまくいく！　第5章 アレルギーには「ほどほど育児」　第6章 免疫力を高めるご飯　第7章 病院との付き合い方

◇子どものアレルギーのすべてがわかる本　海老澤元宏監修　講談社　2009.3　98p　21cm　（健康ライブラリーイラスト版）　1200円　Ⓘ978-4-06-259432-5　Ⓝ493.931
　内容　1 アレルギーマーチ—つらい症状。もとにあるものはすべて同じ　2 アトピー性皮膚炎—三本柱の治療で気長にコントロール　3 食物アレルギー—正しい診断と必要最小限の食物除去を　4 ぜんそく—上手に予防して発作を防ぐ　5 いろいろなアレルギー—新タイプのアレルギーも増えている

◇子どもの食事とアレルギーQ&A　戸谷誠之,鳥居新平編　第2版　第一出版　2006.9　162p　19cm　1500円　Ⓘ4-8041-1115-8　Ⓝ493.931
　内容　第1章 子どもの成長と食生活　第2章 食物アレルギーとは　第3章 生活環境とアレルギー　第4章 食物アレルギーにおける食事療法（食事の基本 手ばかり栄養法（1日に食べる目安量）ほか）

◇子どもの肌のトラブル救急箱—漢方と食事でアトピー・アレルギーを根本から治す　吉木伸子著　山海堂　2006.6　143p　21cm　1300円　Ⓘ4-381-08604-X　Ⓝ493.931

　内容　第1章 増える子どものアレルギー　第2章 アレルギーを漢方で治す　第3章 アトピー性皮膚炎　第4章 子どもの肌ケア入門　第5章 子どもの肌トラブル対処法　第6章 子どもの足トラブル　第7章 アレルギーにならない食生活

◇子どもの肌のトラブル救急箱—漢方と食事でアトピー・アレルギーを根本から治す　吉木伸子著　［点字資料］　視覚障害者支援総合センター　2008.6　213p　28cm〈原本: 山海堂 2006 ルーズリーフ〉　5000円　Ⓝ493.931

◇知っておきたい子どものアレルギー　1（アトピー性皮膚炎・じんましん）　向山徳子監修、山口舞文、はらだゆうこ絵　汐文社　2008.2　47p　27cm　2000円　Ⓘ978-4-8113-8441-2　Ⓝ493.9
　内容　これがアトピー性皮膚炎　これがじんましん　アレルギー、アトピーって何だろう　どこがかゆい？　どうしてかゆい？　どんなふうになるの？　かゆいよう！ どうしたらいいの？　かいたら血が出た！ どうしたらいいの？　このくすり、なんのため？　おふろでからだをきれいにしよう　おふろから出たらカサカサはだにならないために　日焼けどめクリームはぬってもいい？　かゆくなりやすい部屋って？　かゆくならない部屋をつくろう　すききらいしてるとかゆくなる？　おとなになったらなおるのかな？　どうしてもつらいときどうしたらいい？　かゆいといえば「じんましん」も　じんましんどうふせぐ？

◇知っておきたい子どものアレルギー　2（ぜんそく・花粉症）　向山徳子監修、西野泉、山口舞文、はらだゆうこ絵　汐文社　2008.3　47p　27cm　2000円　Ⓘ978-4-8113-8442-9　Ⓝ493.9
　内容　これが「ぜんそく」「アレルギー性鼻炎」「花粉症」　ぜんそくってなんだろう？　きみもぜんそく？　ぜんそく度チェック　この発作、どのくらいひどいの？　くるしいよう！ どうしたらいいの？　なんでも相談室 日常編　ぜんそくっ子の1日すごろく　なんでも相談室 友だち編　教室ピカピカ大作戦！！　ペットは飼っちゃいけないの？　保健室ではどうしたらいい？　くるしくなったら吸入器？　運動したらくるしくなるの？　早ね・早おきでぜんそく予防　おとなになるまでぜんそくはつづくの？　ぜんそく日記をつけよう　アレルギー性鼻炎・花粉症ってなに？　鼻水がとまらない！ どうしたらなおるの？　自分でできることからはじめよう！

◇知っておきたい子どものアレルギー　3（食物・その他のアレルギー）　向山徳子監修、西野泉文、はらだゆうこ絵　汐文社　2007.12　47p　27cm　2000円　Ⓘ978-4-8113-8443-6　Ⓝ493.9
　内容　食物アレルギーって何？　どんな食べものがアレルギーをおこすの？　食物アレルギーってどんなふうになるの？　どうやってふせげばいい？　おとなになったらなおるってホント？　もし食べてしまったら…　がまんはダメ!!　じぶんで食べものを買うときは　お店で買う食べものには何が入っている？　学校で気をつけるポイント　なんでも相談室 学校行事編　アレルギーに負けないぞ！

◇上手におつき合いアトピー/食物アレルギー—通院・治療・ケアに即お役立ち！　鈴木五男監修　小学館　2005.12　93p　21cm　（はじめて出会う育児シリーズ）〈付属資料: 1冊〉　1200円　Ⓘ4-09-311268-1　Ⓝ493.931

◇内容 第1章 あれ？ これってもしかしてアレルギー？（アレルギー症状は、どう出てくるのですか？ 乳幼児はどんなアレルギーが多い？） 第2章 アレルギー反応が起こるメカニズムとは？ 第3章 どのタイミングで、どんな病院に行けばいい？ 第4章 病院での治療法、薬、検査について知りたい！ 第5章 おうちでのケアについて教えて！

◇食物アレルギーの基礎知識―保護者と学校の先生に伝えたい 兵庫食物アレルギー研究会編、小林陽之助監修 診断と治療社 2011.4 138p 26cm 2200円 ①978-4-7878-1770-9 Ⓝ493.931
内容 1 食物アレルギーってどんな病気？ 2 病院へ行く前にこれだけは知っておこう 3 食物アレルギーの治療 4 学校生活における食物アレルギーの知識 5 家庭生活における食物アレルギーの知識 6 食物アレルギーに関連したアレルギー疾患についての知識

◇食物アレルギーの基礎知識―保護者と学校の先生に伝えたい 小林陽之助監修、兵庫食物アレルギー研究会編 改訂第2版 診断と治療社 2012.4 155p 26cm 2200円 ①978-4-7878-1940-6
内容 1 食物アレルギーってどんな病気？ 2 病院へ行く前にこれだけは知っておこう 3 食物アレルギーの治療 4 学校生活における食物アレルギーの知識 5 家庭生活における食物アレルギーの知識 6 食物アレルギーに関連したアレルギー疾患についての知識 付録 アレルギー専門用語集

◇食物アレルギーハンドブック―保護者ならびに医療スタッフの方々へ 向山徳子、西間三馨、森川昭廣監修、日本小児アレルギー学会食物アレルギー委員会作成 協和企画（製作・発売） 2006.12 63p 26cm 1142円 ①4-87794-084-7 Ⓝ493.14
内容 第1章 食物アレルギーについて 第2章 食物アレルギーの症状と病気の種類 第3章 食物アレルギーの診断について 第4章 食事療法について 第5章 薬物治療について 第6章 日常生活や保育園・学校生活などにおける注意点 第7章 食物アレルギー児の経過と予後

◇心配しないで！ 食物アレルギー―親と子からのメッセージ 武内澄子著 家の光協会 2005.12 238p 19cm 1300円 ①4-259-54683-X Ⓝ493.14
内容 序章 私もアレルギーと気づくまで 第1章 夏希の乳幼児期 第2章 幼稚園時代 第3章 小学校時代 第4章 中学・高校生時代 第5章 大学入学、そして今 第6章 仲間とともに 付録 アレルギー表示の見方

◇心配しないで！ 食物アレルギー―親と子からのメッセージ 武内澄子著 〔点字資料〕 視覚障害者支援総合センター 2006.6 2冊 28cm 〈原本：家の光協会 2005 ルーズリーフ〉 全8000円 Ⓝ493.14

◇先生と保護者のための子どもアレルギー百科 向山徳子著 少年写真新聞社 2006.2 159p 26cm 2200円 ①4-87981-209-9 Ⓝ493.931
内容 第1章 気管支ぜんそく 第2章 アトピー性皮膚炎 第3章 アレルギー性鼻炎・花粉症 第4章 アレルギー性結膜炎 第5章 食物アレルギー 第6章 アナフィラキシーショック 第7章 その他のアレルギー 付録

◇ぜんそく・アトピー・花粉症がスッキリ治る知恵とコツ―オールカラー 主婦の友社編、水嶋丈雄監修 主婦の友社 2009.10 159p 21cm （主婦の友ベストbooks） 1400円 ①978-4-07-268300-2 Ⓝ493.14
内容 1 アレルギーを正しく理解する 2 特効食材でぜんそく・アトピー・花粉症を治す 3 食べて飲んでぜんそく・アトピー・花粉症を治す 4 手作り化粧水でアトピーを治す 5 手軽な動作とツボ刺激でぜんそく・アトピー・花粉症を治す 6 漢方薬でぜんそく・アトピー・花粉症を治す 7 家にあるものを使ってぜんそく・アトピー・花粉症を治す

◇ぜん息とアトピーが治る家 原澤浩毅、土橋邦生、三田村輝章著 幻冬舎ルネッサンス 2012.4 246p 18cm （幻冬舎ルネッサンス新書） 838円 ①978-4-7790-6056-4
内容 第1章 アレルギーはなぜ起きる 第2章 住まいとアレルギー 第3章 ぜん息の治る家をつくった 第4章 入居者の調査でわかった医学的効果 第5章 驚異のアレルゲン除去効果を実測 第6章 脱アレルギー住宅が日本を変える

◇そうなんだ！ アレルギー―しくみと対処法を知る 眞鍋穰著 新日本出版社 2011.11 158p 19cm 1400円 ①978-4-406-05467-6 Ⓝ493.14
内容 序章 アレルギーって何？ 第1章 スギ花粉症が起きる仕組み 第2章 ダニアレルギーと気管支喘息 第3章 食物アレルギー―よく知って焦らずに 第4章 アトピー性皮膚炎―複合汚染に注意して 第5章 気管支喘息について―定義の変更と対処法 第6章 日常生活にひそむアレルギー 第7章 アレルギーはなぜ増えているのか？

◇ちかちゃんのきゅうしょく―食物アレルギーのおはなし 光本多佳子文、川本浩絵 京都 かもがわ出版 2007.9 1冊（ページ付なし） 26cm 1500円 ①978-4-7803-0109-0 Ⓝ493.931

◇つらいアレルギーが治る本 対馬ルリ子総監修 小学館 2010.11 159p 19cm （みんなの女性外来） 1000円 ①978-4-09-304361-8 Ⓝ493.14
内容 1 つらい症状を今すぐコントロールするには？ 2 アレルギーはなぜこるの？ 3 "私のドクター"をみつけて二人三脚で治していきましょう 4 日常生活をみなおしてアレルギー体質を改善しましょう

◇Dr.菊池の金属アレルギー診察室 菊池新著 東京堂出版 2012.4 179p 19cm 1800円 ①978-4-490-20778-1 Ⓝ493.14
内容 第1章 「金属アレルギー」って何だろう 第2章 どうしてアレルギーが起きるのか 第3章 「現代社会」が患者を増やしている 第4章 「検査」と「治療方法」を知っておこう 第5章 金属アレルギー診察室 第6章 FAQ―よく聞かれる質問に答える 第7章 治療よもやま話―歯科医・小森久弘氏との対談 終章 未来への提言

◇トコトンやさしい免疫・アレルギーの本 村口篤編著 日刊工業新聞社 2005.12 155p 21cm （B&Tブックス 今日からモノ知りシリーズ） 1400円 ①4-526-05561-1 Ⓝ491.8
内容 第1章 免疫系は第二の頭脳集団 第2章 ヒトの進化は免疫系の進化 第3章 免疫・アレルギーはネットワーク化された軍団 第4章 免疫・アレルギー

系の特殊細胞軍団―ヒト一人の持つ60兆の細胞を監視　第5章 免疫・アレルギー系の情報伝達と抗原・抗体　第6章 免疫・アレルギー系の進化する臨床最新治療法
◇なやむかぞくのたべものだより　藤沢隆夫監修　タイユ　2010.3　27p　27cm〈絵：川村易〉　1500円　Ⓘ978-4-902015-42-3　Ⓝ493.931
◇なやむぼくらのきせつだより　藤沢隆夫監修　タイユ　2003.6　1冊（ページ付なし）　27cm　1500円　Ⓘ4-902015-04-8　Ⓝ493.931
◇日本のアレルギー診療は50年遅れている―喘息も花粉症もアレルギー免疫療法（減感作療法）で治る　長屋宏著　メディカルトリビューン　2007.6　106p　21cm　1900円　Ⓘ978-4-89589-336-7　Ⓝ493.14
◇日帰りレーザー手術―いびき・アレルギー性鼻炎の悩みを解消　横出裕著　中央通信社　2003.6　193p　19cm　〈発売：星雲社〉　1200円　Ⓘ4-434-03082-5　Ⓝ496.7
　内容　第1章 日帰り手術を可能にした最新のレーザー医療　第2章 いびきは体の異変を知らせるシグナル　第3章 悩む前に家庭で実践したいいびき抑制法　第4章 レーザー手術で頑固ないびきが治った！　第5章 年々増え続けるアレルギー性鼻炎　第6章 レーザー手術で鼻炎症状が軽減された！　第7章 レーザー手術への不安にお答えするQ&A
◇保健室で見るアレルギーの本　1　食べ物のお話　近藤とも子著，大森眞司絵　国土社　2010.1　31p　27cm　2800円　Ⓘ978-4-337-16901-2　Ⓝ493.14
　内容　バランスのよい食事をとろう　バランスのとれた栄養をとること　食物アレルギーとは？　食物アレルギーの人の不安　日常の中のアレルギー　食物アレルギーって何だろう？　食物アレルギーの不思議　アレルギーの症状のいろいろ　「運動誘発性アレルギー」の話　食べ物で気をつけること　アナフィラキシー　食物アレルギーとつきあっていく　食べないことでいのちをまもる　アレルギーQ&A　食物アレルギーは人類への警告
◇保健室で見るアレルギーの本　2　生活のお話　近藤とも子著，大森眞司絵　国土社　2010.3　31p　27cm　2800円　Ⓘ978-4-337-16902-9　Ⓝ493.14
　内容　アレルギーとつき合う　日常の中のぜんそく　ぜんそくのしくみ　ぜんそくの原因は？　運動しても大丈夫？　運動誘発アナフィラキシー　ぜんそくと二人三脚　アトピー性皮膚炎　アトピー性皮膚炎って何だろう？　アトピー性皮膚炎の原因とは？　アトピー性皮膚炎を治すには　症状をおさえる治療薬とは　アトピー性皮膚炎とつき合っていく　アレルギーマーチとは？　「ぜんそく」でも金メダル　アレルギーQ&A　学校生活とアレルギー
◇保健室で見るアレルギーの本　3　環境のお話　近藤とも子著，大森眞司絵　国土社　2010.2　31p　27cm　2800円　Ⓘ978-4-337-16903-6　Ⓝ493.14
　内容　アレルギーの原因になるものはどんなところにあるかな？　もしかしたら花粉症？　花粉症って何だろう？　花粉症の症状とは？　花粉を防ぐには　部屋の中でも起こるアレルギー　おたがいの気持を考えてみる　家のどこにかくれているのかな？　ダニとスズメバチ　環境に目を向けてみると　アレルギーのもうひとつの怖さ

「知る」ことからはじめよう　アレルギーQ&A　花粉症は5人にひとりの国民病
◇本当は必ず治るアレルギー・アトピー　皆川正夫著　毎日コミュニケーションズ　2008.9　213p　18cm　（マイコミ新書）　780円　Ⓘ978-4-8399-2830-8　Ⓝ493.14
　内容　序章 21世紀の国民病・アレルギー　第1章 アレルギーが「不治の病」と言われた理由　第2章 小児アレルギー・ぜんそく・花粉症の基礎知識　第3章 アレルギー治療の最前線―花粉症を治す　第4章 アレルギー治療の最前線―ぜんそくを治す　第5章 アレルギー治療の最前線―アトピーは必ず治る　第6章 アトピー性皮膚炎の原因を知ろう　第7章 アトピー治療の実践―皮膚のバリア機能の回復　第8章 伊勢原協同病院・治療の実際レポート　第9章 21世紀の免疫学の進歩とアレルギー　第10章 乳酸菌から漢方まで、アレルギー体質改善の試み
◇町医者が書いたアレルギーの話　酒井康弘著　名古屋　ブイツーソリューション　2006.12　144p　21cm　〈発売：星雲社〉　1300円　Ⓘ4-434-08735-5　Ⓝ493.14
　内容　アレルギーとは　アレルギー反応の促進　アレルギー疾患は何故増えているか　ストレスとアレルギー　アレルギー疾患を減らすか　Th1/Th2細胞バランスの乱れ　アレルギー用薬について　免役について　アトピー性皮膚炎　蕁麻疹　花粉症　気管支喘息　薬剤アレルギー　食物アレルギー　化学物質過敏症
◇まりもちゃんの「アレルギーとんでけ！」ガイド―マンガで読む！　竹中恭子著　リヨン社　2005.4　189p　19cm　〈発売：二見書房〉　1300円　Ⓘ4-576-05050-8　Ⓝ493.14
　内容　第1章 えっ、うちの子がアレルギー！？　第2章 アレルギーっ子と親の心の成長　第3章 難問！医者との付き合い方　第4章 何を食べるか、食べないか？　第5章 スキンケアと入浴・掃除・洗濯のこと　第6章 不安がいっぱい入園入学　第7章 家族の理解とお付き合い対策　第8章 アレルギー生活Q&Aとみんなの体験談
◇名医のわかりやすい花粉症・アレルギー性鼻炎　今井透著　同文書院　2005.2　167p　19cm　1200円　Ⓘ4-8103-3146-6　Ⓝ493.14
　内容　第1章 鼻の基本的な知識　第2章 花粉症とアレルギー性鼻炎の基礎知識　第3章 花粉症のトピックス（医療機関のかかり方（花粉症の場合）　花粉症の初期療法 ほか）　第4章 アレルギー性鼻炎・そのほかのトピックス　第5章 参考資料
◇もうアレルギーに苦しまない―発症のしくみ・予防と治療法　永井博式著　薬事日報社　2009.3　101p　19cm　（健康とくすりシリーズ）　1000円　Ⓘ978-4-8408-1070-8　Ⓝ493.14
　内容　第1章 アレルギー患者は増えているか（アレルギー患者と患者予備軍が増えている　なぜアレルギー患者が増えたのか　アレルギーの原因物質（アレルゲン）の増加　大気汚染が増加の一路―最近は空中浮遊微粒子が注目されている　食生活の変化―食べなければ生きていけない。では何をどう食べるか　ストレス社会がアレルギー増加を招いた―ストレスを発着材料と考える　今注目されている仮説―環境仮説　きれいすぎる環境がアレルギーを増やした）　第2章 アレルギー対策生活―衣・食・住（アレルギーと遺伝　アレルギーを防ぐには衣食住の環境整備から　衣服によるアレルギー性皮膚障害―身

につけるものへの注意　食生活　アレルギーを防ぐ住生活）　第3章 アレルギー発症のしくみ（免疫と炎症　免疫とは何か）　第4章 アレルギーの治療法と病気（アレルギーを予防するには環境整備と予防的に薬を上手に使う　大切な家族の協力　体の鍛錬と、呼吸法や海水浴による皮膚の鍛錬も大切　薬による注意　「与薬」の薬　「抜苦」の薬とアレルギーによって起きる病気）

◇やさしいアトピー予防の自己管理　岸田勝著　大阪　医薬ジャーナル社　2004.9　55p　30cm　950円　Ⓘ4-7532-2105-9　Ⓝ494.8
　[内容] アトピッ子増加中　アトピーとは　実際のアレルギーの起こり方　アレルギー体質はどこから来るのか？　アレルギーの検査と診断　アトピッ子をつくらないために（アレルギー体質を抑え込む　アレルゲンのコントロール　シックハウス対策）

◇やさしいアトピー予防の自己管理—ポケット版　岸田勝著　大阪　医薬ジャーナル社　2008.1　90p　16cm　950円　Ⓘ978-4-7532-2294-0　Ⓝ494.8
　[内容] 1 アトピッ子増加中　2 アトピーとは　3 実際のアレルギーの起こり方　4 アレルギー体質はどこから来るのか？　5 アレルギーの検査と診断　6 アトピッ子をつくらないために—アレルギー体質を抑え込む　7 アトピッ子をつくらないために—アレルゲンのコントロール　8 アトピッ子をつくらないために—シックハウス対策

◇やさしいアレルギー性鼻炎の自己管理　大久保公裕著　大阪　医薬ジャーナル社　2008.12　42p　30cm　1400円　Ⓘ978-4-7532-2341-1　Ⓝ493.14

◇やさしい食物アレルギーの自己管理　馬場実編　大阪　医薬ジャーナル社　2003.7　55p　30cm　950円　Ⓘ4-7532-2045-1　Ⓝ493.14
　[内容] 1 食物アレルギーの起こり方　2 食物アレルギーの症状あれこれ（小児科から　内科から　皮膚科から）　3 食物アレルギーの治療（対症療法　除去食）　4 食物アレルギーの経過とその予後

◇やさしい食物アレルギーの自己管理　馬場実編　改訂版　大阪　医薬ジャーナル社　2009.11　71p　30cm　1800円　Ⓘ978-4-7532-2413-5　Ⓝ493.14

◇やさしい治療＋こころのケアの「アトピーカウンセリング」—アトピーを治すもうひとつの治療法 記入式　野村有子, 内田恵理子共著　日本医療企画　2005.3　254p　19cm　1333円　Ⓘ4-89041-664-1　Ⓝ494.8
　[内容] 序章 自分の肌をもっと知ろう（皮膚のしくみとはたらき）　第1章 アトピーとこころの関係　第2章 はじめてのカウンセリング　第3章 アトピー診察室　第4章 アトピーカウンセリング治療室

◇よくわかる食物アレルギー　栗原和幸著, 日本学校保健会監修　MCクリエイト　2004.11　48p　21cm　Ⓝ494.8

《花粉症》

◇あなたの知らない花粉症の治し方　大久保公裕著　暮しの手帖社　2009.11　141p　21cm　1200円　Ⓘ978-4-7660-0164-8　Ⓝ493.14

　[内容] 第1章 だから、あなたの花粉症は治らない　第2章 あなたの花粉症を根本から治します　第3章 新しい減感作療法が生まれています　第4章 あなたの花粉症をらくするにはーメディカルケア・セルフケア

◇花粉症—対策と治療法　順天堂大学医学部編　学生社　2005.1　167p　18cm　（順天堂のやさしい医学 5）　780円　Ⓘ4-311-70055-5　Ⓝ493.14
　[内容] 花粉症について（市川銀一郎著）　花粉症とアレルギー（羅智靖著）　花粉症の背景（関真規子著）　目の花粉症の症状と予防（海老原伸行著）　目の花粉症の治療（横山利幸著）　鼻の花粉症の症状と予防（藤森正登著）　鼻の花粉症の治療（榎本冬樹著）　花粉症の点眼薬・点鼻薬の使い方（西羅輝雄著）　花粉症の方の日常生活（岡田綾書）　花粉症と上手につきあう（金井淳著）

◇花粉症　大塚博邦著　改訂新版　保健同人社　2007.1　189p　21cm　（専門のお医者さんが語るQ&A 30）　1350円　Ⓘ978-4-8327-0629-3　Ⓝ493.14
　[内容] 第1部 花粉症の基礎知識　第2部 花粉症の治療Q&A　第3部 花粉症と日常生活Q&A（花粉症と食事　日常生活の注意とセルフケア）

◇花粉症を軽くする暮らし方　赤城智美, 吉村史郎著　コモンズ　2008.1　110p　21cm　（シリーズ・安全な暮らしを創る 16）　1300円　Ⓘ978-4-86187-045-3　Ⓝ493.14
　[内容] 第1章 Q&A花粉症の基礎知識　第2章 自然とほどよく付き合っていこう（花粉の実態を理解して、対策を立てる　広葉樹を植えて、花粉症を減らす）　第3章 花粉症緩和米は本末転倒の技術である（花粉症が起きやすい環境を見直すことが大切　遺伝子専門家が語る安全性確認の問題点）　第4章 暮らしの工夫で花粉症は軽くなる

◇花粉症がラクになる　赤城智美, 吉村史郎著　コモンズ　2011.1　101p　21cm　〈『花粉症を軽くする暮らし方』（2008年刊）の改訂版〉　1400円　Ⓘ978-4-86187-076-7　Ⓝ493.14
　[内容] 1 花粉症に関するモヤモヤをスッキリさせる　2 Q&A花粉症の基礎知識　3 暮らしの工夫で花粉症はラクになる　4 自然とほどよく付き合っていこう（花粉の実態を理解して、対策を立てよう　広葉樹を植えて、花粉症を減らす）

◇花粉症からの解放！最新光（レーザー）治療　生活情報研究会「花粉症」取材班編　ごま書房新社　2011.1　165p　19cm　〈タイトル：花粉症からの解放！最新光治療　『これで楽になる！！花粉症』（ごま書房2005年刊）の新版〉　1200円　Ⓘ978-4-341-08466-0　Ⓝ493.14
　[内容] 第1部 花粉症患者の仲間入りをした方に（花粉症になったかもしれない　花粉症にはどのようなものがあるか）　第2部 花粉症治療に悩み解放されない方に（レーザーを使った花粉症の最新治療法　花粉症レーザー治療の効果、体験者証言！）

◇花粉症治療とセルフケアQ&A—西洋・漢方療法から予防まで　板谷隆義監修, 橋本浩著　京都　ミネルヴァ書房　2004.2　216p　21cm　（シリーズ・暮らしの科学 22）　2200円　Ⓘ4-623-03995-1　Ⓝ493.14
　[内容] 第1章 花粉症の基礎知識　第2章 花粉症の研究最前線　第3章 花粉症の症状と診断　第4章 花粉症の治療（西洋医学）　第5章 花粉症の治療（漢方医学）　第6章 日常生活とセルフケア

医療と健康　　　　　　　　　　　　　　　　　　　　　　　　　　　　　　　　　アレルギー

◇花粉症に関する調査研究報告書　平成17年度　〔習志野〕　花粉情報協会　2006.3　13,76,156p　30cm　〈平成17年度環境省請負業務〉　Ⓝ493.14
◇花粉症に関する調査研究報告書　平成18年度　〔習志野〕　花粉情報協会　2007.3　42,66,29p　30cm　〈平成18年度環境省請負業務〉　Ⓝ493.14
◇花粉症に関する調査研究報告書　平成19年度　〔習志野〕　花粉情報協会　2008.3　41,64,24p　30cm　〈平成19年度環境省請負業務〉　Ⓝ493.14
◇花粉症に関する調査研究報告書　平成20年度　〔習志野〕　花粉情報協会　2009.3　74,13,11p　30cm　〈平成20年度環境省請負業務〉　Ⓝ493.14
◇花粉症に関する調査・検討業務報告書　平成21年度　〔習志野〕　花粉情報協会　2010.3　107p　30cm　〈平成21年度環境省請負業務〉　Ⓝ493.14
◇花粉症に関する調査・検討業務報告書　平成22年度　〔習志野〕　花粉情報協会　2011.3　99p　30cm　〈平成22年度環境省請負業務〉　Ⓝ493.14
◇花粉症に関する調査・検討業務報告書　平成23年度　〔習志野〕　花粉情報協会　2012.3　95p　30cm　〈平成23年度環境省請負業務〉　Ⓝ493.14
◇花粉症に負けない　北國新聞社編集局編　金沢　北國新聞社　2010.2　66p　21cm　（健康bookシリーズ　丈夫がいいね 23）　952円　①978-4-8330-1735-0　Ⓝ493.14
　内容　「国民病」―兆候なく突然発症　「コップ」の中の抗体――一定量超えると発症　よく似た症状―原因の見極めが大切　敵を知る―検査で抗原の特定を　飛散の情報―上手に活用し症状軽減　初期治療―症状出る前に薬服用　対策グッズ（上）―マスクや眼鏡で「遮断」　対策グッズ（下）―清浄機、目詰まり注意　目の症状（上）―かゆみ出る前に点眼薬　目の症状（下）―擦ると視力低下の恐れ〔ほか〕
◇花粉症の最新治療　斎藤洋三著　改訂新版　主婦と生活社　2007.12　175p　19cm　1000円　①978-4-391-13541-1　Ⓝ493.14
　内容　第1章 花粉症かなと思ったら　第2章 薬による治療はここまで進んでいる　第3章 セルフケアで花粉との接触を防ぐ　第4章 来シーズンに備えて花粉に負けない体を作る　第5章 花粉症をよく知るための基礎知識
◇花粉症の長期戦略と短期療法　山西敏朗著　小学館　2005.3　215p　15cm　（小学館文庫）　514円　①4-09-418614-X　Ⓝ493.14
　内容　第1章 要チェック! あなたはほんとうに花粉症?　第2章 花粉症について知ろう!　第3章 花粉症はこう治す 病院編（花粉症の治療 西洋医学編　花粉症の治療 東洋医学編　花粉症の治療 アロマセラピー編）　第4章 花粉症とはこう闘う 日常生活編
◇花粉症の長期戦略と短期療法　山西敏朗著　〔点字資料〕　桜雲会　2005.3　2冊　28cm　〈原本：小学館 小学館文庫 ルーズリーフ〉　全12000円　Ⓝ493.14
◇花粉症のワクチンをつくる!　石井保之著　岩波書店　2010.2　114,2p　19cm　（岩波科学ライブラリー 167）　1200円　①978-4-00-029567-3　Ⓝ493.14
　内容　1 日本で花粉症が増えた本当の理由　2 発症メカニズムと免疫のしくみ　3 飲みつづけても「治らない」薬　4 根本治療へのカウントダウン1―減感作療法　5 根本治療へのカウントダウン2―免疫の制御機能を利用　6 「究極の花粉症ワクチン」開発の最前線　7 花粉症治療の未来
◇花粉症発症メカニズム調査―ディーゼル車排出ガスと花粉症の関連に関する調査委員会報告書別冊　平成15年5月　東京都環境局環境改善部計画課編　東京都環境局環境改善部計画課　2003.7　53p　30cm　Ⓝ493.14
◇花粉症ふっとばし完全カタログ　山西敏朗監修、ブルー・オレンジ・スタジアム編著　幻冬舎　2006.2　215p　18cm　1400円　①4-344-01115-5　Ⓝ493.14
◇花粉症は環境問題である　奥野修司著　文藝春秋　2008.2　195p　18cm　（文春新書）　710円　①978-4-16-660619-1　Ⓝ519.21
　内容　第1章 ぼくの花粉症戦争　第2章 花粉症にはなぜ俗説が多いのか　第3章 花粉症は国家の犯罪　第4章 花粉症は公害だ
◇気になる花粉症　集英社　2005.2　35p　30cm　（集英社健康百科 読む人間ドック危ない現代病 30 10）　533円　Ⓝ519.21
◇これで楽になる!!花粉症　生活情報研究会編　ごま書房　2005.2　184p　19cm　1000円　①4-341-08284-1　Ⓝ493.14
　内容　1章 「花粉症」とは　2章 花粉症と上手につきあう知恵　3章 花粉症治療にはどのようなものがあるか　4章 レーザーを使った最新花粉症治療について　5章 体験者に聞く花粉症に対するMLLTの効果追記 医療現場で進むレーザー治療
◇ササッとわかる最新「花粉症」治療法　大久保公裕著　講談社　2008.2　109p　18cm　（図解大安心シリーズ 見やすい・すぐわかる）　952円　①978-4-06-284715-5　Ⓝ493.14
　内容　第1章 花粉症の基礎知識　第2章 今日からできる花粉症予防法　第3章 花粉症治療の最新トピックス
◇知っておきたい花粉症の予防と治療　山川卓也監修　ブティック社　2004.2　80p　26cm　（ブティック・ムック no.443）　600円　①4-8347-5443-X　Ⓝ493.14
◇速解絶対なおす! 花粉症　双葉社　2004.2　96p　26cm　（双葉社スーパームック）　933円　①4-575-47615-3　Ⓝ493.14
◇大気汚染と花粉症の相互作用に関する調査研究（疫学研究）研究報告書　平成14年度　日本公衆衛生協会　2003.3　1冊　30cm　Ⓝ493.14
◇大気汚染と花粉症の相互作用に関する調査研究（疫学研究）研究報告書　平成15年度　日本公衆衛生協会　2004.3　121p　30cm　Ⓝ493.14
◇大気汚染と花粉症の相互作用に関する調査研究（疫学研究）研究報告書　平成16年度　日本公衆衛生協会　2005.3　52p　30cm　Ⓝ493.14
◇大気汚染と花粉症の相互作用に関する調査研究（動物実験）―平成14年度環境省請負業務報告書　〔つくば〕　国立環境研究所　2003.3　30p　30cm　Ⓝ493.14
◇大気汚染と花粉症の相互作用に関する調査研究（動物実験）　平成15年度　〔つくば〕　国立環境研究所　2004.3　1冊　30cm　〈平成15年度環境省委託業務結果報告書〉　Ⓝ493.14

アレルギー　　　　　　　　　　　　　　　　　　　　　　　　　　　医療と健康

◇大気汚染と花粉症の相互作用に関する調査研究（動物実験）　平成16年度　〔つくば〕　国立環境研究所　2005.3　72p　30cm　〈平成16年度環境省委託業務結果報告書〉　Ⓝ493.14

◇つらい時期をやり過ごす花粉症の最新克服法―その日のうちに鼻水や目のかゆみがスッキリ！ボトックス（ボツリヌス）治療　寺本純著　ごま書房新社　2010.12　202p　19cm　1300円　Ⓘ978-4-341-08462-2　Ⓝ493.14
［内容］第1章 花粉症は季節性のアレルギー性鼻炎である　第2章 これまでの花粉症の治療法を確かめる　第3章 即日に鼻水がとまる治療法を確立するまで　第4章 花粉症に対するボツリヌス治療の成果　第5章 ボツリヌス治療これが有効なわけ　第6章 どうしたらボツリヌス治療を受けられるか？　第7章 ボツリヌス治療、その効用と将来性を探る

◇日本人はスギ花粉症を克服できるか　平英彰著　新潟　新潟日報事業社　2005.2　70p　21cm　〈ブックレット新潟大学 37〉　1000円　Ⓘ4-86132-097-6　Ⓝ493.14
［内容］第1章 日本におけるスギ花粉症の現状とスギの歴史　第2章 スギ雄花の着花特性　第3章 スギの花粉飛散特性（スギ雄花の休眠とその覚醒）　第4章 スギ空中花粉飛散数の予測（正確な花粉飛散の予測のために）　第5章 全国におけるスギ空中花粉飛散の特徴　第6章 スギ林の花粉飛散対策（真実を知ることが必要）　第7章 スギ花粉症問題を解決するために（あなたはどちらを選択しますか）

◇鼻すっきりの健康学―花粉症に負けない知識と「粘膜一本注射療法」　呉孟達著　講談社　2010.2　206p　18cm　〈講談社＋α新書 504-1B〉　838円　Ⓘ978-4-06-272637-5　Ⓝ493.14
［内容］第1章 呼吸器系の門番、「鼻」の健康を守る　第2章 鼻の病気が起きる仕組みと現在の治療　第3章 鼻の粘膜にやさしい「粘膜一本注射療法（アレジオ療法）」　第4章 よく使われる東西の薬　第5章 花粉症・アレルギー性鼻炎の患者学

◇やさしい花粉症の自己管理―恐れず侮らず　奥田稔著　改訂版　大阪　医薬ジャーナル社　2007.3　65p　30cm　1600円　Ⓘ978-4-7532-2243-8　Ⓝ493.14
［内容］1 花粉症とは　2 花粉症かなと思ったら　3 どんな検査をされますか？　4 花粉飛散予測と花粉情報とは　5 大切なセルフケア　6 花粉症の治療

◇ラクになる花粉症スッキリ対策　西本喜重監修・編　リヨン社　2009.2　191p　19cm　（リヨンブックス）〈発売：二見書房　背のタイトル：ラクになる花粉症スッキリ対策142〉　1200円　Ⓘ978-4-576-08214-1　Ⓝ493.14
［内容］第1章 食品でスッキリ花粉症対策　第2章 健康茶でスッキリ花粉症対策　第3章 ハーブティーでスッキリ花粉症対策　第4章 サプリメントでスッキリ花粉症対策　第5章 暮らしのなかからスッキリ花粉症対策　第6章 入浴でスッキリ花粉症対策　第7章 部位別でスッキリ花粉症対策　第8章 代替療法でスッキリ花粉症対策

《ぜんそく》

◇お母さんのためのぜん息Q&A　「お母さんのためのぜん息Q&A」改訂委員会編　改訂第2版　川崎　環境再生保全機構　2004.4（第4刷）　51p　26cm　Ⓝ493.14

◇お母さんのためのやさしい小児喘息のおはなし　森川昭廣、望月博之著　大阪　医薬ジャーナル社　2008.9　59p　30cm　1600円　Ⓘ978-4-7532-2328-2　Ⓝ493.933
［内容］1 喘息とは　2 発作を引き起こす要因　3 症状を把握しましょう　4 発作時の対応　5 合併症　6 自己管理のポイント・治療法　7 自己管理のポイント・日常生活　8 自己管理のポイント・心のケア　9 予防接種　10 検査

◇おさかべ先生のようこそ、ぜんそく専門クリニックへ　刑部義美著　幻冬舎ルネッサンス　2007.4　237p　19cm　1000円　Ⓘ978-4-7790-0142-0　Ⓝ493.36
［内容］知識編 ぜんそくという病気を知りましょう　実践編 正しい自己管理を実践しましょう（ぜんそくの薬はこのように使ってください　ふだんの生活ではこのようなことに気をつけてください）　ぜんそくを上手に管理するためのQ&A

◇家族と専門医が一緒に作った小児ぜんそくハンドブック 2008　『家族と専門医が一緒に作った小児ぜんそくハンドブック2008』作成委員会作成, 日本小児アレルギー学会監修　協和企画（製作・発売）　2008.12　125p　26cm　1500円　Ⓘ978-4-87794-116-1　Ⓝ493.933

◇患者さんと家族のための気管支喘息の知識―これだけは知っておきたい　東田有智編　改訂版　大阪　医薬ジャーナル社　2011.7　95p　29cm　2600円　Ⓘ978-4-7532-2503-3　Ⓝ493.36
［内容］1 気管支喘息とは？　2 喘息治療によくないこととは？　3 喘息治療の知識（喘息治療の目標　ピークフロー（PEF）メーターと喘息日記で、喘息も自己管理できる　喘息コントロールテスト（ACT）ほか）

◇患者さんとその家族のためのぜんそくハンドブック 2004　古圧巻史, 西間三馨監修, 日本小児アレルギー学会作成　協和企画（製作・発売）　2004.4　86p　26cm　〈小児気管支喘息治療・管理ガイドライン 2002〉　1500円　Ⓘ4-87794-053-7　Ⓝ493.933

◇患者だからわかる成人・小児ぜんそく―素朴な疑問から治療法まで　患者の会がつくる　患者のアレルギー友の会著, 宮本昭正総監修, 坂本芳雄, 勝沼俊雄監修　小学館　2010.1　191p　19cm　1200円　Ⓘ978-4-09-304652-7　Ⓝ493.36
［内容］Prologue ぜんそくって、どんな病気？　1 成人ぜんそくQ&A（症状について　受診について　薬について　治療について　発作について　原因について　環境について　風邪について　新型インフルエンザについて　自己管理について）　2 小児ぜんそくQ&A（症状について　お医者さんについて　薬について　治療と学校生活　発作について　自己管理について　原因について　遺伝について　環境について　親の悩みについて）　3 ぜんそく体験記（すばらしい医師との出会いで自分を取り戻す　軽快へのターニングポイント　私と娘のぜんそく体験　ある吸入ステロイド薬と出会って　ぜんそくに詳しい医師との出会い）

◇気管支喘息―最新の治療とその背景　順天堂大学医学部編　学生社　2004.11　199p　18cm　〈順天堂のやさしい医学 4〉　780円　Ⓘ4-311-70054-7　Ⓝ493.36

医療と健康　　　　　　　　　　　　　　　　　　　　　　　　　　　　　　　　　　　　　　　アレルギー

内容 気管支喘息：最新の治療とその背景　喘息はなぜ起きるか―その原因　成人喘息と、まぎらわしい病気　ガイドラインにそった喘息の治療　子供の喘息―その特徴と治療　吸入療法のABC　気管支喘息のリハビリテーション　喘息に効果のある水泳

◇子どものぜんそく・アトピー解説読本　古庄巻史監修, 北九州小児アレルギー懇話会編・著　改訂第4版　診断と治療社　2003.4　115p　21cm　1150円　①4-7878-1339-0　Ⓝ493.933

◇子どものぜん息ケア―実践ガイダンス　2004年版　西間三馨監修　改訂版　川崎　環境再生保全機構　2004.4　39p　30cm　Ⓝ493.933

◇これだけは知っておきたい患者さんと家族のための気管支喘息の知識　東田有智編　大阪　薬事ジャーナル社　2006.8　75p　28cm　1400円　①4-7532-2199-7　Ⓝ493.36

内容 1 気管支喘息とは？　2 喘息治療によくないことは？　3 喘息治療の知識(喘息治療の目標　ピークフローメーター(PEF)と喘息日記で、喘息も自己管理できる　喘息コントロールテスト(ACT)ほか)

◇これだけは知っておきたい気管支喘息の基礎知識―見逃していませんか？　あなたの喘息症状　田中一正編　大阪　永井書店　2004.5　164p　26cm　3300円　①4-8159-1690-X　Ⓝ493.36

内容 1 喘息とは　2 喘息の危険因子―環境因子とアレルゲン　3 喘息の増悪因子　4 ストレスと喘息　5 薬物療法と生活　6 喘息によく似た症状の病気　7 子どもから大人へ　8 身体のコンディショニングづくり　9 お医者さんへのかかり方　10 救急時の対応―とっさの場合　付録 喘息巷説：これってウソ？ホント？

◇これでわかる喘息とその合併症のお薬ハンドブック　清水巍編著　合同出版　2010.12　61p　21cm　952円　①978-4-7726-1006-3　Ⓝ493.36

内容 第1部 喘息とその関連薬完全ガイド(喘息の薬　アレルギー性鼻炎(花粉症を含む)の薬　喘息に関連するアレルギー疾患の点眼薬)　第2部 喘息合併症の薬と治療法(好酸球性副鼻腔炎　鼻ポリープ　好酸球性中耳炎　チャーグ・ストラウス症候群　その他の疾患)　役に立つ喘息の機器や情報源(上手に吸入するための器具　喘息のコントロールの状況を知るためのもの　よい情報を得る方法)

◇最新図解よくわかる小児ぜんそくの本　山本淳著　主婦と生活社　2003.10　139p　23cm〈「図解よくわかる小児ぜんそくの本」(2000年刊)の改訂〉　1200円　①4-391-12866-7　Ⓝ493.933

内容 第1章 「ぜんそくです」と診断されたら　第2章 病院でもらう薬のいろいろ　第3章 病院の上手なかかり方と選び方　第4章 発作を防ぐ環境づくりと生活法　第5章 ぜんそく日記をつけてみよう

◇思春期にぜん息の君へ―ぜん息がもっと分かり、充実した日がおくれるようになる本　「思春期にぜん息の君へ」編集委員会編　2004年改訂版　川崎　環境再生保全機構　2004.4　54p　30cm　Ⓝ493.93

◇小児気管支ぜん息―克服のポイントと具体的な支援方法を学ぶ　杉本日出雄著　少年写真新聞社　2004.4　62p　27cm　〈新健康教育シリーズ　写真を見ながら学べるビジュアル版〉　1900円　①4-87981-179-5　Ⓝ493.933

内容 1 小児ぜん息治療の概要　2 ぜん息児の抱えている問題　3 ぜん息発作の程度と判定　4 運動誘発ぜん息　5 鍛練の内容　6 周囲の大人が子どもにかかわる時の基本的な姿勢　7 学校への連絡事項と対応　8 校外学習への対応　9 家庭で用いるぜん息薬の働きと副作用

◇小児喘息患者学入門―子どものうちに治しきる対処法・治療法　清水巍, 松本一郎, 高村昭輝著　合同出版　2006.4　197p　19cm　1400円　①4-7726-0359-X　Ⓝ493.933

内容 基礎編(気管支喘息Q&A)　発展編(小児喘息の治療法・家族への指導　内科医から見た小児喘息　気管支喘息が治る明るい展望)

◇スーパー図解ぜんそく―最新治療と健やかな毎日の知識　佐野靖之監修　法研　2006.9　199p　21cm　(トップ専門医の「家庭の医学」シリーズ)　1300円　①4-87954-638-0　Ⓝ493.36

内容 第1章 見逃していませんか？「気管支ぜんそく」　第2章 ぜんそくのコントロールも可能にする「最新治療」　第3章 ぜんそく死を限りなく「0」にするために　第4章 日常生活で注意したい、「あんなこと、こんなこと」

◇喘息　足立満編　改訂版　大阪　医薬ジャーナル社　2004.1　87p　29cm　(インフォームドコンセントのための図説シリーズ)　3800円　①4-7532-2071-0　Ⓝ493.36

内容 1 基礎編(病態　気管支喘息の増悪因子　喘息の診断と重症度判定)　2 治療編(治療目標　喘息のモニタリング・ピークフロー　喘息重症度と段階的薬物療法(長期管理)(成人　小児)　吸入ステロイド薬　喘息日誌)

◇ぜんそく(喘息)　清水巍編著　新水社　2006.10　190p　21cm　(患者と医療をつなぐ〈プライマリケア〉シリーズ　3)　1400円　①4-88385-092-7　Ⓝ493.36

内容 第1部 喘息をよくするために(気管支喘息とは　女性が力をつけると、日本の3分の2の喘息をよくすることができる)　第2部 薬の上手な使い方　第3部 医師や病院との付き合い方　第4部 女性と喘息Q&A　第5部 喘息を克服する生活

◇喘息　足立満編　改訂3版　大阪　医薬ジャーナル社　2009.6　123p　28cm　(インフォームドコンセントのための図説シリーズ)　4800円　①978-4-7532-2356-5　Ⓝ493.36

内容 1 基礎編(病態　気管支喘息の増悪因子　気管支喘息の診断と重症度判定)　2 治療編(治療目標　喘息のモニタリング、ピークフロー、ACT、喘息日記　喘息重症度と段階的薬物療法(長期管理)―成人　喘息重症度と段階的薬物療法(長期管理)―小児　吸入ステロイド薬―成人　ほか)

◇ぜんそく―正しい治療がわかる本　足立満著　法研　2010.12　207p　21cm　(EBMシリーズ)〈シリーズの責任編集者：福井次矢〉　1400円　①978-4-87954-811-5　Ⓝ493.36

内容 第1章 診断はこのように行われます(咳が長引くときは専門医を受診しましょう)　第2章 これが基本となる正しい治療です(ぜんそく治療の進め方(長期管理計画　発作時の対応)　長期管理の必要性とその進め方　ほか)　第3章 発作予防と生活するうえで気をつけたいこと　第4章 病気に対する正しい知識　第5章 これだけは聞いておきたい治療のポイントQ&A

◇ぜんそくをコントロールする―イメージトレーニングでぜんそく発作を改善！　山口泰雄著

| アレルギー | 医療と健康 |

保健同人社　2009.2　199p　21cm　1600円　Ⓘ978-4-8327-0388-9　Ⓝ493.36
〈内容〉「ぜんそく症状」と「ぜんそく」　ぜんそくの診断・治療の基本を知る　ガイドラインを知っておく　ぜんそく治療薬をマスターする　自分のぜんそくのイメージを持つ　鼻から治すぜんそく治療――一輪車から三輪車の治療へ　治療につながるぜんそくの原因を知る　快適生活を送るための自己管理術　暮らしの工夫でぜんそくを治す　高齢者、小児、若年者、妊婦のぜんそくとCOPD　セキぜんそく、アトピー咳嗽、妊婦　ぜんそくQ&A

◇ぜんそくをコントロールする――イメージトレーニングでぜんそく発作を改善！　山口泰著　〔点字資料〕　視覚障害者支援総合センター　2010.7　3冊　28cm　〈原本：保健同人社 2009　ルーズリーフ〉　全15000円　Ⓝ493.36

◇ぜん息を予防するための日常生活のポイント　新平鎮博、西牟田敏之、森永謙二、吉田政弘監修　川崎　環境再生保全機構　2004.4　7p　26cm　Ⓝ493.36

◇ぜんそくがよくならない人が読む本――専門医が語る最新治療とその実例　宮武明彦、藤田きみえ著　大阪　創元社　2009.9　239p　19cm　1200円　Ⓘ978-4-422-41079-1　Ⓝ493.36
〈内容〉喘息管理が悪かったら… 先生の指示を守っていたのに… 風邪ではなかったのに？ ステロイドって恐いよな… これって以前に使っていた薬なんだけど？ だってペットは可愛いもん！ みんなと一緒にあそびたい… ピークフロー測定ってめんどうね… 悩みが深いが喘息がおきる？ 喘息薬の種類とその効果と副作用　患者さんの声　宮武内科の診療　NPO法人アズマネットワーク

◇ぜんそくに克つ生活読本――名医の図解　発作のない健康な毎日を取りもどす！　佐野靖之著　主婦と生活社　2008.4　159p　23cm　1400円　Ⓘ978-4-391-13537-4　Ⓝ493.36
〈内容〉第1章 ぜんそくという病気を知ろう　第2章 発作がおきていないときの治療が大切　第3章 それでも発作がおこったら　第4章 ぜんそくをよくする日常生活のポイント（ぜんそくと上手に付き合うためには　日常生活の注意（1）かぜやインフルエンザの予防は徹底的に　ほか）

◇ぜんそくの最新治療がわかる本　灰田美知子著　主婦の友社　2005.1　287p　19cm　1600円　Ⓘ4-07-244825-7　Ⓝ493.36
〈内容〉1 ぜんそくとはどんな病気？　2 ぜんそくの検査　3 自己管理の基本　4 ぜんそくの薬　5 日常生活の注意点　6 発作予防の工夫と心構え　7 医師と患者のパートナーシップ　8 ぜんそくに関する不安解消Q&A

◇ぜん息ハラスメントに物申す　諏訪部章著　悠飛社　2005.10　189p　20cm　（Yuhisha hot-nonfiction　Yuhisha best doctor series）　1500円　Ⓘ4-86030-081-5　Ⓝ493.36
〈内容〉第1章 エピソード　第2章 ぜん息ハラスメント　第3章 ぜん息豆辞典　第4章 情報は医療現場のナビゲータ　第5章 己を知れば人の痛みが分かる　第6章 ぜん息の管理人　第7章 理解と認識が「ぜん息力」を生む　第8章 夢の医療環境を作りたろう　終わりに――ぜん息はコントロールが決め手

◇ぜん息――よくわかるお医者さんに行く前にまず読む本　ジョン・アイレス著, 泉孝英監訳, 滝田郁子訳　一灯舎　2008.10　130p　21cm　（わが家のお医者さんシリーズ 21）〈発売：オーム社〉　1200円　Ⓘ978-4-903532-21-9　Ⓝ493.36

◇ドクターと保護者に訊いた小児喘息のここが知りたいQ&A　勝沼俊雄編著　中外医学社　2011.8　229p　26cm　5500円　Ⓘ978-4-498-14516-0　Ⓝ493.933

◇灰田美知子のぜんそくの最新治療――正しい知識と自己管理で発作を起こさない生活を　灰田美知子著　主婦の友社　2010.4　253p　19cm　（名医の最新治療）〈『ぜんそくの最新治療がわかる本』（2005年刊）の改訂版〉　1500円　Ⓘ978-4-07-271609-0　Ⓝ493.36
〈内容〉1 ぜんそくとはどんな病気？　2 ぜんそくの検査　3 自己管理の基本　4 ぜんそくの薬　5 日常生活の注意点　6 発作予防の工夫と心構え　7 医師と患者のパートナーシップ　8 ぜんそくに関する不安解消Q&A

◇ホームケアのためのぜん息の薬　眞弓光文, 大嶋勇成監修　川崎　環境再生保全機構　2004.4　20p　30cm　〈付属資料：1枚〉　Ⓝ493.36

◇やさしい小児ぜんそくの治し方――ドクター&ナースがおはなしする　山本淳, 小林晴美著　主婦と生活社　2008.9　183p　21cm　1300円　Ⓘ978-4-391-13647-0　Ⓝ493.933
〈内容〉1 ぜんそくはどうやって治すのか　2 ぜんそくはどうして起こるのか　3 ぜんそくに使う薬　4 ぜんそくをもっとよくする環境整備　5 ピークフローメーターとぜんそく日記を使ったぜんそくの管理　6 薬の上手な使い方　7 ドクター&ナースが答える小児ぜんそくQ&A　8 小児科となかよくして、もっともっとよくなろう！――医療機関と上手におつきあいする方法

◇How to studyぜんそく――ぜん息パンフレット・成人向き　宮本昭正, 田中一正, 灰田美知子監修　川崎　環境再生保全機構　2004.8　35p　30cm　Ⓝ493.933

《アトピー性皮膚炎》

◇新しいアトピー治療――誤った治療に振り回されないために　西岡清著　講談社　2006.3　172p　18cm　（ブルーバックス B-1506）　800円　Ⓘ4-06-257506-X　Ⓝ494.8
〈内容〉第1章 アトピー性皮膚炎の患者数　第2章 アトピー性皮膚炎はどうして起こるか　第3章 アトピー性皮膚炎の診断　第4章 なぜアトピー性皮膚炎は治らないのか　第5章 アトピー性皮膚炎の治療　第6章 新しい治療薬の開発

◇アトピー悪化への道・治癒への道――検証ステロイド薬害vs HMS　吉野丈夫著　ごま書房　2003.8　305p　19cm　1400円　Ⓘ4-341-08249-3　Ⓝ494.8
〈内容〉脳のパニックから酸化ステロイドの副作用へ　ステロイド肯定派vs吉野　HMS（ハミス）実証（HMS実証）

◇アトピー悪化への道・治癒への道――検証ステロイド薬害vs HMS　吉野丈夫著　最新版　ごま書房　2005.2　307p 図版10, 19p　19cm　1400円　Ⓘ4-341-08283-3　Ⓝ494.8

864　医療問題の本 全情報 2003-2012

◇アトピーが消える。ホントなのウソなの　伊東顕監修　環健出版社　2006.3　93p　15cm　（ヒポクラテスの読むサプリシリーズ 21）〈発売：星雲社〉　280円　Ⓣ4-434-07661-2
　内容　ゆっくり向き合い、すっきり癒そう。　アトピーが消える。ホントなのウソなの

◇アトピー性皮膚炎―治療と予防法　順天堂大学医学部編　学生社　2004.11　193p　18cm　（順天堂のやさしい医学 3）　780円　Ⓣ4-311-70053-9　Ⓝ494.8
　内容　アトピー疾患の原因―アレルギーはなぜ増えているか　アトピーの治療法　アトピー性皮膚炎と食物―特に小児領域において　食物アレルギーの食事療法　アトピー性皮膚炎と食べ物の関係―青年・成人の場合　アトピー性皮膚炎の予防　アトピー性皮膚炎と日常生活の注意　アトピー性皮膚炎についてのまとめ

◇アトピー性皮膚炎―正しい治療がわかる本　古江増隆著, 福井次矢責任編集　法研　2008.10　175p　21cm　（EBMシリーズ）　1400円　Ⓣ978-4-87954-741-5　Ⓝ494.8
　内容　第1章　診断はこのように行われます（適切な治療を始めるには、正確な診断が必要です　重症度の変化に注意し、治療を進めます）　第2章　これが基本となる正しい治療　第3章　再発予防と生活するうえで気をつけたいこと　第4章　病気に対する正しい知識（病気のしくみを正しく理解しておきましょう　どんな症状が現れるのでしょうか）　第5章　これだけは聞いておきたい治療のポイントQ&A

◇アトピー性皮膚炎　片山一朗編, 西岡清監修　改訂版　大阪　医薬ジャーナル社　2010.9　95p　29cm　（インフォームドコンセントのための図説シリーズ）　4800円　Ⓣ978-4-7532-2414-2　Ⓝ494.8
　内容　疫学　診断基準―ガイドラインの考え方　症状　病因　検査とその意味づけ　外用療法　抗ヒスタミン薬・抗アレルギー薬　スキンケアの基本　生活指導　食事指導食物アレルギーの対応　学校生活での指導　ペットアレルギーの対応　ストレスへの対応　基本的治療法以外の付加的治療法　アトピー教室

◇アトピー性皮膚炎の治療は難しくない―読むセカンド・オピニオン　柴崎淳夫著　法研　2006.7　157p　21cm　1400円　Ⓣ4-87954-613-5　Ⓝ494.8
　内容　第1章　アトピー性皮膚炎という病気　第2章　アトピー性皮膚炎の治療　第3章　アトピー性皮膚炎の薬（私が使っているステロイド外用薬　プロトピック（タクロリムス）について　ほか）　第4章　アトピー性皮膚炎を上手にコントロールするために

◇アトピー性皮膚炎のABCブック　杉浦真理子著　福岡　大道学館出版部　2007.6　30p　21×22cm　952円　Ⓣ978-4-924391-43-7　Ⓝ494.8

◇アトピー性皮膚炎はなぜ治らなかったのか―標準治療を応用した完治マニュアル　木村和弘著　トロント　2008.6　273p　19cm　〈発売：高文研〉　1500円　Ⓣ978-4-87498-402-4　Ⓝ494.8
　内容　第1章　アトピー性皮膚炎ってどんな病気？　第2章　これがアトピー性皮膚炎の標準治療だ！　第3章　正しいスキンケアの方法を知ろう！　第4章　重症の人は短期集中で治療する！　第5章　アトピー治療にまつわるウソ！　第6章　正しい治療で人生が変わる！（症例）

◇アトピー治療革命―取りもどせる！健康肌　藤澤重樹著　永岡書店　2004.4　223p　21cm　1300円　Ⓣ4-522-42035-8　Ⓝ494.8

◇アトピー治療の常識・非常識―知ってなっとく！最新治療　清益功浩著　医薬経済社　2009.5　125p　21cm　1500円　Ⓣ978-4-902968-31-6　Ⓝ494.8

◇アトピーと向き合う―脱ステ・脱プロ・自然療法　にゃにゃ著　クエスト・ユーザーグループ　2010.11　63p　21cm　〈発売：三恵社（名古屋）　発行：クエストグループジャパン〉　300円　Ⓣ978-4-88361-797-5　Ⓝ494.8

◇アトピーなんか飛んで行け！―アトピー克服実践マニュアル　アトピーなんか飛んで行け！の会編　名古屋　ブイツーソリューション　2009.12　116p　26cm　〈発売：星雲社〉　1200円　Ⓣ978-4-434-14004-4　Ⓝ494.8
　内容　基礎編　アトピーをもっと知ろう！（アトピー性皮膚炎の正体は何？　アトピー性皮膚炎と食生活の深い関係　ステロイド剤の正体は何？　生活習慣も大切）　実践編　アトピーなんか飛んで行け！（飛んで行け！食のらくらくクッキング　さぁ、はじめよう食事改善！　スキンケア　アトピーはいつ飛んで行くの？　こんな時はどうする？　Q&A集）　アトピーなんか飛んで行け！の会紹介

◇アトピーの薬を減らす本―上手に使って効果的に　道端正孝監修, 田中貴子著　農山漁村文化協会　2007.3　207p　19cm　（健康双書）　1238円　Ⓣ978-4-540-06103-5　Ⓝ494.8
　内容　第1章　必要以上に薬を使っていませんか？　第2章　使用期間と使用量を減らす薬の使い方　第3章　食生活で、アレルギーの薬を減らす　付　薬を減らすための抗原除去（ダニ対策　花粉対策）

◇アトピーの最新治療―アトピーのお悩みから解放されたい方々へ贈る　山本博意著　さいたま　海苑社　2007.3　114p　図版12枚　19cm　1000円　Ⓣ978-4-86164-042-1　Ⓝ494.8
　内容　第1部　「アトピー」その原因と現状を探る！！（アトピー性皮膚炎とは？　その実態を正しく理解しよう　アトピー性皮膚炎のさまざまな症状を知っておこう　アトピー性皮膚炎の基本治療　上手な病院の選び方―カウンセリングとインフォームド・コンセント）　第2部　ここまできた！　医学界でも注目のアトピー最新治療（薬を使わず、かゆみ解消に優れた効果―低反応レベルレーザー治療　切らずに、美しい肌を取り戻すアトピー性皮膚炎の人のためのレーザー治療　体の内側から治す―医療サプリメント補充療法（栄養療法）　日常生活で気をつけたいこと）

◇「洗わない！」でアトピーを治す　磯辺善成著　講談社　2011.4　140p　19cm　（健康ライブラリースペシャル）　1200円　Ⓣ978-4-06-259660-2　Ⓝ494.8
　内容　第1章　合成洗剤がアトピーの原因だった　第2章　薬ではアトピーが治らない理由　第3章　合成洗剤なしの生活で子どものアトピーを治す　第4章　アトピーに悩む大人の化粧品選び

◇1万人を救った理論派名医の「アトピー」勝利の方程式　菊池新著　現代書林　2006.10　220p

19cm 〈奥付のタイトル:「アトピー」勝利の方程式〉 1200円 ⓘ4-7745-0766-0 Ⓝ494.8
[内容] 第1章 アトピー発症のメカニズムとアレルギーの仕組み 第2章 アトピーのかゆみとストレスの深い関係 第3章 アトピーと似て非なるもの―「金属アレルギー」が危ない 第4章 抗アレルギー剤の話 第5章 アトピー治療「勝利の方程式」 第6章 小児の湿疹治療の注意点 第7章 アトピー診察室2006 第8章 FAQ―よくきかれる質問に答える 第9章 アトピー治療「最新の薬と治療法」 第10章 患者さんへ―僕からのメッセージ

◇おとなのアトピー―治療とライフスタイル〜メイク術まで 江藤隆史著 小学館 2005.11 129p 26cm （ホーム・メディカ・ビジュアルブック） 1300円 ⓘ4-09-304586-0 Ⓝ494.8
[内容] 第1章 とびかうアトピーのウソと症状 第2章 アトピー性皮膚炎をきちんと理解しましょう 第3章 薬による治療が基本です 第4章 じょうずなスキンケアとメイク術 第5章 アトピーを悪化させないライフスタイル

◇大人のアトピー、アレルギー&皮膚の悩み相談室―あなたもアレルギーかもしれない!? 永倉俊和著 主婦の友社 2007.11 191p 19cm 1200円 ⓘ978-4-07-257118-7 Ⓝ494.8
[内容] 1 アレルギー、アトピーって何？―アレルギーの基礎知識 2 肌によい食品ってあるの？―皮膚トラブルと食生活 3 もしかして、これってアレルギー？―アレルギーが原因の症状 4 突然起こる皮膚トラブルの正体は？―アレルギー以外の症状 5 日ごろからできる肌や髪のケア法は？―トラブルを減らす生活術 6 アレルギーを治す方法は？―治療に関する基礎知識

◇患者だからわかるアトピー性皮膚炎―素朴な疑問から治療法まで 患者の会がつくる 日本アレルギー友の会著、宮本昭正総監修、江藤隆史監修 小学館 2010.1 191p 19cm 1200円 ⓘ978-4-09-304651-0 Ⓝ494.8
[内容] Prologue アトピー性皮膚炎のこと 1 これってアトピー性皮膚炎？ 2 アトピー性皮膚炎と上手につき合うために 3 治療と薬について 4 患者と家族の思い 5 環境と自己管理 6 医師とのつき合い

◇患者に学んだ成人型アトピー治療―脱ステロイド・脱保湿療法 佐藤健二著 柘植書房新社 2008.5 230p 21cm 2000円 ⓘ978-4-8068-0580-9 Ⓝ494.8
[内容] 第1部 脱ステロイド・脱保湿療法 第2部 脱ステロイド・脱保湿剤療法中の問題点

◇気になるアトピー性皮膚炎 集英社 2005.1 35p 30cm （集英社健康百科 読む人間ドック 危ない現代病30 8） 533円 Ⓝ494.8

◇ここまで来た! アトピー最新医療―アメリカの分子栄養学 篠原佳年著 知玄舎 2003.12 179p 19cm （発売：星雲社） 1300円 ⓘ4-434-03926-1 Ⓝ494.8
[内容] 序章 分子栄養学によるアトピー療法 第1章 アトピーの原因は栄養失調？ 第2章 アトピーは免疫反応の過剰で起こる病気 第3章 アレルゲン・タンパク質除去食の問題点 第4章 分子栄養学がアトピー対処法を変えた 第5章 検査から始まるアトピー栄養療法

◇子どものアトピー 仙頭正四郎著 農山漁村文化協会 2007.9 221p 19cm （健康双書 家庭でできる漢方 2） 1143円 ⓘ978-4-540-06187-5 Ⓝ493.94
[内容] 第1章 「治す」前に知っておきたいこと（「よくなる」とはどういうことか あなたのアトピーはどのタイプ？ 人間の体を動かす三つの要素） 第2章 東洋医学でみるアトピーの正体（皮膚症状の原因は体の内にある 生活リズムとアトピー要因 薬がアトピーを複雑にする―「体の声」を無視しないで） 第3章 もっと深くアトピーを知るために―東洋医学で体のなかを探ってみると…（アトピーは「陰陽」の病的な関係 アトピーと五臓―「五行学説」と「臓象学説」） 第4章 東洋医学によるアトピーの診断と治療（漢方治療の考え方 アトピー治療の実際 アトピー治療における薬の有効な使い方） 第5章 きょうからできるアトピー改善法（日常生活のなかのアトピー改善法 アトピーとじょうずにつきあうために）

◇子どものアトピー性皮膚炎―正しく知ろう 赤澤晃著 朝日出版社 2010.9 173p 19cm 1200円 ⓘ978-4-255-00545-4 Ⓝ493.94
[内容] 第1部 アトピー性皮膚炎の基本を知りましょう（アトピーの理解 スキンケア 薬物療法とステロイド 環境改善&こんなとき） 第2部（アトピー性皮膚炎を理解しましょう アトピー性皮膚炎の治療）

◇子どもの皮膚トラブルとのつきあいかた―アトピー性皮膚炎を中心に 山本一哉著 日本小児医事出版社 2012.4 61p 26cm 〈付属資料：DVD1〉 2500円 ⓘ978-4-88924-221-8
[内容] 第1章 はじめに考えよう（アトピー性皮膚炎のあるところと、ないところ トラブルの特徴と治療の実例 診察の流れと考え方 診察の手順） 第2章 まず正しい診断から治療対策を立てよう―わかりやすいアトピー性皮膚炎の診かた（アトピー性皮膚炎とはどんな病気なのか どのように診断するのか 検査でわかること（母親への説明） 季節によって対策も違ってくる 年齢によって取り組み方も違ってくる） 第3章 治療のカギは塗り薬の上手な使い方（塗り薬をうまく使うのが治療の早道 塗り薬は症状と場所に応じて使い分ける 塗り薬の使い方とポイント 薬の塗り方のコツ 体の部位別・塗り薬の使い方 かゆみのはげしいときは飲み薬も併用） 第4章 日常のスキンケアとくらし方（スキンケアについて 上手なスキンケアのポイント 入浴のさせ方 ヘアケアの注意点 肌に優しい衣服を選ぼう 生活の中の悪化原因をチェック 住まいのダニを減らそう 寝具の選び方、手入れのしかた 室内の空気にも注意しよう エアコンは上手に使おう）

◇これで最後の…アトピー卒業ブック―アトピーに「さようなら!」 岸本和裕著 健康ジャーナル社 2011.11 223p 21cm 1500円 ⓘ978-4-907838-57-7 Ⓝ494.8
[内容] アトピーで悩んでいる君へ まずはしっかり向き合うこと うまくいかないのはどうして？ 名医って？ 良い先生を見分けるコツってあるの？ ちゃんと皮膚科に通院していても、良くならないのはなぜ？ アトピーに熱心な医師が少ない理由 民間療法にハマってしまう理由 アトピーのことで不安になる、混乱してしまう理由 あまり知られていないアトピーの特徴〔ほか〕

◇サササッとわかる「アトピーを正しく知って治す新常識」 清益功浩著 講談社 2011.9 110p

18cm （見やすい・すぐわかる図解大安心シリーズ）　952円　①978-4-06-284729-2　Ⓝ494.8
内容　第1章 アトピーを知る　第2章 自分でできるアトピー対策　第3章 薬と治療はココが重要!

◇新編大人のアトピー性皮膚炎はここまで治る　高橋夫紀子著　主婦と生活社　2003.12　223p　19cm　1100円　①4-391-12878-0　Ⓝ494.8
内容　1 なぜ大人のアトピー性皮膚炎になるのか?　2 塗り薬と飲み薬の上手な使い方　3 敏感肌を守る毎日の手入れ法　4 間違っていませんか? 毎日の生活習慣　5 Q&Aアトピーの悩みに答えます

◇図解アトピー食と薬でスキンケア　田中貴子著　農山漁村文化協会　2008.2　110p　21cm　（健康双書）　1238円　①978-4-540-07239-0　Ⓝ494.8
内容　第1章 かゆくてカサカサ、敏感なアトピーの皮膚　第2章 細菌にねらわれるアトピーの皮膚　第3章 基本は「清潔」と「保護」、スキンケアの実際　第4章「かゆみ」に「かぶれ」、こんなときどうする　第5章 食生活で、体の中から скин ケア

◇図解脱ステロイドのアトピー治療　松田三千雄著　農山漁村文化協会　2007.3　111p　21cm　（健康双書）　1238円　①978-4-540-06262-9　Ⓝ494.8
内容　第1章 どうして治らない? アトピー性皮膚炎　第2章 ステロイド治療が招く悪循環「ステロイド依存性皮膚症」　第3章 脱ステロイドでアトピーを治す（1）養生編　第4章 脱ステロイドでアトピーを治す（2）漢方薬編　第5章 アトピーを治す食事と環境の整え方

◇ステロイド依存 2010　深谷元継著　大阪医薬ビジランスセンター　2010.3　159p　26cm　〈2010のサブタイトル：日本皮膚科学会はアトピー性皮膚炎診療ガイドラインを修正せよ　正編の出版者：柘植書房新社〉　2300円　①978-4-901402-47-7　Ⓝ494.8
内容　第1章 警告（Dr.Kligmanの警告　Dr.Corkの表皮バリア破綻説　日本での報告　Cold turkey　ビバリーヒルズの脱ステ医）　第2章 現象（正常皮膚にデルモベートを6週間外用すれば…　時間皮膚科学　離脱経過の皮疹の分類　塗っても効かない—接触性皮膚炎?　塗っても効かない—ステロイド抵抗性　タキフィラキシーの悲劇）　第3章 混乱（ステロイド拒否はにマスコミ報道と無関係　脱ステロイド患者のQOL　Dr.Kaoの実験　免疫系の関与　Th2のサイトカインストーム　紫外線（UVB）療法ではなゼリパウンドが起きにくいか?　脱ステロイド狩り　Dr.Sneddonのメッセージ　玉置医師の「療法」）　第4章 模索（NF-κBデコイの開発　ステロイド依存のマウスモデル　リバウンドを抑える研究　タール剤）　第5章 未来（多因子疾患へのアプローチ　ガイドラインと訴訟　ステロイドで抑えることは予防にならない）

◇そのアトピー、専門医が治してみせましょう　菊池新著　文藝春秋　2010.5　180p　16cm　（文春文庫 健6-1）〈『アトピーはもう難病じゃない』（現代書林2001年刊）の改題、加筆〉　533円　①978-4-16-777372-4　Ⓝ494.8
内容　第1章 日本の医療がアトピーを悪化させた　第2章 アトピーの歴史は怒りと哀しみの歴史　第3章 アトピーはもう難病じゃない!　第4章 理屈と常識で分かるアトピー治療法　第5章 間違いだらけの医者選び、危険がいっぱい民間療法　第6章 アトピー治療再考　第7章 アトピー診察室　第8章 未来へ—アトピーをめぐるこれからの問題点

◇ドクター江部のアトピー学校　1（心と体編）　江部康二著　東洋経済新報社　2005.3　228p　19cm　1400円　①4-492-04223-7　Ⓝ494.8
内容　第1部 アトピーは自己管理が大切な病気です（アトピーと自己管理　アトピー治療のガイドライン）　第2部 信頼できる治療者を確保しましょう（アトピー性皮膚炎の正体　普通の治療について　アトピー対策と合併症）

◇ドクター江部のアトピー学校　2（スキンケアと食生活編）　江部康二著　東洋経済新報社　2005.3　276p　19cm　1500円　①4-492-04224-5　Ⓝ494.8
内容　第3部 生活習慣の見直しが治療のベースです（アトピーの食生活はシンプルがいちばん!　心のもちかたで症状も変わります!）　第4部 外用薬の上手なぬりかた・やめかたで根治をめざしましょう（上手なスキンケアは自然治癒への近道　いかにつきあう?　ステロイド　プロトピック軟膏の上手なぬりかた）

◇治せるアトピー!—スキンケアーから食事まで　母と子のアトピー教室　太田展生、太田美登里著　その泉社　2005.1　151p　21cm　1524円　①4-88023-888-0　Ⓝ493.94
内容　1章 増え続ける子どものアレルギー性疾患　2章 アレルギー反応はどうしておこるのでしょう?　3章 食物アレルギーとはどんな状態でしょう?　4章 食物アレルギーでおこる病気にはどんな物があるでしょう?　5章 食物アレルギーの原因食物をどうやって見つけるのでしょう?　6章 食物アレルギーを治すにはどうすればいいのでしょう?　7章 除去食療法を実際にどのようにすすめるのでしょう?　8章 除去食を続けていて栄養は心配ないのでしょうか?　9章 なぜこんなに急に食物アレルギーが増えたのでしょう?　10章 がんばるアトピーっ子たちにはどんな悩みがあるのでしょう?

◇間違いだらけのアトピー治療　竹原和彦著　新潮社　2005.10　191p　18cm　（新潮新書）　680円　①4-10-610139-4　Ⓝ494.8
内容　第1章 基本的な理解の間違い　第2章 アレルギーに関する間違い　第3章 ステロイド外用薬に関する間違い　第4章 標準的な治療に関する間違い　第5章 生活上の注意に関する間違い　第6章 特殊療法に関する間違い

◇よくわかるアトピー性皮膚炎の治療法—悪化原因の検索・除去を中心に　上原正巳著　大阪メディカルレビュー社　2008.7　59p　30cm　1500円　①978-4-7792-0278-0　Ⓝ494.8

《化学物質過敏症》

◇化学物質安全性情報の収集と発信に関する研究—平成18年度総括・分担研究報告書　厚生労働科学研究費補助金化学物質リスク研究事業　〔城内博〕　2007.4　135p　30cm　Ⓝ494.8
◇化学物質安全性情報の収集と発信に関する研究—平成18年度〜平成20年度総合研究報告書　厚生労働科学研究費補助金化学物質リスク研究事業　〔城内博〕　2009.4　152p　30cm　Ⓝ494.8

アレルギー　　　　　　　　　　　　　　　　　　　　　　　　　　医療と健康

◇化学物質過敏症を工夫で乗りきる　1　住まい対策実践編　足立和郎著　大阪　アットワークス　2011.8　199p　21cm　1800円　①978-4-939042-74-4　Ⓝ365.3
◇化学物質過敏症を工夫で乗りきる　2　暮らし対策実践編　足立和郎著　大阪　アットワークス　2011.8　211p　21cm　1800円　①978-4-939042-75-1　Ⓝ365.3
◇「化学物質過敏症」お悩み事情ー身の回りの「化学物質」で体を壊している人、いませんか？　村田知章著　本の泉社　2006.1　187p　19cm　1300円　①4-88023-928-3　Ⓝ493.14
　内容　シック農地　歯медиカ　お線香　野焼き　体臭　ケチャップ　靴下　湧き水　尾瀬　報道とCS〔ほか〕
◇化学物質過敏症(CS)・電磁波過敏症(ES)くり返しさらされることで起きる健康障害ーCS・ES実態調査報告　雫石町(岩手県)　いわてCSの会　2009.12　40p　30cm　300円　Ⓝ493.14
◇業務上疾病に関する医学文献報告書ー化学物質過敏症　〔川崎〕　労働者健康福祉機構　2010.3　36p　30cm　Ⓝ493.14
◇シックスクールー子どもの健康と学習権が危ない！　化学物質過敏症支援センターシックスクールプロジェクト編著　現代人文社　2004.11　167p　21cm　〈発売：大学図書〉　1600円　①4-87798-217-5　Ⓝ374.91
◇ラテックスアレルギー安全対策ガイドライン　2009　日本ラテックスアレルギー研究会ラテックスアレルギー安全対策ガイドライン作成委員会作成、赤澤晃、松永佳世子監修　協和企画(制作・発売)　2009.12　58p　26cm　1500円　①978-4-87794-126-0　Ⓝ493.14
◇ラテックスアレルギーのすべてー安全対策ガイドライン準拠　松永佳世子編　秀潤社　2007.3　175p　26cm　(Visual dermatology別冊)　4800円　①978-4-87962-349-2　Ⓝ493.14
◇私の化学物質過敏症ー患者たちの記録　化学物質過敏症患者の会編　蕨　実践社　2003.10　351p　19cm　1900円　①4-916043-67-7　Ⓝ493.14
◇笑いの絶えない家・病気になる家ー化学物質過敏症の家族を支え、化学物質汚染と格闘する一家の体験的住宅ガイド　外丸裕著　エール出版社　2007.4　186p　19cm　1500円　①978-4-7539-2651-0　Ⓝ365.3
　内容　序章　これから家を建てる人にアドバイス(地球の温暖化とマイホームは関係ないーとは言っていられません　高気密・高断熱住宅ってどんな家？)　1章　目に見えない化学物質の危険性は他人事ではありません　基礎編(妻を襲ったトルエンの恐怖　あなたの家には目に見えない危険物質が蠢いている)　2章　誤解だらけのシックハウス対策　初級編(「自然素材を使えば安全」と信じている人にご忠告　省エネの高気密・高断熱住宅にはシックハウスを防ぐ高い能力がある)　3章　空気を汚さない暮らし方の研究　中級編(家の中には、まだまだ空気を汚す汚染源がいっぱいある　高気密・高断熱住宅の底力を発揮させる運転マナー)　4章　「極上の家」を手に入れる方法を教えます　上級編(ストレスのたまる家、心を蝕む家、病気を生む家からの脱出　私たち家族が堪能している「極上の家」にご招待します)

《シックハウス症候群》

◇アレルギーの人の家造りーシックハウス・住宅汚染の問題と対策　足立和郎著　緑風出版　2008.9　201p　21×14cm　(プロブレムQ&A)　2000円　①978-4-8461-0812-0
　内容　1　シックハウスは何も解決していない　2　エコ建材・自然素材を再度検証する　3　アレルギーがある人・ニオイに敏感な人の住まいづくり
◇シックハウスー健康で安全な家をもとめて　中井里史著　日本評論社　2004.9　158, 20p　19cm　(シリーズ地球と人間の環境を考える　9)　1600円　①4-535-04829-0　Ⓝ365.3
　内容　序章　ある家庭での会話　1章　シックハウス症候群とは？　2章　シックハウス症候群の診断・治療の現状は？　3章　これまでの住環境問題　4章　室内空気汚染物質ーシックハウスの原因は？　5章　これからの住環境をどうするか？
◇シックハウス症候群を防ぐにはー長期に亘る実態調査をふまえて　吉野博, 石川哲編著　仙台　東北大学出版会　2011.2　246p　21cm　2800円　①978-4-86163-153-5　Ⓝ493.14
　内容　はじめに　化学物質と電磁波の人体への影響ー症状を中心として　有害環境化学物質の人体影響に関するしくみ　他覚的手段による診断法　医学的な治療法と今後の対策・対応　日本における行政的対応と国外のVOC規制　化学物質による空気汚染状態の測定方法　継続観察からみた室内環境・住まい方と症状の変化　シックハウス症候群の病態の変化の追跡ー室内で使用された化学物質が病態に及ぼす影響　シックハウス症候群が疑われた子どもたちの状況とその支援について　子どものシックハウス症候群　シックハウス症候群患者の簡単な自己診断法　シックハウス症候群を軽減する方法とその効果
◇シックハウス症候群ってどんな病気？　北村公一, 山田秀和, 蓑島宗夫, 笹川征雄執筆　大阪狭山　大阪皮膚科医会　2006.3　18p　21cm　Ⓝ493.14
◇シックハウス症候群とその対策ーシックハウス・シックスクールを防ぐために　吉川敏一, 住環境疾病予防研究会編集協力　オーム社　2005.9　148p　26cm　2800円　①4-274-20136-8
　内容　1章　住環境因子と病気　2章　シックハウス症候群とシックスクール　3章　建築材料とシックハウス症候群　4章　シックハウス症候群の診断と治療　5章　室内汚染化学物質のガイドラインと測定・評価　6章　シックハウスの予防と対策
◇シックハウス症候群に関する相談と対策マニュアルー地域健康危機管理研究事業　日本公衆衛生協会　2009.9　115p　26cm　1400円　①978-4-8192-0215-2　Ⓝ365.3
◇シックハウスでもう泣かない！ー事例で学ぶ対策と解決への手引き　柘植満著　日刊工業新聞社　2007.4　199p　21cm　1700円　①978-4-526-05871-4　Ⓝ365.3
　内容　第1章　シックハウス症候群・化学物質過敏症とは　第2章　シックハウス対策法　その前後で何が起こったか？　第3章　家族が被害にあったときー事例で学ぶシックハウスの被害と対策1　第4章　マンション管理者・ハウスメーカー営業マンも被害者にー事

例から学ぶシックハウスの被害と対策2　第5章 安心して暮らせる家にするために―対策のまとめ　第6章 これからの室内仕上げに向けて

◇室内空気質と健康影響―解説シックハウス症候群　室内空気質健康影響研究会編　ぎょうせい　2004.2　362p　26cm　3800円　Ⓣ4-324-07302-3　Ⓝ498.41
　内容　第1部 本研究会の見解（シックハウス症候群について　MCS/化学物質過敏症について　今後の課題）　第2部 本研究会の見解を取りまとめるに当たって用いた基礎資料（室内空気環境と健康影響　室内環境に関連する病態　化害物質過敏症について）

生活習慣病

◇赤ちゃんから始める生活習慣病の予防　安次嶺馨編　那覇　ニライ社　2007.10　254p　22cm　〈発売：新日本教育図書　執筆：涌谷桐子ほか〉　1700円　Ⓣ978-4-931314-67-2　Ⓝ498.7
　内容　なぜ生活習慣病の予防は赤ちゃんから始めるのか　母乳育児をはじめてみよう！Q&A　乳幼児の肥満　子どもの高尿血症―沖縄の子どもたちは大丈夫？！　子どもの喫煙の実態と喫煙予防　学校における食育―学校給食を通して　飽食時代の望ましい食生活　生活習慣と不妊・不育症　沖縄のメタボリックシンドローム―長寿県崩落の序曲　沖縄のライフスタイルと糖尿病―長寿県沖縄はどこへ行く　糖尿病ってどんな病気？Q&A　運動と生活習慣病予防

◇悪玉コレステロールを下げ、善玉コレステロールを上げる本―カラー完全図解　主婦の友社編、石川俊次監修　主婦の友社　2009.11　159p　21cm　（主婦の友ベストbooks）　1200円　Ⓣ978-4-07-269044-4　Ⓝ493.2
　内容　1 コレステロール値をコントロールするために、体内の脂質については、これだけ知っておけば万全です　2 悪玉コレステロール値が高く、善玉コレステロール値が低いことは、命にかかわる病気の要因になる動脈硬化を招きます　3 これらの理由で、悪玉コレステロール値は上がり、善玉コレステロール値は下がります　4 効果抜群！悪玉コレステロール値を下げ、善玉コレステロール値を上げるための食生活、食事法、食品選びのコツ　5 こんなに簡単な運動法で、悪玉コレステロール値は下がり、善玉コレステロール値は上がって、恐ろしい病気を未然に防げます

◇「痛い」「だるい」は生活習慣病のサイン　西沢良記著　講談社　2003.11　189p　18cm　（講談社＋α新書）　740円　Ⓣ4-06-272224-0　Ⓝ493.18
　内容　序章 豊かになった生活の、困った習慣　第1章 「たかが」といえない身近な症状―隠れた病気のサインかも　第2章 しびれ、けいれん―脳の病気？　あるいは大病の始まりか　第3章 のどの渇き―病気を悪化させるのは、清涼飲料か酒か　第4章 頭痛、腹痛―なかには急を要することもある　第5章 腰痛、ひざの痛み―整形外科領域の病気と決めないで　第6章 原因不明のだるさ―元気がないのはきちんと食べていないから？　第7章 年のせいだと思っていたら―若くてもあるホルモン異常　第8章 奇妙な症状―だからといって奇病とは限らない　第9章 症状はないけれど―検査数値を侮るな

◇一笑健康―Dr.らく朝のヘルシー噺27　福澤恒利著　春陽堂書店　2003.10　235p　19cm　1500円　Ⓣ4-394-90209-6　Ⓝ491.61
　内容　一笑健康「笑いの効用」　あくなき戦い「活性酸素」　抜き足、差し足、忍び足「糖尿病」　ビヤ樽父さん、デッチリ母さん「肥満と内臓脂肪」　営業マン症候群「通風・高尿酸血症」　身体の中の宅急便「動脈硬化とコレステロール」　3日前のお昼御飯「惚け・アルツハイマー病」　空腹に弱い食いしん坊「狭心症」　鰯の脂も信心から「心筋梗塞」　救急車注意報「高血圧症」〔ほか〕

◇今すぐできる！コレステロール値を下げる方法　メイソン・W. フリーマン著、大和都訳　エクスナレッジ　2010.2　286p　19cm　（ハーバード大学医学部が明かす 2）　1600円　Ⓣ978-4-7678-0960-1　Ⓝ493.2
　内容　第1章 コレステロールを理解する―善玉と悪玉　第2章 心疾患の基礎知識　第3章 心疾患があるとわかっている場合　第4章 心疾患のリスクファクター　第5章 病院へ行く　第6章 コレステロール値を下げる食事　第7章 コレステロール値を下げる運動プログラム　第8章 投薬治療　第9章 その他の脂質異常を治療する　第10章 高齢者、子ども、心疾患患者、糖尿病患者の治療法　第11章 コレステロールを下げる代替医療と補完医療

◇嘘をつくコレステロール　林洋著、重松洋監修　日本経済新聞出版社　2010.12　235p　18cm　（日経プレミアシリーズ 107）　850円　Ⓣ978-4-532-26107-8　Ⓝ491.44
　内容　第1章 油断できない「善玉」の裏切り　第2章 コレステロールの不思議な正体―善でも悪でもない　第3章 動脈硬化の真犯人を探せ！　第4章 食べ物だけでは減らせない！？　第5章 だから賢者は下げるのだ

◇オーダーメイド医療をめざした生活習慣病の遺伝子診断ガイド　山崎義光著　日本医事新報社　2008.8　131p　26cm　3500円　Ⓣ978-4-7849-5440-7　Ⓝ493.18
　内容　遺伝子検査の目的とは？　遺伝因子―疾患の発症に関わる遺伝子とは？　遺伝子診断の流れは？　遺伝子検査で何を測る？　リスク判定とは？　遺伝子情報とは？　動脈硬化とそのリスク判定は？　心筋梗塞とそのリスク判定は？　脳梗塞とそのリスク判定は？　糖尿病胃症とそのリスク判定は？〔ほか〕

◇男と女でこんなに違う生活習慣病　太田博明著　講談社　2006.3　184p　18cm　（講談社＋α新書）　800円　Ⓣ4-06-272368-9　Ⓝ493.18
　内容　はじめに 性差医療の最新情報で有効な予防策を　第1章 男女で違う生活習慣病対策　第2章 男女差を生むホルモンの働き　第3章 ここまでわかった生活習慣病の男女差最新情報　第4章 海外からも注目される「和食」の威力　第5章 今日から始める生活習慣病予防対策10ヵ条

◇究極の生活習慣病征圧術　藤田亨著　本の泉社　2006.2　223p　19cm　1300円　Ⓣ4-88023-939-9　Ⓝ493.18
　内容　第1章 嗜好品と生活習慣病　第2章 食生活と生活習慣病　第3章 体内時計と生活習慣病　第4章 生活習慣病と運動療法　第5章 アレルギー疾患について　第6章 脳卒中について　第7章 心疾患最新医療　第8章 悪性腫瘍の最新医療　第9章 髪の悩みを解決するために

生活習慣病　　　　　　　　　　　　　　　　　　　　医療と健康

◇血液をサラサラにする。ホントなのウソなの　平井みどり監修　環健出版社　2006.3　93p　15cm　（ヒポクラテスの読むサプリシリーズ　17）〈発売：星雲社〉　280円　Ⓘ4-434-07657-4
  内容　コレステロールを、味方につけよう。　血液をサラサラにする。ホントなのウソなの

◇健康診断で「コレステロール値が高い」と言われたら読む本　齋藤康監修　PHP研究所　2007.3　127p　21cm　1300円　Ⓘ978-4-569-65992-3　Ⓝ493.2
  内容　1 健康診断で「要注意」—そのままにするとこんな病気になる　2 病気を未然に防ぐ食事法—量を減らして規則正しく食べよう　3 病気を未然に防ぐ運動法—無理はしないで毎日続けよう　4 病気を未然に防ぐ日常生活—楽しみながら節度を保つ習慣をつけよう

◇健康診断でコレステロール値が高めの人が読む本　平野勉著　幻冬舎　2007.2　126p　21cm　1200円　Ⓘ978-4-344-90102-5　Ⓝ493.2

◇健康診断で中性脂肪値が高めの人が読む本　宮崎滋著　幻冬舎　2010.11　125p　21cm　1200円　Ⓘ978-4-344-90202-2　Ⓝ493.2
  内容　第1章 どうして中性脂肪が高くなるのか。原因を探る　第2章 内臓に脂肪がたまると病気を招く　第3章 改善をはじめる前に。中性脂肪の基礎知識を得る　第4章 中性脂肪値を食事で下げる　第5章 運動や生活改善で数値の上がりにくい体質に　第6章 自力で下げられない人は医師のサポートを受けて

◇健康は育てるもの—克服しよう糖尿病と肥満　則岡美保子著　京都　ケイ・ディー・ネオブック　2009.3　128p　19cm　〈発売：化学同人（京都）〉　1200円　Ⓘ978-4-7598-0346-4　Ⓝ493.18
  内容　1章 生活習慣病　2章 糖尿病・高脂血症・高血圧　3章 前半人生と後半人生の生理学　4章 健康の条件　5章 食事療法のための生化学　6章 タンパク質の大切さ　7章 ビタミンとミネラル（無機質）　8章 病的な食欲

◇健診で中性脂肪・コレステロールが心配ですよと言われた人の本　寺本民生監修　法研　2009.1　129p　21cm　1300円　Ⓘ978-4-87954-751-4　Ⓝ493.2
  内容　第1章 「中性脂肪・コレステロールが高め」とはどういう状態か　第2章 なぜ「中性脂肪・コレステロールが高め」になってしまうのか　第3章 「中性脂肪・コレステロールが高め」を放っておくとどうなるか　第4章 日常生活を見直して自分で改善する　第5章 さらに悪くなってしまった場合の治療法

◇高血圧・糖尿病　荻原俊男監修　メディカルレビュー社　2004.4　202p　30cm　（予防とつきあい方シリーズ）　1600円　Ⓘ4-89600-672-0　Ⓝ493.25

◇高血圧・糖尿病—生活習慣病　荻原俊男監修　第2版　メディカルレビュー社　2006.12　210p　30cm　（予防とつきあい方シリーズ）　1600円　Ⓘ4-7792-0063-6　Ⓝ493.25
  内容　高血圧　糖尿病　高血圧と糖尿病のつながり

◇高血圧・糖尿病—生活習慣病　荻原俊男監修　改訂版　メディカルレビュー社　2009.10　211p　30cm　（予防とつきあい方シリーズ）　1600円　Ⓘ978-4-7792-0459-3　Ⓝ493.25

◇高血圧・動脈硬化症　近藤達也、山西文子監修、岡崎修、野口はつ江編　メヂカルフレンド社　2008.3　128p　26cm　（生活習慣病ナーシング 4）　2700円　Ⓘ978-4-8392-1444-9　Ⓝ493.2
  内容　第1編 高血圧患者の看護（高血圧の実態とリスクファクター　高血圧の診断・治療・看護の理解　患者の自立・社会復帰のためのチーム医療の展開）　第2編 動脈硬化症患者の看護（動脈硬化症の実態とリスクファクター　動脈硬化症の診断・治療・看護の理解　患者の自立・社会復帰のためのチーム医療の展開）

◇高脂血症—名医の言葉で病気を治す　及川眞一著　誠文堂新光社　2009.10　191p　21cm　（あなたの医学書）　1800円　Ⓘ978-4-416-80935-8　Ⓝ493.2
  内容　第1章 高脂血症を知ろう　第2章 コレステロールや中性脂肪の働きを知る　第3章 高脂血症から動脈硬化に　第4章 高脂血症とさまざまな病気　第5章 高脂血症を防ぐ運動療法のコツ　第6章 無理なくできる食事療法　第7章 今すぐに知りたい高脂血症のQ&A

◇高脂血症を治して脳梗塞・狭心症を予防する　石川俊次監修　講談社　2004.11　98p　21cm　（健康ライブラリー イラスト版）　1200円　Ⓘ4-06-259339-4　Ⓝ493.2
  内容　1 三つの原因、こんな人は要注意　2 敵を知り、自分を知ろう　3 放っておくと血管がボロボロに　4 実践的・生活法と運動のメニュー　5 食事の内容を改善する具体策

◇高脂血症血液ドロドロを治す　山田信博総監修　日本放送出版協会　2003.3　127p　26cm　（別冊NHKきょうの健康）　1000円　Ⓘ4-14-794133-8　Ⓝ493.2

◇高脂血症とうまくつき合うために読む本—今日からできるコレステロールと中性脂肪を下げる習慣　山田信博総監修　技術評論社　2005.10　134p　21cm　（気ままにホームドクターシリーズ）　1380円　Ⓘ4-7741-2501-6　Ⓝ493.2
  内容　第1章 高脂血症がよく分かる　第2章 高脂血症の検査がよく分かる　第3章 高脂血症の診断と治療がよく分かる　第4章 食事で治す&予防する　第5章 運動で治す&予防する　第6章 よい習慣で治す&予防する　第7章 お薬で治す&予防する

◇高脂血症—動脈硬化への道　吹田　循環器病研究振興財団　2003.3　16p　21cm　（知っておきたい循環器病あれこれ 健康で長生きするために 37）　Ⓝ493.2

◇高脂血症ハンドブック　及川眞一、小竹英俊著　ヴァンメディカル　2005.2　166p　26cm　4200円　Ⓘ4-86092-059-7　Ⓝ493.2
  内容　1 高脂血症の基本概念　2 高脂血症の臨床的意義　3 高脂血症の分類と特徴　4 高脂血症の診断　5 動脈硬化の危険因子　6 高脂血症治療の原則　7 高脂血症の治療薬　8 高脂血症治療の実際

◇克服できるか生活習慣病—糖尿病から癌まで　田上幹樹著　丸善　2003.7　215p　18cm　（丸善ライブラリー）　860円　Ⓘ4-621-05363-9　Ⓝ493.18
  内容　1章 自己診断シート　2章 太るとなぜ悪いのか—肥満と肥満症　3章 糖尿病　4章 脂肪肝　5章 痛風、高尿酸血症　6章 高脂血症　7章 高血圧　8章

医療と健康　　　　　　　　　　　　　　　　　　　　　　　　　　　　　　　　　　　　　　　生活習慣病

胃潰瘍と胃癌　9章 大腸癌　10章 肺癌　11章 前立腺癌　12章 骨粗鬆症

◇ここが知りたい！コレステロールを下げる新常識—役立つ「ちょいコツ」満載！　板倉弘重監修　永岡書店　2009.2　191p　15cm　〈料理：検見崎聡美〉　552円　Ⓣ978-4-522-42601-2　Ⓝ493.2

◇ここが知りたい生活習慣病・腎臓病・高血圧対策Q&A100　富野康日己編　中外医学社　2012.1　123p　21cm　1200円　Ⓣ978-4-498-02064-1　Ⓝ493.18

　内容 1 生活習慣病・動脈硬化　2 腎臓病（一般・腎炎）　3 慢性腎不全（保存期）　4 高血圧　5 透析・腎移植

◇心の病と低血糖症—危ない！砂糖のとりすぎと米ばなれ　大沢博著　第三文明社　2009.8　222p　19cm　1300円　Ⓣ978-4-476-03301-4　Ⓝ493.12

　内容 第1章 医師が見逃してきた低血糖症　第2章 砂糖とりすぎが、なぜ血糖値を下げる？　第3章 凶暴化の根本原因は食生活にある　第4章 低血糖が疑われる事例報告から　第5章 誤診で人生を狂わされた…　第6章 不登校と低血糖症　第7章 統合失調症と低血糖症　第8章 アルツハイマー病と低血糖症

◇子どもを生活習慣病にしない食卓—小・中学生の5人に1人が脂質異常症！悪魔の食卓天使の食材　北川博敏著　主婦の友社　2010.6　191p　19cm　1400円　Ⓣ978-4-07-272738-6　Ⓝ493.983

　内容 1 子どもたちが危ない！—血液検査でわかったこと　2 悪魔の食卓が病気を招く—糖尿病・脂質異常症の真実　3 メタボリックな子どもたち—肥満のしくみと対策　4 食卓に果物を—低脂質・高ミネラルで食物繊維も豊富　5 野菜ふんだんな天使の食卓—もともと野菜好きだった日本人　6 日本型の食生活をとりもどそう—コメや魚の昔ながらの食事　7 生活習慣病先進国アメリカ—食習慣がもたらす病気　8 生活習慣病大国ニッポン—食生活が国を滅ぼす

◇懲りない患者快適習慣の落し穴　田上幹樹著　日本放送出版協会　2006.2　222p　18cm　（生活人新書 172）　700円　Ⓣ4-14-088172-0　Ⓝ493.18

　内容 一昨日はうなぎ、昨日はフランス料理：アルツハイマー型認知症　死ぬはういいけど、まわりは迷惑：狭心症　動かなくて萎胆していました：脳卒中　糖尿病は治せるか　キラキラ光る世界がみえた：糖尿病性昏睡　快適習慣とガン　患者の好きなネコ談義　糖尿病性合併症　山で飲む酒は旨いですよ：アルコール性肝障害　天ぷらを食べた後、お腹が痛くて：胆石症　死ぬかと思いました：心不全　思いがけないガン　進歩するインスリン治療の現在　生活習慣病クリニック—チーム医療の実践

◇コレステロールを下げる　山本章編著　中外医学社　2008.10　197p　21cm　3000円　Ⓣ978-4-498-08144-4　Ⓝ493.2

◇コレステロールを下げる生活事典　井上修二監修　成美堂出版　2008.11　207p　22cm　1200円　Ⓣ978-4-415-30450-2　Ⓝ493.2

　内容 1 知っておきたい！健康のミニ知識　コレステロールを正常化して下げる生活習慣のコツ　これならすぐできる！コレステロール値を改善するライフスタイル革命　3 自分の体に合った食事サイズを知ろう　コレステロール値改善のためのエネルギーコントロール法　4 適度な運動習慣とストレス解消のすすめ　ライフライン（血管）の老化を防ぐ運動処方とストレス対策　5 食材別選び方・食べ方ガイド　コレステロール値を改善する食材選びミニ事典　6 こんなことにも気をつけて！コレステロール値正常化対策Q&A

◇コレステロールを下げる生活読本—名医の図解　渡辺孝著　主婦と生活社　2007.2　159p　23cm　1300円　Ⓣ978-4-391-13313-4　Ⓝ493.2

　内容 第1章 コレステロールを誤解していませんか？　第2章 コレステロールと生活習慣病の密接な関係　第3章 おいしくコレステロールを下げる食生活　第4章 毎日の生活を工夫してコレステロールを下げる　第5章 コレステロールを下げるための治療法（食事・生活で改善されないときに薬が必要い　治療にはこんな薬が使われる）

◇コレステロールを下げる知恵とコツ　主婦の友社編　主婦の友社　2003.11　159p　21cm　（主婦の友ベストbooks　目で見る健康ブックス）　1200円　Ⓣ4-07-239830-6　Ⓝ493.24

　内容 1 食生活の改善で下げる—コレステロールがすぐ下がる最大のコツは毎日の生活をちょっと変えること　2 簡単な運動で下げる—こんな手軽な方法でも運動不足を解消できてコレステロールを下げる　3 油のとり方で下げる—油をじょうずにとることもコレステロールを下げるための欠かせない知恵　4 常識を変えて下げる—意外！控えなければならないと思っていた食品がコレステロールを下げる　5 有効成分で下げる—コレステロールを下げるには、こんな栄養素をしっかり補給する　6 特効食品で下げる—あの食品がコレステロール動脈硬化を防ぐとっておきの特効食品だった！　7 食べ方や調理法で下げる—こんな調理法と食べ方がコレステロールを下げ、動脈硬化を防ぐ効果を倍増させる

◇コレステロールを下げる特効book—専門医がすすめる30の方法　渡辺孝監修　主婦と生活社　2003.4　95p　26cm　（生活シリーズ）　1100円　Ⓣ4-391-61569-X　Ⓝ493.24

◇コレステロールを下げる特効book　渡辺孝監修　改訂版　主婦と生活社　2008.5　95p　26cm　（生活シリーズ）　1100円　Ⓣ978-4-391-62595-0　Ⓝ493.24

◇コレステロールをしっかり下げるコツがわかる本—あなたの危険度と改善法がわかる！最新版　板倉弘重監修　学研パブリッシング　2010.12　191p　22cm　（学研実用BEST　まいにちの健康BOOKS）〈発売：学研マーケティング〉　1200円　Ⓣ978-4-05-404741-9　Ⓝ493.2

　内容 1 これだけは知っておきたいコレステロールの基礎知識　2 食事で下げようコレステロール　3 コレステロールを下げる食材選びと食べ方ルール　4 運動で下げようコレステロール　5 日常生活の見直しでコレステロール改善　6 ツボで血行改善

◇コレステロールをみるみる下げるコツがわかる本—自分で、すぐできる！高コレステロールリセット法　板倉弘重総監修、井上八重子、青野治朗、李昇昊監修　永岡書店　2005.10　191p　21cm　1200円　Ⓣ4-522-42336-5　Ⓝ493.2

◇コレステロールが高く心臓病・脳梗塞が気になる方へ　井原英喜著　主婦と生活社　2005.12　111p　19cm　800円　Ⓣ4-391-13178-1　Ⓝ493.2

［内容］1章 高コレステロール血症は危険な病気を引き起こす　2章 高コレステロール血症を改善する食事の心得　3章 運動習慣を確立して高コレステロール血症を改善　4章 肥満は大敵！予防・解消に努めよう　5章 ストレスを撃退してコレステロール値を下げる　6章 日常生活を見直して高コレステロール血症を予防・改善　7章 コレステロールを下げる薬最新療法

◇「コレステロール常識」ウソ・ホント―知ってビックリ！正しい知識と診断基準　田中秀一著　講談社　2005.1　177, 4p　18cm　（ブルーバックス）　800円　①4-06-257465-9　Ⓝ491.4
［内容］プロローグ 自分の健康に自信を持てない日本人　第1章 コレステロールとは何か　第2章 次々に覆されるコレステロールの常識　第3章 コレステロール低下剤興亡の歴史　第4章 女性と高齢者のコレステロール値　第5章 食事指導が心筋梗塞を増やす？　第6章 こうして決まった診断基準　第7章 だれが健康を守るのか

◇コレステロール値を下げる食事　寺本民生監修, 牧野直子著　西東社　2005.12　198p　24cm　1300円　①4-7916-1338-4　Ⓝ493.2
［内容］これだけ守れば大丈夫！コレステロール値を下げる　おいしく食べてコレステロール値を下げる献立レシピ　安心して食べられる外食・間食の選び方　知っておきたいコレステロールの基本知識

◇コレステロール値が高いと言われたら読む本　寺本民生監修　小学館　2010.2　159p　19cm　（早わかり健康ガイド）　1200円　①978-4-09-304331-1　Ⓝ493.2
［内容］第1章 なぜコレステロール値が高いといけないのか　第2章 コレステロールとメタボリックシンドローム　第3章 食事と運動でコレステロール値を下げる　第4章 病院ではなにをするのか

◇コレステロール値が高いほうがずっと長生きできる　浜崎智仁著　講談社　2011.2　190p　18cm　（講談社＋α新書 552-1B）　838円　①978-4-06-272699-3　Ⓝ493.2
［内容］第1章 そもそも「コレステロール理論」は間違い　第2章 コレステロール薬スタチンのコワーイ話　第3章 コレステロールはまったく悪くない　第4章 植物油はいらない　第5章 「トランス脂肪酸」は本当に悪いのか　第6章 「低炭水化物食」のススメ

◇コレステロール・中性脂肪をぐんぐん減らす大百科―自分で治す, 自宅でできるメタボリックシンドローム対策　落合敏監修, 主婦の友社編　主婦の友社　2006.9　191p　24cm　（主婦の友新実用books clinic）　1300円　①4-07-251890-5　Ⓝ493.2
［内容］1 コレステロール・中性脂肪を正しく理解する　2 コレステロール・中性脂肪を食生活で減らす　3 コレステロール・中性脂肪を3大食品で減らす　4 コレステロール・中性脂肪を食べて減らす　5 コレステロール・中性脂肪を飲んで減らす　6 コレステロール・中性脂肪を動作やツボ押しで減らす

◇コレステロール、中性脂肪を下げる特効法101―薬に頼らず, ムリなく改善！　渡辺孝監修, 主婦と生活社編　主婦と生活社　2008.12　191p　18cm　900円　①978-4-391-13675-3　Ⓝ493.2
［内容］1 コレステロール、中性脂肪が増えるとどうなる？（知識編）　2 コレステロール、中性脂肪を下げる101の方法（食習慣を見直そう　この食品に要注意！　おすすめ特効食品　おすすめ特効成分　低脂肪, 低カロリー調理術　安心生活術）

◇コレステロール・中性脂肪を下げる100のコツ　主婦の友社編　主婦の友社　2004.3　191p　18cm　940円　①4-07-241620-7　Ⓝ493.2
［内容］第1章 知っておくだけで大きなコツとなるコレステロール・中性脂肪の基礎知識　第2章 コレステロール・中性脂肪を下げる食生活の改善とコツ　第3章 コレステロール・中性脂肪低下に欠かせない有効成分をじょうずに利用するコツ　第4章 コレステロール・中性脂肪を下げる効果に注目！身近な特効食品をとるコツ　第5章 特効食品をさらにパワーアップ！スーパー健康食品を手作りするコツ　第6章 コレステロール・中性脂肪低下に効果抜群！驚くほど簡単な家でできる運動のコツ

◇コレステロール・中性脂肪がみるみる下がる大百科　主婦の友社編　最新版　主婦の友社　2012.5　191p　24cm　（主婦の友新実用BOOKS Clinic）〈「コレステロール・中性脂肪をぐんぐん減らす大百科」の改訂新版に「健康」の記事などを加え、再編集〉　1400円　①978-4-07-281855-8　Ⓝ493.2
［内容］1 コレステロール・中性脂肪を下げる食事の知恵とコツ　2 コレステロール・中性脂肪にとりわけよく効くこの食品　3 コレステロール・中性脂肪を自然に下げる身近な食品のこの食べ方　4 コレステロール・中性脂肪を飲んで下げる手作りドリンク, 手作りスープ　5 コレステロール・中性脂肪を無理なく下げるかんたん動作とかんたん刺激法

◇コレステロール治療の常識と非常識　桑島巌, 横手幸太郎著　角川マガジンズ　2012.3　189p　18cm　（角川SSC新書 149）〈発売:角川グループパブリッシング〉　780円　①978-4-04-731572-3　Ⓝ493.2
［内容］第1章 いま、なぜコレステロールが問題なのか　第2章 コレステロールと脂質異常症　第3章 コレステロールと炎症が動脈硬化をつくる　第4章 コレステロールの正体をみきわめる　第5章 増えるメタボリックシンドロームと脂質異常症　第6章 脂質異常症の治療と予防　第7章 コレステロールは高くてもよいか

◇コレステロールと中性脂肪で、薬は飲むな　大櫛陽一著　祥伝社　2008.11　203p　18cm　（祥伝社新書）　760円　①978-4-396-11131-1　Ⓝ493.2

◇コレステロールと中性脂肪の基礎知識　藤山順豊監修　改訂新版　日東書院本社　2007.4　186p　21cm　（専門医が教えるシリーズ）　980円　①978-4-528-01223-3　Ⓝ491.44
［内容］第1章 肥満、かくれ肥満が危ないわけ―体質と生活を再チェック　第2章 知って納得、分かって安心―コレステロールと中性脂肪の正体　第3章 放っておくとこうなる―中性脂肪と生活習慣病　第4章 やっていいこと、いけないこと―コレステロールと中性脂肪を減らす生活心得　第5章 三日坊主にならないために―楽しく続けられる運動マニュアル　第6章 おいしく食べて健康になろう―食生活のポイント　第7章 コレステロールを増やす食品, 減らす食品　第8章 薬物療法のことも理解しておこう―薬物療法のポイント

◇コレステロールにぐっと効く本　主婦の友社編　主婦の友社　2010.2　223p　16cm　〈『コレステロールを下げる100のコツ』（平成10年刊）

の加筆、再編集〉 667円　①978-4-07-269742-9　Ⓝ493.2

内容　第1章 ちょっとした生活上の配慮でコレステロールは下げることができます　第2章 コレステロールを下げるために油脂類のとり方にはこんな注意をしましょう　第3章 これが、コレステロールを下げる栄養成分です　第4章 コレステロール食品は食べていけないわけではありません　第5章 こんな食品がコレステロールを下げてくれます　第6章 食品ごとの、こんな食べ方の工夫でコレステロールは下げることができます

◇コレステロールに薬はいらない！　浜六郎著　角川書店　2006.9　219p　18cm　〈角川oneテーマ21 C-119〉　686円　①4-04-710066-8　Ⓝ491.44

内容　序章 コレステロール低下剤はいらない　第1章 「コレステロールは高めが長生き」の証拠　第2章 コレステロール基準値にひそむウソ　第3章 コレステロール低下剤の恐るべき害　第4章 「コレステロールが高い」といわれたら　巻末付録 あなたの使っている薬が分かる

◇コレステロールの高い人がまず最初に読む本―コレステロールを下げる名医の知恵140　主婦と生活社編、井藤英喜監修　主婦と生活社　2010.5　159p　19cm　（病気を防ぐ！健康図解シリーズ 5）〈『コレステロールが高く心臓病・脳梗塞が気になる方へ』（2005年刊）の加筆、リニューアル〉　552円　①978-4-391-13895-5　Ⓝ493.2

内容　1章 高LDLコレステロール血症は危険な病気を引き起こす　2章 高LDLコレステロール血症を改善する食事の心得　3章 肥満は大敵！ 予防・解消に努めよう　4章 運動習慣を確立して高LDLコレステロール血症を改善　5章 ストレスを撃退してLDLコレステロール値を下げる　6章 日常生活を見直して高LDLコレステロール血症を予防・改善　7章 LDLコレステロール値を下げる薬と最新療法

◇コレステロール―よくわかる　お医者に行く前にまず読む本　マイク・レイカー著、橋本貴夫監訳、寺町朋子訳　一灯舎　2007.9　154p　18cm　（わが家のお医者さん 4）〈発売：オーム社〉　1000円　①978-4-903532-13-4　Ⓝ491.44

内容　第1章 はじめに　第2章 体にとって重要な脂肪　第3章 悪玉コレステロールと善玉コレステロール　第4章 なぜ血液中のコレステロール値が高くなるのか　第5章 高コレステロール血症の診断　第6章 高コレステロール血症の治療　第7章 食事療法による高コレステロール血症の治療　第8章 薬による高コレステロール血症の治療　第9章 特別なケース

◇コレステロールは高いほうがいい。日本のコレステロール治療がおかしい！　笠本進一著、浜崎智仁監修　マキノ出版　2004.12　247p　20cm　1400円　①4-8376-7035-0　Ⓝ493.23

内容　第1章 コレステロールに薬はいらない　第2章 動脈硬化学会「ガイドライン」の欺瞞　第3章 誤った食事指導で「死の危険」が高まる　第4章 そもそもコレステロールとは何か　第5章 コレステロールは高いほうがいい　第6章 心筋梗塞をほんとうに防ぎたいのなら

◇コレステロールは高いほうが心臓病、脳卒中、がんになりにくい　奥山治美著　主婦の友社　2012.4　191p　19cm　（この逆説こそ新常識）　952円　①978-4-07-281708-7　Ⓝ493.2

内容　第1章 そもそも、コレステロールとは何か　第2章 コレステロールと食事の気になる関係　第3章 コレステロール値を下げる薬・スタチンの副作用　第4章 その植物油信仰、間違っています

◇コレステロールは高いほうが長生きする　浜崎智仁著　エール出版社　2003.11　186p　19cm　1500円　①4-7539-2296-0　Ⓝ493.24

内容　1部 コレステロールは高いほうが死ににくい―血清コレステロール値に関する調査　2部 危ない！ 高コレステロール血症の食事療法　3部 コレステロール低下薬スタチン類研究の日本でのお寒い現状　4部 やっぱり危ない日本人のコレステロール常識と健康常識

◇コレステロールは高いほうが病気にならない　浜崎智仁著　ベストセラーズ　2005.9　189p　18cm　（ベスト新書）　780円　①4-584-12095-1　Ⓝ491.44

内容　第1章 コレステロールは高いほうがいい　第2章 コレステロール低下薬は本当に必要？　第3章 低コレステロールは死にやすい　第4章 まちがった食事療法の恐怖　第5章 魚の油が心臓を元気にする

◇こんな生活習慣で、病気にならない。―保存版　マガジンハウス　2011.1　130p　30cm　(Magazine house mook)〈『クロワッサン』特別編集〉　743円　①978-4-8387-8632-9　Ⓝ491.44

◇最新コレステロールを下げる知恵とコツ　主婦の友社編　主婦の友社　2008.7　159p　21cm　（主婦の友ベストbooks）　1200円　①978-4-07-262059-5　Ⓝ493.2

内容　1 食生活の改善で下げる―コレステロールがすぐ下がる最大のコツは毎日の生活をちょっと変えること　2 簡単な運動で下げる―こんな手軽な方法でも運動不足を解消できてコレステロールは下がる　3 油のとり方で下げる―油をじょうずにとることもコレステロールを下げるための欠かせない知恵　4 常識を変えて下げる―意外！ 控えなければならないと思っていた食品がコレステロールを下げる　5 有効成分で下げる―コレステロールを下げるには、こんな栄養素をしっかり補給する　6 特効食品で下げる―あの食品がコレステロールを下げ、動脈硬化を防ぐとっておきの特効食品だった！　7 食べ方や調理法で下げる―こんな調理法と食べ方がコレステロール値を下げ、動脈硬化を防ぐ効果を倍増させる

◇下げたら、あかん！ コレステロールと血圧　浜六郎著　日本評論社　2004.5　196p　21cm　1600円　①4-535-98157-4　Ⓝ493.2

内容　あなたの命と薬　1 コレステロールを下げないで　2 血圧を無理して下げないで　付録 コレステロール低下剤の基本知識

◇「脂質異常症」といわれたら―コレステロールと動脈硬化　［吹田］　循環器病研究振興財団　2011.3　16p　21cm　（知っておきたい循環器病あれこれ 健康で長生きするために 85）　Ⓝ493.2

◇〈実践〉軽肥満&高コレステロールのすすめ―ちょっぴり太めが元気で長生き！　熊谷修著　かんき出版　2005.10　189p　19cm　1300円　①4-7612-6285-0　Ⓝ493.24

内容　1 コレステロールは悪者か！？―コレステロールの基礎知識　2 総コレステロール常識―コレステロール値が高めの人のほうが長生きする　3 「軽肥満」のすすめ―ヤセよりちょっぴり太めが長生きする（「日本人の肥満」は問題なのか？　日本人と欧米人の肥満は異なる　健康な人が肥満を心配す

生活習慣病　　　　　　　　　　　　　　　　　　　　　　　　　　　　　　　　　　　　医療と健康

る必要はない　飽食の時代に「低栄養」人口が増えている！）　4 四〇代からからだづくりを始めよう―粗食で長生きはできない　5 中高年のための老化防止のすすめ―ライフスタイルの改善で元気なからだをつくる！（高齢者の食欲は社会交流で促される　これにあてはまる高齢者は老化が早く進む！　老化は何歳から目立ちだすのか？　物忘れを防ぐ食事のとり方がある）

◇死の四重奏とよばれる生活習慣病―高血圧・肥満・高脂血症・糖尿病　高久史麿監修, 北村聖, 中村丁次執筆　ニュートンプレス　2003.5　155p　26cm　（ニュートンムック）　1300円　①4-315-51682-1　Ⓝ493.24

◇食事崩壊と心の病　大沢博著　第三文明社　2007.11　219p　18cm　（レグルス文庫 258）　800円　①978-4-476-01258-3　Ⓝ493.12
　　内容　第1章 荒れる社会と食生活　第2章 低血糖症という病　第3章 低血糖症の人びと　第4章 低血糖症と統合失調症　第5章 アルツハイマー病と低血糖　第6章 食生活の立て直し

◇女性のためのコレステロールガイド―健診で、数値が気になったときに読む本　天野惠子, ヘルスサポート研究会カナン著　保健同人社　2010.4　127p　21cm　1300円　①978-4-8327-0647-7　Ⓝ493.2
　　内容　第1章 コレステロールのはたらき（コレステロールって何？　コレステロールと動脈硬化の深い関係）　第2章 コレステロールと脂質異常症（脂質異常症って何？　脂質異常症はなぜ怖い？）　第3章 女性の体とコレステロール　第4章 脂質異常症の治療がゆらぐ曖昧ガイド　第5章 コレステロールが気になる人の食事（食事療法の基本は「バランス食」　メニューを考えるポイント）

◇知らないと怖い生活習慣病の話―なにが、どう怖いのか？　どう防ぐか？　東茂由著　河出書房新社　2004.9　217p　18cm　（Kawade夢新書）　720円　①4-309-50294-6　Ⓝ493.18
　　内容　身近にあるのに知らない怖い話―生活習慣病の意外な正体が見えてきた　カラダが発する"SOSサイン"の話―要注意のこの前兆症状を見逃してはいけない　いま知らなくてはいけない不気味な話―生活習慣病の新たな恐怖が始まった…　あなたの自信がゆらぐ驚きの話―これまでの"健康常識"ではじつは長生きできない　生活習慣病の原因がよくわかる"キーワード"（体内のこんな"乱れ"がいずれ病気に変わる　いつも健康でいるためにこの"バランス"に気をつけよ）　病気に苦しまず長生きするための話―生活習慣病はこの方法でしのぎなさい

◇新・生活習慣病―小児期から予防が必要です　平山宗宏, 村田光範共著　少年写真新聞社　2010.4　67p　31cm　（新健康教育シリーズ　写真を見ながら学べるビジュアル版）　2300円　①978-4-87981-347-3　Ⓝ498.021
　　内容　1 健康と食生活　2 健康と運動　3 健康と休養・生活リズム　4 肥満　5 健康と喫煙　6 健康と飲酒

◇心理学を取り入れた生活習慣病予防プログラム―学校でできる　山崎勝之, 藤井誠治, 内田香奈子, 勝間理沙著　京都　東山書房　2006.7　211p　26cm　2400円　①4-8278-1423-6　Ⓝ374.97
　　内容　新しい教育の扉 本格的な生活習慣病予防は学校から（生活習慣病時代の始まりと本腰を入れた予

防教育　新たな生活習慣病予防プログラムが目ざすもの　プログラム方法のパノラマ）　新しい教育の実践 新生活習慣病予防プログラムを実践する（授業で行うプログラムの実際　授業外で行うプログラムの実際）　新しい教育の評価 新生活習慣病予防プログラムの効果をみる（本当の効果評価方法とは　効果評価の実際）

◇図解生活習慣病がわかる本―健診結果と自覚症状からチャートでわかる治し方・防ぎ方　福井次矢総監修　法研　2006.9　511p　26cm　3500円　①4-87954-623-2　Ⓝ493.18
　　内容　口絵 人間ドック・見てわかる検査ガイド　第1部 あなたの健康状態をみきわめる　口絵 健太と康子の「がん予防島の旅」　第2部 生活習慣病改善のポイント　口絵 ダイエット体操と運動で健康に　第3部 心と体のトラブルとその治し方

◇生活習慣病―予防と対策 健康を学ぼう!!　八戸市医師会著　八戸　デーリー東北新聞社　2003.12　217p　21cm　1143円　①4-9901445-3-8　Ⓝ493.18

◇生活習慣病―毎日の生活を見直そう　岡田知雄監修, おだぎみをマンガ　インタープレス　2005.12　38p　21cm　（もっと知ろうからだのこと 2）　500円　①4-902340-19-4　Ⓝ493.18

◇生活習慣病を克服する―病気の分かりやすい解説からその予防・治療まで　中村治雄監修　改訂版　ライフ・サイエンス　2005.4　203p　26cm　2700円　①4-89801-225-6　Ⓝ493.18
　　内容　第1部 総論（正しい検査の受け方　健診における問診の重要性とポイント　正しい運動療法とは　正しい食事療法のポイント（特定保健用食品も含めて）　正しい服薬の仕方　高齢者看護のポイント　主な症状からみて）　第2部 各論

◇生活習慣病を防ぐ!!健康セルフチェック　日野原重明監修　全国社会保険協会連合会　2005.3　27p　21cm　100円　①4-915398-01-3　Ⓝ493.18

◇生活習慣病を防ぐ!!新健康セルフチェック　日野原重明監修　全国社会保険協会連合会　2008.6　23p　21cm　100円　①978-4-915398-15-5
　　内容　健康寿命を伸ばす暮らし　脱メタボリックシンドローム　健康をつくる食事バランス　あせらず、無理なく、楽しく運動　ストレスに負けない暮らし　血圧を上手に受ける暮らし　健診を上手に受ける　手軽で安心「生活習慣病予防健診」　40歳になったらメタボ健診（特定健康診査）　療養給付の記録　わたしの健診データ

◇生活習慣病がわかる―糖尿病・動脈硬化をはじめとする各疾患の分子機構と発症のメカニズム　春日雅人編　羊土社　2005.9　140p　26cm　（わかる実験医学シリーズ 基本&トピックス）　4000円　①4-89706-969-6　Ⓝ493.18

◇生活習慣病・ガンの予防の処方箋　周東寛著　野村出版　2008.7　201p　19cm　〈発売：コアラブックス〉　1300円　①978-4-86097-263-9
　　内容　第1章「生活習慣」と「生活環境」が病気をつくる　第2章 予防、早期発見が大切　第3章 症例にみる予防、早期発見の大切さ　第4章 サプリメント、代替医療を上手に併用する　第5章 腰痛、肩こりは、寝姿勢の点検を　第6章 大切な背骨、ツボの宝庫の背中　第7章 何を、どのように食べるか　第

8章 ガンの予防と治療　第9章 医者との上手な付き合い方

◇生活習慣病基本事典―どう防ぐ？ どう食べる？およくわかる 料理レシピ120　日本生活習慣病予防協会, 日本健康スポーツ連盟, 辻学園監修　コナミデジタルエンタテインメント　2006.12　255p　21cm　1905円　Ⓟ4-86155-818-2　Ⓝ493.18
内容 生活習慣病の疑問にお答えします。気になる不安Q&A あなたの体は大丈夫？ 生活習慣病危険度チェック　第1章 生活習慣病って何？ どんな病気があるの？―日本生活習慣病予防協会によるやさしい病気の基礎知識　第2章 ちょこちょこエクササイズで、生活習慣病を予防―日本健康スポーツ連盟が指導。無理なくできる運動習慣（デイリーエクササイズ 週末エクササイズ）　第3章 健康は日々の食事から。生活習慣病予防レシピ―辻学園のおいしくてヘルシーな料理がたっぷり120レシピ！

◇生活習慣病クリニック　帝京大学医学部附属病院編, 寺本民生監修　中央公論新社　2005.2　208p　18cm　（中公新書ラクレ）　740円　Ⓟ4-12-150168-3　Ⓝ493.18
内容 高脂血症　痛風　高血圧　肥満　糖尿病　心筋梗塞　脳梗塞　胃・十二指腸潰瘍　胃がん　大腸がん　前立腺がん　肺がん　睡眠時無呼吸症候群　虫歯・歯周病　変形性膝関節症

◇生活習慣病クリニック 2　帝京大学医学部附属病院編, 寺本民生監修　中央公論新社　2006.6　200p　18cm　（中公新書ラクレ）〈2〉のサブタイトル：働きざかりの気になる症状〉　740円　Ⓟ4-12-150216-7　Ⓝ493.18
内容 突然死を防ぐために―不整脈　患者のために進化が続く―狭心症の検査と治療　誰にでも潜む心の闇―うつ病　治療は前向きに根気よく―パニック障害　手遅れになる前にやるべきこと―C型肝炎　検査から手術後の治療まで―もしも胃がんになったら　注腸X線検査のしくみとは―大腸の検査は痛くない　上手なつきあい方とは―成人の気管支ぜん息　失明にならないために―網膜剥離　体にやさしい内視鏡下手術―椎間板ヘルニア　夫婦から「家族」になるために―男性の不妊治療　最新治療で変わる春のライフスタイル―花粉症　猛威をふるうウイルスから身を守る―インフルエンザ

◇生活習慣病講座―おいしく食べる楽しくはかる　池田義雄監修　産経新聞ニュースサービス　2004.6　120p　21cm　〈発売：日本工業新聞社〉　1333円　Ⓟ4-8191-0957-X　Ⓝ493.18
内容 第1部 おいしく元気に―「生活習慣病講座」　第2部「楽しくはかる」（インタビュー「知性」「自制」「勇気」で予防―日本生活習慣病予防協会・池田義雄理事長に聞く　楽しく「はかる」習慣を）

◇生活習慣病、その「常識」で防げますか？―意外に知らない健康情報のウソとホント　坪野吉孝著　PHP研究所　2005.9　238p　18cm　950円　Ⓟ4-569-64455-4　Ⓝ493.18
内容 第1部 健康情報を読み解く基礎知識（健康神話が覆された四つの注目すべき研究　必ずしも当てにならない「ポジティブ情報」の傾向と対策　健康情報の活用に際して知っておきたい科学研究の考え方　もっとも信頼性の高い世界的「実践段階の情報」　現時点で妥当と考えられる健康生活のファイナルアンサー）　第2部 これが信頼性の高い世界の健康情報50（食べ物と生活習慣病　生活環境と生活習慣病　が

んの最新知見　意外な要因で病気に襲われる？　肥満を侮ってはいけない）

◇生活習慣病対策―肥満症、糖尿病、高脂血症、高血圧の予防・改善　池田義雄医学監修, 宗像伸子料理制作・監修　ブティック社　2004.3　88p　26cm　（ブティックムック no.445）　905円　Ⓟ4-8347-5445-6　Ⓝ493.18

◇生活習慣病ってなに　秋山滋文, 田沢梨枝子絵　汐文社　2005.2　47p　27cm　（気をつけよう！子どもの生活習慣病 3）　1800円　Ⓟ4-8113-7931-4　Ⓝ493.931
内容 生活習慣病は、なぜ気づきにくいの？　ウンチでわかる健康チェック　歯周病って、むし歯とはちがうの？　血圧ってなーに？　高血圧はなぜいけないの？　高血圧を防ぐには？　肥満って何キロからいうの？　太りすぎはなぜいけないの？　肥満にならないためには？　コレステロールってなに？　動脈硬化ってなに？　血糖値が高いってどういうこと？　糖尿病の診断は？　糖尿病ってどういう病気？　虚血性心疾患ってなーに？　脳の血管障害ってなーに？　ガンってどういう病気なの？　ガンにならないためにはどうするの？　健康生活をはじめよう！

◇生活習慣病と腎臓病―その予防と治療　腎不全対策を語るつどい　講演会　全国腎臓病協議会編　障害者団体定期刊行物協会　2005.4　61p　21cm　（全腎協ブックレット 25　SSK全腎協情報）〈会期・会場：2002年9月15日 旭川市大雪クリスタルホール〉　525円　Ⓝ493.18
内容 講演（生活習慣病と腎障害（平山智也述）　腎障害の予防と進展阻止（山地泉述）　生活習慣病の食生活管理（佐々木智子述））

◇生活習慣病治す防ぐ大事典―自分でできる！家庭でとりどし！　主婦と生活社編　主婦と生活社　2004.11　505p　26cm　2857円　Ⓟ4-391-12985-X　Ⓝ493.18
内容 1 生活習慣病を知る、防ぐ、治す　2 気になる病気・症状を生活習慣で改善する　3 この食品が、この病気に効く！生活習慣病「特効レシピ」500　4 からだに効く！症状に効く！栄養成分カタログ　5 上手に活用したい！健康食品&サプリメント

◇生活習慣病に視点をおいたよくみる病気がわかる本―オールカラー　岩岡秀明, 藤岡高広, 岡田武夫, 岩田健太郎編著　照林社　2006.2　201p　26cm　2800円　Ⓟ4-7965-2123-2　Ⓝ491.61
内容 生活習慣病　血管疾患　血液疾患　感染症　呼吸器疾患　消化器疾患　その他の疾患

◇生活習慣病の面白健康科学―元気に生きるための食事と運動　森谷敏夫著　木津川　国際高等研究所　2011.1　101p　19cm　（高等研選書 26）　1000円　Ⓟ978-4-906671-70-0　Ⓝ498.021

◇生活習慣病の薬―気になる知りたい効果と副作用　日本放送出版協会　2009.4　127p　26cm　（別冊NHKきょうの健康）　1000円　Ⓟ978-4-14-794151-8　Ⓝ498.021

◇生活習慣病のくすり　島田和幸著　日本評論社　2011.4　204p　19cm　（からだの科学primary選書）　2400円　Ⓟ978-4-535-80505-7　Ⓝ493.18
内容 生活習慣病の薬物療法　糖尿病・耐糖能異常のくすり　高血圧のくすり　高脂血症のくすり　高尿酸血症・痛風のくすり　肥満症のくすり　心筋梗塞のくすり　狭心症のくすり　不整脈のくすり　心不全のくすり　脳卒中のくすり　がん（大腸・肺など）

生活習慣病　　　　　　　　　　　　　　　　医療と健康

のくすり　安置英人具のくすり　生活習慣病のテーラーメイド医療　生活習慣病のサプリメント　服薬の注意点

◇生活習慣病のしおり　2003　生活習慣病予防研究会編　社会保険出版社　2003.6　140p　30cm　1200円　Ⓣ4-7846-0190-2　Ⓝ498.021

◇生活習慣病のしおり　2004　生活習慣病予防研究会編　社会保険出版社　2004.7　160p　30cm　1200円　Ⓣ4-7846-0201-1　Ⓝ498.021

◇生活習慣病のしおり　2005　生活習慣病予防研究会編　社会保険出版社　2005.10　160p　30cm　1200円　Ⓣ4-7846-0205-4　Ⓝ498.021

◇生活習慣病のしおり　2006　生活習慣病予防研究会編　社会保険出版社　2006.10　164p　30cm　1200円　Ⓣ4-7846-0212-7　Ⓝ498.021

◇生活習慣病のしおり　2007　生活習慣病予防研究会編　社会保険出版社　2007.11　172p　30cm　1300円　Ⓣ978-4-7846-0220-9　Ⓝ498.021

◇生活習慣病のしおり　2008　社会保険出版社　2008.9　174p　30cm　1300円　Ⓣ978-4-7846-0225-4　Ⓝ498.021

◇生活習慣病のしおり　2009　社会保険出版社　2009.9　172p　30cm　1300円　Ⓣ978-4-7846-0234-6　Ⓝ498.021

◇生活習慣病のしおり　2011　社会保険出版社　2011.8　174p　30cm　1300円　Ⓣ978-4-7846-0249-0　Ⓝ498.021

◇生活習慣病の食事・運動指南―実践的取り組み　成宮学著　新興医学出版社　2003.5　151p　21cm　2900円　Ⓣ4-88002-462-7　Ⓝ493.18
内容　第1部 生活習慣病　第2部 生活習慣病と食事療法・運動療法(食事療法　運動治療)　付録 Dr.成宮学の実践指南エッセンス―食べることが好きで運動嫌いの患者さんへ

◇生活習慣病の防ぎ方、治し方―セルフケアの知恵と情報　日本生活習慣病予防協会監修、池田義雄、堀美智子、西崎昭編　名古屋　新日本法規出版　2004.3　422p　26cm　3100円　Ⓣ4-7882-0632-3　Ⓝ493.18

◇生活習慣病―3日で治る！5日で改善！まだまだ間に合う絵で見る最新治療・対処法　西崎統監修　東京スポーツ新聞社　2006.11　207p　19cm　1429円　Ⓣ4-8084-0132-0　Ⓝ493.18
内容　第1章 生活習慣病に勝つ！最新治療・対処法　第2章 さまざまな症候群(メタボリックシンドローム(内臓脂肪症候群)　睡眠時無呼吸症候群 ほか)　第3章 検査結果の見方を覚えよう！　第4章 知って得する食事療法ポイント

◇生活習慣病は治る―血液サラサラ、驚きの予防法　都丸千尋著　鳥影社　2003.11　199p　19cm　1800円　Ⓣ4-88629-751-X　Ⓝ493.18
内容　糖尿病はあなた次第でどうにでもなる　信頼されているお医者様　肥満について　私の病歴　血液検査　病院では本当のことを言わない？　血液を汚す過食　松葉のはたらき　あなたの血液は汚れている　病気に負けない〔ほか〕

◇生活習慣病は治る―血液サラサラ、驚きの予防法　都丸千尋著　〔点字資料〕　視覚障害者支援総合センター　2005.2　2冊　28cm　〈原本:鳥影社 2003　ルーズリーフ〉　全8000円　Ⓝ493.18

◇成人病を予防するビタミン・ミネラル　三好義光著　改訂版　土屋書店　2004.5　191p　21cm　1200円　Ⓣ4-8069-0710-3　Ⓝ498.55
内容　第1章 ビタミン・ミネラルの基礎知識　第2章 健康の維持、回復のために(目的別栄養補給の具体策)　第3章 ビタミンCの効果と摂取量　第4章 ビタミンEの効果と摂取量　第5章 ビタミンB群の効果と摂取量　第6章 ビタミンA・Dなどの効果と摂取量　第7章 ミネラルの効果と摂取量　第8章 いくつかの重要な栄養物質について　第9章 ビタミン・ミネラル一覧

◇成人病の真実　近藤誠著　〔点字資料〕　視覚障害者支援総合センター　2003.11　4冊　28cm　〈原本:文藝春秋 2002　ルーズリーフ〉　全16000円　Ⓝ493.18

◇成人病の真実　近藤誠著　文藝春秋　2004.8　276p　16cm　(文春文庫)　571円　Ⓣ4-16-762006-5　Ⓝ493.18
内容　高血圧症「三七〇〇万人」のからくり　コレステロール値は高くていい　糖尿病のレッテルを貼られた人へ　脳卒中予防に脳ドック？　「医療ミス」医師につける薬はない　インフルエンザ脳症は薬害だった　インフルエンザワクチンを疑え　夢の「がん新薬」を採点する　ポリープはがんにならない　がんを放置したらどうなる　腫瘍マーカーに怯えるな　定期検診は人を不幸にする

◇専門医がやさしく教える高脂血症―コレステロール・中性脂肪を減らす食事と生活の心得　井藤英喜著　PHP研究所　2004.5　221p　15cm　(PHP文庫)　686円　Ⓣ4-569-66190-4　Ⓝ493.2
内容　1章 高脂血症とは―「高脂血症」ってなに？　2章 治療法―高脂血症のタイプ別治療法　3章 日常生活―高脂血症を治す日常生活の心得　4章 食生活―コレステロール・中性脂肪を減らす食生活　5章 調理法―ここが決め手！素材別クッキングのアイデア

◇専門医がやさしく教える中性脂肪―皮下脂肪・内臓脂肪を減らし、生活習慣病を予防する！　西崎統著　PHP研究所　2004.5　253p　15cm　(PHP文庫)　686円　Ⓣ4-569-66192-0　Ⓝ493.2
内容　1章 肥満とは―肥満の人は死につながる病気になりやすい　2章 基礎知識―あなたは「中性脂肪」についてどれだけ知っていますか？　3章 関連疾患―中性脂肪は、こんな病気と深いかかわりがある　4章 生活術―必ず守りたい日常生活のキーポイント　5章 運動療法―最も効果があるのはどんな運動？　6章 食事と栄養―エネルギーをとりすぎないための食べ物・食べ方

◇体脂肪―徹底解明！脂肪の燃え方・溜まり方　脂肪の蓄積と分解のメカニズム　湯浅景元著　新版　山海堂　2004.4　189p　22cm　(からだ読本シリーズ)　1600円　Ⓣ4-381-07960-4　Ⓝ491.44
内容　1 からだと脂肪　2 体脂肪の種類と分布　3 脂肪の蓄積と分解の仕組み　4 体脂肪の働き　5 体脂肪の男女差と年齢差　6 運動と体脂肪　7 肥満と肥満の判定　8 スリム志向の落し穴

◇誰でもスグできる！みるみるコレステロールと中性脂肪を下げる200%の基本ワザ―誰でもスグできる！みるみるコレステロール中性脂肪を下げる200%の基本ワザ　栗原毅監修　日東書院

876　医療問題の本 全情報 2003-2012

医療と健康　　　　　　　　　　　　　　　　　　　　　　　　　　　　　　　　生活習慣病

本社　2010.4　207p　19cm　1000円　ⓘ978-4-528-01234-9　Ⓝ493.2
内容　第1章 コレステロールの基礎知識　第2章 中性脂肪の基礎知識　第3章 コレステロールや中性脂肪の異常は"未病"の段階　第4章 コレステロールや中性脂肪の異常が招く恐ろしい病気　第5章 食生活でコレステロールや中性脂肪を改善　"オサカナスキヤネ"+αの手作りレシピ　第6章 生活習慣を見直しコレステロールや中性脂肪を改善　第7章 運動でコレステロールや中性脂肪を改善

◇知的エリートのための生活習慣病と検査―健康日本21と健康増進　日野原重明監修, 田村政紀, 巽典之編　宇宙堂八木書店　2003.10　224,6p　30cm　〈発売：克誠堂出版　付録・厚生労働省「特定保健用食品許可(承認)品目一覧」〉　2800円　ⓘ4-7719-5054-7　Ⓝ493.18
内容　総論　各論

◇中性脂肪・高脂血症これで安心―脳卒中、狭心症、心筋梗塞にならないために　渡辺清明総監修, 小薗康範, 石田浩之, 武田純枝監修　改訂新版　小学館　2007.7　191p　21cm　(ホーム・メディカ安心ガイド)　1500円　ⓘ978-4-09-304226-0　Ⓝ493.2
内容　第1章 高脂血症とはどんな病気？ なぜ増えた？　第2章 高脂血症のタイプと注意　第3章 中性脂肪を減らして高脂血症を予防する　第4章 高脂血症を治す運動療法の実際　第5章 高脂血症を治す食事療法の実際

◇中性脂肪・コレステロールを自分で改善―健診そのあとに　山田信博著　法研　2005.11　143p　21cm　1200円　ⓘ4-87954-596-1　Ⓝ493.2
内容　第1章 中性脂肪って何？ コレステロールって何？　第2章 どうして気になる値が出るの？　第3章 放っておくとなぜマズイのか　第4章 自分で改善するには　第5章 自分で改善できないときの治療法

◇中性脂肪とコレステロール―高脂血症を治す　石川俊次著　新版　主婦の友社　2004.7　207p　21cm　(よくわかる最新医学)　1300円　ⓘ4-07-243116-8　Ⓝ493.2
内容　第1章 高脂血症がどんな病気かを知るための基礎知識　第2章 これだけは押さえておきたい高脂血症と動脈硬化の深い関係、高脂血症が原因のその他の病気　第3章 高脂血症の検査と診断、治療の基本　第4章 治療の基本となる食事療法の方法とコツ　第5章 高脂血症を治し動脈硬化を防ぐ生活の注意と工夫　第6章 高脂血症を治し動脈硬化を防ぐ薬物療法

◇中性脂肪とコレステロール　小田原雅人監修　主婦の友社　2005.8　223p　21cm　(専門医が答えるQ&A)　1300円　ⓘ4-07-245983-6　Ⓝ493.2
内容　第1章 コレステロールと中性脂肪の役割を知っておこう　第2章 コレステロール、中性脂肪をとりすぎると出る症状、かかる病気　第3章 コレステロールと中性脂肪の検査・治療　第4章 高脂血症がふえる　第5章 高脂血症の検査と診断　第6章 高脂血症の治療法　第7章 余分なコレステロール、中性脂肪を撃退する食生活の基本とポイント　第8章 コレステロールと中性脂肪を減らす効果のある食品をたっぷり食べよう　第9章 コレステロール中性脂肪Q&A　第10章 高脂血症Q&A

◇中性脂肪の高い人がまず最初に読む本―中性脂肪を下げる名医の知恵181　主婦と生活社編, 西崎統監修　主婦と生活社　2010.5　159p　19cm　(病気を防ぐ！ 健康図解シリーズ 3)〈『中性脂肪が高く肥満・動脈硬化が気になる方へ』(2005年刊)の加筆、リニューアル〉　552円　ⓘ978-4-391-13893-1　Ⓝ493.2
内容　1章 高中性脂肪は命にかかわる病気を引き起こす　2章 肥満を解消して中性脂肪を撃退！　3章 食事の工夫を抜きに中性脂肪は減らせない　4章 運動は中性脂肪値を下げる　5章 ストレスも中性脂肪を増やす　6章 中性脂肪を減らす日常生活のポイント

◇ちょっと気になる中性脂肪・コレステロール　オレンジページ　2005.7　95p　30cm　(オレンジページブックス　食べて元気になる 3)　1000円　ⓘ4-87303-364-0　Ⓝ493.24

◇できる！ かんたん！ コレステロールをどんどん下げる本　林泰監修　池田書店　2009.11　191p　21cm　1200円　ⓘ978-4-262-12345-5　Ⓝ493.2
内容　1章 コレステロールの正体を知ろう(基礎知識)　2章 食生活を改善しよう(食生活　栄養　料理)　3章 おいしいものを食べよう(おすすめ食品　要注意食品)　4章 ライフスタイルを変えよう(運動　日常生活　治療)

◇なぜあなたは食べすぎてしまうのか―低血糖症という病　矢崎智子著　東京書籍　2008.8　220p　19cm　1300円　ⓘ978-4-487-80254-8　Ⓝ493.12
内容　第1章 低血糖症とは(血糖ってなに？　血糖調節のしくみ　低血糖症の成り立ち)　第2章 低血糖症の症状と症例(なんとなく具合が悪い　月経前症候群(PMS)　パニック障害　過食症　うつ　肥満・メタボリックシンドローム　その他の病気)　第3章 低血糖症の診断と治療(低血糖症になりやすい体質　低血糖症の治療　究極のダイエットとは　分子栄養学とは)　第4章 低血糖症のための参考レシピ集

◇日本人はコレステロールで長生きする―生活習慣病の危うい常識　田中裕幸著　PHP研究所　2004.8　249p　18cm　(PHPエル新書)　800円　ⓘ4-569-63825-2　Ⓝ491.44
内容　第1章 なぜ、女は男より長生きなのか　第2章 「コレステロール恐怖症」の正体　第3章 「コレステロール恐怖症」は日本人だけ　第4章 男性とコレステロール　第5章 女性にとってコレステロールより大事なことは何か　第6章 中高年のための生活習慣アドバイス　第7章 いつまでも元気で長生きするには

◇100歳まで長生きできるコレステロール革命　大櫛陽一著　永岡書店　2012.1　207p　19cm　1000円　ⓘ978-4-522-43091-0　Ⓝ498.3
内容　第1章 コレステロール値が高い人は長生きする！―「コレステロール=悪」は大間違いだった　第2章 中性脂肪と肥満の常識は嘘だらけ―脂肪の多い食事を摂っても太らない　第3章 気をつけるべきは炭水化物だった！ 一人間は炭水化物なしでも生きていける　第4章 自分の体は自分で守る！ 身近な新・健康常識16―脂肪・たんぱく質・炭水化物との新しいつき合い方　第5章 「メタボ健診」は信じちゃいけない！―健康な人が「病人」にされないためのポイント　特別付録 年齢別・男女別健康診断の新しい基準値表

◇貧血・低血圧。ホントなのウソなの　服部かおる監修　環境出版社　2006.3　93p　15cm　(ヒポクラテスの読むサプリシリーズ 11)〈発売：星雲社〉　280円　ⓘ4-434-07651-5

生活習慣病　　　　　　　　　　　　　　　　　　　　　　　　　　　　　医療と健康

[内容] 身近で奥が深いのが、血の問題です。　貧血・低血圧。ホントのウソなの

◇貧困肥満—下流ほど太る新階級社会　三浦展編著　扶桑社　2009.3　205p　18cm　（扶桑社新書 046）〈『下流は太る！』（2008年刊）の再構成〉　740円　①978-4-594-05874-6　Ⓝ498.5
[内容] 第1章 問題提起 貧困大国は肥満大国でもある　第2章 ルポ こんな暮らしがデブの素　第3章 座談会 飽食から崩食、そして呆食へ（鈴木雅子　篠崎正彦　三浦展）

◇防ごう！子どもの生活習慣病—宮崎発　浜田恵亮,小嶋みゆき,岩崎恵子著　宮崎　鉱脈社　2009.5　165p　19cm　1400円　①978-4-86061-312-9　Ⓝ498.7

◇名医が教える「生活習慣病」の基礎知識　講談社編,日本医師会監修　講談社　2011.9　114p　21cm　（講談社mook　信頼できる医師と最新治療シリーズ 2）　838円　①978-4-06-389586-5　Ⓝ498.7

◇やさしい食後高血糖の自己管理　加来浩平編　大阪　医薬ジャーナル社　2007.10　75p　30cm　1600円　①978-4-7532-2267-4　Ⓝ493.12
[内容] 1 食後高血糖がなぜ重要か？（食後高血糖と糖尿病発症の関係　食後高血糖と心血管疾患リスクの関係　食後高血糖が血管内皮障害を引きおこすメカニズム　IGTへの介入による糖尿病発症予防　食後高血糖改善による心血管疾患防止）　2 食道高血糖はどうして起こるのか？（食後高血糖をきたすメカニズム　メタボリックシンドロームとの関係　食後脂血症との関係）　3 食後高血糖の改善に有効なライフスタイル（食事と血糖の関係　食後高血糖改善のための食事の基本　糖質指数（Glycemic Index：GI）とは　食物繊維について　運動療法のあり方）　4 食後高血糖の改善のための薬物療法（糖尿病薬物療法の考え方　血糖管理目標値　糖尿病薬の作用機序と臨床効果）

◇やさしい生活習慣病の自己管理　北村諭著　大阪　医薬ジャーナル社　2003.12　70p　30cm　950円　①4-7532-2069-9　Ⓝ493.18

◇やさしい生活習慣病の自己管理　北村諭著　改訂版　大阪　医薬ジャーナル社　2007.9　73p　30cm　1400円　①978-4-7532-2247-6　Ⓝ493.18
[内容] 生活習慣病とは？　食習慣と生活習慣病　運動と生活習慣病　喫煙と生活習慣病　飲酒と生活習慣病　高血圧症と生活習慣病　高脂血症と生活習慣病　糖尿病と生活習慣　慢性閉塞性肺疾患（COPD）と生活習慣　高尿酸血症と生活習慣　脳卒中（脳梗塞・脳出血）と生活習慣　虚血性心疾患と生活習慣　骨粗鬆症と生活習慣　肥満と生活習慣　メタボリックシンドローム　健康長寿への道

◇やさしい生活習慣病の自己管理—ポケット版　北村諭著　改訂版　大阪　医薬ジャーナル社　2008.5　99p　16cm　950円　①978-4-7532-2308-4　Ⓝ493.18
[内容] 生活習慣病とは？　食習慣と生活習慣病　運動と生活習慣病　喫煙と生活習慣病　飲酒と生活習慣病　高血圧症と生活習慣病　高脂血症と生活習慣病　糖尿病と生活習慣　慢性閉塞性肺疾患（COPD）と生活習慣　高尿酸血症と生活習慣　脳卒中（脳梗塞・脳出血）と生活習慣　虚血性心疾患と生活習慣　骨粗鬆症と生活習慣　肥満と生活習慣　メタボリックシンドローム　健康長寿への道

◇痩せりゃいい、ってもんじゃない！—脂肪の科学　森永卓郎,柴田玲著　文藝春秋　2008.6　166p　18cm　（文春新書）　680円　①978-4-16-660638-2　Ⓝ491.44
[内容] 第1章 脂肪の科学　第2章 人はなぜ肥るのか？

◇よくわかる血糖値—生活習慣病の最新対策 最新版　益子茂監修　学習研究社　2009.5　177p　24cm　（暮らしの実用シリーズ　Healthy life）　1300円　①978-4-05-404170-7　Ⓝ493.123
[内容] 1 絵でわかる「血糖値」　2 血糖値の上昇が病気をまねく　3 高血糖を改善する食事のコツ　4 血糖値を正常にするための運動と生活習慣

◇よくわかるコレステロール—生活習慣病の最新対策 最新版　栗原毅監修　学習研究社　2009.3　177p　24cm　（暮らしの実用シリーズ　Healthy life）　1300円　①978-4-05-404096-0　Ⓝ493.2
[内容] 1 絵でわかる「コレステロール」　2 コレステロール値の乱れが病気をまねく　3 コレステロール値を改善するコツ（食事で改善　生活習慣で改善　運動で改善）

◇よくわかる生活習慣病の薬—カラー図解　團野浩著　ドーモ　2010.6　155p　26cm　〈発売：薬事日報社〉　2600円　①978-4-8408-1147-7　Ⓝ493.18
[内容] 第1章 糖尿病の薬　第2章 肥満症の薬　第3章 高脂血症の薬　第4章 高尿酸血症の薬　第5章 高血圧症の薬　第6章 不整脈の薬　第7章 狭心症の薬　第8章 脳梗塞の薬　第9章 骨粗鬆症の薬

◇よくわかる中性脂肪—生活習慣病の最新対策 最新版　栗原毅監修　学習研究社　2009.8　177p　24cm　（暮らしの実用シリーズ　Healthy life）　1300円　①978-4-05-404252-0　Ⓝ493.2
[内容] 1 絵でわかる「中性脂肪」（基礎知識）　2 中性脂肪が内臓脂肪型肥満をまねく（中性脂肪のメカニズム）　3 中性脂肪値の上昇が病気をまねく（中性脂肪が引き起こす病気）　4 中性脂肪値を改善するコツ（食事で改善　運動で改善　生活習慣で改善）

◇Q&A生活習慣病の科学—京都大学内分泌代謝内科市民講座　中尾一和編　京都　京都大学学術出版会　2005.1　310p　21cm　1800円　①4-87698-631-2　Ⓝ493.18
[内容] 井村裕夫先生に聞く 生活習慣病と日本人　生活習慣病とは　高血圧症・動脈硬化症　心臓病　糖尿病　肥満症　腎臓病　肝臓病　骨粗鬆症　歯周病　ホルモン補充療法　運動療法　生活習慣病と看護　心のケア

《高血圧》

◇今すぐできる！高血圧を下げる方法　アギー・ケイシー,ハーバート・ベンソン著　梶浦真美訳　エクスナレッジ　2010.2　247p　19cm　（ハーバード大学医学部が明かす 1）　1600円　①978-4-7678-0965-6　Ⓝ493.25
[内容] 第1章 高血圧について知る　第2章 高血圧症が発症する理由　第3章 ストレス管理　第4章 血圧をコントロールする食事法　第5章 血圧をコントロールする運動法　第6章 薬が必要なとき　第7章 まとめ　付録A リラクセーション反応練習のサンプル

◇おいしく食べて治す高血圧　半田俊之介, 池上保子著　主婦と生活社　2003.9　207p　21cm　1500円　Ⓘ4-391-12853-5　Ⓝ493.25
内容 1 高血圧の基礎知識―血圧が高いとどうなる？ なにが問題？　2 高血圧を治す食事療法―「減塩」「エネルギー制限」「栄養バランス」がキーワード　3 高血圧に効く料理と調理―おいしく食べて血圧を下げる　4 高血圧を治す生活の心得―生活習慣を変えるだけで血圧は下がる　5 血圧を下げる薬物療法―合併症を防ぐことが最大の目的

◇気になる高血圧　集英社　2005.1　35p　30cm　(集英社健康百科 読む人間ドック危ない現代病 30 9)　533円　Ⓝ493.25

◇気になる高脂血症　集英社　2005.3　35p　30cm　(集英社健康百科 読む人間ドック危ない現代病 30 13)　533円　Ⓝ493.25

◇疑問解消！高血圧―なぜ下がらない？どう下げる？　苅尾七臣監修　NHK出版　2011.9　79p　26cm　(生活実用シリーズ　NHKきょうの健康)　905円　Ⓘ978-4-14-199118-2　Ⓝ493.25

◇9割の高血圧は自分で防げる　桑島巌著　中経出版　2010.8　222p　15cm　(中経の文庫 く-6-1)　571円　Ⓘ978-4-8061-3773-3　Ⓝ493.25
内容 第1章 高血圧の正体を知る　第2章 自分の血圧を自分で測って理解する　第3章 高血圧を薬でコントロールする　第4章 高血圧を自分で防ぐ

◇薬にも数値にも振り回されない高血圧最新療法　岡本卓著　角川マーケティング　2011.3　223p　18cm　(角川SSC新書 120)〈発売：角川グループパブリッシング〉　800円　Ⓘ978-4-04-731543-3　Ⓝ493.25
内容 序章 高血圧治療、私はこうしている　第1章 なぜ起きる？ 高血圧　第2章 高血圧であることはなぜ悪いのですか　第3章 心臓を守り、血管を守る高血圧治療　第4章 ゆるやかな、体にやさしい高血圧治療　第5章 塩を減らして血圧を下げる　第6章 血圧を下げる健康生活

◇血圧をぐんぐん下げる！ 200％の基本ワザ―誰でもスグできる！　渡辺尚彦監修　日東書院本社　2010.3　207p　19cm　1000円　Ⓘ978-4-528-01233-2　Ⓝ493.25
内容 第1章 高血圧の基礎知識　第2章 高血圧を防ぐ(1)食事(食事での減塩/塩分摂取量の目標値 食事での減塩(2)日ごろの塩分摂取量を知るほか)　第3章 高血圧を防ぐ(2)運動　第4章 高血圧を防ぐ(3)その他の生活習慣

◇血圧を下げる―薬を飲まないで高血圧を治そう　渡辺尚彦著　小学館　2005.11　113p　26cm　(ホーム・メディカ・ビジュアルブック)　1300円　Ⓘ4-09-304587-9　Ⓝ493.25
内容 第1章 なぜ血圧を下げなければいけないのか―サイレントキラー高血圧の正体を知る　第2章 あなたは正しい血圧を知っていますか―話題の仮面高血圧から家庭用血圧計の正しい使い方まで　第3章 さあ、いよいよ血圧を下げよう―高血圧が原因で起こる病気を確実に防ぐ

◇血圧を下げる特効法101―薬を飲まずに、今日から始める生活改善法　主婦と生活社編, 渡辺尚彦監修　主婦と生活社　2009.11　191p　18cm　900円　Ⓘ978-4-391-13814-6　Ⓝ493.25
内容 1 血圧が気になる人の基礎知識　2 血圧を上げない&下げる101の方法

◇血圧を下げる特効book　横山泉監修　改訂版　主婦と生活社　2008.9　95p　26cm　(生活シリーズ)　1100円　Ⓘ978-4-391-62597-4　Ⓝ493.25

◇血圧を下げる発作を防ぐ―決定版　主婦の友社編　主婦の友社　2007.2　159p　21cm　1200円　Ⓘ4-07-254090-9　Ⓝ493.25
内容 1章 血圧を下げる8つの常識　2章 発作を防ぐ22の生活術　3章 血圧を下げる食生活と食材　4章 血圧を下げる簡単レシピ　5章 血圧を下げる運動やマッサージ　6章 血圧を下げる薬とのつきあい方

◇血圧をさげる。ホントなのウソなの　服部かおる監修　環健出版社　2006.3　93p　15cm　(ヒポクラテスの読むサプリシリーズ 02)〈発売：星雲社〉　280円　Ⓘ4-434-07642-6　Ⓝ493.25
内容 余計な重圧は、無いほうがいいのです。　血圧を下げる。ホントなのウソなの

◇血圧を自分で改善―健診そのあとに　島田和幸著　法研　2006.1　143p　21cm　1200円　Ⓘ4-87954-606-2　Ⓝ493.25
内容 第1章 血圧って何？(血圧は、心臓が血液を全身に循環させるための原動力 血圧を表す2つの数値が収縮期血圧(最高血圧)と拡張期血圧(最低血圧) ほか)　第2章 どうして気になる数値が出るの？　第3章 放っておくとなぜ危ないのか　第4章 自分で改善するには　第5章 自分で改善できない場合の治療法

◇血圧が気になる人が読む本―早わかり健康ガイド　桑島巌監修　小学館　2006.12　159p　19cm　1200円　Ⓘ4-09-304322-1　Ⓝ493.25
内容 序章 あなたの体とこころをチェックする　第1章 本当の血圧は病院ではわからない　第2章 家庭での血圧測定で本当の血圧を知る　第3章 血圧が高いとなぜ悪い？　第4章 こうすれば自分で血圧を下げられる　第5章 薬を正しくのんで合併症を防ぐ

◇血圧革命―「上160下70」だから安心の大間違い！　高沢謙二著　講談社　2005.7　204p　18cm　(講談社+α新書)　800円　Ⓘ4-06-272326-3　Ⓝ493.25
内容 序章「血管事故」を防ぐための新たな指標　第1章「新・血圧常識」の時代が始まった　第2章 血圧は血管の老化を示すバロメーター　第3章「血管年齢」が若返れば血圧が下がる　第4章 上手な血圧管理をするために　第5章「血管を開く生活」で血圧を下げる

◇血圧が高く脳卒中・心臓病が気になる方へ　半田俊之介著　主婦と生活社　2005.10　111p　19cm　800円　Ⓘ4-391-13139-0　Ⓝ493.25
内容 1章「高血圧」について知っておきたい基礎知識　2章 血圧を上げない食事の心得　3章 肥満を解消して高血圧を防ぐ　4章 運動習慣を確立して高血圧を改善　5章 アルコールと上手につき合い、タバコはやめる　6章 ストレスを撃退して血圧をコントロール　7章 日常生活を見直して高血圧を予防・改善　8章 合併症を防ぐ高血圧の最新療法

◇血圧がみるみる下がる100のコツ　主婦の友社編　主婦の友社　2004.7　191p　18cm　940円　Ⓘ4-07-243286-5　Ⓝ493.25
内容 第1章 高血圧を防ぐ生活の知恵　第2章 薬理作用の高い野菜・海藻などで高血圧を解消する　第3章 キッチンにある食材を使って血圧を下げる　第4

生活習慣病 / 医療と健康

◇血圧がムリなく下がる100のコツ　主婦の友社編　主婦の友社　2008.6　191p　18cm　940円　①978-4-07-260965-1　Ⓝ493.25
　[内容]第1章 高血圧を心配する前に、血圧の基礎を復習しよう　第2章 高血圧が進行するとあらわれる、おそろしい症状　第3章 血液をサラサラ、血管を丈夫にして血圧を下げる　第4章 よく食べ、よく飲んで血圧を下げる　第5章 抗酸化力を強化して、血圧を下げる　第6章 体操で血圧を下げる

◇血圧心配症ですよ！―まだ「薬」で血圧を下げているあなたへ　松本光正著　本の泉社　2008.9　143p　19cm　952円　①978-4-7807-0397-9　Ⓝ491.325
　[内容]11月の診察室 そもそも血圧とは　12月の診察室「血圧神話」の裏舞台　1月の診察室 血圧測定の正しい知識　2月の診察室 プラス思考のすすめ（薬に頼らない生き方）

◇血圧にぐぐっと効く本　主婦の友社編　主婦の友社　2010.1　223p　16cm　〈『血圧が下がる100のコツ』（平成8年刊）の加筆、再編集〉　619円　①978-4-07-269660-6　Ⓝ493.25
　[内容]第1章 毎日口にする食物で血圧を下げるコツ　第2章 血圧が確実に下がる食べ方の知恵と減塩のコツ　第3章 毎日の暮らしの中で無理なく血圧を下げるコツ　第4章 ツボ刺激、体操などで長年の高血圧を解消するコツ　第5章 血圧を下げるために漢方薬・民間薬をじょうずに使うコツ

◇血圧の高い人がまず最初に読む本―血圧を下げる名医の知恵128　主婦と生活社編、半田俊之介監修　主婦と生活社　2010.5　159p　19cm　（病気を防ぐ！健康図解シリーズ 4）〈『血圧が高く脳卒中・心臓病が気になる方へ』（2005年刊）の加筆、リニューアル〉　552円　①978-4-391-13894-8　Ⓝ493.25
　[内容]1章 高血圧について知っておきたい基礎知識　2章 血圧を上げない食事の心得　3章 肥満を解消して高血圧を防ぐ　4章 運動習慣を確立して高血圧を改善　5章 アルコールと上手につき合い、タバコはやめる　6章 ストレスを撃退して血圧をコントロール　7章 日常生活を見直して血圧を予防・改善　8章 合併症を防ぐ高血圧の最新療法

◇血圧の話―高血圧の新しい治療指針　〔吹田〕循環器病研究振興財団　2011.1　16p　21cm　（知っておきたい循環器病あれこれ 健康で長生きするために 84）　Ⓝ493.25

◇血圧―よくわかる お医者に行く前にまず読む本　D.G.ビーヴァーズ著、橋本貴夫監訳、寺町朋子訳　一灯舎　2007.9　184p　18cm　（わが家のお医者さん 3）〈発売：オーム社〉　1000円　①978-4-903532-11-0　Ⓝ493.25
　[内容]はじめに　血圧とは　血圧を測る　高血圧はなぜ重大な問題になるのか　高血圧の原因　高血圧の精密検査　薬を使わない治療　薬による治療　特別なケース　高血圧研究の進歩　質問コーナー

◇健康診断で血圧値が高めの人が読む本　島田和幸著　幻冬舎　2011.3　125p　21cm　1300円　①978-4-344-90214-5　Ⓝ493.25
　[内容]1 高血圧は病気。Q&Aで不安を解消　2 血圧が上がる行動をさけて、数値を下げる　3 どうして数値が高まるの？ あなたの原因を探る　4 食事＋運動＋ストレス解消で血圧改善　5 高血圧の合併症を、降圧薬で防ぐ

◇健診で血圧が心配ですよと言われた人の本　苅尾七臣監修　法研　2009.3　135p　21cm　1300円　①978-4-87954-757-6　Ⓝ493.25
　[内容]第1章「血圧が高め」とはどういう状態か　第2章 なぜ「血圧が高め」になってしまうのか　第3章「血圧が高め」を放っておくとどうなるか　第4章 日常生活を見直して自分で改善する　第5章 さらに悪くなってしまった場合の治療法

◇高血圧　新啓一郎監修、主婦の友社編　新版　主婦の友社　2004.5　191p　21cm　（よくわかる最新医学）　1300円　①4-07-241650-9　Ⓝ493.25

◇高血圧―自分で測る・自分で下げる　島田和幸総監修　日本放送出版協会　2007.2　111p　26cm　（別冊NHKきょうの健康）　1000円　①978-4-14-794144-0　Ⓝ493.25

◇高血圧をぐんぐん下げる大百科　落合敏監修、主婦の友社編　主婦の友社　2007.9　191p　24cm　（主婦の友新実用books clinic）　1300円　①978-4-07-256633-6　Ⓝ493.25
　[内容]1 知っておきたい高血圧の常識　2 高血圧を下げる食生活の知恵　3 高血圧を下げる5大特効食材　4 高血圧を食べて下げる　5 高血圧を飲んで下げる　6 高血圧を動作とツボ刺激で下げる

◇高血圧を下げる生活事典　島田和幸監修　成美堂出版　2010.5　207p　22cm　1200円　①978-4-415-30808-1　Ⓝ493.25
　[内容]1 食べ方しだいで高血圧は治せる！ 血圧を上げない栄養&食べ方ヒント　2 肥満症が血圧が安定する！ 高血圧を改善するエネルギーコントロール法　3 食材パワーを有効活用！ 血圧を下げ、血管を守る！食材別選び方・食べ方　4 おいしく食べて、高血圧を改善 減塩食をおいしく仕上げる便利ワザ　5 無理なく、気軽に始められる！ 血圧を下げ、老化を防ぐウォーキングのすすめ　6 食事・運動以外にも注意！ 高血圧の人のための生活習慣対策Q&A　7 これだけは知っておきたい！ 高血圧と合併症がよくわかるミニ事典

◇高血圧を下げる知恵とコツ　主婦の友社編　主婦の友社　2003.11　160p　21cm　（主婦の友ベストbooks 目で見る健康ブックス）　1200円　①4-07-239824-1　Ⓝ493.25
　[内容]序章 脳卒中&心筋梗塞の危険から、こうして生還した　第1章 これだけは知っておきたい医学知識　第2章 朝・昼・晩の生活術で下がる　第3章 食べ物で下がる　第4章 食べ方、飲み方で下がる　第5章 ツボ刺激と体操で下がる　第6章 手づくり食品・漢方薬で下がる

◇高血圧をしっかり下げるコツがわかる本―あなたの危険度と改善法がわかる！ 最新版　猿田享男監修　学研パブリッシング　2011.4　191p　21cm　（学研実用BEST　まいにちの健康BOOKS）〈発売：学研マーケティング〉　1200円　①978-4-05-404920-8　Ⓝ493.25
　[内容]1 これだけは知っておきたい血圧の基礎知識　2 減塩と減量で血圧を下げる　3 血圧を下げる食材

選びと食べ方のコツ　4 運動で血圧を下げる　5 血圧を上げない日常生活術　6 血圧の薬に強くなる

◇「高血圧」を自力で治す本　マキノ出版　2011.12　80p 29cm　(Makino mook§マキノ出版ムック)〈『壮快』特別編集　付属資料：CD1枚 12cm：モーツァルトCD〉　838円　①978-4-8376-6192-4　Ⓝ493.25

◇高血圧をらくらく下げるコツがわかる本—自分で、すぐできる！高血圧リセット法　猿田享男総監修, 足立香代子, 青野治朗, 李昇昊監修　永岡書店　2006.4　191p 21cm　1200円　①4-522-42355-1　Ⓝ493.25

◇高血圧、効く薬効かない薬　桑島巖著　朝日新聞出版　2012.1　225p 18cm　(朝日新書 334)　760円　①978-4-02-273434-1　Ⓝ493.25
[内容]第1章 自分の血圧のタイプを知る—「ギュウギュウ型」と「パンパン型」　第2章 降圧薬のしくみ　第3章 タイプ別、降圧薬との付き合い方　第4章 効かない薬がなぜ使われる　第5章 降圧薬が効かなかったら二次性高血圧を疑え！　第6章 脈の乱れによって起こる脳梗塞、そのドキドキが怖い　第7章 「健康バイアス」が健康を蝕む　第8章 「コレステロール」と「メタボリック症候群」

◇高血圧—高血圧を招かない食事・運動・生活　悪化を防ぐ検査・診断と療法・薬剤　平田恭信監修　主婦の友社　2005.7　223p 21cm　(専門医が答えるQ&A)　1300円　①4-07-246008-7　Ⓝ493.25
[内容]第1章 高血圧だと、どうして体によくないのでしょう？　第2章 高血圧の検査と診断　第3章 血圧を上げない食事　第4章 血圧を上げない運動療法　第5章 血圧を上げない生活術　第6章 降圧薬治療

◇高血圧治療の最新事情　吹田循環器病研究振興財団　2007.3　16p 21cm　(知っておきたい循環器病あれこれ 健康で長生きするために 61)　Ⓝ493.25

◇高血圧とうまくつき合うために読む本—今日からできる高血圧を下げる習慣　齊藤郁夫総監修　技術評論社　2005.10　221p 21cm　(気ままにホームドクターシリーズ)　1380円　①4-7741-2500-8　Ⓝ493.25
[内容]第1章 高血圧がよく分かる　第2章 高血圧の検査がよく分かる　第3章 高血圧の診断と治療がよく分かる　第4章 食事で治す&予防する　第5章 運動で治す&予防する　第6章 よい習慣で治す&予防する　第7章 薬で治す&予防する

◇高血圧とつきあうコツ　萩原俊男監修, 佐々木達哉, 楽木宏美著　大阪　フジメディカル出版　2003.9　61p 21cm　1000円　①4-939048-24-1　Ⓝ493.25
[内容]1 高血圧はなぜ治療しなければならないのですか？　2 高血圧の原因は何ですか？　3 高血圧にはどのようなタイプがあるのですか？　4 高血圧の治療はどうするのですか？　5 日頃どのようなことに気をつければよいのですか？　6 高血圧の治療薬について教えてください　7 ほかに病気があるときにはどうすればよいのですか？

◇高血圧のコントロール　佐藤達夫監訳　アプライ　c2004　1冊(ページ付なし)　22cm　1800円　①4-900223-54-9　Ⓝ493.25

◇高血圧の最新治療　宗像正徳監修, 主婦の友社編　主婦の友社　2012.6　191p 21cm　(よくわかる最新医学)　1300円　①978-4-07-281980-7　Ⓝ493.25
[内容]第1章 高血圧の基礎知識　第2章 高血圧とメタボリックシンドローム　第3章 高血圧が招く病気・合併しやすい病気　第4章 食生活の工夫で血圧を下げる　第5章 日常生活の工夫で血圧を下げる　第6章 働き盛り世代と高血圧　第7章 高齢者・女性と高血圧　第8章 高血圧とこころ　第9章 高血圧と運動療法　第10章 知っておきたい降圧薬(高血圧に使われる薬)の知識

◇高血圧の常識・非常識　土橋卓也著　福岡　西日本新聞社　2006.4　102p 19cm　952円　①4-8167-0682-8　Ⓝ493.25
[内容]上の血圧、下の血圧　高血圧の原因—なぜ血圧は高くなるの？　高血圧の診断—血圧はいつも変動しています。どの血圧が本当？　白衣高血圧と仮面高血圧—家庭血圧測定で分かること　高血圧の治療—どうして血圧を下げないといけないの？　高血圧の非薬物療法—薬をのまずに血圧を下げる方法　高血圧の薬物療法—あなたに合うお薬は？　薬の副作用は　高齢者の高血圧—若年者との違い、注意すべきこと　血圧の季節変動—冬になると血圧が上がる？　高血圧と糖尿病、高脂血症、肥満—併せ持つとその結末は…？　高血圧と認知症—ボケないための血圧管理　高血圧は怖くない—「一病息災」への道

◇高血圧の常識はウソばかり　桑島巖著　朝日新聞社　2007.12　234p 18cm　(朝日新書)　720円　①978-4-02-273186-9　Ⓝ493.25
[内容]第1章 高血圧がもたらす「血管病」　第2章 わかってきた高血圧の正体　第3章 高齢者の血圧の常識が変わった！　第4章 サラリーマンにしのびよる職場高血圧　第5章 正しく測って一件落着！　第6章 薬と賢くつきあう　第7章 高血圧にならないために　第8章 高血圧の人が危険な低血圧に！

◇高血圧のすべてがわかる本—予防から対処法まで完全収録　桑島巖, 島田和幸, 佐藤秀美著　実業之日本社　2009.10　223p 21cm　1400円　①978-4-408-45237-1　Ⓝ493.25
[内容]1 血圧の不思議　2 血圧を下げる食事　3 血圧を下げる運動　4 血圧を上げない生活習慣　5 血圧を下げる薬・トクホ

◇高血圧のベストアンサー—NHKここが聞きたい！名医にQ 110の疑問に徹底回答！！　「ここが聞きたい！名医にQ」番組制作班, 主婦と生活社ライフ・プラス編集部編, 一色政志, 西山成, 中尾睦宏監修　主婦と生活社　2011.9　127p 26cm　(生活シリーズ　病気丸わかりQ&Aシリーズ 4)　1048円　①978-4-391-63177-7　Ⓝ493.25

◇高血圧は薬で下げるな！　浜六郎著　角川書店　2005.9　204p 18cm　(角川oneテーマ21 C-97)　686円　①4-04-710016-1　Ⓝ493.25
[内容]第1章 医者任せにしてはいけない！　第2章 薬で下げる危険を示すこれだけのデータ　第3章 血圧は自分で測る　第4章 薬に頼らず生活習慣の改善を　第5章 薬の作用と副作用　終章 降圧剤をやめる方法

◇高血圧は絶対に下げられる—よくわかる最新療法　桑島巖著　角川SSコミュニケーションズ　2010.11　171p 19cm〈発売：角川グループパ

生活習慣病　　　　　　　　　　　　　　　　　　　　　　　　　　　　医療と健康

ブリッシング〉　1200円　⒤978-4-04-731827-4　ℕ493.25
内容 1 高血圧が怖いといわれるワケ　2 高血圧はなぜ起きる？（高血圧になるのはどんな人？　病院で測った血圧と家庭で測った血圧、どっちが本当？）　3 血圧が高めといわれたら、今日からできること（血圧はいつ、どんなふうに測る？　今日からなにをすればいいですか？）　4 薬との上手なつきあい方　5 高血圧なんでもQ&A

◇ここが知りたい！高血圧を下げる新常識—役立つ「ちょいコツ」満載！　島田和幸監修　永岡書店　2009.10　191p　15cm　552円　⒤978-4-522-42643-2　ℕ493.25

◇こんなに怖い！高血圧—名医が教える予防と治療　島田和幸監修　西東社　2007.10　103p　26cm　1000円　⒤978-4-7916-1484-4　ℕ493.25
内容 第1章 高血圧を知る　第2章 高血圧をふせぐ食生活　第3章 高血圧をふせぐ運動　第4章 高血圧をふせぐ生活習慣　第5章 高血圧の治療

◇最新高血圧を下げる知恵とコツ—オールカラー　主婦の友社編　主婦の友社　2009.4　159p　21cm　（主婦の友ベストbooks）　1300円　⒤978-4-07-265833-8　ℕ493.25
内容 1 高血圧を改善するための基礎知識　2 血圧の急上昇を抑え、下げる日常生活のコツと簡単セルフケア　3 血圧を下げる軽い運動のコツ　4 血圧を下げるための減塩のコツと食事のとり方の知恵　5 食生活に積極的にとり入れたい食品、利用したい食品　6 降圧剤の効果を最大限に引き出すコツ

◇最新自分で治す・自分で防ぐ高血圧　猿田享男著, 主婦の友社編　主婦の友社　2005.3　191p　24cm　（主婦の友新実用books clinic）　1300円　⒤4-07-242341-6　ℕ493.25
内容 1 高血圧とは（高血圧とはどんな病気？　高血圧を早く発見して、血圧をじょうずに管理しよう　高血圧の治療指針）　2 高血圧を治す・防ぐ

◇最新 よくわかる高血圧の治し方　新啓一郎監修, 主婦の友社編　改訂新版　主婦の友社　2012.6　191p　24×19cm　（主婦の友新実用BOOKS）　《『最新版 よくわかる高血圧』改題書》　1300円　⒤978-4-07-283386-5
内容 1 食べて治す1日6gのおいしいレシピ　2 この食べ方・この食品・この栄養素で治す　3 日常生活で治す　4 発作を防ぐ　5 なるほど！医学解説編

◇知らないと怖い高血圧　藤田敏郎著　平凡社　2007.4　189p　18cm　（平凡社新書）　700円　⒤978-4-582-85369-8　ℕ493.25
内容 第1章 メタボリックシンドロームは「死に至る道」への赤信号　第2章 メタボリックシンドロームを放置するとどうなるか　第3章 あなたの「高血圧」危険度をチェック　第4章 どうして血圧は高くなるのか？　第5章 サイレントキラー・高血圧の怖い合併症　第6章 食生活の改善で血圧は下がる　第7章 軽い運動で血圧は下がる　第8章 生活を改善しても下がらなかったら

◇図解でわかる高血圧　新啓一郎監修, 秋山里美料理・レシピ作成, 主婦の友社編　主婦の友社　2011.7　159p　21cm　（徹底対策シリーズ）　1300円　⒤978-4-07-277641-4　ℕ493.25
内容 1 よくわかる高血圧の検査と診断　2 高血圧の原因・種類と気になる合併症　3 正しく使いたい

高血圧の最新薬　4 血圧を下げる・悪化させない朝昼晩の日常生活のコツ　5 減塩の基本が自然に身につく、「血圧を下げる2週間メソッド」

◇スーパー図解高血圧・動脈硬化—メタボリックへ転落しないための知識と生活処方　富野康日己監修　法研　2007.7　183p　21cm　（トップ専門医の「家庭の医学」シリーズ）　1300円　⒤978-4-87954-679-1　ℕ493.25
内容 第1章 放っておくと恐ろしい「高血圧」と「動脈硬化」　第2章 血圧をコントロールする食生活　第3章 日常生活で心がけたいこと、注意したいこと　第4章 合併症を防ぐ降圧薬治療

◇「早朝高血圧」のことがよくわかる本—起きぬけが危ない！正しく原因を知って上手に治す　高橋伯夫著　中経出版　2005.6　207p　19cm　1300円　⒤4-8061-2230-0　ℕ493.25
内容 第1章「高血圧」の正体を正しく知っておこう　第2章 高血圧が引き金となる病気は何か？　第3章「早朝高血圧」とは何か？　第4章 高血圧はこうして治す—家庭血圧と降圧薬の正しい知識　第5章 高血圧のギモンQ&A

◇「脱！高血圧サイクル」のすすめ—薬に頼らない血圧コントロール術　安部隆雄著　花伝社　2011.7　248p　20cm　〈発売：共栄書房〉　1700円　⒤978-4-7634-0608-8　ℕ493.25
内容 第1章 血圧は自在に変化する　第2章 日本における「高血圧症」の実態　第3章「頑張る」から「顔晴る」へ—ストレスとのつき合い方　第4章 健康サイクルのすすめ「入れる・まわす・出す」で血圧をコントロール（健康サイクル「入れる」—血圧を下げる食べ物　健康サイクル「まわす」—血液をスムーズにまわそう　健康サイクル「出す」—スムーズな排泄が血圧の上昇を抑える）　第5章 脱！高血圧のための健康サイクル五カ条

◇ちょっと気になる高血圧　オレンジページ　2005.7　95p　30cm　（オレンジページブックス　食べて元気になる 2）　1000円　⒤4-87303-363-2　ℕ493.25

◇できる！かんたん！高血圧をどんどん下げる本　林泰監修　池田書店　2010.9　191p　21cm　1200円　⒤978-4-262-12347-9　ℕ493.25
内容 1章 どうして怖いの？高血圧　2章 食生活を見直そう（食生活　栄養）　3章 おいしいものを食べよう（調理法　栄養素）　4章 毎日の生活でできること

◇名医の図解血圧を下げる生活読本　渡辺孝著　主婦と生活社　2006.7　175p　23cm　1300円　⒤4-391-13241-9　ℕ493.25
内容 第1章 高血圧の正体を知る　第2章 血圧を下げるには食生活の改善から　第3章 日々の生活の中で血圧を下げる　第4章 血圧を下げるための治療法

◇やさしい高血圧の自己管理　荻原俊男監修, 大阪大学医学部加齢医学講座高血圧研究室編　改訂3版　大阪　医薬ジャーナル社　2003.7　63p　30cm　950円　⒤4-7532-2042-7　ℕ493.25
内容 1 高血圧とは　2 家庭血圧を測ってみましょう　3 血圧の日内変動　4 血圧はどこまで下げるべきか　5 薬物療法　6 食事療法　7 運動療法　8 合併症　9 日常生活上の注意点

◇やさしい早朝高血圧の自己管理　苅尾七臣著　大阪　医薬ジャーナル社　2005.7　39p　30cm　1800円　⒤4-7532-2158-X　ℕ493.25

[内容] 1 早朝の血圧がなぜ重要か？　2 早朝高血圧と心血管疾患　3 早朝高血圧の2つのパターン　4 仮面高血圧との関連　5 早朝高血圧の臓器障害メカニズム　6 家庭血圧測定の実施と生活習慣の改善　7 早朝高血圧に対する降圧薬

◇やさしい早朝高血圧の自己管理　苅尾七臣著　ポケット版　大阪　医薬ジャーナル社　2008.5　54p　16cm　950円　①978-4-7532-2307-7　Ⓝ493.25

[内容] 1 早朝の血圧がなぜ重要か？　2 早朝高血圧と心血管疾患　3 早朝高血圧の2つのパターン　4 仮面高血圧との関連　5 早朝高血圧の臓器障害メカニズム　6 家庭血圧測定の実施と生活習慣の改善　7 早朝高血圧に対する降圧薬

◇やさしい早朝高血圧の自己管理　苅尾七臣著　改訂版　大阪　医薬ジャーナル社　2011.8　49p　30cm　1800円　①978-4-7532-2514-9　Ⓝ493.25

[内容] 1 早朝血圧が、いかに重要か？　2 家庭血圧の読み方　3 ABPMで何がわかるか？　4 早朝高血圧の臓器障害メカニズム　5 家庭血圧をガイドにした生活習慣の改善　6 早朝血圧に対する降圧薬

◇よくわかる高血圧―最新版　新啓一郎監修，主婦の友社編　主婦の友社　2008.11　191p　24cm　(主婦の友新実用books clinic)　1400円　①978-4-07-262579-8　Ⓝ493.25

[内容] 1 発作を防ぐ―高血圧が原因の脳卒中や心臓病の発作を防ぐためにすべきこと　2 食べて下げる―食事で無理なく血圧を下げる必勝ポイント　3 生活習慣で下げる―毎日の生活習慣をちょっと変えるだけで高血圧はこれだけ改善する　4 血圧の不安を解消する理論編―高血圧の治し方、降圧薬の正しい使い方がじっくりわかる

◇よくわかる高血圧を下げる基本の食事―はじめてでも応用がきいてすぐ効果のあがる食事療法のコツ入門 最新版　主婦の友社編，忍田聡子監修　主婦の友社　2011.4　191p　24cm　(主婦の友新実用books Clinic)　1400円　①978-4-07-267938-8　Ⓝ493.25

[内容] これだけ押さえればすぐに実行できる高血圧の食事 基礎知識 編　組み合わせるだけで降圧効果バツグンのおすすめ料理 実践メニュー編(肉や魚介、大豆製品、卵などを使ったおかず　主菜　ビタミンや食物繊維たっぷりの野菜中心のおかず　副菜　ちょっとものの足りないときの、副菜の補いになる小さなおかず　小鉢)

◇よくわかる高血圧―生活習慣病の最新対策 最新版　山門實監修　学研教育出版　2009.11　177p　24cm　(暮らしの実用シリーズ　Healthy life)　〈発売:学研マーケティング〉　1300円　①978-4-05-404254-4　Ⓝ493.25

[内容] 1 絵でわかる「高血圧」(基礎知識)　2 血圧のしくみを知る(血圧のメカニズム)　3 高血圧が病気をまねく(高血圧が引き起こす病気)　4 高血圧を改善する食事のコツ(食事で改善　高血圧を改善する食材&簡単レシピ　高血圧が高い人の朝・昼・夕食モデルメニュー)　5 高血圧を改善するための運動と生活習慣(運動で改善　生活習慣で改善)

◇わかりやすい高血圧Q&A―降圧薬・家庭血圧など素朴な不安に答える　今井潤著　改訂新版　保健同人社　2007.12　16, 227p　21cm　〈カラー版「高血圧のくすり」リスト付〉　1500円　①978-4-8327-0354-4　Ⓝ493.25

[内容] 高血圧の知識　高血圧と日常生活―セルフケアの基礎知識　高血圧の非薬物療法―ライフスタイル　降圧薬療法　降圧薬と副作用　くすりの相互作用　合併症と降圧薬療法　くすりの管理・使用法

◇NHKためしてガッテン脱・高血圧の「超」常識　NHK科学・環境番組部，主婦と生活社「NHKためしてガッテン」編集班編　主婦と生活社　2009.1　94p　28cm　(生活シリーズ　〔ガッテン「超」健康ブックス〕)　1143円　①978-4-391-62759-6　Ⓝ493.25

《糖尿病》

◇あなたが変わる運動のコツ―もしも100人の糖尿病村があったら　坂根直樹，松井浩著　診断と治療社　2003.8　107p　26cm　(目で見てわかる糖尿病 3)　990円　①4-7878-1342-0　Ⓝ493.123

[内容] 第1章 便利になった日本村　第2章 糖尿病村の運動と活動　第3章 何からはじめるか？　第4章 どのくらい気をつけたらいいの？

◇あなたの体も危ない！―糖尿病1600万人を救う魔法の杖　アントニオ猪木，舘一男著　PHP研究所　2005.9　171p　19cm　1100円　①4-569-64476-7　Ⓝ493.123

[内容] 第1章 絶望の淵から救ってくれた「魔法の杖」　第2章 アントニオ猪木の糖尿病完全克服記録　第3章 三カ月でマスターする三ステップ糖尿病治療法(東京八重洲クリニック主治医・舘一男)　第4章 アントニオ猪木の食事の楽しみ方―糖尿病でも楽しく食して元気を出せよ　糖尿病で視力、手足を失ってしまったら…(アントニオ猪木×舘一男)

◇あなたの知らない薬の世界―もしも100人の糖尿病村があったら　坂根直樹著　診断と治療社　2004.2　107p　26cm　(目で見てわかる糖尿病 5)　990円　①4-7878-1371-4　Ⓝ493.123

◇あなたもできる減量作戦―もしも100人の肥満村があったら　坂根直樹著　診断と治療社　2003.11　107p　26cm　(目で見てわかる糖尿病 4)　990円　①4-7878-1343-0　Ⓝ493.123

[内容] 第1章 豊かになった日本村　第2章 肥満村の人の体質と環境　第3章 何からはじめるか？　第4章 リバウンドしないダイエット法とは？　エピローグ 肥満村に住む人へのメッセージ

◇〈医師〉〈看護師〉〈患者・家族〉による糖尿病の本　阪本要一，東めぐみ，高橋一征著　岩波書店　2010.6　153, 5p　19cm　(病気を生きぬく 3)　1700円　①978-4-00-028265-9　Ⓝ493.123

[内容] はじめに 糖尿病の基礎知識　第1章 「なんだかおかしい」と感じたとき、すぐやるべきこと/やってはいけないこと　第2章 病院に行くած知っておきたいこと　第3章 病気で診てもらう際のポイント　第4章 病気を知る、治療法を知る　第5章 「もらった薬」のチェックポイント　第6章 在宅で、できること　第7章 入院の方法とその必要性　第8章 自分に合った療養のパートナーとは　第9章 生活の質を落とさないために　第10章 治療費を知る

◇イラスト図解糖尿病最新治療とセルフケア―つらい糖尿病から抜け出したいあなたへ　春日雅

生活習慣病　　　　　　　　　　　　　　　　　　　　　　　医療と健康

人監修　日東書院本社　2009.6　159p　21cm　1100円　Ⓣ978-4-528-01682-8　Ⓝ493.123
内容 第1章 糖尿病ってどんな病気？　第2章 糖尿病はいくつかの種類に分けられる　第3章 食生活で改善する　第4章 運動療法で改善する　第5章 薬物療法で改善する　第6章 病気との上手なつき合い方

◇インスリン自己注射まるわかりQ&A　―糖尿病患者さんのなぜ？どうして？を解決！　朝倉俊成著　吹田　メディカ出版　2007.3　137p　26cm　2400円　Ⓣ978-4-8404-2077-8　Ⓝ493.123

◇インスリン注射も食事制限もいらない糖尿病最新療法　岡本卓著　角川SSコミュニケーションズ　2009.9　183p　18cm　（角川SSC新書 078）〈発売：角川グループパブリッシング〉　780円　Ⓣ978-4-04-731501-3　Ⓝ493.123
内容 第1章 生活習慣病から体を守る　第2章 糖尿病治療で大切なこと　第3章 血糖値は、とにかく厳しく下げればよいか　第4章 タバコをやめて糖尿病を予防・改善　第5章 「食事より運動」と考えて、健康長寿　第6章 糖尿病治療の落とし穴、低血糖を防ぐ　第7章 糖尿病は循環器の医師に診せなさい　第8章 インスリン注射はやめられる

◇栄養を知って糖尿病がわかる　山本公弘著　京都　東山書房　2004.7　67p　26cm　（子どものための生活習慣病を防ぐ生活と食事 1）　1000円　Ⓣ4-8278-1345-0　Ⓝ498.57

◇絵でみる糖尿病食事療法入門　西原豊子著　第2版　文光堂　2003.10　65p　20×21cm　1000円　Ⓣ4-8306-6022-8　Ⓝ493.123
内容 知っておきたい基礎知識　各表の食品と使いかた　指示票の使い方と献立の立て方　付録

◇かかりつけ医の糖尿病Q&A　―ここが知りたい！　東京臨床糖尿病医会編　南山堂　2008.10　356p　21cm　3500円　Ⓣ978-4-525-23801-8　Ⓝ493.123

◇ガッテン流！脱・糖尿病の新ワザ―NHKためしてガッテン　NHK科学・環境番組部, アスコム編　アスコム　2011.3　103p　21cm　〈『NHKためしてガッテンがんばらなくてもOK！「脱・糖尿病」の裏ワザ』（2005年刊）の改題〉　1000円　Ⓣ978-4-7762-0658-3　Ⓝ493.123
内容 ガッテン流日本人のための糖尿病を防ぐ3つの新常識とは　第1章 新常識1 "ものぐさ筋トレ体操" で血糖値は下がる！（ガッテン流運動の裏ワザ　もぐさ筋トレ体操　3分あればできる！痛み予防ストレッチ）　第2章 新常識2 "朝食のタイミング" で血糖値は下がる！（ガッテン流食習慣の裏ワザ　起きて20分で作れるスピード朝食）　第3章 新常識3 "料理の裏ワザ" で血糖値は下がる（ガッテン注目の食材で作るゆっくり消化レシピ　牛乳・酢で効果アップのアイデアレシピ　調味ワザで満足感アップの副菜レシピ　大満足の低カロリーおやつレシピ）

◇合併症を防ぐ7つの鍵―もしも100人の糖尿病村があったら　坂根直樹著　診断と治療社　2004.7　107p　26cm　（目で見てわかる糖尿病 6）　990円　Ⓣ4-7878-1372-2　Ⓝ493.123
内容 第1章 日本村の生活事情　第2章 糖尿病村の合併症　第3章 何からはじめるか？　第4章 どのくらい気をつけたらいいの？　プロローグ 糖尿病村に住む人へのメッセージ

◇患者さんとスタッフのための糖尿病食事のすべて　阿部隆三監修, 清野弘明編, 増子マキ子著　医歯薬出版　2004.5　196p　26cm　3000円　Ⓣ4-263-23801-X　Ⓝ493.123

◇患者さんとスタッフのための糖尿病ライフQ&A―2型糖尿病を中心として　葛谷健, 松田文子, 宮本佳代子著　日本医学出版　2004.5　175p　21cm　1800円　Ⓣ4-931419-84-4　Ⓝ493.123

◇患者のための糖尿病読本―レッツ・スタディ　宮川高一, 高村宏監修, 西東京糖尿病教育研究会編　新版　桐書房　2004.5　115p　26cm　1600円　Ⓣ4-87647-638-1　Ⓝ493.123
内容 第1部 糖尿病とは？　第2部 糖尿病の合併症　第3部 糖尿病の治療

◇きいてきいて糖尿病のホンマ―格差社会で元気をまもる 外来からのレポート　井上朱実著　大阪　シーム　2010.1　205p　21cm　1143円　Ⓣ978-4-916100-29-0　Ⓝ493.123
内容 第1章 糖尿病とは―原因・症状・治療　第2章 合併症の話　第3章 糖尿病とのつきあい　第4章 格差社会で元気を守る

◇気になる血糖値をぐんぐん下げる大百科　板倉弘重監修, 主婦の友社編　主婦の友社　2006.11　191p　24cm　（主婦の友新実用books clinic）　1300円　Ⓣ4-07-251883-2　Ⓝ493.123
内容 1 気になる血糖値を正しく理解する　2 気になる血糖値を食生活で改善する　3 気になる血糖値を下げる特効食材　4 気になる血糖値を食べて下げる　5 気になる血糖値を飲んで下げる　6 気になる血糖値を動作やツボ押しで下げる

◇気になる血糖値がみるみる下がる大百科　主婦の友社編　最新版　主婦の友社　2012.3　191p　24cm　（主婦の友新実用books Clinic）〈初版（2006年刊）のタイトル：気になる血糖値をぐんぐん下げる大百科〉　1300円　Ⓣ978-4-07-281861-9　Ⓝ493.123
内容 PROLOGUE 血糖値を下げるおいしいレシピ　1 血糖値を下げるためにまず理解しておきたい糖尿病の正しい知識　2 血糖値に効く選りすぐりのこの食材　3 血糖値を食べて下げる、この簡単特効料理　4 血糖値を飲んで下げるこのドリンク、このスープ　5 血糖値を無理なく下げる動作やこの刺激

◇気になる糖尿病　集英社　2004.10　35p　30cm　（集英社健康百科 読む人間ドック危ない現代病 30 3）　476円　Ⓝ493.123

◇9割の糖尿病は自力でよくなる―薬もカロリー計算もいりません 糖尿病が気になるあなたに！　聴涛貴一郎著　新人物往来社　2011.9　227p　19cm　1200円　Ⓣ978-4-404-04072-5　Ⓝ493.123
内容 第1章 なぜ増える糖尿病　第2章 一番大切な食事の話　第3章 体重は増やさない　第4章 運動は「ながら」で十分　第5章 最新の「薬」事情　第6章 患者さん、いらっしゃい

◇薬なし食事と運動で糖尿病を治す　渡邊昌著　講談社　2005.10　237p　19cm　（健康ライブラリー）　1300円　Ⓣ4-06-259259-2　Ⓝ493.123
内容 第1章 糖尿病はなぜこんなに増えてきたのか？　第2章 糖尿病になぜなるのか？　第3章 食事と運動だけで血糖コントロールはできる　第4章 薬なしで治す実践！食事編　第5章 薬なしで治す実践！運動編　第6章 危険度を知る。検査値の読み方　第7章 糖尿

884　医療問題の本 全情報 2003-2012

医療と健康　　　　　　　　　　　　　　　　　　　　　　　　　　　　　　　　　　　生活習慣病

病を巡る新しい動き　第8章 糖尿病治療薬の作用と副作用　第9章 合併症をいかに回避するか　第10章 七転び八起き・三人の糖尿病体験例

◇薬にたよらず食べてコントロール糖尿病　吉次通泰，木坂京子監修　ベストセラーズ　2007.3　207p　15cm　（ワニ文庫）　571円　①978-4-584-30845-5　Ⓝ493.123
内容　第1章 糖尿病とはどんな病気か　第2章 糖尿病に効く食べものとおいしい調理法　第3章 できればひかえたい食べものとどうしても食べたいときのおいしい調理法（牛肉―飽和脂肪酸が気になる　モツ（内臓）―コレステロールが多く含まれる　サラダ油―植物性原料でも安心できない　ほか）　第4章 1週間の完璧メニュー

◇薬もインスリンもやめられた！ 新しい糖尿病治療　荒木裕著　現代書林　2008.2　190p　19cm　1200円　①978-4-7745-1103-0　Ⓝ493.123
内容　第1章 糖をやめて肉をしっかり食べれば、糖尿病は治る！（現代人にとって糖は「よくないもの」である　なぜ、糖をやめると糖尿病がよくなり、生活習慣病が治っていくのか　糖尿病の患者さんに知っておいてほしいこと）　第2章 エスキモーは糖尿病にならない（ヒトはもともと肉食動物である　炭水化物ばかり食べていた昔の日本人はなぜ糖尿病にならなかったのか　必要不可欠なのはタンパク質と脂質　諸悪の根源、糖を絶つ！）　第3章 ハーバード大学での研究成果「荒木メソッド」（合理的に考えれば当たり前のこと　「荒木メソッド」の実際、入院メニュー紹介　食べもの健康常識のウソに注意！）　第4章 家庭で実践しよう！「荒木メソッド」（断糖食の「5つの約束」で、お腹いっぱい食べて糖尿病にサヨナラ　なぜ糖尿病だと禁酒しなければならないの？　卵は積極的に、1日何個でも食べる　よい食品だが、意外に糖の多いもの　サプリメントを利用するなら、この3種類）

◇血糖を自分で改善―健診そのあとに　小田原雅人著　法研　2005.11　143p　21cm　1200円　①4-87954-597-X　Ⓝ493.123
内容　第1章 血糖って何？　第2章 どうして気になる値が出るの？　第3章 放っておくとなぜよくないのか　第4章 自分で改善するには　第5章 自分で改善できない場合の治療法

◇血糖値をぐんぐん下げるコツがわかる本―自分で、すぐできる！ 高血糖リセット法　板倉弘重総監修，井上八重子，青野治朗，李昊昊監修　永岡書店　2005.7　191p　21cm　1200円　①4-522-42319-5　Ⓝ493.123

◇血糖値を下げる知恵とコツ　主婦の友社編　主婦の友社　2003.11　159p　21cm　（主婦の友ベストbooks　目で見る健康ブックス）　1200円　①4-07-239818-7　Ⓝ493.123
内容　1 血糖値をコントロールする　2 食品で血糖値を下げる　3 健康茶で血糖値を下げる　4 健康食品で血糖値を下げる　5 ツボ刺激で血糖値を下げる　6 薬用植物で血糖値を下げる

◇血糖値を下げる特効法101―糖尿病予備軍でも、今なら間に合う！　阿部博幸監修，主婦と生活社編　主婦と生活社　2007.4　191p　18cm　900円　①978-4-391-13419-3　Ⓝ493.123
内容　1 糖尿病予備群のための基礎知識　2 血糖値を下げる&上げない101の方法（食習慣　食品　飲み物　サプリメント　運動&生活習慣）

◇血糖値を下げる特効book　浅野次義監修　改訂版　主婦と生活社　2008.7　95p　26cm　（生活シリーズ）　1100円　①978-4-391-62596-7　Ⓝ493.123

◇血糖値をしっかり下げるコツがわかる本―あなたの危険度と改善法がわかる！ 最新版　鈴木吉彦監修　学研パブリッシング　2010.12　191p　22cm　（学研実用BEST　まいにちの健康BOOKS）〈発売：学研マーケティング〉　1200円　①978-4-05-404742-6　Ⓝ493.123
内容　1 これだけは知っておきたい血糖値の基礎知識　2 血糖値を食事で下げるテクニック　3 血糖コントロールに役立つ食べ方とレシピ（血糖コントロールに役立つ食べ方　ノン、ゼロ、オフなどの表示はカロリー、糖類がゼロではないことも！？）　4 血糖値を運動で下げるテクニック（運動で血糖値を下げる！　日常生活と運動でカロリーカフ！ アイデア100）　5 糖尿病の治療と最新の治療薬（糖尿病の治療　最新の治療薬）

◇血糖値をらくらく下げる食事ハンドブック―糖尿病を治すコツがすぐマスターできる　吉田美香監修，主婦の友社編　主婦の友社　2007.2　223p　17cm　（主婦の友ポケットbooks）　900円　①978-4-07-254025-1　Ⓝ493.123
内容　1 糖尿病治療の基本は食事療法にあります　2 糖尿病の食事の要点は、たった3つです　3 この基本とコツを知れば献立づくりはむずかしくありません　4 何を、どれだけ、どう食べるかの簡単マスター術　5 糖尿病の献立を正しく作り、じょうずに調理するコツ　6 血糖値を下げる身じょうずな食べ方を身につけます　7 トラブルやエラーの少ない食事療法のために　8 じょうずな外食のとり方をマスターすれば万全です

◇血糖値が高いと言われたら読む本―早わかり健康ガイド　石橋俊監修　小学館　2007.10　159p　19cm　1200円　①978-4-09-304326-7　Ⓝ493.123
内容　序章 血糖の働きを知る　第1章 血糖値が高いとなぜ悪い？　第2章 肥満体質が高血糖を招く　第3章 食生活を改善して血糖値を下げる　第4章 運動とライフスタイルも血糖値改善には大事　第5章 それでも血糖値が下がらないときは…

◇血糖値が高く糖尿病が気になる方へ　井藤英喜著　主婦と生活社　2005.10　111p　19cm　800円　①4-391-13138-2　Ⓝ493.123
内容　1章 「血糖値」について知っておきたい基礎知識　2章 肥満は大敵！ 予防・解消に努めよう　3章 血糖値を上げない食事の心得　4章 アルコールと上手につき合う　5章 運動習慣を確立して血糖値を改善　6章 ストレスを撃退して血糖値を守ろう　7章 日常生活を見直して血糖値をコントロール　8章 糖尿病予備軍、糖尿病の最新療法

◇血糖値が高めの人に読んでほしい本　岩本安彦監修，主婦の友社編　主婦の友社　2007.9　159p　21cm　1300円　①978-4-07-257070-8　Ⓝ493.123
内容　糖尿病予備軍6つの疑問　第1章 糖尿病の予備軍って、なんだろう？　第2章 糖尿病予備軍にどんな検査を知っておこう　第3章 食生活を変えれば血糖値は下がる　第4章 生活のなかに運動をとり入れよう　第5章 タイプ別・血糖値の下げ方　第6章 血糖値に関するQ&A

医療問題の本 全情報 2003-2012　　885

生活習慣病　　　　　　　　　　　　　　　　　　　　　　　　　　　　医療と健康

◇血糖値がみるみる下がる100のコツ　主婦の友社編　主婦の友社　2004.7　191p　18cm　940円　Ⓣ4-07-243270-9　Ⓝ493.123
　内容　第1章 糖尿病・高血糖の病態を理解し食生活の基本を知る　第2章 一般食品で血糖値を下げる　第3章 健康茶で血糖値を下げる　第4章 家庭療法で血糖値を下げる　第5章 ツボを刺激して血糖値を下げる　第6章 運動や生活の中で血糖値を下げる　第7章 健康食品などで血糖値を下げる

◇血糖値がムリなく下がる100のコツ　主婦の友社編　主婦の友社　2008.2　191p　18cm　940円　Ⓣ978-4-07-257756-1　Ⓝ493.123
　内容　第1章 血糖値をグーンと下げる8つのアプローチ　第2章 血糖値を確実に下げる最新情報　第3章 血管を丈夫にし、血液をサラサラにすると血糖値が下がる　第4章 体内浄化で血糖値を下げる　第5章 ダイエットで血糖値を下げる　第6章 食べ物に気をつかって血糖値を下げる　第7章 ジュース、お茶、ミネラルウォーターを飲んで血糖値を下げる　第8章 スープを飲んで血糖値を下げる　第9章 健康食品で血糖値を下げる　第10章 体操、体のケアで血糖値を下げる

◇血糖値にぐぐっと効く本　主婦の友社編　主婦の友社　2010.5　223p　16cm　《『血糖値を下げる100のコツ』(平成11年刊)の増補、再編集》　667円　Ⓣ978-4-07-269771-9　Ⓝ493.123
　内容　第1章 糖尿病・血糖値の病態を理解し、食生活の基本を知る　第2章 一般食品を上手にとって、血糖値を下げる　第3章 各種の健康茶を活用して、血糖値を下げる　第4章 家庭療法や健康食品で、血糖値を下げる　第5章 ツボやゾーンを刺激して、血糖値を下げる　第6章 生薬や薬用植物を用い、血糖値を下げる

◇血糖値の高い人がまず最初に読む本──血糖値を下げる名医の知恵141　主婦と生活社編、井藤英喜監修　主婦と生活社　2010.5　159p　19cm　(病気を防ぐ！健康図解シリーズ 2)〈『血糖値が高く糖尿病が気になる方へ』(2005年刊)の加筆、リニューアル〉　552円　Ⓣ978-4-391-13892-4　Ⓝ493.123
　内容　1章 血糖値について知っておきたい基礎知識　2章 肥満は大敵！予防・解消に努めよう　3章 血糖値に関する食事の心得　4章 アルコールと上手につき合う　5章 運動習慣を確立して血糖値を改善　6章 ストレスを撃退して血糖値を下げる　7章 日常生活を見直して血糖値をコントロール　8章 糖尿病予備群、糖尿病の最新療法

◇血糖値は3日で下がる！──今すぐできる「糖尿病」劇的改善プログラム　佐々木由樹著　ソフトバンククリエイティブ　2011.3　191p　18cm　(ソフトバンク新書157)　730円　Ⓣ978-4-7973-6344-9　Ⓝ493.123
　内容　第1章 血糖値は3日で下がる！　第2章 3日間プログラムの食事療法　第3章 3日間プログラムの運動療法　第4章 下げた血糖値を維持する方法

◇健康診断で血糖値が高めの人が読む本　及川眞一著　幻冬舎　2007.2　126p　21cm　1200円　Ⓣ978-4-344-90101-8　Ⓝ493.123
　内容　1 気になる検査の疑問を解消するQ&A　2 血糖値が高くなったのはなぜ？　3 食事と運動で血糖値を正常に戻す　4 高血糖の人が身につけたいライフスタイル　5 のみ薬や注射で血糖値をコントロールする　6 高血糖をほうっておくと合併症を招く

◇健康増進外来──理想の糖尿病外来をめざして　佐藤元美、松嶋大著　新興医学出版社　2011.7　78p　21cm　2000円　Ⓣ978-4-88002-819-4　Ⓝ493.123
　内容　第1部 健康増進外来創設　第2部 健康増進外来の実際　第3部 健康増進外来の効果　第4部 健康増進外来のこれから(フルタイム健康増進外来までの道)

◇健診で血糖値が心配ですよと言われた人の本　門脇孝監修　法研　2009.3　130p　21cm　1300円　Ⓣ978-4-87954-754-5　Ⓝ493.123
　内容　第1章 「血糖値が高め」とはどういう状態か　第2章 なぜ「血糖値が高め」になってしまうのか　第3章 「血糖値が高め」を放っておくとどうなるか　第4章 日常生活を見直して自分で改善する　第5章 さらに悪くなってしまった場合の治療法

◇高血糖を下げる生活事典　河盛隆造監修　成美堂出版　2008.11　207p　22cm　1200円　Ⓣ978-4-415-30449-6　Ⓝ493.123
　内容　1 知っておきたい！糖尿病のミニ知識 血糖値を改善して、怖い合併症を防ぐ　2 今日できることからはじめよう！血糖値を改善するライフスタイル革命　3 「適量」こそ、予防・改善の第一歩！血糖値改善のためのエネルギーコントロール法　4 無理なくマイペースで！身体活動量アップ！合併症を防ぐ運動対策　5 選び方、食べ方のヒントになる！血糖値を改善する食材選びミニガイド　6 知っていると便利！安心！糖尿病・合併症の予防対策Q&A

◇高血糖を好きに食べて飲んで下げる知恵とコツ──食事制限・運動いっさいなし！オールカラー　主婦の友社編　主婦の友社　2010.7　143p　21cm　(主婦の友ベストbooks)　1300円　Ⓣ978-4-07-272885-7　Ⓝ493.123
　内容　第1章 無理なく血糖値を下げるには　第2章 おいしい主食で血糖値を下げる　第3章 たっぷりおかずで血糖値を下げる　第4章 飲み物・お酒で血糖値を下げる　第5章 おやつを食べても血糖値を下げる食事のコツ編 食事時のちょっとした工夫が血糖値を下げる

◇こどもの1型糖尿病ガイドブック──患児とその家族のために　日本小児内分泌学会糖尿病委員会編著　文光堂　2007.4　146p　26cm　2400円　Ⓣ978-4-8306-1366-1　Ⓝ493.931
　内容　こどもの1型糖尿病と分かったら こどもの1型糖尿病とは　インスリン療法　食事療法の指針　運動療法　こどもの1型糖尿病の自己管理　シックデイ、低血糖、高血糖など　心理的な問題　1型糖尿病と学校生活　糖尿病合併症とその予防　1型糖尿病に関する情報の集めかた、関係機関　こどもの1型糖尿病の発症予防と治療の将来　小児・思春期における糖尿病性ケトアシドーシスの管理

◇米と糖尿病──日本人は炭水化物(糖質)を制限してはならない　佐藤章夫著　径書房　2010.7　174p　20cm　1800円　Ⓣ978-4-7705-0205-6　Ⓝ493.123
　内容　1 日本人の日常茶飯──先祖が脈々と食べ続けてきた食事　2 戦後の食生活の変化　3 哺乳類(ウシ、ブタ)を食べるということ　4 米(炭水化物)を食べるということ　5 米(炭水化物)と糖尿病　6 米(炭水化物)とアルコール性肝障害

◇これでわかる糖尿病療養教室──患者さんとスタッフのために　槇野博史監修、四方賢一編　南江

◇堂　2004.6　118p　26cm　2000円　①4-524-22388-6　Ⓝ493.123
内容 1 糖尿病療養のための知識(糖尿病とは　糖尿病の合併症　糖尿病性昏睡(2つの昏睡))　2 糖尿病の治療法(食事療法　運動療法　薬物療法(経口薬とインスリン)ほか)　3 糖尿病療養の実技

◇こんなに怖い!　高血糖―名医が教える予防と治療　岩本安彦監修　西東社　2007.10　103p　26cm　1000円　①978-4-7916-1485-1　Ⓝ493.123
内容 第1章 高血糖を知る　第2章 高血糖をふせぐ食生活　第3章 高血糖をふせぐ運動　第4章 高血糖の治療

◇こんなによくなる!糖尿病―驚きの「インクレチン」新薬効果　鈴木吉彦著　朝日新聞出版　2010.12　144p　21cm　1200円　①978-4-02-330868-8　Ⓝ493.123
内容 序章 新薬が糖尿病の常識をくつがえす　第1章 出逢いは「9・11」と「トカゲ」から　第2章 「高血糖のメモリー」消失へ。前人未到の挑戦　第3章 患者さんが教えてくれた「前人未到への登り方」　第4章 変わる、薬の使い方　第5章 「糖尿病完治の時代」の未来像　第6章 「治る」時代が目前に迫ってきた!　第7章 地球温暖化を前に冷水の準備を

◇最新インスリン療法　綿田裕孝専門編集　中山書店　2011.6　273p　26cm　(Visual糖尿病臨床のすべて)　5800円　①978-4-521-73375-3　Ⓝ493.123
内容 1章 インスリン治療の基本(インスリン治療の目的と適応　インスリン投与量と血糖降下の関係　インスリン製剤の種類と特性)　2章 2型糖尿病のインスリン治療　3章 1型糖尿病のインスリン治療

◇最新血糖値を下げる知恵とコツ　主婦の友社編　主婦の友社　2008.7　159p　21cm　(主婦の友ベストbooks)　1200円　①978-4-07-261380-1　Ⓝ493.123
内容 1 血糖値を下げるためには　2 この食材で血糖値を下げる　3 このレシピで血糖値を下げる　4 酢の効用で血糖値を下げる　5 お茶やジュースで血糖値を下げる　6 体を動かして血糖値を下げる　7 ツボを刺激しては血糖値を下げる

◇自分で治す、防ぐ!　糖尿病特効book―専門家がすすめる5大解決法　佐藤務、宗像伸子, 根本幸夫監修　主婦と生活社　2004.8　127p　26cm　(生活シリーズ)　1100円　①4-391-61881-8　Ⓝ493.123

◇自分で防ぐ・治す糖尿病―ビジュアル版　帯津良一、川上正舒監修　法研　2008.3　195p　21cm　1300円　①978-4-87954-707-1　Ⓝ493.123
内容 序章 糖尿病が気になるとき　第1章 糖尿病ってどんな病気?　第2章 食事で防ぐ・治す―肥満を防止し、血糖値を安定させる食生活　第3章 運動で防ぐ・治す―肥満を改善し、インスリン抵抗性を改善する　第4章 糖尿病の知恵&代替療法で防ぐ・治す―生活の質を高める習慣　付録 糖尿病の最新治療

◇小児糖尿病・ヤング糖尿病―小児1型・2型糖尿病のすべて　ヤング糖尿病=思春期の過ごし方　田嶼尚子著　主婦の友社　2009.3　159p　21cm　(よくわかる最新医学)　1500円　①978-4-07-261054-1　Ⓝ493.931
内容 第1章 子どもの糖尿病がふえている!?(体験談と疫学)　第2章 小児・思春期の糖尿病とは(病型分類と病因)　第3章 早期発見・早期治療のための症状チェックと検査と診断　第4章 インスリン療法と薬物療法　第5章 小児・思春期の食事療法　第6章 小児・思春期の運動療法　第7章 自宅での生活・学校での生活　第8章 糖尿病と受験・就職・結婚(妊娠・出産)　第9章 糖尿病の子どもやヤングを囲む家族・教師のかたへ

◇小児・ヤング糖尿病―のびのびしっかりサポート　内潟安子著　シービーアール　2005.2　165p　21cm〈折り込3枚〉　1400円　①4-902470-12-8　Ⓝ493.931

◇女性の糖尿病診療ガイダンス　豊田長康編　メジカルビュー社　2004.4　172p　26cm　6500円　①4-7583-0517-X　Ⓝ493.12
内容 1 思春期から結婚まで―女性の糖尿病とは　2 子どもができるまで―妊娠に向けて：妊娠準備期　3 妊娠と出産―妊娠中と出産における留意点　4 糖尿病母体から生まれた新生児―出産後の問題　5 中高年

◇知らないと怖い糖尿病の話　宮本正章著　PHP研究所　2011.12　212p　18cm　(PHP新書774)　720円　①978-4-569-79934-6　Ⓝ493.123
内容 第1章 なぜ、糖尿病が国を亡ぼすのか?　第2章 最低限知っておきたい糖尿病の実態　第3章 間違った治療法が糖尿病患者さんを悪くしている　第4章 日本初の臨床診療科としての「再生医療科」　第5章 ハエの幼虫を使った新治療法　第6章 糖尿病患者さんにこれだけは知っておいてほしいこと

◇人体実験ノススメ―糖尿病予備軍へのメッセージ　鎌滝哲也著　大阪　最新医学社　2008.2　268p　21cm　1500円　①978-4-914909-43-7　Ⓝ493.123

◇図解でわかる糖尿病　片山隆司監修, 貴堂明世食事療法監修, 主婦の友社編　主婦の友社　2011.7　159p　21cm　(徹底対策シリーズ)　1300円　①978-4-07-277635-3　Ⓝ493.123
内容 1 糖尿病のきほんの「き」　2 糖尿病はどうやって診断されるの?　3 糖尿病の合併症　4 糖尿病の最新治療　5 糖尿病とのつきあい方　血糖値を下げる「2週間メソッド」(運動編　食事編)

◇ズボラでも血糖値がみるみる下がる57の方法　板倉弘重著　アスコム　2012.1　175p　18cm　(予約の取れないドクターシリーズ)　952円　①978-4-7762-0706-1　Ⓝ493.123
内容 第1章 すぐできる!　血糖値がみるみる下がる食事習慣　第2章 お肉でもお酒でも大丈夫!　この食材で楽しく食べて、ラクして健康に　第3章 ズボラなんでもできる!　毎日続けられる運動習慣の身につけ方　第4章 病は気から?　ストレス撃退で心も体もリラックス!　第5章 これだけは知っておこう!　糖尿病治療の名医が教える病気とのつきあい方

◇生活習慣病実用ガイド「糖尿病」―全国の専門医療施設と医師名一覧　日野原重明監修　メディファクト　2005.10　90p　30cm　(広報医療情報誌・メディアbaioシリーズ)〈発売：プレーン出版〉　1000円　①4-89242-231-2　Ⓝ493.123
内容 治療への参加を　糖尿病ってどんな病気?　ホントに怖い糖尿病　早期発見!　早期治療!　インターネットで情報を集める　糖尿病領域・医療情報公開医師一覧　全国47都道府県「糖尿病領域・診療医療機関」一覧

生活習慣病

◇千万人の糖尿病教室　後藤由夫編　文光堂　2006.2　137p　26cm　2200円　Ⓣ4-8306-6030-9　Ⓝ493.123
　[内容] 1 糖尿病の増加と予防　2 糖尿病の治療　3 危険な低血糖（低血糖になると　低血糖の治し方）　4 合併症と治療　5 老年・幼児・妊婦糖尿病

◇専門医が教える糖尿病ウォーキング！　福田正博著　扶桑社　2009.11　199p　18cm　（扶桑社新書 061）　720円　Ⓣ978-4-594-06089-3　Ⓝ493.123
　[内容] 第1章 糖尿病専門医による診療はどこが違うのか？　第2章 糖尿病の治療費はいくらかかる？——基本の費用と患者の例　第3章 ウォーキングは糖尿病の予防&治療薬だ！　第4章 実践！糖尿病ウォーキングその1——歩く時間帯、頻度、スピード、歩数　第5章 実践！糖尿病ウォーキングその2——歩き方、歩数計、フットケア、楽しみ方　第6章 糖尿病ウォーキングと食事で相乗効果を！　第7章 糖尿病とストレス、うつの関係を理解する　第8章 糖尿病は「家族力」で治す！　第9章 Dr.モグの、患者さんからよく聞かれる18の質問

◇専門医が答える！『このままでは糖尿病になりますよ！』と言われたら読む本　入山禄郎監修　メイツ出版　2011.2　128p　21cm　（コツがわかる本）　1300円　Ⓣ978-4-7804-0904-8　Ⓝ493.123
　[内容] 予防対策BIG5 食事のコツ 運動のコツ 生活習慣を見直す 糖尿病との付きあい方

◇専門医がやさしく教える血糖値&糖尿病——血糖値を下げる最新治療と食事　井藤英喜著　PHP研究所　2008.3　175p　24cm　1200円　Ⓣ978-4-569-69623-2　Ⓝ493.123
　[内容] 1章 糖尿病とはどんな病気？　2章 食生活の改善が血糖コントロールのかなめ　3章 運動療法で確実に血糖値を下げる　4章 高血糖を改善するライフスタイル　5章 薬物療法が必要な場合と進め方　6章 合併症の予防と治療

◇専門医に聞く糖尿病　鈴木吉彦著　日本文芸社　2010.12　183p　19cm　（にちぶん健康読本）　1200円　Ⓣ978-4-537-20858-0　Ⓝ493.123
　[内容] 序章 STOP THE 糖尿病（速いペースで増え続ける糖尿病 予備軍も含め、すでに2000万人を突破　一生の病気であるにもかかわらず治療を続ける人が少ないのが実態です）　第1章 知っておきたい糖尿病の基礎知識　第2章 糖尿病が怖いといわれる本当のわけ（糖尿病の進行 血管障害から合併症が始まります）　第3章 糖尿病の治療

◇そこが知りたい！糖尿病——元気で長生き糖尿病のあいうえお　一島嘉明著　〔小樽〕　〔一島嘉明〕　2003.9　113p　19cm　製作・協力：北海道新聞社出版局　1238円　Ⓣ4-901644-38-6　Ⓝ493.123

◇それは患者の責任です　田上幹樹著　日本放送出版協会　2008.9　244p　18cm　（生活人新書 266）　740円　Ⓣ978-4-14-088266-5　Ⓝ493.123
　[内容] 糖尿病患者を減らせるか？　糖尿病患者四〇人の日常　アンケート調査で探る「患者の責任」　「患者の責任」　医療の責任

◇楽しく笑って覚える糖尿病教室——夜間糖尿病教室・北原白秋も糖尿病だった？　八幡芳和著　診断と治療社　2005.2　95p　21cm　2800円　Ⓣ4-7878-1416-8　Ⓝ493.123

◇誰でもスグできる！糖尿病の血糖値をぐんぐん下げる200％の基本ワザ　板倉弘重監修　日東書院本社　2011.3　207p　19cm　1000円　Ⓣ978-4-528-01244-8　Ⓝ493.123
　[内容] 第1章 糖尿病を知る　第2章 糖尿病で起こる合併症　第3章 血糖値のコントロール法　第4章 糖尿病の食事療法　第5章 糖尿病の運動療法　第6章 糖尿病の薬物療法と生活習慣改善法

◇ちょっと気になる糖尿病　オレンジページ　2005.7　95p　30cm　（オレンジページブック　食べて元気になる 1）　1000円　Ⓣ4-87303-362-4　Ⓝ493.123

◇できる！かんたん！血糖値をどんどん下げる本　林泰監修　池田書店　2009.6　191p　21cm　1200円　Ⓣ978-4-262-12344-8　Ⓝ493.123
　[内容] 1章 どうして怖いの？ 高血糖　2章 おいしく食べて血糖値を下げよう　3章 血糖値を下げる「ライフスタイル」

◇データが語る質の高い糖尿病クリニック超入門　石橋不可止著　カイ書林　2011.5　164p　21cm　（「ジェネラリスト・マスターズ」シリーズ 5）　〈並列シリーズ名：Generalist Masters〉　2800円　Ⓣ978-4-904865-04-0　Ⓝ493.123

◇徹底図解糖尿病——これで安心、「最新医療」と生活の知恵　相磯嘉孝監修　新版　法研　2005.7　212p　19cm　（目でみる医書シリーズ）　1200円　Ⓣ4-87954-584-8　Ⓝ493.123
　[内容] 第1章 糖尿病の基礎知識　第2章 合併症の予防　第3章 糖尿病の診断基準　第4章 食事療法が治療の柱　第5章 運動療法の二つの効果　第6章 進歩した薬物療法　第7章 糖尿病とのつきあい方

◇糖質制限食のススメ——その医学的根拠と指針　山田悟著　東洋経済新報社　2012.5　222p　19cm　1400円　Ⓣ978-4-492-04549-9　Ⓝ493.123
　[内容] 第1章 ゆるい糖質制限食は続けられる食事療法　第2章 糖尿病と治療食　第3章 カロリー制限食との棲み分け　第4章 バーンスタインの示す糖質制限食の効果　第5章 ゆるい糖質制限食のやり方　第6章 様々な糖質制限食と定義づけ　第7章 糖質制限食批判への反論　第8章 社会へのアピール

◇糖質制限ダイエットで何の苦もなく糖尿病に勝った！　桐山秀樹著　扶桑社　2011.3　231p　18cm　（扶桑社新書 087）　720円　Ⓣ978-4-594-06365-8　Ⓝ493.123
　[内容] はじめに ある美食作家の懺悔と再生　第1章 糖尿病発覚と絶望からの立ち直り　第2章 敵は、糖質にあり　第3章 糖質制限実践マニュアルその1 理論編 糖質制限で何故、痩せるのか　第4章 糖質制限実践マニュアルその2 外出、出張時の糖質制限術　第5章 糖尿病より怖かった「肥満」という病　必ずダイエットに成功する方法（吉村祐美）　おわりに「糖尿病」よありがとう。「守る健康」から「攻める健康」へ

◇糖尿病　河原和枝監修, 加来浩平, 新田早美執筆　第2版　日本医療企画　2003.8　1冊　30cm　（栄養療法リーフレットシリーズ 1）　679円　Ⓣ4-89041-575-0

◇糖尿病　鈴木吉彦著　新版　主婦の友社　2004.10　207p　21cm　（よくわかる最新医学）　1300円　Ⓣ4-07-244423-5　Ⓝ493.123
　[内容] 糖尿病について、ぜひ知っておきたいこと　診断のための検査や治療のための検査でわかること

治療のかなめ食事療法のポイント　運動療法の知識と行うときの注意　薬物療法（飲み薬療法の基本知識と注意点　インスリン療法の基本知識と注意点）　自己管理をするために患者さん自身で行う検査—体重・尿糖・血糖の自己測定　糖尿病の3大合併症と糖尿病が引き起こすその他の病気　"糖尿病の足"と歯の手入れ，他の病気にかかったとき，旅行するとき

◇糖尿病—つき合い方と治療　順天堂大学医学部編　学生社　2004.11　161p　18cm　（順天堂のやさしい医学1）　780円　①4-311-70051-2　Ⓝ493.123
　内容　糖尿病と付き合う　糖尿病の原因と「生活習慣」の改善　教育入院で糖尿病患者が体験するもの　糖尿病と食事療法のコツ　糖尿病予防のための運動と良い歩き方

◇糖尿病—食事療法・運動療法・薬物療法ほか悪化させないための工夫と知恵　赤沼安夫監修，主婦の友社編　主婦の友社　2005.8　223p　21cm　（専門医が答えるQ&A）　1300円　①4-07-244966-0　Ⓝ493.123
　内容　第1章 糖尿病の症状　第2章 糖尿病をしっかり知ろう　第3章 なぜ糖尿病になるのか　第4章 糖尿病の検査　第5章 食事療法　第6章 運動療法　第7章 薬物療法　第8章 低血糖について　第9章 糖尿病の合併症

◇糖尿病　加藤光敏，加藤則子著　日本医学館　2006.3　238p　19cm　（高齢者のからだと病気シリーズ）　1200円　①4-89044-610-9　Ⓝ493.123

◇糖尿病—自分のために，できること　春日雅人総監修　日本放送出版協会　2008.1　111p　26cm　（別冊NHKきょうの健康）　1000円　①978-4-14-794147-1　Ⓝ493.123

◇糖尿病—名医の言葉で病気を治す　板垣晃之著　誠文堂新光社　2008.1　182p　図版4p　21cm　（あなたの医学書）　1800円　①978-4-416-80786-6　Ⓝ493.123
　内容　第1章 糖尿病ってどんな病気？　第2章 糖尿病理想の治療　第3章 食事療法は予防医学—難しい食事療法の継続　第4章 糖尿病と心のつながり　第5章 高齢者の糖尿病の特徴　第6章 糖尿病と脳—高齢者の低血糖　第7章 糖尿病に起こりやすい合併症　第8章 糖尿病の薬　第9章 ペットボトル症候群に注意

◇糖尿病—正しい治療がわかる本　野田光彦著　法研　2009.8　191p　21cm　（EBMシリーズ）〈シリーズの責任編集者：福井次矢〉　1400円　①978-4-87954-771-2　Ⓝ493.123
　内容　第1章 治療方針はこのように決められます　第2章 これが基本となる正しい薬物療法です　第3章 これが食事・運動療法の基本です　第4章 生活するうえで気をつけたいこと　第5章 病気に対する正しい知識　第6章 これだけは聞いておきたい治療のポイントQ&A

◇糖尿病　河盛隆造編　大阪　医薬ジャーナル社　2009.9　71p　21cm　（インフォームドコンセントのための図説シリーズ）　3800円　①978-4-7532-2399-2　Ⓝ493.123
　内容　1 糖尿病ってどんな病気？　2 診断　3 合併症　4 治療法（食事療法　運動療法　経口薬療法　インスリン療法）

◇糖尿病医療学入門—こころと行動のガイドブック　石井均著　医学書院　2011.5　257p　26cm　4500円　①978-4-260-01332-1　Ⓝ493.123

◇糖尿病を自己管理する本　門脇孝監修　講談社　2010.11　98p　21cm　（健康ライブラリーイラスト版）　1200円　①978-4-06-259751-7　Ⓝ493.123
　内容　1 糖尿病は生活の質と「健康寿命」を左右する　2 有効性が高く副作用の少ない薬が現れた　3 食事療法は最も重要で効果的な治療法　4 運動療法で血糖を消費しやすい体になる　5 自己管理のサポート態勢を整える

◇糖尿病を上手にコントロールする生活術—先輩患者さんの失敗・カン違いから学ぶ　松葉育郎著　主婦の友社　2006.2　207p　21cm　1300円　①4-07-249053-9　Ⓝ493.123
　内容　第1章 糖尿病に直面するとき　第2章 食事療法をやるのは，なぜ，なんのために　第3章 食事療法のコツと食品選び　第4章 運動療法をやるのは，なぜ，なんのために　第5章 安全で効果的に運動療法をやるには　第6章 生活上の注意と自分で行う検査・測定　第7章 飲み薬療法とインスリン療法

◇糖尿病を退治する。ホントなのウソなの　坂上元祥監修　環健出版社　2006.3　93p　15cm　（ヒポクラテスの読むサプリシリーズ 16）〈発売：星雲社〉　280円　①4-434-07656-6
　内容　余ったエネルギーが，血糖値になる。糖尿病を退治する。ホントなのウソなの

◇糖尿病を治すコツ—かんたん，たのしく，きれいに体質改善する秘訣　井狩春男著　共同通信社　2003.9　150p　19cm　1000円　①4-7641-0526-8　Ⓝ493.123
　内容　1 糖尿病の身の上　2 病院で教えてもらったこと　3 糖尿病の治し方

◇糖尿病患者のセルフマネジメント教育—エンパワメントと自己効力　わかる！使える！やる気を高める！　安酸史子著　吹田　メディカ出版　2004.2　157p　26cm　2600円　①4-8404-0941-2　Ⓝ492.926

◇糖尿病患者のセルフマネジメント教育—エンパワメントと自己効力　わかる！使える！やる気を高める！　安酸史子著　改訂2版　吹田　メディカ出版　2010.2　173p　26cm　2800円　①978-4-8404-2984-9　Ⓝ492.926

◇糖尿病患者のためのカーボカウント完全ガイド　Hope S. Warshaw, Karmeen Kulkarni著，坂根直樹, 佐野喜子監訳　医歯薬出版　2007.9　194p　23cm　〈訳：阿部恵ほか〉　3500円　①978-4-263-25505-6　Ⓝ493.123

◇糖尿病患者のためのカーボフラッシュカード　大阪市立大学大学院医学研究科発達小児医学教室，大阪大学医学部附属病院栄養部編　大阪　医薬ジャーナル社　2007.9　1冊　17×13cm　2500円　①978-4-7532-2276-6

◇糖尿病克服宣言—名医との出会いは一生を左右する　鈴木吉彦著　学研パブリッシング　2011.11　189p　18cm　（学研新書 100）〈発売：学研マーケティング〉　752円　①978-4-05-405019-8　Ⓝ493.123
　内容　第1章 糖尿病って，どんな病気？　第2章 誤解されている糖尿病の治療　第3章 糖尿病の治療が

変わった!　第4章 糖尿病は何でも食べられる　第5章 運動療法が治療に必要な理由は?　第6章 まだまだある糖尿病治療薬の選択肢　第7章 体験患者の声 「HbA1c5％台はこうして達成された!」　第8章 これが糖尿病治療の未来だ!　第9章 忘れてならないがんチェック　第10章 社会問題や自然災害に対応する糖尿病治療

◇糖尿病こころのよろづ相談―石井先生にもっと聞いてみよう患者の気持ち　石井均著　メジカルビュー社　2012.6　167p　26cm　4500円　Ⓘ978-4-7583-0168-8
　内容 1 こころと行動の問題へのアプローチと解決法(なぜもっと直接的な質問をしないのですか　こころの負担度を測定する　もう糖尿病にあきました　食べ過ぎるときは、自分自身に対して何と言っていますか?　ずいぶん大きな注射器だろうね)　2 エビデンスとこころの問題へのアプローチ(何をしても死ぬときは同じ　今から、やめたとしても… 私にはこちらのほうがいいです)　3 医師の思いとこころの問題への関わり方(関係)の理念(やはり合併症のことを強く言ったほうが… 糖尿病の患者さんには特有の性格が… 話を聴く時間がとれません… QOL測定が大切なことはわかりましたが　エンパワーメントの意味するところ)　4 グループ療法によるこころの問題へのアプローチ(他人の話を聞かないのが自慢です　医者も糖尿病になればいい　仲間で知恵を出しあえば)　5 希望をなくしている患者のこころの問題へのアプローチ(先生、こんなことができました　音を立てて水が飲みたい　糖尿病であること、糖尿病を生きること)

◇糖尿病事始め―患者から学ぶ糖尿病　豊田隆謙著　日本医学出版　2004.3　168p　26cm　2800円　Ⓘ4-931419-93-3　Ⓝ493.123

◇「糖尿病」これで安心―最新版 一人ひとりに合わせた生活習慣の改善のために　国立病院機構糖尿病診療ネットワーク監修　小学館　2004.7　207p　21cm　(ホーム・メディカ安心ガイド)　1500円　Ⓘ4-09-304251-9　Ⓝ493.123
　内容 第1章 糖尿病とは、どんな病気?　第2章 糖尿病発見のきっかけ　第3章 糖尿病の治療　第4章 食事療法の基本　第5章 糖尿病の予防プログラム

◇糖尿病・最初の1年　グレッチェン・ベッカー著、太田喜義訳　日本評論社　2007.7　362p　21cm　2500円　Ⓘ978-4-535-98268-0　Ⓝ493.123
　内容 1部 最初の1週間―第1日～第7日　2部 最初の1カ月―第2～第4週　3部 最初の半年―第2～第6月　4部 残りの半年―第7～第12月

◇糖尿病実態調査報告　平成14年度　厚生労働省健康局　2004.6　170p　30cm　Ⓝ498.059

◇糖尿病食あ・ら・かると　奥村万寿美編著　メディカルビュー社　2003.10　166p　26cm　1600円　Ⓘ4-89600-596-1　Ⓝ493.123
　内容 第1章 一、六〇〇キロカロリーを基本とした献立　第2章 ＋1品の低カロリーメニュー　第3章 家庭で楽しむちょっと豪華な晩餐(フランス料理 デザート)　第4章 合併症の食事療法(腎症 高脂血症 高血圧)　第5章 食事療法の基礎知識(食事療法を始める前に　食事療法の原則　食品交換表の仕組みと使い方　献立のたて方　調理の工夫　エネルギーを抑える工夫　外食・テイクアウト　アルコール)

◇糖尿病―「進化」がもたらすもの NHKスペシャル 病の起源　野田光彦監修　小学館　2010.3　63p　21cm　(Book＆DVDどうして人は病気

になるのか)〈付属資料(DVD-Video1枚 12cm)〉: 糖尿病～想定外の「ぜいたく」～〉　2800円　Ⓘ978-4-09-480306-8　Ⓝ493.123
　内容 1 世界をおびやかす糖尿病　2 糖尿病のほんとうのはじまり　3 人はなぜ肥満から逃れられないのか　4 糖尿病患者の80％は太っていない!?　5 治療の原則はセルフコントロール　6 糖尿病の未来予想図

◇糖尿病診断アクセス革命　矢作直也著　Sci-cus　2010.11　129p　22cm　1400円　Ⓘ978-4-903835-54-9　Ⓝ493.123
　内容 第1章 急増している糖尿病―糖尿病は忍び寄る　第2章 あなたはどのタイプ?　フトレンダーさんとフトレーヌさん　第3章 糖尿病発症予防のエビデンス　第4章 糖尿病を減らしていくために　第5章 微量血液測定というイノベーション―指先採血によるHbA1c測定　第6章 薬局店頭でのHbA1c測定の試み

◇「糖尿病」専門医ならこう治す―名医が教える健康の法則　鈴木吉彦著　秀和システム　2006.11　223p　19cm　1300円　Ⓘ4-7980-1494-X　Ⓝ493.123
　内容 第1章 基礎編　第2章 糖尿病の合併症　第3章 糖尿病病気分類　第4章 糖尿病治療の現在・未来　第5章 糖尿病合併症対策　第6章 糖尿病治療に関するよくある1問1答

◇糖尿病専門医にまかせなさい　牧田善二著　文藝春秋　2006.3　206p　20cm　1238円　Ⓘ4-16-367990-1　Ⓝ493.123

◇糖尿病専門医にまかせなさい　牧田善二著　文藝春秋　2009.1　217p　16cm　(文春文庫 健2-1)　505円　Ⓘ978-4-16-775333-7　Ⓝ493.123
　内容 ステップ1 敵を知る(糖尿病とは何か　糖尿病と糖尿病合併症は違う　合併症を引き起こすもの)　ステップ2 己を知る(自分のステージを知る)　ステップ3 ぴったり合った治療を選ぶ(こんな治療、あんな治療)

◇糖尿病治療の手びき―患者さんとその家族のための　日本糖尿病学会編　改訂第54版　日本糖尿病協会　2006.2　133p　26cm　(発行所: 南江堂)　650円　Ⓘ4-524-23536-1　Ⓝ493.123

◇糖尿病治療の手びき―患者さんとその家族のための　日本糖尿病学会編　改訂第55版　日本糖尿病協会　2011.6　146p　26cm　(発行所: 南江堂)　650円　Ⓘ978-4-524-26408-7　Ⓝ493.123

◇「糖尿病治療」の深い闇―糖質制限食はなぜ異端視されてきたのか　桐山秀樹著　東洋経済新報社　2011.11　207p　19cm　1400円　Ⓘ978-4-492-04441-4　Ⓝ493.123
　内容 プロローグ 「これまでの糖尿病治療はいったい何だったのか」―患者たちの叫び　第1章 五七歳の糖尿病宣告　第2章 異端視されてきた糖質制限食療法　第3章 間違いだらけの「食の常識」と糖尿病パンデミック　第4章 従来の糖尿病治療の矛盾点　第5章 糖質制限食治療のメリットとデメリット　第6章 糖尿大国、ニッポンの病理　エピローグ 現在も生かされていない脚気論争の教訓

◇糖尿病で寝たきりにならないための血管マネジメント―史上最悪の糖尿病医師が実践する　内場廉著　光文社　2011.11　283p　19cm　1400円　Ⓘ978-4-334-97668-2　Ⓝ493.123

◇[内容] 第1章 私はこうして生命の危機を脱した 第2章 日本人は糖尿病に弱い民族 第3章 本当はがんより怖い糖尿病 第4章 諸悪の根元は「動脈硬化」にあり 第5章 劇的効果を上げる3つの習慣 第6章 酒、タバコ、薬、健診と糖尿病 終章 寝たきりを半分に減らす!

◇「糖尿病」と言われたら…―お医者さんの話がよくわかるから安心できる:検査 診断 治療・手術 林洋著 保健同人社 2012.2 159p 21cm 1500円 ⓘ978-4-8327-0668-2 Ⓝ493.123
[内容] 1章 糖尿病ってどんな病気? 2章 なぜ、糖尿病になるの? 3章 糖尿病を治療しないとどうなるの? 4章 糖尿病はどんな症状? 5章 糖尿病の治療は? 6章 糖尿病の管理方法

◇糖尿病と運動―患者さんに楽しく続けていただくために 藤沼宏彰著 医歯薬出版 2005.2 213p 26cm 3800円 ⓘ4-263-23850-8 Ⓝ493.123
[内容] 第1章 さあ、まずは楽しく運動!―実践編 第2章 運動実践者からの「声」―こんな思い、こんな工夫 第3章 運動、なぜ必要? ―基本編 第4章 太田西ノ内病院運動指導室30年間のあゆみ―広がってほしい運動の輪

◇糖尿病と上手に付き合おう 甲南病院糖尿病センター編,老籾宗忠監修 大阪 燃焼社 2007.9 199p 21cm 1200円 ⓘ978-4-88978-076-5 Ⓝ493.123
[内容] 第1章 糖尿病概説 第2章 糖尿病の検査 第3章 糖尿病の診断 第4章 糖尿病の治療 第5章 糖尿病の治療 第6章 糖尿病と日常生活 第7章 高血糖・低血糖 第8章 糖尿病とストレス 第9章 日本人の糖尿病の特性 第10章 日常生活のちょっとした工夫 第11章 糖尿病のあれこれ

◇糖尿病とたたかう―専門医が書いた最先端の治療法と知識 二宮陸雄,高崎千穂著 ベストセラーズ 2005.2 287p 18cm (ベスト新書) 800円 ⓘ4-584-12081-1 Ⓝ493.123
[内容] 序章 糖尿病の基本知識 第1章 糖尿病はこわい! 第2章 合併症を防ぐ 第3章 糖尿病とは何か? 第4章 糖尿病の症状とその意味 第5章 なぜ、糖尿病になるのか 第6章 糖尿病にかかった時のQ&A

◇糖尿病と動脈硬化 前編 吹田 循環器病研究振興財団 2005.1 16p 21cm (知っておきたい循環器病あれこれ 健康で長生きするために 48) Ⓝ493.123

◇糖尿病と動脈硬化 後編 血管合併症の予防・食事・運動 吹田 循環器病研究振興財団 2005.3 16p 21cm (知っておきたい循環器病あれこれ 健康で長生きするために 49) Ⓝ493.123

◇糖尿病とヒトゲノムガイドブック 日本糖尿病協会編 医歯薬出版 2003.9 261p 26cm 〈別冊「プラクティス」〉 4200円
[内容] 第1章 Q&A 第2章 総論 第3章 糖尿病と遺伝/体質 第4章 臨床パネルを用いた研究 第5章 ミレニアム・プロジェクトと世界の動向 第6章 遺伝子と個人情報 第7章 遺伝子解明は糖尿病の臨床に本当に役立つのか?

◇糖尿病にいまから取り組む!―880万予備軍のための必携本 鈴木吉彦著 小学館 2004.1 233p 15cm (小学館文庫) 514円 ⓘ4-09-418492-9 Ⓝ493.123

[内容] 第1章 あなたも糖尿病予備軍!? 第2章 糖尿病の見極め方 第3章 急増している糖尿病予備軍 第4章 糖尿病になりやすい危険因子 第5章 恐ろしい糖尿病の合併症 第6章 糖尿病の薬物療法 第7章「糖尿病予備軍が怖い」本当の理由 第8章 食事療法で予備軍になるのを防ぐ 第9章 運動療法の必要性とその効果

◇糖尿病に克つ新薬最前線 鈴木吉彦著 朝日新聞出版 2010.4 234p 18cm (朝日新書 230)〈並列シリーズ名:Asahi Shinsho〉 740円 ⓘ978-4-02-273330-6 Ⓝ493.123
[内容] 日本人の糖尿病の特徴と病因 きめ細かい糖尿病医療が合併症を防ぐ 従来の糖尿病治療法 従来療法の限界 欠点を解決した「インクレチン」 GLP-1の膵臓に対する作用 DPP4阻害薬はGLP-1を長もちさせる DPP4阻害剤に期待される臨床的特徴 GLP-1注射製剤は欧米ですでに発売日本でも! 「糖尿病よ、さよなら」か? GLP-1を超えるかもしれない新薬が待機

◇糖尿病に克つ生活読本―名医の図解 相磯嘉孝著 主婦と生活社 2006.6 175p 23cm 1300円 ⓘ4-391-13240-0 Ⓝ493.123
[内容] 序章 糖尿病は"自分で治す"病気です 1章 あなたの糖尿病の正体を知る 2章 食生活を改善することが成功の基本 3章 運動習慣の確立で血糖値をコントロール 4章 糖尿病と上手につき合うライフスタイル 5章 薬物療法が必要なのはどういう場合か 6章 怖い合併症はこうして予防・治療する

◇糖尿病に薬はいらない! 森田トミオ著 宝島社 2005.11 220p 16cm (宝島社文庫) 600円 ⓘ4-7966-4991-3 Ⓝ493.123
[内容] プロローグ 糖尿病とは何か 第1章 「糖尿病」といわれたらどうしますか? 第2章 血糖値260mg/dlを克服した医師の理論と実践(たんなる「高血糖症」と、「糖尿病」はしっかり区別すべき―渡邊昌(医師)) 第3章 糖尿病に効くビタミン・ミネラル

◇糖尿病による網膜症・腎症・神経障害 主婦の友社編,河盛隆造監修 主婦の友社 2008.7 191p 21cm 1500円 ⓘ978-4-07-257093-7 Ⓝ493.123
[内容] 序章 糖尿病の基礎知識と血管障害 第1章 糖尿病による3大細小血管障害1・糖尿病網膜症 第2章 糖尿病による9大細小血管障害2、糖尿病腎症 第3章 糖尿病による3大細小血管障害3・神経障害 第4章 心筋梗塞と脳梗塞 第5章 その他の血管障害

◇糖尿病の患者さんによく聞かれる質問120 古山景子,山地陽子編,瀬戸奈津子監修 日本看護協会出版会 2009.9 229p 28cm 3000円 ⓘ978-4-8180-1446-6 Ⓝ492.926

◇糖尿病の最新治療―夢の新薬・夢の新治療 鈴木吉彦著 主婦の友社 2010.3 151p 21cm (よくわかる最新医学) 1500円 ⓘ978-4-07-271437-9 Ⓝ493.123
[内容] 第1部 これまでの治療(糖尿病の基礎知識 従来行われてきた糖尿病の治療法) 第2部 これからの治療(インスリン分泌を高め、膵臓を元気づける新薬誕生 血糖値が高いほどよく効き、しかも低血糖になりにくい「DPP4阻害剤」 血糖コントロールの指標ヘモグロビンA1cを下げる「GLP1注射製剤」 糖尿病の最新薬・「DPP4阻害剤」「GLP1誘導体」についての疑問にすべて答えます)

◇糖尿病の症状と最新治療がわかる本　島田朗監修　成美堂出版　2004.8　191p　19cm　1000円　①4-415-02672-9　Ⓝ493.123
内容　第1章 糖尿病と生活習慣病　第2章 糖尿病とはこんな病気(糖尿病に関する基礎知識)　第3章 糖尿病と検査、検査値　第4章 糖尿病の症状と合併症　第5章 糖尿病の治療　第6章 糖尿病Q&A集

◇糖尿病のすべてがわかる本　矢沢サイエンスオフィス編　改訂新版　学習研究社　2008.7　327p　21cm　2400円　①978-4-05-403803-5　Ⓝ493.123
内容　Q&A 糖尿病・36の疑問にスピード回答　第1章 糖尿病の基礎知識　第2章 糖尿病の診断と治療(糖尿病を3段階で治療する　薬物療法(インスリンと飲み薬)ほか　第3章 糖尿病患者の緊急事態・応急処置と治療(意識障害をともなう高血糖と低血糖)　第4章 糖尿病の治療・最新報告(ランゲルハンス島を移植する　最新の治療法と将来の治療法)　糖尿病の最先端研究・治療技術

◇糖尿病のベストアンサー―NHKここが聞きたい!名医にQ 111の疑問に徹底回答!!食事術&改善体操併症の最新治療法　「ここが聞きたい!名医にQ」番組制作班,主婦と生活社ライフ・プラス編集部編,清野裕,羽田勝計,渥美義仁監修　主婦と生活社　2011.5　127p　26cm　(生活シリーズ　病気丸わかりQ&Aシリーズ 3)　1048円　①978-4-391-63174-6　Ⓝ493.123

◇糖尿病のみなさん、インスリンをやめてみませんか?　岡本卓著　飛鳥新社　2010.4　110p　19cm　952円　①978-4-86410-014-4　Ⓝ493.123
内容　第1章 糖尿病の現在　第2章 インスリンをやめてみませんか?　第3章 食事療法　第4章 塩とタバコ　第5章 運動のすすめ　第6章 糖尿病治療最前線の町

◇糖尿病の理解を深めるために　森下鉄夫監修　千葉　ケープランニング　2004.3　26p　26cm　200円　①4-916136-42-X　Ⓝ493.123

◇糖尿病の理解を深めるために　森下鉄夫編　改訂版　千葉　ケープランニング　2005.8　39p　26cm　200円　①4-9902713-0-0　Ⓝ493.123

◇糖尿病ハンドブック　小川洋史,田中博志,新生会第一病院健康ネットワーク"いきいき"監修　第2版　医学書院　2005.6　133p　26cm　2200円　①4-260-00105-1　Ⓝ493.123
内容　糖尿病とうまくつきあうために　糖尿病ってどんな病気?　糖尿病の種類と原因　糖尿病の経過と診断・治療　糖尿病の合併症　食事療法　運動療法　薬物療法　インスリンの自己注射　自己測定と記録　検査データの読み方　低血糖と高血糖への対処法　病気にかかったとき　日常生活の注意　心理とセルフケア行動

◇糖尿病物語　垂井清一郎著　中山書店　2009.5　291p　22cm　3200円　①978-4-521-73106-3　Ⓝ493.123
内容　第1章 糖尿病物語(糖尿病?古代エジプトにもあったのか(パピルス・エベリス)　古代エジプトの医学 ほか　第2章 肥満の医学と美学　第3章 グリコーゲン物語　第4章 代謝病の周辺

◇糖尿病―よくわかる お医者に行く前にまず読む本　ルーディ・W.ビロウス著,大森安恵監訳,寺町朋子訳　一灯舎　2007.9　186p　18cm

(わが家のお医者さん 5)〈発売:オーム社〉　1000円　①978-4-903532-08-0　Ⓝ493.123
内容　はじめに　糖尿病の診断　糖尿病の治療:食事療法　糖尿病の治療:薬による治療　血糖値を自分で測る　低血糖について　いつもとちがったことをするとき　子どもの糖尿病　糖尿病の合併症について　メタボリックシンドローム　糖尿病の今後の見通し　質問コーナー

◇糖尿病予備群からの脱出―セルフケア50のヒント　グレッチェン・ベッカー著,太田喜義訳　日本評論社　2008.2　190p　21cm　1900円　①978-4-535-98286-4　Ⓝ493.123
内容　深刻に受け止めなさい　血糖計を入手し、血糖値を測る方法を学びなさい　低炭水化物ダイエットを考慮に入れなさい　もっと少なく食べ、もっと動きなさい　血糖値指数について勉強しなさい　運動するのではなく、競技をしなさい　高繊維食物では満腹にすることを学びなさい　タンゴを踊る練習をしなさい　トランス脂肪を避けなさい　型にはまった運動をする時は、録音本、または音楽に耳を傾けなさい〔ほか〕

◇糖尿病予備軍こそ治療を受けなさい―糖尿病にも心筋梗塞にもならずにすむ最新の医学　鈴木吉彦著　主婦の友社　2010.4　191p　19cm　1300円　①978-4-07-271087-6　Ⓝ493.123
内容　糖尿病の一歩手前まで来ている人は実に800万人以上　血糖コントロールの良し悪しがわかる指標「ヘモグロビンA1c」とは何か　予備軍か糖尿病かはこのような診断で決定される　糖尿病が問題なのは心筋梗塞や脳梗塞など死に直結する病気の原因だから　糖尿病予備軍が心筋梗塞になる危険度は、実は糖尿病の人と変わらなかった　食後高血糖は「酸化ストレス」を増やし、がんを増やす可能性も　食後高血糖が動脈硬化をつくる。なら、それをストップさせればいい　心筋梗塞を防ぐ作用が強い唯一の糖尿病薬「αグルコシダーゼ阻害剤」とは　αグルコシダーゼ阻害薬だけが心筋梗塞を防ぐ謎を解く鍵は「水素ガス」　水素ガスは、悪玉ガスではなく善玉だったという新発見〔ほか〕

◇糖尿病は栄養をとれば健康に戻る―糖尿病は、飽食の時代の栄養失調だった!　笠原友子著　経済界　2012.7　255p　19cm　1400円　①978-4-7667-8526-5
内容　第1章 あなたが糖尿病になった原因は「栄養素不足」にあった　第2章 薬をのみ続けていても治らないのは、肝臓に「休みと栄養」を与えていないから　第3章 糖尿病は栄養をとれば健康に戻る　第4章 飽食の時代の栄養失調!あなたはなぜ、栄養素不足になったのか　第5章 薬をつかわず健康に戻る!みるみる若返る「血糖ダイエット法」

◇糖尿病は薬なしで治せる　渡邊昌著　角川書店　2004.9　166,4p　18cm　(角川oneテーマ21)　667円　①4-04-704177-7　Ⓝ493.123
内容　第1章 「糖尿病」と宣告されて　第2章 わが糖尿病体験を語る―食事編　第3章 わが糖尿病体験を語る―血糖モニター編　第4章 わが糖尿病体験を語る―運動編　第5章 区別が必要な「高血糖症」と「糖尿病」　第6章 メタボリックシンドロームとしての糖尿病　第7章 糖尿病薬の作用と副作用　第8章 治療法の選択肢　第9章 天寿を全うする知恵

◇糖尿病は薬なしで治せる　渡邊昌著　〔点字資料〕　視覚障害者支援総合センター　2006.1　2

◇糖尿病はこわくない―まちがえた治療は三大合併症を引き起こす:血液中の下げられた糖はどこへもっていかれるのか　橋爪勝著　出版館ブック・クラブ　2011.9　150p　19cm　1200円　①978-4-915884-67-2　Ⓝ493.123
　内容　第1章 糖尿病とは　第2章 糖尿病はこわくない　第3章 まちがいだらけの糖尿病治療　第4章 ほんとうの問題　第5章 高血糖よりこわい低血糖　第6章 ただしい糖尿病治療

◇糖尿病は治せる!「低糖質食」の威力―薬なしで血糖値は良くなる　田中瑞雄著　日本評論社　2008.11　262p　20cm　1700円　①978-4-535-98306-9　Ⓝ493.123
　内容　第1章 糖尿病治療への疑問(糖尿病と父の死)　第2章 糖尿病と手術そして「低糖質食」との出会い(私からメスを取り上げた糖尿病への挑戦)　第3章 糖尿病に勝つ私流の「低糖質食」(日本の糖尿病治療の現状「低カロリー食」 私流の「低糖質食」)　第4章 メタボらないために私流「軽低糖質食」のすすめ(日本人は菜食主義者だったか　和食の低カロリー幻想　戦後の日本の食事は欧米化したのか　ヘルシーな食事は?　魚介類中心のメニューが日本人のメタボ対策の決め手　メタボリック症候群にも「低糖質食」を　自分流「軽低糖質食」を組み立てる)

◇糖尿病は果たして不治の病だったのか―ここまで効くとは! 最新糖尿病治療薬　鈴木吉彦著　主婦の友社　2010.7　191p　19cm　(主婦の友パワフルbooks)　1280円　①978-4-07-269848-8　Ⓝ493.123
　内容　第1部 次々に開発される糖尿病の最新薬編　第2部 私が提唱した新学説編(αグルコシダーゼ阻害薬だけが心筋梗塞を防ぐ謎を解く鍵は、厄介者と考えられてきた「水素ガス」だった　もうひとつの知られざる糖尿病「ミトコンドリア糖尿病」)　第3部 お酒と糖尿病の意外な関係編　第4部 知られていない糖尿病治療の落とし穴編(血糖コントロールがよければよいほどよいというのは本当に正しいのか　ダメ出しされたこの飲み薬こそ、実は優れた糖尿病治療薬だった)

◇糖尿病は「腹やせ」で治せ!　福田正博著　アスキー・メディアワークス　2008.11　205p　18cm　(アスキー新書)　〈発売:角川グループパブリッシング〉　743円　①978-4-04-867478-2　Ⓝ493.123
　内容　はじめに 糖尿病の予防、治療の主人公はあなたです　第1章 知っておきたい糖尿病の基礎知識　第2章「腹やせ」が糖尿病に効く理由　第3章「腹やせ」のためのあなたの生活習慣改善プログラム　第4章「腹やせ」のためのあなたの運動プログラム　第5章 自分でできる糖尿病対策の切り札は「腹やせウォーキング」!　第6章 今日からスタート! 腹やせに効く食事　第7章 自分でチェックする糖尿病「度」　第8章 糖尿病の悲劇。いちばん怖いのは合併症だ!　第9章 糖尿病とストレス、うつのケア　第10章「かかりつけの医師」を探そう

◇糖尿病HbA1C13.5→5.4に改善出来た17年間のインスリンのコントロール方法と監理データ表を全国二千二百万人の糖尿病患者及予備軍の仲間の皆さんに公開致します。　内原ヒバリ著　大垣　誠友興業　2010.6　40p　21×30cm　〈発売:三恵社(名古屋)〉　952円　①978-4-88361-755-5　Ⓝ493.123

◇都道府県等の生活習慣病リスク因子の格差及び経年モニタリング手法に関する検討―報告書 平成18年度厚生労働科学研究費補助金(循環器疾患等生活習慣病対策総合研究事業)　国立健康・栄養研究所　2007.3　141p　30cm　Ⓝ493.123

◇ドラッカー流健康マネジメントで糖尿病に勝つ　桐山秀樹著　講談社　2011.9　189p　18cm　(講談社+α新書 564-2B)　838円　①978-4-06-272730-3　Ⓝ493.123
　内容　第1章 ドラッカーは「健康マネジメント」の達人　第2章 ドラッカーの名言と糖尿病治療　第3章 健康のイノベーションとマーケティング　第4章 糖尿病治療の優先順位とは　第5章 自分流のやり方が成果を上げる　第6章「なぜ流れ星は願い事をかなえてくれるのか」　第7章 健康の「マネジメント」の心得　第8章 ドラッカーとアンチエイジング

◇ナースと患者のためのよくわかる糖尿病のフットケア―潰瘍・壊疽から守るために　下村伊一郎,福岡富子監修,山崎義光編　大阪　医薬ジャーナル社　2006.2　55p　30cm　1600円　①4-7532-2186-5　Ⓝ492.926
　内容　1 糖尿病足病変(糖尿病足病変とは　軽症足病変(爪白癬、足白癬、胼胝、鶏眼)―その診断と治療のポイントとは)　2 神経障害の検査(知覚の検査　血流検査)　3 療養指導士が行うフットケア　4 家庭で行うフットケア(フットケア(足の手入れ)の必要性　日常生活で行うフットケア　糖尿病変発症予防のために)　5 大阪大学医学部附属病院における専門看護外来/糖尿病ケア・看護外来　付録

◇「7つの習慣」で糖尿病に克つ―糖尿病の主治医は自分自身。エンパワーメント治療の真髄は「7つの習慣」にあった!　フランクリン・コヴィー・ジャパン編著,山田信博監修　キングベアー出版　2011.4　269p　19cm　〈イラスト:小田ヒロミ〉　1500円　①978-4-86394-015-4　Ⓝ493.123
　内容　プロローグ こんな気持ちになったことはありませんか?　第1章 座談会 なぜ7つの習慣で糖尿病に克てるのか?　第2章 糖尿病の現状　第3章 7つの習慣と糖尿病　第4章「依存」から「自立」へ―主治医はあなた自身。自分の身体は自分でコントロールする　第5章「自立」から「相互依存」へ―医療者、患者、家族の相乗効果が治療を加速する　巻末付録 7つの習慣を実践するための「プランニング・ノート」

◇肉もお酒も楽しんで糖尿病が良くなる―糖尿病専門医が実践法を指導!　牧田善二監修　小学館　2010.10　191p　19cm　1300円　①978-4-09-304572-8　Ⓝ493.123
　内容　序章 糖尿病は恐ろしい病気なのか　第1章 AGEマキタ式血糖低下法なら、確実に血糖値が下がる　第2章 本書編集者が実際に血糖値を測定した　第3章 専門医とタッグを組んで合併症を予防・改善しよう　第4章 糖尿病の最新治療法と最新治療薬

◇2210万人への糖尿病指導　能登谷洋子編著　日本医事新報社　2009.10　259p　26cm　5000円　①978-4-7849-5442-1　Ⓝ493.123
　内容　基礎編(糖尿病の特徴は(糖尿病の分類を含む)?　1型糖尿病の特徴とは?　2型糖尿病の発症要因は(特に環境因子について)?　ほか)　診断編(2型糖尿病と診断する際、どのような点に注意したらよい

でしょうか？　1型糖尿病と診断するための手順は？）　治療編

◇はじめてのカーボカウント　坂根直樹, 佐野喜子編著　中外医学社　2009.5　113p　26cm　3000円　Ⓘ978-4-498-12334-2　Ⓝ493.123

◇はじめの一歩が大切—もしも100人の糖尿病村があったら　坂根直樹著　診断と治療社　2003.3　107p　26cm　（目で見てわかる糖尿病1）　990円　Ⓘ4-7878-1312-9　Ⓝ493.123

◇母と子の糖尿病　山下貞雄著　近代文芸社　2005.5　124p　19cm　1200円　Ⓘ4-7733-7260-5　Ⓝ493.123
[内容]第1章 診断　第2章 治療　第3章 血糖値の測定と目標　第4章 妊娠中の高血糖が及ぼす影響　第5章 分娩　第6章 産後の諸問題　第7章 次の妊娠に備える　第8章 こんな時にはどうするの　第9章 体重　第10章 「妊娠糖尿病」を経験した中高年女性

◇腹出満雄の糖尿病を防ぐ生活改善3ヵ月　坂根直樹, 小路浩子共著　中央労働災害防止協会　2008.1　223p　18cm　（中災防新書）　900円　Ⓘ978-4-8059-1161-7　Ⓝ493.123
[内容]プロローグ もしも、「あの時」に戻れたら…デブル現る　第1章 健診結果とちゃんと向き合う　第2章 本当の自分を知る、糖尿病について知る　第3章 ライフスタイルを振り返る　第4章 減量する　第5章 食事を変える　第6章 運動習慣をつける　第7章 あきらめない　第8章 腹出満雄の新しい人生の幕開け

◇「腹やせ」が糖尿病に効く！—専門医が教える5つの法則　福田正博著　マガジンハウス　2011.9　209p　19cm　1300円　Ⓘ978-4-8387-2333-1　Ⓝ493.123
[内容]第1章 誰でも分かる！糖尿病の正体　第2章 自分の体を知る—腹囲、肥満度、1日の摂取カロリーを算出して目標を設定しよう　第3章 誰でもすぐできる！「食べ方」を工夫して血糖値を下げる方法　第4章 「糖尿病ウォーキング」は予防・改善の特効薬　第5章 糖尿病に効く「腹やせ」の実践　第6章 ドクターモグのQ&A 糖尿病の治療薬と治療の豆知識

◇ヒヤリ・ハット事例に学ぶ糖尿病看護のリスクマネジメント　貴田岡正史, 菅野一男監修, 西東京臨床糖尿病研究会編　医学書院　2004.5　183p　26cm（中）　Ⓘ4-260-33344-5　Ⓝ492.926
[内容]序章 糖尿病看護におけるリスクマネジメントの必要性　解説 P－mSHELLモデルを使ったヒヤリ・ハット事象分析　第1章 インスリンに関するヒヤリ・ハット　第2章 薬物療法に関するヒヤリ・ハット　第3章 食事療法に関するヒヤリ・ハット　第4章 運動療法に関するヒヤリ・ハット　第5章 低血糖・高血糖に関するヒヤリ・ハット　第6章 検査に関するヒヤリ・ハット　第7章 外来診療でのヒヤリ・ハット　第8章 治療拒否・中断によるヒヤリ・ハット　付録 医療事故・リスクマネジメント関連URL

◇病気だけど病気ではない—糖尿病とともに生きる生活世界　浮ケ谷幸代著　誠信書房　2004.7　226p　22cm　3000円　Ⓘ4-414-42858-0　Ⓝ493.123
[内容]序章 なぜ糖尿病か　第1章 糖尿病の語られ方　第2章 糖尿病になった原因　第3章 糖尿病との向き合い方　第4章 治療実践を飼い慣らす　第5章 デジタル化される身体と「自分のからだ」　第6章 食事療法をめぐる社会関係　第7章 医療者とのつき合い方　第8章 なぜ集うのか—"Yの会"の活動から　終章 「病気だけど病気ではない」

◇不安解消！30分でわかる糖尿病の本 一気になったら、すぐ読んでください　加納則章著, 江部康二監修　東洋経済新報社　2011.8　108p　19cm　（プレミア健康選書）〈並列シリーズ名：Premier Healthcare Selection〉　800円　Ⓘ978-4-492-05934-0　Ⓝ493.123
[内容]第1章 ここはとても大切、絶対に読んでくださいね！（糖尿病は「インスリンの働きが足りない病」です　太りやすい食事が一番の原因です　インスリンがなくなると人間は死にます）　第2章 ここから中級です。できれば読んだほうがいいですです。（境界型のあなたはラッキーです　糖尿病初期のあなた、危ないところでした　糖尿病の合併症になりかかっている人か、すぐに治療を始めましょう）　第3章 上級です。読まなくてもいいですが、読むと得ですよ。（ふつうの糖尿病食はカロリー制限食です　糖質制限食はだれにでも効きます　お医者さんにかかりましょう）

◇不安解消！糖尿病—薬と食事の疑問がスッキリ　日本放送出版協会　2010.12　79p　26cm　（生活実用シリーズ　NHKきょうの健康）　905円　Ⓘ978-4-14-187092-0　Ⓝ493.123

◇間違いだらけの糖尿病の常識　大森安惠著　時空出版　2005.2　138p　19cm　1500円　Ⓘ4-88267-036-4　Ⓝ493.123
[内容]糖尿病は古代からあり現代文明病ではない　うちには糖尿病の人がいないので、私は糖尿病ではない　「なんの症状も無いので大丈夫」は大丈夫ではない　検診で糖尿病と言われたが、症状が無いので無視している　過信してはいけない民間療法　薬を飲んでいるから治療を受けている　インスリン注射に関する間違いだらけの常識　血糖を下げる薬は飲み出したら止められないから飲みたくない　良くなったと言われたので治療をやめた　教えられたことは正しく守りましょう〔ほか〕

◇見えにくい世界—糖尿病のリハビリ、セルフケアの自立めざして 水先案内 みえるとみえないの狭間を歩く　清水美知子, 西川みどり, 井上朱実著　大阪　シイーム　2011.7　237p　21cm　1333円　Ⓘ978-4-916100-30-6　Ⓝ493.123

◇やさしい糖尿病教室　門脇孝監修, 東京大学医学部附属病院糖尿病・代謝内科, 東京大学医学部附属病院糖尿病医療スタッフ編　大阪　医薬ジャーナル社　2008.3　71p　30cm　1800円　Ⓘ978-4-7532-2290-2　Ⓝ493.123
[内容]1 糖尿病とは　2 糖尿病の合併症　3 糖尿病の検査　4 糖尿病の治療総論　5 食事療法　6 運動療法　7 薬物療法　8 低血糖とシックデイについて　9 患者さんを支える医療体制

◇やさしい糖尿病教室　東京大学医学部附属病院糖尿病・代謝内科東京大学医学部附属病院糖尿病医療スタッフ編, 門脇孝監修　改訂版　大阪　医薬ジャーナル社　2011.1　83p　30cm　2400円　Ⓘ978-4-7532-2474-6　Ⓝ493.123
[内容]1 糖尿病とは　2 糖尿病の合併症　3 糖尿病の検査　4 糖尿病の治療総論　5 食事療法　6 運動療法　7 薬物療法　8 低血糖とシックデイについて　9 患者さんを支える医療体制

◇やさしい糖尿病の外食のコツと心得　山崎義光, 久保田稔, 熊代千鶴恵編著　改訂版　大阪　医

医療と健康　　　　　　　　　　　　　　　　　　　　　　　　　　　　　　　　　生活習慣病

薬ジャーナル社　2008.12　51p　30cm　1400円　①978-4-7532-2347-3　⑩493.123
　内容　1糖尿病の食事療法の基本　2外食によって、なぜ食事療法がみだれるのか？（外食は害食か？）　3外食を"害食"としないために　4どのように外食をするか　5家庭で訓練しておきましょう　6外食料理の選び方　7アルコール　8カーボカウントとは？　付録1献立をよく見てみよう！　付録2食事日記、生活活動日記をつけよう！

◇やさしい糖尿病の自己管理　大阪糖尿病アカデミー編　改訂4版　大阪　医薬ジャーナル社　2007.4　54p　30cm　1400円　①978-4-7532-2249-0　⑩493.123
　内容　1糖尿病とは　2食事療法　3運動療法　4薬物療法　5合併症　6自己管理　7低血糖など　8日常生活の注意　9糖尿病のコントロールの実際──治療がうまくいった患者さん紹介ほか

◇やさしい糖尿病の自己管理──ポケット版　大阪糖尿病アカデミー編　改訂4版　大阪　医薬ジャーナル社　2007.5　93p　16cm　950円　①978-4-7532-2250-6　⑩493.123
　内容　1糖尿病とは　2食事療法　3運動療法　4薬物療法　5合併症　6自己管理　7低血糖など　8日常生活の注意　9糖尿病のコントロールの実際──治療がうまくいった患者さん紹介

◇やさしくわかる糖尿病──栄養教育のための知識とテクニック　「食生活」編集部編　フットワーク出版　2005.1　415p　21cm　2200円　①4-87689-513-9　⑩493.123
　内容　第1章概論　第2章合併症　第3章疫学とエビデンス　第4章基礎知識　第5章一次予防　第6章食事療法と患者教育

◇よくわかるカーボカウント　津田謹輔編著　中外医学社　2008.5　126p　26cm　〔執筆：津田謹輔ほか〕　3200円　①978-4-498-12326-7　⑩493.123

◇よくわかる糖尿病──気になる血糖値が無理なく安定する　最新医学情報と生活の知恵　最新版　鈴木吉彦著　主婦の友社　2009.10　191p　24cm　（主婦の友新実用books Clinic）　1400円　①978-4-07-267855-8　⑩493.123
　内容　糖尿病コントロールの要「食事療法」が、だれでも簡単にできる「実践編」　糖尿病の正しい知識がすぐわかる、じっくりわかる「理論編」（糖尿病は今後もふえつづける一方　糖尿病治療の「きほん」の「き」とは　糖尿病はなぜ起こるのだろう　糖尿病になりやすいのはこんな人　糖尿病かどうかを調べる検査(1)空腹時血糖値ほか）

◇よくわかる糖尿病最新医療　春日雅人編著　廣済堂あかつき　2009.9　143p　21cm　（家庭の医学シリーズ）　1200円　①978-4-331-51404-7　⑩493.123
　内容　第1章糖尿病とはどんな病気か　第2章糖尿病の検査と診断　第3章糖尿病の種類　第4章糖尿病の合併症　第5章糖尿病の治療　第6章糖尿病とのつきあい方　第7章糖尿病の予防

◇よくわかる糖尿病生活セミナー──食事と飲み薬で治療している方々のために　日本糖尿病協会編　日本医学出版　2003.7　160p　26cm　1800円　①4-931419-75-5　⑩493.123
　内容　糖尿病とは　肥満と糖尿病　糖尿病の症状　糖尿病と診断されたら──その後の対処法　治療を成功させるために　糖尿病の検査　自分の状態を知る（自分で尿糖、血糖を測る）　食事療法の基本的な考え方　食品交換表を利用する　食事療法の大切さとそのコツ──糖尿病の食事例〔ほか〕

◇よくわかる糖尿病生活セミナー──インスリンで治療している方々のために　日本糖尿病協会編　日本医学出版　2004.11　176p　26cm　1800円　①4-931419-76-3　⑩493.123
　内容　血糖の調節とインスリン　インスリンの作用　インスリン欠乏の原因　糖尿病の症状　糖尿病と診断されたら──その後の対処法　インスリン治療が不十分なときの対応方法　糖尿病の検査　自分の状態を知る（自分の血糖を測る）　食事療法のやり方　食品交換表とその使い方〔ほか〕

◇40歳からの糖尿病との上手なつき合い方　菅原正弘著　中経出版　2011.2　255p　15cm　（中経の文庫す-9-1）　619円　①978-4-8061-3982-9　⑩493.123

◇60歳からの糖尿病　阪本要一著　主婦の友社　2010.1　159p　21cm　（よくわかる最新医学）　1400円　①978-4-07-267447-5　⑩493.123
　内容　第1章高齢者の糖尿病がふえている！　第2章高齢者の糖尿病の特徴と症状　第3章早期発見・早期治療のための検査と診断　第4章糖尿病の合併症とその対策　第5章食事療法　第6章運動療法　第7章日常生活での注意　第8章薬物療法

◇わかりやすい糖尿病Q&A──212の質問に答える　鈴木吉彦著　保健同人社　2003.8　175p　21cm　1314円　①4-8327-0284-X　⑩493.123
　内容　第1章糖尿病の基礎知識　第2章糖尿病を早期に見つけるには　第3章糖尿病の合併症とその管理　第4章糖尿病管理に必要な検査　第5章糖尿病の治療とは　第6章糖尿病と上手につきあっていくために

◇わかりやすい糖尿病Q&A──212の質問に答える　鈴木吉彦著　〔点字資料〕　視覚障害者支援総合センター　2005.3　3冊　28cm　〈原本：保健同人社　2003　ルーズリーフ〉　全12000円　⑩493.123

◇わたしはこうして糖尿病患者を救っている　舘一男著　主婦と生活社　2007.3　193p　19cm　1200円　①978-4-391-13271-7　⑩493.123
　内容　序章現在の糖尿病治療への率直な疑問　第1章糖尿病とはどんな病気か　第2章日本の糖尿病治療の問題点　第3章3か月で効果を上げる3ステップ治療法　第4章わたしの治療ケーススタディ　第5章怠慢医師の見分け方と患者の覚悟

◇我ら糖尿人、元気なのには理由（ワケ）がある。──現代病を治す糖質制限食　宮本輝、江部康二著　東洋経済新報社　2009.8　237p　20cm　1500円　①978-4-492-04341-7　⑩493.123
　内容　はじめに　身をもって体験した厳然たる事実（宮本輝）　第1章糖尿病が教えてくれた、糖質制限食の絶大な効果　第2章糖質制限することの重要性　第3章現代医療の深刻な問題点　第4章現代の食生活が及ぼす心への影響　第5章糖質制限食の可能性　付記糖質制限食の考え方とやり方　あとがき　常識の壁が打ち破られるとき（江部康二）

◇Dr.坂根のやる気がわいてくる糖尿病ケア　坂根直樹著　医歯薬出版　2009.5　147p　26cm　3400円　①978-4-263-23526-3　⑩493.123
　内容　患者さんの言い訳は…　ものごとの裏を読んでみよう！　健康寿命を延ばすには？　糖尿病はあ

医療問題の本　全情報 2003-2012　　895

りふれた病気? 合併症は『しめじ』と『えのき』? 糖尿病の進行を食い止めるには? メタボになりやすい食生活とは? 楽しくやせる気にさせるコツは? 一番簡単な食事療法は? 肥満者は刺激に弱い! 〔ほか〕

◇「GIの値」を知れば糖尿病はよくなる! 一食後血糖値を高くしないのがカギ! 田中照二著 主婦と生活社 2010.12 175p 19cm 1300円 ⓘ978-4-391-13944-0 Ⓝ493.123
内容 第1章 血糖値、糖尿病、グライセミック・インデックスについて理解しましょう 第2章 食後高血糖を防ぐことが、糖尿病の予防・改善と健康につながります 第3章 食後高血糖を防ぐ食事、その基本とコツ

《メタボリックシンドローム》

◇あなたがメタボになる理由 ―「肥満遺伝子」が日本人を太らせる 門脇孝著 PHPエディターズ・グループ 2008.8 221p 19cm 〈発売:PHP研究所〉 1400円 ⓘ978-4-569-70102-8 Ⓝ493.125
内容 第1章 日本人は太りやすい体質だった 第2章 脂肪の歴史はヒトの歴史 第3章 メタボはなぜ怖いのか 第4章 科学的にダイエットを考える 第5章 肥満研究の未来へ

◇あなたの健康ほんとに大丈夫? ―メタボリックシンドロームの予防と医療保障知識 泉美智子著、大野大平監修 セールス手帖社保険FPS研究所 2007.6 28p 26cm 600円 ⓘ978-4-86254-024-9 Ⓝ493.125

◇異所性脂肪 ―メタボリックシンドロームの新常識 小川佳宏編 日本医事新報社 2010.12 124p 23cm 3800円 ⓘ978-4-7849-5463-6 Ⓝ493.125
内容 序章 異所性脂肪とメタボリックシンドローム 第1章 脂肪細胞の生物学 第2章 異所性脂肪と糖尿病(膵β細胞) 第3章 骨格筋からみた異所性脂肪と糖尿病 第4章 異所性脂肪と肝臓(NAFLDとNASH) 第5章 異所性脂肪と循環器疾患 第6章 異所性脂肪を減らすには

◇いまなぜ肥満が問題なのか 吹田 循環器病研究振興財団 2003.7 16p 21cm (知っておきたい循環器病あれこれ 健康で長生きするために 39) Ⓝ493.125

◇「かくれ肥満」が危ない! ―メタボ健診では見逃される病気を引き起こす内臓脂肪を減らす方法 岡部正著 青春出版社 2009.2 221p 19cm (SEISHUN SUPER BOOKS)〈『「かくれ肥満」に目覚めよ』改訂・改題版〉 1250円 ⓘ978-4-413-06431-6
内容 序章 メタボ健診が見逃してしまう「かくれ肥満」があった 第1章 見かけとは無関係に、いつの間にか増える内臓脂肪の脅威 ―「太ってないから大丈夫」が、実は「内臓は脂肪だらけ」!? 第2章 糖尿病、高血圧、ガン…生活習慣病と脂肪の重大関係 ―30代でも危ない「たかが脂肪」の恐るべき性質 第3章 体型・好物・生活習慣…自分の"かくれ肥満度"を今すぐチェック! ―今日から変えるべきポイントを知っておこう 第4章 内臓脂肪を確実に落とす! 正しいヤセ方 ―無理なくできる「運動」&「食事」

指導(ヤセやすい体に変身できる運動指導 食習慣をムリなく変えられる食事指導)

◇ここが知りたい! メタボリックシンドロームQ&A ―内臓脂肪を減らして動脈硬化を防ぐ 寺本民生監修 〔仙台〕 労働者健康福祉機構宮城産業保健推進センター 〔200-〕 24p 26cm

◇こどものメタボが危ない! ―小児科医からの緊急提言 原光彦著 主婦と生活社 2008.9 173p 19cm (プラチナbooks) 950円 ⓘ978-4-391-13631-9 Ⓝ493.934
内容 第1章 増えつづけるメタボ児童 第2章 メタボ化しやすい環境・体質とは? 第3章 メタボを防ぐ「食」対策 第4章 運動習慣でメタボを撃退! 第5章 メタボのもと「睡眠不足」を見直す

◇これで安心!! 脱メタボまるごと一冊完全ガイド 講談社 2008.5 81p 29cm (講談社mook 週刊現代ワンコイン・ムック) 476円 ⓘ978-4-06-378891-4 Ⓝ493.934

◇これで安心メタボリックシンドローム ―ストレスが原因だった 赤尾周一著 東洋書店 2009.8 181p 19cm 1400円 ⓘ978-4-88595-869-4 Ⓝ493.12
内容 第1章 日本人の寿命の行方(人は何歳まで生きられるか 日本人の平均寿命の変遷 人間ドックから見えてくる日本人の健康状態 日本人の寿命を縮める要因) 第2章 生活習慣は変わった 第3章 ストレスと生活習慣病(なぜストレスが健康を害するのか ストレスがもたらす健康被害 ストレスに打ち勝つ) 第4章 メタボリックシンドロームの基礎知識(メタボリックシンドロームは近未来の健康にイエローカード 肥満がメタボのはじまり 内臓脂肪と脂肪細胞 アディポネクチンとインスリン抵抗性) 第5章 メタボリックシンドロームの診断 第6章 メタボリックシンドロームの治療 第7章 生活習慣を正すヒント―食欲(生活習慣と食欲調節 体内時計と腹時計) 第8章 メタボリックシンドローム関連疾患 第9章 癌も生活習慣病に仲間入り 第10章 再び長寿をめざして

◇死の六重奏から逃れる ―メタボリック・シンドロームと睡眠障害と自殺を防ぐには 太田保世著 ごま書房 2007.3 214p 20cm 1524円 ⓘ978-4-341-17224-4 Ⓝ493.12
内容 第1楽章 現代健康狂想曲 第2楽章 メタボリック・シンドロームの話 第3楽章 メタボリック・シンドロームの落とし穴 第4楽章 死の五重奏と睡眠障害のつくる悪循環 第5楽章 眠っている間に縮める寿命 第6楽章 無呼吸ではない睡眠障害 第7楽章 近未来の「死の六重奏」 第8楽章 ライフスタイルと寿命 第9楽章 古典に還るべき生活習慣

◇脂肪細胞の驚くべき真実 ―メタボリックシンドロームの科学 松澤佑次著 中央法規出版 2008.6 152p 19cm (シリーズcura) 1200円 ⓘ978-4-8058-3011-6 Ⓝ493.12
内容 序章 マルチプルリスクファクター 第1章 なぜ、ウエストを測るのか 第2章 メタボリックシンドロームのはじまりは命にかかわる 第3章 元凶は内臓脂肪、驚くべき脂肪細胞の働き 第4章 体内の"消防隊"・アディポネクチンの発見 第5章 メタボリックシンドロームの対策をどうするか 第6章 内臓脂肪の減らし方 第7章 脂肪細胞の機能を正常化する

医療と健康　　　　　　　　　　　　　　　　　　　　　　　　　　生活習慣病

◇脂肪細胞のひみつとつきあい方―メタボリックシンドローム　船橋徹, 野口緑著, 松澤佑次監修　メディカルトリビューン　2007.10　110p　23cm　1400円　①978-4-89589-337-4　Ⓝ493.12
　内容　はじめに メタボリックシンドロームとは？　1 脂肪細胞や血管の気持ちになってみよう（脂肪細胞のひみつ　内臓脂肪と血管の関係　時間をかけて血管が傷みだしてくる仕組み　ついにあなたのからだに異変がおこるとき）　2 脂肪細胞や血管の声に耳を傾けよう（まず、あなたがどの段階にあるのか確認してみよう　健診項目で何がわかるの？　内臓脂肪や血管の変化を記録していこう）　3 脂肪を傷つけない脂肪とのつきあい方（あなたのからだを作っている大事な食品を知ろう　あなたのからだに合った燃料を知ろう　あなたが何気なくとっている嗜好品の量をふり返ろう　1日にどれくらいの燃料を使っているか点検してみよう　あなたが必要としている燃料よりも多くの燃料をとり続けていた場合）　付録 健康アルバム

◇小児のメタボリックシンドローム―放っておくと怖い　大関武彦著　少年写真新聞社　2011.7　63p　27cm　（新体と健康シリーズ ビジュアル版）　1900円　①978-4-87981-385-5　Ⓝ493.934
　内容　第1章 小児肥満・メタボリックシンドローム（子どもの肥満が世界的問題に　肥満の原因　肥満になるとどうなるの？　小児メタボリックシンドローム）　第2章 こんなに怖い小児メタボリックシンドローム（内臓脂肪はこんなに怖い　コレステロールって何？　血圧が上がるとどうなるの？　血糖値が高いとどうなるの？　放っておくと危険な小児肥満）　第3章 食生活を見直そう（摂取するエネルギー量を調節する　栄養バランス・栄養素を見直そう　食環境を見直そう　食生活の改善を行う際の注意点）　第4章 運動習慣を見直そう（運動を始める前に　目的意識を持つ　どんな運動をすればよいのか　運動を行う際の注意点）　第5章 生活習慣を改善しよう（睡眠不足とメタボリックシンドローム　朝食欠食とメタボリックシンドローム　メディアやゲームとメタボリックシンドローム　精神的サポート・受診）

◇シリーズ21世紀肥満との戦い―メタボリックシンドロームの視点から　武田薬品工業ヘルスケアカンパニー　2008.3　32p　26cm　Ⓝ493.934

◇図解でよくわかるメタボリックシンドローム―内臓脂肪症候群　和出高士著　保健同人社　2006.11　167p　21cm　1300円　①4-8327-0316-1　Ⓝ493.12
　内容　なぜメタボリックシンドロームが問題なのか　メタボリックシンドロームの診断基準　腹囲の測り方　メタボリックシンドロームの人が増えているわけ　メタボリックシンドロームの要因―加齢・性別・人種　メタボリックシンドロームの要因―遺伝　メタボリックシンドロームの要因―脂肪組織　メタボリックシンドロームの要因―インスリン抵抗性　メタボリックシンドロームと死の四重奏　メタボリックシンドロームは生活習慣病の1つ〔ほか〕

◇専門医がすすめる「特定健診・メタボ」攻略法　和田高士著　アスキー　2007.11　187p　18cm　（アスキー新書）　724円　①978-4-7561-5054-7　Ⓝ493.12
　内容　第1章 メタボリックシンドロームとは何か？　第2章 特定健診・特定保健指導とは？　第3章 どうしたら関心がもてるか？　第4章 肥満改善とは？　第5章 最小限の努力で最大の効果を生み出す健康習慣とは？

◇臓器は若返る―メタボリックドミノの真実　伊藤裕著　朝日新聞出版　2010.8　203p　18cm　（朝日新書 253）〈並列シリーズ名：Asahi Shinsho〉　700円　①978-4-02-273353-5　Ⓝ493.12
　内容　序 人生の時計を早回しする体内連鎖　生―われらが伴侶ミトコンドリア　食―恐るべき「消化管パワー」　躓―ミトコンドリアの疲れと老い　慎―健康長寿への招待　鍛―ピンク・ミトコンドリアの獲得　蒔―人生のスイートメモリー

◇「体重2キロ減」で脱出できるメタボリックシンドローム　栗原毅著　講談社　2006.12　189p　18cm　（講談社＋α新書）　800円　①4-06-272414-6　Ⓝ493.12
　内容　第1章 ケーススタディ メタボリックシンドロームな人々　第2章 ケーススタディ メタボリックシンドローム予備軍　第3章 内臓脂肪の正体　第4章 メタボリックシンドロームを防ぐ食事　第5章 メタボリックシンドロームを防ぐ運動　第6章 実録！ メタボリックシンドローム脱出記

◇脱メタボ講座　北國新聞社編集局編　金沢 北國新聞社　2008.10　92p　21cm　（健康bookシリーズ 丈夫がいいね 12）　952円　①978-4-8330-1649-0　Ⓝ493.12

◇男女で違うメタボとコレステロールの新常識　田中裕幸著　廣済堂出版　2008.9　172p　18cm　（健康人新書 11）　800円　①978-4-331-51335-4　Ⓝ493.12
　内容　第1章 メタボとコレステロール、どちらが恐い！？　第2章 男はコレステロールで死にいたる！？　第3章 女はメタボが命とりに！　第4章 発見！ コレステロールの新事実　第5章 血管と心臓を守る食生活　第6章 薬物療法「スタチン」に異議あり！

◇「ちょいメタ」でも大丈夫―メタボ健診で「異常」といわれた人へ　大櫛陽一著　PHP研究所　2008.8　197p　19cm　1300円　①978-4-569-70219-3　Ⓝ492.12
　内容　第1章 特定健診と保健指導の概要　第2章 BMIまたは腹囲が異常といわれた人へ　第3章 血圧が異常といわれた人へ　第4章 脂質が異常といわれた人へ　第5章 血糖値またはHbA1cが異常といわれた人へ　第6章 メタボといわれた人へ　第7章 保健指導といわれた人へ　第8章 受診勧奨といわれた人へ　第9章 特定健診で医療費がパンクする

◇内臓脂肪症候群―メタボリックシンドロームとして　松澤佑次監修, 船橋徹, 中村正編　大阪医薬ジャーナル社　2006.11　191p　21cm　〈「内臓脂肪型肥満」（1995年刊）の改訂版〉　3800円　①4-7532-2222-5　Ⓝ493.125
　内容　基礎　臨床

◇（内臓脂肪症候群）メタボリックシンドロームは内臓脂肪から始まります　門脇孝監修　健康日本21推進全国連絡協議会　2006.11　15p　30cm　Ⓝ493.125

◇内臓脂肪は命の危険信号―おなかポッコリ！　栗原毅著　小学館　2006.3　191p　19cm　1300円　①4-09-310389-5　Ⓝ493.125

◇肥満と脂肪エネルギー代謝―メタボリックシンドロームへの戦略　日本栄養・食糧学会監修, 河田照雄, 斉藤昌之, 小川昌責任編集　建帛社

2008.4　261p　22cm　3900円　Ⓘ978-4-7679-6124-8　Ⓝ493.125

内容　肥満研究の潮流　第1編 ヒトを対象とした研究アプローチ（消化管ホルモンによる食欲・体重調節：肥満治療の切り札か？　ヒューマン・カロリメータによるエネルギー代謝測定　肥満・メタボリックシンドローム予防・改善における運動の役割　褐色脂肪と肥満・メタボリックシンドローム：実験動物からヒトへ）　第2編 エネルギー・脂質代謝調節の分子機構（抗肥満に関わる骨格筋の役割：カロリー制限と運動療法の理論と実際　AMPキナーゼによる生体エネルギー代謝調節機構　脂質代謝関連遺伝子の転写制御と肥満　胆汁酸によるエネルギー代謝調節機構の分子メカニズムと臨床応用）　第3編 肥満病態と食品・医薬品による予防・治療（アディポサイトカインの病態　脂肪組織リモデリングの分子機構と医学応用　肥満・メタボリックシンドロームと食品機能　脂肪細胞制御による肥満・糖尿病治療の可能性とその展望）　肥満研究の今後の展望とメタボリックシンドローム対策

◇肥満とメタボリックシンドローム・生活習慣病　井上修二，上田伸男，岡純監修　大修館書店　2011.7　206p　19cm　1800円　Ⓘ978-4-469-27003-7　Ⓝ493.125

内容　肥満の基礎知識編（肥満と肥満症　肥満と生活習慣病　メタボリックシンドローム）　肥満の予防と解消編（肥満にならないために　肥満の正しい解消法）　肥満症の治療編（肥満症・メタボリックシンドロームを治す）

◇肥満の医学　池田義雄編　日本評論社　2011.2　193p　19cm　（からだの科学primary選書）　1900円　Ⓘ978-4-535-80504-0　Ⓝ493.125

内容　はじめに 内臓脂肪型肥満のコントロール　肥満がなぜ問題なのか―肥満と生活習慣病　肥満の何が問題なのか―アディポサイトカインと内臓脂肪型肥満　肥満の度合いはどのように測るのか―体組成からみた体脂肪量のみかた　なぜ肥満になるのか―遺伝・環境・社会　肥満・メタボリックシンドロームと脂肪組織の炎症　女性が気をつけなければならない肥満　ライフスタイルと肥満予防戦略―「一無・二少・三多」の効果　肥満のタイプ 体型（肥満・やせ）と性格―東北大学の調査から〔ほか〕

◇肥満の疫学　フランク・B.フー著，小林身哉，八谷寛，小林邦彦監訳　名古屋　名古屋大学出版会　2010.10　475p　27cm　9500円　Ⓘ978-4-8158-0644-6　Ⓝ493.125

内容　第1部 研究デザインと調査方法　第2部 肥満の影響に関する疫学研究　第3部 肥満の要因の疫学研究

◇病院に行かない夫体重計に乗らない妻　齋藤滋監修　幻冬舎メディアコンサルティング　2007.12　199p　19cm　〈発売：幻冬舎〉　1300円　Ⓘ978-4-344-99604-5　Ⓝ493.23

内容　1 生活習慣病メタボリックシンドロームが怖い理由　2 21世紀は心臓病の時代　Report 世界の突然死　3 夫だけじゃない女性の心臓病が怖い理由　4 もしかして心臓病？ と思ったら　5 これで安心 心臓病治療最前線！　6 何も逃がさないライフスタイル作り

◇病気になる前に治す本―メタボリックシンドロームは未病で治す　福生吉裕著　法研　2005.10　143p　21cm　1200円　Ⓘ4-87954-589-5　Ⓝ493.12

内容　第1章 なぜ今、未病なのか　第2章 未病としてのメタボリックシンドローム　第3章 メタボリックシンドロームは未病のうちに治す

◇メタボ基準にだまされるな！―メタボ退治の発想と施策の間違いを徹底論証　柴田博著　医学同人社　2011.1　161p　19cm　（〔IGAKUDOUJINSHA BOOKS〕）　1500円　Ⓘ978-4-904136-16-4　Ⓝ493.12

内容　序章 人類と肥満　第1章 肥満の問題を考える視点　第2章 肥満度と寿命の実証研究　第3章 誤謬の原因を探る　第4章 日本人のBMIについて正しく評価するために

◇メタボ世代がかかりやすい病気早わかりハンドブック―検査でひっかかったときに読む　主婦の友社編，小橋隆一郎監修　主婦の友社　2009.4　223p　17cm　（主婦の友ポケットbooks）　900円　Ⓘ978-4-07-266028-7　Ⓝ598.3

内容　メタボ世代がかかりやすい病気（血管・脳・心臓の病気　内分泌・代謝異常の病気　消化器の病気　肝臓・胆嚢・膵臓の病気　呼吸器の病気　腎臓、泌尿器の病気　免疫・血液の病気　皮膚の病気　精神・神経の病気　骨・筋肉・関節の病気　目・耳・鼻の病気　女性の病気　がん）　生活習慣病を予防する食事法・運動法・ストレス解消法

◇メタボの罠―「病人」にされる健康な人々　大櫛陽一著　角川SSコミュニケーションズ　2007.10　175p　18cm　（角川SSC新書）　720円　Ⓘ978-4-8275-5002-3　Ⓝ493.12

内容　第1章 メタボリックシンドロームという嘘　第2章 産官学の癒着が生んだメタボ撲滅運動　第3章 「ちょいメタ」が最も長生き　第4章 捏造されたウェスト周囲径　第5章 高血圧より降圧治療が危険　第6章 コレステロールは大切な脂質　第7章 やせていても糖尿病になる　第8章 自分の体は自分で守ろう

◇メタボリック症候群―どう克服するのか　高野利也著　岩波書店　2007.5　152, 6p　19cm　（シリーズ健康と食を問い直す生物学）　1600円　Ⓘ978-4-00-006865-9　Ⓝ493.12

内容　1 高血圧は脳卒中の最大の原因　2 脳卒中と心臓発作の原因は動脈硬化　3 合併症が怖い糖尿病　4 血液中に脂肪がふえる脂質異常症（高脂血症）　5 心臓突然死を招くメタボリック症候群　6 遺伝子が病気に関係する　7 代謝の司令塔「アディポネクチン」

◇メタボリック症候群―名医の言葉で病気を治す　小田原雅人著　誠文堂新光社　2009.4　191p 図版4p　21cm　（あなたの医学書）　1800円　Ⓘ978-4-416-80913-6　Ⓝ493.12

内容　第1章 メタボリックシンドロームについて理解しよう　第2章 肥満とメタボリックシンドローム　第3章 糖尿病とメタボリックシンドローム　第4章 高血圧とメタボリックシンドローム　第5章 脂質異常症とメタボリックシンドローム　第6章 動脈硬化とメタボリックシンドローム　第7章 メタボリックシンドロームの検査と診断　第8章 メタボリックシンドロームの食事療法　第9章 メタボリックシンドロームの運動療法

◇メタボリック症候群と栄養　横越英彦編　幸書房　2007.7　258p　22cm　3600円　Ⓘ978-4-7821-0304-3　Ⓝ493.12

内容　プロローグ メタボリック症候群の経緯と栄養学的アプローチの意義　第1章 メタボリック症候群と関係する疾病　第2章 中高年の食生活とエネ

◇メタボリック・シンドロームを知る─内臓脂肪にご用心!　松澤佑次,中尾一和,宮崎滋監修　三省堂　2007.9　216p　21cm　1500円　①978-4-385-36298-4　Ⓝ493.12
[内容]1部 概念編─メタボリック・シンドローム、ここがポイント!(肥満から脳・心血管疾患のハイリスクへ　メタボリック・シンドロームの意味・意義とは?)　2部 意識向上編─生活習慣病の全体像を知る!(内臓脂肪蓄積100cm2以上が診断基準の大きなポイント　なんの前触れもなく起こる動脈硬化性の脳・心血管疾患、その危険性と社会的損失を減らしたい　高血糖はもっともハイリスクな危険因子　重症化や合併症の予防に努めよう!　国民医療費削減と効率的な予防医療という現代ニッポンのテーマで。高齢化社会における医療の姿が見えてくる)　3部 対策編─まずやるべきこと、ずっとやるべきこと(過栄養、高カロリー食を断ち切り、適度な運動を)

◇メタボリックシンドローム生活習慣病の予防と対策　堀美智子,益崎裕章,西崎昭雅編　名古屋　新日本法規出版　2009.1　308p　26cm　3400円　①978-4-7882-7152-4　Ⓝ493.12
[内容]第1章 メタボリックシンドロームとは(生活習慣病の予防対策をめぐる動き　メタボリックシンドロームを深く知ろう　日本と海外のメタボリックシンドロームの現状　メタボリックシンドロームの減量の重要性とその対策)　第2章 メタボリックシンドロームと運動(メタボリックシンドロームの原因となる運動不足　運動の原則　メタボリックシンドロームを予防するための運動　目的別ウォーキング)　第3章 高血圧(病気を知ろう　検査・診断　医療機関での治療　生活習慣の改善と運動　高血圧関連商品)　第4章 脂質異常症(病気を知ろう　検査・診断　医療機関での治療　生活習慣の改善と運動　脂質異常症関連商品)　第5章 糖尿病(病気を知ろう　検査・診断　医療機関での治療　生活習慣の改善と運動　糖尿病関連商品)　第6章 更年期障害(病気を知ろう　生活習慣の改善)　第7章 高尿酸血症(病気を知ろう　検査・診断　医療機関での治療　生活習慣の改善　高尿酸血症関連商品)　第8章 骨粗鬆症(病気を知ろう　検査・診断　医療機関での治療　生活習慣の改善と運動　骨粗鬆症関連商品)

◇メタボリックシンドロームって何?　吹田循環器病研究振興財団　2006.9　16p　21cm　(知っておきたい循環器病あれこれ 健康で長生きするために 58)　Ⓝ493.12

◇メタボリックシンドロームと生活習慣病─内臓肥満とインスリン抵抗性　島本和明編　診断と治療社　2007.10　338p　26cm　5500円　①978-4-7878-1609-2　Ⓝ493.12

◇メタボリックシンドロームと生活習慣病対策─今、なぜメタボリックシンドロームか?　宮城重二著　自治体労働安全衛生研究会　2007.7　18p　30cm　(安全衛生資料 9)　Ⓝ493.12

◇メタボリックシンドロームにおける高尿酸血症の意義とその管理─近年の研究からわかってきたこと　細谷龍男,下村伊一郎編　大阪　フジメディカル出版　2010.1　121p　21cm　2500円　①978-4-86290-026-1　Ⓝ493.12

◇メタボリックシンドロームのことがよくわかる本　高橋伯夫著　中経出版　2007.5　189p　19cm　1300円　①978-4-8061-2719-2　Ⓝ493.12
[内容]第1章 これが、メタボリックシンドローム(メタボリックシンドロームとは何か?　メタボリックシンドロームの症状とは?　なぜ人は、メタボリック・シンドロームになるのか?)　第2章 あなたはメタボリックシンドローム予備軍になっていないか?(メタボリックシンドロームへの一番の近道は「肥満」　メタボリックシンドロームの診断基準を詳しく見ていこう　2008年度から始まる「特定健康診査」の検査項目の読み方)　第3章 メタボリックシンドロームは、なぜ恐ろしいのか?(なぜ肥満は悪いのか?脂肪細胞と健康の関係　塩分を摂取しなくても、塩分過剰で高血圧になる怖さ　塩分と水分のバランスによって血圧は上下する　メタボリックシンドロームは心血管合併症状に至る)　第4章 メタボリックシンドロームはこうして治す(生活週間の改善で健康になる(1)食事　生活習慣の改善で健康になる(2)運動　生活習慣の改善で健康になる(3)酒・ストレス・タバコ　生活習慣病の治療で使われる薬の特徴を知っておこう)

◇メタボリック・スパイラルの衝撃─内臓脂肪がアルツハイマー病を引きおこす　大友英一著　法研　2008.5　183p　19cm　1300円　①978-4-87954-685-2　Ⓝ493.12
[内容]第1章 メタボリックシンドロームの真実　第2章 アルツハイマー病のリスクを高めるメタボリックシンドローム最新研究ヘッドライン(ウエストまわりとアルツハイマー病リスク　BMI(Body Mass Index)とアルツハイマー病リスク　ほか)　第3章 将来のアルツハイマー病を遠ざけるために　第4章 今日からできるメタボ改善策─メタボな人々の声に対する回答と指南　第5章 警告!いま健康上の問題がない人も油断できない

◇メタボは赤ちゃんのときから　井埜利博著　大阪　最新医学社　2011.7　179p　18cm　(最新医学新書 11)　900円　①978-4-914909-48-2　Ⓝ493.934
[内容]第1章 メタボリック症候群と肥満　第2章 子どものメタボリック症候群　第3章 肥満・メタボにならないための子どもの生活指針　第4章 賢い親が考える子どもの食育

◇やさしいメタボリックシンドロームの自己管理─やさしい内臓肥満の自己管理改訂版　松澤佑次監修,船橋徹,中村正編　大阪　医薬ジャーナル社　2006.5　47p　30cm　1400円　①4-7532-2196-2　Ⓝ493.125
[内容]1 メタボリックシンドロームとは　2 キープレーヤーとしての内臓脂肪─内臓脂肪とはなんだろう　3 なぜ内臓脂肪がたまるのか　4 メタボリックシンドロームのメカニズム　5 運動で減らそう!内臓脂肪　6 内臓脂肪を減らす食事の考え方　7 薬物療法　8 小児肥満症の注意点

生活習慣病　　　　　　　　　　　　　　　　　　　　　　　医療と健康

◇やさしいメタボリックシンドロームの自己管理―ポケット版　松澤佑次監修，船橋徹，中村正編　大阪　医薬ジャーナル社　2007.9　75p　16cm　950円　Ⓘ978-4-7532-2274-2　Ⓝ493.125
[内容] 1 メタボリックシンドロームとは　キープレーヤーとしての内臓脂肪―内臓肥満とはなんだろう　3 なぜ内臓脂肪がたまるのか　4 メタボリックシンドロームのメカニズム　5 運動で減らそう！　内臓脂肪　6 内臓脂肪を減らす食事の考え方　7 薬物療法　8 小児肥満症の注意点

◇やさしく教えて！メタボリックシンドロームと生活習慣病Q&A　曽根正好著　医歯薬出版　2007.8　146p　26cm　（臨床栄養別冊）　2400円　Ⓝ493.12

◇やさしくわかる肥満&肥満症―栄養指導の実践に役立つ予防活動と治療　月刊「食生活」編集部編　フットワーク出版　2004.9　230p　21cm　1600円　Ⓘ4-87689-508-2　Ⓝ493.125
[内容] 第1章 肥満の理論　第2章 減量の問題点　第3章 肥満の行動科学　第4章 予防活動の実践　第5章 治療について

摂食障害

◇焦らなくてもいい「拒食症」「過食症」の正しい治し方と知識　水島広子著　日東書院本社　2009.12　175p　21cm　1300円　Ⓘ978-4-528-01688-0　Ⓝ493.74
[内容] 第1章 摂食障害は治る病気です　第2章 摂食障害の悪循環から抜け出そう！　第3章 感情を活用して摂食障害から抜け出そう！　第4章 家族がつくり出す悪循環から抜け出そう！　第5章 摂食障害と関連のある病気　第6章 摂食障害を活用して成長しよう

◇過食症　ボニー・グレイプス著，上田勢子訳，汐見稔幸，田中千穂子監修　大月書店　2003.11　62p　23cm　（10代のメンタルヘルス 1）　1800円　Ⓘ4-272-40491-1　Ⓝ493.74
[内容] 1 食べもの―敵、それとも味方？　2 どうしてやせないと思うのか　3 原因をさぐってみよう　4 エイミーの場合　5 体にも心にもおよぶ害　6 健康になろうよ！　7 わたしにできることはなんだろう？

◇過食症サバイバルキット―ひと口ずつ，少しずつよくなろう　ウルリケ・シュミット，ジャネット・トレジャー著，友竹正人，中里道子，吉岡美佐緒訳　金剛出版　2007.2　187p　21cm　2800円　Ⓘ978-4-7724-0953-7　Ⓝ493.74
[内容] 前進するための道のり　旅立ちの道具箱　ダイエットは危険　過食、だらだら食い、強迫的大食―胃袋はまるでブラックホール　嘔吐、下剤、利尿剤―ケーキは食べるとなくなるもの　自分の体を好きになろう　ジャック・スプラットのおかみさん―肥満は健康にいいかも　再発について―「ふりだし」に戻らないために　子ども時代の心の傷　食は思考の糧　心の声を見つけよう　破滅への誘惑　あなたを取り巻く人たち―親、パートナー、子ども、友だち　生きるために働くか、働くために生きるのか　回復への旅は終わったの？ それともまだ続くの？

◇過食症で苦しんでいるあなたへ―摂食障害から立ち直るためのステップ　さかもと聖朋著　福岡　石風社　2007.1　219p　19cm　1300円　Ⓘ978-4-88344-143-3　Ⓝ493.74
[内容] 1 過食、拒食とダイエットの違い「摂食障害入門」　2 一三七キロまで太ってしまったぼくの人生　3 過食症を治すために知っておくこと　4 摂食障害とカウンセラー　5 正しいダイエットの方法　6 さかもと聖朋が答える悩み相談　7 一歩ずつ夢に向かって前進しよう

◇過食にさようなら―止まらない食欲をコントロールする　デイヴィッド・A. ケスラー著，伝田晴美訳　エクスナレッジ　2009.11　318p　20cm　1800円　Ⓘ978-4-7678-0946-5　Ⓝ493.74
[内容] 第1章 砂糖、脂肪、塩の強化作用　第2章 食品業界の手口　第3章 条件付け超過食の出現　第4章 過食治療の枠組み　第5章 摂食リハビリテーション　第6章 過食にさようなら

◇家族への希望と哀しみ―摂食障害とアルコール依存症の経験　大河原昌夫著　思想の科学社　2004.7　270p　20cm　2000円　Ⓘ4-7836-0098-8　Ⓝ493.74
[内容] 第1章 摂食障害と家族　第2章 アルコール依存症の臨床から　第3章 日本の家族の風景　第4章 人びとの記憶

◇家族で支える摂食障害―原因探しよりも回復の工夫を　伊藤順一郎編　保健同人社　2005.6　111p　21cm　1143円　Ⓘ4-8327-0296-3　Ⓝ493.74
[内容] 1章 必ず回復へと道は通じている　2章 摂食障害を理解するヒント　3章 回復のために家族ができること　4章 コミュニケーションを大切に　5章 相談に行こう　6章 薬との上手な付き合い方　7章 家族座談会

◇家族のための摂食障害ガイドブック　ジェームス・ロック，ダニエル・ル・グラン著，上原徹，佐藤美奈子訳　星和書店　2006.2　415p　19cm　2500円　Ⓘ4-7911-0594-X　Ⓝ493.74
[内容] 1 出発：摂食障害のわが子を助けるための第一ステップ（今すぐ、行動を起こしてください　力を合わせましょう　「なぜ？」に時を無駄にしてはいけません）　2 摂食障害の理解（敵を知る―摂食障害の複雑さ　子どもの頭のなかを覗いてみましょう―子どもの行動の裏にある歪んだ考え方　どのような治療選択肢があるのでしょうか―拒食症、過食症に最適な治療法について研究から明らかになっていること）　3 治療活動の開始：子どもの回復を助けるためにどのように日々の問題を解決していけばよいのでしょうか（変化の責任を担っていく―摂食障害の治療に家族アプローチをどのように生かしていったらよいのでしょうか　支援的役割―他の方法でわが子の回復に関わっていくにはどうしたらよいのでしょうか　団結力の活用―どのように足並みを揃え、摂食障害と戦っていけるのでしょうか　勇気と情報をもち続け、自己決定力を維持していくために―わが子のために力を尽くしている専門家と協力して取り組むためにはどうしたらよいのでしょうか）

◇拒食症　ボニー・グレイプス著，上田勢子訳，汐見稔幸，田中千穂子監修　大月書店　2003.11　62p　23cm　（10代のメンタルヘルス 2）　1800円　Ⓘ4-272-40492-X　Ⓝ493.74
[内容] 1 拒食症ってなに？　2 拒食症の原因はいろいろ　3 拒食症になりやすい人　4 なぜ、拒食症にな

◇拒食症・過食症を対人関係療法で治す 水島広子著 紀伊國屋書店 2007.10 281p 19cm 1600円 ⓘ978-4-314-01033-7 Ⓝ493.74
[内容]第1章 回復を妨げてきた「常識」 第2章 摂食障害とはどんな病気か 第3章 病気を作る「性格」 第4章 過食のメカニズム 第5章 拒食のメカニズム 第6章 摂食障害の治療に必要な考え方 第7章 家族にできること 第8章 対人関係療法―摂食障害を本質的に治療する 第9章 摂食障害が「治る」ということ

◇拒食症・過食症の治し方がわかる本 高木洲一郎, 浜中禎子著 最新版 主婦と生活社 2011.8 191p 19cm (こころの健康シリーズ) 1100円 ⓘ978-4-391-14046-0 Ⓝ493.74
[内容]第1章 摂食障害とはどんな病気なのか(拒食症・過食症とは からだにはどんな障害が起こるのか) 第2章 精神や行動にどんな影響が現れるか(精神面に現れる症状の特徴 行動にどんな異常が現れるか) 第3章 なぜ拒食症・過食症になるのか 第4章 どんな治療を受けたらよいか 第5章 家族や周囲はどう対応したらよいか(治療の鍵をにぎる家族の理解と接し方 問題行動と親の対処法)

◇拒食症治療の手引き―家族と治療スタッフのために G.アグマン, A.ゴルジュ著, 鈴木智美訳 岩崎学術出版社 2003.8 148p 22cm 2800円 ⓘ4-7533-0304-7 Ⓝ493.74
[内容]第1章 拒食症の昨今(拒食症は今世紀の病気?「娘は食べないし、とてもやせました。それに、生理がなくなってしまったんです」 男子の拒食症の場合は? 将来はどうなるのだろうか?) 第2章 拒食症になっていく娘とともに生き、拒食症のようにしむけること(家族、学校「誰しもが心配だらけ。手助けするにはどうすればいいのですか?」 診察は、誰に? どうやって?) 第3章 拒食症者とともに生き、治療に参加する(どんな治療があるのか? 家族はどうやって治療に参加できるか どうして私たちの家族に拒食症が?)

◇拒食症と過食症 切池信夫監修 講談社 2004.3 98p 21cm (健康ライブラリー イラスト版) 1200円 ⓘ4-06-259332-7 Ⓝ493.74
[内容]1 抜け出すための八つの「きっかけ」 2 摂食障害とはそもそもなんのか 3 医療機関とのつきあい方 4 日常生活のストレスを軽くする 5 合併症に個別アドバイス

◇拒食と過食の社会学―交差する現代社会の規範 加藤まどか著 岩波書店 2004.3 211p 19cm (現代社会学選書) 2600円 ⓘ4-00-026516-4 Ⓝ493.74
[内容]第1章 摂食障害の位置づけ(摂食障害の概念と現状 摂食障害の病因論 接触傷害を社会との関連においてとらえた先行研究) 第2章 摂食障害の経験(身体の変化への抵抗感と孤立 太ることへの恐怖と「女性であること」の受け入れ難さ 主体性・女性性・身体性にかかわる規範) 第3章 近代・現代社会と規範の矛盾(近代家族という制度 近代市民社会における「主体」 主体性・女性性・身体性にかかわる規範の矛盾 現代社会における矛盾の顕在化) 第4章 現代日本社会における規範の矛盾(現代日本社会における主体性・女性性にかかわる規範 現代日本社会における身体性にかかわる規範) 第5章 摂食障害と規範の矛盾

◇克服できる過食症・拒食症―こじれて長期化した過食症・拒食症でも治る道はある 福田俊一, 増井昌美著 星和書店 2005.5 233p 19cm 1900円 ⓘ4-7911-0573-7 Ⓝ493.74
[内容]第1章 あきらめたらあかん、こんな私でも治るんや! 第2章 過食症・拒食症と家族の関係 第3章「それでも治らない!」過食衝動との闘い 第4章 立ち直りの工夫と良くなるきざし 第5章 過食症・拒食症から立ち直った淀屋橋の卒業生 第6章 これからの過食症・拒食症の治療

◇思春期に多いダイエット障害―ストレスとやせ願望の奥にひそむ、摂食障害という心の病 鈴木眞理著 少年写真新聞社 2005.7 71p 27cm (新体と健康シリーズ 写真を見ながら学べるビジュアル版) 1900円 ⓘ4-87981-201-3 Ⓝ493.74
[内容]第1部 やせ願望とダイエット 第2部 摂食障害とは(だれもがなるわけではない摂食障害 拒食症(神経性食欲不振症)とは ほか) 第3部 摂食障害の治療について 第4部 相互の連携: 学校・家庭・医療機関

◇社会病理としての摂食障害―若者を取り巻く痩せ志向文化 牧野有可里著 風間書房 2006.9 220p 22cm 4800円 ⓘ4-7599-1587-7 Ⓝ493.74
[内容]第1章 問題 第2章 痩せ志向文化と摂食障害 第3章 研究の目的 第4章 研究1: 高校生男女における痩せ志向文化と摂食障害との関連 第5章 研究2: 摂食障害を主訴とする女性たちにみる痩せ志向文化の影響 第6章 討論

◇上手に食べるために―発達を理解した支援 金子芳洋, 菊谷武監修 医歯薬出版 2005.9 93p 26cm 〈付属資料: CD-ROM1枚(12cm) 執筆: 田村文誉ほか〉 3000円 ⓘ4-263-46403-6 Ⓝ493.98
[内容]1 こうやって食べられるようになるのです―唇や舌の動き方を見よう(発達のきまりごと 食べるための構造(器官)ほか) 2 どうやって食べさせますか? ―どんな食べ物、どんな道具がよいの? 3 上手に食べられないのはどうして その対処法は? ―発達障害があるお子さんへの対応も含めて 4 食べる機能に障害のあるお子さんへの支援―CD・ROM付(食べるための介助 訓練法の実際・CD・ROM付)

◇上手に食べるために 2 摂食指導で出会った子どもたち 田村文誉著 医歯薬出版 2009.3 96p 26cm 3000円 ⓘ978-4-263-44286-9 Ⓝ493.74
[内容]1章 こんなことに悩んでいます! 2章 どうしたらよいでしょう? 3章 摂食指導と摂食機能訓練 4章 摂食機能の基本的知識

◇「食」にとらわれたプリンセス―摂食障害をめぐる物語 上原徹著 星和書店 2004.3 155p 19cm 1600円 ⓘ4-7911-0531-1 Ⓝ493.74
[内容]第1章 歴史上の物語 第2章 現代を語る病 第3章 プリンセスの特徴 第4章 物語の広がり 第5章 ハッピーエンドって何? 第6章 解決に向かって

◇生活しながら治す摂食障害 西園文著 女子栄養大学出版部 2004.10 219, 2p 20cm 〈付属資料: 巻末付録4枚〉 1800円 ⓘ4-7895-5429-5 Ⓝ493.74

◇摂食・嚥下障害の患者さんと家族のために 第1巻 総合編 西尾正輝著 改訂第3版 インテルナ出版 2008.1 48p 26cm 1000円 ⓘ978-4-900637-32-0 Ⓝ493.73
内容 摂食・嚥下ってなに? 摂食・嚥下にかかわる器官 摂食・嚥下のしくみ 嚥下反射ってなに? 摂食・嚥下障害が疑われる症状 摂食・嚥下障害で起こる内科的問題 摂食・嚥下障害をひき起こす病気 摂食・嚥下障害の評価法 摂食・嚥下障害患者の栄養法 摂食・嚥下障害の治療・訓練〔ほか〕

◇摂食・嚥下リハビリ最前線—ルポ 口から食べたい食べさせたい 井上邦彦著 日本評論社 2006.6 193p 19cm 1800円 ⓘ4-535-98264-3 Ⓝ493.73
内容 第1章 入院—「ツバも飲めない!」 第2章 外来—絶望から希望へ 第3章 チーム—多職種連携の多大な成果 第4章 嚥下食—何を食べるか 第5章 退院—欠かせぬフォロー 第6章 黎明—発展途上への期待

◇摂食・嚥下障害の患者さんと家族のために 第2巻 嚥下食編 西尾正輝著 インテルナ出版 2008.9 125p 26cm 2500円 ⓘ978-4-900637-36-8 Ⓝ493.73

◇摂食障害というこころ—創られた悲劇/築かれた閉塞 松木邦裕著 新曜社 2008.5 240p 20cm 2400円 ⓘ978-4-7885-1106-4 Ⓝ493.74
内容 前篇 摂食障害の本態(見立てることの大切さ—その患者は誰なのか 病いの本態はどこに?—中核の不安を見すえる うつりゆく病態—サイクルの展開と岐路 パーソナリティ構造—そしてコミュニケーションの病理) 後篇 治療的かかわりの実際(治療のターゲット—なにを目標にするか 治療の構造およびそのマネージメント 治療の方法—心理療法のセッティング 治療の実際—精神分析的面接のポイント) 出会い—精神科医と心療内科医 精神分析と行動療法

◇摂食障害のセルフヘルプ援助—患者の力を生かすアプローチ 西園マーハ文著 医学書院 2010.5 219p 26cm 3400円 ⓘ978-4-260-01044-3 Ⓝ493.74
内容 第1部 理論編 第2部 実践編 第3部 資料編

◇摂食障害の不安に向き合う—対人関係療法によるアプローチ 水島広子著 岩崎学術出版社 2010.3 183p 20cm 2000円 ⓘ978-4-7533-1001-2 Ⓝ493.74
内容 第1章 摂食障害に対人関係療法的アプローチを適用する根拠 第2章 摂食障害患者における不安を考える—「役割の変化」という視点 第3章 不安を扱う基本姿勢 第4章 症状を位置づける—患者の症状に干渉しないことの意味 第5章 治療者の不安に向き合う 第6章 家族の不安に向き合う 第7章 不安をコントロールして現状を受け入れる—「位置づけ」という考え方 第8章 不安をコントロールして前進する—「土俵」に乗せるという考え方 第9章 病気と治療を「位置づける」

◇「食べない心」と「吐く心」—摂食障害から立ち直る女性たち 小野瀬健人著 主婦と生活社 2003.10 291p 19cm 1300円 ⓘ4-391-12863-2 Ⓝ493.74
内容 第1章 誤解され続けてきた摂食障害 第2章 ドキュメント・過食症からの回復 武田祐子さん—「いつも一番でいないといけない」せっぱつまった思いが"拒食"から"過食"を招いた 第3章 ドキュメント・過食嘔吐からの回復 白坂幸野さん—ごめんね、お母さん。一番愛してくれる人を、一番悲しませてしまった 第4章 摂食障害を治すには—心を癒す4つの方法 第5章 ドキュメント・拒食症からの回復 岡野朱里子さん—体重23キロから奇跡の生還 第6章「摂食障害」から見えてくるもの

◇誰が摂食障害をつくるのか—女性の身体イメージとからだビジネス シャーリーン・ヘス=バイバー著,宇田川拓雄訳 新曜社 2005.4 336p 19cm 2850円 ⓘ4-7885-0940-7 Ⓝ361.4
内容 第1章 拡がるスリム教 第2章 男と女—精神と身体 第3章 からだビジネスほどすてきな商売はない—食品、ダイエット、リカバリー 第4章 からだビジネスほどすてきな商売はない—フィットネスと美容整形 第5章 正しい身体になる 第6章 スリム教への入信 第7章 異常な食事から摂食障害へ—拒食症と過食症の文化的背景 第8章 スリム教への新人勧誘—少女、男性、エスニック集団の女性たち 第9章 スリム教からの脱出

◇パーソナリティ障害・摂食障害 市橋秀夫編 メジカルビュー社 2006.5 182p 26cm (精神科臨床ニューアプローチ 5) 6000円 ⓘ4-7583-0230-8 Ⓝ493.76
内容 1 パーソナリティ障害の概念と分類 2 境界性パーソナリティ障害 3 自己愛性パーソナリティ障害 4 摂食障害 5 Q&A(全般的な問題 境界性パーソナリティ障害(BPD)ほか)

◇母と子で克服できる摂食障害—過食症・拒食症からの解放 福田俊一,増井昌美著 京都 ミネルヴァ書房 2011.1 249,12p 19cm 2400円 ⓘ978-4-623-05896-9 Ⓝ493.74
内容 序章 摂食障害(拒食症・過食症)とは? (摂食障害(拒食症・過食症)はなぜ起こる? 拒食症とは? ほか) 1章 はじめが肝心、早期解決をめざそう—初期:発症〜二年目くらいまで(摂食障害(過食症・拒食症)はこじれやすい 初期のころによく見られる母娘のトラブル事例(過食症)ほか) 2章「少しこじれだしたな、早くなんとかしなければ」—中期:三〜五年目くらいまで(中期のころによく見られる母娘のトラブル事例(過食症) 過食症の注意点—ここを踏ん張れば、悪化は防げますか ほか) 3章 こじれて長期化していても適切な対応で克服できる—長期化:六〜一〇年以上(長期化してこじれた摂食障害(過食症・拒食症)克服への道 「あきらめないで。こじれていても良くなった人がたくさんいます」ほか)

◇モーズレイ・モデルによる家族のための摂食障害こころのケア ジャネット・トレジャー,グレイン・スミス,アナ・クレイン著,友竹正人,中里道子,吉岡美佐緒訳 新水社 2008.10 262p 21cm 2500円 ⓘ978-4-88385-112-6 Ⓝ493.74
内容 責任を負うということ—摂食障害を抱えるあなたのために 家族のための摂食障害こころのケア—その第一歩 病気の共通理解を深める—摂食障害

◇の基本的事実　ケアにあたる家族のタイプ　ストレス、重圧、回復力について　病気がもたらす結果―医学的リスクを理解する　変化について理解する　コミュニケーション　対人関係　情動知能と問題解決能力を高める　拒食に取り組む　過食を乗り越えるために　難しい行動に取り組む　振り返って、リラックス

◇「やせたい」に隠された心―摂食障害から回復するための13章　粕谷なち, 草薙和美著　新宿書房　2004.6　261p　19cm　1800円　④4-88008-317-8　Ⓝ493.74
　内容 摂食障害って何？　どうして食にこだわるのか？　どうしてやめられない？　自分の感覚をとりもどそう！　本人の問題と親の問題　自己不在　その人に合った治療法　お母さんの役割　お父さんの意外な役割　生きていく力をつけよう！　こだわりがとれたきっかけ　なち活動　自分の人生を生きよう！

毒物・中毒

◇危ない「日用品」使ってませんか？　稲津教久, 池川明著　三笠書房　2007.12　202p　15cm　（知的生きかた文庫）　533円　④978-4-8379-7669-1　Ⓝ498.4
　内容 1 皮膚から侵入した「毒」が体の不調を招く！―「日用品」には危険がいっぱい！　2 なぜ女性は「経皮毒」の影響を受けやすいのか―不妊・婦人病、異常出産　3 美容グッズがあなたの「キレイ」を壊している！？―化粧品、シャンプー　4 危ない！ふだん使っているあの商品も…―「日用品」の安全チェック！　5 この「経皮毒デトックス」で病気に負けない体をつくろう！―たまった「毒」を一気に追い出す

◇アメリカの毒を食らう人たち―自閉症、先天異常、乳癌がなぜ急増しているのか　ロレッタ・シュワルツ=ノーベル著, 東出顕子訳　東洋経済新報社　2008.5　305, 5p　20cm　1900円　④978-4-492-22281-2　Ⓝ498.4
　内容 第1章 誰も逃げられない―地球規模の環境汚染　第2章 死を招く水―クラスター疾患、白血病、先天異常　第3章 食品汚染―甲状腺疾患、癌、農薬の犠牲者たち　第4章 大気汚染物質の循環―水銀汚染と喘息　第5章 自閉症の急増―世界中で奪われる命　第6章 乳癌産業―マンモグラフィ、電離放射線、そして利害対立　第7章 肺癌の世界的流行―途上国の子どもたち、非喫煙者の汚染、女性に特有のリスク　第8章 子どもたちを救うために―宗教の危機と転機

◇面白いほどよくわかる毒と薬―天然毒、化学合成毒、細菌毒から創薬の歴史まで、毒と薬のすべてがわかる！　山崎幹夫編, 毒と薬研究会著　日本文芸社　2004.10　287p　19cm　（学校で教えない教科書）　1300円　④4-537-25233-2　Ⓝ491.59
　内容 第1章 毒と薬とその歴史　第2章 快楽と人殺しに使った天然毒　第3章 創薬の歴史とそのメカニズム　第4章 薬の多様化・多面化と創薬の未来（予防に勝る「薬」なし　生活をサポートする「薬」　「薬」は多様化と多面化の時代に入った　21世紀の薬を変える「新薬開発」）　第5章 危険！人を滅ぼす毒

◇花王「アタック」はシャツを白く染める―蛍光増白剤・合成界面活性剤は危ない　渡辺雄二著　緑風出版　2008.11　172p　19cm　1500円　④978-4-8461-0815-1　Ⓝ498.4
　内容 花王「アタック」はシャツを白く染める！　「部屋干しトップ」は、なぜ部屋干しできるのか　柔軟剤が、衣類をスベスベふんわりにする秘密　漂白剤「ハイター」は、なぜ混ぜると危険なのか　台所用「ジョイ」が手をヒリヒリさせる理由　キッチンハイター」も、混ぜると危険！　ボディシャンプー「ビオレu」「ナイーブ」は肌にやさしいか　薬用ボディシャンプーは使ってはいけない　シャンプーを使っていると、薄毛になる！？　リンスは効果があるのか　歯磨き剤か。歯肉炎を起こす！？　「ガムデンタルリンス」「リステリン」はいらない　薬用ハンドソープは必要なし　消臭効果のない「消臭元」　必要ないものは使わず、経済的で快適な生活を！

◇化学物質汚染列島―奇形タンポポの警告　玉川徹著　講談社　2009.10　190p　18cm　（講談社＋α新書 485-1D）　838円　④978-4-06-272617-7　Ⓝ498.4
　内容 第1章 不気味なる遭遇　第2章 奇形植物のはびこる家　第3章 奇形タンポポの恐怖　第4章 驚愕の仮説　第5章 警告与る奇形タンポポ　おわりに―増加する動物の奇形

◇化学物質の功罪―正しい理解への処方箋　榎本眞著　日本地域社会研究所　2010.8　224p　20cm　（[コミュニティ・ブックス]）　2381円　④978-4-89022-924-6　Ⓝ491.6
　内容 プロローグ―病理医の挑戦　第1章 遺体とむきあうことからの出発―医学の中の病理学を選択　第2章 発ガン性の化学物質についての研究―二十世紀後半の化学発ガン研究　第3章 肺がんの増加で指摘される粒子状物質―禁煙運動の勇み足　第4章 ヒトの病気の原因における化学物質の位置づけ　エピローグ―証拠によるガン病因などの探求

◇家庭にひそむ有害化学物質―これだけは避けよう、身近なリスク　カレン・アシュトン, エリザベス・ソルター・グリーン共著, 世界自然保護基金ジャパン監訳　時事通信出版局　2009.10　172p　21cm　〈発売：時事通信社〉　1800円　④978-4-7887-0975-1　Ⓝ598
　内容 第1章 有害化学物質とは何か、どのようにしてわたしたちの体に入るのか　第2章 感受性の違い　第3章 身近な有害化学物質―とくに注意すべき10の物質　第4章 室内汚染とその対策　第5章 化学物質に関する法規制　第6章 未来の希望とリスク　付属資料

◇環境医学入門―環境リスク要因と人の健康の相互関係　レナート・メラー編, 清水英佑, 安達修一訳　中央法規出版　2003.10　412p　27cm　8000円　④4-8058-2402-6　Ⓝ498.4
　内容 発がん過程　オゾン（層）破壊と健康影響　都市大気―都市大気汚染の原因とその影響　空中浮遊屋外アレルゲンと大気汚染物質　らん藻のアオコ　水が介する変異原　汚染地帯と廃棄物処理　チェルノブイリ事故　大きな健康リスク　医地質学　カドミウム、水銀、その他の汚染物質による腎障害　難分解性有機ハロゲン化合物の環境曝露と健康リスク　エストロゲン様環境汚染物質による内分泌かく乱　食物中のヘテロサイクリックアミン　マイコトキシン―食品にかかわる問題　急性中毒　遺伝学と環境医学　リスクの認識―健康リスクへの行動反応

◇環境と健康 — 誤解・常識・非常識 続 安井至著 丸善 2003.1 198p 19cm 1700円 Ⓘ4-621-07141-6 Ⓝ498.4
内容 お茶を飲むと胃がんの予防になる 食物繊維で大腸がんが予防できる がん予防に食事は効果がない サプリメントはがんの予防に有効 日光浴で健康増進 トルマリンでマイナスイオン やせ薬は健康に良い リノール酸は健康に良い 遠赤外線商品は健康に良い マイナス静電気は健康に良い 〔ほか〕

◇環境の汚染とヒトの健康 — 健康のリスクをどう防ぐ 森澤眞輔著 コロナ社 2011.11 179p 21cm 2400円 Ⓘ978-4-339-06622-7 Ⓝ498.4
内容 1章 環境リスク管理の基本課題 2章 健康リスクはどのように評価されているか 3章 健康リスクの評価事例 4章 新たな健康リスク評価への取り組み 5章 健康リスク管理の将来像

◇くらしの中の化学物質 — リスク削減のために 化学物質リスク研究会編 京都 かもがわ出版 2004.2 159p 21cm 1500円 Ⓘ4-87699-797-7 Ⓝ498.4
内容 1 化学物質と人間 — 20世紀の教訓は何か 2 レイチェル・カーソンに学ぶ、食とくらしを見直す 3 ミナマタの経験と教訓 4 化学物質汚染と健康障害 5 化学物質のリスクの削減と子どもの健康と化学物質リスク 7 ごみと化学物質リスク — 「家庭系有害廃棄物」問題を中心に 8 家庭系有害廃棄物の管理システムと分別収集

◇継世代毒性 — 母から子に受継がれる有害化学物質 稲津教久著 秀和システム 2008.9 204p 19cm 1200円 Ⓘ978-4-7980-2055-6 Ⓝ498.4
内容 1章 毒になる化学物質とは 2章 食品の安全性をおびやかす化学物質 3章 生物を殺す化学物質「農薬」 4章 身の回りの日用品にひそむ経皮毒 5章 使い方によって毒にも薬にもなる医薬品 6章 環境ホルモンと継世代毒性

◇子どもの健康を化学物質汚染から守る — 2003年度海外&自治体施策調査および提言活動報告書 化学物質問題市民研究会編著 化学物質問題市民研究会 2004.7 72p 30cm Ⓝ498.4

◇最新「毒」の雑学がよ〜くわかる本 — ポケット図解 高遠雅也著 秀和システム 2011.8 219p 19cm (Shuwasystem science guide book) 1200円 Ⓘ978-4-7980-3048-7 Ⓝ491.59

◇知っておきたい有害物質の疑問100 — 防水加工剤でコレステロール値が悪化! ピーナッツのかびに発ガン作用! 齋藤勝裕著 ソフトバンククリエイティブ 2010.1 234p 18cm (サイエンス・アイ新書) 952円 Ⓘ978-4-7973-5505-5
内容 第1章 家庭の有害物質 第2章 食物・添加物の有害物質 第3章 医薬品・化粧品の有害物質 第4章 生鮮食品の有害物質 第5章 農業・水産業・畜産業の有害物質 第6章 工業用品の有害物質 第7章 環境にひそむ有害物質 第8章 なじみ深い毒物

◇自分で調べて採点できる化粧品毒性判定事典 小澤王春著 メタモル出版 2005.11 392p 19cm 3000円 Ⓘ4-89595-505-2
内容 序章 乾燥肌の最大の原因は基礎化粧品の欧米化である 第1章 皮膚と化粧品の関係 第2章 化粧品成分の用語解説 第3章 化粧品の判定方法 第4章 実際の製品の採点例 第5章 化粧品成分事典

6章 化粧品成分の読み方のヒント 終章 バリア機能から見る最近のニュース

◇社会のなかに潜む毒物 Anthony T. Tu編著 東京化学同人 2012.6 142p 19cm (科学のとびら) 1200円 Ⓘ978-4-8079-1291-9
内容 第1章 日常生活に潜む毒物(ダイエット薬 解熱鎮痛剤 煙たがられるタバコ バイアグラは安全かあ 胆のうは健康食品か プラスチックボトル入りウォーター シックハウス 花火の功罪 知っておきたい有毒ガス 有機リン系農薬 毒物の事故を防止する) 第2章 海に潜む毒物(食べると危ない海の毒 海で出会う危険 — 刺毒と咬毒) 第3章 毒で死ぬ人々(自殺 毒殺 毒物による死刑執行)

◇食品添加物・農薬がいっぱいの手づくり弁当を安全にする方法 増尾清著 MCプレス 2008.2 280p 19cm 1400円 Ⓘ978-4-86295-022-2 Ⓝ498.54
内容 序章 手づくりお弁当の特性(手づくりお弁当のメリットとデメリット) 第1章 安全・安心お弁当をつくるための知識(安全・安心お弁当をつくるための6つのポイント) 第2章 手づくりお弁当を安全・安心にする方法 第3章 市販のお弁当を安全に食べる方法(「便利さ」と「安全」を両立させる知恵) 巻末付録 食の安全・安心のために役立つ資料

◇知らずに使ってはいけない — 生活環境の警告レポート! 日本にいたらわからない"安全常識" 里深文彦著 青萠堂 2003.5 227p 19cm 1200円 Ⓘ4-921192-16-2 Ⓝ498.4
内容 日常生活の緊急警告 世界で危ないモノが日本でなぜいいのか! 第1章 最先端科学の大警告 第2章 環境汚染都市の見えない恐怖 第3章 きれいにする化学物質こそ、もっとも油断できない 第4章 大疑問! 世界で危ない食べ物が日本でいい食べ物? 第5章 生まれてくる子のために、これを食べてはいけない

◇すこやかに生きる暮らしの科学 — 身近な"危険物質"! シャンプー、洗剤から環境ホルモンまで 坂下栄著 ゆうエージェンシー 2003.10 197p 19cm 〈発売:学陽書房〉 1500円 Ⓘ4-313-81902-9 Ⓝ498.4
内容 第1章 からだのしくみ 第2章 清潔を科学する 第3章 からだの免疫機能 第4章 環境ホルモンを考える 第5章 気になる「食べもの」のこと 第6章 21世紀循環型社会へ

◇使うな。危ない添加物 — 台所・化粧品・衣類・住居…は有害物質でいっぱい! 山本弘人著 普及版 リヨン社 2006.5 133p 19cm 〈発売:二見書房〉 900円 Ⓘ4-576-06067-8
内容 台所用品 洗濯洗剤 洗面所用品 バス用品 トイレ用品 化粧品 衣料品 家庭用品 住居 コラム

◇使うな、危険! 小若順一, 食品と暮らしの安全基金著 講談社 2005.9 227p 21cm 1400円 Ⓘ4-06-212843-8 Ⓝ498.4
内容 家電製品 台所 風呂 洗面所・トイレ 美容 健康 子供用品・ペット用品 居間 寝室 押し入れ 住宅

◇トキシコロジー 日本トキシコロジー学会教育委員会編 新版 朝倉書店 2009.7 397p 26cm 10000円 Ⓘ978-4-254-34025-9 Ⓝ491.59
内容 毒性学とは 毒性発現機序 動態・代謝 リスクアセスメント・リスクマネージメント 化学物

質の有害作用　臓器毒性・毒性試験　環境毒性　臨床中毒学　毒性オミクス　統計学　バイオテクノロジー応用医薬品特異的な毒性の問題

◇毒―青酸カリからギンナンまで　船山信次著　PHP研究所　2012.6　246p　18cm　（PHPサイエンス・ワールド新書）　820円　①978-4-569-80285-5
[内容]第1章 毒についての基本知識　第2章 毒とは何か　第3章 歴史のひとこまを飾る毒　第4章 食べ物と毒　第5章 毒による事故　第6章 毒にまつわる犯罪　第7章 毒薬と関連物質

◇毒学教室―世界のしくみから世界の毒事件簿まで、毒のすべてをわかりやすく解説！より深くより楽しく　田中真知著, 鈴木勉監修　学研教育出版　2011.2　207p　21cm　（学研雑学百科）〈発売：学研マーケティング〉　1300円　①978-4-05-404832-4　Ⓝ491.59
[内容]毒図鑑　第1講座 毒の基礎　第2講座 動物毒　第3講座 植物毒　第4講座 麻薬　第5講座 微生物の毒　第6講座 鉱物・人工毒　第7講座 毒の事件簿

◇毒性元素―謎の死を追う　John Emsley著, 渡辺正, 久村典子訳　丸善　2008.3　427, 14p　19cm　2800円　①978-4-621-07963-8　Ⓝ491.59
[内容]1章 錬金術の毒性元素　2章 水銀　3章 ヒ素　4章 アンチモン　5章 鉛　6章 タリウム　7章 ほかの毒性元素

◇毒と薬の科学―毒から見た薬・薬から見た毒　船山信次著　朝倉書店　2007.6　218p　22cm　3800円　①978-4-254-10205-5　Ⓝ491.59
[内容]1 毒と人間文化　2 毒の歴史　3 毒の分類と毒性発揮・解毒　4 生物界由来の毒　5 化学合成された毒　6 無機毒

◇毒と薬のひみつ―毒も薬も使い方しだい、正しい知識で毒を制す！　齋藤勝裕著　ソフトバンククリエイティブ　2008.12　222p　18cm　（サイエンス・アイ新書 SIS-92）　952円　①978-4-7973-5026-5　Ⓝ499.15
[内容]第1部 毒と薬（毒とはなにか　薬とはなにか）　第2部 毒（自然界の毒　人工の毒　毒のメカニズム）　第3部 薬（天然の薬　合成された薬）　第4部 薬か毒か（薬になる毒　毒になる薬　歴史を動かす毒と薬　精神を動かす毒と薬）

◇毒と人体！　加藤雅俊著　メディアファクトリー　2009.3　164p　19cm　（ナレッジエンタ読本 18）　900円　①978-4-8401-2738-7　Ⓝ491.59
[内容]第1章 毒とは何か？　第2章 身近な毒　第3章 毒と生物の攻防　第4章 いろいろな毒と薬　第5章 麻薬はなぜ怖いのか？　第6章 毒と薬と脳の関係

◇毒の事件簿―歴史は毒でつくられる　齋藤勝裕著　技術評論社　2012.5　215p　19cm　（知りたい！サイエンス）　1580円　①978-4-7741-5029-1
[内容]第1章 広がる毒殺事件　第2章 国家がからむ毒殺・暗殺　第3章 皇帝と金属毒　第4章 トリカブト殺人事件　第5章 帝銀殺人事件　第6章 大規模毒物事件　第7章 すべては毒になる

◇毒薬　田中真知著　ぶんか社　2008.9　191p　15cm　（ぶんか社文庫　ズバリ図解）　657円　①978-4-8211-5186-8　Ⓝ491.59
[内容]序章 毒の基礎知識　第1章 薬として人類を助けてきた毒　第2章 私たちのすぐそばに潜む毒　第3章 歴史に登場した毒薬とその主役たち　第4章 社会を揺るがす毒と毒薬事件

◇ニュースになった毒　Anthony T. Tu著　東京化学同人　2012.3　154p　19cm　（科学のとびら 50）　1200円　①978-4-8079-1290-2　Ⓝ491.59
[内容]第1章 社会をむしばむドラッグ（一般人にも広まる幻覚剤―大麻（マリファナ）の陰と光　人を惑わす幻覚剤―LSD、メスカリン、幻覚キノコ　覚醒剤の害―アンフェタミン、メタンフェタミン、MDMA　陶酔感に囚われる麻薬―コカイン　世界で問題化するアヘン系の麻薬―モルヒネとヘロイン　ドラッグに化けた麻薬―ケタミン、シンナー　知っておきたい処罰―突然、死刑になる可能性も）　第2章 ニュースになった毒（毒カレー事件の謎―ヒ素　毒餃子の具―メタミドホス　結石をつくる毒ミルクの正体―メラミン　何度も害をもたらす化合物―ジエチレングリコール　楽に死ねるという誤解―硫化水素　化学の負の遺産―旧日本軍の遺棄した化学兵器　生物テロの危険性―リボトキシン　戦争でばらまかれる廃棄物―劣化ウラン）　第3章 二〇一一年の最大事件―原発事故と放射能汚染（福島第一原子力発電所事故の衝撃　ヒトへの放射線の影響　アメリカからみた日本の原発事故）

◇ヘルシーライフ52の秘訣―暮らしを豊かに安全に　リヨン社ヘルシーホームの会編　二見書房　2010.2　180p　19cm　1300円　①978-4-576-09194-5　Ⓝ498.4
[内容]序章 化学物質は身近なところに忍び寄っています　第1章 化学物質はどんなところに使われているのでしょう？　第2章 化学物質にはどんな問題があるのでしょう？　第3章 私たちも化学物質の被害を受けています　第4章 デトックスで化学物質の害を減らしましょう　第5章 健康を維持するには正しい栄養補給が大切です　第6章 足りない栄養素はサプリメントで補いましょう

◇へんな毒すごい毒―こっそり打ち明ける毒学入門　田中真知著, 山崎幹夫監修　技術評論社　2006.10　239p　19cm　（知りたい！サイエンス）　1580円　①4-7741-2858-9　Ⓝ491.59
[内容]第1章 毒のサイエンス　第2章 動物毒の秘密　第3章 植物毒の秘密　第4章 鉱物毒・人工毒の秘密　第5章 麻薬とは何か　第6章 毒の事件簿

◇身の回りの有害物質徹底ガイド　パット・トーマス著, 中小路佳代子, 小野寺春香訳, 佐竹元吉監修　武田ランダムハウスジャパン　2010.8　543p　21cm　2400円　①978-4-270-00599-6　Ⓝ498.4
[内容]第1章 何が売られているのか？　第2章 ガンになるものばかりではない…が、ガンになるものはたくさんある　第3章 身体がどう反応するか　第4章 とくに子どものいる人　第5章 食べ物と飲み物　第6章 洗面用化粧品と化粧品　第7章 家庭用品　第8章 家庭用・庭用の農薬　第9章 ペット用品　有毒物質の損傷と闘う食べ物　付録（E番号完全ガイド―食品に表示される「食品添加物」344種がわかる　化学物質A to Z―身の回りの化学物質とその人体への作用）

◇目からウロコの化学物質30話―安全？危険？リスクの真相　坂口正之著　丸善　2009.1　188p　19cm　1800円　①978-4-621-08082-5　Ⓝ498.4
[内容]パイナップルの恐怖　発がん性のおそれ　発がん性の評価とは　発がん性のないことが証明された物質はない！　木材は発がん物質？　すすと焦げ

毒物・中毒　　　　　　　　　　　　　　　　　　　　　　　　　　　　　　　医療と健康

の発がん性　お見合い結婚のほうが幸福になれる？　用量反応関係線を知らずに語ることなかれ！　インスタントみそ汁は薄めて飲むべき？　フグには毒のない部分がある？〔ほか〕

《農薬》

◇あなたが知らない農薬の光と影─よく分かる！農薬がこわくない理由　村本昇著　文芸社　2009.10　227p　20cm　1600円　①978-4-286-07447-4　Ⓝ615.87
◇安全食品農薬を知ろう！　鈴木啓介著　文芸社　2004.6　354p　19cm　1600円　①4-8355-7543-1　Ⓝ615.87
◇おいしい野菜の本当はこわい話　上　吾妻博勝著　徳間書店　2007.9　342p　15cm　(徳間文庫)《『食マフィアの棲む国』改題書》　590円　①978-4-19-892654-0
[内容] 第1章 市場席巻「青酸ガス噴射」輸入ネギ　第2章 キャベツ「農薬多用・禁止薬剤」の裏側　第3章 スーパーが安売り「金魚絶滅の毒白菜」　第4章 ホウレンソウには「人間も死ぬ」劇物散布
◇おいしい野菜の本当はこわい話　下　吾妻博勝著　徳間書店　2007.9　285p　15cm　(徳間文庫)《『食マフィアの棲む国』改題書》　552円　①978-4-19-892655-7
[内容] 第5章「流産」「乳幼児突然死」をもたらす緑黄色野菜の恐怖　第6章「食卓の名脇役」キュウリが浴びる劇物の正体　第7章 イチゴに前日散布の適用劇物群　第8章 ホルモン剤・輸入バチに依存「トマトの農薬残留度」　第9章 農薬を浴びるブロッコリー「四万数百個のツボミ」　第10章 国内「放射線照射」ジャガイモと輸入「照射食品」　第11章 根菜類にも「化学兵器禁止法」指定物質　第12章 農耕地が死地に「戦後60年の土壌汚染」
◇踊る「食の安全」─農薬から見える日本の食卓　松永和紀著　家の光協会　2006.7　231p　19cm　1400円　①4-259-54693-7　Ⓝ615.87
[内容] 序章 国産のわさびが消える？　第1章 農薬とは何か？　第2章 農薬は食べると危険？　第3章 農薬は使うと危険？　第4章 農薬は環境破壊なのか？　第5章 新しい農薬制度、ポジティブリスト制とは？　第6章 農薬の未来はどうなるのか？
◇残留農薬研究の歩み─農業試験場における残留農薬研究成果情報集(1972年〜2003年)　〔長沼町(北海道)〕　北海道立中央農業試験場農業環境部　2005.10　64p　30cm　Ⓝ615.87
◇食の安全性を問う─農薬はいま　農政ジャーナリストの会編　農林統計協会　2003.3　157p　19cm　(日本農業の動き No.144)　1200円　①4-541-03039-X, ISSN0289-6931
[内容] 特集 食の安全性を問う─農薬はいま　農政の焦点1 米政策改革大綱─消費者重視・市場重視の改革が目指すもの　農政の焦点2 農林水産省の再編案─「消費・安全局」を新設、食糧庁を廃止　農政の焦点3 足踏み続く総合食料自給率─農林水産省「二〇〇一年度レポート」から　農政の焦点4 イネゲノム─世界初の塩基配列解読　特別講演 アメリカのコメ農業と農政　海外取材リポート 国際農業ジャーナリスト連盟とは何か

◇食品に残留する農薬等に関する新しい制度(ポジティブリスト制度)について─農薬等の残留基準を規制するしくみが変わります　厚生労働省　〔2006〕　10p　30cm
◇食品に残留する農薬等に関する新しい制度(ポジティブリスト制度)について─農薬等の残留基準を規制するしくみが変わりました　厚生労働省　〔2006〕　10p　30cm
◇食品に残留する農薬等に関するポジティブリスト制度への対応について　西宮　日本食品化学学会事務局　〔2006〕　58p　30cm　(食品化学シンポジウム講演要旨集 第18回)〈会期・会場：2006年4月21日 大阪薬業年金会館〉　Ⓝ498.54
◇食品の残留農薬等基準─ポジティブリスト制度対応　v.1　〔電子資料〕　日本食品衛生協会　c2006　CD-ROM1枚　12cm　〈平成18年5月29日施行を含む　ホルダー入(19cm)〉　10500円　Ⓝ498.54
◇食品の残留農薬等基準─ポジティブリスト制度対応　vol.2　〔電子資料〕　日本食品衛生協会　c2006　CD-ROM1枚　12cm　〈平成18年8月25日告示を含む　ホルダー入(19cm)〉　10500円　Ⓝ498.54
◇食マフィアの棲む国─毒菜　吾妻博勝著　徳間書店　2005.11　417p　19cm　1700円　①4-19-862091-1
[内容] 市場席巻「青酸ガス噴射」輸入ネギ　キャベツ「農薬多用・禁止薬剤」の裏側　スーパーが安売り「金魚絶滅の毒白菜」　ホウレンソウには「人間も死ぬ」劇物散布　「乳幼児突然死」をもたらす緑黄色野菜の恐怖　「食卓の名脇役」キュウリが浴びる劇物の正体　ホルモン剤・輸入バチに依存「トマトの農薬残留度」　農薬を浴びるブロッコリー「4万数千個のツボミ」　国内「放射線照射」ジャガイモと輸入「照射食品」　農耕地が死地に「戦後60年の土壌汚染」　根菜類にも「化学兵器禁止法」指定物質　イチゴに前日散布の適用劇物群　恐ろしきかなグレープフルーツ
◇新幹線に乗れない─農薬被曝列島　長谷川煕著　築地書館　2006.4　201p　19cm　1600円　①4-8067-1329-5　Ⓝ519.79
[内容] 1部 身近にある有機燐農薬被曝　2部 汚染米と農薬(カドミウム汚染基準値、中国の五倍はなぜなのか　カメムシ農薬二万トン　田まわりの百姓─一人の水死)　3部 無農薬への挑戦
◇正しく知ろう残留農薬　永山敏廣著　日本食品衛生協会　2006.5　24p　21cm　(食品衛生教育シリーズ)　286円　Ⓝ519.79
◇ちょっと気になる農薬のはなし─消費者のための農薬読本　前橋　群馬県　2005.3　96p　21cm　305円　①4-9902403-0-8　Ⓝ615.87
◇ちょっと気になる農薬のはなし─消費者のための農薬読本　第2版　前橋　群馬県　2006.5　94p　21cm　305円　①4-903297-01-2　Ⓝ615.87
[内容] プロローグ 聞いてみました農薬に対する不安の原因　1 農薬ってこんなもの編　2 私たちの健康編　3 環境への影響編　4 輸入農産物と農薬編　5 農場見学編　6 群馬の取組編　エピローグ 知って、考えて、選ぶ

◇日本生協連残留農薬データ集 2 日本生活協同組合連合会商品検査センター企画・編集 日本生活協同組合連合会 2005.3 133, 177p 31cm 〈発売:コープ出版 箱入〉 40000円 Ⓣ4-87332-219-7 Ⓝ498.54
　内容:第1部 残留農薬検査結果(データ集概要 集計結果と考察 参考文献) 第2部 データ集を利用するにあたって(検査対象サンプルについて 検査対象項目について 検査法 残留農薬データ一覧表の表記方法について 参考文献) 第3部 残留農薬データ(作物分類別集計一覧)

◇農薬等食品残留基準ハンドブック─残留農薬、動物薬、飼料添加物ポジティブリスト 残留基準と試験法 上巻(農薬等残留基準編) 化学工業日報社 2009.11 1237p 26cm Ⓣ978-4-87326-559-9, 978-4-87326-561-2 Ⓝ615.87

◇農薬等食品残留基準ハンドブック─残留農薬、動物薬、飼料添加物ポジティブリスト 残留基準と試験法 下巻(残留成分物質試験法編) 化学工業日報社 2009.11 833p 26cm Ⓣ978-4-87326-560-5, 978-4-87326-561-2 Ⓝ615.87

◇農薬毒性の事典 植村振作, 河村宏, 辻万千子著 第3版 三省堂 2006.8 623p 21cm 3800円 Ⓣ4-385-35605-X Ⓝ615.87
　内容:第1章 農薬の事項解説(農薬の名前・成分・分類、作用機構 農薬の生産と流通 農薬の登録 農薬の使用 毒性及び毒性試験 農薬の人体への影響 残留と環境汚染 農作物と残留農薬 残留農薬等のポジティブリスト制度 農薬に関する法律) 第2章 農薬別毒性解説

◇農薬と食─安全と安心 農薬の安全性を科学として考える 梅津憲治著 ソフトサイエンス社 2003.9 186p 21cm 2500円 Ⓣ4-88171-106-7 Ⓝ615.87

◇農薬に対する誤解と偏見 続 福田秀夫著,「今月の農薬」編集室編 化学工業日報社 2004.1 196p 21cm 2500円 Ⓣ4-87326-432-4 Ⓝ615.87

◇フッ素中毒を止めた人びと─中国の飲料水フッ素添加問題特別レポート 魏賛道編著, 近藤武, 秋庭賢司監訳 繽文堂出版 2005.11 195p 26cm 〈訳:李憲起ほか〉 2500円 Ⓣ4-88116-029-X Ⓝ518.15

◇マイナー作物を取り巻く農薬残留問題と今後の課題 農業環境技術研究所編 〔つくば〕 〔農業環境技術研究所〕 2006.10 50p 30cm (農薬環境動態研究会資料 第23回) Ⓝ615.87

◇無登録農薬はなぜつかわれた─豊かさの死角 河北新報社編集局編 日本評論社 2004.4 271p 19cm 1600円 Ⓣ4-535-58386-2
　内容:市場狂騒 正体不明の農薬 サバイバル 依存の構図 "野菜工場"はいま 売場の力学 さまよう食卓 縮まらぬ距離 欧州の模索 再生への挑戦 「食卓力」の復権

◇わかりやすい農薬等のポジティブリスト制度Q&A 農薬等ポジティブリスト研究会編 ぎょうせい 2007.2 324p 21cm 3143円 Ⓣ978-4-324-08081-8 Ⓝ498.54
　内容:序章 ポジティブリスト制度の解説 第1章 ポジティブリスト制度の概要 第2章 ポジティブリスト制度(告示等)の詳細 第3章 生産者、食品関係事業者における自主管理等 第4章 監視指導体制等行政機関の対応 第5章 その他 第6章 参考(農薬とは)

《食中毒》

◇ウイルス性食中毒の効率的原因究明及び行政支援に関する研究─地域保健推進特別事業報告書 さいたま 埼玉県衛生研究所 2006.3 56p 30cm Ⓝ498.54

◇貝毒の謎─食の安全と安心 野口玉雄, 村上りつ子共著 成山堂書店 2004.8 136p 21cm 1600円 Ⓣ4-425-88191-5
　内容:1 麻痺(まひ)性貝毒 2 記憶喪失性貝毒(ドウモイ酸) 3 下痢性貝毒 4 神経性貝毒 5 その他の貝毒 6 輸入される貝類の貝毒 7 HACCPおよびCODEXと貝毒

◇カンピロバクター食中毒の発生を低減させるために─正しい理解でおいしく食べる 東京都食品安全情報評価委員会報告 東京都食品安全情報評価委員会著, 東京都健康局食品医薬品安全部安全対策課編 東京都健康局食品医薬品安全部安全対策課 2004.7 71p 30cm 〈付属資料:1枚〉 Ⓝ498.54

◇カンピロバクターの食中毒を知ろう 伊藤武監修 日本食品衛生協会 2007.2 24p 21cm (食品衛生教育シリーズ) 286円 Ⓣ978-4-88925-001-5 Ⓝ498.54

◇健康危機管理のための食中毒調査マニュアル 東京都福祉保健局健康安全室食品監視課編 東京都福祉保健局健康安全室食品監視課 2007.3 327p 30cm Ⓝ498.54

◇殺菌過剰!─正しい殺菌、抗生物質の使用法を理解し、子供や家族を病気、中毒から守る本 キンバリー・M.トンプソン著, 日向やよい訳 原書房 2003.3 355p 19cm 1600円 Ⓣ4-562-03610-9 Ⓝ598
　内容:はじめに やっぱり黴菌の勝ち? 第1章 細菌とは? 第2章 リスク指数を計算する 第3章 健康をまもる 第4章 子供たちに気をくばる 第5章 家庭の衛生 第6章 飲んで食べて…気をつけよう? 第7章 特殊な状況下での対処法

◇知って防ごう食中毒─家庭や学校で役立つ、食中毒の知識と予防法 甲斐明美著 少年写真新聞社 2007.2 63p 27cm (新体と健康シリーズ 写真を見ながら学べるビジュアル版) 1900円 Ⓣ978-4-87981-226-1 Ⓝ493.157
　内容:第1章 食中毒の知識(食中毒ってなに? 細菌性食中毒の発病のしくみ 細菌性食中毒の特徴と症状・予防 ウイルス性食中毒の特徴と症状・予防 化学性食中毒の特徴と症状・予防) 第2章 食中毒の予防(食中毒予防の3原則 食中毒予防の基本は正しい手洗い 実験 手の洗い残しを調べよう 実験調理器具の衛生状態を調べよう 家庭での食中毒予防6つのポイント 食材別、食中毒予防のポイント) 第3章 食中毒の関連データ(わが国における食中毒の発生状況 学校給食における食中毒の発生状況)

◇食中毒 入交昭一郎, 嶋田甚五郎, 橋本一編 改訂 国際医学出版 2004.4 1冊(ページ付なし) 30cm Ⓝ498.54

毒物・中毒　　　　　　　　　　　　　　　　　　　　　　　　　医療と健康

◇食中毒を防ぐ！ 家庭の調理・新常識110 ―安全な食卓なくして「食育」なし　久保田徹著　現代書林　2006.7　183p　19cm　1200円　①4-7745-0759-8　Ⓝ498.54
　[内容] 序章 古来、"食の安全"は人類の願いだった　第1章 食中毒・食中りの原因を知る　第2章 キッチンで守る、キッチンを守る　第3章 家庭料理を「美味しい＋安全・安心」にする　第4章 冷凍庫・冷蔵庫にしまう　第5章 危ない飲食店を見抜く　第6章 不安な小売・スーパーをチェックする　第7章 商品の表示を見極める　第8章 食中毒を引き起こす菌とその予防法

◇食中毒・感染予防対策ハンドブック―病院・学校・事業所等の集団給食施設に働く人のための　ICHG研究会企画・編集　医事出版社　2007.7　129p　30cm　4600円　①978-4-87066-152-3　Ⓝ498.54

◇食中毒のリスクと人間社会　清水潮著　幸書房　2008.3　225p　19cm　1800円　①978-4-7821-0314-2　Ⓝ498.54
　[内容] 社会現象としての食中毒―莫大な食中毒のコスト　食中毒といえば…ノロウイルス　海外旅行と食中毒―旅行者下痢症　大腸菌とは―病原大腸菌O157事件が残したもの　サルモネラ―動物の腸内細菌　チフスのメアリー―腸チフスの健康保菌者　カンピロバクター―鳥と若者が好みです　リステリア菌―妊婦はご注意　海からの病原菌―腸炎ビブリオ、その他　コレラと地球環境―地球温暖化が招くもの　ボツリヌス菌―最強の毒素　腐敗と発酵―言葉は違えど中身は同じ？　腐ったものは当たる？―ヒスタミン中毒　発酵乳―メーニコフと乳酸菌　食品保存料―その安全性と危険性　人の体表の細菌―細菌は嫌われ者？　消毒剤・殺菌剤―菌を抑えるために1血液型と食中毒―B型とノロウイルス・A型とO157・O型とコレラ…？　戦争・テロと細菌―細菌戦争の脅威

◇食中毒予防・処理マニュアル　改訂第2版　日本食品衛生協会　2004.4　131p　30cm　1143円　Ⓝ498.54
　[内容] 食中毒処理要領　食中毒調査マニュアル　大量調理施設衛生管理マニュアル　家庭でできる食中毒予防の6つのポイント　家庭で行うHACCP　食中毒健康危機管理実施要領　地方厚生(支)局における健康危機管理実施要領　食中毒統計作成要領

◇食中毒予防必携　第2版　日本食品衛生協会　2007.8　542p　21cm　5000円　①978-4-88925-014-5　Ⓝ498.54
　[内容] 1 食中毒総論(食中毒概論　疫学調査概論)　2 食中毒各論(微生物類による食中毒　化学物質等による食中毒　自然毒による食中毒)　資料(関連条文(抜粋)　食中毒処理要領　食中毒調査マニュアル　食中毒統計の報告事務の取扱いについて　家庭でできる食中毒予防の6つのポイント　関連通知等一覧)

◇植物による食中毒と皮膚のかぶれ―身近にある毒やかぶれる成分をもつ植物の見分け方　指田豊, 中山秀夫共著　増補改訂版　少年写真新聞社　2006.8　78p　27×19cm（写真を見ながら学べるビジュアル版 新健康教育シリーズ）　2000円　①4-87981-224-2
　[内容] 総論　食中毒をおこす植物と皮膚炎をおこす植物　1 毒をもつ植物による中毒(アサガオ(ヒルガオ科)　アセビの仲間(ツツジ科)　イヌサフラン(ユリ科)　イヌホオズキ・ジャガイモの仲間(ナス科)ほか)　2 植物による接触皮膚炎(アロエの仲間(ユリ科)　イチョウ(イチョウ科)　イラクサの仲間(イラクサ科)　ウルシの仲間(ウルシ科)ほか)

◇食物中毒と集団幻想　メアリー・キルバーン・マトシアン著, 荒木正純, 氏家理恵訳　パピルス　2004.7　249, 31p　22cm　3400円　①4-938165-29-5　Ⓝ493.157
　[内容] 第1部 序論(食物中毒と歴史　事例研究(ロシアと近隣諸国))　第2部 ヨーロッパの健康史への寄与　第3部 植民地期ニューイングランドの健康史への寄与　第4部 見解(大衆心理の社会抑制　植物の健康と人間の健康)

◇調理現場や家庭から食中毒をなくす！―特性・症状・原因食品・予防方法が基礎からわかる　食べもの文化編集部編　芽ばえ社　2005.6　98p　21cm　（食べもの文化別冊）　1238円　Ⓝ493.157

◇毒きのこ今昔―中毒症例を中心にして　奥沢康正, 久世幸吾, 奥沢淳治共編著　京都　思文閣出版　2004.12　386p　26cm　4700円　①4-7842-1215-9　Ⓝ493.157
　[内容] 毒きのこの前史　きのこの古名・方言から毒きのこを知る　明治期の毒きのこ情報　きのこ中毒の疫学調査から　毒きのこの見分け方の嘘　毒きのこ中毒症例集　毒きのこ各論　きのこの調理法と毒性　きのこ中毒の治療　日本・諸外国のきのこ中毒防止対策　毒きのこを食べて似ているきのこ図鑑　毒きのこ番付　きのこを薬と副食にしたかかわりの歴史　毒きのこの医学的利用

◇毒になる生食、薬になる生食　藤田紘一郎著　講談社　2012.4　179p　18cm　（講談社プラスアルファ新書）　838円　①978-4-06-272757-0
　[内容] 第1章 生食で起こる腸管出血性大腸菌症　第2章 レバ刺しがあぶない　第3章 本当におそろしい肉の生食　第4章 本当はおそろしい生魚、うまい魚　第5章 新しく出現した食中毒　第6章 抗生物質耐性の食中毒

◇わかりやすい細菌性・ウイルス性食中毒―正しい知識&徹底予防で食中毒0!!　伊藤武監修　日本食品衛生協会　2010.6　89p　21cm　600円　①978-4-88925-038-1　Ⓝ498.54
　[内容] 食中毒の分類　1 腸炎ビブリオ食中毒　2 ブドウ球菌食中毒　3 サルモネラ食中毒　4 病原大腸菌食中毒(腸管出血性大腸菌を除く)　5 腸管出血性大腸菌食中毒(O157を中心に)　6 カンピロバクター食中毒　7 ボツリヌス菌食中毒　8 ウェルシュ菌食中毒　9 セレウス菌食中毒　10 エルシニア食中毒　11 ノロウイルス食中毒　付録 経口感染症と食中毒　用語解説

◆統　計
◇日本中毒情報センター中毒情報受信件数等資料―財団法人日本中毒情報センター設立20周年　日本中毒情報センター編　〔つくば〕　日本中毒情報センター　2007.3　109p　30cm　Ⓝ491.59

◆事件録
◇学生食堂で発生した集団食中毒事件報告書―腸管出血性大腸菌O157食中毒　東京都多摩小平保健所編　小平　東京都多摩小平保健所　2008.3　151p　30cm　Ⓝ498.54

◇学校給食において発生した食中毒事例集—食に関する事故事例(学校給食原因以外)抜粋　日本スポーツ振興センター　〔2010〕245p 30cm　Ⓝ374.94
◇告発は終わらないミートホープ事件の真相　赤羽喜六著, 軸丸靖子取材・文　長崎出版 2010.2　215p 19cm 1500円　Ⓘ978-4-86095-377-5　Ⓝ648.2
◇消費者運動そして雪印乳業社外取締役へ　日和佐信子著　コープ出版 2003.6 221p 18cm 1000円　Ⓘ4-87332-194-8　Ⓝ498.54
　内容　第1部 食の安全(日本の食品行政を変えたBSE　食品をめぐる不祥事が突きつけたもの　スタートする食品安全基本法)　第2部 雪印乳業社外取締役の一年(雪印がやってきた　雪印乳業社外取締役としての取り組み　日本の食の現状　消費者運動への期待)
◇全国食中毒事件録―厚生労働省食中毒統計資料より　平成19年　日本食品衛生協会 2011.4 229p 30cm 3500円　Ⓘ978-4-88925-045-9　Ⓝ498.54
◇全国食中毒事件録―厚生労働省食中毒統計資料より　平成20年　日本食品衛生協会 2011.6 202p 30cm 3500円　Ⓘ978-4-88925-048-0　Ⓝ498.54
◇全国食中毒事件録―厚生労働省食中毒統計資料より　平成17・18年　日本食品衛生協会 2010.9 391p 30cm 4000円　Ⓘ978-4-88925-041-1　Ⓝ498.54

◆O-157
◇「O157等感染症発生原因調査事業」報告書　さいたま　埼玉県衛生研究所 2004.3　74p 30cm〈折り込1枚〉　Ⓝ498.54
◇カイワレの悲劇　武藤弓子著　杉並じやき出版 2009.7 107p 19cm〈発売；星雲社〉 952円　Ⓘ978-4-434-13353-4　Ⓝ498.54
　内容　第1章 腸管出血性大腸菌O157の恐怖　第2章 疫学調査の謎　第3章 感染源―解き明かされない真実　第4章 国はなぜ敗訴したか　第5章 経済性のはざまで　第6章 感染症のおよぼす精神的および社会的影響　第7章 残された課題
◇精神科病院等におけるO157集団食中毒報告書　O157集団食中毒事件報告書編集委員会編　宇都宮　O157集団食中毒事件報告書編集委員会 2003.4 125p 30cm〈表紙の出版者：宇都宮市保健所〉　Ⓝ498.54
◇大腸菌O157のすべて　暗黒通信団編　〔柏〕The darkside communication group 〔200-〕112p 21cm 628円　Ⓘ4-87310-092-5　Ⓝ491.74

◆ノロウイルス
◇現代社会の脅威!!ノロウイルス―感染症・食中毒事件が証すノロウイルス伝播の実態　西尾治, 古田太郎執筆　幸書房 2008.2 254p 26cm 3500円　Ⓘ978-4-7821-0315-9　Ⓝ493.87
　内容　1 ノロウイルスの概要　2 ノロウイルス感染対策としての手洗いと消毒　3 国内での事例―詳細版　4 国内での事例―要約版　5 海外での事例―詳細版　6 海外での事例―要約版　資料―各種調査票など
◇小型球形ウイルスノロウイルスの食中毒を知ろう　武田直和著　第2版　日本食品衛生協会 2007.7 24p 21cm（食品衛生教育シリーズ）286円　Ⓘ978-4-88925-008-4　Ⓝ493.87
◇調理従事者を介したノロウイルス食中毒の情報に関する検討報告書―東京都食品安全情報評価委員会報告　東京都食品安全情報評価委員会著, 東京都福祉保健局健康安全室健康安全課食品医薬品情報係編　東京都福祉保健局健康安全室健康安全課食品医薬品情報係 2007.3 65p 30cm　Ⓝ498.54
◇ノロウイルス感染対応マニュアル―あじさい荘における拡大抑止の考え方とテクニック　鳥海房枝, 清水坂あじさい荘ケア研究会著　雲母書房 2008.3 68p 21cm 952円　Ⓘ978-4-87672-229-7　Ⓝ369.13
　内容　あじさい荘の概要(入居者の特徴　開放的な介護)　ノロウイルスの特徴　症状の把握と記録(状況を把握する　集団感染の判断)　拡大抑止の戦略　拡大抑止の戦術
◇ノロウイルスの食中毒を知ろう―小形球形ウイルス　武田直和著　日本食品衛生協会 2003.12 24p 21cm（食品衛生教育シリーズ）286円　Ⓝ369.13

《食品添加物》
◇安心して食べたい！食品添加物の常識・非常識　西島基弘著　実業之日本社 2004.4 237p 19cm 1400円　Ⓘ4-408-10585-6　Ⓝ498.519
　内容　第1章 食品添加物とは何か　第2章 添加物の気になる安全性　第3章 誤解も多い主な食品添加物の特徴と実態　第4章 役に立つ食品ラベルの読み方　第5章 添加物に対する大いなる不安　第6章 添加物の摂取量を減らす方法　第7章 安全な食卓を守るために
◇「安心な食品」の見分け方―どっちがいいか, 徹底ガイド　安部司著, 種田桂子構成・文　祥伝社 2009.12 154p 21cm 1300円　Ⓘ978-4-396-62045-5　Ⓝ498.519
◇えらぼう, みわけようこいらない！食品添加物　植田靖子著, 日本消費者連盟監修　日本消費者連盟 2008.5 49p 21cm（グリーンコンシューマー入門 2）500円　Ⓝ498.519
◇買ってはいけないお菓子買ってもいいお菓子　渡辺雄二著　大和書房 2011.12 253p 15cm（だいわ文庫 107-4A）700円　Ⓘ978-4-479-30364-0　Ⓝ498.519
　内容　第1章 買ってはいけないお菓子　第2章 買ってはいけないと買ってもいいの中間　第3章 買ってもいいお菓子　第4章 おいしくて安全なお菓子を食べるために
◇悲しき国産食品―中国産の食品添加物に抱きしめられて　小藪浩二郎著　三五館 2010.6 230p 19cm 1300円　Ⓘ978-4-88320-505-9　Ⓝ498.519
　内容　荒れていく国産食品　人間で試されていない―食品添加物は危険1　不純物を調べていない―食

品添加物は危険2　使用期限が守られていない─食品添加物は危険3　只今、「中国産添加物」増量中！「加工デンプン」入りは買わないこと　マーガリンは買わないこと　ビタミン表示は買わないこと─栄養偽装1　アミノ酸のトリック─栄養偽装2　しっかり考えよう、食品業界の方々　減・添加物生活術　食品添加物の基礎知識

◇きょうからセーフティ・ダイニング─食卓汚染からあなたの家族を守るガイドブック　加覧隆司著　インフォバーン　2004.3　190p　21cm　1200円　Ⓟ4-901873-13-X　Ⓝ498.54
内容　1 情報がいっぱい。食品表示を読み取ろう　2 ここに注意！ 知って安心、食品添加物ガイド　3 気になる、知りたい。食卓感染の基礎知識（牛海綿状脳症（BSD）　鳥インフルエンザ　サルモネラ ほか）

◇化粧品・サプリメントの裏側─誰もここまで書けなかった！業界のタブーを知り尽くした2人が明かす　南部昭行、茅野良介著　現代書林　2009.5　125p　21cm〈付属資料：DVD1〉　1500円　Ⓟ978-4-7745-1182-5
内容　第1章 緊急報告！ あなたの食品は安全か！　第2章 あなたが知らない「化粧品の裏側」　第3章 誰も言わなかった「サプリメントの裏側」　第4章「安心・安全・本物」を見抜くために

◇化粧品中身の真相─本当のこと知っていますか　角谷貴斗吾　中央書院　2006.4　252p　19cm　2476円　Ⓟ4-88514-032-3
内容　1「化粧品成分」常識のウソ　2「危ない成分」を検証する

◇検証「食品」の闇─初めて明かされる食品添加物の真実　小薮浩二郎著　リヨン社　2008.8　191p　19cm〈発売：二見書房〉　1300円　Ⓟ978-4-576-08112-0　Ⓝ498.519
内容　第1章 現場の人間だけが知っている！"闇"に閉ざされた食品加工の実態　第2章 知らずに食べ続けている！「合成デンプン」の全てを明かす　第3章 化学の視点で初めて分かった！ 食品添加物の本当の危険性とは　第4章 まるで添加物！ 合成油脂とトランス脂肪酸の恐ろしさ　第5章「ビタミンC」にも安心するな！ 天然添加物もやっぱり危ない　第6章 消費者の視点で改正たな！ 問題だらけの添加物表示　第7章 今すぐ実行せよ！安全な食を実現するために

◇子どもにこれを食べさせてはいけない　郡司和夫著　三笠書房　2011.8　237p　15cm　（知的生きかた文庫）　571円　Ⓟ978-4-8379-7958-6　Ⓝ498.54
内容　1章"食卓"ここに注意─子どもの「健康を守る」絶対知識！　2章"外食"ここに注意─メニューに載らない「原材料」と「添加物」の話　3章"おやつ・果物"ここに注意─「免疫力の低下」「小児肥満」「虫歯」を予防！　4章"弁当・給食"ここに注意─「便利・安い・おいしい」のウラ側　5章"食習慣"ここに注意─「健康な子」は食べもの・食べ方が違う！

◇これを食べてはいけない　郡司和夫著　三笠書房　2007.10　237p　19cm　1300円　Ⓟ978-4-8379-2248-3　Ⓝ498.54
内容　第1部 食べてはいけない！ 食品・食材96　第2部 危ない食品を見抜く！「表示の見方」「添加物」の知識

◇これを食べてはいけない　郡司和夫著　三笠書房　2010.6　252p　15cm　（知的生きかた文庫 く21-1）〈2007年刊の加筆、再編集〉　571円　Ⓟ978-4-8379-7866-4　Ⓝ498.54
内容　第1部 食べてはいけない！ 食品・食材94　第2部「表示」の見方、「添加物」の知識…健康を守る「安全な食べ方」「選び方」

◇さらにやさしい食品添加物　湯川宗昭著　食品化学新聞社　2004.6　235p　21cm　1677円　Ⓟ4-916143-08-6　Ⓝ498.519
内容　食品添加物って、なに？ 食品と食品添加物の違いは　健康食品て、なに？ 加工食品にはどのように表示されるの？　表示のいらない保存料はあるの？　食品の品質維持ってどうするの？　着色料を使わないで色を着けることができるの？　色に関係するいろいろな食品添加物　味に関連する食品添加物　調味と食品添加物　食品の日持ちの向上と表示　膨張剤と乳化剤はどう違うの？　乳化剤はどう使われるの？　いろいろな乳化剤とその役割　乳化安定剤と増粘安定剤と呼ばれる食品添加物　糊料ってどういうもの？　食品を形作る食品添加物　溶剤および香料・香辛料抽出物　強化に使われる食品添加物　イーストフード・酵素　いろいろな役割のあるリン酸塩、正月の食べ物と食品添加物　なぜ食品添加物で、大騒ぎになったの？

◇さらにやさしい食品添加物 2　湯川宗昭著　食品化学新聞社　2006.10　212p　21cm〈サブタイトル：食品の製造から見て〉　1677円　Ⓟ4-916143-12-4　Ⓝ498.519

◇さらにやさしい食品添加物 3　湯川宗昭著、高橋仁一編　食品化学新聞社　2011.6　268p　21cm〈「3」のタイトル関連情報：安全性・規格・基準は〉　1677円　Ⓟ978-4-916143-20-4　Ⓝ498.519

◇食品添加物毒性判定事典─早引き・カンタン・採点できる　渡辺雄二著　メタモル出版　2009.11　306p　19cm　1700円　Ⓟ978-4-89595-702-1　Ⓝ498.519
内容　第1部 食品添加物とは　第2部 食品添加物毒性判定事典（収録方法　危険度・毒性について　添加物事典）

◇食品添加物の危険度がわかる事典─天然・合成のすべてをチェック　渡辺雄二著　ベストセラーズ　2005.3　255p　19cm　1500円　Ⓟ4-584-18861-0　Ⓝ498.519
内容　1 物質名で表示される化学合成添加物　2 用途名で表示される化学合成添加物　3 表示が免除される化学合成添加物　4 物質名で表示される天然添加物　5 用途名で表示される天然添加物

◇食品に含まれる合成化学物質の安全性─FDAデータ分析　パトリック・J. サリヴァン、ジェイムス・J. J. クラーク著, 金岡環訳　ガイアブックス　2008.7　100p　21cm〈発売：産調出版〉　1600円　Ⓟ978-4-88282-671-2　Ⓝ498.54
内容　1 食事に含まれる合成化学物質　2 食品に含まれる異なる合成化学物質の数　3 バランスに含まれる合成化学物質　4 食事および化学物質の混合物（低脂肪食と高脂肪食の比較（低脂肪食の例）　低脂肪食と高脂肪食の比較（高脂肪食の例））付録

◇食品の裏側─みんな大好きな食品添加物　安部司著　東洋経済新報社　2005.11　244p　19cm　1400円　Ⓟ4-492-22266-9　Ⓝ498.519
内容　序章「食品添加物の神様」と言われるまで　第1章 食品添加物が大量に使われている加工食品　第

2章 食卓の調味料が「ニセモノ」にすりかわっている!?　第3章 私たちに見えない、知りようのない食品添加物がこんなにある　第4章 今日あなたが口にした食品添加物　第5章 食品添加物で子どもたちの舌が壊れていく!　第6章 未来をどう生きるか

◇世界の食品添加物概説—JECFAと主要国の認可品目リスト　日本食品添加物協会国際専門委員会編　日本食品添加物協会　2004.9　451p　30cm　9524円　Ⓝ498.519
[内容]第1章 世界の食品添加物規制　第2章 わが国の添加物のJECFAでの評価、米国、EUでの認可状況　第3章 JECFAにおける食品添加物の安全性評価状況　第4章 各国における食品添加物の認可品目（韓国　中国　台湾　香港　フィリピン　タイ　シンガポール　マレーシア　インドネシア　インドーストラリア・ニュージーランド　EU　カナダ　米国）　付録

◇世界の食品添加物概説—JECFAと主要国の認可品目リスト　日本食品添加物協会国際専門委員会編　改訂版　日本食品添加物協会　2007.12　458p　30cm　9524円　Ⓝ498.519

◇正しく知ろう食品添加物　西島基弘著　日本食品衛生協会　2005.4　24p　21cm　（食品衛生教育シリーズ）　286円　Ⓝ498.519

◇食べてはいけない!―危険な食品添加物　増尾清監修, 堺英一郎著　徳間書店　2004.1　155p　21cm　1300円　①4-19-861796-1　Ⓝ498.54
[内容]おかず類　調味料　主食類　お菓子類　飲物類　養殖魚　輸入果物　野菜　肉類

◇食べてはいけない食べてもいい添加物—いまからでも間に合う安全な食べ方　渡辺雄二著　大和書房　2008.7　260p　16cm　（だいわ文庫）　700円　①978-4-479-30187-5　Ⓝ498.519
[内容]1 「食べてはいけない」添加物　2 「食べてはいけない」と「食べてもいい」間の添加物の食品　3 「食べてもいい」添加物および無添加の食品　4 食品添加物早わかりリスト（五十音順）　5 食品添加物の基礎の基礎知識

◇食べるな!危ない添加物—「食品・生活用品」の有害物質から身を守るコツ　山本弘人著　リヨン社　2003.9　253p　19cm　〈発売：二見書房〉　1300円　①4-576-03168-6　Ⓝ498.519
[内容]食品編（加工食品　菓子類　調味料　コンビニ食品　飲み物　食材）　生活用品編（台所用品　洗濯洗剤　洗面所用品　バス用品　トイレ用品　化粧品　衣料品　家庭用品　住居）

◇食べるな。危ない添加物—食品に入れられた有害物質を避けるコツ　普及版　山本弘人著　リヨン社　2006.5　155p　19cm　〈発売：二見書房〉　900円　①4-576-06066-X　Ⓝ498.519
[内容]加工食品　菓子類　調味料　コンビニ食品　飲み物　食材　コラム

◇なにを食べたらいいの?　安部司著　新潮社　2009.1　223p　19cm　1200円　①978-4-10-313571-5　Ⓝ498.519
[内容]序章 なにかがおかしい日本の食　第1章 子どもの大好物の「裏側」　第2章 子どもが壊れていく　第3章 見えなくなっている添加物　第4章 添加物まみれにした犯人はだれ?　第5章 じゃあ、なにを食べればいいの?　終章 添加物から見えてくること

◇飲むな、飲ますな!—「飲み物・水・クスリ…」の有毒成分と飲み合わせの害　山本弘人著　リヨン社　2005.2　246p　19cm　〈発売：二見書房〉　1300円　①4-576-04211-4　Ⓝ498.54
[内容]飲み物　お酒　水　健康食品　クスリ　乳児食

◇飲んではいけない飲みもの飲んでもいい飲みもの　渡辺雄二著　大和書房　2011.3　253p　16cm　（だいわ文庫 107-3A）　700円　①978-4-479-30327-5　Ⓝ498.519
[内容]第1章 「飲んではいけない」飲みもの　第2章 「飲んではいけない」と「飲んでもいい」の中間の飲みもの　第3章 「飲んでもいい」飲みもの　第4章 安全な飲みものの知識を知っておこう

◇ママのための食品添加物事典—子どものために、お母さんがいまできること 安心、安全な食品、食材を選ぶ力がつく　石川みゆき, 南清貴監修　主婦の友社　2011.2　159p　21cm　（主婦の友ベストbooks）　1300円　①978-4-07-276890-7　Ⓝ498.519
[内容]お菓子　飲み物　乳製品　牛乳（無調整牛乳　調整乳（成分調整・低脂肪・無脂肪乳）ほか）　加工食品　日本の食品

◇無添加はかえって危ない—誤解だらけの食品安全、正しく知れば怖くない　有路昌彦著　日経BPコンサルティング　2011.8　215p　19cm　〈発売：日経BPマーケティング〉　1600円　①978-4-901823-82-1　Ⓝ498.54
[内容]第1章 無添加オンパレードの真相　第2章 食品添加物が嫌われるのはなぜ?　第3章 食品添加物のリスクはどのくらい?　第4章 食品添加物を使うのはベネフィットがあるから　第5章 「無添加こそが危ない」現実　第6章 "損する"無添加　第7章 リスクコミュニケーションが無添加問題を解決する

◇ヤマザキパンはなぜカビないか―誰も書かない食品&添加物の秘密　渡辺雄二著　緑風出版　2008.3　190p　19cm　1600円　①978-4-8461-0803-8　Ⓝ498.519
[内容]なぜ、ヤマザキをタイトルにしたのか　ヤマザキパンはなぜカビないか　コンビニの弁当・惣菜・カット野菜はなぜ傷まないか　回転寿司店のお寿司は安心して食べられるのか　グレープフルーツ、レモン、オレンジはなぜカビないか　タケノコはなぜ「黄金色」をしているのか　ハム・ソーセージ、いくら・たらこはなぜ黒ずまないか　はんぺん、ちくわ、漬け物はなぜ腐らないのか　生そば、生うどんはなぜあんなに日持ちするのか　駅弁はあぶない添加物だらけ　一目でわかる、添加物表示の見方　「食べてはいけない」添加物　食べてはいけない「以外」の添加物はどうする?　人間の体を育む食品を!

◇よくわかる暮らしのなかの食品添加物　谷村顕雄監修, 日本食品添加物協会暮らしのなかの食品添加物編集委員会編　改訂新版　光生館　2007.4　297p　26cm　3000円　①978-4-332-04045-3　Ⓝ498.519
[内容]1 食生活と食品添加物　2 食品添加物の関係法規　3 食品添加物の安全性　4 食品添加物の有用性　5 食品添加物各論　6 加工食品と食品添加物

◇よくわかる最新食品添加物の基本と仕組み—現代の食卓を支える影の功労者 安全と品質　松浦寿喜著　秀和システム　2008.11　178p

21cm　（図解入門）　1700円　Ⓘ978-4-7980-2102-7　Ⓝ498.519
[内容]第1章 食品添加物とは　第2章 さまざまな食品添加物　第3章 食品添加物の使われ方　第4章 食品添加物の安全性　第5章 食品添加物に関する法律　第6章 食品添加物の表示　付録

依存症

◇依存症がよくわかる本―家族はどうすればよいか？　榎本稔著　主婦の友社　2007.3　191p 19cm　1300円　Ⓘ978-4-07-253824-1　Ⓝ493.74
[内容]第1章 依存症とはどのような病気か（依存症の特徴 「現代病」としての依存症）　第2章「物質」への依存　第3章「行為」への依存　第4章「人間関係」への依存（家族依存症（社会的ひきこもり）　ドメスティック・バイオレンス(DV)ほか）　第5章 アダルト・チルドレンと機能不全家族

◇アディクション―現代のこころの病 事例にみるその病態と回復法　安田美弥子著　太陽出版　2004.10　222p 19cm　1600円　Ⓘ4-88469-388-4　Ⓝ493.74
[内容]第1章 アディクションとはどのような病か　第2章 なぜ現代社会にアディクションが蔓延するのか　第3章 アディクションの回復とは（アルコール依存症の調査より）　第4章 家族も回復しなければならない　第5章 専門家によるアディクション治療の限界　第6章 回復への道・セルフヘルプグループ

◇安全な毎日を送る方法 3 飲酒,喫煙,薬物乱用から身を守る　川畑徹朗監修　学習研究社　2009.2　43p 21cm　2800円　Ⓘ978-4-05-500566-1, 978-4-05-810980-9　Ⓝ368.6

◇依存学ことはじめ―はまる人生、はまりすぎない人生、人生の楽しみ方　船橋新太郎編、帚木蓬生、谷岡一郎、村井俊哉、廣中直行、西村周三著　京都 晃洋書房　2011.3　183p 20cm　1700円　Ⓘ978-4-7710-2213-3　Ⓝ493.74
[内容]第1章 ギャンブル地獄の実態と治療　第2章 依存と集中力、そして楽しい人生―達人たちは皆、何かに「はまって」いた　第3章 熱中と依存の境界線　第4章 薬物依存の神経科学　第5章 依存学への期待

◇依存症―ほどよい依存のすすめ　伊藤洸著　サイエンス社　2011.6　191p 19cm　（ライブラリこころの危機Q&A 3）〈シリーズの編者：松井豊〉　1600円　Ⓘ978-4-7819-1284-4　Ⓝ493.74
[内容]第1章 依存症の時代　第2章 依存症の心理的問題　第3章 治療の実際　第4章 現代文化と依存症

◇依存症がとまらない　衿野未矢著　講談社　2006.1　253p 15cm　（講談社文庫）　495円　Ⓘ4-06-275285-9　Ⓝ493.74
[内容]第1章「依存」と「依存」のはざまで（ブランド品依存1 将来が不安 ブランド品依存2 自信が欲しい 治る依存症、治らない依存症）　第2章「男と女」にすがりつく（不倫依存は男の証し？ セックスでさびしさを埋めて 快感に溺れて 整形で恋愛依存から抜け出せない？ 適度な距離が保てない（尽くしすぎてあげるのストーカー 息子依存の母 心のケア依存症 かわいすぎるペットに依存）　第4章 誰も私を止めて！　終章 依存症よ、ありがとう（依存症で得るもの、失うもの）

◇依存症と家族　斎藤学著　学陽書房　2009.9　247p 19cm　《『嗜癖行動と家族』（有斐閣1984年刊）の加筆・改訂、改題》　1800円　Ⓘ978-4-313-86022-3　Ⓝ493.74
[内容]第1章 依存症とはなにか　第2章 不安と依存症　第3章 怒りと依存症　第4章 抑うつ感と依存症　第5章 依存症者の嘘　第6章 傷ついた自己愛　第7章 怒りの渦巻く家　第8章 家族がなすべきこと、してはならないこと　第9章 回復のプロセス　第10章 ある達成

◇「依存症と非行」ぼくは悪くない　佐々木正美監修　岩崎書店　2008.3　64p 27cm　（知ってほしい！子どもの「こころの病気」5）　2800円　Ⓘ978-4-265-03845-9　Ⓝ493.937
[内容]ゲームやメールがやめられない―依存症のなやみ　すぐむかついて、やけになる―非行と自傷行為のなやみ　行動がなんでもきょくたんになる―性行動・食行動のかたよりのなやみ

◇依存症の男と女たち　衿野未矢著　講談社　2004.3　309p 15cm　（講談社文庫）　533円　Ⓘ4-06-273951-8　Ⓝ493.74
[内容]1章 もたれ合う人々（資格に逃げる男 父と息子の共依存 自傷に走る男）　2章 危ない男と女（不倫がやめられない 妻より外国人ホステス セックスに溺れる男）　3章「男らしさ」の錯覚（借金してでもギャンブル 妻を殴る男）　終章 人はなぜ依存症におちいるのか

◇依存症の女たち　衿野未矢著　講談社　2003.2　289p 15cm　（講談社文庫）　533円　Ⓘ4-06-273657-8　Ⓝ367.21
[内容]1 ケータイ、長電話わが命　2 恋愛・セックス・不倫に走る　3 酒とヤケ食いに溺れて…　4「それでも、やめられない」　5 依存症になる深いわけ　6 依存しないで生きるために

◇依存症の真相―アダルトチルドレンとADHDの二重奏　星野仁彦著、夏目祭子聴き手　ヴォイス　2008.3　360p 20cm　1900円　Ⓘ978-4-89976-223-2　Ⓝ493.74
[内容]第1章 増え続ける依存症（嗜癖行動）のバリエーション（依存症入門対談 よくわかる依存症マッピング）　第2章 機能不全家族―依存症になりやすいアダルトチルドレン　第3章 ADHD―依存症にハマりやすい"素質"　第4章 依存症にならない生き方とは　巻末資料

◇依存症のすべてがわかる本　渡辺登監修　講談社　2007.8　98p 21cm　（健康ライブラリー イラスト版）　1200円　Ⓘ978-4-06-259417-2　Ⓝ493.74
[内容]1「どうしてもやめられない」―依存症とはなにか　2「人とかかわるなかで安心したい」―対人依存　3「○○していれば幸せ」―プロセス依存　4「食べたい、飲みたい」―物質依存症　5 結果は本人が引き受ける―回復へのルート

◇依存性パーソナリティ障害入門　矢幡洋著　日本評論社　2004.10　202p 20cm　1700円　Ⓘ4-535-56218-0　Ⓝ493.74
[内容]序章 ミロンとその典型事例　第1章 依存性の研究史　第2章 臨床的特徴　第3章 依存性性格のサブタイプ　第4章 諸家の見解　第5章 治療経過の具体例　第6章 依存性パーソナリティ障害の発達過程　第7章 依存性パーソナリティ障害と精神疾患の合併　第8章 依存性パーソナリティ障害の治療法

◇いつか愛せる─DV共依存からの回復　あさみまな著　新版　朱鳥社　2010.10　127p　15cm　〈発売：星雲社〉　476円　Ⓘ978-4-434-14975-7　Ⓝ367.3
　内容　第1章　混乱していた頃─約七年間　第2章　認識と行動の時期─約二年間　第3章　そして、今　八年後の二人
◇いわゆる嗜好品─酒類、タバコ、茶、コーヒー　逸見謙三著　筑波書房　2009.6　82p　21cm　1300円　Ⓘ978-4-8119-0347-7
　内容　第1章　本書の課題　第2章　テンペランス運動とその結末　第3章　タバコ喫煙の歴史と現状　第4章　ソフト・ドリンク─茶、コーヒー、コーラ、ミネラルウォーター　第5章　薬物依存による健康被害　第6章　薬物問題─嗜好、常習性、嗜好品
◇親になるって、どういうこと？！─しらふで子どもと向き合うために　ダルク女性ハウス　2009.1　79p　21cm　Ⓝ368.86
◇家族を依存症から救う本─薬物・アルコール依存で困っている人へ　加藤力著　河出書房新社　2012.4　214p　19cm　1500円　Ⓘ978-4-309-25266-7
　内容　第1章　依存症とは何か　第2章　薬物・アルコール依存症の症状と経過　第3章　事件としての薬物依存症　第4章　医療での取り組み　第5章　自助グループとリハビリ施設　第6章　依存症者とその家族　第7章　共依存とアダルト・チルドレン　第8章　依存症者への対応の仕方　第9章　家族の自立─まとめにかえて
◇ギャンブル依存とたたかう　帚木蓬生著　新潮社　2004.11　195p　20cm　〈新潮選書〉　1000円　Ⓘ4-10-603543-X　Ⓝ493.74
　内容　プロローグ　ある主婦の「転落」　第1章　ギャンブル依存とは何か　第2章　ギャンブル依存者の身体的変化と遺伝・性格　第3章　ギャンブル依存者はどのくらいいるか　第4章　ギャンブル依存症に合併する病気　第5章　ギャンブル依存者と周囲の人たち　第6章　ギャンブル依存と法的問題　第7章　ギャンブル依存症の治療　第8章　ギャンブルとこれからの社会　エピローグ　「再生」
◇高校生の喫煙、飲酒、薬物乱用の実態と生活習慣に関する全国調査2004─報告書　〔加東〕　兵庫教育大学教育・社会調査研究センター　2006　183p　30cm　Ⓝ371.47
◇高校生の喫煙、飲酒、薬物乱用の実態と生活習慣に関する全国調査2006─報告書　〔加東〕　兵庫教育大学教育・社会調査研究センター　2007　123p　30cm　Ⓝ371.47
◇酒・タバコって本当に悪いの？─ジャパニーズ・パラドックス　橘内章著　真興交易医書出版部　2005.11　194p　19cm　1400円　Ⓘ4-88003-119-4　Ⓝ498.3
　内容　序章　酒とタバコとどっちが悪いか（適量のお酒　タバコは喫いたければいくらでも　タバコ中毒　ニコチンの体に良い、悪い点）　第1章　お酒は体に良い（酒は薬　心臓病の予防効果　脳梗塞と脳出血　やっぱり赤ワイン？）　第2章　タバコの害（タバコと癌　癌以外の健康への不利益　タバコをやめると太る　受動喫煙）　第3章　タバコの健康への利点（脳細胞とニコチン　タバコはなぜ脳細胞に良いのか　ニコチンは知的能力を高める　潰瘍性大腸炎）　終章　タバコをやめるべきか（癌が心配な人は？　推論：第三の因子は

何か　タバコって本当に悪いの？　病は気からタバコを喫おう！　日本の特殊性）
◇知っておきたいアルコールと薬物の真実　岡崎直人著　立川　福音社　2005.4　97p　21cm　〈発売：三育協会（立川）〉　680円　Ⓘ4-89222-301-8　Ⓝ368.8
◇図解でわかる依存症（いぞんしょう）のカラクリ　磯村毅著　秀和システム　2011.3　191p　21cm　〈タイトル：図解でわかる依存症のカラクリ〉　1600円　Ⓘ978-4-7980-2917-7　Ⓝ493.74
　内容　第1章　依存症とは？　第2章　二重洗脳のメカニズム　第3章　渇望の構造　第4章　実践編　さまざまな依存症の本質　第5章　回復への手がかり
◇青少年の喫煙、飲酒、薬物乱用の実態と生活習慣に関する調査2007─関東地域における18-22歳対象の抽出調査　報告書　〔加東〕　兵庫教育大学教育・社会調査研究センター　2008　127p　30cm　Ⓝ371.47
◇青少年の健康リスク─喫煙、飲酒および睡眠障害の全国調査から　林謙治編著　国分寺　自由企画・出版　2008.9　143p　26cm　3000円　Ⓘ978-4-88052-007-0　Ⓝ367.68
　内容　序章　青少年の喫煙・飲酒についての全国調査のあらまし　第1章　未成年者の喫煙　第2章　若年におけるたばこ使用開始がもたらす悪影響　第3章　保健医療系大学生の喫煙問題　第4章　未成年者の飲酒の問題点　第5章　青少年の薬物乱用　第6章　睡眠障害　第7章　こころの問題と生活習慣　第8章　青少年の性感染症─現状と対策
◇セックス─ドラッグとしての　カレン・ファーリントンつき著，熊丸三枝子訳　太田出版　2005.2　221p　19cm　〈ハイ！シリーズ 4〉　1500円　Ⓘ4-87233-925-8　Ⓝ367.9
　内容　第1章　文化　第2章　世界　第3章　歴史　第4章　健康　第5章　経済
◇セックス依存症─その理解と回復・援助　パトリック・カーンズ著，内田恒久訳　中央法規出版　2004.4　270p　22cm　4000円　Ⓘ4-8058-2449-2　Ⓝ493.74
　内容　第1章　嗜癖のサイクル　第2章　嗜癖の三つのレベル　第3章　サイバーセックスと嗜癖行動　第4章　家族と嗜癖者の世界　第5章　共嗜癖　第6章　信念体系　第7章　回復のための12ステップ　第8章　将来は条件つきである
◇絶対いけない！タバコ・酒・薬物乱用─実験でわかる　小林賢二著　健学社　2003.11　51p　26cm　1200円　Ⓘ4-906310-54-0　Ⓝ374.97
　内容　実験1　タバコの煙で家の中がベトベトに！　実験2　朝顔の色水でタバコの煙を調べてみよう！　実験3　タバコは生物の成長に大きく影響する！　実験4　タバコの煙は細胞を溶かす？！　実験5　ニコチンの影響をミミズで調べよう　実験6　お酒を飲むと、肝臓の働きが悪くなるの？　実験7　アルコールパッチテストで体質がわかる　実験8　シンナーを吸ってはいけないわけ　実験9　シンナーは心とからだをぼろぼろにする！
◇どうしても「あれ」がやめられないあなたへ─衝動制御障害という病　ジョン・グラント，サック・キム著，加藤洋子訳　文藝春秋　2003.12　253p　19cm　1600円　Ⓘ4-16-365550-6　Ⓝ493.74

[内容] 1 嗜癖性行動の例　2 衝動制御障害とはなにか？　3 どんな人が衝動制御障害に罹るのか？　4 衝動制御障害の影響　5 年齢と性別は衝動制御障害にどう影響するか？　6 なぜ衝動的に行動するのか？　7 衝動制御障害の原因として考えられる可能性　8 衝動制御障害の投薬法　9 衝動制御障害の精神療法　10 家族、友人、そして衝動制御障害

◇どうしても、ギャンブルをやめられなくなったら読む本　丹野ゆき著　すばる舎リンケージ　2010.8　271p　19cm　〈発売：すばる舎〉　1500円　①978-4-88399-934-7　N493.74
[内容] 第1章 "ギャンブル依存"とはどんな問題なのか？　第2章 "ギャンブル依存"の原因を探る　第3章 自分の力で問題を解決してみよう！　第4章 "借金の問題"を整理しよう　第5章 家族は自分のこころと生活も守ろう

◇二重洗脳—依存症の謎を解く　磯村毅著　東洋経済新報社　2009.10　229p　19cm　1500円　①978-4-492-04347-9　N493.74
[内容] 1 脳は誰でも簡単にハマってしまう　2 二重洗脳という仕掛け　3 失敗の理由判明！なぜ抜け出せないのか？　4 ハマった脳をリセットする方法

◇ぱちんこ依存問題電話相談事業報告書—特定非営利活動法人リカバリーサポート・ネットワーク 2010年度　リカバリーサポート・ネットワーク編　西原町（沖縄県）　リカバリーサポート・ネットワーク　2011.5　36p　30cm　N493.74

◇ぱちんこ依存問題電話相談事業報告書—特定非営利活動法人リカバリーサポート・ネットワーク 2011年度　西原町（沖縄県）　リカバリーサポート・ネットワーク　2012.5　58p　30cm　N493.74

◇病的ギャンブラー救出マニュアル　伊波真理雄編著　PHP研究所　2007.7　267p　19cm　1200円　①978-4-569-69274-6　N368.63
[内容] 序章 どうしてもパチンコがやめられない（なぜ同じような借金（多重債務）が繰り返されるのか？　病的ギャンブラーを理解できず、苦しむ家族 ほか）　第1章 あなた（の家族）の借金の原因、ギャンブルではありませんか　第2章 病的ギャンブラーの生態　第3章 家族の対応、ギャンブルが原因の借金は返してはいけない　第4章 救出、どうすれば地獄のスパイラルから抜け出せるのか

◇「プチ依存」と上手にくらす本—こころのお医者さんが教える　保坂隆監修　PHP研究所　2005.8　247p　15cm　（PHP文庫）　495円　①4-569-66397-4　N493.74
[内容] 第1章 「プチ依存」がうまい人、へたな人　第2章 心の状態を見直してみよう　第3章 心をラクにする「プチ依存生活」のコツ　第4章 「ストレスをためすぎない人」の共通点

◇本人・家族・支援者のためのギャンブル依存との向きあい方—一人ひとりにあわせた支援で平穏な暮らしを取り戻す　ワンデーポート編、中村努、髙澤和彦、稲村厚著　明石書店　2012.5　268p　19cm　2000円　①978-4-7503-3599-5
[内容] 第1章 ギャンブル"依存"にもいろいろなタイプがある—「依存症」アプローチ一辺倒では平穏な暮らしは取り戻せない（すべて同じ「ギャンブル依存症」？　ギャンブルの問題を起こすまでの背景は人それぞれ　「ちょうどよい生活」までの道筋）　第2章 私もかつてギャンブルにはまっていた—回復施設「ワンデーポート」のこれまでと支援（借金、窃盗、失踪…どん底からはいあがるまで　発達障害との出会いで支援を見直す　ワンデーポートでの暮らしで何が変わるか　ネットワークの必要性と、ネットワークの力）　第3章 家族はいったい何をどうすればいい？—本人理解を踏まえた対応の工夫（これまでの家族支援は何が問題だったのか　家族相談のすすめ方　家族への具体的な支援—介入のポイント　本人への具体的な支援—介入　「底つき」は必要ない　相談から、見立て、介入までの実際　人に寄り添い、生活に寄り添う）　第4章 借金にはどう対処すればいいのか—家族が知っておきたい重要なポイント（家族は借金返済の手助けをしてはいけない　あせって債務整理をする必要なんてない　借金からの開放は自分自身を見つめるチャンス）

◇やめたくてもやめられない脳—依存症の行動と心理　廣中直行著　筑摩書房　2003.9　238p　18cm　（ちくま新書）　720円　①4-480-06131-2　N491.371
[内容] 第1章 やめたくてもやめられない　第2章 イオンの海のなかで—神経の仕組み　第3章 「欲しくなる」脳　第4章 心のデフレスパイラル—強化学習　第5章 メンタルフレームワーク—記憶と認知　第6章 心の進化が生んだもの　第7章 人間を見る目

◇やめられない—ギャンブル地獄からの生還　帚木蓬生著　集英社　2010.9　237p　19cm　1200円　①978-4-08-775395-0　N493.74
[内容] ギャンブル地獄であえぐ人たち　ギャンブル地獄の正式診断　ギャンブル地獄の二大症状は借金と嘘　地獄へいざなうギャンブルの種類　ギャンブル地獄で"意志"はない　ギャンブル地獄での合併症　若年化するギャンブル地獄　ギャンブル地獄で起こる犯罪　ギャンブル地獄の女性たち　ギャンブル地獄では家族も無力　地獄から生還する道はただひとつ　自助グループこそ地獄に垂れた蜘蛛の糸　通院治療と入院治療　ギャンブル地獄生還途上の試練　ヒト社会のギャンブル行動

◇「やめられない心」依存症（いぞんしょう）の正体　クレイグ・ナッケン著，玉置悟訳　講談社　2012.2　222p　19cm　〈タイトル：「やめられない心」依存症の正体〉　1400円　①978-4-06-217491-6　N493.74
[内容] 第1章 「やめられない心」の正体　第2章 「やめられない心」の行く先　第3章 「やめられない」人間をつくる罠　第4章 アディクションの二つのタイプ（快感追求型　力（権力）追求型）　第5章 「やめられない」人生から自分を取り戻す道

◇A子と依存症—絶望と回復の軌跡　ともに歩む会編　京都　晃洋書房　2007.12　208p　20cm　2300円　①978-4-7710-1874-7　N493.74
[内容] 1部 相克する立場を超えて（患う女性たちの回復とエンパワーメント—共感を育む場所に根づいて　被害者意識を超えて—依存症の家族を援助する立場から　怒りを生きる力に換えて—DVからの回復、そして自立へ）　2部 支援のネットワークのなかで（癒されに来た者こそが癒す一物語を語る人に出あって　つながりを通しての回復—アルコール依存症の女性のミーティングをもとに　薬物依存症者への回復支援において看護は何ができるのか）

《アルコール中毒》

◇アルコール――少量飲酒習慣から健康障害が始まる　H. H. コルンフーバー著，亀井民雄，中山杜人，青木佐知子訳　シュプリンガー・フェアラーク東京　2004.1　91p　21cm　1800円　ⓘ4-431-71083-3　Ⓝ493.156
　内容　少量依存性　少量飲酒の習慣が高血圧を招く　頻脈にも注意！　研究上の問題点　ガンマ-グルタミルトランスペプチダーゼ：γ-GTP　脂肪肝　飲酒と肥満　代謝症候群について　肥満の原因　悪循環〔ほか〕

◇アルコール　水澤都加佐著　大月書店　2005.11　61p　23cm　（10代のフィジカルヘルス　4）1800円　ⓘ4-272-40534-9　Ⓝ493.156
　内容　お酒ってなに？　なぜ飲むの？　なぜ飲んじゃいけないの？　飲酒はなぜあぶないか　大人は飲んでもいいの？　アルコール依存症ってどんな病気？　治療と回復のために　自分を大切にして子どもから大人へ

◇アルコール依存社会――アダルト・チルドレン論を超えて　中本新一著　大阪　朱鷺書房　2004.11　276p　20cm　2500円　ⓘ4-88602-632-X　Ⓝ368.86
　内容　第1章　酒飲みをめぐる状況　第2章　酒と日本文化　第3章　酒づくりのなかの政治　第4章　自助グループの光と影　第5章　酒とアメリカ人　第6章　もうアダルト・チルドレンで泣かなくともいい　終章　節酒日本人という政策

◇アルコール依存症回復へのアプローチ――地域相談からはじまる道づくり　長谷川行雄，世良守行編　万葉舎　2003.7　254p　21cm　1900円　ⓘ4-86050-009-1　Ⓝ493.156
　内容　プロローグ（「物語」を通して見たアルコール依存症へのアプローチ　あなたの飲酒はだいじょうぶ？）　相談編　治療編　回復編　座談会　アルコール依存症に立ち向かう一本人と家族の苦しみを支えた絆

◇アルコール依存症家族読本――〈断酒の動機づけ〉から〈家族の再構築〉まで　7つのチェックリストで回復をサポート！　猪野亜朗著　アスク・ヒューマン・ケア　2008.10　174p　19cm　「あなたが変わる家族が変わる」の改題新装版　1600円　ⓘ978-4-901030-15-1　Ⓝ368.86
　内容　第1章　「世話やき」をやめよう一妻が読むページ　第2章　断酒のチャンスをうまくつかもう一妻が読むページ　第3章　断酒が始まったとき知っておくこと一夫婦で読むページ　第4章　夫婦の生き方を見なおそう一夫婦で読むページ　第5章　親子関係を見なおそう一夫婦で読むページ

◇アルコール依存症がよくわかる本――正しい理解と回復のための68ケース　小杉好弘監修　中央法規出版　2011.9　304p　21cm　2000円　ⓘ978-4-8058-3528-9　Ⓝ493.156
　内容　第1章　専門医療機関につなぐにはどうすればいいの？　第2章　受診して何をするの？　第3章　どんな治療をして回復するの？　第4章　どんなサポートがあるの？　第5章　アルコール依存症に関連したキーワード

◇アルコール依存症（いぞんしょう）から抜け出す本　樋口進監修　講談社　2011.5　98p　21cm　（健康ライブラリーイラスト版）〈タイトル：アルコール依存症から抜け出す本〉　1200円　ⓘ978-4-06-259754-8　Ⓝ493.156
　内容　1　どこまで飲むと、依存症なのか　2　依存症は酒ぐせではなく病気　3　困ったら、どこに相談するか　4　精神療法や薬物療法を受ける

◇アルコール依存症の早期発見とケアの仕方――通院でケアする！　世良守行著　日東書院本社　2010.3　207p　19cm　1400円　ⓘ978-4-528-01689-7　Ⓝ493.156
　内容　第1章　アルコールの問題だと認識することが大事　第2章　アルコール依存症の家庭内の問題　第3章　アルコールと体の健康　第4章　職場でのアルコールの問題　第5章　アルコール依存症の治療　第6章　アルコール依存症からの回復

◇アルコール依存（いぞん）の人はなぜ大事なときに飲んでしまうのか　仮屋暢聡著　阪急コミュニケーションズ　2009.8　207p　19cm　1500円　ⓘ978-4-484-09230-0　Ⓝ493.156

◇アルコール医療の軌跡――「回生」縮刷版　1　横山敏登編著　大野城　十全会　2010.6　293p　26cm　〈福岡　千年書房（制作）〉　ⓘ978-4-924308-84-8　Ⓝ368.86

◇アルコール医療の軌跡――「回生」縮刷版　2　横山敏登編著　大野城　十全会　2010.6　329p　26cm　〈福岡　千年書房（制作）〉　ⓘ978-4-924308-85-5　Ⓝ368.86

◇アルコール医療の軌跡――「回生」縮刷版　3　横山敏登編著　大野城　十全会　2010.6　330p　26cm　〈福岡　千年書房（制作）〉　ⓘ978-4-924308-86-2　Ⓝ368.86

◇アルコール性障害　齋藤利和著，樋口輝彦監修　新興医学出版社　2006.2　117p　21cm　（新現代精神医学文庫）　2600円　ⓘ4-88002-480-5　Ⓝ493.156

◇アルコール中毒の歴史　ジャン＝シャルル・スールニア著，本多文彦監訳，星野徹，江島宏隆訳　法政大学出版局　2010.5　436p　19cm　（りぶらりあ選書）〈第2刷（第1刷，1996年）〉　4200円　ⓘ978-4-588-02177-0
　内容　第1部　伝統の中の飲酒癖（古代の酒飲み　ワインとブランデー　啓蒙の世紀からマグヌス・フスまで（一七〇〇-一八五〇））　第2部　アルコール中毒―悪徳か病気か（「アルコール中毒」の誕生―マグヌス・フス（一八〇七-一八九〇）　飲み方　医学上のアルコール中毒　社会と民族を脅かす悪徳　行動する美徳）　第3部　現代のアルコール中毒療法学（いわゆる「アルコール中毒」の臨床医学と生物学　患者の世話の技術と相互扶助　予防―その推進者と敵対者　新しいアルコール中毒）　結論　アルコールは「合法的な」毒物か

◇アルコール問答　なだいなだ著　岩波書店　2003.4　216p　18cm　（岩波新書）〈第5刷〉　700円　ⓘ4-00-430548-9
　内容　第1章　最初の面接　第2章　意志か意地か　第3章　アルコール中毒はいかにうまれたか　第4章　再飲酒という失敗　第5章　個人的な経験　第6章　自助グループ（AAや断酒会）　第7章　人生の物差し　第8章　アルコール問題の今

◇飲酒とアルコール依存症―よくわかる　ジョナサン・チック著, 妹尾栄一監訳, 平原由香, 寺町朋子監訳　一灯舎　2008.2　161p　21cm　（わが家のお医者さんシリーズ 11）〈発売：オーム社〉　1200円　Ⓘ978-4-903532-26-4　Ⓝ493.156
　内容　第1章 はじめに　第2章 飲酒習慣の原因はなんでしょう？　第3章 アルコールと健康　第4章 日常生活におけるアルコールの影響　第5章 アルコール問題の見分けかた　第6章 飲み方のパターンを変えましょう　第7章 ご家族, 友人, 同僚のみなさんへ　第8章 未成年者と保護者のかたへ　第9章 アルコールと運転, 仕事, 法律

◇飲酒と健康―いま, 何を, どう伝えるか　鈴木健二著　大修館書店　2007.10　182p　19cm　1300円　Ⓘ978-4-469-26639-9　Ⓝ368.86
　内容　序章 アルコール症の現実　第1章 飲酒の基礎知識　第2章 飲酒の急性影響　第3章 飲酒の慢性影響　第4章 アルコール依存症　第5章 子ども, 家族を苦しめる親の飲酒　第6章 アルコールがもたらすその他の問題　第7章 子どもの飲酒実態　第8章 アルコール乱用の子どもたち　第9章 なぜ子どもの飲酒はダメなのか　第10章 子どもの飲酒をなくそう

◇飲酒文化の社会的役割―様々な飲酒形態, 規制が必要な状況, 関係者の責任と協力　ジェリー・スティムソン, マーカス・グラント, マリー・ショケ, プレストン・ギャリソン著, 新福尚隆監修　アサヒビール　2007.5　347p　22cm　〈発売：紀伊國屋書店〉　4571円　Ⓘ978-4-87738-313-8　Ⓝ368.86
　内容　1 変貌するアルコール問題　2 飲酒パターンとその結果　3 適切な介入の選択：評価の必要性　4 対象を特定した介入について　5 飲酒運転の予防もしくは削減　6 治安の悪化と飲酒の役割　7 若者の飲酒に関連する問題　8 被害を最小にするための介入　9 キープレーヤーとパートナーシップ　10 共通点を見つける：利害の衝突か, パートナーシップによる利益か？　付録 アルコールと世界的な疾病負担：方法論的課題

◇お酒を飲んではいけない理由―アルコールの脳への影響　樋口進監修, 早真さとるマンガ　インタープレス　2007.8　39p　21cm　（もっと知ろうからのこと 7）　500円　Ⓘ978-4-902340-39-6　Ⓝ498.3

◇介護現場でのアルコール関連問題Q&A―アンケート調査の結果から　関西アルコール関連問題学会編　筒井書房　2009.11　106p　21cm　1200円　Ⓘ978-4-88720-601-4　Ⓝ369.26
　内容　介護現場でのアルコール関連問題―アンケートの結果から　Q&A　アルコール依存症の家族の手記（『誇りをもって人生を全うしてほしい』―高齢のアルコール依存症を父にもって　『アルコール依存症を理解するために』）

◇禁酒セラピー―読むだけで絶対やめられる　アレン・カー著, 阪本章子訳　ロングセラーズ　2011.12　207p　18cm　905円　Ⓘ978-4-8454-0888-7
　内容　お酒は簡単にコントロールできる　お酒の問題は実はシンプル　あなたはアルコール依存症？　食虫植物とハエ, お酒と人　お酒という名の牢獄　「幸福」という名の麻薬　あなたは洗脳されている　人間の体は素晴らしいマシンだ　どうしてお

酒の罠にかかったのか？　精神力でお酒はやめられない〔ほか〕

◇こころをはぐくむ―アルコール依存症と自助グループのちから　今道裕之著　東峰書房　2005.9　265p　20cm　2000円　Ⓘ4-88592-065-5　Ⓝ493.156
　内容　第1部 アルコール依存症とはどんな病気？（忍びやかなアルコール依存症の進行と特徴　早期治療の問題　アルコール依存症の治療と回復　体験を語ることの意味）　第2部 回復への指針―自助グループのちから　第3部 こころをはぐくむ―病の背景を探る（地域医療の先駆者―断酒会　アルコール依存症の予防と長期追跡調査から見えるもの　依存症の社会的背景―「迷い」の現代　境界領域の心の病を理解するために　現代文明社会が失ってきたもの―メンタルヘルスの復興　自分を変える“謙虚さ”と仲間の“愛”　精神科医ヴィクトール・E・フランクル）

◇こわい！ あぶない！ お酒はキケン！？　近藤とも子著, 大森眞司絵　国土社　2006.1　31p　27cm　（子どものためのライフスキル§いのちをまもるほけんしつでみるえほん 1）〈（いのちをまもるほけんしつでみるえほん 1）〉　2500円　Ⓘ4-337-16801-X　Ⓝ493.156
　内容　のどがかわいたよ！　からだによくないのみものがわかるかな　どうしちゃったの？ おとうさん　おとうさんの頭の中をのぞいてみよう　脳は守られている　脳がアルコールにおかされつづけると　脳ばかりではない！ アルコールの害　肝臓のはたらきここがこわい！ 子どものアルコール　おかあさん, のまないで！　だいじなことは「いやだ」という気持ちをきちんと伝えること　アルコールって絶対にダメなの？　よく考えるとこわいのみものの話

◇酒飲みは酒をやめるとかえって早死にする　倉知美幸著　主婦の友社　2012.4　191p　19cm　（この逆説こそ新常識）　952円　Ⓘ978-4-07-281690-5　Ⓝ498.32
　内容　第1章 なぜ, 酒飲みの人は酒を急にやめると早死にするのでしょうか　第2章 お酒の効用とは何でしょうか。アンチエイジングこそお酒の最大のメリットです　第3章 病気にならずに長生きできる！ ストレスにも打ち勝つ！「1週間トータル飲酒法」、初公開　第4章 飲んでいい人, ダメな人。飲んでは絶対いけない時。やってはいけない危険な飲み方　第5章 これで解消, これで納得。酒にまつわる気になる疑問はおまかせを

◇知って得する！ アルコールの基礎知識―「飲酒運転防止」から「健康管理」までハンドブック　ASK（アルコール薬物問題全国市民協会）編　アスク・ヒューマン・ケア　2010.9　36p　19cm　〈書き込みワーク自己チェック付き！〉　300円　Ⓘ978-4-901030-17-5
　内容　講座1 アルコールの「1単位」と体質　講座2「酔いの正体」と運転への影響　講座3「寝酒の落とし穴」と「節酒のコツ」　講座4「アルコール依存症」の予防と早期発見

◇酒乱になる人, ならない人　眞先敏弘著　新潮社　2003.12　202p　18cm　（新潮新書）　680円　Ⓘ4-10-610048-7　Ⓝ498.3
　内容　1 あなたのアルコール依存度は？　2 エタノールの吸収と代謝　3 細胞レベルでの酩酊　4 大脳レベルでの酩酊　5 酒を好む遺伝子　6 アルコール依存症　7 酒乱―その大脳生理学的解釈　8 アルコ

ルの脳への毒性　9 男と女ではどちらが酒に強いか　10 酒と社会　11 上手な酒の楽しみ方

◇図表で学ぶアルコール依存症　長尾博著　星和書店　2005.2　118p　19cm　1500円　Ⓘ4-7911-0564-8　Ⓝ493.156
[内容] 1章 アルコールの歴史と文化　2章 アルコール依存症とは　3章 アルコール依存症の原因　4章 アルコール依存症の症状とアルコールの害　5章 家族の問題と対応　6章 年齢と性差　7章 治療　8章 予後と予防　アルコール依存症ケース集

◇脱「アルコール依存社会」をめざして――日本のアルコール政策への提言　中本新一著　明石書店　2009.8　202p　22cm　3000円　Ⓘ978-4-7503-3038-9　Ⓝ368.86
[内容] 序章 何が問題であり、その解決にむけていかに研究すべきか　第1章 アルコール依存社会とアルコール関連問題　第2章 アメリカ、スウェーデンにおけるアルコール政策の発展　第3章 アルコール問題対策の検証と断酒会基本法案　第4章 断酒会の役割、その現状と課題　終章 脱「アルコール依存社会」とはどんな社会か

◇断酒が作り出す共同性――アルコール依存からの回復を信じる人々　葛西賢太著　京都　世界思想社　2007.5　216,5p　19cm　2000円　Ⓘ978-4-7907-1260-2　Ⓝ368.86
[内容] 第1章 アルコール依存症とその治療　第2章 セルフヘルプグループとしてのAA　第3章 AAはどのように描かれてきたか　第4章 AAの成立と宗教性をめぐる葛藤　第5章 経験の方向づけ　第6章 語りとサポートの共同体　第7章 "重要な他者"によるサポートの意味　第8章 AAにおける「霊性」　第9章 AAの現在と未来

◇仲間とともに治すアルコール依存症――断酒会活動とはなにか　中本新一著　明石書店　2011.7　221p　19cm　1800円　Ⓘ978-4-7503-3427-1　Ⓝ368.86
[内容] 第1部 客観的事実として（9人の酒害者の人生と転機　断酒会の創設と酒害者　アルコール依存症と断酒会に関する8つの法則）　第2部 個人の生き方として（偏見をどう乗りこえるか――社会と断酒会における友好関係の構築　家族が心得ておくべきこと　アルコール依存症を治していく心　アルコール依存症が治っていく）

◇私は親のようにならない――嗜癖問題とその子どもたちへの影響　クラウディア・ブラック著, 斎藤学監訳　改版　誠信書房　2004.7　301p　19cm　2200円　Ⓘ4-414-42917-X　Ⓝ367.3
[内容] 第1章 アダルト・チャイルドたちのスケッチ　第2章 いくつかの役割　第3章 家族のルール――しゃべるな、信じるな、感じるな　第4章 役割の連鎖　第5章 恥のサークル　第6章 家庭内暴力　第7章 アダルト・チャイルド　第8章 家のなかの子ども　第9章 援助資源

◆闘病記

◇ACの生きる力！――回復と成長のプロセス　アルコール薬物問題全国市民協会　2009.12　111p　21cm　『Be!』増刊号 No.18／発売：アスク・ヒューマン・ケア　1000円　Ⓘ978-4-901030-69-4
[内容] 1 自分の声を聴く　2 たどった道　3 誌上セミナー 水澤都加佐のQ&A　4 強さも弱さも　5 これからの私

◇アルコホーリクス・アノニマス――無名のアルコホーリクたち　A. A. World Services Inc.著, AA日本出版局訳編　日本語翻訳改訂版　縮小版　AA日本ゼネラルサービスオフィス　2003.1　281p　19cm　Ⓝ368.86

◇アルコール――悪魔か天使か　ニック・ブラウンリー著, 小林千枝子訳　太田出版　2005.3　231p　19cm　（ハイ！シリーズ 5）　1550円　Ⓘ4-87233-932-0　Ⓝ368.86
[内容] 第1章 文化　第2章 世界　第3章 歴史　第4章 健康　第5章 経済　さらなる情報を

◇アルコール依存症、ある医師の歩いた道　西郷文夫著　東峰書房　2005.3　252p　19cm　〈「私のアルコール依存症の記」（1991年刊）の正統新版〉　1700円　Ⓘ4-88592-063-9　Ⓝ368.86
[内容] 第1部 続・私のアルコール依存症の記（断酒九年目のスリップ　アルコールに蝕まれた私のからだ）　第2部 改訂新版・私のアルコール依存症の記（依存症の形成（神奈川県教育委員会時代　「アル昏」街道まっしぐら）　アルコール性疾患の頻発　断酒へ向けて　アルコール依存症の予防）

◇アルコール依存症の母と車椅子の私　西村美紅著　文芸社　2012.4　207p　15cm　640円　Ⓘ978-4-286-11397-5　Ⓝ289.1

◇依存からの旅立ち　村中基予子著　新風舎　2007.2　79p　19cm　1000円　Ⓘ978-4-289-01702-7　Ⓝ289.1
[内容] 第1章 アダルト・チルドレン　第2章 つっぱり養護教諭　第3章 新築の家　第4章 肝ガンを越えて　第5章 専門病院へ　第6章 断酒会の事　第7章 共に仕事を降りて　第8章 二度目のガン宣告（肺ガン）　附 久里浜式アルコール症スクリーニングテスト

◇依存症から回復した大統領夫人　ベティ・フォード著, 水澤都加佐監訳, 二宮千寿子訳　大和書房　2003.10　317p　20cm　2400円　Ⓘ4-479-57013-6　Ⓝ936
[内容] 大統領の涙　家族の決断　酒とバラと薬の日々　私がアルコール依存症ですって！　回復のためのプログラム　ベティ・フォード・センターの奇跡　小さな野望　君は脱走しなかったね　最高の心配りと愛情　アルコール依存症の半分は女性です　新しい人格に生まれ変わる　バラよ、おまえは病んでいる　神さまが面倒みてくださる　人生を自分の手に取り戻すために　回復という名の至福　我が家に戻るということ

◇親の飲酒に悩む子どもたちへ　赤木かん子編, ASK著　ポプラ社　2008.4　28p　21cm　（ポプラ・ブック・ボックス 王冠の巻 20）　Ⓘ978-4-591-10225-1　Ⓝ368.86

◇今日も飲み続けた私――プチ・アルコール依存症からの生還　衿野未矢著　講談社　2008.7　204p　19cm　（講談社＋α新書）　800円　Ⓘ978-4-06-272514-9　Ⓝ368.86
[内容] 第1章 私は「依存症体質」　第2章 リビングで酒を飲む女たち　第3章 複雑化する依存症　第4章 「適正飲酒」がしたい！　第5章 それでも飲み続けるために

◇西原理恵子×月乃光司のおサケについてのまじめな話――アルコール依存症という病気　西原理恵子, 月乃光司著　小学館　2010.7　102p　21cm　933円　Ⓘ978-4-09-387864-7　Ⓝ368.86

|内容| 第1章 酔っぱらいの家族として　第2章 わたしのアルコール依存症カルテ過去・現在・未来　第3章〈対談〉アルコール依存症という病気
◇女性とアルコール依存症―体験談にみる症状と回復　全日本断酒連盟・全国アメシスト編著　東峰書房　2003.10　255p　21cm　〈読本・アルコール依存症〉　1800円　①4-88592-058-2　Ⓝ368.86
|内容| 1章「酒を飲むのに理由はいらない」か―性差・うつ・がん・自殺　2章「蛙の子は蛙」か―飲酒の世代連鎖　3章「嫁と姑、犬と猿」か―家庭・妻・酒　4章「夫婦同志は持ち合い持たれ合い」か―夫婦関係・酒　5章「楽は苦の種、苦は楽の種」か―幸せになりたくて　6章「クロス・アディクション」―薬物・摂食障害・酒
◇人生は終わったと思っていた―アルコール依存症からの脱出　月乃光司著　新潟　新潟日報事業社　2011.12　191p　18cm　〈朱鷺新書〉　1000円　①978-4-86132-479-6
|内容| 第1部 窓の外は青　第2部 そのままの自分でいい　第3部 青空は現れたか
◇たった一度のありがとう―アルコール依存症の父との愛憎　大石さち子著　文芸社　2004.3　169p　20cm　1000円　①4-8355-6872-9　Ⓝ049.1
|内容| アルコール依存症の父との愛憎　事故から二十七年　タイムスリップエッセイ
◇断酒会百人百話―依存症者と家族の回復の物語　松永哲夫著　熊本　熊本出版文化会館　2007.6　254p　19cm　〈発売：創流出版（［いわき］）〉　1200円　①978-4-915796-63-0　Ⓝ368.86
|内容| 第1章 酒がコントロールできなくなる―アル中人生の助走　第2章 飲み続けるための言い訳・嘘・ごまかし―アル中性格の形成　第3章 家族や知人に迷惑をかけた―人間関係の破綻　第4章 どん底の体験談―病院受診前後の話　第5章 回復の長い道のり―断酒会の中での再生　第6章 妻たちの苦労談―共依存からの回復　第7章 子どもたちの苦労談―トラウマからの回復　第8章 忘れえぬ人―藤田さんの物語
◇逃亡日記　吾妻ひでお著　日本文芸社　2007.1　222p　19cm　1200円　①978-4-537-25465-5
|内容| 1 失踪時代　2 アル中時代　3 生い立ちとデビュー　4 週刊誌時代　5『不条理』の時代　6『失踪日記』その後
◇冬桜―否認の病と闘うということ　新井基予子著　文芸社　2009.5　79p　19cm　900円　①978-4-286-06430-7　Ⓝ289.1
|内容| 第1章 アダルト・チルドレン　第2章 つっぱり養護教諭　第3章 新築の家　第4章 肝ガンを越えて　第5章 専門病院へ　第6章 断酒会の日々　第7章 共に仕事を降りて　第8章 二度目のガン宣告(肺ガン)
◇ママと踊ったワルツ―アルコール依存症の母親をもった娘たちの癒しの物語　エレノア・アグニュー, シャロン・ロビドー著, 山本章枝訳　保健同人社　2006.7　342p　19cm　1905円　①4-8327-0315-3　Ⓝ368.86
|内容| 第1部 私の母はアルコール依存症　第2部 最悪の娘時代　第3部 私は「人間関係」がいちばん苦手　第4部 母との別れ、そして私の幸せ(母親の高齢化、病気、そして死　幸せな人生を築くには)
◇もう一人の私　BOX-916編集委員会精選集発行小委員会編　AA日本ゼネラルサービスオフィス　2003.11　62p　21cm　〈BOX-916精選集第1巻〉　Ⓝ368.86
◇7956　BOX-916編集委員会精選集発行小委員会編　AA日本ゼネラルサービス　2004.10　96p　21cm　〈BOX-916精選集 第2巻〉　Ⓝ368.86

《ニコチン中毒》

◇愛煙家にもいわせて！　藤田美紀著　ワック　2007.4　142p　20cm　952円　①978-4-89831-107-3　Ⓝ369.81
|内容| 第1話 タバコを吸うとビョウニンですか？　第2話 タバコを吸うと肺がんになる？　第3話 喫煙者は毒をまきちらしている？　第4話 タバコ税は何に使われているのか？　第5話 タバコを吸うと医療費がかさむ？　第6話 タバコを吸うと火事になる？　第7話「健康」でなければ、「悪」ですか？　第8話 パッケージの警告文は誰のため？　第9話 未成年者の喫煙は自販機のせい？　第10話 どうしてタバコだけが嫌われる？
◇悪魔のマーケティング―タバコ産業が語った真実　ASH (Action on Smoking and Health) 編, 切明義孝, 津田敏秀, 上野陽子訳・解説・編　日経BP社　2005.1　276p　21cm　〈発売：日経BP出版センター〉　2000円　①4-8222-4342-7
|内容| 第1章 タバコと健康　第2章 ニコチンと依存性　第3章 子供たちを喫煙者に　第4章 タバコ産業の広告宣伝戦略　第5章 新しいタバコの開発―添加物/低タール/"安全な"タバコ　第6章 受動喫煙の恐怖　第7章 新興市場を狙え―アジア、アフリカ、旧東欧　第8章「女性」という最後の巨大市場
◇あなたにもできる禁煙ガイド　〔京都〕　日本循環器学会　〔2004〕　12p　26cm
◇あなたも30分でタバコがやめられる！　山崎裕介著　フォレスト出版　2009.7　105p　19cm　1000円　①978-4-89451-359-4　Ⓝ498.32
|内容| なぜ、あなたはタバコを吸いはじめましたか？　なぜ、あなたはタバコをやめたいのですか？　なぜ、あなたはタバコをやめられないのか？　あなたはタバコにどんな「メリット」を感じていますか？　「これはいい」と感じるタバコは、1日に何本ありますか？　あなたは本当に「ニコチン中毒」ですか？　なぜ、あなたはタバコを吸いたくなるのか？　あなたがタバコをやめられない本当の理由　脳や潜在意識に「新しいプログラム」を作る準備をする！　タバコをキッパリとやめる方法〔ほか〕
◇あなたは、それでもまだタバコを吸いますか！？―やめたいのに、やめられない人のための禁煙外来　小島重信著　現代書林　2008.9　189p　20cm　1300円　①978-4-7745-1125-2　Ⓝ498.32
|内容| 第1章 あなたは、それでもまだタバコを吸いますか！？　第2章 女性は今すぐ禁煙しなさい！　第3章「脱タバコ」は世界の潮流です　第4章「禁煙外来」で今度こそタバコから自由になろう！　第5章 それでも禁煙に失敗した人へ
◇イギリス式「完全禁煙プログラム」　ジリアン・ライリー著, 藤田真利子訳　講談社　2008.10　188p　18cm　〈講談社＋α新書〉　838円　①978-4-06-272534-7　Ⓝ498.32

医療と健康　　　　　　　　　　　　　　　　　　　　　　　　　　　　　　　　依存症

内容 第1部 タバコをやめるための準備（「タバコに依存している」とはどういうことか？　「タバコを吸いたくなったらどうするか」が成功のカギを握る　吸うか吸わないかは、あなたの自由です　「二度と吸わない」ではなく「いまは吸わない」と考えよう）第2部 成功率七五パーセントのイギリス式テクニック（これが禁煙の基本、考え方を変える五つの言葉　つらい禁断症状も、こうして切りぬけられる　発想を逆転させて、心の葛藤をのりこえる　こうすれば、禁煙しても太らないでいられます　ずっとやめたままでいるために）

◇イギリス式これで絶対禁煙セラピー　ジリアン・ライリー著, 藤田真利子訳　講談社　2008.6　173p　19cm　1000円　Ⓣ978-4-06-214103-1　Ⓝ498.32

内容 第1部 タバコをやめるための準備（「タバコに依存している」とはどういうことか？　「タバコを吸いたくなったらどうするか」が成功のカギを握る　吸うか吸わないかは、あなたの自由です　「二度と吸わない」ではなく「いまは吸わない」と考えよう）第2部 成功率七五パーセントのイギリス式テクニック（これが禁煙の基本、考え方を変える五つの言葉　つらい禁断症状も、こうして切りぬけられる　発想を逆転させて、心の葛藤をのりこえる　こうすれば、禁煙しても太らないでいられます　ずっとやめたままでいるために）

◇イメージ禁煙法―ゆとり禁煙のすすめ　伊豆蔵潤一著　総合法令出版　2006.5　158p　20cm　1500円　Ⓣ4-89346-958-4　Ⓝ498.32

内容 第1章 これが禁煙の足を引っ張る正体だ―大いなる期待への序章（知ってびっくり。これが脳のメカニズムだ　小悪魔の正体をつかめ）　第2章 これが喫煙の実態だ―わかっちゃいるけどやめられない　第3章 だいじょうぶ。きっとやめられるから　第4章 それでも、まだ、吸いますか？　第5章 禁煙成功者の声

◇イラスト版禁煙セラピー　アレン・カー著, ベヴ・エイズベットイラスト, 阪本章子訳　ロングセラーズ　2011.2　155p　18cm　(LONGSELLER MOOK FOR PLEASURE READING)　905円　Ⓣ978-4-8454-0891-7

内容 1章 本当にタバコをやめたいですか？　2章 タバコの罠を理解しよう　3章 タバコの正体は2匹の悪魔　4章 スモーカーの言い訳「問答無用」　5章 禁煙を邪魔するスモーカーの不安　6章 どうしても吸いたくなったときどうやって切り抜ける？　7章 あと一息これさえ守れば貴方もノンスモーカー　8章 最後の1本の「儀式」

◇イラスト版女性のための禁煙セラピー　アレン・カー著, 阪本章子訳　ロングセラーズ　2008.3　139p　18cm　(〈ムック〉の本)　905円　Ⓣ978-4-8454-0806-1　Ⓝ498.32

内容 1章 どうしてあなたはタバコを吸う必要があるのですか　2章 タバコはやめたいけど、吸いたいのですね　3章 わかっているのにやめられないのは依存症だからです　4章 タバコにひそむ悪魔の兄弟　5章 タバコが「楽しい」「リラックスできる」「ストレスを減らす」は幻想です　6章 健康で幸せで自由な自分を取り戻してください　7章 いよいよ、新しい生活の秒読み段階に入ります　8章 最後の1本のセレモニーです

◇イラスト版女性のための禁煙セラピー　アレン・カー著, ベヴ・エイズベットイラスト, 阪本章子訳　ロングセラーズ　2012.3　139p　18cm　(LONGSELLER MOOK FOR PLEASURE READING)　700円　Ⓣ978-4-8454-0904-4

内容 1章 どうしてあなたはタバコを吸う必要があるのですか　2章 タバコはやめたいけど、吸いたいのですね　3章 わかっているのにやめられないのは依存症だからです　4章 タバコにひそむ悪魔の兄弟　5章 タバコが「楽しい」「リラックスできる」「ストレスを減らす」は幻想です　6章 健康で幸せで自由な自分を取り戻してください　7章 いよいよ、新しい生活の秒読み段階に入ります　8章 最後の1本のセレモニーです

◇完全禁煙マニュアル―やめたくてもやめられない人の　高橋裕子, 三浦秀史著　PHP研究所　2004.3　167p　18cm　1143円　Ⓣ4-569-63206-8　Ⓝ498.32

内容 第1章 ニコチンパッチでらくらくスタート―第1ステップ開始～1週間　第2章 禁煙継続のカギは周囲の応援にあり―第2ステップ1週間～1カ月　第3章 めざすは1年、そして生涯禁煙―第3ステップ1カ月～1年　第4章 ニコチンパッチを使わない禁煙スタート―妊婦さんのための第1ステップ開始～1週間　第5章 吸いたくなったら思い出そう―タバコの影響　第6章 最新禁煙事情あれこれ―もっと知りたい人のために

◇喫煙者のユ～ウツ―煙草をめぐる冒言　シガー・ライターズ・クラブ編　Tokimekiパブリッシング　2004.3　160p　21cm　(発売：角川書店)　1300円　Ⓣ4-04-894522-X　Ⓝ369.81

内容 特別寄稿『紫福談』(筒井康隆)　第1章 「コ コデタバコハスエマスカ？」(禁煙包囲網な日常。―禁煙場所のユーウツな現状付き　踊る「健康増進法」。「健康」になるんだったら、死んでもいい！？)　第2章 「禁煙論争に勝ち目はなし？」(禁エンサイクロペディア『狭辞煙』)　第3章 「禁煙政策は世界の正義？」(日本と世界の禁煙対策)

◇喫煙と禁煙の健康経済学―タバコが明かす人間の本性　荒井一博著　中央公論新社　2012.1　310p　18cm　(中公新書ラクレ 408)　880円　Ⓣ978-4-12-150408-1　Ⓝ498.32

内容 プロローグ 準備編―やめられない消費の経済分析　第1部 実態編―喫煙で何が起きているのか(誰かタバコを吸っているのか　喫煙はどのような害や損失を生み出すのか)　第2部 理論編―喫煙者は合理的かそれとも非合理的か(「将来も見通す個人」の喫煙経済理論　「先送りする個人」の喫煙経済理論)　第3部 実践編―禁煙を経済学的に考える(増税と禁煙条例は禁煙を促進するか　喫煙者が禁煙に踏み切るとき　私がタバコとの訣別に成功した「経済学的禁煙法」)

◇喫煙と歯肉　松岡晃著　医歯薬出版　2003.11　31p　28cm　2000円　Ⓣ4-263-46380-3　Ⓝ497.9

◇喫煙と歯肉―口からみえるたばこの害　松岡晃著　新装版　医歯薬出版　2010.12　39p　28cm　2600円　Ⓣ978-4-263-44328-6　Ⓝ497.9

◇喫煙の心理学―最新の認知行動療法で無理なくやめられる　クリスティーナ・イヴィングス著, 作田学監修, 福池厚子訳　産調出版　2007.5　214p　21cm　1800円　Ⓣ978-4-88282-618-7　Ⓝ498.32

依存症　　　　　　　　　　　　　　　　　　　　　　　　　　　　　　　　　医療と健康

　[内容]なぜ禁煙をそんなに難しく考えるの？　どうしてタバコを吸うの？　喫煙の新しい解釈：ニッチ君との出会い　どうしたら依存症になるの？　ニッチ君の第2の武器はプロパガンダ　タバコ神話の崩壊　習慣性　ニッチ君を葬る：離脱の解釈と克服　アングル1（ニコチンへの身体的依存）の克服　アングル2（心理的依存）と3（習慣性）の克服　禁煙の効用　禁煙の手順　再喫煙の予防：罠にははまらないために　ソーシャルスモーカーって何？　まわりの喫煙者にご用心　おめでとう！

◇禁煙　あなたのお口と全身の健康　沼部幸博著　クインテッセンス出版　2012.1　87p　26cm　〈『喫煙とお口の健康』（2002年刊）の全面改訂、改題〉　3000円　①978-4-7812-0242-6　Ⓝ498.32

◇禁煙医療のための基礎知識　神奈川県内科医学会編著　改訂版　中和印刷　2006.10（第2刷）86p　26cm　〈付・禁煙外来開設キット　平成18年4月診療報酬改定対応〉　1905円　①4-924447-37-4　Ⓝ498.32

◇禁煙を考えていない喫煙者のために――一度に一歩ずつ　カナダ癌学会著，酒井哲夫訳，石崎武志，寺沢秀一監修　松岡町（福井県）　酒井哲夫　2004.10　28p　22cm　350円　Ⓝ498.32

◇禁煙を望んでいる喫煙者のために――一度に一歩ずつ　カナダ癌学会著，酒井哲夫訳，石崎武志，寺沢秀一監修　松岡町（福井県）　酒井哲夫　2004.10　100p　22cm　1000円　Ⓝ498.32

◇禁煙外来の子どもたちその後　高橋裕子著　東京書籍　2004.5　191p　20cm　1500円　①4-487-79930-9　Ⓝ498.32
　[内容]私の提言「教育、医療、行政のトライアングルに向けて」　第1章　子どもたちの喫煙があとを絶たない（事例1＝マイクロバスでの集団治療／事例2＝いっしょに吸っているクラスメート）　第2章　子どもたちへのタバコの有害性（事例3＝お母さんのタバコを吸った小学2年生）　第3章　未成年者喫煙禁止法（事例4＝友だち同士での喫煙／事例5＝背がのびない）　第4章　ニコチン依存の症状（事例6＝養護教諭の長男中学2年生）　第5章　ニコチン依存の治療（事例7＝12歳少女の喫煙からの脱却）　第6章　学校敷地内禁煙化の中で（事例8＝先生も吸うをやめている）　第7章　喫煙要因とタバコ対策（事例9＝やめないほうが調子がよい／事例10＝父親の一言に腹を立てた女の子）　第8章　喫煙防止教育の新たな試み（事例11＝指導主事の先生が声をかけた／事例12＝タバコ代が薬代へ）　第9章　携帯メールによる子どもの禁煙支援（事例13＝12歳ペンネームもくもく）　第10章　よくきかれるQ&A

◇「禁煙」科の医者が書いた7日でやめる本――最新成果の改訂版　阿部眞弓著　青春出版社　2003.10　235p　18cm　（プレイブックス）　830円　①4-413-01872-9　Ⓝ498.32
　[内容]1章「禁煙」革命…長く、たくさん吸っている人ほどやめやすい！ "禁煙外来"の医師が公開、「ストレスのかからない科学的アプローチ」　2章がまんして失敗する人、ラクなまま成功する人―やめられないのは、"意志が弱い"からではなかった！　3章「苦しんで死ぬ」覚悟、できていますか？―「喫煙のメリットという幻想」「やめたい気持ち」がゆらいだら読む章　4章　禁煙スタートへの準備篇　タバコなしの人生への「心理武装」――「吸わない自信」を育てる考え方と習慣の変え方　5章　実践篇「完

禁煙」への7日間…禁断症状をプラスに利用する方法――一番のコツは、「気楽に一日のばしにすること」

◇禁煙支援――ヘルスプロフェッショナルのためのたばこの知識　大澤源吾監修，三徳和子，川根博司，簑輪眞澄編　倉敷　三徳和子　2005.12　106p　26cm　〈発売：騒人社（狛江）〉　1400円　①4-88290-052-1　Ⓝ498.32
　[内容]第1章　たばこの社会背景と基礎知識　第2章　たばこ問題への対応　第3章　母性のケア　第4章　小児期のケア　第5章　成人期のケア　第6章　高齢者のケア　第7章　精神障害者のケア

◇禁煙支援マニュアル　厚生労働省健康局総務課生活習慣病対策室　〔2006〕　123p　30cm　Ⓝ498.32

◇禁煙指導・支援者のための禁煙科学　日本禁煙科学会編，吉田修監修　文光堂　2007.12　471p　27cm　〈執筆：吉田修ほか〉　7000円　①978-4-8306-1727-0　Ⓝ498.32
　[内容]第1章　禁煙科学総論　第2章　禁煙治療・支援の実際　第3章　各科における禁煙治療　第4章　対象別にみた禁煙治療・支援のポイント　第5章　薬局における禁煙支援　第6章　学校での禁煙推進　第7章　職域での禁煙推進　第8章　地域での禁煙推進　第9章　禁煙教育　第10章　禁煙のメリット　付章

◇禁煙政策のありかたに関する研究～喫煙によるコスト推計～報告書　医療経済研究・社会保険福祉協会医療経済研究機構　2010.3　23, 113p　30cm　〈平成20年度医療経済研究機構自主研究事業〉　Ⓝ369.81

◇禁煙政策のありかたに関する研究報告書　医療経済研究・社会保険福祉協会医療経済研究機構　2010.3　5, 74p　30cm　〈医療経済研究機構自主研究事業による研究報告書　平成21年度〉〈奥付のタイトル：禁煙政策のあり方に関する研究報告書〉　Ⓝ369.81

◇イラスト版禁煙セラピー　アレン・カー著，阪本章子訳　ロングセラーズ　2007.4　155p　18cm　（〈ムック〉の本）　905円　①978-4-8454-0780-4　Ⓝ498.32
　[内容]1章　本当にタバコをやめたいですか？　2章　タバコの罠を理解しよう　3章　タバコの正体は2匹の悪魔　4章　スモーカーの言い訳「問答無用」　5章　禁煙を邪魔するスモーカーの不安　6章　どうしても吸いたくなったときどうやって切り抜けるか？　7章　あと一息これさえ守ればあなたはノンスモーカー　8章　最後の1本の「儀式」

◇禁煙セラピー――読んで聴けば2重効果　アレン・カー著，阪本章子訳　CD版　ロングセラーズ　2008.1　265p　20cm　1800円　①978-4-8454-2116-9　Ⓝ498.32
　[内容]読むだけで本当に禁煙できるのでしょうか？　喫煙生活は奴隷生活と同じです　心を開いて読んでください　あなたはタバコを本当に理解していますか？　スモーカーは自分の意志でタバコを吸っていません　タバコ一本でも人はニコチンに依存します　タバコを吸い続ける唯一の理由は小さい悪魔に餌をやるため　肉体的な禁断症状は本当にほとんどないのです　タバコと食物は正反対のものです　「タバコはいいもの」「タバコは楽しい」は社会からの洗脳です〔ほか〕

◇禁煙セラピー+ アレン・カー著, 阪本章子訳 ロングセラーズ 2010.11 235p 19cm 〈付属資料(CD1枚 12cm):イメージ強化CD〉 1400円 ①978-4-8454-2187-9 ⓝ498.32
 内容 禁煙は正しい方法で行えばとても簡単 ニコチンの罠のしくみを理解しよう タバコの幻想を打ち破る 自由を取り戻すための準備に取りかかろう タバコは楽しいという思い込みを捨てよう 禁煙に意志の力は要らない 依存しやすい性格の人などいない タバコを吸っても集中力は出ない 周りのスモーカーに惑わされないように! 代替品を使っても禁煙はできない〔ほか〕

◇〈禁煙セラピー〉で9割タバコがやめられる アレン・カー著, 阪本章子訳 ロングセラーズ 2008.9 192p 18cm 905円 ①978-4-8454-0811-5 ⓝ498.32
 内容 第1章 「決断」さえすれば、もう成功したも同じ 第2章 あなたは本当に「吸いたい」から吸っているのか 第3章 ニコチンの罠のしくみはこんなに簡単 第4章 「精神力」でタバコはやめられない 第5章 「減煙」で禁煙はできない 第6章 奴隷生活よ、さらば 第7章 人生はニコチンなしの方がずっと楽しい 第8章 "禁煙セラピー"はこれで終了。おめでとう

◇禁煙セラピーらくらく成功日誌365 アレン・カー著, 阪本章子訳 ロングセラーズ 2006.7 371p 18cm (〈ムック〉の本) 1000円 ①4-8454-0766-3 ⓝ498.32

◇禁煙治療のエキスパートドクター佐々木のいっそタバコをやめちゃいませんか? 佐々木温子著 日東書院本社 2010.9 214p 19cm 950円 ①978-4-528-01692-7 ⓝ498.32
 内容 第1部 少しでも早く禁煙したいあなたへ—楽な禁煙のための自己アプローチ 第2部 ハードコアスモーカーのあなたへ—意固地な自分への自己アプローチ 付録(「またタバコを吸っちゃった」とならないために 「タバコわやめて太っちゃった」とならないために)

◇禁煙で人生を変えよう—騙されている日本の喫煙者 長尾和宏著 神戸 エピック 2009.5 161p 21cm 1429円 ①978-4-89985-149-3 ⓝ498.32
 内容 1 ニコチンの呪い、コロンブスの馬鹿 2 タバコ病の現実 3 受動喫煙の真実とその衝撃 4 子どもをタバコから守ろう 5 国際条約(FCTC)を守らない日本の常識は、世界の非常識 6 タバコと税金—1000円タバコ増税法案に賛成する理由 7 意志が弱いのではなく、ニコチン依存症という立派な病気 8 最新の禁煙情報—貼り薬に加えて新しい飲み薬を上手に使おう 9 JTという会社と地球動向 タバコ産業研究

◇禁煙ドクターが教えるタバコのやめ方 山岡雅顕監修 双葉社 2003.7 80p 26cm (双葉社スーパームック) 743円 ①4-575-47552-1 ⓝ498.32

◇禁煙とたばこ依存症治療のための政策提言—21世紀たばこ規制の推進に向けて 公衆衛生ツール 世界保健機関 2003 13, 67p 30cm ⓝ498.32

◇禁煙にすればするほど煙たくなるニッポン 山本直治著 扶桑社 2008.12 221p 18cm (扶桑社新書) 720円 ①978-4-594-05822-7 ⓝ369.81
 内容 プロローグ 第1章 まず、社会におけるたばこの在り方を考える 第2章 「分煙があぶない」狂騒曲—各業界の思惑 第3章 「たばこ追放」—禁煙社会が混煙を招く? 第4章 究極の分煙とは—混煙から僅煙へ 第5章 日本の分煙難民事情—飲食店避煙放浪術 第6章 ハード分煙とソフト分煙 エピローグ たばこの向かう先

◇「禁煙脳」のつくり方—脳内ドーパミンが決め手 磯村毅著 青春出版社 2010.7 220p 18cm (青春新書 PI-280 インテリジェンス) 〈下位シリーズの並列シリーズ名:INTELLIGENCE〉 781円 ①978-4-413-04280-2 ⓝ498.32
 内容 序章 必要なのは、がまんではなく「脳の刺激」だった! 1章 読むだけでドーパミンがよみがえる!リセット禁煙の秘密 2章 「タバコのおかげ」のはずが、ぜんぶタバコのせいだった! 3章 「それでも吸いたい」をやりすごす「8つのステップ」 4章 なぜ、禁断症状が軽いのか?—体はたった3日で回復する 5章 あの人に禁煙してもらえる新しいアプローチ

◇禁煙のススメ—今日からあなたも禁煙教師。あなたの大切な人にタバコの怖さ、教えてあげましょう。 青柳智和著, 平間敬文, 大竹修一監修 医学出版 2006.1 59p 26cm 2000円 ①4-287-03000-1 ⓝ498.32

◇禁煙の愉しみ 山村修著 朝日新聞出版 2011.6 231p 15cm (朝日文庫 や27-1) 580円 ①978-4-02-261696-8 ⓝ498.32
 内容 1 禁煙の発見 2 禁煙の稽古 3 禁煙の現場 4 禁煙の本棚(禁煙の日記—南方熊楠と西田幾多郎 禁煙を遊ぶ—吉野秀雄と作家たち 禁煙の奇書—安田操一とズヴェーヴォ) 5 禁煙の乾杯

◇禁煙ノート—書き込むだけでやめられる 禁煙を助ける会著 データハウス 2010.9 201p 18cm 900円 ①978-4-7817-0063-2 ⓝ498.32
 内容 第1章 たばことは、どんなものなのか 第2章 たばこの害をしっかり理解しよう! 第3章 "喫煙者"である自分をチェック! 第4章 さあ、たばこを止めよう!

◇禁煙バイブル—読めば必ずやめられる ニール・ケーシー著, 新井崇嗣訳 双葉社 2005.11 157p 19cm 1000円 ①4-575-29848-4 ⓝ498.32
 内容 "意志の力"でタバコをやめるのは無理 一九歳で一日三〇本のヘビースモーカーに 親友の死で禁煙を試みるが… 禁断症状なんて存在しない! タバコと不倫の奇妙な共通点 なぜタバコは一箱二〇本なのか? タバコとの「愛憎関係」の始まり タバコの気持ちよさはセックスと同じ? 潜在意識があなたをタバコに向かわせる トラウマが引き起こす"恐怖"〔ほか〕

◇禁煙バトルロワイヤル 太田光, 奥仲哲弥著 集英社 2008.10 189p 18cm (集英社新書) 680円 ①978-4-08-720463-6 ⓝ498.32
 内容 第1章 タバコは本当に身体に悪いのか 第2章 誰も知らなかったタバコの本当の怖さ 第3章 喫煙者の逆襲。なぜタバコだけが悪者にされるのか 第4章 ためるか、吸うか、タバコ一箱一〇〇〇円時代 第5章 どうすればタバコがやめられるか 第6章 こ

れからどうなるタバコの行方。太田vs.奥仲、最終バトル

◇禁煙ファシズムと戦う　小谷野敦編著,斎藤貴男,栗原裕一郎著　ベストセラーズ　2005.10　303p　18cm　〈ベスト新書〉　850円　①4-584-12099-4　Ⓝ369.81
【内容】第1部 禁煙ファシズム・闘争宣言(小谷野敦)　第2章「禁煙ファシズム」の狂気(斎藤貴男)　第3部 嫌煙と反-嫌煙のサンバ―論争史、それから映画『インサイダー』について(栗原裕一郎)　第4部 反・禁煙放談(小谷野敦×斎藤貴男)

◇禁煙ファシズムと断固戦う!　小谷野敦著　ベストセラーズ　2009.10　206p　18cm　〈ベスト新書 249〉〈並列シリーズ名:Best shinsho〉　686円　①978-4-584-12249-5　Ⓝ369.81
【内容】第1章 さらば東京大学―わが「禁煙ファシズム」との戦い　第2章 禁煙ファシズム闘争記(二〇〇七年五月〜十一月)(善意のファシストが最もたちが悪い(二〇〇七年五月)　「喫煙で女性のほうが死亡率が高い」本当の理由(二〇〇七年六月)ほか)　第3章 禁煙ファシズム闘争記"ゲリラ戦篇"(二〇〇八〜二〇〇九年)(禁煙ファシズム裁判記(二〇〇八年一月)　禁煙ファシスト松沢成文(二〇〇八年十月)ほか)　第4章 ブログ罵言集

◇禁煙ポケット手帳―楽しくチャレンジ!無理なくできる!　田中英夫著　法研　2008.8　82p　15cm　500円　①978-4-87954-728-6　Ⓝ498.32
【内容】禁煙を始める前に　禁煙の準備を始めよう　まずは1週間の禁煙にチャレンジ　禁煙チャレンジを続けよう　巻末資料

◇禁煙は愛な喜び―禁煙できてよかった　高橋裕子,加藤一晴著　世論時報社　2008.3　103p　21cm　933円　①978-4-915340-63-5　Ⓝ498.32
【内容】禁煙外来を訪れる子供が増えている　妊婦の喫煙「1日5本まで」は安全か?　禁煙指導が焼く禁煙所構想を成功させた話　Sさん、Tさんを支えた先輩禁煙者のメール　救急隊員に望まれる「禁煙」という健康管理　数回の喫煙でニコチン依存になる子　医療機関に出入りするタクシーの禁煙化は当然〔ほか〕

◇賢者の禁煙―読んで、書いてやめられる禁煙ワークブック 決定版　中村正和,大島明編著,増居志津子著　法研　2006.10　119p　26cm　1300円　①4-87954-633-X　Ⓝ498.32
【内容】第1章 タバコの正体を知ろう　第2章 自信をもって禁煙に取り組むために　第3章 禁煙にチャレンジしよう　第4章 禁煙を実行しよう　第5章 禁煙を続けよう　第6章 健康保険で禁煙治療を受けるには　巻末付録

◇子どもにゼッタイ吸わせない禁煙セラピー　アレン・カー著,阪本章子訳　ロングセラーズ　2003.12　237p　18cm　(〈ムック〉の本)　905円　①4-8454-0735-3　Ⓝ498.32
【内容】なぜ子どもはタバコを吸い始めるのでしょう　子どもとのコミュニケーションを上手に成立させることが第一　「うちの子どもは大丈夫」と思ってはいけません　最初の一本を吸ったときには、もうタバコに依存している　「タバコの罠」のしくみをしっかり理解させよう　一度つかまったら離してくれない、恐ろしいタバコの罠　生きるよろこびを奪い去るタバコ　人間は本来、薬もタバコも必要ない　どんなときでも乗り越える力があることを伝えよう　自分のからだの素晴らしさを子どもに理解させよう　いま、なぜ女の子の喫煙が増えているのでしょう　タバコはまさに麻薬の入り口になります　ふつうの方法では子どもの喫煙は防げません　子どもと「禁煙セラピー」を実践するための6つのポイント　タバコの事実を教え、私のメッセージをひろめてください

◇こわい!あぶない!たばこはキケン!?　近藤とも子著,大森眞司絵　国土社　2006.3　31p　27cm　(子どものためのライフスキル§いのちをまもるほけんしつでみるえほん 2)　2500円　①4-337-16802-8　Ⓝ498.32
【内容】たくさんの人がすっているよ　すう人とすわない人は別の席　禁煙サインはこんなところに!　なぜ「禁煙」なんだろう?　有害物質でいっぱい!たばこのけむり　その1/肺をまっ黒に!　タール 肺ガンだけではありません　その2/血液を通りにくくす毒ニコチン　その3/全身を酸素不足にする毒!　一酸化炭素　一酸化炭素で酸素不足になると〔ほか〕

◇最後のタバコ論争!―愛煙派vs嫌煙派 吸うべきか?吸わざるべきか?論客50人が大舌戦!　宝島社　2006.7　127p　21cm　(別冊宝島)　857円　①4-7966-5350-3　Ⓝ369.81

◇さよならタバコ卒煙ハンドブック　京都禁煙推進研究会編　新版　京都　京都新聞出版センター　2007.6　111p　21cm　952円　①978-4-7638-0589-8　Ⓝ498.32

◇3週間で、スパッと禁煙!　ピート・コーエン著,PHP研究所訳　PHP研究所　2005.1　143p　18cm　1150円　①4-569-64106-7　Ⓝ498.32
【内容】頭と心を切り替えよ!　しっかりした公約をつくれ!　その気にさせる言葉を使え!　敵を知れ!　頭を有効に活用せよ!　モチベーションを上げよ!　なりたい自分を心に描け!　自分だけのインナーコーチをつくれ!　タバコに火をつけよ!　絶対にやめられると信じろ!　アカデミー賞ものの演技を披露せよ!　挫折に備えろ!　誘惑に勝つ自身を養え!　健康管理を楽しめ!

◇30日間「禁煙」プログラム―コロンビア大学医療センター発 今度こそ本気で禁煙しようと考えている人へ　ダニエル・F.シードマン著,太田美和子訳　ワニ・プラス　2010.10　271p　19cm　〈発売:ワニブックス〉　1200円　①978-4-8470-1929-6　Ⓝ498.32
【内容】第1章 決意　第2章 準備と心得　第3章 いよいよ開始(禁煙成功までの30日間のプラン)

◇紫煙のゆくえ―喫煙の社会環境　たばこ総合研究センター編　山愛書院　2005.2　150p　19cm　〈発売:星雲社〉　1715円　①4-434-05635-2　Ⓝ369.81
【内容】1 たばこに未来はあるか?―マナーからルールへ　2 たばこ規制の枠組づくり―WHOたばこ規制枠組条約について　3 アメリカたばこ政策の歴史とパターナリズム　4 たばこの広告をめぐる係争―営利広告の自由とたばこ広告規制　5 喫煙をめぐる社会環境―都市にみる喫煙者と非喫煙者　6 安全・安心まちづくり―"路上禁煙条例"を憲法学から考える　7 Lose - Lose社会の恐怖―自由主義社会における公共性　8「危害」か「迷惑」か―受動喫煙の害は証明されていない　9 受動喫煙の影響評価―アメリカとイギリスの研究から　10 地方自治体住民の健康観―市町村版「健康日本21」計画から見えるも

の 11 ルールよりマナーを信じたい―喫煙者と非喫煙者の共存社会をめざして

◇自分の命に放火しないでください―禁煙志願者募集中 崎村泰斗著 オフィスワイワイ蜜書房 2008.1 173p 19cm 1400円 ⓘ978-4-903600-09-3 Ⓝ498.32
[内容] 第1章 申し上げるまでもなく、タバコは有害です 第2章 タバコを吸う人たちのマナーと庇理屈 第3章 タバコのない社会実現への提言 第4章 禁煙外来医の禁煙治療の実際

◇受動喫煙解体新書 井埜利博著 大阪 最新医学社 2008.11 203p 18cm 〈最新医学新書9〉 950円 ⓘ978-4-914909-45-1 Ⓝ498.32

◇受動喫煙防止条例―日本初、神奈川発の挑戦 松沢成文著 東信堂 2009.6 295p 19cm 1800円 ⓘ978-4-88713-922-0 Ⓝ369.81
[内容] 第1部 挑戦！ 日本初、神奈川発の条例制定へ（一通のメール 殺到する意見 受動喫煙防止対策後進国「日本」 沸き起こる論議 変革の波を神奈川から） 第2部 実録！ 条例制定のプロセス 第3部 そしてこれから（奇妙な論理との戦い 民主政治を深化させよう スモークフリー社会を目指して）

◇小児科医が見たタバコ病―喫煙と健康障害 井埜利博著 大阪 最新医学社 2004.12 207p 18cm 〈最新医学新書3〉 950円 ⓘ4-914909-32-4 Ⓝ498.32

◇女性とたばこの害―若い女性よ！たばこをやめて美しく生きよう 中野哲著 東京図書出版会 2004.1 206,4p 20cm 〈発売：星雲社〉 1400円 ⓘ4-434-03494-4 Ⓝ498.32
[内容] 1 女性は素晴らしい 2 心身を蝕む最大の敵、たばこの正体 3 若い女性喫煙者における心身の障害 4 喫煙に甘い日本の環境と新しい取り組み 5 若い女性への禁煙教育

◇新ノースモーキング ライフ―ライフスキル（生きるちから）を育む喫煙防止教育NICE2補充用自習プログラム JKYB研究会編, 西岡伸紀監修 京都 東山書房 2005.8 34p 26cm 500円 ⓘ4-8278-1396-5 Ⓝ498.32

◇スモーカーのあなたにはタバコは栄養です―タバコ有害論は矛盾だらけ！ 松枝史明著 ハギジン出版 2007.11 157p 19cm 1200円 ⓘ078-4-038007-41-0 Ⓝ498.32
[内容] 第1章 タバコを愛する人、嫌う人 第2章 嫌煙運動の現場で起きていること 第3章 嫌煙運動は儲かる商売？ 第4章 タバコは本当に有害なだけか 第5章 愛煙家の控えめな言い分

◇成功率80％！ 女性のための禁煙メソッド 若杉慎司著 マキノ出版 2011.7 207p 21cm 1333円 ⓘ978-4-8376-7162-6 Ⓝ498.32
[内容] 1 未来の幸せといまの惰性、どちらを選ぶ？ 2 ニコチン中毒のままでいいの？ 3 必ずやめられる！ 女性のための禁煙メソッド 4 タバコをやめた女性たちのサクセスストーリー

◇ぜったいキレイになれる禁煙book ベリンダ・G. ヴィアガス著, 梅澤末美訳 ソニー・マガジンズ 2005.9 211p 19cm 〈ブルーム・ブックス〉 1400円 ⓘ4-7897-2638-X Ⓝ498.32
[内容] 第1章 成功の秘訣 第2章 タバコの影響を知る 第3章 一か月で、タバコのいらない体にする！ 第4章 食べ物でキレイになる 第5章 3ステップの食事プログラム 第6章 五感を呼びさます 第7章 呼吸でキレイになる 第8章 心を満たす 第9章 ストレスを和らげる 第10章 ずっとキレイでありつづけるために

◇それでもタバコを吸いますか？―目指せ！煙のないスモークフリー社会 松沢成文, 笹川陽平著 幻冬舎 2010.5 196p 18cm 952円 ⓘ978-4-344-01826-6 Ⓝ369.81
[内容] 1 タバコが決める「モテる、モテない」―思わぬところに現われる喫煙の損と得 2 最大の損はあなた自身の健康―「タバコは本当に体に悪いのか」が時代遅れ 3 吸わない人まで吸われて大損―「人様に迷惑をかけない」日本的美徳はどこへ？ 4 医療費など経済的な損は7兆円―このしわ寄せはあなたの家計にも及ぶ 5 「1000円タバコ」なら健康にも経済にも得―欧米では常識の八方丸く収まる現実的対策 6 受動喫煙は「有害」、フィリップモリスの計算―JT（日本たばこ）にはなぜそれができないか 7 こんな得なことがなぜできない国―国も個人も、もうためらっている段階ではない

◇大学生のための禁煙講座―21世紀禁煙化社会から取り残されないために 中井祐之著 伊丹 牧歌舎 2006.7 109p 19cm 〈発売：星雲社〉 952円 ⓘ4-434-08012-1 Ⓝ498.32
[内容] 第1章 たばこの歴史 第2章 たばこの科学 第3章 たばこによる病気や障害 第4章 女性とたばこ 第5章 スポーツにたばこはいらない 第6章 たばこを吸わない、やめる、二度と吸わない

◇たった5日でできる禁煙の本 林高春著 角川書店 2003.7 227p 18cm 〈角川oneテーマ21〉 743円 ⓘ4-04-704138-6 Ⓝ498.32
[内容] 序章 私が禁煙をすすめる理由 第1章 禁煙は快適なヘルスケア 第2章 禁煙に成功する準備期の過ごし方 第3章 誰でもできる五日間禁煙プログラム 第4章 吸いたい二分間を乗り切る喫煙欲求撃退法 第5章 禁煙の継続はたばこを知ることにあり 第6章 それでも吸いたいときのレスキュー法

◇脱タバコ社会の実現に向けて―要望 日本学術会議 2008.3 7,27p 30cm Ⓝ369.81

◇タバコ 加治正行, 笠井英彦著 大月書店 2005.5 62p 23cm 〈10代のフィジカルヘルス 1〉 1800円 ⓘ4-272-40531-4 Ⓝ498.32
[内容] 中・高生の喫煙が増えている タバコが身体におよぼす害 女性の喫煙と受動喫煙 タバコはカッコいいか？ タバコとお金 きみはだまされていないか？ 卒煙しよう

◇たばこアトラス ジュディス・マッケイ, マイケル・エリクセン著, 日本公衆衛生協会訳 日本公衆衛生協会 2003.3 128p 25cm 2500円 ⓘ4-8192-0178-6 Ⓝ498.32

◇たばこを吸っている人、吸っていた人が健康のためにできること 奥仲哲弥著 エクスナレッジ 2011.4 175p 19cm 〈肺若返りエクササイズ付き〉 1300円 ⓘ978-4-7678-1126-0 Ⓝ498.32
[内容] 1 たばこを吸う人の肺は年齢以上に老けている 2 「たばこ病」の怖さをご存知ですか？（階段で息切れを感じたら要注意！「肺の生活習慣病」が始まっている あなたの肺は大丈夫？COPDはこんなに怖い！） 3 肺がんの怖さを知っていますか？（死亡率が高く五年生存率も低い「肺がん」） 4 肺年齢を若返らせるエクササイズ 5 もしも禁煙したくなったら

◇たばこをやめたい、やめさせたい人のできる！禁煙 齋藤麗子著 女子栄養大学出版部

2008.3 239p 19cm 1300円 ①978-4-7895-5352-0 Ⓝ498.32
［内容］1 どうしたらたばこはやめられる？ 2 禁煙をサポートします 3 たばこの害について知りましょう

◇タバコを歴史の遺物に―タバコ規制の実際 サイモン・チャプマン著, 矢野栄二監訳, 高木二郎訳 篠原出版新社 2009.9 345p 26cm 4600円 ①978-4-88412-332-1 Ⓝ369.81

◇タバコか健康かドッチ？―鈴木正弘講演録 鈴木正弘述 星雲社（発売） 2005.5 110p 21cm 952円 ①4-434-05955-6 Ⓝ498.32
［内容］未成年のタバコはいつから始まる タバコを吸う人は呆けやすい 喫煙に、ニコチン以外の未知なる有害作用が！ 低タールタバコでも肺がんリスクは同じ タバコは乳がんリスクを上げる！ 喫煙の死亡に対する大規模疫学研究 子供の虫歯はタバコが原因！ 甘い物ではないかも 受動喫煙は子供のアトピー発症のリスク 禁煙コーナーと自宅禁煙で10代の喫煙を抑制 喫煙にドパミンが関与〔ほか〕

◇タバコ狩り 室井尚著 平凡社 2009.6 197p 18cm （平凡社新書 468） 680円 ①978-4-582-85468-8 Ⓝ369.81
［内容］第1章 肩身の狭い喫煙者 第2章 なぜ、喫煙＝悪になったのか 第3章 本当のところタバコはどのくらい体に悪いのか？ 第4章 受動喫煙という詭弁 第5章 喫煙をめぐるさまざまな議論 第6章 このままでは自由が奪われる

◇タバコってなんだ？―真実を知ろう 平間敬文監修, 富士山みえるマンガ インタープレス 2005.12 39p 21cm （もっと知ろうからだのこと 2） ①4-902340-17-8 Ⓝ498.32

◇タバコとわたしたち 大野竜三著 岩波書店 2011.7 152p 18cm （岩波ジュニア新書 690 〈知の航海〉シリーズ）〈並列シリーズ名：IWANAMI JUNIOR PAPERBACKS〉 780円 ①978-4-00-500690-8 Ⓝ498.32
［内容］1章 タバコの歴史 2章 タバコがからだや社会にもたらす影響 3章 若年層の喫煙は何が問題なの？ 4章 世界の対策、日本の対策 5章 禁煙はむずかしいか？ 6章 脱タバコ社会に向けて

◇煙草のささやき―ミスター・スモーカーの禁煙日記 リチャード・クレイズ著, 山田仁子訳 バジリコ 2006.7 171p 19cm 1500円 ①4-86238-010-7 Ⓝ498.32
［内容］第1章 タバコをやめた理由 第2章 タバコの夢を見て目が覚めた 第3章 禁煙は精神的な問題だ 第4章 喫煙は人間関係を損なうおそれがある 第5章 本気で禁煙したいなら自信を持て 第6章 明るい光が見えてきた 第7章 そしてまだ禁煙は続いている

◇タバコ病辞典―吸う人も吸わない人も危ない 松崎道幸, 渡辺文学監修, 加濃正人編 蕨 実践社 2004.5 591p 22cm 〈関連タイトル：吸う人と吸わない人の「たばこ病」〉「吸う人と吸わない人の「たばこ病」（1998年刊）の増訂」 2000円 ①4-916043-72-3 Ⓝ498.32

◇タバコ有害論に異議あり！ 名取春彦, 上杉正幸著 洋泉社 2006.12 222p 18cm （新書 y） 780円 ①4-86248-097-7 Ⓝ498.32
［内容］第1章 つくられたタバコ有害論（なぜ私はタバコを吸うのか タバコを吸うとガンになるという常識は意図的につくられた タバコだけが有害なのか 人はどのようにしてガンになるのか 和解と共生のために） 第2章 タバコを"悪"とみなす「健康社会」の矛盾（タバコが"悪"とみなされるまで タバコ有害論はなぜ浸透したか 「異常がない健康」から「異常を受け入れた健康」へ）

◇タバコは全身病―卒煙編 煙よ！さようなら 少年写真新聞社 2004.9 63p 27cm 1900円 ①4-87981-186-6 Ⓝ498.32
［内容］タバコ不思議発見クイズ 第1章 卒煙（子どもの卒煙 おとなの卒煙） 第2章 タバコの害（身体への影響 生活への影響 経済への影響）

◇「タバコは百害あって一利なし」のウソ 武田良夫著 洋泉社 2007.7 204p 18cm （新書y） 780円 ①978-4-86248-165-8 Ⓝ369.81
［内容］第1部 なぜ「百害あって一利なし」といわれるようになったか（こうしてタバコ・バッシングは拡大した タバコ好きの国民が世界一長寿 「近代（西洋）医学」 すべてはアメリカから） 第2部 「害」あるものには「益」がある（人はなぜたばこを吸うか 日用品化したシガレットの功罪）

◇超禁煙術―タバコ中毒で死なないための本 アンリ・ジャン・オーバン, パトリック・デュポン, ジルベール・ラグル著, 高橋裕子監修, 藤野邦夫訳 ワニブックス 2003.9 207p 18cm 1000円 ①4-8470-1516-9 Ⓝ498.32
［内容］第1章 あなたはどんなスモーカーで、なぜニコチン依存症になったか 第2章 あなたは本当にタバコをやめたいか 第3章 禁煙のスタート前にしておくこと 第4章 禁煙に踏み切ろう 第5章 女性と子どもの喫煙（妊娠中の女性の喫煙 子どもにタバコを吸わさないようにする方法）

◇なるほどなっとくタバコ問答集 吉澤信夫編著 文芸社 2009.8 165p 19cm （執筆：伊藤なおみほか） 1200円 ①978-4-286-07283-8 Ⓝ498.32

◇2週間でつくる禁煙脳 奥村歩著 あさ出版 2010.10 107p 19cm 〈本当に効く禁煙補助剤ガイド付〉 1000円 ①978-4-86063-423-0 Ⓝ498.32
［内容］1 「断煙」を始めるにあたって一番重要なこと 2 自分のタイプを見分ける方法 3 なぜ「禁煙」ではなく「断煙」なのか 4 ニコチン依存症は「ニコチンに依存する病」ではない 5 なぜほとんどの人が禁煙に失敗するのか 6 断煙の技術 7 「断煙手帳」をつくれば失敗しない 8 断煙外来と「禁煙補助剤」

◇バイバイ！たばこ―たばこの害について知ろう 浅野牧茂監修, 早真さとるマンガ インタープレス 2008.8 39p 21cm （もっと知ろうからだのこと 10） 500円 ①978-4-902340-53-2 Ⓝ498.32

◇ひっそり始める「禁煙」実践ガイド 高信太郎著 角川書店 2003.9 168p 18cm （角川oneテーマ21） 667円 ①4-04-704143-2 Ⓝ498.32
［内容］第1章 実践編（1）―5W1Hどうすれば強固な禁煙の意志が持てるか 第2章 実践編（2）―何度も失敗したからこそ語れる自分との闘い方 第3章 実践編（3）―「チョット一本」に負けないためのQ&A 第4章 タバコあれこれ―タバコ飲みには分からぬ世界 第5章 ふり返る―ぼくがタバコを吸ったわけ、やめたわけ 付録 禁煙いろは川柳

医療と健康　　　　　　　　　　　　　　　　　　　　　　　　　　　　依存症

◇100万人の禁煙治療ドリル―本気でやめたい人の禁煙治療まるわかりガイド　田中英夫著　法研　2007.1　63p　26cm　1000円　Ⓘ978-4-87954-651-7　Ⓝ498.32
　内容　1 禁煙治療ってなに？　2 禁煙治療を受けに行く前に　3 さあ、禁煙治療を受けに行こう！―初回の受診日　4 禁煙のウォーミングアップを始めよう！　5 禁煙チャレンジを開始しよう！　6 禁煙チャレンジを継続しよう！

◇まだ、吸ってるの？―1本で5分30秒生命の短縮　津合隆史著　ごま書房　2005.1　184p　19cm　1200円　Ⓘ4-341-08277-9　Ⓝ498.32
　内容　第1章 覚悟はいいですか？　第2章 禁煙スタート！　第3章 これでもタバコを吸いますか？　第4章 あなたの体はこんなになっているかもしれない　第5章 あなたの煙が身近な人をむしばんでいる　第6章 ママのタバコが私をこんなにした　第7章 禁煙でより美しく、若々しく！　第8章 世界からタバコがなくなる日　第9章 子どもをタバコから守ろう！

◇まだたばこを吸っているあなたへ　吹田　循環器病研究振興財団　2007.11　16p　21cm　（知っておきたい循環器病あれこれ 健康で長生きするために 65）　Ⓝ498.32

◇まだ、タバコですか？　宮島英紀著　講談社　2007.6　254p　18cm　（講談社現代新書）　740円　Ⓘ978-4-06-149898-3　Ⓝ498.32
　内容　タバコに火をつける前に　第1章 やめられない魔性のアイテム　第2章 心臓と血管をニコチンが襲う　第3章 脳の機能低下とタバコ煙の驚くべき組成　第4章 タバコが暴力事件を引き起こす！？　第5章 発がんと軽いタバコの危険性　第6章 急増するCOPD―肺疾患の恐怖　第7章 未成年者をたぶらかす自動販売機　第8章 タバコ業界の隠蔽と情報操作　その火を消して、タバコを手放そう

◇ママと赤ちゃんとたばこ―家族そろって禁煙を…　中村正和執筆，母子衛生研究会編　第10版　母子保健事業団　2006　16p　15cm　（ミニテキスト・シリーズ 3）　80円　Ⓘ4-89430-354-X　Ⓝ498.32

◇みるみる禁煙できる100のコツ　主婦の友社編　主婦の友社　2009.3　191p　18cm　940円　Ⓘ978-4-07-262600-9　Ⓝ498.32
　内容　第1章 禁煙はすぐにできる！しかし始めるのが難しい―あなたのココロを解きほぐす「禁煙」を始めるためのコツ　第2章 禁煙は始められた。だけど続けるのが大変だ―「禁煙」を楽に続けるためのコツ

◇やさしい禁煙のしかた―禁煙で差をつけよう　高橋進著　中央公論事業出版（製作）　2003.12　158p　20cm　2000円　Ⓝ498.32

◇らくらく禁煙ブック―あなたも無理なくタバコがやめられる　中村正和，増居志津子，大島明編著　法研　2008.12　143p　21cm　1300円　Ⓘ978-4-87954-743-9　Ⓝ498.32
　内容　心の準備編―禁煙を始める前に準備したいこと、知っておきたいこと（禁煙を成功させるために―タバコの正体を知り、禁煙の「重要性」を高めよう　禁煙を成功させるために―タバコの害を知り、禁煙の「重要性」を高めよう　禁煙を成功させるために―禁煙の「自信」を高めよう）　チャレンジ編―禁煙成功への道は、行動科学のノウハウと禁煙補助薬を上手に使うこと（あなたに合った禁煙方法を選ぼう　まず4週間の禁煙をめざして準備しよう　禁煙補助薬を使いながら禁煙を実行しよう　3カ月間禁煙を継続しよう）

◇離煙ガイドブック―腐れ縁と化したタバコとの上手な別れ方　額賀匡史著　幻冬舎メディアコンサルティング　2009.3　173p　19cm　〈発売：幻冬舎〉　1429円　Ⓘ978-4-344-99671-7　Ⓝ498.32
　内容　1章 タバコはあなたの「親友」です　2章 聞きたくない「親友」の悪い噂　3章 知っているようで知らなかった「親友」の裏の顔　4章 「親友」は詐欺師だった。でも別れられない　5章 「詐欺師」と別れる方法―「離れさせ屋」の選び方　6章 敏腕「別れさせ屋」の手法―「離煙」とは？　付録 離煙の実践

◇リセット！―タバコ無用のパラダイス　磯村毅著　幻冬舎　2007.3　127p　19cm　1200円　Ⓘ978-4-344-01308-7　Ⓝ498.32

◇リセット禁煙のすすめ　磯村毅著　第2版　東京六法出版　2005.10　89p　21cm　476円　Ⓘ4-903083-04-7　Ⓝ498.32

◇リセット禁煙プラクティスマニュアル　磯村毅著　東京六法出版　2007.5　389p　21cm　4000円　Ⓘ978-4-903083-14-8　Ⓝ498.32

◇わが国の成人の喫煙行動及び受動喫煙曝露の実態に関する全国調査―平成21年度総括・分担研究報告書 平成二十一年度厚生労働科学研究費補助金循環器疾患等生活習慣病対策総合研究事業 調査結果研究報告書　尾崎米厚編　米子　尾崎米厚　2010.3　122p　30cm　Ⓝ498.32

◇笑って禁煙できる本　禁煙研究家ワイネフ文　白夜書房　2007.4　183p　18cm　952円　Ⓘ978-4-86191-259-7　Ⓝ498.32
　内容　第1章 ノンスモーカーになろう　第2章 未知の惑星と「スモーカー」　第3章 地図を広げよう　第4章 タバコの正体（モノ編）　第5章 タバコの正体（オーラ編）　第6章 ニコチンの正体　第7章 ストレス解消の技術　第8章 ノンスモーカーになるための心構え　第9章 さあ、ノンスモーカーになろう！

◇Stop smoking！―やめた人からキレイになれる　日本看護協会編，高橋裕子監修　日本看護協会　2005.2　35p　19cm　Ⓝ498.32

《薬物依存・中毒》

◇危ない薬　続　黒野忍著　データハウス　2005.7　296p　19cm　（Data house book 30）〈「続」のサブタイトル：Sex＆ドラッグ併用マニュアル〉　1600円　Ⓘ4-88718-822-6　Ⓝ499.15
　内容　第1章 幻覚性植物　第2章 新種のケミカルドラッグ　第3章 魔術のテクニックを用いたセックス＆ドラッグ（バッド・トリップ対処法　バッド・トリップの回避と対処法（その2）　セックス＆ドラッグほか）

◇命を蝕むドラッグ乱用―近づかない手にしない　原田幸男監修　少年写真新聞社　2006.3　56p　27cm　（新体と健康シリーズ 写真を見ながら学べるビジュアル版）　1900円　Ⓘ4-87981-212-9　Ⓝ368.8
　内容　第1章 10代に広がる薬物　第2章 薬物乱用の害　第3章 薬物から身を守るために

依存症　　　　　　　　　　　　　　　　　　　　　　　　　　　　　　　　医療と健康

◇覚せい剤精神病と麻薬依存―厚生科学医薬安全総合研究事業（H13-医薬―040）研究班会議プロシーデング　佐藤光源，櫻井映子編　仙台　東北大学出版会　2004.1　186p　26cm　3000円　Ⓘ4-925085-78-6　Ⓝ493.155
　内容　第1部 覚せい剤精神病はなぜ起きるのか　第2部 麻薬依存はなぜ起きるのか

◇覚醒剤中毒の地獄　近藤直樹著　飛鳥新社　2009.12　94p　21cm　（家族で読めるfamily book series 018　たちまちわかる最新時事解説）　714円　Ⓘ978-4-87031-975-2　Ⓝ368.85
　内容　1 隔離病棟　2 増え続ける薬物依存者たち　3 覚醒剤とはどんな薬なのか　4 禁断症状　5 覚醒剤依存は治療できるか　6 後悔しきれない人生　7 ダルクのすすめ　8 薬物依存症専門医という仕事

◇覚醒剤の社会史―ドラッグ・ディスコース・統治技術　佐藤哲彦著　東信堂　2006.4　440，16p　22cm　5600円　Ⓘ4-88713-671-4　Ⓝ368.85
　内容　覚醒剤の社会史―ある奇妙な「何か」から考えはじめること　第1部 ドラッグ政策研究と方法論の検討（ドラッグ問題とドラッグ政策研究―リンドスミスのドラッグ研究　政策と道徳―機能分析という方法　ディスコースの分析―方法論的ディスコース主義）　第2部 覚醒剤現象の研究（初期医学的諸研究―薬理作用の探究　覚醒剤のディスコース編成―探究から鑑定へ　法案審議にいたるまでの過程―前提的に構築される他者性　法案成立、そしてその後―新たな他者性の構築　覚醒剤使用者の告白―語りの同心円構造）　覚醒剤ディスコースと統治技術―何が思考されなかったのか

◇覚せい剤乱用者総数把握のための調査研究―（財）社会安全研究財団委託調査研究報告書　5　田村義保著　統計数理研究所　2003.3　72p　30cm　Ⓝ368.85

◇覚せい剤乱用者総数把握のための調査研究―（財）社会安全研究財団委託調査研究報告書　6　田村義保著　統計数理研究所　2004.3　76p　30cm　Ⓝ368.85

◇合併症をもつ薬物依存症者の回復支援プログラム　西田隆男編　東京ダルク支援センター　2004.3　90p　30cm　Ⓝ493.155

◇気をつけよう！薬物依存　第1巻　乱用と依存　渋井哲也著　汐文社　2010.11　50p　27cm　2100円　Ⓘ978-4-8113-8752-9　Ⓝ368.81
　内容　第1章 薬物依存とは？　第2章 依存性のある薬物　第3章 ニュースになった薬物事件（ニュースになった近年の事例　薬物に関する意識調査）　第4章 どうして、薬物依存が増えたんだろう？（覚せい剤・大麻の警察統計から）

◇気をつけよう！薬物依存　第2巻　身近にひそむ危険　渋井哲也著　汐文社　2010.12　50p　27cm　2100円　Ⓘ978-4-8113-8753-6　Ⓝ368.81
　内容　第1章 入手先はどこから？（違法薬物の検挙　インターネットからの情報）　第2章 身近になりつつある？薬物依存　第3章 乱用や依存による危険　第4章 薬物乱用・依存と問題行動

◇気をつけよう！薬物依存　第3巻　対処と取り組み　渋井哲也著　汐文社　2010.1　50p　27cm　2100円　Ⓘ978-4-8113-8754-3　Ⓝ368.81
　内容　第1章 家族や友人だけで解決しない　第2章 ネットワークを頼る　第3章 薬物依存と司法　第4章

回復をめぐって（薬物依存からの回復　専門スタッフとの協力）

◇ご家族の薬物問題でお困りの方へ　厚生労働省医薬食品局監視指導・麻薬対策課　2010.12　44p　30cm　Ⓝ368.81

◇国際麻薬統制委員会報告書―仮訳　2004年　国際麻薬統制委員会編　厚生労働省医薬食品局監視指導・麻薬対策課　2005.4　155p　30cm　Ⓝ368.83

◇国際麻薬統制委員会報告書―仮訳　2005年　国際麻薬統制委員会編　厚生労働省医薬食品局監視指導・麻薬対策課　2006.4　172p　30cm　Ⓘ92-1-148209-7　Ⓝ368.83

◇国際麻薬統制委員会報告書　2006年　国際麻薬統制委員会編　ニューヨーク　国際連合　2007　174p　30cm　Ⓘ978-92-1-148218-8, 92-1-148218-6　Ⓝ368.83

◇こどものためのドラッグ大全　深見填著　理論社　2005.3　183，13p　20cm　（よりみちパン！セ 8）　1200円　Ⓘ4-652-07808-0　Ⓝ368.81
　内容　第1章 ドラッグって何だろう？　第2章 さまざまなドラッグ　第3章 ドラッグのやめかた　資料編 ドラッグをやるまえに、かならず思い出してほしいこと（麻薬関連法規　自助グループ　医療機関　ドラッグ関連用語集）

◇こわい！あぶない！シンナー・薬物はキケン！？　近藤とも子著，大森眞司絵　国土社　2006.2　31p　27cm　（いのちをまもるほけんしつでみるえほん 3）　2500円　Ⓘ4-337-16803-6　Ⓝ493.155
　内容　はやくなおしたい！　見た目はおなじクスリだけれど！？　どれだかわかるかな？　けんちゃんドラッグに出会う　保健の先生にきいたこわいクスリの話　クスリだけではない身近な薬物シンナー　脳はまもられているはずなのに…なぜ？　クスリは人間を3度も殺す殺人鬼　一度はじめてしまったら逃げられない！！心の病気　とってもキケンな悪魔のささやき　脳だけではない！　シンナー・覚せい剤の害！　「やめる」より「やらない」ことが大事　優しい顔のこわいクスリの話

◇さらば、哀しみのドラッグ　水谷修著　増補版　高文研　2007.10　221p　20cm　1400円　Ⓘ978-4-87498-392-8　Ⓝ367.61
　内容　1 若者たちに迫るドラッグ　2 ドラッグのとりこにされた若者たち　3 あふれるドラッグ　4 ドラッグのウソ、ホント／これは本当でしょうか？　5 薬物問題が起きたらどうするか　6 さらば、哀しみのドラッグ

◇シンナー・覚せい剤いや！の絵本　栗原久監修，北沢杏子文，今井弓子絵，林千根英訳　アーニ出版　2003.2　31p　29cm　（薬物いや！シリーズ 3）〈英文併記〉　1500円　Ⓘ4-87001-137-9　Ⓝ493.155
　内容　にぎやかなところで知らない人が―乱用薬物のいろいろ　みんながやみつきになっているものは？　おとながやみつきになっているものは？　シンナーの害　覚せい剤の害　やみつきになるとおしまいには―みんなでさけぼう！

◇新・亡国のドラッグ　藤井基之著・監修　医薬経済社　2010.3　237p　19cm　1500円　Ⓘ978-4-902968-32-3　Ⓝ368.81

◇プロローグ 蘇る乱用薬物という悪魔の手 第1章 薬物乱用の現状 第2章 乱用薬物とその規制 第3章 海外の薬物乱用の現状 第4章 薬物乱用の歴史 第5章 薬物乱用との闘い

◇青春期の薬物乱用 齋藤學編著 開隆堂出版 2003.1 246p 21cm （子どもをとりまく問題と教育 第12巻） 2300円 ①4-304-04094-4 Ⓝ368.8

◇大麻ヒステリー――思考停止になる日本人 武田邦彦著 光文社 2009.6 212p 18cm （光文社新書 409） 740円 ①978-4-334-03511-2 Ⓝ368.83
内容 第1章 大麻は麻薬か？ 第2章 大麻とは何か？ 第3章 大麻と日本 第4章 大麻とカンナビノールが精神に及ぼす影響 第5章 大麻と法律、大麻と社会 第6章 大麻をどうしたらよいか？ 資料編

◇ダルク――日本とアジアの薬物依存症事情 東京ダルク 2005.11 191p 19cm Ⓝ368.81

◇誰にも聞けなかったドラッグの話――「薬物依存症」回復者が答える96の相談メール ASK（アルコール薬物問題全国市民協会）編 アスク・ヒューマン・ケア 2010.12 166p 19cm 1400円 ①978-4-901030-18-2 Ⓝ368.81
内容 第1章 ドラッグって？“基本編” 第2章 やめられない！助けて！“薬物ごとの相談” 第3章 どうしたらやめさせられるの？“家族・友人編” 第4章 こんなとき、どう対応すれば？“家族・友人編” 第5章 アドバイス一覧 相談先などのリスト（相談先などのリスト 警察につかまるとどうなるのか？）

◇ドラッグ――新しい脅威と人間の安全保障 東海大学平和戦略国際研究所編 東海大学出版会 2003.1 234p 20cm 1800円 ①4-486-01594-0 Ⓝ368.83
内容 第1部 グローバル化とドラッグ 第2部 多様化するドラッグ対策――地域の実情 第3部 現代日本社会とドラッグ 第4部 文明の脅威としての麻薬（シンポジウム議事録から）

◇ドラッグ アンドレア・クレア・ハート・スミス著, 櫻井よしこ日本語版総監修, 久保田陽子訳・文 小峰書店 2004.4 47p 29cm （現代の世界と日本を知ろう イン・ザ・ニュース 6） 3000円 ①4-338-19606-8 Ⓝ368.81
内容 私たちのすぐ近くにあるドラッグ ドラッグのもつおそろしい顔 ドラッグとは、いったいなんなのでしょう？ お酒とタバコの害 ドラッグと文化 ドラッグの取り引き どんな人がドラッグを使用するのでしょう？ ドラッグに対するきびしい対応 ドラッグに対する柔軟な対応 ドラッグを拒絶しますか？ それとも知ろうとしますか？〔ほか〕

◇ドラッグと刑罰なき統制――不可視化する犯罪の社会学 本田宏治著 生活書院 2011.2 296,12p 20cm 3000円 ①978-4-903690-69-8 Ⓝ368.81
内容 第1部 諸外国と日本（米国のドラッグ政策――ドラッグ・アディクションからの「回復」をめぐる治療プログラムの版図から ドラッグ使用者を「数え上げ」、「飼いならす」ドラッグ政策――ハーム・リダクション政策の権力構造について 日本のドラッグ政策と刑罰なき犯罪統制 被害者化する社会） 第2部 ドラッグ問題と私的領域（私的領域における合理的な管理/統制の不可能性 わが子をドラッグ使用者として語り続けることへの逡巡 「親」たちの“抗い”とその難しさについて）

◇ドラッグなんていらない――出会ってしまう前のきみに伝えたいこと 水谷修著 京都 東山書房 2004.2 55p 27cm 2000円 ①4-8278-1273-X Ⓝ368.81
内容 1 ドラッグってどんなもの 2 ドラッグの種類は 3 ドラッグについてのウソ・ホント 4 誘われたら（知らない人に誘われたとき 怖い人や好きな人、友だちから誘われたとき）

◇ニッポンの（薬物）依存――「ダメ。ゼッタイ。」では絶対にだめ！ デーブ・スペクター, 近藤恒夫著 生活文化出版 2011.4 239p 19cm〈付属資料(DVD-Video1枚 12cm)：薬物依存Now！日本ダルク監修〉 1600円 ①978-4-903755-13-7 Ⓝ368.81
内容 第1部 爆談！薬物依存は犯罪である前に病気だ！――デーブ・スペクターVS近藤恒夫（著名人薬物依存症者の心は誰もわかっていない 「ダメ。ゼッタイ。」では絶対にだめ！――こんなに違う海外薬物依存事情 お粗末な日本の薬物対策 アディクションの人々とヘルプの人々） 第2部 提言！近藤恒夫の薬物依存社会からの脱却（依存症国家・日本 無知が薬物依存症患者を増やす ダイバージョンとソーシャル・インクルージョンが薬物依存を救う ダルクの流儀）

◇日本版ドラッグ・コート――処罰から治療へ 石塚伸一編著 日本評論社 2007.5 248p 21cm （龍谷大学矯正・保護研究センター叢書 第7巻） 2500円 ①978-4-535-58504-1 Ⓝ327.1
内容 第1章 日本の薬物対策の現状と課題（日本の薬物対策の悲劇 日本の薬物問題の現状 薬物対策モデルの再検討 新しいダイバージョンの必要性と可能性） 第2章 アメリカの薬物対策――ドラッグ・コート（ドラッグ・コート前史――アメリカにおける薬物政策の変遷 ドラッグ・コート制度 ドラッグ・コートの実態調査 ドラッグ・コートの提案――新たな改革の可能性） 第3章 日本版ドラッグ・コートの提案――新たな改革の可能性（処遇をめぐる爽やかな風(1) ダルク 処遇をめぐる爽やかな風(2) アパリ 薬物対策とエビデンス・ベイスト・ポリシー（科学的根拠に基づく政策） 薬物対策とコスト・ベネフィット（対費用効果）――バランスのとれた薬物対策

◇亡国のドラッグ 藤井基之監修 医薬経済社 2005.2 255p 19cm 1500円 ①4-902968-01-0 Ⓝ368.81
内容 序章 ウェブサイトの悪魔 第1章 乱用薬物の規制 第2章 若者を襲う乱用薬物 第3章 海外の薬物乱用の現状 第4章 清朝「滅亡」 第5章 第1次薬物乱用期 第6章 第2次薬物乱用期 第7章 覚せい剤と工作船 第8章 果てしなき薬物乱用の脅威 第9章 薬物乱用との闘い 終章 薬物乱用のない社会（ドラッグフリー社会）への提唱

◇ほんとうの「ドラッグ」 近藤恒夫著 講談社 2012.4 149p 20cm （世の中への扉） 1200円 ①978-4-06-217403-9 Ⓝ368.81
内容 1 きみとドラッグ 2 ぼくとドラッグ 3 悪魔とドラッグ 4 みんなとドラッグ あとがきにかえて――保護者や教員のみなさんへ

◇魔の薬――それでも覚醒剤やりますか？ 緊急出版 北芝健著 あ・うん 2009.10 172p 19cm 1200円 ①978-4-901318-91-4 Ⓝ368.85

◇〔内容〕1「のりピー事件と警察」 2 覚醒剤の基礎知識 3 有名人と麻薬"クスリ" 4 ニッポン覚醒剤事情 5 超巨大産業、麻薬"クスリ"シンジケート 6「The drug history」 7 笑うドラッグマン 8 麻薬"クスリ"のない社会に

◇麻薬および向精神薬の違法製造に頻繁に使用される前駆物質および化学薬品―麻薬と向精神薬の違法取引に対する1988年国連条約、第12条の施行に関する2005年国際麻薬統制委員会報告 国際麻薬統制委員会編 ニューヨーク 国際連合 2006 11, 76p 30cm ⓘ92-1-148210-0 Ⓝ368.83

◇麻薬および向精神薬の違法製造に頻繁に使用される前駆物質および化学薬品―麻薬と向精神薬の違法取引に対する1988年国連条約、第12条の施行に関する2006年国際麻薬統制委員会報告 国際麻薬統制委員会編 ニューヨーク 国際連合 2007 9, 76p 30cm ⓘ978-92-1-148219-5, 92-1-148219-4 Ⓝ368.83

◇〈麻薬〉のすべて 船山信次著 講談社 2011.3 281p 18cm 〈講談社現代新書 2097〉 760円 ⓘ978-4-06-288097-8 Ⓝ499.15
〔内容〕序章 麻薬に関する基礎知識 第1章 ケシと阿片とモルヒネ・ヘロイン 第2章 コカとコカイン 第3章 麦角とLSD 第4章 麻黄と覚せい剤 第5章 アサと大麻 第6章 メスカリン他の麻薬と関連薬物 第7章 合成麻薬・向精神物質・シンナーなど 終章 麻薬と人間

◇マリファナは怖い―乱用薬物 山本郁男著 薬事日報社 2005.5 114p 19cm 〈健康とくすりシリーズ〉 1000円 ⓘ4-8408-0836-8 Ⓝ499.15

◇マリファナはなぜ非合法なのか? スティーブ・フォックス, ポール・アーメンターノ, メーソン・トヴェルト著, 三木直子訳 築地書館 2011.1 284p 19cm 2200円 ⓘ978-4-8067-1414-9 Ⓝ368.83

◇薬物 水澤都加佐著 大月書店 2006.1 61p 23cm 〈10代のフィジカルヘルス 5〉 1800円 ⓘ4-272-40535-7 Ⓝ493.15
〔内容〕今、薬物が乱用されている 薬物について知ろう 薬物依存症ってどんな病気? 治療と回復のために 自分の問題として考えてみよう

◇薬物依存―地獄へのすべり台 本田節子著 熊本 熊本出版文化会館 2009.11 188p 19cm 〈発売:創流出版〉 1200円 ⓘ978-4-915796-81-4 Ⓝ368.21
〔内容〕第1章 薬物(ドラッグ)依存とは?(薬物依存は病気 体への影響) 第2章 ダルク(DARC)とは?(依存症ってなあに? ダルクでの生活) 第3章 私が会った依存症の人たち(日本ダルク(代表の近藤恒夫さん) 横浜ダルク(ボーイさん・アキオさん・マサシさん・アキラさん・アイエスさん・トミーさん・タカオさん) 茨城ダルク今日一日ハウス(岩井喜代仁さん・キミノリ君・キミノリ君のお母さん・ケンタ君・ケンタ君のお父さんとお祖母さん・イノさん・ソーシさん・ミドリさん・ビリーさん・ベティーさん・トヨさん・ジーンさん・アイさん)) 第4章 家族会(茨城ダルク家族会 熊本ダルクのお母さん)

◇薬物依存からの脱出―治療共同体デイトップは挑戦する ウィリアム・B.オブライアン, エリス・ヘニカン著, 吉田暁子訳 日本評論社 2008.4 238p 19cm 2000円 ⓘ978-4-535-56267-7 Ⓝ368.81
〔内容〕破れたこころ、破れた夢 マイケル・ファーマーの死 挫折の世紀 先駆者たちの迷走 善意の陰で 機能する施設へ 「変わる」を迫る 居心地悪く、不安な日々―入寮準備施設 生きる術を見出す―治療共同体滞在 社会復帰への道 成功の秘訣 採点すると 家族を引き込む 親になる―すべての核心 否認との暗闘 和解への使命 神話、狭量 茶番劇 国境を越えた運動へ 恩人たち 薬物から子どもたちを守るために―治療回復、法的強制力、予防の三面作戦

◇「薬物依存症者が社会復帰するための回復支援に関する調査」報告書 東京ダルク 2009.3 218p 30cm 〈平成19年度障害者自立支援調査研究プロジェクト 平成19年度障害者保健福祉推進事業補助金事業 背のタイトル:薬物依存症者が社会復帰するための回復支援に関する調査〉 Ⓝ368.81

◇薬物依存(いぞん)の脳内メカニズム―不思議な「心」のメカニズムが一目でわかる 和田清監修 講談社 2010.11 98p 21cm 〈こころライブラリーイラスト版〉 〈タイトル:薬物依存の脳内メカニズム 並列シリーズ名:kokoro library〉 1300円 ⓘ978-4-06-278965-3 Ⓝ493.155
〔内容〕1 薬物依存に陥った人たち 2 学校や街にあふれる危険な薬物 3 手を出すとやめられなくなるわけ 4 薬物は人間をどのように変えるか 5 依存から抜け出すためのポイント

◇薬物依存(いぞん)―恐るべき実態と対応策 佐藤有樹, 山本卓著 ベストセラーズ 2009.9 191p 18cm 〈ベスト新書 248〉〈『薬物依存症』(2000年刊)の修正・加筆、再構成 並列シリーズ名:Best shinsho〉 705円 ⓘ978-4-584-12248-8 Ⓝ493.155
〔内容〕1章 薬物が忍び寄る「心の闇」 2章「薬物依存症」とは何か 3章 どんな薬物が依存を引き起こすのか 4章 薬物依存からの脱出と汚染対策

◇薬物依存Q&A―アルコール、タバコ、覚せい剤、麻薬 前田均, 切池信夫編著 京都 ミネルヴァ書房 2006.6 270p 21cm 〈シリーズ・暮らしの科学 27〉 2500円 ⓘ4-623-04637-0 Ⓝ493.15
〔内容〕第1章 薬物乱用・依存とは 第2章 薬物乱用の展開と変遷 第3章 薬物乱用・依存の実態 第4章 さまざまな乱用・依存薬物 第5章 薬物依存治療の実際 第6章 法的知識と社会対応 資料 グラフ・法規・相談機関

◇薬物等に対する意識等調査報告書―概要 文部科学省スポーツ・青少年局学校健康教育課 2007.3 24p 30cm Ⓝ493.15

◇薬物等に対する意識等調査報告書 文部科学省スポーツ・青少年局学校健康教育課 2007.3 254p 30cm Ⓝ367.61

◇薬物について誤解をしていませんか??―高等学校3年生のみなさんへ 厚生労働省 〔201-〕 1冊(ページ付なし) 30cm 〈共同刊行:文部科学省ほか〉 Ⓝ368.81

◇薬物の乱用は、あなたとあなたの周りの社会をダメにします！　厚生労働省　〔20-〕　12p　26cm　〈共同刊行：都道府県〉　Ⓝ368.81
◇薬物問題と社会の安全を考える　公共政策調査会　2011.3　348p　21cm　（懸賞論文論文集　平成22年度）〈共同刊行：警察大学校警察政策研究センター〉　Ⓝ368.83
　内容　薬物問題と社会の安全を考える（杉田秀二郎著）　薬物問題と社会の安全を考える（星野直己著）　危険水域にある薬物問題とその根絶策を考える（小禄重信著）　その一言が我が子をクスリに走らせる（舘野史隆著）　薬物問題と社会の安全を考える（松田修平著）　薬物の根本教育（榎本正著）　薬物問題を超えて輝く未来へ（大西一爾著）　薬物問題と社会の安全を考える（鹿山有紀著）　あなたは自分の子どもに覚せい剤をうてますか？（黒木識愛著）　薬物問題と社会の安全について考える（三宮憲男著）　A君が教えてくれたこと（高木由香子著）　『薬物』って何だろう？（塚本和代著）　薬物乱用を防ぐには学際的なアプローチが必要である（長嶺敬彦著）　薬物問題の兆候と指導のコツ（中村敏和著）　薬物乱用の実態と防止対策（船津博幸著）　社会病理としての薬物乱用（前川幸士著）　薬物犯罪の根絶には『情報』が重要（丸山芳之著）　蔓延する薬物の実態（八ヶ代英敏著）　薬物問題の現状（矢島大輔著）　薬物問題と社会の安全を考える（山下佑介著）
◇薬物乱用対策に関する世論調査　平成18年1月調査　内閣府大臣官房政府広報室　〔2006〕　161p　30cm　（世論調査報告書）　Ⓝ368.8
◇薬物乱用・中毒百科―覚醒剤から咳止めまで　内藤裕史著　丸善　2011.1　411p　26cm　4000円　①978-4-621-08325-3　Ⓝ493.155
　内容　1 覚醒物質　2 大麻　3 幻覚剤　4 解離性麻酔剤　5 興奮剤　6 麻薬　7 吸入物質
◇薬物乱用の恐怖　麻薬・覚せい剤乱用防止センター監修、早貝さとるマンガ　インタープレス　2005.12　39p　21cm　（もっと知ろうからだのこと 2）　500円　①4-902340-18-6　Ⓝ493.155
◇薬物はやめられる!?―薬物離脱のためのワークブック　藤野京子, 高橋哲, 北村大監修　矯正協会　2007.11　185p　30cm　667円　①978-4-87387-006-9　Ⓝ493.155
◇やめたくてもやめられない―依存症の時代　片田珠美著　洋泉社　2007.12　187p　18cm　（新書y）　780円　①978-4-86243-179-5　Ⓝ493.155
　内容　第1章 やめたくてもやめられない―依存症の現状　第2章 みんなちょっとだけ依存症　第3章 なぜ依存症は増えたのか？　第4章 依存症の時代をいかに生き抜くか？

歯の治療

◇アイブレイスをはじめよう！―最新快適 見えない歯列矯正　吉岡宣史朗著　さいたま　海苑社　2006.3　167p　19cm　〈表紙のタイトル：iBracesをはじめよう！〉　1200円　①4-86164-027-X　Ⓝ497.6
　内容　Prologue 歯並びは、噛み合わせを治してキチンと整えるのが今や常識！　1 究極の歯列矯正治療を求めて―アイブレイスとの出会い　2 アイブレイスの特長―これまで諦めていた人にぜひ知ってほしい　3 海外の矯正歯科事情―矯正治療先進国のアメリカで見たこと、考えたこと　4 矯正治療Q&A―治療をするに当たって不安、疑問を解決　5 「アイブレイス」体験談―アイブレイスを選んで正解だった！　Epilogue 患者さんの立場に立って
◇あう入れ歯あわない入れ歯ここが違う！―入れてから後悔しないために　松本英彦監修, 黒沢清ほか編著　新装　長崎出版　2003.10　237p　18cm　1000円　①4-86095-021-6　Ⓝ497.56
　内容　第1章 入れ歯のよしあしで人生観が変わる―500万人の人達がこんなに悩んでいた　第2章 噛み合わせが悪いと人生までガタガタ―入れ歯づくりの内緒話　第3章 入れてから後悔しないために―いい歯医者の見つけ方　第4章 なぜ、こんなにトラブルが多いのか―本当にあう入れ歯はここが違う　第5章 もっと自分の歯に近づいた！―12の最新「入れ歯」情報　第6章 入れ歯人生をイキイキと過ごすために―一生面倒見てくれるから安心　第7章 もっと早く治せばよかった―噛めた！話せた！笑えた
◇あう入れ歯あわない入れ歯ここが違う！―入れてから後悔しないために　松本英彦監修, 黒沢清ほか編著　大活字版　長崎出版　2005.5　236p　19cm　1000円　①4-86095-078-X　Ⓝ497.56
　内容　第1章 入れ歯のよしあしで人生観が変わる―500万人の人達がこんなに悩んでいた　第2章 噛み合わせが悪いと人生までガタガタ―入れ歯づくりの内緒話　第3章 入れてから後悔しないために―いい歯医者の見つけ方　第4章 なぜ、こんなにトラブルが多いのか―本当にあう入れ歯はここが違う　第5章 もっと自分の歯に近づいた！―12の最新「入れ歯」情報　第6章 入れ歯人生をイキイキと過ごすために―一生面倒見てくれるから安心　第7章 もっと早く治せばよかった―噛めた！話せた！笑えた
◇あう入れ歯、インプラントどっちがいいの!?―大活字版　福島章浩監修, 黒沢清ほか編著　長崎出版　2007.4　243p 図版16p　19cm　1400円　①978-4-86095-203-7　Ⓝ497.56
　内容　第1章 1000万人の人たちの歯の悩み・本音―NHKスペシャル「入れ歯のハナシ」はなぜ大反響を呼んだのか　第2章 入れてから後悔しないために―あう入れ歯、インプラントどっちがいいの？　第3章 15年間の入れ歯専門クリニックの実績公開―あう入れ歯はここが違う！　第4章 究極の入れ歯作り―進化し続ける13の入れ歯情報　第5章 その日に噛める！専門医がすすめる―知りたい最新インプラント治療　第6章 あう入れ歯は「健康・長生き」の秘訣―患者さんが語る入れ歯体験記　第7章 カラダも心も若返り!!―患者さんが語るインプラント体験記　第8章 噛めた！話せた！笑えた！自信がついた！―幸せになった人たちの喜びの声
◇あう入れ歯、インプラントどっちがいいの!?―総集編　黒沢清ほか編著, 福島章浩監修　長崎出版　2010.4　444p　21cm　1900円　①978-4-86095-397-3　Ⓝ497.56
　内容　1000万人の人たちの歯の悩み・本音　NHKスペシャル「入れ歯のハナシ」はなぜ大反響を呼んだのか　入れてから後悔しないために　あう入れ歯、インプラントどっちがいいの!?　18年間の入れ歯専門クリニックの実績公開　あう入れ歯はここが違う！　入れ歯インプラント専門技工士は心強い味方　入れ歯専門技工士は、ここが違う！　究極の入れ歯作り　進化し続ける15の入れ歯情報　高齢者の美容と健康寿命のための歯科をめざして　「美しい口もと」若返りへのこだわり　入れ歯インプラントの悩みを解決す

る本　院長の入れ歯・インプラント体験記　進化しつづけるインプラント技術　ココが知りたい最新インプラントの基礎知識　あなたのためのインプラント精密治療　三次元立体画像診断のすべて　スピーディ・インプラントはここが違う！　からだに優しい患者さん本位のインプラント治療　その日に噛める！きれいな口もと！無切開、無痛、無出血の安全性…7大特徴を備えたインプラント・ガイドシステムのすべて〔ほか〕

◇合う入れ歯ダメな入れ歯―ブリッジ、インプラントはやめなさい　林晋哉, 林裕之著　講談社　2004.3　205p 18cm （講談社+α新書）　880円　①4-06-272245-3　Ⓝ497.56
[内容]プロローグ あなたもいつか歯を失う　第1章 あなたの「入れ歯」はなぜ合わないのか　第2章 「たかが入れ歯」と思っていると命が危ない　第3章 「ブリッジ」「インプラント」は夢の治療法か　第4章 「いい入れ歯」とは何か　エピローグ 「合う入れ歯」はこうして見つける

◇あなたの歯、大丈夫ですか？―賢い診療の受け方から最新治療法まで　大口弘著　名古屋中日新聞社　2003.12　227p 19cm　1800円　①4-8062-0471-4　Ⓝ497
[内容]第1章 これだけは知っていてほしい歯の知識と医療の考え方　第2章 患者にとって本当に良い歯科医療を考える　第3章 歯の最新治療　第4章 歯科医療で後悔しないために

◇あなたの歯のかみあわせのコンプレックスを幸せにかえてみませんか？　金子泰英著　海苑社　2011.6　167p 21cm　1300円　①978-4-86164-093-3　Ⓝ497.6
[内容]第1章 私を成長させてくれた患者様たち―患者様インタビュー　第2章 私が行っているジータアートシステムを用いた全顎咬合治療　第3章 すべての根源は歯の咬み合わせにある―歯の咬み合わせはなぜ大切なのか　第4章 患者様の10年後を見据えた、咬み合わせを守る歯科治療―咬み合わせをシビアに診れば、歯は長持ちする　第5章 すべては患者様の健康のために―咬み合わせ治療の行き着く先にある私の歯科治療　第6章 賢い患者さんになるために知ってほしいこと―大切なのは上手なかかり方

◇あなたは一生「自分の歯」で食べられますか？―かしこい歯医者のかかり方　河田克之著　悠飛社　2003.1　181p 20cm　（Yuhisha hot-nonfiction　Yuhisha best doctor series）　1600円　①4-86030-022-X　Ⓝ497.2
[内容]第1章 永遠に機能する歯　第2章 輝き続ける歯（ハチマルニイマル運動 メインテナンスを開始する時期は？）　第3章 知っておきたい歯の知識　第4章 メインテナンスに対する理解を深めるために

◇いい歯医者、悪い歯医者の見分け方―知らないと怖い！　丸橋賢編著　PHP研究所　2011.11　253p 15cm　（PHP文庫 ま46-1）　619円　①978-4-569-67749-1　Ⓝ497
[内容]第1章 歯は心と体を支える力柱だ！　第2章 正しい根管治療を受けよう　第3章 歯医者で治る歯周病・治らない歯周病　第4章 頭痛・肩こり・腰痛は咬み合わせが原因だった　第5章 被せ物・入れ歯の正しい知識　第6章 そのインプラント、ほんとうに大丈夫？　第7章 その歯列矯正、ほんとうに大丈夫？　終章 いい歯医者を選ぼう

◇1年で治る矯正治療―抜かない矯正専門のDr.が薦める　青山健一著　ごま書房　2006.11　217p 19cm　1300円　①4-341-08339-2　Ⓝ497.6
[内容]第1章 正しく噛めば幸せになれる　第2章 噛み合わせのズレがもたらす危険　第3章 矯正で生活が好転する　第4章 ここまで進歩した最新「矯正」治療

◇一生モノの美しい歯並びを手に入れる方法―知っておけば後悔しない歯科矯正のウソとホント　浅野正一著, 飯嶋倖央執筆協力　幻冬舎ルネッサンス　2012.5　177p 19cm　1200円　①978-4-7790-0833-7
[内容]第1章 こちら亀戸駆け込み矯正歯科診療所　第2章 こんな歯は矯正の対象です　第3章 日本人の頭と歯の関係　第4章 なぜ抜歯が必要なのか　第5章 歯列矯正の最新知識　第6章 矯正治療のプロセス　第7章 治療の実際　第8章 いつから治療を始めるべきか　第9章 騙されないで！ まともな診療所の選び方

◇いつまでも健康な白い歯でいるために―レーザーによる歯科医療　レダック編集・制作, 歯科レーザー予防臨床アカデミー監修　クインテッセンス出版　2003.3　56p 30cm　1500円　①4-87417-759-X　Ⓝ497.2
[内容]1 むし歯とレーザー診療（むし歯の進行度とレーザー診療　むし歯をレーザーで診療して…こんなところがよかった）　2 歯周病とレーザー診療（歯周病はこうして進行します　歯周病の診療　歯周病の症状別レーザー診療　歯周病にとってレーザー診療は画期的な方法です）　3 多方面で大活躍する快適レーザー診療（現代人のエチケット、口臭問題を解決する　痛みや不快感を快適に治療する　レーザーによる美白効果で口元を美しく）

◇入れ歯相談所―入れ歯困ったさんへ入れ歯の悩み答えます　佐藤満著　名古屋 ブイツーソリューション　2006.11　178p 19cm〈発売: 星雲社〉　952円　①4-434-08549-2　Ⓝ497.56
[内容]第1章 口からはじまる健康　第2章 入れ歯の悩みに答えます 入れ歯110番　第3章 日本の入れ歯づくりの現状　第4章 入れ歯はこうしてつくられる　第5章 理想の入れ歯づくり

◇入れ歯治療の新発想　脇田一慶著　海苑社　2010.9　150p 21cm　1000円　①978-4-86164-082-7　Ⓝ497.56
[内容]第1章 「逆転の発想」から考える入れ歯治療　第2章 新発想の「試せる入れ歯」　第3章 日本人に合った理想の入れ歯とは　第4章 入れ歯作りの真髄 私の入れ歯作りに対する取り組み（後悔しないための安心・安全治療の七つのお約束　治療の流れ）　第5章 患者様の本音に答えます

◇入れ歯名人―痛くない・よく噛める・話せる・笑える・若返る　「入れ歯」に悩むすべての人に救いの手を！！　田中久敏監修　海苑社　2009.10　165p 21cm　900円　①978-4-86164-074-2　Ⓝ497.56
[内容]第1章 なぜ人は歯を失ってしまうのか　第2章 いい入れ歯、悪い入れ歯　第3章 実際の入れ歯治療の流れ　第4章 入れ歯なんでもQ&A　第5章 納得のいく入れ歯治療を受けるために　第6章 入れ歯名人紹介

◇美しい歯物語―インプラント・成人歯列矯正・審美歯科のおはなし　伊藤正夫監修, 上田倫生, 筒井啓介, 西田貴彦, 平田睦佳, 守口憲三, 守口和著

ごま書房　2007.12　164, 11p　19cm　1200円　①978-4-341-08370-0　Ⓝ497.56
[内容]第1章 人に生きる喜びと意欲を与える歯の不思議(歯とは、へんなもの、みにくいもの)　第2章 注目を集めるインプラント治療レポート　第3章 インプラント治療現場からのメッセージ　第4章 成人歯列矯正と審美歯科の現状報告

◇運命が変わる矯正歯科治療―歯並びと咬合は美容・学力・健康、そして人の運命にさえ関わる　有本隆行著　さいたま　海苑社　2008.1　173p　図版8p　19cm　1200円　①978-4-86164-050-6　Ⓝ497.6
[内容]第1章 人の運命をも左右する噛み合わせ―歯並びのよしあしが所得格差を生む時代　第2章 笑顔が一歩前に出る勇気をくれる!―平成乱世はスマイルを武器に生き抜こう　第3章 歯の成り立ちとその働き―よい歯並びとは　第4章 矯正治療で人生のアドバンテージを掴む―矯正治療のメリット　第5章 矯正治療の実際―一年齢別矯正治療とその方法　第6章 非抜歯治療をすすめる―健康と健康美のための治療法　第7章 矯正クリニックの選び方―現代歯科医事情　第8章 噛むことを忘れた人類への警鐘を込めて―よく噛むことはよく生きること!

◇お口の健康学　北國新聞社編集局編　金沢　北國新聞社　2008.3　101p　21cm　(健康bookシリーズ 丈夫がいいね 9)　952円　①978-4-8330-1616-2　Ⓝ497
[内容]噛む効用――一日30回で歯周病防ぐ　歯周病(上)地道な歯磨き、命を守る　歯周病(下)喫煙者の危険度は3倍　虫歯の予防(上)間食控え、食事の間隔あけて　虫歯の予防(下)唾液増やし、お口を抗菌　歯茎の出血―マッサージで血管強化を　乳歯の虫歯予防―糸ようじで入念に掃除　無痛治療を目指す―"ほろ酔い"で医者嫌い治す　顎関節症―カクカク鳴ったら危険信号　歯ぎしり―マウスピースで家族も快眠〔ほか〕

◇オトナこそ歯が命　花田信弘著　小学館　2005.7　221p　15cm　(小学館文庫)　476円　①4-09-418651-4　Ⓝ497.2
[内容]はじめに―たかが歯、されど歯　第1章 歯とボケの密接な関係がわかってきた　第2章 人はどのようにして歯を失っていくのか　第3章 むし歯根絶への道　第4章 歯を守るためにあなたがしなければならないこと　第5章 いい歯医者に巡り会うために　終章 一生自分の歯で過ごすために

◇大人の究極の機能美歯並び・噛み合わせ―諦めていませんか?夢のおぎはら健康・エコテクニックで!　荻原和彦著　さいたま　海苑社　2007.11　193p　19cm　1200円　①978-4-86164-048-3　Ⓝ497.6
[内容]プロローグ「夢のおぎはら健康・エコテクニックで!」を受けたい人のための基礎知識　「夢のおぎはら健康・エコテクニックで!」の実際　エピローグ 歯列・咬合矯正への疑問に答える

◇オバセラでキレイ、元気!―魔法の噛み合わせ治療　西山謙三著　世界文化社　2007.10　157p　19cm　1200円　①978-4-418-07419-8　Ⓝ497.6
[内容]第1章 オバセラって何?―あなたの体も姿も快適にする魔法の噛み合わせ治療　第2章 噛み合わせこそ命―数十ミクロンの噛み合わせの調整が、あなたを元気にします　第3章 あなたの悩みはどのタイプ?健康編―多くの体験談からあなたの症状をチェック　第4章 あなたの悩みはどのタイプ?

美容編―美しさを取り戻して元気ハツラツ　第5章 オバセラQ&A―いくらかかるの?痛くない?あなたの疑問にお答えします

◇親知らずはなぜ抜くの?―お口の健康のための親知らずの治療　石井正敏著　砂書房　2007.1　31p　31cm　4800円　①978-4-901894-46-3　Ⓝ497.4

◇女のキレイは「歯」と「口もと」から―歯医者が絶対に言わない歯列矯正の真実　林晋哉, 林裕之著　講談社　2003.9　204p　16cm　(講談社+α文庫)　600円　①4-06-256782-2　Ⓝ497.6
[内容]第1章 女の「キレイ」は歯で決まる　第2章 安易な矯正は危険と背中合わせ　第3章 子供の歯並びは「予防」と「安全な矯正法」で作る　第4章 噛み合わせこそ「キレイ」の決めて

◇化学物質を使う歯科治療は困る―「化学物質過敏症患者の会」結成10周年記念　青木真一著, 化学物質過敏症患者の会監修　蕨　実践社　2006.2　64p　21cm　600円　①4-916043-87-1　Ⓝ497.8

◇顎関節症口の中の痛み人にまかせず自分で良くする!―どこに行っても良くならない　伊東聖鎬著　知道出版　2010.9　134p　26cm　(あなた研究―自分研究マンガ版・自分で治すシリーズ 3)〈シナリオ:栗原雅代　作画:佐々木ゆき, 小澤美良衣〉　①978-4-88664-220-2　Ⓝ497.6
[内容]第1章 どこに行っても良くならない　第2章 顎関節症 杉田さんの場合　第3章 抜歯した歯が痛い 非定型歯痛(幻歯痛)中西さんの場合　第4章 歯科治療後に起きた不定愁訴 石川さんの場合　第5章 病気や症状に振り回されない生き方　第6章 地球で生きていく中で起こる現象　第7章 自分でやってみよう　第8章 自分研究を学べる所

◇顎関節症・頭痛・腰痛―なぜ私たちは治ったのか!　疋田渉著　講談社出版サービスセンター　2005.11　205p　19cm　1200円　①4-87601-723-9　Ⓝ497.6
[内容]第1 私の「歯による全身病」との闘い　2 歯で体は歪む―口の中(歯)に健康の秘密があった　3 歯科金属と電磁波の怖さ(あなたの金属大丈夫?)　4 ひきた式『歯顎体整治療法』とは!　5 ひきた式『歯顎体整治療法』治療例　6 私の失敗から学ぼう　7 症例(50代女性:Tさんの場合)　8 症例(30代女性:Iさんの場合)

◇かみ合わせを正して全身健康―頭痛、腰痛から慢性病まで　丸山剛郎著　農山漁村文化協会　2005.9　209p　19cm　(健康双書)　1238円　①4-540-05244-6　Ⓝ497.6
[内容]第1章 「かむ」と「あご」は全身の健康の要―丸山咬合理論の概要(「臨床生理咬合」と「全身健康咬合」の観点から)　第2章 「丸山咬合療法」によって治った(改善・消失した)臨床例―あなたと共通の症例がきっと見つかる　第3章 「あごのずれ」が原因のさまざまな症状とその背景　第4章 「丸山咬合療法」の進め方　第5章 丸山咬合理論の科学的根拠　第6章 あごのずれの原因とずれない対策　第7章 子供が危ない

◇咬み合わせが気になったら読む本―人に知られずにできる歯列矯正　齋藤幸彦著　セルバ出版　2012.2　175p　21cm　〈発売:創英社 共同発売:三省堂書店〉　1600円　①978-4-86367-070-9　Ⓝ497.6

◇噛み合わせ治療とメラトニンの効力―ストレス、頭痛、不眠、アトピーなどに劇的効果！　児玉剛之著　萌文社　2011.4　212p　19cm　1600円　Ⓘ978-4-89491-202-1

内容　第1章 噛み合わせとメラトニン（メラトニンとは何か　メラトニンの効果）　第2章 噛み合わせを改善すればメラトニンが増える　第3章 不定愁訴のさまざまな症状と噛み合わせとライフサイクル　第5章 私のスプリント体験

◇噛み合わせで決まるあなたの健康　佐藤収著　ルネッサンス・アイ　2009.2　238p　19cm　〈発売：本の泉社〉　1300円　Ⓘ978-4-904311-12-7　Ⓝ497.6

内容　第1章 口から見た健康　第2章 身体の歪みと姿勢　第3章 噛み合わせを正常にする母乳保育　第4章 脳と神経の機能と噛み合わせの関係　第5章 健康を考える　第6章 噛み合わせの治療　第7章 症例

◇噛み合わせと顎関節症の治療と予防法―きちんと噛める美しい歯並びにする　歯医者さんに行く前に読む本　志賀泰昭著　日東書院本社　2007.2　206p　19cm　1200円　Ⓘ978-4-528-01672-9　Ⓝ497.6

内容　第1章 歯の基礎知識　第2章 不正咬合の歯列と矯正　第3章 噛み合わせの体への影響　第4章 顎関節症の治療　第5章 Q&Aでわかる矯正と顎関節症の治療

◇かみ合わせと健康―あごのずれが病気の原因　丸山剛郎著　JDC　2003.4　191p　19cm　1300円　Ⓘ4-89008-331-6　Ⓝ497.6

内容　第1章 あごの位置で病気になったり治ったり　第2章 あごのずれを治せば、あなたの体は大丈夫！　第3章 あごと全身との関係を知ろう　第4章 あごの位置を診査し、正しい位置を見つけましょう　第5章 実際の治療方法　第6章 かみ合わせを治して病気が治った医師十四名の治療例　第7章 子ども達のかみ合わせがあぶない！

◇咬み合わせ不良の予防と治療―肩こり・頭痛から不定愁訴まで　セルフチェックと食事からはじめる改善法　亀井琢正著　農山漁村文化協会　2008.9　199p　19cm　（健康双書）　1300円　Ⓘ978-4-540-08153-8　Ⓝ497.6

内容　第1章 原因不明の症状は咬み合わせ不良が原因だった　第2章 自分の咬み合わせを知る　第3章 噛めば体が造られる一顎の強化は体全体に好影響　第4章 咬み合わせ不良治療の実際　第5章 咬み合わせ不良の予防は食生活の改善から

◇噛む力、生きる力―歴史に学び、未来を拓く歯科医療　指出豊著　海苑社　2012.5　158p　19cm　1400円　Ⓘ978-4-86164-104-6

内容　はじめに「噛む」という行為の大切さを知っていますか？　1 日本の歴史は「噛む力」でつくられた!?　2「噛む力」が衰える現代人　3 超高齢社会を生き抜くために「噛む力」を蘇らせる歯科治療　4 インプラント治療を受ける前に知っておきたい最新技術と医院選び　おわりに 今、この時代を生きる歯科医師として思うこと

◇噛める、笑える、おいしい・入れ歯―治療義歯システムで作る健康義歯　上濱正、諏訪兼治、深水皓三著　MBC21　2003.7　280p　19cm　〈発売：東京経済　付属資料：透明シート1枚〉　1000円　Ⓘ4-8064-0726-7　Ⓝ497.56

内容　第1章 噛める、笑える、おいしいのはどうして？　ドクター・デンの美術館　第2章 活き活き壮快人生の皆さん、ご紹介　第3章 治療義歯システムの健康義歯ってなに？　第4章 歯科医師にとっての健康義歯　第5章 資料・著者経歴

◇患者さんのための歯周病治療―歯周病を理解するために　若林健史、飯野文彦著　口腔保健協会　2007.6　44p　30cm　2800円　Ⓘ978-4-89605-232-9　Ⓝ497.26

◇患者さん、ほんとはココが知りたいんでしょう？―歯科界の七不思議すべて教えましょう!!　柴野義弘著　海苑社　2009.5　183p　21cm　1200円　Ⓘ978-4-86164-068-1　Ⓝ497.2

内容　序章 私が学んだアメリカの最新歯科治療　第1章 インプラントと入れ歯の気になる話　第2章 知っておきたい、噛み合わせと矯正の基礎知識　第3章 よそでは聞けない、歯科医の本音が分かるQ&A（保険VS自費？ 歯の値段はどう決まる？ おカネと治療にまつわるQ&A　白くしたい、色を合わせたい！歯の「キレイ」にまつわるQ&A）　第4章 私が行っている包括治療・理想の歯科治療

◇完全図解顎関節症とかみ合わせの悩みが解決する本―東京医科歯科大学顎関節治療部部長が書いた　木野孔司著　講談社　2011.2　220p　19cm　（健康ライブラリー　図解シリーズ）　1400円　Ⓘ978-4-06-259658-9　Ⓝ497.3

内容　第1章 顎関節症とかみ合わせの「常識・非常識」　第2章 顎関節の構造とそれを動かす筋肉　第3章 あなたはどのタイプ？ 典型的な症状と4つのタイプ　第4章 顎関節症とかみ合わせ異常を引き起こすさまざまな要因　第5章 専門医はこうして診断する　第6章 顎関節症の治療　第7章 安全かつローコスト 顎関節症やかみ合わせ異常をセルフケアで治す　Q&A いまさら聞けないかみ合わせと顎関節症の全疑問

◇義歯革命押製義歯のすすめ　長谷川清著　第一歯科出版　2005.8　77p　31cm　9400円　Ⓘ4-924858-40-4　Ⓝ497.56

◇きちんと噛める口が健康をつくる―頭のてっぺんからつま先まで若返る　辻野元博著　パブラボ　2012.6　165p　19cm　〈発売：星雲社〉　1500円　Ⓘ978-4-434-16749-2

内容　第1章 幸せに生きるための接点「口」　第2章 きちんと噛める口が健康をつくる　第3章 口が健康でキレイになれる歯の話　第4章 だれも語らないインプラントの本当の話　第5章 よくある悩みを一発解決！

◇気になる歯周病・むし歯　集英社　2005.3　35p　30cm　（集英社健康百科　読む人間ドック危ない現代病30 12）　533円

◇究極の歯科治療　加藤大幸著　現代書林　2004.7　215p　19cm　1500円　Ⓘ4-7745-0633-8　Ⓝ497

［内容］第1章 噛むことと人生　第2章 最新歯科治療・インプラント　第3章 噛み合わせ　第4章 進化する歯科治療（魅力的な表情を演出する審美歯科　AGC（ガルバノクラウン）ほか）

◇矯正歯科最新治療の受け方　鈴木純二著　桐書房（発売）　2004.4　179p　19cm　1200円　①4-87647-636-5　Ⓝ497.6

［内容］第1章 抜かない矯正治療の基礎知識　第2章 矯正治療が必要な歯ならびとは？　第3章 子どもの成長段階に合わせた矯正治療の受け方　第4章 大人になってからでも可能な矯正治療　第5章 短期間で的確な治療を可能にしたインプラント矯正　第6章 矯正治療のさまざまな不安にお答えするQ&A

◇矯正歯科トラブルの法則─原因と結果・その傾向と対策　亀田晃、丹羽金一郎、秋山陽一、高田泰、亀田剛著　クインテッセンス出版　2006.5　111p　24cm　5200円　①4-87417-905-3　Ⓝ497.6

［内容］序章 医療トラブルの中の矯正歯科におけるトラブル　第1章 トラブルの原因および対策　第2章 トラブルのない矯正治療　第3章 矯正治療時における小児のトラブルについて　第4章 矯正治療におけるトラブル回避のための戦略的思考とは何か─トラブルの本質からみた対策のための創造的戦略と戦術　第5章 公開された調査結果からみたわが国の矯正歯科料金の詳細

◇矯正治療で歯ならびを治し、バランスのとれた顔になる─専門医がみんなに伝えたいこと　アメリカ分析機関によるコンピューター診断　村上道雄著　現代書林　2005.7　94p　21cm　1000円　①4-7745-0671-0　Ⓝ497.6

［内容］第1章 矯正歯科と矯正治療の基礎知識　第2章 子どもとおとなの矯正治療　第3章 正しい噛み合わせができるまで─矯正治療A to Z　第4章 あなたの？に答えます！矯正治療なんでもQ&A（治療前のなんでもQ&A　治療中のなんでもQ&A）

◇きれいな歯をつくる─大人のためのデンタル・ブック　倉治ななえ監修　大泉書店　2004.3　127p　21cm　1000円　①4-278-04260-4　Ⓝ497

［内容］大人の虫歯を徹底的に治す！　気づかないうちに進行する「歯周病」　失った歯を取り戻すためのブリッジ・入れ歯・インプラント　歯の治療だけじゃ治らない歯とあごの不調を治す！　輝く白い歯になりたい！気軽にできるホワイトニング　歯並びを整えて、笑顔に自信！大人だってできる歯列矯正AtoZ　歯に関する悩みをしっかり解消！「歯科人間ドック」で定期健診　これから治療をはじめる人必読！歯科医院・徹底活用術

◇きれいな前歯のつくり方─部分矯正の魅力と治療法　青山健一著　桐書房　2010.12　181p　19cm　1500円　①978-4-87647-778-4　Ⓝ497.6

［内容］第1章 前歯だけの部分矯正って何ですか？　第2章 矯正治療の症例（デコボコ、出っ歯、マウスピース矯正）　第3章 矯正治療の進め方　第4章 前歯矯正についてのQ&A　第5章 矯正治療トラブル集　第6章 矯正治療体験談　第7章 患者さまの幸せについて

◇金属アレルギーと歯科治療　吉川涼一著　現代書林　2007.11　159p　19cm　1000円　①978-4-7745-1085-9　Ⓝ497.6

［内容］第1章 慢性病の原因が口の中の金属にあった？（口の中の金属がクセモノ…？　原因不明の嘔吐、長年のつらい症状が消えた）　第2章 金属アレルギーの基礎知識　第3章 歯科金属アレルギー、治療の実際　第4章 金属アレルギーを引き起こさない生活を　第5章 歯科金属アレルギーQ&A

◇口と顔のコミュニケーション─新しい関係性の歯科医療　伊藤学而編著　京都　あいり出版　2004.3　127p　26cm　〈発売：松籟社（京都）〉　2700円　①4-87984-904-9　Ⓝ497

［内容］1部 歯科とコミュニケーション（歯科人間関係論　咀嚼と表情）　2部 関係性と歯科治療（入れ歯は快適人生のかけがえのない友　矯正治療が患者さんにもたらすもの　外科矯正患者さんの訴えとこころ　歯科における口唇口蓋裂治療　唇裂顎裂児の咬合治療と患者さん・保護者の満足度）　3部 ストレス社会と顎の機能障害（顎関節症の患者さんが増えている　顎関節症とのつきあい方を変えてみませんか？─カウンセリングによるストレスマネジメント）　4部 人々が口と歯科医療に求めていること

◇口もとからの美容と健康─ごぞんじですか？歯と全身の関係　渡邉欣哉著　熊本　もぐら書房　2007.8　222p　30cm　950円　Ⓝ497

◇ケースで知る歯科医療過誤と判例　中島健一郎著　一世出版　2004.9　256p　21cm　3000円　①4-87078-144-1　Ⓝ497

◇元気で生きるために噛み合わせが教える健康の秘訣　日本デンタルコンシェルジュ協会編、佐伯健太郎執筆代表　さいたま　メディア・ポート　2007.9　174p　19cm　1200円　①978-4-901611-02-2　Ⓝ497.6

［内容］第1章 噛み合わせの大切さを知ろう　第2章 知っておきたい噛み合わせの健康知識　第3章 現在の保険医療に問題点はないのだろうか　第4章 噛み合わせ治療の基礎知識　第5章 噛み合わせ治療を始めよう　第6章 現在の歯科治療の問題点　第7章 噛み合わせ治療を取り巻く問題点　第8章 日本デンタルコンシェルジュ協会の誕生

◇健康で美しく 真実の歯科治療　中西正尚著　海苑社　2011.8　163p　21cm　1300円　①978-4-86164-097-1

［内容］第1章 痛くない・怖くない・人にやさしい安心治療　第2章 安全で痛みのないインプラント治療　第3章 美しく輝く笑顔を手に入れる審美治療　第4章 こだわりのふれあいクリニック

◇後悔しない歯科矯正　増田美加著、日本矯正歯科協会監修　小学館　2009.6　190p　18cm　（小学館101新書 034）　700円　①978-4-09-825034-9　Ⓝ497.6

［内容］第1章 "後悔させる"歯科矯正が蔓延している！　第2章 こんな歯科矯正治療には要注意！気をつけたい八つのポイント　第3章 "後悔しない"歯科矯正を見極める五つの条件　第4章 "後悔した"歯科矯正ではこんな歯と顔かたちに！　第5章 正しい歯科矯正でここまで美しくなれる　第6章 "後悔しない"歯科矯正治療のすべて　第7章 歯科矯正治療の不安に答えるQ&A

◇口腔顔面痛を治す─どうしても治らない「歯・口・顔・あごの痛みや違和感」がわかる本　井川雅子、今井昇、山田和男著　講談社　2009.4　285p　19cm　（健康ライブラリー）　1400円　①978-4-06-259291-8　Ⓝ497.3

［内容］プロローグ 「痛み」を理解するために　第1部 どうしても治らない「歯・口・顔・あごの痛み」で困ったら　第2部 どうしても治らない「歯・口・顔・

◇心と体の不調は「歯」が原因だった！　丸橋賢著　PHP研究所　2008.7　234p　18cm　（PHP新書）　720円　①978-4-569-70046-5　Ⓝ497.6

[内容] 序章 現代人の不調の原因は歯にあった！　第1章 壊れやすい現代人　第2章 日本人は退化してきた　第3章 歯を整えれば潜在能力が全開する　第4章 体を鍛えれば不調は改善される　第5章 心と体の健康のもとは食にあり　第6章 人間破壊をもたらす怖い不良治療——よい治療は心と体を治す　第7章 強い心を育てる

◇子どもから高齢者まで歯を抜かない矯正治療の「常識」——これ一冊でわかる　篠崎直樹著　海苑社　2009.8　239p　22cm　1400円　①978-4-86164-072-8　Ⓝ497.6

[内容] 歯は28本揃って1組のもの　歯と健康の大切な関係　抜かない治療の大切さ　矯正治療の基礎知識　年齢別治療法　タイプ別治療法　歯の寿命を延ばし、人生の寿命を延ばす　ハンディキャップをお持ちの方も積極治療を　顎関節症の原因と治療法　ドクター選びのアドバイス　一生お付き合いのできる総合歯科医を目指して　抜かない矯正治療で美と健康と幸福を手に入れる

◇子どもの矯正まるわかりブック——Happy smile 保存版　海苑社メディカル情報部編　海苑社　2010.3　101p　26cm　800円　①978-4-86164-081-0　Ⓝ497.7

[内容] 子どもの歯並び、気にしていますか？　きれいな歯並びは、子どもへの最初で最後の、そして最高のプレゼントです　Special Interview とにかく歯医者がいちばん！毎日欠かさない仕上げ磨きで、生え替わりもチェックしています（タレント・穴井夕子さん）　歯並びカレンダー　不正咬合の種類と症例　矯正装置ミニ図鑑　噛むことで子どもは伸びる！歯並びの基礎知識　矯正でもっと元気に！もっと笑顔に！矯正治療講座　小学生ママの矯正治療ダイアリー　子どもの頼れる歯科医院

◇子どものための矯正歯科——早期治療が賢い選択　鈴木純二監修　桐書房（発売）　2007.5　127p　21cm　1200円　①978-4-87647-709-8　Ⓝ497.7

[内容] 第1章 早めの矯正治療が賢い選択　第2章 歯ならびが悪くなるのはなぜ？　第3章 矯正歯科の新常識！？抜かない矯正治療　第4章 子どもの成長段階に応じた異なる治療の中身　第5章 矯正治療の「？」にお答えQ&A　第6章 お父さん、お母さんへ　大人のためのインプラント矯正&クリスタル矯正

◇子どもの歯を健康に育てる方法——小児歯科専門医がやさしく教える　網野重人著　現代書林　2012.6　142p　19cm　1200円　①978-4-7745-1357-7

[内容] 第1章 「小児歯科専門医」を知っていますか？　第2章 保護者と歯科医院のチームプレーが重要　第3章 家庭で実践！母と子でできる歯の健康法　第4章 さまざまな歯のトラブルが解決した症例　付章 治療した子どもが大人になってからも診たい——小児歯科以外もやっている理由

◇こどもの歯を「治療・矯正」する前に　内野博行著　ジャパンマシニスト社　2011.4　171p　18cm　（ジャパンマシニスト育児新書 J002）　1100円　①978-4-88049-612-2　Ⓝ497.7

[内容] 第1章 むし歯のはなし！それ本当！？　第2章 歯で困ったとき、悩んだときのQ&A　第3章 歯科矯正は親の責任？　第4章 むし歯よりこわかいこと

◇これで解決！！歯周病・インプラント信頼できる歯科医院——歯の健康を考える会編，小野善弘，中村公雄，宮本泰和監修　幻冬舎　2006.10　111p　26cm　1200円　①4-344-01245-3　Ⓝ497.26

[内容] 第1章 自分の歯の状態を知ろう　第2章 歯周病のすべてを理解しよう　第3章 歯の治療はオーダーメードの時代（対談 患者さんと歯科医の理想の関係——陳建一（四川飯店グループオーナーシェフ）×小野善弘　体験談「こうして私の歯はよみがえった！」）　第4章 歯と一生の付き合いを実現する

◇最新「歯科医療」事情　星野元著　悠飛社　2004.10　139p　20cm　（Yuhisha hot-nonfiction　Yuhisha best doctor series）　1200円　①4-86030-060-2　Ⓝ497.04

[内容] 第1章 リラキシゼーションとコミュニケーション　第2章 インプラント入門　第3章 インプラント体験談　第4章 審美歯科ってなんだろう？　第5章 理想の歯科医院をめざして

◇最新失敗しない入れ歯作り　坂上俊保著　桐書房　2009.9　190p　19cm　1500円　①978-4-87647-754-8　Ⓝ497.56

[内容] 序章 健康はよい入れ歯から（歯は体の健康の源　快適な入れ歯が作る人生）　第1章 よくわかる入れ歯作りの予備知識（よい入れ歯の条件とは　いつどんな相談を歯科医にしたらよいのか　入れ歯はどのように作られるのか　口の中の環境作り——パイロットデンジャー（治療用義歯）の知識）　第2章 入れ歯の悩み解決法（入れ歯の悩みをどう伝えるか　主要な悩みの改善の仕方　顎関節症の悩みはどう治す）　第3章 最新技術・高度な技術を使った入れ歯（スマイルデンチャー（金属バネのない部分入れ歯）　コンタクトデンチャー（残存する歯が少なくても平気な部分入れ歯）　コンフォート義歯（生体用シリコーン裏装入れ歯）　金属床義歯（薄くて食べ物の温度を感じることができる入れ歯）　スマイルデンチャーCプラス（スマイルデンチャーと金属床義歯の組み合わせ）　トルティッシュ義歯（食べ物の味がわかる入れ歯）　スマートデンチャー（審美的にも優れ、使い勝手のよい入れ歯））　第4章 入れ歯との上手な付き合い方（入れ歯安定剤と歯の健康　入れ歯のお手入れ方法　満足できる入れ歯を作るのにかかる費用）

◇再生治療で歯並びを治す　吉野敏明著　ディスカヴァー・トゥエンティワン　2009.1　175p　18cm　（ディスカヴァー携書 31）　1000円　①978-4-88759-686-3　Ⓝ497.6

[内容] 第1章 肩こり、頭痛、学力や運動能力の低下も咬み合わせが原因だった！　第2章 咬み合わせとストレスの深い関係　第3章 あなたの咬み合わせはだいじょうぶ？　第4章 咬み合わせの異常は生活習慣が原因　第5章 咬み合わせの治療はこう行われる　第6章 咬み合わせから見た育児、良い子が育つ歯並びの作り方

◇ササッとわかるいい歯医者悪い歯医者　林晋哉，林裕之著　講談社　2007.7　110p　18cm　（図解大安心シリーズ 見やすい・すぐわかる）　952円　①978-4-06-284705-6　Ⓝ497

[内容] 第1章 間違いだらけの歯の治療　第2章 「噛み合わせ」が健康のカギを握る　第3章 歯の常識、これだけの間違い

◇さらば歯周病　河田克之著　新潮社　2004.9　189p　18cm　（新潮新書）　680円　Ⓘ4-10-610086-X　Ⓝ497.26
　内容：第1章 虫歯の真実　第2章 歯槽膿漏との闘い　第3章 年代別のケアと治療　第4章 海外の歯科事情に学ぶ　第5章 国民的の現実と実態　第6章 メンテナンスの神髄　第7章 新時代の歯科医療
◇幸せの入れ歯─美しさと若さが輝く　遠藤憲史著　現代書林　2005.11　127p　21cm　980円　Ⓘ4-7745-0595-1　Ⓝ497.56
　内容：第1章 パーフェクト・オーダーメイドで輝く美しい口もとに！　第2章 自然で若々しく美しい口もとに！　第3章 リハビリ・トレーニングとフェイスニングで女性らしい美しい口もとに！　付章 痛みのない健康な義歯を作るパイロットデンチャーシステム（PDS）
◇歯科医療白書─持続可能な歯科医療社会を目指して　2008年度版　日本歯科医師会,日本歯科総合研究機構監修　社会保険協会　2009.2　263p　30cm　2858円　Ⓝ497
◇歯科からの医療革命─体の症状を歯から治す これが究極のホリスティック歯科医療だ！　藤井佳朗著　現代書林　2004.8　190p　19cm　1200円　Ⓘ4-7745-0605-2　Ⓝ497.6
　内容：1 診察ベッドのない歯科へは行ってはいけない！─「歯と全身の密接な関係」と歯科医療の現状　2 ここまでわかった！歯と全身の密接な関係─「咬合と全身の関係」についての最新情報　3 O-リングテストを使って歯から症状を治す─アプライドキネシオロジー（O-リングテスト）の基本情報と歯科治療への応用（"見えない力"が健康を左右しているアプライドキネシオロジー（O-リングテスト）を使うと"見えない力"が見えてくる ほか）　4 なかなか治らなかった慢性病・不定愁訴が改善する─「藤井式歯科治療」の実際と症例　5 歯科と医科の連携が医療革命を起こす─医療抜本改革への著者からの提言
◇歯科受診の常識─歯科に行くまえに読む本　飯塚哲夫著　愛育社　2007.4　187p　18cm　(Aiikusha books)　952円　Ⓘ978-4-7500-0475-4　Ⓝ497
　内容：第1章 歯の治療は本当に「治療」なのか　第2章 歯科医師はむし歯や歯周病を治せるのか　第3章 歯科医師としてはなにか　第4章 むし歯も歯周病も治る　第5章 歯科医療とはなにか　第6章 歯磨き　第7章 インプラント　第8章 歯列矯正　第9章 顎関節　第10章 医療保険（健康保険）
◇歯科保健関係統計資料　2006年版　口腔保健・歯科医療の統計　口腔保健協会　2006.3　198p　28×21cm　3000円　Ⓘ4-89605-217-X
　内容：1 口腔保健　2 地域保健・医療　3 歯科保健行政　4 社会保障（社会保障の現況）　5 参考資料（歯科関係教育機関　歯科関係団体（厚生労働省医政局関係））
◇「歯科」本音の治療がわかる本─歯科で損をしない「歯医者さん」の探し方・選び方　熊谷崇,秋元秀俊著　新版　法研　2003.9　279p　21cm　1700円　Ⓘ4-87954-475-2　Ⓝ497
　内容：1 得する歯科のかかり方　2 子どもの歯とからだの成長　3 自分自身の歯の「かかりやすさ」を知る　4 歯を長持ちさせるためのむし歯の治療法　5 生涯、歯を失わないための治療法　6 口がダメになった後は？　7 アゴの不調や口の中のその他の病気の治療法　8 きれいになりたい人のために　9 患者の権利や治療費のこと
◇歯周病　新井高編著　保健同人社　2003.10　119p　21cm　（専門のお医者さんが語るQ&A　23）　1286円　Ⓘ4-8327-0622-5　Ⓝ497.26
　内容：第1部 歯周病の基礎知識　第2部 歯周病の治療Q&A─歯周病の原因・症状、検査・診断・治療　第3部 歯茎の健康づくりQ&A
◇歯周病─わかる・ふせぐ・なおす　小西昭彦,小西かず代著　医歯薬出版　2006.8　38p　28cm　2000円　Ⓘ4-263-46406-0　Ⓝ497.26
　内容：さっそくチェックしてみましょう　口の中の観察　歯肉の炎症は手当てをすれば治ります　歯周病だけでは進行度はわからない！　歯周病の進行　歯周病の進行とX線写真　歯周病との戦い方　歯周病治療の主役はあなたです　治療のブラッシング　ブラッシングのステップ　歯周病原菌の攻撃をはね返す　歯周病の治り方
◇歯周病─名医の言葉で病気を治す　石川烈著　誠文堂新光社　2008.4　135p　図版4p　21cm　（あなたの医学書）　1600円　Ⓘ978-4-416-80808-5　Ⓝ497.26
　内容：第1章 歯周病　第2章 歯周病クエスチョン　第3章 歯周病の予防　第4章 歯周病と全身の健康
◇歯周病─お口の悩みの原因もしかして…　三輪全三監修,富士山みえるマンガ　インタープレス　2008.12　39p　21cm　（もっと知ろうからだのこと 11）　500円　Ⓘ978-4-902340-58-7　Ⓝ497.26
◇歯周病が歯医者で治らない理由　籾山道弘著　山中企画・紙の本プロジェクト　2012.5　254p　19cm　〈発売：愛育社〉　1800円　Ⓘ978-4-7500-0409-9
　内容：第1章 歯磨き粉は使うな！　第2章 写真を撮らない歯医者にかかるな　第3章 敵を知る！ 歯周病の本当の姿とは　第4章 歯周病治療は「医患共働作戦」─日常生活編　第5章「医患共働作戦」─通院編　第6章「個」の時代の治療と予防
◇歯周病治療とインプラント治療─快適な人生を送るために　中島和敏者　上毛新聞社事業局出版部（制作・発売）　2011.7　122p　21cm　800円　Ⓘ978-4-86352-051-6　Ⓝ497.26
　内容：第1章 歯周病治療について（歯周病について　歯周病の治療の流れ　歯周病のメンテナンス　重度歯周病の患者さんの症例）　第2章 インプラント治療について
◇歯周病で死ぬのはイヤだ！　野田隆夫,野田雅代著　光人社　2008.6　183p　19cm　1500円　Ⓘ978-4-7698-1386-6　Ⓝ497.26
　内容：第1章 歯は万病のもと　第2章 虫歯　第3章 子どもの歯のケア　第4章 高齢社会と歯科の二大疾患　第5章 歯周病　第6章 噛み合わせによる歯茎の打撲　第7章 矯正歯科と歯周病と口腔顔面痛
◇歯周病の治療と予防法─かかったかな？ と思ったらすぐに読む 歯医者さんに行く前に読む本　志賀泰昭著　日東書院本社　2007.1　207p　19cm　1200円　Ⓘ978-4-528-01673-6　Ⓝ497.26
　内容：第1章 歯周病とはどんな病気　第2章 歯周病の検査と診断　第3章 歯周病の治療の実際　第4章 歯周病を予防する日常のケア

◇歯周病の本当に怖いわけ―脅かす全身と老化への影響　宮田隆著　医歯薬出版　2006.7　189p　21cm　2300円　Ⓘ4-263-44218-0　Ⓝ497.26
　内容　第1章 歯周病？ 国民の9割が罹っているこの病気とは　第2章 歯周病が引き起こすさまざまな悪さとは？　第3章 全身を蝕む歯周病の本当の怖さ　第4章 個性のある老化　第5章 進化を続ける歯周病の治療　第6章 栄養と歯周病　第7章 歯周病の自己診断とは　最終章 歯周病から身を守る十箇条

◇歯周病予防と口腔ケア―放っておくと糖尿病、心筋梗塞の元凶に　下野正基監修　小学館　2009.11　159p　19cm　（ホーム・メディカ・ブックス・ビジュアル版）　1200円　Ⓘ978-4-09-304597-1　Ⓝ497.26
　内容　第1章 歯周病と全身の病気（歯周病があると生じやすい全身の病気　歯周病と生活習慣病（1）メタボリックシンドローム　歯周病と生活習慣病（2）糖尿病 ほか）　第2章 歯周病はどんな病気（歯周病のリスク度チェック　歯周病のリスクファクター（1）口腔ケアの不徹底が最大の危険因子　歯周病のリスクファクター（2）加齢にともなって歯周病が増加する ほか）　第3章 歯周病を予防・改善する自宅でできる口腔ケア

◇歯周病は薬で治る!!　―90％以上の有効率！　生田図南著　現代書林　2009.11　328p　19cm　1400円　Ⓘ978-4-7745-1219-8　Ⓝ497.26
　内容　第1章 日本そして開業地河浦町の現状・将来を考えて歯科医師として生きる　第2章 歯周内科治療への方向転換　第3章 歯周内科学とは　第4章 歯科医師からの報告1 国際歯周内科学研究会員指導医師報告　第5章 歯科医師からの報告2 全国各地の研究会会員報告

◇10歳若返る！「入れ歯」の話　向井道夫著　コスモトゥーワン　2010.10　138p　21cm　1400円　Ⓘ978-4-87795-196-2　Ⓝ497.56
　内容　序章 入れ歯で困っていることありませんか？　1章 これだけは知っておきたい歯の常識、総義歯の常識（歯の役割って何？　総義歯の基礎知識あれこれ）　2章 総義歯との上手なつきあい方　3章「部分入れ歯」との上手なつきあい方　4章 こんなときはどうしたらいいの？

◇知っておきたい「最新歯科医療」―よい治療を受けるために　虫歯・歯周病・インプラントから噛み合わせ・口臭・デンタルドックまで　朝倉勉、川邉研次、坂井秀明著　現代書林　2004.3　191p　19cm　1200円　Ⓘ4-7745-0576-5　Ⓝ497
　内容　第1章 歯科医療の最新知識―進化し続ける歯の常識を身につける　第2章 予防歯科の最新事情―多角的な検査によって歯は守られる　第3章 虫歯の最新治療―いまや抜かずに治す時代になっている　第4章 歯周病の最新治療―グラグラしている歯でも残して治せる　第5章 噛み合わせの最新治療―トラブルのもとが正確に突きとめられる　第6章 審美歯科の最新治療―気になる色・歯並び・口もとを整えられる　第7章 入れ歯の最新技術―自然な歯に近い状態でものを噛める　第8章 インプラントの最新技術―入れ歯の悩みがすべて解消される　第9章 口臭の最新治療―詳細なデータで解消法が見つけられる　第10章 訪問歯科の最新事情―高齢者に必要な歯の診療が可能になった

◇自分に合った歯科医を見つけるための歯学・患者学―歯科医はあなたの人生にとって重要人物　中村公雄、小野善弘著　ガム出版　2010.4　151p　19cm　1050円　Ⓘ978-4-902870-11-4　Ⓝ497.2
　内容　第1章 自分に合った歯科医を見つけるためのチェックポイント　第2章 患者さんも知ってほしい歯科学　第3章 歯科治療を受けるときに誰もが気になる保険治療と自費治療　第4章 歯科治療を知る6つのポイント　第5章 特に重要な歯周病治療の注意点　第6章 新しい歯インプラントを成功させる歯科医選び　付録 歯科治療を受けるために知っておくと便利な基礎単語

◇事例・判例から学ぶ歯科の法律　小室歳信著　医歯薬出版　2004.3　189p　21cm　2300円　Ⓘ4-263-45570-3　Ⓝ497
　内容　生活の基盤を支える学問　歯科医師の身分保障―ニセ歯科医師に診療させると共同正犯　医療行為の条件　インフォームド・コンセントが無視されたエホバの証人無断輸血裁判　インフォームド・コンセントを考える　医師と患者の法律関係　医師の注意義務違反が問われたエナメル上皮腫診断遅延裁判　医師の注意義務違反が問われたエナメル上皮腫診断遅延裁判の結果　苦手な患者が来院したとき　診断書にまつわる話［ほか］

◇歯列矯正がよくわかる本―歯並び大作戦　福原達郎著　主婦の友社　2006.3　223p　19cm　1600円　Ⓘ4-07-249389-9　Ⓝ497.6
　内容　歯並びを治してキレイで賢くなろう　歯はイノチ。歯がなければ死ぬ？　ふえてきた不正咬合―その種類と原因、診断法　噛めない不正咬合はビョウキ―せめて子供の矯正治療に健康保険を　歯が動くヒミツ　どんな矯正装置があるのか　歯の根が消える（歯根吸収）　抜歯矯正と非抜歯矯正　歯並び大作戦PART1・子供の矯正治療　歯並び大作戦PART2・大人の矯正治療―年齢制限なしか？　保定装置と矯正治療後のケア　保険と自費料金―健康保険適用の是非　専門医の選び方－訴訟

◇歯列矯正はドクターで選べ－スピード矯正最新の歯科治療　SAOG監修, 歯列矯正会議編　シーエイチシー　2005.4　96p　21cm〈発売：コアラブックス〉　1300円　Ⓘ4-86097-095-0　Ⓝ497.6
　内容　序 ここまで進んでいる！世界最新の歯列矯正　第1章「美しい歯並び」自信が育まれる魅力的な自分　第2章「見えない矯正」（舌側矯正）もみっともないなんて言わせない　第3章「スピード矯正」これまでの4分の1から半分の期間でフィニッシュ　第4章「フェイシャルプラン」バランスのとれた美しい横顔　第5章「最新歯科レーザー治療」優れた効果が得られる　第6章「もっと知りたい人へのQ&A」役にたつ矯正の基礎知識

◇新・命をねらう歯周病―歯周病が全身疾患を引き起こす！　鴨井久一, 沼部幸博著　砂書房　2007.1　177p　21cm　1500円　Ⓘ978-4-901894-45-6　Ⓝ497.26

◇進化する総入れ歯―総入れ歯にしてよかった!!　西村雅興著　ロングセラーズ　2005.6　157p　19cm　1500円　Ⓘ4-8454-2074-0　Ⓝ497.5
　内容　第1章 総入れ歯で、あなたに素晴らしい変化が起こる　第2章 良い総入れ歯は、こんなに快適　第3章 より快適な総入れ歯をつくる　第4章 改めて生きる喜びを噛みしめてします　第5章 噛み合わせの乱れは、全身に影響する　第6章 総入れ歯は、人生を振り返るチャンス

◇新最先端歯科治療の受け方 インプラント矯正・歯科レーザー　鈴木純二著　桐書房（発売）

2003.11　189p　19cm　1200円　①4-87647-628-4　Ⓝ497.6
内容 第1章 最先端歯科治療「インプラント矯正」　第2章 歯科レーザー治療最前線　第3章 インプラント　第4章 審美歯科

◆新歯周病をなおそう　鴨井久一編著, 沼部幸博著　砂書房　2008.6　62p　31cm　5800円　①978-4-901894-64-7　Ⓝ497.26

心療歯科医のプレッシャーに打ち勝つ歯の噛み合わせ治療法　国武和春著　ルネッサンス・アイ　2007.11　239p　19cm　〈発売：本の泉社〉　1300円　①978-4-7807-0408-2　Ⓝ497.6
内容 第1章 なぜ噛み合わせが心身とつながるのか　第2章 噛み合わせを知る　第3章 噛み合わせの生理学　第4章 歯科医の役割を見直す　第5章 私の噛み合わせ治療は、ここが違う　第6章 治癒力向上のための秘策

◆すこやかな口元気な子ども ──お母さんの疑問にこたえる　小児歯科医からのメッセージ　田中英一, 佐々木洋, 井上美津子, 佐々木美喜乃, 丸山進一郎著　医歯薬出版　2007.7　124p　26cm　3200円　①978-4-263-44245-6　Ⓝ497.7

◆頭痛の原因は歯にあった!!　西村雅興著　ロングセラーズ　2004.6　107p　21cm　1500円　①4-8454-2050-3　Ⓝ497.6
内容 第1章 頭痛はやっかいなもの　第2章 あなたの頭痛のタイプは？　第3章 頭痛を解消する歯科的考察　第4章 噛み合わせ治療で頭痛を治す

◆スーパー図解歯周病 ──後悔しない歯科医選びのための最新知識　小野善弘, 中村公雄監修　法研　2010.3　163p　21cm　(トップ専門医の「家庭の医学」シリーズ)　1300円　①978-4-87954-793-4　Ⓝ497.26
内容 第1章 歯周病の症状と歯のしくみ　第2章 歯周病の正体　第3章 歯周病の最新治療　第4章 納得の歯科治療・歯医者さんと出会うために

◆スピード矯正完全ガイド ──こんなに素敵な笑顔になれた安心、安全、そして確かな効果を得るために　深貝真一著　現代書林　2008.4　111p　21cm　1200円　①978-4-7745-1071-2　Ⓝ497.6
内容 PROLOGUE これからはHIスピード矯正の時代！ 1「自分の顔が好き」になるとき（HIスピード矯正で、ステキな笑顔を手に入れた私たち　歯列矯正でこんなに変われる！　あなたの歯並びはどんな状態？ 歯列矯正の基礎知識） 2 速く！ もっときれいになれる！（今注目のHIスピード矯正とは 最先端のHIスピード矯正を実現 もっときれいになりたい人のためのフェイシャルプラン） 3 信頼できる矯正ドクターの選び方（選択権は患者さんにある ドクター選びのポイントは よい治療、よいドクターを選ぶためのQ&A）

◆世界一うけたい歯医者の本 ──「インプラント」「顕微鏡」「CTスキャン」が高度先進歯科医療をかなえる　岩本宗春共著　幻冬舎ルネッサンス　2010.3　165p　19cm　1200円　①978-4-7790-0534-3　Ⓝ497
内容 第1章 あなたを幸せにする歯医者（安心できる歯医者を選ぶポイント9）　第2章 あなたを満足させる究極の歯科医療の現場（診断から患者さんへの説明まで 治療から治療後の定期検診まで）　第3章 あなたを笑顔にするインプラント最前線（インプラントは患者さんを笑顔にする インプラント治療

をもっと知ろう　総合的なインプラント治療が笑顔をつくる　インプラント治療を支える先進の材料・設備）

◆体調不良は歯で治る！　丸橋賢著　角川学芸出版　2009.8　229p　18cm　〈角川oneテーマ21 C-175〉〈発売：角川グループパブリッシング〉　705円　①978-4-04-710194-4　Ⓝ497.6
内容 第1章 歯から始まる不調と退化　第2章 歯から壊れる心と頭脳　第3章 体に現れる苦痛や機能低下　第4章 歯と自律神経、ホルモン、老化の不思議　第5章 歯の秘密に気付け　最終章 身心力全開への出発

◆たすけて！ 歯医者さん ──もう痛い目にあいたくない！　三番町なんでも調査団著　エンターブレイン　2006.10　158p　19cm　950円　①4-7577-2897-2　Ⓝ498.16
内容 ズバリ！ 歯医者さんに行くときの心構えとは？ 歯医者さんに好かれる患者ってどんな人でしょうか？ お化粧はどこまでしていっていいでしょうか？ スッピンで先生の前に行くのは恥ずかしいけど、口紅はダメですか？ 治療中、痛くて痛くて泣きたくなるときがあります。グッとこらえてますが、何歳までなら泣いても許されるものでしょうか？ 歯医者さんの看板の絵には、なぜ動物のイラストが多いのですか？ 歯医者さんの独特の匂いが大好きです。あの香りの正体を教えて下さい。 真夜中や休日の急な歯痛…。そんなときにシロートでも速攻で痛みがとれる応急措置はありますか？ 歯に聞くのもナンですが、腕のいい歯医者さんかヘボい歯医者さんか、シロートはどこで見分ければいいのでしょうか？ 歯を削るときや抜くときに麻酔で注射しますが、針がない注射器が開発されたって本当ですか？ 最近よく聞く「デンタルIQ」ってなんですか？ 虫歯を治すのになぜ何回も通わなくてはいけないの？ 削って詰めるんだから、2回で済むんじゃありませんか？ ［ほか］

◆正しいかみ合わせは脳と体を元気にする ──あごのずれが病気の原因　丸山剛郎, 澤口俊之著　大阪レベル　2009.12　191p　19cm　〈発売：ビレッジプレス〉　1300円　①978-4-903225-15-9　Ⓝ497.6

◆中・高年の歯の病気がすべてわかる本 ──大活字版　森山貴史著　主婦と生活社　2003.3　223p　19cm　1100円　①4-391-12745-8　Ⓝ497.6
内容 第1章 一生自分の歯で食べるために　第2章 中・高年に多い歯周病は早期発見・早期治療を　第3章 むし歯は作らない、悪化させないが原則　第4章 失った歯をどう取り戻すか　第5章 高齢者の口腔ケア　第6章 歯のしくみと手入れ

◆定期健診へでかけよう！ ──歯医者だからわかる新しい歯科医院のかかり方　トータルスマイル著　名古屋　ブイツーソリューション　2009.11　387p　19cm　〈発売：星雲社〉　1500円　①978-4-434-13905-5　Ⓝ497.2
内容 第1章 歯医者さんって…　第2章 歯を守るための常識…？　第3章 7人の歯医者が診療室で経験したこと、感じていること　第4章 何をしたらいいのだろう…？　第5章 あなたをもっと輝かせる最新の歯科技術　第6章 どんな歯医者さんを選べばいいの…？　第7章 7人の歯医者からのメッセージとプロフィール

◆抜かずに治す「矯正歯科」 ──最新の治療 コンピュータを使った歯列矯正学校健診の指摘はここにあった！　岸本雅吉著　現代書林

2005.10　140p　19cm　1000円　①4-7745-0604-4　Ⓝ497.6

内容　第1章 子どもたちの危険信号—なぜ歯列矯正が必要か　第2章 原因不明の不定愁訴が体をボロボロにする—顎関節症の恐怖　第3章 不正咬合・顎関節症の原因は奥歯にあった　第4章 歯を抜かない矯正治療があった　第5章「非抜歯」矯正治療のすべて

◇抜かずに治す「矯正歯科」—最新の治療　コンピュータを使った歯列矯正学校検診の指摘はここにあった！　岸本雅吉著　改訂新版　現代書林　2007.1　165p　19cm　1100円　①978-4-7745-1011-8　Ⓝ497.6

◇抜かずに治す「歯並び」—学校検診の歯列・咬合・顎関節の指摘はここにあった！コンピュータを駆使した最新の歯列矯正　岸本雅吉著　改訂新版　現代書林　2004.4　186p　21cm　1300円　①4-7745-0565-X　Ⓝ497.6

内容　1 なぜ現代人の歯並びは悪くなってしまったのか　2 歯並びの異常の原因は奥歯にあった　3 矯正治療の常識をくつがえす"非抜歯"矯正法　4 ここが違う！岸本式"非抜歯"矯正の実際　5 小臼歯を抜かずにここまで治った！"非抜歯"矯正治療例　6 ここが知りたい！岸本式"非抜歯"矯正Q&A

◇抜かずに治す「歯並び」なっとくbook—歯が少なくなると、脳の機能も落ちてくる！！　岸本雅吉著　さいたま　海苑社　2006.2　95p　19cm　1000円　①4-86164-028-8　Ⓝ497.6

内容　1 歯並びとかみ合わせは違います　2 かみ合わせとアゴの関係について　3 矯正したほうがよいかみ合わせ（さまざまな症状も治療の原理はひとつ）　4 抜かない矯正治療ができるわけ

◇抜かない矯正の最新知識—短期非抜歯矯正からマウスピース矯正まで　青山健一著　桐書房　2005.6　188p　19cm　1400円　①4-87647-668-3　Ⓝ497.6

内容　第1章 抜かない矯正への道のり　第2章 抜かない矯正の進め方　第3章 治療例　第4章 ワイヤーを使わない矯正　第5章 噛み合わせについて　第6章 歯と健康

◇抜かない歯の矯正　古田博久著　海苑社　2011.6　186p　21cm　1200円　①978-4-86164-094-0　Ⓝ497.6

内容　第1章 気になる歯並び・口元　第2章 歯並び・口元 キレイだったらそれでいい？　第3章 歯は何のためにあるのか　第4章 抜かない歯の矯正にこだわる理由　第5章 誰もが今より笑顔になるために

◇抜かれる前に読めあなたの歯医者はだいじょうぶ？—ホンモノの歯科医谷口清ここにあり　谷口悦子著、A歯科タニグチ会監修　ルネッサンス・アイ　2009.8　231p　19cm　〈発売：本の泉社〉　1300円　①978-4-904311-15-8　Ⓝ497.2

内容　まえがき 理想論の実践　第1章 限界を迎える保険治療　第2章 良い歯科医はどこに　第3章 インプラントの落とし穴　第4章 「簡単に歯を抜くな」という教え　第5章 なぜコミュニケーションが重要か　第6章 オーダーメイド治療のすすめ　第7章 自分の歯をできるだけ長持ちさせるために

◇歯顎舌口の中のトラブル原因を知れば自分でも治せる！—普通の歯医者では分からないできない　伊東聖鎬著　知道出版　2009.10　143p　26cm　（あなた研究—自分研究マンガ版・自分で治すシリーズ2）〈シナリオ：栗原雅代　作

画：佐々木ゆき〉　1000円　①978-4-88664-210-3　Ⓝ497

内容　第1章 自分の生体システムを知ろう　第2章 どうしたらいいの？歯・顎・舌・口の中のトラブル　第3章 あなた研究-原因除去療法　第4章 人が地球に生きるシステム-重力バランスシステム　第5章 歯や顎と全身がつながっている支持骨-システムライン　第6章 納得いく医療をめざして　第7章 自分の身体は自分で良くしよう　第8章 自分でできる方法

◇歯医者さんが書いた歯とカラダの本　笠茂享久著　オークラ出版　2003.7　207p　19cm　1238円　①4-7755-0166-6　Ⓝ497.6

内容　第1章 口の中が変われば心も身体も癒される　第2章 美しい顔かたち、すてきな笑顔で健康になる！　第3章 噛み合わせは心身にさまざまな影響を及ぼす　第4章 あなたもできる！足のバランスで噛み合わせを治す　第5章 驚異！生体構造調律で噛み合わせが良くなった！　第6章 今からでも遅くない！歯の健康づくり

◇歯医者さんにかかる前に読む本—インプラント、審美、矯正から一般治療まで、歯医者さん選びの前に読む本　辻野哲弘著　名古屋　ブイツーソリューション　2007.4　247p　21cm　〈発売：星雲社〉　1400円　①978-4-434-10301-8　Ⓝ497

内容　一般歯科治療　審美歯科治療　歯列矯正　インプラントの話　ひとりごと　今までに感想をいただいた患者さまの声　患者様QアンドA

◇歯医者さんに怖くて行(い)けない人のための無痛治療の本—麻酔を生かした「心の痛みも治せる治療法」　山本彰美著　現代書林　2011.11　190p　19cm　〈タイトル：歯医者さんに怖くて行けない人のための無痛治療の本〉　1300円　①978-4-7745-1331-7　Ⓝ497.2

内容　第1章 大丈夫！悩んでいるのは、あなただけではありません　第2章 なぜ、歯医者さんに行けなくなってしまうのでしょう？　第3章「歯医者さんに怖くて行けない人」のための治療の第一歩　第4章 麻酔を生かした「体と心の無痛治療」　第5章 もう歯医者さんは怖くない！—「心からの笑顔」を取り戻した方たちの症例紹介　第6章「無痛歯科治療」がよくわかるQ&A

◇歯医者さんの治療がよくわかる本—あなたに合う歯科医院が見つかるQ&A　遠藤な成著　現代書林　2009.3　221p　19cm　1200円　①978-4-7745-1149-8　Ⓝ497

内容　1 歯科医院の疑問に答える　2 虫歯・歯周病の疑問に答える　3 内科的歯科治療の疑問に答える　4 噛み合わせ・入れ歯の疑問に答える　5 予防歯科・訪問診療の疑問に答える　6 インプラントの疑問に答える　7 歯科矯正の疑問に答える　8 ホワイトニング・審美歯科の疑問に答える　9 口臭治療の疑問に答える

◇歯医者に聞きたい歯の治療—歯が痛み出した時に読む本　太田武雄著　口腔保健協会　2005.3　45p　30cm　2800円　①4-89605-205-6　Ⓝ497.2

内容　症状からの検索　むし歯　むし歯の治療法　歯周病　歯周病の治療法　その他のトラブル　歯のしくみ

◇歯医者の言いなりになるな！—正しい歯科治療とインプラントの危険性　林晋哉、林裕之著　角川書店　2010.11　164p　18cm　（角川one テー

医療と健康　　　　　　　　　　　　　　　　　　　　　　　　　　　　　　　　歯の治療

マ21 C-195)〈発売：角川グループパブリッシング〉　724円　Ⓣ978-4-04-710261-3　Ⓝ497.2
[内容]第1章 咀嚼システムの重要性　第2章 我々はなぜインプラントをすすめないか　第3章 噛みしめを正し自分で守る歯の健康

◇歯を削るな・神経を取るな・歯と歯をつなぐな！—私が顕微鏡を使って治療をする理由　西村清著　合同フォレスト　2011.2　172p　21cm　〈発売：合同出版〉　1400円　Ⓣ978-4-7726-6003-7　Ⓝ497.2
[内容]第1章 お口の中は細菌の温床　第2章 動物は歯を失ったとき寿命が尽きる　第3章 間違いだらけの歯科治療　第4章 本当に怖い歯科院内感染　第5章 私が保険治療を辞めた理由　第6章 私が顕微鏡を使って治療をする理由　第7章「デンタルIQ」を高めよう！　第8章 歯を残す3つのコツ　第9章「お口美人」になろう！　第10章 歯医者さんが治療を受けたい歯科医院

◇歯が減るのも病気のうち　村上敬一著　日新報道　2003.6　197p　19cm　1400円　Ⓣ4-8174-0546-5　Ⓝ497.2
[内容]第1章 原因不明の慢性病は医・歯分業が元凶　第2章 失われた日本食が歯の病気を増大させた　第3章 歯原病—病気を見て患者を見ず　第4章 歯の常識のウソ　第5章 歯科の問題点、歯科医の資質を問う

◇歯から始まる怖い病気　波多野尚樹著　祥伝社　2006.11　287p　18cm　（祥伝社新書）　800円　Ⓣ4-396-11056-1　Ⓝ497.2
[内容]第1章 歯は脳に直結している　第2章 虫歯は感染症だ！　第3章 心筋梗塞、脳梗塞まで引き起こす歯周病　第4章 チタンが変えた歯科治療　第5章 不可能を可能にする最先端インプラント治療

◇歯から始まる怖い病気　波多野尚樹著　新版　祥伝社　2012.2　288p　18cm　（祥伝社新書265）　820円　Ⓣ978-4-396-11265-3　Ⓝ497.2
[内容]第1章 歯は脳に直結している　第2章 虫歯は感染症だ！　第3章 心筋梗塞、脳梗塞まで引き起こす歯周病　第4章 チタンが変えた歯科治療　第5章 ここまで可能になった最先端インプラント治療

◇歯・口腔のことがよくわかる本　山崎博嗣著　本の泉社　2006.3　183p　20cm　1300円　Ⓣ4-88023-936-4　Ⓝ497
[内容]口腔という呼び方　いきなり"入れ歯"の話　口腔ケアについて　歯口清掃について　歯の動揺について　口呼吸について　味わいのメカニズム　摂食行動を見直す　床義歯の作製過程について　口腔乾燥症について　［ほか］

◇歯で泣く人笑う人—口と歯の悩みにおこたえします　本田里恵著　医歯薬出版　2005.2　118p　19cm　1500円　Ⓣ4-263-46402-8　Ⓝ497
[内容]1 歯や口について知っておいてほしいこと　2 歯周病・虫歯・その他（歯肉炎の症状（健康な歯ぐきは薄ピンク　35歳は歯ぐきの曲がり角）　歯周炎の治量—歯科医院と「二人三脚」）　3 育児と子どもの歯のこと　4 入れ歯・高齢者／介護

◇歯と口の悩みを解決する本　坂本貴史著　法研　2003.11　191p　21cm　1200円　Ⓣ4-87954-494-9　Ⓝ497.2
[内容]第1章 歯と口の悩みのほとんどは生活習慣を変えれば予防できる—むし歯も歯周病も生活習慣病です！　第2章 歯科医めぐりはもうやめましょう—これで安心！歯と口の悩みの原因、治療、予防法　第3章 親が守ろう！「子どもの歯」—お母さんは子ど

もの歯のホームドクターです　第4章 心療歯科医の掲示板歯と心の悩みQ&A—歯科医のほうから患者に近づけば治療法はかならず見つかる！

◇歯と歯ぐきを守る新常識—歯みがきだけで虫歯や歯周病が防げない本当の理由　河田克之著　ソフトバンククリエイティブ　2009.1　206p　18cm　（サイエンス・アイ新書 SIS-096）〈並列シリーズ名：Science・i〉　952円　Ⓣ978-4-7973-5146-0　Ⓝ497.2
[内容]プロローグ 日本人の歯をとりまく悲惨な現状　第1章 歯みがきの歴史　第2章 虫歯と歯周病の原因　第3章 人類の進化と歯の加齢変化　第4章 虫歯の治療　第5章 歯周病の治療　第6章 歯の不老長寿　歯の健康を守るためのQ&A

◇歯並び・噛み合わせ矯正ガイドブック　荻原和彦監修　海苑社　2009.7　103p　26cm　1000円　Ⓣ978-4-86164-073-5　Ⓝ497.6
[内容]プロローグ 本書誕生までのストーリーは？—それは小児歯科医としての情熱の中から　第1章 矯正治療法の歴史的展望は何？—矯正治療は歯を抜くことから始まった　第2章 なぜ日本発・世界初といえるのですか？　第3章 夢のエコテクニックとは？　第4章 夢のエコテクニック—治療の流れと症例　第5章 夢のエコテクニックQ&A　エコテクニックが受けられる全国のクリニック紹介　「歯並び・噛み合わせ」「矯正治療」の基礎知識

◇歯ならびで私を変える。世界も変わる。—「矯正治療」はアンチエイジングへの鍵　上里聡著　ごま書房新社　2010.10　220p　19cm　1300円　Ⓣ978-4-341-08448-6　Ⓝ497.6
[内容]第1章 歯ならびからはじめるアンチエイジング　第2章 矯正歯科治療をしたいのにしたくない！なぜ？　第3章 矯正歯科治療ってどんな治療？　第4章 矯正歯科治療でキレイになれる！　第5章 歯科衛生士・加奈の矯正体験記　第6章 矯正歯科治療が短期間でできるって、ほんと？　第7章 見えない矯正、マウスピース矯正治療！　第8章 マウスピース矯正治療の良い点、劣っている点　第9章 インビザラインって、どんな矯正治療？　第10章 ななこのインビザライン体験記　第11章 どこで受けたらいいのですか？　矯正歯科治療

◇歯のかみ合わせを正せば健康になれる—カラダの不調は「かみ合わせの悪さ」にあった！　山田敏輔著　河出書房新社　2011.5　199p　18cm　（Kawade夢新書 S379）　760円　Ⓣ978-4-309-50379-0　Ⓝ497.6
[内容]1章「噛み合わせ」と全身の不思議な関係とは？　2章「噛み合わせ」を正すとなぜ、体調が良くなるのか？　3章「歯と顎」にこそ"生命"のカギが秘められている　4章「噛み合わせ」ひとつで顔もカラダも美しくなる　5章 理想の噛み合わせに導く「BBO理論」の治療とは　6章 歯科のイスに座る前に知っておいてほしいこと

◇歯のかみ合わせ力　長坂斉著　アートダイジェスト　2007.7　182p　20cm　1800円　Ⓣ978-4-86292-001-0　Ⓝ497.6
[内容]第1章「かみ合わせ」と健康　第2章「かみ合わせ」と「聴力」の関係から　第3章「かみ合わせと聴力」の関係を探って　第4章 かみ合わせとからだ各部位の症状　第5章 臨床での症例から　第6章 かみ合わせとアンチエイジング

歯の治療　　　　　　　　　　　　　　　　　　　　　　　　医療と健康

◇歯のケアと最新治療がわかる本　沢辺治著　主婦と生活社　2007.1　191p　19cm　1100円　Ⓡ978-4-391-13373-8　Ⓝ497
　内容　第1章 正しいブラッシング法でむし歯予防　第2章 日常起こりやすい歯と口のトラブルと治療法　第3章 歯周病の予防と治療　第4章 歯並びを治すー歯科矯正の実際　第5章 失った歯を取り戻すための治療法　第6章 乳児から高齢者までの歯のケアとポイント　第7章 歯のこと、ここが知りたいQ&A

◇歯の欠損から始まる病気のドミノ―命の質と量を守るためのインプラント治療　武田孝之,林揚春著　医歯薬出版　2010.6　39p　28cm　2800円　Ⓡ978-4-263-44315-6　Ⓝ497.56
　内容　つい、走っちゃいました―患者さんのエピソードから　あれから、太っちゃいました―患者さんのエピソードから　なぜ太っていてはいけないの？　メタボリックドミノ―あなたのBMIはいくつ？　全身の健康と歯科治療との関係　現代の食事の問題点―早食い・丸飲みは肥満の原因　バランスよく食べるためには歯みがきが大事　転ばないためにも歯が大事　認知症の予防にも歯が大事　歯周病と肥満と糖尿病の関係〔ほか〕

◇歯の健康学　江藤一洋編　岩波書店　2004.9　203,14p　18cm　（岩波新書）　740円　Ⓡ4-00-430910-7　Ⓝ497
　内容　1 むし歯　2 歯周病　3 入れ歯と噛むことの大切さ　4 歯並びと噛み合わせ　5 周辺の病気　6 口と全身の健康　7 歯科医療と痛み　8 歯とことばの発声　9 美容と歯科医療　10 最新の治療法　11 歯科保健医療と社会

◇歯の本―歯医者に行く前に読む：いい歯医者の見分け方：決定版　釣部人裕著,大塚勇二監修　ダイナミックセラーズ出版　2012.2　251p　19cm　1200円　Ⓡ978-4-88493-340-1　Ⓝ497
　内容　第1章 難しい歯科医探し（増える歯科難民　上手な歯医者の選び方　上手な治療の受け方　避けたい歯科医院　理想の歯科医療）　第2章 歯科治療（むし歯の予防　根管治療　歯周病）　第3章 入れ歯とインプラント（入れ歯　インプラント）　第4章 健康な歯を守る（素晴らしい歯の働き　日本人は歯のトラブルが多い　ブラッシング）　第5章 歯科治療の問題点（医療保険制度の問題点　あてにならない歯科医院ランキング　高額治療でトラブル）

◇歯の「四大不安」解消読本　川畑著洋,川畑輝子著　講談社　2010.10　127p　24cm　（R60の教科書）　1300円　Ⓡ978-4-06-295105-0　Ⓝ497
　内容　1 歯の健康のために　2 歯周病の不安解消　3 口臭の不安解消　4 入れ歯の不安解消　5 噛下力低下の不安解消　6 口腔環境の衰えをストップ　7 歯科医をパートナーに

◇歯は命とつながる臓器―それは、脳のセンサーでもある　村津和正著　三五館　2007.10　251p　20cm　1500円　Ⓡ978-4-88320-400-7　Ⓝ497
　内容　第1章 臨床症例でわかる、歯と命のつながり―前編　第2章 歯は脳のセンサーだった　第3章 臨床症例でわかる、歯と命のつながり―後編　第4章 死の淵から蘇った高校生　第5章 歯がある幸せ―虫歯は伝染性感染症

◇非常識な歯科医選び―「早期発見・早期治療」ってホント？　竹尾昌洋著　現代書林　2011.6　191p　19cm　1300円　Ⓡ978-4-7745-1304-1　Ⓝ497

　内容　プロローグ 歯を守るための常識を　第1章 歯科治療への「常識」が変わった私の経験　第2章 歯科診療でもっとも重要なのは「予防歯科」　第3章 自費診療で、生涯「自分の歯」を保って健康でいられる！？　第4章 さまざまな自費診療の予防・治療メニュー　第5章 歯科医院も患者さんも変わらなくてはいけない　エピローグ 理想の歯科医院のための環境づくり

◇美と健康は歯並びから―美しい歯並びが人生を変える　大作武彦著　産経広告社　2008.11　143p　21cm　〈発売：産経新聞出版〉　1000円　Ⓡ978-4-86306-060-9　Ⓝ497.6
　内容　第1章 顔つきを決めるのは"口元"　第2章 口元ケアで即効アンチエイジング　第3章 噛むことは"食育"のはじまり　第4章"歯並び"の違いってどうしてできるの？　第5章 幼少期の歯並びが、人生を決める！　第6章 大人でも安心の最新治療　最終章"歯並び"でハッピーライフを手に入れよう！

◇病気の原因を取りのぞく下あご力―入院では治らない病気が治る本　上西雅一著　WAVE出版　2011.1　191p　19cm　1500円　Ⓡ978-4-87290-507-6　Ⓝ497.6
　内容　第1章 なぜ、あなたの病気は治らないのか　第2章 病気の本当の原因は、意外な場所にあった　第3章 なぜ、下あごがずれると怖いのか　第4章 下あごのずれが引き起こす病気　第5章 下あごを治せば、人生が変わる　第6章 下あごのゆがみをとるメソッド

◇老けない人は歯がちがう―歯周病でからだがサビつく！　宮田隆著　草思社　2007.3　237p　19cm　1300円　Ⓡ978-4-7942-1578-9　Ⓝ497.26
　内容　1章 歯と老化―自分の歯を一生守りきる自信はありますか　2章 歯周病―歯周病対策は「老化・病気予防」に直結する　3章 噛み合わせ―噛み合わせが歯の寿命を左右する　4章 唱嚼力―咀嚼力が脳力を引き出す　5章 セルフケア―毎日の歯磨きがセルフケアの基本　6章 血管力強化―血液・血管力が、歯と全身を守る　7章 歯科医選び―かかりつけ歯科医の選び方

◇プチ矯正―ブラケットもワイヤーもない！ホワイトニングもできる　宮島邦彰著　クインテッセンス出版　2008.5　31p　29cm　4000円　Ⓡ978-4-7812-0015-6　Ⓝ497.6
　内容　見えない矯正治療　アクアシステム―ホワイトニングもできる"夢のプチ矯正"　不正咬合―正しく咬み合わない歯　アクアシステムとは―アクアシステムの実際　アクアシステム10のQ&A　アクアシステム症例集―アクアフレームできれいな歯並びを手にされた方たち

◇ブラキシズム―歯ぎしり・咬みしめは危険！！　牛島隆,栃原秀紀,永田省蔵,山口英司著　医歯薬出版　2008.7　39p　28cm　2400円　Ⓡ978-4-263-46410-6　Ⓝ497

◇ブラック・ジャックは値引きしない―「専門医幻想」を捨てきれない歯科医たちに送る痛烈な警告　金子久章著　現代書林　2006.4　173p　18cm　950円　Ⓡ4-7745-0748-2　Ⓝ498.16
　内容　プロローグ ブラック・ジャックは値引きしない　1 減りゆく患者層にターゲットを絞る不思議　2「インプラント治療」というハイリスクに力を入れる不思議　3 歯科医の身勝手な理由で「患者のデンタルIQが低い」と嘆く不思議　4 高齢者に不便なビルの二階で開業する不思議　5「地域密着型の歯科医

療」に目を向けようとしない不思議　6 社会保障制度のない国・アメリカと比較する不思議　7 自由診療をメインにしながら保険医資格を取る不思議　エピローグ ブラック・ジャックへの伝言

◇本当に怖い歯周病その予防と治療　海苑社メディカル情報部編　海苑社　2011.6　79p　26cm　800円　①978-4-86164-096-4　Ⓝ497.26
[内容] 特別インタビュー TOKYO歯周治療センター院長・岡田浩先生・TOKYO歯周治療センター副院長・竹内泰子先生「予防に勝る治療はない―日本での歯周病治療を開拓して」「患者さんの生涯に寄り添う歯科医を目指したい」　ここまでよくなる歯周病症例特集　1 本当に怖い歯周病(本当に怖い歯周病もしかしたらわたしも歯周病？　知らないうちに重症化今も歯周病があなたの歯をむしばんでいます)　2 歯周病治療最前線(あなたも歯周病かも？ チェックリスト　歯周病の初期治療　専門器具でプラークや歯石を除去　歯を抜いた さあ、どうしよう　治療後のメンテナンスとセルフケア　人には聞けない口臭対策　歯周病 あんなことこんなこと)

◇本当の噛み合わせ治療はここにある―現代医学の盲点　加藤淳一著　メタモル出版　2009.12　117p　19cm　(医学最先端シリーズ)　1400円　①978-4-89595-710-6　Ⓝ497.6
[内容] 第1章 噛み合わせ治療は未来の医学の根幹となる　第2章 歯科治療の常識を超える噛み合わせ治療の実際　第3章 エッ!?これも噛み合わせが原因？　第4章 噛み合わせ治療の実例　第5章 噛み合わせ治療の現場から―著者の独り言

◇間違った「歯の常識」が歯を無くす―賢い歯医者さんの選び方　元永三著　現代書林　2004.12　190p　19cm　1200円　①4-7745-0649-4　Ⓝ497
[内容] 序章 あなたの「歯の常識度」をチェックしましょう　第1章 お元気ですか、あなたの歯　第2章「賢い患者」は治療もお金も得をする　第3章「誤った虫歯の常識」が歯を無くす　第4章 歯周病は、患者自身でしか治せない　第5章 悪い歯並びや噛み合わせは、歯を失う原因になる　第6章 歯を失ったとき、これ以上の歯を失わないために　第7章「信頼のキャッチボール」がないと、治療は成功しない

◇満足できる総入れ歯　坪田健嗣,山田雅昭著　ロングセラーズ　2004.2　151p　19cm　1400円　①4-8454-2044-9　Ⓝ497.56
[内容] 第1章「満足できる総入れ歯」は、歯科医と患者さんの信頼関係が作ります　第2章 合わない入れ歯は、「噛めない」だけではありません　第3章 満足できる総入れ歯は、こうして作ります　第4章 入れ歯の種類、こんなにあります　第5章 入れ歯の疑問にお答えします　第6章 最新治療法―インプラントとは？　第7章 ドライマウス(口が異常に乾いて粘つく状態)、治しましょう　第8章 保証システムがあるから安心

◇見えない裏側矯正―誰にも気づかれずにみるみるキレイに！　東海林貴大著　海苑社　2009.8　147p　19cm　1200円　①978-4-86164-059-9　Ⓝ497.6
[内容] プロローグ　第1章 歯並び、噛み合わせが悪いとなぜいけないのか　第2章 矯正治療の基礎知識　第3章 矯正治療の流れをみてみよう　第4章 見えない裏側からの矯正　第5章 矯正治療のさまざまなメリット

◇みえない歯列矯正iBracesで笑顔が変わる！―ドイツで生まれた最新歯列矯正、アイブレイス あなたはどちらの矯正を選びますか　JISOアイブレイス矯正研究会編　大阪　エンタイトル出版　2008.3　140p　19cm　1200円　①978-4-903715-23-0　Ⓝ497.6
[内容] 第1章 不正咬合(噛み合わせが悪い)は怖い！　第2章 矯正治療を考える　第3章 海外の矯正歯科事情(歯列矯正はライフサイクルの一部(アメリカ)　日本と異なる歯列矯正料金(アメリカ)ほか)　第4章 アイブレイスをはじめよう　第5章 アイブレイス体験談

◇虫歯から始まる全身の病気―隠されてきた「歯原病」の実態　ジョージ・E. マイニー著, 片山恒夫監修,恒志会刊行部訳　豊中　恒志会　2008.6　256p　26cm　(発売：農山漁村文化協会)　1714円　①978-4-540-08176-7　Ⓝ497.2
[内容] 世界一の歯科医登場、ウサギが明かす治療した歯の問題　隠された根管治療の事実　歯牙感染を起こす細菌や微生物　根管消毒剤では消毒できない歯の感染による驚くべき血液の変化　細菌感染と全身への影響　口中にいるスピロヘータ、アメーバ、その他の常在菌　口内細菌はジキルとハイド、無毒菌が猛毒菌へ　改良されても問題ある根管充填材　感染した歯ぐきも全身の深刻な病気につながる　生命現象はカルシウムイオンに依存する　歯の細菌が好んで侵す心臓と循環器系　小さな虫歯から始まる全身病　レントゲン写真の限界　免疫力が落ちるときは根の治療を避けるとき　細菌の出す毒素も細菌と同じくらい有害　この研究が隠された謎、病巣感染を否認する人々の重大な過失　虫歯が原因で全身に起きる病気の実例　「歯根尖切除術」は驚異の外科手術として信じていたものの…　新たな研究が証明するプライス博士の発見　二重盲検法に匹敵するウサギ30羽の研究　死と歯科医学、電子顕微鏡の驚異　エンドウ豆大に見える細菌　歯槽の感染を放置しない抜歯法　まとめ

◇むし歯・歯周病―もう歯で悩まない　花田信弘,井田亮,野邑浩美著　小学館　2007.6　129p　26cm　(ホーム・メディカ・ビジュアルブック)　1300円　①978-4-09-304592-6　Ⓝ497.2
[内容] プロローグ 歯は生きるために欠かせない「栄養器」である　第1章 こんなに磨いてるのになぜむし歯になるの　第2章 むし歯になりやすい人なりにくい人　第3章 もし大事な歯がむし歯になったら　第4章 歯周病の最新療法をお教えします　第5章 入れ歯はここが肝心です　第6章 一生自分の歯で噛むために　第7章 いい歯医者にめぐり会うために

◇むし歯・歯周病は感染症―発病の原因と予防 実践編　眞木吉信著　少年写真新聞社　2003.9　55p　27cm　(新健康教育シリーズ 写真を見ながら学べるビジュアル版)　1900円　①4-87981-166-1　Ⓝ497.24

◇むし歯ってみがけばとまるんだヨ―削って詰めるなんてもったいない！　岡田弥生著　梨の木舎　2008.3　186p　19cm　1500円　①978-4-8166-0802-5　Ⓝ497.24
[内容] 知ってほしいこと―むし歯についてのまちがった思い込み(どうしてむし歯になるのでしょう？　むし歯とまとります　むし歯とがんはちょっと似ています)　気をつけてほしいこと―削らないためのむし歯対策(なりやすい部位(好発部位)は決まっています　食生活は歯みがきより大事　ケア、むし歯が

できない程度にみがきましょう）　考えてほしいこと―あるべきサービスを提案しましょう（むし歯は予防できますが、不正咬合は予防しきれません　歯医者さんをどうやって選んでいますか？　乳幼児歯科健診、わたしの提案）

◇虫歯はクスリで治る！　―最新歯科治療3Mix-MP法　宅重豊彦著　現代書林　2007.9　191p　19cm　1300円　Ⓘ978-4-7745-1070-5　Ⓝ497.2
内容　1　「痛い、高額、長期通院…」そんな虫歯治療は、もう古い！　2　従来の歯科治療に革命をもたらした3Mix・MP法とは？（これが3Mix・MP法だ（3Mix・MP法の適応）　虫歯治療　ほか）　3　歯科治療の常識をくつがえす治療法は、こうして誕生した　4　3Mix・MP法が本当の歯科治療となるために　5　3Mix・MP治療を安心して受けるためのQ&A

◇もっと知りたい義歯のこと　中尾勝彦，藤本篤士編　医歯薬出版　2003.12　136p　26cm　（デンタルハイジーン別冊 2003）　2800円　Ⓝ497.56

◇よい義歯だめな義歯―鈴木哲也のコンプリートデンチャー17のルール　鈴木哲也著　クインテッセンス出版　2011.11　167p　30cm　9600円　Ⓘ978-4-7812-0232-7　Ⓝ497.56

◇よくわかる家庭の歯学―歯磨き、歯周病予防から矯正治療、審美治療、インプラントまで　青山健一著　桐書房　2004.3　175p　19cm　1300円　Ⓘ4-87647-631-4　Ⓝ497
内容　第1章　丈夫な歯になるための最新知識　第2章　快適な歯にするための噛み合わせ治療　第3章　正しい矯正治療と健康な体づくり　第4章　失敗しない審美治療、インプラント治療の受け方　治療費（保険治療・保険外治療）　番外編　「なんでだろ？」―よくある疑問

◇4人の歯科医が教える歯科治療最前線　上里聡，白井清士，野村六光，中平宏考，歯科医療グループSDC監修　ごま書房新社　2012.2　206p　19cm　1300円　Ⓘ978-4-341-08505-6　Ⓝ497.2
内容　第1章　歯ならび、噛み合わせを良くする矯正治療　第2章　美しい歯ならびと白い歯へのWANTを満たす治療　第3章　失った歯を取り戻すインプラント（顎の骨に人工歯根を埋め込むインプラント　インプラントにおける手術治療と補綴治療）　第4章　インプラントの最先端にワンデイインプラント

◇40代からの歯周病をセルフケアで防ぐ　渡辺秀司監修　旬報社　2003.12　119p　21cm　〈健康を科学する〉　1400円　Ⓘ4-8451-0829-1　Ⓝ497.2
内容　第1章　歯周病はお口の生活習慣病　第2章　全身をむしばむ歯周病　第3章　歯周病になりやすいのは、どんな人？　第4章　歯周病はセルフケアで防げる　第5章　歯周病治療とじょうずな受診のしかた

◇Dr.さとうの入れ歯相談所　佐藤満著　名古屋ブイツーソリューション　2011.1　233p　19cm　〈発売：星雲社〉　1200円　Ⓘ978-4-434-14467-7　Ⓝ497.56
内容　第1章　これから入れ歯をいれられるあなたへ　第2章　口からはじまる健康　第3章　入れ歯の悩みに答えます入れ歯の悩み110番　第4章　日本の入れ歯づくりの現状　第5章　入れ歯最前線 10の最新の入れ歯紹介　第6章　最高の入れ歯はこうしてつくられる

《フッ素》

◇ちょっと待って！フッ素でむし歯予防？　里見宏著　熱海　ジャパンマシニスト社　2006.6　161p　21cm　（Chio special）　1300円　Ⓘ4-88049-161-6　Ⓝ497.24
内容　なぜ、むし歯予防にフッ素が使われるのか？　水道水にフッ素を入れるとどうなるか？　日本でも水道水にフッ素を入れるの？　フッ素洗口、フッ素塗布をすすめられたら？　フッ素はほんとうに歯を強くするのか？　ダウン症や骨肉腫…フッ素との関係は？　「フッ素が命にかかわる人がいる」ってホント？　そもそも集団で予防すべきなのか？　あぶないのは「フッ素」だけじゃない？　フッ素の安全性は証明されている？　フッ素でほんとうにむし歯はなくせるの？　歯科医はどうしてフッ素をすすめるのか？

◇日本におけるフッ化物製剤―フッ化物応用の過去・現在・未来　日本むし歯予防フッ素推進会議編　第7版　口腔保健協会　2004.9　76p　28cm　1200円　Ⓘ4-89605-203-X　Ⓝ497.9
内容　第1章　日本におけるフッ化物製剤（フッ化物配合歯磨剤　フッ化物洗口剤　フッ化物歯面塗布剤　フッ化物配合予防填塞材　フッ化ナトリウム製剤（フッ化物配合バーニッシュ　フッ化ジアンミン銀製剤　フッ化物徐放性セメント・レジンおよびボンディング材　フッ化物配合研磨ペースト　フッ化物配合補助的清掃用具）　第2章　フッ化物関連資料（フッ化物の応用について　世界のフッ化物利用状況　健康日本21とフッ化物の利用　水道水フッ化物濃度適正化（水道水フロリデーション））　付録（「フッ化物応用についての総合的な見解」に関する答申（1999年11月1日）　今後のわが国における望ましいフッ化物応用への学術的支援　フッ化物洗口ガイドラインについて）

◇日本におけるフッ化物製剤―フッ化物応用の過去・現在・未来　日本むし歯予防フッ素推進会議編　第8版　口腔保健協会　2010.3　100p　28cm　1200円　Ⓘ978-4-89605-259-6　Ⓝ497.9

◇フッ化物についてよく知ろう―う蝕予防の知識と実践　飯島洋一著　デンタルダイヤモンド社　2010.4　131p　30cm　5400円　Ⓘ978-4-88510-204-2　Ⓝ497.9

◇プリニウスの迷信―荒れ狂うフッ素論争　B.ハイルマン著，村上徹訳　績文堂出版　2006.4　112p　19cm　〈1989年刊を原本としたオンデマンド版〉　1600円　Ⓘ4-88116-032-X　Ⓝ497.24

《ドライマウス》

◇「現代病」ドライマウスを治す　斎藤一郎著　講談社　2007.5　182p　18cm　（講談社＋α新書）　800円　Ⓘ978-4-06-272439-5　Ⓝ493.43
内容　第1章　ドライマウスって何？（想像以上につらい口の乾き　ドライマウスが急増する理由　患者八〇〇万人、予備軍三〇〇〇万人　患者の症例五　ドライマウスを見分ける　子どもにも患者がいる）　第2章　唾液は健康と若さをもたらす秘薬（一日の唾液量は一・五リットル　唾液の重要な五つの役割　唾

液は肉体の若さも保つ　ストレスと唾液の関係　高齢者の死因にも関与　唾液の少ない人が増えている　「噛みごたえ度」分類　しっかり噛めば肥満にならない！？）　第3章　八大原因と治療法（糖尿病が原因　ガン治療などの放射線障害が原因　脳血管障害の麻痺が原因　老化が原因　ストレスが原因　薬の副作用が原因　シェーグレン症候群が原因　筋力低下が原因　すべてに効果がある対症療法　漢方薬も効果が期待できる　日常生活での付き合い方）　第4章　健康と若さを保つオーラル・トレーニング（正しく噛むことが大事　顔の各筋肉を意識しよう　フェイシャル・トレーニング　いつでも、どこでも、手軽に　MFTで口の働きを強化する　姿勢、呼吸法、食事　最も重要なトレーニング）　第5章　口の働きとアンチエイジング（口から始めるアンチエイジング　アンチエイジング歯科医学　老化のプロセス　老化を促進するフリーラジカル　唾液分泌の促進を　サプリメントを取り入れる　抗酸化物質の効能　現代人に欠かせないサプリメント　ドクターズ・サプリメントの時代）

◇これで解決！！ドライマウス　中川洋一，斎藤一郎著　京都　永末書店　2009.3　150p　26cm　〈『ドライマウス診療マニュアル』(2005年刊)の新訂版〉　3500円　ⓘ978-4-8160-1204-4　Ⓝ493.43

◇ドライマウス—あなたの口、乾いていませんか？　斎藤一郎著　日本評論社　2003.7　200p　19cm　1500円　ⓘ4-535-98224-4　Ⓝ497.9
内容　序章　ドライマウスは新たな現代病か？　第1章　誰もがドライマウスの危険にさらされている―意外なところにある、その原因　第2章　こんな症状があれば、あなたはドライマウス―放っておくとさまざまな病気のもとに　第3章　ドライマウスを改善する―原因別対処法と治療薬　第4章　日常生活でどのようにドライマウスと付き合うか―QOLの向上こそ、これからの医療の大切な役割　第5章　進み始めたドライマウスのサポート体制―ドライマウス研究会・ドライマウス患者友の会の取り組み

◇ドライマウス—今日から改善・お口のかわき　阪井丘芳著　医歯薬出版　2010.6　39p　28cm　2800円　ⓘ978-4-263-44316-3　Ⓝ493.43
内容　ドライマウスの症状と原因　辛い症状を和らげるために　年齢・病気・介護/対象者別対応

《インプラント》

◇新しいインプラント治療がよくわかる本—専門医がやさしく解説　小澤俊文著　現代書林　2007.9　119p　21cm　1200円　ⓘ978-4-7745-1022-4　Ⓝ497.56
内容　第1章　噛むことの喜びがよみがえるインプラント治療　第2章　知れば安心！インプラント治療の実際の進め方　第3章　ここまで進んでいる！身近になった最新インプラント治療(手術したその日から噛める「即時荷重」　無歯顎のための新しいインプラント治療「オール・オン4(All On 4)」ほか)　第4章　これで安心！インプラント何でも相談室

◇あっそのインプラント、危険です！！—もう"医者選び"で悩まないために！　きぬた泰和著　名古屋　ブイツーソリューション　2011.4　165p　19cm　〈発売：星雲社〉　1000円　ⓘ978-4-434-15550-5　Ⓝ497.56

内容　はじめに　"信頼に足る"インプラント治療を！　第1章　インプラント治療を安心して受けるために危ない専門医院を見分けよう！　第2章　賢い患者さんになるために知っておきたい医院選びのための8カ条　第3章　よくある患者さんの疑問を解決するためにインプラント治療Q&A30　第4章　インプラント治療の流れ　第5章　症例紹介/患者さんの声

◇あなたに最適のインプラント—歯科医がやさしく教える　最前線の歯科治療「オール・オン・フォー」を解説　大友孝信著　現代書林　2011.5　151p　19cm　1500円　ⓘ978-4-7745-1303-4　Ⓝ497.56
内容　第1章　患者さんに知ってほしいインプラント治療のいろは　第2章　より確実・正確・安全に！最新のインプラント治療「オール・オン・フォー」がよくわかる　第3章　オール・オン・フォー以外のインプラント、入れ歯　第4章　歯科医院の選び方・見分け方教えます

◇安心・安全納得のインプラント治療—患者さんへの説明のために　武田孝之，林揚春，椎貝達夫編著　医歯薬出版　2008.5　174p　29cm　ⓘ978-4-263-46409-0　Ⓝ497.56

◇安心・安全納得のインプラント治療—インプラント治療への疑問にお答えします　武田孝之，林揚春，椎貝達夫編著　医歯薬出版　2008.5　39p　29cm　ⓘ978-4-263-46409-0　Ⓝ497.56

◇安心安全のインプラント—入れ歯でお困りの方へ　玉木仁著　あ・うん　2003.11　109p　21cm　1500円　ⓘ4-901318-14-4　Ⓝ497.56
内容　1　はじめに　2　安心安全のインプラント治療とは　3　健康な歯で、健康な生活を！　4　インプラント治療の実際　5　私もこうして健康な歯に蘇った！―感動の体験　6　インプラント治療を受けるにあたって　7　おわりに

◇安心のインプラント治療—入れ歯でお困りの方へ　玉木仁著　東洋出版　2005.8　109p　21cm　1429円　ⓘ4-8096-8418-0　Ⓝ497.56
内容　1　はじめに　2　これが安心のインプラント治療　3　安心のインプラント治療Q&A　4　安心のインプラント治療の実際　5　インプラントで健康な歯によみがえる！感動の体験　6　インプラント治療を受けるにあたってQ&A　7　おわりに

◇「いい歯科インプラント治療医」を選ぶ！—完全保存版　朝日新聞出版　2012.2　290p　29cm　(週刊朝日mook)　800円　ⓘ978-4-02-274576-7　Ⓝ497.56

◇一生美味しい総義歯&インプラント—「噛めない」「合わない」「痛い」にはわけがある　波多野尚樹，石橋卓大著　小学館　2008.12　237p　18cm　(小学館101新書)　740円　ⓘ978-4-09-825011-0　Ⓝ497.56
内容　はじめに　噛めない入れ歯には理由がある　第1章　歯を失うことは人生最大のリスク　第2章　理想的な総義歯を手にする　第3章　チタンが変えた歯科医療　第4章　ここまで進んだ驚異のインプラント治療

◇入れ歯にしますか？インプラントにしますか？—あなたの"口福"はどっち？　加藤義浩著　エル書房　2009.7　174p　19cm　〈発売：星雲社〉　1300円　ⓘ978-4-434-12898-1　Ⓝ497.56
内容　プロローグ　インプラントが気持ちを、生活を、人生を変えた　第1章　インプラントは、歯の健康のための最高の選択肢　第2章　今や、インプラントは

ここまで進んでいる　第3章 口内環境を良好にするのは、あなたです　第4章 インプラントQ&A　番外編「自分の歯」で生きる喜び！　エピローグ 患者さんと向き合って治療を。名医と良医を目指したい

◇インプラント革命　青木俊明,五十嵐一,鈴木仙一,脇田雅文著　京都　東山書房　2007.1　169p　21cm　714円　①978-4-8278-1434-7　Ⓝ497.56

内容 第1章「インプラント革命」　第2章 こんなに変わる、ここまで変わる―症例集（Iさん(82歳)オールオン4を実施　Mさん(53歳)歯周病治療後にインプラントを埋入　Yさん(52歳)奥歯欠損歯へのインプラント　ほか）　第3章 あなたの疑問を解消します―よくある質問集インプラントQ&A（インプラントの治療について　オールオン4について　手術後のメンテナンス、その他の質問）

◇インプラント最新完全ガイド―QOLを高める進化したインプラントで歯科治療がこんなに変わった　元永三著　現代書林　2008.11　111p　19cm　1000円　①978-4-7745-1150-4　Ⓝ497.56

内容 第1章 なぜ、インプラントが注目されているのか？　第2章 インプラントはここまで進化した　第3章 元式分類で「自分に適したインプラント」を知る　第4章 トラブルの心配、医師選びにお答えします　第5章 私が実践するインプラント治療の実際　第6章 そこが知りたい・インプラントQ&A

◇インプラント最前線―いい歯医者選びのコツ　川添堯彬総合監修　毎日新聞社　2011.12　127p　28cm　（毎日ムック）　952円　①978-4-620-79382-5　Ⓝ497.56

◇インプラント治療で快適、安心―美しい歯とよい噛み心地を取り戻すために　水木信之著　日本放送出版協会　2003.12　174p　19cm　1200円　①4-14-011198-4　Ⓝ497.56

内容 第1章「インプラント」と人のからだ　第2章 インプラントの長所・短所　第3章 術前の診査・診断と治療計画　第4章 インプラント治療の実際　第5章 治療後のメインテナンス　第6章 ここまで進んだインプラント治療　第7章 さまざまなケーススタディ

◇インプラント治療で笑う人、泣く人―口腔外科専門医からの提言　南雲祐二著　さいたま　海苑社　2008.2　179p　21cm　1200円　①978-4-86164-052-0　Ⓝ497.56

内容 様変わりしているインプラント治療　基礎編（インプラントの歴史と基本構造　インプラントの利点）　応用編「やってよかった！」と満足できるインプラント治療を受けるポイント　快適さを追求した即日完成クリニック）　カウンセリングの重要性と治療の流れ　写真でわかる実際の症例　クリニック選び、ドクター選びのポイント　基礎から聞くインプラントQ&A　生きる力が湧いてくるインプラント　インプラント用語集

◇インプラント治療で笑った人―眠っている間の無痛快適歯科治療：インプラント治療を検討中の方に役立つ一冊！　南雲祐二著　さいたま　海苑社　2011.12　179p　21cm　〈『インプラント治療で笑う人、泣く人』(2008年刊)の改題・改訂〉　800円　①978-4-86164-102-2　Ⓝ497.56

内容 インプラント治療で笑った人からのレポート　様変わりしているインプラント治療　基礎編（1）インプラントの歴史と基本構造　基礎編（2）インプラントの利点　応用編（1）「やってよかった！」と満足できるインプラント治療を受けるポイント　応用編（2）快適さを追求した即日完成テクニックと無痛快適歯科治療　カウンセリングの重要性と治療の流れ　写真でわかる実際の症例　クリニック選び、ドクター選びのポイント　基礎から聞くインプラントQ&A　生きる力が湧いてくるインプラント

◇インプラント治療なるほどガイド―安心・安全・痛くない　2009　海苑社メディカル情報部編　海苑社　2009.8　111p　26cm　800円　①978-4-86164-075-9　Ⓝ497.56

内容 スペシャルインタビュー Mr.マリックさん―インプラントはデンタルマジック?!　1 インプラント治療のきほん（治療を受ける前に知っておきたいこと　インプラントのメリット　インプラント治療の流れ）　座談会 安全で安心なインプラント治療を受けるために　2 実際のインプラント治療（インプラントとその他の治療法との比較　インプラント治療実際の症例）　話題のクリニックを訪ねて（なかにし歯科（大阪府守口市）　溝畑歯科クリニック（大阪府東大阪市）　小山歯科医院（大阪府交野市）ほか）

◇インプラント治療なるほどガイド―安心・安全・痛くない　歯でお悩みの中高年のために　保存版　2008　秋　海苑社メディカル情報部編　海苑社　2008.11　95p　26cm　800円　①978-4-86164-062-9　Ⓝ497.56

内容 スペシャルインタビュー プロゴルファー沼沢聖一さん　1 知って得する話題のインプラント治療　座談会 テーマ「安全で確実なインプラント治療」　話題のクリニックを訪ねて　2 さらに詳しくインプラントにズームイン！

◇インプラント治療のすべて―「インプラント」のこと、本当に知っていますか？　梅田和徳著　幻冬舎ルネッサンス　2010.3　231p　19cm　1300円　①978-4-7790-0461-2　Ⓝ497.56

内容 第1章 ゴールを見据えた歯科治療　第2章 インプラント治療って？　第3章 歯科医だけが知っているインプラント治療　第4章 安心・安全！！最新のインプラント事情　第5章 求められている本当の歯科治療―全体治療が大事　第6章 間違いだらけの歯科選び

◇インプラント治療のすべてがわかる本―究極のアンチエイジング　山口貴史,榊敏男共著　メタモル出版　2006.5　173p　19cm　（医学最先端シリーズ）　1300円　①4-89595-533-8　Ⓝ497.56

内容 第1章 インプラントは最新科学です　第2章 インプラントにして良かった！ 体験談集　第3章 なぜインプラント治療を選択するのか　第4章 インプラントのメリット　第5章 ここまでできる！ 最先端インプラント

◇「インプラント」治療費あなたは満足？ 不満足？―インプラント治療は高ければいい治療というわけではありません。　村田耕一著　さいたま　海苑社　2008.12　195p　19cm　1200円　①978-4-86164-063-6　Ⓝ497.56

内容 第1部 インプラント治療をいろいろな角度から考える（入れ歯からインプラントへ　インプラントのしくみとその治療法　インプラント治療の実際　顎関節症の治療　インプラントって安心・安全　当院でのインプラント症例　当院でのインプラント患者さんの声）　第2部 自利利他を目指す社会派歯科医師―村田耕一氏の軌跡（ノンフィクション作家・村尾国士）

医療と健康　　　　　　　　　　　　　　　　　　　　　　　　　　　　　　　　　　　　　歯の治療

◇インプラント治療まるわかりBOOK ―安心・安全・痛くない 保存版　海苑社メディカル情報部編　海苑社　2010.11　95p　26cm　800円　①978-4-86164-086-5　Ⓝ497.56
[内容] スペシャルインタビュー プロゴルファー・横田真一さん　インプラントセンター訪問記　オールオン4ってどんな治療？　漫画「インプラントってなあに？」　話題のクリニックを訪ねて　骨が少ないから、とインプラントをあきらめていませんか？　インプラント治療の流れ　インプラント症例集〔ほか〕

◇インプラントで新しい生活　加藤大幸著　現代書林　2005.7　223p　19cm　〈「究極の歯科治療」(2004年刊)の改訂版〉　1500円　①4-7745-0706-7　Ⓝ497.56
[内容] 第1章 噛み合わせ　第2章 最新歯科治療・インプラント　第3章 歯列矯正と審美治療　第4章 進化する歯科治療　あとがき 時代の流れ・求められる医療

◇インプラントで幸せをつかむ人、つかめない人。吉見哲朗著　海苑社　2011.7　156p　21cm　1000円　①978-4-86164-089-6　Ⓝ497.56
[内容] 序章 院長のひとりごと　第1章「インプラントにして本当によかった！」心からの笑顔を手に入れた患者さん 感動の声　第2章 よい歯科医院の探し方とアップル歯科の取り組み　第3章 インプラントって何だろう　第4章 最新のインプラント治療と難しいケースの対応　第5章 わかって安心 インプラントQ&A

◇インプラントで復活！食べる幸せ―快適な人生を送るために　中島和敏著　前橋　上毛新聞社出版局(製作・発売)　2006.2　119p　21cm　1200円　①4-88058-944-6　Ⓝ497.56

◇インプラントの教科書―成功率95％以上を誇る歯科医が書いた　入江修充著　現代書林　2011.7　189p　19cm　1300円　①978-4-7745-1315-7　Ⓝ497.56
[内容] 第1章 インプラントを1から学ぶ(インプラントの歴史をひもとく　歯を失うと、どうなるのか)　第2章 インプラント治療の実際　第3章 インプラントにして良かった！　第4章 インプラントQ&A―インプラントの疑問、何でもお答えします！　付章 安心してインプラント治療を受けるために―失敗しないための歯科医院選び

◇インプラントの実際―噛める幸せ　辻本仁志著　農山漁村文化協会　2004.9　236p　19cm　〈健康双書〉　1333円　①4-540-04182-7　Ⓝ497.56
[内容] 第1章 インプラントってどんなもの　第2章 インプラント治療の実例集　第3章 安心してインプラント治療(成功するインプラント治療を受けるには　全身的な問題(病気)とインプラント　インプラント治療の失敗例をみる)

◇インプラントのすべてがわかる本―正しくケアして長持ちさせるために　吉田格著　保健同人社　2007.7　154p　21cm　1300円　①978-4-8327-0337-7　Ⓝ497.56
[内容] 序章 インプラントを長持ちさせるコツとは　第1章 インプラントを選ぶ理由　第2章 インプラントの診断と治療　第3章 長持ちのカギは噛み合わせ　第4章 メンテナンスと定期健診　終章 高齢社会とインプラント

◇インプラントの成功は「医院選び」で決まる!!―実績・技術・設備・費用のウソ？ホント？　きぬた久和著　名古屋　ブイツーソリューション　2010.3　131p　21cm　〈発売：星雲社〉　1000円　①978-4-434-14338-0　Ⓝ497.56
[内容] 第1章 これってホント？インプラントの噂　第2章 インプラント医院の姿勢は費用でわかる　第3章 インプラント治療とは　第4章 担当医別症例紹介

◇インプラントの正しい知識と歯科医の選び方―累計1万本のインプラントを成功させた医師が語る　松本正洋著　エル書房　2009.12　207p　19cm　〈発売：星雲社〉　1300円　①978-4-434-13517-0　Ⓝ497.56
[内容] 第1章 インプラントってどんなものか、ご存じですか？　第2章 インプラントでこんなに変わりました！　第3章 インプラントは怖くない、痛くない、危なくない　第4章 今や、インプラント手術に欠かせない、CT撮影　第5章 もう1つの不安、費用について　第6章 これが最先端のインプラント　第7章 あなたの歯科医院選びは、まちがっていませんか？　第8章 治療中、治療後の疑問をすっきり解消　第9章 インプラントで人生は変わる

◇インプラントの達人「成功率100％」の秘密　島本敏宏著　現代書林　2006.10　135p　19cm　1000円　①4-7745-0793-8　Ⓝ497.56
[内容] 第1章 教えます！インプラント治療のお金の秘密　第2章 誰も言わない「インプラント専門」の看板の裏　第3章「一生保証」できてこそ本物のインプラント治療　第4章 私の目標はインプラント治療専門の「ザ・インプランター」

◇インプラントDr.が受けた安心安全インプラント治療　藤森達也,小沼正樹共著　海苑社　2011.3　147p　21cm　1200円　①978-4-86164-090-2　Ⓝ497.56
[内容] 第1章 本当に勧めたいインプラント治療の基礎知識(インプラントってなんですか　骨に金属(チタン)を埋めてもいいのですか ほか)　第2章 安全で痛みの少ないインプラント治療の実際　第3章 最先端のインプラント治療とは　第4章 不安を解消するインプラント治療の素朴はなぜ　第5章 インプラント治療用語集

◇絵で見てなっとくインプラントQ&A ―安心・快適にお使いいただくために 決定版　さきがけ著　砂書房　2010.5　37p　31cm　3800円　①978-4-901894-78-4　Ⓝ497.56

◇オール・オン・フォー―進化したインプラント治療　金子茂著　現代書林　2010.3　99p　19cm　1300円　①978-4-7745-1233-4　Ⓝ497.56
[内容] 第1章 歯がなくなってもまだ大丈夫！　第2章 1日で噛めるようになるオール・オン・フォー　第3章 オール・オン・フォー治療後の生活とメンテナンス　第4章 他にもある、あなたの口をキレイに元通りにする方法

◇かめる喜び、革新的治療のすべて―入れ歯からインプラントへ 安心・安全なインプラント治療　鳥村敏明著　名古屋　中部経済新聞社　2006.4　121p　21cm　1500円　①4-88520-103-9　Ⓝ497.56
[内容] 1 これからの常識―入れ歯をやめてインプラントにしましょう。　2 不安や疑問を安心に！―インプラントQ&A　3 インプラントにしてよかった！―体験者の声　4 中部経済新聞掲載コラム

◇患者が語るワンデイインプラント　石島恵子著,中平宏監修　ネコ・パブリッシング　2008.11

歯の治療　　　　　　　　　　　　　　　　　　　　　　　医療と健康

136p　21cm　1143円　①978-4-7770-5241-7
Ⓝ497.56
内容　第1章　ワンデイインプラントとは（あなたは入れ歯派？　インプラント派？　入れ歯のいいところ、インプラントのいいところ　どちらにも欠点はある　いいとこ取りで短所を解消！それがワンデイインプラント）　第2章　これがワンデイインプラントだ！（ワンデイインプラントとは　ワンデイインプラント症例集　データで見るワンデイインプラント）　第3章　ワンデイインプラントの治療体験（密着！ワンデイインプラント手術　インタビュー1　若松重幸さん・早苗さん　インタビュー2　本田範子さん　インタビュー3　秋山亮一さん（仮名）　インタビュー4　佐藤静枝さん　インタビュー5　渡辺隆士さん　インタビュー6　宮本よしこさん　インタビュー7　後藤照雄さん　インタビュー8　大島寿さん）　第4章　ワンデイインプラントQ&A

◇患者さんがすすめる歯科インプラントならこの先生　歯科インプラント編集委員会編　誠文堂新光社　2008.9　259p　19cm　1300円　①978-4-416-80892-4　Ⓝ497.56
内容　第1章　北海道・東北編　第2章　関東編　第3章　中部・北陸編　第4章　近畿編　第5章　中国・四国編　第6章　九州編

◇患者さんのためのインプラント―インプラントの正しい知識　佐藤甫幸, 佐藤毅著　口腔保健協会　2007.3　41p　30cm　2800円　①978-4-89605-227-5　Ⓝ497.56
内容　序章（口腔領域の解剖）　インプラントとは　インプラント治療の進め方　誰にでもできるのだろうか　インプラントと入れ歯の違い　インプラントの治療法　手術後の注意　骨がない場合はどうするか　実際の症例　インプラントを入れた後の注意　Q&A　付録　質問表（問診表）

◇患者さんのためのインプラント最新治療―歯は健康長寿の源　塩路昌吾著　ルネッサンス・アイ　2010.2　229p　19cm　〈発売：本の泉社〉　1300円　①978-4-904311-18-9　Ⓝ497.56
内容　第1章　若さと健康に深くかかわる歯　第2章　美しく正しい歯並びを取り戻すために　第3章　インプラントの進化　第4章　多様化する治療法　第5章　トラブルを防ぐために　第6章　治療の進め方　第7章　治療後のメンテナンス

◇基礎からのインプラント治療―患者さんに伝えたい　池田賢二著　半田　一粒書房　2010.5　78p　21cm　1300円　①978-4-901887-93-9　Ⓝ497.56

◇究極のエコ・インプラント―IIC方式なら入れ歯不用でその日から噛める　早川雅俊著　ごま書房新社VM　2009.7　179p　19cm　1200円　①978-4-341-08408-0　Ⓝ497.56
内容　第1章　インプラントは、「早川・IIC方式」を選ぶ人が増えています　第2章　「早川・IIC方式」はここがちがう！　第3章　みなさん、こうして快適になりました　第4章　インプラントでもアフターケアが大切です　第5章　やっぱり入れ歯のままじゃダメですか？

◇切らない。腫れない。その日に歯が入る。―デジタルインプラントのすべて　小谷武司, 古野義之, デジタルインプラント研究会共著　京都　東山書房　2011.12　181p　21cm　714円　①978-4-8278-1514-6

内容　1章　はじめに　2章　インプラントとは　3章　これまでのインプラント治療　4章　デジタルインプラントへの道　5章　デジタルインプラントとは　6章　デジタルインプラントの手順　7章　デジタルインプラント症例　8章　患者さまインタビュー　9章　なぜ、デジタルインプラントなのか。　10章　インプラントQ&A　医院紹介

◇曇り時々インプラント―歯科インプラント治療は、皆さんを晴れに出来るか？　髙村剛著　市田印刷出版　2010.8　138p　21cm　〈発売：星雲社　漫画：一丸〉　1300円　①978-4-434-14796-8　Ⓝ497.56
内容　髙村先生、インプラントを取り巻く環境について現状を語る―安いことはホントにいいこと！？？　インプラント治療をやる歯科医師の資格は―インプラントのお勉強　やりたいと思った時期が一番旬な時期―インプラント治療に踏みきる適切なタイミングは　患者も学びなさい―患者さんもインプラントをキチンとした目で見よう　脱インプラント！！―インプラント治療をしないで済む治療がもっと大事　骨って作れるの？―ボーンメイキング　インプラントが高い理由―高額と言われるインプラントの費用　大学でのインプラントトレーニング―将来を見据えた診断　インプラント治療ができない患者、できる患者―内科的リスクのある人とインプラントに適している人　雑学患者と自信のない医師―インプラントの正しい知識と間違った知識を持っている患者さん〔ほか〕

◇ここまで来た！最先端インプラント治療―人生をもっと楽しむために　覚本嘉美著　海苑社　2008.6　145p　19cm　1200円　①978-4-86164-056-8　Ⓝ497.56
内容　1　インプラント最前線　2　インプラントの基礎知識　3　インプラント治療の実際　4　インプラント体験談　5　インプラントQ&A　付録　インプラントをよりご理解いただくために

◇50歳からのインプラント―歯科治療のそこが知りたい！　萩原芳幸, 葉山めぐみ著　小学館　2005.11　126p　21cm　1300円　①4-09-310378-X　Ⓝ497.56
内容　第1章　インプラントへの素朴な疑問　第2章　治療はどのように行われるのか　第3章　歯医者さんの選び方・つき合い方（新・医者にかかるための10箇条（厚生労働白書より）　健全なインプラント治療のあり方　ほか）　第4章　役に立つインプラント生活情報　第5章　歯科インプラント突撃！体験記

◇50歳からの歯から若返る生き方―1日でキレイな歯が入るワンデイインプラント　中平宏著　幻冬舎メディアコンサルティング　2008.11　193p　19cm　〈発売：幻冬舎〉　1200円　①978-4-344-99652-6　Ⓝ497.56
内容　第1章　悩んでいるのはあなただけではない　第2章　歯の「常識」は本当か？　第3章　治療選びは、生き方を選ぶこと　第4章　歯を若々しく保つ生活習慣　第5章　歯から始める身体と心のヘルシーエイジング

◇これで安心！インプラント―入れ歯・ブリッジより快適、長持ち　日本人にピッタリの最新治療法　結城吉成著, 浦口昌秀監修　大和出版　2005.10　142p　21cm　1200円　①4-8047-6122-5　Ⓝ497.56
内容　第1章　インプラントって何？　第2章　インプラントのメリットとデメリット　第3章　インプラントの歴史　第4章　プラトン・インプラントの特徴　第

5章 インプラント体験者の声　第6章 インプラント実践研究会クリニック紹介
◇これなら安心インプラント治療─よくわかる歯科インプラントの絵本　伊藤輝夫編，日本歯周外科学会監修　ゼニス出版　2004.11　50p　22×22cm　2000円　Ⓘ4-901360-03-5　Ⓝ497.56
◇こんなにも安いインプラント治療があった──一泊二日で入れ歯に固定するミニインプラント！歯は一生の宝物　早川雅俊著　善本社　2008.8　159p　19cm　1300円　Ⓘ978-4-7939-0447-9　Ⓝ497.56
　内容　第1章 ミニインプラントって何？　第2章 ミニインプラントのオペの実際　第3章 ミニインプラントのモデルケース　第4章 歯を抜かない治療法あれこれ─本来歯は一生使えるもの　第5章 これ以上歯を失わないためには？　第6章 1日の生活の極め方　第7章 食事のコツ
◇最新インプラント読本─知らぬと怖いインプラントの秘密18　2009　伊藤正夫監修，河原康二，近藤公一郎，高村剛，筒井啓介，守屋啓吾，山内美香著　ごま書房　2008.11　181，14p　19cm　1200円　Ⓘ978-4-341-08391-5　Ⓝ497.56
　内容　第1章 インプラント治療の最前線（10年後を見据えた耐久性のある治療を（筒井歯科医院院長・筒井啓介）　天然の歯とインプラントの違いとは（近藤歯科医院院長・近藤公一郎）ほか）　第2章 インプラント最新事情レポート（インプラント事故の社会的背景について（メデントインスティテュート代表・伊藤正夫）　インプラント事故の医学的背景について（メデントインスティテュート代表・伊藤正夫）ほか）　第3章 最高の笑顔「ハリウッドスマイル」を求めて（インプラントと身体について（近藤歯科医院院長・近藤公一郎）　インプラント治療の手順について（医療法人翔聖会理事長・河原康二）ほか）　第4章 高度先端歯科医療の現在（歯槽骨が吸収した人のための治療1（医療法人高村歯科医院理事長・高村剛）　歯槽骨が吸収した人のための治療2（医療法人翔聖会理事長・河原康二）ほか）
◇最新インプラント読本─インプラント危機に陥らないために　2010　伊藤正夫監修　本の泉社　2010.3　143p　19cm　〔執筆：石井日出明ほか〕1143円　Ⓘ978-4-7807-0238-5　Ⓝ497.56
　内容　最新インプラント動向　インプラント危機とは　インプラントが抱える問題　インプラントが顎の骨と結合するということ　廃れゆく手術技法　インプラント危機を回避するボーンメイキング　痛くないインプラント手術とは　快適な口の環境，美しい歯　インプラント治療を阻むもの　希望の灯火，生涯治療　モナコより二〇一〇年のインプラントを占う
◇最新インプラント読本　2011　新福泰弘，河原康二，筒井啓介，守屋啓吾，平川陽基，山内美香，石田修著，伊藤正夫監修　小学館スクウェア　2011.4　143p　19cm　1143円　Ⓘ978-4-7979-8734-8　Ⓝ497.56
　内容　耐久性のある歯科治療法について　天然の歯とインプラントの違い　骨結合型人工歯根＝現代インプラント　インプラントの生物学　インプラントと細菌との戦い　メンテナンスの重要性とインプラントの寿命　上顎奥歯のインプラント　上顎前歯のインプラント　下顎奥歯のインプラント　下顎前歯のインプラント〔ほか〕
◇最新インプラント読本　2012　伊藤正夫監修，中沖泰三，上田倫生，木川敬一，荒尾誠子，守口憲三，守口和音　小学館スクウェア　2012.5　127p　19cm　1143円　Ⓘ978-4-7979-8736-2　Ⓝ497.56
　内容　10年経過インプラントの相当数が歯周病と同じ症状を示す　インプラント治療の耐久性を考える　インプラント周囲炎を克服する　インプラントと共に生きる　インプラント周囲炎を予防するインプラント精密治療　天然の歯とインプラントの違い　骨結合型人工歯根＝現代インプラント　インプラントの生物学　インプラントと細菌との戦い〔ほか〕
◇最新式インプラント完全ガイド─快適な日々を過ごしていただくために　深井眞樹著　現代書林　2003.10　126p　21cm　1300円　Ⓘ4-7745-0564-1　Ⓝ497.56
　内容　第1部 インプラントの基礎知識─最高のインプラントにめぐりあうために！　第2部 インプラント治療の実際─紀尾井町プラザ歯科での診療例（インプラント治療の流れ　インプラント治療ケーススタディ　体験談）　インプラントについてのQ&A
◇最新・成功するインプラント治療の受け方　鈴木純二著　桐書房（発売）　2008.6　189p　19cm　1200円　Ⓘ4-87647-728-9　Ⓝ497.56
　内容　第1章 インプラント最前線　第2章 インプラントの可能性と入れ歯の限界　第3章 インプラントへの第一歩は正しい治療法を知ること　第4章 インプラント治療が受けられる条件　第5章 インプラントなんでも相談　第6章 インプラント（SMAP）矯正
◇最新・成功するインプラント治療の受け方　鈴木純二著　改訂版　桐書房（発売）　2011.2　187p　19cm　1200円　Ⓘ978-4-87647-781-4　Ⓝ497.56
　内容　第1章 インプラント最前線　第2章 インプラントの可能性と入れ歯の限界　第3章 インプラントへの第一歩は正しい治療法を知ること　第4章 インプラント治療が受けられる条件（自分の歯が一本もない場合も一度の処置でOK　上あごの最新治療「All on 4」（オール・オン4）ほか）　第5章 インプラントなんでも相談
◇サクセスフルエイジングインプラント　砂盃清著　海苑社　2012.6　180p　21cm　（Dr.イサハイの歯科がよくわかるシリーズ 1　インプラント）　1200円　Ⓘ978-4-86164-106-0
　内容　1 インプラント治療の基本を知ろう─インプラントは失った歯を補う安心・安全な治療　2 インプラント治療についてもっと詳しく知ろう─最先端歯科医療とCTスキャン（Computed Tomographyコンピューター断層撮影）（インプラントが他の治療法より勝っている点はどのようなことですか？　インプラント治療に向いている人，向いていない人（できない人）はいますか？ほか）　3 実際のインプラント治療について─最新治療を確実に行うために　4 リスクを克服し，より長持ちさせる「セーフティ・インプラント」─サクセスフルエイジングとインプラント
◇歯科インプラント早わかりガイド─噛める喜びを取り戻そう！　きぬた久和著　名古屋ブイツーソリューション　2006.12　139p　19cm　〈発売：星雲社　奥付のタイトル：インプラント早わかりガイド〉　900円　Ⓘ978-4-434-10206-6　Ⓝ497.56

［内容］1 インプラント治療Q&A　2 インプラント治療の流れ　3 インプラント治療の症例（1歯欠損　2〜5歯欠損　6歯以上欠損）

◇知らないと怖いインプラント治療―後悔しない20のポイント　抜井規泰著　朝日新聞出版　2009.8　191p　19cm　1200円　Ⓘ978-4-02-250608-5　Ⓝ497.56
［内容］第1章 歯医者さんがインプラントを勧める本当の理由　第2章 知って安心！インプラントの良い点、悪い点　第3章 怖いトラブルを未然に防ぐ　第4章 ここをチェック！ヤブ医者と名医の見分け方　第5章 正しい知識で快適なインプラント生活を！（「定期的に」海外の学会に出向いている歯医者さん　海外かぶれでない歯医者さん）

◇新・成功するインプラント治療の受け方　鈴木純二著　桐書房（発売）　2003.10　185p　19cm　1200円　Ⓘ4-87647-612-8　Ⓝ497.56
［内容］第1章 インプラント最前線　第2章 インプラントの可能性と入れ歯の限界　第3章 インプラントへの第一歩は正しい治療法を知ること　第4章 インプラント治療が受けられる条件　第5章 インプラントなんでも相談　第6章 インプラント（SMAP）矯正

◇新・成功するインプラント治療の受け方　鈴木純二著　改訂版　桐書房（発売）　2006.3　189p　19cm　1200円　Ⓘ4-87647-684-5　Ⓝ497.56
［内容］第1章 インプラント最前線　第2章 インプラントの可能性と入れ歯の限界　第3章 インプラントへの第一歩は正しい治療法を知ること　第4章 インプラント治療が受けられる条件　第5章 インプラントなんでも相談　第6章 インプラント（SMAP）矯正

◇人生の楽しみを損しない、かみあわせでしあわせに―30分でわかる！安心の歯周病・インプラント治療　三串雄俊著　インサイド・パブリッシング　2012.2　94p　19cm　743円　Ⓘ978-4-904882-02-3　Ⓝ497.26

◇成功症例4000！の達人が語るインプラントの真実　島本敏宏著　現代書林　2007.12　133p　19cm　〈「インプラントの達人「成功率100%」の秘密」（現代書林2006年刊）の増訂〉　1000円　Ⓘ978-4-7745-1091-0　Ⓝ497.56
［内容］第1章 教えます！インプラント治療のお金の秘密　第2章 誰も言わない「インプラント専門」の看板の裏　第3章 「一生保証」できてこそ本物のインプラント治療　第4章 インプラント治療専門の「ザ・インプランター」カルテ

◇成功率100％へ！！インプラントは実績設備費用で選べ！　きぬた泰和著　名古屋　ブイツーソリューション　2008.5　133p　21cm　〈発売：星雲社〉　1000円　Ⓘ978-4-434-11970-5　Ⓝ497.5
［内容］プロローグ インプラントは医院選びが重要です　第1章 インプラントとは？　第2章 インプラント治療の流れ　第3章 インプラントのビフォー・アフター　第4章 こんな方々がインプラント治療を受けられました　第5章 インプラントQ&Aよくある質問

◇成功率100％へ！！信頼できるインプラントとは―「第二の永久歯」で入れ歯の悩み解消！　きぬた泰和著　名古屋　ブイツーソリューション　2007.4　129p　21cm〈発売：星雲社〉　1000円　Ⓘ978-4-434-10489-3　Ⓝ497.56

［内容］1 インプラントについて　2 インプラント治療の流れ　3 インプラントの症例　4 患者様の声　5 インプラントQ&A

◇成功率100%のインプラントとは　きぬた泰和著　名古屋　ブイツーソリューション　2009.4　138p　21cm　〈発売：星雲社〉　1000円　Ⓘ978-4-434-13147-9　Ⓝ497.56
［内容］第1章 これだけは知っておきたいインプラント治療の基本　第2章 事前にチェックしておこう！よい医院選びのポイント　第3章 どんな人が治療したの？インプラント治療の症例　第4章 問診から定期検診までインプラント治療の流れ　第5章 よくある質問インプラントQ&A

◇世界基準のインプラント治療　三冨純一著　海苑社　2011.4　115p　21cm　1200円　Ⓘ978-4-86164-092-6　Ⓝ497.56
［内容］第1章 今、最も注目されるインプラントの魅力　第2章 インプラントの基礎知識　第3章 もっと知りたい！インプラントのこと―インプラントの疑問を解決　第4章 インプラントが私にくれたもの―患者さま体験談　第5章 当院のインプラント技術について　第6章 納得できる治療を受けるために―クリニック選びのポイント

◇世界標準のインプラント治療―知らないと後悔する！　井上裕之著　現代書林　2009.7　175p　19cm　1300円　Ⓘ978-4-7745-1203-7　Ⓝ497.56
［内容］第1章 なぜ私は、入れ歯ではなく、インプラントをすすめるのか（健康や美しさは先送りできない　あなたに合った一番いい治療を提案したい　インプラントは欠損歯を補う最高の治療　インプラントの安全性は世界で実証済み）　第2章 インプラントの手術はこわくない！（確実な治療を行うために重要な検査・診断　安全・安心の治療はこう行われる　術後のメンテナンス　むずかしい症例私が提案した新しい治療　膨大な学習と経験に裏付けられた治療技術）　第3章 インプラントの価値と、適正な料金（歯の治療は自分への投資　インプラントに適正価格はあるか）　第4章 いい歯科医師との出会いが、すべてを決める（あなたに合った歯科医師を探す目安は？　よい歯科医師を見きわめるチェックポイント

◇絶対失敗しないインプラント―体も心も若返る！最新治療のすべて　増岡健司著　廣済堂出版　2007.6　156p　19cm　1100円　Ⓘ978-4-331-51230-2　Ⓝ497.56
［内容］第1章 インプラントって、どういうもの？　第2章 インプラント治療の実際　第3章 こんな方にはインプラントがおすすめです　第4章 インプラントで失敗しないために　第5章 口腔の悩みを解決しましょう

◇それからの裸のインプラント―井上孝vs原正幸　井上孝,原正幸共著　デンタルダイヤモンド社　2008.4　127p　31cm　8200円　Ⓘ978-4-88510-147-2　Ⓝ497.56

◇そんないいかげんなインプラントはやめなさい！―危ない歯医者さんの見分け方　島本敏宏著　現代書林　2009.4　142p　19cm　1100円　Ⓘ978-4-7745-1189-4　Ⓝ497.56
［内容］はじめに 「歯医者氷河期」で、「にわかインプランター」が増殖している　第1章 ご存じですか？「任せられるインプランター」の条件を　第2章 患者さん、治療費の裏を知って賢くなりましょう　第3

章「未熟な歯科医とセンター」が使うウソと逃げ口上　第4章「危ない歯科医とセンター」を知る、見分ける　第5章 5000症例の一部ですが、「私のカルテ」をお見せします　あとがき「満足できるインプラント」で、とことん人生を味わってください

◇大革命手術を治療に変える大口式インプラント　大口弘著　みずほ出版新社　2007.11　119p　21cm〈発売：コアラブックス〉　1300円　①978-4-86097-252-3　Ⓝ497.56

内容 プロローグ 噛めないことは悲劇　第1章 大口式インプラント法はこうして生まれた！　第2章 大口式インプラントはここが違う！　第3章 良い歯科医を見極める　第4章 私の『大口式インプラント法』体験談　エピローグ 本物の歯科医療とは　付録1 選択肢はたくさんある！ 最新歯科医療あれこれ　付録2 認定医取得医院ご紹介

◇Dr.ナカヒラのその日から噛めるワンデイ・インプラント　中平宏著　生活情報センター　2006.8　128p　21cm　1238円　①4-86126-276-3

内容 第1章 インプラントってどんなもの？（噛めることってすばらしい（噛むことの役割）　歯を失うとこんなに怖い ほか）　第2章 ワンデイ・インプラントのススメ　第3章 実践！ ワンデイ・インプラント　第4章 1日でこんなに変われる！　巻末付録 協力インプラント治療院リスト

◇はじめてのインプラント治療　矢島安朝, 関根秀志, 藤関雅嗣, 牧野寛編　医歯薬出版　2008.4　152p　28cm　　　（歯界展望別冊）　5500円　Ⓝ497.56

◇裸のインプラント──インプラント職人・原正幸vs病態学者・井上孝　原正幸, 井上孝共著　デンタルダイヤモンド社　2006.4　111p　31cm　7600円　①4-88510-988-4　Ⓝ497.56

内容 情報の発信源から　骨組織（歯槽骨）　骨の活性化　骨形成の条件　十分な骨形成細胞がない場合　十分な成長因子がない場合　メカニカルストレスと骨形成　歯科治療の問題点　インプラント病態の誕生　インプラントと創傷の治癒〔ほか〕

◇歯は抜くな──インプラントの落とし穴 Dr.イワタの本気のアドバイス　岩田有弘著　文溪堂　2007.3　125p　21cm　1300円　①978-4-89423-523-6　Ⓝ497.2

内容 第1章 虫歯を防ぐには、まず予防から（一生、自分の歯を保つには？）　第2章 予防で守ろう、白分の歯！（歯周病にならないためには？　フッ素で虫歯を予防する　気になる口臭を減らすには？　噛み合わせが原因で頭痛・肩こりに？　第3章 インプラントは良いもの？ 悪いもの？（私がインプラントをすすめない理由　歯科インプラントの問題点　歯科インプラントは第三の歯になりうるか　インプラントの進歩と限界）　第4章 私が行っている歯科治療（歯は1日で治るのか？　3Mix‐MPは夢の治療法？　歯の神経を残すことがなぜ重要なのか）　第5章 治療の症例と、感染予防対策について（症例1 抜くと診断された歯を治す　症例2 見た目はよいが根管治療が不十分　歯科医院でも十分な感染予防対策を！）

◇歯は残せ──知らないと怖いインプラント Dr.イワタの本気のアドバイス　岩田有弘著　文溪堂　2009.6　163p　21cm〈絵：相澤るつ子〉　1300円　①978-4-89423-639-4　Ⓝ497.2

内容 第1章 なるべく自分の歯を残そう！　第2章 健康な歯を保つには、まず予防から　第3章 歯を抜か

ないための治療　第4章 歯の根を残す根管治療　第5章 現在の歯科医療の問題点とは…　第6章 私が目指す歯科治療　第7章 インプラントの良い所・悪い所　セルフメインテナンスの自己チェック表

◇本当にインプラントでいいの？──歯科医師発インプラント事故は対岸の火事じゃない　谷口悦子著, A歯科タニグチ会監修　ルネッサンス・アイ　2010.9　167p　19cm〈発売：本の泉社〉　1300円　①978-4-904311-26-4　Ⓝ497.56

内容 第1章 インプラント使い回し疑惑の核心に迫る　第2章 まだあるインプラント治療の事故、訴訟　第3章 インプラント治療って大丈夫なの？　第4章 インプラント裏体験談　第5章 本当の治療あるべき医療

◇まだ、入れ歯ですか？ インプラントで10倍得する人生をつかむ！　及川均著　ジュリアン　2012.1　190p　19cm　1200円　①978-4-902584-99-8　Ⓝ497.56

内容 第1章 健康を支える大切な歯　第2章 インプラントの基礎知識　第3章 インプラントと歯周病　第4章 当院の歴史と私がインプラント専門医になるまで　第5章 及川インプラントシステムとは　第6章 インプラント体験談　第7章 患者さまに心から満足していただくために　第8章 スタッフ一丸となったチーム医療

◇マンガでわかる！！歯科インプラント　きぬた久和著, いわみせいじ画　名古屋 ブイツーソリューション　2007.8　125p　21cm〈発売：星雲社〉　1200円　①978-4-434-10907-2　Ⓝ497.56

内容 第1話 インプラント・入れ歯・ブリッジ対抗戦（インプラント治療と他の施術の違い）　第2話 インプラント治療の流れ──中国赴任前の斉藤さんの場合（インプラント治療のフローチャート　第1次治療について　第2次治療について　メンテナンスについて　インプラント治療は「医療費控除」の対象になります。　第3話 ナゾの東洋美人　第4話 秘められた装身具

◇もう、入れ歯じゃないよ。──人生を変えるインプラント　大口弘著　名古屋 中日新聞社　2006.9　191p　19cm　1800円　①4-8062-0523-0　Ⓝ497.56

◇もうインプラントで悩むのはやめなさい！！──治療前の「不安のすべて」に応えます！　きぬた泰和著　名古屋 ブイツーソリューション　2010.4　169p　21cm〈発売：星雲社〉　1200円　①978-4-434-14436-3　Ⓝ497.56

内容 1 インプラントの成功は「医院選び」にかかっています！　2 インプラント治療とは？　3 インプラント治療の流れ　4 インプラント治療Q&A　5 症例紹介/患者さんの声

◇よくわかる歯科インプラント治療　加藤大幸著　現代書林　2007.6　238p　19cm〈『インプラントで新しい生活』（2005年刊）の改訂〉　1200円　①978-4-7745-1047-7　Ⓝ497.56

内容 第1章 最新歯科医療・インプラント　第2章 噛み合わせ　第3章 審美治療　第4章 進化する歯科治療

◇若返りのインプラント革命　近藤公一郎, 岩本一男, 梅川哲也, 岡正彦, 金田徳煥, 筒井啓介, 新福泰弘, 田中英俊著, 伊藤正夫監修　改訂版　本の泉社（発売）　2005.11　134, 16p　19cm　1200円　①4-88023-433-8　Ⓝ497.56

◇⃞内容⃟ 1 歯科医院で断られた人もよみがえる若返りのスーパーインプラント治療 2 数カ月も待てないゲストのために——スーパークイックテクニック＝ワンデーインプラント治療（これ以上合わない入れ歯の不自由さに我慢できない） 3 インプラントはもう、痛くない、怖くない、安心—「痛くない」から「快適さの追求」へ、エキスパートだから実現できる本当の無痛治療（怖がりの方でも安心、治療はうつらうつらの状態で）

◇わかり易いインプラント治療ガイド—「第二の永久歯」で噛む喜びを！　きぬた泰和著　名古屋　ブイツーソリューション　2005.7　151p　19cm　〈発売：星雲社〉　900円　Ⓣ4-434-06121-6　Ⓝ497.56
⃞内容⃟ 第1ステージ インプラント治療Q&A　第2ステージ インプラント治療の主な流れ　第3ステージ インプラント治療の症例（1歯欠損 2〜5歯欠損 多くの歯を失った症例）

◇わかり易いインプラント治療ガイド—「第二の永久歯」で噛む喜びを！　きぬた泰和著　新装版　名古屋　ブイツーソリューション　2006.12　151p　19cm　〈発売：星雲社〉　900円　Ⓣ978-4-434-10186-1　Ⓝ497.56
⃞内容⃟ 第1ステージ インプラント治療Q&A　第2ステージ インプラント治療の主な流れ　第3ステージ インプラント治療の症例（1歯欠損 2〜5歯欠損 多くの歯を失った症例）

◇Dr.ナカヒラのワンデイインプラント—1日でキレイな歯が入る　中平宏著　ネコ・パブリッシング　2007.11　136p　21cm　1238円　Ⓣ978-4-7770-5225-7　Ⓝ497.56
⃞内容⃟ 第1章 ワンデイインプラントとは　第2章 実践！ワンデイインプラント 特集やってよかった！ワンデイインプラント　第3章 1日でこんなに変われる！　第4章 噛むことは生きること　第5章 あなたのワンデイインプラント治療

◇Q&A「インプラント治療」がよくわかる本　松成淳一，佐藤大輔著　セルバ出版　2009.6　167p　21cm　〈発売：創英社〉　1500円　Ⓣ978-4-86367-003-7　Ⓝ497.56
⃞内容⃟ 1 インプラントってどういう歯の治療のこと 2 インプラント治療のしくみは 3 インプラント治療の実際は 4 インプラント治療後のメンテナンス・定期検診は 5 インプラント治療にかかる費用・保険適用は 6 歯科医院・ドクターを選ぶポイントは

眼の治療

◇あなたの眼は大丈夫？——中高年の眼の病気　本田孔士著　岩波書店　2003.3　210p　18cm　（岩波アクティブ新書）　740円　Ⓣ4-00-700067-0　Ⓝ496.3
⃞内容⃟ 1 中高年からの眼の病気 2 白内障とはどんな病気か 3 緑内障とはどんな病気か 4 眼底出血を起こす中高年の病気 5「糖尿病網膜症」とはどんな病気か 6「加齢黄斑変性症」とはどんな病気か 7 中高年の「網膜剥離」と類縁の病気 8 中高年のぶどう膜炎・ぶどう膜腫瘍 9 中高年の視神経・視中枢の病気 10 中高年の複視 11 症状からみた中高年の眼の病気

◇あなたの眼は大丈夫？——気づかない眼の病気30症例　足立和孝著　ジュリアン　2010.5　219p　19cm　1200円　Ⓣ978-4-902584-86-8　Ⓝ496.3
⃞内容⃟ 第1章「地域の眼科医」になるまで　第2章「眼の病気」症例集　第3章「眼の疑問」にズバリ回答！　第4章 眼科医療の今これから

◇イントラレーザーで新よみがえる視力　矢作徹著　ウィズダムブック社　2004.11　218p　19cm　1000円　Ⓣ4-901347-14-4　Ⓝ496.42
⃞内容⃟ 第1章 屈折治療はイントラレーシックへ　第2章 屈折度数と角膜ベット　第3章 レーザーで近視がなぜ治る　第4章 レーシックを超えたイントラテクノロジー　第5章 レーザー装置でこんなに違う　第6章 屈折治療の問題点　第7章 実績と術後データ　第8章 治療を受けるまで　第9章 NPレンズ　第10章 屈折治療Q&A

◇イントラレーシックで近視が治る！——世界一の症例数 メガネ&コンタクトを不要にした21世紀の近視治療テクノロジー　青山勝著　ビーファイル　2006.1　197p　19cm　〈発売：ブックマン社〉　952円　Ⓣ4-89308-624-3　Ⓝ496.42
⃞内容⃟ 1 そもそも、イントラレーシックとは何なのかを正しく理解しましょう　2 エキシマレーザーによる角膜蒸散システムと、常に進化を続ける屈折矯正手術について　3 検査から手術まで、レーシックのすべてを完全シミュレーション　4 良いクリニックを選ぶ5つの基準　5 ココが聞きたい！ココが不安…という読者の疑問を、青山院長がズバリと解決！イントラレーシックQ&A39　6 イントラレーシック経験者が語る、手術体験談

◇眼科　小口芳久編　大阪　医薬ジャーナル社　2004.1　71p　28cm　（インフォームドコンセントのための図説シリーズ）　3800円　Ⓣ4-7532-2070-2　Ⓝ496
⃞内容⃟ 1 眼科検査（非侵襲的検査 侵襲的検査）　2 屈折矯正　3 前眼部疾患　4 白内障　5 緑内障　6 網膜硝子体疾患　7 ぶどう膜炎　8 斜視・弱視　9 眼精疲労　10 心因性視力障害　付録 眼球模型図

◇眼科セカンドオピニオン——よくわかる眼の話　細谷比左志著　銀海舎　2003.10　292p　24cm　〈付属資料：1枚〉　3800円　Ⓣ4-901808-02-8　Ⓝ496

◇眼科119番——目のトラブル…そんなとき、まず開く本　中村友昭編著，社会保険中京病院眼科医師著　第2版　日刊工業新聞社　2007.11　286p　19cm　（B&Tブックス）　1400円　Ⓣ978-4-526-05961-2　Ⓝ496.3
⃞内容⃟ 1 ケーススタディ あなたの目、大丈夫ですか？——相談者の証言（白内障 糖尿病網膜症 近視）　2 Q&A 目についての不安・疑問にお答えします（目の仕組み 緊急疾患 屈折異常 よくある眼疾患 子どもの眼疾患 加齢性疾患 目と体 現代人と目 スポーツと目 眼科の検査）　3 眼科治療最前線（近視も治せる時代に：LASIK カスタム治療の進歩：LASIK/フェイキックIOL 様々なタイプの涙点プラグが登場：ドライアイ パーツ移植が可能に：角膜移植手術 老眼も矯正可能なレンズの登場：白内障手術 水（房水）の流れを最大限に：緑内障手術 新生血管を選択的に治療する：加齢黄斑変性症）

◇気になる白内障・緑内障　集英社　2005.9　35p　30cm　（集英社健康百科 読む人間ドック危ない現代病30 25）　533円　Ⓝ496.3

医療と健康　　　　　　　　　　　　　　　　　　　　　　　　　　　眼の治療

◇近視矯正手術の最前線 ― エキシマレーザー手術からオルソケラトロジーまで　宇佐美脩著　立川　けやき出版　2007.7　199p　19cm　1400円　Ⓘ978-4-87751-339-9　Ⓝ496.42
内容 第1章 エキシマレーザー　第2章 フラップとケラトーム　第3章 合併症とリスク（特別寄稿）　第4章 エキシマレーザー近視矯正手術体験記　第5章 ドクターインタビュー　第6章 対談/患者の言い分、医者の本音　第7章 屈折矯正の最前線

◇近視は手術なしで治る ― 矯正コンタクトレンズで治すオルソケラトロジー イラストQ&A　高柳芳記, 江木東昇共著　いしずえ　2004.2　98p　19cm〈21世紀の医療ブックス〉　1000円　Ⓘ4-900747-98-X　Ⓝ496.42
内容 近視の治療について知るQ&A　オルソケラトロジーについて知るQ&A　オルソケラトロジーのレンズの仕組みを知るQ&A　オルソケラトロジーの治療を知るQ&A　オルソケラトロジーの適応を知るQ&A　オルソケラトロジーのメリットとデメリットを知るQ&A　オルソケラトロジーの費用は？Q&A　オルソケラトロジーの医師はどうやって探す？Q&A

◇甲状腺眼症がよくわかる本　柿崎裕彦著　名古屋　ブイツーソリューション　2009.4　124p　21cm（発売：星雲社）　1800円　Ⓘ978-4-434-13124-0　Ⓝ496.3

◇これだけは知っておきたい緑内障点眼薬の知識　北澤克明編　新装版　大阪　医薬ジャーナル社　2005.4　39p　30cm　950円　Ⓘ4-7532-2133-4　Ⓝ496.36
内容 1 緑内障とは？（どのような病気か）　2 緑内障治療の実際（薬物療法とレーザー治療などのほかの治療法　薬物の分類　第一選択薬の選択基準と使いにくい状況）　3 使用上の注意（最も有効な使用方法）（正しい点眼法　点眼指導の理由と対応方法　薬剤の保管）

◇これで解決！ 眼のトラブル相談室　井上賢治, 若倉雅登編　共同通信社　2010.4　189p　19cm　1300円　Ⓘ978-4-7641-0618-5　Ⓝ496.3
内容 1 視力・視機能の障害　2 まぶたの病気　3 眼の表面の病気　4 白内障と緑内障　5 網膜・硝子体の病気　6 その他の眼の病気　7 眼と生活

◇こわくない！ 近視・乱視が治るレーザー治療レーシック ― 眼科医療最前線　小笠原孝祐著　新訂版　盛岡　熊谷印刷出版部　2007.10　116p　21cm　952円　Ⓘ978-4-87720-308-5　Ⓝ496.42

◇コンタクトレンズ眼障害 ― ひと目でわかるトラブルシューティング　糸井素純, 稲葉昌丸編　中山書店　2006.7　227p　26cm　7600円　Ⓘ4-521-67611-1　Ⓝ496.42

◇コンタクトは夜つけて寝なさい ― ナイトコンタクトと視力回復法　本部千博著　名古屋　風媒社　2010.10　157p　19cm　1200円　Ⓘ978-4-8331-5217-4　Ⓝ496.42
内容 1 目はなぜ悪くなる？　2「ほんべ式」視力回復術　3 ナイトコンタクトでくっきり視力

◇最新近視治療オールガイド ― レーシック・ラセック・オルソケラトロジー コンタクトからレーシックへ　坂西良彦著　さいたま　海苑社　2003.6　143p　19cm　1200円　Ⓘ4-906397-86-7　Ⓝ496.42
内容 プロローグ レーシックで笑顔と若さを取り戻そう！　1 最新鋭の近視手術・レーシック　2 レーシック手術の実際　3 レーシック手術ができない人のために　4 レーシック・ラセック・オルソケラトロジーで新しい人生を手に入れた私たち！　5 レーシックQ&A あなたの疑問に答えます　エピローグ 輝く明日へ向かって…進化し続けるレーシック

◇最新レーザー近視手術 ― 視力回復手術レーシックの効果と問題点　矢作徹著　ウィズダムブック社　2006.1　312p　20cm　1000円　Ⓘ4-901347-19-5　Ⓝ496.42
内容 カメラのような眼の構造　近視とは何か　遠視と乱視　近視はこうして治す　レーザー屈折矯正手術　主流となったレーシック　イントラレーシックの誕生　ウェーブフロントテクノロジー　屈折矯正手術の問題点　レーザー屈折矯正手術のガイダンス　寝ている間に禁止を治すNPレンズ　レーザー屈折矯正手術のQ&A　術後データ

◇最先端近視・老眼治療のすべて ― 専門医が書く　坂西良彦著　さいたま　海苑社　2007.4　171p　19cm〈「最新近視治療オールガイド」の改訂〉　1200円　Ⓘ978-4-86164-044-5　Ⓝ496.42
内容 第1部 近視に悩むあなたへ（最新鋭の近視手術・レーシック　レーシック手術の実際　レーシック手術ができない人のために　レーシック・ラセック・オルソケラトロジー体験談　レーシックQ&A）　第2部 遠視・老眼に悩むあなたへ（遠視・老眼の最新治療CKシステム　CK治療Q&A　CK治療体験談）

◇ササッとわかる近視矯正手術「レーシック」で失敗しない本　吉田憲次著　講談社　2010.4　109p　18cm　（見やすい・すぐわかる図解大安心シリーズ）　952円　Ⓘ978-4-06-284726-1　Ⓝ496.42
内容 第1章「レーシック」を受ける前に「知っておくべきこと」　第2章 実際に手術を受けるにあたって　第3章「レーシック難民」にならないために

◇知っておきたい子どもの目のケア ― 近視・遠視からロービジョンケアまで　宮永嘉隆監修, 勝海修, 川本潔, 手塚聡一, 高橋広著　少年写真新聞社　2007.1　77p　27cm　（新体と健康シリーズ 写真を見ながら学べるビジュアル版）　2000円　Ⓘ978-4-87981-227-8　Ⓝ496
内容 1章 目の機能と屈折異常　2章 感染症とアレルギー　3章 まぶたの働きと病気　4章 現代社会と目の健康　5章 ロービジョンケア

◇10分でハッキリ見えるレーシック治療　池田宏一郎著（静岡）　池田宏一郎　2005.4　159p　19cm〈発売：静岡新聞社（静岡）〉　952円　Ⓘ4-7838-9626-7　Ⓝ496.42
内容 レーシックってなあに？　レーシックの秘められたチカラ　レーシックって 怖い？　治療はこのように進みます　"手術"を詳しく説明しましょう　レーシックが適さない方もいます　医者を選ぶ時代がきた　目の構造と屈折異常とは　コンタクトレンズとレーザーが可能にしたもの　ラクラク生活手にいれました『体験談』　レーシックの疑問、完全解決します

◇自分でできるロービジョンケアworkbook　山田信也著　大活字　2004.2　191p　26cm　（ロービジョンらいぶらりー）　2800円　Ⓘ4-86055-081-1　Ⓝ369.275

眼の治療　　　　　　　　　　　　　　　　　　　　　　　　　　　医療と健康

◇10秒間まばたきせずにいられますか―ドライアイの最新治療とアンチエイジングアプローチ　坪田一男著　日本評論社　2008.11　161p　19cm　1300円　Ⓘ978-4-535-98292-5　Ⓝ496.37
　内容　第1章 ドライアイの最新事情　第2章 涙のチカラ　第3章 ドライアイの診断　第4章 ドライアイの最新治療　第5章 自分でできる症状改善方法　第6章 ドライアイを新しい視点から見る　第7章 アンチエイジング・アプローチで全身を若返らせる!

◇知らないと危ないコンタクトレンズの選び方・使い方―コンタクトレンズがあなたの目を傷つけていませんか?　大西賢一郎著　しののめ出版　2005.6　158p　19cm　〈発売:星雲社〉　1200円　Ⓘ4-434-06290-5　Ⓝ496.42
　内容　第1章 警告! あなたは「コンタクトレンズ」を正しく使用していますか?　第2章 知っておきたいコンタクトレンズの基礎常識　第3章 「目」は健康のバロメーター　第4章 危険な情報がいっぱい!　第5章 レンズケアの基本を守りましょう　第6章 コンタクトレンズによる目のトラブル予防　第7章 コンタクトレンズ業界の責任と役割

◇視力0.06の世界―見えにくさのある眼で見るということ　小林一弘著　ジアース教育新社　2003.8　205p　19cm　1810円　Ⓘ4-921124-18-3　Ⓝ369.275
　内容　第1章 見えることは凄いこと　第2章 私の視覚障害　第3章 視覚補助具の力を借りて　第4章 通常の小・中・高等学校に学ぶ　第5章 弱視者は健康のバロメーター　第6章 障害受容は家族と共に　第7章 趣味は命の潤い　第8章 私の社会参加　第9章 弱視児の教育に望む

◇新編中・高年の目の病気がすべてわかる本―大活字版　白土城照著　主婦と生活社　2005.3　239p　19cm　1100円　Ⓘ4-391-13022-X　Ⓝ496.3
　内容　第1章 目のしくみと眼科の検査の受け方　第2章 緑内障は早期発見で失明を防ぐ　第3章 白内障は手術でよくなる　第4章 老眼との上手なつきあい方(老眼が起こるしくみと症状　近視の人は老眼になりにくい?　老眼鏡の調整のしかた　老眼鏡の選び方と使い方)　第5章 中・高年に多いその他の目の病気と症状

◇図解・決定版目のトラブルを解消する! 正しい治療と最新知識　戸張幾生著　日東書院本社　2012.3　207p　21cm　1300円　Ⓘ978-4-528-01902-7　Ⓝ496.3
　内容　第1章 目の異常サイン　第2章 現代人に多い目のトラブル　第3章 生活習慣病からくる目のトラブル　第4章 白内障と緑内障　第5章 目にやさしい生活

◇図解40代からのレーシックで視力回復　冨田実著,小柳ルミ子ナビゲーター　講談社　2011.7　111p　21cm　1400円　Ⓘ978-4-06-217011-6　Ⓝ496.42
　内容　1 小柳ルミ子がナビゲートレーシックカメラで瞳の不思議解明!　2 知っておきたい40代からの眼のエイジングケア　3 快適&便利&楽な毎日!　私たちのレーシックカメラ体験記(私のレーシックカメラ体験　レーシックなんでもQ&A)

◇先端技術が応える! 中高年の目の悩み　横井則彦著　集英社　2011.12　220p　18cm　(集英社新書 0623I)　760円　Ⓘ978-4-08-720623-4　Ⓝ496.3
　内容　第1章 涙と関係のある病気、ドライアイ　第2章 現代の生活がドライアイを作る　第3章 ドライアイの不快症状を減らす　第4章 結膜弛緩症の手術で目の不快感をなくす　第5章 老眼の不満、不具合を解消する　第6章 中高年の目の病気、最新治療法

◇全部わかるエキシマレーザー近視矯正手術　近視矯正手術研究会著　立川　けやき出版　2003.9　39p　26cm　1500円　Ⓘ4-87751-214-4　Ⓝ496.42
　内容　眼の構造　近視矯正後の見え方　エキシマレーザー　LASIK　マイクロケラトーム　PRK　LASEK　近視矯正手術の近未来"ウェイブフロント"　手術後の痛みと神経　近視矯正手術の患者満足度調査結果　最新の矯正手術データ　エキシマレーザーによる近視矯正手術の安全性とリスク　30～40代の近視手術(老眼対策)　屈折矯正手術の現在と未来(ウェイブフロント等)

◇中高年の目の病気　大鹿哲郎総監修　日本放送出版協会　2006.7　111p　26cm　(別冊NHKきょうの健康)　1000円　Ⓘ4-14-794142-7　Ⓝ496.42

◇中高年の目の病気　日本放送出版協会　2009.3　71p　21cm　(生活実用シリーズ　NHKここが聞きたい! 名医にQ)　743円　Ⓘ978-4-14-187035-7　Ⓝ496.3

◇糖尿病で失明しないために―740万人の糖尿病患者に迫る危機!　堀貞夫著　二見書房　2003.11　166p　21cm　1500円　Ⓘ4-576-03193-7　Ⓝ496.3
　内容　序章 糖尿病患者を襲う失明の危機　第1章 糖尿病網膜症の患者さんたちに学ぶ　第2章 糖尿病網膜症と診断されたら　第3章 糖尿病で失明しないための大三原則　第4章 糖尿病網膜症の悩み・疑問に答えます

◇白内障眼瞼下垂―日帰り手術でこう治す まるまるわかるQ&A　高田眞智子著　〔秦野〕JPS出版局　2010.12　254p　21cm　(発売:太陽出版)　1200円　Ⓘ978-4-88469-690-0　Ⓝ496.35
　内容　1 白内障を理解するQ&A　2 眼瞼下垂を理解するQ&A　3 日帰り手術で「白内障」「眼瞼下垂」が治った!　4 白内障手術の歴史に貢献した先人たち　5 その他の目の病気　6 コラム 開業して思うこと

◇白内障のひみつ　赤星隆幸著　朝日出版社　2011.7　173p　20cm　1200円　Ⓘ978-4-255-00593-5　Ⓝ496.35
　内容　1 60歳以上の、8割の人が白内障です　2 白内障は、どんな仕組みで発症するのでしょう?　3「年だから仕方ない…」そう思っていませんか?　4 数分間ですб白内障の治療法を知っていますか?　5 眼内レンズには白内障を治す以外のメリットも。　6 手術後のケアで、一生の視力を確保しましょう。

◇白内障・緑内障治療とケアQ&A―目の病気がトータルにわかる　中島正之編著　京都　ミネルヴァ書房　2005.2　191p　21cm　(シリーズ・暮らしの科学 24)　2200円　Ⓘ4-623-04317-7　Ⓝ496.3
　内容　第1章 視覚メカニズムの予備知識　第2章 誰にも起こりうる目のトラブル　第3章 白内障の症状

◆白内障・緑内障・糖尿病網膜症　杉田美由紀監修, 主婦の友社編　新版　主婦の友社　2007.3　159p　21cm　（よくわかる最新医学）　1400円　Ⓘ978-4-07-253037-5　Ⓝ496.3
　内容　第1章 視覚のメカニズム 目はなぜ見えるのでしょう？　第2章 だれにでもやってくる目のトラブル　第3章 失明がこわい目の病気　第4章 眼科医療の最前線　第5章 目の健康を守るライフスタイル（目の栄養学はバランスが基本　目に効果ありの食べ物（1）野菜・果物編 ほか）

◆不可能を可能にする視力再生の科学　坪田一男著　PHP研究所　2010.6　261p　18cm　（PHPサイエンス・ワールド新書 021）〈並列シリーズ名：PHP Science World〉　900円　Ⓘ978-4-569-77785-6　Ⓝ496.24
　内容　第1章 老眼鏡がいらなくなる！？　第2章 近視・乱視・遠視が十分で治る！　第3章 あなたの目、クリアに見えていますか？　第4章 見ているのは「脳」である　第5章 白内障治療最先端　第6章 視力に大切な網膜と神経を守る　第7章 角膜移植最先端　第8章 iPSを用いた再生医療にかける夢　第9章 目の若さを保つ方法

◆目がしょぼしょぼしたら―眼瞼けいれん？―正しい理解と最新の治療法　清澤源弘, 若倉雅登著　メディカルパブリケーションズ　2005.6　55p　19cm　1200円　Ⓘ4-902007-04-5　Ⓝ496.36

◆目がしょぼしょぼしたら―眼瞼けいれん？―正しい理解と最新の治療法　清澤源弘, 若倉雅登著　改訂版　メディカルパブリケーションズ　2008.1　57p　19cm　1200円　Ⓘ978-4-902007-06-0　Ⓝ496.36
　内容　「眼瞼けいれん」ってどんな病気？　眼瞼けいれんの原因は？　眼瞼けいれんの症状は？　眼瞼けいれんはどうやって診断する？　眼瞼けいれんとまぎらわしい病気　眼瞼けいれんの合併症　眼瞼けいれんの治療法は？　ボトックスの作用は？　ボトックスはどこに注射するの？　効果は？

◆目がしょぼしょぼしたら―眼瞼けいれん？　片側顔面けいれん？―正しい理解と最新の治療法　清澤源弘, 江本博文, 若倉雅登著　メディカル・パブリケーションズ　2009.11　61p　19cm　1400円　Ⓘ978-4-902007-35-0　Ⓝ496.36

◆目をつける本―目のトラブルを放っておいてはダメ　澤野進監修, 伊倉克佳, 富樫真喜生共著　メタモル出版　2006.6　186p　19cm　1429円　Ⓘ4-89595-539-7　Ⓝ496.3
　内容　第1章 子どもの目は危険状態にある　第2章 情報化時代の職業病・VDT症候群　第3章 団塊世代を襲う失明の危機　第4章 糖尿病患者が抱える恐ろしい眼病　第5章 自分でできる眼病予防　第6章 健康管理は体のしくみを知ることから　第7章 栄養から目の健康を考える　第8章 自分にあった健康法を見つける

◆目の健康学　北國新聞社編集局編　金沢　北國新聞社　2009.4　92p　21cm　（健康bookシリーズ　丈夫がいいね 15）　952円　Ⓘ978-4-8330-1685-8　Ⓝ496
　内容　緑内障（テレビ使って自己診断　風邪の症状にご注意）　白内障（忍び寄るレンズの濁り　生活習慣改善で予防　視力より、見え方の質　手術の進歩、高齢社会の光）　飛蚊症―大病前に「虫の知らせ」　視神経炎―目の後ろの痛みがサイン　ぶどう膜炎―怖い再発、根気よく治療　糖尿病網膜症（高血糖なら眼科で検査　眼科泣かせの難病併発）〔ほか〕

◆目の病気―名医の言葉で病気を治す　安田典子, 湯沢美都子, 島崎潤監修　誠文堂新光社　2007.12　199p 図版4p　21cm　（あなたの医学書）　1800円　Ⓘ978-4-416-80783-5　Ⓝ496.3
　内容　第1章 症状別の疾患と目の仕組み　第2章 知っておきたい 緑内障・白内障・加齢黄斑変性・糖尿病網膜症　第3章 いろいろな目の病気　第4章 目の機能異常（屈折異常（近視・遠視・乱視）　老視（老眼） ほか）　第5章 最近多いこんな目のトラブル　第6章 大切な目を守るために

◆目の病気がわかる本―見えにくい、見づらい　岩崎琢也監修　法研　2007.3　166p　21cm　1500円　Ⓘ978-4-87954-660-9　Ⓝ496.3
　内容　序章 目の異変に気づくための基礎知識　1章 こんなふうに見えたら、この目の病気！？　2章 加齢黄斑変性、その最新治療と予防　3章 白内障、視力を取り戻す治療　4章 緑内障、眼圧コントロールで視機能を守る　5章 糖尿病性網膜症、視力を確保・失明を防ぐ治療　6章 屈折異常・老眼、快適な「視生活」を送るためのコツと矯正手術

◆眼の病気：白内障・緑内障・黄斑変性症―よくわかる お医者に行く前にまず読む本　ロバート・ウォルターズ著, 橋本貴夫監訳, 佐藤亜矢子訳　一灯舎　2008.2　146p　21cm　（わが家のお医者さんシリーズ 12）〈発売：オーム社〉　1200円　Ⓘ978-4-903532-18-9　Ⓝ496.3
　内容　第1章 はじめに　第2章 目とその働き　第3章 一般的な視覚の問題　第4章 との関係　第5章 白内障手術　第6章 緑内障　第7章 開放隅角緑内障の手術　第8章 黄斑変性症　第9章 視覚障害者への社会の援助

◆目の役わり目のトラブル　吉野健一監修, 今井航一郎マンガ　インタープレス　2008.3　39p　21cm　（もっと知ろうからだのこと 9）　500円　Ⓘ978-4-902340-49-5　Ⓝ496

◆目は快適でなくてはいけない　若倉雅登著　人間と歴史社　2005.9　250, 17p　20cm　2000円　Ⓘ4-89007-156-3　Ⓝ496
　内容　第1章 目は快適でなくてはいけない（「目の障害」は社会からも医療からも軽視されている　目は快適でなくてはいけない）　第2章 眼科の周辺（「選択メニュー」のない日本の医療　治療法が確立していない疾患にどう向き合うか）　第3章 「病気」との付き合い方（「病気」と「治療」にはリスクがつきもの　「ロービジョン（低視力）」のケア ほか）　第4章 行列のできる眼科病院　第5章 病院の憂鬱（良質な医療を求めて）

◆盲・視覚障害百科事典　ジル・サルデーニャ, スーザン・シェリー, アラン・リチャード・ルッツェン, スコット M. ステイドル著, 中田英雄監訳　明石書店　2009.12　423p　22cm　9000円　Ⓘ978-4-7503-3091-4　Ⓝ496.4

◆豊かに老いる眼―黄斑変性とともに生きる　Lylas G. Mogk, Marja Mogk著, 田野保雄監訳, 関恒子訳　文光堂　2003.3　296p　26cm　2500円　Ⓘ4-8306-5517-8　Ⓝ496.34
　内容　第1部 加齢黄斑変性を理解するために（加齢黄斑変性（ARMD）とは―ポートレート　医学療法と

研究　遺伝子、青野菜と油脂類—ARMDの原因と予防、自然療法 ほか　第2部 ARMDを経験して（私は盲人ではない—ARMDのショック　心があれば正しく見える—ARMDと充実した生活　家族と友人のための15項目）　第3部 視覚リハビリテーション　第4部 付録

◇緑内障を治す本—どんなタイプの緑内障にも効果を発揮する最新手術　千原悦夫著　マキノ出版　2009.11　220p　19cm　（ビタミン文庫）　1300円　Ⓘ978-4-8376-1224-7　Ⓝ496.36
　内容　第1章 自覚症状のない病気「緑内障」　第2章 緑内障のタイプと進行のしかた　第3章 緑内障の診断・検査・治療　第4章 緑内障の最新手術　第5章 緑内障とのつきあい方　第6章 緑内障が改善し失明の危機を脱した6人

◇緑内障失明の恐怖—潜在患者540万人以上　高橋義徳著　徳間書店　2004.2　151p　21cm　1400円　Ⓘ4-19-861815-1　Ⓝ496.36
　内容　第1章 気づかぬうちに視野が狭くなる緑内障　第2章 全身からくる目の病気　第3章 白内障の眼内レンズ移植術（水晶体が濁り、視力が低下）　第4章 近視の視力を回復する手術（近視を治しての楽しい生活）

◇緑内障・白内障がスカッと！　目のかすみ、飛蚊症も改善　高桑佳助著　ビックサクセス　2005.4　168p　19cm　〈発売：ぶんぶん書房〉　1238円　Ⓘ4-938801-54-X　Ⓝ496.3

◇レーザーでよみがえる視力　矢作徹著　旭書房　2003.12　161p　19cm　〈発売：星雲社〉　800円　Ⓘ4-434-04033-2　Ⓝ496.42
　内容　最新治療イントラレーシック　レーザーで近視や乱視がなぜ治る　屈折治療の発展　レーシックとレーゼック　新世代ウェーブフロントレーザーレーシックを超えたイントラテクノロジー　イントラレーザーによるフラップ作成　レーザー装置でこんなに違う　ミサイル追尾システムとトラッキング　錦糸眼科のあゆみ　屈折治療の問題点　実績と術後データ　治療を受けるまで　NPレンズ　屈折治療Q&A

◇レーシックが日本を変える—近視矯正治療の知識と実際　渥美一成著　名古屋　中部経済新聞社　2003.9　181p　19cm　1200円　Ⓘ4-88520-075-X　Ⓝ496.42
　内容　第1章 レーシックとは何か　第2章 よいレーシックを受けるために　第3章 視力矯正とレーシック手術の実際　第4章 手術後の見え方と合併症　第5章 その他の近視矯正法　第6章 併発症に対する近視矯正　第7章 レーシック体験者からのメッセージ　第8章 これからの近視矯正手術を考える

◇レーシック治療のウソ、ホント　根岸一乃著、日本健康教育振興協会編　メディカルサロン　2005.5　186p　19cm　（メディカルサロンの健康学習文庫）〈発売：星雲社〉　1300円　Ⓘ4-434-06009-0　Ⓝ496.24
　内容　第1章 眼鏡大国日本！3人に1人が近視！　第2章 近視矯正手術で話題のレーシック治療ってどんな治療　第3章 レーシック治療、受けられる人、受けられない人　第4章 100%成功する手術は存在しない！　第5章 レーシック治療のリスク　第5章 こわくてトラブル最小レーシック治療の全貌だ！　第6章 レーシックトラブルシューティング集　第7章 あなたの疑問をすべて解決！レーシック治療Q&A室

◇レーシック—高度コンピュータ技術と医療技術の統合　吉田圭介、スティーブン・小谷野著　日本工業新聞社　2004.2　297p　20cm　1238円　Ⓘ4-8191-0953-7　Ⓝ496.42
　内容　序章 一期一会　第1章 アメリカとレーシック　第2章 病院の仕組み　第3章 視力矯正方法　第4章 レーシックの矯正手術　第5章 LASIK当日　第6章 エピソード　第7章 ケアが大切—生涯保証　第8章 Q&Aコーナー

◇老眼をあきらめるな！—目からはじめる不老の医学　坪田一男著　日本評論社　2004.5　191p　19cm　1300円　Ⓘ4-535-98235-X　Ⓝ496.42
　内容　第1章 徹底検証！目の老化は防げるのか？—キーワードはフリーラジカルコントロール　第2章 老眼をあきらめるな！—「しっかり、くっきり見る」ために、今知っておくこと　第3章 まだまだある加齢に伴う目の病気—気づかぬうちに進行する症状とその治療法　第4章 目からはじめる「不老」の医学—目の若さを保ち、元気で百歳まで生きる生活術（目の若さは脳の若さ　体の若さを保つアンチエイジング医学（ベーシック編　上級編））　第5章 「不老」の眼科医療最前線—不可能を可能にする夢の医療

◇老眼革命—老眼・白内障を治療し、緑内障・糖尿病網膜症・加齢黄斑変性を予防する　坪田一男著　日本評論社　2011.12　212p　19cm　1600円　Ⓘ978-4-535-98342-7　Ⓝ496.42
　内容　第1章 眼の病気の九〇%はエイジングが原因だった　第2章 定番の老眼鏡を凌ぐリーディングフリーの時代がやってきた　第3章 白内障治療の最新事情　第4章 緑内障の予防と治療　第5章 糖尿病網膜症の予防と治療　第6章 加齢黄斑変性の予防と治療　第7章 老化とドライアイ　第8章 究極の治療法としてのアンチエイジング　第9章 元気で百歳まで生きる生活術

◇ロービジョンケアの実際—視覚障害者のQOL向上のために　高橋広編　第2版　医学書院　2006.5　315p　26cm　〈執筆：高橋広ほか〉　3800円　Ⓘ4-260-00216-3　Ⓝ369.275
　内容　第1章 視覚障害者とQOL　第2章 ロービジョンケアに必要な基礎知識　第3章 補助具の選択によるQOLと視機能の増強　第4章 視覚障害者のQOL向上のための訓練と援助　第5章 視覚障害者の日常生活援助　第6章 視覚障害者への年齢別対応　第7章 代表的な疾患とその対応　第8章 他の障害をもった人への対応　第9章 看護・介護で必要な援助ととくふう

◇ロービジョンはここまで見える—視力をもっと活用するために　ビル・チャプマン著、岩橋明子、黒川哲宇監修、鳴原純子、星野智子、山口和彦訳　大活字　2005.8　329p　26cm　3200円　Ⓘ4-86055-235-0　Ⓝ369.275

◇ロービジョンQ&A　ロービジョンQ&A編集委員会編　大活字　2004.4　247p　21cm　（ロービジョンらいぶらりー）　2000円　Ⓘ4-86055-097-8　Ⓝ369.275
　内容　1 日常生活Q&A　2 福祉制度・リハビリテーションQ&A　3 補装具・読書器Q&A　4 パソコンQ&A　5 育児Q&A　6 医療Q&A　7 進学・学校生活Q&A　8 就職・職場生活Q&A

◇わずか10分のレーシック手術で近視が治る　広瀬伸次著　ごま書房　2003.4　183p　19cm　1200円　Ⓘ4-341-08243-4　Ⓝ496.42

◇煩わしいメガネ、コンタクトはいらない！—LASIK治療の実際 専門医が答えるQ&A100　中台和雄著　リム出版新社　2003.7　205p　20cm　1500円　Ⓘ4-89800-147-5　Ⓝ496.42

内容 第1章 なぜ近視になるのか　第2章 視力矯正のレーザー手術　第3章 レーシック手術の実際　第4章 手術後の処置法　第5章 レーザー手術の課題と展望　第6章 レーシック手術体験者の証言

皮膚の治療

◇掌蹠膿疱症を診る人・診られる人—ビオチンをたかがビタミンと言うなかれ　前橋賢, 最上谷智和子著　近代文芸社　2008.7　152p　20cm　1500円　①978-4-7733-7571-8　Ⓝ494.8
内容 1 診療を通じて感じたこと（一部の患者さんでの体験）　2 医師としての歩み（掌蹠膿疱症性骨関節炎患者さんを診療するまで　「はみだし内科医」の思い出話）　3 掌蹠膿疱症を完治して（私と掌蹠膿疱症とのプロローグ　思い込みによる病名は掌蹠膿疱症　おにぎり　溢れるばかりの診察室　インターネットの功罪　患者さんからのお便り）

◇信じてもらうための挑戦—掌蹠膿疱症は「治る」病気です　前橋賢著　近代文芸社　2008.4　169p　20cm　1700円　①978-4-7733-7531-2　Ⓝ494.8
内容 1 掌蹠膿疱症について　2 掌蹠膿疱症を理解する　3 治療の道程

◇白斑はここまで治る—白斑先生が書いた最新「光線療法」がよくわかる本　榎並寿男著　アールズ出版　2006.6　103p　19cm　1300円　①4-86204-015-2　Ⓝ494.8
内容 1 白斑先生に聞く"白斑Q&A"—一からわかる皮膚病「白斑」のイロハ　2 白斑先生の症例研究—よくわかる白斑の光線治療の実際　3 白斑先生の治療法講座—白斑の光線療法の現状を知ろう（PUVA（プヴァ）療法の限界　PUVA療法からナローバンド療法へ　ほか）　4 白斑先生の「白斑治療はこう変わる！」—最新「ターゲット光線法」の可能性

◇白斑はここまで治る—白斑先生が書いた「光線療法」の基本がわかる本　改訂新版　榎並寿男著　アールズ出版　2008.11　103p　19cm　1300円　①978-4-86204-100-5　Ⓝ494.8
内容 1 白斑先生に聞く「白斑Q&A」—一からわかる皮膚病「白斑」のイロハ　2 白斑先生の症例研究　よくわかる白斑の光線治療の実際　3 白斑先生の治療法講座　白斑の光線療法の現状を知ろう（PUVA（プヴァ）療法の限界　PUVA療法からナローバンド療法へ　ほか）　4 白斑先生の「白斑治療はこう変わる！」—最新「ターゲット光線法」の可能性

◇白斑はここまで治る—白斑先生が書いた最強の「白斑療法」　2　榎並寿男著　アールズ出版　2008.8　103p　19cm　1300円　①978-4-86204-075-6　Ⓝ494.8

◇皮膚疾患の最新医療　斎田俊明, 飯塚一編集主幹, 清水宏, 竹原和彦, 古江増隆, 池田志斈, 石川治, 玉井克人編　寺田国際事務所／先端医療技術研究所　2006.2　318p　26cm　（先端医療シリーズ　38）〈背のタイトル：皮膚疾患〉　8380円　①4-925089-47-1　Ⓝ494.8
内容 皮膚科治療のトピックス　皮膚科の新しい治療薬　皮膚の生理と病理　アトピー性皮膚炎　接触皮膚炎・蕁麻疹　自己免疫性水疱症　膠原病　感染症　遺伝性皮膚疾患　その他の非腫瘍性皮膚疾患　光線

と皮膚　悪性黒色腫　皮膚のリンフォーマ　ダーモスコピー

◇皮膚トラブルとのつきあい方—皮膚病の治療とホームケアのポイント　中内洋一著　梧桐書院　2005.3　214p　19cm　1380円　①4-340-01325-0　Ⓝ494.8
内容 序章 皮膚はひとつの臓器　第1章 かゆい皮膚病　第2章 アトピー性皮膚炎　第3章 いたい皮膚病　第4章 色のかわる皮膚病　第5章 顔・手足の皮膚病　第6章 毛・爪の皮膚病　第7章 伝染する皮膚病　第8章 その他の皮膚病

◇皮膚のトラブルが治らないときの本　対馬ルリ子総監修　小学館　2009.6　159p　19cm　（みんなの女性外来）　1000円　①978-4-09-304355-7　Ⓝ494.8
内容 1 "皮膚の7大トラブル"なんとかして〜！　2 なぜ起こるの？ どうしたら治るの？　3 保湿で肌力アップ！2週間肌チェンジプログラムにトライ！　4 部位別さまざまな皮膚トラブルを解決！（市販薬美肌治療）

◇皮膚の病気は内臓でなおす—アトピーも掌蹠膿疱症も　猪越恭也著　草思社　2009.7　191p　19cm　1400円　①978-4-7942-1715-8　Ⓝ494.8
内容 第1部 慢性的な皮膚の病気のなおし方（いつまでもなおらないのは理由がある　掌蹠膿疱症のなおし方　アトピー性皮膚炎のなおし方　慢性じんましんのなおし方）　第2部 皮膚をみれば病気がわかる（体の不調はすべて皮膚に出る　「五臓チェック」で内臓の健康状態を知る）　第3部 病気の原因を知って病気をなおす（健康を守る中医学の基礎知識　病気をなおす中医学の実践的治療法）　漢方または中医学に対する誤解について

◇皮膚病は病院では治らない　蔡篤俊著　ゴマブックス　2003.11　223p　19cm　1300円　①4-7771-0008-1　Ⓝ494.8
内容 第1章 万病一毒論—現代社会は「毒」に満ちている　第2章 皮膚病は、病院では治らない　第3章 鍼灸は最高の治療法　第4章 体に"毒"をためない生活術　付録 万病予防の120カ条

◇病気の原因が分かりました—あなたの皮膚、体は大丈夫ですか　さいとうみえこ著　東京図書出版　2011.12　71p　19cm　〈発売：リフレ出版〉　1000円　①978-4-86223-533-6　Ⓝ494.8
内容 顔や首、体に「ほくろ」が2個並んで2〜4センチくらいの間隔でありますか？ また、少しずつ大きくなっていませんか？　目ヤニが出る・目の中にゴミが入っているような気がする　ケガの傷が治りづらく、その皮膚の下がかゆい　歯槽膿漏ですか？　水虫など足がかゆくて「いぼ」または「ほくろ」がある　口が乾き、口臭があり、喉になにか詰まっている感じがする　よく下痢をする　アイスを食べると頭が痛くなる。また時々痛い　肛門が切れる。また「いぼ」がある　なぜ認知症になるのか〔ほか〕

リウマチ・膠原病

◇あきらめない！関節痛の予防と改善—変形性関節症関節リウマチにはこれだ！　ドクター林著　トレランス出版　2010.10　162p　19cm　〈発売：ぶんぶん書房〉　1300円　①978-4-938801-85-4　Ⓝ493.6

リウマチ・膠原病　　　　　　　　　　　　　　　　　　　　　　　　　　　医療と健康

内容　第1章 体験談　第2章 非破壊コラーゲンが関節疾患を予防、改善する　第3章 最新の研究結果とハーバード大学での臨床試験　第4章 非破壊コラーゲンが効果的な理由　第5章 動物の疾患と一般的な治療　第6章 関節疾患の生活上の注意点

◇新しいリウマチ治療―新しい薬・新しい手術　後藤眞著　講談社　2004.2　198p　18cm（ブルーバックス）　820円　ⓘ4-06-257434-9　Ⓝ493.6
内容　第1章 リウマチの診察と検査　第2章 リウマチとはどんな病気か　第3章 リウマチの内科治療　第4章 リウマチの整形外科治療　第5章 リウマチと膠原病　第6章 リウマチと暮らす

◇患者さんが知りたいリウマチ・膠原病―専門医が語る完全ガイド　香川英生著　現代書林　2011.4　206p　19cm　1300円　ⓘ978-4-7745-1302-7　Ⓝ493.14
内容　序章 膠原病・リウマチ専門医として一開業医として私が心がけていること　第1部 膠原病と生活―膠原病に負けないための基礎知識　第2部 私の診察室から―そこが知りたい「病気別・膠原病の診断と治療」（全身性エリテマトーデス（SLE）　抗リン脂質抗体症候群（APS）ほか）　終章 これからの膠原病治療―将来的な治療と、私が考える膠原病治療のあり方

◇患者さんとスタッフのためのリウマチ・膠原病ABC　延永正著　改訂第2版　日本医学出版　2006.5　112p　26cm　1500円　ⓘ4-902266-12-1　Ⓝ493.6

◇患者さんのための関節リウマチ治療ガイドライン　日本リウマチ財団編、越智隆弘監修　医歯薬出版　2006.3　139p　26cm　2400円　ⓘ4-263-20587-1　Ⓝ493.6

◇関節炎　クレア・ルウェリン著、横山達也監訳　小峰書店　2003.4　35p　28cm（子どもの病気を理解しよう v.2）　2500円　ⓘ4-338-18904-5, 4-338-18900-2　Ⓝ493.63
内容　「関節炎」ってなに？　関節を見てみると　関節炎の型　なぜ関節炎になるの？　関節炎の診断　関節炎の治療　関節炎の人を助けるスタッフ　関節炎のための運動　病院に通う　家庭での生活　学校での生活　関節炎とつきあう

◇関節炎とリウマチ―もうひとつの選択肢 現代医学と補完療法の全てを網羅した決定版　アン・チャーリッシュ、ピーター・フィッシャー著、渥美和彦日本語版監修、河井直子訳　産調出版　2003.10　159p　26cm　3300円　ⓘ4-88282-336-5　Ⓝ493.63
内容　1 関節炎を理解する　2 補完療法　3 現代医学による治療　4 関節炎とともに暮らす

◇関節炎とリウマチ―よくわかる お医者に行く前にまず読む本　ジェニファー・G. ウォラル著、井上和彦監修、神戸克明訳、寺町朋子訳　一灯舎　2007.9　154p　18cm（わが家のお医者さん 2）〈発売：オーム社〉　1000円　ⓘ978-4-903532-10-3　Ⓝ493.6
内容　第1章 はじめに　第2章 関節炎の診断　第3章 変形性関節炎（骨関節炎）　第4章 関節リウマチ　第5章 痛風　第6章 他の炎症性関節炎　第7章 他の炎症性の症状　第8章 炎症のない痛み　第9章 関節炎・リウマチの治療　第10章 関節炎・リウマチとともに生きる

◇関節リウマチ―薬剤追補版　川合眞一監修　大阪 医薬ジャーナル社　2004.4　51p　28cm（インフォームドコンセントのための図説シリーズ）　3800円　ⓘ4-7532-2088-5　Ⓝ493.6
内容　1 病態　2 治療

◇関節リウマチ―慢性疾患薬物療法のツボ　川合眞一編　日本医事新報社　2005.11　183p　26cm　5000円　ⓘ4-7849-5404-X　Ⓝ493.6
内容　関節リウマチの基礎知識（総論　ガイドライン）　診断―治療のプロセス（検査・診断　治療　長期管理のために）　薬物療法の基礎知識（DMARDs　生物学的製剤　NSAIDs　ステロイド）　薬物療法の実際（薬物療法の原則　治療戦略　様々なケースへの対応）　合併症対策（他の膠原病の合併　アミロイドーシス　呼吸器疾患・リウマチ肺　環軸椎亜脱臼　骨粗鬆症　橋本病　うつ状態）

◇関節リウマチ―正しい治療がわかる本　尾崎承一著、福井次夫責任編集　法研　2008.1　159p　21cm（EBMシリーズ）　1400円　ⓘ978-4-87954-696-8　Ⓝ493.6
内容　第1章 診断はこのように行われます（適切な治療を始めるには、正確な診断が必要です　関節リウマチの程度によって治療方針が決まります）　第2章 これが基本となる正しい治療です　第3章 再発予防と生活するうえで気をつけたいこと　第4章 病気に対する正しい知識　第5章 これだけは聞いておきたい治療のポイントQ&A

◇関節リウマチ―新しい治療、正しい知識で克服する　田中良哉著　岩波書店　2009.3　113, 7p　19cm（40歳からの女性の医学）　1400円　ⓘ978-4-00-028103-4　Ⓝ493.6

◇関節リウマチ　日本放送出版協会　2010.8　71p　21cm（生活実用シリーズ　NHKここが聞きたい！名医にQ）　743円　ⓘ978-4-14-187077-7　Ⓝ493.6

◇関節リウマチ―生物学的製剤の正しい使い方とは？　宮坂信之編　大阪 医薬ジャーナル社　2011.10　83p　28cm（インフォームドコンセントのための図説シリーズ）　4800円　ⓘ978-4-7532-2510-1　Ⓝ493.6

◇関節リウマチの薬を選ぶ方法　上野武久著　悠飛社　2004.3　188, 11p　19cm　1800円　ⓘ4-86030-040-8　Ⓝ493.6
内容　第1章 関節リウマチの謎　第2章 薬物療法　第3章 治験・新薬開発への情熱（治験とは　GCP（医薬品の臨床試験の実施に関する基準）　新GCPへほか）　第4章 関節リウマチの合併症とその対策

◇関節リウマチの激痛をなくす根本的な方法　阿部博幸監修　彩土出版　2011.1　189p　19cm〈発売：キャリイ社〉　1200円　ⓘ978-4-8109-1232-6
内容　第1章 溶解を目指す治療と根治治療　第2章 免疫寛容で取りもどす痛みのない生活　第3章 活性2型コラーゲン+4つの成分　第4章 みんなの声―痛みや腫れから解放された30症例　第5章 一問一答―関節リウマチのことがよくわかる25題

◇関節リウマチの最新治療　西岡久寿樹監修　成美堂出版　2004.7　223p　19cm（女性クリニック・シリーズ）　1000円　ⓘ4-415-02703-2　Ⓝ493.6
内容　第1章 関節リウマチの症状とあらわれ方　第2章 関節リウマチとはこんな病気　第3章 どんな検

医療と健康　　　　　　　　　　　　　　　　　　　　　　　　　　　　　　　　リウマチ・膠原病

査で診断するのか　第4章 関節リウマチの治療　第5章 関節リウマチの薬物療法と使い方　第6章 リハビリテーションで日常生活を維持する　第7章 関節リウマチの手術療法　第8章 日常生活を快適にする工夫

◇関節リウマチの最新治療　内田詔爾著　講談社　2009.7　222p　19cm　（健康ライブラリー）1300円　①978-4-06-259293-2　Ⓝ493.6
内容 1 リウマチとは、どんな病気？　2 検査と診断が治療の第一歩　3 進行のパターンを見極める　4 治療の基本を理解しておく　5 基礎療法は絶対不可欠　6 リハビリテーションの目的と方法　7 大きく進歩した薬物療法　8 手術療法を選択するなら　9 知っておきたい福祉や介護の制度

◇関節リウマチの本　森田瑞枝著　研成社　2009.2　101p　21cm　1300円　①978-4-87639-628-3　Ⓝ493.6
内容 リウマチをもっと知ろう　関節リウマチの診断　関節リウマチの治療　関節リウマチの疑問にお答えします　リウマチ患者の手記と症例

◇関節リウマチは治せる時代に―もう"不治の病"ではない！いきなり名医！　川合眞一編　日本医事新報社　2009.8　142p　26cm　（jmed mook 3）　3500円　①978-4-7849-6402-4　Ⓝ493.6
内容 第1章 関節リウマチの基本―診断・治療の前に押さえておきたい基礎知識　第2章 関節リウマチに役立つ検査―どのような検査がリウマチをあぶりだすのか？　第3章 関節リウマチの症状―症状を知ってしっかり診断に結びつける！　第4章 関節リウマチの診断のしかた―似ている病気、症状に注意して鑑別！　第5章 関節リウマチの治療のしかた―大きく変わった治療とそのコツ

◇関節リウマチQ&A ―痛み・変形・寝たきりからの解放をめざして…医療危機のなかのリウマチ医療　橋本明著　保健同人社　2007.12　279p　21cm　1600円　①978-4-8327-0349-0　Ⓝ493.6
内容 リウマチの基礎知識　リウマチの症状　リウマチの検査・診断　リウマチの治療・診断　リウマチの薬物療法（内科的療法）　リウマチのリハビリテーション　リウマチのメンタルケア　リウマチ患者のQOL　リウマチのその他の治療法

◇膠原病―早期発見・早期治療が決め手　二森明夫監修, 主婦の友社編　主婦の友社　2006.2　191p　21cm　（よくわかる最新医学）　1500円　①4-07-249136-5　Ⓝ493.14
内容 第1章 膠原病とは何か？　第2章 どんな症状があるか？―病気に早く気づくために　第3章 膠原病の検査には、どんなものがあるか？　第4章 治療法について、知っておきたいこと　第5章 "病気別"症状・診断・治療法を詳しく知る　第6章 悪化を防ぐ日常生活のケア　第7章 療養生活を支える社会制度

◇膠原病　高崎芳成著　誠文堂新光社　2009.5　191p　21cm　（あなたの医学書）　1800円　①978-4-416-80903-7　Ⓝ493.14
内容 第1章 膠原病とはどんな病気なのでしょう　第2章 膠原病の症状と診断　第3章 膠原病で行われる治療法の基本　第4章 病気ごとに見る治療の進め方　第5章 膠原病の治療で気をつけたいこと

◇膠原病　主婦の友社編, 三森明夫監修　新版　主婦の友社　2010.8　191p　21cm　（よくわかる最新医学）　1500円　①978-4-07-272550-4　Ⓝ493.14
内容 第1章 膠原病とは何か？　第2章 どんな症状があるか？―病気に早く気づくために　第3章 膠原病の検査には、どんなものがあるか？　第4章 治療法について、知っておきたいこと　第5章 "病気別"症状・診断・治療法を詳しく知る　第6章 悪化を防ぐ日常生活のケア　第7章 療養生活を支える社会制度

◇膠原病がわかる本―病気を克服するための最新の医学情報　宮坂信之著　法研　2004.1　239p　21cm　1600円　①4-87954-509-0　Ⓝ493.14
内容 1章 膠原病とはどんな病気なのか　2章 膠原病の原因はどこまで解明されたのか　3章 膠原病が疑われるとき　4章 膠原病の症状と診断・治療　5章 膠原病の治療薬　6章 QOLを向上させるために　7章 膠原病と上手につきあう方法

◇膠原病がわかる本　宮坂信之著　新版　法研　2007.12　255p　21cm　1600円　①978-4-87954-698-2　Ⓝ493.14
内容 1章 膠原病とはどんな病気なのか　2章 膠原病の原因はどこまで解明されたのか　3章 膠原病が疑われるとき　4章 膠原病の症状と診断・治療　5章 膠原病の治療薬　6章 QOLを向上させるために　7章 膠原病と上手につきあう方法

◇膠原病とリウマチの治し方　村島温子監修　講談社　2009.11　98p　21cm　（健康ライブラリーイラスト版）　1200円　①978-4-06-259440-0　Ⓝ493.14
内容 1 膠原病を知ることが治療の第一歩　2 膠原病の症状は現れ方がさまざま　3 積極的な治療で「よい状態」を維持する　4 日常のひと工夫で悪化させない暮らしを　5 これからのこと。病状にあわせて対応

◇膠原病の治し方　村島温子監修　講談社　2003.10　98p　21cm　（健康ライブラリーイラスト版）　1200円　①4-06-259329-7　Ⓝ493.14
内容 1 もしかしたら？―症状から診断まで　2 これからどうなる？―膠原病の種類と経過　3 どうすればいい？―治療法のいろいろ　4 どこまでできる？―仕事・妊娠・出産　5 なにができる？―悪化を防ぐ暮らし方

◇膠原病・リウマチは治る　竹内勤著　文藝春秋　2005.9　222p　18cm　（文春新書）　700円　①4-16-G60464-3　Ⓝ493.14
内容 第1章 膠原病・リウマチとは何か　第2章 免疫の仕組み　第3章 免疫に異常が起こるとどうなるか　第4章 どのようにして発症するか　第5章 共通する症状、特徴的な症状　第6章 さまざまな疾患　第7章 検査のより詳しいお話　第8章 現在の治療薬　第9章 新しい治療の試み　第10章 膠原病・リウマチ治療の将来

◇これでわかる「関節リウマチ」　松野博明著　悠飛社　2011.4　156, 27p　20cm　（Yuhisha hot-nonfiction　Yuhisha best doctor series）　1600円　①978-4-86030-159-0　Ⓝ493.6
内容 第1章 リウマチ入門　第2章 リウマチの基本的な投薬治療　第3章 治療に新たな可能性を開く生物学的製剤　第4章 手術、その他の治療法　第5章 リウマチの薬物療法　第6章 骨粗鬆症の治療と患者が妊婦である場合の治療　第7章 助成制度を活用して粘り強く治療を継続しよう　第8章 さいごに

◇サイトカインを正常化すればリウマチはみるみるよくなる！―副作用もなく、激痛をストップ！　北村まさし著, 中島修監修　承文堂出版

2011.4 198p 19cm〈発売:キャリイ社〉 1200円 Ⓘ978-4-8109-1235-7 Ⓝ493.6
[内容]第1章 リウマチを克服した10人の証言 第2章 まずはリウマチの原因を知って、着実に治す 第3章 自己免疫を調整してリウマチを改善 第4章 リウマチにいい生活習慣 第5章 国内6大学で実証された科学的根拠 第6章 リウマチを改善する一問一答

◇サイトカインを正せばリウマチは克服できる!——強い薬が続けられない人でも 北村まさし著,中島修監修 承文堂出版 2010.3 190p 19cm 〈発売:キャリイ社〉 1200円 Ⓘ978-4-8109-1214-2 Ⓝ493.6
[内容]第1章 リウマチを克服した10人の証言 第2章 まずはリウマチの原因を知って、着実に治す 第3章 自己免疫を調整してリウマチを改善 第4章 リウマチにいい生活習慣 第5章 国内6大学で実証された科学的根拠 第6章 リウマチを改善する一問一答

◇ササッとわかる最新「関節リウマチ」治療法 川合眞一著 講談社 2008.7 110p 18cm (図解大安心シリーズ 見やすい・すぐわかる) 952円 Ⓘ978-4-06-284719-3 Ⓝ493.6
[内容]第1章 「関節リウマチ」が起こる「メカニズム」がわかってきた 第2章 知っておきたい関節リウマチの多彩な症状 第3章 最新治療薬の効果とさまざまな治療法(治療の四本柱「病気を知る」「薬」「リハビリテーション」「手術」 関節リウマチを治す基本の薬「抗リウマチ薬」とは? 抗リウマチ薬(1)治療のスタンダードとなる「ブシラミン」「サラゾスルファピリジン」 ほか)

◇女性ホルモンの低下がリウマチ・膠原病を発症させる 宮地清光著 現代書林 2012.6 153p 21cm Ⓘ978-4-7745-1358-4
[内容]なぜ内科医が更年期症状に関心を持ったのか? 更年期障害の症状はどのようなものか? 女性ホルモンはどこで産生されるのか? エストロゲンの作用 更年期の関節症状 関節リウマチ(RA)診断基準の難しさ 日本早期関節リウマチ(RA)診断基準4項目を満たせば関節リウマチか? ACR/EULARによる関節リウマチ(RA)の新分類基準 関節リウマチ(RA)は遺伝子と環境因子が引き金となる 関節リウマチ(RA)は単一疾患か? 〔ほか〕

◇その他の膠原病 竹原和彦,近藤啓文編 大阪 医薬ジャーナル社 2004.9 95p 28cm (インフォームドコンセントのための図説シリーズ 膠原病 3) 3800円 Ⓘ4-7532-2108-3 Ⓝ493.14
[内容]1 混合性結合組織病 2 皮膚筋炎・多発性筋炎 3 シェーグレン症候群 4 結節性動脈周囲炎 5 抗リン脂質抗体症候群 6 成人Still病 7 好酸球性筋膜炎 8 ヒトアジュバント病

◇正しい生物学的製剤の使い方 関節リウマチ 宮坂信之編 改訂版 大阪 医薬ジャーナル社 2012.5 147p 30cm 3800円 Ⓘ978-4-7532-2545-3
[内容]総論 各論(レミケード(インフリキシマブ) エンブレル(エタネルセプト) アクテムラ(トシリズマブ) ヒュミラ(アダリムマブ) ほか)

◇ひざ関節痛・リウマチ痛を自分で治す本 浜田博喜監修,翔雲社編集部著 翔雲社 2003.11 119p 21cm 1143円 Ⓘ4-921140-42-1 Ⓝ493.6
[内容]第1章 ひざの痛みで悩んでいませんか? 第2章 ひざ関節痛は治せます 第3章 ひざ関節痛の解消に役立つ7つの有効成分のダブル効果(MSM(メチルスルフォニルメタン) ヘスペリジン ほか) 第4章 ひざの痛みを解消する生活の工夫

◇副作用に悩まないリウマチ改善法——生物学的製剤が使えなくてもインターロイキンは正常化できる! 石川真理子著,岡野哲郎監修 美倉出版 2011.2 197p 19cm〈発売:キャリイ社〉 1200円 Ⓘ978-4-8109-1234-0 Ⓝ493.6
[内容]第1章 知ることが克服の第一歩! 第2章 原因と症状 第3章 自己免疫を調整すればリウマチは改善できる 第4章 奇跡の仙樹・白豆杉と国内6大学で実証された科学的根拠 第5章 リウマチを克服した10人の証言 第5章 リウマチを軽くする生活習慣のコツ 第6章 リウマチを克服する一問一答

◇やさしいリウマチ治療薬の基礎知識 川合眞一著 大阪 医薬ジャーナル社 2006.11 78p 30cm 1600円 Ⓘ4-7532-2220-9 Ⓝ493.6
[内容]1 リウマチの薬の基礎知識 2 薬の承認に必要なステップ「治験」(臨床試験と治験 治験(臨床試験)が必要な理由 ほか) 3 リウマチ治療薬"非ステロイド抗炎症薬" 4 リウマチ治療薬"ステロイド薬" 5 リウマチ治療薬"抗リウマチ薬"

◇やさしいリウマチ治療薬の基礎知識 川合眞一著 ポケット版 大阪 医薬ジャーナル社 2008.1 125p 16cm 950円 Ⓘ978-4-7532-2288-9 Ⓝ493.6
[内容]1 リウマチ治療薬の基礎知識 2 薬の承認に必要なステップ「治験」(臨床試験と治験 治験(臨床試験)が必要な理由 ほか) 3 リウマチ治療薬"非ステロイド抗炎症薬" 4 リウマチ治療薬"ステロイド" 5 リウマチ治療薬"抗リウマチ薬"

◇よくわかる関節リウマチのすべて 宮坂信之編 大阪 永井書店 2009.2 278,7p 26cm 7200円 Ⓘ978-4-8159-1829-3 Ⓝ493.6
[内容]関節リウマチとはどんな病気か? (概念・定義・病態生理) 関節の構造と機能 関節リウマチは誰に起こりやすいか?(疫学、環境因子など) 関節リウマチにはどんなタイプがあるか? どんなときに関節リウマチを考えるか?(早期リウマチを疑わせる症状、検査異常) 関節リウマチの経過と予後 関節リウマチの診察(問診・触診など) 関節リウマチの診断に必要な血液検査 関節リウマチの診断に必要なX線検査と評価法 関節リウマチの診断に必要なMRI検査と評価法 〔ほか〕

◇よくわかる膠原病——名医の図解 橋本博史著 主婦と生活社 2006.8 158p 23cm 1300円 Ⓘ4-391-13219-2 Ⓝ493.14
[内容]第1章 膠原病とはどんな病気か 第2章 膠原病が起こるしくみとは 第3章 膠原病が疑われる症状と検査 第4章 膠原病とは 第5章 病気別の症状と経過、治療法 第6章 膠原病との上手なつき合い方

◇リウマチ 吉野槇一監修,主婦の友社編 主婦の友社 2003.8 159p 21cm (よくわかる最新医学) 1300円 Ⓘ4-07-237618-3 Ⓝ493.6
[内容]リウマチとはどんな病気か 関節リウマチは痛みの病気 関節リウマチの検査と診断 関節リウマチの治療(薬物療法=内科的療法 手術療法=外科的療法 リハビリテーション療法) 日常生活のケア

◇リウマチ 吉野槇一監修,主婦の友社編 新版 主婦の友社 2005.7 159p 21cm (よ

医療と健康　　　　　　　　　　　　　　　　　　　　　　　　　　　　　　　リウマチ・膠原病

くわかる最新医学）　1300円　④4-07-248102-5　⑧493.6
[内容]第1章 リウマチとはどんな病気か　第2章 関節リウマチは痛みの病気　第3章 関節リウマチの検査と診断　第4章 関節リウマチの治療（1）薬物療法＝内科的療法　第5章 関節リウマチの治療（2）手術療法＝外科的療法　第6章 関節リウマチの治療（3）リハビリテーション療法　第7章 日常生活のケア

◇リウマチ―新しい治療法が詳しくわかる病気と前向きにつき合うための情報が満載　竹内勤監修　高橋書店　2010.6　191p　21cm　（患者のための最新医学）　1200円　④978-4-471-03101-5　⑧493.6
[内容]第1章 なぜ？ いつごろから？ 関節リウマチについて知ることから始めよう　第2章 関節リウマチの症状はどんなふうにあらわれ、どう進むのか　第3章 関節リウマチの診断法は？ 検査はどんな意味があるか　第4章 関節リウマチの治療（1）治療の中心になる薬物療法　第5章 関節リウマチの治療（2）機能を回復させる手術療法　第6章 関節リウマチの治療（3）機能を維持するリハビリテーション療法　第7章 関節リウマチの治療(4) 新しい治療法　第8章 日常生活のケアと福祉制度

◇リウマチ痛みからの解放　デブラ・バーソン, サンダー・ロイ共著, 村田昭子訳, 山前邦臣監修〔出版地不明〕〔村田昭子〕　2003.12　183p　18cm　⑧493.63

◇リウマチ患者さんのQ&A ―リウマチ情報センターへのお問い合わせより　日本リウマチ財団医療情報委員会監修　日本リウマチ財団　2008.12　70p　30cm〈発売：イーヌメディックス〉　1600円　④978-4-9903927-1-0　⑧493.6

◇リウマチ・関節症を根本から治すには ― 新発想　大河原真紀子, 前山和宏監修　ギャラリーステーション　2005.9　264p　19cm　1200円　④4-86047-054-0　⑧493.6
[内容]プロローグ 世界の研究者が注目する活性2型コラーゲンとは何か―アメリカ・ハーバード大学での臨床試験結果より　第1章 活性2型コラーゲンで激痛が消えた31人の声（関節リウマチ　変形性関節症　その他の疾患）　第2章 活性2型コラーゲンはなぜリウマチ・関節症を治すのか（リウマチ・関節症の激痛はなぜ起こるか　活性2型コラーゲンはどのように関節のトラブルを治すのか　活性2型コラーゲンの研究結果を公開　活性2型コラーゲン＋αで、その他の関節疾患、膠原病にも効果　今まで何をしても治らなかった人へ　活性2型コラーゲンは、関節リウマチ以外の疾患にも著効）　第3章 活性2型コラーゲンQ&A

◇リウマチ・関節症を治す完全ガイド　前山和宏監修, 森下一美著　彩土出版　2006.5　205p　19cm〈発売：ギャラリーステーション〉　1200円　④4-86047-066-4　⑧493.6
[内容]プロローグ あきらめていた人への鮮烈なメッセージ　第1章 驚異！ 活性2型コラーゲン飲用例の数々　第2章 リウマチ・関節症をしっかり治すためにやるべきこと　第3章 治療効果を高めるために自分でできること　第4章 免疫の暴走を止める「活性2型コラーゲン」　第5章 活性2型コラーゲンを知るためのQ&A　エピローグ リウマチや関節症を根本から治す鍵は、活性2型コラーゲンの免疫寛容にある

◇リウマチ・関節症を治すために絶対必要な本―激痛もこうすれば克服できる！　前山和宏監修, 金子昭信著　彩土出版　2008.5　222p　19cm〈発売：キャリイ社〉　1200円　④978-4-8109-1186-2　⑧493.6
[内容]プロローグ 痛みから解き放たれたい―追跡レポート 私たちはこうやってリウマチを克服した　第1章 症例&体験レポート集20―活性2型コラーゲンでリウマチ・関節症を克服した人たち　第2章 活性2型コラーゲンの秘密と実力―体の免疫の仕組みと免疫寛容について　第3章 米国で最高評価を受けたサプリメント　第4章 リウマチ・関節症をよく知るために―なぜ我慢できない激痛が起きるのか　第5章 関節リウマチの診断基準で早期発見しよう―クオリティ・オブ・ライフ（QOL）という考え方　第6章 症例&体験レポート集15―活性2型コラーゲンでリウマチ・関節症を克服した人たち　第7章 活性2型コラーゲンQ&A

◇リウマチ・関節症を治す88の質問―悩みも痛みもズバリ解消！　前山和宏監修, 稲垣聡子著　彩土出版　2007.5　207p　19cm〈発売：キャリイ社〉　1200円　④978-4-8109-1177-0　⑧493.6
[内容]第1章 関節リウマチとはどんな病気？　第2章 どのような検査や治療が行われますか？　第3章 体にやさしい治療法はありますか？　第4章 生活改善のアドバイスはありますか？　第5章 具体的な症例を教えてください　第6章「活性2型コラーゲン」についてもっと詳しく教えてください

◇リウマチ・関節症を治す方法―今すぐはじめる！　前山和宏監修, 猪股伸二著　彩土出版　2007.10　222p　19cm〈発売：キャリイ社〉　1200円　④978-4-8109-1180-0　⑧493.6
[内容]プロローグ 絶望の淵からの新たな出発―私はこうして痛みから解放された！　第1章 症例&体験レポート集―活性2型コラーゲンでリウマチ・関節症を克服した人たち　第2章 米国で最高評価を受けたサプリメント―活性2型コラーゲン誕生の秘話　第3章 リウマチ・関節症を知ろう―なぜあの激痛は起きるのか　第4章 関節リウマチの最新治療は今―クオリティ・オブ・ライフ（QOL）という考え方　第5章 活性2型コラーゲンの実力―免疫の仕組みと免疫寛容とは　第6章 活性2型コラーゲンQ&A

◇リウマチ・関節症を治す本―この1冊ですべてがわかる！ あなたにピッタリあてはまる30症例付　前山和宏監修, 木下カオル著　彩土出版　2006.11　204p　19cm〈発売：キャリイ社〉　1200円　④4-8109-1173-X　⑧493.6
[内容]第1章 症例・体験レポート集 活性2型コラーゲンでリウマチ・関節症を克服した人たち　第2章 リウマチ・関節症を知ろう―激痛はどうして起こるのか　第3章 関節リウマチの最新治療―クオリティーオブライフ（QOL）という考え方　第4章 活性2型コラーゲンの実力―免疫の暴走を止める秘密とは何か　第5章 活性2型コラーゲンとは何か―米国で最高の評価を得たサプリメント誕生の秘密　第6章 活性2型コラーゲンQ&A

◇リウマチ・関節症の治し方　木下カオル著, 前山和宏監修　ギャラリーステーション　2006.1　205p　19cm　1200円　④4-86047-059-1　⑧493.6
[内容]プロローグ―これまでなにをしても治らなかった方へ　第1章 実録！ 活性2型コラーゲンの威力！　第2章 リウマチ・関節症の症状と最新治療　第3章 自分でできるこれだけのこと　第4章「活性2型コラーゲン」の効果を検証する―「経口免疫寛容」の

可能性　第5章 活性2型コラーゲンQ&A　エピローグ―リウマチ・関節症の根治を実現するカギ「経口免疫寛容」と活性2型コラーゲン

◇リウマチ、膠原病―最新東、西洋医学治療　康少洪著　大阪　パレードP. press出版部　2004.7　147p　19cm　2000円　Ⓘ4-939061-13-2　Ⓝ493.6
内容 第1章 リウマチとはどんな病気か　第2章 関節リウマチの診断と検査　第3章 リウマチの治療　第4章 リウマチのリハビリテーション　第5章 新しい治療法　第6章 自然経過と転帰、予後　第7章 膠原病　第8章 中国医学の診断、治療　第9章 リウマチ・膠原病患者の日常生活指導　第10章 骨粗鬆症の予防と治療

◇リウマチ・膠原病―病気別治療の最先端と痛みをやわらげるポイント 最新医学がとことんわかる　竹内勤監修　PHP研究所　2011.9　159p　21cm　1400円　Ⓘ978-4-569-79885-1　Ⓝ493.14
内容 第1章 膠原病という病気について理解を深めましょう　第2章 膠原病に含まれるそれぞれの病気の特徴と症状　第3章 リウマチ・膠原病の受診から検査まで…治療をはじめるために必要なこと　第4章 関節リウマチの治療は、このように進めます　第5章 関節リウマチ以外の膠原病は、ステロイド薬治療が中心です　第6章 悪化を防ぐための日常生活のケア

◇リウマチ、こうすれば治る！―完全無痛の自然形体療法　山田洋著　大阪　かんぽうサービス　2003.5　251p　19cm　〈発売：かんぽう(大阪)〉　1500円　Ⓘ4-900277-24-X　Ⓝ493.6

◇リウマチと上手に付き合おう　甲南病院加古川病院リウマチ膠原病センター編、塩沢和子監修　大阪　燃焼社　2009.2　198p　21cm　1200円　Ⓘ978-4-88978-087-1　Ⓝ493.6
内容 第1章 関節リウマチの特徴　第2章 リウマチの症状　第3章 リウマチの診断　第4章 関節リウマチの診療に用いる検査　第5章 関節リウマチの経過　第6章 薬物療法　第7章 手術療法　第8章 リハビリテーション　第9章 関節リウマチの合併症　第10章 妊娠とリウマチ治療　第11章 日常生活で役立つ情報　第12章 食事　第13章 社会支援

◇リウマチの知識と治療法　山前邦臣著　改訂新版　日東書院本社　2007.4　186p　21cm　(専門医が教えるシリーズ)　980円　Ⓘ978-4-528-01222-6　Ⓝ493.6
内容 関節リウマチという病気の正体は？　1 関節リウマチとは？（免疫の仕組みと関節リウマチの発病　関節リウマチの症状とは？）　2 早期発見・早期治療のために―診断と検査（関節リウマチの診断　関節リウマチと似た病気　関節リウマチの検査）　3 関節リウマチの治療の実際（たたかう治療、つきあう治療　薬物療法の実際　リハビリテーションと手術療法　関節リウマチ治療の常識・非常識）　4 関節リウマチとともに生きる（前向きな気持ちで生活をエンジョイ　食生活はバランスのよい食事を3食きちんと取る　結婚生活や出産・育児は配偶者の理解と協力が必要　快適に安全に暮らせる住宅設備の工夫を　家事を楽にする自助具(補助具)を活用しよう　日常動作では関節に負担をかけずに動かそう　いろいろある公的福祉制度を利用しよう）

◇リウマチの治療と生活療法　亀田総合病院リウマチ教育入院プロジェクト、成田和子著　日東書院本社　2006.4　218p　21cm　〈組み合わせ自由な新レシピ付き〉　1100円　Ⓘ4-528-01387-8　Ⓝ493.6
内容 第1章 関節リウマチとはどんな病気か　第2章 最新のリウマチ治療の実際　第3章 症状を改善するリハビリテーション療法　第4章 組み合わせ自由なメニューと食事療法　主菜、副菜、もう1品のメニュー　第5章 リウマチ教育入院

◇リウマチはもう怖くない―ここまで変わった関節リウマチの最新治療　西岡久寿樹著　マキノ出版　2004.6　198p　19cm　(ビタミン文庫)　1300円　Ⓘ4-8376-1190-7　Ⓝ493.6
内容 第1章 もう怖くないリウマチ　第2章 リウマチとはこういう病気　第3章 リウマチの診断と検査　第4章 リウマチの治療はここまで進んだ　第5章 リウマチと上手につきあう生活の工夫　付録 関節リウマチ患者が受けられる福祉制度

◇わかりやすい膠原病学　塩沢俊一著　丸善　2004.8　260p　26cm　4700円　Ⓘ4-621-07452-0　Ⓝ493.14
内容 生体防御システムと抗体、B細胞　T細胞と抗原提示　第一線の非特異的防御機構　免疫系の臓器とDC　サイトカイン　補体、プロスタグランジン、ロイコトリエンおよび接着分子　感染に対する防御応答　関節の構造と機能　膠原病の概念と発症病因　膠原病の診察法〔ほか〕

《膠原病類縁疾患》

◇強皮症のすべてがわかる本―発症から検査、治療、サポート体制まで　竹原和彦、佐藤伸一、桑名正隆編著　保健同人社　2008.5　150p　21cm　1500円　Ⓘ978-4-8327-0366-7　Ⓝ494.8
内容 第1部 強皮症のすべて（強皮症全般について　全身性強皮症の病因　全身性強皮症の皮膚症状　全身性強皮症の診断　全身性強皮症と血液検査　全身性強皮症の循環障害　全身性強皮症と呼吸器症状・心症状　全身性強皮症と消化管症状　全身性強皮症と腎症状　全身性強皮症のその他の症状と治療　限局性強皮症　好酸球性筋膜炎　混合性結合組織病(MCTD)とは？　特殊な強皮症　福祉その他）　第2部 強皮症の用語解説

◇サルコイドーシス　長井苑子著　大阪　最新医学社　2004.11　163p　18cm　(最新医学新書 2　本棚のホームドクター 11)　880円　Ⓘ4-914909-31-6　Ⓝ493.11
内容 第1章 サルコイドーシスってどんな病気？　第2章 サルコイドーシスの診断―診断方法、鑑別診断の対象となる病気（確定診断(病理組織診断)と臨床診断　画像検査 ほか）　第3章 各臓器のサルコイドーシス　第4章 サルコイドーシスの治療　第5章 サルコイドーシスの患者さんからの質問に答える

◇シェーグレンと共に　菅井進著　金沢　前田書店　2007.5　149p　26cm　2000円　Ⓘ978-4-944121-18-2　Ⓝ493.11

◇シェーグレンと共に　vol.2(患者篇)　シェーグレンの会　2011.3　221p　21cm　〈金沢 前田書店(制作・発売)〉　1600円　Ⓘ978-4-944121-22-9　Ⓝ493.11
内容 (生きる)痛みと一緒に・匿名さん　(生きる)私とシェーグレン・匿名さん　(生きる)涙点プラグで引きこもりから脱出・西本勝利さん　(生きる)い

つか完治する薬が出来ることを！・大久保光枝さん（生きる）50歳の誕生日プレゼント・匿名さん（生きる）私の思い・関幸子さん（生きる）頑張り過ぎず、手を抜かない・匿名さん（迷い）診断から2年目を迎えて・安宅憲子さん（迷い）耳下腺炎の痛みに耐える日々・匿名さん（迷い）悔いなく生きることが宿願・永井紀代子さん〔ほか〕

◇線維筋痛症がわかる本─原因不明の痛み、治らない痛みに悩んでいるあなたへ　戸田克広著　主婦の友社　2010.6　287p　19cm　1500円　①978-4-07-272767-6　Ⓝ493.6
[内容] 線維筋痛症とは　疼痛の分類　線維筋痛症の症状　線維筋痛症の実態　線維筋痛症患者の苦悩　線維筋痛症の診断　線維筋痛症の検査　線維筋痛症の原因　線維筋痛症に似ている病気　線維筋痛症の治療　線維筋痛症の治療成績　線維筋痛症がかかえる問題　線維筋痛症─その将来の展望

◇線維筋痛症こうすれば楽になる─全身の痛みに対処する生活と心のコントロール　チェット・カニングハム著, 末吉杉子訳, 浦野房三監修　保健同人社　2007.4　227p　21cm　1800円　①978-4-8327-0336-0　Ⓝ493.6
[内容] 線維筋痛症とは　線維筋痛症の原因は何か　線維筋痛症の医学的治療　その他の治療法　運動は絶対に必要である　自分に合った運動プログラム　ストレッチング　全身の痛みに対処する　ストレスとつきあう　疲労との闘い　うつとのつきあい方　欠かせない栄養　ミネラル、ビタミン、ハーブ療法　よい睡眠＝深い睡眠　自宅で繊維筋痛症に対処する　職場で繊維筋痛症にうち勝つ　繊維筋痛症とともに旅行する　一人の人間として繊維筋痛症とともに生きる

◇線維筋痛症とたたかう─未知の病に挑む医師と患者のメッセージ　西岡久寿樹監修, ホールネス研究会著　医歯薬出版　2004.4　165p　21cm　2400円　①4-263-20555-3　Ⓝ493.6

◇「線維筋痛症」は改善できる─原因不明といわれてきた全身の激痛　今野孝彦著　保健同人社　2011.3　167p　21cm　1600円　①978-4-8327-0654-5　Ⓝ493.6
[内容] 第1章 線維筋痛症とは？　第2章 線維筋痛症の症状　第3章 線維筋痛症の原因は？　第4章 線維筋痛症の関連疾患　第5章 線維筋痛症の治療法は？　第6章 線維筋痛症とのつき合い方

◇全身性強皮症　竹原和彦, 近藤啓文編　大阪　医薬ジャーナル社　2004.9　63p　28cm　（インフォームドコンセントのための図説シリーズ　膠原病 2）　3800円　①4-7532-2107-5　Ⓝ493.14
[内容] 病態（含疫学）　病因　診断　皮膚症状　肺症状　消化管症状　その他の症状　検査（血液検査）　検査（肺症状）　検査（その他の検査）　基礎治療　対症療法的治療　日常生活指導

◇ベーチェット病─難病と「いっしょに生きる」ための検査・治療・暮らし方ガイド：目・口・皮膚・外陰部の炎症をくり返す：病気のことから最新治療までこの一冊でしっかりわかる　石ケ坪良明著　保健同人社　2011.12　127p　21cm　1400円　①978-4-8327-0667-5　Ⓝ493.11
[内容] 第1章 ベーチェット病ってどんな病気？　第2章 ベーチェット病の症状と診断　第3章 ベーチェット病の治療　第4章 患者さんのQ&Aから　第5章 治療と生活のアドバイス　第6章 ベーチェット病の未来

◇やさしいシェーグレン症候群の自己管理　住田孝之編　大阪　医薬ジャーナル社　2008.11　115p　30cm　2800円　①978-4-7532-2338-1　Ⓝ493.11
[内容] 1 シェーグレン症候群とは　2 臨床像　3 検査所見　4 診断　5 治療　6 合併症とその治療　7 自己管理　8 日常生活での注意点と病院へのかかり方　9 妊娠と出産の留意点

事項名索引

事項名索引　　いりょうひ

【あ】

愛着障害　→愛着障害 ……………………… 508
悪性リンパ腫　→リンパ浮腫 …………… 696
アスベスト
　→アスベスト ………………………………… 778
　→じん肺 ……………………………………… 791
アスペルガー症候群　→アスペルガー症候
　　群 …………………………………………… 516
アタッチメント障害　→愛着障害 ……… 508
アディクション　→依存症 ……………… 912
アトピー　→アレルギー ………………… 854
アトピー性皮膚炎　→アトピー性皮膚炎 … 864
アメリカの医療　→アメリカの医療 …… 46
アーユルヴェーダ　→インド伝統医学 … 839
アルコール中毒　→アルコール中毒 …… 915
アルツハイマー病　→認知症・アルツハイ
　　マー病 ……………………………………… 411
アレイCGH　→遺伝病・遺伝子治療 … 615
アレルギー　→アレルギー ……………… 854
アンジェルマン症候群　→遺伝病・遺伝子
　　治療 ………………………………………… 615
安全対策
　→安全対策(医療事故) …………………… 102
　→安全対策(薬害) ………………………… 227
　→院内感染 ………………………………… 278
安楽死　→安楽死 ………………………… 591
医学史　→医療史 …………………………… 18
医学部　→大学教育 ……………………… 247
医学会　→医学会 ………………………… 248
胃ガン　→胃ガン ………………………… 710
イギリスの医療　→イギリスの医療 …… 50
育児休暇制度　→介護・育児休暇制度 … 123
医師
　→医師 ……………………………………… 235
　→医師と患者 ……………………………… 241
医師会　→医師会 ………………………… 248
医師教育　→医師教育 …………………… 246
医師不足　→医師 ………………………… 235
医事法　→医事法 …………………………… 88
医者のかかり方　→医者のかかり方 …… 237
医者・病院ガイド　→医者・病院ガイド … 284
異状死　→死因究明制度 ………………… 164
移植医療
　→臓器移植 ………………………………… 593
　→骨髄バンク・移植 ……………………… 695
胃食道逆流症　→消化器疾患 …………… 807
石綿
　→アスベスト ……………………………… 778

　→じん肺 ……………………………………… 791
依存症　→依存症 ………………………… 912
イタイイタイ病　→イタイイタイ病 …… 770
痛みの治療
　→ペインクリニック ……………………… 638
　→痛みの治療(末期ガン患者) …………… 686
遺伝子医療　→遺伝子・遺伝学 ………… 614
遺伝子組み換え食品　→遺伝子組み換え食
　　品 …………………………………………… 627
遺伝子工学　→バイオテクノロジー …… 621
遺伝子治療　→遺伝病・遺伝子治療 …… 615
遺伝病
　→遺伝病・遺伝子治療 …………………… 615
　→筋ジストロフィー ……………………… 717
いのちの教育　→生命倫理 ……………… 578
いびき　→睡眠時無呼吸症候群 ………… 818
医薬情報担当者　→医薬情報担当者 …… 220
医薬品　→医薬品 ………………………… 185
医薬分業　→医薬分業 …………………… 223
医用放射線　→医用放射線 ……………… 822
医療観察法　→医療観察法 ………………… 86
医療関連法規　→医療関連法規 …………… 81
医療機器　→医療機器 ……………………… 29
医療経済
　→医療経済 …………………………………… 26
　→製薬産業・製薬会社 …………………… 213
　→薬局・薬店 ……………………………… 220
　→シルバー産業 …………………………… 355
医療財政
　→医療費 …………………………………… 154
　→薬価 ……………………………………… 208
医療史　→医療史 …………………………… 18
医療事故
　→医療事故 …………………………………… 97
　→予防接種 ………………………………… 171
　→薬害 ……………………………………… 223
　→院内感染 ………………………………… 278
医療施設
　→医療施設・医療者 ……………………… 234
　→病院・診療所 …………………………… 258
医療者
　→薬剤師 …………………………………… 222
　→医療施設・医療者 ……………………… 234
医療情報　→医療情報 ……………………… 18
医療情報開示　→医療情報開示 ………… 576
医療人類学　→医療人類学 ………………… 21
医療制度　→医療制度 …………………… 113
医療ソーシャルワーカー　→医療ソーシャ
　　ルワーカー ……………………………… 326
医療の現況　→医療の現況 ………………… 30
医療の未来　→医療の未来 ………………… 39
医療費
　→医療費 …………………………………… 154

医療問題の本 全情報 2003-2012　　**965**

いりようふ　　　　　　　　事項名索引

→薬価 ……………………………… 208
医療福祉士　→医療ソーシャルワーカー … 326
医療法　→医療法 ………………………… 90
医療保険　→医療保険 …………………… 128
医療保障　→医療保障 …………………… 127
医療問題全般　→医療問題全般 …………… 1
医療連携　→地域医療 …………………… 328
入れ歯　→歯の治療 …………………… 929
飲酒　→アルコール中毒 ……………… 915
インスリン　→糖尿病 ………………… 883
インターネット
　　→医療情報 ……………………………… 18
　　→遠隔医療 ……………………………… 38
インターフェロン　→肝炎 …………… 763
インド伝統医学　→インド伝統医学 … 839
院内感染　→院内感染 ………………… 278
インフォームド・コンセント　→インフォー
　　ムド・コンセント ………………… 578
インプラント　→インプラント ……… 943
インフルエンザ　→インフルエンザ・風邪 … 751
ウイリアムズ症候群　→遺伝病・遺伝子治
　　療 …………………………………… 615
ウィリス動脈輪閉塞症　→もやもや病 … 730
ウィルス　→ウィルス ………………… 747
牛海綿状脳症　→狂牛病 ……………… 783
うつ病　→うつ病 ……………………… 542
運動器症候群　→ロコモティブシンドロー
　　ム …………………………………… 409
エイズ
　　→薬害エイズ ………………………… 231
　　→エイズ ……………………………… 646
衛生関係法規　→衛生関係法規 ………… 84
衛生行政　→衛生行政 …………………… 59
エコノミー症候群　→血液・血清 …… 600
江戸時代　→明治以前 …………………… 24
遠隔医療　→遠隔医療 …………………… 38
エンゼルケア　→ホスピス …………… 443
エンハンスメント　→優生学 ………… 619
延命治療　→延命治療 ………………… 455
黄斑変性　→眼の治療 ………………… 950
沖縄地方　→九州・沖縄地方 …………… 79

【か】

開業医　→開業医・家庭医 …………… 334
介護・育児休暇制度　→介護・育児休暇制度
　　……………………………………… 123
介護記録　→闘病記・介護記録（認知症・ア
　　ルツハイマー病） ………………… 432
外国語辞典　→外国語辞典・用語集 ……… 8

外国人の医療　→外国人の医療 ……… 184
外国人労働者　→介護福祉・介護者 … 302
介護施設　→老人保健施設 …………… 364
介護者　→介護福祉・介護者 ………… 302
介護の知識
　　→介護の知識 ………………………… 317
　　→介護・看護の知識（老人医療・介護） … 343
　　→介護・看護の知識（認知症・アルツハイ
　　マー病） …………………………… 422
　　→介護・看護の知識（障害者医療・介護）
　　……………………………………… 462
　　→介護・看護の知識（精神病・神経症医療）
　　……………………………………… 484
　　→介護・看護の知識（ガン） ……… 681
介護費　→介護費 ……………………… 156
介護福祉　→介護福祉・介護者 ……… 302
介護報酬　→介護費 …………………… 156
介護保険　→介護保険 ………………… 134
介護保険法　→介護保険法 …………… 150
介護予防　→介護予防 ………………… 152
介護労働　→介護福祉・介護者 ……… 302
潰瘍性大腸炎　→潰瘍性大腸炎 ……… 809
解離性同一性障害　→解離性同一性障害 … 526
化学物質　→毒物・中毒 ……………… 903
化学物質過敏症　→化学物質過敏症 … 867
顎関節症　→歯の治療 ………………… 929
学習障害　→学習障害・ディスレクシア … 508
覚醒剤　→薬物依存・中毒 …………… 925
過食症　→摂食障害 …………………… 900
風邪　→インフルエンザ・風邪 ……… 751
家庭医　→開業医・家庭医 …………… 334
家庭の医学　→家庭の医学 ……………… 9
カドミウム中毒　→イタイイタイ病 … 770
カネミ油症　→カネミ油症 …………… 786
過敏性腸症候群　→過敏性腸症候群 … 809
花粉症　→花粉症 ……………………… 860
咬み合わせ　→歯の治療 ……………… 929
カルテ改ざん　→医療情報開示 ……… 576
カルテ開示　→医療情報開示 ………… 576
枯れ葉剤　→戦争と医療・人体実験 … 628
過労死　→突然死・過労死 …………… 789
川崎病　→川崎病 ……………………… 458
ガン　→ガン …………………………… 650
肝移植　→肝移植 ……………………… 597
肝炎
　　→薬害肝炎 …………………………… 232
　　→肝炎 ……………………………… 763
肝ガン　→肝ガン ……………………… 714
眼瞼けいれん　→眼の治療 …………… 950
がん検診　→がん検診・がん登録 …… 678
看護関係法規　→看護関係法規 ………… 90
看護教育　→看護教育 ………………… 255
ガン告知　→告知（ガン） …………… 682

看護師 →看護師 ………………………… 249	近畿地方 →近畿地方 …………………… 77
看護の知識	筋ジストロフィー →筋ジストロフィー …… 717
→介護・看護の知識(老人医療・介護) …… 343	クオリティ・オブ・ライフ →クオリティ・
→介護・看護の知識(認知症・アルツハイ	オブ・ライフ ……………………………… 578
マー病) …………………………………… 422	薬
→介護・看護の知識(障害者医療・介護)	→医薬品 ……………………………………… 185
………………………………………………… 462	→治療薬(ガン) ……………………………… 682
→介護・看護の知識(精神病・神経症医療)	→タミフル …………………………………… 761
………………………………………………… 484	薬がわかる本 →薬がわかる本 …………… 191
→介護・看護の知識(ガン) ………………… 681	薬の歴史 →薬の歴史 ……………………… 206
幹細胞 →ES細胞・iPS細胞 ……………… 598	組合 →組合 ………………………………… 249
患者 →医師と患者 ………………………… 241	くも膜下出血 →脳溢血・脳卒中・脳梗塞 … 718
患者の権利 →患者の権利 ………………… 574	グリーフケア →グリーフケア …………… 449
関節リウマチ →リウマチ・膠原病 ……… 955	グループホーム →グループホーム ……… 381
感染症 →感染症・伝染病 ………………… 739	クロイツフェルト・ヤコブ病 →クロイツ
肝臓病 →肝臓病 …………………………… 811	フェルト・ヤコブ病 ……………………… 232
関東地方 →関東地方 ……………………… 69	クローン →クローン ……………………… 626
がん登録 →がん検診・がん登録 ………… 678	クローン病 →クローン病 ………………… 809
カンピロバクター →食中毒 ……………… 907	ケアハウス →老人ホーム ………………… 371
漢方 →漢方 ………………………………… 836	経営
緩和医療	→薬局・薬店 ………………………………… 220
→終末期医療 ………………………………… 441	→病院経営 …………………………………… 266
→痛みの治療(末期ガン患者) ……………… 686	計画出産 →計画出産 ……………………… 611
気管支ぜんそく →ぜんそく ……………… 862	経済
気象病 →病気・難病 ……………………… 632	→医療経済 …………………………………… 26
寄生虫 →寄生虫 …………………………… 765	→製薬産業・製薬会社 ……………………… 213
喫煙	→薬局・薬店 ………………………………… 220
→慢性閉塞性肺疾患(COPD) ……………… 810	→シルバー産業 ……………………………… 355
→ニコチン中毒 ……………………………… 918	化粧品 →食品添加物 ……………………… 909
逆流性食道炎 →消化器疾患 ……………… 807	血液 →血液・血清 ………………………… 600
ギャンブル依存症 →依存症 ……………… 912	血液透析 →腎臓病 ………………………… 801
灸 →鍼灸 …………………………………… 840	結核 →結核 ………………………………… 766
救急医療 →救急医療 ……………………… 165	血液 →血液・血清 ………………………… 600
九州地方 →九州・沖縄地方 ……………… 79	血糖値 →糖尿病 …………………………… 883
急性肺血栓塞栓症 →血液・血清 ………… 600	血友病 →遺伝病・遺伝子治療 …………… 615
教育	ゲノム医療 →ヒトゲノム ………………… 617
→医師教育 …………………………………… 246	ゲノム創薬
→大学教育 …………………………………… 247	→新薬 ………………………………………… 208
→看護教育 …………………………………… 255	→ヒトゲノム ………………………………… 617
境界性人格障害 →境界性パーソナリティ	健康教育 →保健行政 ……………………… 61
ー障害 ………………………………………… 526	健康情報 →医療と健康 …………………… 848
境界性パーソナリティー障害 →境界性パ	健康食品 →サプリメント・健康食品 …… 851
ーソナリティー障害 ………………………… 526	健康診断 →健康診断 ……………………… 168
狂牛病 →狂牛病 …………………………… 783	健康保険 →医療保険 ……………………… 128
狂犬病 →人畜共通感染症 ………………… 767	検査 →病院・検査のわかる本 …………… 260
狭心症 →心臓病 …………………………… 796	検死制度 →死因究明制度 ………………… 164
行政 →医療と行政 ………………………… 55	原子爆弾 →原子爆弾 ……………………… 824
強迫性障害 →強迫性障害 ………………… 537	研修医 →研修医 …………………………… 247
強皮症 →膠原病類縁疾患 ………………… 960	健診 →健康診断 …………………………… 168
拒食症 →摂食障害 ………………………… 900	原爆 →原子爆弾 …………………………… 824
起立性調節障害 →起立性調節障害 ……… 568	原発事故 →原発事故 ……………………… 826
筋萎縮性側索硬化病 →筋萎縮性側索硬化	健保 →医療保険 …………………………… 128
病 ……………………………………………… 717	公害病 →公害病 …………………………… 770

医療問題の本 全情報 2003-2012　**967**

後期高齢者医療制度　→高齢者医療制度 ……126
高機能自閉症　→アスペルガー症候群 ………516
口腔ガン　→口腔ガン ……………………………709
高血圧　→高血圧 ……………………………………878
膠原病　→リウマチ・膠原病 ……………………955
膠原病類縁疾患　→膠原病類縁疾患 …………960
黄砂　→黄砂 …………………………………………782
高脂血症　→生活習慣病 …………………………869
高次脳機能障害　→高次脳機能障害 …………725
公衆衛生　→衛生行政 ………………………………59
甲状腺ガン　→甲状腺ガン ………………………715
甲状腺疾患　→甲状腺疾患 ………………………815
口唇口蓋裂　→口唇口蓋裂 ………………………467
厚生労働省　→厚生労働省 …………………………59
口蹄疫　→口蹄疫 …………………………………785
後発医薬品　→ジェネリック医薬品 …………197
高齢者医療制度　→高齢者医療制度 …………126
高齢者虐待　→高齢者虐待 ………………………392
高齢者施設　→老人保健施設 …………………364
高齢者保健福祉六法　→保健関係法規 ………84
厚労省　→厚生労働省 ………………………………59
呼吸器疾患　→呼吸器疾患 ………………………810
国際医療協力　→国際医療協力 …………………179
告知　→告知(ガン) ………………………………682
国保　→医療保険 …………………………………128
国民健康保険　→医療保険 ……………………128
国立感染症研究所　→国立感染症研究所 …769
国立病院　→国立病院 ……………………………264
こころの病気　→精神病・神経症医療 ………467
個人情報保護　→患者の権利 …………………574
骨髄腫　→白血病 …………………………………695
骨髄バンク　→骨髄バンク・移植 ……………695
骨粗鬆症　→骨粗鬆症 ……………………………409
コレステロール　→生活習慣病 ………………869

【さ】

災害医療　→災害医療 ……………………………173
細菌
→ウィルス ……………………………………747
→食中毒 ………………………………………907
サイコパス　→人格障害 …………………………524
再生医療　→生体工学・生体材料 ……………593
最先端医療　→医療の未来 …………………………39
臍帯血　→骨髄バンク・移植 …………………695
在宅医療　→在宅医療 ……………………………437
在宅介護　→在宅介護・看護 …………………396
在宅看護　→在宅介護・看護 …………………396
在宅死　→在宅医療 ………………………………437
サイトカイン　→リウマチ・膠原病 …………955

裁判
→訴訟(医療事故) ……………………………98
→薬害 …………………………………………223
→ハンセン病 …………………………………732
→イタイイタイ病 ……………………………770
→訴訟(水俣病) ……………………………776
詐病　→精神障害者の犯罪 ……………………488
サプリメント　→サプリメント・健康食品 ‥851
サリドマイド　→サリドマイド ………………229
サルコイドーシス　→膠原病類縁疾患 ………960
産科医療　→生殖医療 ……………………………601
産業
→医療経済 ………………………………………26
→製薬産業・製薬会社 ……………………213
→シルバー産業 ………………………………355
残留農薬　→農薬 …………………………………906
死
→終末期医療 …………………………………441
→脳死 …………………………………………592
→末期ガン患者 ………………………………686
死因究明制度　→死因究明制度 ………………164
シェーグレン症候群　→膠原病類縁疾患 …960
ジェネリック医薬品　→ジェネリック医薬
品 ………………………………………………197
C型肝炎
→薬害肝炎 ……………………………………232
→肝炎 …………………………………………763
色覚異常　→色覚異常 ……………………………466
色弱　→色覚異常 …………………………………466
色盲　→色覚異常 …………………………………466
子宮ガン　→子宮ガン ……………………………706
事件録　→事件録(食中毒) ……………………908
事故　→医療事故 ……………………………………97
四国地方　→中国・四国地方 ……………………78
自殺　→精神病・神経症医療 …………………467
歯周病　→歯の治療 ………………………………929
辞書
→辞書・事典(医療問題全般) …………………2
→辞書・事典(医薬品) ……………………188
死生学　→死生学 …………………………………586
死生観　→死生観 …………………………………585
施設
→病院・診療所 ………………………………258
→老人医療施設 ………………………………364
→老人保健施設 ………………………………364
→施設(精神病・神経症医療) ……………493
思想　→医療と思想(哲学・宗教) ……………572
自治体病院　→自治体病院 ……………………264
シックハウス症候群　→シックハウス症候
群 ………………………………………………868
失語症　→失語症 …………………………………728
事典
→辞書・事典(医療問題全般) …………………2

→辞書・事典（医薬品）	188	歯列矯正　→歯の治療	929
死の準備教育　→死生学	586	腎移植　→腎移植	596
市販後安全対策　→新薬	208	人格障害　→人格障害	524
ジフテリア　→予防接種	171	新型インフルエンザ　→インフルエンザ・風	
自閉症　→自閉症	510	邪	751
死別　→グリーフケア	449	新型肺炎　→SARS	762
社会　→医療と社会・福祉	300	腎ガン　→腎・泌尿器ガン	717
社会不安障害　→社会不安障害（SAD）	537	鍼灸　→鍼灸	840
シャーガス病　→人畜共通感染症	767	心筋梗塞　→心臓病	796
若年性認知症　→認知症・アルツハイマー		神経症　→精神病・神経症医療	467
病	411	神経難病　→病気・難病	632
宗教　→医療と思想（哲学・宗教）	572	人工器官　→人工器官	598
重症急性呼吸器症候群　→SARS	762	進行性骨化性線維異形成症　→遺伝病・遺	
18トリソミー　→遺伝病・遺伝子治療	615	伝子治療	615
終末期医療　→終末期医療	441	人工臓器　→人工臓器	597
出産　→生殖医療	601	人工中絶　→人工中絶	611
出生前診断　→出生前診断	613	心身症　→精神病・神経症医療	467
手腕振動障害　→白ろう病	795	心神喪失者等医療観察法　→医療観察法	86
障害者医療　→障害者医療・介護	459	心臓病　→心臓病	796
障害者介護　→障害者医療・介護	459	腎臓病　→腎臓病	801
障害者関係法規　→障害者関係法規	86	人体実験　→戦争と医療・人体実験	628
障害者虐待　→障害者虐待	486	診断群分類包括評価　→診断群分類包括評	
消化器ガン　→消化器ガン	709	価	161
消化器疾患　→消化器疾患	807	人畜共通感染症　→人畜共通感染症	767
小規模・多機能ホーム　→グループホーム	381	陣痛促進剤　→生殖医療	601
掌蹠膿疱症　→皮膚の治療	955	心的外傷後ストレス障害　→心的外傷後ス	
衝動制御障害　→依存症	912	トレス障害	540
小児医療		振動障害　→白ろう病	795
→小児医療	455	じん肺	
→小児ガン	698	→アスベスト	778
小児ガン　→小児ガン	698	→じん肺	791
小児ぜんそく　→ぜんそく	862	心不全　→心臓病	796
情報開示　→医療情報開示	576	新薬　→新薬	208
生薬　→生薬	841	診療所　→診療所	265
初期臨床研修制度　→研修医	247	心療内科　→精神病・神経症医療	467
職業病　→職業病・労災	786	診療報酬　→診療報酬	159
食中毒　→食中毒	907	膵臓ガン　→膵臓ガン	714
食道ガン　→食道ガン	711	膵臓病　→膵臓病	814
食品安全行政　→衛生行政	59	睡眠時無呼吸症候群　→睡眠時無呼吸症候	
食品公害　→食品公害	783	群	818
食品添加物　→食品添加物	909	睡眠障害　→睡眠障害	816
触法障害者　→精神障害者の犯罪	488	スウェーデン　→北欧の医療	52
食物アレルギー　→アレルギー	854	ステロイド　→アトピー性皮膚炎	864
助産師　→助産師	257	スピリチュアルケア　→スピリチュアルケ	
書誌　→書誌・目録（医療問題全般）	16	ア	452
女性		スモン　→スモン	230
→女性と介護	404	性依存症　→依存症	912
→生殖医療	601	生活習慣病	
女性と介護　→女性と介護	404	→慢性閉塞性肺疾患（COPD）	810
自律神経失調症		→生活習慣病	869
→自律神経失調症	567	性感染症　→性感染症	769
→過敏性腸症候群	809	政治　→医療と行政	55
シルバー産業　→シルバー産業	355	生殖医療　→生殖医療	601

せいしんい		事項名索引	
精神医学	→精神病・神経症医療		467
精神医療史	→精神医療史		487
精神鑑定	→精神障害者の犯罪		488
成人病	→生活習慣病		869
精神病	→精神病・神経症医療		467
精神病院	→施設(精神病・神経症医療)		493
精神分裂病	→統合失調症		529
精神保健福祉法	→精神保健福祉法		87
生体工学	→生体工学・生体材料		593
生体材料	→生体工学・生体材料		593
性的マイノリティ	→性同一性障害		533
性同一性障害	→性同一性障害		533
性と生殖に関する健康　→リプロダクティブヘルス			612
政府管掌健康保険	→医療保険		128
生命科学	→ライフサイエンス		623
生命倫理	→生命倫理		578
製薬会社	→製薬産業・製薬会社		213
製薬産業	→製薬産業・製薬会社		213
世界の医療	→世界の医療		42
世界の医療史	→世界の医療史		25
赤十字社	→日本赤十字社		327
脊髄小脳変性症	→脳疾患		718
石綿			
→アスベスト			778
→じん肺			791
摂食障害	→摂食障害		900
線維筋痛症	→膠原病類縁疾患		960
戦争			
→戦争と医療・人体実験			628
→原子爆弾			824
ぜんそく	→ぜんそく		862
先天性無痛無汗症　→遺伝病・遺伝子治療			615
前立腺ガン	→前立腺ガン		715
躁うつ	→うつ病		542
臓器移植			
→脳死			592
→臓器移植			593
臓器移植法	→法制(臓器移植)		595
臓器障害	→臓器障害・器官障害		795
双極性障害	→うつ病		542
造血幹細胞移植　→骨髄バンク・移植			695
総合医	→開業医・家庭医		334
創薬	→新薬		208
訴訟			
→訴訟(医療事故)			98
→薬害			223
→ハンセン病			732
→イタイイタイ病			770
→訴訟(水俣病)			776
尊厳死	→尊厳死		591

【た】

体外受精	→体外受精		610
大学教育	→大学教育		247
大学病院	→大学病院		264
体験記			
→ルポルタージュ・体験記(医療事故)			111
→ルポルタージュ・体験記(災害医療)			180
代謝症候群　→メタボリックシンドローム			896
代替療法	→民間療法		844
大腸ガン	→大腸ガン		711
大腸菌	→O-157		909
大麻	→薬物依存・中毒		925
代理母	→代理母		611
代理ミュンヒハウゼン症候群　→ミュンヒハウゼン症候群			524
ダウン症	→ダウン症		465
多重人格	→解離性同一性障害		526
ターナー症候群　→遺伝病・遺伝子治療			615
煙草	→ニコチン中毒		918
たばこ病　→慢性閉塞性肺疾患(COPD)			810
ターミナルケア	→ホスピス		443
タミフル	→タミフル		761
男性			
→男性と介護			403
→男性不妊症			609
地域医療	→地域医療		328
地域包括ケア	→保健行政		61
地域包括支援センター　→保健行政			61
治験	→治験		212
チック障害　→チック障害・トゥレット障害			565
知的障害者福祉六法　→障害者関係法規			86
痴呆	→認知症・アルツハイマー病		411
着床前診断	→出生前診断		613
中医	→中国医学		834
注意欠陥多動性障害　→注意欠陥多動性障害			520
中国医学	→中国医学		834
中国地方	→中国・四国地方		78
中国の医療	→中国の医療		51
中性脂肪	→生活習慣病		869
中毒	→毒物・中毒		903
中皮腫	→アスベスト		778
中部地方	→中部・北陸地方		74
腸管出血性大腸菌　→O-157			909
長寿医療制度　→高齢者医療制度			126
治療学	→治療学		637
治療法			

→予防・治療法(エイズ) …………… 648
→予防・治療法(ガン) ……………… 658
治療薬
　→医薬品 ………………………… 185
　→治療薬(ガン) ………………… 682
　→タミフル ……………………… 761
つきそい婦　→つきそい婦 ………… 256
定額支払制度　→診断群分類包括評価 … 161
デイケア　→デイサービス …………… 387
低血糖症　→生活習慣病 ……………… 869
デイサービス　→デイサービス ……… 387
低髄液圧症候群　→むち打ち(脳脊髄液減少
　症) ………………………………… 729
ディスレクシア　→学習障害・ディスレク
　シア ……………………………… 508
適応障害　→適応障害 ………………… 542
デス・エデュケーション　→死生学 … 586
哲学　→医療と思想(哲学・宗教) …… 572
添加物
　→添加物(医薬品) ……………… 213
　→食品添加物 …………………… 909
てんかん　→てんかん ………………… 566
電子カルテ　→電子カルテ …………… 577
伝染病　→感染症・伝染病 …………… 739
デンマーク　→北欧の医療 …………… 52
ドイツの医療　→ドイツの医療 ……… 51
統計
　→統計・報告(医療と行政) ……… 58
　→統計・報告(看護師) ………… 251
　→統計・報告(ガン) …………… 657
　→統計・報告(感染症・伝染病) … 746
　→統計(食中毒) ………………… 908
統合失調症　→統合失調症 …………… 529
糖質制限食　→糖尿病 ………………… 883
透析　→腎臓病 ………………………… 801
糖尿病　→糖尿病 ……………………… 883
糖尿病性腎症　→腎臓病 ……………… 801
糖尿病網膜症　→眼の治療 …………… 950
闘病記
　→闘病記・介護記録(認知症・アルツハイ
　　マー病) ……………………… 432
　→闘病記・ルポルタージュ(エイズ) … 649
　→闘病記(ガン) ………………… 689
　→闘病記(白血病) ……………… 697
　→闘病記(アルコール中毒) …… 917
動物実験　→動物実験 ………………… 630
動物由来感染症　→人畜共通感染症 … 767
東北地方　→東北地方 ………………… 68
動脈硬化　→血液・血清 ……………… 600
東洋医学　→東洋医学 ………………… 833
トゥレット障害　→チック障害・トゥレット
　障害 ……………………………… 565

特定健診　→特定健診・特定保健指導(メタ
　ボ健診) ………………………… 163
特定保健指導　→特定健診・特定保健指導
　(メタボ健診) …………………… 163
毒物　→毒物・中毒 …………………… 903
突然死
　→乳幼児突然死 ………………… 458
　→突然死・過労死 ……………… 789
　→心臓病 ………………………… 796
ドナー　→臓器移植 …………………… 593
ドライマウス　→ドライマウス ……… 942
トラウマ　→トラウマ ………………… 541
ドラッグ・ラグ　→新薬 ……………… 208
トランスジェンダー　→性同一性障害 … 533
トリインフルエンザ
　→インフルエンザ・風邪 ……… 751
　→トリインフルエンザ ………… 785
トリエステ　→世界の医療 …………… 42

【な】

内臓脂肪症候群　→メタボリックシンドロ
　ーム ……………………………… 896
731部隊　→戦争と医療・人体実験 … 628
難病　→病気・難病 …………………… 632
新潟県中越大震災　→災害医療 ……… 173
新潟水俣病　→水俣病 ………………… 771
ニコチン中毒　→ニコチン中毒 ……… 918
22q11.2欠失症候群　→遺伝病・遺伝子治療
　……………………………………… 615
日本医師会　→医師会 ………………… 248
日本赤十字社　→日本赤十字社 ……… 327
日本の医療史　→日本の医療史 ……… 21
日本の伝統医学　→日本の伝統医学 … 834
乳ガン　→乳ガン ……………………… 699
乳房温存療法　→乳ガン ……………… 699
乳房再建　→乳ガン …………………… 699
乳幼児突然死　→乳幼児突然死 ……… 458
人間ドック　→人間ドック …………… 170
妊娠　→生殖医療 ……………………… 601
認知症　→認知症・アルツハイマー病 … 411
寝たきり　→脳溢血・脳卒中・脳梗塞 … 718
寝たきり老人　→寝たきり老人 ……… 436
年鑑
　→年鑑・白書(医療問題全般) …… 13
　→年鑑・白書(医療と行政) ……… 55
　→年鑑・白書(衛生行政) ………… 61
　→年鑑・白書(医薬品) ………… 200
脳溢血　→脳溢血・脳卒中・脳梗塞 … 718
脳梗塞　→脳溢血・脳卒中・脳梗塞 … 718

のうし　　　　　　　　　　　　事項名索引

脳死
　　→脳死 …………………………………… 592
　　→臓器移植 ……………………………… 593
脳疾患　→脳疾患 …………………………… 718
脳腫瘍　→脳腫瘍 …………………………… 724
脳脊髄液減少症　→むち打ち（脳脊髄液減少
　　症） ……………………………………… 729
脳卒中　→脳溢血・脳卒中・脳梗塞 ……… 718
脳動脈瘤　→脳溢血・脳卒中・脳梗塞 …… 718
農薬　→農薬 ………………………………… 906
ノロウイルス　→ノロウイルス …………… 909

【は】

バイオエシックス　→生命倫理 …………… 578
バイオサイエンス　→バイオテクノロジー … 621
バイオテクノロジー
　　→ES細胞・iPS細胞 …………………… 598
　　→バイオテクノロジー ………………… 621
肺ガン　→肺ガン …………………………… 707
肺気腫　→慢性閉塞性肺疾患（COPD） … 810
パーキンソン病　→パーキンソン病 ……… 730
白書
　　→年鑑・白書（医療問題全般） ……… 13
　　→年鑑・白書（医療と行政） ………… 55
　　→年鑑・白書（衛生行政） …………… 61
　　→年鑑・白書（医薬品） ……………… 200
白内障　→眼の治療 ………………………… 950
白斑　→皮膚の治療 ………………………… 955
白ろう病　→白ろう病 ……………………… 795
はしか　→感染症・伝染病 ………………… 739
バージャー病　→血液・血清 ……………… 600
バセドウ病　→バセドウ病 ………………… 816
パーソナリティ障害　→人格障害 ………… 524
ぱちんこ依存症　→依存症 ………………… 912
白血病　→白血病 …………………………… 695
発達障害　→発達障害 ……………………… 496
パニック障害　→パニック障害 …………… 535
歯の治療　→歯の治療 ……………………… 929
ハーブ　→薬草 ……………………………… 842
鍼　→鍼灸 …………………………………… 840
犯罪　→精神障害者の犯罪 ………………… 488
阪神大震災　→阪神大震災 ………………… 176
ハンセン病　→ハンセン病 ………………… 732
万能細胞　→ES細胞・iPS細胞 …………… 598
東日本大震災　→東日本大震災 …………… 176
B型肝炎　→肝炎 …………………………… 763
ヒトゲノム　→ヒトゲノム ………………… 617
泌尿器ガン　→腎・泌尿器ガン …………… 717
皮膚の治療　→皮膚の治療 ………………… 955

肥満　→メタボリックシンドローム ……… 896
美容医療　→医療問題全般 ………………… 1
病院　→病院・診療所 ……………………… 258
病院ガイド　→医者・病院ガイド ………… 284
病院経営　→病院経営 ……………………… 266
病院・検査のわかる本　→病院・検査のわ
　かる本 ……………………………………… 260
病院前救護　→救急医療 …………………… 165
病気　病気・難病 …………………………… 632
病気別医療史　→病気別医療史 …………… 24
ピロリ菌　→ヘリコバクター・ピロリ …… 762
不安障害　→不安障害 ……………………… 535
不安神経症　→不安障害 …………………… 535
不育症　→生殖医療 ………………………… 601
風土病　→風土病 …………………………… 769
フォン・ヴィレブランド病　→遺伝病・遺伝
　子治療 ……………………………………… 615
副作用　→副作用（薬害） ………………… 224
福祉　→医療と福祉 ………………………… 301
腹膜透析　→腎臓病 ………………………… 801
婦人科ガン　→婦人科ガン ………………… 698
不整脈　→心臓病 …………………………… 796
ブタインフルエンザ　→トリインフルエン
　ザ …………………………………………… 785
フッ素　→フッ素 …………………………… 942
不妊症
　　→不妊症 ……………………………… 605
　　→性感染症 …………………………… 769
不眠症　→睡眠障害 ………………………… 816
プライマリー・ケア　→プライマリー・ケア
　……………………………………………… 335
プラダー・ウィリー症候群　→遺伝病・遺伝
　子治療 ……………………………………… 615
粉じん　→じん肺 …………………………… 791
ペインクリニック　→ペインクリニック … 638
僻地医療　→僻地医療 ……………………… 335
ベーチェット病　→膠原病類縁疾患 ……… 960
ヘリコバクター・ピロリ　→ヘリコバクタ
　ー・ピロリ ………………………………… 762
ヘルスプロモーション　→保健行政 ……… 61
報告
　　→統計・報告（医療と行政） ……… 58
　　→統計・報告（看護師） …………… 251
　　→統計・報告（ガン） ……………… 657
　　→統計・報告（感染症・伝染病） … 746
放射線関係法規　→放射線関係法規 ……… 85
放射線障害　→放射線障害 ………………… 820
法制
　　→医療関連法規 ……………………… 81
　　→介護保険法 ………………………… 150
　　→法制（介護福祉・介護者） ……… 316
　　→法制（臓器移植） ………………… 595
訪問看護　→訪問看護 ……………………… 439

事項名索引　　　　　りはひりて

北欧の医療　→北欧の医療 ………………… 52
北陸地方　→中部・北陸地方 ……………… 74
保険　→医療保険 …………………………… 128
保健関係法規　→保健関係法規 …………… 84
保健行政　→保健行政 ……………………… 61
保健師　→保健師 …………………………… 256
保健所　→保健所 …………………………… 266
母子感染　→小児医療 ……………………… 455
ポジティブリスト制度　→農薬 …………… 906
ホスピス　→ホスピス ……………………… 443
ボーダーライン　→境界性パーソナリティ
　　ー障害 …………………………………… 526
北海道地方　→北海道地方 ………………… 67
勃起不全　→男性不妊症 …………………… 609
ホームヘルパー　→ホームヘルパー ……… 405

【ま】

麻しん　→感染症・伝染病 ………………… 739
麻酔　→病院・検査のわかる本 …………… 260
末期ガン患者　→末期ガン患者 …………… 686
麻薬　→薬物依存・中毒 …………………… 925
マラリア　→寄生虫 ………………………… 765
マルファン症候群　→遺伝病・遺伝子治療 … 615
慢性気管支炎　→慢性閉塞性肺疾患(COPD)
　　………………………………………………… 810
慢性腎臓病　→慢性腎臓病(CKD) ………… 806
慢性閉塞性肺疾患　→慢性閉塞性肺疾患
　　（COPD） ………………………………… 810
未熟児　→小児医療 ………………………… 455
みつ口　→口唇口蓋裂 ……………………… 467
兎唇　→口唇口蓋裂 ………………………… 467
水俣病　→水俣病 …………………………… 771
未病　→予防医療 …………………………… 167
ミュンヒハウゼン症候群　→ミュンヒハウ
　　ゼン症候群 ……………………………… 524
民間療法　→民間療法 ……………………… 844
むち打ち　→むち打ち（脳脊髄液減少症） … 729
明治以前　→明治以前 ……………………… 24
名簿
　→名簿 ……………………………………… 17
　→医者・病院ガイド ……………………… 284
メタボ健診　→特定健診・特定保健指導（メ
　　タボ健診） ……………………………… 163
メタボリックシンドローム
　→特定健診・特定保健指導（メタボ健診）
　　………………………………………………… 163
　→メタボリックシンドローム …………… 896
メチル水銀　→水俣病 ……………………… 771
メニエール病　→病気・難病 ……………… 632

眼の治療　→眼の治療 ……………………… 950
免疫　→免疫 ………………………………… 644
目録　→書誌・目録（医療問題全般） …… 16
もやもや病　→もやもや病 ………………… 730

【や】

薬害
　→薬害 ……………………………………… 223
　→タミフル ………………………………… 761
薬害エイズ　→薬害エイズ ………………… 231
薬害肝炎　→薬害肝炎 ……………………… 232
薬学史　→薬の歴史 ………………………… 206
薬剤師　→薬剤師 …………………………… 222
薬事行政　→薬事行政 ……………………… 81
薬事法　→薬事法 …………………………… 92
薬草　→薬草 ………………………………… 842
薬店　→薬局・薬店 ………………………… 220
薬物依存　→薬物依存・中毒 ……………… 925
ヤコブ病　→クロイツフェルト・ヤコブ病 … 232
薬価　→薬価 ………………………………… 208
薬局　→薬局・薬店 ………………………… 220
優生学　→優生学 …………………………… 619
優生保護法　→優生保護法 ………………… 613
ユニットケア　→ユニットケア …………… 391
用語事典　→用語事典（医療問題全般） … 4
用語集　→外国語辞典・用語集（医療問題全
　　般） ……………………………………… 8
養護老人ホーム　→老人ホーム …………… 371
四日市喘息　→四日市喘息 ………………… 777
予防
　→予防・治療法（エイズ） ……………… 648
　→予防・治療法（ガン） ………………… 658
予防医療　→予防医療 ……………………… 167
予防接種　→予防接種 ……………………… 171

【ら】

ライフサイエンス　→ライフサイエンス … 623
卵巣ガン　→卵巣ガン ……………………… 706
リウマチ　→リウマチ・膠原病 …………… 955
リハビリテーション
　→リハビリテーション（老人医療・介護）
　　………………………………………………… 394
　→リハビリテーション（障害者医療・介護）
　　………………………………………………… 464
　→リハビリテーション ………………………… 641

医療問題の本 全情報 2003-2012　**973**

リプロダクティブヘルス　→リプロダクティブヘルス ……………………………………… 612
流産　→生殖医療 ………………………………… 601
緑内障　→眼の治療 …………………………… 950
リンパ浮腫　→リンパ浮腫 ……………… 696
倫理
　→倫理（看護師） ……………………………… 252
　→医療と倫理 …………………………………… 569
ルー・ゲーリッグ病　→筋萎縮性側索硬化病 ………………………………………………………… 717
ルポルタージュ
　→ルポルタージュ・体験記（医療事故）…… 111
　→ルポルタージュ・体験記（災害医療）…… 180
　→闘病記・ルポルタージュ（エイズ）…… 649
歴史
　→医療史 ……………………………………………… 18
　→薬の歴史 …………………………………… 206
　→精神医療史 ………………………………… 487
レーシック　→眼の治療 ………………………… 950
老眼　→眼の治療 ……………………………… 950
労災　→職業病・労災 …………………… 786
老人医療　→老人医療・介護 ……… 336
老人医療施設　→老人医療施設 …… 364
老人医療費　→老人医療費 ………… 162
老人介護　→老人医療・介護 ……… 336
老人保健施設　→老人保健施設 …… 364
老人保健法　→保健関係法規 …………… 84
老人ホーム　→老人ホーム ………… 371
老々介護　→老々介護 ……………………… 405
ロコモティブシンドローム　→ロコモティブシンドローム …………………………………… 409
ロービジョン　→眼の治療 …………………… 950

DPC　→診断群分類包括評価 ……… 161
ED　→男性不妊症 …………………………… 609
ES細胞　→ES細胞・iPS細胞 ……… 598
GID　→性同一性障害 …………………… 533
H5N1型　→インフルエンザ・風邪 …… 751
iPS細胞　→ES細胞・iPS細胞 ……… 598
IT　→医療情報 ………………………………… 18
LD　→学習障害・ディスレクシア …… 508
LGBTQ　→性同一性障害 ……………… 533
MR　→医薬情報担当者 ………………… 220
MRSA　→院内感染 ……………………… 278
O-157　→O-157 ……………………………… 909
OCD　→強迫性障害 ……………………… 537
PD　→パニック障害 ……………………… 535
PMS　→新薬 ………………………………… 208
PTSD　→心的外傷後ストレス障害 …… 540
QOL　→クオリティ・オブ・ライフ …… 578
SAD　→社会不安障害（SAD）……… 537
SARS　→SARS …………………………… 762
SAS　→睡眠時無呼吸症候群 ……… 818
SIDS　→乳幼児突然死 ………………… 458
STD　→性感染症 …………………………… 769

【わ】

ワクチン　→予防接種 ……………………… 171

【ABC】

ADHD　→注意欠陥多動性障害 ……… 520
Ai　→死因究明制度 ……………………… 164
ALS　→筋萎縮性側索硬化病 ……… 717
BPD　→境界性パーソナリティー障害 …… 526
BSE　→狂牛病 ……………………………… 783
CDC　→院内感染 ………………………… 278
CKD　→慢性腎臓病（CKD）……… 806
COPD　→慢性閉塞性肺疾患（COPD）…… 810
CS　→化学物質過敏症 ………………… 867

医療問題の本 全情報 2003-2012

2012年10月25日　第1刷発行

発　行　者／大高利夫
編集・発行／日外アソシエーツ株式会社
　　　　　　〒143-8550 東京都大田区大森北1-23-8 第3下川ビル
　　　　　　電話 (03)3763-5241(代表)　FAX(03)3764-0845
　　　　　　URL http://www.nichigai.co.jp/
発　売　元／株式会社紀伊國屋書店
　　　　　　〒163-8636 東京都新宿区新宿3-17-7
　　　　　　電話 (03)3354-0131(代表)
　　　　　　ホールセール部(営業)　電話 (03)6910-0519

電算漢字処理／日外アソシエーツ株式会社
印刷・製本／株式会社平河工業社

不許複製・禁無断転載　　　　　《中性紙三菱クリームエレガ使用》
〈落丁・乱丁本はお取り替えいたします〉
ISBN978-4-8169-2382-1　　　Printed in Japan, 2012

本書はディジタルデータでご利用いただくことが
できます。詳細はお問い合わせください。

医療問題の本全情報 1996-2003
A5・780頁　定価27,300円（本体26,000円）　2004.1刊

医療問題の本全情報 45/96
A5・840頁　定価17,640円（本体16,800円）　1996.11刊

国内で刊行された医療問題に関する図書の目録。医療保険・介護保険から生命倫理・臓器移植・ガン・アレルギーなど、幅広い図書をテーマ別に分類。「事項名索引」付き。

災害・防災の本全情報 1995-2004
A5・840頁　定価29,925円（本体28,500円）　2005.4刊

1995～2004年に国内で刊行された、災害・防災に関する図書16,210点の目録。地震、台風などの自然災害から工場火災、鉄道事故などの人為的災害までを対象とし、事故原因報告書、ルポルタージュ、政府・自治体の防災計画書など幅広く収録。「事項名索引」付き。

原子力問題　図書・雑誌記事全情報 2000-2011
A5・660頁　定価24,150円（本体23,000円）　2011.10刊

2000～2011年に国内で刊行された原子力問題に関する図書3,057点、雑誌記事10,551点をテーマ別に分類。原子力政策、原発事故、核兵器、放射能汚染など、平和利用、軍事利用の両面にわたり幅広く収録。「事項名索引」「著者名索引」「原子力関連略年表」付き。

現代外国人名録 2012
B5・1,320頁　定価50,400円（本体48,000円）　2012.1刊

政治家、経営者、学者、芸術家、スポーツ選手など、21世紀の世界各国・各界で活躍中の人物10,455人を収録。職業、肩書、国籍、生年月日、学歴、受賞歴など詳細なプロフィールがわかる。2008年以降の世界の動きに対応した最新データを掲載。アルファベットから引ける「人名索引（欧文）」付き。

データベースカンパニー
日外アソシエーツ

〒143-8550　東京都大田区大森北1-23-8
TEL.(03)3763-5241　FAX.(03)3764-0845　http://www.nichigai.co.jp/